国家科学技术学术著作出版基金资助出版

急危重症病理生理学

名誉主编　盛志勇　王正国

主　　编　姚咏明

副 主 编　林洪远　梁华平　邱海波

科学出版社

北　京

内 容 简 介

急危重症发病机制复杂,临床救治困难,内容涉及一系列基本问题,并与机体多系统、多器官病理生理改变密切相关。本书是国内第一部全面、系统地论述急危重症病理生理学的大型学术专著,既汇集了国内外有关急危重症病理生理学研究的最新进展,又融进了编著者们的丰富科研成果和宝贵经验,从基础到临床、从理论到实践,充分反映了对当今急危重症病理生理学的新认识。

本书结构合理、内容丰富、资料新颖,具有较高的学术和应用价值,可供急危重症学科的临床医师、病理生理工作者及相关专业的研究人员和研究生阅读参考。

图书在版编目 (CIP) 数据

急危重症病理生理学 / 姚咏明主编 . —北京:科学出版社,2013
ISBN　978-7-03-037299-4

Ⅰ. 急… Ⅱ. 姚… Ⅲ. ①急性病-病理生理学 ②险症-病理生理学 Ⅳ. R459.7

中国版本图书馆 CIP 数据核字(2013)第 074904 号

责任编辑:沈红芬 / 责任校对:宋玲玲
责任印制:肖　兴 / 封面设计:范璧合

科学出版社 出版
北京东黄城根北街 16 号
邮政编码: 100717
http://www.sciencep.com
北京建宏印刷有限公司印刷
科学出版社发行　各地新华书店经销

*

2013 年 5 月第　一　版　　开本:787×1092　1/16
2025 年 3 月第十四次印刷　　印张:97 1/2
字数: 2 350 000

定价: **338.00** 元
(如有印装质量问题,我社负责调换)

《急危重症病理生理学》编委会

名誉主编

盛志勇	中国人民解放军总医院第一附属医院全军烧伤研究所	院士
王正国	第三军医大学野战外科研究所	院士

主 编

姚咏明	中国人民解放军总医院第一附属医院全军烧伤研究所	教授

副主编

林洪远	中国人民解放军总医院第一附属医院急危重症中心	主任医师
梁华平	第三军医大学野战外科研究所	教授
邱海波	东南大学附属中大医院危重病医学研究所	教授

编 委

（按姓氏笔画排序）

马 兵	第二军医大学长海医院	副教授
马 涛	天津医科大学总医院	教授
马中富	中山大学附属第一医院	教授
马少林	同济大学附属东方医院	教授
马晓春	中国医科大学附属第一医院	教授
方向明	浙江大学医学院附属第一医院	教授
文仲光	中国人民解放军总医院第一附属医院	教授
王宇玫	中国人民解放军总医院第一附属医院	副主任医师
王新春	哈尔滨医科大学附属第二医院	教授
王新颖	南京军区南京总医院	副教授
牛争平	山西医科大学附属第一医院	教授
尹会男	中国人民解放军总医院第一附属医院	副主任医师
卢中秋	温州医科大学第一附属医院	教授
白祥军	华中科技大学同济医学院附属同济医院	教授
孙炳伟	江苏大学附属医院	教授
吕 艺	中国人民解放军总医院第一附属医院	副研究员
吕建农	徐州医学院附属医院	教授
刘 辉	中国人民解放军总医院外科临床部	博士后
刘良明	第三军医大学野战外科研究所	研究员
刘清泉	北京中医药大学附属东直门医院	教授

许　媛	首都医科大学附属北京同仁医院	教授
李　涛	第三军医大学野战外科研究所	研究员
李红云	中国人民解放军总医院第一附属医院	博士后
李建国	武汉大学中南医院	教授
李维勤	南京军区南京总医院	教授
阴赪宏	首都医科大学附属北京友谊医院	教授
肖献忠	中南大学湘雅医学院	教授
杨光田	华中科技大学同济医学院附属同济医院	教授
杨红明	中国人民解放军总医院第一附属医院	教授
寿松涛	天津医科大学总医院	教授
张　莹	中国人民解放军第251中心医院	副主任医师
张　彧	大连医科大学附属第一医院	教授
张庆红	中国人民解放军总医院第一附属医院	副研究员
张淑文	首都医科大学附属北京友谊医院	教授
陈旭林	安徽医科大学第一附属医院	教授
陈绍洋	第四军医大学西京医院	教授
陈德昌	第二军医大学长征医院	教授
周　红	第三军医大学药学院	教授
周荣斌	北京军区总医院	教授
郑　江	第三军医大学西南医院	研究员
林兆奋	第二军医大学长征医院	教授
赵晓东	中国人民解放军总医院第一附属医院	主任医师
姜笃银	山东大学第二医院	教授
段美丽	首都医科大学附属北京友谊医院	教授
祝筱梅	中国人民解放军总医院第一附属医院	副研究员
贺立新	北京右安门医院	副主任医师
夏照帆	第二军医大学长海医院	教授
顾长国	第三军医大学野战外科研究所	副研究员
徐　祥	第三军医大学野战外科研究所	研究员
柴艳芬	天津医科大学总医院	教授
郭　力	泸州医学院附属医院	教授
郭　方	中国人民解放军总医院第一附属医院	副编审
郭振荣	中国人民解放军总医院第一附属医院	教授
秦　龙	北京市海淀医院	副主任医师
秦英智	天津市第三中心医院	主任医师

崔乃强	天津市南开医院	教授
黄巧冰	南方医科大学基础医学院	教授
黄显凯	第三军医大学大坪医院	教授
龚建平	重庆医科大学第二附属医院	教授
彭毅志	第三军医大学西南医院	教授
程芮	武警总医院	主任医师
程明华	汕头大学医学院第一附属医院	教授
焦华波	中国人民解放军总医院第一附属医院	副主任医师
舒强	浙江大学医学院附属儿童医院	教授
董宁	中国人民解放军总医院第一附属医院	副主任技师
颜光涛	中国人民解放军总医院临床基础医学研究所	研究员

协 编 者
(按姓氏笔画排序)

丁仁彧　王　彧　王　魏　王大伟　王兴蕾　王晓川　王晓辉　刘　宇
刘　冲　刘　军　刘　玲　刘艾然　刘松桥　邢　静　李　川　李萌芳
沈银峰　杨光明　杨贵荣　张纳新　张玲莉　张晓娟　张颖萍　陈　娣
单　菲　孟海东　林　季　郑　云　党　珍　徐　竞　董　亮　童庭辉
蒋丽娜

主编简介

姚咏明,男,汉族,1965年11月出生,医学博士后(奥地利),中国人民解放军总医院野战外科研究所副所长兼第一附属医院全军烧伤研究所教授、博士生导师,清华大学、中山大学等7所高校客座或兼职教授。主要从事创(烧、战)伤感染与免疫、休克、脓毒症和多器官功能障碍综合征发病机制及防治策略的转化医学研究,取得的主要成绩和贡献如下:阐明了高迁移率族蛋白B1在创(烧)伤后脓毒症发病中的确切作用与意义,证实其作为新的"晚期"炎性介质和免疫调节分子诱发多器官损害的论点;揭示了脂多糖结合蛋白及脂多糖受体表达上调是严重损伤增敏内源性内毒素作用的主要分子基础;系统证

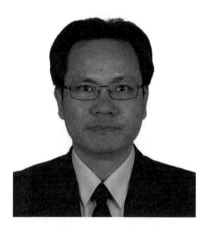

明生物蝶呤参与了内/外毒素休克的发病过程,从全新的角度探讨脓毒性休克发病机制;开展了严重创(烧)伤后革兰阳性菌感染及细菌外毒素分子发病机制与防治的研究;提出了评价严重烧伤患者免疫功能障碍程度的新标准与免疫调理策略。

现担任国际休克学会执行委员、欧洲休克学会学术委员会顾问、国家自然科学基金委员会学科评审组委员、中国微生物学会微生物毒素分会主任委员、中国中西医结合学会急救专业委员会副主任委员、中国病理生理学会休克专业委员会副主任委员、中国医师协会急救复苏分会副主任委员等职;并任《Shock》等7种英文杂志编委,《中华外科杂志》、《中华危重病急救医学》等20种杂志副主编或编委。主持国际合作、国家和省部级课题26项,包括国家杰出青年科学基金、国家"973"计划项目课题、国家自然科学基金重点项目、全军杰出中青年人才基金等。发表学术论文463篇,其中国际期刊117篇,被SCI收录91篇、SCI他引835次。主编大型学术专著5部,参编国内专著21部及国外专著5部。作为共同主席或分会主席主持国际会议11次,并在国际内毒素免疫治疗会议及维也纳休克论坛等主流国际会议上作特邀报告10次。

获国际学术奖3项(均为第一完成人),国家科技进步奖二等奖4项(其中第一完成人2项、第二完成人1项),军队和省部级科技进步奖一等奖4项、二等奖8项。1999年获欧洲、美国休克学会联合颁发的首届Schlag纪念奖;2000年享受国务院政府特殊津贴;2001年度国家杰出青年基金获得者;2001年获中国青年科技奖;2007年获"求实"杰出青年奖,并入选"新世纪百千万人才工程"国家级人选;2010年获"全国优秀科技工作者"称号和军队杰出专业技术人才奖;2012年入选科技北京百名领军人才工程;享受军队优秀专业技术人才岗位津贴,先后荣立二、三等功各1次。

前　言

　　危重症急救医学的发展使许多过去认为无法救治的患者得以生存或延长其生存时间而获得救治机会,是现代医学进步的显著标志之一。我国急危重症医学的发展经历了几代人的艰辛努力,已经成为医学领域中重要的专业学科。急危重症医学是探讨急性损伤或疾病导致机体向死亡发展过程的特点和规律,并根据其病理生理改变对重症患者进行有效治疗的学科。这些危及生命的重症一直是基础医学与临床实践的重大难题,也是进一步提高严重疾病救治成功率的主要障碍,因此急危重症医学已成为现代医学领域进展最快的学科之一。

　　近年来,随着现代基础医学理论的进步和临床实践技术的完善,急危重症医学正在迅速发展,相关理论认识和诊治观念不断更新。这种快速发展在促进急危重症医学学科进步的同时,也对广大医护人员和科研工作者提出了新的要求。急危重症病理生理机制颇为复杂,临床救治难度很大,内容涉及多学科、多领域的一系列基本科学问题,并与机体多系统、多器官病理生理改变密切相关。因此,急危重症医学系基础医学和临床医学共同关注的新学科,加强对其研究和提高对其认识有助于促进多学科的交叉与发展。迄今为止,国内还没有一部全面、系统地阐述急危重症病理生理学的大型学术专著,因此很有必要编写一部系统介绍对急危重症病理生理新认识的专著,以供从事相关领域工作的各级人员参考,旨在与读者一道开阔视野,关注学科前沿和动态,适应学科飞速发展的重大需要。如果拙著能对读者有微薄的帮助,我们将感到十分庆幸。

　　近年来,在国家重点基础研究发展计划("973"计划)项目、国家杰出青年科学基金项目、国家自然科学基金重点课题及军队指令性课题等一批重点项目的资助下,我国急危重症和创(烧)伤外科基础与应用研究均取得了长足的进步,在国际权威专业期刊发表了一系列较高水平的学术论文,取得了包括国家科技进步奖一等奖、二等奖在内的有重要影响的科研成果。这些学术论文及研究成果为本专著的撰写奠定了良好基础,通过专著出版也为我们系统总结研究工作及进一步转化应用创造了有利条件。本书作者均长期从事急危重症医学基础研究与临床诊治工作,积累了丰富的临床资料和研究成果,尤为可贵的是,作者中有相当一部分是科学思维活跃的中青年专家。本书参考国内外的最新文献,着重总结作者大量的研究工作,阐述现代急危重症病理生理学的新理念和新方法。本书内容丰富、全面,并注意基础与临床的密切结合,体现急危重症病理生理学内容及结构体系的完整性、新颖性和前沿性。相信这一著作的出版将进一步推动我国急危重症和创(烧)伤外科基础研究与临床诊治的深入开展,并对相关学科的发展具有积极的促进作用和学术价值。

　　本书是国内第一部全面、系统地论述急危重症病理生理学的大型学术专著。全书共分52章,内容主要包括急危重症绪论,细胞功能障碍与危重症,受体与信号转导机制,基因多态性和基因治疗,重要病理生理反应(包括细胞凋亡、炎症反应、应激和神经内分泌改变、免疫障碍、代谢紊乱、细胞病性缺氧、缺血-再灌注损伤等),心血管系统病理生理改变(包括心肺脑复苏、休克、严重心律失常、急性冠状动脉综合征、急性心功能不全等),呼吸系统病理生理改变(包括急性肺损伤与急性呼吸窘迫综合征、机械通气、肺栓塞等),消化系统病理生理改变(包括急性重症胰腺炎、急性肝功能障碍、胃肠功能障碍与衰竭等),肾功能障碍与水、电解质及酸碱平衡紊乱,凝血和中枢神经系统病理生理改变,严重感染与脓毒症、多器官功能障碍综合征,重要干预策略的病理生理基础等。本书可供内外科急危重症临床医护人员、病理生理工作者,以及相关专业的科研人员、研究生和高年级医学生阅读参考。

由于本书内容涉及面较广,且急危重症病理生理学研究进展迅速,许多问题尚存在争议,加之我们的经验和水平有限,书中内容难免有不足之处,殷切希望广大读者批评指正!

我们衷心感谢对本书出版给予大力支持的各级领导和专家教授,感谢国家科学技术学术著作出版基金的资助。最后,对所有为本书编写和出版给予帮助的同志一并表示衷心的感谢!

编　者

2012 年 10 月于北京

目　　录

第一章

绪　论

第一节　病理生理学概述

一、病理生理学

病理生理学(pathologic physiology 或 pathophysiology)是一门研究疾病发生发展规律和机制的学科,其主要任务是研究疾病发生的原因、条件,研究患病机体的功能、代谢的变化和机制,根据其病因和发病机制进行实验治疗,分析疗效原理,探讨疾病的本质,为疾病的防治提供理论和实验依据。病理生理学是基础医学理论学科之一,肩负着基础医学课程到临床课程之间的桥梁作用。为了探讨患病机体复杂的功能、代谢变化及其发生发展的机制,必须运用有关基础学科的理论和方法,包括与生物学、遗传学、免疫学、生理学、生理物理学和生物化学等有密切关系的病理生理学研究成果,使人们对疾病有更正确和更全面的认识,从而对疾病的防治不断改进和完善。

在整个医学的漫长发展史中,病理生理学是一门比较年轻的学科,它是随着整个医学实践的需要逐步发展起来的,同人类对疾病本质的认识过程密切联系,是科学发展和实践需要的必然产物。病理生理学自诞生之时就显示了其旺盛的生命力,20 世纪以来,特别是近20 年以来,随着一般自然科学和医学基础科学的飞速发展以及各种先进技术的广泛采用,病理生理学也在自己的领域中取得了重大的进展。使人们对许多医学基础理论问题和诸多疾病机制的认识提高到一个新的水平,即亚细胞水平和分子水平,而病理生理学研究的这些新成就又迅速应用于临床实践,使临床医学也不断得到发展。在临床实践中,会不断出现迫切需要解决的病理生理学问题,诸如疾病原因和条件的探索、发病机制的阐明、诊疗和预防措施的改进等。病理生理学是从功能角度提示疾病本质的学科,与临床各科密切相关。在临床各学科的医疗实践中,都需要用病理生理学的理论诠释疾病的发生发展规律,从而做出正确的诊断和改进防治措施。

病理生理学是基础医学中的一门理论性学科,但它又是一门实验性学科,通过动物实验、临床观察、流行病学调查、循证医学方法来探讨疾病发生发展的一般规律以及疾病状态下体内功能代谢的变化。随着人类对疾病认识水平的不断提高以及疾病本身的发展,疾病的概念也不断发生着变化,学习和探讨疾病概念有利于正确、深刻认识疾病本质,从而决定疾病的诊治原则和措施。

二、疾病及其相关概念

疾病(disease)是机体在一定条件下受致病因素损害作用后,因机体自稳调节紊乱而发生的异常生命活动过程,由病因与机体相互作用而产生的一个损伤与抗损伤"斗争"的有规律过程。体内呈现一系列功能、代谢和形态的改变,临床出现多种症状和体征,机体与外环境间的协调发生障碍。

病因学(etiology)主要研究疾病发生的原因与条件。疾病发生的原因简称病因,又称致病因素,是指作用于机体的众多因素中,能引起疾病并赋予该病特征的因素,它决定了疾病的特异性。病因种类很多,包括外部因素如病毒、细菌等生物性因素;机械力、温度、化学物质等理化因素;以及内部因素如体内必需物质的缺乏或过多、遗传、免疫、精神状态等因素。疾病发生的条件主要指那些能够影响疾病发生的各种机体内外因素。它们本身虽然不能引起疾病,但是可以左右病因对机体的影响,直接作用于机体,可促进或阻碍疾病的发生。疾病发生发展的原因和条件是相对的,某一因素针对一种具体的疾病来说是病因,对别的疾病可能是条件,要阐明某一疾病的原因和条件以及认识它们在疾病发生中的作用,必须进行具体的分析和研究。

发病学(pathogenesis)主要研究疾病发生发展过程中的一般规律和共同机制,即各种疾病过程中一些普遍存在的、共同的基本规律和参与很多疾病发生的共同机制。疾病的发生发展也就是致病因素与机体的损伤/抗损伤的相互作用过程,原因和结果可以相互转化和交替,即便原始病因已不存在,这种因果交替可推动疾病过程不断发展,是疾病发展的常见重要形式。任何疾病都属于整体疾病,各组织器官和病因作用部位的病理变化均是全身性疾病的局部表现。局部的病变可以通过神经、体液等途径影响整体,而机体的全身功能状态也通过这些机制影响局部病变的发展和经过。在每一个疾病过程中,都要具体分析局部和整体之间的关系以及病程中二者间的因果相互转化,尽早采取措施以在疾病发展的某一环节打断因果转化和恶性循环,影响疾病的转归,使疾病向有利于康复的方向发展。

三、急危重症学科发展与内涵

重症医学(critical care medicine,CCM)是现代医学的重要组成部分,是一门研究任何损伤或疾病导致机体向死亡发展过程的特点和规律性,并根据这些特点和规律性对危重患者进行诊断治疗的临床综合学科。多年来,重症患者随着其基本病因的不同而被分散到不同医学专业,使得对危重症缺乏统一的认识和理解,也极大地影响到重症患者的治疗。自20世纪70年代初美国创立危重症医学学会以来,随着医学理论的发展、科技水平的进步和临床医疗的迫切需要,重症医学在世界范围内经过了从无到有的历程,并且显示出越来越活跃的生命力。

重症医学是现代医学发展的结果,随着医学的发展和人类寿命的延长,尤其是住院患者的生存期延长,重症患者已逐渐成为住院患者的重要组成部分,这些患者生命体征通常已出现不稳定或存在潜在不稳定,一个或多个器官功能受累,已经或潜在危及生命。重症监护病房(intensive care unit,ICU)是重症医学在医疗机构中的表现形式,重症医学是ICU工作的理论基础。重症医学科在医院中所起到的最基本的作用是对重症进行研究以及治疗重症患者。ICU 主要收治以下三大类的重症患者:①急性可逆性疾病,对于这类患者,ICU 可以明确有效地降低病死率,效益肯定。②高危患者,这类患者以患有潜在危险的基础疾病且又因其他原因需要进行创伤性治疗的患者为代表。ICU 可以有效地预防和治疗并发症,减少医疗费用,有一定的效益。③慢性疾病的急性加重期,ICU 可以帮助这类患者度过急性期,以期帮助患者度过急性期回到原来慢性疾病状态,ICU 对于这类患者可能有一定的效益。对于急慢性疾病的不可逆性恶化,如大出血无法有效止血、恶性肿瘤患者的临终状态等,ICU 无法给予这类患者有效的帮助,此类患者也不是 ICU 的收治对象。

患者之所以被收入 ICU 是因为器官功能的稳定和生命支持已成为疾病的主要矛盾,原发疾病或原来在专科所治疗的疾病已转变为导致危重症的原因,这时在治疗上应该强调器官与器官之间的关系,应用先进的诊断和检测技术,对病情进行连续、动态的观察,通过有效的干预措施对重症患者进行积极治疗。ICU 对以下病种有明显的治疗优势:心跳呼吸骤停,各种类型休克,急慢性呼吸衰竭,急性肺水肿,急性肺损伤,急性呼吸窘迫综合征(acute respiratory distress syndrome,ARDS),哮喘持续状态,不稳定型心绞痛和急性心肌梗死,急性心力衰竭,致命性心律失常,高血压危象,急性肾功能不全或肾衰,重症胰腺炎,大咯血,消化道大出血,严重创伤,多发伤,各种术前术后高危患者,急性重症肌无力,重症感染,全身炎症反应综合征和脓毒症,弥散性血管内凝血,严重水、电解质、酸碱平衡失调,糖尿病酮症酸中毒,甲状腺危象,肾上腺危象,垂体危象高渗性昏迷,多脏器功能不全或衰竭,各种类型的中毒,中暑、溺水、电击等。

第二节 急危重症主要病理生理改变

ICU 是重症医学的临床基地,注重疾病的病理生理演变过程和治疗的整体性,这些危及生命的重症是影响疾病治愈率提高的主要困难所在,也一直是医学研究和临床治疗的重大课题。病理生理学主要是研究疾病发生发展规律及其机制的科学,着重从功能与代谢的角度探讨患病机体的生命活动规律,其任务是揭示疾病的本质,为疾病的防治提供理论依据。王振义院士曾说:"要成为一个良好的临床医生,必须要有扎实的病理生理基础,而且要在原有基础上,不断地钻研,充实更新病理生理知识和理论,指导临床实践。因为只有在扎实的病理生理知识基础上,临床医生才能灵活运用所学到的知识,分析原因和机制,指导治疗,达到治病的目的。"早期识别和正确判断危重症的关键是对病理生理学的理解,下面简要介绍与重症医学密切相关的病理生理基本概念。

1. 应激 应激(stress)是指机体在受到内外环境因素及心理、社会因素刺激时所出现的全身性非特异性适应反应,这些刺激因素称为应激原(stressor)。传统的应激概念不包括应激原所引起的与应激原直接相关的特异性反应,这些特异性反应被纳入具体疾病中去讨论。

根据对机体的影响程度,应激可分为生理性应激和病理性应激。生理性应激又称良性应激(eustress),是机体对轻度的内外环境变化和心理、社会刺激的一种防御性适应反应,有利于调动机体潜能,不至于对机体产生严重影响。病理性应激又称劣性应激(disstress),是机体对作用强烈且时间持久的应激原所产生的应激反应,除仍具有某些防御代偿意义外,还可引起机体自稳态的严重失调,甚至导致应激性疾病。根据应激原的性质不同,应激还可分为理化、生物因素所致的躯体应激和心理、社会因素所致的心理应激。

2. 神经-内分泌-免疫网络 多细胞生物以至哺乳动物各器官系统展示出精细的功能分化,通过神经-内分泌系统的协调作用对刺激做出整体反应。当机体受到强烈刺激时,神经-内分泌系统的主要变化为蓝斑-交感-肾上腺髓质系统及下丘脑-垂体-肾上腺皮质轴的强烈兴奋,并伴有其他多种内分泌激素的改变,动员全身的免疫系统参与应激。神经-内分泌-免疫是一个错综复杂的网络结构,相互影响、相互制约,使机体成为一个精确的整体,促进自身反应机制和联系网络恢复平衡,以确保机体成功承受打击。充分认识机体反应的神经-内分泌-免疫网络机制,对于深入阐明危重症发生发展机制、解释各种临床现象以及采取相应的治疗措施具有重要意义。忽略神经内分泌及免疫之间的整体特性,不分时机地单一针对机体某一方面进行调控,有可能导致新的人为紊乱,结果往往适得其反。

3. 受体与细胞信号转导通路 细胞信号转导系统由能接收信号的特定受体(receptor)、受体后的信号转导通路及其作用的靶蛋白所组成。通过受体,细胞受外界信号刺激而启动细胞内信号转导,导致一系列生物效应,具有调节细胞增殖、分化、代谢、适应、防御和凋亡等作用。细胞信号转导系统的异常与疾病如肿瘤、心血管病、糖尿病、某些神经精神性疾病及多种遗传病的发生密切相关。受体即细胞膜或细胞内的蛋白分子(分别被称为膜受体和细胞内受体),能够接受细胞外化学信号分子的刺激,这些化学信号分子又称为配体(ligand),包括激素、神经递质、细胞因子、代谢产物、细胞外基质等分子。细胞能接收的信号还包括射线、紫外线、光电信号、机械信号及冷热刺激等物理信号,这些物理信号能激活细胞内信号转导通路,但与化学信号不同,目前尚不清楚它们是如何被细胞接受和启动胞内信号转导的。

4. 细胞凋亡 细胞凋亡(apoptosis)是指由体内外因素触发细胞内预存的死亡程序而导致的细胞死亡过程,是程序性细胞死亡(programmed cell death,PCD)的形式之一。凋亡一词源于希腊文,原意是"花瓣或树叶的枯落",细胞凋亡是 1972 年由病理学家 Kerr 等提出的一个不同于坏死的细胞死亡新概念。DNA 片段化和凋亡小体的形成是细胞凋亡的特征性改变。

细胞凋亡具有重要的生理和病理意义,适度、适时的凋亡是维持细胞群体数量稳态的重要手段,凋亡失调[包括凋亡不足和(或)凋亡过度]将影响机体正常的生长、发育,促进衰老,导致各种疾病的发生,与危重症病理生理过程中免疫紊乱、消化和呼吸等系统功能障碍的发生密切相关。

5. 休克 休克(shock)是体循环障碍造成组织灌注减少,从而引发器官功能衰竭甚至死亡的病理过程。就本质而言,休克就是由循环衰竭造成的细胞缺氧。一般分为低血容量性、感染性、心源性、神经性和过敏性休克五类。导致休克的病因很多,且许多休克的病因不止一种。临床上遇到休克时,必须对其病因做出明确诊断,以便有针对性地进行治疗,提高治愈率。

6. 心肺脑复苏 心肺复苏(cardiopulmonary resuscitation,CPR)是针对呼吸、心跳停止的急危重症患者所采取的抢救关键措施,即胸外按压形成暂时的人工循环并恢复的自主搏动,采用人工呼吸代替自主呼吸,快速电除颤转复心室颤动,以及尽早使用血管活性药物来重新恢复自主循环的急救技术。心肺复苏的目的是开放气道、重建呼吸和循环。CPR 倡导半个世纪以来,尽管已经取得一系列进展,但总体成功率仍然低下,特别是对于缺血缺氧后继发性脑病的治疗目前尚无突破性进展,存活患者难以获得良好的神经学结局。近年来提出的心肺脑复苏(cardiopulmonary cerebral resuscitation,CPCR)概念,其最终目的是尽力恢复心搏骤停患者的社会行为能力。迄今为止,治疗性低温疗法(therapeutic hypothermia)是唯一得到随机对照临床试验证据有力支持并且可确切改善心搏骤停后患者存活和神经学结局的治疗措施。

7. 再灌注损伤 再灌注损伤是指遭受一定时间缺血的组织细胞恢复血流(再灌注)后,组织损伤程度迅速增剧的情况,又称缺血-再灌注损伤(ischemia-reperfusion injury)。早已证实许多与缺血有关的疾病,其临床表现往于血管再通、恢复血循环后恶化或发生不可逆性细胞死亡。如心肺复苏后的脑无复流现象及继而发生的脑死亡、急性心肌梗死溶栓后的严重心律失常等经研究均与再灌注损伤有关。

8. 微循环障碍 微循环障碍是指直接参与组织细胞物质、信息和能量传递的血液、淋巴液及组织液的流动。微循环障碍时血流灌注异常是其首要征象,同时伴随血流密度减低、血流减弱甚至停止流动,内皮细胞损伤和皮下胶原暴露促进了微血栓的形成,随后会出现毛细血管渗漏、白细胞滚动和红细胞叠连。组织细胞乏氧是危重症的核心改变,纠正或改善微循环障碍是解决运送来的氧能够有效地弥散到组织细胞的重要一环,因此改善微循环是治疗急危重症的根本目标之一。

9. 水、电解质和酸碱平衡紊乱 水和电解质广泛分布于细胞内外,参与体内许多重要的功能和代谢活动,对生命活动的维持起着非常重要的作用。体内水和电解质的动态平衡是通过神经、体液的调节来实现的。临床上常见的水与电解质代谢紊乱有高渗性脱水、低渗性脱水、等渗性脱水、水肿、水中毒、低钾血症和高钾血症。另外,人体的体液环境必须具有适宜的酸碱度才能维持正常的代谢和生理功能,正常人体血浆的 pH 为 7.35~7.45,依靠体内各种缓冲系统以及肺和肾的调节功能来实现机体酸碱平衡的相对稳定状态。危重症患者由于其本身病变,常出现各种严重的水、电解质和酸碱平衡紊乱。

10. 炎症与全身性炎症反应综合征

(1)炎症(inflammation):就是平时人们所说的"发炎",系具有血管系统的活体组织对损伤性刺激因子所发生的一种防御反应,主要表现为红、肿、热、痛和功能障碍。任何能够引起组织损伤的因素都可成为炎症的原因,被称为致炎因子(inflammatory agent)或炎症介质(inflammatory mediator),包括血管活性胺、花生四烯酸代谢产物、白细胞产物、细胞因子、血小板活化因子、P 物质、一氧化氮及血浆中相互关联的三种系统(即激肽、补体和凝血系统)等。炎症介质是急性炎症反应中血管扩张、通透性升高和白细胞渗出发生的重要机制。在炎症过程中,以血管系统为中心的一系列局部反应可局限并消除损伤因子,同时也可促进受损组织的愈合。但在炎症较严重时,由于病原微生物及其毒素的作用,以及局部血液循环障碍、发热等因素的影响,心、肝、肾等器官的实质细胞可发生不同程度的变性、坏死和器官功能障碍。因此,可以说炎症是损伤和抗损伤的对立统一过程。

(2)全身性炎症反应综合征(systemic inflammatory response syndrome,SIRS):是因感染或非感染病因作用于机体而引起的机体失控性、自我持续放大和自我破坏的全身性炎症反应。它是机体修复和生存而出现过度应激反应的一种临床过程。当机体受到外源性损伤或感染毒性物质的打击时,可促发初期炎症反应,同时机体产生的内源性免疫炎性因子而形成"瀑布效应"。危重症患者因机体代偿性抗炎反应能力降低及代谢功能紊乱,最易引发

SIRS。严重者可进一步导致多器官功能障碍综合征(multiple organ dysfunction syndrome, MODS)。

11. 脓毒症 脓毒症(sepsis)是指由感染引起的全身性炎症反应综合征,临床上证实有细菌存在或有高度可疑感染灶,累及一个或一个以上器官功能发生障碍。脓毒症发生率高,病情凶险,病死率高,全球每天约有1.4万人死于该并发症,美国每年约有21.5万人因脓毒症而死亡。国外流行病学调查显示,因脓毒症死亡的人数已经超过心肌梗死,成为ICU中非心脏病患者死亡的主要原因。近年来,尽管抗感染治疗和器官功能支持技术取得了长足的进步,严重脓毒症的病死率仍高达30%~70%。脓毒症治疗花费高,医疗资源消耗大,严重影响人类的生活质量,已经对人类健康造成了巨大的威胁。

12. 急性呼吸窘迫综合征 急性呼吸窘迫综合征(ARDS)是指肺内外严重疾病导致以肺毛细血管弥漫性损伤、通透性增强为基础,以肺水肿、透明膜形成和肺不张为主要病理变化,以进行性呼吸窘迫和难治性低氧血症为临床特征的急性呼吸衰竭综合征。ARDS是急性肺损伤(acute lung injury)发展到后期的典型表现。该综合征起病急骤,发展迅猛,预后极差,死亡率高达50%以上。

13. 凝血/抗凝血功能平衡与弥散性血管内凝血

(1) 凝血与抗凝血功能平衡:是机体重要的防御功能之一,当机体由于某种原因而导致出血时,可先后启动外源性凝血系统和内源性凝血系统,同时血管痉缩,血小板激活、黏附、聚集于损伤血管的基底膜,并在局部引起血液凝固,最终形成纤维蛋白凝块而产生止血作用。凝血系统激活的同时,抗凝血系统和纤溶系统也被激活。抗凝系统的激活可防止凝血过程的扩散;纤溶系统则有利于局部血液的再通,以保证血液的供应。这样,既可达到局部止血的作用,又可防止凝血过程的扩大,保证正常的血液循环。生理状态下,机体的凝血、抗凝血、纤溶系统之间处于动态的平衡,血管内皮细胞及血小板等在维持这一平衡过程中也具有重要作用。

(2) 弥散性血管内凝血(disseminated intravascular coagulation, DIC):是临床上一种危重综合征。在某些致病因子的作用下,凝血因子和血小板被激活,大量促凝物质入血,使凝血酶活性增加,进而微循环中形成广泛的微血栓;大量微血栓的形成消耗了大量凝血因子和血小板,同时引起继发性纤维蛋白溶解功能增强,导致患者出现明显的出血、休克、器官功能障碍和溶血性贫血等临床表现。诱发DIC的原因很多,常见的有感染性疾病、恶性肿瘤、产科意外及大手术和创伤、烧伤等,多种疾病过程中并发的缺氧、酸中毒,以及相继激活的纤溶系统、激肽系统、补体系统等也是促进DIC发生和发展的重要因素。

14. 多器官功能障碍综合征 多器官功能障碍综合征(MODS)是指机体遭受严重创伤、休克、感染及外科大手术等急性损害24小时后,同时或序贯出现2个或2个以上的系统或器官功能障碍或衰竭,即急性损伤患者多个器官功能改变不能维持内环境稳定的临床综合征。MODS旧称多器官功能衰竭(multiple organ failure, MOF),最早是在1973年由Tilney等报道腹主动脉瘤术后并发"序贯性器官衰竭";1975年Baue报道3例死于MOF的患者,称之为七十年代新的综合征。此后近20年内,MOF的命名被普遍承认和接受,但这一传统的命名主要是描述临床过程的终结及程度上的不可逆性,在概念上反映出认识的机械性和局限性,这种静止的提法和标准忽视了临床器官功能动态的变化特征。1991年美国胸科医师学会和危重症医学会在芝加哥集会共同倡议将MOF更名为MODS,目的是为了纠正既往过于强调器官衰竭程度,而着眼于 SIRS 发展的全过程,重视对器官衰竭前的早期预警和治疗。

MODS 概念上强调:①原发致病因素是急性,而继发受损器官可在远离原发损伤部位,不能将慢性疾病器官退化失代偿时归为 MODS。②致病因素与发生器官功能障碍或衰竭必须间隔一定时间(>24 小时),常呈序贯性器官受累。③机体原有器官功能基本健康,功能损害是可逆的,一旦发病机制被阻断,及时救治,器官功能可望恢复。有人提出 MODS 由于致病因素不同可分为原发性和继发性两种,但一般认为 MODS 的发生应有致病因素,常存在过度炎症反应。从本质上看,MODS 是机体炎症反应失控、炎症细胞激活和炎性介质大量释放、组织缺氧性损害、肠道屏障功能破坏致细菌/毒素移位,造成机体多个薄弱环节即休克、急性肾衰、ARDS 和胃肠功能障碍,继而引发 MODS。

第三节 病理生理学研究促进重症医学发展

一、急危重症诊治新进展

重症医学自 20 世纪 60 年代末兴起,体现出与传统学科完全不同的学科特性,无论在早期起步、随后发展及当前上升阶段,均面临着学术专业上的众多难题和挑战,重症医学的学科发展以科学完善的学术理论和临床实践为核心和基础,学科进步则依赖于学术理念和实践方法的不断创新和完善。急危重症患者的特殊性注定其病情的复杂性、整体性,诊断与治疗时不能局限于孤立的某系统疾病的思维。例如,严重脓毒症和脓毒性休克是以感染导致多器官功能损害为特征的临床综合征,休克或 ARDS 不仅是循环系统或呼吸功能的障碍,治疗过程中必须关注器官或系统间的内在联系及机体的综合反应,制订整体治疗方案,并随病情和主要矛盾的转变实时调整。危重症医学要求临床 ICU 医生建立扎实的危重症医学相关病理生理学基础,注重理论构建,密切把握发病机制研究及先进技术应用的发展前沿。随着一般自然科学和医学基础科学的飞跃发展及各种先进技术的广泛采用,病理生理学研究在新的水平即亚细胞水平和分子水平取得了重大进展,使人们对诸多医学基础理论问题和许多疾病机制有了更加深入的认识,病因和发病机制方面的病理生理研究成果常常使疾病的防治不断地改进,甚至发生重大的变革,促进临床医学持续发展。病因及机制研究的成果对重症医学各领域的发展特别是急危重症诊治策略均产生了重要影响。

1. **休克治疗** 休克是指全身有效循环血量明显不足,组织器官微循环灌注量急剧减少,导致组织细胞缺氧及器官功能障碍的急性循环功能衰竭综合征,系引起休克的多种致病因素作用于机体后所诱发的一个进行性发展的病理生理演变过程。20 世纪 90 年代氧输送概念的提出和应用是对休克治疗和研究的突破性进展,休克的本质是急性微循环障碍引起的组织细胞缺氧。从 19 世纪末至 20 世纪中叶,人们一直认为许多休克患者的共同发病环节是小动脉、微动脉等小血管因血管运动中枢麻痹而扩张导致动脉血压下降,因而临床上曾经广泛采用的治疗措施之一是给予血管收缩药物,使微动脉等小血管收缩,从而促进血压回升。但是,这种疗法对不少患者的疗效并不理想,有时甚至反而使病情恶化。到 20 世纪 60 年代,人们对休克进行了深入的病理生理学研究,发现多数休克动物或休克患者的共同发病环节不是微动脉等小血管的扩张而是小动脉、微动脉、后微动脉、毛细血管前括约肌的痉挛性收缩,特别是持续较久的微静脉痉挛性收缩,从而使组织的动脉血液灌流量急剧减少,这就是休克时微循环衰竭学说的基本观点。根据这一学说,目前临床上比较广泛采用的治疗原则是在容量复苏的基础上应用血管扩张药物,改善微循环灌注,同时给予抗炎治疗减轻炎症反应。实践证明,这种疗法效果要明显得多。

2. 临床血流动力学监测与治疗 围术期液体复苏是外科医生、麻醉医生、ICU 医生所共同关心的话题,而寻找合适的复苏液体量是争议的焦点所在。2009 年 Nielsen 等对过去有关开放补液和限制补液的相关研究进行了分析,发现并没有足够的证据表明开放补液和限制补液二者间的优劣。不同患者围术期的体液容量状态并不同,所以无法确定一个固定的复苏液体量,无论是开放补液还是限制补液,都不适合围术期患者的液体复苏。目前,早期目标导向治疗(early goal-directed therapy)方案作为个体化输液方案是围术期最优化的输液策略,能够显著降低危重症患者病死率和术后并发症,缩短住院时间。

液体复苏评估指标包括常规临床指标、血流动力学指标、组织灌注及氧代谢指标。目前在 ICU 被广泛应用的检测指标包括两大部分:一是血流动力学检测,包括血压、中心静脉压、肺动脉楔压、心排血量和心排血指数等;二是组织灌注及氧代谢指标,包括血乳酸、混合静脉/中心静脉血氧饱和度等。当前出现的一个新概念即临床血流动力学治疗(hemodynamic therapy),根据机体生理参数定量、连续的变化,进行动态的参数整合、监测与干预整合以及在治疗方法上的整合,已使临床血流动力学研究远远突破了传统检测的内涵。血流动力学检测指标的各个参数之间存在明确的依赖性,参数整合是血流动力学治疗的必要过程。肺动脉导管、重症超声技术等的临床应用已经能够为临床提供越来越明确的治疗目标,并通过控制干预程度、监测治疗效果和调整治疗方向来控制整个治疗过程。临床血流动力学已经不仅仅是监测,而是对治疗策略决定和方法实施的决策,使危重症的临床治疗进入一个新的阶段。

3. 应激性高血糖和血糖控制 应激性高血糖是指机体在受到严重创伤、出现脑血管意外、急性心肌梗死、脓毒性休克等强烈刺激时发生的血糖升高现象。创伤、感染后神经-内分泌系统激活及炎症介质过度释放而造成的代谢紊乱状态、高分解代谢和胰岛素抵抗是引起血糖升高的直接原因。应激状态下机体通过释放儿茶酚胺、皮质激素、胰高血糖素、生长激素及各种细胞因子等增加糖原异生,胰岛素抑制调节能力下降,外周胰岛素抵抗有阻碍胰岛素促进各脏器尤其是肌肉摄取能源物质(包括葡萄糖、酮体、游离脂肪酸和氨基酸)的功能;同时,不恰当的静脉营养支持和一些药物的使用等加剧高血糖程度,不利于机体代谢紊乱状态的恢复。

近年来,急危重症高血糖的临床危害性已经逐步得到重视,实施严格血糖控制成为急危重症治疗策略的重要部分,ICU 中应用最广泛、效果最肯定的血糖控制方法仍然首推胰岛素治疗。在 ICU 中针对脓毒症及其他危重症患者出现的高血糖给予积极控制治疗近年来已得到广泛认同,大样本的临床观察发现,在 ICU 中施行胰岛素强化治疗(intensive insulin therapy)以控制血糖水平能显著降低危重症患者病死率,并缩短监护与住院时间,减少并发症及住院费用。胰岛素强化治疗是指不满足于将血糖维持在"可接受水平"(传统观点认为危重症患者急性期血糖在 11.1 mmol/L 以下可不必实施胰岛素干预),同时不必顾忌胰岛素用量而将血糖严格控制在正常值范围(3.9 ~ 6.1 mmol/L)为胰岛素治疗最终目标。值得注意的是,虽然降低血糖浓度至生理范围无疑好于传统的血糖控制阈值,但存在发生低血糖的风险,且生理血糖浓度未必是最好的,因为应激性高血糖具有一定的生理学意义,能够为无糖储备能力的细胞提供足够的能源,有助于提高机体抗打击能力,其有害性仅在于浓度过高。鉴于此,滴定式地摸清急危重症各段血糖浓度的影响对于确定最佳的血糖控制水平是有帮助的。新近的临床试验提示,将血糖控制在 10.0 mmol/L 或稍低,较 4.4~6.1 mmol/L 可降低病死率。因此,有学者提议血糖控制上限应该是 7.8~10.0 mmol/L,血糖在 4.4~6.1 mmol/L 时可能造成葡萄糖缺乏,使心肌能量供应不足,并引起大脑低血糖。

相对于应激性高血糖的危害,严重应激状态下机体分解代谢大于合成代谢,营养物质摄入减少或供给不足,导致重症患者营养状况急剧下降,也会直接影响危重症综合治疗的效果和疾病的转归。如何决定重症患者恰当的能量供给一直是 ICU 医生面临的挑战。近十年来,国内外重症医学领域的专家基于循证医学证据并在广泛征求意见和建议后推出了许多有关重症患者营养支持治疗的指南,在某些方面达成一定共识,其中最受关注的是美国肠外肠内营养学会与欧洲肠外肠内营养学会公布的成年重症患者肠外肠内营养指南,两种指南在指导思想和基本原则上是一致的,均强调掌握允许性低热量原则,推荐经肠内营养进行允许性喂养不足或低热量喂养,对于体重指数 ≥30 kg/m² 的所有肥胖患者,肠内营养能量供给目标不应超过能量需求目标的 60%~70%。但是由于缺乏准确测定重症患者代谢率或能量消耗行之有效的方法,如何明确能量供给目标以及如何及时、个体化地调整能量供给目标至今仍未知。当前比较明确的是,过量喂养与重症患者的预后不良密切相关;而有限的证据提示,限制性低热量喂养可能优于严重喂养不足和接近目标需求量的喂养。

4. 重症感染与感染控制 感染(infection)即由生物病原体引起的炎症反应。感染是当前创伤、烧伤外科和 ICU 所面临的棘手问题,感染和感染所诱发的脓毒症及 MODS 已成为重症患者的主要死亡原因之一。自从 1961 年英国发现首例耐甲氧西林金黄色葡萄球菌(methicillin-resistant *Staphylococcus aureus*,MRSA)以来,MRSA 就以惊人的速度在世界范围内蔓延,目前已成为医院感染的重要革兰阳性细菌,并且 MRSA 对临床常用抗菌药物多重耐药的现象日益严重。多年来,万古霉素被认为是最后的有效治疗药物,但在 1997 年后发现了万古霉素中介金黄色葡萄球菌(VISA)、异质性万古霉素中介金黄色葡萄球菌(hVISA)和万古霉素耐药金黄色葡萄球菌(LRSA)等对万古霉素不同程度耐药的菌株。针对临床各种 MRSA 感染,为指导临床更为合理地用药,2011 年 1 月美国感染病学会发布了 MRSA 感染的治疗指南,万古霉素仍然是最重要的 MRSA 静脉治疗药物之一,在治疗过程中应注意药物剂量的适当调整和血药浓度检测。新近研究显示,一些新的 MRSA 治疗药物,如第四代头孢类抗菌药物头孢比普、第五代头孢菌素类抗菌药物头孢洛林,具有良好的临床应用前景,但尚需进一步的临床验证和新的循证医学证据的支持。

现代医学治疗过程中,广谱抗菌药物、糖皮质激素、免疫抑制剂等药物的应用发挥了重要作用,挽救了大量患者的生命,但也出现一些与治疗相关的并发症。其中,侵袭性真菌感染(invasive fungal infection,IFI)由于发病率不断增加、诊断困难、病死率高等特点,越来越受到广大医务工作者的关注。ICU 是侵袭性真菌感染的重灾区,比普通病房更常见,其中侵袭性念珠菌感染已经成为 ICU 患者中一个日益严重的问题,病死率高达 35%~67%。在 ICU 发生 IFI 的患者多数在患病前并无免疫抑制基础疾病,而是存在解剖生理屏障完整性遭到破坏,同时伴有严重创伤、器官或系统功能损害或衰竭等因素,使得 IFI 易于发生。因此,首先应强调预防;其次应根据具体情况进行相关经验性治疗、先发治疗及靶向或目标治疗。

5. 严重脓毒症和脓毒性休克患者的临床治疗 脓毒症是以感染导致全身性失控性炎

症反应伴发器官功能损害为特征的复杂临床综合征,其发病率和病死率均很高,尽管抗感染治疗和器官功能支持技术取得了长足进步,但病死率仍高达 30% ~ 70% 。脓毒症治疗花费高,医疗资源消耗大,严重影响人类的生活质量,已经对人类健康造成巨大威胁。因此,2001年欧洲重症医学会、美国重症医学会和国际脓毒症论坛发起"拯救脓毒症战役"(surviving sepsis campaign,SSC),2002 年欧美国家多个组织共同发起并签署"巴塞罗那宣言",并且进一步制定基于对脓毒症研究的循证医学证据并不断更新脓毒症治疗指南即 SSC 指南,以改进脓毒症的治疗措施,降低脓毒症的病死率。

过去几十年间,糖皮质激素(glucocorticoid,GC)作为严重脓毒症及脓毒性休克的辅助治疗被广泛研究和争论,对严重脓毒症病理生理机制认识的逐步深入推动了 GC 应用的进展。目前认为,肾上腺皮质功能状态可能是影响脓毒性休克激素疗效的关键性因素。通过促肾上腺皮质激素(ACTH)刺激试验发现,脓毒性休克患者相对肾上腺皮质功能不全的发生率高达 50% ~ 70% ,因此应激剂量 GC 的应用可能是合理的。多项大规模随机、多中心、双盲对照试验结果提示,小剂量激素替代疗法在脓毒症或脓毒性休克患者中可取得肯定疗效。基于目前研究结果,临床建议对于经足够的液体复苏治疗仍需升压药来维持血压的脓毒性休克患者,推荐静脉使用小剂量 GC(氢化可的松 200 mg/d),疗程至少 5 ~ 7 天。

脓毒症免疫调理治疗的概念始于 20 世纪 80 年代中期,当时过度炎症反应在脓毒症发病机制中被认为非常重要,因此免疫调理治疗主要是针对免疫细胞大量释放的促炎细胞因子。尽管拮抗促炎细胞因子的实验研究在动物模型上效果显著,但在临床试验中并未显示同样的结果,在经历了十余年近乎亢奋的尝试后,拮抗促炎细胞因子治疗的研究逐步陷入低谷甚至停顿的状态。随着基础研究的发展和对脓毒症发病机制的更深入了解,人们发现脓毒症的发生机制相当复杂,不仅与炎症反应、凝血功能紊乱、神经调节及内分泌调控有关,而且免疫功能紊乱在脓毒症发生发展过程中具有至关重要的作用。免疫功能的异常在脓毒症过程中并不是以往所认为的"过度炎症反应",更多的是由"免疫应答受抑"所致促炎反应和抗炎反应动态失衡,调控机体免疫反应是治疗严重感染和脓毒症的重要策略。我们认为脓毒症的全身炎症反应和免疫抑制在多数情况下是同时存在的,所以,无论实施抗炎或免疫刺激,单一治疗均不足以有效逆转免疫炎症反应紊乱,而应该是抗炎与免疫刺激治疗并举。

有效的免疫调理治疗是最终取得对脓毒症、脓毒性休克治疗突破的根本途径之一,目前临床常用的免疫刺激措施主要包括应用粒-巨噬细胞集落刺激因子(GM-CSF)、胸腺肽 α_1、干扰素(IFN)-γ,以及体外免疫干预如免疫吸附治疗和持续血液滤过等。近年来有研究报道,人工合成转铁蛋白(talactoferrin alfa,TLF-α)不仅具有抗菌、抗肿瘤活性,还具有免疫调理效应,在肿瘤患者的免疫调理中已取得一定进展;在感染性疾病的免疫治疗中可明显改善严重感染患者预后,显示出广泛的应用前景。随着对免疫机制的深入研究,发现单核细胞人白细胞抗原(HLA-DR)表达对机体免疫功能状态十分重要,动态监测 HLA-DR 表达水平可反映机体免疫功能的变化和疾病进展状况,并有助于预测脓毒症患者预后,为临床监测免疫功能状态、评估免疫调理治疗效果提供一种可靠、有效的指标。

6. ARDS 诊断新标准及治疗新策略　ARDS 是威胁重症患者生命的常见并发症,病死率较高。在严重感染、休克、创(烧)伤等疾病过程中,肺毛细血管内皮细胞和肺泡上皮细胞炎性损伤引起弥漫性肺间质及肺泡水肿,出现以急性呼吸窘迫和进行性低氧血症为特征的临床综合征。其病理生理特征包括肺容积减小、肺顺应性降低、严重通气/血流比例失调,

ARDS 发病机制的主要环节是由多种促炎细胞因子介导的失控性瀑布式肺部炎症反应。

2011 年 10 月在德国柏林举行的第 23 届欧洲重症医学年会上,参考现有的流行病学证据、生理学概念及相关临床研究结果,由欧美多国重症医学专家协商制订了新的 ARDS 诊断标准,该标准主要从发病时间、低氧血症程度、肺水肿原因、X 线胸片及其他生理学紊乱五个方面进行描述(表 1-1)。这一标准有助于人们最大化地纳入研究人群、标准化试验方案,尽量使各种针对 ARDS 的临床研究具有可比性。

表 1-1 ARDS 柏林诊断标准

	轻度	中度	重度
发病时间	一周内急性起病的已知损伤或者新发的呼吸系统症状		
肺水肿原因	不能被心功能不全或液体过负荷解释的呼吸衰竭(如果没有危险因素,则需要客观指标评估)		
低氧血症	PaO_2/FiO_2 201~300 PEEP≥5 cmH_2O	PaO_2/FiO_2≤200 PEEP≥5 cmH_2O	PaO_2/FiO_2≤100 PEEP≥10 cmH_2O
X 线胸片	双侧浸润影*	双侧浸润影*	至少累及 3 个象限的浸润影*
其他生理学紊乱	无	无	$V_{E\,Corr}$>10 L/min 或 C_{RS}<40 ml/cmH_2O

*通过专业影像学培训,不能完全被胸腔积液、结节、肿块、肺叶塌陷所解释。

注:PaO_2/FiO_2,氧合指数;PEEP,呼气末正压;V_E,呼出潮气量;C_{RS},呼吸系统顺应性;$V_{E\,Corr} = V_E × PaCO_2/40$。

在 ARDS 的保护性通气策略中,减少潮气量是减少肺机械牵张、改善患者预后的重要措施,常使患者出现通气不足及 CO_2 储留,引起高碳酸血症和酸中毒。长时间高碳酸血症具有抑制免疫功能,促使中性粒细胞坏死并加重组织损伤。因此,根据患者个体特征,可适时使用体外膜肺氧合(ECMO)或机械辅助循环方式进行体外 CO_2 清除(extracorporeal CO_2 removal,$ECCO_2R$),可有效改善预后。糖皮质激素作为一种内源性抗炎激素,可在细胞及分子水平上抑制炎症反应,减轻组织损害,在治疗 ARDS 的应用上也由来已久。既往研究较多,但结论尚不统一,存在较大争议。近年来,围绕 GC 治疗的时机、剂量等问题,多个大型的荟萃分析从不同角度进行了评估,结果提示低剂量持续使用 GC 治疗有利于改善 ARDS 患者预后,且 GC 相关不良反应未见增加。

7. 心力衰竭临床治疗进展 过去 20 年中随着对心肌重塑、神经内分泌过度激活等病理生理改变在心力衰竭(以下简称心衰)发病机制中认识的提高,临床上对心衰的治疗策略也发生了重大转变。将过去的短期血流动力学/药理学治疗措施转变为目前的长期、修复性治疗策略,通过阻断神经内分泌过度激活,防止和延缓心肌重塑。治疗策略的转变降低了心衰住院率和病死率。β 受体阻滞剂(β-receptor blocker,β-RB)在心衰中的应用从禁忌转变为常规治疗的一部分。20 年循证医学研究已经表明,β 受体阻滞剂不但可以明显改善慢性心衰患者的临床症状,而且也显著降低了患者的总病死率、心血管事件的发生率及出院后猝死的发生率。近年来,β 受体阻滞剂在慢性心衰治疗中的地位得到了充分肯定,国内外现行各种心衰治疗指南均推荐为无禁忌证心衰患者的一线用药。严重的心衰患者,当使用常规治疗死亡可能性很大时,在预测疾病可逆的前提下可实行 ECMO 的机械支持辅助治疗技术。许多研究认为,对急性心肌梗死、急性暴发性心肌炎等疾病,尤其是对于右心衰者,ECMO 能有效降低右心前负荷,为纠正心功能赢取时间。我们应对 ICU 的重症急性心衰患者给予更多的重视,与冠心病专科重症病房和普通病房患者相比,ICU 心衰患者 24 小时病死率和总住院病死率最高,血流动力学状态最差。新近有研究结果显示,即使在收缩压偏低的情况下,硝酸酯类药物也可能对急性心衰的患者有益,可使其住院病死率降低 30%。与儿茶酚胺类等传统正性肌力药物相比,左西孟旦不增加钙超载和心肌耗氧量,不会导致心律失常和细胞损伤,能明显改善血流动力学参数,既不损害舒张期功能,也不延长舒张期时间,可能是急性心衰患者强心药物的更好选择。

8. 连续性肾脏替代治疗　连续性肾脏替代治疗(continuous renal replacement therapy,CRRT)通常是指以持续数小时或数天的一种连续性血液净化疗法来替代肾脏功能的治疗技术,在调节体液电解质平衡的同时清除多种炎症介质、代谢产物、毒物、药物和各种致病性生物分子,而且便于给予营养支持。CRRT 已不仅仅是肾脏功能的替代,还能实现肾脏以外多器官功能的支持、改善液体分布和重建内稳态,是 ICU 危重症患者重要的救治措施,有效地提高了急危重症的救治成功率。

CRRT 可以缓慢和等渗性去除体内液体,安全、充分地调控液体平衡,能接受全部全胃肠外营养(TPN)所需要剂量,改善血流动力学的稳定性,清除炎症介质。适用于重症急性肾损伤伴血流动力学不稳定和需要持续清除过多容量或毒性物质的情况,如合并心血管功能衰竭、严重电解质和酸碱平衡紊乱、肺水肿、脑水肿、ARDS、严重感染及外科手术后等。CRRT 也广泛应用于危重症非肾脏疾病包括 SIRS、脓毒症、MODS、ARDS、急性坏死性胰腺炎等的临床治疗。

二、循证医学在急危重症临床研究中的价值

重症医学作为发展过程中处于上升阶段的新兴学科,必然面临着专业上的众多挑战,面对这些挑战,重症医学的发展不仅需要充实、完整的学术基础和完善的团队合作,而且需要科学的理念和先进的方法,传统的个人经验积累和独立的、不完整的实验室推理方法学上的不足已逐步显现,循证医学(evidence-based medicine,EBM)的悄然兴起带动了整个医学模式的转变,为重症医学研究走出方法学困境开辟了新途径。近十年来,一些以设计良好的多中心随机对照试验研究为核心的循证医学研究已提供了大量研究证据,在客观分析并正确诠释试验结果、明确研究证据的可靠性和适用性的基础上,结合临床实践和医疗决策,正确指导临床治疗。循证医学研究对重症患者病因治疗与支持治疗的结合统一发挥了重要的促进作用,推动了临床治疗的综合性、整体性进展,使重症医学疾病诊疗模式不断更新和进步,推动重症患者治疗理念和治疗方式的进一步科学化。如严重脓毒症和脓毒性休克是以全身感染致多器官功能损害为特征的临床综合征,集束化治疗的研究体现了该疾病综合性和整体性治疗的特点及要求。循证医学证据的进展推动着本领域疾病治疗理念和行为的改变,一定程度上影响着重症医学学术研究的方向。

学习和应用循证医学是临床医生提高自身专业素质的必要且有效的途径,但对随机对照试验(randomized controlled trial,RCT)研究需关注由选取研究对象产生的抽样偏差,以确定研究结果的适用人群;应分析研究终点和临床目标间的一致性;需关注研究设计的合理性,分析结果干扰因素的控制;须客观对待单中心随机对照试验研究结果的低可重复性;对于荟萃分析应关注文献搜集的专业性、搜集文献的质量和研究间的同质性;对于难以改变患

者预后的单一处理,集束化治疗可能是重症医学和临床治疗的出路。值得注意的是,循证医学不能代替合理的临床推理。每个临床患者病情不尽相同,临床情况复杂多变,临床医生应根据自己合理的临床经验对各个患者区别对待,严防对临床所有患者不加判断、直接机械地套用某种治疗措施。

三、结 语

重症医学始终站在维护生命的前沿,这种前沿的地位促进重症医学不断发展、不断进步、不断迈向新的高度。随着认识水平的提高和技术手段的改善,医学研究所面临的主要矛盾也在不断地转换,急危重症研究的必要性也越来越突出。同时,科学技术的发展又为这种研究提供了必要的手段,使之具有可行性。近 20 年来,尽管对一些复杂急危重症的病理生理学变化过程取得了一定的认识,但距离阐明其确切的发病机制还很遥远。例如,对严重脓毒症、ARDS、MODS 的认识仍处于初级阶段,缺乏针对其发病机制的有效干预措施以应用于临床治疗中。学科的快速发展对重症医学的从业者提出了更高的要求,因此需要不断优化理念,提高理论水平,以更多的理论性和探索性研究及临床试验成果指导医疗工作实践,使重症医学学科实现可持续发展。

(姚咏明 祝筱梅 盛志勇)

参 考 文 献

董宁,姚咏明,曹玉珏,等.2007. 严重烧伤患者人白细胞抗原 DR 定量表达的临床意义. 中华外科杂志,45:766~769

金惠铭,王建枝.2008. 病理生理学. 第 7 版. 北京:人民卫生出版社

刘大为,邱海波.2010. 重症医学 2010. 北京:人民卫生出版社

刘大为.2010. 实用重症医学. 北京:人民卫生出版社

邱海波,于凯江.2012. 重症医学 2012. 北京:人民卫生出版社

盛志勇,姚咏明,林洪远.2002. 全身炎症反应和多器官功能障碍综合征认识的变迁及形状. 解放军医学杂志,27:98~100

盛志勇,姚咏明.2011. 加强对脓毒症免疫功能障碍及其监测的研究. 解放军医学杂志,36:8~10

姚咏明,林洪远.2008. 严重感染与多器官功能障碍综合征. 中国全科医学,11:1025~1026

姚咏明,刘峰,盛志勇.2006. 多器官功能障碍综合征与脏器功能支持策略. 中华急诊医学杂志,15:293~294

姚咏明,栾樱译.2011. 提高对创伤感染及其并发症的认识. 临床急诊杂志,12:361~364

姚咏明,盛志勇.2008. 脓毒症防治学. 北京:科学技术文献出版社

姚咏明.2009. 创伤感染并发症免疫功能障碍及其诊治的若干问题. 中华外科杂志,47:37~39

张庆红,姚咏明.2010. 关注神经内分泌紊乱与脓毒症的关系及其防治策略. 中华烧伤杂志,26:87~89

Annane D,Bellissant E,Bollaert PE,et al. 2009. Corticosteroids in the treatment of severe sepsis and septic shock in adults:a systematic review. JAMA,301:2362~2375

Bundgaard-Nielsen M,Secher NH,Kehlet H. 2009. "Liberal" vs. "restrictive" perioperative fluid therapy:a critical assessment of the evidence. Acta Anaesthesiol Scand,53:843~851

Cuesta JM,Singer M. 2012. The stress response and critical illness:a review. Crit Care Med,DOI:10. 1097/CCM. 0b013e31826567eb

Dellinger PR,Carlet JM,Masur H,et al. 2004. Surviving sepsis campaign guidelines for management of severe sepsis and septic shock. Crit Care Med,32:858~873

Dellinger PR,Levy MM,Carlet JM,et al. 2008. Surviving sepsis campaign:international guidelines for management of severe sepsis and septic shock 2008. Crit Care Med,36: 296~327

Ferguson ND,Fan E,Camporota L,et al. 2012. The Berlin definition of ARDS: an expanded rationale,justification,and supplementary material. Intensive Care Med,38: 1573~1582

Follath F,Yilmaz MB,Delgado JF,et al. 2011. Clinical presentation,management and outcomes in the Acute Heart Failure Global Survey of Standard Treatment (ALARM-HF). Intensive Care Med,37: 619~626

Hamilton MA,Cecconi M,Rhodes A. 2011. A systematic review and meta-analysis on the use of preemptive hemodynamic intervention to improve postoperative outcomes in moderate and high-risk surgical patients. Anesth Analg,112: 1392~1402

Holley A,Lukin W,Paratz J,et al. 2012. Part one: goal-directed resuscitation: which goals? haemodynamic targets. Emerg Med Australas,24: 14~22

Hook KM,Abrams CS. 2012. The loss of homeostasis in hemostasis: new approaches in treating and understanding acute disseminated intravascular coagulation in critically ill patients. Clin Transl Sci,5: 85~92

Hotchkiss RS,Opal S. 2010. Immunotherapy for sepsis: a new approach against an ancient foe. N Engl J Med,363: 87~89

Janata A,Holzer M. 2009. Hypothermia after cardiac arrest. Prog Cardiovasc Dis,52: 168~179

Lamontagne F,Briel M,Guyatt GH,et al. 2010. Corticosteroid therapy for acute lung injury,acute respiratory distress syndrome,and severe pneumonia: a meta-analysis of randomized controlled trials. J Crit Care,25: 420~435

Levine DP,Lanfranco OA. 2011. MRSA guidelines: a matter of time. Expert Rev Anti Infect Ther,9: 495~496

Liu C,Bayer A,Cosgrove SE,et al. 2011. Clinical practice guidelines by the Infectious Diseases Society of America for the treatment of methicillin-resistant Staphylococcus aureus infections in adults and children. Clin Infect Dis,52: e18~e55

Marriott DJ,Playford EG,Chen S,et al. 2009. Determinants of mortality in non-neutropenic ICU patients with candidaemia. Crit Care,13: R115

Martindale RG,McClave SA,Vanek VW,et al. 2009. Guidelines for the provision and assessment of nutrition support therapy in the adult critically ill patient: Society of Critical Care Medicine and American Society for Parenteral and Enteral Nutrition: Executive Summary. Crit Care Med,37: 1757~1761

Mebazaa A,Parissis J,Porcher R,et al. 2011. Short-term survival by treatment among patients hospitalized with acute heart failure: the global ALARM-HF registry using propensity scoring methods. Intensive Care Med,37: 290~301

Meduri GU,Rocco PR,Annane D,et al. 2010. Prolonged glucocorticoid treatment and secondary prevention in acute respiratory distress syndrome. Expert Rev Respir Med,4: 201~210

Moran C,Grussemeyer CA,Spalding JR,et al. 2010. Comparison of costs,length of stay,and mortality associated with Candida glabrata and Candida albicans bloodstream infections. Am J Infect Control,38: 78~80

Peltekova V,Engelberts D,Otulakowski G,et al. 2010. Hypercapnic acidosis in ventilator-induced lung injury. Intensive Care Med, 36: 869~878

Sadaka F,Veremakis C. 2012. Therapeutic hypothermia for the management of intracranial hypertension in severe traumatic brain injury: a systematic review. Brain Injury,26: 899~908

Saravolatz LD,Stein GE,Johnson LB. 2011. Ceftaroline: a novel cephalosporin with activity against methicillin-resistant Staphylococcus aureus. Clin Infect Dis,52: 1156~1163

Singer P,Berger MM,van den Berghe G,et al. 2009. ESPEN guidelines on parenteral nutrition: intensive care. Clin Nutr,28: 387~400

Steed ME,Rybak MJ. 2010. Ceftaroline: a new cephalosporin with activity against resistant gram-positive pathogens. Pharmacotherapy,30: 375~389

Tang BM,Craig JC,Eslick GD,et al. 2009. Use of corticosteroids in acute lung injury and acute respiratory distress syndrome: a systematic review and meta-analysis. Crit Care Med,37: 1594~1603

Zhang QH,Yao YM,Sheng ZY. 2009. Dysfunction of neuroendocrine system in sepsis and implication of hormone therapy. J Geriatr Cardiol,6: 249~254

第二章

细胞功能障碍与危重症

第一节　中性粒细胞

中性粒细胞通过趋化、吞噬和释放细胞毒性产物等一系列快速协调的反应识别并杀伤病原微生物，进而发挥宿主防御功能。微生物和炎症环境中的特异性配体与中性粒细胞表面受体相互作用启动上述反应，中性粒细胞受到激活性刺激时通过细胞内信号通路的作用也可以产生拮抗微生物效应。然而，在缺血-再灌注损伤、脓毒症、急性肺损伤（ALI）和急性呼吸窘迫综合征（ARDS）等炎症过程中，中性粒细胞的过度活化会导致宿主组织损伤。因此，应该严密调控中性粒细胞的抗微生物效应，使其发挥最大的宿主防御作用，产生最小的宿主损伤效应。虽然中性粒细胞参与了炎症损伤的病理过程，但是它在宿主防御和控制炎症反应中的"专职吞噬"效应，以及清除坏死组织及修复重建作用都不应忽视。本章将重点讨论中性粒细胞的基本功能及其介导炎症损伤的可能机制及干预途径。

一、中性粒细胞的生成

中性粒细胞经瑞氏（Wright）染色胞质呈无色或极浅的淡红色，它在机体炎症反应和天然免疫应答中发挥着关键作用。中性粒细胞由骨髓产生，经原粒细胞、早幼粒细胞、中幼粒细胞、晚幼粒细胞和杆状核粒细胞几个阶段，最终发育为成熟的多形核中性粒细胞（PMN）（图2-1），整个发育过程需要9天。一般认为，只有原粒细胞、早幼粒细胞和中幼粒细胞有分化功能。成人正常每天产生100亿个中性粒细胞，在粒细胞-巨噬细胞集落刺激因子（GM-CSF）等细胞因子刺激下中性粒细胞生成量可以增加1000倍。中性粒细胞在循环中的半衰期约为7天，成熟的中性粒细胞在骨髓中可以停留2天，骨髓中性粒细胞数量是循环中的20倍。此外，部分成熟中性粒细胞黏附于肺血管床，其原因可能与下列因素有关：中性粒细胞较肺毛细血管间隙大；肺毛细血管的结构特点；肺循环压力和剪切力较体循环低；中性粒细胞较红细胞变形能力差；肺血管床接纳心脏输出的全部血液。

中性粒细胞具有重要的免疫功能，先天性或获得性中性粒细胞减少症患者容易发生严重的皮肤、肺脏和其他深部细菌和真菌感染。

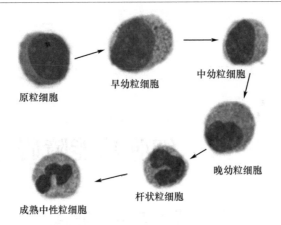

图 2-1　中性粒细胞成熟过程

从原粒细胞到中幼粒细胞需要 4~6 天；早幼粒细胞含有嗜天青颗粒，中幼粒细胞内含有特殊
颗粒；从中幼粒细胞发育为成熟的中性粒细胞需要 5~7 天

二、中性粒细胞的基本功能

(一) 黏附

为了清除病原微生物，循环中性粒细胞必须从血管迁移至感染组织。中性粒细胞先向血管内皮黏附，它和内皮细胞均表达黏附分子（表 2-1），炎症环境中的不同刺激可以调控这些黏附分子。选择素介导中性粒细胞向内皮细胞滚动、附着，中性粒细胞表达 L-选择素，内皮细胞表达 P-选择素和 E-选择素。选择素与其配体作用使中性粒细胞滞留，降低中性粒细胞穿越微血管的速度。中性粒细胞能感知化学趋化因子和其他炎症刺激，其表面的整合素与内皮细胞表面的相应配体结合，从而向内皮细胞进一步黏附。中性粒细胞表达 β_2 整合素（CD11/CD18）和 $\alpha_4\beta_1$ 整合素。内皮细胞表面的细胞间黏附分子（intercellular adhesion molecule，ICAM）属于 IgG 超家族成员，是整合素的配体。ICAM 可以将中性粒细胞牢牢黏附于内皮细胞上，中性粒细胞穿过内皮细胞间隙或直接穿越内皮细胞，沿化学趋化因子浓度梯度向病原体迁移。中性粒细胞和内皮细胞之间可以形成缝隙连接，后者有利于中性粒细胞向内皮细胞迁移。

上述黏附分子对天然免疫非常重要，黏附分子缺陷的机体容易并发感染。白细胞黏附分子缺陷（LAD）Ⅰ型是由 β_2 整合素缺陷导致。患者中性粒细胞绝对计数升高，但是无法向感染部位黏附和迁移，感染容易反复或加重，新生儿因脐带感染而致脐带脱落延迟。LAD Ⅱ型继发于选择素缺陷，是常染色体隐性遗传病；患者有特殊面容，身材矮小，易并发反复感染。

表 2-1　中性粒细胞和内皮细胞黏附分子

	其他名称		配体
中性粒细胞整合素			
$\alpha_2\beta_1$			胶原蛋白、层粘连蛋白
$\alpha_3\beta_1$			胶原蛋白、层粘连蛋白、纤维连接蛋白、肌糖蛋白
$\alpha_4\beta_1$	VLA-4	CD49d/CD29	VCAM-1、纤维连接蛋白

续表

	其他名称		配体
$\alpha_5\beta_1$	VLA-5	CD49e/CD29	纤维连接蛋白
$\alpha_6\beta_1$	VLA-6	CD49f/CD29	层粘连蛋白
$\alpha_9\beta_1$			VCAM-1,肌糖蛋白
$\alpha_L\beta_2$	LFA-1	CD11a/CD18	ICAM-1、2、3
$\alpha_M\beta_2$	Mac-1	CD11b/CD18	ICAM-1、C3bi、纤维蛋白原、X因子
$\alpha_X\beta_2$	P150,95	CD11c/CD18	纤维蛋白原、C3bi
$\alpha_V\beta_3$			玻连蛋白
中性粒细胞选择素			
L-选择素	LAM-1	CD62L	唾液酸化的糖类
内皮细胞选择素			
E-选择素	ELAM-1	CD62E	唾液酸化的糖类
P-选择素	GMP-140,PADGEM	CD62P	唾液酸化的糖类
内皮细胞 Ig 超家族成员			
ICAM-1		CD54	LFA-1、Mac-1
ICAM-2		CD102	LFA-1

注:VCAM,血管细胞黏附分子;ICAM,细胞间黏附分子;LFA,白细胞功能相关抗原;LAM,白细胞黏附分子;ELAM,内皮(细胞)-白细胞黏附分子。

(二) 趋化

中性粒细胞穿越血管后迅速向炎症组织迁移,这种沿化学趋化因子浓度梯度定向移动的过程称为趋化。一些化学趋化因子与中性粒细胞表面的 G 蛋白偶联受体结合(如 fMLP、C5a、血小板活化因子、白三烯 B_4 和 IL-8 受体),导致 G 蛋白受体复合物解离,激活细胞内信号转导级联反应。激活蛋白细胞骨架聚合并重组,富含肌动蛋白丝的细胞膜层状突起,形成伪足。细胞骨架在肌球蛋白参与下向伪足收缩,收缩过程是 ATP 依赖性的。突起、黏附、收缩、去黏附四个过程周而复始,直至中性粒细胞穿越细胞外膜。肌动蛋白聚合缺陷可以引起原发性中性粒细胞趋化功能障碍,临床上表现为反复感染,尤其是真菌感染。

(三) 吞噬

吞噬直径大于 3 μm 的颗粒对于清除死细胞和杀伤微生物非常重要,大多数微生物在中性粒细胞内被杀灭。中性粒细胞胞膜延伸,包绕微粒,形成含异物的囊泡,内化并最终吞噬异物(图 2-2),从而将病原体和白细胞毒性产物区室化,进而消化或杀灭这些异物。

病原体有真核细胞不具备的高度保守序列,如特定的糖类、糖脂(如脂多糖)、糖蛋白和蛋白,中性粒细胞表面的一些受体可以识别这些序列。中性粒细胞表面的这些受体被称为病原体相关分子模式(pathogen-associated molecular pattern,PAMP)受体,可介导中性粒细胞识别入侵微生物,中性粒细胞表面的一些受体还能识别病原体表面的抗体或补体蛋白,例如抗体 Fc 段受体和补体受体,其中 CR3 可识别被抗体或补体包被的病原体。另外,调理作用可以显著提高细胞吞噬功能,目前尚未发现吞噬功能障碍的遗传性疾病。

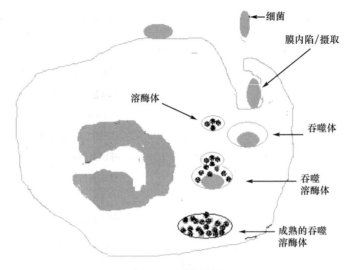

图 2-2 吞噬过程

(四) 杀伤微生物

微生物在中性粒细胞吞噬体或吞噬溶酶体内被杀灭,这样可以避免中性粒细胞产物对宿主细胞的毒性效应。中性粒细胞向吞噬体内释放各种分子和化合物,进而消灭微生物。激活的中性粒细胞在还原型辅酶Ⅱ(NADPH)氧化物的作用下生成超氧化物(O_2^-)和过氧化氢(H_2O_2)等强氧化剂,髓过氧化物酶(MPO)将这些活性氧簇转化为具有强大微生物杀伤效应的卤酸(如 HClO)。非氧化杀伤机制包括吞噬体酸性环境(pH 3.5~6)、溶菌酶(水解细胞壁)、乳铁蛋白(结合离子)、蛋白酶(包括弹性蛋白酶、胶原酶、明胶酶、组织蛋白酶 G 和蛋白水解酶-3)和防御素(抗微生物的小型阳离子肽)。

中性粒细胞内有四种颗粒:嗜苯胺蓝颗粒(初级颗粒)、特异性颗粒(次级颗粒)、明胶酶颗粒(三级颗粒)、分泌性囊泡。这些颗粒释放的化合物具有抗微生物效应,这些化合物可以把颗粒相关蛋白传递到吞噬体或细胞表面,促进细胞的黏附和定位(表 2-2)。

表 2-2 人中性粒细胞颗粒成分

	嗜苯胺蓝颗粒(初级)	特异性颗粒(次级)	明胶酶颗粒(三级)	分泌性囊泡
膜蛋白	CD66c、CD63、CD68	CD11b（Mac-1）、CD15、CD66a、CD66b FMLP 受体纤连蛋白受体 G 蛋白 α 亚单位 层粘连蛋白受体 细胞色素 b$_{558}$ NB1 抗原 Rap1/2 血小板反应素受体 TNF 受体 玻连蛋白受体 u-PA 受体	CD11b FMLP 受体 细胞色素 b$_{558}$ 层粘连蛋白受体 二酰甘油去酰基酶	CD10、CD11b、CD13、CD16、CD35(CR1)、CD45 碱性磷酸酶 细胞色素 b$_{558}$ FMLP 受体 DAF u-PA 受体

续表

	嗜苯胺蓝颗粒（初级）	特异性颗粒（次级）	明胶酶颗粒（三级）	分泌性囊泡
丝氨酸蛋白酶	弹性蛋白酶 组织蛋白酶 G 蛋白水解酶-3 酯酶 N			
抗菌酶	髓过氧化物酶 溶菌酶 天青杀素 神经氨酸酶（唾液酸酶）	溶菌酶 神经氨酸酶	溶菌酶	
金属蛋白酶	胶原酶	胶原酶 明胶酶	明胶酶	
酸性水解酶	N-乙酰-β-氨基葡萄糖苷酶 组织蛋白酶 B 组织蛋白酶 D β-半乳糖苷酶 β-葡萄糖醛酸苷酶 β-甘油磷酸酶 α-甘露糖苷酶			
抑制剂	α_1-抗胰蛋白酶 肝素结合蛋白	脱铁乳铁蛋白 维生素 B_{12} 结合蛋白 蛋白酶 C 抑制剂 组胺酶 肝素酶		
其他	防御素 杀菌/通透性增加蛋白（BPI） 酸性黏多糖 泛素	纤溶酶原激活物 Hcap-18 SGP-28 β_2-微球蛋白 脂质运载蛋白	乙酰转移酶	白蛋白 四连接素 前 u-PA/ u-PA

　　Chédiak-Higashi 综合征是常染色体隐性遗传病，患者有先天性白细胞颗粒异常。该综合征的分子机制尚未完全明确，患者中性粒细胞中有巨大的初级颗粒，表现为反复性皮肤和肺脏感染，病原菌常为葡萄球菌。极少数患者中性粒细胞内次级颗粒缺失，炎症反应性下降，容易反复感染。MPO 缺陷易并发念珠菌感染，糖尿病患者中念珠菌感染更常见。慢性肉芽肿性疾病见于吞噬细胞 NADPH 氧化酶缺陷，患者常有过氧化物酶阳性微生物感染（例如金黄色葡萄球菌感染）和肉芽肿形成。

　　（五）分泌炎症介质

　　中性粒细胞不仅能对宿主细胞和入侵病原体做出反应，还可以分泌细胞因子[如白细胞介素（IL）-1、IL-6、IL-8 和肿瘤坏死因子（TNF）-α]调控炎症反应，其分泌的蛋白酶还催化膜表面或基质中趋化因子前体向趋化因子转变，并加速其释放。

（六）凋亡

凋亡对中性粒细胞的抗微生物效应很关键。微生物被完全清除以后，为了避免组织损伤进一步加重，炎症过程应该迅速下调。凋亡被称作程序性细胞死亡，是一种非炎症性过程。衰老的中性粒细胞发生凋亡，从而避免了细胞内毒性产物对宿主细胞的损伤效应，细胞凋亡可涉及多条重要信号转导通路。

三、中性粒细胞与炎症损伤

（一）微循环滞留和白细胞黏附

虽然中性粒细胞对机体有保护功能，但在脓毒症、ALI 和 ARDS 等过度炎症反应状态下它可以导致组织损伤和功能障碍。正常状态下，中性粒细胞穿越肺血管床时在毛细血管停留数秒至数分钟，其停留时间受血流动力学和可溶性因子的影响。中性粒细胞在肺脏内停留很短暂，生理状态下通常不会损伤肺脏。不过在 ALI 和 ARDS 等病理状态下，大量中性粒细胞滞留在肺脏或其他器官的微血管床，此时中性粒细胞被激活，并释放细胞毒性物质，从而损伤宿主组织。有证据表明，肺损伤模型中中性粒细胞被直接激活，例如注射 LPS 诱导动物发生肺损伤，去除中性粒细胞后肺损伤明显减轻。虽然中性粒细胞对宿主有损伤效应，但是在 ARDS 状态下敲除中性粒细胞的治疗措施并不合适。因为有资料提示，中性粒细胞减少症患者也可以并发 ARDS，所以非中性粒细胞的损伤机制亦参与了急性肺损伤的病理过程。另外，敲除中性粒细胞会使患者的感染机会增加，而感染恰恰是 ARDS 患者的主要死亡原因。

（二）微血管滞留和白细胞黏附

ALI 患者呼吸功能障出现之前存在肺毛细血管中性粒细胞滞留现象，临床表现为暂时性白细胞减少症。出现这种现象的原因可能是肌动蛋白细胞骨架相互聚合和重新分布，导致了中性粒细胞生物物理特性改变（细胞僵硬），8 μm 大小的中性粒细胞变形能力降低，很难穿越肺毛细血管 5.5 μm 的间隙。肺泡巨噬细胞和白细胞分泌的细胞因子 IL-1、IL-6、IL-8和 TNF-α，甲酰肽及 LPS 等细菌产物等多种信号均可激活中性粒细胞，使其滞留在微血管。另外，中性粒细胞滞留可能与骨髓加速释放中性粒细胞有关；给家兔注射粒细胞集落刺激因子（G-CSF），骨髓释放中性粒细胞加速，后者更易在肺脏滞留。值得注意的是，G-CSF 能强有力地动员骨髓中性粒细胞，细菌产物和宿主产生的细胞因子（如 TNF-α 和 IL-1）均可以加速 G-CSF 生成。

中性粒细胞受到刺激后，细胞表面黏附分子表达和功能均上调，其黏附活性明显增加。激活的中性粒细胞（比如在穿越肺血管时的中性粒细胞）发生机械变形之后，细胞表面的整合素/ICAM-1 结合增加。黏附作用能延长中性粒细胞的滞留时间，并易化中性粒细胞的迁移；黏附效应还可以激活多种信号级联反应，影响中性粒细胞的吞噬和呼吸爆发功能。

研究表明，降低白细胞在肺血管中的滞留并不能减轻组织损伤。例如在羊烧伤模型中，阻断 P-选择素不能减轻肺损伤；相反，在小鼠内毒素血症合并失血性休克的二次打击模型中,液体复苏联合能降低白细胞/内皮细胞黏附的治疗措施则可有效减缓 ALI 的病情进展。

中性粒细胞黏附于内皮细胞后开始跨越内皮屏障,沿化学趋化因子浓度梯度向组织间隙迁移,组织间隙中激活的中性粒细胞可导致组织损伤。中性粒细胞从血管向组织迁移,这一过程本身并不改变内皮或上皮的通透性,也不引发二者损伤。但如果中性粒细胞被无限制地激活,它们在迁移中释放的蛋白酶和细胞毒性物质则会损伤组织。

（三）活性氧和蛋白酶

大量证据表明,中性粒细胞释放的蛋白酶在 ALI 的发病机制中具有重要意义,敲除粒细胞弹性蛋白酶和组织蛋白酶 G 可以保护 LPS 诱导的肺损伤。弹性蛋白酶、组织蛋白酶 G、蛋白水解酶-3 和多种基质金属蛋白酶可以溶解细胞,直接损伤肺组织;蛋白酶还可以刺激细胞因子生成,增强炎症反应;同时,蛋白酶能加速基因转录,促进疾病的进程;此外,蛋白酶可将气道中蛋白裂解成趋化因子。目前蛋白酶抑制剂的研究仅限于动物实验和小规模的临床试验。蛋白酶对 ALI 有重要作用,但 ALI 是一种非常复杂的炎症反应,单独应用抗蛋白酶并不能减轻肺损伤。其可能的原因是:蛋白酶在体内被氧化或裂解,进而被灭活;中性粒细胞和毗邻靶细胞之间可能存在一种"保护空间",该空间内蛋白酶浓度极高,高分子质量的抗蛋白酶(如 α_1-抗胰蛋白酶)无法进入该空间。

中性粒细胞释放的活性氧和活性氮亦可损伤肺组织,进而促进 ALI 的病情进展。NADPH 氧化酶使机体产生大量的自由基和超氧化物,超氧化物降低铁离子浓度,加速过氧化氢的生成,超氧化物在 MPO 的作用下生成次氯酸等卤素氧化物。此外,诱生型一氧化氮合酶(iNOS)也促进自由基生成,如过亚硝酸盐($ONOO^-$)。动物实验显示,抑制上述任何一种酶均可以减轻 ALI 损伤。

（四）磷脂酶 A_2 代谢产物

在 ALI 病理过程中,中性粒细胞是磷脂酶 A_2(PLA_2)的一个重要来源。膜磷脂在 PLA_2 作用下生成花生四烯酸,后者参与 ALI 的病理过程。ARDS 患者支气管肺泡灌洗液中 PLA_2 活性较正常人高。静脉注射 PLA_2 或经气道直接灌注超氧化物均可诱导肺损伤,而 PLA_2 抑制剂则减轻 ALI 相关的肠缺血-再灌注损伤。PLA_2 催化生成的花生四烯酸代谢产物,如血小板活化因子、溶血磷脂胆碱和前列腺素可对肺损伤产生影响。虽然 PLA_2 抑制试验目前在 ALI/ARDS 患者中还未展开,但是开发 PLA_2 特异性抑制剂以选择性抑制 PLA_2 亚型具有潜在的治疗价值。

（五）凋亡

ARDS 早期体内存在的多种细胞因子(如 GM-CSF)促使中性粒细胞凋亡延迟,其凋亡延迟的结果是炎症反应持续存在,肺损伤进一步加重。同时,肺泡巨噬细胞不能及时清除凋亡的中性粒细胞,进一步加重炎症损伤。通过敲除胱天蛋白酶(caspase)-1 可延迟细胞凋亡,然后给小鼠气道灌注 LPS,肺组织炎症较野生鼠更为严重。ALI 中性粒细胞生存时间延长的确切机制还不完全清楚,由于缩短中性粒细胞的寿命不利于机体天然免疫应答,所以一些相关的干预措施有待进一步探讨。

四、信号转导通路中潜在的治疗靶点

目前调节中性粒细胞功能的基本机制已逐渐明了。在炎症和 ALI 状态下,中性粒细胞的功能由特定的细胞信号分子所介导。随着信号转导研究的不断深入,这些细胞信号分子有可能成为治疗 ALI 和 ARDS 的潜在干预靶点。

(一) 核因子-κB

核因子-κB(NF-κB)与多种炎症细胞因子基因的启动子序列结合,这些炎症细胞因子包括 IL-1β、IL-6、TNF-α、IL-8、巨噬细胞炎症蛋白、内皮细胞黏附分子 ICAM-1 和 E-选择素,其中 E-选择素与肺损伤密切相关。正常状态下,NF-κB 二聚体与抑制蛋白 IκB 结合成异三聚体,隐蔽于细胞质中。IκB 被磷酸化、泛素化或蛋白酶降解后可以促进 NF-κB 向核内移位,诱导基因转录。

活性 NF-κB 是由 Rel 家族成员聚合成的二聚体,哺乳动物 Rel 家族成员包括 P50、P52、P65、cRel 和 Rel-B。各种聚合形式的 NF-κB 其转录激活能力均不相同。P50/P65 异二聚体能强烈激活转录,而 P50/P50 同源二聚体对基因激活有重要抑制作用。

失血或内毒素血症打击后肺脏 NF-κB 活性明显增强,中性粒细胞减少症能显著降低肺组织细胞核内 NF-κB 的聚集。因此,中性粒细胞对肺脏 NF-κB 激活的调控有重要影响。通过抗氧化剂抑制 NF-κB 能减轻肺水肿,减少肺内中性粒细胞浸润,抑制肺组织炎症细胞因子的表达。如前所述,凋亡是清除衰老中性粒细胞的主要途径,它对受损肺组织中性粒细胞的清除尤为重要。NF-κB 既有促凋亡效应,也有抗凋亡效应。PI3K/Akt 通路有抗凋亡效应,其中 NF-κB 是 Akt 通路的一个靶点,激活 NF-κB 可提高抗凋亡基因的转录水平。另一方面,NF-κB 在 P53 诱导的细胞死亡中有促凋亡效应。由此可以看出,急性肺损伤中 NF-κB 的激活不仅调节促炎症介质的表达,还调节肺脏中激活中性粒细胞的数量。因此从理论上讲,NF-κB 是 ALI 潜在的治疗靶点。

(二) 磷脂酰肌醇-3 激酶

磷脂酰肌醇-3 激酶(PI3K)是一种异二聚体酶。在多种生长因子、激素、化学因子和趋化因子作用下,PI3K 催化磷脂酰肌醇二磷酸(PIP2)转化为 PIP3。PIP3 可激活其他细胞信号转导通路,影响中性粒细胞的趋化、黏附和凋亡。PI3K 包括四种亚型,PI3K-γ 仅见于白细胞。PI3K-α 和 PI3K-β 敲除鼠无法存活,但是 PI3K-γ$^{-/-}$ 鼠受 LPS 攻击后,肺水肿、中性粒细胞堆积和肺组织炎症细胞因子水平均较野生鼠低。PI3K 调节中性粒细胞介导肺损伤的具体机制还不清楚,它可能作用于 NF-κB 的转录、趋化和凋亡,进而参与 ALI 发病过程。目前还没有开发出 PI3K-γ 的特异性抑制剂,由于 PI3K 效应广泛,抑制 PI3K 应谨慎行事。

(三) 丝裂原活化蛋白激酶

中性粒细胞至少存在三种丝裂原活化蛋白激酶(MAPK)信号通路:p38 信号通路、细胞外信号调节激酶(ERK)信号通路和 c-Jun 氨基末端激酶(JNK)信号通路。这些信号通路由一系列激酶构成,不同激酶被磷酸化后发生级联反应,将细胞表面信号传递到细胞质和细胞核。

　　p38 MAPK 通路对中性粒细胞的黏附、趋化、凋亡和呼吸爆发非常重要。给小鼠雾化吸入 LPS,抑制 p38 MAPK 能显著降低肺泡中性粒细胞的堆积;LPS 攻击 4 小时后抑制 p38 MAPK 仍然有效。相反,在内毒素血症和失血诱导的 ALI 模型中,抑制 p38 MAPK 既不影响中性粒细胞的积聚,也不影响 ALI 生物学损伤标志物水平。其原因可能是 p38 MAPK 特异性影响中性粒细胞向气道迁移,或者是 p38 MAPK 只参与气道 LPS 反应。

　　ERK 信号通路既影响细胞因子生成,也影响 fMLP、LTB4、C5a 和 IL-8 的趋化性。由于 ERK 抑制剂的毒性较大,很少有通过抑制 ERK 来调节肺损伤的相关报道。

　　JNK 通路对细胞增殖和凋亡有重要意义。细胞应激可以激活 JNK。敲除 JNK-1 可以增加 ALI 对低氧血症的易感性,但是 JNK-1 敲除鼠的肺泡灌洗液中性粒细胞计数明显下降,这可能是由中性粒细胞黏附、迁移下降和凋亡增加造成的。因为该动物模型的全部细胞均有 JNK 缺失,并且上皮细胞凋亡增加对疾病反应也有显著影响,所以很难澄清 JNK 对中性粒细胞的特异性效应。在培养的细胞或动物随机对照实验中,抑制 MAPK 通路有助于鉴别不同细胞中各信号通路的相对重要性。很有必要开发细胞特异性的 MAPK 抑制剂,因为非选择性抑制 MAPK 的干预措施是没有意义的。

　　总之,中性粒细胞在病原体诱导的天然免疫反应中具有重要作用,中性粒细胞减少症和中性粒细胞功能障碍(白细胞黏附缺陷和慢性肉芽肿病变)患者容易并发感染。但中性粒细胞的抗微生物效应是如何导致组织和器官损伤的还不十分清楚。需要明确的是,炎症反应是一种有益的生理性反应,只有过度或失控的炎症反应才对宿主产生不利影响。选择治疗靶点的标准应该是既减轻炎症损伤,又能保留中性粒细胞的防御功能。鉴于病理机制的复杂性,要寻找有效的治疗措施还有很长的路要走。

(王大伟　姚咏明)

第二节　巨噬细胞

　　巨噬细胞是一种迁移性的细胞,在血液中以单核细胞的形式存在,向组织浸润后分化为巨噬细胞。定居在组织中的巨噬细胞(resident tissue macrophage)有不同的名称,主要为肺巨噬细胞、肝脏细胞、脑组织小胶质细胞、骨中破骨细胞、皮肤中朗格汉斯细胞等。分布于全身不同组织的巨噬细胞成为机体抵抗微生物入侵的第一道防线,并在维持组织内环境稳定和再生中发挥重要作用。

一、巨噬细胞的异质性和特异性

　　位于不同组织和处于不同成熟阶段的巨噬细胞具有表型差异,不同的刺激和微环境差异如肺的巨噬细胞和肝的细胞也会引起巨噬细胞生理功能和特性的变化,这些特征被描述为巨噬细胞的异质性或可塑性(plasticity)(表 2-3)。研究发现单核细胞还可以分化成为树突细胞(DC),并认为 CD14$^+$CD16$^+$ 和 CD64$^+$ 细胞是巨噬细胞和树突细胞的中间表型。其中 CD14$^+$CD16$^-$ 为经典巨噬细胞,CD14$^+$CD16$^+$ 为非经典巨噬细胞。而巨噬细胞本身区别于中性粒细胞或树突细胞的特异性分子标记目前还知之甚少,比较明确的是小鼠巨噬细胞表达的 F4/80 和人巨噬细胞表达含上皮生长因子模块黏蛋白样受体 1(human epidermal growth factor module-containing mucin-like receptor 1,EMR1)。其他表面分子抗原如巨噬细胞表面抗原-1(macrophage surface antigen,Mac-1)和巨噬细胞集落刺激因子 M-CSF(colony-stimulating factor-1,CSF-1)等由于在中性粒细胞或树突细胞也有表达,因此缺乏明显的特异性。

表 2-3　单核细胞和成熟的巨噬细胞表型特点

	循环静息单核/巨噬细胞	组织和激活的巨噬细胞
小鼠源	Gr-1^{low} CX$_3$ CR1^{high} CCR2$^-$ CD62L$^-$	Gr-1^{high} CX$_3$ CR1^{low} CCR2$^+$ CD62L$^+$
人源	CD14$^+$ CD16$^+$ CX$_3$ CR1^{high} CCR2$^-$ CD62L$^-$	CD14^{high} CD16$^-$ CX$_3$ CR1^{low} CCR2$^+$ CD62L$^+$

注:G$_r$-1,又称 Ly6;CX$_3$CR1,CX$_3$C-chemokine receptor 1;CCR2$^+$,CC-chemokine receptor 2。

二、巨噬细胞的主要模式识别受体

巨噬细胞对病原微生物抵抗能力的标志性变化就是通过模式识别受体(pattern recognition receptor,PRR)识别外源性病原体相关分子模式(PAMP)信号,从而被激活。巨噬细胞也可以接受不同的内源性危险信号,激活信号转导级联反应,导致化学趋化因子、细胞因子和其他毒性介质的释放,从而加重炎性和自身免疫反应。通常,炎症反应的总体效应是巨噬细胞被内源性和外源性信号激活后不同反应的共同结果。

(一)膜结合受体——Toll 样受体

Toll 样受体(Toll-like receptor,TLR)是研究最为深入和重要的一种 PRR,通过识别外源性细菌、病毒和环境中 PAMP 以及多种内源性危险信号,启动天然免疫和获得性免疫应答,并在其中起重要的桥梁作用。目前发现小鼠有 13 种、人类有 11 种 TLR。除 TLR3 外,TLR 的胞内区都有一个与 IL-1 受体家族同源的区域,被称为 Toll/IL-1 受体(Toll/IL-1 receptor,TIR)区域。TIR 的主要适配蛋白是髓样分化因子初次应答基因 88(myeloid differentiation primary response gene 88,MyD88),还包括 Mal、TRIP 和 TRAM。最广为人知的 TLR 是与革兰阴性细菌 LPS 结合的 TLR4,免疫细胞表面的 MD2 作为 TLR4 的二聚体与其结合后,再通过 MyD88 依赖或非依赖性通路激活细胞的炎性反应。TLR 识别的其他微生物基序包括 TLR2 识别脂蛋白、肽聚糖;dsRNA 是 TLR3 的配体;TLR5 识别鞭毛蛋白;R2848 为 TLR7 的配体;TLR9 是 CpG DNA 基序的受体等。

小鼠巨噬细胞膜上的另一种跨膜受体为甘露糖受体(mannose receptor,MR),主要表达在树突细胞和组织巨噬细胞上,通过识别多种病原体的特定糖基末端,如酵母甘露聚糖、细菌荚膜、LPS 和脂质阿拉伯甘露聚糖等,以吞噬和吞饮两种方式内吞非调理素化的微生物如细菌、病毒、真菌和寄生虫等。而人巨噬细胞 MR 介导吞噬的功能还有待进一步证实。

(二)胞质受体——NOD 样受体家族受体

哺乳动物主要有两类微生物识别系统:一类是上述膜结合受体家族 TLR 等;另一类由位于胞质的核苷酸结合寡聚化结构域(nucleotide-binding oligomerization domain,NOD)蛋白家族组成,被称为 NOD 样受体家族受体[the NOD-like receptor(NLR)family of receptor]。现已发现 20 多个 NOD 成员,其中最有代表性的是 NOD1 和 NOD2,它们作用于共同的下游分子 Rip2(receptor interacting protein 2),也称为 RICK。NOD1 或 NOD2 识别细菌成分后诱导自身寡聚化,募集 Rip2,发生嗜同种蛋白-蛋白相互作用,如半胱天冬酶活化募集结构域(caspase activation and recruitment domain,CARD)的相互作用;随后激活 IκB 激酶(IκB kinase,IKK),使 IκB 磷酸化,从而释放 NF-κB,促进致炎细胞因子的转录。胞质 NOD 蛋白介导的识别系统可能在 TLR 缺乏或表达较低的组织中发挥关键作用,如结肠上皮细胞,这些细胞位于不断与菌丛接触的环境中,TLR 表达下调,以避免 PAMP 对细胞的刺激导致这些组织的异常炎症反应。当这些细胞感染了病原体,PAMP 可转入细胞内,与 NOD 蛋白作用,启动天然免疫反应。同时,TLR 与 NOD 之间发生相互作用,导致防御反应。

（三）病毒受体——RIG 样受体家族

近年来,学者们已逐渐证实病毒感染细胞时,胞质内识别病毒相关模式的 PPRs 主要是视黄酸诱导基因 1(retinoic acid inducible gene 1,RIG-1)、蛋白黑色素瘤分化相关基因-5(melanoma differentiation-associated gene-5,MDA5)及 LGP2(laboratory of genetics and physiology-2),三者在结构上有着很大的相似性,如它们的 C 端都有一个类 DExD/H 盒的 RNA 解旋酶结构域,RIG-1 和 MDA5 的 N 端都有若干个 CARD,所以将它们归属于 RIG 样受体家族。RIG-1 和 MDA5 的激活可以募集下游信号分子,最终使 NF-κB 等活化进入细胞核,启动相关细胞因子如 IL-12、IL-6、IL-1、TNF-α 及 Ⅰ 型干扰素(IFN)等基因的表达。LGP2 则可能通过与 RIG-1 和 MDA5 竞争性结合 RNA,选择性地抑制 RIG-1 和 MDA5 所引起的天然免疫应答,从而发挥免疫调节作用。

（四）激活巨噬细胞的内源性危险信号及其受体

巨噬细胞除通过上述主要受体识别非自我的外源性危险信号外,还能够感应自身应激和损伤的内源性危险信号,启动炎性反应和损伤修复。主要的内源性危险信号可来自烧伤、冻伤和放射性损伤、缺氧、自身免疫性破坏、营养缺乏和肿瘤等导致的组织损伤,包括多种热休克蛋白(heat shock protein,HSP)、透明质酸(hyaluronan)、高迁移率族蛋白 B1(high-mobility group box 1 protein,HMGB1)、纤维连接素的碎片、修饰的低密度脂蛋白、β-防御素(β-defensins)、细胞外 ATP 和髓样相关蛋白-8 和 14(myeloid-related protein-8、14、Mrp8 和 Mrp14)等,有人甚至把它们归类为"警觉素"(alarmin)。这些内源性危险信号的配体有的是 TLR,包括 TLR2、3、4 和 9,也有非 TLR 受体如 CD36、清道夫受体家族、瘦素受体、免疫蛋白超家族 Fc 受体和补体受体等。这些警觉素及其受体组成了一个所谓损伤相关分子模式(damage-associated molecular pattern,DAMP),与 PAMP 相对应。巨噬细胞对这些内源性危险信号做出反应,激活天然免疫系统,导致非感染性炎症或所谓无菌性炎症(sterile inflammation)的发生。

三、巨噬细胞与炎症反应

巨噬细胞的激活参与非特异性免疫和特异性免疫反应。在非特异性免疫中主要通过吞噬作用杀灭和清除病原体及异物,并介导炎症反应;在特异性免疫中主要发挥免疫调节及抗原提呈功能。

（一）巨噬细胞的分类和激活途径

越来越多的证据提示,在不同微环境下,巨噬细胞针对不同的刺激有着迥异的表型和功能。目前有人把巨噬细胞分为不同的类型:一是经典途径激活(classical activation)的巨噬细胞(M1),由活化的 T 辅助细胞 1(Th1)和自然杀伤细胞(NK)释放的 IFN-γ、IL-12、IL-18 及 TNF-α 等激活,表现出 Th1 样表型,具有抗原提呈、杀菌、促炎、细胞外基质破坏和细胞凋亡的功能,倾向于介导炎性反应和组织损伤;二是替代途径激活(alternative activation)的巨噬细胞(M2),主要由 T 辅助细胞 2(Th2)产生的 IL-4 和 IL-13 所激活,表现出 Th2 样表型,上调 MR 和主要组织相容性复合体(MHC)Ⅱ的表达,介导内吞和抗原提呈,促进细胞外基质的形成、细胞增殖和血管新生等,促进组织修复;还有一种是由调节性 T 细胞(Treg)分泌的抗炎细胞因子 IL-10 等激活的巨噬细胞,也可以合成和分泌 IL-10,起免疫抑制和调节的作用,可称为调节性巨噬细胞(图 2-3)。

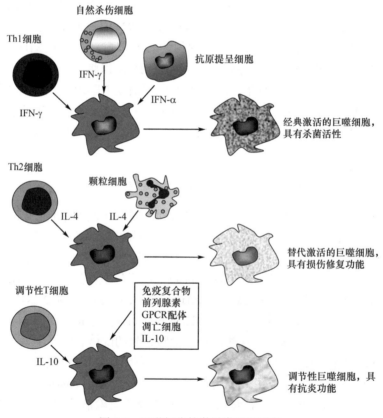

图 2-3　巨噬细胞的激活类型和反应

(参照:Mosser DM. 2008. Nat Rev Immunol,8:958～969)

（二）巨噬细胞的功能

1. 细胞吞噬和免疫杀伤　巨噬细胞对微粒的吞噬作用是其清除入侵的微生物、肿瘤细胞和损伤、衰老的细胞碎片等的第一步。巨噬细胞在吞噬前必须对"非己"异物进行识别和结合,主要途径有:通过上述的表面 PPR 识别细菌和病毒等病原体;通过补体受体和玻连蛋白(vitronectin)等识别凋亡的细胞和碎片;通过C3b受体识别、结合C3b包被的抗原抗体复合物;通过表面FcR识别结合与IgG抗体特异性结合的抗原抗体复合物。巨噬细胞与抗原性异物结合后通过吞噬、胞饮或受体介导的胞吞作用,将异物吞入胞内形成吞噬体,然后与溶酶体融合形成吞噬溶酶体,再通过氧依赖和非氧依赖系统清除抗原性异物。一氧化氮(NO)和活性氮及活性氧的诱导生成是其抗菌和抗肿瘤活性的关键,而防御素、溶酶体酶和乳铁蛋白在细胞内外都有抗菌活性。巨噬细胞还能通过抗体依赖细胞介导的细胞毒性(antibody-dependent cell-mediated cytotoxicity,ADCC)效应途径杀伤靶细胞,参与肿瘤免疫与抗病毒免疫,分泌的TNF-α等还可以诱导靶细胞的凋亡。

2. 抗原处理和提呈　作为专职的抗原提呈细胞之一,巨噬细胞能加工和提呈抗原,启动再次免疫应答。巨噬细胞的抗原提呈作用有赖于对病原体和抗原物质的胞吞和内化作用,通过吞噬、胞饮和受体介导的胞吞作用(receptor mediated endocytosis)对抗原进行处理,只有代谢旺盛的巨噬细胞才具有提呈抗原的能力。

3. 生成细胞因子和介导炎症反应　PPR的激活在介导巨噬细胞摄取和清除的同时,更重要的是激活介导细胞因子合成、释放的信号转导通路。采用功能基因组学的方法,可把巨噬细胞和树突细胞分泌的产物分为三类:一是具有促炎或抗炎效应的细胞因子和化学趋化因子;二是非细胞因子释放产物如促进炎症反应的酶类(如环氧酶2等)和激素等;三是诱导型代谢通路的产物如NO、H_2O_2以及诱导型酶的下游代谢产物(表2-4)。不同因子和产物的释放可能具有病原体特异性,反应的特性主要取决于不同PPR的参与,如独特的TLR可与不同的适配蛋白结合从而启动特异性免疫调节通路。

表2-4　巨噬细胞分泌的产物和主要生物学功能

类　型	名　称	功　能
细胞因子	IL-1β、IL-1、TNF-α、IL-6	介导局部和全身炎症
	IL-12、IL-18	激活NK和T细胞产生IFN-γ
	IFN-α、IFN-β	抗病毒、免疫调节、抑瘤
	IL-10、TGF-β、IL-1ra、sTNF-RII	抗炎、免疫抑制
	IFN-γ	介导巨噬细胞激活
化学趋化因子	MIP-1α、MCP-1、IL-8	诱导细胞活化和募集
酶和激素类	前列腺素(PG)	炎症调节
	尿激酶、弹性蛋白酶、溶菌酶	促进纤溶、水解、溶菌
	环氧酶2	诱导生成前列腺素
代谢产物	活性氧族(ROS)	杀伤和促炎
	NO和活性氮	杀伤和促炎
	白三烯	炎症调节
	花生四烯酸代谢产物	炎症调节
	血小板活化因子	促凝血

注:IL-1ra,IL-1 receptor antagonist,白介素-1受体拮抗剂;sTNF-RII,soluble TNF-receptor II,可溶性TNF受体II。

在炎症反应过程中,外周组织的巨噬细胞首先感应病原体的入侵或细胞周围环境的变化并做出相应的反应。一方面,炎症部位高浓度的趋化因子如单核细胞化学趋化蛋白-1

（monocyte chemotactic protein-1，MCP-1）、IFN-γ、GM-CSF 和 G-CSF 等可与巨噬细胞表面相应受体作用，诱导细胞活化并向感染部位募集；活化的巨噬细胞进一步分泌炎症蛋白如巨噬细胞炎性蛋白-1α（macrophage inflammatory protein-1α，MIP-1α）、MCP-1 和 IL-8 等趋化因子，诱导更多的巨噬细胞活化和募集。损伤或感染部位巨噬细胞的浸润成为炎症过程不可或缺的步骤，是天然免疫反应的中心环节。另一方面，活化的巨噬细胞可以生成多种促炎细胞因子如 IL-1β、IL-6 和 TNF-α，并分泌大量炎症介质如白三烯、前列腺素、弹性蛋白酶、溶菌酶、尿激酶等，调动其他粒细胞和淋巴细胞，诱导血管内皮细胞黏附分子的表达，共同促进局部及全身的炎症反应。

事实上，炎症反应和巨噬细胞激活之间的关系是如此密切，我们无法将二者截然分开。许多时候巨噬细胞激活的炎症过程足以限制甚至清除感染和组织损伤，使其不向全身性炎症方向发展。

四、巨噬细胞在脓毒症等危重症中的作用

巨噬细胞在脓毒症、休克和多种危重症的发生发展中起着重要作用，其功能的过度激活可参与造成炎症介质的瀑布效应，导致全身炎症反应综合征（systemic inflammatory response syndrome，SIRS），使炎症失控；其功能的失活则可能引起免疫抑制，导致代偿性抗炎反应综合征（compensatory anti-inflammatory response syndrome，CARS），易于继发感染。SIRS 和 CARS 都是多器官功能障碍综合征（multiple organ dysfunction syndrome，MODS）甚至多器官衰竭（multiple organ failure，MOF）的重要原因。

（一）巨噬细胞的过度激活参与介导过度炎症反应

创伤、烧伤时组织创面、焦痂和坏死组织周围在第 1、2 天有多形核中性粒细胞（polymorphonuclear neutrophil，PMN）的浸润，第 3 天开始巨噬细胞进入，吞噬和清除坏死组织。全身性感染、组织创伤等都可引起巨噬细胞激活，表达和释放多种炎症介质，除产生与 PMN 相同的炎症介质外，还产生远比它多的细胞因子和生长因子。与感染、创伤、MODS 的发生有关而又研究得较充分的细胞因子包括 TNF-α、IL-1β、IL-6、IFN-γ等。如治疗措施不当，也可以激活局部巨噬细胞，如机械通气可破坏肺上皮和内皮屏障，激活肺泡巨噬细胞及 PMN 产生致炎介质，这也是常规的机械通气可引起肺内致炎细胞因子产生而导致肺损伤的原因。

巨噬细胞产生的炎症介质首先以旁分泌形式作用于邻近细胞，如库普弗细胞产生的炎症介质首先作用于肝细胞，肺泡巨噬细胞产生的炎症介质直接作用于邻近的肺泡上皮细胞，肠壁的巨噬细胞作用于肠黏膜上皮细胞；炎症介质还可进入全身循环，影响血管内皮细胞和远隔器官组织的功能。

单核/巨噬细胞释放的炎性介质和细胞因子若为适量，则对机体是有益的，如杀菌、增强免疫活性、促进创面愈合、动员代谢底物、清除受损组织和异物；但若炎症反应过度，则其作用具有破坏性。巨噬细胞生存时间比中性粒细胞长，一旦被激活释放各种炎症介质，就会使组织损伤持续加重。据报道，在创伤、骨折、急性胰腺炎并发 ARDS 的患者中，其血中 TNF-α、IL-1β、IL-6、IL-10 水平均高于一般 SIRS 患者，提示在 SIRS 失控前若能控制致炎细胞因子网络效应放大，将有可能阻止全身性炎症反应失控和发生 MODS。

激活的巨噬细胞对组织的损伤来自于其活性氧和活性氮产物对细胞成分如膜成分的氧化破坏,也来自各种酶类如蛋白酶、胶原酶和磷脂酶激活对细胞结构的分解及其下游代谢产物的效应。这些代谢产物如白三烯、血小板活化因子与其他细胞因子等共同介导内皮细胞的损伤,导致白细胞黏附和微血栓形成,微血管通透性增加和组织水肿,造成远隔器官的损害。

(二) 巨噬细胞的失敏或失活对危重症发展的影响

免疫功能低下在脓毒症等疾病的发展过程特别是二次感染的发生中有着重要作用,而巨噬细胞的失敏(desensitization)或失活(deactivation)是主要的原因之一。巨噬细胞功能的障碍导致吞噬能力下降,杀菌功能减退,细胞因子释放减少,氧自由基的生成更加活跃。

烟雾吸入、内毒素和 TNF-α 等可使肺泡巨噬细胞凋亡加速,使其抗菌、吞噬及清除凋亡中性粒细胞的能力下降。更重要的是,巨噬细胞被 LPS 和其他细菌成分反复刺激可诱发其失敏和失活。LPS 预刺激的巨噬细胞对 LPS 的二次打击反应性明显降低,表现为炎性因子合成相关基因表达下调;信号通路抑制如 MAPK 和 IκB 磷酸化水平降低;激活蛋白-1 (activator protein, AP-1) 和 NF-κB 与 DNA 的结合能力减弱;抗炎细胞因子 IL-10 和转化生长因子-β (TGF-β) 产生过多;也可见 LPS 受体 TLR4 表达的减弱等。巨噬细胞吞噬过程中产生的自由基是其杀菌能力的重要标志,但其细胞毒性毋庸置疑。研究提示,过度氧化产物的生成能抑制巨噬细胞激活,导致免疫抑制。用亚致死量的 LPS 预处理小鼠可防止后期致死量 LPS 攻击引起的死亡,形成所谓的内毒素耐受(endotoxin tolerance)现象。机体内毒素耐受的目的应该是限制巨噬细胞和中性粒细胞过度刺激所介导的炎症反应,以防止脓毒症的发生与发展。

但这种过度的代偿性抗炎反应可导致免疫抑制,出现单核/巨噬细胞的免疫麻痹(immunoparalysis of monocyte/macrophage)。近年来的研究提示,呼吸机相关性肺炎和脓毒症呈现 CD4+T 细胞数量减少和 CD14+ 单核细胞凋亡增加,并伴有 TNF-α 和 IL-1 生成的减少,也是一种免疫麻痹的表现。单核/巨噬细胞的免疫麻痹使机体对后续感染缺乏抵抗力,引起或加重致死性脓毒症,形成 CARS,最后可发展成为器官功能障碍和衰竭。

五、危重症中调节巨噬细胞活性的可能策略

(一) 环磷酸腺苷

危重症状态下炎性组织损伤是多种促炎信号通路激活的共同结果,巨噬细胞的功能障碍在其中有着重要意义,抑制巨噬细胞的过度激活是其中一条潜在治疗途径。作为不同信号通路的重要第二信使,环磷酸腺苷(cAMP)可通过与促炎信号的交互对话(cross talk)抑制巨噬细胞促炎介质的合成和释放。细菌毒素直接通过 G 蛋白和宿主在感染过程中衍生的物质如前列腺素 E₂(PGE₂)、腺苷等通过 G 蛋白偶联受体(GPCR),增加 cAMP 的生成。cAMP 通过活化其经典底物蛋白激酶 A(protein kinase A,PKA)可以反馈抑制巨噬细胞中由 NF-κB 介导的 TNF-α 和 MIP-1α 合成,促进抗炎细胞因子 IL-10 等的分泌;cAMP 激活的鸟苷酸交换蛋白(guanine nucleotide exchange protein activated by cAMP,Epac)则通过抑制活性氧的生成,遏制巨噬细胞的吞噬功能和杀菌能力。cAMP 对巨噬细胞天然免疫反应的调节

功能提示,临床上可通过影响 cAMP 的生成而控制炎性反应,现有的阿司匹林类药物和 β-肾上腺素激动剂就具有这样的功能,但是细菌毒素如霍乱和百日咳毒素等也有类似的效应。因此,如果能够利用 cAMP 的调节作用有效控制脓毒症等严重感染的炎症反应,而又不影响巨噬细胞的吞噬和杀菌能力,将可能有助于炎症及组织损害的治疗。

(二) 糖皮质激素

对脓毒性休克患者使用糖皮质激素如氢化可的松治疗是长期以来提倡的做法之一,其原理在于该型休克患者常伴有肾上腺功能不全,而糖皮质激素类物质又有稳定溶酶体膜、抗炎/抗过敏、降低血管通透性和促进血管收缩等效应。研究提示,糖皮质激素通过抑制单核/巨噬细胞 TNF-α 报告基因的表达,调节 NF-κB 的转录活性和拮抗 TNF-α mRNA 的效应,从而抑制 TNF-α 的合成和分泌;其稳定溶酶体膜的作用可减少蛋白酶等的释放和对组织的损伤作用等,均可减轻巨噬细胞介导的炎症反应。其抗炎作用虽然确切,但由于同时干扰了免疫机制,削弱了抗感染能力,还抑制创面细胞再生和修复,故对糖皮质激素在急危重症治疗上的应用仍有争议。利用循证医学荟萃分析的方法研究证明,短时程、大剂量糖皮质激素并不能降低脓毒性休克患者的病死率,而长时间、低剂量糖皮质激素治疗可以改善脓毒性休克患者的全身血流动力学,缩短血管加压药使用的时间,并改善 ICU 病房和医院内患者的预后。

(三) 胰岛素

临床资料显示,急危重症患者胰岛素分泌减少并出现胰岛素抵抗,因此即使发病前没有糖尿病的患者也可能出现明显的高血糖。虽然从生理意义上分析,胰岛素抵抗可以减少胰岛素依赖组织(骨骼肌)对糖的利用,以保证创伤组织和胰岛素非依赖组织(脑和外周神经等)等获得充分的葡萄糖,却使胰岛素依赖组织处在"糖饥饿"状态。血糖偏高的患者也容易发生与感染有关的并发症,而血糖的升高加上血流缓慢和切应力下降,可以导致内皮细胞的凋亡,促进 MODS 的发生和发展。基础和临床研究均提示,胰岛素可通过增强葡萄糖的代谢,增加活性氧的生成等改善巨噬细胞的吞噬和杀菌功能;通过增强 PI3K 活性或增加抗凋亡基因 Bcl-xl 的表达,抑制巨噬细胞的凋亡;胰岛素可减少 LPS 刺激所致巨噬细胞 IL-1β 和 TNF-α 的生成。结果还证明,胰岛素能介导 Th2 的分化,上调巨噬细胞膜 MHC Ⅱ 家族人类白细胞抗原(HLA)-DR 的表达,增强其内吞和抗原提呈能力。因此,积极应用胰岛素除了控制血糖浓度以及恢复正常的血流外,还可以影响巨噬细胞的炎性反应,抑制巨噬细胞凋亡,从而控制感染和炎症进程。

第三节　内皮细胞

内皮细胞是覆盖于心脏、血管和淋巴管腔面的鳞状上皮,其中血管内皮细胞随血流呈单层纵向排列,覆盖 $400 \sim 500 \text{ m}^2$ 的血管内腔表面,成人约有 10^{12} 个血管内皮细胞,重约 1.5 kg,相当于肝重。血管内皮细胞作为衬附组织衬于血管内壁,为血液的流动提供光滑的表面,参与维持血液的正常流动状态;作为半透膜,内皮细胞将血管内、外分开,调节血管内、外的物质交换,起屏障作用;内皮细胞还是一种活跃的代谢及内分泌器官,在循环和血管功能调节中发挥重要作用。自 Jaffe 等在 1973 年成功地从脐静脉分离培养出内皮细胞以来,对内皮细胞的正常生理功能和疾病状态下功能的改变与调节研究已进入了一个全新的阶段,成为现代血管生物学发展的重要转折点。在1980年Furchgott等发现血管内皮舒张因子(endothelium-derived relaxing factor,EDRF)后,对血管内皮细胞功能及其调节的探讨就更成为相关疾病领域研究的热点。

一、内皮细胞的基本功能

血管内皮细胞衬附于在血管内壁,为血流提供光滑的表面,以维持血液的正常流动状态。血管内皮细胞还是一种十分活跃的代谢及内分泌器官,是血源性信号的监测者和传导者。通过感知和整合血流及血液成分的物理、化学环境的变化信号,做出相应的反应,分泌、合成和代谢多种活性物质,并因此而实现其调节血管张力、凝血与纤溶、细胞间黏附和血管新生等作用。内皮细胞的功能主要可概括为6个方面。

(一) 衬附功能

血管是血液的容器,内皮细胞衬附于血管内壁,为血流提供光滑的表面,以维持血液的正常流动状态。其中关键机制是通过合成和分泌相关物质,为血流提供一个抗血栓的表面,抑制血小板的黏附和凝血,保证血液的正常流动。

(二) 物质交换与屏障功能

内皮细胞是血液与组织物质交换的基础,每个组织细胞与相邻毛细血管的最远距离不会超过3~4个细胞,只有这样才能实现有效的物质交换。作为选择性通透膜,内皮将血管内、外分隔,起重要屏障作用,血液循环的物质交换功能需经血管内皮细胞方能实现。经内皮细胞的物质交换在一定范围内是被动的,如水和小分子溶质,包括电解质、代谢底物及产物,以滤过的方式顺浓度梯度由高浓度一侧滤至低浓度一侧。O_2、CO_2和其他脂溶性物质很容易通过血管。血管内皮细胞间的紧密连接有效地阻止血管中各种血浆成分的漏出,较大分子物质通过内皮细胞吞饮小泡的入泡与出泡主动转运,或通过无数吞饮小泡融合形成的暂时性跨内皮通道而转运。不同组织器官的内皮细胞依据生理功能的需要选择性地允许血液中大分子物质或血细胞透过内皮细胞屏障而进入周围组织间隙。

目前,对内皮细胞本身和细胞间结构的认识已达到了分子水平,使内皮细胞通透性的概念从几十年前的筛孔结构(a sieve with pores)变化为通道壁结构(a wall with channels),这些通道对特殊化学物质具有鉴别能力,从而不仅从大小、还能从化学性质上实现其选择性通透效应。物质的转运可分别通过穿细胞途径(细胞内囊泡)和细胞旁通路(细胞间连接)来实现。穿细胞途径(transcellular pathway)是指被转运物质通过细胞内囊泡穿过单个细胞,分子以"固态"(与囊泡膜蛋白结合)或以"液态"(溶解于囊泡液中)而被转运。穿细胞途径方式包括磷脂复合物的主动扩散、受体介导的穿梭运动和细胞吞噬转运等。正常情况下,大分子物质如白蛋白等主要在交换血管即毛细血管部位通过穿细胞途径被转运。细胞旁通路(paracellular pathway)指被转运物质通过相邻细胞,穿越细胞间连接所形成的缝隙通道(putative channel)而扩散。在炎症等状态下,内源性和外源性刺激物等激活内皮细胞,通过细胞信号转导途径导致细胞间缝隙的开放,白蛋白等经细胞旁途径在后微静脉和微静脉部位漏出。

（三）调节血管张力

内皮细胞通过合成和分泌血管活性物质以及对神经体液因子和机械刺激发生反应等来调节血管张力。内皮细胞可以分别合成和分泌舒张或收缩血管的活性物质，与神经递质和来自血液循环的活性物质共同作用，调控平滑肌细胞的舒张或收缩，以维持血管壁一定的张力或改变血管口径，调节各组织、器官的血流量。来自内皮细胞的血管活性物质特别在微血管的张力调整中发挥重要作用（表2-5）。

表2-5　内皮细胞合成或表达的主要活性物质及其功能

类别	名称和缩写	具体功能
舒血管	一氧化氮（NO 或称 EDRF）	舒张血管平滑肌，抑制血小板聚集，影响血管通透性
	前列环素（PGI$_2$）	舒张血管平滑肌，抑制血小板聚集
	内皮细胞超极化因子（EDHF）	舒张血管平滑肌
	降钙素基因相关肽（CGRP）	扩张血管平滑肌
缩血管	内皮素/内皮素转化酶系统（ET/ECE）	收缩血管平滑肌，促进血管平滑肌的增殖，影响血管通透性
	环氧合酶内皮依赖收缩因子（EDCF）	收缩血管平滑肌
	血管紧张素类	收缩血管平滑肌
	血小板衍生的生长因子（PDGF）	收缩平滑肌，增加血管通透性，促进血管平滑肌的增殖
抗凝促纤溶	组织因子途径抑制剂（TFPI）	防止凝血酶的生成，抑制凝血和炎症反应
	抗凝血酶Ⅲ（AT）	与凝血酶形成复合物，抑制凝血过程，促进前列环素的合成
	组织型纤溶酶原激活物（tPA）	抗凝血、促纤溶
	蛋白 C 系统（PC）	活化蛋白 C 水解酶，灭活Ⅴa 和Ⅷa，抗炎、抗凋亡
	血栓调节蛋白（TM）	作为受体结合并灭活凝血酶、活化 TFPI 和蛋白 C
	硫酸乙酰肝素糖蛋白（HSPG）	增强 AT 的抗凝活性，促进白细胞的黏附和迁移，促炎
促凝抗纤溶	纤溶酶原激活物抑制物（PAI）	与 tPA 结合，促进血栓形成
	血管性血友病因子/第八因子相关抗原（vWF/Ⅷ：Ag）	促进血小板聚集和血栓形成
	血小板活化因子（PAF）	促进血小板聚集，使血管扩张和通透性增加
	血小板反应蛋白-1（TSP-1）	促进血小板激活和聚集及血管平滑肌细胞增殖，使抑制内皮细胞生长
血管新生	血管内皮生长因子受体	促进内皮细胞增生，增加血管通透性，促炎
	血管生成素-2（Ang-2）	拮抗 Ang-1 的促内皮增殖作用，增加血管通透性，促炎

（四）影响凝血纤溶过程

内皮细胞单层结构本身的完好无损提供了一个抗凝的界面，并通过产生和吸附多种抗凝物质，抑制血小板的活化和聚集，在生理情况下表现抗血栓形成的特性。病理状态下内皮细胞的损伤本身、多种凝血因子和黏附分子合成与分泌增多以及抗凝物质合成的减少，可以介导血小板与白细胞的黏附和聚集，促进止血、血栓形成以及炎症反应的发生和发展。内皮细胞还通过合成和分泌促进纤溶及抑制纤溶的因子，在凝血和抗凝血、纤溶和抗纤溶之间保持动态平衡,以维持血液的正常流动状态。

（五）调节血管新生

组织中新毛细血管形成的过程被称为血管新生(angiogenesis),是发育、女性生理周期和创伤修复等生理反应的必要过程,也是炎症、肿瘤、增生性糖尿病性视网膜病和类风湿关节炎等疾病的重要病理变化。内皮细胞的激活是血管新生的前提,原始内皮细胞上表达的第一种特异性标志就是血管内皮细胞生长因子(VEGF)受体 Flt-1。在缺氧和其他相关代谢因素的作用下,缺氧诱导因子激活 VEGF 的转录和翻译,并促进内皮细胞 VEGF 受体表达,介导内皮细胞激活、迁移和增殖;内皮细胞特异的 Tie2 受体在血管生成素-1 和 2(angiopoietin-1/2,Ang-1 和 Ang-2)的作用下,参与了内皮细胞增殖和新血管形成。另外,内皮细胞分泌的多种生物活性物质和特异性受体系统可分别抑制和促进血管平滑肌细胞的增殖。

（六）对生物活性物质的代谢功能

血管内皮细胞除合成、释放多种活性物质外,还能摄取并转化或灭活血液循环中或局部产生的活性物质。内皮细胞可摄取血液中的花生四烯酸,经内皮细胞环氧化酶和前列腺素合成酶加工而生成具有舒张血管平滑肌、抑制血小板聚集功能的前列环素(PGI$_2$);内皮细胞,特别是肺血管内皮细胞的血管紧张素转换酶(angiotensin converting enzyme,ACE)可将血液中无活性的血管紧张素 I 转化成具有强烈收缩血管作用的血管紧张素 II。内皮细胞还可摄取和灭活胺类物质如儿茶酚胺、5-羟色胺和组胺;摄取和灭活脂类如前列腺素类物质等。血管内皮细胞通过以上功能,得以保持局部各种活性物质一定的浓度比例平衡。这对于调节血液循环,维持内环境稳定和生命活动的正常进行,具有十分重要的意义。

二、内皮细胞表达的受体及其特异性和异质性

除了通过合成、分泌和代谢各种生物活性达到调节循环功能和机体内环境稳定的目的外,内皮细胞还表达多种受体,传递胞外信号至胞内,从而改变其功能和表型特征。内皮细胞与其他组织细胞、不同器官组织的内皮细胞之间都存在特异性。

（一）内皮细胞的主要受体通路

1. G 蛋白偶联受体　G 蛋白偶联受体(G protein-coupled receptor,GPCR)是经典的 7 次跨膜受体。内皮细胞的 GPCR 是多种急性炎症介质如凝血酶、组胺、缓激肽、血小板活化因子及 1-磷酸鞘氨醇等的受体,比较典型的包括凝血酶等激活的蛋白酶激活受体(protease-activated receptor,PAR)和组胺激活的 H$_1$ 及缓激肽激活的 B$_2$ 受体。不同的 GPCR 通过与各自的适配蛋白偶联,介导环核苷酸的转化、钙的转运、磷脂酶和 MAPK 的激活等,其信号转导过程中体现着多样性和复杂性。主要效应包括内皮细胞 Weibel-Palade 小体的脱颗粒释放、P-选择素在胞膜的表达及血小板活化因子和 PGI$_2$ 的快速合成、细胞骨架结构重组、通透性改变及基因表达的变化等。

2. 酶活性受体　酶活性受体激活后,受体的胞质区域可以激活一个或更多的特异性酶类,从而介导多条细胞内信号转导途径。内皮细胞上的酶活性受体主要有受体酪氨酸激酶和

鸟苷酸环化酶。多种与炎症反应和血管生长发育相关的生长因子如血管内皮生长因子、表皮生长因子和血管生成素的受体 Tie2 都是酪氨酸激酶受体。配体依赖性鸟苷酸环化酶在调节小 G 蛋白的 Rho 家族活性、介导细胞骨架排列和细胞屏障功能变化中起着重要作用。

3. 细胞因子受体 内皮细胞表达多种细胞因子受体，主要接受来自激活的巨噬细胞和血小板的 TNF-α、IL-1α、IL-1β 和 HMGB1 等信号，其激活可介导 MAPK 的活化、神经酰胺的转化、核信号通路如 NF-κB 的激活及其他细胞信号转导通路，在免疫和急性炎症反应中发挥重要的功能调节作用。激活的内皮细胞本身也可以合成和释放 IL-6，激活自身受体，形成自分泌信号环路。

4. Toll 样受体 内皮细胞直接接触循环血液，入侵血液的病原微生物及其毒素作用于内皮细胞，介导复杂的炎症反应和细胞凋亡。TLRs 家族是内毒素等病原微生物产物的受体，内皮细胞主要表达 TLR2 和 TLR4，在内毒素的刺激下，与其他膜相关修饰蛋白如 CD14 和 MD-2 共同作用，介导细胞的激活、功能变化甚至凋亡。

除了上述几种重要的受体，与其他细胞类型一样，内皮细胞还表达针对可跨膜的激素、脂类和某些药物的核受体等。如应激反应中重要的糖皮质激素受体、雌激素受体等。在危重疾病的发生过程中，内皮细胞的多种受体平行或序贯性地发挥作用，启动复杂的细胞表型和功能变化。

（二）内皮细胞特异性和异质性

1. 内皮细胞的自身特异性 内皮细胞具有特异的分子标志物和功能。成熟的人血管内皮细胞的主要表型特征为对荧光 Dil 标记的乙酰化低密度脂蛋白（Dil-Ac-LDL）有摄取功能，多细胞培养时有融合成管的趋势，内皮型一氧化氮合酶（eNOS）表达阳性，血管内皮细胞钙依赖性黏附素（vascular endothelial-cadherin，VE-cadhersin）、血管内皮生长因子受体 2（vascular endothelial growth factor receptor 2，VEGFR2）、趋化因子受体（CXC chemokine receptor 4，CXCR4）、血管性血友病因子/第八因子相关抗原（von Willebrand factor/Factor Ⅷ-related antigen，vWF/Ⅷ:Ag）、CD31、CD34 和 CD145 表达阳性等。

2. 内皮细胞的异质性 Chi 等采用 DNA 芯片技术，选用来自不同身体部位的内皮细胞，观察了它们在同样培养条件下整体的基因表达程序的差异，探索来源于不同种类血管和不同解剖位置内皮细胞的多样性。结果表明，来自不同组织的内皮细胞有相应的特异基因表达程序，并分化出特异的细胞类型，影响其对生理和病理变化的独特适应方式，表现为内皮细胞的异质性（heterogeneity）。

Langenkamp 等发现即使是内皮细胞的特异标志物和黏附分子，不同部位微血管的内皮细胞表达量也有明显差别。图 2-4 显示了十周龄 C57BL/6 小鼠不同器官组织微动脉、毛细血管和微静脉内皮细胞分子表达的特性。

异质性导致不同部位和器官的内皮细胞在细胞动力学、细胞形态、抗原表达、物质（胶原、前列腺素等）分泌和胰岛素反应方面存在差异。炎症反应时血管的扩张发生在微动脉端，液体的渗出发生在交换血管的毛细血管部位，最具炎性特征的白蛋白渗出则发生在微静脉端；虽然白细胞会嵌塞在毛细血管，但黏附分子的表达、血小板和白细胞的滚动和黏附以及细胞的浸润均发生在微静脉部位（图 2-5）。

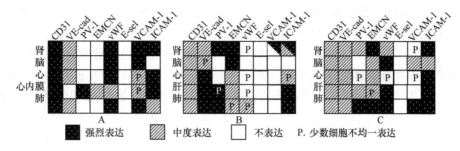

图 2-4 不同组织和血管内皮细胞分子表达的特性

A,微动脉;B,毛细血管;C,微静脉。VE-cad,血管内皮钙依赖性黏附素;PV-1,质膜囊-1;vWF,血管性血友病

因子;EMCN,内皮细胞唾液黏蛋白;E-sel,内皮细胞选择素;VCAM-1,血管细胞黏附分子

（参照:Langenkamp E,et al. 2009. Cell Tissue Res,335:205~222）

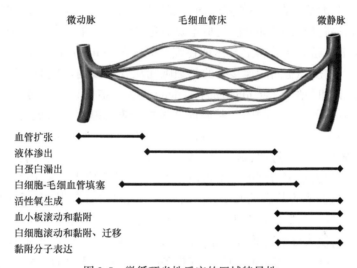

图 2-5 微循环炎性反应的区域特异性

（参照:Granger DN. 1999. Microcirculation,6:167~178）

三、内皮细胞功能障碍的表现和标志

微血管功能障碍是脓毒症等多种急危重症的重要标志性变化,急性内皮细胞激活和功能损伤在其中发挥关键作用。炎症、感染时释放的大量炎性介质和细胞因子激活内皮细胞,使其发生结构和功能的改变,导致血管内皮依赖性舒张功能丧失、凝血障碍、组织水肿,最后可导致休克和器官衰竭。

（一）内皮细胞功能损伤和激活的表现

1. 内皮依赖性血管舒缩功能障碍 缺血、低氧和低切应力作用的早期,内皮细胞以功能性损伤为主,由于组成型舒张性血管活性物质如 NO 的生成减少,而收缩性血管活性物质内皮素等产生增多,因此会引起内皮依赖性血管舒张功能障碍,这是内皮细胞损伤的特征性功能标记,可加重血管的过度收缩和组织的缺血缺氧;严重创伤、缺血缺氧后期和脓毒症等危重病状态下,内皮细胞的器质性损伤以及白细胞激活、诱导型 NO 及自由基生成增多等,将造成血管平滑肌细胞反应性明显下降,血管反应性低下,出现顽固性低血压。

2. 凝血功能障碍 炎症介质与内皮细胞相互作用,后者表现出明显的促凝血状态。抗凝物质组织型凝血酶原激动剂血栓调节蛋白(thrombomodulin,TM)和肝素类物质合成减少,促凝物质组织因子(TF)、纤溶酶原激活物抑制剂(PAI)-1 等表达增多,形成促凝微粒;激活的内皮细胞吸引血小板、中性粒细胞和单核/巨噬细胞,这些细胞都可以进一步放大其促凝血效应;内皮细胞的激活使细胞表面的磷脂层发生变化,为血小板的黏附提供界面,其释放的 vWF 与血小板相互作用,促进凝血;内皮细胞的凋亡本身也是促凝表现之一;加上此时由于血管收缩和心排血量降低导致的血流缓慢,使凝血物质不被带走,更进一步加剧凝血的形成。

3. 血管通透性升高 血管内皮通透性的升高是脓毒症、烧伤和创伤等状态下微循环障碍的主要特征,由于血管通透性的增高而造成体液丢失是低血容量和低血压的重要原因,组织水肿则是肺、肾和大脑等器官功能障碍的主要机制。炎症反应时血管扩张和血流淤滞使微静脉的滤过压升高,加快液体的漏出;更重要的是血管内皮屏障功能的障碍。前面已提及炎症状态下内皮细胞通透性增加主要体现在细胞间缝隙(intercellular junction)或又称细胞旁通路的开放上。内皮细胞间的连接指的是细胞间从管腔面到基底面的连接,主要由紧密连接(tight junction)和黏附连接(adherent junction)组成。结构和功能的改变在血管通透性变化过程中起重要作用。内皮细胞的基底面通过整合素与基底膜形成另外一种细胞-基质黏附连接(cell-matrix adhesive junction)。除了介导细胞间的连接外,这些连接还作为大分子复合物参与细胞信号转导过程,最后可导致基因表达和细胞行为的变化。细胞与细胞间、细胞与基底膜之间的连接都与细胞骨架蛋白相连,细胞骨架功能的变化可导致细胞形态、细胞-细胞和细胞-基底膜黏附状态的改变。同时,细胞-细胞和细胞-基底膜黏附功能状态的变化通过细胞信号转导机制造成骨架蛋白的重新排列,内皮细胞收缩,细胞间缝隙加大,引起内皮通透性的改变,使大分子物质可以通过内皮细胞间通路漏出血管,最终导致水肿形成。内皮细胞收缩性改变被认为是不同的信号和机制导致通透性变化的最后共同通路。内皮细胞形态变化和收缩性的改变主要受骨架蛋白如肌动蛋白(actin)和肌球蛋白(myosin)的影响。内皮细胞的异质性使微静脉成为炎症刺激下通透性增高最明显的部位。在大部分组织器官中,微静脉内皮细胞由于其表面受体(如组胺、P 物质受体等)、黏附分子(如 P-选择素)和表面糖蛋白等表达的特点,具有对炎症介质高度敏感的特性。在组胺、缓激肽和 5-羟色胺等的刺激下,微静脉比微动脉和毛细血管更易引起白细胞和血小板的黏附,并通过内皮细胞的收缩和细胞间缝隙的开放,经细胞旁通路引起血浆外渗、血管通透性升高。

4. 促炎作用明显 内皮激活的效应也体现在其他比较共性的细胞炎症反应上。内皮细胞的激活可以快速增加细胞因子和化学趋化因子的合成与释放,细胞黏附分子表达增加和活性增强,介导白细胞-内皮细胞相互作用,是导致白细胞滚动和黏附并最后游走渗出的重要因素。血管内皮细胞中黄嘌呤氧化酶含量丰富,是缺血-再灌注损伤氧自由基生成的重要来源。再灌注后产生大量超氧阴离子和过氧化氢,后者在铁离子参与下形成更为活泼的羟自由基,对细胞膜、细胞间质、蛋白质和酶类、核酸及染色体等都造成损伤,加重炎症反应。

(二) 内皮细胞损伤和激活的标志

鉴于内皮细胞损伤与激活在危重症发生发展中发挥如此重要的作用,在临床上判断内皮细胞损伤和激活的性质及程度成为鉴别病因、预测病情发展、判断预后和指导治疗的重要指标。

1. Weibel-Palade 小体释放的物质 内皮细胞的激活包括由已合成并储存的分子来实现的快速反应和转录翻译新介质的慢速反应。内皮细胞特异性分子储存器为 Weibel-Palade 小体(Weibel-Palade bodies),其储存的主要分子包括血管性血友病因子/第八因子相关抗原(vWF/Ⅷ: Ag)、P-选择素(又称 CD62)、CD63、IL-8、内皮素-1(ET-1)、组织型纤溶酶原激活剂(t-PA)和血管生成素-2(Ang-2)、嗜酸细胞活化趋化因子(eotaxin-3)、墨角藻糖基转移酶(α1,3-fucosyltransferase Ⅵ)等。这些物质均参与了快速的内皮细胞反应,血清中上述成分的增加成为内皮细胞损伤的重要标记。

(1) 血管性血友病因子和凝血酶调节蛋白:血管性血友病因子(von Willebrand factor, vWF)含量的增加可在一定程度上反映机体内皮细胞损伤甚至器官损伤的严重性。vWF 是血管内皮细胞和骨髓巨核细胞合成的一种糖蛋白,正常情况下存在于血浆和血小板(占全血15%)中。血管内皮细胞受损时大量释放入血,使血浆水平增加,因此它可作为血管内皮受损的标志物。vWF 可与血小板膜糖蛋白 GPⅠb/Ⅸ/Ⅴ结合,激活 GPⅡb/Ⅲa 并桥接血小板与 vWF,从而促使血小板聚集。vWF 还可介导血小板黏附到内皮细胞损伤后暴露出的胶原表面,使血小板聚集,形成血小板血栓。另外,内皮细胞表面表达 TM,TM 与凝血酶结合并激活蛋白 C,发挥抗凝、促纤溶作用,当血管内皮细胞受损时被水解形成可溶性 TM (soluble,sTM),使血浆 TM 浓度升高。有研究报道,通过检测血清 TM 和 vWF 的水平,可以判断严重急性脑损伤的程度;结果提示局部脑损伤时 TM 和 vWF 的浓度比弥漫性脑损伤时更高;有迟发性外伤性颅内血肿患者血清 TM 和 vWF 浓度比没有者高;老年脑损伤患者血清 TM 和 vWF 浓度比年轻患者更高。

(2) 血管生成素-2:最近大量研究提示,血管生成素-2 在循环血中含量增加是一个反映内皮细胞激活和功能障碍以及器官损伤程度的比较特异性的指标。Tie2 在血管内皮上表达,是目前所有已知的血管生成素(Ang)的唯一共同受体。内皮特异性 Ang/Tie2 配体-受体系统(Ang/Tie2)系内皮细胞激活的重要介质。由微血管周细胞合成的组成型血管生成素 1 (Ang-1)与内皮细胞受体 Tie2 结合,可通过维持黏附连接蛋白 VE-cadherin 的结构和功能,降低内皮细胞 NF-κB 活性,减少黏附分子表达和抑制内皮细胞凋亡等途径,保护内皮细胞不受炎症的损伤,减少渗出;而诱导型血管生成素 2(Ang-2)与 Tie2 的结合则拮抗 Tie2 的信号,导致内皮细胞屏障功能的损伤。因此认为组成型 Ang-1/Tie2 信号是重要的血管内皮细胞稳定因素,而诱导表达的 Ang-2 则是 Ang-1/Tie2 功能轴的拮抗剂。Ang-2 储存在内皮细胞的 Weibel-Palade 小体,内皮损伤和激活时释放入血。静息状态下血管组织几乎检测不到 Ang-2 mRNA 表达,但内皮细胞激活后其表达明显上调。研究表明,从正常、无脓毒症的一般患者、脓毒症患者和脓毒性休克患者血中 Ang-2 含量依次升高,且血中 Ang-2 含量与患者的组织缺氧程度、动脉血氧分压与吸入氧浓度比值(PaO_2/FiO_2)、器官损伤程度及预后密切相关。因此,内皮细胞特异表达的 Ang-2 含量增加是危重患者死亡预后的独立指标。

2. 黏附分子 内皮细胞激活的另一个重要标记是细胞膜表面黏附分子表达明显增加和功能增强。炎症和感染时,多种黏附分子如 E-选择素(E-selectin,又称 endothelial leukocyte adhesion molecule-1,ELAM-1)、ICAM-1、血管细胞黏附分子-1(vascular cell adhesion molecule-1,VCAM-1)等合成增多,在白细胞-内皮细胞相互作用过程中扮演重要角色。其中

ELAM-1 是内皮细胞特异的,ICAM-1 和 VCAM-1 在白细胞和其他细胞类型中也有表达。这些黏附分子从胞膜脱落后形成的可溶性成分在血浆中含量增加可作为炎症和脓毒症反应过程中内皮细胞激活的标记,有研究报道,sELAM-1、sVCAM-1 和 sICAM-1 在脓毒症患者血浆中含量均明显增加,且与全身炎症反应、器官损伤和病情转归有关联,特别是 sICAM-1 含量的持续增加预示着患者转归不容乐观,最终死亡的患者血浆含量增加最为显著。而非感染的创伤患者 sELAM-1 和 sVCAM-1 水平变化不明显,sICAM-1 仅轻微增加。

3. 其他标志物　内皮细胞的激活会引起其他来源的蛋白质激活和消耗,以及细胞因子的合成分泌增加。如内皮细胞激活可导致凝血系统相关因子活性的变化。如蛋白 C 具有抗凝促纤溶和维持内皮细胞稳定等功能,在脓毒症和炎症时由于含量明显减少,出现消耗性的蛋白 C 缺乏,可作为临床判断内皮细胞功能和病情的指标之一,治疗上还可以用活化蛋白 C 进行补充。抗凝血酶Ⅲ是肝细胞合成的血浆糖蛋白,严重感染时如伴随弥散性血管内凝血(DIC),其含量会明显降低,也可以部分反映内皮细胞的激活和功能损伤。此外,内皮细胞也能产生 IL-6,其含量增加也部分体现了内皮细胞炎性反应程度。

四、改善内皮细胞功能的策略

(一) 活化蛋白 C

活化蛋白 C(activated protein C,APC)本来是正常人体含有的一种抗凝和促进纤溶的物质,近来研发的重组人活化蛋白 C(recombinant human APC,rh-APC)成为能有效抑制 DIC 的抗凝血蛋白。APC 在内皮细胞有一个独特的受体,即内皮细胞蛋白 C 受体(endothelial protein C receptor,EPCR)。APC 通过与 EPCR 结合,可以表现出一系列抗凝血和抗炎症效应。

1. 抗凝血促纤溶　APC 能裂解激活的 V a 和Ⅷa 因子,减少凝血酶形成,从而具有抗凝作用;APC 还能结合 PAI,从而具有促纤溶作用。

2. 稳定血管内皮细胞之间的结合力,强化屏障功能　APC 能通过结合内皮细胞表面的 EPCR,使 Rac1 基因蛋白参与鞘氨醇磷酸盐(sphingosine-1-phosphate,S1P)磷酸化,导致内皮细胞骨架蛋白重排。由于细胞骨架连接部位之间的抗张力强度增加,而使血管内皮细胞的屏障功能得到强化,由此可以明显降低微血管的通透性,减轻炎症损害。

3. 抑制血管内皮细胞凋亡,维持内皮屏障完整　APC 与 EPCR 结合后,形成的 APC-EPCR 复合体能够通过分解 PAR-1 等,增加抗凋亡基因的表达,抑制促凋亡基因的表达,发挥其抗凋亡效应。抑制各种炎症损伤所致血管内皮细胞凋亡,能有效地维持内皮屏障的结构与功能。

4. 抑制细胞信号转导,下调炎症介质的表达　APC 通过减少凝血酶形成,从而减少凝血过程刺激的多种促炎细胞因子(TNF-α、IL-1、IL-6)的生成,还具有调控 NF-κB 的作用。动物实验观察到,APC 能通过抑制 NF-κB 及 AP1 的活性,减少 LPS 所致 TNF-α 等炎症介质的表达,从而达到减轻炎症损伤的作用。

(二) 维生素 C

内皮细胞对氧应激特别敏感,活性氧通过抑制 eNOS 活性减少 NO 的生成、氧化 NO 为有害的 OONO⁻等途径加重内皮细胞的氧化损伤,导致以内皮细胞依赖性血管扩张障碍为特点的微循环衰竭。抗氧化措施也因此成为急危重症综合治疗的重要方面。研究提示,大量维生素 C 作为抗氧化剂在休克治疗中可以拮抗氧应激,增强 eNOS 功能,减少氧化低密度脂蛋白的生成,清除细胞内超氧阴离子,促进循环和组织中亚硝基硫醇释放 NO,直接还原亚硝基成为 NO 并防止 NO 的氧化清除等。从而维护 NO 的正常水平,拮抗氧应激等引起的内皮损伤,恢复内皮细胞功能。有资料证实,维生素 C 可抑制吞噬细胞等 iNOS 的活性。在严重创伤动物和患者中,都观察到维生素 C 缺乏和抗氧化能力的下降。但仅仅维持血中维生素 C 水平在生理剂量还不够,只有当其水平达到毫摩尔浓度时,维生素 C 才可以与细胞的氧化应激途径竞争,达到恢复内皮细胞功能的目的。因此有研究建议采用非经肠道给予大量维生素 C,减少消化道的分解,快速恢复和提高血浆维生素 C 水平。动物实验和临床研究结果都显示,非经肠道给药法应用大剂量维生素 C 能降低烧伤患者血液中氧化产物丙二醛(MDA)水平,减少复苏液体的用量,防止组织水肿等。

(三) 组织因子途径抑制剂

组织因子途径抑制剂(TFPI)作为 TF 起始的凝血途径天然抑制剂,现已被越来越多地运用于临床治疗 DIC 的试验中。TFPI 主要由内皮细胞合成,在体内以与内皮细胞结合、与脂蛋白结合、游离等三种形式存在。游离 TFPI 是其主要存在形式,随着肝素的注入或其他病理性刺激,它可以从内皮细胞上释放出来。TFPI 合成的初始位点位于内皮细胞,内皮细胞结合 TFPI 后使血管内皮具有抗血栓形成的作用。

TFPI 可从多个环节干扰凝血系统激活,包括抑制Ⅶa 和 Ⅹa 活性、减少前凝血酶复合物和血酶生成等。重组 TFPI(rTFPI)在脓毒症患者及动物模型中曾起到抗凝、抗炎的双重功效,提高了脓毒症动物的生存率。因而给予 TFPI 被认为是一种能保护器官免受损害的途径。但 Fourrier 完成的随机对照试验表明,使用 rTFPI 治疗后,对脓毒症患者病死率没有明显改善。

(四) 具有保护内皮细胞功能的内源性保护因素

在人们逐步了解导致内皮细胞屏障功能障碍的原因和机制的同时,也发现了一些可以改善血管内膜的内皮细胞完整性和降低血管通透性的内源性生物活性因子,其中包括 cAMP、ATP、腺苷、肾上腺髓质素、1-磷酸鞘胺醇(sphingosine-1-phosphate,S1P)等,还有前面提及的 Ang-1/Tie2 系统、活化蛋白 C 等,这些因子被称为内皮屏障功能的保护剂或血管通透性的稳定介质(stabilizing mediators)。

S1P 是血浆的一个重要组成成分,来自于鞘磷脂的代谢,细胞内的 S1P 作为第二信使,与调节性分子如酶、通道蛋白、转录因子等相互作用发挥效应。而 S1P 的主要作用是作为一个细胞外配体,与几乎存在于所有细胞种类的 S1P 膜受体结合,并通过 G 蛋白偶联受体及其信号转导通路,影响细胞的生存、分化、运动等,发挥广泛的生物学效应。内皮细胞分化基因是 S1P 的特异性配体,现一般就称为 S1P 受体 (S1P receptor,S1PR),包括 5 种亚型(S1PR1 ~ S1PR5)。人血管内皮细胞以表达 S1PR1 和 S1PR3 为主,也有报道表达 S1PR2。生理浓度下 S1P 主要与 S1PR1 结合,并与蛋白偶联受体的 G_i 相互作用,引起 Rac1 活性的增强,启动内皮细胞屏障保护功能;浓度较高(如超过 10 μmol/L)时则与 S1PR2/3 结合,并

与 G_q 及 $G_{12/13}$ 相互作用,导致细胞的收缩和内皮细胞屏障功能的障碍。S1P 的内皮细胞屏障功能保护作用被认为具有重要的临床治疗意义,有可能为感染等病理状态下的组织炎症,特别是为血管通透性升高所致组织水肿开辟治疗途径。

(五) 糖皮质激素和胰岛素

在本章第二节"巨噬细胞"中提及的糖皮质激素和胰岛素都分别具有抑制内皮细胞激活、保护内皮细胞功能的效应,相同的机制在此不再赘述。糖皮质激素通过抑制炎性细胞激活,减少炎症介质释放,减轻对内皮细胞的刺激,是早年就注意到的比较有效的降低血管通透性、减轻组织水肿的物质,只是由于其免疫抑制的副作用而限制了使用。胰岛素还通过抑制巨噬细胞等诱生型一氧化氮合酶(inducible nitric oxide synthase,iNOS)活性,增加内皮细胞 eNOS 磷酸化来保护内皮细胞的正常功能。

总之,内皮细胞是多个系统功能调节,如炎症、凝血、血流动力学、水和电解质平衡及细胞迁移的中介细胞。内皮细胞表型和功能的变化是疾病急性、亚急性反应的关键机制,其在脓毒症发生和发展中的作用就是最好的例证。内皮细胞功能失调也是全身炎症反应综合征(SIRS)、ARDS、MODS 及其他局部或全身性缺血-再灌注损伤,包括创伤、失血性休克和复苏等过程的主要变化特征。在不同的病理过程中,内皮细胞反应的性质和程度各有特点,需要更深入的研究和探讨。临床上以恢复内皮细胞内环境稳定和功能为目标的治疗措施,将有助于改善微循环的功能和减轻凝血和炎症反应,对急危重症的转归有重要影响。

(黄巧冰)

第四节　淋巴细胞

淋巴细胞属于免疫细胞,其与单核细胞、巨噬细胞、树突细胞、粒细胞、肥大细胞等其他免疫细胞共同参与免疫应答过程,是免疫应答中起核心作用的细胞。我们把能接受抗原刺激而活化、增殖和分化,并发生特异性免疫应答的淋巴细胞称为抗原特异性淋巴细胞(antigen specific lymphocyte)或免疫活化细胞(immune competent cell,ICC),即 T 细胞和 B 细胞。除 T、B 细胞外,淋巴细胞还包括自然杀伤细胞(natural kill cell,NK 细胞)、杀伤细胞(killer cell,K 细胞)、裸细胞(null cell,N 细胞)、双重标志细胞(double cell,D 细胞)等。其中最为重要的是 T 细胞、B 细胞和 NK 细胞。

一、T　细　胞

T 细胞(T 淋巴细胞的简称)即胸腺依赖淋巴细胞(thymus dependent lymphocyte),是淋巴细胞中数量最多、功能最复杂的一类细胞,同时也是机体发生应激时最易受影响且功能变化显著的一类淋巴细胞。它体积较小、胞质少,在外周血液中占淋巴细胞总数的 65% ~ 75% 。T 细胞表面的特异性抗原受体(T cell receptor,TCR)可接受特异性抗原刺激,并与之结合而激活,发生增殖和分化,形成在功能上各异的两类细胞,即效应 T 细胞和记忆 T 细胞。长寿命的记忆 T 细胞在血液中不断循环,当再次遇到相同的抗原时,既可快速识别,由此所激发的细胞增殖反应比初次应答更加强烈,可在短时间内形成大量的效应 T 细胞,激活细胞免疫应答。细胞免疫由效应 T 细胞介导,其形式主要有两种:与靶细胞特异性结合,破坏靶细胞膜,直接杀伤靶细胞;或者释放淋巴因子,最终使免疫效应扩大和增强。T 细胞是机体应激时免疫系统中功能变化最为明显的一类淋巴细胞,其对机体产生的影响也是极其重要的,可能对治疗策略的选择和预后的最终走向有着决定性意义。

根据免疫效应功能,效应 T 细胞可分为辅助性 T 细胞(help T cell,Th)、细胞毒性 T 细胞(cytotoxic T cell,CTL)、调节性 T 细胞(regulatory T cell,Treg)等。其中又以辅助性 T 细胞最为重要。

1. Th 细胞 由初始 CD4$^+$T 细胞分化而来,可分化为 Th1、Th2 和 Th3 三类,其免疫效能主要与其分泌的细胞因子有关,是适应性免疫中最为重要的细胞成分。

(1) Th1 细胞的主要效应功能是增强吞噬细胞介导的细胞免疫应答,它分泌的 IFN-γ、IL-2、TNF-α 等细胞因子可增强巨噬细胞及 NK 细胞的细胞毒性作用,刺激 CTL 的增殖和分化,直接杀伤被感染的靶细胞或肿瘤细胞。同时,它还介导了许多自身免疫病的发生,也是迟发型超敏反应的效应 T 细胞。另外,其分泌的 TNF-α 作为一种炎症介质,还有促进炎症反应的作用。

(2) Th2 细胞的主要作用是增强 B 细胞介导的体液免疫应答,其分泌的细胞因子如 IL-4、IL-5、IL-10、IL-13 等可促进 B 细胞的增殖、分化和抗体的生成。它在变态反应及抗寄生虫感染中也发挥着重要作用。

(3) Th3 细胞分泌的 TGF-β 主要效应是抑制 Th1 细胞介导的免疫应答和炎症反应,同时也可抑制 B 细胞、CTL 细胞和 NK 细胞的增殖和功能,抑制淋巴细胞合成细胞因子以及拮抗 TNF-α 的生物学作用。

在适应性免疫应答中,Th1 细胞和 Th2 细胞应处于相对平衡的状态。许多疾病的发生和结局均与 Th1/Th2 细胞失衡有着直接的关系。

2. CTL(Tc)细胞 即 CD8$^+$杀伤性 T 细胞,主要功能是特异性直接杀伤靶细胞。主要通过两种机制发挥细胞毒作用:一是直接杀伤靶细胞,通过分泌穿孔素(perforin)、颗粒酶(granzyme)、颗粒溶解素(granulysin)及淋巴毒素(LTα)等物质破坏靶细胞的结构及完整性导致细胞死亡;二是通过 Fas/FasL 途径激活胱天蛋白酶-8(caspase-8)诱导靶细胞凋亡。CTL 在杀伤靶细胞的过程中自身不受伤害,并可连续杀伤多个靶细胞。

3. 调节性 T 细胞 即 CD4$^+$CD25$^+$调节性 T 细胞,在免疫应答的负调节及自身免疫耐受中发挥重要作用,其主要功能是通过抑制性调节 CD4$^+$和 CD8$^+$T 细胞的活化与增殖,达到免疫的负调节作用。其可能的机制包括:①直接与靶细胞接触而发挥抑制效应;②下调靶细胞 IL-2Rα 链的表达,进而抑制靶细胞增殖;③通过抑制抗原提呈细胞(APC)的抗原提呈功能,使靶细胞得不到足以活化的刺激信号,从而达到免疫抑制的目的。

二、B 细 胞

B 细胞(B 淋巴细胞的简称)即骨髓依赖淋巴细胞(bone marrow dependent lymphocyte),成熟的 B 细胞从骨髓迁出,经外周血循环进入脾脏、淋巴结,并主要分布于其中。外周血中 B 细胞仅占淋巴细胞总数的 10%~15%。成熟 B 细胞表面有许多特异性抗原受体,受抗原刺激后,在抗原提呈细胞和 Th 细胞的协同作用下,增殖分化形成大量具有免疫活性的浆细胞,浆细胞分泌的抗体进入血液循环,与抗原结合完成体液免疫应答过程。在 B 细胞增殖形成大量浆细胞的同时,一部分 B 细胞转入静息期,成为记忆 B 细胞。记忆 B 细胞的寿命很长,且保持特异性,当它们再次接触具有同样特异性的抗原时,便能迅速被激活。

淋巴细胞间的作用纵横交错,形成一个复杂的细胞因子网络,如前所述,大多数 B 细胞在接受抗原刺激产生抗体的过程中需要 T 细胞的协助。而在某些情况下,T 细胞亦对 B 细胞有抑制作用。如果抑制性 T 细胞因受感染、辐射、胸腺功能紊乱等因素的影响而功能降低时,B 细胞因失去 T 细胞的控制而功能亢进,就可能产生大量自身抗体,并引起各种自身免疫病,例如系统性红斑狼疮、慢性活动性肝炎、类风湿关节炎等。同样,在某些情况下,B 细胞也可增强或抑制 T 细胞的功能。B 细胞主要通过下列三种方式参与免疫应答:

1. 产生抗体 抗体的主要作用机制包括:①对于病毒和胞内细菌,抗体通过中和作用与病原体结合,进而阻止其与靶细胞结合而感染。另外,抗体的中和作用在中和细菌毒素方面也有重要意义。②对于胞外复制的细菌,抗体的调理作用可以将病原体带至吞噬细胞表面,使之易被吞噬细胞消灭。③另外,抗体与病原体结合后能激活强大的补体系统,形成抗原-抗体-补体复合物,与吞噬细胞表面相应的补体受体结合后,促进了吞噬细胞对病原体的吞噬作用。同时,补体的最终活化产物也可在微生物膜上"打孔",造成微生物的裂解。

2. 提呈抗原 活化的 B 细胞则可借其表面的 BCR 结合可溶性抗原,通过内化和加工后,以抗原肽-MHC 分子复合物形式提呈给 T 细胞,这样就弥补了巨噬细胞或树突细胞不能有效摄取可溶性抗原的缺陷。有研究认为,吞噬细胞吞噬颗粒性抗原后,一部分经加工处理成小肽,与 MHC 分子结合,提呈给 T 细胞;另一部分"吐"至胞外,以可溶性抗原的形式存在,可能被 B 细胞识别。

3. 免疫调节 活化的 B 细胞通过与其他细胞的接触以及产生细胞因子来参与机体的免疫调节、炎症反应及造血过程。细胞因子作用于自身 B 细胞或其他 B 细胞,可刺激或抑制早期 B 细胞增殖、成熟 B 细胞增殖分化及其趋化运动,调节生发中心 B 细胞的凋亡。B 细胞产生的细胞因子作用于多种细胞,可激活或抑制巨噬细胞、滤泡树突细胞、NK 细胞等,借趋化作用诱导炎症细胞而更新,协同刺激 T 细胞增殖。

三、NK 细 胞

NK 细胞体积较 T、B 细胞大,胞质较丰富,含有胞质颗粒,故又称大颗粒淋巴细胞,但其缺乏 B、T 细胞的分子特征标志,主要参与天然免疫应答。NK 细胞在外周血中数量较少,约占淋巴细胞总数的 15%,在脾脏和腹膜渗出液中较多。NK 细胞可直接攻击靶细胞,因为不表达特异性抗原或者受体,故不需要抗体的存在,也不需要抗原的刺激,且无 MHC 限制。NK 细胞凭借其表面受体(NKR)识别被病毒感染的靶细胞表面表达的多糖分子,其杀伤效应由活化后释放出的毒性分子介导,如穿孔素、颗粒酶和 TNF-α 等。杀伤的靶细胞主要是肿瘤细胞、病毒感染细胞、较大的病原体(如真菌和寄生虫)、同种异体移植的器官、组织等。

四、应激状态下淋巴细胞功能改变

各类刺激,包括创伤、感染、高热、饥饿、身体各部分的炎症、微循环障碍等,都将导致机体的应激反应,因为免疫细胞表面存在接收各类激素信号的受体,所以应激反应终将引起神经-内分泌-免疫系统功能的变化,即神经免疫内分泌网络(neuroimmunoendocrine network)变化。一般来说,激素对免疫应答的影响是有一定规律的,如糖皮质激素和雄激素能抑制免疫应答,而雌激素、生长激素(GH)、胸腺素、胰岛素等则对免疫应答有刺激作用。应激后机体免疫系统的功能变化,很大程度上取决于机体激素水平的改变,我们也可通过激素水平大致判断免疫系统的功能状态。

创伤、手术、烧伤等均能通过神经调节,刺激内分泌系统生成多种免疫抑制因子,如腺垂体生成的抑制素(suppression)具有较强的免疫抑制效应,又如促肾上腺皮质激素(ACTH)、GH 及催乳素(PRL)等刺激免疫细胞合成和分泌细胞因子,参与了对免疫功能的抑制性调控。

通常情况下,人体遭受创伤或感染时,机体的最初反应是一系列炎症反应,起到限制组织损伤程度、清除入侵微生物、启动机体正常结构和功能恢复的作用,一般具有自限性,对正常组织或远隔器官无明显的损害效应。而严重损伤或感染后机体的初步免疫反应也属于炎症反应,但受激素异常分泌的影响,细胞因子间相互作用导致细胞因子的数和量的变化,正常细胞因子网络体系失衡紊乱,由此引发了炎症介质的瀑布样效应,使得炎症反应不断扩大,最终超过组织的代偿能力,引起过度或失控的全身性炎症反应,造成广泛的细胞组织损伤,通常称之为 SIRS。其中一部分患者,特别是当伴有感染时,SIRS 将很快发展为 MODS。MODS 是严重损伤和感染患者的主要死亡原因。

天然免疫细胞是炎症介质的主要来源,在机体受到各种感染性或非感染性病因(如严重创伤)作用后,体内代偿防御机制启动,天然免疫系统激活,其细胞和分子成分在早期抵御微生物入侵方面发挥关键作用,此时机体出现全身性炎症反应。相比之下,适应性免疫的 T、B 细胞,需要在天然免疫系统的抗原提呈细胞激活后才能做出应答,所以尽管适应性免疫在早期的作用并不明显,但其后期的参与也是可以预见的。临床上可见大部分 SIRS 患者在炎症反应控制后几天并没有向 MODS 进展,但其对院内感染的易感性却增加了,这与后期适应性免疫系统激活,释放大量的抗炎介质有关,称为代偿性抗炎反应综合征(CARS)。此时若病原微生物入侵,也可引起系统性炎症,并由此发展成为 MODS,对患者的生命造成威胁。综上所述,当适应性免疫系统表现最大抗炎效应的同时,机体对抗感染的能力是减弱的;而在随后可能发生的感染中,一旦遭遇病原微生物,天然免疫系统将分泌大量的炎症介质,也可导致严重的全身炎症反应。由此可见,在 CARS 后发生的脓毒症,可以诱发过度甚至是破坏性 SIRS,且 CARS 和 SIRS 是可以并存的。这些结论从细胞和分子层面解释了所谓"第二次打击"的现象,该现象被定义为在最初损伤(第一次打击)后数小时至数天出现的过度的炎症反应事件。第二次打击现象被认为是引起大部分患者发生 MODS 的重要因素。SIRS 发展为 MODS 取决于多方面因素,如原发性损伤的性质、打击强度、机体状态、SIRS 与 CARS 之间的相互作用与平衡,以及治疗的干预等。Bone 认为,循环障碍、休克、单个或多个器官功能不全或细胞凋亡都是由过度的 SIRS 所致,而免疫系统功能的抑制以及对感染易感性增加则是由过度的 CARS 所致。

炎症反应和抗炎反应作为对立的双方,正常时二者保持平衡,使内环境维持稳定。如 SIRS 大于 CARS,可导致休克、细胞凋亡和器官功能障碍等;若 CARS 大于 SIRS,则出现免疫功能的广泛抑制,增加机体对感染的易感性;当 CARS 与 SIRS 并存时,二者间的作用可相互加强,则最终形成对机体损伤更严重的免疫失衡,这种变化称为混合性拮抗反应综合征(MARS)。SIRS、CARS 和 MARS 均是引起 MODS 的发病基础。机体发生感染或创伤后,宿主过度的炎症或抗炎反应都可引发 MODS,而不足或过度的宿主反应则可能导致机体死亡。因此,严重感染或创伤后随之发生的过度炎症反应和免疫抑制是临床工作中必须予以关注的问题。

许多研究显示,应激状态下患者对抗感染能力的下降与 T 细胞克隆性增殖所致 Th1 细胞因子的减少以及 Th1/Th2 细胞功能失衡有关。另外,抗感染能力减弱的发生时间与天然免疫系统过度应答产生大量炎性介质是同步的。严重感染或创伤时,炎症细胞产生的 PGE_2 使 Th1 细胞向 Th2 细胞转化,并激活 $CD4^+T$ 细胞,明显抑制 Th1 细胞分泌促炎细胞因子 TNF-α、IFN-γ 和 IL-2,但与此同时,Th2 细胞分泌的抗炎细胞因子 IL-10 和 IL-4 明显增加。

创伤后机体适应性免疫功能障碍主要表现为细胞免疫功能的损害,即以 T 细胞系功能的改变为主,而 B 细胞活性似乎相对正常。创伤早期 T 细胞在外周血中数量明显减少,并且以 Th 细胞减少为主,使得 Th 细胞与 Treg 的比值下降,这种改变是可逆的。对于该现象的产生,有学者认为是由于大量单核细胞进入组织中,淋巴细胞在血液与组织间的再分布所致,因此是暂时性的,并非由细胞增殖受到抑制所致。也有学者认为创伤导致 Terg 被激活,以避免因自身抗原暴露或释放所造成的自身免疫损害。但是,Treg 活性增加后,却直接影响其他 T 细胞亚群和巨噬细胞功能,最终导致广泛的免疫抑制现象。

无论是烧伤或创伤,机体在严重损伤后数天将会伴随 Th1 细胞功能的抑制及其分泌细胞因子的减少,而 Th2 细胞因子是基本不变或是相对增多的,Th1/Th2 细胞功能的失衡可诱发天然免疫和适用性免疫的抑制。有研究显示,伤后体外培养的 Th1 细胞分泌细胞因子的减少和同一时间体内 Th1 细胞功能的减弱,都是由于产生了同种 Th1 抗体。天然免疫系统中单核/巨噬细胞在伤后数天对 MHC Ⅱ 的抗原提呈水平降低,但其分泌的潜在抑制性介质却显著增加,包括 PGE_2、TGF-β_2、IL-10 等,同时这些细胞分泌的 IL-12 也会减少,这是导致 Th1 细胞表型发生变化的原因。IL-2 的合成与分泌必须依赖抗原提呈细胞——巨噬细胞合成分泌 IL-1,并在 Th 细胞作用的参与下,刺激 T 细胞活化,而活化的 T 细胞不仅能合成分泌 IL-2,还使 T 细胞和 B 细胞大量增殖。所以当机体损伤后,血清中细胞因子的失衡可引起多种免疫抑制因子的相对增加,抑制了淋巴细胞合成和分泌 IL-2。有研究表明,IL-2 合成能力与患者所能耐受创伤的能力成正比,即 IL-2 合成越多,对创伤的耐受性越强。如果 IL-2 缺乏或受抑制时间延长,创伤后脓毒症的发生率也将明显上升。

创伤后天然免疫系统的防御机制比反应较晚的适应性免疫系统显得更为重要,可以说天然免疫反应代表了炎症的部分反应过程,而各类吞噬细胞的功能一直被视为机体天然免疫反应抵御入侵微生物的主要组成部分。创伤导致皮肤、黏膜损伤,当外来病原微生物经此侵入时,中性粒细胞、单核/巨噬细胞通过向炎症区域的聚集、趋化、吞噬和细胞内杀菌、溶菌等作用可直接将细菌杀灭。而 NK 细胞也可在微生物入侵后快速产生 IFN-γ,以增强对病原体的清除能力。但是,在严重创伤或感染时,中性粒细胞、单核/巨噬细胞和 NK 细胞等防御功能均遭到抑制,使其对病原体的清除能力下降或受抑,甚至会因其异常的功能改变而造成对自身组织的伤害。

总之,在严重应激时机体的免疫抑制一方面可保护机体免受更严重的损伤,但另一方面却降低了机体对病原体的抵抗力和免疫力,容易引起感染或肿瘤的发生。因此,创伤或手术后早期免疫功能受损常常是严重创伤或大手术后发生感染、SIRS、MODS等一系列并发症的重要原因之一,特别是一些老年患者、多发性创伤、严重烧伤及原先存在免疫缺陷或肿瘤的患者,创伤或手术加重了其免疫系统功能紊乱,而相应的免疫功能降低又使这些并发症更易发生于此类人群。

五、防治策略

严重创伤后免疫抑制继而引起脓毒症及多脏器的继发性损伤是临床救治的难点,也是重要的致死原因之一,早期预防和处理创伤后免疫功能低下是临床救治的关键。

现在的观点认为,MODS或MOF的出现是一种"可怕的自身中毒"(horror autotoxicus),也就是说,此时机体对于应激的反应,已经超出了正常生理的代偿范围,损害作用将大于保护效应,在原有损伤的基础上进一步加重了对组织器官的破坏,造成相应的组织器官功能障碍甚至衰竭。这种认识上的转变必将导致研究方向与治疗策略的转变,不仅需要研究如何有效控制感染,更要重视研究继发的失控的全身性炎症反应特征、发展规律,以及有效地减轻与控制炎症的治疗手段。

事实上,许多动物实验都证实,调节Th1细胞功能的各种干预措施可能有助于创伤后期抗感染能力的改善,这些结论为临床上阻止重伤后患者院内感染的发生进而避免随后因MODS致死的预后提供了线索。

许多动物实验证实,IFN-γ可活化NK细胞,促进Th1细胞发育和抑制Th2细胞活化与增殖,刺激B细胞产生的抗体类型向调理素方向转变。GM-CSF能预防白细胞减少时可能潜在的感染并发症,还能使感染引起中性粒细胞减少的恢复加快,从而达到免疫调节的作用。胸腺肽则是通过影响cAMP而增强T细胞活性。IL-2能刺激免疫效应细胞增殖及诱生IFN-γ。IL-12通过影响Th1细胞的表型而直接影响Th1的功能,同时还可进一步辅助同种Th1细胞依赖抗体的功能,然而临床上由于其有明确的致癌性,单用IL-12治疗创伤性脓毒症的情况并不可行。

应激状态下催乳素的分泌是增加的,而且往往与ACTH和GH浓度的升高同时出现,是应激反应中腺垂体分泌的三大激素之一。而褪黑素可拮抗应激性免疫抑制效应,其免疫调节作用表现为提高$CD4^+/CD8^+T$细胞比值,协同IL-2增加外周血淋巴细胞及嗜酸粒细胞数量,增强脾细胞NK和LAK活性,促进IL-2的诱生。而小容量高渗盐溶液在创伤性失血性休克复苏时的使用,则有利于防止继发性细菌感染。

上述制剂在多种动物实验中均证实可降低脓毒症所致的死亡,此外,抗IL-6单克隆抗体、抗IL-10抗体、IL-18及环氧化酶Ⅱ抑制剂等也被证实在降低脓毒症死亡率方面有一定意义。

近期针对不同性别动物进行的研究提示,雌激素能剂量依赖性降低创伤后促炎细胞因子TNF-α、IL-6、IL-8水平,同时减弱创伤失血性休克后中性粒细胞的聚集、启动和活化,降低氧自由基、弹性蛋白酶等有害物质的产生,从而减轻创伤后免疫抑制。雌激素和雄激素受体拮抗剂对于伤后 Th1 细胞功能的恢复及提高宿主存活率等有一定疗效。

临床资料提示,应用 IFN-γ、人工重组胸腺肽(TP)可使免疫功能逆转。但与此同时,血液中促炎细胞因子如 TNF-α、IL-6 等的水平也会升高,提示炎症反应增加。众所周知,过度的炎症反应或抗炎反应对机体都是有害的。如何控制二者的平衡,将是今后研究的重点方向。

NF-κB 是一种新的抗炎靶点,目前已成为 SIRS 及 MODS 的研究热点。现已明确,NF-κB 对多种炎症介质或细胞因子具有调控作用,能诱导 IL-1、IL-6、IL-8、TNF-α、GM-CSF、黏附分子、趋化因子、急性期反应蛋白及参与炎症反应的多种酶的基因表达,是众多炎症介质调控的枢纽和中心。研究提示,机体接受外界刺激所产生的炎症反应是一个复杂过程。首先白细胞系统(中性粒细胞、单核/巨噬细胞、淋巴细胞等)激活,通过受体启动细胞内信号转导,激活多种核转录因子,促进炎性介质或细胞因子的转录与表达。NF-κB 是一种普遍存在的转录因子,参与并介导免疫应答、病毒复制、细胞凋亡等。当其被激活后,可移位进入细胞核,启动基因转录开关,表达不同炎性介质或细胞因子。活性氧反应代谢产物能使 NF-κB 活化,而肾上腺皮质激素则抑制 NF-κB 活化,因此抗氧化剂与肾上腺皮质激素对 SIRS 及 MODS 的治疗作用可能与此有关。

其他防治措施尚有 NO 清除剂,NO 是 LPS 诱导低血压休克的物质基础,它是心肌抑制剂,系线粒体电子传递抑制剂,能诱导血管渗漏,增强细胞因子释放。NO 广泛参与休克的病理生理过程,是治疗干预的主要目标。

脓毒症早期即表现出高凝状态、纤维蛋白沉积乃至发生 DIC,许多学者也主张把抗凝引入脓毒症的常规治疗。血液净化治疗,如近年有采用高流量连续性肾脏替代治疗(continuous renal replacement therapy,CRRT)治疗脓毒症取得一定疗效的报道,值得进一步研究。

临床上严重感染、创伤或其他危重症均面临 SIRS 的考验,存在发生 MODS 的风险,这终将造成对患者生命的威胁,如何预防和控制 SIRS 反应并阻止其向 MODS 或 MOF 发展是治疗的主要目标。机体严重应激状态下免疫抑制和促炎/抗炎反应的失衡系一复杂的病理生理学过程,但其发生发展趋势仍然有一定规律。针对不同患者病情的不同阶段采取相应的措施才是最为行之有效的方法。在抵御微生物入侵、中和或消除毒性物质、恢复微循环、抗炎、提高免疫力、调节激素水平等主要手段实施以后,还需要注意患者内环境稳态和充足的营养支持,这对患者的预后也有着不可忽视的意义。

(白祥军)

第五节　调节性 T 细胞

从某种程度上讲,任何感染都可以引起炎症和组织损伤。但由于病原体数量、毒力及机体防御能力等诸多因素的不同,一些表现为炎症局限并消散吸收,一部分则诱发剧烈的具有破坏性的反应,最终导致炎症扩散,直至脓毒症甚至 MODS 发生。之所以出现截然不同的结局,其分叉点在哪些环节上?其调节的关键因素又是什么?这是许多研究者都关心的问题。顾名思义,调节性 T 细胞(Treg)在感染性疾病中就犹如一把"双刃剑",在对抗入侵微生物的同时,对自身的正常细胞也造成了损伤。因此对其在感染免疫中作用机制的研究也就成为揭示感染演变规律的一条可能途径。

脓毒症的本质是机体对细菌等感染做出的过度反应,可见脓毒症并非单纯由病原体及其毒素损害所致,宿主的免疫状态也起着至关重要的作用。目前对于脓毒症免疫紊乱发生机制的研究日益受到重视。相信随着对机体免疫状态及调节策略研究的不断深入,发掘调节免疫功能的有效靶点必将为脓毒症的临床治疗提供更全面、更有效的干预途径。近年来,Treg 在感染免疫中的作用受到越来越多的关注,研究多集中在慢性感染性疾病,包括细菌、真菌、病毒、寄生虫等方面,与脓毒症关系方面的探讨正逐渐增多。

Treg 是具有调节功能的成熟 T 细胞亚群,最初在自身免疫性疾病及肿瘤治疗的免疫学研究中被发现,因其具有抑制免疫反应的作用,一直被称作抑制性 T 细胞(Ts)。但随着细胞及分子生物学的飞速发展,其分子作用机制不断被阐明,其调节功能在机体免疫自稳、移植耐受、肿瘤免疫、过敏反应及微生物感染等病理过程中的意义都得到了证实。Treg 的种类较多,但目前多依据其发育、特异性及作用机制分为天然 Treg 与获得性 Treg(图 2-6)。天然 Treg 主要指那些在胸腺发育成熟后进入外周淋巴组织的 Treg,其中 CD4$^+$CD25$^+$T 细胞是目前研究较为深入的天然调节性 T 细胞,由 Sakaguchi 等首先描述。主要由胸腺中 T 细胞发育而来,最早在小鼠体内发现,随后观察到人体内也存在 CD4$^+$CD25$^+$T 细胞。占正常人和小鼠外周血、脾组织 CD4$^+$T 细胞的 5%～10%。获得性 Treg 是由成熟 T 细胞(CD4$^+$CD25$^-$T 细胞)在外周淋巴组织中接触特异性抗原或在免疫抑制因子(如 IL-10、TGF-β)的作用下活化而诱导产生,Treg1、Th3 则属获得性 Treg(表 2-6)。

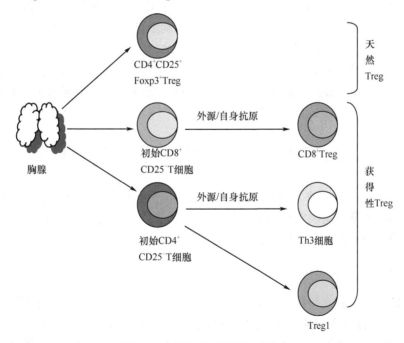

图 2-6 调节性 T 细胞分化及分类

表 2-6　两类 Treg 的主要特点

	天然 Treg	获得性 Treg
表型	CD25、CTLA-4、GITR、Foxp3$^+$	CD25、CTLA-4、Foxp3$^{+/-}$？
发育信号	B7-CD28、CD40/CD40 L 内源性 TCRα 链	TGF-β、IL-4、IL-10 未成熟 DC、口服诱导耐受
作用机制		
体外	细胞接触	IL-10 和(或)TGF-β
体内	细胞接触？IL-4、IL-10、TGF-β	IL-10 和(或)TGF-β

一、调节性 T 细胞的功能特性

(一) 免疫无能性

免疫无能性表现在对高浓度 IL-2 的单独刺激,固相包被或可溶性抗 CD3 单抗以及抗 CD3 单抗、抗 CD28 单抗的联合作用呈无应答状态,也不分泌 IL-2。当经 TCR 介导的信号刺激并有高浓度外源性 IL-2 存在的情况下,CD4$^+$CD25$^+$T 细胞可活化并增殖,但其增殖程度较 CD4$^+$CD25$^-$T 细胞弱很多。

(二) 免疫抑制性

CD4$^+$CD25$^+$T 细胞的免疫抑制性表现在经 TCR 介导的信号刺激活化后能够抑制 CD4$^+$T 和 CD8$^+$ T 细胞的活化和增殖。经 TCR 介导的信号刺激可以是采用抗 CD3 单抗产生的多克隆刺激,也可以是抗原特异性刺激,而一旦 CD4$^+$CD25$^+$T 细胞被活化之后,其抑制作用即为非抗原特异性,即对 CD4$^+$T 和 CD8$^+$ T 细胞均有抑制效应。这一点可以通过 Treg 的细胞因子作用模式得到印证:Treg 合成分泌抑制性细胞因子的作用是非特异性的,故活化后 Treg 对效应性 T 细胞的作用呈抗原非特异性。

二、影响 Treg 发育及功能的因素

多种因素影响 Treg 发育及活性的发挥,包括环境因素如化疗药物、微生物感染、电离辐射等;另外,基因异常也是决定机体对外界因素易感及耐受性的重要因素。促进 Treg 产生的确切信号途径目前尚未完全明了,可能与以下因素有关:

(一) 胸腺选择对 Treg 的影响

当未成熟淋巴细胞在胸腺中经历阳性选择和阴性选择时,表达对自身 MHC/抗原肽分子高亲和力 TCR 的一群 CD4$^+$ T 细胞被"部分活化",从而开始表达 CD25 分子并进而发育为具有免疫抑制功能的 CD4$^+$CD25$^+$T 细胞。这一特殊的选择途径称为"另类选择"(altered selection)。由此可见,Treg 的形成与 TCR 和 MHC II/抗原肽有关,二者的亲和力是获得 CD25$^+$ T 细胞表型的关键因素之一,只有较高亲和力的能识别特异性配体的胸腺 T 细胞才能分化成 Treg,并获得免疫无能的特性。CD4$^+$CD25$^+$胸腺细胞 TCR 与抗原肽/MHC II 复合

物的亲和力与 CD4$^+$CD25$^-$ 胸腺细胞不同。另一方面,TCR 在胸腺中与其相应自身抗原肽低亲和力结合将影响 Treg 的发育和增殖,而增加 Treg 细胞 TCR 与自身抗原肽 MHC 复合物亲和力则增加 Treg 数量。此外,MHC Ⅱ 类分子在胸腺基质细胞的表达是这些细胞发育成熟不可或缺的重要条件之一。

(二) 抗原因素诱导 Treg 生成

抗原是诱导免疫应答的第一刺激信号,抗原的性质及剂量是诱导 Treg 生成的重要因素之一。据报道,通过静脉注射及口服低剂量抗原肽可诱导外周 Treg 生成并表达活性,但这一机制还不完全清楚。诱导外周 Treg 产生的抗原不仅包括自身抗原,而且还涉及包括细菌、病毒、真菌、寄生虫甚至免疫抑制剂(如维生素 D$_3$、地塞米松等)等在内的许多外源性抗原。不同性质及剂量的抗原除在体内诱导产生具有不同抗原特异性的 Treg 外,在不同部位经由不同途径诱导产生的 Treg 种类及其所介导的免疫病理过程亦有所差别。在抗原持续刺激的情况下更容易诱导外周 Treg 的产生,感染免疫即是最典型的例证。但目前对如何在体内缺乏抗原的情况下诱导 Treg 长期存活仍所知甚少。

(三) 树突细胞影响 Treg 生成

树突细胞(dendritic cell,DC)作为抗原提呈细胞,一方面其成熟状态直接影响到产生效应 T 细胞或 Treg。一般认为,在外周诱导免疫还是耐受取决于成熟 DC/未成熟 DC(DC/iDC)的比例。iDC 刺激初始 CD4$^+$T 细胞增殖能力较差,通常诱导产生 Treg。某些特定的 DC 亚群(例如肝脏来源的 DC、IL-10 处理的 DC 以及 CD8a$^+$淋巴来源的 DC 等)在一定程度上是未成熟的,也具有诱导外周耐受的作用。在体外用 iDC 反复刺激脐带血细胞,结果诱导产生一种与 Treg 相似功能的具有抑制活性的细胞群,发挥效应时也具有抗原非特异性、抗原提呈细胞非依赖性、细胞接触依赖性的特征,应用外源性 IL-2 能部分逆转其抑制活性。另外,从肝脏中分离得到的 DEC205$^+$B220$^+$CD19$^-$ DC,即使在成熟情况下,也能刺激 Treg 产生。此外,不同亚型的 DC 通过表达细胞因子等影响着 Treg 的生成及功能。

(四) 细胞因子维持 Treg 发育及存活

一些可溶性因子和膜结合因子,包括 IL-2、IL-10、TGF-β、细胞毒性 T 细胞相关抗原 4 (CTLA-4)、糖皮质激素诱导的肿瘤坏死因子受体(GITR)等对于维持 Treg 的发育和存活发挥着重要作用。

1. 白细胞介素-2　Treg 组成型表达 CD25(IL-2Rα),是 Treg 的分子标志物,故提示 IL-2/白细胞介素-2 受体(IL-2R)信号转导对 Treg 生长发育可能发挥作用。但 CD25 又是 T 细胞激活的标志,因此,利用 CD25 不能将 CD4$^+$CD25$^+$T 细胞与活化的 CD4$^+$ T 细胞鉴别开来。通常 CD4$^+$CD25$^+$T 细胞经 TCR 激活后持续表达高水平的 CD25,刺激中止后恢复至正常水平。而活化的 CD4$^+$ T 细胞 CD25 表达水平较低,且呈一过性,刺激中止后立即消失。研究表明,IL-2 信号转导途径缺陷将导致 Treg 明显减少,其可能原因是直接影响胸腺 Treg 的分化和选择。因为胸腺表达 IL-2R,而外周并不表达,且 IL-2R$^{-/-}$小鼠的 Treg 明显减少。在 IL-2 信号转导途径缺陷时,外周可以存在一定数量的 Treg,但这些细胞不能长期存活与扩增。其可能机制是影响了外周 Treg 的扩增与存活,因为 IL-2R$^{-/-}$小鼠与野生型小鼠 Treg

相互过继都不能引起增殖。目前的研究结果表明,CD25 并不是 Treg 的唯一功能区。

2. 细胞毒性 T 细胞相关抗原 4 除 CD25 外,CTLA-4 在 Treg 中也有高达 32.9% 的阳性表达,而效应性 T 细胞表达水平接近零(效应性 T 细胞活化后呈现一过性表达)。CTLA-4 是 T 细胞表面重要膜分子,Treg 活化后 CTLA-4 的表达增加,并呈现持续表达。有实验资料证实,抗 CTLA-4 抗体(或其 Fab 段分子)能够明显逆转 $CD4^+CD25^+T$ 细胞对 $CD4^+CD25^-T$ 细胞的抑制效应。

目前认为,CTLA-4 可能是机体外周 T 细胞耐受的主要控制开关。用同种异体细胞包被抗 CTLA-4 抗体能增加 $CD4^+CD25^+CTLA-4$ T 细胞数量,抑制前炎症因子 IFN-γ 的产生,减少细胞 IL-2 的分泌,下调 IL-2 受体基因的表达,促进 T 细胞分泌 IL-10、TGF-β 及 IL-4 等,从而抑制 T 细胞的活化和增殖。$CTLA-4^{-/-}$ 小鼠可产生严重致命性淋巴细胞增殖综合征,但 CTLA-4 并非必需的辅助分子,因为 CTLA-4 缺陷小鼠的 Treg 也有明显的抑制功能。故其在 Treg 中确切的生物学效应还不清楚,但至少说明 CTLA-4 对 Treg 的产生和功能维持具有一定作用。

3. 糖皮质激素诱导的肿瘤坏死因子受体 GITR 与 CD25 相似,在 Treg 和活化 T 细胞上均有表达。新鲜分离的 $CD4^+CD25^+T$ 细胞始终高表达 GITR,而传统的 $CD4^+CD25^-T$ 细胞新鲜分离时 GITR 水平很低,但是缺乏 GITR 的 T 细胞比缺乏 CD25 的 T 细胞更易患自身免疫性疾病。$CD4^+CD25^-T$ 细胞经体外活化后 GITR 表面表达很快增加,达到与 $CD4^+CD25^+T$ 细胞相似的水平,故有人认为它可能是细胞活化的标记。如此看来,GITR 在区分 Treg 和激活的传统 T 细胞方面并不比 CD25 更好。

GITR 在细胞表面呈同型二聚体结构。有人研究了 $CD4^+CD25^+$ 细胞与 $CD4^+CD25^-$ 细胞基因表达差异,静息状态的细胞差异基因只有 29 个,而活化的 Treg 差异基因达 77 个,其中包括 GITR。虽然 GITR 作为 Treg 膜表面分子,利用抗 GITR 抗体可阻断 Treg 的抑制功能,但 Ronchetti 等认为 GITR 只是作为一种共刺激分子,可协同增强抗 CD3 对 T 细胞的诱导增殖作用,使 Treg 发生增殖,且 GITR 只是启动反应,而不是通过阻断与 GITR 配体相互作用所引起。GITR 与维持 Treg 在外周的存活和扩增有关,但其确切机制仍有待进一步研究。

4. TGF-β 和 IL-10 TGF-β 和 IL-10 在 Treg 发育及功能发挥方面的的作用近年来受到了很大的关注。研究表明,$CD4^+CD25^+T$ 细胞所表达的膜型 TGF-β 可能是其介导免疫抑制功能的重要分子之一,在抑制细胞增殖中具有重要作用。在 Treg 中可检测到 TGF-β mRNA 表达增强,因此有人认为检测 TGF-β 含量可以确定这类 Treg 的存在。但机体内除 Treg 外,还存在其他一些能分泌 TGF-β 的细胞,如 Treg1 和 Th3。随着 TGF-β 表达下调,Treg 抑制 $CD25^-$ 细胞增殖和 B 细胞产生抗体的能力也减弱。在体内、外试验中用针对 TGF-β 的抗体可以阻断 $CD4^+CD25^+T$ 细胞的抑制功能。例如在混合淋巴细胞培养体系中,经 TGF-β 和 IL-10 处理的细胞获得了明显的抑制反应性 T 细胞增殖的作用。在炎性肠病中,Treg 的抑制效应有赖于抑制性细胞因子 TGF-β 和 IL-10。据报道,高表达 TGF-β 转基因小鼠的外周和胸腺中 $CD4^+CD25^+$ 细胞数量明显增加;如果同时阻断上述转基因小鼠的 TGF-β 信号,与野生型小鼠相比,二者 $CD4^+CD25^+$ 细胞数量相似。但在单纯 TGF-β 信号缺陷转基因小鼠中,外周淋巴组织中 $CD4^+CD25^+T$ 细胞数量减少而对胸腺 $CD4^+CD25^+T$ 细胞无明显影响,说明 TGF-β 对于介导天然 $CD4^+CD25^+T$ 细胞的产生是可有可无的。但在外周,TGF-β 间接地通过感染免疫耐受机制,诱导 $CD4^+CD25^-T$ 细胞表达 Foxp3 基因,使 $CD4^+CD25^-T$ 细胞转变为具有调节活性的 CD4$^+$D25$^+$T 细胞,从而参与免疫调节过程。

(五) 共刺激分子

免疫反应的启动依赖双信号模式,即 T 细胞的激活要通过抗原提呈细胞上 MHC 复合物的多肽和抗原受体、共刺激受体及配体相互作用来完成,且其在免疫反应调控中的作用是有差别的,影响着免疫反应的不同发展方面,如增殖、存活和效应细胞的分化等。在 Treg 活化过程中一些膜表面分子表达上调,但许多并不是其发挥抑制功能的必需辅助分子,而更可能是作为共刺激分子起作用。

T 细胞活化和稳态的维持有赖于 TCR 识别抗原信号和 CD28/B7 转导共刺激信号。共刺激信号除了参与诱导 T 细胞活化和无能以外,还与胸腺细胞的阴性选择有关。虽然传统的 CD28/B7 共刺激信号影响 Treg 发育的确切机制还不十分清楚,但 Treg 的生成是 CD28 依赖的,CD28 和 B7 分子的缺乏可引起 Treg 数量的减少。同样,如果应用 B7 封闭抗体,也可产生相似的结果,说明 CD28/B7 相互作用对外周 Treg 的平衡十分重要。CD4$^+$CD25$^+$T 细胞在胸腺产生后进入外周发挥功能,它在外周的长期存在依赖于自身抗原和 CD28/B7、CD40/CD40 L 共刺激分子的慢性刺激。

(六) 叉头翼状螺旋转录因子

Foxp3(forkhead box p3,鼠类为 Foxp3,而人类为 FOXP3)为叉头翼状螺旋转录因子,近年来因其直接影响 Treg 表型及活性的发挥,已成为 Treg 研究中的焦点。业已证实 Foxp3 的 mRNA 及其编码蛋白 Scurfy 只特异性表达于 CD4$^+$CD25$^+$T 细胞,而其他 CD4$^+$ T 细胞亚群包括静息 CD4$^+$ T 细胞、活化的 Th1/Th2、甚至自然杀伤(NK)T 细胞均极少表达 Foxp3 及其编码分子,因此可能比上述提到的标记分子更适宜作 Treg 鉴定标记。在高表达 Foxp3 的转基因小鼠体内,其 Treg 细胞数量明显增加。将正常小鼠分离得到的 Treg 注入 Foxp3 缺陷小鼠体内,或通过反转录病毒和转基因技术促进 CD4$^+$CD25$^-$T 细胞表达 Foxp3,均可以使 CD4$^+$CD25$^-$T 细胞获得 Treg 表型和功能,并阻止自身免疫性疾病的发生。以上实验充分表明 Foxp3 是控制 Treg 发育及其功能效应的关键基因。

1. Foxp3 的基因结构及功能　Foxp3 基因和 CD4$^+$CD25$^+$T 细胞的关系最初是在 Scurfy 小鼠上发现的。Scurfy(简称 Sf)是发生在小鼠的进行性自身免疫缺陷病,表现为与 CTLA-4、TGF-β 表达缺陷小鼠相似的淋巴细胞非特异性器官浸润及 IL-2、IL-4、IL-10、IFN-γ 等细胞因子的大量分泌。患病的雄性杂合子小鼠大多数在 15 天内死亡,而雌性杂合子小鼠则免于患病。Scurfy 小鼠体内 CD4$^+$ Treg 细胞对外来抗原刺激高度敏感,细胞表面 CD44、CD69、CD25 表达较正常小鼠高。运用物理图谱并结合大规模序列分析发现小鼠体内存在 Foxp3 结构区异常。

小鼠叉头框(forkheadbox,Fox)及人类 FOX 统称为 FOX。小鼠 Foxp3 基因位于染色体 XA11,全长 30 858bp,cDNA 为 1411bp,编码蛋白含 431 个氨基酸。人 FOXP3 基因位于染色体 Xp1123,有 11 个外显子,cDNA 全长 1869bp,编码产物是一个约 48kDa 的蛋白质,也称为 Scurfin,包含一个锌指结构、一个亮氨酸拉链基序和蛋白 C 端的叉头螺旋——Forkhead 保守区。Forkhead 保守区是由 84 个氨基酸组成的叉头 DNA 结合区(FKH),跨越 15～17bp,该区域大部分氨基酸序列高度保守。2001 年,Brunkow 等对 Scurfy 小鼠研究时首次发现 Foxp3,

并证实 Scurfy 鼠的突变基因位点是在 Foxp3 基因第 8 内含子中插入了 2 个腺苷酸残基,造成移码突变,形成 FKH 缺失的截断蛋白,缺少了 Forkhead 结构域(图 2-7)。研究证明,Forkhead 结构域对其核定位及其与 DNA 结合具有关键作用,缺少 Forkhead 结构域,Foxp3 将不能够发挥转录因子的功能,导致 CD4$^+$T 细胞过度增殖、浸润。

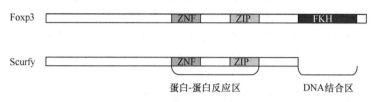

图 2-7　Scurfy 小鼠 Foxp3 基因异常

ZNF,锌指结构;ZIP,亮氨酸拉链;FKH,Forkhead 保守区

人类同源的 FOXP3 突变可引起人类基因性疾病的免疫失调、内分泌疾病、肠病、X 染色体性联综合征(IPEX,也称为 X 染色体连锁的自身免疫——变态反应失调综合征,XLAAD),表现为广泛的免疫失调,带有自身免疫性内分泌疾病、早期发作的 1 型糖尿病和甲状腺炎,且在一些病例中证明伴有严重的异位特异反应,包括湿疹、食物变态反应和嗜酸性炎症。IPEX 由 FOXP3 等位基因的突变所引起,IPEX 患者的 FOXP3 基因中有 13 个独立的突变点,其中 6 个突变会引起氨基酸替换。

小鼠胸腺 CD4$^+$CD25$^+$T 细胞与外周 CD4$^+$T 细胞选择性地表达 Foxp3。在小鼠体外试验中,刺激 CD4$^+$CD25$^-$T 细胞将出现其他标志分子上调,却不能引发 Foxp3 的表达。人类的 FOXP3 基因不仅仅表达于 CD4$^+$CD25$^+$T 细胞,在静止的 Th1 细胞、具有 Th1 表型的 T 细胞、CD4$^+$T、CD8$^+$ T 细胞及外周血单个核细胞中亦有表达,但仅限于 CD25$^+$细胞,在 CD25$^-$细胞、巨噬细胞、B 细胞及 Jurkat 细胞中均不表达。可见 Foxp3 的表达不是 T 细胞活化的结果,仅仅特异性地表达于 Treg,可作为 Treg 的一个特异性标志。通过 TCR 及抗 CD3/CD28 共刺激人 CD4$^+$CD25$^-$/CD8$^+$外周血单个核细胞可介导细胞增殖、细胞因子产生及 CD25 表达,而在鼠脾或淋巴结细胞中仅有 Foxp3 表达。由此可推测人 FOXP3 的表达与 CD25 表达有着紧密的联系,而且由活化的人 CD4$^+$CD25$^-$T 细胞诱生的 CD4$^+$CD25$^+$T 细胞能够抑制新鲜分离的 CD4$^+$CD25$^-$T 细胞。

2. Foxp3 免疫调节机制　Foxp3 参与 CD4$^+$CD25$^+$T 细胞在胸腺的发生。其可能的机制是胸腺发育过程中,部分 T 细胞能够通过 TCR 与胸腺基质细胞 MHC 分子以较高亲和力结合,启动这群 T 细胞 Foxp3 的基因表达,使其向 CD4$^+$CD25$^+$T 细胞分化。而且只有在胸腺 Treg 上的 Foxp3 改变才会影响到外周 Treg 的数量,外源转入 Foxp3 不会影响到胸腺及外周 Treg 的数量。天然 Treg 表现为 CD4$^+$CD25$^+$Foxp3$^+$,而诱生型 Treg 表现为 CD4$^+$CD25$^+$Foxp3$^-$,但可在某些抑制性细胞因子的作用下(如 IL-10 和 TGF-β)分化为 Foxp3$^+$,并发挥与天然 Treg 相同的作用,即通过不同途径抑制自体或异体反应性 T 细胞的活化和增殖。

Foxp3 参与 Treg 抑制功能维持的可能机制包括:①Foxp3 进入细胞核内通过其 FKH 与 DNA 结合发挥作用,由于 FKH 靠近蛋白的羧基端,缺少隐藏的转录激活区域,使其成为一种转录抑制因子。②Foxp3 的 FKH 结合位点与活化 T 细胞核因子(nuclear factor of activated T cell,NF-AT)位点非常接近,可能与 NF-AT 的结合位点部分重叠,因此 Foxp3 通过竞争性抑制 NF-AT 转录活性,间接抑制效应基因的转录。③Jurkat 细胞转导表达 Foxp3 后,抗 CD3

单抗刺激后的 IL-2 分泌减少,提示 Foxp3 抑制 IL-2 的表达可能是通过抑制 NF-AT 与 IL-2 启动子的结合而引起的,该反应直接抑制了效应基因(如 IL-2 基因)的表达。④Foxp3 作为一个转接蛋白招募其他具有抑制功能的效应分子与目的基因结合。⑤Foxp3 作为一种转录的激活因子起作用,通过上调 Treg 抑制性效应分子及细胞因子(如 CD25、GITR、CTLA-4、TGF-β 和 IL-10 等)表达来参与介导 Treg 的抑制功能(图 2-8)。

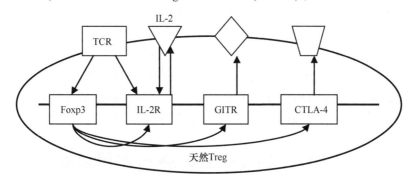

图 2-8　Foxp3 对 Treg 相关分子表达的调控

(引自:Fontenot JD,Rudensky AY. 2005. A well adapted regulatory contrivance:regulatory T cell development and the Forkhead family transcription factor Foxp3. Nat Immunol,6:331~337)

3. Foxp3 表达的调控因素　Foxp3 表达在 Treg 的发育、诱导及功能发挥上均具有决定性作用,故其表达的调控将成为研究的重点,尽管在这方面的探索中取得了一些进展,但确切的表达调控机制远未明确。其中可能存在多种信号通路,明确这些信号及 Foxp3 激活的靶基因将对了解 Treg 在免疫耐受中的作用产生更深远的意义。

(1)TCR 信号途径:小鼠胸腺细胞及外周 CD4⁺ T 细胞均表达 Foxp3。与人类不同,在体外刺激小鼠 CD4⁺CD25⁺T 细胞不能诱导 Foxp3 表达,这就将 Foxp3 与其他标志分子区分开来。但值得注意的是,CD4⁺CD25⁻T 细胞也可表达低水平的 Foxp3,约为 CD4⁺CD25⁺T 细胞 Foxp3 表达水平的 1/100。但 CD4⁺CD25⁺T 细胞与 TCR 结合后其 Foxp3 表达水平上调,并不是由 T 细胞受刺激激活所引起的,很明显存在着转录后机制,同时还意味着 Foxp3 表达与 TCR 信号途径之间存在密切联系。

有实验表明,在胸腺中提供相对高亲和力的 TCR 相互作用,可适度上调 Foxp3 表达,有利于 Treg 的产生。与之相似,在同时表达某一抗原肽段及识别该抗原 TCR 的转基因小鼠中,分离免疫无能的 TCR 转基因 CD4⁺CD25⁻ 细胞能够适度地上调 Foxp3 表达。这些结果提示,高亲和力的 TCR 作用可能与 Foxp3 诱导产生有关。体外诱导初始 CD4⁺CD25⁻T 细胞转变为表达 Foxp3 的 CD4⁺CD25⁺T 细胞,同样离不开 TCR 的刺激,表明 TCR 的刺激信号对于 Foxp3 表达具有重要作用。

(2)TGF-β 介导的 Smad3/4 途径:有研究发现 TGF-β 可介导 Foxp3 的表达,参与 Treg 的功能调节。但目前 TGF-β 介导 Foxp3 表达的具体途径尚不清楚,可能与 Smad7(TGF-β 信号转导的抑制物)有关。在 TGF-β 刺激初始 CD4⁺ T 细胞后,Smad7 mRNA 表达增强,而在表达 Foxp3 的 T 细胞中 Smad7 mRNA 的升高则被抑制。Foxp3 通过抑制 Smad7,可以正调节 TGF-β 信号通路,使体外诱导的 Treg 具有调节功能,并使表达 Foxp3 的 Treg 自我增殖。有资料在探讨人外周 CD4⁺CD25⁻T 细胞向 Treg 转变的机制时发现,TGF-β 能够同时抑制 CD4⁺

CD25⁺T/CD4⁺CD25⁻T 细胞增殖,并诱导 CD4⁺CD25⁻T 细胞上调表达 Foxp3,但对 CD4⁺CD25⁺T 细胞无影响。其诱导 CD4⁺CD25⁻T 细胞 Foxp3 表达需要抗 CD3/CD28 抗体的存在,同时产生较 CD4⁺CD25⁺T 细胞为低的 IL-10,不表达 IL-4 和 IFN-γ 或量极低,并于 5 天后出现 CD25 的表达。而 Foxp3 则通过下调 Smad7 致使 T 细胞对 TGF-β 经 Smad3/4 的信号通路高度敏感,介导 Foxp3⁺CD4⁺CD25⁻T 细胞的抑制功能。由此,通过 TGF-β 诱导外周 CD4⁺CD25⁻T 细胞产生调节活性,为获取并利用 Treg 抑制活性开创了一条新的可能途径,但新近 Kullberg 等的研究结果对此观点提出了质疑。

(3)雌激素:最近有报道证实,雌二醇在体内外试验中均可以增加 FOXP3 表达,且与 Treg 的增殖有关。在妊娠过程中来自胎儿的抗原成分对外周耐受提出了更大的挑战。随着雌二醇水平的上升,其很有可能介导了 FOXP3 的表达从而引起 Treg 扩增,进而增强免疫抑制及阻止胚胎排斥,但其确切的信号通路尚有待进一步阐明。

三、CD4⁺ CD25⁺ T 细胞的作用机制

许多资料显示,Treg 对效应性 T 细胞的抑制反应可以通过细胞接触和细胞因子分泌方式起作用(图 2-9)。进一步研究发现,天然 CD4⁺CD25⁺T 细胞抑制 T 细胞反应是依靠细胞接触机制,而新诱导的 CD4⁺T 细胞抑制 CD4⁻ T 细胞增生却是通过 IL-10 或 TGF-β 起作用的。天然 Treg 细胞产生抑制功能的体内外研究结果并不一致,且 CD4⁺CD25⁺T 细胞不仅具有抑制功能,还可以通过感染耐受机制诱导初始 CD4⁺ T 细胞分化为抑制性细胞。

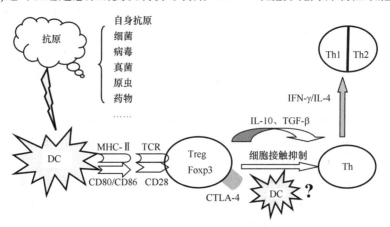

图 2-9　Treg 作用机制模式图

(一)细胞接触方式

体外研究表明,CD4⁺CD25⁺T 细胞以细胞接触依赖的方式发挥其对 CD4⁺T 和 CD8⁺ T 细胞 IL-2 基因转录和表达、T 细胞活化增殖的抑制效应。目前,国内外在 Treg 对效应性 T 细胞的接触抑制机制方面,就其作用是否通过抗原提呈细胞介导仍存在许多争议。

一种观点认为,细胞间的直接接触是结合在同一抗原提呈细胞上的 Treg 和效应 T 细胞的连接抑制。细胞因子中和抗体的应用似乎也不能消除抑制功能。在体内抗原提呈细胞也可能涉及其抑制作用,由于 Treg 抑制抗原提呈细胞上 B7 分子表达,抑制 DC 成熟分化和

MHCⅡ类分子的表达,故部分学者认为 Treg 必须通过抗原提呈细胞从而使 Treg 和效应 T 细胞靠近,即 Treg 给相应的效应 T 细胞抑制信号或者相应的效应 T 细胞在作用时变为 Treg,之后通过"连接抑制"进一步增强其抑制效果,即 T 细胞通过与曾被 Treg 接触过的抗原提呈细胞间接地受到抑制。抑或 Treg 抑制了抗原提呈细胞激活效应 T 细胞的能力,例如 CD4⁺CD25⁺T 细胞可下调 DC 表达 CD80 和 CD86,且体外试验中抗原提呈细胞的缺乏可阻断 CD4⁺CD25⁺T 细胞对效应 T 细胞的抑制作用。

另有观点认为,CD4⁺CD25⁺T 细胞经 TCR 活化后,可以对效应 T 细胞形成直接抑制,不需要通过抗原提呈细胞中介作用。以纯化的 T 细胞和 Treg 作用为研究对象,有结果证实 Treg 通过接触机制非常显著地作用于效应 T 细胞,从而肯定了效应 T 细胞与 Treg 可以直接"对话"的学术观点,但并不排除同时存在抗原提呈细胞中介的可能性。

目前多倾向于 Treg 并不直接作用于抗原提呈细胞,但抗原提呈细胞为 CD4⁺CD25⁺T 细胞同靶细胞接触提供了作用平台。细胞接触依赖的抑制机制涉及多个膜表面分子的作用。阻止 CTLA-4 信号转导使 CD4⁺CD25⁺T 细胞抑制作用丧失,TRANCE/RANK 和 GITR/GTTR 配体下调。虽然 GITR 在人的 CD4⁺CD25⁺T 细胞上也表达,然而 GITR 介导的信号转导并不能逆转这种抑制效应。

(二) 细胞因子模式

CD4⁺CD25⁺T 细胞介导的细胞接触依赖性抑制作用除涉及其膜表面几种分子外,细胞因子和其他可溶性因子对其抑制效应的发挥也有着不可忽视的作用。尽管大量的研究(大多是体外试验)表明,免疫抑制因子如 IL-10、TGF-β 和 IL-4 并非抑制作用的必要调节因子。

将调节细胞和靶细胞脱离接触但共享培养环境,虽然二者可通过分泌细胞因子相互作用,但 CD4⁺CD25⁺T 细胞不能表现出对靶细胞的抑制效应。因此推测在抗原浓度低时,CD4⁺CD25⁺T 细胞只通过细胞接触发挥作用;而在抗原浓度高时,CD4⁺CD25⁺T 细胞同时通过分泌 IL-10 和 TGF-β 以及与细胞直接接触发挥作用。有人通过共培养体系和由 Transwell-PCF 构建的分隔培养体系对 Treg 与效应 T 细胞进行共培养和分隔培养亦发现,在共培养体系中细胞因子和接触抑制机制同时发生作用,但是以细胞接触机制的作用占主导。在分隔培养和共培养体系同时证明的细胞因子机制中,以 IL-10 对效应 T 细胞的抑制作用占主导,其对效应 T 细胞的抑制强度高于通过 TGF-β。

总之,这些由 Treg 产生的细胞因子综合作用抑制相关的免疫应答。在 Treg 数量相对丰富的环境中,比如体外试验中,TGF-β 结合到活化的 Treg,Treg 和相应 T 细胞结合,阻止后者激活。但在体内,可能 Treg 数量有限,所以其抑制效应需要细胞因子的参与。Treg 能"感觉"到它们所处的环境以及发生免疫应答时共刺激信号和抗原信号的强度,通过间接抑制或细胞因子依赖机制而扩大其抑制活性。

(三) Treg 介导"传染耐受"

CD4⁺CD25⁺T 细胞可以介导"传染耐受",即这些细胞能将应答性 CD4⁺CD25⁻T 细胞诱导为无能/抑制性表型,后者又可抑制其他细胞活化,从而扩大抑制效应。有趣的是,"传染"的实际过程需要细胞与细胞的接触,然后被"传染"的细胞以可溶性方式,即通过 IL-10 和(或)TGF-β 发挥抑制作用。

（四）"空间竞争"

CD4$^+$CD25$^+$T 细胞还可通过"空间竞争"调节其他 T 细胞的分化,并不依赖于特异性或效应因子功能,所以在原始淋巴细胞增殖环境中输注几乎任何原始 CD4$^+$ T 细胞都可以限制自身免疫性疾病。

CD4$^+$CD25$^+$T 细胞在体内发挥抑制效应的机制可能包括多个方面,而且在不同情况下可能通过多种机制发挥抑制功能,这取决于多种因素的影响,例如免疫反应的强度,尤其是 Treg 的刺激强度,调节的靶器官及其周围细胞因子环境等。

四、调节性 T 细胞与慢性感染性疾病

有证据表明,天然 Treg 除对自身抗原反应之外,对外来微生物抗原亦发生反应,而多数情况下天然 Treg 参与慢性炎症过程。尽管其作用效果还受到不同炎症阶段、不同病原体剂量、宿主基因型、免疫状态及合并症或伴随感染等多种因素的影响。

（一）Treg 在慢性感染性疾病中的作用

感染性疾病的发生、进展及结局不仅取决于病原体的种类、数量和毒力,宿主的免疫状态即抗感染能力也是另一决定性因素。在慢性感染性疾病中,如何实现抗感染免疫与免疫病理损伤之间的平衡是一个复杂的调节过程。在长期的进化过程中,慢性感染的病原体之所以能在宿主体内长期存在,说明其与宿主已经互相适应。因此,慢性感染不能单单认为是未能产生足够的免疫反应,这其实是病原体与宿主间相互"妥协"、平衡各自作用的结果。其中 Treg 的关键作用就在于可以调节控制病原体的有效 T 细胞反应和导致严重炎症及组织破坏的过度 T 细胞反应之间的平衡,即调节抗感染免疫与免疫病理损害间的平衡,其作用可概括为两个方面(表 2-7)。

表 2-7　感染免疫中 Treg 的功能

	Treg 数量减少或功能降低	Treg 与效应 T 细胞均等	Treg 数量过多或功能增强
有益作用			
宿主	病原体清除	维持保护性免疫、防止过度病理损害	
病原体		持续感染和或传播	疾病扩散/蔓延
不利作用			
宿主	组织损伤	持续储备病原体	有效免疫反应受阻,疾病进展
病原体	病原体清除		宿主损害

1. 维持对病原体的伴随免疫　伴随免疫是一些微生物感染性疾病的特点,其常见临床免疫状态是非消除性免疫,即感染诱导的免疫力不能完全或完全不能清除已经建立寄生的病原体。正因为相应微生物在宿主体内的长期存在,才使得机体对这些微生物再次感染具有免疫力。现有资料表明,Treg 和效应 T 细胞之间的平衡使微生物得以在慢性感染部位长期存在。有资料证实,移除或减少 CD4$^+$CD25$^+$T 细胞可以增强对多种病原体(如细菌、病

毒、真菌和胞内寄生虫等)的抗感染免疫,说明自然存在的 CD4$^+$CD25$^+$T 细胞抑制了机体对入侵病原体的有效保护性免疫应答。在对大肠杆菌感染的研究中发现,记忆性 CD4$^+$ T 细胞对大肠杆菌反应性低下,使感染通常维持终身并引起消化性溃疡,这些都与 CD4$^+$CD25$^+$T 细胞的抑制效应有关。

2. 限制免疫应答引起的过度病理损伤 虽然 Treg 会使病原体持续存在,但也可对宿主有益,如能抑制过度抗病原体免疫应答引起的病理损害,这主要取决于 Treg 介导的 Th1/Th2 极化状态。正常状态下,肠腔通过多种免疫耐受机制包括 Treg 的主动抑制机制及 IL-10和 TGF-β 介导的细胞因子抑制纠正 Th1/Th2 之间的偏离,阻止炎性肠病的发生,并可逆转已形成的肠道炎症。研究发现,在 Th1 或 Th2 细胞增强的黏膜炎症中,Treg 的数量及分泌的细胞因子明显减少,而缺少 CD4$^+$CD25$^+$T 细胞的小鼠对肠道共生菌群产生高反应性,引起严重的自身反应性肠炎。由此可见,CD4$^+$CD25$^+$T 细胞主要抑制过度抗病原体免疫,从而减轻对宿主失控性免疫病理损伤。许多慢性感染性疾病中都存在这些情况。例如眼部小剂量单纯疱疹病毒(HSV)感染后,CD4$^+$CD25$^+$T 细胞可增加抑制 CD4$^+$ T 细胞继而保护器官免于病理损害。

在慢性感染中,抑制性细胞因子尤其是 IL-10 和 TGF-β 的产生可能与免疫反应调节有关,推测这些细胞因子能抑制过强的免疫应答和病理损伤。多项观察证实,在感染性疾病中TGF-β 产生较多,是维持感染局部 Treg 存活及增殖的重要细胞因子,许多病原体甚至可以通过其感染的靶细胞直接引发 TGF-β 生成。目前关于 IL-10 在感染免疫中的作用机制及应用研究引起了许多学者的极大关注,源于其在 Treg 介导的防止过度免疫病理损害方面所起的重要作用。

(二) Treg 与特异性病原体感染

近年来,Treg 在不同动物感染模型和人类感染性疾病中作用的研究逐渐增多,这些资料主要集中在对病毒、细菌、真菌及寄生虫等方面。

1. Treg 与细菌感染 事实上,天然 Treg 的主要功能是介导对组织损伤相关信号的反应继而减轻组织损伤,其典型例证是 Treg 介导的胃肠道内环境稳态的维持。机体通过多种免疫机制对肠腔中存在的 400 余种肠道共生菌及病毒等抗原性成分处于免疫耐受状态。因此当机体免疫功能失调时,肠道共生菌,包括真菌及病毒都可能引发炎症性肠病。这方面的研究较多,结果也证实天然 Treg 在炎症损伤方面发挥主要调节作用,其缺乏将导致严重炎症损伤,而过继转移 Treg 将可以抑制疾病的发展。

Treg 调节内环境稳定的意义不仅限于肠道,还表现在肺、肝、皮肤及眼等部位。在许多外源性细菌感染中,通过这一机制能实现对宿主有益的作用。从百日咳杆菌感染鼠的肺组织中分离得到的 Treg 能分泌 IL-10、IL-5,在某些情况下分泌 TGF-β,但是不分泌 IFN-γ、IL-2 和 IL-4等,在体内限制保护性 Th1 细胞反应。DC 活化的 T 细胞优先分化为 Treg,该机制使百日咳杆菌可抑制保护性 CD4$^+$ T 细胞反应。而从慢性幽门螺杆菌感染患者中分离的 CD4$^+$CD25$^+$T 细胞明显抑制幽门螺杆菌抗原特异性 T 细胞反应。

2. Treg 与原虫感染 Belkaid 等用硕大利什曼原虫(*Leishmania major*)感染小鼠进行观察,发现感染后 CD4$^+$CD25$^+$T 细胞迅速聚集到感染的真皮组织,抑制机体有效清除病原体的免疫反应。研究同时发现,CD4$^+$CD25$^+$T 细胞通过限制对感染位置的免疫应答的敏感性来抑制过度免疫反应,导致病原体长期存在。在日本血吸虫感染及结核病中也发现存在伴随免疫现象,这些现象的出现均与 $CD4^+CD25^+T$ 细胞维持部分的或伴随的免疫力有关。当移除 $CD4^+CD25^+T$ 细胞后可显著增强免疫效应,以完全清除感染的硕大利什曼原虫,但是这种完全的清除效应将导致伴随免疫功能的丧失,即可造成对同一种病原体的再感染。

在慢性感染性疾病中,严重联合免疫缺陷(SCID)小鼠硕大利什曼原虫感染是 Th1/Th2 分化的典型模型,表现为在不同的疾病背景下,Treg 能够调节免疫反应向有利或有害的方向发展。而在血吸虫感染免疫应答自然转归过程中发现,感染急性期呈 Th1 优势应答,随着感染的慢性化进程,出现 Th2 优势应答,存在 Th1 向 Th2 漂移现象。

3. Treg 与病毒感染 许多病毒感染,尤其是持续性感染都可以抑制免疫反应的一种或几种功能,诱导宿主耐受的机制包括克隆清除、无能、忽视或抑制等。许多资料提示,Treg 在病毒感染诱导的免疫抑制中具有重要作用,不仅是在慢性持续性感染,在急性感染中亦是如此。

在鼠的急性单纯疱疹病毒感染模型中,感染之前去除 $CD4^+CD25^+T$ 细胞,病毒特异性 $CD8^+T$ 和 $CD4^+T$ 细胞反应增强了 2~3 倍。在反应的急性期和记忆阶段,Treg 均能影响 $CD8^+T$ 细胞反应的程度。有研究认为,丙型肝炎病毒(HCV)感染患者外周循环中 $CD4^+CD25^+T$ 细胞数目较正常增多,与病毒特异性 $CD8^+T$ 细胞功能受损及 HCV 的持续性感染有关。体内试验中,清除 Treg 将可以增强抗原特异性 $CD8^+T$ 细胞反应。在对逆转录病毒——人类免疫缺陷病毒(HIV)感染的研究中观察到,HIV 感染的疾病进展以及病毒复制的活化与 $CD4^+$ Treg 数量增加有关,清除外周血单个核细胞 Treg 亚群可以增强抗 HIV $CD4^+T$ 细胞反应。另外,体外试验中发现对于绝大多数 HIV 感染者,Treg 对 HIV 特异性 $CD4^+/CD8^+T$ 细胞反应的抑制作用依赖细胞间接触而不依赖于细胞因子。

4. Treg 与真菌感染 真菌感染多发生于机体免疫功能受抑,如器官移植长期使用免疫抑制剂或肠道菌群失调致二重感染时,免疫反应的恢复或增强目前仍被认为是抗真菌治疗的基本原则。关于 Treg 在真菌感染中的作用机制研究多集中在肠道真菌感染所致炎性肠病及造血干细胞移植的患者。

真菌感染的机制与细菌感染颇为相似,即通过 DC 表面的特异性受体识别不同类型真菌感染信息,影响细胞因子产生及共刺激分子表达,激活 Treg 并活化 Th1/Th2 反应,从而影响感染的结局。而在血液系统恶性肿瘤或行造血干细胞移植的患者中,一旦发生真菌感染其结局通常很差。近年来,免疫反应中细胞因子调节对于抗真菌的重要作用备受关注,这方面的研究也取得了很大进展。临床前试验有力地证实,细胞因子可增进中性粒细胞及单核/巨噬细胞的抗真菌活性,同时上调保护性 Th1 反应。而转染了真菌 RNA 的 DC 用于造血干细胞移植可以恢复对真菌的抵抗力,这为制备抗真菌疫苗提供了理论依据。

(三)Treg 在慢性感染性疾病中的应用价值

Treg 参与了机体对几乎所有感染性病原体的免疫反应,是感染"活化"了 Treg。在人与小鼠的许多慢性感染性疾病中,减少 Treg 将有利于病原体的清除,增强对病原体的控制能力,但伴随着组织损伤及对再感染的免疫力的丧失,同时造成对持续存在的其他病原体的无效清除,随之带来更严重的甚至是致命的免疫病理反应。Treg 增加伴随着清除病原体功能的下调,抑制有效的免疫反应导致疾病发生及蔓延甚至致命。因此,移除天然 Treg 或作用于与 Treg 活性相关的分子如 CTLA-4、TGF-β、IL-10 及 GITR 都将有效地调控慢性炎症反应。而当发生过度病理损害时,诱导或活化天然 Treg 不乏为一种有效的治疗策略。如何调节这两方面的功能达到最佳平衡并利用其有益的作用正是免疫学家们面临的最大挑战。

五、调节性 T 细胞在脓毒症中的作用及机制

目前有关 CD4$^+$CD25$^+$T 细胞在脓毒症中作用的报道逐渐增多,并日益受到关注和重视。深入了解 Treg 的作用机制有助于寻找设计有效的抗感染方案,最大限度地利用 Treg 活性转换达到治疗目的。

(一) Treg 与内毒素所致脓毒症及脓毒性休克

研究表明,Treg 具有广泛的 Toll 样受体(TLR),包括 LPS 受体 TLR4 及 TLR5、TLR7、TLR8 等。据报道,炎症细胞因子和细菌及其产物,如 LPS 刺激在体内外均可上调 Treg 表面活性标志,从而促进 Treg 增殖及存活,并增强 Treg 的抑制功能。近年来一些流行病学研究表明,变态反应性疾病发生率增高的原因可能在于感染性疾病的发生率下降,因为细菌成分及产物,如 LPS 或细菌 DNA 可以诱导 Treg 生成。这意味着 Treg 在 LPS 诱导的炎症及脓毒症发生演进中可能发挥着重要作用。

我们新近的实验资料证实,脓毒症大鼠 CD4$^+$CD25$^+$Treg 凋亡率显著低于对照组和假手术组,而反映 Treg 免疫抑制效应的重要膜表面分子 Foxp3、CTLA-4 的表达以及抑制性细胞因子 IL-10 的分泌功能则显著升高,说明脓毒症病理过程中 CD4$^+$CD25$^+$Treg 抑制功能明显增强。临床观察显示,严重烧伤患者不同烧伤面积组 Treg 表面 CTLA-4 及 FOXP3 表达均较正常对照组明显升高。同时,脓毒症组 CTLA-4 及 FOXP3 表达在伤后 3~21 天显著高于非脓毒症组,脓毒症患者死亡组 CTLA-4 及 FOXP3 表达水平亦显著高于存活组。我们进一步检测了 Treg 分泌 IL-10 和 TGF-β$_1$ 的能力,结果表明这两种抗炎细胞因子与 CTLA-4 及 FOXP3 变化趋势相似。由此可见,严重烧伤可促进外周血 Treg 的免疫抑制功能成熟,并刺激其分泌大量抑制性细胞因子,从而造成机体免疫功能障碍甚至紊乱的发生,其中以特重烧伤、并发脓毒症及预后不良者表现尤为突出。另据报道,通过对脓毒性休克患者 CD45、CD69 及 CTLA-4 的检测,证实 CD4$^+$CD25$^+$Treg 产生明显增多,同时其表面分子 CTLA-4 也呈过表达状态,而且在脓毒症死亡、人类白细胞抗原(HLA)-DR 低表达患者中,10 天后仍存在 Treg 的持续升高。此外,烧伤后机体免疫功能明显受抑,导致对机会感染的抵抗力降低,出现 CD4$^+$T 细胞向Th2 极化,且 CD4$^+$CD25$^+$Treg 活性增强。这些结果有力地说明了 Treg 在脓毒症及脓毒性休克中所发挥的重要调节作用。但有人在分析脓毒性休克患者与健康人 Treg 在 CD4$^+$ T 细胞中所占的比例时发现,脓毒性休克一开始便存在 CD4$^+$CD25$^+$/CD25$^-$T 细胞绝对数的下降,但随之 CD4$^+$CD25$^+$T 细胞很快恢复至正常对照水平,而 CD4$^+$CD25$^-$T 细胞则出现显著下降。对 Foxp3 mRNA 的检测结果未显示脓毒性休克后其表达增加,而是与 CD4$^+$CD25$^+$T 细胞的变化规律一致,因此认为 CD4$^+$CD25$^+$T 细胞比例的增高并不是该细胞增殖的结果,而是由对 CD4$^+$CD25$^-$T 选择性清除造成的。这可能源于细胞受凋亡机制影响程度不同,但该设想有待证实。在盲肠结扎穿孔(CLP)造成鼠脓毒症模型中观察到,与 CD4$^+$ T 细胞相比,过继转移 Treg 后细菌的清除率显著增高,生存曲线显示存活率亦显著提高。这些研究结果充分说

明了 Treg 在脓毒症及脓毒性休克中所起的重要作用。

现已明确,机体炎症反应失调的主要原因是病原体感染所致细胞内促炎因子产生过度和抗炎介质生成不足,从而造成炎症平衡失调。Treg 抑制功能增强也正是介导了 Th1 反应向 Th2 反应漂移。Treg 通过识别能与自身抗原发生交叉反应的微生物抗原及其产物从而激活 T 细胞。除 LPS 外,随炎症发生部位及进展阶段的不同、宿主与病原体间相互作用的改变,Treg 所识别的外来抗原特征也将随之发生变化。许多病原相关分子模式或模式识别受体及炎症组织因子均有助于 Treg 发挥功能,它们可刺激单核细胞表面的 CD14 等受体,经过 TLRs 将信号传入细胞内,启动相关基因的转录。

(二) CD4+ Th 细胞极化的调节

一般认为机体对感染的原发反应是失控性过度炎症反应,但在机体启动致炎反应的同时也启动了抗炎反应,只是在炎症发展的不同阶段二者作用的主次不同,表现为早期以炎症反应为主,晚期则以抗炎反应为主或呈现混合性抗炎反应。只有充分认识致炎和抗炎作用此消彼长的本质及调节机制,才能把握疾病的发展规律,预见疾病的发展方向,从而进行针对性干预。

1. Treg 的调节作用 Treg 的免疫抑制性表现在经 TCR 介导的信号刺激活化以后能够抑制 CD4+ 和 CD8+ T 细胞的活化和增殖。CD4+ T 细胞活化后分泌两类相互拮抗的细胞因子,其中分泌致炎细胞因子如 TNF-α、IFN-γ、IL-2 的为 Th1 细胞,分泌抗炎细胞因子如 IL-4、IL-10 的为 Th2 细胞。Th1 介导保护性免疫,活化巨噬细胞杀灭病原体;Th2 则介导非保护性免疫。研究表明,LPS 刺激后 CD4+CD25+T 细胞水平升高且抑制功能增强,导致倾向于 Th2 型的免疫反应。意味着移除 CD4+CD25+T 细胞必将增强效应性 CD4+ T 细胞的 Th2 向 Th1 的极化,从而进一步强化这些效应细胞引起的免疫应答。可见 Treg 的增减决定着 Th1/ Th2 作用主次关系的转换,同时决定着炎症反应的发展方向(图 2-10)。

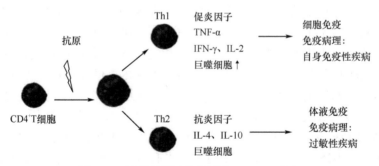

图 2-10 抗原刺激诱导特异性 Th1/Th2 分化

在脓毒症患者外周血中亦存在着单个核细胞 Th1 类细胞因子减少、Th2 类细胞因子增加的情况,而且若单个核细胞 Th2 类细胞因子出现逆转,保护性免疫增强,则脓毒症患者生存率增加。Hotchkiss 等的研究发现,脓毒症患者在发病初始阶段就有明显 T 细胞免疫功能抑制现象,不仅抗炎而且致炎功能都存在缺陷,这说明脓毒症患者生存的关键在于炎症反应即 Th1 反应的恢复。这些研究都提示机体通过 CD4+ T 细胞 Th1/Th2 极化来实现免疫应答的平衡及转换,但目前 CD4+CD25+T 细胞调节 CD4+ T 细胞发生 Th1 或 Th2 极化反应的决定因素尚未完全明确,可能受病原体的种类、炎症发展的不同阶段和感染部位细胞因子微环境等多种因素影响。

2. DC 对 CD4⁺Th 细胞极化的调节　当不同的 DC 亚群识别不同类型、剂量的细菌产物或炎症介质后,将其转译为不同配体信号,继而启动不同的 T 细胞分化程序。这其中必然要涉及多种细胞因子的释放及相互作用,因为细胞因子微环境在 Th 细胞的极化中起着尤为重要的作用。大量研究证据显示,人、小鼠 DC 中均有 IL-12 的表达和分泌。IL-12 是诱导 Th1 应答的主要细胞因子,IL-23 和 IL-27 也能诱导 Th1 应答;一些特异性细胞因子如 IL-10 是与 DC 诱导 Th2 反应密切相关的因子,甚至是一种必需的因子。在人和小鼠,IL-10 可通过抑制 DC IL-12 的产生而有利于 Th2 反应。由于感染时 DC 快速释放 IL-12,之后才分泌 IL-10,一旦 DC 已经产生了 IL-12,IL-10 对 DC 诱导 Th1 反应就不会再产生影响,故 IL-10 的作用时机非常重要。

DC 的某些表面分子能促进 Th2 应答,例如,DC 表面的凹槽配体 δ 和凹槽可以影响 Th1 和 Th2 分化;IL-4 也是诱导 Th2 型反应的主要因子,IL-4 并非由 DC 直接产生,但 DC 可促进未成熟 T 细胞、嗜酸性细胞或 NKT 细胞产生 IL-4。

(三) Treg 诱导的脓毒症细胞凋亡与免疫无反应性

脓毒症免疫功能紊乱的机制一方面是 T 细胞功能失调,即炎症介质向抗炎反应即 Th2 反应的漂移,导致 Th2 类细胞因子增加,而这也正是 Treg 的功能体现。另一方面则表现为细胞凋亡与免疫无反应性。脓毒症时机体表现为 Treg 水平持续增高,从而加剧免疫无反应状态,表现为对抗原刺激不发生反应性增殖并且也不分泌细胞因子 IL-2。即使当经 TCR 介导的信号刺激并有高浓度外源 IL-2 存在的情况下,CD4⁺CD25⁺T 细胞可活化并增殖,但其增殖程度较 CD4⁺CD25⁻T 细胞弱很多。此外,Treg 通过下调 DC 膜表面共刺激分子的表达从而继发地影响 T 细胞增殖,而且 Treg 还能通过 Fas/FasL 诱导 T 细胞凋亡。这些作用机制的发挥最终都将导致机体免疫功能低下。

(四) Treg 介导的免疫调节在脓毒症防治中的应用

在脓毒症及脓毒性休克中,T 细胞反应的启动同样意味着三种不同类型细胞的反应(抗原提呈细胞、Treg、Th)。抗原提呈细胞提供的共刺激信号影响 Treg 和 Th 的"行为",多种细胞的作用将决定免疫反应的启动和表型。尽管 TLR 刺激 DC 亦可引起可溶性介质 IL-6 的释放,通过诱导产生的其他细胞因子共同作用封阻 Treg 对效应 T 细胞的抑制效应,但一般情况下抗原提呈细胞识别病原体抗原后增强而不是消除 Treg 抑制功能,许多资料提示抗原提呈细胞在其中发挥非常关键的作用。通过 Treg 活性的发挥实现对效应 T 细胞的精细调节,最终达到调控免疫反应的共同目的。因此一定程度上任何影响 DC 及 Treg 发育、成熟及激活的物理、化学及生物因素都可能影响 Th1/Th2 反应的方向,从而使炎症感染走向不同的结局。这些也正是目前对炎症性疾病乃至脓毒症干预治疗的焦点所在。关于 Treg 在脓毒症中的应用研究方面目前已取得了一些进展,尽管干预的环节可能不同,应用的方法也各有差异。

据报道,在诸多抗原提呈细胞中,LPS 诱导成熟的 DC 是目前解除 CD4⁺CD25⁺T 细胞无反应性并激发其增殖及产生 IL-2 最强有效的细胞。另外通过细胞因子 IL-10 的表达,诱导

DC 的成熟,并调节 LPS/抗 CD40 诱导的 Th1/Th2 反应。在急性、致死性炎症感染如脓毒症动物模型中,过继转移 IL-10 转染的 DC 可明显降低致死率。同其他一些抗细胞因子抗体一样,将表达 IL-10 的 DC 在 LPS 攻击引起脓毒症之前注射,可改变机体对 LPS 的反应。如前所述,在临床患者或动物实验中均已证实 Treg 的移除或过继转移可直接影响脓毒症的结局。事实证明对 DC 及 Treg 活性、功能状态及相关细胞因子进行有效控制,将为肿瘤、炎症、自身免疫及其他免疫过程的治疗开辟一条颇具前景的新途径。

综上所述,目前关于 Treg 在脓毒症中的研究尤其是临床观察还很有限,其对脓毒症发生与发展的意义何在,对疾病转归起着怎样的作用,通过何种途径实现对炎症反应的调节,以及其确切的调控机制等诸多问题都有待于更深入的探讨。由于脓毒症的研究牵涉大量细胞因子及炎性介质,且与神经内分泌因素等形成复杂的网络调节效应,故任何单纯致力于某几种或某几类细胞或细胞因子的研究都不可能揭示其根本发病机制,这正是动物实验与临床应用不相符甚至矛盾的症结所在。随着对抗原提呈细胞、Treg 及效应性 T 细胞相互作用研究的深入,对机体免疫状态及调节机制认识的日益深化,许多作用环节都可能成为临床干预的切入点,从而为防治脓毒症及其他感染性疾病提供新策略。

(张 莹 董 宁 姚咏明)

第六节 树突细胞

树突细胞(dendritic cell,DC)是天然免疫和获得性免疫的重要调节细胞,作为抗原提呈功能最强的抗原提呈细胞(antigen presenting cell,APC),DC 是目前发现的唯一能激活未致敏 T 细胞的抗原提呈细胞。它能刺激幼稚 T 细胞增殖,建立初级免疫反应。除其独特的形态学特点外,还有一系列表型和功能上的特征,如表面具有高密度的抗原提呈分子(MHC Ⅰ和 MHC Ⅱ)和共刺激分子(CD40、LFA 3/CD58、B7-1/CD80、B7-2/CD86)等,因而成为功能强大的抗原提呈细胞。一个成熟的 DC 可激活 100~3000 个 T 细胞。

一、树突细胞的来源、分类与分子标志

（一）树突细胞的来源

DC 具有典型树突状形态,膜表面高表达 MHC Ⅰ类和 Ⅱ类分子,能移行至淋巴器官和刺激初始型 T 细胞增殖活化,并且具有一些相对特异性表面标志分子。DC 起源于骨髓 CD34⁺细胞,广泛分布于除脑以外的全身各脏器,数量极微,仅占外周血单个核细胞(PBMC)的 1% 以下。DC 前体细胞由骨髓进入外周血,再分布到全身各组织,因移行至不同部位而命名不同:①滤泡树突细胞(follicular dendritic cell,FDC),主要定位于淋巴滤泡,是淋巴结浅皮质区淋巴滤泡内的主要抗原提呈细胞,其树突状突起表面有 FcγR 和 C3bR,能有效地捕捉复合形式的抗原,并将抗原长期保留在其表面,以维持二级滤泡的记忆功能,也与记忆性 B 细胞的产生有关。②并指状细胞(interdigitating dendritic cell,IDC),定位于淋巴组织胸腺依赖区,是淋巴组织胸腺依赖区的重要抗原提呈细胞,其表面缺乏 Ig 受体和 C3 受体,但富含

MHC Ⅰ类和 MHC Ⅱ类抗原。③朗格汉斯细胞（Langerhans cell, LC），位于皮肤和胃肠上皮层，是这些部位的重要抗原提呈细胞，其表面有丰富的 MHC Ⅰ类和 MHC Ⅱ类抗原以及 FcγR 和 C3bR，胞质中有 birbeck 颗粒，此为朗格汉斯细胞的重要特征。④隐蔽细胞（veiled cell, VC），分布于输入淋巴管。

（二）树突细胞的分类与分子标志

DC 是形态、表型和功能异质的细胞种群。根据刺激 T 细胞增殖能力的不同，它们被分为成熟和不成熟 DC；根据诱导幼稚 T 细胞分化为分泌不同细胞因子效应细胞的功能，将它们分为诱导分化 Th1 的 DC1 和诱导分化 Th2 的 DC2；根据明显的谱系和细胞表型的不同，分为骨髓 DC 和淋巴 DC。DC 的前体（pDC）在外周血中出现，在适当的细胞因子和生长因子培养下可以发育为成熟 DC。人外周血中 DC 前体有中间体淋巴细胞的表型，该淋巴细胞缺乏树突状结构（缺乏其他细胞如 T 细胞、B 细胞、单核细胞和 NK 细胞的标志），并被鉴定为是 $CD4^+$ 和 MHC Ⅱ细胞亚群。Gomez 等研究发现，HLA-DR 在 DC2 中的表达明显高于 DC1，而 MHC Ⅱ 在 DC1 中的表达明显高于 DC2。最近的资料显示，在循环中包含至少两种细胞表型和功能均不同的 DC 前体：pDC1 和 pDC2，pDC_1 被鉴定为具有骨髓性抗原，如 CD11c 和 CD33 阳性的 DC 前体，pDC2 则缺乏骨髓谱系的标志，但表达 pre-TCRa 链和 CD123。

pDC1 在经 GM-CSF 和 IL-4 的培养或是在穿移内皮细胞并行使吞噬作用后发育成不成熟的 DC1。这些不成熟的细胞在 CD40 配体（CD40L）或是 LPS 刺激后成为成熟的 DC1。来自于血液或扁桃体的 $CD4^+CD3^+CD11c^+$ 浆细胞（pDC2）在 IL-3 培养后产生了另一个不同的不成熟 DC 亚群，这种不成熟的 DC 在 CD40L 刺激后分化成为成熟 DC2。与 pDC1 和 DC1 不同，pDC2 和 DC2 表现了淋巴谱系的一些特点：①pDC2 和 DC2 表达很少的骨髓性抗原，如 CD11b、CD11c、CD13 和 CD33；②pDC2 细胞在 GM-CSF 和 M-CSF 培养后不分化为巨噬细胞；③pDC2 和 DC2 成熟依赖于 IL-3，而不依赖于 GM-CSF，这一点可以解释为 pDC2 表达高水平的 GM-CSF 受体和低水平的 IL-3 受体，而 DC2 则表达高水平的 IL-3 受体和低水平 GM-CSF 受体；pDC2 表达高水平的 pre-TCRa 链。

DC 的分化发育经历由不成熟到成熟两个阶段。人外周血 DC 可分为两个亚型：①未成熟型，细胞表型为 $CD11^-$、$CD33^{dim}$、$CD14^{dim}$、$CD45RA^+HLA$-DR 表达中等或不定，对 T 细胞免疫刺激较弱；②成熟型，细胞表型为 $CD11^+$、$CD33^{bright}$、$CD14^{dim}$、$CD45RO^+$，并表达大量 HLA-DR。成熟 DC 高表达 MHC Ⅰ类和 MHC Ⅱ类分子（HLA-A、B、C，HLA-DP、DQ、DR）以及 B7-1（CD80）、B7-2（CD86）、LFA-3（CD58）、ICAM-1（CD54）、ICAM-3（CD50）和 CD40 等多种共刺激分子。CD83 在新鲜分离的人 PBMC 中检测不到，而在体外培养的 DC 和淋巴器官中的 IDC 上表达。CD1a 和 CD83 是人成熟 DC 的标志。

二、树突细胞的体内迁移过程与机制

DC 体内迁移大致可分为两个阶段：先由造血组织到达外周组织，再由外周组织到达淋巴结 T 区。前一阶段的 DC 尚未成熟，具有极强摄取处理抗原的能力，广泛存在于全身非淋巴组织；后一阶段由外周迁至 T 区的 DC 抗原捕获能力丧失而成为能够激活静息 T 细胞发生初次免疫反应的抗原提呈细胞。

（一）由造血组织迁至外周非淋巴细胞

骨髓或脐血中 CD34$^+$前体细胞经毛细血管进入血流，在外周组织中 CC 族趋化因子（如 MIP-1α、MIP-1β、RANTES、MCP-3）的作用下，穿越血管壁，浸润外周组织。外周组织 DC 密度极低，主要分布于微入口处，构成初级保护屏障。在外界抗原刺激作用下，DC 在捕捉抗原的同时大量增殖，自分泌或旁分泌各种细胞因子，发生结构和功能上的改变。

（二）由外周非淋巴组织迁至淋巴结 T 区

DC 捕获抗原后，细胞膜表面受体发生改变，引起 DC 功能上的改变。此时的 DC 已不再具备捕捉抗原能力，而抗原提呈能力和迁移能力大幅度提高。进一步研究发现，此时 DC 对外周组织 CC 族趋化因子（MIP、RANTES 等）反应性下降而对淋巴结 T 区 CXC 族趋化因子（SDF-α、MIP-3β 等）反应性明显上升，这是该阶段 DC 迁移的基础。DC 到达 T 区后，发挥强大抗原提呈功能将表达于胞膜上的抗原 MHC Ⅱ类分子复合体提呈给 T 细胞，启动各类 T 细胞发生免疫反应。

（三）树突细胞由骨髓迁至外周组织

在外伤或炎症因子刺激下，单核/巨噬细胞释放趋化因子（MCP-1、RANTES、MIP-1α、MIP-1β 等）诱导骨髓或脐血中 CD34$^+$前体细胞经血循环迁至外周组织，整个运动是以阿米巴的形式完成的。能够到达外周组织的 CD34$^+$前体细胞，即成为不成熟 DC。

趋化因子与此期在 DC 上大量表达的 CCR5 结合后，CCR5 结构改变，激活与之偶联的 Gap 蛋白。异源三聚体 Gap 蛋白是细胞内外 cAMP 偶联信号转导通路，活化的 Gap 蛋白分解形成 ATP-Gα 亚单位和 β-γ 亚单位。α 亚单位激活磷脂酶 C（PLC），活化的磷脂酶 C 能水解膜脂质层中的二磷酸磷脂酰肌醇，生成肌醇-1，4，5-三磷酸（IP3）和二酰甘油（DG）。IP3 形成后即从细胞膜扩散至细胞质，同内质网膜上的特异性受体结合，开放膜上化学门控性 Ca^{2+}通道，使内质网内 Ca^{2+}释放入胞质。DG 能够通过活化磷脂酶 C 催化各种不同反应，包括提高胞质中 Ca^{2+}的含量。Ca^{2+}被认为是细胞信号转导中的第二信使，随着细胞内 Ca^{2+}含量升高，钙调蛋白（Ca-M）对 Ca^{2+}的敏感性升高，从而激活细胞各项生理功能，引起呼吸爆发，提供运动所需能量。

据报道，100 mmol/L MIP-1α 可使胞内 IP 释放量增加 2.5 倍；100 mmol/L MIP-1β 可使胞内 IP 释放量增加 3 倍；100 mmol/L RANTES 使胞内 IP 释放量增加 3 倍。若细胞内 Ca^{2+}上升至 7~10 mol/L，细胞基本代谢活性上升。随着胞内一系列生化反应的发生，细胞骨架重组，形成伪足。通过伪足的延展或缩短，细胞同周围组织的黏附或脱离，DC 即循着趋化因子所指引的方向向靶器官移动。

（四）树突细胞由外周组织迁至淋巴组织 T 区

DC 大量增殖捕获抗原，将捕获抗原与 MHC Ⅱ类分子结合表达于膜表面后，迁移至局部淋巴结。该阶段 DC 的迁移伴随着 DC 由不成熟向成熟的转变。DC 通过吞饮作用捕获抗原的能力降低，由于 DC 内 MHC Ⅱ类分子合成受阻，其处理抗原的能力也逐渐降低，但 DC 将处理后的抗原多肽提呈给淋巴细胞的能力明显增强。随着 DC 的发育成熟,其表面的 CCR7、CXCR4 等分子大量表达,使得 DC 对于相应的配体(SDF-α、MII-3β)的反应性升高。DC 即向有大量该类分子分布的淋巴结 T 区或肿瘤组织迁移,其分子机制同细胞自骨髓迁移外周组织大致相同。

到达淋巴结 T 区的 DC 通过抗原-MHCⅡ类分子复合物与 T 细胞表面 TCR-CD3 复合体结合。在 CD28/CTLA-4、黏附分子协同作用下,抗原信号经 CD3 传至胞内,启动一系列免疫反应。DC 体内迁移本质是趋化因子同细胞膜表面受体相互作用并传导信号,引起细胞内一系列生理生化改变,最终发生迁移。该过程主要是通过细胞膜表面受体分布改变达到调控目的。

三、树突细胞对抗原的摄取与加工

(一) 树突细胞对抗原的摄取

1. 巨胞饮作用 巨胞饮(macropinocytosis)是一种特殊的液相吞饮方式,它是相对微胞饮(micropinocytosis)而言的。微胞饮是通过细胞膜表面的笼蛋白包被小凹摄入一定的液体,其吞饮小泡较小,直径约 $0.1~\mu m$,各种细胞均有微胞饮现象。而巨胞饮则完全不同,它是在细胞骨架带动下,由膜皱折形成大的囊泡所引起的高水平液相摄入。DC 通过巨胞饮吞入大量液体,每小时可达其体积的一半,囊泡直径大到 13 μm,在抗原浓度低达 $10^{-10}~mol/L$ 时,仍可由巨胞饮作用内化抗原。巨胞饮作用仅存在于少数几类细胞,如巨噬细胞和 DC 等。与巨噬细胞相比,DC 的巨胞饮作用更强,并具有非饱和性,可连续内化大量液体,而巨噬细胞的巨胞饮作用仅在受刺激如肉豆蔻酸乙酸盐等作用后才表现出来。DC 这种对抗原的非特异性、非饱和性摄入,在某种程度上弥补了 DC 缺乏特异性抗原受体的缺陷,使其能更有效地捕捉抗原。

2. 吞噬作用 早期研究认为,DC 只具有吞饮能力,而不具备吞噬功能。近年来研究发现,DC 也具有一定的吞噬功能,可吞噬乳滴、凋亡或坏死的细胞碎片,DC 表面的 CD36 与凋亡小体的吞噬有关。DC 还能吞噬病毒、细菌及利什曼原虫等胞内感染的寄生虫。各类 DC 的吞噬能力是不均一的,从皮肤新鲜分离的朗格汉斯细胞体外可摄取细菌、溶胶颗粒,培养 72 小时后吞噬能力明显下降。肝脏 DC 能吞噬大颗粒抗原,而淋巴结和脾脏的 DC 基本无吞噬能力。

3. 受体介导的内吞作用 抗原提呈细胞借助细胞表面的受体可有效地捕捉到抗原浓度很低的相应抗原。DC 表面最丰富的抗原受体 C 型凝集素家族成员,包括 DC 表面特殊表达的蛋白质,如小鼠 DC 表面的 DEC-205 及普遍存在的甘露糖受体,这些受体虽没有抗原特异性,但能够介导甘露糖/岩藻糖化抗原的内化。值得注意的是,人的朗格汉斯细胞缺乏典型的甘露糖受体,其细胞内只有相对不成熟的内吞体/溶酶体系统,故不能利用甘露糖受体介导的内吞方式摄取抗原,对抗原的摄取、加工和提呈能力较弱。这一点正好与朗格汉斯细胞的功能相适应,因为朗格汉斯细胞位于体表,在皮肤受损时易经常接触到对身体无害的蛋白抗原,从而避免超敏反应对机体的损害。DC 表面也表达与 IgE 或 IgG 结合的 Fc 受体及热休克蛋白(HSP)受体,如 gp96、HSP70,介导免疫复合物及 HSP-肽复合物的内化作用。另外,DC 亦表达多种病原受体,与一些病毒、细菌及寄生虫抗原的内化相关。

总之,广泛分布于外周组织防御一线的 DC 大多以未成熟状态存在,未成熟 DC 有较强的摄取抗原能力,当其内化抗原后逐渐向次级淋巴器官迁移,并趋于成熟,内吞活性也逐渐减弱至消失。成熟 DC 的 Fc 受体及甘露糖受体均出现下调,其吞噬作用和巨胞饮作用的整体水平也下调,这些变化表明 DC 的成熟过程是从抗原摄取型细胞向抗原提呈型细胞方向转化。

(二) 树突细胞对抗原的加工

抗原由 DC 摄取后要经过胞内加工才提呈到细胞表面。一般认为,抗原内化后,在富含 MHC Ⅱ 分子的内吞系统中被降解、加工,与 MHC Ⅱ 分子结合形成 MHC Ⅱ-肽复合物最终表达在细胞表面,提呈给 CD4$^+$ T 细胞识别。另外,DC 可将外源性抗原以 MHC Ⅱ 的途径提呈给 CD8$^+$ T 细胞,而一些脂类抗原则通过 CD1 途径加工、提呈。

1. 外源性抗原的 MHC Ⅱ 加工 抗原加工场所外源性抗原被 DC 内化后,质膜将其包裹形成内吞小泡,称为内吞体(endosome)。内吞体逐渐向胞质深部移动,并趋于成熟成为溶酶体。这一连续的过程分为 3 个不同时期,即早期内吞体、晚期内吞体和溶酶体。早期内吞体为第一器官,内有微酸的 pH 环境和较少的蛋白溶解酶;晚期内吞体有较强的酸性环境,内含一些溶酶体标志性典型成分如蛋白酶和溶酶体相关膜蛋白 Lampl、Lamp2;而溶酶体内 pH 降至最低点,内含丰富的水解酶,是细胞主要的水解结构。内吞体/溶酶体内的酸性环境为各种酶类提供了适宜的作用条件。当抗原内化后,在沿早期内吞体-晚期内吞体-溶酶体轴变化逐渐被降解或水解成由 920 个氨基酸组成的抗原肽片段,最后被运输至富含 MHC Ⅱ 分子的 M Ⅱ C(MHC Ⅱ compartment)内,与 MHC Ⅱ 分子结合形成 MHC Ⅱ-肽复合物提呈到细胞表面,供 CD4$^+$ T 细胞识别。MHC 是具有某些溶酶体特性的多层膜或多泡状结构,内含丰富的 MHC Ⅱ 类分子及一些组织蛋白酶和 Lampl 等,是 MHC Ⅱ-肽复合物形成的场所。

2. MHC Ⅱ 分子的合成、分布 在内质网腔中,新合成的 MHC Ⅱ 分子 α、β 链经部分糖基化后,配对、折叠形成异二聚体,通过 α、β 链中疏水跨膜区插入内质网膜。该 MHC Ⅱ 分子形成后,即与恒定链(invariant chain,Ii)的 CLIP(class Ⅱ associated invariant chain peptide)区域结合,从而阻止了 MHC Ⅱ 分子与内质网中内源性肽的结合。在抗原提呈细胞中,在结合了 Ii 链的异九聚体分子的 Ii 链胞质尾端信号序列的引导下,离开内质网,经高尔基体外侧网络(trans-Golgi network,TGN)进入 M Ⅱ C 内,在酸性环境和蛋白酶的作用下,Ii 链被降解,仅保留 CLIP 结合在 MHC 分子的肽结合槽内,CLIP 对内吞系统的酸性环境和蛋白酶是稳定的。只有借助非多肽性 MHC Ⅱ 分子、HLA-DM(人)或 H$_2$-M(鼠)及 HLA-DO(人)或 H$_2$-O(鼠)的作用,才能促进 CLIP 与抗原肽交换,装载了肽段的 MHC Ⅱ 分子被运输到细胞膜表面。

在不同成熟阶段 DC 中,MHC Ⅱ 分子的分布并不相同。用 GM-CSF 体外培养骨髓细胞,45 天后得到早期 DC,其膜表面几乎不表达 MHC Ⅱ 分子,MHC Ⅱ 分子主要分布在细胞 M Ⅱ C内;继续培养 12 天的中间阶段 DC,MHC Ⅱ 分子多位于近细胞膜的类似 C Ⅱ V 小泡中;而培养 810 天的晚期成熟 DC,MHC Ⅱ 分子在膜表面高表达而在细胞内减少。这种分布变化具有重要的生物学意义:外周细胞中的早期非成熟 DC 将抗原及 MHC Ⅱ 积累在 M Ⅱ C 内,有利于抗原加工及 MHC Ⅱ 肽复合物的形成,新合成的 MHC Ⅱ-肽复合物暂时保留在 M Ⅱ C 内,避免抗原在外周组织被过早提呈。当 DC 迁移到次级淋巴器官时,MHC Ⅱ-肽复合物迅速表达在细胞表面,从而延长了 DC 的免疫监视作用,达到有效提呈抗原的目的。

3. MHC Ⅱ-肽复合物的形成及转运 DC 不同于其他抗原提呈细胞,其 MHC Ⅱ-肽复合物的形成并转运到细胞表面是由 DC 的成熟引发的。近期研究表明,在未成熟 DC 内化 HEL(hen egg lysozyme)进入晚期内吞体和溶酶体后,尽管 HEL 抗原与 MHC Ⅱ 和 H_2-M 并存 于内吞系统中,但 HEL 并未被降解成肽段,也不形成 MHC Ⅱ-肽复合物;只有 DC 在接触炎 症介质如 TNF-α、CD40L 和 LPS 等刺激因素时,MHC Ⅱ-肽复合物才形成,这些结果表 明,M Ⅱ C 产生 MHC Ⅱ-肽复合物的能力在 DC 分化阶段受到严格控制,未成熟 DC 在降解抗 原和形成 MHC Ⅱ-肽复合物的能力上是缺乏的,DC 对抗原提呈的调节主要发生在肽装载的 步骤。另外,在人和小鼠的未成熟 DC 表面出现大量空载的 MHC Ⅱ 分子,当 DC 成熟时消 失,体外试验证实,这些空载的 MHC Ⅱ 二聚体具有装载抗原肽并刺激 T 细胞的能力,说明在 Ii 链缺乏情况下,MHC Ⅱ 分子也能装载抗原,MHC Ⅱ-肽复合物也许通过其他途径在细胞表 面形成,绕过了 M Ⅱ C 途径。

　　DC 的成熟伴随着 MHC Ⅱ 由内吞系统向细胞表面的聚集,这是多种因素作用的结果,而 蛋白酶抑制——半胱氨酸蛋白酶抑制剂 C(cystatin C)对组织蛋白酶 S 活性的调节是 DC 所 独有的。组织蛋白酶 S 可以对 Ii 链进行剪切,有利于 MHC Ⅱ 与抗原多肽的结合。在鼠未成 熟 DC 中,新合成的 MHC Ⅱ 分子保存在溶酶体器官内,未达到细胞表面,其中 Ii 链几乎不被 降解,保持与 MHC Ⅱ 二聚体结合,这可能是由于半胱氨酸蛋白酶和组织蛋白酶 S 等被半胱 氨酸蛋白酶抑制剂 C 抑制所致。在组织蛋白酶 S 缺陷的小鼠 flt-3 配体诱导成熟的 DC 中, MHC Ⅱ-肽复合物的形成明显减少,该结果与上述观点一致。DC 成熟时,溶酶体半胱氨酸蛋 白酶抑制剂 C 活性降低,组织蛋白酶 S 活性增强,组织蛋白酶 S 在 HLA-DM、H_2-M 等协助下, 去除了妨碍 MHC Ⅱ 与多肽结合的 CLIP、Ii 链的胞质区部分片段,使已经合成储存的 MHC Ⅱ 脱离 溶酶体,而新合成的分子越过溶酶体通路,促进 MHC Ⅱ-肽复合物向细胞表面转移。MHC Ⅱ 首先 被运输到一些溶酶体标志阴性、类似于 A20 B 细胞中 C Ⅱ V 的囊泡中,到成熟末期,这些囊泡聚 集于胞膜下,然后与胞膜融合,到达细胞表面,残余溶酶体则集中在核周区。

4. 外源性抗原的 MHC Ⅰ 加工 长期以来,MHC Ⅰ 分子一直被认为只能参与提呈内源 性抗原。内源性抗原在胞质蛋白酶体(proteasomes)中被降解,形成由 810 个氨基酸组成的 短片段,然后经 TAP 运输到内质网中,与新合成的 MHC Ⅰ 分子结合成 MHC Ⅰ 复合物,再进 入高尔基复合体经糖化、修饰,最后通过分泌小泡的方式表达在细胞表面,激活 $CD8^+$ T 细 胞。但研究表明,DC 还可通过 MHC Ⅰ 途径对外源性抗原实现有效的交叉提呈(cross presentation)。在这一非经典的外源性抗原加工途径中,外源性抗原肽片段最终被 MHC Ⅰ 分子 提呈。MHC Ⅰ 依赖的外源性抗原提呈存在两种不同的加工机制。一种途径是胞质的、TAP 依赖 途径,即外源性抗原通过某种机制从内吞途径中逃脱出来进入胞质,也可能是某些外源性抗原 直接穿透胞膜进入胞质,在蛋白酶体中被降解、加工成抗原肽片段,然后进入内质网与 MHC Ⅰ 分 子结合成复合物提呈到细胞表面。这条途径可被抑制蛋白酶体活性及高尔基小泡运输功能的 抑制剂所阻断,但不受内吞体酸化和转运的抑制剂影响。另一条途径正好相反,它是内吞体 的非 TAP 依赖途径,能被抑制内吞体酸化和转运的抑制剂阻断,而不受抑制蛋白酶体活性 及高尔基小泡运输功能的抑制剂影响。在这一途径中,一方面可能是 MHC Ⅰ 分子经内质网 和高尔基体进入内吞体与外源性抗原肽结合,并提呈到细胞表面;另一方面,也可能是溶酶 体中的外源性抗原经胞吐作用释放到细胞外与表面的 MHC Ⅰ 分子结合。这两条途径中,前 者外源性抗原完全以内源性抗原方式加工提呈,依赖蛋白酶体和 TAP,而后者抗原的加工方 式不变,也被 MHC Ⅰ 分子提呈。

四、树突细胞的交叉提呈作用

DC 是天然免疫和获得性免疫的重要调节细胞,是功能强大的抗原提呈细胞。一个成熟的 DC 不仅可激活 T 细胞,活化初始型 T 细胞,其另一个重要特征便是通过交叉提呈使外源性抗原进入 MHC I 类途径,将外源性蛋白质抗原提呈给 CD8$^+$ T 细胞,以诱导机体产生抗原特异性细胞毒性 T 细胞(CTL)。

(一) 交叉提呈的概念

在免疫应答过程中,有些细胞通过将其携带的次要组织相容性抗原提呈,以诱发 MHC 限制性免疫应答的方式称之为交叉提呈。它区别于携带次要组织相容性抗原细胞对 T 细胞的直接活化。交叉提呈对不表达抗原的专职抗原提呈细胞诱导 CD8$^+$ T 细胞是必要的,也是机体在诱导那些不被自身抗原提呈细胞表达抗原特异性免疫中所采用的一普遍机制。由于外源性抗原进入 MHC II 类途径已广为接受,因此一般讲的交叉提呈仅指 MHC I 类抗原。既然相同的抗原提呈细胞能够将抗原提呈给 T1h 和杀伤 T 细胞,严格来说,交叉提呈的抗原应包括 MHC I 类和 MHC II 类抗原。通过交叉提呈对 T 细胞的活化有两个结果,即交叉预激(cross-priming)和交叉耐受(cross-tolerance)。交叉提呈对宿主抵抗未感染抗原提呈细胞的病毒和其他病原微生物、诱导抗肿瘤免疫、在疫苗设计中产生 CD8$^+$ T 细胞及产生和维持外周耐受中发挥着重要作用。

(二) 树突细胞交叉提呈的主要执行者

巨噬细胞是文献报道的第一个能以 MHC I 类限制方式提呈外源性抗原的细胞,有些研究甚至预示其可交叉提呈。然而,大量的证据表明巨噬细胞不能活化初始型 T 细胞,加之在以往的研究中对非成熟 DC 吞噬功能的认识不够充分,因此现在对巨噬细胞在交叉提呈中的作用有了新的疑问。体外试验表明:DC/巨噬细胞和 B 细胞均能以 MHC I 限制方式提呈外源性抗原(可溶性抗原、免疫复合物和病原体等),但对细胞成分的交叉提呈少有研究。那些对细胞成分(凋亡细胞和细胞碎片)交叉提呈的研究证实:DC 和巨噬细胞均可以执行交叉提呈,B 细胞则在体内不能交叉提呈。源于骨髓和脾脏的 DC 可以交叉提呈细胞性抗原,特别是凋亡的细胞成分。但也有资料表明,巨噬细胞不能交叉提呈凋亡的细胞成分,对于巨噬细胞交叉提呈结果不一致的解释可能是在巨噬细胞中混有部分 DC。进一步将小鼠用负载卵清白蛋白(OVA)的 β_2-微球蛋白缺陷脾细胞激活后分离脾组织中的 DC,发现在 MHC I 分子上可提呈细胞相关抗原,此过程依赖于 TAP,预示通过了内质体胞质通路。对脾脏 DC 亚群的研究发现,只有 CD8$^+$ DC 具有交叉激活的能力,说明 CD8$^+$ DC 在产生针对细胞相关抗原的 CTL 过程中扮演着重要角色。小鼠脾脏中有 3 种不同的 DC 亚群:CD4$^+$CD8$^+$、CD4$^+$CD8$^-$和 CD4$^-$CD8$^+$。虽然这 3 种 DC 亚群对可溶性 OVA 的摄取相似,但在交叉提呈和活化 OVA 特异性 CD4$^+$ T 细胞或 CD8$^+$ T 细胞上有很大差别。

(三) 影响树突细胞交叉提呈的因素

抗原表达水平及其对交叉提呈的影响,是决定免疫反应类型的主要因素,也是交叉提呈在 DNA 疫苗、肿瘤免疫、自身抗原的外周耐受领域中经常争论的问题。一般来说,交叉提呈对抗原没有明确的要求,细胞膜相关抗原、分泌型抗原、细胞核抗原等在针对肿瘤、病毒、移植物甚至自身组织的免疫应答中均能被有效提呈。然而,利用淋巴细胞脉络丛脑膜炎病毒的核蛋白或糖蛋白进行的研究中未观察到 MHC Ⅰ 限制性交叉提呈。是否这些蛋白质对交叉提呈有抗性作用,或是抗原的表达未达到交叉提呈所要求的标准仍不清楚。

在 DNA 疫苗的研究中有人认为,DNA 编码的抗原能够交叉提呈并导致 CTL 的诱生;有人则认为是由于直接转化了抗原提呈细胞所致。在肿瘤的研究中有人认为通过交叉激活可以诱导免疫反应,但有些模型中并未观察到交叉提呈现象。对自身抗原的提呈可诱导外周耐受,但一些外周表达的抗原仍被忽略,预示其并未被交叉提呈。

针对上述 3 个领域互为矛盾的结果有学者认为,细胞所表达的抗原水平只有超过某一浓度标准时才能诱发交叉提呈。一个细胞表达足够水平的抗原并被一效应 CTL 直接识别并不意味着它能为抗原提呈细胞提供足够的抗原以诱发交叉提呈。例如,当胰岛细胞直接提呈的内源性抗原 OVA 浓度小于 0.03 ng/μg 蛋白质时,可被活化的 CTL 直接杀灭;当 B 细胞表达的 OVA 抗原高于此值时,胰岛细胞对 OVA 的交叉提呈才能被检测到。这种对抗原浓度的不同要求是否反映了抗原表达细胞将抗原转染给抗原提呈细胞时的低效率,目前仍不清楚。与此相似,在 DNA 疫苗中,当抗原提呈细胞能被直接转染时,低水平的抗原就可以直接激活,而高效的表达载体将为交叉提呈提供足够的抗原,后者说明在 DNA 疫苗中交叉提呈发挥了作用。

对于交叉提呈浓度是否因细胞类型的不同而不同也一直存在争议,确有证据表明在交叉提呈中抗原表达水平因环境的不同而不同。转基因鼠胰岛细胞表达的 OVA 小于 0.03 ng/μg 蛋白质时,在自然状态下不能交叉提呈,但如果将活化后的 CTL 注入小鼠体内时可杀伤胰岛细胞,最后 OVA 在外周淋巴结中被有效提呈。这一研究显示,破坏胰岛细胞能够增加交叉提呈胰岛细胞抗原的效率、增加提呈的分子基础并不清楚。据报道,凋亡的细胞更易被交叉激活的抗原提呈细胞捕获。DC 利用其受体 avos 和 CD36 捕捉凋亡的肿瘤细胞,这两种受体和血小板反应蛋白(thrombospondin)共同形成分子桥将 DC 和凋亡的肿瘤细胞连接起来,至于哪一种受体在交叉提呈中的作用更为重要,有待于深入探讨。在体外,感染流感病毒凋亡的细胞被 DC 捕获后通过交叉提呈将其抗原提呈给 MHC Ⅰ 限制性 CTL。由此可见,许多自身或源于感染后的蛋白质抗原能够引起交叉提呈,但引起交叉提呈的程度将依赖于其他因素如表达抗原细胞的状态等。

虽然有足够的证据证明凋亡的细胞为交叉激活抗原提呈细胞的靶标,但没有证据能排除活细胞也可以执行同样的功能。DC 可交叉提呈凋亡和坏死的细胞给 MHC Ⅱ 限制性 T 细胞,但只有凋亡细胞才能提供 MHC Ⅰ 限制性决定簇,交叉提呈对 MHC Ⅰ 和 MHC Ⅱ 类途径抗原要求不一致的原因并不清楚,也许就是简单的效率问题。死亡的肿瘤细胞释放的 HSP 激活邻近组织中的多核细胞产生细胞因子。多核细胞作为捕获抗原,通过 MHC Ⅰ 类途径诱发免疫应答或通过交叉激活可获得免疫。此交叉激活可通过两条独立的途径来证实:①来自 H-2^b、H-2^d 单倍型疱疹性口炎病毒 VSV 码转染细胞的 gp96 用于致敏 H-2^b 单倍型的 USV,以便被 H-2^b 单倍型的 VSV 特异性 CTL 识别,结果表明来自任何单倍型 VSV 转染细胞均被有效致敏。②用来自 H-2^b、H-2^d 单倍型 VSV 转染细胞中的 gp96 免疫 H-2^b 单倍鼠,检测 H-2^b 限制性的 CTL 反应,结果表明采用任何单倍型 VSV 转染细胞中的 gp96 均激发了特异性的

CTL 反应。HSP 的交叉激活说明肿瘤来源的 HSP-肽复合体在免疫应答中不受 MHC 限制,能激发 HLA 单倍型不同的同种个体产生肿瘤特异性免疫应答。鉴于 HSP 能够通过交叉激活诱导 CTL,而胞质中又有丰富的 HSP,因此坏死的细胞材料在 MHC I 类分子附近被交叉提呈。最新研究报道,在体外,细胞碎片在 MHC I 类分子上被交叉提呈。这些碎片大部分由膜相关材料组成,并非由凋亡产生。至于凋亡细胞和坏死细胞在体内交叉提呈中哪个更有必要仍待证明。

与直接激活相比,宿主出现交叉激活时间稍晚,在小鼠出生的第 5 天交叉激活仍不明显,但出生 3 天的鼠即可对成年鼠抗原提呈细胞的直接激活做出反应。交叉提呈 3 种不同胰岛抗原的另一项研究表明,在约 3 周龄时才可在胰腺的结节中检测到交叉提呈,而同样的小鼠交叉提呈肾脏相关抗原时,在最早 10 天即可检测到,预示交叉提呈出现的年龄在每种组织中的调节是不同的。为何交叉提呈机制在幼鼠胰腺中是关闭的,这是一个值得深思的问题。应用数学模型和组织学方法发现,与成年鼠相比,刚出生的啮齿动物、幼鼠胰岛 B 细胞的凋亡要明显得多,在出生第 2 周达高峰。另外,在幼鼠的其他组织(如肾脏和神经系统)也有一个新生凋亡峰,预示这是一个自然现象。在自身免疫性糖尿病动物模型(BB 大鼠和 NOD 小鼠)中发现有新生 R 细胞的凋亡。在鼠类模型中,引发针对胰岛 B 细胞的自身免疫在出生后第 15 天出现,糖尿病的发生甚至有加速的趋势。这种现象预示:新生胰岛 R 细胞凋亡峰的出现有可能引发针对胰岛 B 细胞的自身免疫。在适当的环境中生理性的凋亡可以诱发自身免疫性疾病。

(四)交叉提呈中细胞之间的相互作用

除抗原提呈细胞外,交叉提呈所需的另两种细胞包括 CTL 前体细胞和 CD4+ Th 细胞。迄今为止几乎所有交叉激活的例子都是 CD4+ Th 依赖性,其抗原主要包括负载 OVA 的脾细胞、肿瘤抗原等。但并非所有 CTL 反应均为 CD4+ Th 依赖性,因为许多病毒在没有 CD4+ Th 辅助的情况下同样可以诱发 CTL 反应。

在免疫应答中,CD4+ Th 通过修饰抗原提呈细胞发挥辅助作用,CD4+ Th 和 CD8+ T 细胞必须与相同的抗原提呈细胞相互作用以产生 CTL,有两种可能:①CD4+ T 细胞通过细胞因子发挥作用;②CD4+ T 细胞修饰抗原提呈细胞使其成为能激活 CTL 的形式。研究表明,在交叉激活中,CD40 特异性单抗可以替代 CD4+ T 细胞,因 CD40 被抗原提呈细胞表达,而其配体 CD154 被 CD4+ T 细胞表达,结果预示正常情况下 CD4+ T 细胞在交叉激活抗原提呈细胞时通过 CD40 提供辅助。CD40 的 CD154 信号由 CD4+ T 细胞提供意味着两种 T 细胞亚群不必在同一抗原提呈细胞上接触,CD4 抗原提呈细胞和 CD8 抗原提呈细胞在作用过程中有一个暂时的分离,可以与抗原提呈细胞有序地作用。以这种方式,CD4+ T 细胞如同催化剂一样从一个抗原提呈细胞转移到另一个抗原提呈细胞上,以保证 CTL 的激发。CD8+ T 细胞发现这些抗原提呈细胞之后接受信号并进一步成熟,最后形成具有杀伤功能的 CTL。虽然 CTL 在杀伤靶细胞时可单独行使功能,在激活有效的 CTL 中,它与初始型 CD8+ T 细胞的区别在于有 CD4+ T 细胞的辅助。

在交叉激活中,抗原提呈细胞和 T 细胞之间还有许多重要的潜在分子,包括 TRANCE/TRANCE L、OX40/OX40 L、CD28/B7、ICOS/B7 RP、41BB/41BB L 等,但均缺乏深入的研究。就细胞因子而言,IL-12 是抗原提呈细胞和 T 细胞相互作用中必需的也是重要的细胞因子。

B7-1 和 B7-2 在 CD40 信号刺激后上调,并在针对外源性抗原的 CTL 激发过程中发挥重要作用。但 IL-12 是否在交叉激活中有作用仍待确定。

五、树突细胞与辅助性 T 细胞

正常情况下,体内绝大多数 DC 处于非成熟状态,主要位于易与外来抗原接触的部位,如肠黏膜等,仅表达低水平的共刺激分子和黏附分子,不能激活 T 细胞。非成熟 DC 通过巨胞饮、受体介导的内吞及吞噬 3 种方式摄取外来抗原。这弥补了其缺乏特异性抗原受体的缺点,能有效捕捉抗原,具有极强的抗原加工和处理能力。成熟 DC 捕获抗原的能力下降,但可激发有抗原受体的 T 细胞。DC 的两大功能在时相上分开,这恰与其生物学功能相适应。

在免疫应答过程中,Th 细胞的功能之一便是有效控制免疫反应的发生,使机体的损害降至最低。Th0 细胞通过分泌不同比例的 Th1 和 Th2 型细胞因子发挥作用,Th1 型细胞因子如 IFN-γ 通过激活效应细胞的细胞毒及吞噬功能发挥作用;Th2 型细胞因子如 IL-4,主要辅助 B 细胞产生抗体,并决定产生抗体的同种型。那么是什么因素决定了 Th0 向 Th1 和 Th2 型细胞的分化呢? 这也是许多学者一直想解决的问题。最初的研究认为局部细胞因子微环境起了非常重要的作用,而 Rissoa 等认为 Th 的分化由体内功能最强的抗原提呈细胞 DC 所控制。

(一) DC 与 Th 细胞的相互作用

1. DC 对 Th 细胞的作用 Grewal 等提出了 DC 活化 T 细胞启动免疫反应的两步模型。首先,负载抗原的 DC 作用于 T 细胞或 T 细胞接受特定抗原信号,上调 T 细胞表面 CD40L,然后与 DC 的 CD40 结合,激活 DC 同时上调 B7-1、B7-2 和 ICAM 的表达,并产生其他活化因子如 IL-12。其次,B7 分子经 CD28/CTLA-4 途径和 TCR 共同作用活化 T 细胞。在此模型中 DC 表面 CD40 被触发后可诱导其自身 CD40L 表达增强,又称为 CD40 诱导的 CD40L 上调,24 小时达高峰,3 天时逐渐减弱。其主要机制为激活依赖 PTK 的 NF-κB 因子或 NF-κB 样转录因子。CD40 和 CD40L 在 T 细胞活化中发挥了重要作用。

2. DC 与 Th 细胞相互作用中细胞因子的效应 在 T 细胞分化过程中可溶性细胞因子的作用已得到确认,研究最彻底的细胞因子为 IL-12,它是抗原提呈细胞的关键性产物。无论是从 IL-12 的产生能力还是产生水平上,DC 对 Th0 细胞来说都是 Th1 和 Th2 型细胞因子的良好诱生剂。IL-12 作用于 Th0 细胞使之分化为 Th1 细胞,这在 IL-12 或 STAT4 缺陷动物和缺乏 IL-12 受体的人体上已得到证实。不同抗原提呈细胞产生 IL-12 的能力不同,不同来源 DC 作用于 Th0 细胞的类型也不同。最初的研究显示,淋巴系 DC 通过诱导 T 细胞凋亡,主要执行耐受功能;而髓系 DC 显示出强烈诱导初级 T 细胞反应的能力。然而最新资料证实,负载肽的两群 DC 均可诱导强烈的 CD8+ T 细胞反应,预示淋巴系 DC 无天然耐受功能。两种 DC 在活化 CD4+T 细胞中能力不同,髓系 DC 更倾向于诱导 Th2 细胞反应,而淋巴系 DC 则倾向于 Th1 细胞反应。目前有关 DC 调节 Th1、Th2 细胞反应的报道结果有时不尽相同,这也许反映了人与鼠 DC 本质的区别,或是由于纯化 DC 的方法不同所致,究竟是因 DC 本质不同,还是因 DC 在各个成熟阶段的差异导致产生不同水平的 IL-12,有待进一步探讨。

在 Th1 型诱导剂作用下,DC 负载 OVA 和 PCC 两种抗原作用于 Th 细胞,产生 IFN-γ 的阳性细胞为 10.7% ,在 DC 负载一种抗原作用于 Th 细胞时,产生 IFN-γ 的阳性细胞为 7.3% ;在 Th2 型诱导剂作用下,DC 负载双抗原时 Th 细胞产生 IL-4 的阳性率为 12.3% ,在负载一种抗原时,IL-4 分泌细胞阳性率仅为 6.2% 。Th1、Th2 细胞数量约相差 2 倍,说明了 DC 的状态对 Th1/Th2 细胞反应的重要性,表明 DC 上抗原表位的交联在 3 种细胞相互作用中,对产生有效的细胞因子是必需的。

在 Th2 诱导剂培养物中加入抗 IL-4 抗体,则完全抑制了 Th2 细胞反应,但促进了 IFN-γ 的产生,在 Th2 诱导剂培养物中加入抗 IL-12,减少了 IFN-γ 产生细胞,但对 IL-4 的影响很小,说明 IL-4 在 Th2 细胞的诱生中是必需的。抗 IL-12 抗体在整个反应中都影响 Th1 细胞 IFN-γ 的产生,抗 IL-4 抗体在最初 4 小时中对 IFN-γ 的产生有影响,以后则不再影响 IFN-γ 的产生,说明在 Th1 细胞反应中 IL-12 和 IFN-γ 是必需的。另一项关于 DC 对 Th 细胞分化的研究表明,DC1 在 CD40L 的作用下 24 小时内产生大量 IL-12,DC2 在 CD40L 作用后不产生 IL-12,只产生少量的 IL-1α、IL-1β、IL-6 和 IL-10,但产生相当数量的 IL-8。DC1 和 DC2 在 CD40L 作用后均不产生可检测到的 IL-6 和 IL-3。进一步对 DC1 和 DC2 的 PCR 分析显示,DC1 中 IL-12 P40、IL-1α、IL-1β mRNA 表达上调,DC2 中 IL-12 P40、IL-1α、IL-1β mRNA 均无表达。在两种 DC 中,CD40L 激活前后均测不到 IL-4 mRNA 表达。

将从外周血和脐带血中分离的 CD4⁺CD45RA⁺ T 与 CD40L 活化的 DC1、DC2 或 CD3 抗体和 CD28 抗体共同培养 7 天,采用流式细胞仪等技术检测细胞内细胞因子的表达情况。结果发现,与 DC 培养的 T 细胞产生了大量的 IFN-γ,但产生很少量的 IL-4、IL-5 和 IL-10;与 DC2 培养的 T 细胞主要产生 IL-4、IL-5、IL-10 以及很少量的 IFN-γ;与抗 CD3 和抗 CD28 共同培养的 T 细胞主要产生 IL-2,并通过原位免疫细胞学技术(胞质中细胞因子染色)和流式细胞术得到了证实。至此,源于髓系的 DC1 和源于淋巴系的 DC2 在体外分别诱导了 Th1 细胞和 Th2 细胞的分化,但由于在 DC2 不能检测到 IL-4 表达(mRNA 和蛋白质),预示 DC2 诱导的 Th2 细胞分化可能为 IL-4 非依赖性的。在 DC2 与 T 细胞培养早期加入 IL-12 增加了产生 IFN-γ 的 T 细胞数量,并未抑制产生 IL-4 的 T 细胞数量,而 IL-12 诱导 IL-4 产生细胞分泌 IFN-γ。说明 DC 可产生一种或多种区别于 IL-4 的促 Th2 细胞分化因子,其活性既不被 IL-12 阻断,也不被抗 IL-12 加强。

（二）T 细胞对 DC 的作用

T 细胞与 DC 相互作用时可通过 CD40/CD40L 作用诱导 DC 分泌 IL-12。此外,T 细胞还可介导 DC 的最终成熟。在免疫应答中,DC 作为抗原提呈细胞诱导 Th 细胞的分化,同时 DC 接受 Th1、Th2 细胞反馈的活化信号使其成熟,主要表现为 DC 分泌 IL-1β,共刺激分子 CD80、CD86 高表达;DC 的特征性标志:在人为 CD1a、CD83 和 CD25,在小鼠为 33 D1 和 NLDCl 45,大鼠为 OX62、CD115(CSF1R)表达丧失,对 CSF1 的增殖性反应及黏附和吞噬能力丧失。Th 细胞诱导 DC 终末成熟主要通过表面分子的连接和分泌细胞因子两条途径实现。这两条途径可被 IFN-γ 诱导。Th1 细胞分泌的 IFN-γ 下调 DC CD115 的表达,同时抑制了 DC 摄取抗原的能力;IFN-γ 使 DC 表面黏附分子 CD54 和 Ⅰa 分子表达增加,最终导致 DC 摄取抗原能力丧失,提呈功能增加。

选择性激活 Th1 细胞和 Th2 细胞是许多免疫反应发生的关键,决定这种反应的关键因素由 T 细胞转向了抗原提呈细胞。如果 IL-4 在 Th2 细胞的激活中需要,那么又是何种细胞在依赖 DC 的 Th 细胞活化中产生了 IL-4？区分 DC1 和 DC2 的标志又是什么？在外周组织中影响非成熟 DC 摄取抗原的是其微环境还是其受体？怎样诱导使 DC 处于最佳成熟状态？未来的研究焦点将从控制 T 细胞活化转移到控制 DC1 和 DC2 的产生上。通过 DC 改变已存在或正在发生的 Th1 细胞或 Th2 细胞优势应答类型，以帮助人们更好地理解疾病，并通过调整 Th1 细胞和 Th2 细胞平衡达到预防和治疗疾病的目的。

六、树突细胞与调节性 T 细胞

最近，人们越来越重视对调节性 T 细胞(Treg)的研究，因为 Treg 有着独特的防止自身免疫性疾病、肠炎性疾病及同种异体移植排斥的能力。T 细胞亚群是根据表面的细胞表型或它们分泌的因子而分类，其中最有特点的一个亚群是 $CD4^+CD25^+Treg$，Treg 是通过抗原非特异性 T 细胞和 T 细胞之间的相互作用为基础，依赖于接触的方式来抑制 T 细胞的免疫反应，而不是通过调节抗原提呈细胞的功能来发挥抑制效应；另外一个 Treg 亚群是 Treg1，它是通过分泌 IL-10 和 TGF-β 或是直接调节 T 细胞的功能，或是下调抗原提呈细胞共同刺激的能力来抑制 T 细胞的反应。有证据表明，在人 CD8 亚群中存在 Treg，其通过分泌 IL-10 来抑制 T 细胞反应。

DC2 前体在 IL-3 和 CD40L 的存在下活化为成熟的 DC2。该细胞表达高水平 MHC 分子和共刺激分子，并表现出强大的刺激 T 细胞能力。单独的 DC2 刺激诱导幼稚 CD4 T 细胞和 CD8 T 细胞分别分化成为 Th2 细胞和分泌 IL-10 的 CD8 Treg。被 DC2 诱导的 CD8 T 细胞不能对进一步特异性抗原刺激做出反应而增殖，也不能有效地溶解承载抗原的靶细胞。但是 CD8 Treg 被再刺激后分泌 IL-10，IL-10 抑制抗原提呈，也可直接影响 T 细胞而产生抑制。

不成熟 DC 低表达共刺激分子，并缺乏分泌 IL-12 的能力，因此被认为没有能力触发 T 细胞反应。然而最近研究表明，不成熟的 DC 重复刺激幼稚 CD4 T 细胞可以使其分化成无能的 T 细胞，这种 T 细胞分泌 IL-10，并有调控管理的功能。虽然具体的机制还不清楚，但 T 细胞反应的抑制是非 IL-10 依赖性的，不是通过下调抗原提呈细胞的共刺激分子产生抑制，而与 Treg 和效应 T 细胞之间的直接作用有关。

DC1 诱导 Treg 分化的能力严格地依赖于它们的不成熟表型；DC2 在 CD40L 刺激下活化并在完全成熟状态下促进 Treg 的分化，DC2 的前体通过诱导分泌 IL-10 的无能 T 细胞来促使 T 细胞性耐受。然而，它们的抑制潜能还不清楚。危险信号的传入诱导了不成熟的 DC1、DC2 前体，分化成熟为激发免疫反应的 DC。病原体识别 TLR2 和 TLR4 受体，在 CD40L 的刺激下诱导分泌 IL-12 的 DC1。DC1 驱使 Th1 细胞分化，并且加强了 CTL 反应。相反，病原体识别 TLR7 和 TLR9，在无 CD40L 的刺激下，诱导分泌 IFN-β 并激发免疫反应的 DC2，DC2 促使产生分泌 IFN-γ 的 T 细胞。这样，在免疫反应和耐受之间的平衡是由以下因素决定的：①DC1 和 DC2 对特异性病原体谱系严格的反应，决定了成熟状态的诱导；②DC2 谱系的发育成熟，但处于静息状态的能力促使 Treg 介导的 T 细胞耐受。

由于不成熟 DC 分布于外周组织，并从凋亡的细胞中捕获抗原，它们游走至引流淋巴器官并保持稳定状态，能够触发自身耐受。在缺乏活性刺激的情况下，迁移的 DC 保持其不成熟表型，并诱导自身抗原特异性 T 细胞无能和 Treg 的产生。DC2 谱系在内生因子包括细胞因子和 T 细胞性信号环境下分化为成熟耐受 DC 的能力，可能代表了在组织因子微环境下自身耐受的机制,这种微环境可导致 DC 的活化。在移植耐受中,DC2 的前体捕获宿主的同种异基因抗原,并在表达于同种异基因 T 细胞上 CD40L 的活化下成熟为 DC2,对宿主同种异基因的抗原进行提呈,通过介导分泌 IL-10 的 Treg 产生来形成供体 T 细胞的耐受。相反,CD40L 活化的 DC 介导分泌 IFN-γ 同种异基因特异的 Th1 细胞和促进 CTL 反应,这将触发和加速 GVHD 及移植排斥反应。

尽管 CD40L 活化的 DC2 或不成熟 DC1 诱导的两种 Treg 的失活状态和分泌 IL-10 的特点似乎是一样的,但它们的抑制机制并不相同。类似于 Treg1,DC2 激活的 Treg 抑制作用依赖于抗原触发后分泌的 IL-10。与此不同,不成熟 DC 激活的 T 细胞抑制作用是完全不依赖于抗原的,而是依赖于细胞接触的方式,这点类似于 CD25 Treg。这些资料说明,DC1 和 DC2 谱系对 Treg 的诱导产生耐受,在外周 T 细胞耐受中代表了不相关的两种机制。

七、树突细胞诱导的 T 细胞免疫耐受

新近的研究提示,DC 功能状态是决定免疫应答方向极为重要的因素,它既可以诱导有效的免疫应答,也能诱导免疫系统对抗原发生耐受。DC 的这种多样性和可塑性的特点表现在不同解剖部位、不同亚群、不同成熟状态以及在不同微环境中 DC 的免疫学特性均存在差别。在许多生理和病理情况下,如机体对自身抗原的耐受、同种异体器官移植后耐受的形成和肿瘤对免疫监控的逃逸等,都与 DC 诱导的免疫耐受有关。DC 可通过多种机制诱导对 T 细胞特异性抗原的耐受。

(一) 树突细胞诱导 T 细胞无能

T 细胞的无能状态是指抗原特异性 T 细胞对 DC 提呈的抗原呈低反应性,特征是分泌 IL-2 水平低下、增殖率降低等,由于不行使效应者的作用,以致机体免疫系统对该抗原不产生有效的免疫应答。目前已在多种情况下发现 DC 可诱导 T 细胞形成无能状态。例如,有学者发现来源于人外周血的 DC 2 前体细胞在摄取了破伤风毒素,并与破伤风毒素特异性 T 细胞系共同培养后,该细胞系在再次接受破伤风毒素刺激时不发生增殖和不分泌 IL-2,却分泌 IFN-γ 和 IL-10。另据报道,应用 IL-10 处理不成熟 DC 2 天后,观察到经处理的 DC 诱导同种异体 CD4+ T 细胞活化的能力大为下降,其共刺激分子 CD58 和 CD86 表达减弱。进一步分析发现,经处理的 DC 可诱导流感血凝素特异性 T 细胞克隆 HA1.7 和同种异体抗原特异性 CD4+ T 细胞形成无能状态,这些无能 T 细胞经抗原刺激后 IL-2 和 IFN-γ 的生成量下降。但 IL-10 对成熟 DC 却不起作用,由此认为,DC 的这种功能是由于 IL-10 延缓了 DC 的成熟所致。此外,经 IL-10 处理的 DC 诱导无能状态的 T 细胞可上调其表面 CTLA-4 分子表达,在体外通过细胞接触的方式抑制其他抗原特异性 T 细胞的增殖。但 Woods 等的研究结果显示,完全成熟 DC 同样可以诱导 T 细胞的无能状态。他们发现,成熟 DC 在摄取一个具有改变多肽配基(altered peptide ligand)特征的自身抗原表位,并将其提呈给一个自身反应性 T 细胞克隆后,该 T 细胞克隆形成了无能状态。

(二) 树突细胞分泌细胞因子模式与免疫耐受

细胞因子在免疫应答过程中起着非常重要的作用,而 DC 作为细胞因子的一个主要来

源,其分泌模式的改变对免疫应答的发生和发展起着关键作用。Akbari 等报道小鼠肺脏的 DC 在接受抗原刺激后,一过性地分泌抑制性细胞因子 IL-10。分泌 IL-10 的 DC 的 B7 分子呈高表达,提示 DC 处于成熟状态。而过继表达 IL-10 小鼠的肺脏 DC 可诱导受者小鼠对抗原的耐受,过继 IL-10 缺乏小鼠的肺脏 DC 却无法使受者小鼠对呼吸道抗原产生耐受。该研究充分显示,DC 在接触了抗原后,其分泌细胞因子可以决定免疫应答的方向。据报道,在大鼠实验性自身免疫性脑脊髓炎模型中观察到,骨髓来源的 DC 可分为贴壁和悬浮两群,用摄取了碱性蛋白多肽的贴壁型 DC 免疫 Lewis 大鼠,可防止碱性蛋白多肽诱发的自身免疫性脑脊髓炎的发生,而悬浮型 DC 却缺乏这种效应。基因表达分析显示,IL-10 在贴壁型 DC 中呈高表达,IL-12 则呈低表达。有趣的是,贴壁型和悬浮型 DC 在 CD80、CD86 和 MHC Ⅱ类分子的表达上均无差别。可见,致耐受性 DC 的重要特点可能是通过专职地释放抑制性细胞因子,使免疫应答向耐受方向发展。

(三) 树突细胞介导 T 细胞的克隆清除

T 细胞克隆的清除是免疫系统对特异性抗原耐受的一个重要机制。DC 在摄取抗原后将其提呈给特异性 T 细胞克隆,并诱导其死亡。有人采用转基因技术使 OVA 抗原特异地在小鼠胰腺和肾脏中表达,然后再过继来自于转入 OVA 特异性 T 细胞受体基因小鼠的 CD8 T 细胞,发现来源于骨髓的抗原提呈细胞使过继的 T 细胞中 OVA 特异性 T 细胞克隆在经历一过性活化和增殖后出现死亡,最终使过继的 T 细胞对 OVA 抗原产生了耐受。该研究有力地证明了 DC 通过交叉提呈的方式将自身抗原提呈给 CD8[+] T 细胞,并介导了自身反应性 T 细胞克隆的清除。进一步研究证实了 DC 介导的这种效应与诱导凋亡的 Bim 蛋白相关并依赖于 Fas 与 FasL 之间的作用。Liu 等采用同样的实验模型证实,不成熟 DC 介导了 OVA 特异性 T 细胞克隆的清除。近年来有学者提出,正常情况下 DC 摄取来自各种组织器官中生理性更替的细胞抗原,并将其运送至局部的淋巴器官,通过交叉提呈诱导自身反应性 T 细胞克隆,这一功能对于维持机体生理状态下的自身耐受具有极为重要的意义。DC 还可能通过释放其他介质促进 T 细胞的死亡。据报道,IL-4 可抑制脊髓碱性蛋白多肽诱导的实验性脑脊髓炎,经 IL-4 预处理的大鼠 DC 增殖加强,分泌高水平 IFN-γ、IL-10,NO 的生成也增加。体外试验进一步观察到,NO 分泌增多可促使自身反应性 T 细胞凋亡。

八、树突细胞与脓毒症

目前人们渐渐认识到,在脓毒症的发病过程中,机体并非总是处于一成不变的免疫激活状态。研究表明,免疫抑制同样也是脓毒症的重要特征,其中抗原特异性 T、B 细胞的清除或失活在其中起着重要作用。在脓毒症的初始阶段,脓毒症以大量分泌炎性介质为主要特征;而随着脓毒症的进展,机体可能经历了一个免疫抑制阶段,表现为淋巴细胞的增殖能力下降、呈现以 Th2 细胞反应为主的免疫反应和大量淋巴细胞的凋亡等,从而使机体对病原体的易感性明显增加。脓毒症时机体细胞免疫功能紊乱发生的机制主要包括:①T 细胞克隆无反应性,淋巴细胞克隆无反应性是指机体经历严重创伤后,淋巴细胞对特异性抗原刺激无增殖性反应,并且细胞因子的生成也明显受抑制的状态;②CD4[+] T 细胞功能性分化;③CD4[+]T 细胞、B 细胞和 DC 数目的减少;④单核/巨噬细胞功能的改变等。

有人通过盲肠结扎穿孔法制备脓毒症小鼠模型,分离其局部肠系膜淋巴结和远处腹股沟及腘窝淋巴结中的 DC 和 Th 细胞,通过流式细胞术和免疫组织化学染色法分析了其数量和表型的变化。实验结果提示,在初级(肠系膜淋巴结)和次级淋巴结(腹股沟淋巴结)中 DC 的数量显著减少,且此过程与 DC 凋亡增加有关。在脓毒症小鼠淋巴结中,DC 数量减少现象的出现晚于 $CD3^+CD4^+$ T 细胞的数量减少及其表面活化因子的表达上调。实验中还观察到成熟 DC 的比率无显著改变,但 $CD8^+$ DC 的比率减少约 50%。

虽然已有资料表明,在脓毒症中 DC 和巨噬细胞会发生明显快速的凋亡,推测 DC 的迅速凋亡有助于避免免疫反应过激从而损伤机体。有学者为了观察 DC 变化对脓毒症患者免疫功能的影响,以判断是否由于缺失 FDC 而导致了 B 细胞功能的降低及脾脏中淋巴结减小。他们通过免疫组织化学染色法观察了 26 例脓毒症患者和 20 例创伤患者的脾细胞,发现与创伤患者相比,脓毒症患者脾脏中心区滤泡状 DC 显著减少,且 MHC 类抗原表达下降,但在脓毒症患者中未观察到明显的巨噬细胞、B 细胞数量下降,且它们的 MHC Ⅱ 类抗原表达无明显改变。但上述研究尚不够全面,因为 DC 的减少可能不仅仅存在于脓毒症,在其他危重症中可能都不同程度地存在,包括 MODS、急性肾衰竭、严重多发伤等。

有学者研究了 MODS 大鼠中枢免疫器官——胸腺中 DC 的变化及其与细胞凋亡的关系。通过应用光镜 HE 染色、透射电镜与 TUNEL 标记观察了凋亡细胞与凋亡小体;同时运用光镜、电镜与免疫组化 CD1a、S-100 标记方法,观察和证实了 DC 的形态与数量变化。结果显示,在注入酵母多糖后 12 小时,即 MODS 早期,机体主要脏器尚未发生显著的脏器功能与病理改变,但已发生免疫器官胸腺的损伤,主要表现为胸腺淋巴细胞大量凋亡和 DC 活化增生。而在伤后 2 ~ 3 天,即 MODS 进展过程中,胸腺病变相对减轻,凋亡淋巴细胞与 DC 均明显减少,部分 DC 萎缩、凋亡。上述结果提示,在创伤早期促发胸腺 DC 过度增生活化并使其传递凋亡信号的功能失控,Fas/FasL 信号增强,从而引发了大量胸腺 T 细胞凋亡失活,结果导致细胞免疫功能减弱。DC 在 MODS 早期大量增生和过高反应是 MODS 的早发病变和启动因素之一。在 MODS 期,DC 数量减少,在部分实验鼠中呈现萎缩、凋亡及过低反应,则可能与 MODS 期机体出现免疫抑制有关。DC 在致伤后的过高反应促进了全身炎症反应综合征的发展;而强烈的全身炎症反应综合征将诱发免疫防御系统出现代偿性抗炎反应综合征,过度的代偿性抗炎反应综合征又进一步导致免疫抑制或免疫麻痹。因此,DC 可能是影响全身炎症反应综合征或代偿性抗炎反应综合征的形成和转归,并使病程走向 MODS 的重要细胞因素之一。

我们通过新的表面标志物观察了严重多发伤患者早期外周血 DC 的变化及意义。以前由于缺乏特异性 DC 表面标记,故对外周血 DC 数量的变化了解较少,特别是在一些疾病状态中 DC 更新的情况。过去对于 DC 计数主要是经一系列复杂的分离技术后估计 DC 的数目,而经复杂的分离后 DC 的改变很大,故此种方法并不适于常规、动态监测 DC 的更新。近年来发现,外周血 DC 在体外培养(16 ~ 24 小时)后可高表达限制性激活抗原 CMRF44,分离出的 $CMRF44^+/CD14^-$ $CD19^-$ 细胞有明显的 DC 形态、表型及功能特征,因此可使用 $CMRF44^+$ 的单抗作为监测 DC 数目的敏感指标,从而动态观察 DC 数量在某些疾病状态(特别是炎症、肿瘤)中的改变。经研究观察到分离自严重多发伤患者外周血单核细胞中 DC 的细胞数明显低于正常人,且多发伤患者 DC 表面 MHC Ⅱ 分子(HLA-DR)及共刺激分子(CD80、CD86)表达水平也明显低于正常人。DC 表面各种免疫分子正常表达是 DC 发挥其独特的抗原提呈和免疫调节功能的基础。DC 表面 MHC II 类分子的低表达表明患者 DC 无法有效提呈外来抗原或提呈外来抗原的能力低下,也就无法诱导特异性 CTL 反应,且 DC 对抗原的提呈还需要共刺激分子及黏附分子的参与,其低表达会影响 DC 的抗原提呈能力。此外,观察到严重多发伤 DC 刺激的淋巴细胞增殖反应能力明显弱于正常人。

这种现象的产生可能与严重多发伤早期出现免疫功能低下,产生了 Th1/Th2 漂移现象,Th1 细胞功能降低而 Th2 细胞功能提高有关。大量实验已证实严重创伤后 Th2 细胞产生的多种抗炎介质包括 IL-4、IL-10 明显上升,以抑制 Th0 细胞向 Th1 细胞分化,抑制免疫功能。IL-6 可使 DC 前体细胞 $CD14^+$ 单核细胞发展成为 $CD14^+CD80^+CD86^+HLA-DR$ 的单核细胞,使其吞噬能力增强而抗原提呈能力下降。IL-10 能作用于 DC 成熟过程的早期阶段,抑制协同刺激分子的表达,下调 MHC II 类分子表达,影响 DC 的成熟分化,从而使 $CD4^+$ T 细胞对特定外源性抗原无反应力。

近年来,人们对于 DC 的概念从单一地作为免疫反应的激活者转换到作为免疫调节的关键细胞,最近的研究还表明其具有杀伤功能,使我们进一步认识到 DC 在表型和功能上的可塑性。严重感染对机体的打击使 DC 功能受到极大影响,与机体免疫抑制密切相关,为了扭转脓毒症过程中免疫低下状态,以 DC 功能状态及其免疫调节作用为靶点,开发、设计新的治疗方案和策略是十分必要的。研究证实,在严重创伤脓毒症的临床治疗上,除了传统的抗感染治疗外,联合应用免疫刺激治疗才能有效逆转复杂的免疫反应紊乱状态,改善免疫功能障碍。近年来,采用新的炎症、免疫调理策略对脓毒症进行干预,即同时应用广谱炎症抑制剂——乌司他丁和免疫增强剂—— α_1-胸腺肽能显著降低模型动物和临床 ICU 患者的病死率,其疗效在脓毒症治疗研究中令人瞩目,这与 α_1-胸腺肽促进 DC 成熟分化、增强其免疫调节功能可能具有密切关系。

利用 DC 寻找创伤脓毒症的治疗策略主要是从补充 DC 数量、改变 DC 功能状态、减轻 DC 凋亡及抑制 DC 过度耗竭等方面入手进行研究。及时补充 DC 可恢复感染动物的免疫应答反应。有资料证实,应用未成熟 DC 来源的外泌体(主要含乳脂肪球上皮生长因子 8)可明显降低脓毒症动物早期促炎因子及晚期炎症介质 HMGB1 释放水平,并显著改善脓毒症动物预后。CpG 寡聚脱氧核苷酸(ODN)作为强而有效的免疫刺激剂,一直受到研究者的重视。DC 表达 TLR9,可识别 CpG ODN 启动免疫刺激级联反应,诱导 DC 分化及释放 IFN-γ 等细胞因子。CpG ODN 可降低小鼠对多种病原微生物包括细菌、病毒、真菌、寄生虫等感染的敏感性,早期应用可显著降低感染动物死亡率,发挥明显的保护作用。

通过采用某些措施,包括 IL-15 刺激、抑制 JAK2 信号活化、诱导转谷氨酰胺酶表达沉默等方法调控 DC 功能状态可明显降低脓毒症动物死亡率;抑制 DC 和淋巴细胞的凋亡则能提高感染动物的生存率,如高表达抗凋亡蛋白的小鼠受 LPS 攻击后 DC 丢失明显减少,免疫抑制状态得以改善,T 细胞活化增强并向 Th1 方向功能性极化,且动物死亡率明显下降。

目前通过调节 DC 来治疗感染的研究较多并取得了显著进展,但大多还停留在体外细胞模型和动物研究层面,主要分为以抗原冲击的 DC 过继免疫治疗和基因修饰的 DC 免疫治疗两大类。基础和临床试验表明,以 DC 为基础的抗感染免疫治疗,对治疗因 DC 数量和功能缺失所致感染并发症具有广阔的应用前景;但调控 DC 能否有效地改善严重感染患者的免疫反应和预后,仍需要大规模、多中心的临床试验来验证。鉴于创伤脓毒症是非常复杂和严重的感染并发症,其病情变化迅速,相比于单一药物的使用,采用包括 DC 免疫调理在内的综合治疗方案将可能更加有效。

(白祥军)

参考文献

白祥军,唐朝晖,邹声泉. 2004. 严重多发伤患者外周血树突状细胞的变化. 中华急诊医学杂志,13：225～227

曹雪涛. 1999. 树突状细胞的研究热点及其与疾病的防治. 中华医学杂志,79：163～164

胡巢凤,陆大祥. 2006. Toll 样受体与核苷酸结合寡聚化结构域蛋白在防御反应中的相互作用. 生理科学进展,37：233～235

黄立锋,姚咏明,龚平,等. 2010. 严重烧伤患者 T 细胞免疫功能变化及其与患者预后的关系. 创伤外科杂志,12：310～313

黄巧冰. 2002. 休克时血管通透性的变化机制// 赵克森,金丽娟主编. 休克的细胞和分子基础. 北京:科学出版社,38～81

姜勇. 2008. 内皮细胞与疾病//王迪浔,金惠铭主编. 人体病理生理学. 第3版. 北京:人民卫生出版社,597～612

李浩威,段连宁. 2003. 树突状细胞诱导 T 细胞免疫耐受的机理. 国外医学·免疫学分册,26：270～273

陆江阳,王晓虹,孙宇,等. 2001. MODS 大鼠胸腺树突状细胞病理改变及作用的研究. 中国危重病急救医学,13：675～677

饶恩于,赵勇. 2005. 调节性 T 细胞发育的一个关键转录因子 Foxp3. 生物化学与生物物理进展,32：106～110

苏敏,钟翠平. 树突状细胞对外源性抗原的摄取和加工机制. 解剖科学进展,9：242～245

王景锋,邵军军,常惠芸,等. 2009. 病毒固有免疫识别受体研究进展. 细胞与分子免疫学杂志,25：1217～1220

徐姗,姚咏明,盛志勇. 2006. 树突状细胞免疫调节作用及其信号转导机制. 生理科学进展,37：313～318

徐姗,姚咏明. 2006. 树突状细胞及其与脓毒症关系的研究进展. 中国危重病急救医学,18：121～124

姚咏明,黄立锋. 2011. 调节性 T 细胞与严重烧伤脓毒症. 中华烧伤杂志,27：81～83

姚咏明,刘庆阳. 2009. 调节性树突状细胞在脓毒症中的意义及其应用价值. 中华实验外科杂志,26：1583～1584

姚咏明,祝筱梅. 2010. 关注树突状细胞在严重创伤感染中的作用及意义. 中华创伤杂志,26：769～772

张莹,姚咏明,盛志勇. 2007. 调节性 T 细胞研究进展. 生理科学进展,38：83～88

Abraham E. 1993. T-and B-cell function and their roles in resistance to infection. New Horiz,1：28～36

Adams S,O′Neill DW,Bhardwaj N. 2005. Recent advances in dendritic cell biology. J Clin Immunol,25：177～188

Aggarwal NR,D'Alessio FR,Tsushima K,et al. 2010. Regulatory T cell-mediated resolution of lung injury：identification of potential target genes via expression profiling. Physiol Genomics,41：109～119

Aicher A,Heeschen C,Mildner-Rihm C,et al. 2003. Essential role of endothelial nitric oxide synthase for mobilization of stem and progenitor cells. Nat Med,9：1370～1376

Amsen D,Blander JM,Lee GR,et al. 2004. Instruction of distinct CD4[+] T helper cell fates by different notch ligands on antigen presenting cells. Cell,117：515～526

Andaluz-Ojeda D,Iglesias V,Bobillo F,et al. 2011. Early natural killer cell counts in blood predict mortality in severe sepsis. Crit Care,15：R243

Azab B,Jaglall N,Atallah JP,et al. 2011. Neutrophil-lymphocyte ratio as a predictor of adverse outcomes of acute pancreatitis. Pancreatology,11：445～452

Bacchetta R,Gregori S,Roncarolo MG. 2005. CD4[+] regulatory T cells：mechanisms of induction and effector function. Autoimmun Rev,4：491～496

Banerjee D,Dhodapkar MV,Matayeva E,et al. 2006. Expansion of FOXP3 high regulatory T cells by human dendritic cells (DCs) in vitro and after DC injection of cytokine matured DCs in myeloma patients. Blood,107：113～1043

Basak SK,Harui A,Stolina M,et al. 2002. Increased dendritic cell number and function following continuous in vivo infusion of granulocyte macrophage-colony-stimulating factor and interleukin-4. Blood,99：2869～2879

Belkaid Y,Rouse BT. 2005. Natural regulatory T cells in infectious disease. Nat Immunol,6：353～360

Bernstein LH,Rucinski J. 2011. Measurement of granulocyte maturation may improve the early diagnosis of the septic state. Clin Chem Lab Med,49：2089～2095

Bianchi ME. 2007. DAMPs,PAMPs and alarmins：all we need to know about danger. J Leukoc Biol,81：1～5

Biesalski HK,McGregor GP. 2007. Antioxidant therapy in critical care：is the microcirculation the primary target? Crit Care Med,

35：S577～S583

Cernadas M, Lu J, Watts G, et al. 2009. CD1a expression defines an interleukin-12 producing population of human dendritic cells. Clin Exp Immunol,155：523～533

Chatila TA. 2005. Role of regulatory T cells in human diseases. J Allergy Clin Immunol,116：949～959

Chi JT, Chang HY, Haraldsen G, et al. 2003. Endothelial cell diversity revealed by global expression profiling. Proc Natl Acad Sci USA,100：10623～10628

Chinnasamy D, Tector M, Chinnasamy N, et al. 2006. A mechanistic study of immune system activation by fusion of antigens with the ligand-binding domain of CTLA4. Cancer Immunol Immunother,55：1504～1514

Claudia FB, Steven KL, Nicholas WL, et al. 2005. Reversal of long-term sepsis-induced immunosuppression by dendritic cells. Blood,105：3588～3595

D'Alessio FR, Tsushima K, Aggarwal NR, et al. 2009. CD4$^+$CD25$^+$Foxp3$^+$ Tregs resolve experimental lung injury in mice and are present in humans with acute lung injury. J Clin Invest,119：2898～2913

Dhillon SS, Mahadevan K, Bandi V, et al. 2005. Neutrophils, nitric oxide, and microvascular permeability in severe sepsis. Chest, 128：1706～1712

Dobrovolskaia MA, Vogel SN. 2002. Toll receptors, CD14, and macrophage activation and deactivation by LPS. Microbes Infect,4：903～914

Dong L, He HL, Lu XM, et al. 2012. Modulation of FLT3 signaling targets conventional dendritic cells to attenuate acute lung injury. APMIS,120：808～818

Drechsler S, Weixelbaumer KM, Redl H, et al. 2011. Experimentally approaching the ICU：monitoring outcome-based responses in the two-hit mouse model of posttraumatic sepsis. J Biomed Biotechnol,2011：357～396.

Fantini MC, Becker C, Monteleone C, et al. 2004. TGF-beta induces a regulatory phenotype in CD4$^+$CD25$^+$T cells through Foxp3 induction and down-regulation of Smad7. J Immunol,172：5149～5153

Feeney C, Bryzman S, Kong L, et al. 1995. T-lymphocyte subsets in acute illness. Crit Care Med,23：1680～1685

Fiedler U, Augustin HG. 2006. Angiopoietins：a link between angiogenesis and inflammation. Trends Immunol,27：552～558

Fullerton JN, Singer M. 2011. Organ failure in the ICU：cellular alterations. Semin Respir Crit Care Med,32：581～586

Gold MC, Robinson TL, Cook MS, et al. 2007. Human neonatal dendritic cells are competent in MHC class I antigen processing and presentation. PLoS One,2：e957

Granger DN. 1999. Ischemia-reperfusion：mechanisms of microvascular dysfunction and the influence of risk factors for cardiovascular disease. Microcirculation,6：167～178

Gros A, Roussel M, Sauvadet E, et al. 2012. The sensitivity of neutrophil CD64 expression as a biomarker of bacterial infection is low in critically ill patients. Intensive Care Med,38：445～452

Groselj-Grenc M, Ihan A, Pavcnik-Arnol M, et al. 2009. Neutrophil and monocyte CD64 indexes, lipopolysaccharide-binding protein, procalcitonin and C-reactive protein in sepsis of critically ill neonates and children. Intensive Care Med,35：1950～1958

Heizmann O, Koeller M, Muhr G, et al. 2008. Th1-and Th2-type cytokines in plasma after major trauma. J Trauma,65：1374～1378

Helmut J, Edgar S, Kerstin S, et al. 2001. Dendritic cells as a tool to induce anergic and regulatory. Trends Immunol,22：394～400

Hotchkiss RS, Karl IE. 2003. The pathophysiology and treatment of sepsis. N Engl J Med,348：138～150

Hotchkiss RS, Tinsley KW, Swanson PE, et al. 2001. Sepsis-induced apoptosis causes progressive profound depletion of B and CD4$^+$ T lymphocytes in humans. J Immunol,166：6952～6963

Hotchkiss RS, Tinsley KW, Swanson PE, et al. 2002. Depletion of dendritic cells, but not macrophages, in patients with sepsis. J Immunol,168：2493～2500

Huang LF, Yao YM, Dong N, et al. 2010. Association between regulatory T cell activity and sepsis and outcome of severely burned patients：a prospective, observational study. Crit Care,14：R3

Huang X, Venet F, Chung CS, et al. 2007. Changes in dendritic cell function in the immune response to sepsis. Cell-& tissue-based therapy. Expert Opin Biol Ther,7：929～938

Jaffe EA, Nachman RL, Becker CG, et al. 1973. Culture of human endothelial cells derived from umbilical veins：identification by morphologic and immunologic criteria. J Clin Invest,52：2745～2756

Jiang LN, Yao YM, Sheng ZY. 2012. The role of regulatory T cells in the pathogenesis of sepsis and its clinical implication. J Interferon Cytokine Res, 32: 341~349

Jimenez F, Quinones MP, Martinez HG, et al. 2010. CCR2 plays a critical role in dendritic cell maturation: possible role of CCL2 and NF-kappa B. J Immunol, 184: 5571~5581

Jiménez-Ibáñez EO, Castillejos-López M, Hernández A, et al. 2012. High mortality associated with hyperglycemia, neutrophilia, and lymphopenia in critically ill patients. Tohoku J Exp Med, 226: 213~220

Jones-Carson J, Fantuzzi G, Siegmund B, et al. 2005. Suppressor alphabeta T lymphocytes control innate resistance to endotoxic shock. J Infect Dis, 192: 1039~1046

June CH, Blazar BR. 2006. Clinical application of expanded CD4$^+$25$^+$ cells. Semin Immunol, 18: 78~88

Khazen W, M´bika JP, Tomkiewicz C, et al. 2005. Expression of macrophage-selective markers in human and rodent adipocytes. FEBS Lett, 579: 5631~5634

Kraiss LW, Martinez ML, Prescott SM, et al. 2005. Endothelial function//Fink MP ed. Textbook of Critical Care. Fifth ed. pheladelphia: Elsevier Inc, 145~154

Krathwohl MD, Schacker TW, Anderson JL. 2006. Abnormal presence of semimature dendritic cells that induce regulatory T cells in HIV-infected subjects. J Infect Dis, 193: 494~504

Kubota N, Ebihara T, Matsumoto M, et al. 2010. IL-6 and IFN-alpha from dsRNA-stimulated dendritic cells control expansion of regulatory T cells. Biochem Biophys Res Commun, 391: 1421~1426

Langenkamp E, Molema G. 2009. Microvascular endothelial cell heterogeneity: general concepts and pharmacological consequences for anti-angiogenic therapy of cancer. Cell Tissue Res, 335: 205~222

Laudanski K. 2012. Adoptive transfer of naïve dendritic cells in resolving post-sepsis long-term immunosuppression. Med Hypotheses, 79: 478~480

Le Tulzo Y, Pangault C, Gacouin A, et al. 2002. Early circulating lymphocyte apoptosis in human septic shock is associated with poor outcome. Shock, 18: 487~494

Liu QY, Yao YM, Zhang SW, et al. 2011. Naturally existing CD11c^{low}CD45RB^{high} dendritic cells protect mice from acute severe inflammatory response induced by thermal injury. Immunobiology, 216: 47~53

London NR, Whitehead KJ, Li DY. 2009. Endogenous endothelial cell signaling systems maintain vascular stability. Angiogenesis, 12: 149~158

Mahnke K, Enk AH. 2005. Dendritic cells: key cells for the induction of regulatory T cells? Curr Top Microbiol Immunol, 293: 133~150

Martinez FO, Helming L, Gordon S. 2009. Alternative activation of macrophages: an immunologic functional perspective. Annu Rev Immunol, 27: 451~483

Mehta D, Malik AB. 2006. Signaling mechanisms regulating endothelial permeability. Physiol Rev, 86: 279~367

Melgert BN, Oriss TB, Qi Z, et al. 2010. Macrophages: regulators of sex differences in asthma? Am J Respir Cell Mol Biol, 42: 595~603

Menges T, Engel J, Welters I, et al. 1999. Changes in blood lymphocyte populations after multiple trauma: association with posttraumatic complications. Crit Care Med, 27: 733~740

Mills KH. 2004. Regulatory T cells: friend or foe in immunity to infection? Nat Rev Immunol, 4: 841~855

Misra N, Bayry J, Lacroix-Desmazes S, et al. 2004. Cutting edge: human CD4$^+$CD25$^+$ T cells restrain the maturation and antigen-presenting function of dendritic cells. J Immunol, 172: 4676~4680

Monneret G, Debard AL, Venet F, et al. 2003. Marked elevation of human circulating CD4$^+$CD25$^+$ regulatory T cells in sepsis-induced immunoparalysis. Crit Care Med, 31: 2068~2071

Mosser DM, Edwards JP. 2008. Exploring the full spectrum of macrophage activation. Nat Rev Immunol, 8: 958~969

Murao Y, Isayama K, Saito F, et al. 2009. Effect of hypertonic saline resuscitation on CD4$^+$CD25$^+$ regulatory T cells and gammadelta T cells after hemorrhagic shock and resuscitation in relation to apoptosis and iNOS. J Trauma, 67: 975~982

Nachman RL, Jaffe EA. 2004. Endothelial cell culture: beginnings of modern vascular biology. J Clin Invest, 114: 1037~1040

Niu N, Laufer T, Homer RJ, et al. 2009. Cutting edge: limiting MHC class II expression to dendritic cells alters the ability to develop Th2-dependent allergic airway inflammation. J Immunol, 183: 1523~1527

Njoku DB, Li Z, Washington ND, et al. 2009. Suppressive and pro-inflammatory roles for IL-4 in the pathogenesis of experimental drug-induced liver injury. Eur J Immunol,39: 1652 ~ 1663

Opal SM. 2011. Immunologic alterations and the pathogenesis of organ failure in the ICU. Semin Respir Crit Care Med,32: 569 ~ 580

Oriss TB,Ostroukhova M,Seguin-Devaux C,et al. 2005. Dynamics of dendritic cell phenotype and interactions with CD4+ T cells in airway inflammation and tolerance. J Immunol,174: 854 ~ 863

Osterholzer JJ,Ames T,Polak T,et al. 2005. CCR2 and CCR6,but not endothelial selectins,mediate the accumulation of immature dendritic cells within the lungs of mice in response to particulate antigen. J Immunol,175: 874 ~ 883

Ostroukhova M,Seguin-Devaux C,Oriss TB,et al. 2004. Tolerance induced by inhaled antigen involves CD4(+) T cells expressing membrane-bound TGF-beta and FOXP3. J Clin Invest,114: 28 ~ 38

Park SJ,Burdick MD,Mehrad B. 2012. Neutrophils mediate maturation and efflux of lung dendritic cells in response to Aspergillus fumigatus germ tubes. Infect Immun,80: 1759 ~ 1765

Pasare C,Medzhitov R. 2005. Toll-like receptors: linking innate and adaptive immunity. Adv ExpMed Biol,560: 11 ~ 18

Pascual C,Bredle D,Karzai W,et al. 1998. Effect of plasma and LPS on respiratory burst of neutrophils in septic patients. Intensive Care Med,24:1181 ~ 1186

Philip AE,Antonio M,Douglas M,et al. 2004. Characterization of the systemic loss of dendritic cells in murine lymph nodes during polymicrobial sepsis. J Immunol,173: 3035 ~ 3043

Pietropaoli A,Georas SN. 2009. Resolving lung injury: a new role for Tregs in controlling the innate immune response. J Clin Invest,119: 2891 ~ 2894

Prignano F,Ricceri F,Bianchi B,et al. 2011. Dendritic cells: ultrastructural and immunophenotypical changes upon nb-UVB in vitiligo skin. Arch Dermatol Res,303: 231 ~ 238

Rafii S,Lyden D. 2003. Therapeutic stem and progenitor cell transplantation for organ vascularization and regeneration. Nat Med,9: 702 ~ 712

Ray A,Khare A,Krishnamoorthy N,et al. 2010. Regulatory T cells in many flavors control asthma. Mucosal Immunol,3: 216 ~ 229

Read S,Greenwald R,Izcue A,et al. 2006. Blockade of CTLA-4 on CD4+ CD25+ regulatory T cells abrogates their function in vivo. J Immunol,177: 4376 ~ 4383

Reinhart K,Bayer O,Brunkhorst F,et al. 2002. Markers of endothelial damage in organ dysfunction and sepsis. Crit Care Med,30: S302 ~ S312

Rondaij MG,Bierings R,Kragt A,et al. 2006. Dynamics and plasticity of Weibel-Palade bodies in endothelial cells. Arterioscler Thromb Vasc Biol,26: 1002 ~ 1007

Rosenbloom AJ,Linden PK,Dorrance A,et al. 2005. Effect of granulocyte-monocyte colony-stimulating factor therapy on leukocyte function and clearance of serious infection in nonneutropenic patients. Chest,127: 2139 ~ 2150

Russwurm S,Vickers J,Meier-Hellmann A,et al. 2002. Platelet and leukocyte activation correlate with the severity of septic organ dysfunction. Shock,17: 263 ~ 268

Scholz M,Cinatl J,Schädel-Höpfner M,et al. 2007. Neutrophils and the blood-brain barrier dysfunction after trauma. Med Res Rev, 27: 401 ~ 416

Schouten M,Wiersinga WJ,Levi M,et al. 2008. Inflammation,endothelium,and coagulation in sepsis. J Leukoc Biol,83: 536 ~ 545

Schwulst SJ,Muenzer JT,Chang KC,et al. 2008. Lymphocyte phenotyping to distinguish septic from nonseptic critical illness. J Am Coll Surg,206: 335 ~ 342

Sun Q,Li L,Ji S,et al. 2005. Variation of CD4+ and CD8+ T lymphocytes as predictor of outcome in renal allograft recipients who developed acute respiratory distress syndrome caused by cytomegalovirus pneumonia. Transplant Proc,37: 2118 ~ 2121

Tamura DY, Moore EE, Partrick DA, et al. 2002. Acute hypoxemia in humans enhances the neutrophil inflammatory response. Shock,17: 269 ~ 273

van de Veerdonk FL,Kullberg BJ,Netea MG. 2010. Pathogenesis of invasive candidiasis. Curr Opin Crit Care,16: 453 ~ 459

van Meurs M,Kümpers P,Ligtenberg JJ,et al. 2009. Bench-to-bedside review: angiopoietin signalling in critical illness -a future target? Crit Care,13: 207 ~ 220

Veldhoen M,Moncrieffe H,Hocking RJ,et al. 2006. Modulation of dendritic cell function by naive and regulatory CD4+ T cells. J Immunol,176: 6202 ~ 6210

Venet F, Lepape A, Monneret G. 2011. Clinical review: flow cytometry perspectives in the ICU: from diagnosis of infection to monitoring of injury-induced immune dysfunctions. Crit Care, 15: R231

Venet F, Pachot A, DebardAL, et al. 2004. Increased percentage of CD4$^+$CD25$^+$ regulatory T cells during septic shock is due to the decrease of CD4$^+$CD25$^-$ lymphocytes. Crit Care Med, 32: 2329 ~ 2331

von Boehmer H. 2005. Mechanisms of suppression by suppressor T cell. Nat Immunol, 6: 338 ~ 344

von Gunten S, Jakob SM, Geering B, et al. 2009. Different patterns of Siglec-9-mediated neutrophil death responses in septic shock. Shock, 32: 386 ~ 392

Wan J, Shan Y, Shan H, et al. 2011. Thymosin-alpha1 promotes the apoptosis of regulatory T cells and survival rate in septic mice. Front Biosci, 16: 3004 ~ 3013

Wang YX, Xu XY, Su WL, et al. 2010. Activation and clinical significance of p38 MAPK signaling pathway in patients with severe trauma. J Surg Res, 161: 119 ~ 125

Wiedermann FJ, Mayr AJ, Kaneider NC, et al. 2004. Alveolar granulocyte colony-stimulating factor and alpha-chemokines in relation to serum levels, pulmonary neutrophilia, and severity of lung injury in ARDS. Chest, 125: 212 ~ 219

Yokota H. 2007. Cerebral endothelial damage after severe head injury. J Nippon Med Sch, 74: 332 ~ 337

Yoneyama H, Narumi S, Zhang Y, et al. 2002. Pivotal role of dendritic cell-derived Cxc-10 in the retention of T helper cell 1 lymphocytes in secondary lymph nodes. J Exp Med, 195: 1257 ~ 1266

Zaloga GP, Washburn D, Black KW, et al. 1993. Human sepsis increases lymphocyte intracellular calcium. Crit Care Med, 21: 196 ~ 202

Zasłona Z, Wilhelm J, Cakarova L, et al. 2009. Transcriptome profiling of primary murine monocytes, lung macrophages and lung dendritic cells reveals a distinct expression of genes involved in cell trafficking. Respir Res, 10: 2

Zhang X, Mosser DM. 2008. Macrophage activation by endogenous danger signals. J Pathol, 214: 161 ~ 178

第三章

受体与信号转导机制

第一节 概 述

近年来,随着分子生物学的飞速发展,人们对全身性炎症反应发病机制的了解也日益加深。研究表明,外界刺激因子对免疫、炎症等细胞行为的调节主要与受体及细胞内多条信号转导通路的活化密切相关,可引起细胞应激、生长、增殖、分化、凋亡等多种生物学效应,在调控机体一系列病理生理反应中发挥关键作用。因此,炎症及组织损害发生与发展过程中受体及信号转导机制的研究已成为现代危重症医学领域的前沿课题。从细胞表面至细胞核的信号转导途径目前已有初步了解,主要包括 G 蛋白、各种蛋白激酶家族、JAK 激酶/信号转导和转录激活因子(Janus kinase/signal transducer and activator of transcription,JAK/STAT)及核因子-κB(nuclear factor-κB,NF-κB)等信号转导通路。

一般来讲,参与机体炎症及免疫反应的细胞因子主要包括白细胞介素(IL)、干扰素(IFN)、肿瘤坏死因子(TNF)、生长因子、转移因子、集落刺激因子(CSF)和趋化因子等,它们可来源于不同类型的细胞,如 T 细胞、巨噬细胞、单核细胞、成纤维细胞、内皮细胞。这些细胞并不仅仅产生某一种细胞因子,不同的刺激物作用于同类细胞可以产生不同的细胞因子。脓毒症等危重症状态下多种成分均可诱导细胞因子的产生,其中以细菌脂多糖(lipopolysaccharide,LPS)较为常见,是介导革兰阴性菌脓毒症的重要启动因子。

现已证明,细菌及其毒素可刺激体内单核/巨噬细胞系统合成、分泌大量细胞因子,进而形成复杂的细胞因子网络作用,最终可导致过度的全身炎症反应及广泛的组织微循环障碍。一般认为,细胞因子产生的过程可大致分为以下几个步骤:刺激物与细胞表面受体的结合、信号传递、基因激活、mRNA 转录、mRNA 翻译成蛋白质或降解、前体蛋白质成熟及细胞因子分泌等。从细胞表面受体至细胞核的信号转导途径逐渐被人们认识,下面以 LPS 为例简要说明其主要过程。

1. **细菌毒素与细胞受体结合** LPS 可作用于体内多种炎症和免疫细胞,包括单核/巨噬细胞系统等。近年来的研究表明,LPS 首先与血中脂多糖结合蛋白(lipopolysaccharide-binding protein,LBP)结合形成 LPS-LBP 复合物,其后该复合物与单核细胞表面的 LPS 受体 CD14 作用,从而启动细胞因子合成的反应过程。许多资料提示,CD14 为介导体内外 LPS 作用的主要受体之一,阻断 CD14 可有效防止 LPS 诱导的细胞因子产生。由此表明,单核/巨噬细胞对 LPS-LBP 复合物的识别需要借助其细胞表面 CD14 的存在。当然,其他因素也可诱导细胞因子的产生,如酵母多糖、免疫复合物和植物血凝素等,它们与细胞结合的机制可能通过 CD14 依赖或非 CD14 途径激活炎症细胞。

然而,由于 CD14 本身是一种膜锚定蛋白(缺乏跨膜区和胞内区),不能直接介导跨膜信号转导,因此有关 CD14 参与的信号转导途径仍有待进一步澄清。近年来的研究揭示,一族被称为 Toll 样受体(Toll-like receptor,TLR)的跨膜蛋白作为信号转导的受体参与了多种致病因子的信号转导过程。现有资料表明,TLR 是病原微生物跨膜信号转导的重要受体,其中 TLR2 和 TLR4 的作用尤为显著。许多研究证实,TLR2 是一种具有广泛识别能力的模式识别受体(pattern recognition receptor,PRR),能够识别革兰阳性菌、革兰阴性菌、真菌、螺旋体及支原体等多种细菌的细胞壁成分,在多种微生物所致急、慢性感染中均具有重要的作用;而 TLR4 的作用较为局限,可能主要参与了 LPS 的识别与信号转导过程。有资料显示,LPS 和脂蛋白等细菌细胞壁成分所诱导的单核细胞、中性粒细胞及内皮细胞 TLR4 和 TLR2 基因表达上调与细胞内转录因子的活化和 TNF-α、IL-6 等细胞因子的产生相平行;而 TLR 的特异性抗体则能明显抑制上述炎症介质的生成,进一步证实了 TLR 在机体炎症反应中的作用。此外,有研究指出,TLR 可能参与了脓毒性休克时心功能障碍的病理生理过程。

2. 细胞内的信号转导 LPS-LBP 复合物与细胞表面 CD14/TLR 受体结合,通过细胞信号转导机制将信号从受体转导到细胞核。现已明确,该过程涉及许多生化反应途径,包括 G 蛋白、磷脂酶 C 和蛋白激酶 C 等。尽管启动因素不同,但信号转导中几种生化反应途径的激活过程却基本一致,其中许多途径是通过磷酸化作用,进而将信号从胞质传递到胞核内。目前已证实,JAK 激酶、丝裂原活化蛋白激酶(mitogen-activated protein kinase,MAPK)、酪氨酸激酶等均与受体的活化有关。体外观察表明,革兰阴性菌 LPS、金黄色葡萄球菌外毒素等均可引起免疫细胞内 JAK/STAT 通路的活化,在细胞生理和病理反应中发挥着重要调控作用。据报道,JAK/STAT 通路活化可能与急性组织损害和休克发生等密切相关。金黄色葡萄球菌感染早期抑制 JAK/STAT 通路的活化有助于抑制致炎性细胞因子的合成与释放,从而减轻组织炎症反应及多器官损害。

3. 细胞核的信号转导 上述细胞的信号传递主要发生在细胞膜和胞质中,通过某些调节蛋白作用可进一步将信号转导到胞核内。这些蛋白质被称为转录因子,能结合到 DNA 中的顺式作用复合物上,其中 NF-κB 是目前研究得较清楚的转录因子。在静息状态下,细胞内 NF-κB 作为一种三聚体复合物存在,由 P65 和 P50 两个亚单位与抑制物 IκB 连接而成。当蛋白激酶 C 磷酸化 IκB 后,抑制物 IκB 可从三聚体复合物中离解,NF-κB 即可自由从胞质向胞核转移。然后 NF-κB 与其结合位点作用,启动多种细胞因子基因(如 TNF-α、IL-1、IL-6)的转录和翻译过程,从而诱导炎症细胞的激活。

体外试验表明,兔肺泡巨噬细胞在 LPS 刺激下 NF-κB 活性明显增高,其中 30 分钟时达高峰,4 小时内逐渐降低。同时加入蛋白酶抑制剂则可显著降低巨噬细胞 NF-κB 的活性,并抑制 TNF-α 的表达。在大鼠内毒素休克模型中,NF-κB 抑制剂能显著抑制肺组织诱生型一氧化氮合酶(iNOS)基因表达,并且呈剂量依赖性;同时可明显减轻 LPS 引起的动脉血压降低。此外,小鼠脓毒症早期肺组织 NF-κB 和 NF-IL-6 均迅速活化,其改变与局部组织细胞因子基因表达及动物预后密切相关;而预防性给予 NF-κB 抑制剂则可有效降低内毒素休克小鼠循环中 TNF-α 和 IL-6 水平。由于细胞内信号转导阶段是 TNF-α 病理效应的中心环节,并且许多细胞因子的信号转导途径相互关联与交汇,因此调控该环节可能具有潜在的治疗前景。

第二节 病原体作用的受体机制

一、脂多糖结合蛋白和 CD14

脓毒症及脓毒性休克以其高发病率、高死亡率正日益引起人们的普遍关注。尽管其发病机制尚未完全阐明,一般认为,细菌及其毒素促发机体产生的过度炎症反应可能具有重要作用。近 20 年来,这一领域的研究取得了显著进展,即认识到脂多糖受体 CD14 及其相关调节蛋白——脂多糖结合蛋白(LBP)/CD14 系统在机体炎性细胞识别、应答中的关键作用。

(一) LBP/CD14 的基本特性

1. 脂多糖结合蛋白 LBP 是一种分子质量为 58～60kDa 的糖蛋白,在正常血清中的浓度据不同作者报道有所差异,在 0.5～10 μg/ml,但在急性炎症反应或重症患者中其水平可升至 50～200 μg/ml。肝脏是合成 LBP 的主要来源,有人给大鼠注射 LPS 或松节油后,肝细胞 LBP 表达即升高 20 倍以上,在肝细胞的原代培养中加入 IL-6 和 LPS 分别可引起 LBP mRNA 表达升高 4.5 和 3.2 倍。体外试验证实,在大鼠肺动脉平滑肌细胞的培养液中加入 TNF-α、IL-1β、IFN-γ、LPS 等都可诱导 LBP mRNA 的表达上调。在肝细胞内合成的 LBP 是 50kDa 的前体形式,分泌到血液中即成为分子质量为 60kDa 的糖蛋白。有人克隆了鼠 LBP cDNA,并采用 Northern 斑点杂交分析显示在急性反应时,肝 LBP mRNA 表达升高的同时肝外脏器如肺、肠、肾等 LBP 的表达也增强,从而推测 LBP 可能发挥着更广泛的作用。现已证明,LBP 可在人、兔、大鼠、小鼠、猪、牛及其他灵长类动物体内合成。

LBP 不耐热,通常 LBP 的活性在 50℃时是稳定的,在 53～56℃时会丧失 50% 的活性;当小鼠血清或纯化小鼠 LBP 加热到 59℃时其所有活性都丧失。人血浆对热较敏感,最普通的灭活补体方法(56℃,30 分钟)即可导致 LBP 70% 生物活性的丢失。LBP 在不同动物种属之间具有较高的同源性,大鼠 LBP 的氨基酸序列同人的一致性高达 66%,小鼠 LBP 氨基端的序列同人类非常近似,其一致性可达 80%～90%。兔同人 LBP 氨基酸序列 69% 相同,核苷酸 78% 相同,也有较高的同源性。此外,人 LBP 与杀菌性/通透性增加蛋白(bactericidal/permeability increasing protein,BPI)的结构同源性为 44%,它们的基因均位于第 20 条染色体 q11.23 和 q12 之间。

2. CD14 最初认为 CD14 是髓源性细胞的分化抗原,仅表达在成熟细胞表面,主要用于辅助诊断恶性髓源性白血病。1986 年人类 CD14 基因序列被克隆出来,但其功能仍不清楚。直到 1990 年,Wright 等发现 CD14 在 LPS 刺激单核细胞产生 TNF-α 中起重要作用,才认识到 CD14 是 LPS 的功能受体之一。

人 CD14 基因位于第 5 条染色体,该区域还包括数种髓源性特异性生长因子和受体基因,如 IL-3、粒细胞-巨噬细胞集落刺激因子和血小板生长因子受体等。鼠 CD14 基因位于第 18 条染色体。分析人、大鼠、小鼠 CD14 cDNA 序列发现三者具有高度同源性,大鼠 CD14 基因与人、小鼠的 CD14 基因分别有 73% 和 64% 的同源性。

CD14 以两种形式存在,即膜型 CD14(mCD14)和可溶性 CD14(sCD14)。mCD14 是 55kDa 的糖蛋白,主要通过糖基磷脂酰肌醇(GPI)锚形物附着在成熟的髓源性细胞膜表面。

单核细胞和巨噬细胞 mCD14 的表达很丰富,外周血中每个单核细胞表面大约有 50 000 个 mCD14 分子,而中性粒细胞表面的 mCD14 分子仅为单核细胞的 1/10。用 CD14 和 CD16 单克隆抗体双染色法可将外周血单核细胞分为两群:CD14++细胞和 CD14+/CD16+细胞。前者 mCD14 表达很丰富,占外周血单核细胞的绝大部分;后者 mCD14 表达量很少,同时还伴有 CD16 的表达,只占 5%~9%。sCD14 无 GPI 结构,存在于血清、尿液中和培养 mCD14 阳性细胞的上清中。

(二) LBP/CD14 在内毒素增敏中的作用

研究表明,LBP/CD14 系统具有增敏内毒素的作用,而且 LPS 的许多效应是通过 LBP/CD14 介导的。例如,对于表达 mCD14 的细胞,LBP 存在时用皮摩尔至纳摩尔(pmol 至 nmol)量的 LPS 即可刺激细胞的反应;对于不表达 mCD14 的 70Z/3 细胞,则需用毫摩尔(mmol)量的 LPS 才能激活 LPS 应答。当向 70Z/3 细胞转入编码人 mCD14 的基因后,刺激细胞反应所需的 LPS 量下降至 1/1000。

1. LBP 与 CD14 受体的作用 LBP 与 LPS 具有较高的亲和力,LBP 将 LPS 转运至 mCD14 上并与之结合,诱导细胞的激活。LPS 与 LBP 结合形成两种形式的复合物,当 LPS/LBP 比值较低时,一分子 LBP 与 1~2 分子 LPS 结合;当 LPS/LBP 比值较高时,一分子 LBP 可与多分子 LPS 结合形成聚集体。而一个 sCD14 分子仅能结合 1~2 分子 LPS,不能形成大量聚集,但 LBP 可促进 LPS 结合到 sCD14 上。LBP-LPS 和 LPS-sCD14 复合物的解离度分别为 3.5×10^{-9} mol/L 和 29×10^{-9} mol/L,这样当 LBP 和 sCD14 在正常人血浆中以相同的浓度与有限的 LPS 竞争性结合时,LPS 将首先与 LBP 发生结合。

LBP 还能增强 LPS 与重组 sCD14(rsCD14)结合,重组 LBP(rLBP)并不能直接与 LPS-rsCD14 结合形成三重复合物的形式,但它可加速 LPS 与 rsCD14 的结合过程。rLBP 在极低浓度时促进 LPS 与 rsCD14 结合,提示 rLBP 可能具有催化剂的作用。在 LPS 低浓度时(5~10 ng/ml),LBP 能大大增强 LPS-rsCD14 激活中性粒细胞和内皮细胞的作用;然而当 LPS 高浓度时,这一作用并不依赖于 LBP 的存在。

2. 对炎性介质产生的影响 LPS 通过 LBP/CD14 系统可直接诱导人单核细胞产生氧自由基,它在炎症反应中可造成组织损伤。实验表明,LPS 引起氧自由基的释放呈时间和剂量依赖性,当 LPS 浓度为 10 ng/ml 时反应达最高值。在不含血浆的缓冲液中,尽管 LPS 浓度高达 10 mg/ml,也不能引起氧自由基的释放。加入 LBP 可获得与血浆同等的效应,应用多黏菌素 B、抗 LBP 抗血清或抗 CD14 抗体则可阻断氧自由基的产生。

正常血浆可增强 LPS 刺激一氧化氮(NO)的合成,抗 LBP 抗体则部分阻断 NO 的合成,提示 LBP 在其中起着一定的作用。纯化 LBP 可代替血浆增强人和兔肺巨噬细胞对光滑型和粗糙型 LPS 的反应。当 LBP 存在时,LPS 刺激 TNF-α 合成的阈值下降至 1/1000,用 LBP 和 LPS 一同处理的兔肺巨噬细胞,其 TNF-α mRNA 表达较单用 LPS 刺激出现早、峰值高、半衰期长,抗 LBP 的单克隆抗体则明显抑制 LPS 刺激细胞产生 TNF-α 的能力。rLBP 和 rCD14 能明显增强光滑型 LPS 诱导 TNF-α 合成的能力,并在一定程度上增强粗糙型 LPS 诱导 TNF-α 合成的作用。抗 CD14 抗体几乎完全抑制光滑型 LPS 诱导 TNF-α 合成,部分抑制粗糙型 LPS 的激活效应。因此,rLBP、rCD14、抗 CD14 抗体对调节 LPS 诱导 TNF-α 合成的效应很大程度上依赖 LPS 分子糖链的完整性。

3. **对细胞应答的作用** 内毒素攻击兔引起中性粒细胞聚集所需 LPS 的浓度远低于体外试验中激发中性粒细胞黏附的浓度,因此在血浆中可能存在着某种成分促进 LPS 诱导中性粒细胞黏附。体外试验中,在没有血浆存在时需要高浓度 LPS(10 μg/ml)才能诱导人中性粒细胞黏附到血管内皮细胞上;加入 1% 血浆或血清即可使所需 LPS 浓度显著下降至 10 ng/ml 水平,而且黏附速度大大加快。该反应同样能被兔血浆中分离的 LBP 代替,且兔血浆的活性可因加入抗 LBP 抗体而消失。

LPS 对内皮细胞和上皮细胞的作用也是通过 LBP/CD14 介导的,加入 10% 的血浆可使内皮细胞对 LPS 的敏感性提高 10 000 倍。一般认为,LPS 是引起脓毒性休克和急性呼吸窘迫综合征(ARDS)的一种重要致病因子,能引起肺水肿和血管通透性增高。据报道,在没有血浆存在时,高浓度 LPS(1 mg/ml)也不能导致通透性的增加;在有 3% 人血浆时,LPS 可显著增加血管内皮通透性。纳摩尔浓度的 LPS 激活内皮细胞需要血浆或血清的存在,对于不表达 mCD14 的内皮细胞,sCD14 发挥十分重要的作用。LBP 将 LPS 分子转运到 sCD14 上形成 LPS-sCD14 复合物,LPS-sCD14 可能通过其他跨膜受体激活内皮细胞,这种依赖血浆激活内皮细胞的通路称为直接途径。若用全血代替血浆,则内皮细胞对皮摩尔浓度的 LPS 敏感性增加,这一事实提示血液中存在某些细胞及其介质参与增敏内皮细胞反应的过程。通过对阵发性夜间血红蛋白尿(PNH)患者(不表达 CD14)的观察发现,在这一过程中起重要作用的是单核细胞,即全血通过 mCD14 受体激活单核细胞,单核细胞产物 TNF-α 和 IL-1 再激活内皮细胞,人们称之为内皮细胞激活的间接途径。

有人报道在体外刺激猪肺巨噬细胞可引起细胞 CD14 样抗原表达升高 2～5 倍,当 LPS 低浓度时,该作用依赖于血浆的存在;无血浆时 LPS 的量需增加 10 倍以上才能引起 CD14 表达增加。LPS 诱导 CD14 的上调与 TNF-α 分泌相关,给予抗 CD14 抗体能明显抑制 LPS 诱导 TNF-α 分泌,增加 LPS 的浓度则使抑制效应减弱,说明巨噬细胞对 LPS 的反应在 LPS 高浓度时可通过非 CD14 依赖途径。

4. **LBP/CD14 在高浓度 LPS 时的作用途径** LBP/CD14 可以增敏内毒素的作用,但 LBP/CD14 并非细菌 LPS 激活单核/巨噬细胞绝对必需的调节系统。Lynn 等探索了 LPS 可通过 CD14 以外途径起作用,体外分离培养的单核细胞在无血浆存在时,对 LPS 的敏感性降低至 1/30～1/10。虽然抗 CD14 抗体能够阻断 LPS 的作用,但是该效应可被高浓度的 LPS 逆转,提示存在着非 CD14 依赖性 LPS 激活途径。研究显示,未分化的 SFM 细胞(表达微量 CD14)仍可在无血浆条件下对 LPS 起反应,抗 CD14 单抗对此几乎没有抑制作用,但加入纯化 LBP 或人血浆能增强其 CD14 依赖途径。在有血浆存在时,单核细胞与异硫氰酸荧光素(FITC)-LPS 结合可显示荧光;加入抗 CD14 抗体后荧光强度下降至加入血浆前水平。多核细胞可表达非常低的 CD14,对 FITC-LPS 的结合一直保持在低水平,抗 CD14 抗体对其无明显影响。另外,在预先加入抗 LPS 抗体后,无论是否存在抗 CD14 抗体,单核细胞和多形核粒细胞都表现出对 LPS 的高亲和性。说明抗 LPS 抗体是通过不同的途径影响 LPS 与细胞结合,LPS 和抗 LPS 抗体的复合物可以与多核细胞上 CD14 受体以外的受体结合(包括 TLR 等)。

由此可见,LBP/CD14 系统在介导细胞应答反应中与 LPS 浓度密切相关。它们仅能在 LPS 低浓度(<10 ng/ml)时起增敏内毒素的作用,LBP/CD14 的抗体也仅能在 LPS 低水平时阻断其反应。在 LPS 高浓度时,LPS 可依赖非 CD14 途径发挥其毒性作用。由于脓毒症时

机体内毒素常处于较低水平,因此 LBP 在机体脓毒症的发病机制中可能发挥了强大的增敏作用。

(三)CD14 与脓毒症的关系

1. mCD14 mCD14/LBP 系统使细胞增敏,对 pg/ml 水平的 LPS 产生应答反应,在临床上具有十分重要的意义。因为脓毒症患者循环 LPS 水平很低,一般在 pg/ml 水平。mCD14/LBP 系统的发现使人们认识到微量 LPS 在失控性炎症发生和发展过程中的重要作用。在离体观察中,每毫升皮克(pg/ml)水平的 LPS 并不能刺激细胞应答,剂量提高数百倍才能激活细胞。但 LBP 与 LPS 结合后将其转运到细胞,与 mCD14 形成三元复合物,pg/ml 水平的 LPS 即可激活 CD14 阳性细胞,如单核细胞、巨噬细胞和中性粒细胞等。激活的细胞吞噬、杀菌活性增强,释放过量炎症细胞因子,并且通过 TNF-α、IL-1β 间接激活内皮细胞,使其表达大量黏附分子,促凝活性增强,从而促使白细胞浸润和微血栓形成。这一系列反应又促使次级炎症介质大量产生释放,使炎症反应进一步放大,形成恶性循环,最后导致脓毒综合征,并可能发展为脓毒性休克和多器官功能障碍综合征(MODS)。

失血性休克是创伤及外科应激中较常见的合并症,在损伤后感染的发生和发展中占有举足轻重的地位。临床观察和动物实验发现,失血性休克能显著提高宿主对 LPS 作用的敏感性。在兔失血性休克模型中发现,与休克前相比,LPS 刺激休克动物全血产生 TNF-α 显著增多。抗 CD14 抗体则使休克后 24 小时和 72 小时 TNF-α 的产生减少 95%,且呈剂量依赖反应,表明失血性休克后 LPS 刺激全血产生 TNF-α 依赖 CD14。因此,休克增敏内毒素作用的机制可能与 CD14 的调控作用有关。

大量的体外观察证明抗 CD14 抗体可部分阻止 LPS 激活细胞,从而抑制细胞因子的产生,提示抗 CD14 抗体可能具有保护作用。有资料证实,CD14 免疫缺陷小鼠对革兰阴性菌或 LPS 引起的休克具有较强的抵抗力,并且菌血症的发生率很低。据报道,对猴子连续 8 小时静脉注射低剂量 LPS,复制出与临床脓毒性休克相似的模型,在内毒素攻击前注射抗 CD14 抗体,则对内毒素诱发的休克具有保护效应;与对照组相比,抗体治疗组动物血浆细胞因子(TNF-α、IL-1β、IL-6 和 IL-8)水平显著下降,肺血管通透性明显降低,而平均动脉压则显著增高。提示对 CD14 进行免疫调理可能为临床防治脓毒症提供新的途径。

应用流式细胞仪双染色法检测 213 例严重创伤患者单核细胞 mCD14 表达水平,结果发现与存活组相比,死亡组 mCD14 阳性单核细胞百分率显著降低。据此认为,单核细胞 mCD14 的表达可预测创伤患者预后,创伤患者 mCD14 的持续减少反映单核细胞反应阈值下降,其后果可能是致命的。同时,脓毒症患者单核细胞构成发生改变,CD14⁺/CD16⁺细胞所占比例显著增多,其中有 3 例患者超过 50%,并且 IL-6 水平也明显升高。与 LPS-LBP 复合物作用后,脓毒症患者外周血单核细胞 mCD14 表达下调。另据报道,急性呼吸窘迫综合征及其他高危患者外周血中性粒细胞 mCD14 表达亦显著减少,且 LPS 刺激后 mCD14 的上调程度显著减弱。同时,患者中性粒细胞诱生超氧化物能力也明显降低。严重创伤等病理过程中 mCD14 呈下调反应,初步观察表明它与患者预后相关,故监测其改变可能有助于感染并发症的早期诊断。

2. sCD14 近年来研究发现,创伤、脓毒症、MODS 患者血清 sCD14 水平增高,表明 sCD14 与创伤、感染并发症等关系密切。临床观察发现入院后 6 小时,所有多发伤患者血清 sCD14 水平均显著升高,并随时间延长而递增,创伤后 14 天 sCD14 水平仍显著高于对照组。进一步分析发现,sCD14 水平的变化与创伤严重程度呈平行关系。损伤评分低于 45 分组在 4～14 天后 sCD14 水平逐渐下降,而评分大于 45 分组仍持续在较高水平。有人采用 ELISA 方法检测了正常人和革兰阴性菌脓毒症患者血清 sCD14 水平,前者为 2.48 μg/ml,后者为 3.23 μg/ml,二者差异极显著。死亡者 sCD14 水平显著高于存活者,说明 sCD14 水平可预测死亡率,具有一定的临床价值。同时,sCD14 水平高于 3.5 μg/ml 者血清中只有 55kDa sCD14,而 sCD14 低于 3.5 μg/ml 的患者两种 sCD14 均存在,但尚未发现 sCD14 两种形式与病死率相关。进一步研究证实,这两种 sCD14 介导 LPS 刺激 SW620 细胞产生 IL-8 的能力并无差别,这可能是因为 55kDa 和 49kDa sCD14 只是羧基末端不同,去除 sCD14 羧基末端 2/3 仍保留其活性。

我们的资料显示,与健康志愿者相比,严重烧伤第 7 天以后患者血清 sCD14 水平显著升高,且在伤后第 3 周仍持续升高。伤后第 7、14 和 21 天并发 MODS 组血清 sCD14 水平显著高于无 MODS 组,且与内毒素水平呈显著正相关。与之相似,也有资料证实,MODS 患者血浆 sCD14 水平显著高于非 MODS 患者,并与血浆 TNF-α 水平呈显著正相关。可见血清 sCD14 水平与 MODS 的发生和发展密切相关。因此,监测血清 sCD14 有助于预测 MODS 的发生。

脓毒症、MODS 患者 sCD14 水平增高的病理生理作用还不完全清楚。其致病机制可能是在 LBP 的催化下,较低水平 LPS(pg/ml)与 sCD14 结合形成复合物,在 sCD14 的介导下激活 CD14 阴性细胞,如内皮细胞、上皮细胞等,使其表型发生改变;激活的细胞表达大量黏附分子,释放炎症细胞因子(IL-1、IL-8 等),促凝活性增强。同时,在 sCD14 介导下,LPS 直接使内皮细胞通透性增高,造成损伤。这样,sCD14 介导的一系列反应促使白细胞浸润和微血栓形成,最终产生机体广泛的损伤效应。关于创伤后 sCD14 水平升高的机制仍在研究之中,LPS 或细胞因子等多种因子均可诱导产生 sCD14。我们的临床资料研究发现,sCD14 与血浆内毒素水平呈显著正相关,有人还观察到其与血浆 TNF-α 水平呈显著正相关。体外试验证实,内毒素、TNF-α 均可刺激单核细胞产生 sCD14,并释放到培养上清液中。而 MODS 时循环 LPS 和 TNF-α 都可能升高,因此 sCD14 的诱生与二者的直接或间接作用密切相关。

(四) 抗 CD14 抗体的保护效应

由于 CD14-LBP 增敏系统是介导体内低剂量 LPS 诱发脓毒症的重要途径,因此阻断 CD14 可能有助于脓毒症的防治。有资料报道,抗兔 CD14 单克隆抗体对 LPS 攻击具有保护性,为临床治疗革兰阴性菌脓毒症提供了可能。但与兔抗 TNF 单克隆抗体相比无明显的优越性。应用人工合成的 sCD14 与 mCD14 竞争抑制 LPS 信号转导通路也取得了初步疗效。我们针对内毒素增敏效应开展了早期干预的研究,发现应用重组杀菌性/通透性增加蛋白 (rBPI$_{21}$)能有效抑制多种组织 LBP/CD14 mRNA 表达的上调和过度炎症反应,降低多个器官对内毒素损害的敏感性,防止 MODS 的发生与发展。但拮抗 CD14 对 MODS 的确切保护效应及潜在临床价值尚有待进一步研究。

二、Toll 样受体

既往研究表明,多种病原微生物的细胞壁成分[如革兰阴性菌的 LPS、革兰阳性菌的肽聚糖(PGN)和脂磷壁酸(LTA)等]均具有强大的抗原刺激能力,它们均通过与细胞表面的蛋白质受体——CD14 结合,促进单核/巨噬细胞、中性粒细胞及淋巴细胞等活化并释放大量炎症介质,最终导致失控的炎症反应。然而,由于 CD14 本身是一种膜锚定蛋白(缺乏跨膜区和胞内区),不能直接介导跨膜信号转导,因此有关 CD14 参与的信号转导途径有待进一步阐明。

近年研究揭示,一族被称为 TLR 的跨膜蛋白作为信号转导的模式识别受体参与了上述致病因子的信号转导过程,在动物、植物及昆虫的抗感染免疫中发挥重要作用。以下拟着重介绍 TLR 在细菌致病成分跨膜信号转导中的作用,同时对 TLR 多态性表达与脓毒症的相关性进行分析。

(一) TLR 结构与分布特点

Toll 样受体是最早在果蝇体内发现的一种信号转导蛋白质,对果蝇的发育和抗真菌免疫具有显著作用。近年来人们发现,在人和啮齿类动物体内也存在着许多与 Toll 类似的跨膜蛋白,对脊椎动物的抗感染免疫同样具有重要意义,遂将其称为 TLR。由于其结构和功能与 I 型白介素-1 受体(IL-1R I)非常相似,所以将它们共同归为 TLR/IL-1R"超家族"。

与 IL-1R 相似,TLR 主要由三个功能区构成:胞外区、跨膜区和胞内区。其中胞内区约含有 200 个氨基酸,是信号转导的主要区域。由于其结构与 IL-1R 十分相似,通常称之为 Toll/IL-1R(TIR)区,正是由于这一功能区氨基酸结构的高度保守,使得 TLR 与 IL-1R 具有相似的信号转导途径。与之相反,胞外区的结构与 IL-1R 家族明显不同,主要表现在 IL-1R 胞外区是由三个 IgG 样功能区作为配体结合的主要部位,而 TLR 则是以 N-端 18～31 个富含亮氨酸的重复序列(LRR)在细胞表面串联排列形成具有黏附作用的"触角"。与 TIR 区相比,该功能区变异性较大,是决定 TLR 与配体结合特异性的部位(图 3-1)。

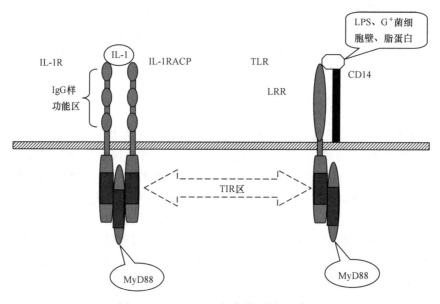

图 3-1　TLR/IL-1R"超家族"结构示意图

现已发现 TLR 家族至少有 12 个成员(TLR1～12),广泛分布于动物的肝、脾、肺、心、肾、脑及胸腺等多种组织中。除 TLR3 为树突细胞所特有外,其他 TLR 均普遍存在于多核细胞、单核/巨噬细胞、淋巴细胞、内皮细胞、成纤维细胞及树突细胞等多种细胞表面。Muzio

等根据 TLR mRNA 表达模式的不同又将其分为三型:①泛在型(ubiquitous),主要是 TLR1,广泛存在于上述各种细胞中;②局限型(restricted),包括 TLR2、TLR4 和 TLR5,主要分布于髓系单个核细胞,其中外周血白细胞的表达最为丰富;③特异型(specific),即 TLR3,仅存在于树突细胞表面。由于 TLR6 ~ 12 是新近发现的 TLR 家族成员,其确切的细胞定位及功能目前尚未系统阐明。

现有资料表明,TLR 是病原微生物跨膜信号转导的重要受体,主要参与了机体抗感染的天然免疫反应。其中 TLR2 和 TLR4 的作用尤为显著,它们可能作为细菌共有抗原成分(如革兰阴性菌的 LPS、革兰阳性菌的细胞壁成分 PGN 和 LTA 等)的模式识别受体介导了多种细菌的跨膜信号转导过程。但遗憾的是,目前对 TLR 的研究仍处于探索阶段,迄今尚未得到 TLR 与细菌致病成分直接作用的确切证据,因此有关它们对配体识别的特异性及其介导抗感染跨膜信号转导的详细机制仍未完全澄清。一般认为,TLR2 是一种具有广泛识别能力的模式识别受体,能够识别革兰阳性菌、革兰阴性菌、真菌、螺旋体及支原体等多种细菌的细胞壁成分,在多种微生物所致急、慢性感染中均发挥重要作用;而 TLR4 的作用较为局限,主要参与了 LPS 的识别与信号转导过程。除此之外,TLR 家族的其他成员也不同程度地介导感染免疫的信号转导,但其具体作用范围尚不十分明确。鉴于 TLR3 仅特异性表达于树突细胞表面,人们推测它与细胞的抗原提呈功能可能有一定关系。而动物实验表明,TLR5 基因突变能造成小鼠对沙门菌易感性增强,提示它可能在革兰阴性菌的感染过程中也具有一定作用。引起人们关注的是新近发现的 TLR 家族的一个新亚型——TLR9,它作为一种特殊的受体与革兰阳性和阴性菌 DNA 均直接结合,在细菌 DNA 的信号转导中具有重要意义(表3-1)。虽然 TLR1 和 TLR6 ~ 9 与 TLR2 的同源性较高并且拥有相同的信号转导途径,但它们在抗感染免疫中的确切功能仍有待深入探讨。

表 3-1 TLR 家族成员对已知病原菌相关分子模式的识别作用

TLR	配体或病原菌相关分子模式	配体来源
TLR1	TLR2 辅因子	革兰阳性菌、革兰阴性菌、分枝杆菌、螺旋菌、支原体
TLR2	脂蛋白	革兰阳性菌、分枝杆菌、螺旋菌、支原体
	肽聚糖(TLR2/6 或 TLR2/X)	革兰阳性菌
	磷壁酸	革兰阳性菌
	Modulin(TLR2/6)	葡萄球菌属
	脂肽	分枝杆菌、螺旋菌、支原体
	MALP-2(TLR2/6)	支原体
	糖脂	螺旋菌
	脂阿拉伯甘露糖	分枝杆菌
	LPS	卟啉单胞菌属、钩端螺旋体
	酵母多糖(TLR2/6)	酵母
	GPI 锚定物	克鲁斯锥虫(*Trypanosoma cruzi*)
	外膜蛋白 A	克雷伯杆菌
	可溶性因子(TLR1/2)	脑膜炎双球菌

续表

TLR	配体或病原菌相关分子模式		配体来源
TLR3	双链 RNA		病毒
TLR4	LPS		革兰阴性菌
	磷壁酸		革兰阳性菌
	Taxol		植物
	RSV 融合蛋白		呼吸道合胞体病毒（RSV）
	HSP60		宿主
TLR5	鞭毛蛋白		带有鞭毛的细菌
TLR6	TLR2 的辅因子		革兰阳性菌、革兰阴性菌、分枝杆菌、螺旋菌、支原体
TLR7	咪唑喹啉		合成的抗病毒化合物
TLR8	未知		
TLR9	非甲基化 CpG DNA		细菌
TLR10 ~ 12	未知		

（二）TLR 的信号转导途径

如上所述,TLR 是一组属于 TLR/IL-1R 家族的 I 型跨膜受体,介导了多种致病微生物的跨膜信息传递。虽然目前尚未在脊椎动物体内发现类似果蝇"Spaetzle"那样可与 TLR 特异性结合的配体,但大量研究表明许多致病微生物成分（如 LPS、LTA 和脂蛋白等）可作为"机会配体"与 TLR 结合,并通过 TLR 介导的信号途径传递信息。由于 TLR 的胞内区在结构和功能上与 IL-1R 非常相似,因此二者的信号转导途径也存在着许多相似之处。

体内外研究表明,TLR 主要经以下两条途径进行信号转导:TLR-髓系分化蛋白 88（MyD88)/ IL-1 受体相关激酶(IRAK)-NF-κB 诱导激酶（NIK)/NF-κB 途径和 TLR-MyD88/IR-KA-MAPK 途径。目前对前一条途径的研究较为深入,其组成与 IL-1R 途径基本相同,主要包括:接头蛋白 MyD88、IRKA、肿瘤坏死因子受体激活因子-6(TRAF-6)、NIK 和 IκB 激酶（IKK）等。其中 MyD88 是一种 35kDa 的胞质内蛋白质,为 TLR/IL-1R 超家族信号途径中普遍存在的接头蛋白,同时也是 TLR/IL-1R 超家族的重要成员之一,但它仅具有胞质内的 TIR 区和一个"死亡区"（DD 区）。在信号转导的过程中,MyD88 一方面通过 C 末端的 TIR 区域与 TLR 的 TIR 区直接相连（同源结合）,同时又可通过 N 末端的 DD 区与 IRAK 相互作用,从而使 TLR-MyD88-IRAK 共同形成"受体复合物"。该复合物聚集在细胞膜附近,在信号"跨膜转导"中发挥关键作用,其中任何一种成分（如 MyD88 或 IRAK）的缺失或显性失活（dominant-negative,DN）均可导致机体对病原菌的反应性严重受损。此后,IRAK 又将另一种接头蛋白——TRAF-6 募集至受体复合物,使其磷酸化激活。而活化的 TRAF-6 又能进一步激活 NIK 和 IKKα/β,进而 IκB 磷酸化、降解,最终导致 NF-κB 活化及炎症介质的转录生成(图 3-2)。此外,Irie 报道,一种丝裂原活化蛋白激酶的激酶的激酶（MAPKKK）——转化生长因子-β 活化激酶 1(TAK1)在 LPS 的信号转导中亦具有重要意义。利用基因转染实验证实,TAK1 的显性失活突变体可有效抑制 MyD88 和 TRAF6 诱导 NF-κB 活化,但对 NIK 的诱导作用无明显影响,提示 TAK1 可能是 TRAF6 的下游成分,通过磷酸化作用调节着 NIK 的作用。

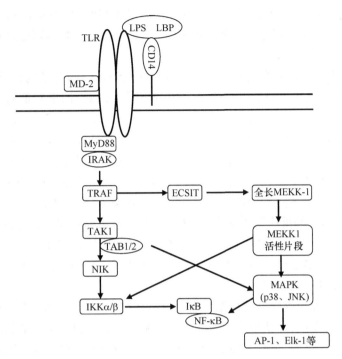

图 3-2 Toll 样受体的跨膜信号转导途径

注:TLR,Toll 样受体;LBP,脂多糖结合蛋白;MyD88,髓系分化蛋白 88;IRAK,白介素 1 受体相关激
酶;TRAF-6,肿瘤坏死因子受体相关因子-6;NIK,核因子-κB 诱导激酶;IKK,IκB 激酶;TAK1,转化生
长因子 β 活化激酶 1;TAB,TAK1 结合蛋白;MAPK,丝裂原活化蛋白激酶;JNK,c-Jun N 末端激酶;
AP-1,激活蛋白-1;ECSIT,evolutionarily conserved signaling intermediate in Toll pathways;MEKK-1,
mitogen-activated protein kinase/ERK kinase kinase-1

　　除上述途径外,既往资料还表明,LPS 与受体 CD14 结合后可通过细胞内酪氨酸激酶或
G 蛋白偶联信号途径激活细胞内重要蛋白激酶——MAPK 家族成员,如细胞外信号调节蛋
白激酶(extracellular-signal regulated protein kinase,ERK)、c-Jun 氨基末端激酶(c-Jun amino-
terminal kinase,JNK)/应激激活蛋白激酶(stress-activated protein kinase,SAPK)和 p38 等,最
终引起 NF-κB、激活蛋白(AP)-1 等核转录因子的活化,在多种炎症介质产生中具有十分重
要的作用。然而,由于 CD14 缺乏胞质内区域,关于 CD14/LPS 介导 MAPK 活化的确切跨膜
信号转导机制迄今仍未完全澄清。目前的资料表明,TLR 在一定程度上参与了 MAPK 的活
化过程。体外观察发现,TLR 信号途径的重要成员——MyD88 或 IRAK 缺失后,小鼠巨噬细
胞对 LPS 刺激的敏感性显著降低,不仅 NIK/NF-κB 活化严重受损,而且 JNK 及 p38 的活化
明显延迟且峰值降低,同时 ERK 活性亦有所下降,提示 MyD88 和 IRAK 可能是 MAPK 途径
的上游组分。但 Muzio 等发现,虽然 TLR2/4 的过度表达促进 JNK 活化,但 TLR 途径的重要
接头蛋白——TRAF-6 显性失活突变(TRAF6-DN)却不影响 TLR4 介导的 JNK 磷酸化及后
续的 AP-1 活化,表明这两条信号途径可能在早期即出现了分化。进一步分析发现,TRAF
家族另一成员 TRAF2 显性失活突变体(TRAF2-DN)能有效抑制 JNK 的磷酸化,提示这两条
途径的分支可能出现在 TRAF 这一水平。除此之外,TLR 途径的另一种激酶 TAK1 不仅可
介导 NIK 的活化,同时也是 p38 的 MAPKKK,因此其缺失突变同样影响 MAPK 途径的活性。

与 NIK/NF-κB 途径相比,MyD88 和 IRAK 显性失活对 MAPK 活性的抑制作用较为缓和,这不仅说明了 TLR 的两条途径存在着较大的差异,同时也提示细胞内可能还存在其他途径介导了 MAPK 活化过程。

在此应指出的是,CD14 虽然不能直接介导 LPS 及脂蛋白等分子的信号转导,但它可与 LBP 共同作用,促进 TLR 介导的信号传递过程,特别是当 LPS 浓度较低时这一效应尤为明显。有学者认为,在配体的识别过程中细胞表面 CD14 与 TLR 结合形成受体复合物,进而促进 TLR 的寡聚化并加强它们与配体结合的稳定性。因此,LPS 与 CD14 结合通常被认为是 LPS 信号转导的第一步。除 CD14 外,新近有人报道,另外一种无跨膜区的分泌蛋白——髓样分化蛋白-2(myeloid differentiation protein-2,MD-2)亦可与 TLR 共同表达于细胞表面,并参与 TLR 的信号转导过程。将 MD-2 与 TLR4 同时转染人胚肾细胞系 293(HEK293)细胞后,可使该细胞对 LPS 的反应能力增强 2~3 倍。其机制可能是 MD-2 在细胞表面形成同源二聚体或更大的复合物,其上具有多个 TLR4 的结合部位,从而加速 TLR4 的交联并形成稳定的二聚体。同样,MD-2 还能结合 TLR 家族的其他成员,参与革兰阳性菌、真菌及螺旋体等多种致病微生物的识别与信号转导过程。

以上分析表明,细胞内信号转导系统是一个纵横交织的复杂网络,多条信号途径在不同水平、不同程度进行交汇,而从细胞表面受体到细胞内激酶任何一个环节的改变都可能影响多条途径的信号转导过程。因此,在细菌感染的过程中选择适宜的手段拮抗受体、连接蛋白或信号转导激酶的活性可能成为调节机体失控炎症反应的有效措施。

(三) TLR 与脓毒症

1. TLR 在机体炎症反应中的意义　在感染过程中,细菌致病成分诱导单核/巨噬细胞、淋巴细胞及中性粒细胞 TNF-α、干扰素(IFN)-γ、IL 和一氧化氮(NO)等炎症介质过度生成是引发脓毒症的关键因素。因此,TLR 作为识别细菌共有成分模式识别受体在脓毒症的发生与发展中可能居核心地位。体内外观察揭示,在 TLR2 或 TLR4 基因上即使出现一个碱基的突变都会导致宿主对革兰阳性菌或革兰阴性菌的反应能力严重丧失。

既往研究表明,LPS 是革兰阴性菌外膜最主要的共同抗原成分,具有强大的免疫刺激能力,极低水平(ng/ml)即足以诱导 TNF-α 和 IL-6 等炎症介质的合成与释放。最早被确定能够介导 LPS 反应的 TLR 成员为 TLR2。Yang 等在体外实验中发现,给 HEK293 细胞转染 TLR2 后可使原本对 LPS 无反应的细胞获得对 LPS 的应答能力,而 TLR2 的显性失活突变(TLR2-DN)则能特异性抑制 LPS 诱导 NF-κB 活化,初步证实了 TLR2 在 LPS 信号转导中的作用。当细胞表面有 CD14 存在时,它与 TLR2 形成的"受体复合物"还可使上述反应强度进一步放大。然而,越来越多的证据显示,该家族的另一个成员 TLR4 在 LPS 跨膜信号转导中的作用更为显著。体外试验证实,TLR4 表达丰富的细胞(如脐静脉内皮细胞)对 LPS 反应十分敏感,并且抗 TLR4 抗体有效地抑制了 LPS 刺激所致 NF-κB 活化和炎症介质生成,提示 TLR4 参与了 LPS 的信号转导过程。进一步研究发现,当 TLR4 缺失或突变时,即使在 CD14 表达正常的情况下细胞对 LPS 的应答能力亦明显低下,但是给上述细胞转染野生型 TLR4 后它们对 LPS 的反应能力得以完全恢复,证实了 TLR4 在 LPS 信号转导过程中的重要地位。此外,其他学者报道,TLR4 基因缺失或突变可导致细胞对 LPS 的反应性严重缺失,甚至 LPS 浓度高达 10^5 ng/ml 时仍不能有效刺激单核/巨噬细胞的活化及 TNF-α 和 IL-6 的产生,同时 B 细胞不能有效增殖并产生特异性抗 LPS 抗体,说明机体对 LPS 的先天性及获得性免疫均受到损伤;但是在同样的刺激条件下,TLR2 缺陷小鼠巨噬细胞产生 TNF-α 的能力与野生型细胞基本相同,其 B 细胞增殖反应亦无明显异常。这一结果与许多学者的报道基本相符,即 TLR2 虽然在一定程度上介导革兰阴性菌的信息传递,但当 TLR4 存在时细胞对 LPS 的识别便无须 TLR2 参与。导致这一现象的原因目前尚未完全澄清,有人推测可能与 LPS 和受体间的亲和力有关。但 Hirschfeld 等认为,许多 LPS 的商品制剂含有少量具有极强生物学活性的"内毒素蛋白",因此很可能是这种污染的蛋白质(而非 LPS)刺激了 TLR2 途径的活化。因为在体外试验中发现,只有转染了 TLR4 的细胞才能对高度纯化的 LPS 或人工合成的无蛋白脂质 A 产生反应,而 TLR2 的过度表达对这一过程并无促进作用。

　　值得提出的是,动物实验还显示,携带 TLR4 突变基因的 CH3/HeJ 小鼠虽然对 LPS 的反应性极度低下,但它对革兰阳性菌、真菌及螺旋体细胞壁成分的识别能力并无明显改变,提示这些病原微生物可能通过 TLR4 以外的其他途径诱导了体内的炎症反应。进一步分析发现,TLR2 在上述病原微生物的信号转导中起着非常关键的作用。当 TLR2 缺陷时,细胞对革兰阳性菌、真菌及螺旋体的反应性均严重受损,即使采用 100 μg/ml 的金黄色葡萄球菌 PGN 进行刺激也不能有效诱导细胞内 NF-κB 活化和 TNF-α 产生(野生型细胞只需 10 μg/ml 即可)。同样,给 TLR2 缺陷细胞转染野生型 TLR2 能恢复其对上述病原体的反应能力,说明 TLR2 在机体对抗革兰阳性菌、真菌及螺旋体等多种微生物感染中具有重要意义。但有资料证实,当以金黄色葡萄球菌的另一种重要细胞壁抗原——脂磷壁酸(LTA)作为刺激物时,TLR2 缺陷巨噬细胞产生 TNF-α、IL-6 及 NO 水平与野生型细胞并无明显差异;而 TLR4 缺陷细胞对 LTA 的反应能力却明显受损,提示 TLR4 可能也参与了革兰阳性菌的信号转导过程。

　　除上述证据外,体内试验还表明,LPS 攻击可导致小鼠心、肺等器官 TLR2 和 TLR4 mRNA 表达明显上调,进一步提示了它们可能参与了 LPS 诱导的病理生理改变。体外研究亦揭示,LPS 和脂蛋白等细菌细胞壁成分所诱导的单核细胞、中性粒细胞及内皮细胞 TLR4 和 TLR2 基因表达上调与细胞内 NF-κB 活化和 TNF-α、IL-6 等炎症介质的产生相平行;而 TLR 的特异性抗体(如 TLR2 抗体 TL2.1)则明显抑制上述炎症介质的生成,从另一个角度证实了 TLR 在机体炎症反应中的作用。不仅如此,由 TLR 介导生成的促炎介质(如 TNF-α 和 IL-1β)等可进一步促进 TLR 的上调。Liu 等在动物实验中发现,虽然单独以 LPS 攻击大鼠可诱发其肝脏内 TLR2 基因表达明显上调,但如果在 LPS 攻击的同时给予 IL-1 或 TNF-α 受体拮抗剂进行干预则可有效抑制 TLR2 基因表达的上调,表明 IL-1β 和(或)TNF-α 参与了 LPS 对 TLR2 基因表达的调节反应。另据报道,当 IL-1β 和 IFN-γ 作为刺激物单独或联合使用时,大鼠血管内皮细胞和心肌细胞 TLR4 基因表达上调 2~5 倍。而上调 TLR4 可能作为新的受体介导更多的细胞活化和炎症介质的生成。相反,IL-10 等抗炎介质则可明显抑制 LPS 等诱导 TLR4 表达上调。现已明确,引发脓毒症时机体炎症反应失控的主要原因即是病原体感染所致细胞内促炎介质产生过度和抗炎介质生成不足造成的炎症平衡失调,而这一改变又可能诱导细胞表面 TLR 过度表达。这样,在受体和炎症介质的基因表达之间可能形成一个"正反馈"环,使炎症反应不断放大,最终导致脓毒症的发生。

　　我们的动物实验资料证实,盲肠结扎穿孔术(CLP)造成脓毒症后 2~6 小时大鼠肝、肺、肾及小肠组织内 TLR2 mRNA 表达开始升高,12 小时均达峰值,至 72 小时仍维持较高水平。提示严重腹腔感染可引起机体多个器官 TLR2 表达的上调,TLR2 的广泛诱生参与了脓毒症的病理生理过程。相关分析发现,组织 TLR2 mRNA 表达不仅与局部 TNF-α mRNA 表达呈正相关,而且肝、肺、肾等组织 TLR2 mRNA 表达分别与丙氨酸转氨酶(ALT)、髓过氧化物酶(MPO)、肌酐(Cr)水平呈显著正相关;同时,小肠 TLR2 mRNA 的表达与反映肠黏膜完整性的二胺氧化酶(DAO)活性呈显著负相关。上述结果说明 TLR2 mRNA 的过度表达可能与机体炎症反应及多脏器功能损害密切相关。严重腹腔感染引起器官 TLR2 mRNA 表达上调的机制包括多个方面,其中 LPS 可能是重要刺激因子之一。一般认为,CLP 模型是以革兰阴性菌为主的混合性感染,细菌 LPS 可迅速吸收入血并分布至机体主要组织,从而可能诱导不同组织 TLR2 mRNA 表达。我们另一组资料显示,早期应用 LPS 拮抗剂阻断内毒素血症后,动物 12 小时及 24 小时组织 TLR2 mRNA 的表达均显著降低,证明 TLR2 mRNA 在肝、肺、肾、小肠组织中表达上调与 LPS 刺激密切相关,该结果与体外观察基本一致。Matsuguchi 等认为,在生理状态或低浓度时 LPS 主要作用于 TLR4,大量 LPS 存在时 TLR2 起着加速炎症反应的作用,进一步诱导 TNF-α 等大量细胞因子的产生;而这些致炎细胞因子也能明显增强 TLR2 mRNA 的表达。在我们的实验中,相关分析显示肝、肺及小肠组织 TLR2 mRNA 表达与 TNF-α mRNA 表达均呈显著正相关,这样体内就可能形成了一个"正反馈环",使炎症不断放大从而致脓毒症或多脏器功能损害。因此,对 tlr2 基因表达进行适当调节可能为防治严重感染后脓毒症的发生与发展提供新的思路。

2. tlr 多态性与脓毒症的相关性　　如前所述,TLR 是一组在物种进化过程中高度保守的蛋白质,在宿主抗感染免疫中发挥极为重要的作用,为此有必要进一步分析 tlr 多态性表达与脓毒症的相关性。

早在 20 世纪 60 年代,人们就已经注意到 C3H/HeJ 小鼠对 LPS 攻击具有高度耐受性。初步的遗传学分析发现这一现象可能与小鼠 4 号染色体上 LPS 位点的突变有关,但其确切的分子机制始终未能阐明。最近通过遗传图谱分析发现,编码 TLR4 的基因 tlr4 恰好位于这一突变的编码区域。由于该基因第 2135 位出现了一个错义突变(由腺嘌呤代替了胞嘧啶,C2135A),导致 TLR4 胞质区(TIR 区)多肽链上第 712 位高度保守的脯氨酸被组氨酸所代替(P712H),从而严重破坏了 C3H/HeJ 小鼠对 LPS 的敏感性。体外观察显示,具有这种表型的 C3H/HeJ 小鼠巨噬细胞即使在 CD14 正常表达的情况下对 LPS 的反应能力也会降低至 1/38 ~ 1/20。此外,有资料证实,tlr4 与炎性介质诱导的肺通透性改变密切相关。当 tlr4 基因缺陷的 C3H/HeJ 小鼠暴露于 0.3 ppm($1\ ppm = 10^{-6}$)的臭氧环境时,其肺泡灌洗液中蛋白质含量显著低于野生型小鼠,而肺脏中性粒细胞浸润程度亦明显减轻。与之类似,在 C57BL/10ScCr 和 C57BL/10ScNCr 小鼠 tlr4 基因上存在一个无义点突变也可使动物对 LPS 等致炎物质的反应能力严重丧失。对人类 tlr4 的基因多态性分析表明,人 tlr4 基因至少存在两种突变,即 299 位天门冬氨酸代替甘氨酸(Asp299Gly)和 399 位苏氨酸代替异亮氨酸(Thr399Ile)。其中 Asp299Gly 突变较为常见(10/83),并可影响 LPS 的信号转导过程,因此携带这一基因的个体对吸入 LPS 的反应明显低下。在此应特别强调的是,tlr4 缺陷虽然可导致动物对 LPS 的高度耐受,但它们对革兰阴性菌的感染却极度敏感,如鼠伤寒沙门菌对 C3H/HeJ 小鼠的半数致死量仅为 2 个细菌,比正常小鼠(2×10^3 个细菌)明显低。其原因可能是由于跨膜信号转导的障碍破坏了宿主免疫细胞识别病原微生物的能力,进而机体的天然免疫功能严重受损(单核/巨噬细胞不能有效活化并分泌 TNF-α 炎症介质,B 细胞也不能产生抗 LPS 的特异性抗体),机体无法及时清除或杀灭病原菌,最终导致感染失控。

　　与 tlr4 相似,tlr2 的错义突变(681 位的吡咯氨酸被组氨酸所替代,P681H)亦造成细胞对金黄色葡萄球菌细胞壁成分、酵母多糖及螺旋体脂蛋白的刺激效应显著降低。Yang 等发现,当 TLR2 的胞内区 C 末端 13 位或 141 位氨基酸缺失(缺失突变)后,不仅其本身丧失了对 LTA 和脂蛋白等"配体"的信号转导能力,而且对野生型 tlr2 的功能也具有一定的抑制效应。

　　值得指出的是,tlr4 上述突变虽导致机体对革兰阴性菌极易感染,但它们对革兰阳性菌的识别与清除能力却未受到明显影响,表明 tlr4 是宿主识别革兰阴性菌感染的主要途径之一;而 tlr2 表达的多态性则主要与革兰阳性菌、真菌及螺旋体等病原微生物感染有关。另据报道,对沙门菌高度敏感的 MOLF/Ei 小鼠 tlr5 基因上也存在着多种类型的突变位点。由此可见,tlrs 的多态性表现普遍存在于动物和人群中,并与宿主的抗感染能力密切相关。因此,在严重损伤早期及时进行 tlrs 的多态性分析将为脓毒症易感人群的早期识别、预后分析和基因治疗开辟新的途径。

　　tlr4 分子的突变对机体炎症及免疫反应可产生显著影响。最近一项研究表明,人体对雾化吸入 LPS 的低反应性与 tlr4 基因多态性有关。等位基因 Asp299Gly 与 Thr399Ile 影响了 tlr4 受体分子的胞外域结构,减弱了对吸入 LPS 的反应性。体外转染 THP-1 细胞显示,Asp299Gly 变异(非 Thr399Ile)可阻碍 tlr4 介导的 LPS 信号通路。然而,将 tlr4 野生型基因导入带有突变型 tlr4 的呼吸道上皮细胞或肺泡吞噬细胞中,可以改变细胞对 LPS 的低反应性。因此,人们推测与 C3H/HeJ 小鼠相似,同吸入 LPS 低反应性相关的 tlr4 基因多态性可能与革兰阴性菌感染的敏感性有关。Lorenz 等发现单纯 Asp299Gly 多态性只存在于脓毒性休克患者中,且有等位基因 TLR4 Asp299Gly/Thr399Ile 的脓毒性休克患者发生革兰阴性菌感染的频率较高。在另一组临床资料中,通过对 91 例脓毒性休克患者进行 tlr2 基因分析,观察到 2 例患者具有 Arg753Gln 多态性,且他们都伴有金黄色葡萄球菌感染,提示 tlr2 基因的变异可能增强机体对致死性细菌感染的易感性。

　　总之,TLR 是一组在进化上高度保守的跨膜蛋白质,可作为多种微生物致病成分跨膜信号转导的重要受体。其中,TLR2 和 TLR4 作为识别细菌共同抗原的"模式"识别受体在机体抗感染免疫中的作用尤为显著。体内外试验显示,它们基因上的一个点突变即可严重影响细胞对配体的信号转导能力,破坏宿主防御细菌入侵的天然免疫屏障,进而导致机体对病原微生物易感性增强。因此,深入研究 TLR 在机体炎症反应中的意义及其多态性与感染性疾病的关系,将为脓毒症的早期识别和干预提供新的理论依据。

(姚咏明　李红云)

第三节　炎性体与核苷酸结合寡聚化结构域样受体

　　固有免疫应答是机体抵御病原微生物入侵的第一道防线,也是特异性免疫的基础。固有免疫反应主要是通过吞噬细胞(如巨噬细胞、中性粒细胞)摄取并杀灭入侵机体的病原体,之后通过分泌细胞因子和趋化因子激活适应性免疫系统。宿主固有免疫细胞对胞内感染的各种病原微生物及其产物的快速识别依赖于胞质内存在的一类被称为"炎性体"(inflammasome)的多蛋白复合体。炎性体除了识别各类病原菌外,同时还可感知宿主自身代谢性应激刺激,活化胱天蛋白酶(cysteinyl aspartate-specific protease,caspase)-1、caspase-5 等,进一步诱导 IL-1β、IL-18、IL-33 等促炎细胞因子的加工分泌及细胞凋亡,调节免疫应答和炎症反应。最近的研究提示,炎性体活化信号分子可调控适应性免疫对同一抗原反应的类型,并与 IL-6、IL-12 的分泌有关,影响辅助性 T 细胞(Th)1、Th17 及调节性 T 细胞的活性,其功能状态对多种临床疾病的发生、发展及预后恢复均具有重要意义。

对家族寒冷自体炎症综合征患者进行遗传学分析发现,寒冷敏感性状有着常染色体遗传模式,患者的同一个基因发生了突变,该基因被命名为"寒冷诱导自身炎症综合征-1"(cold-induced auto-inflammatory syndrome-1,CIAS-1)基因,其编码蛋白被称为 cryopyrin(即NALP3),随后发现慢性婴儿期皮肤关节综合征患者也存在该基因的突变。后续研究表明,NALP3 活化后通过蛋白间的相互作用与胞内的 pro-caspase-1 蛋白结合,对 pro-caspase-1 加工和激活非常重要。2002 年 Martinon 等鉴定了一个由 NALP1 与凋亡相关斑点样蛋白(apoptosis-associated speck-like protein containing a CARD,ASC)、caspase-1/5 构成的多蛋白复合体,该复合体对 caspase 的激活非常重要,并被命名为"inflammasome"。近年来越来越多的研究表明,炎性体在固有免疫反应中发挥着至关重要的作用。

炎性体是 caspase 活化所必需的反应平台,目前已鉴定出多种不同的炎性体,在装配炎性体的多种蛋白成分中,核苷酸结合寡聚化结构域(nucleotide binding oligomerization domain,NOD)样受体(NOD like receptor,NLR)家族成员,包括 NALP(具有 NACHT、LRR 和 PYD 结构域的蛋白)、白细胞介素转化酶激活因子(ICE protease-activating factor,IPAF)、神经元凋亡抑制蛋白(neuronal apoptosis inhibitor protein,NAIP)等,能够感受外界信号的刺激从而起始炎性体复合物的装配,是构成炎性体的核心成分。

一、核苷酸结合寡聚化结构域样受体的结构与功能

NLR 是胞质内一组重要的模式识别受体(PRR),在机体固有免疫应答中发挥独特的功能。20 世纪 90 年代初,Janeway 等提出,在机体的免疫系统中,参与天然免疫的细胞可通过PRRs 直接识别和结合广泛存在于病原体上的病原相关分子模式(PAMP,包括细菌的糖类如 LPS 和甘露糖、革兰阳性菌的肽聚糖和脂磷壁酸及真菌多糖等),以及来自宿主本身的危险信号而被激活,启动机体免疫防御反应。PRR 包括被称为 TLR 的跨膜受体和被称为 NLR 的胞质内受体。目前对于 TLR 人们了解较多,它可以识别细胞外或吞噬体内的细菌及病毒PAMP,并诱导可引发免疫反应的信号通路激活。NLR 是近年发现的胞质 PRR 蛋白家族,与 TLR 不同,NLR 主要负责识别宿主细胞胞质内的微生物 PAMP。

人类 NLR 家族约有 23 个成员,与植物 R 基因高度同源。在 NLR 分子结构中,C 端为亮氨酸重复序列(LRRs),是一个与 TLR 胞外段相同的包含 20 ~ 29 个残基序列的结构域。LRRs 的功能可能是为病原体或细胞内物质之间如蛋白-蛋白或蛋白-糖/脂的相互作用提供支架,存在于许多具有分化功能的蛋白上,在感受和识别 PAMP 或其他配体上发挥重要作用。NLR 分子中段为 NLR 各成员共有的特征性结构域,称为 NACHT,它是仅存于 NLR 家族成员中的一种结构域,NACHT 的名称是由以下相关分子缩写词前端 1 ~ 2 个字母拼接而来:NAIP(神经元凋亡抑制蛋白)、CⅡTA、HET-E 和 TPl。NACHT 区包括 7 个不同的基序,其中有 ATP/GTP 酶特异性 P 环和 Mg^{2+} 结合区。NACHT 区与凋亡蛋白酶激活因子(APAF-

1)的核酸结合区——称为核酸结合的 ARC 区(NB-ARC)——具有同源性。NLR 分子的 N端为效应结构域,主要由两种成分组成:胱天蛋白酶招募结构域(caspase recruitment domain,CARD)或热蛋白结构域(pyrin domain,PYD),功能是将 NLR 受体分子和下游衔接蛋白及效应分子连接起来。另外,某些 NLR 分子的 LRR 区和 NACHT 区中间还可能有一个 NACHT相关结构域(NACHT-associated domain,NAD)。

依据 NACHT 的序列和功能可将 NLR 家族可分为多个亚家族——NALP、CⅡTA、NOD、白细胞介素转化酶激活因子(ICE-protease activating factor,IPAF)和神经元凋亡抑制蛋白(neuronal apoptosis inhibitor protein,NAIP)。

1. NALP 亚家族 NALP 包括 14 个成员,是 NLR 蛋白中的一大类亚家族。其 N 端含有一个 PYD 结构域,比较特殊的是 NALP1 分子的 LRR 残基后还有一个附加区 FIIND(function to find,功能未明)以及形成 C 端延伸的 CARD 结构域。NALP1 是家族中唯一一个具有 C 端 FIIND-CARD 结构的分子。有趣的是,单独 FIIND-CARD 即可构成一个被称为CARDINAL 的接头蛋白。

2. NOD 亚家族 NOD 成员又称 NBS(nucleotide-binding site and leucine-rich repeat)或CATERPILLAR 蛋白家族,共有 5 个成员,NOD1~5,NOD1 和 NOD2 由于与凋亡调节子 APAF-1有结构同源性而得到确认。NOD1~4 分子 N 端含有 CARD 结构域,而 NOD5 可能不存在CARD 结构域。

3. CⅡTA CⅡTA 含有 2 个 CARD 结构域和 1 个主要组织相容性复合体(MHC)Ⅱ类分子反式激活蛋白(class Ⅱ transactivator,CⅡTA)的活化结构域(AD),CⅡTA 在 MHC Ⅱ类基因转录过程中充当共激活蛋白的作用。

4. IPAF IPAF 含有一个氨基端 CARD、一个中心 NACHT 和一个 C 端 LRR,但它缺少NAD,因此与 NOD1 和 NOD2 不同。据报道,IPAF 与 caspase-1 及多种 CARD 蛋白有关,还能激活 caspase-1 过度表达,表明 IPAF-1 参与了炎症过程。

5. NAIP 即使不具有 CARD 或 PYD,NAIP 也属于这一家族,因为它的 NACHT 和 LRR区具有高度的序列相似性。代替 CARD 和 PYD 的是 NALP 氨基端的 3 个杆状病毒凋亡抑制重复序列,它们能抑制胱天蛋白酶,在 N 末端连接有 3 个被称为 BIR(baculovirus inhibitorof apoptosis protein repeat domain,BIR)的结构域。

除上述成分外,炎性体的构建还包括两个重要的接头蛋白 ASC 和 cardinal 以及具有PYD 结构域的热蛋白(pyrin)等。ASC 参与了 NALP1~3 炎性体和 IPAF 炎性体的组成并在其中起着重要的促进作用,但它并不是 NALP1 炎性体的必要成分。ASC 蛋白分子包含 195个氨基酸残基,其 N 末端含有 PYD,C 末端为 CARD,是许多参与凋亡信号转导蛋白的特征性结构。ASC 作为细胞内的一种重要连接蛋白,其 CARD 结构域是效应结构域,而 PYD 结构域则是寡聚结构域,通过 caspase-1 活化途径中的上游信号分子来调节 CARD 结构域的寡聚状态,在 caspase-1 信号途径中发挥活化因子作用。ASC 和 NALP 之间的作用最初是在NALP1 上发现的,现在发现在 NALP2、NALP3 和 NALP12 均存在,不过其确切效应尚有待探讨。

二、炎性体的活化信号机制

caspase-1 的活化过程由炎性体控制,因此必须严格调节炎性体的激活。NLR 家族成员都具有一个 LRR 结构域,该结构域似乎对 IPAF 有自主抑制功能,除外该结构域,NALP 和 IPAF 都以活性形式存在。由此可推测 NALP 只有在应激细胞激活或释放的因子与其 LRR 结构域结合后才会被活化,并依次使得蛋白质结构打开、PYD 暴露、ASC 结合、caspase-1 激活和 IL-1β 产生。

炎性体可感受细胞内多种微生物产物及代谢性应激,各种信号的刺激均能引起 caspase-1 活化和 IL-1β 分泌,但这些信号并非都激活同一种炎性体(表 3-2)。不同病原体 PAMP 通过各炎性体激活 caspase-1 的具体途径有所不同,caspase-1 活化后引发的细胞效应亦不相同,有时导致细胞因子分泌,有时会使细胞死亡。而不同的激活途径也可产生共同的结果,沙门菌感染和炭疽致死毒素两种刺激分别经 NALP1b 炎性体或 IPAF 炎性体活化 caspase-1,不同的刺激活化机制汇聚于 caspase-1 激活并随之诱发细胞凋亡途径,出现 DNA 裂解、细胞因子活化、细胞溶解,触发巨噬细胞、树突细胞 caspase-1 依赖性胞溶过程,即"pyroptosis"。炎性体感受各类刺激活化 caspase-1 诱导炎症反应与 pyroptosis 的调控机制仍有待进一步研究。

表 3-2　不同刺激信号对炎性体活化的影响

炎性体	信号种类
NALP3 炎性体	导致 K$^+$外流的试剂: ATP、P2X7 受体激活剂、尼日利亚菌素(nigericin)、刺尾鱼毒素(maitotoxin)、金黄色葡萄球菌(Staphylococcus aureus)、单核细胞增生李斯特菌(Listeria monocytogenes)
	导致痛风和假痛风(gout and pseudogout)的结晶: 尿酸钠(monosodium urate,MSU)和焦磷酸钙二水合物(calcium pyrophosphate dihydrate,CPPD)
	NALP3 的活化突变
	细菌 RNA;R837 和 R848
	胞壁酰二肽(muramyl dipeptide,MDP)
	三硝基氯苯(trinitrophenylchloride,TNP)
NALP1 炎性体	炭疽致死毒素(anthrax lethal toxin,LT)
IPAF 炎性体	鼠伤寒沙门菌(Salmonella typhimurium)、弗氏志贺菌(Shigella flexneri)
	嗜肺军团菌(Legionella pneumophila)
NALP2 炎性体	内源性配体有待进一步研究

目前已鉴定出多种不同的炎性体,其中研究得比较清楚的有 NALP1 炎性体和 NALP3 炎性体 2 种。NALP1 炎性体由 NALP1、ASC 和 pro-caspase-1/5 构成,NALP1/ASC/caspase-1/caspase-5 在活化情况下组合成约 106 Da 的复合物;NALP3 炎性体由 NALP3、ASC、pro-caspase-1 和 cardinal 蛋白构成。下面分别介绍各炎性体的作用与意义。

1. NALP1　近期研究报道,Nalp1b 功能性等位基因可能是小鼠炭疽致死毒素(anthrax

lethal toxin, LT) 易感性的关键决定因子。实验显示, LT 可快速杀死某些小鼠种系 (如129S1) 来源的巨噬细胞, 而 C57BL/6J 巨噬细胞或其他同系繁殖的小鼠对 LT 具有先天耐受性; 对 LT 耐受小鼠进行基因转染, 导入 129S1 小鼠来源的 Nalp1b 易感等位基因, 小鼠对 LT 诱导的毒性敏感性则明显增强; 抑制 Nalp1b 的表达可使 LT 敏感性巨噬细胞对 LT 产生耐受。另外, caspase-1 的活化只在 LT 敏感性巨噬细胞内被检测到, 且 caspase-1 缺失巨噬细胞即使存在敏感性 Nalp1b 基因, 它对 LT 诱导的细胞死亡也具有一定的抵抗力, 提示 Nalp1b 诱导的 caspase-1 活化在 LT 介导巨噬细胞杀伤效应中具有重要意义。

目前尚不清楚的问题是: 人类 NALP1 炎性体的其他组分如 ASC 的基因尚未检测到鼠类同源基因; 同时, 人类 NALP1 包含 CARD 和 pyrin 结构域, 可与 pro-caspase-1 直接结合来招募炎性体的其他组分活化 caspase-1, 而鼠类并不编码 cardinal, NALP1b 缺少 pyrin 结构域。NALP1b 抗 LT 的作用机制以及 LT 与 NALP1b 相互作用导致巨噬细胞死亡的关键分子结构目前尚未阐明。

2. NALP3　NALP3 可识别多种病原体 PAMP 及内源性危险信号, 有资料证实, LPS、类脂 A、脂磷壁酸、脂蛋白及 dsRNA 等活化 caspase-1 均依赖于 NALP3。用 LPS 刺激 C3H/HeN 小鼠诱发炎症反应, 结果显示 LPS 刺激 3 ~ 48 小时, 小鼠眼部组织 NALP3、ASC、caspase-1、IL-1β 及 IL-18 等含量明显增加, 但未检测到 NALP1b 的表达, 提示 NALP3 (而非NALP1) 炎性体参与了 LPS 诱导的眼部炎症反应。另据报道, 革兰阳性杆菌感染诱导caspase-1 活化中特别需要 NALP3 炎性体的参与。巨噬细胞胞内腺病毒 DNA 激活 caspase-1诱导 pro-IL-1β 的成熟亦依赖于 NALP3 炎性体, NALP3 及 ASC 基因缺失小鼠对腺病毒的自然免疫反应明显减弱。研究表明, 胞外 ATP 刺激 P2X7 嘌呤受体引起胞内钾离子水平的突然降低是 NALP3 炎性体激活的重要机制。ATP 刺激 P2X7 受体活化诱导 K$^+$ 选择性通道快速开放, 随后活化的 P2X7 受体招募 pannexin-1 介导形成渐次开放的更大的膜通透孔。研究发现 pannexin-1 对 LPS 诱导巨噬细胞中 caspase-1 的活化及 IL-1β 分泌非常重要。pannexin-1 可介导 TLR 配体 LPS 向胞质内的转运, 在胞质内被 NALP3 识别, 通过一种不依赖 TLR 信号途径的方式激活 caspase-1, 引起 IL-1β 释放。

NALP3 还可识别尿酸单钠结晶及双水焦磷酸钙结晶, 在无 ATP 参与的情况下活化caspase-1, 促进 IL-1β 释放, 诱发痛风及假痛风慢性关节炎症的发生与发展。

石棉和硅尘等空气污染物颗粒吸入后被肺组织巨噬细胞吞噬, 吞噬过程中由 NAPDH氧化酶催化反应产生大量活性氧自由基, 触发 NLRP3 炎性体活化可引起 IL-1β 大量分泌。NLRP3 炎性体是识别这些致病性尘埃及诱发慢性炎症反应的关键所在, Nalp3$^{-/-}$ 小鼠吸入石棉后肺部炎性细胞浸润明显减弱, 细胞因子产生也显著降低。

3. IPAF　NLR 蛋白 IPAF 对感受胞内病原体如鼠伤寒沙门杆菌、嗜肺性军团病杆菌诱发天然免疫反应非常重要。这些胞内病原体感染巨噬细胞可快速有效地引起 caspase-1 活化及细胞因子释放, 而 Ipaf 基因缺失的巨噬细胞感染上述病原体后则不产生应答反应。研究表明, 鼠伤寒沙门杆菌及嗜肺性军团病杆菌的鞭毛蛋白可被胞质内 IPAF 识别, 缺乏鞭毛的细菌其激活 caspase-1 的能力明显减弱, 在没有细菌感染而直接进行重组纯化鞭毛蛋白的胞质运输即可诱导 IPAF 依赖性 caspase-1 活化, 提示鞭毛蛋白的胞质运输可能是胞内病原菌诱导 IPAF 炎性体活化的重要因素及关键环节。IPAF 对胞内鞭毛蛋白的识别及其随后的caspase-1 活化并未涉及鞭毛蛋白的胞外受体 TLR5 及 NF-κB 途径活化。细菌鞭毛蛋白的胞内运输需要一种功能性细菌分泌系统(鼠伤寒沙门杆菌为Ⅲ型分泌系统、嗜肺性军团病杆菌Ⅳ型分泌系统),转运的具体分子机制尚不清楚。也有报道沙门菌诱导 caspase-1 活化需要 ASC 蛋白参与。巨噬细胞感染铜绿假单胞菌所致 caspase-1 活化及 IL-1β 释放依赖于 Ipaf 炎性体的激活,但并不涉及鞭毛蛋白的胞内运输。很多其他病原菌鞭毛蛋白是否可被 Ipaf 或 ASC 识别以及识别后的效应机制等问题有待深入研究。

4. NALP2 NALP2 又称 PYPAF2 或 PAN1,可通过其 pyrin 结构域同参与 caspase-1 活化的接头蛋白 ASC 结合,NALP2 转染进入巨噬细胞后能与 ASC 协同促进 caspase-1 活化及 IL-1β 的分泌释放,采用 RNAi 技术降低单核细胞内 NALP2 表达水平则可明显减少 LPS 诱导 IL-1β 分泌。有资料证实,一组家族性基因组印记病(伯-韦综合征)患者染色体 11p15.5 存在 NALP2 基因变异,但是该变异并未对患者造成任何免疫异常或自身免疫性疾病。NALP2 很有可能在人类建立控制基因组印记中发挥着重要作用。尽管对人 NALP2 炎性体成分结构进行了体外分析,但内源性 NALP2 炎性体活化的详细机制及相应配体有待进一步澄清。

三、炎性体活化的负调控

目前已经鉴定出多个炎性体的负调控子,它们能够阻断炎性体的装配和 caspase-1 的活化,干扰 IL-1β 形成蛋白质。根据结构差别大致可以分为两类:一类具有 CARD 结构域,包括拟白细胞介素转换酶(pseudo-interleukin-converting enzyme,pseudo-ICE)、COP(CARD-only protein)、ICEBERG、INCA、caspase-12 等。这些蛋白由单链 CARD 组成,它们的 CARD 与 caspase-1 的 CARD 有高度同源性。通过 CARD-CARD 作用,它们就能够阻止 caspase-1 和 ASC 或 IPAF 间的相互作用,从而负向调控 IL-1β 的产生。另一类具有 PYD 结构域,通过 PYD-PYD 相互作用干扰 ASC 和 NALPs 间的作用,这一类包括热蛋白、POP(PAAD/PYR IN-only protein)和病毒热蛋白(viral pyrin domain,vPYD)。蛋白酶抑制剂-9 是另一个 caspase-1 抑制剂,同 ICEBERG 一样由 LPS、TNF-α 等诱导表达,可能是负反馈通路的一个部分,蛋白酶抑制剂-9 通过与 caspase-1 活性位点结合来抑制 caspase-1 活化。

四、炎性体活化与炎症反应

1. **自身免疫性疾病、无菌性炎症、慢性炎症反应** 炎性体活化在自身免疫性疾病、无菌性炎症、慢性炎症反应等病理过程中的作用及意义日益受到关注。据报道,先天性磷酸酶减少导致双水焦磷酸钙结晶在组织及关节部位聚集、急性痛风性关节炎患者关节部位的尿酸单钠结晶沉积均是通过激活 NALP3 炎性体,诱发慢性关节炎症的发生与发展,NALP3 炎性体在此过程中具有重要意义;这些结晶颗粒还可与 LPS 协同作用,促进 IL-1β 的释放,加重炎症反应。石棉和硅尘等被吸入肺脏,也可被 NLRP3 炎性体识别进而引起 caspase-1 活化和 IL-1β 释放,触发慢性炎症反应,这是空气污染物颗粒造成肺部炎症、纤维化和肺部肿瘤发生的重要机制。寄生于宿主巨噬细胞的结核分枝杆菌可损害宿主先天及适应性免疫能力,有研究显示,结核菌 zmp1 基因编码产物(推测可能为 Zn^{2+} 依赖性金属蛋白酶)能抑制宿主巨噬细胞炎性体活化及促炎细胞因子 IL-1β 的分泌;缺失 zmp1 基因的结核菌感染巨噬细胞后则引起明显的炎性体活化,导致 IL-1β 分泌增加,促进结核菌吞噬体的成熟,巨噬细胞对结核菌的清除能力增强。

NALP3 的编码基因突变与多种自身免疫性疾病密切相关,Muckle-Wells 综合征(MWS)和家族性荨麻疹(FCU,也称 FCAS)是两种相对的常染色体优势的状态。MWS 和 FCU/FCAS 被发现与染色体 1q44 位点相关,这一位点正好位于 NALP3 的编码基因上。此外,NALP3 的多个点突变也在 MWS 和 FCU/FCAS 中被发现。在慢性婴儿期皮肤关节综合征(CINCA)患者中也证实 NACHT 区存在不同的突变。值得注意的是,NALP3 的这些突变都集中在高度保守的 NACHT 区。常染色体隐性的家族性地中海高热(FMF)是由于 pyrin 和 marenostrin 均有突变引起的。有趣的是,pyrin 和 marenostrin 的氨基端 PYD 与 ASC 作用可能抑制 caspase-1 激活。此外,有资料提示 Blau 综合征也是由 NOD2 的 NACHT 区——相当于 NALP3 的 R260W——突变引起的。它是常染色体优势的疾病,其特征为滑膜炎、关节皮肤肉芽肿及脑神经障碍。另据报道,NOD2 的突变可导致 Crohn 肠炎,并观察到 NOD2 的 LRR 发生了突变。因此,炎症小体信号通路上的任一个突变都可能诱发 MWS、FMF 或 FCU/FCAS。

2. 感染、脓毒症　现已明确,促炎细胞因子诱发的全身性炎症反应是脓毒症发生和发展的重要机制,其中 IL-1β 是急性炎症反应的关键细胞因子之一。IL-1β 可引起炎症反应,更重要的是它能同时诱导其自身及 IL-6、IL-8、TNF-α 等多种促炎细胞因子和黏附分子、趋化因子的表达。由于 IL-1β 在炎症反应中具有如此重要的作用,因此其分泌和释放过程受到高度控制。以无活性前体形式合成的 pro-IL-1β 必须经 caspase-1(即 IL-1β 转化酶,ICE)酶切活化才能形成有生物活性的成熟 IL-1β。caspase-1 的活化是启动 IL-1β、IL-18、IL-33 等重要促炎细胞因子产生及分泌的关键步骤,而 caspase-1 的活性又受到炎性体的精确调控。

Fahy 等对脓毒性休克早期单核细胞 TLR、NOD-LRR 蛋白、细胞因子及 NF-κB 相关基因 mRNA 表达进行检测,发现 ASC、caspase-1、NALP1、NALP12 等炎性体相关分子的基因水平明显降低,NALP1 mRNA 水平与脓毒症患者存活率直接相关。

3. 应激反应　妊娠分娩过程中细胞应激(cellular stress)与羊膜内感染是激活炎性体的重要因素,在自发性未足月产妇中,羊膜内感染及炎症使得孕妇羊水中 caspase-1 浓度明显升高;大部分足月产妇并不伴有羊膜内感染和炎症反应,但足月产妇羊水中 caspase-1 浓度显著高于未临产孕妇。

4. 干细胞移植、免疫佐剂开发　炎性体活化及其调节机制的研究对干细胞移植、免疫佐剂开发等具有重要意义,通过对炎性体相关的 5 种基因 NLRP1、NLRP2、NLRP3、CARD8 和 CASP5 进行分析,发现 NALP2、NALP3 基因变异可作为预后指示因素,其基因类型对人类白细胞抗原相同的同胞间异体干细胞移植后果具有重要影响。佐剂是疫苗的辅助材料,它本身不具有特异的抗原性,但可刺激诱导免疫系统反应。明矾佐剂通过激活 NALP3 炎性体诱导巨噬细胞和树突细胞分泌 IL-1β,在 NALP3 炎性体成分缺失的细胞中,明矾佐剂对 IL-1β 释放的诱导效应也消失。机体对明矾-卵清蛋白的天然免疫反应亦需要 NALP3 炎性体的参与,NALP3 基因缺失小鼠早期 IL-1β 的产生明显减少,腹膜腔内炎性细胞浸润明显减轻;对明矾-卵清蛋白的适应性细胞免疫反应是由单核-树突细胞前体通过 NALP3 依赖途径诱导抗原特异性 T 细胞增殖来启动的。

5. 细胞保护与再生　Keller 等应用 iTRAQ 蛋白组学技术分析 caspase-1 活化对 pro-IL-1α、caspase-1、成纤维细胞生长因子-2 等无引导序列蛋白分泌的影响,虽然 pro-IL-1α、成纤维细胞生长因子-2 并非 caspase-1 的底物,但 caspase-1 活化可促进这些蛋白的分泌,它们在炎症反应、细胞保护及组织修复中具有重要作用。这样,应激诱导的 caspase-1 活化将炎症反应与细胞保护、细胞存活及再生程序直接联系起来。

总之,NLR 家族中多个成员参与构建炎性体复合体,诱导 caspase-1 活化,并在其中发挥了关键性作用。但这些 NLR 及炎性体其他组分在细胞胞质内的定位,以及这些炎性体的感受器与病原微生物、代谢性应激刺激的具体识别机制等问题尚未明确,甚至有些炎性体可识别的胞内配体仍未得到鉴定。这些问题均有待深入研究,对其阐明将有助于理解 caspase-1 活化及 IL-1β、IL-18 等炎性细胞因子释放的复杂机制,为拓展炎症及感染性疾病的新干预途径提供理论依据。

(祝筱梅 董 宁 姚咏明)

第四节　MAPK 信号转导通路

脓毒症是感染引起的全身性炎症反应综合征,为严重创伤、烧伤和大手术后常见的并发症,易发展为脓毒性休克和 MODS。对我国 6 省的 10 个外科重症监护室的 3665 例患者进行一项统计学调查,结果发现脓毒症患者的年龄中位数为 64 岁,严重脓毒症患者的病死率为 48.7%,人均住院费用为 11 390 美元,日均费用 502 美元。我国脓毒症的发病率、死亡率和主要特征已接近发达国家。目前,感染诱发脓毒症、MODS 的确切机制尚未完全明了,LPS 是革兰阴性杆菌细胞壁的最外层结构,它在启动体内免疫系统反应导致脓毒症中的重要性已得到了普遍共识。研究证实,内毒素通过与 LBP 形成复合物,与细胞表面特异性受体 CD14 分子作用,从而启动细胞免疫系统反应,诱发细胞因子的大量合成与释放,进而通过复杂的细胞因子网络作用造成炎症反应与组织损害。近年来,调控细胞因子产生的细胞内信号转导途径得到了广泛的研究。

丝裂原活化蛋白激酶(MAPK)是一组分布于胞质中、具有丝氨酸(Ser)和苏氨酸(Thr)双重磷酸化能力的蛋白激酶,是介导细胞外信号引起细胞核反应的极其重要的信号转导系统之一,它们普遍存在于从酵母到哺乳动物的细胞中。MAPK 被认为是细胞信息传递的交汇点和共同通路,参与介导细胞生长、发育、分裂、死亡及细胞间的功能同步化等多种生理过程,在炎症、免疫、应激、肿瘤发生、心肌肥大、脑发育、缺血-再灌注损伤等生理及病理过程中发挥着极其重要的作用。迄今已证明该家族包括 5 个成员:①细胞外信号调节激酶(extracellular signal-regulated kinase,ERK)1/2;②c-Jun N 末端激酶(JNK)/应激活化蛋白激酶(stress activated protein kinase,SAPK);③p38 MAPK;④ERK5/大丝裂原活化激酶 1(big mitogen-activated protein kinase,BMK1);⑤ERK 3/4。目前研究最广泛的是 ERK1/2、JNK 和 p38 MAPK。ERK1/2 对生长因子和细胞外有丝分裂原信号发生反应,促进细胞增殖,阻止细胞死亡;JNK 和 p38 MAPK 被称为压力激活激酶,可促进炎症的发展,特定条件下激活细胞的程序化死亡。本节就 MAPK 家族中的 3 种主要成员 p38 MAPK、JNK 和 ERK1/2 在脓毒症等危重症中的意义进行简要介绍。

一、MAPK 信号转导通路概述

1. MAPK 家族激酶的结构特征 MAPK 家族激酶的共同结构特征是其催化区中同源的第Ⅷ亚区中存在三肽基序(TEY、TPY 和 TGY),它们的最大激活都需要三肽基序中的苏氨酸(T)和酪氨酸(Y)被磷酸化,因此能分别被上游具有双重特异性的丝/苏氨酸蛋白激酶激活。

2. MAPK 信号转导通路的激活 激活 MAPK 信号转导通路的细胞外信号有促分裂信号和细胞应激信号两类。前者主要包括生长因子、血管紧张素Ⅱ等。后者主要有:①理化因素如紫外线照射、细胞外高渗;②生物因素如细菌病原体及其产物(LPS);③致炎性细胞因子如 TNF-α、IL-1 等。

MAPK 信号转导通路采用磷酸化高度保守的三级激酶级联传递信号:细胞外刺激通过某些环节使 MAPK 激酶的激酶(MAP kinase kinase kinase,MAPKKK)激活,转而激活 MAPK 激酶(MAP kinase kinase,MAPKK/MKK),再激活 MAPK(图 3-3)。MAPKKK 的活化一般包括聚集、G 蛋白的结合、细胞膜移位和磷酸化 4 个步骤。参与不同通路的磷酸化级联反应(cascade)的酶的组成不同,这些酶能通过与支架蛋白(scaffold protein)结合形成多酶复合物,使激活的酶促级联反应特异性地有序进行。MAPK 是 MAPK 传导通路中的重要中继站和枢纽,平时位于胞质内,一旦激活,则迅速转运到胞核内或其他部位,作用于相应目标。激活的 MAPK 通过磷酸化多种转录因子、细胞骨架相关蛋白和其他酶类等多种蛋白底物来调节不同细胞生理过程,从而对刺激细胞的信号做出必要的反应。该家族的信号转导通路既有分工,又有一定联系。

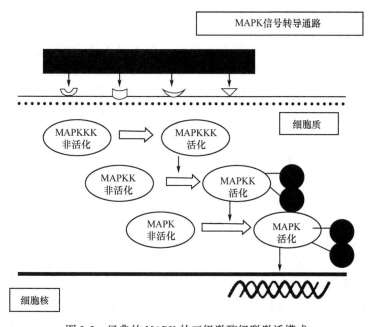

图 3-3 经典的 MAPK 的三级激酶级联激活模式

二、p38 MAPK 信号转导通路

(一) p38 MAPK 的分型

p38 是一个分子质量为 38kDa,由 360 个氨基酸组成的蛋白质,最初被认为是一种能被 LPS 激活的激酶。它是 1993 年首次由 Han 等用 LPS 刺激巨噬细胞分泌的一种新的磷酸化蛋白激酶。目前已经证实 p38 MAPK 存在 6 种异构形式,即 p38α1、p38α2、p38β1、p38β2、p38γ 和 p38δ。p38 MAPK 在体内分布广泛,p38 的不同亚型组织分布不同,介导着不同的生理反应。p38α 在所有的细胞均表达,但在白细胞、肝脏、脾脏、骨髓、甲状腺和胎盘等组织细胞中含量较高,基因敲除试验证明 p38α 对于细胞的存活意义重大;而 p38β 只在骨髓、甲状腺和胎盘中含量较丰富;p38γ 主要分布于骨骼肌细胞;p38δ 在肺脏、肾脏、胃肠道和具有内分泌功能的器官如睾丸、卵巢、肾上腺和垂体等含量较高。序列分析显示,p38 不同异构体的同源性超过 60% ,而它们与其他家族成员的同源性仅为 40% ~ 50% 。有研究证实,p38α、p38β 在未受刺激的单核细胞中,主要散在分布于胞质中,胞核区也有一定分布,受 LPS 刺激后移位于细胞核;p38γ 位于胞质中,在 LPS 刺激后无移位现象,这提示 p38γ 有可能作用于胞质中的其他酶类如 MAPK 激活的蛋白激酶 2/3;p38δ 在静息细胞中主要分布于胞质中,受 LPS 刺激后移位于胞膜区。p38 亚型在 LPS 刺激后移位表现的不同可能与它们在组织和细胞中分布的特异性及作用途径有关。

(二) p38 MAPK 的活化

MKK3 和 MKK6 是最主要的 p38 的上游激酶,不同的 p38 亚型可能对上游激酶具有一定的选择作用。MMK6 可以激活所有亚型的 p38,而 MKK3 只能激活 p38α、p38γ 和 p38δ。JNK 的上游激酶 MKK4 在体外也可以激活 p38α,使用 TNF-α 刺激敲除了 MKK4 基因的成纤维细胞,发现 JNK 和 p38 的活化均受到抑制。MKK7 可以活化 p38δ。MKK3/6 可被 MEKK5 激活,由此确定了 p38 下述信号转导路线 MEKK5 →MKK3/6 →p38。研究表明,MKK3 对炎症介质的表达起重要作用。在中性粒细胞内,在 LPS 通过 MKK3 而不是 MKK6 来激活通路,而且 MKK3 选择性激活 p38α,在 LPS 刺激的巨噬细胞中,p38α 被强烈激活,而 p38β 的激活程度较低;IL-1 则激活内皮细胞中的 p38α 和 p38β。这提示在炎症反应中,p38α 可能起主要作用。所以对于炎症反应来说,MKK3 →p38α 轴是非常重要的。

除 MEKK5 外,其他调节 p38 活性的 MAPKKK 类可能还有 MLK1(mixed lineage kinase 1)、MLK2/MST、MLK3/PTK/SPRK、DLK/MUK/ZPK。近年发现 ASK1 亦可激活 p38,在 TNF-α 和 Fas 诱导的细胞凋亡中发挥关键作用。TAK1(transforming growth factor-β activated kinase 1)亦可激活 MKK4,进而活化 p38。不同刺激因素可以引起不同 MAPKKK 的活化,比如 MTK1 能在渗透压变化、紫外线等应激信号刺激条件下活化,而 TNF-α 等细胞因子信号不能引起其活化。研究表明,应激产生的 GADD 45α/β/γ 能与 MTK1 的 N 末端结合引起 MTK1 活化。

另外,还存在一条不依赖 MKK 机制的自身磷酸化途径,即 p38α 在转化生长因子-β (transforming growth factor-β,TGF-β)活化蛋白结合蛋白 1(TAB1)的帮助下完成自身磷酸化过程。在 p38 自身磷酸化中,通过酵母双杂交发现 TAB1 只与 p38α 通过 Thr218 和 Ile275 位点形成复合物。二者的结合能够导致 p38α 在 Thr180 和 Tyr182 位点发生分子内自身磷酸化,使得 p38α 在不依赖 MAPKK 的条件下激活。此外,还发现在 T 细胞上 T 细胞抗原受体(TCR)通过激活邻近的酪氨酸激酶而自身活化 p38α MAPK,在此调控过程中,TCR 近端酪氨酸激酶 p56lck 和 Zap70 是必需的(图 3-4)。

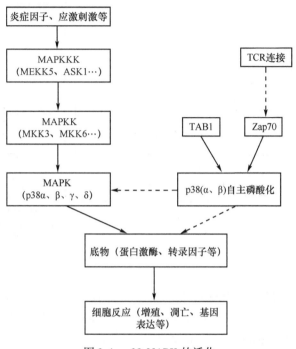

图 3-4 p38 MAPK 的活化

小分子 Rho GTP 结合蛋白 Rac 和 cdc42 是更上游的 p38 活性的激活物。在 MLK1、MLK2 和 MLK3 中均含有一个 Rac/cdc42 的结合位点,Rac/cdc42 可以通过这些位点直接活化 p38 的 MAPKKK。在 COS-7 或 HeLa 细胞表达显性失活的 cdc42、Rac 或 PAK1,可去除 IL-1 或紫外线对 p38 的激活效应。p38 MAPK 级联也能被某些 G 蛋白所激活,例如趋化因子 fMetLeuPhe(fMLP)、血小板活化因子(PAF)与它们的 G 蛋白偶联受体结合后可诱导 p38 活化。

各种细胞外信号包括促炎细胞因子(TNF-α、IL-1β)、应激刺激(紫外线、H_2O_2、热休克、高渗与蛋白合成抑制剂、缺血-再灌注)、LPS 和 G^+ 细菌细胞壁成分以及 G 蛋白偶联受体等均能激活 p38 MAPK(图 3-4)。

(三)p38 MAPK 的下游效应

p38 MAPK 静息状态主要散在分布于细胞质,被磷酸化激活后有 3 种去向:①停留在细胞质中,激活一系列其他蛋白激酶,发挥调节作用;②在细胞质中使细胞骨架成分磷酸化;③进入细胞核,通过磷酸化转录因子,调控效应基因的表达。发现并鉴定 p38 MAPK 下游底物对于确定其生理功能十分重要(图 3-5)。

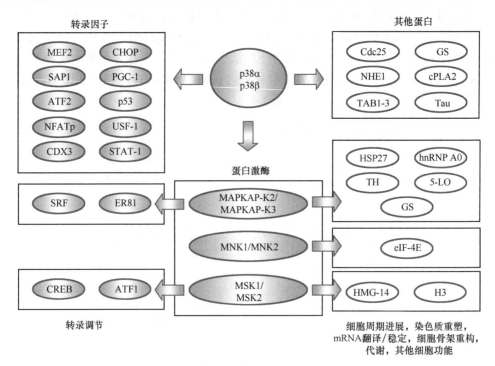

图 3-5　p38 MAPK 的底物

1. MAPKAPK-2 和 MAPKAPK-3　MAPK 激活的蛋白激酶（MAPK activated protein kinase，MAPKAPK）-2/3 是 p38 的直接底物，属同一个苏氨酸/丝氨酸激酶家族，它们能使 cAMP 反应元件（cAMP response element，CRE）结合蛋白（CREB）和活化转录因子 2（activated transcription factor-2，ATF2）中的丝氨酸残基磷酸化。受调节基因的启动子中含有 CRE 或能与 CREB/ATF 和 AP-1 家族的同源或异源二聚体相互作用敏感的反应元件。这些作用能被 p38 特异性抑制剂 SB203580 所阻断。此外，MAPKAPK-2 还能磷酸化分子质量为 27kDa 的热休克蛋白（HSP27），它是一种 F-肌动蛋白的封端蛋白，磷酸化的 HSP27 能刺激肌动蛋白的多聚化，并促进在细胞应激后破裂的肌动蛋白丝修复，抑制凋亡，同时具有抗炎特性。

2. 胞质磷脂酶 A_2　p38 活化后可以通过 Ser505 和 Ser727 的双重磷酸化，进而引起胞质磷脂酶 A_2（cytoplasmic phospholipase A_2，$cPLA_2$）的活化，p38 的抑制剂 SB203580 能抑制 $cPLA_2$ 的活化，$cPLA_2$ 激活导致花生四烯酸释放增加和十二烷的产生。

3. 转录因子 ATF2 和 ATF6　ATF2 系 p38 MAPK 的主要作用底物，它含有 1 个磷酸化依赖性转录激活区和 1 个 DNA 结合区。p38 可磷酸化 ATF2N 端活化区域 69 与 71 位苏氨酸，导致转录活性的升高。采用 MKK6 活性体和野生性 p38β 共转染 CHO-Kl 细胞可激活 ATF2 依赖性基因表达，说明 p38 和 p38β 通过磷酸化转录激活区调节其转录活性。进一步分析发现，与其他激活 ATF2 的激酶相比，p38β 对 ATF2 依赖性基因表达增强作用最为明显。ATF2 通过亮氨酸拉链二聚体基元（leucine zipper dimerization motif）和包括 c-Jun 在内的多种转录因子形成二聚体。用随机寡肽筛选证实，ATF2 同源二聚体（homodimer）与转录因子 CREB 同源二聚体以及 ATF2/c-Jun 异源二聚体（heterodimer）的 DNA 结合特性不同。

因此,这种差别可造成 ATF2/CREB 家族不同成员对不同的基因进行调节。另一个影响转录作用的因素是蛋白质作用,某些蛋白质可直接同转录因子结合而影响其与特定序列结合。此外,转录因子 ATF6 也可以被 p38 所活化,ATF6 参与了心肌细胞心房利钠多肽(ANP)的基因表达。

4. MNK1 和 MNK2　MNK1 和 MNK2 是一组苏氨酸/丝氨酸激酶。这两个激酶与 MAPKAPK2 及 MAPKAPK3 的一级序列结构接近,可能属于同一家族。离体和在体试验证明,MNK1 和 MNK2 既可被 ERK 磷酸化又可被 p38 磷酸化,可能具有整合不同 MAPK 信号(生长因子激活的 ERK 通路和应激激活的 p38 通路)的作用。MNK1 和 MNK2 活化后可以磷酸化真核细胞启动子 4E(eukaryotic initiation factor 4E,eIF-4E)。

5. 其他底物　p38 的激活使转录因子 MEF2C 磷酸化,使 c-Jun 转录增加,从而上调 c-Jun 蛋白表达。CHOP10(GADDl53)是 C/EBP 转录因子家族成员,在细胞应激条件下聚集并被 p38 磷酸化,CHOP10 活化后可以与 C/EBP 家族的另一转录因子 GADD45s 形成异源二聚体,参与应激条件下细胞生长和分化。PRAK(p38 regulated/activated protein kinase)是另一个被鉴定和克隆了的受 p38 调控的丝氨酸/苏氨酸激酶。PRAK 的在体生理功能之一就是磷酸化 HSP27,介导细胞的应激反应。MSK1(mitogen and stress-activated kinase)在生长因子信号刺激下被 ERK 活化,在应激条件下又可被 p38 活化。p38 也被证实可磷酸化 p47,后者在中性粒细胞活化后的呼吸爆发中起着重要作用。

(四) p38 MAPK 的灭活

MAPK 的灭活同其激活一样受到严格调控。MAPK 调节位点的苏氨酸及酪氨酸残基被其上级双特异性激酶磷酸化激活,一组双特异性蛋白磷酸酶可使同样位点的苏氨酸及酪氨酸残基去磷酸化,从而灭活 MAPK。目前已知的双特异性磷酸酶包括:MKP-1(CL-100)、MKP-2(hvH2,TYP-1)、MKP-3(Pyst1,hvH6)、MKP-4(Pyst3)、MKP-5、MKP-7、hvH3、hvH5(M3/6)、PAC-1、Pyst-1、Pyst-2,其中 MKP-1 是最先发现的双特异性磷酸酶。当 MKP-1、MKP-2 及 PAC-1 分别在 COS 细胞、NIH3T3 细胞及 HeLa 细胞中表达后,MKP-1 可灭活 JNK、ERK 及 p38,MKP-2 可灭活 ERK 及 JNK,PAC-1 能灭活 ERK 及 p38。当这些蛋白质过度表达时,其对底物的选择性丧失。Franklin 等发现 MKP-1 对 p38 和 JNK 的灭活能力强于对 ERK 的作用。MKP-5 亦可灭活 p38 和 JNK,但是不能灭活 ERK。MKP-3 在胞质中选择性灭活 ERK,而 M3/6 高度选择性灭活 JNK 及 p38。MKP-4 对 ERK 的灭活能力强于对 p38 和 JNK 的影响。MKP-7 是新发现的磷酸酶,其对 JNK 和 p38 的灭活强于对 ERK 的作用。

(五) p38 MAPK 活化在脓毒症中的作用

脓毒症是感染引起的 SIRS,细胞因子在 SIRS 的发生和发展中具有重要作用,细胞因子种类众多,形成一个非常复杂的网络。在细胞因子基因的启动子上一般存在着 AP-1、ATF-2 和 Sp1 等转录因子的结合位点。AP-1 是调控炎性细胞因子产生的重要转录因子之一,它是一种由原癌基因 jun 和 fos 分别编码的 Jun 蛋白(c-Jun、JunB、JunD)和 Fos 蛋白(c-Fos、FosB、Foral、Fraz)嵌合而成的二聚体复合物,其中,c-Fos 和 c-Jun 形成的异源二聚体在大多数细胞中是 AP-1 的主要形式。c-Jun 可被 MEF2C 或 ATF2-c-Jun 二聚体所活化;c-Fos 能被

Elk1 激活;而 MEF2C、ATF2 和 Elk1 均是 p38 的下游底物,因此,p38 活化后通过磷酸化 MEF2C、ATF2 和 Elk1,进而分别导致 c-Jun 和 c-Fos 活化,引起 AP-1 激活。同时,ATF-2 和 Sp1 等转录因子也是 p38 的磷酸化作用底物,因此 p38 可能就是通过活化这些转录因子来调节细胞因子的基因转录。

在已知参与炎症反应的 100 多种炎性介质中,TNF-α 和 IL-1β 等促炎细胞因子被认为是激活细胞级联反应的主要介质,在全身炎症反应的发生和发展中起着重要作用。它们不仅直接作用于细胞引起各种生物学效应,而且还进一步诱导其他细胞因子的产生释放。大量体外研究证实:p38 MAPK 信号转导途径参与了 LPS 刺激后多种免疫细胞 TNF-α 和 IL-1β 的合成与释放,而且 p38 MAPK 信号通路也可以被 TNF-α 和 IL-1β 所活化,参与其他炎症介质的产生、黏附分子的表达、急性期蛋白的生成和释放等过程。我们的资料显示,大鼠 30% TBSA Ⅲ度烧伤后,分离出的肝脏库普弗细胞(Kupffer cell,KC)培养上清液中的 TNF-α 和 IL-1β 含量以及 KC 中 TNF-α 和 IL-1β mRNA 表达均较假烫组明显增强;同时 KC 中 p38 MAPK 活性和 JNK 活性升高,SB203580 能显著抑制大鼠 KC 上清液中 TNF-α 和 IL-1β 水平以及 KC 中 TNF-α 和 IL-1β mRNA 表达和 p38 MAPK 活性升高,而对 JNK 活性无明显影响。

体内试验进一步证实 p38 MAPK 信号转导通路介导了 TNF-α 和 IL-1β 的产生和释放。在脓毒症大鼠模型中,给予 p38 MAPK 抑制剂 FR167653 可明显抑制血清 TNF-α 和 IL-1β 水平的升高,同时减轻大鼠肺脏损伤的严重程度。我们的实验资料证实,大鼠 30% 体表面积 Ⅲ度烧伤后肺脏 p38 MAPK 和 AP-1 活化,同时血清和肺泡支气管灌洗液(BAL)中的 TNF-α 和 IL-1β 含量显著升高,使用 p38 MAPK 特异性抑制剂 SB203580 能抑制肺脏 AP-1 的活化以及血清、BAL 中 TNF-α 及 IL-1β 含量的升高,并显著减轻大鼠肺内皮细胞损伤。MAPK 磷酸酯酶-1 是通过去磷酸化来使 p38 失活的主要酶之一,有实验采用基因敲除 MAPK 磷酸酯酶-1 的小鼠制备脓毒症模型,发现 p38 的失活时间明显延长,同时 TNF-α 和 IL-1 表达也比野生型小鼠显著上调,说明 p38 MAPK 在脓毒症中发挥着重要的作用。另据报道,给健康成年男性志愿者静脉注射 LPS(4 ng/kg)可诱导体内 TNF-α、IL-6、IL-10 和 C-反应蛋白产生。但如果在注射 LPS 前 3 小时口服 p38 抑制剂——BIRB 796 BS 则显著抑制 LPS 诱导 p38 活化,同时 TNF-α、IL-6 和 IL-10 等细胞因子及 C-反应蛋白的产生也明显减少,进一步提示 p38 是 LPS 诱导人类炎性反应的重要激酶。

近年来,血管内皮细胞(EC)受损在脓毒症中的意义日益受到关注与重视。黏附分子介导白细胞同 EC 相互作用是内皮细胞受损的一个重要步骤,活化 EC 表面一般表达的黏附分子有细胞间黏附分子-1(intercellular adhesion molecule-1,ICAM-1)、血管细胞黏附分子-1(vascular cell adhesion molecule-1,VCAM-1)和内皮细胞白细胞黏附分子-1(endothelial leucocyte adhesion molecule-1,ELAM-1)等。采用体外培养人脐静脉内皮细胞(HUVEC)并给予不同剂量的 LPS 进行刺激,发现在 p38 MAPK 活化的同时,EC 表面多种黏附分子表达增强,使用 p38 MAPK 抑制剂则下调其表达的升高,采用酪氨酸激酶阻断剂 genistein 可部分抑制上述效应。在脓毒症模型中已经证实,阻断酪氨酸磷酸化可显著提高动物的生存率,这可能与阻断 p38 MAPK 和抑制内皮细胞的酪氨酸磷酸化部分相关。进一步研究表明,黏附分子基因的启动子附近有转录因子 AP-1 的结合位点,而 AP-1 可以被 p38 所活化。我们的资料也显示,烧伤血清刺激 HUVEC 后 24 小时,HUVEC 中 VCAM-1 mRNA 表达显著增强,其表面 VCAM-1 蛋白表达和上清液中 sVCAM-1 含量均明显上升,HUVEC 和外周血单个核细胞

(PBMC)之间的黏附数也显著增加,而预先给予 SB203580 能明显抑制这一效应。

花生四烯酸代谢产物前列腺素(PG)和白三烯类(LT)在促进炎症的过程中起着重要作用。环加氧酶2(cyclooxygenase 2,COX2)是 PG 合成的限速酶,而 p38 激活后能上调 LPS 诱导单核细胞 COX2 表达,同时使 PGE$_2$ 的合成增加,而 p38 抑制剂能完全阻断这种作用。IL-8 是体内重要的趋化因子,p38 MAPK 信号通路介导了 IL-8 的产生和释放,使用 SB203580 可有效地抑制中性粒细胞、内皮细胞等产生 IL-8。NO 是由一氧化氮合酶(NOS)催化产生的,具有参与宿主免疫防御的作用。在 LPS 诱导的人内皮细胞中,p38 MAPK 可在转录和翻译水平上快速调节 iNOS 的表达。在小鼠内毒素血症模型中,发现 p38 MAPK 参与 iNOS 在肺组织的表达。有关 p38 MAPK 介导的细胞因子的释放过程见图 3-6。

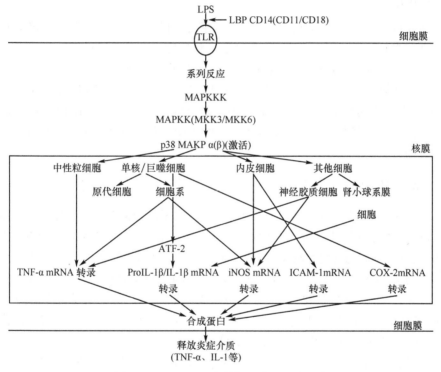

图 3-6 p38 MAPK 介导的细胞因子的释放

除此之外,p38 对细胞因子诱生的调节还可能发生在转录后水平。Nick 等研究发现,以 LPS 刺激人中性粒细胞可有效激活 p38 MAPK,进而 TNF-α 等炎症介质大量生成。采用 p38 特异性抑制剂 SB203580 和 SK&F86002 进行早期干预后,随着 p38 活性被中和,TNF-α 产生也显著减少。进一步分析发现,用 SB203580 处理的细胞中 TNF-α mRNA 表达仅呈一过性短暂降低(小于 60 分钟),但 TNF-α 蛋白质的产生却持续减少;同样,在 SK&F86002 预处理的细胞内,TNF-α mRNA 表达并无明显改变,其蛋白水平释放明显减少且与 p38 抑制剂呈剂量依赖性关系,提示转录后某些机制参与了对细胞因子诱生的调控过程。有学者认为,p38 抑制剂可能是通过某种方式使 TNF-α 等细胞因子的 mRNA 由具有翻译活性的多聚体转变成 mRNA 单体,使之不能被翻译成蛋白质。

另据报道,p38 还通过活化 MNK1 和 MNK2 来磷酸化真核细胞翻译启动子 eIF-4E,在调节哺乳动物细胞内的蛋白质翻译中发挥关键作用。因此,p38 抑制剂还可能通过抑制 eIF-4E 的活化间接影响 TNF-α 等细胞因子的产生。

令人感兴趣的是,新近有人发现,LPS 可刺激鼠巨噬细胞系 RAW 264.7 内一种被称为 tristetraprolin(TTP)的蛋白质表达迅速升高,对 LPS 诱导的基因表达具有一种"关闭"作用。现已明确,TTP 是一种细胞内锌指蛋白,可通过与 TNF-α mRNA 3′非翻译区结合来抑制基因的表达,从而在维持基因静止方面发挥重要作用。由于 TTP 的基因及其蛋白质表达以及 TTP 与 TNF-α mRNA 的结合活性均需 p38 参与,而且 TTP 作为 p38 的直接底物其自身的磷酸化也由 p38 调节的激酶——MAPKAPK2 介导,因此,TTP 对基因转录的猝灭效应可能在多个水平上受到 p38 的直接或间接调节。TTP 磷酸化位点的突变能阻止它对 TNF-α 基因表达的抑制作用。

由上述分析可见,p38 不仅能够促进多种炎症介质的基因转录,而且可在转录后水平调节 TNF-α 等细胞因子蛋白质的表达,在机体的炎症反应中占有重要地位。

初次接触炎症刺激而致敏的细胞,对第二次刺激的反应可产生数倍于未致敏细胞的细胞因子。在接受第二次刺激之前,致敏细胞在其表型上与未致敏细胞并无不同。然而,根据 p38 MAPK 活化状况可精确地识别出致敏的单核/巨噬细胞。在一项临床研究中,肺泡巨噬细胞 p38 活化水平能够准确地鉴别出处于 ARDS/MODS 高危状态下的患者,而其他多项临床诊断标准却无法做出这种评估。

（六）p38 MAPK 信号通路抑制剂及其对动物预后的影响

由于 p38 MAPK 途径在炎症反应中占有重要地位,因此如何在信号通路水平上阻断和调控 p38 MAPK 的表达和活性以治疗相关疾病已成为近年来信号转导领域的研究热点之一。对 p38 MAPK 特异性抑制剂的研究较多,这些人工合成的 p38 抑制剂在化学结构上可以分为两类:一类是基于吡啶咪唑芳基杂环类化合物;另一类为非芳基杂环类化合物(图 3-7)。第一类化合物数目繁多,有近 20 个系列,其中以 SB203580 和 SB239063 的应用最为广泛;第二类化合物包括双芳基脲、苯甲酮、吡唑酮等,这类化合物在化学拓扑学上涉及范围很广,能高效抑制 p38,代表性化合物包括 BIRB796、VX745/702 等。

作为信号转导通路激酶,p38 通过位于 α、β 结构域连接处的 ATP 结合"口袋"将 ATP 的 γ 磷酸基团转移到底物上,完成信号转导功能。p38 抑制剂正是通过与 ATP 竞争其结合活性位点 T106 而达到抑制目的,因此 p38 抑制剂的作用机制可以分为直接和间接 ATP 竞争抑制。大多数抑制剂为直接占据 p38 ATP 结合位点 T106 阻止其活化的直接竞争抑制,SB203580 即为此类抑制剂;另外一些抑制剂能够作用于 p38 变构结合位点,利用 p38 的构象改变从而阻止 ATP 与 p38 结合,通过与 ATP 间接竞争的作用机制达到抑制效果,BIRB796 是这一类化合物的代表(图 3-8)。

p38 抑制剂研究发展迅速,十余年时间已有上百种抑制剂被报道。目前有很多抑制剂已经进入临床试验阶段(表 3-3)。相信在不久的将来,有望找到强效且可安全地应用于临床的 p38 抑制剂。

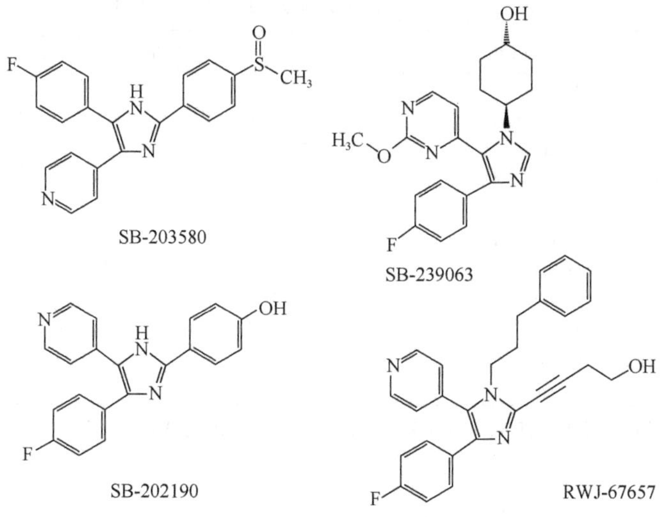

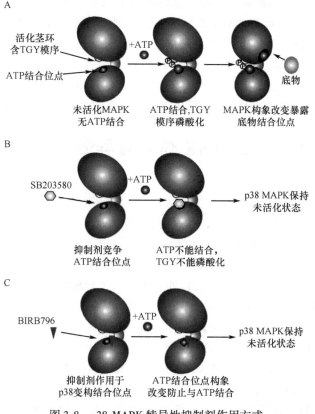

图 3-7 部分 p38 MAPK 特异性抑制剂化学结构图

图 3-8 p38 MAPK 特异性抑制剂作用方式

A. 无抑制状态下 p38 MAPK 的活化；B. 吡啶咪唑基杂环类抑制剂,如
SB203580 抑制 p38MAPK 活化；C. 通过 BIRB796 抑制 p38 MAPK 活化

表 3-3　部分进入临床试验阶段的 p38 抑制剂

名称	公司	疾病	试验阶段
AMG-548	Amgen	COPD、RA	I
ARRY-797	Array Biopharma	AS、牙痛、RA	I / II
AZD-6703	Astra Zeneca	RA	I
ARRY-614	Array Biopharma	MDS	I
BIRB796（Doramapimod）	Boeringer Ingelheim	克罗恩病、银屑病、RA	II / III
AVE-9940	Sanofi-Aventis	RA	I
BMS-582949	Bristol-Myers Squibb	动脉粥样硬化、银屑病、RA	II
GSK-681323（SB-681323）	GlaxoSmithKline	COPD、RA	II
KC706	Kemia	RA、代谢障碍、CVD、普通天疱疮	II
RO4402257（Pamapimod）	Roche	RA	II
TAK-715	Takeda	RA	II

注：COPD，慢性阻塞性肺部疾病；RA，风湿性关节炎；AS，动脉粥样硬化；MDS，骨髓增生异常综合征；CVD，心血管疾病。

　　动物实验表明，p38 MAPK 抑制剂 CNI-1493 可以提高流感嗜血杆菌感染 7 天龄 SD 大鼠的 7 天生存率，同时抑制脾脏产生 TNF-α 和 IL-1β，但对脾脏 IFN-γ 产生没有影响。肺脏缺血-再灌注损伤大鼠使用 p38 MAPK 另一抑制剂 FR167193 可抑制血浆 TNF-α 和 IL-1β 水平的升高，降低肺脏 TNF-α 和 IL-1β mRNA 表达水平，改善血气分析指标，显著提高动物 7 天生存率。采用盲肠结扎穿刺（CLP）诱发小鼠脓毒症，伤后 12 小时腹腔注射 p38 MAPK 特异性抑制剂 SB203580 100 mg/kg 能显著改善小鼠 10 天生存率，而伤后立即给药对生存率没有影响，提示脓毒症早期的炎症反应更有可能与机体保护机制有关。我们的研究也发现，p38 MAPK 特异性抑制剂 SB203580 可以显著改善烧伤脓毒症小鼠的 7 天生存率。

三、JNK 信号转导通路

（一）JNK 的分型和活化

　　研究发现，用紫外线照射细胞后，一种蛋白激酶能使转录因子 c-Jun N 端转录活性区中的 Ser63 和 Ser73 磷酸化，从而提高其转录活性，据此把该蛋白激酶称为 c-Jun 氨基末端激酶（c-Jun N-terminal kinase，JNK），它共有 3 个 JNK 基因，JNK1～3。在人类分别位于染色体 10q11.1～q11.2、5q35.3 和 4q21～q22.1，通过剪接产生异构体 JNK1～3。JNK1 和 JNK2 基因存在于多种组织，而 JNK3 基因局限于在脑、心脏、睾丸中表达。JNK 基因编码蛋白具有或无羟基末端，结果产生 46kDa 和 55kDa 的两种蛋白。

　　已知紫外线照射、活性氧、高渗状态及促炎细胞因子均可激活 JNK 通路，JNK 通路激活的磷酸化级联反应是 MEKK1/2→MKK4/7→JNK/SAPK。在静止细胞中，JNK 定位于细胞质与细胞核，MKK4、MKK7 通过对 JNK Ⅷ区 Thr183、Tyr185 双位点磷酸化而激活 JNK。JNK 的活性部位是 T 环处的三肽序列苏氨酸-脯氨酸-酪氨酸，可被 MAPKK 家族的双重底物特异性激酶 MKK4 和 MKK7 在苏氨酸和酪氨酸处双磷酸化而激活，该反应在细胞核内和细胞质中均可进行。一旦被激活，细胞质中 JNK 移位到细胞核。活化的 JNK 可与转录因子 ATF2 及 c-Jun 的氨基末端区域结合，使转录因子的活性区域发生磷酸化，促进基因的表达和蛋白质的合成。MKK4 和 MKK7 是作用于 JNK 上游的两个激酶，与 MKK4 不同的是，MKK7 对 p38

没有激活作用,因此被认为是 JNK 上游特异性激酶。

在 JNK 通路中,作为 MAPKKK 的是 MEKK1(MAPK/ERK kinase kinase 1)以及已报道的一些 MEKK 样激酶,如 MLK 家族的激酶以及与其相关的 MUK(MAPK upstream kinase)、MLKS、凋亡信号调节激酶(apoptosis signal regulating kinase,ASK)和 TGF-β 激活蛋白激酶(TGF-β activated protein kinase,TAK)。MLK 的成员还包括 MLK1、MST、SPPK 等,它们都能使 JNK/SAPK 通路激活。MEKK1 在 MAPKKK 家族中很独特,因为它的 N 末端含有一个 PHD(plant homeobox domain)结构,该结构具有 E3 连接酶活性,不仅使其具有磷酸化 MKK4 和 MKK1 的能力,还会因 PHD 结构的存在而导致其自身泛素化。由于泛素化在功能上的结果就是抑制 MEKK1 对 MKK4 和 MKK1 的磷酸化,进而下调对 JNK 信号通路的激活,因此这种泛素化修饰使得上游激酶在对 JNK 信号通路激活的同时起着反馈抑制性调节作用。

近年来在 JNK 信号通路中发现了多种潜在的支架蛋白,如 JNK 相互作用蛋白(JNK-interacting protein,JIP)、JNK 相关亮氨酸拉链蛋白(JNK-associated leucine zipper protein,JLP)、接头蛋白 CrkⅡ(CT-10-regulated kinase)、细丝蛋白(filamin)、β-抑制蛋白(β-arrestin)。这些支架蛋白具有与 JNK 及多种其他 JNK 信号通路中成员相结合的模块结构,对维持 JNK 信号级联的特异性、保证独立有效的信号传递以及充分磷酸化 JNK 的两个活化位点均起到重要的组织调控作用。它们一般不具备酶的催化特性,却有特殊的结构域以募集不同的相关因子达到传递特定信号的目的。最典型的例子是 JIP1 介导的 MLK→MKK7→JNK 级联反应,当 JIP 蛋白过表达时,会阻滞在胞质中活化的 JNK 转位到核内,此时即使有足够的刺激,胞核内的转录因子 AP1 也不会激活。最近的基因敲除实验还证实,JIP-1 缺失小鼠在胚胎发育早期是致死性的。因此,蛋白激酶与支架蛋白分子之间的动态平衡对维持激酶级联的畅通或抑制以及特定条件下的机体生理功能具有重要意义。

(二) JNK 的底物

JNK 的靶蛋白包括多种转录因子,如 c-Jun、ATF2、Elk 和 CREB,它们都是细胞即刻早期基因的表达产物。

1. c-Jun　如上所述,c-Jun 是转录因子 AP-1 家族的一员,能自身或与 c-Fos 形成同源(Jun/Jun)或异源二聚体(Jun/Fos)。c-Jun 磷酸化可增加其转录活性,从而促进含 TRE 的基因如 c-Fos、c-Jun 的表达。MAPK/ERK 能从转录水平促进 c-Jun 表达,而 JNK 则通过磷酸化修饰提高 c-Jun 的转录活性。JNK 可引起 c-Jun 的 Ser63 和 Ser73 的磷酸化,抑制其降解,增加 c-Jun 同二聚体或 c-Jun/ATF-2 异二聚体的形成,从而增加其调节靶基因的活性。因此 JNK 在 AP-1 参与的基因转录中可能具有重要意义,这一点与 p38 MAPK 相似,p38 MAPK 通路和 JNK 通路在通过转录因子 c-Jun 诱导细胞因子的表达上具有协同效应(图 3-9)。

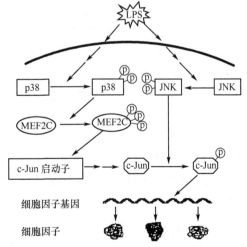

图 3-9　p38 MAPK 和 JNK 通路协同作用通过转录因子 c-Jun 诱导细胞因子的表达

2. ATF-2 ATF-2 是与 CRE 结合的转录因子,它能 c-Jun 或 ATF-2 家族的其他成员形成异源或同源二聚体。JNK 能使 ATF-2 的 N 末端激活区相互靠近的两个苏氨酸残基磷酸化,这种磷酸化是 ATF-2 调节基因表达所必需的。

（三）JNK 活化在脓毒症中的作用

据报道,小鼠严重烧伤后 2 小时肝组织 JNK1 磷酸化程度显著增加,4 小时达到高峰,6 小时时仍显著高于正常,以后逐渐恢复至正常范围。有学者采用基因重组技术构建 c-Jun 反义基因重组体,在缺氧复合烧伤血清处理后 12、24、48 小时不同时相点采用 Western blot 检测 c-Jun 和 JNK 的表达变化。结果显示,JNK 表达水平较非转染组分别下降 35.6%、28.8% 和 16.4%,结果具有显著性差异,表明 c-Jun 反义基因转染使得心肌细胞活化的 JNK 表达下降,减弱了缺氧复合烧伤血清处理心肌细胞的 JNK 信号转导通路,因此不能有效激活下游的心肌细胞生长停滞、凋亡和坏死等效应,从而对心肌细胞起保护作用。

体外研究显示,以 LPS 刺激巨噬细胞后,细胞中 JNK 激酶 5 分钟内即被迅速激活,30 分钟活性达峰值,并至少可持续 2 小时左右。进一步观察证明,LPS 刺激后细胞 JNK 的活化与 TNF-α 等细胞因子诱生密切相关;而在转染了 JNK 突变体的巨噬细胞内,LPS 刺激不能有效诱导 JNK 的活化,同时 TNF-α 等促炎细胞因子生成明显减少,提示 JNK 可能参与了这些细胞因子的表达和调控过程。进一步分析发现,JNK 特异性抑制剂 SP600125（一种可逆的 ATP 竞争性抑制剂）能抑制 c-Jun 的磷酸化及一些炎症基因如 IL-1β、TNF-α、IFN-γ 的表达。充分说明 JNK 对基因转录的调节与 AP-1 活化关系密切。

有资料显示,在 IL-1 及 TNF-α 刺激下炎性细胞内 JNK 磷酸化水平 15 分钟时开始升高,30 分钟达到高峰,4 小时后降至正常范围;SP600125 在抑制 JNK 活性的同时明显抑制了 IL-1 及 TNF-α 诱导的 IL-8、GM-CSF、RANTES 等趋化因子的释放,并呈现出剂量依赖性,抑制剂浓度越高,趋化因子释放被抑制得越明显。另据报道,TNF-α 诱导 E-选择素转录、ICAM-1 表达,其他黏附分子如 α₄ 整合素、VCAM-1 均与 JNK 有关。

新近研究发现,JNK 的突变仅可有效阻断 TNF-α mRNA 向蛋白质的翻译过程,而对 LPS 诱导 TNF-α 启动子的活化并无明显影响。表明 JNK 对 TNF-α 表达的调节更有可能发生在转录后水平。同 p38 MAPK 相似,在炎症反应的过程中,JNK 对炎症介质的调控可能也发生在转录和转录后两个水平。有关 JNK 在其他细胞因子诱生中的确切机制仍需进一步探讨。

四、ERK 信号转导通路

1986 年由 Sturgill 等首先报告的 MAPK 最初名称十分混乱,曾根据底物蛋白称为 MAP2K、ERK、MBPK、RSKK、ERTK 等。此后,由于发现其具有共同的结构和生化特征,因而被命名为 MAPK。近年来,随着不同 MAPK 家族成员的发现,又重新改称为细胞外信号调节激酶(ERK)。

（一）ERK 的分型

ERK 是 MAPK 家族中第一个被确定的激酶,是迄今研究得最为透彻的信号途径,在生长因子相关刺激引起的细胞反应中发挥重要作用,是 MAPK 信号级联反应通路的原型。目前发现,ERK 家族共有 8 个成员,分别为 ERK1~8。氨基酸序列分析表明,前 5 个成员分别属于 3 个不同的亚家族:ERK1/2、ERK3/4 和 ERK5。ERK1、ERK2 的分子质量分别为 44kDa 和 42kDa(故称之为 p44 和 p42),可被多种细胞刺激激活,引起多种转录因子和丝氨酸/苏氨酸激酶的激活,进而调节细胞的增生、分化,参与细胞周期和生存的调节。ERK3 位于细胞核,能够被 PKC 的亚型激活,但目前关于 PKC 的特定亚型还不清楚。ERK4 通过 Ras 依赖途径对生长因子如神经生长因子(NGF)和表皮生长因子(EGF)的刺激产生反应。ERK5 能够被氧化应激、高渗和非应激性刺激如血浆等诱导激活,被激活的 ERK5 通过核转位调节一些特定基因的表达。ERK6 因与应激活化的 p38 MAPK 有近 60% 以上的同源性,所以通常也将其称为 SAPK-3 或 p38γ。ERK7、ERK8 是细胞外信号调节激酶家族中的新成员,在活化上与其他 ERK 家族成员截然不同。ERK7 无须典型活化 ERK 的细胞外刺激或 JNK 和 p38 激酶活化物而发生自磷酸化,并足以使其在缺乏上游激酶时发生活化,新近资料提示 ERK7 与乳腺肿瘤、神经元分化、胚胎发生密切相关。ERK8 通过 Src 依赖的信号途径、过氧化氢、冈田酸、渗透压休克和 RET/PTC3 诱导活化。

(二) ERK 的活化

许多丝裂原如 EGF、血小板衍生生长因子、血栓素 A_2(TXA$_2$)、血管紧张素 II、转化生长因子和胰岛素等均可激活 ERK 级联反应。另外,ERK 还可被 LPS、渗透应激以及单核细胞和内皮细胞的黏附分子所激活。

在经典的三级 MAPK 顺序激酶激活后出现 ERK 级联反应。ERK1/2 信号转导通路的大致模式为:多种生长因子→Ras→Raf→MEK1/2→ERK1/2→细胞生长、发育、分裂、分化。活化的 Raf(MAPKKK)可使 MEK1/2(MAPKK)磷酸化并激活,随后经过双磷酸化使 ERK1/2(MAPK)激活。首先,外界刺激因子与细胞表面受体结合后,酪氨酸激酶通过接头蛋白 Grb/Sos 复合物与鸟嘌呤核苷酸释放蛋白(GNRP)相连,使小 GTP 结合蛋白 Ras 从 Ras-GDP 中释放出来并迅速与 GTP 结合为活化形式,进而活化的 Ras 直接与丝氨酸/苏氨酸激酶 Raf-1 连接。Raf-1 激酶又名丝裂原活化蛋白激酶的激酶的激酶(MAPKKK),可磷酸化并激活 MEK1/2(MAPKK),后者进一步对 ERK1/2 进行双磷酸化激活。

已知 Ras 和 Raf 均属原癌基因,表明该通路在细胞增殖和分化中具有重要作用。

(三) ERK 的底物

ERK1/2 具有广泛的催化活性,它们能磷酸化一些重要的胞质蛋白,并能转入核内,磷酸化转录因子,其主要靶蛋白如下:

1. **胞质蛋白** MAPK 除能磷酸化 RSK 外,还能使 PLCγ 和 cPLA$_2$ 磷酸化,并导致它们激活。激活的 cPLA$_2$ 释放花生四烯酸,花生四烯酸是前列腺素的前体,而前列腺素作为细胞内的信使,可活化腺苷酸环化酶,该酶活化产生的第二信使 cAMP 又能激活蛋白激酶 A(PKA),PKA 反过来抑制 Raf 的激活。ERK 的另一类底物是其上游的信号转导蛋白,如 NGF 受体、EGF 受体、Sos、Raf 和 MKK 等,对其自身信号通路起负反馈调节作用。

2. **膜蛋白** 一些膜受体如 EGF 受体、NGF 受体,以及一些与膜结合的蛋白如 Sos、Raf 等,也是 ERK 的靶蛋白。

3. **转录因子** ERK 是核转录激活的重要调节分子。转录因子 Elk/三元复合物因子

（ternary complex factor，TCF）能与 2 分子 67kDa 的血清反应因子（serum response factor，SRF）形成三聚体，通过与 SRE 的结合，调节启动子中含有 SRE 元件的基因，如 c-fos 等的表达。激活的 ERK 能使 Elk1 的 C 末端磷酸化，从而促进三元复合物的形成并提高其转录活性。c-fos 属于即刻早期基因，其产物 c-Fos 能与 c-Jun 形成异源二聚体，即 AP-1，后者能结合 TPA 反应元件（TRE），从而调节与细胞生长、分化有关的基因表达。此外，它们能激活多种转录因子和核蛋白，如 C/EBPβ、c-fos、c-myc、IL-6 核因子（nuclear factor for IL-6，NF-IL6）、STAT 等，以促进细胞的增殖和分化。

（四）ERK 活化在脓毒症中的作用

与上述"应激诱导"的 MAPK（p38 和 JNK）略有不同，ERK 被认为是一种与增殖、转化和分化相关的 MAPK。许多丝裂原如转化生长因子、EGF 和胰岛素等均可激活 ERK 相关的信号转导途径。除此之外，LPS 也可刺激单核/巨噬细胞和内皮细胞内 ERK 活化，进而激活 Elk-1、MNK-1、Egr-1 和 SAP-1 等转录相关因子，在多种细胞因子的产生中具有重要作用。

cPLA$_2$ 是 ERK 的底物，它可促进花生四烯酸的产生，在炎症反应过程中具有重要作用。ERK1 和 ERK2 对 cPLA$_2$ 的磷酸化可显著提高其生物效应。

体外试验显示，LPS 可显著激活人类内皮细胞中的 ERK 信号通路，其激活高峰在刺激后 10~20 分钟，45 分钟后 ERK 磷酸化水平开始逐渐下降；用 ERK1/2 信号通路特异性阻断剂 PD98059 处理细胞，能显著抑制 LPS 诱导人内皮细胞 ERK 的活性，并显著抑制细胞 iNOS 表达和 NO 的产生。在内毒素导致全身炎症反应的研究中，发现 LPS 能诱导巨噬细胞、单核细胞株 TNF-α 分泌水平增加，给予 PD98059 处理则明显抑制巨噬细胞产生 TNF-α。有资料显示，在缺乏 ERK 活性的 C3HPHel 小鼠中，LPS 刺激不能诱导 TNF-α 和 IL-1β 产生。进一步观察显示，在缺失 Ras 和 Raf-1 的巨噬细胞株中发现 LPS 刺激所诱导的 TNF-α 和 IL-1β 产生被显著抑制。上述研究提示，ERK 途径虽然并非介导 TNF-α 等炎症介质生成的唯一必需因素，但它至少在一定程度上调节了 LPS 诱导的 TNF-α 等细胞因子产生，在脓毒症中可能起着重要作用。

在此值得一提的是，有研究表明，在 LPS 诱导 ERK 活化过程中，Ras-Raf-1 可能并非 ERK1/2 的主要上游调节机制。有研究观察到 LPS 刺激后，蛋白激酶 C（PKC）的一些对佛波脂不敏感的亚型 PKC ε 和 PKC ζ 激活也可引起 MEK1/2-ERK1/2 途径活化，其确切机制尚待进一步阐明。

五、MAPK 通路与其他途径的相互作用

1. MAPK 通路之间的相互作用　　细胞内多条信号通路间构成了一个极其复杂的网络结构，各信号通路之间是相互作用、相互影响的，即所谓的信号交汇。这种信号交汇可能在一种或多种细胞外刺激因素的作用下发生，可能发生在胞质或胞核中，体现在信号通路的各级水平，最终起着增强或抑制各信号通路的作用。以往的文献常把多条 MAPK 级联通路（包括 ERK1/2、JNK、p38 和 ERK5）描述成简单的线性关系，随着信号通路研究的深入以及技术手段的进步，近年来有关 MAPK 信号通路间这种信号交汇的报道不断增多（图 3-10）。尽管这些研究大多揭示的仅仅是两类信号通路间的作用，但为描绘细胞内复杂的信号网络

奠定了基础。

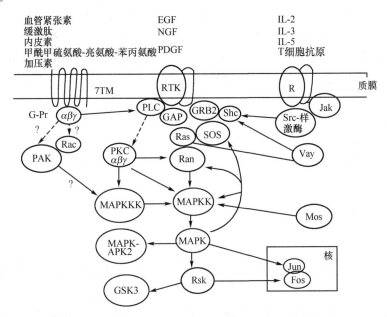

图 3-10　MAPK 信号转导通路中的胞内信号交汇现象

p38 MAPK 对炎性分子的表达有明显影响,在感染引起的细胞反应中发挥重要调控作用。单核细胞受到 LPS 刺激时,p38 和 JNK 发生双位点磷酸化而被同时激活,p38 的激活使转录因子 MEF2C 磷酸化,使 c-Jun 转录增加,从而增加 c-Jun 蛋白表达;而另外一条与应激有关的 MAPK 通路——JNK 通路的激活使 c-Jun 磷酸化。磷酸化消耗的 c-Jun 可由 MEF2C 活性增加引起的 c-Jun 蛋白表达补充。在多种细胞因子的启动子区都存在 AP-1 位点,磷酸化的 c-Jun 可以与 AP-1 位点结合,从而使炎症相关基因表达增强。通过激活一条 MAPK 通路使某种转录因子表达增加,从而为另外一条通路 MAPK 磷酸化作用提供底物,以促进炎症反应基因表达,这是 MAPK 通路间协同效应的一种重要形式。另有研究表明,在创伤愈合过程中,p38 和 ERK 信号通路间的双向信号交汇能够协同促进组织的修复。

通过对目前 MAPK 信号转导研究成果的总结,有助于进一步阐明细胞内各种信号的调控关系,为其研究提供新的线索。

2. MAPK 通路与 JAK/STAT 途径的相互作用　JAK/STAT 途径是近年发现的在细胞因子信号转导中起重要作用的信号通路。研究发现,p38 MAPK 在体外能特异地磷酸化 STAT 727 位的丝氨酸,虽然目前研究认为第 727 位丝氨酸残基的磷酸化并非 STAT 活化所必需,但这一效应可增加 STAT 二聚体的稳定性及其与 DNA 的亲和力,使 STAT 的活性达到最大,从而对细胞因子的基因转录起促进作用。JAK 还可在一定程度上影响 Raf-1、MAPK 等激酶的活性,但其确切机制目前尚未完全阐明。有研究认为,可能是活化的 JAK2 直接导致 MAPK 激酶的激酶——Raf-1 磷酸化,从而对 MAPK 途径其他激酶活化产生一定的调节作用。新近有报道证实,p38 和 STAT3 蛋白协同升高 293T 细胞 TNF-α 的活性,应用 STAT3 干扰 RNA 后 TNF-α 活性则明显下降,说明 STAT3 和 p38 蛋白在体内存在相互作用。

脓毒症是创伤、休克、感染后严重的并发症,可进一步发展为 MODS。虽然近 20 年来对脓毒症的研究已进行了大量的工作,但对其发生发展的受体信号转导机制的研究仍远不够深入。MAPK 家族信号转导通路的激活是 LPS 作用于炎性细胞后发生的细胞内早期事件,与炎性细胞因子的合成和释放密切相关。MAPK 家族本身又是蛋白激酶级联反应的下游激酶,是多条信号通路的交汇点。然而 MAPK 级联是一个复杂的相互作用的系统,全身或局部抑制某一个通路可能会产生难以预料的结果。例如,内皮细胞 p38 激活可介导 PG 产生,而 PG 可抑制血小板凝集。相反,血小板 p38 激活则促进血小板凝集。即全身性给予 p38 MAPK 抑制剂时,在凝血方面可能会有不同的甚至相反的作用。由此可见,全身性给予 MAPK 抑制剂以"切断"过度激活的系统尚不能够达到预期的效果。因此,深入探讨 MAPK 信号转导通路在脓毒症发生和发展中的作用机制,可能有助于发现准确调控脓毒症的新的切入点,为临床防治提供新思路和新策略。

(陈旭林　姚咏明)

第五节　Janus 激酶/信号转导和转录激活因子通路

一、JAK/STAT 途径的构成及其信号转导机制

JAK/STAT 途径是近年发现的在细胞因子信号转导中起重要作用的信号通路,其因简单的构成模式(主要由 JAK 和 STAT 两种组分构成)和独特的激活方式而备受关注。

现有资料表明,Janus 激酶(JAK)家族主要有 4 个成员:JAK1 ~ 3 和 TYK2。其中 TYK2、JAK1 和 JAK2 分布广泛,参与了 IFN-γ、ILs 和生长激素等多种细胞因子和激素的信号转导过程。相比之下,JAK3 分布较局限,主要存在于造血细胞。研究显示,T 细胞、B 细胞和单核细胞的活化或髓系细胞的分化均可刺激 JAK3 表达显著增高,提示它可能在免疫调节中发挥极为重要的作用。当 JAK3 基因缺失或突变时可使人类出现严重的联合免疫缺陷(SCID)。同样,JAK3 基因缺陷小鼠也会出现 B 细胞发育不良和免疫功能明显受损(表 3-4)。

表 3-4　细胞因子对 JAK 的活化

细胞因子受体	相关的 JAK
干扰素	
a. IFN-α/β	JAK1、TYK2
b. IFN-γ	JAK1、JAK2
IL-10	JAK1、TYK2
含γ_c 的受体(IL-2、IL-4、IL-7、IL-9、IL-15)	JAK1、JAK3
含γ_c 的受体(IL-2、IL-4、IL-7、IL-9、IL-15)	JAK2
同源二聚体受体(GH、EPO、TPO 和泌乳素)	JAK2

引自:Cooney RN. 2002. Shock,17:83 ~ 90。

信号转导和转录激活因子(STAT)是一族分子质量在 84 ~ 113kDa 的蛋白质,由 750 ~ 850 个氨基酸构成。迄今为止,在哺乳动物细胞中已克隆出 7 个 STAT 家族成员,即 STAT1 ~ 4、5a、

5b 和 6,所有 STATs 均含有以下的功能区:①氨基末端约 50 个氨基酸的保守片段,是 STAT 被 JAK 磷酸化的部位,可介导 STAT 的寡聚化。若去除其中一小部分,STAT 被磷酸化的能力即丧失。②位于 400~500 位氨基酸残基之间的 DNA 结合区,STAT 与基因启动子上的相应结合位点结合的部位。③第 500~600 位氨基酸残基间的 SH3 样功能区,体现该家族成员高度保守性区域。④SH2 区,是 STAT 与活化受体结合的部位,该区的磷酸化可促进 STAT 形成二聚体,进而与 DNA 结合。⑤羧基末端的转录活化区,约 40 个氨基酸。目前已发现,至少有 35 种多肽配体可有效激活 STAT,包括细胞因子(如 IFN-γ、IL)、某些生长因子(如 EGF、CSF)和生长激素等,提示 STAT 在机体生长发育和免疫调理过程中发挥了一定作用(表 3-5)。

表 3-5　细胞因子对 STATs 的活化

细胞因子	STAT	细胞因子	STAT
EPO、GH、IL-2、IL-15	STAT5	IFN-γ	STAT1
IL-7	STAT5	IL-4	STAT6
G-CSF	STAT3	IL-9、IL-10、IL-11	STAT1、STAT3
IL-3、IL-5、GM-CSF	STAT5、STAT6	IL-12	STAT3、STAT4
IL-6	STAT1、STAT3	IL-13	STAT4
IFN-α/β	STAT1、STAT2		

　　JAK/STAT 途径的信号转导主要由以下 3 个步骤完成:首先,配体与细胞表面的受体结合诱导受体二聚化,并通过酪氨酸磷酸化作用激活 JAK;进而活化的 JAK 又反过来磷酸化受体的酪氨酸残基,使之形成 STAT 结合位点,而 STAT 与受体结合后其第 701 位酪氨酸残基也被 JAK 磷酸化,使之从受体上解离下来;最后,活化的 STAT 形成同源或异源二聚体转入核内,并与相应基因启动子上的 STAT 结合位点结合,调节基因的转录(图 3-11)。由于 IFN-γ、TNF-α 和 IL 等众多细胞因子基因的启动子上均存在 STAT 的结合位点,因此它们的基因转录直接受 STAT 的调控。在此应强调的一点是,这些配体与对 STAT 活化具有一定的特异性,即不同配体与受体结合后往往可激活一种或多种不同的 STAT 成员,从而产生不同的转录效果。虽然研究表明 JAK 是 STAT 唯一的上游活化激酶,但这种特异性似乎并不是由 JAK 决定的。因为不同受体即使激活了相同的 JAK,它们也可通过 STAT 上相同的酪氨酸磷酸化位点来活化相同的 STAT。因此,STAT 的 SH2 区与受体磷酸化位点之间的特异性作用更可能是导致这种特异性的真正原因。

二、JAK/STAT 途径在炎症反应中的作用

　　目前普遍认为 JAK/STAT 是细胞因子信号转导的重要通路,新近研究揭示,该途径还参与了创伤感染的信号转导过程,并有可能是 LPS 诱导炎症介质生成的另一有效机制。给小鼠腹腔注射 LPS 后 1~2 小时,动物三叉神经节内 STAT1 和 STAT3 迅速被活化,且 8 小时后 STAT 的 DNA 结合活性仍呈升高趋势。与之相似,体外观察发现,LPS 刺激人的 B 细胞和单核细胞后 4 小时,STAT3 的酪氨酸和丝氨酸残基均被磷酸化并表现出很强的 DNA 结合活性,且这一变化与 IL-10 等细胞因子的产生关系密切。当给细胞转染 STAT3 功能缺陷的质

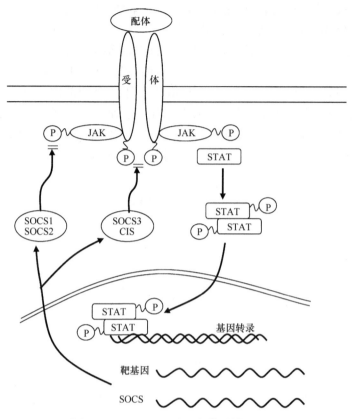

图 3-11 JAK/STAT 途径的信号转导过程

注:JAK,Janus 激酶;STAT,信号转导和转录激活因子;SOCS,细胞因子
信号转导抑制因子;CIS,同源结构 2 包含蛋白

粒时,不仅 STAT3 的活化明显受损,IL-10 等细胞因子生成的能力也严重丧失。此外,LPS
还可有效刺激大鼠心肌细胞和脑血管内皮细胞中 JAK 和 STAT 的活化,并与 IFN-γ、TNF-α
和 IL-2 等细胞因子的大量产生密切相关。而这些细胞因子基因启动子上 STAT 结合位点的
突变则可降低 LPS 的诱导活性,进一步提示 JAK/STAT 途径参与了 LPS 刺激炎症介质的诱
生过程。我们采用凝胶电泳阻滞实验技术检测烧伤后金黄色葡萄球菌感染的大鼠肝、肺、肾
组织中核转录因子 STAT3 的活化情况。结果表明,金黄色葡萄球菌攻击早期,动物肝、肺、
肾等组织中 STAT3 迅速活化,其改变可能与肠毒素 B 的直接刺激作用密切相关。采用
JAK2 激酶特异性抑制剂 AG490 和 STAT3 磷酸化抑制剂西罗莫司(RPM)进行早期干预,观
察到在金黄色葡萄球菌脓毒症早期注射 AG490 和 RPM,动物肝、肺、肾组织中 STAT3 的活
化均不同程度地减轻;局部组织 IFN-γ、TNF-α、IL-10 基因及其蛋白表达均有不同程度的降
低,肝功能指标有所改善。说明直接抑制 JAK/STAT 活化能减轻烧伤脓毒症动物局部组织
的炎症反应,进而对机体多脏器功能可能具有一定的保护作用。同样,我们采用与临床脓毒
症非常相似的大鼠盲肠结扎穿孔(CLP)致严重腹腔感染模型,并对此进行了初步研究。实
验显示,STAT1 在所观察肝、肺、肾、肠等重要器官中广泛活化,STAT3 在肝、肺组织活化明
显。相关分析表明,CLP 大鼠肝、肺组织 STAT1/3 活性均与反映相应器官功能状态的指标
呈显著正相关。AG490、RPM 处理后多数脏器 STAT1 和 STAT3 的活性不同程度降低,其中

以肝、肺组织下降更显著,多器官功能指标亦明显改善。说明 JAK/STAT 通路,尤其是 STAT1/3 参与了机体脓毒症的发病过程,并可能与机体失控性炎症反应和多器官功能损伤过程有关(表 3-6 和表 3-7)。此外,JAK/STAT 的活化还可上调细胞因子受体的表达,这些受体与相应的细胞因子结合后又可进一步促进 JAK 的活化,从而对 JAK/STAT 途径进行"正反馈"调节,使炎症反应不断放大,构成脓毒症发生和发展的重要分子基础之一。

表 3-6　AG490、RPM 处理对肝 STAT1、STAT3 活化的影响(光密度值,$\bar{x}\pm s$)

| 组别 | 2 小时 | | 6 小时 | | 24 小时 | | 48 小时 | |
	STAT1	STAT3	STAT1	STAT3	STAT1	STAT3	STAT1	STAT3
CLP	147.6±31.1	53.4±8.1	291.1±45.6	89.5±9.1	236.7±38.7	142.5±29.1	135.1±31.2	94.5±11.5
AG490	183.0±31.4	49.9±8.2	190.9±33.5*	56.2±8.1**	231.4±36.4	59.6±8.3**	125.1±28.8	33.8±7.4**
RPM	217.5±37.6	46.3±7.8	175.7±31.1*	69.1±8.7*	200.0±32.9	39.3±7.2**	99.3±21.4	48.5±8.7**

注:STAT1 正常值 67.4±12.5;STAT3 正常值 4.2±1.1;与 CLP 组相应时间点相比,$*P<0.05$,$**P<0.01$。

表 3-7　AG490、RPM 处理对肺 STAT1、STAT3 活化的影响(光密度值,$\bar{x}\pm s$)

| 组别 | 2 小时 | | 6 小时 | | 24 小时 | | 48 小时 | |
	STAT1	STAT3	STAT1	STAT3	STAT1	STAT3	STAT1	STAT3
CLP	123.9±22.6	43.2±8.3	120.6±21.9	60.7±10.2	156.0±31.4	63.4±12.4	64.9±11.5	55.7±11.8
AG490	89.6±14.3	53.1±8.3	132.7±19.1	57.0±9.9	110.2±17.6	65.0±12.2	80.0±15.8	25.2±5.1*
RPM	116.9±19.5	21.4±4.5*	135.8±20.4	19.0±3.7**	66.1±11.5*	22.1±4.4**	61.3±10.7	19.4±4.8**

注:STAT1 正常值 23.4±4.6;STAT3 正常值 7.9±1.5;与 CLP 组相应时间点相比,$*P<0.05$,$**P<0.01$。

三、细胞因子信号转导抑制因子的改变及意义

(一) SOCS 系统对 JAK/STAT 通路的负反馈调节作用

在明确 JAK/STAT 通路的激活机制后,其调控机制进一步成为研究的热点。目前已发现,有多种机制参与了对 JAK/STAT 途径的调控,如受体的内吞、降解作用,泛素依赖的蛋白水解酶对 STAT 的降解作用以及酪氨酸磷酸酶对 JAK/STAT 的灭活作用等均可在一定程度上抑制 JAK/STAT 途径的信号转导。在这些机制中,特别引人注目的是近年发现的一族被称为细胞因子信号转导抑制因子(suppressor of cytokine signaling,SOCS)的蛋白质,它们作为 JAK/STAT 的特异性内源抑制物参与对 JAK/STAT 信号传递的"负反馈"调节过程,在维持机体免疫自稳中发挥了重要作用。

现有资料表明,SOCS 家族至少存在 8 个成员,即 SOCS1～7 和细胞因子诱导的 Src-同源结构 2(SH2)包含蛋白(CIS)。其中 SOCS1、SOCS2、SOCS3 和 CIS 在机体免疫调控中的作用较为突出,它们可分别通过与磷酸化的 JAK 或受体的胞质区直接结合来抑制 STAT 的酪氨酸磷酸化,从而中断细胞因子的信号转导过程。研究证实,SOCS1 和 SOCS2 主要是通过与 JAK1、JAK2 和 JAK3 的活化部位结合来抑制它们的活性;而 SOCS3 和 CIS 则可直接与活化的细胞因子受体胞内区结合抑制细胞因子受体的信号转导(图 3-11)。由于 SOCS 基因启动

子上通常具有一个甚至数个 STAT 结合位点(如 SOCS1 同时具有 STAT1、STAT3 和 STAT6 的结合位点,而 CIS 上具有 4 个 STAT5 结合位点),因此 JAK/STAT 在调节 SOCS 基因表达方面具有十分重要的作用。

(二) SOCS 在炎症反应中的作用及其调节机制

体内外试验表明,IFN-γ、IL 和 TNF-α 等多种细胞因子均可刺激 SOCS 的产生,而 SOCS 一旦生成即可反过来抑制上述细胞因子的信号转导过程,说明它们是细胞因子"负反馈环"调节机制的一部分(表 3-8)。特别值得注意的是,体内重要的抗炎细胞因子和免疫抑制因子 IL-10 与其受体结合后可促进 JAK1 和 TYK2 的活化,进而促进 STAT3 与 DNA 结合,快速诱导 SOCS3 的从头合成。不仅如此,IL-10 与 LPS 协同作用还可增强细胞内 SOCS3 mRNA 的稳定性,使细胞内 SOCS3 表达进一步增加。这些效应可能与 IL-10 能够抑制 LPS 诱导的单核细胞内促炎细胞因子(如 TNF-α、IL-1 等)合成有关。

表 3-8　SOCS 蛋白的诱生及其生物学效应

名称	诱生因素	作用靶位	生物学效应
CIS	IL-1、IL-2、IL-3、IL-4、IL-6、IL-7、IL-12、IL-13、LIF、GM-CSF、G-CSF、EPO、TPO、IFN-γ、GH、TNF-α、泌乳素、瘦素	细胞因子和生长因子	抑制 IL-2、IL-3、EPO、GH 和泌乳素的信号转导
SOCS1	IL-2、IL-3、IL-6、IL-13、LIF、GM-CSF、IFN-γ、GH、泌乳素	JAK 激酶	抑制 IL-2、IL-3、IL-4、IL-6、EPO、GH、LIF、OSM、IFN-α、IFN-γ、TPO 和泌乳素的信号转导
SOCS2	IL-1、IL-3、IL-4、IL-6、LIF、GM-CSF、G-CSF、EPO、IFN-γ、GH、泌乳素	IGF-1 受体?	GH、IL-6、LIF
SOCS3	IL-1、IL-2、IL-3、IL-4、IL-6、IL-7、IL-10、IL-12、IL-13、LIF、GM-CSF、G-CSF、M-CSF、EPO、IFN-γ、GH、TNF-α、泌乳素、瘦素、IGF-1	细胞因子/生长因子受体和 (或) JAK 激酶	抑制 IL-2、IL-3、IL-4、IL-6、IL-11、EPO、GH、LIF、OSM、IFN-γ、CNTF 和瘦素的信号转导
SOCS4	?	?	
SOCS5	IL-6	?	
SOCS6	?	?	
SOCS7	?	Nck、Ash、磷脂酶	

引自:Cooney RN. 2002. Shock,17:83 ~ 90。

除上述因素外,与 TLR 相关的信号转导途径对 SOCS 的生成可能也具有一定的调节作用。研究证实,以 TLR4 的重要配体 LPS 攻击大鼠后,动物脑血管内皮细胞 SOCS3 基因表达显著上升,于 3 ~ 6 小时达峰值,12 小时基本恢复至基础水平。我们的实验结果显示,严重腹腔感染大鼠肝、肾、肺等重要生命器官 SOCS1 和 SOCS3 基因表达均明显上调,分别于术后 6 小时达峰值,并且这一改变与 LPS 及其介导的 TNF-α 等炎症介质刺激作用密切相关。这些结果均提示,LPS 可能参与了体内 SOCS 的诱生过程。不过也有学者提出,LPS 虽可促进 SOCS1 和 SOCS3 的表达,但这一作用很可能是由它所诱生的 TNF-α 和 IL-6 等细胞因子间接介导的。例如,以同样剂量的 LPS 攻击野生型小鼠和 IL-6 基因缺陷小鼠发现,前者体内

SOCS 表达显著升高,而 IL-6 基因缺陷小鼠 SOCS 的表达并无明显改变,进一步提示细胞因子在调节 SOCS 的表达中具有重要作用。而 LPS 至少可通过其诱导生成的细胞因子间接参与了对 SOCS 诱生的调控过程。我们采用大鼠 20% 体表面积Ⅲ度烫伤合并金黄色葡萄球菌攻击致脓毒症模型,进一步探讨了脓毒症大鼠体内 SOCS 基因表达的改变及其与细胞因子"消长"之间的相互关系。结果显示,烫伤合并细菌感染后,大鼠肝、肺组织 IFN-γ 生成均显著增多;同时,动物肺组织 SOCS1、SOCS2 和 SOCS3 基因表达明显上调,其中 SOCS2 和 SOCS3 mRNA 表达改变较为迅速,伤后 0.5 小时即明显高于对照组。与之相比,肝组织 SOCS1 mRNA 表达的改变较为缓慢(伤后 2 小时才明显高于对照组),但24 小时仍维持于较高水平。采用抗金黄色葡萄球菌肠毒素 B(SEB)抗体干预后,随着肺脏 IFN-γ 生成的减少,肺组织 SOCS1、SOCS2 和 SOCS3 基因表达亦明显降低。结果表明,烫伤后金黄色葡萄球菌感染可诱导体内 SOCS 表达上调,其改变与 IFN-γ 等细胞因子的"消长"密切相关,提示它们可能参与了烧伤脓毒症时体内免疫炎症反应平衡的调控过程。

最后还应指出的是,SOCS 不仅是 JAK/STAT 途径的有效抑制因子,而且还可在一定程度上抑制 MAPK、AP-1 和 NF-AT 等激酶及核因子的活化,说明由 JAK/STAT 诱导生成的 SOCS 还可能参与了对其他信号转导途径的调控过程,其确切机制目前尚未完全阐明。体外研究证实,T 细胞受刺激后,核因子 NF-AT 活化与细胞表面 CD3 ζ 和细胞内蛋白酪氨酸激酶(SykPTK)密切相关。而 SOCS1 可直接与 CD3 ζ 和 SykPTK 结合,从而抑制 NF-AT 的活化。由上述分析可见,SOCS 不仅对 JAK/STAT 途径具有"负反馈"抑制作用,还有可能是多条信号转导通路的"负反馈交汇点"(negative cross-talk)。因此,深入探讨 JAK/STAT 途径在体内的生物学效应及其与 SOCS 的相互作用可能会为创伤脓毒症的防治提供新的线索。

(姚咏明 李红云)

第六节 核因子-κB 通路

1986 年,Sen 和 Baltimore 首先从 B 细胞核抽提物中检测到一种能与免疫球蛋白 κ 链基因增强子 κB 序列(5′-GGGATTTCC-3′)特异结合,并能促进 κ 链基因表达的核蛋白因子,称之为核因子-κB(nuclear factor-kappa B,NF-κB)。此后,NF-κB 在许多领域备受关注。近来发现,NF-κB 能与调控免疫应答、炎症反应、细胞分化和生长、细胞黏附和细胞凋亡所必需的许多细胞因子、黏附因子等基因启动子或增强子部位的 κB 位点发生特异性结合,启动和调节这些基因的转录,在机体的免疫应答、炎症反应和细胞生长发育等方面发挥重要作用。

一、NF-κB/Rel 蛋白家族

NF-κB 几乎存在于所有细胞中,系由两种 Rel 家族蛋白构成的二聚体蛋白质。根据结构、功能和合成方式等方面的差异,可将 Rel 蛋白家族分成两类:一类是前体蛋白 P105 和 P100,其 C 末端含锚蛋白重复序列(ankin repeat motif),可通过 ATP 依赖的蛋白水解过程裂解,变为成熟的 P50 和 P52。该类蛋白缺乏反式激活结构域,无独立激活基因转录的功能。另一类是 RelA(P65)、Rel(c-Rel)、v-Rel 和 RelB,其 C 末端含有 1 个或多个反式激活域

(transactivation domain），具有激活基因转录的功能。上述各亚基的 N 末端均含有约 300 个氨基酸的 Rel 同源结构域（Rel homology domain，RHD）。该结构域的主要功能为介导 Rel 蛋白与 DNA 间的特异性结合，与 NF-κB 抑制蛋白家族成员相互作用和两亚基间的二聚体化作用有关，并携有参与活化的 NF-κB 由细胞质向细胞核转移的核定位信号（NLS）。

Rel 蛋白间可形成多种形式的二聚体，如 P50/RelA、P50/P50 和 RelA/Rel 等。这些同源或异源二聚体虽可识别略有差异的十聚体 5′-GGGRNYYYCC-3′（R：嘌呤；N：任何核苷酸；Y：嘧啶）κB 序列，但对相同的 κB 序列，其亲和力各不相同。此外，不同二聚体在诱导细胞的特异性、亚细胞结构中的位置以及与 IκB 相互作用及活性等方面亦各有差异，分别对特定的启动子或增强子起独特和重要的作用。因此，细胞在受到不同刺激或处于不同生理状态下，可通过选择略有差异的 κB 序列和亲和力各异的二聚体，在不同程度上调节基因的表达。

二、NF-κB 活化的调节

1. NF-κB 的活化过程 细胞在未受到任何刺激时，细胞中 NF-κB 处于未活化状态，不具有调节基因转录的能力。此时，细胞质中 NF-κB 的 P65 亚基与 IκB 蛋白结合，可覆盖 P50 亚基的核定位信号，使 NF-κB 与 IκB 形成三聚体复合体而被"囚禁"在细胞质中，不能发挥转录调节功能。当细胞受到细胞因子（如 TNF-α、IL-1β 和 IL-2）、有丝分裂原、内毒素、病毒蛋白、过氧化物、PKC、钙离子载体、蛋白合成抑制剂、紫外线及 X 射线等细胞外信号刺激时，蛋白激酶被激活，致使 IκBα N 端调节区的 Ser32/36 磷酸化。随后该区内的 2 个赖氨酸残基与泛素蛋白结合而发生泛素蛋白化。最后在蛋白酶小体的作用下 IκBα 发生裂解，获得自由的 NF-κB 即迅速从细胞质移位到细胞核。入核的 NF-κB 二聚体与基因上的 κB 位点发生特异性结合，从而促进相关基因的转录。另外，含有 P105 或 P100 的二聚体，在蛋白激酶的作用下 P105 或 P100 前体也可发生磷酸化和泛素蛋白化。随后在蛋白酶小体的作用下，蛋白的羧基末端水解产生活化的 NF-κB 二聚体，进而发生核易位。在 NF-κB 活化过程中，NF-κB 二聚体的 P65 亚基同时也可发生磷酸化，这可能与 IκBα 的释放、核易位、DNA 结合和转录功能有关。

2. IκB 抑制蛋白家族 IκB 抑制蛋白家族的功能主要是对 NF-κB 的活化起抑制作用，其成员包括 IκBα/MAD-3、IκBβ、P105/IκB γ、P100/IκB δ、IκB ε 和 Bcl-3 等。该抑制蛋白家族均拥有 1 个保守的结构域，在该结构域内含有 5~8 个与 Rel 蛋白相互作用的锚蛋白重复序列和与降解有关的 C 端 PEST 序列。其中 IκBα 和 IκBβ 主要与含 Rel-A 和 C-Rel 的二聚体的 RHD 的氨基酸残基发生作用，掩盖 NF-κB 的 NLS，抑制 NF-κB 核易位使之保留于胞质。P105/IκB γ 和 P100/IκB δ 可通过其 C 端锚蛋白与 Rel 蛋白的 N 端 RHD 产生二聚体化而使之存留于胞质中，同时，P100 尚可与 NF-κB 二聚体结合成三聚体。IκB ε 能专一性地与 RelA 和 C-Rel 结合，其许多特性与 IκBα 相似。Bcl-3 位于胞核内，可协同 P50 或 P52 同源二聚体发挥转录激活作用，而非核易位抑制或 DNA 结合抑制。

3. NF-κB 的活化调节 在体内，NF-κB 的活化过程受到精细调控，其中反馈调控是主要的调节方式。有两种调控途径：①经细胞外的正反馈途径。NF-κB 活化后可增强 TNF-α 和 IL-1β 基因的转录，使 TNF-α 和 IL-1β 的产生和释放增多，进而再次激活 NF-κB。②经细胞内、外的负反馈途径。在细胞内，IκBα 和 P105 基因的启动子中含多个 NF-κB 结合序列，

NF-κB 可特异地识别这些顺式作用元件,并与之结合进而调控基因的转录。NF-κB 活化后,在启动炎症介质基因转录的同时,IκBα 和 P105 基因的转录亦被上调。这些抑制蛋白亚基的增加一方面有助于将胞质内 NF-κB 限制在细胞质中,下调细胞核中 NF-κB 的活性,从而终止炎症介质的转录,限制急性炎症反应;另一方面,由于 IκBα 的氨基末端含有 1 个核移出信号(NES),第 2 个锚蛋白重复序列内包含 1 个核移入信号序列(NIS),从而使得 IκBα 可在细胞质和细胞核之间连续穿梭。当 NF-κB 大量激活易位入核内时,在上调相关基因的转录同时,IκBα 也大量生成。在 NES 和 NIS 的辅助下,可连续穿梭于核质之间,将大量入核且已活化的 NF-κB 再次带回胞质,避免 NF-κB 的过度活化,从而以负反馈的形式调节 NF-κB 的活性。此外,NF-κB 的活化也可使 P50 同源二聚体生成增多,此二聚体不能被 IκB 有效结合,且缺乏转录激活区,易位至细胞核后与 NF-κB 竞争性结合 κB 序列,抑制 NF-κB 活性。在细胞外,LPS、TNF-α 和 IL-1β 能刺激负向调节细胞因子 IL-10 的产生。后者能阻断内毒素诱导单核细胞中 NF-κB 的活化,抑制促炎细胞因子的产生,限制急性炎症反应。

4. NF-κB/IκB 的跨核膜转运

(1)NF-κB 的核转入:在未受刺激细胞中,NF-κB 二聚体在细胞质内被 IκB 抑制蛋白掩盖其 NLS,而处于无活性状态。当细胞受到各种刺激(如 CD40、TNF-α 等)后,蛋白激酶的级联反应被激活,可导致 IκB 氨基酸末端两个丝氨酸残基(IκBα 内为 Ser32、Ser36;IκBβ 内为 Ser19、Ser23)磷酸化。这种修饰可引起 IκB 蛋白的多泛素化(poly ubiquitination),随之被 26S 蛋白酶小体(proteasome)快速降解。在体外,蛋白激酶 CK II 能够直接、特异地使 IκBα 的 Ser32 和 Ser36 磷酸化。有研究证实,hnRNPA1 的氨基端 RNA 结合域能直接与 IκBα 的羟基端相互作用,从而使 IκBα 快速、大量降解。无论如何,所有导致 IκB 家族成员降解的机制都可产生一种相同的对下游的影响,即激活 NF-κB 二聚体。在 IL-1 刺激后情况有所不同,IL-1 能诱导磷脂酰肌醇 3 激酶(phosphatidylinositol 3 kinase,PI3K)表达。PI3K 的活性亚基 P110 表达可诱导 P65 磷酸化,从而协助 NF-κB 活化。活化的 NF-κB 与 IκB 分离,其 NLS 被暴露。胞质受体 importin α/β 识别 NLS,并与之结合形成核转入复合物,停靠于 NPC 纤丝的胞质面。纤丝运动将复合物送入核孔中央,并以能量依赖的形式转位于核内。入核后的复合物依赖与 RanGTP 的结合将 NF-κB 释放。NF-κB 在核内与靶基因的 κB 位点发生特异性结合,从而激活靶基因的表达。

(2)IκB 的核转入:在静息细胞中,当 IκBα 的表达水平高于 NF-κB 时,胞质内就有脱离 NF-κB 游离的 IκBα 存在。在受刺激细胞中,入核的 NF-κB 可诱导 IκBα 转录表达,使 IκBα 大量生成。IκBα 是一种分子质量(Mr)为 37kDa 的小分子蛋白,按理论推测可自由进入细胞核(理论上核孔允许分子质量小于 40kDa 的分子自由通过),实际研究表明情况并非如此。IκBα 有 1 个表面暴露的氨基末端结构域,随后是一个含有 5 个 ARD 的蛋白酶抗性(protease-resistant)结构域,并通过一个柔性接连物与富含酸性氨基酸残基的羧基末端结构域相连接。中心锚蛋白结构域和连接域对于 IκBα 与 NF-κB 的相互作用是必不可少的。ARD 的存在是 IκB 蛋白的共同特征。IκBα 中的 ARD 可能与包含碱性 NLS 的辅助蛋白相互作用。该辅助蛋白能被碱性 NLS 受体 importin α/β 异源二聚体识别,IκBα 经一种背负机制(piggy-back)入核。已有解释蛋白入核的类似背负机制的报道,例如,鼠 DNA 引物酶分子质量为 46kDa 的亚基并没有 NLS,但因可与分子质量为 54kDa 的亚基相互作用而入核,而分子质量为 54kDa 的亚基携带有一碱性 NLS。是什么样的蛋白通过何种机制与 IκB 的 ARD

相互作用,从而背负其入核,目前还不清楚。

在静息细胞中,IκBβ 并无核转入能力。但在某些刺激条件下 IκBβ 可被降解,随之又重新合成。新合成的 IκBβ 与 NF-κB 结合形成复合物,但其并不掩盖 NF-κB 中的 NLS 和 DNA 结合域,因此复合物能在 NLS 的介导下入核,激活靶基因的表达。IκB 家族另一成员 Bcl-3 的氨基末端因有 2 个碱性 NLS,故其在核内呈优势表达。在胞质中,Bcl-3 与 NF-κB P50/P50、P52/P52 同源二聚体呈优势结合,且这种结合也不掩盖 NF-κB 的 NLS,故也可使复合物在 NLS 的介导下转位入核。

(3) NF-κB/IκB 的核转出:大量入核的 IκBα 积聚在核内,并可通过与 NF-κB 的重新结合而抑制 NF-κB 与靶基因的相互作用。核内积聚的 IκBα 不易被磷酸化,其氨基端有 1 个富含亮氨酸的核转出信号 N-NES。N-NES 被核蛋白 CRM1/exportin-1 特异性识别,CRM1 则促进含有 NES 蛋白的核转出。NF-κB/IκBα 复合物在 NES 的介导下以 CRM1 依赖的途径经 NPC 从核质转运回胞质。这一核转出过程能够被 NES 的抑制剂 leptomycin B(LMB,一种链霉素代谢产物)所阻断(图 3-12)。

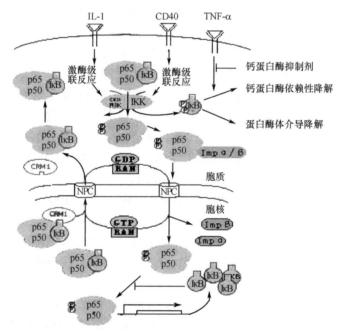

图 3-12　NF-κB/IκB 核转运跨核膜转运模式图
p,磷酸化;⊢—,抑制;□,诱导

5. NF-κB/IκB 核转运的调控

(1) NF-κB 和 IκB 的相互影响:对 NF-κB/IκBα 复合物的晶体结构研究发现,IκBα 可通过空间位阻掩盖 NF-κB 的 NLS,使胞质受体不能接近并识别 NLS,从而将 NF-κB 滞留于胞质内。已知 ARD 对于 IκBα 的入核至关重要。已有研究证实,IκBα 的核转入需要第 2 锚蛋白重复区内完整的疏水残基。由于复合物的结合面掩盖了 IκBα 锚蛋白重复区,故使之不能转位入核。总之,NF-κB/IκB 复合物在胞质中的停留,是由于两种蛋白相互掩盖了参与核转入的序列所致。

（2）IκBα 的入核受自身锚蛋白重复序列 ARD 的调控：ARD 是 IκB 家族的特征性结构。已知 IκBβ、Bcl-3 的入核依赖于与之结合的 NF-κB 的或自身的碱性 NLS，并不涉及 ARD，但 IκBα 入核受自身 ARD 的调控。有学者分析了绿色荧光蛋白（GFP）和 IκBα 不同结构域的融合蛋白在瞬时转染 HeLa 细胞中的分布，这些融合蛋白的分子质量预计大于 50kDa 且不能自由弥散入核。表达产物用 GFP 荧光和特异抗锚蛋白重复区抗体检测，结果显示，含有 ARD 的融合蛋白在核和胞质内都有分布，且核内的信号要强得多；而缺乏 ARD 的融合蛋白在核内没有积聚。在缺乏 NF-κB 的成纤维细胞中，发现核内也存在 IκBα。这些发现表明，IκBα 的 ARD 对于其入核是必要且充分的，而且其入核并不依赖于 NF-κB 家族成员。

（3）IκBα 的 N-NES：有学者在对 IκB 家族成员不同作用机制的研究中指出，在未受刺激细胞中，IκBα 具有跨核膜穿梭能力，而 IκBβ 和 IκBε 不具有该能力。在胞质内，P50/P65 的 NLS 被 IκBα 所掩盖，其中 P50 的 NLS 被 IκBα 柔性氨基末端所掩盖，复合物滞留于胞质中。由于 IκBα 的氨基端具有柔韧性，故其对 P50 NLS 的掩盖是瞬时的或有遗漏的，部分 P50 NLS 被暴露，从而导致复合物在该 NLS 的介导下入核。一旦入核，IκBα N-NES 便可被 CRM1 特异性识别，导致复合物被转运出核，这种有效的核转出加强了复合物在胞质内的优势定位。因此，非活性 NF-κB/IκBα 复合物的亚细胞定位不是静止的，而是在胞核、胞质间动态穿梭（图 3-13）。且核内 NF-κB/IκBα 复合物由于没有 DNA 结合能力而处于失活状态。由于 IκB 激酶 IKK 不具有核转运能

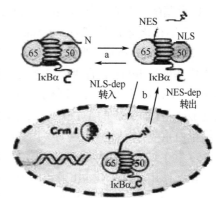

图 3-13　非活性 NF-κB/IκBα 复合物
跨核膜转运模式图
a. IκBα 的 N-NES 对 P50 NLS 的掩盖和暴露；b. NLS
依赖的核转入和 NES 依赖的核转出

力，导致核内复合物不能获得上游激酶的信号。LMB 可诱导复合物在核内积聚，从而阻断胞外刺激引起 NF-κB 激活，因此 LMB 可作为一种抗炎物质。

三、NF-κB 功能结构域

P50/P65 异源二聚体是 NF-κB 的典型代表，也是 NF-κB 所有形式中最重要的一种，几乎存在于体内所有细胞，其含量远高于其他二聚体。P50/P65/Ig-κB DNA 复合物已被作为 Rel 家族中同源或异源二聚体与靶 DNA 作用的原型结构。P50/P65 异源二聚体的一般结构与其他 Rel 家族蛋白相同。每个亚基 RHD 的氨基端的 180 个氨基酸可折叠成一个免疫球蛋白样结构域，随后由 10 个柔性的氨基酸紧连着约含 100 个氨基酸的第 2 个免疫球蛋白样结构域，C 端 13 个氨基酸为无规卷曲，其中最后 4 个氨基酸为最基本的 NLS 区。

1. P50/P65 二聚化位点　所有亚基的二聚化均由第 2 个免疫球蛋白样结构域介导，IκBα-P50/P65 三聚体复合物的二聚化接触面的基本结构与 DNA 异二聚体复合物的结构相似。每个亚基有 14 个氨基酸残基参与二聚化，主要通过范德华力相互作用。P50/P65 亚基的 3 个氨基酸残基对 TyR267/Phe213、Leu269/Leu215 和 Val310/Val251 可发生相互作用构成疏水核心。其他参与二聚化的氨基酸残基对还有 Lys249/Lys195、Val251/Cys197、

Arg252/Arg198、Asp254/Asn200、Glu265/Glu211、Asp271/Asp217、Asp302/Asp243、His304/His245、Arg305/Arg246、Phe307/Val248 和 Ala308/Ala249。尽管 IκBα-P50/p65 二聚化接触面的基本结构与 DNA 束缚构象相似,但也存在细微的差异。在 IκBα-P50/P65 时一个显著的差异是 P50 的 Arg305 和 Arg246 分别与 P65 的 Asp217 和 Asp271 形成盐桥键。在 DNA 结合构象时,这些精氨基残基侧链可与 DNA 核糖磷酸骨架发生非特异的结合。

2. NF-κB 与 IκBα 相互作用位点 NF-κB 与 IκBα 相互作用的位点范围非常广泛,包括 NF-κB 的二聚化结构域、P65 氨基末端和 NLS 多肽区。其中 NF-κB 的二聚化结构域是 IκBα 的主要识别位点。IκBα 的 Tyr181、Asn182、Pro214、Cys215、Asn216、Thr247 和 Tyr248 可与 P50 的氨基酸残基发生结合,特别是 IκBα 的 Tyr181 可分别与 P50 的 Lys249 和 Arg255 形成氢键,与 Tyr348 形成堆砌力,与 Ala257、Pro324 和 Leu346 形成范德华力。P50 的 Val251 和 Arg252 既参与亚基的二聚化,又可与 IκBα 发生相互作用。P65 亚基的二聚化结构域内氨基酸残基可与 IκBα 最后两个锚蛋白重复序列相互作用,且这些接触多以静电作用为主,如 IκBα 的 Arg218 和 Glu282 可分别与 P65 的 Asp243 和 Arg246 形成盐桥键。P65 氨基末端的氨基酸残基(如 P65 的 Tyr20、Glu22、Glu49、Arg50、Arg158 和 His181)可分别与 IκBα 的第 6 个锚蛋白重复序列和 PEST 序列的氨基酸残基 Trp258、Gln278、Glu275、Pro281、Met279 和 Gly259 发生结合。另外,IκBα 的第 1 和第 2 个锚蛋白重复序列可与 NF-κB 的 NLS 多肽区发生相互作用,致使 NF-κB 采用闭合式构象,从而掩盖 NF-κB 的 NLS。

3. NF-κB 特异识别 DNA 位点 NF-κB 氨基末端可构成一个环状结构域,由其介导与 DNA 碱基特异性结合。晶体衍射分析显示,P50/p65 异源二聚体与免疫球蛋白 κ 链基因增强子 κB 序列特异性结合的方式为:P50 亚单位的 Arg54、Arg56、Tyr57、Glu60、His64 和 Lys241 氨基酸残基与 κB 序列 5′端的 5′-G$_{-5}$G$_{-4}$G$_{-3}$A$_{-2}$C$_{-1}$-3′碱基系列特异结合;His64、Arg54 和 Arg56 分别与高度保守的 3 个鸟嘌呤即 G$_{-5}$ 的 N$_7$、G$_{-4}$ 的 N$_7$ 和 O$_6$、G$_{-3}$ 的 N$_7$ 和 O$_6$ 形成氢键;Glu60 与 G$_{-5}$ 和 G$_{-4}$ 的 N$_4$ 形成氢键;Tyr57 通过范德华力与 C$_{-3}$ 和 T$_{-2}$ 连接;G$_{-1}$ 与柔韧的 Lys241 形成氢键。P65 亚单位的 Arg33、Arg35、Arg36、Glu39 和 Arg187 与 κB 序列 3′端的 5′-T$_{+1}$T$_{+2}$C$_{+3}$C$_{+4}$-3′4 个碱基对特异结合,κB 序列 DNA 保守碱基 C$_{+3}$ 和 C$_{+4}$ 的 N$_7$ 和 O$_6$ 分别与 Arg33 和 Arg35 形成氢键;C$_{+3}$ 和 C$_{+4}$ 的 N$_4$ 与 Glu39 之间以氢键连接,进一步加强保守碱基与 P65 的作用;Arg187 与 T$_{+2}$ 的 O$_4$ 接触;Arg36 以范德华力与 T$_{+1}$ 和 T$_{+2}$ 连接。另外,由 NF-κB P50/P65 异源二聚体的氨基端和二聚化结构域共同构成的环状结构域,还可非特异地识别 DNA 核糖磷酸骨架,这就是 P50/P65 异源二聚体与 DNA 结合的亲和力较其他同源二聚体强的原因。另外,这两个亚基与 DNA 结合时采取可变的空间构象,使得其与不同启动子采用不同的结合方式。

四、NF-κB 的功能

1. NF-κB 在炎症反应和免疫应答中的作用 现已证实,NF-κB 可高效诱导多种细胞因子(如 IL-1、IL-2、IL-6、IL-12、IFN-β、TNF-α、G-CSF 和 GM-CSF)、黏附分子(如 ICAM-1、VCAM-1 和 ELAM-1)、趋化因子(如 IL-8、补体 C3 和单核细胞趋化)、免疫识别受体[如 IL-2Rα、MHC II 类抗原、HLA(A2,A11,B27,B51)和 TCRβ-2]和急性期反应蛋白(如 C 反应蛋白、α$_1$-酸糖蛋白和 β$_2$-微球蛋白)编码基因的表达,同时对参与炎症反应放大与延续(即级联瀑布效应)的多种酶(如一氧化氮合酶和环氧化酶-2)基因的表达也具有重要调控作用。NF-κB 通过调控上述基因的表达,进而影响机体的炎症反应,调控 T、B 细胞的增殖、生长和分化,在体液和细胞免疫中均发挥重要作用。如 NF-κB 基因剔除(P50$^{-/-}$ 或 P65$^{-/-}$)小鼠对细菌、真菌感染及内毒素攻击后炎症反应缺失,特异或非特异免疫应答受抑;表现为 T、B 细胞对丝裂原的增殖反应显著受到抑制,B 细胞产生特异性抗体的能力丧失,体内 IL-1、IL-6 和 TNF-α 等炎症介质水平低而迟缓。对于过度炎症反应动物模型,如应用蛋白酶抑制剂(TLCK),则可抑制 IκBα 降解,阻止 NF-κB 的活化及其介导的多种炎症介质的生成。

2. NF-κB 在细胞凋亡和增殖中的作用　NF-κB 除调控与炎症反应和免疫应答相关的基因外,其在细胞增殖和凋亡相关基因的调控中也起关键作用。有实验证实,NF-κB 能直接上调凋亡抑制因子(c-IAP1、c-IAP2 和 IXAP)、TNF 受体相关因子(TRAF1 和 TRAF2)、锌指蛋白 A20、锰超氧化物歧化酶、Bcl-2 同系物 A1/Bfl-1 和 IEX-IL 等抗凋亡基因的表达。RelA 阳性细胞受 TNF-α 刺激后,TRAF1、TRAF2、c-IAP1 和 c-IAP2 表达增加,这些抗凋亡因子可抑制蛋白酶始动因子 caspase-8 活性,显著提高细胞抗 TNF-α 的细胞毒性效应;而 NF-κB/Rel 基因缺失或含有 NF-κB/Rel 抑制剂的培养细胞在受到 TNF-α 刺激时则不能产生抗凋亡因子,细胞极易发生凋亡,细胞存活率明显下降。A1/Bfl-1 能抑制由抗原受体诱导的 c-Rel 缺失小鼠 B 细胞凋亡。放疗和化疗可激活 NF-κB 转录,使 A1/Bfl-1 表达增强,而增加的 A1/Bfl-1 又抑制线粒体释放细胞色素 c 和 caspase-3 活性,使肿瘤细胞对放疗和化疗敏感性下降,即 NF-κB 激活可抑制肿瘤细胞凋亡。P65/RelA 基因敲除小鼠于出生后 16 天可因发生广泛性肝细胞凋亡而死亡,提示 NF-κB 在细胞的生死平衡中发挥重要作用。另外,NF-κB 还直接激活细胞周期素 D1 的表达,调节细胞由 G_1 期向 S 期过度,在细胞增殖中具有重要作用。将 P50 和 P52 基因联合敲除,可阻碍破骨细胞的分化而发生大理石样骨病,而单一性敲除 P50 或 P52 则不发生此病。

五、NF-κB 与疾病的关系

实验证明,自身免疫性疾病、变态反应、(类)风湿性关节炎、哮喘、银屑病、动脉粥样硬化、心肌再灌注损伤、肾小球性肾炎、机体对移植物的排异反应、炎症性肠道疾病、恶病质、甲状腺疾病综合征、幽门螺杆菌相关性胃炎和某些神经性疾病(如脑卒中、Alzheimer 病、Parkinson 病、Hodgkin 病、脑脊髓多发性硬化和慢性炎症性脱髓鞘多神经根神经炎)等急慢性炎性相关疾病的发生或致病过程,均与 NF-κB 过度激活密切相关。在这些疾病发生过程中,均可发现 NF-κB 呈过度激活状态。NF-κB 激活后进一步调控前炎性细胞因子或炎症介质(如 TNF-α、IL-1 和 IL-6)、黏附分子(如 ICAM-1、VCAM-1 和 ELAM-1)、趋化因子(如单核细胞趋化蛋白-1 和 IL-8)和一些炎性相关酶类的过度或持续表达,使大量炎性细胞积聚浸润于炎症部位,导致持续或放大的炎症反应。

现已明确,许多病毒在感染细胞中的转录和复制需要 NF-κB 参与,其中 NF-κB 对 HIV-1 病毒转录的激活特别引人注目。在 HIV-1 病毒 LTR(long terminal repeat)增强子中含有两个 NF-κB 识别序列,NF-κB 可与此识别序列结合而增强受 LTR 控制的基因转录。许多能诱导 NF-κB 活化的因素(如 PMA、紫外线照射和病毒蛋白)均能反式调节活化 HIV-LTR 增强子,促进 HIV 的转录。其他一些病毒(如 SV40 病毒、巨细胞病毒和单纯疱疹病毒)也能利用

NF-κB 来调节病毒的转录,抑制 NF-κB 活性可阻止病毒的转录。但值得注意的是,阻断 NF-κB 的调控作用并不能阻止病毒复制,即 NF-κB 仅为病毒 RNA 转录所必需,而与病毒的传染性无关。

NF-κB 与肿瘤的发生和治疗密切相关。有资料证实,一些致癌蛋白(如 EB 病毒的 LMP-1 蛋白和 Ras 等)可激活 NF-κB,且 NF-κB 活化是这些致癌蛋白诱导细胞分化所必需的。抑制 NF-κB 活性可阻止 Ras 诱导的细胞分化,阻碍 Bcr-Abl 诱导的肿瘤形成。NF-κB 促发肿瘤的主要机制是其可调控与细胞分化和细胞凋亡相关基因的表达,进而促进肿瘤细胞的分化,抑制肿瘤细胞凋亡。放疗和化疗杀死肿瘤细胞的主要机制是促进肿瘤细胞发生凋亡,但放疗和化疗也可活化 NF-κB,抑制肿瘤细胞凋亡,影响放疗和化疗的效果。使用 IκBα 病毒表达载体或小分子抑制剂干扰 NF-κB 活性,可明显增强化疗药物的化疗效果,加速肿瘤细胞凋亡。因此,适当地抑制 NF-κB 活性可作为肿瘤治疗的一项辅助措施。

六、NF-κB 与炎症反应及多器官损害

近 20 年的研究表明,由多种致病因素诱发机体出现的 SIRS 是 MODS 最重要的病理学基础和形成的根本原因。SIRS 是指机体在感染和非感染因素作用下导致的生理损伤和病理改变,并释放体液和细胞因子,引发全身过度炎症反应的一种临床过程。

1. SIRS 的发生机制　经过多年的研究,人们已知内毒素等是全身性炎症反应的触发剂,其后有多种细胞因子参与 SIRS 的最初启动,其中 TNF-α、IL-1、IL-6、IL-8 为最有影响的介质,有学者将这些介质称为前炎性细胞因子(pro-inflammatory cytokine),而 TNF-α、IL-1 既为原发性前炎症介质,又是诱发继发性炎症介质的关键因子。炎症启动后激发机体产生众多的继发性炎症介质,加重 SIRS 的瀑布效应,这种持续高水平的细胞因子可进一步发展为 MODS。与此同时,体内存在一种与之对抗的抗炎机制,称之为代偿性抗炎反应综合征(compensatory anti-inflammatory response symdrome,CARS)。参与抗炎反应的重要介质包括 IL-4、IL-10、IL-13、转化生长因子 β(TGF-β)、集落刺激因子(CSF)、可溶性 TNF 受体(sTNFR)、IL-1 受体拮抗剂(IL-1ra)等。如果抗炎细胞因子产生过多,往往会造成免疫功能受抑,促使感染和其他并发症增加。Schwartz 根据严重创伤后过度炎症反应与免疫调节的关系将其分为三种情况:一种是患者经过一段时期的全身性炎症反应后,其免疫调节过程逐渐恢复;另一种是患者在严重创伤早期即刻出现 SIRS,后又急剧转为多脏器功能衰竭阶段,甚至死亡;第三种情况是创伤后立即呈现 CARS,其代偿特点为免疫调节过程逐渐趋于平衡。在上述病理反应过程中,均有细胞因子的分泌,其中 TNF-α 起着核心作用,它可诱发 IL-1、IL-6、IL-8 以及继发性炎症介质的产生,并由此进一步激发炎症连锁反应。众多细胞因子相互作用形成一复杂的生物学网络,导致所谓的"瀑布效应",进而加重细胞的损伤。SIRS 可分为三期:第一期是机体受到损伤后发生局部反应,产生细胞因子,激发炎症反应,促进创口修复和募集单核/巨噬细胞;第二期主要是少量细胞因子进入血循环引起局部增强反应,巨噬细胞和血小板聚集,细胞因子再度生产。第一急性反应可因前炎性细胞因子分泌减少或释放内源性拮抗剂而被控制,如果这种稳定状态被打破,即进入第三期——SIRS,如果炎症继续发展,MODS 则在所难免。

2. NF-κB 在 SIRS 中的作用　尽管 SIRS 的病理生理机制尚不完全明了,但大多数学者

认为 SIRS 的发生可能与几种细胞的激活和炎性细胞因子失控性释放有关。这些细胞包括肥大细胞、嗜酸粒细胞、淋巴细胞、巨噬细胞等,在致病因素直接或间接因素作用下产生细胞因子。这些因子形成网络,并相互作用,产生细胞因子瀑布效应。同时炎症介质(前列腺素 E_2、缓激肽、组胺等)也参与其中起作用。机体的炎症反应进一步发展就可能导致 MODS,甚至多器官衰竭。由此可见,炎性细胞因子在 SIRS 的发生和发展过程中具有重要意义,而炎性细胞因子基因的表达又受到 NF-κB 的调控,因此抑制 NF-κB 激活可能是阻止 SIRS 恶化的重要环节。总之,参与 SIRS 的炎性介质数量极多,机制也非常复杂。但如能在一个较高的水平上对产生炎性细胞因子的总体环节进行控制,而不是对孤立的、繁多的细胞因子分而治之,将对 SIRS 的防治起重要作用。NF-κB 是一种关键的基因转录调控因子,在 SIRS 中针对这一因子作特异性处理将有可能成为一种新的治疗途径。

七、NF-κB 活性的抑制及其意义

大量的实验结果表明,NF-κB 与许多疾病的发生或致病过程明显相关,是这些疾病发生的一个关键环节。因此,许多学者认为抑制 NF-κB 活性可达到治疗与 NF-κB 相关疾病的目的,并已有许多学者致力于这方面的研究。目前抑制 NF-κB 活性的主要手段包括以下几个方面:

1. **抗氧化治疗** 免疫反应和炎症反应常常伴有局部活性氧类(ROS)的产生,如超氧化物、过氧化氢等。很多研究表明,ROS 在 NF-κB 激活过程中扮演重要角色,这可能是由于 IKK 对 ROS 非常敏感所致。应用抗氧化剂可不同程度地拮抗 NF-κB 的活性,其作用机制如下:①直接清除 ROS,如叔丁对甲氧酚(BHA)、5,5-二甲基-1-吡咯啉-N-氧化物(DMPO)、别嘌呤醇等。②与 ROS 相关酶中金属离子发生螯合作用,从而抑制这些酶的活性,减少 ROS 的产生,如 O-菲咯啉、去铁胺(DFO)、tepoxalin 等。③增加谷胱甘肽前体及还原型谷胱甘肽的含量,保护其他蛋白及酶不被氧化。有些抗氧化剂如 N-乙酰基半胱氨酸(NAC)不但能够直接清除 ROS,还可以增加谷胱甘肽前体的含量。二乙基二硫代氨基甲酸酯(DDTC)、吡咯烷二硫代氨基甲酸酯(PDTC)、TEMPO 既能直接清除 ROS 又有金属离子螯合作用。

2. **拮抗 IKK 活性** IKK 可以直接使 IκB 磷酸化。有实验证明,环戊烯前列腺素(cyPG)中的 PGA 和 PGJ 可以与 IKKβ 形成加成复合物或以共价键对其进行修饰,从而抑制 IKK 的活性。这种修饰与 IKKβ 中的第 179 位半胱氨酸及前列环素环戊烯环中的 α、β 不饱和羰基有关。其作用机制可能为:生理状态下前列腺素在人体内的含量很低(毫微摩尔至纳摩尔),但在高热、感染、炎症等病理状态下花生四烯酸代谢增高,人们发现炎症后期前列腺素的含量为微摩尔水平,该浓度足以抑制 IKKβ 的活性。由于 NF-κB 可促进环氧化酶 2(COX2)的生成,而 COX2 又可促进前列环素的生成,因此对 IKKβ 的抑制作用构成了炎症自身消退的负反馈调控。NF-κB 必要调节蛋白(NF-κB essential modifier, NEMO)是 IKK 蛋白复合物(IKKα、IKKβ)的调节蛋白,对维持 IKK 的功能有重要作用。有学者设计了针对 NEMO 的抗炎多肽,该多肽包含 IKKβ 与 NEMO 相结合的一段序列(NEMO binding domain, NBD),它可与 NEMO 结合,从而阻止 NEMO 与 IKKβ 的连接。动物实验证明,该多肽可以抑制佛波酯及酵母多糖诱发的急性炎症反应。

3. **抑制蛋白酶小体的活性** 蛋白酶小体是一种具有多种催化功能的蛋白酶复合物,已磷酸化并泛素化的 IκB 可被蛋白酶小体降解。肽乙醛、肽乙烯砜、肽硼酸及二肽硼酸

（PS341）、乙二醛、α、β 环氧酮肽、MG132、lactacystin 等都有抑制该蛋白酶的功能。PS341 为该蛋白酶的竞争性抑制剂,很容易进入细胞而抑制它的活性;环胞素作为一种非竞争性抑制剂发挥其抑制作用;epoxomicin 以共价键与蛋白酶小体的活性位点相结合而抑制其功能。以上措施均通过抑制蛋白酶小体的活性而间接抑制 NF-κB 的活化。

4. 调节 IκB 的含量

（1）抑制 IκB 的降解:人们发现许多物质如阿司匹林、水杨酸钠、大黄素、α-色素细胞刺激素、花生四烯酸等可以直接抑制 IκB 降解,详细机制目前尚不清楚。

（2）增加 IκB 的合成:IκB 一方面可以与 NF-κB 结合,另一方面新合成的 IκBα 还具有自核内向核外输出 NF-κB 的功能,所以增加 IκB 的合成可以抑制 NF-κB 的活性。TGF-β1 是一种免疫抑制剂,它可使 IκBα 表达增加。有人用腺病毒表达载体技术过量表达 IκBα 的显性失活突变型,它可以与 P50、P65 形成三聚体,但不能被磷酸化,从而阻断 NF-κB 的转导通路,抑制一系列炎症反应。实验证明,将 IκB 的基因转移到 NF-κB 高表达的肿瘤细胞中可以引起细胞凋亡,提示 IκB 基因转移可作为一种治疗恶性肿瘤的方法。IκBα 启动子上有 NF-κB 的结合序列,所以 NF-κB 能诱导 IκBα 的合成,从而形成自身负反馈调节。

5. 抑制 P65 的生成

近年来有人采用生物技术设计长度为 21nt 的反义寡核苷酸抑制 NF-κB 中 P65 亚基的生成,治疗 HTLV-1TAX 转基因小鼠成纤维细胞瘤,腹膜内给药,8 天后肿瘤明显减小,15 天后肿瘤消失。还有学者用长度为 18 ~ 24nt 的硫代反义寡核苷酸抑制 NF-κB 中 P65 亚基的生成,治疗裸鼠皮下植入纤维肉瘤或黑色素瘤,经泵给药 14 天,70% 小鼠的肿瘤明显缩小。

6. 抑制 NF-κB 与 DNA 结合

（1）封闭 NF-κB 的 DNA 结合域:有学者采用顺式元件双股寡核苷酸（cis-element doubles trands oligodeoxyuncleotide,ODN）圈套策略（decoy stratey）设计合成了可以特异性地与 NF-κB 结合的 ODN,并构建入 HVJ-脂质体内（hemagglutinating virua of Japan-liposome）。将 HVJ-脂质体在大鼠心脏移植前经大鼠冠状动脉灌入心脏,结果与对照组相比,移植术后大鼠的心功能明显改善,冠状动脉血流量明显增加,组织中白细胞及中性粒细胞黏附明显减轻。Sawa 的实验证明,ODN 能竞争性抑制 NF-κB 与其靶基因 κB 位点结合而抑制 NF-κB 活性,减轻了缺血-再灌注对心肌的损伤。Egr-1 是一种 80kDa 的磷蛋白,通过其锌指样结构与 P65 亚基的 RHD 结合,从而抑制 P65 与其启动子基因中的 κB 元件相结合。

倍半萜内酯锦鸡菊素（helenalin）及其衍生物通过导致 P65 烷基化而使 P65 失活,这些药物结构中的环外亚甲基和 α、β-不饱和环戊烯环与其抑制 NF-κB 的能力有密切关系。

（2）封闭顺式元件上的 κB 位点:可形成三股螺旋的寡核苷酸（TFO）能够特异性识别双股螺旋 DNA 的序列,TFO 靶向定位于特定基因的 NF-κB 的 κB 位点,可以阻止 NF-κB 与之结合,从而抑制 NF-κB 活性。有学者以 15nt 含鸟嘌呤及胸腺嘧啶（GT）的寡核苷酸靶向定位于 NF-κB 区多嘌呤链,形成三股螺旋,实验证实 TFO 抑制 Jurkat T 细胞内粒细胞-巨噬细胞集落刺激因子（GM-CSF）基因表达。该细胞中 GM-CSF mRNA 含量降低的同时,细胞培养液中 GM-CSF 水平亦下降。

7. 抑制 P65 的转录活化域

免疫抑制剂 PG490（triptolide）是从中药雷公藤中提炼出的一种二萜环氧化物,PG490 选择性作用于 P65 亚基而抑制 NF-κB 活性。与其他药物不同,PG490 不抑制活化的 NF-κB 与 DNA 结合,而是在 NF-κB 与 DNA 结合之后仍然能抑制靶基因的转录,实验证明它通过抑制 P65 转录激活域而发挥作用。

8. 阻断 NF-κB 亚基与 DNA 结合　我们利用酵母双杂交技术,以 NF-κB 亚基 P50、P65 的 DNA 结合域为"诱饵",筛选出系列 P50、P65 相互作用多肽,后经 Pull-down、表面等离子共振分析、报告基因实验、离体细胞培养和在体炎症动物模型实验验证,成功获得了系列 NF-κB 亚基拮抗肽,并呈现三方面的优越性。①特异性阻断 NF-κB 活性:该系列多肽可有效阻断 NF-κB 与 DNA 顺式元件的结合,但并不干预其他转录因子如 AP-1、NF-AT 与相应 DNA 顺式元件的结合。②能有效穿过细胞膜:部分短肽可直接穿过细胞膜;部分长肽通过引入 HIV Tat 穿膜肽(cell-penetrating peptides)策略获得具有穿膜作用的结合肽;二者均能通过无受体介导、无耗能的方式自由穿透细胞膜。该特性不仅保证了其对 NF-κB 抑制效应的高效发挥,而且避免了其可能面临的细胞外蛋白酶的降解,从而提高了其生物利用度。③具有高效抗炎作用:部分多肽能明显改善佛波酯(PMA)诱导的小鼠耳肿胀和酵母多糖刺激的小鼠腹膜炎的局部炎症反应,其抗炎效果优于糖皮质激素(每只 2~5 μg 的多肽治疗效果几乎与 40~100 μg 地塞米松相当)。

9. 其他　许多药物可以对多个靶点进行拮抗,如糖皮质激素(GC)。GC 进入胞质后结合到糖皮质激素受体(GR)上,形成激素-受体复合物(GC-GR),一方面 GC-GR 复合物转位进入细胞核,激活 IκBα 的基因表达;另一方面与激活的 NF-κB 结合并掩盖 P65 亚基的活化区,从而阻断 NF-κB 与靶基因的结合。NO 具有抗氧化剂的功能,能清除 H_2O_2,还可以诱导 IκBα 表达增加,从多个环节抑制 NF-κB 的活化。

有学者发现,deazaadenosine(DZA)与 PG490 的作用相似,抑制 RelA 的转录活化域,而不抑制 NF-κB 与 DNA 的结合。同时 DZA 还可以促进 IκB 的降解,实验证明总的效果是抑制 NF-κB 活性。另据报道,热休克反应诱导产生的 HSP70 可以抑制牛肺动脉内皮细胞 NF-κB 活性,其机制是 HSP70 既可抑制 IκBα 降解又能增加 IκBα 表达。此外,HSP70 是能量依赖性 NF-κB 的载体,其功能之一是将激活的 NF-κB 从胞质转运到细胞核内。免疫抑制剂 deoxypergualin 可以与一系列热休克蛋白如 HSP70 结合而抑制该蛋白的功能,进而抑制 NF-κB 的核转位。可见 HSP70 对 NF-κB 的活性具有双重调节作用。

但值得注意的是,NF-κB 在维持机体防御功能和细胞生死平衡方面发挥极其重要的作用,过度或长期抑制 NF-κB 活性可致肝细胞凋亡、机体免疫功能下降、对细菌感染的敏感性增加等。因此,寻找特异性阻断 NF-κB 活性的拮抗剂替代非甾体类抗炎药和糖皮质激素作为急慢性炎性的治疗药物,有针对性地进行用药,并把握"适度抑制"的原则,将可大大降低药物的毒副作用,对相关疾病的治疗将具有广泛的应用前景。

(梁华平　徐　祥)

第七节　细胞内炎症信号通路交汇作用

Janus 激酶/信号转导转录激活因子(JAK/STAT)、丝裂原活化蛋白激酶(MAPK)及 NF-κB 是细胞内三条重要信号通路,对于维持细胞的正常生理功能具有重要意义。许多研究证实,这三条信号转导通路之间存在着复杂的交汇作用,广泛参与了细胞的一系列生理及病理反应过程。

一、三条信号转导通路的交汇作用

研究表明,许多信号转导须借助于这三条信号通路,如炎性细胞因子 TNF-α、IL-1、IL-6 等,内分泌激素催乳素(prolactin)、胰岛素、瘦素(leptin)等;胰岛素样生长因子 1(insulin-like growth factor 1,IGF-1)、生长因子(growth factor,GF)、红细胞生成素(erythropoietin,EPO)、EGF、GM-CSF 等,其他的还有制瘤素 M(oncostatin M,OSM)、孔蛋白等。三条信号通路活化后在细胞质及细胞核内存在协同或拮抗作用,共同完成信号转导过程。

(一)信号转导通路活化及其相互作用

1. JAK/STAT 和 MAPK 途径对 NF-κB 活化的影响 研究发现,JAK2 可激活 NF-κB。EPO 通过神经元细胞膜上的 EPO 受体活化 JAK2,JAK2 活化后进一步激活 NF-κB,而应用 JAK2 的特异性抑制剂 AG490 可显著降低核内 NF-κB 水平。另据报道,STAT1 可抑制 NF-κB 活化。STAT1 通过 701 位酪氨酸位点与 TNF-α 受体 1 结合蛋白(含死亡结构域)(TNF-α receptor 1-associated death domain protein,TRADD)结合,下调 TNF-α 对 NF-κB 的活化效应。在 STAT1 基因敲除的 HeLa 细胞中,由 TNF-α 诱导的 IκB 降解和 NF-κB 活化显著增强;而在 STAT1 过度表达的 293T 细胞中,TNF-α 介导 NF-κB 活化被显著抑制。此时,STAT1 更多的是起到信号转导子而非转录激活子的作用。

MAPK 家族成员上游的两级激酶、MAPK 家族成员及其下游激酶都可参与激活 IκB,导致 NF-κB 活化。①MAPK/ERK 激酶激酶-1(MAPK/ERK kinase kinase-1,MEKK1)能诱导 NF-κB 活化。TNF-α 通过 MEKK1 诱导 NF-κB 活化,另一个 MEKKs 成员——NIK 也可激活 IκB,并活化 NF-κB,NIK 还可激活 MEK1/2,MEK1/2 活化后通过 ERK1/2 激活 IκB。②在心肌细胞中,MKK6 活化后与 IκKβ 结合,促使 IκKβ 将 IκB 磷酸化。IκB 磷酸化并降解,进一步引起 NF-κB 活化。值得注意的是,p38 是 MAPK 家族中 MKK6 唯一的下游激酶,MKK6 可经 p38 激活 IκKβ。③MAPK 家族中 p38、ERK1/2 可激活 NF-κB,而 JNK 是否可激活 NF-κB 未见文献报道。据报道,p38 MAPK 能激活 NF-κB,使用其抑制剂 SB203580 能明显抑制 LPS 介导的 RAW264.7 巨噬细胞 NF-κB 活化,如果增强 p38 MAPK 活性则得到相反的结果。但另有学者发现,p38 MAPK 可抑制 IκB 的磷酸化和降解,从而下调 NF-κB 活化效应。非甾体类抗炎药水杨酸钠有可能通过激活 p38 MAPK 来抑制 NF-κB 活化,从而发挥抗炎作用。并且,另一种消炎药吲哚美辛也可能是通过 p38 MAPK 对 IκB 的抑制作用来促进肿瘤细胞凋亡、增强放疗效果。因此,相互矛盾的结论反映了信号转导的复杂性,这可能与 p38 MAPK 的多种亚型有关。有资料显示,ERK1/2 亦可激活 NF-κB。例如,沉淀在痛风局部的尿酸盐和磷酸盐晶体能活化单核/巨噬细胞中 ERK1/2,进而激活 NF-κB 和 AP-1,并进入细胞核内,启动基因表达。ERK1/2 还参与 LPS 激活 NF-κB 的过程,应用其抑制剂 PD98059 能明显抑制 NF-κB 活化。④值得注意的是,MAPKAPK-2 对 NF-κB 也具有调控作用。胰岛素可通过激活 p38 MAPK 活化 MAPKAPK-2,MAPKAPK-2 进一步经 IκBα 激活 NF-κB。

2. STAT 可被 MAPK 信号通路激活 现已明确,STAT1、STAT3 和 STAT4 的蛋白序列中含有简单、高度保守的 MAPK 磷酸化位点。MAPK 途径可以影响 STAT5 的活化,其中 STAT3 与 MAPK 信号通路关系较为密切。①研究证实,IFN-α 可经激活 ERK2 来磷酸化

STAT1 的 727 位丝氨酸位点,IFN-γ 则通过激活 JAK 和 MAPK 分别将 STAT1 的酪氨酸位点和 727 位丝氨酸位点磷酸化,从而使 STAT1 完全活化。进一步研究发现,STAT 的丝氨酸位点是否磷酸化、由哪条信号转导通路磷酸化很大程度上取决于 STAT 的 C 末端结构。紫外线辐射可通过 p38 MAPK 磷酸化 STAT1 的丝氨酸位点,但不能通过 p38 MAPK 磷酸化 STAT3 的丝氨酸位点。当把 STAT3 的 C-端换到 STAT1 上时,p38 MAPK 就不能将重组 STAT1 的丝氨酸位点磷酸化,而 ERK1/2 可磷酸化重组 STAT1 的丝氨酸位点。但另据报道,MAPK 家族三个成员并不参与 IFN-γ 诱导 STAT1 的 727 位丝氨酸位点的磷酸化。②ERK1/2、JNK 和 p38 都可以磷酸化 STAT3 的 727 位丝氨酸位点,其中 ERK1/2 和 p38 与 STAT3 密切相关。值得说明的是,ERK2 在磷酸化 STAT3 丝氨酸位点的同时,有可能通过它与 STAT3 结合阻碍 JAK2 或 Src 激酶磷酸化 STAT3 的酪氨酸位点。因此,ERK2 在某些信号转导过程中可抑制 STAT3 的活性。另外,MAPK 的上游激酶 MEK1 和 MEKK1 也参与 STAT3 的活化。③STAT4 的蛋白序列中虽然含有高度保守的 MAPK 磷酸化位点,但其丝氨酸位点磷酸化机制与 STAT1、STAT3 并不相同。IL-12 可诱导人 T 细胞 STAT4 的丝氨酸位点磷酸化,但不能诱导 STAT1 和 STAT3 的丝氨酸位点磷酸化。ERK1/2 和 p38 活化后,可磷酸化 STAT1 和 STAT3 的丝氨酸位点,但不能磷酸化 STAT4 的丝氨酸位点,其确切机制有待进一步研究。④STAT5 的活化与 p38 和 ERK1/2 有关。例如,p38 MAPK 可促进由 EGF 诱导 STAT5 的活化,而 ERK1/2 则可下调该效应。进一步观察发现,无活性 ERK1/2 与 STAT5a 以复合物的形式存在于胞质中,这可能是某些情况下 ERK1/2 抑制 STAT5a 活化的分子基础。但也有研究发现,ERK1/2 可参与 STAT5a 的活化,其拮抗剂 PD98059 能抑制生长激素诱导 STAT5a 与 DNA 结合。

3. JAK 与 MAPK 信号转导通路可相互激活 资料显示,JAK1、JAK2 和 JAK3 活化后可激活 MAPK 信号通路。①IFN-β、OSM 可激活 HeLa 肿瘤细胞中 JAK1,然后通过 JAK1 激活 Raf/MAPK 信号转导通路。将 JAK1 基因敲除后,IFN-β、OSM 不能激活 Raf/MAPK 信号转导通路,而增强 JAK1 表达可促进 Raf-1 活化。免疫沉淀分析发现,Raf-1 与 JAK1 或 Tyk2 结合在一起。但值得注意的是,JAK1 可活化 Raf-1 转而抑制 MAPK 家族成员的活性。IFN-β 或 OSM 可诱导 JAK1 基因敲除 HeLa 细胞的 ERK2 持续活化,但导入 JAK1 基因后,Raf-1 活化,而 ERK2 活性却被抑制。②现已明确,IL-6 通过 JAK2 激活 Ras/MAPK 信号转导通路,应用 JAK2 特异性抑制剂 AG490 则明显抑制多发性骨髓瘤细胞 ERK2 活化,其抑制效果与 AG490 使用剂量呈正相关。③在 T 细胞系 D10 细胞中,IL-2 通过 JAK3 激活 STAT1、STAT3、STAT5 和 ERK1/2,给予 JAK3 抑制剂则阻断 ERK1/2 活化。

另一方面,MAPK 信号通路可活化 JAK。例如,MEKK1 参与 EGF 诱导 STAT3 的 727 位丝氨酸位点磷酸化,同时通过激活 Src 和 JAK2 介导 STAT3 的 705 位酪氨酸位点磷酸化。当采用基因敲除的方法去除 Src 和 JAK2 作用时,MEKK1 不能再磷酸化 STAT3 的酪氨酸位点。关于 MEKK1 激活 Src 和 JAK2 的具体分子机制有待进一步研究。

(二) STAT、MAPKAPK1/2 及 NF-κB 在细胞核内共同调控基因转录

STAT 和 NF-κB 都可进入细胞核内调控基因转录,它们的基因调控位点可能重叠,也可能相邻,二者存在相互作用,彼此拮抗或协同调控基因转录。MAPKAPK1/2 亦可进入细胞核内,主要影响 NF-κB 的基因转录调控。

STAT1、STAT2、STAT3、STAT5 和 STAT6 均能与 NF-κB 共同调控基因转录。①已证实,

EGF 可间接激活 STAT1 和 NF-κB,而 STAT1 和 NF-κB 可协同启动人鳞状细胞癌 A431 细胞中 p21/WAF1 蛋白的基因表达。在某些细胞中,STAT1 和 NF-κB 还可共同调控人诱生型一氧化氮合酶(iNOS)基因的表达。②研究发现,STAT2 在细胞核内与 NF-κB 竞争人类免疫缺陷病毒(HIV)基因激活子位点,通过阻碍 NF-κB 与基因激活子结合而抑制 NF-κB 启动 HIV 基因表达。③STAT3 和 NF-κB 对肝细胞急性期蛋白、α_2-巨球蛋白、大鼠 γ-纤维蛋白以及 JunB 等基因调控位点存在部分重叠。STAT3 和 NF-κB 可竞争基因结合位点,彼此拮抗对方的转录活性。④STAT5b 通过"迫离"机制抑制 NF-κB 对基因的转录调控,该效应不需要 STAT5b 与 DNA 结合,但依赖于 STAT5b 在核内的汇集及 STAT5b 羧基端的作用,这是蛋白-蛋白方式的抑制作用。另外,STAT5 还能与 NF-κB 竞争基因结合位点共同调控基因转录,例如 IFN-γ 激活位点(interferon gamma-activated site,GAS)等。⑤IL-4 通过激活 STAT6 抑制 NF-κB 与 DNA 的结合,并经此途径下调 TNF-α 诱导 E-选择素基因转录。另一方面,STAT6 和 NF-κB 可协同促进基因转录,如在淋巴瘤细胞中,活化的 STAT6 和 NF-κB 可协同调控免疫球蛋白基因转录。此外,酪氨酸磷酸化 STAT6 能与 NF-κB 直接结合。

MAPKAPK1/2 与 NF-κB 信号转导通路参与了 IL-17 的致炎过程。IL-17 通过 MAPK 途径激活 MAPKAPK1/2 后,MAPKAPK1/2 进入细胞核内,作为一种反式激活因子,协同 NF-κB 启动 iNOS 基因转录表达。应用 MAPK 通路的化学抑制剂可减轻 MAPKAPK1/2 活化,并显著降低 IL-17 诱导的 iNOS 表达水平。

二、三条信号通路共同参与炎症时信号转导和基因调控

上述三条信号转导通路在炎症反应中占有重要地位。已证实,LPS 可以诱导炎症细胞产生促炎细胞因子 TNF-α、IL-1、IL-6 和 IFN-γ,抗炎细胞因子 IL-10 和 IL-4,以及介质 NO 等,这些炎症因子的诱生、相互影响和炎症效应均与三条信号通路密切相关。

现已明确,LPS 的信号转导过程首先是激活细胞膜上特殊的受体,主要是 CD14 以及 TLR4,其后激活丝氨酸/苏氨酸激酶,进一步活化 NF-κB 等转录因子。研究发现,LPS 在人单核细胞中主要通过 Raf-1→MEK1/2→ERK1/2 信号途径启动 TNF-α 基因转录,它还可活化 p38 MAPK 并激活 NF-κB 参与 iNOS 表达过程。其中,p38 MAPK 尤其是其亚型 p38α 在 LPS 的信号转导系统中占有十分重要的地位,抑制 p38 MAPK 活性则能有效降低 LPS 诱导 TNF-α、IL-1、IL-6、IL-8、IL-10、TLR 和 iNOS 等表达水平。需要指出的是,LPS 在不同类型细胞中通过"重点"活化不同 MAPK 家族成员来激活 NF-κB,从而引起基因表达。但 LPS 不能直接活化 JAK/STAT 途径,它可通过 IL-6、IL-10、IFN-γ 等间接激活 JAK/STAT 途径。STAT 活化后直接进入核内参与 LPS 诱导的基因表达,其中 STAT1 和 STAT3 的作用尤为显著。

TNF-α 是重要的促炎细胞因子,MAPK 和 NF-κB 途径都可能参与其诱生机制。TNF-α 生成后经 TNFR1 激活 p38、ERK1/2 和 NF-κB,诱导 IL-6、IL-8 合成。其中 p38 MAPK 对 NF-κB 活化起促进作用,抑制 p38 活性可明显促进 TNF-α 介导的肿瘤细胞凋亡。进一步研究发现,p38 上游激酶 MEKK3 也参与了 TNF-α 对 NF-κB 的激活过程。目前还没有文献报道 TNF-α 可直接活化 JAK/STAT 通路,但 TNF-α 往往通过 IFN-γ 激活 JAK/STAT 途径从而与 IFN-γ 共同调控基因转录,如 ICAM-1、干扰素调节因子-1(IRF-1)等。

IFN-γ 可放大多种炎性细胞因子的效应,现有资料表明,JAK/STAT 途径是 IFN-γ 诱生和

信号转导的主要通路。IL-12/IL-18 能激活小鼠巨噬细胞的 STAT4 诱导 IFN-γ 基因表达。另一方面,IFN-γ 通过 JAK1、JAK2 激活 STAT1 协同 TNF-α、IL-1 等炎症因子调控基因转录,并能活化 STAT1 增强大鼠主动脉平滑肌细胞中 IL-1β 介导的 iNOS 蛋白合成,促进炎症发展。进一步实验发现,STAT5 在 IFN 的信号转导以及 I 型 IFN 依赖性基因转录中也发挥重要作用。另外,IFN-γ 通过激活 STAT1 拮抗 TNF-α 诱导的 NF-κB 活化过程,促进肿瘤细胞凋亡。

IL-1 也是体内一种重要的促炎细胞因子。据报道,LPS 可激活单核细胞 MAPK 信号通路,最后活化 NF-κB 启动 IL-1 基因表达,其中 p38 MAPK 在 IL-1 诱生中具有重要作用。另一方面,IL-1 亦可诱导 ERK1/2、p38 和 JNK 活化,进而活化 NF-κB,调控基因表达。已证实,IL-1β 可诱导大鼠胃上皮细胞 JNK、p38 在 5 分钟内活化、ERK1/2 在 10 分钟内活化、NF-κB 持续活化 6 小时以上。p38 MAPK 在 IL-1 的信号转导中同样占有重要地位,它通过活化 p38 MAPK 调控基质金属蛋白酶-13、心房利尿钠肽、iNOS 等基因表达。

IL-6 的效应与 STAT3 紧密相连,而 STAT3 对细胞的增殖分化具有重要作用,因此 IL-6 不仅可促进炎症发展,还能加速正常细胞和肿瘤细胞增殖生长。在炎症早期,IL-1β、IL-17、TNF-α 等激活 p38 和 ERK1/2,接着活化 NF-κB,启动 IL-6 基因转录表达。当然,LPS、血管紧张素 II 也可通过不依赖 NF-κB 的信号途径诱导 IL-6 生成,如 LPS 可激活成骨细胞中 p38 和 ERK1/2,经转录因子 AP-1 诱导 IL-6 生成;血管紧张素 II 则可激活心脏成纤维细胞中 p38 和 ERK1/2 诱导 IL-6 基因表达,但不依赖于 NF-κB。另一方面,IL-6 可通过激活 JAK/STAT、MAPK 和 NF-κB 三条信号通路发挥其效应。例如,IL-6 通过激活 STAT3 和 Ras 依赖的 MAPK 信号通路促进成骨细胞、前 B 细胞、胆管细胞等增殖生长,还可通过 JAK/STAT 途径上调自身受体,其中 p38 MAPK 参与了 IL-6 所致的 STAT3 活化。

IL-10 和 IL-4 都是重要的抗炎细胞因子,LPS 能激活人单核细胞 p38 MAPK,诱导 IL-10 生成。IL-10 可抑制促炎细胞因子的生成,下调细胞因子受体表达并抑制其活化。有资料显示,IL-10 通过活化 NF-κB 而抑制 IFN-γ 诱导 ICAM-1 基因表达,它还能抑制人单核细胞中重要共刺激分子 CD86 表达,从而减轻单核细胞活化辅助性 T 细胞反应。IL-4 也是一个重要的抗炎细胞因子,通过激活 STAT6 调控免疫系统多种基因的表达。新近研究表明,IL-4 可激活 STAT6 抑制 NF-κB 活性,进而降低 TNF-α 诱导 E-选择素的基因表达;同时它还能激活巨噬细胞中 STAT6 活性,减轻 IL-12、IL-18 介导 STAT4 活化,从而抑制其诱导 IFN-γ 基因表达。

三、结　　语

JAK/STAT、MAPK 及 NF-κB 等信号途径各有其自身的特点,形成了细胞内丰富多样的信号传递系统。首先,JAK/STAT 通路主要参与细胞因子的信号转导,它仅由两级组分构成,具有简捷的特点。有资料显示,JAK/STAT 途径是炎症反应中十分重要的信号调控通路,IFN-γ 可通过 JAK/STAT 途径放大 LPS、TNF-α、IL-1 等介质引起的炎症反应,而抗炎细胞因子 IL-10、IL-4 也可通过 JAK/STAT 途径抑制炎症反应的发展。其次,MAPK 信号转导过程从细胞质到细胞核,涉及多个激酶和多条通路活化,并且各级激酶之间存在交汇作用,其中 MAPKAPK1/2 可作为核因子进入细胞核,调控基因表达。MAPK 途径的信号转导过程为保守的三级激酶级联激活方式,其激酶属于丝氨酸/苏氨酸激酶。需要强调的是,p38 在 MAPK 信号系统中占有重要地位,可介导 LPS、TNF-α、IL-1、IL-6 等重要炎症介质的信号转导,并参与 TNF-α、IL-1、IL-6、IL-10、NO 等介质的诱生。此外,NF-κB 作用亦相当广泛,多种刺激和激酶均可通过蛋白酶体途径使 IκB 降解从而活化 NF-κB,NF-κB 活化后进入核内广泛调控基因转录,包括 TNF-α、IL-1、IL-6、NO 等多种炎症介质。多数学者认为,NF-κB 还具有抗凋亡的功能,NF-κB 的持续活化是各种肿瘤细胞的共同特点。

如图 3-14 所示,上述三条信号转导通路之间存在复杂的交汇作用。JAK 和 MAPK 能激活转录因子 STAT、NF-κB,当 STAT 和 NF-κB 进入细胞核后可协同或拮抗彼此的基因转录活性。而且,三条信号通路在活化后也同时激活了各自的正向或负向反馈调控机制,使反应趋向于放大或平衡。例如,NF-κB 活化进入核内,也可启动 IκBα 基因表达,使胞质内 IκBα 蛋白水平在 1 小时内恢复,这是 NF-κB 的负反馈调控机制之一。而另一实验发现,NF-κB 持续活化的同时,NIK 可通过激活 ERK1/2 进一步诱导 NF-κB 活化。因此,利用信号通路间的相互作用机制可能找到调控某一信号转导过程甚至控制炎症反应的有效方法。值得注意的是,同一信号转导通路可表现出相反的效应。例如,TNF-α、IL-6 等通过活化 p38 MAPK 激活 NF-κB,引起基因转录;而非甾体类消炎药吲哚美辛及水杨酸钠可能通过激活 p38 MAPK 抑制 NF-κB 活化。这种现象可能与激酶的不同亚型有关,还提示可能存在新的信号调控通路甚至新的调节分子。总之,这三条信号转导通路间的交汇作用非常广泛而复杂,并且在不同的细胞和不同的状态时效应有所不同,其精确的相互作用与调控机制仍然是今后研究的重要方向。

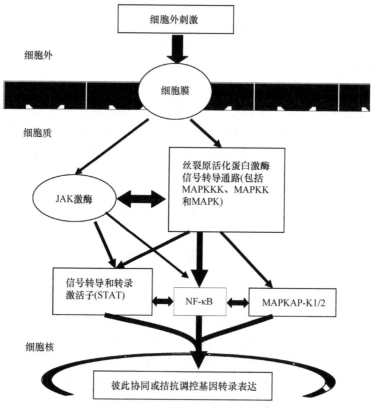

图 3-14 JAK/STAT、MAPK 和 NF-κB 三条信号通路交汇作用

(刘 辉 姚咏明 盛志勇)

参 考 文 献

陈旭林,夏照帆,韦多,等.2004.p38 丝裂原活化蛋白激酶信号转导通路在严重烧伤大鼠急性肺损伤中的作用.中华外科
　　杂志,42:388~390

陈旭林,夏照帆,韦多,等.2004.p38 丝裂原活化蛋白激酶在烧伤大鼠急性肺损伤中的作用机制.中华烧伤杂志,20:262~264

陈旭林,夏照帆,韦多,等.2005.p38 丝裂原活化蛋白激酶信号转导通路在严重烧伤大鼠枯否氏细胞肿瘤坏死因子α和
　　白细胞介素1β产生中的作用.中华外科杂志,43:185~188

董宁,姚咏明.2008.Toll 样受体免疫学研究新进展.感染、炎症、修复,9:177~180

姜勇,韩家淮.1999.p38 MAPK 信号转导通路.生命科学,11:102~106

阚文宏,闫文生,姜勇,等.2002.p38 MAPK 在内毒素休克小鼠肺组织诱导型一氧化氮合酶表达中的作用.中华老年多器
　　官疾病杂志,1:41~47

梁华平,徐祥,杨文军,等.2004.NF-κB 圈套 ODN 对 NF-κB 活性及创伤炎症反应大鼠肝脏功能损害的影响.中华创伤杂
　　志,20:724~729

刘辉,姚咏明,董月青,等.2005.Janus 激酶-信号及转导活化因子通路对内毒素/脂多糖诱导大鼠腹腔巨噬细胞高迁移率
　　族蛋白 B1 合成释放的调节作用.中华烧伤杂志,21:414~417

刘辉,姚咏明,于燕,等.2006.信号转导及转录激活子-1/3 抑制剂对高迁移率族蛋白 B1 诱导鼠巨噬细胞合成肿瘤坏死
　　因子α的影响.中华外科杂志,44:193~197

卢建,余应年,徐仁宝.2001.受体信号转导系统与疾病.济南:山东科学技术出版社,249~262

汤鲁明,卢中秋,姚咏明.2010.丝裂原活化蛋白激酶 p38 在调节 T 细胞增生和分化中的作用.医学研究杂志,39:9~13

王国军,刘亚伟,李玉花,等.2009.p38 丝裂原活化蛋白激酶抑制剂研究进展.生物技术通报,20:399~403

徐姗,姚咏明,董宁,等.2007.HMGB1 对树突状细胞作用的受体机制初步探讨.解放军医学杂志,32:417~419

徐祥,梁华平.2002.NF-κB 结构功能研究进展.细胞分子免疫学杂志,18:92~95

鄢小建,姚咏明,董宁,等.2003.腹腔感染所致多器官损害与 Toll 样受体 2 基因表达的关系.中华实验外科杂志,20:36~38

杨丽萍,姚咏明,李杰萍,等.2009.STAT3 与 MAPK 蛋白协同调节肿瘤坏死因子-α转录活性.生物化学与生物物理进展,
　　36:1003~1011

杨丽萍,姚咏明,叶棋浓,等.2011.信号转导和转录激活因子 3 调节肿瘤坏死因子-α表达的结合位点研究.生物化学与
　　生物物理进展,38:1145~1152

姚胜,姚咏明,李红云,等.2002.烫伤脓毒症大鼠肝、肺组织 STAT3 活化规律及意义.解放军医学杂志,27:763~766

姚咏明,程明华,姚胜,等.2004.细胞外信号调节激酶抑制剂对烫伤脓毒症大鼠肿瘤坏死因子-α表达的影响及意义.中
　　华外科杂志,42:391~395

姚咏明,盛志勇.2003.脓毒症信号转导机制的现代认识.中国危重病急救医学,15:3~6

姚咏明,盛志勇.2004.Janus 激酶/信号转导子和转录激活因子通路与创伤脓毒症的关系.解放军医学杂志,29:27~29

姚咏明,王松柏,咸力明,等.2006.脓毒症大鼠多器官高迁移率族蛋白 B1 基因表达的信号机制与意义.中华外科杂志,
　　44:916~920

姚咏明,姚胜,陈劲松,等.2004.NF-κB 抑制剂对烫伤脓毒症大鼠致炎/抗炎细胞因子表达的影响.解放军医学杂志,29:
　　33~35

翟秀珍,姚咏明,王松柏,等.2004.脓毒症大鼠多器官信号转导和转录激活因子 3 变化及其作用.中华创伤杂志,20:
　　146~149

张雷,周荣斌,姚咏明,等.2011.信号转导和转录激活因子 5 在小鼠 CD4$^+$CD25$^+$调节性 T 细胞中的表达.感染、炎症、修
　　复,12:7~10

祝筱梅,姚咏明,盛志勇.2010.炎症复合体与炎症反应.生物化学与生物物理进展,37:129~137

Adcock IM.2001.Cross-talk between pro-inflammatory transcription factors and glucocorticoids.Immunol Cell Biol,79:376~384

Ahn KS,Sethi G,Aggarwal BB.2007.Nuclear factor-kappa B:from clone to clinic.Curr Mol Med,7:619~637

Andreakos ET,Foxwell BM,Brennan FM,et al.2002.Cytokines and anti-cytokine biologicals in autoimmunity:present and fu-
　　ture.Cytokine Growth Factor Rev,13:299~313

Arbabi S, Maler RV. 2002. Mitogen-activated protein kinases. Crit Care Med, 30: S73 ~ S79

Ballard-Croft C, White DJ, Maass DL, et al. 2001. Role of p38 mitogen-activated protein kinase in cardiac myocyte secretion of the inflammatory cytokine TNF-alpha. Am J Physiol Heart Circ Physiol, 280: H1970 ~ H1981

Baud V, Karin M. 2009. Is NF-kappaB a good target for cancer therapy? Hopes and pitfalls. Nat Rev Drug Discov, 8: 33 ~ 40

Blink BVD, Juffermans NP, Hove TT, et al. 2001. p38 mitogen-activated proein kinase inhibition increases cytokine release by macrophages in vitro and during infection in vivo. J Immunol, 166: 582 ~ 587

Bogoyevitch MA, Ngoei KR, Zhao TT, et al. 2010. c-Jun N-terminal kinase (JNK) signaling: recent advances and challenges. Biochim Biophys Acta, 1804: 463 ~ 475

Chen XL, Xia ZF, Ben DF, et al. 2003. Role of p38 mitogen-activated protein kinase in lung injury after burn trauma. Shock, 19: 475 ~ 479

Chen XL, Xia ZF, Wei D, et al. 2003. Role of p38 mitogen-activated protein kinase in Kupffer cell secretion of the proinflammatory cytokines after burn trauma. Burns, 29: 533 ~ 539

Chen XL, Xia ZF, Wei D, et al. 2004. Expression and regulation of vascular cell adhesion molecule-1 in human umbilical vein endothelial cells induced by sera from severely burned patients. Crit Care Med, 32: 77 ~ 82

Chen XL, Xia ZF, Wei D, et al. 2005. Involvement of the p38 mitogen-activated protein kinase signal transduction pathway in burns-induced lung injury. Chin Med J, 118: 329 ~ 332

Chen XL, Xia ZF, Yu YX, et al. 2005. p38 mitogen-activated protein kinase inhibition attenuates burn-induced liver injury in rats. Burns, 31: 320 ~ 330

Chopra P, Kanoje V, Semwal A, et al. 2008. Therapeutic potential of inhaled p38 mitogen-activated protein kinase inhibitors for inflammatory pulmonary diseases. Expert Opin Investig Drugs, 17: 1411 ~ 1425

Cobb JP, O'Keefe GE. 2004. Injury research in the genomic era. Lancet, 363: 2076 ~ 2083

Cohen J. 2002. The immunopathogenesis of sepsis. Nature, 420: 885 ~ 891

Cooney RN. 2002. Suppressors of cytokine signaling (SOCS): inhibitors of the JAK/STAT pathway. Shock, 17: 83 ~ 90

Coulthard LR, White DE, Jones DL, et al. 2009. p38 (MAPK): stress responses from molecular mechanisms to therapeutics. Trends Mol Med, 15: 369 ~ 379

Craig R, Larkin A, Mingo AM, et al. 2000. p38 MAPK and NF-kappa B collaborate to induce interleukin-6 gene expression and release. J Biol Chem, 275: 23814 ~ 23824

Deans KJ, Haley M, Natanson C, et al. 2005. Novel therapies for sepsis: a review. J Trauma, 58: 867 ~ 874

Dent P, Yacoub A, Fisher PB, et al. 2003. MAPK pathways in radiation responses. Oncogene, 22: 5885 ~ 5896

Diefenbach A, Raulet DH. 2003. Innate immune recognition by stimulatory immunoreceptors. Curr Opin Immunol, 15: 37 ~ 44

Dziarski R, Wang QL, Miyake K, et al. 2001. MD-2 enables toll-like receptor 2 (TLR2)-mediated responses to lipopolysaccharide and enhances TLR2-mediated responses to gram-positive and gram-negative bacteria and their cell wall components. J Immunol, 166: 1938 ~ 1944

Engström W, Ward A, Moorwood K. 2010. The role of scaffold proteins in JNK signalling. Cell Prolif, 43: 56 ~ 66

Fahy RJ, Exline MC, Gavrilin MA, et al. 2008. Inflammasome mRNA expression in human monocytes during early septic shock. Am J Respir Crit Care Med, 177: 983 ~ 988

Fang WH, Yao YM, Shi ZG, et al. 2001. The effect of recombinant bactericidal/permeability-increasing protein on endotoxin translocation and lipopolysaccharide-binding protein/CD14 expression in rats following thermal injury. Crit Care Med, 29: 1452 ~ 1459

Fang WH, Yao YM, Shi ZG, et al. 2002. Lipopolysaccharide-binding protein and lipopolysaccharide receptor CD14 gene expression after thermal injury and its potential mechanism(s). J Trauma, 53: 957 ~ 967

Franchi L, McDonald C, Kanneganti TD, et al. 2006. Nucleotidebinding oligomerization domain-like receptors: intracellular pattern recognition molecules for pathogen detection and host defense. J Immunol, 177: 3507 ~ 3513

Ganster RW, Taylor BS, Shao L, et al. 2001. Complex regulation of human inducible nitric oxide synthase gene transcription by Stat 1 and NF-kappa B. Proc Natl Acad Sci USA, 98: 8638 ~ 8643

Guha M, Mackman N. 2001. LPS induction of gene expression in human monocytes. Cell Signal, 13: 85 ~ 94

Guo H, Liang HP, Lu FL, et al. 2003. Effect of decoy-ODNs on expression of inflammation mediators in pMφ cells from rats. Chin J

Trauma,6：363~369

Hawiger J. 2001. Innate immunity and inflammation：a transcriptional paradigm. Immunol Res,23：99~109

Hommes D,van den Blink B,Plasse T,et al. 2002. Inhibition of stress-activated MAP kinases induces clinical improvement in moderate to severe Crohn's disease. Gastroenterology,122：7~14

Hotchkiss RS,Karl IE. 2003. The pathophysiology and treatment of sepsis. N Engl J Med,348：138~150

Huang G,Shi LZ,Chi H. 2009. Regulation of JNK and p38 MAPK in the immune system：signal integration,propagation and termination. Cytokine,48：161~169

Kanneganti TD,Ozören N,Body-Malapel M,et al. 2006. Bacterial RNA and small antiviral compounds activate caspase-1 through cryopyrin/Nalp3. Nature,440：233~236

Keller M,Rüegg A,Werner S,et al. 2008. Active caspase-1 is a regulator of unconventional protein secretion. Cell,132：818~831

Khadaroo RG, Fan J, Powers KA, et al. 2004. Impaired induction of IL-10 expression in the lung following hemorrhagic shock. Shock,22：333~339

Kirkwood KL,Rossa C. 2009. The potential of p38 MAPK inhibitors to modulate periodontal infections. Curr Drug Metab,10：55~67

Kisseleva T,Bhattacharya S,Braunstein J,et al. 2002. Signaling through the JAK/STAT pathway,recent advances and future challenges. Gene,285：1~24

Kitchen RL. 2000. Role of CD14 in cellular recognition of bacterial lipopolysaccharides. Chem Immunol,74：61~82

Kool M,Pétrilli V,De Smedt T,et al. 2008. Cutting edge：alum adjuvant stimulates inflammatory dendritic cells through activation of the NALP3 inflammasome. J Immunol,181：3755~3759

Kovarik P,Mangold M,Ramsauer K,et al. 2001. Specificity of signaling by STAT1 depends on SH2 and C-terminal domains that regulate Ser727 phosphorylation,differentially affecting specific target gene expression. EMBO J,20：91~100

Lim W,Ma W,Gee K,et al. 2002. Distinct role of p38 and c-Jun N-terminal kinases in IL-10-dependent and IL-10-independent regulation of the costimulatory molecule B7. 2 in lipopolysaccharide-stimulated human monocytic cells. J Immunol,168：1759~1769

Liu H,Yao YM,Ding LH,et al. 2009. High mobility group box-1 protein acts as a coactivator of nuclear factor of activated T cells-2 in promoting interleukin-2 transcription. Int J Biochem Cell Biol,41：641~648

Liu H,Yao YM,Wang SB,et al. 2009. Inhibition of Janus kinase 2 and signal transduction and activator of transcription 3 protect against cecal ligation and puncture-induced multiple organ damage and mortality. J Trauma,66：859~865

Liu H,Yao YM,Yu Y,et al. 2007. Role of Janus kinase/signal transducer and activator of transcription pathway in regulation of expression and inflammation-promoting activity of high mobility group box protein 1 in rat peritoneal macrophages. Shock,27：55~60

Liu Y,Wang Y,Yamakuchi M,et al. 2001. Upregulation of Toll-like receptor 2 gene expression in macrophage response to peptidoglycan and high concentration of lipopolysaccharide is involved in NF-κB activation. Infect Immun,69：2788~2796

Lorenz E, Mira JP, Frees KL, et al. 2002. Relevance of mutation in the TLR4 receptor in patients with gram-negative septic shock. Arch Intern Med,162：1028~1032

Mariathasan S,Monack DM. 2007. Inflammasome adaptors and sensors：intracellular regulators of infection and inflammation. Nat Rev Immunol,7：31~40

Martinon F,Tschopp J. 2007. Inflammatory caspases and inflammasomes：master switches of inflammation. Cell Death Differ,14：10~22

Moine P,Abraham E. 2004. Immunomodulation and sepsis：impact of the pathogen. Shock,22：297~308

Murphy FJ,Hayes I,Cotter TG. 2003. Targeting inflammatory diseases via apoptotic mechanisms. Curr Opin Pharmacol,3：412~419

Muruve DA,Pétrilli V,Zaiss AK,et al. 2008. The inflammasome recognizes cytosolic microbial and host DNA and triggers an innate immune response. Nature,452：103~107

Natarajan SR,Doherty JB. 2005. p38 MAP kinase inhibitors：evolution of imidazole-based and pyrido-pyrimidin-2-one lead classes. Curr Top Med Chem,5：987~1003

Naugler WE,Karin M. 2008. NF-kappaB and cancer-identifying targets and mechanisms. Curr Opin Genet Dev,18：19~26

O'Sullivan B,Thompson A,Thomas R. 2007. NF-kappa B as a therapeutic target in autoimmune disease. Expert Opin Ther Targets,11：111~122

Rebsamen MC,Arrighi JF,Juge-Aubry CE,et al. 2000. Epidermal growth factor induces hypertrophic responses and Stat5 activation in rat ventricular cardiomyocytes. J Mol Cell Cardiol,32: 599~610

Rigby WF, Roy K, Collins J, et al. 2005. Structure/function analysis of tristetraprolin (TTP): p38 stress-activated protein kinase and lipopolysaccharide stimulation do not alter TTP function. J Immunol,174: 7883~7893

Rosengart MR, Nathens AB, Arbabi S, et al. 2003. Mitogen-activated protein kinases in the intensive care unit: prognostic potential. Ann Surg,237: 94~100

Rossi A, Kapahi P, Natoli G, et al. 2000. Anti-inflammatory cyclopentenone prostaglandins are direct inhibitors of IκB kinase. Nature,403: 103~108

Senftleben U, Karin M. 2002. The IKK/NF-κB pathway. Crit Care Med,30: S18~S26

Shimazu R, Akashi S, Ogata H, et al. 1999. MD-2,a molecule that confers lipopolysaccharide responsiveness on Toll-like receptor 4. J Exp Med,189: 1777~1782

SilversAL, Bachelor MA, Bowden GT. 2003. The role of JNK and p38 MAPK activities in UVA-induced signaling pathways leading to AP-1 activation and c-Fos expression. Neoplasia,5: 319~329

Strassheim D, Park JS, Abraham E. 2002. Sepsis: current concepts in intracellular signaling. Int J Biochem Cell Biol,34: 1527 ~1533

Sun ZW, Andersson R. 2002. NF-κB activation and inhibition: a review. Shock,18: 99~106

Sutterwala FS, Mijares LA, Li L, et al. 2007. Immune recognition of Pseudomonas aeruginosa mediated by the IPAF/NLRC4 inflammasome. J Exp Med,204: 3235~3245

Takeda K, Kaisho T, Akira S. 2003. Toll-like receptors. Annu Rev Immunol,21: 335~376

Takeuchi O, Hoshino K, Kawai T, et al. 1999. Differential roles of TLR2 and TLR4 in recognition of gram-negative and gram-positive bacterial cell wall components. Immunity,11: 443~451

Tschopp J, Martinon F, Burns K. 2003. NALPs: a novel p rotein family involved in inflammation. Nat RevMol Cell Biol,4: 95~104

Wadgaonkar R, Pierce JW, Somnay K, et al. 2004. Regulation of c-Jun N-terminal kinase and p38 kinase pathways in endothelial cells. Am J Respir Cell Mol Biol,31: 423~431

Wagner EF, Nebreda AR. 2009. Signal integration by JNK and p38 MAPK pathways in cancer development. Nat Rev Cancer,9: 537~549

Wang L, Walia B, Evans J, et al. 2003. IL-6 induces NF-kappaB activation in the intestinal epithelia. J Immunol,171: 3194~3201

Wang Z, Cai S, Liu D, et al. 2006. Anti-inflammatory effects of a novel peptide designed to bind with NF-κB p50 subunit. Acta Pharmacol Sin,11: 1474~1478

Watanabe H, Gehrke S, Contassot E, et al. 2008. Danger signaling through the inflammasome acts as a master switch between tolerance and sensitization. J Immunol,180: 5826~5832

Yang LP, Yao YM, Sheng ZY, et al. 2009. Functional study of p38 mitogen-activated protein kinase based on cell-penetrating peptide delivery system. J Geriatr Cardiol,6: 108~114

Yong HY, Koh MS, Moon A. 2009. The p38 MAPK inhibitors for the treatment of inflammatory diseases and cancer. Expert Opin Investig Drugs,18: 1893~1905

Yoshinari D, Takeyoshi I, Koibuchi Y, et al. 2001. Effects of a dual inhibitor of tumor necrosis factor-alpha and interleukin-1 on lipopolysaccharide-induced lung injury in rats: involvement of the p38 mitogen-activated protein kinase pathway. Crit Care Med, 29: 628~634

Zhu XM, Yao YM, Liang HP, et al. 2011. High mobility group box-1 protein regulate immunosuppression of regulatory T cells through Toll-like receptor 4. Cytokine,54: 296~304

第四章

功能基因组学及系统生物学与危重症研究

随着后基因组时代的来临,高通量检测技术和手段得到快速发展,目前已能从各个水平对脓毒症(sepsis)等严重感染并发症进行多分子的研究。但是,高通量技术产生了更为繁多的信息,对这些海量信息的分析、利用及管理日益受到人们的关注,多种相关新技术及理论也相继提出并得以运用。系统生物学是基于生物体的系统性和有序性,从整体的高度统摄各种信息,并对各种信息进行整合,建立模型,同时不断在模拟中进一步完善模型,用模型来模拟疾病的发生和发展,从而推动疾病的机制及防治研究。近年来,功能基因组学和系统生物学(system biology)的理论和技术已渗透至危重症领域研究。本文以脓毒症为例,介绍功能基因组学及系统生物学在危重症领域的研究进展。

第一节 脓毒症的功能基因组学研究

一、基因组与脓毒症

（一）脓毒症病原体的基因组学研究

感染是脓毒症发生和发展的基础,主要病原体包括革兰阳性(Gram-positive,G^+)菌、革兰阴性(Gram-negative,G^-)菌、病毒、真菌等。尽早确定感染及其病原体,在脓毒症发生早期甚至发生前就采用相应的治疗措施,将为治疗赢得先机。因此,对于病原体的研究一直是脓毒症防治的重点领域。目前已知的主要毒力因子包括 G^- 菌的内毒素,G^+ 菌的细胞壁成分、胞外酶及外毒素等,但是利用相关抗体阻断特异的毒力因子并不能完全阻断这些病原微生物所致的脓毒症,而且由单一毒力因子所复制的动物模型也不能完全反映细菌整体所导致的脓毒症。由此可见,发现更多未知的毒力因子对防治脓毒症非常重要。另外,随着多种微生物的全基因组测序工作完成,采用以基因组(genome)为基础的体内遗传学筛选方法或者利用细菌的全基因组序列采用微阵列的方法分析病原体与宿主相互作用时表达的基因,可以加速病原微生物毒力相关基因的分离和功能研究。

肺炎链球菌(*Streptococcus pneumoniae*)是引起机体局部和全身感染的一类常见的 G^+ 菌。传统观念认为肺炎链球菌的毒力因子是荚膜,但是越来越多研究发现,很多蛋白类毒力因子在肺炎链球菌致病中发挥重要作用,如溶血素、自溶酶、表面蛋白 A、表面黏附素 A、神经氨酸酶、肽类透性酶、胆碱结合蛋白等。有研究采用含 2131 个开放读码框的肺炎链球菌全基因组芯片,分析从感染宿主的血液、脑脊液、咽部上皮细胞分泌物中分离的肺炎球菌的基因表达情况,发现 20 个已知的毒力因子在不同部位有特异性差异表达。另据报道,利用比较基因组杂交(comparative genome hybridization,CGH)技术对来自血清型 14、6A 和 6B 的 42个侵入性和 30 个非侵入性菌株进行分析,证实 154 个基因与侵入性肺炎球菌性疾病(invasive pneumococcal disease,IPD)有关,176 个基因与非侵入性肺炎球菌性疾病有关,并发现了 2 个新的毒力因子,即 RD8a(region of diversity 8a)和 RD10。同一毒力因子在不同的菌株中的作用也未必相同,如有学者把链球菌反应调节子 09(response regulator,RR09)的突变体转入不同菌株并感染小鼠,发现细菌基因表达谱不同,细菌的侵袭力也不同。

金黄色葡萄球菌(Staphylococcus aureus)是导致脓毒症的另一类重要的革兰阳性致病菌,其细胞壁成分(肽聚糖和磷壁酸)和外毒素(肠毒素和中毒性休克综合征毒素-1)是两种重要的致病物。由于抗菌药物滥用等原因,金黄色葡萄球菌耐药性问题日趋严重。因此,近年来大量研究集中在对其致病毒力因子及其调节机制方面。Dunman 等采用含 4528 个开放读框的金黄色葡萄球菌全基因组芯片分析金黄色葡萄球菌两种重要的毒力因子表达调节子——附加基因调节子(accessory gene regulator,agr)和(或)葡萄球菌附加调节子(Staphylo-coccal accessory regulator,sarA)突变后细胞毒力因子表达的差异,发现受 agr 和 sarA 调控的毒力因子分别有 23 个和 24 个,它们共同调控的基因有 14 个,这些毒力因子的鉴定为阐明金黄色葡萄球菌的致病机制提供了实验依据。通过利用随机鸟枪测序法(random shotgun sequencing)获得一种青霉素耐药金黄色葡萄球菌株 USA300 的基因组序列,发现同其他金黄色葡萄球菌株相比,几乎所有的特异基因成簇位于迁移基因元件,主要编码精氨酸脱亚氨酸酶和寡肽通透酶体系,这两个酶家族主要促使细菌生长和增殖。这可能是某些脓毒症患者对抗菌药物不敏感的原因之一。

大肠杆菌(Escherichia coli)是一类可引起脓毒症的最常见的革兰阴性菌,系腹腔感染、肠道感染、盆腔感染或尿路感染所致脓毒症的主要原因之一。其与毒力有关的因子主要分为:①主要毒力因子,如内毒素(脂多糖,LPS)、外毒素、膜结合毒素(如 β 溶血素)等;②辅助毒力因子,有黏附素(adhesins)、鞭毛、荚膜及铁运输系统。目前大肠杆菌的基因组测序已经完成,临床上可以根据大肠杆菌基因组序列设计引物进行 PCR 扩增,从而提高某些细菌浓度低的感染诊出率。同时,利用基因组测序比对不同菌株之间的基因表达差异有助于弄清不同大肠杆菌株具有不同侵袭力、毒力和抗原性的原因,将为该类感染的防治和药物开发提供线索。如有人利用抑制消减杂交(suppression subtractive hybridization)比较不同血清型大肠杆菌株的基因组差异,发现无论它们引发的疾病是否相同,其基因组相似性并不高,这可能是患有相同疾病的患者对抗菌药物反应性不同的原因之一。

值得注意的是,近年来随着抗菌药物的滥用和免疫抑制剂的使用,真菌性脓毒症所占比例逐年提高。许多研究报道,胃肠功能紊乱导致真菌的大量滋生以及真菌代谢产物释放入血是引发或者加重脓毒症的重要因素。如真菌代谢产物胶黏毒素(gliotoxin,GT)能促进肠上皮细胞凋亡,破坏正常的胃肠屏障功能。

(二) Toll 样受体的基因结构研究

细菌侵入机体后,只有被机体识别,将"感染信号"传递入细胞内才能引起细胞内一系列基因、分子的活动,才能具有各种表型。目前研究最多、作用最复杂的一类病原体识别体为 Toll 样受体(Toll-like receptor,TLR)。它们是一族具有信号转导功能的跨膜蛋白质,广泛分布于单核/巨噬细胞、中性粒细胞和淋巴细胞等细胞膜上，将病原体入侵信号自细胞外传入细胞内，启动一系列基因表达活动。目前发现 TLR 家族至少存在 12 个成员，其中 TLR2、TLR4 介导革兰阴性菌、革兰阳性菌细胞壁成分等多种致病因子的跨膜信号转导。通过结合已有的人类基因组测序数据对 TLR 进行深入研究，确定了所有 TLR（除 TLR10）的染色体具体定位和基因特征，如外显子、内含子的数量和位置，并测定了它们的基因序列。有研究显示，TLR10 位于 TLR1 下游约 22kb 的位置，但基因测序结果发现 TLR10 氨基端的前 422 个核苷酸与基因组数据库的序列无法匹配，基因组数据库的序列显示在同段 DNA 位置的互补链为 CD48 基因而非 TLR10 基因。同时，在多种 TLR 基因的 3′端发现多个可变聚腺苷酸位点，认为这与 mRNA 的稳定、翻译效率、细胞内定位有关；在 TLR1、TLR3 和 TLR4 外显子上发现多个选择性剪切位点，表明 TLR 可以形成多种多态性产物。据此认为这可能就是不同人群感染同种病原体但是临床反应不同的原因。另有研究证实，TLR1 的-7202 核苷酸为鸟苷酸时，脓毒症患者细胞因子水平明显升高。脓毒症患者与非感染全身炎症反应综合征（SIRS）患者所表达的 TLR 种类也不相同。

（三）脓毒症的单核苷酸多态性研究

在脓毒症和多器官功能障碍综合征（MODS）的长期研究过程中，人们发现不同个体表现出高度的差异性，严重损伤打击下有的人很容易发生炎症反应失控，并发展成 MODS，有的人则不然；而对临床表现相似的脓毒症或 MODS 患者采用相似的治疗方案，有的很快好转，有的则迅速恶化，出现这些差异的内在机制到底是什么呢？越来越多的资料显示，基因多态性（polymorphism）是这些差异表现的最重要机制之一，其中单个核苷酸多态性（single-nucleotide polymorphism，SNP）又是最常见的一类基因多态性。

SNP 是指在基因组水平上由单个核苷酸的变异所引起的 DNA 序列多态性，它是人类可遗传的变异中最常见的一种，占所有已知多态性的 90% 以上。SNP 在人类基因组中广泛存在，平均每 500~1000 个碱基对中就有 1 个，估计其总数可达 300 万个甚至更多。SNP 所表现的多态性只涉及单个碱基的变异，这种变异可由单个碱基的转换（transition）或颠换（transversion）所引起，也可由碱基的插入或缺失所致，但通常所说的 SNP 并不包括后两种情况。许多研究发现，与脓毒症发生发展相关的基因，如脂多糖结合蛋白（LBP）、TLR、CD14、肿瘤坏死因子（TNF）-α、TNF-β、白细胞介素（IL）-1β、IL-1α、IL-6 等都存在 SNP。国内于宝军等对 113 例外科感染患者 TNF 基因上 3 个位点及 CD14 基因上 1 个位点进行 SNP 基因型分析，结果显示，CD14 基因-159 位点 C→T、TNF 基因-308 位点 G→A、-863 位点 C→A 的 SNP 与脓毒症的发生存在相关性，TNF 基因的 SNP 通过影响 TNF-α mRNA 的表达而影响机体对感染的反应性。有报告分析了来自 10 个民族的 27 个个体的 18 个基因的多态性，共发现了 125 个 SNP，其中 88 个国外已经报道，说明虽然人种不同，但基因组多态性非常相似。该资料还发现中国人与外国人基因多态性的一些差异，如 IL-4 基因-1136 和 45 位点的 SNP 在中国人中没被发现。Arcaroli 等收集了 155 例高加索脓毒症患者，分析其 IL-1 受体相关激酶（IL-1 receptor-associated kinase，IRAK-1）的基因多态性，观察到 1595 位点具有 T→C 的 SNP 患者外周血中性粒细胞在 LPS 刺激下核因子（NF）-κB 的活性明显增高，且具该基因型的患者同野生型患者相比脓毒症的发生率高，60 天病死率也高。TLR1（-7202G）人群外周血多形核细胞受刺激后 NF-κB 激活尤为明显，细胞因子生成更多，且 TLR1

（-7202G）基因型的脓毒症患者更易出现器官功能衰竭和死亡。

二、转录组、转录组学与脓毒症

转录组（transcriptome）也称表达谱，是指一个活细胞转录出来的所有 mRNA。研究生物细胞中转录组变化规律的科学即为转录组学（transcriptomics），它是功能基因组学的一个重要方面。

随着人类基因组测序的完成，近年许多研究者通过分离不同的细胞或组织器官，采用不同细菌或（和）细菌组分进行刺激，观察基因转录的改变，结果发现不同的细胞或组织在相同刺激下转录谱不同，如有人观察了结核杆菌、大肠杆菌和金黄色葡萄球菌刺激人巨噬细胞后基因表达的改变，结果相差较大。相同的细胞在不同的刺激下转录谱也存在差异，如资料比较了在大肠杆菌 K12 的刺激下，中性粒细胞和单核细胞基因表达的改变，发现二者的转录谱并不相同，单核细胞反应更灵敏；给予不同的细菌成分刺激中性粒细胞，发现基因表达模式相差很大。有学者分别用不同的基因芯片检测中性粒细胞受炎症刺激作用下表达谱的改变，结果也各有不同，甚至相反。但也有研究者观察了 G^+ 菌和 G^- 菌感染的不同患者静脉血白细胞 18 664 个基因表达谱的改变，发现二者的基因谱没有明显差异。另外，随着脓毒症的进展其转录谱也会发生改变，通过对比脓毒症、脓毒性休克与 SIRS 三类患者在确诊后第 1 天和第 3 天的基因谱，发现第 1 天时三类患者与健康对照人群相比表达上调的基因群没有明显不同；但是第 3 天脓毒性休克患者与另两类患者相比具有独特的上调基因群，而脓毒性休克患者表达下调的基因群主要表现在天然免疫信号通路。基因网络分析提示，脓毒性休克患者呈现独有的受抑制基因网络。笔者所在实验室采用基因芯片对比了热休克因子（HSF）1 敲除小鼠在 LPS 刺激下炎症基因的改变，发现了 15 个受 HSF1 调控的基因。这些基因的差异表达可能就是 HSF1$^{-/-}$ 小鼠在 LPS 刺激下死亡率高的原因。上述发现为揭示脓毒症的发病机制提供了新的信息。

近年来，随着生物信息学技术和方法的进步，尤其是数学以及统计学与医学的紧密结合，人们对高通量技术所得到的差异基因除了进行逐个分析外，还开始转向将多个差异基因作为一个整体去研究脓毒症这样一个非常复杂的病理过程。如 Tang 等收集了悉尼 Nepean 医院的 94 例脓毒症患者的中性粒细胞，提取各自的总 RNA 做基因芯片分析，从其中 44 例患者的芯片结果中筛选出由 50 个基因构成的基因标签，利用这 50 个标签进行脓毒症预测，能达到 88% ~ 91% 的准确率。Howrylak 等利用 88 个差异基因组成的分类模型区分单独脓毒症患者和脓毒症合并急性肺损伤的患者的准确率高达 100%。Calvano 等根据前人的研究结果，把人白细胞受 LPS 刺激后表达发生改变的基因以及这些基因的相互作用进行了汇总，从中选择出 292 个代表性基因及数据库存在的与这些基因有关的相互作用，构建了一个典型的"代表性基因和相互作用网络"支撑的炎症细胞模型。同时，用该模型分析每个基因在炎症过程中的地位，再以那些居于中心地位的"结点"基因为依据把整个大网络又细分为若干个小的功能模块；而每个小的功能模块又由若干基因群组成，如与能量代谢高度相关的线粒体氧化磷酸化模块分别由线粒体呼吸链复合体 I 基因群、线粒体呼吸链复合体 II 基因群、ATP 合酶复合体基因群、丙酮酸脱氢酶复合体基因群、线粒体通透孔复合体基因群、延伸起始因子复合体基因群、核糖体蛋白基因群、COP9 信使体基因群和蛋白酶体基因群组成;最后再对上述基因群进行分析,发现急性炎症过程中,白细胞参与线粒体能量和蛋白合成的基因普遍下调。

三、蛋白质组、蛋白质组学与脓毒症

在基因表达的研究中,人们发现基因 mRNA 的转录并不总是与其终产物蛋白质的表达保持一致。某些基因转录出的 mRNA 不一定能翻译出其相应的蛋白质,翻译后的蛋白质丰度也不一定与 mRNA 丰度呈线性关系,而且 mRNA 所编码的蛋白还要经过一系列翻译后修饰才具有生物学功能。如 Fessler 等发现在 LPS 刺激下外周血多形核细胞的表达谱基因芯片结果与蛋白检测结果并不一致,12 例个体的基因芯片结果显示 134 个基因表达均发生改变,但发生改变的蛋白数远少于基因芯片结果;同时,对于 13 个表达增多的蛋白质分子,基因芯片结果显示仅 2 个表达增多,5 个未变,5 个检测不到,1 个甚至表达减少。

蛋白质组(proteome)的概念由澳大利亚学者 Wilkins 与 Williams 于 1995 年首先提出,proteome 源于蛋白质(protein)与基因组(genome)两个词的杂合,意指“一种基因组所表达的全套蛋白质”。在整体水平上研究细胞内蛋白质组分及其活动规律的新学科即为蛋白质组学(proteomics)。在脓毒症研究领域,目前主要利用蛋白质组学技术分析脓毒症发生发展过程中蛋白质表达的特征,以期找到重要的“蛋白标记”。例如,利用二维电泳和质谱技术分析脓毒症小鼠肝脏蛋白的表达,确定 CyPA 可以作为脓毒症治疗靶点。Duan 等给烧伤大鼠施以盲肠结扎穿刺术(caecal ligation and puncture,CLP)建立脓毒症模型,然后提取骨骼肌总蛋白进行二维电泳。发现同对照组相比有 17 个蛋白点相差很大,利用肽指纹技术鉴定出这 17 个蛋白点来自 15 种蛋白,包括运铁蛋白、热休克蛋白(HSP)70、HSP27、HSP60、HSPβ6 和 6 种代谢酶,其中 4 种 HSP 和 6 种代谢酶均表达下调。另据报道,人外周血白细胞在内毒素刺激下蛋白合成功能降低。上述结果提示在脓毒症病理过程中,蛋白合成一般处于抑制状态。还有研究者应用二维电泳和质谱技术检测羊水中蛋白差异,分离出 4 个差异蛋白,其中 2 个差异蛋白可预测早产儿脓毒症和神经发育不全的发生。

近年来血清蛋白质组研究也逐渐增多,Hinkelbein 等利用二维电泳检测 CLP 大鼠术后12、24、48 小时血清蛋白差异,同假手术组相比,12 小时发现 26 个差异蛋白,其中 21 个蛋白水平降低;24 小时有 22 个差异蛋白,48 小时有 30 个差异蛋白。有资料检测脓毒症猪血清中的蛋白差异,发现了 27 个差异蛋白点。Kalenka 等收集 18 例确诊脓毒症后 12 小时内患者的血清,并进行二维电泳,观察到死亡患者和存活患者血清蛋白谱存在差异。此外,通过利用二维电泳和质谱技术分析 18 名健康志愿者给予低剂量内毒素后血浆蛋白表达的改变,发现 18 名志愿者中有 6 位蛋白表达的改变很明显;24 小时内血清的基础蛋白一般恢复至正常水平,但血清淀粉样蛋白 A 仍旧处于高水平状态。上述这些实验存在两个共同的缺点:首先,二维电泳和质谱分析虽可鉴定出一些蛋白标记,但是分辨率并不高,尤其低丰度蛋白的鉴定更为困难;其次,不同蛋白的溶解条件不同,而二维电泳的条件设定范围有限,这就增加了蛋白分离难度。笔者所在实验室利用蛋白质抗体芯片检测内毒素血症小鼠血清中308 个细胞因子的变化,发现在 LPS 刺激后 2、8 小时绝大部分细胞因子水平降低,且致死剂量 LPS 处理组的降低水平更明显;24 小时和 48 小时后上调的细胞因子数逐渐增多,且致死剂量 LPS 处理组不仅上调的细胞因子数目增加更多,而且其增高的水平更明显;致死剂量与非致死剂量处理组之间相比,2 小时有 16 个蛋白、8 小时有 6 个蛋白的差异存在统计学意义,2 小时下调的差异蛋白主要为白细胞介素类和趋化因子类,8 小时下调的差异蛋白则以生长因子相关蛋白为主。这些资料提示,早期炎症介质的低水平可能不利于小鼠对抗 LPS 所致的损伤,且生长因子相关蛋白处于低水平又不利于小鼠修复组织损伤,从而促进了致死剂量组小鼠的死亡。同时,我们采用大鼠 CLP 模型,在术前和术后 12 小时连续采取血样本进行多指标的分析,选取动物模型中有差异的指标进行检测;采用 Logist 回归分析筛选出 3 个危险因素,并建立回归方程对大鼠死亡进行预测,结果发现预测准确度达 92.5%。

四、相互作用组与脓毒症

相互作用组是指一个系统内各种分子之间相互作用的总和,相互作用组学则是对这个总和的研究,即系统研究各种分子间的相互作用。新近的研究发现,随着脓毒症的进展,抗炎因子和促炎因子之间的比例在不断改变,这种变化能影响脓毒症动物的死亡率。内毒素血症中某些炎症介质如 TNF-α 很早就已改变,且不久就恢复至正常范围,而另外一些炎症介质如高迁移率族蛋白 B1(MHGB1)则在炎症晚期发生改变,这些炎症相关基因之间的过渡或者时间窗的控制机制目前尚不清楚。基因表达的改变很大程度上受控于能与其结合的多个转录因子,这些转录因子之间存在非常复杂的相互作用。所以,对于相互作用组的研究将有助于揭示脓毒症发生发展过程中不同基因表达改变的调控机制,寻找脓毒症过程中活化的“通路”(pathway)及各“通路”之间的关系,并对这些“通路”的意义进行推测。如 Tegner 及其同事利用 LPS 刺激人巨噬细胞,收集其转录组、转录因子的表达、启动子结构三部分信息并对其进行整合,绘制了巨噬细胞受 LPS 刺激后活化机制的相互作用网络图,找出了关键的 4 个转录因子,还对整体网络进行分割,按刺激时间的先后划分出 20 个“subnetwork”。目前脓毒症的相互作用组学研究仍处于起步阶段,脓毒症相互作用网络图谱有待揭示。

蛋白质与蛋白质之间的相互作用则是相互作用组学研究的另外一个重要方面,对高等动物基因组研究发现,生物体复杂性不仅来源于基因数量的庞大,也受到复杂的蛋白质之间相互作用的影响。目前蛋白质相互作用的研究方法主要分为:①大规模的研究方法,如酵母双杂交、串联亲和纯化(tandem affinity purification,TAP)、蛋白质芯片等;②小规模的研究方法,如多维蛋白鉴定技术(multidimensional protein identification technology,MudPIT)、免疫共沉淀、GST pull-down、Far-Western、化学交联等。对于脓毒症发生和发展过程中蛋白质的相互作用,目前多停留在小规模的研究,而大规模的蛋白质相互作用研究则更多地停留于生物信息学的预测。最近笔者所在实验室利用生物信息学亚网络富集率分析(sub-network enrichment analysis,SNEA)技术探讨了内毒素血症小鼠 2、8、24、48 小时血清中差异表达蛋白的相互作用集合,进而预测了 4 种治疗内毒血症的药物。结果证实其中 3 种药能降低小鼠的死亡率,而两药配合使用的疗效更加明显。同时,我们采用大鼠心肌缺血-再灌注损伤模型,结合蛋白质亲和层析、二维电泳与质谱分析,发现心肌缺血-再灌注损伤时,心肌中 HSP70 与 32 个蛋白质发生相互作用,这些蛋白质的功能主要涉及糖酵解、三羧酸循环、能量代谢和氧化应激,表明 HSP70 通过与上述蛋白质相互作用而发挥心肌保护效应。

五、代谢组、代谢组学与脓毒症

代谢组（metabolome）是指某一时刻细胞内所有代谢物的集合，研究这个集合的科学就是代谢组学（metabolomics），它是继基因组学和蛋白质组学之后新近发展的一门新兴学科。代谢组学试图对生物体内所有代谢物进行定量分析，并寻找代谢物与生理病理变化的相对关系，是系统生物学的组成部分。早期对代谢的研究主要采用磁共振技术（NMR），近年又出现了质谱技术和离子化技术。质谱技术是将离子化的原子、分子或是分子碎片按质量或者质荷比（m/z）大小顺序排列成图谱，并在此基础上进行各种无机物、有机物的定性或定量分析。

代谢是生命体最重要的功能和特征。脓毒症发病过程中机体的代谢非常活跃，其代谢水平和特征明显影响着脓毒症的预后，因此代谢产物在脓毒症发生和发展中的作用很早就受到关注。有研究发现脓毒症或脓毒性休克时，肝和肌肉组织代谢产物的种类、改变时间、改变强度各有不同。还有资料表明，脓毒症患者早期血清中血小板活化因子乙酰基水解酶（platelet-activating factor acetylhydrolase，PAFAH）和花生四烯酸诸多衍生物如白三烯 B_4（LTB_4）、血栓素 B_2（TXB_2）、前列腺素 $F_{1\alpha}$（$PGF_{1\alpha}$）均不同程度地升高，且 PAFAH 和 TLB_4 与脓毒症的诊断高度相关。花生四烯酸的抑制物能减轻内毒素休克大鼠肝损伤及多形核白细胞的活化，对内毒素血症大鼠具有保护作用。核酸代谢产物腺苷能抑制脓毒症患者细胞因子的产生、炎性细胞的迁移黏附，还能促进心肌一氧化氮（NO）的产生及心肌对钙离子的反应性，在脓毒性休克中发挥重要作用。Hinkelbein 等检测了 CLP 大鼠血清蛋白谱，发现11 个与代谢相关的蛋白表达下调。通过对这些蛋白进行通路分析，发现这些蛋白主要参与糖酵解和三羧酸循环。目前越来越多的脓毒症代谢物受到了人们的重视。

近年来各种组学的方法学研究进步很快，信息来源亦多种多样，但是从中提炼出生物学意义的能力却一直提高缓慢，其中的一个重要原因就是人们对数据的分析能力不强。高通量实验得到的庞大数据常常让研究者产生困惑和无奈。如 Mootha 等对比糖耐受正常、糖耐受减弱或糖尿病人群的基因表达差异，竟然没有找到一个有意义的新的差异表达基因。由此可见，组学研究除了获取信息外，更重要的是对信息的精确提炼，而这往往需借助生物信息学平台，利用特殊的软件或数据库，联合多种数据分析技术，将多维、分散的数据进行总结、分类及判别分析，发现数据间的定性、定量关系，解读数据中蕴藏的生物学意义，阐述其与机体的关系。其中主成分分析法（PCA）是最常用的分析方法，其将分散于一组变量上的信息集中于几个综合指标上，如把高通量实验获得的大量代谢物信息集中到一些主要途径上进行分析，能起到降维分析的作用，避免有价值的信息淹没于大量数据中。其他的模式识别技术如聚类分析、辨别式功能分析、最小二乘法投影法等在组学研究中亦有重要的地位。后文提及的系统生物学正是将生物信息学贯穿于各种组学研究所得的信息中，从整体把握研究对象，以期解决复杂的基础或者临床难题。

第二节 脓毒症的系统生物学研究

相对于经典分子生物学的研究而言，基因组、转录组、蛋白质组等各种组学的研究不再停留在对个别基因或蛋白质的"垂直型研究",而是上升到同时研究成千上万个基因或蛋白的"水平型研究",但是要理清这些基因或蛋白质与生物有机整体生命活动之间的关系,揭示生物有机整体的各种生命过程,仍存在许多困难。人类基因组计划发起人之一的美国科学家莱诺伊·胡德(Leroy Hood)提出的系统生物学的概念则有望弥补这一不足。系统生物学是在细胞、组织、器官和生物体整体水平在研究结构及功能各异的各种分子及其相互作用,并通过计算生物学来定量描述和预测生物功能、表型和行为的科学。系统生物学将在基因组序列的基础上完成由生命密码到生命过程的研究,这是一个逐步整合的过程,由生物体内各种分子的鉴别及其相互作用的研究到途径、网络、模块,最终完成整个生命活动路线图的绘制。简单来讲,系统生物学就是为了得到一个理想的模型,使其理论预测反映生物系统的真实性,它的出现标志着分子生物学(molecular biology)已经开始向模式生物学(modular biology)过渡。

系统生物学的基本工作流程可分为4个步骤:第一步是对选定的某一生物系统所有组分进行了解和确定,描绘出该系统的结构,包括基因相互作用网络和代谢途径,以及细胞内和细胞间的作用机制,以此构造出一个初步的模型;第二步是依次改变被研究对象的内部组成成分(如基因突变)或外部生长条件,然后观测在这些情况下系统组分或结构所发生的相应变化,包括基因表达、蛋白质表达和相互作用、代谢途径等的变化,并将得到的有关信息进行整合;第三步是把通过实验得到的数据与根据模型预测的数据进行比较,并对初始模型进行修订;第四步是根据修正后模型的预测或假设,设定和实施新的改变系统状态实验,重复第二步和第三步,不断地通过实验数据对模型进行修订和精练。

一、系统生物学的研究工具

系统生物学的提出及发展归根结底得益于人类基因组计划的实施和完成,而人类基因组计划的实施离不开DNA测序仪的发明。第一台自动DNA测序仪由胡德及其同事在1986年开发,现在DNA测序速度增长了2000倍,每天约可测序1500 000个碱基对,胡德预计在未来的7~10年DNA测序速度还将增加2000~4000倍。Brenner及其同事发明了另外一种测序方法——大规模平行测序技术(massively parallel signature sequencing,MPSS),能同时进行100万个不同DNA分子的测序。MPSS最大的优势在于它能检测低表达基因(每个细胞1~100拷贝,这是很多转录因子和信号转导分子基因的表达量),而DNA微阵列常常不能检测到这些分子的表达。此外,二维聚丙烯酰胺凝胶电泳技术把等电聚焦技术(根据蛋白质等电点进行蛋白质分离)和SDS-聚丙烯酰胺凝胶电泳技术(根据蛋白质的大小进行蛋白质分离)结合起来形成二维电泳进行蛋白质分离分析。放射性核素标记亲和标签(isotope-coded affinity tag,ICAT)技术利用放射性核素轻重不同标记不同蛋白标本,进而分析蛋白丰度的改变。多参数快速细胞分选(multi-parameter high-speed cell sorting)技术能进行单一细胞类型的分离。其他诸如DNA和寡核苷酸微阵列技术、质谱分析等不再赘述。目前,利用这些工具和技术,在破译生命密码和应用方面已经取得了较大进展。如啤酒酵母、果蝇和线虫等各种模式生物基因组的研究日臻完善,并且由于模式生物与人类来自共同的祖先,所以可以借助各种数据库资源和生物信息学方法横向推测人类基因组组成、结构、关系网络及生命活动的规律。

二、系统生物学的数据资源

系统生物学的核心就是为了建立一个可用于预测某一系统生物过程的数学模型,而数学模型的建立需要收集尽可能丰富的数据信息、如 DNA、RNA 或蛋白质的序列信息、基因表达信息、蛋白或代谢物丰度信息、蛋白质相互作用信息以及蛋白修饰、酶活性、亲和力信息等。自 1953 年沃森和克里克提出 DNA 的双螺旋结构,到 20 世纪 90 年代人类基因组计划的开展,到人类及各种模式生物基因组测序工作的完成和功能基因组研究的蓬勃发展,生物学、计算机科学和数学等领域的科学家已收集了各种实验数据和科学文献资料,建立了一系列的数据库(表 4-1)。这些数据库不仅便于世界各地研究人员提交各种研究数据,而且能够实现各种已有数据资源的共享,从而使系统生物学研究的开展成为可能。

表4-1 常用的数据库及其网址

数 据 库	网 址
Ontology	
GO	http://www.geneontology.org/
Pathway databases	
KEGG	http://www.genome.jp/kegg/
Reactome	http://www.reactome.org/
BioCyc(including EcoCyc,MetaCyc,HumanCyc)	http://www.biocyc.org/
Pathway Interaction Database(PID)	http://pid.nci.nih.gov/
BioCarta	http://www.biocarta.com/
Spike	http://www.cs.tau.ac.il/~spike/
IntAct	http://www.ebi.ac.uk/intact/
Database of in teracting proteins(DIP)	http://dip.doe-mbi.ucla edu/
Kinetics databases	
BRENDA	http://www.brenda.uni-koeln.de/
SABIO-RK	http://sabio.villa-bosch.de/SABIORK/
Expression data resources	
Gene Expression Omnibus(GEO)	http://www.ncbi.nlm.nih.gov/projects/geo/
ArrayExpress	http://www.ebi.ac.uk/arrayexpress/index.html
Disease speciflc databases	
OMIM	http://www.ncbi.nlm.nih.gov/entrez/query.fcgi? db=OMIM
Systems biology model repositories	
BioModels	http://www.biomodels.org/
JWS	http://jjj.biochem.sun.ac.za/

三、系统生物学的分析方法

虽然模式生物和人类基因组测序工作已经完成,组学研究也得到了迅速发展,各种各样的数据库得以建立和扩大,但是对来自各数据库的信息进行整合的能力尚不强。而阻碍数据整合能力的重要原因在于数据的标准化水平不高,即由不同实验室、在不同平台进行的不同实验和所得的数据均有各自不同的描述方式,没有一个统一的标准,缺乏通用的平台或标准来存储、注释和约束,所以不能在数学模型建立时被直接识别或整合。即使在某一数据库领域数据的描述具有统一性,但由于数据库的建立也有时间和组织差异,因而出现不同数据库之间的信息不能互通。因此,要提高对高通量数据的分析能力和各种数据或数据库的利用整合能力,就必须建立系统生物学的标准,确立一套统一的数据表达形式和语言,架构系统的数据交换格式,然后在其基础上开发和修正好的注释方法、原则和模型模拟工具及方法。

用于数据管理的一个最常见概念就是 Gene Ontology(简称 GO),它既是一个数据库,包含了基因参与的生物过程(biological process)、所处的细胞位置(cellular component)、发挥的分子功能(molecular function)三方面的信息,又是一个使用"可控制的词汇表"(controlled vocabulary)和"严格定义的关系"(well-defined relationships)、以定向无环图(directed acyclic graphs)的形式统一表示各物种的基因功能分类体系。它能纠正传统功能分类体系中常见的维度混淆问题,还能进行基因表达谱数据分析。GO 的网站 "http://www.geneontology.org/" 提供了基因功能分类标签和基因功能研究的背景知识。目前已经有在线的基因 GO 分类查询系统。如 Mootha 等根据 GO 知识体系,不以寻找单个基因为目标,而转向研究"功能群"(functional classes),把参与同样功能/通路的基因进行功能群层面的抽象和整合,避免了单个基因的表达改变不足以反映特定功能/通路的整体改变情况的缺点,结果发现了正常对照人群 3 个 KEGG 通路的表达明显高于糖尿病患者。最近有研究者从某类具有副作用的药物与干预靶点结合位点的相似性入手,从蛋白数据库 PDB(protein data bank)中筛选出与该药物结合的可能的非靶点(off-target),对比靶点与非靶点的功能、亲和力的差异,并收集非靶点构架的网络,从而分析该药物副作用产生的原因,并确定了一种副作用小的药物。在该实验中利用了多种数据库,设置了多种参数,始终基于药物与靶点结合这一过程,模拟出药物对机体的可能影响。

四、脓毒症的系统生物学研究

脓毒症的系统生物学研究还比较少,虽然一些实验室尝试从系统生物学水平研究脓毒症,但是一般只是把两个或多个组学研究结合起来进行分析。且由于数据资源的不完善,整合能力的薄弱,因此还没有真正实现系统生物学数学模型的建立。但是目前人们已认识到系统生物学研究的优势,如 Tseng 等分别检测了大鼠血管内皮细胞受 LPS 刺激后基因表达、分泌蛋白的改变,并根据基因的同源性在人类基因库中找到大鼠表达发生改变的基因的同源基因;根据 GO 数据库、BioCarta 和 KEGG 路径数据库的信息,采用 BGSSJ 软件将基因进行归类;对属于 4 个不同通路的基因群进行相互作用性分析,发现不同反应通路之间存在着相互作用。但是由于数据库信息不完善以及蛋白质组研究方法的缺陷(如二维电泳不能检测低丰度蛋白、细胞因子抗体芯片检测的分子数量有限等),所以还不能构建数学模型。该实验虽然是尝试用系统生物学的方法研究,并获得一些提示,但是最终还是归为传统的组学研究。还有前文提及的巨噬细胞炎症网络的建立,其实也是在基因表达实验的基础上利用相互关系数据库建立炎症反应的"功能群",但是由于该实验分析了不同时间点炎症反应的"功能群"之间的变化,让炎症反应改变尤其是相互作用改变可视化,使得能更快捷地定位哪些基因在哪个阶段发生了怎样的改变。

五、研 究 展 望

随着功能基因组学研究的不断深入,越来越多有关 DNA、RNA、蛋白质、代谢物及其相互作用等的信息被检测到,各种数据库相继建立;在利用这些信息的基础上初步绘制了不同的通路或生物过程图谱,从而能更直观、更科学地推动各种问题的解决。脓毒症等危重症的研究也在这一趋势下得以拓宽研究思路,革新研究策略。但是由于目前各组学的发展水平不同,尤其是蛋白质组学技术相对落后,相互作用组研究具有较高的假阳性,相互作用、路径、代谢组数据库尚不完善,系统生物学研究软件仍然缺乏,使得在危重症领域开展真正的系统生物学研究仍非常困难。然而,一些科学家已经在朝这个方向努力,尝试从系统水平探讨脓毒症等危重病的发生与发展机制和新的防治措施。虽然目前研究结果仍差强人意,但是功能基因组学和系统生物学的结合无疑将为推动 21 世纪危重症研究的进展带来新的希望。

(张玲莉　肖献忠)

参 考 文 献

蒋建新. 2005. 基因组多态性与脓毒症易感性研究. 中华创伤杂志,21:45~50

姚咏明,方向明. 2008. 脓毒症基因多态性研究的临床意义. 中华急诊医学杂志,17:117~118

于宝军,张佃良,唐星明. 2003. 肿瘤坏死因子基因组多态性在脓毒症发病中的作用. 中华医学杂志,83:2132~2137

Al-Shahrour F,Arbiza L,Dopazo H,et al. 2007. From genes to functional classes in the study of biological systems. BMC Bioinformatics,8:114

Arcaroli J,Silva E,Maloney JP,et al. 2006. Variant IRAK-1 haplotype is associated with increased nuclear factor-kappa B activation and worse outcomes in sepsis. Am J Respir Crit Care Med,173:1335~1341

Ashare A,Powers LS,Butler NS,et al. 2005. Anti-inflammatory response is associated with mortality and severity of infection in sepsis. Am J Physiol Lung Cell Mol Physiol,288:L633~640

Ashburner M,Ball CA,Blake JA,et al. 2000. Gene ontology:tool for the unification of biology. The Gene Ontology Consortium. Nat Genet,25:25~29

Bowler R,Reisdorph N. 2007. Mining the liver proteome for drug targets for sepsis. Crit Care Med,35:2443~2444

Brenner S,Johnson M,Bridgham J,et al. 2000. Gene expression analysis by massively parallel signature sequencing (MPSS) on microbead arrays. Nat Biotechnol,18:630~634

Buhimschi CS,Bhandari V,Han YW,et al. 2009. Using proteomics in perinatal and neonatal sepsis:hopes and challenges for the future. Curr Opin Infect Dis,22:235~243

Calvano SE,Xiao W,Richards DR,et al. 2005. A network-based analysis of systemic inflammation in humans. Nature,437:1032~1037

Chen GW,Wang KK,Liu Y,et al. 2008. Role of HSF1 knock-out in protection of heat shock response against endotoxemia. Prog

Biochem Biophys,35: 424 ~ 430

Cohen ES,Law WR,Easington CR,et al. 2002. Adenosine deaminase inhibition attenuates microvascular dysfunction and improves survival in sepsis. Am J Respir Crit Care Med,166: 16 ~ 20

de Aguiar BB, Girardi I, Paskulin DD, et al. 2008. CD14 expression in the first 24 h of sepsis: effect of -260C > T CD14 SNP. Immunol Invest,37: 752 ~ 769

Diep BA,Gill SR,Chang RF,et al. 2006. Complete genome sequence of USA300,an epidemic clone of community-acquired meticillin-resistant Staphylococcus aureus. Lancet,367: 731 ~ 739

Duan X,Berthiaume F,Yarmush D,et al. 2006. Proteomic analysis of altered protein expression in skeletal muscle of rats in a hypermetabolic state induced by burn sepsis. Biochem J,397: 149 ~ 158

Dunman PM,Murphy E,Haney S,et al. 2001. Transcription profiling-based identification of Staphylococcus aureus genes regulated by the agr and/or sarA loci. J Bacteriol,183: 7341 ~ 7353

Fessler MB,Malcolm KC,Duncan MW,et al. 2002. Lipopolysaccharide stimulation of the human neutrophil: an analysis of changes in gene transcription and protein expression by oligonucleotide microarrays and proteomics. Chest,121: 75S ~ 76S

Gibot S,Cariou A,Drouet L,et al. 2002. Association between a genomic polymorphism within the CD14 locus and septic shock susceptibility and mortality rate. Crit Care Med,30: 969 ~ 973

Hendriksen WT,Silva N,Bootsma HJ,et al. 2007. Regulation of gene expression in Streptococcus pneumoniae by response regulator 09 is strain dependent. J Bacteriol,189: 1382 ~ 1389

Hinkelbein J,Feldmann RE, Peterka A, et al. 2007. Alterations in cerebral metabolomics and proteomic expression during sepsis. Curr Neurovasc Res,4: 280 ~ 288

Hinkelbein J,Feldmann RE,Schubert C,et al. 2009. Alterations in rat serum proteome and metabolome as putative disease markers in sepsis. J Trauma,66: 1065 ~ 1075

Hood L. 2003. Systems biology: integrating technology,biology,and computation. Mech Ageing Dev,124: 9 ~ 16

Howrylak JA,Dolinay T,Lucht L,et al. 2009. Discovery of the gene signature for acute lung injury in patients with sepsis. Physiol Genomics,37: 133 ~ 139

Kalenka A,Feldmann RE,Otero K,et al. 2006. Changes in the serum proteome of patients with sepsis and septic shock. Anesth Analg,103: 1522 ~ 1526

Kasthuri RS,Wroblewski M,Jilma B,et al. 2007. Potential biomarkers of an exaggerated response to endotoxemia. Biomarkers,12: 287 ~ 302

Kobayashi T,Furukawa K,Onda M. 1994. The effect of arachidonic acid metabolite inhibitors on liver injury in endotoxin shock,with special reference to the role of polymorphonuclear leukocytes (PMNs). Nippon Ika Daigaku Zasshi,61: 200 ~ 208

Law WR, Valli VE, Conlon BA. 2003. Therapeutic potential for transient inhibition of adenosine deaminase in systemic inflammatory response syndrome. Crit Care Med,31: 1475 ~ 1481

Lissauer ME,Johnson SB,Bochicchio GV,et al. 2009. Differential expression of Toll-like receptor genes: sepsis compared with sterile inflammation 1 day before sepsis diagnosis. Shock,31: 238 ~ 244

Lorenz E,Mira JP,Frees KL, et al. 2002. Relevance of mutations in the TLR4 receptor in patients with gram-negative septic shock. Arch Intern Med,162: 1028 ~ 1032

Majetschak M,Flohe S,Obertacke U,et al. 1999. Relation of a TNF gene polymorphism to severe sepsis in trauma patients. Ann Surg,230: 207 ~ 214

Mootha VK,Lindgren CM,Eriksson KF,et al. 2003. PGC-1alpha-responsive genes involved in oxidative phosphorylation are coordinately downregulated in human diabetes. Nat Genet,34: 267 ~ 273

Mori E,Hasebe M,Kobayashi K,et al. 1987. Alterations in metabolite levels in carbohydrate and energy metabolism of rat in hemorrhagic shock and sepsis. Metabolism,36: 14 ~ 20

Nau GJ,Richmond JF,Schlesinger A,et al. 2002. Human macrophage activation programs induced by bacterial pathogens. Proc Natl Acad Sci USA,99: 1503 ~ 1508

Nilsson R,Bajic VB,Suzuki H,et al. 2006. Transcriptional network dynamics in macrophage activation. Genomics,88: 133 ~ 142

Obert C,Sublett J,Kaushal D,et al. 2006. Identification of a candidate Streptococcus pneumoniae core genome and regions of diversity correlated with invasive pneumococcal disease. Infect Immun,74: 4766~4777

Orihuela CJ,Radin JN,Sublett JE,et al. 2004. Microarray analysis of pneumococcal gene expression during invasive disease. Infect Immun,72: 5582~5596

Schluter B,Raufhake C,Erren M,et al. 2002. Effect of the interleukin-6 promoter polymorphism (-174 G/C) on the incidence and outcome of sepsis. Crit Care Med,30: 32~37

Smid M,Dorssers LC. 2004. GO-mapper: functional analysis of gene expression data using the expression level as a score to evaluate Gene Ontology terms. Bioinformatics,20: 2618~2625

Stevenson BJ,Iseli C,Beutler B,et al. 2003. Use of transcriptome data to unravel the fine structure of genes involved in sepsis. J Infect Dis,187: S308~314

Subrahmanyam YV,Yamaga S,Prashar Y,et al. ,2001. RNA expression patterns change dramatically in human neutrophils exposed to bacteria. Blood,97: 2457~2468

Tang BM,McLean AS,Dawes IW,et al 2008. Gene-expression profiling of gram-positive and gram-negative sepsis in critically ill patients. Crit Care Med,36: 1125~1128

Tang BM,McLean AS,Dawes IW,et al. 2007. The use of gene-expression profiling to identify candidate genes in human sepsis. Am J Respir Crit Care Med,176: 676~684

Tang BM,McLean AS,Dawes IW,et al. 2009. Gene-expression profiling of peripheral blood mononuclear cells in sepsis. Crit Care Med,37: 882~888

Tang GJ,Huang SL,Yien HW,et al. 2000. Tumor necrosis factor gene polymorphism and septic shock in surgical infection. Crit Care Med,28: 2733~2736

Tegner J,Nilsson R,Bajic VB,et al. 2006. Systems biology of innate immunity. Cell Immunol,244: 105~109

Thongboonkerd V,Chiangjong W,Mares J,et al. 2009. Altered plasma proteome during an early phase of peritonitis-induced sepsis. Clin Sci (Lond),116: 721~730

Tseng HW,Juan HF,Huang HC,et al. 2006. Lipopolysaccharide-stimulated responses in rat aortic endothelial cells by a systems biology approach. Proteomics,6: 5915~5928

Upperman JS,Potoka DA,Zhang XR,et al. 2003. Mechanism of intestinal-derived fungal sepsis by gliotoxin,a fungal metabolite. J Pediatr Surg,38: 966~970

Wang H,Bloom O,Zhang M,et al. 1999. HMG-1 as a late mediator of endotoxin lethality in mice. Science,285: 248~251

Wong HR,Cvijanovich N,Allen GL,et al. 2009. Genomic expression profiling across the pediatric systemic inflammatory response syndrome,sepsis,and septic shock spectrum. Crit Care Med,37: 1558~1566

Wurfel MM,Gordon AC,Holden TD,et al. 2008. Toll-like receptor 1 polymorphisms affect innate immune responses and outcomes in sepsis. Am J Respir Crit Care Med,178: 710~720

Xie L,Li J,Xie L,et al. 2009. Drug discovery using chemical systems biology: identification of the protein-ligand binding network to explain the side effects of CETP inhibitors. PLoS Comput Biol,5: e1000387

第五章

基因多态性与基因治疗

　　自从 Sorensen 等发现遗传因素对感染性疾病的预后较癌症、心血管疾病等常见病有着更为重要的作用,人们对脓毒症(sepsis)等危重症遗传学的研究进行了大量的工作。人类基因组计划和国际人类基因组单体型图计划的完成,以及各种高通量检测技术的发展进一步推动了脓毒症遗传多态性(polymorphisms)的研究,并掀起了全基因组关联研究的热潮。脓毒症系指微生物入侵机体感染后所致的全身性炎症反应综合征(systemic inflammatory response syndrome,SIRS),机体促炎症反应和抗炎症反应间的不平衡是其发生和发展的病理生理基础,严重脓毒症(severe sepsis)、脓毒性休克(septic shock)及多器官功能障碍综合征(multiple organ dysfunction syndrome,MODS)则是脓毒症的后续症。2001 年美国疾病控制中心的调查统计结果显示,在美国,每年大约有 75 万人并发严重脓毒症,21.5 万人死于脓毒症及其后续症,平均病死率为 28.6%;而年龄高于 85 岁的老年患者的病死率则高达38.4%,脓毒症已成为老年人十大死因之一,每年投入脓毒症的医疗费用高达 160 余亿美元。在我国,随着经济发展和科技进步,尤其是先进医疗技术的广泛应用,如有创监测、免疫抑制剂使用、抗菌药物的广泛应用、人口老龄化等,多发伤、严重创伤、烧伤、外科大手术后脓毒症、严重脓毒症、MODS 的患病率及病死率与国外报道基本一致。

　　现已明确,脓毒症是由环境因素(病原微生物)和遗传因素共同作用的多基因病,多个常见的、微效的遗传变异独立或相互间通过目前尚未能阐明的分子机制在脓毒症的发生和发展中起着一定的作用,不同个体对感染的易感性和预后存在明显的差异。早在 1988 年Sorensen 等就发现,与癌症、心血管疾病等常见病相比较,遗传因素对感染性疾病的预后起着更重要的作用。血缘父母死于感染性疾患的子代发生感染后,死亡概率将增高 5 倍。1996 年德国 Stuber 教授在国际上首次报道了“遗传变异与脓毒症发生和发展的相关性研究”的结果,即肿瘤坏死因子 NCOI 多态性与脓毒症患者体内肿瘤坏死因子(TNF)-α 的产生水平、器官功能障碍的易感性及预后显著相关。自此,在国际危重病医学研究领域中,基因变异(如第一代遗传标志 RFLP、第二代遗传标志 VNTR 和微卫星等)与脓毒症和 MODS 的发生和发展及预后的相关性研究十分活跃。迄今为止,文献检索发现国内外有数百篇有关“脓毒症与基因多态性”的研究报道。

　　随着人类基因组计划中人类基因组高分辨率遗传图、染色体各种物理图谱的完成与国际“人类基因组单体型图计划”的实施,利用人类基因组图谱寻找与脓毒症相关的遗传变异和预警指标并指导其个体化防治将是 21 世纪转化医学发展的重要方向。

　　本章将以脓毒症等严重感染并发症为例,详细阐述基因多态性的概念与分析技术方法、基因多态性与脓毒症等危重症发生和发展及防治的关系、基因多态性研究中存在的问题及基因治疗等,拟为从事急危重症医学基础与临床研究工作者、医务人员提供相关的病理生理机制、疾病诊断/预警、防治等方面的信息。

第一节 基因多态性概述及其分析技术

一、基因多态性概述

人类基因组由 30 亿个碱基对组成,包含 3 万~5 万个基因。在同种生物的不同个体之间,尽管其蛋白质产物的结构和功能完全相同或仅存在细微的差异,但在 DNA 水平上却存在显著差异,尤其在不编码蛋白质的区域以及没有重要调节功能的区域表现更为突出。基因多态性是指在同一随机婚配的群体中,染色体同一遗传位点上具有两个或两个以上的等位基因,且每个等位基因在群体中的出现频率皆高于 1% 。基因多态性是 DNA 顺序上的正常变异(normal genomic variation),不同于突变(mutation)。

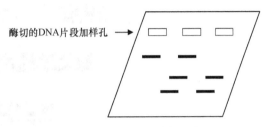

酶切的DNA片段加样孔 →

图 5-1 基因多态性分析示意图

基因多态性产生或丢失限制性内切酶酶切位点,等位基因 A 无限制性内切酶酶切位点,等位基因 B 包含限制性内切酶酶切位点。包含基因多态性位点的 DNA 片段经 PCR 扩增、限制性内切酶酶切、琼脂糖凝胶电泳分析基因型,左列为纯合子 AA,中列为杂合子 AB,右列为纯合子 BB

基因多态性包括以下 3 种类型:①由于限制性内切酶位点上发生了单个碱基点置换而使这一限制性位点发生丢失或获得而产生的多态性,故称之为点多态性(point polymorphism)(图 5-1)。②由 DNA 片段(几个或几十个核苷酸)发生变异如缺失、重复、插入所致。其中①和②中因单个碱基点置换、DNA 片段发生变异所致核苷酸顺序的变异将产生(或缺失)某种限制性内切酶的位点,利用该限制性内切酶消化此 DNA 时,便会产生不同长度的限制性片段,限制性酶切片段长度多态性已成为第一代遗传标志。③由高变区内串联重复顺序的拷贝数不同所产生的,包括可变数目的串联重复序列(variable number of tandem repeat,VNTR)、微卫星标记(microsatellite marker)等,它们广泛分布于人类基因组,具有高度的长度多态性,信息量高,已成为第二代遗传标志。微卫星标记是由典型的 1~5 个碱基重复序列构成的 10~30 个重复单位,即人群中存在 DNA 序列长度(重复拷贝数目)的差异,其中以两个碱基(CA)$_n$ 的重复单位为最多,这样的重复位点在基因组上有 3.5 万~10 万个。目前国际人类基因组单体型图计划中的单核苷酸多态性(single neucleotide polymorphism,SNP)是指基因组水平上单个核苷酸的变异引起的 DNA 序列多态性,是遗传变异的一种重要形式,大约为已知多态性标记的 80% 。SNP 出现的频率高,在人类基因组中的平均密度估计为 1/1000,SNP 具有较高的遗传稳定性,因此已成为第三代遗传标志。另外,随着人类基因组计划的完成和对基因组图谱的深入研究,基因拷贝数多态性(copy number polymorphism,CNP)越来越受到人们的重视。基因拷贝数多态性是指染色体某一特定区域内出现同源性达 90% 以上且大于 1kb 的两个或多个重复片段。基因拷贝数多态性可能影响基因的转录和翻译水平,进而可能与某些疾病的易感性相关。

位于启动子区域的基因多态性可能影响该基因的转录水平;位于蛋白编码区域的基因多态性可能影响该基因表达产物的氨基酸组成;位于 3′ 或 5′ 末端非编码区域的基因多态性可能影响 mRNA 的稳定性;位于内含子(intron)的基因多态性可能与 RNA 的剪切及 DNA 结合蛋白有关,也可能与该基因的表达或表达调控无关(图 5-2)。但是,无功能的基因多态性可能和与疾病相关的某个遗传标记处于连锁不平衡(linkage disequilibrium,LD),因而可能是一个重要的 DNA 标记。

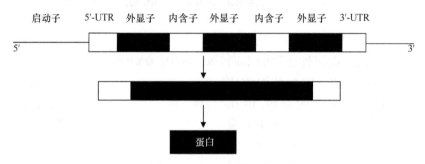

图 5-2　基因结构及基因的转录和翻译

等位基因指位于一对染色体上对应位置的一对基因。基因频率是指在群体中某一等位基因出现的概率与该群体全部等位基因之比。如在一段 DNA 中,等位基因 A 出现的频率为 0.6,等位基因 B 出现的频率为 0.4。如果这两个等位基因(A,B)是随机相关的,那么,A 和 B 同时存在的概率等于每个等位基因存在频率的乘积,即 $2 \times 0.6 \times 0.4 = 0.48$,即 48% 的人同时含有等位基因 A 和等位基因 B。而如果它们是非随机相关的,那么同时存在的可能性将和预期的频率相差较大,这种相关的非随机性称为连锁不平衡。如果多态性等位基因数目为 n,则可有 2^n 种不同的组合,每种组合称为一种单倍型(haplotype),每种单倍型随机相关的预期出现频率为各个等位基因频率乘积。但是,某些理论上的组合实际上是不存在的,这是由于各个多态性切点之间是非随机相关的(连锁不平衡)。在正常人群中,由于随机交配,在没有新的突变和自然选择的情况下,基因频率可以世代维持不变。某一等位基因在不同人群中出现的频率并不完全一样。

二、基因多态性的分析技术

随着分子生物学技术的不断发展,人们从 DNA 水平上直接分析生物体 DNA 顺序上的变异已成为可能。目前,国内外已采用的基因多态性分析技术包括:限制性内切酶片段长度多态性、实时定量 PCR、单核苷酸引物延伸法、等位基因特异扩增法、异源杂合双链技术、变性高效液相分析(DHPLC)、基因芯片、电喷雾质谱(electrospray ionization-mass spectrometry,ESI-MS)和基质辅助激光解析电离飞行时间质谱技术等。

1. 限制性内切酶片段长度多态性(restriction fragment length polymorphism,RFLP)RFLP 是检测 DNA 顺序上已知的单核苷酸变异的一种常用技术。DNA 片段上的某一点恰好导致某一限制性内切酶识别位点的出现或消失,从而在酶解产物的电泳图谱上表现为片段数量的增多或减少。例如,与高半胱氨酸血症和心脑血管疾病相关的亚甲四氢叶酸还原酶(methylenetetrahydrofolate,MTHFR)的一种常见突变体第 677 位核苷酸 C 被 T 置换,

（C677T）使这一位置形成一个 *Hinf* I 的酶切位点。当 PCR 产物用 *Hinf* I 酶切后,正常与突变体片段长度是不一样的,可用琼脂糖凝胶电泳、毛细管电泳图谱等检出。

2. 实时定量 PCR　实时定量 PCR 是近几年兴起的新技术,它不仅用于核酸分子的定量分析,还可用于基因多态性的检测。下面以 Roche 公司的 LightCycler 为例,详细介绍荧光能量共振传递(fluorescence resonance energy transfer,FRET)杂交探针(荧光共振能量传递探针)法结合熔点曲线分析在基因多态性检测中的运用。首先在多态位点的上下游分别设计一条引物,并同时设计一对探针,上游探针包含突变位点且其 3' 端标记供体荧光基团(例如FAM),下游探针在上游探针的下游 1 ~ 5 个碱基处,其熔点温度(T_m)高于上游探针 5 ~ 10℃,且 5' 端标记受体荧光基团(如 Red 640)。当 PCR 变性时两探针处于游离状态,供体荧光分子(例如 FAM)受激发产生的荧光因为距离远而不能被受体荧光基团(如 Red 640)吸收,受体荧光基团不发光,探头就检测不到指定波长荧光。当 PCR 退火时,两探针同时结合在模板上,供体基团和受体荧光素相邻,供体荧光素受激发而产生的荧光正好被邻近的受体荧光基团吸收而发出另一波长的荧光,检测探头所检测的正是这个受体基团发射的荧光,这个过程称为 FRET。基因多态性的分析包括两个步骤:先对多态性位点进行特异性 PCR扩增,然后对 PCR 产物进行熔点分析和连续荧光检测。探针和 PCR 产物的杂交不仅取决于其长度和 GC 含量,也依赖于二者间的同源性。随着温度的逐渐增加,上游探针先从杂交复合体上脱落。这样,两探针互相分离,被检测到的荧光就逐渐减弱。因此,靶 DNA 完全互补的探针将出现高的 T_m 值,而与多态位点结合的探针 T_m 值较低(图 5-3)。

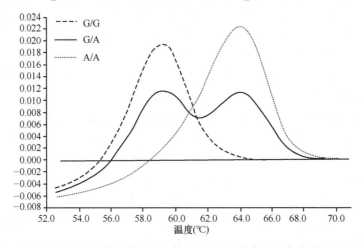

图 5-3　FRET 杂交探针(荧光共振能量传递探针)法结合熔点曲线分析基因多态性

3. 单核苷酸引物延伸法(single-nucleotide primer extension,SnuPE)　SnuPE 的原理是先扩增一段包含已知点突变区域的片段,再设计一个引物,使其后 3' 端正好与紧邻突变核苷酸的 5' 端互补,然后加入与突变核苷酸(或正常核苷酸)互补的荧光标记的双脱氧核苷酸。当二者的碱基互补时,引物延伸一个核苷酸并被标记,因此通过检测有无荧光标记产物即可判断出是否存在突变。如果使用不同荧光基团分别标记 ddA、ddC、ddG、ddT,同时进行反应,则一次就可在琼脂糖凝胶电泳、毛细管电泳图谱上将野生纯合子、突变纯合子及杂合子区分开。Pigge 等报道了一例利用 SnuPE 通过毛细管电泳检出了与 Leber 遗传性神经病相关的线粒体 DNA 上的 3 种点突变。

4. 等位基因特异扩增法（allele specific amplification, ASA） ASA 的原理系基于 PCR 过程中引物延伸是从 3′端开始的，3′端的碱基对引物的延伸来说处于至关重要的位置，如果这个碱基与模板互补，则引物能不间断延伸，PCR 可以正常进行，得到特定长度扩增带。因此，只要将突变与正常等位基因所不同的那个碱基安排在 3′最末端，当用某一含突变序列的引物进行 PCR 时，如果得到特异扩增带，表明被测基因含有该种突变；若没有特异扩增带出现，则表示没有这种突变。ASA 也能将多个引物在一个反应体系中同时进行（多重 ASA），其产物通过琼脂糖凝胶电泳、毛细管电泳检测就可以完成多个点突变的检测。Ulvik 等应用相同的原理，只是在一个反应中加入 3 个引物，其中在突变位置设计两个正向引物（一个是正常引物，另一个是突变引物，二者的长度不同），另一个是反向公共引物。这样一次反应亦可在琼脂糖凝胶电泳、毛细管电泳上将野生纯合子、突变纯合子及杂合子区分开。他们针对上述两个突变，设计 6 个引物一起进行 PCR，扩增出 187、207、233 和 246bp 的 4 个片段，进一步在琼脂糖凝胶电泳、毛细管电泳上将这 4 个片段分开，若用毛细管电泳分离，则可在 6 分钟内将这 4 个片段分开，非常适合在人群中进行大规模血栓栓塞性疾病易患者的筛查。

5. 异源杂合双链技术（heteroduplex technology, HT） HT 的原理是基于含有点突变的 PCR 产物和产生异源杂合双链的 DNA 片段杂交形成异源杂合双链后，由于错配区域的构型变化，使其在电泳时泳动速度发生改变，从而得以与纯合双链分离。Jackson 等利用这一原理结合毛细管电泳技术检测了 100 例样品中与血色素沉着病相关的 HFE 基因，观察到其中 G→A 置换导致的（Cys282Tyr）突变，并提出还可使用不同荧光标记不同异源 DNA 链来达到检测多种突变的目的。由于在北欧血色素沉着病发病率与病死率均较高，并且一旦发作尚无较好的治疗手段，所以在无症状期检出患者并进行预防显得尤为重要。Bowen 等也用这一方法筛查了 100 例有血栓塞史的患者中因子 V Leiden（G1691A）的突变。这一方法只需直接分析 PCR 产物就可得出结果，因此比较简单。

6. 单链构象多态性（single strand conformation polymorphism, SSCP） SSCP 是目前最常用于检测未知单个碱基置换、缺失、点突变的方法。等长的 DNA 单链当有单个碱基差异时，由于链内相互作用而形成的构象就会有所差异，这种性质称为单链构象多态性。在电泳中由于构象的差异而呈现不同的电泳速度，可用于点突变和单核苷酸多态性的检测。Inazunka 等与 PE 公司合作建立了一个简单高效筛选单个碱基变异的体系。采用两种不同荧光染料一起标记不同的 PCR 产物，然后用 SSCP 和一套自动毛细管电泳体系进行检测，并采用适当的内对照。采用同一条件，在 3 种不相关序列的 34 个已知变异样品中检出 33 种序列变异，分离的最长片段达 741bp。

7. 基因芯片（gene chip） 基因芯片又称 DNA 芯片（DNA chip）、DNA 阵列（DNA array）、寡核苷酸微芯片（oligonucleotide micro-chip），是指将许多特定的寡核苷酸片段或基因片段作为探针，有规律地排列固定于支持物上，然后与待测的标记样品的基因按碱基配对原理进行杂交，再通过激光共聚焦荧光检测系统等对芯片进行扫描，并配以计算机系统对每一探针上的荧光信号做出比较和检测，从而迅速得出所要的信息。20 世纪 90 年代初，由美国 Affymetrix 公司的 Fodor 博士提出并开始基因芯片技术的研究，至今，基因芯片技术在医学各个领域中的应用均已取得巨大突破。1998 年底，美国科学促进会将基因芯片列为 1998 年度自然科学领域十大进展之一，基因芯片满足大规模、低消耗和自动化的要求。在多态性分析方面,基因芯片技术用于基因组研究可创造第三代遗传图谱,即将遗传病表型与DNA上特定的基因序列联系起来,以SNP为标记可帮助区分两个个体遗传物质的差异,若能将所有SNP全部信息装入生物芯片则可检测到与之相关的基因间差异。Tonisson等开发了一种基于寡核苷酸芯片的阵列引物延伸(arrayed primer extension,APEX)方法,其原理是将寡核苷酸引物(其3′端与特定SNP或突变位点互补)5′端固定在玻片基质上,患者DNA经PCR扩增、酶消化后与固定在芯片上的引物退火,因而促发了模板依赖性DNA聚合酶延伸反应,应用四种不同荧光标记的双脱氧核苷酸作为反应底物,通过引物位点的颜色信号改变即可检测突变。他们应用BRCA1基因突变及SNP基因型鉴定芯片作为模型系统,芯片表面化学、模板制备及APEX反应条件均可优化,可用于进一系列DNA分析,包括SNP检测、基因突变及DNA重新测序等。Kurg等将这种新型芯片用于分析10种常见的地中海贫血突变,其中9例患者的DNA样品(各携带一种不同的突变)和4个野生型DNA样本均被正确鉴定,且其平均信噪比为40∶1,因而足以高度准确地鉴定杂合突变,此研究结果证实了APEX方法可有效地应用于各种DNA的突变和多态性分析。另有学者采用类似的方法即微阵列上的等位基因特异性引物延伸反应(allele-specific primer extension on microarrays)来进行高通量SNP基因型鉴定及突变检测。他们用低丰度物点样制作微阵列,产生可测定40个突变位点或SNP的8000种以上的基因型,最后的研究结果显示,所有的已知基因型均被正确鉴定。

8. 其他分析技术 随着SNP的快速、规模化筛查,国外已将恒变性毛细管电泳、电喷雾质谱(ESI-MS)、基质辅助激光解析电离飞行时间质谱技术(matrix assisted laser desorption ionization -flight mass spectrometry,MALDI-TOF)应用于SNP的检测中(图5-4)。

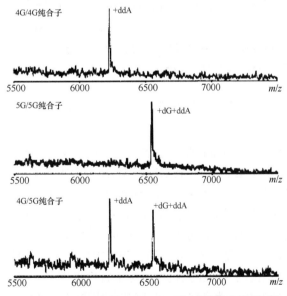

图5-4 基质辅助激光解析电离飞行时间质谱技术检测纤溶酶原
激活物抑制剂-1(PAI-1)基因启动子区域4G/5G多态性

恒变性毛细管电泳(constant denaturant capillary electrophoresis,CDCE)或称温度程序化毛细管电泳(temperature programmed capillary electrophoresis,TPCE),其原理与变性梯度胶电泳(denaturing gradient gel electrophoresis,DGGE)相似。变性梯度胶电泳的原理是基于 DNA 变性(熔点 T_m)可以使其在聚丙烯酰胺凝胶电泳中的迁移率降低,因此当不同双链 DNA 在不断增加变性剂的凝胶电泳中,可以表现出不同的迁移率,这种迁移率取决于 DNA 的组成。T_m 值较低的 DNA 片段先到达其解链所需的变性剂浓度而呈半解离状态,使电泳速度减慢;T_m 值高的 DNA 片段保持原来的泳速继续前进,直至到达与其 T_m 值相当的变性剂浓度时才呈半解离状态使电泳速度减慢。DGGE 可以检出 50 至几百个碱基对 DNA 片段中的一对碱基差别,但高解链区的点突变不能检出,检出率仅 50%。要检测高解链区内的点突变,必须在引物 5′端上加一个 40CG 对的片段以增高其 T_m 值。CDCE(或 CPCE)与 DGGE 最大的不同是:DGGE 是通过改变变性剂的浓度造成变性梯度,而 CDCE 是通过电脑程序控制毛细管不同区段的电压造成温度梯度。因此,CDCE 可在恒变性(6 mol/L 尿素)的条件下进行温度梯度电泳,这样使被分离的 DNA 片段 T_m 值降低约 12℃,高解链区内的点突变也可检出。

目前已有许多生物医学网站开辟了专门的 SNP 网页,人们可以很方便地在这些网站上查阅有关的 SNP 信息。国际上较重要的网站有:①dbSNP (http://www. ncbi. nlm. nih. gov/SNP/),该网站是由美国的 NCBI 主办的。它除了可接受各地发来的 SNP 申请注册外,也向公众免费提供对 SNP 的查询。②HapMap (www. hapmap. org),该网站是国际人类单体型图计划(简称 HapMap 计划)的官方网站,有中文、英语、法语、日语和雅鲁巴语等 5 种语言供访问者使用。它不仅详尽介绍了该计划的内容,而且还即时发布该计划实施过程中的最新进展,同时有极为详细的数据资料供访问者查询。③HGBASE (http://hgbase. interactiva. de),该网站建在德国,收集基因内 SNP,研究者可通过检测出的序列查询 SNP。④MIT SNP 数据库(http://www-genome. wi. mit. edu/SNP/human/index. html),该网站是由美国麻省理工学院建立的。它包括数千条已经定位的 SNP,可以通过指定染色体的某一区域查询 SNP。其他的 SNP 站点还有:华盛顿大学,网址是 http://www. ibc. wustl. edu/SNP;CHLC,网址是 http://www. chlc. org/cgap/nature-genetics-snps. html;美国人类基因组研究所,网址是 http://www. nhgri. nih. gov/About-NHGRI/Der/variat. htm。

第二节　脓毒症与基因多态性

脓毒症患者的临床表现呈现多样性,包括实验室生化指标差异很大。临床可以见到两个受到同一种病原微生物感染的患者,其临床表现、预后截然不同,如其中有一个年轻、健康的男性患者步行入医院门/急诊室就诊,十几个小时后病情恶化,出现高热、呼吸急促、心动过速、低血压,次日救治无效,死于严重脓毒症、MODS;而另一位中年女性患者表现为体温(腋下)37.2℃,外周血白细胞计数轻度升高,经抗菌药物、输液支持治疗数日后痊愈出院。脓毒症的临床表现多样性与环境因素、疾病的过程等固然有关,但遗传因素对脓毒症的发生和发展具有重要作用。德国的 Stuber 教授在国际上首次报道了个体肿瘤坏死因子基因多态性与脓毒症易感性、转归的相关性研究这一划时代的成果,从此掀起了从分子遗传学水平上研究炎症介质基因多态性在脓毒症等危重症发病机制、防治中的作用的热潮。今天有关该领域的研究报道已达数百篇,研究表明机体对致病微生物入侵后是否产生免疫应答、应答的强弱及由此引起的炎症介质释放方式(例如 Th1 抑或 Th2 型细胞因子为主)和病理生理变化在一定程度上是受遗传因素控制的。基因多态性可能影响个体细胞因子产生水平、免疫应答反应强度、全身性炎症反应、器官损害发生发展和预后。

除上面介绍的基因多态性分析的分子生物学技术外，基因多态性与脓毒症的关系研究设计中尚涉及遗传学研究方法。连锁分析（linkage analysis）和关联分析（association analysis）是遗传病学中被大家所熟悉的方法。连锁分析是利用连锁的原理研究致病基因与参考位点（遗传标记）的关系。连锁分析是基于家系研究的一种方法，利用遗传标记在家系中进行分型（genotyping），再利用数学手段计算遗传标记在家系中是否与疾病产生共分离，是单基因遗传病定位克隆方法的核心。根据孟德尔分离率，如果同一染色体上的位点不连锁，那么遗传标记标将独立于致病基因而分离，与致病基因位于同一单倍体或不同单倍体的机会各占一半，否则表明连锁的存在。利用连锁分析和定位克隆，明确了苯丙酮尿症和镰状细胞贫血等单基因遗传病的基因突变位点。然而，大部分疾病如糖尿病、动脉硬化症、脓毒症、MODS 等属于多基因遗传病，涉及多个基因、不同位点的变异，尤其是非孟德尔多基因变异（如脓毒症易感性问题）。连锁分析在这类疾病中由于其假阳性率高而不适用。该类多基因遗传病受家系分离方式缺乏、环境因素多变的影响使其研究难度较大。对其研究目前主要有基于群体连锁不平衡分析的高密度基因组筛选（high-density genome scans）和关联分析。由于很少见到一个家族中有同时几个成员并发脓毒症的现象，常用的家系研究方法不适用于脓毒症的遗传学研究，因此关联分析被用于脓毒症的遗传学研究。目前脓毒症的关联分析主要涉及两个方面：①脓毒症患者与相应的健康对照间的遗传标志分布是否不一致，即寻找脓毒症的易感遗传标志；②脓毒症患者中，死亡者和存活者的遗传标志分布是否不一致，即寻找脓毒症的预后遗传标志。在关联分析研究设计中，选择哪些遗传标志和靶点进行研究是十分重要的。理论上，若一个多态位点愈接近参与脓毒症病理生理过程的重要分子的相应基因，则多态位点等位基因愈可能与调节该基因结构、表达的未知变异相关联。因此，参与脓毒症病理生理过程的重要分子的相应基因及其相邻位点是脓毒症遗传学研究的关注重点。以下我们将简要了解脓毒症的病理生理过程，以便更好地理解脓毒症相关作用环节基因多态性的可能意义。

如前所述，脓毒症是微生物入侵机体感染后所致的全身性炎症反应综合征。当病原微生物越过机体屏障结构入侵机体后，机体首先动员非特异性免疫或天然免疫（innate immunity），调动免疫分子（经旁路途径或 MBL 途径激活的补体、防御素、急性期蛋白等）及免疫细胞（单核/巨噬细胞、中性粒细胞、树突细胞、NK 细胞等）消灭病原微生物。病原微生物的病原体相关分子模式（PAMP）通过与免疫细胞的 Toll 样受体（TLR）相互作用，激活跨膜信号转导过程，调控炎症介质、凝血/纤溶分子基因表达，导致免疫炎症反应失控，促炎/抗炎反应和凝血/纤溶平衡失调，进而导致脓毒症及 MODS 的发生与发展。

一、Toll 样受体、脂多糖结合蛋白和 CD14

PAMP 系存在于病原体细胞表面的分子标志，TLR 是一类识别 PAMP 分子的受体家族，该家族与果蝇的 Toll 蛋白家族在结构上具有高度同源性。TLR 可对 PAMP 进行识别，引发的信号转导能导致炎症介质的合成与释放，在感染免疫防御中发挥重要作用，并最终激活获得性免疫系统。因此，TLR 控制着由天然免疫向获得性免疫的转变。TLR 家族到目前为止共发现有 12 个成员，不同 TLR 可以在一定程度上识别并区分不同类型的病原体，相关的信号通路也不完全相同，导致了各自不同生物学功能的发挥。TLR4 可识别革兰阴性菌的脂多糖(LPS),TLR2 识别革兰阳性菌的肽聚糖等成分,TLR9 识别细菌 CpG DNA,TLR5 识别鞭毛蛋白,TLR3 识别双链 RNA(dsRNA)。其中对 Nelson 等在 1998 年发现的 TLR4 分子的研究最为深入和全面。TLR4 是在人类发现的第一个 TLR 相关蛋白,TLR4 表达于非特异性免疫细胞(如巨噬细胞、中性粒细胞和肥大细胞)和介导特异性免疫反应的 T、B 细胞的表面。TLR4 分子由胞外区、穿膜区及胞内区三部分组成,胞外区富含亮氨酸,可与 CD14 分子中的亮氨酸重复序列结合而介导蛋白质之间的相互作用;胞内区存在一段序列保守区,该序列与 IL-1 受体的胞内区的保守序列有高度同源性,被称为结构域(Toll 样受体/IL-1 receptor homologous region,TIR 区域),因此,TLR4 分子也属于 IL-1 受体超家族的成员。TIR 区域是 TLR4 与其下游相关的信号转导分子、蛋白激酶相互作用的关键部位。TIR 区域下游相关的信号转导分子包括髓系分化蛋白 88(myeloid differentiation factor 88,MyD88)、IL-1 相关蛋白激酶(interleukin-1 receptor-associated kinase 1,IRAK)和肿瘤坏死因子受体活化因子 6(TRAF6)等。LPS 首先与血清的脂多糖结合蛋白(lipopolysaccharide-binding protein,LBP)结合,然后再结合于细胞表面的 CD14 分子,CD14 通过 GPI 锚定于细胞膜。LPS 以 LPS-LBP-CD14 三体复合物的形式活化 TLR4 信号转导通路。而同时结合于 TLR4 胞外区的髓样分化蛋白-2(MD-2)对 LPS 信号转导也有重要作用,MD-2 是一种可溶性蛋白分子,通过与 TLR4 结合来提高 TLR4 对 LPS 的敏感性,并可增加 TLR4 结构的稳定性。LPS 与 TLR4 复合物结合后引发的下游事件主要包括以下几个方面:①MyD88 通过 TIR 区与 TLR4 胞内区的 TIR 区结合,作为接头蛋白招募 IRAK(IL-1 受体相关激酶)。②IRAK 结合 TRAF6 从而活化 TAK1。③后者引发 NIK[核因子-κB(NF-κB)诱导激酶]活化并激活 IKKIKK(IκB 酶复合物形成活化的 IKK 复合体),活化的 IKK 复合体作用于 IκB 使之泛素化而降解,从而使 IκB 和 NF-κB 解离,NF-κB 迁移到细胞核内;此外,TRAF6 还可以结合 ECSIT,激活丝裂原活化蛋白激酶(MAPK)途径,活化 NF-κB 和激活蛋白-1(AP-1)。④通过 NF-κB 激活细胞因子基因转录,如 IL-1、IL-6 和 IL-8,介导 B7 家族成员表达活化,进而通过抗原提呈细胞而活化 T 细胞,激活获得性免疫系统(图 5-5)。

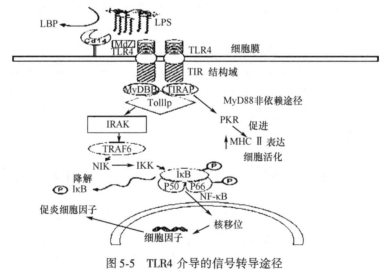

图 5-5 TLR4 介导的信号转导途径

(引自:Janeway CA,Medzhitov R. 2002. Innate immune recognition. Annu Rev Immunol)

1. Toll 样受体基因多态性 1998 年 Poltorak 等应用正向遗传学方法发现,具有对 LPS

高度耐受性和对革兰阴性菌感染高度易感性特征的 C3H/HeJ 和 C57BL/10ScCr 小鼠的 4 号染色体上 TLR4 基因存在突变,前者为 TLR4 基因第 3 外显子的错义突变致使 TLR4 基因编码产物多肽链第 712 位上的脯氨酸被组氨酸所取代,后者乃 TLR4 基因存在无义突变。该研究结果提示,TLR4 在机体抵抗革兰阴性菌入侵的天然免疫中发挥着重要作用。与之相似,TLR2 基因的突变与小鼠链球菌性脑膜炎的易感性相关。在脓毒症患者的发病机制研究中证实,脓毒症患者 TLR4 表达水平异常,而 TLR4 基因突变与机体对革兰阴性菌感染、脓毒性休克的易感性密切相关。

　　Agnese 等采用 PCR 结合限制性内切酶片段长度多态性分析技术,发现人 TLR4 基因至少存在两种基因多态性:Asp299Gly(299 位天门冬氨酸与甘氨酸的置换)和 Thr399Ile(399 位苏氨酸与异亮氨酸的置换),Asp299Gly 和 Thr399Ile 基因多态性与 ICU 的全身性炎症反应综合征患者并发革兰阴性菌感染的易感性密切相关(79% 的非野生型等位基因携带者并发革兰阴性菌感染)。Lorenz 等对 91 例脓毒性休克患者和 73 例健康献血员的 Asp299Gly 和 Thr399Ile 基因型进行分析发现,Asp299Gly 和 Thr399Ile 基因多态性与革兰阴性菌感染易感性密切相关,Asp299Gly 基因多态性与脓毒症发生和发展相关尤其密切。TLR 基因多态性与脓毒症发生和发展相关性的研究提示,TLR 基因多态性广泛存在于哺乳动物中,TLR 与脓毒症发生和发展有关,对感染、创伤、拟行外科大手术的患者尽早进行 TLR 基因多态性分析,将有助于及早发现脓毒症高危炎性反应患者并指导免疫调节治疗。

　　2. CD14 基因多态性　CD14 基因位于第 5 号染色体上,其启动子区域-159 位点碱基 C 与 T 的点置换与循环中可溶性 CD14 分子(sCD14)的水平、血清 IgG 水平密切相关,CD14-159T/T 纯合子与循环中 sCD14 水平增高相关,体外 CD14-159T/T 的单核细胞诱导培养后干扰素(IFN)-γ 产生水平显著升高。CD14 基因多态性的功能及其在脓毒症遗传易感性中的作用则有待阐明。近年来,我们初步探讨了内毒素受体 CD14C-159T 基因多态性与烧伤后严重脓毒症易感性及患者预后的关系。结果显示,严重烧伤患者的等位基因频率(C 0.437,T 0.563)及基因型分布(C 纯合子 12.5%,C/T 62.5%,T 纯合子 25.0%)与健康献血员一致。发生严重脓毒症患者与非脓毒症患者基因型分布明显不同,严重脓毒症组 T 等位基因频率(71.4%)高于非脓毒症组(44.4%),TT 纯合子患者发生严重脓毒症的比例有所增高。提示 CD14C-159T 基因多态性可能对烧伤后严重脓毒症的发生具有一定的影响。

　　在上述工作的基础上,我们进一步探讨了 CD14 基因启动子-159C/T 基因多态性对全血培养 CD14 mRNA 表达及 sCD14 浓度的影响,并了解其与 LPS 刺激后 TNF-α 诱生的关系。结果证实,在 118 例健康献血员中,等位基因 T 和 C 的频率分别为 60.2% 和 39.8%;其中 40 例是 T 等位基因纯合子(TT),62 例为杂合子(TC),还有 16 例基因型为 CC。基因型 TT 与 TC 白细胞中 CD14 mRNA 表达水平及上清液 sCD14 浓度均明显高于 CC 纯合子($P<0.05$ 或 0.01,表 5-1 和表 5-2)。并且 TT 纯合子 TNF-α 诱生水平为(352.20 ± 214.87)pg/ml,显著高于基因型 TC 及 CC[分别为(261.26 ± 163.08)pg/ml 和(198.11 ± 121.53)pg/ml,$P<0.05$]。该结果表明内毒素受体 CD14-159C/T 基因多态性对全血培养 CD14 的表达及释放产生显著影响,并与 LPS 诱导 TNF-α 的反应性相关。

表 5-1　CD14-159 位点 3 种基因型对 CD14 mRNA 表达的影响(光密度值,$\bar{x}\pm s$)

组别	基因型		
	TT	TC	CC
正常对照组	0.880±0.149	0.929±0.215*	0.719±0.169
LPS 刺激组	1.435±0.237*	1.429±0.226*	1.201±0.321

注:与 CC 基因型相应时间点相比,*P<0.05。

表 5-2　CD14 C-159T 基因多态性对 sCD14 浓度的影响(μg/ml,$\bar{x}\pm s$)

组别	基因型		
	TT	TC	CC
正常对照组	3.33±0.29**	2.87±0.35**	2.01±0.11
LPS 刺激组	3.59±0.81**	3.29±1.05*	2.38±0.38

注:与 CC 基因型相应时间点相比,*P<0.05,**P<0.01。

3. 脂多糖结合蛋白基因多态性　LBP 系肝细胞合成分泌的、结合 LPS 并介导炎症刺激信号的糖蛋白,杀菌/通透性增加蛋白(bactericidal/permeability increasing protein, BPI)是从多形核中性粒细胞(PMN)嗜天青颗粒中分离出的一种阳离子蛋白质,能特异性杀灭革兰阴性杆菌,下调机体对 LPS 的应答反应。BPI 与 LBP 在 DNA 序列和结构上具有极高的同源性,人 LBP 基因位于 20 号染色体长臂端 q11.23 和 q12 间,大小为 28.5kb,由 14 个外显子组成;人 BPI 基因位于 20 号染色体长臂端 q11.21,大小为 31.5kb,包含 15 个外显子。BPI 与 LBP 的基因包含多个多态位点如 *Pst*Ⅰ、*Eco*RⅠ、*Bgl*Ⅱ等。Hubacek 和 Stuber 等采用聚合酶链反应-限制性酶切片段长度多态性等分析技术分析了 204 例脓毒症患者和 250 例健康对照者的 BPI(Lys216Glu, *Pst*Ⅰ, G545C)和 LBP(Cys98Gly, Pro436Leu)基因多态性,发现 LBP Gly98 等位基因与脓毒症的遗传易感性及死亡紧密相关。最近,我们初步探讨了 LBP C1306T 单核苷酸多态性对全血培养 LBP 表达及细胞因子生成的影响。结果证实,118 例健康献血员中,14 例为 T/C 杂合子,104 例为 T/T 纯合子。对照组及 LPS 刺激组中 T/C 基因型上清液 LBP 浓度均明显高于 T/T 纯合子,而 TNF-α、IL-6 及 IL-10 对 LPS 的反应性在两种基因型之间差异不明显。该结果提示,LBP C1306T 单核苷酸多态性可能间接影响 LBP 的蛋白水平,但与体外炎症介质的生成关系不明显。

二、核因子-κB 和 IκB

NF-κB 属于 Rel 家族蛋白分子,正常情况下 NF-κB 活性受调节蛋白 IκB 抑制,当机体受缺氧、感染等损伤时,IκB 的 32 位和 36 位丝氨酸发生磷酸化,与 NF-κB 解离并降解,NF-κB 得以自由进入细胞核,特异性结合在基因启动子区域的特定部位,从而调节基因的转录水平,启动许多炎症相关介质的表达。改变 NF-κB 的活性将调节机体的炎症反应程度,影响脓毒症的发生和发展及预后。NF-κB 的活性已被用作脓毒症的严重程度及预后的评估指标。NF-κB 基因及其调节蛋白 IκB 基因均存在多态性位点,NF-κB 基因的启动子区域内由两个碱基$(CA)_n$重复单位组成的微卫星标记至少包含 18 种等位基因(A1~18),其中等位基因 A10 携带者为 1 型糖尿病的易感者;IκB 基因的启动子区域-881、-826、-420、-297、3′-UTR 位点存在单个核苷酸的变异引起的 SNP,-297 SNP 接近 NF-κB2、3 的结合位点,3′-UTR 位点 SNP 与克罗恩病的易感性显著相关,-881、-826 SNP 为完全连锁不平衡且其单体型与沙眼的易感趋势有关,但统计学上无显著性相关。NF-κB 和 IκB 基因多态性在脓毒症中的作用仍有待于进一步探讨。

三、促炎/抗炎细胞因子

炎症介质(促炎或抗炎细胞因子)的过度释放将促发高危的全身性炎症反应或严重的免疫抑制或二者交替混合出现。脓毒症、MODS 患者个体的细胞因子[促炎细胞因子或(和)抗炎细胞因子]的循环水平与疾病的发展、预后密切相关。现已证实,细胞因子基因多态性与个体的细胞因子分泌水平相关联,而且与全身炎性反应的发生与发展过程相关。

TNF-α、IL-1 是主要的促炎细胞因子,IL-10 是主要的抗炎细胞因子。脓毒症患者循环中 TNF-α、IL-1、IL-10 水平与其体内的 SIRS 或代偿性抗炎反应综合征(compensatory anti-inflammatory response syndrome,CARS)状态、疾病的转归密切相关。目前对其基因多态性在脓毒症发生和发展中的作用研究较多,且认识较为深入。故本节仅介绍 TNF、IL-1 和 IL-10 基因多态性与脓毒症发生和发展的相关性研究进展。

1. TNF 基因多态性　人 TNF 座(又称 TNF 基因簇,TNF locus)定位于人第 6 号染色体上的Ⅲ类人类组织相容性抗原基因座位内,含有 TNF-α、TNF-β(又称为淋巴毒素,lymphotoxin-α,LT-α)和 LT-β 基因。

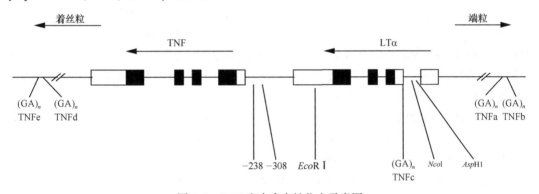

图 5-6　TNF 座内多态性位点示意图

TNF 座内多态性位点有限,包括位于 TNF 基因 5′端高多态性区的-163、-238、-376、-308等 SNP,TNF-α 基因第一内元子中因单碱基点置换造成的基因多态性 TNFNCOI 和 6 种微卫星多态性 TNFa、b、c、d、e、f(图 5-6)。体外研究发现,微卫星多态性等位基因 TNFa1 与外周血单核细胞 LPS 诱导产生的 TNF-α 水平低下有关;等位基因 TNFa2、TNFc2 与 TNF-α 产生水平增高有关;等位基因 TNFa6 与 TNF-α 产生水平低下有关。TNFNCOI 也影响单核细胞和 T 细胞产生、分泌 TNF-α 及 TNF-β 的水平,而 TNF-308 基因多态性对个体 TNF-α 水平的相关性研究报道结果不一致。例如,Stuber 等采用报告基因方法发现 TNF-308 G/A 点置换并不改变基因的转录水平,Kroeger 等采用 EMSA 法发现 TNF-308 G/A 点置换将影响转录因子的结合能力,等位基因 TNF2 与转录因子的结合能力强。在临床观察中,有研究报道 TN-FNCOI 基因多态性影响脓毒症患者血浆中 TNF-α 蛋白水平,等位基因 TNFb2 与脓毒症患者疾病严重程度 APACHE Ⅱ 评分、血浆中高 TNF-α 蛋白水平相关联,等位基因 TNFb2 是 MODS 患者死亡的遗传标志之一。TNF-308 基因多态性与严重脓毒症遗传易感性及患者预后的相关性研究报道结果不一致。Stuber 等对 80 例术后患严重脓毒症的德国白种人和 153 名健康志愿者进行分析后发现,患者与健康者-308 位点的基因型频率没有显著性差异,而且该位点的多态性与脓毒症的预后无相关性。Mira 等在比较 89 例患脓毒性休克的法国白种人和 87 名健康志愿者之间该位点的多态性后发现,-308A 等位基因不仅与脓毒症的易感性有关,还与脓毒性休克患者的预后有关。Tang 等对 112 例中国台湾的术后患者进行分析发现,-308A 等位基因的频率在 42 例继发术后严重脓毒症患者中与在 70 例未继发术后严重脓毒症者相比无明显差异;但在严重脓毒症患者中,死亡组该等位基因的频率显著高于存活者。最近的研究同样表明,-308A 等位基因与烧伤后严重脓毒症发生率显著相关。这些不一致的结论与目前研究中的人种差异和研究对象数量有限有关。

我们采用聚合酶链反应、聚丙烯酰胺凝胶电泳结合银染色方法分析了 122 例术后并发严重脓毒症患者和 138 例健康对照的 TNF 微卫星多态性 TNFa、TNFb 和 TNFc,发现微卫星 TNFa、TNFb 分别含有 14 种等位基因(TNFa1 ~ 14)和 5 种等位基因(TNFb1、3、4、5、7),TNFc 微卫星多态性含有 2 个等位基因(TNFc1 和 TNFc2)及 3 种基因型(纯合子 1/1、2/2 及杂合子 1/2),基因型分布符合 Hardy-Weinberg 平衡定律。等位基因 TNFa6 分布频率在术后并发严重脓毒症患者中显著高于对照组(分别为 20.1% 和 10.5%,P<0.05),等位基因 TNFa2 分布频率在术后并发严重脓毒症患者中显著低于对照组(分别为 21.3% 和 31.5%,P<0.05),TNFc1 等位基因频率在严重脓毒症组为 79%,对照组为 71%(P<0.05)。术后并发严重脓毒症患者中,等位基因 TNFa10 的分布频率在死亡组中显著高于存活组(分别为 19.5% 和 9.5%,P<0.05),TNFc 杂合子 1/2 基因型频率在死亡的感染患者中为 46%,存活的患者中为 27%(P<0.05)。该研究表明,微卫星 TNFa、TNFc 与术后并发严重脓毒症的易感性及预后有关,而微卫星 TNFb 则与术后并发严重脓毒症的易感性及预后无关。

2. IL-1 基因多态性 人 IL-1 家族成员包括 IL-1α、IL-1β 和 白介素-1 受体拮抗剂(IL-1ra)等,它们位于第 2 号染色体长臂。在其启动子内含子、外显子部位含有多个基因多态性位点,如 IL-1α 基因启动子区域-889 *Nco* Ⅰ 基因多态性、IL-1α 基因启动子区域-31C/T 基因多态性、IL-1β 第 5 外显子+3954 *Taq* Ⅰ 基因多态性(图 5-7)。它们有的与相应的蛋白表达产物的结构/水平相关,其中 IL-1ra 基因第 2 内含子中的 VNTR 基因多态性与个体的 IL-1 及 IL-1ra 分泌水平相关联,并与创伤、感染后 SIRS 进行性发展密切相关。细胞因子基因型的分析是全身性炎症反应高危性评估指标之一。我们通过对 93 例脓毒症患者的 IL-1 家族基因多态性分析证实,IL-1ra 基因第 2 内含子中的 VNTR 基因多态性与脓毒症易感性相关,等位基因 A2 携带者为脓毒症易感性指标,而 IL-1 第 5 外显子+3954 *Taq* Ⅰ 基因多态性虽与 IL-1 氨基酸的组成有关,但是其基因型、等位基因分布频率在脓毒症患者和正常对照组间无显著性差异,IL-1β 第 5 外显子+3954 *Taq* Ⅰ 基因多态性与脓毒症发生发展无关。另有资料显示,脓毒症患者中 IL-1ra RN2 等位基因和 RN2/2 基因型的分布频率较正常对照组明显增加,携带 RN2 等位基因的脓毒症患者血中单核细胞诱生 IL-1ra 的能力显著降低,该类患者死亡危险性较 RN1 纯合子或杂合子患者高 6.47 倍。

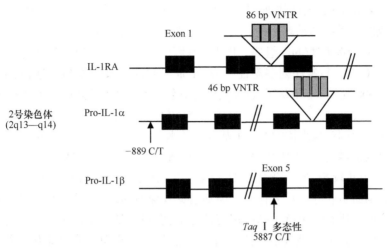

图 5-7　人 IL-1 家族基因多态性位点示意图

3. IL-10 基因多态性　在 IL-10 基因多态性与脓毒症的相关研究中,我们采用聚合酶链反应(PCR)结合 *Rsa* I、*Mae* III、*Mnl* I 限制性内切酶酶切分析法检测了 116 例术后并发严重脓毒症患者和 141 例健康献血员(对照组)的 IL-10-592、IL-10-819、IL-10-1082 基因多态性,结果发现 IL-10-1082 基因多态性与严重脓毒症的易感性有关,与其预后不相关,而 IL-10-592、IL-10-819 基因多态性与严重脓毒症的易感性及预后均不相关(表 5-3)。

表 5-3　IL-10-592、IL-10-819、IL-10-1082 等位基因和基因型在脓毒症组和对照组中的分布

	基因型频率 n(%)			等位基因频率 n(%)	
	1,1	1,2	2,2	等位基因 1	等位基因 2
IL-10-1082					
脓毒症组	31(26.7)	77(66.4)	8(6.9)	139(59.9)	93(40.1)
对照组	43(30.5)	56(39.7)	42(29.8)	142(50.4)	140(49.6)
IL-10-819					
脓毒症组	71(61.2)	38(32.8)	7(6.0)	180(77.6)	52(22.4)
对照组	91(64.5)	39(27.7)	11(7.8)	221(78.4)	61(21.6)
IL-10-592					
脓毒症组	7(6.0)	38(32.8)	71(61.2)	52(22.4)	180(77.6)
对照组	11(7.8)	39(27.7)	91(64.5)	61(21.6)	221(78.4)

四、凝血/纤溶系统

纤溶酶原激活物抑制剂(plasminogen activator inhibitor,PAI)有 4 种类型:内皮细胞型 PAI(PAI-1)、胎盘型 PAI(PAI-2)、尿型 PAI(PAI-3)和 protease-nexin(PAI-4)。PAI-1 由内皮细胞、血小板、肝细胞等多种细胞合成和分泌,为急性期反应产物,炎症刺激如 TNF-α、IL-1、内毒素均可诱导其表达,在感染患者中其循环中浓度明显升高,并与预后有关。PAI-1 为

纤溶系统的主要调节因子,能快速、有效地抑制纤溶酶原激活物,与组织型纤溶酶原激活物相互作用构成纤溶系统的动态平衡。其基因定位于 7 号染色体 2 区 1.3 至 2 带(7q21.3—q22),由 15 876 个碱基对(bp)组成。PAI-1 基因的多态性主要有 4G/5G 插入或缺失多态性、二核苷酸 (C-A)$_n$ 重复序列多态性和 Hind Ⅲ 限制性片段长度多态性,其中对 4G/5G 插入或缺失多态性研究较多。4G/5G 插入或缺失多态性系 PAI-1 基因启动子区域-675 位点存在单核苷酸插入或缺失,表现为纯合子 4G/4G 和 5G/5G、杂合子 4G/5G。体外实验显示,IL-1 诱导刺激后,等位基因 4G 重组体的 PAI-1 基因转录水平比等位基因 5G 重组体增高 6 倍。有人采用聚合酶链反应-限制性酶切片段长度多态性等分析技术,在 175 例脑膜炎患儿中发现,纯合子 4G/4G 患儿较 5G/5G、杂合子 4G/5G 患儿的血浆中 PAI-1 浓度显著升高,且与死亡转归相关。Westendorp 等针对为什么感染脑膜炎双球菌的患者发展为严重脓毒症或菌血症或脑膜炎这一问题进行了 PAI-1 基因多态性分析,发现携带 4G/4G 基因型的感染患者发展为严重脓毒症的风险概率是携带其他基因型患者的 5 倍,在第一直系亲属中携带 4G/4G 基因型的感染患者发展为严重脓毒症的风险概率则增加为 6 倍。另据报道,在创伤后脓毒症的遗传易感性与转归研究中观察到携带 4G/4G 基因型的严重创伤患者病死率高达 58%,而携带 5G/5G、4G/5G 基因型的严重创伤患者病死率分别为 15% 和 28%。

本研究小组于 2005 年分析了 89 例外科 ICU 中 APACHE Ⅱ 评分 22.5 ± 2.1、病死率 51% 的术后并发严重脓毒症和 100 例术后无脓毒症患者的 PAI-1 基因 4G/5G 多态性,发现脓毒症组 4G/4G 基因型携带频率为 0.44,4G 等位基因携带频率为 0.65;无脓毒症组(对照组)4G/4G 基因型携带频率为 0.25,4G 等位基因携带频率为 0.50。脓毒症组与对照组的 4G/4G 基因型、4G 等位基因分布有显著差异。脓毒症组中,死亡患者与存活者 4G/4G 基因型携带频率分别为 0.54 和 0.34,二者比较存在显著性差异。上述资料表明,PAI-1 基因启动子区域 4G/5G 多态性与脓毒症的易感性和预后相关,4G 纯合子、4G 等位基因是脓毒症易感的预警指标,4G 纯合子是脓毒症死亡的高危遗传标志。

五、拷贝数多态性及全基因组扫描

1. **拷贝数多态性与脓毒症的关联分析研究** 单核苷酸多态性作为第三代遗传标志是脓毒症遗传多态性关联分析研究的主要方向。随着人类基因组计划和国际人类基因组单体型图计划的完成,人类基因组中另一种遗传变异方式——拷贝数多态性(copy number polymorphism,CNP;copy number variation,CNV)逐渐为我们所认识。拷贝数多态性是基因组中某段 ≥1kb 的碱基序列出现缺失、重复、倒位或易位产生的复杂染色体结构变异。2004 年,Infrate 和 Sebat 两个研究小组首次描述了人类基因组中拷贝数多态性的存在。不久之后,Redon 等和 Wrong 等先后发表了人类 CNV 图谱。Redon 等在对 HapMap 计划中 270 名健康志愿者的研究中,鉴定出了 1447 个 CNV 区域(CNV region,CNVR),总共覆盖了 12%(300 Mb)的人类基因组序列和 14.5% 的疾病相关基因。截至 2010 年 3 月 25 日最新数据更新,目前已发现的 CNV 总共为 57 829 个,相关数据公布在(database of genomic variant,DGV,http://projects.tcag.ca/variation/)网站数据库中。

CNV 携带丰富的遗传信息,已成为继 SNP 之后人类疾病遗传多态性关联分析研究的又一热点。研究已证实,CNV 能直接影响基因的转录翻译水平并引起蛋白质活性改变。CNV

与疾病的遗传关联分析研究也相继报道,有人发现 CCL3L1 基因位点拷贝数增加与 HIV/AIDS 易感性相关;一项全基因组关联分析研究发现,染色体 8p22 和 16p13.11—p12.4 两个区域序列长度>2 Mb 的 CNV 可能与精神分裂症的发生有关。最近研究发现,防御素家族中 β-防御素 2 基因(DEFB4)、α-防御素 1 基因(DEFA1)和 α-防御素 3 基因(DEFA3)存在拷贝数多态性,且 DEFB4 的拷贝数与其 mRNA 水平呈正相关。我们研究小组通过病例对照关联分析证实,DEFA1/DEFA3 的拷贝数在严重脓毒症组中分布在 4~16,中位数为 9,显著高于对照组(2~15,7)(P<0.001)。但是,DEFB4 基因的拷贝数在严重脓毒症组和对照组间无显著性差异,并且 DEFA1/DEFA3 和 DEFB4 基因拷贝数与严重脓毒症患者的死亡不相关。

2. **全基因组扫描**(genome-wide scan)**的应用前景** 人类基因组计划和国际人类基因组单体型图计划的完成使我们能够从人类整个基因组的遗传信息去探索疾病的遗传学规律。全基因组关联分析研究是采用全基因组扫描技术从人类基因组范围内 SNP 或 CNV 中筛选出与疾病相关的 SNP 和 CNV。它不需要建立像候选基因研究策略中的研究假设或原理,而是直接通过高通量筛选技术或平台直接筛查疾病相关遗传变异(SNP 和 CNV)。目前商业化的高通量芯片技术平台主要有 Illumina(San Diego,CA)和 Affymetrix(Santa Clara,CA)两种,其中包含了 100 万~180 万个遗传标记(SNP 和 CNV)。全基因组关联分析研究已经应用于糖尿病、冠心病、精神分裂症等复杂疾病的遗传学研究中。由于全基因组关联分析研究设计需要大量研究样本,芯片技术平台耗资巨大,国内外至今仍然没有关于脓毒症的全基因组关联分析研究报道。最近,英国威康信托基金会病例控制协会(Wellcome Trust Case Control Consortium,WTCCC)开展的 13 项疾病的全基因组关联研究中包括 1 项菌血症的易感性(bacteremia susceptibility)研究,这可能将是第一项与脓毒症相关的全基因组关联分析研究。

六、其 他

参与脓毒症病理生理过程的重要物质很多。除前面述及的重要分子外,目前对其他成员的研究相对较少,现简要介绍如下:

IL-6 在体内可通过 IL-6/信号转导及转录活化因子(STAT)-3/细胞因子信号转导抑制物(SOCS)-1 信号途径抑制内源性干扰素-γ的表达,从而使 Th1 分化受阻,影响机体的免疫功能。有人对 IL-6 启动子-174 位点 G/C 的基因多态性与脓毒症发病率及预后的关系进行了探讨,结果显示-174G/C 多态性与脓毒症的发生无关,但-174GG 基因型与脓毒症患者的存活相关。Treszl 等也报道该多态性位点与低体重新生儿脓毒症的发生不相关。IL-18 可由多种类型的细胞产生,它可促进 Th1 细胞分化,增强 Th1 细胞的反应性;也能增强 NK 细胞的活性,上调细胞毒作用;并且可以诱导干扰素-γ、IL-2 及粒细胞-巨噬细胞集落刺激因子(GM-CSF)等细胞因子的产生。通过对其启动子-607 和-137 位点的多态性的研究发现,-607CA 和-137GC 基因型的轻度感染患者极少发展为脓毒症,但若将两个多态性位点单独进行分析,则均与感染无明显相关性。

热休克蛋白(HSP)能保护内毒素及其诱导的细胞应激,是细胞应激生理反应的代表,并作为分子伴侣,有利于蛋白合成和折叠以及部分重构变性蛋白。动物实验表明,抑制 HSP 可加重脓毒性休克;反之,在致死性内毒素攻击前通过诱导 HSP 则能改善休克动物的预后。Schroeder 等就脓毒症易感性与 HSP70-2 和 HSP70-HOM 基因多态性之间的关系进行了调查。通过对 87 例患者和 110 例健康献血者 HSP70-2G/A 和 HSP70-HOM C/T 基因多态性的检测,发现无论是等位基因的频率还是基因型分布,两组均无显著性差异,但同时发现 HSP70-2 纯合子与 TNFB2 纯合子之间存在重要的连锁现象。

第三节　基因多态性研究中存在的问题与展望

目前,国内外的研究初步提示,遗传因素影响着炎症反应的强弱。但一些脓毒症遗传标志未能在不同的人种、不同的研究小组中得到统一的结果,如 Stuber 等报道的在德国高加索人种中脓毒症遗传标志 TNFB2B2,在新生儿中并未发现其与脓毒症易感性和预后的相关性。目前的临床研究设计存在以下缺陷:①样本数目有限、患者种族单一。基因多态性在某一人种中有显著性意义,但在另一人种中可能无意义。如英国白种人中 IL-1 受体拮抗剂 VNTR 多态性 A2 等位基因与严重系统性红斑狼疮易感性相关,而澳大利亚白种人中 IL-1 受体拮抗剂 VNTR 多态性 A2 等位基因与严重系统性红斑狼疮易感性无相关性。因此,脓毒症的遗传流行病学研究需采用大规模、国际性、多中心、多种族人群。②局限于单个或几个基因的研究。脓毒症是由促炎/抗炎反应、凝血/纤溶失平衡而发生、发展的,多种炎症介质、分子介导了其病理生理过程。个体独特的遗传方式决定了其特定的临床表现,而遗传方式由许多遗传标志组成,采用单个或几个基因来研究其与脓毒症发生和发展的相关性,不能明确该基因多态位点在脓毒症中是起主要作用、辅助作用、同其他因素协同作用抑或只是其他主要因素的标志,这些都有待明确。③与脓毒症发生和发展相关联的基因多态位点、SNP数目的增多,不管是否在样本数足够前提下,对该基因多态性是否影响转录水平、蛋白质翻译水平、蛋白质结构与功能等问题尚需阐明,这也是人类基因组计划的功能基因组部分。④伴随人类基因组单体型计划的进行,大量的 SNP 被检出,以往的 $P<0.05$ 简单统计方法已经不适用于大样本基因多态位点间以及变异与疾病的相关程度的分析。如何选择合适的标签 SNP,怎样运用合理的统计学方法分析其与疾病的相关性,是遗传病学研究者面临的重要问题。⑤随着科学技术的不断发展和各学科之间的交叉渗透,新的分子生物学技术不断出现,选择高通量、低消耗、大规模、自动化的复合技术将推动今后脓毒症的遗传流行病学在基因组水平上的研究,有助于高危脓毒症患者的预警,有利于合理地评估新药疗效并指导治疗,如遗传标志有功能意义,则将为新药设计提供参考。

HapMap 是人类基因组中常见遗传多态位点的目录,它描述了这些变异的形式、在 DNA 上存在的位置、在同一群体内部和不同人群间的分布状况。单核苷酸多态性或 SNP 是目前最常见的遗传多态现象。国际人类基因组单体型图计划通过识别在人类基因组中常见的大约 1000 万个 SNP 的大多数,来确定人类的大部分遗传多样性的分子基础。

然而,检测人类染色体上所有的 1000 万个常见 SNP 的费用极其高昂。HapMap 的构建将使得遗传学家可以利用 SNP 及其他遗传上的变异在染色体上的组成特点。一些相互邻近的多态位点趋向于在一起共同遗传。例如,对于所有那些在某一位点是 A 而不是 G 的人来说,该位点周围染色体区域上的 SNP 状况很可能是一致的,这些变异连锁的区域就是单体型(图 5-8)。在人类染色体的很多区域中,只发现了少数的几种单体型。在一个特定人群中,55% 的人可能拥有同一种单体型,30% 的人可能拥有另一种单体型,8% 的人可能拥有第三种单体型,而其余的人可能拥有若干种稀有的单体型。HapMap 计划将鉴定来自世界不同地区的 4 个群体的常见单体型,以及特异识别这些单体型的标签 SNP。通过检测个体的标签 SNP(该过程称为基因分型),研究者就可以鉴定一个人的单体型的集合。包含了大多数遗传变异的模式信息的标签 SNP 的数量是 30 万 ~ 60 万,远远少于 1000 万个常见 SNP。

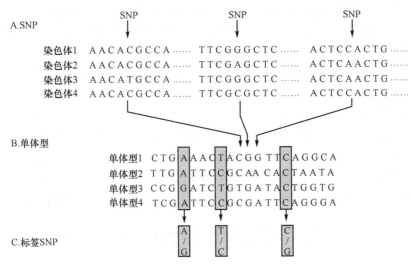

图 5-8　HapMap 的构建

HapMap 的构建分为 3 个步骤:①在多个个体的 DNA 样品中鉴定单核苷酸多态性(SNP);②将群体中频率大于 1% 的那些共同遗传的相邻 SNP 组合成单体型;③在单体型中找出用于识别这些单体型的标签 SNP。通过对图中的 3 个标签 SNP 进行基.因分型,研究者可以确定每个个体拥有图示的 4 个单体型中的哪一个(引自:The International HapMap Consortium. 2003. The International HapMap Project. Nature,426:789 ~ 796)

因此,HapMap 计划并不是利用 HapMap 中的信息来建立特定的遗传变异与某一疾病之间的联系,而是为其他研究者提供相关信息,使之能够将遗传多态位点和特定疾病风险联系起来,从而为预防、诊断和治疗疾病提供新的方法。

第四节　基因多态性的临床意义

脓毒症与基因多态性的相关性研究不但从分子遗传学水平上探索了疾病的发生和发展过程,也将脓毒症复杂的临床症候、转归与不同的遗传亚型相联系,促使临床医生及患者从"系统、器官、组织和细胞层次(第二阶段医学)"转变到"DNA、RNA、蛋白质等分子水平及其相互作用层次(第三阶段医学)"上了解疾病的发生、发展过程。使得医务人员在短时间内可以掌握大量的疾病诊断信息,有针对性地进行个体化预防与治疗,更科学地评价脓毒症新药(包括免疫治疗)的疗效和毒性,把患者对创伤、感染等打击的不同反应与炎症反应信号转导通路上的基因多态性联系起来,根据患者基因类型调整其外科手术方案以及调整其免疫治疗用药方法和剂量,对易受有害物质环境影响的人群采取预防保护措施等。目前,正在迅速发展起来的生物芯片技术将为这种检测提供技术支撑平台。

此外,若某种基因多态性有功能意义,正好位于启动子区域的基因多态性并影响基因的转录水平,或位于蛋白编码区域并改变基因表达产物的氨基酸组成,或位于 3′ 或 5′ 末端非编码区域并影响 mRNA 的稳定性,且在与脓毒症发生和发展的相关性研究中被证实有重要的作用,那么,该种基因多态性在基因治疗或新药设计中将具有较大的指导意义及应用价值。

在今后脓毒症的防治中,我们将如何选择合适的时机以正确地指导患者接受合理的免疫调节治疗,即哪些给抗炎细胞因子疗法以抑制炎症反应级联放大;哪些患者应给予干扰素-γ等免疫刺激疗法以促进其杀灭病原微生物的能力?遗传因素决定的炎症介质与促凝/抗凝物质等的合成释放方式、免疫功能的测定、SIRS/CARS/混合性抗炎反应综合征(mixed anti-inflammatory response syndrome,MARS)状态的鉴别将为我们提供免疫调节治疗的依据,并给临床医师提供高危炎性反应的预警。但是,值得注意的是,临床医师不能单纯依赖于脓毒症遗传标志去判断患者的预后及分配医疗资源。如某一突发事件致使很多人不同程度地受伤且医疗资源紧张,临床医师是否就可放弃抢救那些 TNFb2b2 基因型的大面积烧伤患者呢?基因型可以提供高危炎性反应的预警,而预警将指导临床医师加强对那些高危患者的防治、监测,且目前的脓毒症遗传学研究因受到研究对象样本数目、种族因素的影响,遗传标志的临床意义尚有待进一步明确。因此,即使医疗资源紧张,临床医师也不能放弃抢救携带高危遗传标志的患者。

第五节　基因治疗及其伦理学问题

一、基　因　治　疗

基因治疗(gene therapy)指把正常的外源基因导入患者靶细胞内,以弥补所缺失的基因并关闭或降低异常表达的基因。当前的基因治疗研究主要集中在遗传性疾病、恶性肿瘤、心血管疾患等慢性病领域中。但随着对感染、创伤、外科大手术所诱发的 SIRS 和器官功能障碍发生与发展病理生理机制的认识,国内外学者正在应用细胞工程、基因工程等技术来阻断炎症反应,以恢复机体内环境的稳态。例如,应用反义 RNA、调节转录因子活性、干扰细胞信号转导途径、控制炎性介质相关基因的表达,从而阻断炎症反应的瀑布样级联效应出现。基因治疗、生物学治疗在急性短暂地表达基因的疾病治疗中将大有应用前景。

分子生物学理论与技术的发展已将基因治疗的方法拓展到基因置换(gene replacement)、基因修复(gene correction)、基因修饰(gene augmentation)、基因失活(gene inactivation)、基因表达调控(regulation of gene expression)和免疫调理(immune adjustment)等方面。

1. **基因置换**　基因置换是指用正常的基因原位替换病变细胞内的致病基因,使细胞内的 DNA 完全恢复正常状态。这种治疗方法最为理想,但目前由于技术原因尚难达到。

2. **基因修复**　基因修复是指将致病基因的突变碱基序列纠正,而正常部分予以保留。这种基因治疗方式最后也能使致病基因得到完全恢复,操作上要求高,实践中有一定难度。

3. **基因修饰**　基因修饰又称基因增补,将目的基因导入病变细胞或其他细胞,目的基因的表达产物能修饰缺陷细胞的功能或使原有的某些功能得以加强。在这种治疗方法中,缺陷基因仍然存在于细胞内,目前基因治疗多采用这种方式。如将组织型纤溶酶原激活剂的基因导入血管内皮细胞并得以表达后,可防止经皮冠状动脉成形术诱发的血栓形成。腺病毒和细小病毒等 DNA 病毒和反转录病毒被作为转移基因的载体,但病毒载体也有一定的缺陷。Doerschug 等在小鼠盲肠结扎穿孔术所致脓毒症模型中给予第一代腺病毒载体,结果发现循环中 TNF-α 水平下降、细菌清除率降低、肺与肝组织中细胞凋亡现象明显增加、小鼠死亡率增加;而给予第二代或灭活的第一代腺病毒载体并未使脓毒症小鼠死亡率增加。Oberholzer 等借助于腺病毒载体将 IL-10 基因定向导入到胸腺可增加抗凋亡分子 Bcl-2 的表达、降低 caspase-3 的活性与胸腺细胞的凋亡、增加细菌清除率、降低脓毒症动物的死亡率;而全身导入 IL-10 基因并不改善脓毒症的转归。Wong 等发现了 Lps(d)/Ran cDNA 在脓毒性休克基因治疗中的作用。

4. **基因失活** 基因失活是利用分子生物学技术特异地封闭基因表达特性,抑制一些有害基因的表达,以达到治疗疾病的目的。以下 3 种是目前较为常用的技术:①作为三联试剂选择性抑制基因的转录;②作为反义核酸阻止翻译;③利用 siRNA(small interferencing RNA)在转录后水平上使 mRNA 降解、功能沉默,即 RNA 干涉技术(RNAi)。RNAi 引导的基因沉默又称转录后基因沉默,是近年来产生的新兴生物技术,能够作为一种简单、有效的代替基因敲除的遗传工具。RNAi 作用的基本原理是:一些双链 siRNA 结合一个核酶复合物形成所谓的 RNA 诱导沉默复合物(RNA-induced silencing complex,RISC),激活的 RISC 通过碱基配对定位到同源 mRNA 转录本上并切割其 mRNA,从而可以破坏特定目的基因转录产生的 mRNA,使其功能沉默(gene silencing)(图 5-9)。由于 siRNA 作用的阶段是在目的 DNA 转录成为 mRNA 以后,即在转录后,所以 RNAi 引导的基因沉默又称转录后基因沉默(post transcriptional gene silencing,PTGS)。迄今为止,在基因功能的研究方面 RNAi 已被用来鉴定了线虫基因组(建立了线虫 siRNA 文库)、筛选 Hedgehog 基因、揭示胆红素小分子的大作用、实现小鼠种系细胞基因敲除等,在基因治疗方面用来研究肝病、艾滋病、脊髓灰质炎,并取得了较大进展。相信 siRNA 在脓毒症的发病机制及防治研究中具有重要的价值。采用反义 RNA、核酶或核苷酸等不仅能抑制一些癌基因的表达、抑制肿瘤细胞的增殖、诱导肿瘤细胞的分化、封闭肿瘤细胞耐药基因的表达、增加化疗效果,还用于阻止大鼠同种移植排斥反应、阻止脑组织因缺血所诱导 c-fos 基因的表达。

5. **基因表达的调控** 基因表达是一个复杂的过程,受 DNA 上调节序列及多种物质的调节,影响 DNA 复制和蛋白合成。脓毒症时血流动力学紊乱主要由内毒素、TNF-α、IL-1 和其他一些介质引起。应激可诱导 HSP70 mRNA 表达,HSP70 起到防止损伤蛋白的变性及监护作用。体外试验表明,HSP 可保护细胞免受 TNF-α 溶解。脓毒症时死亡率升高可能与 HSP 表达和合成下降有关,采用热能或化学药物治疗均可诱导 HSP 合成。大鼠内毒素血症实验表明,用温度或化学方法诱导热休克蛋白后,动物死亡率下降。内毒素可增加一些基因表达,如锰超氧化物歧化酶(MnSOD)、前列腺素 G、前列腺素 H 合成酶及 TNF-α 的合成。干扰素-γ 可增加 TNF-α 基因表达,而皮质醇、己酮可可碱、氨力酮和环孢素则可抑制 TNF-α 基因表达。

6. **免疫调节** 免疫调节是将抗体、抗原或细胞因子的基因导入患者体内,改变患者免疫状态,以达到预防和治疗疾病的目的。如将 IL-2 导入肿瘤患者体内,提高其 IL-2 水平,激活体内免疫系统的抗肿瘤活性,达到防止肿瘤复发的目的。

7. **其他** 增加肿瘤细胞对放疗或化疗的敏感性。采用给予前体药物的方法减少化疗药物对正常细胞的损伤,如向肿瘤细胞中导入单纯疱疹病毒胸苷激酶基因,然后给予患者无毒性 GCV 药物,由于只有含 HSV-TK 基因的细胞才能将 GCV 转化成有毒的药物,因而肿瘤细胞被杀死,而对正常细胞无影响。

总之,基因治疗的策略较多,不同的方法在实践中各具优缺点,而基因治疗本身也并不局限于遗传病的治疗,现已扩展到肿瘤、病毒性疾病、脓毒症等疾病中。基因治疗可用于疾

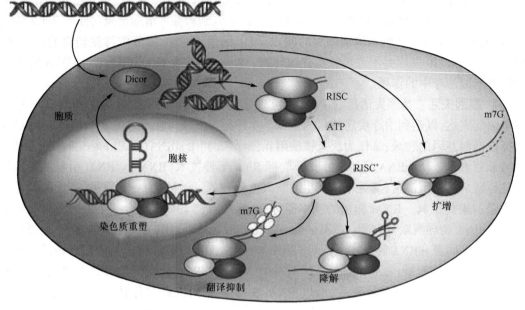

图 5-9　RNAi 的作用原理

（引自：Hannon GJ. 2002. Nature，418：244～251）

病的治疗，也可用于疾病的预防。应该指出的是，基因治疗并不是万能的，尚不能取代现有的治疗方法，作为一种新的方法还存在需进一步完善的地方，在实践中应相互结合、取长补短，以取得较好的治疗效果。

二、医学伦理学

对基因技术和基因治疗的伦理问题一直存在争议。一些科学家认为这种新技术的引入会引起一系列潜在的危险。有关基因伦理学方面的争论主要有以下几方面：

（1）是否要明确致病基因和发病危险性人群。前者争议不大，但后者的明确将使高危易感人群产生不安全感，况且并不是每个人都愿意知道自己有患某种疾病的危险。

（2）体细胞基因治疗可产生一系列并发症。如在动物实验中已证实，导入正常 DNA 片段后可发生插入突变，严重者可引起死亡。

（3）临床上的重要治疗均应征得被治疗者的同意，然而，生殖细胞基因治疗不可能得到患者后代的同意。因此，从这点上来说，生殖细胞基因治疗是不道德的。但是由父母代替表示同意治疗也应该是合法的，因为父母对其后代有最大权力。

（4）"异常"胚胎的流产。对人流持反对观点者不赞成"异常"胚胎的流产，而"异常"胚胎的定义也很难明确。但从技术上来说，健康胚胎的选择要比生殖细胞基因治疗简单得多。同样，子代的进化、人种的改进、"超人"人种的工程等亦将遭到强烈的反对。

（5）人类基因组计划和重组技术将会给健康保健资源的分布和医疗费用带来影响。虽然分子生物学技术的费用高昂，但是，如果一种药物或技术可以治愈某种疾病，那么每一位患者均应有享受该种治疗的权利。早诊早治将可能节约医疗费用。

三、小　结

人类基因组由 30 亿个碱基对组成,包含 3 万 ~ 5 万个基因。同种生物的不同个体之间 DNA 水平上的差异、DNA 序列上的正常变异,即基因多态性可能影响基因的转录水平、mRNA 的稳定性、基因表达产物的氨基酸组成,也可能对基因的表达或表达调控无作用。目前,多种分子生物学技术如限制性内切酶片段长度多态性、实时定量 PCR 技术、单核苷酸引物延伸法、等位基因特异扩增法、异源杂合双链技术、变性高效液相分析、基因芯片、电喷雾质谱和基质辅助激光解析电离飞行时间质谱技术等被用于基因多态性基因型的分析中。在临床研究——基因多态性与脓毒症的关联分析中,通过在不同人种中寻找脓毒症的易感遗传标志与预后遗传标志,从分子遗传学水平上探索了脓毒症的发生和发展过程,将脓毒症复杂的临床症候、转归与不同的遗传亚型相联系,把患者对创伤、感染等打击的不同反应与炎症反应信号转导通路上的基因多态性联系起来,使得临床医师能在短时间内可以掌握大量的疾病诊断信息,有针对性地进行个体化预防与治疗,对高危炎性反应的人群采取加强预防保护措施,更科学地评价脓毒症新药的疗效和毒性。由于目前基因多态性与脓毒症相关性的临床研究存在一定的缺陷,开展高通量、低消耗、大规模、国际性、多中心、多种族人群的脓毒症的遗传流行病学研究将是未来研究的趋势,而对功能意义的基因多态性在基因治疗中的作用也将得到阐述。

(方向明　舒　强)

参 考 文 献

董宁,姚咏明,黄显金,等.2010.重度烧伤患者 CD14 基因多态性对高迁移率族蛋白 B1 表达的影响.中华烧伤杂志,26:109 ~ 112

董宁,姚咏明,金伯泉,等.2006.CD14 基因多态性与严重烧伤病人预后及人白细胞抗原 DR 表达的相关性研究.中华创伤杂志,22:565 ~ 569

董宁,姚咏明,于燕,等.2009.CD14 基因启动子区-159 位点多态性在重度烧伤患者中的分布及意义.中华烧伤杂志,25:115 ~ 118

方向明,舒强,陈齐兴,等.2001.白介素 10 基因多态性与术后脓毒症发生发展的相关研究.中国危重病急救医学,13:265 ~ 268

蔺静,姚咏明,黄志红,等.2005.CD14-159C/T 基因多态性对全血培养 CD14 表达的影响.中华外科杂志,43:1024 ~ 1027

蔺静,姚咏明,黄志红,等.2006.CD14 基因多态性对严重烧伤后 CD14 表达的影响及其临床意义.中华外科杂志,44:907 ~ 910

蔺静,姚咏明,咸力明,等.2005.脂多糖结合蛋白(LBP)基因多态性对 LBP 及细胞因子诱生的影响.中华实验外科杂志,22:1425 ~ 1426

舒强,方向明,Frank Stueber.2002.肿瘤坏死因子基因微卫星与术后并发严重感染患者的易感性及预后的相关研究.中华医学杂志,82:903 ~ 906

唐星军,于宝军,江志伟,等.2002.肿瘤坏死因子-α 基因多态性在重症急性胰腺炎患者中的意义.中华医学杂志,82:1529 ~ 1531

鄢小建,柴伟,姚咏明.2003.脓毒症基因多态性的研究进展.中国危重病急救医学,15:49 ~ 52

姚咏明,方向明.2008.脓毒症基因多态性研究的临床意义.中华急诊医学杂志,17:117 ~ 118

詹芝娅,王宏伟,陈大方,等.2005.纤溶酶原激活物抑制剂-1 基因启动子区 4G/5G 多态性与脓毒症的易感性和预后相

关性的研究. 中华医学杂志,85: 2404~2407

Angus DC,Linde-Zwirble WT,Lidicker J,et al. 2001. Epidemiology of severe sepsis in the United States: analysis of incidence, outcome,and associated costs of care. Crit Care Med,29: 1303~1310

Arbour NC,Lorenz E,Schutte BC,et al. 2000. TLR4 mutations are associated with endotoxin hyporesponsiveness in humans. Nat Genet,25: 187~191

Asai A,Kogiso M,Kobayashi M,et al. 2012. Effect of IL-10 antisense gene therapy in severely burned mice intradermally infected with MRSA. Immunobiology,217: 711~718

Aschkenasy G,Bromberg Z,Raj N,et al. 2011. Enhanced Hsp70 expression protects against acute lung injury by modulating apoptotic pathways. PLoS One,6: e26956

Bajwa EK,Cremer PC,Gong MN,et al. 2011. An NFKB1 promoter insertion/deletion polymorphism influences risk and outcome in acute respiratory distress syndrome among Caucasians. PLoS One,6: e19469

Barber RC,Aragaki CC,Rivera-Chavez FA,et al. 2004. TLR4 and TNF-alpha polymorphisms are associated with an increased risk for severe sepsis following burn injury. J Med Genet,41: 808~813

Bone RC,Balk RA,Cerra FB,et al. 1992. Definitions for sepsis and organ failure and guidelines for the use of innovative therapies in sepsis. Chest,101: 1644~1655

Chen QX,Lv C,Huang LX,et al. 2007. Genomic variations within DEFB1 are associated with the susceptibility to and the fatal outcome of severe sepsis in Chinese Han population. Genes Immun,8: 439~443

Chen QX,Wu SJ,Wang HH,et al. 2008. Protein C -1641A/-1654C haplotype is associated with organ dysfunction and the fatal outcome of severe sepsis in Chinese Han population. Human Genet,123: 281~287

Cobb JP,O'Keefe GE. 2004. Injury research in the genomic era. Lancet,363: 2076~2083

Deng J,Wang X,Qian F,et al. 2012. Protective role of reactive oxygen species in endotoxin-induced lung inflammation through modulation of IL-10 expression. J Immunol,188: 5734~5740

Doerschug K,Sanlioglu S,Flaherty DM,et al. 2002. First-generation adenovirus vectors shorten survival time in a murine model of sepsis. J Immunol,169: 6539~6545

D'Avila LC,Albarus MH,Franco CR,et al. 2006. Effect of CD14-260C/T polymorphism on the mortality of critically ill patients. Immunol Cell Biol,84: 342~348

Fang XM,Schroder S,Hoeft A,et al. 1999. Comparison of two polymorphisms of the interleukin-1 gene family: interleukin-1 receptor antagonist polymorphism contributes to susceptibility to severe sepsis. Crit Care Med,27:1330~1334

Frazer KA,Ballinger DG,Cox DR,et al. 2007. A second generation human haplotype map of over 3. 1 million SNPs. Nature,449: 851~861

Hannon GJ. 2002. RNA interference. Nature,418: 244~251

Hardy J,Singleton A. 2009. Genomewide association studies and human disease. N Engl J Med,360: 1759~1768

Hermans PW,Hibberd ML,Booy R,et al. 1999. 4G/5G promoter polymorphism in the plasminogen-activator-inhibitor-1 gene and outcome of meningococcal disease. Meningococcal Research Group. Lancet,354: 556~560

Hubacek JA,Stuber F,Frohlich D,et al. 2001. Gene variants of the bactericidal/permeability increasing protein and lipopolysaccharide binding protein in sepsis patients: gender-specific genetic predisposition to sepsis. Crit Care Med,29: 557~561

Huq MA,Takeyama N,Harada M,et al. 2012. 4G/5G Polymorphism of the plasminogen activator inhibitor-1 gene is associated with multiple organ dysfunction in critically ill patients. Acta Haematol,127: 72~80

Kahlke V,Schafmayer C,Schniewind B,et al. 2004. Are postoperative complications genetically determined by TNF-beta NcoI gene polymorphism? Surgery,135: 365~373

Klein W,Tromm A,Folwaczny C,et al. 2004. A polymorphism of the NFKBIA gene is associated with Crohn's disease patients lacking a predisposing allele of the CARD15 gene. Int J Colorectal Dis,19: 153~156

Lei M,Jiao H,Liu T,et al. 2011. siRNA targeting mCD14 inhibits TNF-α,MIP-2,and IL-6 secretion and NO production from LPS-induced RAW264. 7 cells. Appl Microbiol Biotechnol,92: 115~124

Levy MM, Fink MP, Marshall JC, et al. 2003. 2001 SCCM/ESICM/ACCP/ATS/SIS International Sepsis Definitions Conference. Crit Care Med,31: 1250~1256

Lin J, Yao YM, Dong N, et al. 2009. Influence of CD14 polymorphism on CD14 expression in patients with extensive burns. Burns, 35: 365 ~ 371

Lin J, Yao YM, Yu Y, et al. 2007. Effects of CD14-159 C/T polymorphism on CD14 expression and the balance between pro-and anti-inflammatory cytokines in whole blood culture. Shock, 28: 148 ~ 153

Lin MT, Albertson TE. 2004. Genomic polymorphisms in sepsis. Crit Care Med, 32: 569 ~ 579

Lin X, Dean DA. 2011. Gene therapy for ALI/ARDS. Crit Care Clin, 27: 705 ~ 718

Madách K, Aladzsity I, Szilágyi A, et al. 2010. 4G/5G polymorphism of PAI-1 gene is associated with multiple organ dysfunction and septic shock in pneumonia induced severe sepsis: prospective, observational, genetic study. Crit Care, 14: R79

Menges T, Hermans PW, Little SG, et al. 2001. Plasminogen-activator-inhibitor-1 4G/5G promoter polymorphism and prognosis of severely injured patients. Lancet, 357: 1096 ~ 1097

Merrill JC, You J, Constable C, et al. 2011. Whole-body deletion of LPS-induced TNF-α factor (LITAF) markedly improves experimental endotoxic shock and inflammatory arthritis. Proc Natl Acad Sci USA, 108: 21247 ~ 21252

Mira JP, Cariou A, Grall F, et al. 1999. Association of TNF2, a TNF-alpha promoter polymorphism, with septic shock susceptibility and mortality: a multicenter study. JAMA, 282: 561 ~ 568

Nakada TA, Russell JA, Boyd JH, et al. 2010. beta2-Adrenergic receptor gene polymorphism is associated with mortality in septic shock. Am J Respir Crit Care Med, 181: 143 ~ 149

Nakamura A, Niimi R, Yanagawa Y. 2010. Protection from sepsis-induced acute renal failure by adenoviral-mediated gene transfer of beta2-adrenoceptor. Nephrol Dial Transplant, 25: 730 ~ 737

Namath A, Patterson AJ. 2009. Genetic polymorphisms in sepsis. Crit Care Clin, 25: 835 ~ 856

Need AC, Ge D, Weale ME, et al. 2009. A genome-wide investigation of SNPs and CNVs in schizophrenia. PLoS Genet, 5: e1000373

Oberholzer C, Oberholzer A, Bahjat FR, et al. 2001. Targeted adenovirus-induced expression of IL-10 decreases thymic apoptosis and improves survival in murine sepsis. Proc Natl Acad Sci USA, 98: 11503 ~ 11508

Otani S, Oda S, Sadahiro T, et al. 2009. Clinical application of cytokine-related gene polymorphism analysis using a newly developed DNA chip in critically ill patients. Clin Biochem, 42: 1387 ~ 1393

Redon R, Ishikawa S, Fitch K R, et al. 2006. Global variation in copy number in the human genome. Nature, 444: 444 ~ 454

Schluter B, Raufhake C, Erren M, et al. 2002. Effect of the interleukin-6 promoter polymorphism (-174 G/C) on the incidence and outcome of sepsis. Crit Care Med, 30: 32 ~ 37

Stassen NA, Breit CM, Norfleet LA, et al. 2003. IL-18 promoter polymorphisms correlate with the development of post-injury sepsis. Surgery, 134: 351 ~ 356

Stuber F, Petersen M, Bokelmann F, et al. 1996. A genomic polymorphism within the tumor necrosis factor locus influences plasma tumor necrosis factor-alpha concentrations and outcome of patients with severe sepsis. Crit Care Med, 24: 381 ~ 384

Sutherland AM, Walley KR, Russell JA. 2005. Polymorphisms in CD14, mannose-binding lectin, and Toll-like receptor-2 are associated with increased prevalence of infection in critically ill adults. Crit Care Med, 33: 638 ~ 644

Tang GJ, Huang SL, Yien HW, et al. 2000. Tumor necrosis factor gene polymorphism and septic shock in surgical infection. Crit Care Med, 28: 2733 ~ 2736

The International HapMap Consortium. 2003. The International HapMap Project. Nature, 426: 789 ~ 796

Treszl A, Kocsis I, Szathmari M, et al. 2003. Genetic variants of TNF-[FC12] a, IL-1beta, IL-4 receptor [FC12] a-chain, IL-6 and IL-10 genes are not risk factors for sepsis in low-birth-weight infants. Biol Neonate, 83: 241 ~ 245

Westendorp RG, Hottenga JJ, Slagboom PE. 1999. Variation in plasminogen-activator-inhibitor-1 gene and risk of meningococcal septic shock. Lancet, 354: 561 ~ 563

Wong PM, Kang A, Chen H, et al. 1999. Lps(d)/Ran of endotoxin-resistant C3H/HeJ mice is defective in mediating lipopolysaccharide endotoxin responses. Proc Natl Acad Sci USA, 96: 11543 ~ 11548

Yang IV, Alper S, Lackford B, et al. 2011. Novel regulators of the systemic response to lipopolysaccharide. Am J Respir Cell Mol Biol, 45: 393 ~ 402

第六章

细胞凋亡与急危重症

细胞凋亡(apoptosis)又称程序性细胞死亡(programmed cell death),是机体的细胞在正常生理或病理状态下发生的主动死亡过程,受到机体的严格调控。以这种可控的方式,机体能够主动清除形态发生或组织重塑过程中的特定组织细胞、体内的老化细胞及异常的细胞等,同时不损伤周围的组织,因而在胚胎发育、组织器官发生及保持内环境稳态等方面细胞凋亡均发挥重要作用,一旦凋亡调节异常导致细胞死亡过多或过少,均将不可避免地导致疾病的发生。

细胞凋亡的称谓源于希腊语,表述"树叶的凋落"的含义,这一概念被用在形态学上描述细胞死亡是由 Kerr 等三位科学家在 1972 年提出,而之前的研究已经注意到细胞凋亡这一现象,例如,Rudolph Virchow 在 1860 年出版的《细胞病理学》(*Cellular Pathology*)一书中,就提到了两种细胞死亡方式:坏死(necrosis)和渐进性细胞坏死(necrobiosis),其中对渐进性细胞坏死的形态学描述与凋亡变化非常类似;Flemming 在 1885 年首先提出了细胞死亡过程中染色质溶解(chromatolysis)的概念,这实际上就是我们现在所熟知的细胞凋亡过程中的 DNA 片段化。1965 年 Kerr 首先报道,鼠门静脉结扎后,肝细胞会出现皱缩坏死(shrinkage necrosis)现象,并通过组织学和电镜手段证实其与坏死不同,因为它既不会损伤邻近细胞,也不会引起炎症。最终,在 1972 年 Kerr 等正式提出细胞凋亡的概念。

程序性细胞死亡由 Lockshin 和 Williams 于 1965 年首次提出,最初是用于描述胚胎发育过程中使细胞死亡的一系列由基因控制的事件,而随着现代分子生物学技术和认识的发展,目前已公认细胞凋亡也是受多基因严格控制的死亡过程,因而也被认为属于程序性细胞死亡。随后的深入研究证实,参与细胞凋亡调节的基因包括 bcl-2、p53、c-myc 等。进一步对细胞凋亡病理生理意义的研究揭示,在肿瘤、糖尿病、肥胖、缺血-再灌注损伤、神经退行性疾病等众多疾病,包括脓毒症等危重症病理过程中均存在细胞凋亡的异常。因此,探讨细胞凋亡的分子机制及其生物学意义已成为当前生物学与医学研究领域所关注的焦点。本章节将分别介绍目前细胞凋亡分子调控机制,以及关于急危重症中细胞凋亡异常的生物学意义的研究进展。

第一节　细胞凋亡的分子机制

对细胞凋亡机制的认识最初源于对秀丽小杆线虫的研究,其所获得的认识也很快推广至哺乳动物的细胞。现已公认,绝大多数细胞的凋亡信号最终均需通过激活胱天蛋白酶(cysteinyl aspartate-specific protease, caspase)实施。依据在凋亡信号途径中的激活次序,

caspase 分为启动酶和执行酶,执行酶包括 caspase-3、6 和 7,均含有一短的 pro-domain;始动酶包括 caspase-2、8、9 和 10,均有长的 pro-domain,含有特征性蛋白相互作用结构域:死亡效应域或 caspase 募集域(caspase recruitment domain,CARD),通过其与上游接头分子发生相互作用。在凋亡信号作用下,caspase 发生序贯活化,最终效应酶作用于细胞膜和胞质内的底物蛋白,产生典型的凋亡改变。现已明确,激活 caspase 的信号既可来自于死亡受体与相应配体结合启动的外源性(extrinsic)凋亡信号途径,也可来自于线粒体和内质网启动的内源性(intrinsic)凋亡信号途径,并且三者之间也存在着复杂的交汇作用。对细胞凋亡信号转导机制不断深入的认识是当前生物学与医学研究的重要进展,本节将分别介绍上述凋亡信号转导机制的研究现况。

一、死亡受体凋亡信号途径

死亡受体凋亡信号途径由肿瘤坏死因子受体(TNFR)家族成员与相应的配体包括 Fas 与 Fas 配体(FasL)、TNF-α 与 TNFR1,或死亡受体(DR)4、5 与 TNF 相关的凋亡诱导配体(TNF-related apoptosis-induced ligand,TRAIL)等结合后启动。上述死亡受体均属肿瘤坏死因子受体超家族,为 I 型跨膜蛋白,包含有 2~4 个富含半胱氨酸重复序列的胞外结构域、跨膜结构域和胞内死亡结构域(death domain,DD),以前三聚体形式存在于胞膜;与配体结合后,通过形成死亡诱导信号复合体(death-inducing signaling complex,DISC)这一共同机制,序贯激活下游 caspase,诱导细胞凋亡。

根据细胞类型不同,由死亡受体信号途径活化的 caspase-8 诱导细胞凋亡的机制也存在差别。I型细胞能够在 DISC 形成足够量的活化 caspase-8,因此不必依赖线粒体即可直接激活 caspase-3;但在II型细胞中,DISC 中仅有少量 caspase-8 活化,不足以激活足量 caspase-3,因而,在此类细胞中需要 caspase-8 剪切 Bcl-2 家族蛋白成员 Bid,产生活性片段 t-Bid,进而激活线粒体凋亡信号途径,在这种情况下线粒体充当了死亡受体信号途径的放大器。

(一) Fas/FasL 信号途径

Fas 是所有死亡受体中研究得最为充分的一种,其与 FasL 结合后通过胞内 DD 结构域募集 Fas 相关死亡结构域蛋白(Fas-associated death-domain protein,FADD)和 caspase-8 前体组成 DISC。DISC 形成后,DISC 中的前体 caspase-8 发生自我剪切而获得 caspase 酶活性,进而激活 caspase-3。caspase-3 是重要的 caspase 执行酶,不仅可裂解众多细胞内底物,包括 DNA 修复酶、细胞与核的结构蛋白、核酸内切酶抑制物等,还可激活 caspase-6 等其他 caspase 执行酶。

Fas/FasL 信号转导途径的每一个环节均受到精细的调节。在多数细胞中,FasL 基因表现为转录失活态,对其基因表达的调节将直接影响 Fas/FasL 信号的生物学效应。对 Fas 表达的调节也在一定程度上控制 Fas 的效应,因为采用失活的可溶性 FasL 或无 DD 结构域的 Fas 亚型能够拮抗 FasL 对 Fas 的刺激效应。在 DISC 中,FADD 对于 Fas 信号介导的细胞凋亡非常重要,因为负显性突变的 FADD 将剥夺 Fas 介导的细胞凋亡;而缺乏 FADD 的小鼠体内淋巴细胞数也明显减少。DISC 中 caspase-8 的活性则受 FLICE(FADD-like IL-1β converting enzyme)样抑制蛋白 FLIP(FLICE-inhibitory protein)调节。FLIP 是一种与 caspase-

8 结构相近但不具备酶活性的蛋白,这样募集至 DISC 的 FLIP 使 DISC 丧失活化 caspase-8 能力,从而影响 Fas 介导的细胞凋亡。此外,该信号途径也受到线粒体凋亡信号途径中的组分,如某些 Bcl-2 家族蛋白或凋亡蛋白抑制物(inhibitor of apoptosis protein,IAP)的调节。

(二) TNF-α/TNFR1 信号途径

TNF-α 属于多功能促炎细胞因子,通过两种受体 TNFR1 和 TNFR2 发挥作用,其中 TNFR1 含 DD 结构域,而 TNFR2 不含 DD 结构域,因而仅 TNFR1 参与细胞凋亡的调节。TNF-α 与 TNFR1 结合后,将释放与 TNFR1 胞内 DD 域结合的死亡结构域沉默子(silencer of death domain),暴露出 TNFR1 的 DD 域,进而募集 FRADD(the adaptor protein TNF receptor-associated death domain)、受体相互作用蛋白(receptor-interacting protein,RIP)和肿瘤坏死因子受体相关因子 2(TNF receptor-associated factor 2,TRAF2),组装形成复合物 I。复合物 I 能够激活转录因子核因子(NF)-κB,但随后 RIP 和 TRAF2 迅即与 TNFR1 解离,剩下的 FRADD 再通过募集 FADD、前体 caspase-8 结合形成复合物 II,最终诱导细胞凋亡。

这一过程也受 FLIP 的调节,如 NF-κB 能够被复合物 I 活化,那么 FLIP 的表达会被上调以抑制复合物 II 的形成和细胞凋亡的发生;但如果复合物 I 未能活化 NF-κB,那么 FLIP 的表达不会发生明显变化,复合物 II 得以形成,并最终导致细胞凋亡的发生。此外,TNF-α 的最终生物学效应也由 NF-κB 和 c-Jun 氨基末端激酶(JNK)信号途径的相对强弱决定,因为 NF-κB 促进细胞存活而 JNK 能够增加细胞死亡,两个信号途径之间存在相互影响。例如,如果 TNF-α 引起 JNK 过度活化,那么 JNK 可通过磷酸化并活化 E3 泛素连接酶 Itch,使 FLIP 泛素化并降解,从而下调 FLIP 表达,进而抑制 NF-κB 的活化。

(三) TRAIL/DR 信号途径

TRAIL 或以 II 型跨膜蛋白形式或以被半胱氨酸蛋白酶剪切的可溶性蛋白形式存在,其受体有 DR4、DR5、诱骗受体(decoy receptor,DcR)1、DcR2 和 OPG(osteoprotegerin)5 种,其中仅 DR4 和 DR5 含有 DD 结构域,因而具有凋亡调节效应,而 DcR1、DcR2 和 OPG 均属诱骗受体,没有功能性 DD 结构域,与 TRAIL 结合后反而拮抗 TRAIL 的凋亡效应。DR4 和 DR5 与 TRAIL 结合后也通过募集 FADD 和前体 caspase-8 组成 DISC 的机制诱导细胞凋亡。

二、线粒体凋亡信号途径

线粒体功能活动的完整不仅是细胞生命活动的基础,因为线粒体参与包括能量产生、氧化还原调控、钙稳态调节以及一系列代谢和生物合成途径等,同时也是决定细胞生与死的关键。研究发现,源于细胞应激包括放射线、氧化应激、基因组应激和化疗药物等的信号均可激活线粒体凋亡信号机制,通过作用于线粒体,使线粒体发生外膜通透化(mitochondrial outer membrane permeabilization,MOMP),导致内外膜间隙中的线粒体蛋白释放入胞质,诱导细胞凋亡。

(一) 影响 MOMP 的因素

钙离子是影响 MOMP 发生的重要因素,它对 MOMP 的影响是多方面的。首先,各种应激刺激导致内质网中钙的大量释放,可直接引起线粒体功能失常,或通过与线粒体内亲环蛋白 D(cyclophilin D,Cyp D)等线粒体通透性转换孔(permeability transition pore,PTP)的组分相互作用,诱导 PTP 的开放,或通过刺激线粒体中氧自由基和游离脂肪酸等生成,促使 PTP 的开放和 MOMP 的发生。此外,Bcl-2 家族蛋白成员和(或)线粒体自身的融合或分裂也可通过调节钙离子的变化影响细胞凋亡过程。例如,研究发现 Bcl-2 和 Bax 等定位于内质网,可通过影响内质网内钙浓度和电容性钙流入等调节钙离子浓度的变化,进而影响 MOMP 和细胞凋亡;Drp1 和 hFis1 是两种参与线粒体分裂的蛋白,它们可通过减少线粒体内钙离子浓度,增强线粒体 PTP 开放的敏感性,促进 MOMP 的发生。

线粒体功能活动中产生的氧自由基也是影响 PTP 开放的重要因素。在氧化磷酸化过程中,需要线粒体呼吸链中的电子传递复合物、ATP 合成酶、辅酶 Q 和细胞色素 c 等共同完成 O_2 的氧化磷酸化过程;在将电子由还原型烟酰胺腺嘌呤二核苷酸(NADH)或还原型黄素腺嘌呤二核苷酸($FADH_2$)传递给 O_2 的同时,要借助线粒体膜电位和 H^+ 梯度将质子移出线粒体内膜,在此过程中,部分 O_2 会被生成氧自由基,而氧自由基能够明显增强线粒体发生 MOMP 的敏感性。

caspase 也是影响 MOMP 的重要因素之一。因为将 caspase 与线粒体在体外孵育即可导致 MOMP 发生和细胞色素 c、Smac/DIABLO 等的释放。据报道,活化的 caspase-3 能够进入线粒体内,剪切呼吸链复合物 I 的重要组分 NDUF1,使复合物 I 和 II 的电子传递分别减少 88% 和 94%,而应用泛 caspase 抑制剂 zVAD-fmk 虽然能够保护电子传递链的功能,但并不能抑制细胞色素 c 的释放。

此外,肿瘤抑制基因 p53 也被证实可通过促进 Bcl-2 家族中促凋亡成员表达,诱导细胞凋亡,但 p53 是否通过直接激活 Bax 或 Bak,或通过螯合 Bcl-2、Bcl-xl 的机制触发 MOMP,目前尚不清楚。新近有研究还发现,多种核蛋白包括参与 DNA 修复的 Ku70 能够抑制 Bax 的作用,TR3 能与 Bcl-2 结合促进 MOMP,因 X 线损伤自核内释放的组蛋白 1、2 亦可通过与 Bcl-2 家族蛋白作用影响 MOMP 的发生。

(二)MOMP 机制

MOMP 发生后,不仅会诱导 caspase 依赖性凋亡机制激活,同时也会激活 $HtrA_2$/ Omi、凋亡诱导因子(apoptosis-inducing factor,AIF)和 endonucleas C(Endo G)等参与的非 caspase 依赖性细胞死亡,且线粒体通过氧化磷酸化生成 ATP 的功能受损,细胞能量供应下降也将不可避免地造成细胞死亡。因此,一旦 MOMP 发生,即意味着细胞凋亡不可逆转,因而是线粒体凋亡信号途径中的限速环节。尽管 MOMP 的发生非常重要,但其确切机制尚存在争论,目前认为有 Bcl-2 蛋白家族和线粒体通透性转换孔两种研究假说。

1. Bcl-2 家族蛋白模式 此模式认为 MOMP 发生于线粒体的内膜,通过形成大的、蛋白质可通过的孔道而诱导细胞凋亡,而该过程受 Bcl-2 家族蛋白的严格调节。Bcl-2 家族蛋白据所含结构域分为三类。抗凋亡蛋白包括 Bcl-2、Bcl-w、Bcl-XL、Mcl-1 等含有 BH1~4 结构域,定位于线粒体外膜、内质网膜和核膜等细胞内的膜结构,其主要作用是与促凋亡 Bcl-2 家族蛋白结合并抑制其活性。促凋亡蛋白有两类:一类是含 BH1~3 结构域的多结构域和仅含 BH3 结构域的促凋亡分子,其中含 BH1~3 结构域的多结构域的 Bak 和 Bax 的作用较为明确,在活化后会发生构象改变和同源寡聚化,然后插入线粒体外膜上形成大的、蛋白质分子可通过的孔道(megachannel),通过此孔道,线粒体膜间隙中细胞色素 c 等被释放出来。而 Bad、Bid、Bik、Noxa 等仅含 BH-3 结构域的分子,主要通过与其他 Bcl-2 家族蛋白相互作用,或抑制抗凋亡分子,或激活促凋亡分子,通过调节二者的平衡影响细胞凋亡发生。

2. PTP 模式 PTP 模式是基于线粒体通透性转换(mitochondria permeability transition, MPT)这一现象提出的。线粒体通透性出现变化,首先使线粒体内膜对分子质量小于 1500 Da 的物质通透性增加,由于低渗液体大量进入线粒体内,使得线粒体膜电位丧失、氧化磷酸化解偶联、线粒体基质肿胀;继而引起线粒体肿胀和线粒体外膜破裂,最终线粒体膜间隙中的细胞色素 c 等膜间隙蛋白释放,导致细胞凋亡发生。这种位于线粒体膜上的、溶质通过的孔道被称为 PTP。PTP 复合物被认为跨于线粒体内外膜间的接触位点,至少包含 3 个组分,即外膜上的电压依赖性阳离子通道(voltage-dependent anion channel, VDAC),内膜上腺嘌呤核苷酸转位酶(adenine nucleotide translocator, ANT)和具有肽基脯氨酰异构酶活性的 Cyp D,但目前仍缺乏确切的证据证明 VDAC、ANT 和 Cyp D 对于线粒体通透性的改变是否足够或不可缺少。生理条件下,PTP 以低电导状态存在,当邻近内质网受肌醇 1,4,5-三磷酸(IP3)刺激释放钙离子时 PTP 短暂开放,内质网中钙离子大量释放造成线粒体内钙超载,PTP 则转变为高电导状态,最终引起 MOMP 和细胞凋亡。

(三) MOMP 下游的信号转导

MOMP 发生后,线粒体膜间隙的蛋白即被释放进入胞质,其中由线粒体释放入胞质的细胞色素 c 与细胞凋亡蛋白酶活化因子-1(apoptotic protease activating factor-1, Apaf-1)结合,促使 Apaf-1 发生构象改变和寡聚化,通过 caspase 募集域的作用与 pro-caspase-9 结合形成多蛋白复合体——凋亡体(apoptosome),然后 caspase-9 发生二聚化和活化,依次激活执行酶 caspase-3 等产生相应的细胞凋亡变化。在此过程中,caspase 活性受 caspase 结合蛋白包括 IAP 等的调节,例如,研究发现 XIAP 能直接抑制 caspase-3 和 7 的活性,而这些结合蛋白的活性也可被促凋亡蛋白如 Smac/DIABLO 所拮抗,因此 caspase 的激活和功能受到多种结合蛋白的调控。

AIF 是另一种参与凋亡作用的线粒体膜间隙蛋白,它与细菌的氧化还原酶同源,生理状态下定位于线粒体,在细胞发生凋亡过程中被释放入胞质。AIF 诱导的凋亡可在无其他促凋亡因子的条件下产生染色质浓集和片段化等凋亡改变,并且此过程不被 caspase 抑制剂所拮抗,因而属于 caspase 非依赖的细胞凋亡机制。除此之外,HtrA2/Omi、Smac/DIABLO、endonucleas C 等线粒体膜间隙蛋白也被证实可释放入胞质参与细胞凋亡。

三、内质网应激与细胞凋亡

内质网系执行多种与细胞生存和正常生命活动密切相关的功能活动的细胞器,其腔内拥有独特的细胞内环境,具有高钙离子浓度,含大量与蛋白折叠相关的钙依赖性分子伴侣——糖调节蛋白(glucose-regulated protein, GRP)78、GRP94 和钙网蛋白(calreticulin),以及利于二硫键形成和蛋白质分泌的内质网腔内氧化环境。其主要功能包括钙调节、蛋白分泌和脂质合成等。此外,蛋白的翻译后修饰如糖基化、脂化、脂质膜合成等也发生于内质网中。除生物合成作用外,在接受第二信使及蛋白激酶等信号后内质网还通过释放钙离子参与信号转导过程。因此,内质网的功能紊乱对于细胞的生存或死亡具有重要影响。

(一) 内质网应激和未折叠蛋白质反应

多种因素均可影响内质网中蛋白质折叠,如低氧、氧化剂等刺激使细胞内氧化还原调节障碍,导致内质网中未折叠或折叠错误的蛋白质积聚,造成内质网应激(endoplasmic reticulum stress,ERS),从而引发进化保守的生物学效应——未折叠蛋白质反应(unfolded protein response,UPR)。葡萄糖缺乏会影响内质网中 N-糖链糖基化而诱发 UPR,钙调节异常可影响蛋白质的正确折叠,病毒感染时因内质网病毒编码的蛋白超载亦可触发 UPR,高脂饮食可造成肝脏的 ERS;此外,如慢性神经退行性疾病之类的蛋白包涵体疾病和包涵体肌炎等因蛋白酶体功能耗竭而间接导致未折叠蛋白积聚。

由 ERS 触发的 UPR 初始效应是重建稳态和恢复内质网的正常功能:①激活转录程序促进参与蛋白折叠和内质网相关降解机制的基因表达,以利于增强与 ER 中未折叠蛋白的结合,或促使其正确折叠,或使之运输至胞质中降解;②抑制 mRNA 翻译,使进入内质网中的蛋白量减少,以减轻内质网的工作负担,该效应对于胰腺 B 细胞、浆细胞和肝细胞等专业分泌细胞来说非常重要;③启动与细胞应激相关的信号转导过程,包括丝裂原活化蛋白激酶(MAPK)、JNK 和 p38 MAPK 信号途径等,此类信号事件主要与天然免疫效应有关,提示细胞内存在某些异常状况。最终,如果造成 ERS 的刺激过于强烈或持久,UPR 的适应机制无法代偿,细胞凋亡程序就将被启动,以清除功能严重受损的细胞。

(二) UPR 的信号转导与细胞凋亡机制

一般情况下,伴侣蛋白 GRP78、GRP94 与 UPR 效应的跨膜内质网信号蛋白,包括 PKR-like ER kinase(PERK)、inositol-requiring kinase 1(IRE1)和转录激活因子6(activating transcription factor 6,ATF6)等相结合。当内质网发生 ERS 时,GRP78、GRP94 等与未折叠蛋白或折叠错误的蛋白质结合,促进这些异常蛋白质正确折叠或降解,从而释放出 PERK、IRE1 和 ATF6 等,进而启动了下游的信号转导过程。

1. IRE1　IRE1α 属于 I 型跨膜蛋白,结构中含丝氨酸/苏氨酸激酶域和核酸内切酶结构域,因而具有核酸内切酶活性,能够剪切 X-box-binding protein 1(XBP1)mRNA 中的一个内含子,使之翻译生成亮氨酸拉链基序家族转录因子 XBP1。XBP1 生成后与 NF-Y 形成异源二聚体,能够与参与 UPR 和 ERAD 的众多基因的启动子结合,参与基因表达的调节。IRE1α 本身也参与编码分泌蛋白的 mRNA 的剪切、转录后修饰降解等过程。

尽管底物目前尚不清楚,但 IRE1α 的激酶活性在细胞凋亡的调控中非常重要,因为有研究证实 IREα 可与接头蛋白 TRAF2 结合。TRAF2 是一种 E3 泛素连接酶,IRE1α 和 TRAF2 相互作用能够激活凋亡信号调节激酶 1(apoptosis signal-regulating kinase 1,ASK1)及其下游的 JNK,进一步激活促凋亡蛋白 Bim 抑制 Bcl-2 的活性;IRE1α 也可直接与 Bcl-2 家族蛋白成员 Bax 和 Bak 作用,参与细胞凋亡的调节。此外,IRE1α 被证实可激活在细胞凋亡和炎症因子产生过程中发挥重要作用的 caspase-12;然而,由于基因多态性导致其编码区域的一个无义突变,因此,多数人并无功能活性的 caspase-12,caspase-12 的重要性尚存疑问。

2. PERK　PERK 属于丝氨酸/苏氨酸激酶,催化结构域与其他真核类翻译起始因子2(eukaryotic translation initiation factor-2,eIF2α)家族激酶同源。与 GRP78 等解离后,内质网膜上的 PERK 即发生自身磷酸化和激酶域的活化,PERK 活化后能够磷酸化并使 elF2α 失活,从而关闭 mRNA 翻译减少蛋白质生成,以减轻内质网负担;但某些特定的 mRNA 如编码碱性亮氨酸拉链(basic leucine zipper,bZIP)家族转录因子 ATF4 的 mRNA 则被选择性翻译,ATF4 能上调多种参与 UPR 反应的基因表达,如编码内质网伴侣蛋白 GRP78 和 GRP94 的基因,以及参与谷胱甘肽合成、氨基酸代谢等的基因,这些靶基因的表达有助于内质网中伴侣蛋白水平的提高和氧化还原状态的恢复,以及促进蛋白的折叠或降解等。

PERK 在细胞凋亡中的作用尚不清楚。虽有研究报道,保持 elF2α 的磷酸化在内质网应激状态下有助于细胞保护,但持续的蛋白合成抑制对细胞的生存肯定是不利的。因此,PERK 在细胞凋亡调节中的确切作用还有待进一步探讨。

3. ATF6　ATF6α 和 ATF6β 均属于 bZIP 家族转录因子,其激活机制与 PERK 和 IRE1 不同。ATF6 在与 GRP78 等解离后首先移位至高尔基体,被高尔基体的 site 1 和 site 2 蛋白酶剪切,释放出的转录因子需进入核内发挥调节相应基因表达的作用。

在多种细胞应激条件下,ATF6α 均具有细胞保护效应。尽管确切的靶基因尚不清楚,但钙依赖磷酸酶调节因子 1(regulator of calcineurin 1,RCAN1)可能比较重要,因为 RCAN1 是钙依赖磷酸酶的内源性抑制剂;钙依赖磷酸酶的底物包括促凋亡 Bcl-2 蛋白家族成员 Bcl-2 antagonist of cell death(BAD)等,能够催化 BAD 去磷酸化使之恢复二聚化并抑制 Bcl-XL 活性的作用,因此 ATF6 可能通过 RCAN1 发挥保护作用。

4. CHOP　转录因子 C/EBP homologous protein(CHOP)是 UPR 信号途径的下游重要信号分子,位于 IRE1、PERK 和 ATF6 信号途径的汇聚点,在其基因的启动子区域包含有 ATF4、ATF6 和 XBP1 等结合位点,上述转录因子的活性也与 CHOP 的表达存在明显因果关系。CHOP 是通过与其他 C/EBP 家族转录因子形成异源二聚体发挥转录调节作用的。有资料显示,过表达 CHOP 能够诱导细胞凋亡,且其促凋亡效应可为 Bcl-2 阻断;CHOP 促进细胞凋亡的主要机制包括上调 mRNA 和蛋白翻译,增加内质网负担;诱导氧化酶 ERO1α 表达,使内质网呈现过氧化状态;与 Bim 基因启动子区域结合,上调促凋亡蛋白 Bim 表达,同时抑制抗凋亡蛋白 Bcl-2 的基因表达等。

四、小　结

细胞凋亡是为了维持内环境稳定,由基因控制的细胞自主程序性死亡过程,整个反应井然有序,是为了更好地适应生存环境而主动争取的死亡过程,对于多细胞生物的健康生存至关重要。在凋亡过程中,涉及一系列基因的激活、表达和调控等诸多因素的相互作用或促进或抑制凋亡的发生,而且,在已知的凋亡信号通路中,线粒体与死亡受体、内质网与死亡受体、线粒体与内质网之间均存在相互联系,说明机体对细胞凋亡的调控途径非常复杂。因此,只有深入地研究细胞凋亡的分子机制,才能使我们更透彻、更完整地认识细胞凋亡过程,以寻找有效的手段调控细胞的凋亡过程,最终为人类的健康服务。

第二节　细胞凋亡与急危重症

在免疫反应过程中,中性粒细胞、单核细胞和组织中的巨噬细胞等天然免疫细胞首先被活化,通过释放众多细胞因子、炎性介质、趋化因子等启动免疫反应。当威胁得到控制或者获得性免疫系统活化以后,天然免疫细胞必须以及时和非损伤性的机制下调,以免造成组织器官损伤,细胞凋亡是实现这一调节的重要机制。而 T、B 细胞等获得性免疫细胞应得到有效、充分的活化,以确保有效发挥生物学效应,同时也需要以细胞凋亡的方式控制和终止免疫反应。研究表明,在急危重症病理过程中,细胞凋亡异常也是其重要特征之一,特别是免疫系统的变化尤为显著。天然免疫细胞如中性粒细胞、单核/巨噬细胞等表现为凋亡延迟,T、B 细胞等获得性免疫细胞表现为凋亡明显增加,从而造成或加重疾病过程中组织器官损伤及免疫功能低下,成为急危重症病情演进、恶化的关键因素,因而细胞凋亡在危重症中的病理生理意义日益受到广泛关注。此外,非免疫细胞如肠上皮细胞、肺上皮细胞、血管内皮细胞等,在急危重症过程中也表现为细胞凋亡的异常,并被认为与危重症患者消化、呼吸等功能障碍的发生密切相关。因此,对于细胞凋亡在危重症患者病理生理过程中的变化规律及其生物学意义,需要给予高度重视和深入研究。

一、免疫细胞凋亡

(一) 淋巴细胞凋亡

淋巴细胞(包括 T 细胞和 B 细胞)是参与机体获得性免疫反应的主要细胞,在受到细胞因子和抗原刺激后,淋巴细胞被活化和迅速扩增,以充分发挥其免疫效应。淋巴细胞凋亡最初被认为是用来清除自身反应性淋巴细胞和控制免疫反应强度的。随着研究的深入,人们发现淋巴细胞凋亡参与了众多疾患的病理生理过程。对于危重症患者,淋巴细胞凋亡是包括脓毒症、严重创伤、烧伤等急危重症病理过程中的重要发病环节,胸腺、脾脏及胃肠道相关淋巴组织(GLAT)等淋巴细胞的凋亡异常使得机体免疫功能明显受损,机体处于免疫抑制状态,因而易于继发感染或无法清除原发感染,最终导致脓毒性休克甚至多器官功能障碍综合征(MODS),成为危重患者死亡的重要原因。

1. 淋巴细胞凋亡与危重症　对脓毒症中淋巴细胞凋亡现象的关注始于 Hotchkiss 等的临床观察,他们对比研究了 ICU 死于脓毒症和非脓毒症患者的尸检资料,结果发现脓毒症患者存在明显的脾淋巴细胞凋亡,随后的免疫组化研究显示凋亡的淋巴细胞以 $CD4^+$ T 细胞和 B 细胞为主,且凋亡程度与病情的严重程度呈明显正相关。动物实验也获得类似的结果,如小鼠烧伤面积小于体表面积 18% 时,脾淋巴细胞无明显凋亡;而烧伤面积分别达到体表面积的 25% 和 40% 时,则表现为明显的脾淋巴细胞凋亡,并且 40% 烧伤面积组凋亡程度更为明显。与之相似,多发伤动物模型脾淋巴细胞凋亡的程度也与伤情密切相关。

进一步研究证实,在创伤、烧伤和脓毒症状况下,胸腺细胞的凋亡也明显增加。例如,在盲肠结扎穿孔(CLP)所致脓毒症和烧伤动物模型中,胸腺细胞凋亡在伤后 4 小时即可出现,持续至 24 小时以上。临床资料显示,创伤后死亡患者中存在明显的胸腺淋巴细胞凋亡,且免疫组化研究表明,凋亡的胸腺细胞主要为未成熟的 T 细胞亚群($CD4^+CD8^+$ 和 $CD4^-CD8^-$ T 细胞)。此外,严重烧伤、创伤或脓毒症患者外周血中淋巴细胞凋亡的比例也较健康对照明显增加。

胃肠相关淋巴组织,如 Peyer 淋巴滤泡在脓毒症状态下表现为凋亡明显增加,但凋亡的细胞主要为 B 细胞,同时发现 B 细胞 Fas 表达显著增强,Chung 等在创伤性休克的实验中也获得了类似的研究结果。据报道,在黏膜固有层等淋巴滤泡以外的胃肠道淋巴组织中观察到淋巴细胞凋亡增加,分析脓毒症模型小鼠的黏膜固有层单个核细胞(LPMC),证实 CLP 术后 4 小时和 24 小时 CD4⁺、CD8⁺T 细胞凋亡比例升高,同时术后 24 小时 LPMC 的 IL-2、IL-10 和 IL-15 表达明显增强。另据报道,在 CLP 术后 24 小时动物和创伤患者 Peyer 淋巴滤泡等胃肠道淋巴组织等部位细胞凋亡明显增多。

2. 淋巴细胞凋亡对免疫功能的影响　淋巴细胞以凋亡的方式大量清除被认为是造成机体免疫功能抑制的重要原因。首先淋巴细胞凋亡增加使得生物活性的淋巴细胞数目明显下降,T 细胞和 B 细胞的减少不仅干扰获得性免疫应答,而且也会影响天然免疫反应,因为天然和获得性免疫系统之间存在着密切的交汇作用。任何一方面的缺失都会影响免疫反应的发生;而且,凋亡的淋巴细胞可造成存活免疫细胞无能或出现向辅助性 T 细胞(Th)2 漂移效应。有资料显示,巨噬细胞和树突细胞摄取凋亡的细胞后,可促进 IL-10、转化生长因子(TGF)-β 等抗炎细胞因子和抑制促炎细胞因子产生,而 IL-10 与免疫抑制密切相关,循环中 IL-10 水平可作为脓毒症预后的预测指标。此外,巨噬细胞和树突细胞对凋亡细胞的摄取并不诱导其共刺激分子的表达,因此,T 细胞与上述抗原提呈细胞接触后或者进入"无能"状态,或者发生细胞凋亡。有研究进一步探讨了输注凋亡或坏死淋巴细胞对脓毒症模型小鼠的预后、Th1 和 Th2 细胞因子生成的影响,结果表明输注凋亡细胞明显增加了 CLP 小鼠死亡率,而输注坏死的细胞能够改善脓毒症预后,其保护效应与刺激干扰素(IFN)-γ 生成有关。采用抗 IFN-γ 抗体或 ifng⁻/⁻ 小鼠使输注坏死细胞的保护效应丧失,进一步说明凋亡淋巴细胞对机体免疫功能的抑制效应。

3. 淋巴细胞凋亡的分子机制　在危重症病理过程中,淋巴细胞凋亡是一个复杂的、多因素、多环节参与的调节过程。研究表明,死亡受体凋亡途径、线粒体凋亡途径和内质网凋亡信号途径均参与了危重症过程中的淋巴细胞凋亡。

Hotchkiss 等采用过表达 Bcl-2 基因的脓毒症小鼠模型,发现过表达抗凋亡蛋白 Bcl-2 可显著减少因线粒体途径活化造成的 T 和 B 细胞凋亡;然而,需要指出的是,由于线粒体途径与死亡受体信号途径之间存在交汇作用,因此在某些细胞类型中 Bcl-2 亦可拮抗死亡受体途径介导的凋亡。然后,他们在临床尸检中证实了线粒体凋亡信号途径的重要性,发现淋巴细胞呈现典型凋亡形态变化的同时,活化的 caspase-9 检测呈阳性。进一步研究提示,死亡受体信号途径参与了淋巴细胞的凋亡过程,因为检测取自脓毒症患者的血标本,在观察到明显淋巴细胞凋亡的同时,其中部分细胞 caspase-9 呈阳性,而另外一些细胞 caspase-8 呈阳性。

当然,仅仅依据细胞中活化 caspase-9 或 caspase-8 表达尚不能确认相应凋亡信号途径的参与。因为某些情况下,caspase-3 活化后也能够激活 caspase-8,并且活化的 caspase-3 亦可反馈激活 caspase-9,因此从 caspase 活化的角度并不能明确区分内源性与外源性凋亡信号途径。新近的资料发现 caspase 并非仅在细胞凋亡过程中被激活,其激活甚至参与了淋巴细胞的活化和增殖。除 caspase 活化外,还存在其他证据提示淋巴细胞凋亡的存在,包括脾组织光镜检查提示典型的凋亡改变,如核的固缩和片段化;流式细胞仪可检测到膜联蛋白-V 阳性等,这样结合以上诸多证据,说明 caspase 活化的确在淋巴细胞凋亡中发挥重要作用。

由于仅借助 caspase 活性检测来明确参与细胞凋亡的信号途径存在一定的困难。为此,有研究者采用转基因、基因敲除小鼠及 RNA 干扰技术等手段阻断凋亡信号途径的某个环节,以分析相应凋亡信号通路的作用。有人采用抗 Fas 受体抗体阻断 Fas/FasL 信号途径,可明显减少脓毒症小鼠胃肠相关淋巴组织中 B 细胞凋亡;通过 siRNA 技术敲低 cd95 或 caspase-8 基因表达,也能显著减轻因腹膜炎造成的肝细胞和脾淋巴细胞凋亡,这两项研究均强调了死亡受体途径的重要作用。另据报道,应用 FADD 显性失活突变体小鼠和 Bim$^{-/-}$、Puma$^{-/-}$ 及 Noxa$^{-/-}$ 小鼠进行分析,由于 FADD 是死亡受体的接头蛋白,而 Bim、Puma 和 Noxa 分别是线粒体凋亡信号途径的组分,期望以此来分析线粒体和死亡受体信号途径的作用,结果显示,FADD 显性失活突变体转基因小鼠和 Bid 基因缺陷小鼠脾淋巴细胞的凋亡均明显减少,说明线粒体与死亡受体凋亡信号途径均参与了脓毒症所致脾淋巴细胞的凋亡过程。

我们初步分析了内质网在脓毒症脾淋巴细胞凋亡中的作用,通过动物实验发现脾淋巴细胞内质网伴侣蛋白 GRP78 表达及 XBP-1 mRNA 剪切明显上调,而转录因子 CHOP mRNA 和蛋白的表达也明显增强,GRP78 的高表达和 XBP-1 的剪切提示淋巴细胞内存在明显的内质网应激,而 CHOP 高表达提示由于无法克服内质网应激,内质网凋亡信号通路也被启动以清除功能严重受损的细胞。

需要说明的是,淋巴细胞本身即具备强大的凋亡机制,因而可以被危重症病理过程中有多种死亡刺激因素所激活。在细胞是否凋亡,或者说以何种机制凋亡的决定过程中有多种因素参与其中,包括细胞自身的活化状态、所处的不同细胞周期阶段、所受刺激的强度或感染微生物的种类等。并且,某些致病微生物具备多种毒素,可能会通过死亡受体途径诱导凋亡,或以线粒体途径诱导细胞凋亡。因此,在脓毒症、创伤或烧伤等状况下,绝非某一因子或某一信号途径造成了淋巴细胞凋亡,而是存在一个复杂的、多因素、多环节参与的调节过程。当然,在某些具体病理过程或疾病某个阶段,可能某种因素或某个环节发挥主导作用。

(二) 中性粒细胞凋亡

1. 中性粒细胞凋亡对机体免疫功能的影响 中性粒细胞又称多形核中性粒细胞(polymorphonuclear neutrophil,PMN),是机体天然免疫系统的重要组成部分,在机体的感染免疫反应中发挥重要作用,同时以自身凋亡作为效应终止的信号。尽管中性粒细胞的主要作用在于清除病原体,但由于其在清除病原体过程中可产生大量的 TNF-α、IL-1、IL-6 及 IL-8 等炎性细胞因子、氧自由基、颗粒酶等,因此也会造成组织器官的损伤,并由此成为缺血-再灌注损伤、创伤、脓毒症等重要致病因素。由此可见,正常的、组成性中性粒细胞凋亡及其清除对于限制其损伤效应至关重要。已经明确,中性粒细胞在释放进入循环后,其凋亡程序即被启动,典型的非活化中性粒细胞半衰期为 6 ~ 12 小时。而在全身炎症反应综合征、急性呼吸窘迫综合征(ARDS)、脓毒症、创伤和严重烧伤等急危重症患者中,外周血以及支气管肺泡灌洗液中均可观察到中性粒细胞的凋亡延迟。同样,手术本身也会在术后 24 小时内造成中性粒细胞凋亡的延迟。

中性粒细胞的致病效应已被一系列实验所证实,包括抗中性粒细胞治疗可有效阻断由 CLP 诱发的脓毒症模型的肺、肝损伤;抗 IL-8 抗体处理能改善脂多糖(LPS)所介导中性粒细胞在肺内的浸润;抗巨噬细胞炎性蛋白-2 抗体可拮抗脓毒症时中性粒细胞腹膜内浸润等。以上诸多资料均证实,阻断中性粒细胞的作用能够减轻组织或器官损伤,改善动物预后,初步提示中性粒细胞在危重症患者中的损伤效应。通过对中性粒细胞凋亡机制的研究,有人发现将分离自出血性休克小鼠的中性粒细胞输注至正常小鼠体内后给予脓毒性刺激,表现为相近的诱导肺损伤效应,这种致敏的中性粒细胞不仅呼吸爆发能力明显增强,同时细胞凋亡也显著减少。同样,在失血或内毒素血症所致急性肺损伤中观察到肺组织中性粒细胞的凋亡明显减少。进一步研究发现,全身炎症反应综合征患者中性粒细胞凋亡减少,且患者血清能够有效地抑制分离自对照组的中性粒细胞凋亡。由于对中性粒细胞的清除有助于限制其造成的损伤,因此,有学者提出中性粒细胞凋亡的延迟明显强化了其自身的杀伤能力,并导致全身炎症反应综合征甚至最终多器官功能障碍或衰竭等临床状况。

2. 中性粒细胞凋亡的调节机制 尽管中性粒细胞凋亡的机制尚待深入研究,但以下是目前已知影响中性粒细胞凋亡的主要因素:

(1)炎性介质对中性粒细胞凋亡的调节:募集中性粒细胞到炎症部位的因素,包括细菌产物、脂质、细胞因子及氧分压变化等均可以影响中性粒细胞的凋亡。在创伤患者或实验动物血清、腹腔液、支气管肺泡灌洗液中均可检测到粒细胞集落刺激因子(G-CSF)、粒细胞-巨噬细胞集落刺激因子(GM-CSF)、IL-1、IL-6 和 TNF-α 明显升高,而上述因素在体外实验中被证实可抑制健康志愿者中性粒细胞凋亡。此外,细菌产物(如 LPS)和低氧也会在体外抑制中性粒细胞的凋亡。同样,来自健康志愿者的中性粒细胞与来自烧伤、ARDS 或脓毒症患者的血清或支气管肺泡灌洗液孵育,可造成中性粒细胞的凋亡下降。尽管内皮细胞或巨噬细胞被认为能够产生上述大多数细胞因子,然而中性粒细胞本身也具备通过自分泌或旁分泌方式合成与分泌抗凋亡因子抑制自身的凋亡,这样,影响中性粒细胞凋亡的炎性介质和(或)细胞因子的来源尚不清楚。

(2)细胞外环境对中性粒细胞凋亡的影响:尽管早先的研究发现,抑制中性粒细胞的功能及募集可以改善脓毒症的预后,但并未检测中性粒细胞凋亡的变化。体外实验证实,不同炎症刺激的循环中性粒细胞表现出不同的凋亡速率,因此在炎症部位的中性粒细胞与在外周血中的改变并非一致。例如,分离自同一患者血和肺组织的中性粒细胞呈现出不同的特征。有人采用 CLP 模型,分析来自 3 种不同组织表达 Gr1 的中性粒细胞凋亡程度,与临床观察一致,CLP 模型循环中性粒细胞凋亡减少,骨髓中凋亡比例无明显变化,而分离自腹膜 Gr1 阳性细胞凋亡明显增多,并且受到 TNF-α 的调节。因此,炎症局部的微环境对中性粒细胞的凋亡具有明确影响。

(3)Bcl-2 家族在中性粒细胞凋亡中的意义:与淋巴细胞不同,中性粒细胞并不表达 Bcl-2,但表达这一家族的其他成员,包括 Bcl-w、Mcl-1、Bak、Bcl-XL 和 A1。有资料证实,在出血损伤模型或创伤患者的低氧环境中,中性粒细胞的凋亡延迟受到 Mcl-1 的调节。体外实验发现,G-CSF、GM-CSF、IL-1β、TNF-α 和 LPS 等刺激可诱导 Mcl-1 表达上调,但对 Bcl-XL 表达无明显影响;G-CSF、GM-CSF 和 LPS 能够上调 A1 mRNA 水平,但 IL-1β 和 TNF-α 缺乏诱导效应;此外,G-CSF 和 GM-CSF 均能下调 Bax 表达,而 IL-8、TNF-α 或 LPS 对 Bax 的表达影响不明显。与动物实验研究相比,临床资料相对有限,有研究证实炎症性疾病患者中性粒细胞 Bax 表达量下降;中性粒细胞凋亡延迟系 NF-κB 活化抑制 caspase-9 和 caspase-3 活性所致,其中线粒体膜电位维持是中性粒细胞受促炎刺激后存活的关键。例如,细菌脂蛋白可与中性粒细胞表面的 Toll 样受体(TLR)2 和 CD14 结合,通过活化 NF-κB 途径以抑制线粒体膜电位去极化,诱导抗凋亡蛋白 cIAP2(cellular inhibitor of apoptosis 2),加速 caspase-3 降解并降低其表达,使中性粒细胞的凋亡延迟。以上结果表明,Bcl-2 家族成员对中性粒细胞凋亡的作用甚为重要。

（三）单核/巨噬细胞凋亡

单核细胞是机体天然免疫系统的重要组成部分,分布至组织器官之后即成为巨噬细胞,其与巨噬细胞是机体吞噬能力最强的细胞,可摄入微生物、凋亡细胞、坏死崩解产物等,并释放一系列炎性介质,激活和募集其他天然免疫细胞。同时,它还具有杀菌活性以及抗原提呈效应。据报道,脓毒症大鼠9小时,除单核细胞炎性因子生成减少、人类白细胞抗原(HLA)-DR 表达下调外,还观察到肺泡巨噬细胞凋亡增多,提示脓毒症发病与肺泡巨噬细胞凋亡密切相关。与之相似,有报道证实脓毒症小鼠腹膜和肝脏巨噬细胞以及脓毒症患者循环单核细胞的凋亡明显增加。巨噬细胞对凋亡中性粒细胞和(或)内皮细胞的吞噬,不仅可明显抑制巨噬细胞促炎细胞因子的释放,而且可以促进巨噬细胞抗炎细胞因子诱生和下调 FasL 的表达,并通过 c-myc 机制启动 T 细胞的凋亡。因此,单核/巨噬细胞凋亡的增加,将影响其限制炎症扩散、清除炎症反应作用的发挥。

（四）树突细胞凋亡

树突细胞广泛存在于除脑以外的全身各脏器,作为强有力的抗原提呈细胞,树突细胞是联系天然免疫与获得性免疫的关键;且它还是细菌等微生物刺激后细胞因子的重要来源,对于 Th1、Th2 或调节性 T 细胞的分化、发育至关重要。分布于外周的树突细胞受到外源性刺激后发生活化成熟,分化为成熟树突细胞,并丧失其吞噬能力,但其表面共刺激分子和主要组织相容性复合物表达上调,可分泌产生大量免疫调节细胞因子如 IL-12、IL-23 及趋化因子等,同时发生自外周向淋巴器官的移位,成为专职抗原提呈细胞。通过临床尸检资料及动物实验发现,炎症局部或远隔部位淋巴器官(脾脏等)树突细胞特别是 CD8$^+$树突细胞凋亡明显增加,并且凋亡发生于 CD3$^+$CD4$^+$ T 细胞活化之后。由于树突细胞是最为有力的抗原提呈细胞,其大量凋亡不仅严重干扰淋巴细胞活化和 T 细胞分化过程,也会导致与之发生相互作用的 NK 细胞功能受到影响,尽管尚无明确的实验证据,但树突细胞凋亡被认为与机体免疫抑制的发生有关。

二、非免疫细胞凋亡

由于非免疫细胞凋亡比例低,并且检测较为困难,因而受到的关注较少。近年来随着研究的不断深入,急危重症病理过程中肺泡上皮细胞、血管内皮细胞及肠上皮细胞等非免疫细胞凋亡已得到证实,并认为其与相应的组织器官功能障碍密切相关。

肺泡上皮由单层细胞组成,具有重要的屏障功能,并且以生成细胞因子或趋化因子的方式参与免疫反应。上皮细胞凋亡与多种疾病有关,例如在 ARDS 患者和急性肺损伤(ALI)动物中均存在明显的肺上皮细胞凋亡。有研究认为中性粒细胞在诱导肺上皮细胞凋亡中发挥重要作用,证实中性粒细胞以释放可溶性 FasL 的方式诱导肺上皮细胞凋亡,而采用抗 Fas 抗体可有效阻断中性粒细胞的凋亡诱导效应。研究还发现 ARDS 和 ALI 在诱发肺上皮细胞 Fas 表达增强的同时,ALI 也会引起可溶性 FasL 和可溶性 Fas 增加,因而可能直接参与上皮细胞凋亡的诱导过程。在 LPS 诱发肺损伤小鼠模型中,可观察到肺上皮细胞 Fas 表达增加及移位入肺组织表达 Fas 的炎性细胞明显增多。此外,大剂量可溶性 FasL 处理可引起肺泡上皮细胞凋亡。因此，Fas/FasL 在肺泡上皮细胞的凋亡中发挥重要作用。

血管内皮细胞是分隔血管内腔隙与血管外组织的重要屏障，在中性粒细胞移行、血流调节、水肿和愈合等多方面具有重要意义。正因为如此，内皮细胞的完整性十分重要，其损伤和凋亡与包括 ARDS 在内的多种疾病密切相关。据报道，在 CLP 术后 20 小时即可检测到血管内皮细胞的凋亡，且凋亡与 Bcl-2 的表达下调有关。内皮细胞凋亡可通过采用酶联免疫吸附试验测定血清中 M30 的含量来确定，M30 是细胞角蛋白被 caspase 剪切后释放入血的产物，其水平可反映内皮细胞凋亡的严重程度。危重症患者血清中上皮细胞凋亡特异性标志物 M30 含量明显上升，且升高水平与患者预后相关。

有资料提示，细胞凋亡是脓毒症过程中肠上皮细胞减少的重要原因，过表达凋亡抑制蛋白 Bcl-2 能够阻止上皮细胞的凋亡；同时，在脓毒症患者也发现肠上皮细胞存在明显凋亡。肠上皮细胞的大量凋亡使肠道完整性遭到破坏，屏障功能受损，从而导致肠道细菌移位和（或）肠源性内毒素血症的发生，在脓毒症发生与发展中的作用也不容忽视。

除以上研究结果外，目前还缺乏有关肝实质细胞、心脏、肾脏等其他非免疫细胞在危重症病理过程中凋亡变化的实验研究，但这并不意味着细胞凋亡并不重要，尚有待进一步探索。

第三节　针对细胞凋亡治疗策略的研究进展

目前，细胞凋亡异常在急危重症病情发展、演进中的重要意义已得到公认，特别是淋巴细胞凋亡在脓毒症免疫抑制过程中占有重要地位。初步结果表明，如能有效阻断淋巴细胞凋亡这一环节，减轻淋巴细胞的凋亡，将有助于缓解病情的发展、恶化。因此，以调节细胞凋亡为目的，纠正淋巴细胞过度凋亡的治疗成为目前脓毒症研究的重要方向。

一、针对细胞凋亡的干预途径

（一）Bcl-2 过表达

Hotchkiss 等首先证明减少淋巴细胞凋亡能够改善脓毒症动物预后。实验中他们采用过表达 Bcl-2 的小鼠和正常小鼠分别行 CLP 手术，结果表明分离自 bcl-2 转基因小鼠的淋巴细胞对脓毒症诱导的细胞凋亡明显耐受，相应地，bcl-2 转基因小鼠 CLP 术后生存率明显高于对照组。随后，另外两个研究组也分别证实了过表达淋巴细胞 Bcl-2 能够改善脓毒症预后。此外，有资料证实脓毒症时淋巴细胞 Bcl-2 表达降低，这可能是造成淋巴细胞凋亡的重要因素。

（二）抑制 CD95

研究发现 CD95L 缺陷小鼠，或应用 CD95 融合蛋白阻断 CD95 的下游信号，或采用 siRNA 敲低 cd95 基因的表达等能够有效地改善脓毒症动物预后。CLP 术后 30 分钟注射 siRNA 能够提高 CLP 术后生存率 50%，但使用 CD95 融合蛋白则需在术后 12 小时使用才会有效，在 CLP 术后即刻应用无效，提示抗凋亡治疗的应用时机选择也是非常重要的因素。

此外,应用 CD95 融合蛋白可能是通过抑制细胞凋亡,降低反映肝损害的酶学指标水平,改善肝、肠等重要脏器血供等机制来发挥保护效应。而注射针对 cd95 的 siRNA,由于主要定位于肝脏以及脾、心脏等部位,因此可能是通过减轻肝细胞和脾细胞凋亡,改善肝功能等来发挥治疗效应。

(三) caspase 抑制剂

Braun 等首先在肺炎球菌脑膜炎模型实验治疗中应用 caspase 抑制剂并取得了良好效果,他们观察到应用泛 caspase 抑制剂 zVAD.fmk 能明显减轻海马神经元凋亡,具有显著的神经保护作用。其后在脓毒症模型中,分别应用泛 caspase 抑制剂 zVAD.fmk 和选择性 caspase-3 抑制剂 M867,均明显减少了淋巴细胞凋亡,并改善脓毒症预后。而 caspase 抑制剂在 RAG1 缺陷小鼠中应用则无效,因为 RAG1 缺陷小鼠体内并没有成熟的 T 细胞和 B 细胞,进一步说明 caspase 抑制剂是通过直接作用于淋巴细胞,减少淋巴细胞的凋亡来发挥治疗作用的。此外,有学者采用 siRNA 的方法分别敲低 caspase-8 或 caspase-9 表达,也获得了减少淋巴细胞凋亡改善脓毒症预后的实验效果。

尽管 caspase 抑制剂在内毒素血症、脓毒症等动物模型中取得了良好疗效,但应用于危重患者的临床治疗还需要关注以下几个问题:

(1) 采用 caspase 抑制剂的实验结果并不一致,这可能是由于模型的变异度不易控制,因为常用的 CLP 模型稳定性和均一性还存在问题。尽管脓毒症表现类似,但致病微生物可能并不相同,在 CLP 模型中能够培养出多种革兰阳性菌、革兰阴性菌及厌氧菌等,这样对于 caspase 抑制剂治疗的敏感性也就存在差异。

(2) 研究表明,即使少量活化 caspase-3 也足以启动 DNA 的断裂而致细胞凋亡。因此,必须获得足够的 caspase 抑制效应,既要效果足够强,又要持续一定时间,才能有效地防止淋巴细胞发生凋亡。由此可见,开发具有临床实用价值的 caspase 抑制剂是一个具有挑战性的任务。

(3) 已经明确 caspase 功能具有多重性,它不仅只在细胞凋亡过程中发挥作用,在炎症调节包括淋巴细胞活化、增殖等多个方面均起着重要作用。例如,caspase-8 功能缺陷的患者表现为免疫功能低下,并由此反复发作感染,而 B 细胞的增殖必须有 caspase-6 的参与。因此,应用 caspase 抑制剂一方面可能够减少淋巴细胞凋亡,但同时也可能由于其对淋巴细胞活化、增殖的影响,阻碍机体有效免疫效应的产生。而且,有资料证实应用 caspase 抑制剂会产生一定的副作用,可引起 TNF-α 介导氧化应激和线粒体损伤效应,促使休克进一步恶化,提示应用 caspase 抑制剂需慎重考虑。

总之,必须做到既能暂时性、有效地阻断特异性 caspase,如 caspase-3 或 caspase-12,同时还需要关注使用时机,或针对过度炎症反应阶段,或针对免疫抑制阶段。只有达到这样的目标,caspase 抑制剂才有可能应用于临床。

(四) 非 caspase 类蛋白酶抑制剂

除 caspase 抑制剂外,研究发现非 caspase 蛋白酶抑制剂也能够调控细胞凋亡,人类免疫缺陷病毒(HIV)-蛋白酶抑制剂就是一类重要的非 caspase 蛋白酶抑制剂,可减少 HIV 造成的 CD4$^+$ T 细胞凋亡。体外试验证实,这类化合物对一系列凋亡刺激均有拮抗效应。在此基础上,将其用于脓毒症的治疗,发现 CLP 后 4 小时给药能有效减少淋巴细胞凋亡并降低动物死亡率。进一步分析发现,HIV-蛋白酶抑制剂可减轻包括 CD95 诱导的肝炎、金黄色葡萄球菌肠毒素 B 诱发的休克和大脑中动脉栓塞等疾病造成的细胞凋亡。这类蛋白酶抑制剂的作用机制主要是防止线粒体通透性转换孔(mitochondrial permeability transition pore, MPTP)形成及随后的线粒体膜电位丧失,但对 caspase 的活化没有影响。

二、研究方向与展望

近年来,活化蛋白 C(新的脓毒症治疗药物)被证实具有一定的抗凋亡效应。同时,还有几类潜在的治疗策略仍在探索之中,其中之一是通过阻断 TLR 的作用治疗脓毒症,一项 TLR4 拮抗剂的临床试验目前正在进行之中。研究发现,MyD88 缺陷小鼠 CLP 后淋巴细胞凋亡明显减少,而 MyD88 是 TLR 信号下游的关键信号分子。另一项治疗策略是设想通过调节 cIAP2 来干预脓毒症,这是由于 cIAP2 缺陷小鼠对内毒素攻击高度耐受,受内毒素刺激后促炎细胞因子的释放明显减少。

抗凋亡多肽也是一项颇具潜力的治疗方法,近年来研究发现,大分子蛋白和多肽可通过与具有 Tat 结构域的穿膜肽结合进入细胞内。而且,采用结合 Tat 的抗凋亡分子,如 Bcl-2 和 BH_4(对 Bcl-2 和 Bcl-XL 抗凋亡效应至关重要的功能结构域)已被证实对脑损伤动物、心肌缺血-再灌注损伤和射线诱导的小肠上皮细胞凋亡均具有良好的保护效应。Hotchkiss 等证实 Tat-BH_4 结合物能够有效缓解脓毒症所致淋巴细胞凋亡。因此,发现和设计更为有效的治疗多肽是目前研究的一个重要方向。

近年来,人们对于多细胞生物如何通过细胞凋亡来调控细胞生与死的机制有了越来越深刻的认识。毋庸置疑,脓毒性或创伤后实验动物与患者均表现为明确的细胞凋亡异常,包括天然免疫细胞如中性粒细胞、获得性免疫细胞如淋巴细胞等,以及非免疫细胞如肠上皮细胞等,或存在凋亡增加或凋亡减少,其病理生理意义在于导致机体细胞功能的紊乱和组织器官功能的损害以致机体死亡。动物实验所提供的可喜结果表明,调节细胞凋亡可能成为脓毒症行之有效的治疗手段。但是,我们也必须认识到,在上述细胞的凋亡过程中可能存在多个不同机制的活化,且不同凋亡信号途径之间还存在广泛的交互作用,因此简单地阻断某一个环节可能并不能达到我们的目标,甚至可能导致相反的结果。因此,我们必须牢记,只有在源头识别并阻断初始的凋亡刺激信号,或阻断凋亡过程中所共有的关键环节,才可能纠正危重症患者病理过程中的凋亡异常,进而获得有效、可行的治疗效果,这也是危重症医学研究所面临的重要课题和进一步探索的努力方向。

(马 涛)

参 考 文 献

Adams JM, Cory S. 2007. Bcl-2-regulated apoptosis: mechanism and therapeutic potential. Curr Opin Immunol, 19:488~496

Ayala A, Perl M, Venet F, et al. 2008. Apoptosis in sepsis: mechanisms, clinical impact and potential therapeutic targets. Curr Pharm Des, 14:1853~1859

Bantel H, Schulze-Osthoff K. 2009. Cell death in sepsis: a matter of how, when, and where. Crit Care, 13:173

Brahmamdam P, Watanabe E, Unsinger J, et al. 2009. Targeted delivery of siRNA to cell death proteins in sepsis. Shock, 32: 131 ~ 139

Chipuk JE, Green DR. 2008. How do BCL-2 proteins induce mitochondrial outer membrane permeabilization? Trends Cell Biol, 18: 157 ~ 164

Circu ML, Aw TY. 2010. Reactive oxygen species, cellular redox systems, and apoptosis. Free Radic Biol Med, 48: 749 ~ 762

Cox AG, Winterbourn CC, Hampton MB. 2009. Mitochondrial peroxiredoxin involvement in antioxidant defence and redox signalling. Biochem J, 425: 313 ~ 325

Delogu G, Famularo G, Tellan G, et al. 2008. Lymphocyte apoptosis, caspase activation and inflammatory response in septic shock. Infection, 36: 485 ~ 487

Ferrón-Celma I, Mansilla A, Hassan L, et al. 2009. Effect of vitamin C administration on neutrophil apoptosis in septic patients after abdominal surgery. J Surg Res, 153: 224 ~ 230

Giam M, Huang DC, Bouillet P. 2008. BH3-only proteins and their roles in programmed cell death. Oncogene, 27: 128 ~ 136

Guicciardi ME, Gores GJ. 2009. Life and death by death receptors. FASEB J, 23: 1625 ~ 1637

Hotchkiss RS, Nicholson DW. 2006. Apoptosis and caspases regulate death and inflammation in sepsis. Nat Rev Immunol, 6: 813 ~ 822

Hotchkiss RS, Schmieg RE, Swanson PE, et al. 2000. Rapid onset of intestinal epithelial and lymphocyte apoptotic cell death in patients with trauma and shock. Crit Care Med, 28: 3207 ~ 3217

Hotchkiss RS, Strasser A, McDunn JE, et al. 2009. Cell death. N Engl J Med, 361: 1570 ~ 1583

Hotchkiss RS, Swanson PE, Freeman BD, et al. 1999. Apoptotic cell death in patients with sepsis, shock, and multiple organ dysfunction. Crit Care Med, 27: 1230 ~ 1251

Hotchkiss RS, Tinsley KW, Swanson PE, et al. 2001. Sepsis-induced apoptosis causes progressive profound depletion of B and CD4$^+$ T lymphocytes in humans. J Immunol, 166: 6952 ~ 6963

Jahani-Asl A, Germain M, Slack RS. 2010. Mitochondria: joining forces to thwart cell death. Biochim Biophys Acta, 1802: 162 ~ 166

Jourdain A, Martinou JC. 2009. Mitochondrial outer-membrane permeabilization and remodelling in apoptosis. Int J Biochem Cell Biol, 41: 1884 ~ 1889

Joza N, Pospisilik JA, Hangen E, et al. 2009. AIF: not just an apoptosis-inducing factor. Ann N Y Acad Sci, 1171: 2 ~ 11

Kerr JF. 2002. History of the events leading to the formulation of the apoptosis concept. Toxicology, 27: 471 ~ 474

Kim I, Xu W, Reed JC. 2008. Cell death and endoplasmic reticulum stress: disease relevance and therapeutic opportunities. Nat Rev Drug Discov, 7: 1013 ~ 1030

Kim R, Emi M, Tanabe K, et al. 2006. Role of the unfolded protein response in cell death. Apoptosis, 11: 5 ~ 13

Kroemer G, Galluzzi L, Vandenabeele P, et al. 2009. Classification of cell death: recommendations of the Nomenclature Committee on Cell Death 2009. Cell Death Differ, 16: 3 ~ 11

Lai E, Teodoro T, Volchuk A. 2007. Endoplasmic reticulum stress: signaling the unfolded protein response. Physiology (Bethesda), 22: 193 ~ 201

Lebiedzinska M, Szabadkai G, Jones AW, et al. 2009. Interactions between the endoplasmic reticulum, mitochondria, plasma membrane and other subcellular organelles. Int J Biochem Cell Biol, 41: 1805 ~ 1816

Lemasters JJ, Theruvath TP, Zhong Z, et al. 2009. Mitochondrial calcium and the permeability transition in cell death. Biochim Biophys Acta, 1787: 1395 ~ 1401

Liu C, Li A, Weng YB, et al. 2009. Changes in intestinal mucosal immune barrier in rats with endotoxemia. World J Gastroenterol, 15: 5843 ~ 5850

Lyn-Kew K, Standiford TJ. 2008. Immunosuppression in sepsis. Curr Pharm Des, 14: 1870 ~ 1881

Ma T, Han L, Gao Y, et al. 2008. The endoplasmic reticulum stress-mediated apoptosis signal pathway is involved in sepsis-induced abnormal lymphocyte apoptosis. Eur Surg Res, 41: 219 ~ 225

MacLaren R. 2009. Immunosedation: a consideration for sepsis. Crit Care, 13: 191

Majno G, Joris I. 1995. Apoptosis, oncosis, and necrosis: an overview of cell death. Am J Pathol, 146: 3 ~ 15

Marsden VS, Strasser A. 2003. Control of apoptosis in the immune system: Bcl-2, BH3-only proteins and more. Annu Rev Immunol, 21: 71 ~ 105

Matsuda N, Teramae H, Yamamoto S, et al. 2010. Increased death receptor pathway of apoptotic signaling in septic mouse aorta: effect of systemic delivery of FADD siRNA. Am J Physiol Heart Circ Physiol, 298: H92 ~ H101

Matsuda N, Yamamoto S, Takano K, et al. 2009. Silencing of Fas-associated death domain protects mice from septic lung inflammation and apoptosis. Am J Respir Crit Care Med, 179: 806 ~ 815

Melino G. 2001. The Sirens´ song. Nature, 412: 23

Miksa M, Wu R, Dong W, et al. 2009. Immature dendritic cell-derived exosomes rescue septic animals via milk fat globule epidermal growth factor-factor Ⅷ. J Immunol, 183: 5983 ~ 5990

Pinheiro da SF, Nizet V. 2009. Cell death during sepsis: integration of disintegration in the inflammatory response to overwhelming infection. Apoptosis, 14: 509 ~ 521

Pinton P, Giorgi C, Siviero R, et al. 2008. Calcium and apoptosis: ER-mitochondria Ca^{2+} transfer in the control of apoptosis. Oncogene, 27: 6407 ~ 6418

Pène F, Courtine E, Ouaaz F, et al. 2009. Toll-like receptors 2 and 4 contribute to sepsis-induced depletion of spleen dendritic cells. Infect Immun, 77: 5651 ~ 5658

Rasheva VI, Domingos PM. 2009. Cellular responses to endoplasmic reticulum stress and apoptosis. Apoptosis, 14: 996 ~ 1007

Ren Y, Xie Y, Jiang G, et al. 2008. Apoptotic cells protect mice against lipopolysaccharide-induced shock. J Immunol, 180: 4978 ~ 4985

Schwulst SJ, Muenzer JT, Peck-PalmerOM, et al. 2008. Bim siRNA decreases lymphocyte apoptosis and improves survival in sepsis. Shock, 30: 127 ~ 134

Searle J, Kerr JF, Bishop CJ. 1982. Necrosis and apoptosis: distinct modes of cell death with fundamentally different significance. Pathol Annu, 17: 229 ~ 259

Shinozaki S, Inoue Y, Yang W, et al. 2010. Farnesyltransferase inhibitor improved survival following endotoxin challenge in mice. Biochem Biophys Res Commun, 39: 1459 ~ 1464

Speidel D. 2010. Transcription-independent p53 apoptosis: an alternative route to death. Trends Cell Biol, 20: 14 ~ 24

Sriskandan S, Altmann DM. 2008. The immunology of sepsis. J Pathol, 214: 211 ~ 223

Stromberg PE, Woolsey CA, Clark AT, et al. 2009. CD4$^+$ lymphocytes control gut epithelial apoptosis and mediate survival in sepsis. FASEB J, 23: 1817 ~ 1825

Szegezdi E, Macdonald DC, Ní Chonghaile T, et al. 2009. Bcl-2 family on guard at the ER. Am J Physiol Cell Physiol, 296: C941 ~ C953

Thompson CB. 1995. Apoptosis in the pathogenesis and treatment of disease. Science, 267: 1456 ~ 1462

Toltl LJ, Swystun LL, Pepler L, et al. 2008. Protective effects of activated protein C in sepsis. Thromb Haemost, 100: 582 ~ 592

Unsinger J, McDonough JS, Shultz LD, et al. 2009. Sepsis-induced human lymphocyte apoptosis and cytokine production in "humanized" mice. J Leukoc Biol, 86: 219 ~ 227

Wang C, Youle RJ. 2009. The role of mitochondria in apoptosis. Annu Rev Genet, 43: 95 ~ 118

Wang J, Li J. 2009. Activated protein C: a potential cardioprotective factor against ischemic injury during ischemia/reperfusion. Am J Transl Res, 1: 381 ~ 392

Watanabe E, Muenzer JT, Hawkins WG, et al. 2009. Sepsis induces extensive autophagic vacuolization in hepatocytes: a clinical and laboratory-based study. Lab Invest, 89: 549 ~ 561

Wheeler DS. 2009. Death to sepsis: targeting apoptosis pathways in sepsis. Crit Care, 13: 1010 ~ 1017

Wilson NS, Dixit V, Ashkenazi A. 2009. Death receptor signal transducers: nodes of coordination in immune signaling networks. Nat Immunol, 10: 348 ~ 355

Wu J, Kaufman RJ. 2006. From acute ER stress to physiological roles of the unfolded protein response. Cell Death Differ, 13: 374 ~ 384

第七章

细胞因子与炎症反应

在多种急危重症状态下,目前普遍认为中性粒细胞、淋巴细胞及单核/巨噬细胞系统的激活及其释放的内源性炎症介质参与了许多病理生理过程。例如,在严重创伤、休克、感染时,内源性炎症介质包括细胞因子(cytokine)、血管活性物质(vascular active substance)、趋化因子(chemokine)、氧自由基、急性期反应物(acute phase reactant)、生物活性脂质(bioactive lipid)、血浆酶系统产物以及血纤维蛋白溶解途径(fibrinolytic pathway)等相互作用形成网络效应,一旦失控,则可诱发全身各系统、各脏器的广泛损伤。

细胞因子是由效应细胞分泌的细胞外信号蛋白,具有强大的生物学活性和调节自身细胞、邻近细胞和远隔部位细胞行为的作用。细胞因子通常可分为促炎细胞因子和抗炎细胞因子。但由于细胞因子的多功能性,这种分类并非是绝对的。

第一节　肿瘤坏死因子

一、肿瘤坏死因子的分型

肿瘤坏死因子(tumor necrosis factor, TNF)是一类具有炎症介导作用的活性细胞因子,根据细胞来源和分子结构不同,TNF 可分为 α 和 β 两型。TNF-α 即经典的 TNF,主要由活化的单核/巨噬细胞产生;TNF-β 即以往所指的淋巴毒素,主要由激活的 T 细胞产生。虽然 TNF-α 和 TNF-β 二者氨基酸序列仅有 28% 的同源性,但二者结合相同的受体,具有相同的生物学活性。我们常提及的 TNF 主要是指 TNF-α,故下述内容中所提及的 TNF 在不做特殊说明的情况下均指 TNF-α。

二、TNF 在感染发病中的机制

一般认为,严重损伤后机体细胞产生 TNF-α 并发生病理生理作用主要经以下过程:首先,烧(创)伤后由创面入侵或肠道移位的细菌及其内毒素(LPS)等刺激因子与单核/巨噬细胞系统细胞的特定受体结合,通过跨膜信号转导机制及胞内生化反应将刺激信号转导到胞核,从而激活转录因子,启动下游 TNF 基因的转录。TNF-α mRNA 转录后,以此为模板进一步合成 26kDa 的跨膜前体蛋白,并经丝氨酸蛋白酶裂解形成 17kDa 具有生物活性的 TNF-α 释放至胞外。分泌型的 TNF-α 与靶细胞膜表面的 TNF 受体相互作用,从而激活多种信号转导途径、激酶和转录调节因子,活化大量的细胞基因,产生广泛的生物学效应。

(一) 刺激信号与效应细胞的相互作用

现已证明,感染状态下机体炎症反应的触发剂主要是革兰阴性菌的 LPS。LPS 主要成分脂质 A 首先与 LPS 受体结合,进而激活胞内信号转导通路,引起后续效应,导致脓毒症甚至多器官功能障碍综合征(MODS)的发生。

近年来的研究发现,共有 4 类分子家族与 LPS 的脂质 A 部分结合,参与炎症信号转导,包括巨噬细胞清道夫受体(SR)、CD14、Toll 样受体(TLR)和 β_2 白细胞整合素(CD18)。巨噬细胞 SR 在机体早期防御机制中起重要作用,它能结合革兰阴性菌细胞壁或循环中游离的 LPS,介导巨噬细胞吞噬清除和灭活 LPS。但 SR 在介导 TNF-α 的病理生理作用方面国内外尚未有相关的报道。有资料显示,应用抗 CD18 单克隆抗体能有效改善家兔脓毒性休克模型的病理进程,降低实验动物多器官衰竭的发生率,同时发现血浆中 TNF-α 活性也受到明显抑制,但 TNF-α 浓度没有显著变化。据此可以推测,β_2 白细胞整合素(CD18)在 TNF-α 诱导脓毒症发病的过程中具有增强 TNF-α 活性的作用,但对于 TNF-α 的合成没有明显的诱导效应。

在感染发病过程中,TNF-α 的合成主要与 CD14、TLR 密切相关,其中脂多糖结合蛋白(LBP)/CD14 是机体识别内毒素和调控炎症反应应答的关键性机制之一。LBP 是在感染等应激状态时由肝脏合成的一种急性期蛋白,当 LPS 进入血液以后,它可以识别并结合 LPS;在细胞对 LPS 的应答中,将 LPS 单体从多聚体中转运至效应细胞表面的 CD14 受体,促进 LPS 与 CD14 的结合,加速效应细胞的活化。CD14 是表达于单核细胞表面的糖蛋白分子,对 LPS 具有高度亲和力,它以两种方式存在于人和动物体内:膜结合 CD14(mCD14)和可溶性 CD14(sCD14)。mCD14 主要分布于成熟的单核/巨噬细胞、中性粒细胞表面,它通过糖基磷脂酰肌醇(GPI)锚定在细胞膜上。LPS 与 LBP 结合形成 LPS-LBP 复合物后与 mCD14 结合,通过丝裂原活化蛋白激酶(MAPK)信号转导通路,使核因子(NF)-κB 等转录因子活化,从而引起相关基因的转录,导致 TNF-α 等炎性介质的释放。而 sCD14 主要激活内皮细胞等 mCD14 表达阴性的细胞,通过 TNF-α 等表达来实现对 LPS 的免疫反应。实验研究表明,表达人类 CD14 的转基因小鼠对 LPS 刺激高度敏感,常进展为脓毒症、脓毒性休克;而 CD14 基因敲除(CD14$^{-/-}$)小鼠则对 LPS 引起的感染表现出极强的抵抗力。这些结果说明 CD14 在 LPS 介导的全身炎症反应过程中具有重要作用。但由于 mCD14 本身是通过 GPI 锚定于细胞膜上,缺少相应的跨膜区和胞内区,且 sCD14 是游离于血清中,因此关于 CD14 如何将外界刺激信息跨膜传至胞内还有待进一步阐明。

目前,一族被称为 TLR 的跨膜蛋白作为信号转导受体,其在感染发病机制中的重要作用为一系列研究所证实。目前已发现 TLR 至少存在 10 个成员,在机体对病原微生物免疫应答的跨膜信号转导过程中,TLR2 和 TLR4 作用尤为显著。有研究证实,TLR4 基因缺失或者突变会导致细胞对 LPS 反应的严重缺失,即使在高浓度 LPS 刺激下,仍不能使单核/巨噬细胞有效活化产生 TNF-α 等炎性介质。但 TLR2 基因缺陷的小鼠巨噬细胞在 LPS 刺激后产生 TNF-α 的能力却与野生型细胞无明显差异。进一步分析发现,当 TLR2 缺陷时,细胞对革兰阳性菌、真菌、螺旋体等微生物的反应性严重受损,即使在上述病原体致病成分高浓度刺激下,也不能有效诱导效应细胞活化和 TNF-α 的产生。据此推测,TLR2 可能在识别革兰阳性菌、真菌和螺旋体等多种病原微生物的致病成分以及在多种微生物致病过程中发挥重要作用;而 TLR4 作用较局限,只对革兰阴性菌的 LPS 成分呈高反应性。

(二) 刺激信号的转导与 TNF 基因活化

LPS-LBP 复合物与细胞表面 CD14/TLR 受体结合,通过细胞信号转导机制将信号从受体传递到细胞核,从而启动、调控目的基因的表达。目前研究证实,MAPK、Janus 激酶/信号转导和转录激活因子(JAK/STAT)和 NF-κB 等均与此过程中受体活化和信号传递有关。

1. 丝裂原活化蛋白激酶信号通路　MAPK 信号转导通路主要包括:细胞外信号调节激酶(ERK)、c-Jun N 末端激酶(JNK)和 p38 MAPK 信号通路。Frost 等在 LPS 刺激缺乏 ERK 活性的 C3H/HeJ 小鼠实验当中,观察到 TNF-α 等炎性介质的产生明显下降,进一步研究发现,ERK 途径下游的效应分子 Ras 和 Raf-1 缺陷型巨噬细胞株在 LPS 刺激下,TNF-α 的合成也受到明显抑制。另一项研究表明,c-Jun 与 NF-κB 结合后可以显著提高单核细胞对 LPS 刺激的反应性,从而产生大量的 TNF-α 等炎性介质。而 p38 MAPK 本身就是在 LPS 刺激巨噬细胞后酪氨酸磷酸化的蛋白中发现的。由此可推测,MAPK 信号转导系统在机体感染致病过程中与 TNF-α 合成及感染并发症的发生和发展密切相关。

2. Janus 激酶/信号转导和转录激活因子通路　JAK/STAT 是细胞内极其简洁的信号转导通路,在炎症反应过程中,该途径参与 TNF-α 等细胞因子产生的信号转导过程,其中 STAT4 和 STAT6 的作用尤为重要,推测其原因与机体免疫应答中起重要作用的辅助性 T 细胞(Th 细胞)自身分化有关。据报道,STAT4 和 STAT6 基因缺陷型小鼠与野生型小鼠相比,在盲肠结扎穿孔(CLP)所致脓毒性休克发生率、死亡率等多项指标上都有明显改善。李红云等在研究 JAK/STAT 通路对烫伤脓毒症大鼠 TLR2 基因表达的调节作用时,采用凝胶电泳阻滞实验技术检测烧伤后金黄色葡萄球菌感染大鼠肝、肺、肾组织中核转录因子 STAT3 的活化情况。结果表明,金葡菌攻击早期动物肝、肺、肾等组织中 STAT3 迅速活化,采用 JAK2 激酶特异性抑制剂 AG490 和 STAT3 磷酸化抑制剂西罗莫司(RPM)进行早期干预,观察到动物肝、肺、肾组织中 STAT3 活化均不同程度地减轻,局部组织中 TNF-α 等炎性介质基因及其蛋白表达均明显降低,肝功能指标有所改善。说明直接抑制 JAK/STAT 的活化能降低烧伤脓毒症动物 TNF-α 的表达,减轻局部组织炎症反应。

3. 核因子-κB(NF-κB)的改变及意义　NF-κB 是目前研究得较清楚的转录因子。在致伤(炎)因子刺激炎症效应细胞致 NF-κB 活化而发生核易位后,与目的靶基因的启动子增强子上特定的 κB 系列位点相结合,从而启动和调控 TNF-α 等炎性介质的表达,导致多种炎性疾病的发生,这条途径已为许多研究所证实。体外试验表明,兔肺泡巨噬细胞在 LPS 刺激下 NF-κB 活性明显增高,同时加入蛋白酶抑制剂则可显著降低巨噬细胞 NF-κB 活性,并抑制 TNF-α 基因的表达。此外,小鼠脓毒症早期肺组织 NF-κB 迅速活化,预防性给予 NF-κB 抑制剂,则可有效降低内毒素休克小鼠循环 TNF-α 水平。临床观察发现,危重患者的外周血单核细胞和中性粒细胞 NF-κB 活性明显高于健康对照组,且并发脓毒症的患者细胞 NF-κB 活性与其预后密切相关。这表明 NF-κB 活化参与了机体炎性介质的合成及失控性炎症反应与器官损害的病理生理过程。

以上各信号转导系统并非相互独立的,而是在反应过程中互相交汇、共同发生作用。因此,在刺激因素引起机体炎症反应,诱导 TNF-α 合成,进而导致组织损害发生过程中,信号转导机制是整体的网络。由于细胞信号转导阶段是 TNF-α 病理效应的中心环节,因此了解 TNF-α 产生的信号传递机制不仅对于明确 TNF-α 在感染发病中的作用有重要意义,同时可通过对该过程进行有效干预为临床防治脓毒症提供了新的途径。

三、TNF-α 在炎症反应和组织损害中的作用

(一) TNF-α 对自身合成的正反馈调节

由病原体感染所致的促炎介质产生过度,以及抗炎介质生成不足而引发的机体炎症反应失控是脓毒症发生的根本原因。研究显示,TNF-α 等炎性介质与其本身合成途径中各种受体、作用底物之间可能存在的"正反馈"环,导致过量炎性介质的释放,使炎症反应不断放大,最终导致多器官损害甚至衰竭。Takakuwa 等在对 LPS 耐受和无 LPS 耐受小鼠的 CD14 表达研究中观察到,TNF-α 在体外和体内试验中均可增强两类小鼠 CD14 mRNA 的表达,进一步研究还发现 TNFR2 缺陷型小鼠在给予 TNF-α 后效应细胞 CD14 mRNA 表达上调,而 TNFR1 缺陷型小鼠在给予 TNF-α 后 CD14 mRNA 表达却没有明显变化。根据以上试验结果,研究者认为,TNF 对 CD14 表达正反馈调节作用是存在的,而且不受 LPS 刺激因素存在与否的影响,同时 TNFR1 在 CD14 与 TNF-α 相互作用和调节过程中意义更大。有人在动物实验中观察到,虽然单独采用 LPS 攻击大鼠时可诱发其肝组织 TLR2 基因表达明显上调;但如果在 LPS 攻击的同时给予 TNF-α 受体拮抗剂进行干预,可有效抑制 TLR2 基因表达的上调,表明 TNF-α 可能参与了 LPS 刺激后 TLR2 基因表达的上调。而对核因子的研究结果也提示,NF-κB 的活化过程受到 TNF-α 的正反馈调节。通过对 LPS 刺激后肺泡单核细胞 NF-κB 与 TNF-α 相互关系的研究发现,肺泡单核细胞在 LPS 刺激后给予一定浓度的 TNF-α,则 NF-κB 活性会增强。因此,推测 TNF-α 水平升高也可以促进 NF-κB 的活化。当然,大量 TNF-α 的释放,势必介导其他炎性介质释放(如 IL-6 等),而致炎介质表达升高可以促进一氧化氮(NO)、花生四烯酸代谢产物、缓激肽和组胺等血管活性物质的产生,激活补体和中性粒细胞,增强中性粒细胞穿越血管内皮向组织中聚集,同时它们还相互作用形成许多正反馈环,导致所谓"炎症级联效应"的发生。这些反应的结果都将使炎症反应持续和加重,最终导致脓毒症的发生。

(二) TNF-α 在机体系统性损害中的意义

1. TNF-α 对内皮系统的损害　在感染发生和发展过程中,由内皮系统损伤而引发的一系列病理生理改变是为广大研究者所认同的。在对内皮细胞损伤机制的研究中,Haimovitz-Friedman 等发现,给 C57BL/6 鼠注射 LPS 和 TNF-α 后 6 小时,动物小肠、肺、胸腺等组织的内皮细胞均发生凋亡,而由此引起非上皮组织的损伤也被实验所证明。在对脓毒症血管内皮损伤的研究中观察到,给予脓毒症大鼠重组人可溶性 TNF 受体 1(rsTNFR1)后,血管内皮损伤明显减轻,从而推断 TNF-α 在介导血管内皮损伤中具有一定作用。近年来随着对内皮细胞免疫功能研究的深入,人们发现内皮细胞也可以分泌多种细胞因子。有资料显示,脓毒症小鼠肝、肺微血管内皮细胞 TNF-α 等表达均明显增高。由于内皮细胞分布广泛、数量庞大,尤其是它分泌的炎症介质在局部与循环中炎性细胞和组织中的实质细胞都可直接接触,

故内皮细胞源性细胞因子在机体炎症失衡中的作用不容忽视。但究竟是外源性 TNF-α 还是内皮细胞自身分泌的 TNF-α 在内皮损伤过程中起主导作用,目前还没有定论。而由 TNF-α 所诱导的 NO、花生四烯酸代谢产物、缓激肽和组胺、氧自由基等介质的大量释放,从而引起"炎症级联效应"的发生,以及在此过程中由于某些因素引起内皮细胞凋亡通路的激活,无疑是内皮损伤的重要机制。

2. **TNF-α 对机体凝血系统的影响** 脓毒症常伴有机体凝血功能的障碍,进而并发弥散性血管内凝血(DIC),最终导致患者的死亡。在感染发病过程中,凝血系统功能障碍引起的严重凝血功能异常可能包括三方面机制:①组织因子诱导凝血酶产生,结果为纤维蛋白原转变为纤维蛋白;②全身生理性抗凝血机制受损,如抗凝血酶(AT)系统、蛋白 C 系统和组织因子途径抑制(TFPI)系统受损;③纤溶系统受抑,从而致纤维蛋白微栓的清除迟缓。通过探讨 TNF-α 对凝血机制的影响,证实 TNF-α 等参与了内皮系统的损伤,导致组织因子释放,从而启动血管内凝血。有人在分析其分子机制时发现,血管内皮所分泌的 TNF-α 能够通过激活蛋白酶活化受体2(PAR2)途径使内皮细胞和血管中单核细胞表面的组织因子表达上调,并促进组织因子-Ⅶa 复合物形成;与此同时,内皮细胞的主要组织相容性复合体(MHC)Ⅱ分子和细胞间黏附分子也呈高表达,在多种因素的相互作用下,凝血机制被启动。而该过程的始作俑者也正是血管内炎性反应所产生的 TNF-α 等细胞因子。另据报道,TNF-α 对蛋白C 系统的活性亦具有调节作用。例如,高浓度 TNF-α 能够使内皮细胞的血栓和蛋白 C 受体明显下调,进而阻断了蛋白 C 的进一步活化,影响了抗凝系统的活性。而在蛋白 C 缺陷型大鼠的实验中发现,蛋白 C 缺陷组大鼠肺和肾脏内有大量纤维蛋白沉积,而且该组大鼠体内TNF-α 水平明显升高,这也提示蛋白 C 系统与炎性介质存在着一定的联系。

(三) TNF-α 对靶器官的损伤

1. **心功能障碍** 近年来大量离体和在体研究显示,脓毒症早期即存在心功能障碍,而心功能障碍是导致脓毒症进展为脓毒性休克并造成全身循环紊乱的重要因素。推究其发生原因主要有以下几个方面:冠状动脉低灌注或不均匀灌注、心肌缺血缺氧、心肌组织损害、心肌收缩蛋白对钙敏感性降低、心肌细胞钙稳态异常、心肌肾上腺素能受体失敏等。而单就TNF-α 对心功能的影响而言,诸多资料表明 TNF-α 在心功能障碍的发生、发展中具有重要作用。Brackett 在脓毒性休克体内试验中发现,TNF-α 可诱导氧自由基的产生,后者通过对心肌细胞膜上的不饱和脂肪酸进行攻击,形成脂质过氧化物,造成心肌膜结构的损害;同时还发现氧自由基可破坏心肌线粒体,干扰其氧化磷酸化功能,引起心肌能量供应障碍。同样,在心肌细胞离体模型中观察到 TNF-α 可引起心肌肾上腺素能受体失敏。由此推测这种变化将导致心肌对肾上腺素的刺激呈低反应性,在某些情况下外周循环肾上腺素水平升高,但心肌收缩力却没有明显增强而外周血管却显著收缩,进而出现高排低阻的循环现象,进一步加重心脏负担,使心功能进行性恶化。另据报道,TNF-α 浓度与离体培养的心肌细胞基本特性丧失及凋亡呈正相关,证实 TNF-α 对心肌组织有直接损害作用。但多数学者还是认为,在脓毒症时心功能损害过程中,TNF-α 通过细胞因子间级联放大效应,引起更多炎症介质、血管活性物质、细胞因子等导致全身循环紊乱,造成冠脉低灌注,破坏血管内皮细胞,引起心肌血管通透性增加,心肌组织白细胞浸润、水肿形成,这些间接的损害效应或许更为重要。

2. **肝脏损伤** 在 20 世纪 90 年代初,许多学者认为脓毒症时肝组织损伤主要是由中性粒细胞在肝内浸润引起的炎性反应所致。有人通过对脓毒症大鼠肝损伤机制的实验研究提出由 LPS 诱导的感染性肝损伤的机制可能是：大量 LPS 经门静脉入肝，刺激库普弗细胞和其他细胞产生多种炎性介质，如 TNF-α 等，趋化中性粒细胞向肝内转移，由于中性粒细胞表面黏附因子 CD11b/CD18 的作用，大量中性粒细胞黏附至肝窦内皮，进而引起肝组织的炎性浸润，而活化的中性粒细胞释放氧自由基等次级炎性介质将引起肝细胞的进一步损伤。与此同时，TNF-α 在介导肝细胞凋亡过程中也起到极其重要的作用。例如，TNF-α 不仅可诱导肝细胞死亡，而且能介导库普弗细胞及肝窦内皮细胞发生凋亡，这种作用与 TNF-α 的剂量有关。直接注射 TNF-α 到活体肝脏内，有典型凋亡的 DNA 梯状带出现，TNF-α 诱导的肝细胞凋亡可能是 LPS 所致脓毒症病程中肝功能损伤早期最主要的因素。随着研究的深入，人们逐渐认识到 TNF-α 在诸多炎性介质引起脓毒症肝损伤的发病机制中可能起到触发剂的作用，由 TNF-α 所诱导的内皮素 1（ET1）等其他介质可能在肝组织进一步损伤过程中亦具有不可忽视的作用。

3. 肺组织损伤　在对全身炎症反应综合征（SIRS）时肺组织损伤机制的探讨中，肺内血管内皮损伤、肺间质结构的破坏及肺泡上皮的损伤可能是引起肺通、换气功能下降以及由此而产生肺内病理生理改变的根本原因。研究表明，肺内炎性细胞激活后所产生的弹性蛋白酶、胶原酶和氧自由基，以及多种细胞分泌的磷脂酶 A_2（PLA_2）均参与了肺组织损伤的致病过程。在猪脓毒症模型中，TNF-α 通过促进中性粒细胞表面黏附因子 CD11/CD18 表达及氧自由基释放，介导粒细胞在心肺循环中黏附于肺内毛细血管内皮上，从而损伤血管内皮。而给予 TNF-α 单克隆抗体中和肺循环中游离 TNF-α 后，猪肺内水肿和炎细胞浸润状况有明显改善。Fink 指出 TNF-α 能够诱导多种细胞合成和向胞外分泌 PLA_2，而 PLA_2 催化膜磷脂生成的溶血性卵磷脂、花生四烯酸（AA）、血小板活化因子（PAF）、白三烯及各种前列腺素（如血栓素等）为强效致炎因子，可进一步加重肺组织损伤。据报道，给大鼠注射 LPS 早期肺内即出现间质水肿和大量中性粒细胞浸润，应用对 TNF-α 合成有特异性抑制效应的 FR167653 后，大鼠肺间质水肿和中性粒细胞浸润明显减轻，实验组动物死亡率也显著下降，提示对 TNF-α 合成的有效抑制可减轻肺损伤，从而进一步佐证了 TNF-α 在肺损伤发病机制中的重要作用。

4. 肾上腺功能受损　在脓毒症和脓毒性休克过程中，皮质醇作为神经内分泌反应的主要代表激素，在调整机体适应能力、维持正常代谢、减轻机体炎症反应过程中发挥着重要作用。有人发现 TNF-α 可直接作用于神经内分泌系统，刺激脑垂体释放促肾上腺皮质激素（ACTH），从而引起皮质醇的释放，同时可直接刺激肾上腺分泌皮质类固醇激素。但强烈刺激导致的负面效应就是皮质类固醇激素过量释放，从而引起继发性肾上腺皮质功能不全，出现低皮质醇血症，而肾上腺皮质低反应性与脓毒症的不良预后又密切相关。

5. 骨骼肌蛋白的高分解　在烧伤脓毒症患者中，骨骼肌损害已为临床及实验研究所证实。有研究观察到，在烧伤脓毒症大鼠骨骼肌降解和蛋白代谢异常的同时，血清 TNF-α 水平与骨骼肌肌纤维蛋白的降解率呈正相关。据此推测，TNF-α 对脓毒症骨骼肌代谢异常存在一定影响，而且血清 TNF-α 增加可能是烧伤脓毒症骨骼肌高分解的重要原因之一。那么 TNF-α 究竟是如何在骨骼肌降解过程中发挥作用呢？我们知道机体细胞有多种蛋白降解途径，Grune 等通过研究发现，一条溶酶体能量依赖性蛋白降解途径——泛素-蛋白酶体途径可能在脓毒症骨骼肌高分解代谢中起主导作用。该系统中泛素及蛋白酶体活性中心 C2 亚基的基因表达与蛋白降解活性呈正相关;另有资料证实,TNF-α 增强泛素 mRNA 及 C2 亚基 mRNA 基因表达。由此不难推测,TNF-α 通过增强泛素-蛋白酶体途径活性参与了烧伤脓毒症骨骼肌高分解代谢的病理过程。

（四）其他效应

1. TNF-α 致超高代谢作用　在烧伤并发脓毒症的患者中,机体存在高代谢状态。严重感染状态下,其超高代谢主要表现为皮质激素、儿茶酚胺、胰高血糖素等激素的增多,进而体内糖类、脂肪、蛋白质都由合成代谢转为分解代谢,血中血糖、游离脂肪酸、胆固醇、三酰甘油及游离氨基酸的浓度较伤前均明显升高。有资料分析了烧伤早期和脓毒症状态下能量代谢的动态变化及其影响因素,观察到烧伤早期充分复苏的情况下静息能量消耗（REE）即已显著升高,随着合并内毒血症的确立,REE 升高更为明显。进一步观察发现,血中 TNF-α 水平在时相上与 REE 的升高相平行;而血清胰岛素、胰高血糖素、皮质醇等代谢相关激素水平及机体能量物质的代谢产物血乳酸、血糖、尿 3-甲基组氨酸在发生烧伤脓毒症中均显著高于伤前基础值。由此推测在烧伤尤其是合并脓毒症情况下,机体代谢过程显著增强,这些变化与 TNF-α 等细胞因子的过度合成释放有关,并受相关代谢激素的调控。

2. TNF 基因多态性　通过对 TNF 基因多态性与脓毒症发病关系的研究发现,TNFc1 等位基因可能是易患脓毒症的遗传标志之一。基因型 TNFc1、TNFc2 与严重脓毒症患者的死亡可能密切相关,且 TNFc 微卫星多态性在术后严重脓毒症的免疫调节治疗中有一定的参考价值。

第二节　白细胞介素

20 世纪 70 年代,在对免疫应答的研究过程中,人们从丝裂原刺激的细胞培养上清中发现了许多具有生物活性的分子,研究者各以自己测得因子的活性对其进行命名,十几年报道了近百种因子。后来借助分子生物学技术进行比较研究发现,以往许多以生物活性命名的因子实际上是具有多效性的同一物质。为了避免命名的混乱,1979 年第二届国际淋巴因子专题会议将免疫应答过程中白细胞间相互作用的细胞因子统一命名为白细胞介素(interleukin,IL),在名称后加阿拉伯数字编号以示区别,例如 IL-1、IL-2 等,新确定的因子依次命名。在中文文献中常常将白细胞介素简称为白介素。白介素是非常重要的细胞因子家族,现以白介素命名的细胞因子至少有 37 个,分别为 IL-1 ~ IL-37。它们不仅在免疫细胞的成熟、活化、增殖和免疫调节等一系列过程中均发挥重要作用,而且还参与机体的多种生理及病理反应。

一、白细胞介素在炎症反应中作用的两个基本观点

1. 促炎和抗炎细胞因子　有报道认为,无论是在免疫或是炎症反应中,细胞因子常可根据其具体作用的不同分为两大对立组分:促炎细胞因子(pro-inflammatory cytokine)和抗炎细胞因子(anti-inflammatory cytokine)。促炎细胞因子通过释放"攻击性"炎症介质,启动或促进机体的炎症和损伤;而抗炎细胞因子通过释放抗炎症因子,参与机体的自身防御,促进炎症消散和组织修复。"攻击"和"防御"的平衡决定炎性疾病的转归,两类细胞因子之间平

衡失调往往又是 SIRS 发生、发展的重要原因。就白细胞介素而言,目前已知的白介素类促炎细胞因子主要有 IL-1、IL-6、IL-8,抗炎细胞因子包括 IL-4、IL-10、IL-13、IL-35。在致炎因素作用于机体后,这两类白细胞介素在合成、分泌以及效应过程中相互作用,一旦反应过度或者失控,使促炎细胞因子占了绝对优势,就会向病态发展,导致疾病的发生。

2. 细胞因子网络效应 细胞因子不是独立存在和单独作用的,它们之间可以通过合成分泌的相互调节、受体表达的相互调控、生物学效应的相互影响而组成细胞因子的效应网络(cytokine network)。机体的任何免疫反应都不是单一细胞因子作用的结果,通常是一种或几种细胞因子影响其他细胞因子的合成和分泌,通过诱生出第二或第三种细胞因子来增强或抑制第一种细胞因子的生物学作用,从而达到调节机体免疫状态和稳定内环境的作用。而细胞因子受体表达水平也受到相应或相关细胞因子的调控,使靶细胞对细胞因子敏感性发生变化,从而使细胞因子在具体作用过程中表现出相应的生物学活性。在疾病发生过程中,细胞因子网络调节状态的紊乱,使致病细胞因子处于优势,其结果就是向着病态方向继续恶化发展。许多学者在对脓毒症发病机制的研究中也注意到,刺激因素作用于机体后,效应细胞在产生促炎细胞因子的同时也会合成分泌大量的抗炎细胞因子,二者之间互相作用、相互影响,形成复杂的细胞因子效应网络。在致病因素持续存在、机体易感性变化及其他因素共同作用下,使促炎细胞因子处于优势地位,导致机体炎性反应加剧,自身调节和抗炎能力下降,其最终结果必然将向 SIRS 或脓毒症方向发展。因此,探究白细胞介素在 SIRS 或脓毒症发病机制中的作用,一个基本观点就是在细胞因子网络效应的基础上探究单个白细胞介素的作用对整体的影响,只有这样才可能全面正确地做出科学的推断。

二、促炎类白细胞介素的作用

1. 白细胞介素-1 1972 年 Gery 等发现人白细胞培养的上清中含有一种可溶性物质,这种物质可促进小鼠胸腺细胞对植物血凝素(PHA)的有丝分裂反应。起初命名为淋巴细胞激活因子(lymphocyte-activating factor, LAF),1979 年国际统一命名为白细胞介素 1(IL-1),它具有两种单体 IL-1α 和 IL-1β。在大多数刺激剂诱导外周血单个核细胞(PBMC)条件下,IL-1β mRNA 水平要高于 IL-1α mRNA 20 ~ 25 倍。完整的人 IL-1α 和 IL-1β 基因定位于 2 号染色体。人 IL-1α 和 IL-1β 分别由 159 和 153 个氨基酸残基组成,同源性为 28%。IL-1 的受体有两种,同属于免疫球蛋白超家族成员。T 细胞、成纤维细胞表面 IL-1 受体为 80kDa,而 B 细胞表面的则为 68kDa。P80 IL-1 受体称为 IL-1Rt I(CDw121a),P68 IL-1 受体称为 IL-1Rt II(CDw121b)。一般来说,IL-1Rt I 可与 IL-1α 和 IL-1β 相结合,但 IL-1α 与 I 型受体结合能力较高,而 IL-1β 与 II 型受体结合能力较高。

研究表明,LPS 是单核/巨噬细胞合成分泌 IL-1 的强烈刺激剂。在外周血中 20 pg/ml 内毒素即可诱导单核细胞产生 IL-1,因此在一般培养条件下,由于微量内毒素的污染即可激活单核细胞分泌 IL-1,10 ng/ml LPS 则可使单核细胞合成 IL-1 增加 100 倍。有研究证明,在 LPS 介导脓毒症早期机体内就有大量 IL-1 合成。进一步探究 IL-1 在脓毒症发病机制中的作用发现,IL-1 可通过多种途径产生多种效应来介导机体炎性反应,以此促进脓毒症的发生与发展。Endres 在总结 IL-1 的致热作用时提到,将 IL-1 注入机体,动物在 5 ~ 8 分钟内出现发热;而这种早期的效应可能是因为 IL-1 能诱导下丘脑血管内皮细胞释放前

列腺素 E_2(PGE$_2$)和(或)白三烯,PGE$_2$ 和(或)白三烯进一步作用于下丘脑温度敏感神经元,引起体温升高。也有人报道 IL-1 还能诱导内皮细胞中环氧化酶基因表达,环氧化酶介导的 PGE$_2$ 增加可持续数天,而这种作用很可能是引起后期致热效应的主要原因。Breyer认为 IL-1 对炎症细胞的影响可能在机体炎性反应中起到更重要的作用。他指出 IL-1 具有促进骨髓释放中性粒细胞,诱导单核细胞和多核粒细胞趋化浸润到炎症局部,在局部释放溶酶体酶介导局部炎性反应的作用。而且 IL-1 还能引起嗜碱粒细胞和肥大细胞脱颗粒,释放炎症介质,从而进一步加剧机体炎性反应。另有学者提出观点,认为 IL-1 等炎性细胞因子引起的血压下降与其诱导效应细胞产生的某些小分子物质(环氧化酶产物、PAF、NO 和黏附分子等)有关。这些物质能抑制血管收缩、促进血管内凝血、促进中性粒细胞释放次级炎性介质,诱导内皮细胞黏附分子(ELAM-1)和细胞间黏附分子(ICAM-1)表达,从而造成全身性炎症反应的进一步恶化。总之,IL-1 过度、无控制的表达势必会加剧机体的炎性反应,使得脓毒症进一步向脓毒性休克、MODS 方向发展,最终引起患者死亡。

2. 白细胞介素-6 1980 年学者们在研究中发现,成纤维细胞经 Poly I:C 刺激后能产生一种抑制病毒复制的细胞因子,1985 年 Kishimoto 等从人 T 细胞中首先获得该种因子 cDNA克隆成功,在 1986 年国际统一命名该种因子为白细胞介素 6(interleukin 6,IL-6)。人 IL-6分子由 212 个氨基酸残基组成,它与粒细胞集落刺激因子(G-CSF)和干扰素(IFN)-β 具有较高同源性。在一定条件刺激下,T 细胞、B 细胞、单核细胞、成纤维细胞、内皮细胞等均可以产生 IL-6。目前已知,IL-6 受体(IL-6R)至少由称为 IL-6 结合受体蛋白(IL-6 binding receptor protein)和信号转导蛋白(signal-transducing protein)的 gp130 所组成,习惯上前者称为IL-6R。IL-6R 分布于活化 B 细胞、静止 T 细胞、肝细胞、单核细胞等细胞表面。而有学者认为 MAPK 通路是 IL-6 与受体结合后信号传递的主要途径,当膜受体酪氨酸激酶被激活后继而引起丝氨酸/苏氨酸激酶活化,使 IL-6 相关核因子(NF-IL-6)中丝氨酸和苏氨酸磷酸化而被激活,从而促进相应基因的活化。

在对 IL-6 生物学活性的研究中发现,血浆 IL-6 水平常作为细胞因子级联反应激活的一个标志,它反映出宿主炎症反应与疾病严重程度的相关性,因此有学者认为,IL-6 可以作为反映 SIRS 及脓毒症预后的一个指标。Hack 等报道了 37 例 ICU 脓毒症患者,其中 32 例并发脓毒性休克,而这 32 例患者血浆 IL-6 水平均有升高,且其浓度与病死率密切相关。另据报道,通过比较 41 例脓毒症患者血浆细胞因子与 APACH II 评分相关性时发现,41 例脓毒症患者均有 IL-6 水平的升高,而脓毒症早期 IL-6 升高与不良预后密切相关。在进一步探究IL-6 参与脓毒症发病机制的研究中,有人采用基因敲除小鼠脓毒症模型,通过一系列实验发现 IL-6 是引起实验小鼠发热和营养摄入障碍的主要介质。另据报道,应用 IL-6 单克隆抗体阻断了 IL-6 活性,结果观察到严重腹腔感染小鼠 C5a 受体表达明显下降,利用反转录 PCR技术发现 IL-6 能明显促进 C5a 受体 mRNA 表达的作用,由此推断,IL-6 具有增强次级炎性介质 C5a 发挥其促炎活性的作用。此外,肠黏膜细胞在感染时亦可分泌 IL-6,而后者会促进胃肠黏膜合成急性期蛋白以及 IgA 引起局部炎性反应。同时,NF-κB 及激活蛋白 1(AP-1)参与了效应细胞合成分泌 IL-6 的信号转导过程和基因活化。尽管对 IL-6 在炎症病理过程中的研究已有很大进展,但对其作用的详细分子机制还有待深入探讨。

3. 白细胞介素-8 1987 年,Yoshimura 及其同事首次从 LPS 及 PHA 刺激的人血单核细胞培养上清中提取并纯化了一种具有中性粒细胞趋化活性的蛋白质,1988 年 12 月在伦敦召开的一次国际学术会议上将这种蛋白分子命名为中性粒细胞活化肽/白细胞介素 8（NAP/IL-8）。IL-8 主要由单核/巨噬细胞、血管内皮细胞等受到 LPS 或 TNF-α、IL-1 等因素刺激后产生，其主要活性形式为 72 个氨基酸的多肽，氨基酸顺序与许多炎症因子有较高的同源性。IL-8 的受体也有两型：一种只能与 IL-8 结合，而另一种还能结合其他的趋化因子。中性粒细胞和嗜碱性粒细胞表面均表达丰富的 IL-8 受体。从 IL-8 发现开始，其趋化中性粒细胞、介导机体炎性反应的作用就为学术界所认同。近年来随着对 IL-8 研究的深入，其分子结构和基因序列已得到了阐明，而对其生物学作用、受体及信号转导、与疾病的关系和临床应用等领域的研究也取得了很大进展，显示了 IL-8 在炎症过程中的重要地位。

Berner 等通过对婴幼儿脓毒症患者发病早期血清中细胞因子的分析发现，IL-8 水平在发生脓毒症 24 小时内明显高于正常婴幼儿，且 IL-8 mRNA 表达水平也显著增加。结果证实，IL-8 不仅具有对中性粒细胞的趋化作用，同时还能引起中性粒细胞胞质游离 Ca^{2+} 浓度迅速升高，诱导细胞变形、脱颗粒反应、呼吸爆发和溶酶体酶释放，介导中性粒细胞活化，从而使中性粒细胞进一步发挥促炎作用。在体内和体外试验中，IL-8 能够调节中性粒细胞表面细胞因子受体及细胞间黏附分子的表达，促进中性粒细胞与血管内皮细胞及其他细胞间的相互作用，进一步影响局部的炎症反应。由此可见，IL-8 参与许多病理过程的关键作用就是对中性粒细胞的趋化及活化，从而促进局部炎细胞的浸润，加重局部炎性反应。

三、抗炎类白细胞介素的作用

1. 白细胞介素-4　1982 年 Howard 发现 T 细胞培养上清中存在一种促进 B 细胞增殖的因子，起初命名为 B 细胞生长因子-1（B cell growth factor-1，BCGF-1）。1986 年该因子基因克隆成功后，国际统一命名为白细胞介素 4（interleukin 4，IL-4）。人类 IL-4 主要由活化 T 细胞产生，其基因定位于第 5 号染色体。IL-4 受体（IL-4R）属于红细胞生成素受体超家族成员，最近命名为 CDw124。研究表明，IL-4R 胞质区富含苏氨酸和丝氨酸，因此推测 JAK/STAT 途径可能参与受体介导的信号传递。在小鼠中发现有不同剪接形式 mRNA 所翻译的分泌型（可溶性）IL-4R（sIL-4R）。sIL-4R 与膜型 IL-4R（mIL-4R）同配体 IL-4 结合时具有相同的亲和力。sIL-4R 可能是 IL-4 保护性载体，或调节 IL-4 的生物学活性。

研究证实，IL-4 能抑制内皮细胞及单核细胞合成分泌 IL-1、IL-6 和 TNF-α 等促炎性细胞因子，从而减轻炎性介质对内皮细胞的损伤，降低组织因子表达过度引起凝血机制异常对微循环的影响，因此 IL-4 在机体炎症反应和发生脓毒症时主要起抑制炎性反应的作用。现已明确，在机体炎性反应过程中，IL-4 是调节辅助性 T 细胞 1（Th1 细胞）和辅助性 T 细胞 2（Th2 细胞）功能的关键因子，它具有辅助 Th2 细胞同时抑制 Th1 细胞产生促炎细胞因子的作用。Quelle 等指出，在机体受到相应因素刺激向脓毒症方向发展时，IL-4 可通过增强 Th2 活性，使该类细胞大量合成分泌 IL-4 和 IL-10，最终形成一个抗炎细胞因子合成的正反馈环，以此来对抗机体过度的炎性反应，IL-4 在此过程中起到触发剂的作用。由于 IL-4R 胞质区富含苏氨酸和丝氨酸，推测 JAK/STAT 途径可能参与受体介导的信号传递，进一步研究发现，STAT6 是介导 IL-4 活化 Th2 过程中信号转导的关键作用点。有资料显示，IL-4 只对 AP-1、NF-IL-6 活性具有明确抑制作用，而对 NF-κB 无明显抑制效应。总之，IL-4 通过对自身和相关抗炎细胞因子合成的正反馈调节,抑制促炎细胞因子合成和作用过程中某些环节效应因子的活性,进而发挥其抑制炎性反应的作用。

2. 白细胞介素-10 1989 年美国学者 Fiorentino 等发现小鼠 Th2 细胞株 D10.G4.1 产生的一种新的细胞因子能抑制 Th1 细胞株细胞因子 mRNA 的转录,称为细胞因子合成抑制因子(cytokine synthesis inhibitory factor,CSIF),同年命名为白细胞介素 10(interlenkin 10,IL-10)。IL-10 主要由 Th2 细胞、活化的单核细胞和上皮细胞分泌产生,其受体(IL-10R)表达于许多不同的细胞表面,包括单核细胞、B 细胞、自然杀伤(NK)细胞和 T 细胞。受体结合 IL-10 后能抑制酪氨酸激酶活性和 ras 途径,抑制 NF-κB、PI-3K 和 p70 S6 激酶活化,从而抑制多种基因转录。正因为 IL-10 具有明确的免疫抑制活性,对其在机体炎性反应中作用机制的研究引起了学术界的普遍关注。

Howard 和 Gerard 在致死剂量 LPS 攻击小鼠前给予 IL-10,发现 IL-10 干预组动物 TNF-α 表达量及死亡率明显低于对照组。临床观察也发现,脓毒症患者血中 IL-10 含量与 IL-1、TNF-α 等促炎细胞因子水平具有明显的相关性;在并发 MODS 和死亡的病例中,几乎所有患者都有血浆 IL-10 含量过低伴 IL-1、TNF-α 等促炎细胞因子水平过高。这些结果均提示 IL-10 在脓毒症发病过程中起到了抑制炎性反应的作用。大量报道证实,IL-10 具有明显地抑制促炎细胞因子基因表达和合成的作用,在调节机体抗炎反应中发挥关键作用。而且目前更多的研究也关注 IL-10 对 IL-1、TNF-α、IL-6、IL-8 以及粒-巨噬细胞集落刺激因子(GM-CSF)等促炎细胞因子合成和活性的抑制效应,推测其机制可能是 IL-10 作用于抗原提呈细胞,降低 MHC Ⅱ 类抗原的表达,或诱导抗原提呈细胞产生其他产物,改变细胞内信号的传递途径,从而选择性抑制某些细胞因子 mRNA 转录。而 JAK1、TYK2、STAT3 和 NF-κB 均参与了此过程的信号转导。

3. 白细胞介素-13 1993 年 Minty 等报道了由活化 T 细胞产生一种新的细胞因子——白细胞介素-13(IL-13)。他们在研究中发现,通过抗 CD28 抗体与 T 细胞表面 B7/BB-1 受体结合后启动 T 细胞活化可诱导 IL-13 mRNA 表达,而重组 IL-13 具有降低 LPS 诱导人外周血中单核细胞的反应性和抑制单核细胞分泌促炎细胞因子的作用,因此推测它在机体炎性反应的调节过程中具有一定的作用。人 IL-13 基因定位于 5 号染色体,与 IL-4 基因连锁,在氨基酸水平上有 20% ~ 25% 的同源性。进一步研究发现,IL-13 与 IL-4 的受体 α 链具有同源性,因此它们的信号转导途径也十分相似,同样在生物学活性上也有许多相似之处,具有抑制机体炎性反应的功能。

据报道,CLP 后小鼠腹腔液及血浆中 IL-13 水平明显增高。通过免疫组织化学方法可观测到在肝脏库普弗细胞、肺泡巨噬细胞及肾小管上皮细胞均有 IL-13 的阳性表达。在应用抗 IL-13 单克隆抗体来探讨实验动物对脓毒症的反应时发现,实验组小鼠在 CLP 第 7 天的死亡率为 53%,明显高于对照组的 14%,说明 IL-13 在脓毒症发病过程中对机体起到了一定的保护作用。同时发现,给予抗 IL-13 抗体并未影响白细胞浸润和细菌在腹膜的定植,但促进了中性粒细胞在组织中的聚集,而血浆中天冬氨酸转氨酶、丙氨酸转氨酶、尿素氮和肌酸的水平都有明显升高。通过分子生物学方法还观察到,CLP 小鼠在应用抗 IL-13 抗体阻断 IL-13 生物学活性后,CXC 和 CC 类趋化因子、促炎细胞因子 TNF-α mRNA 均呈高表达状态。由此可见,IL-13 能通过抑制组织中趋化因子和促炎细胞因子的产生来调节机体炎性反应,从而对 CLP 小鼠起到保护作用。

4. 白细胞介素-35 2007 年,Collison 等首次描述了白细胞介素-35(IL-35)的组成及其功能,系 EBI3(Epstein-Barr virus-induced gene 3)和 IL-12p35 两个亚基共价结合形成的异源二聚体,属于 IL-12 家族。IL-35 是小鼠体内专一由调节性 T 细胞(regulatory T cell,Treg)分泌,并对免疫功能发挥调控效应的重要细胞因子。

已经明确,IL-35 由小鼠 CD4$^+$CD25$^+$Foxp3$^+$Treg 限制性表达,但通过对造血系统其他细胞亚群的分析发现,Ebi3 和 p53 在外周血 γδT 细胞、CD8$^+$T 细胞及胎盘滋养层细胞也存在共表达。Seyerl 等研究显示,由人类鼻病毒活化的树突细胞(R-DC)能够诱导 IL-35 的产生并释放到外周,并可介导人外周血 CD4$^+$T 和 CD8$^+$T 细胞(而不是脐带血幼稚细胞)使其具备抑制功能。R-DC 的这种诱导 T 细胞产生 IL-35 的功能系 Foxp3 非依赖性,给予抗体阻断DC 表面 B7-H1(CD274)及唾液酸黏附素(CD169)分子后其诱导效应被拮抗。目前对于IL-35 在人体中是否表达存在争议。有研究提示,人类 CD4$^+$CD25$^+$Foxp3$^+$Treg 并不能组成性表达 IL-35。通过双重染色法分析人类胸腺组织,观察到 Foxp3$^+$ 及 CD25$^+$ 细胞均不同时表达 Ebi3,同样的结果在人类淋巴结、扁桃体、肠道组织中 Foxp3$^+$ 细胞中得到了证实。从血液或扁桃体组织中提取的 Treg 也不表达 Ebi3,其他人类 T 细胞亚群,包括效应 T 细胞、幼稚或记忆 CD4$^+$T 细胞、CD8$^+$ 及 γδT 细胞均不组成性表达 EBI3。尽管 CD3/CD8 刺激可诱导不同 CD4$^+$T 细胞亚群表达低水平 EBI3,而如此刺激的 Treg 仍未见 EBI3 表达。与之相反,有人在慢性乙肝患者外周血 CD4$^+$T 细胞中检测到 IL-35 的表达。同样,有研究发现人类 Treg 表达 IL-35,并且其对 Treg 免疫抑制功能的发挥起关键作用。相对于活化的一般T 细胞(Tconv),人类活化 Treg 可观察到 EBI3 和 IL-12α 表达上调。

如前所述,具有免疫抑制活性的 IL-35 由小鼠 Treg 限制性表达,且对其免疫抑制功能的发挥起到关键作用。重组可溶性 IL-35 蛋白(rIL-35)在不依赖于 Treg 的情况下即可对效应T 细胞的增殖产生抑制作用。体外试验显示,rIL-35 对 CD4$^+$CD25$^-$T 细胞的作用因培养环境的不同而存在差异。Niedbala 等在观察 IL-35 对胶原诱导型关节炎(CIA)的治疗效应时发现,用固相包被抗 CD3 及抗 CD28 抗体作为活化刺激剂对 CD4$^+$CD25$^+$Treg 及 CD4$^+$CD25$^-$T 细胞进行诱导后加入 IL-35 共培养,结果证实 rIL-35 对二者的效应是促进其增殖。IL-35扩增后的 CD4$^+$CD25$^+$Treg 细胞表达 Foxp3 且 IL-10 产生增加,其诱导的 CD4$^+$CD25$^-$T 细胞分泌 IFN-γ 而不是 IL-4。给予可溶性抗 CD3 抗体及抗原提呈细胞作为活化刺激剂时,IL-35却抑制 CD4$^+$CD25$^-$T 细胞的增殖。此外,体外试验显示 IL-35 可抑制辅助性 T 细胞 17(Th17)细胞的分化,进一步体内研究观察到 IL-35 可有效地减轻 CIA 的病情。

基于经典的 Transwell 体外试验,一直以来 Treg 被认为是以一种细胞接触依赖、细胞因子非依赖的方式发挥抑制效应。这与体内试验观察到的诸如 IL-10、转化生长因子(TGF)-β等免疫抑制因子在疾病发生、发展中所起的重要作用相矛盾。在针对 IL-35 的功能研究中这一矛盾似乎得到了解释。据报道,Treg 对效应 T 细胞抑制作用的发挥需要细胞表面的接触,而 Treg 功能的活化也在与效应 T 细胞的接触中启动。IL-35、IL-10 对介导 Treg 抑制功能的发挥甚为重要,这一点对于数量有限的 Treg 来说尤其关键。

IL-35 的另一个重要特点是能诱导产生一群强有力的调节性 T 细胞亚群,被称之为iTR35。其抑制效应的发挥主要通过 IL-35 而不是经由抑制性因子 IL-10 或者 TGF-β 实现的,与我们所熟知的 TGF-β-iTR 及 IL-10-iTR 细胞截然不同。iTR35 代表了 Treg 家族中独特的一类,其产生依赖于 IL-35,它的作用是通过 IL-35 所介导,不表达或者需要 Foxp3,在体内发挥着强大的抑制功效且性质稳定。Treg 在体外以一种 IL-35 和 IL-10 依赖的方式诱导产生 iTR35。由于伴随 IL-35 分泌的天然 Treg 细胞可将 Tconv 细胞转变成 iTR35——一类具有调节潜质的 Tconv 细胞，因此 IL-35 及 iTR35 参与了感染耐受过程。有资料显示，肿瘤局部调节微环境中大约一半效应是通过天然 Treg 诱导的 iTR35 细胞所介导。在多种实验性炎症模型中 iTR35 也表现出强有力的抑制效应。

总之，迄今为止的研究结果显示，IL-35 对于 Treg 最大抑制功能的发挥起到关键调节效应。免疫抑制在严重感染发病机制中的关键作用使得 IL-35 的研究日益受到重视。虽然仍有很多关键科学问题尚待澄清，相信随着 IL-35 研究的不断深入，人们对于免疫障碍机制和干预途径的认识将进一步深化。

四、其他白介素的作用

诸多研究表明在机体对抗革兰阴性菌感染时，白细胞介素-17(IL-17)呈高表达状态。以往认为 IL-17 主要由 CD4$^+$T 细胞合成分泌，但 Happel 等通过研究发现，IL-17 在革兰阴性菌(克雷伯杆菌)感染时也可由 CD8$^+$T 细胞合成，而 IL-23 是 IL-17 合成分泌和活性发挥的重要诱导剂。进一步观察发现，IL-17 和 IL-23 在克雷伯杆菌感染的体内试验中对 TLR4 的活化及表达具有促进作用，而 TLR4 在革兰阴性菌感染引起的脓毒症发病过程的信号转导途径中又起到至关重要的作用，因此推测 IL-17 与 IL-23 在严重感染的发病中具有促炎效应。有资料证实，抗 IL-17 特异性单抗对脓毒症动物具有保护作用，而 STAT4 缺陷型小鼠在同一因素刺激下 IL-17 的分泌水平明显下降，脓毒症发生率和其他相关指标均低于对照组。以上结果不仅佐证了 IL-17 在脓毒症发病机制中具有促炎作用，而且提示 STAT4 与效应细胞活化分泌 IL-17 有关。

在对 IL-20 的研究中发现，IL-20 参与了皮肤感染炎性反应过程，它能够通过诱导角质层细胞增殖，活化细胞内 NF-κB 活性，启动 TNF-α 的转录，从而起到促炎反应作用。而有学者在对 IL-10 家族相关研究的总结中提到：IL-19、IL-20、IL-22、IL-24 和 IL-26 均属于 IL-10 家族，尽管它们具有相似的分子结构，但在受体、信号转导途径和生物学活性上还是存在一定的差异，因此在机体免疫反应中也扮演不同的角色。不过其免疫抑制活性的一致性是可以肯定的，所以是否这些细胞因子在全身炎症反应中起到抗炎作用尚待进一步研究。

近年来发现的白细胞介素-28(IL-28A、IL-28B)、白细胞介素-29(IL-29)及其受体是 Sheppard 等在病毒感染的实验模型中认识的。研究者认为这两类白介素与I类 IFN 及 IL-10 家族有一定联系，而且它们的受体与 IL-10 受体 β(IL-10R β)存在相互作用，因此推断其与 I 类 IFN 及 IL-10 生物活性相似，具有抗病毒作用。

尽管对于创(烧)伤感染发病过程的认识已经取得了显著进展，但其根本的分子机制目前仍不清楚。白细胞介素家族细胞因子在机体内既起到促炎作用，又存在着抗炎效应，与其他细胞因子和趋化因子以及神经内分泌因素等形成了一个复杂的网络。所以，单纯就其中一种细胞因子的作用来解释脓毒症和 MODS 发生、发展过程中的病理生理现象显然是片面和不可靠的，而动物实验和临床应用不相符甚至矛盾的现象也说明了通过促进或抑制一种或几种细胞因子的治疗是无效的。因此，只有从抗炎、促炎两种体系的观点入手，在重视单一细胞因子作用的同时从整体的角度认识白细胞介素在炎症、免疫反应中的作用,才有可能全面、具体、正确、科学地解释脓毒症病理生理机制,从而为临床防治工作提供有效可行的理论依据。

(夏照帆　马　兵　姚咏明)

第三节　血小板活化因子

一、概　　述

血小板活化因子(platelet activating factor,PAF)是一种与花生四烯酸代谢密切相关的脂质双分子聚合物,1972 年由 Bemreniste 等发现,具有广泛的生物学活性。PAF 分子质量为 1100Da,带高度正电荷,是一种 1 位以醚链连接长碳链、2 位连接乙酰基、3 位连接磷酸胆碱的甘油酯,化学名为 1-0-烷基-2-乙酰基-sn-甘油-3-磷酸胆碱,是磷脂酶 A_2(PLA$_2$)分解细胞膜磷脂生成的一种产物,它作用于多种细胞、组织与器官,在脓毒症、休克、MODS 等多种危重症的病理生理过程中发挥重要作用。现已明确,多种细胞均可释放 PAF,包括血小板、中性粒细胞、巨噬细胞及血管内皮细胞等,其主要生物学效应是引起中性粒细胞和血小板聚集、血管通透性增加、血压下降等。PAF 本身不但具有广泛的生物学活性,且与多种细胞因子如 TNF-α、IL-1、IL-6 及 IL-8 等相互诱导血小板合成、释放,具有协同作用,共同形成反馈网络系统。而这一反馈网络系统目前被认为在休克、缺血、炎症及移植物排斥反应等过程中发挥重要作用。

二、PAF 调节

1. 生物合成及信号转导途径　PAF 的合成包括两条酶促途径:①在 PLA$_2$ 和乙酰辅酶 A 作用下生成 PAF,称再修饰(remodeling)途径,是一种可逆性的病理过程;②从烷基甘油磷酸开始,经乙酰转移酶、磷酸胆碱转移酶等作用,最终合成 PAF,称为新生(de novo)途径,为存在于体内的正常合成途径,该途径是生理条件下产生 PAF 的主要途径。

PAF 是磷脂类物质,除由膜磷脂生成外,细胞脂蛋白和血浆脂蛋白在分解时也可产生。蛋白酪氨酸激酶(PTK)、蛋白激酶 C(PKC)是 PAF 的信号转导途径。Kim 等观察到使用染料木黄酮(genistein)和酪氨酸磷酸化抑制剂(tyrphostin)(两种 PTK 抑制剂)可抑制 PAF 增强微血管通透性的效应;预先使用 PTK 抑制剂则导致血管扩张,但不能抑制 PAF 诱发的血管收缩。提示 PTK 是一条 PAF 调控微血管通透性的生物化学通路,而非 PAF 调控微动脉张力的途径。其他研究提示 PKC 也是 PAF 调控微血管通透性的生物化学途径之一。PAF 可引起内皮细胞膜 PKC 活性增强,伴随着细胞质中 PKC 活性的丧失。PAF 被 PAF 乙酰水解酶灭活。

2. PAF 受体及其拮抗剂　在白细胞、血小板、内皮细胞及平滑肌细胞的细胞膜上有 PAF 受体,其中白细胞和血管内皮细胞 PAF 受体介导的作用尤为重要。

因 PAF 具有潜在的致炎因子的特性,自从被发现和确定其化学结构后相继有大量 PAF

受体拮抗剂被报道,世界上许多制药公司也着手研究和生产。据文献统计 PAF 受体拮抗剂基本可分为两类:天然物和人工合成制品。天然物包括 ginkgolide、kadsurenone、chantancin、phomacrin、swietemohonin A、prehispalone、THC-7-oic acid、aglafoline、FR 900452、PCA 4248 和 SCH 37370;人工合成的有 CV-3988、CV-6209、SRI 63-072、SRI 63-441、UR-10324、UR-11353、E-5880、CL 184005、TCV-309、Ro-74719、WEB 2086、Y 24180、BN 50726、BN 50727、BN 50730、BN 50739、Ro 24-4736、Ro 24-0238、RP 55778、RP 59227、RP 66681、YM 264、YM 461、SM 10661、SR 27417、UK 74505、BB 182、BB 823、BB 654、SDZ 64-412、SDZ 65-123、L 652731、L 659898、CIS 19、ABT-299 和 pinusolide,这些拮抗剂在药理学特性上有许多不同点,而绝大多数都没有深入研究,只有一少部分应用于临床试验。

3. **生物活性及与其他炎症介质的关系** PAF 发挥生物学效应主要是通过与细胞膜表面的 PAF 受体(PAFR)结合而实现,其细胞内信息传递主要是由 G 蛋白介导,PAF 通过与 G 蛋白偶联,激活磷脂酶 C,引起储存池中 Ca^{2+} 释放和血小板细胞骨架重组,使血小板活化,造成血管收缩、通透性增高、微循环障碍及炎性反应;PAF 还可促进 AA 代谢产生 TXA_2,促进颗粒释放 ADP、5-羟色胺(5-HT)等,进一步增强炎性反应和血小板聚集。

PAF 能诱导血小板聚集并脱颗粒,并且这种对血小板的作用不依赖 ADP 及花生四烯酸,其引导的是除 ADP 及花生四烯酸以外的第三条促血小板聚集的通路。大剂量 PAF 可促使血小板 TXB_2 合成,而吲哚美辛(环氧化酶抑制剂)则阻断 PAF 对 TXB_2 的合成作用,却不影响血小板的聚集反应。除上述效应外,PAF 还促使血小板脱颗粒释放活性物质如 β-血栓球蛋白(β-TC)、血小板 4 因子(PF4)、5-HT 等,PAF 拮抗剂可有效地抑制 PAF 介导的 β-TC 的释放。对于中性粒细胞,PAF 可刺激其聚集并释放非溶解性酶,同时伴随着超氧化物的生成。

PAF 本身不但具有广泛的生物学活性,且与多种细胞因子如 TNF-α、IL-1、IL-6 及 IL-8 等相互诱导血小板合成、释放、协同作用,共同形成一个反馈网络系统,参与了休克、缺血、炎症及移植物排斥反应等过程,其中 PAF 与 TNF-α 在这一反馈网络系统的开始阶段起着关键性作用。在体外细胞培养中,PAF 可刺激人单核/巨噬细胞及内皮细胞释放大量的 TNF-α、IL-1、IL-2 及 IL-6,该作用与 PAF 剂量呈明显正相关,并可被 PAF 拮抗剂所抑制。反过来,多种细胞因子如 TNF-α、IL-1、IL-8 及 IFN-α 亦可促进人中性粒细胞、内皮细胞合成与释放 PAF,并加强 PAF 的作用。据报道,严重感染后 6 小时,血清 TNF-α 水平明显升高,24 小时达高峰,48 小时略有下降;而血清 IL-8 水平则呈持续增高的趋势,二者均与循环 PAF 水平的升高呈显著正相关。应用 PAF 拮抗剂 WEB2170 治疗后,在循环 PAF 水平降低的同时,血清 TNF-α 及 IL-8 水平亦显著下降。由此可见,循环 PAF 水平的高低对血清 TNF-α、IL-8 水平有明显影响。在脓毒血症早期应用 PAF 拮抗剂可阻断 PAF 与其他细胞因子的网络联系,对 MODS 的防治具有一定意义。SIRS 和脓毒症的发病机制比较复杂,与许多炎症介质的释放、生物效应的发挥及其相互作用均有关(图 7-1)。

三、PAF 在脓毒症发病中的作用及机制

在内毒素休克中,血液 PAF 水平可明显升高,并与病情的严重程度呈显著正相关。应用 PAF 拮抗剂则显著改善由内毒素所致的动物低血压,抑制外周血管扩张并减轻多器官功能损伤;给予 PAF 拮抗剂可延长脓毒症动物的生存时间,降低其死亡率,即使在注射内毒素

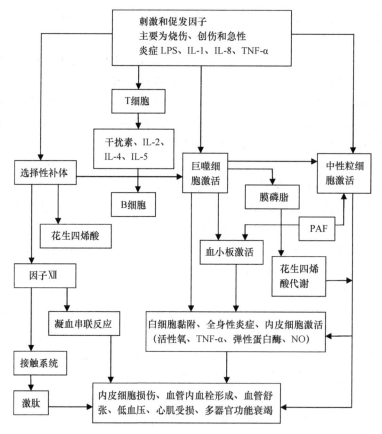

图 7-1　全身炎症反应综合征发病机制示意图

后几小时使用 PAF 拮抗剂也能改善动物预后。

1. PAF 在缺血性心血管疾病中的作用　动物实验已经证明,在冠状动脉收缩、心肌收缩调节和心律失常中,PAF 发挥着重要作用,可导致心肌缺血、心肌梗死和心性猝死。PAF 是迄今为止所知的最强的血小板活化剂,并对中性粒细胞具有趋化作用,促使它向缺血及梗死区游走、聚集,释放溶酶体、AA、白三烯及氧自由基,造成"氧灌注无血流区",加重心肌缺血-再灌注损伤。而且 PAF 可造成内皮与基底的组织相连蛋白破坏,使血小板黏附,形成小血栓块,其后中性粒细胞等炎性细胞聚集并侵入,最后在该部位出现纤维蛋白沉积。这对血栓和动脉粥样硬化的形成具有重要意义,在许多动脉粥样硬化患者的冠状动脉中 PAF 都有所升高。大量不同种属的动物实验均证实 PAF 是导致心肌缺血及再灌注损伤的重要因素之一。目前的资料显示,PAF 在大鼠模型体内可直接刺激内皮细胞的迁移,增加血管的通透性,促进新血管生成,这些生物活性类似血管内皮细胞生长因子(VEGF)。一些证据显示,PAF 为 TNF-α 和肝细胞生成因子(HGF)等多肽递质介导的血管生成的第二递质。由于 PAF 能够调节肾脏的血液循环,可能与血压改变有关。在许多疾病,诸如心肌炎、出血、外伤及脓毒性休克中,PAF 引起血压降低,同时心脏本身可以产生 PAF,并可表达其受体,PAF 作为细胞内和细胞间的沟通信使,具有双重效应。这些都说明 PAF 参与了心血管疾病的发生过程。

2. PAF 与血管通透性　PAF 通过刺激某些细胞因子的合成和释放而发挥作用,它可引起中性粒细胞聚集,进而增强微血管的通透性。在白细胞被激活前就可见到 PAF 引起微血管通透性的改变,提示在早期 PAF 增加微血管通透性的作用并不依赖白细胞,其作用机制包括:NO 的合成和释放、TXA_2 的产生和 IL-1 的合成及释放,该作用涉及 PTK、PKC 等信号转导途径,PAF 的第二信使为 Ca^{2+} 和 cGMP。在白细胞被激活以后,微血管通透性改变则更加明显。此时,中性粒细胞弹性蛋白酶(HNE)在增加微血管通透性方面占主导地位。Tamaoki 等注意到,静脉注射 PAF 可引起微血管的通透性增加和中性粒细胞聚集,且其效应与剂量相关。可通过使用环磷酰胺耗竭血液的循环中性粒细胞,也可通过使用 HNE 抑制剂 ONO-5046 抑制 HNE 来遏止 PAF 的前一个效应。实验同时发现,预先使用 azelastine(抗过敏药物)能抑制 PAF 所致血管通透性增加,但不影响中性粒细胞聚集。azelastine 抑制通透性增加的作用并不见于中性粒细胞缺乏的大鼠和经 ONO-5046 治疗的大鼠。经测定证实,PAF 明显增加支气管肺泡灌洗液中 HNE 含量,而 PAF 的这种效应可被 azelastine 所抑制。实验提示 azelastine 通过抑制活化的中性粒细胞释放 HNE 来发挥作用,同时也说明 PAF 可引起中性粒细胞释放 HNE,从而增加微血管通透性。此外,NO 合成酶抑制剂 L-NMMA 可消除 PAF 预处理引起的微血管通透性改变,说明 PAF 增强微血管通透性的效应与 NO 的合成有关。同时,使用 PAF 受体强效拮抗剂 BB-182 可使胰腺炎的微血管内皮屏障损伤减轻,并降低血中 IL-1 浓度。由此可见,PAF 通过刺激某些细胞因子的合成和释放来进一步发挥作用。

3. PAF 与白细胞滚动、黏附和游走　PAF 可刺激中性粒细胞产生氧自由基,并释放 HNE,而氧自由基促进内皮细胞 ICAM-1 表达和活化中性粒细胞 CD11/CD18,HNE 亦可上调 CD18 和 CD11b 表达,以致白细胞的黏附和聚集功能增强。脂氧化酶途径的花生四烯酸代谢产物也参与了 PAF 促进白细胞黏附和聚集的作用。同时,PAF 可能通过改变内皮细胞的细胞骨架,促使白细胞黏附和聚集。据报道,PAF 可增强黏附分子的表达。有人研究了动脉粥样硬化动物模型——低密度脂蛋白受体被破坏的小鼠,发现缺血-再灌注导致其白细胞黏附于毛细血管后微静脉,与对照组相比,此类小鼠的黏附白细胞数增加了 2～3 倍,且以白蛋白渗出更为显著。应用 WEB-2086 拮抗 PAF 或 ICAM-1 的单克隆抗体 YN-1 治疗可明显减轻缺血-再灌注诱发的白细胞黏附和白蛋白渗出。实验提示,白细胞黏附是 PAF 所介导的,PAF 通过增强 ICAM-1 表达诱发白细胞的黏附。这样,PAF 可通过激活白细胞、促进氧自由基的产生,进而上调黏附分子表达,并促使白细胞的黏附、聚集增强,继而促进更多的氧自由基生成。采用 PAF 受体拮抗剂 CV6209 则抑制缺氧后 H_2O_2 的生成和微血管的通透性增加。这些结果显示 PAF 可增强 ICAM-1 的表达,并介导氧自由基的产生增加和微血管通透性增强。

据报道,PAF 可导致肠系膜微血管通透性增强和 H_2O_2 生成迅速增加,继而引起毛细血管后微静脉发生白细胞的黏附和移行增加。经二甲基硫脲(dimethylthiourea)和过氧化氢酶处理后,PAF 的这些效应被抑制。另据报道,重复电刺激促使微血管 H_2O_2 产生,在重复电刺激前 5 分钟静脉注射 CV6209 则可显著减少 H_2O_2 的产生,也可有效抑制 PAF 水平的上升及髓过氧化物酶活性(MPO,来自于中性粒细胞,是中性粒细胞活化的标志)和微血管通透性增加。除上述机制外,PAF 还可能通过影响脂氧化酶产物的生成及细胞骨架来促进白细胞黏附。Panes 等发现使用 tenidap 抑制脂氧化酶,显著地遏制 PAF 诱发白细胞-内皮细胞黏附,提示脂氧化酶途径的花生四烯酸代谢产物也能促进白细胞的黏附。毒伞素(phalloidin,强效微丝稳定剂)既能预防白细胞黏附亦可减弱白细胞游走,表明 PAF 促进白细胞黏附和移行的作用与细胞骨架改变有关。

4. PAF 的局部微循环作用特点 PAF 的局部微血管效应有以下特点：①对微静脉的收缩作用强于微动脉。②微循环部位不同，PAF 的效应也不同，可能存在不同的作用机制。③作用的双相性，即 PAF 在低浓度时扩张微动脉，在高浓度时则收缩微动脉。原因在于在不同的 PAF 浓度介导其血管效应的机制不同。

总之，PAF 在机体对危重症及其引起的一系列反应的调节过程中扮演重要角色，它的作用机制较复杂，对其受体的表达及空间分布、不同部位的作用机制、在不同疾病及疾病不同阶段中的作用等，特别是其受体拮抗剂的临床应用还需更深入的研究。

（张晓娟　颜光涛）

第四节　磷脂酶 A_2

一、概　　述

磷脂酶 A_2（phospholipase A_2，PLA_2）是一类具有甘油磷脂分解活性的酶类家族。它催化磷脂酰胆碱（PC）、磷脂酰乙醇胺（PE）、磷脂酰丝氨酸（PS）的 sn-2 位水解，产生以 AA 为主的自由脂肪酸及溶血磷脂。自从 1877 年被 Bokay 描述为"磷脂水解酶"以来，到目前为止，哺乳动物体内至少已有 19 种酶被认定具有 PLA_2 活性，广泛地参与体内生理及病理过程。

PLA_2 的生理功能包括细胞信号转导及产生二十碳烷酸类（eicosanoid）脂质介质，改造磷脂结构，促进机体坏死组织自体消失，参与肺泡表面活性物质代谢等，在磷脂的分解消化、脱酰基/再酰化途径及平衡细胞磷脂池的过程中扮演重要角色。发生炎症反应时，刺激因素（如 LPS、TNF-α、IL-1β、缺血-再灌注损伤等）通过多种不同类型的膜受体，经异源三聚体 G 蛋白或酪氨酸激酶等激活后，诱导 PLA_2 活化，通过从膜磷脂中水解释放 AA 及溶血磷脂，进一步代谢生成二十碳烷酸类物质，如前列腺素（PG）、白三烯（LT）及 PAF 等大量的炎性介质，形成级联瀑布效应，促进炎症的发展。因此，PLA_2 将损伤因素、炎症细胞、LPS、细胞因子、脂类递质等细胞有形成分和可溶分子联系起来，成为该体系中极其重要的活性酶。

二、分　　类

根据生物学活性分类，PLA_2（EC3.1.1.4）主要包括 3 个家族，分别为分泌型磷脂酶 A_2（$sPLA_2$）家族、胞质型磷脂酶 A_2（$cPLA_2$）家族和 Ca^{2+} 非依赖型磷脂酶 A_2（$iPLA_2$）家族。此外另有一类 PLA_2，称为 PAF 乙酰水解酶（PAF-AH），也在此一并作简单介绍（表 7-1）。

表 7-1　哺乳动物体内磷脂酶 A_2 的分类

家族成员	定位	大　小（kDa）	Ca^{2+} 依赖性浓度（数量级）	来　　源
I B	分泌型	13~15	mmol/L	猪/人胰脏、肺、肾等
II A	分泌型	13~15	mmol/L	人关节液、血液
C	分泌型	15	mmol/L	鼠睾丸
D	分泌型	14~15	mmol/L	鼠/人免疫及消化器官

续表

家族成员	定位	大小(kDa)	Ca²⁺依赖性浓度(数量级)	来　源
E	分泌型	14	mmol/L	脑、心、肺、胎盘
F	分泌型	15	mmol/L	胎盘、睾丸、胸腺等
Ⅲ	分泌型	55	mmol/L	肾、心、肝、骨骼肌等
ⅣA	胞质内	85	<μmol/L	多数组织及细胞
B	胞质内	100	<μmol/L	胰、脑、心、肝等
C	胞质内	65	无	骨骼肌
V	分泌型	14	mmol/L	鼠/人心、肺、胎盘
ⅥA-1	胞质内	85	无	多个组织
A-2	胞质内	88	无	多个组织
B	胞质内		无	多个组织
ⅦA	分泌型	45	无	人血浆
B	胞质内	42	无	牛脑组织
Ⅷ	胞质内	29	无	牛脑组织
X	分泌型	14	mmol/L	脾、胸腺、消化器官、睾丸
Ⅻ	分泌型	19	mmol/L	人心、骨骼肌、肾、胰，鼠Th2细胞

三、结构及功能

(一) sPLA₂ 家族

按照酶分子一级结构中半胱氨酸的数量及位置分类,在哺乳动物体内已发现10个 sPLA₂ 家族成员(Group ⅠB、ⅡA、ⅡC、ⅡD、ⅡE、ⅡF、Ⅲ、V、X、Ⅻ),通过调节二十碳烷酸类物质的生成,广泛参与体内的病理生理过程,如炎症、宿主防御反应及动脉粥样硬化等。

1. 结构　Group Ⅰ、Ⅱ、V、X型 sPLA₂ 均为低分子质量(13～19kDa)、Ca²⁺依赖性分泌型蛋白质,存在于血液及外分泌液中。酶的分子结构中包含6～8个二硫键,防止蛋白质发生水解及变性,以保证酶在细胞外液中的活性。Group Ⅲ(55kDa)及 Group Ⅻ(19kDa)则有各自的结构特征。sPLA₂ 成员的共同特点是分子中含有一个高度保守的 Ca²⁺结合环(XCGXGG)和一个活性域(DXCCXXHD),通过水分子与活性位点组氨酸的氢键结合启动分解底物的过程。邻近组氨酸的天冬氨酸与 Ca²⁺结合环一起为 Ca²⁺提供结合配基,稳定四面体过渡状态的介质,而最终导致 sPLA₂ 活化及膜磷脂水解,此过程所需的 Ca²⁺浓度为毫摩尔(mmol/L)级。

sPLA₂ 对于磷脂 sn-2 位的脂肪酸没有选择性,但多数 sPLA₂-Ⅱ优先作用于带负电荷的磷脂,如磷脂酰甘油(PG)、PE、PS;而 sPLA₂-V、sPLA₂-X 对于带负电荷的磷脂及电中性的 PC 都可有效地水解;sPLA₂-ⅠB 则介于前二者之间。这些差异主要是由 sPLA₂ 与脂质界面的结合能力不同造成的。但磷脂发生氧化修饰后,其生物学状态发生改变,从而可以改变与 sPLA₂ 的结合能力。

以 $sPLA_2$ 家族的一个重要成员——$sPLA_2$ⅡA 为例,在 TNF-α 等炎性因子的刺激下,通过转录因子(AP-1、C/EBP、CREB、NF-κB 等)的作用,$sPLA_2$ⅡA 大量表达且活性增高。在对其作用途径的研究中,人们发现虽然 $sPLA_2$ⅡA 与处于静息状态细胞的富含 PC 细胞膜的结合能力微弱,但在活化细胞中,它可与硫酸乙酰肝素糖蛋白(HSPG)结合,被排列整合入核周间隙(HSPG 穿梭途径),由于细胞活化后发生的膜重整(如膜偏位、氧化加速、流动性增加等),使得 $sPLA_2$ⅡA 获得水解 PC 的能力并释放 AA。通过上述途径,$sPLA_2$ⅡA 集中在膜的特定区域,也就是核周的 AA 代谢酶类环氧化酶(COX)、5-脂氧合酶(5-LOX)所在的位置,进一步产生 PG、LT 等物质。

2. 功能　在哺乳动物细胞中,$sPLA_2$ 与膜及肝素的结合能力的截然不同且分子结构各异,决定了家族成员各自具备独特的作用特点及功能。

$sPLA_2$-ⅠB 在胰液中大量存在,又称为胰源性 $sPLA_2$,主要功能为消化食源性磷脂,胰腺炎时参与胰腺组织的损伤。此外,在一些非消化器官,如肺、肾、脾中也有少量分布。有趣的是,与 $sPLA_2$-ⅠB 有着高度亲和力的 M 型 $sPLA_2$ 受体所介导的信号转导过程可以导致 $cPLA_2$ 活化,且 M 型 $sPLA_2$ 受体缺陷小鼠不能发生脓毒性休克。

$sPLA_2$-ⅡA、ⅡD、ⅡE 和 V 均为具有肝素结合活性的 $sPLA_2$,炎症时通过 HSPG 穿梭途径转移到核周膜内侧,水解磷脂产生 AA,同时为邻近的 COX 及 5-LOX 提供作用底物。$sPLA_2$-ⅡA 是 $sPLA_2$ 的一个重要亚型,存在于血浆及外分泌液中。$sPLA_2$-ⅡA 作为一种急性反应期蛋白,脓毒症时表达显著增加,血浆中浓度与脓毒性休克、MODS 等重症监护患者的病死率密切相关,具有重要的临床诊断及预后评估价值。除此之外,$sPLA_2$-ⅡA 也参与动脉粥样硬化及细胞脱颗粒等过程。$sPLA_2$-ⅡD 存在于免疫器官及消化器官中,结构与 $sPLA_2$-ⅡA 相似。而 $sPLA_2$-ⅡE 在生理条件下表达水平较低。炎性刺激后,二者表达均上调。$sPLA_2$-ⅡC 可在啮齿类动物的睾丸中表达,但在人类基因组中,其外显子的部分缺失表明 $sPLA_2$-ⅡC 作为一个假基因不能在人体内表达出功能性蛋白。$sPLA_2$-ⅡF 表达于成年小鼠的睾丸及小鼠胚胎中,提示其作用与发育调节相关。而在人类组织中仅有低量表达。不同于其他Ⅱ型 $sPLA_2$,$sPLA_2$-ⅡF 不具备结合肝素的能力,它通过羧基端特有的结构与胞膜微区结合,水解细胞膜磷脂,释放 AA,生成的 AA 则直接释放或进入细胞至核周膜处,供 COX 及 5-LOX 利用。

$sPLA_2$-V 是小鼠体内主要的 $sPLA_2$ 亚型,表达量高于 $sPLA_2$ 家族的其他成员。人体内也有广泛的分布,其中含量最高的是心脏。$sPLA_2$-V 对于肝素及 PC 都显示出高度的亲和力,因此通过两种不同的途径释放 AA,即 HSPG 穿梭途径和胞膜外途径(external plasma membrane pathway)。作为 PC 水解酶,$sPLA_2$-V 和 X 可以直接作用于富含 PC 的细胞膜,水解并释放的 AA 可被周围的细胞捕获,代谢产生二十碳烷酸。由于这一过程不需要膜重构,使得 $sPLA_2$-V 和 X 水解各种类型未激活细胞膜磷脂、释放 AA 的效率远远高于 $sPLA_2$-ⅠB 及 Group Ⅱ $sPLA_2$。AA 进入细胞代谢为二十碳烷酸。很多情况下,$sPLA_2$-V 产生 PG 的能力要比 $sPLA_2$-Ⅱ更强大。由于缺乏与肝素的亲和力,$sPLA_2$-X 只能通过上述的胞膜外途径释放 AA。值得注意的是,$sPLA_2$-X 在一些结肠肉瘤中表达增高,提示它可能参与了 COX-2 依赖的肿瘤发生。

（二）$cPLA_2$ 家族

1. 结构　1991 年,$cPLA_2$ 家族的第一个成员——$cPLA_2$(85kDa)被纯化并克隆出来,现

称为胞质型磷脂酶 A_2 或 Group Ⅳ A PLA_2。随着数据库搜索策略的广泛应用,又有两种新的 $cPLA_2$ 亚型相继被发现,即 $cPLA_2$(Group Ⅳ B)和 $cPLA_2$(Group Ⅳ C)。

$cPLA_2$ 几乎存在于所有的细胞与组织中,其基因的启动子包含 AP-1、AP-2、NF-κB、C/EBP、PEA3 等转录因子的结合位点,但与典型的内参基因不同的是,它没有 TATA 盒及 SP1 结合位点。在某些因素(LPS、TNF-α 等)的作用下,通过多条信号转导通路激活上述转录因子,与相应的结合位点结合后启动基因转录,使 $cPLA_2$ 表达增多。

$cPLA_2$ 可经 Ca^{2+}(<μmol/L)和 MAPK 磷酸化激活,且对于 sn-2 位为 AA 的磷脂具有极高的选择性。$cPLA_2$ 与底物的结合是 Ca^{2+} 依赖性的,酶氨基端 C2 区域的作用即为捕获 Ca^{2+} 所需。在 Ca^{2+} 作用下,$cPLA_2$-α 从胞质转移到核周膜并与甘油磷脂发生结合,酶活性被部分激活,此过程为 AA 释放所必需。同时,这种空间定位为 $cPLA_2$-α 与其下游的 COX 及 5-LOX 发生有效的功能性偶联继而产生 PGs 及 LTs 提供了基础。此外,$cPLA_2$ 结构中有两个催化中心:A 和 B,包含 Gly197/Gly198、Arg200 及脂肪酶的共有序列 GXSGS(其中包括亲核活化位点 Ser228、攻击磷脂 sn-2 位的酯酰键;而 Asp549 则能使催化中心活化)。邻近这两个催化中心连接区域的 Ser505、Ser727 是影响 $cPLA_2$ 活性的最重要的两个磷酸化位点,因为 $cPLA_2$-α 最大限度的活化还需 MAPK 及 MAPKK 对 Ser505、Ser727 双位点发生持续的磷酸化作用。此外,人们发现 $cPLA_2$ 具有 PH 结构域,通过这种结构 $cPLA_2$ 可与二磷酸磷脂酰肌醇发生强烈的作用,促进酶的活化。以上几种活化因素的协同效应可使 $cPLA_2$ 长时间激活。

2. 调节及功能　除 Ca^{2+} 及 MAPK 对 $cPLA_2$ 活性的决定性作用外,还有其他的蛋白质也参与了 $cPLA_2$ 功能的调节。如存在于核周区的波形蛋白(vimentin)可与 $cPLA_2$ 氨基端的 C2 区域发生 Ca^{2+} 依赖性结合并促进 AA 释放;膜联蛋白(annexin)Ⅰ 与 C2 区结合并下调 $cPLA_2$ 作用;细胞骨架和胞吐相关蛋白轻链(calpactin light chain,p11)则与羧基端作用并抑制 $cPLA_2$ 的功能;核 $cPLA_2$ 作用蛋白(PLIP)与 $cPLA_2$ 氨基端作用,在核内使酶活化。凋亡时,胱天蛋白酶-3(caspase-3)将 $cPLA_2$ 在 Asp522 处切断,使 Ser228 与 Asp549 分开,导致酶丧失活性。残存的 $cPLA_2$ 片段阻断了完整的 $cPLA_2$ 释放的能力,可能与二者竞争性结合核周膜上的结合位点有关。因此,可将上述 $cPLA_2$ 片段看做是下调经诱导后释放的自然形成的抑制分子,解释了凋亡细胞不能产生脂质介质的原因。

现已证实,在不表达 $sPLA_2$ 的细胞中,$cPLA_2$ 的作用使得细胞活化过程中 AA 大量释放。但在含有 $sPLA_2$ 的细胞,大量 AA 的产生是由 $sPLA_2$ 介导的。有趣的是,许多研究表明,$sPLA_2$ 的作用在某种程度上似乎依赖于 $cPLA_2$ 的活化。因此,即使在那些以 $sPLA_2$ 为主要效应因子的 AA 的释放过程中,$cPLA_2$ 仍起到了关键性作用,可能是因为 $sPLA_2$ 活化早期所必需的胞内 AA 的聚集由 $cPLA_2$ 介导,即通过二者间的交汇作用,导致 AA 大量产生。$cPLA_2$ 在 AA 代谢中的必要性在 $cPLA_2$ 基因敲除小鼠中也得到了证实,敲除后的细胞产生 AA 代谢产物(PG、LT)及 PAF 显著减少,气道过敏反应、急性呼吸窘迫综合征(ARDS)及脑部缺血性损伤均明显减轻。作为 MAPK 磷酸化的作用底物,$cPLA_2$ 参与了受体活化的信号级联反应。近来有报道显示,$cPLA_2$ 可能在 LPS 诱导的 IL-1β 和 IL-6 产生的信号转导中发挥作用。

此外,在 $cPLA_2$ 基因敲除的 Apc^{min} 小鼠中,小肠息肉体积显著减少,提示 $cPLA_2$ 参与了

COX-2 介导结肠癌的发展过程;而在正常小鼠中,敲除了 $cPLA_2$ 基因后,小肠上皮出现了多个小的溃疡病变,显示了 $cPLA_2$ 在胃肠道产生细胞保护性 PGE_2 过程中的作用。但应注意到,$cPLA_2$ 基因敲除小鼠所产生的效应与 COX-2、5-LOX 或 PG 受体基因敲除的小鼠并不完全一致,再一次表明在这些生物效应中还有其他类型的 PLA_2 参与。除此之外,$cPLA_2$ 具有 sn-1 位溶血磷脂酶和转酰酶活性,但关于后两种活性的生物学意义仍不清楚。

(三) $iPLA_2$ 家族

1. 结构 $iPLA_2$ 是另一类存在于细胞内的高分子质量 PLA_2,又称为 Group Ⅵ PLA_2,包括 $iPLA_2$ ⅥA 及 $iPLA_2$ ⅥB,存在于各种组织细胞中,在膜磷脂重构中发挥着重要作用。$iPLA_2$ 在某些方面兼有 $sPLA_2$ 及 $cPLA_2$ 的特点,与 $sPLA_2$ 一样,$iPLA_2$ 对 sn-2 位为 AA 的磷脂底物没有特殊的选择性,似乎也不需要翻译后的共价修饰;与 $cPLA_2$ 则具有相同的分子质量、细胞内定位,还有酶促反应中所需的酰基酶媒介。但是,$iPLA_2$ 的活化并不需要 Ca^{2+} 的参与。

$iPLA_2$-ⅥA 以聚合的方式存在,至少有两种酶活性形式:ⅥA-1(85kDa)和 ⅥA-2(88kDa)。ⅥA-1 的氨基端含有 8 个回钩状重复序列,下游的活性域中含有一个保守的脂肪酶序列 GXSXG,其中包括酶的活性位点 Ser456 及一个核苷结合基元。ⅥA-2 结构与 ⅥA-1 基本相同,除了上述 8 个回钩状重复序列之间间隔了 54 个氨基酸。回钩状重复序列的存在为酶发生寡聚反应提供了保障。$iPLA_2$-ⅥB 分子中存在着一个保守的脂肪酶基元、一个富含甘氨酸的核苷结合基元及羧基端过氧化酶定位信号。$iPLA_2$-ⅥB 的核苷结合基元和酶的活性位点的位置与 ⅥA 相似,二者高度保守序列均集中在羧基端,但 ⅥB 氨基端并不具有回钩状重复序列。

2. 功能 虽然 $iPLA_2$ 并不直接参与激活剂诱导的 AA 释放,但是它对于 AA 代谢非常有意义。$iPLA_2$ 通过对磷脂的恒定脱酰基作用,参与 AA 及其他脂肪酸合成膜磷脂的过程,维持机体磷脂的动态平衡。也就是说,$iPLA_2$ 通过影响细胞内 AA 的分布,为其他 PLA_2 的作用底物提供了 AA 来源。研究表明,$iPLA_2$-ⅥA 的反义寡核苷酸可以调节经激活剂刺激后 PGE_2 的产生;同样,钙离子载体 A23187 上调 $iPLA_2$-ⅥA 的表达后,使 AA 释放增多(虽然在体外试验时 $iPLA_2$-ⅥA 的活性不需要 Ca^{2+},但是在细胞内其调节可能受到 Ca^{2+} 或 Ca^{2+} 依赖因子的影响)。以上结果显示了 $iPLA_2$ 在炎症时 AA 产生过程中的作用。此外,在细胞凋亡时,$iPLA_2$-ⅥA 的 Asp183 位被 caspase-3 样蛋白酶水解,导致酶活化并伴随脂肪酸释放增多,改变了胞膜的结构。

(四) PAF-AH 家族

PAF-AH 是另一类 PLA_2 家族成员,由于具有特异性地水解 PAF 及氧化磷脂的普遍特征,因此被称为 PAF 乙酰水解酶。依照 PLA_2 的命名规则分为 Group Ⅶ 和 Ⅷ PLA_2。PAF-AH 是一类分子质量在 $30 \sim 40kDa$、Ca^{2+} 非依赖性的 PLA_2,但不同于其他 PLA_2,PAF-AH 并不含有保守的脂肪酶 GXSXG 序列,且选择性作用于 sn-2 位长度不超过 4 个碳原子酰基的磷脂。

四、磷脂酶 A_2 的抑制剂

就目前对 PLA_2 调节二十碳烷酸合成作用的理解,可以认为针对炎症的病理状态进行干预时,控制某种特定 PLA_2 的表达应较选择性抑制脂质介质代谢途径或其他生物学效应更为有效。以往在 SIRS 和脓毒症的临床治疗中,国内外曾大量采用 AA 代谢产物的阻断剂,如环氧化物酶、脂氧化物酶阻断剂、PAF 及 LT 受体拮抗剂进行抗炎治疗,但是这些药物远没有达到人们预期的效果。不能解决 PLA_2 激活后对膜结构和受体功能的影响,特别是 PLA_2 激活后直接产生的 AA 和溶血磷脂对绝大多数炎症反应细胞、脏器实质细胞膜稳定性的影响和膜融合的影响也不能为上述小分子递质的合成受阻所逆转,因此相继以失败告终。随着人们对 PLA_2 认识的深入,由于抑制这种酶活性可以减少三类重要的炎性介质(PG、LT、PAF)的产生,PLA_2 抑制剂的研制也就成为抗炎、减轻组织损伤的一个诱人的领域。

(一) $sPLA_2$ 抑制剂

1. 脂调素(lipocortin)及相关蛋白 其作用机制是在钙离子存在条件下可逆性结合 PLA_2 作用的底物即膜磷脂,使之免受 PLA_2 的酶解,从而减少了炎性因子的释放。

2. 天然提取物 早在 20 世纪 80 年代,从海洋生物海绵中提炼而来的 manoalide 已被证实具有抗炎活性(图7-2),利用两个经修饰的醛基与 $sPLA_2$ 的赖氨酸残基结合可以不可逆地抑制酶活性,其最大抑制率很高,已用于临床试验。此后从海绵中提取的类似产物与 manoalide

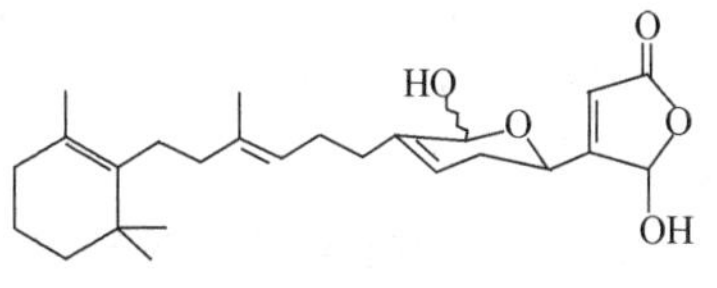

图 7-2 manoalide 的结构

具有相近的抗炎作用,它们共同的作用基础是与 PLA_2 赖氨酸残基共价结合。cacospongionolide B 作为其中一种,对 $HSF-PLA_2$ 的抑制能力与 manoalide 相同。体内试验证实它可以有效降低非特异关节炎大鼠模型组织中 $sPLA_2$ 水平,通过口服给药即具有生物活性,且能够调节 TNF-α 水平。但低选择性是此类药物的主要问题,其结构为人工合成 PLA_2 抑制剂提供了线索。

粉防己碱(tetrandrine)是从植物粉防己根部提取的生物碱,具有广泛的抗炎抗过敏效应,可降低 PLA_2、COX 及 PGE_2 的产生,其作用可能与 Ca^{2+} 拮抗作用有关。

3. PLA_2 类似物抑制剂 由于分子进化的结果产生了一类与酶具有高度同源性的抑制剂。以神经毒素 vipoxin 为例,它是由有高度毒性的蛇毒 PLA_2 与酸性、无催化活性的 PLA_2 类似物(Inh)形成的复合物(图7-3)。二者同源性高达 62%,Inh 的作用是稳定 PLA_2 维持其毒性的持续时间,最终减少其催化活性及毒性。vipoxin 的 X 线衍射模型提示,抑制剂的作用是通过减少底物结合界面的疏水性所致。这一在自然界中可能普遍存在的现象为人们提供了新的设计思路:可以通过计算机模拟技术改变 PLA_2 蛋白结构而成为类似物,封闭酶底物而成为高效酶抑制剂。

4. 抗 PLA_2 抗体 作为一种治疗的新途径,抗 PLA_2 抗体对于中和脓毒性休克时血浆中 PLA_2 具有潜

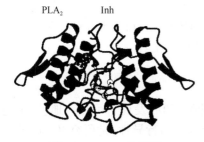

PLA₂   Inh

图 7-3 vipoxin 的结构

在的治疗前景。针对 sPLA$_2$ 的 Ca^{2+} 结合环(为保守区)制备的单克隆抗体,经体外试验证明可完全抑制酶活性,且不涉及免疫沉淀反应。

5. 合成的非甘油磷脂类似物抑制剂 抗疟药如米帕林、磷酸萘酚喹等可非特异性抑制PLA$_2$ 活性,主要是干扰脂-蛋白质相互作用,而不是直接与游离的或与脂质结合的 PLA$_2$ 催化位点作用。动物实验证明,预先使用此类药物能明显保护缺血-再灌注时脏器的功能,全面维护酸碱平衡和血压稳定。P-溴酚酰基溴(pBPB)通过修饰酶活性中心的必要基团组氨酸不可逆地抑制 sPLA$_2$,但此化合物特异性低,仅用于体外的PLA$_2$ 研究中。吲哚美辛作为经典的解热镇痛药,主要针对于II 型 sPLA$_2$ 起作用,可同时抑制炎症反应中多个酶活性,其对于 COX 的抑制程度明显大于 PLA$_2$。N-羟甲基-N-[3,5-双(+烷氧基)苯基]甘氨酸(Ro 23-9358,图 7-4)则通过每个羧基上带负电荷的氧作为 Ca^{2+} 的配位体,螯合 Ca^{2+},抑制 Ca^{2+} 对 sPLA$_2$ 的激活,同时苯环和烷基链可占据底物亲脂部分与酶键合的空穴,从而显示出对 sPLA$_2$ 很强的抑制作用。

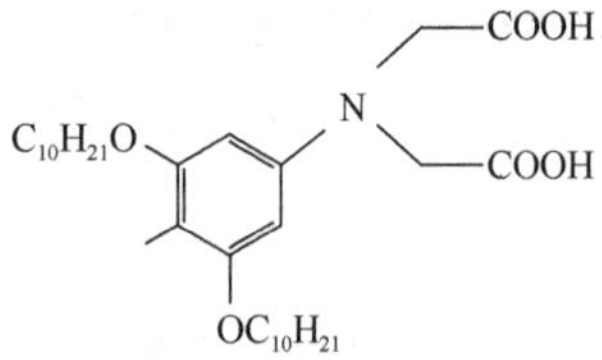

图 7-4 N-羟甲基-N-[3,5-双(+烷氧基)苯基]甘氨酸的结构

Beaton 根据甘油磷脂的磷酸部分与酶活性中心相互作用的观点,认为羧基官能团比甘油磷脂类似物更易代谢,据此合成了一系列 sPLA$_2$ 抑制剂,最有效的是 FPL67047XX,这为依据构效理论设计目标化合物提供了良好的案例。另一类 PLA$_2$ 抑制剂双芳氧基烷烃系列化合物对于各种炎症,如风湿性关节炎、滑膜炎、银屑病等有良好的抑制效果,是一种很好的抗炎药物。

6. 甘油磷脂类似物的 PLA$_2$ 抑制剂 酶抑制剂的合成多从合成酶的底物类似物着手。根据 X 线衍射结构特征推断,甘油磷脂脂酰键的饱和程度及长短影响其与酶的亲和力,因此,如能增加抑制剂与酶活性中心的某些必需基团形成氢键或螯合 Ca^{2+} 的能力,将增大抑制剂的抑制效果。据此人们合成了乙醇胺、心磷脂等系列化合物,后者对 sPLA$_2$ 有较强的抑制效果,动物实验证实具有特异性高、体内毒性低等特点,提示了其良好的临床应用前景。磷脂类过渡态类似物(TSA)是一种活性位点指向抑制剂,其 sn-2 位含二氟甲烯酮,Pisabarro 充分利用药物设计软件 GRID 及 LUDI,在 TSA 的 sn-2 位引入硫醚酰胺基团合成了 TSA 复合物III(LM-1228),是目前人滑膜液 PLA$_2$(HSF-PLA$_2$)最强的抑制剂。

(二) cPLA$_2$ 抑制剂

目前,此类抑制剂开发较少,其中 AA 类似物 AACOCF$_3$ 强大的特异性抑制效果已得到证实(图 7-5),它缓慢地、选择性地与 cPLA$_2$ 结合。Denis 等证明 AACOCF$_3$ 可抑制经

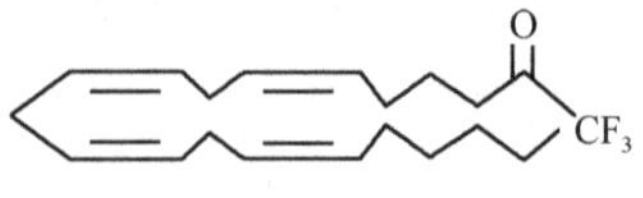

图 7-5 AACOCF$_3$ 的结构

Ca^{2+} 通道激活的 U937 细胞释放 AA、12-羟甘碳四烯酸(12-HETE)和血栓素 TXB$_2$,为我们阐明 cPLA$_2$ 在 AA 活化途径中所起的关键作用提供了很好的研究工具。

(三) iPLA$_2$ 抑制剂

溴烯醇内酯(BEL)最初是为抑制 α-糜蛋白酶而设计的,随后发现它可显著地、不可逆地抑制 iPLA$_2$ 活性而对 Ca^{2+} 依赖性 PLA$_2$ 作用微弱,有着较好的特异性,是研究 iPLA$_2$ 的有力工具。对 BEL 的结构功能研究揭示了其环状结构、疏水基团及嵌入卤烯醇内酯的带电基

团都是使其具备强抑制作用的重要因素,为合成 iPLA$_2$ 抑制剂提供了很好的模板。除此之外,BEL 还可抑制出胞作用及核内体的膜融合。

除以上各种化学合成的抑制剂外,基因敲除也为 PLA$_2$ 的活性调节带来了新的思路。如反义寡核苷酸(antisense oligonucleotide)技术和 RNAi 技术可在基因水平抑制 PLA$_2$ 的表达,阻断 PLA$_2$ 的产生。20 世纪 90 年代以来反义基因操作技术已经成功应用于动植物及人类的基因修饰,目前已被应用于 sPLA$_2$、cPLA$_2$ 的抑制研究中。RNAi 作为一种新兴的基因敲除手段,以其确切的"沉默"效应,已被迅速用于各个领域的基础研究及临床试验,并有治疗成功的个案出现。作为一种很有前途的方法,RNAi 方法在调节 PLA$_2$ 的表达过程中势必发挥这样的作用。

由此可见,多种疾病的病理反应过程均有 PLA$_2$ 的参与,因此弄清不同类型 PLA$_2$ 在特定组织及疾病状态下的表达、功能及调节就尤为必要。当发生 SIRS 和脓毒症甚至休克时,通过调节 PLA$_2$ 的活性以控制炎症及代谢的紊乱将会是一种绝佳的选择。相信随着对 PLA$_2$ 及其活性调节认识的深入,必定会给炎症性疾病的治疗带来新的希望。

(王晓辉　颜光涛)

第五节　脂肪酸与前列腺素

一、花生四烯酸的代谢

二十烷类(eicosanoids)包括前列腺素(prostaglandins)、凝血氧烷(thromboxane)和白三烯(leukotriene),是一组由花生四烯酸(arachidonic acid, AA)衍生而来的生物活性脂。AA 是一种二十碳不饱和脂肪酸,它与膜磷脂 2-位羟基结合成酯。在一些激素和炎症刺激因素作用下,PLA$_2$ 被激活并催化 AA 从该位置裂解出来。AA 释放出来后,由多种氧合酶进行代谢,这些酶类包括环氧合酶(cyclooxygenase, COX),5、12 及 15-脂氧合酶(lipoxygenase, LOX)以及细胞色素 P-450 异构体(图 7-6)。

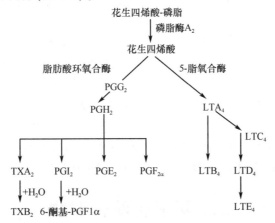

图 7-6　花生四烯酸经环氧合酶及 5-脂氧合酶代谢途径

1. **环氧合酶途径**　COX 催化两个氧原子加至 AA 的第 9、15 位碳原子上，形成前列腺素 G_2(PGG_2)，后者继续被 COX 催化产生前列腺素 H_2(PGH_2)。PGH_2 是一系列分支酶的底物，可被催化生成多种前列腺素和血栓素 A_2(TXA_2)。TXA_2 是一种强有力的血小板聚集物、血管收缩剂、支气管收缩剂、单核细胞趋化抑制剂及平滑肌细胞有丝分裂刺激物。前列环素(prostacyclin,PGI_2)系血管舒张剂和血小板聚集抑制剂，PGE_2 也是一种血管舒张剂和抗炎物质。PGH_2 的代谢方式具有组织和细胞特异性：血小板主要产生 TXA_2 及一些前列腺素，但不产生 PGI_2；内皮细胞主要合成 PGI_2 及 PGE_2，但不产生 TXA_2；巨噬细胞能产生大量的 TXA_2、PGI_2 及 PGE_2。

一直以来，普遍认为只有一种 COX。近年来 COX 的两种异构体 COX-1 和 COX-2 已得到了深入的研究。COX-1 是 COX 主要的构成与持续合成形式，并被认为在肾脏和胃肠道的正常稳态过程中发挥作用；COX-2 是一种可诱导的形式，其合成是由诸如 LPS 和 IL-1 等炎症刺激所激发。COX-1 和 COX-2 都可被阿司匹林、吲哚美辛及其他非甾体抗炎药物(non-steroidal anti-inflammatory drug,NSAID)所抑制。最近，已合成了一些选择性抑制 COX-2 的药物，由于这些药物没有 NSAID 抑制 COX-1 所致的副作用，因此在治疗脓毒症方面具有较高价值。

2. **脂氧合酶途径**　5-脂氧合酶催化一个氧原子加至 AA 第 5 位碳原子上以生成 5-氢过氧化二十碳四烯酸(5-hydroperoxyeicosatetraenoic acid,5-HPETE)，5-HPETE 随后代谢成白三烯 A_4(LTA_4)。LTA_4 不稳定，迅速被 LTA_4 水解酶转变成 LTB_4，或被 LTC_4 合酶转变成 LTC_4；LTC_4 进一步代谢成 LTD_4 和 LTE_4。LTB_4 刺激中性粒细胞趋化、多形核细胞黏附及氧自由基产生。LTC_4、LTD_4 和 LTE_4(亦称作硫化肽白三烯)可引起肺、肾、冠状血管收缩，降低心肌收缩力及增加毛细血管通透性。由于这类物质的药理学效应与脓毒症时所观察到的机体表现相似，因此已有一些研究对白三烯具有脓毒性休克潜在介质的作用进行了探索。

目前对于 12 及 15-脂氧合酶产物在脓毒症中的作用了解甚微。12-脂氧合酶存在于白细胞与血小板中，其产物 12-HPETE 与 12-羟基二十碳四烯酸(12-hydroxyeicosatetraenoic acid,12-HETE)能抑制血小板聚集，诱导巨噬细胞黏附，还能抑制前列腺素合成。15-脂氧合酶也存在于白细胞与其他网状内皮细胞中。15-脂氧合酶将 AA 转变成 15-HPETE，后者又降解为 15-HETE。15-HETE 能抑制白细胞趋化，抑制氧自由基产生并在多种疾病状态中发挥抗炎作用。

3. **细胞色素 P-450 异构体途径**　细胞色素 P-450 异构体亦能在 AA 的多个碳位点加上氧原子(即发生氧化反应)，产生大量具有不同生物活性的环氧化物。这些环氧化物通常在肝脏与肾脏中大量合成，但它们的水平是否在感染时升高仍然未知。

4. **其他途径**　异前列腺素是一组新近发现的非酶促性 AA 代谢物，它直接由自由基氧化与膜磷脂 2-位羟基成酯的 AA 产生。异前列腺素在结构上与前列腺素相似，并且可能通过激活 TXA_2 受体发挥一些效应，如引起血管收缩、血小板外形改变及肺血管通透性增高。由于异前列腺素是在氧化应激条件下产生的，所以如果它在 ARDS 中发挥一定作用就不足为奇了。

二、环氧合酶代谢物

1. **实验性脓毒症中环氧合酶产物的变化**　前列腺素水平在脓毒症时升高，而 TXA_2 与

PGI_2 是目前研究得最多的 AA 代谢产物。由于它们的半衰期很短,因而通过检测其各自稳定的、非活化的代谢物 TXB_2 与 6-酮基 $PGF_{1\alpha}$ 来反映它们的水平。TXB_2 与 6-酮基 $PGF_{1\alpha}$ 释放的模式取决于动物种类、实验设置及 LPS 攻击的方式。静脉注射一定量 LPS 能迅速诱导血浆 TXB_2 水平升高,2~35 分钟内达到高峰,然后快速下降。而 PGI_2 水平上升较缓慢,75~120 分钟才达到高峰,之后缓慢下降至基础水平。若多次输注 LPS 也可观察到相同情况。但是,这种针对 LPS 应答反应的幅度在重复输注 LPS 情况下有所下降。目前,脓毒症时 TXA_2 与 PGI_2 的代谢模式已在许多动物种类中被证实。

TXB_2 与 6-酮基 $PGF_{1\alpha}$ 的水平也在其他实验性脓毒症模型中得到观察。在严重腹膜炎模型中,TXB_2 水平上升,但在 1 小时内达到稳定值;而 6-酮基 $PGF_{1\alpha}$ 血浆水平持续上升,并远远超过 TXB_2。TXB_2 水平并非总在脓毒症时升高,例如 CLP 导致脓毒症大鼠的 TXB_2 水平并不升高。

2. 环氧合酶代谢物在脓毒症中的作用　注射 LPS 后引起早期 TXB_2 水平升高,并与血流动力学紊乱有关。TXA_2 合酶抑制剂与 TXA_2 受体拮抗剂的干预效应强有力地说明了 TXA_2 在内毒素血症中具有病理生理学意义。LPS 攻击大鼠 30 分钟内可造成显著的心排血量、血压、重要脏器(肺、肾、胃肠道)血流量下降。预先使用血栓素合成抑制剂在一定程度上可恢复重要脏器血流量并改善心排血量与动脉血压的下降。血栓素合成抑制剂也可降低大鼠内肌梗死并改善 LPS 诱导的血小板减低、DIC、低血糖及溶酶体不稳。血栓素合成抑制剂的这些有益效果与动物预后改善密切相关。

TXA_2 可调节肺脏对 LPS 的早期反应。在 LPS 输注后 1 小时内,肺血管阻力显著升高,伴随有肺动脉压和淋巴流量的上升。这些情况短暂,与 TXB_2 水平升高相关联。其后,肺动脉压下降而微血管通透性上升,导致蛋白清除率上升。血栓素合酶抑制剂则可有效降低肺动脉压与肺淋巴流量的早期上升,并改善肺顺应性及动脉氧分压,该类药物对微血管通透性的延迟升高没有效果。

TXA_2 受体拮抗剂在实验性脓毒症中也是有益的。从理论上讲,它们还具有阻断 PGH_2 激活 TXA_2 受体的额外效应。TXA_2 受体拮抗剂可改善多种动物的存活率及血流动力学与肺生理参数。值得说明的是,血栓素合成抑制剂或受体拮抗剂若在 LPS 攻击后使用,治疗效果则不明显。另外,一些研究无法证实血栓素合成抑制或受体阻断在脓毒症时可改善机体状态,甚至在血栓素水平已升高的情况下也能如此。在这些情况下,TXA_2 抑制剂的效应可能被另外的介质或细胞因子遮蔽了。

与 TXA_2 相比,PGI_2 被确证对脓毒症具有潜在的益处。PGI_2 是一种血管舒张剂、血小板聚集抑制剂及正性变力剂。此外,PGI_2 能抑制 LPS 刺激巨噬细胞释放细胞因子。对实验动物使用 PGI_2 或 PGI_2 类似物可改善许多与内毒素血症相关的病理生理学变化,如抑制内毒素血症时猫的溶酶体酶释放并改善其肠系膜血流量,缓解血小板减低,提高半数致死量 LPS 攻击犬的存活率。但是,PGI_2 的效应并非都是有益的,在山羊模型中 PGI_2 能增强 TXA_2 诱导的肺水肿,PGI_2 的扩血管效应会进一步降低脓毒症时的动脉血压。

与 PGI_2 相似,PGE_2 也是一种扩血管剂和抗炎物质。将 PGE_2 注入山羊体内将显著降低 LPS 诱导的肺动脉高压、低氧血症及淋巴蛋白清除率。这些有益效应或许部分与 PGE_2 对炎症细胞的作用有关,即抑制中性粒细胞释放 LTB_4 与过氧化物阴离子、降低淋巴细胞释放 IL-2、下调巨噬细胞合成 TNF-α 及 IL-1。严重创伤可造成免疫功能受损及增加并发感染的危险性,创伤后 PGE_2 水平的升高或许在免疫失调中发挥重要作用。有人应用 PGE_2 受体拮抗剂 SC19220 治疗烧伤脓毒症小鼠,发现该药可恢复小鼠骨髓的再生功能。

许多研究已报道 NSAID 对实验性脓毒症的治疗效果,该类药物抑制 COX 活性,导致前列腺素及血栓素合成下降。NSAID 可提高存活率,改善血流动力学参数并降低组织损伤。但是它们不降低肺微血管通透性及肺动脉压力的晚期上升。Rudinsky 等在比较脓毒症及非脓毒症小猪急性缺氧条件下血流动力学状态的变化时发现,B 族溶血性链球菌可诱导病理性前列腺素产生并损伤小猪耐受缺氧的能力。

使用 NSAID 最大的问题在于它们对肾脏及胃肠功能的副作用。NSAID 可抑制这些器官合成内源性前列腺素,因而使脓毒症动物更易罹患肾衰竭与胃肠道溃疡。NSAID 类药对肾脏的不良效应至少在一定程度上可通过使用多巴胺逆转。这些副作用归因于 NSAID 既抑制 COX-1 又抑制 COX-2,前者是维持肾脏与胃肠道稳态的关键酶,后者由 LPS 诱导产生并可能发挥调节脓毒症时前列腺素合成增多的作用。最近出现了 COX-2 选择性药物,对于治疗脓毒症将发挥更好的保护作用。NS938 是一种选择性 COX-2 抑制剂,它阻断炎症性前列腺素的合成但不抑制胃前列腺素的合成,因而不会引发胃部糜烂。Strong 等使用 COX-2 抑制剂 NS-398 阻断 BALB/c 小鼠股骨骨折后 PGE_2 的升高,发现 NS-398 可以减弱小鼠致炎细胞因子的产生并提高其存活率。L-745337 也是一种选择性 COX-2 抑制剂,它已被证实具有降低 LPS 诱导的大鼠中心体温上升的作用。但这些药物是否对肾功能有影响以及是否在脓毒症时有治疗作用仍需进一步探讨。

三、脂氧合酶代谢物

1. 实验性内毒素血症中脂氧合酶代谢物的变化　除 COX 代谢物外,白三烯类也在脓毒症时升高。但是,对于它们产生的模式和时程知之甚少。总体来说,白三烯类的释放时程相对于 COX 代谢物来说明显延迟,但它们在内毒素血症的早期病理过程起一定作用。Ogletree 等报道给山羊注射一定量 LPS 能引起肺淋巴中 5-HETE 与 12-HETE 水平升高。LPS 攻击大鼠胆汁中可见白三烯代谢物,同样在猪的支气管-肺泡灌洗液和血浆及山羊肺淋巴液中 LTB_4 水平也不同程度地升高。在脓毒症实验模型中,5-脂氧合酶抑制剂及白三烯受体拮抗剂已被证实具有治疗脓毒性休克的作用。

Matera 等研究 5-脂氧合酶抑制剂 CGS8515 对大鼠内毒素休克的效应时发现,CGS8515 部分改善 LPS 所致的平均动脉压下降,并表现出较高的血小板计数与白细胞计数。CGS8515 也减轻肠道和肝脏的病理改变,阻止中性粒细胞在休克动物肺脏内的聚集。有人探讨了另一种 5-脂氧合酶抑制剂 L-651392 对 LPS 诱导的山羊肺功能失调的效应,观察到 L-651392 可减弱肺动脉压早期和延迟性升高,降低肺泡-动脉氧分压梯度及改善肺淋巴流量和淋巴蛋白清除率。L-651392 处理动物体内 TXB_2 合成明显受抑,这可以解释 LPS 引起肺动脉高压早期 TXB_2 水平下降。TXB_2 水平受抑制并非与 COX 直接效应相关,因为 6-酮基 $PGF_{1\alpha}$ 水平并不受影响且 L-651392 在体外试验时并不直接阻断 TXB_2 的合成。上述结果说明白三烯在脓毒症发病中起一定作用,而且脂氧合酶与 COX 代谢产物间存在相互作用。

2. 脂氧合酶代谢物在脓毒症中的作用　有学者采用白三烯受体拮抗剂来探讨白三烯在脓毒症发病中的意义。给大鼠注射白三烯受体拮抗剂 LY171883 能有效阻止 LPS 诱发的心排血量和血压下降,并在一定程度上恢复心、肺、肾及胃肠道的血流供应。上述效应在静脉注射一定量 LPS 后 30 分钟即可观察到,说明白三烯在 LPS 输注后早期血流动力学改变中发挥重要作用。LY171883 也能降低 LPS 诱导的血浓缩与白蛋白外渗,证实白三烯可增强血管通透性。在猪内毒素血症模型中,LTC_4/LTD_4 受体拮抗剂可改善动脉压和肾血流量,并延迟动脉血氧分压的下降。但是,其他参数(例如白细胞计数、血小板计数)并未得到显著改善。此外,有研究提示 LTB_4 受体拮抗剂具有治疗效应,LTB_4 拮抗剂 LY255283 能改善山羊的动脉压与中心静脉压,减弱肺动脉压的增加,并阻止中性粒细胞外渗至肺泡腔。

有资料证实,应用白三烯受体拮抗剂治疗脓毒症动物取得了良好效果,但药物对血流动力学参数的影响存在差异。例如,对于山羊而言,白三烯受体拮抗剂减轻肺血管阻力的增高,但对动脉血氧分压或毛细血管通透性无影响;LTD_4 受体拮抗剂并不影响猪的肺血管阻力,但能延缓动脉血氧分压的下降。这种差异或许与动物种类不同有关,实验操作方法及所用拮抗剂的剂量、性质亦有影响。

尽管许多研究表明拮抗白三烯有利于脓毒症的防治,但对于白三烯是否作为脓毒症病理过程的重要介质仍存在疑问。有学者采用白三烯受体拮抗剂后并未观察到血流动力学参数的改善,尽管相同的拮抗剂阻止了白三烯诱导的血流动力学改变。采用 5-脂氧合酶基因缺陷小鼠模型发现,脂氧合酶缺陷动物表现出对炎症损伤的选择性敏感性,它们可抵抗 PAF 诱导的休克,但对 LPS 的应答与野生型小鼠一样敏感。

四、二十烷类在脓毒症中的临床意义

一些研究报道,脓毒性休克患者 TXB_2、6-酮基 $PGF_{1\alpha}$、PGE_2 与 $PGF_{2\alpha}$ 水平升高。有人在分析 106 例革兰阴性菌脓毒性休克患者血浆 TXB_2、6-酮基 $PGF_{1\alpha}$ 水平与脏器功能障碍严重程度的关系时发现,与其他研究相似,TXB_2 与 6-酮基 $PGF_{1\alpha}$ 水平在脓毒症全过程中高于正常对照组,但在脓毒症早期达到高峰。"低排高阻"型患者 TXB_2 水平高于"高排低阻"型患者,而其 6-酮基 $PGF_{1\alpha}$ 水平则低于后者。通过检测肺泡-动脉氧分压梯度及肌酐清除率发现"高排低阻"型患者肺、肾功能有所改善。总而言之,这些研究证明了脓毒症患者血栓素及前列腺素合成增多,以及血栓素在脓毒症反应中起有害作用。

白三烯水平在一些临床观察中也有所增高。Seeger 等报道 ARDS 患者支气管肺泡灌洗液中 LTB_4 代谢物增多。另据报道,在创伤或 ARDS 患者支气管肺泡灌洗液、血液及尿液中,硫化肽白三烯(即 LTC_4、LTD_4 和 LTE_4)水平增高,而白三烯水平越高,患者预后越差。急性发病患者其血浆 LTB_4 水平越高,那么出现 ARDS 的概率相对于 LTB_4 水平低的患者就更高。创伤后并发 ARDS 患者其尿液排出的 LTE_4 高于未出现 ARDS 者。

有研究评估了 COX 抑制剂及血栓素合酶抑制剂对脓毒症患者的治疗效应。Bernard 等采用随机、双盲、前瞻性方法观察布洛芬对 30 例脓毒症患者病程的影响。结果显示,治疗组与对照组脓毒症患者尿 TXA_2 及 PGI_2 水平高出正常值约 20 倍,布洛芬干预后 TXA_2 及 PGI_2 水平均明显下降,但仍然高于非脓毒症患者;布洛芬还可降低体温及心率,显著降低气道压力峰值,并有使脓毒症早期异常改变逆转的倾向,但没有改善体循环动脉压或提高脓毒症患者的存活率。另据报道,布洛芬可抑制内毒素血症引起的发热、呼吸频率加快、吸气时间降低、肺泡-动脉氧张力梯度增宽等。

血栓素合成抑制剂已用于治疗 ARDS 合并脓毒症患者的临床试验。应用达唑氧苯 (dazoxiben) 治疗脓毒症患者,结果证实该药可显著降低血浆 TXB₂ 水平,但并不影响平均动脉压、体循环血管阻力、肺内分流、血管外肺积液或血小板计数。另一个相似的试验却未能证实达唑氧苯对 ARDS 的治疗效应。

抗真菌药酮康唑 (ketoconazole) 也是一种血栓素合酶抑制剂,它对 ARDS 可能有一定的治疗效果,十分严重的患者若预防性地使用该药,可以降低 ARDS 的发病率。酮康唑也可降低 ARDS 的发病率及 ARDS 确诊后的病死率。此外,抗炎性前列腺素也被用来治疗 ARDS。有资料显示,输注 PGE₁ 后患者的病死率显著下降,另有研究证实 ARDS 患者输注 PGE₁ 后一些血流动力学指数及肺指数得到改善。但是,Cox 等在一项大规模 ARDS 患者的多中心试验中未确证上述结果。

总之,已有大量事实支持二十烷类在脓毒症中发挥作用的观点。二十烷类合成抑制剂对实验和临床脓毒症具有一定的治疗作用。但是,这些 AA 的代谢物并非总是休克发生所必需的病理性介质。其他的炎性介质或许发挥更重要的作用,因为在一些实验和临床研究中发现二十烷类合成抑制剂和受体拮抗剂并未产生预期的效果。需要进一步开展严格对照的临床试验来全面评估二十烷类抑制剂和受体拮抗剂对脓毒症的确切治疗效果。

(林 季 颜光涛)

第六节 一氧化氮

许多研究证实,NO 的过度产生在脓毒性休克和 MODS 发生中具有非常重要的意义,左旋 (L-) 精氨酸 (L-arginine, L-arg) -NO 信号通路的发现有助于我们从病理生理学方面理解脓毒性休克引起的低血压、血管低反应性和细胞功能障碍,并为可能出现的新的治疗策略提供理论基础。

NO 系自由基分子,在水中的半衰期大约为 3 秒。它可以迅速地与过氧化物反应,产生过亚硝酸盐 (ONOO⁻),并进一步转化成羟基和二氧化氮。水相中的 NO 可被转化成亚硝酸盐和更稳定的硝酸盐,在体内 NO 与血红素反应形成高铁血红蛋白和硝酸盐。近年来,大量研究显示,NO 过度产生是诱导脓毒性休克发病的关键介质。严重感染时,革兰阴性菌 LPS 和促炎细胞因子 (如 IFN-γ、IL-1 和 TNF-α) 等均可诱导多种细胞内诱生型一氧化氮合酶 (iNOS) 活性升高,使 NO 大量生成,最终引起血管病理性扩张,对血管收缩剂反应性下降及降低心肌收缩力等一系列病理改变。现已证明,生理状态下,由内皮细胞产生的 NO 在维持细胞正常功能、血管紧张性和正常血压方面具有调节功能,并可抑制血小板聚集和中性粒细胞黏附。而由 iNOS 介导产生的过量 NO 则是引起脓毒性休克发生的重要机制。

一、一氧化氮的生物合成

内皮在血管紧张度的调节和许多物质代谢中发挥重要作用。内皮细胞通过血管紧张素转化酶而影响血管紧缩素 (又称加压素或血管紧张素Ⅱ) 和缓激肽的代谢,通过定位于细胞膜上的 ATP 酶影响腺苷酸的代谢,并与几种其他物质的产生有关,如生长因子、白细胞介素、PAF、超极化因子、组织型纤溶酶原活化因子、血管假性血友病因子、前列环素和 NO。

NO 是通过一氧化氮合酶(NOS)家族合成的,其产生的 NO 和左旋瓜氨酸(L-citrulline)来自于半必需氨基酸 L-精氨酸。NOS 包括 3 种类型:Ⅰ型(神经型,nNOS)、Ⅱ型(诱生型,iNOS)和Ⅲ型(内皮型,eNOS)。Ⅰ型和Ⅲ型在正常生理条件下就表达,而Ⅱ型仅在炎症时表达。NOS 活性依赖于二核苷酸磷酸(NADPH),与细胞色素 P-450 还原酶具有相似的特点,并需要黄素腺嘌呤二核苷酸(FAD)、黄素单核苷酸(FMN)、四氢生物蝶呤(BH_4)和亚铁血红素复合物铁原卟啉Ⅸ。所有这些酶都依赖于钙调节蛋白,但在 iNOS,钙调节蛋白与其紧密结合。

NO 的合成通过以下两步实现:①L-精氨酸氧化成 N^ω-羟基-L-精氨酸;②N^ω-羟基-L-精氨酸的 C=N 键断裂产生左旋瓜氨酸和 NO(图 7-7)。

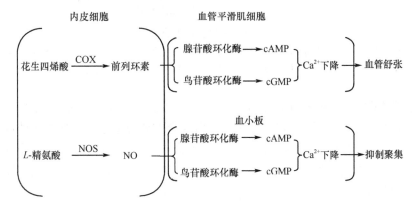

图 7-7 一氧化氮与前列环素的生理学作用

L-精氨酸在 NOS 作用下合成 NO,NO 激活鸟苷酸环化酶;花生四烯酸在 COX 的作用下合成前列环素,前列环素激活腺苷酸环化酶;血小板和平滑肌细胞内 cAMP 和 cGMP 水平增高导致细胞内钙浓度的下降,引起血管舒张和抑制血小板聚集

NO 的合成可以被几种 L-精氨酸的类似物抑制,如 N-单甲基-L-精氨酸(LNMMA)、N^ω-硝基-L-精氨酸(LNNA)、N^G-氨基-L-精氨酸-甲基酯(LNAME)和 N^G-氨基-L-精氨酸(LNAA)。LNNA 对 eNOS 有较强的选择性,而 LNMMA 与 LNAA 对于结构性 NOS(cNOS 包括 eNOS 和 nNOS)和 iNOS 的选择性是相同的。氨基胍对 iNOS 有较强的选择性,它(如 S-甲基-异硫脲和氨乙基异硫脲)是异硫脲的替代化合物。由于需要辅助因子的参与,从而为抑制 NOS 的活性提供了新的可能。因此,通过抑制钙调节蛋白结合或 BH_4 合成以及干扰 NADPH 或黄素类的活性均可抑制 NO 的合成。另有内源性的物质如二甲基精氨酸可以作为 NOS 的生理性抑制剂发挥作用,此外,皮质激素亦具有抑制 iNOS 活性的作用。

1. 内皮型 NOS eNOS 位于细胞膜上,它为血管平滑肌细胞和循环细胞提供高浓度 NO 的环境。细胞内钙浓度可以调节其活性,TNF-α 通过增加 eNOS mRNA 的降解下调其浓度。乙酰胆碱、ATP、腺苷、P 物质、缓激肽、5-羟色胺、去甲肾上腺素、凝血酶原激活因子和钙离子载体 A23187 均通过增加细胞内钙促进 NO 产生。血流搏动是引起内皮产生 NO 的又一个刺激因子(图 7-8)。基础量 NO 的产生有助于维持血管紧张性与反应性,抑制血小板的黏附和激活,并抑制多形核白细胞(PMN)的黏附。

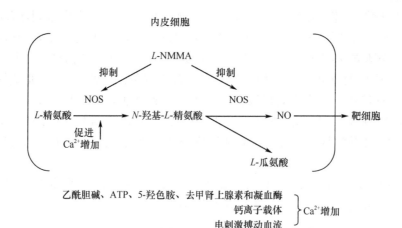

图 7-8　一氧化氮的合成

能增加细胞内钙浓度的不同刺激物可激活 NOS，该酶可将 L-精氨酸 N 端氧化，形成 N-羟基-L-精氨酸，
N-羟基-L-精氨酸 C＝N 键的氧化裂解产生 NO 和 L-瓜氨酸

2. 诱生型 NOS iNOS 在正常情况下并不表达，但可被多种炎性刺激物诱导产生，包括 LPS、IFN-γ、IL-1 和 TNF-α 等。iNOS 与钙调蛋白结合非常紧密，不需要增加外源性钙调节蛋白即可发挥其全部生物学效应。因此，iNOS 不依赖于细胞内钙浓度。不像 eNOS，iNOS 可以持续产生大量 NO，其诱生需要 mRNA 的转录，该过程受 NF-κB、酪氨酸激酶的活化及微管解聚作用的调控。

iNOS 的诱导作用可以被糖皮质激素、凝血酶、巨噬细胞灭活因子、TGF-β、血小板衍生性生长因子、IL-4、IL-8、IL-10、IL-13 和蛋白激酶 C 抑制剂所抑制。环腺苷酸（cAMP）可诱导血管平滑肌细胞 iNOS 的产生，但巨噬细胞中长时间 cAMP 的增加却可抑制 iNOS 的产生。

3. 精氨酸代谢 精氨酸是 NO 合成过程中氮的唯一供体。饮食中的精氨酸和肾脏合成的精氨酸均经过肝脏代谢，内源性精氨酸是在肾脏中合成的，而少量肝脏中合成的精氨酸释放入血液循环。细胞内精氨酸的其他潜在来源可能是蛋白降解和内源性细胞生物合成。LPS 刺激巨噬细胞时 NOS 与精氨酸酶有协同诱导作用，因此精氨酸酶在 NO 合成过程中调节精氨酸的利用率方面可能起作用，诱导精氨酸酶的表达是抑制 NO 合成的方法之一。

二、一氧化氮的功能

1. NO 对 cGMP 的调节作用 NO 通过增加细胞内环磷鸟苷（cGMP）水平引起血管舒张，除了强大的血管舒张作用外，NO 还抑制血小板黏附和聚集，与前列环素共同对抗血栓形成。

NO 能自由地弥散到血管平滑肌细胞中，而一旦进入，即可激活可溶性鸟苷酸环化酶，结合到血红素的铁上。cGMP 的增加使细胞内钙浓度下降，进一步调节平滑肌的舒张，抑制血小板黏附和聚集、中性粒细胞的趋化作用和周围与中枢神经系统的信号转导。

NO 的其他生理效应包括抑制血管平滑肌细胞增殖，增加培养内皮细胞 DNA 的合成，刺激血管的发生和内皮细胞的迁移。

2. NO 的细胞毒性效应和非 cGMP 调节作用 由 iNOS 产生的 NO 亦可刺激鸟苷酸环化酶,但具有不受 cGMP 调节的毒性作用,如抑制线粒体呼吸作用,产生氧自由基,损伤 DNA。这些毒性作用与所含血红素蛋白同 NO 的高亲合力有关。

NO 通过与超氧阴离子反应产生过氧化亚硝酸盐,继而产生二氧化氮和羟基引起氧化损伤。NO 通过以下 3 种机制影响细胞呼吸和 ATP 的产生:①NO 抑制与 ATP 合成有关的酶,如顺乌头酸酶、NADPH 辅酶 Q 氧化还原酶和琥珀酸辅酶 Q 氧化还原酶。②NO 诱导 DNA 损伤,它可以激活多聚阿糖腺苷 5′-二磷酸核糖合成酶,引起组蛋白多聚糖基化。形成的聚合物被 GTP 环水解酶降解,产生消耗能量的无效循环,从而消耗细胞中 ATP。③炎症条件下产生的 NO 导致 3-磷酸甘油醛脱氢酶自身糖基化从而抑制糖酵解。

3. NO 与血管张力及细胞损伤 自由基是在 NO 合成、线粒体氧化代谢和 COX 催化的花生四烯酸代谢过程中产生的。氧自由基与细胞损害、血管紧张度异常所致病理生理过程有关。血管张力失调主要是通过氧自由基的修饰、NO 和前列环素等介质作用于血管或鸟苷酸环化酶的活性改变来实现的。

研究证实,超氧阴离子(O_2^-)可引起内皮细胞损伤,并可通过灭活 NO 引起血管收缩。NO 与 O_2^- 反应生成 $ONOO^-$,导致 NO_2 和羟基的产生。过氧化亚硝酸盐为高活性的分子基团,它可以和许多细胞系统反应,也可通过刺激鸟苷酸环化酶引起持续的血管舒张。同样,过氧化氢可能通过产生 O_2^- 损伤细胞,引起血管舒张,而应用 O_2^- 清除剂——超氧化物歧化酶(SOD)和黄嘌呤氧化酶抑制剂——别嘌呤醇均能保护细胞免受过氧化氢介导的细胞毒作用。

4. NO 和白细胞的功能 NO 在白细胞黏附到内皮表面中起重要作用。活体显微镜观察表明,抑制 NO 合成导致白细胞附壁增加,这可以通过补充 NO 的供体来预防。抑制 NOS 与内皮细胞 P-选择素表达增强有关。另一方面,肥大细胞通过释放 PAF 和 LTB_4 诱导内皮上 P-选择素和 E-选择素的表达,参与白细胞的黏附过程。

超氧阴离子可调节 LNAME 诱导白细胞黏附性的增加,SOD 则阻止 LNAME 诱导 P-选择素表达和肥大细胞脱颗粒过程。由此可见,NO 在生理条件下抑制肥大细胞脱颗粒和清除 O_2^-。抑制 NO 合成造成超氧化物浓度增加,促进肥大细胞脱颗粒和释放 PAF 及 LTB_4,上调 P-选择素和 E-选择素的表达。

5. NO 的抗感染作用 一些证据支持由 iNOS 产生的 NO 与巨噬细胞抗菌效应有关;其抗菌过程需要精氨酸,在培养上清中 NO 含量与拮抗微生物活性密切相关。有资料证实,NO 与胞内寄生虫和真菌破坏有关,该抗菌作用可能是由 NO 与过氧化物反应产生 NOO^- 引起的。此外,NO 还能够调节 PMN 介导的抗菌活性。

三、一氧化氮在脓毒症中的意义

1. cNOS 在脓毒症中的作用 体内和体外试验均证明,内毒素血症后 3~4 小时 NOS 就会被诱生,但 LPS 对血压和血管反应性的早期影响可能是在 NOS 诱生之前。据报道,LPS 攻击大鼠早期表现出血管对升压药的低反应性(10 分钟),在其后 55 分钟仍持续存在。地塞米松预处理可以防止早期的血管低反应性,并未发现 NOS 的诱生。

脓毒症时 cNOS 激活的机制目前尚不清楚。体外试验中,LPS 引起培养内皮细胞 NO 的急性释放,该现象可被缓激肽释放所调节。然而,体内观察表明,PAF 参与了 NO 的合成与释放过程。另外,LPS 刺激可引起多种血管活性物质如组胺、儿茶酚胺类、血管紧张素 Ⅱ 和 5-羟色胺的释放,进一步诱导内皮 NO 的产生。

2. iNOS 在脓毒症中的作用 许多资料显示,脓毒症模型均呈现对升压药的血管反应性降低,而 NOS 抑制剂可逆转 LPS 诱导的血管低反应性,并且该效应不依赖于内皮的存在。L-精氨酸可以舒张 LPS 攻击的组织而不是正常对照组织血管,表明脓毒症状态下 NOS 主要受 L-精氨酸水平的影响。

研究表明,多种细胞因子可诱导对升压药的血管低反应性,这一现象受 NO 的调节。在不同类型的细胞中,TNF-α、IL-1 和 IFN-γ 显著促进 iNOS 产生,并降低血管对收缩药的反应性。例如,IL-1 通过不依赖于内皮的机制抑制大鼠动脉的收缩,这种现象可被 NOS 抑制剂所逆转。

PAF 是一种脂质介质,能引起与脓毒症相关的心血管改变。体外试验中它调节 LPS 诱导单核细胞 NO 的合成,PAF 受体拮抗剂则可减少 NO 的产生和减轻脓毒症大鼠低血压和血管低反应性。同时,PAF 还可诱导大鼠早期和持久血压降低,调节 iNOS 的活性。因此,PAF 似乎与脓毒症早期和晚期低血压和 iNOS 的诱生有关。但 PAF 与其他细胞因子相互作用的确切机制目前尚不清楚。据报道,TNF-α 和 IL-1 刺激单核细胞及内皮细胞释放 PAF,PAF 拮抗剂可抑制 LPS 介导的 TNF-α 的释放,而并不能完全阻断 LPS 对 iNOS 的诱导效应。

3. NO 与心肌收缩力 有资料证实,NO 可调节 LPS 和细胞因子诱导的心肌收缩力下降。成年大鼠心室肌细胞用 LPS 活化的巨噬细胞上清液孵育 24 小时,其对肾上腺素能激动剂异丙基肾上腺素收缩性减少,而使用 LNMMA 可阻止该反应。LNMMA 能减弱 TNF-α、IL-6 和 IL-2 对离体鼠乳头肌标本的负性肌力作用。同样,LNAME 和 LNMMA 部分逆转 LPS 攻击豚鼠心室肌细胞减弱的收缩性。

尽管 NO 可能是 LPS 和 TNF-α 诱导心肌收缩力降低的介质,但 NOS 抑制剂的体内试验并不完全支持 NO 在脓毒症所致心肌收缩力降低中的重要作用。体内观察中,应用 NOS 抑制剂通常使心排血量下降,这可能是由于强烈的全身血管收缩和随之增加的后负荷所致。

4. NO 在脓毒症时消化道功能障碍中的作用 NO 与多种胃肠功能有关,它与脓毒症诱导的病理生理学改变相关。胃肠道的多种细胞可产生 NO,包括单核细胞、粒细胞、内皮细胞、肥大细胞、肌细胞、肠上皮细胞和神经细胞等。已证明暴露于炎性刺激物后可诱导胃肠道 iNOS 表达,尽管确切的位点还不清楚,且内皮细胞、血管平滑肌细胞、巨噬细胞和上皮细胞都有可能表达。另外,肠上皮细胞释放的化学趋化因子可激活中性粒细胞 iNOS。

NO 在调节消化道血流灌注、肠动力、黏膜炎症和通透性等方面具有重要作用。几种促进 NO 释放的刺激物如五肽胃泌素、降钙素基因相关肽、剪切应力可增加消化道活动,而 LNMMA 则减少了胃肠道血流灌注。食物的摄入能刺激胃黏膜 cNOS 的产生,这可能是通过五肽胃泌素释放或迷走神经的兴奋来实现的。因此,NO 在正常情况下调节胃肠道的血流量中起到关键作用。

脓毒症时 NO 过度释放可引起黏膜损伤。研究表明,LPS 诱导大鼠 iNOS 的表达可减少黏膜细胞的活力,造成黏膜炎症反应。内毒素血症时抑制 NOS 则表现出既可防止也可加重消化道通透性增高的双向作用。在内毒素血症早期给予 NOS 抑制剂可恶化上皮细胞损伤,因为结构型 NO 对于维持黏膜完整性非常必要;3 小时以后应用 NOS 抑制剂则对胃肠道通透性具有保护作用。

因此,NO 对于黏膜完整性具有双向调节作用。NO 对局部缺血-再灌注和 LPS 诱导的黏膜损伤有保护作用,这是由于其维持了黏膜血流量,下调 CD11/CD18 表达,刺激胃内黏液分泌,抑制肥大细胞脱颗粒、血小板激活和中性粒细胞黏附等。与之相反,NOS 抑制剂有益作用则可能源于消除了过量 NO 介导的细胞毒效应。

5. NO 与肝脏　现已明确,NO 在维持生理和病理情况下肝组织灌流中发挥重要作用。采用短小棒状杆菌处理小鼠诱导出慢性炎症性肝脏损害和亚硝酸盐、硝酸盐产生增加。与 LPS 攻击的动物相比,LNMMA 处理后动物亚硝酸盐和硝酸盐产生明显被抑制,加重了 LPS 诱导的急性肝损伤。同样,在 LPS 攻击后 6 小时给予 5 mg LNMMA 表现出肝损害进一步恶化,使用 SOD 则逆转 LNMMA 诱导的肝损伤,因此 NO 抑制与氧自由基介导的组织损伤加重有关。由此可见,NO 在脓毒症期间可以在全身血管收缩的情况下维持血流量,减少血小板聚集,清除氧自由基和减少中性粒细胞的积聚,这些作用均是有益的。

另有研究证实,活化库普弗细胞上清液、TNF-α、IL-1、IFN-γ 和 LPS 的联合应用或 NO 本身均可抑制肝细胞的蛋白合成。然而体内试验表明,LPS 上调肝细胞蛋白合成,这种现象依赖于 NO 的合成,这与体外试验结论相反,其原因尚不清楚。

四、一氧化氮相关信号转导机制

目前,iNOS 的诱生机制已成为人们广泛关注的研究热点。有资料证实,外界刺激因子对细胞 iNOS 表达和 NO 产生的调节作用与细胞内多条信号转导通路的活化密切相关。不同细胞中,不同刺激条件诱导 iNOS 基因转录时参与的信号转导通路不尽相同。其中 Ras-丝裂原活化蛋白激酶家族(MAPK)、NF-κB 通路、JAK/STAT 通路与 NO 产生密切相关。

1. MAPK 信号转导途径　MAPK 通路是信号从细胞表面转导至细胞核内部的重要传递者。在真核细胞中,已确定出 4 条 MAPK 信号转导通路,即细胞外信号调节激酶(ERK)、c-Jun N 末端激酶(JNK)、蛋白激酶 p38 和 ERK5 通路。

ERK 至少包括 ERK1 和 ERK2 两种亚型,研究发现在鼠 J774 巨噬细胞、人 T-84 结肠上皮细胞中,LPS 刺激后 ERK1/2 活化且 iNOS、NO 表达增加,应用 ERK1/2 上游激酶抑制剂 PD98059 处理可有效地抑制 iNOS 表达,使 NO 产生下降 40%~50%,提示 ERK1/2 对 NO 的调节虽然不是占据主导地位,但可以上调 LPS 诱导 iNOS 的表达,与 NO 的产生及炎症反应有一定关系。另据报道,IL-1 诱导鼠血管平滑肌细胞中 NF-κB 快速活化,但此活化作用短暂,而 iNOS 表达过程必须要求 NF-κB 持续活化,结果表明 NF-κB 持续活化需要 ERK 的共同调节,提示 ERK 可与其他信号转导通路共同对 iNOS 发挥调节效应。

JNK 可被 LPS、TNF-α、IL-1 等因素激活。研究发现,IL-1 诱导肾小球系膜细胞 iNOS 表达和 NO 产生与 JNK、p38α MAPK 级联活化有关。据报道,LPS 刺激后细胞内 TNF-α 等致炎细胞因子的合成需要 JNK 的活化,而对于转染了 JNK 突变体的巨噬细胞,LPS 刺激不能有效诱导 JNK 活化,同时细胞内 TNF-α 生成明显减少,提示 JNK 途径可能参与了这些细胞因子的表达和调控过程,与炎症反应及 NO 产生密切相关。但目前还缺乏 JNK 的特异性抑制剂,JNK 的确切作用有待于进一步探讨。

p38 是 MAPK 家族最重要的成员之一,在介导炎症反应过程中具有重要意义。LPS、致炎细胞因子、渗透压等多种因素均可导致细胞内 p38 MAPK 的迅速活化。在人内皮细胞系

ECV304 中,LPS 刺激后细胞内 iNOS mRNA 和蛋白的表达比基础水平显著升高;同时细胞内 p38 MAPK 活化明显增强,15 分钟达峰值,p38 MAPK 抑制剂 SB203580 处理可显著下调 iNOS mRNA 和蛋白表达,证实 p38 MAPK 在 LPS 诱生 iNOS 表达和 NO 产生中具有一定的意义。p38 MAPK 的调控作用在脓毒症动物模型中也得到了证实,大鼠正常肝组织 p38 MAPK 总蛋白表达较为丰富,但磷酸化 p38 MAPK 蛋白水平很低,烫伤脓毒症后组织 p38 MAPK 总蛋白水平无明显变化,但其磷酸化水平伤后 2 小时即明显升高,并持续至伤后 24 小时,BH_4 生物合成抑制剂早期干预则能明显降低肝组织 p38 MAPK 磷酸化水平。提示烫伤脓毒症时 BH_4 可能通过激活 p38 MAPK 信号转导通路,进而介导 iNOS 产生。因此,从 p38 MAPK 信号转导水平进行干预,可能为适度调节体内 NO 的诱生及早期防治脓毒性休克提供新思路。

ERK5 通路能被 TNF-α 等激活,也可能参与了炎症反应的调控,但其与 NO 合成的关系尚不清楚。前述的 4 条 MAPK 信号通路在 iNOS 表达中发挥着重要作用,但各条通路的作用并不是独立的,它们之间存在着广泛的交汇作用,相互之间可共同协调激活。Chan 等报道在鼠 RAW 264.7 巨噬细胞系中,ERK 增加了 IFN-γ 与 LPS 共同诱导 iNOS 的产生,而 p38 MAPK 可以抑制 LPS 刺激 iNOS 的产生,这可能与 p38 抑制 JNK 的活化有关。

2. NF-κB 信号转导途径　新蝶呤能诱导血管平滑肌细胞 NF-κB 转移至核内,且 iNOS 基因表达和 NO 释放均增加,应用 NF-κB 抑制剂——二硫代氨基甲酸酯吡咯烷(PDTC)后,新蝶呤对 NF-κB、iNOS 和 NO 的诱导效应则完全被抑制,初步提示 NF-κB 调节了新蝶呤对 iNOS 的诱导反应。不仅如此,NF-κB 还能调节新蝶呤对炎症介质的诱导。Hoffmann 等发现在肺泡上皮细胞系 L2 中,新蝶呤以剂量依赖方式促进细胞间黏附分子(ICAM)-1 mRNA 和蛋白表达,PDTC 可显著下调该效应。因此,NF-κB 可能介导了新蝶呤对 ICAM-1 的诱生,从而使炎症过程延长。与之相似,IL-1α、IFN-γ 能诱导鼠新生期心肌细胞中 NO 的合成增加,PDTC 则通过抑制 iNOS mRNA 表达而减少细胞内 NO 合成;另一 NF-κB 抑制剂亦可阻断此过程,表明 NO 合成至少部分受 NF-κB 调控。我们的资料证实,BH_4 参与了内毒素休克动物肺组织 NF-κB 信号通路的活化过程,抑制 BH_4 能降低 NF-κB 的 DNA 结合活性,并减轻急性肺损伤。

NF-κB 与 NO 产生密切相关,NF-κB 抑制剂在某些疾病治疗中具有潜在的应用价值。Foulds 等对外科大血管手术术前患者中性粒细胞的 NF-κB 活性进行了检测,发现术后发展为器官衰竭及死亡的患者术前 NF-κB 活性显著高于其他患者,提示 NF-κB 可作为一个预后指标。NF-κB 抑制剂则能降低中性粒细胞 NF-κB 的活性,可能有助于减少脓毒症及 MODS 的发生,为脓毒症的干预提供新的策略。在急、慢性炎症动物模型(如腹膜炎、关节炎)中,NF-κB 抑制剂 PDTC 可以发挥潜在的抗炎效应,能有效地减轻多种炎症指标异常改变,包括腹膜渗出、PMN 浸润、脂质过氧化作用、iNOS 活性及 NO 产生、血浆和渗出物 IL-1β 和 TNF-α 水平、组织学损伤等;同时,免疫印迹分析显示,PDTC 阻止了 IκB-α 降解及 NF-κB 转移至核内。以上资料显示,PDTC 可通过抑制 NF-κB 活化而减少 NO 的过度产生,防止急、慢性炎症的发生与发展。

3. JAK/STAT 信号转导途径　JAK/STAT 通路是细胞因子信号转导的重要通路之一,普遍存在于各型细胞内,因其简单的构成模式和独特的激活方式而备受关注。JAK/STAT 通路主要由 JAK 和 STAT 两种组分构成,目前已发现的 JAK 激酶家族主要有 4 个成员,包括

JAK1~3 和 TYK2;而哺乳动物细胞中 STAT 家族有 7 个成员,包括 STAT1~4、5a、5b 和 6,其中 STAT1、STAT3 与脓毒症关系最为密切。在星形胶质细胞中,IFN-γ 能诱导 STAT1 表达显著增高,而单独 LPS 并不能诱导 STAT1 增高,但 IFN-γ 和 LPS 联合刺激可使 JAK2 和 STAT1-α、β 酪氨酸磷酸化、干扰素调节因子及 iNOS mRNA 表达大幅度增强;反之,同时给予 JAK 和 STAT-α、β 酪氨酸磷酸化相应抑制剂则上述指标显著降低,说明 JAK 和 STAT-α、β 酪氨酸磷酸化在调节细胞因子介导的 iNOS 表达中具有重要意义。此外,在鼠巨噬细胞 RAW 264.7 中,基因转录核酸内切酶抑制剂可显著地减少 IFN-γ 诱导 iNOS 的表达和 NO 产生,并降低 JAK1、JAK2 和 STAT1 活性,减弱 IL-4、IL-10 和 GM-CSF 引起 STAT3、STAT5 和(或)STAT6 酪氨酸磷酸化,从而干扰细胞因子活化 JAK/STAT 信号转导通路,抑制炎症反应的发生,这从另外一个角度证实了 JAK/STAT 通路在调节细胞因子介导 iNOS 表达中的作用。值得说明的是,JAK/STAT 对上述细胞 iNOS 表达起促进作用,但在有些细胞中却抑制 iNOS 产生,这可能与不同细胞中信号转导机制不同有关。

当然,细胞内信号转导系统较复杂,多条信号途径在不同水平、不同程度上进行交汇,任何一个环节的改变都可能影响多条途径的信号转导过程。深入了解脓毒症的重要信号转导途径及其相互作用,有助于我们进一步认识脓毒症发病的分子机制,从而为其防治提供新线索。

五、一氧化氮抑制剂的应用及评价

NO 是最重要的内皮源性血管舒张因子之一,它在脓毒性休克及 MODS 病理生理过程中的作用受到了人们的普遍关注。许多资料表明,NO 是介导严重感染所致脓毒性休克和组织广泛损害的重要介质之一。然而,由于 NO 本身生物学作用的多样性及不同组织、不同 NOS 酶类型的差异性,决定了在脓毒症病理过程中 NO 对机体起着有害和有益的双重作用。一方面,过量 NO 的诱生可造成血管外周阻力下降、低血压、血流分布异常及抑制心肌收缩性等;另一方面,适量的 NO 还具有调节血流灌注、抑制血小板黏附和集聚、保护非特异性免疫力等生理效应,这对于维护器官功能能有一定的保护作用。因此,对有关使用 NOS 抑制剂的治疗问题应持谨慎态度,防止其过度抑制给机体造成的有害作用。目前,不少学者主张应该适度并有选择地抑制血管内皮及平滑肌细胞 iNOS 的合成,同时根据脓毒症的不同发病阶段联合用药才有可能获得较理想的治疗效果。

1. **实验研究** 据 Nava 报道,静脉注射 30 mg/kg 的 NOS 抑制剂 LNMMA 能防止大鼠内毒素休克的发生,而 3 mg/kg 剂量无效,但大剂量(300 mg/kg)使用时反而加重了低血压,并加速动物的死亡。提示 NOS 抑制剂在治疗脓毒性休克中有一定效果,但内源性 NO 完全阻断则可能有害,对机体的有益或有害作用取决于抑制 NO 合成的程度。有人在犬内毒素休克模型上发现,NOS 的另一种抑制剂 LNMA 能使外周血管阻力及血压迅速回升至正常水平;相反,给予 L-精氨酸则可逆转 LNMA 的升压作用,并再现低血压和血管反应性降低。近年来,不少文献报道使用非选择性 NOS 抑制剂在逆转内毒素诱发的低血压的同时,对机体的血流动力学及器官功能可能产生不良影响,包括降低心排指数、心脏后负荷增加、加重酸中毒、损害组织摄氧能力等。但是选择性 iNOS 抑制剂糖皮质激素地塞米松对内毒素休克家兔则有显著防治效应。除此之外,一些实验还证实内源性 NO 在内毒素血症诱发的肝脏、肠道损伤中可能起一定的保护作用,给予 LNMMA 则增加急性损伤及血管通透性,从而促进肠道细菌移位、加重脓毒症的病理生理改变。因此,大剂量非选择性 NOS 抑制剂不利于脓毒性休克的防治,使用合适剂量的选择性 iNOS 抑制剂可能有助于严重感染并发症的早期干预。

除脓毒性休克模型外,许多学者对 NOS 抑制剂在出血性休克中的治疗效果进行了探讨。Tiemermann 等通过大量的动物实验证明,NOS 抑制剂可有效地改善难逆性失血性休克中去甲肾上腺素的收缩血管效应。有资料显示,LNMMA 对低血容量休克大鼠的升压作用比正常大鼠更为显著,并可改善肾脏血液循环和提高肾小球滤过率。应用 NOS 抑制剂还能有效地抑制心肌抑制因子活性,抑制氧自由基、PAF 等介质的释放,从而明显延长休克动物的存活时间、显著降低死亡率。这些资料表明,抑制低血容量休克病理过程中 NO 的过量合成、释放可能有助于减轻组织的损害。为了进一步探讨 NOS 抑制剂的应用剂量与休克后器官功能改变的关系,我们在重度失血性休克模型(4.00 kPa,180 分钟)上分别采用 0.2、2.0、20.0 mg/kg LNMMA 观察对全身血流动力学、多器官损害及动物预后的影响。结果发现,低剂量组无明显作用,而大剂量组动物心排指数迅速降低,多器官损害显著加重。给予 2.0 mg/kg LNMMA 者血流动力学指标得到了有效改善,同时伤后 48 小时动物存活率由单纯休克组的 26.7% 提高到治疗组的 68.8%。提示在出血性休克的治疗中使用适当剂量的 NOS 抑制剂可能是有益的。

2. 临床研究 Petros 等首次报道使用精氨酸类似物治疗两名严重脓毒性休克患者。LNMMA 和 LNAME 均可使平均动脉压增高,并可持续 10 分钟至数小时;但有一例患者心排指数从 4.5 L/(min·m^2) 降至 2.7 L/(min·m^2),并死于 MODS。有人也报道使用 LNMMA 治疗一名难逆性脓毒性休克患者,其动脉压明显升高,同时心排指数下降了约 1/3,但患者最终存活。其后又进行了两项更深入的临床疗效观察,使用 LNMMA 治疗 12 例脓毒性休克患者,进行随机、双盲试验。虽然样本数目少,无法对两组资料进行统计学比较,但这两组结果却有较大差异。6 名治疗组患者首先注射两次 0.3 mg/kg LNMMA,随后连续 6 小时给药 [1 mg/(kg·h)]。该实验结果与以前的报道一致,治疗组患者血压和外周血管阻力持续升高,同时心率和心排血量降低。

许多学者的研究提示抑制 NOS 可能像把"双刃剑",血压升高是有利的,但心排血量下降却非常不利。因此,在使用一定量 NOS 抑制剂的同时,给予产生 NO 的外源性硝基扩血管药物可能有益。NO 是左旋精氨酸末端胍基的衍生物,因此用左旋精氨酸治疗脓毒症看起来似乎很不明智,但事实却并非如此,有实验表明左旋精氨酸可阻止脓毒症动物的死亡。Lorent 等比较了应用 NOS 抑制剂及左旋精氨酸治疗脓毒症的效果。其设计方案为:第 1 组患者(8 例)先注射 20 mg/kg 的 N^{ω}-硝基-L-精氨酸,再注射 L-精氨酸;第 2 组患者(7 例)只注射 L-精氨酸。N^{ω}-硝基-L-精氨酸引起平均动脉压持续性增高,从(89±9)mmHg 升至(140±12)mmHg,同时心排指数从(3.52±0.39) L/(min·m^2) 降至(2.65±0.21) L/(min·m^2),L-精氨酸则可逆转这些变化;第二组患者只接受 L-精氨酸治疗后,出现一过性低血压,但心排指数从(3.57±0.15) L/(min·m^2) 升至(4.74±0.54) L/(min·m^2)。

LNMMA 等精氨酸类似物是 NOS 的竞争抑制剂,此外通过阻断 NO 的细胞底物——鸟苷环化酶也可抑制过量 NO 的作用。染料亚甲蓝可作用于可溶性鸟苷环化酶,多年来被用于治疗硝基中毒,由此一些学者设想亚甲蓝可能对脓毒性休克具有一定的治疗作用。据报道,采用亚甲蓝治疗两例进行性脓毒性休克患者,其平均动脉压轻度升高(59~87 mmHg),同时心排指数有所下降[7.8~6.6 L/(min·m²)],数天后死亡。在另一项研究中,对 14 例患者注射 2 mg/kg 亚甲蓝,其中 6 例在 90 分钟后又注射一次亚甲蓝,结果发现血压短暂升高[从(61.1±7.6)mmHg 升至(71.7±12.0)mmHg],但心率和心排血量无明显改变。虽然未发现任何副作用,但仍有 11 例患者最终死于 MODS。

　　一般认为,NOS 抑制剂的临床研究要想证明 NO 在脓毒性休克的发病中起作用,应该满足下列条件:①药物能特异性地阻止 NO 的产生及其效应,在使用剂量范围内无其他药理作用;②药物可使血浆亚硝酸盐/硝酸盐水平显著降低;③血液学改变确由所用药物引起,且治疗时无其他改变;④临床药效持久,如果能提高生存率则尤为理想。各种精氨酸类似物虽然是 NOS 的抑制剂,但一般认为脓毒症时过量的 NOS 主要为诱生型,而这些药物对后者并无特异性。同样,亚甲蓝也无特异性。目前不少研究均未检测亚硝酸盐/硝酸盐含量的改变,无人证实治疗组患者的亚硝酸盐/硝酸盐水平低于对照组或正常健康人,这项指标有待补充。实际上,较为直接的证据是两名接受亚甲蓝治疗的患者血浆 cGMP 水平下降。总之,前述许多临床试验提示脓毒性休克时产生过量 NO,后者可引起一些临床症状,但这些资料尚有待于进一步完善。与众多细胞因子的生物学效应相似,作为参与脓毒症、MODS 发病过程中较为重要的第二介质——NO 亦具有双重作用。因此未来针对严重感染并发症的有效防治策略之一将是选择性地调控细胞因子及第二介质的网络作用,以阻断失控炎症反应的恶性发展和促进机体防御功能的恢复。

(尹会男　姚咏明)

第七节　氧自由基

　　严重创伤、感染可诱发全身性炎症反应,当炎症反应失控时可造成组织损伤,进一步发展成为 MODS,最终导致患者死亡。炎症反应的主体为炎症介质,参与炎症过程的介质种类众多,其中氧自由基(oxygen free radical,OFR)作为一类特殊炎症介质,在创(烧)伤后 MODS 的发生发展过程中占有重要地位。它不仅可诱导脓毒症的发生,而且在炎症反应失控和 MODS 发生中起着十分重要的作用。

一、氧自由基简介

　　OFR 是指具有不配对电子的活性(反应性)氧中间体或者是由氧单价键减少而形成的分子。在正常的生理条件下,超过 95% 的被细胞利用的氧气,在细胞色素氧化酶系统作用下降解为水。只有 1%~2% 的氧气在线粒体的电子传输链的作用下转换为 OFR。

　　正常情况下,体内生成的 OFR 主要是超氧阴离子自由基(O_2^-),它在水溶性及脂溶性介质中的存活时间分别约为 1 秒和 1 小时。与其他 OFR 相比,它不是很活泼,但其寿命较长,可从其生成部位扩散较长的距离,到达远处的作用靶标,因而具有更大的危险性。

　　O_2^- 可受 SOD 作用生成过氧化氢(H_2O_2),H_2O_2 可被过氧化氢酶(catalase,CAT,又称触媒)或谷胱甘肽过氧化物酶(glutathione peroxidase,GSH-PX)作用而灭活。所以,正常情况下体内虽有 OFR 生成,但因有这些酶的保护,细胞成分不致遭到破坏。然而当机体因故不能及时将超氧化物阴离子自由基清除掉时,H_2O_2 能与另一分子的 O_2^- 在铁离子或铁的复合物催化下,生成氧化性更强的羟基自由基($\cdot OH$)。H_2O_2 还能够在有氯离子存在时,在髓过氧化物酶作用下转化为同样具有强氧化性的次氯酸(HClO)。

在某些病理状态下,如炎症、高氧、缺血-再灌注、放射损伤、毒素作用时,OFR 不仅会在线粒体内产生,还会在整个细胞膜、内质网及炎症细胞中产生。

二、创(烧)伤及感染时氧自由基产生

创伤后病程存在的多种诱因可持续刺激机体细胞。创(烧)伤及感染时产生 OFR 的细胞有两类:炎症细胞和非炎性细胞。

1. **炎症细胞与氧自由基** 炎症细胞(主要为单核/巨噬细胞、PMN)是炎症反应的效应细胞,是炎症反应的主体。炎症细胞通过释放炎性介质引起炎症反应。能激活炎症细胞释放 OFR 的诱因众多,创伤后坏死组织、感染的细菌及毒素都可通过补体激活途径及激活单核/巨噬细胞释放白细胞介素刺激 PMN 聚集并黏附于血管内皮上。这些 PMN 受刺激后会释放炎性介质,包括蛋白酶、趋化因子、细胞因子、白三烯和 OFR。其中细菌 LPS 除间接途径外,还可直接激活 PMN 释放 OFR。

活化的单核/巨噬细胞和 PMN 是 OFR 前体和 O_2^- 的主要来源,其中 O_2^- 是在氧爆发过程中由膜结合的还原型辅酶Ⅱ(NADPH)细胞色素氧化酶系统产生的。氧爆发发生于白细胞活化过程,会消耗 4~100 倍于正常代谢水平的氧,产生高浓度的 O_2^-,可在 1~2 分钟内达到 5~10 mmol/L。活化细胞附近的低 pH 环境促使细胞外的 O_2^- 自发转化为 H_2O_2。因此,活化的吞噬细胞产生高水平的 O_2^- 和 H_2O_2,二者都对其周围的细胞具有毒性。H_2O_2 结构稳定,具有亲脂性,随时可以通过膜扩散。活化的 PMN 富含髓过氧化物酶,可将 H_2O_2 转化成一种更强的氧化剂——HClO,HClO 还能产生存留时间更长的氧化剂——氯胺。

2. **非炎性细胞与氧自由基** 某些情况下,内皮细胞和上皮细胞也会成为 OFR 的重要来源。如严重创伤、休克、局部缺血-再灌注等,使组织内次黄嘌呤、黄嘌呤堆积,黄嘌呤脱氢酶转化为黄嘌呤氧化酶,血中黄嘌呤氧化酶水平升高,激活 PMN,使其在肺部聚集,髓过氧化酶活性增加,ATP 降解为 AMP 和腺苷,从而为 OFR 的产生创造了条件。当再灌注提供氧分子时,黄嘌呤氧化酶促进次黄嘌呤或黄嘌呤与氧分子反应,产生 OFR,包括 O_2^-、H_2O_2 和 NO。黄嘌呤氧化酶是体内血管内皮系统 OFR 的主要来源。肺的Ⅱ型上皮细胞和胃肠黏膜上皮细胞也富含黄嘌呤氧化酶。

除黄嘌呤氧化酶系统外,休克、局部缺血-再灌注还可造成非炎性细胞线粒体途径、儿茶酚胺自氧化途径和花生四烯酸代谢途径来源的 OFR 产生增加。非炎性细胞 OFR 的形成通常是出现在损伤区域 OFR 的主要来源——活化的吞噬细胞聚集之前。

三、氧自由基对机体的影响

OFR 在人体杀灭入侵的病原微生物、清除体内变性坏死组织、保持内环境稳定中发挥重要作用。但作为一种具有直接生物毒性的介质,OFR 在发挥保护功能的同时,也能使自身正常的细胞和组织受损。因此，人们常形象地把 OFR 比作一柄"双刃剑"（double-edged sword）。正常人体内除有 SOD、CAT、GSH-PX 等重要的抗氧化酶类外，还含有血浆铜蓝蛋白、维生素 C、维生素 E、还原型谷胱甘肽等多种抗氧化剂，能精确地调节氧化和抗氧化系统的平衡。当创伤、机体缺血缺氧及感染程度较轻或范围较小时，抗氧化系统能有效地行使其功能，避免 OFR 对机体产生影响或使影响局限化。但当上述诱因强烈时，OFR 大量产生，而此时人体内天然抗氧化体系又常常受到抑制，增多的 OFR 就会产生严重危害。

（一）直接损伤效应

外层轨道未配对电子的特性赋予了 OFR 与生物体内几乎任何有机物质起反应的能力。反应结果是 OFR 得到电子达到稳定，有机物质被氧化而结构破坏、功能丧失。

1. 氧自由基作用的靶细胞和靶性大分子 OFR 是由内皮细胞和表皮细胞产生的。然而，这些细胞也是关键的靶细胞，它们的损伤会导致其功能受损。羟自由基非常活跃，能迅速氧化活细胞内羟自由基产生或其附近的任何分子。·OH 能攻击磷脂膜上的多聚不饱和脂肪酸，破坏质膜和核膜。羟自由基还能打断 DNA 双链结构或通过诱导碱基羟化造成 DNA 损伤。所有的 OFR 都能改变 DNA 或 RNA 的碱基残基，产生不同的络合物。当细胞的抗氧化系统处理不了高浓度的 OFR 时，与细胞代谢、生长和分化相关的一些关键基因的 DNA 就会受到损伤。

次氯酸是一种有效的杀菌剂，能氧化蛋白，使各种膜蛋白失活。其结果是细胞的呼吸被次氯酸抑制，葡萄糖和氨基酸的转运系统都会受到影响，细胞内外阴离子紊乱，最终造成细胞水肿或裂解。

多数 H_2O_2 引起的细胞毒性都依靠其在过度金属元素存在时转化为·OH，或在活化 PMN 中在髓过氧化酶的作用下转化为 HClO。由于 H_2O_2 性质稳定而且亲脂，H_2O_2 形成·OH 主要依靠铁离子的存在。生理情况下，由于转化过程中用到的铁离子主要来源于储量较少的 ATP 螯合形式或枸橼酸盐，因此只有少量的 H_2O_2 能以铁离子依赖的方式转化为·OH。但在氧化或炎症过程中因为活化的吞噬细胞周围 pH 较低，铁离子的储量就大大增加了，因此 H_2O_2 会造成脂质的过氧化和蛋白、DNA 的损伤。

OFR 对蛋白的修饰作用可改变蛋白的功能或使之完全失活。OFR 对 α_1-抗蛋白酶（α_1-P1）的失活作用就是一个很好的例子。α_1-P1 是中性粒细胞源性的弹性蛋白酶的主要调节因子，存在于血液和肺细胞外液中。α_1-P1 被氧化后失活导致弹性蛋白酶活性升高，组织被迅速破坏。自然状态下的肺泡表面活性物质具有抗氧化活性，氧化作用可通过改变肺泡表面活性物质中脂类或蛋白成分来降低其活性从而减小肺泡表面张力。OFR 还能使其他一些蛋白如顺乌头酸酶和 poly-ADP 聚合酶失活。

细胞中的脂类，尤其是多聚不饱和脂肪酸容易受到 OFR 攻击，脂过氧化物是氧化性组织损伤的主要反应产物。脂类的过氧化产物丙二醛（MDA）常常用来反映 OFR 的活性水平。严重的 OFR 损伤会导致广泛性细胞死亡和器官衰竭。

2. 氧自由基作用的靶器官

（1）肺：炎症反应发生时，在肺脉管结构中聚集的 PMN 会产生 OFR，引起毛细血管内皮损伤，通透性增高，导致进行性缺氧和肺的顺应性降低，诱导 ARDS 的发生。大量的动物实验提示，阻止白细胞聚集可减弱肺的氧化作用，缓解随后的损伤。ICAM-1 为 PMN 和内皮细胞的紧密黏附所必需,当 ICAM-1 被阻断时,OFR 的产生就会减少,这可能是肺损伤明显减轻的原因。当粒细胞与肺毛细血管的黏附被乌司他丁等药物降低后,在大鼠 ARDS 模型的整个肺循环中都会出现 H_2O_2 的抑制和肺损伤范围的缩小。在心肺旁路引起的灌注后肺部综合征治疗中,使用 PAF 拮抗剂可以减弱白细胞的活化,降低肺损伤,这间接地证实了活化白细胞产生的 OFR 的作用。在坏死性胰腺炎大鼠的肺表面可以检测到过氧化物,同时肺组织髓过氧化物酶活性显示有 PMN 浸润。这些观察结果进一步提示,活化的 PMN 及其来源的过氧化物参与了急性重症胰腺炎时的肺损伤过程。

总之,活化的肺 PMN 产生 OFR 是严重肺损伤的主要原因之一。当然,巨噬细胞和 PMN 除产生 OFR 外,也分泌细胞因子、蛋白酶、蛋白酶抑制剂、细胞外基质和其他一些分子,它们同样会影响肺损伤的进程。因此,那些能够降低活化白细胞数量、减弱白细胞的活化、黏附和聚集程度,从而减轻肺损伤的因素,除抑制产生 OFR 外,也对其他系统产生影响。

(2) 其他器官:炎症和 OFR 所起的作用在其他器官与在肺部相似。在休克、烧伤、缺血-再灌注引起的 MODS 过程中常常有 OFR 的参与。在暴发性肝衰竭时 MODS 出现的频率和严重程度就受循环中铁和铜离子催化产生的 OFR 所致损伤的影响。缺血-再灌注引起的肾损伤与特异性铁离子浓度升高产生的 ·OH 有关。此外,氧化应激也在失血性休克时缺血性肝炎的发生中起作用。

我们曾对 OFR 在烧伤后 MODS 发生中的作用进行了系列研究。结果发现,烧伤及延迟复苏后心肌、肺、肝、肾和胃肠组织中 OFR 产生增加。烧伤休克时 MODS 的严重程度和 OFR 水平之间有直接而显著的联系。这些实验还提示,MODS 可能是由大量 OFR 造成的内脏损伤引起的。

为阐明 NO 和其他 OFR 的动力学反应与脓毒症诱发器官功能障碍的关系,有学者检测了严重感染伴有 MODS 患者的单核细胞 OFR 水平。单核细胞同时产生 NO 和其他 OFR 是严重脓毒症时 MODS 发生的前提。而且 OFR 的补体活化效应、PMN 与血管内皮相互作用与脓毒性 MODS 的病理生理学表现密切相关。OFR 引起的内皮损伤是急性胰腺炎、急性动脉性高血压和急性脑损伤时的显著特征,显示巨噬细胞产生的 OFR 在脓毒性 MODS 发生中发挥了重要作用。

(二) 间接效应

OFR 除直接损伤作用外,还能介导病理生理过程放大损伤效应,参与或加重器官功能障碍,这一间接作用近年来逐渐被认识和重视。

1. 损伤相关效应 发生在特殊细胞或组织的 OFR 损伤可诱发特定的病理生理反应,产生严重的后果。

(1) 组织水肿:组织水肿可导致 O_2^- 弥散半径增大,造成组织缺氧性损害,是 MODS 的重要机制之一。已证实,OFR 可加重组织水肿形成,这与其对内皮细胞损伤作用密切相关。富含黄嘌呤氧化酶系统的内皮细胞是 OFR 生成和遭受 OFR 损伤的初始部位,同时内皮细胞也最易遭受 PMN 释放的 OFR 攻击。OFR 损伤可引起内皮细胞坏死、脱落及血管内液体向内皮下转移,导致组织水肿。此外,OFR 可破坏间质组织,使其发生降解,间质渗透压升高也参与水肿形成过程。

(2) 红细胞(RBC)变形性异常:变形性异常使 RBC 难以通过直径仅 4.5 μm(RBC 为

7 μm)的毛细血管床行使输氧功能,造成器官缺氧、功能障碍,诱发 MODS。OFR 不仅可诱发脂质过氧化,损伤 RBC 膜,OFR 本身及脂质过氧化产物 MDA 还能损伤 RBC 膜蛋白,导致 RBC 变形性下降。有研究表明,OFR 所致的 RBC 变形性降低在 MODS 病理过程中起重要作用。

(3)肠道细菌移位:肠道移位细菌及其毒素可激活单核/巨噬细胞释放 TNF-α 和白细胞介素,刺激 PMN 释放蛋白酶和 OFR,并启动体液中的补体及凝血系统,最终导致 MODS。因而,肠道被称为脓毒症和 MODS 的"启动器"(motor)。健康肠道可限制细菌及内毒素向体内侵袭,这主要依赖肠上皮细胞的机械屏障功能。严重创伤、休克等可导致机械屏障破坏,除缺血外,OFR 是最重要的损伤因素。大量动物实验显示,抗氧化剂应用可明显减轻休克后胃肠道黏膜损伤,并降低肠道细菌移位率,证明 OFR 对肠黏膜破坏是创伤后细菌移位的重要影响因素。我们在肠道缺血-再灌流所致 MODS 模型上观察到,应用抗氧化剂治疗后肠道 MDA 含量下降、SOD 活性升高,同时肠黏膜损伤明显减轻,肠道细菌入血减少,血浆内毒素水平降低,实质脏器损伤减轻,MODS 发病率降低。进一步证明了 OFR 肠道损伤可能是脓毒症和 MODS 的重要机制。因此我们有理由认为,OFR 可能是"启动器"中的重要启动因素。

2. 细胞凋亡 凋亡是细胞氧化性死亡的主要形式。一旦凋亡启动,细胞就会遵循某种特定的程序积极参与到死亡过程中去。凋亡过程受生理调节,主要发生在正常的细胞更新和发育过程中。例如在类固醇处理引发的凋亡中就包含有膜脂过氧化过程。凋亡和相关的膜脂过氧化过程都可通过过表达一些抗氧化剂来避免,因此可以推测 OFR 引起的组织损伤也可能包括凋亡。

有人在氧过剩的急性肺损伤模型上检测了细胞凋亡。动物暴露在高氧中造成急性肺损伤,这种损伤的特点是肺泡-毛细血管屏障破坏,引起肺水肿,气体交换受阻。重症肺炎是高氧性肺损伤的一个突出特征,包括间质和肺泡的炎性浸润。为确定氧过剩时是否发生细胞凋亡,研究者使用了原位 TUNEL 分析。在高氧肺损伤小鼠模型中,TUNEL 阳性出现在严重肺损伤的某阶段(48 小时),与未进行高氧处理的对照组相比,凋亡的细胞核显而易见。在高氧处理的兔和大鼠中也观察到了类似的结果,显示凋亡是高氧肺损伤的显著特征,而且特异性地表现在靶器官——肺脏上。

我们在烫伤大鼠延迟复苏模型上观察到,伤后早期肠黏膜上皮细胞凋亡率显著升高,同时伴有脂质过氧化产物 MDA 水平的明显上升,抗氧化剂 N-乙酰半胱氨酸治疗可有效降低黏膜上皮细胞凋亡率。表明 OFR 在肠黏膜上皮细胞凋亡中同样具有重要作用。

由于凋亡过程中伴随有膜脂过氧化作用,凋亡细胞本身可能加重组织的 OFR 负担。这也提示针对凋亡进程的治疗方案可能对减轻急性肺损伤和 ARDS 有益。

3. 作用于其他炎性介质

(1)氧自由基与补体激活:补体裂解产物 C5a 是 PMN 诱导、趋化、损伤组织的介质之一,参与了 MODS 的病理过程,而 OFR 是 C5a 的重要激活物。有人通过体外试验发现,H_2O_2 引起人类 PMN 趋化活性的产生,该趋化作用可被 C5a 抗血清所抑制,说明是由于 H_2O_2 诱导 C5a 产生来完成的。同时发现,趋化活性的形成并不能被 EDTA 或 EGTA 阻止,提示 H_2O_2 直接对 C5 分子起作用。进一步研究证实,H_2O_2 可直接分裂 C5 产生 C5a,但羟自由基(·OH)比 H_2O_2 对 C5a 生成的影响更明显。结果还显示,·OH 通过激活补体旁路诱导

C5a 生成。体内试验与上述观察一致,在大鼠烫伤模型上发现,伤后伴随补体消耗的增加,PMN 趋化的活性也增强,该变化可被 C5a 抗体及·OH 清除剂 DMSO 和 DMTU 完全抑制。

(2) 影响血栓素(TXA_2)/前列环素(PGI_2)比值:TXA_2 和 PGI_2 均是花生四烯酸代谢的中间产物,TXA_2 促发血小板聚积和释放反应,使 PMN 趋化和聚积等;PGI_2 的作用则与之相反。TXA_2/PGI_2 比值下降可诱发多脏器损害。OFR 通过激活 COX、抑制 PGI_2 合成酶来改变 TXA_2/PGI_2 比值。据报道,内毒素血症时,由 TXA_2 介导的肺损伤可被 OFR 清除剂所阻止。同样,OFR 清除剂 DMTU 和 SOD 能防止 TXA_2/PGI_2 异常改变,进而显著减轻肾脏损害。

(3) 促进细胞因子生成:细胞内 OFR 是参与转录调节信号途径的重要分子。越来越多的证据显示转录因子蛋白可能对氧化还原作用非常敏感,NF-κB 就是一个可被氧化作用活化的转录因子。现已清楚,NF-κB 在组织损伤的急性反应阶段和激活细胞因子方面扮演着重要角色。因此,OFR 可由炎症细胞产生,而且它也能刺激其后续的炎症反应。OFR 还可调节转录因子的其他家族成员。例如,AP-1 也像 SP-1 家族的蛋白和热休克因子(HSF-1)一样可被氧化作用活化。全面的氧化作用状态还会通过其他转录因子来影响转录过程。例如,血红素氧合酶(HO-1)和金属硫蛋白可以被一种对氧化还原作用敏感的因子调节,该因子结合在抗氧化反应元件(ARE)DNA 的某个区域上。ARE 位于这些基因的上游,对氧化还原作用敏感。

有人报道,自由基清除剂可减少单核/巨噬细胞 15% ~ 20% 的分泌活性,提示 OFR 可能是单核/巨噬细胞释放细胞因子的重要刺激因素。

4. 氧自由基与免疫抑制 严重创(烧)伤及脓毒症时机体免疫功能发生紊乱。大量证据表明,OFR 参与了免疫功能障碍的形成。H_2O_2 可造成淋巴细胞毒性抑制,对 T 细胞有直接抑制效应。我们观察了大面积烧伤后延迟复苏伤员外周血 T 细胞亚群的变化,发现辅助性 T($CD4^+$)细胞和抑制性 T($CD8^+$)细胞比值显著下降,且 MDA 含量明显升高,二者呈显著的负相关;同时发现菌血症发病率明显增高。该结果提示 OFR 可能造成 T 细胞功能受抑,进而诱导侵袭性感染的发生。我们还在临床及动物实验中探讨了烧伤后 PMN 的功能变化及 OFR 的损伤作用。结果表明,烧伤可致 PMN 化学发光及吞噬功能严重损害,同时伴有全血 SOD 活性下降、MDA 含量增加,并且相互之间有良好的相关性。经采用维生素 E 治疗后,PMN 的功能明显改善,证实 OFR 诱发的脂质过氧化是使 PMN 功能降低的重要原因之一。

OFR 不仅能造成 T 细胞和巨噬细胞功能受损,而且能通过诱导凋亡,降低淋巴细胞有效数量来抑制免疫系统功能。我们在大鼠肠道缺血-再灌注模型上发现,短暂的(30 分钟)肠道缺血后再灌注不仅能引起肠壁淋巴细胞凋亡,而且还能导致外周血淋巴细胞凋亡加速和绝对数量的减少。

综上所述,OFR 产生持续存在于创伤及脓毒症病程中。损伤组织、休克、感染均是激活炎性细胞和非炎性细胞释放 OFR 的强力诱因。OFR 除以其高生物毒性对脏器直接损伤外,还能影响 RBC 变形性,加重组织水肿,加速细胞凋亡,促进其他炎性介质生成,进一步放大损伤效应,造成器官功能障碍。此外,OFR 对肠黏膜屏障功能的损害可诱发肠源性感染;对免疫系统的抑制则增加了机体对感染的易感性,可诱导和加重脓毒症。

四、氧自由基损伤的防治

（一）病因治疗

既然创伤后休克、局部缺血-再灌注、坏死组织及感染均是 OFR 产生的强力诱因，那么若要预防和减轻 OFR 损伤，首先就要紧紧抓住诱因治疗这个环节。由于休克及局部缺血-再灌注时，OFR 产生量在一定范围内与组织缺血时间成正比，那么就应该尽快纠正休克和缓解局部缺血。我们在烧伤休克治疗时强调了"及时、快速、充分"的原则，使血流动力学指标尽快恢复到生理水平，有效地缩短了全身性组织缺血时间。但烧伤休克在肠道的表现有其特殊性，Morris 等报道，40% 烧伤后即使给予有效复苏，肠系膜血流在伤后 1 小时即已显著下降，持续至伤后 20 小时方恢复正常。我们在临床研究中也观察到，严重烧伤后反映肠黏膜缺血状况的 pHi 显著下降并持续 2~3 天。为此，我们在对烧伤休克进行有效液体复苏的同时应用山莨菪碱(654-2)舒张肠系膜血管，使 pHi 迅速恢复。创面坏死组织的存在及继发感染是持续诱因，尽快清除坏死组织有利于控制炎症细胞来源的 OFR 产生量。这正是我们广泛开展的大面积烧伤后休克期切痂的主要目的之一。当然，感染发生时抗菌药物的应用，无疑是减轻细菌及其毒素诱导炎症细胞释放 OFR 的重要手段。

（二）药物预防

一些药物如钙拮抗剂、铁络合剂和别嘌呤醇等可阻断 OFR 生成的不同环节，可以起到一定的预防 OFR 产生的作用。

1. 钙拮抗剂 OFR 和钙离子(Ca^{2+})在细胞损害中的相互促进作用已成为共识。OFR 引起的细胞膜脂质过氧化损伤导致胞膜对 Ca^{2+}的通透性增加，大量的 Ca^{2+}内流又激活磷脂酶，促进 OFR 产生和脂质过氧化反应，形成恶性循环。钙拮抗剂则可阻断这一恶性循环。硝苯地平、尼莫地平和汉防己碱等钙拮抗剂已被证明对预防缺血-再灌注时的组织损伤具有一定的临床应用价值。

2. 铁络合剂 ·OH 的产生途径主要有两个：①Haber-Wiss 反应，此反应速度很慢，·OH 的产生量较少；②过渡金属催化的 Fenton 反应，该反应的速度是 Haber-Wiss 反应的数万倍，体内存在极微量的铁离子即可诱发 Fenton 反应。铁络合剂去铁胺对 Fe^{3+}具有极高的亲和力，能与 Fe^{3+}很快络合而形成去铁胺 Fe^{3+}复合物。该药物被证明能有效地抑制铁催化产生·OH 的反应，同时它还可抑制依赖于铁、铜催化的脂质过氧化反应，减轻由此引起的细胞膜损伤。去铁胺用于预防缺血-再灌注时组织损伤已取得了一定的临床疗效。另外，一些钙拮抗剂和莨菪类药物被证明也有减少血中游离铁含量、预防 OFR 损伤的作用。

3. 别嘌呤醇 别嘌呤醇是黄嘌呤氧化酶作用底物的竞争性抑制剂，可以阻断缺血-再灌注时黄嘌呤氧化酶途径的 OFR 产生。Coghlan 等报道，心内直视手术患者应用别嘌呤醇后明显减少脂质过氧化和术后正性肌力药物的应用例次，提高了心排指数。另据报道，169 例应用别嘌呤醇组的患者，其心功能明显优于对照组，医院死亡率明显低于对照组，且未见任何毒副作用。我们使用别嘌呤醇防治大面积烧伤后应激性溃疡取得了较好效果，这可能与其对胃肠道缺血-再灌注损伤的抑制效应有关。

（三）氧自由基的清除

1. **酶类氧自由基清除剂**　主要为 SOD 和 CAT。由于严重创（烧）伤后这些酶在体内含量降低,外源性补充有助于提升机体处理 OFR 的能力。虽然动物和临床实验显示了 SOD 和 CAT 应用在再灌注时具有一定的器官保护效果,但它们对抗 OFR 的作用并不完全,在某些情况下甚至无效。这可能与其分子质量较大,不易进入细胞内有关。这使得它们在临床上的广泛应用受到了限制。

2. **非酶类氧自由基清除剂**　低分子化合物非常容易与 OFR 反应,生成稳定的自由基或其他稳定物质。从而切断链式氧化反应,达到抑制自由基损伤、保护生物体的目的。常见的有维生素类化合物（维生素 C、E、A、B_{12} 等）、辅酶 Q_{10}、甘露醇、1,6-二磷酸果糖、黄酮类、肽类化合物（谷胱甘肽、肌肽等）、硫辛酸、金属（硒）等。其中,维生素 C 和维生素 E 在临床上被广泛使用。维生素 E 是体内重要的抗氧化剂,能消除 O_2^-、·OH 等脂质过氧化物;维生素 C 可以直接与羟自由基作用,产生不活跃的自由基产物,最后被代谢为草酸后排出体外。同时,维生素 C 可以还原被氧化的维生素 E,恢复维生素 E 的抗氧化能力。因而,维生素 C 和维生素 E 具有协同抗氧化效应。我们在延迟复苏动物模型上,采用电子自旋共振波谱技术检测了维生素 C 和维生素 E 联合应用对脏器 OFR 的清除效果,结果发现心、肝、肾组织 OFR 含量显著降低。

临床上应用较为广泛的还有甘露醇和 1,6-二磷酸果糖。甘露醇为 ·OH 清除剂,可防止细胞膜过氧化;1,6-二磷酸果糖能抑制脂质过氧化反应,抑制 PMN 的呼吸爆发,减轻 O_2^- 和 H_2O_2 对缺血组织的损伤。

我们在严重烧伤治疗时,常将上述 4 种药物联合使用。维生素 C 加入复苏液中静脉滴注,10 g/d;维生素 E 肌内注射,100 mg,3 次/天;20% 甘露醇 125 ml 加入 5% 葡萄糖 500 ml 中静脉滴注,3~4 次/天;1,6-二磷酸果糖 5 g 静脉滴注,1 次/天。

3. **中药制剂**　目前发现具有抗氧化作用的中药制剂有小红参醌、人参皂苷、丹参、川芎嗪、小檗胺、三七总皂苷等。其中部分中药制剂已投入临床使用。

其他具有抗氧化作用的药物还有纳洛酮、六甲氧苄嗪等。我们相信随着研究的深入,将有更多、更有效的 OFR 清除药物用于临床。

（杨红明）

第八节　黏附分子

一、概　　述

细胞黏附分子（cell adhesion molecule,CAM）是一类能介导细胞与细胞间、细胞与细胞外基质间结合的糖蛋白分子,分布于细胞表面和细胞间的基质中,是细胞相互作用及移行至目的地过程中必不可少的成分。细胞黏附分子参与了炎症反应、血液凝固、免疫识别、肿瘤浸润和转移,以及细胞损伤等病理生理过程。在以失控性炎症反应为特征的脓毒症的发展中,白细胞和内皮细胞黏附分子的相互作用参与并介导了一系列的防御、免疫及损伤作用。本节主要概述迄今已发现并命名的黏附分子,重点介绍与脓毒症发生相关的白细胞和内皮细胞黏附分子及其病理学作用。

二、黏附分子的分类及配基

黏附分子种类多、分布广、命名复杂,其在结构上由胞外区、跨膜区和胞内区三部分组成。根据黏附分子胞外区结构的特点,将迄今为止已鉴定的黏附分子大致分为免疫球蛋白超家族(immunoglobulin superfamily)、整合素家族(integrin)、选择素家族(selectin)、钙依赖黏附分子超家族(cadherin)和未分类黏附分子家族五大类,每一类又包括若干成员,每一个成员通过与其相应的配基结合发挥作用。与炎症反应密切相关的黏附分子主要是免疫球蛋白超家族、整合素家族和选择素家族的成员。

(一) 免疫球蛋白超家族

免疫球蛋白超家族的黏附分子属于糖蛋白,由于其结构与免疫球蛋白有很高的同源性而得名。它们含有免疫球蛋白的 V 区和 C 区,与免疫球蛋白同源的部分具有与免疫球蛋白相同的氨基酸序列,含有 90 ~ 100 个氨基酸,中间横跨一个二硫键。该族不同的分子含有不同数量的免疫球蛋白区段。

这一家族的成员包括细胞间黏附分子(intercellular adhesion molecule,ICAM)、血小板-内皮细胞黏附分子-1(platelet endothelial cell adhesion molecule-1,PECAM-1)、血管-细胞黏附分子(vascular cell adhesion molecule,VCAM)、细胞-细胞黏附分子(cell-cell adhesion molecule,C-CAM)、淋巴细胞功能相关抗原-3(lymphocyte function antigen,LFA-3)、黏膜附着细胞黏附分子-1(mucosal addressin cell adhesion molecule-1,MAdCAM-1)及神经细胞黏附分子(neural cell adhesion molecule,NCAM)。该类黏附分子分布广泛,不同的分子分别分布于白细胞、内皮细胞、血小板、部分上皮细胞及神经细胞。

该家族分子的配体为整合素家族的成员,即分布于白细胞上的 LFA-1、Mac-1 和 P150.95。同时,它们也是生长因子受体、免疫球蛋白的 Fc 受体和最普遍的黏附分子受体。

(二) 整合素家族

整合素家族是一个参与细胞-细胞、细胞-细胞基质相互作用的糖蛋白的大家族,至少包括了 19 个功能活性成员。其分子由 α 链和 β 链形成的异二聚体组成,依据其二聚体中 β 链的不同又分为 8 个亚家族。β_1 和 β_3 亚基组成的整合素亚家族中的分子主要介导细胞与基质间的黏附,分布很广,在大多数细胞上均有表达,配体为细胞外基质中的各种分子;β_2 亚基组成的黏附分子则是细胞间相互识别的黏附受体,主要分布于白细胞表面,依其所组成的 α 亚基的不同分为三类:淋巴细胞功能相关抗原-1(lymphocyte function antigen-1,LFA-1),即 CD11a/CD18;巨噬细胞分化抗原-1(Mac-1),即 CD11b/CD18;P150.95,即 CD11c/CD18。由 β_2 亚基构成的黏附分子的配体为免疫球蛋白超家族的细胞间黏附分子。

分布上,CD11a/CD18 在所有的白细胞上均有部分表达,但是主要表达在淋巴源性的白细胞上。CD11b/CD18 主要表达在髓源性白细胞上,而 CD11c/CD18 和 CD11d/CD18 则强烈地表达于单核/巨噬细胞上。大多数白细胞表达一种以上的整合素分子。

(三)选择素家族

选择素家族黏附分子又称白细胞黏附分子家族,是一类涉及白细胞与内皮细胞黏附的分子族。此族分子均为高度糖基化的单链跨膜糖蛋白,其结构特点是氨基端有钙依赖的凝集素样区(约含 120 个氨基酸),接着为表皮生长因子(EGF)样区(约含 40 个氨基酸)、跨膜区和细胞质区。凝集素和 EGF 结合域介导配基结合:凝集素区在淋巴细胞黏附于毛细血管和后微静脉内皮上发挥重要作用;EGF 样区调节凝集素样区构型并增加其黏附的亲和力和特异性。短的胞内区与信号转导蛋白连接。

属于此族的成员有内皮细胞-白细胞黏附分子-1(endothelial leukocyte adhesion molecule-1,ELAM-1,E-selectin)、颗粒膜蛋白-140(granule membrane protein-140,GMP-140,P-selectin)和白细胞黏附分子(leukocyte adhesion molecule,LAM,L-selectin)。L-选择素表达于所有的白细胞表面,P-选择素存在于内皮细胞的 Weibel-Palade 体中以及血小板的 α-颗粒中,E-选择素仅分布于受刺激后的内皮细胞上。

糖蛋白是这一家族黏附分子最适合的配基,有 fucosylated、sialylated、sialyl-Lewis X 等,通常是硫酸多聚糖。分布于所有白细胞上的 P-选择素糖蛋白配基-1(P-selectin glycoprotein ligand-1,PSGL-1)都是 P-选择素的配基,但也可与 E-选择素及 L-选择素以低亲和力结合,参与 PMN 的聚集。糖蛋白类细胞黏附分子-1(glycoprotein cell adhesion molecule-1,Gly-CAM-1)、CD34 和 MAdCAM-1 是 L-选择素的配基。推测 L-选择素可以辅助提供 sialyl-Lewis X 分子与 E-选择素及 P-选择素结合。

(四)钙依赖黏附分子超家族

钙依赖黏附分子是一类依赖 Ca^{2+} 参与而发挥作用的转膜糖蛋白,当缺乏 Ca^{2+} 时被蛋白酶迅速降解。结构上包括 3 个部分:大的细胞外区域、特殊的疏水转膜区和胞质内区域。该家族包括了 16 个以上的成员,分子质量在 120～140kDa。钙依赖黏附分子的分子中氨基和羧基区含有调节内皮屏障功能的序列。钙黏附分子家族包括 N(neural N-cadherin)、P(placental P2 cadherin)、E(epithelial E-cadherin)和 VE-钙黏附分子(cadherin-5)。内皮细胞上有 N、E 和 VE-钙黏附分子,其中 N-钙黏附分子仅存在于脑内皮细胞中。VE-钙黏附分子是内皮细胞特有的一种钙黏附分子,也是内皮细胞间连接所必需的。

钙依赖黏附分子的特性是介导相邻的同型细胞间通过细胞外氨基末端相互作用黏附(细胞间同源性黏附)。为完成特定的黏附功能,钙黏附分子必须和胞质内的钙紧张素(catenin)及肌动蛋白丝的细胞骨架连接蛋白形成网络。钙紧张素分为 α、β、γ 3 个亚型,不同亚型的钙紧张素的磷酸化调控细胞的不同功能,参与细胞的变形,传导由细胞表面黏附受体引发的信号,调控和介导细胞间相互作用等。

(五)未分类黏附分子家族

未分类黏附分子家族又称 H-CAM 超家族。该家族的分子为单向跨膜蛋白,成分类似蛋白聚糖的核心蛋白质和软骨细胞外部分的连接蛋白,其中某些成员本身就是蛋白聚糖。成员之一的 CD44 是透明质酸类的主要受体,在内皮、上皮、软骨细胞、成纤维细胞及白细胞上均有表达,介导内皮、上皮、软骨细胞、成纤维细胞及白细胞与透明质酸的黏附,同时可调节细胞移动和细胞的形态(表7-2)。

表7-2 黏附分子:配基、分布和功能

黏附分子	配 基	分 布	功 能
选择素家族			
L-选择素、CD611,LAM-1	PSGL-1、CD34、GlyCAM-1、MAdCAM-1	白细胞	淋巴细胞归巢,白细胞-内皮细胞黏附(滚动)
P-选择素、CD61P	同上	血小板、内皮细胞	血小板-白细胞黏附,白细胞-内皮细胞黏附(滚动)
E-选择素、CD61E,ELAM-1	PSGL-1	内皮细胞	白细胞-内皮细胞黏附(滚动)
整合素家族			
LFA-1、CD11a/CD18	ICAM-1,2,3	白细胞	与内皮细胞黏附
Mac-1、CD11b/cd18	iC3b、CD54,纤维蛋白原、因子X	单核细胞、巨噬细胞、粒细胞	与内皮细胞黏附
gp 150、95,CD11c/CD18	iC3b	单核细胞、巨噬细胞、粒细胞	与内皮细胞黏附
免疫球蛋白家族			
ICAM-1、CD54	LFA-1、Mac-1	单核细胞、上皮细胞、成纤维细胞	细胞-细胞间黏附
ICAM-2、CD102	CD11a	内皮细胞、白细胞	白细胞-内皮细胞黏附
ICAM-3、CD50	CD11a	内皮细胞、白细胞	白细胞-内皮细胞黏附
PECAM-1、CD31	CD31(同型结合)	内皮细胞、白细胞	启动内皮细胞黏附,血小板-单核细胞或中性粒细胞-内皮细胞黏附

引自:Shrotri MS,Peyton JC,Cheadle WG. 2000. Multiple organ failure:pathophysiology,prevention,and therapy. 224~240。

三、黏附分子的功能

黏附分子的功能复杂多样。在炎症反应过程中,黏附分子的主要作用是促进白细胞向炎症部位的游走、白细胞对靶细胞的吞噬杀伤作用及淋巴细胞向抗原所在部位聚集,促进细胞间信息的传递及抗原提呈。

(一) 介导 PMN-内皮细胞黏附、PMN 游走

炎症是机体对病原性微生物、组织损伤及各种刺激的一种防御性反应。正常情况下炎症反应的功能是消灭侵入机体的病原菌和清除组织损伤产生的碎片,但过度的炎症反应将导致组织损伤。

急性炎症反应中介导内皮细胞和白细胞黏附的一系列分子主要是选择素家族的分子、整合素中的 β_2 亚家族和免疫球蛋白家族中的 ICAM 和 PECAM-1。活体显微镜观察已证明,PMN 移行始于松散分布或在血管内沿内皮细胞表面高速滚动;经过一段时间的滚动后,PMN 牢固黏附于内皮细胞表面呈现铺展状;进而发生 PMN 跨内皮细胞移行。在白细胞与内皮细胞黏附的不同阶段由不同类别的黏附分子按一定的顺序发挥作用。黏附的初始相——滚动阶段由选择素家族的黏附分子介导,包括 P-选择素、L-选择素和 E-选择素。在

P-选择素、L-选择素上调的几分钟内就出现 PMN 的滚动,在 E-选择素的影响下滚动可以持续数小时。牢固黏附受存在于 PMN 上的 β_2-整合素分子(CD11b/CD18)与其内皮细胞上的配基 ICAM-1 相互作用调节。而 PMN 跨单层内皮细胞移行则需要趋化梯度以及 PMN 与其他黏附分子如 PECAM-1 的相互作用实现(图 7-9)。黏附过程中每一步起作用的黏附分子可以相互作用而加强黏附过程。如 L-选择素与 PSGL 的结合可以刺激 β_2-整合素的功能上调而加强牢固黏附。

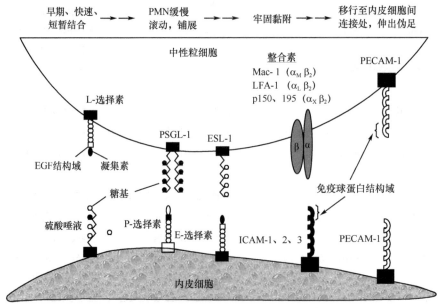

图 7-9　白细胞-内皮细胞黏附过程中的不同阶段起作用的黏附分子

(引自:Wagner JG,Roth RA. 2000. Pharmaol Rev,52(3):349~374)

β_2-整合素与 ICAM-1 作用后介导的牢固黏附在内皮细胞损伤中具有重要意义。首先,稳固黏附的中性粒细胞在贴近内皮细胞处形成一个相对密闭的微环境,血清抗蛋白酶和自由基清除剂不能中和其中的有害物质;其次,由 CD18 介导的黏附机制使 TNF-α 作用于中性粒细胞后更容易损伤内皮细胞。白细胞上的 β_2-整合素不仅介导白细胞与内皮细胞形成紧密黏附从而造成组织损伤,且在防御反应中也具有重要意义。因此,如果中性粒细胞的黏附不依赖于 CD18 的参与,拮抗 CD18 就可以在减轻内皮细胞损伤的同时而不影响组织中性粒细胞的聚集,从而既避免内皮细胞损伤又不影响中性粒细胞的防御功能。对于 CD18 在防御中的作用目前尚存在争议。

(二) 与 MHC Ⅱ类分子组成共刺激分子,辅助抗原提呈

抗原提呈是特异性免疫应答的重要阶段。这一过程中,两个主要的细胞成分——抗原提呈细胞和淋巴细胞分别通过其表面的抗原提呈分子与淋巴细胞受体相互作用,此外还有多种辅助 T 细胞与抗原提呈细胞或细胞毒性 T 细胞的靶细胞相互作用的分子参与。抗原提呈细胞上的 ICAM-1 与 T 细胞上的配基 LFA-1 就是一对共刺激分子,参与抗原提呈过程。

（三）信号转导

整合素是最重要的受体家族之一。整合素与两类主要的生命活动有关：一是黏附到细胞外基质（或其他细胞）；二是通过改变整合素的结构来实现信号传递。

整合素家族分子在与配基结合的基础上转导信号进入细胞，以控制黏附相关的过程，包括紧密贴附和铺展，进一步导致细胞功能的激活。研究显示，β_2-整合素启动细胞间信号转导过程，并作为共刺激分子通过可溶性介质 TNF-α 使 PMN 激活，从而发挥脱颗粒和产生活性氧代谢物的生物学效应。同时这种共刺激作用也启动 PMN 的凋亡过程，这样整合素不仅参与 PMN 从循环向组织中募集，也调控 PMN 在组织中发挥防御功能后的状态。这种局部释放的可溶性介质和整合素之间的协同作用提供了一个位点特异性的细胞外信号传递模式，可以帮助控制炎症反应过程中 PMN 的活化。

整合素还是一种广泛存在于各种细胞表面的信息传递受体，通过与其相应的配体结合，使蛋白激酶磷酸化、细胞内 pH 升高、Ca^{2+} 增加、磷脂酰肌醇代谢改变、诱导基因表达等，参与细胞增殖、分化及功能的调控。

钙依赖黏附分子通过胞内连接蛋白和胞质中的细胞骨架相互作用，不仅参与黏附分子的功能调控，也介导细胞外信号向细胞内的传递。

（四）LPS 受体功能

LPS-脂多糖结合蛋白（LBP）-CD14 是经典的 LPS 激活炎症细胞的途径。然而近年来认为 LPS 还有其他的受体途径，除 Toll 样受体、清道夫受体外，CD11/CD18 类白细胞整合素分子 CD11b/CD18 和 CD11c/CD18 也是除 CD14 以外的 LPS 候选受体。研究发现，CD11c/CD18 对 LPS 的反应较慢并需要高浓度 LPS 才能达到最大反应，这一反应不能被抗 CD14 抗体所阻断，也不依赖于血清。进一步的研究表明，CD14 和 CD11c/CD18 享有共同的类脂 A 信号通路。由于在缺乏血清蛋白时 LPS 与 CD14 不能相互作用，因此正常的吞噬细胞上 CD11/CD18 类 LPS 受体的功能可能局限于在感染组织中识别 LPS，内吞和杀灭入侵细菌，并且在内毒素血症中协助介导细胞因子的产生。

（五）黏附分子的非黏附作用

1. 选择素 L-选择素缺陷小鼠能对抗大剂量 LPS 的致死效应，这种有益的作用与减少 PMN 的移行和 PMN 激活、抑制 LPS 引起超氧化物产生及 TNF-α 释放有关。L-选择素除了具有黏附分子的特性外，推测其还可以作为 LPS 和脂磷壁酸的信号受体。E-选择素具有化学趋化特性和非黏附下游效应的细胞信号转导作用，可以阻断 BALB/c 小鼠炎性腹膜腔中 PMN 的移行。

E-选择素不仅与炎症时白细胞与血管内皮细胞黏附有关，可能在肿瘤转移中也起一定的作用；P-选择素参与组织损伤后巨噬细胞的募集，介导白细胞与血小板黏附形成血栓的过程。

2. 整合素 整合素参与的细胞信号转导途径在肿瘤免疫中居重要地位。如 $\alpha_v\beta_3$ 整合素与胰岛素受体底物-1 的特殊协同作用可增强胰岛素和胰岛素样生长因子的刺激生长效应；$\alpha_5\beta_1$ 整合素保护细胞在某些培养条件下免于凋亡；蛋白酶的激活要通过整合素 $\alpha_v\beta_3$ 的特异作用。据推测，整合素选择性地相互作用可以防止细胞附着于机体不适当的部位，而整合素的不适当作用会诱导凋亡发生。这一因素可能也影响炎症反应过程中白细胞的募集。

整合素家族的 CD11a/CD18 介导细胞毒性 T 细胞与其靶细胞、自然杀伤细胞与其靶细胞的相互作用,参与肿瘤免疫。此外,该家族的黏附分子在不同的生理和病理条件如胚胎形成、创伤愈合中发挥关键作用。

3. 免疫球蛋白家族 免疫球蛋白家族中的 ICAM-2 也在大多数白细胞上表达,在 PMN 游走到组织损伤部位的起始定位中发挥重要作用。ICAM-3 可能在启动免疫反应、信号转导和皮肤免疫反应中的 T 细胞抗原刺激中起一定的作用。

单核细胞在 LPS(1~1000 pg/ml)刺激下可以上调表达 ICMA-1、B7.1 和 B7.2,同时诱导生成 TNF-α。这一效应可以被相应的黏附分子抗体阻断,提示单核细胞 TNF-α 的产生依赖于这些黏附分子介导的细胞-细胞间的相互作用。

在混合淋巴细胞反应中,PECAM-1 对 T 细胞活化具有重要作用,可能参与骨髓移植中急性移植物抗宿主反应过程。PECAM-1 也是内皮细胞间紧密连接的主要成分,是白细胞-内皮细胞相互作用的一个重要的介质。PECAM-1 能上调整合素的功能,通过进一步的信号传递再反过来上调 PECAM-1 的功能,介导白细胞跨内皮细胞层的移行。在缺血-再灌流动物模型中,阻断 PECAM-1 能有效地减少白细胞的募集。

（六）可溶性黏附分子

黏附分子不仅有膜结合形式,其胞外部分还可在蛋白水解酶的作用下从膜上脱落,以可溶性形式存在于循环中,与细胞表面黏附分子同型,并具有生物学活性,称为可溶性黏附分子(soluble cell adhesion molecule,sCAM)。目前研究较多的是选择素和免疫球蛋白家族的部分成员。比较受关注的可溶性黏附分子包括可溶性 L-选择素(soluble L-selectin,sL-selectin,sL-选择素)、可溶性 E-选择素(soluble E-selectin,sE-selectin,sE-选择素)、可溶性 ICAM-1 (soluble ICAM-1,sICAM-1)和可溶性 VCAM-1(soluble VCAM-1,sVCAM-1)等。

正常情况下,PMN 上的 L-选择素可以常规地脱落。PMN 在循环中与血管壁作用的时间越长,PMN 就会丢失越多的 L-选择素,从而与血管内皮细胞短暂的结合和分开。尚无证据表明 PMN 上的 L-选择素脱落后可以恢复,其低表达水平与细胞凋亡有关,并可作为 PMN 将从循环中被清除的信号。病理情况下,L-选择素在所有白细胞的淤滞中起作用。PMN 激活时,在膜结合的金属蛋白酶作用下,L-选择素被快速劈开并脱落,由此导致有生物活性的 L-选择素在血中快速聚集并达到高水平。有生物活性的 sL-选择素能结合到内皮细胞的配基上并阻断内皮与 PMN 上的 L-选择素相互作用。感染期间可能出现的高血浆 sL-选择素可以作为负反馈抑制剂,抑制 PMN 在非炎症部位的滚动。

E-选择素、ICAM-1 和 VCAM-1 均为诱导性表达的黏附分子,主要表达于内皮细胞膜表面。因此,血浆 sE-选择素、sICAM-1 和 sVCAM-1 浓度的升高反映内皮细胞的活化状态和炎症反应的程度。由于 E-选择素仅表达于血管内皮细胞而在其他细胞不表达,故比其他的可溶性分子更受关注。可溶性黏附分子在血浆中的水平可以作为内皮细胞相关疾病的预警指标。值得注意的是,sICAM-1 分子可由多种实质细胞表达,并且 sICAM-1 能与细胞膜上 ICAM-1 竞争与其配基结合。因此,其血中浓度的升高并不一定反映血管内皮的活化状态。

可溶性黏附分子具有几种重要的功能:①细胞表面黏附分子表达的下调(可溶性黏附分子增加)可能是白细胞从黏附到渗出的先决条件;②可溶形式的黏附分子作为膜结合形

式的竞争性抑制剂调节细胞黏附;③此外,有些可溶性黏附分子可能具有细胞因子样作用,已证明 sE-选择素有化学趋化特性。

（七）黏附分子作用的特点

黏附分子由不同家族的众多成员组成,参与了机体多种生理和病理过程的调节,其作用特点包括:①双重性。在急性炎症反应过程中,黏附分子既参与了白细胞-内皮细胞相互作用的损伤过程,又通过其介导的杀菌、参与抗原提呈及介导细胞凋亡等环节发挥了抗损伤作用。②连锁性。急性炎症反应过程中,白细胞-内皮细胞黏附及白细胞的移行依赖于不同家族的多个黏附分子有序的表达和作用。③多样性。除了在炎症反应所致组织损伤的终末环节发挥作用外,还与胚胎形成、创伤愈合、肿瘤免疫、转移、细胞信号传递等过程有关,并且一种黏附分子由于其分布的差异而发挥不同的作用。

四、黏附分子的表达及其调节

（一）黏附分子的表达

白细胞和内皮细胞上表达多种黏附分子。黏附分子在表达分布上具有以下特点:①一种黏附分子表达分布于多种细胞;②一种细胞表达多种不同类别的黏附分子;③表达水平随细胞分化和生长状态而改变。黏附分子的表达形式包括:①结构性表达,即静息状态下基础水平的表达;②诱导性表达,即在细胞因子和趋化因子的刺激下上调表达;③激活后转位,即是黏附分子的一种特殊表达/分布方式,即静息状态下结构性表达的黏附分子存在于亚细胞结构中,当细胞受到刺激后移至细胞表面。在脓毒症和 MODS 的发生、发展过程中,选择素、整合素和免疫球蛋白家族的黏附分子表达上调,在白细胞-内皮细胞黏附、微循环障碍和组织损伤中起关键作用。

1. **选择素**　选择素家族黏附分子分布于多种造血源性细胞及血管和淋巴管的内皮细胞上。选择素家族的每一个成员都是根据首先发现其分布的细胞类型的前缀而命名:L-选择素表达在大多数类型的白细胞上;E-选择素表达在激活的内皮细胞上;P-选择素首先被发现于血小板的储藏颗粒中,在内皮细胞也有表达。

L-选择素在所有的白细胞表面呈结构性表达并在细胞激活后脱落。与陈旧性和循环中 PMN 相比,刚从骨髓中释放的 PMN 上结构性表达 L-选择素最丰富。在暴露于各种各样的炎症介质如 LPS 和 TNF-α 后,L-选择素可以发生自身水解、脱落。正常非病理情况下,PMN 上的 L-选择素可以常规地脱落。尚无证据表明 PMN 上 L-选择素脱落后可以恢复。

静息状态下 P-选择素存在于内皮细胞的 Weibel-Palade 体和血小板的 α-颗粒中。在细胞受到组胺、凝血酶、缓激肽、IL-1 和 LTC₄ 刺激后几分钟内快速移至细胞表面。在内皮细胞中,P-选择素受细胞因子激活后转录上调。

E-选择素既不呈结构性表达也不储存于细胞中,仅在内皮细胞受到细胞因子刺激时表达。离体研究显示,E-选择素的产生是在 TNF-α、IL-1 和 LPS 刺激 4~6 小时后,由激活的内皮细胞以基因转录和蛋白合成的方式被诱导表达。

2. **整合素**　整合素中介导 PMN 与内皮细胞牢固黏附的最重要类别是 CD18 的 β₂ 亚家

族。β_2-整合素有 4 个成员：CD11a/CD18（$\alpha_L\beta_2$）、CD11b/CD18（$\alpha_M\beta_2$）、CD11c/CD18（$\alpha_X\beta_2$）和 CD11d/CD18（$\alpha_D\beta_2$）。白细胞的整合素呈结构性表达，静息状态下存在于细胞的颗粒中，不具活性；在刺激因素的作用下白细胞的整合素转位、激活成为有黏附性的分子而发挥作用。其与配基结合亲和力的上调是由一个自内至外的信号传递过程实现的，激活的内皮细胞释放可溶性炎性介质可以引发这一过程。L-选择素和 PSGL-1 也能刺激 β_2-整合素的功能上调从而支持牢固黏附。在刺激因素的作用下，白细胞整合素的表达水平并不增加，而是通过被激活来增强其功能。

3. 免疫球蛋白超家族 ICAM 是白细胞上整合素的配基，存在于内皮细胞、白细胞和许多其他类型的细胞上。白细胞表面的糖蛋白 50% 以上由免疫球蛋白超家族分子构成，包括 ICAM、VCAM、PECAM-1 和 MAdCAM-1。这一家族最重要的成员是 ICAM-1、ICAM-2 和 ICAM-3。ICAM-1 有 CD11a/CD18 和 CD11b/CD18 的位点，它在白细胞、上皮细胞和静息的内皮细胞上有微弱的表达。LPS 和致炎细胞因子（如 TNF-α、IL-1β、IFN-γ）能够刺激 ICAM-1 的表达。ICAM-2 仅有 CD11a/CD18 的结合域，主要在静息内皮细胞上高水平表达，也在大多数白细胞上表达。ICAM-3 是 CD11a/CD18 的主要配基，在所有的白细胞上呈高水平结构性表达，在单核/巨噬细胞和 B 细胞上表达最高。不同 ICAM 与配基结合的强度差异可能导致在不同病理状况下选择性的白细胞募集。

VCAM-1 又名 CD106，是一个 90～110kDa 的糖蛋白，其肽链的胞外区含有 6 个免疫球蛋白样功能区，主要表达于受 IL-1、TNF-α 等致炎因子刺激后的血管内皮细胞上。VCAM-1 与其在淋巴细胞、单核细胞上的配体——最晚期抗原-4（very late antigen-4, VLA-4）相互作用，对白细胞移行到炎症组织非常重要。

PECAM-1 或 CD31，是一个 130kDa 的跨膜免疫球蛋白，表达于中性白细胞、单核细胞、选择性 T 细胞亚群和血小板上，它也是内皮细胞间紧密连接的主要成分。

（二）调节白细胞和内皮细胞黏附分子表达的因素

黏附分子表达上调是白细胞-内皮细胞相互作用增强从而介导炎症反应的基础。与黏附分子介导白细胞-内皮细胞的连锁反应类似，参与此过程的黏附分子的表达也是有序的，并受到炎症介质的调控。在介导白细胞滚动的选择素家族中，首先起作用的 L-选择素呈结构性表达；继而发挥作用的 P-选择素储存在血小板的 α-颗粒和内皮细胞的 Weibel-Palade 体中，在补体产物、氧自由基或各种致炎性细胞因子刺激后几分钟内迅速移至细胞表面，与白细胞上的 PSGL-1 相互作用；而最终维持白细胞滚动并贴附于血管的 E-选择素则在暴露于炎性细胞因子 4～6 小时后才表达至峰值。由选择素介导的白细胞滚动并不一定会进一步形成坚固黏附，只有内皮细胞上免疫球蛋白超家族的黏附分子上调并进而在 TNF-α 等因素的协同下诱导 PMN 中的整合素转位至细胞表面，才能实现白细胞和内皮细胞的牢固黏附。最后，在局部趋化因子的吸引和 PECAM-1 的协助下白细胞跨膜移行。在上述过程中，有物理因素、微生物及其成分、感染部位的趋化因素和多种炎症介质参与调节。

1. 上调黏附分子表达、增强白细胞与内皮细胞黏附的因素

（1）内毒素：全身和局部感染时革兰阴性菌产生 LPS，通过血浆中的 LBP 桥接与单核细胞、巨噬细胞及中性白细胞膜上的 CD14 受体相互作用，导致大量促炎细胞因子——TNF-α、IL-1 和 IL-6 和抗炎细胞因子——IL-10、IL-12，以及白细胞的 CD11/CD18 等表达。内皮细的黏附分子 E-选择素、ICAM-1 和 VCAM-1 表达也增多。由于内皮细胞上并不表达 CD14,因此推测内皮细胞能通过识别 LPS 分子的特异性结构而被激活,或通过 sCD14 途径被激活;另一条途径是 LPS 作用产生的下游分子——炎性细胞因子刺激内皮细胞使其活化。

(2) 细胞因子:严重创伤、休克、缺血-再灌注、感染等不同损伤刺激白细胞和内皮细胞炎性介质表达上调后,通过旁分泌和自分泌途径又作用于白细胞和血管内皮细胞,活化转录调控因子 NF-κB、AP-1 等,引发瀑布效应,进一步上调炎性因子和黏附分子的表达,从而介导急性炎症反应的失控。能够上调黏附分子表达的细胞因子有 TNF-α、IL-1、IL-6、IFN-γ,它们能够增强内皮细胞中 E-选择素、ICAM-1、VCAM 等多种黏附分子基因和蛋白的表达,是一种延迟反应。TNF-α 上调 PMN 上 CD11b/CD18 从而介导的 PMN 黏附增强是一种速发反应,此过程中并不出现新的蛋白质合成,而是存在于 PMN 中的嗜中性颗粒在 TNF-α 作用下与细胞膜融合,引起黏附分子构型变化而增强黏附效应。

IL-8 对白细胞与内皮细胞黏附的影响比较特殊,即 IL-8 在不同的条件下具有双重效应。离体试验发现,IL-8 使内皮细胞黏附增强,但内皮细胞本身产生的 IL-8 则抑制白细胞的黏附。

(3) 脂类介质:内皮细胞在一些因素如凝血酶、补体成分 C5a 等刺激下释放 PAF、LT 等多种脂质介质,增强白细胞和内皮细胞的黏附。研究发现,经 PAF 刺激后,与血管内皮细胞黏附的白细胞数目增多;当给予抗 CD18 单克隆抗体后,白细胞和内皮细胞的黏附率下降60%,说明 PAF 介导的白细胞和内皮细胞黏附率增加是通过作用于 CD18 途径实现的。此外还观察到,PAF 受体拮抗剂能够抑制 PMN 与凝血酶或其他引起速发反应的物质处理内皮细胞的黏附,但对于 TNF-α 诱导内皮细胞的黏附则无效。表明 PAF 和 TNF-α 通过不同途径上调白细胞和内皮细胞的黏附能力。LT 可以改变白细胞上 CD18 的表达,增强白细胞与内皮细胞的黏附。TNF-α 和 IL-1 与 LTB_4 共同作用比前二者单独作用更强。此外,LTC_4 和 LTD_4 刺激内皮细胞后可使其与白细胞的黏附增强。

在脓毒症病理过程中,由 iNOS 作用释放的 NO 具有双重性。一方面,它是出现在感染部位中性粒细胞杀菌活性的重要介质;另一方面,它亦阻碍中性粒细胞向感染部位的募集。后者是由减少白细胞的滚动及其与内皮细胞的黏附所造成的。目前尚不能肯定 NO 的作用是否是通过减少白细胞的滚动而使 CD18 表达减少所致。

(4) 化学趋化物、趋化因子:N-甲酰亮胺酰苯丙氨酸(FMLP)和佛波醇酯(PMA)可诱导膜表面 CD18 的表达,激活白细胞,增强其对内皮细胞的黏附性,属于速发反应。乙醇和内源性阿片也能增强白细胞与内皮细胞的黏附,其作用可能是通过 CD11/CD18。

趋化因子通过肝素结合域与内皮细胞上的蛋白多糖结合,并提呈给在内皮细胞上滚动的 PMN,引起 PMN 上 CD11b/CD18 的上调,并增强呼吸爆发。已有研究观察到,在大鼠 CLP 模型中,肝脏中 PMN 比循环中 PMN 上的 CD11b/CD18 多,提示组织局部产生的化学趋化物影响 PMN 上黏附分子的分布。

(5) 其他:近年来新发现的脓毒症"晚期介质"——高迁移率族蛋白 B1(HMGB1)作用于体外培养的人微血管内皮细胞,可以引起剂量和时间依赖性 ICAM-1 和 VCAM-1 表达上调,其作用与 MAPK 通路中 ERK、JNK 和 p38 的短暂磷酸化,以及转录因子 NF-κB、Sp-1 的核移位有关,部分由 TNF-α 的自分泌作用介导。

LOX-1(lectin-like oxidized low-density lipoprotein receptor-1)是在内皮细胞上发现的摄取氧化的低密度脂蛋白(oxidized low-density lipoprotein,OxLDL)的主要受体。LOX-1 的表达由

许多炎性细胞因子如 TNF-α、氧化应激、血流动力学的刺激和 OxLDL 诱导。LOX-1 的表达激活许多细胞而引起黏附分子表达和内皮细胞活化。这一受体在有高血压和动脉粥样硬化动物和人的血管上高表达,与动脉内血栓形成和心肌缺血-再灌流损伤有关。

2. 下调黏附分子表达、抑制白细胞和内皮细胞黏附的因素　针对强大的致炎反应体系,机体内天然地存在抗炎反应系统,以维持内环境稳定。炎症反应过程中,在大量炎症介质上调黏附分子表达的同时,也有一些神经内分泌因素对黏附分子表达有抑制作用。而采取一些措施下调黏附分子表达是抑制过度炎症反应、干预某些病理过程的手段。

(1) 神经内分泌因素:神经内分泌因素介导的黏附分子表达下调在调控炎症反应的平衡中发挥重要作用。

糖皮质激素是一种强有力的抗炎和免疫抑制物质。据报道,使用甲泼尼龙的患者 1 小时后白细胞黏附率由 49.2% ±7.4% 降为 14.7% ±9.9% ,8 小时可降至 3.4% ±3.3% ,14～16 小时后基本恢复。地塞米松也可抑制白细胞的黏附。糖皮质激素的作用途径有多种,传统观点认为其抗炎活性主要是由脂皮素合成所致,而免疫抑制效应与几种细胞因子和趋化因子合成受抑有关。大量证据提示,糖皮质激素能抑制细胞黏附事件,在炎症和免疫反应中发挥重要调节作用。糖皮质激素调节细胞黏附的机制是复杂和多因素的,已明确是它是通过经典的糖皮质激素受体途径直接调节细胞黏附分子基因转录激活,包括干扰激活转录因子如 AP-1 和 NF-κB,并且糖皮质激素-糖皮质激素受体复合物与被称作糖皮质激素反应元件的特异性 DNA 序列结合,使细胞黏附分子基因表达受抑。除基因机制外,糖皮质激素的作用还存在非基因机制,以快速反应(几秒或几分钟)、对基因转录和蛋白合成的抑制剂不敏感为特征。这种非基因作用机制可能是由于糖皮质激素与细胞膜成分(离子通道和膜相关蛋白)直接的生理化学相互作用所致,这将导致细胞内参与黏附分子活化和细胞骨架重建的信号通路的抑制。

雌激素能调节内皮细胞黏附分子的表达,降低可溶性黏附分子水平,并影响血管内皮细胞 NO 的产生和释放,对血管内皮细胞的反应具有调节功能。

促黑素(melanocyte stimulating hormone,MSH)具有抗炎和免疫调节特性。MSH 作用于人皮肤微血管内皮细胞能显著减少 LPS 和 TNF-α 引起的 E-选择素、VCAM-1 和 ICAM-1 的 mRNA 和蛋白表达,同时明显削弱 LPS 引起的通过 ICAM-1 和 VCAM-1 介导的淋巴细胞与内皮细胞黏附。在 LPS 所致小鼠局部施瓦茨曼反应,单次腹腔注射 MSH 可通过抑制 E-选择素和 VCAM-1 的持续表达而显著地防止破坏性血管损伤和休克的发生。

抗炎素是一种类似于脂皮素的多肽,系 PLA₂ 的拮抗剂,能抑制花生四烯酸生成,使环氧酶产物和脂质过氧化物生成减少,同时也抑制白细胞与内皮细胞的黏附。抗炎素的这一作用是通过抑制 IL、TNF-α 和 PAF 等的活性和生成,还是直接影响白细胞和内皮细胞黏附分子的表达,目前尚不清楚。

(2) 内源性调节物:腺苷是一种内源性白细胞-内皮细胞相互作用的调节物,能抑制中性粒细胞介导的内皮细胞损伤。给予脓毒症小鼠腺苷脱氨酶抑制剂——戊制菌素(pentostatin)能减少白细胞滚动、黏附和血浆蛋白漏出。3-去氮杂腺苷是一种腺苷类似物,具有抗炎特性,对 LPS 引起的心功能障碍具有保护作用。在 LPS 攻击大鼠实验中观察到,3-去氮杂腺苷可抑制 VCAM-1 和 ICAM-1 的表达,同时预防 LPS 诱发血清 TNF-α 水平升高,但不影响 P-选择素的表达。

乳铁传递蛋白是炎症反应时由中性粒细胞颗粒释放的一种 LPS 螯合糖蛋白,感染时血中浓度升高,对脓毒性休克动物具有保护作用。进一步研究发现,乳铁传递蛋白可以与 sCD14 及 sCD14-LPS 复合体相互作用,减轻内皮细胞激活,调节 E-选择素和 ICAM-1 在内皮细胞上的表达。

组胺能下调单核细胞 ICAM-1 表达,在 $10^{-7} \sim 10^{-4}$ mol/L 浓度范围内呈现剂量依赖性抑制效应。该作用可以被法莫替丁阻断而不受氯苯那敏和氨砜拉嗪的影响;可以由选择性 H_2 受体兴奋剂模拟,而不能被 H_1、H_3 和 H_4 受体兴奋剂复制。联丁酰基 cAMP 能下调 LPS 诱导的单核细胞 ICAM-1 表达,提示单核细胞 ICAM-1 的表达是由 H_2 受体激活 cAMP 蛋白激酶 A 途径所介导的。

(3) 其他药物:己酮可可碱通过降低 CD18 表达抑制白细胞与内皮细胞的黏附,从而提高动物失血性休克的存活率。血浆铜蓝蛋白能抑制被佛波醇活化的白细胞黏附于内皮细胞,中华眼镜蛇毒和含氟化合物能明显抑制白细胞与内皮细胞的黏附。

甲磺酸加贝酯是一种合成的蛋白酶抑制剂,在 LPS 攻击所致脓毒症动物模型中通过抑制白细胞激活减轻肺血管损伤。体外试验显示,甲磺酸加贝酯可抑制 TNF-α 介导的内皮细胞黏附分子的表达,进一步发现系通过阻止 IκB 的降解而抑制 NF-κB 活性、抑制黏附分子表达。

免疫抑制剂环孢素和 tacrolimus(KF506)可减少 LPS 攻击小鼠白细胞的扣押和激活。在研究类黄酮药物洋地黄黄酮对炎症反应的作用时发现,小鼠腹腔内给予 LPS 后 7 天,预先给予洋地黄黄酮的动物死亡率为 52%,而对照动物死亡率为 96%。洋地黄黄酮能降低血清 TNF-α 水平,减少白细胞在肝脏和肺脏的浸润,并抑制肝组织 ICAM-1 的表达。因此认为,洋地黄黄酮通过减少致炎分子和黏附分子的表达及减少白细胞渗入组织而保护动物免于 LPS 的毒性作用。

3. 黏附分子表达的调节机制 黏附分子表达受物理、化学及生物等多种因素的影响,多种转录调控因子参与表达调控的过程。NF-κB 是调控炎症介质及黏附分子基因表达最重要的转录因子之一。

有证据表明,G 蛋白偶联受体(G-coupled-receptor,GPCR)在转录调节水平上发挥重要作用。白细胞上这些受体的激活与炎性细胞因子和经典的趋化因子释放增加有关。在内皮细胞和上皮细胞,GPCR 在转录水平调节细胞因子、黏附分子和生长因子表达。近来的研究表明,GPCR 也是通过几条不同的途径激活 NF-κB 发挥作用。

(三) 与黏附分子相互作用的因素

1. 趋化因子与黏附分子的相互作用 趋化因子是在氨基末端附近具有一个保守的半胱氨酸残基的肽类。在人类发现的趋化因子包括 IL-8 和 GRO-α、GRO-β 和 GRO-γ。在大鼠,趋化因子的功能同类物是细胞因子诱导的中性粒细胞趋化蛋白类(CINC-1、CINC-2α、CINC-2β、CINC-3)。巨噬细胞炎症蛋白-2(macrophage inflammatory protein-2,MIP-2)、小鼠粒细胞趋化蛋白-2(granulocyte chemotactic protein-2)和小鼠 KC(一种血小板源性生长因子)是 GRO 的同类物。

趋化因子通过肝素结合域与内皮细胞蛋白多糖结合并提呈给在内皮细胞上滚动的 PMN,随后引起 PMN 上 CD11b/CD18 的上调,并增加呼吸爆发,进而激活的 PMN 通过释放蛋白酶和活性氧产物造成组织损伤。现已发现,趋化物 MIP-2 在腹膜腔、肝脏和肺脏中的诱导与 PMN 在这些部位的聚集一致;还发现 MIP-2 增加腹膜腔中 TNF-α 的含量。在大鼠 CLP 模型中观察到,分离的肝脏 PMN 比循环中 PMN 的 CD11b/CD18 增加,与局部 PMN 的 CD18 上调一致,表明组织局部产生的化学趋化物影响 PMN 上黏附分子的分布。

2. **肥大细胞与黏附分子的相互作用** 在人类,趋化物 IL-8 引起与肥大细胞密切相关的嗜碱粒细胞释放组胺,组胺可上调 P-选择素表达。在肥大细胞活化后阻断组胺或 P-选择素时,明显抑制白细胞被内皮细胞捕获和在内皮细胞上的滚动。

肥大细胞还独特地含有预先形成的可释放的 TNF-α,可促进 P-选择素和 E-选择素的表达。

3. **细胞因子与黏附分子的相互作用** 细胞因子和白细胞-内皮细胞黏附分子是急性炎症反应的重要相互作用成分。起初研究者推测,使用抗 ICAM-1 或 E-选择素和 L-选择素单克隆抗体会降低脓毒症时血清炎性介质 IL-1、IL-6、IL-8 和 TNFR-1 的水平,但结果却出乎意料。将实验用成年雄性狒狒分为对照组、抗 ICAM-1 和 E-选择素或 L-选择素抗体组,给予热灭活大肠杆菌 12 小时后再灌注死菌,同时分别给予不同的黏附分子抗体,随后抽血分离血清,采用 ELISA 法测定 IL-1、IL-6、IL-8 和 TNFR-1 水平。结果发现与对照组相比,两个黏附分子抗体治疗组的动物平均生存时间缩短;IL-1 水平峰值高于用抗 ICAM-1 抗体的脓毒症动物;IL-6、IL-8 和 TNFR-1 的上升在两个抗体治疗组均比对照组增加和延长。表明白细胞-内皮细胞黏附分子 ICAM-1、E-选择素和 L-选择素参与调节脓毒症时细胞因子的产生。

五、白细胞-内皮细胞黏附分子在脓毒症中的作用

脓毒症时,宿主抗感染的免疫反应对于清除入侵的微生物、维持内环境稳定是必要的。然而,在许多情况下由过强炎症反应所产生的继发损伤比原发事件对于宿主的损伤更严重。以往的观点认为,炎症反应主要是由中性粒细胞和单核/巨噬细胞介导的。目前认为,内皮细胞是炎症反应的核心效应器,通过黏附分子介导白细胞聚集参与炎症反应过程。同时,激活的内皮细胞与白细胞共同构成强大的炎症介质分泌网络,导致组织损害的发生与发展。

(一)防御和杀菌作用

由黏附分子介导的白细胞与内皮细胞黏附及跨内皮移行过程在机体的防御功能中起至关重要的作用。由此产生的炎症反应可消灭侵入机体的病原菌和清除组织损伤产生的碎片。在一系列黏附事件中,CD18 是参与白细胞激活、吞噬和杀菌的主要黏附分子。

白细胞黏附分子缺陷的临床综合征患者非常清楚地证实了黏附分子在调节正常炎症反应过程中的重要性。尽管这些患者在细菌作用下有中性粒细胞数量增多的反应,但由于 CD18 缺陷造成整合素介导的黏附丧失,白细胞不能渗出。因此,对细菌激活的信号不能反应,出现反复感染。

(二)脓毒症时黏附分子表达的变化及意义

尽管大量炎症介质的释放是脓毒症的特征,但是导致终末器官损伤的直接因素是白细胞和内皮细胞相互作用后引起白细胞在组织中的大量扣押、激活,释放过氧化物和蛋白酶类

造成组织的损伤和恶化。在此过程中,炎症介质起上调黏附分子表达,促进白细胞黏附及非黏附致炎作用。

1. **动物实验**　现已在缺血-再灌流、CLP、内毒素血症等多种与脓毒症发生相关的动物模型中观察到,心、肝、肾、肺、肠、脑及骨骼肌等不同组织中黏附分子表达上调,并且组织损伤与诱导性内皮细胞黏附分子和白细胞黏附分子表达增强有关。这一相关性进一步通过应用抗黏附分子的单克隆抗体、反义核酸保护实验及 ICAM-1 基因缺陷动物实验证实。

用 TNF-α 和 PMN 依次灌注豚鼠肺模拟脓毒症时观察到,肺血管床受到 TNF-α 预刺激后 PMN 在肺中扣押,此过程部分依赖于肺血管内皮上 ICAM-1 的表达,而由此引起的 PMN 激活导致肺血流动力学及液体平衡的显著变化:血管收缩、血管静压增加、血管通透性增加及暴发性肺水肿。由此推测,脓毒症时大量 TNF-α 所诱导的内皮黏附分子 ICAM-1 的表达及其与 PMN 上相应配基 CD18 的相互作用是介导 PMN 依赖性急性肺损伤中的关键因子。

在猫心肌缺血-再灌流模型上观察到,抗 CD18 及 ICAM-1 单克隆抗体明显抑制再灌流 1 小时后 PMN 与内皮细胞的黏附,减轻心肌坏死,并降低组织髓过氧化物酶活性。

用 ICAM-1 基因缺陷的纯合子小鼠研究肠缺血-再灌流对肝脏的影响时发现,肠系膜上动脉夹闭 15 分钟后再灌流 1 小时,肝中滞留的白细胞显著低于野生型小鼠,提示 ICAM-1 在肠缺血-再灌流导致的肝功不全中具有重要作用。在小鼠脓毒性休克模型中发现,ICAM-1 缺陷小鼠可耐受大剂量 LPS 的致死效应,并与显著减少肝脏 PMN 浸润有关,此时炎性细胞因子 TNF-α 和 IL-1 的产生与正常小鼠类似,推测其保护效应与减少内皮细胞与白细胞相互作用有关。ICAM-1 缺陷小鼠同样可耐受小剂量外毒素的致死效应。此时细胞因子释放减少,并且未出现广泛的肝坏死及出血。

我们在研究大鼠肠缺血-再灌注损伤对远隔器官功能的影响时发现,组织 ICAM-1 的 mRNA 表达和蛋白质合成增加出现在缺血期肠局部组织和再灌流后的肝和肺组织,并与相应脏器中性白细胞的扣押程度及脏器功能的改变呈正相关(表 7-3)。体外试验显示,缺血-再灌流后肠静脉血清刺激正常大鼠中性粒细胞表面 CD11b/CD18 表达上调(图 7-10)。结果表明,肠缺血-再灌注引起的黏附分子表达增强是介导内皮细胞和白细胞相互作用、激活白细胞,从而导致局部和远隔器官组织损伤的重要机制。

表 7-3　脏器功能指标与髓过氧化物酶(MPO)活性的相关分析

	相关系数	显著性检验
血浆 GPT 与肝 MPO	$r=0.85$	$P<0.05$
血浆 Cr 与血 MPO	$r=0.90$	$P<0.01$
血浆 LPS 与肠 MPO	$r=0.82$	$P<0.05$

2. **临床资料**　由于临床病例取材困难,有关脓毒症患者组织中内皮细胞黏附分子表达的情况尚不能直接获取。相关资料是来自血清/血浆可溶性黏附分子的检测结果。

脓毒症和严重创伤导致内皮的激活和微血管损伤,一些黏附分子以可溶性形式释放入血。在一项以脓毒性休克、严重脓毒症和创伤休克患者作为观察对象的临床研究中,通过比较可溶性黏附分子表达的水平发现,脓毒性休克患者血浆 sE-选择素、sP-选择素、sVCAM-1、sICAM-1 水平显著升高;而创伤性休克患者除 sP-选择素外,其他可溶性黏附分子均在正常范围;严重脓毒症患者则处于二者之间。进一步与皮肤活检结果比较发现,脓毒性休克和创

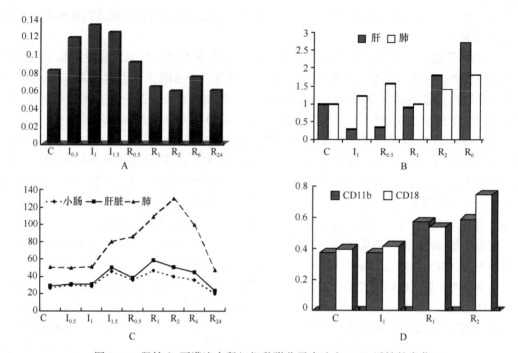

图 7-10　肠缺血-再灌流大鼠组织黏附分子表达和 MPO 活性的变化

A. 小肠 ICAM-1 mRNA 表达的规律；B. 肝、肺组织 ICAM-1 mRNA 表达的规律；C. 组织 MPO 活性的变化；D. 肠静脉血清对 PMN 黏附分子表达的影响。横坐标标号：C. 对照组；$I_{0.5}$、I_1、$I_{1.5}$，肠缺血 0.5 小时、1 小时和 1.5 小时；$R_{0.5}$、R_1、R_2、R_6，肠缺血-再灌流后 0.5 小时、1 小时、2 小时和 6 小时

伤性休克患者诱导性黏附分子的表达量相近。可溶性黏附分子表达的检测结果表明,三组患者的内皮细胞活化程度不同;而皮肤与血浆检测结果的差异提示,血浆可溶性黏附分子不一定反映总体的内皮细胞活化状态。

血浆中不同的黏附分子浓度变化可能反映了脓毒症发展的不同阶段。比较脓毒症与创伤不伴有感染者血清 sICAM-1 水平时发现,前者 sICAM-1 水平显著高于后者。临床研究中还观察到,脓毒性 MODS 患者与非感染 MODS 患者血清 sICAM-1 水平存在显著差异,前者高于后者;高水平 sICAM-1 患者预后较差,而从 MODS 恢复的患者血清 sICAM-1 水平迅速降低。这些结果提示,脓毒症时 LPS 及其刺激炎症细胞所产生的过量细胞因子损伤了血管内皮及其他细胞,并产生大量黏附分子,由此引起的内皮细胞与白细胞相互作用在 MODS 发生、发展中起重要作用。对另一组 13 例严重创伤患者血清 sICAM-1 水平与 MODS 发生关系的资料分析显示,6 例发生 MODS 组在复苏后 sICAM-1 显著增加,是未发生 MODS 组的 2 倍。复苏时 sICAM-1 水平与继发 MODS 显著相关。在观察严重脓毒症患者炎性介质水平对预后的影响时发现,虽然患者循环中 TNF-α、TNFR、IL-6、PECAM1 以及 E-选择素、L-选择素和 P-选择素水平均有不同程度的改变,但死亡组和生存组之间并未呈现显著性差异。与此不同的是,循环中 ICAM-1 水平在死亡组和生存组之间存在明显差异。在开始观察的当日,sICAM-1 水平大于 800 μg/L 的 5 例患者后来全部死亡,即使以 600 μg/L 作为判断死亡预后的临界点,其敏感性和特异性仍分别高达 58.3% 和 82.8%,而且在随后的几日内,以此水平判断死亡的敏感性和特异性仍然很高。由此可见,脓毒症患者 sICAM-1 水平可早期预测脏器衰竭和死亡。

在比较 28 例革兰阳性菌和 11 例革兰阴性菌脓毒症患者血浆 sE-选择素和 sVCAM-1 的诊断价值时发现,血浆 sE-选择素浓度可以作为早期预测革兰阳性菌脓毒症患者预后的指标。与存活组相比,死亡组 sE-选择素在病程初期即显著升高。血浆 sVCAM-1 可能在革兰阳性菌脓毒症的发病中发挥重要作用,但是不能作为早期预警指标。一份总结器官功能障碍和脓毒症时内皮细胞损伤标志物的研究报告,内皮细胞激活发生在脓毒症的早期,在全身炎症反应的病理生理过程中发挥主要作用。不同的内皮细胞激活指标在脓毒症和全身性炎症反应期间均增加,在多数研究中,sICAM、sVCAM 和 sE-选择素与炎症反应的严重程度及病程有着较好的相关性,但是缺乏由感染引起的内皮损伤和器官功能障碍的特异性。目前尚不能确定用黏附分子和凝血参数作为内皮损伤的标志是否优于血浆 IL-6 和前降钙素原的检测。

在探讨血小板和中性粒细胞相互作用的研究中观察到,将正常人血小板、中性粒细胞用脓毒性休克患者的贫血小板血浆刺激时,中性粒细胞与血小板的聚集增强,并证明主要是由血小板上的 P-选择素及白细胞上的 CD11b/CD18 介导的。

有人观察了死于脓毒性休克的 ARDS 患者肺的病理形态学改变,结果显示肺组织中 ICAM-1 表达上调,E-选择素和 VCAM 在肺大血管强烈表达,但是仅在少数毛细血管内皮细胞呈马赛克样微弱地表达。在另一项对死于脓毒症相关疾病的患者进行尸检时发现,肺组织中除了 ICAM-1 强烈表达于内皮细胞和微血管系统外,E-选择素也强烈表达于肺微血管上,并认为这一现象可以作为患者是否死于脓毒症的证据。

（三）拮抗黏附分子对控制脓毒症的影响

1. **抗炎治疗对脓毒症的影响** 现已认识到众多细胞因子、趋化因子和黏附分子的交互作用在脓毒症发生与发展中起重要作用。当认识到复杂的炎症瀑布效应既有序贯性又有同时发生时,人们便设想阻断单一环节来改善宿主反应。然而,并非所有来自动物实验的结果都能用于临床患者,这一点已由 LPS、TNF-α 和 IL-1 受体拮抗剂在临床试验中的失败所证实。在一项应用重组人 TNF-α 受体治疗脓毒症患者的试验中观察到,治疗组的病死率高于安慰剂组。由于致炎细胞因子是宿主对抗微生物、创伤及休克事件自然防御机制的一部分,只是过度的反应会对宿主造成损害。因此抗炎治疗在某些情况下会损害机体正常炎症反应,此时增强免疫实际上可能是有益的。已有资料显示,重症患者病死率与其血清 TNF-α 水平无关,因此提出应当重视不同组织局部细胞因子的旁分泌反应。然而由于取材受限,临床研究大多局限于对外周血的检测。

2. **阻断黏附分子预防 PMN 介导的组织损伤** 由于 PMN 介导的组织毒性仅发生在黏附于内皮之后,故认为阻断 PMN 黏附可以减轻组织损伤。拮抗黏附分子已经广泛用于实验动物模型,但是缺乏临床试验验证这些结果。将动物模型中预先阻断黏附分子得到的结果应用于临床上已发生炎症瀑布效应的状况仍然面临着重大的挑战。

在失血性休克或缺血-再灌流损伤的情况下,阻止 PMN 聚集于肺、肝、胃肠道、心脏等重要器官似乎是有效的。进一步的下游策略包括阻断介导白细胞-内皮细胞相互作用的特异性黏附分子。这一策略的合理性基于脓毒症时最终组织损伤是由白细胞-内皮细胞相互作用所致。自从发现和证实白细胞黏附分子调节炎症反应中白细胞浸润以来,已有许多抗黏附分子治疗的研究报道。在过度炎症反应的动物模型中阻断黏附分子能防止炎症细胞的浸润并减少死亡。在缺血-再灌流模型中,抗黏附分子抗体能预防致死性损伤。LPS 或革兰阴性菌打击导致肺和肝组织中 PMN 黏附及组织损伤被认为是 MODS 病理机制中最重要的因素。因此,减少组织中 PMN 浸润和聚集已成为防治脓毒症和 MODS 的重要策略。

(1) 阻断选择素:选择素家族分子及其配基在 PMN 聚集于组织早期发挥作用,因此是干扰病理过程的有效目标。动物实验证明,抗选择素治疗对缺血-再灌流损伤有确切的保护作用。但尚无足够的证据表明阻断选择素(单一或多种)是否能在腹膜炎早期抑制 PMN 在肺脏的聚集,能否干预脓毒症时多器官损伤也没有令人信服的结果。但是在感染并发症时,这一治疗措施可以减轻 PMN 进入腹腔并阻止病情的恶化。

(2) 阻断整合素:许多资料显示,应用抗 CD11/CD18 抗体能有效减少 PMN 在肝和肺组织中聚集和减轻损伤。然而,在局部感染持续存在时,抑制 PMN 浸润和吞噬功能可能是感染扩散至全身的潜在威胁。Eichacker 等发现在犬革兰阴性菌所致腹膜炎时抗 CD11/CD18 加重内毒素血症和心血管损伤。另据报道,实验性腹膜炎时阻断 CD18 反而加重菌血症,同时远隔器官中 PMN 聚集异常增加。因此,在最初局部感染时采用抗 PMN 黏附的治疗有可能使病情恶化。有研究者认为,细菌性腹膜炎时精确调整 PMN 在腹腔、肺或肝中聚集,可以协调 PMN 的反应,并减少远离感染部位的器官功能失常。

(3) 阻断免疫球蛋白超家族黏附分子:有关阻断此家族黏附分子对脓毒症影响的报道相对较少,可能与其除了介导黏附外还广泛参与了免疫调节过程有关。

3. 抗黏附治疗及其存在的问题　在抗炎治疗方面,以往从不同动物模型的实验结果推断临床情况已经导致临床试验的失败。因此,用确切反映临床实际情况的实验模型进行研究是实验结果最终能演绎为适宜的临床治疗手段的重要保证。

活性 sL-选择素分子在脓毒症患者中的作用,尤其是在白细胞扣押中的意义尚不明确。临床观察发现,脓毒症患者 L-选择素脱落,血浆 sL-选择素含量高于正常人。动物实验中输入相当于脓毒症患者水平的 sL-选择素,白细胞的滚动呈现剂量依赖性地减少;腹膜炎模型中白细胞在远隔部位的扣押也减少。因此,有人推断,脓毒症患者 sL-选择素含量的升高可削弱白细胞-内皮细胞的相互作用,从而减轻局部血管炎症反应。在小鼠局部炎症的模型中观察到,注射 sL-选择素可显著减少白细胞-内皮细胞黏附,微血管通透性也明显降低。白细胞滚动的流量和速度亦恢复至正常范围。这些结果提示,sL-选择素有可能作为一种内皮细胞结合位点的竞争抑制剂发挥作用,或者调节 E-选择素或 P-选择素的作用,破坏其与内皮细胞的相互作用。

在炎症反应过程中,白细胞向不同组织移行受到不同机制的调节。在实验性腹膜炎中观察到,阻断由选择素介导的滚动(早期 P-选择素)和由 CD11/CD18 介导的牢固黏附,腹膜炎症反应即消失。但是腹膜炎所致远隔器官 PMN 聚集并不受 CD18 阻断的影响,甚至增强。研究还发现阻断选择素和整合素的抗炎效应是模型依赖的。探讨不依赖于 CD18 的 PMN 在远隔器官浸润或聚集的机制,以及确定哪些因素参与调控 PMN 在不同条件下的黏附特性,将有助于从更深的层次认识过度炎症反应的机制,寻找更加有效的治疗方法。

拮抗黏附分子在临床试验中的应用仍然是一个尚无明确结论的问题,有人提出,将抗黏附分子与抗细胞因子措施共同使用可能会更有效地控制脓毒症的病理过程。

(吕　艺)

第九节　高迁移率族蛋白 B1

一、"早期"细胞因子

近十年来,随着炎症反应机制研究的不断深入,人们对于脓毒症的本质与病理过程有了进一步的认识。即认识到脓毒症、严重脓毒症、脓毒性休克及 MODS 是反映体内一系列病理生理改变及临床病情严重程度变化的动态过程,其实质是机体全身炎症反应不断加剧、持续恶化的结果。其中 MODS 是脓毒症连续发展过程中最为严重的阶段,病死率高达 50% ~ 100% 。目前认为,早期发现和有效干预脓毒症可能是防治严重创伤、感染后 MODS 的关键。鉴于此,脓毒症的研究近年来已成为十分活跃的前沿领域之一,深入探索和认识脓毒症的确切发病机制和干预措施,必将导致防止 MODS 发生在策略上的进步和革命。关于严重损伤后感染诱发全身性炎症反应机制的研究,虽然近年来有一定进展,但其根本发病环节目前仍不清楚,防治上亦缺乏有效措施。

严重损伤可以诱发初期的炎症反应,但由于机体产生的多种炎症介质所形成的瀑布效应,可使炎症反应扩大甚至失去控制,最终导致以细胞自身性破坏为特征的全身性炎症反应。动物实验表明,内毒素、外毒素、细菌、病毒及寄生虫感染等在机体的脓毒性反应中均可起触发剂的作用,可刺激 TNF-α、IL-1 等细胞因子迅速合成与释放,这些"早期"炎症介质曾被普遍认为是引起动物多器官损害和死亡的"核心因子"。然而,TNF-α 和 IL-1 受体拮抗剂的临床应用并未取得明显效果,迄今尚无一种抗炎治疗能够通过Ⅲ期临床试验。其原因是多方面的,其中重要的一点可能与脓毒症初期致炎细胞因子迅速合成释放而临床治疗难以做到早期或预防性干预有关。另有资料证实,以致死剂量的内毒素攻击小鼠,部分动物 5 天后才出现死亡,而此时 TNF-α 和 IL-1 水平早已恢复至正常范围。此外,给 TNF-α 缺陷的小鼠注入内毒素数天后亦可导致死亡,提示还可能存在 TNF-α 以外的重要因子介导了内毒素的致死效应。

二、"晚期介质"——高迁移率族蛋白 B1

晚近研究发现,LPS 和炎症介质可刺激鼠巨噬细胞产生一种被称为高迁移率族蛋白 B1(high mobility group box-1 protein,HMGB1)的蛋白质,在内毒素的致病过程中可能具有潜在作用。据报道,内毒素攻击后 8 小时动物血清 HMGB1 水平显著增加,至 32 小时仍维持较高水平。由于 HMGB1 的产生明显晚于其他细胞因子,有人称之为"脓毒症的晚期介质"。我们的资料提示,与 TNF-α、IL-1β 等早期细胞因子相比,HMGB1 出现较晚且持续时间更长,可能作为潜在的"晚期"介质参与了脓毒症的病理生理过程(图 7-11)。

高迁移率族蛋白(high mobility group protein,HMG)因其在凝胶电泳时泳动速度快而得名,是低分子质量非组蛋白 DNA 结合蛋白。HMG 通常包括三大超家族:HMG-I(Y)家族、HMG-1/2 家族、HMG-14/17 家族。2000 年国际 HMG 学术机构予以重新命名为 HMGA 家族、HMGB 家族、HMGN 家族(表 7-4)。其中,HMGB1/2 家族是种类最多、含量最丰富的 HMG 蛋白,平均每 10 ~ 15 个核小体即含有一个 HMGB1/2 分子。HMGB1/2 高度保守,人、大鼠、猪和牛的氨基酸序列同源性高达 98% 以上。

表 7-4　HMG 蛋白的新旧名称对照表

HMG 家族旧称	家族成员旧称	功能基序	HMG 家族新称	家族成员新称
HMG-I/Y	HMG-I	AT-hook	HMGA	HMGA1a(ATHI1a)
	HNG-Y			HMGA1b(ATHI1b)
	HMG-C			HMGA2　(ATHI2)
HMG-1/2	HMG1	HMG-box	HMGB	HMGB1
	HMG2			HMGB2
	HMG4			HMGB3
HMG-14/-17	HMG-14	核小体结合域	HMGN	HMGN1(NSBP1)
	HMG-17			HMGN2(NSBP2)

注：ATHI，AT-hook；NSBP，nucleosome binding protein，核小体结合域；括号内的名称曾被推荐使用。

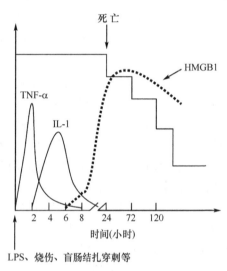

图 7-11　HMGB1 与 TNF-α 和 IL-1β 的动力学特点比较

HMGB1 是一种含有 185 个氨基酸残基与一个羧基末端 30 个氨基酸残基的双极性蛋白质。185 个氨基酸主要由赖氨酸和精氨酸组成，可被分成两个含有相同数目氨基酸的 HMG 结构域，这两个 HMG 结构域具有相同的 α-螺旋结构，对于与 DNA 结合至关重要。尽管目前 HMGB1 的三维结构并不清楚，但是这种双极性的蛋白质通常情况下以二聚体或寡聚体的形式存在。HMGB1 的结构及序列与其功能密切相关。HMGB1 的 N 末端第 6～12 位氨基酸序列与多种肝素结合蛋白具有稳定的共有序列，可能这一序列与肝素或硫酸乙酰肝素的结合有关。HMG 的 B box 与氨基酸尾部之间的序列(151～183)是区别 HMG 家族不同成员之间的主要标志；并且这一序列也是 HMGB1 与其可能的受体——晚期糖基化受体(RAGE)结合的主要部位。另有研究表明，HMGB1 在蛋白水解酶的作用下可分解为具有 10 个氨基酸的短肽，也就是第 130～139 位氨基酸序列，这些短肽能够诱导红白血病细胞的分化。此外，强极性 C 端与 HMGB1 的核内作用关系密切。HMGB1 中的第 12～27 序列与淀粉样 β 肽的序列一致。而 HMGB1 的促炎效应序列与 HMG 的 B box 中的第 89～108 位氨基酸序列有关。针对 HMGB1 基因位点的研究发现，小鼠的 HMGB1 基因位于第 5 号染色体上；人类则位于 13q12 染色体上，含有 5 个外显子和 4 个内含子，并且含有一个缺少 TATA 结构的启动子，可以与 AP-1 及 Sp-1 等转录因子结合。在 HMGB1 基因启动子的区域含有一个沉默子，使其在正常的情况下保持基础水平。

细胞内外均有 HMGB1 表达。在细胞核内，HMGB1 与 DNA 结合后可解开 DNA 螺旋链，促使局部 DNA 形成环状结构，从而使 DNA 构象产生变化。并且，HMGB1 可作为核仁和线粒体 RNA 聚合酶的非特异性转录因子及基因和组织特异的转录调节剂，参与了 DNA 复制、细胞分化及基因表达的调控等多种细胞核生命活动。神经元的表面(如突触)亦有 HMGB1 表达，后者可促进神经轴突生长，与机体中枢神经系统的发育、成熟有关。此外，细胞还可将

HMGB1 分泌到细胞外。在细胞外，HMGB1 可促进纤维蛋白酶原的活化及组织型纤维蛋白酶原激活剂的合成，这可能在肿瘤细胞增殖及增殖重建时的蛋白溶解过程中具有一定的作用。另据报道，HMGB1 可与内皮细胞、血管平滑肌细胞、单核/巨噬细胞及中枢神经系统的晚期糖基化终末产物结合，但其确切的病理生理意义尚不清楚。

新近的研究表明，HMGB1 被分泌至细胞外后，还可能作为新的重要炎症因子介导了脓毒症的发病过程。目前，有关 HMGB1 作为潜在的"晚期介质"的研究尚处于起步阶段，HMGB1 是否确实参与了失控性全身炎症反应的发生、发展过程？其改变与严重创（烧）伤后脓毒症的本质联系及临床意义如何？针对 HMGB1 这一潜在"晚期介质"进行干预是否有助于脓毒症及 MODS 的防治？这些问题均亟待解决。因此，了解 HMGB1 在严重创（烧）伤后的变化规律、病理生理作用及其调控机制，将有助于从全新的角度认识脓毒症和 MODS 的发病机制及其临床意义。

三、高迁移率族蛋白 B1 在脓毒症中的作用

我们新近的研究提示，严重烫伤和腹腔感染后 6 ~ 24 小时肝、肺及小肠组织 HMGB1 基因表达显著增多，且一直持续至伤后 72 小时，局部组织 HMGB1 诱生与内毒素介导器官功能损害关系密切，这一动力学特点与 TNF-α 和 IL-1β 等细胞因子明显不同。现已明确，在脓毒性休克动物模型中，血浆 TNF-α 水平呈一过性增高，仅持续数小时。健康志愿者内毒素攻击后血浆 TNF-α 水平亦呈现相似的变化趋势。我们的实验结果表明，与 TNF-α 等早期炎症因子不同，严重脓毒症时 HMGB1 表达增高较晚，且持续时间较长。与之相似，金黄色葡萄球菌感染所致脓毒症时，肝、肺组织 HMGB1 mRNA 表达亦明显增强，伤后 6 ~ 12 小时达峰值，至 24 小时仍维持于较高水平。证实革兰阴性或阳性菌脓毒症时，组织 HMGB1 基因表达和蛋白释放均增高较晚，并持续时间较长，具有相似的动力学变化特点。有资料证实，给小鼠腹腔注射纯化的重组 HMGB1 攻击可出现脓毒症样表现，较大剂量 HMGB1 攻击可导致动物死亡。此外，气管内给予 HMGB1 则引起急性肺损伤，同时伴有大量中性粒细胞聚积和肺水肿。上述结果表明，HMGB1 本身即可介导一系列病理生理效应，甚至死亡。进一步研究发现，应用 HMGB1 合成抑制剂可有效地防止脓毒症的发生与发展过程，并不同程度地减轻组织损害和改善动物预后，提示针对 HMGB1 这一潜在"晚期"细胞因子进行干预可能有助于脓毒症及 MODS 的防治。

临床资料显示，创（烧）伤、休克、脓毒症患者血清 HMGB1 水平显著增高，表明 HMGB1 与脓毒症的病理生理过程关系密切。有人检测了 25 例脓毒症患者血浆 HMGB1 水平，发现正常人血清 HMGB1 含量为阴性，而 9 例革兰阳性菌脓毒症患者和 12 例革兰阴性菌脓毒症患者血清 HMGB1 水平均显著增高。同样，失血性休克患者血清 HMGB1 水平亦显著升高。休克后 24 小时内，患者血清 HMGB1 水平即明显升高，并持续至 72 小时。随着患者血压的恢复和临床症状的改善，血清 HMGB1 水平降至正常水平。此外，我们初步的临床资料显示，创（烧）伤患者血清 HMGB1 显著增高，其中以并发脓毒症者改变尤为明显，说明细菌感染和失血性休克均可刺激机体合成 HMGB1，它参与了脓毒症所致多器官损害的发病过程。

四、严重创伤后高迁移率族蛋白 B1 的诱生机制

现已明确,细菌内、外毒素及细胞壁成分均可激活细胞因子信号通路,引起致炎介质合成与释放,从而引发脓毒症等一系列病理生理效应。体外试验显示,LPS 刺激小鼠 RAW264.7 细胞后,6~8 小时后培养上清液中 HMGB1 含量明显增高,16 小时达峰值,并持续增高至 24 小时,提示 HMGB1 的表达与内毒素刺激有关。我们的资料证实,严重烧伤早期 HMGB1 基因表达改变不明显,伤后 24 小时则明显增多,且一直持续至伤后 72 小时。给予具有中和内毒素效应的重组/杀菌通透性增加蛋白(rBPI$_{21}$)治疗可有效降低组织内毒素水平,并显著抑制肝和肺组织 HMGB1 mRNA 表达,表明烫伤后组织 HMGB1 基因表达上调与肠源性内毒素的直接诱导作用有关。另一组实验观察到,CLP 所致腹腔严重感染初期,肠道蓄积的大量细菌及内毒素侵入血循环,引起循环和肝、肺及肾组织内毒素含量迅速升高。相关分析显示,肝、肺及肾组织内毒素水平与组织 HMGB1 基因表达呈显著正相关;rBPI$_{21}$ 治疗在中和组织内毒素水平的同时,能显著抑制多种组织 HMGB1 mRNA 表达。该结果说明动物严重创(烧)伤或细菌感染时内毒素持续侵入血循环,并蓄积于局部组织,参与了脓毒症时 HMGB1 的诱生,并可在基因水平调控其表达。

近年的研究发现,脂多糖结合蛋白(LBP)和脂多糖受体 CD14(CD14)能明显提高多种细胞对内毒素的敏感性,可使内毒素的活性提高数百倍甚至数千倍,因而称其为内毒素增敏系统。临床观察显示,创(烧)伤、休克及脓毒症患者血浆中 LBP、sCD14 水平显著增高,并且与脓毒症及 MODS 的发生、发展相关,提示 LBP/CD14 参与了机体炎症反应失控和多器官损害的病理过程。我们进一步观察主要器官 LBP/CD14 增敏系统的改变及其与 HMGB1 诱生的关系,旨在从新的角度探讨脓毒症的分子发病机制。结果显示,腹腔感染后 2 小时肝、肺、肾和小肠等组织 LBP/CD14 基因表达均呈现不同程度增高,并持续较长时间。相关分析表明,多种组织 HMGB1 与 LBP/CD14 的基因表达呈显著正相关,初步提示 LBP/CD14 增敏系统对机体 HMGB1 的基因表达具有重要影响。采用 LBP 的竞争性抑制剂进行早期干预可有效抑制肝、肺组织 LBP mRNA 水平,并不同程度地降低肝、肺、肾及小肠组织 CD14 基因表达水平;同时,局部组织 HMGB1 mRNA 水平显著受到抑制。因此,LBP/CD14 增敏系统可能介导了内毒素激活单核/巨噬细胞释放晚期炎症介质 HMGB1 的过程。

关于脓毒症后组织 HMGB1 表达的信号调控机制,目前尚不清楚。我们采用 CLP 所致脓毒症模型探讨了 JAK/STAT 通路与肝组织 HMGB1 mRNA 表达之间的关系。实验结果显示,CLP 后 6~48 小时肝组织 HMGB1 mRNA 表达明显增强,且呈现持续表达状态;早期采用 JAK2 抑制剂——AG490 和 STAT 抑制剂——西罗莫司(RPM)干预后,HMGB1 mRNA 表达均有不同程度下降,同时反映肝功能变化的酶学指标显著改善。该结果表明 JAK/STAT 参与了 CLP 后肝脏 HMGB1 表达的调节过程,抑制 JAK/STAT 通路可下调 HMGB1 表达,并有助于防止急性肝损伤,这与我们既往采用烫伤合并金黄色葡萄球菌攻击模型的实验结果基本相符。为了进一步探讨 JAK/STAT 途径与 HMGB1 诱生之间的内在联系,我们采用大鼠腹腔巨噬细胞进行体外试验,观察 STAT1 特异性抑制剂——氟达拉滨和 STAT3 磷酸化抑制剂——RPM 对 HMGB1 基因表达的调节作用。结果显示,氟达拉滨以及西罗莫司显著降低了 LPS 刺激 36 小时后 HMGB1 mRNA 的表达。这与动物体内试验结果基本一致,说明

JAK/STAT 通路尤其是 STAT1、STAT3 的确参与了 HMGB1 的诱生过程。

现已明确，AG490 是 JAK2 的特异性抑制剂，RPM 是 STAT 的阻断剂，它们通过阻断各自激酶 701 位丝氨酸和 727 酪氨酸磷酸化，从而阻断下游激酶的活化，进而抑制细胞因子的生理和病理效应。由于目前还不清楚 HMGB1 基因启动区上是否存在 STAT 结合位点，因此难以判断 JAK/STAT 通路是否直接参与了 HMGB1 的活化。但从 HMGB1 与 TNF-α、IL-1 和 IFN-γ 之间相互诱导的现象来看，脓毒症时 JAK/STAT 通路至少可通过 TNF-α 等间接调控 HMGB1 的表达，关于 HMGB1 详细的分子调控机制及意义，仍有待深入研究。

如前所述，革兰阳性菌、革兰阴性菌脓毒症时，组织 HMGB1 表达、释放均增高较晚，并持续时间较长，具有相似的动力学变化特点。但是，革兰阳性菌、革兰阴性菌的致病成分并不相同，前者包括细菌胞壁成分、胞外酶和外毒素等，后者则主要为内毒素。因此，这两类细菌引起脓毒症时 HMGB1 诱生的机制可能并不相同。

五、高迁移率族蛋白 B1 对机体炎症反应的影响

研究证实，HMGB1 释放至细胞外后可作为重要的炎性因子介导脓毒症的发病过程。据报道，采用纯化重组 HMGB1（每只 10~50 μg）攻击 BALB/c 小鼠，2 小时内小鼠出现典型的内毒素血症样症状，50 μg 剂量攻击 36 小时后大部分动物死亡，且重组 HMGB1 与内毒素协同作用时其致死性更强；注射纯化重组 HMGB1（每只 500 g）给内毒素敏感小鼠（C3H/HeN）和内毒素耐受小鼠（C3H/HeJ），两组动物 16 小时内均全部死亡。另用 10 μg/ml 的 HMGB1 刺激体外培养的 C3H/HeJ 小鼠腹腔巨噬细胞，观察到产生 TNF-α 阳性细胞数明显增多，但 HMGB1 刺激剂量过高或过低时 TNF-α 产生均减弱。这些结果提示，HMGB1 自身既可直接介导脓毒症时组织损害效应，同时还能刺激其他炎性因子的产生，但其发挥作用的具体信号转导通路尚不清楚。

近年来，人们在体外试验中探讨了 HMGB1 刺激人单核细胞合成、释放炎性介质的效应。当将 HMGB1 加入到原代培养的人类外周血单核细胞中时，可剂量依赖性增加 TNF-α 的释放，并且 4 小时即检测到 TNF-α 基因表达上调，6 小时后表达减弱，8~10 小时后表达再度增强，呈现"双峰"特征，且第二峰值明显高于第一峰值。这与内毒素刺激外周血单核细胞诱导 TNF-α 合成的动力学特点不同，内毒素诱导 TNF-α 合成迅速，并呈一过性，高峰期不超过 3 小时。当培养液中同时加入多黏菌素 B 以避免内毒素的沾染效应时，仍观察到 HMGB1 诱导 TNF-α 合成的活性，且动力学特点不变。用胰蛋白酶消化降解 HMGB1，则消除了 HMGB1 的促炎反应，但并不影响内毒素介导外周血单核细胞释放 TNF-α。有资料证实，一定剂量的 HMGB1 还能刺激人外周血单核细胞释放 IL-1α、IL-1β、IL-1 受体拮抗剂、IL-6、IL-8、巨噬细胞炎症因子-1α/1β，但 IL-10 和 IL-12 未见增多。另一方面，炎性介质亦可促进细胞 HMGB1 的合成与释放，例如 TNF-α 和 IL-1 刺激垂体细胞 GH₃ 株后，诱导了 HMGB1 的分泌，反应呈时间和剂量依赖关系，且 HMGB1 释放时间提早至 3~4 小时，8~10 小时达峰值；IFN-γ 虽然无此作用，但可增强 TNF-α 诱导的 HMGB1 释放。提示 HMGB1 可能还参与了感染或创伤后神经内分泌和免疫调节机制。

为了进一步了解脓毒症时机体 HMGB1 对其他细胞因子产生的影响，我们采用 CLP 动物模型进行了研究。本组资料显示，CLP 后肾组织 TNF-α 基因及蛋白表达均明显增加，其

改变与 HMGB1 基因表达有关,提示二者可能存在着相互诱生、相互促进的关系。应用 HMGB1 合成抑制剂——正丁酸钠治疗可有效下调肾组织 HMGB1 诱生;并可显著降低 CLP 后 24 小时肾组织 TNF-α mRNA 和蛋白水平。但正丁酸钠早期处理对 CLP 后 12 小时 TNF-α 表达无明显影响。该结果表明,腹腔感染所致脓毒症时 HMGB1 表达上调,并持续刺激肾脏局部组织合成 TNF-α,它可能对于脓毒症时 TNF-α 的后期合成与释放具有重要调节作用。由此可见,HMGB1 本身可作为炎性刺激物诱导局部组织 TNF-α 等早期细胞因子的合成与释放。那么,HMGB1 参与机体 TNF-α 等细胞因子诱生过程的相关受体机制是什么呢? 我们围绕体内致病因子的重要跨膜信号转导受体——Toll 样受体(TLR)进行了初步研究。现有资料表明,TLR 是病原微生物跨膜信号转导的重要受体,其中 TLR2 和 TLR4 的作用尤为显著,它们可能作为细菌共有抗原成分的"模式"识别受体介导了多种细菌的跨膜信号转导过程。一般认为,TLR2 是一种具有广泛识别能力的受体,能够识别革兰阳性菌、革兰阴性菌、真菌、螺旋体及支原体等多种细菌的细胞壁成分,在多种微生物所致急、慢性感染中均具有重要的作用。我们的一组实验资料显示,CLP 术后 12 小时肝、肺、肾组织 HMGB1 mRNA 表达均显著增强,伤后 24 小时各组织表达则进一步增高,这一变化趋势与相应器官 TLR2 基因表达相似。相关分析显示,CLP 后肝、肺、肾组织 HMGB1 mRNA 表达与相应组织 TLR2 mRNA 表达均呈显著正相关。值得注意的是,正丁酸钠治疗可有效地减轻 CLP 后 12、24 小时肝、肺、肾组织 TLR2 mRNA 表达强度,其中 12 小时肺、肾组织 HMGB1 mRNA 水平恢复至伤前范围。说明 HMGB1 作为晚期炎症因子对 TLR2 mRNA 的表达起着正反馈调节作用,从而促进 TLR2 mRNA 的持续表达和加剧机体失控性炎症反应过程。

以上研究提示,脓毒症早期释放的内毒素、TNF-α 可刺激晚期炎症介质 HMGB1 的合成,HMGB1 反过来又可延迟激活体内单核/巨噬细胞等多种炎性细胞,引起 TNF-α 水平再度增高,二者相互诱生、相互促进,从而使炎症反应不断放大、加重,这可能在介导脓毒症时多器官功能损害的发生、发展中具有重要作用。

六、高迁移率族蛋白 B1 在免疫功能紊乱中的意义及其调节机制

目前国外诸多研究主要集中在 HMGB1 炎症效应及其受体、信号调节机制方面,它是否参与创(烧)伤后细胞免疫功能障碍的病理生理过程尚不清楚。尽管 HMGB1 在感染发病中确实表现出促炎细胞因子活性,但我们认为就脓毒症、MODS 病程进展的全过程而言,HMGB1 对机体病理过程的调节作用可能不仅局限于单纯的促炎反应。虽然病原菌种类、数量和宿主年龄、基础疾病等因素对感染后免疫抑制发生的时相能造成一定的影响,但总体上免疫反应由高至低的变迁过程与体内 HMGB1 浓度的上升在时相上相吻合,且延迟拮抗 HMGB1 可显著改善脓毒症动物预后,在此阶段仅仅用促炎效应难以解释 HMGB1 的病理生理效应,HMGB1 是否还参与了免疫调节过程值得怀疑。因此,我们通过动物实验与临床观察相结合,从多个层次及不同侧面进一步探讨了 HMGB1 在严重创(烧)伤后机体细胞免疫功能紊乱中的调节作用、分子机制与干预措施,这对于从新的角度深入认识 HMGB1 在创(烧)伤感染并发症发病中的地位具有重要的理论意义和临床价值,并通过对 HMGB1 进行干预的研究,寻求一条调节机体炎症反应与免疫应答过程的新思路。

1. HMGB1 与严重创(烧)伤后细胞免疫功能障碍的关系及其意义　在观察休克期切痂对烫伤大鼠肝、肺组织 HMGB1 表达及促炎/抗炎平衡的影响的实验中,我们发现严重烧伤后肝组织 TNF-α/IL-10 异常改变,休克期切痂明显改善机体促炎、抗炎反应失衡状况,且肝组织 TNF-α/IL-10 与 HMGB1 表达量呈正相关。该结果提示肝脏 HMGB1 可能参与组织局部促炎和抗炎性细胞因子表达调节,并对局部免疫产生影响。采用 HMGB1 合成抑制剂干预可调节体内致炎和抑炎反应的异常改变,对于维持免疫微环境的稳定起着重要作用。

我们采用 30% 总体表面积(TBSA)Ⅲ度烫伤后延迟 6 小时复苏大鼠模型,通过反转录 PCR、Western blot 等技术观察烫伤延迟复苏后血浆中 HMGB1 的含量及脾组织中 HMGB1 mRNA 的表达;同时应用噻唑蓝(MTT)、细胞流式技术、ELISA 等方法从淋巴细胞表型、细胞周期及细胞因子蛋白水平观察了 HMGB1 对脾淋巴细胞增殖、细胞周期、IL-2 受体(IL-2R)表达及 IL-2 分泌量的改变;并在以上研究的基础上,进一步明确活化 T 细胞核因子(NF-AT)在 HMGB1 介导的免疫抑制中的作用。结果显示:①烫伤延迟复苏可促进 HMGB1 合成释放及基因表达,其动力学变化规律体现了 HMGB1 产生较晚、下降缓慢的“晚期炎症介质”特点。②烫伤早期 HMGB1 的过度释放与脾淋巴细胞增殖反应抑制、IL-2 生成减少、IL-2R 表达降低及细胞周期由 G_1 期向 G_2+S 期转移抑制有关,证实 HMGB1 与烫伤早期机体细胞免疫功能抑制密切相关。③烫伤后 1、3 天 NF-AT 的结合活性明显降低,应用 HMGB1 抑制剂后能够明显地改善 NF-AT 的结合活性,可见 HMGB1 通过影响核转录因子 NF-AT 从 DNA 水平上影响了 IL-2 基因的表达。④烫伤后大量 HMGB1 产生影响了脾 T 细胞的凋亡,进而诱导了细胞免疫功能障碍。⑤丙酮酸乙酯(EP)通过抑制 HMGB1 的释放减轻 T 细胞功能异常,即显著增加脾 T 细胞的增殖反应能力和 IL-2 的产生(基本恢复至伤前范围),从而逆转烫伤延迟复苏后细胞免疫功能低下状态,并改善动物预后,这对于严重烧伤后感染并发症的防治具有潜在应用价值。

我们进一步探讨了严重烧伤患者 T 细胞免疫功能的变化规律及其与 HMGB1 的相关性。观察到严重烧伤患者伤后第 1 天血浆 HMGB1 含量即明显升高,其中伤后 1、7、21、28 天 MODS 组 HMGB1 含量显著高于非 MODS 组。组间比较发现,外周血 T 细胞增殖反应和 IL-2 的产生能力、CD4+/CD8+ T 细胞比值在伤后第 1、14、21、28 天 MODS 组显著低于非 MODS 组。大面积烧伤患者伤后血浆 HMGB1 含量与细胞免疫功能指标包括 T 细胞增殖活性、IL-2 含量、CD4+/CD8+ T 细胞比值呈显著负相关。大面积烧伤后 T 细胞免疫功能紊乱与患者并发 MODS 密切相关,严重烧伤患者血浆 HMGB1 水平的持续升高对机体细胞免疫功能异常具有显著影响。

2. HMGB1 对 T 细胞免疫应答反应的影响　通过离体、在体试验发现,HMGB1 的不同作用时相、不同刺激浓度对小鼠脾 T 细胞、肠道潘氏结淋巴细胞免疫反应的影响存在差异,即高剂量 HMGB1 攻击后脾淋巴细胞增殖明显被抑制,凋亡增加,同时血浆 IL-2 水平显著降低,IL-2/sIL-2R 比值下降。而高、低剂量 HMGB1 攻击 24 小时均能促进潘氏结淋巴细胞增殖,减少细胞凋亡;低剂量 HMGB1 攻击 48 小时潘氏结淋巴细胞增殖反应进一步增强,但高剂量 HMGB1 组淋巴细胞增殖活性明显受抑,淋巴细胞凋亡率增加。该结果提示不同浓度 HMGB1 能够影响淋巴细胞增殖功能,并且在不同淋巴器官中发挥的效应明显不同。

在上述工作的基础上,我们以体外培养的健康人 T 细胞为实验对象,观察了不同 HMGB1 剂量与刺激时间对细胞增殖、分化漂移的影响;并从蛋白与基因水平探讨了 HMGB1

调控 T 细胞重要细胞因子 IL-2/IL-2R 表达效应的分子机制。结果证实,500 ng/ml 以上剂量的 HMGB1 作用 48 小时后,淋巴细胞增殖显著抑制,而低于这一剂量对增殖影响不显著。不同 HMGB1 刺激时间和作用剂量对 CD4$^+$T 细胞和 Th1 亚群比例未造成明显改变,但发现 HMGB1 能时间-剂量依赖性地增加 Th2 亚群比例,并因此降低 Th1/Th2 比值,提示在刺激后 T 细胞免疫功能出现 Th1 优势向 Th2 优势偏移;HMGB1 与 T 细胞共培养 12 小时后,10 ng/ml 以上剂量即可明显上调 IL-2、IL-2Rα 基因表达水平与蛋白产生量,而 HMGB1 刺激持续 48 小时后上述效应衰竭,并表现出相反的变化趋势。上述资料表明,HMGB1 对 T 细胞的增殖、分化和细胞因子分泌等免疫功能具有直接双向调节效应,其浓度蓄积和存在时间能持续造成免疫应答反应由高至低的转化,HMGB1 对 T 细胞免疫功能的抑制效应可能是导致感染后机体免疫麻痹发生的重要调控机制。

3. HMGB1 对树突细胞的作用及其调控机制　通过采用大鼠脾脏树突细胞(DC)模型,我们探讨了 HMGB1 对 DC 细胞分化成熟的影响与受体机制,并进一步分析 HMGB1 刺激后 DC 对 T 细胞功能的影响及其信号途径,该研究有助于深化对 HMGB1 介导细胞免疫功能异常的新认识。结果证实,HMGB1 可直接促进 DC 表面共刺激分子 CD80、CD86 和主要组织相容性复合体(MHC)Ⅱ 表达上调,且 HMGB1 介导 DC 成熟分化过程中 TNF-α、IL-12 mRNA 表达及蛋白合成与 DC 分化成熟具有一致性,提示 HMGB1 能诱导 DC 分化成熟。采用流式细胞术和激光扫描共聚焦显微镜检测细胞表面受体 RAGE 的表达改变,发现 HMGB1 能促进 DC 表面 RAGE 表达增强,RAGE 可能是参与 HMGB1 诱导 DC 成熟分化的重要受体。进一步观察显示,HMGB1 诱导的 DC 使脾 T 细胞对丝裂原刺激的增殖反应明显增强,并促进 T 细胞向 Th1 功能性极化。通过分析脾 T 细胞 NF-κB 的活性及其与 IL-2、IL-2R mRNA 表达与蛋白生成的关系,发现 HMGB1 诱导的 DC 可通过增强 NF-κB 的转录活性使脾 T 细胞 IL-2 及 IL-2R 表达显著增强。

在严重烫伤延迟复苏动物模型中,我们深入探讨了 HMGB1 的变化及其与 DC 分化成熟的关系、受体作用机制、DC 对 T 细胞免疫功能的影响与调节效应。观察到严重烫伤后 HMGB1 的过度升高刺激 DC 向成熟发展,但表型表达异常,DC 功能障碍,从而介导 T 细胞增殖反应低,并向 Th2 漂移,免疫功能抑制。大量 HMGB1 释放主要通过受体 RAGE 介导 DC 表型表达异常、DC 功能障碍,其介导的 DC 功能障碍可通过下调 T 细胞 NF-κB 的活性减少 IL-2 基因表达和蛋白合成,进而影响 T 细胞的增殖反应和免疫功能。此外,HMGB1 可诱导烧伤后 T 细胞毒性相关抗原4(CTLA-4)表达,下调 DC 表面分子 CD80、CD86 的表达,从而影响调节性 T 细胞免疫抑制活性。拮抗 HMGB1 的合成释放则能显著改善烫伤延迟复苏动物细胞免疫功能紊乱,防止感染并发症的发生与发展,保护动物的重要脏器功能。

4. HMGB1 对巨噬细胞的免疫活性的影响及其意义　系列实验研究显示,HMGB1 能时间-剂量依赖性地影响离体培养的小鼠腹腔巨噬细胞吞噬功能和抗原提呈分子 I-A/E 表达。体内试验结果显示,无论高剂量还是低剂量 HMGB1 攻击小鼠,巨噬细胞吞噬中性红的能力均有较大幅度地降低,但高剂量 HMGB1 攻击 24 小时巨噬细胞吞噬功能抑制尤为明显。说明 HMGB1 可作为重要的免疫效应分子下调巨噬细胞的吞噬功能,进而降低其吞噬杀菌活性。

通过体外分离培养 BALB/c 小鼠腹腔巨噬细胞,我们观察了 HMGB1 对小鼠巨噬细胞免疫功能及细胞凋亡的影响,并探讨了 HMGB1 对巨噬细胞免疫功能及细胞凋亡的作用及其受体、信号机制。结果显示,1 ~ 1000 ng/ml 的 HMGB1 刺激可显著增加 TNF-α 与 ICAM-1 的合成与释放,但对 IL-10 表达无明显影响;HMGB1 可诱导小鼠腹腔巨噬细胞凋亡,以高浓度引起细胞凋亡作用更为明显;caspase-3 与 NF-κB 是 HMGB1 诱导巨噬细胞凋亡途径的重要信号分子,caspase-3 抑制剂可部分阻断 HMGB1 诱导的巨噬细胞凋亡;HMGB1 可促进巨噬细胞表面 RAGE 表达增加,RAGE 是 HMGB1 作用于巨噬细胞免疫功能的主要受体之一。

上述结果提示,HMGB1 不仅是体内重要的晚期促炎介质,而且与机体细胞免疫功能障碍密切相关,很可能是体内关键的免疫调节因子之一。该研究在 HMGB1 参与创(烧)伤脓毒症发病过程的理论和观念上有所突破,从而对严重创(烧)伤后机体炎症反应失控与免疫功能紊乱的发生机制形成了较完整的新认识,并且针对其干预可望达到"一箭双雕"之功效。

七、针对 HMGB1 的干预措施与潜在应用价值

尽管早期复苏、应用新颖抗菌药物、代谢支持及重要器官的辅助性治疗已取得显著进步,但脓毒症和 MODS 的死亡率仍居高不下,成为进一步提高危重症救治成功率的最大障碍,是世界范围内 ICU 中死亡的主要原因。由于 HMGB1 出现较晚且持续时间更长,在脓毒症的发病中具有重要作用,我们推测它有可能成为反映脓毒症病理过程更为方便、实用的指标;同时,HMGB1 还可能为脓毒症和 MODS 的防治提供切实可行的干预目标。因此,进一步针对 HMGB1 进行研究,有助于从新的角度深化对脓毒症发病机制的认识,可望提出新的早期诊断和防治措施,具有重要的理论意义和潜在应用价值。新近的资料显示,采用抑制 HMGB1 活性(HMGB1 中和抗体或特异性拮抗剂)、抑制其分泌(丙酮酸乙酯、α₇烟碱乙酰胆碱受体激动剂)或下调其基因表达(正丁酸钠、JAK/STAT 通路抑制剂)的治疗方法能够预防 MODS 的发生,并可明显改善严重脓毒症动物预后。

1. HMGB1 中和策略　研究表明,抗 HMGB1 抗体能够抑制巨噬细胞中 HMGB1 介导的 TNF-α、IL-6 合成,但并不影响 TNF-α 诱导 IL-6 的释放过程,提示抗 HMGB1 抗体能够特异性抑制胞外 HMGB1 的活性,而不能阻断细胞对免疫刺激反应的能力。通过比较抗 HMGB1 抗体治疗继发性腹膜炎引起的脓毒症小鼠的效果,发现抗 HMGB1 抗体与针对其他早期细胞因子的抗体产生的疗效明显不同。例如,抗 TNF-α 抗体对腹膜炎诱发脓毒症动物模型无效,而抗 HMGB1 单克隆抗体对 HMGB1 的抑制效应很强,并在关节炎和脓毒症实验模型中均取得了良好治疗效果。

结构功能分析发现,HMGB1 部分氨基酸序列包含重要的功能区域,其 C 末端 DNA 结合域 B-box(88 ~ 162 位氨基酸)是巨噬细胞中刺激 TNF-α 产生的促炎反应序列。进一步分析证实其 1 ~ 20 位氨基酸,即 HMGB1 分子的 89 ~ 108 位氨基酸,是诱导细胞因子产生的部位。尽管 HMGB1 分子中 N 末端 A-box(1 ~ 85 氨基酸)与 B-box 有 40% 的一致性,它本身却没有诱导细胞因子产生的功能。有资料显示,注射重组 HMGB1 A-box 蛋白能明显降低动物死亡率,提示 HMGB1 结构中的 A-box 结构域与抗炎效应有关。有趣的是,纯化重组 A-box 能显著阻断 B-box 诱导细胞因子产生反应,并成功应用于实验性治疗中。A-box 具备作为 HMGB1 拮抗剂的能力,可能是通过蛋白水解分裂 HMGB1 分子保护炎症部位组织免受损害。纯化 A-box 能有效中和实验动物中 HMGB1 的毒性作用,因此,A-box 似乎在未来临床试验中具有潜在的应用价值。然而,实验过程中所使用的都是小分子蛋白或肽,其循环半衰

期短,必须反复给药,这样需要对 A-box 蛋白进行修饰以延长其半衰期。今后应深入探讨 A-box 的作用机制,将关注重点从中和胞外 HMGB1 活性转向抑制 HMGB1 分泌上来。

2. 丙酮酸乙酯 丙酮酸乙酯(EP)是一种稳定的亲脂性丙酮酸衍生物,系近年来发现的一种有效抗炎物质,能减轻缺血-再灌注损伤诱发的全身性炎症反应,并下调脓毒症时细胞因子的表达,但其详细机制尚未明了。有资料证实,EP 可调节多种炎症介质的合成与释放,包括早期和晚期炎性细胞因子。EP 能下调 TNF-α 和 IL-6 的表达,升高 IL-10 水平。值得强调的是,EP 干预显著提高了脓毒症动物的存活率,并延长实验动物的生存时间,同时有效地抑制内毒素诱导的鼠巨噬细胞 RAW 264.7 分泌 NO 和 IL-1,明显阻断 iNOS 和 IL-1 mRNA 的转录过程。据报道,EP 可减少内毒素刺激巨噬细胞分泌 HMGB1,这与致死性内毒素攻击小鼠给予 EP 后能降低血清 HMGB1 水平的效应一致。在小鼠内毒素注射前 30 分钟预防性给予 EP 能明显提高其存活率。进一步观察发现,即使发病后 1 天给予 EP 治疗仍能显著改善内毒素血症和脓毒症动物预后。与之相似,我们的实验证实伤后 12 小时注射 EP 可有效降低严重烧伤延迟复苏大鼠的死亡率,并对肝、肾、肺等器官功能具有显著保护作用。此外,其他与 HMGB1 相关的危重病模型包括出血性休克、缺血-再灌注损伤和急性肺损伤中均能观察到 EP 的疗效。

研究证实,EP 通过降解谷胱甘肽成为二硫化物,使得细胞内氧化还原状态发生改变,从而抑制 NF-κB 的转位及 p38 MAPK 的信号转导,并且抑制炎性介质(包括 NO、TNF-α 及 HMGB1)的释放。因此,应用 EP 干预可能有助于调节机体炎症反应的平衡,防止过度炎症反应的发展。目前I期临床试验已初步证实其疗效,而心肺转流术后 EP 是否能够抑制全身炎症反应的II期临床观察正在进行之中。EP 虽不如特异性抗 HMGB1 抗体或纯化的 A-box 蛋白那样具有抗 HMGB1 特异性,但它极具临床治疗意义,美国 FDA 已将其列为"安全"药物。

3. 选择性 α₇ 烟碱型乙酰胆碱受体激动剂 新近研究证明,胆碱能抗炎通路(cholinergic anti-inflammatory pathway,CAP)能够反馈性监控、调整炎症反应,通过传出迷走神经刺激(VNS)而释放乙酰胆碱(ACh)并特异性结合于巨噬细胞表面含 α₇ 亚基的烟碱受体(α₇ subunit-containing nicotinic receptor),抑制致炎细胞因子产生。胆碱能抗炎通路具有早期快速、直接、局限、整合地调节炎症反应的特点,受到医学界广泛重视,具有重要的临床意义。通过反义核苷酸及基因敲除技术研究发现,α₇ 亚基的烟碱受体是介导胆碱能迷走神经抗炎效应所必需的。传出迷走神经释放 ACh 与肝、心、脾和胃肠道中巨噬细胞烟碱型乙酰胆碱受体(nAChR)的 α₇ 亚基相互作用,抑制 TNF-α、IL-1、HMGB1 和其他细胞因子的释放,这一生理学抗炎机制可以作为调节 HMGB1 分泌和控制炎症扩散的治疗目标。nAChR 系多种药物重要的作用靶点,烟碱作为选择性 α₇ nAChR 激动剂,在药物研究中已有多年的历史。烟碱主要通过阻断 NF-κB 从而抑制 HMGB1 分泌。同样,内毒素血症和脓毒症小鼠给予烟碱治疗能够降低血清 HMGB1 水平,并明显改善脓毒症小鼠 5 天生存率,即使在感染后 24 小时治疗仍然有效。胆碱能抗炎通路具有器官保护以及对抗过度炎症和免疫反应的特性,为研发新的抗炎药物提供了可能。α₇ nAChR 激动剂治疗可能是特异的,不妨碍神经节神经传递和交感激活,这可能成为未来治疗脓毒性休克的药物靶标。采用精确程序化方法刺激传出迷走神经纤维,能减轻脓毒症患者 TNF-α、HMGB1 和其他促炎介质的有害效应,但不影响抗炎细胞因子的产生,从而不增加再次感染的危险性,这种电刺激人迷走神经将可能是有效、安全和可行的。

4. **正丁酸钠**　正丁酸钠是一种天然存在的短链四碳脂肪酸盐,可在肠道内形成,存在于动物脂肪中。正丁酸钠能抑制脱乙酰基酶引起的染色质高乙酰化组蛋白和 HMG 的积蓄,这在真核基因调控的研究上具有重要意义。正丁酸钠在体内浓度虽低,活性却远远高于其他同族的脂肪酸,有着重要的生物学活性。我们的资料显示,正丁酸钠早期治疗可显著下调 CLP 后 12 小时和 24 小时 HMGB1 的基因表达;同时,给予正丁酸钠治疗后 1～6 天 CLP 大鼠存活率显著高于对照组。提示严重感染所致脓毒症时,正丁酸钠可能在基因水平上通过抑制 HMGB1 mRNA 表达对脓毒症大鼠发挥保护效应,这为临床干预 HMGB1 介导的炎症反应开辟了新途径。

据报道,正丁酸钠对内毒素刺激大鼠小神经胶质细胞引起的炎症反应有明显的保护效应,它通过抑制 NF-κB 通路来阻断细胞因子和内毒素介导的炎症反应。我们的实验证实,NF-κB 抑制剂显著下调了内毒素休克动物组织 HMGB1 mRNA 的表达,NF-κB 信号通路参与了内毒素介导 HMGB1 基因表达的调控过程,并与脓毒症时多器官功能损害密切相关。据此推测,正丁酸钠对 HMGB1 mRNA 的下调效应可能通过抑制 NF-κB 信号转导途径来实现。正丁酸钠抑制 NF-κB 信号转导过程可能是阻止 HMGB1 合成的重要途径,其机制是正丁酸钠对去乙酰化的抑制效应,而这种乙酰化调节可在多水平进行调节。

5. **JAK/STAT 通路抑制剂**　现已明确,JAK/STAT 途径是脓毒症中重要的炎症信号通路之一,与多种早期炎性细胞因子的信号调控过程相关。IFN-γ 可通过 JAK/STAT 途径放大内毒素、TNF-α、IL-1 等引起的炎症反应,而抗炎细胞因子 IL-10、IL-4 也可通过该通路抑制炎症反应的发展。我们的资料证实,严重腹腔感染大鼠肝、肺等脏器中 STAT1 和 STAT3 高度活化,并与脏器损害程度密切相关。提示 JAK/STAT 参与脓毒症的发生、发展过程,并与失控性炎症反应、多器官功能损伤有关。进一步分析表明,JAK/STAT 还参与调控 HMGB1 诱生的病理过程。由此可见,JAK/STAT 通路活化不仅介导了早期炎性细胞因子的信号调控,而且与晚期炎症介质的基因表达密切相关,这为脓毒症的防治提供了潜在的干预途径。在烧伤后金黄色葡萄球菌感染所致脓毒症动物模型中,应用 STAT3 特异性抑制剂可显著下调 STAT3 活化,并降低 HMGB1 的表达,明显改善多脏器功能指标。

为了深入了解 JAK/STAT 通路与 HMGB1 合成释放之间的关系,我们采用 JAK2 特异性抑制剂 AG490、STAT1 的特异性抑制剂氟达拉滨和 STAT3 磷酸化抑制剂西罗莫司进行体外试验干预,观察它们对内毒素诱导的腹腔巨噬细胞 HMGB1 合成、释放的影响。结果显示,JAK/STAT 通路抑制剂都可显著降低内毒素刺激 36 小时后巨噬细胞 HMGB1 mRNA 表达,但不能调节其蛋白释放。因此,JAK/STAT 通路可能部分参与 HMGB1 合成、释放的信号调控过程。动物整体实验也证实,抑制 JAK/STAT 途径明显下调了多种组织 HMGB1 基因表达,说明 JAK2、STAT1 及 STAT3 的确参与了 HMGB1 的诱生过程。这从信号转导水平为如何调控 HMGB1 的产生及炎症效应提供了新的线索,因此我们有可能通过调节 JAK/STAT 信号通路来影响 HMGB1 的产生,从而有效地减轻其直接或间接的致炎效应与多器官损害。

（姚咏明）

第十节 其他因素

一、钙 离 子

(一) 细胞钙离子调控的生理学

钙(Ca)是人体必需的元素之一。尽管体内绝大部分钙(约99%)以羟磷灰钙的形式构成骨骼和牙齿,但是分布于细胞内外不足1%的游离钙和蛋白结合钙在维持机体正常的生理功能中具有重要作用。钙几乎参与了所有细胞的生理生化功能及活动,包括:①信息传递;②细胞的运动、分化、增殖;③调节内、外分泌腺的分泌及神经递质的合成、运输、释放;④控制细胞的代谢活动,影响酶的活性;⑤调节肌肉及微管的收缩;⑥促进细胞黏合;⑦调节细胞膜通透性;⑧参与血液凝固,调节血管通透性等。

1. 细胞内钙的含量、分布及浓度调节 生理情况下,细胞内钙的浓度很低(为 10^{-8} ~ 10^{-6} mol/L),而胞外钙浓度要高几个数量级(通常为 10^{-3} mol/L)。细胞兴奋时,胞内 Ca^{2+} 浓度可达 10^{-5} mol/L;当兴奋信号消失时, Ca^{2+} 通过钙泵或钙交换机制被排出细胞,或储存于内质网或线粒体而恢复胞内 Ca^{2+} 浓度。在胞内的细胞器中,线粒体和肌质网/内质网中钙含量比胞质高出几倍,故被称作钙库,在钙的储存和胞质游离钙的调节上有重要作用。它们是细胞内钙的缓冲器,有调节细胞内钙稳定的作用。当细胞受到刺激时,钙库的钙释放可以引起细胞内相应的生理生化活动。

细胞的钙分布与转移是细胞生理功能的完成和病理改变的基础。胞质内钙浓度主要通过膜转运系统、钙内流、钙外流进行调节。细胞的钙转移系统包括质膜上的钙转移系统、内质网钙转移系统和线粒体钙转移系统(表7-5)。

表7-5 钙转移系统及影响因素

钙转移系统	调控因素
质膜上的钙转移系统	
Ca^{2+} 泵(Ca^{2+} -ATP 酶)	钙调素激活、PIP2 激活、有限水解活化、PKC/PKA 活化
Na^+ - Ca^{2+} 交换器	化学梯度、电位梯度
钙离子通道	膜电压变化、激素和神经递质、G 蛋白、信使依赖激酶
机械操纵型 Ca^{2+} 通道	机械牵张、血管紧张状态
内质网钙转移系统	
内质网 Ca^{2+} 泵	依赖 CaM 和 cAMP 的蛋白激酶
内质网钙离子通道	
内质网膜受体(IP3R)	IP3、Ca^{2+}、巯基试剂、ATP;肝素、Mg^{2+}、H^+、cAMP 依赖的蛋白激酶等
肌质网 ryanodine 受体(RyR)	ryanodine、Ca^{2+}、咖啡因、腺嘌呤核苷酸;Mg^{2+}、CaM、cADP 核糖、NO
线粒体钙转移系统	[Ca^{2+}]>1 μmol/L

(1) 质膜上的钙转移系统:质膜上有两个将胞内钙排至胞外的钙转移系统,即高亲和力低容量的 Ca^{2+} 泵(Ca^{2+} -ATP 酶)和低亲和力高容量的 Na^+ - Ca^{2+} 交换器。 Ca^{2+} 泵在调节胞内钙

稳态时主要起一种灵敏的微调作用,其活性受钙调素、二磷酸肌醇脂(PIP2)及水解调节,与胞内数个信号系统有联系。Na^+-Ca^{2+}交换器主要存在于兴奋性细胞如神经细胞和肌细胞,其转移钙是利用细胞内外 Na^+ 浓度梯度和内负外正的电压梯度来驱动的。从胞外内流是通过质膜钙离子通道,它是一种膜结合蛋白,通过构象变化调节开闭。根据控制启闭的因素主要分为电压门控及激动剂-受体门控通道两类。质膜上还有一种机械操纵型 Ca^{2+} 通道,对机械牵张敏感,与血管紧张状态有关。

(2)内质网钙转移系统:内质网或肌质网也存在类似质膜上的 Ca^{2+} 泵,靠水解 ATP 将细胞质 Ca^{2+} 逆浓度梯度泵入内质网。内质网释放 Ca^{2+} 也是通过钙通道,至少有两种机制参与调节:一是质膜肌醇磷脂分解产物 IP3 与存在于大多数细胞的内质网膜受体(IP3R)作用后引起通道开放,并呈量子化和"全或无"的特性;二是存在于肌质网的 ryanodine 受体(RyR),在兴奋-收缩耦联过程中由于细胞膜的去极化直接引起肌质网通道开放,此通道受胞内 cADP 核糖(cADPR)的调节。目前认为,细胞内存在一个与肌醇磷脂代谢产物 IP3 敏感 Ca^{2+} 释放系统并列的 NO-cGMP-cADPR 敏感的 Ca^{2+} 释放系统。

(3)线粒体钙转移系统:与内质网相比,线粒体对细胞内 Ca^{2+} 起着持久的、大容量的调节作用。线粒体吸入 Ca^{2+} 依靠单一运送器,能量来自线粒体呼吸代谢形成的膜电位。在细胞质中高浓度 Ca^{2+} 时,线粒体的钙运送量很大,可超过内质网。线粒体吸收大量 Ca^{2+} 后,仍能以不影响细胞代谢的速度通过运送器以 Na^+ 交换的方式释放 Ca^{2+}。线粒体对进入的 Ca^{2+} 有一定的缓冲力,当过多 Ca^{2+} 进入线粒体时会损伤线粒体。

2. 钙信号传递 外界环境因素作用于细胞表面(或胞内受体)后,通过信息分子级联传递诱导基因表达和引起生理反应。1955 年,Sutherland 提出 cAMP 的第二信使学说,揭示了激素作用于细胞而产生效应的分子机制。20 世纪 70 年代末,Rasmusssen 根据 Ca^{2+} 结合蛋白——钙调素(钙调蛋白,calmodulin,CaM)的发现及其功能研究结果提出了 Ca^{2+} 第二信使学说。实际上通过 Ca^{2+}-CaM 系统介导的生物学功能远比 cAMP 广泛。

Ca^{2+} 作为细胞内的信使,首先是在细胞质与胞内钙库或胞外 Ca^{2+} 之间形成浓度梯度,这种梯度是靠膜上 Ca^{2+} 转移系统维持的。当细胞受到刺激时,少量 Ca^{2+} 进入细胞就可以导致胞内 Ca^{2+} 浓度的大幅度增加,进而与一些靶分子(蛋白质或酶)作用,产生生理效应,将细胞外的信号转导至细胞内。

Ca^{2+} 信使的靶分子或受体是钙结合蛋白(CaBP)和钙调节蛋白(calcium regulated protein,CRP)。Ca^{2+} 信使的靶分子范围广、种类多,因此其信号传递途径也很复杂。总的说来,Ca^{2+} 信使传递是通过钙结合蛋白介导的。钙结合蛋白与 Ca^{2+} 结合后,有的产生构象变化后再激活一些调节酶和离子通道活性,如 CaM、肌钙蛋白等;有的本身就是一种调节酶或功能酶;有的与 Ca^{2+} 结合仅起缓冲作用,调节细胞内 Ca^{2+} 浓度。

Ca^{2+} 对细胞的调节作用和产生的效应与细胞种类有关。在骨骼肌和心肌中,Ca^{2+} 是兴奋-收缩耦联因子;在内、外分泌腺和神经细胞中,Ca^{2+} 发挥细胞兴奋-分泌作用,刺激胞吐作用和递质释放;Ca^{2+} 在细胞兴奋-代谢耦联中通过改变多种酶的活性影响代谢活动。此外,Ca^{2+} 还参与血小板的活化和血液凝固过程。

Ca^{2+} 信号的产生与终止是细胞内 Ca^{2+} 增减、波动的结果,这一过程通过细胞膜、内质网及线粒体上 Ca^{2+} 通道的开放来调节。

3. 钙离子与钙调蛋白 CaM 是 1964 年美籍华人张槐耀在研究细胞内 cAMP 浓度变化

时发现的一种钙依赖性调节蛋白。CaM 作为钙的受体蛋白协调细胞的各种依赖 Ca^{2+} 的生物学过程。CaM 是一种由 149 个氨基酸残基组成的分子质量为 16 680Da 的酸性可溶性蛋白。除与 Ca^{2+} 结合外,CaM 的另一个突出特点是耐热性。CaM 的特性与其氨基酸组成特点密切相关:①含有 30% 的酸性氨基酸,等电点在 3.9～4.2,提供与 Ca^{2+} 进行可逆性结合的羧基基团;②不含易氧化分解的半胱氨酸、羟脯氨酸及色氨酸,因而稳定、耐热,有较强的易曲性,有利于构型变化,便于 Ca^{2+} 信息的传递,也是其多功能的基础;③苯丙氨酸与酪氨酸比值高,形成的特异紫外吸收光谱可作为鉴定特征;④115 位的三甲基赖氨酸是翻译后形成的,可能与增加 CaM 与靶酶的亲和力有关。

CaM 存在于一切真核细胞中,无种属和组织特异性。在人体主要存在于非肌肉组织,脑和睾丸含量最多,其次是肾上腺。CaM 在细胞内以游离和结合两种方式存在,但只有游离的 CaM 具有生理意义。

目前已知 CaM 的功能至少有 30 种以上。在正常的生理条件下,CaM 主要通过结合 Ca^{2+} 活化而发挥作用,而 Ca^{2+} 参与的生理活动几乎都离不开 CaM。CaM 通过两种途径发挥作用:一是直接与靶酶结合,诱导靶酶的活性构象而调节酶的活性,如磷酸二酯酶(PDE)、腺苷酸环化酶、Ca^{2+}-ATP 酶等;二是通过活化依赖 Ca^{2+}-CaM 的蛋白激酶,磷酸化许多下游靶酶,间接影响酶的活性,如磷酸化酶、糖原合成酶等。不论通过哪条途径活化靶酶,CaM 首先要与 Ca^{2+} 结合形成活化态的 Ca^{2+}-CaM 复合体,再与靶酶结合形成复合物成为有活性的全酶,其浓度决定了生理反应的强度。Ca^{2+}-CaM 复合体调节靶酶活性存在两种机制:一种是由于细胞内 Ca^{2+} 浓度增加,形成 Ca^{2+}-CaM 复合体,使 CaM 与许多靶酶亲和力大大提高,导致靶酶的活性全酶浓度增加,这一途径称为调幅机制,适宜于调节细胞内的快速反应;另一种是在细胞内 Ca^{2+} 浓度不变的情况下,通过增加 CaM 或靶酶的浓度调节其对 Ca^{2+} 的敏感程度,达到增加活性全酶的浓度,这一途径称为调敏机制,可能是细胞内 Ca^{2+} 信号持续反应的一种机制。

CaM 不仅作为 Ca^{2+} 信使的受体蛋白介导 Ca^{2+} 信号的传递,还通过对 PDE 及腺苷酸环化酶的作用调节另一对信使分子 cAMP/cGMP 的比值。当 cGMP 在生理浓度时,PDE 催化 cGMP 水解的效率大于 cAMP 水解的效率;在生理 Ca^{2+} 浓度时,Ca^{2+}-CaM 激活腺苷酸环化酶,cAMP 浓度升高,使 cAMP/cGMP 的比值增加,从而促进一系列生理活动。CaM 还通过调控钙泵的活性来调节细胞内 Ca^{2+} 浓度,以维持细胞内钙稳态。由此可见,CaM 具有整合和协调胞内两种第二信使分子信号强度的作用(图 7-12)。

(二) 脓毒症时细胞内钙离子浓度的改变

当细胞受到一些损伤性刺激时,胞内 Ca^{2+} 持续性增加使细胞内 Ca^{2+} 堆积,从而激活磷脂酶和蛋白激酶,引起细胞膜损伤和胞内功能蛋白的水解。水解酶的激活可触发细胞自溶,并加重细胞功能损伤和蛋白质的消耗。当胞内 Ca^{2+} 浓度持续超过 10^{-4} mol/L 时可引起细胞死亡,此时钙作为生理介质的作用转变为病理性损伤因素。有人认为细胞内钙稳态失控是许多外界因素引起细胞坏死的共同机制。脓毒症时,细胞钙超载是组织损伤的机制之一。

为了确定细菌性脓毒症对细胞内 Ca^{2+} 有无影响,有人对脓毒症患者、非脓毒症危重症及健康人淋巴细胞内游离 Ca^{2+} 进行了比较。结果观察到,脓毒症患者淋巴细胞内 Ca^{2+} 稳态发生改变,其浓度[(176 ±12) nmol/L]显著高于心脏外科手术[(112±9) nmol/L]患者、脑损

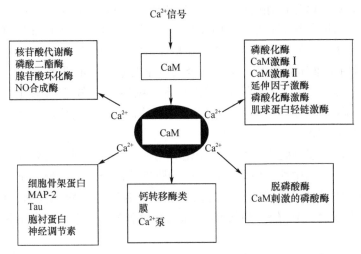

图 7-12　Ca^{2+}-CaM 的靶酶或靶蛋白

（引自：孙大业，等．1999.细胞信号转导．第 2 版．北京：科学出版社，91～127）

伤[（110 ± 11）nmol/L]患者和健康对照组[（112±5）nmol/L]。脓毒症血清并不影响静息淋巴细胞内 Ca^{2+} 浓度，但能够加强某些因素（如赖磷脂酰胆碱）引起的细胞内游离 Ca^{2+} 反应。在大鼠内毒素血症模型中发现，注射 LPS 后 5 小时，大鼠肝细胞胞质基础 Ca^{2+} 浓度明显高于对照组[（525±92）nmol/L 与（146 ±23）nmol/L]。用钙离子阻断剂硫氮草酮处理后，既可阻止大鼠肝细胞胞质 Ca^{2+} 浓度的增加，也阻止了细胞总钙池的增大。结果表明，LPS 介导的细胞 Ca^{2+} 超载是由于受体敏感性 Ca^{2+} 通道活性增强所致。用大肠杆菌 LPS 处理肝细胞可使胞质 Ca^{2+} 呈剂量依赖性增加，此时既有胞内 Ca^{2+} 的释放又有胞外 Ca^{2+} 的内流。

（三）细胞内 Ca^{2+} 稳态失调介导的病理生理学变化

在急性损伤条件下，如创伤、烧伤和脓毒症时，继发的神经内分泌和炎症反应可激起细胞 Ca^{2+} 失调，导致不适当的 Ca^{2+} 信号传递。或者由于创伤、烧伤引起组织损伤和缺氧或缺血导致脓毒症能破坏能量偶联的膜 Ca^{2+} 移动和破坏胞内 Ca^{2+} 稳态。Ca^{2+} 作为重要的细胞内第二信使调节许多细胞内作用，如肌肉收缩、糖原和蛋白的转化、激素分泌及血管平滑肌张力，这些过程在脓毒症/内毒素血症时均出现异常。胞内 Ca^{2+} 相关的紊乱不仅干扰局部组织或器官的功能，还影响远隔组织或器官。对于 Ca^{2+} 在脓毒症时多种细胞因子产生过程中的机制和作用的认识也在不断深入。有人观察了 Ca^{2+} 对炎症瀑布的调节作用、细胞内游离 Ca^{2+} 浓度与炎症反应的关系以及 Ca^{2+} 拮抗剂的可能治疗作用。结果表明，失控性炎症介质释放、多个脏器及免疫器官实质细胞的凋亡和坏死是脓毒症发生发展并最终导致 MODS 的病理学机制，细胞内 Ca^{2+} 调控紊乱和伴随的信号转导异常参与了这些病理过程。

1. Ca^{2+} 与细胞损伤　细胞内 Ca^{2+} 的持续增加将导致细胞的反应先增强后减弱。已经证明，不同器官系统中细胞反应的变化，包括肌肉收缩性、肝脏代谢、中性粒细胞及 T 细胞炎症免疫反应的改变与细胞 Ca^{2+} 信号转导的紊乱和（或）细胞的损伤有关。了解创伤、烧伤或脓毒症时细胞 Ca^{2+} 信号紊乱的影响有助于研发更加有效的治疗措施，以干预重要器官系统中紊乱的细胞反应。

（1）肌细胞：Ca^{2+}信号传递的改变在心肌和血管平滑肌收缩功能失常中发挥重要作用。LPS损伤心肌肌质网ATP依赖的CaM Ca^{2+}转运，但并不影响Ca^{2+}-ATP酶活性。给犬LPS攻击4小时后心肌肌质网ATP依赖的Ca^{2+}转运减少22%~46%，由此造成的胞质Ca^{2+}稳态紊乱对内毒素休克中的心功能不全具有重要意义。心肌和血管平滑肌中Ca^{2+}紊乱将进一步导致Ca^{2+}主动转运的异常，继而出现持续性Ca^{2+}内流，导致胞内Ca^{2+}升高。异常的胞内Ca^{2+}升高对收缩蛋白的抑制作用或蛋白对胞内Ca^{2+}的脱敏机制可引起心肌和血管平滑肌收缩功能障碍。

在骨骼肌，代谢功能是胞内Ca^{2+}信号变化的靶标。脓毒性损伤时骨骼肌细胞内Ca^{2+}增加，通过激活Ca^{2+}依赖的中性蛋白酶引起过度的肌肉蛋白降解。骨骼肌细胞内Ca^{2+}升高也参与抑制胰岛素激活的信号途径，抑制糖摄取从而引起胰岛素敏感性糖利用降低。因此，Ca^{2+}偶联的信号传递紊乱在脓毒症时骨骼肌蛋白分解和胰岛素介导的葡萄糖利用抵抗中具有关键作用。

（2）肝细胞Ca^{2+}信号对血糖调节和急性期蛋白（acute phase protein，APP）的反应：肝脏糖异生增加引起的高血糖和急性相反应增加是脓毒症时重要的代谢异常特征，二者均与肝细胞Ca^{2+}信号的病理性上调有关。

已在危重患者和脓毒症动物模型中证明，高血糖症与糖异生增强有关。失控性糖异生可能由骨骼肌蛋白过度降解衍生的氨基酸支撑。研究发现，脓毒症大鼠肝细胞处于高Ca^{2+}水平，糖异生的变化与强烈的Ca^{2+}信号上调平行。肝细胞高Ca^{2+}水平与激素介导的受体驱动Ca^{2+}通道开放及内质网Ca^{2+}释放均有关，前一途径的Ca^{2+}内流可被硫氮草酮阻断。脓毒症时高血糖削弱免疫功能，使机体对细菌的抵抗力降低。以往认为此时高血糖与胰岛素抵抗有关，近来发现LPS可影响胰岛细胞内Ca^{2+}浓度，从而影响胰岛素的分泌。

对于脓毒症大鼠，其肝脏几种APP上调，APP α-1酸性糖蛋白是其中之一。硫氮草酮可有效地阻止APP上调，而炎性细胞因子TNF-α、IL-1、IL-6和糖皮质激素均可上调APP的表达。脓毒症时，炎症介质既可由肝内产生又可从全身释放，作用于肝细胞后激活不依赖Ca^{2+}的蛋白酪氨酸激酶（PTK）；而应激激素儿茶酚胺、血管加压素、血管紧张素Ⅱ则通过Ca^{2+}-蛋白激酶C（PKC）的途径作用，经Ras-MAPK通路加强炎症介质引起的APP反应。Ca^{2+}通道阻滞剂的应用证实了脓毒症时过高的Ca^{2+}信号转导与肝脏APP反应的联系。尽管肝脏APP反应被认为是一种适应性反应，但是肝脏APP反应增强伴随出现的严重乳酸血症和显著的肝细胞损伤表明过度的APP反应是有害的。

（3）肾脏：急性肾衰竭是脓毒症的严重并发症。有人用肾小管上皮细胞系LLC-PK1细胞研究了在类脂A（细菌LPS的活性成分）诱导的细胞毒性中胞内Ca^{2+}的作用。发现类脂A的细胞毒和引起细胞内Ca^{2+}增加的作用具有时间和剂量依赖性，细胞内Ca^{2+}增加（30秒内）明显早于细胞死亡。应用quin-2螯合细胞内Ca^{2+}和8-(N,N-dimethylamino)octyl-3,4,5-trimethoxybenzoate hydrochloride抑制细胞内Ca^{2+}释放可以对抗类脂A的细胞毒作用，但去除细胞外Ca^{2+}无效。结果提示，细胞内Ca^{2+}释放增加介导了类脂A的细胞毒效应。

（4）炎症细胞

1）中性粒细胞：中性粒细胞的氧化产物可通过Ca^{2+}依赖和非依赖性信号通路上调，在烧伤或脓毒性损伤早期是一种很强的有害炎性反应。脓毒症和烧伤大鼠中性粒细胞O_2^-产生增加的同时，伴随Ca^{2+}-PKC信号和p47phox及p67phox的表达增加，Ca^{2+}-PKC途径的活化参与了胞质蛋白 p47phox 和 p67phox 的激活,而这两种蛋白对于产生 O_2^- 的 NADPH 氧化酶复合体的装配和激活是必需的。

基础 Ca^{2+} 增加和 PKC 激活可能反映了中性粒细胞的持续活化,这一效应可由内源性介质如 TNF-α、GM-CSF、C5a、PAF 和 IL-8 引起。但是 TNF-α 和 GM-CSF 激活中性粒细胞没有 Ca^{2+} 信号参与,而 C5a、PAF 和 IL-8 的作用有 Ca^{2+} 非依赖和 Ca^{2+}-PKC 信号途径参与。给予 Ca^{2+} 通道阻断剂硫氮䓬酮能有效阻止烧伤引起的 Ca^{2+}-PKC 信号通路活化和 O_2^- 产生增加的反应。

肺损伤患者体循环中 IL-18 水平升高。生理浓度的 IL-18 激活 PMNs 释放氧化酶以及膜上 CD11b 表达具有时间和浓度依赖性。IL-18 可引起 FMLP 受体上调、PMN 大小改变、弹性蛋白酶释放。研究证明,IL-18 可介导 p38 MAPK 激活,并且呈浓度(0.1~100 ng/ml)、时间(5~15 分钟)和 Ca^{2+} 依赖性。IL-18 对 PMN 的激活可以被 p38 MAPK 抑制剂 SB203580 或通过螯合 Ca^{2+} 阻断。由此推断,生理浓度 IL-18 激活 PMN 需要 p38 MAPK 的活化,此过程中有细胞 Ca^{2+} 的参与。

2) T 细胞:在创伤和烧伤患者及相应的动物模型中,T 细胞的增殖受到抑制,由此导致伤者处于免疫抑制状态。在体内,T 细胞增殖反应的受抑可能由两方面损害引起:①巨噬细胞的抗原提呈损害;②参与增殖反应终末阶段的细胞信号途径受损。T 细胞激活取决于提呈的抗原与 T 细胞受体相互作用以及共刺激配基与其在 T 细胞上受体的相互作用。收集脓毒症或烧伤大鼠脾脏 T 细胞,采用刀豆素 A(Con A,一种与 T 细胞受体交联的多价配基,能导致 T 细胞信号传递成分的激活和增殖反应)刺激,通过测定 Con A 介导的 PTK、p59fyn 活化和 Ca^{2+} 向胞内的移动来评价 T 细胞信号转导。结果证实,与对照组比较,脓毒症大鼠 T 细胞中 p59fyn 激酶活性和 Ca^{2+} 升高被充分地抑制。

以往的研究发现,脂类炎性介质 PGE_2 在 T 细胞增殖反应中发挥抑制作用。进一步观察显示,PGE_2 能抑制 p59fyn,并减少 Ca^{2+} 信号传递。应用 PGE_2 合成抑制剂吲哚美辛已证实了这一效应。结果提示,严重创伤、烧伤后免疫障碍部分通过抑制 T 细胞增殖反应信号的传递而实现。

2. Ca^{2+} 与炎症介质的表达、释放　IL-1 是损伤和感染的主要介质,但细胞释放机制尚不明确。IL-1 以两种活性形式(IL-1α 和 IL-1β)存在于活化的单核/巨噬细胞质中。IL-1β 以缺乏信号序列的无活性前体合成,而且不通过经典的内质网-高尔基途径分泌。在原代培养的小鼠腹腔巨噬细胞中证明 P2X7 受体激活引起 IL-1β 和 IL-1α 通过共同的通路释放,依赖于储存在内质网中的 Ca^{2+} 释放和 caspase-1 激活。胞内 Ca^{2+} 单独增加并不促进 IL-1α 分泌,需要伴随 K^+ 通过质膜的外流。此外还证明存在 IL-1α 分泌的替代途径,不依赖 P2X7 受体的激活但是依赖 Ca^{2+} 内流。明确 IL-1 分泌的机制可为调节 IL-1 在炎症中的作用提供靶标。

脓毒症状态下,由 LPS 刺激库普弗细胞激活继而释放 TNF-α 是肝脏损伤的关键因素。动物实验观察到,给大鼠静脉注射 LPS 24 小时后,死亡率、肝灶性坏死及转氨酶增加,镇静剂沙利度胺可以减轻这些损伤性改变。分离库普弗细胞体外刺激发现,沙利度胺可抑制 LPS 引起的库普弗细胞 Ca^{2+} 浓度和 TNF-α 增加。结果提示,库普弗细胞内 Ca^{2+} 参与了 LPS 刺激的细胞因子产生。

脓毒症时肝脏损伤也与 LPS 激活库普弗细胞产生 NO 有关。Ca^{2+} 作为细胞信号转导中主要的第二信使,是库普弗细胞产生 iNOS 的必需因素。动物实验观察到,给大鼠 LPS 攻击后 6 小时,血清 ALT 水平升高,肝脏 iNOS mRNA 表达增强;而预先给予 Ca^{2+} 通道阻断剂(如硫氮䓬酮、硝苯地平或维拉帕米)可减轻这些改变。培养的库普弗细胞在加 LPS 前 1 小时用 Ca^{2+} 通道阻断剂预处理能显著地抑制 iNOS 蛋白和 mRNA 的表达。进一步研究发现,在加入 LPS 前加 Ca^{2+} 通道阻断剂可减少细胞核中 NF-κB p65 亚单位的活性,并防止 LPS 依赖的抑制蛋白 IκB 的降解。该结果表明,Ca^{2+} 通道阻断剂减轻肝损伤与抑制 LPS 介导的 iNOS 表达有关。为了探究脓毒症时病理生理学改变和组织损伤与 Ca^{2+} 稳态失调及 NO 生成的关系,有人观察了内外源性 NO 损伤胃黏膜细胞与细胞内 Ca^{2+} 变化的关系。结果发现,LPS 所致 Ca^{2+} 非依赖的 NOS 诱生造成细胞存活减少并伴有胞内 Ca^{2+} 增加。这些作用可以通过给予 NG-硝基-L-精氨酸甲酯或地塞米松预处理改善。用 NO 供体 S-亚硝基乙酰-青霉胺处理细胞也可破坏细胞的完整性并增加胞内 Ca^{2+}。采用 Ca^{2+} 螯合剂、Ca^{2+} 通道阻断剂(硝苯地平)及取代膜表面结合 Ca^{2+}(镧)均能减少 S-亚硝基乙酰-青霉胺的作用。采用 H-7 或 staurosporine 抑制 PKC 也能减轻细胞损伤。由此推论,内外源性 NO 生成过多导致胃上皮细胞损伤与 Ca^{2+} 增加及 PKC 活化有关。

IL-10 具有抑制炎症介质产生的作用,能下调肺泡巨噬细胞产生致炎介质,从而降低创伤患者 ARDS 的发病率和死亡率。动物实验观察到,IL-10 抑制 LPS 刺激肺泡巨噬细胞合成 TNF-α 和 PCA(procoagulant,促凝血因子),也减弱 TNF-α mRNA 的表达,同时 PGE_2 的产生减少。IL-10 的抑制作用可由 Ca^{2+} 载体和 PKC 活化而消除。Ca^{2+} 通透剂 A23187 引起的细胞内 Ca^{2+} 增加不能被 IL-10 逆转。在 IL-10 存在的情况下,PKC 催化剂佛波酯可恢复 TNF-α 和 PCA 产生。因此,IL-10 抑制肺泡巨噬细胞产生炎症介质的效应至少部分是通过调节 PKC 的活性介导的,即 IL-10 的抗炎效应是通过抑制磷脂酶 C 信号途径实现。

已证明糖皮质激素、环孢素、FK506 等免疫抑制剂均可通过抑制 CaM 活性及其依赖性激酶而抑制 T 细胞产生炎症因子。

3. Ca^{2+} 与细胞凋亡 细胞凋亡要经历一系列生化过程,如细胞内 Ca^{2+} 浓度升高、pH 改变、内源性核酸内切酶激活以及基因组 DNA 特征性降解等。研究发现,糖皮质激素和 A23187 诱导的胸腺细胞凋亡是由于细胞内 Ca^{2+} 持续性升高激活了 Ca^{2+}/Mg^{2+} 依赖性核酸内切酶,从而将基因组 DNA 降解为 180~200bp 或其倍数的片段。应用 Ca^{2+} 螯合剂降低细胞内 Ca^{2+} 水平,可以阻止 Ca^{2+}/Mg^{2+} 依赖性核酸内切酶的激活,减少胸腺细胞的凋亡,这对于提高机体免疫功能有重要意义。细胞内 Ca^{2+} 升高促进细胞凋亡的现象也在神经细胞和肾小管上皮细胞中得到了证实。在观察低温保存后再灌流的肝脏实质细胞凋亡时发现,细胞内 Ca^{2+} 与肝细胞凋亡数量之间呈显著的正相关关系,提示低温保存肝脏再灌流后 Ca^{2+} 超载可能是肝细胞凋亡的重要机制。有研究倾向于细胞内 Ca^{2+} 增加可能是细胞凋亡机制的最终共同通道,但也有研究观察到 A23187 能抑制中性粒细胞的凋亡,推测可能与不同细胞中含有不同类型的核酸内切酶及不同的处理条件有关。

4. 抗炎药物与细胞内 Ca^{2+} 己酮可可碱(pentoxifylline)是一种抗炎药物,其治疗剂量能抵消由 LPS 及 IL-1、TNF-α 引起的中性粒细胞黏附、超氧化物产生、对 FMLP 刺激反应增强、溶酶体酶释放及减少中性粒细胞的移行,从而减轻 ARDS 及心肌缺血-再灌流损伤。进一步研究发现,己酮可可碱抑制由 FMLP 诱导的 PMN 胞内游离 Ca^{2+} 增加,间接说明炎症介质激活 PMN 的作用与其影响细胞内 Ca^{2+} 含量有关。

氨基乙酸(glycine)是近年来比较受关注的具有抗炎、免疫调节和细胞保护多种效应的药物,它可以明显改善大鼠失血性休克后多脏器功能损伤,并剂量依赖性地提高存活率。动物实验观察到,喂食富含氨基乙酸的食物可以减轻 LPS 引起的肝损伤和 TNF-α 生成,该效应与氨基乙酸能有效地减弱转录因子激活和氧自由基、炎性因子的形成,激活氯通道、使膜稳定或超极化,并减少胞内 Ca^{2+} 的增加有关。放射性氯摄取实验证明,氨基乙酸剂量依赖地增加中性粒细胞摄取氯,该作用可被氨基乙酸门控氯通道阻断剂马钱子碱逆转。氨基乙酸还通过激活氯通道阻断 PGE_2 剂量依赖性增加胞内 Ca^{2+},亦可阻断由 $α_1$ 肾上腺素受体兴奋剂苯肾上腺素引起的胞内 Ca^{2+} 增加。目前认为,氨基乙酸快速阻断应激过程中兴奋剂释放导致的肝实质细胞内 Ca^{2+} 增加所起的肝保护效应,很可能是通过作用于氨基乙酸敏感的阴离子通道实现的。氨基乙酸的多种保护效应使其成为失控炎症反应性疾病有前途的治疗策略。

组织因子抑制剂(TFPI)是外源性凝血途径中重要的生理抑制剂,它是一种多价的 kunitz-类血浆蛋白酶抑制剂,抑制 Ⅹa 和 Ⅶa 因子与组织因子结合而影响凝血过程。给动物重组 TFPI 可显著抑制肺组织 TNF-α 诱导的 PMN 趋化因子及髓过氧化物酶水平升高,明显下调 TNF-α 基因表达,并显著降低离体 LPS 刺激单核细胞 TNF-α 的产生。重组 TFPI 还可抑制几种 FMLP 诱导的中性粒细胞功能及细胞表面 CD11b 和 CD18 表达。深入分析发现,重组 TFPI 抑制中性粒细胞活化的第二信使——Ca^{2+} 水平的增加。上述结果强烈提示,重组 TFPI 减轻 LPS 诱导大鼠肺损伤是通过抑制白细胞活化和凝血异常实现的。

二、内 皮 素

内皮素(endothelin,ET)是 Yanagisawa 等在 1988 年首先从猪主动脉内皮细胞培养上清液中分离纯化出的一种小分子多肽物质,具有强烈而持久的收缩血管平滑肌的作用。近年来的研究发现,ET 参与机体多种功能的调节,包括介导炎症反应过程,并与脓毒性休克密切相关。

(一) 结构、分类及其受体

ET 是由 21 个氨基酸残基组成的酸性多肽,分子质量为 2492Da。其 N 末端为胱氨酸,C 末端为色氨酸,分子中的 4 个胱氨酸形成 2 对二硫键。ET 的前体是内皮素原,由 203 个氨基酸残基组成。内皮素原在特异性内肽酶的作用下成为 38 个氨基酸(人)和 39 个氨基酸(猪)的大内皮素;然后在内皮素转化酶的作用下,形成有生物活性的 ET。ET 家族中存在 3 种异构体,即 ET-1、ET-2、ET-3,各异构体之间仅有 2 ~ 6 个氨基酸不同。有人将血管活性肠收缩肽(VIC)称为 ET-4。ET 的结构与一般哺乳动物的活性肽结构不同,而与神经毒素——α-蝎神经毒素结构相似,与一种非洲毒蛇唾液中毒素肽的结构和生物学效应也很相似。

现已明确,ET 通过受体的介导而发挥作用,其受体分别为 ET_A、ET_B、ET_C。ET_A 分布于血管平滑肌,选择性地与 ET-1 结合;ET_B 位于血管内皮,与 ET-1、ET-2、ET-3 有相同的亲和力;ET_C 则位于腺垂体细胞,与 ET-3 的亲和力最强。放射自显影技术检测结果表明,心血管系统均存在 ET 的特异性受体,主要分布于心脏的神经、心房、心室和冠状动脉。在心血管以外的肺、肾、肾上腺、小肠、肝、脾及脑等均有 ET 受体的分布。

（二）作用及其机制

ET 是迄今所知体内最强的缩血管活性肽,不同 ET 对体内升压反应和体外缩血管效应的强度依次为 ET-2>ET-1>ET-3。ET-1 与 ET-2 的药理性质相似,ET-3 则不同,ET-3 主要抑制血小板聚集。目前认为,ET-1 可能是通过激活 Ca^{2+} 通道而发挥作用。一般认为,ET 与血管平滑肌膜上的 ET 受体结合后使 Ca^{2+} 通道开放,磷脂酶 C 被激活,导致 1,4,5-三磷酸肌醇和 1,2-二乙酰甘油的产生。1,4,5-三磷酸肌醇引起 Ca^{2+} 从细胞内池释放出来,加上细胞外 Ca^{2+} 内流增加,二者协同使细胞内 Ca^{2+} 持久增加;1,2-二乙酰甘油使 PKC 激活,也引起细胞内 Ca^{2+} 增多,从而使血管收缩,组织缺血、缺氧。ET 还能激活酪氨酸激酶和 MAPK 信号途径,从而调节细胞生长。

自从发现 ET 以来,除已明确其能引起血管平滑肌收缩外,现又逐步认识了 ET 的其他特性:①虽然 ET 主要表达于内皮细胞,但其他很多细胞,如心肌细胞、血管平滑肌细胞、肾小管上皮细胞、肾小球膜细胞、神经胶质细胞、巨噬细胞、肥大细胞、垂体细胞等也能合成ET。②ET 对心血管、神经内分泌、肾脏、胃肠道、肺等具有多种效应。可以剂量依赖地使多种游离的非血管平滑肌收缩,包括肠和器官平滑肌;对窦房结起搏细胞和颈动脉窦压力感受器具有调节作用;诱导肺组织产生 ET,并参与肺表面活性物质分泌的调节;促进多种激素释放,影响内分泌功能。③通过调节基因表达发挥对细胞功能的即刻作用和对细胞生长、细胞表型的长期作用。

（三）表达分布和调节

人内皮素基因 ET-1、ET-2、ET-3 基因分别定位于 6p21—p24、1p34 和 20q13.2—q13.3。ET 基因的各异构体的结构基因和调控基因有许多共性。基因序列分析表明,ET-1、ET-2 和 ET-3 基因的核苷酸序列有 70% ~82% 的同源性。3 种 ET 在各种组织中表现出不同的活性,ET-1 主要在内皮细胞表达,ET-2 主要在肾脏表达,ET-3 则多在神经系统和肾小管上皮细胞表达。

尚未发现在自然条件下内皮细胞释放 ET 的证据,观察细胞的超微结构也未发现储存 ET 的致密颗粒。推测 ET 分泌的调控是在转录和(或)翻译水平,而非成熟 ET 释放的环节。

ET-1 基因的表达取决于基因中可识别的特异序列的转录因子和 DNA 本身结构。各种因素通过作用于其受体,改变细胞内 Ca^{2+} 浓度,从而影响一种或多种调控因子的表达(GATA-2、Jun/Fos、NF-1),再作用于 ET-1 基因的顺式调控元件,促进或抑制 ET-1 基因的表达。其中 GATA 和 AP-1 位点的调控元件是调节 ET-1 基因表达的主要途径。

ET 基因表达受许多因素的影响,一些化学和机械刺激对 ET 的 mRNA 和肽合成均有诱导作用,如肾上腺素、钙离子载体 A23187、凝血酶、TGF-β、TNF-α、AT-Ⅱ、精氨酸血管加压素、血栓素、前列腺素、LPS、组织缺血缺氧、血管切变应力刺激等。而钙通道阻滞剂、PGI_2、心钠素、NO、降钙素基因相关肽等可对抗 ET 的作用。血流动力学的改变、血管的机械压力都能刺激 ET 的释放。机械应力可通过 PKC 和胞外 Ca^{2+} 途径促进 ET-1 基因的表达,从而调节血管的收缩性。ET-1 蛋白对自身基因的转录有顺式调控作用,这一作用是通过 ET 受体介导的 PKC 激活途径来实现的,同时 ET-1 也上调 c-fos 基因表达。组织缺血、缺氧影响 ET-1 蛋白的合成与分泌,缺氧所致 ET-1 表达是通过诱导内皮细胞产生缺氧诱导因子与缺氧诱导性增强子特异结合,促进基因表达。进一步研究发现,选择性抑制酪氨酸激酶可有效地阻断这种诱导作用。凝血酶也可以通过 G 蛋白和酪氨酸蛋白激酶途径促进 ET-1 基因的表达。

尽管多种因素参与了 ET 表达的调控,但在不同的组织细胞中调节因素也存在差异。除上述已提及的因素外,胰岛素、白细胞介素、环孢素等均能调控 ET-1 的基因表达,促进其蛋白合成。

(四) ET 在脓毒症中的作用

ET 最早被认识的功能是收缩血管作用,以后逐步发现 ET 对多种细胞有促分泌、增殖效应,参与了多种生理过程的调节,是一种多功能的细胞因子。在许多病理过程中,如休克、低灌流状态、缺血-再灌流损伤、感染、ARDS、心肌梗死、肝肾衰竭等情况下,ET 发挥了重要的作用,提示 ET 与不同创伤和病理过程引起的全身性炎症反应、脓毒性休克和 MODS 有关。

白细胞和血管内皮细胞是炎症反应中最重要的两种效应细胞,而主要由内皮细胞产生的 ET 作为一种强烈缩血管肽对白细胞也具有多种调节作用,并可能由此参与和介导炎症反应过程。研究发现,ET 与缺血-再灌注肾脏、心脏中白细胞浸润有关。ET 能引起内皮细胞、心肌细胞、成纤维细胞样滑膜细胞、肾小球系膜细胞等细胞黏附分子 ICAM-1、VCAM-1 的表达增加。但是,在不同的细胞,参与的 ET 受体存在差异。ET 还是中性粒细胞的有效趋化因子,但不能引发中性粒细胞的呼吸爆发、脱颗粒和花生四烯酸的代谢。ET 能引起单核细胞的趋化,并随 ET 浓度的增加趋化值增大。ET 对单核细胞的作用还包括:刺激单核细胞产生 IL-6、IL-8、TNF-α、GM-CSF、TGF-β 等细胞因子,这些因子的产生将进一步放大并加重炎症反应;ET 也刺激单核细胞产生 PGE_2,PGE_2 不仅引起血管舒张,拮抗 ET 的缩血管作用,同时能下调巨噬细胞 MHC Ⅱ类抗原的表达和 IL-1 的产生,抑制 Th 细胞产生 IL-2 和 TNF-α,抑制中性粒细胞的运动和过氧化物的产生,从而降低机体免疫功能,加重感染。烧伤患者后期的易发感染与 PGE_2 的作用密切相关。

正常成人血浆 ET 浓度很低(0.26~5.00 ng/L)。临床上手术后并发感染患者血浆 ET 浓度比健康志愿者高 3 倍多,并与疾病严重程度有关;与血肌酐呈正相关,与心脏指数呈明显负相关。从而推测,ET 可能作为一种心肌抑制因子参与休克的病理生理过程。

在脓毒性休克动物模型中观察到,给动物(犬、大鼠、猪)注射 LPS 后,血浆和肺淋巴液中 ET 浓度升高几倍至几十倍(不同类型动物升高的幅度有差异),同时还伴随去甲肾上腺素、肾素、血管紧张素、醛固酮、神经肽 Y 的升高。此时肾血管阻力成倍增加,ET 与血管阻力的升高呈正相关。在大鼠心脏内注入极微量的 ET,除了引起冠状动脉痉挛外,还可引起心肌强有力地收缩、心律失常,继而收缩力下降,左心射血减少,外周阻力降低;同时出现心肌水肿、变性、空泡形成、肌细胞钙超载及横纹模糊等病理改变。

ARDS 是脓毒性休克常见的并发症。ET 对呼吸功能的影响主要通过其强大的缩肺血管和支气管作用介导。实验证明,肺血管内皮细胞能合成和释放 ET-1。据报道,ARDS 患者 ET-1 浓度与肺动脉收缩压、平均肺动脉压和阻力系数密切相关。ET 能促使呼吸道和肺组织释放化学介质,如前列腺素、血栓素等,这些介质增高了呼吸道的反应性,刺激黏膜炎症反应,直接或间接地参与 ARDS 的病理过程。在大鼠静脉注射油酸复制 ARDS 模型中观察到,支气管肺泡液中 ET 浓度的增加可导致支气管平滑肌收缩、痉挛,ET 在 ARDS 的发生、发展中可能发挥重要作用。

肾小球的血管内皮细胞、上皮细胞及系膜细胞、肾小球球旁细胞、肾小管上皮均能合成 ET。给犬和大鼠静脉注射生理浓度的 ET-1 可使肾血管强烈收缩,血管阻力增加,造成肾血流量的减少;ET 还可收缩肾小球系膜细胞,使有效滤过面积减少。在大鼠的缺血性肾功能不全时观察到,肾缺血可加重 ET 所致的病理改变,导致肾功能减退,血肌酐和尿素氮升高;应用 ET 拮抗剂则可改善上述异常改变。在肾功能障碍等危重患者中也观察到,肾功能损伤严重时血浆 ET 浓度升高,而恢复期 ET 浓度下降。说明不同原因所致肾功能不全中均有 ET 的参与。

LPS、缺血缺氧、胆汁逆流等可使肝血窦内皮细胞释放 ET,从而引起肝损伤。在大鼠急性胰腺炎时发现 ET 的增加与胰腺的血流量呈负相关,提示 ET 可能参与了胰腺组织缺血缺氧过程,并加重胰腺损伤。另据报道,小肠缺血-再灌流后,血浆 ET 浓度显著增加;ET 抗血清可降低 ET 浓度,并对缺血-再灌注小肠有保护作用。这对于防治严重创伤、烧伤、休克后肠源性内毒素入血,从而改善脓毒症的全身反应、预防多脏器功能损伤具有重要意义。

DIC 是导致脓毒症终末状态的重要病理机制之一。据报道,DIC 患者血浆 ET 浓度升高,经抗凝和抗感染治疗后,在临床表现好转的同时,血浆 ET 浓度也恢复正常。因此,ET 释放与局部血管痉挛、微血栓形成及器官损伤密切相关,拮抗 ET 的作用可作为临床治疗休克、防治 MODS 等严重并发症的潜在手段之一。

三、生物蝶呤和新蝶呤

近年的研究揭示,生物蝶呤(主要为四氢生物蝶呤,tetrahydrobiopterin,BH_4)为 NOS 重要的辅因子,调控着细胞内 NO 的产生。LPS 和促炎细胞因子均可促使细胞内 BH_4 的生物合成显著增加。尽管 BH_4 的确切病理效应尚未完全明了,但我们最近的研究提示,它可能作为潜在"炎症因子"参与了脓毒性休克及 MODS 的病理生理过程。这一新认识可能有助于深化对严重感染后休克和多器官损害发病机制的理解,从而为其早期识别与干预途径提供新线索。本节主要讨论 BH_4 的生物学效应、调控机制及其在脓毒症和组织损害中的作用,并简要介绍 BH_4 合成抑制剂在脓毒症防治中的潜在意义。

(一) 生物蝶呤/新蝶呤的合成途径

众多资料表明,BH_4 的合成主要包括两条途径:从头合成(de novo synthetic pathway)和补救合成(salvage pathway)(图 7-13)。从头合成途径是以三磷酸鸟苷(GTP)为前体,首先经三磷酸鸟苷环水解酶Ⅰ(GTP-cyclohydrolase Ⅰ,GTP-CHⅠ)水解为 7,8-二氢三磷酸新蝶呤(7,8-dihydroneopterin triphosphate,NH_2TP)。在非灵长类动物和人的内皮细胞、平滑肌细胞等多数细胞中,NH_2TP 在 6-丙酮酰-四氢生物蝶呤合成酶(PHBH$_4$-S)和墨蝶呤还原酶的作用下转化为 BH_4。而人类的单核/巨噬细胞因缺乏 PHBH$_4$-S 生成新蝶呤(neopterin)。其中 GTP-CHⅠ为该途径的首要限速酶,LPS 和促炎细胞因子可诱导多种细胞内 GTP-CHⅠ mRNA 和蛋白质的表达。此外,细胞还可以墨蝶呤(septerin,SEP)为底物,在墨蝶呤还原酶和二氢叶酸还原酶的作用下,经补救途径生成 BH_4。

BH_4 是各型 NOS 重要的辅因子,可与 NOS 紧密结合,促进 NO 的合成与释放;失去 BH_4 将导致 NOS 不可逆性失活。体内、外试验表明,内毒素和促炎细胞因子可诱导多种细胞(如内皮细胞、平滑肌细胞、巨噬细胞和成纤维细胞等)产生大量的 BH_4,在调节细胞的生理与病

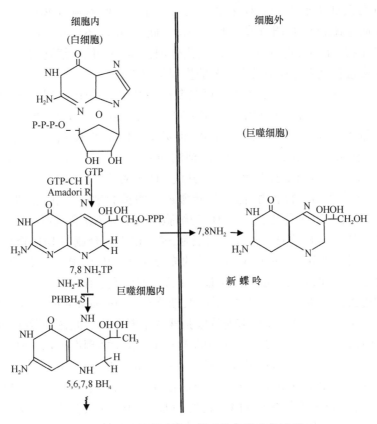

图 7-13　生物蝶呤和新蝶呤的生物合成过程

GTP,三磷酸鸟苷;GTP-CH I,三磷酸鸟苷环水解酶 I ;7,8 NH_2 TP,7,8 二氢新蝶呤三磷酸;NH_2-R,
7,8 二氢新蝶呤还原酶;PHBH$_4$-S,6-丙酮酰四氢生物蝶呤合成酶; 5,6,7,8-BH$_4$,5,6,7,8-四氢生物
蝶呤;7,8 NH_2,7,8-二氢新蝶呤;Amadori R,Amadori 反应

理反应中具有重要意义。研究证实,新蝶呤是反映体内淋巴细胞-巨噬细胞轴所介导的细胞
免疫状态的主要标志物,测定血清或体液中其改变有助于某些炎症性疾患的诊断,如细菌/
病毒性感染、自身免疫性疾病、肿瘤、器官移植排异反应等。

(二) 生物蝶呤的细胞生物学效应

1. 内皮细胞　生理状态下,内皮细胞通过钙/钙调素依赖型 NOS(ecNOS)持续产生少
量的 NO,借以调节血管的紧张性并维持正常血压。同时,内皮细胞合成一定量的 BH$_4$,作为
cNOS 重要的辅因子调节 NO 的合成与释放,但其作用需依赖内皮细胞的完整性。

有资料证实,缺血-再灌注可致内皮细胞损伤,细胞内 BH$_4$ 水平下降,进而 NO 介导的内
皮依赖性血管舒张作用受损,而加入外源性 BH$_4$ 可使这一现象逆转,提示 BH$_4$ 与维持血管
正常的舒张作用有关。体外试验进一步揭示,在不同条件下 cNOS 既可介导合成 NO,又可
产生超氧化物。当细胞内 BH$_4$ 缺乏时,内皮细胞 cNOS 功能障碍,可产生 H_2O_2,后者可与超
氧阴离子作用生成具有强大氧化活性的羟自由基(·OH),造成血管氧化损伤。因此,抑制
细胞内 BH$_4$ 的合成可使冠状动脉对钙离子载体 A23187 的舒张反应降低,而超氧离子的清

除剂——SOD 可恢复动脉对 A23187 的舒张反应。由此可见,细胞内 BH$_4$ 水平决定了 cNOS 是产生 NO 或是超氧化物,并调节着二者的平衡。此外,BH$_4$ 还可降低次黄嘌呤/黄嘌呤氧化酶产生超氧化物的能力,具有直接的抗氧化作用,能减少组织、细胞的氧化损伤。因此,BH$_4$ 在维持正常血管反应过程中具有重要的生理学意义。

另有实验显示,LPS 和促炎细胞因子可刺激内皮细胞中 GTP-CH I mRNA 及其蛋白质表达显著增高,通过上调内皮细胞内 BH$_4$ 水平间接调节 cNOS 生成 NO 的能力,进而使细胞内 cGMP 水平显著升高。此外,Gross 等证实,促炎细胞因子可诱导内皮细胞表达 iNOS,致 NO 过度生成。但 BH$_4$ 合成限速酶 GTP-CHI 抑制剂——2,4-二胺-6-羟基嘧啶(2,4-diamino-6-hydroxypyrimidine,DAHP)能抑制该酶活性并使 NO 合成减少。加入 SEP 经补救途径补充 BH$_4$ 则恢复 iNOS 产生 NO 的能力,而二氢叶酸还原酶抑制剂——甲氨蝶呤(methotrexate,MTX)又可完全消除 SEP 的作用,提示 BH$_4$ 为细胞因子诱导 NO 合成所必需。有资料证明,在 LPS 和促炎细胞因子刺激的人血管内皮细胞,90% 以上新合成的 BH$_4$ 释放至胞外,作用于邻近的血管平滑肌细胞,诱导其 iNOS 活性的充分表达。因此,BH$_4$ 可作为一种较稳定的内皮源性信使分子,在调节内皮依赖性血管舒张方面起着重要作用。

2. 平滑肌细胞　生理条件下,血管平滑肌细胞(smooth muscle cells,SMC)产生的 BH$_4$ 和 NO 极少,内皮细胞源性 NO 是调节血管紧张性的重要介质。但在脓毒症等病理状态时,LPS 和促炎细胞因子可刺激 SMC 产生大量的 NO,导致血管病理性扩张。BH$_4$ 作为 iNOS 重要的辅因子和变构调节剂,对 SMC 内 NO 的产生起着重要的调控作用。

与内皮细胞相似,BH$_4$ 为诱导 SMC 内 iNOS 活性所必需,调控着细胞内 NO 的合成与释放。有资料证实,在 LPS 及促炎细胞因子刺激 SMC 中,BH$_4$ 主要是经从头途径合成,补救途径仅生成少量的 BH$_4$。用 DAHP 和 MTX 同时抑制两条途径可完全消除细胞因子诱导 NO 的产生,提示细胞内 iNOS 活性与 BH$_4$ 密切相关。他们还发现,加入 SEP 后 SMC 内 NO 的生成更早、更快,说明 BH$_4$ 不仅促进 iNOS 活化,还可使其活性进一步增强。据此,提出 BH$_4$ 为细胞因子诱导 SMC 合成 NO 的限速分子。此外,BH$_4$ 使 iNOS mRNA 的半衰期延长,通过增强其 mRNA 的稳定性,从基因水平上调节 SMC 中 iNOS 的表达及其活性。

同样,以 LPS 刺激大鼠胸主动脉平滑肌细胞,绝大部分(94%)新合成的 BH$_4$ 释放至胞外,说明其不仅作为自身 iNOS 的辅因子,还可作用于邻近的组织和细胞。但 Walter 等研究表明,单独给予细胞因子或 LPS 刺激并不能使人脐静脉 SMC 释放的 BH$_4$ 明显增加,只有当细胞因子与 LPS 联合使用时,才可使 BH$_4$ 的释放增加 9～10 倍。造成上述差异的原因可能是不同物种对刺激的反应性不同,也可能是由实验条件的差异所致。

值得提出的是,SMC 中 BH$_4$ 除作为 iNOS 的重要辅因子外,还可调节环氧化酶 II(COX II)的表达。而 COX II 的产物——前列腺素可影响 iNOS 的作用,两条途径作用密切相关,相辅相成,共同调机体内环境的平衡。

3. 单核/巨噬细胞　单核/巨噬细胞内的 NOS 为钙/钙调素非依赖性,生理条件下并不表达,但可被 LPS 和促炎细胞因子所诱导。一旦活化,其活性可持续数小时,甚至数天。因此,活化的巨噬细胞产生 NO 的能力比内皮细胞高数百倍。

在巨噬细胞中,LPS 和促炎细胞因子诱导的 iNOS 首先是以无活性的单体形式存在,BH$_4$ 结合可促其形成具有活性的二聚体并维持其结构的稳定性,提高其与 L-精氨酸的亲和力。BH$_4$ 缺陷将导致 iNOS 活性丧失,巨噬细胞内 NO 的产生直接依赖于胞质内 BH$_4$ 的浓度。但 Sakai 等指出,使大鼠巨噬细胞内由细胞因子诱导的 BH_4 水平降低 90% 仍不能显著改变 iNOS 的活性;只有当 BH_4 减少 99% 以上时,NO 的合成才会受到明显抑制。由此可见,巨噬细胞内的 BH_4 是 iNOS 活性所必需,但仅需其中很小部分即可使 iNOS 充分活化。而人类单核/巨噬细胞缺乏 BH_4,LPS/IFN-γ 虽然能刺激巨噬细胞内 iNOS mRNA 和蛋白质表达增加,但其活性很低,只能产生极少量的 NO。此外,在大鼠肺泡巨噬细胞的体外观察中,加入 SEP 和外源性 BH_4 反而抑制 NOS 的活性及 NO 的产生,而且该效应与加入试剂的浓度呈正相关。此结果与以往的研究不符,可能是由于不同类型的细胞内 GTP-CH I 水平不同,或是存在该酶的异构体,导致细胞对药物的反应性不同。

上述诸多资料表明,BH_4 作为各型 NOS 重要的辅因子在调节机体的病理、生理反应中具有重要意义。一方面,它通过氧化-还原反应和变构效应调节 NOS 的活性,提高其与 L-精氨酸的亲和力,催化 NO 的生成;另一方面,还可增强 NOS mRNA 的稳定性上调该酶的表达。此外,BH_4 与 NOS 结合可防止 NO 对该酶的负反馈抑制作用。我们在多种大鼠脓毒症模型证实,LPS 攻击可致动物心、肺、肾、脾、脑和肾上腺等组织内 BH_4 水平迅速升高,并与 iNOS 活性的增加平行,提示它与脓毒症的发生与发展密切相关。

(三) 脓毒症时生物蝶呤合成的调控机制

大量研究揭示,BH_4 在脓毒症的发病过程中具有重要调节作用。同时,其自身的合成与释放也受多种因素的影响,但其确切机制尚未十分明了。体内、外试验表明,LPS 和细胞因子对 BH_4 的合成与释放起着重要的调节作用。此外,细胞的氧化-还原状态等因素也影响着 BH_4 的生成及其生物学效应。

1. 细胞因子对 BH_4 的调控作用 在脓毒症的发病过程中,机体产生大量促炎细胞因子(如 IFN-γ、TNF-α 和 IL-1 等)引起炎症反应,抵抗感染和组织损伤。当炎症反应发展到一定阶段时,机体又产生大量的抗炎细胞因子(如 IL-4、IL-10 和 TGF-β 等)与促炎细胞因子相抗衡,以恢复机体的免疫稳态。其中促炎细胞因子诱导细胞内 BH_4 的大量合成,而抗炎细胞因子则抑制 BH_4 的产生。

众多资料表明,IFN-γ、IL-1 和 TNF-α 均可诱导多种细胞内 GTP-CH I mRNA 显著升高。而 NF-κB 的抑制剂——二硫代氨基甲酸酯吡咯烷(pyrrolidine dithiocarbamate,PDTC)则抑制细胞因子介导的 BH_4 合成。Smith 等发现,在 GTP-CH I 基因上具有与 NF-κB 结合的序列,说明细胞因子可在转录水平对 BH_4 的生物合成进行调控。但也不排除其增强 GTP-CH I mRNA 的稳定性,进而提高酶蛋白合成效率的可能性。另据报道,IFN-γ 或 TNF-α 刺激使细胞内 GTP-CH I 的活性升高 100 倍,但 6-丙酮酰-四氢生物蝶呤合成酶和墨蝶呤还原酶的活性无明显改变,提示细胞因子介导 BH_4 合成主要是通过从头途径进行。细胞因子的联合应用将使 BH_4 的合成进一步提高。此外,细胞因子可促进内皮细胞和平滑肌细胞内新合成 BH_4 的释放,作为快速调节 NOS 活性的"信使分子"作用于邻近组织和细胞。然而,也有人指出,IFN-γ 单独作用并不能使大鼠主动脉平滑肌细胞 BH_4 的合成明显增加,但它可与 LPS 协同作用,使 LPS 诱导 BH_4 合成的能力增加一倍。

2. 内毒素的作用 与促炎细胞因子相似,LPS 刺激能增强 GTP-CH I 活性,并经 NF-κB 共同途径在转录水平上调 BH_4 的生物合成。体外试验显示,1 μg/ml 的 LPS 即可使人静脉内皮细胞中 GTP-CH I 活性增加 13 倍。动物实验亦表明,LPS 直接诱导体内 BH_4 的合成,若在 LPS 攻击的同时给予 DAHP 则可显著抑制 BH_4 的产生。除此之外,它还通过刺激机体产生 IFN-γ 和 TNF-α 间接介导细胞内 BH_4 的产生,并与细胞因子具有协同效应。但也有人指出,LPS 与细胞因子联合应用时,对 GTP-CH I 活性的影响仅为一种叠加作用,并不能像 TNF-α 那样显著增强 IFN-γ 诱导 BH_4 合成的能力。

3. 其他因素的影响 除 LPS 及细胞因子外,BH_4 的合成还可受到激素和 cAMP 等多种因素的调控。其中卵泡刺激素(follicle-stimulating hormone,FSH)可诱导卵泡细胞 GTP-CH I mRNA 表达上调,促进 BH_4 的生物合成,在防止卵泡闭锁方面起着重要作用;而糖皮质激素抑制 BH_4 的产生。Smith 等还发现,在大鼠 GTP-CH I 基因的启动子上包含有 cAMP 的反应元件,增加细胞内 cAMP 可导致 GTP-CH I mRNA 水平升高。因此细胞内的第二信使分子 cAMP 在调节 GTP-CH I 基因表达和 BH_4 的生物合成中具有一定作用。当然,BH_4 的合成还有赖于细胞内正常的氧化-还原状态,当细胞受损致胞内 H_2O_2 和氧自由基增多时,可抑制 BH_4 的再循环及其生物学效应。

上述分析表明,BH_4 的合成可受到体内、外众多因素的调控。它与 NO、前列腺素等介质的生物学效应相互影响,交织成复杂的网络系统,共同调节着机体的免疫稳态,参与了脓毒症的发生、发展过程。有鉴于此,调节体内 BH_4 的合成与释放在脓毒症的防治方面可能具有一定意义。

(四)生物蝶呤在脓毒性休克和 MODS 发病中的作用

虽然许多资料揭示,BH_4/新蝶呤作为体内反映细胞免疫系统激活程度的敏感指标可用于辅助诊断感染并发症,但其确切病理生理效应并不清楚。由于 BH_4 与机体 NO 的诱生密切相关,而 NO 是诱发脓毒症时低血压和血流动力学紊乱的重要介质。因此,我们推测作为介导 NO 合成的重要辅因子——BH_4 可能参与了脓毒性休克和 MODS 的病理生理过程。

系列实验研究证实,严重腹腔感染和内毒素休克动物肝、肺、肾、肠等组织 BH_4 含量均明显增多;同时,不同组织 BH_4 合成的首要限速酶 GTP-CH I 基因表达亦显著增强,其变化趋势与 BH_4 基本相似。表明细菌感染和内毒素攻击可诱导多种组织 GTP-CH I mRNA 的表达及促进 BH_4 的合成与释放(表 7-6 和表 7-7)。体外观察显示,LPS 可刺激多种细胞中 GTP-CHI 基因表达和 BH_4 产生增多,进而诱导 iNOS 基因表达。进一步分析发现,内毒素休克动物组织 BH_4 含量分别与反映相应器官损害的功能指标呈显著正相关。并且早期给予内毒素拮抗剂可不同程度地降低不同组织 BH_4 及其合成限速酶的基因转录水平,同时有效地减轻急性肝、肾功能障碍及肠黏膜通透屏障损害。结果证实,BH_4 参与了脓毒症的病理生理过程,它在介导内毒素诱发 MODS 中可能具有一定的意义。

表 7-6　内毒素休克大鼠组织生物蝶呤含量的变化($nmol/g$ 蛋白,$\bar{x} \pm s$)

组别	肝		肾		肠	
	4 小时	8 小时	4 小时	8 小时	4 小时	8 小时
正常对照组	7.62±1.85		1.62±0.29		0.63±0.17	
内毒素休克组	9.37±3.54	11.81±3.46*	2.83±1.18*	5.67±2.93**	1.78±0.56**	1.63±0.34**
内毒素拮抗组	8.45±2.11	6.98±3.72#	1.36±0.39##	2.06±0.48###*	0.85±0.22##	1.15±0.43*

注:与对照组比较,* $P<0.05$,** $P<0.01$;与内毒素休克组比,#$P<0.05$,##$P<0.01$。

表 7-7　内毒素休克后组织 GTP-CH I mRNA 相对量变化（%，$\bar{x}\pm s$）

组别	肝		肾		肠	
	4 小时	8 小时	4 小时	8 小时	4 小时	8 小时
正常对照组	100±9		100±17		100±12	
内毒素休克组	249±48**	205±72**	376±143**	681±164**	159±58*	237±120**
内毒素拮抗组	161±68*#	125±28#	213±51***#	258±65***##	169±87	92±24##

注：与对照组比较，*P<0.05，**P<0.01；与内毒素休克组比较，#P<0.05，##P<0.01。

　　临床资料表明，金黄色葡萄球菌是 ICU 感染中最常见的病原菌之一。由于其致病因素复杂、耐药性强，特别是近几年耐万古霉素金黄色葡萄球菌的出现，已使金黄色葡萄球菌感染的防治成为危重症医学面临的棘手问题之一。为了进一步了解 BH_4 在革兰阳性菌感染致病中的变化特点及普遍意义，我们采用大鼠烧伤后金黄色葡萄球菌攻击致 MODS 模型对此进行了初步观察，并探讨了 BH_4 产生与多器官功能损害的关系。结果显示，烫伤后金黄色葡萄球菌感染可导致动物心、肝、肺、肾组织 GTP-CH I 基因表达明显升高，伤后 24 小时仍持续于较高水平。与之相应，肝、肺、肾组织 BH_4 的产生亦显著增加。烫伤后金黄色葡萄球菌感染可造成动物心、肝、肺、肾功能明显受损，相关分析表明，心肌 GTP-CH I mRNA 表达和肾组织 BH_4 含量分别与血清心肌型肌酸肌酶同工酶和肌酐水平呈显著正相关。此外，采用 GTP-CH I 合成抑制剂 DAHP 进行早期干预不仅可显著抑制组织 GTP-CH I 基因表达，BH_4 的产生亦明显受抑，iNOS 表达及 NO 产生显著下降，动物预后趋于改善，从而证实了金黄色葡萄球菌脓毒症时 GTP-CH I 在 BH_4 合成中的关键作用（表 7-8 和表 7-9）。体外观察表明，金黄色葡萄球菌细胞壁成分脂磷壁酸可刺激单核/巨噬细胞内 BH_4 大量生成，并与 GTP-CH I mRNA 表达的增加有直接联系。由此可见，严重创伤后金黄色葡萄球菌感染诱导体内不同组织 GTP-CHI广泛表达，BH_4 在介导多器官损害和循环衰竭中可能具有重要作用。

表 7-8　DAHP 对烫伤脓毒症大鼠组织 BH_4 水平的影响（$\bar{x}\pm s_{\bar{x}}$，ng/g 蛋白）

器官	NC	烫伤组	烫伤脓毒症组		DAHP 拮抗组	
			2 小时	6 小时	2 小时	6 小时
肝脏	4.732±0.751	5.495±0.734	7.305±0.816*	6.093±0.895	3.270±0.379##	2.844±0.523#
肾脏	1.000±0.104	1.284±0.247	1.672±0.095*	1.871±0.233**	1.941±0.260	1.064±0.199#
肺脏	0.757±0.165	1.000±0.283	1.141±0.367	1.460±0.220*	1.344±0.375	0.714±0.173#

注：与正常对照组（NC）相比，*P<0.05，**P<0.01；与烫伤脓毒症组相比，#P<0.05，##P<0.01。

表 7-9　DAHP 对烫伤脓毒症大鼠组织 NO 水平的影响（$\bar{x}\pm s_{\bar{x}}$，nmol/mg 蛋白）

器官	NC	烫伤组	烫伤脓毒症组		DAHP 拮抗组	
			2 小时	6 小时	2 小时	6 小时
肝脏	2.226±0.166	2.240±0.192	3.094±0.370	4.289±0.466**	2.848±0.258	2.733±0.234#
肾脏	6.108±0.500	5.990±0.411	7.185±0.227	7.252±0.686	6.294±0.301	6.108±0.883
肺脏	4.874±0.245	4.566±0.217	5.618±0.475	7.271±0.626**	4.107±0.525	4.461±0.046##

注：与正常对照组（NC）相比，*P<0.05，**P<0.01；与烫伤脓毒症组相比，#P<0.05，##P<0.01。

（五）生物蝶呤参与脓毒症发病的可能机制

BH_4 介导脓毒症时组织损伤效应的确切机制尚不清楚,可能与下列因素有关:其一, BH_4 为 iNOS 的重要辅因子,可促进 NO 的不断合成、释放。这样,组织 NO 的大量诱生与释放可加重内/外毒素攻击后的血流动力学障碍、细胞毒性作用和局部组织损伤。其二,体外试验显示, BH_4/新蝶呤与内毒素在诱导 iNOS 基因表达及促进 TNF-α 等炎症介质产生方面具有协同效应,从而可能造成广泛的炎症反应。其三,在动物脓毒性休克模型中,采用 GTP-CH I 抑制剂或 BH_4 竞争性抑制剂可有效拮抗低血压,提高组织微循环灌注。

既然 BH_4 通过调节 NO 的合成和释放参与了感染的发病过程,那么深入探讨 BH_4 调控 NO 合成的分子基础无疑将为进一步揭示脓毒性休克和 MODS 的发生机制开拓新的研究领域,并为适度调节体内 NO 的诱生及早期防治感染并发症开辟新的途径。既往关于 BH_4 调控 NO 合成的研究主要集中在"iNOS 的辅因子"方面,认为 BH_4 通过调节 iNOS 的活性,从而促进 NO 的生成;失去 BH_4 则导致 NOS 不可逆失活。我们的实验结果表明, BH_4 合成抑制剂不仅可抑制多种组织 iNOS 的活性,而且还显著下调 iNOS mRNA 表达,提示 BH_4 可能还在转录水平促进 iNOS 合成。新近的研究证实, BH_4 在血管平滑肌细胞中可诱导 iNOS 基因表达,并促进 NF-κB 中转录因子亚单位由胞质移位至胞核。进一步观察发现, BH_4 与内毒素在诱导 iNOS mRNA 表达方面具有协调效应。此外, BH_4 还可增强 iNOS mRNA 的稳定性,从而上调该酶的表达。上述结果表明, BH_4 不仅可调节 iNOS 活性,本身还可作为"炎性"刺激物诱导 iNOS 的合成。

目前有关脓毒性休克和 MODS 时 BH_4 诱生 iNOS 的信号转导通路尚不清楚,我们初步观察了烫伤脓毒症时 BH_4 对 p38 MAPK 通路的影响。蛋白印迹分析显示,正常组织 p38 MAPK 总蛋白表达较为丰富,但磷酸化 p38 蛋白水平很低。严重烫伤脓毒症后组织 p38 总蛋白水平无明显变化,而肝、肺、肾组织磷酸化 p38 水平伤后 2 小时即明显升高,并持续至伤后 12~24 小时。采用 GTP-CH I 抑制剂——DAHP 早期干预可显著降低血浆及各组织中 BH_4 的产生。同时,烫伤脓毒症后 2 和 6 小时,DAHP 处理组肝组织磷酸化 p38 水平明显低于未拮抗组。上述结果表明,烫伤脓毒症时 BH_4 与 p38 MAPK 的激活密切相关。由于 MAPK 是介导 iNOS 诱生的重要信号转导途径,并且 MODS 时 BH_4 可在基因和蛋白表达双重水平调控 iNOS 的表达及酶活性,因此有理由推测, BH_4 极可能通过激活 MAPK 信号转导通路,进而介导 iNOS 活化及 NO 的大量合成与释放。

我们进一步采用大鼠内毒素休克模型,观察动物肝、肺、肾等主要脏器 BH_4/NO 系统表达的组织分布特点和 NF-κB 活化规律,分别采用 ERK、JNK、p38 MAPK 信号转导通路抑制剂 PD98059、curcumin、SB203580 从不同环节阻断 MAPK 信号转导通路,观察它们对内毒素休克大鼠生物蝶呤/NO 系统的影响,从新的角度探索内毒素休克时 MAPK、NF-κB 通路对 BH_4 诱生 NO 的调控作用及其与多器官功能损害的关系。结果显示,抑制 MAPK 信号通路可不同程度地抑制 BH_4 诱导的 iNOS 基因表达以及 NO 过度产生。因此,MAPK 信号转导通路参与了内毒素休克时 BH_4 诱生 NO 过程,在脓毒性休克的发生、发展中可能具有重要调节作用。另一方面,内毒素休克时抑制 MAPK 通路能在一定程度上影响 NF-κB 通路的活化,表明 MAPK 与 NF-κB 通路间可能存在着某种交汇作用,共同参与了 BH_4 诱生 NO 的调控过程。有鉴于此,深入探索及认识严重脓毒症时 iNOS 诱生的分子调控机制,对推动其发病机制的研究深入到基因调控水平具有积极作用,并可能为临床上治疗 MODS 提供新的思路。

（六）新蝶呤与脓毒症的关系及其预警价值

近 20 年来,众多研究表明,新蝶呤与机体细胞免疫反应密切相关,并在炎症性疾病、免疫相关性疾病、肿瘤及器官移植患者的血清和尿液中均发现新蝶呤水平明显升高。至 20 世纪 90 年代,人们对新蝶呤的认识不断深入,特别是有关急性损伤后新蝶呤的变化及其与脓毒症、脓毒性休克及 MODS 的关系等问题,受到了人们的普遍关注。

1. 新蝶呤合成的调控机制　虽然许多资料揭示严重烧伤、创伤、大手术等合并感染并发症患者循环中新蝶呤水平明显升高,但其体内合成、释放的调控机制尚未完全明了。根据体内外试验,目前认为新蝶呤的产生主要包括以下几条途径:①IFN-γ 激活单核/巨噬细胞系统;②内毒素直接作用于巨噬细胞;③IFN-γ 和内毒素作用于内皮细胞;④急性组织损伤后同种抗原或变性蛋白质对细胞免疫系统的直接刺激。此外,IL-2 及其他细胞因子对新蝶呤的产生也具有间接调节作用。

（1）IFN-γ 与细胞因子的作用:有人观察到 IFN-γ 或 IFN-γ 和 TNF-α 协同刺激单核/巨噬细胞可合成新蝶呤,其诱导新蝶呤生物合成的生化基础是增加 GPT-CH I 活性。另据报道,外周血单个核细胞（PBMC）经 IFN-γ 刺激后可产生新蝶呤;而 IL-1α、IL-1β、IL-6 则不能直接刺激新蝶呤的生物合成。但在 PBMC 培养上清液用 IL-1α、IL-1β、IL-2、IL-6 等刺激均可促进新蝶呤的产生。在上述细胞因子中,只有 IL-2 激活 PBMC 产生明显的 IFN-γ,从而诱导新蝶呤产生。

除单核/巨噬细胞外,内皮细胞也是体内产生新蝶呤的重要来源。分别采用 IFN-γ、IL-1、IL-2、IL-6、TNF-α、GM-CSF 等刺激人脐静脉内皮细胞,结果发现只有 IFN-γ 诱导新蝶呤释放,且呈剂量依赖性,而其他细胞因子对新蝶呤的产生没有直接影响。提示不仅仅单核/巨噬细胞可以合成新蝶呤,内皮细胞也可以产生。有人认为,新蝶呤作为内皮细胞激活的重要产物之一,能间接反映体内内皮细胞活化程度。这样,测定新蝶呤可能有助于预测脓毒性休克的发生。

（2）内毒素的作用:许多体外试验证明,内毒素和 IFN-γ 可诱导巨噬细胞产生新蝶呤。内毒素可直接激活巨噬细胞产生新蝶呤,且其作用不依赖于 IFN-α 和 IFN-γ。另据报道,内毒素通过刺激 PBMC 产生淋巴因子（如 IFN-γ）而间接介导新蝶呤的产生。此外,内毒素还通过非 T 细胞机制刺激小鼠产生 IFN-γ。但有资料显示,内毒素刺激后正常人体内 IFN-γ含量并未明显增加。因此,内毒素诱导新蝶呤产生的机制可能包括多个方面,其中内毒素的直接效应具有重要作用。

据报道,正常人注射内毒素后 6 小时内循环新蝶呤水平无明显变化,24 小时后可达正常的 2~4 倍;部分至 48 小时新蝶呤水平仍维持较高值。结果表明,人体注射内毒素后新蝶呤升高延迟,可能与内毒素引起内源性介质释放有关。有人通过狒狒的脓毒症模型观察了单核/巨噬细胞激活后新蝶呤和 TNF-α 的变化规律。结果显示:内毒素和 TNF-α在大肠杆菌攻击后 2 小时迅速达峰值,4~10 小时内则降至正常范围;而新蝶呤 10~24 小时内稳定上升,逐渐达到峰值,并维持 1 周左右。该资料中新蝶呤升高较晚可能与下列因素有关:①新蝶呤产生的较强的诱导剂——IFN-γ 出现较迟;②催化 BH₄ 合成的关键酶——GPT-CH I 产生迟缓。结果还提示,脓毒症狒狒新蝶呤的变化较 TNF-α 变化更明显、更稳定、更持久,因此它能更好地反映脓毒症的病理过程。

2. 新蝶呤的生物学效应 虽然许多资料揭示,新蝶呤作为体内反映淋巴细胞-巨噬细胞轴所介导的细胞免疫系统激活程度的敏感指标可用于辅助诊断感染并发症,但其确切生物学效应尚不清楚。近年来,新蝶呤在机体免疫、炎症反应中的作用日益引起人们的重视。体外观察初步揭示,BH_4 为 iNOS 的重要辅助因子,可促进 NO 合成与释放,介导细胞毒性作用与组织损伤;较高浓度的二氢新蝶呤可上调 TNF-α 诱导的 T 细胞凋亡过程,从而可能导致机体细胞免疫功能严重受损。

据报道,LPS 可同时诱导血管平滑肌中 NOS 和 GPT-CH Ⅰ 两种基因的表达,引起 NO 和 BH_4 合成增加。其作用机制可能与细胞内核调节因子 NF-κB 的激活有关。同样,新蝶呤在血管平滑肌细胞中可诱导 iNOS 的基因表达,并促进 NF-κB 中转录因子亚单位由胞质移位至胞核。进一步研究发现,新蝶呤与 LPS 在诱导 iNOS mRNA 表达方面具有协同效应。此外,在大鼠内毒素休克模型中,采用 GPT-CH Ⅰ 抑制剂不仅降低了 BH_4 的水平,还可减少组织中 NO 的产生。尤为重要的是,抑制 BH_4 合成可有效拮抗 LPS 诱发的低血压,提示抑制 BH_4 可能有助于脓毒性休克的防治。

Baier-Bitterlich 等发现新蝶呤和 7,8-二氢新蝶呤对 TNF-α 介导的细胞凋亡具有一定的影响。结果表明,低浓度的 7,8-二氢新蝶呤能抑制细胞凋亡过程,但较高浓度则显著促进 TNF-α 介导的 T 细胞凋亡,其机制可能与过量氧自由基诱生有关。初步研究提示,较高浓度的 7,8-二氢新蝶呤诱导 T 细胞的凋亡,这对于促进机体细胞免疫功能异常的发生可能有重要意义。

3. 新蝶呤的临床预警意义 外科危重患者,尤其是严重多发性创伤及重度烧伤患者极易发生感染,并发脓毒症甚至脓毒性休克。一组临床资料显示,48 例创伤后肺损伤及并发脓毒症患者,无论是否伴有 ARDS,所有脓毒症者血清新蝶呤水平均明显升高,最大值为伤前水平的 30 倍。其原因可能系创伤后感染引起 IFN-γ 释放,从而诱导巨噬细胞大量产生新蝶呤。同样,有人提出监测血浆新蝶呤的改变有助于大手术及创伤后危重患者并发脓毒症的早期诊断,而且对其预后判断具有一定的参考价值。

通过观察 39 例严重烧伤患者,发现所有患者循环新蝶呤水平呈增高趋势。体外试验表明,脓毒症和非脓毒症组新蝶呤含量存在显著差异,均高于正常水平。同时,体内多种因素可以引起新蝶呤的释放,包括 IFN-γ、TNF-α、LPS、IL-2 等。其中 IFN-γ 在细胞介导免疫反应过程中起关键作用,IL-2 对 IFN-γ 具有一定的调节作用。我们对 35 例大面积烧伤伤员进行前瞻性研究,结果显示伤后 3 天患者血清新蝶呤水平开始升高,但其升高程度与烧伤面积无显著相关;严重烧伤后 2 周,并发脓毒症者新蝶呤水平明显高于无脓毒症者,且伤后 14~21 天内毒素血症组循环内毒素与新蝶呤水平呈显著正相关(表 7-10)。

表 7-10　烧伤后脓毒症、非脓毒症患者血清新蝶呤水平比较($nmol/L, \bar{x} \pm s$)

组别	n	伤后时间(天)					
		1	3	7	14	21	28
脓毒症组	15	9.8±3.5	15.8±7.3	40.3±21.1	41.7±19.8**	54.6±25.5	35.7±21.4*
非脓毒症组	20	11.2±4.1	13.6±6.5	24.9±10.8	14.3±5.8	28.5±15.6	10.2±8.8

注:与非脓毒症组比较,* $P<0.05$,** $P<0.01$。

临床资料表明,脓毒性休克是严重创伤后较为常见的感染并发症,其死亡率高达70%。早期诊断是防治该并发症的关键,最近的研究提示,新蝶呤作为辅助指标可能对脓毒性休克的发生具有预警意义。有学者采用多元回归分析的方法,探讨了不同检测指标对ICU患者脓毒并发症的临床预警价值。结果显示,24小时内有休克倾向者血清新蝶呤和sIL-2受体水平明显改变,其中以前者变化尤为明显。这样,循环新蝶呤和sIL-2受体对患者发生脓毒性休克具有显著的预测意义。

尽管多数学者认为新蝶呤能较好地反映临床脓毒症的病理过程,但是亦有人持相反观点。Balogh等的研究提示,烧伤患者血清新蝶呤水平升高与菌血症的出现无关。因此,新蝶呤对烧伤脓毒症诊断的临床价值可能不大。产生上述差异的原因尚不清楚,可能与损伤程度、观察时间及病例选择等多种因素有关,其确切的临床意义仍值得深入探讨。众多研究提示,创伤早期新蝶呤的合成、释放可能主要是由于急性组织损伤后同种抗原或变性蛋白质等对细胞免疫系统的直接刺激作用所致;其持续、显著地升高则与脓毒症或脓毒性休克的发生与发展密切相关。

(七) 生物蝶呤合成抑制剂在脓毒症防治中的作用

在不同条件下,NO可表现出细胞保护和细胞毒性的双重作用。生理状态下,由内皮细胞产生的NO在维持血管紧张性和正常血压方面具有调节功能,并可抑制血小板聚集和中性粒细胞黏附。而由iNOS介导产生的过量NO则是引起休克和MODS发生的重要机制。有鉴于此,人们设想抑制NO的过度合成与释放可能有助于脓毒并发症的防治。然而,临床试验表明,采用非选择性NOS的抑制剂虽能逆转脓毒症患者的低血压,但生存率并未能明显提高,甚至还可加重动物肝、小肠及微血管的损伤。特别是在革兰阳性菌感染的过程中,NO介导的单核/巨噬细胞和中性粒细胞的细胞内杀菌功能对革兰阳性菌的杀灭和清除更为重要,因此过分抑制iNOS的活性也会导致病情进一步恶化。

体外试验表明,抑制NOS的辅因子——BH_4可在一定程度上抑制NO的产生,既可减轻NO对机体的损害作用,又可维持其对微血管系统的保护作用。例如,DAHP通过降低细胞内BH_4的水平限制iNOS的活性,抑制NO过量生成。而内皮细胞持续分泌的少量BH_4可与cNOS紧密结合,故该抑制剂对cNOS的功能不会产生急性抑制,不影响细胞内NO的基础水平。有鉴于此,调节细胞内BH_4的合成过程,可能为防止脓毒性休克和MODS等严重并发症的发生与发展开辟新的途径。

动物实验表明,早期给予DAHP不仅可有效抑制GTP-CH I基因表达和BH_4的产生,iNOS mRNA表达和NO生成亦明显受抑,初步提示BH_4可能在基因和蛋白表达的双重水平上调控着iNOS的表达及酶活性,NO的产生直接有赖于细胞内BH_4的浓度。我们的研究结果进一步显示,DAHP处理后随着BH_4和NO的生成减少,动物早期死亡率也有所降低,从而初步证实了在脓毒症早期给予DAHP将有助于改善严重感染并发症的预后。

值得一提的是,BH_4系体内GTP的代谢产物,采用DAHP抑制GTP-CHI活性还可能造成细胞内GTP积累,进而影响GTP结合蛋白(G蛋白)的活性。现已证明,G蛋白广泛存在于细胞膜上,是细胞受体和效应酶之间跨膜信号转导的重要调节蛋白。特别是近年发现的小GTP结合蛋白——Ras超家族,在调节NF-κB、NF-AT和AP-1等核转录因子活性方面具有重要意义。而这些核因子的活化又是TNF-α、IFN-γ等产生的最后共同途径。我们的结果证实,

DAHP 早期处理后动物心、肝、肺、肾中 TNF-α mRNA 的表达均有不同程度下调,同时循环中 TNF-α 的释放显著减少。由此看来,DAHP 不仅能抑制 NO 的产生,还可能在信号转导水平上干扰 TNF-α 等炎症介质的合成,因此在 MODS 的防治中具有潜在的应用价值。需要说明的是,目前针对 BH₄ 进行调理的研究尚处于探索阶段,许多问题尚需要深入探讨与解决,关于 BH₄ 合成抑制剂的确切干预效果及其临床应用价值仍有待验证。

（吕　艺　姚咏明）

参 考 文 献

贲道峰,夏照帆,刘志国,等.2000. 维拉帕米减敏巨噬细胞机制研究. 中国危重病急救医学,12:328~330

董宁,姚咏明,于燕,等.2011. 内毒素增敏系统与严重烧伤脓毒症的关系及其临床意义. 解放军医学杂志,36:21~23

黄立锋,姚凤华,姚咏明,等.2010. 烫伤大鼠脾脏高迁移率族蛋白 B1 表达对调节性 T 细胞免疫功能的影响. 中华烧伤杂志,26:104~108

黄立锋,姚咏明,盛志勇.2007. 内皮素与脓毒症和多器官损害的研究进展. 中国急救复苏与灾害医学杂志,2:433~436

李红云,姚咏明,董宁,等.2003. 烫伤后金黄色葡萄球菌脓毒症大鼠 Toll 样受体 2 基因表达及其信号机制的研究. 解放军医学杂志,28:200~202

李红云,姚咏明,施志国,等.2003. 生物蝶呤对烫伤脓毒症大鼠一氧化氮合成的影响. 中华急诊医学杂志,12:164~166

林丽,唐朝枢,袁文俊.2003. 血管内皮的保护策略. 国外医学·生理病理科学与临床,23:334~337

刘辉,姚咏明,于燕,等.2006. 信号转导及转导激活子 1 和 3 抑制剂对高迁移率族蛋白 B1 诱导巨噬细胞合成肿瘤坏死因子 α 的影响. 中华外科杂志,44:193~197

刘颖斌.1997. 内皮素与多器官衰竭. 中国危重病急救医学,9:762~764

吕艺,盛志勇,黎君友,等.1998. 肠缺血-再灌注损伤对中性粒细胞和内皮细胞黏附分子表达的影响及其与脏器损伤的关系. 中国危重病急救医学,10:592~596

裴雪涛.1995. Integrins 介导的细胞信息传递. 生理科学进展,26:53~56

曲彦,刘成玉,毕俏杰,等.2000. 创伤后多脏器功能衰竭患者细胞黏附分子和补体激活成分水平的变化及意义. 中国危重病急救医学,12:473~475

王晓辉,颜光涛,郝秀华,等.2003. 转染反义磷脂酶 A₂ 寡核苷酸抑制 LPS 诱导 HeLa 细胞分泌 IL-1β 和 IL-6. 中国免疫学杂志,19:299~301

王晓辉,颜光涛.2003. 磷脂酶 A₂ 的研究进展. 标记免疫分析及临床,10:33~36

王寅,朱再明,刘彦.1998. 具有抗炎、抗过敏活性磷脂酶抑制剂的研究进展. 化学进展,10:297~304

胥彩林 姚咏明,姚凤华,等.2005. 细胞外信号调节激酶在内毒素休克大鼠生物蝶呤诱生中的作用机制探讨. 中华外科杂志,43:1127~1131

胥彩林,姚咏明,于燕,等.2003. 生物蝶呤对内毒素休克大鼠肺组织核因子-κB 活化的影响及意义. 中华急诊医学杂志,12:667~669

杨红明,柴家科,郭振荣,等.2001. 综合治疗手段进步促进烧伤创面愈合. 中国危重病急救医学,13:436~437

杨红明,柴家科,盛志勇,等.2000. 严重烧伤延迟复苏后多器官功能障碍综合征的早期防治. 中国危重病急救医学,12:610~612

杨红明,郭振荣,盛志勇,等.1994. 氧自由基损伤在烫伤大鼠延迟复苏后肠道细菌和内毒素移位中作用. 中华医学杂志,74:552~555

杨红明,郭振荣,盛志勇,等.1995. 烧伤延迟复苏后氧自由基损伤及与内毒素血症关系探讨. 中华创伤杂志,11:158~160

杨红明,盛志勇,郭振荣,等.1995. 严重烫伤大鼠延迟复苏后多器官损伤机制中和氧自由基作用. 中华整形烧伤杂志,11:106~111

姚咏明,程明华,姚胜,等.2004. 细胞外信号调节激酶抑制剂对烫伤脓毒症大鼠肿瘤坏死因子-α 表达的影响及意义. 中华外科杂志,42:391~395

姚咏明,黎沾良. 2000. 脓毒性休克与细胞因子. 中国实用外科杂志,20:433~435

姚咏明,林洪远. 2008. 高迁移率族蛋白 B1 在创伤免疫功能紊乱中的作用及其调节机制. 中国危重病急救医学,20:513~515

姚咏明,栾樱译. 2011. 提高对创伤感染及其并发症的认识. 临床急诊杂志,12:361~364

姚咏明,盛志勇. 2003. 我国创伤脓毒症基础研究新进展. 中华创伤杂志,19:9~12

姚咏明,姚凤华,彭志齐,等. 2006. 内毒素休克大鼠生物蝶呤改变及其与多器官损害的关系. 中华急诊医学杂志,15:295~299

姚咏明,姚胜,陈劲松,等. 2004. NF-κB 抑制剂对烫伤脓毒症大鼠炎/抗炎细胞因子表达的影响. 解放军医学杂志,29:33~35

姚咏明. 2002. 多器官功能障碍综合征发病机制新认识:生物蝶呤和新蝶呤. 中华老年多器官疾病杂志,1:65~69

姚咏明. 2009. 创伤脓毒症发病机制新认识——"晚期"介质高迁移率族蛋白 B1 的作用. 中国急救医学,29:678~680

赵洪强,李为民,姚咏明. 2012. 细胞因子白细胞介素-35 研究进展. 感染、炎症、修复,13:50~52

Aicher A,Heeschen C,Mildner-Rihm C,et al. 2003. Essential role of endothelial nitric oxide synthase for mobilization of stem and progenitor cells. Nat Med,9:1370~1376

Akiba S,Mizunaga S,Kume K,et al. 1999. Involvement of group Ⅵ Ca^{2+}-independent phospholipase A$_2$ in protein kinase Cdependent arachidonic acid liberation in zymosan-stimulated macrophage-like P388D1 cells. J Biol Chem,274,19906~19912

Andreakos ET,Foxwell BM,Brennan FM,et al. 2002. Cytokines and anti-cytokine biologicals in autoimmunity:present and future. Cytokine Growth Factor Rev,13:299~313

Ashare A,Powers LS,Bulter NS,et al. 2005. Anti-inflammatory response is associated with mortality and severity of infection in sepsis. Am J Physiol Lung Cell Mol Physiol,288:L633~L640

Atsumi G,Murakami M,Kojima K,et al. 2000. Distint roles of two intracellular phosholipase A$_2$α in fatty acid release in the cell death pathway:proteolyti fragment of type ⅣA cytosolic phospholiase A$_2$α inhibits stimulus-induced arachidonate release,whereas that of grou Ⅵ Ca^{2+}-independent phospholipase A$_2$ augments spontaneous fatty acid release. J Biol Chem,275:18248~18258

Ayala A,Chaudry IH. 1994. Platelet activating factor and its role in trauma,shock,and sepsis. J Lipid Mediat Cell Signal,9:167~168

Balsinde J,Dennis EA. 1997. Function and inhibition of intracellular calcium-independent phospholipase A$_2$. J Biol Chem,272:16069~16072

Balsinde J,Balboa MA,Insel PA,et al. 1999. Regulation and inhibition of phospholipase A$_2$. Annu Rev Pharmacol Toxicol,39:175~189

Barbara W,Peter G. 2000. Adhesion molecules:the path to a new understanding of acute inflammation. News Physiol Sci,15:107~113

Benjamim CF,Silva JS,Fortes ZB,et al. 2002. Inhibition of leukocyte rolling by nitric oxide during sepsis leads to reduced migration of active microbicidal neutrophils. Infect Immun,70:3602~3610

Betzel C,Genov N,Rajashankar KR,et al. 1999. Modulation of phospholipase A$_2$ activity generated by molecular evolution. Cell Mol Life Sci,56:56384~56397

Bianchi ME. 2007. DAMPs,PAMPs and alarmins:all we need to know about danger. J Leukoc Biol,81:1~5

Biesalski HK,McGregor GP. 2007. Antioxidant therapy in critical care:is the microcirculation the primary target? Crit Care Med,35:S577~S583

Braun-Dullaeus RC,Dietrich S,Schoaff MJ,et al. 2003. Protective effect of 3-deazaadenosine in a rat model of lipopolysaccharide-induced myocardial dysfunction. Shock,19:245~251

Brough D,Le Feuvre RA,Wheeler RD,et al. 2003. Ca^{2+} stores and Ca^{2+} entry differentially contribute to the release of IL-1 beta and IL-1 alpha from murine macrophages. J Immunol,170:3029~3036

Castellheim A,Brekke OL,Espevik T,et al. 2009. Innate immune responses to danger signals in systemic inflammatory response syndrome and sepsis. Scand J Immunol,69:479~491

Chan ED,Riches DW. 2001. IFN-gamma+LPS induction of iNOS is modulated by ERK,JNK/SAPK,and p38(MAPK)in a mouse macrophage cell line. Am J Physiol Cell Physiol,280:C441~450

Chen CW,Chao Y,Chang Y,et al. 2002. Inhibition of cytokine-induced JAK-STAT signaling pathways by an endonuclease inhibitor aurintricarboxylic acid. Br J Pharmacol,137:1011~1020

Chen XL,Xia ZF,Wei D,et al. 2004. Expression and regulation of vascular cell adhesion molecule-1 in human umbilical vein endothelial cells induced by sera from severely burned patients. Crit Care Med,32:77~82

Chen XL, Xia ZF, Yu YX, et al. 2005. p38 mitogen-activated protein kinase inhibition attenuates burn-induced liver injury in rats. Burns, 31:320~330

Chen XS, Sheller JR, Johnson EN, et al. 1994. Role of leukotrienes revealed by targeted disruption of the 5-lipoxygenase gene. Nature, 372:179~182

Chrousos GP. 2009. Stress and disorders of the stress system. Nat Rev Endocrinol, 5:374~381

Cobb JP, O′Keefe GE. 2004. Injury research in the genomic era. Lancet, 363:2076~2083

Cuzzocrea S, Chatterjee PK, Mazzon E, et al. 2002. Pyrrolidine dithiocarbamate attenuates the development of acute and chronic inflammation. Br J Pharmacol, 135:496~510

Dell′Albani P, Santangelo R, Torrisi L, et al. 2001. JAK/STAT signaling pathway mediates cytokine-induced iNOS expression in primary astroglial cell cultures. J Neurosci Res, 65:417~424

Dennis EA. 1997. The growing phospholipase A_2 superfamily of signal transduction enzymes. Thends Biochem Sci, 22:1~2

Diefenbach A, Raulet DH. 2003. Innate immune recognition by stimulatory immunoreceptors. Curr Opin Immunol, 15:37~44

Dinarello CA. 2009. Immunological and inflammatory functions of the interleukin-1 family. Annu Rev Immunol, 27:519~550

Dinarello CA. 2010. Anti-inflammatory agents: present and future. Cell, 140:935~950

Dollner H, Vatten I, Austgulen R. 2001. Early diagnostic markers for neonatal sepsis: comparing C-reactive protein, interleukin-6, soluble tumor necrosis factor receptors and soluble adhension molecules. J Clin Epidemiol, 54:1251~1257

Enomoto N, Takei Y, Hirose M, et al. 2003. Protective effect of thalidomide on endotoxin-induced liver injury. Alcohol Clin Exp Res, 27:S2~S6

Evans JH, Spencer DH, Zweifach A, et al. 2001. Intracellular calcium signals regulating cytosolic phospholipase A_2 translocation to internal membranes. J Biol Chem, 276:30150~30160

Evans T, Carpenter A, Silva A, et al. 1994. Inhibition of nitric oxide synthase in experimental gram-negative sepsis. J Infect Dis, 169:343~349

Fang WH, Yao YM, Shi ZG, et al. 2001. The effect of recombinant bactericidal/permeability-increasing protein on endotoxin translocation and lipopolysaccharide-binding protein/CD14 expression in rats following thermal injury. Crit Care Med, 29:1452~1459

Fang WH, Yao YM, Zhai HX, et al. 2004. Tissue lipopolysaccharide-binding protein expression in rats after thermal injury: potential role of TNF-α. Burns, 30:225~231

Filippo M, Gianenrico G, Ciro T, et al. 1999. Production of platelet activating factor in patients with sepsis associated acute renal failure. Nephrol Dial Transplant, 14:1150~1157

Fiuza C, Bustin M, Talwar S, et al. 2003. Inflammation-promoting activity of HMGB1 on human microvascular endothelial cells. Blood, 101:2652~2660

Fujimi S, Ogura H, Tanaka H, et al. 2002. Activated polymorphonuclear leukocytes enhance production of leukocyte microparticles with increased adhesion molecules in patients with sepsis. J Trauma, 52:443~448

Fukuda Y, Teragawa H, Matsuda K, et al. 2002. Tetrahydrobiopterin restores endothelial function of coronary arteries in patients with hypercholesterolaemia. Heart, 87:264~269

Fullerton JN, Singer M. 2011. Organ failure in the ICU: cellular alterations. Semin Respir Crit Care Med, 32:581~586

Ginseppe M, Enrico L, Edda B, et al. 2000. PAF enhance vaschlar endothelial growth factor induced endothelial cell motility and neoangiogenesis in a murine matngel model. Arterioscl Thromb Vascular Biol, 20:80~88

Gogos CA, Drosou E, Bassaris HP, et al. 2000. Pro-versus anti-inflammatory cytokin profile in patients with severe sepsis: a marker for prognosis and future therapeutic options. J Infect Dis, 181:176~180

Gómez-Jiménez J, Salgado A, Nourelle M, et al. 1995. L-Arginine: nitric oxide pathway in endotoxemia and human septic shock. Crit Care Med, 23:253~258

Hack CE, Aarden LA, Thijs LG. 1997. Role of cytokines in sepsis. Adv Immunol, 66:101~195

Harlan JM, Winn RK. 2002. Leukocyte-endothelial interactions: clinical trials of anti-adhesion therapy. Crit Care Med, 30:S214~S219

Hattori K, Adachi H, Matsuzawa A, et al. 1996. cDNA cloning and expression of intracellular platelet-activating factor(PAF) acetylhydrolase II: its homology with plasma PAF acetylhydrolase. J Biol Chem, 271:33032~33038

Hawiger J. 2001. Innate immunity and inflammation: a transcriptional paradigm. Immunol Res, 23:99~109

Heizmann O, Koeller M, Muhr G, et al. 2008. Th1-and Th2-type cytokines in plasma after major trauma. J Trauma, 65: 1374 ~ 1378

Honjo M, Nakamura K, Yamashiro K, et al. 2003. Lectin-like oxidized LDL receptor-1 is a cell-adhesion molecule involved in endotoxin-induced inflammation. PNAS, 100: 1274 ~ 1279

Horowite S, Mantell L. 1997. Oxygen radicals in sepsis, acute lung injury, and multiple organ failure. In: Fein AM, Abraham EM, Balk RA, eds. Sepsis and multiorgan failure. Baltimore: Williams & Wilkins, 139 ~ 151

Hotchkiss RS, Karl IE. 1996. Calcium: a regulator of the inflammatory response in endotoxemia and sepsis. New Horiz, 4: 58 ~ 71

Hotchkiss RS, Karl IE. 2003. The pathophysiology and treatment of sepsis. N Engl J Med, 348: 138 ~ 150

Huang LF, Yao YM, Dong N, et al. 2011. Association of high mobility group box-1 protein levels with sepsis and outcome of severely burned patients. Cytokine, 53: 29 ~ 34

Huang LF, Yao YM, Sheng ZY. 2012. Novel insights for high mobility group box 1 protein-mediated cellular immune response in sepsis: a systemic review. World J Emerg Med, 3: 165 ~ 171

Huang LF, Yao YM, Zhang LT, et al. 2009. The effect of high-mobility group box 1 protein on activity of regulatory T cells after thermal injury in rats. Shock, 31: 322 ~ 329

Jiang B, Brecher P, Cohen RA. 2001. Persistent activation of nuclear factor-kappaB by interleukin-1beta and subsequent inducible NO synthase expression requires extracellular signal-regulated kinase. Arterioscler Thromb Vasc Biol, 21: 1910 ~ 1920

Kakoki M, Hirata Y, Hayakawa H, et al. 2000. Effects of tetrahydrobiopterin on endothelial dysfunction in rats with ischemic acute renal failure. J Am Soc Nephrol, 11: 301 ~ 309

Khadaroo RG, Fan J, Powers KA, et al. 2004. Impaired induction of IL-10 expression in the lung following hemorrhagic shock. Shock, 22: 333 ~ 339

Kim SW, Ko J, Kim JH, et al. 2001. Inhibition of cytosolic phospholipase A_2 by annexin I: specific interaction model and mapping of the interaction site. J Biol Chem, 276: 15712 ~ 15719

Kirschenbaum LA, Adler D, Astiz ME, et al. 2002. Mechanisms of platelet-neutrophil interactions and effects on cell filtration in septic shock. Shock, 17: 508 ~ 512

Lahti A, Lahde M, Kankaanranta H, et al. 2000. Inhibition of extracellular signal-regulated kinase suppresses endotoxin-induced nitric oxide synthesis in mouse macrophages and in human colon epithelial cells. J Pharmacol Exp Ther, 294: 1188 ~ 1194

Lenz A, Franklin GA, Cheadle WG. 2007. Systemic inflammation after trauma. Injury, 38: 1336 ~ 1345

Leone M, Boutiere B, Camoin-Jau L, et al. 2002. Systemic endothelial activation is greater in septic than in traumatic-hemorrhagic shock but does not correlate with endothelial activation in skin biopsies. Crit Care Med, 30: 808 ~ 814

Li HY, Yao YM, Shi ZG, et al. 2002. Effect of 2,4-diamino-6-hydroxy-pyrimidine on postburn Staphylococcus aureus sepsis in rats. Crit Care Med, 30: 2520 ~ 2527

Li HY, Yao YM, Shi ZG, et al. 2003. Significance of biopterin induction in rats with postburn Staphylococcus aureus sepsis. Shock, 20: 159 ~ 165

Liu H, Yao YM, Yu Y, et al. 2007. Role of Janus kinase/signal transducer and activator of transcription pathway in regulation of expression and inflammation-promoting activity of high mobility group box protein 1 in rat peritoneal macrophages. Shock, 27: 55 ~ 60

Lo CJ, Fu M, Cryer HG. 1998. Interleukin 10 inhibits alveolar macrophage production of inflammatory mediators involved in adult respiratory distress syndrome. J Surg Res, 79: 179 ~ 184

Lorente JA, Landín L, Canas P, et al. 1996. Effects of nitric oxide synthesis inhibition in low output shock. Crit Care Med, 24: 482 ~ 487

Luan YY, Yao YM, Sheng ZY. 2012. Update on the immunological pathway of negative regulation in acute insults and sepsis. J Interferon Cytokine Res, 32: 288 ~ 298

Mannel DN, Echtenacher B. 2000. TNF in the inflammatory response. Chem Immunol, 74: 141 ~ 161

Mantell LL, Parrish WR, Ulloa L. 2006. HMGB-1 as a therapeutic target for infectious and inflammatory disorders. Shock, 25: 4 ~ 11

Marin J, Rodríguez-Martínez MA. 1995. Nitric oxide, oxygen-derived free radicals and vascular endothelium. J Auton Pharmacol, 15: 279 ~ 307

Marinos RS, Zhang W, Wu G, et al. 2001. Tetrahydrobiopterin levels regulate endothelial cell proliferation. Am J Physiol Heart Circ Physiol, 281: H482 ~ H489

Martinez-Mier G, Toledo-Pereyra LH, Ward PA. 2001. Adhesion molecules and hemorrhagic shock. J Trauma, 51:408 ~ 415

Matera G, Cook JA, Hennigar RA, et al. 1988. Beneficial effects of a 5-lipoxygenase inhibitor in endotoxic shock in the rat. J Pharmacol Exp Ther, 247:363 ~ 371

Mofidi R, Duff MD, Wigmore SJ, et al. 2006. Association between early systemic inflammatory response, severity of multiorgan dysfunction and death in acute pancreatitis. Brit J Surg, 93:738 ~ 744

Moncada S, Palmer RM, Higgs EA. 1991. Nitric oxide: physiology, pathophysiology, and pharmacology. Eur J Clin Invest, 21:361 ~ 374

Moore KW, de Waal Malefyt R, Coffman RL, et al. 2001. Interleukin-10 and the interleukin-10 receptor. Annu Rev Immunol, 19: 683 ~ 765

Morichika T, Takahashi HK, Iwagaki H, et al. 2003. Histamine inhibits lipopolysaccharide-induced tumor necrosis factor-alpha production in an intercellular adhesion molecule-1-and B71-dependent manner. J Pharmacol Exp Ther, 304:624 ~ 633

Morioka Y, Ikeda M, Saiga A, et al. 2000. Potential role of group X secretory phospholipase A_2 in cyclooxygenase-2-dependent PGE_2 formation during colon tumorigenesis. FEBS Lett, 487:262 ~ 266

Moutracchio G, Accoatt G, Gamussi G, et al. 2000. Role of PAF in cardiovascular pathophysiology. Physical Rev, 10:1669 ~ 1699

Muller AM, Cronen C, Muller KM, et al. 2002. Heterogeneous expression of cell adhesion molecules by endothelial cells in ARDS. J Pathol, 198:270 ~ 275

Murakami M, Koduri RS, Enomoto A, et al. 2001. Distinct arachidonate-releasing functions of mammalian secreted phospholipase $A_2\alpha$ in human embryonic kidney 293 and rat mastocytoma RBL-2H3 cells through heparan sulfate shuttling and external plasma membrane mechanisms. J Biol Chem, 276:10083 ~ 10096

Mustafa SB, Olson MS. 1999. Effects of calcium channel antagonists on LPS-induced hepatic iNOS expression. Am J Physiol, 277: G351 ~ G360

Negro AJ, Miralles LJ, Ortiz MJ, et al. 1997. Platelet-activating factor antagonists. Allergol Immunopathol, 25:249 ~ 258

Oettinger W, Berger D, Beger HG. 1987. The clinical significance of prostaglandins and thromboxane as mediators of septic shock. Klin Wochenschr, 65:61 ~ 68

Ogletree ML, Begley CJ, King GA, et al. 1986. Influence of steroidal and nonsteroidal anti-inflammatory agents on the accumulation of arachidonic acid metabolites in plasma and lung lymph after endotoxemia in awake sheep: measurements of prostacyclin and thromboxane metabolites and 12-HETE. Am Rev Respir Dis, 133:55 ~ 61

Opal SM. 2011. Immunologic alterations and the pathogenesis of organ failure in the ICU. Semin Respir Crit Care Med, 32:569 ~ 580

Pape HC, Tsukamoto T, Kobbe P, et al. 2007. Assessment of the clinical course with inflammatory parameters. Injury, 38:1358 ~ 1364

Pitzalis C, Pipitone N, Perretti M. 2002. Regulation of leukocyte-endothelial interactions by glucocorticoids. Ann N Y Acad Sci, 966:108 ~ 118

Preas HL, Jubran A, Vandivier RW, et al. 2001. Effect of endotoxin on ventilation and breath variability: role of cyclooxygenase pathway. Am J Respir Crit Care Med, 164:620 ~ 626

Qu W, Ikejima K, Zhong Z, et al. 2002. Glycine blocks the increase in intracellular free Ca^{2+} due to vasoactive mediators in hepatic parenchymal cells. Am J Physiol, 283:G1249 ~ G1256

Reddy RC, Standiford TJ. 2010. Effects of sepsis on neutrophil chemotaxis. Curr Opin Hematol, 17:18 ~ 24

Reinhart K, Bayer O, Brunkhorst F, et al. 2002. Markers of endothelial damage in organ dysfunction and sepsis. Crit Care Med, 30: S302 ~ S312

Ressell JA. 2006. Management of sepsis. N Engl J Med, 355:1699 ~ 1713

Rudinsky B, Hipps R, Bell A, et al. 2000. Hemodynamic homeostasis during acute hypoxia in septic and nonseptic piglets: differential role of prostaglandins and nitric oxide. Pediatr Res, 47:516 ~ 523

Sasaki M, Joh T. 2007. Oxidative stress and ischemia-reperfusion injury in gastrointestinal tract and antioxidant, protective agents. J Clin Biochem Nutr, 40:1 ~ 12

Sayeed MM. 2000. Signaling mechanisms of altered cellular responses in trauma, burn, and sepsis: role of Ca^{2+}. Arch Surg, 135: 1432 ~ 1442

Scholzen TE, Sunderkotter C, Kalden DH, et al. 2003. Alpha-melanocyte stimulating hormone prevents lipopolysaccharide-induced vasculitis by down-regulating endothelial cell adhesion molecule expression. Endocrinology, 144:360 ~ 370

Schouten M,Wiersinga WJ,Levi M,et al. 2008. Inflammation,endothelium,and coagulation in sepsis. J Leukoc Biol,83:536~545

Seeger W,Grimminger F,Barden M,et al. 1991. Omega-oxidized leukotriene B_4 detected in the broncho-alveolar lavage fluid of patients with non-cardiogenic pulmonary edema,but not in those with cardiogenic edema. Intensive Care Med,17:1~6

Strong VE,Mackrell PJ,Concannon EM,et al. 2000. Blocking prostaglandin E_2 after trauma attenuates pro-inflammatory cytokines and improves survival. Shock,14:374~379

Sullivan GW,Carper HT,Novick WJ,et al. 1988. Mandell inhibition of the inflammatory action of interleukin-1 and tumor necrosis factor(alpha)on neutrophil function by pentoxifylline. Infect Immun,56:1722~1729

Swantek JL,Tsen MF,Cobb MH,et al. 2000. IL-1 receptor-associated kinase modulates host responsiveness to endotoxin. J Immunol,164:4301~4306

Szocs K. 2004. Endothelial dysfunction and reactive oxygen species production in ischemia/reperfusion and nitrate tolerance. Gen Physio Biophys,23:265~295

Takeda K,Kaisho T,Akira S. 2003. Toll-like receptors. Annu Rev Immunol,21:335~376

Tjoelker LW,Wilder C,Eberhardt C,et al. 1995. Anti-inflammatory properties of a platelet-activating factor acetylhydrolase. Nature,374:549~553

Toledo-Pereyra LH,Lopez-Neblina F,Toledo AH. 2004. Reactive oxygen species and molecular biology of ischemia/reperfusion. Ann Transplant,9:81~83

Tsokos M,Fehlauer F. 2001. Post-mortem markers of sepsis:an immunohistochemical study using VLA-4(CD49d/CD29)and ICAM-1(CD54)for the detection of sepsis-induced lung injury. Int J Legal Med,114:291~294

Uchiba M,Okajima K,Kaun C,et al. 2003. Gabexate mesilate,a synthetic anticoagulant,inhibits the expression of endothelial leukocyte adhesion molecules in vitro. Crit Care Med,31:1147~1153

van der Poll T,Opal SM. 2008. Host-pathogen interactions in sepsis. Lancet Infect Dis,8:32~43

Wagner JG,Roth RA. 2000. Neutrophil migration mechanisms,with an emphasis on the pulmonary vasculature. Pharmacol Rev,52:349~374

Ward NS,Casserly B,Ayala A. 2008. The compensatory anti-inflammatory response syndrome(CARS)in critically ill patients. Clin Chest Med,29:617~625

Wright CE,Rees DD,Moncada S. 1992. The protective and pathological roles of nitric oxide in endotoxin shock. Cardiovasc Res,26:48~57

Yang HM,Sheng ZY,Guo ZR,et al. 1997. Oxygen free radical injury and its relation to bacterial and endotoxin translocation after delayed fluid resuscitation:Clinical and experimental study. Chin Med J,110:118~124

Yao YM,Bahrami S,Leichtfried G,et al. 1996. Significance of NO in hemorrhage-induced hemodynamic alterations,organ injury,and mortality in rats. Am J Physiol,270:H1616~H1623

Yao YM,Redl H,Bahrami S,et al. 1998. The inflammatory basis of trauma/shock associated multiple organ failure. Inflamm Res,47:201~210

Yao YM,Sheng ZY,Huang LF. 2009. The effect of a novel cytokine,high mobility group box-1 protein,on the development of traumatic sepsis. Chin J Integr Med,15:13~15

Yu Z,Zhang W,Kone BC. 2002. Signal transducers and activators of transcription 3(STAT3)inhibits transcription of the inducible nitric oxide synthase gene by interacting with nuclear factor kappa B. Biochem J,367:97~105

Zhang LT,Yao YM,Dong YQ,et al. 2008. Relationship between high-mobility group box 1 protein release and T-cell suppression in rats after thermal injury. Shock,30:449~455

Zhang LT,Yao YM,Lu JQ,et al. 2008. Recombinant bactericidal/permeability-increasing protein inhibits endotoxin-induced high mobility group box 1 protein gene expression in sepsis. Shock,29:278~284

Zhang X,Mosser DM. 2008. Macrophage activation by endogenous danger signals. J Pathol,214:161~178

第八章

应激和神经内分泌改变

第一节　应激和动态平衡

一、概　　述

机体对应激刺激产生适应性反应对生存至关重要。应激刺激可以广泛地定义为已有的或可预见的对动态平衡的破坏或对健康构成的威胁。急性和慢性应激事件可激发机体产生精确而协调的生理反应,主要的感觉系统将与应激有关的信息(如内感受器信号:血容量和渗透压;外感受器信号:食肉动物的气味)传递到大脑,大脑再调动神经和神经内分泌系统(效应器),将应激对机体的影响降至最低。

应激的生理反应涉及高效的、高度保守的连锁反应系统,即使在严酷的环境下也能维持机体的完整性。应激反应主要由下丘脑-垂体-肾上腺轴(hypothalamic-pituitary-adrenal,HPA)和肾上腺素能交感神经系统进行调节,当动态平衡被破坏或可能被破坏时,机体产生应激反应,造成心血管系统、代谢和免疫介导的炎症反应发生改变,即通过各种生理和行为上的适应反应重塑动态平衡。该过程需要协调地激活和控制神经内分泌系统和自主神经系统。

应激反应主要是由应激系统所介导,机体的应激系统分外周和中枢两个部分。中枢部分位于下丘脑和脑干,效应器包括下丘脑激素,如精氨酸血管加压素(arginine vasopressin,AVP)、促肾上腺皮质激素释放激素(corticotropin releasing hormone,CRH)和阿黑皮素原衍生肽,以及脑干的蓝斑和去甲肾上腺素能自主神经系统;外周部分包括 HPA 轴以及全身和肾上腺髓质交感神经系统。这些效应器的靶器官包括:命令和(或)认知系统,奖赏和恐惧系统,大脑苏醒-睡眠中心,生长、生殖和甲状腺激素轴,胃肠道、心脏、呼吸、代谢和免疫系统。Selye 在数十年前就注意到 HPA 轴在应激反应中的重要性及糖皮质激素的分泌,指出肾上腺增生、胃溃疡和胸腺淋巴系统萎缩是应激反应的典型三联征。

应激系统的基础活性和反应性是机体产生正常感觉、执行任务和进行适当社会活动所必需的。相反,应激系统基础活性过度或不足,都能影响机体发育、生长和身体组成,导致行为和躯体出现许多病理状态。

二、动态平衡和应激的概念

（一）动态平衡和稳态应变

1. 动态平衡(homeostasis)　动态平衡一词是从希腊语演变过来的,"homeo"指"同样",“stasis"指“稳定",homeostasis 即“为保持一致而维持稳定"。历史上动态平衡一词对生理学、心理学和病理生理学产生了巨大影响。从概念上讲,动态平衡是机体所有系统在一个理想的“调定点"上保持平衡的状态。过去认为,机体遇到危险而发生的改变,是为了维护机体作为一个整体而做出的一种适应性补偿。由于这些变化使机体偏离动态平衡,所以需要复杂的系统来重新进行调整。现已达成共识,认为动态平衡是指使机体功能器官趋于稳定的一种倾向,是研究应激、适应反应和疾病所必不可少的出发点。

2. 稳态应变(allostasis) 动态平衡通常被看做是机械性的、可预见的一系列协调的内在活动。随着认识的深入,动态平衡的概念得以扩展。机体本身的复杂性需要将应激反应等级化,并适时做些调整,重新设定调定点。例如在休克中,当生命受到威胁时,机体通过减少血液对肾脏、皮肤和胃肠道的灌流,保证对重要器官(脑和心脏)的血液供应。

1988 年 Sterling 和 Eyer 提出“稳态应变"这一新概念,以帮助重新认识机体维持动态平衡的复杂性和产生改变的程度。稳态应变也来自希腊语,“allo"指可变性,和“stasis"(相同)加在一起,强调稳态应变系统通过变化以维持机体稳定的能力。

(二) 应激的概念

机体的动态平衡经常受到体内外称作“应激原"(stressor)的不利因素干扰,而机体通过复杂的生理和行为上的适应反应来重塑平衡。

1. 一般适应综合征和稳态应变 应激是体内外各种因素对机体产生的复杂的生理和心理干扰。哺乳动物通过神经内分泌系统和自主神经系统,不断地调控生理和心理两大功能的动态平衡,即稳态应变。

(1)警觉阶段(alarm stage):Cannon 称警觉阶段为“格斗或逃离"(fight or flight)反应,该过程可以释放能量,产生一系列生理变化。反应刚开始时,机体动态平衡由于应激原的存在而处于危险状态。应激原可以是生理上的或情感上的,可以是积极的或消极的。这时下丘脑对应激原做出一系列适应性的反应,称作“全身适应反应综合征"(general adaption syndrome,GAS)。即交感神经系统经下丘脑介导被激活,促进肾上腺髓质释放儿茶酚胺,从而使机体做出快速反应。同时,下丘脑通过分泌 CRH,刺激腺垂体释放肾上腺皮质激素释放激素(adrenocorticotrophic hormone,ACTH)。ACTH 导致肾上腺皮质释放大量的糖皮质激素,尤其是皮质醇,继而产生多种生物学效应,这种级联效应称作下丘脑-垂体-肾上腺轴。一旦垂体被激活,警报阶段就不能被取消或失活,必须将全过程进行完毕才能进入下一个阶段——对抗阶段。

稳态应变是 HPA 轴和其他调节物质对各种反应进行整合而引起机体发生一系列改变,最终使器官恢复平衡状态的现象。稳态应变状态包括但不仅限于这些特异的应激反应。稳态应变的介质包括应激激素、HPA 轴和自主神经系统的神经递质。

(2)抵抗阶段(resistance):如果警报阶段持续存在,机体不久后将因负荷过重出现永久性损伤。抵抗阶段能促使稳态应变回到动态平衡状态。当机体进入抵抗阶段,自主神经系统和肾上腺皮质及髓质都被激活。如果应激原刺激适当并很快被解除,机体会恢复到稳定状态,而且警觉阶段中被激活的应激激素也恢复到基础水平。

(3)衰竭阶段(exhaustion):如果机体不能恢复动态平衡,即进入衰竭阶段。Selye 认为当机体能量完全耗尽,再也不能产生适应性反应时,即出现死亡。他假定机体含有浅表和深层两部分能量供给,浅表的能量可以由深层能量补充。但是,当这些内部储存的能量供给耗竭时,便再也没有其他来源的能量促使机体恢复,从而出现 Selye 所说的应激三联征(肾上腺萎缩、淋巴组织肥大、胃肠道溃疡出血)。

应激通常来源于社会或心理,而不是生理上的。稳态应变包括应激反应,并通过这一机制将复杂多变的生理和心理应激联系起来。当机体的适应反应机制耗竭或激活不足时,稳态应变状态对机体产生的综合效应称为"稳态应变负荷"。但是,如果长期无法解除应激或过度的需求使稳态应变超负荷时,即对机体产生损伤。稳态应变负荷基本上由常见的日常需求所组成,反映的是在某个稳态应变反应中,器官或组织的"损失"是否过大或者调节无效。因此,稳态应变这一概念是对机体急慢性损耗的重新认识,在阐明疾病的病理生理机制中较动态平衡更有意义。

2. 应激原和危险因素(risk factor) 应激原是指危及动态平衡并使机体产生应激反应,并为恢复稳态而产生稳态应变的动因或状态。应激原可以来自外部(如空气污染、车祸),也可以来自内部(如低血糖或自尊受伤害)。常见的应激原有生理性的(如过热或过冷的空气)、化学性的(汽车尾气)、生物的(细菌或病毒)、社会的(如拥挤和各种关系)、文化的(如行为规则)或心理的(如绝望)。来自情感和大脑的应激原可以是真实存在的或可预见的,如大脑的神经化学失衡或对以往创伤性事件的回忆。较少引起注意但非常重要的应激原是社会心理体验,很多个体难以或完全不能控制该应激反应。

危险因素本身不是应激原,但是能增加机体受到应激刺激的可能性,包括遗传因素和早期生活体验等。了解这些危险因素,将有利于降低接触这些应激原的可能性,避免对动态平衡造成不可逆的伤害。

三、调节动态平衡和应激的物质基础

应激调制质包括经典的神经内分泌激素和其他一些神经递质、细胞因子和生长因子,可以调节基础和应激状态下的动态平衡,并参与以动态失衡和稳态应变为特征的一些疾病的病理过程。下丘脑垂体激素可影响这些介质在疾病和健康时对器官的作用。

大脑引起的应激反应和刺激的本质相适应。物理刺激如失血、感染和疼痛需要即刻通过反射作用激发"全身性"反应,而大脑也会基于以往的经验或本能地对非生理的或心理应激产生反应。这些反应需要经过前脑处理,在预测或对应激事件进行反应时出现。

应激系统的各个组成成分相互依赖、相互交叉。例如,CRH 通过下丘脑的特殊受体促进去甲肾上腺素分泌,而去甲肾上腺素通过去甲肾上腺素受体促进 CRH 分泌。中枢应激系统的两个组成部分又被胆碱能和多巴胺神经递质激活,而被 γ-氨基丁酸和阿黑皮素原抑制。大脑的其他部位还能激活迷走神经分支和副交感传入支,介导肠道的应激反应。

(一) 中枢效应分子

应激系统主要的中枢效应分子包括下丘脑激素,如 AVP、CRH、阿黑皮素原衍生肽(α-褪黑激素刺激激素和 β-内啡肽),以及脑干和自主神经系统产生的去甲肾上腺素。值得注意的是,其他上传的胺能通路,如从中脑(脊核)起源的多巴胺通路、下丘脑后部的组胺能系统,分别通过分泌 5-羟色胺、组胺和蓝斑的去甲肾上腺素共同产生中枢应激反应。

1. CRH 的作用 CRH 系具有 41 个氨基酸的神经肽,不能穿过血脑屏障,但注射到动物脑室时会产生应激反应。一系列研究发现,下丘脑 CRH-AVP 和脑干去甲肾上腺素中心互有神经支配并互相作用。这种相互增强的正反馈系统能被 CRH、去甲肾上腺素或其他任何刺激激活,从而调动这一高度复杂但又互相联系的大脑环路。应激系统与大脑主司认知和执行、恐惧和愤怒及奖赏等系统相互作用、相互影响。此外,应激系统剧烈而迅速地激活杏仁核,通过其特有的 CRH 系统,产生恐惧和愤怒情绪;反过来,杏仁核的中央核刺激应激系统,形成相互增强的正反馈。应激系统也能激活中脑边缘的多巴胺奖赏系统和中脑皮层多巴胺系统,并从后者接受抑制性输入。最后,应激系统迅速激活在短时记忆中起主要作用的海马结构,而海马接受糖皮质激素传到下丘脑室旁核的负反馈信号,以及来源于应激系统的抑制性信号。

2. 内啡肽、脑啡肽和细胞因子 机体在应激反应中通常通过释放一些小分子肽如内啡肽和脑啡肽来抑制疼痛。内啡肽和脑啡肽是产生于中枢神经系统的内源性阿片肽。应激原,如某些食物(最常见的是巧克力)、笑声、按摩和针灸能刺激其释放。与阿片类药物吗啡相似,内啡肽能提高痛阈,产生镇痛和欣快感。一些免疫细胞(T 细胞、单核细胞和颗粒细胞)也能产生几种类型的内啡肽,如当受到应激原、CRH、抗炎细胞因子和儿茶酚胺刺激时能释放内啡肽。免疫细胞上也发现有阿片受体,激活后可调节细胞增殖和功能。疼痛是炎症反应的典型特征,激活的免疫细胞可释放促炎细胞因子,加重疼痛。因此,中枢和外周神经系统及免疫系统保持着与"疼痛相关"的相互联系,作为稳态应变机制的一部分使系统重新恢复动态平衡。

应激、神经系统和免疫系统之间进行相互交流的另一个例子是巨噬细胞分泌的白细胞介素(interleukin, IL)-1, IL-1 能够促进下丘脑产生 CRH,而白细胞又能产生某些激素如 ACTH,参与免疫因子的信号转导。相当短的应激刺激(小于 2 小时)也能增强免疫反应。最值得注意的是,应激反应中免疫细胞从淋巴组织转移到皮肤和外周血管系统,参与局部或全身的免疫反应。大量的研究表明,严重的持续性心理刺激能够下调或抑制免疫功能,最终导致疾病的发生。

(二) 外周效应器或分子

1. 自主神经系统(autonomic nervous system, ANS) ANS 受到应激原刺激时,通过交感和副交感通路以及支配靶器官的神经纤维引起快速的生理改变。例如,交感肾上腺髓质通路通过兴奋心血管系统快速(几秒钟内)提高心率和血压。尤为重要的是,由于副交感神经的反射性激活作用,ANS 的兴奋性消失得很快,导致交感反应只持续很短的时间。

2. 下丘脑-垂体-肾上腺皮质系统 HPA 轴的激活导致血中糖皮质激素水平升高,在应激开始后十几分钟内即出现峰值。HPA 轴激活需要从下丘脑到垂体,再到肾上腺皮质,这种两步激活机制与交感肾上腺髓质的突触机制相比,潜伏期较长、反应比较迟钝,但能保证有一个逐步增强和相对缓慢的分泌时相(图 8-1)。

3. 外周效应分子 外周主要的效应分子是糖皮质激素,并受 HPA 轴调控;儿茶酚胺类物质,如去甲肾上腺素和肾上腺素,受全身和肾上腺髓质交感神经系统调节。交感神经节后纤维也分泌包括 CRH 的一些物质,而儿茶酚胺还能通过 β 肾上腺素能受体刺激免疫细胞和其他外周细胞释放 IL-6。

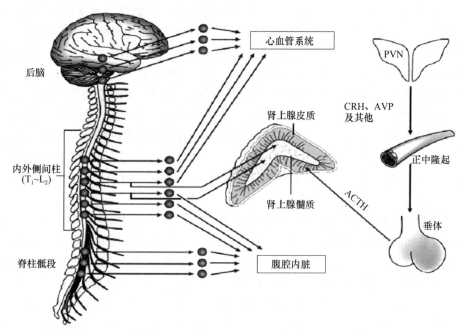

图 8-1 HPA 轴和自主神经系统对应激的反应

（1）儿茶酚胺：包括去甲肾上腺素和肾上腺素。Canon 认识到机体对危险信号的反应导致交感神经系统和肾上腺髓质激活，称作"交感-肾上腺系统"，在"格斗或逃离"反应中起主要作用。

儿茶酚胺的释放是由下丘脑激活而引起的，接近第三脑室的一群神经核团接受内外环境的信号传入。在对应激原的反应中，下丘脑迅速从自主神经系统的交感支释放去甲肾上腺素，从肾上腺髓质释放肾上腺素。交感神经元释放的去甲肾上腺素直接进入效应器官或组织的突触间隙。交感神经系统的节前纤维和肾上腺髓质发生突触联系，刺激髓质细胞释放肾上腺素和少量去甲肾上腺素。肾上腺产生的儿茶酚胺释放入血，到达靶器官或组织。血中的儿茶酚胺和交感神经释放的儿茶酚胺产生的生物效应本质上是一样的，因而通常认为肾上腺髓质是交感神经系统的延伸。交感神经系统和肾上腺髓质对应激的反应可能因刺激的不同而不同。如在极端温度时血压的急剧下降及轻度运动时，交感神经系统都占主导地位；但是，情感创伤或急性低血压能够引起肾上腺髓质更强的反应。

儿茶酚胺的作用非常广泛，可影响心血管功能，通过激活肾素-血管紧张素-醛固酮系统控制血容量，调节免疫和炎症反应，影响代谢和中枢神经系统，并且同注意力、觉醒和记忆力有密切关系。去甲肾上腺素是所有血管平滑肌的主要收缩剂，因此可调节组织血流和血液在器官的分布，维持血压。儿茶酚胺也能减少胃液分泌，并能支配虹膜和睫状肌，提高夜视觉和远视觉。肾上腺素能提高心肌收缩力，增加心率和静脉回心血量，因此可增加心排血量和升高血压。肾上腺素也具有代谢效应，可增强糖原分解，促进肝脏释放葡萄糖。在脑组织，血流的增加和葡萄糖的充足供应可提高大脑注意力和警觉性。

（2）肾上腺皮质激素：包括皮质醇和醛固酮等。糖皮质激素是一种多效能激素，能调节心血管系统和血容量，参与代谢、免疫和炎症反应，影响大脑功能甚至生殖系统功能。糖皮质激素是脂溶性激素,因此可以穿过细胞膜,与细胞质或细胞核中的受体结合,引起细胞活性的改变。事实上,机体每种组织都存在糖皮质激素受体,与儿茶酚胺相反,糖皮质激素作用启动较慢,但持续时间较长。

糖皮质激素之所以得名,是因为其对糖代谢有显著影响。皮质醇作为主要的糖皮质激素,是肾上腺皮质受到腺垂体 ACTH 刺激后产生的。ACTH 的释放本身又受到下丘脑另外一种激素——CRH 的影响。

HPA 轴的作用可能与儿茶酚胺的作用相协同或拮抗。儿茶酚胺可促进 ACTH 的释放,因此有助于维持 HPA 轴的功能和皮质醇的释放。糖皮质激素促进肾上腺髓质合成肾上腺素,在维持正常血压和心排血量方面,糖皮质激素对儿茶酚胺也产生有利作用。在骨骼肌,儿茶酚胺能通过阻止结构蛋白的分解而拮抗糖皮质激素的分解效应。两种激素能协同促进大脑记忆的形成,这在遭遇有害环境刺激时尤为重要。

皮质醇对代谢产生显著的影响,它可影响蛋白质代谢,促进肝脏蛋白质的合成;但在肌肉、淋巴和脂肪组织以及皮肤和骨却起着促进分解代谢的作用。蛋白质的分解能使血中氨基酸浓度增加,从而保证肝脏合成蛋白质的原料来源。皮质醇能促进肝脏糖异生,使氨基酸转化为酮酸和葡萄糖的速度增加 6 ~ 10 倍。糖皮质激素保证一般组织葡萄糖的充足供给,但神经细胞具有优先使用权。皮质醇通过限制机体其他细胞对葡萄糖的摄取和氧化作用,保证向神经细胞提供足够的葡萄糖。皮质醇也能促进食欲和增强摄食行为。

糖皮质激素对控制免疫反应具有重要作用,能抑制急性期感染和炎症反应,降低过度炎症可能造成的不良反应,这主要是通过抑制免疫因子的产生而实现的。在某些情况下,糖皮质激素还能直接抑制特殊免疫细胞的增殖和活性;同时,如果出现急性组织损伤或感染,释放的糖皮质激素和儿茶酚胺有助于免疫细胞转移到感染局部。

醛固酮是肾上腺皮质分泌的主要盐皮质激素。交感神经系统的激活能刺激肾素-血管紧张素-醛固酮系统释放醛固酮。血容量的减少作为特殊的应激原也能激活肾素,从而依次启动下游激素的释放。醛固酮的主要作用是:一旦与肾脏远曲小管和集合管的受体结合,即促进 Na^+ 的重吸收,并促进 K^+ 的分泌。由于渗透压的作用,水随 Na^+ 被重吸收,导致细胞外液的增加和血压的升高。内源性糖皮质激素也具有轻微的盐皮质激素作用,但对血容量产生最大效应的还是醛固酮。此外,血管紧张素 II 也是强有力的血管收缩剂,对儿茶酚胺引起的血压升高产生协同效应。

(3)性激素:包括雌激素、睾酮和脱氢表雄酮(dehydroepiandrosterone,DHEA)。初潮和绝经期妇女与同年龄男性相比,对应激的反应明显不同,这主要是因为性激素对稳态应变的影响。一方面,皮质醇通过抑制黄体激素、雌激素和孕激素的释放,对女性生殖系统产生抑制作用;另一方面,雌激素可下调大脑糖皮质激素受体,雄激素也可能抑制糖皮质激素的作用。雄激素还可拮抗糖皮质激素对骨的分解代谢和对淋巴组织、炎性细胞因子和白细胞的影响。DHEA 与大脑中的许多神经递质相互作用,降低糖皮质激素导致的抑郁倾向。许多应激刺激如疾病、手术、重体力劳动、心衰等都能导致血中睾酮水平下降。睾酮和血管加压素可提高血压、心率的反应性,增强"格斗或逃离"反应。而雌激素和催产素共同作用,在应激反应中起镇静作用,导致女性在某些情况下可能具有的"服从和友好"表现。

(4)生长激素、催乳素和催产素:生长激素由腺垂体释放,影响蛋白质、脂肪和糖类的代谢。生长激素具有合成代谢效应,促进蛋白质合成和脂肪动员,而降低机体对糖类的利用。

血清生长激素水平在各种强烈的生理和心理刺激后,如高强度运动或极度恐慌时也会升高。

催乳素在结构上同生长激素相似,腺垂体在应激、性活动和吸允时分泌该激素。除了乳房外,许多器官包括肾脏、肝脏和肾上腺都有催乳素受体,淋巴细胞也存在催乳素受体,提示催乳素具有免疫调节效应。而催产素在分娩、哺乳和性高潮时产生,并与社会交往行为有关,能减轻应激反应,降低 HPA 轴的激活,具有镇静、抗焦虑作用。

机体主要的应激激素、儿茶酚胺和糖皮质激素及其他调制质相互作用,通过稳态应变促使各器官达到稳态。有些情况下,这些应激相关激素产生相似的协同效应,而在某些情况下却产生相反的作用。这种相互作用的平衡状态有助于控制稳态应变过程,以获得理想的动态平衡。

四、应激反应的中枢和外周功能

(一) 觉醒和睡眠

应激系统的激活能促进觉醒,抑制睡眠;相反,失眠和应激系统的抑制有关。有趣的是,尽管失眠时儿茶酚胺对 IL-6 分泌的刺激作用降低,但是失眠也与血中 IL-6 水平的升高有关,这一改变可能是由于皮质醇介导的抑制作用也同时降低造成的。

(二) 物质代谢

在急性应激期间,心率和动脉压增加。由于儿茶酚胺和皮质酮水平的升高,糖异生、糖原分解、脂肪分解和肝脏葡萄糖的产生均显著增加。

(三) 对生长、生殖和甲状腺功能的影响

应激调制质在下丘脑、垂体和靶腺这几个水平抑制生长、生殖和甲状腺激素轴,而雌激素和甲状腺激素刺激应激系统。

(四) 胃肠道作用

应激反应时,胃肠道系统在胃受到迷走神经抑制,而在大肠则受到骶副交感神经刺激,脑干产生的去甲肾上腺素可以激活骶副交感神经系统。

(五) 对免疫系统的作用

应激对免疫系统产生复杂的作用,可影响先天和获得性免疫。糖皮质激素和儿茶酚胺能影响白细胞及相关免疫细胞的趋化性和其他功能,抑制促炎细胞因子如肿瘤坏死因子(tumor necrosis factor,TNF-α)、IL-1、IL-6、IL-8 和 IL-12 的分泌。HPA 轴和自主神经系统分泌的激素可使免疫反应从 1 型辅助性 T 细胞(helper T cell,Th1)(即细胞免疫)反应转移到 Th2 反应(体液免疫)。相反,促炎细胞因子能刺激应激系统,在中枢和外周神经系统的多个水平,包括下丘脑、中枢去甲肾上腺素系统、垂体和肾上腺形成另外一个重要的负反馈环,防止器官产生过度的炎症反应。

外周交感节后神经元分泌的"真正"(authentic)CRH(起初因为其免疫特性而被称为"免疫"CRH),以及去甲肾上腺素诱导外周免疫细胞和其他细胞释放的 IL-6 都能导致一些

组织的肥大细胞脱颗粒(即从分泌囊泡内释放炎性和血管活性分子),激活病态综合征(sickness syndrome)反应。CRH的作用代表神经性炎症反应的重要组成部分,而由全身炎症反应触发并维持的器官先天性免疫过程可引起病态综合征,包括嗜睡、疲劳、恶心和抑郁等症状,这些症状和肝脏急性期反应的激活同时发生。

总之,动态平衡是机体生物、心理、社会各系统的平衡状态。当动态平衡受到破坏或可能受到威胁时,机体通过神经内分泌系统产生应激反应,启动机体适应性行为,即稳态应变过程。中枢的效应分子(包括下丘脑激素,如AVP、CRH和阿黑皮素原衍生肽以及脑干产生的去甲肾上腺素)和外周效应分子(包括糖皮质激素、去甲肾上腺素和肾上腺素)调节大脑认知,奖赏和恐惧系统,觉醒-睡眠中心,以及生长、生殖和甲状腺激素轴,从而影响胃肠道、心脏和呼吸、代谢和免疫系统。

应激反应受到外界多种因素的影响,并且神经内分泌系统、交感神经系统和应激反应的化学介质之间也存在复杂的相互作用。神经内分泌对应激调控是一种复杂的过程,需要对真实的或潜在的影响进行整合,对应激高度有序的处理过程涉及对给定刺激的潜在重要性进行评估,应激通路的多突触结构进一步提示,信息的传递可能导致内分泌和自主神经系统对应激的反应。各种刺激,包括心理和生理性刺激、电解质和代谢产物以及正常的日周期都能激活神经内分泌系统,促进激素分泌。某个激素水平的升高或降低都倾向于通过负反馈来调节该激素水平。

第二节　应激和神经内分泌系统及其调节

一、概　　述

应激反应是所有生物体对紧张性事件的适应性反应,其主要作用是维持动态平衡。应激反应的主要特征是HPA的激活以及由此引起的糖皮质激素分泌增加,糖皮质激素的分泌有利于机体能量的动员和内环境稳定。然而,慢性应激会产生很多病理反应,许多躯体疾病如高血压、哮喘及精神障碍都与慢性应激有关。

应激系统适当的基础活性及在数量和时间上对刺激产生的精确反应,对机体产生良好感觉、完成任务和积极的社会交往必不可少。另一方面,应激系统异常的基础活性和反应性,无论在幅度还是持续时间上,都可能损害生长、发育和身体构成,出现许多行为、内分泌、代谢、心血管、自身免疫和变态反应疾病。这些疾病的形成和严重程度取决于基因、基因外因素和体质易感性,或个体对应激的顺应性,以及在发育的"关键时期"是否受到应激刺激,环境中是否同时存在有害或保护性的因素。此外,刺激的幅度和持续时间也影响应激反应对机体的作用。

在胚胎、婴儿、儿童和青春期,机体最易受到应激原攻击。在这些关键时期出现的应激原能产生持久的作用,所形成的稳态平衡可以终身存在于体内。这些效应受到体质和基因外因素决定,在很大程度上由应激激素介导,并对大脑应激反应产生深远的影响。当然,在发育的关键时期,个体对有利的环境刺激同样敏感,从而提高自我平衡能力,导致个体成年后对相似应激原产生抵抗。

二、下丘脑-垂体内分泌系统

下丘脑-垂体内分泌系统是一个三阶梯轴,包括下丘脑分泌的释放或抑制激素、腺垂体激素和靶器官激素。下丘脑短突神经元分泌的释放或抑制激素进入位于下丘脑的毛细血管床,并扩散到毛细血管网,传递到垂体门静脉,然后从腺垂体毛细血管网扩散到组织,与垂体细胞上的受体结合。除多巴胺是水溶性的外,其他所有下丘脑激素都是肽类,因此所有刺激和抑制因子都可与垂体靶细胞上的细胞膜受体相互作用。

这种三阶梯形式的下丘脑-垂体-靶腺轴为精细调节激素对靶组织的作用提供了可能。下丘脑和垂体激素是复杂内分泌激素相互作用的典型实例,除了靶器官激素的反馈作用外,下丘脑还处理来自体内外的许多信号,在腺垂体产生整合性反应。

1. **垂体的结构** 垂体位于大脑基底部称作蝶鞍的狭小骨腔内。功能上,垂体通过垂体门脉系统和下丘脑在正中隆起发生联系。垂体分为前叶、中叶、后叶和结节部。垂体前叶又称腺垂体(adenohypophysis),包括垂体远端,有丰富的血管和三种内分泌细胞;垂体中叶血管最少,不含细胞;垂体后叶又称神经垂体(neurohypophysis),由无髓鞘纤维、纺锤状细胞、神经细胞和肥大细胞组成,通过漏斗部和下丘脑连接,形成下丘脑-垂体束。神经垂体分泌的激素包括下丘脑室旁核产生的催产素和视上核产生的血管加压素。

2. **下丘脑-垂体门脉系统** 1930 年 Popa 和 Fielding 描述了从颈内动脉分出的垂体血管系统。颈内动脉分为垂体上动脉和垂体下动脉,这些动脉及其分支具有强有力的平滑肌和括约肌,因而下丘脑通过交感和副交感纤维密切控制着局部血流。垂体上动脉在下丘脑分支吻合成毛细血管网,形成垂体门脉的第一级毛细血管丛;第一级毛细血管丛又汇合成若干长短不等的静脉血管,沿垂体柄下行至腺垂体,构成次级毛细血管丛。这两个血管网都与垂体门静脉相通,组成下丘脑-垂体门脉系统(图 8-2)。下丘脑激素通过两级毛细血管丛及门静脉运至腺垂体细胞。垂体下动脉是对神经垂体提供血液供应的唯一来源,垂体下动脉进入神经垂体,也

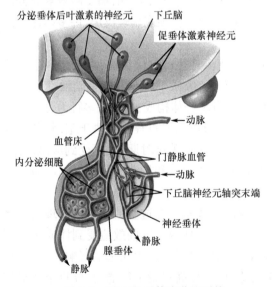

图 8-2 下丘脑-垂体内分泌系统

分成毛细血管丛,下丘脑的神经激素通过神经纤维的轴浆流动而到达神经垂体。

3. **下丘脑-腺垂体激素** 腺垂体产生 6 种激素:ACTH、促甲状腺素(thyrotropin hormone,TSH)、卵泡刺激素(follicle-stimulating hormones,FSH)、黄体生成素(luteinizing hormone,LH)、催乳素(prolactin,PRL)、生长激素(growth hormone,GH)。

(1)促肾上腺皮质激素:下丘脑 CRH 刺激腺垂体促皮质激素细胞产生 ACTH。ACTH 是含 39 个氨基酸的肽,它由前激素原-阿黑皮素原剪切而成,阿黑皮素原也产生其他肽类(β-内啡肽、脂皮质蛋白和促黑激素)。ACTH 在血中以未结合的形式存在,与肾上腺皮质中的受体结合,刺激皮质

下丘脑

分泌垂体后叶激素的神经元

促垂体激素神经元

动脉

血管床

内分泌细胞

门静脉血管

动脉

下丘脑神经元轴突末端

神经垂体

腺垂体

静脉

静脉

醇和肾上腺雄激素的产生。ACTH 对肾上腺皮质也有营养作用,可保持腺体结构,促进合成酶的产生。高浓度 ACTH 还通过刺激皮肤黑色素细胞受体使皮肤变黑,促进色素沉着。

（2）促甲状腺激素:下丘脑促甲状腺激素释放激素（thyrotropin-releasing hormone，TRH）刺激垂体促甲状腺激素细胞释放 TSH。TSH 是一种糖蛋白,与甲状腺滤泡上的 TSH 受体结合,TRH 的释放遵循着昼夜节律,夜晚最低。应激、饥饿和感染可减少 TRH 的分泌。TRH 和 TSH 的负反馈调节主要是通过改变血中三碘甲状腺激素（T_3）的浓度而实现的。TSH 调节甲状腺的多种功能,包括腺体的生长、激素的合成和分泌。

（3）促性腺激素:促性腺激素 FSH 和 LH 是由腺垂体的性腺细胞同时产生,但被分隔到不同的囊泡内,并不一定以相似的数量同时释放。FSH 和 LH 可与卵巢或睾丸靶细胞上的相应受体结合。通常情况下,FSH 和 LH 促进男性睾酮、女性雌激素和孕激素的生成。在女性,FSH 和 LH 的关系非常复杂,在整个月经周期都在发生变化。下丘脑促性腺激素释放激素以脉冲的形式刺激 FSH 和 LH 的释放,而性激素除了排卵时由雌激素引起月经中期 LH 正反馈高峰外,均以负反馈的方式抑制其释放。

（4）催乳素:催乳素是含 199 个氨基酸的肽类,对乳房发育和泌乳有营养作用。催乳素通过抑制下丘脑促性腺激素抑制生殖功能,其分泌通常受到催乳素抑制因子,即下丘脑产生的多巴胺抑制。怀孕时,垂体催乳素细胞在胎盘雌激素的影响下数量增加,雌激素和乳头的刺激能增加催乳素的合成以及从腺垂体的释放。

（5）生长激素:垂体 GH 的分泌受下丘脑促生长激素释放激素（GH releasing hormone，GH-RH）和生长抑素的调节。在正常生理情况下,腺垂体每天都以脉冲形式释放少量的 GH,GH 的分泌遵循昼夜节律,在慢波睡眠中分泌最多。GH 系含 191 个氨基酸的肽类,主要作用于肝脏,影响肝代谢,同时也诱导产生另一种内分泌激素,即胰岛素样生长因子（insulin-like growth factor，IGF-1）。IGF-1 为一种促分解代谢激素,促进骨和软骨组织的生长。GH 对一些细胞也具有直接的作用,与肌肉和脂肪组织上的受体结合后,通过促进脂溶提高肌肉强度,减少脂肪体积。GH 通过提高蛋白合成的速度,降低对糖类的使用,增强脂动员,最终影响代谢过程。

GH 的反馈调节很复杂,雌激素、睾酮和甲状腺素可刺激 GH 释放,最重要的负反馈是通过 IGF-1 实现的。在饥饿和运动时出现的低血糖和氨基酸水平升高均促进 GH 释放。

4. 下丘脑-腺垂体激素的调节　静息状态时,下丘脑以脉冲的形式分泌 CRH、TRH、促性腺激素释放激素（gonadotropin-releasing hormone，GnRH）、GHRH 和多巴胺,每种激素都相应地刺激腺垂体产生 ACTH、TSH、FSH、LH、GH 和催乳素。反过来,垂体激素对下丘脑内分泌细胞产生负反馈。同样,外周靶腺激素对垂体细胞也产生负反馈。此外,旁分泌分子包括成纤维细胞和表皮生长因子、胰岛素样生长因子、血管紧张素Ⅱ、P 物质和乙酰胆碱也影响垂体功能（图 8-3）。

5. 神经垂体激素　AVP 是含 9 个氨基酸的肽类,由含有神经垂体激素运载蛋白的前体合成。血管加压素在肾脏水平通过血管加压素受体 2 调节血浆渗透压和血浆体积,通过动脉血管加压素受体调节血管平滑肌张力。AVP 由室上核和室旁核神经元产生,储存在神经垂体,其合成和释放依赖于血浆渗透压、血浆体积和动脉压的改变。此外,AVP 与皮质醇相互调控,AVP 刺激 ACTH 合成,皮质醇下调 AVP 的合成和释放。

催产素（oxytocin）在结构上同 AVP 相似,在生物学活性上也有一些重合,如催产素也有抗利尿作用。催产素主要对乳房和子宫产生作用,在分娩时刺激子宫收缩,宫颈的牵拉促进

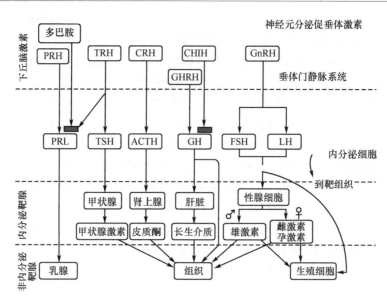

图 8-3　下丘脑-垂体-靶腺轴

催产素释放,催产素又增加子宫的收缩力度,进一步牵扯宫颈,形成正反馈环路。当乳头受到刺激时,感觉受体将神经信号传送至下丘脑核团,触发催产素的释放。催产素能与围绕在乳腺管周围的肌上皮细胞结合,在哺乳中导致肌上皮细胞收缩,产生射乳,该反射弧也能不通过刺激乳房,而在对婴儿的视觉和声音产生条件性反应后由中枢激发完成。

三、自主神经系统

ANS 是外周神经系统的一部分,由 3 个组成部分:副交感支、交感支和肠神经系统。ANS通过控制生命功能,包括心率、呼吸频率、消化、出汗和体温而维持动态平衡。传统上认为,ANS 的交感支和副交感支对神经细胞起内源性拮抗作用。因此,经典的术语称肾上腺素能反应(交感)为"格斗或逃离",而胆碱能反应(副交感)为"休息和消化"反应。尽管如此,现已清楚这些通路之间的关系实际上更加复杂。ANS 副交感支的信号转导是通过在很多细胞上有丰富表达的乙酰胆碱及其受体介导的,ANS 副交感支的主要外周部分是迷走神经;ANS 的交感支包括交感神经元和肾上腺髓质,儿茶酚胺作为交感支的主要介质,通过与几乎在所有组织和细胞上表达的肾上腺素能受体的相互作用而产生多种效应。肾上腺素能受体的激活能触发错综复杂的细胞内信号转导网络。肠道神经系统控制胃肠道系统,也是 ANS 的一部分,解剖学上,肠道神经系统由大量嵌在胃肠道黏膜下的神经元组成,尽管肠道神经系统能够自主运动,但仍然与中枢神经系统产生紧密的联系,这同相当多的交感和副交感神经支配有密切关系。

四、糖皮质激素的主要生理特性和作用

(一) 肾上腺的结构

肾上腺由两个功能部分组成:皮质和髓质。髓质产生交感神经系统激素(肾上腺素和去甲肾上腺素)。皮质分为三条带,每条带合成特定的激素。外层的球状带产生盐皮质激素(醛固酮和部分皮质酮);内层的网状带产生少量的雄激素,如 DHEA、硫化脱氢表雄酮(dehydroepiandrosterone sulphate,DHEAS)、4-雄(甾)烯二酮和 11-羟雄(甾)烯二酮;糖皮质激素(皮质醇和皮质酮)则由中间的束状带产生。

(二)肾上腺皮质激素的生理特征

1. 糖皮质激素 皮质醇是主要的类固醇激素,是胆固醇在 P450 细胞色素酶反应链作用下转化生成的衍生物。皮质醇以游离的活性形式(只占总皮质醇的 5% ~ 10%)存在,或以非激活的形式可逆性地与特定蛋白结合。两种主要的皮质醇结合蛋白是皮质醇结合球蛋白(cortisol-binding globulin,CBG)和白蛋白。

由于皮质醇不溶于脂肪,必须被动进入细胞,与可溶性胞质受体——糖皮质激素受体结合,后者以非活性形式与热休克蛋白 90 结合。糖皮质激素-受体复合物进入细胞核后,同特殊的 DNA 位点相互作用(糖皮质激素反应片段),进而对转录产生抑制和激活作用。研究糖皮质激素对单个核细胞的基因表达作用发现,糖皮质激素能影响 2000 种参与免疫反应调控基因的表达。

绝大多数皮质醇(约 90%)与皮质类固醇结合球蛋白结合,而只有游离的皮质醇才具有生物学活性。皮质醇在肝脏中进行新陈代谢,在肾脏被 11β-羟基类固醇脱氢酶(11β-hydroxysteroid dehydrogenase,11β-HSD)转化为非活性的代谢产物皮质酮;相反,1 型 11β-HSD 可将皮质酮转化为皮质醇。类固醇在第 11 位具有酮基,与糖皮质激素和盐皮质激素都有亲和力,因而糖皮质激素有弱的盐皮质激素活性。

2. DHEA DHEA 是肾上腺皮质分泌的作用较弱的雄激素,生理意义还不明确。血中多数 DHEA 以 DHEAS 形式存在,主要通过转换成作用更强的雄激素,如各种不同组织的雄(甾)烯二酮和睾酮来发挥生理作用。DHEA 和 DHEAS 的合成和分泌依赖于 ACTH,但肾上腺皮质可能也存在调控糖皮质激素和雄激素相对产生的机制。

3. 醛固酮 醛固酮也是一种类固醇激素,能促进肾小管和集合管对钠离子的重吸收和对钾离子的分泌,以维持血钠和血钾浓度的平衡。醛固酮的产生也受 ACTH 影响,但更重要的是受肾素-血管紧张素系统调节。

(三)肾上腺髓质激素的生理特征

肾上腺髓质在受到交感神经刺激时产生去甲肾上腺素或肾上腺素。去甲肾上腺素占肾上腺髓质分泌总量的 80%,肾上腺素占 20%。去甲肾上腺素也是交感神经节后纤维产生的神经递质,交感效应器官如心脏、平滑肌和腺体都有去甲肾上腺素受体。去甲肾上腺素和肾上腺素都能与这些器官上的受体结合,延长和增强交感神经的刺激效应。

(四)糖皮质激素的主要生理作用

1. 代谢作用 糖皮质激素在葡萄糖代谢中起主要作用,能够刺激肝脏糖异生和肝糖分解,并且增强其他参与糖异生的激素作用,如胰高血糖素和肾上腺素。糖皮质激素通过诱导外周胰岛素抵抗抑制细胞对葡萄糖的摄取,这些作用的直接结果是使血糖浓度升高。糖皮质激素也影响脂肪代谢、激活脂溶、抑制脂肪细胞对葡萄糖的摄取;并抑制蛋白质合成,刺激肌肉蛋白分解,释放的氨基酸可作为糖异生的底物。此外,糖皮质激素还参与骨和矿物质代谢,激活破骨细胞,抑制成骨细胞,减少小肠对钙的摄取,通过降低肾脏重吸收促进尿钙的排出。

2. 免疫调节和抗炎作用 免疫细胞存在糖皮质激素高亲和力受体。糖皮质激素在体外对免疫和炎症反应的多重效应已有大量报道,但其临床意义仍有争议。临床上给予超生理剂量的糖皮质激素能产生抗炎效应。然而,糖皮质激素能影响炎症反应的主要介质,如淋巴细胞、自然杀伤细胞、单核细胞、巨噬细胞、嗜酸粒细胞、中性粒细胞、肥大细胞和嗜碱粒细胞的活性。糖皮质激素注射后,淋巴细胞从外周血转移到淋巴器官(如脾脏、腺体和胸导管),导致血中淋巴细胞数量下降。粒细胞在糖皮质激素注射后产生相反的结果,能在血液中聚集,而中性粒细胞向炎症反应部位的迁移受到抑制(由于趋化因子分泌下降),从而减轻局部炎症反应。巨噬细胞的分泌受迁移抑制因子抑制,最后,糖皮质激素能促进嗜酸粒细胞的凋亡。

糖皮质激素通过抑制单核/巨噬细胞产生 IL-12 而参与炎症反应,因此,可通过作用于Th1/Th2 平衡影响淋巴细胞分化。IL-12 是强效干扰素(IFN)-γ 合成的刺激因子和 IL-4 分泌的抑制因子。抑制 IL-12 的分泌及其受体在 T 细胞和自然杀伤细胞的表达有利于 IL-4 的产生,能解除 IL-12 对 Th2 活性的抑制效应。Th1 和 Th2 淋巴细胞相互抑制,因此,提高 Th2活性即增强体液免疫与抑制细胞免疫密切相关。

最近一项研究观察了 40 例脓毒性休克患者的细胞因子表达,20 例接受低剂量糖皮质激素治疗的患者,其 IL-12 分泌增加,但 Th2 分化未见增加。在炎症反应过程中糖皮质激素可调节细胞因子反应。在细胞水平,该作用是通过抑制促炎细胞因子(IL-1、IL-2、IL-3、IL-6、IFN-γ、TNF-α)、趋化因子、花生四烯酸、缓激肽和迁移抑制因子的产生和活性而实现的。该抑制效应是由于糖皮质激素受体复合物与 DNA 上糖皮质激素反应片段直接发生作用,抑制转录因子如核因子(nuclear factor-κB,NF-κB)和激活蛋白-1(activator protein-1,AP-1)而引起的。同时,糖皮质激素刺激抗炎细胞因子,如 IL-1 受体拮抗剂、可溶性 TNF-α 受体、IL-10和转化生长因子(TGF)-β 的产生,该抗炎活性可完全被环氧化酶-2、诱生型一氧化氮合酶(iNOS)所抑制。

糖皮质激素诱导产生的脂皮质蛋白能抑制白三烯和磷脂酶 A_2 的合成,后者是参与花生四烯酸级联反应的重要酶类。

3. 心血管作用 糖皮质激素能调节血管反应性。尽管高血压是皮质激素治疗中常见的并发症,但是低血压仍然是肾衰竭的主要症状。阻断动物内源性皮质醇的作用可出现低血压,这可能是糖皮质激素阻断剂作用于外周阻力的间接结果。皮质醇对心血管的作用似乎不依赖于盐皮质激素活性。糖皮质激素的血管效应机制尚未完全阐明,但研究发现,它的确能调节血管对血管紧张素和儿茶酚胺(肾上腺素和去甲肾上腺素)的反应性,糖皮质激素受体转录和表达的增加也可能是其机制之一。此外,糖皮质激素亦能调节血管通透性,降低NO 和其他血管舒张因子的产生。

(五) 糖皮质激素生成的调节

糖皮质激素的产生受 HPA 轴调节。神经系统、内分泌系统和免疫系统的信号交汇于下丘脑室周核,调控 CRH 的分泌。CRH 释放到垂体门脉系统后,依次刺激腺垂体细胞释放ACTH,而 ACTH 诱导肾上腺皮质合成和分泌皮质醇。虽然 ACTH 调节 DHEA 和 DHEAS 的分泌,但 DHEAS 不直接参与影响 ACTH 分泌的负反馈环路。

CRH 是下丘脑分泌的含41个氨基酸的肽类,从下丘脑-垂体门脉系统释放后,促进阿黑皮素原的产生和分泌。许多因素影响 CRH 的分泌,肾上腺素能激动剂(去甲肾上腺素)和5-羟色胺促进其产生,而 P 物质、阿片肽和 γ-氨基丁酸则抑制其分泌,炎性细胞因子也影响CRH 的产生。

短期使用 ACTH 能刺激皮质醇的产生和分泌(肾上腺储存很少的皮质醇),长期使用也促进参与皮质醇合成的酶类产生,以及其共激活分子和低密度脂蛋白上肾上腺素能受体的表达。ACTH 亦刺激肾上腺产生雄激素,对盐皮质激素有轻微的促进作用。ACTH 的半衰期很短,但作用很快,以致肾上腺中皮质醇浓度在 ACTH 分泌后几分钟即升高。ACTH 的分泌受多种因素影响,主要刺激分子是下丘脑分泌的 CRH 和 AVP。AVP 对 ACTH 分泌的刺激作用很弱,但能显著提高 CRH 的作用。儿茶酚胺、血管紧张素 II、5-羟色胺和血管活性肠肽也能促进 ACTH 的分泌。最后,一些炎性细胞因子可影响 ACTH 的分泌,表现出刺激作用(IL-1、IL-2、IL-6、TNF-α)或抑制作用,如 TGF-β。

分泌的皮质醇(或任何外源性糖皮质激素)对 CRH 和 ACTH 的合成和分泌都能产生负反馈作用,如抑制 ACTH 的产生和阿黑皮素原基因转录,以及 CRH 和 AVP 的产生。该负反馈作用受到机体精密的调节,急慢性应激可影响该负反馈通路。下丘脑-垂体激素(ACTH、CRH 和 AVP)以脉冲形式分泌,并遵循昼夜节律,早上 6~8 点最高,然后迅速下降直到中午,接着缓慢降低直到午夜。

五、应激性 HPA 轴紊乱及其机制

(一)基础昼夜节律的改变

急性应激可引起 HPA 轴紊乱,是由易感机体分泌的应激介质作用增强造成的。应激系统有基本的昼夜节律,在需要时对刺激产生反应。由于 CRH 和 ACTH 分泌增加,或者是皮质醇对 CRH 和 ACTH 产生的负反馈被抑制,都可造成皮质醇分泌持续增加。

(二)血浆 ACTH 和糖皮质激素分泌的脱离

现已越来越清楚地认识到,机体对垂体和肾上腺激活的调控存在明显的不同,导致在胎儿、新生儿和成年人血浆 ACTH 和皮质醇的分泌是脱离的。许多临床前和临床研究报道,在危重症、炎症和精神障碍中,ACTH 和皮质醇的水平是脱离的。该机制包括肾上腺敏感性改变,受体表达异常,或细胞因子、血管活性因子及神经肽对肾上腺功能的调节发生改变。两种激素的脱离程度与脓毒症并发症的严重性、手术、恶性疾病及抑郁相关。ACTH 和皮质醇分泌的脱离与临床表现密切相关,在研究内分泌对应激的调控时应考虑到这一现象。

基于清晰的解剖、生理和临床观察,通常认为肾上腺皮质分泌糖皮质激素完全与垂体ACTH 释放有关。新近研究发现,肾上腺糖皮质激素的调节还有其他通路。尽管垂体 ACTH对肾上腺皮质功能至关重要,但在精确调节高度敏感的肾上腺应激系统以适应相应的生理需求中,与 ACTH 无关的机制也扮演着重要角色。过去一直认为肾上腺皮质醇的分泌完全依赖于 ACTH,而这种不依赖 ACTH 的机制还未受到内分泌学界的足够重视。

HPA 轴内在的生物学因素决定了在许多生理和病理生理条件下会出现血浆 ACTH 和

皮质醇的分离。首先,应激引起的 ACTH 改变和皮质醇水平之间存在特征性的时间延搁;其次,在所有研究的种属中,基础和应激情况下 ACTH 和皮质醇以脉冲或阵发性的方式分泌,这也可能会以非重叠脉冲形式出现。此外,容量分布、代谢及就皮质类固醇来说类固醇与血浆蛋白的结合也能改变肾上腺内部类固醇的代谢和类固醇的合成能力,这些都对激素的动力学产生差异性的影响。因此,即使 ACTH 可以完全控制肾上腺皮质的类固醇反应,类固醇分泌的时机和频率也会影响 ACTH 和皮质类固醇二者在表面上的一致性。ACTH 和皮质类固醇之间出现错配是由一个或更多的因素决定的,但 ACTH 仍是肾上腺分泌的主要驱动力。

新近许多研究提示,大量的神经肽、神经递质、阿片肽、生长因子、细胞因子、脂肪因子,甚至细菌配体都能调控肾上腺糖皮质激素的释放,而不依赖于垂体 ACTH。肾上腺皮质表达以上各种因子的受体,因此使其对皮质醇释放的直接作用成为可能。有资料确认了其他来自脂肪和内皮的因子可促进与 ACTH 驱动无关的皮质醇合成。此外,肾上腺皮质细胞与能合成和释放控制类固醇生成的嗜铬细胞、神经末梢、内皮和免疫细胞存在密切接触。因此,大量的证据表明,肾上腺内存在广泛的皮质类固醇旁分泌调节机制。

(三) 糖皮质激素抵抗

由于糖皮质激素受体的缺陷或受体后的改变可造成机体对糖皮质激素产生抵抗。炎性细胞因子在低浓度时能刺激皮质醇分泌,促进其与受体结合。但是,当细胞因子产生过多,如在激烈的炎症反应时,能导致糖皮质激素受体数量和亲和力下降及其他受体后的改变。以上两种事件均能导致全身尤其是细胞因子过度产生的组织出现糖皮质激素抵抗。

六、与急性和慢性应激相关的疾病

(一) 应激相关疾病

应激可导致易感个体出现急性或慢性病理、生理和精神改变。急性应激可能激发过敏症状(如哮喘、湿疹或风疹)、血管动力学症状(如偏头痛、高血压或低血压发作)、各种类型的疼痛(如头、腹部、盆腔和后背疼痛)、胃肠道症状(疼痛、消化不良、腹泻和便秘),以及恐慌发作和精神疾患。慢性应激也能造成生理、行为和神经心理症状,如焦虑、抑郁、认知和行为能力障碍;心血管症状,如高血压、代谢异常、肥胖、代谢综合征、2 型糖尿病、动脉粥样硬化性心血管疾病、神经血管退行性疾病、骨质减少和骨质疏松;以及睡眠障碍,如失眠或日间睡眠过多。

持续性或间歇性的应激反应和应激激素的持久分泌可对行为产生影响。CRH、去甲肾上腺素、皮质醇和其他激素可激活大脑恐惧系统,产生焦虑、厌食或食欲过盛,同时又引起奖赏系统的快速抗药反应,最终导致抑郁和暴食等症状。这些激素能抑制睡眠系统,造成失眠、睡眠丧失和梦幻。另一方面,IL-6 和其他介质可引起疲劳、恶心、头痛和其他疼痛。执行和认知系统也由于长期慢性应激出现功能失调。

应激激素长期分泌过多如果出现在易感人群,则可能诱发内脏脂肪堆积、反应性胰岛素高分泌、低生长激素和性激素分泌。这些激素的改变可导致肌肉萎缩、骨骼减轻和骨质疏松,腹部肥胖和肌肉萎缩也与代谢综合征有关。此外,应激系统和自主神经系统失调是常见的消化道疾病如小肠激惹综合征和胃溃疡的显著特征。临床前和临床试验发现,1 型 CRH

受体拮抗剂在治疗上述消化道疾病、神经精神疾病和躯体疾病时具有潜在的价值。如慢性炎症或自身免疫性过敏疾病、肌纤维痛、慢性疲劳综合征均与 CRH 活性降低有关。同样，非典型的季节性抑郁、产后抑郁症、经期前烦躁和更年期抑郁时都出现 CRH 活性降低。这些疾病都是由于应激系统反应不足，影响了机体动态平衡系统。

（二）应激相关疾病的机制

急性应激性疾病的发病机制可能是由于易感机体主要的应激介质分泌增加和作用加强。因此，急性过敏发作可能是免疫性 CRH 造成易感器官（如肺和皮肤）的肥大细胞脱颗粒，这些反应分别导致哮喘、湿疹。同样，偏头痛可能是由于免疫性 CRH 造成脑膜血管的肥大细胞脱颗粒，使局部血管扩张，血脑屏障通透性增加引起的；在中央杏仁核 CRH 的急剧升高可触发恐惧反应，造成惊厥和精神疾病发作；应激可引起交感或副交感系统传出冲动过多，分别引起高血压或低血压发作。

慢性应激相关疾病的病理机制也是由于主要的应激介质持续分泌过多、作用过强，影响了多种动态平衡系统的活性。因此，这些疾病表明机体对急性和慢性应激这两个生理过程适应不良，应激介质的分泌本应在数量上和时间上都受到限制，但却失控，从而造成动态平衡的破坏。

总之，HPA 轴的激活是机体对应激刺激产生的最重要的适应性反应。皮质醇作为主要的糖皮质激素，在 HPA 轴激活时由肾上腺皮质分泌，具有许多重要的生理功能。但是，应激反应如果过度或过长，或者这些化学介质活性过低或过高，都会导致 HPA 轴紊乱。神经内分泌功能失调可能损害生长、发育、行为和代谢，因而有可能导致各种急性和慢性疾病。

第三节 免疫应激和神经内分泌反应

一、概 述

（一）免疫应激

免疫应激是机体对微生物感染、抗原抗体反应、机械刺激和组织损伤产生的反射性反应。免疫应激时机体为维护动态平衡需要激活免疫系统，产生免疫应答，通过先天和获得性免疫系统清除感染源。

免疫应激时，免疫系统被激活，触发许多炎症介质的合成和释放，其中一群介导先天性免疫反应，包括 TNF-α、IL-1、IL-6 和 IFN-α/β。这些细胞因子在免疫反应的早期由多种细胞产生，包括激活的免疫细胞如巨噬细胞、中枢神经系统（central nervous system，CNS）中与巨噬细胞相当的小胶质细胞、血管内皮细胞、成纤维细胞和神经元；另一群细胞因子介导较晚的获得性免疫反应，如 T 细胞产生的细胞因子 IL-2 和 IFN-γ，这些对抵御病毒起着尤为重要的作用。

上述炎症介质可造成典型的炎症反应症状，如局部血管舒张、血管通透性增加、血浆蛋白渗出、白细胞迁移到感染组织。一旦浸润的白细胞被激活，就会通过正反馈环路促使更多炎症因子的产生。此外，一些炎症因子如 IL-1 和 IL-6 可释放入血，引起全身免疫反应，激活 HPA 轴。正因为具有这些效应，这些物质统称作"组织促肾上腺皮质激素释放因子"。

（二）免疫应激时神经内分泌系统的作用

越来越多的证据表明,免疫系统和中枢神经系统通过自主神经通路相互作用、相互调节。免疫系统和 CNS 之间的双向交流使各自系统的作用都得到优化。天然免疫系统释放的免疫介质和细胞因子能快速引起神经元反应,导致局部炎症反应进一步扩大,从而清除病原体,触发区域内的神经反射及全身神经内分泌反应(包括局部产生儿茶酚胺和全身糖皮质激素的释放),二者都能使系统回到动态平衡状态。

危险信号触发机体早期对损伤组织本身产生先天性免疫反应。但是,宿主促炎症防御反应过于激烈可能导致非特异性器官损伤。因此,对炎症反应进行干预的主要目的是使炎症反应选择性地针对损伤的组织和感染,而使其他重要器官功能不受影响。

HPA 轴和糖皮质激素对限制和结束这一炎症反应过程必不可少。除了抗感染外,作为天然和获得性免疫反应的一部分,细胞因子能够激活 HPA 轴,导致肾上腺糖皮质激素的释放;反过来,糖皮质激素对免疫细胞也产生负反馈,抑制细胞因子的进一步合成和释放,因而保护宿主免于过度炎症反应(如组织损伤、自身免疫、脓毒性休克)所造成的不利影响。此外,糖皮质激素还可调整免疫力,通过影响免疫细胞向炎症部位的募集,或使炎症反应从细胞免疫(Th1/促炎)漂移到体液免疫(Th2/抗炎),从而改变下游的获得性免疫反应。传统的观点认为糖皮质激素只是一种免疫抑制剂,现有资料发现,糖皮质激素既能够刺激又能够抑制免疫功能,这主要取决于免疫反应的类型、免疫部位和参与的细胞类型。

（三）免疫应激反应的介质

传统的观点认为,神经-内分泌-免疫网络存在双向作用,即促炎细胞因子影响 HPA 轴激素的产生,而激素又通过伺服控制系统调节细胞因子的产生。这一观念在过去的几年内又得到发展。研究提示,以上促炎细胞因子和激素在体内有着丰富的表达并且具有多种功能。细胞因子不仅在免疫系统有表达,在 CNS 中也有分布;而下丘脑-垂体激素不仅在大脑中有功能性表达,在其他外周器官和细胞,如免疫细胞中的含量也非常丰富。鉴于体内存在如此丰富的与 HPA 轴有关的分子,且这些分子之间存在错综复杂的相互作用。因此,阐明这些分子在各个复杂层面上的独特作用,一直是该领域的主要挑战之一。

二、免疫应激对神经内分泌功能的影响

（一）免疫应激向中枢的传入

大脑信号传递在机体对入侵的微生物产生适当反应中扮演重要角色。有研究提示,机体在细菌入侵之前对全身感染的先天性免疫反应至少通过两条共同的通路激活 CNS。首先是微生物或微生物产物与 CNS 细胞的直接作用,即 CNS 实质细胞上 Toll 样受体(Toll-like receptor,TLR)4 识别外周细菌脂多糖(lipopolysaccharide,LPS);第二条共同的通路是,微生物或其产物刺激外周促炎介质,这些炎性介质通过体液或神经途径进入大脑,与 CNS 实质细胞上同源受体相互作用。例如,腹腔注射 TNF-α,后者与内皮细胞上 TNF-α 受体相互作用,上调大脑微血管上的 E/P-选择素,刺激中性粒细胞募集到大脑。现在发现还存在第三种细胞途径,即外周被激活的单核细胞被募集到中枢。

1. 体液途径 感染组织释放的促炎细胞因子本质上作为急性期激素或危险信号产生最初的应激反应,并通过室周器官、血脑屏障受损区域或借用特殊的载体主动穿过血脑屏障到达大脑重要的区域,为大脑提供动态的外周组织炎症反应信息;或者,细胞因子可能激活大脑内皮细胞或胶质细胞产生前列腺素,后者扩散到大脑,激活神经元,尤其是在海马、杏仁核和下丘脑,星形胶质细胞和小胶质细胞的交互作用先于神经元的激活;此外,细胞因子可能激活外周自主神经系统,释放的神经激素能够帮助机体恢复动态平衡。

2. 神经途径 炎症信号通过神经,如迷走神经传导到大脑的途径更加敏感和快速。由于所有器官都有广泛的神经支配,因此可有效地将炎症反应信息通过神经途径从局部传达到 CNS。腹腔或静脉注射相对少量的 IL-1β、内毒素和其他可能的炎症分子,能通过刺激迷走神经的传入活性导致机体发热。这种通过迷走神经的炎症信号转导阈值较低,即炎症信号显著低于激活"内源性致热原"引起发热反应所必需的阈值。外周感觉神经纤维也能向CNS 传递外周炎症反应状态。在局部组织,炎性介质能引起激烈的疼痛反应;痛觉作为局部炎症反应的最重要特征,通过神经网络传递到 CNS,激活全身抗炎反应。例如,单方面刺激足部痛神经能通过激活脊髓-下丘脑-垂体-肾上腺轴,促进血中白细胞释放选择素,减弱对侧膝盖的炎症反应。这些研究提示,局部释放的炎性介质通过体液途径或至少两种截然不同的途径(迷走神经和痛觉纤维)依次激活传出的 CNS 反应。

3. 细胞途径 传统的观点认为,在全身性炎症反应中,外周和中枢系统通过神经和体液通路进行相互交流。但是,最近的研究提示还存在第三种可能的途径,即免疫细胞,尤其是单核细胞能从外周主动地转移到大脑,大脑单核细胞的浸润在外周炎症性疾病的进程中发挥重要作用。由于存在可以利用外周单核细胞作为载体抑制中枢炎症反应的可能性,因而该途径尤为引人关注。

据报道,全身炎症反应时,沿着大脑血管内皮进行滚动和黏附的白细胞数目大量增加,进入大脑的被激活的单核细胞数目也增加了 5 倍,尤其是这些单核细胞还能产生具有多种效应的神经调制质 TNF-α。单核细胞在人表达 CD11b、CD11c、CD14 和 CD16 分子,在小鼠表达 CD11b 和 F4/80 分子,而缺少 B、T 细胞和自然杀伤细胞的标志。但是,单核细胞在形态和表型上是多种多样的,具有不同的功能。目前分为两种主要的亚群:半衰期较短的"炎性"亚群($Ly-6C^{high}CCR2^+CD62L^+CX3CR1^{low}$)可归巢到炎症组织,激发免疫反应;另一群为"定居"亚群($Ly-6C^{low}CCR2^-CD62^-CX3CR1^{high}$),半衰期较长,归巢到非炎症组织。有研究证实,树突细胞如皮肤朗格汉斯细胞及组织中的巨噬细胞,如小胶质细胞,都起源于 $Ly-6C^{high}CCR2^-$ 单核细胞,提示这一髓样细胞亚群在正常和疾病组织的动态平衡中具有广泛作用。

免疫细胞转移到 CNS 是大脑炎症反应最主要的病理特征。尤其重要的是,大脑在免疫细胞浸润后所发生的神经递质改变会导致行为学的变化。因此,调控天然免疫反应是阻止病原体进入中枢神经系统的新策略。

4. 影响因素 研究发现,在外周器官发生炎症反应时,大脑胶质细胞首先被激活,产生单核细胞趋化因子(monocyte chemoattractant protein,MCP-1)/CCL2,使激活的单核细胞直接被募集到 CNS。在细菌感染后 12 小时,除了 $CD11b^+Ly-6G^+CCR2^-$ 中性粒细胞外,$CD11b^+$ $Ly-6C^{high}CCR2^+$ 而不是 $Ly-6C^{low}CCR2^-$ 单核细胞被大量募集到大脑,$CD11b^+Ly-6C^{high}CCR2^+$ 炎性单核细胞可调控大脑局部 CXCL2 和 IL-1β 的产生,但是不能防止细菌感染。如果缺乏

CCR2,可严重影响单核细胞募集至受感染的大脑,但仍能造成病理损害。

影响炎性细胞进入中枢的因素包括以下几方面:首先,在全身病原体感染时,机体的天然免疫反应对大脑基因表达产生深远的影响,血中高表达 Ly-6C 的单核细胞的大量涌入不依赖于细菌本身对 CNS 的侵入,而主要依赖于 IFN-γ,后者能激活关键的免疫反应,以及中枢 CXCL9 和 CXCL10 的表达。而此时,TNF-α 是联系外周和中枢炎症反应的重要分子,外周 TNF-α 信号转导似乎是胶质细胞激活及随后表达 CCR2 的单核细胞募集到大脑的关键环节。外周 TNF-α 信号通路能刺激小胶质细胞产生 MCP-1/CCL2,驱使表达 CCR2 的单核细胞进入大脑,TNF-α 信号转导的缺失可显著抑制细菌 LPS 引起的中枢炎症反应。其次,对基因转录谱的研究表明,趋化因子 CXCL1 和 CXCL10 能吸引巨噬细胞和中性粒细胞进入室周器官;另外,基质金属蛋白酶能使细胞外基质降解,允许这些白细胞从血液进入大脑基质。炎症反应持续较长后,血脑屏障(blood brain barrier,BBB)的开放可能非常明显,而允许其他侵入并激活的巨噬细胞释放炎性物质。最后,免疫球蛋白超家族的黏附分子也是白细胞进入 CNS 的关键效应分子。

（二）免疫应激对神经内分泌的影响

HPA 轴在各种慢性炎症性疾病中出现反应迟钝的现象,提示抗炎和促炎细胞因子可能减弱机体的应激反应。研究表明,免疫系统通过早期促炎细胞因子(TNF-α、IL-1 和 IL-6)和较晚的 T 细胞产生的细胞因子(IL-2 和 IFN-γ)作用于 HPA 轴的 3 个不同水平,从而刺激糖皮质激素分泌。尤其是细胞因子受体在 HPA 轴所有水平均有表达,因此每个水平都可能作为免疫和神经内分泌信号的交汇点。

HPA 轴的激活最初是通过 CRH 到 ACTH,再到糖皮质激素的通路。虽然在免疫应激中,以上经典通路对糖皮质激素的持续产生必不可少,但是也会出现替代的、不依赖 CRH 的糖皮质激素分泌机制,以维持高糖皮质激素水平。这些旁路途径包括细胞因子对垂体和肾上腺的直接作用,该作用并非完全与上游神经内分泌激素(CRH 和 ACTH)无关;相反,CRH/ACTH 对于增强 HPA 轴下丘脑以下水平对细胞因子的敏感性起着必不可少的允许作用。

除外源性炎性介质外,在 HPA 轴各个水平都有局部细胞因子网络,其自身分泌的细胞因子也与增强及维持高 HPA 轴活性有关。一旦细胞因子激活 HPA 轴导致糖皮质激素的释放,调节糖皮质激素本身的活性对控制炎症反应也同样重要。类固醇激素无论过多或过少,都会因为对免疫反应的调节不当而引起疾病。因此,在免疫细胞水平,一些局部因子维持着适当的糖皮质激素活性(如 CBG 和 11β-HSD1)。此外,细胞因子和病毒产物能改变糖皮质激素受体(glucocorticoid receptor,GR)的数量和功能。总之,HPA 轴存在闭合的反馈调节环路,细胞因子通过各种途径促进糖皮质激素释放,调节其活性,从而防止过度的炎症反应对机体造成的伤害。免疫诱导的 HPA 轴激活,伴随 ACTH 和皮质类固醇释放的增加,对精确调节免疫反应至关重要。

（三）免疫应激影响神经内分泌的机制

外周免疫信息通过以下 4 种机制影响神经内分泌功能:

1. 内源性或外源性炎症因子激活 CRH 和 AVP 神经元 微生物的入侵诱发促炎细胞因子的释放,后者通过室周器官和被破坏的血脑屏障区域进入大脑,或经主动转运通过血脑屏障。室周器官由特殊的结构组成,并且在室周系统中有规律地排列。由于不受血脑屏障保护,室周器官可以作为大脑和外部血流进行沟通的组织结构。室周器官包括松果体、连合下器官和穹隆下器官,尤其是血管旁器、正中隆起和神经垂体。脓毒症状态下,血源性炎症介质通过垂体前动脉到达正中隆起的垂体门脉毛细血管,由于此处缺少血脑屏障,细胞因子能扩散进入垂体,然后被转运到下丘脑及缺少血脑屏障的部位(终板血管器官、穹隆下器官、连合下器官、后区、松果体和脉络丛)。进入大脑后,细胞因子再通过级联方式或特殊的细胞因子转运系统到达 CRH 和 AVP 神经元(图 8-4)。

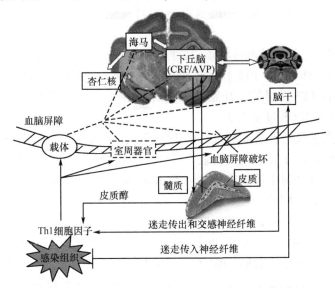

图 8-4　严重感染时参与大脑信号转导的主要结构

大脑垂体和松果体表达抗炎细胞因子,尤其是 IL-10、IL-13 和 IL-1 受体拮抗剂,提示这些抗炎介质能拮抗促炎细胞因子对神经激素的促进作用。此外,细胞因子通过激活 γ-氨基丁酸神经元阻断 NO 诱导的促黄体生成素释放激素而不是卵泡刺激素释放激素的释放,促进生长激素抑制激素和催乳素的释放。

2. 外周传入神经将炎性刺激传入中枢　炎症部位包含痛觉、内脏和躯体感觉的传入神经,细胞因子和炎性介质可激活外周痛觉受体,后者的轴突传到脊髓后角,与丘束产生联系,然后依次将痛觉信号传递到丘脑和躯体感觉皮质。同时,上传的脊髓或者大脑神经通路刺激去甲肾上腺素能和 CRH 应激系统,从而将炎性刺激传到中枢。

感觉传入纤维和外周神经系统的交感节后神经元影响炎症反应。感觉纤维不仅能将信号传递到中枢神经系统,而且能将促炎细胞因子或抗炎症反应的神经肽,如 P 物质或生长抑素释放到炎症反应部位。交感节后神经元作为中枢应激系统向外周的延伸,也能分泌局部促炎和抗炎物质。

此外,外周炎症刺激(可能是通过神经纤维上的细胞因子受体)通过迷走神经将免疫相关信号传递到延髓,其神经元投射到下丘脑,并同小细胞核中的胆碱能中间神经元发生突触联系,继而抑制感染部位的炎症反应(通过单核细胞上的烟碱样乙酰胆碱受体)。

3. 血管内皮的激活和被动扩散及 NO 的作用　由于应激系统的神经元在血脑屏障(blood brain barrier,BBB)内,所以需要将外源性炎症介质主动转运到血脑屏障内才能激活应激系统。外源性炎性细胞因子能诱发血管内皮细胞和胶质细胞产生一系列的细胞因子,如 IL-1、IL-2 和 IL-6,再通过内皮-胶质细胞-神经元级联方式激活血脑屏障中的神经元,从而激活中枢去甲肾上腺素能应激反应系统。

大脑内皮细胞的激活是将外周免疫信号传递到脑实质的关键步骤。炎性或有毒介质可激活血管内皮细胞,使细胞渗漏,促使炎性或有毒介质释放或被动扩散到大脑,导致诱生型一氧化氮合酶(inducible nitric oxide synthase, iNOS)和抗炎细胞因子的产生,分别调节或拮抗促炎细胞因子对神经激素的刺激作用。NO 的调节作用是由鸟苷酸环化酶、环氧化酶和脂氧合酶共同介导的。NO 扩散到小细胞核,诱导环氧化酶和脂氧合酶的生成,后者依次刺激 CRH 的合成。

合成应激激素的小细胞核和弓状核,其神经元投射到正中隆起,而在正中隆起的神经元表面有细菌脂多糖受体表达。因此,iNOS 抑制剂很有可能通过抑制 iNOS 的激活而延迟 NO 过度表达,推迟细菌 LPS 诱导的下丘脑激素合成。相反,在死于脓毒症的患者大脑小细胞核周围血管壁发现有 iNOS 过度表达。

4. 炎症介质直接作用于垂体和肾上腺,促进皮质醇的分泌 除了对下丘脑的短期效应外,如果在合适的时间给予高浓度的炎症介质,则能显著刺激垂体 ACTH 和肾上腺皮质醇分泌。一般而言,腺垂体和肾上腺能产生 IL-1 和 IL-6,影响局部激素的产生。但是,这些局部激素并不总是能刺激垂体和肾上腺皮质醇的分泌。相反,IL-6、TNF-α 和 IFN-γ 可抑制 CRH 对腺垂体细胞的刺激效应,从而有效地抑制 ACTH 引起的肾上腺皮质细胞分泌皮质醇。

炎症反应也能间接激活 HPA 轴,即通过细胞因子和其他介质首先作用于血脑屏障以外的应激系统神经元,如正中隆起的 CRH 和 AVP 神经元。此外,外周炎症反应能诱导下丘脑小细胞、视上核和弓状核直接表达 TNF-α、IL-1β 和 iNOS,而此处包含产生下丘脑刺激和抑制激素的神经元。

三、神经内分泌对外周免疫应激的调控

在炎症反应的免疫调节中,神经系统、HPA 轴和天然或获得性免疫系统之间存在相互作用。外周神经系统、交感(肾上腺的)和副交感(胆碱能的)以及 HPA 轴、下丘脑-垂体-性腺轴、下丘脑-垂体-甲状腺轴都参与 CNS 和免疫系统之间的信号转导。外周神经系统作为第一道防线,能够释放神经肽,介导促炎症反应。唯一例外的是,血管活性肠肽能抑制炎症反应。在局部,自主神经系统通过对免疫器官的支配能抑制炎症反应。最后,在整体水平,神经内分泌反应也能调节炎症反应。

(一)神经内分泌系统对免疫应激的调节

1. 神经内分泌系统和天然免疫 天然免疫作为机体免疫的第一道防线,由单核/巨噬细胞加工处理抗原,成为主要的抗原提呈细胞(antigen-presenting cell, APC)。APC 细胞膜上表达 TLR,识别病原体相关分子模式(pathogen associated molecular pattern, PAMP),TLR-PAMP 共同传递穿膜信号,激活 NF-κB 和丝裂原活化蛋白激酶(MAPK)通路,转录激活编码细胞因子的基因。自然杀伤细胞、γδT 细胞、补体系统和 IFN-γ 也是天然免疫的组成部分。APC 合成的促炎细胞因子 IL-1α/β 和 IL-6 通过 TLR 通路穿过血脑屏障,激活室周器官和形成血脑屏障的细胞,从而控制 CRH 释放。终板血管器参与体温调节,其神经元和室旁核调控 CRH 的释放。因此,糖皮质激素的释放是抑制炎症反应和在 TLR 信号转导过程中发挥关键作用的内源性机制。

补体系统亦显著影响先天免疫反应。在肾上腺、垂体、胶质细胞和神经元中都存在 C3a 受体,有推测 C3a 能激活 HPA 轴释放糖皮质激素、GH、PRL 和 ACTH。5-羟色胺、胆碱能和儿茶酚胺系统能上调 CRH,其他神经肽如 γ-氨基丁酸则抑制 CRH 分泌。

2. 神经内分泌系统和获得性免疫

(1) 下丘脑-垂体-肾上腺轴:细胞因子也能直接作用于大脑,激活 HPA 轴。许多免疫细胞都有神经肽、神经递质和神经激素的受体;由于 HPA 轴活性改变而造成的神经内分泌失调会引发全身炎症和免疫性改变。例如,细胞因子和炎性介质激活外周疼痛受体,其神经轴突投射到脊髓背角,与丘束发生突触联系,后者接着将疼痛信号传递到丘脑和体觉皮质。痛觉通路的激活最后促进 HPA 轴活性。相反,HPA 轴活性的降低和糖皮质激素水平的下降也能增加机体对炎症的易感性和严重性。例如艾迪生病患者在感染和炎症时需要补充糖皮质激素,以防止细胞因子的毒性作用。

糖皮质激素能抑制促炎细胞因子和金属基质蛋白的产生,促进抗炎细胞因子从 Th1 转移到 Th2 表型,从而刺激体液免疫。Th2 细胞因子通过保持微血管的通透性和抑制黏附分子的表达,抑制内皮细胞的激活和细胞向炎症部位的迁移。

(2) 下丘脑-垂体-性腺轴(hypothalamic-pituitary-gonadal axis,HPG):GnRH 和性激素通过自分泌和激活 HPG 轴影响免疫系统。淋巴器官和外周免疫细胞表达 GnRH 及其受体,而 GnRH 影响胸腺成熟,具有很强的免疫刺激效应,可提高 IL-2 受体、IFN-γ 和辅助性 T 细胞水平。雌激素和雄激素影响免疫细胞的发育,对成年人的 T 和 B 细胞都有免疫调节作用。雄激素影响胸腺的组成和大小,睾酮抑制外周单个核细胞分泌 IL-1β。二氢睾酮抑制人 IL-6 基因的表达和活性。雌激素对体液免疫也有重要刺激作用,可作用于骨髓和外周 B 细胞,通过促进 IL-10 产生提高血中抗体水平。雌激素能激活胸腺外自身反应性 T 细胞的分化通路。生理剂量的雌激素诱导促炎细胞因子的产生,而药理剂量能减少细胞因子的合成。

(3) 下丘脑-垂体-甲状腺轴(hypothalamic-pituitary-thyroid axis,HPT):TSH 是下丘脑-垂体-甲状腺轴重要的组成部分。免疫细胞能产生具有生物学活性的 TSH。在应激时,免疫细胞产生的 TSH 一方面同免疫系统产生信息交流,一方面通过调节甲状腺激素活性维持动态平衡。免疫接种后,T_3 和 T_4 水平升高,在体注射 T_4 能提高同种抗体的滴度,而注射抗甲状腺药物丙基硫尿嘧啶能下调体液免疫反应。

在慢性应激状态时血清 T_3 水平下降,提示急性或慢性应激能够诱导 HPT 轴功能的改变,从而调节获得性免疫反应。

(4) 催乳素和免疫系统:催乳素(prolactin,PRL)的分泌受吸吮和应激的刺激,而被下丘脑多巴胺抑制。在垂体外许多部位包括大脑和免疫细胞都产生该激素,在免疫细胞有 PRL 及其受体的表达,提示该激素可能通过自分泌和旁分泌形式发挥作用。PRL 在维持免疫机能中发挥重要作用,PRL 刺激 iNOS 表达、免疫球蛋白释放和白细胞产生细胞因子。PRL 也是 T 细胞丝裂原,通过 PRL 受体/JAK 激酶-信号转导和转录激活因子(Janus kinase-signal transducer and activator of transcription,JAK/STAT)途径和 NF-κB 信号通路,促进 T 细胞增殖、分化。T 细胞 PRL 的表达受细胞因子调控。IL-2 和 IL-4 能降低 T 细胞 PRL mRNA 表达水平。PRL 显著促进 CD69、CD25 和 CD154 的表达和细胞因子分泌,调控 B 细胞发育,因此在获得性免疫反应中具有重要作用。

(二) 自主神经系统对免疫应激的调节

1. 自主神经系统的组成　根据解剖和功能可将自主神经系统分为两大部分,交感和副交感系统,通过两种连续有关联的神经元控制器官功能,第一种神经元位于中枢,第二种位于外周神经节。副交感神经起源于脑干延髓和脊髓的骶部,而神经节位于或靠近支配的器官;交感神经起源于脊髓的胸和腰段,神经节靠近脊髓。通常,交感和副交感信号作用相反,以维持器官功能处于动态平衡状态。这种解剖和功能性结构有利于机体在受到内外环境威胁时更好地控制生理反应。

感染打击时,动态平衡受到严重破坏,部分原因是因为免疫系统释放可溶性因子,作用于大脑和其他组织,引起抗炎反应,称为"体液抗炎通路"。即血液循环将炎性细胞(单核细胞和中性粒细胞)和细胞因子传递到炎症反应部位或从炎症部位传出到血液中,这些反应具有浓度梯度依赖性、缓慢而非整合的特点。从损伤组织产生的炎症产物,如 TNF-α、IL-1β 和高迁移率族蛋白 B1(high mobility group box-1 protein,HMGB1)释放入血,而抗炎激素和细胞因子(糖皮质激素、α-MSH、IL-10 和精胺素)则弥散到一定区域内(图 8-5)。

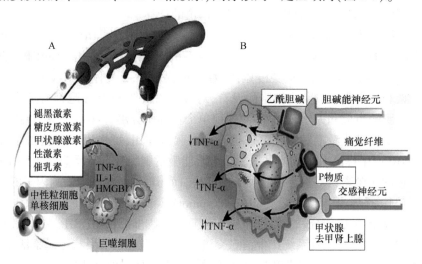

图 8-5　体液和神经抗炎通路

新近的研究证实,自主神经系统能通过神经通路调节细胞因子的产生。现将这种神经机制描述为"神经性抗炎通路",如迷走神经传出支通过烟碱样乙酰胆碱 α₇ 受体调节细胞因子水平,称为"胆碱能神经抗炎通路"。神经性抗炎通路对组织巨噬细胞的调节发生在局部炎症部位,并且作用快速。如乙酰胆碱能抑制巨噬细胞释放 TNF-α,交感神经释放的肾上腺素和去甲肾上腺素能显著抑制 TNF-α 释放,交感传入神经释放的 P 物质则能刺激细胞因子合成,放大局部炎症反应,也能介导痛觉传递。胆碱能神经抗炎通路受大脑毒蕈碱神经网络控制,后者依赖于迷走神经从而减少全身细胞因子产生。动物实验和临床实践证明,通过电刺激迷走神经或药物干预激活胆碱能抗炎通路,能显著改善细胞因子介导的一些疾病,如内毒素血症、脓毒症、结肠炎、胰腺炎和缺血-再灌注损伤等。

2. **交感自主神经系统** 外周神经系统的传入感觉神经纤维和交感节后神经元影响免疫应激反应。感觉纤维不仅将信号传递到中枢神经系统,也能够向炎症反应部位分泌促炎和抗炎神经肽,如 P 物质或生长抑素;交感节后神经元作为中枢应激系统在外周的延伸,可分泌局部促炎和抗炎物质。阻断交感神经系统的信号传递,如应用 β_2 肾上腺素受体阻断剂普萘洛尔,不仅能抑制内毒素引起的 IL-10 释放,而且能进一步下调全血细胞 IL-10 的浓度,而只能部分阻止 TNF-α 的下降。

疼痛和应激能够激活"格斗或逃离"反应,由此升高的肾上腺素和去甲肾上腺素能抑制巨噬细胞激活,下调 TNF-α 和其他细胞因子的合成。自主神经系统活性的增强和由此引起的儿茶酚胺升高,进一步刺激 β 肾上腺素能受体依赖的 IL-10 释放,而 IL-10 是单核细胞产生的强有力的抗炎细胞因子。在这种背景下,交感神经系统和副交感神经系统的作用似乎是协同的。

经典的观念认为,交感和副交感神经系统的作用通常是相反的。例如,同时刺激交感和迷走神经较单个刺激能使心排血量升高更明显,"格斗或逃离"激活交感神经的反应可增强迷走神经输出。这些神经系统的共同作用主要起抗炎作用,在解剖学上的定位即通过局部(神经的)和全身的(体液的)抗炎机制,防止潜在的致死毒性产物意外溢出到血液循环,从而限制局部炎症反应。

3. **副交感自主神经系统** 对炎症反应产生感觉并且进行抑制的功能是炎性反射的主要组成部分。致病菌出现在局部伤口或内皮屏障功能障碍部位,可激活天然免疫反应细胞释放细胞因子。这些细胞因子激活感觉神经纤维,感觉神经纤维在迷走神经中上行,并在孤束核形成突触,引起全身体液的抗炎症反射。这是由于迷走神经活性能够被传递到延髓网状结构,再到蓝斑和下丘脑,导致腺垂体 ACTH 释放增加。

此外,迷走神经的信号转导与吞噬细胞上的胆碱能受体结合,在调节炎症反应中起重要作用。通过刺激迷走神经或激活 α_7 型乙酰胆碱能受体(nicotinic acetylcholine receptor, nAChRs)能降低巨噬细胞中细胞因子的合成,减轻炎症反应,即炎症反应受自主神经系统控制,后者又反射性地通过抑制促炎细胞因子的产生而调节免疫反应,称作"炎性反射"。炎性反射的传出支即胆碱能抗炎通路,对细胞因子的产生具有强有力的调节作用(图 8-5)。

最近的研究报道,迷走神经支配脾脏的分支对抑制脓毒症时细胞因子的合成至关重要。脾脏是脓毒症中 TNF-α 的重要来源,脾切除能显著降低脓毒症动物全身和肝组织中的 TNF-α 水平。

胆碱一方面通过脾脏对免疫细胞具有直接调节效应,另一方面也在调节远隔靶器官炎症反应中扮演重要作用。在实验性脓毒症中,激活胆碱能抗炎通路能抑制促炎介质的产生,包括 HMGB1 和 TNF-α,甚至在发病后 24 小时作用亦能显著提高生存率。

(三)神经内分泌系统对免疫应激的调节机制

CNS 通过神经和体液在局部、区域和整体 3 个不同水平上调控外周免疫反应。

1. **局部水平** 交感和副交感神经系统通过分布在免疫器官的神经末梢抑制炎症反应。交感自主神经系统交感支的主要递质是儿茶酚胺,通过与肾上腺素能受体结合发挥作用。交感传出反应("格斗或逃逸")通过升高分解代谢"应激"激素水平(如糖皮质激素和儿茶酚胺),直接调节免疫细胞的反应。

血中高水平的儿茶酚胺和皮质醇促进中性粒细胞脱离内皮细胞,进入血循环,到达局部炎症反应部位,降低其在非炎症组织的聚集。此外,糖皮质激素和肾上腺素能通过刺激单核细胞而抑制 TNF-α、IL-1β 和 IL-12 的产生,从而促进抗炎分子如 IL-6、IL-10 和其他急性反应蛋白的合成。

2. **区域水平** 作为免疫效应的第一道防线,外周神经系统通过释放神经肽调节局部促炎反应。炎症反应激活信号首先传到大脑的孤束核,随后激活迷走传出通路,后者通过巨噬细胞上的乙酰胆碱受体抑制细胞因子的合成(炎性反射)。在乙酰胆碱抗炎通路中,副交感系统传出活性的增强导致局部乙酰胆碱释放的增加,该神经递质与高亲和力巨噬细胞受体相互作用,抑制 TNF-α 和其他促炎细胞因子的释放。胆碱能抗炎通路是以神经传递为基础的,CNS 通过该通路能快速有效地关闭单核-吞噬细胞系统中的巨噬细胞。切断迷走神经则能显著提高动物对内毒素的敏感性,因为失去了通常产生免疫抑制效应的胆碱能反射,机体 TNF-α 释放明显增加。除了在外周组织传递乙酰胆碱外,迷走神经也是血管活性肠肽的重要来源,能抑制炎症反应。

3. **整体水平** 最后,机体在整体水平上通过激活神经内分泌系统,释放下丘脑-垂体激素和细胞因子来调节免疫反应,包括通过 HPA 轴促进肾上腺皮质释放糖皮质激素;通过 HPG 轴刺激卵巢和睾丸释放性激素;通过 HPT 刺激甲状腺释放甲状腺素,从而调节炎症反应。垂体释放的 ACTH 和促黑激素能有效阻止天然免疫细胞的激活,抑制细胞因子的产生,该作用部分是通过升高 IL-10 水平而实现的。

以往认为,儿茶酚胺的合成只发生在自主神经系统交感支的神经细胞,现已发现,白细胞也是儿茶酚胺的丰富来源,白细胞表达肾上腺素能受体,提示儿茶酚胺对免疫细胞也有旁分泌和自分泌作用。免疫细胞上肾上腺素能受体的激活可通过 NF-κB 相关机制触发独特的、精细调节的细胞因子反应。

总之,下丘脑-垂体、交感和副交感系统一方面能调节局部炎症反应,增强防御能力,同时可预防全身毒性反应。

第四节　急危重症和神经内分泌系统

一、概　　述

近年来,随着神经内分泌学向急危重症医学的逐渐渗透,神经内分泌系统与急危重症之间的复杂关系越来越受到重视,为阐明急危重症中复杂的代谢紊乱和免疫失调提供了新的依据。

现代医学技术通过人工支持系统延长了生命,同时也使复杂的机体处于前所未有的亚急性应激状态。危重症最初的休克、创伤、感染和手术干预,以及随后的动态平衡恢复阶段,都给重症监护室(intensive care unit,ICU)患者以一定的应激刺激。事实上,对死亡过程的人工干预,反而在危重症的适应过程中增加了新的阶段:慢性或持续性危重症。

HPA 轴是机体对危重症产生适应和维持动态平衡必不可少的。肾上腺分泌的糖皮质激素皮质醇,对危重症患者的存活至关重要。但是如果应激刺激一直持续或机体应激反应不足,HPA 轴就会受到损害,导致病情的进一步恶化。因此,一些危重症领域里最成功的治疗策略都涉及激素干预,如低剂量类固醇或胰岛素强化治疗等。

二、急危重症中 HPA 轴反应

急危重症时 HPA 轴的主要功能是防止免疫系统对内外刺激产生过度反应,以避免其对机体造成损伤,从而保持动态平衡。

(一) 急危重症中 HPA 轴功能的改变

1. 中枢和肾上腺的改变 在危重症如手术、创伤、烧伤、感染或脓毒症的初始阶段,主要通过提高 CRH 的分泌和细胞因子的产生而激活 HPA 轴,表现为血浆 ACTH 水平升高,皮质醇分泌增加,血清总的和游离皮质醇水平升高。有报道在创伤、出血、手术后和心脏病发作时,皮质醇水平分别为 35、15 ~ 20、30 和 40 μg/dl,而脓毒性休克时变异更大 (13 ~ 63 μg/dl)。皮质醇水平的增高主要是由下丘脑 CRH 产生增加引起的。在增加的皮质醇中,游离皮质醇升高最为突出。急危重症时皮质醇的分泌不仅过高,甚至超过了 Cushing 综合征患者的水平,而且不易被外源性糖皮质激素如地塞米松所抑制。

危重症中虽然 HPA 轴仍然发挥着经典的调节作用,但有很大的改变。除了下丘脑激素 CRH 和血管加压素(尤其是血容量减少的患者)外,自主神经系统、内皮素、心房利尿钠肽和各种炎症因子,如 IL-1、IL-6 和 TNF-α 都是危重症时 HPA 轴重要的调节剂。在炎症反应过程中,这些细胞因子能够促进糖皮质激素产生,并使其维持在高水平。垂体 ACTH 细胞及肾上腺皮质细胞都有 IL-6 受体表达。从损伤部位或机体暴露于内毒素后释放的细胞因子,通过刺激经典的 CRH 和 ACTH 分泌通路激活 HPA 轴,这些细胞因子的协同效应促进 ACTH 分泌,其作用大大超过 CRH 单独作用的结果。巨噬细胞迁移抑制因子 (macrophage-migration inhibitory factor, MIF) 是另一个在严重炎症反应如脓毒性休克时调节 HPA 轴的分子。尽管危重症时 MIF 的确切作用还不清楚,但已发现该因子同时具有促炎和抗炎效应,并在维持动态平衡和糖皮质激素的生理功能中发挥重要作用。

急性应激所致皮质醇水平升高对机体存活至关重要。皮质醇通过改变糖类、脂肪和蛋白质的代谢,保证急性期能量的供应,通过抑制炎症反应防止炎症反应过度,并且通过体液潴留增加血管对儿茶酚胺的敏感性,改善血流动力学状态。

2. 组织水平的变化 危重症急性期过后,皮质醇水平逐渐降低,但仍高于正常范围。除糖皮质激素产生和分泌增加外,机体对糖皮质激素清除能力的下降也造成血清皮质醇浓度的升高,这在肝功能、肝血流、肾脏及甲状腺功能受损的患者中尤为常见。肝脏是皮质醇分解的主要器官,任何肝血流的减少都能影响对皮质醇的清除,肾脏也能使皮质醇失活为皮质酮,因此,肾血流的减少能够降低其失活能力。这些机制可能部分解释了危重症时血清皮质醇和 ACTH 分泌的脱离。

危重症状态下,皮质醇代谢发生改变,皮质醇由 11β-HSD 催化成无活性的皮质酮比例显著增加。组织如何介导该反应尚不清楚,但炎症反应能上调一些组织包括基质细胞 11β-HSD1 的活性。这反映了非 ACTH 介导的皮质醇产生,显然延长了血中皮质醇的半衰期,提高了组织中类固醇激素水平。

危重症中 HPA 轴的其他显著变化还包括 CBG 水平迅速下降,导致结合和游离皮质醇比值发生变化。该现象在所有危重症刚开始的几个小时即出现,这主要是由肝脏产生的

CBG 减少造成的,这也是危重症时机体将更多游离皮质醇传递到炎症部位的生理机制。CBG 减少的原因可能是脓毒症时 CBG 发生分解,如中性粒细胞弹性酶能够将 CBG 裂解为非活性的形式,CBG 水平的改变可能影响皮质醇的药代动力学,使临床准确测定皮质醇的产生速度更加复杂。

(二) 短期应激和长期危重症

对于短期急性(数小时到几天)和慢性迁延性(很多天或几周)危重症患者,神经内分泌系统的表现是不同的。在这两种危重状态之间存在代谢、营养和激素方面的差别,垂体-甲状腺轴功能的改变也显著不同。同样,在这两种危重情况下,机体对 HPA 轴功能的调节和维持有着更微妙、更重要的变化。在慢性迁延性危重症中,许多影响糖皮质激素合成和分泌的调节因子,同急性期自限性应激相比,能产生更深远的作用。除糖皮质激素外,肾上腺雄激素的分泌也有很大差别。

危重病急性期主要是 HPA 轴和交感肾上腺系统参与机体的动态平衡反应。通常情况下,血中皮质醇和促皮质激素水平迅速并持续性升高。这种激活同时伴随着昼夜节律、促皮质激素的脉冲分泌和垂体负反馈的消失。

慢性危重症时,HPA 轴通常会出现双相的分泌形式。尽管皮质醇水平持续增高,与急性期相比,ACTH 水平仍较低,提示存在不依赖经典 ACTH 通路参与皮质醇的调节。主要影响因素包括心房利尿钠肽、内皮素、P 物质和各种细胞因子,其中组织损伤和(或)炎症引起的免疫反应似乎最为重要。一些研究认为,应激中 HPA 轴与肾上腺髓质反应有紧密的联系,而且这种联系是双向的,并接受从神经和免疫系统的传入。通常认为,肾上腺皮质接受髓质外和髓质内的儿茶酚胺能与肽能神经支配,因此这些神经可调节肾上腺皮质分泌。其次,肾上腺髓质细胞和髓质间的免疫细胞产生 CRH 和 ACTH,以及一系列具有促皮质激素活性的神经肽。因此,肾上腺髓质产生的"组织 CRH"能在缺乏垂体分泌的 ACTH 时刺激肾上腺产生糖皮质激素。此外,肾上腺皮质细胞本身和肾上腺中的免疫细胞能够合成几种细胞因子,直接促进类固醇细胞的分泌。

慢性危重症时皮质醇水平持续增高,同样提供能量、维持血容量和减少炎症反应。但是,皮质醇水平的持续增高增加了罹患并发症的危险性,如高血糖、肌病或伤口愈合缓慢,以及神经精神改变。

在持续性危重症时,CBG 浓度逐渐增加,皮质醇水平只是缓慢下降,在恢复期达到正常。极高和极低水平的皮质醇均与危重病病死率增加有关,提示 HPA 轴的适度激活是决定存活的重要因素。高皮质醇水平反映的是机体剧烈的应激反应,而低皮质醇水平,无论是基础的还是在 ACTH 刺激后,都表明机体不能有效地对应激产生反应,称为肾上腺功能相对不全(也称为危重病相关性皮质类固醇不足)。

危重症状态下,其他肾上腺皮质类固醇水平也发生改变,醛固酮水平在刺激后增高,并与肾素-血管紧张素-醛固酮轴活性有关。DHEA 水平发生变化,报道最多的是 DHEAS 水平急剧下降,但 DHEA 含量却升高,可能是因为脓毒症时,从 DHEA 衍生成 DHEAS 的能力下降。DHEA 较 DHEAS 更重要,因此,DHEAS 水平的下降可能没有显著的生物学意义。但病情严重甚至死亡的患者,其血清皮质醇/DHEA 比值较高,因此该比值可能是脓毒性休克潜在的预警标志。

三、糖皮质激素作用的改变

(一) 抗炎效应

在一定浓度范围内,糖皮质激素在体内的作用从允许效应逐渐过渡到抑制效应。生理浓度的糖皮质激素主要是允许作用,而严重疾病时高浓度糖皮质激素主要起抑制或抗炎作用。这也是糖皮质激素最为熟知并得到广泛认可的重要特性,而糖皮质激素的允许作用和偶尔的促炎效应较少受到重视。糖皮质激素的效应通过调节靶组织糖皮质激素受体的密度和亲和力以及糖皮质激素依赖细胞上细胞因子受体而发生改变。糖皮质激素也调节 MIF 的产生,或改变肝脏急性期反应以及对细胞凋亡的作用。

(二) 昼夜节律的改变

任何一种急危重症或创伤都可导致皮质醇分泌的日周律消失。在危重症早期,由于 CRH 和 ACTH 分泌增加,或者是皮质醇对 CRH 和 ACTH 的负反馈作用被抑制,皮质醇水平通常上升。危重症时一些特殊的细胞因子浓度增加可激活 HPA 轴,同时调控 11β-HSD1 的活性,以及糖皮质激素受体的亲和力和数目,延长皮质醇的半衰期,因而造成皮质醇浓度持续升高,昼夜节律消失。

(三) 皮质醇结合蛋白适应反应的两个时相

危重症时神经内分泌系统的另一个适应性改变是 CBG 出现两个时相。作为血清皮质醇转运蛋白,CBG 与皮质醇结合,并将其输送到炎症部位,随后被激活的白细胞分泌的弹性蛋白酶裂解。

有研究观察严重创伤和脓毒症患者 CBG 的双相分泌形式和游离皮质醇指数,发现危重症早期 CBG 水平明显降低,并伴随游离皮质醇指数升高,提示在急性应激阶段存在相当多的游离皮质醇;相反,在危重症后期 CBG 水平增加,而游离皮质醇指数降低或几乎正常。在脓毒症患者,由于 CBG 被中性粒细胞弹性蛋白酶降解,使游离/结合皮质醇比值增大。严重的低蛋白血症可导致危重症患者出现极低水平的血清总皮质醇;相反,如果血清游离皮质醇浓度持续增高,提示这些患者糖皮质激素分泌增加很多。

危重症患者也出现白蛋白的严重丢失,皮质醇结合蛋白的减少引起游离激素/总皮质醇比例大幅度增加。危重症的慢性期,皮质醇一直维持较高水平,但与急性期相比 ACTH 仍较低,提示存在不通过该激素介导的皮质醇通路。随着危重症的持续发展,皮质类固醇结合球蛋白水平逐渐上升,皮质醇水平缓慢下降,在疾病的恢复期达到正常范围。

(四) 外周糖皮质激素抵抗

细胞对糖皮质激素的生物学反应不仅依赖于游离激素水平,而且也取决于糖皮质激素受体的数量和亲和力。有报道,在脓毒症和脓毒性休克的急性期,不仅 HPA 轴活性升高,而且 GR 对激素的敏感性也增强。因此,与血浆总皮质醇水平升高相比,危重症引起的皮质醇生物效应改变更加明显。危重症急性期,糖皮质激素的生物学效应处于亢进状态,这是机体对危险事件产生警戒反应的主要部分。在脓毒症患者的稳定恢复期,升高的 GR 对地塞米松的敏感性又恢复到正常水平。相反,地塞米松抑制性反馈作用降低,提示在一些 ICU 患者中 GR 的亲和力降低。对炎症的不适当反应可由糖皮质激素的抵抗而进一步恶化。糖皮质激素抵抗,不管是由于 GR 缺陷,还是受体后的改变,在危重症尤其是严重脓毒症和脓毒性休克时都可能出现(图 8-6)。

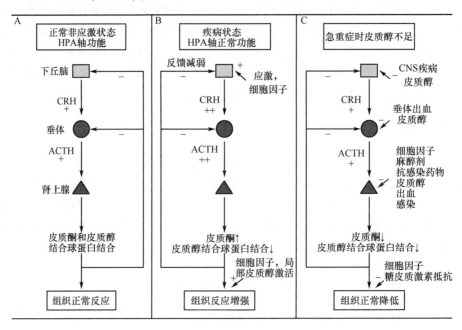

图 8-6 不同情况下糖皮质激素抵抗

糖皮质激素抵抗可能是由几种因素参与并相互作用造成的(图 8-6)。首先,由于血中 CBG 含量下降,使作用于炎症部位的皮质醇减少;其次,通过降低 CBG-皮质醇复合物的裂解,调控局部皮质醇水平;最后,炎性细胞因子浓度较低时,似乎刺激皮质醇分泌,促进其与受体的结合。但是,当细胞因子产生过度时,如在剧烈的炎症反应中,可导致淋巴细胞上 GR 数量和亲和力降低,以及其他受体后的改变,而且由于 IL-2、IL-4 和 IL-13 可促进 11β-HSD1 的活性,使皮质醇转化为非活性皮质酮的比例增加。以上因素导致糖皮质激素抵抗,尤其是在细胞因子产生过度的组织,抵抗作用更明显。

(五) ACTH 和皮质酮之间的错配

最近,欧洲的一项多中心研究对严重脓毒症和脓毒性休克患者一开始就进行 ACTH 刺激试验,结果发现死亡病例与存活者相比,其基础糖皮质激素水平较高,而对 ACTH 反应较迟钝。脓毒症时除了 ACTH 和皮质醇分泌脱离外,雄激素如 DHEA 和 S-DHEA 也和皮质醇水平不一致。大多数严重疾病的病死率与皮质醇/DHEA 比值增高有关。因此,有必要探讨危重症中非 ACTH 驱动的糖皮质激素分泌的临床意义。

四、急危重症中 HPA 轴功能障碍

(一) 肾上腺功能相对不全

无论是基础的还是 ACTH 刺激后的低水平皮质醇,都表明机体对应激不能产生足够的反应,该现象称为肾上腺功能相对不全(relative adrenal insufficiency,RAI)。肾上腺功能相对不全是指患者既往没有肾上腺功能障碍或致病因素,但在危重症时,其血清总皮质醇水平与病情的严重程度相比明显不足。更为严重的是,大多数患者很可能出现低蛋白血症和低皮质醇结合蛋白,二者均影响对总皮质醇检测的准确性。

(二) 急危重症患者肾上腺功能相对不全的原因

很多因素可造成肾上腺功能相对不全,具体原因详见表 8-1。

表 8-1　肾上腺功能相对不全的原因

皮质醇产生减少
下丘脑-垂体功能障碍
下丘脑或垂体结构性损伤
先天性 ACTH 缺乏
药物干扰(如糖皮质激素)
HPA 轴未成熟
肾上腺破坏性或功能性疾病
出血或感染
危重症之前长期使用糖皮质激素
干扰皮质醇产生的药物(如依托咪酯)
长期患病造成肾上腺耗竭综合征
皮质醇合成底物缺乏
ACTH 和皮质醇抵抗
输送或组织摄取降低(如皮质醇结合球蛋白 CBG 耗竭)
GR 表达减少
GR 亲和力下降
GR 功能障碍(受体后缺陷)
组织中皮质醇转化为皮质酮增加(如某些药物干扰该过程)

(三) 肾上腺功能相对不全造成的临床后果

最近研究发现,肾上腺功能不全、儿茶酚胺难治性休克与病死率之间存在密切关系。肾上腺功能不全患者(绝对和相对的)通常会发展到儿茶酚胺难治性休克(分别为 100% 和 80%),但皮质类固醇治疗可能有效。

早在 1991 年 Rothwell 就提出肾上腺功能相对不全的概念,他发现 ACTH 刺激后皮质醇增量不足(< 9 μg/dl)的脓毒症患者,其死亡的可能性增大(13/13);而另一群患有相似疾病的患者对 ACTH 刺激反应适当,其病死率也显著降低(6/19),提示 ACTH 刺激后血清总皮质醇增量是患者重要的预后指标。

(四) 肾上腺相对不足的发病率

发病率因人群和诊断的标准不同而有很大差别。危重症患者是否需要进行 ACTH 刺激试验来检测皮质醇水平是否充足,仍然是学术界争论的话题。通常以 1 μg ACTH 进行刺激试验,30 分钟后皮质醇水平<25 μg/dl,或 δ 皮质醇<9 μg/dl 为肾上腺功能不全的诊断标准,60% 脓毒症患者对 ACTH 试验反应不足。

(五) 肾上腺功能相对不全的临床表现

除非能从既往病史得到一些提示,通常很难对危重患者肾上腺功能不全进行诊断。这些临床症状包括既往有难以解释的疲劳、关节痛和服用 HPA 轴抑制药物,如经口、肠外或吸入以及皮下和关节腔内注射糖皮质激素。其他药物包括妊娠药物甲地孕酮(常用作抗癌治疗)、有抗糖皮质激素特性的药物米非司酮及其他可能抑制糖皮质激素分泌的药物如抗真菌药(酮康唑)和麻醉药物依托咪酯。

表 8-2　临床上疑似肾上腺功能相对不足的体征

一般表现
发热、暴发性紫癜
临床表现
危重症
出血(弥散性血管内凝血、血小板减少症)
手术(肾上腺切除术、肾上腺的血管手术)
细菌传播,病毒或真菌感染
药物相关因素
既往使用过糖皮质激素
皮质醇合成降低(依托咪酯、酮康唑)
皮质醇代谢增加(苯妥英、苯巴比妥、利福平)
精神症状
虚弱、疲劳、昏睡、易怒、冷漠、抑郁、谵妄、昏迷
胃肠道症状
厌食、恶心、呕吐、腹泻、腹痛
血流动力学
不明原因的循环不稳定、容量减少性休克、高动力性休克
实验室指标
低血糖、低钠血症、高钾血症、高钙血症、中性粒细胞减少症、嗜酸粒细胞增多、高催乳素血症、甲状腺功能减退

在临床上,急性肾上腺功能不全和脓毒症时低血容量性休克难以区别。当患者有难治性低血压,且对液体复苏和血管活性药物不敏感时,可高度怀疑肾上腺功能不全。其他相关症状包括腹痛,发热但细菌培养阴性,对抗菌药物不敏感,难以解释的意识改变,电解质紊乱(低血糖、低钠血症、低钾血症),中性粒细胞减少和嗜酸粒细胞增多等(表 8-2)。

（六）评定 HPA 轴功能的实验室标准

1. 检测指标和方法

（1）血浆总皮质醇水平:随机检测患者血浆总皮质醇含量,作为基础皮质醇水平来评定 HPA 轴功能。

（2）cosyntropin 刺激试验:cosyntropin 为 N 末端含 24 个氨基酸的 ACTH 片段,又称 $ACTH_{1 \sim 24}$。迄今,标准的高剂量 cosyntropin 刺激试验仍然是检测肾上腺功能不全的最可行方法,即静脉或肌内注射 $ACTH_{1 \sim 24}$(250 μg),0、30 或 60 分钟后检测血清皮质醇含量。常用的参数包括基础皮质醇水平、皮质醇峰值、基础至峰值之间的增值(δ 皮质醇)。

2. 评定标准　多数指南建议应结合基础的和 cosyntropin 刺激后的皮质醇水平来评定 HPA 轴功能。随机血清总皮质醇水平在 15 ~ 34 μg/dl,或 cosyntropin 刺激试验中,δ 皮质醇大于 9 μg/dl 或者峰值在 20 ~ 25 μg/dl,即为正常。

美国危重病学会 2008 年制定的标准是:如果基础总皮质醇水平<10 μg/dl,基础游离皮质醇水平<0.8 μg/dl;或 250 μg ACTH 刺激试验中,总 δ 皮质醇<9 μg/dl,游离 δ 皮质醇<2 μg/dl,即确诊为肾上腺功能不全。相反,当 ACTH 刺激的总皮质醇水平大于 34 μg/dl 或 δ 皮质醇大于 17 μg/dl 时,肾上腺功能极有可能是健全的。

对患儿的标准略有不同,ACTH 刺激试验后皮质醇增量≤7.5 μg/dl 即可诊断为肾上腺功能相对不全;也有认为基础皮质醇水平< 7 μg/dl,而峰值<18 μg/dl,才能判定。

3. 适用人群　2008 年国际脓毒症治疗指南建议,对应该接受氢化可的松治疗的患者可以不进行 ACTH 刺激试验。这是因为,δ 皮质醇反映的是 ACTH 刺激肾上腺产生额外皮质醇的能力,并不能评估 HPA 轴的完整性,以及 HPA 轴对其他应激(如低血压、低血糖)的反应能力,而且也未能判断应激反应中机体是否产生足够的皮质醇。同时另一项研究提示,无论患者对 ACTH 反应如何,皮质醇治疗都能改善脓毒症症状,因此没有必要进行 ACTH 刺激试验。

值得注意的是,对接受地塞米松治疗的患者,测定 cosyntropin 刺激后皮质醇水平并不太可靠,因为即使很短时间的糖皮质激素治疗也能改变机体对 ACTH 刺激的反应。

4. 临床意义　皮质醇水平无论过高或过低都与危重症预后不良有关。尤其是 ACTH 刺激后的 δ 皮质醇水平对危重症有预警作用,过低的 δ 皮质醇水平与病死率升高有关。

5. 评定 HPA 轴功能的流程 见图 8-7。

6. 影响因素

（1）血浆蛋白浓度：危重症患者极有可能出现低蛋白血症，尽管血清游离皮质醇水平正常甚至升高（提示真实的正常皮质醇水平），但血清总皮质醇水平可能较低（错误地提示肾上腺皮质功能不全）。白蛋白浓度≤2.5mg/dl 表示结合蛋白显著减少，可能影响对总皮质醇水平的判断。因此，临床常同时测定总皮质醇和游离皮质醇。最近研究表明，清蛋白不影响 δ 皮质醇水平，因此 δ 皮质醇仍然是有价值的诊断指标。

（2）疾病的种类和严重性：皮质醇水平因疾病的种类和病情的严重性而异，因此很难简单评定危重症患者HPA 轴的功能。此外，cosyntropin 刺激试验对怀疑患有中枢（下丘脑或垂体缺陷）糖皮质激素不足的患者可能不太适合。大多数中枢性肾上腺功能不全患者存在部分而不是完全的 ACTH 不足，cosyntropin 刺激试验可能正常。

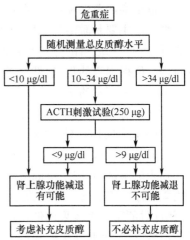

图 8-7 检测肾上腺功能不全的流程图

（七）推荐的激素治疗

文献报道采用各种不同剂量对危重症进行糖皮质激素治疗的研究，针对的是有脓毒性休克、急性呼吸窘迫综合征（ARDS）及脑外伤的患者（表 8-3）。在这些情况下使用糖皮质激素进行治疗，依据的是其强效抗炎作用，包括抑制细胞因子产生，防止血中炎性细胞移行到组织中。其他可能的效应还包括对心血管的作用，能增强血管张力和儿茶酚胺的反应性。对儿茶酚胺反应性降低是脓毒性休克的常见症状，推测是由儿茶酚胺受体脱敏或下调所致。糖皮质激素的治疗作用可能是通过防止 β 肾上腺素能受体脱敏和对下调的受体进行上调而实现的。

表 8-3 危重症和脓毒性休克时使用皮质类固醇治疗的建议方案

尽管区分绝对和相对不全还有争议，危重症时 HPA 轴功能障碍称为肾上腺功能不全
对肾上腺功能不全通行的诊断是检测血清总皮质醇水平，包括随机/基础水平和对 250 μg ACTH 的反应峰值
对没有肾上腺功能不全症状的脓毒性休克或急性呼吸窘迫综合征（ARDS）患者，但需要接受糖皮质激素治疗的，不应进行 ACTH 刺激试验
常规检查中不建议检测游离皮质醇水平
对脓毒性休克患者，尤其是对液体复苏和血管加压素反应差的患者，可考虑中等剂量的氢化可的松治疗
对早期严重 ARDS 或第 14 天 ARDS 仍未治愈的患者，应考虑中等剂量的糖皮质激素，但最适的用药时间仍不清楚
糖皮质激素应该逐渐减量，不能突然停止
脓毒性休克的氢化可的松静脉注射量应是 200 mg/d，平均分为 4 次注射；或一次注射 100 mg，然后以 10 mg/h（240 mg/d）连续输液。对早期严重 ARDS 患者，每天连续注射甲泼尼龙（1 mg/kg）
可选择氟氢可的松（每天口服 50 μg）治疗
不建议采用地塞米松治疗脓毒性休克和 ARDS

总之，对危重症时神经内分泌改变及与外周激素和代谢之间关系的认识和研究，为采用新策略安全地逆转危重症时的消耗症状及提高生存率提供了新的思路。

急危重症的急性和慢性期都出现内分泌的显著改变。神经内分泌系统对危重症最初的适应性反应主要是激活腺垂体功能。危重症的慢性期除了肾上腺皮质产生大量皮质醇外，所有垂体和靶腺激素的分泌都被抑制，包括特殊的肾上腺雄激素的分泌，导致靶器官功能出现障碍。值得思考的是，慢性期神经内分泌刺激作用减弱，是表明神经内分泌反应不足还是对机体的一种有利的适应性反应。

对肾上腺功能不全的诊断可根据随机皮质醇水平和 ACTH 试验来确定。除了依靠对总皮质醇水平的诊断外，还应该考虑到具有生物活性的非结合皮质醇，后者的变化主要取决于 CBG 浓度。

临床试验证明，皮质类固醇补充治疗危重症具有明确的临床效果，但是生理剂量的皮质类固醇治疗可能引起一些并发症。因此，我们建议检测 HPA 轴功能时采用低阈值进行判断，并且对危重症患者采用低剂量皮质类固醇替代治疗。短期低剂量皮质醇治疗不太可能造成不良反应，因此此患者等待 HPA 轴诊断结果时，就应开始治疗。今后的研究还需要澄清在什么特殊情况下采用皮质醇治疗有效，并确定皮质醇的最佳治疗剂量和治疗时间。

第五节　急危重症中炎症应激和神经内分泌失调

一、概　　述

危重症如脓毒性休克、创伤和大面积烧伤，可以引起免疫系统几乎所有组成部分的激活，诱发过度炎症反应，称为炎性应激（inflammatory stress）。在创伤早期，机体经受的"第一次打击"包括严重器官损伤、缺氧、低血容量或脑外伤，大范围的损伤可引起免疫系统的激活；随后的"第二次打击"，如感染、缺血、再灌注或手术，进一步增强促炎症免疫反应。多种因素诱发的全身性炎症反应称为"全身炎症反应综合征"（systemic inflammatory response syndrome，SIRS），其中感染引起的 SIRS 称为"脓毒症"。

脓毒症是 ICU 最主要的死亡原因，占总死亡人数的 9.3%。尽管现代重症监护水平有了很大提高，同时新型抗菌药物也不断问世，但脓毒症的死亡率仍然高居不下。通常根据感染的临床症状确定是否患有脓毒症。但是，脓毒症的临床症状如低血压、心动过速、呼吸急促、灌注不足、乳酸性酸中毒和体温改变，不仅仅局限于感染，也可能被休克、严重创伤所触发。脓毒症以炎性细胞因子如 TNF-α、IL-1、MIF 和 HMGB1 的过度产生为特征。在正常炎症反应中，这些细胞因子的产生对机体是有利的，对由于感染或伤害而造成的组织损伤修复是必不可少的。但是过度的炎症反应可引起致死性多器官损害，比最初的伤害更加危险。

SIRS 和脓毒症的炎症反应非常相似，最初是通过免疫感受态细胞和内皮细胞上模式识别受体感觉危险信号，这些危险信号通过特殊的信号转导通路，激活 NF-κB 和其他转录因子以及基因调控系统，从而上调促炎介质的表达；同时，血浆级联反应也被激活，与促炎症介质共同作用进一步促进炎症的发展。炎症介质还通过介导 NO 的产生，造成线粒体无反应和细胞缺氧，使细胞无法利用氧，直接导致远隔靶器官功能异常，引发多器官功能障碍综合征（MODS）。继最初的促炎症反应后，机体继而出现抗炎反应，导致免疫抑制，因而易发生感染和脓毒症而死亡。

危重症引起的严重脓毒症同时也是一种神经内分泌紊乱性疾病。危重症状态下机体急性免疫反应受到天然免疫调控,而神经内分泌系统又影响天然免疫反应。反过来,炎性应激可以激活神经内分泌系统,造成局部组织损伤,导致一些介质释放到外周血流中,进一步维持和增强促炎反应。严重损伤时,某些激素如 ACTH、皮质类固醇、儿茶酚胺及细胞因子和趋化因子,对启动和维持促炎反应具有重要作用。

脓毒症是危重患者死亡的主要原因,由于多重耐药菌的存在导致脓毒症死亡的比例逐年上升。因此,阐明以脓毒症为代表的急危重症中炎症应激和神经内分泌紊乱的关系,有助于从炎症反应的神经内分泌机制入手,采用新策略及时有效地调整急危重症时的免疫失衡,从而提高脓毒症的生存率。

二、严重脓毒症时神经内分泌失调

(一)脓毒症病理过程中炎性应激造成神经内分泌失调

严重脓毒症是远隔离感染灶的器官发生功能障碍的一种病理状态,其发生通常伴随着明显的自主神经系统失调和下丘脑-垂体功能紊乱,同时 CNS 影响体液和神经传出的反馈环路出现异常。下丘脑对 CRH 的敏感性缺失也影响机体对 HPA 轴的反馈性调控,垂体血管加压素释放减少亦可诱发低血压。生长激素虽然仍然保留脉冲式释放的形式,但分泌幅度下降,血中皮质醇、IL-6、生长激素和瘦素分泌的昼夜节律消失。

(二)脓毒症时神经内分泌激素的变化

1. 促肾上腺皮质激素 1856 年,有人发现摘除肾上腺能导致动物死亡。1865 年,Addison 描述了肾上腺破坏后造成肾上腺功能不全的临床表现。20 世纪 20 年代 Waterhouse 和 Friderichsen 证明严重感染能引起肾上腺缺血坏死。肾上腺以胆固醇作为底物,产生 3 种类固醇激素:糖皮质激素(皮质醇)、盐皮质激素(醛固酮)和雄性激素(二氢睾酮)。ACTH 的活性受 CRH 调节,部分受血管加压素调节,而且二者具有协同效应。皮质醇对 ACTH、CRH 和血管加压素的合成产生负性调控作用。其他物质如肾上腺素、去甲肾上腺素、神经肽 Y 和心房利尿钠肽,也参与 ACTH 的调节。

男性和女性每天分别产生 55 nmol/L 和 44 nmol/L 的皮质醇,早晨最低。肾上腺不储存皮质醇,皮质醇释放到血浆后由皮质醇结合蛋白携带,当皮质醇水平升高时,皮质醇与白蛋白结合,同时游离皮质醇增加。皮质醇浓度在 22~25 μg/dl 时,二者的结合达到饱和。在组织水平,皮质醇与细胞核受体结合,1 型皮质醇受体主要与盐皮质激素结合,控制皮质类固醇分泌;2 型皮质醇受体调节应激和炎症反应。

脓毒症与 HPA 轴脉冲分泌幅度的增高有关,主要是由于 CRH 和血管加压素的分泌增加,导致昼夜节律消失。激素合成增加是由于募集了额外的促 CRH 分泌激素,如血管加压素和 ACTH。此外,儿茶酚胺、神经肽和肾上腺髓质释放的少量 CRH,以及传到肾上腺皮质的自主神经系统冲动进一步促进糖皮质激素分泌。这时,机体对脓毒症的反应是以高水平 ACTH 和皮质醇为特征的,并一直保持在平台期,直到机体从脓毒症中恢复。

血中皮质醇水平的升高可能是由于肾脏或肝脏功能受损,血浆清除皮质醇能力发生改变所致。在脓毒症病理过程中,皮质醇水平可以从 5 μg/dl 升至 100 μg/dl,但这并不反映垂体功能。最近有研究用甲吡酮试验评估严重脓毒症患者 HPA 轴的完整性,发现将近 60% 的患者 HPA 轴受损,ACTH 水平异常低下,提示垂体功能的改变是肾上腺功能不全的主要机制。

上述发现与脓毒症诱导的下丘脑神经细胞凋亡是一致的。糖皮质激素分泌不足可能是由于机体炎症反应失控引起 Th1/Th2 失衡造成的;盐皮质激素不足与肾脏钠、水的丢失有关,引起血容量减少和血管麻痹;此外,皮质醇对血管加压素合成的负反馈消失,也能导致血管加压素水平升高。脓毒症时糖皮质激素和盐皮质激素不足的临床意义尚未阐明,血管加压素治疗效果不佳仍然是肾上腺功能不全的主要指标。临床上,如果没有及时发现肾上腺功能不全或未得到及时治疗,则 HPA 轴功能损害可导致患者死亡。

2. 血管加压素 机体对脓毒症的最初反应是神经垂体向血中释放大量的血管加压素,大约 1/3 脓毒性休克患者由于不能重新合成血管加压素,在脓毒性休克发作 72 小时后,血管加压素就会出现明显不足,其可能的机制包括 NO 触发神经细胞凋亡,使下丘脑神经核团合成血管加压素减少。在脓毒性休克患者中血管加压素缺乏和血管加压素受体下调较为常见,提示循环中血管加压素水平降低可能影响脓毒性休克的发展进程。

3. 生长激素 生长激素(growth hormone,GH)的合成受生长抑素抑制,而 GH 释放因子则有刺激作用。此外,TRH、多巴胺和低血糖也能调节 GH 合成。GH 的许多效应是由 GH 刺激肝脏产生 IGF-1 而引起的。GH/IGF-1 复合物还能刺激免疫系统,由于 IGF-1 水平随年龄的增长而降低,可能造成 T 细胞活性进行性下降。

脓毒症急性期的主要特征是 GH 水平升高,但脉冲分泌形式消失,且 IGF-I 水平下降。GH 抵抗主要与 GH 受体表达降低有关,这可能对机体有保护作用。事实上,脓毒症急性期 GH 的脂溶作用和抗胰岛素作用也会增强,该过程将代谢底物如游离脂肪酸和葡萄糖释放到重要器官,而延缓由 IGF-1 介导的高耗能代谢过程。脓毒症晚期,GH 脉冲分泌减少,而非脉冲分泌频率加快、水平升高,这与血中外周效应分子如 IGF-1 持续处于低水平有关。但是,与脓毒症急性期相反,IGF-1 释放减少可能也有下丘脑的原因,因为如果给脑室灌注促 GH 分泌物,可以恢复 GH 脉冲分泌形式,而不再对 GH 产生抵抗。

4. 促甲状腺激素 静息状态时垂体 TSH 的合成相对稳定,受甲状腺激素、神经肽和神经递质控制。TRH 是下丘脑刺激 TSH 合成的主要因子,儿茶酚胺能增强该效应。生长抑素和多巴胺是 TSH 合成的主要抑制因子,外周甲状腺激素包括甲状腺激素,或称四碘甲状腺原氨酸(thyroxine,T_4),在外周脱碘成为三碘甲状腺氨酸(triiodothyronine,T_3),T_3 是具有生物学活性的甲状腺激素。甲状腺激素对机体的生长和 CNS 的成熟至关重要,几乎能增强所有的代谢功能。例如,甲状腺素对心肌有变力、变传导、变时和变兴奋性作用;还可刺激胃肠蠕动;促进葡萄糖吸收和糖异生,导致高血糖症;另外,甲状腺激素还能促进脂质分解。

在危重病炎性应激反应中,常出现低 T_3-T_4 综合征,发病率在 40% ~ 60%,即 T_3 显著减少,而 T_4 轻度减少,TSH 降低或正常。这一综合征又称为甲状腺功能正常病态综合征(euthyroid sick syndrome),常见于非甲状腺疾病,是由甲状腺激素代谢和运输发生改变而引起的。尤其在脓毒症早期,T_3 水平下降,而血清反 T_3(reverse T_3,rT_3)水平升高。在随后的 24 ~ 48 小时内,血清 T_4 水平下降,而 TSH 除了失去昼夜节律外,其血浆水平一直保存不变。

急性炎症导致 T_3-T_4 综合征的可能机制包括:①抑制肝脏单脱碘作用,使甲状腺外组织 T_4 和 T_3 的转化减少;②通过运送蛋白酶抑制剂防止 T_4 固定在蛋白上;③甲状腺对下丘脑-垂体轴的负反馈出现功能失调;④细胞因子抑制促甲状腺激素的活性,抑制甲状腺激素核受体的表达;⑤多巴胺对 TSH 的直接抑制作用。脓毒症晚期出现的 T_3-T_4 综合征与中枢引起甲状腺功能减退有关,如果向中枢注射外源性 TRH,能够恢复 T_3 和 T_4 的脉冲分泌。此外,尸检结果发现,与死于脓毒症早期的患者相比,死于脓毒症晚期的患者的甲状腺重量减轻、滤泡变小,下丘脑室旁核内 TRH mRNA 表达减弱,组织 T_3 浓度降低。

5. 卵泡刺激素和黄体生成素(FSH 和 LH)　促性腺激素随着日周期、月经周期以及性发育、绝经或绝育情况而发生变化。下丘脑 GnRH 是 FSH 和 LH 的主要刺激因子。脓毒症时,性腺轴的抑制程度同疾病的严重性是一致的。在男性,睾丸激素水平的下降与脓毒症的严重程度和持续时间是成比例的;同样,在男性和绝经后妇女,FSH 合成的受抑制程度也与疾病的严重性一致。

(三) 严重脓毒症中交感/副交感神经失衡

1. 心率变异性的变化　在健康状态下,由于受到来自自主神经系统的传入神经调控,心率的每次跳动都有变异性,交感和副交感神经的传出信号在特殊的窦房结起搏细胞会聚,导致心脏跳动速度加速或减速,心率变异性(heart rate variability,HRV)通常用标准的 R-R 间隙标准差来进行分析。

脓毒症时,患者出现预警性心脏自主神经系统功能失调,表现为交感和迷走神经支配的心率变异性严重衰减。在婴儿,这些变化甚至出现在严重脓毒症发生之前。注射血管加压素后如果不能通过窦弓反射出现心动过缓,则提示自主神经系统存在缺陷。有资料证实,内毒素可以抑制突触后交感神经活性,影响窦弓反射,因而对脓毒症患者心血管系统产生不利影响。

最近的研究提示,脓毒症患者的 CNS 功能与预后密切相关。大规模临床试验表明,精神状态轻微异常的脓毒症患者,其死亡率是正常的两倍。其他研究也显示,体温过低几乎能将脓毒症死亡的危险性增加 3 倍,反映中枢自主神经系统功能障碍的心率变异性消失,不仅能预示患者 28 天的病死率,而且与长期病死率也相关。

2. 交感肾上腺素能系统的变化　脓毒症早期外周血中儿茶酚胺浓度显著升高,能增强最初的炎症反应。在脓毒性休克后期,内源性儿茶酚胺的产生和释放不足以维持心血管系统的平衡(脓毒性休克时需要注射儿茶酚胺)。内源性儿茶酚胺的缺乏可能是由肾上腺髓质细胞凋亡造成的。脓毒性休克还伴有肾上腺素能神经对心脏和血管的调控障碍,提示肾上腺素能神经调节不足可能导致心血管衰竭。

脓毒症时儿茶酚胺通过免疫细胞上的 α 和 β 肾上腺素能受体产生免疫调节作用。这些受体的激活可影响淋巴细胞移行、血管灌流、细胞增殖和凋亡,从而影响白细胞的功能性反应,尤其是中性粒细胞和巨噬细胞受到儿茶酚胺的肾上腺素能调节作用。这些细胞释放的促炎细胞因子受 α 肾上腺素能受体的精密调控,儿茶酚胺可能通过对胃肠道系统细菌生长的直接刺激作用来对脓毒症产生不利影响,即通过使肠道细菌移位进入淋巴和血液造成菌血症。总之,脓毒症早期 ANS 交感支的肾上腺素能通路被激活,从而促进炎症反应,加剧不良反应。

临床初步观察显示,β 受体阻滞剂对脓毒症有一定的疗效,如提高存活率、改善受抑制的迷走神经活性等。β 受体激动剂——肾上腺素可产生抗炎效应,但也会削弱心脏自主运动神经功能,降低机体对随后刺激的反应能力。

3. 肠道神经系统的变化　腹腔炎症反应(如腹膜炎)是由于肠腔中保护腹腔免受病原菌侵害的屏障受到破坏,从而导致脓毒症。有假设认为,当肠道不是主要的炎症反应部位时,由于炎症刺激而导致小肠上皮屏障全面缺失,也会使肠道细菌移位至血流。最近的研究发现,脓毒症中肠道能产生大量的儿茶酚胺释放到小肠血流中,再通过门静脉进入肝脏,由 α_2 肾上腺素能受体信号转导,改变库普弗细胞的功能,最终导致促炎细胞因子的合成与释放,诱发肝功能异常,进而发生肝功衰竭。儿茶酚胺引起库普弗细胞激活也是脓毒症中细胞因子的重要来源。肠道神经系统、Peyer 结的免疫细胞和肠道淋巴结在脓毒症时能产生肠源性儿茶酚胺。

(四) 脓毒症时神经内分泌失调的病因

脓毒症时神经内分泌失调的原因包括器质性损伤、炎症反应、激素和药物等。

1. 器质性损伤 对脓毒性休克患者的调查发现,大脑缺血或坏死分别占 7% 和 10%。同时,脓毒性休克中垂体血液供应减少也可引起垂体缺血和坏死。NO 和超氧化物的积聚,以及中枢神经肽或前列腺素都能引起脓毒症患者下丘脑垂体激素分泌减少。

对脓毒症这样重大的炎性应激,肾上腺细胞之间的联系必须保持完好才能产生足够的应激反应。这就涉及肾上腺皮质细胞和嗜铬细胞、肾上腺内免疫细胞之间的密切联系。神经肽、神经递质、氧化应激、肾脏血流的改变和皮质醇合成底物低密度脂蛋白胆固醇的缺乏,以及药物之间的相互作用,都可影响肾上腺的完整性。

2. 脓毒症造成 HPA 轴炎症反应 HPA 轴的各个水平都含有局部细胞因子网络,并受血中各种细胞因子的刺激。目前先天的促炎反应细胞因子(IL-1、IL-6 和 TNF-α)研究得最为充分,其他细胞因子(如 IFN-γ 和 IL-2)也影响 HPA 轴活性。

免疫反应过程中,上述细胞因子能够在下丘脑、垂体和肾上腺三个水平激活 HPA 轴,刺激并保持糖皮质激素在很高的水平。垂体 ACTH 细胞和肾上腺皮质细胞均表达 IL-6 受体。现普遍认为,损伤部位或内毒素刺激后释放的细胞因子能通过刺激经典的 CRH 和 ACTH 通路激活 HPA 轴,这些细胞因子对 ACTH 分泌的协同效应远远超过 CRH 的单独作用。MIF 是 HPA 功能的另一调制质,尤其是在如脓毒性休克这样严重的炎症反应中,似乎同时具有促炎和抗炎作用,因而有人认为 MIF 在糖皮质激素的自我平衡和生理功能中起一定的作用。

脓毒症导致的皮质醇抵抗可能与皮质醇结合球蛋白减少及低白蛋白血症有关。虽然血中游离皮质醇水平升高,但游离的激素可能不能被运输到靶组织,因而不产生生理作用。此外,已初步明确细胞因子如 TNF-α,或其他血细胞产生的肽如肾上腺皮质抑制素,可能与 ACTH 竞争其受体,影响炎性反应中机体对肾上腺的调控,或使组织中糖皮质激素受体下调或亲和力下降,以及由于 11β-羟基类固醇脱氢酶的过表达使组织皮质醇失活,从而造成组织对糖皮质激素抵抗。

3. 其他激素和药物 危重症中除 CRH 外,其他下丘脑促分泌激素如 AVP 也参与细胞因子-HPA 轴的相互作用。尽管 AVP 本身不能促进阿黑皮素原基因转录增强,但在 CRH 允许的情况下可与 CRH 协同促进腺垂体 ACTH 的释放。有充足的证据表明,在慢性炎症反应时,细胞因子对 HPA 轴活性的影响主要由下丘脑室旁核分泌的 AVP 介导,从而对由 CRH 低水平所致的 HPA 轴调节不足起到补偿作用。

脓毒症本身和其治疗药物可能干扰皮质醇受体的信号转导。某些脓毒症治疗药物还可能影响皮质醇的生成和代谢,如镇静剂依托咪酯可通过阻断 11β-羟基类固醇脱氢酶而严重抑制肾上腺皮质类固醇的合成,因而依托咪酯的使用受到了越来越多的质疑。

（五）脓毒症时自主神经系统失调的原因

在急慢性病理状态下,如心衰、糖尿病和脓毒症时,来自自主神经系统的信号发生异常。临床研究提示,全身炎症反应与 HRV 下降密切相关。慢性疾病时,如充血性心力衰竭患者血清 TNF-α 水平与 HRV、糖尿病患者血清 IL-6 水平与 HRV 均呈负相关;急性疾病时,血清 IL-6 水平的升高与脓毒症患者 HRV 降低有关。在动物和健康人群的实验性脓毒症试验中,注射细菌 LPS 可降低 HRV,并与多种细胞因子表达的峰值水平有关。但该机制仍不太明确,可能是 LPS 对起搏细胞电生理或自主神经系统活性直接或间接作用的结果。

在动物实验中,单独给予地塞米松能引起 HRV 大幅度增加,并持续超过 12 小时。有证据表明,内源性糖皮质激素对 HRV 具有调节作用,在对危重患者的研究中发现,肾上腺功能不全与 HRV 降低有关,糖皮质激素替代治疗使 HRV 正常,可能的原因包括糖皮质激素对血压的作用或降低基础细胞因子的表达。

三、严重脓毒症时免疫功能障碍

（一）脓毒症时免疫反应失调

脓毒症时出现的一系列免疫功能障碍,包括抗原提呈细胞和 T 细胞的广泛性功能失调,T 和 B 细胞凋亡,细胞因子从 Th1 向 Th2 漂移,以及巨噬细胞噬菌作用减弱,单核细胞失活,主要组织相容复合物Ⅱ类分子——人白细胞抗原(human leukocyte antigen,HLA)-DR 表达减少,对微生物的反应发生改变等,都会诱发脓毒症时免疫功能失调。

1. 向抗炎细胞因子漂移　激活的 $CD4^+T$ 细胞分泌两类截然不同的、具有拮抗性质的细胞因子,即炎症特性的细胞因子(Th1 型),包括 TNF-α、IFN-γ 和 IL-2;或抗炎特性的细胞因子(Th2 型),如 IL-4 和 IL-10。决定 CD4$^+$T 细胞是否产生 Th1 或 Th2 的因素仍不太清楚,可能包括抗原类型、接种菌量和感染部位。烧伤或创伤患者的单个核细胞 Th1 细胞因子水平下降,但 Th2 细胞因子 IL-4 和 IL-10 水平升高,T 细胞向 Th2 漂移。

2. 无反应性　无反应性(anergy)是一种对抗原的无反应状态,即 T 细胞对特异性抗原不能产生增殖反应或分泌细胞因子。研究发现,脓毒症患者血细胞在细菌 LPS 刺激下只能释放少量的炎性细胞因子 TNF-α 和 IL-1β,表明脓毒症患者出现了免疫抑制。给脓毒症患者注射 IFN-γ 可逆转脓毒症引起的免疫抑制后遗症,使巨噬细胞恢复产生 TNF-α,提高患者的存活率。此外,腹膜炎患者 T 细胞 Th1 功能降低,Th2 细胞因子产生也不增多。而创伤或烧伤患者血中 T 细胞数量下降,而存活的 T 细胞也呈现无反应状态。脓毒症 T 细胞呈现无反应的可能机制是,免疫应激引起内源性糖皮质激素的释放,造成大量淋巴细胞和胃肠道上皮细胞凋亡,从而触发 T 细胞无反应性或抗炎细胞因子产生,损害机体对抗原的反应,而坏死细胞产生的免疫刺激能增强机体对微生物的防御能力。

尽管对危重症的治疗已经取得了长足进步,但脓毒症的死亡率仍然高居不下。早期流行的理论认为,脓毒症的死亡原因主要是宿主促炎反应过于激烈。现今认为,脓毒症时宿主的免疫反应随着时间而改变,即最初出现炎症反应,同时或相继引发严重免疫功能紊乱。许多安然度过脓毒症早期阶段的患者,可能出现严重的免疫抑制状态。

3. 免疫细胞的死亡 尸体解剖发现,脓毒症产生了严重的、进行性、由凋亡引起的获得性免疫细胞丢失。尽管 CD8$^+$T 细胞、自然杀伤细胞或巨噬细胞没有损失,但脓毒症状态下 B 细胞、CD4$^+$T 细胞和滤泡样树突细胞数量显著下降。淋巴细胞和树突细胞的缺失尤为重要,因为其缺失常发生在致命性感染时,而此时预期应出现淋巴细胞的克隆性扩增。B 细胞、CD4$^+$T 细胞和树突细胞的缺失能减少抗体的产生,抑制巨噬细胞的激活和抗原提呈能力。

4. 免疫细胞功能的改变 树突细胞(DC)是最重要的抗原提呈细胞,在连接宿主对微生物的先天和获得性免疫反应中起重要作用。脓毒症时血中单核细胞和 DC 发生长期的、功能性失活。除外周血 DC 数目减少外,抗原提呈细胞的功能性受损也能导致脓毒症中抗微生物防御能力的降低。

在外周,DC 分为截然不同的亚群,包括髓样 DC(myeloid dendritic cell,MDC)和浆细胞样 DC(plasmacytoid dendritic cell,PDC)。MDC 和 PDC 在表型和功能上显著不同。例如,PDC 而不是 MDC 表达 TLR9,细菌 LPS 受体 TLR4 只局限在 MDC 上。LPS 通过 TLR4 激活 MDC,促进 TNF-α、IL-1β 和 IL-6 的分泌;而 PDC 受 TLR9 配体刺激后分泌大量的 IFN-α,因而可能在抗病毒免疫中发挥重要作用。一旦遇到微生物产物,DC 即发生表型和功能上的变化,成熟后迁徙到次级淋巴器官,引起获得性 T 细胞反应。

脓毒症患者脾脏 DC 凋亡增加,在脓毒症早期,血中 DC 的减少程度与疾病的严重程度和死亡率的升高密切相关。脓毒症患者 MDC、PDC 和 CD14^{dim}CD16^{positive} 单核细胞急剧减少,而 CD14^{bright}CD16^{negative} 和 CD14^{bright}CD16^{positive} 单核细胞数增加。所有单核细胞和 DC 亚群 HLA-DR 表达都减少,单核细胞亚群和 MDC 中促炎细胞因子产生受损,而 IL-10 分泌增加。PDC 产生的 IFN-α/γ 显著减少,这些变化可一直持续至第 28 天。

最新有研究发现,小鼠髓系抑制细胞(myeloid-derived suppressor cell,MDSC)作为 Gr-1$^+$ CD11b$^+$髓样前体细胞的代表,可被内源性或外源性因子激活,导致免疫抑制。MDSC 在多种微生物感染所致脓毒症中的作用正逐渐引起关注。脓毒症能引起骨髓、脾脏和淋巴结中 Gr-1$^+$ CD11b$^+$细胞大量扩增,并表达 IL-10、TNF-α 和其他细胞因子。在体情况下 Gr-1$^+$细胞的扩增是通过 IFN-γ 的抑制作用,使 CD8$^+$T 细胞耐受,造成脓毒症后机体免疫反应向 Th2 极性漂移。

(二) 严重脓毒症免疫失调的神经内分泌机制

对严重脓毒症和脓毒性休克的发病机制,多数观点认为是由细胞因子和其他介质的过度合成与释放,以及内皮细胞功能障碍和微血管血栓形成造成的。近年研究提示,脓毒症免疫失调常见于神经内分泌系统对炎症反应的失控。神经内分泌功能障碍至少通过以下几种机制引起严重脓毒症免疫功能紊乱:

1. 中枢-外周信号通路受阻 脓毒症时连接下丘脑、脑干与靶器官之间的神经通路受损,阻断了正常的中枢-外周信号转导通路。这些神经网络的功能障碍表现为窦弓反射异常,心率、呼吸以及通常与神经网络相连的其他功能也发生生物节律的变化。更为复杂的是,脓毒症患者血浆中有超过 50 种物质成分出现浓度异常。当机体面临这一大量异常信息时,可能丧失感觉内环境并做出正常反应的能力。器官之间和细胞之间信息交换的正常通路被破坏,可能导致生理学复杂性的丧失,这可能是多器官功能障碍的根本原因。

2. 中枢抗炎机制减弱 CNS 介导的抗炎机制减弱可能导致局部炎症介质的过度产生。CNS 传出的抑制炎症信号在以下几个方面可能不足以防止全身炎症反应:首先,免疫介质可能造成对 CNS 传入通路的刺激不够,例如,可能出现类似免疫"感觉剥夺"现象,但现有的证据还不能证实这种可能性。其次,CNS 通过体液或神经通路传出的抑制信号不足以控制炎症,目前这方面的数据有些不一致。在严重脓毒症死亡的患者中发现皮质醇对 CRH 刺激作用的反应性降低;但是曾有报道在脓毒症患者存在高浓度的抗炎介质。此外,几个研究小组还发现,脓毒症患者的血浆能抑制幼稚细胞对内毒素的反应,提示即使在 TNF-α 和其他促炎分子进入血流后,仍然存在抗炎效应。另一方面,在动物肺炎模型中,静脉注射 IL-10 能改善菌血症和脓毒性休克,提示高浓度 IL-10 和其他抗炎介质可以提高局部免疫力,防止机体出现并发症。

3. 外周组织对神经内分泌激素敏感性降低 大量证据表明,由于外周组织的脱敏作用,外周对 CNS 产生的信号反应性降低。首先,脓毒性休克患者去甲肾上腺素的缩血管效应通常低于正常,这可能是由于血管内皮和平滑肌细胞对儿茶酚胺的反应性减弱,而注射氢化可的松可恢复正常的缩血管效应,表明糖皮质激素介导的肾上腺素能受体表达增高和对 cAMP 的敏感性增强。其次,脓毒症患者白细胞在刺激情况下产生的 cAMP 减少,从而造成肾上腺素促进 LPS 诱导产生 IL-10 的能力下降。最后,急性注射儿茶酚胺可升高血中自然杀伤细胞的数目,而慢性注射则降低其水平,可能是由于儿茶酚胺或皮质醇不能抑制中心粒细胞-内皮细胞黏附,因此,一些脓毒症患者外周中性粒细胞不发生改变。总之,外周组织对儿茶酚胺和糖皮质激素作用的失敏,可能导致全身抗炎反应不足、器官功能失调及脓毒性休克。

(三)针对神经内分泌系统调节严重脓毒症免疫失调

目前一个尚未解决的重要问题是,严重脓毒症是由免疫反应过于活跃还是由免疫抑制引起的。由于存在这一争议,最近的研究倾向于针对内源性免疫调节机制寻找治疗的靶点。同过去主要阻断细胞因子的策略相比,针对内源性免疫调节机制进行干预的有利条件是既能够削弱全身炎症反应,又能防止免疫抑制。经典的例子是 HPA 轴,其能控制肾上腺皮质释放糖皮质激素;而免疫刺激能激活 HPA 轴,导致肾上腺皮质释放可的松,可的松对多种免疫细胞包括巨噬细胞、单核细胞和中性粒细胞能产生抗炎效应,因此可通过控制 HPA 轴调控免疫反应。

最近研究发现,迷走神经具有抗炎潜能,能够抑制脓毒症时的全身炎症反应。乙酰胆碱作为迷走神经的主要递质,通过烟碱受体控制巨噬细胞诱生细胞因子。这种"胆碱能抗炎机制"由 α_7nAChR 介导,通过 NF-κB 调节细胞因子的产生,因此,选择性 α_7nAChR 烟碱激动剂有望作为抗感染和炎性疾病的新药物。

神经系统功能失调可能造成严重脓毒症不适当的、可能有害的炎症介质过度表达。阐明严重脓毒症中免疫失调的神经内分泌机制有助于提高对严重脓毒症和脓毒性休克的认识,为开展新的诊断和治疗方法奠定基础。

(张庆红 姚咏明)

参 考 文 献

刘辉,姚咏明,盛志勇. 2004. 脓毒症内分泌调节机制的研究进展. 中华实验外科杂志,21:767~768

王大伟,周荣斌,姚咏明. 2010. 胆碱能抗炎通路在炎症反应中的作用. 生理科学进展,41:217~220

姚咏明,刘辉,盛志勇. 2006. 提高对神经-内分泌-免疫网络与创伤脓毒症的认识. 中华创伤杂志,22:561~564

姚咏明,张庆红. 2012. 从神经内分泌途径认识脓毒症时免疫反应失调. 中国急救医学,32:97~100

张庆红,姚咏明,盛志勇. 2010. 提高对脓毒性肾上腺皮质功能不全的认识. 中华急诊医学杂志,19:117~119

张庆红,姚咏明. 2010. 雌激素影响物质和能量代谢的中枢机制. 生理科学进展,41:347~351

张庆红,姚咏明. 2010. 关注神经内分泌紊乱与脓毒症的关系及其防治策略. 中华烧伤杂志,26:87~89

Annane D,Bellissant E,Bollaert PE,et al. 2009. Corticosteroids in the treatment of severe sepsis and septic shock in adults:a systematic review. JAMA,301:2362~2375

Arafah BM. 2006. Hypothalamic pituitary adrenal function during critical illness:limitations of current assessment methods. J Clin Endocrinol Metab,91:3725~3745

Beishuizen A,Thijs LG. 2004. The immunoneuroendocrine axis in critical illness:beneficial adaptation or neuroendocrine exhaustion? Curr Opin Crit Care,10:461~467

Berczi I,Quintanar-Stephano A,Kovacs K. 2009. Neuroimmune regulation in immunocompetence,acute illness,and healing. Ann N Y Acad Sci,1153:220~239

Bornstein SR,Engeland WC,Ehrhart-Bornstein M,et al. 2008. Dissociation of ACTH and glucocorticoids. Trends Endocrinol Metab,19:175~180

Castellheim A,Brekke OL,Espevik T,et al. 2009. Innate immune responses to danger signals in systemic inflammatory response syndrome and sepsis. Scand J Immunol,69:479~491

Chrousos GP. 2009. Stress and disorders of the stress system. Nat Rev Endocrinol,5:374~381

Cooper MS,Stewart PM. 2007. Adrenal insufficiency in critical illness. Intensive Care Med,22:348~362

Copstead LC,Banasik JL. 2010. Pathophysiology. 4th Edition. Canada:Elsevier Inc,14~27,904~940

D'Mello C,Le T,Swain MG. 2009. Cerebral microglia recruit monocytes into the brain in response to tumor necrosis factor alpha signaling during peripheral organ inflammation. J Neurosci,29:2089~2102

Hotchkiss RS,Karl IE. 2003. The pathophysiology and treatment of sepsis. N Engl J Med,348:138~150

Hotchkiss RS,Opal S. 2010. Immunotherapy for sepsis:a new approach against an ancient foe. N Engl J Med,363:87~89

Lambert C,Desbarats J,Arbour N,et al. 2010. Dendritic cell differentiation signals induce anti-inflammatory properties in humman adult microglia. J Immunol,181:8288~8297

Lenz A,Franklin GA,Cheadle WG. 2007. Systemic inflammation after trauma. Injury,38:1336~1345

Marik PE,Pastores SM,Annane D,et al. 2008. Recommendations for the diagnosis and management of corticosteroid insufficiency in critically ill adult patients:consensus statements from an international task force by the American College of Critical Care Medicine. Crit Care Med,36:1937~1949

Mesotten D,Vanhorebeek I,Van den Berghe G. 2008. The altered adrenal axis and treatment with glucocorticoids during critical illness. Nat Clin Pract Endocrinol Metab,4:496~505

Munford RS,Tracey KJ. 2002. Is severe sepsis a neuroendocrine disease? Mol Med,8:437~442

Rhen T,Cidlowski JA. 2005. Antiinflammatory action of glucocorticoids—new mechanisms for old drugs. N Engl J Med,353:1711~1723

Riché F,Laisné MJ,Alves A. 2003. Corticosteroid insufficiency in acutely ill patients. N Engl J Med,348:2157~2159

Sharshar T,Hopkinson NS,Orlikowski D,et al. 2005. Science review:the brain in sepsis—culprit and victim. Crit Care,9:37~44

Tracey KJ. 2007. Physiology and immunology of the cholinergic antiinflammatory pathway. J Clin Invest,117:289~296

Ulrich-Lai YM,Herman JP. 2009. Neural regulation of endocrine and autonomic stress responses. Nat Rev Neurosci,10:397~409

Wang DW,Zhou RB,Yao YM,et al. 2010. Stimulation of α_7 nicotinic acetylcholine receptor by nicotine increases suppressive capacity of naturally occurring $CD4^+CD25^+$ regulatory T cells in mice in vitro. J Pharmacol Exp Ther,335:553~561

Zhang QH,Yao YM,Sheng ZY. 2009. Dysfunction of neuroendocrine system in sepsis and implication of hormone therapy. J Geriatr Cardiol,6:249~254

第九章

免疫反应及其调节机制

第一节 概 述

一、天然免疫系统

天然免疫(innate immunity)系统又称为固有免疫系统,是哺乳动物最古老的防御系统,是防止微生物入侵的第一道防线。然而,关于天然免疫的研究却相对滞后。新近研究显示,天然防御反应在危重症的病理生理过程中发挥着重要作用。天然免疫系统进化相当保守,在植物及简单的非脊椎动物体内都存在,而且其反应方式及过程有某些类似之处。当病原微生物入侵时,天然免疫系统首先感知到,并动员相应的细胞及介质,防止其进一步入侵直至将其清除掉;同时可能导致局部的炎症反应,激活特异性免疫反应。

天然免疫反应可有效清除各种微生物侵入,如革兰阴性菌、革兰阳性菌、酵母、真菌、病毒及原虫等。由于病原微生物具有一些共同的抗原,因此可被天然免疫系统识别。这些抗原分子主要来自于病原微生物的细胞壁成分、鞭毛、核糖核酸等,它们有一个统一的名称即病原体相关模式分子(pathogen-associated molecular pattern,PAMP)。值得注意的是,机体内也可能存在 PAMP 的交叉抗原,从而导致自身免疫性疾病。相对应于外界庞大数量的 PAMP,机体发展进化出了一套特殊的模式识别受体(PRR),其中,Toll 样受体(Toll-like receptor,TLR)就是一种很典型的 PRR。TLR 家族至少包括 12 个成员,它们都具有相同的亮氨酸重复区域及 Toll-白细胞介素(IL)-1 受体区域。TLR 家族最早是在果蝇中发现的,家族中所有成员都具有序列相似的果蝇 Toll 蛋白,它具有识别外界抗原的功能。TLR 分布于巨噬细胞、树突细胞(DC)、吞噬细胞、中性粒细胞及表层的上皮细胞的细胞膜上。例如,TLR2/4 可迅速识别革兰阴性菌释放的内毒素,在其他辅助蛋白的协同作用下,充分活化并进一步激活炎症细胞内许多信号通路,接着引起杀菌/通透性增加蛋白、防御素等抗菌蛋白的大量急性释放。

天然免疫系统在全身和组织局部均可发挥作用。存在于循环中的 PAMP 可被血中巨噬细胞、树突细胞、吞噬细胞及中性粒细胞识别,这些炎性细胞再进一步激活细胞内炎症信号通路,释放相应的介质。天然免疫系统还存在于与外界直接接触的上皮细胞中,这些系统可根据不同的入侵微生物做出相应的反应。天然免疫系统是机体防御系统的重要组成部分,它可进一步激活特异性免疫反应,引起炎症、过敏或一些急性期反应,使机体内组织发生相应改变;而 IL、干扰素(IFN)、诱生型一氧化氮合酶(iNOS)、环氧化酶等在其中发挥重要作用。

二、获得性免疫系统

获得性免疫或适应性免疫(adaptive immunity)系统又称为特异性免疫系统。与天然免疫反应相比,获得性免疫反应只存在于脊柱动物,是天然免疫反应的高级进化形式。该系统的组成包括经典的抗体、淋巴细胞和免疫器官,其主要特点为对外来抗原具有特异性识别、免疫记忆和清除的生物学功能。其中,免疫器官分为中枢与外周两大部分,骨髓、腔上囊(禽类)及胸腺属于中枢免疫器官,淋巴结、脾脏及黏膜相关淋巴组织属于外周免疫器官。

淋巴细胞分为 T 细胞、B 细胞和自然杀伤(NK)细胞。①T 细胞来源于骨髓中淋巴样干细胞,在胸腺微环境中分化、发育成熟,在分化成熟的不同阶段,细胞膜上表达出不同的分子。其中 T 细胞受体(TCR)和白细胞表面抗原分子 CD3 分子是 T 细胞的重要标志。CD3 分子与 TCR 以非共价键结合形成 TCR-CD3 复合物,其主要功能是把 TCR 与抗原结合后产生的活化信号传递到细胞内,诱导 T 细胞活化。②B 细胞是获得性免疫系统中抗体产生细胞,分布于血液、淋巴结、脾、扁桃体及其他黏膜组织。B 细胞表面有多种标志,迄今为止,属 B 细胞特有或涉及 B 细胞的 CD 分子有 29 种,它们均有着重要的免疫功能。根据表面标志和功能的不同,B 细胞可分为两个亚群:$CD5^+B1$ 细胞和 $CD5^-B2$ 细胞。$CD5^+B1$ 细胞可与多种不同的多糖抗原表位结合,产生低亲和力的 IgM 抗体;$CD5^-$ B2 细胞对蛋白质抗原发生应答,产生高亲和力的特异性抗体。B 细胞充分活化后,不仅能产生特异性抗体,还能分泌细胞因子和提呈抗原,发挥重要的免疫调节效应。③NK 细胞是一类可以不需要抗原预先致敏就能直接杀伤肿瘤细胞和病毒感染靶细胞的淋巴细胞。NK 细胞通过自然杀伤作用和抗体依赖细胞介导的细胞毒效应,释放穿孔素、颗粒酶及细胞因子发挥生物学功能,具有抗感染、抗肿瘤和免疫调控的作用。总体上讲,NK 细胞主要参与天然免疫反应,是机体固有防御系统中的重要细胞。

三、炎症及免疫反应认识的演变

近二十年来,关于脓毒症的研究受到普遍关注和重视,特别是 20 世纪 90 年代后,美国胸科医师协会和重症医学会提出了关于全身性炎症反应综合征(systemic inflammatory response syndrome,SIRS)的概念,使得人们将更多的精力用以关注 SIRS、脓毒症、多器官功能障碍综合征(MODS)等相关并发症。从某种意义上讲,严重创伤、烧伤和感染后病理生理反应的实质就是一种炎症反应的过程,因此,在一定程度上,SIRS/脓毒症和 MODS 概念的提出的确也能解释临床上很多危重症患者的临床症状和体征,并由此开展了一系列拮抗炎症介质的临床试验性治疗。但总体而言,无论是各种抗炎介质的应用,或是抗感染制剂的应用,均未能获得理想的结果,显然另一个本应值得人们关注的免疫功能紊乱及其相关的感染易感性问题被忽视了。20 世纪末,人们开始注意到,在机体发生 SIRS 的同时也存在代偿性抗炎反应综合征(compensatory anti-inflammatory response syndrome,CARS)的表现,后来人们又发现机体往往是 SIRS 与 CARS 并存,随即又提出混合性拮抗反应综合征(mixed antagonistic response syndrome,MARS)的概念,其目的仍然是希望能从炎症反应角度解释严重损伤后出现的一系列病理生理表现。

诚然,炎症是严重创伤、烧伤和感染后最典型的反应,但仅从炎症角度难以概括损伤后所导致的一系列复杂病理生理变化,炎症反应本质上属于免疫反应的范畴,因而仅仅依靠SIRS、CARS、MARS 及 MODS 来表述机体的免疫功能状态是难以解释危重症的免疫变化规律。至少,机体抗感染免疫防御功能的抑制是难以用上述几个概念解释的。因此有必要重复以往我们所提出的观点,即创伤后机体表现出的是一种极为复杂的免疫功能紊乱状态。一方面,机体可表现为以促炎细胞因子过度释放为代表的过度炎症反应状态;另一方面,机体同时还表现出以吞噬杀菌活性减弱,抗原提呈功能受抑的抗感染免疫防御能力降低。因此,在严重创伤、烧伤及危重症患者的临床救治中,既要控制过度的炎症反应,同时还要提高机体的抗感染功能,二者不能偏废。在治疗的理念上应着眼于免疫调理,而非一味地进行对症抗炎处理。

第二节 免疫功能紊乱的分子机制

目前有关机体严重创伤、烧伤后免疫功能抑制的发生机制主要有 3 种假说,即抑制因子学说、抑制性细胞学说和神经-内分泌-免疫网络学说。

一、抑制因子学说

免疫抑制因子是泛指对机体免疫功能具有抑制作用的蛋白、多肽等物质,而本文所指的免疫抑制因子则特指在严重创伤(包括烧伤)后机体血清中出现的对机体免疫功能具有抑制作用的物质,目前有关其来源尚不清楚。我们既往的研究表明,其对免疫功能的影响似乎并非仅限于抑制作用。但为叙述方便,我们仍沿用抑制因子这一提法。

关于血清中的免疫抑制物质的研究约见于 50 年前,Kamrin 于 1959 年首次报道在正常人的血清中存在着某些能抑制细胞免疫和体液免疫的蛋白质。随后 Moubray 用离子交换柱层析法从牛血浆中分离出有类似作用的物质,其理化性质属"α-球蛋白",并证实该物质能抑制抗体形成,延长移植皮肤的存活时间。1977 年 Hakim 首次从烧伤患者血清中粗提出一种理化性质与白蛋白类似的物质,并认为其可刺激产生低分子量的蛋白质,或分子质量低于10kDa 的活性肽,初步证实该提取物可对正常人淋巴细胞转化和豚鼠巨噬细胞游走性产生抑制作用。国内黄文华等采用巨丙烯酰胺凝胶电泳法证实,在严重烧伤患者血清中出现了大分子的异常蛋白带。

实际上,创伤血清中除上述的血清免疫抑制因子外,尚存在大量具有免疫抑制作用的物质,目前至少已发现有 10 类:①前列腺素类,主要以前列腺素 E_2(PGE_2)为代表;②干扰素;③细菌蛋白;④烧伤毒素,关于烧伤毒素在 20 世纪 50 年代末就已有文献提及,人们对于烧伤后机体出现抵抗力下降的机制并不清楚,怀疑在烧伤血清中可能存在某种毒素,故称为烧伤毒素,但至今有关其理化性质仍不清楚;⑤变性蛋白,泛指因创伤或烧伤后由于机体代谢过程或由于机体受损组织产生的一类变性蛋白物质;⑥可的松类激素物质;⑦中性粒细胞代谢产物;⑧组胺类物质;⑨血清蛋白质,有关其具体作用机制及理化性质目前还不清楚,相关资料表明,在正常机体血清中也存在一些具有免疫抑制作用的物质;⑩医源性物质,这类物质较多,如某些抗菌药物、麻醉剂及某些本身就具有免疫抑制活性的药物等。上述物质虽然也可造成机体免疫功能的抑制,但并非本文所涉及的创伤血清免疫抑制因子。

一般认为,创伤(烧伤)程度愈重,其血清免疫抑制性亦愈强,40%以上的深度烧伤,其血清对正常机体的细胞免疫反应有明显的抑制效应。如将血浆予以置换,则血清免疫抑制性大大减轻,甚至消失。显然,烧伤后血清中存在着对机体免疫功能具有抑制作用的物质。Ozkan从40%以上体表面积深度烧伤患者血清中提取出了一种分子质量介于1~5kDa的免疫抑制活性肽(suppressor active peptide,SAP),并发现该抑制活性肽具有以下特点:①为蛋白质、脂类及多糖的复合物;②具有较好的稳定性,置于56℃、30分钟水浴处理不改变其抑制活性,且不为胰蛋白酶、DNA酶和RNA酶等灭活;③其抑制作用依赖于花生四烯酸代谢产物(主要为PGE_2),当使用抗前列腺素药物等可减低其抑制作用;④对细胞无直接的杀伤作用。在创伤及大手术后的患者血清中也存在着低分子质量的免疫抑制物(分子质量为3.5~8kDa)。

第三军医大学野战外科研究所的研究证实,在排除外源性感染和麻醉影响的条件下,在双后肢闭合性粉碎性骨折的家兔血清中发现了一分子质量约为9kDa的异常蛋白,经初步分离后证实,该异常蛋白不仅对降低淋巴细胞的刺激转化和IL-2蛋白的合成水平具有明显的抑制效应,而且其作用可通过下调IL-2 mRNA的转录水平来抑制淋巴细胞IL-2的合成与释放。此外,该异常蛋白还对巨噬细胞的吞噬杀菌能力具有显著的抑制作用;然而,其对巨噬细胞合成和分泌PGE_2、IL-1、肿瘤坏死因子(TNF)-α却具有刺激作用。显然,这种异常蛋白对机体的免疫功能并非呈单一的抑制效应。在以股骨骨折为主的严重创伤伤员血清中我们同样发现了类似的异常蛋白,其分子质量亦为9kDa,随着创伤严重程度的加重,该异常蛋白出现的频率也增高,其出现往往预示患者的不良预后,而当去除该异常蛋白后,创伤患者血清的免疫抑制性得以明显缓解。在动物实验中观察到该异常蛋白作用的独特性和复杂性,即它不仅具有免疫抑制作用,同时还对炎症介质的合成和释放具有刺激作用。事实上,在遭受严重创伤后机体的免疫功能呈现的是双向性功能紊乱状态,一方面表现为以淋巴细胞功能受抑为代表的抑制状态,另一方面又表现出以IL-1、IL-6、IL-8及TNF-α过度分泌为代表的过度炎症反应状态。因此,我们有理由相信,这种仅在创伤后血清中出现的分子质量为9kDa的异常蛋白是导致机体免疫功能紊乱的原因之一。

关于血清抑制因子或异常蛋白的来源目前尚不清楚,根据所报道的文献资料我们可以主要归纳为以下4个方面,即来源于创面局部、内源性免疫调节因子、外源性异种抗原及某些医源性因素。

(一)创面源性因素

早在1937年Rosenthal即发现热损伤后皮肤经体外一系列生化处理的提取物对正常小鼠具有毒性作用。1972年Schoenenberger等采用250℃热铜板法对皮肤进行加压烙伤,随即剪碎致伤皮肤,以pH 8.6的Tyrode液提取,过滤、离心,取中层离心液通过硫酸铵盐析后获得一组分子质量约300kDa的脂蛋白复合物,推测为正常皮肤在热力下聚合而形成的三聚体,体外试验表明该复合物对正常小鼠具有毒性作用,但遗憾的是对其免疫学效应未做深入研究。Sparkers等也从烧伤患者的焦痂中提取出一种脂蛋白复合物,体外观察表明这种复合物对淋巴细胞的增殖活化及IL-2的产生水平具有较明显的抑制作用。此外,如在烧伤创面使用某些药物(cerium nitrate,硝酸铈)也能明显减少SAP的形成和释放。因而严重烧伤后,切除焦痂常可使患者全身情况明显缓解。以上资料提示,烧伤焦痂中的确含有对机体免疫功能具有抑制作用的物质。因此,在 Ozkan、Ninnemann 等人从烧伤患者血清中分离出一组分子质量介于 4～10kDa 具有免疫抑制作用的 SAP 后,探讨其来源时首先考虑的便是烧伤焦痂。

上述资料均来源于对烧伤的研究,而血清免疫抑制物或异常蛋白并非仅在烧伤血清中出现,国外也有学者报道在钝性创伤或大手术后患者血清中也可分离出具有免疫抑制效应的物质。有人将大鼠背侧皮肤做一长约 7cm 的切口,发现其渗出液对免疫细胞具有抑制作用。显然并非只在热力作用下皮肤才具有产生免疫抑制作用的能力。为此,我们实验室建立了家兔双后肢闭合性粉碎性骨折致伤模型,在保持皮肤完整性的条件下从家兔血清中仍可分离提取出一种分子质量为 9kDa 的免疫抑制性异常蛋白。同样对于严重钝性创伤伤员,血清免疫抑制性异常蛋白的出现与创伤严重程度有关,而与体表是否开放关系不大。

(二) 外源性异种蛋白

所谓外源性异常蛋白主要指开放性损伤后,皮肤的屏障作用消失,外源性感染菌进入体内,在体内免疫防御系统作用下形成的一系列细菌代谢产物或细菌毒素。烧伤、创伤、休克和大手术后外源性细菌的侵入,以及肠道细菌的移位(bacterial translocation)是导致感染和脓毒症的直接原因,其中铜绿假单胞菌和肠道杆菌是主要的致病菌。有研究采用层析法纯化大肠杆菌、铜绿假单胞菌、沙雷杆菌和沙门杆菌的内毒素,发现 1.0 ng/ml 浓度的内毒素即可使正常人混合淋巴细胞反应和淋巴细胞转化发生明显抑制,并认为细菌毒素有可能是 SAP 的来源之一。在创伤的早期阶段,血清即出现了异常蛋白,Ozkan 的研究也证实,SAP 最早可出现在伤后数小时内,而此时外源性细菌尚未在体内形成感染病灶,内源性移位菌所产生的内毒素含量微弱,对免疫功能的影响可能是次要的;但在创伤后期当细菌大量侵入体内并形成脓毒症后,细菌内毒素的免疫抑制作用则不容忽视。当采用闭合性创伤动物模型,以避免外源性感染菌的侵入,同时给予适当的肠道抗菌药物以尽量控制内源性感染后,在动物血清中仍可见到免疫抑制性异常蛋白,显然细菌毒素并非创伤后血清免疫抑制性异常蛋白的主要来源。

(三) 医源性因素

抗菌药物为严重创伤后特别是开放性创伤后的常规用药。Munster 曾用植物血凝素(PHA)刺激淋巴细胞转化试验观察了临床常用抗菌药物对淋巴细胞功能的影响,结果表明,林可霉素(洁霉素)、四环素、红霉素等对淋巴细胞的增殖反应具有抑制作用。当前临床常用的抗菌药物其特点是作用广谱、杀菌或抑菌效果强烈,尽管目前尚未见到这些抗菌药物对免疫功能影响的系统报道,但可以推测,对细菌生长具有广谱、强烈的抑制作用则很难避免随之而来对免疫细胞活性的影响。现已证实,某些烧伤的外用药如磺胺嘧啶银、磺胺米隆对白细胞的数量和趋化能力具有抑制作用。此外,聚乙烯吡咯烷酮过碘酸对混合淋巴细胞反应及 PHA 诱导的人淋巴细胞转化亦存在明显的抑制效应,而丝裂霉素 C 则可增强免疫抑制性细胞的活性,引起机体免疫功能抑制。

创伤患者在接受手术的同时,也不得不接受具有抑制作用的麻醉药物。有人用化学发光法检测了常用麻醉剂如安氟醚、异氟醚对外周血多形核中性粒细胞的吞噬杀菌能力,结果表明,二者均有明显的抑制作用。此外,一氧化氮(NO)、乙醚、氟烷等可抑制正常人 T、B 细胞的增殖反应,苯巴比妥钠则可使小鼠抗体产生减少。propofol 可影响机体单核/巨噬清除侵入感染菌的功能。另有资料证实,静脉输注硫喷妥钠(thiopentone)、美索比妥钠(methohexital sodium)、依托咪酯(etomidate)后,可使外周血 T 细胞的刺激转化能力下降,从而降低淋巴细胞的免疫功能。Cabie 对一组腹部择期手术患者外周血单核细胞 IL-1、TNF-α 及 IL-6 的分泌能力进行了检测,结果显示术后 1~2 天 IL-1、TNF-α 分泌水平明显下降;手术 2 天后细胞因子分泌水平才有所恢复,他们认为静脉麻醉剂的应用为其主要原因。由此提示,选择适当的麻醉剂和麻醉方式,以尽可能地避免或减少麻醉对机体免疫系统的干扰,应引起足够的重视。

在严重创伤的治疗中往往使用激素以减轻创伤后应激反应,控制脑水肿或肺水肿等,但随之而来的是对免疫功能的显著抑制。反复多次输入库存血,也可造成机体免疫防御功能下降。由此可见,可诱发免疫抑制的医源性因素较多,如何在考虑治疗方案的同时兼顾维护机体免疫系统的功能稳定性应为今后研究的重要课题之一。

(四) 内源性调节因素

提到内源性调节因素,不能不涉及应激反应。应激是创伤产生的最基本的也是最重要的反应,所产生的各种应激激素均可抑制免疫反应。在小面积的烧伤创面引流出的渗液中,可检测到较高水平的可的松和 β-内啡肽。严重创伤后血中 β-内啡肽含量明显升高,可达正常 5 倍以上,至伤后 4~5 天后方逐渐恢复至正常范围,而外周血淋巴细胞的增殖转化同时也出现类似的变化趋势。体外研究表明,内源性阿片肽类物质如 β-内啡肽、强啡肽等对淋巴细胞及巨噬细胞功能具有抑制作用,因此,有资料报道对创伤患者使用阿片肽拮抗剂如纳洛酮(naloxone)可减缓伤员的免疫受抑状态,改善其预后。严重创伤后合成分泌增加的 PGE$_2$ 是目前研究较多的一种免疫抑制分子,它主要由巨噬细胞分泌,为花生四烯酸类的代谢产物。淋巴细胞本身并不产生 PGE$_2$,但其胞膜上的 PGE$_2$ 受体与 PGE$_2$ 结合后可使淋巴细胞功能发生抑制。在生理浓度下,PGE$_2$ 即可使 B 细胞产生的抗体水平下降,并抑制对 T 细胞的转化和克隆增殖反应,抑制 E 玫瑰花的形成和淋巴因子的产生,且对杀伤细胞活化存在抑制效应。此外,PGE$_2$ 还能刺激 CD8$^+$T 细胞增殖,降低 IL-2 的合成。机体遭受严重应激打击后,无论血中或是创面局部组织中均可检测到高水平 PGE$_2$,并伴随明显的免疫抑制状态。当用环氧化酶抑制剂吲哚美辛处理后,受抑的免疫功能可得到一定程度的缓解,但仍显著低于正常水平,由此提示关于血清免疫抑制因子的作用机制及来源仍需进一步研究。

除应激激素外,性激素也是影响免疫功能状态的重要因素,有资料表明,雄性动物往往在严重损伤后易于出现免疫抑制,并发感染和脓毒症,而雌性动物则能保持相对稳定的免疫功能。伤前雄激素去势可减缓雄性动物的免疫功能受抑,如在伤后给予雄激素受体阻滞剂氟他胺也可恢复受抑的免疫功能。对于严重创伤患者,尽管在细胞因子的合成和释放方面,两性间未见明显差异,但在并发脓毒症的患者中,男性多于女性;绝经后的女性伤员,其表现也与绝经前伤员有较大差异。新近的资料提示,性激素尤其是雌激素具有重要免疫调节效应,脾 T 细胞广泛表达雌激素受体,并具有与雌激素代谢相关的酶类,且雌激素受体基因敲除小鼠的胸腺发育不良。17β-雌二醇可保护创伤失血小鼠的免疫系统,减少免疫抑制的发生。雌激素还能抑制 TNF-α 生成,改善类风湿关节炎的症状。对老年男性患者应用睾丸素能提高应激时循环中单核细胞的数量及雌二醇的水平,睾丸素还可通过增强糖皮质激素的敏感性间接参与调控炎症反应。脱氢表雄酮是睾丸素及雌激素的合成前体,为血循环中分布最丰富的类固醇激素之一,它可有效恢复脓毒症大鼠 T 细胞免疫功能,并抑制循环中 TNF-α 水平。脱氢表雄酮及其硫酸盐水平严重下降可能提示机体的肾上腺功能趋于衰竭,死亡率上升。脓毒性休克的死亡组患者脱氢表雄酮及其硫酸盐水平显著低于生存组,且与年龄和 IL-6 水平无明显相关性。

为尽可能地减少其他因素对创伤血清免疫抑制性异常蛋白的影响,我们建立了清醒状态下家兔双后肢闭合性粉碎性骨折模型,在保持致伤部位皮肤完整性的同时,仅给予骨折部位的简单外固定,未予任何药物治疗。结果证实,随着动物致伤程度的加重(单后肢线形骨折、单后肢粉碎性骨折、双后肢粉碎性骨折)免疫抑制性血清异常蛋白的出现频率逐渐增高,在家兔双后肢闭合性粉碎性骨折致伤后第 2 天血清中均可见到分子质量约 9kDa 的血清异常蛋白。由此可见,血清异常蛋白主要来源于机体针对创伤所产生的一系列代谢反应产物;同时我们也注意到,这种异常蛋白的出现与性别关系不大。因此,血清免疫抑制因子很可能是创伤后由于机体内环境的紊乱而特异产生的一种异常蛋白,有关其理化性质及来源和作用机制目前正在研究之中。

二、抑制性细胞学说

在创伤、烧伤免疫研究的早期,人们注意到某些具有免疫抑制活性的细胞,其细胞功能增强,甚至数量相对增多,于是推测损伤可活化抑制性免疫细胞,从而提出抑制性细胞的功能增强是导致免疫功能抑制的主要原因,最典型的表现即是 CD8$^+$T 细胞活性增强。现在看来这一认识是片面的。创伤后 CD4$^+$T 及 CD8$^+$T 细胞的数量和活性较正常均有下降,以 CD4$^+$T 细胞下降更为明显,而 CD8$^+$T 的活性相对有所增强。因此,CD4/CD8 T 细胞比例的降低更有意义,但这种变化多发生于创伤后的中晚期,显然这只是创伤后免疫紊乱的表现之一。近年来发现,除 CD4/CD8 T 细胞比例变化外,创伤后辅助性 T 细胞(Th)1 亚群向 Th2 亚群的转化也增加,当 Th2 细胞占优势时,其所分泌的细胞因子如 IL-2、IL-4、IFN-γ 等显著降低,有人认为这是导致 T 细胞功能抑制的主要原因。事实上,一组 37 例创伤患者的研究结果显示,对于其中发生 T 细胞功能无反应性的 20 例患者,其 IL-10 与 IL-2 比例小于 1,而另 17 例患者则大于 1,表明 T 细胞分泌的细胞因子及其调节网络的紊乱才是 T 细胞功能抑制的主要原因,而单纯对某一种或几种细胞因子的检测难以解释 T 细胞的功能紊乱现象。此外,不同部位的巨噬细胞也产生一些功能上的差异,使巨噬细胞人白细胞抗原(HLA)-DR 表达受抑,吞噬杀菌活性减弱,但同时巨噬细胞分泌 PGE$_2$、IL-1、TNF-α 等功能又明显增强,表现出典型的双相性功能紊乱。

三、神经-内分泌-免疫功能网络紊乱学说

应激是机体损伤后最本质也是最基础的反应,机体随后的变化都与之有关。目前对神经-内分泌-免疫网络的认识多限于现象上的描述和理论上的推测。从细胞生物学基础来看,免疫细胞表面具有多种内分泌激素和神经肽类的受体,如 β 内啡肽、脑啡肽、P 物质、糖

皮质激素(glucocorticoid,GC)等,免疫细胞本身还可合成和分泌一些神经内分泌激素,如促肾上腺皮质激素(ACTH)前体分子前阿黑皮素(pro-opiomelanocortin)、生长激素(growth hormone,GH)及促甲状腺激素(thyroid stimulating hormone,TSH)等。此外,IL及其他淋巴因子对神经内分泌激素的合成和释放也具有调节作用,如 IL-1、IL-6;同样,很多神经细胞、内分泌细胞可分泌一些免疫活性因子,如 ILs、免疫黏附分子等;另一方面创伤后大量神经内分泌激素的释放对免疫细胞的活性存在抑制或促进作用,如 β 内啡肽、ACTH 以及促肾上腺皮质激素释放激素(CRH)等对巨噬细胞或淋巴细胞的功能均具有显著的抑制作用。目前尽管认识到神经-内分泌-免疫网络之间存在着密切的联系,但危重症患者三者之间如何相互协调和影响,并最终给机体带来怎样的结局,由于研究手段的限制尚难以阐明。从经典的途径看,损伤应激至少能通过 CRH-ACTH-GC 系统、交感-肾上腺髓质通路及神经内啡肽的参与对机体产生影响。现已明确,CRH、ACTH 以及糖皮质激素对巨噬细胞的吞噬、抗原提呈功能以及对淋巴细胞增殖和分泌 IL-2 的作用具有较强烈的抑制效应。此外,β-内啡肽在体内外均被证实为一种具有免疫抑制作用的物质。创伤后应激激素的大量分泌从本质上是机体为防止更严重损害的一种保护性反应,但在另一方面应激激素对免疫功能产生的抑制作用又使机体易于并发感染和脓毒症。我们认为,神经-内分泌-免疫网络的紊乱是导致创伤、烧伤后机体免疫功能障碍的主要原因,很有必要深入进行研究。

第三节　细胞免疫功能障碍在感染并发症中的作用

传统观念认为,脓毒症是一种失控的、持久性炎症反应,是由感染因素诱发的 SIRS。炎症反应失控导致了患者死亡。基于这种认识,人们应用大量抗炎措施治疗脓毒症,包括促炎细胞因子抗体和抗内毒素治疗等,虽然在动物实验中取得了一定的疗效,但是临床应用中并没有收到明显的效果。失败的原因是多方面的,但主要原因是人们基于动物实验研究,而动物模型并不能完全反映临床病情,对于机体复杂的炎症与免疫反应本质认识不足;并且细胞因子在脓毒症中表现为有害的方面同时也存在有利的作用。例如,应用抗 TNF-α 治疗类风湿关节炎患者时发现这些患者对脓毒症和其他炎症并发症的易感性明显增加,这使我们得以重新评价 TNF-α 在感染中的角色。现已明确,尽管内毒素对机体存在有害的一方面,但完全阻断内毒素的信号转导途径反而会使病情恶化。因此,我们不能简单地从某一个方面来理解脓毒症的复杂发病机制。

目前人们渐渐认识到,在感染并发症的发病过程中,机体并非总是处于一成不变的炎症激活状态。研究表明,免疫抑制同样也是脓毒症的重要特征,其中抗原特异性 T、B 细胞的清除或失活在其中起着重要作用。在脓毒症的初始阶段,机体以大量分泌炎性介质为主要特征;而随着脓毒症的进展,机体可能经历了一个免疫抑制阶段,表现为淋巴细胞的增殖能力下降,呈现以 Th2 型反应为主的免疫反应和大量淋巴细胞的凋亡等,从而宿主对病原体的易感性明显增强。

一、T 细胞克隆无反应性

淋巴细胞克隆无反应性是指机体经历严重损伤后,淋巴细胞对特异性抗原刺激无增殖反应,并且细胞因子的生成也明显受抑制的状态。研究表明,在 T 细胞的激活过程中,IL-2 以自分泌、旁分泌和内分泌的形式作用于 T 细胞,并且是 T 细胞增殖的必要条件。O'Riordain 等研究表明,严重烧伤后 IL-2 产生及 IL-2 mRNA 表达明显下降,IL-2 生成减少与病死率升高相关。另有资料证实,严重烧伤患者外周循环的淋巴细胞数目明显减少,并且存活者淋巴细胞大部分处于克隆无反应状态。T 细胞克隆无反应性的机制包括以下几个方面:

(一) 凋亡对细胞免疫功能的影响

凋亡被认为是诱发 T 细胞克隆无反应状态的主要原因。在脓毒症中,大量 T 细胞发生了凋亡。凋亡清除了大量活化的 T 细胞,使诱导 T 细胞克隆无反应成为可能。研究表明,过度表达 bcl-xl 基因,进而抑制 T 细胞的凋亡,这样免疫耐受就不能建立。诱发凋亡的因素主要包括:应激性肾上腺糖皮质激素分泌增加和 Fas/FasL、肿瘤坏死因子(TNF)/TNF 受体(TNFR)的相互作用等。另有资料表明,凋亡细胞在诱导 T 细胞克隆无反应性中也发挥着重要作用。凋亡 T 细胞与外周血单核细胞相互作用时,单核细胞产生抗炎细胞因子 IL-10、转化生长因子(TGF)-β 水平显著增加而促炎细胞因子 TNF-α 和 IL-1β 的生成明显减少,提示凋亡的淋巴细胞影响了机体促炎和抗炎反应平衡。另据报道,凋亡细胞被抗原提呈细胞吞噬后,抗原提呈细胞表达共刺激分子的能力明显下降,T 细胞则不能被激活,表明凋亡细胞在被抗原提呈细胞和巨噬细胞吞噬后严重损害了细胞免疫功能。因此,凋亡细胞诱导的 T 细胞克隆无反应性和抑制性细胞因子的释放增加严重地损害了免疫系统对病原体的反应能力。

最近研究表明,在脓毒症病理过程中,除大量淋巴细胞凋亡外,抗原提呈细胞也发生了凋亡。这样在并发严重感染时,大量淋巴细胞和抗原提呈细胞的凋亡使得免疫细胞不能发生有效的克隆增殖,因此也就不能对病原体产生有效的免疫应答(图 9-1)。

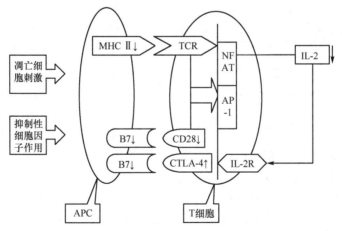

图 9-1　T 细胞克隆无反应性的形成机制

MHC Ⅱ为主要组织相容性复合体Ⅱ类抗原分子;B7、CD28、CTLA-4 为共刺激分子;
NFAT 和 AP-1 分别为活化 T 细胞核因子和激活蛋白 1;APC 为抗原提呈细胞

(二) 免疫抑制细胞的作用

研究证实,严重创伤后患者循环中调节性 T 细胞(Treg)——CD4$^+$CD25$^+$T 细胞数量显著增加,其中死亡组患者 CD4⁺CD25⁺T 细胞升高更明显。据报道,CD4⁺CD25⁺T 细胞主要通过分泌 IL-10、PGE₂ 等抑制性介质对细胞免疫功能起到抑制作用,且严重创伤所致免疫功能障碍与患者预后不良明显相关。在感染情况下,体内 PGE₂ 水平明显升高,通过抑制 p59fyn 激酶活性进而下调核因子(NF)-AT 和激活蛋白 1(AP-1)的活化,使得 T 细胞的增殖受抑,IL-2 产生明显减少。有资料显示,严重烧伤后 4 ~ 9 天 CD8⁺CD11b⁺γδT 细胞(BA2T 细胞)在脾组织中明显增多,并抑制脾淋巴细胞的增殖反应。BA2T 细胞和大多数 γδT 细胞性质截然不同,主要分泌 Th2 型细胞因子(IL-4 和 IL-10),BA2T 细胞回输至正常小鼠体内可明显增加小鼠对脓毒症的易感性。这些结果表明,严重烧伤、创伤后免疫抑制细胞对机体的免疫功能起到负向调控作用(图 9-1)。

二、CD4⁺ T 细胞功能性分化

活化的辅助性 T 细胞(CD4⁺Th)依据其分泌细胞因子的不同可以被分成截然不同的两个功能亚群——Th1 和 Th2 亚群。这两种亚群来自同一前体细胞,Th1 亚群以分泌 IFN-γ 和 TNF-α 为特征,诱导细胞免疫反应;Th2 亚群则主要分泌 IL-4 和 IL-5,诱导 B 细胞的增殖和分化,介导体液免疫反应并与免疫抑制相关。在决定 T 细胞功能性分化的因素中,细胞因子微环境作用尤为重要,IL-10 和 IL-4 水平升高及 IL-12 生成减少在其中起着重要作用(图 9-2)。据报道,严重创伤后单核细胞产生细胞因子的能力明显下降,并且 IL-12 生成下降在创伤早期诱导了偏向 Th2 型反应的分化。Th2 型反应导致 IL-4 和 IL-10 的产生增加,从而诱发创伤早期的免疫抑制状态,为机体再次发生感染奠定了基础。另外,IL-10 除了能诱导 Th2 型免疫反应并抑制 Th1 型免疫反应外,还可通过上调 Fas 和 FasL 引起鼠淋巴细胞出现激活诱导的细胞死亡(AICD)。说明

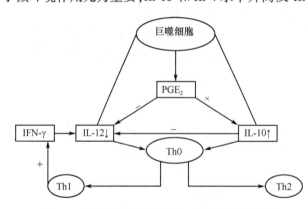

图 9-2 细胞因子对淋巴细胞功能性分化的影响

在脓毒症的模型中,IL-10 不但可以引起免疫功能的紊乱,同时也能诱导 Th1 型细胞的凋亡,通过促进 Th1 型细胞凋亡而增强 Th2 型免疫反应。

除细胞因子外,特定的病原体成分、抗原剂量和感染部位也对淋巴细胞的功能性分化产生重要影响。Th1 和 Th2 亚群平衡与否直接影响着机体的免疫功能,并与疾病的状态密切相关。现已明确,在脓毒症的发展过程中,出现了倾向于 Th2 型的免疫反应,Th2 型细胞因子(IL-4 和 IL-10)生成增多而 Th1 型细胞因子(IL-12 和 IFN-γ)产生减少,明显地损害了机体的细胞免疫功能。采用 IL-12 进行干预,通过纠正 Th2 型免疫反应能明显提高动物生存率。其发生机制可能与丝裂原活化蛋白激酶(MAPK)p38 通路的激活有关,在脓毒症早期应用 MAPK p38 通路抑制剂 SB203580 能显著降低脓毒症的死亡率。

三、CD4$^+$T 细胞、B 细胞和树突细胞数目减少

实验研究显示,脓毒症后数小时动物淋巴器官就发生了 CD4$^+$T 细胞和 B 细胞的大量凋亡。非致死性烧伤 3 小时,小鼠脾脏、胸腺和小肠内淋巴细胞凋亡明显增加。FasL、TNF-α 和肾上腺糖皮质激素均能诱导 T 细胞凋亡,并且在淋巴组织中表达明显升高。研究表明,天冬氨酸特异性胱天蛋白酶(caspase)在凋亡的调节中具有重要作用,其中 caspase-3 和 caspase-9 在胸腺凋亡中占有特殊地位,而 caspase-3 和 caspase-8 的激活参与了 T 细胞的凋亡过程。最近的动物实验观察结果也在脓毒症患者中得以证实,凋亡诱导的淋巴细胞丢失使得脓毒症患者循环淋巴细胞数目明显减少。通过对死亡脓毒症患者进行分析发现,尽管 CD8$^+$T 细胞、NK 细胞和巨噬细胞的数量改变不大,但是 CD4$^+$T 细胞和 B 细胞的数量明显下降。同时,除大量 CD4$^+$T 细胞和 B 细胞凋亡外,DC 亦发生了凋亡。DC 的明显减少必将损伤 B 细胞和 T 细胞的功能,而应用 caspase 抑制剂则能显著减少淋巴细胞凋亡,提高机体的免疫能力。

由此可见,严重感染时大量 B 细胞、CD4$^+$T 细胞和抗原提呈细胞的凋亡势必造成抗体的产生减少、CD4$^+$T 细胞激活障碍和抗原提呈细胞抗原提呈能力下降。这些改变都使得免疫细胞不能发生有效的克隆增殖,进而对病原体产生有效的免疫应答。目前,细胞凋亡在脓毒症免疫功能紊乱发病中的重要作用在动物实验中已得到充分证实,抑制淋巴细胞的凋亡能够改善动物的预后。

四、单核/巨噬细胞功能的改变

严重损伤打击后,单核/巨噬细胞功能发生了明显的改变,其中单核/巨噬细胞产生细胞因子谱的改变、表达主要组织相容性复合体Ⅱ类抗原(MHC Ⅱ)及共刺激分子能力的下降对机体细胞免疫功能产生了广泛的影响,并且单核/巨噬细胞功能的改变与死亡率相关。

(一) 细胞因子谱的改变

严重创伤后,单核细胞产生细胞因子(TNF-α、IFN-γ 和 IL-12)的能力下降,而合成 PGF$_2$ 和 TGF-β 的量明显增加。创伤诱导的 IL-12 生成下降在损伤早期介导了 Th2 型免疫反应,引起 IL-4 和 IL-10 产生增加,进而造成创伤早期的免疫机能抑制。在生理状态下,TGF-β 与创伤愈合及瘢痕形成有关,严重创伤、烧伤后巨噬细胞则大量合成、释放 TGF-β,TGF-β 能够抑制 T 细胞的增殖和分化,并诱导脾淋巴细胞的凋亡。另有资料证实,PGE$_2$ 在严重创伤后明显增加,其引起细胞免疫抑制的机制如前所述;应用环加氧酶 2 抑制剂进行干预能显著减少 PGE$_2$ 的生成,从而有助于恢复免疫功能,提高动物的生存率。

(二) 共刺激分子表达下降

已经明确,未致敏 T 细胞的激活需要 MHC Ⅱ和 T 细胞受体(TCR)结合并辅以共刺激分子的刺激,二者缺一不可。在脓毒症患者中,HLA-DR 表达下降,临床上视其为机体免疫抑制的一个标志。同时,CD86 表达下降和细胞毒性 T 细胞相关分子(CTLA)-4 表达上调都

使得单核细胞和 T 细胞相互作用的亲和力明显减弱,因此 T 细胞不能被激活。另有研究观察到,脓毒症患者单核细胞表达 CD64 和 CD14 升高,使得单核细胞与抗体及内毒素的结合能力增强,从而改变了单核/巨噬细胞的功能。引起单核/巨噬细胞功能改变的因素可能包括:细胞因子的微环境、激素水平的影响和凋亡细胞的作用。例如,IL-10 不仅能使单核/巨噬细胞产生细胞因子的能力下降,并且可抑制单核细胞表达 HLA-DR 能力;而肾上腺糖皮质激素可损伤单核细胞的抗原提呈能力,同时引起 IL-10 生成增加。

协同刺激信号缺失引起细胞免疫紊乱的机制为:在没有共刺激信号的情况下,抗原提呈细胞和 T 细胞间的亲和力作用减弱,这样就不能引起 T 细胞内 RasP21 的活化,进而下调了细胞外调节激酶(ERK)和 c-Jun N 末端激酶(JNK)两条 MAPK 途径的激活。上述细胞内变化使得下游 IL-2 转录因子(NF-ATp 和 AP-1)活化发生障碍,但却增加了负向调节因子 Nil-2a 的生成。现已明确,NF-ATp 和 AP-1 对于 IL-2 的生成和 T 细胞的增殖至关重要。在静止的 T 细胞中,活化 NF-AT 以磷酸化形式存在于胞质内;T 细胞活化后,NF-AT 发生去磷酸化,并转移到细胞核内与 AP-1 结合,成为具有转录活性的 NF-AT。NF-AT 对于 IL-2 的产生具有高度特异性,在去除 IL-2 基因启动子上 NF-AT 的结合序列后,IL-2 产生明显减少。另有资料表明,NF-AT 介导的 IL-2 基因启动子的转录活性同时也依赖于 AP-1 的存在,AP-1 共有序列的缺失可使 IL-2 基因启动子的活性明显下降。

总之,脓毒症的发病机制是一个极其复杂的病理生理过程。在脓毒症的发生与发展过程中,机体的免疫状态并不是一成不变的。在受到严重创伤、烧伤打击后,机体可能开始处于一种免疫激活状态,而随着病情的进一步发展可能进入免疫抑制状态,也可能自始至终机体就处于免疫紊乱状态。因此,进一步阐明引起免疫功能障碍的确切发病机制,进而明确机体所处的免疫状态,可能为脓毒症等严重感染并发症的早期诊断和合理防治提供新思路。

第四节　免疫状态监测及其意义

一、免疫监测的必要性

感染并发症依然是严重创伤、烧伤、大手术后面临的主要问题之一,在 ICU 中大部分急危重症感染的出现与继发性免疫缺陷密切相关。事实上,医源性感染仍然是 ICU 患者的主要并发症,并进而发展成为脓毒症,使患者的病死率明显增加。

正常情况下,免疫系统保持着高效和平衡状态,但是在发生严重的 SIRS 或脓毒性休克时,必然造成免疫功能严重紊乱。严重创伤、大手术或心肌梗死等可导致暂时性或不可逆性器官功能障碍,但在很多情况下,尽管存在器官功能失常或衰竭,由于监护仪器可动态监测多项重要器官的功能改变,故大部分患者经过积极处理得以生存。在发生严重的器官功能障碍或衰竭时,我们有很多方案可支持、纠正或替代这些失常的功能。然而,尽管免疫功能紊乱在 MODS 中占有重要的地位,但其作用在很长一段时间内被忽视。与其他器官衰竭一样,尤其是感染时出现免疫功能衰竭对于 ICU 患者的生存产生极其有害的影响。

同严重创伤等多种急危重症,导管监测或气管插管可使患者天然屏障遭受破坏,进而明显增加侵入性感染的可能性。此外,应激、炎症、病原体和年龄等因素同样可以抑制天然及获得性免疫应答,因此应提前预防此类感染的发生。在过去的 20 年中,人们对 SIRS 和脓毒症的病理生理过程有了进一步的了解。大量实验数据表明,由细菌、真菌或其他微生物毒素诱导的过度炎症反应可能是 SIRS、脓毒症和 MODS 的发病基础。由于应用 TNF-α 或 IL-1β 能够复制出与脓毒性休克相似的动物模型,因此大量试验尝试着中和这些促炎介质,但是临床结果却令人失望。虽然相应的解释有多种,但从免疫学角度讲,在没有免疫监测的情况下进行免疫干预毫无意义。很多 ICU 患者至少暂时表现为天然免疫或获得性免疫功能的丧失,被称为"免疫麻痹"(immunoparalysis)。

二、选择免疫监测的恰当标志物

在过去的数十年中,普遍认为选择适用于 ICU 的免疫标志物是十分困难的。为了能够得出正确的答案,我们必须回答两个问题:我们进行免疫监测时需要解决哪些问题? 检测试剂能达到标准化要求吗? 我们认为通过免疫监测需要了解 4 个问题,即全身性炎症反应水平、组织损伤程度、是否有感染存在及免疫反应的状况等(图 9-3)。

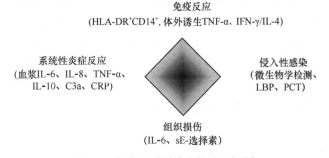

图 9-3　免疫监测所关注的重要问题

三、炎症反应程度评价

在临床上,系统性炎症反应的表现与 SIRS 的临床诊断标准一致,呈现白细胞增多、发热及 C-反应蛋白(CRP)水平的升高等,这些表现分别是对炎症急性反应期细胞因子——粒细胞集落刺激因子(G-CSF)、IL-1 及 IL-6 的反应。尽管 SIRS 的诊断标准很明确,但是却不能区分不同程度的全身性炎症。几十年来,人们一直把 CRP 作为炎症急性阶段的生化标志物。尽管这一参数有助于门诊诊断急性或慢性炎症,但因其升高、降低较慢(在损伤 24 小时以后达到峰值,炎症反应消失后数天方恢复到正常范围),故在 ICU 中的诊断价值并不确切。目前几项研究已经证实,检测细胞因子比 CRP 具有优势,因为细胞因子产生早于 CRP,故可以在炎症早期检测到(图 9-4)。但目前很多 ICU 仍主要检测 CRP,可能考虑

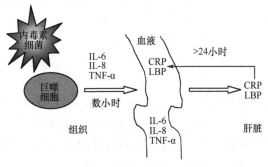

图 9-4　在全身性炎症反应中细胞因子检测时相

到它是一个相对成熟的诊断指标。当然,也有研究证实 CRP 在诊断中的决定性作用。产生这种相互矛盾结论的原因在于诊断性试剂的标准化差以及 ICU 中不同组患者进行比较及临床研究设计上的不同等。

另外一种急性期反应蛋白,即脂多糖结合蛋白(lipopolysaccharide-binding protein,LBP)也可作为 ICU 中的一项诊断炎症的标志物。其表达与 CRP 相似,但是相对于 CRP 而言对于局部、慢性炎症是更好的标志物。但到目前为止,并没有对其确切应用价值进行大规模的研究。

目前的分析技术可以测定急性期阶段的相关细胞因子,特别是 IL-6、TNF-α 常用来评价全身性炎症反应。现在很多免疫学方法灵敏度可达 2 pg/ml 或更低,这些方法比生物学方法更为简单,但并非不存在问题。为了对试验结果进行归纳和比较,校订这些方法使之达到国际标准就十分重要。但是至今仍有很多相关的分析方法没有根据国际标准进行校订,即使进行了标准校订,结果还是依赖检测方法的类型。以前采用的生物学方法主要是检测细胞因子的生物活性,而免疫学方法是检测其非活性形式、蛋白水解酶降解的产物或是细胞因子复合物或载体蛋白(溶解性受体)等。同一方法也可能由于所用抗体不同而存在差异,因此不同的研究应用不同的方法其结果不能简单地进行比较。

例如,有些 TNF-α 检测方法检测其三聚体的生物活性(如 quantikine,R&D systems),而有些只检测其降解产物的生物活性(如 immulite DPC,TNF-α biosource),这种明显的差距可以解释为什么前者在血浆样本中只检测到相对低的 TNF-α 浓度。TNF-α 在攻击后 4 小时内开始产生,其三聚体半衰期为几分钟,因此具有生物活性的 TNF-α 三聚体在体内很难被检测到,而在受刺激后 12~24 小时 TNF-α 降解产物(总 TNF-α)的检测则较容易。因此,我们必须弄清哪个信息更为重要及研究需达到什么目的? 如果我们的目的是中和 TNF-α,假如循环中不存在生物活性的 TNF-α 三聚体,那么这种干预是无效的;如果我们的目标是通过回顾 TNF-α 释放过程而监测全身性炎症,那么检测总 TNF-α 更具有意义。因为单核/巨噬细胞是 TNF-α 的主要来源,故 TNF-α 水平的升高反映了在全身性炎症过程中单核/巨噬细胞的活化程度。当然,同时激活的 NK 细胞、T 细胞及干细胞也同样释放 TNF-α。

由于 TNF-α 的释放过程及半衰期短暂,因此很多中心通过检测 TNF-α 下游的细胞因子 IL-6 来衡量全身性炎症反应。有些研究通过测量 IL-6 水平来预测脓毒症的发生及创伤脓毒症患者的预后。事实上,由于血浆 IL-6 水平与脓毒症的严重性相关,故其中一项应用 TNF-α 单克隆抗体进行治疗研究的对象是血浆 IL-6 水平明显升高的脓毒症患者。多种细胞产生 IL-6,但单核/巨噬细胞是其主要来源。尽管 IL-6 在体内的半衰期也很短,但与 TNF-α 比较产生的时间相对长,分别为大于 24 小时和小于 4 小时。IL-6 不只由单核/巨噬细胞产生,同样不仅由 TNF-α 诱生。由此可见,血清 IL-6 水平的升高并不能特异性反映脓毒症病理过程,而受到其他因素如组织损伤的干扰。为了明确单核/巨噬细胞在炎症中的作用程度,可以联合检测 TNF-α 与 IL-6,如果 TNF-α 与 IL-6 升高一致,则认为单核细胞是 IL-6 的来源;相反,如果只有 IL-6 的升高,则更具有诊断价值。

另一个具有潜在诊断意义的细胞因子是 IL-8,它具有明显的趋化中性粒细胞及某些 T 细胞亚群的特性。它可由静止或浸润的淋巴细胞产生,趋化中性粒细胞向炎症区移动。IL-8 的趋化特性依赖于浓度梯度,表现为即使在局部炎症十分严重的情况下,血液循环中的 IL-8 水平也很难被检测到。同时游离形式的 IL-8 被红细胞吸附也增加了检测其循环中浓度的难度。因此在红细胞溶血的情况下，即使健康人也能检测得到 IL-8 水平的明显升高（>300 pg/ml）。故在检测血浆中 IL-8 水平时应防止红细胞溶血；而在检测全血 IL-8 浓度时，红细胞则应完全溶血。最近研究表明，检测全血中的 IL-8 较血浆更具诊断价值。脓毒症状态下全血及血浆中的 IL-8 水平均升高，这一病理生理过程极为重要，因为 IL-8 的系统性升高说明其趋化作用的浓度梯度已经发生了破坏，最终导致活化的中性粒细胞不能趋化到炎症区域而是在肺内停留诱发急性呼吸窘迫综合征（ARDS）。换句话说，在严重脓毒症时中性粒细胞尽管被广泛激活，但其在局部炎症组织中分布却受限。IL-8 的升高被认为是发生脓毒症的先兆，在新生儿脓毒症中更为明显。检测全血 IL-8 水平仅需要 20～50 μl 血液，这对于新生儿尤为适用；同时新生儿气管灌洗液中 IL-8 水平的升高预示着急性呼吸窘迫综合征的发展。

炎症反应同样包括负向调节的抗炎反应。抗炎细胞因子包括 IL-10、可溶性 TNF 受体（sTNFR）、IL-1 受体拮抗剂（IL-1ra），在发生 SIRS 时，它们被诱导生成，进而导致 MARS。抗炎反应的强弱反映了促炎反应及应激反应的强弱程度。因此，有些研究把 IL-10 作为预测急重症患者免疫并发症的重要因子。

四、评估炎症所致组织损伤

众所周知，在多种动物模型中，严重的全身性炎症反应能诱发组织损伤和 MODS。器官衰竭决定了患者及动物的预后，临床上多种病情严重程度的评分系统均显示 MODS 与患者预后密切相关。尽管这些评分系统对于预测病情具有重要意义，但它对于不同个体的评估价值仍然有限。

尽管目前尚不能确定我们能否找到更加客观地反映组织损伤的参数，但是人们已经致力于这一目标，并且前景诱人。现在已经发现了一些相关的细胞因子，尤其是 IL-6 与组织损伤密切相关。如前所述，IL-6 可由免疫细胞和非免疫细胞产生，病原微生物的致病成分如脂多糖（LPS）刺激单核/巨噬细胞分泌 TNF-α，TNF-α 随后进一步诱导免疫细胞（单核/巨噬细胞和 T 细胞）及非免疫细胞（内皮细胞、成纤维细胞）产生 IL-6。LPS 通过与可溶性 CD14 结合诱导非免疫细胞释放 IL-6，而 LPS 通过与膜 CD14 结合进而介导单核/巨噬细胞激活。此外，由组织损伤或心力衰竭诱导的缺氧同样可以通过核因子（NF）-κB 的活化来促进非免疫细胞释放 IL-6 或 IL-8。这就可以解释为什么不存在感染的慢性心衰的患者，其血浆中 IL-6、IL-8 水平却明显升高。在应用增加心脏机械收缩的药物治疗后，血浆中 IL-6、IL-8 水平恢复到正常，这些指标能够预测患者的预后。早期 IL-6 的升高即使缺乏 TNF-α 的存在，同样可以预测闭合性头颅外伤患者的预后。因此，在血浆 TNF-α 含量并不增多的情况下，IL-6 的持续升高是组织损伤诱导非免疫细胞释放的结果，而并非单核/巨噬细胞激活的结果。显然血浆中 IL-6 水平的升高与不同类型急危重症患者的不良预后相关。

内皮细胞参与了 MODS 的病理生理过程，反映内皮细胞被激活或损伤的标志物可以用于分析全身性炎症对组织损伤产生的后果。E-选择素被认为是内皮细胞激活的特异性标志物，它与其他可溶性黏附分子并不相同；P-选择素是一种可溶性黏附分子，可因其他细胞的激活而释放。遗憾的是，目前还没有分析可溶性 E-选择素的半自动系统，因此很难将其标准化。新近研究表明，TNF-α 能够诱导巨噬细胞核蛋白成分即高迁移率族蛋白 B1（HMGB1）的释放。血浆中 HMGB1 的升高与脓毒症的不良预后有关。HMGB1 被认为是

TNF-α 诱导组织损伤的另一种标志物。进一步研究发现,HMGB1 自身能够进一步促进脓毒症和多器官功能障碍的恶化。因此,HMGB1 被认为是可作为诊断及治疗的十分有前途的目标之一。我们的观察证实,严重烧伤患者伤后第 1 天血浆中 HMGB1 含量即明显升高,其中伤后 7、21、28 天脓毒症组 HMGB1 含量显著高于非脓毒症组。进一步分析发现,脓毒症组存活组在伤后 3、21 天显著低于死亡组,血浆中 HMGB1 含量与是否并发脓毒症有关,但与烧伤总体表面积并无显著相关性。同时,伤后 3、5、7、21 天血浆 HMGB1 与内毒素含量呈显著正相关。上述结果提示,HMGB1 作为重要的晚期炎症介质参与了严重烧伤后脓毒症及组织损害的病理生理过程,其诱生与内毒素刺激密切相关,动态观察其水平有助于监测烧伤病程及判断患者预后。

表 9-1　血浆中细胞因子水平的诊断性应用

细胞因子	临床情况	预测价值
IL-6	新生儿脓毒症	脓毒症的早期识别
	成人脓毒症	脓毒症的发展 MODS 的发展 预后
	创伤及头部外伤	肺炎的发生率 ARDS 的持续时间 预后
	慢性心衰	预后 机械性支持治疗是否成功
IL-8	新生儿脓毒症	脓毒症的早期识别 脓毒症的晚期状况
IL-10	脓毒症	脓毒症的发展及患者预后

在某些情况如预测新生儿脓毒症及脑创伤的严重程度时,检测单一的细胞因子(IL-6 或 IL-8)已足够。而在预测是否发生脓毒症及脓毒症患者的预后时,检测多种细胞因子则具有更充分的预测价值。最近,同时检测几种细胞因子的"全身性介质相关反应检测系统"(SMART)对于预测脓毒症患者手术后发生休克或器官衰竭的可能性尤为重要。尽管大量研究显示检测细胞因子具有重要临床意义,但在检测质量控制方面鲜有研究。应用该半自动分析系统使我们能够对几项临床观察的结果进行多中心的研究,以验证其结果的可靠性。表 9-1 总结了几种细胞因子检测在临床上的应用。

五、侵入性感染的辅助诊断

如果在大手术或创伤后发生 SIRS,就要明确是否存在局部或全身性感染,因为感染通常是危重患者的重要死亡原因。细菌培养仍被认为是诊断的金标准,但是在临床脓毒症患者中,由于预防或经验性应用抗菌药物,很难经常在血液和组织中检测到病原菌,即使检测为阳性有时也很难排除是否为细菌定植或污染。因此在这种情况下,寻求 ICU 中感染的其他标志物就显得尤为重要。近年来人们应用前降钙素(procalcitonin, PCT)作为诊断感染的一种辅助手段。PCT 是降钙素的前体蛋白,在脓毒症时明显升高,但是 PCT 并非感染的特异性标志物。研究发现,局部感染如肺炎时 PCT 水平正常。在对大手术后发生内毒素移位或器官移植患者进行 T 细胞抗体治疗时,常诱导 PCT 升高;LPS 刺激中性粒细胞后 6~8 小时,PCT 达到峰值,同时也观察到 TNF-α 升高与 PCT 水平明显相关。其他的一些研究亦证实,TNF-α 能在体内外诱导 PCT 的产生。然而,在体内中和 TNF-α 却不能阻止 LPS 诱导 PCT 的升高。尽管 TNF-α 与 PCT 在实验中存在一致性,但在脓毒症后期 TNF-α 却很少检测得到,而 PCT 仍保持较高水平。有资料提示,虽然 TNF-α 升高能够诱生 PCT,但 TNF-α 并非 LPS 或脓毒症诱导 PCT 增多的主要因素。有关 PCT 的释放机制目前并不了解,其半衰期约 24 小时,内毒素移位或注射 LPS 只能短暂性地诱导 PCT 升高,而脓毒性休克状况下 PCT 却持续增高,可见 PCT 产生存在不同的调节途径。

一些研究显示,如果 PCT 在 24 小时内降低 1/2 以上,尽管其在病理性升高范围内,我们仍可以把这种情况看做是内毒素移位或全身性感染好转的征兆。值得说明的是,当要回答是否存在内毒素移位、全身性感染或感染是否好转等问题时,单一的 PCT 作为诊断价值的意义是有限的。例如,心脏手术后短暂性 PCT 升高有一定的预警意义,但同时分析围术期外周血内毒素移位的诊断价值则更大,尤其是术后出现脓毒症或 ARDS 的患者。可见,早期 PCT 的升高有助于预测后期感染并发症的高危患者。有趣的是,PCT 水平升高的脑死亡心脏捐献者对受体移植物的功能有不利影响,可能与内毒素血症或脓毒症损害了捐献者的器官功能有关。图 9-5 显示了 PCT 升高的过程,与其他急性期蛋白相反,其特异性与全身性感染及内毒素血症密切相关。

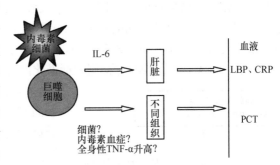

图 9-5　脓毒症时前降钙素(PCT)与 LBP/CRP 的细胞来源比较

急性期蛋白主要由肝脏产生。局部炎症或感染可诱导 IL-6 升高,然而炎症越严重,IL-6 升高就越明显。全身性 IL-6 升高进入肝脏能进一步诱导急性期蛋白如 CRP、LBP 等的产生。目前 PCT 确切的细胞来源并不清楚,但动物实验证实内毒素血症、活菌攻击和 TNF-α 均可诱导不同组织细胞(其中包括内分泌细胞)产生 PCT。内毒素血症、活菌攻击和 TNF-α 导致组织大量产生 PCT,进而引起血浆 PCT 水平升高。总之,虽然部分研究尚未能证实 PCT 的诊断价值,但多数临床资料显示它不失为一种反映内毒素血症或脓毒症等感染并发症的有效标志物。

六、危重症患者免疫状态的监测

机体抗感染免疫由复杂的天然及获得性免疫系统组成,在预防微生物侵袭方面发挥重要作用。在发生感染后数小时至数天内,天然免疫起着重要作用。T 细胞产生的细胞因子包括 IFN-γ 能够放大天然免疫反应,参与了感染早期的机体防御反应过程。而当感染持续存在或出现机会性感染后,获得性免疫则发挥关键作用。研究表明,在脓毒症期间特别是晚期阶段都存在单核细胞及粒细胞的失活,与血中快速循环或波动的细胞因子含量不同,细胞的表型呈现稳定状态。此外,细胞因子的半衰期很短,而单核细胞或粒细胞离开骨髓后半衰期约为 24 小时。单核细胞在迁移向不同组织后分化成为不同类型的巨噬细胞;粒细胞生命短暂,发生炎症后也向炎症区域集聚。以上特性使我们可以把单核细胞或粒细胞的功能分析作为常用的检测指标。

在脓毒症发生过程中,常出现免疫功能的失常,表现为单核细胞分泌 TNF-α 的能力下降,HLA-DR 及 CD80/86 表达降低,同时抗原提呈能力的减弱。在这种状态下,机体至少暂时保持着产生抗炎细胞因子 IL-1ra 和 IL-10 的能力,这些抗炎细胞因子的大量释放与机会性感染的危险性和患者不良预后有关。长期处于危重状况的患者极易发生感染,临床上免疫功能严重受到抑制(被称为免疫功能衰竭)是其主要诱因。事实上,在 Volk 等监测的

1000 多例重症患者中,如果单核细胞的 HLA-DR 表达及产生炎症因子功能不能恢复,则无一存活。他们最初在器官移植受体患者中观察到这一现象,称之为"免疫麻痹"。另外一些研究也验证了其他几项指标的诊断意义。一般来说,免疫麻痹可定义为:①HLA-DR 表达明显减少(<30% 或<5000 分子/细胞);②抗原提呈能力下降;③产生促炎细胞因子的能力明显下降(全血受 500 pg/ml 内毒素刺激后 TNF-α 产生 <300 pg/ml)。目前,常规工作中采用这些参数作为诊断依据的主要障碍是流式细胞仪的应用及细胞因子检测的标准化程度较差。不同实验室有自己不同的标准,因此不同实验室得出的结果就难以进行比较。由于实行标准化是进行临床多中心试验的前提,因此有必要把改进标准化作为当前工作的重要任务,特别是 HLA-DR 及 TNF-α 检测的标准化问题。

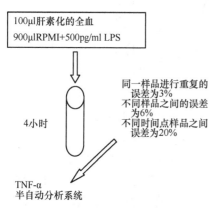

图 9-6 采用标准化单核细胞功能半自动分析系统检测 TNF-α 的释放

Volk 等应用半自动系统分析全血在低浓度 LPS 刺激时产生 TNF-α 的能力(试剂盒包含标准化的培养试管、稀释液、内毒素及半自动 TNF-α 检测程序,图 9-6)。当用标准化很好的试剂检测中性粒细胞的相关参数时,试剂批内误差小于 5% ,批间误差小于 20% 。然而,在不同个体之间却有时存在着较大的差异(低反应者与高反应者相差大于 5 倍),而中性粒细胞的表型却一直保持稳定,显而易见这是由基因差异决定的。

检测方法要求用 100 μl 肝素抗凝同时被稀释 10 倍的全血,在 500 pg/ml LPS 刺激后 4 小时,判断免疫麻痹的标准为 TNF-α 分泌低于 300 pg/ml,而正常范围为 500~2500 pg/ml。样本处理需 15 分钟,得出结果总共需要 5.5 小时。由于培养上清可在-70℃ 中保存,故不必多个中心都拥有 TNF-α 半自动测量系统。这种标准化良好的方法较容易应用于多中心的临床试验研究。

另一个衡量免疫反应功能的指标为 CD14+ 单核细胞 HLA-DR 的表达。很多中心应用不同的抗体、流式细胞仪及不同的方案使相关数据之间很难进行比较。应用一种全新的细胞流式分析方法(quantibrite HLA-DR,Becton-Dickinson 公司)能够定量地检测 CD14+ 单核细胞 HLA-DR 的表达。同时采用新的抗体标记技术及标准珠使得标准化过程减少了不少人为的因素影响,变异系数小于 10% 。若应用溶血素方法整个过程可少于 45 分钟。需要指出的是,使用 EDTA 抗凝对于防止分析前各种因素的影响很关键,定量分析 HLA-DR 的表达对于评价机体细胞免疫功能极为重要(表 9-2)。

表 9-2　HLA-DR 的表达与细胞免疫功能的关系

免疫抑制	旧方法 (CD14+HLA-DR 表达率, %)	新方法 (CD14+细胞 HLA-DR 分子)
无	>85	>20 000
中度	45~86	10 000~20 000
严重	30~45	5000~10 000
免疫麻痹	<30	<5000

最近我们采集了77例烧伤体表总面积大于30%的患者血标本,通过流式细胞技术(使用quantibrite™抗HLA-DR PE*/抗单核细胞PerCP-Cy5.5单克隆抗体)对患者烧伤后1、3、5、7、14、21、28天CD14⁺单核细胞表面HLA-DR结合量进行动态的定量分析。结果显示,严重烧伤患者伤后第1天开始CD14⁺单核细胞表面HLA-DR结合量明显低于正常对照组,其表达均值与烧伤面积呈显著负相关($r=-0.7232$,$P<0.01$)。并发MODS者CD14⁺单核细胞表面HLA-DR表达量持续下降,其中伤后第3、14、21、28天显著低于非MODS组。随着CD14⁺单核细胞HLA-DR表达水平下降,MODS发生频率增加,患者预后不良。说明大面积烧伤可导致机体CD14⁺单核细胞HLA-DR表达严重受损和免疫功能障碍,动态观察其定量表达水平有助于烧伤后MODS病程监测及患者预后判断。

由此可见,目前至少有两种标准化的方法可用来检测单核细胞的功能。另外,有些研究还提到了T细胞的功能失调。据报道,T细胞的功能抑制与ICU患者不良的预后相关,T细胞的免疫障碍表现为IFN-γ/IL-4的比例失调。这种1型细胞因子与2型细胞因子的比例失调在CD8⁺T细胞亚群中尤为常见,存在免疫麻痹的脓毒症患者发生了Th1/Th2的极性化分化。但目前并不清楚T细胞功能失常是创伤、应激或脓毒症的结果,还是由不充分的抗原提呈所致,可能与二者均有关。

七、免疫麻痹与器官移植并发感染危险性的关系

如前所述,单核细胞是抗感染免疫的重要组成部分,它能吞噬、杀死致病微生物并能够中和细菌分泌的毒素。抗原提呈细胞及相关细胞因子活化的效应细胞在联系天然与特异性获得性免疫反应中起着重要作用。一般认为,免疫麻痹时存在单核细胞的功能紊乱,但免疫麻痹是否造成了机体抗微生物免疫的减弱进而导致较差的预后,还是它只是作为具有预后评价的一种免疫现象?目前,所有的数据都直接或间接地支持免疫麻痹与抗感染免疫缺陷的内在联系。

免疫麻痹并不是由特异性病原菌或毒素侵入诱导,而是代表了机体的一种调节过程。免疫麻痹并非由病原菌直接介导,严重创伤、烧伤、大手术或大剂量免疫抑制剂均可引起单核细胞的功能失活。单核细胞的失活与细胞介导的免疫抑制特别是Th1免疫反应障碍密切相关。研究证实,IFN-γ和粒细胞-巨噬细胞集落刺激因子(GM-CSF)对单核细胞的促炎能力(分泌IL-1、IL-12、TNF-α的能力)和抗原提呈能力(表达HLA-DR即CD80/86的能力)具有刺激效应,而IL-10、TGF-β、PGE₂、肾上腺皮质激素及凋亡成分则起下调作用。

器官移植患者在应用大剂量免疫抑制剂后,可观察到单核细胞HLA-DR表达暂时性下调,体外LPS刺激全血产生TNF-α明显下降。其原因在于免疫抑制剂使免疫激活因子IFN-γ的产生明显减少,同时激素阻断了细胞因子与单核细胞或其他细胞的相互作用,且环胞霉素使单核细胞TGF-β的生成增加。一些免疫抑制程度达到免疫麻痹的患者,在未来几周内发生感染并发症尤其是脓毒症的可能性极大。的确,在发生免疫抑制后2天,有30%的器官移植患者发生了细菌或真菌感染,而没有发生免疫麻痹的患者只有4%发生感染。免疫抑制的时间越长,发生感染的可能性就越大,免疫抑制的恢复则降低了发生感染的危险性。进一步观察发现,在不影响移植器官功能时,停用免疫抑制剂能够使出现脓毒并发症或免疫麻痹的器官移植患者从脓毒症中恢复。以上研究显示,免疫麻痹

与难治性感染的发生密切相关,大剂量外源性免疫抑制剂诱导了免疫麻痹的发生,使患者发生细菌、真菌感染的可能性显著增加,使业已存在的感染进一步恶化。因此,可以通过间接的方式如停用免疫抑制剂,或提高器官移植患者的防御能力来逆转免疫麻痹状态,进而对患者预后产生了积极的影响。

但是没有使用外源性免疫抑制剂的患者发生免疫麻痹的机制是什么呢?几乎所有的多发伤、烧伤、大手术后患者在伤后几小时内都存在一定程度的单核细胞功能失活,其中有些患者进一步发展成为严重的长时间免疫功能低下。创伤后应激反应在下调系统性免疫反应中发挥着重要作用,其中下丘脑-垂体-肾上腺轴(HPA)及儿茶酚胺轴激活所致肾上腺糖皮质激素释放的作用已受到普遍关注。新近研究发现,创伤应激后儿茶酚胺轴激活参与了单核细胞的功能失活过程,其中 IL-10 具有重要调节作用。据报道,增加大鼠的颅内压及脑室内注入促炎细胞因子模仿脑创伤不会导致促炎细胞因子的广泛释放,却导致了抗炎细胞因子 IL-10 的大量产生,同时离体单核细胞及脾脏单核/巨噬细胞抗原提呈能力及分泌 TNF-α 的能力下降。阻断肾上腺素能 β_2 受体则可减少 IL-10 的生成,同时单核细胞的失活从 90% 下降到 50%。如果同时阻断两条通路(肾上腺素能 β_2 受体和激素受体)能够在实验中完全防止免疫麻痹的发生。同样在脑卒中模型中,免疫抑制造成了自发性感染,阻断肾上腺素能 β_2 受体而非激素受体能够预防脑卒中模型免疫抑制的发生,同时降低肺及全身性细菌感染的机会。此外,心脏手术时使用麻醉剂 C4/5 阻断交感神经兴奋同样能有效防止 IL-10 的诱生。以上证据都支持应激下调了机体细胞免疫功能。

大部分 ICU 患者在没有并发症的情况下,或者对大鼠的创伤模型进行早期干预后,免疫抑制期短暂,单核/巨噬细胞的细胞功能通常在应激后 1~3 天自动恢复。而一些严重的、持久性免疫障碍则增加了患者感染并发症、脓毒症及伤口不愈合等情况发生的概率。这种持续免疫抑制在发生内毒素移位(创伤后 24 小时内 PCT 明显升高)及脓毒症和脓毒性休克患者中尤为常见。创伤及大手术后,几乎所有患者都发生了短暂的免疫功能抑制,应激性介质参与了这一过程,而在一些危重患者中可出现严重且持续的免疫低下即免疫麻痹。在存在感染的情况下,发生脓毒症的危险性明显增加,并且与患者不良的预后相关。

研究表明,发生短暂的单核细胞功能失活与免疫麻痹状态存在明显区别。大手术及创伤可导致内毒素血症(LPS 移位或细菌释放 LPS),而脓毒症与内毒素血症密切相关。在静脉给予亚致死量的 LPS 后发现能在 1 小时内迅速激活应激轴。肾上腺糖皮质激素、儿茶酚胺及迷走神经的激活显著下调了细胞介导的免疫反应,其中重要的抗炎细胞因子 IL-10 主要来源于肝脏。除了应激反应轴激活外,机体免疫系统的负反馈调节机制在免疫紊乱中也发挥着重要作用。例如,体外 LPS 刺激白细胞后 2 小时 TNF-α 即达峰值,而 IL-10 的产生时限则明显延长(14 小时达峰值)。高浓度的 TNF-α 导致炎症反应增强,同时能够诱导 IL-10 的产生,进而下调免疫反应。IL-10 处理可显著抑制单核/巨噬细胞 HLA-DR 的表达、抗原提呈活性及分泌 TNF-α 的能力,与免疫麻痹的现象非常一致。进一步研究显示,中和 IL-10 后 LPS 刺激单核细胞产生 TNF-α 明显增加。可见炎症反应可以通过 TNF-α 激活 NF-κB 途径下调自身的反应。在脓毒症晚期经常存在免疫抑制,其与免疫反应的负向调节密切相关,该作用被 Bone 称为"代偿性抗炎反应综合征"。

炎症及感染与细胞凋亡密切相关。为了防止凋亡细胞碎裂诱导过度的炎症反应,单核细胞吞噬凋亡物,同时减少 TNF-α 生成,诱导 IL-10 产生增加。其具体机制并不十分明确,但是 CD14/CD36 可能参与了这一过程。在器官衰竭过程中,大量细胞的凋亡可能与脓毒症或脓毒性休克时免疫麻痹密切相关。

临床研究显示,在器官移植或非器官移植患者中,长时间的免疫麻痹与发生难治性感染、MODS 及生存等临床指标相关。对儿童脓毒症诱导的 MODS 研究同样证实了这一点。例如,存在持续性免疫麻痹的患者(>3 天)发生难治性感染、进行性器官功能衰竭、持续性 ARDS 及死亡的危险性明显增加。但研究表明,IL-10 并非引起创伤及脓毒症患者免疫低下的唯一介质。

大手术及脓毒症患者的血浆能够抑制正常对照者单核细胞 HLA-DR 的表达及 TNF-α 的分泌,而健康对照者则没有这一反应。在大部分发生免疫抑制的标本中都能检测到 IL-10,然而中和 IL-10 却显示出不同的逆转免疫抑制的效应(从 20% 到 100% 不等),提示标本中至少还存在其他的免疫抑制介质。有人应用 IL-10 治疗银屑病,在给予 IL-10 [12 μg/(kg·d)] 几周后其血浆中 IL-10 水平与 ICU 患者中血浆浓度相仿(20~100 pg/ml)。结果显示单核细胞 HLA-DR 的表达、抗原提呈能力和 TNF-α/IL-12 的生成受到抑制,同时 Th1/Th2 型细胞因子的比例明显受抑,但并没有观察到单核细胞下调到免疫麻痹的程度。进一步说明 IL-10 在单核细胞功能失常中起着重要作用,但并不是唯一的因素。由于长期免疫障碍患者存在内毒素移位,因此人们考虑内毒素血症是否也在免疫麻痹中发挥一定的作用。最近资料比较了应用内毒素和 IL-10 诱导的单核细胞功能失常的差异。结果表明,内毒素通过 IL-10 介导了免疫异常反应,且内毒素诱导的免疫抑制状态比 IL-10 单独作用更为严重和持久,提示同时存在的其他因子进一步参与了 IL-10 所致单核细胞免疫失活(图 9-7)。除此之外,新近发现基因多态性对于 IL-10 及 TNF-α 产生亦有重要影响。

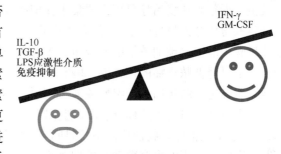

图 9-7 影响单核细胞 HLA-DR 表达、TNF-α 分泌及抗原提呈细胞激活因素

由此可见,应激反应、吞噬凋亡细胞及炎症都能诱导 IL-10 产生,IL-10 在下调机体免疫应答中占有重要地位,同时免疫反应中的负反馈机制也下调了免疫反应。严重创伤、大手术及脓毒症而发生内毒素移位的患者,在以上因素的综合作用下可出现长时间的免疫麻痹,并与脓毒症的预后不良相关。

总之,免疫系统应被认为是一个重要器官,在危重症中像肝脏或肾脏一样可出现衰竭。在 ICU 中对肝脏、肾脏功能障碍的监护已日趋完善,然而,尽管免疫反应在控制感染的过程中具有重要作用,但对其监护却进展缓慢。因此从某种意义上说,在没有监测免疫变化的情况下对脓毒症进行干预,失败也并不足为奇。应用 IFN-γ、GM-CSF、G-CSF 及血浆置换等初步试验证实,对于存在免疫麻痹的脓毒症患者进行免疫干预治疗是一条全新的干预途径,当然还需要大规模的多中心对照试验来验证其可靠性。最近发展的标准化免疫分析方法为多中心临床试验提供了有利条件。一方面,免疫功能是否完整可以应用流式细胞仪对 HLA-DR 进行定量检测,同时采用半自动分析系统对全血分泌的 TNF-α 水平进行检测;另一方面,炎症或组织损伤可以通过检测血浆中 TNF-α 和 IL-6 的水平来完成。另外,通过测定血浆中 PCT 的含量可以预知是否发生了细菌或真菌感染,是否有内毒素血症的存在。毫无疑问,对于高危患者进行预防性干预比对已经发生脓毒症的治疗更具有优势,为提高免疫干预的有效性和针对性,明确免疫功能是否受损及其程度对于预警大手术或严重创伤后是否发生感染并发症具有重要意义。

第五节　免疫功能紊乱的调理措施

许多研究证实,在炎症反应过程中体内免疫活性细胞可被感染性和非感染性刺激物活化,结果使激素和介质包括炎性细胞因子释放增加,这种状态称之为 SIRS。尽管这一反应对于诱导宿主防御机制是必需的,但是过度的和(或)持续性炎症反应将引起组织损伤,并最终诱发器官功能障碍甚至衰竭。随着病程的进一步进展,患者可表现以 T 细胞低反应或无反应、抗原提呈缺陷为特征的免疫低下状态,即所谓的 CARS。患者如表现为上述反应的一种混合型,则可称作混合性抗炎反应综合征(MARS)。与这些综合征有关的介质包括有血浆级联系统(如补体系统)和可溶性细胞衍生介质[如细胞因子、活性氧簇、血小板活化因子(PAF)、花生四烯酸代谢产物、NO]。

体液性介质和致炎细胞因子如 TNF-α、IL-1β 和 IL-6 可诱导天然免疫反应并引起 SIRS 的发生。近年来免疫治疗目标主要集中在抑制或减轻炎症反应。尽管动物实验和初步的临床观察取得了令人鼓舞的结果,但大规模的临床试验表明单纯抗炎治疗并不能提高生存率。临床试验未能取得预期效果的原因包括多个方面,其可能的解释是:①中和一种特定的细胞因子不足以降低脓毒症的死亡率;②药物的效果依赖于其在脓毒症过程中给予的时间;③与其他有明确定义的疾病如风湿性关节炎(其抗 TNF-α 治疗是有效的)相比,脓毒症患者在临床上缺乏最佳的患者入选标准;④性别差异与基因多态性对脓毒症患者的预后均起重要作用;⑤对于免疫治疗药物使用的最佳时间、剂量及持续时间都缺乏足够的认识;⑥以往免疫调节研究中所使用的大多数动物模型并不能准确模拟在脓毒症患者身上所观察到的"多重打击"的模式。

一、抗炎治疗回顾

现已明确,宿主对细菌和(或)其成分作用产生的主要损伤效应是不可控制的全身炎症反应,其损伤组织反应是由于活化的巨噬细胞释放致炎细胞因子(TNF-α、IL-1β、IL-6 和 IFN-γ)所引起的。机体炎症反应在细菌入侵早期即可启动,天然免疫系统的过度活化则常常给脓毒症患者带来严重后果。例如,致炎细胞因子的大量产生以及对其下游介质(如 NO、PAF、前列腺素)的诱生与高凝状态和内皮损伤有关,而高凝状态和内皮异常改变可以引起低血压、器官低灌注和细胞死亡,最终引起 MODS。最近研究表明,实质器官的凋亡过程与 MODS 的发生密切相关,但凋亡在器官损伤中的确切作用目前还不完全清楚。过去与现在以免疫与炎症为基础的治疗目的大多在于阻止宿主防御系统活化或在于直接拮抗炎性介质。

(一) 抗内毒素治疗

抗内毒素抗体包括特异性和非特异性抗体,它们曾用于阻止宿主免疫系统的活化。最初临床试验观察到,用大肠杆菌抗血清治疗脓毒症患者可降低其病死率,然而后来的一些试验却没有重复出这一结果。外科患者术前给予抗核心糖脂的抗血清降低了脓毒性休克的发生率,但与对照组相比患者感染率并没有明显不同。同样,有人采用可直接对抗细菌内毒素特异成分的免疫球蛋白(包括 IgM、IgG 和 IgA)治疗脓毒性休克,初步研究表明其可明显降低病死率。然而应用其他特异性抗体如鼠源性(E5)和人源性(HA-1A)抗 LPS 脂质 A 抗体进行的临床试验疗效并不确切。初步观察提示这两种抗体可改善革兰阴性菌所致脓毒症患者的预后,然而,随后进一步的多中心试验使用 E5 抗体并没有显著降低病死率,仅仅器官衰竭得到改善。其后多项目相关临床试验均未表现出有益的临床价值。

其他的抗内毒素方法还包括应用杀菌/通透性增加蛋白(BPI)中和 LPS。BPI 是一种与内毒素有高度亲和力的蛋白,BPI 对于啮齿动物的大肠杆菌脓毒症和儿童脑膜炎双球菌脓毒症是有效的。另外,多黏菌素 B 是一种阳离子抗菌药物,它可以通过与脂质 A 结合使 LPS 灭活。采用多黏菌素 B 的初步研究结果表明,它可以降低脓毒性休克患者血浆内毒素水平,增加心脏收缩期的动脉血压。然而,由于多黏菌素 B 的毒性使其临床应用受到了限制。

基于抗内毒素试验未能取得成功,有学者质疑抗内毒素治疗是否对于所有脓毒症患者都合适。因为只有约 40% 的脓毒症患者是革兰阴性菌感染,所以抗内毒素治疗的患者中可能仅有少于一半的患者从中受益,因此治疗前鉴别出革兰阴性菌引起的脓毒症患者亚群非常重要。当然,要做到这一点也非常困难,因为革兰阴性菌与革兰阳性菌引起的脓毒症甚至是细菌培养为阴性的脓毒症在临床上也没有明显差别。有研究表明,致炎细胞因子 IL-18 可在脓毒症早期区分是革兰阳性菌还是革兰阴性菌感染所致的脓毒症,这项研究对于解决上述问题可能会有帮助。

动物实验往往是在内毒素血症发生前或发生后立刻进行治疗,这样与动物实验相比,用抗内毒素疗法治疗患者的可行性较差。在许多病例中,当诊断了脓毒症并且考虑抗内毒素治疗时,机体过度炎症反应状态就已经存在了。目前还没有完全明确抗内毒素治疗应该是针对最初的革兰阴性菌感染还是在于干扰细菌移位引起的菌血症或内毒素血症,而后者可能是抗内毒素治疗的重点。

(二) 拮抗细胞因子疗法

1. **抗 TNF-α**　宿主对分泌型 TNF-α 的反应通过两种表面受体 p55 和 p75 介导。有资料证实,脓毒症患者 TNF-α 的水平与脓毒症的严重程度和预后相关,尽管循环中没有 TNF-α 并不代表局部不产生 TNF-α。中和 TNF-α 活性的两种主要方法包括使用单克隆抗体和可溶性 TNF 受体成分(包括免疫黏附因子)。最近的几次大规模临床试验使用了鼠源性单克隆抗体。总的来说结果令人失望,因为这些抗体对患者生存率无显著影响。

中和 TNF-α 的第二种方法是使用可溶性 TNF 受体结构包括 p75 受体胞外域或 p55 受体胞外域。大规模临床试验的结果同样令人失望,并且使用 p75 免疫黏合素的脓毒症患者病死率随剂量增加而增加。病死率的增加可能部分是由于其与 TNF 抗体相比对 TNF-α 的抑制作用延长。另一组临床试验采用 p55 免疫黏合素没有增加病死率,但也并未使患者预后明显改善。

2. **IL-1 受体拮抗剂**　IL-1 受体拮抗剂(IL-1ra)是 IL-1 产生的天然抑制剂,可以竞争地结合 IL-1 Ⅰ型受体。IL-1ra 可减少脓毒症动物模型致炎细胞因子的产生,降低死亡率。99

例患者的最初Ⅱ期临床试验表明 IL-1ra 可提高脓毒症患者的生存率,但Ⅲ期临床试验并未取得有效的结果。IL-1ra 未能提高生存率的原因之一可能是 IL-1 在脓毒症发病中并不起关键作用,正如在对灵长类动物的实验中观察到的那样。

除了高度特异性免疫调节药物如单克隆抗体外,对其他拮抗促炎介质包括 PAF、前列腺素、NO 合成或生物效应的药物也进行了动物实验和临床研究。尽管它们在动物实验中取得了令人鼓舞的结果,但这些药物对严重脓毒症患者的预后均没有明显影响。

脓毒症临床试验失败的原因比较复杂,其中重要的一点是与机体免疫系统动态变化有关。有资料提示,宿主的免疫系统在与微生物接触后不久就由过度的炎症反应转变为进行性免疫麻痹。单核细胞和巨噬细胞功能明显受到抑制,从而使致炎细胞因子的合成与释放减少。另外,刺激免疫应答的淋巴因子如 IFN-γ 也减少,这干扰了巨噬细胞与 T 细胞之间的相互作用。免疫系统的这些改变可能就是临床上称之为 CARS 的那种状态。因此,免疫功能低下的患者可能会受益于刺激免疫的药物,而不是抑制炎症反应的药物。

(三)免疫刺激剂

1. **干扰素-γ** IFN-γ 主要由抗原致敏的 T 细胞分泌,系作用最广泛的防御性细胞因子之一。IFN-γ 可以增加其他粒细胞如中性粒细胞和非专门性吞噬细胞的抗菌作用。此外,IFN-γ 是单核细胞重要的活化剂,它主要通过上调 HLA-DR 和共刺激分子表达从而使免疫细胞增加内毒素诱导的致炎细胞因子产生。正如之前描述的那样,脓毒症患者存在着一种继发性的低炎症反应状态,它以 TNF-α、IL-1β 和 IL-6 产生减少,淋巴细胞功能障碍,MHCⅡ型抗原表达降低的单核/巨噬细胞抗原提呈功能降低为特点。

基于这些事实,最近的一些研究观察了给予 HLA-DR 表达降低的脓毒症患者 IFN-γ 对 HLA-DR 表达的影响。结果显示,接受 IFN-γ 注射的患者单核细胞 HLA-DR 表达恢复,血浆 TNF-α 和 IL-6 水平也明显增加。其中一组资料发现 9 例患者中 8 例有效。然而,还需要进一步进行大规模试验来证明 IFN-γ 在严重脓毒症和免疫麻痹患者中的治疗作用。应该强调的是,在过度炎症状态下使用 IFN-γ 存在使炎症反应进一步恶化的风险,结果可能增加 MODS 的发生和增加病死率。

2. **粒细胞集落刺激因子** G-CSF 是一种造血生长激素,它在中性粒细胞的增殖、成熟和功能活化方面起重要的调节作用。G-CSF 可增加术后患者和创伤患者白细胞数目,上调中性粒细胞功能,从而影响诱发脓毒症的风险。近来一项研究采用静脉给予 SIRS 或脓毒症患者 G-CSF 并观察其疗效。有趣的是,在 10 例给予 G-CSF 的 SIRS 患者中没有人发生脓毒症和 MODS,且患者均存活。然而,在 10 例给予 G-CSF 的脓毒症患者中有 4 人死亡。这些结果表明可能只有某些患者受益于 G-CSF 治疗。

相反,使用 G-CSF 预防性治疗急性外伤性脑损伤或脑出血减少了感染并发症的发生率,但并没有改善临床预后。那些血浆中 G-CSF 水平较低或检测不到的脓毒症患者可能受益于 G-CSF 治疗。不适当的内源性 G-CSF 浓度可能与脓毒症的严重后果有关,因为血浆 G-CSF 浓度降低与急性细菌感染患者的死亡有关。此外,接受 G-CSF 治疗但缺乏适当反应的患者也预后不良。

与许多其他免疫调节药物相反,体内对 G-CSF 的反应可以通过粒细胞计数进行监测。目前还需要进一步明确什么样的患者会受益于 G-CSF 治疗以及使用的剂量大小等问题。

二、脓毒症干预新途径

新治疗策略的出现是以对炎症生物学机制深入认识为基础的,这包括了对胞外刺激细胞内信号通路的反应、炎症的分子反应机制以及对器官衰竭机制的新认识特别是凋亡在其中作用的认识。除了炎性细胞因子释放增加和微循环的改变外,程序性细胞死亡(凋亡)在器官功能障碍和衰竭中似乎也发挥了关键作用。此外,随着对调节细胞因子产生和免疫细胞活性信号通路认识的不断深入,为我们发现用于治疗许多炎性疾病的新方法敞开了大门,在这些炎性疾病中细胞因子的产生和凋亡过程的改变具有重要意义。

(一) 调节凋亡过程

正常情况下,凋亡是一种连续的生理学过程,用于消除衰老细胞。凋亡最主要的细胞内调节因子是胱天蛋白酶(caspase)。它们形成一组半胱氨酸蛋白酶,名字来源于它们特异性的半胱氨酰天冬氨酸蛋白酶结构。caspase 被认为是凋亡最主要的细胞内启动者和执行者,它们破坏细胞生存通路和诱导不可逆性细胞内重要成分蛋白的降解,如"死亡"底物。在静息细胞中,caspase 以未活化的酶原形式存在。caspase 系统的活化并不一定引起凋亡,因为caspase 的活化也参与了其他生物学过程,如 T 细胞增殖、分化以及炎症。

caspase 家族按照它们的结构、功能及分裂特性可分为三组。第一组参与致炎细胞因子如 IL-β 和 IL-18 的成熟,并不参与凋亡;第二组作为凋亡的执行者,通过分裂众多的死亡底物在凋亡过程中起关键作用;第三组主要发挥调节效应,在蛋白复合物中通过募集 DISC 复合体或凋亡小体或通过第二组 caspase 的反式激活而得以活化,从而启动 caspase 级联反应。Bcl-2 家族成员是细胞内 caspase 关键的调节因子。此外,还存在有凋亡前体(Bax、Bid)和抗凋亡(Bcl-2、Bcl-xl)反应成员。

有资料比较了死于脓毒症者与其他原因死亡的病例,研究表明 50% 以上死于脓毒症的患者表现为脾白髓衰竭以及其淋巴细胞凋亡增加。同时,死于脓毒症的多数患者淋巴细胞减少。因此可以证明大部分脓毒症患者都可能存在淋巴细胞凋亡增加,导致淋巴细胞数量的耗竭,最终引起淋巴细胞减少症。caspase 引起的淋巴细胞减少症可能有着重要的临床意义,因为对于创伤和脓毒症患者的临床观察证明,淋巴细胞减少症与脓毒症和 MODS 的发展有明显相关性。

caspase-3 是凋亡级联反应中的主要效应器。使用 caspase-3 抑制剂能降低盲肠结扎穿孔(CLP)所致脓毒症动物的死亡率。转基因小鼠中过表达抗凋亡蛋白 Bcl-2 则减少脓毒症动物淋巴器官的凋亡,同时也降低了死亡率。与此相似,在肠上皮细胞过表达 Bcl-2 的转基因小鼠对肠道缺血-再灌注损伤有较强的抵抗力。

淋巴组织凋亡对脓毒症死亡率的影响的内在机制尚不十分清楚,淋巴细胞的减少可能损害了微生物入侵引起机体细胞调节的免疫反应。此外,凋亡的细胞被巨噬细胞和不成熟DCs 吞噬可引起免疫抑制,因为凋亡的淋巴细胞被巨噬细胞吞噬可刺激巨噬细胞产生抗炎细胞因子如 IL-10,其结果将造成促炎细胞因子合成受阻及 Th1 细胞分化受抑制。与淋巴细胞凋亡增加相似,在内毒素引起的脓毒症模型中发现实质器官如肝组织、肾组织细胞凋亡也增加。在这些模型中,给予 caspase 抑制剂治疗有效,从而表明这类药物的潜在治疗效应。

尽管目前推荐采用抗凋亡的方法治疗脓毒症还不成熟,但对其进行进一步探讨则十分必要。在临床应用前还需要解决一些问题,即如何成功作用于适当的信号通路和特异性细胞群。脓毒症诱导凋亡的潜在治疗靶点是介导脓毒症所致细胞死亡的特异性细胞内信号通路和效应器,包括 caspase 和多聚腺苷二磷酸核糖聚合酶(PARP)途径,它们的活化或分裂可能是线粒体或胞质凋亡通路的共同产物。此外,上调抗凋亡蛋白(Bcl-2、Bcl-xl)如使用 IL-10,或抑制凋亡前体蛋白(Bax、Bid)也都证明是有效的。减轻凋亡的其他策略还有调节凋亡抑制因子(AIF)或阻止 caspase-3 或 9 的活化。

与淋巴细胞和实质细胞不同,脓毒症时中性粒细胞凋亡明显减少,从而可导致中性粒细胞在炎症局部积聚,释放有毒物质(蛋白酶、氧自由基)及引起后续的组织损伤。尽管中性粒细胞寿命的延长有利于宿主通过释放这些代谢产物清除微生物,但持续的中性粒细胞凋亡减少将诱发组织损伤和后续的器官衰竭。脓毒症时中性粒细胞寿命延长至少部分是由细胞内蛋白——酪氨酸磷酸化作用上调或由于血管内外 GM-CSF 与 G-CSF 水平增加引起的。这样,通过抗凋亡介质负向调节脓毒症诱导的中性粒细胞寿命延长是可能实现的,最近的一项体外研究支持了这一观点,该研究表明 IL-10 恢复了内毒素诱导的从健康个体与脓毒症患者中获得的中性粒细胞的凋亡。

(二)信号通路的调节

多种细胞信号通路都是通过细胞内蛋白激酶传递信息,其中对细胞丝裂原活化蛋白激酶(MAPK)途径的研究较为深入。一般来说,MAPK 家族有 4 个成员:ERK、JNK、p38 激酶和 ERK5/大丝裂原活化激酶 1(BMK1)。ERK 激酶主要被不同的生长因子(如血小板来源的生长因子)活化;而 JNK 激酶和 p38 激酶都可以被炎性刺激物所活化。p38 激酶家族包括 4 个亚成员,它们的组织分布、对激酶活性的调节及其下游底物的磷酸化不同。作为对内毒素刺激的反应,p38 激酶在不同类型细胞中均可上调致炎细胞因子 mRNA 表达,而特异性抑制 T 细胞中 p38 激酶可减少 IFN-γ 和 TNF-α 的产生。以上述研究结果为基础,有人提出一种通过抑制 p38 激酶治疗 SIRS 和脓毒症的治疗方法。这种潜在的干预方法在内毒素血症动物模型中进行了验证,发现抑制 p38 激酶不仅降低了 TNF-α 水平,也降低了动物死亡率。

炎症时其他信号通路中被活化的酶如磷酸肌醇-3 激酶(PI-3K)、蛋白酪氨酸激酶(PKT)及转录因子 NF-κB 也与凋亡的调节、细胞因子的产生及后续的基因转录有关。抑制这些信号转导途径中的酶或转录因子可不同程度地提高脓毒症动物模型的生存率。总之,抑制信号通路或 NF-κB 活化的治疗性干预可能有益于降低炎症反应,缩短中性粒细胞的存活时间。

(三)基因治疗

基因治疗是治疗急慢性炎性疾病的一种新的方式。目前将基因治疗应用于遗传性疾病(如囊性纤维化和 α$_1$-抗胰蛋白酶缺乏)、慢性炎性疾病(如丙型肝炎和 HIV 感染)及癌症患者中的临床试验正在进行。有资料表明,非遗传性疾病如急慢性炎性疾病(风湿性关节炎、急性炎症及创伤愈合延迟)均可受益于这种方法。

基因治疗是一种使目的蛋白在个别组织中表达的有效工具。通过修饰载体和启动子系统就可以实现组织特异性的高表达。传统药物治疗需要全身的高水平药物来获得局部的有效浓度;而基因治疗是凭借高度的组织特异性来实现其治疗作用,因此并不需要全身有可检测到的蛋白质水平。最近建立了一种新方法,它使用一种肝急性期反应蛋白的启动子,急性炎症时它就开启,炎症消退时则关闭。

基因治疗的优点之一是持续表达某种基因和蛋白。这就意味着仅应用一种或几种基因疗法就可产生有效的蛋白质水平,而传统的药物治疗是依靠药物的药代动力学和药效学的原理。传统药物治疗通常半衰期为几分钟到几个小时;而基因药物却可持续几天到几个月,时间的长短与载体有关。基因治疗更大的优点是可以直接调节细胞内信号通路。

由于基因治疗有许多潜在的治疗靶点,这使得基因治疗成为一种很有希望的治疗方法。与传统药物治疗相似,基因治疗也可以靶向于致炎细胞因子的过度合成,如通过调节特异的信号通路或过表达 IκB(IκB 是 NF-κB 的天然抑制剂)抑制 NF-κB 使致炎细胞因子的产生减少。这种策略在 ARDS、风湿性关节炎、神经元损伤和内毒素攻击的致死模型中证明是有效的。目前的问题仍然是什么样的患者会受益于基因治疗?

为了回答这个问题,就有必要在治疗前全面评估每个患者的免疫状态。与传统治疗方法相比,基因治疗可持续诱导目标蛋白的产生和分泌,因此它的一个主要优点是药物的半衰期长,不用多次给药。此外,因为给予免疫调节的药物必须与它们的天然配体竞争结合位点,为了有效必须给予相当高的浓度(100～1000 倍)。与基因治疗相比传统药物治疗就更难实现。

在基因治疗能够常规应用于患者之前还有一些问题需要解决和优化,特别是使用的基因包含在病毒载体中,如重组腺病毒。首先是病毒载体可能因剂量问题引起炎症反应;其次是患者对病毒载体产生的免疫反应可能妨碍反复的注射。然而,最近研究证实对病毒基因组进行修饰可减轻对病毒的免疫反应。载体研制的进步将使基因治疗作为治疗急性炎性疾病的一种潜在工具更加引人注目。

基因治疗是一种新工具,通过它传递基因产生蛋白从而影响脓毒症的级联反应。基因治疗还可以克服传统药物治疗无法克服的障碍。但是基因治疗并不是"魔弹",在基因治疗能够成功地用于干预脓毒症患者之前,患者的炎症状态、给药时机及药物剂量等重要问题都还需要解决。

三、脓毒症免疫调理新策略

免疫调理治疗的概念起源于 20 世纪 80 年代中期。当时人们认识到,脓毒症的发展及MODS 的形成并非细菌感染直接作用的结果,而是由机体异常的炎症反应所致。由于免疫调理治疗是直接针对这种异常的免疫炎症反应,比支持治疗更贴近病因,因此具有相当大的吸引力。不幸的是,基于对脓毒症是"过度炎症反应"认识而采用的多种促炎细胞因子的单克隆抗体治疗并没有达到人们所预期的结果,使得人们对免疫调理治疗的前途产生疑问和忧虑。毫无疑问,有效的免疫调理治疗有赖于对脓毒症发生机制的充分把握和了解,但目前对此并没有完全阐明,这是阻碍制订有效的免疫调理治疗方法的根本原因。

虽然人们已对 TNF-α、IL-1 和内毒素等多种致炎因子的抗体进行了近 20 年的研究,但迄今尚无一种能够通过Ⅲ期临床试验。甚至有使用拮抗剂可增加病死率的临床报告,如一组伴有低血压的脓毒症患者接受 3 种不同剂量的 sTNFR p75 异构体治疗,该制剂并不能有效降低患者 28 天病死率,相反,随着给药剂量的加大还可引起病死率明显上升。随着人们对脓毒症病理生理学认识的不断深入,脓毒症免疫调理治疗研究也不断地被注入了新的活力。特别值得关注的是 1996 年美国学者 Bone 提出假说,明确指出脓毒症可以存在免疫麻痹,而非仅为"过度炎症反应"状态。其后,大量的基础研究进一步阐明了脓毒症免疫麻痹的确切机制,学习并理解这些进展无疑有助于制订更合理的免疫调理治疗方案。

研究资料显示,脓毒症所致的促炎性介质的大量释放在引发全身非特异性炎症反应亢进的同时,也诱发了免疫抑制的出现。目前已经确认,促炎性介质 TNF-α、Fas 配体(FasL)和颗粒酶能够通过激活胞质内的 caspase 促进细胞凋亡。几项脓毒症实验模型均显示,细胞凋亡加速现象可以广泛地出现在肺、肝、肠道等器官,但以胸腺和脾脏受累最严重,而胸腺和脾脏则是特异性免疫细胞聚集的场所。因此,脓毒症往往造成以 B 细胞和 T 细胞,以及 DC 为主的免疫细胞数量的减少。众所周知,B 细胞和 CD4⁺T 细胞是机体执行特异性免疫功能的主体;DC 虽然是非特异性免疫细胞,但其功能是向 CD4⁺T 细胞提呈抗原,在连接非特异性免疫系统和特异性免疫系统中起到桥梁作用,因此 DC 凋亡加速也必然导致细胞免疫功能受损。综上所述,脓毒症造成的免疫抑制应该主要是特异性免疫功能下调。

在一部分致炎细胞因子促进淋巴细胞凋亡的同时,另外一些促炎细胞因子却可以延缓白细胞凋亡,包括 IL-1、IL-6 和 G-CSF 等。众所周知,白细胞是非特异性免疫系统的主体,是氧自由基、弹性蛋白酶、水解蛋白酶等在炎症反应中直接造成组织损伤的物质的主要来源。所以,白细胞凋亡延缓意味着这些有毒炎性介质的来源增加。此外,包括感染在内的几乎所有物理、化学、生物性致病因素均可造成细胞膜损伤而引起细胞内容物外泄。胞质内含有大量的酶类物质,被释放到细胞外将不可避免地导致全身剧烈的非特异性炎症反应。这种损害如此普遍,以致任何病损打击都将或多或少地造成一定程度的炎症反应,但在脓毒症时尤其严重。

由此可见,在脓毒症的发生和发展过程中始终存在着同时导致特异性免疫功能抑制和非特异性免疫炎症反应亢进的双重因素(图 9-8)。

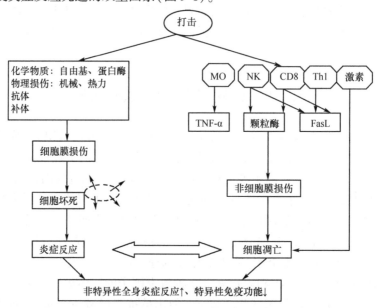

图 9-8 脓毒症状态下的全身炎症反应

脓毒症的病理变化可以分别通过不同途径同时导致非特异性全身炎症反应亢进和特异性免疫抑制,由于相互促进,所以这种二者并存的状态可能较单纯的"炎症反应过度"或"免疫抑制"更多见;

MO,单核细胞;NK,自然杀伤细胞

基于上述认识,合理的脓毒症免疫调理方案似乎应该是针对特异性免疫麻痹的免疫刺激治疗与针对非特异性免疫炎症反应亢进的抗炎治疗并举。对此,有几个问题值得注意:

(1)尽管有报告称使用 IFN-γ 治疗器官移植术后脓毒症获得成功,但我们对其是否普遍地适用于其他脓毒症患者治疗还须进一步确认。由于多数脓毒症存在非特异性炎症反应亢进(此与器官移植术后使用免疫抑制剂诱发的脓毒症可能有所不同),所以对于本身就是炎性介质的药物作为脓毒症的免疫增强剂来使用应该慎重。相比之下,我们认为,另一类免疫增强剂如 α_1-胸腺肽应该更安全和有效。其理据如下:不像 IFN-γ、IL 等仅在病理状态下才被大量产生的物质,α_1-胸腺肽本身就是体内正常的生理物质,但随着年龄的增长而分泌减少。因此,给予外源性 α_1-胸腺肽不但有助于提高其靶目标的功能,而且对于机体来说是十分安全的。目前已经认识到 α_1-胸腺肽具有以下药理作用:①诱导 T 细胞分化和成熟;②增加 CD4$^+$T 细胞 IFN-γ、IL-2 的表达和释放;③抑制促胸腺细胞(免疫细胞)凋亡基因蛋白的表达;④抑制 caspase 的激活;⑤提高单核细胞的抗原提呈能力;⑥提高 Th1 细胞的活力和数量,抑制 IL-4、IL-10 的产生。

2004 年 4 月,胸腺肽之父——著名的美国学者 Goldstein 曾经在其访华演说中明确表示对 α_1-胸腺肽治疗脓毒症充满信心,并计划将 α_1-胸腺肽引入脓毒症治疗的研究。限制该药在临床广泛应用的因素曾经是价格较昂贵,但目前国产 α_1-胸腺肽已经进入市场,这无疑是脓毒症患者的福音。

(2)在抗炎治疗方面,虽然上游细胞因子很重要,但单克隆抗体既不能覆盖种类繁多的促炎细胞因子,也不能对机体提供免受"毒性"炎性介质攻击的直接保护,这可能是既往抗炎治疗"失败"的真正原因,因此多数学者已经主张放弃这种治疗。另外,糖皮质激素虽然具有强大的抗炎能力,但它同时也是加速特异性免疫细胞凋亡的主要物质之一,因此也不宜用于脓毒症的抗炎治疗。鉴于此,拮抗下游有毒的炎性介质的治疗是一个较好并可行的选择,它不但能够给细胞和机体组织提供最直接的保护,而且不会造成类似激素的不良后果。对此,我们认为,一种广谱的酶抑制剂——乌司他丁在脓毒症治疗中是极具潜力的。相信其在治疗重症胰腺炎中(一个典型的 SIRS 或脓毒症病症)所展现的效果能够为人们将此药用于脓毒症带来有益的经验和充分的信心。乌司他丁已经被证实的作用包括:①同 α_1-胸腺肽一样,乌司他丁也是人体内的正常物质,但在脓毒症时消耗增加。因此,补充外源性乌司他丁不但能够提高机体抗损伤能力,而且也是安全。②抑制胰蛋白酶、弹性蛋白酶、水解蛋白酶的活化。③拮抗氧自由基。④稳定生物膜。⑤通过抑制丝氨酸酶而抑制凝血系统活化等。

我们认为脓毒症时全身炎症反应和免疫抑制在多数情况下是同时存在的。所以,无论是实施抗炎还是免疫刺激,单一治疗均不足以有效地逆转免疫炎症反应紊乱,而应该是抗炎与免疫刺激治疗并举。基于以上认识,同时进行抗炎和免疫刺激治疗显然较既往任何治疗都更合理和有效。我们相信,抗炎治疗不但能够减轻组织和器官的炎性损害,也能使免疫功能得到改善;而免疫刺激治疗则通过改善免疫功能,使感染能被更有效地控制,进而减轻炎症反应。此外,脓毒症免疫炎症反应紊乱的发生机制还要求对抗炎和免疫刺激药物进行恰当的选择,并且是成功治疗的关键。

为了评估联合抗炎和免疫刺激治疗严重脓毒症方法的有效性,我们组织了全国范围内的多中心、前瞻、随机、对照临床试验。进入 ICU 内的严重脓毒症(Marshall 评分 5 ~ 20)成年患者入选,并随机分为:对照组,常规治疗;治疗组 1(第一阶段),常规治疗+乌司他丁 30 万单位/天,迈普新 1.6 mg/d,连续 7 天;治疗组 2(第二阶段),常规治疗+乌司他丁 60 万单位/天,迈普新 3.2 mg/d,连续 7 天,进行 28 天和 90 天预后等疗效评估。结果显示,共 433 例患者进入本研究,其中第一阶段 91 例,治疗组(治疗组 1)与对照组 28 天预后等各项疗效评估指标均无统计学差异。第二阶段 342 例,治疗组(治疗组 2)与对照组相比(意向治疗分析),28 天病死率分别为 25.14%、38.32%($P = 0.0088$),90 天病死率分别为 37.14%、52.10%($P = 0.0054$);28 天 APACHE II 评分为 12.70±9.39、14.32± 9.24($P = 0.0384$),28 天 CD14$^+$单核细胞 HLA-DR 表达率为 51.65% ±26.54%、40.13% ± 21.96%($P = 0.0092$)。其他疗效评估指标如 ICU 内治疗天数、呼吸机使用天数、抗菌药物使用天数等,两组无显著差异。上述结果证实,联合抗炎和免疫刺激治疗方案能够明显改善严重脓毒症患者 28 天和 90 天预后,因此具有积极的推广价值,且治疗的有效性具有剂量依赖性。当然,该研究的治疗剂量未必是最佳剂量,尚值得进一步深入探讨。

上述临床试验证明联合使用乌司他丁和 α$_1$-胸腺肽治疗严重脓毒症是成功的。28 天治疗组病死率明显低于对照组,即使采用极端的"全分析集"统计方法,也可使绝对存活率提高 13.18%,相对存活率提高 21.37%;90 天绝对存活率提高 14.96%,相对存活率提高 31.23%。这种疗效在迄今的脓毒症治疗研究中十分令人瞩目,无疑证明了我们的治疗理念和方法的正确性。

需要指出的是,上述免疫调理治疗的思想和药物选择目前更多地处在探索阶段,但近年来随着对脓毒症免疫状态了解的深入,确实为人们提供了制订更合理的干预措施的依据,并有给予实施和研究的必要性。我们希望借此能够给目前低迷的免疫调理治疗研究带来新的活力,乃至寻找到真正的出路。

(姚咏明　尹会男　顾长国　林洪远)

参 考 文 献

董宁,姚咏明,曹玉珏,等.2007. 严重烧伤患者人白细胞抗原 DR 定量表达的临床意义. 中华外科杂志,45:750 ~ 753

李磊,王正国.1998. 创伤后免疫功能紊乱的新进展. 国外医学·免疫学分册,13:189 ~ 193

林洪远,盛志勇.2004. 脓毒症免疫调理治疗新思路. 中国危重病急救医学,16:67 ~ 69

林洪远,姚咏明,郭旭升,等.2003. CD14$^+$单核细胞人类白细胞抗原-DR 预测脓毒症预后及指导免疫调理治疗的初步临床研究. 中国危重病急救医学,15:135 ~ 138

脓毒症免疫调理治疗临床研究协作组.2007. 乌司他丁、α$_1$-胸腺肽联合治疗严重脓毒症——一种新的免疫调理治疗方法的临床研究. 中华医学杂志,87:451 ~ 457

盛志勇,姚咏明.2011. 加强对脓毒症免疫功能障碍及其监测的研究. 解放军医学杂志,36:8 ~ 10

盛志勇.2005. 严重创、烧伤后脓毒症与多器官功能障碍综合征的防治. 中华创伤杂志,21:11 ~ 14

姚咏明,黄立锋,林洪远.2007. 进一步提高对脓毒症免疫及调理策略的认识. 创伤外科杂志,9:4 ~ 7

姚咏明,刘辉,盛志勇.2006. 提高对神经-内分泌-免疫网络与创伤脓毒症的认识. 中华创伤杂志,22:561 ~ 564

姚咏明,盛志勇.2005. 重视对脓毒症本质的探讨. 中华急诊医学杂志,14:185 ~ 186

姚咏明,张庆红.2012. 从神经内分泌途径认识脓毒症时免疫反应失调. 中国急救医学,32:97 ~ 100

姚咏明,祝筱梅.2010. 关注树突状细胞在严重创伤感染中的作用及意义. 中华创伤杂志,26:769 ~ 772

姚咏明. 2009. 创伤感染并发症免疫功能障碍及其诊治的若干问题. 中华外科杂志,47:37~39

郑仲谨,顾长国,胡承香,等. 2003. TLR4/MD-2 在创伤后人外周血单核细胞内的表达变化. 中华创伤杂志,19:23~25

Abraham E. 1999. Why immunomodulatory therapies have not worked in sepsis. Intensive Care Med,25:556~566

Akira S,Hemmi H. 2003. Recognition of pathogen-associated molecular patterns by TLR family. Immunol Lett,85:85~95

Atmatzidis S,Koutelidakis IM,Chatzimavroudis G,et al. 2011. Detrimental effect of apoptosis of lymphocytes at an early time point of experimental abdominal sepsis. BMC Infect Dis,11:321

Baumann CA,Badamchian M,Goldstein AL. 2000. Thymosin alpha1 is a time and dose-dependent antagonist of dexamethasone-induced apoptosis of murine thymocytes in vitro. Int J Immunopharmacol,22:1057~1066

Berczi I,Quintanar-Stephano A,Kovacs K. 2009. Neuroimmune regulation in immunocompetence,acute illness,and healing. Ann N Y Acad Sci,1153:220~239

Diefenbach A,Raulet DH. 2003. Innate immune recognition by stimulatory immunoreceptors. Curr Opin Immunol,15:37~44

Ditschkowsky M,Kreuzfelder E,Rebmann V,et al. 1999. HLA-DR expression and soluble HLA-DR levels in septic patients after trauma. Ann Surg,229:246~254

Docke WD,Hoflich C,Davis KA,et al. 2005. Monitoring temporary immunodepression by flow cytometric measurement of monocytic HLA-DR expression:a multicenter standardized study. Clin Chem,51:2341~2347

Docke WD,Randow F,Syrbe U,et al. 1997. Monocyte deactivation in septic patients:restoration by IFN-gamma treatment. Nat Med,3:678~681

Dollner H,Vatten I,Austgulen R. 2001. Early diagnostic markers for neonatal sepsis:comparing C-reactive protein,interleukin-6, soluble tumor necrosis factor receptors and soluble adhension molecules. J Clin Epidemiol,54:1251~1257

Efron PA,Tinsley K,Minnich DJ,et al. 2004. Increased lymphoid tissue apoptosis in baboons with bacteremic shock. Shock,21: 566~571

Gautier EL,Huby T,Saint-Charles F,et al. 2008. Enhanced dendritic cell survival attenuates lipopolysaccharide-induced immunosuppression and increases resistance to lethal endotoxic shock. J Immunol,180:6941~6946

Gogos CA,Drosou E,Bassaris HP,et al. 2000. Pro-versus anti-inflammatory cytokine profile in patients with severe sepsis:a marker for prognosis and future therapeutic options. J Infect Dis,181:176~180

Grbic JT,Mannick JA,Gough DB,et al. 1991. The role of prostaglandin E_2 in immune suppression following injury. Ann Surg,214: 243~262

Guilloux V,Tribut O,Amlot L,et al. 2002. Early circulating lymphocyte apoptosis in human septic shock is associated with poor outcome. Shock,18:487~494

Hawiger J. 2001. Innate immunity and inflammation:a transcriptional paradigm. Immunol Res,23:99~109

Heagy W,Hansen C,Nieman K et al. 2000. Impaired ex vivo LPS-stimulated whole blood TNF production may identify "septic" intensive care unit patients. Shock,14:271~276

Hotchkiss RS,Coopersmith CM,McDunn JE,et al. 2009. The sepsis seesaw:tilting toward immunosuppression. Nat Med,15:496~497

Hotchkiss RS,Karl IE. 2003. The pathophysiology and treatment of sepsis. N Engl J Med,348:138~150

Hotchkiss RS,Opal S. 2010. Immunotherapy for sepsis:a new approach against an ancient foe. N Engl J Med,363:87~89

Hotchkiss RS,Tinsley KW,Swanson PE,et al. 2001. Sepsis-induced apoptosis causes progressive profound depletion of B and CD4[+]T lymphocytes in humans. J Immunol,166:6952~6963

Hotchkiss RS,Tinsley KW,Swanson PE,et al. 2002. Depletion of dendritic cells,but not macrophages,in patients with sepsis. J Immunol,168:2493~2500

Huang LF,Yao YM,Dong N,et al. 2010. Association between regulatory T cell activity and sepsis and outcome of severely burned patients:a prospective,observational study. Crit Care,14:R3

Huang Y,Chen Z,Zhou C,et al. 2004. The modulation of thymosin alpha 1 in the maturation,differentiation and function of murine bone marrow-derived dendritic cells in the absence or presence of tumor necrosis factor-alpha. Int Immunopharmacol,4:539~546

Huttunen R,Aittoniemi J. 2011. New concepts in the pathogenesis,diagnosis and treatment of bacteremia and sepsis. J Infect,63: 407~419

Jensen JU,Hein L,Lundgren B,et al. 2011. Procalcitonin-guided interventions against infections to increase early appropriate antibiotics and improve survival in the intensive care unit: a randomized trial. Crit Care Med,39:2048 ~ 2058

Kawasaki T,Ogata M,Kawasaki C,et al. 2001. Surgical stress induces endotoxin hyporesponsiveness and an early decrease of monoctye mCD14 and HLA-DR expression during surgery. Anesth Analg,92:1322 ~ 1326

Kell M,Kavanagh EG. ,Goebel A,et al. 1999. Injury primes the immune system for an enhanced and lethal T cell response against bacterial superantigen. Shock,12:139 ~ 144

Khadaroo RG, Fan J, Powers KA, et al. 2004. Impaired induction of IL-10 expression in the lung following hemorrhagic shock. Shock,22:333 ~ 339

Kimura F,Shimizu H,Yoshidome H,et al. 2010. Immunosuppression following surgical and traumatic injury. Surg Today,40:793 ~808

Lannergard A,Larsson A,Friman G,et al. 2008. Human serum amyloid A(SAA)and high sensitive C-reactive protein(hsCRP)in preterm newborn infants with nosocomial infections. Acta Paediat,97:1061 ~ 1065

Luan YY,Yao YM,Sheng ZY. 2012. Update on the immunological pathway of negative regulation in acute insults and sepsis. J Interferon Cytokine Res,32:288 ~ 298

Mannick JA,Rodrick ML,Lederer JA. 2001. The immunologic response to injury. J Am Coll Surg,193:237 ~ 244

Marshall JC. 2000. Clinical trials of mediators-directed therapy in sepsis:what have we learned? Intensive Care Med,26:S75 ~ S83

Michael R,Pinsky MD. 2004. Dysregulation of the immune response in severe sepsis. Am J Med Sci,328:220 ~ 229

Moine P,Abraham E. 2004. Immunomodulation and sepsis:impact of the pathogen. Shock,22:297 ~308

Munford RS,Pugin J. 2000. Normal responses to injury prevent systemic inflammation and can be immunosuppressive. Am J Respir Crit Care Med,163:316 ~ 321

Murphy FJ,Hayes I,Cotter TG. 2003. Targeting inflammatory diseases via apoptotic mechanisms. Curr Opin Pharmacol,3:412 ~419

Nathan C. 2002. Points of control in inflammation. Nature,420:846 ~ 852

Oberholzer A, Oberholzer C, Moldawer LL. 2001. Sepsis syndromes: understanding the role on innate and acquired immunity. Shock,16:83 ~ 96

Onai H,Kudo S. 2001. Suppression of superantigen-induced lung injury andvasculitis by preadministration of human urinary trypsin inhibitor. Eur J Clin Invest,31:272 ~ 280

Povoa P. 2002. C-reactive protein:a valuable marker of sepsis. Intensive Care Med,28:235 ~ 243

Pugia MJ. 2005. Pathophysiology and diagnostic value of urinary trypsin inhibitors. Clin Chem Lab Med,43:1 ~ 16

Purcell EM,Dolan SM,Kuhn J,et al. 2006. Burn injury induces an early activation response by lymph node CD4$^+$T cell. Shock, 25:135 ~ 140

Reinhart K,Meisner M. 2011. Biomarkers in the critically ill patient:procalcitonin. Crit Care Clin,27:253 ~ 263

Russell JA. 2006. Management of sepsis. N Engl J Med,355:1699 ~ 1713

Schinkel C,Licht K,Zedler S,et al. 2001. Perioperative treatment with human recombinant interferon-gamma:a randomized double-blind clinical trial. Shock,16:329 ~ 333

Sheng ZY,Yao YM,Lin HY. 2006. Immunologic dissonance in the pathogenesis of sepsis. Chin Crit Care Med,18:641 ~642

Takala A,Nupponen I,Kylanpaa-Back ML,et al. 2002. Markers of inflammation in sepsis. Ann Med,34:614 ~623

Toshiyuki Y. 2003. Neuroprotective effect of urinary trypsin inhibitor against focal cerebral ischemia-reperfusion injury in rats. Anesthesiology,98:465 ~473

Tracey KJ,Abraham E. 1999. From mouse to man: or what have we learned about cytokine-based anti-inflammatory therapies? Shock,11:224 ~225

Unsinger J,Kazama H,McDonough JS,et al. 2010. Sepsis-induced apoptosis leads to active suppression of delayed-type hypersensitivity by CD8$^+$regulatory T cells through a TRAIL-dependent mechanism. J Immunol,184:6766 ~ 6772

Volk HD,Reinke P,Doecke WD. 2000. Clinical aspects:from systemic inflammation to "immunoparalysis". Chem Immunol,74: 162 ~177

Wan J,Shan Y,Shan H,et al. 2011. Thymosin-alpha1 promotes the apoptosis of regulatory T cells and survival rate in septic mice. Front Biosci,17:3004 ~ 3013

Wang Z,Larregina AT,Shufesky WJ,et al. 2006. Use of the inhibitory effect of apoptotic cells on dendritic cells for graft survival via T-cell deletion and regulatory T cells. Am J Transplant, 6:1297 ~ 1311

Wesche DE,Lomas-Neira JL,Perl M,et al. 2005. Leukocyte apoptosis and its significance in sepsis and shock. J Leukoc Biol, 78: 325 ~ 337

Wesche-Soldato DE,Lomas-Neira JL,Perl M,et al. 2005. The role and regulation of apoptosis in sepsis. J Endotoxin Res, 11: 375 ~ 382

Wheeler TT,Hood KA. 2005. The mammalian innate immune system:potential targets for drug development. Current Drug Targets-Immune,Endocrine & Metabolic Disorders,5:237 ~ 247

Wing K,Sakaguchi S. 2010. Regulatory T cells exert checks and balances on self tolerance and autoimmunity. Nat Immunol, 11:7 ~ 13

Yao YM,Lu LR,Yu Y,et al. 1997. Influence of selective decontamination of the digestive tract on cell-mediated immune function and bacteria/endotoxin translocation in thermally injured rats. J Trauma,42:1073 ~ 1079

Yao YM,Wang YP,Tian HM,et al. 1996. Reduction of circulating prostaglandin E_2 level by antiserum against core lipopolysaccharide in a rabbit model of multiple organ failure. J Trauma,40:270 ~ 277

第十章

代 谢 改 变

第一节　机体的代谢变化

在人体生命中的每一个片段里,都发生着数以亿计的生物化学反应,产生或消耗能量以满足生命体的生理需求,这一过程就称为代谢,简言之就是利用能量来维系机体的生命机能。代谢过程是通过合成或分解等生化反应将各种分子转化成能量或其他分子的一个过程。每一个独立的细胞活动都需要通过与之相对应的一系列相互关联和动态改变的反应来完成。整个代谢中互相关联的路径可以分解成3个小部分,包括中间代谢、一级代谢和次级代谢。所谓中间代谢是指在多层次的调节下,细胞中小的有机分子间发生的互相转换的生化反应过程,本章中所提及的代谢主要是指中间代谢。而一级代谢包括 DNA 的复制、重组、转录,RNA 的加工、翻译,以及蛋白质的加工;二级代谢则主要是指对正常细胞来说并非必需的一些分子的合成、积累及降解。中间代谢的重要性在于为细胞提供能量及分子结构所需,包括细胞骨架、膜系统及细胞器的形成,而一些媒介物又可以用于抑制其他一些代谢反应,或用来传递信号,或作为能力储存起来,或起到维持细胞内外无机物与水分平衡的作用。同时,代谢的关键在于控制或调节特定细胞类型中代谢产物的堆积,从而能有条不紊地处理细胞在营养和相互联系上的需要。

代谢是合成代谢和分解代谢的总和。合成代谢指的是总代谢中的构建阶段,在这个过程中细胞合成有机分子,并形成更为复杂或大的分子,这一阶段是需要消耗能量的。合成代谢在静息、愈合、怀孕、哺乳及生长状态下尤为显著。体内分泌的激素如胰岛素、性激素等可能会触发合成代谢。而分解代谢是总代谢中的降解阶段,复杂的分子在这个阶段中被分解成许多简单的分子,同时伴随着能量的释放或生成。分解代谢在疾病、应激、发热、饥饿或在甲状腺激素释放等情况下较为显著。合成代谢和分解代谢是同步伴随发生的,并能共同创造一个物质和能量的动态平衡状态。但是,一旦过度的分解代谢失去了有效调控,且分解代谢远远超过合成代谢时,机体的物质和能量动态平衡状态就会被打破,合成的组织被过多地消耗,此时细胞就会受损甚至面临死亡。

脓毒症(sepsis)的定义是存在可疑或已证实的感染现象,合并有系统性炎症反应综合征,它是严重创伤、烧伤、休克、大手术后常见的并发症,也是外科危重患者重要的死亡原因之一。急危重症时,机体处于一种严重的应激状态,机体的代谢将发生一系列巨大改变,由于大量的细胞因子与炎症介质如肿瘤坏死因子(TNF)-α、血小板活化因子(PAF)、白细胞介素(IL)-1、IL-6 等的释放,继而产生一系列激素分泌的改变,这些介质和激素相互影响,致使循环、呼吸、神经、血液代谢与免疫系统等均有明显的变化。这些改变是机体应对外来侵袭的非特异性反应,以清除受侵袭后所产生的不良后果,同时修复组织,恢复机体原有的状态。但侵袭过重或反应过度则可能出现全身性炎症反应综合征(SIRS),甚至诱发多器官功能障碍综合征(MODS)。

许多住院患者都遭受到严重的生理应激并存在多种脏器功能受损,在这样的情况下,其所需要的特定营养及基础营养都将比正常时有所增加。在这些患者中,治疗模式、食物的摄入状况及活动度的受限制程度等方面的改变都可能需要调节营养支持的量与质。在很多情况下,如果能及早地进行营养评估和营养支持治疗,就有可能预防生理应激的进一步加重及多脏器功能损害等。

1. 各器官间的关系对理解急危重症患者代谢的影响 明确腹部各器官之间的解剖关系对理解急危重症患者的代谢有着重要意义。肝脏有代谢动力枢纽之誉,因其收受门静脉血而加工储存和消化吸收营养物质,并且在受到神经和激素信号刺激后释放出营养物质。肝脏在门静脉血流经过一次时就可以摄取其中75%~100%的营养物质,吸收的氨基酸大部分(56%)经代谢生成大量的尿素,只有1/4吸收的蛋白质能变成可利用的氨基酸而进入游离氨基酸池。胰腺产生的胰岛素和胰高血糖素对肝脏也有营养调控作用,肝脏和肾脏在将过剩的氮转化成尿素的过程中发挥重要作用。而在骨骼肌与内脏的代谢循环中,肝脏可以将蛋白质分解释放出的氨基酸转化为葡萄糖。

肠道和肝脏的关系日益受到重视,胆汁中的胆盐或胆汁酸排至小肠后,绝大部分可由小肠(主要是回肠末端)黏膜吸收入血,通过门静脉再回到肝脏内组成胆汁,这一过程称为胆盐的肠肝循环。

2. 胃肠道激素在急危重症代谢中的意义 自1902年Bayliss和Starling发现十二指肠黏膜可以分泌胰酶刺激胰腺外分泌之后,陆续发现了多种消化道激素,几乎存在于全部胃肠道黏膜上皮之间和胰腺的胰岛细胞内。因此胃肠道成为体内产生激素最多的器官,目前发现的有60多种。消化道激素包括神经内分泌细胞和胺前体摄取及脱羧细胞分泌的激素及脑肠肽,它们能够调节消化道的运动功能,促进和抑制消化道黏膜和各种腺体的分泌,影响胃肠道的血流,协调各器官之间的活动。急危重症患者存在胃肠道解剖或(和)功能上的异常,消化道激素的分泌也相应受到影响,所以在应用营养时常常要兼顾其变化。

第二节 急危重症时神经-体液变化

1. 神经内分泌变化 急危重症导致机体产生应激时,中枢神经系统首先快速做出适应性反应,进行神经活动的紧急动员,继而发生一系列内分泌改变。首先,应激作用于蓝斑-交感-肾上腺髓质系统,引起交感神经兴奋,神经末梢及肾上腺髓质分泌大量的儿茶酚胺类激素,血中肾上腺素、去甲肾上腺素和多巴胺浓度升高,应激后短期内儿茶酚胺的血浓度可达最高水平。与此同时,局部刺激通过传入神经、脊髓、脑干的网状结构上传至脑垂体或下丘脑,脑垂体轴的活动增强,作用于下丘脑-肾上腺皮质系统,促使促肾上腺皮质激素、促甲状腺素等相关激素分泌增加,血中皮质醇、生长激素、甲状腺素、抗利尿激素浓度升高,肾素-血管紧张素系统活跃,胰高血糖素明显增加,而胰岛素分泌显著受抑。应激状态下肾上腺素、去甲肾上腺素的释放可以抑制胰岛素的分泌。其中促合成激素包括胰岛素、生长激素、胰岛素样生长因子等,而胰高血糖素、儿茶酚胺和皮质醇则为促分解激素。

胰岛素抵抗是发生在危重症患者中的一种常见现象,定义为正常循环水平的胰岛素失去了应有的生理效应,其维持糖类稳态的能力下降,最终引起胰岛素分泌增加。胰岛素抵抗的原因包括胰岛素受体数量减少、机体组织对胰岛素不敏感及受体后下调等,可分为外周性胰岛素抵抗和中枢性胰岛素抵抗。外周性胰岛素抵抗是指骨骼肌细胞、脂肪组织及其他由胰岛素调节的葡萄糖吸收组织在胰岛素作用下葡萄糖摄入量减少;中枢性胰岛素抵抗是指胰岛素对肝脏内糖异生和糖原分解的抑制作用下降甚至消失,而且这种现象在高血糖和胰岛素产生的持续刺激下在大范围内发生。而事实上,大剂量的外源性胰岛素并不能抵消这种内源性胰岛素抵抗的现象。胰岛素抵抗由反相调节激素调控,如儿茶酚胺类、皮质醇等,同时有许多细胞因子的释放可延长胰岛素抵抗存在的时间,尤其在急危重症等炎症反应长期存在时。胰岛素抵抗所产生的影响在不同的组织中并不相同。在肌肉组织中,胰岛素抵抗会造成内部的葡萄糖跨膜转运受阻;而对于肝脏组织来说,胰岛素抵抗主要是增加糖异生和糖原分解作用,同时使肝脏的葡萄糖摄入减少;在脂肪组织中,包括内脏及皮下的脂肪组织,胰岛素抵抗可减少胰岛素介导的葡萄糖摄入;在代谢活跃的组织中,胰岛素抵抗能导致代偿性高胰岛素血症。另外,胰岛素抵抗已被证实可促使多种组织的癌变。

2. 细胞因子的变化 细胞因子是机体产生的小分子多肽类物质,由巨噬细胞产生的细胞因子有很多,在机体受到手术、外伤、急危重症等应激打击时,巨噬细胞被激活而快速地释放多种细胞因子,如 TNF-α、IL-6、IL-1β 等,继而引起肝脏急性相反应。现已发现 50 多种细胞因子,有些细胞因子的确切作用尚不清楚,但其中备受关注的包括 IL-6、IL-1、IL-2、TNF-α 等,它们是机体对感染、创伤和出血做出反应所不可或缺的因素,同时对营养物质的代谢也有重要影响,有的通过下丘脑-垂体-肾上腺皮质轴起作用,有的则通过改变参与代谢组织的血流动力学而发挥效应。其中 IL-6 和 IL-1 是分解代谢反应的促发因子,但同时可以增加肝脏蛋白质的合成,如转铁蛋白、糖蛋白等,而 TNF-α 在体内能够依赖皮质醇作为辅助因素参与蛋白质的分解。现已明确,TNF-α 是机体应激反应中产生最早并起核心作用的炎症细胞因子,尽管其半衰期仅为 14~18 分钟,但它的短暂出现是诱发机体代谢和血流动力学明显变化,促进其他炎症介质生成,导致炎症反应"瀑布效应"的"元凶"。TNF-α 的分泌还可诱发 IL-6、IL-1、IL-8 等炎症介质的合成与释放。

第三节 应激状态下的营养改变

一、代谢改变在饥饿与应激状态中的不同

机体在饥饿状态下所呈现出来的代谢反应与应激状态下有着本质的区别。饥饿是一种渐进的过程,其中会出现代谢率的下降及体内糖类储存量的耗竭。当胰岛素水平下降时,机体利用游离脂肪酸来提供能量。尽管可利用游离脂肪酸来供能,但机体还是会通过糖异生作用利用蛋白质来提供能量,因为机体组织倾向于把葡萄糖作为第一能源物质,其中部分原因是由于脂肪酸的 β-氧化过程需要氧分子,这样就导致了机体的负氮平衡。当饥饿状况持续时,总的能量需要量会降低,而那些通常利用葡萄糖来供能的组织也会慢慢适应利用酮体来供能。然后,机体通过脂解作用产生所需的能源物质,同时减少蛋白质作为能源物质的可

能。这一变化是一种适应性反应,通过这种方式机体努力向无脂肪体重转变,其结果是使蛋白质的消耗达到最小值。总而言之,饥饿状态的特征有血糖下降、尿素氮排除量的减少、体内酮体及游离脂肪酸浓度升高。除非饥饿状态持续存在,例如在神经性厌食情况下,单独的饥饿并不会引起高死亡率。

但在应激状态下,机体并不会向无脂肪体重转变。此时,代谢率往往上升而不是下降,并且高分解代谢状态持续存在,体内的蛋白质被分解来满足机体对能量的需求。肌肉内储存的蛋白质来源的氨基酸被释放出来,然后通过糖异生作用提供能量。这种快速适应性反应可导致机体的负氮平衡,聚集的细胞被重新分配以应对应激,此时细胞大量合成急性相蛋白。应激状态下所出现的高代谢、高分解代谢及负氮平衡的程度则取决于应激的类型、持续时间及严重程度。急危重症是一种严重的应激反应,机体的代谢自然有显著的变化。

二、应激状态下的分解代谢反应

应激状态下发生的分解代谢反应通常分为两个阶段:速发相(持续 5 ~ 8 天)和随后的适应期。

分解代谢速发相时,交感神经系统激活,刺激胰高血糖素、糖皮质激素及儿茶酚胺分泌的增加。同时,结合了胰岛素生成及循环量的减少,使得机体产生一种假糖尿病状态。另外,由于胰岛素抵抗现象,肌肉及其他组织对葡萄糖的利用率降低,最终导致高血糖的出现。

机体能量供应出现"赤字",此时就需要葡萄糖生成代谢反应的改变。支链氨基酸的氧化具有两方面的作用:①满足能量需要;②为肝脏合成急性相蛋白(如免疫球蛋白、淋巴细胞及白细胞)提供底物。在机体动员氨基酸来满足能量需求的同时,丙氨酸形成并刺激糖异生作用。与此同时,在交感神经系统激活的情况下,醛固酮释放增加,使得体内醛固酮水平升高,其保钾排钠的作用造成体内水钠潴留。在分解代谢速发相阶段,由于出现了一种特定的胰岛素水平,其有抗亲脂肪作用,使得机体并没有过多地利用脂肪代谢来提供能量。

应激后速发相阶段营养改变的结果是高血糖、负氮平衡及水钠潴留。这种保护性机制是利用骨骼肌分解来满足机体对能量的需求,从而保护其他组织在这种高能量需求阶段中不被分解。在速发相阶段内,除了氮总量的减少外,同时还存在体内其他电解质总量的改变,包括镁、磷及锌等。

交感神经系统激活在应激原的作用下选择性地持续存在时,机体就步入了分解代谢的适应期。严重创伤引起的高代谢状态使得交感神经系统活跃,进而在显著应激状态下提供基本的能量及新的蛋白质合成。在适应期阶段,机体开始利用酮体及脂肪酸来提供能量以保存蛋白质。一旦交感神经系统反应有所减弱,胰岛素抵抗作用就会下降,葡萄糖的利用率可能有所改善。同时,醛固酮激素水平恢复到正常范围后也能起到利尿作用。总体效应是改善负氮平衡及血糖水平,这一阶段与机体处于饥饿状态时类似,它们同样都是利用脂肪来供能。与速发相阶段相比,在适应期阶段利用营养支持对机体组织更有效,在这个阶段中营养对机体的恢复起到非常重要的作用。当机体在营养不良状态下同时合并有应激存在时,机体对应激所产生的反应会减弱很多,而由于细胞免疫及体液免疫受损,免疫反应的动员也可明显降低,另外,组织自身的屏障作用亦会发生改变从而诱发感染并发症。

三、急危重症时营养底物的代谢改变

营养物质以糖类、脂肪和蛋白质的形式为代谢提供生化反应底物。每一种营养底物都会被转变或降解成更为简单的物质,一系列的酶或辅酶作为这些营养物质代谢过程中的媒介物参与其中。营养底物的代谢同时受控于神经系统和内分泌系统,其中与营养代谢密切相关的激素主要有以下 4 种:胰岛素、胰高血糖素、儿茶酚胺类和皮质醇。这 4 种激素对糖类、脂肪、蛋白质代谢的作用分别列于表 10-1 ~ 表 10-3 中。

表 10-1　激素对糖代谢的影响

激　素	作　用
胰岛素	1. 促进细胞对葡萄糖的摄入 2. 促进糖酵解 3. 抑制糖异生
胰高血糖素	1. 促进糖原分解 2. 增加糖异生
儿茶酚胺类	1. 在应激状态下保持机体的血糖水平 2. 减少细胞对葡萄糖的摄取 3. 促进糖原分解
皮质醇	1. 刺激糖异生 2. 减少细胞对葡萄糖的摄取

表 10-2　激素对脂肪代谢的影响

激　素	作　用
胰岛素	1. 增加脂肪细胞对脂肪酸的摄入 2. 促使脂肪细胞对糖的摄入
胰高血糖素	促进脂肪细胞的脂解作用
儿茶酚胺类	1. 增加脂肪代谢 2. 增加血清中游离脂肪酸浓度
皮质醇	增加脂肪细胞细胞膜的渗透性

表 10-3　激素对蛋白质代谢的影响

激　素	作　用
胰岛素	1. 促进氨基酸向细胞内转运 2. 加速细胞合成蛋白质
胰高血糖素	1. 促进蛋白质降解成氨基酸 2. 促进氨基酸向肝细胞内转运
皮质醇	促进蛋白质的分解代谢

(一) 糖类代谢的改变

糖类是机体重要的供能物质,推荐饮食中糖类的量占 45% ~ 65%。糖类分为三类,分别为单糖、寡糖和多糖。葡萄糖属于单糖,是生理上最重要的一种,是血液中糖的存在形式,机体的大脑、神经组织及其他部分组织则完全依赖葡萄糖氧化供能。正常情况下,体内葡萄糖保持稳态,内源性葡萄糖的生成及葡萄糖的利用处于动态平衡,这主要通过激素及葡萄糖代谢产物来调节。激素主要包括胰岛素和胰高血糖素,代谢产物则包括游离脂肪酸、三碳复合物如乳酸、三酰甘油、丙氨酸等。在基础条件下,葡萄糖通过葡萄糖转运载体 1 (glucose transporter 1 , GLUT1) 被非胰岛素调节的葡萄糖吸收(noninsulin-mediated glucose uptake, NIMGU)组织所摄取,包括中枢神经系统和红细胞。仅有 20% 的葡萄糖被骨骼肌所摄取,其中有一半通过非胰岛素调节的葡萄糖吸收机制,而另一半则通过被胰岛素激活的葡萄糖转运载体 4 (GLUT4)转运。内源性葡萄糖生成 90% 发生在肝脏,10% 发生在肾脏,这两种主要的内源性葡萄糖生成由糖原的分解及经糖异生产生的三碳化合物重新合成。肝脏在维持正常的血糖水平中起着重要的作用,它主要通过合成糖原来储存葡萄糖,以及通过糖异生来重新合成葡萄糖并调节血糖。血糖的调控通过神经、激素和肝脏的自主调节机制来完成。

根据机体的需要,葡萄糖可以分解,或合成脂质,或以糖原的形式储存,或者是再合成。其中糖异生是指将非糖类包括肌肉组织提供的氨基酸及脂肪分解产生的甘油转化成葡萄糖,经糖异生作用形成的葡萄糖可以糖原的形式储存在肝脏内,也可释放到血液中。

急危重症时,高血糖作为一种标志性特征,能反映糖代谢过程中的许多变化,包括外周葡萄糖摄入增加,外周葡萄糖利用增加导致高乳酸血症,糖异生增强,抑制糖原生成,胰岛素抵抗及葡萄糖耐受等。这些改变主要是由中枢神经系统在应激状态下出现适应性反应并产生一系列神经内分泌变化所致。

急危重症时神经内分泌反应致机体代谢发生相应的改变。在应激状态下,神经系统和内分泌系统通过释放儿茶酚胺类肾上腺素和去甲肾上腺素,共同影响机体的代谢过程。儿茶酚胺类直接作用于肝脏,通过与肝细胞膜上的受体结合,使细胞内作为第二信使的环腺苷酸含量升高,激活蛋白激酶使糖原磷酸化酶发挥作用,促进糖原分解和葡萄糖释放;儿茶酚胺也可作用于肌肉致肌糖原分解产生乳酸,乳酸在肝脏通过 Cori 循环(葡萄糖乳酸盐循环)合成新的葡萄糖;儿茶酚胺还可以刺激胰高血糖素的分泌及抑制胰腺的胰岛素释放,使得血中胰岛素与胰高血糖素的比值降低,从而阻止葡萄糖进入肌肉细胞,加速糖原分解和糖异生,同样使得血糖升高;肾上腺素和去甲肾上腺素亦能抑制脂肪细胞、皮肤、结缔组织、淋巴组织和骨骼肌摄取与利用葡萄糖,使血糖保持高浓度;另外,由于儿茶酚胺可直接抑制胰岛素受体和胰岛 B 细胞的分泌,以及肾脏清除率的增加,因此体内出现胰岛素抵抗现象,使葡萄糖耐量下降,血糖水平进一步升高。糖皮质激素作为最主要的皮质醇激素,除了对去甲肾上腺素及肾上腺素起"允许作用"外,还可促进肝外蛋白质分解为氨基酸,经血液循环至肝脏,经糖异生作用生成肝糖原;糖皮质激素还能促进脂肪分解产生甘油,为糖异生提供物质来源。在糖皮质激素分泌显著升高时,血中葡萄糖水平可升至正常的 6～10 倍。生长激素的释放也同样影响机体的糖代谢,虽然与其对生长调节和蛋白质分解的作用相比,它对糖代谢的作用要小得多,但在特定环境下它在血糖调节方面具有显著作用。研究证实,生长激素主要通过减少细胞对葡萄糖的摄入和利用来升高血糖;而另一方面,高水平的生长激素还可以降低胰岛素和胰岛素受体的亲和力,使得即使胰岛素的分泌增加,其对血糖的下调作用也比正常情况下减弱,从而产生高血糖。另外,生长激素还可增加肝脏的糖异生作用,这是因为生长激素可促进肝脏细胞内基因表达转录合成肝细胞糖异生作用中的限速关键酶——磷酸烯醇丙酮酸激酶。由此可见,血清中生长激素水平的升高也会使血糖水平上升。同时,急危重症状态下脂肪及蛋白质的大量分解为糖异生提供了更多的底物,血中甘油的出现率 100% 增加,丙氨酸 40% 增加。糖异生的三大底物大量增加是血糖升高的主要原因。

机体应激时产生的多种细胞因子可显著影响糖类的代谢。如 IL-1 可引起胰高血糖素分泌增加,产生高血糖。炎性细胞因子 IL-6 及 TNF-α 的生成会促进应激性高血糖的发生。另外,TNF-α 在引起胰岛素抵抗病理过程中也扮演十分重要的角色,其机制主要包括以下几方面:首先,TNF-α 可降低脂肪组织对游离脂肪酸的摄入和储存;其次,TNF-α 通过核因子(NF)-κB 抑制胰岛素与肝细胞和肌细胞膜受体之间的信号传递;最后,实验研究中表明,TNF-α 能通过增加 IL-6 的分泌来抑制胰岛素与肝细胞间的信号转导。因此,TNF-α 释放的增加也可导致血糖的升高。

具有临床意义并可能增加感染风险的高血糖被定义为随机测试的血糖水平大于 20 g/L 或 22 g/L。血糖升高与疾病严重度评分(如 APACHE Ⅱ 评分)相关,不仅反映了疾病对机体的损害程度,并且预示了继发感染的风险。对感染的产生而言,高血糖是一个独立的危险因素。另外,越来越多的事实证明,短期的高血糖对危重症患者是有害的。应激引起的高血糖可增加患者出现不良预后、充血性心力衰竭及心源性休克的风险,并增加了失血性休克的病死率。良好的血糖控制可以减少长期高血糖所致并发症的发生率。但不恰当地控制血糖则可能造成低血糖的发生,而往往认为低血糖对人体的危害比高血糖要严重得多,其中最主要的危害是导致永久性脑损伤。严重低血糖可通过减少谷氨酸再摄取增加细胞外的谷氨酸浓度,激活谷氨酸受体及兴奋性中毒等机制导致神经细胞死亡。目前,在将血糖控制在什么水平及胰岛素的使用量方面仍存在很多争议。最近有关急危重症的救治指南建议,在严重急危重症患者获得最初的稳定状态后将血糖值控制在 180 mg/dl 以下,但在使用胰岛素治疗的同时需要有正确的胰岛素滴定记录,每 1～2 小时监测血糖值及保证一定的能源物质储备。

(二) 脂质代谢的改变

脂肪是最主要的能量储存库,脂肪中 98% 的成分是三酰甘油(TAG),以三酰甘油形式存在的脂质大约为细胞提供所需总能量的 2/3。对于成年男性来说,机体可在脂肪组织中储存大约 140 000kcal(1kcal＝4.18kJ)能量的未被利用的脂肪,相对而言,机体仅能储存 24 000kcal 能量的蛋白质或 800kcal 能量的糖类。未被立即利用的糖类和蛋白质在细胞内转化成脂肪并与饮食中摄入的脂肪一同被储存起来。

几乎所有的脂肪都是在小肠黏膜处被淋巴系统所吸收,然后转换成乳糜微粒,乳糜微粒由 80% 的三酰甘油、9% 的胆固醇、7% 的磷脂和 4% 的脂蛋白外壳组成。乳糜微粒经胸导管进入静脉血中,然后被转运入肝脏内分解或吸收进入脂肪组织。一旦进入肝脏,三酰甘油被水解成甘油和脂肪酸,这个过程被称为脂解作用。脂肪酸一经释放,便与白蛋白结合,然后快速进入脂肪组织。脂肪酸在肝脏内可被转化成乙酸辅酶 A,后者进一步代谢成酮体。肝脏在脂肪代谢及血清脂质水平的调节中扮演主要角色,肝脏在脂质代谢中有以下 4 个方面的作用:①将糖类和蛋白质转化成三酰甘油;②将三酰甘油转化成胆固醇和磷脂;③对脂肪酸的去饱和作用;④以三酰甘油作为能量来利用。

那些对糖类代谢产生影响的激素对脂质代谢也具有不同的作用。胰岛素可通过间接促进脂肪组织摄入脂肪酸和降低激素敏感性脂肪酶活性,从而抑制机体对脂肪的利用。糖皮质激素能增加脂肪细胞细胞膜的渗透性。而盐皮质激素则提高激素敏感性脂肪酶的活性。肾上腺素和去甲肾上腺素通过刺激激素敏感性脂肪酶的活性促进脂肪的代谢,从而增加血清脂肪酸的水平。生长激素则可增加脂肪酸的代谢并促使组织将其作为能量物质来利用。

脂肪是急危重症患者的首选氧化燃料,输入葡萄糖并不能抑制脂肪的氧化水平,而静息能量消耗的提升更是增加了游离脂肪酸和甘油的转换。游离脂肪酸由周围脂肪组织释出以提供代谢燃料,急危重症时,在细胞因子和激素的共同作用下,血浆游离脂肪酸浓度增加,TNF-α 首先诱生,直接或通过其他激素间接增加脂肪分解。血浆中游离脂肪酸水平受脂肪分解和脂肪组织血流的调节。除了对脂肪代谢的影响外,儿茶酚胺还可增加脂肪组织血流。儿茶酚胺分泌增加和胰岛素抵抗可致脂肪组织动员,脂质代谢被显著激活,外周组织脂肪酸的释放增加,全身的脂肪氧化作用也大幅度加强,但脂肪动员大于脂肪氧化,引起体内血中游离脂肪酸水平升高。肾上腺素、去甲肾上腺素和可的松也可刺激脂肪分解从而增加游离脂肪酸的浓度。

游离脂肪酸的另一来源是乳糜微粒和极低密度脂蛋白（very low density lipoprotein, VLDL）的水解；脂肪组织灌注下降致输送游离脂肪酸的白蛋白供应减少，也可使游离脂肪酸升高。一部分游离脂肪酸再酯化生成三酰甘油和磷脂，另一部分通过形成脂肪酸-肉毒碱复合体进入线粒体进行β-氧化，产生能量和乙酸辅酶A，后者进一步代谢成酮体，酮体的产生可抑制肌肉分解，从而节省蛋白质。肉毒碱在脂肪酸β-氧化中起载体作用，将长链脂肪酸转移入肝细胞线粒体内。感染、创伤后血中肉毒碱水平有不同程度的下降，尿及伤口毒碱排出增加，肉毒碱缺乏将影响脂肪酸的β-氧化，导致三酰甘油在体内积聚。急危重症可引起高三酰甘油血症，这主要是由VLDL浓度增高所致，肝内生成增高和周围组织清除减少可造成VLDL-TAG浓度增加；同时肝内脂肪大部分再酯化而不是被氧化亦促进了VLDL-TAG的合成。在高血糖和高胰岛素血症的情况下，肝脏对游离脂肪酸的氧化作用和分泌似乎也会受到抑制，而三酰甘油在肝脏中的大量积聚则诱发肝脏的脂肪变性。此外，肝脏内脂肪堆积引起葡萄糖-6-磷酸基因转变进一步加剧了胰岛素抵抗。急危重症状态下大量细胞因子的产生可对机体脂肪的代谢产生明显的影响，细胞因子可促进脂肪动员和肝脏脂肪合成，抑制三酰甘油分解和氧化，从而使血浆三酰甘油含量升高。TNF-α能加速脂肪分解，抑制脂肪廓清及脂肪酸合成。同时体内游离脂肪酸和极低密度脂肪酸的浓度也有所增加，从而导致肝脏的衰竭。酮体由肝内游离脂肪酸氧化生成，供作另一种形式的代谢燃料。肝内脂肪酸被酯化成三酰甘油或经氧化生成乙酰辅酶A，后者可完全氧化或转换成酮体。急危重症时酮体的生成受抑，有资料证明IL-6、TNF-α均能下调血浆酮体的水平。然而随着疾病的进展，营养物质消耗得不到及时的补充，患者出现营养不良，不仅体内储存的脂肪消耗殆尽，而且脏器的结构和功能也受到损害，最终导致恶病质。

（三）蛋白质代谢的改变

机体没有储存的蛋白质，食物一旦被消化，其中的蛋白质就被分解成氨基酸或多肽，并在小肠腔内被吸收，然后通过门静脉系统进入肝脏。肝脏通过酶对氨基酸的分解作用来调控蛋白质的代谢，肝脏还能用简单的前体物质合成非必需氨基酸，而且肝脏对氨、尿素、尿酸及其他蛋白质分解终产物有解毒作用。蛋白质在肝脏内被迅速代谢，这使得在代谢要求改变时它能快速地做出相应的反应。当氨基酸供大于求时会被肝脏降解成一系列副产品，如尿素及肌酐，其中的碳分子可转化成糖类及脂肪或被氧化用来提供能量。尤其重要的是，氨基酸可被转化成酮酸，酮酸是一种由氨基酸通过脱氨作用生成的结构类似于糖类的物质。生成的酮酸可参与三羧酸循环过程，从而为肝脏的代谢活动提供能量，或者被肝脏转化成脂肪酸。

蛋白质代谢水平可由氮平衡来衡量。如果机体氮的摄入和支出基本相等，则出现氮平衡。如果食物中摄入的蛋白质超过消耗的蛋白质时，表现为正氮平衡，这种现象出现在机体快速生长、怀孕及机体形成新的组织时。实验证明，营养不良的患者通过输入外源性生长激素后体内可出现正氮平衡状态。而负氮平衡则发生在蛋白质降解超过食物中蛋白质的摄入及蛋白质的合成时。如果每天摄入的热量不足时，机体会分解食物及组织中的蛋白质以提供能量，这种情况也多见于严重烧伤、发热、急危重症或应激时。

急危重症患者机体的蛋白质合成与分解代谢均增强，但分解大于合成，结果表现为净蛋白丢失，使免疫系统受损，甚至导致多器官功能损害。肝脏在产生这些严重后果的过程中起着重要的作用。在生理情况下,肝脏主要合成前白蛋白、白蛋白和转铁蛋白等,在急危重症状态下,肝脏合成的物质发生改变,主要合成急性相蛋白,如结合珠蛋白、α_2-巨球蛋白、α_1-酸化糖蛋白、前降钙素及 C 反应蛋白(CRP)等。肝脏的这种反应称为急性相反应,它有助于恢复内环境的动态平衡,但如果急性相反应长时间持续存在并反应增强,则可造成机体的高代谢从而增加患者的死亡率。

蛋白质的合成及分解受多种激素的调控,能对蛋白质代谢起重要调节作用的主要激素已经列入表10-3 中。除此之外,其他能促进蛋白质合成的激素包括生长激素、雄激素及甲状腺素等。生长激素的促合成效应在机体的生长高峰期尤为突出,雄激素则在青春期时生殖器官的发育中发挥重要作用,而甲状腺素是通过间接作用来提高代谢率。胰岛素也可以激活氨基酸从细胞外跨膜进入细胞内的转运过程,并加速细胞内蛋白质的合成。胰岛素和生长激素一样是儿童及青少年正常生长发育过程中所必需的。而胰高血糖素的作用则几乎与胰岛素完全相反,它通过刺激蛋白质分解成氨基酸来促进糖异生作用,并增加氨基酸向干细胞内的转运。胰高血糖素还促进氨基酸转变成糖类的前体。

在分解激素和细胞因子的作用下,机体内脏及骨骼肌蛋白质被分解并释放氨基酸。氨基酸在肝脏和肾脏中进行糖异生,同时肝脏合成急性相反应蛋白以进行组织修复,为维持机体的更好功能提供底物。氨基酸释放增加或是消耗过多可引起体内血清氨基酸谱的改变。血浆总游离氨基酸早期明显下降,总量可减少 20% ~ 30% ,以生糖氨基酸下降为主,从而为机体提供糖异生前体。其后,总游离氨基酸浓度下降,以非必需氨基酸的下降为主,可能是由于氨基酸消耗增加,肝功能低下,导致非必需氨基酸的合成受到抑制。血浆谷氨酸胺水平下降 20%~30% ,而肌肉细胞内的浓度减少达 50% 。周围组织及肠道对谷氨酸的摄取量增加,血浆支链氨基酸浓度高于正常,这种状态是由机体应激造成的,可能是一种保护性代谢反应。高支链氨基酸可减少肌肉组织蛋白分解,促进胰岛素分泌,有利于蛋白质合成。支链氨基酸经由丙氨酸和谷氨酰胺代谢途径进行糖异生,其自身氧化供能可提供体内所需能量的 30% 。有研究证实,感染程度越重,血清氨基酸谱改变也越明显,且多数氨基酸含量明显升高。说明在感染未被控制时,机体的分解代谢仍然明显,外源性补充的氨基酸不能很好地被利用。

临床观察表明,急危重症患者的白蛋白水平与感染的严重程度密切相关,急危重症患者平均血清白蛋白浓度明显低于非急危重症患者,血清白蛋白的浓度与急危重症患者的病死率呈正相关。除丢失(含血管外渗)与分解的因素外,感染时白蛋白值的下降与肝细胞白蛋白 mRNA 的表达受抑有关。内毒素可在转录水平通过抑制白蛋白 mRNA 的表达来抑制肝细胞白蛋白的合成,并与胞外信号调节激酶(ERK)、p38 和 NF-κB 等信号转导通路的激活有关。IL-1、TNF-α 可减少白蛋白 mRNA 的转录,使白蛋白合成减少,还可明显增加骨骼肌蛋白质的降解,促进急性相蛋白的合成。

第四节 急危重症时能量代谢与机体组成的变化

能量是维持人体生命活动及内环境稳定的最根本需要,在生物体内,糖类、脂肪和蛋白质在代谢过程中所伴随的能量释放、转移和利用被称为能量代谢。正常情况下,机体通过能量代谢将食物中所含的能量转换成机体生命活动所需的能量或能量的储存形式。细胞利用能量完成基本的生理和生化过程。同时,能量可作为热量释放保持机体的温度。

影响机体能量需要量的因素有很多,包括基础代谢率(basal metabolic rate,BMR)、生长发育、应激、活动程度及食物消化所需的能量等。其中基础代谢率又称基础能量消耗(basal energy expenditure,BEE),是指人体在清醒而又极端安静的状态下,无骨骼肌活动、无食物及精神紧张等因素影响,一定环境温度下机体的能量消耗。它体现了机体在保持基本生命过程中所需的能量,如呼吸、细胞代谢、循环、腺体分泌及保持机体体温。基础代谢率的正常范围在 $0.8 \sim 1.43$ kcal/min,发热、怀孕、应激等因素均可增加基础代谢率,而饥饿、睡眠等则可降低基础代谢率。

有证据表明,大多数危重患者在一些促分解代谢的激素和细胞因子的共同作用下,处于一种代谢反应和蛋白质分解代谢增高的状态。普遍认为,危重症患者的每日能量消耗值超过正常人的静息能量消耗(resting energy expenditure,REE)。静息能量消耗是指禁食 2 小时后,在一定环境温度下,安静平卧或半卧位 30 分钟以上所测得的集团能量消耗值。静息能量消耗与基础能量消耗相比较,多了部分食物的产热作用及完全清醒状态时的能量消耗量。静息能量消耗一般较基础能量消耗高 10% 左右。高代谢正是急危重症患者代谢的一个重要特征,机体处于高分解状态时,心排血量、氧耗量及二氧化碳产生量均增加,如有发热则更增加能量的消耗,体温每升高 1℃,能量消耗增加 10% ~ 15%,静息能量消耗的增加与蛋白质的分解增加相关。据测定,急危重症时静息能量消耗是正常预计值的 155% ±14%,休克时下降为 102% ±24%,休克恢复期又回升至 116% ±20%。大多数指南推荐 25 kcal/(kg·d) 的配方作为每日能量需要,在存在严重应激的情况下,则需要量增至 30 kcal/(kg·d)。然而,在很多临床实践中所给的能量是超标的。事实上,大多数危重患者在应用全肠外营养前后,平均静息能量消耗为 23 kcal/(kg·d),接近他们总的每日能量消耗,而且这在急危重症患者和非急危重症患者中并没有明显的差异。根据文献报道,感染患者的总能量消耗与静息能量消耗十分相近,因此经用间接能量测定仪测定的静息能量消耗值增加 10% 即是患者的需要量,并不需要给予更高的热量。过高的能量供应对危重患者来说是有害而无益的,如引起肝功能损伤,而且在提供全肠外营养时危害更为显著。值得注意的是,应激状态下机体的能量消耗有较大的个体差异,相同的应激程度下,不同患者的能量消耗改变有所不同,同一患者在不同疾病阶段其能量消耗也不一致。

人体组织的构成包括脂肪组织、细胞外液和体细胞群三部分。当处于应激和分解代谢状态时,这三部分的构成比例迅速发生改变,最明显的是水钠潴留,细胞外液增加;其次表现为体重下降,主要是体脂和体细胞群的减少。应激时,脂肪作为能源被动用,然而蛋白质与脂肪却不同,因其参与构成各项功能和组织结构,一旦丢失,就意味着某些功能的丧失。

第五节 营养不良对机体的影响

急危重症状态下,如果营养物质消耗得不到及时足够的补充,患者就会出现营养不良。此时,不仅体内储存的脂肪消耗殆尽,而且丢失大量的内脏蛋白,从而对机体多种系统器官造成不良的影响。

1. **心血管系统** 营养不良可能引起心血管系统的损害。例如,维生素 B_1 及硒的不足可导致原发性心肌病。急危重症患者蛋白质供应不足可引起内脏蛋白的丢失及心肌功能的下降,心肌的萎缩则会造成心排血量减少。应激状态往往引起水钠潴留,细胞外液的增加进一步危害到心排血量。作为代偿,心肌纤维反应性地拉长以应对增加的工作负荷,这种代偿作用使氧耗增加,缩短心力衰竭的进程。而且,如果患者本身的心肌不健全时,营养不良可导致无代偿性心力衰竭。另外,营养不良还可诱发充血性心力衰竭,充血性心力衰竭则反过来进一步加重营养不良,形成恶性循环。

虽然在营养不良患者中,机体可通过代偿作用阻止心脏走向衰竭,但不恰当的营养再灌注却会导致心力衰竭。营养再灌注增加了应激状态下的代谢,同时为了满足对氧气的需要,心排血量随之上升,这种附加的负荷可导致心力衰竭。此外,在营养再灌注阶段,高糖类饮食可引起体内二氧化碳生成增多,从而增加呼吸作用的工作负荷,进一步增加了心脏的负荷,这就要求在营养支持中增加脂肪的供能比例来减少二氧化碳的生成。由此可见,营养不良患者在重新开始进食时必须谨慎并密切关注患者是否有出现心力衰竭的症状及体征;其次,营养不良导致的体重快速下降可造成心室功能障碍及节律障碍,所以心电监护对于这类患者来说非常重要。

2. **呼吸系统**　营养不良可影响正常的呼吸功能。由于蛋白质被用于能量供应且合成减少,使得肺的实质组织减少,这种改变会导致肺的顺应性下降及呼吸负荷上升。同时,由于内脏蛋白的丢失,使得呼吸肌功能下降,而耐力及收缩性也受到影响。

营养不良患者往往会出现肺活量及呼吸肌力量的下降。如果肺活量及呼吸肌力量比正常下降50%,患者可能由于二氧化碳储留而出现肺衰竭现象。同时,营养不良还降低肺组织的免疫反应。肺表面活性物质稳定性的下降则导致肺顺应性下降及产生微小肺不张的后果。肺内结构及免疫反应的改变进一步增加了肺部感染的概率,感染更易发生并且不被免疫系统所控制。

当患者存在呼吸困难而增加呼吸频率时,仅是呼吸所消耗的能量就增加到正常水平的10倍。不恰当的营养再摄入及营养利用的增加,可进一步促进营养不良对呼吸系统的不良影响。

3. **免疫系统**　营养不良继发免疫功能下降可导致感染发生率的上升,免疫系统的改变与营养缺乏类型息息相关。比如,蛋白质缺乏会导致合成免疫球蛋白及白细胞介素的氨基酸缺乏,从而影响机体免疫功能,细胞免疫也会因营养不良而受损;另外,体内淋巴细胞总计数可能下降。由于免疫系统细胞合成的减少及抗体反应的下降,抗原刺激下的免疫反应较正常时下降甚至消失。

另外,营养不良可减少淋巴组织的数量,减少T细胞及B细胞在循环中的数量,降低吞噬细胞的功能及补体的活性,最终造成机体抵抗力下降,感染率上升。在危重症患者中,随着侵入性操作和内在性通道数量的增多,感染及其他并发症的发生率也随之上升。

（王新颖　李维勤）

参 考 文 献

曹丽萍,王玉莲,邓诗琳,等. 2000. 烧伤患者能量消耗变化相关因素的分析. 中华烧伤杂志,16:219～221

韩春茂. 2006. 拓宽视野,搞好烧伤临床营养支持工作. 中华烧伤杂志,22:313～315

黎介寿. 2002. 高分解代谢患者的营养支持. 中华烧伤杂志,18:197～198

李峰,郭振荣. 2002. Leptin、解偶联蛋白与能量代谢失衡. 创伤外科杂志,4S:59～61

李维勤,王新颖,朱虹,等.2003.严重感染患者血清白蛋白分解和分布动力学研究.中华外科杂志,41:423~426

汪仕良.2000.我国烧伤代谢营养支持研究进展.中华烧伤杂志,16:197~200

张庆红,姚咏明.2010.雌激素影响物质和能量代谢的中枢机制.生理科学进展,41:347~351

张庆红,姚咏明.2010.关注神经内分泌紊乱与脓毒症的关系及其防治策略.中华烧伤杂志,26:87~89

Andersen SK,Gjedsted J,Christiansen C,et al. 2004. The roles of insulin and hyperglycemia in sepsis pathogenesis. J Leukoc Biol, 75:413~421

Annane D,Cariou A,Maxime V,et al. 2010. Corticosteroid treatment and intensive insulin therapy for septic shock in adults:a randomized controlled trial. JAMA,303:341~348

Aslami H,Juffermans NP. 2010. Induction of a hypometabolic state during critical illness:a new concept in the ICU? Neth J Med, 68:190~198

Berczi I,Quintanar-Stephano A,Kovacs K. 2009. Neuroimmune regulation in immunocompetence,acute illness,and healing. Ann N Y Acad Sci,1153:220~239

Berghe GV,Wouters PJ,Bouillon MR,et al. 2003. Outcome benefit of intensive therapy in the critically ill:insulin dose versus glycemic control. Crit Care Med,31:359~366

Berghe GV,Wouters PJ,Weekers F,et al. 2001. Intensive insulin therapy in critically ill patients. N Engl J Med,345:1359~1367

Chiolero R,Revelly JP,Tappy L. 1997. Energy metabolism in sepsis and injury. Nutrition,13:45S~51S

Chourdakis M,Kraus MM,Tzellos T,et al. 2012. Effect of early compared with delayed enteral nutrition on endocrine function in patients with traumatic brain injury:an open-labeled randomized trial. J Parenter Enteral Nutr,36:108~116

de Souza Menezes F,Leite HP,Koch Nogueira PC. 2012. Malnutrition as an independent predictor of clinical outcome in critically ill children. Nutrition,28:267~270

Finfer S,Chittock DR,Su SY,et al. 2009. Intensive versus conventional glucose control in critically ill patients. N Engl J Med,360: 1283~1297

Fontaine E,Müller MJ. 2011. Adaptive alterations in metabolism:practical consequences on energy requirements in the severely ill patient. Curr Opin Clin Nutr Metab Care,14:171~175

Genton L,Pichard C. 2011. Protein catabolism and requirements in severe illness. Int J Vitam Nutr Res,81:143~152

Gore DC,Wolf SE,Sanford AP,et al. 2004. Extremity hyperinsulinemia stimulates muscle protein synthesis in severely injured patients. Am J Physiol Endocrinol Metab,286:E529~E534

Griffiths RD. 2003. Nutrition support in critically ill septic patients. Curr Opin Crit Care,6:203~210

Hsu CW,Sun SF,Lin SL,et al. 2012. Moderate glucose control results in less negative nitrogen balances in medical intensive care unit patients:a randomized,controlled study. Crit Care,16:R56

Jacobs DO,Kobayashi T,Imagire J et al. 1991. Sepsis alters skeletal muscle energetics and membrane function. Surgery,110:318~326

Kathiresan AS,Brookfield KF,Schuman SI,et al. Malnutrition as a predictor of poor postoperative outcomes in gynecologic cancer patients. Arch Gynecol Obstet,284:445~451

Lang CH. 1996. IGF-1 stimulates muscle glucose uptake during sepsis. Shock,5:22~27

Laviano A,Aghilone F,Colagiovanni D,et al. 2011. Metabolic and clinical effects of the supplementation of a functional mixture of amino acids in cerebral hemorrhage. Neurocrit Care,14:44~49

Lee JO,Gauglitz GG,Herndon DN,et al. 2011. Association between dietary fat content and outcomes in pediatric burn patients. J Surg Res,166:83~90

Magali PH,Rieu I,Balage M,et al. 2004. Insulin and amino acids both strongly participate to the regulation of protein metabolism. Curr Opin Clin Nutr Metab Care,7:71~77

Marik PE,Raghavan M. 2004. Stress-hyperglycemia,insulin and immunomodulation in sepsis. Intensive Care Med,30:748~756

Meruyn S,Vincenzo DS,Domenico V,et al. 2004. Multiorgan failure is an adaptive endocrine-mediated,metabolic response to overwhelming systemic inflammation. Lancet,364:545~548

Mitch WE,Goldberg AL 1996. Mechanisms of muscle wasting. N Engl J Med,335:1897~1905

Peterson SJ,Sheean PM,Braunschweig CL. 2011. Orally fed patients are at high risk of calorie and protein deficit in the ICU. Curr Opin Clin Nutr Metab Care,14:182~185

Plum L, Belgardt BF, Brüning JC. 2006. Central insulin action in energy and glucose homeostasis. J Clin Invest, 116:1761 ~ 1766

Pretty C, Chase JG, Lin J, et al. 2011. Impact of glucocorticoids on insulin resistance in the critically ill. Comput Methods Programs Biomed, 102:172 ~ 180

Sanford A, Herndon DN. 2000. Modulation of the hypermetabolic response after trauma and burns//Baue AE, Faist E, Fry DE eds. Multiple organ failure: pathophysiology, prevention and therapy. New York: Springer-Verlag, 322 ~ 330

Sungurtekin H, Değirmenci S, Sungurtekin U, et al. 2011. Comparison of the effects of different intravenous fat emulsions in patients with systemic inflammatory response syndrome and sepsis. Nutr Clin Pract, 26:665 ~ 671

Thibault R, Pichard C. 2010. Parenteral nutrition in critical illness: can it safely improve outcomes? Crit Care Clin, 26:467 ~ 480

Vanwijngaerden YM, Wauters J, Langouche L, et al. 2011. Critical illness evokes elevated circulating bile acids related to altered hepatic transporter and nuclear receptor expression. Hepatology, 54:1741 ~ 1752

Wandrag L, Gordon F, O'Flynn J, et al. 2011. Identifying the factors that influence energy deficit in the adult intensive care unit: a mixed linear model analysis. J Hum Nutr Diet, 24:215 ~ 222

Wang XY, Li WQ, Lu J, et al. 2004. Lipopolysaccharide suppresses albumin expression by activating NF-κB in rat hepatocytes. J Surg Res, 122:274 ~ 279

Willis MS, Patterson C. 2006. Into the heart: the emerging role of the ubiquitin-proteasome system. J Mol Cell Cardiol, 41:567 ~ 579

Windell CC, Baldwin SA, Davies A et al. 1990. Cellular stress induces a redistribution of the glucose transporter. FASEB J, 4: 1634 ~ 1637

Wischmeyer PE, Heyland DK. 2010. The future of critical care nutrition therapy. Crit Care Clin, 26:433 ~ 441

Wolfe RR, Jahoor F, Herndon DN et al. 1991. Isotopic evaluation of the metabolism of pyruvate and related substrates in normal adult volunteers and severely burned children: effect of dicholoroacetate and glucose infusion. Surgery, 110:54 ~ 67

第十一章

氧输送、氧耗和细胞病性缺氧

循环和呼吸支持是重症患者治疗的重中之重,归根结底是为了使机体能够获取足够的氧并将氧输送至外周组织,再被外周组织和细胞有效利用以满足代谢需要。自20世纪80年代美国学者 Shoemaker 提出对危重症患者实施"超高氧输送治疗目标"的策略以后,氧输送与氧需求平衡的重要性和评估方法被高度重视,了解相关领域的知识、进展和评价对于重症患者的治疗是十分重要的。

第一节 基本概念

1. **氧输送**(DO_2, oxygen delivery) 指每分钟通过左心室向主动脉输出的氧量,健康成人约为 1000ml/min,计算公式如下:

$$DO_2 = CaO_2 \times CO = 1.34 \times Hb \times SaO_2 \times CO + 0.003 \times PaO_2$$

其中,CaO_2 指动脉血氧含量;Hb 指血红蛋白;SaO_2 指动脉血氧饱和度;CO 指心排血量;PaO_2 指动脉血氧分压。

除了"氧输送"外,也有学者用"氧转运"(oxygen transport)或"氧供"(oxygen supply)表达,内涵基本是一样的。但如果在同一著作里出现"氧输送"(oxygen delivery)和"氧转运"(oxygen transport)两种提法,所表达的意思就可能有所不同。这时,"氧转运"指的是每分钟通过左心室向主动脉输出的氧量;而"氧输送"却是指能够真正进入组织中的氧量。正常情况下,氧输送与机体的氧需求是相匹配的。当氧需求增加时,机体的反应首先是增加氧输送,并主要通过提高心排血量来实现;只是在氧输送达到极限后,机体才通过增加氧摄取满足代谢需要。因此,高心排血量和氧摄取率增加在提示氧需求增加的同时,也反映机体有较完备的代偿功能。

2. **氧耗量**(VO_2, oxygen consumption) 指每分钟机体实际消耗的氧量,并由氧需求和氧输送两个因素所决定,正常成人为 200~250 ml,通常的计算公式(逆 Fick 法)如下:

$$VO_2 = (CaO_2 - CvO_2) \times CO$$

其中,CvO_2 指静脉血氧含量。

正常状态下氧输送量远大于机体氧耗量,表明氧输送有较充足的储备。这种储备能力具有重要的生理和病理学意义,可以在机体出现氧供危机时能够紧急地向细胞提供氧。关注氧耗有两个意义:①了解机体的代谢状态,②了解机体利用氧的有效性;而后者对脓毒症患者具有特殊重要性。由于脓毒症在病理生理学上存在一系列损害氧摄取和利用的因素,并且难以纠正,所以该类患者出现相对低氧耗的情况很普遍,而且比高氧耗更难处理和更令人忧虑。如果患者出现与病情极不相称的较低氧耗,同时又存在乏氧的证据,则提示机体氧代谢可能陷入了衰竭。如果这种状态持续恶化,离死亡也就为期不远了。

3. 氧需求(oxygen demand) 指机体为维持有氧代谢对氧的需求量,是由机体的代谢状态所决定的,正常成人为200～250 ml,与氧耗相一致。但必须注意,氧需求和氧耗是两个不同的概念,前者仅与机体代谢水平有关;而后者除了代谢以外,还受氧输送、氧在微循环弥散及细胞摄取可利用氧的能力等诸多因素的制约。在正常或病理情况下的一定限度内(如氧输送仅是有限地降低),氧需求和氧耗的量是一致的,这时可以把氧耗量视为氧需求量。但在危重患者,如果氧输送下降超过阈值,则氧耗量达不到氧需求量。同样,如果细胞不能有效地摄取和利用氧,其实际氧耗也达不到氧需求。

4. 氧债(oxygen debt) 指氧耗与氧需求之差。氧债的形成可能是由于氧供不足,但也可以是细胞氧摄取和利用障碍所致。危重症患者个体的氧需求无法直接精确测量,通常只是根据患者代谢状态用公式计算,或用后面将要介绍到的氧输送/氧耗关系定性、间接地进行评估。临床评估是否存在氧债可采用间接 Fick 法,但实用和可靠的方法主要观察是否存在高乳酸血症。氧债将对危重症构成严重威胁。Shoemaker 提供的一组资料显示,最大氧债为(8.0±1.5)L/m² 的患者可全部存活,且无器官并发症;如最大氧债为(26.8±7.0)L/m²,患者虽可存活,但合并器官衰竭;而最大氧债达到(32.5±8.1)L/m² 的患者,则全部并发器官衰竭并死亡。

5. 氧摄取率(O_2ext,oxygen extraction) 指细胞从流经的动脉血液中提取氧的百分数。与氧耗一样,氧摄取率也是受机体代谢水平、氧输送量、氧弥散状态及细胞摄取和利用氧等因素制约。代谢率低、氧供充足,氧摄取率自然较低;反之,氧摄取率就高。但氧摄取率低未必一定是好事,还要注意是否存在氧债。如前所述,低氧摄取率同时伴有氧债则提示存在氧代谢障碍。除了实验研究中可能需要对局部组织器官的氧摄取率进行评价外,临床上是通过抽取来自全身的中心静脉或肺动脉混合静脉血进行全身总体的氧摄取率评价。计算公式如下:

$$O_2ext = \left[\left(CaO_2 - CvO_2 \right) \div CaO_2 \right] \times 100\%$$

正常氧摄取率为22%～30%。从肺动脉抽取的混合静脉血混合充分,检测结果较准确,但只能在放置了肺动脉导管的患者中才有可能检测。通过上腔静脉导管抽取的右心房血虽然混合不如肺动脉血液充分,但来源方便,且被认为与肺动脉血有着较好的相关性,因此最常被用于测量氧摄取率。

6. 氧供脱依赖(oxygen supply independence) 指氧耗不会伴随氧输送的变化而发生改变的状态。氧供脱依赖通常标志着氧输送已经满足机体氧需求,或至少说明即使存在缺氧,也不是氧输送不足的问题。

7. 氧供依赖(oxygen supply dependence) 指当氧输送不足并达到某一阈值时,氧耗不能维持稳定而呈现出伴随氧输送的变化而变化的情况。氧供依赖使机体进入乏氧代谢,是临床应该避免并需积极纠正的。

第二节 氧输送与氧需求和氧耗的关系

一、正常动物氧输送与氧需求和氧耗的关系

对于氧输送、氧需求和氧耗之间的关系早在20世纪60～70年代即有了解。Cain 和 Nelson 等对动物模型的研究显示,在相对恒定的代谢状态下,正常或超高水平的氧输送均

不会导致氧耗和氧摄取率的改变。通过失血、心脏压塞、贫血和缺氧等手段使氧输送逐渐下降，在一定范围内也不会改变氧耗，但氧摄取率会逐渐增加。但当氧输送降至某一临界值（阈值）后，氧耗不再能够维持稳定，而是伴随氧输送的变化而波动，与此同时，出现高乳酸血症等机体缺氧的证据（图11-1）。所谓"氧供脱依赖"和"氧供依赖"的概念即是由此而来。通过氧输送/氧耗这种关系，可以得出以下结论：机体代谢状态决定了一个氧需求量，并要求有与其相匹配的氧输送量和不容过低的阈值。在此阈值以上，无论氧输送如何变化，氧耗均可保持稳

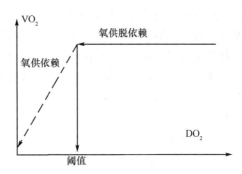

图 11-1　氧输送（DO_2）与氧耗（VO_2）的关系

该图表明，氧输送在降低至一定限度（阈值）以前不会导致氧耗变化，此被称作"氧供脱依赖"关系；但如超过此限度，氧耗即伴随氧输送呈比例地降低，此被称作"氧供依赖"关系

定；如果氧输送低于阈值，氧需求便不能满足，氧耗只能伴随氧输送的变化而变化。所以，在预设的氧需求量下，氧耗可以按照氧输送的水平变化呈现双相变化。以上是探讨氧代谢理论和决定临床治疗对策的基本观点。有研究显示，健康麻醉犬的氧输送阈值为 8ml/kg，此时的氧摄取率为 70%。

二、病理状态下氧输送与氧需求和氧耗的关系

学者们相信，人类具有与动物相似的氧代谢关系，但由于可以理解的原因，迄今没有获得健康人的氧输送阈值。如果以最大氧摄取率为 70% ~ 75% 推算，那么健康成人的氧输送阈值可能在 250 ~ 300 ml/min。但来自人类疾病状态下的测量报告显示，氧输送阈值可能远远高于上述估计的数值。换言之，疾病状态可能限制了机体像健康人一样摄取氧的能力。

在急性呼吸窘迫综合征（ARDS）、多器官功能障碍综合征（MODS）等以脓毒症为基础的严重并发症中，使用间接/逆 Fick 法（indirect/reverse Fick）测量发现，绝大部分患者虽然氧输送处于正常或者超高状态，但仍然表现为氧供依赖现象。即使继续增加氧输送，也

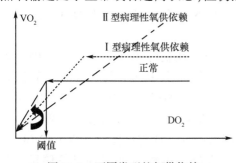

图 11-2　不同类型的氧供依赖

Ⅰ型病理性氧供依赖 可以显示氧耗平台；Ⅱ型病理性氧供依赖不能显示氧耗平台；病理性氧供依赖的氧供阈值远高于正常，而且氧提取率低（在本图表现为线段的斜率变化）

难以显示氧输送阈值（图 11-2），Nelson 称此现象为"病理性氧供依赖"。根据最终能否出现氧供阈值和氧供脱依赖平台，可以将病理性氧供依赖分为两个类型（图 11-2）：Ⅰ型病理性氧供依赖，指在超常氧输送下可以显示较高的氧供阈值和氧供脱依赖平台；Ⅱ型病理性氧供依赖，指始终不能显示氧供阈值和氧供脱依赖平台。除了难以显示氧输送阈值和氧供脱依赖平台外，病理性氧供依赖还有一个明显的特征，即氧最大提取率明显降低，通常仅在 50% 左右或更低，因此该类患者的静脉血氧含量往往相对较高。

发生病理性氧供依赖的确切原因还不十分

清楚。实验研究发现,内毒素血症和菌血症可以使氧输送阈值提高50%达到12 ml/kg,而该阈值下的氧摄取率则降至51%。同时还发现,氧摄取率下降的组织主要发生在胃肠道,而骨骼肌的氧摄取率基本保持不变。另有研究证实,单纯肺损伤并不会造成病理性氧供依赖。所以,作为全身炎性损害的一部分,ARDS的病理性氧供依赖现象更可能是全身炎症反应而不是肺损伤本身的结果。

但与上述的观察相反,Ronco等对18例放弃救治的脓毒症和非脓毒症患者,通过顺序撤除升压药、降低吸氧浓度和撤机等逐渐降低氧输送的手段测量氧输送阈值。结果显示,脓毒症并不比非脓毒症患者有更高的氧输送阈值,其氧输送阈值仅为4.5 ml/(kg·min)。借此认为,所谓的氧提取缺陷并导致氧供依赖并不构成脓毒症患者主要的病理学特征。另外,一些用逆Fick法显示病理性氧供依赖的病例,在改用间接卡路里法(indirect calorimetry)测量后却可以显示氧供脱依赖平台。因此,对于病理性氧供依赖的成因和意义存在不同的解释和争议。

三、测量氧耗的方法及评价

测量氧耗是评估氧输送/氧耗关系的关键,目前主要有3种方法可选择:

(1)逆Fick法:是目前使用最普遍的方法,运用氧耗计算公式,只须测量Hb、SaO_2、SvO_2和CO,然后代入公式计算:$VO_2 = (CaO_2 - CvO_2) \times CO$。

(2)间接卡路里法:使用代谢车(metabolic chart)进行测量。通过分析和计算吸入与呼出气体的成分,使用以下公式计算出氧耗:$VO_2 = (F_{IO_2} \times V_I) - (F_{EO_2} \times V_E)$。其中$F_{IO_2}$指吸入气氧浓度分数,$V_I$指吸气量,$V_E$指呼气量,$F_{EO_2}$指呼出气氧浓度分数。

(3)质谱分光光度仪(mass spectrophotometry)测量:该方法是根据气体的电磁现象定量地将不同的气体颗粒进行分离,然后对吸入和呼出气体的氧进行直接测量,差值便是氧耗。

无论采用哪一种测量方法,均要求患者处在平稳和安静的状态,目的是使其代谢率不发生变化。吸痰、理疗等操作可使代谢率增加50%;寒战增加100%;而体温每升高1℃则增加代谢率10%。因此,在测量氧耗期间均要求避免出现上述情况,而且尽可能缩短测量时间。

以上3种方法中,质谱分光光度仪测量法被认为是具有最高精确度的测量方法,所获结果被视为"金标准",但是由于设备复杂、成本高昂,目前还难以在临床中推广使用。现在临床使用的主要是逆Fick法和间接卡路里法。

逆Fick法的计算参数可以通过Swan-Ganz导管较方便地获得,但其准确性却受到一系列因素的影响:①肺的氧耗未能计算在内,而在肺罹患病变时,其氧耗可占到全身氧耗的20%以上,显然这是不应当被忽略的;②用热稀释法测量CO的误差在5%~15%,Hb测量误差约5%,血氧饱和度测量误差约2%,因此可以造成总误差为17%高估或13%低估的氧耗。更致命的是,③由于氧耗计算公式$VO_2 = (CaO_2 - CvO_2) \times CO$与氧输送计算公式$DO_2 = 1.34 \times Hb \times SaO_2 \times CO + 0.003 \times PaO_2$都采用同样的参数,即CO、Hb等,因此产生计算偶联。即公式A值(如氧输送)改变必然导致公式B值(如氧耗)改变,这在方法学上是不可取的。所以,许多学者将该法所测得的"病理性依赖"现象归咎于参数偶联所导致的"数字游戏",而主张用独立的方法测量氧耗。尽管如此,逆Fick法仍然是目前ICU内最普遍采用的测量氧耗和考量氧输送/氧耗关系的手段,并获得了另外一些学者的支持。至少有两项报告称,逆 Fick 法可以获得与间接卡路里法相似的结果。Levinson 的研究也显示,逆 Fick 法与质谱分光光度仪测量有着非常好的相关性,尽管前者较后者低。事实上,并非所有脓毒症患者用逆 Fick 法测量都不能显示氧供脱依赖。有研究发现,氧供依赖现象主要出现在高乳酸血症患者,而乳酸正常患者则否,说明逆 Fick 法显示氧供依赖确实有缺氧存在。

为平息争议,有学者曾经试图采用数学方法修正逆 Fick 法,以去除偶联成分造成的假性依赖。但计算过程极其复杂,不是临床医生能够接受的。经数学处理后,氧耗增加的斜率被减小,却不能完全消除。即便如此,这些病例用间接卡路里法检测仍然不能证实存在"氧供依赖"。这一结果提示有两种可能:①数学处理方法还不能完全消除偶联,氧供依赖其实并不存在;②确实存在氧供依赖,间接卡路里法测量不准确,毕竟它的测量也存在误差而并非"金标准"。由此看来,关于逆 Fick 法的争议仍将继续。

但只要有条件,最好还是采用间接卡路里法取代逆 Fick 法。间接卡路里法是一个完全独立的测量系统,既不存在计算参数偶联的问题,也不会遗失肺氧耗的测量,是较理想的氧耗测量手段。该方法的缺陷是容易受吸氧浓度的影响并对系统本身的要求很严格。不难理解,在较高吸氧浓度时,患者氧耗的变化与其所接受的巨大氧流量相比实在是太微小了。这样,不但需要十分敏感的氧传感器,而且,供氧压力和流量均需要十分稳定,测量系统密封性也要十分严格。否则,将可能造成测量结果失准而致使测量失败。表 11-1 是逆 Fick 法和间接卡路里两种测量方法优劣的比较。

表 11-1 逆 Fick 法与间接卡路里法测量氧耗的比较

比较因素	逆 Fick 法	间接卡路里法
对患者风险	中度、来自于肺动脉和动脉插管	极低
费用	导管及监测费	监测费
精确性	误差范围 5% ~15%	误差范围 1% ~17%
可重复性	变异系数 0.05 ~0.10	变异系数 0.03 ~0.10(FiO$_2$<0.8)
实用性	需医生、护士及设备专家协助	需医生、护士、呼吸治疗师和设备专家协助

四、评估氧输送/氧需求的匹配关系及解读结果

临床上评估氧输送/氧需求的匹配关系是采用类似动物实验的方法,即通过改变氧输送动态地观察氧耗的反应来判断患者是处于"氧供依赖"还是"氧供脱依赖"。但不同的是,动物实验可以通过降低氧输送进行考量,而临床则是通过提高氧输送进行考量,方式虽然不同,但实质是一样的。

从公式 $DO_2 = 1.34 \times Hb \times SaO_2 \times CO + 0.003 \times PaO_2$ 可知,通过输血、输液、强心或提高血氧饱和度中任一措施均可以提高氧输送,取决于患者的临床情况。对于没有心功能损害的患者可以增加输液;心功能不全者可以强心;贫血患者可以输血;呼吸衰竭患者可以提高吸氧浓度或增加 PEEP(注意对循环的负性影响,勿使 CO 降低)等。为了不使"氧供阈值"被遗漏,应该逐步增加氧输送,在每次增加氧输送后都要同步测量氧耗。

虽然评估氧输送/氧需求匹配关系的操作不算复杂,但解读测量结果并不简单,其原因主要是:①使用方法本身的缺陷;②增加氧输送本身就有使机体代谢率改变的可能。

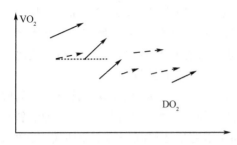

图 11-3　氧耗对于增加氧输送的反应
增加氧输送后,氧耗增加的斜率至少大于 10% 才有可能说明真正存在氧供不足;本图实线表示阳性结果,虚线表示阴性结果

强心、增加输血、输液均可以由于增加心血管活动而使机体代谢率增加,由此导致的氧耗增加不应被视为氧供依赖。对内毒素血症动物模型的研究发现,在氧输送阈值以上采取增加氧输送的干预措施仅导致氧耗产生斜率为 0.04 的变化;而在阈值以下则出现 0.40 的变化。另一项研究也发现,在氧输送阈值以下增加氧输送可以产生 0.30 ~ 0.76 和均值为 0.52 的斜率变化。目前临床较普遍接受的标准是增加氧输送后氧耗增幅至少大于 10% ~ 15% 才有可能说明真正存在氧供依赖(图 11-3)。

第三节　低氧输送的原因

氧输送计算公式表明,凡涉及呼吸、循环系统、血液系统的损害,如呼衰、心衰、贫血等均可造成低氧输送。

在上述因素中,SaO_2 和 Hb 对氧输送的影响力相对有限。氧解离曲线特征告诉我们,在 $PaO_2 \geqslant 60$ mmHg 的较大范围中,PaO_2 的增减引起 SaO_2 的变化仅在 10% 以内。所以,除非存在低氧血症($PaO_2 < 60$ mmHg),呼吸因素不会对氧输送产生重要作用,故试图通过大幅提高 PaO_2 来增加氧输送的潜力不大。虽然严重贫血可导致低氧输送而需要纠正,且理论上 Hb 越高 DO_2 就越高,但血液流变学也同时告诉我们,过高的 Hb 会造成血液黏滞和血液流变学恶化,况且库存血液本身还存在许多缺陷,使其携氧和释氧能力被削弱。因此,如果不存在严重贫血,而试图通过输血及超高氧输送不但无益,甚至有害。多数学者认为,维持重症患者血液流变学最佳状态的最适宜的 Hb 为 70 ~ 90 g/L,远低于健康理想标准(150 g/L),甚至低于传统的贫血标准(100 g/L)。

与上述两个参数不同,心排血量对氧输送的影响最大,是决定氧输送最重要的因素。重症患者对心排血量的影响是多方面的,既可以造成低心排血量而导致低氧输送,也能以高心排血量的方式代偿其他方面的损害,这取决于患者的状态。在脓毒症时往往可以观察到,从"低心排血量"到"高心排血量"再到"低心排血量",心排血量的变异幅度可以倍数来计。

1. 低容量血症　造成低心排血量最常见的原因是低容量血症,典型的低容量血症当属严重失血后液体复苏不足。但其他重症患者"隐性的"血容量的"丢失"更普遍,如发热、禁食、血管渗漏、外周血管床扩大和血液淤滞等,这些因素可以导致绝对的或相对的有效循环血量不足。临床上,对于所有低心排血量都要求首先排除低容量血症,并在决定使用心血管药物干预前予以纠正。

目前,临床上还没有能十分准确地评估血容量"足"或"不足"的方法。所谓的"足"与"不足"并非指血容量的绝对值,也并非是与正常血容量相比较,而是指能否与患者的心血管状态相匹配。不难理解,"正常"血容量对于心衰的患者显然是超负荷,而对于外周血管床大量开放的脓毒症患者则是不足。所以,调整患者的血容量,并使其与其心血管状态相匹配是临床治疗的目标,而不管它的绝对量有多少。

长期以来人们习惯于用中心静脉压(CVP)或肺动脉楔压(PAWP)的正常值作为评估血容量的标准,这并不足取甚至是陷阱。因为,血容量并非构成这些压力数据的唯一因素,还有心血管顺应性、胸腔压力、心率等因素参与,这些因素在病理状态下均会发生很大的改变,导致静态和孤立的 CVP 和 PAWP 数据不能真实地反映容量状态。在这种情况下,观察这些指标的相对变化显得更为可靠。

最常使用的相关方法是诞生于 20 世纪 70 年代的"容量负荷试验"。该方法的设计是基于两个基本认识:①弹性容器中(如心血管系统),容量(如血容量)与压力的关系不是线性的,而是反抛物线的关系。即如果容器有继续承载更多容量的潜力,那么冲击性地增加容器内容量并不会使容器内压力陡升。相反,如果容器已达到承载容量的极限,那么增加容器内容量将导致容器压力陡升。②虽然有许多容量外因素参与血管内压力形成,但在短暂的一段时间内可以认为这些因素是相对稳定的,这时如果改变的仅是血容量,那么所体现的压力变化则只与血容量有关,与其他因素关系不大。容量负荷试验即通过这种简单的原理,从而将复杂的影响压力的容量外因素排除了。经典的容量负荷试验为 CVP"扩容"与"限液"制订了"5-2 法则"。即如果在冲击输液中 CVP 增加≤2 cmH$_2$O,则说明可能存在低容量血症;而≥5 cmH$_2$O,则说明容量已饱和;2 ~ 5 区间可以再观察。对于 PAWP 也使用同样的方法,不过是"7-3 法则"。对于容量负荷试验,原始方法对冲击液体量和输注时间都有较复杂的规定,但后来被简化。

近年来有学者提出采用"功能性血流动力学"的方法评估容量状态。其原理是:在呼吸周期中,胸腔压力周期性的变化可以周期性地改变回心血量及心排血量,造成吸气相与呼气相相应参数的差异,在低容量血症中这种差异可以被胸腔压力的变幅所放大。目前,已经提出的相关参数有 ΔRAP(右心房压变异)、ΔPP(脉压变异)、ΔSPV(收缩压变异)和 ΔVpeak(主动脉峰流量变异)。

应该注意的是,无论容量负荷试验还是功能血流动力学监测,所有评估方法都需遵守测量的条件。总体来说,测量期间都要求使患者充分镇静,不允许进行任何可能改变代谢、呼吸、循环的操作。在功能性血流动力学监测中,除 ΔRAP 外,其他检测均要求在机械通气下进行,并且不允许患者存在自主呼吸及伴有较严重的心律失常。如果不能遵守这些条件,则将导致结果不准确。

对于不能满足上述条件的患者,可以考虑采用"被动性下肢抬高试验"(PLR)。这种方法的原理是,通过变换体位(抬高下肢)而改变心脏前负荷,测量由此造成的心排血量变异幅度。一项对比研究显示,对于伴有心律不齐或保留自主呼吸的机械通气患者,以扩容后能够达到增加心排血量15%(即有扩容真正需要者)为标准,其 PLR 试验增加降主动脉流量为10%(阳性反应)。其敏感性为97%,特异性为94%。而达到同样标准,ΔPP>12 时的特异性则只有46%。PLR 试验相当于一种自身的急性容量负荷试验,有潜在心功能不全的患者存在诱发急性心力衰竭的风险,故在该类患者中应慎重使用。

近年来一项对容量负荷试验的荟萃分析显示,容量负荷试验的原理虽好但不可靠,原因何在?至少有两项研究同步进行了容量负荷试验和下肢抬高试验,可以发现,容量负荷试验与下肢抬高试验具有很好的相关性。问题可能在于,容量负荷试验使用液体冲击的速率太低,不足以构成对心脏前负荷的真正挑战。所以,容量负荷试验看来是有改进空间的,但对潜在心功能不全患者的风险比下肢抬高试验更大。

通过上述分析,我们应十分清楚地认识到,对所谓"前负荷"的评估实际就是对心脏对增加容量负荷反应性的评估,并通过心排血量及衍生指标的变化来体现。应该指出,临床上并非所有对增加容量有反应的患者都有扩容的需要,决定是否扩容首要注意是否有扩容的需要,如低氧输送和低灌注。只有对需要扩容的患者,再通过相关试验看患者是否有承载扩容的潜力。对有需要但无潜力者则应首先改善心脏功能;而一旦低氧输送和低灌注被纠正,扩容治疗即应停止,即便心血管系统仍有接受容量的潜力。

2. 心功能损害　心功能损害是导致低心排血量的另一个重要原因,最典型的当属急性心力衰竭。但潜在或隐蔽的心功能损害并不少见,尤其在高龄患者。特别值得注意的是脓毒症引发的心功能损害。心功能在脓毒症受损的事实已经被许多研究所证明。在此类患者中,可以获得肌钙蛋白升高的心肌细胞损伤证据,但这种损伤似乎与心肌灌注并没有明确关系,而主要被归咎于肿瘤坏死因子(TNF)-α、白细胞介素(IL)-1β、一氧化氮(NO)等多种炎性介质和心肌抑制因子的作用,它们可能通过降低细胞膜β受体蛋白,影响信号转导通路,抑制环磷酸腺苷活化等效应损伤心肌细胞和抑制心肌的收缩力。

但脓毒症的心肌抑制除非十分严重,往往被高心排血量所掩盖。高心排血量可能是心脏对于外周血管阻力降低、血流分布紊乱和细胞缺氧的代偿,并且是依靠增加心率实现的,射血分数和每搏量其实均有明显下降。这种增加心排血量的方式与正常心脏为应对氧需求增加时做出的反应(除了增加心率外,射血分数和每搏量也均明显增加)显著不同。研究发现,脓毒症状态中的心脏有两种表现:心脏扩大和心脏不扩大或少许扩大。前者射血分数下降严重,后者只有轻度下降。出乎意料的是,前者的预后往往好于后者,大部分心脏可在 7～10 天内恢复正常范围;而后者则见不到恢复的迹象。目前对这种奇怪的现象还没有十分令人信服的解释,似乎扩大的心脏反映了心肌具有较好的顺应性,因此更具恢复潜力。

临床上有两种方法可以判断心功能损害和心肌抑制状态:①应用血流动力学监测的方法观察心脏容量与每搏功指数的关系。正常情况下,如果心脏容量负荷增加,则每搏功指数会相应增加,且二者关系的坐标曲线比较陡直。但在心肌抑制的患者,心脏容量负荷与每搏功指数的关系曲线变得平缓,即增加容量负荷不会使每搏功指数明显增加。②计算心排血指数(CI)与混合静脉血氧摄取率(OER)的比值。正常的 CI/OER 为 12(设定 CI 为 3.0,OER 为 0.25),低限为 10,如果 CI/OER<10 则应该考虑存在心肌抑制的情况。该公式反映了心脏工作负荷与氧耗间的关系。通常的情况是,氧耗增加应同时伴有心排血量/OER 或二者同时增加,且主要是心排血量增加;但如果心功能受到抑制便会出现只有或主要有OER 增加。一项对伴有贫血、同时合并/未合并心功能损害的脓毒症患者的观察显示,无心功能损害患者的 CI 为 3.9,OER 为 0.29,CI/OER=13.4,说明心功能良好,可以通过同时增加心排血量和 OER,并主要增加心排血量来代偿贫血对氧输送造成的不利影响;而在合并心功能损害的患者,CI 为 3,OER 为 0.35,CI/OER=8.6,说明循环系统无潜力通过提高 CI 代偿贫血,而只能通过增加氧提取满足代谢需要。需要指出,上述结果的判断需以容量负荷已经得到满足为前提,如果血容量不足,也会出现 CI/OER<12 的现象。但如果能够排除心功能损害,则 CI/OER<12 亦可以提示血容量不足,借此,对容量判断的方法又多了一个选择。

心功能损害迫使人们通过减少血容量而使容量复苏的努力失败。所以,在心功能损害的患者,欲获得较足够的血容量,必须首先使心功能得到改善。

第四节 氧输送治疗途径

一、纠正氧输送/氧需求失匹配的方法

纠正氧输送/氧需求失匹配的方法涉及两个方面,即降低氧需求和增加氧输送。前者包括控制体温、防治感染、镇静止痛和降低呼吸做功等措施;后者则通过提高 Hb、SaO_2 或 CO 来实现,具体方法前面已经提及,以下仅就 3 个问题进行分析与讨论:

(1)据估计,Hb 每丧失 10 g/L,大约需要增加 9% 的心排血量方可维持相似的氧输送,因此严重贫血必须纠正。但红细胞比积过高可以恶化血液流变学,不利于外周氧利用,因此也要避免。危重症患者最佳的 Hb 浓度尚无统一意见,一般认为 80 g/L 左右为宜。但有学者认为老年和心肌受损的患者心功能储备差,难以通过提高 CO 增加氧输送,故建议可增加 Hb 至 120 g/L。总体来看,通过提高 Hb 增加氧输送的潜力有限。

(2)低氧血症必须纠正。且不论人类可耐受低氧血症的极限是多少,当氧分压在 60 mmHg 以下时,氧饱和度处在氧解离曲线的陡部。即使仅从提高氧输送需要出发,也应该提高氧分压至少到 60 mmHg 以上,此时,氧饱和度可以达到 90%。但过高的氧分并无必要,在脱离氧解离曲线陡部后,无论氧分压继续提高到多少,氧饱和度也只能获得 10% 以下幅度的增加,但付出的代价可能很大,有时甚至造成氧输送降低(如过高 PEEP 造成心排血量下降)。在低氧血症纠正后,试图通过进一步提高 SaO_2 来增加氧输送的潜力最有限。

(3)通过输液和使用正性肌力药物提高 CO 是实现增加氧输送的主要途径。该途径可以使 CO 获得倍数级的提高,但在有心功能损害的患者中受到限制。对于合并肺和颅脑损伤的患者,容量问题始终存在较大的争议,许多人主张限制输液。但有研究指出,低容量血症使缺血组织释放炎性介质是导致 ARDS 发生的主要因素。在脓毒症模型(具有发生 ARDS 的高风险)中,大量液体复苏并不会导致肺水增加。因此,正确的看法应该是,该类患者不应被视为较充分液体复苏的禁忌,至少不应因为顾虑肺脏或颅脑损伤而超越氧输送底线造成低容量血症。

二、超高氧输送治疗、标准及临床研究

提出超高氧输送治疗策略的是美国学者 Shoemaker。20 世纪 70 年代初,Shoemaker 等首先注意到,具有较高的心排血指数、每搏指数、左心室每搏功和较高氧耗的外科患者具有较高的生存率。其后,Shoemaker 继续报道,以超高氧输送/高氧耗为目标可取得满意的临床效果。在该项试验中,将 146 例高危外科术前患者分成三组:CVP 监测下的标准治疗组、肺动脉导管监测下的标准治疗组和肺动脉监测下的超常氧输送目标组。结果显示,术前实施超高氧输送目标治疗较标准治疗的患者术后脱机早,ICU 留驻时间缩短,病死率低,其相对风险率 RR(试验组风险率/对照组风险率)仅为 0.10,表明试验组的治疗方法是成功的,由此开启了超高氧输送治疗危重症的大门。

超高氧输送治疗的目标是:$CI \geq 4.6 \sim 6.0$ L/$(min \cdot m^2)$;$DO_2 \geq 600$ ml/$(min \cdot m^2)$;

$VO_2 \geqslant 170 \ ml/(min \cdot m^2)$。

超高氧输送策略一经提出便受到广泛的关注。1996 年,Heyland 对 7 项样本量较大、设计较好的临床试验进行了较深入的分析。

针对 Shoemaker 研究存在的缺陷,即没有严格执行随机原则和患者的基础情况不明确,Boyd 发表了以超高氧输送为目标用于术前外科患者的报告。该研究的试验组与对照组的基础状态明确而且具有可比性,且全部患者均实现了随机化。结果表明,以超高氧输送为目标的试验组病死率和 ICU 留驻时间均明显低于和短于标准目标对照组。该研究的相对风险率为 0.25,说明超常氧输送治疗是成功的。

Tuchschmidt 将 70 例可疑脓毒症患者分成两组进行研究,两组患者基础状态无差异,唯一的区别是在试验组以超高氧输送为治疗目标。结果显示,试验组病死率为 50%,而对照组为 72%,但无显著性统计学差异。需要指出的是,虽经各种努力,试验组中仍有高达 27% 的患者没有达到超高氧输送的设计目标;而对照组中有 24% 自行达到了超高氧输送的指标。换言之,两组患者均有约 1/4 比例的病例不受人为控制地在目标上出现交叉。此外,该研究虽然进行了随机分组,但有部分患者在分组后因不同原因被排除在最后分析之外。该研究的相对风险率为 0.69,表明试验组治疗优于对照组治疗。另有学者报告了 72 例脓毒症、脓毒性休克、低容量性休克、ARDS 等各类危重症的研究。虽然在设计上规定试验组氧输送>600 ml/m^2,对照组 450~550 ml/m^2,但在实际中,试验组的氧输送为(617±202)ml/m^2;而对照组不受控制地达到了(604±169)ml/m^2,两组达到的目标几乎一样,而且病死率完全一致(34%)。其后他们再次提出了一组病例的研究报道,也几乎是前一报道的翻版。这两项研究的相对风险率分别为 1 和 0.93,表明试验组和对照组的疗效完全一样或几乎一样。

Hayes 发表了一项关于超高氧输送治疗负性结果的临床研究报告。该试验选择 100 例各类危重患者为研究对象,随机分为超高氧输送和标准治疗组,两组基础情况具有可比性。在试验组,为获得高的心排血量和氧输送值,几乎均使用了正性心肌力和血管活性药物,如多巴酚丁胺和去甲肾上腺素,其中 17 例患者的多巴酚丁胺用量曾经达到过 50 $\mu g/(kg \cdot min)$。结果显示,两组心排指数和氧输送值虽存在显著差异,但氧耗无明显差异;然而,病死率在试验组高达 48%,而对照组仅为 30%($P=0.04$),相对风险率为 1.60。该试验在设计上区别于其他研究的一个显著特征是,所有进入研究的病例均为首先经过标准液体复苏后仍达不到超高氧输送目标的病例,由此提示该类患者的病情较为严重,并被反映在 APACHE 较高的计分上。

在该领域,规模最大同时也是设计得最好的一项研究是来自 Gattinoni 的报道。这是一项多中心试验研究,共有 762 例高危外科患者进入研究中,随机进入正常心排指数组[2.5~3.5 $L/(min \cdot m^2)$,对照组]和高心排指数组[4.5 $L/(min \cdot m^2)$,试验组]。各组均维持正常的血压、CVP、PAWP、尿量和血气。试验组的高心排血量主要通过给予多巴酚丁胺取得,平均用量为 7.8 $\mu g/(kg \cdot min)$。结果显示,对照组 94.3% 的病例达到设计目标;在试验组,44.9% 病例达到设计目标。两组 ICU 内和 6 个月后随访的病死率均无显著差异,相对风险率为 0.98,表明试验组与对照组的疗效几乎没有区别。由于试验组中近半数病例没有达到设计目标,因此仍不能完整反映该目标对预后影响。

2002 年,Kern 等发表了一篇包括 21 项临床研究、2341 份病例的荟萃分析报告(图 11-4)。该报告以对照组预后分为"严重病例组"(病死率>20%)和"轻症病例组"(病死率<15%),分

析了超常氧输送策略在这两类患者中的疗效。结果显示,在严重病例组,如果超常氧输送策略在发生器官衰竭以后采用,则不会产生任何有益作用(治疗组与对照组总病死率之差为 0,$P>0.05$);但如果在发生器官衰竭前采用,则可以降低病死率(治疗组与对照组总病死率之差为 -0.23,$P<0.05$)。在轻症病例,两种治疗总病死率之差为 -0.04,没有明显不同。

综合上述临床研究资料,可以对超高氧输送治疗策略得出以下结论:①在严重病损(如器官衰竭或大的外科手术)打击前,早期实施治疗有效;②晚期治疗无效,甚至增加死亡风险;③治疗组与对照组目标通常出现难以进行人为控制的严重交叉;④虽然亚组分析显示能够达到超高氧输送标准的病例预后较好,但与是否采用超常氧输送治疗无关,而主要取决于患者本身的状态;⑤不加区别地对危重患者普遍采用超高氧输送治疗并不具有任何优势。

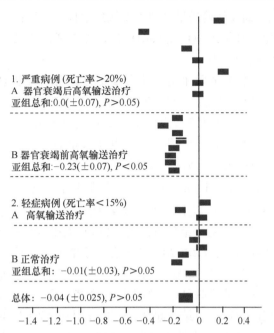

图 11-4　高氧输送治疗临床研究的荟萃分析

本图数字表示治疗组病死率与对照组病死率之差;分析显示,高氧输送治疗策略仅在严重病例的器官衰竭前采用有效,其他情况均无效,总体评价无效

三、超常氧输送治疗策略失败的原因

2003 年,国际拯救脓毒症战役(surviving sepsis campaign,SSC)发布的脓毒症治疗指南已经明确提出,不推荐把 CI 提高到一个预设水平。由于提高 CI 是超高氧输送治疗最主要的目标,以上意见不啻宣布了超常氧输送治疗策略的终结。为什么一个基于氧输送/氧耗匹配理论的诱人且一度炙手可热的治疗理念在实际效果中却表现得如此不尽人意,并最终退出历史呢? 可能有以下几个方面的原因:

(1)首先要指出,表现超高氧输送的患者能够获得较好预后与某种治疗能否使患者达到超高氧输送是两个不同的问题。在全身炎症反应背景下,在经典复苏后如果能够表现超高氧输送,说明这类患者对治疗具有较好的反应性并反映了他们具有较强的心血管功能储备;而对经典复苏甚至更积极处理的后仍无法达到超高氧输送的患者,说明他们对治疗的反应性差,也反映了其心血管系统存在较严重的损害甚至已经衰竭。这个事实可以解释在诸多的试验中,为什么治疗组和对照组会出现严重的"目标"交叉现象。

(2)对于心血管系统存在严重损害甚至衰竭的患者,一味追求超高氧输送势必进一步加重心血管系统的负荷,不但无效,甚至有害。这是对超高氧输送造成部分病例病死率增加的最恰当的诠释。

(3)虽然超高氧输送策略是基于氧输送/氧需求平衡理论,但该理论的精髓是个体化地测量氧输送需要量,而超高氧输送策略却用统一标准要求所有患者,这是不恰当的。事实

上,提高氧输送量是纠正缺氧的手段,而不是"目标"。目标应该是使氧输送与氧需求相匹配。对此,$ScvO_2$ 或 $SmvO_2$ 都是可参考的重要指标并被 Rivers 在"早期目标治疗"(EGDT)中成功运用。

(4)最后,但也是十分重要的是,脓毒症状态下缺氧的原因十分复杂,既可能源于氧输送不足,也可能是由氧弥散或细胞利用氧障碍所致,而后二者是无法通过提高氧输送纠正的。

就超高氧输送策略存在的问题,Phang 指出,尽管总体上看存活组患者的氧输送和氧耗较死亡组高,但各组内均有几乎等量的患者处在该目标上下,因此统一一标准对于个体患者是没有必要的。另有学者提出,高龄患者(>80 岁)由于基础代谢率本身就低,因此 DO_2 达到 $450 \sim 500 \, ml/(min \cdot m^2)$ 即可满足需要;反之,30 岁左右的男性患者可能需要 DO_2 达到 $700 \, min/m^2$ 以上。还有学者认为超高氧输送的指标没有意义,而提倡使用其他指标。Weissman 对一组危重症观察发现,氧摄取率≤20% 的患者对于增加氧需求的反应是增加氧耗;而氧摄取率≥20% 的患者对于增加氧需求的反应是提高心排血量。该结果提示,前一类患者有足够的氧输送,而后一类患者存在氧输送危机。因此认为,氧摄取率是指示进行干预治疗的最简单和有用的指标。许多专家建议把氧输送和氧耗关系的测量与血乳酸和胃肠黏膜内 pH(pHi)结合起来,氧供依赖与持续进展的高乳酸血症和不断下降的 pHi 是严重缺氧的有力证据,有望通过提高氧输送和其他治疗使上述状态得到逆转。

第五节　细胞病性缺氧

一、反映细胞缺氧的相关指标

细胞缺氧是循环紊乱最本质的问题,只有从纠正细胞缺氧的角度认识并入手解决才能达到循环治疗的有效性。尽管超高氧输送治疗策略并未被采用,但其明确地倡导了积极提高机体供氧和细胞氧利用的治疗理念,已成为其后 30 余年引领循环治疗进展的重要方向。在此进程中,中心静脉血氧饱和度($ScvO_2$)或混合静脉血氧饱和度($SmvO_2$)、血乳酸、pHi、经皮氧分压($PtcO_2$)和二氧化碳分压($PtcCO_2$)等多种检测指标和手段得以发展和利用。与超高氧输送指标相比,它们更深入地触及循环治疗的本质,因此更有针对性,而且使监测指标更贴近个体化。

1. **混合静脉血氧饱和度和中心静脉血氧饱和度**　SvO_2 代表动脉血液流经微循环卸载氧以后剩余的血氧饱和度,具有与氧摄取率相同的意义,只不过是换了一个角度反映外周细胞对氧的利用和氧供/需的匹配状态。$SmvO_2$ 和 $ScvO_2$ 所收集的都是全身静脉血液,但前者混合充分,测量结果较准确;后者受上腔静脉引流区域器官代谢的影响较大;前者比后者的绝对值高 5% ~15%,但二者具有较好的相关性。值得注意的是,在较严重的循环紊乱中,$ScvO_2$ 与 $SmvO_2$ 可能出现较大差异,原因是大脑与内脏供血再分配而使上、下腔静脉血的氧利用发生较大变化。在此情况下,仍建议采用 $SmvO_2$ 监测。

鉴于中心静脉血更容易获得,临床更常使用 $ScvO_2$。有资料证实,在低血容量性休克和脓毒性休克早期,尽管心率、血压、尿量和中心静脉压(CVP)可能尚处于正常范围,但 $ScvO_2$ 或 $SmvO_2$ 已经降低,所以它们或许可作为组织灌注和氧合较敏感的指标。此外,Glenn 等对伴有颅脑损伤的创伤患者进行术后 24 小时 $ScvO_2$ 监测发现,如果 $ScvO_2 < 65\%$,则滞留 ICU 及总住院时间延长,病死率也明显高。另一项多中心试验证实,高风险手术患者术中及术后低 $ScvO_2$ 与其后并发症的发生率密切相关,并建议将 $ScvO_2$ 维持在 70% ~ 75% 以上作为一个改善高风险手术患者预后的治疗目标,可见 $ScvO_2$ 对于预测预后具有一定价值。Rivers 将 $ScvO_2 > 70\%$ 作为脓毒症患者早期液体复苏的最终目标(EGDT),证明可明显降低该类患者病死率,并被列入严重脓毒症的治疗指南中。就此,Levy 回顾了自 2005 年 1 月至 2008 年 3 月欧洲、美国和南美洲 165 个中心的 15 022 例脓毒症患者,研究发现,在实施了 EGDT 在内的"拯救脓毒症战役"两年以来,脓毒性休克患者住院病死率由 37% 降至 30.8%。2011 年 Chamberlain 发表了一项关于脓毒性休克集束化治疗策略的荟萃分析,共 253 个研究、23438 例脓毒性休克患者,结果显示,以 $ScvO_2$ 为目标的 EGDT 策略是改善脓毒性休克预后的独立因素。所以,$ScvO_2$ 可作为指导循环治疗和改善预后的良好指标。此外,在与容量反应性和心功能的相关性方面,同样显示出 $ScvO_2$ 的有益作用。例如,有人在一项以 $ScvO_2$ 指导休克患者容量复苏的前瞻性试验中发现,如果以扩容后 $\Delta ScvO_2$ 4% 的变化作为阈值,其预测容量反应性的敏感性和特异性分别能达到 86% 和 81%。而在一项休克研究中并没有发现 $SmvO_2$ 与 $ScvO_2$ 有满意的相关性,但二者都与心排血量具有良好的相关性,其回归系数分别为 $r^2 = 0.416$、$P = 0.0001$($ScvO_2$)和 $r^2 = 0.344$、$P = 0.001$($SmvO_2$)。同时,如果以 $SmvO_2 > 70\%$ 作为阈值来预测 CI>2.5,则阴性预测值为 93% ,但阳性预测值不到 20% ;如果将 $ScvO_2 \geq 64\%$ 作为阈值来预测 CI>2.5,其阳性预测值和阴性预测值均为 90% 以上。

在阐述低静脉血氧饱和度不良意义的同时,必须强调高静脉血氧饱和度未必就是好事。如果高静脉血氧饱和度伴有进行性代谢性酸中毒,如碱缺失和(或)高乳酸血症,则强烈提示外周细胞氧利用障碍,它比低氧输送更危险,因为目前缺乏治疗着力点而难以纠正。一项由哈佛大学医学院组织的多中心研究表明,$ScvO_2 < 70\%$ 或 $> 90\%$ 组的病死率均明显高于相对正常组。随后 2011 年 Textoris 等发表了关于 152 例 ICU 脓毒性休克患者的一项回顾性研究,重点观察了异常升高的 $ScvO_2$ 对预后的影响,结果发现,收入 ICU 72 小时内经早期循环复苏后的最高 $ScvO_2$ 和低体温与住院病死率相关。外周氧利用障碍是脓毒症的特征性损害之一,高 $ScvO_2$ 被纳入 2001 年华盛顿共识会议所推荐的脓毒症识别标准。

2. 血乳酸及乳酸清除率　葡萄糖无氧酵解的产物为丙酮酸,在有氧条件下,丙酮酸经丙酮酸脱氢酶氧化成乙酰辅酶 A,再进入三羧酸循环氧化。但在乏氧条件下,丙酮酸被转化为乳酸。因此,乳酸可作为反映组织低灌注和细胞缺氧的指标。有人在失血性休克模型中观察到,伴随失血和血压下降,血乳酸水平大幅度升高;而回输血液后,乳酸水平下降。其实早在 1943 年,Cournand 即已发现乳酸能够反映细胞氧供需的状态。1998 年 James 提出应激亦可导致高乳酸血症,而且其他一些因素如高儿茶酚胺血症、丙酮酸脱氢酶功能障碍、乳酸清除能力下降等均能造成血乳酸水平升高,但组织细胞灌注不良所致细胞缺氧仍是重症患者高乳酸血症最常见的原因。

鉴于非缺氧致血乳酸升高的诸多因素在重症患者普遍存在,故临床上通常将重症患者血乳酸设定为 2 mmol/L(健康人为 1 mmol/L)。有资料显示,血乳酸超过 2 mmol/L 的持续时间与患者的脏器功能密切相关。同样,血乳酸持续升高达 6 小时者病死率升高,而一过性升高则影响不大。通过对外科 ICU 患者进行动态血乳酸浓度监测发现,在 24 小时内乳酸恢复到正常水平者病死率为 3.9% ,在 24 ~ 48 小时恢复的病死率为 13.3% ,在超过 48 小时恢复的病死率为 42.5% ,而在住院期间未达到正常乳酸水平者几乎 100% 死亡。研究还观察到,病程不同阶段发生的高乳酸血症对预后的影响也不尽相同,早期发生高乳酸血症的预后比后期发生的预后更差,病死率相差竟达 5 倍之多(29% 与 5.9%)。可见,重症患者血乳酸水平对其预后具有很大影响,已经是一个较成熟和可靠的评估预后的指标。近年来更有一些学者主张使用乳酸清除率替代单独的血乳酸测量。尽管这个方法以能更准确地鉴别高乳酸血症的原因而具理论优势,且已获得了一些研究支持,但若彻底取代较成熟的血乳酸测量还需要更多的研究论证。

3. 中心静-动脉二氧化碳分压差($Pcv-aCO_2$)和经皮氧分压($PtcO_2$)/二氧化碳分压($PtcCO_2$) $Pcv-aCO_2$ 是近年由一些学者提出的较新的循环和氧代谢监测指标。虽然正常情况下动、静脉 PCO_2 存在差异,但应该不超过 5 mmHg。如果超过此阈值,则提示可能存在心排血量或氧输送不足,尽管有时静脉血氧饱和度已经显示"正常"。Furqan 等在一项研究中收集了 57 例先天性心脏病患儿的 272 份血液样本,根据 $ScvO_2$ 水平分为 $ScvO_2$>70% 和<70% 两组。分析显示,在 $ScvO_2$>70% (174 例)组中,有近半数(71 例,40.8%)$Pcv-aCO_2$>6 mmHg。另有学者在 70 例接受高风险手术患者中探讨了 $ScvO_2$ 及 $Pcv-aCO_2$ 和心排血量及氧输送等指标在容量复苏中的意义。结果发现,出现并发症组的 $Pcv-aCO_2$ 水平明显高于未出现并发症组($P<10^{-6}$),而两组 $ScvO_2$ 正常(≥71%)的病例,其 $Pcv-aCO_2$ 存在统计学差异。ROC 曲线显示,预后最好的是 $ScvO_2$≥71% 加上 $Pcv-aCO_2$≤5 mmHg。目前对于 $Pcv-aCO_2$ 的研究尚处于初始阶段,有必要给予更多的关注。现已注意到,若干因素可以影响对 $Pcv-aCO_2$ 的判断,如吸入七氟醚、NO 或不同部位来源的检测标本等都可造成对判断的干扰。

局部组织 PO_2 和 PCO_2 既受 PaO_2 和 $PaCO_2$ 的影响,也受局部血流灌注和代谢的影响。因此,在 PaO_2、$PaCO_2$ 和代谢相对稳定的情况下,局部组织 PO_2 和(或)PCO_2 的变化便可反映其灌注量的变化,此对进行连续和动态的休克及复苏监测十分有用,目前临床较方便实用的方法是采用电极法的经皮 PO_2 监测和经皮 PCO_2 监测。

现有资料表明,$PtcO_2$ 和 $PtcCO_2$ 与全身性指标相关性良好,而且更敏感。动物实验显示,与其他缺氧代谢指标相比较,$PtcCO_2$ 与局部乳酸盐浓度相关性很好,且其上升早于组织磷酸肌酸和 ATP 的变化。在失血性休克犬模型中观察到,复苏期间 $PtcO_2$ 和 $SmvO_2$ 较其他指标变化更早;在缺血-再灌注过程中,$PtcO_2$ 与 $SmvO_2$ 和氧摄取率相关性也非常好。另据报道,$PtcCO_2$ 与小肠和乙状结肠 pHi 是对失血反应最迅速的指标,并且与全身氧输送指标相关性良好;在失血性休克状态下组织 PO_2 和 PCO_2 比 pHi 对失血更敏感。临床上,Waxman 等在对急诊室的休克患者进行复苏治疗中发现,早期 $PtcO_2$>60 mmHg 者的氧合与循环功能良好,而 $PtcO_2$<60 mmHg 者则存在动脉氧合功能或组织灌注不良;在复苏治疗中,$PtcO_2$ 升高者的组织缺氧和低灌注获得明显改善,而 $PtcO_2$ 未见升高者,其组织缺氧未见改善。在严重脓毒症、脓毒性休克和创伤患者中观察到,存活者 $PtcO_2$ 的绝对值较高,而死亡者 $PtcCO_2$ 的绝对值较高。此外,在严重创伤患者中发现,存活者与死亡者早期 $PtcO_2$ 和 $PtcCO_2$ 数值存在显著差异,观察期间所有维持 $PtcO_2$>150 mmHg 者均存活,而 $PtcO_2$<50 mmHg 持续>60 分钟的患者,或 $PtcCO_2$>60 mmHg 持续>30 分钟患者的病死率达 90% 。由此可见,对 $PtcO_2$ 和 $PtcCO_2$ 进行连续监测有助于进行预后评估。

尽管诸多研究展现了 $PtcO_2$ 和 $PtcCO_2$ 对于循环和氧代谢监测的有效性,但也存在局限性。从电极法监测的原理可以看到,经局部加热使毛细血管血"动脉化"后所测量的经皮

PO_2 和 PCO_2 是否能真实反映皮肤内组织气体分压尚有争论,而且电极下测量面积和压力、局部温度、血管活性药物对皮肤血管收缩影响程度等方面的差异都会对测量结果造成额外的干扰,这些问题都需要进一步阐明。

4. 胃肠黏膜内 pH/胃肠黏膜-动脉 PCO_2 梯度(Pr-aCO_2)/舌下黏膜-动脉 PCO_2 梯度(Psl-aCO_2)监测　这些监测都是评估内脏器官灌注和组织氧合的方法。病理生理学变化告诉我们,以胃肠道为代表的内脏器官的循环是全身循环最脆弱的部分。在遭受打击时,胃肠道缺血发生最早而恢复最晚。因此实施对胃肠道灌注和组织氧合监测,能够较敏感地评估组织的灌注和氧合状态。

pHi 监测的原理和操作方法如下:胃肠道低灌注导致局部组织酸中毒和 CO_2 蓄积,后者以其强大的弥散能力(CO_2 的弥散能力是 O_2 的 20 倍)进入胃肠腔,并达到基本平衡(正常情况下有约 5 mmHg 的梯度)。另外,局部组织的 HCO_3^-(HCO_3^-r)被认为与动脉血 HCO_3^-(HCO_3^-a)是一致的。因此,基于 Henderson-Hasselbalch 公式:pH = 6. 1 + log HCO_3^-a/0. 03×PrCO_2,只须获得胃肠腔内 PCO_2(PrCO_2),并同时经血气测出 HCO_3^-a,将它们代入公式便可计算出 pHi。实施 PrCO_2 测量的工具称之为张力计(tonometry),其形似胃管,但远端附有一硅胶的半透膜囊。测量时,先将张力计置入胃或肠腔(临床多数使用经胃测量),然后向半透膜囊内注入生理盐水,待平衡一段时间后,抽出生理盐水在血气分析仪上测量出 PCO_2 便为 PrCO_2。但这种人工方法较费时,且测量结果容易被干扰,后来出现可自动和连续测量 PrCO_2 的仪器(Tonocap)。用于自动测量的张力计结构与手工法的导管基本一致,只是将测量 PrCO_2 的媒介由生理盐水换作空气,空气在仪器内循环运行,并被红外线分析器连续检测 PCO_2。

pHi 监测是较早用于临床的针对局部组织灌注和氧合的监测技术(更早一些的是经皮氧分压 PtcO_2 和二氧化碳分压 PtcCO_2 监测)。多项研究显示,在创伤、休克、脓毒症等不同种类的病例中,pHi 对于患者预后的预测能力高于其他氧代谢指标。目前认为,复苏病例应该使 pHi 达到≥7. 320,在此阈值上下患者预后明显不同。但在临床使用中,pHi 测量结果尚不够稳定。还有学者认为,以动脉 HCO_3^-a 代表 HCO_3^-r 是不可靠的。鉴于反映胃肠道灌注变化的主要是 PrCO_2,故一些学者不主张进行 pHi 计算而只使用 PrCO_2,不过由于 PrCO_2 同时受全身 PaCO_2 的影响,所以提出用胃肠腔-动脉 PCO_2 梯度(Pr-aCO_2)取代 pHi。与 pHi 相比,虽然 Pr-aCO_2 对于反映局部灌注更加特异,但迄今对 Pr-aCO_2 影响预后的阈值尚未有明确结论。目前认为,虽然胃肠道灌注改变可以影响预后,但不是唯一的决定因素。无论 HCO_3^-a 与 HCO_3^-r 是否一致,但 HCO_3^-a 本身也是一个已被证明能够影响预后的独立因素。所以,将 HCO_3^-a 引入 pHi 计算即便不是胃肠黏膜内准确的 pH,但增强了 pHi 判断预后的能力,这或许会成为 Pr-aCO_2 不可能完全取代 pHi 的原因。

PrCO_2 易受很多因素的干扰,如胃腔内的药物和食物、出血、十二指肠液反流等因素都可以改变测量结果。为实现更方便和准确的测量,一种经舌可取代 PrCO_2 的监测技术已经问世。作为消化道的一部分,舌体被认为具有与胃肠道同样的循环特征,因此监测舌下黏膜表面的 PCO_2(PslCO_2)具有与 PrCO_2 同等的意义,并也可以用该指标计算 Psl-aCO_2 和 pHi。

二、非氧输送不足导致缺氧的原因

足够的氧输送对于维持细胞正常的氧代谢固然重要,但大动脉输送的氧还需经历在微循环卸载,再经过组织间隙弥散到细胞内,并被线粒体有效利用等一系列复杂过程,任何一个环节出现障碍都可以导致细胞缺氧和代谢紊乱。不幸的是,重症患者几乎在所有环节都有可能发生损害,其中以脓毒症最具代表性并主要表现在以下几个方面:

1. 外周血流分布紊乱 外周血流分布紊乱是脓毒症的一个显著特征,故脓毒性的循环紊乱在血流动力学上被归类于"分布性"紊乱而与其他类型相区别。造成外周血流分布紊乱的直接原因是部分血管尤其是营养毛细血管阻塞或血流淤滞,而另外一些血管却过度开放,形成局部缺血与过度灌注常并存现象,无论哪一种情况均可以影响氧的卸载、弥散和细胞对氧的摄取。造成这种现象的确切原因还不是十分清楚,可能与炎性介质干扰血管运动调节、内皮细胞水肿、红细胞变形性降低,以及毛细血管床内纤维蛋白阻塞有关。

2. 组织水肿 炎症导致血管通透性增加和组织水肿,其后果之一是使单位体积内毛细血管密度下降和氧弥散距离增加,并进而造成细胞氧摄取障碍。生理学知识告诉我们,氧由血液弥散至细胞损耗是相当大的,可从正常的 100 mmHg 下降至 20 mmHg,组织水肿无疑将进一步增加氧的损耗。

3. 红细胞的刚性增加 正常毛细血管直径只有 3 μm,而红细胞的直径有 8 μm,所以,红细胞必须做变形运动才能通过毛细血管实现卸氧功能。但在脓毒症状态下,由于氧自由基损害,常使红细胞膜刚性增加而变得僵硬,因此难以做变形运动通过毛细血管。这种情况显然也影响到氧弥散和细胞对氧的摄取。

4. 线粒体损害 线粒体是细胞氧化和利用营养物质生产能源的化工厂,因此也是氧消耗的集中细胞器,线粒体功能损害必然引起氧利用障碍,进而导致能量产量不足,最终影响细胞的代谢和功能。线粒体损害也是脓毒症的一个显著特征,它与氧弥散障碍一样,氧利用下降往往造成 $ScvO_2$ 正常甚至增加。但二者的机制是不同的,区别是氧弥散障碍可以同时测量到组织或细胞外周的 PO_2 降低,而在线粒体功能损害时,其细胞外周 PO_2 正常甚至增加。

三、细胞病性缺氧的概念

1997 年 Fink 等首先提出了"细胞病性缺氧"(cytopathic hypoxia)的概念,即尽管细胞或细胞内线粒体氧分压处于正常水平,但是 ATP 的合成仍然受限的状态。此后,诸多研究探讨了导致细胞病性缺氧可能的机制,如进入线粒体内三羧酸循环的某个代谢底物不足(如丙酮酸)、线粒体内三羧酸循环链或电子传递链上的关键线粒体酶功能受抑制、多聚(ADP-核糖)聚合酶[poly(ADP-ribose)polymerase,PARP]过度活化或线粒体跨膜电位受破坏导致氧化磷酸化脱偶联等,均可以造成细胞合成 ATP 能力受限。值得注意的是,2004 年 Spronk 和 Ince 等提出了微循环和线粒体窘迫综合征(microcirculatory and mitochondrial distress syndrome,MMDS)的概念,该概念在把全身性氧输送不足与发生在细胞方面的氧摄取和利用障碍区分开来的同时,却将微循环障碍与线粒体损害作为一个问题来讨论。就此,我们认为,因微循环紊乱所致氧弥散障碍而降低细胞氧供与细胞虽有足够的氧弥散和氧供却不能被有效利用是两个不同的问题,这里仅就细胞病性缺氧进行阐述。

四、细胞病性缺氧的证据

支持细胞病性缺氧的证据主要来自以下两个方面：

1. 在临床方面　Boekstegers 等 1994 年即已发现，脓毒性休克患者病程后期组织的氧分压与病情的严重程度呈同步变化，即病情越严重，组织氧分压越高。Pope 等的一项多中心临床观察显示，脓毒性休克早期上腔静脉血氧饱和度>90% 的患者的住院病死率显著增加。该类患者往往同时伴有严重的高乳酸血症和代谢性酸中毒，提示氧利用呈衰竭状态。

据报道，脓毒性休克患者外周血单核细胞的膜电位下降明显，且与细胞凋亡及患者预后相关。有人通过对 28 例脓毒症患者进行骨骼肌活检，对呼吸链活性、ATP 等指标进行检测发现，死亡者 ATP、ATP/ADP 显著低于存活者，呼吸链酶复合体 I 的活性与疾病严重程度呈显著负相关。Hotchkiss 等对死于严重脓毒症及脓毒性休克的患者也进行了组织学研究，发现仅从心、肺、肝、肾等器官细胞形态学变化来看，难以解释脏器功能受损的严重程度，并提出所谓"细胞冬眠"的概念，认为线粒体功能抑制是导致器官功能损害的主要原因和核心环节。Jane 等对 ICU 的脓毒性休克患者线粒体功能进行评价，包括线粒体形态学、蛋白含量、酶活性及能量变化等，发现死亡患者的线粒体肿胀更重、蛋白含量下降、过氧化物还原酶减少、肌肉 ATP 含量下降。新近资料还证实，脓毒性休克患者外周血单核细胞线粒体 ATP 合成酶功能明显降低，造成单核细胞能量供应下降，进而使其功能严重受损。

2. 在实验研究方面　有学者发现，大鼠内毒素血症可造成肠黏膜组织 H^+ 增加，并同时伴有组织氧分压降低。然而在液体复苏后，虽然组织氧分压可恢复正常水平，H^+ 却未见变化。说明导致组织 H^+ 增加的原因不是循环和氧弥散障碍造成的，并有理由推测是由于细胞氧代谢损害所致。有人直接检测了脓毒症状态下的大鼠肝细胞的氧耗变化，证实肝细胞氧耗明显下降，且这种变化能够被诱生型一氧化氮合酶（iNOS）抑制剂——氨基胍（aminoguanidine）有效纠正。由于细胞内耗氧主要发生在线粒体内，所以细胞低氧耗提示线粒体损害，这一假设已经被其他研究所证实。据报道，利用线粒体具有将 MTT［3-(4,5-dimethylthiazol-2-yl)-2,5-diphenyl tetrazolium bromide］还原为蓝色染料（MTT-formazan）的能力，并在无低血压的内毒素大鼠模型中证实了肠道上皮细胞的 MTT-formazan 转化率下降。同样，在脓毒症大鼠模型中观察到心肌线粒体电子传递链复合体 II、III 活性下降，且电子传递链复合物 IV 的活性降低与脓毒性休克所致心功能受损有关。

但并非所有研究都获得阳性结果。Fredriksson 等在健康志愿者注射内毒素 2 小时后进行骨骼肌活检，发现线粒体内柠檬酸合成酶和呼吸链酶复合体 I 的活性显著增强，提示线粒体的功能是增强而不是降低，且细胞内 ATP、磷酸肌酸、乳酸维持不变。

由此可见，研究结果会受病情严重度和检测时相的影响。有理由推测，健康受试者所接受的内毒素剂量相对是安全的，或许不足以造成病性细胞缺氧。而且线粒体从代偿到损害是个逐渐加重的过程，在早期不排除线粒体功能首先经历代偿过程。临床上，感染也并非开始就出现细胞病性缺氧，而主要是在脓毒症发生后。此外，也不能排除不同组织细胞对病性细胞缺氧存在不同的敏感性。

五、细胞病性缺氧的形成机制

那么,是什么原因导致了线粒体功能损害呢?目前主要归咎于脓毒症所释放的炎性介质,尤其是 NO 和氧自由基,综合来说可能有下列因素:①内毒素等毒性物质及酸中毒对线粒体各种呼吸酶的直接抑制,包括三羧酸循环和电子传递链的酶;②线粒体合成 ATP 的辅助因子或底物不足,如丙酮酸、烟酰胺腺嘌呤二核苷酸(NAD⁺)、辅酶 A 和腺苷等;③氧自由基和氮自由基(ROS、RNS)造成线粒体膜磷脂的脂质过氧化破坏;④线粒体 DNA 受自由基等毒性物质持续破坏,引起多聚 ADP-核糖聚合酶(PARP)过度活化,抑制 ATP 合成并促进 ATP 消耗;⑤线粒体内膜跨膜质子梯度异常导致氧化磷酸化脱偶联;⑥氧自由基和细菌毒素还能造成线粒体内膜上的通透性转换孔(mitochondria permeability transition pore,MPTP)开放,导致离子、代谢产物、大分子物质漏出,使线粒体肿胀和线粒体膜电位变化。

如前所述,有学者针对线粒体功能抑制提出了"细胞冬眠"的概念,这对细胞病性缺氧机制是很有趣的解释。就此,Singer 从"代谢衰竭"的角度给予了更深入的诠释。该学者认为,在 TNF-α、IL-1 等促炎细胞因子的打击下,早期线粒体功能抑制其实是主动性的保护反应,目的在于储备并减少机体能耗。如果是这样,那么该机制与全身炎症反应诱导免疫低反应性非常相似,都是机体自适应反应的组成部分。然而,尽管这些反应的初衷均具有积极意义,但过度抑制终将会走向有害。目前,人们对"细胞冬眠"所知还很少,值得进一步研究和探讨。基于前述的多种机制均有相应的研究证据支持,即使确实存在"细胞冬眠"也难以否认其他机制的作用,很可能是不同病程阶段的不同表现或同时存在,以下仅就其中较复杂的环节做进一步阐述。

1. **线粒体多种酶功能抑制** 内毒素、活性氧和氮类如 NO 等毒性物质及酸中毒,均可对不同组织细胞的线粒体呼吸链中 4 种酶复合体功能产生抑制,包括三羧酸循环和电子传递链的酶。特别值得注意的是丙酮酸脱氢酶(PDH)活性明显受抑(图 11-5)。现已明确,糖酵解产物丙酮酸需经 PDH 转化为乙酰辅酶 A 后才可进入三羧酸循环进行有氧氧化,但脓毒症可以使 PHD 激酶活性增强而使磷酸化的 PHD 增加,后者是失活的 PDH,导致 PDH 不能催化丙酮酸转化为乙酰辅酶 A 而进入三羧酸循环。结果一方面使大量丙酮酸还原为乳酸,另一方面使乙酰辅酶 A 减少,阻碍三羧酸循环进行,造成氧利用率下降。

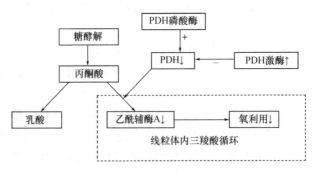

图 11-5 细胞病性缺氧机制(一)

2. 氧自由基和氮自由基产生增加和抗氧化物质减少 能量代谢的最后步骤是还原型代谢物(SH_2)脱H^+,并将H^+交由细胞呼吸链 Cytb→Cytc1→Cytc→Cytaa3 传递与氧结合成水。但 NO 能够同 O_2 竞争与细胞呼吸链终端的细胞色素 aa3(细胞色素氧化酶,Cytaa3)结合,导致代谢物脱氢氧化障碍(图 11-6)。此外,NO 与 O_2^- 结合生成 $ONOO^-$(超氧亚硝酸盐,peroxynitrite)(图 11-7),后者为一种强大的氧化剂和亚硝酸化剂,能通过多条途径干扰细胞代谢和氧利用。

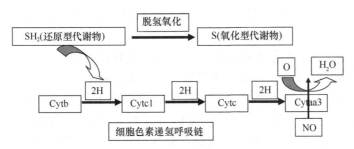

图 11-6 细胞病性缺氧机制(二)

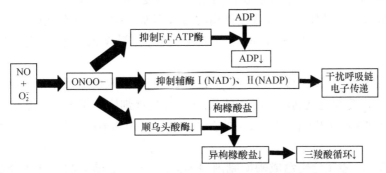

图 11-7 细胞病性缺氧机制(三)

3. 多聚 ADP-核糖聚合酶 PARP 过度活化促进细胞坏死的学说最初由 Berger 于 1985 年提出,主要内容是当 PARP 过度活化时将消耗大量 NAD^+(图 11-8),迅速导致细胞内 NAD^+ 减少,NAD^+ 是合成 ATP 的重要辅因子,NAD^+ 不足将直接导致线粒体利用氧合成能量障碍,同时细胞利用烟酰

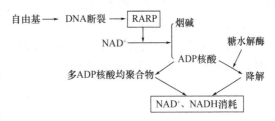

图 11-8 细胞病性缺氧机制(四)

胺重新生成 NAD^+ 时需要消耗大量的 ATP,最终造成细胞内能量耗竭而发生坏死性死亡。在脓毒症状态下,自由基导致 DNA 断裂是激活 PARP 的主要因素。一些研究认为,PARP 过度活化是介导器官损伤和功能障碍的一个关键末端效应机制,在线粒体功能障碍的发生机制中占有中心地位。PARP 活化与 DNA 损伤程度相关,损伤越重 PARP 的活化程度就越强。大量 DNA 损伤引起 PARP"过度活化",进而介导快速、剧烈的细胞能量耗竭而引起细胞大量坏死。有人在脓毒症动物模型上观察到,抑制 PARP 过度活化对急性心、肺、肝、肠、肾等器官功能具有保护作用。

六、细胞病性缺氧的治疗

理论上,以下化学物质应该对改善细胞病性缺氧有效:①超氧离子(O_2^-)清除剂,如4,5-dihydroxy-1,3-benzene disulfonic acid;②NO 清除剂,如2-(4-carboxyphenyl)-4,4,5,5-tetramethylimidazoline-1-oxyl-3-oxide;③ONOO⁻分解催化剂,如5,10,15,20-tetrakis-[4-sulfonatophenyl]-porphyrinato-iron[Ⅲ];④ONOO⁻清除剂,如尿酸盐;⑤PARP 抑制剂,如3-aminobenzamide,N-(6-oxo-5,6-dihydro-phenanthridin-2-yl)-N,N-dimethyl-acetamide HCl。

但目前它们绝大多数只限于实验研究,有望进入临床的药物可能有以下几种:

1. 乙基丙酮酸盐(ethyl pyruvate)**注射液** 乙基丙酮酸盐是一种有效的抗氧化剂和活性氧(ROS)清除剂,具有可靠的抗炎作用;能够抑制内毒素诱导的核因子(NF)-κB 和 TNF-α 基因表达等。动物研究证明,它可以抑制包括 TNF-α、IL、高迁移率族蛋白 B1(HMGB1)等在内的炎性介质的释放,能够对全身炎症反应下的肠道黏膜屏障提供保护;并减轻重症胰腺炎造成的远隔器官损伤。新近,一种新的抗氧化作用较强的二氢硫辛酸衍生物——DHLHZn 被证明能使线粒体内膜电位恢复,并使心脏功能得到改善。此外,一种能特异性地进入线粒体发挥抗氧化作用的合成多肽 SS-31 被证明能够改善氧化应激导致的心肌病。相反,难以进入线粒体的非特异性抗氧化剂 N-乙酰半胱氨酸却不具有这种保护作用。

2. NAD⁺脂质体 NAD⁺分解和消耗是导致细胞病性缺氧的重要原因,因此补充外源性 NAD⁺将有助于恢复细胞氧利用。研究显示,在含有炎性细胞因子的培养基中加入 NAD⁺脂质体能够明显增加肠上皮细胞内 NAD⁺的含量和氧耗。但 NAD⁺不能直接进入线粒体,而必须借助脂质体导入。

3. 多 ADP 核酸聚合酶合成酶抑制剂(PJ-34) 该药能够抑制 PARP 合成,进而减少 ADP 的降解及 NAD⁺的流失和消耗。有研究证实,给予脓毒症模型 PJ-34 治疗,即使在不进行液体复苏的情况下也能够明显增加心排血量,提高外周血管阻力,降低肺动脉阻力,降低 TNF-α 水平,提高动物存活率。

4. 其他措施 有报告称,使用环孢素能够抑制氧自由基和细菌毒素所致线粒体膜的通透性转换孔开放,从而维持线粒体内物质梯度和改善膜电位。

(秦 龙 张颖萍 林洪远)

参 考 文 献

Almac E, Siegemund M, Demirci C, et al. 2006. Microcirculatory recruitment maneuvers correct tissue CO_2 abnormalities in sepsis. Minerva Anestesiol, 72:507~519

Blinman T, Maggard M. 2000. Rational manipulation of oxygen delivery. J Surg Res, 92:120~141

Boyd O, Grounds RM, Bennett ED. 1993. A randomized clinical trial of the effect of deliberate perioperative increase of oxygen delivery on mortality in high risk surgical patients. JAMA, 270:2699~2707

Brealey D, Brand M, Hargreaves I, et al. 2002. Association between mitochondiral dysfunction and severity and outcome of septic shock. Lancet, 360:219~223

Carré JE, Orban JC, Re L, et al. 2010. Survival in critical illness is associated with early activation of mitochondrial biogenesis. Am J Respir Crit Care Med,182:745~751

Castellheim A, Brekke OL, Espevik T, et al. 2009. Innate immune responses to danger signals in systemic inflammatory response syndrome and sepsis. Scand J Immunol,69:479~491

Cattinoni L, Brazzi L, Pelosi P, et al. 1995. A trial of goal-oriented hemodynamic therapy in critically ill patients. N Eng J Med, 333:1025~1032

Chamberlain DJ, Willis EM, Bersten AB. 2011. The severe sepsis bundles as processes of care:a meta-analysis. Aust Crit Care,24: 229~243

Crouser ED. 2004. Mitochondrial dysfunction in septic shock and multiple organ dysfunction syndrome. Mitochondrion,4:729~741

Dai DF, Chen T, Szeto H, et al. 2011. Mitochondrial targeted antioxidant peptide ameliorates hypertensive cardiomyopathy. J Am Coll Cardiol,58:73~82

De Baker D, Moraine JJ, Berre J, et al. 1994. Effects of dobutamine on oxygen consumption in septic patients:direct vs indirect determination. Am J Respir Crit Care Med,150:95~100

Dellinger RP, Carlet JM, Masur H, et al. 2004. Surviving sepsis campaign guidelines for management of severe sepsis and septic shock. Intensive Care Med,30:536~555

Dubin A, Estenssoro E. 2008. Mechanisms of tissue hypercarbia in sepsis. Front Biosci,13:1340~1351

Eastwood GM, O'Connell B, Considine J. 2009. Oxygen delivery to patients after cardiac surgery:a medical record audit. Crit Care Resusc,11:238~243

Fink MP, Evans TW. 2002. Mechanisms of organ dysfunction in critical illness:report from a Round Table Conference held in Brussele. Intensive Care Med,28:369~375

Fink MP. 2001. Cytopathic hypoxia:mitochondrial dysfunction as mechanism contributing to organ dysfunction in sepsis. Crit Care Clin,17:219~237

Fink MP. 2002. Bench-to-bedside review:cytopathic hypoxia. Crit Care,6:491~499

Fink MP. 2002. Cytopathic hypoxia:is oxygen use impaired in sepsis as a result of an acquired intrinsic derangement in cellular respiration? Crit Care Clin,18:165~175

Fink MP. 2007. Administration of exogenous cytochrome c as a novel approach for the treatment of cytopathic hypoxia. Crit Care Med,35:2224~2225

Fredriksson K, Fläring U, Guillet C, et al. 2009. Muscle mitochondrial activity increases rapidly after an endotoxin challenge in human volunteers. Acta Anaesthesiol Scand,53:299~304

Futier E, Robin E, Jabaudon M, et al. 2010. Central venous O_2 saturation and venous-to-arterial CO_2 difference as complementary tools for goal-directed therapy during high-risk surgery. Crit Care,14:R193

Galley HF. 2011. Oxidative stress and mitochondrial dysfunction in sepsis. Br J Anaesth,107:57~64

Gilbert EM, Haupt MT, Mandanas RY, et al. 1986. The effect of fluid loading, blood transfusion and catacholamine infusion on oxygen delivery and consumption in patients with sepsis. Am Rev Respir Dis,134:873~878

Goldfarb RD, Marton A, Szabo E, et al. 2002. Protective effect of a novel, potent inhibitor of poly(adenosine 5′-diphosphate-ribose) synthetadase in a porcine model of severe bacterial sepsis. Crit Care Med,30:974~980

Hagiwara S, Teshima Y, Takahashi N, et al. 2011. New lipoic acid derivative drug sodium zinc dihydrolipoylhistidinate prevents cardiac dysfunction in an isolated perfused rat heart model. Crit Care Med,39:506~511

Hanique G, Dugernier T, Latene PF, et al. 1994. Significance of pathologic oxygen supply dependency in critically ill patients:comparison between measured and calculated methods. Intensive Care Med,20:12~18

Haupt MT, Gilber EM, Carlson RW. 1985. Fluid laoding increases oxygen consumption in septic patiens with lactic acidosis. Am Rev Respir Dis,131:912~916

Hayes MA, Timmins AC, Yau EH, et al. 1994. Elevation of systemic oxygen delivery in the treatment of critically ill patients. N Eng J Med,330:1717~1722

Heyland DK, Cook DJ, King D, et al. 1996. Maximizing oxygen delivery in critically ill patients:a methodologic appraisal of the evidence. Crit Care Med,24:517~524

Ince C. 2005. The microcirculation is the motor of sepsis. Crit Care, 9 : S13 ~ S19

Ingelmo P, Barone M, Fumagalli R. 2002. Importance of monitoring in high risk surgical patients. Minerva Anestesiol, 68 : 226 ~ 230

Japiassú AM, Santiago AP, d'Avila JC, et al. 2011. Bioenergetic failure of human peripheral blood monocytes in patients with septic shock is mediated by reduced F1Fo adenosine-5′-triphosphate synthase activity. Crit Care Med, 39 : 1056 ~ 1063

Kern JW, Shoemaker WC. 2002. Meta-analysis of hemodynamic optimization in high-risk patients. Crit Care Med, 30 : 1686 ~ 1692

Latronico N, Bolton CF. 2011. Critical illness polyneuropathy and myopathy: a major cause of muscle weakness and paralysis. Lancet Neurol, 10 : 931 ~ 941

Levinson AT, Casserly BP, Levy MM. 2011. Reducing mortality in severe sepsis and septic shock. Semin Respir Crit Care Med, 32 : 195 ~ 205

Levy RJ, Deutschman CS. 2007. Cytochrome c oxidase dysfunction in sepsis. Crit Care Med, 35 : S468 ~ S475

Levy RJ. 2007. Mitochondrial dysfunction, bioenergetic impairment, and metabolic down-regulation in sepsis. Shock, 28 : 24 ~ 28

Li J, Hoschtitzky A, Allen ML, et al. 2004. An analysis of oxygen consumption and oxygen delivery in euthermic infants after cardiopulmonary bypass with modified ultrafiltration. Ann Thorac Surg, 78 : 1389 ~ 1396

Lobo SM, De Backer D, Sun Q, et al. 2003. Gut mucosal damage during endotoxic shock is due to mechanisms other than gut ischemia. J Appl Physiol, 95 : 2047 ~ 2054

Loiacono LA, Shapiro DS. 2010. Detection of hypoxia at the cellular level. Crit Care Clin, 26 : 409 ~ 421

McKinley BA, Kozar RA, Cocanour CS, et al. 2002. Normal versus supranormal oxygen delivery goals in shock resuscitation: the response is the same. J Trauma, 53 : 825 ~ 832

Nelson DP, Beyer C, Samsel RW, et al. 1987. Pathological supply dependence of O_2 uptake during bacteremia in dog. J Appl Physiol, 63 : 1487 ~ 1492

Ouellette DR. 2005. The impact of anemia in patients with respiratory failure. Chest, 128 : S576 ~ S582

Pearse R, Dawson D, Fawcett J, et al. 2005. Early goal-directed therapy after major surgery reduces complications and duration of hospital stay: a randomised, controlled trial. Crit Care, 9 : R687 ~ R693

Phang P, Cunniugham KF, Ronco JJ, et al. 1994. Mathematical coupling explains dependence of oxygen consumption on oxygen delivery in ARDS. Am J Respir Crit Care Med, 150 : 318 ~ 323

Pope JV, Jones AE, Gaieski DF, et al. 2010. Multicenter study of central venous oxygen saturation ($ScvO_2$) as a predictor of mortality in patients with sepsis. Ann Emerg Med, 55 : 40 ~ 46

Raffaella T, Fiore F, Fabrizia M, et al. 2012. Induction of mitochondrial dysfunction and oxidative stress in human fibroblast cultures exposed to serum from septic patients. Life Sci, 91 : 237 ~ 243

Ranucci M, Isgrò G, Carlucci C, et al. 2010. Central venous oxygen saturation and blood lactate levels during cardiopulmonary bypass are associated with outcome after pediatric cardiac surgery. Crit Care, 14 : R149

Rivers E, Nguyen B, Havstad S, et al. 2001. Early goal-directed therapy collaborative group: early goal-directed therapy in the treatment of severe sepsis and septic shock. N Engl J Med, 345 : 1368 ~ 1377

Ronco JJ, Fenwick JC, Tweeddale MG, et al. 1993. Identification of the critical oxygen delivery for anaerobic metabolism critically ill septic and non-septic humans. JAMA, 270 : 1724 ~ 1730

Ronco JJ, Fenwick JC, Wiggs BR, et al. 1993. Oxygen is independent of increases in oxygen delivery by dobutamine in patients who have sepsis and normal or increased concentration of plasma lactate. Am Rev Respir Dis, 147 : 25 ~ 31

Réminiac F, Saint-Etienne C, Runge I, et al. 2012. Are central venous lactate and arterial lactate interchangeable? a human retrospective study. Anesth Analg, 115 : 605 ~ 610

Shoemaker WC, Appel PL, Kram HB, et al. 1988. Prospective trial of supranormal values of survivors as therapeutic goals in high risk surgical patients. Chest, 94 : 1176 ~ 1186

Stratton HH, Feustel PJ, Newell JC, et al. 1987. Regression of calculated variables in the presence of shared measurement eeeor. J Appl Physiol, 62 : 2083 ~ 2093

Textoris J, Fouché L, Wiramus S, et al. 2011. High central venous oxygen saturation in the latter stages of septic shock is associated with increased mortality. Crit Care, 15 : R176

Trzeciak S, De Backer D. 2007. Modulation of the sepsis inflammatory response by resuscitation: the missing link between cytopathic and hypoxic hypoxia? Crit Care Med,35:2206~2207

Tugtekin IF,Radermacher P,Theisen M,et al. 2001. Increased ileal-mucosal-arterial PCO_2 gap is associated with impaired villus microcirculation in endotoxic pigs. Intensive Care Med,27:757~766

Venkatesh B,Morgan TJ. 2002. Monitoring tissue gas tensions in critical illness. Crit Care Resusc,4:291~300

von Heymann C,Sander M,Foer A,et al. 2006. The impact of an hematocrit of 20% during normothermic cardiopulmonary bypass for elective low risk coronary artery bypass graft surgery on oxygen delivery and clinical outcome:a randomized controlled study. Crit Care,10:R58

Yu M,Morita SY,Daniel SR,et al. 2006. Transcutaneous pressure of oxygen:a noninvasive and early detector of peripheral shock and outcome. Shock,26:450~456

Zapelini PH,Rezin GT,Cardoso MR,et al. 2008. Antioxidant treatment reverses mitochondrial dysfunction in a sepsis animal model. Mitochondrion,8:211~218

第十二章

缺血-再灌注损伤

传统的观点认为,组织缺血时供氧不足和传输营养物质减少是细胞损伤的关键因素,即细胞的缺血性损伤。针对缺血性损伤的治疗措施是尽早恢复缺血组织的血液供给,缩短组织缺血的时间,从而终止缺血性损伤。然而,在动物实验和临床观察中发现,恢复缺血组织的血液灌注后,部分个体的细胞功能、代谢障碍及结构的破坏反而加重,甚至发生远隔器官功能障碍和衰竭,尤其是在缺血后组织炎症反应强烈时(如小肠)。由此 Mccord 于 1985 年提出了缺血-再灌注(ischemia-reperfusion,IR)损伤的概念,将缺血、缺氧的组织器官在恢复灌注后缺血性损伤进一步加重的现象称为缺血-再灌注损伤(ischemia-reperfusion injury,IRI)。缺血-再灌注损伤是一个多细胞参与的、多种介质共同发挥作用的、复杂的病理生理过程,常见于许多临床疾病和外科手术治疗过程,如失血性休克、组织/器官切除、器官移植、心肺脑复苏等。缺血-再灌注损伤的远隔效应常发生在肺脏和心血管系统,并可能导致全身性炎症反应综合征(systemic inflammatory response syndrome,SIRS)和多器官功能障碍综合征(multiple organ dysfunction syndrome,MODS),二者所致的死亡率占 ICU 的 30% ~ 40%。因此,在缺血-再灌注损伤的防治中,既要尽快恢复缺血组织的血流,又要防止再灌注损伤的发生,以阻止病情的进一步发展。

第一节　缺血-再灌注损伤的原因及影响因素

一、缺血-再灌注损伤的原因

缺血-再灌注损伤是在缺血的基础上发展而来,因此凡是在组织器官缺血后恢复血液灌注的事件都可能成为缺血-再灌注损伤的发病原因。组织器官的缺血主要与两大类因素有关:

(一) 缺血性疾病

1. **创伤性休克**　严重创、烧伤引起的低血容量性休克。

2. **心搏骤停**　心源性疾病和多种非心脏疾病如急性肺栓塞、严重支气管哮喘、急性中毒、严重水/电解质/酸碱平衡紊乱、溺水、触电、脑外伤等均可诱发心搏骤停,导致心、脑、肾等全身多个器官缺血、缺氧。

3. **脏器缺血**　心肌梗死、急性肺栓塞、脑卒中、动脉栓塞、肠梗阻等可致相应器官的缺血、缺氧。

（二）组织器官原发病的外科手术治疗

1. 脏器移植　心、肝、肾、肺、胰腺移植术，断肢再植术等。

2. 原发病手术治疗时暂时阻断血流　脏器肿瘤切除手术、动脉搭桥术、心脏外科体外循术、烧伤肢体切痂手术等。

二、与缺血-再灌注损伤发生有关的因素

缺血组织、器官恢复血供后并非一定发生再灌注损伤，并且损伤的严重程度也存在差异，与之相关的主要因素如下：

1. 缺血的持续时间　短暂性缺血恢复灌注后并不发生再灌注损伤，而缺血时间过长的组织由于已经发生不可逆的坏死，再灌注不能恢复其功能和结构，也不参与其损伤过程。因此，在一定时间范围内，再灌注损伤的程度随缺血时间的延长而加重。不同器官发生再灌注损伤所需要的缺血时间不同，骨骼肌较长，而脑最短，心、肝、肾、小肠则介于二者之间。

2. 侧支循环　缺血后容易形成侧支循环的组织，由于其缺血时间短、程度轻，再灌注损伤不易出现或较轻。

3. 缺血组织氧代谢水平　代谢率高的组织如心、脑等对氧的需求多，形成的氧自由基也较多，因此容易发生再灌注损伤。

4. 组织结构　小肠绒毛中央微动脉和微静脉及毛细血管间存在氧的短路交换，导致绒毛的顶部 PO_2 大大低于动脉血的水平，故其结构的顶端对缺血、缺氧敏感。肠道大面积血管床为中性粒细胞的聚集、激活提供了场所，是肠道易发生缺血-再灌注损伤的重要基础。肾脏皮质、髓质血流分布不平衡也是导致肾小管更易受缺血-再灌注损伤的原因。

5. 组织的生化特性　小肠黏膜上皮细胞和血管内皮细胞富含黄嘌呤脱氢酶，缺血后转化成大量的黄嘌呤氧化酶；再灌注后大量氧分子进入缺血组织，与黄嘌呤氧化酶共同催化黄嘌呤和尿酸的生成，过程中产生大量的氧自由基，故易发生再灌注损伤。

6. 再灌注条件　有研究表明，再灌注时低压低流灌注避免了氧气的骤增和液体量，从而减缓了自由基生成的速度和组织的水肿程度；低温（25℃）则可降低组织细胞的代谢率，减少氧耗和代谢产物的堆积；低 pH 可抑制磷脂酶和蛋白酶的激活，减少对组织的分解，并减轻 Na^+-H^+ 交换过程；低钠有助于减少心肌细胞内的钠积聚，减轻细胞肿胀；低钙可减轻细胞的钙超载，从而减轻细胞的损伤；而高压、高温、高钠、高钙液灌注可诱发或加重再灌注损伤。

7. 其他　肠道的细菌及毒素可通过缺血损伤的肠黏膜，再灌注后进入黏膜下组织和循环系统，激活免疫系统，引起过度炎症反应，加重再灌注损伤，并导致全身炎症反应和远隔多个器官的损伤。

第二节　缺血-再灌注损伤的病理生理机制

缺血-再灌注损伤发生的核心因素是氧自由基的大量产生，细胞内钙超载、微血管功能障碍、过度炎症反应也是其重要的环节。近年来发现，细胞凋亡参与了损伤过程。缺血-再

灌注损伤不仅影响局部组织(可加重缺血性损伤),还对全身其他远隔器官产生重要影响。

一、自由基与缺血-再灌注损伤

1. 自由基的概念和种类 自由基是在外层电子轨道上含有单个不配对电子的原子、原子团和分子的总称,其化学性质活泼,具有强氧化能力而易于导致组织损伤。人体内产生的自由基主要包括:①氧自由基,由氧诱发的自由基,包括超氧阴离子(O_2^-)、羟自由基($\cdot OH$)、单线态氧($^1O_2$);②脂性自由基,指氧自由基与多价不饱和脂肪酸作用后生成的中间代谢产物,主要有烷自由基、烷氧自由基、烷过氧自由基;③其他类型的自由基,如一氧化氮自由基、氯自由基、甲基自由基。

2. 自由基来源及产生条件 自由基广泛存在于生物体内,生命活动中许多化学反应都有自由基的产生和参与。缺血-再灌注时机体氧自由基生成增多主要来自下列途径:

(1) 黄嘌呤氧化酶形成增加:黄嘌呤氧化酶的前身黄嘌呤脱氢酶主要存在于毛细血管内皮细胞中。组织缺氧时 ATP 含量降低,一方面使 Ca^{2+} 转运障碍,细胞内 Ca^{2+} 增加,激活 Ca^{2+} 依赖性蛋白酶,使黄嘌呤脱氢酶大量转变成黄嘌呤氧化酶;另一方面,ATP 分解产生大量的次黄嘌呤和黄嘌呤堆积在组织、细胞中。同时,还伴有内源性抗氧化系统活性降低,如超氧化物歧化酶(SOD)的失活或耗竭。再灌注时大量分子氧进入缺血区域,在黄嘌呤氧化酶的催化下生成活性氧产物,如氧自由基 O_2^- 和过氧化氢(H_2O_2),H_2O_2 可在金属离子的催化下形成更加活泼的羟自由基($\cdot OH$)(图 12-1)。

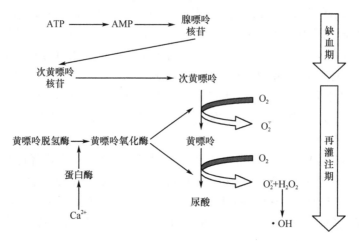

图 12-1 黄嘌呤氧化酶催化过氧化物生成的过程

(引自:Szocs K. 2004. Endothelial dysfunction and reactive oxygen species production in ischemia/reperfusion and nitrate tolerance. Gen Physiol Biophys,23:265~295)

(2) 中性粒细胞活化:缺血和再灌注均可导致白细胞的激活,再灌注提供了充分的氧分子,激活的中性粒细胞耗氧增加,出现呼吸爆发,产生并释放大量氧自由基。

(3) 线粒体"电子漏"增大:生理情况下,细胞耗氧中大约有 2% 生成活性氧。缺氧时 Ca^{2+} 进入线粒体增加引起线粒体功能受损,细胞色素 c 氧化酶活性下降,电子传递系统功能失调,"电子漏"增大,进入细胞内的氧经单电子还原成 O_2^- 增加。同时,线粒体锰-超氧化物歧化酶(Mn-SOD)减少导致线粒体的自由基清除能力降低,也使自由基产生增加(图12-2)。

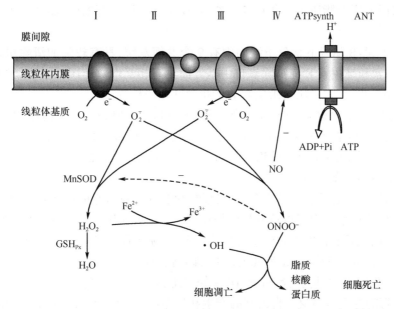

图 12-2　线粒体活性氧产物的生成和代谢

Ⅰ、Ⅱ、Ⅲ、Ⅳ,线粒体电子传递链中的4个由多亚单位组成的蛋白酶复合体;ATPsynth,ATP
合成酶;ANT,腺嘌呤核苷转运蛋白(引自:Legrand M,Mik EG,Johannes T,et al. 2008. Renal
hypoxia and dysoxia after reperfusion of the ischemic kidney. Mol Med,14:502～516)

（4）儿茶酚胺的氧化:机体在缺血缺氧应激时代偿性释放的大量儿茶酚胺在单胺氧化
酶的作用下生成具有细胞毒性的氧自由基。单胺氧化酶定位于线粒体外膜,由其催化生成
的 H_2O_2 可造成线粒体损伤。

3. 自由基的清除　机体固有一套防御性抗氧化系统。生理条件下,机体可以保持自由
基生成和清除的平衡,产生的少量自由基不会引起病理效应。人类的抗氧化防御系统主要
包括两大部分:清除各种活性氧和自由基的酶系统和非酶性抗氧化剂。

（1）活性氧和自由基清除的酶系统

1）超氧化物歧化酶:SOD 的主要功能是催化超氧阴离子的歧化反应。由于超氧阴离子
是活性氧生成的初始产物,因此 SOD 是防御活性氧损伤的首道防线。哺乳动物的细胞质和
血浆中含有 Cu/Zn-SOD,线粒体中含有 Mn-SOD。不同组织中 SOD 的活性有较大的差异。

2）过氧化氢酶:过氧化氢酶的主要功能是催化过氧化氢分解成水和氧,它存在于多种
组织,肝脏和红细胞中含量最高,但脑和精子中缺乏该酶。

3）谷胱甘肽过氧化物酶:该酶也催化过氧化氢生成水和氧,但效率较低。在脑和精子
中可以替代过氧化氢酶的作用,其主要功能为清除各种生物大分子的过氧化物,对于细胞的
膜相结构和各种生物大分子起重要的保护作用。

4）谷胱甘肽转硫酶:是一种多功能酶,具有清除有机氢过氧化物和解毒等多种功能。

5）铜蓝蛋白:铜蓝蛋白具有运输铜的功能,同时又是一种抗氧化物,具有铁氧化酶的活
性,可以将二价铁氧化成三价铁,二价铁减少导致羟自由基生成障碍,从而发挥抗氧化活性。

（2）清除自由基的非酶性抗氧化物

1）维生素 E：维生素 E 是脂溶性维生素，在机体的脂质相（细胞膜、血浆脂蛋白）发挥清除自由基的作用，阻断脂质过氧化反应。在 α、β、γ、δ 4 种生育酚中，α-生育酚的抗氧化活性最强。

2）胡萝卜素：β 胡萝卜素分子结构中有 9 个共轭双键，具有较强的清除单线态氧的能力。β 胡萝卜素和维生素 E 在清除氧自由基方面具有相互增效作用，低氧压时 β 胡萝卜素的抗氧化作用较强，正常氧压时维生素 E 的抗氧化效应较强。

3）维生素 C：维生素 C 是水溶性维生素，系液相中主要的自由基清除剂，是血浆中最主要的抗氧化剂，可清除·OH、O_2^-、$^1O_2$；它还能还原已经被氧化的膜表面维生素 E，并可作为还原剂将三价铁还原为二价铁。因此，在铁超负荷的情况下，维生素 C 可催化产生大量的·OH，导致组织损伤。

4）谷胱甘肽：谷胱甘肽是细胞合成的抗氧化剂，其自身巯基的氧化-还原转化作为可逆的供氢体，在细胞内水相中提供抗氧化保护作用。其主要作用包括：①作为谷胱甘肽过氧化物酶、谷胱甘肽转硫酶等的供氢体；②影响含巯基/二硫键酶的活性，复活活性氧损伤的巯基酶；③将脂相中的 α-生育酚还原为维生素 E，抑制脂质过氧化损伤。

（3）抗氧化酶类：如脂酶、蛋白酶、DNA 修复酶、肽基转移酶等。

4. 自由基的生理学意义 自由基的产生和代谢贯穿于整个生命活动过程中：①氧自由基调节多种生物大分子的活性，如蛋白质活性的调控；②活性氧作为信号分子，通过调节转录因子的活性调控基因表达；③氮自由基具有广泛的生理功能，包括松弛血管，作为神经递质参与内脏生理功能的调节，以及作为免疫效应分子参与免疫调节。

5. 自由基致伤机制 当自由基的生成超出了生理范围和机体抗氧化防御能力时，会造成组织细胞的损伤。自由基具有活泼的反应性，可经其中间代谢产物形成级联反应，不断生成新的自由基。因此，当机体的抗氧化能力下降或氧化能力过强时，产生的大量自由基通过与细胞成分如膜磷脂、蛋白质、核酸等反应，造成细胞结构损伤和功能障碍（图 12-3）。

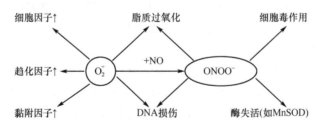

图 12-3 过氧化物产生的生化影响

（引自：Cuzzocrea S，Riley DP，Caputi AP，et al. 2001. Antioxidant therapy：a new pharmacological approach in shock，inflammation，and ischemia/reperfusion injury. Pharmacol Rev，53：135～159）

（1）膜脂质过氧化增强：细胞膜上不饱和脂肪酸的过氧化使膜的流动性降低，导致膜受体、膜上的离子通道、膜的通透性等功能障碍。膜脂质过氧化可激活磷脂酶 C、D，分解膜磷脂，催化花生四烯酸代谢反应，生成多种生物活性物质；线粒体膜脂质过氧化导致线粒体功能抑制，加重细胞的能量代谢障碍。活性氧类（ROS）攻击线粒体使细胞色素 c 从线粒体释放到胞质中，激活胱天蛋白酶，诱导细胞凋亡。

（2）蛋白质功能障碍：自由基可以与蛋白质分子发生交联，形成聚合物；亦能使酶的巯基氧化，形成二硫键，影响酶的活性；膜离子通道蛋白的异常可以导致细胞内 Ca^{2+} 浓度增加。

（3）损伤染色体和线粒体 DNA：造成 DNA 损伤的自由基主要是·OH，可使碱基羟化或 DNA 断裂，从而改变 DNA 的结构。自由基对 DNA 的修饰可使 DNA 与 DNA、DNA 与蛋白质之间形成共价结合，引起交联，使染色体破坏，从而导致细胞死亡。

（4）活性氧对信号转导和基因转录调控的影响：脂质过氧化可引起脂质信号分子的生成异常［如三磷酸肌醇（IP3）、二酰甘油（DG）］，从而影响细胞的信号转导过程。ROS 可以促进转录因子激活蛋白（AP）-1 的表达，进而调控其下游基因的表达；它还能激活 IκB 激酶，从而激活核因子（NF）-κB，调节环氧化酶、一氧化氮合酶（NOS）、细胞因子等表达增加。但也有证据表明，ROS 对 NF-κB 的作用并非仅仅是激活，当 NF-κB 的 p50 亚基中第 62 位半胱氨酸残基的—SH 被氧化时，可抑制 NF-κB 与 DNA 的结合，从而抑制 NF-κB 的转录调节活性。

二、钙　超　载

不同原因引起的细胞内钙含量异常增多并导致细胞结构损伤和功能代谢障碍的现象称为钙超载。组织缺血数分钟时细胞内的钙含量就开始升高，再灌注后几分钟内大量钙进入细胞内，并持续较长时间。因此，钙超载主要发生在再灌注期，并且主要由钙内流引起。

1. 钙超载的原因和机制

（1）Na^+-Ca^{2+} 交换异常：①生理状态下，细胞膜上 Na^+-Ca^{2+} 交换蛋白将细胞内钙正向转运至细胞外，与肌质网共同维持细胞内的低钙浓度（图 12-4）。细胞缺血期间，能量代谢障碍导致细胞 ATP 缺乏，钠泵活性降低，细胞内 Na^+ 浓度升高，激活 Na^+-Ca^{2+} 交换蛋白将 Ca^{2+} 反向转运至细胞内；再灌注期间，组织复氧和营养物增加激活 Na^+-Ca^{2+} 交换蛋白，以反向转运方式将细胞内过高的 Na^+ 运至细胞外，同时 Ca^{2+} 内流增加。②缺血时组织间液和细胞内酸中毒，再灌注后由于组织间液 pH 迅速恢复，可形成细胞内外显著的 pH 梯度，激活细胞膜上的 Na^+-H^+ 交换蛋白，H^+ 外流启动细胞外 Na^+ 净流入细胞内，以维持细胞内的 pH；而细胞内 Na^+ 升高又通过促进 Na^+-Ca^{2+} 交换引起 Ca^{2+} 内流的进一步增加，从而出现细胞内钙超载。③此外，缺血-再灌注时内源性儿茶酚胺释放增加，激活磷脂酶 C（PLC）介导的信号转导通路，由此产生 IP3 和 DG，IP3 可促进细胞肌质网内的 Ca^{2+} 释放；DG 可激活蛋白激酶 C（PKC）促进 Na^+-Ca^{2+} 交换，使胞质中 Ca^{2+} 浓度升高。

（2）细胞膜和细胞内膜性结构的损伤：缺血和再灌注均可造成细胞膜损伤，导致通透性增加，细胞外 Ca^{2+} 顺浓度差内流；细胞内膜性结构肌质网膜的损伤导致钙泵功能抑制，肌质网摄钙减少，胞质中钙浓度升高；而线粒体膜损伤抑制氧化磷酸化，ATP 生成减少，细胞钙泵能量供应不足，促进钙超载的发生。

2. Ca^{2+} 超载导致缺血-再灌注损伤的机制　缺血-再灌注过程中，钙超载介导的细胞损伤、坏死涉及多种机制，主要与下列因素有关：

（1）破坏细胞膜结构：细胞内钙浓度升高可激活多种磷脂酶，使膜磷脂降解，导致脂质膜流动性降低及通透性增高，加重细胞功能紊乱。膜磷脂降解产生的花生四烯酸在环氧酶及脂氧酶作用下生成前列腺素、白三烯，使血管收缩，进一步造成组织缺血后低灌注。

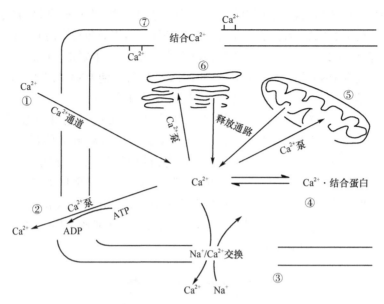

图 12-4　细胞内 Ca^{2+} 的转运方式

①电压依赖性钙通道；②细胞膜钙泵；③ Na^+-Ca^{2+} 交换；④胞质结合钙；⑤线粒体；⑥肌质网；⑦细胞膜结合钙

（引自：金惠铭，王建枝. 2010. 病理生理学. 北京：人民卫生出版社，145）

（2）损伤线粒体功能：线粒体内 Ca^{2+} 增加在再灌注早期可减少胞质钙超载的程度，具有一定的代偿作用。但线粒体钙过多的摄入可与含磷酸根的化合物结合，造成氧化磷酸化电子传递脱偶联，ATP 减少，离子泵失效，致使跨膜离子流和膜电位丧失，细胞呼吸受到抑制，导致不可逆性细胞损伤。

（3）促进蛋白降解、染色体破坏：细胞内高 Ca^{2+} 还可激活多种蛋白酶、核酶，从而导致细胞结构和功能性蛋白的降解及染色体损伤，使细胞死亡。

（4）增加自由基生成：细胞内 Ca^{2+} 增多可激活钙依赖性蛋白酶，促进黄嘌呤脱氢酶转化为黄嘌呤氧化酶，催化氧自由基生成增加。

（5）影响血管内皮细胞：血管内皮细胞 Ca^{2+} 超载使内皮细胞间隙异常扩大，组织水肿。

（6）加重心肌细胞损伤：缺血-再灌注时发生的 Na^+-Ca^{2+} 交换可引起心律失常，而心肌细胞质中钙超载可引起心肌超微结构的严重损坏——肌原纤维过度收缩，由此可致心肌损伤坏死甚至坏死面积的扩大。

三、血管内皮细胞与白细胞的相互作用

血管内皮细胞和白细胞的活化及其相互作用所致的微血管损害是缺血-再灌注损伤的重要发病机制之一。内皮细胞和白细胞的活化由其各自表达的黏附分子间的相互作用介导。

1. 内皮细胞和白细胞黏附分子　黏附分子是一类由细胞合成的，可介导细胞与细胞、细胞与细胞外基质之间结合的糖蛋白分子的总称，包括整合素、选择素、细胞间黏附分子、血管细胞黏附分子及血小板内皮细胞黏附分子等。这些黏附分子相互作用参与炎症反应、血液凝固、免疫识别、肿瘤浸润和转移，以及细胞损伤等病理生理过程。根据黏附分子胞外区结构的特点,将迄今为止已鉴定的黏附分子大致分为免疫球蛋白超家族(immunoglobulin superfamily)、整合素家族、选择素家族、钙依赖黏附分子超家族和未分类黏附分子家族五大类,每一类又包括若干成员,每一个成员通过与其相应的配基结合发挥作用。与炎症反应密切相关的黏附分子主要是免疫球蛋白超家族、整合素家族和选择素家族的黏附分子,白细胞和内皮细胞的相互作用主要由这三类分子介导(详见第七章表7-2)。

(1)免疫球蛋白超家族:免疫球蛋白超家族的黏附分子属于糖蛋白,由于其结构与免疫球蛋白有很高的同源性而得名。这一家族的成员包括细胞间黏附分子(intercellular adhesion molecule,ICAM)、血小板-内皮细胞黏附分子-1(platelet endothelial cell adhesion molecule-1,PECAM-1)、血管-细胞黏附分子(vascular cell adhesion molecule,VCAM)、细胞-细胞黏附分子(cell-cell adhesion molecule,C-CAM)、淋巴细胞功能相关抗原-3(lymphocyte function antigen,LFA-3)、黏膜附着细胞黏附分子-1(mucosal addressin cell adhesion molecule-1,MAdCAM-1)及神经细胞黏附分子(neural cell adhesion molecule,NCAM)。不同的分子分别分布于白细胞、内皮细胞、血小板、部分上皮细胞及神经细胞,该家族分子的配体为整合素家族的成员。

(2)整合素家族:整合素家族(integrins)是一个参与细胞-细胞、细胞-细胞基质相互作用的糖蛋白大家族,分子由 α 链和 β 链形成的异二聚体组成,根据二聚体中 β 链的不同分为不同的亚家族。其中 β_2 亚基组成的黏附分子是细胞间相互识别的黏附受体,根据 α 亚基不同可分为三类:淋巴细胞功能相关抗原-1(lymphocyte function antigen-1,LFA-1),即 CD11a/CD18;巨噬细胞分化抗原-1(Mac-1),即 CD11b/CD18;P150.95,即 CD11c/CD18。CD11a/CD18 在所有的白细胞上均有不同程度的表达,但主要表达在淋巴源性白细胞上;CD11b/CD18 主要表达在髓源性白细胞上,而 CD11c/CD18 则强烈地表达于单核细胞和巨噬细胞上。大多数白细胞表达一种以上的整合素分子,由 β_2 亚基构成的整合素分子的配体为免疫球蛋白超家族的细胞间黏附分子。

(3)选择素家族:选择素家族(selectins)黏附分子又称白细胞黏附分子家族,是一类涉及白细胞与内皮细胞黏附的分子族。属于此族的成员有内皮细胞-白细胞黏附分子-1(endothelial leukocyte adhesion molecule-1,ELAM-1,E-selectin)、颗粒膜蛋白-140(granule membrane protein-140,GMP-140,P-selectin)和白细胞黏附分子(leukocyte adhesion molecule,LAM,L-selectin)。L-选择素表达于所有白细胞表面,P-选择素存在于内皮细胞的 Weibel-Palade 体及血小板 α-颗粒中,E-选择素仅分布于受刺激后的内皮细胞上。糖蛋白是这一家族黏附分子最适合的配基。

(4)钙依赖黏附分子超家族:钙依赖黏附分子(cadherins)是一类依赖 Ca^{2+} 参与而发挥作用的转膜糖蛋白,当缺乏 Ca^{2+} 时被蛋白酶迅速降解。钙依赖黏附分子中的氨基和羧基区含有调节内皮屏障功能的序列,该家族包括 N-(neural N-cadherin)、P-(placental P_2 cadherin)、E-(epithelial E-cadherin)和 VE-钙黏附分子(cadherin-5)。内皮细胞上有 N-、E-和 VE-钙黏附分子,其中 N-钙黏附分子仅存在于脑内皮细胞中。VE-钙黏附分子是内皮细胞特有的一种钙黏附分子,也是内皮细胞间连接所必需的。钙依赖黏附分子的特性是介导相邻的同型细胞间通过细胞外氨基末端相互作用黏附(细胞间同源性黏附)。

2. 黏附分子介导的内皮细胞和白细胞活化及其对实质细胞的损伤作用　黏附分子的主要作用是介导内皮细胞和白细胞活化,促进白细胞向炎症部位的游走及对靶细胞的吞噬杀伤作用。在白细胞与内皮细胞黏附的不同阶段由不同类别的黏附分子按一定的顺序发挥作用,黏附的初始相——滚动阶段由选择素家族的黏附分子介导,包括 P-选择素、L-选择素和 E-选择素。在 P-选择素、L-选择素上调的几分钟内就出现 PMN 的滚动,在 E-选择素的影响下滚动可以持续数小时。牢固黏附由存在于 PMN 上的 $β_2$-整合素分子(CD11b/CD18)与其内皮细胞上的配基 ICAM-1 的相互作用调节,而 PMN 跨单层内皮细胞移行则通过趋化梯度以及 PMN 与其他黏附分子如 PECAM-1 的相互作用实现。$β_2$-整合素与 ICAM-1 作用后介导的牢固黏附在内皮细胞的损伤中具有重要意义(见图 7-9)。牢固黏附的中性粒细胞在贴近内皮细胞处可形成一个相对密闭的微环境,血清抗蛋白酶和自由基清除剂不能中和其中的有害物质,从而使局部的血管内皮细胞损伤加重。内皮细胞在缺血-再灌注损伤中居主导地位:①毛细血管内皮细胞富含黄嘌呤脱氢酶,是缺血和再灌注早期产生自由基的主要来源。因此,原发性损伤发生在内皮细胞。②内皮细胞启动的损伤被继之而来的中性粒细胞浸润、趋化和激活而放大。不同器官对中性粒细胞的敏感性不同,损伤程度也存在差异。③内皮细胞广泛分布于各个组织和器官,决定了内皮细胞与白细胞的相互作用是不同脏器缺血-再灌注损伤的共同机制。因此,在缺血-再灌注损伤中,内皮细胞是启动者,而白细胞是执行者。

中性粒细胞的激活是缺血-再灌注导致组织细胞损伤的核心环节,其损伤机制如下:①PMN 在趋化因子的作用下被募集到组织中,通过"呼吸爆发"和脱颗粒作用释放大量的超氧化物和蛋白水解酶,损伤组织细胞;②再灌注阶段,活化的白细胞产生并释放毒性产物进入循环,引起远距离器官损伤;③激活的白细胞发生形态学和流变学的变化,易阻塞微血管,造成"无复流现象"(no-reflow phenomenon),加重组织缺血;④激活的白细胞与内皮细胞相互作用,释放炎性细胞因子和介质,引发更多的中性粒细胞聚集、活化,并释放更多的细胞因子,包括肿瘤坏死因子(TNF)-α、白细胞介素(IL)-1、IL-8、IL-6 等。这些细胞因子又可进一步诱导黏附分子的表达,加强内皮细胞和 PMN 的相互作用,引发炎症的级联反应,导致炎性反应失控,组织"自噬性"损伤。

3. 缺血-再灌注损伤过程中的微血管变化 激活的血管内皮细胞与白细胞相互作用,对微血管内皮细胞损伤具有重要的影响。内皮细胞对缺氧和再灌注的损害作用非常敏感,虽然微血管中所有内皮细胞都暴露在同样的条件下,但是不同部位的内皮细胞反应存在差异,由此导致小动脉、毛细血管和小静脉在缺血-再灌注过程中呈现不同的反应。在小动脉,缺血内皮细胞产生过量的超氧阴离子,以及再灌注后活化的白细胞产生的超氧化物均可使内皮细胞源性 NO 失活,从而影响细动脉内皮细胞依赖的、NO 介导的平滑肌舒张功能。在毛细血管,缺血后内皮细胞 NO 合成减少,导致毛细血管滤过率增加,灌注降低。毛细血管后小静脉对缺血-再灌注的反应包括:白细胞-内皮细胞黏附、白细胞跨内皮细胞移行、血小板-白细胞聚集、白蛋白渗出及氧化产物增多。由于小静脉中氧自由基来自内皮细胞和白细胞,因此衬于小静脉壁的内皮细胞经历更强的氧化应激。

无复流现象是指再灌注后缺血组织仍不能得到充分血液灌流的现象。这一现象普遍存在于多种组织器官的缺血-再灌注损伤过程中,包括心肌、脑、肾及骨骼肌的缺血-再灌注损伤。其机制主要涉及:①微血管堵塞。内皮细胞和白细胞活化激活后导致二者黏附分子相互作用,使白细胞在微血管中"滚动",流速减慢;活化的内皮细胞和白细胞释放化学趋化物质,增强细胞间黏附,导致血管堵塞。②微血管口径缩窄。活化的血管内皮细胞和白细胞释放缩血管活性物质增多,扩血管物减少,使血管舒缩功能失调;内皮细胞损伤可致细胞肿胀,从而引起微血管腔缩窄,血液淤滞。③微血管通透性增强。氧自由基、钙超载、内皮细胞和白细胞活化及炎性细胞因子释放增加均可直接损伤内皮细胞及其连接,造成微血管内皮细胞的跨细胞通透性和旁细胞通透性增加,加重组织水肿,使血液浓缩,影响微循环的灌注。

四、炎性介质和细胞因子在缺血-再灌注损伤中的作用

炎症细胞的活化及其释放的炎性细胞因子构成复杂的网络系统,介导炎症反应的启动及其效应的放大。级联效应引发的失控炎症反应是加重缺血-再灌注损伤的重要病理生理学机制。

1. **炎症细胞活化** 炎症细胞的活化是炎性细胞因子释放的基础。组织缺血-再灌注过程中的缺血缺氧、氧自由基释放和细菌/内毒素均为炎症细胞活化的强刺激因素。

2. **细胞因子表达及其释放的瀑布效应** 细胞因子由巨噬细胞、单核细胞、淋巴细胞、内皮细胞、成纤维细胞、血小板等多种类型细胞活化后产生,是炎症反应的主要介质。细胞因子可以极低的浓度结合并作用于特定的靶细胞受体,激活细胞内的第二信使系统,活化蛋白激酶和磷酸酶,通过转录因子活化调节相关基因的表达。

缺血-再灌注时,氧自由基和其他刺激因素激活核转录因子调控的炎症相关基因的表达,导致炎性细胞因子(TNF-α、IL-1、IL-6、IL-8)表达增多;这些因子又可经旁分泌和自分泌途径作用于炎症细胞,释放更多的炎性细胞因子,形成"瀑布效应",导致失控性炎症反应。

3. **细胞因子在组织缺血-再灌注损伤中的作用** 炎性细胞因子及黏附分子表达和释放增加在再灌注后继发性组织损伤中起着关键作用。在缺血-再灌注组织,细胞因子可通过多条途径发挥不同的效应:一方面,它们能招募白细胞并刺激白细胞、内皮细胞合成黏附分子,以促进受损组织和远隔器官尤其是敏感器官(如肺脏)的炎症反应,导致器官功能障碍甚至衰竭。另一方面,它们通过增加纤维蛋白溶酶原激活抑制因子-1、组织因子、血小板活化因子及抑制纤维蛋白溶酶原激活因子和蛋白 S 促进血栓形成,加重微循环障碍。部分细胞因子还通过启动程序化基因表达来介导细胞凋亡。

五、缺血-再灌注损伤中的细胞凋亡

研究表明,组织/器官缺血-再灌注损伤时,细胞死亡形式除坏死外,还存在着多种途径引发的细胞凋亡。细胞凋亡的发生与缺血的时间、程度和再灌注的状态有关,且可能对缺血-再灌注损伤的预后产生重要影响。

细胞凋亡是由各种凋亡信号启动,并受细胞内源性基因、酶类和信号转导途径等调控的"瀑布式"激活过程。多数学者认为,凋亡的发生既是凋亡相关基因表达的结果,又受许多内外因素的调节。组织缺血-再灌注过程中发生的细胞凋亡与以下因素有关:

1. **缺血-再灌注过程中产生的大量氧自由基可诱导细胞凋亡** 目前认为,氧自由基导致细胞凋亡的机制与以下途径有关:①激活促凋亡相关基因表达;②攻击蛋白质,导致维持细胞生命活动的代谢相关酶活性丧失;③直接损伤 DNA 或 DNA;④影响核基因的转录,改变细胞的表型。上述诸多因素均参与诱导细胞凋亡的发生。

2. 线粒体损伤所致细胞能量代谢障碍在凋亡发生过程中具有重要作用 缺血-再灌注时,与线粒体有关的致凋亡因素有:①在缺血缺氧条件下,线粒体氧化磷酸化障碍使细胞发生凋亡或坏死,若能通过糖酵解方式提供 ATP,则细胞发生凋亡;若 ATP 耗竭则细胞坏死。②线粒体外膜含有与细胞凋亡有关的蛋白质。自由基对线粒体的损害可引起线粒体通透性改变,线粒体肿胀,外膜破裂释放凋亡蛋白酶激活因子、凋亡诱导因子和细胞色素 c 等,从而激活一系列的酶促级联反应,诱导细胞凋亡。

3. 钙超载激活一系列钙依赖性酶促反应,促进凋亡的发生 细胞内游离 Ca^{2+} 超载时,主要通过激活钙离子依赖性核酸内切酶,使双链 DNA 裂解形成 DNA 片段,并激活核转录因子,上调凋亡相关基因的转录,引起细胞凋亡。

4. 内质网应激 内质网具有运输蛋白质、调节蛋白质合成后折叠以及摄取和释放 Ca^{2+} 等功能。内质网应激是在应激条件下,细胞为维持内环境稳定、维持其生存而启动的自我保护机制,表现为错误折叠或未折叠蛋白质聚集在内质网腔内以及 Ca^{2+} 平衡紊乱。过强或过久的内质网应激可通过激活位于内质网膜上的 caspase-12 引发 caspase 级联反应,诱导细胞凋亡。

5. 细胞因子 缺血-再灌注期间可产生大量的细胞因子,如 TNF-α、IL-6、IL-8、转化生长因子(transforming growth factor,TGF)-β 等,一方面可引起细胞的坏死,另一方面可诱导细胞凋亡。体内外实验证实,TNF-α 和 TGF-β 均可诱导细胞凋亡。

6. 缺血-再灌注时细胞凋亡的基因调控 细胞凋亡是细胞表面分子受到刺激后将信号传入细胞,启动相关基因表达,最后导致细胞死亡的过程,是多基因共同作用的结果。研究发现,缺血-再灌注过程中,IL-1β 转化酶、caspase 家族、Bcl-2 家族、早期即刻基因(包括 c-fos、c-jun、c-myc 等)等多种基因及 TNF 受体家族、Fas 配体和 TNF 相关凋亡诱导性配体构成的死亡因子-死亡受体均参与了细胞凋亡的发生。在重要器官缺血-再灌注时细胞凋亡的研究中还发现,凋亡现象与细胞周期调控基因 p53/p21 表达有关。提示细胞凋亡调控基因和细胞周期调控基因对缺血-再灌注损伤中细胞的存亡起着重要的调节作用。

早期快速反应基因对缺血-再灌注时细胞凋亡与增殖具有双重调控效应,在受损细胞发生凋亡的同时,新增殖细胞可以取代凋亡细胞而修复损伤,从而维持重要脏器中细胞的生死平衡。

7. 转录因子 NF-κB 对细胞凋亡的双重调控作用 NF-κB 是具有广泛效应的转录调控因子,其对细胞凋亡具有双重调节作用。当细胞受到氧自由基和炎性细胞因子如 TNF-α 等刺激时,NF-κB 被激活进入核内,诱导多种基因表达,包括编码促炎细胞因子、趋化因子、黏附分子等基因表达,还促进抗凋亡基因的表达;同时,NF-κB 能调控细胞因子的释放,而这些细胞因子又具有促细胞凋亡的作用。蛋白激酶 C 途径是细胞内的一条重要的信息传递通路,它既可以磷酸化下游元件使 NF-κB 活化而发挥作用,又能激活丝裂原活化蛋白激酶(MAPK)而促进细胞凋亡。

第三节　重要脏器缺血-再灌注损伤的病理生理学特点

缺血-再灌注损伤是一种可发生在许多器官的常见病理生理过程,多见于器官移植、重要器官切除手术、血管栓塞和休克的救治过程,较多发生在心、脑、肾、肝、胃肠、肢体,也可见于肺和皮肤。在前已述及的缺血和再灌注共同的病理生理机制的基础上,本节重点关注不同器官缺血-再灌注损伤的特点。

一、心肌缺血-再灌注损伤

(一) 心肌缺血期和再灌注期损伤的特点

心肌血流减少可相继引起代谢、功能和形态、结构的改变。在心肌细胞水平,由于缺血、缺氧使有氧代谢转化为无氧代谢,进而出现离子稳态的变化、兴奋-收缩耦联障碍、心电不稳定,从而引起心肌的功能失常。同时也伴有心肌细胞的不可逆丢失。但是,如果没有发生再灌注,心肌细胞的死亡将在缺血数小时之后缓慢地发生。

缺血心肌再灌注可导致不可逆的组织损伤和细胞坏死,并降低心脏的功能。虽然早期心脏再灌注对于阻断缺血所致的组织损伤是重要的,但血液的再流入会加速缺血后仍然存活的心肌组织的死亡。参与启动这一过程的细胞内、外事件主要涉及毒性的活性氧物质、补体活化、中性粒细胞的黏附激活以及补体和中性粒细胞的相互作用。

需要注意的是,缺血间期对心肌细胞的损伤程度和机制不同。长时间的缺血,如急性心肌梗死、冠脉旁路手术或心脏移植,将危及细胞的存活能力和心肌细胞的基本功能。少于20分钟的短时间心肌缺血,再灌注后功能恢复的同时,在结构上和生物化学指标方面并不伴有组织损伤的证据。缺血时间在40分钟以内,心肌受再灌注损伤因素的影响不大。心肌组织缺血长于45分钟的再灌注将导致心肌再灌注损伤。心肌缺血3小时可致缺血区的完全损害,这种损伤几乎与再灌注损伤的因素无关。

(二) 心肌缺血-再灌注损伤机制

心肌缺血-再灌注损伤时心功能的变化主要体现在心律失常和心肌舒缩功能障碍。

1. 心律失常　心肌缺血-再灌注过程中心律失常的发生率高达50%~80%,以室性心律失常为主,其发生与心肌缺血的持续时间密切相关。短时间缺血时心肌细胞仅有轻微的代谢变化,仍具备电生理特性;而长时间缺血时心肌细胞损伤严重,丧失电生理特性,甚至死亡。因此,这两种情况下心律失常的发生率低。犬实验中观察到,心肌缺血15~45分钟后再灌注,心律失常发生率最高。

心肌缺血-再灌注后易发生心律失常的主要原因如下:①缺血、缺氧导致细胞能量代谢障碍,ATP的减少使细胞膜上ATP敏感的离子通道活性变化,从而影响心肌细胞的电生理特性。②再灌注时产生的大量氧自由基损伤心肌细胞膜、线粒体和肌质网膜,导致钙泵功能抑制和能量供应不足,促进细胞内钙超载;细胞内酸中毒可通过加强Na^+-H^+交换使胞质Na^+升高,进而激活钠钙交换体进行反向转运。由于Na^+-Ca^{2+}交换产生一过性内向离子流,形成迟后除极,引起心律失常;Ca^{2+}内流增加导致细胞钙超载,造成心肌细胞的损伤及其电生理特性改变,成为缺血-再灌注诱发收缩功能障碍和心律失常的重要机制。③儿茶酚胺释放增多刺激α受体,提高心肌细胞的自律性。④心肌缺血范围、再灌注速度和电解质、酸碱平衡紊乱也可导致心律失常的发生。

2. 心肌收缩功能障碍　心肌短时间缺血并不引起心肌坏死,但是再灌注后心肌收缩功能受到抑制,并可持续数小时。Braunwald 和 Kloner 将这种心肌在缺血时并未发生不可逆性损伤,但在再灌注后一定时间内出现可逆性收缩功能障碍的现象称为心肌顿抑(myocardial stunning)。目前认为,自由基的大量生成及钙超载是心肌顿抑发生的主要机制(图 12-5)。

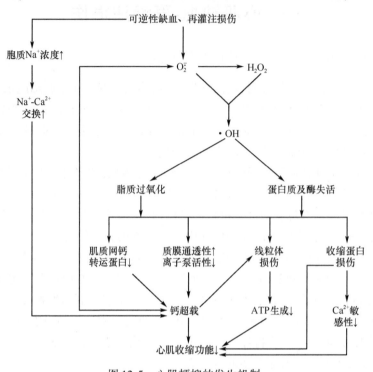

图 12-5 心肌顿抑的发生机制

(引自:金惠铭,王建枝. 2010. 病理生理学. 北京:人民卫生出版社,150)

3. 心肌缺血-再灌注过程中心肌细胞坏死和凋亡 在心肌缺血-再灌注过程中,心肌细胞可通过坏死和凋亡两种不同的机制死亡,心肌细胞死亡将影响心肌的电生理特性和机械收缩功能。心肌细胞的坏死是细胞不可逆性损伤过程,而细胞凋亡则是由基因程序性调控所致,因此可以通过调节细胞凋亡基因的表达来减少心肌细胞的死亡和丢失。但是,对于凋亡所致心肌细胞丢失在什么程度、什么范围可以引起心肌功能性退化和收缩能力丧失,目前尚缺乏依据。

(三) 心肌缺血-再灌注损伤的防治

心肌缺血后如果没有再灌注,心肌细胞的死亡缓慢地发生于数小时之后。而在充分缺血打击后再灌注恢复血供,将启动炎症反应:以补体激活开始,继之以中性粒细胞进入再灌注心肌组织,白细胞聚集在再灌注后第 1 小时最明显。因此,调节炎症反应成为保护心脏不受再灌注损伤的重要药理学靶标。

心肌缺血-再灌注损伤的发展包括 3 个连贯的阶段:抗缺血的心脏保护机制,介导心肌细胞死亡的因子及再灌注对心肌的正性和负性影响。保护缺血心肌的生存能力应该是主要的治疗目标。由于心肌细胞具有自律性和收缩性的功能特点,对于心肌缺血-再灌注损伤的防治应关注防止心律失常的发生和恢复心肌收缩功能。

近年来,有关心肌缺血-再灌注损伤的防治研究进展包括以下几个方面:①减轻缺血心肌再灌注损伤的药物,许多药物如腺苷和阿片肽,应用于再灌注时可以减轻心肌的损伤。②缺血预处理和缺血后处理对心肌缺血-再灌注损伤的保护和防治作用。③在心肌上发现了再灌注损伤补救激酶(RISK)途径,即激活磷脂酰肌醇-3 激酶(phosphatidylinositol 3-kinase,PI3K)-Akt途径和(或)细胞外信号调节激酶(extracellular signal-regulated kinase,ERK)途径。研究发现,药物、缺血预处理和缺血后处理的分子机制可能与信号级联放大效应有关。

二、脑缺血-再灌注损伤

脑梗死后的溶栓治疗和机械性再通(栓子切除术)是恢复血流的重要手段,同时,再灌注可使缺血所致脑组织损伤加重,即脑组织的缺血-再灌注损伤。

脑作为大量耗氧的器官,尽管存在众多的防御机制,但是极易受到缺血-再灌注导致的氧化应激损伤。线粒体电子传递、神经递质自氧化(如去甲肾上腺素、多巴胺)以及缺血、缺氧初期形成的氧化物,如超氧化物和 NO,对组织的结构和功能、血流调节和神经传递具有重要的影响,任何一种分子的产生和代谢紊乱都可能引起病理改变。

(一) 脑缺血-再灌注损伤的生理生化基础

(1) 脑组织对缺氧敏感,其能量代谢依赖葡萄糖供能,因此极易受缺血打击而发生不可逆的损伤。

(2) 脑组织的神经细胞膜中磷脂比例高,再灌注后磷脂酶活性升高,膜磷脂降解产生的游离脂肪酸可在自由基的作用下形成脂质过氧化物,导致细胞的结构损伤。

(3) 脑组织中丰富的血管内皮细胞是活化白细胞攻击的目标,内皮细胞的损伤可加重炎症反应并引起脑水肿。

(4) 脑组织中胶质细胞的活化诱发局部炎症反应,可加重脑损伤。

(5) 受缺血、缺氧和再灌注损伤打击的神经细胞的兴奋性氨基酸和抑制性氨基酸的释放异常,引起神经细胞功能异常和代谢紊乱,并可造成脑组织超微结构的改变。

(二) 脑缺血-再灌注损伤的病理生理学特点及机制

1. 神经细胞凋亡或坏死 在脑缺血-再灌注过程中,脑组织氧自由基生成增多,炎性细胞因子及黏附分子释放增加,神经细胞能量匮乏,细胞内钙超载,兴奋性氨基酸过量释放,凋亡基因激活等多个环节相互作用,最终导致脑细胞凋亡或坏死。

2. 脑水肿 包括细胞水肿和间质性水肿,前者主要与膜脂质过氧化使膜结构破坏和能量代谢障碍使钠泵功能失调有关;后者主要与脑血管内皮细胞受损及炎症反应相关。

3. 参与神经细胞损伤的其他因素 多聚腺苷二磷酸-核糖聚合酶[poly(ADP-ribose)polymerase,PARP]在缺血领域首次引起关注是因为 PARP 基因敲除小鼠脑梗死范围明显小于野生型小鼠。脑缺血-再灌注时 N-甲基-D-天冬氨酸(NMDA)受体活化介导形成的超氧化物和超氧氮化物可损伤 DNA,同时激活 PARP。PARP 的活化是对 DNA 损伤的一种修复机制,同时伴随烟酰胺腺嘌呤二核苷酸(NAD)和 ATP 的消耗,加剧缺血性损伤。PARP 拮抗剂已经在几种缺血模型上显示出保护作用。依此类推,全身性应用 NAD 可以改善缺血缺氧损伤的预后。

三、肝脏缺血-再灌注损伤

肝手术时,尤其在切除巨大肝内肿瘤、处理广泛肝创伤及肝移植时,肝脏有一段缺血时间,血流恢复后肝脏受到再灌注的损伤。肝脏缺血-再灌注损伤过程中库普弗细胞、中性粒细胞、内皮细胞及活性氧分子等许多相关因子联合作用产生级联反应,导致组织结构改变并引起肝细胞功能的衰竭。缺血肝脏再灌注后,肝功能的改变表现为血清谷丙转氨酶、谷草转氨酶和乳酸脱氢酶活性明显升高;组织病理学改变包括细胞肿胀、空泡形成、点状坏死、内皮细胞破裂、中性粒细胞浸润等。肝脏缺血-再灌注损伤发生的病理生理机制包括:

1. **黏附分子的作用**　内皮细胞是肝组织中对缺血-再灌注耐受性最差的细胞。在缺血-再灌注过程中,内皮细胞被激活并表达一系列黏附分子,白细胞和内皮细胞的黏附导致肝脏微循环障碍,加重缺血性损伤。中性粒细胞黏附活化后释放多种蛋白酶和髓过氧化物酶(MPO),进一步损伤肝细胞。

2. **库普弗细胞**　库普弗细胞是另一种与肝脏缺血-再灌注损伤有关的非实质细胞,再灌注时被激活,产生大量、多种炎性细胞因子(如血小板活化因子、IL-1、TNF-α、IL-6、干扰素-γ)和氧自由基,直接作用于内皮细胞和肝细胞,造成肝损伤。肝缺血还导致库普弗细胞的吞噬功能降低,对肠源性内毒素清除能力下降,内毒素可诱导内皮细胞和多种白细胞的激活,是加重肝缺血-再灌注损伤、诱导脓毒症发生的重要因素。

3. **NO 和内皮素(endothelin, ET)的作用**　肝脏缺血-再灌注损伤还与肝星状细胞收缩阻断肝窦内血流有关。ET 可刺激星状细胞收缩(剂量依赖性方式),而硝普钠使其松弛,提示 ET 和 NO 失衡影响肝窦血流。在肝再灌注的早期,ET 浓度在血浆和肝实质内增加与肝血流减慢一致;而再灌注的最初几小时内 NO 浓度低下(与缺血期 NO 合成所需的 NADPH 和缺氧有关),再灌注后 6 小时由于精氨酸酶释放,分解 L-精氨酸,导致 NO 生成增加。再灌注后期内源性 NO 的生成具有保护作用,应用 NOS 抑制剂则可加重肝损害。同样,给 ET 受体拮抗剂预处理肝缺血-再灌注动物可减轻肝损害。因此,肝脏缺血和再灌注过程中的肝损害与 NO 和 ET 失衡有关。

4. **T 细胞与肝窦状隙内皮细胞**　研究表明,全身性免疫抑制剂(CsA、FK506)可减轻肝细胞缺血-再灌注损伤,T 细胞缺陷的小鼠肝脏缺血-再灌注损伤明显轻于对照组,提示 T 细胞介导了肝缺血-再灌注损伤的病理生理过程。由于肝脏窦状隙内皮细胞表达抗原提呈分子,因此可行使对 CD4+ 和 CD8+ T 细胞的抗原提呈功能。由此可见,T 细胞在缺血-再灌注损伤过程中的激活与窦状隙内皮细胞有关。同时,浸润到肝脏的 T 细胞还释放炎性细胞因子、化学趋化分子,并表达黏附分子,使 T 细胞与窦状隙内皮细胞黏附、活化。肝脏缺血-再灌注中,冷缺血主要影响窦状隙内皮细胞。

5. **肝细胞、肝窦内皮细胞和胆管上皮细胞凋亡**　肝脏缺血和再灌注过程中,肝细胞、肝窦内皮细胞和胆管上皮细胞均可发生凋亡,是热缺血-再灌注造成肝脏功能和结构损伤的重要机制。热缺血-再灌注时引发的致炎细胞因子和氧自由基的释放、线粒体功能障碍、内质网应激、细胞内钙超载,均为介导细胞凋亡的因素。细胞表面分子受到损伤信号刺激后,将信号传入细胞,通过级联转导启动凋亡相关的基因表达,诱导细胞死亡。

四、肾脏缺血-再灌注损伤

肾缺血-再灌注损伤是急性肾衰竭的常见原因,也是肾移植术后影响移植肾功能恢复及移植肾脏能否长期存活的重要因素。

肾缺血-再灌注损伤是通过肾脏血流动力学、氧自由基、炎症介质、内皮细胞和肾小管损伤的复杂相互作用而发生的(图 12-6)。组织学上表现为线粒体结构破坏,严重时出现细胞的坏死和凋亡。由于肾脏的组织学结构特点和功能上的独有性,其缺血-再灌注损伤的病理生理机制具有如下特点:

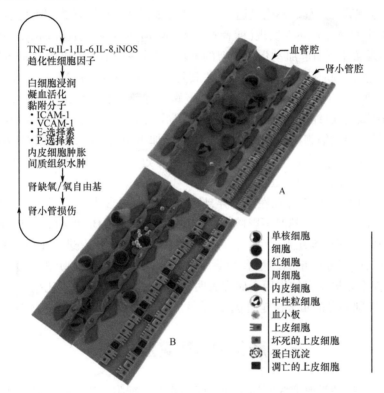

图 12-6 肾缺血-再灌注前(A)、后(B)微血管损伤和肾小管损伤的相互作用

(引自:Legrand M,Mik EG,Johannes T,et al. 2008. Renal hypoxia and dysoxia after reperfusion of the ischemic kidney. Mol Med,14(7~8):502~516)

(1)肾脏接受心排血量的 25% 血液,但是大部分进入肾皮质。因此,即使是轻微的灌流变化都可引起髓质的缺血。因此,肾缺血-再灌注时肾小管的损伤更为严重。在外髓外层的近曲小管 S3 节段对缺血-再灌注损伤最敏感,目前正在研究髓质中这些细胞与其他细胞的差异,以阐明其高敏感性的原因。

(2)无复流现象:肾组织缺血缺氧一段时间后进行再灌注时缺血区并不能得到充分的灌注,谓之无复流现象,主要是由于肾缺血缺氧后血管紧张素Ⅱ、ET 等缩血管物质的产生增加,导致肾血管收缩而形成的。ET 还能增强黏附分子 VCAM-1 的表达,促进炎症反应。ET 与受体结合后还能诱发细胞内 Ca^{2+} 释放和细胞外 Ca^{2+} 内流,使细胞内 Ca^{2+} 超载,从而加重缺血-再灌注损伤。

（3）内皮细胞功能紊乱是肾小管上皮细胞损伤启动和持续的重要因素，并且是导致缺血后急性肾衰的发病机制。内皮型一氧化氮合酶（eNOS）诱导生成的 NO 可阻止白细胞扣押和活化，减轻白细胞引起的损伤。内皮细胞损伤后，eNOS 生成减少。同时，缺血-再灌注增加诱生型一氧化氮合酶（iNOS）表达，生成的 NO 与活性氧分子反应形成超氧氮化物，而由 iNOS 产生的大量 NO 也会抑制 eNOS。两种 NOS 之间的失衡可能是肾缺血-再灌注损伤的重要因素。

（4）缺血-再灌注损伤造成的细胞死亡有坏死和凋亡两种形式，较轻的打击使细胞凋亡，而较重的打击则使细胞坏死。TNF 通过 p38 丝裂原活化蛋白激酶和 NF-κB 通路参与了肾缺血-再灌注后的细胞凋亡过程。不论是通过死亡结构域还是线粒体释放细胞色素 c 导致的细胞凋亡，都是通过激活 caspase-3 实现（前者先激活 caspase-8，后者先激活 caspase-9）。

（5）缺血-再灌注可引起肌动蛋白骨架的破坏，使近端肾小管上皮的紧密连接和黏附连接丧失，从而引起极化膜蛋白的定位变化，尤其是 Na^+，K^+-ATP 酶（NKA）。NKA 正常时位于基底侧质膜，缺血后出现在质膜顶部，降低 Na^+ 跨细胞转运的效率，并增加 Na^+ 转运至远曲小管，导致肾小球血管收缩，通过管球反馈效应减少肾小球滤过率。此外，缺血-再灌注还引起 NKA 活性降低，导致细胞内 Na^+ 浓度增加，继而增加细胞内 Ca^{2+} 并加重损伤作用。

（6）肾缺血-再灌注损伤过程中，转化生长因子 β 过表达和肌成纤维细胞增多可能介导了肾小管间质纤维化病变，影响远期预后。

（7）肾缺血-再灌注损伤存在性别差异，性激素可能起主要作用。据报道，切除性腺（睾丸切除/卵巢切除）和性未成熟时不影响女性的缺血-再灌注损伤，但减轻男性损伤，提示在造成损伤的性别差异中，睾丸激素可能比雌激素发挥更大的作用。进一步研究发现，使用睾丸激素可增加雌性、切除卵巢的雌性和切除睾丸的雄性个体的肾缺血-再灌注损伤，而使用雌激素可为雄性个体提供保护作用。研究表明，睾丸激素或酮/雌激素比率可能是造成肾缺血-再灌注损伤性别差异的重要决定性因素。

五、肠缺血-再灌注损伤

肠缺血的主要病理学改变为间质水肿和肠黏膜上皮细胞坏死、脱落；再灌注后肠黏膜损伤加重，可见肠壁出血及黏膜溃疡。肠缺血-再灌注损伤是严重创伤、烧伤、休克发生和救治中普遍的病理生理过程，也是多种严重并发症发生、发展的基础。

（一）肠缺血-再灌注损伤的病理生理学基础

（1）肠道特有的组织结构是肠易受缺血、缺氧打击的基础，由于特殊的血管解剖学及对流氧交换机制，肠绒毛顶部是对局部缺氧最敏感、最易受打击的部位。

（2）肠绒毛的黏膜上皮细胞中黄嘌呤脱氢酶含量较高。缺血、缺氧时迅速、不可逆地转化为黄嘌呤氧化酶，再灌注复氧时催化生成大量的氧自由基。

（3）肠道有巨大的血管床，肠缺血、缺氧致肠黏膜微血管内皮细胞活化，成为再灌注后中性粒细胞的"预激床"，是肠组织局部和远隔器官损伤的重要机制；中性粒细胞与内皮细胞的黏附、聚集可加重肠微循环障碍。形态学观察表明，肠组织黏膜损伤的缺氧阶段不仅发生在缺血期,也出现于再灌注后。

(4) 正常、完整的肠黏膜屏障能有效地阻止肠道细菌、内毒素入血,肠黏膜损伤后内毒素进入有丰富淋巴组织的肠黏膜下层和循环中可激活淋巴细胞、内皮细胞和白细胞,其释放的大量炎症介质可诱发失控性全身炎症反应,甚至脓毒症和 MODS。

(二) 肠缺血-再灌注损伤对其他脏器的影响

大量研究表明,肠缺血-再灌注不仅引起肠局部组织的损伤,更重要的是对全身其他重要脏器的影响。

1. **心肌抑制** 有证据显示,损伤的肠组织释放心肌抑制物质进入循环,启动恶性循环,最终导致不可逆性循环衰竭。

2. **肺损伤** 肺脏是机体对内毒素打击和中性粒细胞激活最敏感的器官,因此成为肠缺血-再灌注后最容易受累的器官。

3. **肝损伤** 肝脏血供 70% 来自门静脉,因此成为肠缺血-再灌注时多种肠源性有害因素包括肠源性内毒素血症的首要打击器官。而肝细胞功能的损伤和代谢障碍、肝窦血管内皮细胞和库普弗细胞的激活又进一步加重了全身性炎症反应和多个远隔器官的损伤。

4. MODS 肠缺血-再灌注过程中产生的大量活性氧物质、内皮细胞与白细胞的黏附活化、肠源性内毒素血症及肠源性致炎细胞因子的大量产生是引发脓毒症和全身多个脏器功能衰竭的重要因素。

六、肺缺血-再灌注损伤

肺缺血-再灌注损伤是肺移植和体外循环手术后的主要致死原因,临床上肺缺血-再灌注损伤主要表现为肺水肿和急性呼吸衰竭。

在肺缺血-再灌注过程中,肺毛细血管内皮细胞(EC)受损和中性粒细胞在肺组织中活化导致肺血管通透性增加;内皮细胞、中性粒细胞、巨噬细胞活化释放的炎性细胞因子 TNF-α 和 IL-8 可进一步诱导中性粒细胞在肺组织中的迁移、黏附和浸润,并通过自分泌和旁分泌效应加重局部炎症反应,导致肺泡上皮细胞和肺微血管内皮细胞的进一步损伤,产生肺泡和肺间质水肿,从而引起急性呼吸衰竭及全身性缺氧。因此,保护肺微血管内皮细胞,抑制中性粒细胞的黏附、扣留和活化,降低肺巨噬细胞的活性是防治肺缺血-再灌注损伤的关键环节。

七、肢体缺血-再灌注损伤

肢体缺血是临床常见的情况,主要指骨骼肌的缺血-再灌注损伤,见于肢体挤压伤、骨筋膜腔综合征、止血带和石膏、小夹板固定的使用不当,以及需要暂时阻断血供的治疗过程如断肢再植、烧伤后切痂手术、肢体肿瘤切除等。

与重要脏器的缺血-再灌注相比,肢体缺血-再灌注主要造成局部组织的损伤和运动机能障碍,并不对生命构成威胁。但广泛、严重的肢体缺血-再灌注可引起全身炎症反应综合征,导致多个远隔脏器的功能障碍,严重时发生 MODS。

肺是最易受累的靶器官,可引起急性肺损伤(ALI),甚至发生急性呼吸窘迫综合征

（ARDS），其发生机制与肢体缺血-再灌注过程中产生的大量活性氧、炎性介质介导的中性粒细胞过量、过度激活并在肺脏内扣押有关。激活的中性粒细胞通过呼吸爆发进一步释放大量自由基、蛋白水解酶及炎症介质，造成肺泡上皮细胞和肺微血管内皮细胞的损伤；同时，缺血-再灌注血清可使中性粒细胞凋亡延迟，加重对肺组织的损伤。

八、缺血-再灌注损伤与 MODS

重要脏器缺血-再灌注损伤可影响一个或多个脏器功能，甚至导致多个脏器功能的衰竭。休克引起的生命器官微循环缺血和复苏后再灌注过程是诱发 MODS 的基本环节。缺血-再灌注损伤所致 MODS 发生的病理生理学机制涉及多个方面：

1. **组织氧代谢障碍** 休克或血压过低造成组织氧输送减少、细胞缺氧，从而影响组织细胞的代谢和生存；再灌注恢复组织氧供后，并不能完全纠正缺氧状态，提示存在氧摄取和氧利用的障碍。造成这种情况的原因可能有：血流分布异常造成部分组织灌流不足；动-静脉短路开放使组织有效灌流不足；细胞线粒体功能障碍影响氧摄取和利用。因此，再灌注后恢复循环供氧也可能存在组织细胞缺氧性损伤。

2. **氧自由基损伤** 大多数组织和细胞的损伤不是发生在缺血期，而是发生在恢复微循环灌流之后。恢复组织灌流是救治休克和改善组织缺血必不可少的环节，也是氧自由基大量生成和释放的过程。氧自由基及其过氧化产物可攻击细胞膜性结构和细胞器以及与细胞内的蛋白和核酸交联，造成细胞结构、功能的紊乱，导致细胞坏死或凋亡。由于氧自由基反应的连锁性，这种损伤过程可以不断级联放大，从而造成全身多个器官的广泛性损害。

3. **内皮细胞含有完整的黄嘌呤氧化酶系统** 在缺血-再灌注损伤中，内皮细胞既是氧自由基的生成者，又是氧自由基的受害者。而内皮细胞的损伤加重了微循环障碍，造成组织细胞进一步的缺氧。

4. **白细胞与内皮细胞相互作用** 缺血组织再灌注后，内皮细胞与中性粒细胞在多种黏附分子和炎症介质的介导下发生黏附连锁反应；激活的白细胞通过呼吸爆发产生大量的活性氧分子、蛋白水解酶并释放多种炎性介质，是导致缺血组织微循环障碍和组织中实质细胞损伤的关键环节。同时，这些有害因素进入体循环后到达远隔器官，导致多个器官损伤。

5. **炎症介质失控释放导致的全身性炎症反应综合征或脓毒症** 氧自由可激活补体，进一步介导中性粒细胞和单核细胞活化，合成并释放大量致炎细胞因子，一旦失控，则形成瀑布效应，致使炎和抗炎平衡打破，从而诱发以细胞自身破坏为特征的全身性炎症反应综合征，严重者出现脓毒症甚至多器官功能衰竭。

第四节　缺血-再灌注损伤的防治原则

根据目前对缺血-再灌注损伤发生、发展的病理生理学机制的认识，对缺血-再灌注损伤的防治应遵循以下原则：解除脏器缺血状态，保护缺血脏器，拮抗损伤性因素，切断过氧化损伤和炎症反应的连锁效应，增强机体/器官对缺血-再灌注损伤的耐受性。

一、解除缺血状态、保护缺血器官

缺血的时间和程度对再灌注损伤的严重程度有明确的影响,因此,采取有效措施尽早解除/改善组织器官缺血状态是减轻损伤的首要环节。

对器官移植中的供体器官,可通过低温保存降低细胞代谢率、抑制蛋白酶活性防止细胞功能蛋白的降解、保护细胞膜、合理改良器官保存液等措施,保持良好的器官功能和结构;同时应尽快进行移植手术,以减少缺血时间。

低温可明显降低组织耗氧量和代谢率,延缓能量耗竭,减少乳酸生成,减轻酸中毒。对肢体手术患者术前进行肢体局部低温,可延长连续使用止血带时间,且不造成神经、肌肉及皮肤损伤。在脑梗死治疗的研究中发现,亚低温可降低大鼠缺血-再灌注后脑缺血区 ICAM-1 的表达和髓过氧化物酶的活性,减少梗死区中性粒细胞浸润,缩小梗死体积。临床观察也证实,卒中后数天内头部降温可明显改善患者的预后。低温减轻再灌注损伤的机制可能与减少自由基的生成、抑制钙离子内流、减轻毛细血管内皮细胞的损害、降低组织代谢率和减轻炎性反应有关。

二、控制灌注条件、调节代谢紊乱

1. **调节再灌注的速度和液体成分**　在恢复缺血组织的血流前,调控再灌注液的组成成分和物理状态能有效减轻缺血后再灌注损伤。如在动物下肢血栓形成模型中,用含有 10% 葡萄糖、谷氨酸和天冬氨酸(代谢底物)、枸橼酸磷酸葡萄糖(减轻钙超载)、别嘌呤醇(清除氧自由基)的再灌注溶液,在 37℃、压力≤50 mmHg 状态下通过泵先灌注 30 分钟,再恢复血流能明显减轻缺血-再灌注损伤。另据报道,在恢复缺血骨骼肌血流前,先在 50 mmHg 灌注压、37℃条件下灌注富含底物(谷氨酸和天冬氨酸)的高渗、低钙、碱性灌注液 20 分钟,可使缺血-再灌注肢体骨骼肌收缩功能很快恢复。

2. **改善组织代谢**　纠正酸碱平衡和电解质紊乱,补充糖酵解底物如磷酸己糖、外源性供能物质 ATP、增加线粒体 ATP 合成的细胞色素 c 和氢醌等对缺血组织具有保护作用,也有利于减轻再灌注损伤。

3. **维护细胞钙稳态**　细胞内钙超载是缺血-再灌注损伤的重要机制之一。再灌注前或再灌注时给予钙通道阻断剂可以抑制细胞内钙超载,维持细胞钙稳态,从而减轻缺血-再灌注细胞内 Ca^{2+} 超载造成的一系列继发性损害。维拉帕米、尼莫地平、地尔硫䓬、硝苯地平、氨氯地平、巴尼地平等钙离子通道阻滞剂既可减轻缺血性损伤,又能减轻缺血-再灌注损伤。

三、清除超氧化物、防止炎症失控

1. **清除自由基**　自由基的过量生成是缺血-再灌注损伤的核心因素。机体在进化中形成了一整套抗氧化系统,生理条件下能够有效地保护机体不受代谢过程中产生的自由基的伤害。

(1) 内源性酶性抗氧化物:主要有超氧化物歧化酶、过氧化氢酶、谷胱甘肽过氧化物酶和铜蓝蛋白。

（2）天然低分子物质：包括维生素 E、维生素 C、维生素 A、还原型谷胱甘肽和还原型辅酶 Ⅱ 等，均具有清除自由基、减轻缺血-再灌注损伤的作用。

（3）药物抗氧化剂：如甘露醇（清除羟自由基）、别嘌呤醇（竞争性抑制黄嘌呤氧化酶）、二甲亚砜（清除羟自由基）。有些中药成分如三七总皂苷、人参二醇皂苷等能增加受损组织中超氧化物歧化酶、过氧化氢酶、谷胱甘肽过氧化物酶等抗氧化酶的活性；中药丹参、川芎、七叶皂苷钠等也是自由基清除剂，能清除氧自由基，抑制组织局部脂质过氧化反应，减轻氧自由基对组织的损害，因而对缺血-再灌注组织具有保护作用。

2. 拮抗炎症反应

（1）抗炎症介质：使用抗炎药物，包括糖皮质激素、非甾体抗炎药、脂氧化酶和环氧化酶抑制剂、乌司他丁等具有抑制炎症介质合成、释放的药物，通过减少炎性介质和炎性细胞因子的作用减轻缺血组织后局部炎症反应，抑制再灌注后炎症反应的级联放大，从而减轻组织损伤。

（2）抑制白细胞-内皮细胞相互作用：中性粒细胞和微血管内皮细胞的黏附、活化是引发和加重组织损伤的重要环节。抑制氧自由基生成和拮抗炎症介质的手段可以下调黏附分子的表达；应用黏附分子抗体从理论上讲是合理的，但实际应用中存在异源性抗体引起的免疫反应，因而影响疗效。目前，采用抑制中性粒细胞活性的药物可以缩小心肌和脑缺血-再灌注后的梗死面积。

四、加强细胞保护、提高组织耐受

除了前已述及的抗氧化酶类、维生素类外，还有一些物质也具有抗氧化作用，如牛磺酸、金属硫蛋白等，它们对细胞膜性结构具有保护效应。

缺血预处理和缺血后处理（详见后述）是两种具有提高机体耐受缺血-再灌注损伤的防治策略，动物实验中已有较明确的效果，临床上也有一些证据支持（如反复发作心绞痛可以减轻随后的心肌梗死程度、心脏的经皮冠状动脉腔内成形术），因此得到了肯定。

五、"鸡尾酒"疗法

组织缺血-再灌注损伤是多种因素参与、多种机制调控的过程，这些因素的产生和作用呈"序贯性"，即不同因素的出现有一定的时相性；且效应有级联放大作用。因此，治疗应针对缺血级联反应机制采取"多方式治疗"，并针对不同因素/机制作用的时间窗采取相应的措施。目前，"鸡尾酒"疗法尚处在动物实验阶段，但其更符合循证医学的理念。

第五节　缺血预处理和缺血后处理

生物在长期的生存和进化过程中，建立了抵御外来因素刺激的耐受机制。对于一定程度和频度的外来打击，机体能够建立适应机制以防御损伤，从而有效地保护自己。缺血预处理和缺血后处理就是促使机体在短时间内建立起耐受缺血-再灌注打击防御机制的策略。

一、缺血预处理

1. 缺血预处理(ischemic preconditioning,IPC)及其保护机制　1986 年 Murry 等在犬心脏缺血实验中发现,心肌一次或多次短暂的缺血对随后长时间的缺血具有保护作用,可缩小心肌梗死范围,从而首次提出了缺血预处理的概念。其后的研究中陆续发现,肾、肝、肺、脑、骨骼肌、肠等器官的 IPC 也具有保护效应。IPC 是短暂缺血组织的一种适应性反应,可以为随后长时间的缺血打击和再灌注损伤提供保护。

IPC 的保护效应分为早期预适应和晚期或延迟预适应两个阶段。早期预适应在短暂缺血后几分钟内即发生,持续 2 ~ 3 小时;晚期/延迟预适应在短暂缺血后 12 ~ 24 小时出现,持续 3 ~ 4 天。Sileri 等实验结果表明,IPC 保护作用存在于缺血后 0 ~ 48 小时,又以缺血后 0 ~ 2 小时和 12 ~ 48 小时保护效果最明显。目前认为,早期预适应是通过直接调节特异的细胞功能产生,延迟预适应则与多种应激基因的同时激活进而诱导相关蛋白的合成有关。IPC 的保护机制涉及抑制细胞凋亡、减轻脂质过氧化反应、改善微循环及通过内源性分子调节信号转导途径等环节。

对心肌 IPC 保护作用的效应及其机制的研究显示,IPC 减轻过度收缩介导的细胞死亡,这一效应可能与保护细胞骨架的完整性,加速 Na^+、K^+-ATP 酶功能的恢复及改善钙分布(钙稳态)有关。缺血组织释放腺苷增加可促进血管扩张、抑制白细胞激活和血小板聚集、抑制内皮素和氧自由基的生成及增加 NO,从而对缺血组织起保护作用。另有研究提示,IPC 能减少再灌注过程中线粒体渗透性转换孔道(mitochondrial permeability transition pore,mPTP)的开放,并通过这一机制限制梗死灶的大小。需要注意的是,IPC 对糖尿病的心肌缺血-再灌注损伤不具有保护作用,反复心绞痛对心肌梗死的保护作用在糖尿病患者中是削弱的。高胆固醇血症患者反复经皮冠状动脉腔内成形术预处理的保护作用也减弱。

2. 缺血预处理的局限性及应用前景　IPC 用于保护有缺血性疾病危险的个体具有一定的意义,但目前其研究仅停留在动物实验阶段,且结果均获自正常动物,离临床实际应用尚有距离。

在诱发组织缺血-再灌注损伤的因素中,一些与择期手术相关的可预见的因素,如体外循环、肿瘤切除、主动脉瘤切除及脏器移植等手术前可考虑实施相应器官的 IPC,减轻术中和术后的缺血-再灌注损伤。但一些突发性诱发缺血-再灌注损伤的因素,如创伤、休克、心肌梗死、脑栓塞等,不可能在其发生之前进行 IPC,因此 IPC 对这类突发性疾病不具可行性。

IPC 最初源自动物心脏预先短暂的缺血可以限制组织学梗死面积。在人类,也已经在离体和在体模型中得到证实,包括冠状动脉旁路移植和经皮冠状动脉腔内成形术。从 IPC 研究中发现的内源性保护机制将为开发新的防治策略提供有力的依据。

3. 药物预处理　随着对 IPC 介导的具有保护作用分子的信号通路认识的不断加深,也为药理学干预提供了合理的靶标。一些常用的药物(如腺苷、腺苷摄取抑制剂、血管紧张素转化酶抑制剂、血管紧张素 Ⅱ 抑制剂、抑制素、类阿片、挥发性麻醉药和乙醇)能够模拟 IPC 的保护作用(表 12-1)。近年来提出的"药物预处理"概念可部分替代 IPC,在保护心肌缺血-再灌注损伤方面取得了明显进展。在肠缺血的研究中也发现,缺血前 48 小时静脉注射抗癌药物多柔比星可显著地减轻肠缺血-再灌注所致的肺损伤。因此,通过药物诱导 IPC 更具有可行性和临床应用前景。然而,另有一些药物可抑制 IPC 诱导的保护作用(如磺酰脲和腺苷抑制剂),谨慎或避免使用这些药物理论上能减轻缺血-再灌注损伤。

表 12-1　具有模拟或抑制预适应作用的药物

模拟预适应	抑制预适应
腺苷受体激动剂	腺苷受体拮抗剂
腺苷	茶碱、氨茶碱、苄氨茶碱
腺苷转运抑制剂	
增加内源性腺苷	
双嘧达莫(潘生丁)	
K_{ATP} 通道开放剂	K_{ATP} 通道阻断剂
尼可地尔	格列本脲
氯甲苯噻嗪	
阿片受体激动剂	阿片受体阻滞剂
吗啡	纳洛酮
α_1 肾上腺素受体激动剂	α_1 肾上腺素受体阻滞剂
去氧肾上腺素、去甲肾上腺素	酚妥拉明
β_1 肾上腺素受体激动剂	β_1 肾上腺素受体阻滞剂
异丙肾上腺素	
B2 缓激肽受体激动剂	
血管紧张素转化酶抑制剂	
增加缓激肽浓度	
甲巯丙脯酸、赖诺普利	
血管紧张素 II 受体抑制剂	
氯沙坦	
挥发性麻醉剂	静脉麻醉剂
异氟醚、氟烷、七氟醚、安氟醚、地氟醚	R-氯胺酮,戊硫代巴比妥,戊巴比妥
NO 供体	
硝酸甘油	
抑制素	
普伐他汀	
乙醇	
皮质类固醇	COX-2 抑制剂
	仅抑制延迟性预适应
	大剂量阿司匹林、塞来考昔

4. 替代(间接)预适应(RIPC)　在靶器官长时间缺血前人为地进行短暂缺血有利于减轻缺血-再灌注损伤,但其主要缺点是对重要血管的创伤及靶器官的应激。间接(器官间)预处理是近年观察到的现象,即一个器官的短暂缺血可以为远隔器官提供保护,在一

个区域的短暂缺血可引起对其他区域的保护作用。器官内的间接预适应首先在对心肌 IPC 的研究中被发现,即心肌 IPC 不仅对心肌缺血-再灌注有保护作用,对心脏以外的其他组织也具有保护效应;而非心脏动脉的短时间阻断对心脏也可产生保护作用。RIPC 应用于临床已得到证实,在冠脉旁路术之前,通过短暂的前臂缺血可进行心脏的预处理和减轻对侧肢体血管内皮细胞功能障碍。在接受先心病的心肺旁路外科手术的儿童中,通过下肢的预处理,证明对心脏具有保护作用。RIPC 刺激可能诱导释放生化信息,通过血流或神经性通路减轻氧化应激和保护线粒体功能。研究还显示,内皮型 NO、自由基、激酶、类阿片、儿茶酚胺和 K^+-ATP 通道可能是介导间接预处理的机制。另有资料提示,RIPC 作为一种新的预防缺血-再灌注损伤的方法,可以下调致炎细胞因子的基因表达,上调抗氧化剂的基因表达。这些结果表明,RIPC 能抑制缺血-再灌注损伤的致伤因素,从而发挥保护作用。现已证明,心、肝、肺、肠、脑、肾脏和肢体受到短暂缺血-再灌注时都会产生间接预适应,因此具有良好的临床应用价值。

二、缺血后处理

2003 年 Zhao 等观察到,对长时间缺血心肌进行一次或数次短暂、重复的缺血和再灌注,能减轻随后持续再灌注引起的心肌损伤,由此提出缺血后处理这一新的概念,为对抗缺血-再灌注损伤提供了一条新的途径。缺血后处理能够刺激减轻再灌注损伤的内源性机制,包括腺苷和类阿片配基、蛋白激酶 C、线粒体敏感钾通道和生存激酶(survival kinases)等因素。缺血后处理还可抑制线粒体膜渗透性转换孔,抑制 p38 和 JNK 丝裂原活化蛋白激酶等有害通路,减轻氧化剂、细胞因子、蛋白酶和炎症细胞对内皮细胞和心肌细胞的损害。因此,缺血后处理汇集了多种内源性保护机制在多个水平、靶点和多个病理学机制中发挥作用。对急性心肌梗死患者的研究资料显示,缺血后处理可有效减小梗死面积。缺血后处理这一内源性抗损伤方式可与 IPC 发挥相当的保护作用,但从治疗的角度看,缺血后处理对于防治缺血后再灌注损伤比预处理更具有可行性,具有更广阔的临床应用前景。

通过模拟缺血后处理的内源性保护机制的药物可发挥保护作用,即为药物后处理,同样具有清除活性氧、提高机体抗氧化应激能力而达到保护心肌的效果。药物后处理在操作上更简便,作用的靶向性更强,同时也可以减少后处理时可能伴随的一些不利影响。

(吕　艺)

参考文献

王万铁.2010. 缺血-再灌注损伤//金惠铭,王建枝主编. 病理生理学. 第 7 版. 北京:人民卫生出版社,141~154

王树人.2001. 第六章 自由基与疾病//陈主初主编. 病理生理学. 北京:人民卫生出版社,83~95

Cuzzocrea S,Riley DP,Caputi AP,et al. 2001. Antioxidant therapy:a new pharmacological approach in shock,inflammation,and ischemia/reperfusion injury. Pharmacol Rev,53:135~159

Eefting F,Rensing B,Wigman J. 2004. Role of apoptosis in reperfusion injury. Cardiovasc Res,61:414~426

Garcia-Dorado D,Rodriguez-Sinovas A,Ruiz-Meana M,et al. 2006. The end-effectors of preconditioning protection against myocardial cell death secondary to ischemia-reperfusion. Cardiovasc Res,70:274~285

Halestrap AP,Clarke SJ,KhaliulinI. 2007. The role of mitochondria in protection of the heart by preconditioning. Biochim Biophys

Acta,767:1007 ~ 1031

Kher A,Meldrum KK,Wang MJ,et al. 2005. Cellular and molecular mechanisms of sex differences in renal ischemia-reperfusion injury. Cardiovasc Res,67:594 ~ 603

Kristián T,Siesjö BK. 1998. Calcium in ischemic cell death. Stroke,29:705 ~ 718

Legrand M,Mik EG,Johannes T,et al. 2008. Renal hypoxia and dysoxia after reperfusion of the ischemic kidney. Mol Med,14:502 ~ 516

Li CY,Jackson RM. 2002. Reactive species mechanisms of cellular hypoxia-reoxygenation injury. Am J Physiol Cell Physiol,282:C227 ~ C241

Pantoni L,Sarti C,Inzitari D. 1998. Cytokines and cell adhesion molecules in cerebral ischemia:experimental bases and therapeutic perspectives. Arteriosclero Thromb Vasc Biol,18:503 ~ 513

Park JL,Lucchesi BR. 1999. Pathophysiology of ischemic reperfusion-injury mechanisms of myocardial reperfusion injury. Ann Thorac Surg,68:1905 ~ 1912

Piper HM,Garc'la-Dorado D,Ovize M. 1998. A fresh look at reperfusion injury. Cardiovasc Res,38:291 ~ 300

Riksen NP,Smits P,Rongen GA. 2004. Ischaemic preconditioning:from molecular characterisation to clinical application:part II. Netherland J Med,62:409 ~ 423

Sasaki M,Joh T. 2007. Oxidative stress and ischemia-reperfusion injury in gastrointestinal tract and antioxidant,protective agents. J Clin Biochem Nutr,40:1 ~ 12

Semenza GL. 2000. Cellular and molecular dissection of reperfusion injury:ROS within and without. Circ Res,86:117 ~ 118

Schulz R. 2005. A new paradigm:cross talk of protein kinases during reperfusion saves life! Am J Physiol Heart Circ Physiol,288:H1 ~ H25

Schwabe RF,Brenner DA. 2006. Mechanisms of liver injury. I. TNF-α-induced liver injury:role of IKK,JNK,and ROS pathways. Am J Physiol Gastrointest Liver Physiol,290:G583 ~ G589

Szocs K. 2004. Endothelial dysfunction and reactive oxygen species production in ischemia/reperfusion and nitrate tolerance. Gen Physio Biophys,23:265 ~ 295

Thurman JM. 2007. Triggers of inflammation after renal ischemia/reperfusion. Clin Immunol,123:7 ~ 13

Toledo-Pereyra LH,Lopez-Neblina F,Toledo AH. 2004. Reactive oxygen species and molecular biology of ischemia/reperfusion. Ann Transplant,9:81 ~ 83

Wagner JG,Roth RA. 2000. Neutrophil migration mechanisms,with an emphasis on the pulmonary vasculature. Pharmacol Rev,52:349 ~ 347

Zhao ZQ,Vinten-Johansen J. 2006. Postconditioning:reduction of reperfusion-induced injury. Cardiovasc Res,70:200 ~ 211

第十三章

危重症患者的监护

　　危重症患者由于受到体内外诸多因素的影响,常常发生原发性和继发性的各种病理生理学变化,造成全身器官和系统的功能性障碍或器质性损害。这些病理生理学改变有些显而易见,有些隐匿复杂;有时变化迅速,有时委婉迁延。在科学研究和临床实践中,及时发现危重症患者所发生的病理生理学变化,不仅有利于阐明疾病发生与发展的规律,而且有利于临床医疗措施及时而有针对性地实施。因此,危重症患者的监护日益受到人们的重视。随着 ICU 在 20 世纪 80 年代得到蓬勃发展,使连续精准地对危重症患者进行监测成为可能。尽管目前对危重症的监护尚未达到完美的程度,但已取得长足的进步。危重症监测的目的在于明确病情,指导治疗。基于本书的特点,本章将侧重于监测对危重症患者病情变化的判断,并将重点介绍对循环功能、呼吸功能、凝血功能、肝肾功能等方面的监测。

第一节　循环功能的监测

　　正常的血液循环功能是维持人体生命活动的基本保证之一。维持正常的血液循环需要适当的血容量、适时调整排血量的心脏和适度张力的血管三者有机协调,这需要机体神经内分泌等系统的调节。当患者因某些致病因素累及神经内分泌等系统和(或)循环系统时,常导致上述三者平衡失调,从而直接影响其各个器官系统的功能,甚至危及生命,尤其是危重症患者。因此,在危重症的诊疗过程中进行血液循环功能的监测有着举足轻重的地位。

　　众所周知,血液循环包括肺循环、体循环和微循环。肺循环主要参与人体的外呼吸功能,体循环主要保证全身组织器官的血液灌注,而微循环则参与组织器官的新陈代谢。因此,血液循环功能监测常涉及上述三个循环,其根本目的是确保肺循环的外呼吸功能,确保体循环以维持全身组织器官的充分灌注,确保微循环以维持组织细胞的新陈代谢。

一、血流动力学监测

　　在临床上,无论何种病理生理机制所致血液循环功能方面的变化最终不外乎表现为有效循环血量的增减、心脏泵血功能异常和血管舒缩异常三者的不同组合。因此,血液循环功能的监测最常见的是血流动力学监测。

　　血流动力学监测发展至今,已从传统的血管内压力监测,如袖带测压、血管内留置导管测压等,演变到多种方法的心排血量(CO)监测,包括里程碑式的 Swan-Ganz 漂浮导管经肺动脉热稀释法测 CO、经食管心脏多普勒超声测 CO(TECO)、脉波指示剂连续心排血量(PiC-

CO)监测(经肺热稀释法和脉搏轮廓分析技术)、经肺锂稀释法监测 CO(LiDCO)、二氧化碳部分重吸收法测 CO(NICO)和经外周动脉脉搏波形法连续 CO 监测(APCO)等。现在已能通过无创、有创和微创的方法,从不同角度对血流动力学进行静态和动态的监测。但血流动力学的监测最终将涉及血管容量、心脏泵血功能和血管张力等 3 个方面。

(一) 血管压力监测

1. 体循环动脉压　体循环动脉压(ABP)是临床最常使用的监测血流动力学指标。众所周知,组织器官的灌注,即血流量=(动脉压−静脉压)/血流阻力。由于不能直接测定各个器官的血流量,从上述公式可知,如静脉压和血管阻力保持恒定,可用体循环动脉压代替血流来反映组织器官灌注是否充分。然而,体循环动脉血压有收缩压(SAP)、舒张压(DAP)、脉压和平均动脉压(MAP)等。SAP 的高低反映回心血量的多少和心肌收缩力的强弱。DAP 的高低尽管受到心率(HR)的影响,但更多反映外周血管阻力,血管阻力高则 DAP 高,血管阻力低则 DAP 低。尽管有将 SBP<90 mmHg 或较基础值下降>40 mmHg、脉压<20 mmHg 作为休克的诊断依据之一,但实际上与各器官组织血流量直接有关的是 MAP,MAP 的数值最接近实际灌注压。对于大多数患者而言,MAP 低于 60 mmHg 可视为组织灌注不足,当然有些患者可能在更高水平的 MAP 时仍可发生组织低灌注,如慢性高血压或脊髓缺血者。

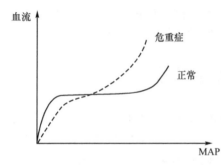

图 13-1　危重症患者的器官血流依赖于灌注压

正常情况下,当动脉血压变化时,机体能通过自身调节机制维持组织器官的血流量在正常范围。但是,在病理状态下,自身调节机制发生严重障碍,此时组织器官的血流直接依赖于灌注压力(图 13-1)。什么样的 ABP 水平能满足组织器官的灌注,对于一个个体患者来说,有时是很难确定的。危重患者合适的血压水平在疾病发展的不同阶段会有所不同。因此,常常需要临床医师综合诸多因素进行动态评估和确定。

2. 中心静脉压　中心静脉压(central venous pressure, CVP)指腔静脉与右心房交界处的压力,是反映右心压力负荷和血管内容量的指标。它由右心室充盈压、静脉内壁压或静脉内血容量、静脉外壁压或静脉收缩压和静脉毛细血管压 4 个部分组成,因此 CVP 的大小与血容量、静脉张力和右心功能有关。CVP 的正常值为 5~10 cmH_2O,<5 cmH_2O 提示右心室充盈欠佳或血容量不足,15~20 cmH_2O 提示右心功能不全。在血流动力学急剧变化时,连续观察 CVP 的变化,特别是结合血压等其他指标,对判断血容量、心功能及外周静脉张力状况均有一定的临床实用价值(表 13-1)。

表 13-1　中心静脉压与血压对血流动力学状态的综合判断

中心静脉压	血压	病理生理原因	中心静脉压	血压	病理生理原因
低	正常	轻度容量不足	高	低	心功能不全,容量过多
低	低	明显容量不足	正常	低	容量不足,心功能不全
高	正常	容量血管收缩			

对于自主呼吸的患者,CVP 的动态变化是评价其心脏对容量反应的较好指标。对怀疑

有血容量不足的严重脓毒症患者可选择500~1000 ml晶体溶液或300~500 ml胶体溶液在30分钟内输入进行容量负荷试验。当给予一定的容量负荷后CVP上升<2 mmHg时,提示容量不足或心脏对容量的反应良好,可以继续输液治疗。CVP 8~12 mmHg可作为严重脓毒症与脓毒性休克早期容量复苏的治疗目标。

CVP升高除见于右心功能不全和补液过量外,还见于房颤、肺梗死、心脏压塞、支气管痉挛、张力性气胸及血胸、纵隔压迫及腹内压升高等疾病;其他如交感神经兴奋,应用去甲肾上腺素等血管收缩药物,使用呼吸机正压通气和呼气末正压通气等。

需要指出的是,CVP反映血容量的实际临床价值存在争议。临床观察显示,容量治疗有反应组与无反应组的初始CVP无明显差异。Osman等回顾分析96例脓毒性休克患者150次容量治疗(20分钟内输入500 ml 6%的羟乙基淀粉),结果证实以CVP(<8 mmHg或<5 mmHg)预测扩容治疗有效[心排血指数(CI)增加15%]的阳性预测率为47%。有学者研究心脏术后患者的容量治疗,扩容至CVP增加≥2 mmHg,并将CI增加≥0.3 L/(min·m^2)视为有效,结果CVP在0~20 mmHg存在对容量治疗无反应者,CVP<5 mmHg时仍有25%患者对治疗无反应,但CVP>10 mmHg时仅有2.5%对容量治疗有反应。由此可见,CVP在判断容量时有一定的局限性,其低限值以下相对能提示血容量不足,而高限值预测容量治疗效果的价值不大。

3. 肺动脉压 肺动脉压(PAP)包括肺动脉收缩压(PASP)、肺动脉舒张压(PADP)、平均肺动脉压(MPAP)。其正常值为PASP 15~30 mmHg,PADP 5~15 mmHg,MPAP 11~16 mmHg。肺动脉高压指PASP>35 mmHg,或静息状态下MPAP>25 mmHg或运动状态下PASP>30 mmHg。

由于肺血管网是一个低压低阻高容系统,拥有极大的容量储备,即使右心排血量增加5倍亦不会引起肺血管压力显著增高。在正常人PASP和右心室收缩压相同。由于肺静脉系统没有瓣膜,肺静脉压、肺毛细血管压与PADP相等,即PADP与肺动脉楔压(PAWP)、左心房压和左心室舒张末压相等。因此,PAP监测更多反映肺循环状态和左心室的功能。

由于右心室壁较薄,心室肌的收缩储备力较低,因此短暂的肺动脉压升高亦可导致右心后负荷增高,右心功能损害。肺循环压力的升高可显著影响右心功能。在临床上任何造成肺循环淤血或肺血管阻力增加的因素均可导致肺动脉压力升高,肺动脉压升高可见于急性呼吸窘迫综合征(ARDS)、肺部疾病、肺栓塞、二尖瓣病变、左心衰竭等。有研究发现,ARDS时有92.2%的患者可发生肺动脉高压。肺栓塞或肺纤维化等引起肺血管阻力增加时,PAP升高而PAWP正常或下降。当PADP和PAWP之间压差超过6 mmHg以上时,提示有原发性肺部病变存在。另外,当患者存在严重心内左向右分流时,肺动脉压亦会升高;当然,当右心功能不全或回心血量不足导致右心排血量下降时,PAP压将降低。

4. 肺动脉楔压 PAWP或PAOP(pulmonary artery occlusion pressure)是堵塞肺小动脉后测得的从左心房逆流经肺静脉和肺毛细血管所传递的压力,故也称为肺毛细血管楔压(PCWP)。PAWP可用于评估肺毛细血管静水压和左心室前负荷。正常值为5~15 mmHg,<5 mmHg常提示血容量不足,>18 mmHg提示肺淤血及左心功能不全。尽管PAWP常用来反映左心室舒张末压,但在二尖瓣狭窄、胸内压增加时,PAWP常不能正确反映左心室的前负荷,在这些情况下即使PAWP正常也有相对血容量不足和CO减低。

早先有研究发现,PAWP在反映血容量时比CVP更为敏感,不过与CVP一样,初始PAWP值不能区分出容量治疗对患者是否有效。脓毒性休克患者中,以PAWP<12 mmHg

来预测容量治疗有效（CI 增加≥15%），阳性预测值仅为 54%。

有人探讨了用血浆胶体渗透压（COP）与 PAWP 之差来判断心源性肺水肿发生的可能性。结果表明 COP-PAWP 正常值为 10 ~ 18 mmHg，如差值为 4 ~ 8 mmHg 就有可能发生心源性肺水肿，差值<4 mmHg 时将不可避免发生心源性肺水肿。

（二）循环容量的监测

在血流动力学监测中，容量的判断非常重要。临床常用 CVP、PAWP 等静态压力指标来衡量血容量或心脏前负荷是基于"压力=容量"的假设。由于上述压力指标受到除血容量外，心室顺应性、血管张力、胸腔压力、HR 等多种因素的影响，在反映心脏前负荷上存在局限性，给临床准确判断带来困难。因此，更为直接的容量监测有其特殊意义。

1. 心脏容积负荷监测指标　心脏容积负荷指标在压力变化过程中保持相对独立，不会受到胸膜腔内压力或腹内压变化等因素的影响，能更为准确地反映心脏容量负荷。

（1）右心室舒张末容积指数（RVEDVI）和连续右心室舒张末容积指数（CEDVI）：据报道 RVEDVI>138 ml/m^2 时，容量治疗均无反应，而 RVEDVI<90 ml/m^2，容量治疗 100% 有效。Christoph 等研究发现，CEDVI 较 CVP、PAWP、LVEDAI（左心室舒张末面积指数）能更可靠地反映心脏前负荷的变化。

（2）胸腔内血容量指数（ITBVI）和全心舒张末容积指数（GEDVI）：Hoeft 等和 Lichtwarck-Aschoff 等在研究中严格控制了其他影响因素，证实 ITBVI 与 CI 相关，当分别给予容量治疗、儿茶酚胺和机械通气时，ITBVI 能反映前负荷的变化。另有学者在脓毒性休克患者的容量治疗研究中发现，容量治疗有反应组 GEDVI 显著低于无反应组。

多项资料表明，在心脏容积前负荷数值处于正常范围上限或下限时，如 RVEDVI（<90 ml/m^2 或>140 ml/m^2），LVEDAI（<5 cm/m^2 或>20 cm/m^2），ITBVI（<750 ml/m^2 或>1000 ml/m^2），GEDVI（<600 ml/m^2 或>800 ml/m^2），数值越低于下限，容量治疗反应性越好；数值越高于上限，容量治疗反应性越差。这提示心脏容积前负荷指标能较好地反映血容量状态。

2. 动态前负荷监测指标　动态前负荷监测也称为功能性血流动力学监测（functional hemodynamic monitoring, FHM），以心肺交互作用为基本原理，将循环系统受呼吸运动影响的程度作为衡量指标，评价容量状态、预测液体反应性。研究证实动态前负荷监测血容量，预测容量治疗反应性的敏感度和特异性均明显优于 CVP、PAWP 等静态前负荷指标。

（1）收缩压变异（systolic pressure variation, SPV）：早有人发现在正压通气过程中，动脉压力会随着吸气和呼气发生升高与降低。1987 年，Perel 等将机械通气中的这一现象定义为 SPV，即机械通气过程中收缩压的最高值（SBP$_{max}$）与收缩压的最低值（SBP$_{min}$）之差，即 SPV=SBP$_{max}$-SBP$_{min}$。血容量不足时，SPV 差值增大，在失血性休克动物实验和脓毒性休克患者的临床观察中证实，SPV 能敏感地反映血容量的变化。Tavernier 等对 15 例机械通气患者进行液体复苏，结果发现补液引起 PAWP、左心室舒张期末容积指数（LVEDVI）明显增加，SPV 明显下降。容量治疗有反应组和无反应组比较，左心室舒张期末容积（LVEDV）、SPV 在容量复苏前后存在显著差异，而 PAWP 无明显区别。

（2）脉搏变异率（pulse pressure variation, PPV）和每搏变异率（stroke volume variation, SVV）：PPV 和 SVV 指通过记录单位时间内脉压或心脏每搏量（SV），计算其在该段时间内的变异程度（以百分数表示）。PPV 和 SVV 的数值越大，提示容量不足越严重，容量治疗越有效。Michard 等报道了 PPV 在脓毒性休克及 ARDS 患者中的应用。目前大量临床试验证实在机械通气时,PPV 可以准确预测液体治疗反应性。有人在冠状动脉搭桥手术患者的研究中发现,在预测液体反应性方面 PPV 远优于 CVP 和 PAWP,以 PPV≥11% 为界值预测容量治疗后心排血量增加,敏感度 100%,特异度 93%。另据报道,SVV≤10% 时容量治疗无效,液体反应性差。

（3）上腔静脉塌陷指数:近来发现,超声波测量呼吸对大静脉变异率也可预测和判断容量反应性。部分空虚的血管提示低血容量,完全充盈的血管提示正常或高血容量。研究表明,在完全机械通气、窦性心律时,上腔静脉塌陷指数>36,说明存在容易不足,对容量治疗有反应性。

（三）心排血量的监测

心排血量(cardiac output,CO)测定在评估容量状态和心功能方面有重要的临床指导价值,而且通过 CO 能间接得到血流动力学更多的指标(表 13-2 和表 13-3),从而对循环状态进行更为全面的评估。

表 13-2　肺动脉漂浮导管所测的血流动力学参数

参数	缩写	检测方法	正常参考值
平均动脉压	MAP	直接测量	$80 \sim 100$ mmHg
右心房压	RAP	直接测量	$6 \sim 12$ mmHg
平均肺动脉压	MPAP	直接测量	$11 \sim 16$ mmHg
肺动脉楔压	PAWP	直接测量	$5 \sim 15$ mmHg
心排血量	CO	直接测量	$4 \sim 6$ L/min
心排血指数	CI	CO/BSA	$2.5 \sim 4.2$ L/(min·m^2)
每搏量	SV	CO/HR×1000	$60 \sim 90$ ml
每搏指数	SVI	SV/BSA	$30 \sim 50$ ml/m^2
体循环阻力	SVR	(MAP−CVP)/CO×80	$900 \sim 1500$ dyn·s/cm^5
体循环阻力指数	SVRI	(MAP−CVP)/CI×80	$1760 \sim 2600$ dyn·s/(cm^5·m^2)
肺循环阻力	PVR	(PAP−PAWP)/CO×80	$20 \sim 130$ dyn·s/cm^5
肺循环阻力指数	PVRI	(PAP−PAWP)/CI×80	$45 \sim 225$ dyn·s/(cm^5·m^2)
左心室每搏功指数	LVSWI	SVI×(MAP−PAWP)×0.0136	$45 \sim 60$ g·m/m^2
右心室每搏功指数	RVSWI	SVI×(PAP−CVP)×0.0136	$5 \sim 10$ g·m/m^2

表 13-3　PiCCO 监测仪所测的血流动力学参数

参数	缩写	正常参考值
热稀释法测量参数		
心排血指数	CI	$3.5 \sim 5.0$ L/(min·m^2)
胸腔内血容量指数	ITBI	$850 \sim 1000$ ml/m^2
全心舒张容积指数	GEDI	$680 \sim 800$ ml/m^2
全心射血分数	GEF	$25\% \sim 35\%$

续表

参数	缩写	正常参考值
血管外肺水指数	EVLWI	3.0~5.0 ml/kg
肺血管通透性指数	PVPI	1.0~3.0
脉搏轮廓法测量参数		
脉搏指示心排血指数	PCCI	3.5~5.0 L/(min·m²)
搏出量指数	SVI	40~60 ml/m²
搏出量变异指数	SVV	≤10%
脉压变异率	PPV	≤10%
动脉收缩压	Apsys	90~130 mmHg
动脉舒张压	Apdia	60~90 mmHg
平均动脉压	MAP	70~90 mmHg
最大压力增加速度	dPmax	1200~2000 mmHg/s
外周血管阻力指数	SVRI	1200~2000 dyn·s/(cm⁵·m²)

临床上根据 CO 的多少可将心力衰竭分为低排血量性心力衰竭和高排血量性心力衰竭。根据上述血流动力学参数可较为客观地了解不同休克的特征,如低血容量性休克的特征是心室充盈压降低,心排血量下降,其早期血流动力学呈低排高阻状态,表现为 ABP、CO、CVP 或 PAWP 降低,SVR 增加;心源性休克的特征是心室充盈压升高,心排血量下降,其早期血流动力学呈低排高阻状态,表现为 ABP、CO 降低,SVR、CVP、PAWP 增加;脓毒性休克的特征是有不同的血流动力学变化,在早期或革兰阳性(G^+)菌感染时往往呈高排低阻状态,表现为 ABP、CO、PVR 升高,PAWP、SVR 下降,在晚期或革兰阴性(G^-)菌感染时往往呈低排高阻状态,表现为 ABP、CO 降低,SVR 升高。掌握休克的血流动力学变化特征,有利于指导临床治疗。

需要强调的是,任何一种监测方法所得到的数值都是相对的,因为各种血流动力学指标经常受到许多因素的影响。单一指标的数值有时并不能正确反映血流动力学状态,必须重视对血流动力学的综合评估。在实施综合评估时,应注意以下三点:①结合症状、体征综合判断;②分析数值的动态变化;③多项指标的综合分析。

二、全身氧输送和氧耗量的监测

循环系统的主要作用之一是为全身组织器官提供氧气以满足机体新陈代谢的需求,而全身血流动力学指标不能准确反映机体氧供和氧耗,因此氧输送(DO_2)和氧消耗(VO_2)监测成为循环监测的重要部分。DO_2 即为循环系统向全身组织输送氧的能力,$DO_2 = CaO_2 \times CI$ [正常值 580~700 ml/(min·m²)]。VO_2 是组织细胞氧的消耗量,$VO_2 = (CaO_2 - CvO_2) \times CI$ [正常值 110~130 ml/(min·m²)]。氧消耗和氧输送的比值称为氧摄取率(O_2ER),$O_2ER = VO_2/DO_2 \times 100\%$(正常值 23%~32%)。

DO_2 代表心脏给外周循环输送的氧量,受到 4 个因素的影响,即血红蛋白浓度(Hb)、CI、动脉血氧饱和度(SaO_2)和动脉血氧分压(PaO_2)。增加心排血量和血红蛋白浓度,提高动脉血氧饱和度均可增加全身的氧供。但血红蛋白提高过多可增加血液黏度,反而使组织血液灌注减少,一般认为 Hb 保持在 100 g/L 即 Hct 为 0.30 即可。因此,增加心排血量是提高氧输送的最有效的途径。VO_2 反映了机体的总代谢需求,在正常生理状态下,氧消耗和氧输送是互相匹配的,即使在运动时氧消耗增加,此时机体通过增加心脏指数提高氧输送,同时周围组织还能通过增加氧摄取以满足代谢需求。只有当氧输送降至临界水平以下时,氧输送的减少才会引起氧消耗的明显下降,此时出现无氧代谢,这一现象被称为生理性氧供依赖。然而在危重症患者虽然氧输送已处于正常或高于正常状态,但氧消耗仍表现为氧供依赖,即 VO_2 和 DO_2 呈线性关系,而 O_2ER 均保持不变。这显然与生理状态的氧输送、氧消耗关系不同,被称为病理性氧供需依赖。这一现象主要存在于 ARDS、脓毒性休克、心力衰竭、慢性阻塞性肺疾病(COPD)、肺动脉高压及急性肝功能衰竭的患者。究其原因,上述患者均存在程度不等的微循环障碍或血流分布异常,尤其在 ARDS、脓毒性休克、多器官功能障碍综合征(MODS)的患者,血管内皮细胞受损致使毛细血管通透性增加、组织水肿,影响了细胞的氧摄取;同时各种有害物质使细胞内线粒体利用氧的能力受损,最终造成组织缺氧,无氧代谢增加。

监测 DO_2、VO_2 及二者的相关性可以实现组织氧动力学的优化治疗。O_2ER 作为评价氧供需平衡的指标,其效果比单纯应用 DO_2 和 VO_2 更敏感。另外,O_2ER 可以作为判断患者预后的指标。

三、微循环与组织灌注的监测

(一)氧饱和度监测

1. 经皮脉搏氧饱和度(SpO_2) SpO_2 是经耳郭或指(趾)端测得的血氧饱和度,正常值为 95%~98%。SpO_2 监测的氧合状态可在一定程度上反映组织灌注的状态。低血容量休克患者常存在低血压、四肢远端灌注不足、氧输送能力下降,这时 SpO_2 将下降。不过由于测量时受到诸多因素的影响,时有误差发生。

2. 混合静脉血氧饱和度(SvO_2)和中心静脉血氧饱和度($ScvO_2$) SvO_2 指来自上腔静脉和下腔静脉的静脉血混合之后的血氧饱和度,临床上常经肺动脉导管采血测得。SvO_2 的变化主要取决于 4 个因素:心排血量、SaO_2、Hb 和机体氧耗的变化,凡是影响此 4 种因素的原因均能引起 SvO_2 的改变。SvO_2 可以反映组织器官对氧的摄取状态,其正常值为 70%~80%。

$ScvO_2$ 是经中心静脉导管采血测得的血氧饱和度,它与 SvO_2 有一定的相关性,$ScvO_2$ 测量值比 SvO_2 值要高 5%~10%。但它们所代表的趋势是相同的,不仅反映呼吸功能、氧合状态,也反映循环变化和组织氧耗,是组织氧利用的一个综合指标。当全身氧输送量降低或全身氧耗量超过氧输送量时,SvO_2、$ScvO_2$ 降低,提示机体无氧代谢增加。当组织器官氧利用障碍或微血管分流增加时,SvO_2 升高,尽管此时组织氧需求量仍可能增加。

SvO_2 和 $ScvO_2$ 的变化趋势可反映组织灌注状态,对严重脓毒症与脓毒性休克患者的诊断和治疗具有一定的临床意义。在脓毒性休克早期出现全身组织低灌注,ABP、HR、尿量和 CVP 仍处于正常范围时,SvO_2 已开始降低。有研究发现,低血容量性休克患者随着血容量降低,$ScvO_2$ 在 CVP 下降之前已开始降低,可见 SvO_2 和 $ScvO_2$ 是反映组织灌注程度的敏感指标。有资料提示,经复苏后的脓毒性休克患者,$SvO_2 < 70\%$ 时病死率明显增加。因此,

SvO_2 是目前国际严重脓毒症和脓毒性休克指南中推荐的评价早期复苏的指标之一。然而，当 SvO_2 或 $ScvO_2$ 异常增高时往往反映组织细胞氧利用障碍。2009 年国外一项临床试验表明，休克患者相对正常组而言，$ScvO_2$ <70% 组或 >90% 组的病死率均明显增加，SvO_2 和 $ScvO_2$ 结合其他组织灌注指标综合判断组织的氧合状态将会更精准。

3. 肌肉组织氧饱和度　肌肉组织氧饱和度(tissue oxygen saturation, StO_2)是利用近红外线光谱(near-infrared spectroscopy, NIRS)提供连续、无创的方法监测肌肉组织氧饱和度，反映肌肉组织氧代谢状态。据报道，创伤性休克患者使用 StO_2 评估休克造成的脏器功能损害具有指导作用。对脓毒性休克患者的观察提示，StO_2 与血乳酸有良好的相关性，复苏后存活组 StO_2 明显高于死亡组，StO_2 ≤78% 者的 28 天病死率明显增高。Lima 等观察 22 例乳酸高于 3 mmol/L 的危重症患者，在初始复苏后鱼际肌 StO_2 持续降低的患者器官衰竭发生率高，并且与 MAP、HR、$ScvO_2$ 等无明显相关性。通过对疾病危重度不同的患者与健康志愿者对照研究证实，StO_2 能确定组织缺氧和微血管反应性损害，并在疾病严重度不同的患者中有所区别。因此，StO_2 是反映组织灌注的良好指标。

(二) 血乳酸

动脉血乳酸正常值通常 <2 mmol/L，增高提示组织缺氧且常较其他的休克征象先出现。Arnold 等研究证实，79% 的高乳酸患者 $ScvO_2$ 高于 70%。动脉血乳酸浓度是反映组织缺氧的敏感指标之一，其正常值为 1 ~ 2 mmol/L。实验证明，动脉血乳酸与 DO_2 和 VO_2 在判断缺氧方面具有一致性。持续动态的动脉血乳酸监测对休克的早期诊断、判定组织缺氧情况、指导液体复苏及预后评估有重要意义。以乳酸清除率正常化作为复苏终点比传统的血压、尿量、CI 及 DO_2 更有优势。有研究显示，高乳酸血症患者存在病理性氧供依赖，血乳酸水平与低血容量性休克、脓毒性休克患者的预后密切相关，持续高水平的血乳酸(>4 mmol/L)预示患者预后不佳。同样，在创伤后失血性休克的患者，血乳酸水平及高乳酸持续时间与器官功能障碍的程度及死亡率相关。但是，有时仅以血乳酸浓度尚不能充分反映组织的氧合状态，如合并肝功能不全的患者。目前更多采用乳酸清除率和高乳酸持续时间来作为组织灌注的评价指标，相比高乳酸血症而言，乳酸酸中毒更能预测院内死亡率。

(三) 中心静脉血与动脉血二氧化碳分压差($Pcv-aCO_2$)

与 Arnold 等发现 $ScvO_2$ 高于 70% 的高乳酸患者一样，现在还有不少研究证实脓毒症患者存在氧供应不足合并 $ScvO_2$ 高水平的情况。因此将 $ScvO_2$ 作为判断脓毒症患者是否存在组织低灌注受到质疑，如果将动脉和混合静脉或中心静脉血气结合起来分析，则对组织灌注和缺氧状态可以有更全面的了解。$Pcv-aCO_2$ 是其中一个监测指标，其正常值 ≥5 mmHg。Vallee 等研究发现，采用 $Pcv-aCO_2$ (如 >6 mmHg)作为脓毒症患者早期容量复苏目标值的一种补充，可以避免出现 $ScvO_2$ 高水平但患者仍存在氧供不足的假象。目前较为一致的观点是，$Pcv-aCO_2$ 与 $ScvO_2$ 同时达标更能真实反映脓毒症患者组织氧合的改善。

(四) 胃肠黏膜 pH(pHi) 与胃肠黏膜内 CO_2 分压($PrCO_2$)

在严重创伤、脓毒症、休克、MODS 患者中最先出现胃肠道血流的低灌注，导致黏膜细胞缺血缺氧，黏膜屏障受损，黏膜 H^+ 释放增加与 CO_2 积聚。因此，监测 $PrCO_2$ 与 pHi 不仅能够反映胃肠道组织的血流灌注情况和病理损害,同时能及早反映全身组织细胞的氧合状态,对评价胃肠道黏膜内代谢情况及肠黏膜屏障功能状态,评估复苏效果有一定的价值。然而,$PrCO_2$ 比 pHi 更为直接精确。

正常状态下,pHi 与动脉 pH、$PrCO_2$ 与 $PaCO_2$ 基本一致。众多研究证实,当患者发生组织低灌注时,pHi 下降、$PrCO_2$ 升高常常比传统的血流动力学和氧传递指标出现得更早。如 Shoemaker 发现异常低水平的 pHi 比 DO_2、VO_2、SvO_2、$PtcO_2$(经皮氧分压)、PaO_2、ERO_2 的异常要提前数小时出现,某些病例中甚至比其他指标的变化提前 3~4 天。有人在探讨严重烧伤伤员复苏期间组织氧合时发现传统指标不变时,pHi 及其衍生指标已发生异常。另据报道,因创伤死亡的患者中虽然大多数氧传递指数(DO_2I)、氧耗量指数(VO_2I)经治疗可达到所需水平,但 24 小时 pHi 始终低于 7.30。通过对脓毒性休克的观察证实,在复苏后血流动力学稳定的患者中,死亡组 $PrCO_2$ 和黏膜-动脉 CO_2 差值($Pr-aCO_2$)明显高于存活组,这一方面说明传统的血流动力学指标不能准确反映休克纠正与否,另一方面说明这部分患者的局部氧代谢异常状态与其不良预后密切相关。由此可见,pHi 和 $PrCO_2$ 是反映组织灌注的敏感性指标,现在有将复苏后血流动力学正常而 pHi、$PrCO_2$ 仍然异常的患者称为"隐性代偿性休克",并将 pHi 或 $PrCO_2$ 恢复正常作为休克治疗的终点,这对进一步改善休克患者预后有重要作用。

Parviainen 等发现在各种应激状态下,胃 pHi 均有明显下降,且下降程度与黏膜病变程度呈明显正相关,使用药物升高 pHi 则可有效地减轻黏膜损伤。有人认为应激状态下胃 pHi 降低是由于黏膜屏障破坏,对 H^+ 的选择通透性遭到损害的结果。虽然 pHi 降低与肠道黏膜屏障损害之间的因果关系尚不清楚,但有一点可以肯定,pHi 的降低提示黏膜屏障损害。据报道,在接受腹主动脉手术随后又发生肠源性感染患者中乙状结肠 pHi 较低,而且感染机会与结肠缺血的持续时间有关,这提示黏膜酸中毒的持续时间和严重度可能与肠道细菌移位密切相关。然而,低 pHi 与肠道细菌移位的因果关系尚未确定。

总之,监测 pHi 和 $PrCO_2$ 对早期发现全身组织低灌注、确定肠道缺血、提示黏膜屏障损害与肠道细菌移位、预测患者严重并发症和病死率有重要意义。

(五)偏正光谱成像与旁流暗场成像

在床边直视下监测患者的微循环状态无疑能更为直接地判断组织的灌注状态,近年来偏正光谱成像(orthogonal polarization spectral,OPS)与旁流暗场成像(sidestream dark field,SDF)技术使得这种愿望成为现实。OPS 和 SDF 采用床边直视设备观察患者的微循环变化,包括血管密度下降和未充盈、间断充盈毛细血管比例等指标,可以更为直观、量化地为临床医生提供可靠的微循环状态的证据。SDF 可谓是 OPS 的升级产品,观察毛细血管、小静脉间距更为清晰。

通过动物实验发现,在相同时间和 MAP 情况下,脓毒性休克大鼠微循环受损程度远较低血容量休克性者严重,且复苏后全身血流动力学指标改善后也不能很快逆转,从而直观地发现脓毒性休克与低血容量性休克的微循环状态是不同的。最近 Büchele 将 OPS 应用于脓毒性休克患者,观察应用氢化可的松后舌下微循环的变化,结果发现用药后 1 小时微循环血管的灌注已改善,可见在休克复苏早期应用 OPS 可以更为直接地了解复苏效果。有人将 OPS 与 PiCCO 同时应用于脓毒性休克患者的监测,结果尽管 PiCCO 可以监测血流动力学指标,但 OPS 更能反映局部微循环灌注的情况。此外,采用 SDF 量化复苏患者 24 小时器官功能,观察到以 SDF 为标准的微循环改善能降低器官功能损伤。

第二节　肺呼吸功能的监测

肺呼吸功能包括通气功能和换气功能,在危重症患者肺呼吸功能监测主要涉及呼吸动力学和肺换气功能。肺呼吸功能监测的主要目的是:①对患者的肺呼吸功能状态做出评价;②对呼吸功能障碍的类型和严重程度做出诊断;③掌握高危患者呼吸功能的动态变化,便于病情估计和调整治疗方案;④对呼吸治疗有效性做出合理的评价等。随着各种监测技术和仪器的发展,现已能在床旁实施连续、准确、方便的呼吸功能监测。肺呼吸功能的监测在机械通气的危重症患者中应用最为广泛。肺呼吸功能监测指标众多,本节将重点介绍临床常用的监测项目。

一、呼吸动力学监测

呼吸动力学监测主要反映肺通气功能。

(一) 肺容量与肺通气量

1. **潮气量**　潮气量(tidal volume, V_T)指在平静呼吸时,一次吸入或呼出的气量。V_T 约 25% 来自胸式呼吸,75% 来自腹式呼吸。正常值为 8～12ml/kg,男性略大于女性,平均约为 500ml,它反映人体静息状态下的通气功能。呼吸中枢抑制、肺实质病变(如 ARDS、肺炎、肺水肿)、重症肌无力和阻塞性肺疾病时 V_T 减少,代谢性酸中毒、高通气综合征时 V_T 增加。

2. **功能残气量**　功能残气量(functional residual capacity, FRC)指平静呼气末残留在肺内的气量,包含补呼气量(ERV)和残气量(RV),正常成年男性 2300 ml,女性 1600 ml。FRC 在呼吸气体交换过程中,缓冲肺泡气体分压的变化,减少通气间歇时对肺泡内气体交换的影响。正常状态下 FRC 的水平受到多种生理因素(如年龄、身高、体重和体位)影响,病理状态下其减少说明肺和胸壁顺应性下降,提示肺泡缩小和塌陷。临床上动态监测 FRC 的变化比单一测定绝对值更有指导意义。

3. **分钟通气量**　分钟通气量(minute ventilation, $\dot{V}$)指在静息状态下每分钟呼出或吸入的气量,它是 V_T 与每分钟呼吸频率(RR)的乘积,其正常值为 6～8 L/min,是肺通气功能最常用的测定项目之一。成人 $\dot{V}$>10～12 L/min 常提示通气过度,$\dot{V}$<3～4 L/min 则通气不足。

(二) 气道压力

1. **气道压**　气道压(Paw)指气道开口处的压力,常用于正压通气过程中的监测,通常在呼吸机管道近患者端或口腔处测定。Paw 在呼吸过程中动态变化,通常采用气道峰压(Ppeak)、平均气道压(MPaw)和呼气末压等指标来描述 Paw 的特征。Ppeak 指吸气过程 Paw 的最高值,用于克服肺及胸廓的弹性阻力和黏滞阻力,与吸气流速、V_T、气道阻力、肺胸顺应性和呼气末压力有关。MPaw 指呼吸周期中 Paw 的平均值,与影响 Ppeak 的因素及吸气时间长短有关。呼气末压指呼气即将结束时的 Paw,等于大气压或呼气末正压(PEEP)。

2. 内源性呼气末正压 内源性呼气末正压($PEEP_i$)指呼气末气体陷闭在肺泡内而产生的压力,它主要与呼气阻力增加、呼吸系统顺应性增高、呼气时间不足、呼气气流受阻等因素有关。由于肺内病变的不均一性,不同区域的 $PEEP_i$ 是不一致的。$PEEP_i$ 分为静态 $PEEP_i$($PEEP_{ist}$)和动态 $PEEP_i$($PEEP_{idyn}$),$PEEP_{ist}$ 为呼气末气道平台压,反映时间常数不均一的肺单位在呼气末气流暂停的状态下,气体重新分布并在各肺单位间达到新的平衡时的压力。$PEEP_{idyn}$ 为吸气开始前气道压力,反映时间常数较短的肺单位 $PEEP_i$ 水平。因此理论上讲,$PEEP_{idyn}$ 比 $PEEP_{ist}$ 低,$PEEP_{ist}$ 代表 $PEEP_i$ 平均水平,而 $PEEP_{idyn}$ 代表气体进入肺泡前所需克服的最低值 $PEEP_{ist}$。$PEEP_i$ 可引起气压伤、增加呼吸做功、发生人机对抗、影响血流动力学等。

(三)气道阻力

气道阻力(airway resistance,R_{AW})指气体流经呼吸道时气体分子间及气体与气道内壁间发生摩擦所造成的阻力,$R_{AM} = \dfrac{推动气体的压力(\Delta P)}{气体流速(V)}$。$R_{AW}$ 以单位时间流量所需的压力差表示。气道阻力的大小主要由气体本身的性质、气体流动方式及气道口径和长度来决定,在临床上气道口径的变化和气体流动方式起主要作用。

R_{AW} 直接反映气道的阻塞情况,其增加可见于气道分泌物增多、气管黏膜水肿(如哮喘、支气管炎、肺水肿)、支气管痉挛、气道异物、气管内肿瘤等。另外见于人工气道或呼吸机管道障碍,如气管插管过深、气管导管套囊疝出或偏心、人工气道内形成痰痂、呼吸机管道内积水等。R_{AW} 监测的临床意义在于评价气道病变的程度,指导机械通气的撤机和呼吸治疗,评价支气管扩张药物的疗效等。

(四)顺应性

1. 肺顺应性(lung compliance,C_L) C_L 指单位经肺压改变时所引起的肺容量变化,即 $C_L = \dfrac{肺容量的改变(\Delta V)}{经肺压(P_{tp})}$。经肺压=肺泡压($P_{alv}$)-胸内压($P_{pl}$)。肺顺应性又分为静态肺顺应性(static compliance,C_{st})和动态肺顺应性(dynamic compliance,C_{dyn})。C_{st} 系指在呼吸周期中,气流暂时阻断时所测得的肺顺应性,它相当于肺组织的弹性。C_{dyn} 则指在呼吸周期中,气流未阻断时测得的肺顺应性,它反映肺组织弹性,并受气道阻力的影响。正常值 C_{dyn} 为 0.23~0.35 L/cmH$_2$O,C_{st} 为 0.166~0.246 L/cmH$_2$O。$C_{dyn}/C_{st}>0.75$,即使在呼吸频率增加时,几乎也不出现明显改变。主要用于:①评价肺组织的弹性。C_{st} 减少多见于肺实质损害、肺表面活性物质功能障碍和肺容积减少,如 ARDS、肺不张、弥散性肺间质纤维化、肺水肿、肺炎等限制性肺疾患者;还见于肺外疾患,如胸膜肥厚、脊髓灰质炎、胸廓成形术后,心脏疾病包括二尖瓣狭窄、心房(室)间隔缺损等。C_{st} 增加多见于肺气肿、肢端肥大症。②检测小气道疾患。当 C_{dyn}/C_{st} 低于 0.75 时提示小气道阻力增加,是反映早期气道阻塞的敏感指标。在小气道疾患时,随呼吸频率增加,C_{dyn} 可明显减少(称动态顺应性频率依赖性,FDC)。FDC 是检测小气道疾患最敏感的指标之一。③指导机械通气模式的调整和 PEEP 的应用。

2. 静态压力-容量曲线(静态 P-V 曲线) 静态 P-V 曲线指受试者做平静呼吸或接受机

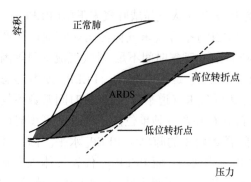

图 13-2 正常肺和 ARDS 静态 P-V 曲线

械通气,测定的一次呼吸周期潮气量与相应气道压力(或气管隆突压力、胸腔内压、食管内压)相互关系的曲线环(图 13-2)。因其表示呼吸肌运动产生的力以克服肺弹性阻力(肺顺应性)和非弹性阻力(气道阻力和组织黏性)而使肺泡膨胀的压力-容量关系,故也称为肺顺应性环。静态 P-V 曲线通常呈 S 形。在低肺容量位,小气道和肺泡倾向于闭合,打开关闭气道所需的压力高,顺应性低;曲线的中段,已经开放的气道和肺泡的顺应性增加;高肺容量位,肺倾向于过度膨胀,顺应性下降。S 形的曲线特点形成低位转折点和高位转折点。

静态 P-V 曲线监测的意义在于:①反映呼吸系统顺应性;②指导机械通气时 PEEP 和潮气量的设置。按照一般原则,建议将 PEEP 水平设定在稍高于低位转折点,而将呼吸机的潮气量设在低于高位转折点(图 13-2);③可计算患者呼吸肌收缩将一定量气体吸入肺内所做的功,即呼吸做功(WOB_P),以判断呼吸肌疲劳程度等。

（五）流量-容积环(阻力环)

流量-容积环指在用力吸入和呼出肺活量过程中,连续记录流量和容积的变化而绘成的环。它克服了上述监测将流量、容积和压力的复杂动态关系分割成简单的二维关系的不足,环的形状反映了肺容积和整个呼吸周期气道的状态。在限制性和阻塞性病变时可见典型改变(图 13-3),特别有助于发现喉和气管病变,可区别固定阻塞(气道狭窄)和上气道可变阻塞(气道软化、声带麻痹)。

（六）呼吸中枢驱动力

呼吸中枢驱动力($P_{0.1}$)指吸气开始 0.1 秒的口腔或胸腔闭合压。通常胸腔内压(常用食管内压)比气道压力更为敏感准确。$P_{0.1}$ 与膈神经及膈肌肌电图的改变呈线性关系,反映呼吸中枢的兴奋性,正常值为 $2 \sim 4$ cmH_2O。$P_{0.1}$ 增高见于呼吸肌机械负荷过重,呼吸中枢代偿性活动增强。

二、肺换气功能监测

肺换气功能受通气血流比例($\dot{V}_A/\dot{Q}_C$)、肺内分流、生理无效腔、弥散功能等影响,因此其功能监测包括诸多方面,常用的有以下几种:

（一）一氧化碳弥散量(DL_{CO})

DL_{CO} 指一氧化碳在肺泡毛细血管膜两侧的分压差为 1 mmHg 时,单位时间(1 分钟)内通过肺泡毛细血管膜的量(ml),即 $DL_{CO}=\dfrac{\dot{V}_{CO}}{P_ACO-P_CCO}$,其中 $\dot{V}_{CO}$ 为肺 CO 摄取速率,P_ACO

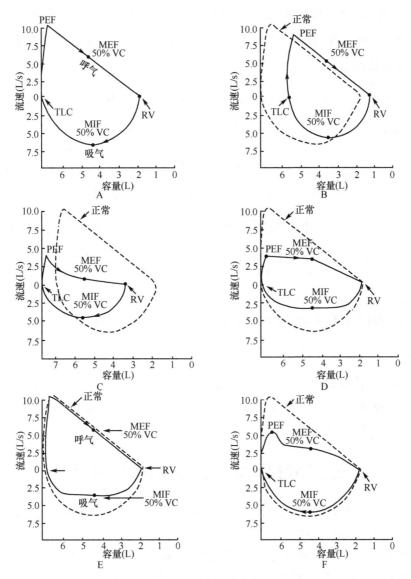

图 13-3　流量-容积环

A. 正常；B. 限制性疾病（如结节病）；C. 慢性阻塞性肺疾病（如哮喘）；D. 上气道固定梗阻（如气管狭窄）；E. 可变性
胸外阻塞（如声带麻痹）；F. 可变性胸内梗阻（如气管软化）

为肺泡 CO 分压，$P_C CO$ 为肺泡毛细血管 CO 分压。

DL_{CO} 正常为 26.5~32.9 ml/（min·mmHg），反映了气体通过肺泡毛细血管界面的能力，它取决于肺泡毛细血管膜的面积和肺毛细血管容积。在以血红蛋白水平校正后，弥散量小于预计值的 80%，即提示弥散缺陷。DL_{CO} 降低多表明病肺中有 $\dot{V}_A/\dot{Q}_C$ 失调，而并非都见于肺泡-毛细血管膜的增厚，肺泡-毛细血管膜破坏（如肺气肿、间质性肺炎或纤维化过程）时，DL_{CO} 降低。DL_{CO} 增高见于肺循环血量增加，如左向右分流的先天性心血管疾病、轻度（间质性）充血性心力衰竭（因为通常灌注较差的肺尖血流量增加）、红细胞增多症、运动时等。另外，如以弥散量与肺泡通气量之比（$DL_{CO}/\dot{V}_A$）则更为科学，因为弥散量可因肺容积减少（肺切除、某些肺泡阻塞性病变）而减低,例如肺气肿患者的特点是弥散量降低,而肺泡通气量正常或增高,$DL_{CO}/\dot{V}_A$ 降低;弥散性浸润性肺病时,弥散量和肺泡通气量均降低,而 $DL_{CO}/\dot{V}_A$ 正常或接近正常。

（二）肺泡动脉氧分压差[alveolar-arterial differences for O_2,A-aDO_2 或 $P_{A-a}O_2$]

$P_{A-a}O_2$ 指肺泡气氧分压(P_AO_2)与动脉血氧分压(PaO_2)之差值,它是反映肺内气体交换效率的指标,其值受 $\dot{V}_A/\dot{Q}_C$、肺弥散功能和动静脉分流的影响。

（三）肺内分流量($\dot{Q}_S$)和分流率(shunt fraction,$\dot{Q}_S/\dot{Q}_T$)

$\dot{Q}_S$ 指每分钟右心排血量中未经肺内氧合而直接进入左心的血流量;$\dot{Q}_S/\dot{Q}_T$ 指分流量和心排血量($\dot{Q}_T$)的比率。$\dot{Q}_S/\dot{Q}_T = \dfrac{CcO_2 - CaO_2}{CcO_2 - C\bar{v}O_2}$ 或 $\dot{Q}_S/\dot{Q}_T = \dfrac{P_{A-a}O_2 \times 0.0031}{P_{A-a}O_2 \times 0.0031 + (CaO_2 - C\bar{v}O_2)}$

$\dot{Q}_S/\dot{Q}_T$ 正常值为3%~8%,其增加见于以下情况:①肺弥散功能障碍,如 ARDS、肺水肿等;②肺内通气/血流比例失调,例如肺炎、肺不张等;③右向左分流的先天性心脏病等。

（四）动脉氧分压(PaO_2)与氧合指数(PaO_2/FiO_2)

这是常用的评价肺氧合和换气功能的指标,因 PaO_2/FiO_2 在 FiO_2 变化时能反映肺内氧气的交换状况,故其意义更大。PaO_2/FiO_2 正常值>300 mmHg,PaO_2/FiO_2 降低提示有肺换气功能障碍,如≤200 mmHg 是 ARDS 的诊断标准之一。

三、肺呼吸功能监测的临床应用

在临床上仅凭呼吸功能的监测结果常常不能对呼吸功能状态做出正确的评价,其主要原因是呼吸功能监测不仅有技术误差,而且患者的呼吸功能易受各种因素(如患者的合作程度、个体差异、药物、手术、机械通气等)的影响,再者病情随时会发生变化,尤其是危重症患者,故监测结果只能反映患者受检查当时的状态。因此,呼吸功能的监测结果应与临床其他病情资料一起综合考虑。只有这样,才能对患者的呼吸功能做出合理、正确的评价。

第三节　危重症患者肾功能的监测

肾脏在维持机体内环境稳定,尤其是体液、电解质和酸碱平衡等方面发挥重要作用。但危重症患者是急性肾损伤(AKI)的高发人群,近年来研究发现,在 ICU 中 AKI 的发病率有增加趋势。因此,肾功能监测是危重症患者的基本监测之一。

一、传统肾功能监测

传统的肾功能监测常用指标是血清肌酐(SCr)、肾小球滤过率(GFR)和尿量等。目前被广泛认可的 RIFLE 和 AKIN 诊断标准仍然将上述指标作为诊断依据。发表于 2004 年的急性肾衰竭(ARF)的 RIFLE 诊断标准依据 SCr、GRF 和尿量将 ARF 分为 3 个等级,依次为危险、损伤、衰竭和 2 个预后级别,为功能丧失和终末期肾病。2005 年 AKIN 工作组在 RIFLE 标准的基础上将 AKI 分为 3 期,并用 SCr 和尿量作为评价指标(表 13-4)。

表 13-4　2005 年 AKIN 标准

诊断标准	血清肌酐	尿量
1 期	48 小时内增加的绝对值≥26.4 μmol/L,或增加值≥基础值的 1.5~1.9 倍	<0.5 ml/(kg·h),至少 6 小时
2 期	增加值≥基础值的 2.0~2.9 倍	<0.5 ml/(kg·h),至少 12 小时
3 期	增加值≥基础值的 3~3.9 倍,或绝对值≥354 μmol/L 且急性升高至少 44 μmol/L,或需要肾脏替代治疗	<0.5 ml/(kg·h),至少 24 小时,或无尿至少 12 小时

二、新生物学标志物监测

尽管 SCr、尿量等指标对 AKI 的诊断及预后有指导意义,但并不是监测 AKI 患者肾功能的理想指标,如尿量临床不易做到精确监测,且受利尿剂影响;SCr 不仅受年龄、饮食、肌肉量、药物等诸多因素影响,而且只有在肾小球功能丧失 50% 以上才出现变化。因此,监测 AKI 更为敏感和特异性的新生物学标志物有了一些研究进展,部分项目已用于临床。

(一)血清胱抑素 C(cystatin C,CysC)

血清 CysC 是一种内源性半胱氨酸蛋白酶抑制蛋白 C,它由有核细胞产生,其生成速度稳定,且不受年龄、性别、体表面积、肌肉量和炎症反应等因素的影响。CysC 几乎完全由肾小球滤过,在近曲小管重吸收后降解。所以,血清 CysC 水平就几乎完全取决于肾小球的滤过功能,故可作为肾脏功能损害的标志物。Herget-Rosenthal 等研究了 85 例 ICU 患者,结果 44 例发生 ARF 的患者中,CysC 浓度的升高明显早于血肌酐。通过比较心肺转流术后入 ICU 患者血 CysC 和血肌酐值发现,前者评价术后患者发生 AKI 的 ROC 曲线下面积为 0.83,而后者仅为 0.68,提示血 CysC 能够更敏感地预测 AKI 的发生。因此,CysC 是早期诊断 AKI 的敏感指标。

(二)肾损伤分子-1(kidney injury molecule-1,KIM-1)

KIM-1 位于近曲小管上皮细胞膜上,在正常肾组织表达甚微,发生肾损伤后,在去分化和增殖中的肾小管上皮细胞中表达明显增强,而完全萎缩的肾小管上皮细胞中检测不到。这提示 KIM-1 与早期肾小管上皮细胞损伤和修复有关。因此,监测尿中 KIM-1 有可能作为 AKI 的早期和敏感的生物指标。

肾毒性药物诱导的 AKI 动物实验证实,尿 KIM-1 水平明显增高,比血肌酐等更为敏感。有人通过对心肺转流术患儿的观察发现,术后发生 AKI 患儿尿 KIM-1 在术后 6~12 小时就开始明显升高,而血肌酐的增高要在术后 24~48 小时。确实,KIM-1 可作为 AKI 的早期诊断敏感指标。

动物实验和肾移植患者的临床资料显示,尿中 KIM-1 水平与肾组织损伤程度有良好的相关性,表明 KIM-1 可作为肾损伤严重程度的评价指标。另有研究发现,201 例 AKI 患者中 KIM-1 高水平者预后差。

(三) 中性粒细胞明胶酶相关载脂蛋白(NGAL)

NGAL 是脂质运载蛋白超家族的成员,共价结合在中性粒细胞明胶酶上。正常情况下, NGAL 在肾脏组织表达很少,当肾小管上皮细胞受到刺激时表达显著增加。肾受损后, NGAL 作为一种铁离子转运蛋白,在早期通过介导铁离子的转运促使原始肾脏上皮细胞成 熟,因而有可能作为早期诊断 AKI 的生物标志物。通过对心肺转流术患者的研究证实,术 后发生 AKI 的患者尿 NGAL 在术后 2 小时即明显增加,术后 4 ~ 6 小时达到了基础值的 25 倍,而血肌酐的升高则发生在术后 2 ~ 3 天。若以 NGAL 100 μg/L 作为 AKI 诊断的分界值, 其敏感性和特异性分别为 82% 和 90%,ROC 曲线下面积为 0.95。通过对转入 ICU 的多发 伤患者并发 AKI 的研究发现,NGAL 在早期诊断 AKI 方面可能优于血肌酐。还有资料提示, NGAL 可作为评价 AKI 严重度的指标和预测其预后的指标。

(四) 白介素-18(IL-18)

IL-18 的前体在炎症细胞表面表达,并被胱天蛋白酶 1(caspase-1)激活为 IL-18,参与炎 症和免疫反应。肾小管上皮细胞是 caspase-1 和 IL-18 的重要来源,当肾小管上皮受到缺血 等刺激后,IL-18 前体被 caspase-1 激活成 IL-18,参与肾损伤和修复。

在发生 AKI 的重症患儿中观察到,尿 IL-18 升高比血肌酐提前了 48 小时,并在血肌酐 上升 50% 时就达到了峰值。若以 100 pg/L 为诊断界值,IL-18 比血肌酐早 24 小时预测 AKI 的发生。另有对心血管造影术后发生 AKI 患者的研究也获得了类似结果。上述结果提示, IL-18 可作为 AKI 的早期诊断指标。

对重症患儿的研究发现,随着 AKI 严重度的增加,IL-18 的水平也随之明显上升。比较 缺血时间较短活源肾移植和缺血时间较长的尸源肾移植患者术后 24 小时尿 IL-18 水平,后 者明显高于前者。上述资料提示,IL-18 具有评估重症患儿和肾移植患者 AKI 严重度的价 值。另据报道,IL-18 在预测 AKI 病死率方面同样优于血肌酐。

(五) 其他生物标志物

1. 谷胱甘肽 S 转移酶(GST) GST 是一种可溶性胞质酶,存在于近端小管和远端小 管,参与多种化合物的解毒,被认为可用来检测早期的、亚临床状态的肾功能改变,是一种非 常敏感的指标。发生急性肾小管坏死(ATN)和肾梗死的患者,尿液中 GST 含量明显升高, 它比血肌酐浓度升高早 1 ~ 2 天。

2. α_1-微球蛋白和 β_2-微球蛋白 这两种蛋白质在肾脏(肾小球或肾小管)疾病的早期 均会升高,是肾脏功能损伤敏感的指标。据报道,α_1-微球蛋白在预测肾小管损伤和是否需 要替代治疗方面要优于其他肾源性蛋白和酶。β_2-微球蛋白在肾毒性和缺血性 ARF 患者尿 中明显升高,但在预测是否需要替代治疗方面的能力则很弱。

3. 钠氢交换蛋白 3(sodium/hydrogen exchanger iso-form 3, NHE-3) 一项针对 68 例重症 ARF 患者的研究证实,NHE-3 可作为肾严重损伤的一种特异标志物,尽管尿中 NHE- 3 浓度在肾前性肾衰竭会升高,但在 ATN 患者升幅更大,二者差异有统计学意义,从而将

ATN 和肾前性氮质血症及其他肾脏病鉴别开来。但还需更多的研究去确定它的临界值,以便进一步验证。

4. N-乙酰-β-D-氨基葡萄糖苷酶(NAG)　有研究提示,NAG 在早期发现 AKI 中有一定意义,但尚需进一步验证。

总之,迄今为止已经发现了多种可以在 GFR 下降之前发现早期肾损伤特别是肾小管损伤的生物学标志,尤其是 NGAL、KIM-1、CysC、IL-18 等新的生物标志物在 AKI 早期诊断、严重程度和预测预后等方面具有一定临床价值。如能联合两个以上指标进行动态监测则意义更大。

第四节　危重症患者肝功能的监测

肝脏是人体的重要器官,在危重症中极易受到损害。同时,肝脏损害的程度反映疾病的严重程度。由于肝脏功能涉及诸多方面,因此肝功能的监测项目较多,所代表的意义也不同。

一、肝功能的传统监测

(一) 肝细胞损伤的监测

以血清酶监测常见,包括丙氨酸氨基转移酶(谷丙转氨酶,ALT)、门冬氨酸氨基转移酶(谷草转氨酶,AST)、碱性磷酸酶(ALP)、γ-谷氨酰转肽酶(γ-GT 或 GGT)等。在各种酶试验中,ALT 和 AST 能敏感地反映肝细胞损伤与否及损伤程度。各种急性病毒性肝炎、药物或酒精引起急性肝细胞损伤时,血清 ALT 最敏感,在临床症状如黄疸出现之前 ALT 就急剧升高,同时 AST 也升高,但是 AST 升高程度不如 ALT。而在慢性肝炎和肝硬化时,AST 升高程度超过 ALT,因此 AST 主要反映的是肝脏损伤程度,在重症肝炎时,由于大量肝细胞坏死,血中 ALT 水平逐渐下降,而此时胆红素却进行性升高,即出现"胆酶分离"现象,这常常是肝坏死的前兆。在急性肝炎恢复期,如果出现 ALT 正常而 γ-GT 持续升高,常常提示肝炎慢性化。患慢性肝炎时如果 γ-GT 持续超过正常参考值,提示慢性肝炎处于活动期。

但是上述肝酶变化会受到诸多因素影响,不能可靠反映肝细胞的受损程度。然而,胆红素在肝细胞受损时,肝细胞对其摄入、结合和分泌障碍,可引起血胆红素水平升高。随着肝损伤的加重,胆红素往往呈现进行性升高。因此,胆红素分别被常用的 Marshall 的 MODS 评分和 Vincent 的脓毒症相关性脏器功能衰竭评分(SOFA)作为评价严重度的一个指标。

(二) 肝脏分泌和排泄功能的监测

肝脏分泌和排泄功能的监测项目包括总胆红素(TBil)、直接胆红素(DBil)、总胆汁酸(TBA)等。当患有病毒性肝炎、药物或酒精引起的中毒性肝炎、溶血性黄疸、恶性贫血、阵发性血红蛋白尿症及新生儿黄疸、内出血时,都可以出现总胆红素升高。直接胆红素指经过肝脏处理后,总胆红素中与葡萄糖醛酸基结合的部分,直接胆红素升高说明肝细胞处理胆红素后的排出发生障碍,即发生胆道梗阻。

如果同时测定 TBil 和 DBil,可以鉴别诊断溶血性、肝细胞性和梗阻性黄疸。溶血性黄疸:一般 TBil<85 μmol/L,直接胆红素/总胆红素<20%;肝细胞性黄疸:一般 TBil<200 μmol/L,直接胆红素/总胆红素>35%;阻塞性黄疸:一般 TBil>340 μmol/L,直接胆红素/总胆红素>60%。另外,γ-GT、ALP、5′-核苷酸(5′-NT)也是很敏感反映胆汁淤积的酶类,它们的升高主要提示可能出现了胆道阻塞方面的疾病。

(三) 肝脏合成功能的监测

肝脏合成功能的监测项目包括前白蛋白(PA)、白蛋白(Alb)、胆碱酯酶(CHE)和凝血酶原时间(PT)等。白蛋白由肝脏产生,其水平高低可反映肝细胞的合成功能。但由于白蛋白半衰期较长(21 天),急性肝功能变化往往不能从中体现出来,且其水平容易受治疗等因素的影响,不能反映体内的实际水平。血清前白蛋白是肝脏合成的一种糖蛋白,属于血清快速转化蛋白的一种,半衰期短,约1.9 天。血清前白蛋白能敏感地反映肝损伤的损害程度及储备能力,是较白蛋白、胆红素及 γ-球蛋白等更敏感和准确的指标。肝实质受损时,肝脏合成胆碱酯酶减少,释放到血中减少,因此测定血清胆碱酯酶有助于评价肝脏的合成功能。肝细胞损害轻微,肝小叶结构不受破坏,此时胆碱酯酶的活力无明显下降;肝细胞损伤越重,血清胆碱酯酶活性越低;如果胆碱酯酶活性持续降低且无回升迹象,多提示预后不良。胆碱酯酶与血清白蛋白的降低大致平行,比白蛋白更敏感地反映病情变化,随着病情好转胆碱酯酶迅速上升,而白蛋白恢复较慢。由于胆碱酯酶参考值范围较宽,很多急性肝炎患者水平并不一定低于正常人的参考值下限,但随着治疗,胆碱酯酶有逐步升高趋势,所以和其他肝脏标志物一样,连续观察胆碱酯酶水平的改变,对于肝病的预后评价意义更大。

凝血酶原是在肝脏合成的蛋白质,其活动度可敏感地反映肝细胞功能,凝血酶原时间延长揭示肝脏合成各种凝血因子的能力降低。

(四) 肝脏纤维化和肝硬化程度的监测

肝脏纤维化和肝硬化程度的监测项目包括白蛋白、TBil、单胺氧化酶(MAO)、血清蛋白电泳等。当患者患有肝脏纤维化或肝硬化时,会出现血清白蛋白和总胆红素降低,同时伴有单胺氧化酶升高。血清蛋白电泳中 γ-球蛋白升高的程度可评价慢性肝病的演变和预后,提示库普弗细胞功能减退,不能清除血循环中内源性或肠源性热原物质。此外,最近几年在临床上应用较多的是透明质酸(HA)、层粘连蛋白(LN)、Ⅲ型前胶原肽和Ⅳ型胶原,测定它们的血清含量,可反映肝脏内皮细胞、贮脂细胞和成纤维细胞的变化,如果它们的血清水平升高常常提示患者可能存在肝纤维化和肝硬化。

二、肝功能的动态监测

(一) 吲哚菁绿(ICG)清除试验

ICG 是一种具有红外吸收能力的无毒色素,亦是 FDA 唯一批准的静脉注射菁染料。将其静脉注射后,可迅速与血液中蛋白结合,选择性地被肝细胞摄取后,以游离形式逐步排入胆汁,然后随粪便排出体外,无肠肝循环,亦不通过肾脏排泄,是定量反映肝脏储备的理想方法,在国际上已经广泛开展。通常以 15 分钟血中 ICG 滞留率(ICGR$_{15}$)或 ICG 清除率

(ICGK)作为衡量指标,使用光学传感器可以从体外对体内的 ICG 浓度进行连续检测,改善传统手工抽血检验法的有创性、费时性和操作复杂性,能在几分钟内出结果,是目前世界上唯一实现床边实时动态检测肝功能的方法。

Kortgen 等通过对 48 例严重脓毒症患者的观察证实,高胆红素血症仅能发现 42% 的肝功能不全,而血浆 ICG 清除率高达 74%。常规肝功能试验在评估危重症患者的肝损害和肝功能时缺乏必要的敏感性,而 ICGK 能较好地反映肝脏排泄和肝脏微血管的功能不全。

另外临床常用于评估肝脏手术的可能性、肝硬化的预后和肝移植后肝功能的变化。一般认为 $ICGR_{15} < 25\%$ 多可耐受各种肝脏手术,$ICGR_{15}$ 在 25%~40% 仅可耐受肝段或肝局部切除,$ICGR_{15} > 40\%$ 则是各类手术的禁忌证。ICGK 作为肝移植后对移植肝脏肝功能的早期及时检验是非常有益的,当一些常规检验无改变时血浆 ICGK 已显著降低,因此能够快速地诊断病情。一般认为,活体肝移植后肝功能最早出现显著性差异的时间是手术后第 24 小时,ICGK 在此刻预示结果好坏的临界值是 0.18/分钟,高于此值的移植患者预后良好,两年存活率为 100%,低于 0.18/分钟预示移植肝功能障碍高发生率。另有报道显示,肝硬化患者的 $ICG R_{15}$ 大于 60% 时预后极差,80% 在 3 个月内死亡,$ICGR_{15}$ 在 35%~45% 者,3 个月内死亡率仅 15%。ICGK 也可以指导人工肝的治疗。

ICGK 试验是重要的判断预后的方法,影响 ICGK 的因素主要是有效肝血流量、胆道通畅程度、有功能的肝细胞数,因此进行 ICGK 试验时要考虑排除上述影响因素。

(二) 其他监测

1. MEGX 监测　MEGX 监测是一种基于利多卡因在肝内转化为 MEGX 的方法,它与 P450 细胞色素酶(CYP)有关,细胞色素 P450 酶促使利多卡因在肝内连续发生氧化 *N*-脱烃反应转化成 MEGX。由于 CYP3A4 的作用,可能会引发利多卡因和其他物质或药物之间的相互作用,例如,抗菌药物或抗抑郁药物可能会通过抑制 CYP 同工酶作用而抑制 MEGX 的形成。此外,其他的药物可能会诱发 CYP3A4 的作用,从而促进 MEGX 的产生。值得注意的是,MEGX 中位值在不同性别之间有所差异(男性 67 ng/ml,女性 49 ng/ml)。据报道,服用避孕药的女性可降为 25 ng/ml。总之,所有影响 CYP3A4 作用的物质都可能会影响 MEGX 的检测结果。此外,MEGX 血清浓度定量检测需要用到免疫测定、HPLC 或者气相色谱法,因此其不能在床边进行检验。

2. ^{14}C 氨基比林的监测　氨基比林主要在肝细胞微粒体代谢,经细胞色素 P450 同工酶系代谢,原型排出很少。测定用同位素 ^{14}C 标记的氨基比林可反映肝脏功能。不过该检验比较费时,一般需要几个小时,需要专业的实验室仪器,并且可能产生放射性,不易在一般的病房开展。^{14}C 的呼出测定也可能受多种因素影响,包括各种综合因素、胃肠蠕动或基础代谢率等。因为临床资料有限,对于肝功能评估的可靠性等方面尚需进一步探讨。

第五节　危重症患者凝血功能的监测

危重症患者常常发生凝血功能异常,尤其脓毒症患者。对凝血功能进行监测有助于及时了解病情的演变和采取有效的治疗措施,医生的临床观察与判断是基本和重要的监测方法,而科学仪器的监测更为精准。

一、常规凝血试验

（一）监测指标

常规凝血试验包括凝血酶原时间（PT）、活化部分凝血活酶时间（APTT）、凝血酶时间（TT）、纤维蛋白原（FIB）、激活全血凝固时间（ACT）及血小板计数（PLT）等。

1. 凝血酶原时间　PT 测定是在被检血浆中加入 Ca^{2+} 和组织因子（组织凝血活酶），观测血浆的凝固时间。它是反映外源系统凝血因子总的凝血状况的筛选试验，正常参考值为 11～15 秒，当测定值超过正常对照值 3 秒以上时为异常。PT 延长主要见于因子 II、V、VII、X 缺乏及纤维蛋白原明显减少和血中抗凝物质增多；PT 缩短见于血液高凝状态、先天性因子 V 增多症、口服避孕药和血栓性疾病。

2. 活化部分凝血活酶时间　APTT 测定是在受检血浆中加入 APTT 试剂（接触因子激活剂和部分磷脂）和 Ca^{2+} 后，观察其凝固时间。该试验是反映内源性凝血系统各凝血因子总的凝血状况较敏感和常用的筛选试验。正常参考值手工法：35～45 秒，较正常对照值延长 10 秒以上为异常。APTT 延长见于血友病、凝血酶原重度减少、纤维蛋白原严重减少、弥散性血管内凝血等。

（1）凝血酶时间：TT 测定是将标准化凝血酶加入受检血浆，观察血浆凝固时间。正常值为 16～18 秒。延长（超过正常对照 3 秒以上）见于肝素增多或类肝素抗凝物质存在、纤维蛋白原降解产物（FDP）增多、弥散性血管内凝血、低（无）纤维蛋白原血症等；TT 时间缩短常见于血样本有微小凝块或钙离子存在。

（2）纤维蛋白原：FIB 测定目前推荐使用 Clouse 法（凝血酶比浊法），在受检血浆中加入一定量凝血酶，后者使血浆中的 FIB 转变为纤维蛋白，通过比浊原理计算 FIB 的含量。正常参考值 2～4 g/L，FIB 增高见于糖尿病、急性心肌梗死、休克、大手术后、妊娠高血压综合征及血栓前状态；FIB 减低见于弥散性血管内凝血、原发性纤溶症及重症肝病等。

（3）激活全血凝固时间：ACT 是用于体外循环术中监测抗凝状态和确保足够肝素中和一种较为可靠的监测手段，但它不能监测纤溶亢进、纤维蛋白原过少和血小板功能障碍。使用抑肽酶可以延长 ACT 值，因此 ACT 不能准确反映肝素的抗凝程度。

（4）血小板计数：PLT 是计数单位容积外周血中血小板的含量，正常参考值为 $100\times10^9/L$～$300\times10^9/L$。减少常见于原发性和继发性血小板减少症。PLT 只是对血小板一个量的体现，也不能代表血小板功能。Becker 等观察到有些患者 PLT 低至 $50\times10^9/L$～$100\times10^9/L$ 仍有很好的凝血表现，而另外有些患者 PLT 较高但血小板功能很差。

（二）临床应用

常规凝血试验只能体现凝血机制的某一独立的方面，不能反映凝血级联及凝血系统全过程中的内部反应情况。其中凝血相（aPTT、PT、TT、FIB）只能反映凝血因子的状况，并不能反映凝血过程的全貌；而 PLT 只是对血小板的定量检验，并不能反映血小板的功能。

对于 PT、aPTT、TT、FIB 的临床应用，可综合为：①凝血功能筛选试验，使用 PT、aPTT、TT、FIB 4 个检测项目，作为术前患者的常规检验；②口服抗凝药监控，检查 PT；③肝素治疗监控,检查 aPTT、TT;④溶栓治疗监控,检查 PT、aPTT、FIB;⑤弥散性血管内凝血的实验室检查,筛查 PT、aPTT、PLT 等项目。

二、Sonoclot 标记曲线图

1975 年 von Kaulla 等发明 Sonoclot 分析仪,其原理是在血液标本(0.4 ml)中上下振动的管形探针随着止血各个阶段变化所遇到的运动阻力,通过一种模拟电子信号反映到 Sonoclot 分析仪中,然后以凝血信号的方式报告出来。随着血液标本的凝结,止血系统的机械变化改变凝血信号值,这样凝血过程就经此凝血信号值相对于时间的曲线图在热感曲线打印机上打印出来,即为 Sonoclot 标记曲线图(图 13-4)。

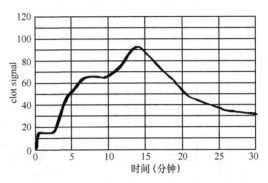

图 13-4 Sonoclot 正常曲线图

(一) Sonoclot 标记各参数的意义

1. SonACT(激活凝血时间) SonACT 指加入血液标本到纤维蛋白开始形成的时间,也就是血液标本保持液体状态的时间,正常值为 85~145 秒,与常规的 ACT 监测相一致,主要反映内源性凝血系统状况。

2. CR(clot rate,凝血速率) CR 为曲线上升的第一个斜率,反映纤维蛋白形成的速率,间接反映 FIB 的水平,其正常值为 15~45 clot signal/min。凝血块形成后,在血小板及纤维蛋白的共同作用下发生收缩,随着血凝块强度变大,Sonoclot 标记曲线上升,并逐渐达到顶峰;随着凝血收缩的进行,血凝块会从探针的表面拉开,使 Sonoclot 标记曲线下降。

3. TP(time to peak,达到高峰时间) TP 为凝血信号曲线达到高峰的时间,该高峰由纤维蛋白与血小板相互作用而成,可反映 FIB 水平及血小板的量及功能,正常值<30 分钟。MCS(maximal clot signal,最大凝血标记值)代表探针遇到的最大阻力值,其高度反映凝血收缩的强度,正常值 70~90 clot signal。

4. PF(platelet function,血小板功能) PF 由与分析仪相连的 signature viewer 电脑软件依据血液标本结束液态阶段(纤维蛋白多聚体形成)后凝血收缩的强度及速度(凝血收缩过程中 Sonoclot 曲线各点的微积分值)计算出的相对值,它反映血小板功能。

正常 Sonoclot 曲线(图 13-4)通常可见两个明显的高峰,第一个高峰反映了 FIB 转变成纤维蛋白,其上升支越陡(CR 值大),说明 FIB 的浓度越高,其转变成纤维蛋白的速度越快;第一个高峰之后的曲线下降至第二个高峰形成及其后的下降支是纤维蛋白与血小板产生相互作用,血凝块发生收缩的结果;第二个高峰越高、越陡,说明凝血收缩越强烈,FIB 浓度越高,血小板参与凝血的综合体现(反映血小板数量、功能及其与纤维蛋白相互作用情况)越好。可见,Sonoclot 分析仪不仅可反映凝血因子的状况,而且也可反映血小板的数量及功能。

（二）临床应用

Sonoclot 标记曲线图可以提供血液样本体外止血过程的全部资料,其检测参数能反映凝血系统激活、纤维蛋白凝胶形成、凝血收缩及纤维蛋白溶解的相关信息。这种对凝血系统变化的动态监测可以提供全部止血过程的精确资料,检测一系列的凝血性疾患,包括血小板机能失调、凝血因子缺乏、抗凝血作用、高凝倾向及纤溶亢进、预测术后出血、鉴别出血原因、指导治疗等。如肝移植手术中 Sonoclot 标记曲线变化与原因分析(图 13-5);弥散性血管内凝血的 Sonoclot 标记曲线(图 13-6)。

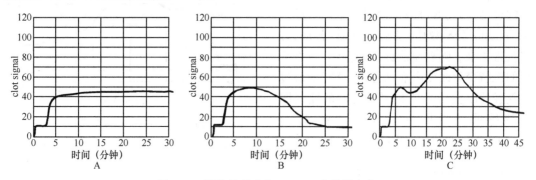

图 13-5　肝移植手术中 Sonoclot 曲线的变化

A. 术前曲线平坦,缺乏凝血收缩,止血功能明显异常。B. 手术过程中,纤溶亢进的表现。血液成为凝胶态后,短时间内又成为液态。C. 对纤溶亢进进行处理后和肝脏移植足够长的时间后,Sonoclot 曲线基本恢复正常,可见明显的凝血收缩过程

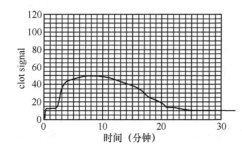

图 13-6　弥散性血管内凝血的 Sonoclot 曲线

纤维蛋白凝胶形成后又迅速溶解,使血液样本变回液态

三、凝血弹力图

凝血弹力图(thrombelastogram,TEG)或血栓弹力图由凝血弹力描记仪测得,后者在 1948 年由 Harter 等发明,直到 20 世纪 80 年代中后期才开始用于临床。TEG 能动态反映整个凝血过程(凝血及纤溶),从血小板-纤维蛋白相互反应开始记录血小板和纤维蛋白凝胶级联反应,包括血小板聚集、血凝块强化、纤维蛋白交叉连接最后到血凝块溶解的整个过程。因此,可提供有关凝血因子活性、血小板功能及纤维蛋白溶解过程等资料。

（一）TEG 参数的分析

1. 反应时间(R)　R 从样本放入小杯至 TEG 描记幅度达 2 mm 的时间,反映从凝血系统启动直到纤维蛋白凝块形成之间的一段潜伏期,正常值范围 6~8 分钟,代表纤维蛋白开始形成的时间,与凝血因子和循环抑制因子活性(内源性凝血系统)有关。R 值增加可能是由于凝血因子缺乏、抗凝状态(肝素化)或严重的低纤维蛋白原血症,R 值缩短可出现于高凝综合征。

2. **血块形成时间**(K)　K是从描记幅度为 2 mm 至描记幅度达 20 mm 的时间,正常范围 3 ~ 6 分钟,代表纤维蛋白形成和交叉连接导致血栓形成后获得固定的弹性黏度所需时间。主要反映 FIB 的功能和水平,它还受内源性凝血因子活性和血小板的影响。

3. **Alpha 角度**($\alpha°$)　$\alpha°$指 TEG 扫描图中从 R 到 K 值形成的斜角,正常范围 50° ~ 60°,它表示固态血栓形成的速度,反映 FIB 功能。该值减小见于低 FIB 血症和血小板减少症。

4. **最大幅度**(MA)　MA 是 TEG 描记图上的最大宽幅度,正常范围 50 ~ 60 mm,直接反映纤维蛋白与血小板相互联结的最强动力学特性,代表纤维蛋白凝块的最终强度,主要反映血小板功能。血小板质或量的异常都会影响到 MA 值。

5. **LY30**　LY30 指 MA 出现后 30 分钟下降的幅度,反应纤溶系统活性。

6. **凝血综合指数**(CI)　$CI = 0.2454R + 0.0184K + 0.1655MA - 0.0241\alpha - 0.0220$。正常为 ±3, <−3 为低凝状态, >3 为高凝状态。

7. **血凝块强度**(G)　$G = 5000A/(100 - A)$,用单位 d/sc 来计量描述血块硬度。

8. **血小板动力学潜能指数**(血凝块动力潜能指数,TPI)　TPI 正常值为 6 ~ 15。

(二) TEG 的临床应用

TEG 能较好地监测凝血功能:①可快速检测心血管疾病、手术后、经皮血管内冠状动脉成形术(PTCA)、癌症、产科疾病和老年患者的血栓形成倾向;②检测血小板减少症、凝血因子缺乏症患者和使用肝素或香豆素后的低凝状态;③检测高纤维蛋白溶解症、弥散性血管内凝血、纤维蛋白溶解治疗和胎盘早期剥离等状态下的血栓溶解情况;④还可用于指导输血及用于监测试验。常见凝血状态的典型图形见图 13-7。

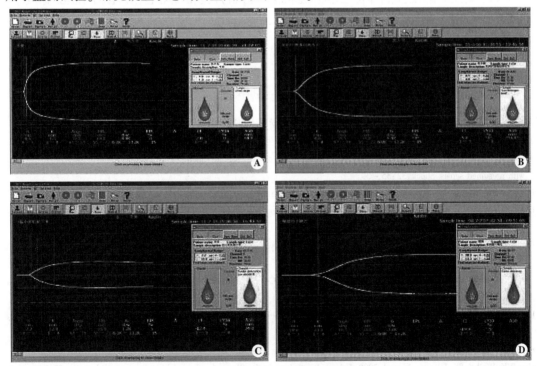

图 13-7　常见凝血功能状态凝血弹力图

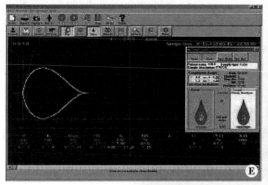
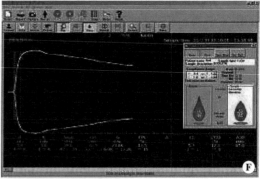
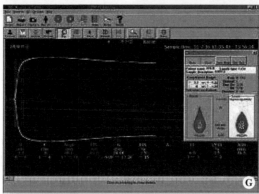

图 13-7　常见凝血功能状态凝血弹力图（续）

A. 正常凝血状态；B. 低纤维蛋白水平；C. 血小板功能不良；D. 凝血因子缺乏；E. 纤溶亢进；F. 继发性纤溶；G. 高凝状态

（吕建农）

参 考 文 献

邱海波,黄英姿.2009.ICU 监测与治疗技术.上海:上海科学技术出版社,115~135

曾因明,邓小明.2006.危重病医学.第 2 版.北京:人民卫生出版社,63~79

Arnold RC,Shapiro NI,Jones AE,et al. 2009. Multicenter study of early lactate clearance as a determinant of survival in patients with presumed sepsis. Shock,32:35~39

Bagshaw SW,Gibney RT. 2008. Conventional markers of kidney function. Crit Care Med,36:S152~S158

Bigatello LM,Allain RM,Haspel KL,et al. 2006. Critical Care Handbook of the Massachusetts General Hospital. 4th ed. Philadelphia: Lippincott Williams & Wilkins,3~20

Büchele GL,Silva E,Ospina-Tascón GA,et al. 2009. Effects of hydrocortisone on microcirculatory alterations in patients with septic shock. Crit Care Med,37:1341~1347

Dellinger RP,Levy MM,Carlet JM,et al. 2008. Surviving Sepsis Campaign:international guidelines for management of severe sepsis and septic shock:2008. Crit Care Med,36:296~327

Fang X,Tang W,Sun S,et al. 2006. Comparison of buccal microcirculation between septic and hemorrhagic shock. Crit Care Med,34:S447~S453

Faybik P,Hetz H. 2006. Plasma disappearance rate of indocyanine green in liver dysfunction. Transplant Proc,38:801~802

Han WK,Waikar SS,Johnson A,et al. 2008. Urinary biomarkers in the diagnosis of acute kidney injury. Kidney Int,73:863~869

Klijn E,den Uil CA,Bakker J,et al. 2008. The heterogeneity of the microcirculation in critical illness. Clin Chest Med,29:643~654

Kortgen A,Paxian M,Werth M,et al. 2009. Prospective assessment of hepatic function and mechanisms of dysfunction in the critically ill. Shock,32:358 ~ 365

Lameire N,van Biesen W,Vanholder R,et al. 2008. Acute kidney injury. Lancet,372:1863 ~ 1865

Leone M,Blidi S,Antonini F,et al. 2009. Oxygen tissue saturation is lower in nonsurvivors than in survivors after early resuscitation of septic shock. Anesthesiology,111:366 ~ 371

Liangos O,Perianagam MC,Vaidya VS,et al. 2007. Urinary N-acetyl-beta-(D)-glucosaminidase activity and kidney injury molecule-1 level are associated with adverse outcomes in acute renal failure. J Am Soc Nephrol,18:904 ~ 912

Lima A,van Bommel J,Jansen TC,et al. 2009. Low tissue oxygen saturation at the end of early goal-directed therapy is associated with worse outcome in critically ill patients. Crit Care Med,37:S13

Ling W,Zhaohui N,Ben H,et al. 2008. Urnary IL-18 and NGAL as early predictive biomarkers in contrast-induced nephropathy after coronary angiography. Nephron Clin Pract,108:176 ~ 181

Magder S,Bafaqeeh F. 2007. The clinical role of central venous pressure measure ments. Intensive Care Med,22:44 ~ 51

Makris K,Markou N,Evodia E,et al. 2009. Urinary neutrophil gelatinase-associated lipocalin(NGAL) as an early marker of acute kidney injury in critically ill multiple trauma patients. Clin Chem Lab Med,47:79 ~ 82

Nanas S,Gerovasili V,Renieris P,et al. 2009. Non-invasive assessment of the microcirculation in critically ill patients. Anaesth Intensive Care,37:700 ~ 702

Osman D,Ridel C,Ray P,et al. 2007. Cardiac filling pressures are not appropriate to predict hemodynamic response to volume challenge. Crit Care Med,35:295 ~ 296

Parikh CR,Devarajan P. 2008. New biomarkers of acute kidney injury. Crit Care Med,36:S159 ~ S165

Perner A,Haase N,Wiis J,et al. 2010. Central venous oxygen saturation for the diagnosis of low cardiac output in septic shock patient. Acta Anaesthesiol Scand,54:98 ~ 102

Poeze M,Solberg BC,Greve JW,et al. 2005. Monitoring global volume-related hemodynamic or regional variables after initial resuscitation:what is a better predictor of outcome in critically ill septic patients? Crit Care Med,33:2494 ~ 2500

Pope JV,Jones AE,Gaieski DF,et al. 2010. Multicenter study of central venous oxygen saturation($S_{CV}O_2$) as a predictor of mortality in patients with sepsis. Ann Emerg Med,55:40 ~ 46

Stockmann M,Lock JF,Malinowski M,et al. 2010. Evaluation of early liver graft performance by the indocyanine green plasma disappearance rate. Liver Transpl,16:793 ~ 794

Trzeciak S,McCoy JV,Dellinger PR,et al. 2008. Early increases in microcirculatory perfusion during protocol-directed resuscitation are associated with reduced multi-organ failure at 24 hours in patients with sepsis. Intensive Care Med,34:2210 ~ 2217

Vallee F,Vallet B,Mathe O,et al. 2008. Central venous-to-arterial carbon dioxide difference:an additional target for goal-directed therapy in septic shock? Intensive Care Med,34:2218 ~ 2225

Wiessner R,Gierer P,Schaser K,et al. 2009. Microcirculatory failure of sublingual perfusion in septic-shock patients:examination by OPS imaging and PiCCO monitoring. Zentralbl Chir,134:231 ~ 236

Zhou Y,Vaidya VS,Brown RP,et al. 2008. Comparison of kidney injury molecule-1 and other nephrotoxicity biomarkers in urine and kidney following acute exposure to gentamicin,mercury,and chromium. Toxicol Sci,101:159 ~ 170

第十四章

心血管系统功能

第一节　心血管系统解剖

心血管系统是由心脏、动脉、静脉和毛细血管及其附属部分组成的一套密闭管道系统。心脏泵功能维持血液循环。心血管系统在中枢神经系统和内分泌系统的调节下发挥其功能。

一、心　　脏

心脏是人体内泵血的肌性动力器官,男性心脏重 280～340 g,女性心脏重 230～280 g,约占人体重量的 0.5%,心脏收缩后犹如本人拳头大小。心脏位于胸腔胸骨后纵隔内,横膈上方两肺之间,后面为食管,约 2/3 位于左侧,1/3 位于右侧。正常人群中右位心发生率为 1/10 000～2/10 000。

心脏是一个中空器官,有 4 个腔:右心房、右心室、左心房和左心室。心房和心室分别由房间隔和室间隔相隔,房间隔位于室间隔上方。房间隔由两层心内膜夹以少许结缔组织和心肌细胞构成,卵圆窝处最薄;室间隔较房间隔厚,大部分由心肌构成,称为肌部。室间隔上部近主动脉口下方有一卵圆形缺乏肌质部分为膜部,是室间隔缺损好发部位。同侧房室间由房室口相通,房室口和动脉口处均有瓣膜,起到阀门作用,保证血液前向流动。心房接受静脉血回流,心室泵出动脉血液供应全身组织器官代谢需要。

心脏外包绕着的两层薄而光滑的膜称心包膜,近心脏的膜为脏层,脏层外的膜为壁层,两层之间的腔隙称心包腔,其内含 25～35 ml 淡黄色液体。心包膜有润滑作用,以减少摩擦,保护心脏不致过度扩张。

冠状沟大致为心房与心室表面分界线,前、后纵沟为左右心室分界线。右心房上方为上腔静脉入口,后下方为下腔静脉入口,全身回流血液分别经上、下腔静脉进入右心房。右心室通过房室口接受来自右心房的血液。左心房后壁两侧各有一个肺静脉入口,来自肺内进行气体交换后的新鲜血液经肺静脉流入左心房,再经左心房室口进入左心室。左心室上方有主动脉出口,血液经此出口进入主动脉。左心室肌层较右心室肌层发达,左心室壁较右心室壁厚约 2 倍。

心腔内面被覆一层光滑的薄膜为心内膜,心内膜由内皮、内皮下层和心内膜下层组成,内皮下层疏松结缔组织中含有血管、神经和心传导系统。心内膜向心腔内折叠形成心瓣膜,中间为致密结缔组织。

二、动　　脉

动脉是由心室发出的血管,主动脉(aorta)是由左心室发出的体循环主干,肺动脉由右心室发出。动脉沿途不断分支,愈分愈细,最终行于组织和细胞间形成毛细血管网。

心脏由冠状动脉供血,冠状动脉血流量占心排血量的 5%。冠状动脉开口于主动脉窦近顶端,升主动脉的第一对分支为左右冠状动脉。左冠状动脉在 2～10 mm 处分为左前降支和回旋支,左心室血供 50% 来自左前降支。左前降支发出两条对角支,主要供应左心室、室间隔及右心室前壁小部分。回旋支经心脏后供应左心房和左心室,约 30% 回旋支血液供应左心室侧壁和后壁,10%～15% 人的回旋支延续为后降支,主要供应左心室下壁、室间隔后 1/3 和房室结(atrial ventricular node)区,称左冠脉循环优势(left dominant coronary circulation);85%～90% 人的左心室下壁(膈面)、后壁和室间隔血液供应来自右冠状动脉,此称右冠脉循环优势(right dominant coronary circulation)。右冠状动脉血液主要供应右心房、右心室和 50%～60% 人的窦房结(sino atrial node),40%～50% 人的窦房结血液由回旋支供应。两侧心室膈面分别由相应侧冠状动脉供血者称均衡型。国人右优势型约占 65%,均衡型约占 29%,左优势型约占 6%。

冠状动脉大部分血液由冠状动脉窦经右心房后壁回流到右心房。右心室前壁血液直接经右心室前壁静脉回流进入右心房。此外,心最小静脉(the besian veins)血液直接回流到心脏四腔室。左心房和左心室的心最小静脉形成生理性右向左分流。

冠状动脉血流速度等于冠状动脉灌注压与冠脉血管阻力之比,冠状动脉灌注压等于左心室腔内压力与主动脉根部内压力差。心脏收缩过程中,左心室腔内压力接近于主动脉内压力,左心室供血停止。因此,供应左心室的血流是间断而非连续的,供应右心室和右心房的血流多是连续的。

冠状动脉血流受冠状动脉血管阻力大小调节。冠状动脉血管阻力变化机制复杂,受血液中腺苷、前列腺素、H^+、CO_2、O_2 和一氧化氮等浓度变化影响。腺苷由小动脉和冠状动脉血管周围的心脏细胞分泌,有强烈的血管舒张作用。小动脉和冠状动脉血管由交感神经系统支配,交感神经作用于血管的 α_1 受体和 β_2 受体,引起血管收缩和舒张。冠状动脉收缩和舒张对平衡心肌层间的血流有重要意义。

三、静　　脉

静脉为容量血管,其血容量约占全身血量的 70%。静脉起始于毛细血管,在汇集全身血液回心过程中逐渐汇合成中静脉、大静脉。全身静脉分为肺循环和体循环,前者血液回流至左心房,后者回流至右心房。静脉血管管壁较薄,平滑肌和弹力纤维均较少,收缩性和弹性差。

四、毛 细 血 管

毛细血管是连接小动脉和小静脉之间的血管,管径平均 6～9 μm,遍及全身,约有 400 亿根。体重 60 kg 的人毛细血管总面积约 6000 m²。毛细血管壁极薄、通透性强,便于血液与组织细胞间物质和气体交换。

第二节　心脏功能的细胞和分子生物学基础

心脏是由不同类型心肌细胞(或心肌纤维)组成的一个机械泵,具有产生生物电、机械活动和内分泌 3 种功能。根据心肌细胞功能不同分为:①做功心肌细胞,大部分心房和心室心肌细胞是由此种细胞构成,通过肌细胞缩短产生心肌收缩;②电活动细胞,包括 P 细胞(起搏细胞)、过度细胞、变形虫样细胞和 Purkinje 细胞,分布在窦房结、房室结、结间束和 His 束上,能产生和快速传导电冲动;③内分泌细胞,主要位于右心房,能分泌心房利钠肽(atrial natriuretic peptide,ANP)和脑利钠肽(brain natriuretic peptide,BNP)。心脏主要作为一个机械泵维持机体血液循环,通过兴奋-收缩耦联(excitation-contraction coupling)引起心脏收缩与舒张,驱动非氧合血进入肺脏转变成氧合血供应重要组织和器官,以满足机体代谢需要。心脏泵功能主要取决于心肌的机械活动。

一、心肌细胞结构

心肌细胞直径为 10 ~ 15 μm,长度为 30 ~ 60 μm,它构成一个功能性合胞体,具有收缩性和电活动。这些需要心肌细胞间闰盘(intercalated disc)的复杂联系。闰盘是肌膜上的特殊部分,使心肌细胞间相互连接,它可深入到邻近细胞内,在细胞表面区域产生广泛交叉连接。肌动蛋白(actin)丝的特殊锚定部位和桥粒点(spot desmosome)能使心肌细胞间产生协同收缩作用,桥粒点使肌动蛋白丝从一个细胞移至另一个细胞,细胞间电协同效应由含有微通道的缝隙连接(gap junction)提供,缝隙连接使得离子和小分子物质在相邻细胞间传递。

心肌细胞含多束横带状肌原纤维,沿心肌细胞长轴排列,肌原纤维由肌节(sarcomere)组成。肌原纤维间细胞质内含有:①细胞核;②能量产生系统——线粒体;③细胞内钙和其他离子转运及储存系统——横管(或 T 系统)和肌质网(sarcoplasmic reticulum 或 L 系统)等。

1. 肌节　肌节是收缩的结构和功能单位,位于两条邻近的暗线(Z 线)之间,肌节能伸长到 1.6 ~ 2.2 μm。光学显微镜下,肌节呈亮带和暗带交替,使心肌细胞呈条纹状。每一肌节中心是一长 1.5 μm 的暗带,两端是两条亮带。心肌肌节与骨骼肌一样,由两组互相交叉的粗肌丝和细肌丝构成,其中粗肌丝主要是肌球蛋白,直径约 10 nm,长 1.5 ~ 1.6 μm,分子质量为 500 kDa。每个粗肌丝含有 300 束肌球蛋白分子,每个分子则由一个长杆状尾(重链)和一个叶球状头(轻链)组成。肌球蛋白头部称为横桥,与肌动蛋白结合,具有 ATP 酶活性。细肌丝主要由肌动蛋白和原肌球蛋白(tropomysin)组成,肌动蛋白直径约 5 nm,长 1.0 μm,分子质量 47 kDa。肌动蛋白不具有内在酶活性,在 ATP 和 Mg²⁺参与下与肌球蛋白呈可逆性结合,活化肌球蛋白 ATP 酶。原肌球蛋白阻断肌动蛋白活化,有序地防止肌动蛋白和肌球蛋白相互作用。肌钙蛋白(troponin)包括 3 种成分:①肌钙蛋白 T 将肌钙蛋白与肌动蛋白和原肌球蛋白结合;②肌钙蛋白 C 与 Ca²⁺结合触发收缩;③肌钙蛋白 I 抑制肌球蛋白与肌动蛋白相互作用。

2. 肌管系统　由肌纤维膜凹入肌浆形成,包括肌质网和横管两种管道系统。肌质网是沿纵轴排列的膜性管道,在细胞内相互连接形成一复杂网络包绕肌原纤维。肌质网与肌节密切配合,与细胞外无直接联系,与横管密切相关。横管在细胞内多次分支,开口于肌细胞膜,其主要功能是将细胞膜的兴奋迅速传递给细胞内肌原纤维。肌质网通过侧囊与横管联结。

肌纤维膜富含快 Na^+ 通道维持和传播动作电位。T 管含有 Na^+ 和 L 型 Ca^{2+} 通道,与肌质网终末池紧密相连。后者含有高密度 Ca^{2+} 释放通道专司 Ca^{2+} 释放,Ca^{2+} 通过肌纤维膜 L 型 Ca^{2+} 通道进入细胞,释放通道信号刺激肌质网释放大量 Ca^{2+}(称钙诱导的钙释放,calcium inducible calcium release,CICR),激活肌原纤维。纵行肌质网(longitudinal sarcoplasmic reticulum,LSR)含有 Ca^{2+} 泵(Ca^{2+}-ATP 酶),专司肌纤维相互作用后 Ca^{2+} 再摄取,使心肌松弛。水解 1 分子 ATP 能逆浓度梯度跨膜转运 2 个 Ca^{2+}。LSR 含有受磷蛋白(膜蛋白),位于 Ca^{2+}-ATP 酶附近,是 Ca^{2+}-ATP 酶的调节剂。受磷蛋白被环磷酸腺苷(cyclic adenosine monophosphate,cAMP)依赖性蛋白激酶磷酸化时,ATP 酶与 Ca^{2+} 亲和力增加,去磷酸化时影响 Ca^{2+} 摄取。

二、心脏起搏与传导系统

心脏起搏与传导系统是一组具有起搏和传导特性的特殊心肌细胞类型,包括窦房结、心房传导通路、房室结、His 束、左右束支和 Purkinje 纤维。

1. 窦房结　1907 年英国 Keith 和 Flack 在右心房上腔静脉入口处发现窦房结。窦房结位于右心房与上腔静脉连接处,大小约 4 mm×20 mm,含有高度自律性心肌细胞,在恒定时间内规律自动除极。此种生理性起搏能抑制心脏其他自律细胞活动。窦房结除极速率受自主神经调节,迷走神经兴奋能减慢除极速率,交感神经兴奋能加快除极速率。

窦房结直接除极右心房,还可通过 Bachmann 束将冲动传递到左心房。由窦房结发出的电冲动通过房室传导通路传递到房室结。

2. 房室结　房室结是连接心房和心室除极的主要传导通路,位于中央纤维体右侧冠状动脉窦口附近,大小约 2 mm×4 mm。部分正常人有附加的传导性肌组织,在病理情况下(如预激综合征)可具有功能活性。房室结也具有自动除极能力,生理情况下受窦房结高速率的自主活动抑制。窦房结功能障碍患者,房室结可成为优势起搏区。房室结传递除极波到 His 束,具有延迟电冲动传导的特性,使心房与心室收缩之间有足够的时间间隔。这种传导延迟能限制心房电冲动传导到心室的数量,避免心房颤动患者发生致命性心室颤动。

3. His 束　His 束起自室间隔顶部,尾长约 20 mm,从房室结后下部进入室间隔,穿过位于三尖瓣、二尖瓣和主动脉瓣间的中央纤维体后分为左右束支,再沿室间隔向下至乳头肌。左右束支连接 Purkinje 纤维系统,激动心室肌。

心脏不同自律细胞的节律性各不相同,窦房结约为 100 次/分,房室结和 Purkinje 纤维每分钟起搏频率在 50 次以下。心脏的特殊传导系统将电流传到人体表面,通过心电图机描记出来的图形就是心电图。

三、横桥与心肌收缩及舒张过程

心肌横桥是与心肌收缩和舒张活动有关的最小超微结构,横桥与邻近肌动蛋白丝的周期性相互作用产生心肌收缩活动。钙与肌钙蛋白 T 结合,解除肌钙蛋白 I 的抑制作用,引起原肌球蛋白构形改变,使肌动蛋白与横桥作用位点暴露,在 ATP 存在的情况下与肌球蛋白横桥结合。肌球蛋白横桥头部 ATP 酶水解产生能量使横桥头部发生弯曲或直伸运动。通过横桥的"撬动"作用引起细肌丝向中央暗带滑动,使肌节缩短,产生心肌收缩。随着 ATP 分解,肌球蛋白横桥与肌动蛋白分离。在 ATP 供能充分和 Ca^{2+} 足够的情况下,肌球蛋白和肌动蛋白肌丝即可周而复始地连接和断开。Ca^{2+} 浓度降至临界水平以下时两种蛋白丝断开,肌钙蛋白和原肌球蛋白复合物再次阻止肌球蛋白横桥与肌动蛋白肌丝相互作用,发生心肌舒张。Ca^{2+} 是心脏变力状态的主要介质,多数正性肌力药(如洋地黄毒苷、肾上腺素受体阻滞剂和磷酸二酯酶抑制剂)都是通过增加肌丝附近 Ca^{2+} 浓度起作用。cAMP 提高肌钙蛋白 T 的磷酸化水平,促进心脏松弛。横桥是化学能转变成机械能的关键部位。

四、心肌兴奋-收缩耦联

兴奋-收缩耦联是心肌除极引起 Ca^{2+} 释放触发肌动蛋白和肌球蛋白肌丝相互作用产生机械收缩,这是一种膜性过程。参与此过程的膜性结构包括肌纤维膜、T 管和肌质网(图 14-1 和图 14-2)。

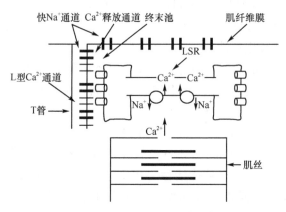

图 14-1　参与心肌兴奋-收缩耦联的膜系统

心肌收缩发生前,Na^+ 通过肌纤维膜快 Na^+ 通道进入肌细胞内,使肌纤维膜除极产生动作电位。动作电位通过肌纤维膜传递,并经 T 管传播至邻近肌质网终末池——Ca^{2+} 释放部位,引起电压依赖性 L 型 Ca^{2+} 通道开放,Ca^{2+} 进入肌质。此时,Ca^{2+} 流不足以触发肌丝的相互作用,但可诱导肌质网终末池爆发性释放 Ca^{2+}。肌质内 Ca^{2+} 升到阈值(10^{-5} mol/L)时,肌质内 Ca^{2+} 与肌动蛋白丝上肌钙蛋白结合,结合钙的肌钙蛋白轻微移动,暴露出肌动蛋白上的结合位点,肌球蛋白丝横桥与之接触。在 ATP 供能下,未结合的横桥继续与新的位点迅速结合,导致肌动蛋白丝和肌球蛋白丝相互滑动,肌节缩短引起心肌收缩。Ca^{2+} 重新被肌质网摄取时收缩停止,肌质内 Ca^{2+} 水平降至 $10^{-7}mol/L$ 时,肌动蛋白丝上结合位点重新被覆盖,肌动蛋白丝和肌球蛋白丝分离后向相反方向滑动,使肌节松弛产生心肌舒张。

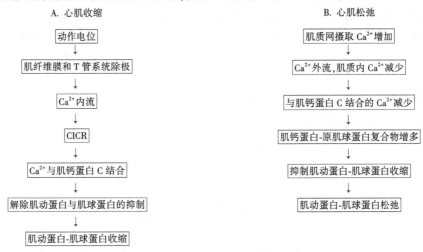

图 14-2　心肌收缩和松弛过程

五、心 肌 代 谢

心肌收缩和松弛是一种耗能过程,需要 ATP 水解生成 ADP 和无机磷酸盐(Pi)释放能量,肌纤维膜的 Na^+,K^+-ATP 酶控制 ATP 产生,其过程如下:

$$ATP+H_2O \xrightleftharpoons{Mg^{2+}\text{-}ATP\ 酶} ADP+Pi+7.5kcal$$

心肌在肌酸磷酸激酶催化下利用 ATP 合成高能磷酸键——肌酸磷酸盐(creatine phosphate,CP)。心脏活动持续不停,CP 储存有限。正常情况下,必须不断提供 ATP 以维持心肌供能。心肌中大部分 ATP 在有氧环境合成,线粒体是 ATP 有氧合成场所,心肌细胞中含有丰富的线粒体。

心肌能源底物为脂肪酸、葡萄糖和氨基酸。禁食状态下,心肌主要依靠脂肪酸代谢供能。脂肪酸以被动扩散形式穿过质膜进入细胞,游离脂肪酸分解后与辅酶 A(coenzyme A,CoA)结合形成脂肪酰 CoA。在 ATP 作用下,脂肪酰 CoA 进入线粒体降解为乙酰 CoA 进入三羧酸循环。心肌供能时,脂肪酸与葡萄糖和糖原竞争,脂肪酸浓度升高时葡萄糖利用明显减少。禁食情况下,葡萄糖或糖原产生的 ATP 仅占心肌合成 ATP 的 15%,餐后增加到近 50%。葡萄糖靠转运-扩散进入心肌细胞,肾上腺素、胰岛素或缺氧及抑制脂肪酸氧化可加速葡萄糖转运。最初,葡萄糖酵解分别产生 2 mol 的 ATP 和丙酮酸。有氧条件下,丙酮酸转变成乙酰 CoA 进入三羧酸循环生成 CO_2 和水。缺氧时,丙酮酸转变成乳酸,ATP 生成减少。无氧状态下,糖酵解是 ATP 合成的唯一途径,对缺血心肌的存活至关重要。实验证明,循环灌注液中氧分压降低时,葡萄糖跨膜转运能力和己糖激酶、磷酸化酶、磷酸果糖激酶活性增强使葡萄糖摄取增加 10～20 倍。

有氧状态下,脂肪、糖类和蛋白质能生成乙酰 CoA,乙酰 CoA 使三羧酸循环 ATP 合成增加。虽然三羧酸循环产能很少,其重要价值在于连接线粒体细胞色素链合成 ATP。有氧

ATP 合成最后步骤发生在线粒体内细胞色素链。以乙酰 CoA 与三羧酸循环结合为媒介,细胞色素接受或释放电荷,将电子通过能量辅助因子——烟酰胺腺嘌呤二核苷酸(nicotinamide adenine dinucleotide,NAD)和黄素腺嘌呤二核苷酸(flavin adenine dinucleotide,FAD)在细胞色素链传递。这一过程释放大量能量,使无机磷酸盐与 ADP 形成 ATP。最后将电荷从细胞色素传递给氧形成水。通过细胞色素链产生 ATP 的过程称为氧化磷酸化。1 mol 葡萄糖彻底氧化可产生 36 mol 的 ATP。

心脏做功增加会影响心肌代谢,心脏做功优先摄取脂肪酸,脂肪酸供能较糖类耗氧多。游离脂肪还可直接抑制糖酵解、兴奋心肌。

第三节 心 肌 力 学

一、心肌收缩功能

心脏做功通过心肌收缩活动来完成。心肌收缩受 3 种因素影响:①心肌细胞收缩前的长度,即前负荷;②心肌收缩力或心肌变力状态;③后负荷。

(一) 前负荷

在一定范围内,心肌收缩力随心肌细胞长度增加而增强,此称为 Starling 机制。心肌发生主动收缩前,需要伸展到一定长度才能产生收缩力,即前负荷。前负荷增加使心肌收缩力增强。心肌长度与收缩力之间并非一种简单关系,心肌在某一长度时收缩力最大,心肌这一长度称为 L_{max};心肌伸展超过 L_{max} 时,其收缩力不变或减低。

肌节是 Starling 机制的超微结构基础,肌动蛋白与肌球蛋白肌丝重叠程度可对此种机制进行解释。在达到 L_{max} 之前,肌纤维和肌节长度伸长使与肌动蛋白位点作用的横桥数目增多。以骨骼肌为例,肌球蛋白肌丝长度<1.6 μm 时,两端形状发生改变,肌节的肌动蛋白肌丝相互重叠,肌节力减弱。随着肌球蛋白肌丝长度增加,此种负性作用减弱,肌丝伸展到1.6 μm 时肌力增加。肌节长度为 1.6~2.0 μm 时肌动蛋白重叠程度减少,肌力增加。当肌节延长至 2.0 μm 时,肌动蛋白双重叠消失呈端端相对状。肌节长度为 2.05~2.2 μm 时,肌动蛋白与肌球蛋白肌丝重叠程度最佳、与肌动蛋白位点作用的横桥数目最多,肌节力输出最大。肌节长度超过 2.2 μm 时,肌动蛋白与肌球蛋白肌丝重叠程度及与肌动蛋白位点作用横桥数目逐渐减少,使肌节力降低。

无负荷状态下心肌肌节长度为 1.8~1.9 μm,负荷状态下可伸展到 2.2 μm,超过 2.2 μm 则心肌受损。心肌肌节长度范围较骨骼肌小,僵硬度大于骨骼肌。单用肌丝重叠程度不能解释肌力的变化。现已明确,心肌细胞和肌节长度增加会使肌钙蛋白 C 对钙敏感性及肌质网获取钙量增加。因而,Starling 机制取决于钙获取率。

(二) 心肌收缩力

收缩力或变力状态决定心脏做功。传统观点认为,前负荷与后负荷各自独立,变力状态取决于触发肌丝相互作用所能获取的钙量。某些药物(如儿茶酚胺和多巴酚丁胺)通过增加触发肌丝相互作用所需钙量来增强心肌收缩力,增加肌丝对 Ca^{2+} 敏感性也可部分增强心肌收缩力。

(三)后负荷

后负荷指对抗心肌缩短的力,在心肌收缩过程中获得。心肌在缩短之前必须产生足够的张力来对抗后负荷,心肌缩短程度和速率与心肌后负荷呈反函数关系。心肌机械活动包括收缩和舒张力两方面,后负荷增加,心肌张力增大,其缩短速率降低。心肌张力和心肌缩短之间的反函数关系称为力-速率关系。

二、心肌舒张功能

心肌舒张是一个主动耗能过程。心肌舒张功能包括主动过程——心肌松弛、被动弹性回缩和僵硬度。

(一)心肌松弛

心肌松弛是 LSR 摄取 Ca^{2+} 的结果。由于肌质网内 Ca^{2+} 浓度高达 10^{-2} mol/L,而肌丝相互作用结束时肌质内 Ca^{2+} 浓度不超过 10^{-5} mol/L,Ca^{2+} 从肌质进入肌质网是主动转运过程。舒张末期,随着 Ca^{2+} 摄取,肌质内 Ca^{2+} 浓度降至 10^{-7} mol/L。Ca^{2+} 激活 Mg^{2+}-ATP 酶,每水解一个 ATP 能转运 2 个 Ca^{2+}。这一过程由受磷蛋白调节,受磷蛋白被 cAMP 依赖的蛋白激酶磷酸化,加快 Ca^{2+} 摄取。儿茶酚胺和磷酸二酯酶抑制剂使 cAMP 水平增加,促进 Ca^{2+} 摄取和心肌松弛。

(二)被动弹性回缩和僵硬度

心肌僵硬度是心肌抵抗被动伸展的一种特性。丧失顺应性的心肌舒张时所需被动力更大。心室由心肌构成,心室被动弹性主要由心肌被动弹性决定,后者取决于心肌超微结构。除肌纤维、线粒体和肌质网等细胞器外,心肌还含有结缔组织基质,包括胶原纤维、微纤维和弹性蛋白(elastin)。这些物质赋予心肌伸展和被动弹性特征,同时也限制心肌伸展度。

第四节　心脏泵功能

心脏通过机械性周期活动完成心脏泵血功能。心脏泵功能以心排血量(cardiac output,CO)来表示,指一个心室每分钟排出的血量,即 $CO = SV \times HR$。心搏量(stroke volume,SV)由舒张期心室充盈量(前负荷)、心室射血阻力(后负荷)和心肌收缩力决定;式中 HR(heart rate)代表心率。

一、心脏机械周期

心脏泵功能的两个基础变量是压力和容量,机械活动时压力和容量改变构成心脏周期性活动,可以将压力和容量改变视为一种时间函数。

（一）心室收缩

心脏收缩和舒张功能以心室腔内压力和容量的时间过程为特征,压力和容量改变互相依赖。容量改变仅仅是对近、远端压力梯度的一种适应过程。心室收缩包括等容收缩期、快速射血期和缓慢射血期。

1. 等容收缩期 心脏开始收缩时,左心室腔内压力低于主动脉内压,主动脉瓣关闭。左心室腔压力超过左心房内压力后,二尖瓣也关闭。在收缩最早期,主动脉瓣和二尖瓣均关闭,为等容收缩期。此期心肌细胞无缩短,左心室容量恒定,压力迅速升高。

2. 快速射血期 左心室腔压力超过主动脉压力(约 10.66 kPa),主动脉瓣开放,在压力梯度驱动下血液从左心室进入主动脉内,称为快速射血期。此期左心室腔容量迅速减小,压力升高速率较等容收缩期慢。

3. 缓慢射血期 快速射血期后左心室腔压力达顶峰(约 16 kPa)后缓慢降低,射血变慢,心室容量进一步减少。

（二）心室舒张

心室舒张包括等容舒张期、快速充盈期、心室舒张后期和心房收缩期。

1. 等容舒张期 一旦左心室腔内压力降至主动脉内压力以下时,主动脉瓣关闭、射血停止。主动脉瓣关闭时表现为主动脉内压力一过性轻度升高,压力波形出现重搏波。随着主动脉瓣关闭,进入心室舒张期。开始,由于主动脉瓣和二尖瓣均处于关闭状态,血液不能进入也不能流出左心室,心室处于等容舒张期,此期短暂,此后左心室压力迅速下降。

2. 快速充盈期 左心室压低于左心房压时,二尖瓣开放,心室开始充盈。最初左心室充盈完全是被动的。正常情况下,此期充盈量约占左心室总充盈量的 70% ,左心室充盈量取决于左心房和左心室间压力梯度,影响压力梯度的因素会改变舒张充盈程度。决定心室充盈的主要因素有 3 种:

（1）心房压:心房压力升高使房室间压力梯度增大。生理状态下,心房压力水平较低,心房压力升高并不意味着增加心室充盈。在各种心脏疾病状态下,心房压力升高对维持左心室充盈压,尤其是维持左心室舒张压升高者的左心室充盈压有重要意义。

心房压由心房僵硬度、收缩力及收缩前心房排空程度决定。充盈量相同时,心房顺应性降低使左心房压明显升高,房室间压力梯度增加。左心室充盈接近舒张末时,左心房收缩力取决于收缩强度。心房颤动(atrial fibrillation)时心房收缩力减低或消失,导致晚期心室充盈能力丧失。心房收缩前排空不完全,存留较多血液,心房扩张明显、压力增高,房室间压力梯度加大。根据 Starling 原理,心房扩张增加时收缩力增强,促进心室被动充盈。

（2）心室舒张:心室舒张是心室被动充盈的第二个决定因素。心室舒张与弹性回缩和舒张抽吸有关。二尖瓣开放后心室开始充盈,由于心室逐渐舒张,心室腔内压力继续下降,心室舒张的抽吸作用使心室继续充盈。心室充盈期,心室作用不仅限于被动接收血液,还通过继续舒张主动吸入血液。快速完全的心室舒张能较好地维持充盈压力梯度和心室充盈量。

（3）心室顺应性:心室被动充盈的第三个决定因素是心室顺应性和心室舒张时的被动弹性。心室顺应性好,充盈时心室压力上升幅度小,消耗的压力梯度小,充盈量多。心室顺应性由心肌顺应性、心室壁厚度和心室腔大小决定,也受心室相互作用、心包腔压力和肺膨胀等因素间接影响。

3. 心室舒张后期　随着血液充盈,左心室舒张压接近于左心房压,房室间压力梯度减小,心室继续缓慢充盈,此期称为舒张后期。

4. 心房收缩期　舒张末期通过心房收缩完成心室充盈。心房收缩对整个心室充盈的作用取决于被动充盈期间心室充盈程度。如果早期心室充盈不足,不能维持适当的房室间压力梯度,心房收缩对心室充盈作用的价值提高。由于心房内存留较多血液,心房扩张,心房收缩力增加。心室僵硬或松弛不良提示心室早期被动充盈减少,需更有力的心房收缩,以出现第四心音(S_4)为特征。心房颤动时向心室"射血"能力丧失。

二、心室收缩功能

正常的心室收缩功能是维持人体血液循环的基础,心室收缩功能由前负荷、后负荷和心肌收缩力决定。

(一)前负荷

前负荷指心脏舒张末容量,主要受回流到心脏的静脉血量影响。通过促进舒张期充盈增加左心室舒张末容量(left ventricular end-diastolic volume,LVEDV)增强下一次心室收缩做功,这一特性称为心室的 Starling 机制。以 LVEDV 为横轴,以 SV 为纵轴绘制出 SV 随LVEDV 变化的关系,称为 Starling 曲线。舒张期左心室充盈和伸展越大,CO 越多。心肌伸展和肌节的长度受以下因素影响:心肌兴奋时 Ca^{2+} 内流、钙依赖的肌质网释放及肌纤维对 Ca^{2+} 的敏感性。心肌自身调节能保证心室充盈增加、心室收缩力增强和 CO 增加。

1. 前负荷决定因素　前负荷是一种被动负荷,由收缩前心肌细胞初长度确定,可用心肌静息长度-张力曲线表示,心脏前负荷则用左心室舒张末压力(left ventricular end-diastolic pressure,LVEDP)-容量(LVEDP-LVEDV)曲线来表示(图 14-3)。心室前负荷主要由静脉回流和心房收缩力决定。

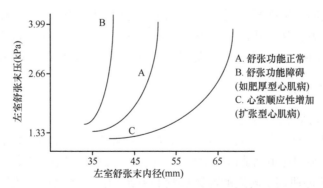

图 14-3　左心室舒张末压力-容量关系

(1)静脉回流:静脉回流受有效循环血容量、重力、体位、胸膜腔内压、心包腔内压力、静脉张力、心室舒张和被动压力-容量关系等因素影响,静脉回流增多能使前负荷增加。失血、脱水引起血容量减少时静脉回流也减少,直立位时静脉回流下降,肌肉运动促进静脉回流。胸膜腔内压力升高(如正压机械通气或气胸)时,静脉回流减少;吸气时胸膜腔内为负压,胸膜腔内静脉开放,增加静脉回流。运动或焦虑使交感神经兴奋,静脉收缩、容积缩小,推动血液向心脏流动。血管扩张药使静脉血管扩张、容积增大、静脉血液回流减少。舒张早期,心室快速舒张,心室内压力较低,房室间压力梯度加大,心室迅速充盈。心室被动舒张的压力-容量关系决定充盈量多少与压力升高的关系。心室顺应性降低时,相同的充盈量会使心室压力明显升高。

(2) 心房收缩:心室舒张末期心房收缩,心房收缩引起心室充盈占总充盈量的20%~30%。心室肥厚导致心室舒张缓慢或心室僵硬度增加,使舒张早期被动充盈受损,此时心房收缩对心室充盈的意义尤为重要。

心房收缩与心室舒张必须同步。心房收缩与心室舒张时间比例失调,可使心室不能在心房收缩时充盈。心房颤动时,心室充盈能力丧失。

2. **前负荷测定** 直接决定心肌和心室做功的标准变量是心室舒张时肌节平均长度,直接测量肌节长度并不现实。心室扩张和心肌伸展时肌节长度增加,测定 LVEDV 更为实际。由于压力测定较容量测定容易,故 LVEDP 测量更为常用。Swan-Ganz 导管能准确、可靠测定肺毛细血管楔压(pulmonary capillary wedge pressure, PCWP),PCWP 非常接近左心房平均压和 LVEDP。除 LVEDP 外,左心室舒张时室壁张力也用来测定前负荷。

3. **前负荷储备** 前负荷储备是指可利用的心肌细胞初始长度。当心肌细胞长度 $<L_{max}$ 时,舒张期间心肌能进一步伸展,引起强力收缩。此时,肌质网钙释放和肌丝对钙的敏感性增加。心肌进一步伸展能提高收缩功的能力称为调动前负荷储备。

室壁中部肌节最长,心室排空时此处肌节长约 1.9 μm,随着心室充盈增加,LVEDP 为 1.33 ~ 1.6 kPa 时肌节伸展达理想长度(2.2 μm)。此压力下心室壁其他部位肌节长度 < 2.2 μm,随着充盈压升高,室壁中部肌节伸展停止,其他部位较短的肌节则继续伸展,进一步增加收缩力。此为调动前负荷储备的一种方法。

心室腔内压力升高程度取决于心肌和心室的舒张弹性,心肌僵硬时心脏失去调动前负荷储备能力,充盈相同血量会使压力明显升高。心包腔压力、肺膨胀和左右心室相互作用也能改变心室肌僵硬度。

左心室舒张期间二尖瓣开放,左心室与肺循环相通,LVEDP 接近肺循环压力。由于肺脏不能耐受较高压力,需要心肌伸展到前负荷储备上限。肺循环压力过高会引起间质和肺泡水肿,影响气体交换。心肌僵硬度增加时,前负荷储备增加有可能引起肺淤血。

(二) 心室收缩力

心室收缩力由心肌收缩力决定,反映心室产生压力和(或)射血容积的内在能力。

1. **心室收缩力改变** 钙摄取量变化和肌丝对钙敏感性增加都能影响心肌收缩力。肌纤维膜上各种离子泵和通道功能改变对肌纤维膜离子流的调节,最终使 Ca^{2+} 流改变,影响兴奋-收缩耦联。改变心肌离子转运的药物影响心室泵功能。控制肌纤维膜上离子通道和泵的因素包括:与泵和离子通道功能有关的蛋白质磷酸化状态改变、离子通道阻断和泵功能抑制药。β 受体阻滞剂和磷酸二酯酶抑制剂能增加 cAMP 水平,活化 cAMP 依赖性蛋白激酶,进而磷酸化多种蛋白质。磷酸化时肌纤维膜内 L 型 Ca^{2+} 通道促进 Ca^{2+} 进入肌质,引起肌质网终末池释放大量 Ca^{2+},通过增加 Ca^{2+} 摄取率增强心肌收缩力。受磷蛋白的磷酸化促进

Ca^{2+} 摄取使其与 Ca^{2+} 释放保持一致。肌钙蛋白 I 的磷酸化则使肌钙蛋白 C 对 Ca^{2+} 敏感性减低。

（1）肾上腺素能活性：肾上腺素能神经冲动引起心脏肾上腺素能神经末梢释放大量去甲肾上腺素作用于心肌 β 受体，引起心率增快、心肌收缩力增强。神经冲动频率改变，调节去甲肾上腺素释放。这是生理状态下影响心肌收缩力最重要的机制。

（2）血儿茶酚胺：肾上腺素能冲动刺激引起肾上腺髓质释放儿茶酚胺，作用于心脏时，引起心率增快、心肌收缩力增强。

（3）血管紧张素：通过对 L 型 Ca^{2+} 通道的拮抗作用增加心肌收缩力。

（4）洋地黄类药物：此类药物可通过抑制 Na^+-K^+ 泵引起肌纤维膜下腔隙中 Na^+ 蓄积，激活 Na^+,Ca^{2+}-ATP 酶，将 Ca^{2+} 转运入细胞，将 Na^+ 转出细胞。跨膜向内转运 Ca^{2+} 刺激 CICR 和增强正性肌力作用。心率增快同样能影响快 Na^+ 通道，增加 Na^+ 细胞内转运，肌纤维膜下腔隙中 Na^+ 浓度升高，刺激 Na^+,Ca^{2+}-ATP 酶引起进入肌浆的 Ca^{2+} 增多，心肌正性变力作用增强。减慢心率会产生相反作用。

（5）β 受体阻滞剂：可竞争性抑制 β 受体、降低 cAMP 水平，最终减慢 Ca^{2+} 通道蛋白磷酸化速率，减少 Ca^{2+} 内流及 CICR，降低心肌收缩力。

（6）K^+ 通道激动剂：腺苷促进复极、缩短动作电位及其 2 期时间，降低心肌收缩力。动作电位 2 期时 Ca^{2+} 通过 Ca^{2+} 通道进入肌质，此期缩短，Ca^{2+} 利用率降低，心肌收缩力减弱。

（7）肌纤维膜离子通道阻滞剂：Ca^{2+} 通道阻滞剂阻断 L 型 Ca^{2+} 通道，减少 Ca^{2+} 进入肌浆和 CICR，Ca^{2+} 摄取率降低。Na^+ 内流减少使肌纤维膜下腔隙内 Na^+ 浓度下降，激活 Na^+,Ca^{2+}-ATP 酶，将 Ca^{2+} 转运出肌细胞外与 Na^+ 交换，减弱 CICR，使 Ca^{2+} 摄取率下降。K^+ 通道阻滞剂通过延迟复极、维持高电压和延长动作电位 2 期时间产生心肌正性变力作用。

2. 心室收缩力测定　心室收缩力参数包括射血分数（ejection fraction，EF）、心搏做功、心肌细胞平均周径缩短速率（V_{cf}）、等容收缩期压力上升高峰速率（dp/dt）和心室收缩末压力（ventricular end-systolic pressure）-容量（ventricular end-systolic volume）（VSDP-VSDV）关系。EF 和 V_{cf} 是反映心肌收缩力的敏感参数，前负荷改变对其影响轻微，对后负荷变化则异常敏感。dp/dt 是等容收缩期指数，对前后负荷敏感。如果前后负荷恒定不变，上述指数反映心肌变力状态。EF、V_{cf}、SV、CO 和每搏做功可用来测定收缩力。

（1）射血分数：EF 为 SV 占心室舒张末容量（end-diastolic volume，EDV）的百分比，EF=（EDV−ESV）/EDV×100（end-systolic volume，ESV 为心室收缩末容量），是评价心室收缩功能常用可靠指标，正常值为 67%±8% 。收缩型心衰 SV 可以正常，但 EF 降低。EF 与后负荷呈反比关系，后负荷相对恒定时，EF 可反映收缩力。EF 可通过放射性核素心室造影或超声心动检查测定。

（2）左心室收缩末压力（left ventricular end-systolic pressure，LVESP）-容量（left ventricular end-systolic volume，LVESV）关系：LVESP-LVESV 不受前后负荷影响，是反映心室做功的一个有用指标，LVESP 与 LVESV 变化相反。心肌收缩力降低时 ESV 增多，超声心动检查和心室放射性核素造影能测定 LVESP-LVESV 关系。

（3）运动实验：测定运动期间循环变化是评价心室做功的一项有用技术，可以通过测定静息和运动状态 LVEDP、CO、总体氧耗量准确评价左心室做功。心功能正常者，耗氧量每分钟增加 100 ml，CO 增加 500 ml/min。静息状态下，LVEDP<1.6 kPa，活动后轻度增加或不

变,SV 增加。左心室衰竭者,活动时 LVEDP 升高超过 1.6 kPa,SV 不变或降低。与氧耗量增加程度相比,CO 增加低于正常。

（三）后负荷

左心室后负荷是对抗心肌缩短和心室射血的外在阻力总和,常用系统血管阻力(systemic vascular resistance,SVR)表示。在心脏周期中,通过 SVR 计算出的血流和压力是不断变化的,所以这一定义并不十分准确,尚需考虑血管阻力和顺应性,以主动脉流入阻力作为后负荷可能更好。血管阻力具有频率依赖性,因此可以当做阻力谱来测定。为测定血管阻力谱,压力和血液流动时间过程(Pt 和 Ft)通过傅里叶分析(Fourier analysis)被分解成正弦波形。任何特定频率的压力幅度/血流幅度比率是这个频率的阻力,阻力谱是对应频率的一段阻力,这段阻力谱构成后负荷。后负荷两个主要组成成分是动脉顺应性和动脉阻力,前者为大动脉特性,后者为小动脉特性,临床只测定动脉阻力。心室阻力测定是评价后负荷的精确方法,反映后负荷的其他变量有心室收缩时的室壁张力、SVR 和主动脉压。SVR 可用平均压力梯度/平均流量(如平均主动脉压－平均右心房压/CO)比率表示。为获取室壁张力,研究者假设了各种左心室模型,最简单的是球形模型。通过 Laplace 关系求出球形室壁张力:

$$\sigma = Pa/2h$$

σ 为平均室壁张力;a 是心室腔半径;P 是心室腔内压力;h 为室壁厚度。

更精确和常用的心室模型是椭圆形模型,其周边压力通过下列公式计算:

$$\sigma = (Pb/h) \cdot (1 - b^2/2a^2 - h/2b + h^2/8a^2)$$

σ 是平均周边压力;P 为瞬时心室腔内压力;a 为室壁中部长轴半径;b 为室壁中部短轴半径。Laplace 关系的内涵即心室腔半径增大、室壁张力增加。

射血期间后负荷与心室腔内压力接近平行,后者可作为测定后负荷的一种简单易行的方法。后负荷是心室做功的重要决定因素,其增加时心室射血做功减少,其降低则心室射血做功增加。心衰时激活神经内分泌机制,血中去甲肾上腺素、血管紧张素Ⅱ、精氨酸血管加压素和内皮素等血管收缩物质水平升高,后负荷增加。

三、心室舒张功能

心室舒张功能主要取决于心肌舒张功能。

（一）心室舒张功能的决定因素

心室舒张做功以心室充盈容量表示,受心室舒张速度、心室壁僵硬度、心率、房室间压力梯度、心房壁僵硬度、心房收缩力及其舒张前排空程度、心包腔内压力等因素影响。

（二）心室舒张功能测定

目前尚无一种指数能满足心室舒张功能测定需要,测定心室舒张功能常用以下几种方法:

1. Doppler 超声心动指数 Doppler 超声心动测定左心室充盈动力指数和舒张功能是

通过记录经二尖瓣从左心房到左心室的血流速率频谱图形实现。主要记录内容有：①E 波，代表舒张早期快速充盈时的血流速率图形，E 波升支为血流加速度；②A 波，心房收缩时的血流速率图形。舒张功能测定包括 E 波幅度、A 波幅度及 E/A 比，E/A 值反映舒张早期充盈与舒张晚期充盈关系。此项技术无创、简便易行，常用测量 E/A 值了解舒张功能。正常情况下 E/A≥1，随着年龄增长舒张功能逐渐减退，E/A 比也逐渐降低。

E/A 值反映心室舒张功能障碍情况（如心室松弛障碍和心室僵硬），但缺乏特异性。尽管舒张功能障碍引起 E/A 值降低，但心率加快和前负荷降低所致舒张功能障碍与之无关。限制型心肌病、二尖瓣反流、严重心衰和容量负荷过重导致前负荷增加时，E/A 值增加。心率超过 90 次/分时，E 波和 A 波趋于融合，难以测定。

2. 放射性核素法　1986 年 Spirito 等通过静脉注射放射性核素^{99}Tc 来测定心室舒张功能，通过连续数毫秒内绘制心室放射活性影像描记出时间-活性曲线。心室瞬时放射活性计数与心室容积相关，与几何学形状无关，但不能测定绝对心室容量。这些计数在心室舒张末期达到正常水平，心室时间-放射活性曲线代表心动周期中 LVEDV 的时间过程。心室时间-放射活性曲线的多种特征用于舒张功能测定，包括最高心室充盈速率、1/3 充盈分数。

四、心脏储备

心脏储备指 CO 增加的能力，健康人运动时 CO 增加 5~6 倍，心脏储备主要通过增加心率和 SV 来实现（表 14-1）。

表 14-1　心脏储备机制

增加心率	加强无氧代谢
增加 SV	心室腔扩张
增加氧提取	心室壁肥厚
血流再分布	

（一）心率

心率加快是增加 CO 最简单、迅速和有效的途径，心率增加可使 CO 增加 4~5 倍。当心率超过一定限度时，随心率增加 CO 下降。正常年轻人心率极限为 170~180 次/分，运动员可达 200~220 次/分，老年人、平素运动过少者或心脏病患者仅为 120~140 次/分。不同人群心率超过上述界限时，心脏舒张时间明显缩短，心室充盈和冠状动脉灌注时间缩短。心率增快使心肌收缩力轻度增强，但绝对收缩时间缩短，结果导致 CO 减少。迷走神经受抑制和（或）交感神经活性增强，刺激窦房结引起心率增快。

（二）心搏量

EF 正常值为 60%~75%，心肌收缩力增强可增加 EF 和 SV，降低 ESV。ESV 降低可使 EDV 减少或维持不变。静脉回流增多也可增加舒张末心房或心室肌纤维长度。降低后负荷促进心室排空可提高 SV。心脏衰竭早期，尽管 EF 减低，EDV 和心肌细胞长度增加尚可维持 SV，EF 降低是心室衰竭的标志。

（三）增加氧提取

组织对氧需求增加或血供减少时，组织会从流经组织的血液中提取更多氧。肌球蛋白具有氧解离特点，有利于氧弥散进入心肌细胞。CO 下降时，增加组织氧提取是主要代偿机制，但这种代偿机制对心肌的价值很小。

（四）血流再分布

运动或 CO 减少时,常通过减少皮肤和内脏血流以维持脑、心脏的灌注,称 CO 再分布。再分布发生机制复杂,可概括为:①代谢活跃组织和器官的局部自身调节。局部 PO_2、PCO_2、pH、K^+ 浓度改变和其他代谢产物作用于局部血管,降低小血管阻力,增加血流。②交感和副交感神经介导的中枢神经系统反应。代谢活跃组织器官血管扩张,其他组织器官血管收缩。此外交感神经兴奋常引起静脉血管收缩,增加静脉回流,使血液从大静脉转移到心脏、动脉系统和重要器官。

（五）无氧代谢

许多组织特别是骨骼肌利用无氧代谢作为一种储备机制,此种机制对心肌的价值很有限。正常个体中度活动期间,无氧代谢可提供 5% 的能量,心脏衰竭者活动时 30% 的能量由无氧代谢提供。

（六）心室腔扩张和心室壁肥厚

扩张和肥厚是心脏代偿储备的重要形式,心脏长期压力或容量负荷过度可引起心室壁肥厚,继而发生心室腔扩张。最初尚可借此维持心脏功能,久之纤维组织增生,心肌纤维断裂,终致泵衰竭。

第五节　血流和血压

一、血流动力学

心血管系统的功能是维持血液循环,这对维持人体内环境至关重要。血流量是单位时间内流过血管某一截面的血量,如果出现压力差就会产生血流。血流是心脏收缩活动促进血管内血液流动的结果,血压是血管内血液流动产生的,通常用来评价血管瞬时的顺应性。血压和血流的关系用 Ohm 定律表示如下:$Q = \Delta P / R$,公式中 Q 指血流量(每分钟容积),ΔP 指压力梯度,R 指血流阻力。Ohm 定律是经硬质性管道得出的,现已广泛用于评价心血管生理学。例如,Ohm 定律可用于计算同时测量血流(通过球囊肺动脉导管)和血压(借助于动脉导管)患者的血管阻力。测量结果显示,通常系统血管阻力较肺血管阻力高 10 倍。临床上,系统血管阻力通过 CO(Q)、平均动脉压(mean arterial blood pressure,MAP)和中心静脉压(central venous pressure,CVP)来计算:SVR =(MAP-CVP)/Q。肺血管阻力(PVR)通过 CO、平均肺动脉压(PAPm)及毛细血管楔压(CWP)计算,CWP 表示肺动脉分支球囊闭塞处的压力,通常它与肺静脉压相等:PVR =(PAPm-CWP)/Q。上述数据也可通过体表面积来获得。

在正常情况下,循环过程中血管内任何两个截面的血流压力相等。因此,主动脉内的血流量与全身毛细血管内的血流量相等。主动脉虽是最大的血管,但毛细血管的横断面总和远远大于主动脉的横断面。因此,毛细血管的血流速度远低于主动脉。

二、血压的产生

通常血压的产生与以下因素有关:第一是有效循环容量。心血管内需有足够的血容量,血容量减少时平均充盈压降低,反之,充盈压则升高。第二是正常的心脏功能。心肌收缩力正常时,心脏射血力推动血液流动形成对血管壁的侧压力;心脏收缩力减弱(即心衰)时,血压就不易维持。第三是外周血管阻力。外周血管阻力增加时舒张压升高,外周阻力降低时舒张压下降,外周阻力过高是高血压的主要原因。第四是心脏节律和心率。各种原因引起的严重心律失常和(或)心率过快、过慢时会影响血压。第五是血液的黏稠度对血压也有一定的作用。此外,生理因素(如性别、年龄、进食、情绪、睡眠或运动等)、季节和环境因素(如冷、热刺激和噪音等)和昼夜节律变化都可不同程度地影响一个人的血压。由于影响血压的体内外因素较多,健康人在不同时间和地点测量血压结果可不同,有时甚至差别很大。一般而言,冬季较夏季血压高;昼夜血压波动也有一定节律,上午 9~10 点血压最高,午夜时血压最低,一天 24 小时内血压波动达 20~40 mmHg。

心功能正常时左心室射血产生循环压力,血流加速,大血管管壁的弹性作用维持正常的血液循环功能。射血期(收缩期)较射血期后(舒张期)血压高,此时借助血管弹性回缩力仍能维持血液流动。收缩压(systolic blood pressure,SBP)和舒张压(diastolic blood pressure,DBP)差值称为脉压,脉压很大程度上依赖于每搏量和动脉顺应性。右心室每搏量与左心室相同,肺循环的脉压较低,肺循环中较低的脉压是肺动脉高顺应性和肺循环总阻力低的结果。

平均动脉压是血液循环的一个重要指标,它可经有创性连续血压监测计算获取,也可用无创性技术进行血压监测时通过以下公式获取:MAP =(2DBP+SBP)/3。MAP 在主动脉和小动脉间的变化很小,小动脉和毛细血管间压力梯度较大,最终平均压力(近乎静脉压力)消失。小动脉和大动脉间平均压力较恒定,但收缩压和舒张压差距较大。由近心端动脉向远心端动脉的收缩压逐渐升高,舒张压逐渐降低。此种脉压的变化是由于血管床搏动引起。

三、血管阻力和顺应性

血流阻力的变化受内、外两种因素影响。硬质管道的层流阻力可用法国生理学家 Poiseuille 定律表示:

$$R = 8\eta L/\pi r^4$$

η 表示血液黏滞度;L 表示血管长度;r 表示血管半径。血管阻力取决于血液成分和血管特性,血液黏滞度与血细胞比容和血浆蛋白浓度正相关,血管半径由自主神经系统控制。Poiseuille 定律的 3 个自变量中,血管半径常有显著改变,总的血管半径通过血管舒张与血管收缩来调节血管阻力,此定律计算结果为实际血流阻力的近似值。因为血管是弹性管道,逐渐形成细分支;血流呈搏动性,并非真正的层流,时呈湍流特征,因此观察结果不能真正代表血流阻力。

细静脉是各种调节机制作用的主要靶部位,这些调节机制可引起血管舒张或收缩。冠状动脉、脑和肾血管阻力主要根据各自器官血供需要调节。系统血管阻力主要受体液、神经系统、药物(如肾上腺素、去甲肾上腺素、血管紧张素Ⅱ和精氨酸加压素)等影响,NO为局部血管舒张剂。

四、血流的分布

成年女性的循环血容量为 60~70 ml/kg,成年男性为 70~80 ml/kg,新生儿可达 80~90 ml/kg。静脉血管顺应性较动脉血管顺应性约高 20 倍,静脉血容量明显增加时静脉压力可出现轻度升高,静脉血管系统为血容量的储库;动脉血管系统顺应性低,血容量变化较小。

心室充盈程度明显影响 SV 和 CO,心脏充盈取决于中心血量,中心血量指心脏、腔静脉、肺循环和胸腔内大动脉内的血量。体位改变和交感神经兴奋性影响中心血量和外周血量。血液再分布主要发生在心脏、静脉和肺血管床,外周血容量主要存在于四肢和腹腔静脉。CVP 可作为中心血量变化的指标,但受许多因素(如心功能、胸膜腔内压和压力传感器部位等)影响。

内分泌系统和自主神经参与血容量和血液分布调节。血管紧张素Ⅱ和醛固酮能减少肾钠排出,使血浆容量增加;心房充盈时心房利钠肽释放入血,肾钠排出增多,血容量减少;促红细胞生成素能使红细胞生成增多,也可增加血容量;交感神经兴奋既可收缩小动脉,也可收缩静脉,静脉收缩的主要作用是减少外周血容量,增加中心血容量。

第六节 心力衰竭的发生机制

心力衰竭(简称心衰)是由各种原因引起的心脏功能障碍导致心排血量减少,不能满足重要组织和器官代谢需要,以容量负荷过重、组织灌注不足和运动耐力下降为特征。心衰与心肌组织破坏、心肌负荷过重有关,导致心肌收缩和松弛异常、压力负荷过重和心室充盈受损的疾病均可引起心衰。冠状动脉疾病(coronary arterial disease,CAD)、原发性高血压是心衰的常见原因,同时患有 CAD、高血压及糖尿病(diabetic mellitus,DM)者更易发生心衰。不同病因的心衰机制不同,很难用单一理论解释心衰的全部过程。随着分子生物学技术的应用与发展,人们认识到心衰的病理生理学变化可能开始于细胞和分子水平。

长期组织低灌注导致循环中神经激素和肽类(血管紧张素Ⅱ、去甲肾上腺素、前炎性细胞因子)过度表达,这些神经激素和肽类的长期表达产生大量有害的生物学效应,最终造成心肌功能障碍、细胞凋亡和细胞丧失而发生心衰。细胞学改变包括:能量代谢异常、收缩蛋白改变、钙内环境与兴奋-收缩耦联异常、横桥循环障碍、细胞骨架结构改变和细胞死亡。神经激素的过度表达很可能影响心衰的进展及由代偿期向失代偿期转变。

一、能量代谢改变

心肌缺血、缺氧严重影响三羧酸循环及氧化磷酸化过程。研究发现,心肌肥厚时心肌内线粒体数量相对减少,心衰状态下由于线粒体内细胞色素 c 含量及细胞色素依赖性酶活性降低,使线粒体呼吸功能明显下降,导致氧化磷酸化障碍,能量产生和释放减少。线粒体产生的 ATP 通过载体转运到线粒体外膜间隙,在磷酸肌酸激酶作用下生成

ADP,释放出高能磷酸键与肌酸结合生成磷酸肌酸,磷酸肌酸转运至细胞质为心肌收缩、舒张和离子泵活动提供能量。

二、收缩蛋白功能障碍

(一) 收缩蛋白破坏

严重心脏缺血尤其是大面积急性心肌梗死(acute myocardial infarction,AMI)、炎症、中毒可导致心肌收缩蛋白变性坏死、收缩物质明显减少,引起收缩功能减退或衰竭、CO 下降。

(二) 蛋白合成缺乏

大多数心衰患者存在蛋白合成增加期,通过心肌张力的缓慢增强引起心肌肥厚维持心脏功能。主动脉收缩压从 8 kPa 升至 16 kPa 时,心脏蛋白合成增加;主动脉收缩压为 19.33 kPa 时蛋白合成速率等于分解速率。蛋白合成和分解是需能过程,缺乏 ATP 和其他高能化合物的组织蛋白合成与分解受抑制,缺血 1 小时后蛋白合成与分解速率降低 80% 。Meerson 认为,心衰发生是由于正常蛋白的合成减少所致。实验性心肌肥厚可能与肌球蛋白性质改变有关。

(三) 肌节过度伸展

根据 Starling 原理,随着 LVEDV 增加,心肌收缩力增强,肌节伸展超过 L_{max} 后主动张力减低。对于多数心室扩张和心衰患者,肌节过度伸展可能是导致心肌收缩力降低的原因。

随着心衰进展,Starling 曲线变平坦,此时左心室容量明显增加才能引起相应的 CO 增加。当衰竭心脏失去对血流动力学固有的反应时,前负荷改变不再引起收缩力变化。心衰时 Starling 机制丧失,是因心肌伸展相关的钙敏感性降低所致。

三、肌球蛋白 ATP 酶活性改变与异常基因表达

肌肉收缩的速度与肌球蛋白 ATP 酶活性有关,心肌中肌球蛋白 ATP 酶活性最高。慢性心衰患者和实验性心衰动物的肌球蛋白 ATP 酶活性明显降低,这种变化严重干扰心肌收缩时的能量供给。

肌球蛋白 ATP 酶活性改变与肌球蛋白轻链改变有关,心室肌含有 3 种肌球蛋白 ATP 酶的同工酶 V_1、V_2、V_3,其中以 V_1 的 ATP 酶活性最强,V_3 最弱。整个心肌 ATP 酶活性的表达取决于不同同工酶的比例,人和啮齿动物心脏含有两种肌球蛋白:α-肌球蛋白(α-MHC)和 β-MHC。V_1 由 α-MHC 基因编码,V_3 由 β-MHC 基因编码。慢性血流动力学超载和心衰刺激 β-MHC 表达增加,而 α-MHC 表达无明显改变。

四、心肌细胞丧失

严重心衰时,心肌细胞不断丧失,主要由心肌细胞坏死或凋亡所致。去甲肾上腺素释

放、血管紧张素Ⅱ增多能引起心肌细胞坏死。此外,鼠接受醛固酮治疗3周后能发现心肌细胞坏死,螺内酯对心肌细胞具有保护作用,提示缺钾对心肌细胞坏死的发生起重要作用。体液因素、缺血等也参与介导心肌细胞坏死。

细胞凋亡是一种需能活动,通过自身DNA酶解造成细胞破坏,包括与邻近细胞接触面丧失、细胞缩小、染色质固缩和染色体DNA断裂成碎片,凋亡的细胞发生变性或被巨噬细胞吞噬。细胞坏死以ATP缺乏、细胞内细胞器损害、细胞肿胀和细胞膜破裂为特征;细胞凋亡是器官系统成熟的生理性过程(例如胚胎发育或胸腺萎缩),也是衰老的生理过程。心衰时,与细胞凋亡相关的基因(如p53)上调,肿瘤坏死因子α(TNF-α)是细胞凋亡的诱导剂,心衰时TNF-α表达上调。Narula等证实,有5/7移植心脏、4/7扩张型心肌病、3/7缺血性心肌病发生细胞凋亡。

五、兴奋-收缩耦联异常

肌质网是心肌细胞钙储存释放的主要场所,在心肌收缩和松弛过程中发挥重要作用。钙摄取变化引起心肌细胞的收缩与松弛改变,肌浆中游离钙从收缩期的10^{-5} mol/L下降至10^{-7} mol/L时发生心肌舒张。肌质内游离钙水平下降的主要机制包括:①经肌纤维膜Na^+-Ca^{2+}交换排出细胞外;②通过肌纤维膜上的Ca^{2+}-ATP酶转运到细胞外;③通过肌质网Ca^{2+}-ATP酶作用被肌质网再摄取。其中第三种机制最为重要,在心衰动物模型中肌质网Ca^{2+}-ATP酶数量减少,肌质网摄取钙能力降低。心肌肥厚动物的心脏肌质网钙释放通道密度降低。终末期心衰患者,心肌钙释放通道mRNA和钙释放蛋白表达减弱,心衰时肌纤维膜Na^+-Ca^{2+}交换能力降低。肌质网功能与钙平衡的改变导致心功能变化。

六、横桥动力学改变

横桥循环由肌动蛋白与肌球蛋白作用和肌丝相互滑动形成,无数横桥循环共同作用产生肌肉收缩。Alpert等研究人和兔衰竭心脏乳头肌模型发现,心脏等容收缩期每克心肌横桥循环数目明显减少,衰竭和压力负荷过重,心脏乳头肌横桥力-时间间隔延长。横桥间隔时间反映肌球蛋白与肌动蛋白接触、旋转及与ATP水解分离的时间,即使参与循环横桥数目较少,也需要较长时间才能接触。衰竭心脏发生上述改变时耗能更少,同时使心肌收缩速率和CO降低。

七、神经体液机制

正常和疾病状态下,心脏具有相同的神经内分泌代偿机制。心脏血流动力学负荷时间延长、心肌梗死、炎性反应、瓣膜疾病和遗传因素等病理刺激导致组织低灌注、动脉充盈不足及心衰发生。组织低灌注和动脉充盈不足与交感神经系统、肾素-血管紧张素系统(renin-angiotensin system,RAS)代偿活动有关。最初,通过这种代偿增加心肌收缩力及维持CO,构成心衰的代偿期。随后,持续交感神经系统和RAS活性增强最终引起心肌损害和心脏负荷增加,发生心衰。近年来发现,利钠肽和内皮素等体液因素与心衰密切相关。

（一）肾上腺能神经系统

心衰时交感神经活性增强,循环中儿茶酚胺尤其是去甲肾上腺素水平升高,引起动脉血管收缩、心动过速和心肌收缩力增强,CO 增至正常范围。持续交感神经活性增强对心肌毒性作用,可导致心肌肥厚、胎儿型基因表达、心脏 β 受体数目下调、区域性血流再分布、心律失常和细胞死亡,心泵功能进一步恶化。

（二）肾素-血管紧张素-醛固酮系统

随着交感神经系统兴奋,肾素-血管紧张素-醛固酮系统（renin-angiotensin-aldosterone system,RAAS）被激活。起初心脏做功增加,RAAS 持续活化则诱发进行性心肌功能障碍、心肌肥厚及持续性血流动力学异常。RAAS 活化与肾脏产生肾素量有密切关系,肾素释放主要受 4 种因素影响:肾脏血流改变、进入致密斑 NaCl 的量、入球小动脉压改变和近球细胞上 β 受体活化,心衰时上述因素共同作用刺激肾素释放。肾素使血管紧张素原转变成血管紧张素 Ⅰ,在血管紧张素转换酶（angiotensin-converting enzyme,ACE）的作用下,血管紧张素 Ⅰ 转变成血管紧张素 Ⅱ。血管紧张素 Ⅱ 是一种强烈的血管收缩剂,刺激肾上腺髓质分泌醛固酮、促进钠水吸收、收缩动脉血管、刺激交感神经末梢前突触释放去甲肾上腺素。现已确定,血管紧张素 Ⅱ 是一种生长因子,能刺激心肌细胞肥厚和成纤维细胞增生。心肌肥厚早期可增强心脏功能,心肌细胞肥厚超过其血液和能量供给时,则发生心肌失代偿。成纤维细胞过度增生引起心脏间质重构和顺应性改变,持续交感神经和 RAAS 活性增加导致血流动力学异常,出现心衰症状。血管紧张素转换酶抑制剂（angiotensin-converting enzyme inhibitors,ACEI）对心衰有良好疗效,对于早期心衰患者,ACEI 治疗能延缓心室重构,减慢其发展进程,对中重度心衰患者,ACEI 可改善心脏功能,提高存活率。

（三）心房利钠肽

ANP 由 28 个氨基酸组成,主要由心房肌细胞产生,部分由心室分泌,有排钠、利尿、扩张血管和抑制醛固酮及肾素分泌等作用。BNP 含 32 个氨基酸,最初在猪脑中发现,现已证实心脏（主要是心室）能分泌 BNP。BNP 与 ANP 生物学效应相似,血浆水平比 ANP 高 4~6 倍,心衰患者血浆 ANP 和 BNP 水平均升高,ANP 和 BNP 心室基因表达增强。收缩功能正常的心衰患者血浆 BNP 和 ANP 水平升高,提示单纯心室舒张功能障碍足以激活利钠肽系统。血浆 ANP 和 BNP 水平与心衰的严重程度有关,是判断心肌梗死预后的一项有用指标。ANP 可作为血管紧张素Ⅱ受体阻滞剂,抑制交感神经末梢突触释放去甲肾上腺素,理论上可有对抗血管紧张素Ⅱ的作用,给严重心衰患者输注 ANP 能降低 PCWP 和 SVR,增加 SV 和排钠利尿。有人发现,给健康人输注 ANP 后,其尿流率、尿钠排出量、自由水和渗透清除率明显增加;给心衰患者输注相同浓度 ANP 后,尿流率和尿钠排出仅轻度增加,提示心衰时 ANP 的作用减弱。心衰患者发生 ANP 拮抗的机制为 RAS 活性增高、肾灌注减少、肾脏交感神经活性增强、ANP 受体数目下调、ANP 和 BNP 分解增多和环磷酸鸟苷（cGMP）破坏加快等。

（四）内皮素

1985 年发现内皮素（endothelin,ET）,它含有 21 个氨基酸,现已鉴定出 3 种类型:ET-1、ET-2 和 ET-3,内皮细胞和所有组织细胞都能产生和释放 ET。缺氧、血管张力变化、去甲肾上腺素和血管紧张素Ⅱ等血管活性物质及细胞因子等可刺激 ET 合成。ET 通过特异性 ET 受体起作用,已发现 3 种 ET 受体:ET_A、ET_B、ET_C,它们对不同 ET 的亲和力不同:ET_A 介导 ET 的血管收缩和刺激 ANP 分泌作用,ET_B 介导 ET 引起血管扩张和 RAAS 活化。

ET-1 由动脉和静脉血管内皮细胞产生,血管内皮细胞是 ET-1 合成场所但不储存 ET-1,机体受刺激时 mRNA 转录上调数分钟内产生 ET-1。ET-1 是一种最强烈的血管收缩肽,其强度为血管紧张素Ⅱ的 10 倍、去甲肾上腺素的 1000 倍,对冠状动脉作用最强。ET-1 直接作用于血管内皮细胞表面,通过平滑肌细胞介导引起血管收缩,静脉输注 ET-1 使冠状动脉灌注减少 90%、SVR 增加、心肌收缩力下降。心肌梗死后或严重心衰患者,由于有效动脉血容量减少、血管紧张素Ⅱ增多、ET-1 代谢及清除减少等因素使血浆 ET-1 水平升高。在慢性心衰发生过程中 ET-1 起重要作用,ET-1 参与心衰发生的机制包括:①激活交感神经系统及 RAAS,引起血管收缩、SVR 增加、SV 下降、肾脏血流减少;②刺激醛固酮分泌、促进钠水潴留;③促进 ANP 分泌;④增加血管平滑肌细胞收缩力,长期作用导致血管平滑肌细胞增生、心肌细胞肥厚和心室重构;⑤引起动脉硬化和冠状动脉痉挛;⑥直接心肌毒性作用;⑦致心律失常作用。

预先给予抗 ET-1 抗体治疗可使心肌梗死后心肌损害减少 45%,应用非特异性 ET-1 受体阻滞剂(bosentan)能降低动脉血压、肺动脉压(pulmonary arterial pressure,PAP)、PCWP 和右心房压。上述作用提示 ET 对控制血管床张力和心脏功能有重要作用。其抗心衰作用表现在:①阻断 ET 对心肌的直接毒性作用;②抑制 ET 的促丝裂原作用,阻止或逆转心室肥大;③减轻去甲肾上腺素诱导的心室重构;④稳定心肌细胞 Ca^{2+},改善左心室泵功能;⑤缩小心肌梗死面积,减少心肌细胞丢失。对心衰患者应用内皮素转化酶抑制剂治疗有益,ACEI 治疗心衰与其对抗 ET 效应有关。

八、心 室 重 构

衰竭心脏伴随心室几何形状和大小改变的过程称为心室重构,心室重构为一动力学过程,发生在心肌梗死或长期压力或容量负荷过重之后,是对心肌损伤的一种代偿反应。重构发生在全部或局部心室取决于心室功能损害的类型,如局部心肌梗死或心肌病。心室重构在心肌梗死后数日开始,持续数周至数年,常通过增加心肌质量、心室容量、改变心室形状和间质完成。心功能障碍使 SV 减少,代偿机制之一是通过扩大心室容积降低 EF 来维持较高的 SV。心室重构还包括心肌和间质体积增大使心室壁厚度增加、降低室壁张力和增加心肌收缩力,其发生在细胞水平,通过以下过程实现:心肌细胞肥大、心肌细胞动力传递耗损及间质增加(图 14-4)。

(一) 心肌细胞肥大

成人心肌细胞不能再生,只能通过现有细胞肥大来扩大心肌细胞腔隙。心肌肥厚是对机械负荷增加的一种适应性代偿过程,以此来维持正常室壁张力和改善心肌收缩力。心衰时血流动力学因素(压力和容量)和非动力性化学信息(血管紧张素Ⅱ、去甲肾上腺素)刺激心肌肥厚,肌节和线粒体数目增多、心肌细胞体积增大使室壁厚度增加。最初肌节增多有减少机械能耗作用,心肌肥厚使更多肌纤维进入横桥循环,线粒体增多以 ATP 形式提供更多

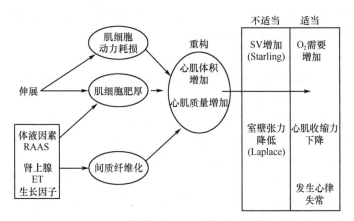

图 14-4　心衰时影响心室重构的因素

的能量。久之，心肌纤维 ATP 消耗量超过生成量，则使心肌功能受损发生心衰。心肌肥厚结果是：心内膜下心肌缺血、坏死；心动过速及心室充盈压升高使冠脉血流进一步减少；心肌肥厚使氧摄取量明显增加。上述诸多因素造成心肌氧供/氧需比例失调。

（二）心肌细胞滑脱

心肌由按螺旋状排列的肌束组成，并由分裂面（cleavage plane）分隔。肌束之间滑脱是心肌病和心肌梗死后非梗死区域心室扩张的原因之一。

（三）间质增加

心肌间质纤维化是缺血和扩张型心肌病心衰的原因。心室扩张、血管紧张素Ⅱ和醛固酮刺激纤维组织增生，心肌胶原含量增加 2 ~ 3 倍时舒张僵硬度增加，使心室充盈性质发生改变，心肌胶原增加 4 倍以上时会影响收缩功能。心肌间质纤维化是一主动连续过程，而不单纯是对心肌细胞损伤的一种反应。

引起心肌细胞肥大的始动刺激是机械伸展，刺激纤维化则是体液因素。但某些体液因素如 ET-1、血管紧张素Ⅱ、去甲肾上腺素和数种生长因子也参与心肌细胞肥大的发病过程。血管紧张素Ⅱ对心肌细胞有直接毒性作用并引起胶原蓄积，血管紧张素Ⅱ和醛固酮能刺激培养的心肌成纤维合成胶原，抑制胶原降解，ACEI 治疗能逆转纤维化。

初期心室重构为代偿性，有助于维持心室功能，同时引起心室腔扩张、心室壁张力和心肌耗氧量增加。严重心衰时心室重构的后果是有害的，过度纤维化使毛细血管密度相对减少，心肌收缩力受损，也是容易发生心律失常的基础。由于血管无相应增加，可发生心内膜下心肌缺血。由于心室腔扩大未能恢复适当的 SV，心室肥厚不能适当降低室壁张力，这种结构改变会持续不断地进行。

九、细胞因子作用

细胞因子的过度表达与心衰的进展有关。细胞因子由多种免疫细胞产生，系小分子质量多肽，包括 TNF-α、白细胞介素-1（IL-1）、IL-6、IL-8、干扰素和集落刺激因子。细胞因子具有多种生物学功能,能调节免疫细胞产生、损伤反应与心室重构。例如 TNF-α 有生长因子样作用,能刺激微血管生成和成纤维细胞增生。

严重心衰可引起循环中细胞因子异常改变,细胞因子适度表达短期有益,长期过度表达则促进心衰的进展。并非所有心衰患者都能发现血清细胞因子水平升高,但应用免疫调节药物治疗能短期改善心衰患者预后。

对心脏功能有抑制作用的细胞因子包括 TNF-α、IL-1β、IL-2 等,TNF-α 升高与自身免疫、肿瘤和感染状态有关,严重心衰时机体 TNF-α 水平也上升。TNF-α 升高伴随血浆可溶性 TNF-α 受体(sTNF-R)升高,sTNF-RI 和 sTNF-RII 能中和血浆中 TNF-α,但对心肌间质中 TNF-α 无作用。心衰患者 TNF-α 水平升高时预后不良,动物实验和临床证据表明,TNF-α 是严重心衰、心室功能障碍、肺水肿、左心室重构、心肌间质纤维化和瘢痕形成的基础。给犬注射 TNF-α 可引起心脏功能逐渐损害,IL-1β 有负性肌力作用。

细胞因子表现双相作用模式,即能迅速直接作用于心肌,亦可通过诱生型 NO 合酶(inducible nitric oxide synthetase,NOS)和环氧酶(cyclo-oxygenase,COX)在心肌组织的异常表达产生迟发作用,NOS 和 COX 可改变心脏功能。TNF-α、IL-1β、IL-6 均能诱导内皮细胞、血管平滑肌细胞和心肌细胞产生 NOS,这种细胞因子诱导的 NOS 对感染期间全身血流动力学的调控有重要作用。TNF-α、IL-6 或 IL-2 作用于离体大鼠心脏乳头肌或猪、兔心室肌暴露于 TNF-α,可迅速引起负性肌力作用,该效应可被 NOS 抑制剂所阻断,给予 L-精氨酸则促进心肌收缩力恢复。各种原因所致严重心衰患者 NOS 表达增强,儿茶酚胺、血管紧张素 Ⅱ、精氨酸血管加压素均能通过心肌细胞内细胞因子诱导 NOS 产生。儿茶酚胺、血管紧张素 Ⅱ 和精氨酸血管加压素与严重心衰的神经体液活动密切相关,细胞因子诱导 NOS 生成可能是严重心衰的重要病理生理学机制。

十、细胞骨架与细胞外基质的变化

细胞骨架是细胞的支撑结构。心肌细胞骨架控制细胞形态、大小、稳定细胞内细胞器排列顺序,其成分为蛋白质,由 3 种类型细胞骨架纤维组成:微管、微丝和中间纤维。微管由微小管组成,微丝由肌动蛋白组成,中间纤维则由不同的亚类组成:波形蛋白(vimentin)、肌纤维蛋白(desmin)、纤维性神经胶质、酸性蛋白、神经纤维和层粘连蛋白(laminins)。电子显微镜观察显示,终末期扩张型心肌病患者心肌细胞中微管、肌纤维蛋白、粘着斑蛋白(vinculin)及间质细胞中波形蛋白含量增加。

细胞外基质(extracellular matrix,ECM)是围绕在细胞周围的一种支撑结构,由胶原、纤维结合素(fibronectin)和中间纤维组成,通过基底膜与肌纤维相连。细胞外基质在心脏舒缩过程中维持正常心肌排列顺序,保证毛细血管开放。心衰时纤维结合素、层粘连蛋白、波形蛋白以及胶原纤维 Ⅰ、Ⅲ、Ⅳ 增多。近年来发现,扩张型心肌病患者血浆层粘连蛋白水平明显升高,心肌梗死 13 周的大鼠心室游离壁胶原组织含量明显增加。上述改变使通过心室游离壁的收缩力传导减弱,继之心肌细胞骨架和排列顺序改变,导致纤维滑动、纤维重排和心室游离壁变薄。

（柴艳芬）

参 考 文 献

Baig MK,Mahon N,Mckenna WJ,et al. 1998. The pathophysiology of advanced heart failure. Heart & Lung,28:87

Braunwald E. 1998. Normal and adnormal heart function//Fauci AS,Braunwald E,Issebacher KJ,et al eds. Harrision's Principles of Internal Medicine. 14th ed. New York:Mcgraw-Hill health Professions Division,1278 ~ 1286

Mann DL. 1996. The effect of necrosis factor-alpha on cardiac structure and function:a tale of two cytokine. J Card Fail,2: S165 ~ S172

Schlame M,Blanck TJ. 2009. Cardiovascular system//Gabrielli A,Layon AJ,Yu M eds. Critical Care. 4th ed. Philadelphia:Linpincott Williams & Wilkins,682 ~ 697

Seta Y,Shan K,Bozkurt B,et al. 1996. Basic mechanisms in heart failure:the cytokine hypothesis. J Card Fail,2:243

第十五章

心肺脑复苏

心搏骤停(cardiac arrest)是发达国家首要的死亡原因,每年美国和加拿大因此丧生的人数超过 30 万,我国最新统计数据显示国内每年死于心搏骤停的总人数约为 54.4 万。心搏骤停是指各种原因所致心脏射血功能突然终止,造成全身循环中断、呼吸停止和意识丧失,若不及时救治,将会造成全身组织器官尤其是脑的不可逆损害甚至死亡。心肺脑复苏(cardiac pulmonary cerebral resuscitation,CPCR)是对心搏骤停所致全身血循环中断、呼吸停止、意识丧失等所采取的旨在恢复生命活动的一系列及时、规范、有效急救措施的总称,目的在于尽快恢复自主呼吸和循环功能,并保护心肺脑等重要脏器不致达到不可逆性损伤程度。早年所谓的复苏主要指心肺复苏(cardiopulmonary resuscitation,CPR),即以人工呼吸、胸外按压等针对呼吸、心跳停止所采取的抢救措施。从 20 世纪 70 年代开始强调 CPR 时要考虑到脑,现代观点认为脑是复苏的关键器官,因为即使 CPR 成功,但如果脑发生不可逆损伤亦不能称之为完全复苏,心肺脑复苏的提法由此而来。探讨心搏、呼吸骤停后所造成的机体组织细胞和器官衰竭的病理生理机制以及阻断并逆转其发展过程的方法,对于指导临床实践具有非常重要的意义。

心搏骤停及复苏后发生的病理生理变化非常复杂,但是最核心的变化是骤停所引起的器官或组织缺血缺氧及随之而来的再灌注损伤。与其他类型的休克状态如失血性、心源性和脓毒性休克相似,心搏骤停后人体面临的主要病理生理学挑战是缺血和再灌注损伤。但是,与其他休克状态不同的是,心跳停止后缺血是完全性缺血,人体没有足够的能代偿的血流再分布以供应各主要器官,机体代偿不全,出现一系列病理生理变化,甚至发生不可逆性损害和死亡。从心搏骤停至发生生物学死亡时间的长短取决于原发病的性质,以及心搏骤停至复苏开始的时间。心搏骤停发生后,大部分患者将在 4~6 分钟内开始出现不可逆脑损害,随后经数分钟过渡到生物学死亡。下面将详述心搏、呼吸骤停的病因及复苏前后的病理生理变化,为临床救治提供依据。

第一节　心搏骤停的病因

在心肺复苏过程中了解心搏骤停的病因极为重要,在进行 CPR 的同时可以尽早针对原发病做出紧急处理,以提高复苏成功率。导致心搏骤停的原因众多,而其中以心脏疾病引起者最为常见。

1. 心源性心搏骤停　各种心脏疾病在一定条件下,均有可能发展为心搏骤停,其中以冠心病最为常见,约占 80%,尤其是急性心肌梗死的早期更易发生。其他包括瓣膜病、心肌炎、心肌病、急性心脏压塞、急性肺源性心脏病、原发性电生理功能紊乱(预激综合征、Q-T间期延长综合征)等均可导致心搏骤停。

2. 非心源性心搏骤停

(1) 呼吸衰竭或呼吸停止：气道异物、溺水和窒息导致气道阻塞，气道烧伤和烟雾吸入致气道水肿，脑血管意外、颅脑损伤及药物过量(麻醉剂)等均可以导致呼吸衰竭或呼吸停止，从而引起心肌严重缺氧而发生心搏骤停。

(2) 药物中毒或过敏反应：主要以抗心律失常药物多见，其他包括洋地黄、氯喹、氨茶碱等药物的毒性反应均可导致严重心律失常而发生心搏骤停。青霉素、碘剂及某些血液制品发生严重过敏反应时，也可诱发心搏骤停。

(3) 严重电解质紊乱和酸碱平衡失调：严重的高血钾、低血钾、高血钙、低血钙、高血镁、低血镁等均可引起心搏骤停，但以血钾异常最为常见。严重高血钾抑制心肌收缩力和心脏的自律性而发生心搏骤停；而严重的低血钾同样会诱发高危室性心律失常造成心搏骤停。

(4) 手术、治疗操作和麻醉意外：心脏手术、某些诊断性操作(心导管检查、选择性心血管造影、支气管镜检查等)、治疗操作(气管插管或切开、治疗室上性心动过速时按压眼球或颈动脉窦)、麻醉意外(硬膜外麻醉药物误入蛛网膜下腔、肌肉松弛剂使用不当、全麻剂量过大)均可发生心搏骤停。

(5) 电击或雷击：触电或被雷击时，强电流直接引起室颤或心室停搏。

(6) 其他：各种原因引起的休克，如急性胰腺炎可致猝死，严重的恐惧或严重的低温均可引起心搏骤停。

第二节　心搏骤停的复苏抢救

心搏骤停发生后立即实施心肺复苏和尽早除颤，是避免发生生物学死亡的关键。复苏的目的是采用再灌注疗法迅速恢复重要脏器的血液灌注和有效循环血容量，近年来出现了新的提法：心脑复苏(cardiocerebral resuscitation，CCR)或者称作单纯胸外按压的CPR，以区分于传统的CPR，它强调不中断的持续按压，以保障心脑的血液灌注。下面对复苏中的重要措施(胸外按压及电除颤)的最新进展进行评价。

一、胸外按压

传统的心肺复苏定义为胸外按压加人工呼吸，2005年国际心肺复苏指南所推荐的基础CPR中胸外按压与人工呼吸之比为30:2(按压频率为100次/分)，与之前推荐的15:2相比，该方案认为个体突发心搏骤停时需要一个充足的动脉氧合，过度强调人工呼吸的作用，将导致胸外按压中断时间延长而妨碍自主循环的恢复。美国心脏协会(AHA)心血管急救委员会于2008年对"胸外按压"提出了科学建议，推荐将单纯胸外按压作为非专业人员进行成人心搏骤停时复苏方法之一。建议推荐如下：①如果提供急救的旁观者未接受过CPR训练，那么这种救援人员只需进行胸外按压；②如果旁观者先前曾经接受过CPR训练，而且确信个人有能力在尽量减少对按压干扰的情况下实施人工呼吸，那么旁观者即可进行常规CPR(胸外按压+人工呼吸，次数比30:2)，也可仅进行胸外按压的操作；③如果旁观者先前虽然接受过 CPR 训练,但是此时对自己能否正确地实施 CPR 没有把握,那么旁观者应该只做胸外按压;④坚持持续进行 CPR(胸外按压或常规 CPR),直至自动体外除颤仪(AED)到达现场;或者由医疗急救机构派出的人员接手。

2010 年 AHA 心肺复苏指南进一步强调了胸外按压的地位,主要体现在以下方面:①基础生命支持程序已被简化,已把"看、听和感觉"从程序中删除,实施这些步骤既不合理又很耗时,基于这种原因,2010 年心肺复苏指南强调对无反应且无呼吸或无正常呼吸(如仅有叹息相呼吸)的成人,立即启动急救反应系统并开始胸外按压。②鼓励未经培训的普通施救者实施仅做胸外按压的 CPR。仅做胸外按压的 CPR 对未经训练的人易于实施,更有助于急救指挥中心人员通过电话引导他们实施 CPR。③给予人工呼吸前即开始胸外按压。胸外按压可以立即开始,而实施人工呼吸时摆放头的位置、口对口人工呼吸需要包紧口唇,或获取或组装球囊-面罩装置均需要时间。开展 30 次胸外按压比实施 2 次人工呼吸离首次按压所需时间的延误更少。④越来越强调高质量的CPR。成人胸外按压的推荐深度由原来的 4 ~ 5 cm 增加到"至少 5 cm"。

1. 单纯胸外按压的血流动力学效应 复苏抢救期间只有通过胸外按压才能产生动脉和静脉之间的压力梯度,从而产生血流来维持心脑等重要器官的灌注。心脏的灌注主要在胸部按压放松期实现,冠脉灌注压指放松期间主动脉和右心房的压力梯度,它对维持心功能至关重要,而且是自主循环恢复(ROSC)最强的预测因素。只有冠脉灌注压大于 15 mmHg才能实现自主循环恢复,其在心搏骤停后几秒钟内降至 20 mmHg,如果 5 分钟不处理将降至0 mmHg。而正确持续的胸外按压可以使冠脉灌注压明显升高,并持续维持在显著高于15 mmHg 的水平。Berg 等发现冠脉灌注压会在中断按压时降低,而且即使重新开始按压,中断造成的负面影响仍将持续存在,因为从开始按压至冠脉血流达到最大值并维持在有效水平之间已显著延迟,且从中断按压至电除颤之间的时间长短都与除颤成功率呈负相关。另一方面,心脏停搏后,大脑对缺血缺氧最为敏感,在常温状况下,仅 10 秒脑内储备的氧即耗尽,缺血后 5 分钟 ATP 耗竭,能量代谢完全停止,4 ~ 6 分钟脑细胞即可发生不可逆损害。只有通过不间断的按压尽快恢复自主循环,使动脉压高于颅内压才能产生脑灌注,减少脑缺血时间,从而减轻心搏骤停者神经系统后遗症的发生。

目前所推荐的单纯胸外按压尽管不进行人工呼吸,并不应该理解为氧输送不重要。因为在心搏骤停早期,血液中氧浓度还很高,心肌及脑的氧供减少主要是由于血流减少(心排血量)而不是血液中氧下降。持续胸外按压能够提供这种重要的氧供。在心搏骤停的动物模型中,无干预的室颤持续 30 秒后,连续按压而无通气可以使动脉血氧饱和度维持在 90%达 4 ~ 5 分钟。另外,绝大部分患者存在喘息,自主的喘息可以维持接近正常的每分通气量、动脉二氧化碳分压及动脉血氧分压。即使有室颤存在,胸外按压也可使血液循环在数秒内恢复,且胸外按压本身及其后的胸廓回弹也有助于肺通气。

2. 单纯胸外按压的研究结果

(1)动物实验:目前有数项以猪作为动物模型的实验均证明,与常规(胸部按压加通气)相比,单纯胸外按压的效果相似甚至更好。有学者对室颤的猪做 6 分钟的单纯胸外按压与常规 CPR 相比,24 小时生存率和神经学预后相似。Berg 等的研究表明接受常规 CPR(按压通气比为 15∶2)的动物模型与单纯胸外按压的 CPR 相比,左心室心肌氧供和 24 小时神经预后无明显差异。另外有两项模仿单人心肺复苏的动物实验,一项由 Kern 等将单纯胸外按压的 CPR

与常规 CPR(按压通气比为 15 : 2)相比,另一项由 Ewy 等将单纯胸外按压 CPR 与常规 CPR (按压通气比为 30 : 2)相比,结果显示单纯胸外按压的 CPR 预后更好。

(2)人类临床试验:从 2000 年以后,已有 5 项重要的人类临床试验对目击者单纯胸外按压 CPR 及常规 CPR 疗效进行了比较。2000 年 Hallstorm 等研究证实,单纯胸外按压与常规胸外按压有相似的生存率。2001 年 Waalewijn 等观察到单纯胸外按压与常规胸外按压有相同的存活入院率。随后,2007 年有 3 项非随机的临床试验陆续发表,多中心前瞻性 SOS-KANTO 研究显示,院外心搏骤停患者单纯胸外按压复苏成功率与标准 CPR 相似或更好。另外,由 Utstein Osaka Project 及 Bohn 等的研究也证实了 SOS-KANTO 试验的结果。

3. 单纯胸外按压与常规胸外按压的优缺点比较 心搏骤停总体可分为原发性心搏骤停和继发于呼吸衰竭的心搏骤停。其中大部分心搏骤停属于原发性心搏骤停,据统计,80% 的心搏骤停是由恶性心律失常(室性心动过速或心室颤动)引起。口对口人工呼吸对于原发性心搏骤停是无益的,主要在于以下原因:①口对口人工呼吸极大地减少了目击者的参与;②即使训练有素的专业人员实施人工呼吸也会导致胸外按压的中断,据统计,在单人复苏时平均需要花费 16 秒来提供两次人工呼吸;③许多动物研究已证实,单纯胸外按压 CPR 较常规 CPR 生存率更高,几项重要的人类临床试验也表明单纯胸外按压 CPR 效果至少不低于常规 CPR;④口对口人工呼吸增加了胸内压,减少了胸腔静脉回流,从而降低了心搏骤停复苏中冠脉灌注和脑血流灌注;⑤突发的原发心搏骤停中,通气并不是必需的,推荐的通气并不增加氧饱和度,只会延迟胸外按压开始的时间;⑥绝大部分院外心搏骤停不必进行口对口人工呼吸,因为患者存在喘息,如果胸外按压开始得早并且持续进行,许多患者将继续喘息,从而维持生理上的通气。

目击者进行单纯胸外按压 CPR 的优点:①在 CPR 中进行单纯胸外按压可以缩短胸外按压开始的时间,增加胸外按压的次数,提高 CPR 的质量和疗效。②在 CPR 过程中不进行口对口人工呼吸有利于消除或减少目击者实施 CPR 的顾虑,许多救助者担心口对口呼吸会传染疾病以致不愿实施救助;同时,传统 CPR 的操作技术不易掌握,使目击者不愿意去学习和记忆,或担心实施操作不正确,因而对完成 CPR 缺乏信心。③单纯胸外按压 CPR 可以提高目击者实施 CPR 的普及率及应用率,CPR 是一种能够挽救生命的重要干预措施,越简单越容易推广。

然而,对于非心源性猝死,例如淹溺、药物过量、哮喘、呼吸道异物堵塞等导致的呼吸骤停,人工通气则是必需的且刻不容缓的。总之,对于心搏骤停患者,尤其是原发性心搏骤停,及时有效的胸外按压可提高复苏的成功率,目前研究结果表明单纯胸外按压 CPR 与常规 CPR 相比,其疗效相似,存活率无差别。这将极大地鼓舞人们积极参与心搏骤停的复苏抢救,普及心肺复苏术,从而为进一步心肺复苏赢得宝贵的时机。

二、尽早电除颤

1. 电除颤和心肺复苏的优先次序 80% ~ 90% 的心搏骤停患者第一个捕获的心电图是室颤。终止室颤最有效的方法就是电除颤,除颤时机是治疗室颤的关键,如果能在心搏骤停发生 1 分钟内给予正确的电除颤,则可以使患者的存活率达到 90%;相反,除颤每延迟 1 分钟,复苏成功率下降 7% ~ 10%,短时间内室颤即可恶化并导致心脏停搏。电除颤与

CPR 孰轻孰重、孰先孰后是当前备受关注的问题。研究认为选择先除颤还是先 CPR,主要取决于室颤的持续时间。2002 年 Weisfeldt 等首次提出心搏骤停病理生理学 3 相时间敏感模型理论:①电生理期,对于心搏骤停发作到骤停后约 4 分钟的患者,立即除颤效果最好。②循环期,对心搏骤停后 4 ~ 10 分钟的患者,宜先 CPR 再除颤效果最好,因为长时间室颤将导致高代谢需求,氧供缺乏和代谢产物与高能磷酸盐储备耗竭,从而引起心脏电功能和机械功能的恶化,此时 CPR 可以提供一定的心脏灌注,改善心肌细胞代谢状态,使心肌细胞对除颤的反应更好。③代谢期,对于心搏骤停超过 10 分钟的患者,此期由于长时间组织缺血引起的结果类似于脓毒症状态,导致肿瘤坏死因子(TNF-α)、内毒素和细胞因子释放入血,抑制心肌收缩,此时需要先纠正代谢紊乱,否则电除颤也难以奏效。

近年来,许多动物实验证实,对于 3 ~ 5 分钟内的室颤,直接进行除颤比先 CPR 再除颤的复苏成功率高,临床观察也得到了相似的结果。Holmberg 等对 14 065 例院外心搏骤停患者进行研究表明,2 分钟内实施除颤与 10 分钟内实施除颤相比,一个月生存率明显提高(50% : 15%)。通过对拉斯维加斯娱乐场所研究数据显示,105 例室颤所致心搏骤停患者中,小于 3 分钟内实施除颤与大于 3 分钟实施除颤相比,存活出院率提高(74% : 49%)。同样,对院内心搏骤停的分析也表明,小于 3 分钟内实施除颤与大于 3 分钟实施除颤比较,存活出院率升高(38% : 21%)。以上资料证实了对位于电生理期(心搏骤停后 4 分钟内)的患者,早期除颤具有明显不可替代的优势。

心搏骤停事件大多为意外突然发生,现场抢救时专业急救人员往往很难在 4 ~ 5 分钟内(即室颤性心搏骤停的电生理期)到达急救现场,他们到达现场的时间往往处于心搏骤停的循环期,此时立即行 CPR 然后再除颤可能效果更好。据报道,专业人员到现场后立即进行 90 秒钟 CPR,然后再除颤,与直接除颤相比较,总的生存率显著提高(37% : 30%,P = 0.02),对于快速反应时间间隔超过 4 分钟的患者,生存率的提高更加明显(33% : 22%,P = 0.02)。另一项临床试验观察到,反应时间超过 5 分钟的患者,先接受由急救医务人员完成 3 分钟的 CPR,然后再除颤(40 例),与首先除颤(41 例)相比生存率提高(22% : 4%,P = 0.006)。此外,一些研究评估了旁观者 CPR 的效果与心搏骤停 3 时相模型的相关性,发现非专业目击者在除颤前先进行 CPR 能改善长时间室颤患者的预后。

2. 电除颤的方法

(1) 电除颤的波形方式:电除颤的放电脉冲波形包括单相波和双相波,单相波包括单相衰减正弦波型(MDS)和单相切角指数波型(MTE),MDS 除颤仪所释放的电流脉冲强度是逐渐衰减至基线水平,而 MTE 是急速下降的;双相波分为双相切角指数波型(BTE)和双相方波型(RBW)。已有数项临床试验证实,使用双相波比单相波首次除颤有更高的成功率,Mittal 等将直线双相波除颤(120J)与单相正弦波除颤(200J)进行比较,发现首次电击的有效性双相波较单相波高(99% : 93%,P = 0.05),而且电流量更小。有人采用双相波 3 次电击(150J-150J-150J)与单相波 3 次电击(200J-200J-360J)相比,双相波的自主循环恢复率要高于单相波(76% : 54%),而且双相波除颤更能减轻脑缺血损伤后遗症,但存活至入院、存活至出院的比例并无明显差异。新近一项研究也证实,双相波除颤和单相波除颤在终止室颤、自主循环恢复、存活至入院、存活至出院方面无明显统计学差异,且未证实双相波除颤更能改善患者的神经功能预后。

尽管在改善总体预后方面尚待继续论证,但双相波除颤仪与单相波除颤仪比较至少有以下优势:除颤需要的能量水平比较小,电流峰值较低或相对稳定,对心肌的损伤较轻,此外,它可随经胸阻抗的变化而变化,首次电击成功率较高。因此,双相波除颤有取代单相波除颤的趋势。

(2)电除颤的能量选择:对于除颤能量选择方面,固定能量或递增能量孰优孰劣目前尚无定论。但是二者终止短期和长期室颤都是安全有效的。电除颤的能量选择要兼顾以下因素:最佳效果和尽可能小的损伤。峰值电流往往是心肌损伤最大的危险因素,通常习惯以"焦耳"(J)来表示除颤电能量,但除颤焦耳数值并不能代表通过心脏的电流量,美国心脏协会(AHA)与欧洲复苏协会(ERC)建议用电流"安培"(A)作为除颤基本衡量因素来确认给患者发放的电能是否适宜。单相波除颤的最佳电流为30~40A,而双相波还需进一步探讨,但与单相波相比,在相同能量条件下发放的电流更小,峰值电流相差约40%。因此,在选择除颤方案时,必须考虑到不同除颤方式间峰值电流的差别。目前推荐优先使用较低能量双相波除颤(<200 J)。因为双相波除颤的成功率相当或高于单相波能量递增除颤,且双相波的有效能量比单相波的有效能量低25%~60%,使用较低能量对心肌的损伤也较小。双相波除颤器首次电击能量可用该仪器标明的值,如未标明可选150~200J,第二次和随后的除颤用相同或更高的能量。若使用单相波除颤时,首次电击可用360J。如室颤再发,仍可用360J进行除颤。

(3)电除颤的次数:2005年之前没有证据表明1次电击比3次序列电击更好,因为3次电击方案在每次电击后检查脉搏、分析心律,造成CPR的延迟。有资料显示,患者每接受一次电击,将会使重新开始CPR的时间平均延迟38秒,而CPR延迟15~20秒是低生存率的预测因素,CPR的中断直接导致了低的心脏灌注压,亦直接诱发心功能障碍,并且使神经功能预后恶化,此外,室颤持续超过1分钟,心肌的氧和代谢底物就会耗竭。短期的胸部按压可以提供氧和能量底物,使除颤后恢复心律的可能性增加。电击成功的室颤波型特点预测分析表明,胸部按压和电击间隔时间越短,除颤成功的可能性越大。减少按压到电击的时间间隔,即使是1秒钟,也能增加电击成功的可能性。因此2005年国际心肺复苏指南推荐一次电击后立即给予心肺复苏,在节律重新被检查前先行5个周期的CPR,急救者应尽可能不耽搁胸外按压的时间。最近唐万春等进行动物模型实验发现,单次电击与3次电击相比,使CPR中断时间从总复苏时间的45%减少至34%($P=0.019$),而生存率从64%提高至100%($P=0.004$)。

第三节 心搏骤停的功能代谢变化

人体各组织器官对缺氧的耐受性不同,最敏感的是中枢神经系统,特别是大脑,4~6分钟,小脑10~15分钟,脊髓为45分钟,交感神经节为60分钟;其次为心肌约30分钟;再次是肾小管细胞为30~40分钟;肝细胞可支持12分钟;肺组织由于氧可以从肺泡弥散至肺循环中,所以肺能维持较长时间。从临床角度看,临床死亡可以争取复苏的时间约为4分钟,近年有些研究可达20分钟。因此要强调复苏措施的争分夺秒,及时进行基础生命支持,延长机体耐受临床死亡时间,为进一步提高生命支持创造有利条件,从而减少神经系统后遗症。心搏骤停及复苏过程中的主要病理生理变化包括缺血损伤及再灌注损伤。心搏骤停发生时,迅速导致组织细胞缺血缺氧性损伤,在经历心肺复苏恢复自主循环后,缺血组织血流的恢复也会引起损伤,统称为缺血-再灌注损伤。

一、缺血缺氧时机体的功能代谢变化

1. 能量生成障碍　机体进行新陈代谢需要大量的能量。据推测,正常成人从事日常活动时,每天需要约 314 kJ/kg(75 kcal/kg)的 ATP。这些能量的来源必须依靠吸入的氧气将体内的糖、脂肪和蛋白质等进行氧化分解产生。在正常情况下,主要由糖经过氧化分解为丙酮酸,再经氧化脱羧变为乙酰辅酶 A 进入三羧酸循环,彻底氧化分解为二氧化碳和水后生成大量的 ATP 供能,这一过程中需要消耗大量的氧。心搏、呼吸骤停后,由于完全缺氧,机体迅速由有氧氧化转为无氧酵解,其产生的 ATP 量很少,相当于有氧氧化时的 1/19,且这种无氧代谢至多能维持 4~6 分钟,远远不能满足机体的需要,机体原来储存的少量 ATP 亦迅速耗竭。能量耗竭将严重威胁细胞的生存。另外,因能量耗竭,细胞膜上 Na^+,K^+-ATP 酶的功能障碍,细胞膜对钠、钾离子通透性增加,大量钠离子进入细胞内,引起细胞及细胞器的水肿,线粒体肿胀严重影响 ATP 的合成。因此,如缺氧时间较长,细胞及线粒体已发生肿胀,在恢复有效循环及供氧后一段时间内,细胞内 ATP 生成仍有障碍,增加了复苏后期治疗的困难。

2. 严重酸中毒　心搏、呼吸骤停后,因缺氧机体迅速由有氧氧化转为无氧酵解。糖酵解时产生大量乳酸,造成细胞内乳酸性酸中毒。随着缺氧的加重及时间的延长,细胞内乳酸向细胞外转移,在机体内蓄积,引起机体严重的代谢性酸中毒。缺氧导致代谢性酸中毒,机体为了保持酸碱平衡,体内缓冲系统动用碱储备进行缓冲,血浆中碳酸氢盐缓冲系统($[HCO_3^-]$/$[H_2CO_3]$)占主导地位。代谢性酸中毒时 H^+ 与 HCO_3^- 结合生成 H_2CO_3,这对降低血液中 H^+ 浓度,维持正常的 pH 起重要作用。如循环呼吸功能正常,缓冲后产生的 H_2CO_3 进入红细胞内,在碳酸酐酶作用下分解成 CO_2 和水,CO_2 经血流带至肺,随呼吸而排出体外。但在心搏、呼吸骤停时,血液循环中断,呼吸停止,缓冲后产生的大量 CO_2 在体内蓄积,血液中 CO_2 分压急剧增高,生物膜对 CO_2 自由通透,细胞内 CO_2 分压也随之增高,从而造成细胞内外呼吸性酸中毒。代谢性酸中毒加呼吸性酸中毒,使血液 pH 急剧下降。因此,心搏、呼吸骤停后在短时间内就发生严重的酸中毒。酸中毒对呼吸的影响包括以下几个方面:①酸中毒使心肌收缩能力受到抑制而处于无张力状态,周围血管张力降低,心脏血管对儿茶酚胺类药物的反应减弱。②酸中毒还能降低心肌纤颤的阈值,导致心肌纤颤的发生和再次心搏骤停。③酸中毒使细胞内钾离子向细胞外转移,使之进入细胞外液和血液中,在挤压心脏恢复部分血液循环时,还将组织中部分钾冲刷入血液中,使血清钾显著升高,这也是导致心肌反应迟缓、易发室颤和收缩无力的原因。

但是,心肺复苏时,在未能恢复有效循环及通气前使用大量的碳酸氢钠治疗酸中毒,将产生大量的 CO_2,使呼吸性酸中毒进一步加重。目前认为,在心肺复苏的早期使用大量碳酸氢钠弊多利少,纠正酸中毒最有效的措施是迅速恢复有效血液循环,保证充分的肺泡通气。

3. 电解质平衡紊乱　心搏、呼吸骤停后,由于缺氧、酸中毒、能量耗竭,细胞膜受损、离子转运障碍,导致电解质紊乱。

(1) 高钾、低钠及低氯血症:心搏、呼吸骤停后能量耗竭,Na^+,K^+-ATP 酶功能障碍,细

胞内 K^+ 向细胞外转移,细胞外 Na^+ 向细胞内转移,Cl^- 也随 Na^+ 向细胞内转移,将致严重的高钾、低钠、低氯血症。高血钾对心肌产生严重抑制作用,低血钠会加重高血钾对心脏的毒性,使心脏复苏非常困难。

（2）低钙血症:心搏、呼吸骤停后,细胞膜上 Ca^{2+} 向细胞内转移,引起低钙血症,但低钙血症的发生与心搏、呼吸骤停时间及开始复苏的早晚有关。心搏、呼吸骤停时间长,复苏开始晚,低血钙发生率高,反之则低血钙发生率低。目前认为,常规方法测定的血钙是总钙水平（包括结合钙及离子钙）,不反映血离子钙水平。院外心搏、呼吸骤停患者由于缺氧时间长,血离子钙水平大多降低;而院内心搏、呼吸骤停患者复苏开始早,缺氧时间短,血离子钙水平大多正常。心搏、呼吸骤停后,Ca^{2+} 向细胞内转移将严重影响细胞的功能。心肌细胞内 Ca^{2+} 浓度升高,兴奋-收缩耦联作用增强,心脏舒张不完全甚至停止于收缩状态,即"石头心"。Ca^{2+} 干扰线粒体内能量生成,激活细胞内某些蛋白质及脂肪酶活性,是导致细胞死亡的重要因素。

（3）血镁异常:心搏、呼吸骤停后血镁的改变目前尚不完全清楚。Mg^{2+} 缺乏可损伤 Na^+,K^+-ATP 酶功能,继而引起细胞内 K^+ 浓度降低,从而造成细胞膜内外静息电位差降低,易诱发心律失常。此外,Mg^{2+} 缺乏还可通过集中在心肌细胞上的几种 K^+ 通道来引起心律失常。有人检测了 22 例心搏、呼吸骤停患者血镁水平,其中高镁血症（>1.25 mmol/L）8 例（36%）、低镁血症（<0.085 mmol/L）5 例（23%）,与对照组比较（高镁血症 5%,低镁血症 5%）有显著差别（$P<0.01$）;血镁正常者 9 例（41%）,与对照组（90%）比较差别显著（$P<0.01$）。由此推测,心搏、呼吸骤停后血镁可以升高、降低或正常,而血镁水平与心搏、呼吸骤停患者的预后密切相关。

4. 糖、脂肪、蛋白质代谢异常 心脏呼吸骤停后,糖、脂肪、蛋白质代谢的变化主要表现为分解代谢加速而合成代谢减慢。由于机体完全缺氧,糖的有氧氧化不能进行,有氧氧化对糖酵解的抑制作用解除,因此糖酵解作用加强。因糖酵解时产生的 ATP 减少,机体通过神经体液调节,糖酵解进一步加速,肝糖原分解增强,以补充消耗的血糖。同时,心搏、呼吸骤停后由于机体的应激反应,体内肾上腺素、去甲肾上腺素、糖皮质激素、胰高血糖素、生长激素分泌将大量增加,胰岛素分泌则受抑制,这样使糖异生作用加强,增加血糖来源,尽可能维持机体能量的需要。由此可见,心搏、呼吸骤停后,不仅血乳酸浓度急剧增高,血糖浓度也会升高。心搏、呼吸骤停后由于严重的应激,脂肪分解加速,生成大量的脂肪酸和甘油。由于机体缺氧,脂肪酸和甘油不能进一步氧化,甘油可经糖异生途径转变成葡萄糖,但游离脂肪酸则在体内蓄积,加重脑损害。严重应激时蛋白质分解代谢增强,血中氨基酸浓度增加,心肺复苏恢复有效循环后血中氨基酸部分从尿中排出,出现负氮平衡。

5. 复苏时血供与细胞损伤的关系

（1）如复苏时血供仅能维持在 10% 以下,称为"涓细血流",ATP 迅速耗竭,合成和分解代谢全部停止,形成"缺血性冻结"。此时蛋白质和细胞变性,线粒体和细胞核破裂,胞质空泡化,最后溶酶体大量释出,最终造成细胞死亡。

（2）如复苏时血供仅能维持 15%～25%,则组织内葡萄糖代谢障碍,ATP 合成受到严重影响,导致 ATP 含量降低、耗竭。此时复苏若不能提供足够的血供,则会发生不可逆性损伤。

（3）当所采取的心肺复苏措施使组织灌流维持在正常血供的 25%～30%,大多数组织细胞和器官均能通过低氧葡萄糖分解,获得维持细胞最低正常运作所需的 ATP 供应,心脏功能可获恢复,脑功能也不会受到永久性损害。

二、再灌注损伤

1. 自由基损伤 自由基指外层轨道上具有未配对电子的原子、原子团或离子的总称,通常性质比较活跃,具有极强的氧化性,能与多种生物分子反应而改变这些大分子的理化性质。心肺复苏后氧自由基增多主要与以下机制相关:缺血缺氧及再灌注过程中黄嘌呤氧化酶的形成增多,此过程中伴随大量氧自由基的生成,该过程为原发性氧自由基生成增加。心肺复苏后再灌注时,内皮细胞释放的氧自由基作用于细胞膜,产生一些具有化学趋化作用的代谢产物,例如白三烯,使局部白细胞增多,黏附后的中性粒细胞也成了氧自由基另一个重要来源。中性粒细胞被激活时,通过吞噬细胞的"呼吸爆发"(当中性粒细胞吞噬异物的瞬间,摄氧、耗氧增加和代谢加强),氧耗量显著增加,所产生的自由基也明显增多,为继发性氧自由基生成增加。此外,线粒体功能受损及儿茶酚胺的增加均能产生具有细胞毒性的氧自由基。

心搏骤停时所产生的大量氧自由基主要通过以下环节造成组织损伤:①改变细胞膜、亚细胞器膜的结构、流动性和通透性,导致质膜上的蛋白(酶、离子通道、转运子、受体等)功能障碍、线粒体生物氧化功能障碍及影响溶酶体酶的释放,细胞膜通透性改变可使膜对 Ca^{2+} 的通透性增高,线粒体功能异常使能量生成减少导致钙泵功能障碍,这些都可造成钙超载并最终诱发组织损伤。②氧自由基和脂质过氧化物能攻击蛋白质形成蛋白质自由基,后者进一步引起蛋白质分子的聚合及肽链的断裂,也可使蛋白质与脂质结合形成聚合物,从而造成蛋白质变性和功能丧失。③氧自由基可使酶分子发生聚合交联,或修饰酶分子活性中心的氨基酸,或与酶分子中金属离子反应而影响酶的活性。④抑制前列环素合成酶、激活血小板环化酶,生成大量血栓素;使肌质网钙依赖性 ATP 酶失活,肌质网摄钙能力下降,肌质内钙离子浓度升高,兴奋-收缩耦联受损。⑤直接攻击核酸,使 DNA、RNA 交联甚至断裂,造成遗传物质改变,影响其转录、翻译和复制功能。⑥引起 Na^+-K^+ 泵抑制和糖酵解,损伤肌质网的功能,引起心肌过度挛缩;改变心室肌细胞的电生理特性,导致再灌注心律失常、心肌顿抑、细胞凋亡与坏死等。

2. 钙超载 生理情况下,细胞外钙离子浓度比细胞内钙离子浓度高 10 000 倍,心肺复苏后心脏缺血再灌注损伤时细胞内钙超载的发生,可能与以下因素有关:心搏骤停时,心肌缺血缺氧,细胞内酸中毒,pH 下降,而在复苏后再灌注时,细胞内外发生 pH 梯度差,激活 Na^+-H^+ 交换,使细胞内 Na^+ 增加,从而激活 Na^+-Ca^{2+} 交换,细胞外钙内流,造成细胞内钙超负荷。同时,缺血可造成细胞膜外板和糖被表面的分离,细胞膜的这种损伤为再灌注时钙离子的内流创造了条件,而细胞内钙的增加可激活磷脂酶,使膜磷脂降解,细胞膜通透性增高,进一步加重细胞外钙的内流。此外,心肺复苏后心脏缺血-再灌注时期产生了大量氧自由基,可以破坏线粒体结构,使线粒体肿胀,膜流动性降低,氧化磷酸化功能受损,ATP 生成减少,肌膜和肌质网膜钙泵功能障碍,不能排出和摄取细胞内钙,致使细胞内钙增加,造成细胞内钙超负荷,细胞质中过多的钙最终形成磷酸盐沉积于线粒体,致使线粒体结构和功能破坏更加严重。所有上述过程造成了钙内流的发生。

心搏骤停时钙超载通过以下环节介导组织损伤:①激活钙依赖性降解酶。细胞内游离钙的增加,使 Ca^{2+} 与钙调蛋白结合增强,进而激活多种钙依赖性降解酶,如蛋白水解酶、核酸内切酶,造成蛋白质水解、核酸的分解;细胞内游离钙亦可激活钙依赖性磷脂酶,从而水解膜磷脂使膜结构受损,引发生物膜机械损伤,细胞骨架破坏,同时释放出游离脂肪酸导致 pH 降低和膜损伤,膜磷脂分解过程中产生的溶血磷脂进入线粒体,进一步抑制 ATP 的合成;激活多种 ATP 酶,加重细胞能量缺乏,并进一步损伤细胞膜,促进细胞膜通透性增高,细胞外 Ca^{2+} 进入细胞内增多,从而形成恶性循环。②线粒体功能障碍。细胞内游离钙的增加,促使肌质网、线粒体摄取大量钙,并消耗大量 ATP,Ca^{2+} 进入线粒体与无机磷酸根结合成钙盐,沉积于线粒体内干扰氧化磷酸化而加重线粒体功能损害,ATP 生成减少。③促进氧自由基生成。钙超负荷使钙敏感性蛋白水解酶活性增加,促使黄嘌呤脱氢酶向黄嘌呤氧化酶转化,该过程伴随自由基生成增加损伤组织;另外,钙依赖性磷脂酶 A_2(PLA_2)的激活,使花生四烯酸产生增加,后者通过环加氧酶和脂加氧酶作用产生大量的 $\cdot OH$ 和 H_2O_2。④诱发再灌注心律失常。细胞内钙增加,通过 Na^+-Ca^{2+} 交换形成一过性内向离子流,在心肌动作电位后造成短暂除极;持续 Ca^{2+} 内流,可形成动作电位的"第二平台期"引发早期后除极或延迟后除极等机制,而引起心律失常。

3. **炎症反应** 心搏骤停心肌缺血时,中性粒细胞积聚于缺血区,实验研究发现,如果中性粒细胞功能受抑制或本身被消耗,则再灌注损伤程度会减轻;如果用除去白细胞的血液进行再灌流,也可以防止水肿产生和减轻再灌注损伤,反之则再灌注损伤加重;用补体抑制剂降低补体,减少白细胞浸润,也会减轻再灌注损伤,故炎症反应在缺血-再灌注损伤中的作用日益受到人们的重视。缺血后组织损伤时,可导致自由基增多,细胞内钙超载,从而使细胞膜磷脂降解,花生四烯酸产物增多,其中有白三烯、前列腺素、血小板活化因子以及补体、激肽等具有很强的趋化作用,吸引大量的白细胞黏附于血管内皮,进入损伤区域,极易引起嵌顿、堵塞毛细血管从而形成无复流现象,结果进一步加重缺血。同时,白细胞本身可以释放大量具有趋化作用的炎性介质,炎性介质的释放通过脂氧化酶和环氧化酶途径对中性粒细胞起趋化作用,促进白细胞与血管内皮黏附性及血管通透性升高,这是再灌注损伤的标志之一。血管内皮细胞与白细胞的粘连,需要黏附分子,例如 P-选择素、L-选择素及细胞间黏附分子的参与,缺血-时这些黏附分子表达上调,使得在整个再灌注过程中白细胞和内皮细胞黏附增加。白细胞释放溶菌酶,产生活性氧物质,释放化学趋化物质,从而吸引更多的白细胞。白细胞的激活,释放大量的促炎细胞因子,包括 TNF-α、白细胞介素(IL)-1、IL-8,以及脂质炎性介质、氧自由基、溶酶体酶,造成体内促炎反应强于抗感染反应,出现全身炎症反应综合征(SIRS),导致微血管通透性增加、液体外渗、血小板聚集、组织缺血-再灌注损伤,热休克蛋白激活凝血系统、C 蛋白、S 蛋白、抑制通道受损,血管收缩和舒张异常引起血管扩张,加剧液体外渗,血流分布紊乱,从而诱发休克。

4. **细胞凋亡** 细胞凋亡是由澳大利亚病理学家 Johnkerr 于 1972 年首先提出的,指细胞由基因控制的主动性死亡过程,它具有特征性的形态学改变和生化特征。其组织学特点表现为:细胞染色质呈新月状、帽状改变,核膜褶皱,包裹凝聚的染色质团块,分散于胞质中,胞质中内质网肿胀,线粒体及其他细胞器结构完整,胞质浓缩,胞膜出泡,包裹部分凝聚的染色质和细胞器,与胞体分离,形成凋亡小体。复苏后细胞凋亡与 Fas 基因、c-myc 基因、野生型 p53、ICE 基因表达增加,Bcl-2 表达下降,抑制因子与促进因子在高水平上的失衡有关。活性氧是病理条件下细胞损伤的主要调节剂,氧自由基造成 DNA 损伤,同时伴有 p53 的上游调节,也是凋亡的重要诱导因素。而钙超载与 DNA 链降解、凋亡小体形成、细胞凋亡相关基因转录加速密切相关。心肌缺血的早期和再灌注期,细胞凋亡异常增加会加重心肌的破坏,并可能是引发心力衰竭的重要诱因,由于凋亡在细胞死亡过程中具有潜在的可复性,因此在自主循环恢复后的治疗中,能否通过挽救、阻止心肌细胞凋亡从而改善心功能的研究是非常有意义的。

凋亡和坏死是细胞的两种不同死亡方式,但在目前仍然缺乏区分这二者的严格标准。事实上凋亡与坏死并不是毫无关联的,它们之间存在着相互关系:①无论是哪一种死亡形式,最终均伴有能量不足、线粒体功能衰竭、大分子物质降解及自由基生成;②二者在发生机制上有时也不能严格区分,某些导致膜严重破坏和坏死的诱因,在某种程度上对凋亡也具有潜在激发作用,尤其当损伤不是很剧烈的时候,容许细胞有足够的时间停留在某些阶段,进而才决定发生哪一种死亡方式。凋亡的方式不仅取决于损伤的严重程度,还依赖于其他因素,如胞内游离 Ca^{2+} 浓度、生长因子缺乏、细胞分化程度等;③凋亡发生后,也可能因为再受到其他损伤因素影响而最终以坏死终结。

第四节　心搏骤停复苏后主要脏器的功能、代谢变化

一、心搏骤停复苏后脑功能、代谢的变化

世界卫生组织(WHO)2002 年数据显示,每年每10 万人中有36 ~ 128 人发生心搏骤停。其中能恢复自主循环的人数达 17% ~ 49% ,但心搏骤停及心肺复苏过程中因缺血缺氧所致脑损害是这些患者最终死亡的主要原因。据 Madl 统计,心搏骤停患者恢复循环后约40%陷入永久性植物状态,并且其中 80% 在一年内死于神经功能衰竭,只有不到 1% 的患者不遗留神经功能后遗症,因此脑复苏成功与否是复苏成败的关键。脑是耗氧大、需能多的器官,正常成人脑约占体重的 2.2% ,而脑血流量约占心排血量的 15% ,静息时脑耗氧量约占全身总耗氧量的 20% 。脑组织内用于离子转运、合成代谢(如神经递质)和神经冲动传递的能量,85% ~ 95% 来源于从血液中摄取葡萄糖和氧进行生物氧化。脑组织内糖原、氧和 ATP 的储备很少,完全阻断脑血流 10 秒就可将残存于毛细血管内的氧耗尽,2 分钟就能把储备的葡萄糖耗尽。所以,脑(尤其是大脑皮质)对缺氧非常敏感。

脑的缺血再灌注损伤机制除了自由基损伤、钙超载、凋亡、炎症反应外,目前研究认为与兴奋性氨基酸的释放有关。缺血后脑细胞外间隙的谷氨酸、精氨酸和天门冬氨酸水平升高并一直持续到再灌注后 20 ~ 30 分钟。正常生理情况下,这些氨基酸作为兴奋性神经递质很快会被胶质细胞清除。但缺血后,这种清除效应可能出现异常。此外,缺血可诱导神经元内钙离子短暂性增加,导致囊泡释放,这种释放被体外试验证明在病理生理上具有兴奋毒性。例如,对神经元上谷氨酸能受体的过度刺激可直接引起神经细胞死亡。这种毒性主要在于激活释放的谷氨酸能使受体亚型产生变构,包括 N-甲基-D-天冬氨酸(NMDA)和 AMPA 亚型,导致细胞内钙离子增加,从而使正常的离子梯度消失。所以,细胞外高水平的谷氨酸、精氨酸和天门冬氨酸可以对脑部神经元产生直接毒性作用,尤其是当这些神经递质的兴奋作用无法被 γ-氨基丁酸(GABA)等抑制剂的神经递质拮抗时更是如此。

此外,脑的炎症反应也具有其自身特点,正常脑组织被认为是免疫豁免器官,其中血脑屏障可抑制炎症应答,并阻止炎性细胞浸润,但缺血脑组织不能执行这些功能。越来越多的

证据表明,急性炎症反应可促使缺血再灌注后神经损伤。已证实,在脑外器官缺血、局部和全脑缺血和脑外伤时,会发生缺血再灌注后炎症反应。炎症损伤的机制可大致分为三类:①再灌注时血液流变学的不良反应;②脉管系统的损伤;③神经元细胞的毒性损伤。白细胞比红细胞可变形性更小,因此经过狭窄的毛细血管时需要更大的压力。目前认为,全脑缺血后迟发性血流灌注不足可能是白细胞诱导的灌注缺陷的延迟效应。尽管如此,在心脏停搏时,采用抗中性粒细胞血清去除血液中性粒细胞,能改善迟发性血流灌注不足,但不能在24小时内改善神经预后。脑缺血与炎症反应有关,白细胞对脑血管壁的黏附性增加并可以渗透至脑组织中。这种脑部炎症反应会在缺血后数小时到数天后发生。局灶性缺血后常见白细胞进入脑组织,但全脑缺血后白细胞浸润却较少。全脑缺血时,白细胞确实会边集、黏附到脑部血管壁,脑组织可受这些细胞在局部分泌的因子影响。在脑组织中,巨噬细胞的吞噬作用由常驻的小胶质细胞执行,小胶质细胞的激活发生在全脑缺血后。这些小胶质细胞活性可被缺血时低温或米诺环素所削弱,低温和米诺环素能减少全脑缺血后延迟性神经元死亡。有资料显示,全脑缺血所致炎症反应主要缘于小胶质细胞的激活而非外周白细胞的浸润。心搏骤停复苏后脑的功能代谢变化主要表现在以下方面:

1. **脑循环障碍**　脑缺血缺氧时机体存在一系列的代偿调节机制:脑底动脉环的存在可使局部缺血区域得到一定程度的供血补偿;缺血缺氧时脑血管扩张,全身其他器官血管收缩以进行血液重新分配等。但这种调节机制有一定的限度,一旦超过极限,脑缺血缺氧即可造成神经元损伤。

当脑灌注压低于50 mmHg时,脑血流开始减少;当脑灌注压下降至低于40~50 mmHg时,自我调节储备耗竭,脑血流减少,氧的输出增加;当脑灌注压低于30 mmHg时,脑氧的消耗减少,氧的输出量大。在不完全缺血时,如标准心肺复苏、脑灌注压低于30 mmHg、整体脑血流低于每分钟15 ml/100g或脑静脉 PO_2 低于20 mmHg时,正常的神经元很容易受损。脑在10%正常脑血流状态比无血流或者细小血流状态(<每分钟5 ml/100 g)更能耐受。细小血流通常指非常低的血流状态,足以为无氧糖酵解提供充分的葡萄糖供应,但只能支持非常有限的氧化磷酸化。在心脏停搏时,自我调节右移或者缺失。在自我调节功能缺失时,脑血流量视脑灌注压而定。一定要将平均动脉压保持在较高的水平,而不是仅期待能够在复苏中维持足够的脑灌注,这已经在动物模型中得到证实,即心肺复苏延迟6分钟比心肺复苏在室颤发生后立即开始需要更高的脑灌注压来维持脑血流和ATP。CPR恢复自主循环、血压恢复正常者,脑缺氧时脑血流紊乱可表现为发生多灶性无复流现象,该现象可与暂时性全脑血管瘫痪并存。长期的脑低灌注,在犬脑缺血无复流12分钟后可持续发生1小时,甚至超过12小时(这种充血-低灌注现象于1971年首次发现)。脑代谢率在无复流期基本静止,1~2小时后恢复到正常基线水平以上。这些研究提示,脑血流改变在缺血后脑缺氧发病机制的多因素中居重要地位。无论是初期的一过性无复流现象,还是随后发生的较长时间低灌注现象,都是组织不均一的均匀离散分布,存在局部组织的涓细血流及无复流现象。

此外,心搏、呼吸骤停后,脑存在微循环障碍,这是由于以下原因造成的:①由于缺血缺氧诱导血管内皮细胞损伤,加上循环骤停后血液黏滞度增加、凝固性增高、血小板聚集性增强,易形成微血栓,加重脑组织缺血缺氧;②缺血缺氧导致大量 Ca^{2+} 进入血管平滑肌细胞,血管平滑肌痉挛,脑血管收缩,加之毛细血管周围星形胶质细胞肿胀压迫毛细血管,使管腔变形狭窄,从而使脑血流量进一步减少;③心搏、呼吸骤停后出现脑水肿,致颅内压增高,使复苏后脑灌注压(动脉压和颅内压之间的压力差)降低。故 CPR 后由于上述诸多因素的共同作用,脑血流量不能很快得以改善,会增加脑复苏的困难。

2. 自主循环恢复后的灌注过程 当患者复苏成功,自主循环恢复,脑要经过 4 个阶段的异常灌注和底物清除,这些都会导致进一步损伤,尤其易引起神经元的损伤。4 个阶段如下:

(1) 多个病灶快速出现再灌注缺失,目前通过心肺复苏后将血压维持正常或轻微升高,此阶段已不再出现。心肺复苏后,如果不能及时纠正受损神经元的灌注缺失,其早期发生的低血压是致命的。

(2) 出现短暂的全面充血,持续 5～40 分钟。增加缺血时间通常会增加充血时间,除非缺血时间长达数倍后,严重的脑水肿完全限制了再灌注。血管舒张的机制是多方面的,包括细胞外钾和腺苷浓度的升高及细胞外 pH 和钙的减少。

(3) 脑部全面、延迟、多灶的低灌注,而且在心脏停搏后 2～12 小时更为明显。当整体脑血流减少至停搏前的 50% 时,总体氧摄取才回到正常范围或在停搏前水平之上。脑静脉氧分压可能非常低(<20 mmHg),这反映了氧的供应和摄取之间是不平衡的。病因学上可能是多因素的,包括血管痉挛、水肿形成、血细胞聚集及内皮素的过度释放等。

(4) 出现以下其一:①脑血流和氧的摄取趋于正常,意识状态恢复;②持续昏迷,脑血流和氧的摄取降低;③伴随氧摄取下降和神经元死亡的继发充血。此阶段即使脑灌注正常也可以发生。任何颅内压升高或者系统平均动脉压降低都可以减少脑灌注压,进一步有损脑血流,最终引起更多神经元的损伤。对持续低灌注的生理机制解释可能包括小动脉内皮依赖性血管舒张或者脑血流对 CO_2 的反应;缺氧或低血压;血红细胞变形性降低;血小板聚集性增加;周围毛细血管细胞水肿;异常的钙流等。

3. 脑代谢障碍

(1) 能量代谢障碍:心搏、呼吸骤停后,由于缺血缺氧,脑细胞很快由有氧氧化转为无氧酵解,ATP 生成大量减少;另一方面,由于脑内储存的糖原和葡萄糖迅速耗竭,血液内葡萄糖向细胞内转运速度又减慢,糖酵解速度大大减缓,ATP 生成更加减少。ATP 是维持脑细胞功能及生存的基础,一旦能量耗竭,脑细胞将受到严重损害。如缺血缺氧时间过久(8～10 分钟)就可导致脑细胞不可逆性损害。如组织的灌流量仅维持在正常血供 10% 以下,即所谓"涓细血流",体内 ATP 迅速耗竭,合成和分解全部停顿,称之为"缺血性冻结"。同时,缺血时细胞内 ATP 产生严重减少,影响耗能离子泵的功能。由于 Na^+-K^+ 泵功能降低,膜离子梯度不能维持,细胞外钾浓度升高,而细胞内水钠潴留。再灌注时氧自由基产生加重了膜损伤,使细胞肿胀,且细胞内亚微结构细胞器也肿胀,影响细胞器功能发挥,此时蛋白质和细胞膜发生变性,线粒体和细胞核破裂,胞质空泡化,最后溶酶体大量释放,细胞发生坏死,出现细胞不可逆损害的现象。还由于毛细血管管外水肿压迫,管内细胞肿胀的堵塞作用,影响了脑微循环,加重脑损伤。脑组织富含磷脂,缺血再灌注损伤时脂质过氧化过强是脑损伤的主要特征。

(2) 脑内酸中毒:由于脑缺血缺氧,有氧氧化不能进行而转为糖酵解供能。糖酵解生成过量乳酸,造成乳酸性酸中毒。实验研究证明,完全性脑缺血 2～3 分钟后,脑中乳酸浓度即达最高值,组织 pH 降至 6.0～6.5。Rehncrona 报道了完全性与不完全性缺血时组织乳酸堆积水平与组织损伤的关系。当乳酸浓度在 5～20 μmol/g 时,组织损伤是可逆的;但如果超过 20～25 μmol/g 时,溶酶体膜受损,水解酶释放,造成细胞自溶性不可逆损伤。脑内酸中毒不仅严重抑制脑细胞功能,造成神经系统功能紊乱,还可引起细胞内溶酶体破裂释放出大量强力水解酶,导致细胞死亡。脑内最大乳酸水平取决于脑内糖水平。因此,缺血前及复苏后葡萄糖液可使脑内葡萄糖水平增高,乳酸生成也增多,加重脑内酸中毒,使脑缺血性损伤更加严重。故有人提出心肺复苏后早期不用葡萄糖液对防止脑损害可能有益,并认为用葡萄糖代谢抑制剂——去氧葡萄糖可以阻止循环恢复后脑内酸中毒。

(3)细胞内外电解质异常:心搏、呼吸骤停后脑缺血缺氧,能量生成锐减或耗竭,导致细胞膜上离子泵功能衰竭,Na^+、K^+、Ca^{2+}、Cl^- 等不能逆浓度梯度转运,从而造成细胞内外电解质异常。

1)细胞内 Na^+ 增高:由于 ATP 缺乏,细胞膜上 Na^+,K^+-ATP 酶功能障碍,大量 Na^+ 向细胞内转移,细胞内 Na^+ 浓度升高,从而导致脑细胞水肿,影响细胞正常功能。

2)细胞外 K^+ 浓度高:细胞膜上 Na^+,K^+-ATP 酶功能障碍,一方面细胞外 Na^+ 向细胞内转移,另一方面细胞内 K^+ 向细胞外转移,导致细胞外高钾。细胞内外 K^+ 浓度梯度减少,将影响脑细胞的膜电位,从而使脑细胞的功能下降。

3)细胞内 Ca^{2+} 浓度急剧升高:正常细胞外 Ca^{2+} 浓度比细胞内高 4000~10 000 倍,这种浓度梯度的维持必须由两组依赖 ATP 的离子泵参与。心脏呼吸骤停后,脑细胞缺血缺氧,细胞内 ATP 生成迅速减少,糖酵解生成的 ATP 很少,细胞维持 Ca^{2+} 梯度的功能随之降低。脑缺氧 1~2 分钟,细胞外 Ca^{2+} 即大量进入细胞内,脑间质液 Ca^{2+} 减少 90%;脑组织完全缺氧 5 分钟,细胞内外 Ca^{2+} 浓度趋于平衡。一方面,Ca^{2+} 大量进入脑血管平滑肌细胞,使脑血管痉挛,心肺复苏后脑组织仍处于无灌流状态,加重脑组织缺血缺氧。另一方面,脑细胞内 Ca^{2+} 明显增高,会激活 PLA_2,分解膜上磷脂成分产生大量游离脂肪酸,膜磷脂的分解破坏了膜结构和功能;大量游离脂肪酸能抑制线粒体功能,参与脑水肿的发生。线粒体功能丧失和细胞膜损伤是脑不可逆性损害的主要特征。此外,Ca^{2+} 在心肺复苏后脑再灌注损伤中也具有重要作用。由于 Ca^{2+} 在心搏、呼吸骤停及复苏后脑损伤发生机制中的重要地位,有人提出在脑复苏中应用钙通道阻滞剂治疗,以有效防止因细胞内 Ca^{2+} 升高所致脑损伤,保护脑功能。

4)细胞内 Cl^- 升高:正常情况下细胞外 Cl^- 较细胞内高约 100 倍。心搏、呼吸骤停后,由于缺血缺氧,细胞膜损伤,膜的通透性增加,细胞外 Cl^- 随 Na^+ 一起进入细胞内,这在脑细胞水肿的发生机制中可能起一定作用。

(4)铁依赖性脂质过氧化:在脑缺血缺氧期,内皮细胞及其他细胞内铁池破裂,Fe^{2+} 从铁池中释放直接引起脂质过氧化,使细胞受损。这种脂质自由基半衰期长,容易捕捉,加之脑组织 Fe^{2+} 含量较高,不饱和脂肪酸多,常导致迟发性神经元损伤。加入铁螯合剂后,可明显减轻这种迟发性损伤。

(5)脑内游离脂肪酸蓄积:脑组织含有丰富磷脂。当心搏、呼吸骤停后,磷脂大量分解,产生大量游离脂肪酸,因缺氧不能进行有氧氧化,导致脑内游离脂肪酸蓄积。一方面,过量游离脂肪酸可进一步损伤生物膜(细胞膜、细胞器膜等),加重脑损伤;另一方面,游离脂肪酸主要成分——花生四烯酸在 CPR 后低灌注时,将代谢为前列腺素、血栓素 A_2(TXA_2)、白细胞介素及脂质过氧化物,在脑再灌注损伤中发挥重要作用。

(6)乙酰胆碱合成减少:乙酰胆碱(acetylcholine,ACh)是脑内重要的神经递质。乙酰胆碱与乙酰辅酶 A 在胆碱乙酰化酶催化下合成的,而乙酰胆碱由丙酮酸氧化脱羧与辅酶 A 结合形成的,所以乙酰胆碱的合成与丙酮酸氧化有密切关系。心搏、呼吸骤停后,由于大脑缺血缺氧,丙酮酸不能氧化脱羧与辅酶 A 结合形成乙酰辅酶 A,因而乙酰胆碱生成减少,脑功能发生障碍。

（7）兴奋性神经递质增加：心搏、呼吸骤停后,脑内兴奋性神经递质大量释放,其中主要是谷氨酸和门冬氨酸。兴奋性神经递质增加可介导神经组织坏死,且有神经毒性。

4. 脑水肿

（1）复苏过程中脑水肿的发病机制

1）血-脑屏障的破坏：由于脑毛细血管外周几乎被星形胶质细胞终足所包围,后者被视为血-脑屏障的组成部分（第二道屏障）,正常情况下血-脑屏障只容许一些小分子溶质通过,因此脑毛细血管通透性很低。生理状态下组织间液几乎不含蛋白,脑缺血缺氧后氧自由基等因素损伤内皮细胞,微血管通透性增高；水肿的蛋白质中 5-羟色胺明显增多,后者经脑脊髓液进入脑实质,可导致微血管通透性增高。用铁蛋白作示踪剂,发现 5-羟色胺颗粒出现在吞饮泡囊中,游离于胞质和基底膜内,停留于细胞间隙和水肿组织中,从而判定水肿液是经内皮细胞和细胞之间的通道渗出并扩展。

2）毛细血管通透性增高：心搏、呼吸骤停后,缺氧及酸中毒可引起毛细血管通透性增加,导致"血管源性脑水肿"。由于细胞通透性增强,细胞膜上 Ca^{2+} 慢通道开放,细胞外 Ca^{2+} 顺浓度梯度流向细胞内,是造成钙超载的原因之一。

3）钠泵失灵：脑的活动需要大量能量的及时供应。缺氧时由于脑组织能量合成小于能量消耗,势必要动用有限的能量储备,高能磷酸键在数分钟内被消耗殆尽,以至于依赖 ATP 提供能量的钠泵活动衰减,Na^+ 不能向细胞外主动转运,水分进入细胞内以恢复平衡,从而造成过量 Na^+ 和水在脑细胞内积聚,脑细胞摄水增多而致肿胀。如同时伴有急性低钠血症,细胞外低渗使得水分转移到细胞内,将进一步加重脑水肿。

4）钙超载：钙超载可破坏蛋白质、脂肪,激活 PLA_2,产生大量游离脂肪酸；激活 PLA_2 产生花生四烯酸,再灌注时诱生一系列细胞毒物质。例如,TXA_2、白三烯、自由基等作用于神经细胞和胶质细胞,破坏其膜结构,血管通透性增高,使缺血后供血更趋恶化,加重脑水肿。

5）脂质过氧化：脑细胞膜含较丰富的多价不饱和脂肪酸,其不饱和双键易受自由基的影响而发生脂质过氧化反应,从而损伤膜结构和功能。自由基损伤线粒体膜,后者功能受损又导致 ATP 生成减少。Chan 及 Fishman 等将大脑切片浸于含多种脂肪酸溶液中,以观察组织肿胀情况,发现只有在多价不饱和脂肪酸存在时才能引起水肿,这是因为脂肪酸容易过氧化而引起细胞膜损伤。动物实验证实,缺血及再灌注过程中动物脑含水量持续增加,缺血时水肿的产生是膜脂降解、游离脂肪酸增加的结果,而过氧化是再灌注后水肿持续加重的原因之一,因为细胞膜脂质过氧化使膜结构破坏。

6）颅高压-脑水肿恶性循环：正常颅内压为 70～180 mmH$_2$O,由于颅骨的限制没有多少缓冲余地,所以很容易引起颅内压升高。当颅内压超过 400 mmH$_2$O,则压迫颅内小动脉,加重脑组织供血障碍,造成脑缺氧-脑水肿恶性循环,因此临床上患者在恢复自主呼吸后,还可以再次发生呼吸停止。

（2）脑水肿的病理生理改变：脑水肿分为两种基本类型,即血管源性脑水肿及细胞中毒性脑水肿,脑缺血过程中两种病理改变均有。血管源性脑水肿其主要发病机制是各种原因导致毛细血管通透性升高,病理改变特点为白质细胞间隙中大量液体积聚,且富含蛋白质；灰质则无此变化,主要出现血管和神经元周围胶质成分的肿胀（胶原细胞水肿）。

细胞中毒性脑水肿病理改变特点为水肿液主要分布在细胞内,包括神经细胞、神经胶质细胞和血管内皮细胞等,细胞外间隙不但不扩大,反而缩小。灰质虽有弥漫性病变分布,但主要变化见于白质。脑缺血和水肿由细胞肿胀和血管渗透性增加(血管源性水肿)引起。尽管心脏停搏抢救恢复后颅内压保持正常,但在缺血细胞性水肿时液体由细胞外进入细胞内,电解质的转移发生较早。血管源性水肿在缺血再灌注中可能稍后才发生。缺氧和高碳酸血症加重可以恶化血管源性水肿。再灌注使血流恢复,给损伤神经带来氧气、葡萄糖和白细胞。一些组织和白细胞诱导的介质[如单线氧、一氧化氮(NO)和蛋白酶]被释放,这些介质使微血管渗透性增强,损伤脑血流屏障,从而造成血管源性水肿的发生与发展。血管源性水肿在脑缺血和水肿中发挥关键作用,这是由于血管损伤和液体负荷过重使得由此引起的出血危险性增加。如果脑水肿不经治疗,脑组织被坚硬的颅骨围绕,膨胀空间受限,结果造成颅内压升高。颅内压进一步升高将最终导致脑组织压缩、脑灌注压降低、脑血流灌注受损,诱发脑神经损伤,脑水肿使心肺复苏后患者神志恢复较慢,如脑水肿严重还可使颅内压增高形成脑疝,带来严重不良后果。脑的病理生理变化,尤其是脑损伤的程度,是目前影响心肺脑复苏成功率的重要因素。因此,在复苏时如何保护脑功能是心肺脑复苏研究的重大课题,明确脑水肿形成、发展的确切病理机制将有助于研发可减轻心脏停搏后神经病学损伤的治疗性药物。

5. 脑超微结构的改变 脑缺血的组织学变化在缺血发生后 12 小时才较明显,主要表现为:神经元出现 Nissl 小体溶解和坏死(红色神经元);髓鞘和轴突崩解;星形胶质细胞肿胀。1~2 天可出现脑水肿、中性粒细胞和巨噬细胞浸润,并开始出现泡沫细胞。第 4 天星形胶质细胞明显增生,呈现修复反应。大约 30 天形成蜂窝状胶质瘢痕。缺血性脑病的病理改变常见类型包括:①层状坏死,大脑皮质第 3、5、6 层神经元坏死、脱失、胶质化,引起皮质神经细胞层的中断;②海马硬化-海马锥体细胞损伤、脱失、胶质化;③边缘带梗死,梗死范围与血压下降程度和持续时间有关,如血压持续下降,则梗死区自远心端向次远心端扩大,称为向心性发展,即 C 形梗死区向其两侧扩大,并自大脑顶部向颅底发展。脑缺血时大脑边缘带梗死的极端情况是全大脑梗死,但脑干各核团由于对缺血(氧)的敏感性较低仍可存活,患者靠机械通气以维持生命,但意识丧失,处于持续植物状态。一旦这类患者死亡,其大脑乃成为由脑膜包裹、晦暗无结构的坏死组织,称为呼吸器脑。

通过染色法显示在再灌注的两个阶段出现了易损神经元严重的结构损伤,细胞质微空泡形成出现在再灌注最初 15 分钟内;在其后 6 小时中,人们发现神经元进一步损害的形态学证据持续存在。光镜下可见散在的神经元不可逆性形态学改变,在心脏停搏后 24 小时出现,48~72 小时显著。神经细胞死亡的组织学特点包括线粒体和胞核的肿胀、细胞器溶解以及染色质在细胞核周围凝聚。这些过程发生之后,随之出现细胞核和细胞膜的碎裂,细胞核中 DNA 被随机释放的酶分解而降解。这一持续的核损伤发生在心脏停搏所致再灌注之后 48~72 小时,为我们及时干预带来了希望:新的复苏治疗可能有效改善核损伤。

二、心搏骤停复苏后心脏功能、代谢的变化

1. 心肌能量代谢变化 心脏活动的维持需要消耗大量能量,而且心肌细胞膜上 Na^+,K^+-ATP 酶、Ca^{2+},Mg^{2+}-ATP 酶也要消耗大量 ATP。心搏、呼吸骤停后,因冠状动脉无血液灌

流,心肌细胞完全缺氧,迅速由有氧代谢转变为无氧代谢(糖酵解),糖酵解时生成的 ATP 仅相当于有氧代谢的 1/19,远远不能满足心肌的需要,加之心肌能量储备非常有限,仅够维持心脏跳动数十次。故心肌完全缺血时,心肌细胞能量很快耗竭,心脏活动难以维持。糖酵解时产生的大量乳酸由于冠状动脉循环停止而不能及时随血液带走,造成心肌细胞内代谢性酸中毒。有人在心脏停搏的动物模型中观察到心肌细胞内 CO_2 分压明显上升,以致细胞内 pH 进一步增高。心肌细胞内酸中毒,严重抑制心肌收缩力,并降低心肌的室颤阈值,导致顽固性室颤,这给心脏复苏造成很大困难。

心肌细胞完全缺氧,可导致细胞内外电解质紊乱。心肌细胞膜生理功能的维持有赖于 Na^+,K^+-ATP 酶功能的正常。ATP 缺乏后 Na^+,K^+-ATP 酶功能异常,使细胞内 K^+ 外逸,造成心肌细胞外高钾,这种高钾状态常是心脏不能复跳和复苏过程中心脏再度停跳的原因之一; Na^+,K^+-ATP 酶功能障碍,还能引起细胞外 Na^+ 及水进入细胞内形成细胞水肿,时间过长将严重威胁细胞的生存,而且细胞质中线粒体水肿进一步影响能量的生成。心肌完全缺氧, Ca^{2+},Mg^{2+}-ATP 酶功能下降,以及因细胞内 Na^+ 升高促使 Na^+-Ca^{2+} 交换,细胞外 Ca^{2+} 大量进入细胞内,可致线粒体损伤,溶酶体溶解,严重抑制细胞功能甚至死亡。

2. 心功能变化

(1)心电活动的影响:心肌细胞急性缺血时电生理改变主要包括静息电位降低、动作电位上升的速度变慢,时程缩短,兴奋性和传导性降低,一些快反应细胞转变成慢反应细胞。在心电图上则表现为缺血心肌对应部位 ST 段抬高,R 波振幅增加。再灌注使缺血中心区 R 波振幅迅速降低,ST 段高度恢复到原水平,Q 波很快出现,并常常出现心律失常。心肌缺血后对刺激的传导时间延长,自律性增强,均为心律失常创造了条件。缺血-再灌注时心律失常发生率较高,表现为期前收缩、自发性室性节律或室性过速,有时也出现室颤。多为一过性的,但也可出现致死性室颤,其发生与再灌注前缺血时间长短、缺血心肌数量、缺血程度和再灌注恢复速度有关;其发生机制可能与缺血心肌和正常心肌之间传导性及不应期的差异所致兴奋性折返相关,并与再灌注冲洗出的儿茶酚胺刺激、再灌注降低心肌纤颤阈值以及氧自由基、钙超载有关。大量钾外溢、代谢产物蓄积和氧自由基攻击导致膜脂质过氧化,也是心律失常发生的重要机制。据报道,犬在心肌缺血再灌注后心律失常发生率为 50%~70% ,大鼠为 80%~90% ,人冠状动脉内用链激酶溶栓治疗后,心律失常发生率可以高达 80% 。

(2)心肌收缩舒张功能降低:在缺血损伤中,心肌静止张力(指心肌在静息状态下受前负荷作用而被拉长时产生的张力)随缺血时间延长而逐渐升高,但发展张力(指心肌收缩时产生的主动张力)逐渐降低;再灌注时静止张力更加增强,表现为心室舒张末期压力升高;发展张力愈加降低,表现为心室收缩峰压和心室内压最大变化速度均下降,从而导致收缩、舒张功能减弱。

(3)心肌顿抑:心肌顿抑指心肌短时间缺血后不发生坏死,但引起的结构、功能和代谢改变在再灌注后并不立即恢复,常需数小时、数天甚至数周才能恢复正常,其特征为收缩功能障碍。心肌顿抑发生机制目前认为与缺血时被耗竭的高能磷酸化合物恢复较慢、再灌注自由基产生过多或细胞内钙超载有关。一般认为,心肌顿抑是再灌注损伤的表现,但也有人认为这是一种对心肌的保护效应,通过使缺血-再灌注心肌的耗氧量减少,进而限制心肌坏死的发生。

(4)其他:冠状动脉微血栓形成,由于缺氧致冠状动脉的毛细血管内膜损伤,毛细血管通透性增加,液体外渗,红细胞凝集,微血栓形成,以致恢复循环后心肌灌流不足,给复苏造成困难。缺氧还可引起心脏传导系统损伤,诱发严重心律失常或传导阻滞。

3. 心肌超微结构变化 缺血心肌的超微结构变化与代谢紊乱有关,包括线粒体和肌质网肿胀、细胞质肿胀及核染色体的边集和浓缩。不可逆损伤的超微结构变化包括线粒体絮状、线状的聚集和肌膜完整性破坏,线粒体显示钙磷酸盐的沉积。从可逆到不可逆的主要改变是心肌细胞间隙和微脉管系统的变化。

4. 无复流现象 在心搏骤停及其后的心肺复苏中,由于有人工循环的支持,本应恢复血流灌注的缺血不见有血流的现象,称之为"无复流现象"。无复流现象首先是在犬的实验中发现的,结扎犬冠状动脉造成局部心肌缺血后,再打开结扎的动脉,使血流重新开放,缺血区并不能得到充分的灌注,此现象称为无复流或无灌注现象,这种再灌注损伤其实是缺血的延续和叠加。缺血细胞并未得到血液重新灌注,而是继续缺血,因而损伤加重。该现象的发生可能与下列因素有关:①心肌细胞肿胀。由于缺血引起心肌细胞膜 Na^+,K^+-ATP 泵功能障碍,使水钠在细胞内潴留,因而再灌注时缺血区心肌细胞发生肿胀,压迫微血管。②小血管内皮细胞肿胀。内皮细胞肿胀与氧自由基有关,氧自由基使血管内皮细胞膜受损,水钠进入内皮细胞引起细胞水肿,其本身肿胀和内皮细胞向管腔伸出突起造成管腔狭窄。③心肌细胞的收缩。缺血所致心肌细胞收缩形成严重收缩带,压迫微血管,使缺血区某部分得不到血液重新灌注。④微血管堵塞。心搏骤停后缺血缺氧导致白细胞集聚和堵塞、血小板聚集、微血栓形成而呈不再流动状态,同时微血管的堵塞还与花生四烯酸的代谢产物前列环素(PGI_2)和 TXA_2 之间的失衡密切相关。缺血缺氧时,一方面因血管内皮细胞受损而致前列环素生成减少,另一方面又可使血小板释放 TXA_2 增多,因此发生强烈的血管收缩和血小板聚集,进一步释放 TXA_2,从而促使血栓形成和血管堵塞。这种无复流现象不仅见于心肌,亦见于肠、肾、骨骼肌等缺血-再灌注过程,但随着心肺复苏的持续,血液循环的恢复,这种暂时性损伤可因再灌注而逐渐恢复。

三、心搏骤停复苏后肺脏功能、代谢的变化

1. 心搏骤停状态下肺脏的生理学特点

(1) 低氧和高碳酸血症对肺通气的影响:呼吸和心搏停止时,血氧浓度随时间的延长而逐渐降低,血 CO_2 浓度升高。O_2 和 CO_2 浓度都影响通气和气体交换,低氧血症可以改变气道阻力。大量动物和临床观察表明:即使存在有效循环,低碳酸血症也会引起支气管收缩,增加气道阻力;高碳酸血症对气道的阻力还不确定。有研究发现,呼气末 CO_2 从 20 ~ 27 mmHg 增至 44 ~ 51 mmHg 时,气道阻力降至初始值的 27%。另据报道,高碳酸血症通过迷走神经介导的中枢神经系统反应,引起气流阻力增加。因此,低碳酸血症通过对气道的直接局部效应,造成支气管收缩并增加气流阻力;而高碳酸血症则是通过中枢神经系统,使气道阻力增加。

(2) 低氧性肺血管收缩:低氧性肺血管收缩的一项生理机制是减少肺内低通气和低氧区域的血流,增加通气相对较好区域的血流,以减少静脉血掺杂。正常情况下,低通气肺泡的血管收缩,这种效应可以被局部氧分压(PO_2)增加所逆转。低氧性肺血管收缩使局部的灌注与通气相适应,随着气道 PO_2 和混合静脉血 PO_2 的降低而加剧。低氧愈严重,肺血管收缩愈强烈。而当肺血管过度收缩时,可引起病理性改变,产生肺动脉高压。

低氧性肺血管收缩可被呼吸性和代谢性碱中毒抑制,被代谢性酸中毒加剧。另外,当肺动脉压降低时,肺血管收缩更为明显;而肺动脉压增加时,肺血管收缩则减轻。因此,吸入低浓度氧,比如口对口呼吸时,可能因为肺血管阻力增加,降低肺血流。心脏停搏和心肺复苏时,通常会出现低氧血症,是否会发生低氧性肺血管收缩,还缺乏足够的证据。

(3)低血流状态下通气和血流的关系:正常心排血量时,通气通过一系列的生理机制与血流相适应,以使静息状态下肺泡及动脉 PCO_2 维持在 40 mmHg 左右。然而,低血流状态下,通气血流比会发生变化。全身血流减少时,肺内血流也会相应减少。随着运送至肺部的静脉 CO_2 减少,随呼气排出的 CO_2 减少,呼出气 CO_2 浓度降低。由于 CO_2 清除减少,使 CO_2 蓄积在静脉血和组织中。因此混合静脉血 PCO_2 主要反映了全身和肺的血流灌注,也反映了组织的酸碱环境。另一方面,低血流状态时,动脉血 PCO_2 和 PO_2 主要反映了肺泡通气是否充分。当血流流速低时,如果肺泡通气充分,因通气血流比例严重失调,流经肺毛细血管床的血液就处于过度换气状态。虽然混合静脉血可提供复苏时有关血流状态的更多准确信息,但在心肺复苏时,很少有可能放置肺动脉导管。动物实验结果提示,心肺复苏时骨内血气分析是替代测量静脉 pH 和 PCO_2 的可行方法。一项幼猪低氧性心脏停搏模型研究发现,心肺复苏 15 分钟内,骨内血气与混合静脉血血气密切相关。超过这一时间后,骨内血气较混合静脉血血气可以更好地反映局部酸碱状况或者骨内给药的效果。

(4)通气对酸碱平衡和氧合的作用:在心脏停搏低血流量状态下,酸碱平衡和氧合都是需要注意的问题。低氧血症和高碳酸血症酸中毒可以引起心肌收缩力下降,致使除颤困难,它们均与低心排血量相关。心脏停搏时,患者的动脉血气并不能反映组织环境的真实情况,混合静脉血 CO_2 水平经常是动脉血的 2 倍。动脉和混合静脉血代谢性酸中毒及混合静脉血高碳酸血症与心脏停搏复苏失败相有关。人和动物复苏实验已证实,心肺复苏时血 pH 极大程度上由 CO_2 浓度所决定。因为 CO_2 水平的不同,混合静脉血呈酸性,而动脉血经常呈碱性。在最近 Norwegian 的报告中,院前心搏骤停患者插管后,一组给予 500 ml 潮气量,另一组给予 1000 ml 潮气量,一段时间后(平均约 15 分钟)测量动脉血 PCO_2 和 pH。结果显示,1000 ml 和 500 ml 组潮气量的平均 PCO_2 分别是 28 mmHg 和 56 mmHg。这一结果说明,潮气量明显影响动脉血 PCO_2 和 pH。大潮气量与呼吸性碱中毒相关,小潮气量与呼吸性酸中毒相关。心肺复苏时动静脉血 PCO_2 压差大幅增加,自主循环恢复后才逐渐接近正常水平。CO_2 压差增加可能是由于肺血流量下降,肺 CO_2 清除减少,循环系统静脉端 CO_2 蓄积,动脉血过度换气所引起。最近的资料显示,即使在血流量降至正常的 12% 时,通气改变仍能影响 CO_2 的排出。另外,随着血流的减少,呼气末 CO_2 水平与动脉血 PCO_2 都降低。因此,混合静脉血 PCO_2 与血流呈反向变化,但动脉血 PCO_2 与呼气末 CO_2 水平却与血流量同向变化。

(5)通气对室颤和除颤的影响:数项调查显示,低通气、低氧血症、高碳酸血症、代谢性酸中毒可降低室颤阈值,并有增加发生室性心律失常的趋势。业已明确,动脉低氧血症通过兴奋自主神经系统和影响迷走神经张力,引起心律失常。高通气和低通气均与严重的室性心律失常和室上性心律失常相关。低氧血症及其他临床事件如低血糖、高钾血症、低钾血症,都可通过缩短心肌动作电位时间引起室颤。无低氧血症时的高碳酸血症可降低室颤阈值;而呼吸性碱中毒则提高室颤阈值,增加室颤的自主回复率。另有研究认为,是缺血而不是低氧血症导致室颤阈值降低。

2. 复苏后肺脏的功能、代谢变化

（1）通气变化：在心脏呼吸骤停的开始，因肺泡内氧分压比静脉血氧分压高，而肺泡内二氧化碳分压比静脉血二氧化碳分压低，故气体交换仍然存在，氧由肺泡内向血液内弥散，二氧化碳则由静脉血向肺泡内弥散。有人测定，CO_2 由血液向肺泡内弥散的量比氧由肺泡向血液弥散的量约减至 1/10，结果肺泡内气体总量逐渐减少，肺泡内形成负压。如果呼吸道通畅，呼吸道内气体则进入肺泡，这样就产生了没有呼吸运动的通气-弥散呼吸。弥散呼吸仅在心脏呼吸骤停后维持约 2 分钟，而且气体交换量很少，交换后的血液也不能很快回到心脏。随后通气完全停止，如不能尽早施行心肺复苏，给予有效的通气，肺泡内就不能进行有效的气体交换，机体缺氧进一步加重，CO_2 因不能从肺内排出而在体内迅速积聚，造成严重呼吸性酸中毒。

（2）呼吸道防御功能降低：正常呼吸道借助气管、支气管黏膜上皮的纤毛运动清除进入呼吸道的微小粉末颗粒及微生物，呼吸道黏膜上皮细胞尚可分泌一些分泌型 IgA 抗体以及巨噬细胞、肺泡上皮细胞的吞噬功能防止病原微生物的入侵。心搏、呼吸骤停后，气管、支气管黏膜上皮细胞缺氧，能量生成急剧减少，纤毛运动减弱或停止，清除粉末及微生物的功能降低；另外，呼吸道分泌的 IgA 减少，肺泡缺氧也大大削弱了巨噬细胞及肺泡上皮细胞的吞噬能力。上述因素的存在显著降低了呼吸道的防御功能，易发生细菌甚至条件致病菌的感染。所以，心肺复苏后应予抗菌药物治疗。

（3）肺泡表面活性物质生成减少：肺泡上皮有少量 II 型肺泡细胞分泌一种单分子磷脂的表面活性物质，降低肺泡表面张力，防止肺泡萎缩。心搏、呼吸骤停后由于缺氧，II 型肺泡细胞功能受到明显影响，致使肺泡表面活性物质生成减少，肺泡易于萎陷，从而导致肺不张及急性呼吸窘迫综合征（acute respiratory distress syndrome，ARDS）。

（4）肺循环阻力增加：心搏、呼吸骤停后，肺循环阻力急剧增加，主要与 3 个因素有关。①缺氧：肺小动脉对缺氧极其敏感。一旦缺氧，肺小动脉平滑肌发生持续痉挛，使肺循环阻力增加。②CO_2 分压增高及酸中毒：心搏、呼吸骤停后，静脉血 CO_2 分压明显升高，加上缺氧造成的代谢性酸中毒，血液中［H^+］明显上升，增加了肺小动脉对缺氧的敏感性，使肺循环阻力进一步增加。③交感亢进及血中儿茶酚胺增加：心搏、呼吸骤停后因机体处于高度应激状态，交感亢进，肾上腺大量释放儿茶酚胺及抢救时使用大剂量肾上腺素，兴奋肺动脉及肺小动脉上的肾上腺素能受体，引起肺血管收缩，肺循环阻力增加。肺循环阻力增加，导致心肺复苏时及复苏后心排血量减少或形成肺动脉高压，增加复苏的难度。

（5）肺毛细血管通透性增加：心搏、呼吸骤停后，由于缺氧、酸中毒等因素可造成肺毛细血管内皮细胞及基底膜损伤，毛细血管的通透性增加，易并发肺水肿。

（6）并发急性肺水肿：心搏、呼吸骤停后，由于肺泡表面活性物质生成减少、肺毛细血管通透性增加、肺循环阻力增加，加上 CPR 时高能量反复多次电击、胸外按压、误吸、补液过多、应用升压药等诸多因素，常易并发急性肺水肿。CPR 后并发急性肺水肿，使复苏后期处理更加困难。

四、复苏后肾脏功能、代谢的变化

心搏、呼吸骤停对肾脏功能的影响较大，易并发急性肾衰竭。

1. 肾血流量急剧减少　心搏、呼吸骤停时，由于肾脏血流急剧减少乃至停止，肾小球滤过压迅速降低或消失,肾小球滤过率降低或停止,导致肾前性肾衰竭。此时,肾脏结构尚未遭到严重损害。另外,心搏骤停后,肾小球小动脉压力急剧下降,刺激球旁器细胞分泌肾素,使血液中血管紧张素水平明显升高。有研究证明,肾内尚有独立的肾素-血管紧张素系统,近球旁器的肌上皮样颗粒细胞不含有肾素,同时含有血管紧张素 II (Ang II)和血管紧张素 I (Ang I)。心搏骤停后,近曲小管和髓袢重吸收氯化钠的功能降低,到达远曲小管的氯化钠浓度增高,加上肾小球小动脉压力急剧下降,刺激球旁器细胞大量分泌肾素和 Ang II,从而使肾小球毛细血管内 Ang II 明显增加,引起肾小球毛细血管强烈收缩,使其滤过率进一步下降,导致肾衰竭。

2. **肾小球毛细血管内皮细胞损伤,滤过膜通透性增高**　心搏、呼吸骤停时间稍长,因缺血、缺氧、酸中毒及高凝状态,可造成肾小球毛细血管内皮细胞损伤,促使血小板及红细胞聚集,或并发弥散性血管内凝血(DIC)造成弥漫性肾小球毛细血管微血栓形成,导致肾功能进一步损害;另一方面,缺血、缺氧、细胞内酸中毒及细胞水肿不仅造成肾小球毛细血管内皮细胞损伤,同时也可以诱发肾小囊上皮细胞及基底膜、滤过膜受损,通透性增加,血液中大分子蛋白甚至细胞等有形成分均可通过滤过膜,加上尿量生成减少,大分子蛋白及有形成分在肾小管内形成管型甚至堵塞肾小管,加重肾小管损害。

3. **急性肾小管坏死及大量管型**　缺血缺氧时间较长,造成肾小管上皮细胞能量耗竭、细胞内酸中毒、细胞水肿、严重威胁细胞的生存乃至急性肾小管坏死;缺血缺氧后肾小球滤过膜受损,通透性增加,大量蛋白及有形成分通过滤过膜进入肾小管,并且肾小管上皮脱落,形成蛋白及细胞管型,加重肾小管损害;大量管型堵塞肾小管后,可使肾小囊压增高,肾小球有效滤过压进一步下降,即使在有效循环恢复后也不能很快改善,所有这一切都将导致心搏、呼吸骤停及心肺复苏后急性肾衰竭。

4. **肾髓质的渗透压梯度受损**　肾小管袢升支粗段对 Cl⁻ 的主动重吸收是建立肾髓质渗透压梯度的主要动力。心搏骤停后,肾小管上皮细胞缺氧,能量生成减少或耗竭,导致对 Cl^- 的主动转运发生障碍,从而造成肾髓质的压力梯度缩小或消失,严重影响肾脏的浓缩功能。

总之,心搏、呼吸骤停后肾脏的变化主要是由上述诸因素导致的急性肾衰竭。如骤停时间短,早期是可逆的,如骤停时间长,则造成不可逆性肾功能损害。急性肾衰又可导致水和电解质紊乱,加重酸中毒、氮质血症形成,给复苏后期增加困难,是复苏成功后患者死亡的重要原因之一。所以,心肺复苏要尽早施行,尽快恢复有效循环,促进肾功能的恢复。

五、血 液 系 统

心搏、呼吸骤停后血液系统病理生理变化非常复杂,有许多问题目前尚不清楚,有待进一步研究。

1. **有效成分的变化**　心搏、呼吸骤停后,由于严重酸中毒,红细胞膜通透性增加,Na^+、Ca^{2+} 进入细胞内使红细胞膨胀,变形性下降,不易通过毛细血管,也易被脾脏破坏,发生血管外溶血;缺血缺氧亦能引起许多有核红细胞破坏,红系定向干细胞损伤;缺氧、酸中毒又可致血小板聚集,形成血栓;白细胞膜通透性增加,大量 Ca^{2+} 进入细胞内,促使溶酶体破裂,释放大量水解酶,引起细胞自溶;同时淋巴细胞抗体生成减少,机体免疫功能下降,易发生全身性感染。

2. **血液流变学异常**　已有实验证明,心搏、呼吸骤停复苏后全血黏度、血浆黏度均增加,红细胞变形能力下降,红细胞电泳时间延长,心肺复苏后如能维持正常血流动力学及通气,及时纠正酸中毒及电解质紊乱,上述变化可逐渐趋向正常。心肺复苏后血液流变学异常的机制与红细胞内钙增加、酸中毒、微血栓形成及血浆纤维蛋白原增多密切相关。

3. **凝血异常**　心搏、呼吸骤停由于血流停止,血液在微循环中淤滞;血黏度升高,许多血小板聚集,加上毛细血管内皮损伤,易发生 DIC。动物实验和临床观察均证明,心搏、呼吸骤停后血小板计数明显减少,凝血酶原时间延长,纤维蛋白降解产物增加,抗凝血酶Ⅲ减少,凝血因子Ⅱ、Ⅴ、Ⅷ、Ⅸ等均不同程度地减少,以上改变与循环停止的时间密切相关。如预先给予肝素抗凝治疗,则上述变化明显减轻或不发生。

第五节　心搏骤停复苏后防治的病理生理基础

一、尽早实施心肺复苏恢复血液灌注

所有器官能耐受一定的缺血时间,在这一段时间内恢复血液灌流,脏器功能可望恢复,超过这一时间,脏器进入不可逆损伤期,再灌注则有害无益。在可逆性损伤期,尽早恢复血流,其损伤也更轻,功能恢复也更快更完全。胸部按压毫无疑问是使心搏骤停患者达到初步复苏成功最重要的干预措施,如心搏骤停后立即采取抢救措施,并以标准的手法复苏,可使组织的血液灌流量能维持正常血供的 25%~30%,细胞可通过严重缺氧时葡萄糖酵解,获得接近正常的 ATP,在恢复正常血供、心肺复苏成功后器官功能不致明显受损。但如血供只有正常水平的 15%~25%,则不仅氧的供给受到严重影响,氧含量也降低。如心搏骤停时间过长,血液灌注不能达到最低需求量,ATP 就会耗竭,缺乏 ATP、细胞钠泵障碍无法维持正常细胞膜电位,同时脑无氧代谢产物堆积,导致组织酸中毒,细胞内环境稳定性遭到破坏,又进一步限制细胞生命的恢复。如不立即恢复正常血供,即可发展到不可逆的损伤程度。

二、减轻缺血-再灌注损伤的药物治疗

1. **抗氧化剂/自由基清除剂**　由于缺氧,在缺血-再灌注过程中产生了大量自由基。超氧化物歧化酶(SOD)可清除超氧阴离子(O_2^-),并已用于实验研究中,其在缺血-再灌注犬的研究中显示出有益的结果。在大鼠离体心脏模型中,谷胱甘肽能够减少心肌缺血-再灌注损伤。有研究报道,褪黑素作为一种内源性抗氧化剂具有保护作用,在犬的实验中能够降低再灌注损伤时心律失常的发生率及减少梗死面积,降低死亡率。另外,黄嘌呤氧化酶抑制剂——别嘌呤醇,可使心肺复苏后缺血-再灌注损伤的发生率明显下降。

2. **Ca^{2+}拮抗剂**　Ca^{2+} 被认为在心肌缺血再灌注中具有非常重要的作用,细胞内 Ca^{2+} 升高可引起心肌收缩丝的过度活化,同样,线粒体 Ca^{2+} 的升高能造成线粒体产生 ATP 的能力受损。Ca^{2+}拮抗剂除了负性收缩和负性变时作用外,在心肌缺血再灌注损伤中起到比较好的治疗效果,这在动物实验和临床研究中均已得到证实。例如,采用猪和犬的心脏模型观察到,在再灌注前冠脉内注射地尔硫草能够降低梗死面积。Ca^{2+}拮抗剂在临床试验中也取得了比较满意的疗效,有人在临床试验中静脉给予链激酶的同时口服地尔硫草,相对于对照

组,促进了左心室功能的恢复。

3. Na⁺-H⁺交换抑制剂 心肌缺血能够引起细胞内酸中毒及 H^+ 升高,Na^+-H^+ 交换可将 H^+ 交换出细胞外,而 Na^+ 进入细胞内,通常 Na^+-K^+ 交换又将细胞内多余的 Na^+ 与细胞外 K^+ 进行交换从而将 Na^+ 排出细胞外。但是在缺血的心肌中 Na^+-K^+ 交换被抑制,导致细胞内 Na^+ 超载,从而激活 Na^+-Ca^{2+} 交换,造成细胞内钙超载,导致再灌注损伤。一项小规模临床试验中,Rupprecht 等在 49 例患者再灌注前应用 Na^+-H^+ 交换抑制剂卡立泊来德,与对照组比较,治疗组能够减少再灌注损伤面积,但这些结果尚未在临床大规模试验中进行验证。

4. 中性粒细胞抑制物 中性粒细胞在再灌注损伤中的作用研究时间较长,但毫无疑问的是,在再灌注的心肌中有中性粒细胞聚集。采用抗细胞间黏附分子-1 抗体可减轻实验犬的再灌注损伤。在鼠心脏实验中,给予 CD18——细胞间黏附分子-1 底物抗体有助于减轻再灌注损伤。然而,当 CD18 抗体和溶栓治疗联合应用时,其对梗死面积无明显影响;CD11/CD18 抗体和 CD11/CD18 白细胞受体阻滞剂在心梗患者初次行血管重建术时应用,与对照组相比,不能减少梗死面积,这些都提示动物实验和临床试验结果并不一致。

5. 内皮素-1 受体阻滞剂 内皮素-1 是心血管系统中最丰富的内皮素异构体。在缺血-再灌注过程中内皮素表达上调,提示它参与了再灌注损伤反应。当对缺氧心肌进行恢复供氧时,应用内皮素受体拮抗剂可提高心肌的功能恢复,并减少心肌凋亡的数量。该作用可能是由于减少了血管痉挛的发生,降低了白细胞介导的损伤及促进 NO 产生的作用。

6. 肾素-血管紧张素系统拮抗剂 肾素-血管紧张素系统在缺血-再灌注损伤中发挥着重要作用。血管紧张素 II、血管紧张素转换酶的产物,通过两种受体亚型 AT_1 和 AT_2 发挥其效应。在一些动物实验和临床观察中,血管紧张素转换酶抑制剂的应用能够降低再灌注损伤的程度。在缺血心肌进行血管再通的猪模型中,应用喹那普利显著降低了心律失常的发生率和心肌梗死的面积。

7. 腺苷和腺苷受体激动剂 腺苷对减轻再灌注损伤显示出一定的效果。Olafsson 等在犬的模型中发现,再灌注后应用腺苷减少了缺血-再灌注损伤程度和提高了收缩力。有学者通过对心搏骤停者在心肺复苏时注入腺苷,结果改善了左心室功能和降低了心脏事件的发生率。腺苷 A_1、A_2、A_3 受体激动剂在减轻再灌注损伤方面可能作用有所不同,有研究表明腺苷 A_2、A_3 受体激动剂能减轻再灌注损伤,而腺苷 A_1 受体激动剂无明显效果。

8. 补体系统抑制剂 缺血的后果是细胞被破坏,细胞内物质如线粒体等直接与血浆相接触,这就激活了补体系统,从而导致更多的细胞损伤和坏死。激活补体有 3 条途径:经典途径、替代途径和凝集素途径,它们在再灌注损伤中均存在。诸多动物实验数据显示,补体系统抑制剂对心脏具有保护作用。

9. NO 和 NO 供体 活性氮是自由基领域中新的研究前沿问题,主要包括 NO 和二氧化氮(NO_2)。NO 是一种具有多重生物学效应的气体分子,参与机体多个系统的生理活动,但又具有细胞毒性并介导了多种病理反应。其在心肌缺血-再灌注损伤中的作用有争议。有报道认为,心肌缺血-再灌注时可以产生大量氧自由基,其中包括超氧阴离子与 NO 以非常快的速度结合,生成过氧亚硝酸抑制剂或超氧化物歧化酶通过减少 NO 的生成来清除超氧阴离子,从而有助于减轻心肌顿抑。而另有实验观察到,心肌缺血后再灌注 NO 释放水平下降,血小板、中性粒细胞聚集,于再灌注时给予 NO 供体或前体,能够通过抑制血小板聚集保护内皮功能,进而减轻再灌注损伤。NO 在再灌注损伤中发挥作用依赖于它的血管舒张、抗氧化和抗中性粒细胞等特性。许多动物实验显示 NO 供体能够减少再灌注损伤发生程度,例如,*L*-精氨酸——NO 合成底物,以及组织器官 NO 供体在再灌注损伤的猫模型中能够减轻坏死损伤。在实验鼠中,内皮 NO 合酶(NOS)基因的过度表达也能防止再灌注损伤。白藜芦醇——一种在红酒中发现的多酚类物质,具有抗氧化活性,可有效提高 NO 水平和冠状动脉内腺苷水平,在鼠冠状动脉结扎前给予白藜芦醇可促进再灌注心室功能的恢复。西立伐他汀系一种降低胆固醇的药物,能提高 NOS 活性,如果用西立伐他汀预处理 1 周能明显缩小实验动物梗死面积,但是如果在冠状动脉结扎前 15 分钟应用 *L*-NAME——NOS 抑制物,则西立伐他汀的效果可被阻断。

10. **巴比妥类**　巴比妥类对由于局部和弥漫缺血所致损害提供保护,其确切作用机制尚不清楚。巴比妥类的效应包括:降低大脑代谢率和氧的消耗、促进大脑皮质恢复、抑制脑水肿形成、降低颅内压、减少自由脂肪酸和 cAMP 的合成、清除自由基、抑制癫痫发作及改善新陈代谢途径等。动物实验中,在局部脑缺血前或后给予大或中等量硫喷妥钠和戊巴比妥钠可以减少脑梗死的面积。临床试验已经证实,患者进行心脏或神经外科处理前应用硫喷妥钠可减轻由于不完全多发缺血性栓塞所诱发的神经损害。虽然硫喷妥钠在动物模型中可以降低颅内压,但在人类外伤后这一作用未能得到证实。

11. **兴奋性氨基酸受体阻滞剂**　在心脏停搏后应用兴奋性氨基酸受体阻滞剂并未显示出改善神经功能。NMDA 受体阻滞剂的应用受到限制,因为血脑屏障阻止多数此类复合物进入脑部,使其难以达到有效浓度。另外,NMDA 受体阻滞剂存在不良反应,如高血压、精神行为和自主活动增加等。当然,这些不良反应可以通过使用调节位点 NMDA 受体阻滞剂而避免。

虽然心肌缺血-再灌注损伤的药物防治研究取得了一些进展,但多限于动物实验观察,临床应用仍未取得突破性进展。今后研究的重点还应放在尽早消除原因,尽快恢复血流供应上,以预防为主,同时辅以药物治疗。同时也应深入探讨再灌注损伤的确切发生机制,以研究开发针对性干预新措施。

三、脑水肿治疗

缺血缺氧时脑水肿治疗原则基本同其他原因所致脑水肿,但也有其重点,针对其特定的发病机制,应尽早进行及时有效的心肺复苏,迅速恢复自主循环和自主呼吸,恢复脑的再灌注。另外,减轻再灌注损伤的措施也可起到一定防护作用。其他的治疗措施如下:

1. **降低颅内压**　甘露醇的作用机制是通过渗透性脱水效应减少脑组织含水量。用药后使血浆渗透压升高,能将细胞间液的水分迅速移入血管内,使组织脱水。由于形成了血脑脊液的渗透压差,水分从脑组织及脑脊液中移向血液循环,由肾脏排出,使细胞内外液量减少,从而达到减轻脑水肿、降低颅内压的目的。甘露醇还可能具有减少脑脊液分泌和增加其再吸收,最终使脑脊液容量下降而降低颅内压的作用。甘露醇也是一种较强的自由基清除剂,能较快清除自由基连锁反应中毒性强、作用广泛的中介基团羟自由基,减轻迟发性脑损伤,故近年已将甘露醇作为神经保护剂用于临床。甘露醇临床应用中应注意预防内环境紊乱、防止肾功能损害、警惕过敏反应(偶有致哮喘、皮疹,甚至致死)。

2. **低温复苏**　低温复苏下文将详细讲述。

3. **改善缺血脑组织的代谢**　补充糖酵解底物如磷酸己糖,补充 ATP、细胞色素 c 等进行治疗,以加强 NAD-黄素蛋白-细胞色素链的功能,延长缺血组织的可逆性改变期限。

四、亚低温治疗

目前关于脑保护治疗的基础和临床研究很多,其中亚低温治疗是目前探讨的热点。低体温被认为是抑制脑代谢活动的有效方法。轻度复苏低体温是目前唯一公认可以改善心脏停搏后患者大脑损害的疗法。

保护-维持性低体温(如在心脏停搏时诱导低体温)首先在 1940~1950 年提出,通过诱导低体温以保护大脑和维持大脑功能,但由于深度低体温和中度低体温的不良反应导致人们对低体温的研究几乎停止。低温治疗的副作用包括肌肉颤动、血管痉挛、血液黏滞度增加、血细胞比容增加、低凝状态、机体抵抗力下降、心律失常等,当体温降至 30℃ 以下时甚至可以诱发室颤。直到 1980~1990 年,对心脏停搏后复苏药物治疗的初步研究不尽如人意,人们又开始热衷于应用低体温治疗脑损伤。陆续开展的心脏停搏动物实验证实,即使轻度的缺血期,低体温也有神经保护作用,并且减轻心脏停搏后脑缺血的病理改变。低温治疗具有多重保护效应,同时作用于脑缺血级联损伤反应的多个靶点,其主要保护机制包括减少脑缺血后某些区域死亡细胞的数量、保持脂膜流动性、抑制破坏性酶反应、降低再灌注期脑低灌注区的氧需、抑制脂质过氧化、减轻脑水肿和细胞内酸中毒等。

动物实验显示亚低温治疗有助于减轻神经损害,而且低温治疗开始得越早,再灌注持续时间越长,低温保护效应就越明显越持久。Holzer 等对 3 个有关复苏后低温治疗的随机临床试验进行荟萃分析,认为心搏骤停后亚低温能改善神经系统预后,而不会发生明显的副作用。最近的动物实验表明,在复苏开始阶段即给予亚低温治疗,其自主循环恢复率有显著提高。

低温治疗可以在心搏骤停发生前进行(保护性低温),也可以在心搏骤停缺血期(保存性低温)和复苏后再灌注过程(复苏性低温)中进行。而且降温方法也很多,从简单的体表降温(如冰袋、冰帽、冰毯等)到一些较复杂的内部降温措施。体表降温方法虽然简单易行,但降温速度较慢。内部降温效果较好,但实施起来相对困难。Guan 等采用一种无创的局部降温方法,复苏开始时通过鼻导管吹入挥发性全氟化合物诱导亚低温治疗(34℃),与对照组(38℃)相比,其 96 小时生存率有显著差异,治疗组神经系统缺损得分显著低于对照组。

除了上述治疗措施,国内中药成分用于脑复苏的研究较多,并取得一定进展。研究证实,川芎嗪、左旋四氢巴马汀(罗通宝)对脑缺血-再灌注损伤具有一定的保护作用。此外,基因治疗在脑复苏中也具有潜在的应用价值。

第六节 缺血预适应和后适应——调动机体内源性保护机制

20 世纪 80 年代细胞保护概念的提出,使人们认识到激发机体内源性抗损伤能力是细胞保护最有效的措施。1986 年 Murry 等在实验中证实,预先反复、短暂缺血可以显著减轻后续长期缺血所造成的心肌损伤,定义为缺血预适应(ischemic preconditioning,IPC)。此后的研究证实,IPC 可以减轻缺血-再灌注损伤所致心肌坏死、心律失常和功能障碍等,是迄今已知最强的缺血心肌保护方法。1992 年 Tamashita 等在实验中发现 IPC 后 24 小时再度出现心肌保护现象,并称为心肌保护的第二窗口。IPC 的保护作用包括两个时相,即 IPC 后即刻出现并持续 1~3 小时的早期和 IPC 后 12~24 小时再度出现并持续数小时的延迟保护效应。IPC 潜在的临床应用前景使其成为近 20 年来缺血心肌保护领域的研究热点和焦点。但是其详细保护机制尚未完全阐明,已经证实 IPC 现象存在于人类的心肌细胞、心肌组织和人类患病的心脏。2003 年 Zhao 等在开胸麻醉后,阻断冠状动脉左前降支 1 小时造成心肌缺血,于持续 3 小时再灌注开始前进行反复(3 次)短暂的再灌注、缺血(各 30 秒)处理,保护了冠状动脉内皮功能,限制了心肌梗死面积,其保护程度与 IPC 相似,称为缺血后适应(postconditioning,PPC)。目前在小鼠、大鼠和家兔等动物模型上已证实,PPC 在心脏保护作用及其机制等方面与 IPC 有许多相似之处。二者共有的细胞保护效应包括抑制中性粒细胞活化和氧自由基产生、减轻心肌细胞钙超载和心肌凋亡等。值得重视的是,尽管 IPC 和 PPC 都是通过产生可逆损伤去诱导机体内源性保护,但前者需要在缺血之前进行以减轻后续组织缺血-再灌注损伤,后者则是于再灌注早期进行以减轻组织再灌注损伤,因此更应关注和探讨缺血后适应在复苏中的不同作用机制。

一、缺血后处理的分子机制

1. 腺苷 腺苷受体包括 A_1、A_2、A_3 3 种亚型,属于 G 蛋白偶联受体,它们是许多跨膜信号的转导蛋白。有实验证实,非选择性腺苷受体阻滞剂及 A_2a、A_3 受体选择性阻滞剂可抵消心肌缺血后适应,推迟再灌注早期内源性腺苷及其他嘌呤中间代谢产物的释放并具有缩小心肌梗死范围的作用。这提示内源性腺苷及其受体的激动也是心肌缺血后适应保护效应所必需的。后适应可能会延迟对血管内腺苷的冲刷,导致腺苷受体的激活,而发挥保护作用。

2. 一氧化氮合酶和一氧化氮 有资料表明,NOS 参与后适应的心脏保护作用。在再灌注前单独利用 NOS 抑制剂对心肌梗死面积无影响,但在后适应时 NOS 抑制剂可使其心肌保护作用消失。NOS 参与了再灌注损伤的病理过程,其中内皮源性 NOS(eNOS)是脉管及心肌组织中最主要的 NO 产生酶系,通过 Akt 依赖磷酸化途径激活 eNOS。同时,eNOS 还是 1,4,5-肌醇三磷酸激酶(PI3K)和其他再灌注损伤激酶的下游靶标。NO 在后适应的保护效应中发挥触发因子的作用。一方面,NO 可能通过抑制线粒体渗透性转换孔道(mitochondrial permeability transition pore,mPTP)的开放而在缺血后适应中起作用;另一方面,NO 可刺激 cGMP 和 cGMP 激活的蛋白激酶信号途径。此外,NO 可抑制局部缺血-再灌注所致炎症反应。

3. 钾 ATP 通道 阻断线粒体 ATP 敏感性钾通道(mitochondrial K_{ATP} channel,$mitoK_{ATP}$)可抵消心肌缺血后适应缩小心肌梗死范围的作用,提示 $mitoK_{ATP}$ 在心肌缺血后适应中也具有重要作用。$mitoK_{ATP}$ 生理作用包括两方面:一是维持线粒体内的 K^+ 平衡,从而控制线粒体基质容积的改变;二是在线粒体氧化磷酸化过程中,通过 K^+ 的再摄取可部分补偿质子泵产生的电荷转移,从而维持线粒体跨膜电位和 pH 梯度。因此,有人推测再灌注期间 $mitoK_{ATP}$ 的开放可下调线粒体膜电位,从而降低 Ca^{2+} 内流的驱动力,减轻 Ca^{2+} 超载,抑制 mPTP 的开放,保护心肌细胞。

4. 线粒体渗透性转换孔道 生理情况下 mPTP 处于关闭状态,而应激状态时 mPTP 开放以致引起细胞死亡。由于 mPTP 开放后,只允许分子质量在 15 kDa 以下的分子自由通过线粒体内膜,因此在线粒体基质内形成胶体渗透压,引起线粒体肿胀,造成线粒体外膜断裂,使线粒体内膜间隙中细胞色素 c、凋亡诱导因子及某些前凋亡蛋白释放到胞质中,进而激活胱天蛋白酶(caspase)-3、caspase-9 等,诱导细胞凋亡。另一方面,质子的自由通透使得线粒体内膜电位无法维持,导致氧化磷酸化脱偶联,ATP 合酶逆向工作,其功能由合成 ATP 转变为水解 ATP,使细胞内 ATP 浓度急剧下降,离子及代谢稳态遭到破坏,磷脂酶、核酸酶、蛋白酶等降解酶激活。预适应和后适应均通过调节或短暂延迟心肌 mPTP 的开放,保护组织免受缺血再灌注损伤。研究发现,后适应组心肌线粒体 mPTP 开放的钙离子浓度比对照组高,说明后适应使线粒体对钙超载的耐受性增强,缺血后适应发生于持续缺血后,无法防止缺血期线粒体内钙积聚,但可抑制再灌注期 mPTP 开放,阻止钙释放而发挥保护心肌的作用。在持续性再灌注前 1 分钟注射 mPTP 特异性阻断剂,也能达到与后适应相似的心肌保护作用。这些结果都支持 mPTP 开闭在后适应中的重要意义。

5. 再灌注救援激酶(RISK) RISK 是细胞内参与维持细胞存活的一类蛋白激酶,它们以激酶级联反应的形式在心肌再灌注初期被激活,发挥强大的心肌保护作用。其中对 PI3K-Akt 途径和 MEK1/2-细胞外信号调节激酶(ERK)1/2 途径的研究较为深入,此外,还有蛋白激酶 C、cGMP 激活的蛋白激酶、p70S6K、糖原合酶激酶(GSK-3β)等。缺血后适应诱导缺血的心肌组织产生内源性胞外信号分子,通过 G 蛋白偶联受体启动 RISK 级联反应途径,激活胞内的上游激酶如 PI3K、Akt 和 MEK1/2、ERK1/2,进而磷酸化其下游靶分子如 eNOS、鸟苷酸环化酶、cGMP 激活的蛋白激酶、糖原合酶激酶、凋亡调节因子等。最终将细胞生存信号传递至靶细胞器——线粒体,从而调整心肌细胞的代谢,减少活性氧的释放,激活线粒体外膜上 ATP 依赖性钾通道,减轻细胞 Ca^{2+} 超载并增加线粒体对 Ca^{2+} 超载的耐受性,mPTP 开放受抑,抑制线粒体肿胀及其内部促凋亡介质细胞色素 c 释放,发挥抗凋亡和抗坏死的作用,从而改善心肌功能的恢复和临床预后。

二、缺血后适应在心肺复苏中的应用

后适应的潜在临床应用优势在于能用于意外的或者是难以预测的缺血情况下的复灌。实验研究显示,后适应可以用于减轻突发性冠状动脉阻塞、急性心肌梗死以及脑卒中后缺血-再灌注损伤。由于心搏骤停复苏时心脏和脑要面临与前述的疾病相似的病理生理过程,推测后适应原理同样可用于心肺复苏的临床实践来减轻心肺复苏后的脑损伤。后适应心肺复苏法不仅可以为重要器官提供血流,而且可以激活内源性保护机制来减轻心搏骤停后脑损伤。这一方法如果能成功作为心肺复苏时脑保护的干预措施,则能简单、安全、有效地预防和减轻心搏骤停后脑损伤,改善心搏骤停的预后。

目前对药物后适应的研究主要见于动物实验,临床资料尚少。但因药物后适应能在心肌缺血后、再灌注前施行,可操作性大,适合于在心脏介入治疗术中和心肺复苏初期使用。如有报道,在对急性心肌梗死患者施行冠脉血管成形术时使用胰高血糖素样肽,可产生药物后适应,缩小心肌梗死面积,降低心肌酶水平,对患者的心肌保护作用与动物实验结果相似。因此,药物后适应的探索可能成为国内外医药研究领域的一个重要课题,在新药开发或老药新用方面都有重要价值。

(杨光田　陈　娣)

参 考 文 献

蒋崇慧,杨光田,汤彦,等. 2001. 左旋四氢巴马汀在大鼠脑缺血-再灌流时对神经元凋亡的影响. 中华急诊医学杂志,10:386~388

苏明华,周亚光,杨光田. 2008. 川芎嗪对原代培养大鼠海马神经元 L 型钙通道电流和胞质内钙浓度的影响. 中国康复杂志,23:17~19

American Heart Association. 2005. 2005 American Heart Association guidelines for cardiopulmonary resuscitation and emergency cardiovascular care. Circulation,112(suppl Ⅳ):Ⅳ1~Ⅳ203

American Heart Association. 2005. Electrical therapies: automated external defibrillators, defibrillation, cardioversion, and pacing. Circulation,112:35~46

Argaud L,Gateau-Roesch O,Raisky O,et al. 2005. Postconditioning inhibits mitochondrial permeability transition. Circulation,111:194~197

Berg RA,Sanders AB,Kern KB,et al. 2001. Adverse hemodynamic effects of interrupting chest compressions for rescue breathing during cardiopulmonary resuscitation for ventricular fibrillation cardiac arrest. Circulation,104:2465

Bohn K,Rosenqvist M,Herlitz J,et al. 2007. Survival is similar after standard treatment and chest compression only in out-of-hospital bystander cardiopulmonary resuscitation. Circulation,116:2908

Campbell RL,Hess EP,Atkinson EJ,et al. 2007. Assessment of a three-phase model of out-of-hospital cardiac arrest in patients with ventricular fibrillation. Resuscitation,73:229~235

Cobb LA,Fahrenbruch CE,Walsh TR,et al. 1999. Influence of cadiopulmonary resuscitation prior to defibrillation in patients with out-of-hospital ventricular fibrillation. JAMA,281:1182~1188

David JS,Gueugniaud PY. 2007. New aspects of cardiopulmonary resuscitation. Ann Fr Anesth Reanim,26:1045~1055

Ewy GA. 2007. Cardiac arrest-guideline changes urgently needed. Lancet,369:882

Ewy GA,Kern KB. 2009. Recent advances in cardiopulmonary resuscitation:cardiocerebral resuscitation. J Am Coll Cardiol,53:149

Ewy GA,Zuercher M,Hilwig RW,et al. 2007. Improved neurological outcome with continuous chest compressions compared with 30:2 compressions-to-ventilations cardiopulmonary resuscitation in a realistic swine model of out-of-hospital cardiac arrest. Circulation,116:2525

Guan J,Tang W,Wang H,et al. 2007. Rapid induction of head cooling by the intranasal route during cardiopulmonary resuscitation improves survival and neurological outcomes. Circulation,116(Suppl 16):Ⅱ529

Hallstrom A,Cobb L,Johnson E,et al. 2000. Cardiopulmonary resuscitation by chest compression alone or with mouth-to-mouth ventilation. N Engl J Med,342:1546

Hausenloy DJ,Yellon DM. 2007. Preconditioning and postconditioning:united at reperfusion. Pharmacology & Therapeutics,116:173~191

Holmberg M,Holmberg S,Herlitz J,et al. 1998. Survival after cardiac arrest outside hospital in Sweden. Swidish Cardiac Arrest Registry. Resuscitation,36:29

Holzer M,Bernard SA,Hachimi-Idrissi S,et al. 2005. Hypothermia for neuroprotection after cardiac arrest:systematic review and individual patient data meta-analysis. Crit Care Med,33:414~418

Iwami T,Kawamura T,Hiraide A,et al. 2007. Effectiveness of bystander-initiated cardiac-only resuscitation for patients with out-of-hospital cardiac arrest. Circulation,116:2900

Kern KB,Hilwig RW,Berg RA,et al. 1998. Efficacy of chest compression-only BLS CPR in the presence of an occluded airway. Resuscitation,39:179

Kern KB,Hilwig RW,Berg RA,et al. 2002. Importance of continuous chest compressions during cardiopulmonary resuscitation:improved outcome during a simulated single lay-rescuer scenario. Circulation,105:645

Kin H,Zatta AJ,Lofye M,et al. 2005. Postconditioning reduces infarct size via adenosine receptor activation by endogenous adenosine. Cardiovasc Res,67:124~133

Kudenchuk PJ,Cobb LA,Copass MK,et al. 2006. Transthoracic incremental monophasic versus biphasic defibrillation by emergency responders(TIMBER): a randomized comparison of monophasic with biphasic waveform ascending energy defibrillation for the resuscitation of out-of-hospital cardiac arrest due to ventricular fibrillation. Circulation, 114: 2010 ~ 2018

Marzilli M, Orsini E, Marraccini P, et al. 2000. Beneficial effects of intracoronary adenosine as an adjunct to primary anpioplasty in acute myocardial infarction. Circulation, 101: 2154 ~ 2159

Menegazzi JJ, Rittenberger JC, Suffoletto BP, et al. 2007. Inducing hypothemia during resuscitation improves return of spontaneous circulation in prolonged porcine ventricular fibrillation. Circulation, 116(suppl. 16): II923

Michael R, Sayre MD, Robert A, et al. 2008. Hands-only(Compression-only) cardiopulmonary resuscitation: a call to action for bystander response to adults who experience out-of-hospital sudden cardiac arrest. a science advisory for the public from the American Heart Association Emergence Cardiovascular Care Committee. Circulation, 117: 2162 ~ 2167

Mittal S, Ayati S, Stein KM, et al. 1999. Comparison of a novel rectilinear biphasic waveform with a damped sine wave monophasic waveform for transthoracic ventricular defibrillation. J Am Coll Cardiol, 34: 1595 ~ 1601

Murry CE, Jennings RB, Reimer KA. 1986. Preconditioning with ischemia: a delay of lethal cell injury in ischemic myocardium. Circulation, 74: 1124 ~ 1136

Nicolau JC, Ramires JA, Maggioni AP, et al. 1996. Diltiazem improves left ventricular systolic function following acute myocardial infarction treated with streptokinase. The Calcium Antagonist in Reperfusion study(CARES) Group. Am J Cardiol, 78: 1049 ~ 1052

Olafsson B, Forman MB, Puett DW, et al. 1987. Reduction of reperfusion injury in the canine preparation by intracoronary adenosine: importance of the endothelium and the no-reflow phenomenon. Circulation, 76: 1135 ~ 1145

Paradis NA, Martin GB, Rivers EP, et al. 1990. Coronary perfusion pressure and the return of spontaneous circulation in human cardiopulmonary resuscitation. JAMA, 263: 1106

Pasdois P, Labrousse L, Beauvoit B, et al. 2006. Implication of mitochondrial ATP-sensitive potassium channel during ischemic postconditioning in pigs. Circulation, 114: II243

Peberdy MA, Kaye W, Ornato JP, et al. 2003. Cardiopulmonary resuscitation of adults in the hospital: a report of 14720 cardiac arrests from the National Registry of Cardiopulmonary Resuscitation. Resuscitation, 58: 297

Rupprecht HJ, Vom Dahl J, Terres W, et al. 2000. Cardiopulmonary effects of the Na(+)/H(+) exchange inhibitor cariporide in patients with acute anterior myocardial infarction undergoing direct PTCA. Circulation, 101: 2902 ~ 2908

Schneider T, Martens PR, Paschen H, et al. 2000. Multicenter, randomized, controlled trial of 150J biphasic shocks compared with 200 to 360J monophasic shocks in the resuscitation of out-of-hospital cardiac arrest victims. Circulation, 102: 1780 ~ 1787

SOS-KANTO study group. 2007. Cardiopulmonary resuscitation by bystanders with chest compression only(SOS-KANTO): an observational study. Lancet, 369: 920

Tang WC, David Snyder MSEE. 2006. One-shock versus three-shock defibrillation protocol significantly improves outcome in a porcine model of prolonged ventricular fibrillation cardiac arrest. Circulation, 113: 2683 ~ 2689

Valenzuela TD, Roe DJ, Nichol G, et al. 2000. Outcomes of rapid defibrillation by security officers after cardiac arrest in casinos. N Engl J Med, 343: 1206

Waalewijn RA, Tijssen JG, Koster RW. 2001. Bystander initiated actions in out-of-hospital cardiopulmonary resuscitation: results from the Amsterdam Resuscitation Study(ARRESUST). Resuscitation, 50: 273

Weisfeldt ML, Becker LB. 2002. Resuscitation after cardiac arrest: a 3-phase time-sensitive model. JAMA, 288: 3035

Wik L, Hansen TB, Fylling F, et al. 2003. Delaying defibrillation to give basic cardiopulmonary resuscitation to patients with out-of-hospital ventricular fibrillation: a randomized trial. JAMA, 289: 1389 ~ 1395

Zhao ZQ, Corvera JS, Halkos ME, et al. 2003. Inhibition of myocardial injury by ischemic postconditioning during reperfusion: comparison with ischemic preconditioning. Am J Physiol Heart Circ Physiol, 285: H579 ~ H588

Zipes DP, Camm AJ, Borggrefe M, et al. 2006. ACC/AHA/ESC 2006 guidelines for management of patients with ventricular arrhythmias and the prevention of sudden cardiac death: a report of the American College of Cardiology/American Heart Association Task Force and the European Society of Cardiology Committee for Practice Guidelines: developed in collaboration with the European Heart Rhythm Association and the Heart Rhythm Society. Circulation, 114: e385 ~ 484

第十六章

休　克

第一节　休克的分类与研究历史

一、休克的临床分类

休克(shock)是由于各种严重致病因素如严重战(创)伤、失血、感染、心脏功能障碍及过敏等所致的机体有效循环血量不足,组织灌流减少,而出现的器官功能障碍的一种综合征。根据致病原因的不同,一般将休克分为失血性休克、创伤性休克、烧伤性休克、感染性休克、过敏性休克、心源性休克和神经源性休克等7类。

失血性休克(hemorrhagic shock)是因大量失血所致,可见于战伤、创伤出血、消化道溃疡出血、食管静脉曲张破裂出血和宫外孕及产后大出血等。休克的发生与否取决于机体血容量丢失的速度和程度,一般15分钟内失血少于全血量的10%时,机体能够通过代偿保持血压和组织血液灌流量处于稳定状态,可不发生休克,但若迅速失血超过总血量的20%左右,即可引起休克。体液大量丢失使有效循环血量锐减,也可导致休克,如剧烈呕吐、腹泻、肠梗阻、大量出汗等。

创伤性休克(traumatic shock)的发生与创伤所致疼痛和失血有关;烧伤性休克(burn shock)则与大面积烧伤伴血浆大量渗出有关。

以上3种休克都有血容量降低,因此统称为低血容量性休克。

感染性休克(infectious shock)由严重感染引起。最常见的致病原因为革兰阴性菌感染,占感染性休克病因的70%~80%。细菌内毒素在此型休克中具有重要作用,故又称内毒素性休克(endotoxic shock)。

过敏性休克(anaphylactic shock)由某些药物、血清制剂过敏所致,属Ⅰ型变态反应。其发病机制与IgE及抗原在肥大细胞表面结合,引起组胺和缓激肽等血管活性物质入血,造成血管床容积扩张、毛细血管通透性增加有关。

心源性休克(cardiogenic shock)由大面积急性心肌梗死、弥漫性心肌炎、心脏压塞、严重心律失常等疾病所引起的心泵功能严重障碍,心排血量急剧减少所致。

神经源性休克(neurogenic shock)可因高位脊髓损伤或剧烈疼痛,通过影响交感神经的缩血管功能,导致血管紧张性降低,外周血管扩张、血管容量增加、有效循环血量相对不足所致。

二、休克的研究历史

尽管希腊内科医生 Hippocrates 和 Galan 很早就认识创伤后综合征,但 "shock" 一词的来源还是应归功于法国外科医生 Henri Francois Le Dran,他在文章 "枪伤治疗经验" 中创造了休克一词(法语 "choc"),表示严重打击。1743 年,英国内科医生 Clarke 将其翻译为 "shock",表示严重创伤后患者状态的突然恶化。1867 年,Moses 在论文 "手术和创伤后休克的治疗中" 开始传播休克这一术语,并将休克定义为 "各种严重创伤或精神创伤给机体带来的一种特殊影响"。虽然这一概念同目前休克的标准定义相比并不完全准确,但这是第一次将创伤本身的直接损伤和创伤给机体带来的反应区分开来了。

19 世纪后期,出现了较为盛行的两种理论:一是 Fischer 提出的血管动力麻痹理论,认为休克是由于血管动力麻痹引起血液淤滞于内脏所致。另一种理论是 Mapother 提出的,他认为创伤后心排血量下降主要缘于血液从血管进入组织中,而且这是由于舒血管神经衰竭引起的血管收缩所致。1899 年 Crile 发表论文 "外科休克的实验研究",为血管麻痹理论提供了科学依据。

休克研究领域较大的进展出现在第一次世界大战和第二次世界大战期间。第一次世界大战期间 Cannon 及其他生理学家探讨了战场休克的临床反应,并于 1923 年出版了经典专著《创伤休克》。他第一次将创伤后低血压与血容量降低和酸性物质堆积联系起来。其他的一些研究用热稀释技术直接证明了休克的严重程度与血管容量降低的关系。这些研究成果为休克的液体复苏提供了直接的理论依据。第二次世界大战期间,Beecher 等进一步证实了出血和血液丢失所引起的代谢性酸中毒是休克的重要原因。1943 年 Cournard 等首先采用染料技术研究血流量,观察到休克后心排血量显著降低。20 世纪 40 年代,著名心血管生理学家 Wiggers 发表了系列具有里程碑意义的文章,他应用标准动物模型发现休克后血容量下降,血管容量向组织转移,以及长时间休克对液体复苏的抵抗现象,提出了难逆性休克的概念,并将休克定义为有效循环血量下降所致不可逆循环衰竭。朝鲜战争加速了循环休克与急性肾小管坏死和急性肾衰竭间关系的研究。越南战争期间,随着通气技术的广泛应用,休克后严重感染和休克肺成为研究的主流。20 世纪 70 年代以来,严重创伤、休克后多器官功能障碍综合征(MODS)的研究日益受到高度关注。

第二节 休克的病理生理机制

一、休克后血流动力学紊乱的病理生理基础

从血流动力学角度看,休克是指在创伤、感染或其他因素作用下,心血管对全身内环境紊乱的一种适应性衰竭。这种衰竭表现为器官和组织灌流不足,尽管有效的器官组织灌注也依赖于微循环和细胞内因素,但休克后血流动力学的变化主要依赖于血压和心排血量改变后心脏和血管功能的变化。

(一)心排血量变化

心排血量(cardiac output,CO)是反映心泵功能的综合指标,如以单位体表面积计算,称

为心排血指数(cardiac index,CI)。心排血量是由心率和每搏量决定的,而每搏量又依赖于前负荷、后负荷以及心肌收缩力。在出血性休克过程中,CO 或 CI 都有绝对或相对降低,成人 CO 的正常值为 3.5~5.5 L/min,心功能不全和衰竭时 CO 常低于 2.5 L/min。脓毒性休克心排血量呈现高动力和低动力两种变化模型。休克后心排血量的变化受下列因素的影响:

1. **前负荷** 前负荷代表心肌纤维在收缩前的牵张程度。整体情况下,前负荷是舒张期末心室的容积,由于临床舒张期末的容积很难测定,因此用较容易测定的心室内压力来代表前负荷。前负荷依赖于循环血量、静脉张力、动脉收缩及胸腔压力,对于心脏功能受损的患者,动脉收缩在影响前负荷中发挥更重要的作用。在正常健康人,动脉收缩仅占心排血量的5%~10%,但在严重的左心室功能失常患者,动脉收缩占心排血量的40%~50%。增加胸腔压和增加静脉容量可通过降低静脉回流而影响前负荷。硝基类血管扩张剂如硝酸甘油尽管可引起动脉扩张,但由于它可引起静脉扩张而降低前负荷进而增加心排血量;相反,交感神经兴奋剂和外源性儿茶酚胺输注可通过静脉收缩而使静脉回流和前负荷增加,进而引起心排血量增加,心源性休克或某些阻塞性休克前负荷明显增加,低血容量休克则出现前负荷显著降低。

2. **后负荷** 后负荷主要是指在心脏收缩过程中血液从心室射出的阻力。后负荷的增加可导致心肌收缩程度和速度降低。主动脉剥离或肺栓塞时后负荷明显增加从而引起阻塞性休克。后负荷也相当于心肌壁张力,这说明后负荷可代表心肌固有的器质及功能特性。主动脉输入阻力可代表从左心室血液流出的总的阻力,由血液的黏度以及动脉系统阻力和弹性决定。在许多病理状态下后负荷增加,如动脉狭窄、全身性栓塞、高血压等。一些血管活性药物包括 α 受体激动剂如去氧肾上腺素、去甲肾上腺素和血管加压素均可增强后负荷,而硝酸盐类以及其他血管舒张剂则能降低后负荷。低动力型休克时心脏后负荷是增加的,而高动力型休克心脏后负荷是降低的。

3. **心肌收缩力** 心肌收缩力是指在给定负荷条件下心肌固有的收缩能力。正常情况下,心肌的收缩力由心肌体积和交感肾上腺系统活性状态所决定。在某些病理状态下,如休克、低灌注、心肌细胞损伤包括缺血-再灌注损伤、心肌炎、酸中毒等均可降低心肌收缩力。由于前负荷和后负荷的不稳定,所以在体条件下测定心肌收缩力是比较困难的,常用指标 $+dp/dt_{max}$ 和心肌最大收缩速度(v_{max})来反映心室收缩功能。心肌收缩性减弱时 $+dp/dt_{max}$ 可降低,v_{max} 是指负荷为零时的心肌最大收缩速度。反映心室舒张性能的常用指标是 $-dp/dt_{max}$,它代表在等容积舒张期室内压下降的最大速度,当心功能不全时尤其伴有舒张性能异常时,上述各项指标都可降低。

(二) 动脉血压变化

尽管心排血量是由平均动脉血压和血管阻力的变化来反映的,在许多生理状态下心排血量并不直接依赖于平均动脉血压,相反血压却明显依赖于心排血量和血管阻力。所有器官血管床均可在一定血压范围内维持正常的血流供应,一些重要器官特别是心脏和大脑可在较大的血压范围内自动调节血流供应。在低灌注性循环性休克中,当平均动脉血压和灌注压不能维持在自动调节范围内时,说明心排血量严重降低。某些升压药物如 α 受体激动剂通常是通过敏感血管的收缩和全身血管阻力增加而实现升压作用,它可引起全身灌注明显降低,但由于器官的自动调节功能,重要器官可维持血流灌注。有效的器官灌注除了需要足够的心排血量外,还需要合适的血流分布。当血压不能维持在器官可调节范围时,器官的血流将发生明显的分布不合理,在重症休克晚期主要表现为由前毛细血管括约肌扩张引起的微血管血流异常。

(三)心力储备降低

心力储备是指心排血量随机体代谢需要而增加的能力,亦称泵功能储备。心力储备的降低是各种心脏疾患使心功能降低时最早出现的改变,在休克后心力储备明显下降。

(四)射血分数降低

射血分数(ejection fraction,EF)指心室舒张末期容积和心室收缩末期容积之差与心室舒张末期容积之比。射血分数系反映心功能尤其是收缩功能的常用指标,在脓毒性休克后心脏射血分数明显降低。

(五)心室舒张末期压(或容积)升高

心室舒张末期压异常是心功能不全时出现较早的变化。当左心室收缩功能减弱或容量负荷过度时都可使左心室舒张末期压力(left ventricular end diastolic pressure,LVEDP)增高。因临床测定 LVEDP 比较困难,多用肺动脉楔压(pulmonary artery wedge pressure,PAWP)来代替 LVEDP 反映左心室功能状态,在休克不同时相,心室舒张末期压均升高。

二、休克后心脏功能障碍的特点及其发生机制

以往的观点认为,除了心源性休克伴有原发性心功能障碍外,其他类型的休克在休克早期,通过血流再分配,心脏的血液灌注在初期无明显减少,一般不会出现心肌的缺血缺氧损害,故心功能障碍发生较晚。但近年来发现,在休克早期,特别是在一些严重创伤性休克情况下,心功能多有不同程度的损害。有研究发现,创伤性休克引起心肌缺血缺氧损伤可在伤后 1 小时内出现,与心肌收缩力减弱和心排血量减少密切相关。由于心脏的特殊性,这种早期心功能损害引起心脏的泵血功能障碍,是造成机体循环紊乱、全身组织和器官缺血缺氧性损害以及休克进一步加重的重要因素。

休克后心功能障碍主要表现为输出功能障碍,若能及时纠正诱发休克的病因,心脏的输出功能障碍也大多能得到纠正;但若病因持续存在并加重,在缺血缺氧和心肌抑制因子等多种因素的作用下,心泵功能、心肌收缩功能和舒张顺应性都明显抑制,表现出严重的心功能障碍,甚至发生心力衰竭。休克持续时间过长,并可产生心肌局部缺血性坏死和心内膜下出血。由于诱发休克的病因复杂多样,休克的种类、致病因素的强弱和患者机体的状态也不尽相同,休克后心功能损害的临床表现和严重程度差异较大,因而临床诊断,特别是早期诊断较为困难。因此对于休克患者,特别是严重创伤诱发的休克,加强对患者心脏功能的监护并及时采取治疗措施,对防治病情恶化、提高患者生存率有重要意义。

(一)休克时心功能改变的特点

休克时心功能改变的主要特点呈时相性,即先出现高动力性后转入低动力性改变。

1. **高动力相**　当致休克因素作用于机体后,机体动员各种应激代偿机制,如交感-儿茶酚胺系统及其他应激物质释放,导致心率加快、代偿性心脏前负荷增加,故此动力相心排血量增多或保持不变,其平均血压可维持正常。关于心肌的收缩性能由于实验休克模型和动物所处状态不同,而测定所用心功能指标及实验时休克发生时间不同,有的报道脓毒性休克时心肌收缩增强,有的报道减弱。但据大多数报道,脓毒性休克的患者或清醒动物模型早期,心肌收缩功能是加强的。本时相是否出现和维持时间的长短,主要决定于致病因素的强弱、侵入途径及患病机体的应激代偿功能。如采用盲肠结扎穿孔法造成的腹膜炎或较快静脉注入内毒素或细菌等方法所致脓毒症或脓毒性休克模型,常出现高动力性改变。但如静脉一次大量注入内毒素或心脏的储备功能较差时,则不出现高动力相改变,而直接进入低动力性改变。

2. **低动力相**　这是休克的主要经过期。大量研究证实,本期心功能呈现进行性降低。主要表现为心泵功能降低,在体和离体心脏测定显示,本期的各项反映心泵功能的指标都呈进行性降低,且与休克的发展、心脏储备功能密切相关。即休克越严重和休克时间越长或心脏储备功能越低,心泵功能降低就越明显,其心泵功能曲线越向右下移位。

（二）休克时心功能障碍的诱发因素

1. **心肌血液灌注不足和分布异常**　心肌是人体耗氧量最多的组织,一般组织从动脉血液中摄取 20%~30% 的氧,而心肌摄取的氧却可高达动脉氧含量的 65%~70%。在严重创伤休克后心冠状动脉血流量显著减少,致使心肌缺血、缺氧,造成心肌细胞代谢障碍和结构损伤,继而心肌细胞供能不足、心肌收缩力下降、心泵功能障碍。冠状动脉的血供还依赖于舒张压力差梯度,休克时发生心外膜和内膜之间的压力梯度降低,所以不但心肌总灌流量降低,并且由于心外膜和心肌膜区血液的分布异常,更易使心内膜区供血不足,导致本区心肌的缺血缺氧。但在脓毒性休克时,最早认为心肌是缺血的,后来研究发现脓毒性休克后心肌并不缺血,冠脉微循环血流反而是增加的,但由于冠脉内皮细胞肿胀及内皮渗漏增加导致心肌肿胀和炎症细胞浸润,在休克后心肌细胞是缺氧的。

2. **心率加快,心肌耗氧量增加**　休克时由于交感神经-儿茶酚胺系统的兴奋,通过 β 肾上腺素能受体信息传递系统,使心率加快和心肌收缩加强。心率加快在一定范围内,由于提高了心排血量,具有代偿意义。但心率过快时,一方面因心率过快使心室充盈不足,不仅使心排血量减少,并因舒张期缩短而影响心肌冠脉舒张期的灌流;另一方面心率加快可使心肌耗氧量增加。心脏每收缩一次,耗氧 5~15 ml/(min·100g 心肌组织),舒张一次耗氧为 2 ml/(min·100g 心肌组织),故心率由正常的 75 次/分增加到 100 次/分时,心肌耗氧量可增加 113%。心率愈快,心肌耗氧量愈高。临床研究显示心率与脓毒性休克患者预后相关,当心率>106 次/分时,患者死亡率明显增加。加之外周血管阻力增高,加大了心脏做功。心肌完成同样的射血量时,需要心肌消耗更多的氧。低血容量休克时,一方面因心肌供血、供氧不足,另一方面心肌耗氧量增加,其结果由于血氧供需矛盾,造成心肌能量代谢障碍,进而影响心肌的舒缩功能。

3. **酸中毒**　在低血容量休克时可继发酸中毒。一方面因有氧代谢障碍,无氧代谢加强,酸性代谢产物增加;另一方面,此时肾脏常因血液灌流低下对酸性代谢产物的排泄障碍,其结果会造成代谢性酸中毒和心肌内 H^+ 蓄积。后者不仅可通过糖酵解限速酶和氧化磷酸化酶及 ATP 转换酶的抑制,妨碍 ATP 的产生,间接导致心肌舒缩障碍;而且还通过 H^+ 与 Ca^{2+} 竞争结合钙蛋白和降低收缩蛋白对 Ca^{2+} 的敏感性,直接引起心肌收缩性能减弱。当 H^+ 蓄积酸中毒时,主要影响心肌的收缩功能。但当休克发展到后期,心肌舒缩功能的障碍,往往是心肌能量不足和代谢性酸中毒共同作用的结果。

4. 心肌抑制因子(MDF)　早在 1966 年有学者发现出血性休克猫的血浆有一种能抑制心肌的物质 MDF,以后相继报道在脓毒性、创伤性及心源性休克的患者也存在这种物质。研究认为 MDF 可能是两种不同大小分子质量的物质,一种是小分子质量 MDF 对心肌可能发挥早期快速抑制作用,另一种是大分子质量 MDF,对心肌发挥晚期延迟性抑制效应。但也有研究认为,MDF 可能是一些细胞因子或炎性因子,MDF 究竟是何物质有待进一步研究证实。

5. 炎性因子　许多炎性介质及细胞因子均可诱发休克后心脏功能的损害。在脓毒性休克患者循环中多种炎性因子,如肿瘤坏死因子(TNF)-α、白细胞介素(IL)-1β、过敏毒素 C5a 均升高,这些介质可直接抑制休克后心肌细胞收缩功能。同时,在内毒素休克过程中心肌细胞自身可产生 TNF-α、IL-1β、IL-6、细胞因子诱导的中性粒细胞趋化因子(CINC)-1、巨噬细胞迁移抑制因子(MIF)及高迁移率族蛋白 B1(HMGB1)等,这些因子可通过激活丝裂原活化蛋白激酶(MAPK)等信号通路引起心肌细胞转录水平的异常,导致心肌细胞损伤。除此以外,一氧化氮(NO)、内皮素(ET)在休克后心肌细胞损伤中发挥重要作用,NO 是血管内皮通过钙/钙调理素、一氧化氮合酶(NOS)的作用,由 *L*-精氨酸产生的。NO 虽然半衰期很短,但有高度的弥散性,当 NO 产生后可迅速扩散至邻近血管平滑肌和心肌细胞中,与可溶性鸟苷酸环化酶的铁离子结合,GTP 诱导产生 cGMP。cGMP 刺激 cGMP 的蛋白激酶,调节磷酸二酯酶和离子通道,在不同细胞内引起不同的生理效应。在心肌制备的灌流液中加入 NO 或 cGMP 都可引起大鼠心脏收缩的明显抑制作用。给人冠状动脉内直接注入硝普钠可降低室内压,并可改变心脏舒张顺应性。

(三)休克心脏功能障碍的发生机制

1. β-肾上腺素能受体-cAMP 信息传递障碍　正常心脏功能的维持有赖于中枢神经系统和内分泌系统共同调节,其中肾上腺素能受体起重要作用。休克时心肌维持正性作用的 β-肾上腺素能受体(简称 β 受体)-cAMP 信息传递系统发生障碍,主要表现为心肌对儿茶酚胺反应降低和丧失。儿茶酚胺、多巴胺等第一信使对心肌的正性作用,首先是与相应的受体结合并与 G 蛋白偶联激活环磷酸化酶,从而产生第二信使 cAMP,后者通过 cAMP 依赖性蛋白激酶使各种蛋白磷酸化,进而促进钙内流以及肌质网对钙的摄取和释放,使心肌舒缩加强。休克时此信息传递系统障碍,主要是由于 β 受体下调。肾上腺素能受体包括 β($β_1$、$β_2$)和 α($α_1$、$α_2$)受体,参与体内多数脏器功能的调节。分布在心肌膜上的受体主要有 $β_1$、$β_2$ 和 $α_1$ 受体。$β_1$ 受体多分布于心肌窦房结及冠状血管中,占总受体数的 70%~80%;$β_1$ 和 $α_1$ 受体主要分布于心肌细胞如血管壁、心内膜、外膜和传导系统,二者占受体总数的 20%~30%。β 受体系由 400 多个氨基酸组成的跨膜多肽链($β_1$ 受体由 445 个氨基酸,$β_2$ 受体由 418 个氨基酸组成),分细胞外区、胞膜区和胞内区。细胞外区的氨基酸-*N* 糖蛋白点作用不清楚,而胞外环中的某些半胱氨酸可通过二硫键起到稳定配体的作用;细胞内区的功能主要为与 G 蛋白偶联。

休克时由于交感神经和心肌交感神经末梢去甲肾上腺素(NE)以及循环中去甲肾上腺素水平升高,在休克早期去甲肾上腺素可通过 β 受体信息传递系统加强心肌的收缩。但在休克中、晚期,由于 $β_1$ 受体长期暴露于高浓度去甲肾上腺素的环境下,则发生下调,而 $β_2$ 和 $α_1$ 受体主要分布在非心肌组织中,受高浓度去甲肾上腺素的影响较小,故变化不大。此外,休克时氧自由基生成和磷脂酶 A 激活使花生四烯酸代谢产物,如前列腺素、白三烯等炎症介质合成也可导致 $β_1$ 受体下调和数目减少。由于 $β_1$ 受体的下调,使其所占比例由正常的 70% ~ 80% 下降至 50% ~ 60% 。

受体复合物的基本成分除了肾上腺素能受体外,还包括鸟核苷酸调节蛋白(G 蛋白)和腺苷酸环化酶通路。G 蛋白为腺苷环化酶的偶联蛋白,由 α、β 和 γ 三个亚基组成,其中 α 亚基为功能单位。G 蛋白在与受体发生反应之前,以三聚体中 α 亚单位与 GDP 结合的无活性方式存在,当激动剂与受体结合后,GDP 形成短暂的 G 蛋白空载状态。在正常情况下,GTP 即可与这一空着的鸟苷酸结合位点结合形成 $αβγ$-GTP,在 Mg^{2+} 的参与下 α 亚基被激活,G 蛋白就分解为有活性的 α-GTP 和 βγ 二聚体,而 α-GTP 发挥生物效应,与此同时 G 蛋白与受体脱离。α 亚基的功能对腺苷酸环化酶起刺激和抑制调控作用,对腺苷酸环化酶起刺激作用者称为兴奋型(G_s),起抑制作用者称抑制型(G_i),休克后 G_i 增加,G_s 降低,且腺苷酸环化酶活性降低。总之,休克时 β 受体及其信息传递系统各环节都有改变,从而导致对儿茶酚胺敏感性降低。

2. 心肌细胞内游离钙稳态调控失衡 心肌细胞内 Ca^{2+} 浓度的调控是决定心肌舒缩的枢纽,它受心肌膜、线粒体尤其是肌质网膜上各种钙转运系统的调节。当心肌细胞兴奋时,首先心肌上心肌膜电压依赖性钙通道开放,使远高于胞内的胞外钙通过 L-型通道流入胞内,并诱发肌质网释放大量的 Ca^{2+} 进入胞质;当其浓度迅速升高时,Ca^{2+} 与调节蛋白结合,导致构型改变,使肌球蛋白横桥作用点暴露,形成有效横桥;与此同时,Ca^{2+} 激活肌球蛋白 ATP 酶分解 ATP 放出能量,致使心肌收缩。当心肌复极时,通过肌质网钙泵对 Ca^{2+} 的摄取及 Na^+-Ca^{2+} 交换等外移,使 Ca^{2+} 浓度降低,导致心肌舒张。在心肌兴奋-收缩和复极-舒张的耦联过程中,膜钙通道和肌质网对胞内游离钙浓度的调控起着关键作用,休克时膜钙通道和肌质网对钙的摄取和释放均可发生改变。

(1)肌膜钙通道的分布异常:钙通道属于膜蛋白,也同受体一样经过合成、内移和降解等过程进行着上调或下调。分布在肌膜下受体内池具有膜结构的微小囊泡者,呈无功能状态;而分布于肌膜上的则呈现有功能状态,二者可相互转换。大鼠脓毒性休克时,心肌钙通道随着休克的发展而分布变化不同。在休克早期,钙通道由无功能状态的囊泡向有功能状态肌膜上转运增加;晚期因有功能钙通道减少,使 Ca^{2+} 内流减弱,故心肌收缩抑制。目前认为这是造成休克时心功能呈时相改变的心肌细胞学基础。

(2)肌质网对钙的摄取和释放功能紊乱:肌质网对钙的摄取主要取决于钙泵的活性,影响钙泵活性的因素除钙泵数目和 ATP 外,主要是由于磷酸接纳蛋白(phospho-lamban,PLB)的去磷酸化和磷酸化,前者可抑制钙泵活性,而后者可使其活性增加。PLB 是 cAMP 依赖性蛋白激酶、钙、钙调素依赖性蛋白激酶的底物,可促使 PLB 磷酸化,而磷酸化的 PLB 又是蛋白磷酸酶的底物,可引起 PLB 去磷酸化。有实验显示,脓毒性休克时肌质网对 Ca^{2+} 的摄取呈时相性,休克早期钙泵活性和 Ca^{2+} 的最大摄取量无明显改变或有所增加,到休克的中晚期,肌质网对 Ca^{2+} 的摄取率、摄取量及钙泵活性均降低,且与休克的严重程度和心功能障碍呈正相关。休克早期肌质网的摄取增加可能与蛋白磷酸酶活性降低,使 PLB 磷酸化增强有关。PLB 磷酸化增加,有利于肌质网对 Ca^{2+} 的摄取和储存。休克晚期肌质网 Ca^{2+} 摄取障碍主要是肌质网磷酸化反应减弱所致。因肌质网摄取 Ca^{2+} 降低,使对心肌细胞胞质 Ca^{2+} 的清除力降低,这不仅会减慢 Ca^{2+} 与钙蛋白的解离率,还能影响肌质网下一个心动周期对 Ca^{2+} 的释放,从而使心肌收缩力减弱,这可能是休克晚期心脏收缩功能下降的主要原因之一。

调控肌质网对 Ca^{2+} 释放的是 Ryanodine 受体(RyR)和 1,4,5-三磷酸肌醇(IP3)受体系统。RyR 是位于肌质网脂膜微环境中的跨膜蛋白复合物结构,可被 Ryanodine、Ca^{2+}、ATP 及咖啡因等激活,而被普鲁卡因等抑制。IP3 受体可被 IP3 激活,肝素则可抑制之。上述激动剂或抑制剂均可通过竞争 RyR 或 IP3 受体的结合位点或影响钙释放通道开放时间及频率等方式调控肌质网对钙释放的反应。在休克晚期,RyR 释放 Ca^{2+} 减少,其原因除了由于 Ca^{2+} 通过电压依赖性通道内流减少,减弱了对肌质网触发释放 Ca^{2+} 外,还与 RyR 数目减少、功能失活有关。造成 RyR 失活并非内毒素直接作用的结果,而是休克时激活了磷脂酶 A_2,使膜脂正常组成成分和相互比例发生改变,从而破坏 RyR 正常活动的微环境所致。

3. 心肌细胞收缩蛋白功能降低 保证和维持心肌正常舒缩功能,除了 β 受体信息传递系统和心肌细胞内 Ca^{2+} 的维持平衡稳定外,尚须心肌收缩和调控蛋白功能正常。当心肌缺血、缺氧损害时,由于心肌发生局部性或弥漫性坏死,使大量的心肌收缩成分丧失,造成心室收缩性减弱。休克时尤其晚期,由于心肌的缺血缺氧、各种细胞毒性物质及其代谢产物对心肌的作用,可通过多种途径和机制使 Ca^{2+} 与钙蛋白的结合力降低(如 H^+ 和 Ca^{2+} 竞争结合钙蛋白位点),或使肌原纤维对 Ca^{2+} 反应减弱,或因 ATP 不足和 ATP 酶活性降低,使心肌化学能变为机械能障碍,或因收缩蛋白结构和功能破坏,其结果都可导致心肌舒缩功能障碍,乃至心力衰竭。心肌收缩蛋白功能变化主要表现为调节蛋白(肌钙蛋白和原肌球蛋白)功能缺陷和肌球蛋白头部的 ATP 酶活性受抑。肌球蛋白是心肌的主要收缩物质,具有 ATP 酶活性,是心肌收缩过程中生物能变为机械能的中介物。因此肌球蛋白 ATP 酶活性高低与心肌张力发展速度密切相关,ATP 酶活性降低时,心肌收缩性减弱,当心肌缺血缺氧、心肌细胞损伤时,分子质量较小的肌球蛋白轻链易从肌球蛋白分子上解离出来,通过破损的细胞膜弥散进入血液。研究发现严重烧伤早期心肌肌球蛋白 ATP 酶活性降低,血浆心肌肌球蛋白轻链 I 大幅度升高,提示心肌发生明显损害,心肌收缩结构破坏。肌钙蛋白(troponin, Tn)是与钙结合启动心肌细胞收缩的关键环节,它由 3 个亚单位组成,即 TnC、TnI 和 TnT, TnC 是与 Ca^{2+} 结合的亚单位,与 Ca^{2+} 具有高度亲和力;TnT 能与原肌球蛋白结合而使 Tn 附着于细丝上;TnI 具有抑制肌球蛋白与 Tn 的结合作用。许多研究显示,休克时心肌细胞收缩功能的降低与 Tn 对钙敏感性下降有关。业已明确,参与调节休克后 Tn 与钙敏感性的蛋白包括蛋白激酶 C(PKC)和蛋白激酶 A(PKA),由于它们过度活化,导致 Tn 磷酸化,引起 Tn 对钙敏感性降低。休克时大量释放的氧自由基和钙激活蛋白酶 I 活化诱导 PKC 活化,同时休克时升高的血管紧张素、内皮素和儿茶酚胺等物质,通过 G 蛋白激活 PKC。PKC 的活化可促进 TnI、TnC 和 TnT 磷酸化,TnI 磷酸化则使 TnC 与 TnI 及 TnT 之间的紧密结合松弛,导致肌球蛋白头部横桥与肌动蛋白解离;TnC 磷酸化使 TnC 与钙的亲和力降低,引起钙从 TnC 结合部位上解离或钙与 TnC 结合后造成肌钙蛋白构型变化的速度减慢,这样肌球蛋白横桥与肌动蛋白接触减少,收缩蛋白对钙的敏感性降低。同时,休克时过度升高的儿茶酚胺,通过肾上腺素能受体使 cAMP 增加、PKA 激活,活化的 PKA 使 TnI 磷酸化增加,诱发 TnC 与钙的亲和力降低。此外,休克晚期细胞内酸中毒亦可明显降低心肌细胞 TnC 对钙的敏感性。

4. 线粒体功能障碍 休克可严重损害细胞"能量加工厂",即线粒体功能。在失血性休克和脓毒性休克时均存在心肌细胞线粒体功能障碍,主要表现为休克后心肌细胞线粒体超微结构破坏、呼吸功能紊乱及细胞氧耗降低,同时线粒体电子传递链酶复合物活性下降。在脓毒性休克过程中,超氧化物以及 NO 产生增加、抗氧化物生成减少均可抑制氧化磷酸化反应和降低 ATP 的产生,这种获得性氧化磷酸化反应性缺失可妨碍细胞有效利用氧产生ATP,从而诱发脓毒症所致器官功能障碍,这种现象也称为"细胞病理性缺氧"。除此以外,在脓毒性休克发病过程中,线粒体 DNA 比核 DNA 更容易受到破坏,心肌线粒体通透性转换孔(mitochondrial permeability transition pore,MPTP)功能紊乱在休克后心脏功能障碍中发挥重要作用,抑制 MPTP 可明显改善休克后心脏功能,降低休克动物死亡率。

5. 心室舒张功能障碍和顺应性异常 心脏的射血功能不仅决定于心肌的收缩性,还决定于心室的舒张功能和顺应性,前者保证心脏将流入的血液射出,而后者保证血液的流入,二者是完成心脏射血功能同等重要的基本因素。心室顺应性(ventricular compliance)指心室在单位压力变化下所引起的容积改变,而心室的僵硬就是指在单位容积变化下所引起的压力改变。心室顺应性降低,一方面可妨碍心室的充盈,另一方面妨碍冠状动脉的灌注,因为冠脉血液灌流量的 2/3 是在心室舒张期进行的。临床和实验资料证明,在内毒素、失血性休克时,心脏的舒张顺应性也发生改变,主要表现在 $-dp/dt_{max}$ 降低,心室僵硬度增加,舒张延迟及舒张不全等。导致休克后心肌舒张功能异常的机制主要包括:钙离子复位延缓和肌球-肌动蛋白复合体解离障碍。休克后心肌缺血缺氧,心肌复极化时由于 ATP 供给不足,或者由于肌质网 Ca^{2+}-ATP 酶活性降低使 Ca^{2+} 复位延缓,致使胞质 Ca^{2+} 不能迅速降至使 Ca^{2+} 脱离肌钙蛋白的水平,从而引起心肌舒张延缓或不全,影响心脏充盈。此外,心肌舒张使肌球蛋白的头部与肌动蛋白分开,亦即拆除横桥,完成这一过程不仅需要 Ca^{2+} 从肌钙蛋白结合处及时脱离,而且还需要 ATP 的参与。休克后由于 ATP 生成不足,使肌球-肌动蛋白复合体难以分离,致使心肌处于不同程度的收缩状态,由于心肌舒张不全,从而严重影响心脏的舒张充盈。

总之,休克时引起心功能及其心肌舒缩性能障碍的原因和机制极其复杂。不仅因休克种类、发展阶段和严重程度不同有所差异,而且不同的诱发因素可分别或同时通过器官、细胞、亚细胞和分子水平发挥作用。

三、休克血管低反应性的发生及其机制

血管低反应性指在严重创伤、休克、MODS 等临床重症时血管对血管活性物质反应性降低或不反应,它严重影响着创伤、休克的治疗。近年来有关休克后血管低反应性的问题日益受到重视,目前对其诱发因素、发生特点、发生机制及防治措施等方面进行了较为深入的研究,并取得了显著进展。

(一)休克血管低反应性发生特点和规律

1. 失血性休克后血管反应性变化存在时间变化规律和器官差异 在失血性休克后血管反应性存在双相变化规律和器官差异,早期血管反应性升高,表现为多种动脉包括肠系膜上动脉、肾动脉、肺动脉对去甲肾上腺素收缩反应升高,随着休克时间延长,血管反应性逐渐降低,在休克后1、2、4小时,血管反应性明显降低。失血性休克后血管反应性还存在器官差异,即休克后不同器官血管反应性变化程度不同,腹腔动脉、左股动脉血管反应性丢失程度最重,其次为肠系膜上动脉和肾动脉,各器官血管反应性的丢失程度与其一氧化氮合酶、细胞因子及内皮素-1表达不同有关。

2. 脓毒性休克后血管反应性也存在时间和器官差异 内毒素攻击致脓毒性休克后1~4小时,大鼠大脑中动脉对血清素及肠系膜上动脉对去甲肾上腺素的收缩反应增强,5小时后血管收缩反应开始下降,舒张反应呈现相似的变化趋势。与失血性休克相比,脓毒性休克血管反应性变化趋势一致,但程度略有不同,脓毒性休克早期血管反应性仅有部分升高,但失血性休克早期血管反应性升高较为快速和明显。脓毒性休克血管反应性也呈现明显器官差异。脓毒性休克18小时新西兰兔耳动脉收缩反应下降至37%~50%,肾动脉血管反应性变化不明显,而对乙酰胆碱的舒张反应却呈相反变化,肾动脉舒张反应下降了26%,而耳动脉舒张反应无明显变化。内毒素致脓毒性休克早期,肠系膜上动脉对去甲肾上腺素的收缩反应仅有部分升高(最大收缩力 E_{max} 仅增加了5.64%),而腹腔动脉和肾动脉收缩反应明显升高(E_{max} 分别增加了23.25%和25.41%),且各血管对乙酰胆碱的舒张反应也明显不同,肠系膜上动脉、腹腔动脉及肾动脉的舒张反应分别增加了26.18%、3.07倍和72.34%。在休克晚期各血管对去甲肾上腺素收缩反应降低明显不同,以肠系膜上动脉最高(下降34.86%),其次为肾动脉(33.7%)、腹腔动脉(16.7%)。

3. 休克后血管反应性存在年龄及性别差异 失血性休克后大鼠血管反应性呈现不同年龄差异,8周龄大鼠休克后血管反应性最高,24周后随着年龄增长大鼠休克后血管反应性逐渐降低。与同龄正常大鼠相比,在8周龄和10周龄时血管反应性在休克后降低幅度最明显,均大于30%;随着年龄的增长,血管反应性在休克后丢失程度逐渐降低,24周龄大鼠血管反应性降低大约为正常24周龄大鼠的10%。除年龄差异外,休克血管反应性存在性别差异,与雄性大鼠相比,雌性对内毒素攻击所致内毒素血症表现更强的趋炎反应,而血管反应性丢失更少,雌性大鼠失血性休克后血管反应性丢失率比雄性大鼠丢失率低。该结果说明休克血管反应性呈现休克时间、器官、年龄及性别差异。

(二)休克血管低反应性的诱发因素

有多种因素可诱发休克血管低反应性的发生。最初研究认为,酸中毒、能量代谢是引起休克血管低反应发生的主要原因,通过纠正酸中毒和补充能量对恢复休克血管低反应性有一定的作用但效果有限;随后研究发现,NO、内皮素在诱发休克血管低反应性中具有重要作用,其中NO在休克血管低反应性的发生中研究较多,应用NO和内皮素抑制剂防治休克血管低反应性有一定的效果。

随着研究不断深入,近年来研究发现除了上述因素外,细胞因子、内源性阿片肽及肾上腺髓质素等在休克血管低反应性的发生中也发挥重要作用,其中细胞因子类的作用和意义受到较多关注,细胞因子引起血管反应性的变化呈现明显时间依赖关系。短时间作用,主要表现为缩血管效应,在长时间作用,细胞因子刺激可引起血管反应性降低。在休克后期,细胞因子大量释放在血管低反应性的发生中具有重要地位,可通过引起肾上腺素能受体失敏而参与了休克血管低反应性的病理过程。此外,研究发现内源性阿片肽和肾上腺髓质素在休克血管低反应性的发生中也具有一定作用,内源性阿片肽可能通过抑制肾上腺素能受体,调节血管平滑肌细胞大电导钙依赖的钾通道(BK_{Ca})通道的开放来影响休克后血管反应性;肾上腺髓质素通过诱导 NO 产生而参与休克血管低反应性的发生过程。

(三) 休克血管低反应性的发生机制

国内外学者对休克血管低反应性的发生机制进行了大量研究,现有资料认为参与休克血管低反应性发生的主要机制包括以下 4 个方面:

1. 受体失敏　膜受体失敏指在高浓度的细胞因子、受体激动剂和内源性阿片肽、NO 等刺激下引起肾上腺素能受体数目减少,受体亲和力降低,导致受体失敏,从而引起血管低反应性的发生。

2. 膜超极化　膜超极化学说指休克后由于 ATP 减少和一些炎性因子刺激,使血管平滑肌细胞 BK_{Ca} 通道和 K_{ATP} 通道过度开放,导致血管平滑肌细胞膜超极化,抑制电压依赖性钙通道,钙离子内流不足而致血管低反应性。

3. 钙失敏　尽管受体失敏和膜超极化学说在一定程度上解释了休克血管低反应性发生的机制,但随着研究不断深入,发现它们不能完全解释休克后血管低反应发生的某些现象。它们的中心思想认为休克血管低反应性的发生是由于休克后血管平滑肌细胞内钙离子升高不足所致,但在重症休克或休克晚期,血管平滑肌细胞并非少钙,而是多钙,甚至存在钙超载,但仍然存在血管反应性降低的问题,提示还有其他机制参与休克血管低反应性的发生,如肌肉收缩蛋白功能本身的问题。基于基础研究发现的肌肉收缩效率取决于力/钙比率,即肌肉收缩蛋白对钙的敏感性,我们提出了休克后血管平滑肌细胞肌肉收缩蛋白可能存在钙失敏,钙失敏可能在休克后血管低反应性的发生中起重要作用的假说,即钙失敏假说。

研究发现失血性休克后不同时间,血管平滑肌血管反应性和钙敏感性均呈双相变化,即休克早期升高,晚期降低,血管反应性与钙敏感性变化之间呈明显的正相关关系;在休克后不同时间调节休克血管平滑肌钙敏感性可明显改变休克血管的反应性;与失血性休克相似,在内毒性休克模型中,内毒素刺激后不同时间血管平滑肌血管反应性和钙敏感性变化呈明显正相关关系,钙敏感性调节剂可明显改变血管反应性。这些结果证实,休克后钙失敏在血管反应性变化中具有重要的调节作用。

在此基础上,我们进一步探讨了血管平滑肌细胞钙敏感性调节机制,发现 Rho 激酶、PKC 在休克后血管平滑肌细胞钙失敏调节中具有重要意义。Rho 激酶是一种丝氨酸/苏氨酸(Ser/Thr) 蛋白激酶,大约在 10 年前被确认为 Rho GTP 酶的靶蛋白,分子质量约为 160kDa。Rho 激酶由多个结构域组成,它包括一个氨基末端的催化结构域、一个含有 Rho、呈卷曲螺旋的结构域(Rho binding domain, RBD) 和一个 C 末端的 pleckestrin 同源负性调节催化结构域(pleckestrin homology domain, PHD)。GTP-Rho 可与 Rho 激酶卷曲区的 C 末端部分发生相互作用而使 Rho 激酶活化。Rho 活化可使单体肌动蛋白形成丝状体肌动蛋白并聚合形成应力纤维和灶性黏附;Rho 与细胞骨架相关蛋白如黏着斑激酶(FAK)、桩蛋白(paxillin)、肌球蛋白轻链(20kDa myosin light chain, MLC_{20})和内收蛋白(adductin)的磷酸化直接相关,参与细胞运动和迁移调节。实验证明,Rho 激酶主要通过抑制肌球蛋白轻链磷酸酶活性、增加肌球蛋白轻链磷酸化水平参与休克血管反应性调节。PKC 是一组磷脂依赖的钙激活蛋白丝氨酸/苏氨酸激酶,按生化性质及结构可分为:传统型 PKC(cPKC),可由钙、磷脂(PL)、二酰甘油(DAG)或佛波酯激活;新型 PKC(nPKC),可由 PL、DAG 或佛波酯激活;非典型 PKC(aPKC),不与 Ca^{2+}、DAG 和 TPA 结合,仅由 PL 类物质激活。研究证明,PKC 主要通过 ILK、ZIPK、CPI-17 调节血管平滑肌的钙敏感性和血管反应性。参与休克血管反应性调节的 PKC 亚型主要为 α、ε 亚型,进一步观察发现 PKCα 和 PKCε 可直接作用于 ILK 和 ZIPK,进而调节肌球蛋白磷酸酶活性,也可通过 ILK 和 ZIPK 作用于 CPI-17 再调节 MLCP 活性,调节 MLC_{20} 磷酸化水平,最终调控失血性休克大鼠血管反应性和钙敏感性。

4. 非 MLC_{20} 磷酸化依赖调节途径 以上这 3 种学说的中心思想认为,休克血管低反应性的发生主要与胞内钙离子浓度升高不足或肌肉收缩蛋白钙敏感性降低而引起 MLC_{20} 磷酸化水平降低有关。但基础研究显示,除了 MLC_{20} 磷酸化依赖途径外,一些调节肌动蛋白及肌动蛋白与肌球蛋白相互作用的蛋白激酶,包括肌钙蛋白和小分子热休克蛋白在调节血管平滑肌细胞收缩反应性过程中并不依赖于 MLC_{20} 磷酸化水平的改变,最近的资料提示,非 MLC_{20} 磷酸化依赖的调节途径亦参与了休克血管低反应性的发生过程。

四、休克后微循环功能障碍的发生及其机制

(一)微循环和微循环障碍的概念

微循环(microcirculation)是 1954 年在第一届国际微循环会议上提出的,广义的微循环系统包括血液微循环系统、淋巴管微循环系统和组织液微循环系统,通常所说的微循环是指血液微循环系统。血液微循环系统指微动脉与微静脉之间微血管中的血液循环,一般由微动脉、后微动脉、毛细血管前括约肌、真毛细血管、直捷通路、动-静脉吻合支和微静脉所组成,是循环系统的基层结构,也是各种器官组织内最小的功能形态联系单位。微循环的功能包括调整全身血压和血液分配、进行血管内外物质交换、调整回心血量、沟通组织细胞之间的信息传递等。

微循环障碍指在许多疾病或病理过程中出现的、原发或继发性、在微血管和微血流水平发生的功能性或器质性紊乱所致微循环血液灌注障碍。其直接后果是组织灌注量明显减少,造成组织细胞缺血缺氧和损伤,同时代谢产物在局部蓄积,诱发组织细胞功能障碍甚至死亡。微循环障碍可以出现在局部,也可以出现在全身。休克后微循环障碍是一种全身性、以引起重要脏器血液灌注量急剧减少和急性循环衰竭为特点的病理过程。

(二)休克各期微循环障碍的特点

休克时微循环障碍大多以微血管收缩、缺血,微血管扩张、淤血和微血管麻痹、血流停滞的顺序发展。在此过程中,微血流的改变常表现为线流、线粒流、粒线流、粒流、粒缓流、粒摆流、血流停滞等不同流态。

1. 休克早期/微循环收缩期 微血管的自律运动增强,血管反应亢进,微动脉收缩反应增强,收缩期延长,血管平滑肌对儿茶酚胺的敏感性升高,微动脉、微静脉和毛细血管前括约肌收缩使血液流入真毛细血管网减少,部分组织器官(尤其是皮肤和腹腔脏器)持续性缺血缺氧。

2. 休克进展期/淤血缺氧期 微动脉、后微动脉和毛细血管前括约肌不再收缩,反而松

弛和扩张,毛细血管后阻力大于前阻力,大量血液涌入真毛细血管网,多灌少流,灌大于流,微循环淤血。毛细血管内压增高,缺氧和众多炎性介质、细胞因子的作用使微血管通透性增加,大量血浆超滤液从毛细血管进入组织间隙。组织的胶体渗透压升高,血液浓缩,黏滞性增加,血流更加缓慢,呈粒缓流、粒摆流、血流停滞等不同流态,并出现白细胞滚动、贴壁嵌塞、红细胞聚集、血小板聚集等改变。组织处于严重的低灌注状态,组织细胞缺氧更加严重。

3. 休克晚期/微循环衰竭期　微血管发生麻痹性扩张,对血管活性药物失去反应。微循环中可有微血栓形成,又由于凝血因子耗竭,纤溶亢进,可有出血症状,以及并发弥散性血管内凝血(disseminated intravascular coagulation,DIC)。毛细血管大量开放,微循环血流停止,不灌不流,组织几乎得不到氧气和营养物质供应,致机体出现重要器官功能衰竭。

(三) 休克时微循环障碍的影响因素和机制

微循环作为全身循环的一部分,受神经内分泌系统、免疫系统、营养和代谢及其他内环境状态的整体因素调节。但目前研究认为,休克病程中微循环功能的调节以局部因素为主,局部因素即在组织细胞水平上出现的能促进微循环障碍的因素,主要有以下方面:

1. 微循环血管舒缩功能障碍　正常微血管有自动的节律性舒缩运动,血管舒缩功能失调表现为动脉和静脉的过度收缩或扩张,动静脉之间收缩、扩张的不协调,或者动静脉吻合支大量开放等。严重创伤、感染、大量失血或失液引起休克时,微循环血管舒缩功能障碍常是最先发生的病理变化。

无论全身性还是局部的微循环血管舒缩功能失调,都可导致微循环障碍。在组织局部,如果从微动脉到微静脉都收缩,则毛细血管网趋于关闭,所支配区域的组织细胞缺血缺氧,持续时间过久就会引起细胞缺血性损伤;当微动脉收缩更明显时,由于毛细血管内压降低,可使静脉端的细胞间液回流增加;当微静脉收缩更明显时,由于毛细血管内压增高,可使细胞间液生成量增加,导致水肿和血液浓缩,还可使微循环内血液流速减慢,导致淤血或血流停止。如果从微动脉到微静脉都扩张,则毛细血管网大量开放,微循环血流量增多;当微动脉与微静脉的扩张程度明显不同时,由于显著影响毛细血管内压,可出现血管内外体液交换失衡和血流速度改变。全身性循环功能变化可以直接或间接地影响各器官系统的血液供应、组织细胞的代谢和功能,例如广泛的小动脉、微动脉收缩可增加心脏后负荷及血压,造成脏器血供减少;广泛的小动脉、微动脉扩张可减少心脏后负荷,但不利于维持正常血压;广泛的小静脉和微静脉扩张可使回心血量和心排血量明显降低,导致有效循环血量减少和血压降低。

休克后血管舒缩功能失调的原因和机制主要包括:

(1) 血管收缩调节因子与舒张调节因子平衡失调:休克早期缩血管因子除交感系统兴奋引起肾上腺髓质分泌的儿茶酚胺外,还包括:①应激激素及应激过程中产生的生理性缩血管因子,如血管加压素(AVP)、肾素和血管紧张素Ⅱ(AngⅡ);②内皮细胞与血小板释放的因子,如内皮素、花生四烯酸代谢产物血栓素 A_2(TXA$_2$)和白三烯(LT)、脂质代谢产物血小板活化因子(platelet activating factor,PAF);③微循环缺血缺氧产生的病理性因子,如 MDF 等,这些缩血管调节因子是导致休克早期微循环收缩性增加和循环功能代偿性加强的主要原因。然而,当皮肤、腹腔内脏持续缺血缺氧,可促进局部产生各种扩血管因子,包括:①缺氧条件下组织细胞 ATP 的分解产物腺苷,无氧酵解增强时产生的乳酸,分解代谢增强时细胞释出的钾离子;②微血管周围肥大细胞释放的组胺、激肽系统激活产生的缓激肽;③内皮细胞产生和释放的 NO、前列腺素 I_2(PGI$_2$);④应激激素 β-内啡肽。随着休克病程延长,逐渐发生血管收缩与舒张两类调节因子的失衡,这种失衡是促进微循环障碍发生、发展的主要原因之一。

(2)毛细血管的自调节机制紊乱:在正常毛细血管,当红细胞流经低氧区域时,可通过无氧糖酵解产生 ATP,促进内皮细胞释放 NO、前列腺素、内皮依赖的超极化因子(EDHF)等血管舒张因子;同时血红蛋白携带的 S-亚硝基硫醇(S-nitrosothiol,SNO)被还原成 NO 并释放出来,从而舒张血管,以调节组织血液灌流和氧输送。然而休克后(尤其是内毒素休克),毛细血管的自调节机制出现紊乱,表现为灌注毛细血管减少,血流分布不均,需氧组织得不到氧供,其严重程度与休克预后密切相关。这种自调节机制紊乱的发生主要由于:①诱生型一氧化氮合酶(iNOS)产生过量 NO,使红细胞刚性增高,而变形性下降,同时由于并发 DIC 形成微血栓,均可导致毛细血管阻塞;②NO 过量释放导致血管对局部血管活性物质的反应性降低;③内毒素使缝隙连接蛋白 CX43 的酪氨酸磷酸化,引起细胞间电阻增大,细胞间通讯损害(动脉系统不能整合组织的氧需求),以致需氧组织得不到氧;④红细胞损伤导致其释放 ATP 等调节局部血管舒张和血流的功能受损,这些改变均引起毛细血管自调节机制出现紊乱。

(3)酸中毒:在休克淤血缺氧期,局部酸性代谢产物积聚,且组织部位 PCO$_2$ 增高,使局部 H$^+$ 浓度升高,造成局部组织甚至全身性酸中毒。酸中毒可导致血浆儿茶酚胺水平持续增高情况下微血管平滑肌对儿茶酚胺的反应性降低,血管由收缩转向扩张。因此,如果未能及时纠正酸中毒,即使充分输液和积极使用各种血管活性药物,对于发展到一定阶段的休克,其恢复局部微血管舒缩功能的效果也往往不明显。

(4)内毒素:内毒素可以通过多种途径,如激活激肽系统和补体系统、活化白细胞、损伤内皮细胞、影响心功能等,引起血管扩张和血液流变学性质的改变,并诱发持续性低血压。

2. 血管通透性增高   微血管通透性增高是休克过程中一种重要的病理现象,是微循环障碍的又一主要促进因素,对休克的发展与转归有很大影响。血管通透性增高使大量血浆成分如水、电解质,甚至大分子蛋白质和白细胞等进入组织间隙,导致血液浓缩,血流减慢和淤滞,还可以使血管受压,氧的弥散距离增大;细胞间液蛋白质含量升高则进一步加重组织水肿,且水肿液中集聚了许多损伤性因子,包括各种酶、代谢产物和毒性物质。因此,血管通透性增高及其引起的组织水肿不仅可加剧微循环障碍和组织细胞缺血缺氧,也可加重对包括微血管和微小淋巴管在内的组织细胞损伤。

微循环血管通透性增高的主要部位是毛细血管和微静脉,关于休克时血管通透性增高的原因,以往认为是病理状态下细胞毒性导致细胞间缝隙的形成,近十多年的研究表明主要是内皮细胞激活机制所致内皮功能障碍。早期的血管渗漏是由于内皮细胞受到炎性介质如凝血酶、组胺、缓激肽、白三烯 B$_4$ 等作用,属于信号转导效应中的非基因型反应;后期的持续渗出则与免疫反应中细胞因子(如 IL-1、TNF-α 和 γ-干扰素等)的作用密切相关,属于信号转导效应中的基因型反应。具体的调节分子和机制包括以下几方面:

(1)氧自由基(oxygen free radical,OFR):氧自由基几乎对体内所有大分子物质都可以造成氧化损害,如通过脂质过氧化反应损害细胞膜,通过多糖氧化降解破坏间隙基质,通过蛋白酶上氨基酸氧化交联破坏酶的活性,通过激活磷脂酶 A$_2$(PLA$_2$)释放炎症介质,这些氧化损伤均可导致内皮细胞损伤和内皮间隙增大,引起血管通透性升高。

（2）细胞因子:休克时机体产生多种细胞因子,如 TNF-α、凝血酶、白三烯、缓激肽、组胺、ATP 及过氧化氢等,引起多种细胞产生 PAF,PAF 一方面作用于内皮细胞膜上受体,通过一系列细胞信号转导使内皮细胞收缩,促进内皮细胞骨架蛋白分子构型发生改变,弹力纤维紊乱或消失,细胞间隙增大和血管通透性升高;另一方面 PAF 又是白细胞的趋化因子,可使白细胞聚集活化,释放氧自由基和蛋白酶,并产生更多的 PAF 等,加重内皮细胞损伤,增高血管通透性。

（3）炎性介质:循环中及局部产生的大多数炎性介质,例如组胺、5-羟色胺、缓激肽（bradykinin,BK）、P 物质及白三烯 B_4（LTB_4）等,它们可通过与内皮细胞膜上相应的受体结合（包括通过 G 蛋白偶联受体活化 PKC、通过小 G 蛋白活化 Rho 激酶等）,使内皮细胞收缩,细胞间隙增大,引起血管通透性增加。此外,它们还可通过舒张微动脉,使微循环血流量增多,静水压增大,引起微静脉滤过压升高,从而加重血管渗漏。

（4）血管内皮细胞生长因子（vascular endothelial growth factor,VEGF）:VEGF 与其酪氨酸激酶受体结合后,通过激活 MAPK 和磷脂酶 Cγ1,使细胞内 IP_3 和钙离子浓度升高,导致内皮细胞收缩,还可使 NOS 活化,产生 NO,诱发内皮细胞间缝隙开放,以及穿细胞途径小囊液泡器窗口开启,从而增高血管通透性。

（5）切应力和渗透压的改变:切应力变化的信号直接作用于内皮细胞膜上液流感受器或机械刺激受体,还可间接调控内皮细胞敏感物质的浓度,如生成 NO 和前列环素等,使内皮细胞功能改变,导致血管通透性增大。持续的渗透压改变使钙库释放和钙内流增加,引起细胞内钙离子浓度增高,内皮细胞收缩,造成血管通透性增高。

（6）白细胞黏附:白细胞黏附于内皮细胞可引起钙黏着蛋白-连环蛋白复合物结构破坏,引起血管通透性升高。白细胞聚集进一步引起一系列细胞因子和炎性介质的生成与释放（如 TNF-α 和 PAF）,作用于血管内皮细胞,导致内皮屏障功能障碍。此外,白细胞激活还可引起呼吸爆发,释放毒性氧成分、溶酶体蛋白酶如弹性蛋白酶等,损伤内皮细胞膜,使血管通透性升高。

3. 血液流变学变化　血液流变学的变化是休克微循环障碍的结果,也是促进休克微血管损伤和加重微循环障碍的重要因素之一。在微循环由收缩、缺血过渡到扩张、淤血的过程中,微血流的改变常表现为线流、线粒流、粒线流、粒流、粒缓流、粒摆流、血流停滞等不同流态,微血管中血流由正常的"丸流"（红细胞悬浮在血浆中,单行通过微血管）变成"撇流"（红细胞与血浆分离,有血浆流过,而无红细胞进入）。这些改变造成血管内皮损伤、白细胞聚集激活、血小板聚集、凝血系统激活、血流停滞等,加重微循环障碍和组织细胞损伤。微循环中血液流变学改变是各种血细胞和血浆性质变化的综合结果,其具体机制如下:

（1）红细胞聚集和变形能力降低:红细胞聚集是休克时红细胞流态紊乱最早的表现,严重的红细胞聚集使结合氧的细胞表面积明显减少,同时聚集形成的大团块可以堵塞微血管,加重机体缺氧。红细胞聚集的原因包括:①血浆中异常蛋白如纤维蛋白原浓度增高,吸附在红细胞表面,遮盖了红细胞膜表面的负电基团,使红细胞表面负电荷减少;②血细胞比容（hematocrit,HCT）增加,引起血流减慢,甚至血流停滞,使血细胞碰撞概率增加,从而容易发生聚集;③休克时血压下降,血流速度缓慢,血液流动的切应力和切变率减低,促使红细胞聚集。

红细胞变形性降低是红细胞流态紊乱的另一重要表现,变形性降低的红细胞僵硬,无法顺利通过毛细血管,影响微循环的血液灌流,甚至阻塞微循环,造成组织器官缺血。休克时红细胞变形性降低的原因包括:①ATP 缺乏使红细胞有变圆的趋势,即几何形状改变(细胞表面积/体积比改变),导致红细胞变形能力降低;②红细胞内酸中毒和渗透压增高,使红细胞内液黏度增高,变形性下降;③休克时红细胞膜分子结构变化,如内毒素刺激后红细胞膜骨架蛋白(血影蛋白)构型发生变化,使红细胞膜的黏弹性和流动性降低,引起变形性下降。

(2)白细胞扣押和嵌塞毛细血管,以及在微静脉中附壁黏着:白细胞扣押和嵌塞毛细血管指白细胞变形速度减慢,通过毛细血管时间延长,甚至嵌塞毛细血管的现象。参与了休克淤血期和难治期无复流(no-reflow)现象的发生,还可通过释放自由基、溶酶体酶和白三烯等多种毒性物质直接损伤细胞,是休克后期 MODS 的发生因素之一。其发生机制包括:①白细胞变形能力下降,表现为硬度增大,白细胞体积变大变圆,这是白细胞扣押初始阶段的重要因素,但其信号转导途径不清;②血压下降使驱动白细胞流动的灌流压降低,造成白细胞在毛细血管中嵌塞和扣押;③休克时细胞缺氧缺血、酸中毒,导致毛细血管内皮肿胀,毛细血管管腔狭窄,引起白细胞嵌塞;④休克后白细胞表达白细胞黏附分子(Leu-CAM),内皮细胞表达细胞间黏附分子1(ICAM-1)和内皮细胞白细胞黏附分子(ELAM),这些黏附分子的作用使白细胞-内皮细胞间黏着力增加,阻碍白细胞通过毛细血管。

白细胞在微静脉中附壁黏着指白细胞流速减慢,由轴流向边流移动,出现附壁滚动,继而贴壁黏着,直至跨壁游出管外的现象。白细胞附壁黏着可使血流阻力增加,血管内皮损伤又可加重血管通透性增高,因此,白细胞附壁黏着是导致休克后微静脉淤血和水肿的重要原因。白细胞的黏附过程包括起始接触、附壁滚动、贴壁黏着、跨壁游出。其发生机制与以下因素有关:①选择素-糖类介导的白细胞黏附参与了早期接触和滚动的发生,一般认为 L-选择素介导了白细胞和内皮细胞起始的黏附,P-选择素和 E-选择素在白细胞和内皮细胞多阶段黏附中起支持作用,P-选择素还介导了血小板与白细胞的黏着;②整合素-多肽介导的黏附作用参与了白细胞黏着和游出的发生,整合素激活主要是由于炎症趋化因子和细胞因子(如 IL-8 和 PAF)的作用,同时选择素引起的白细胞滚动,也可激活整合素导致白细胞贴壁黏着。

(3)血小板黏附和聚集:在休克早期,血小板的黏附性与聚集性即开始升高,血小板聚集可以启动血管内凝血过程,引起微血栓形成,堵塞微静脉、毛细血管和微动脉入口,加速微循环血流淤滞;还释放 β-血小板球蛋白(β-thromboglobulin,βTG)、血栓素 A_2 和神经肽 Y,β-血小板球蛋白能抑制动脉血管内皮细胞生成前列腺素 I_2,血栓素 A_2 和神经肽 Y 有很强的缩血管效应,从而影响微血管舒缩功能;血小板聚集可释放 5-羟色胺和产生 PAF,使粒细胞激活,介导粒细胞依赖性血小板对血管内皮细胞的黏附作用;此外,可产生 ADP、组胺、前列腺素 E_2 和阳离子蛋白,直接损伤血管内皮细胞。

血小板黏附和聚集的发生机制包括:①微血管内皮细胞损伤使内皮细胞下血小板黏附部位的胶原、微纤维暴露,同时内皮细胞产生的前列腺素 I_2、NO、胞外-ADP 酶(ecto-ADP 酶)减少,释放 ADP、Ca^{2+} 增多,导致血小板聚集;②休克时产生多种体液因子,其中有属于血小板强激动剂的胶原、PAF、血栓素 A_2,以及属于弱激动剂的 ADP、肾上腺素、5-羟色胺等,它们分别作用于血小板膜上相应的受体,介导血小板活化和聚集;③血流减慢后,聚集的红细胞团块将血小板推向血管中切应力高的边流,加上切应力的作用,血小板膜糖蛋白Ⅱb/Ⅲa(GPⅡb/Ⅲa)和血小板膜糖蛋白Ⅰb(GPⅠb)发生构型改变,诱发血小板聚集。

切应力还可通过促使红细胞释放 ADP,使血小板聚集。

(4) 血浆黏度增大:血浆黏度主要取决于血浆蛋白质的分子质量、浓度、蛋白质分子的形态和结构对称性等。休克时由于血浆中纤维蛋白原(Fbg)、α_2 巨球蛋白(α_2-MG)、免疫球蛋白 M(IgM)、脂类(胆固醇及三酰甘油)与脂蛋白增多,使血浆黏度增大。

4. 凝血与抗凝血平衡紊乱　当休克引起微血管和微血流障碍时,血管内皮细胞、血小板等血细胞、凝血系统、纤溶系统、激肽系统和补体系统等都可发生病理改变,并成为加重微循环障碍的重要因素。休克时凝血功能紊乱有两种主要表现,血栓形成和止、凝血功能障碍。DIC 是一种典型的凝血与抗凝血平衡紊乱,其主要病理变化表现为微循环系统广泛性微血栓形成并导致继发性止、凝血功能障碍。

DIC 是一种微血管结构损伤、血小板功能障碍、凝血系统及抗凝系统严重失衡等综合性障碍的出血性病理过程,本质上是微循环障碍的一种表现形式,并对微循环障碍的发展具有促进作用。休克晚期若并发 DIC,可使休克病情加重,其机制包括:①引起血容量和回心血量进一步减少,加重组织器官缺血缺氧;②促进血管通透性增高,加重微循环功能障碍;③使肠道来源的内毒素和各种有害毒物不能及时被有效清除,促进炎症反应的发生与发展;④引起重要器官的功能障碍其至衰竭。

休克晚期出现 DIC 的机制包括:①血液流变学改变。由于微循环持续淤血,造成血液高度浓缩,血细胞比容和纤维蛋白原浓度增加,使血细胞聚集,血液黏滞度增高,血液处于高凝状态,加上血流速度变慢,因而容易发生 DIC。②血管内皮细胞受损。严重缺氧、酸中毒或内毒素等损伤血管内皮细胞,使内皮细胞的抗凝作用减弱,组织因子(tissue factor,TF)释放,进而激活凝血系统。③组织因子释放。严重创伤、烧伤所致休克时,组织大量破坏,使组织因子释放入血;白细胞激活并与内皮细胞相互作用,也可促进组织因子的表达,从而启动凝血系统。④血管舒缩功能失调。休克后期,血管舒缩功能失调主要表现为 TXA_2-PGI_2 作用平衡的失调,具有促进血小板聚集、收缩小血管作用的 TXA_2 生成和释放增多,而具有抑制血小板聚集、扩张小血管作用的 PGI_2 产生减少,因此促进血小板聚集和 DIC 发生。⑤炎性介质的作用。在脓毒性休克或其他类型休克后期,可能出现菌血症与内毒素血症,通过单核/巨噬细胞和中性粒细胞激活及大量炎性介质释放,促发凝血反应,引起 DIC。⑥器官功能障碍。休克晚期引起肝、肾等脏器功能障碍,使内环境严重紊乱,机体不能对有毒物质及时解毒,代谢废物在体内积聚,成为引起 DIC 的原因。

五、休克后器官功能障碍发生的机制

(一)休克后器官功能障碍特点

休克引起的器官功能障碍一直是创伤急救与危重病领域的重要问题。休克时,机体有效循环血量显著减少、组织器官灌流量严重不足,多种因素交互作用,从而影响重要脏器如脑、心、肺、肝、肾等的功能。

1. 脑功能障碍　中枢神经系统对缺血缺氧非常敏感。但在休克早期,由于血液的重分布和脑血流量的自身调节功能,保证了脑的血液供应,使大脑功能在休克早期能维持相对稳定;当血压降低到 60 mmHg 以下时,脑血流量开始降低;休克晚期中枢及外周神经系统释放去甲肾上腺素、肾上腺素、5-羟色胺等缩血管因子及循环中一些损害因子作用,使血管收缩,增加了脑血管阻力,进一步加重脑灌流障碍。随着脑缺血缺氧不断加重,可逆性或不可逆性脑组织细胞损害和脑功能障碍逐渐出现。临床上脑功能障碍主要表现为意识状态的改变,从意识模糊到意识丧失等多个阶段的变化,它与脑血流灌注减少的程度有关。此外,酸碱失衡和电解质紊乱也是休克后影响脑功能的重要因素。脓毒性休克时,在血压较高时就可能发生脑功能障碍,其原因可能与循环中的炎性介质等损害因子有关。

2. 肺功能障碍 肺功能障碍是严重休克及多种临床重症的常见并发症,它对患者预后有极为重要的影响。休克后出现的急性进行性呼吸困难和顽固性低氧血症称为急性肺损伤(ALI);若病情进一步加重则恶化为急性呼吸窘迫综合征(ARDS),指急性肺损伤时,伴有肺泡-毛细血管膜通透性增加,肺双侧弥漫性间质性肺水肿而引起的呼吸衰竭。临床表现为严重的不易缓解的低氧血症和呼吸加快,呼吸窘迫。ALI 贯穿病程的全过程,ARDS 通常被认为是 ALI 的终末阶段。研究表明,各种类型的休克患者都有肺部的表现。伴发肺功能障碍患者的死亡率占休克死亡人数的 1/3 以上,其原因与 ALI/ARDS 的发病机制错综复杂、尚未完全阐明有关。近来的资料表明,肺缺血-再灌注损伤、肺内炎症反应失控、肠道细菌和内毒素移位等是休克后发生 ALI/ARDS 的重要机制,多形核白细胞(PMN)、核因子(NF)-κB、补体、氧自由基及多种细胞因子在其中发挥重要作用。此外,在休克复苏时大量输血和输液,可能引起肺部小血管栓塞,诱发或加重肺功能损伤。

3. 肾功能障碍 急性肾衰竭(acute renal failure, ARF)是循环性休克的主要并发症,休克引起急性肾衰竭称为"休克肾"。临床表现为尿量减少,同时伴有氮质血症、高钾和代谢性酸中毒。休克时血液重分配,为保证心和脑的血流灌注,肾血流减少,肾血管阻力增强。肾脏缺血是引起休克后肾功能障碍最常见的原因,平均动脉压为 60~70 mmHg 或更低时,即可发生急性肾前性肾衰,若肾灌注得以及时纠正,肾功能可立刻恢复;否则 2 小时后可发展为器质性肾衰,即急性肾小管坏死(acute tubular necrosis, ATN)。急性肾小管坏死是休克后引起急性肾衰竭的常见原因,统计结果表明,休克后发生急性肾小管坏死时死亡率明显升高。在难治性休克中,休克后急性肾衰竭与 ARDS 以及 MODS 是导致休克死亡的三大因素。休克并发急性肾衰竭不仅增加了休克的救治难度,同时带来一系列与肾功能损害相关的特殊问题,如液体平衡的管理、电解质及酸碱平衡的调节、药物应用等,均需考虑肾功能的损害情况。虽然急性肾衰竭是十分严重的病理过程,但也是为数不多可以通过合理治疗达到完全逆转的器官衰竭,采用正确的治疗措施,数周后肾小管坏死的上皮可以再生修复,数月后可以完全恢复。

4. 胃肠道功能障碍 胃肠道系统对循环衰竭比较敏感,休克早期即存在胃肠道功能的改变。休克引起的血液灌注不足、交感系统激活和炎症损伤可导致多种胃肠道病变,如肠梗阻、糜烂性胃炎、胰腺炎、结肠黏膜出血等。而休克时胃肠道缺血和复苏引起的再灌注、自由基损伤等可导致胃肠道黏膜损伤和屏障功能破坏,使肠道细菌和内毒素从肠内转移到全身血液循环,导致休克加重和 MODS。目前,休克与胃肠道损伤这种互为因果、形成恶性循环的情况已受到临床医师和研究工作者的广泛重视,认为"胃肠是机体应激状况下中心器官之一"。但近年来也出现了一些具有争议的问题,如细菌及内毒素移位的确切临床意义如何?因此,休克与胃肠道关系及其作用机制有待深入探讨。

5. 肝功能障碍 肝脏是人体内实质器官中血供最丰富的器官,具有代谢、免疫、解毒等多种重要生理功能。休克后肝损伤发生早、损伤重,但由于肝脏具有强大的储备功能,即使休克后肝脏已存在大面积的缺血性损害和转氨酶显著升高,若没有广泛肝细胞病变时,肝功能障碍的临床表现也是不典型的,因而休克早期的急性肝功能障碍一直未受到人们的重视。随着危重症急救技术不断进步,对存在严重心、肺、肾功能障碍患者的救治率提高以后,肝功能障碍的问题逐渐受到关注。目前认为,肝脏缺血后再灌注、微循环损害、肠道内细菌和内毒素移位至肝脏损害肝细胞及单核/巨噬细胞系统,激活释放的细胞因子在休克后急性肝功能障碍的发生与发展过程中具有重要作用。肝功能障碍又可通过肝脏代谢紊乱、生物转化作用减弱等加重休克,成为患者致死的又一重要原因。

6. 代谢障碍　休克早期,血流动力学紊乱引起机体代偿反应,交感-肾上腺系统活性增强。促肾上腺皮质激素、糖皮质激素和胰高血糖素释放增加,胰岛素释放减少,导致糖原分解、糖异生和高糖血症。休克晚期,可发生低糖血症,可能与糖消耗和肝糖原合成障碍有关。休克时常出现高三酰甘油血症,它与儿茶酚胺刺激和循环中 $TNF-\alpha$ 诱导脂蛋白脂肪酶表达下调有关。儿茶酚胺增加、糖异生和胰高血糖素也可促进蛋白分解代谢,血浆氨基酸含量增高,尿氮排泄增多,出现负氮平衡。休克缺血缺氧引起 ATP 不足,导致细胞无氧酵解增强,乳酸增多,同时肝功能障碍也影响乳酸清除形成高乳酸血症,加之灌流障碍和肾功能损害加重酸中毒;ATP 不足也影响了细胞膜上钠泵功能,造成细胞内外钠钾转运障碍、细胞水肿和高钾血症等。

7. 免疫系统功能紊乱　免疫系统承担着保护机体对抗外来侵袭的作用,在休克及多种危重症的发生和发展中起着极为重要的调节作用。在严重休克及其诱发因素的强烈打击下,机体免疫系统功能紊乱,成为多种并发症的重要诱发因素之一。休克后免疫系统功能紊乱主要表现在以炎症反应增强为代表的过度炎症反应和以淋巴细胞功能抑制为代表的免疫应答低下。炎症反应失控可诱发组织器官损害和 MODS 发生,免疫反应低下则抑制机体的抗感染防御能力。免疫系统功能紊乱发生的主要机制在于,缺血对黏膜屏障的损害(特别是胃肠道)所致生理结构破坏(如消化道溃疡)和肠道内细菌/内毒素移位;创伤、炎症、缺血或自由基损伤引起实质性脏器的二次损伤,以及缺血缺氧的直接损害或多种因子(免疫抑制因子、皮质醇、前列腺素、儿茶酚胺或内啡肽)介导的细胞和体液免疫反应的功能异常。休克复苏过程给予输血、输液和药物治疗及麻醉手术等均可影响机体免疫功能。如大量输血可能引起广泛免疫受抑,常用于抗休克的血管活性药物多巴胺可能与重症患者的 T 细胞失能有关。

(二) 休克后器官功能障碍的细胞损伤机制

休克引起器官功能障碍的机制错综复杂,可能与以下多种因素有关:

1. 器官低灌注及氧摄取利用障碍

(1) 器官低灌流:休克的主要特征是急性微循环障碍,机体的重要生命器官微循环处于低灌注状态,引起组织器官缺血缺氧并继发一系列细胞损害,严重时则可造成器官功能障碍甚至功能衰竭。引起休克时体内重要生命脏器灌注减少和组织细胞缺血缺氧的原因除了休克时循环血量下降、心功能不全等因素外,微循环障碍可能是其主要原因。休克时微循环障碍包括微血管舒缩功能障碍、微血管通透性改变和血液性质与流态改变等。这些变化在休克后器官功能障碍的发生和发展中都有其重要意义。

（2）氧摄取利用障碍：Shoemarker 等提出严重创伤/休克患者组织对氧的摄取利用障碍是组织缺氧、发生多脏器功能衰竭的重要原因，Nelson 也证实了在内毒素休克动物中存在组织对氧的摄取和利用障碍。其机制目前认为主要与微循环自我调节功能障碍和氧的弥散距离增大有关。休克时血管内皮细胞受损，引起血小板、白细胞聚集及微血栓形成，阻塞毛细血管甚至小动脉；乳酸蓄积、炎性介质的作用又使静脉扩张、血流淤滞，导致血流分布异常，使组织对氧的摄取能力降低。同时由于毛细血管通透性增高，血管内液体和蛋白渗漏，致组织间隙水肿增宽，氧从微血管向细胞的弥散发生障碍，从而影响了组织对氧的摄取。休克后缺血缺氧等多种因素引起组织细胞损伤，其中线粒体是细胞利用氧和供能的场所，线粒体损伤直接影响氧的利用，引起一系列的病理改变（有关休克后线粒体损伤的内容将在本节中"细胞代谢障碍"部分具体叙述）。

2. 再灌注损伤 休克时机体缺血缺氧，在去除病因或经过积极抗休克治疗后，各组织器官的血液灌注得到恢复，但在一定条件下，缺血所致组织器官损害并不能得到改善，甚至进一步加重，这称为再灌注损伤。业已明确，再灌注损伤主要与细胞内钙超载、自由基大量产生、白细胞激活及其与内皮细胞的相互作用密切相关。

（1）细胞内钙超载：正常细胞外液 Ca^{2+} 浓度比细胞内 Ca^{2+} 高 1 万倍以上，这样大的浓度差依靠钙通道、钙泵、钠钾泵和 Na^+-Ca^{2+} 交换系统等调节。病理情况下，这些维持钙稳态的机制受损，大量钙离子进入细胞内引起钙超载，将造成一系列严重的细胞损伤。

休克时细胞内钙超载主要发生机制包括两个方面。①细胞外钙内流增加，包括钙通道激活：休克时交感神经、肾上腺髓质强烈兴奋，大量释放儿茶酚胺，刺激心肌和平滑肌等组织细胞上受体依赖性钙通道开放，使大量钙离子内流，早期对休克起一定代偿作用，但持续 Ca^{2+} 内流可引起细胞内钙离子超载。膜通透性升高：休克组织缺血缺氧引起细胞损伤，膜通透性显著升高，导致再灌注损伤时钙离子大量内流。同时胞内钙离子浓度升高，还可通过激活 PLA_2，膜磷脂降解、膜通透性进一步增高，钙内流增加。Na^+-Ca^{2+} 交换激活：缺血时无氧代谢产生大量乳酸，细胞间隙内 pH 降低，Na^+-H^+ 交换受到抑制；再灌注时细胞外 pH 有所升高，而细胞内仍处于酸中毒状态，Na^+-H^+ 交换激活，细胞内 Na^+ 增加，继而 Na^+-Ca^{2+} 交换激活，胞内 Ca^{2+} 浓度升高。②细胞内钙分布异常，主要原因包括：ATP 依赖性钙泵（Ca^{2+}-ATP 酶）功能障碍，细胞内钙主要储存于内质网，部分存在于线粒体内。内质网是胞内调节钙浓度的主要细胞器，它通过 Ca^{2+}-ATP 酶摄取胞质中钙离子。严重缺血缺氧可造成 Ca^{2+}-ATP 酶功能障碍，同时 ATP 减少进一步抑制了 Ca^{2+}-ATP 酶活性，内质网摄取钙发生障碍，而细胞膜 Ca^{2+}-ATP 酶受抑使细胞内多余的 Ca^{2+} 不能及时泵出细胞外，造成细胞内钙堆积。线粒体 Ca^{2+} 溢出：休克时因细胞缺血、缺氧、线粒体产能障碍，为满足机体应激的需要，线粒体不得不大量释放储存在高能磷酸键上的 ATP。随着 ATP 的释放、利用及转化为 ADP，胞质内磷酸根不断增加，诱使线粒体内储存 Ca^{2+} 大量进入胞质，加剧了细胞内钙超载。

细胞钙超载的损伤作用主要包括 4 个方面。①损伤细胞膜、释放炎性因子：细胞内钙超载激活 PLA_2，引起膜磷脂水解，破坏细胞膜的完整性，膜通透性升高；同时诱发花生四烯酸代谢过程，生成多种炎性介质，如前列环素、血栓素 A_2 和白三烯等，进而加重微循环障碍和组织器官的损害。②递质释放异常、加重微循环障碍：神经突触中 Ca^{2+} 浓度增高能促进神经递质的释放。交感神经递质儿茶酚胺和迷走神经递质乙酰胆碱对心肌的作用是相互拮抗的，但对微血管的作用则基本相同，都使微血管异常收缩，加重微循环障碍。③激活蛋白酶类、引起细胞损伤:除了磷脂酶,细胞内还有众多的钙依赖性酶类,钙超载时可激活蛋白酶引起细胞结构和功能的异常及损伤。如蛋白水解酶激活,引起细胞自身蛋白如细胞骨架蛋白水解,导致细胞损伤和破坏;钙依赖性 Calpains 激活使黄嘌呤氧化酶升高,产生大量自由基。④损伤线粒体:细胞内 Ca^{2+} 浓度升高,线粒体内钙含量也增加。钙与磷酸根反应释放 H^+,促进酸中毒;过多的钙形成磷酸盐沉积于线粒体,引起线粒体损伤,能量代谢障碍进一步恶化。另外,有研究显示 Ca^{2+} 通过诱导某些关键酶引起细胞凋亡。由此可见,细胞内钙超载经由多条途径导致细胞结构、功能受损,心、肺、脑、肾等重要生命脏器功能障碍。

（2）氧自由基产生:生理情况下机体存在稳定的产生和清除氧自由基机制,在休克、组织缺血再灌流时氧自由基产生明显增多,可造成严重的组织损伤,与器官功能障碍的发生密切相关。氧自由基主要包括超氧阴离子(O_2^-)、过氧化氢(H_2O_2)、单线态氧($^1O_2$)和羟自由基($\cdot OH$)。休克、缺血-再灌注时氧自由基的产生机制包括 3 个方面。①白细胞呼吸爆发:严重感染时内毒素等激活补体系统、缺血再灌注诱导白三烯 B_4 产生等因素,诱发白细胞激活,产生呼吸爆发。细胞膜上还原型辅酶 II 氧化酶系统和还原型辅酶 I 氧化酶系统激活,将还原型 NADPH 和 NADH 转化为氧化型 $NADP^+$ 和 NAD^+ ,同时催化分子氧发生单价还原,产生 O_2^- ,造成组织细胞的严重损伤。②黄嘌呤氧化酶系统激活:缺氧时由于 ATP 减少,细胞内 Ca^{2+} 浓度升高,钙依赖性 Calpains 激活使黄嘌呤氧化酶升高,大量次黄嘌呤聚集。再灌流时,次黄嘌呤在黄嘌呤氧化酶作用下产生尿酸,同时生成大量氧自由基。③休克时机体大量释放儿茶酚胺,在单胺氧化酶作用下生成 O_2^- ;花生四烯酸代谢途径激活也可产生氧自由基;休克缺氧时多种因素引起呼吸链中断亦造成氧自由基和活性氧增加。

氧自由基对组织细胞的损伤效应包括 4 个方面。①损伤生物膜脂质成分:细胞膜和细胞器膜磷脂中含有大量不饱和脂肪酸,其中 2-甲烯碳和其上的丙烯氢之间的碳氢键键能最小,很容易被自由基抽提,发生断裂,形成不饱和脂肪酸自由基(脂自由基 $R\cdot$),触发连锁反应形成脂过氧自由基($ROO\cdot$)和脂氢过氧化物($ROOH\cdot$)。诱发脂质过氧化反应的连锁反应,使膜流动性降低和通透性增高、线粒体肿胀、溶酶体破坏,最终导致细胞变性甚至坏死。再灌注时,自由基损伤较单纯缺血损伤更为严重。②破坏蛋白质和酶:活性氧自由基可破坏体内结构蛋白和功能蛋白,使蛋白质和酶分子聚合、交联、肽键断裂,引起蛋白变性和酶活性丧失。例如,线粒体变形,能量代谢受损;微粒体膜受损,可使多聚核蛋白解聚、脱落,抑制蛋白质合成;溶酶体膜受损可释放出其中各种水解酶,破坏细胞内成分,以致细胞自溶,组织坏死。还可激活一些酶如 PLA_2 ,诱发花生四烯酸代谢途径,释放前列环素、血栓素 A_2 和白三烯等,加重炎症反应。③破坏核酸和染色体:氧自由基可使 DNA 键断裂,并与碱基发生加成反应,引起染色体畸变和断裂。若有 RNA 变异,则造成蛋白质或酶合成异常,影响酶的正常代谢。④氧自由基还可使结缔组织中透明质酸降解、胶原蛋白发生交联,破坏细胞间填充黏合度,使微血管通透性升高,使细菌易于入侵、感染扩散。自由基损伤细胞膜引起胞内 Ca^{2+} 浓度上升,而 Ca^{2+} 增加又促进氧自由基的产生,进一步加重细胞损伤。

（3）氧自由基与各器官功能障碍的关系包括 6 个方面。①与脑损伤的关系:脑组织发生缺血-再灌注损伤或内毒素刺激后,氧自由基生成增多,脑组织线粒体清除自由基的能力降低,膜脂质被过氧化,引起脑组织和神经细胞的损伤。脑对氧自由基较为敏感:神经细胞中富含不饱和脂肪酸,易受氧自由基的攻击;脑中富含铁,易发生铁和铁依赖性脂质过氧化;脑组织中大量神经递质在铁离子催化下产生氧自由基;溶酶体膜受到氧自由基攻击,释放大量酶引起组织细胞损伤。②与心肌损伤的关系:氧自由基通过膜脂质过氧化作用破坏细胞膜通透性,促进 Ca^{2+} 内流,并破坏线粒体的氧化磷酸化过程使能量生成障碍,影响钙泵对胞内 Ca^{2+} 的清除,导致细胞内钙超载。钙超载又促进氧自由基产生,形成恶性循环,严重影响心肌细胞的舒缩功能。持续损伤则使心肌出现一系列不可逆的病理变化,如心肌细胞蛋白变性、线粒体肿胀、心肌基质透明样变、心肌细胞内出现絮状致密体等。研究结果显示,给予别嘌呤醇或其他方法抑制再灌流期氧自由基产生,对改善再灌流心脏功能有一定帮助。③与肺损伤的关系:氧自由基在休克后肺功能障碍和 ARDS 的发生中具有重要作用。气管内注射次黄嘌呤-黄嘌呤氧化酶可致肺组织脂质过氧化物(LPO)含量增加,肺顺应性降低。静脉注射脂质过氧化物可致肺毛细血管内皮细胞脱落,肺淋巴细胞量增加,内含大量蛋白,十分类似 ARDS 的表现。白细胞激活后黏附在内皮细胞上,释放自由基和溶酶体酶等损伤肺组织。ARDS 患者支气管肺泡冲洗液中白细胞含量增多,白细胞溶酶体酶活性增高,提示 ARDS 时白细胞被激活,若耗竭外周血白细胞可有效减轻内毒素攻击所致肺水肿。④与肝损伤的关系:肝脏黄嘌呤氧化酶含量极高,对缺血再灌流损伤很敏感。休克,特别是感染、脓毒性休克晚期,肝脏缺血-再灌注损伤更严重。氧自由基可刺激库普弗细胞分泌多种细胞因子,包括 TNF-α、IL-1、IL-6 和前列环素;同时库普弗细胞本身也能释放自由基,引起肝细胞损伤。⑤与胃肠道损伤的关系:肠黏膜层的黄嘌呤氧化酶含量仅次于肝脏。缺血-再灌注时,小肠黏膜易受氧自由基损伤,形成溃疡,并且肠道又是氧自由基的重要来源,肠屏障功能受损,通透性增高,肠道内细菌和内毒素进入血循环,可引发脓毒症甚至 MODS。胃黏膜缺血-再灌流损伤与小肠黏膜相似,抑制黄嘌呤氧化酶活性或采用金属离子螯合剂,均能防止再灌流后胃黏膜出血。⑥与肾脏损伤的关系:氧自由基在肾脏缺血-再灌注损伤中起重要作用。肾细胞体外培养实验发现,氧自由基能迅速引起肾细胞形态学改变,抑制肾细胞膜 ATP 酶活性。肾脏再灌注损伤时,氧自由基来源于内皮细胞黄嘌呤氧化酶系统和中性粒细胞及单核/巨噬细胞激活后的呼吸爆发。

(4)白细胞与内皮细胞的作用:白细胞激活并与内皮细胞相互作用是再灌注损伤的重要环节。白细胞除了通过呼吸爆发释放大量氧自由基、引起脂质过氧化和损伤细胞外,还可通过上调表面黏附分子 CD11/CD18 和 CD44 的表达与血管内皮细胞黏附,阻塞毛细血管,加重微循环障碍;白细胞释放多种酶性颗粒成分均可造成组织进一步损伤,包括弹性硬蛋白酶、胶原酶和明胶酶,引起免疫蛋白和凝血因子裂解;激活 PLA_2,产生白三烯、PAF,促使血管收缩和通透性升高。

内皮细胞在白细胞激活和再灌注损伤中也发挥着关键作用。内皮细胞钙浓度升高,引起胞内微丝微管收缩,细胞间隙加大,有利于白细胞移行游出血管;内皮细胞在自由基和白细胞作用下增强黏附分子(ICAM)的表达,促进与白细胞的黏附;白细胞通过与内皮细胞黏附发挥多种血管和组织损伤作用,抑制白细胞黏附则可改善再灌注损伤。此外,在某些情况下,内皮细胞亦产生氧自由基,但是这种内皮细胞来源的氧自由基是否参与再灌注损伤尚存在争议。

3. 细胞代谢障碍

(1)能量代谢障碍:线粒体是机体的主要供能站,休克时低灌流和再灌注损伤都能损害线粒体的结构和功能,导致氧化磷酸化障碍,ATP 生成减少,使细胞内一切借 ATP 推动的生命活动发生障碍,引起一系列病理改变。有关休克后线粒体损伤可能与 6 个方面的因素有关。①缺氧:线粒体正常呼吸活性依赖于充足供氧,细胞内的氧 90% 在线粒体内用于生成

ATP。休克等病理情况下组织血灌流不足或中断使线粒体获氧量减少,引起 ATP 合酶、腺嘌呤核苷酸和 Pi 载体的功能异常,线粒体电子传递和氧化磷酸化过程受到明显抑制,能量物质生成不足,并继发影响细胞的其他代谢和功能。②酸中毒:酸中毒是引起细胞代谢、功能障碍和结构损伤的重要因素。细胞缺氧后无氧代谢加强导致细胞酸中毒,而酸中毒又可抑制与能量代谢相关酶(如磷酸果糖激酶、丙酮酸脱氢酶)的活性,进一步加重能量代谢障碍。酸中毒还抑制膜转运功能,增加膜通透性及激活溶酶体酶等,造成细胞水肿、线粒体和溶酶体肿胀,甚至出现细胞自溶和周围组织细胞坏死。③氧自由基生成增加:线粒体电子传递障碍在引起能量代谢障碍的同时,还使 O_2 经单电子还原形成氧自由基与活性氧量增加。此外,ATP 减少和钙泵异常引起线粒体内钙离子增多,细胞色素氧化酶系统受损,促使线粒体内活性氧增加。线粒体损伤亦削弱其抗氧化功能,导致氧自由基对线粒体及细胞产生各种损伤效应。④线粒体内膜结构损伤:线粒体内膜是氧化磷酸化的结构基础,正常呼吸功能有赖于线粒体内膜结构完整。缺氧可致线粒体内膜通透性增加,线粒体肿胀,嵴内腔扩张,嵴肿胀、崩解,内膜组分结构改变或丢失;严重时内膜可破裂,其有序结构和理化性质改变,影响内膜的转运功能和氧化磷酸化功能。⑤内源性抑制物质:花生四烯酸、硬脂酸、软脂酸和甲状腺素等能使线粒体氧化磷酸化解偶联、抑制线粒体的呼吸功能。⑥Ca^{2+} 的损伤作用:休克后 ATP 减少和钙泵障碍使线粒体内钙水平升高,钙过多又会抑制线粒体的呼吸功能,并造成线粒体和细胞损伤。如线粒体中钙与磷酸根反应,释放 H^+,促进酸中毒的发生,氧化磷酸化解偶联;Ca^{2+} 激活线粒体膜上磷脂酶,引起膜磷脂降解,并抑制丙酮酸脱氢酶和 α-酮戊二酸脱氢酶,协同氧自由基产生损害作用。

(2) 高代谢和蛋白营养不良:在严重创伤、烧伤、大失血或感染等情况下,给予抗休克治疗后部分患者出现高代谢状态,主要表现为高分解代谢和高动力循环。此时外周组织(如肌肉)不能氧化葡萄糖和脂肪取得能量,主要依靠蛋白质分解和支链氨基酸的氧化供能。肌肉组织蛋白质分解后产生的氨基酸中,支链氨基酸较少,芳香族及含硫氨基酸较多,后二者可在外周及中枢形成伪递质。当中枢伪递质与去甲肾上腺素(真递质)等发生竞争性替代时,可发生肝性脑病等。当外周神经末梢也被伪递质替代时可引起小动脉扩张,外周皮肤肌肉血管短路开放,出现高排低阻的血流动力学改变。虽然这是机体的代偿防御性反应,但持续高代谢将加重机体负担和组织缺氧,由于蛋白大量消耗,组织器官及多种生命活动必需的酶结构和功能会全面受损,导致多器官功能障碍。

4. 体液介质的作用

(1) 与器官功能障碍有关的体液介质:在各种病因所致休克中都存在多种介质,它们在器官功能障碍的发生和发展中发挥着重要作用。主要包括:①神经内分泌介质,如儿茶酚胺、促肾上腺皮质激素(ACTH)、皮质激素、胰高血糖素、抗利尿激素、肾素、血管紧张素、醛固酮、内源性阿片肽等。②细胞因子,包括单核细胞因子(TNF-α、IL-1、IL-6、IL-8)、淋巴细胞因子(IL-2、干扰素-γ)、克隆刺激因子[粒细胞集落刺激因子(G-CSF)、粒细胞-巨噬细胞集落刺激因子(GM-CSF)、单核细胞集落刺激因子(M-CSF)]以及 PLA_2、PAF、白三烯类、血栓素 A_2 和各种生长因子等。③激活的补体 C3a、C5a;细胞与细胞间、细胞与基质间的反应介质如黏附分子;细胞内反应物质,急性时相蛋白、热休克蛋白;内皮细胞分泌产物,如内皮素和 NO 等。

(2) 体液介质的病理效应:在各种休克始动因素刺激下,机体通过激活神经内分泌系统、释放不同介质等来维持机体的生理功能、抵御损伤因素的侵袭。在严重创伤、感染、休克时，过度分泌的多种介质可能加重内环境紊乱，对机体产生不利影响。例如一些细胞因子可诱导许多炎性效应细胞如巨噬细胞、粒细胞、淋巴细胞等活化，以及激活凝血系统和补体系统，介导血管内炎症反应失控，损伤血管内皮细胞，进而引起远隔器官的损害。如果这些细胞因子及其他炎性介质进入体循环，而机体对炎性反应调节不适当，全身反应时间延长，就会促发多个器官功能异常甚至 MODS。

体液介质来源复杂，种类繁多，作用广泛，在体内有多种甚至数十种效应，参与休克发展的不同环节。这些因子相互间存在着复杂的网络关系，其合成与释放过程中既可以相互激发、协同作用，又可以相互抑制和制约，形成复杂的多因素调控网络，共同导致细胞损伤和器官功能障碍：①影响微血管舒缩功能、毛细血管通透性增高，导致微循环障碍；②损伤内皮细胞，促进白细胞黏附，引起血液高凝状态及微血栓形成；③大量肾上腺素、胰高血糖素等应激激素释放，诱发机体出现以分解代谢为主的高代谢，一些细胞因子如 TNF-α、IL-1 也有促进代谢的作用；④心肌抑制，血流动力学紊乱，心功能抑制除休克、缺氧、酸中毒、心肌抑制因子作用外，TNF-α 亦有较强的心肌抑制效应；⑤促进中性粒细胞、单核细胞和巨噬细胞趋化、聚集，释放多种损害因子并促进氧自由基产生，引发组织细胞损伤和器官功能障碍。

5. 肠屏障功能受损 肠道黏膜具有重要的防御屏障功能，包括肠黏膜的机械屏障、生物屏障、化学屏障及免疫屏障，使肠道所含大量细菌和内毒素不能对机体造成损害。临床危重症患者，如遭受严重创伤、烧伤、休克和大手术的患者，常出现肠道黏膜损伤、屏障功能破坏，使得细菌和内毒素进入全身循环引起内源性脓毒症或内毒素血症，造成全身多个器官的损伤和 MODS。

（1）肠屏障功能损伤的可能机制包括 5 个方面。①休克后缺血缺氧和再灌注损伤：休克后机体为保证心、脑等生命器官的血液灌注，使血流再分布，胃肠道血流显著减少。因此，胃肠道是休克等多种损伤后最早发生缺血缺氧的脏器，同时又最晚得以恢复，肠黏膜最易受损伤。休克缺血引起酸中毒和肠黏膜上皮细胞内 Ca^{2+} 浓度升高造成细胞组织水肿、通透性升高，肠黏膜结构受损。液体复苏恢复肠道血流灌注易导致再灌流损伤，氧自由基是再灌流时肠黏膜损伤的主要原因。肠黏膜上皮细胞含有丰富的黄嘌呤氧化酶，再灌注时产生大量氧自由基，使肠黏膜结构受损，引发肠道细菌和内毒素移位。②肠道营养障碍：肠道营养状态对肠黏膜结构、功能及肠屏障功能有重要影响。多数严重休克患者处于高代谢和负氮平衡状态，常伴有营养代谢障碍。营养不良可引起肠上皮细胞 DNA 含量减少、蛋白质合成及细胞增殖减弱，肠腔内黏液层厚度变薄和黏膜萎缩，使肠黏膜通透性升高，屏障功能破坏。③肠道菌群生态平衡破坏：正常肠道内存在着大量的厌氧菌，数量比革兰阴性菌和革兰阳性菌高 1000～10 000 倍。并且与肠上皮细胞结合紧密，从而抑制病原微生物过度生长和限制它们黏附于黏膜，形成一道限制潜在细菌移位的致密屏障，称为定植拮抗。危重患者治疗中使用广谱抗菌药物，改变了肠道菌群的正常生态平衡，微生态的定植抵抗作用消失，使得肠道细菌、内毒素易发生移位。此外，过度生长的肠道细菌可通过分泌酶直接破坏肠上皮细胞的绒毛结构，并产生各种毒素或其他代谢产物抑制肠上皮细胞蛋白质合成，从而损伤肠屏障。如内毒素可致黏膜下水肿、肠绒毛顶部细胞坏死、肠通透性增加，破坏肠屏障功能。④炎性介质的损伤作用：严重创伤、感染或休克时，机体产生大量炎症因子，如 TNF-α、PAF、IL 等，这些因子相互作用，形成"瀑布样"效应，除直接损伤作用外，还可通过刺激巨噬细胞和多形核中性粒细胞加重炎症反应,造成组织细胞损害;此外,它们影响血管活性物质的产生,加重微循环障碍,造成肠黏膜损伤和屏障破坏。⑤免疫功能障碍:胃肠道和黏膜表面包含大量分泌型免疫球蛋白,能防止细菌黏附到黏膜细胞和内毒素结合到微绒毛,肠道相关淋巴组织也为肠道提供了免疫屏障。严重创伤或休克使分泌型免疫球蛋白合成减少、巨噬细胞功能紊乱,影响肠道免疫防御屏障,使细菌和毒素易于侵入体内。

(2)肠屏障损伤与器官功能障碍的关系:肠道屏障功能损伤引起大量内源性细菌和内毒素进入全身循环,诱发全身性感染和炎症反应。细菌内毒素在器官功能障碍和 MODS 发生中具有重要作用,它可激活补体、单核/巨噬细胞和中性粒细胞,促使其释放大量细胞因子如 TNF-α、IL-1、IL-6 及花生四烯酸产物,如血栓素 A_2、前列环素等,同时促进体液介质、氧自由基产生,引起发热反应、免疫抑制、高代谢、干扰蛋白质合成等全身脓毒性反应,最终造成广泛性器官损害。此外,肠道亦为重要免疫器官,其黏膜和淋巴组织中富含免疫细胞,能够产生多种细胞因子和炎性介质,不仅加重肠道损伤、破坏屏障功能,还可诱发其他远隔器官的损害。因此,Wilmore 将肠道称为"应激条件下的中心器官"。

虽然肠屏障功能障碍在休克等危重症中的作用日益受到重视,但目前的研究结果主要集中在动物实验方面,尚缺乏充分的临床资料来证实。并且还存在一些具有争议的问题。如有资料显示,严重创伤、休克后肠道通透性增加,但与内毒素血症并无关系,因为内毒素血症出现在肠通透性增加之前。一些研究对休克与细菌移位的关系进行了探讨,发现失血性休克晚期才出现细菌移位,而休克早期即使休克程度严重、存在明显的复苏后氧化应激反应,也未发现有意义的细菌移位。因此,他们对细菌、内毒素移位在休克及随后发生器官功能障碍中的确切意义提出了疑问,这些问题有待于进一步研究。

第三节　休克的临床诊断与监测

一、休克的诊断

(一)常用休克诊断标准

1982 年全国急性"三衰"会议制定的休克诊断试行标准为:①有诱发休克的病因;②意识异常;③脉搏细数,超过 100 次/分或不能触及;④四肢湿冷,胸骨部位皮肤指压痕阳性(指压后再充盈时间>2 秒),皮肤花纹、黏膜苍白或发绀,尿量<30 ml/h 或无尿;⑤收缩压<80 mmHg;⑥脉压差<20 mmHg;⑦原有高血压者收缩压较原收缩压下降30%以上。凡符合①,以及②、③、④项中两项,或⑤、⑥、⑦项中 1 项,即可诊断为休克。

(二)轻、中、重度休克诊断标准

临床上休克可分为轻、中、重三度,轻度休克指循环血量减少低于20%,患者神志清楚,但烦躁不安,可焦虑或激动;面色、皮肤苍白,肢体湿冷,口唇和甲床略带青紫,口渴,心跳加快,脉搏尚有力;收缩压偏低或接近正常,也可因儿茶酚胺代偿性分泌增多而偏高,但不稳定;舒张压升高,故脉压差减小,尿量减少。中度休克指循环血量减少20%~40%,组织器官血流灌注受到严重影响,收缩压可降低至60~80 mmHg 甚至以下,脉压差小于20 mmHg;神志尚清楚,但软弱无力,表情淡漠,反应迟钝,脉搏细数,浅表静脉萎陷,尿量减少至 20 ml/h 以下或无尿;可陷入昏迷状态。如休克不能得到及时纠正,可发展为晚期,即重度休克。此时循环血量减少大于 40%,收缩压低于 60 mmHg 或测不到,无尿,重要生命器官如心、脑的血液供应严重不足,患者可发生昏迷甚至出现心脏停搏。

二、休克的监测指标和监测技术

为了及时掌握休克进程,为制订或修正诊疗方案提供比较可靠的信息依据,需要对休克进行严密的监测。休克的基础监测包括基本生命体征、血流动力学、组织灌注和氧合、血液体液化验及治疗措施的评估等。

(一) 基本生命体征监测

休克是一种以组织灌注不足为特征的临床病理状态。所以作为传统的循环动力学监测指标,血压、心率、尿量仍是休克监护的基本指标,并结合患者的神志、呼吸、四肢末梢温度等了解组织灌注情况,以评估出血量和出血速度,并制订治疗方案。这些指标在一定程度上反映了血液循环系统的功能状态,对以血压过低、心动过速和少尿为特征的失代偿性休克是适用的,但对于以组织血流和氧供异常的代偿性休克,则有明显的局限性。

休克血压指动脉收缩压<90 mmHg(国内定为<80 mmHg),脉压差<20 mmHg,高血压患者收缩压较原水平下降30%以上,表明回心血量严重不足。诊断中应当正确认识血压,由于休克时通常有血压下降,因此低血压是判定休克的重要指标,但低血压不是判定休克及休克程度的唯一标准,因为低血压不一定都是休克,血压正常也不能排除组织器官的低灌流。如有些高血压患者,又伴有高张力性脱水,血压就常常偏高,但实际上处于低灌流状态。另外,血压本身也有不敏感的地方,实验证明,当心排血量大幅度下降时,血压至少40分钟后才见下降,而且在心排血量尚未能完全恢复时,血压却最先恢复正常。

相比之下,心率和尿量的变化比血压更敏感。心率是最简明、快捷的指标,通过心率可以判断休克病情,指导补液和血管活性药物的应用。尿量是判断肾脏等内脏系统灌流的重要指标,尿量正常值为 0.5~1 ml/(kg·h),或成人 24 小时尿量不低于 700 ml,每小时不低于 30 ml。休克时肾灌流量降低使肾小球滤过压下降,导致尿量减少;反过来,尿量减少也可能是由于肾灌流量下降,提示血压维持不足,休克未得到根本改善。休克时尿量常先于血压的下降而降低,又后于血压的升高而增加。

(二) 血流动力学监测

休克时血流动力学监测指标主要包括血压、心排血量(CO)、中心静脉压(central venous pressure,CVP)、肺动脉楔压(pulmonary artery wedge pressure,PCWP)、体循环阻力、肺循环阻力等。

1. 动脉血压 对血压进行监测是休克时最重要、最基本的监测手段,外周动脉血压在急性创伤监测中用处很大,可为显著失血提供证据。最常见的是用袖袋式血压计监测外周动脉血压,但由于休克时外周血管收缩,手动的血压测定和无创的自动血压示波技术均不准确,即使失血量达血容量的30%,所测血压也可能表现为正常。而且这些技术均不能快速、连续地检测不稳定患者的血流动力学改变。因此,对于严重休克和血压不稳患者,使用直接有创血压监测更为有效和安全。动脉导管插入术被认为是一种在正常血流状态下测量收缩压和平均动脉压(MAP)的准确方法,但在低血容量性休克状态下,由于小血管阻力升高,可导致反弹波进入放置导管的大动脉,致使所测收缩压值假性升高,而动脉内测量平均动脉压则受小血管收缩的影响小,因此在低血流状态的失血性休克中准确性更高。

2. **心排血量**　心排血量指心脏每分钟射出血液的量,是反映心泵功能的重要指标,计算公式为 CO=每搏量×心率,正常值为 4~8 L/min 受回心血量、心肌收缩力、心率、心排阻力、氧需求和氧消耗等多种因素影响。监测心排血量有助于诊断休克的类型、时期,判断疗效和预后。当心排血量<4 L/min 时,提示存在低血容量休克,心排血量过低是危险的信号,而在脓毒性休克,心排血量可较正常值高。测定心排血量常采用心阻抗血流图、多普勒、肺动脉导管热稀释法等方法,其中肺动脉导管热稀释法为有创检查,但准确率较高。

3. **中心静脉压、肺动脉楔压**

(1)中心静脉压指右心房和胸腔内大静脉的血压,反映右心前负荷及右心功能,同时也反映血容量、回心血量及右心室排血功能之间的动态变化。正常值为 6~12 cmH_2O,它受血容量、静脉血管张力、右心室排血能力、胸腔或心包内压力及静脉回心血量等多种因素影响,休克时其变化一般早于动脉压改变,且动态观察中心静脉压趋势比测定单一数值更有意义。低血压时,若中心静脉压低于 6 cmH_2O 提示血容量不足;若高于 15 cmH_2O 提示心功能不全、静脉血管过度收缩或肺循环阻力增加;若高于 20 cmH_2O,则说明有充血性心力衰竭。中心静脉压可用于区分不同类型的休克,如低血容量性休克时中心静脉压降低,心包压塞时中心静脉压增高。但中心静脉压不能准确评价危重症患者的左心室前负荷,而且在伴有瓣膜病变以及胸、腹腔压力增高的情况下,其意义也受到限制。

(2)肺动脉楔压代表左心前负荷,反映肺循环阻力和左心室充盈压,正常值为 8~12 mmHg,不超过 18 mmHg。若<8 mmHg 提示血容量不足,准确性高于中心静脉压;若>20 mmHg 提示左心功能不全,若≥30 mmHg 常提示发生肺水肿。如果肺动脉楔压已经增高,即使中心静脉压不高,也应避免输液过多,以防肺水肿,并应考虑降低肺循环阻力。肺动脉楔压是临床上鉴别心源性休克和非心源性休克的重要方法,但其测定值受瓣膜病变、心肌顺应性及心室率等因素的影响。

中心静脉压和肺动脉楔压在心功能正常时,可反映血容量是否充足;在血容量正常时,可反映心脏和血管的功能状态。尽管这些参数可用来指导液体复苏,但若存在心功能障碍,则均不能准确预示急性失血。并且中心静脉压和肺动脉楔压都是通过以压力代容积的方法来反映心脏的前负荷,因此受心室顺应性的影响。低血容量会造成心室顺应性降低,使中心静脉压和肺动脉楔压增高,其测量值不可靠。而在超声下直接测定左、右心室舒张末容积被认为是准确反映心脏前负荷的最有效方法,可以在其余监测方法存在疑问时用来判定心脏前负荷。

4. **体循环血管阻力(SVR)、肺循环血管阻力(PVR)**　根据平均动脉压、中心静脉压和心排血量,可以算出体循环血管阻力,公式为 SVR=(MAP−CVP)×7.5×80/CO,其正常值为 700~1500 dsc^{-5}。根据肺动脉压(PAP)、肺动脉楔压和心排血量可以算出肺循环血管阻力,公式为 PVR=(PAP−PAWP)×7.5×80/CO,其正常值为 100~250 dsc^{-5}。临床上通常以体循环阻力作为监测左心室后负荷的主要指标,肺循环阻力作为监测右心室后负荷的指标。

（三）组织灌流和氧合的监测

由于机体的代偿机制，在一定范围失血情况下，心排血量、平均动脉压、心脏灌注压也可以维持，因此单纯血流动力学变化不足以评估患者是否出现失血性休克，而确定具有可积累性氧债对于正确评估患者病情和复苏效果、防止多器官功能衰竭有重要价值。氧债、器官耗氧量、组织酸中毒是评价组织灌注和氧合状况的主要指标。

1. 全身灌注和氧合的监测

（1）氧饱和度：它是评估组织血液灌注的重要指标，包括混合静脉氧饱和度（$SmvO_2$）和中心静脉氧饱和度（$ScvO_2$）。$SmvO_2$ 指来自全身血管床的混合静脉血氧饱和度的平均值，此时组织中毛细血管静脉端血液氧分压与组织氧分压达到平衡，所以这些组织的静脉血氧分压与血氧饱和度可以反映全身氧输送（DO_2）和氧消耗（VO_2）的平衡以及组织的氧合状态，其正常范围为 60% ~ 80%。临床上普遍将测量 $SmvO_2$ 作为监测组织氧合的方法，并将由 Swan-Ganz 导管抽取的肺动脉血作为测试标本。休克时氧运输不足，组织细胞的氧摄取增加，从而使 $SmvO_2$ 下降，若<60% 提示全身组织氧供不足或氧耗增加，若<50% 提示出现无氧代谢和酸中毒，若<40% 提示代偿已达极限，若<30% 则提示濒临死亡；若>80% 则提示氧供增加或氧耗减少，一般不会超过 90%。Jamieson 等认为 $SmvO_2$ 是低心排综合征的可靠指标，其变化早于血流动力学指标，增减 5% 时血流动力学就有相应变化，这样应用 $SmvO_2$ 可对血流动力学变化趋势作早期判断，且临床意义优于平均动脉压和心率。$SmvO_2$ 可用于区别低心排血量原因是供给依赖性氧消耗（$SmvO_2$ 降低）还是正常的代谢需求降低（$SmvO_2$ 正常），但不能用于区分分布性休克时灌注不均匀与室间隔缺损从左至右分流所致心源性休克，而且出现脓毒症时，由于细胞摄取氧和利用氧障碍，$SmvO_2$ 下降也不明显。

通过中心静脉导管测得的 $ScvO_2$ 与 $SmvO_2$ 在很多血流动力学条件下有良好的相关性，二者的变化趋势基本一致（但 $ScvO_2$ 较 $SmvO_2$ 高 0.05 ~ 0.15），有着相同的指导价值。与 $SmvO_2$ 监测相比，$ScvO_2$ 监测采用中心静脉导管，更容易、安全和具有可操作性，并在重症监护病房广泛使用，因此有人建议用 $ScvO_2$ 代替 $SmvO_2$ 作为脓毒症与脓毒性休克早期复苏时的监测指标。但 $ScvO_2$ 原则上主要反映大脑和机体上半身的氧供情况，$ScvO_2$ 是否可以满意的替代 $SmvO_2$，尤其是在>65% 的范围内仍有很多争议。

（2）氧输送和氧消耗：氧输送（oxygen delivery, DO_2）指心脏每分钟向外周组织输送的氧量，由血红蛋白（Hb）水平、动脉血氧饱和度（SaO_2）和心排血指数（CI=CO/体表面积）共同决定，公式为 $DO_2 = CI \times 13.4 \times Hb \times SaO_2$，静息状态下正常值为 520 ~ 720ml/（min·m^2）。氧消耗（oxygen consumption, VO_2）指机体每分钟实际的耗氧量，需乘上动脉血氧饱和度（SaO_2）和混合静脉血氧饱和度之差，公式为 $VO_2 = CI \times 13.4 \times Hb \times (SaO_2 - SmvO_2)$，静息状态下正常值为 100 ~ 180 ml/（min·m^2），氧消耗在正常情况下反映了机体的氧需求量，但并不代表组织的实际需氧量。氧摄取率（oxygen extraction rate, ERO_2）指每分钟氧的利用率，即组织从血液中摄取氧的能力，公式为 $ERO_2 = VO_2/DO_2$，它反映了组织的内呼吸，与微循环灌注及细胞内线粒体功能有关，正常值为 20% ~ 25%，最高极限值为 75%。

氧摄取率是一个比单纯应用 DO_2 和 VO_2 评价氧供需平衡更敏感的指标，可以判断患者预后。$ERO_2 > 0.4$ 提示氧供不足、氧债积累；危重症患者若 ERO_2 接近 0.5 则提示非常危险。在一定心排血量和血压范围内，若 DO_2 下降，ERO_2 可以增加以维持 VO_2 不变（即 VO_2 不受

DO_2 的影响);但若 DO_2 降至临界值以下时,ERO_2 即使增高也无法满足有氧代谢的需要,此时 VO_2 随着 DO_2 的下降而线性下降,同时伴有高乳酸血症等机体缺氧表现,这种状态称为氧供依赖,此时 DO_2 值称为氧输送临界值[330 ml/(min·m^2)],即维持组织细胞有氧代谢的最低氧需求量。在脓毒症高代谢状态,存在"病理性氧供依赖"现象,表现为即使 DO_2 正常或升高,VO_2 仍然依赖于 DO_2,提示 ERO_2 下降和组织氧供不足、氧债存在。但有研究认为,这样反映全身灌注和氧合的数据在大量危重患者预后判断中有意义,而对于个别患者的价值还存在争议。

(3)血清乳酸盐和碱缺失:二者是最常见的休克诊断和复苏监测的血清标志物,可反映创伤患者全身灌注和氧合及厌氧代谢程度的信息。

1)血清乳酸盐:作为糖酵解产物,血清乳酸盐可间接反映氧债,它可在血流动力学发生改变之前反映组织低灌注和酸中毒,是评估组织低灌流和组织氧债的可靠指标,并间接提示休克的严重程度,也是评价休克患者预后的一个良好指标。动脉血清乳酸盐的正常值为 0.1 ~ 1 mmol/L,危重症患者允许达 2.0 mmol/L,若>2 mmol/L 则为高乳酸血症,若>4 mmol/L 则为乳酸中毒。休克时由于缺氧,引起动脉血清乳酸盐浓度升高,并常伴酸中毒。有资料显示,血清乳酸盐浓度<4.0 mmol/L 多可救治,若>4.0 mmol/L 则仅有 11% 生存,若>8.0 mmol/L 则鲜有存活;如果血清乳酸盐浓度在 12 ~ 24 小时内迅速降低到正常水平,常提示休克复苏理想、组织灌流和氧合在短时间内得到了改善。越来越多的资料证实,血清乳酸盐可作为提示休克复苏终点的指标。

但血清乳酸盐是组织低灌注过程一个相对晚的指标,当其升高时已经发生了显著的组织缺氧和损伤;而且乳酸在机体内代谢较缓,休克复苏后乳酸水平降低缓慢,滞后于有效复苏,因而对休克复苏的变化反应不够灵敏。这样单纯监测某一时刻血乳酸水平不能准确反映机体缺血缺氧状况和疾病严重程度,而动态监测其浓度则可较准确地反映组织器官的缺血缺氧是否改善、组织器官灌注是否充分、组织的无氧代谢是否被纠正,因此可作为一个重要的评估预后指标。Bakker 等提出了"乳酸时间"(lactime)的概念(指血乳酸>2 mmol/L 的持续时间),并将乳酸时间作为评估患者脏器功能恢复和预后的指标,如果乳酸时间>6 小时,死亡率将显著增加;如果 6 小时内乳酸清除大于基础值 10%,则预示器官功能改善,死亡率明显下降。值得说明的是,除了缺血缺氧,高乳酸血症也可见于应激状态、肝功能不全和碱中毒,与无氧酵解时高乳酸血症不同的是非缺氧性高乳酸血症乳酸水平不超过 3 mmol/L,乳酸与丙酮酸之比≤10:1,且缓冲系统正常,一般不伴有酸中毒。此外,在严重外周循环障碍时,乳酸蓄积在组织中难以进入循环,表现为血乳酸含量"正常";而一旦循环改善,器官再灌注后血乳酸水平反而增加,这种效应称为"洗出现象",但该现象不超过 4 ~ 8 分钟,一般不会影响临床判断。

2)碱缺失(BD):它反映组织低灌注时乳酸等无氧代谢产物的水平,能快捷敏感地了解组织低灌流和酸中毒的程度及持续时间。在代偿性休克,碱缺失比其他生理指标(如心率、平均动脉压、心排血量、混合静脉血氧饱和度)更敏感地反映容量的实际丧失。在容量不足、缺血缺氧患者中,碱缺失水平持续降低往往与危重症患者器官衰竭和死亡密切关联。有研究发现,碱缺失能准确反映休克的严重程度和复苏效果,且与 ARDS、MODS 的发生率和死亡率密切相关。通过观察大量伤后 1 小时内碱缺失≤-6 的创伤患者,发现存活者碱缺失值一般在伤后 4 小时内就开始恢复,16 小时内达正常范围;未存活者碱缺失值在伤后 24 小时仍处于低水平。因此,采用碱缺失值将休克患者分为三度,即 2 ~ -5 为轻度,-6 ~ -14 为中度,-15 及以下为重度,并以此估计患者的平均动脉压和复苏所需液体量。另据报道,在进行复苏而碱缺失值持续下降患者中,65% 有活动性出血,因此认为碱缺失是评价微循环灌注不足严重程度和持续时间的重要指标,并用它来判断复苏终点。

Davis 等在猪出血模型中证实,碱缺失与血清乳酸盐相关性很高;但有学者观察从急诊科和手术室到 ICU 的患者,发现碱缺失与血清乳酸盐之间相关性低,且后者对于估计组织灌注更为准确。Dunham 采用犬的实验模型发现,联合运用两种指标比单独运用其中一种能更好地预示氧债和死亡率。因此,碱缺失、血清乳酸盐在休克复苏和复苏之后的临床应用价值仍需进一步探讨。

2. 组织特异性灌注和氧合的监测 休克时各器官组织的缺血缺氧情况并不一致,心、脑、肾的灌注优于皮肤和内脏器官,皮肤和胃肠黏膜在失血性休克时最先出现组织灌注降低,并在复苏中最后恢复血流。所以,皮肤和胃肠黏膜可作为观察早期组织低灌注的窗口,用于监测许多指标,如氧分压(PO_2)、二氧化碳分压(PCO_2)、pH 等,借以反映休克严重程度和复苏效果。大脑作为对缺氧最敏感的器官,监测其灌注和氧合对于休克复苏也有重要意义。

(1) 经皮、皮下及组织 PO_2 和 PCO_2:在正常情况下,经皮氧分压可反映动脉氧合,在低动力性休克或局部血管收缩所致全身低灌注状态下,经皮氧分压降低,其与动脉氧分压比值下降,且经皮氧分压在失血性休克早期即降低,先于低血压的出现。经结膜氧分压下降可预示手术期间患者血流动力学障碍及心源性休克患者的死亡。经皮和经结膜氧分压的监测准确、简易,能在血流动力学改变前提供有关组织灌注的信息,还有助于评价低动力休克患者复苏后组织灌注是否充分。此外,亦可监测皮下组织、肌肉组织 PO_2 和 PCO_2,以反映组织灌注。动物实验表明,经皮 PO_2、皮下组织 PO_2、肌肉 PO_2 和 PCO_2,与碱缺失、混合静脉 PO_2 和 PCO_2 相关性良好,均可准确反映缺血缺氧程度。

(2) 胃黏膜内 pH(pHi)、胃肠组织 PO_2 和 PCO_2:休克时胃肠道缺氧发生较早且程度较重,其血运可以敏感地反映休克时循环变化,且 pHi、胃肠组织 PO_2 和 PCO_2 与局部血液灌流、氧消耗存在相同的变化趋势,因此 pHi、胃肠组织 PO_2 和 PCO_2 成为反映灌注和氧代谢的重要指标,用来衡量内脏器官是否处于低灌流状态。检测方法为从鼻胃管中插入一根硅胶管至胃黏膜,注入盐溶液与胃黏膜交换达到平衡后,将盐溶液吸出进行 pH、PO_2 和 PCO_2 分析。

pHi 是反映胃黏膜缺血缺氧的敏感指标,在临床上常规应用,其正常值为 7. 32 ~ 7. 44,pHi<7. 32 提示胃黏膜有酸血症,内脏血流灌注不足;维持 pHi 在 7. 35 以上,可提高生存率。pHi 与全身和器官氧消耗、器官衰竭、危重症患者预后密切相关,纠正 pHi 可改善生存率,并成为休克复苏的目标,以及检验复苏是否有效的重要指标。许多研究表明,pHi 作为组织缺氧指征非常敏感,即使在休克和灌注的其他指标(如血清乳酸盐、碱缺失、心排血量等)都未出现异常时,pHi 即已降低;而当休克复苏后,即使平均动脉压恢复正常,pHi 依然低于正常水平。而且 pHi 是诊断"隐性代偿性休克"(指一般传统的监测方法无明确显示、但局部组织器官确实处于缺血和缺氧的状态)并指导复苏的唯一方法,比其他指标更能准确地预测患者的预后。甚至有人认为,pHi 是入院 24 小时预示多器官功能不全死亡率的唯一可靠指标。但是,如果 pHi 是根据 Henderson-Hasselbach 公式 $pH = 6.1 + lg [HCO_3^- / (0.03 \times PCO_2)]$

计算出的,那么公式中使用的动脉血 HCO_3^- 会降低 pHi 作为胃肠道参数的特异性,所提供治疗信息可能过晚。如果 pHi 是通过插鼻胃管的方法直接检测的,那么操作将比较麻烦,且盐溶液与胃黏膜的交换平衡需要 1 小时。

近年来的资料显示,胃黏膜 PCO_2 也能准确反映胃肠道的缺血缺氧变化,胃黏膜 PCO_2 与动脉血 PCO_2 的差值是反映胃肠黏膜氧代谢的指标。据报道,皮下组织 PO_2、经皮 PO_2、胃黏膜 PO_2 与 PCO_2 的相关性很好,均可准确反映失血程度。另有学者观察到,休克复苏后全身氧合正常时,胃黏膜 PO_2 仍然低下,提示胃黏膜 PO_2 比全身 PO_2 和血流动力学参数对缺血更为敏感,但胃黏膜 PO_2 与急性期处理的临床关系还有待进一步研究。同时,监测胃黏膜 PO_2 实施起来比较麻烦,在复苏初期进行的可能性小,与急诊科和创伤科处理关系不大。近年来,采用光导纤维传感探头直接测出胃黏膜 PO_2 和 PCO_2,可明显缩短测定时间(60 秒内即可显示 PCO_2 变化),可望为危重症患者的处理提供直接依据。

有研究者在胃肠道以外的其他位置测量 PCO_2,包括食管 PCO_2、舌下黏膜 PCO_2,发现舌下黏膜 PCO_2 与组织氧合状态有良好的相关性,随着休克的加重,舌下黏膜 PCO_2 升高,当休克纠正时其水平也下降至正常范围,且舌下黏膜 PCO_2 与动脉血乳酸盐变化呈高度一致性。因此,连续性监测舌下黏膜 PCO_2 对休克复苏具有指导意义。Weil 等通过比较临床患者资料,认为舌下黏膜 PCO_2 高于 70 mmHg 提示临床休克存在。这些指标的监测与胃黏膜 PCO_2 相比,无创且应用简单,可望成为有用的临床应用手段。

(3) 大脑灌注:大脑是对缺氧最敏感的器官,与其他组织相比大脑缺血后恢复能力较差,梗死后的细胞难以再生,因此大脑灌注的监测在危重症患者处理中尤为重要。①脑组织氧分压($PbtO_2$):局部脑氧合主要通过直接测量脑组织氧分压获得,它能在创伤患者早期复苏阶段发现脑组织低灌注的存在。研究证明,测定 $PbtO_2$ 具有很强的临床预测价值。虽然这是最准确的脑灌注监测方法,但由于其有创、需要直接接近脑组织本身,因而限制了其临床应用。②颈静脉氧饱和度($SjvO_2$):是反映大脑氧耗量、脑组织灌注和氧合的首要指标。局灶性水肿、颅内压(ICP)增高、平均动脉压降低、贫血和组织缺氧所致大脑灌注降低均可导致颈静脉氧饱和度的下降。但颈静脉氧饱和度监测对头部外伤患者治疗结果的影响尚不清楚。留置颈静脉球囊(JVB)导管可在原位用分光光度计持续测量氧饱和度,在复苏后期及神经外科、心血管外科广泛应用。

(四) 新的监测技术

1. 脉搏轮廓动脉压波形分析法(PiCCO) PiCCO 法的基本原理是基于每搏量与主动脉压力曲线的收缩面积成正比,它结合了经肺热稀释技术和动脉脉搏波形分析技术,仅需要一条中心静脉和一条较大的动脉通路(首选股动脉)。应用 PiCCO 可连续监测的数据包括连续心排血量(CCO)、连续心排血指数(CCI)、每搏量(SV)、心搏量变量(SVV)、外周阻力(SVR)等,可量化的数据有胸内血容量(ITBV)、血管外肺水(EVLW)等,这些变量联合起来可展示完整的血流动力学状态图。

PiCCO 与 Swan-Ganz 导管温度稀释法的相关性良好,且比 Swan-Ganz 导管获得的参数更全面、容易和便捷。同 Swan-Ganz 导管相比,PiCCO 具有如下优点:①利用中心静脉和动脉通道,侵害较小,可避免一系列致命并发症,如心脏或瓣膜损伤、动脉破裂或出血、导管打结等;②特殊的动脉导管更经济,留置时间可长达 10 天;③可连续监测高度特异的变量,如连续心排血量、连续心排血指数、每搏量、心搏量变量、外周阻力等,以及可量化的数据,如胸内血容量、血管外肺水,较 Swan-Ganz 导管更能完整地反映血流动力学状态,增加危重症患者处理的有效性,减少医疗费用。但是,若单独用动脉脉搏图分析法,其与肺热稀释法的相关性差,需先用肺热稀释法校准心排血量初始值,但校准中需用肺动脉导管,仍有一定损伤性。也有研究者将冷盐水注入中心静脉导管,测量股动脉导管的温度改变,计算心排血量,据此校准主动脉阻抗,这样比置入肺动脉导管创伤小,且测量结果与用肺动脉导管校准测量的数据相关性良好。最近,发明了一种用指头获得动脉脉搏图的无创方法,但仍需用热稀释法来校准阻抗才能确保其准确性。校准这一步骤限制了动脉脉搏图分析法在创伤复苏处理中的应用,而且患者体位、呼吸方式、导管放置位置变化也会影响测量结果。

2. 部分 CO_2 重复呼吸法(NICO) NICO 是一种新的连续心排血量无创监测方法,其原理是利用二氧化碳弥散能力强的特点作为指示剂,根据间接 Fick 公式测定心排血量,公式为 $CO(L/min)=VCO_2(ml/min)/[CvCO_2-CaCO_2(ml/L)]$,$VCO_2$ 为 CO_2 生成量,$CaCO_2$ 为动脉血 CO_2 含量,$CvCO_2$ 为静脉血 CO_2 含量。Osterlund 等在 1995 年首先将该方法用于测定人的心排血量,同时与热稀释法进行比较,结果相关性显著($r=0.8$)。随后,国外有关二氧化碳重复吸入法用于心胸外科术中和术后心排血量监测的报道不断出现,测定心排血量的优越性及准确程度也被国外较多研究报告所证实,但在国内应用还较少。

NICO 无创心排血量监测系统的优点包括无创、监测准确、可实时连续监测、费用低廉、操作简便。NICO 所测心排血量重点在于心排血量的有效部分(即积极完成气体交换的血流量),就此点的意义来说 NICO 优于经典的温度稀释法,而且 NICO 所测心排血量的数值改变大多发生于温度稀释法测量值变化之前,即 NICO 对血流动力学改变的反映快于经典的温度稀释法,这对于休克诊断和复苏观察很有意义。由于该技术的应用需要有闭合气路,所以特别适合于 ICU 内机械通气患者及麻醉和手术期间患者心排血量的连续监测。但 NICO 也有其局限性,例如必须在有气管导管行有创机械通气的条件下进行,未插管患者不能使用;在呼吸频率过快、通气量较高而 PCO_2 低于 18 mmHg 时,由于 PCO_2-血红蛋白解离曲线在此水平之下为非线性,所以也不能测量。NICO 的不足之处在于,由呼气末二氧化碳分压($P_{et}CO_2$)和 CO_2 解离曲线推测动脉血 CO_2 含量时需要血红蛋白这一参数,NICO 法是采用估计值取代真实值。另外,计算分流量需要采集动脉、混合静脉血气值,而无创估计分流时会产生 2% 的心排量偏差。同时,由于 NICO 是建立在假设每次 3 分钟测量期间混合静脉血 CO_2 浓度、心排血量、解剖无效腔/潮气量(V_D/V_T)基本不变的基础上,所以凡是干扰混合静脉血 CO_2、V_D/V_T 及肺内分流的因素均可能影响 NICO 结果的准确性,尤其是给完 $NaHCO_3$ 后立即测量的 NICO 结果常不可靠,因为 $NaHCO_3$ 可以影响呼气末二氧化碳分压。

3. 光电容积脉搏波描记法 目前临床上应用光电容积脉搏波描记法(PPG)检测的两项常规指标是血流容积描记(plethysmography,Pleth)和血氧饱和度(SpO_2)。Pleth 是持续测量血液流过外周毛细血管床时容积变化的参数,结合其他指标可以指导休克治疗。Pleth 参数是由一个波形和心率数显示出来的,Pleth 波幅下降、波形平坦,提示有效灌注减少;如果同时 SpO_2 下降,提示局部组织缺氧,在排除呼吸道疾病因素后常提示严重休克发生;还可结合心电图、心率、血压、每小时尿量等常用指标鉴别心源性休克。Pleth 中包含有心搏功能、血液流动等诸多心血管系统的重要信息,同时容积脉搏血流主要存在于外周血管中的微动脉、毛细血管中,所以 Pleth 中同样包含丰富的微循环信息。大量研究表明,Pleth 与桡动脉压力波、肺小动脉楔压、每搏输出量、脑血流量均有良好的相关性,在正压通气情况下,甚至比肺小动脉楔压更能准确地反映左心室舒张末期容量的变化。

4. 胸部电生物阻抗法(TEB) TEB 利用胸阻抗原理,即人体中血液、骨骼、脂肪、肌肉具有不同的导电性,血液和体液阻抗最小,骨骼和空气阻抗最大,随着心脏收缩和舒张,主动脉内血流量发生变化,电流通过胸部的阻抗也产生相应变化。胸部电生物阻抗法可监测多个血流动力学参数,包括每搏输出量/每搏输出量指数(SV/SVI)、心排血量/心排血指数(CO/CI)、外周血管阻力/外周血管阻力指数(SVR/SVRI)、胸液成分(TFC)、速度指数(VI)、加速度指数(ACI)、射血前期(PEP)、左心室射血时间(LVET)、收缩时间比率(STR)和左心室做功/左心室做功指数(LCW/LCWI)。

TEB 测定的心排血量与热稀释法测定的相关性好,可连续、动态监测参数变化趋势,且操作简便,完全无创,患者无任何并发症,每例患者检查只需 5~10 分钟,尤其适合不宜或不能接受有创检查的患者。近年来,TEB 被广泛应用于临床,国内外已有很多关于 TEB 的临床研究,结果均肯定了 TEB 的准确性以及较以往传统血流动力学监测法有无法比拟的优点。但随着患者年龄增长和动脉壁弹性降低,TEB 测量的准确性也会降低,而且对于胸骨切开、活动过多、心率>250 次/分以上和主动脉瓣关闭不全患者,准确性也是有限的。还不能反映高度水肿或过度肥胖患者的血流动力学情况(可能由于电阻抗信号太弱,干扰性生物电过高所致)。在创伤/休克患者中运用 TEB 的准确性、可行性、对临床结果的影响仍需进一步探讨。

5. 超声心动图显像 应用超声心动图显像可以对患者进行间歇性血流动力学监测,广泛应用超声心动图显像技术有望减少有创监测方法包括肺动脉导管的应用,并成为危重症处理的一个可喜进展。超声心动图显像除了可以发现解剖学损伤(如心脏压塞、心包流出、室间隔缺损、心瓣膜病、主动脉夹层)之外,还可以直接测定心排血量、每搏量、前负荷(心室容积)、心脏收缩力(射血分数)、舒张功能、基础水平和应激条件下局部运动异常,并可用于诊断血流动力学异常的肺栓塞。应用先进的软件分析数据,还发展出了新的高分辨率超声心动图显像技术,如食管超声心动图技术(TEE)。

食管超声心动图技术是目前唯一能在术中对患者进行常规监测的影像诊断技术,通过测定降主动脉内血液流速的变化,计算出每搏量及心排血量,测量结果与热稀释法相关性好($r=0.74~0.98$),而且可清楚地观察到每次心搏时降主动脉血流情况及心脏血管形态,对呼吸困难及引起急性左心衰的病因诊断和及时处理具有非常重要的意义。但是,食管超声心动图技术操作费时,超声探头让清醒患者难以耐受,故仅适用于全麻状态下患者,而且技术要求较高,还可能因探头位置不固定或获得信号不稳定而影响心排血量的测定,并可能有心律失常、食管损伤或穿孔等并发症。

6. 近红外光谱分析 近红外光谱分析(near-infrared spectroscopy, NIRS)是一种测定局部组织血流、氧输送和氧利用的无创方法,可用来监测局部组织血液循环及细胞水平的氧代谢。优点是无创、简易且数据连续。其原理是近红外区域光(700~1000 nm)在透射皮肤、骨骼和肌肉时很少发生衰减,血红蛋白、肌红蛋白、细胞色素 aa3 在不同氧合状态其吸收光谱也不同,利用氧合血红蛋白与去氧血红蛋白在吸收光谱上的差别,可以监测局部的氧输送和动脉氧饱和度(SaO_2)。应用此方法可在休克患者复苏过程中实时监测组织灌注是否充分,如测量大脑氧合和灌注,Gopinath 等成功运用 NIRS 在头部创伤患者中定位急性和迟发性颅内血肿。但由于缺乏与一些已建立的组织灌注测定方法(如颈静脉氧饱和度)的相关性,使 NIRS 的准确性和实用性受到质疑。不过作为测量局部灌注的方法,其测量结果与氧摄取的全身测量结果(如颈静脉氧饱和度)有出入也可以接受。此外,尽管 NIRS 不能在头部创伤患者的初期评估中代替 CT,但由于它在大脑灌注方面对细微病变的敏感性高于 CT,因此在确定是否存在大的颅内损伤后续监测中有重要价值,并被视为现行监测手段的一种替代或补充方法。在休克后,用 NIRS 评估胃黏膜 pHi 与微电极方法测得的胃黏膜 pHi 有很好的相关性。尽管 NIRS 尚未在临床推广,但其易用性、连续性和无创性确实令人关注。

7. 电视显微镜技术 电视显微镜(videomicroscopy)技术的发展使休克微循环的床旁监测成为可能,包括甲皱电视显微镜、激光多普勒技术及最近的直角偏振光谱成像技术(orthogonal polarization spectral imaging,OPSI)。前两种方法由于血管收缩和血流异质性对数据解释时不同影响而应用受限,最具希望的方法是 OPSI,其原理是用偏振光照射目标组织,由于偏振光被血红蛋白吸收而被背景组织反射,因此可以理想地将微循环成像,并准确测量血管直径、流速和血液体积,通常用来成像的组织包括口腔黏膜、舌下区域、直肠和阴道黏膜。然而,目前大部分研究仍处于动物试验阶段,实现应用 OPSI 进行临床微循环床旁监测还有待深入研究。

第四节　休克的容量复苏与药物治疗

一、休克的容量复苏

创伤休克和其他原因引起的休克均存在有效血容量不足及微循环灌流不足的共同特点,因此容量复苏是休克治疗首先需要解决,而且是必不可少的基本措施。以往曾提出"恢复丢失的容量",现在认为对控制性出血休克,以恢复有效循环血量为指导原则,对于有活动性出血者(非控制性出血休克),应尽快止血,手术彻底止血前给予适量液体,以维持机体基本需要。

1. 建立静脉输液通道 休克患者到达后应立即建立静脉输液通道。如表浅静脉充盈较好,可用较大的穿刺针头进行静脉穿刺输液。如休克较重外周静脉塌陷穿刺困难时,可行静脉切开插管,以满足输液、输血的需要,也可监测上下腔中心静脉压。有条件时可行锁骨下静脉穿刺插管。严重休克时可以建立 2~4 条输液通道同时输液。选择穿刺部位也应注意,若为腹部伤休克时不宜做下肢静脉穿刺或插管,应做上肢或锁骨下静脉插管。有配血条件时,在静脉穿刺时即应抽取血标本进行血型检查及配血,以便及时输血。

2. 控制性和非控制性出血休克液体复苏原则

(1) 对出血控制的患者,无休克表现者,建立静脉通道,伤情稳定(桡动脉脉搏强)者可不予输液,但密切观察,同时提倡口服补液。对有休克表现的(桡动脉脉搏微弱或缺失),可用乳酸林格液或 6% 羟乙基淀粉维持平均动脉压在 70 mmHg 以上(9.33 kPa)。若无其他液体可选择,必要时可用 7.5% 的高渗氯化钠/6% 右旋糖酐溶液。

(2) 对未控制出血性休克,彻底止血前给予小剂量(限制性)补液,可选晶体液,也可选胶体液,最好是晶胶 2:1 比例混合液。复苏的原则是在彻底止血前满足器官组织的基本灌注需要,以最大限度地减少血液丢失,复苏标准是复苏至桡动脉脉搏可触及,即收缩压 80~90

mmHg 或平均动脉压 50 ~ 60 mmHg。在早期(院前)考虑到液体携带的问题,也可用 7.5% 氯化钠和 6% 右旋糖酐(HSD)溶液 250 ml(缓慢输注,至少 10 ~ 15 分钟以上),如伤员无反应再给 250 ml,总量不超过 500 ml,其后根据情况可给一定量的等渗溶液。限制性(低压复苏)时间不宜过长,尽可能不要超过 2 小时,过长时间的低压复苏会导致组织细胞的缺血缺氧损害。出血控制后进行确定性治疗包括输血、输液、器官功能保护等。

3. 复苏液体选择　选用何种液体复苏休克,以往争论较多,目前比较一致的看法是晶体液与胶体液二者兼补为宜。单纯葡萄糖液或生理盐水不能作为扩容剂,单纯输注葡萄糖可导致脑、肺水肿,高血糖,低钾,低钠血症等。而单纯输注生理盐水可导致高氯血症,加重酸中毒。平衡盐液及高渗盐水有较好的效果,但不能长期单纯使用,应及时输血及补充胶体等。常用的晶体液有平衡盐液、高渗氯化钠,胶体液有右旋糖酐和羟乙基淀粉。

(1) 平衡盐液(乳酸林格液):其配方为氯化钠 6 g、氯化钾 0.3 g、氯化钙 0.2 g、乳酸钠 3.1 g,加注射用水至 1000 ml。由于其渗透压、电解质、缓冲碱含量及 pH 与血浆相似,因此是一种有效的维持循环量、提高血压、降低血黏度、增加血液流速、改善微循环防止不可逆性休克的溶液。但它并不能代替输血。单纯大量输注平衡盐液以抗休克,最后导致血红蛋白急剧下降,对危重症患者是不利的,必须及时补充胶体溶液。

(2) 高渗氯化钠:近些年来国内外使用高渗氯化钠(7.5%)于失血性休克的急救,效果已令人瞩目。其特点是输注量少,仅 4 ml/kg,提升血压效果好,心率减慢,尿量增加,神志恢复清醒较快。输入 250 ml 其效果相当于输注等渗液 2000 ml 的复苏效果。其作用机制为输注后使血浆渗透压明显升高,从而将组织间隙及肿胀细胞内的水吸出,扩充血容量,改善微循环及脏器灌流,增强心功能,特别在高原使用时不易发生肺、脑水肿等并发症。高渗氯化钠输注抗休克存在的缺点是少数病例输注后有出血倾向,因此应注意监测其出凝血参数。

高渗氯化钠与分子质量 7 万 Da 的右旋糖酐伍用,即配成 7.5% 氯化钠/6% 右旋糖酐溶液,其抗休克效果较单纯高渗氯化钠效果更好,且持续时间更长,输注量仍为 4 ml/kg 体重。但对维持机体平均动脉压、心排血量、血浆容量、氧耗量、脏器血流量及存活率均较单纯等量的 7.5% 氯化钠为好,而其用量仅为乳酸林格液的 1/10。应急条件下使用时其优点为易制备和储存、体积小、效果好。存在的缺点是右酐输注后有少数患者可发生过敏反应或休克,此外输注右酐后干扰配血,因此必须在输注前即抽取血标本配血。

(3) 右旋糖酐:具有较强的胶体渗透压,目前常用的为中分子右旋糖酐(分子质量为 7 万 ~ 8 万 Da)。每输注 1 g 可使 20 ~ 25 ml 组织间液渗入血管内,并能较长时间维持其胶体渗透压。中分子右旋糖酐在血循环中的半衰期为 12 ~ 24 小时,因此具有良好的扩容效应。同时,输注后可降低血黏度及血小板黏附性,有利于疏通微循环,因此右旋糖酐已是临床抗休克常用的胶体溶液。右旋糖酐输注的缺点是少数患者对输注右旋糖酐有过敏反应,输注后在血循环内可改变Ⅷ因子和血小板特性而影响血凝,使部分创伤患者特别是有广泛软组织损伤的伤员易引起渗血,这样输注量一般不超过 1500 ml,以免出现出血倾向。

(4) 羟乙基淀粉(HES):具有良好的血浆增容作用,减少血浆黏稠度,改善微循环,输注后过敏反应的发生率远比右旋糖酐为低,且不影响配血。目前临床已有多个高分子质量(20 万 Da,13 万 Da)羟乙基淀粉产品,如德国的贺斯 HyperHAES(7.2% NaCl /6% HES 200/0.5)和万汶 Vulven,匈牙利的 Osmohes(7.2% NaCl /10% HES 200/0.5)和奥地利的 Hyper-

hes(7.5% NaCl/6% HES 200/0.60~0.66)等。

从现有的液体来看,复苏创伤失血休克较好的液体选择是乳酸林格液配合6%的羟乙基淀粉,比例为2∶1。

(5)红细胞代用品:理想复苏液体应无明显副作用,包括免疫反应、过敏反应,容易储存、运输,且价格便宜,有携氧功能和抗炎功能等。但目前的休克复苏液体不具备携氧功能。全血应为最好的携氧载体,但由于全血存在血源不足、血型复杂需要交叉配血,且储存困难,还存在免疫反应和疾病传播的危险,因此战时大量应用不现实。修饰血红蛋白溶液的出现为战时和平时急救提供了一个良好携氧载体,它不需要交叉配血,避免了病毒感染的危险,其保存时间长、运输也方便,是战时理想的红细胞代用品。目前美国、加拿大、日本和我国多家研究所及公司正投入大量精力研究开发这类产品,许多产品已进入Ⅱ期和Ⅲ期临床试验阶段,如美国BIOPURE公司的产品已在南非上市用于创伤急救。随着技术的进步和产品质量的提高,这些产品在不久的将来会全面服务于社会,用于战(创)伤休克的治疗。

(6)新型复苏液体:有研究证实,乳酸林格液(LR)中的乳酸成分是其激活中性粒细胞(PMN)的主要原因。乳酸林格液含有L-乳酸和D-乳酸各14 mmol/L,研究结果显示D-乳酸是中性粒细胞激活的重要因素。因此,美军建议改进现在的乳酸林格液,去除D-乳酸,降低L-乳酸的总量,加入酮体作为能源物质。目前已研制出一种酮体林格液,并证明具有良好的抗休克作用,且可降低肺组织细胞凋亡和细胞间黏附分子-1的表达。

4. 严重创伤休克的分期治疗原则 严重创伤休克液体复苏,以往强调充分扩容,并强调早期输注胶体液及全血。根据严重战(创)伤休克病理生理特点及病程经过,目前对液体复苏提出了新的看法。其要点是把严重战(创)伤休克病程分为3个阶段,根据各阶段的病理生理特点采取不同的复苏原则与方案。

第一阶段为活动性出血期,从受伤到手术止血,约8小时,此期的主要病理生理特点是急性失血/失液。治疗原则主张用平衡盐液和浓缩红细胞复苏,比例为2.5∶1,不主张应用高渗盐液、全血及过多的胶体溶液复苏。不主张用高渗溶液是因为高渗溶液增加有效血容量,升高血压是以组织间液、细胞内液降低为代价的,这对组织细胞代谢是不利的;不主张早期用全血及过多的胶体液是为了防止一些小分子蛋白质在第二期进入组织间,引起过多的血管外液体扣押,同时对后期恢复不利,如患者大量出血,血红蛋白很低,可增加浓缩红细胞的输注量。另外由于此期交感神经系统强烈兴奋,血糖水平不低,此期可不给葡萄糖液。

第二阶段为强制性血管外液体扣押期,历时1~3天,此期的主要病理生理特点是全身毛细血管通透性增加,大量血管内液体进入组织间,出现全身水肿、体重增加。此期的治疗原则是在心、肺功能耐受情况下积极复苏,维持机体足够的有效循环血量。同样此期也不主张输注过多的胶体溶液,特别是白蛋白。值得注意的是,这一阶段由于大量血管内液体进入组织间,有效循环血量不足,可能会出现少尿甚至无尿,这时不主张大量用利尿剂,关键是补充有效循环血量。

第三阶段为血管再充盈期,此期机体功能逐渐恢复,大量组织间液回流入血管内。此期的治疗原则是减慢输液速度,减少输液量。同时在心、肺功能监护下可使用利尿剂。必要时可补充一定量的胶体溶液,以促进组织间液的回收。

二、血管活性药物使用

随着对休克病理生理过程认识的不断深入,目前已从整体、器官水平深入到细胞、亚细胞及分子水平。由此休克的治疗,特别是抗休克药物有了明显的发展,出现了许多新的抗休克药物如新型肾上腺素能激动剂、阿片受体拮抗剂、钙通道阻滞剂、花生四烯酸代谢产物抑制剂、磷酸二酯酶抑制剂、休克细胞因子拮抗剂及内毒素拮抗剂等,为休克的治疗展示了广阔的前景。

1. 缩血管药物　以往常用缩血管药物来提升患者的血压,用得较多的缩血管药物有去甲肾上腺素、间羟胺、麻黄碱等。大多数休克患者用药后血压有所升高,临床症状有所改善。但组织灌注明显减少,动脉血压的升高是以减少组织灌注为代价换来的,仅为权宜之计。在战时或灾害事故现场急救时,只能用于血压急剧下降危及生命时先使用缩血管药物为赢得时间输血、输液。必须应用时,宜用小剂量、低浓度,尽快进行止血、输血、输液以恢复有效血容量。

2. 舒血管药物　使用血管扩张剂的目的是在充分输液、输血扩容基础上适当扩张毛细血管前括约肌以增加微循环血容量,使外周组织得到充分的灌流。常用的血管扩张药物有肾上腺素β受体兴奋剂(异丙肾上腺素),肾上腺素能α、β受体兴奋剂(多巴胺);肾上腺素能α受体阻滞剂(酚苄明、苄胺唑啉、妥拉唑啉);莨菪类药(阿托品、山莨菪碱、东莨菪碱);均衡性血管扩张剂(硝普钠)等。

应用血管扩张剂的适应证包括:①静脉输液后,中心静脉压已上升至正常范围以上,但休克的临床症状并无好转;②患者存在交感神经活动亢进的临床征象(皮肤苍白、肢体厥冷、脉压较小、毛细血管充盈不足等);③心排血量难以满足正常或已增加的外周阻力需要;④晚期低血容量休克导致心力衰竭。心排血量降低,总外周阻力及中心静脉压升高;⑤休克患者存在肺动脉高压及左心衰竭的表现。

值得注意的是,在使用血管扩张剂后,腹腔脏器(包括肾脏)灌流压下降,灌流量减少;氧耗量下降但氧债增高,有可能加重酸中毒。因此,使用扩血管药物时应及时监测各项指标如血气、心功能等,需要时应及时采取相应的措施。

三、改善心脏功能

创伤休克经液体复苏和应用适量血管活性药物后,血流动力学包括血压仍不能得到改善,怀疑有心脏功能不全时可考虑使用心功能改善药物,常用药物如下:

1. 异丙肾上腺素　异丙肾上腺素是一种强大的肾上腺素能β受体激动剂,兴奋心脏β_1受体,引起心率显著加快,传导加速,收缩力加强,心排血量增多。异丙肾上腺素也可兴奋β_2受体,主要使骨骼肌和皮肤血管扩张,还能使心脏、肠系膜等内脏血管扩张,外周阻力下降。故表现为收缩压升高而舒张压降低,脉压增大,临床可用于治疗失血性休克及脓毒性休克,剂量为 1～5 μg/min,总量 1 mg 加至 500 ml 糖盐水中。

2. 多巴胺　多巴胺又名儿茶酚乙胺,属儿茶酚胺类,能激动α和β肾上腺素能受体,还可激动多巴胺受体。多巴胺能增加心肌收缩力,增加心排血量,提高心肌耗氧量,扩张冠状动脉、肾血管和肠系膜血管。它在扩张肾、肠系膜血管的同时,可引起骨骼肌和皮肤血管收缩,使血液分布至与生命攸关的器官中,故使休克时血液分配比较合理。而异丙肾上腺素则使全身大部分血管扩张,血液分配不合理。这就是多巴胺优于异丙肾上腺素而受到临床重视的重要原因。小剂量多巴胺减少外周阻力和降低血压的作用一般不显著,但对血容量不足患者可出现明显血压下降,因此多巴胺也应在补液基础上使用。可用多巴胺 20 mg 加入 5% 葡萄糖液 250 ml 中静脉滴注,每分钟 15 滴,如效果不明显,可逐渐加大剂量。

3. **多巴酚丁胺**　多巴酚丁胺为多巴胺衍生物,主要通过作用于肾上腺素能 β_1 受体,增加心脏功能,舒张外周血管,增加组织氧供及氧摄取量,改善组织氧合功能而发挥抗休克作用。常用剂量为 $2.5 \sim 10 \mu g/(kg \cdot min)$,总量 $5 \sim 20$ mg,加入 250 ml 5% 的葡萄糖液 250 ml 中静脉滴注。

4. **洋地黄制剂**　具有正性肌力作用,治疗休克并发充血性心力衰竭效果好,可增加衰竭心脏排血量,减慢心率,减少心室舒张末期容量,节约心脏氧耗量。常用毛花苷 C $0.2 \sim 0.4$ mg 加入 50% 葡萄糖液 20 ml 中缓慢静脉注射。由于休克时心脏总有一定程度的缺氧,故对这类药物特别敏感,用药后易发生心律失常,此类药物应缓慢谨慎使用,剂量应较通常为小,并应做心电图监测。

5. **胰高血糖素**　为胰岛 A 细胞分泌的一种 29 个氨基酸肽。可中等程度地提高心肌收缩力,对外周阻力无明显影响,也不易引起心律失常,常用剂量 $1 \sim 3$ mg/次或每小时 $3 \sim 4$ mg 静脉滴注。

四、改善微循环

改善微循环在休克治疗中非常重要,其主要措施包括:①适当应用血管扩张剂;②使用低分子右旋糖酐,可稀释血液、抗红细胞凝集及抗凝血作用,与血管扩张剂同时使用效果较好;③使用适宜剂量的肝素,有 DIC 倾向者应及早启用肝素 $0.5 \sim 1.0$ mg/kg 加于 250 ml 葡萄糖液中静脉滴注,每 6 小时 1 次,使凝血时间延长 1 倍,过量应用有出血倾向时可用鱼精蛋白中和。

五、纠正酸中毒

休克时组织灌流不足,无氧代谢增强,产生乳酸增多,且细胞内失钾,常出现酸中毒和高血钾。可选用碳酸氢钠纠正乳酸蓄积过多的代谢性酸中毒。首选是 5% 碳酸氢钠溶液,24 小时用量:轻度酸中毒为 $300 \sim 400$ ml,重度酸中度为 600 ml;患者有心、肾功能不全或忌用钠者可用 3.5% 的氨基丁醇,轻症剂量为 $300 \sim 400$ ml,重症为 $500 \sim 800$ ml。高血钾也要积极纠正,除可采用碳酸氢钠滴注外,还可使用葡萄糖酸钙静脉滴注,以钙离子拮抗钾离子对心脏的毒性作用。此外,尚可通过葡萄糖、胰岛素和碳酸氢钠联合静脉滴注,使血中 K^+ 进入细胞内以降低血钾。

六、恢复休克血管反应性

如前所述,严重创伤、休克等临床重症存在血管低反应性,它严重影响创伤、休克的治疗。针对休克血管低反应性的诱发因素和发生机制,目前正在寻找其有效的防治措施。实验室和临床研究发现,小剂量血管加压素(AVP,0.04~0.4 U/kg)和一定剂量去甲肾上腺素(50 μg)合用有较好的改善创伤失血性休克和脓毒性休克血管低反应性的作用。另有研究发现,一氧化氮合酶抑制剂 L-NAME,内皮素-1 拮抗剂 PD142893,阿片受体特异性拮抗剂 ICI174,864 和 Nor-BNI,K_{ATP} 通道抑制剂格列本脲,以及蛋白酪氨酸激酶抑制剂 genistein 等,也有较好的抗休克血管低反应性作用,但这些药物的效果目前仅限于实验室观察,能否用于临床尚需进一步试验。

七、改善细胞代谢

常用的细胞代谢改善措施包括:

(1)ATP-MgCl$_2$:ATP 在三磷酸腺苷酶及其辅助因子 Mg^{2+} 的参与下,分解为 ATP 和磷酸,并释放能量,供细胞生理活动的需要。外源性 ATP 供给能量有限,Mg^{2+} 除参与 ATP 酶的辅助因子外,还可催化腺苷酸环化酶,使 ATP 生成 cAMP,增强心肌收缩力,扩张血管,促进糖原和脂肪分解以提供更多能量。

(2)GIK:GIK 即葡萄糖、胰岛素、氯化钾联合疗法。休克早期因交感-肾上腺髓质系统兴奋,糖原分解,血糖升高,但休克晚期可使糖原耗竭而出现低血糖。GIK 联合治疗可改善代谢,GIK 临床试用治疗脓毒性休克患者取得了一定效果。

(3)1,6-二磷酸果糖(FDP):是葡萄糖代谢中间产物,在无氧酵解时可比葡萄糖多产生 2 分子 ATP。

八、适时使用皮质类固醇激素

应用皮质类固醇能增强心肌收缩力,保护肝肾功能。较大剂量应用可阻断α受体,使血管扩张,降低外周阻力,改善微循环。皮质类固醇可增加细胞内溶酶体膜的稳定性,防止蛋白水解酶的释放,减少心肌抑制因子产生;还可降低细胞膜通透性,减少毒素进入细胞,并有中和毒素的作用。脓毒性休克时既往主张大剂量早期使用,值得注意的是,应用皮质类固醇激素超过 24 小时,尚有免疫抑制作用,使感染易于扩散,产生应激性溃疡等副作用。因此皮质类固醇激素一般只用于在补足血容量后,纠正酸中毒伤员情况仍不见明显改善,或脓毒性休克血压急剧下降者。如见到皮肤转红,脉搏由细弱转为洪大,血压上升后即可停止。

近年来多项试验及分析报告否定了大剂量糖皮质激素替代疗法对严重脓毒症救治的应用价值。小剂量糖皮质激素替代疗法有利于血流动力学的稳定,缩短休克复苏时间,减少大剂量糖皮质激素带来的副作用,已得到多项临床观察证实。Annane 等证实小剂量皮质激素能显著降低合并肾上腺功能不全脓毒症患者的病死率。小剂量糖皮质激素替代疗法基本以氢化可的松为主,剂量 200~300 mg/d,平均疗程 5~7 天。

九、抗菌药物的应用

脓毒性休克或创伤休克有感染及广泛组织损伤者应静脉给予大剂量抗菌药。其使用原则是早期、足量、有效地迅速杀灭细菌控制感染,有脓肿者应及时引流脓肿。对已知菌种或估计较正确之菌种,可根据病情、机体状态及药物敏感度选用,对暂不能估计菌种者,可根据病情、临床情况,选择广谱抗菌药或联合用药,对未发生感染的严重创伤及休克患者也可应用广谱抗菌药作非特异性预防。

(刘良明 李 涛 杨光明 徐 竞)

参 考 文 献

罗正曜. 2001. 休克学. 天津:天津科学技术出版社,93~179

祝墡珠,黄培志. 2005. 休克的基础与临床. 北京:科学出版社,35~67

赵克森,金丽娟. 2002. 休克的细胞和分子基础. 北京:科学出版社,1~81

Adamcova M,Sterba M,Simunek T,et al. 2006. Myocardial regulatory proteins and heart failure. Eur J Heart Fail,8:333~342

Boerma EC. 2009. The microcirculation as a clinical concept:work in progress. Curr Opin Crit Care,15:261~265

Bouhemad B,Nicolas-Robin A,Arbelot C,et al. 2009. Acute left ventricular dilatation and shock-induced myocardial dysfunction. Crit Care Med,37:441~447

Burridge K,Wennerberg K. 2004. Rho and Rac take center stage. Cell,116:167~179

Dennis MJ. 2000. Plethysmography:the new wave in haemodynamic monitoring:a review of clinical applications. Aust Crit Care, 13:14~20

den-Uil CA,Klijn E,Lagrand WK,et al. 2008. The microcirculation in health and critical disease. Prog Cardiovasc Dis,51:161 ~170

Ellis CG,Jagger J,Sharpe M. 2005. The microcirculation as a functional system. Crit Care,9(Suppl 4):S3~S8

Exline MC,Crouser ED. 2008. Mitochondrial mechanisms of sepsis-induced organ failure. Front Biosci,13:5030~5041

Haslett RG,Dominic CH,Marie AB. 2005. Small G protein Rho is involved in the maintenance of cardiac myocyte morphology. J Cell Biochem,95:529~542

Ince C. 2005. The microcirculation is the motor of sepsis. Crit Care,9(Suppl 4):S13~S19

Lee HM,Won KJ,Kim J,et al. 2007. Endothelin-1 induces contraction via a Syk-mediated p38 mitogen-activated protein kinase pathway in rat aortic smooth muscle. J Pharmacol Sci,103:427~433

Li T,Liu LM,Liu JC,et al. 2008. The regulatory mechanism of Rho kinase in vascular hyporeactivity and calcium desensitization following shock. Shock,29:65~70

Li T,Liu LM,Xu J,et al. 2006. Changes of Rho-kinase activity following hemorrhagic shock and its role in shock induced biphasic response of vascular reactivity and calcium sensitivity. Shock,26:504~509

Lichtenberger M,Ko J. 2007. Critical care monitoring. Vet Clin North Am Exot Anim Pract,10:317~344

Liu LM,Dubick MA. 2005. Regional diversity of hemorrhagic shock-induced vascular hyporeactivity and the roles of nitric oxide and endothelin:relationship to gene expression of NO/ET-1 and select cytokines in corresponding organs. J Surg Res,125:128 ~136

Marx G,Reinhart K. 2006. Venous oximetry. Curr Opin Crit Care,12:263~268

Matheson PJ,Garrison RN. 2005. Intravital intestinal videomicroscopy:techniques and experiences. Microsurgery,25:247~257

McKinley BA,Butler BD. 1999. Comparison of skeletal muscle PO_2,PCO_2,and pH with gastric tonometric P(CO_2) and pH in hemorrhagic shock. Crit Care Med,27:1869~1877

Mehta NJ,Khan IA,Gupta V,et al. 2004. Cardiac troponin I predicts myocardial dysfunction and adverse outcome in septic shock. Int J Cardiol,95:13~17

Mink SN,Kasian K,Jacobs H,et al. 2008. NO-diacetylchitobiose,an inhibitor of lysozyme,reverses myocardial depression and lessens norepinephrine requirements in Escherichia coli sepsis in dogs. Shock,29:681~687

Murphy AM. 2006. Heart failure,myocardial stunning,and troponin:a key regulatory of the cardiac myofilement. Congest Heart

Fail,12:32 ~ 38

Nishiyama SK,Wray DW,Richardson RS. 2008. Sex and limb-specific ischemic reperfusion and vascular reactivity. Am J Physiol Heart Circ Physiol,295:H1100 ~ H1108

Parrillo JE,Dellinger RP. 2008. Principles of diagnosis and management in the adult. 3rd ed. Philadelphia:Mosby Inc,388 ~402

Parrillo JE,Dellinger RP. 2008. Principles of diagnosis and management in the adult. 3rd ed. Philadelphia:Mosby Inc,404 ~408

Rossi A,Cuzzocrea S,Sautebin L. 2009. Involvement of leukotriene pathway in the pathogenesis of ischemia-reperfusion injury and septic and non-septic shock. Curr Vasc Pharmacol,7:185 ~ 197

Sergio L,Steven ZM. 2009. Cardiac dysfunction in severe sepsis and septic shock. Curr Opinion Crit Care,15:392 ~397

Slama M,Maizel J. 2006. Echocardiographic measurement of ventricular function. Curr Opin Crit Care,12:241 ~248

Squara P. 2004. Matching total body oxygen consumption and delivery:a crucial objective? Intensive Care Med,30:2170 ~2179

Trzeciak S,Cinel I,Dellinger PR,et al. 2008. Resuscitating the microcirculation in sepsis:the central role of nitric oxide,emerging concepts for novel therapies,and challenges for clinical trials. Acad Emerg Med,15:399 ~413

Wang H,Ma S. 2008. The cytokine storm and factors determining the sequence and severity of organ dysfunction in multiple organ dysfunction syndrome. Am J Emerg Med,26:711 ~715

Wilson M,Davis DP,Coimbra R. 2003. Diagnosis and monitoring of hemorrhagic shock during the initial resuscitation of multiple trauma patients:a review. J Emerg Med,24:413 ~422

Xu J, Liu LM. 2005. The role of calcium desensitization in vascular hyporeactivity and its regulation following hemorrhagic shock. Shock,23:576 ~581

Yang GM,Liu LM,Xu J,et al. 2006. Effect of arginine vasopressin on vascular reactivity and calcium sensitivity following hemorrhagic shock in rats and its relationship to Rho-kinase. J Trauma,61:1335 ~1342

Yang GM,Liu LM,Xu J,et al. 2006. Vascular reactivity and its mechanism after hemorrhagic shock in rats. J Cardiovasc Pharmacol,47:751 ~757

Yugovskaya L,Bashenko Y,Hirsh M,et al. 2001. Immune potential of lymph node-derived lymphocytes in uncontrolled hemorrhagic shock. Shock,15:118 ~123

Zhao Z,Rivkees SA. 2003. Rho-associated kinases play an essential role in cardiac morphogenesis and cardiomyocyte proliferation. Dev Dyn,226:24 ~32

Zhou R,Liu LM,Hu DY. 2005. Involvement of BKca α subunit tyrosine phosphorylation in vascular hyporesponsiveness following hemorrhagic shock in rats. Cardiovasc Res,68:327 ~335

第十七章

严重心律失常

正常的心律发源于窦房结,通过房室传导系统顺序激动心房和心室,称为窦性心律,成人心率为 60~100 次/分。心脏内的任何传导或起源部位异常、心搏频率或节律的变化及冲动的改变,均可导致心脏活动过快、过慢、不规则或激动顺序发生变化,从而引起的心脏跳动速率或节律异常,称之为心律失常。

第一节　心脏传导系统与心律失常的病理生理

一、传导系统的解剖生理

心脏传导系统是位于心肌组织内具有传导冲动作用的一组特殊心肌细胞,包括窦房结、结间束、房室结、房室束(His 束)、左右束支及其分支和浦肯野(Purkinje)纤维网。窦房结位于上腔静脉入口与右心房之间的心外膜深处,是控制心脏正常活动的起搏点。结间束是窦房结与房室结之间的传导通路,分为前结间束、中结间束和后结间束,其中前结间束向左心房发出一分支称为房间束。结间束终末连接房室结,位于房间隔底部、卵圆窝下、三尖瓣内瓣叶与冠状窦开口处,向下延伸形成房室束。房室结与房室束构成房室交界区。房室束向前下延伸至室间隔膜部下端,在室间隔左、右侧心内膜深处分出左、右两个束支,其中左束支在室间隔左侧起始部先后再分出左后分支和左前分支两束纤维,左前分支和右束支较为细长,较易发生病变。左后分支、左前分支和右束支构成传导系统的三支系统。各束支沿心内膜下走向心尖,并分出细支,其相互吻合形成 Purkinje 纤维,连接于心室肌。心房兴奋性冲动不能经心肌直接传至心室,因此,房室结与房室束为正常房室间传导的唯一路经。窦房结、结间束、房室交接处、束支和 Purkinje 纤维网、腔静脉和肺静脉的入口、冠状窦邻近的心肌以及房间隔和二尖瓣环等处的心肌细胞均具有自律性,而心房肌、房室结的房-结区和结区以及心室肌则无自律性。

窦房结和房室结主要受副交感神经支配,分布丰富。前者多来自右侧迷走神经支配、后者多来自左侧迷走神经支配。窦房结、房室结和房室束主干的血液供应大多来自右冠状动脉,房室束分支部分、左前分支和右束支来自左冠状动脉前降支供血,而左后分支则由左冠状动脉回旋支和右冠状动脉供血。

二、心肌的电生理特性

心脏传导系统的特殊心肌组织具有自律性、兴奋性和传导性等生理功能,其任一特性发生改变,即可导致心律失常发生。

（一）自律性

部分心肌细胞能有规律地反复自动除极,即细胞电活动由极化状态转为除极状态,从而导致整个心脏的电-机械活动。自律性的产生是自律细胞舒张期胞膜有 Na^+ 和（或）Ca^{2+} 内流、K^+ 外流,Na^+ 和（或）Ca^{2+} 内流超过 K^+ 外流时,膜内负电位逐渐减低,达到阈电位,产生自动除极,形成动作电位。心肌细胞的自律性受多种因素影响,包括最大舒张期膜电位、阈电位和除极的坡度,其中以除极坡度对自律性的影响最大。当最大舒张期膜电位减小、除极坡度变陡、阈电位接近静止膜电位时,自律性增高。反之,自律性低下。正常心脏以窦房结的自律性最高,其他心肌组织的自律性均低于窦房结。

（二）兴奋性

兴奋性又称为应激性,心肌细胞受到内部或外来适当强度的刺激时,能进行除极和复极,产生动作电位。心肌细胞兴奋性的高低用阈值刺激强度衡量,刺激高于阈值引起的动作电位,表示心肌细胞兴奋性低下。刺激低于阈值引起的动作电位,表明心肌细胞兴奋性增高。动作电位的形成主要与心肌细胞内离子浓度变化有关,首先是 Na^+ 通道开放进入心肌细胞内快速除极（0 相）,继之 Ca^{2+} 缓慢内流,K^+ 通道开放外流形成动作电位除极时相（1～3相）,Na^+ 和 Ca^{2+} 通道开放形成膜静止电位（4 相）（图 17-1）。

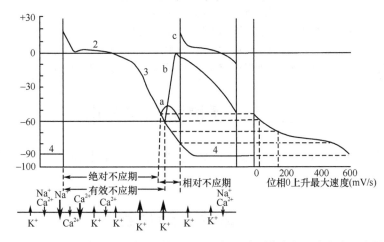

图 17-1　正常动作电位示意图（箭头方向和粗细分别代表离子流方向和流量）

（三）传导性

影响心肌细胞冲动传导的因素很多,包括动作电位 0 位相除极速度与振幅、心肌细胞的应激性和心肌纤维的阻力、结构、走向等,任何一点变化均能导致心律失常发生。

三、发病原因与病理生理改变

在危重症患者中常常会遇到各种类型的心律失常,在处理一些临床问题时,因心律失常可能危及生命而成为主要治疗目标。某些心律失常可能不需要治疗或仅需对症进行一般治疗即可治愈,但对危重症患者出现的心律失常,因病情危重、复杂,并且常合并多个器官病变,如不能正确判断和处理心律失常,常可危及患者生命。因此,了解危重症患者心律失常的发生机制、临床表现、严重程度、预后,并针对其特点采取相应的治疗措施,是其中的重要环节。心律失常的最佳治疗需要心电图和临床药理学及其有关知识,包括由抗心律失常药物引起心律失常方面的知识,目的是促进心律失常患者由急性期治疗过渡到长期治疗。

心律失常的病因常与患者的基础疾病有关,但由于病情复杂多变及药物的应用,可使其多种因素同时存在,常见原因与发病机制见表 17-1。

表 17-1　心律失常的常见病因及病理生理改变

病因	病理生理改变
感染或创伤	机体大量释放儿茶酚胺,细菌毒素直接或间接作用,细胞因子及 β-内啡肽等分泌增加,治疗中的综合作用(电解质、酸碱平衡紊乱、血管活性药物等)可使心肌细胞兴奋性改变,致使动作电位发生异常
心肌病变	心肌组织的直接损伤或导致心肌缺血、缺氧及心脏病变本身引发的应激状态,儿茶酚胺过度释放
呼吸系统病变	缺氧和二氧化碳潴留,导致心肌细胞变性、纤维化,心肌兴奋性增高,异位起搏点自律性增强
中枢神经损伤	脑损伤导致的脑水肿、颅内压升高等,会对下丘脑、延髓、大脑皮质及血管运动中枢等造成损伤,大量儿茶酚胺释放及电解质紊乱等,可诱发各种类型的心律失常
药物过量	洋地黄、奎尼丁、胺碘酮等药物对 Na^+,K^+-ATP 酶的过度抑制导致 Ca^{2+} 内流增加,或引起 Q-T 间期不均匀延长,或在心肌组织间形成异常折返
电解质紊乱	低钾血症时,静息膜电位降低,动作电位 4 相自动极复时间缩短,心肌细胞兴奋性增强,异位起搏点自律性增高;高钾血症时,K^+ 通透性增加,动作电位 4 相时 K^+ 外流增加,自律细胞 4 相自动除极化速度减慢,心肌细胞兴奋性降低。血镁降低多与低钾血症并存,可诱发心律失常

第二节　缓慢型心律失常

缓慢型心律失常(brady-arrhythmias)的发生主要有两种情况:窦房结活动受到抑制和传导系统阻滞。

一、窦性心动过缓

窦性心动过缓(sinus bradycardia)是指窦性心率<60 次/分,在年轻健康人、运动员及迷走神经张力增强的患者常见。夜间睡眠时心率在 35~40 次/分,有时暂停时间可达 2 秒甚至更长。

病理条件下产生的窦性心动过缓多见于:①颅内压增高、子宫颈癌、纵隔肿瘤、甲状腺功能低下、阻塞性黄疸、低体温、革兰阴性脓毒症、神经性厌食症、心脏移植术后、眼科手术等。急性心肌梗死并发心动过缓以下壁心肌梗死最常见,也可出现在溶栓再通之后,在无血流动力学改变的情况下,要比窦性心动过速对预后有利。②自主神经功能障碍主要见于颈动脉过敏症和神经源性晕厥及抑郁症等。窦性心动过缓不论是否伴有房室传导阻滞,均可发生在自主神经不稳定期,这些症状是心动过缓或血管减压(血管舒张)所致,部分患者两种情况可同时存在。③药物原因常见于 β 受体阻滞剂、拟交感神经药、钙拮抗剂、胺碘酮、锂制剂等。地高辛在治疗剂量通常不会显著影响窦房结功能,窦房结功能障碍的患者使用相对安全。

临床表现主要以心悸、胸闷常见。如有血流动力学改变发生,可出现大汗、心跳缓慢、有力或无力、血压下降、昏厥、虚脱等表现。心电图特征性表现为缓慢发生的窦性 P 波,成人频率<60 次/分,P-P 间期平均>1.0 秒,频率多在 45 次/分以上,偶见 30 ~ 35 次/分者,多伴有窦性心律不齐,如频率过低应考虑有窦房结功能障碍(窦房静止或窦房阻滞)存在。

二、窦房结功能障碍

窦房结功能障碍(sinus node dysfunction)可以表现为多种方式,包括持续性窦性心动过缓、暂时性窦性停搏或永久性窦性停搏、窦房结阻滞和心动过缓-心动过速综合征(bradycardia-tachycardia syndrome)。

(一) 窦性停搏和窦房传导阻滞

窦性停搏是由于病变导致窦房结兴奋性降低,暂时无动作电位发生,不发出冲动,使整个心脏的电活动静止。窦房传导阻滞是指窦房结周围组织病变,使冲动向心房组织传导发生障碍。见于各种心肌病变、药物(农药)中毒、高钾血症、迷走神经张力过高等。

1. 窦性停搏(sinus arrest)　心电图特点:窦性心律伴长 P-P 间期,通常>2 秒,长 P-P 间期与正常 P-P 间期不成倍数关系,长 P-P 间期中常伴有逸搏或逸搏心律出现。

2. 窦房传导阻滞(sinoatrial block)　根据心电图表现和严重程度,窦房传导阻滞分为一度、二度(又分为Ⅰ型和Ⅱ型)和三度。Ⅰ型窦房结传导阻滞的特征是在至少两个 P-P 周期内,P-P 间期进行性缩短。一度和二度Ⅰ型窦房阻滞预后良好,一般不需处理。此处仅介绍较为严重的二度Ⅱ型和三度窦房传导阻滞。

(1) 二度Ⅱ型窦房传导阻滞:心电图特点是窦性心律伴长 P-P 间期,常>2 秒,长 P-P 间期与正常 P-P 间期成倍数关系,长 P-P 间期中伴随逸搏或逸搏心律。

(2) 三度窦房传导阻滞:心电图特点是长时间无 P 波出现,伴随有结性或室性逸搏心律,提示所有窦性冲动均不能传出。需要注意的是,在心电图上与长时间的窦性停搏鉴别困难。

临床表现以心悸、疲乏常见,较长时间的窦性冲动消失,低位起搏点不能产生冲动时,可发生黑矇、晕厥,严重者可出现意识丧失、抽搐(Adams-Stokes 综合征)。

3. 治疗　无症状时一般不需要治疗。阿托品、儿茶酚胺类药物或茶碱可在短期内提高心率,异丙肾上腺素应避免用于缺血性心肌病及肥厚型心肌病患者。持续存在的窦性心动过缓没有安全可靠的药品可供用于长期治疗,对于有症状且反复发作的患者,应考虑使用永久性人工起搏器治疗。

对于窦性颈动脉过敏症自主神经不稳定期发生的窦性心动过缓(无论是否有房室传导阻滞),可给予阿托品、东莨菪碱等药物,无效时可考虑起搏器治疗。对神经心源性晕厥的起搏器治疗目前存在争议,大多数人认为神经源性晕厥是一种良性体征,可以不使用永久性起搏器治疗。对于那些频发和严重发作心脏抑制的患者、对药物治疗效果不佳或不耐受者或者是在临床直立 - 倾斜试验中出现心搏停止超过 5 秒的患者，均为心脏起搏器治疗的适应证。

（二）迷走神经张力增加导致的窦性停搏、窦性心动过缓和心脏阻滞

在遥测和 Holter 心电图记录到的未下传 P 波，最常见的原因是与传导阻滞相关的心动过缓。其特征是一个或多个 P 波突然未下传，有或没有 P-R 间期延长，通常是在夜间突然出现。这种现象的特点是在房室阻滞发生前 P-P 间期延长，为迷走神经张力短暂增高的结果。迷走神经张力增加导致的窦性停搏、心动过缓和心脏传导阻滞往往发生在重症 ICU，如吸痰、呕吐、股动脉压迫止血及其他敏感触发因素等多种情况（表 17-2）。刺激迷走神经可使血压降低，心动过缓可有可无。

表 17-2 导致迷走神经张力增加的常见原因

咽或呕吐反射	恶心、呕吐、经喉或经鼻胃导管插管等
吸痰和经气管隆突肺灌洗	
内脏器官扩张牵拉	结肠镜或膀胱冲洗
胸内压增加	咳嗽或通气时潮气量过大
颈动脉体直接刺激	局部按压、血管手术
颅内压增加和某些神经系统操作	
股动脉压迫	术后拆线
特殊类型癫痫发作	
单纯性晕厥或神经/血管性晕厥	

此类心动过缓通过消除迷走神经刺激，其心动过缓和低血压即可得到纠正。对于迷走神经张力增加引起的持续心动过缓或低血压，应采取仰卧头低位，临时给予盐水静脉滴注或阿托品 0.5~1.0 mg 静脉推注或滴注，绝大部分可以纠正。

三、房室传导阻滞

房室传导阻滞有多种发生机制，最主要的原因是病变影响房室结组织，房室激动从心房到心室传导延缓或阻断，传导阻滞可以是暂时的，也可以是永久性的。阻滞发生在房室结以上部位为传入阻滞，在房室结以下部位为传出阻滞。引起房室传导阻滞的原因很多，主要有迷走神经张力过高（如剧呕、剧咳、内脏器官扩张等）、颈动脉窦过敏、神经-心源性晕厥、器质性病变（如心肌病、心肌炎、冠心病、肿瘤、多发性肌炎、淀粉样结节病、肉瘤样病等）或退行性变（如主动脉瓣钙化）、药物毒副作用、手术、离子紊乱（如高钾血症）和心脏先天性发育障碍等情况。房室传导阻滞根据其程度不同，可分为一度、二度和三度阻滞。

（一）一度房室传导阻滞

一度房室传导阻滞（一度 AVB）一般不涉及房室传导障碍，只是每个心房冲动延迟传导到心室。见于迷走神经张力过高、某些病变后或先天畸形。心电图特征是 P-R 间期大于

0.20秒。如果心电图上为窄 QRS 波(<0.11秒),则传导延迟多发生在房室结,如为宽 QRS 波(>0.12秒),则传导延迟可能是发生在房室结或 His 束-Purkinje 纤维系统。

(二)二度房室传导阻滞

房室连接的病变组织传导能力下降,生理不应期无反应时,使部分心室以上的激动不能传至心室,有可能发生漏搏。临床上二度房室传导阻滞(second-degree atrioventricular block,二度 AVB)分为 Mobitz Ⅰ型和Ⅱ型。

1. 二度 Ⅰ 型 AVB 其发生是由于房室连接组织的绝对不应期和相对不应期同时有轻中度的进行性延长,其阻滞部位绝大多数是在房室束以上,以房室结传入阻滞为主。心电图特点是 P-R 间期进行性延长,R-R 间期逐渐减小,直至一个 P 波受阻(不能下传心室),周期性发生(图 17-2)。二度 Ⅰ 型 AVB 出现窄 QRS 波表明阻滞多发生在房室结内,很少发生在 His 束,而宽 QRS 波既可发生在房室结,也可发生在 His 束-Purkinje 纤维系统。在心房颤动或心房扑动,则表现为 R-R 间期逐渐缩短,然后出现长 R-R 间期,周期性发生。在青年人,如果一度 AVB 有正常的 QRS 波群,则大多数情况下是良性的,一般不会进展为高度房室传导障碍。在老年患者,二度 Ⅰ 型 AVB 应注意有无伴发下壁心肌梗死的可能。

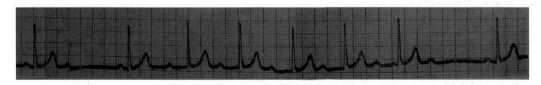

图 17-2 二度 Ⅰ 型房室传导阻滞的心电图表现

二度 Ⅰ 型 AVB 在无血流动力学障碍情况下,一般预后良好。传导阻滞多为暂时性的,不需要永久起搏。

2. 二度 Ⅱ 型 AVB 主要是由于房室连接的病变组织绝对不应期中度延长,部分激动不能由心房传至心室,随之突然发生心室漏搏。心电图特征是无逐渐延长的 P-R 间期,P-R 间期正常或延长,但时限固定不变,有间歇性 P 波和 QRS 波脱落。二度 Ⅱ 型 AVB 出现宽 QRS 波,多表明发生在 His 束-Purkinje 纤维系统(图 17-3)。2∶1、3∶1 或 4∶1 房室传导阻滞可以是房室结或结后阻滞,心电图出现窄 QRS 波,一般是由房室阻滞引起。而宽 QRS 波则提示有房室结阻滞或发生在 His 束-Purkinje 纤维系统。二度 Ⅱ 型 AVB 可发展为完全房室传导阻滞,并有 Adams-Stoke 发作的可能。下壁心肌梗死一旦出现二度 Ⅱ 型 AVB,多预示有泵衰竭出现,死亡率明显增加,应进行起搏治疗。

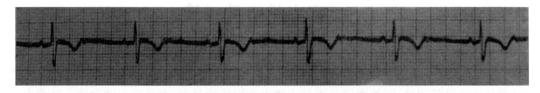

图 17-3 二度 Ⅱ 型房室传导阻滞的心电图表现

阿托品能提高房室结传导速度,增加心房心室率,但当 AVB 发生在 His 束-Purkinje 纤维系统时,使用阿托品会产生相反的效果。运动可增加内源性儿茶酚胺释放,可能会减少阻滞程度,在运动时出现二度完全或不完全性传导阻滞多表示为结下阻滞。

3. 三度 AVB 是由房室连接组织绝对不应期极度延长所致,所有的心房激动均不能下传至心室,此时心室活动则由房室结或心室自律激动控制。当心房节律为窦性并超过心室率时,表明有房室分离出现。心电图表现为 P-P 间期和 R-R 间期恒定不变,P-R 间期长短不一,二者之间无关联(图 17-4)。

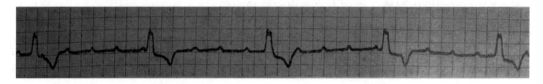

图 17-4　三度房室传导阻滞的心电图表现

根据体表心电图分析,接近 His 束的完全性房室传导阻滞表现为窄的 QRS 波群,逸搏节律多在 50 ~ 60 次/分,His 束以下的完全性阻滞少有产生窄 QRS 波群。如果室性逸搏心率<45 次/分,多表明为后天获得性房室传导阻滞,是发生在 His 束远端(His 束分叉以下),宽 QRS 波室性逸搏心律通常在 40 次/分以下,多为继发性三束支传导障碍,一般是不可逆的,有潜在的生命危险。

先天性房室完全性阻滞来自传导系统的心房肌离断或结-室纤维分离,以先心病常见。在新生儿死亡率是最高的,儿童和青少年降低,而后随着年龄增加又上升,患者可以多年没有症状,所以很难对个体预后做出预测。His 束分叉以下发出的激动在心室率<30 次/分时,患者会出现胸闷、气短、乏力、黑矇和昏厥等表现,严重者可出现 Adams-Stoke 发作。

4. 高度房室传导阻滞 体表心电图连续两个或两个以上的 P 波不能下传,可出现逸搏或逸搏心律。

一度和二度Ⅰ型 AVB 如果没有合并其他传导异常无须治疗,可观察病情变化。用药治疗前,应仔细辨别阻滞可能发生的部位,对指导用药有益处。

暂时性房室传导阻滞可选用阿托品治疗,His 束以下的房室阻滞可以用异丙肾上腺素静脉滴注,但需仔细观察变化。根据病情选择应用临时或永久起搏器治疗。一般来说,出现症状的患者和左心室扩张的患者均应进行起搏器治疗,没有可供选择的药物可以长期治疗房室传导阻滞。

第三节　快速型心律失常

一、室上性心动过速

许多患者均有发生室上性心动过速(supraventricular tachycardias)的病理学(如解剖学异常)基础。危重症患者如果发生低氧血症、电解质紊乱、儿茶酚胺(内源或外源性)过量或有其他代谢紊乱等因素,无论患者是否有心律失常发生的基础,都易患心动过速。随着电生理学的发展,大多数室上性心动过速都可以通过导管消融术得到治愈。目前对非典型心房扑动和心房颤动,消融术治疗也取得了明显的进步。心内直视手术后发生的心房颤动、心房扑动及多源性房性心动过速(MAT),可能只是短暂存在,一般不需要长期治疗。

（一）窦性心动过速

窦性心动过速（sinus tachycardia）通常是一种正常的反应性变化，如生理、病理生理刺激或药物作用。情绪不安、发热、血流动力学变化或呼吸系统疾病、甲亢、身体虚弱、交感神经兴奋和贫血等原因常见，其结果是心排血量增加。心率一般不超过 180 次/分，运动时心率偶尔会超过 200 次/分。解除诱发因素常能缓解。窦性心动过速的鉴别诊断见表 17-3。

表 17-3　窦性心动过速的鉴别诊断

病因	常见疾病
血流动力学异常	心力衰竭：心肌缺血、瓣膜病或非缺血性心肌病引起的收缩期或舒张期心力衰竭；血容量不足：消化道出血、贫血和血管内胶体渗透压变化或炎症反应引起液体转移；脓毒性休克；体液不足；动、静脉分流：房间隔缺损、室间隔缺损、动脉导管未闭等先心病或大血管畸形；肺栓塞等
代谢与神经内分泌异常	脓毒症；感染与炎症反应；甲状腺功能亢进、嗜铬细胞瘤、类癌综合征、恶性肿瘤、高热、酸中毒、运动等
药物作用	拟交感神经制剂：异丙肾上腺素、肾上腺素、多巴胺；迷走神经松弛剂、阿托品；血管扩张剂：硝普钠、血管紧张素转换酶抑制剂、血管紧张素受体阻滞剂、联胺及中枢兴奋型血管扩张剂；甲状腺素制剂、咖啡因、尼古丁；支气管扩张剂（包括茶碱和特布他林）；麻醉剂（周围血管扩张）；成瘾性药物，如苯丙胺类、可卡因及大麻等
神经/生理因素	疼痛、恐惧、焦虑、癔症；血管神经性晕厥、自主神经功能紊乱（可能合并其他疾病）等

危重病患者常有窦性心动过速出现，有时难与室上性心动过速相区别。在心电图，窦性心动过速时 P 波形态在 I、II、aVF 和 V$_4$ ~ V$_6$ 导联直立。刺激迷走神经或静脉注射腺苷可以暂时减缓速率。如果在 I、II、aVF 和 V$_4$ ~ V$_6$ 导联出现负向 P 波可除外括窦性心动过速。I 导联 P 波负向提示为左心房起源的心动过速（左心房心律）。P 波波幅在窦性心动过速时可能会增高。

（二）房性期前收缩（premature atrial contractions）

房性、交界性及室性期前收缩在临床上常见，患者可能有也可能没有器质性心脏疾病，而且很少导致心排血量改变。其发生原因很多，有交感神经兴奋、代谢应激、直接机械刺激（如心内导管）、咖啡因、茶和烟酒过量以及药物和麻醉性成瘾药物（如可卡因）的刺激效应等。心电图特点是提早出现的 P 波，其形态与正常窦性 P 波稍有不同。P-R 间期>0.12 秒，下传的 QRS 波与正常窦性相同，有不完全的代偿间歇。房性期前收缩可能出现差异性传导，此时易与室性期前收缩相混淆。或因房室结发生传导阻滞，未下传而产生停顿，需与窦性停搏或窦房结传出阻滞相鉴别。房性期前收缩可以触发折返性室上性心动过速或房颤。房性期前收缩除伴随症状明显外，一般不需要治疗。

（三）阵发性室上性心动过速

阵发性室上性心动过速（paroxysmal supraventricular tachycardia，PSVT）有 5 种类型，包括房室结折返性心动过速（atrioventricular nodal reentry tachycardia，AVNRT）、房室折返性心动过速（atrioventricular reentry tachycardia，AVRT）、心房内折返性心动过速、自律性房性心动

过速和窦房结折返性心动过速。下面主要介绍 AVNRT 和 AVRT。

1. 房室结折返性心动过速 是室上性心动过速中最常见的一种。确切的折返环目前还不十分明确,很可能涉及靠近房室结的前、后部分组织和房室结周围的心房组织。PSVT 通常发生在 20 岁以后,女性比男性多见。可伴有心悸、头晕、昏厥发生,典型的晕厥不常见。在房室瓣膜关闭的同时,心房收缩可能会对颈部产生冲击,出现颈部颤抖(neck pounding)现象,具有特征性,但没有并不能排除 PSVT 存在。75% 以上的病例顺行传导沿房室结附近后行(缓慢途径),逆行传导则沿房室结前行(快速途径)。由于逆行传导速度很快,心房和心室激动几乎是同时发生。根据体表心电图可将其分为典型慢-快型 AVNRT 和快-慢型 AVNRT 两种情况。

(1)典型慢-快型 AVNRT:电信号由心房经慢途径传导至房室结,再由快途径传至心房。心电图主要表现为常由房性期前收缩或交界部期前收缩诱发,诱发的室上性期前收缩 P-R 间期较正常窦性延长,心室率 150~250 次/分,P 波可能消失或可能出现在 QRS 波群的末端,QRS 波正常,R-R 间期匀齐(图 17-5),伴差异性传导时增宽,刺激迷走神经可终止发作。

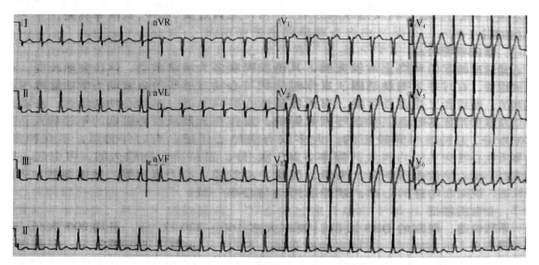

图 17-5　房室结折返性心动过速

(2)快-慢型 AVNRT:电信号由心房经快途径传导至房室结,再由慢途径传回至心房。心电图主要表现为发作时无 P-R 间期延长,无期前收缩诱发现象,多为持续性,心律规则,室率 100~150 次/分。Ⅱ、Ⅲ和 aVF 导联可见倒置的逆行 P'波,位于 QRS 波前;R-P 间期大于 P-R 间期,QRS 波时限正常或宽大畸形,刺激迷走神经可终止发作。

2. 房室折返性心动过速 AVRT 也是较为常见的一种 PSVT,约占 30%。AVRT 发生的平均年龄比典型的 AVNRT 早一些,折返环的前向支沿正常的房室结-His 束-Purkinje 纤维系统下行,逆向支则利用位于二尖瓣和三尖瓣环的附加途径。由于附加途径只能以逆行的方式传导,所以在体表心电图上看不到。

由于 AVRT 是正常顺行传导,所以心电图表现一般都是窄 QRS 波群。AVRT 的折返环首先顺行通过房室结,然后在心房经旁路逆行激活前通过心室。与 AVNRT 相比,额外经由心室的时间导致 R-P 间期较长,由于 AVNRT 和 AVRT 首先激活心房外周组织,所以在心电图上见到的 P 波在肢体导联呈负向波(图 17-6)。如果在肢体导联上出现直立的 P 波,则提示为房性或窦性心动过速。AVRT 的速率往往比 AVNRT 的速率快,也较容易出现 QRS 波交替现象或左束支传导阻滞图形。同侧传导途径当束支发展为束支阻滞时,其速率下降是 AVRT 的特征,房室结传导阻滞在 AVNRT 罕见,并能除外 AVRT(需要心房和心室共同参与),房室传导阻滞的存在强烈提示房性心动过速的诊断。

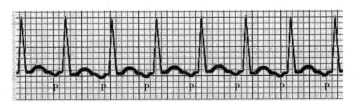

图 17-6　折返性室上性心动过速

3. 心房内折返、自律性房性心动过速和窦房结折返心动过速　这 3 种原因导致的 PSVT 占 8%~10% 。窦房结折返性心动过速作为一个孤立现象极少出现。

大约 50% 的房性折返性心动过速者都患有器质性心脏病,这种心动过速最容易出现在先天性心脏病畸形手术后,折返多发生在结构损伤部位,如缝合线位置。在没有明确的器质性疾病患者,瘢痕和纤维化可能是折返的基础,自律性房性心动过速多发生在嵴部末端、靠近冠状窦口处、三尖瓣和二尖瓣环、两个心耳及紧邻肺静脉处。这些部位对儿茶酚胺都十分敏感,在病理条件下极易诱发心动过速发生。这类心动过速也可发生在没有心脏器质病变或诱发因素的人,但几乎均与慢性肺疾病、肺炎、心肌(心房)梗死、大量饮酒有关,可卡因和安非他明(苯异丙胺)滥用亦可能诱发自律性房性心动过速。

折返性房性心动过速往往呈阵发性,而自律性房性心动过速则很可能呈持续性发作,二者心房率均<200 次/分。当长时间心室率超过 120 次/分,心动过速可诱发心肌病。

在心动过速发作时出现房室传导阻滞,强力证明心动过速源于心房,P 波倒置无助于房性心动过速与 AVNRT 或 AVRT 之间的鉴别,在 I 导联 P 波倒置,P 波电轴右偏,提示心动过速源于左心房;在 I 导联 P 波直立,P 波电轴右偏,而且 P 波形态与窦性 P 波不同,则可以肯定为房性心动过速。

窦房结折返可能发生在窦房结内、窦房结周围的心房组织,或者二者均有参与。窦房结折返性心动过速的临床发生机制目前还不清楚,但大多研究者认为,若 P 波形态几乎与窦性节律相同,提示折返兴奋点可能与窦性起搏点略有不同。平均心率一般在 130~140 次/分,范围在 80~200 次/分。

4. 治疗　对 PSVT 急性发作的处理原则是首先试图减缓或中断房室传导。

(1)物理方法:可以先尝试刺激迷走神经的方法,如颈动脉窦、眼球交替按摩或做 Valsalva 动作等。

(2)药物治疗:腺苷或三磷酸腺苷有较强的迷走神经兴奋作用,对窦房结、房室结均有明显的抑制作用,可减缓传导速度,降低室上性心动过速的激动频率。首次静脉注射剂量是 6 mg,如需要 2 分钟后可再给 6 mg,12 mg 的腺苷可以终止 90% 以上的 AVNRT 和 AVRT。该药对窦房结折返性室上性心动过速和自律性房型心动过速亦有效。腺苷的半衰期只有 10 秒钟左右,短时间内即可终止发作。使用该药时,应特别谨慎与其他抗心律失常药物联合应用。

腺苷或三磷酸腺苷无效时,可选用:①维拉帕米(异搏定),对 AVRT 通常有效,首次 5 ~ 10 mg,缓慢静脉注射(5 ~ 15 分钟),无效时间隔 15 分钟重复注射 5 mg,总量不宜超过 15 mg。②地尔硫䓬,0.25 mg/kg 静脉注射,对终止 PSVT 也有效果。用药后不能终止心律失常发作,反而在心电图出现房室传导阻滞,也提示为房性心动过速。由于此类药物半衰期较长,静脉注射钙通道阻滞剂也可及时有效地治疗复发性心动过速。严禁短期内联合用药,防止房室阻滞、低血压或心搏骤停发生,严格掌握用药时间及适应证,同时应严密观察心率、血压等变化。

自律性房性心动过速用药物治疗效果不佳,长期发生心动过速应尽可能进行消融术治疗。β 受体阻滞剂可降低心房速率,但很少能恢复窦性心律。腺苷虽可产生窦性心律,但药物代谢后心动过速普遍恢复。迷走神经操作法可以产生房室阻滞,但不能终止这类心律失常。临床上常用的药物是Ⅰc类药物和胺碘酮。胺碘酮可以静脉给药,但可导致低血压(血管扩张),通常不会加剧既有的心力衰竭或导致心律失常。必要时可采用射频消融治疗自律性房性心动过速。

窦房结折返性室上性心动过速对刺激迷走神经操作、腺苷、维拉帕米和洋地黄(相对减慢心室率,但在急性期禁止使用)均有效。

在无旁路传导的情况下,AVRT 的急诊处理与房颤的处理相类似(见心房颤动)。当 PSVT 出现心绞痛、充血性心力衰竭、低血压等血流动力学变化时,需紧急直流电复律。自律性心动过速对直流电复律效果不佳。

(四)预激综合征及其变异型

典型预激综合征(W-P-W 综合征)的心电图特征是短 P-R 间期,QRS 波起始伴有预激(δ)波,QRS 波增宽≥0.11 秒,但 P-J 间期一般不超过 0.26 秒。QRS 波有两种形态:A 型在胸前导联 V_1 ~ V_3 有直立高大粗钝的 R 波,与右束支传导阻滞相似,可能为左心室提前激动所致;B 型则胸前导联 V_1 ~ V_3 QRS 主波向下,类似于左束支传导阻滞图形,可能为右心室提前激动所致。患病率为 0.1% ~ 0.3%,一般男性为女性的两倍。当房室旁路有双向传导能力(房室和室房)时产生 W-P-W 综合征。多在青少年时期或成年出现症状,妊娠可加剧症状出现。最常发生的心动过速是顺向型 AVRT、心房颤动和逆向型 AVRT(经房室结和 His 束-Purkinje 纤维系统下行传导,经旁道上行传导)和预激型 AVRT,其发生与附加途径的存在有关。无症状患者一般预后良好,但初次发病即可能是心室颤动,近年来发现也是猝死的原因之一。

附加的传导途径类似于有传导性能的心肌,没有房室结特征的递减传导,因而可导致快速的顺向(房-室)传导。W-P-W 综合征伴发心房颤动是临床较为严重的一种情况,可出现不规则的宽 QRS 波心动过速,心室率超过 300 次/分(图 17-7),极易出现晕厥或因心室颤动而发生心源性猝死,应与室性心动过速仔细鉴别。

W-P-W 综合征患者心电图出现规律的宽 QRS 波,可能是由于在顺向 AVRT 发作中发生了左或右束支阻滞(原有或功能性)。附加途径同侧发生束支传导阻滞,有可能会减缓心动过速的速率。当顺向传导通过游离壁附加途径发生的逆行性心动过速,可越过正常房室结-His 束-Purkinje 纤维系统途径时发生逆向传导。心室因环形附加途径的插入也可引起异常激动,由此提前兴奋产生的宽大 QRS 节律很难与室性心动过速区别。附加途径可以位于沿房室沟的任何部位,但有两种变异值得注意。阵发性交界区折返性心动过速(PJRT)即是

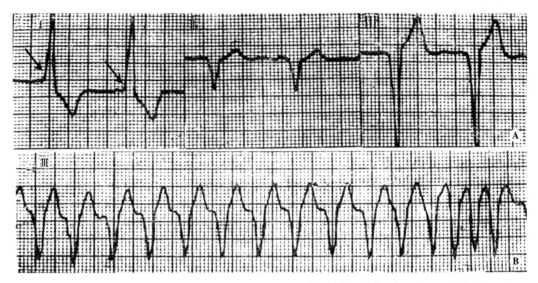

图 17-7　W-P-W 综合征合并心房颤动心电图
A. W-P-W 综合征,箭头所指为 δ 波;B. W-P-W 综合征合并心房颤动

一种连续的房室折返形式,该环路的前向支是正常房室传导系统,逆行支则呈隐蔽状态,不断递减的传导旁路通常位于室间隔后侧。

心房束通路(Mahaim 纤维)连接右心房和右束支。在窦性心律时,预激波很小或根本没有。典型的 Mahaim 纤维折返经旁道途径顺行向下传导,并通过正常传导系统逆行传导(通常由右束支开始),结果是出现规则的宽大 QRS 波形和典型的左束支传导阻滞图形。这些途径以递减方式顺向传导(无逆行传导附加途径),其发生率比典型房室附加途径要少得多。具有心房束支的患者,常有多条附加途径,可使房室结折返性心动过速频发。

W-P-W 综合征并发心动过速的急诊治疗取决于体表心电图上 QRS 波群的特点。顺行性 AVRT 通常表现为窄 QRS 综合波(功能性或原有束支传导阻滞可有宽大的 QRS 波)。治疗应首先选择迷走神经操作法,如果不能终止心动过速,可选择药物是静脉注射腺苷。这些干预治疗有可能导致短暂房室传导阻滞而使 AVRT 终止。

宽 QRS 心动过速的治疗应针对阻断附加途径传导进行。宽 QRS 波心动过速禁用维拉帕米和地高辛,前者有降压作用,可能会增加血流动力学的不稳定性,后者可能(约占 30%)会加强顺行附加途径传导,二者均能导致心室颤动发生。收缩压大于 90 mmHg 的患者,可给予静脉注射普鲁卡因胺,负荷剂量为 10 mg/kg 体重,输注速度不宜超过 50 mg/min,如果出现血压下降应调慢速度。普鲁卡因胺有抑制附加途径传导、降低心室率的作用。伊布利特(ibutilide)1 mg 静脉注射,时间应大于 10 分钟,也有终止顺行旁路传导和心房颤动或扑动急性发作的作用。

W-P-W 综合征出现宽 QRS 心动过速,直流电复律治疗是首选。一旦患者出现血流动力学不稳定迹象(心绞痛、心力衰竭或低血压),应直接进行直流电复律。随着药物治疗的发展,胺碘酮根据需要亦可选用。射频消融术可根治 W-P-W 综合征引起的室上性心动过速。如果患者拒绝消融治疗,可根据具体情况和不同药物的药理作用,选用抗心律失常药物,如 I c 类和 β 受体阻滞剂。

（五）非阵发性房室交界性心动过速、伴阻滞的房性心动过速和自律性房室
交界性心动过速

非阵发性交界性心动过速主要见于洋地黄中毒、心脏手术、心肌梗死和风湿热等。低钾血症可以产生或加剧心律失常，刺激交感神经能提高心动过速速率。

洋地黄中毒诱发的房性心动过速（即所谓伴传导阻滞的阵发性房性心动过速），应停用地高辛，并给予补钾治疗。也可以使用利多卡因、苯妥英或地高辛特异性抗原。

自律性房室交界性心动过速也称为交界性异位性心动过速，主要影响儿童和婴儿，常呈持续性发作。在没有先天性心脏病的患者，可能为心肌病诱发的心动过速。在先天性心脏病外科矫正术后出现这种不规则的心动过速，有可能会使血流动力学恶化。如果患者存活，一般在术后 12 小时出现，并在数天内终止。洋地黄、β 受体阻滞剂、Ⅰa 类抗心律失常药在儿童使用大多无效，当心率小于 150 次/分而不能用其他方式纠正时，可以给胺碘酮。在成年人，β 受体阻滞剂可有效地控制心率。成人自律性房室交界性心动过速治疗很困难，射频消融术可以根除心动过速，同时保留房室传导。

（六）多源性房性心动过速

多源性房性心动过速（multifocal atrial tachycardia, MAT）又称为紊乱性房性心动过速，通常是一种自律性心律失常。其发病可能是由于心房壁损伤及肌张力增大，触发激动心房内多个异位起搏点和儿茶酚胺分泌增多所致。常见于重症呼吸系统疾病、充血性心力衰竭、癌症晚期、乳酸酸中毒、肺动脉栓塞、肾病、低氧血症、重症感染、洋地黄或茶碱类药物中毒等。MAT 可因低钾血症、低镁血症和低钠血症而加剧。

心电图特点是多个（3 个以上）形态明显的非窦性 P 波，心房率在 100～130 次/分，QRS 波群大多不增宽，频率在 160～220 次/分（图 17-8）。当出现房室传导阻滞、室内差异性传导或 W-P-W 综合征时，QRS 波增宽，此种心律失常在危重症患者中比较常见。

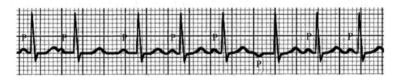

图 17-8　多源性房性心动过速

MAT 治疗主要是消除病因。美托洛尔（哮喘时慎用）、胺碘酮和维拉帕米可用于恢复窦性心律。MAT 易与心房颤动混淆，需要仔细分析 12 导联心电图进行鉴别，对于患者的正确治疗具有重要意义。直流电复律对 MAT 无效，也不适合消融术。

（七）心房扑动

心房扑动（atrial flutter）确切的折返通路目前仍然还不完全清楚，典型的心房扑动通过下腔静脉三尖瓣嵴和冠状窦窦口的形式横穿（顺时针或逆时针）峡部，以逆时针传导常见，在Ⅱ、Ⅲ、aVF 和 V₆ 可见负向 F 波，V₁ 导联出现规律的锯齿样 F 波具有诊断价值，频率在 250～300 次/分。R-R 间期相等，短-长周期交替出现提示隐匿性传导合并三度 AVB。无束支

传导阻滞和室内差异性传导时 QRS 波群时限正常。在使用减慢传导速率的药物治疗后或右心室肥大时,可能是由于环路传导时间延长而出现较慢的心室率。心电图以 2 : 1 传导阻滞多见,心室率多为 150 次/分(图 17-9)。

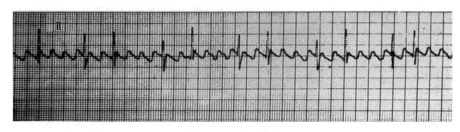

图 17-9 心房扑动

心房扑动(典型与非典型)的药物治疗方法基本与心房颤动相同。心房扑动出现 1 : 1 房室传导时,可出现血流动力学变化,应及时给予处置。射频消融术可用于慢性典型心房扑动的治疗。

(八)心房颤动

心房颤动(atrial fibrillation)是最常见的持续室上性快速心律失常之一,多系某些疾病的长期后遗症。心房颤动和心房扑动经常交替出现。60 岁以后发生率大大增加。心房颤动最常见于心脏器质性疾病或心房弥漫性病变(表 17-4)。与典型的心房扑动不同,心房颤动的发生机制中左心房增大的比例明显多于右心房,可能与多发微波折返(multiple wavelet reentry)或快速发放冲动灶(rapid-firing focus)有关。心房颤动的心电图表现多种多样,以 P 波消失,代之以大小不等的 f 波为特点,V_1 导联显示较明显,心室率可慢可快,多是反复折返所致(图 17-10)。心房颤动的触发病灶可能位于肺静脉、腔静脉或冠状动脉窦开口等部位。心房颤动的原因见表 17-4。

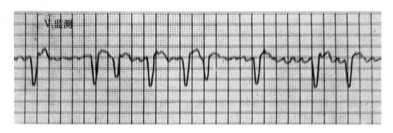

图 17-10 心房颤动

1. 心房颤动的急诊处理 快速心房颤动的处理有 3 个重要原则:①控制心室率;②恢复(或维持)窦性心律;③预防血栓形成。控制心室率可选用地高辛、β 受体阻滞剂、钙离子通道阻滞剂(维拉帕米或地尔硫䓬)或联合使用。维拉帕米应谨慎用于左心室功能不全者。地高辛对于控制安静时的心室率非常有效,但对控制运动时的心室率难以奏效。伴左心功能不全和充血性心力衰竭时应首选地高辛。静脉注射地尔硫䓬不但有效,且耐受性良好,地尔硫䓬可持续静脉滴注。用于恢复窦性心律的药物有多种可供选择(表 17-5)。儿茶酚胺分泌增多导致的心房颤动,治疗应首选 β 受体阻滞剂。用 β 受体阻滞剂不能控制的患者,可选用索他洛尔或胺碘酮。

表 17-4　心房颤动的原因

发病原因	常见疾病
原发或继发性心房压力增加	二尖瓣或三尖瓣疾病、心肌病（原发或继发的导致心脏收缩或舒张功能障碍）、半月板形瓣膜异常、心腔内肿瘤或栓塞等
心房缺血	冠状动脉疾病
心房炎症或浸润性疾病	心包炎、淀粉样变、心肌炎等
老年性心房纤维化	
毒性作用	酒精、一氧化碳、其他有害气体等
交感神经活动增加	甲状腺功能亢进、嗜铬细胞瘤、焦虑、酒精、咖啡因、成瘾性麻醉药物等
副交感神经活动增加	
原发或转移性疾病或心房周围疾病术后	心脏或肺部手术、血容量过多、水中毒、心包炎、心脏创伤、组织缺氧等
先天性心脏病	房间隔缺损等
神经源性	蛛网膜下腔出血、出血性或非出血性脑卒中等
原发性	

表 17-5　心房颤动的静脉用药

药物	急性期剂量	维持剂量	注意事项
控制心室率的药物			
地高辛	24 小时最大剂量 1 mg，每次以 0.25 mg 递增	0.125 ~ 0.25 mg	儿茶酚胺分泌增多是效果不佳，肾功能不全时慎用
艾司洛尔	每分钟 0.5 mg/(kg·min)	0.05 ~ 0.2 mg/(kg·min)	半衰期短；低血压
维拉帕米	5 ~ 20 mg，每次增加 5 mg	5 ~ 10 mg，每 30 分钟或 0.005 mg/(kg·min)	左心功能不全慎用
地尔硫草	20 ~ 25 mg 或 0.25 ~ 0.35 mg/min	10 ~ 15 mg/h	耐受性良好，可以导致低血压
可用于复律的药物			
普鲁卡因胺	10 ~ 15 mg/kg≤50 mg/min	2 ~ 6 mg/min	可引起低血压
胺碘酮	开始 10 分钟给 15 mg 然后 1 mg/min，持续 6 小时	0.5 mg	可引起低血压
伊布利特	1 mg/min，静推时间≥10 分钟，首次给药 10 分钟之后可第二次给药	无	延长 QT 间期，扭转型室速
电复律	直接电复律要求低能量		

　　急性发作的快速心房颤动需要急诊转复心率，建议静脉使用普鲁卡因胺治疗。伊布利特是一种独特的Ⅲ类抗心律失常药物，能延长动作电位，从而阻碍快速传导，使 Q-T 间期延长，适合于急诊复律。静脉注射伊布利特应监测 4 ~ 8 小时，以防发生扭转型室速。一般说来，伊布利特是一种较为安全的抗心律失常药物。已有直接证据表明，在心房颤动和心房扑动的复律中，伊布利特优于普鲁卡因胺。

　　静脉注射胺碘酮在其他药物控制心室率或复律无效时可作为选择之一，但对于急性心房颤动发作的急诊复律，效果不够理想。持续口服胺碘酮（3 ~ 4 周），可使持续性心房颤动转复为窦性心律。发生心绞痛、心力衰竭或低血压等血流动力学变化时,应急诊电复律,电复律是心房颤动转复窦性心律的最有效方法。

对于代谢紊乱、肾上腺素能神经兴奋状态诱发的心房颤动及偶发心房颤动和直流电复律后复发的心房颤动,不宜选择电复律。处理应当包括去除诱因、使用 β 受体阻滞剂(如能耐受)及根据具体情况选用抗心律失常药物治疗。发生代谢紊乱或系统器官功能衰竭时,有时转复窦性心律可能很困难。

胺碘酮在心脏围术期预防性应用,可降低心脏术后心房颤动、心房扑动、室性心律失常和脑卒中的发生率,但能否降低死亡率目前还没有循证医学证据。

2. 抗心律失常药物应用注意事项　由于危重症本身或治疗过程中的原因,经常会出现房性或室性心律失常。这些因素包括缺氧、体内儿茶酚胺增多(内源或外源)、充血性心力衰竭、发热(脓毒症)和肺栓塞等,或者是多种情况的累加。地高辛、普鲁卡因胺、多非利特、索他洛尔是由肾脏排泄,在肾功能不全患者应慎用。胺碘酮经肝脏代谢排出体外,可用于肾功能不全或透析的患者。

洋地黄中毒出现的室上性心律失常心室率相对较慢,血流动力学改变患者多能耐受,停用后大多数都能自发终止。洋地黄中毒性室性心动过速(特别是双向性室性心动过速)是较为严重的情况,但心率往往缓慢,大部分患者对血流动力学变化也能耐受。苯妥英钠和利多卡因可有效地控制洋地黄中毒引起的室性心动过速,对苯妥英钠和利多卡因不耐受或无效时,可考虑使用地高辛抗体。洋地黄中毒发生的心律失常,禁用电复律,电复律有可能会导致难治性心室颤动。在心脏直流电复律前必须综合考虑所存在的各种问题,正确选择能量。重复使用麻醉剂和多次电击最终可导致病情进一步恶化。

3. 抗凝治疗　在心房颤动选择复律时,抗凝治疗能减少栓子脱落的风险。心房颤动超过48小时,建议在直流电复律前服用3周和复律后服用4周的华法林(监测国际标准化比值为2.0~3.0)。近期有活动性出血和凝血障碍者禁用抗凝剂。心脏复律前是否短期使用肝素抗凝治疗,应结合食管超声心动图结果,左心房内无血栓形成方能使用,复律后使用华法林。进行抗凝治疗前,必须对每一患者都要仔细评估抗凝治疗所带来的风险和益处。

4. 直流电复律　清醒的患者不能进行直流电复律,高能量的电击会造成患者终身精神创伤。复律前镇静的首选药物是异丙酚,用药剂量必须遵循个体化原则,常用剂量为0.5~0.6 mg/kg,在危重症患者应防止过量。副作用包括呼吸暂停、心动过缓、低血压、恶心和静脉注射部位疼痛等,必要时可给予吸氧、抬高下肢、增加液体量和使用升压剂和(或)抗胆碱能药物。亦可选用咪达唑仑或芬太尼替代异丙酚。单相波除颤器初次对心房颤动或心房扑动复律建议使用100 J。有人认为,双向波同样也使用100 J。电复律时应有明确可识别的QRS波群,以确保与R波同步,否则可能会在T波易损期放电,导致心室颤动。

长期慢性心房颤动复律的成功与否,多与下列因素有关:持续时间超过1年、左心房直径增大超过5 cm、未经治疗的甲状腺功能亢进、二尖瓣狭窄或充血性心力衰竭等,均增加了复发的可能性。应用抗心律失常药物(特别是胺碘酮)可能有助于减少复发。心房扑动可考虑采取射频消融术治疗。

二、室性心律失常

室性心律失常（ventricular arrhythmias）起源于 His 束分叉以下的束支、Purkinje 纤维和心室肌。室性心动过速的频率>100 次/分，由于发作时的基础病变、心功能状态、持续时间及频率的不同，其临床和预后有着较大的差异，严重者可导致血流动力学障碍及心搏骤停。

（一）发生机制

室性心律失常大多数发生在缺血性心脏病、心肌病、心脏瓣膜病、心肌炎、先心病、严重离子紊乱、洋地黄中毒、应用抗心律失常药物和遗传性离子通道病等患者中，极少数可见于无器质性心脏病者。发病机制主要是折返、自律性异常和触发激活。

1. **折返**　折返是持续性室性心律失常最常见的发生原因。发生折返必须具备以下 3 个条件：一是解剖学上要有由非兴奋组织中分离出两条功能的连续径路；二是必须有一条径路是单向阻滞；三是必须存在缓慢传导区，以便阻滞区恢复和激活。折返主要发生在正常工作细胞和具有传导性的异常心肌组织之间（如陈旧心肌梗死瘢痕的边界区），是传导功能和不应期障碍的结果，折返环的长度和传导速度决定室性心律失常的速率。

2. **自律性异常**　自律性异常可诱导细胞自发性冲动形成，正常起搏活动消失。病变的心肌组织特别容易出现自律性异常，这可能引起其速率快于正常的窦房结起搏冲动。自律性细胞（房室结或 His 束-Purkinje 纤维系统）能通过提高自律性，干扰窦房结冲动，药物、交感神经兴奋或代谢紊乱等均可加速其除极，使心肌组织自律性增高。

3. **触发激活**　膜电位振荡（称为后极）达到动作电位形成的阈值时，可触发异常冲动产生。早期后除极可导致细胞内离子外流，在动作电位的平台期延迟失活。早期后除极在尖端扭转型室速的发生过程中起着重要作用。迟发的后除极将引起细胞内 Ca^{2+} 增加。洋地黄中毒是典型迟发后除极诱导的触发激活，洋地黄抑制 Na^+-K^+ 泵，使细胞内 Na^+ 增加，并依次通过 Na^+-Ca^{2+} 交换使细胞内 Ca^{2+} 增加。

4. **代谢紊乱与缺血**　代谢紊乱及缺血在危重症中很常见，可能受多种病变的影响，部分患者存在易感因素。心律失常只有在影响到心肌细胞发生自律性、传导或不应期异常等因素时，才有可能发生。

（1）低钾血症：低血钾能延迟复极，导致动作电位时程延长，有可能导致后除极而触发心律失常。低镁血症和低钾血症常并存，几乎都与 Q-T 间期延长和尖端扭转型室性心动过速有关，因此治疗低钾血症的同时补充 Mg^{2+} 有着重要意义。高镁血症与心律失常的发生机制通常无关联。

（2）高钾血症：高血钾抑制自律性，并延缓传导。心电图最早的标志是 T 波高尖，血钾>7.0 mmol/L 时 QRS 波明显增宽，随后可发生心搏骤停，特别在肾功能不全患者容易出现。严重高钾血症的心脏影响可能是致命的，需要立即加以干预。减少高血钾对心脏的毒性作用，最迅速有效的手段是静脉注射 10% 氯化钙或葡萄糖酸钙溶液。钙制剂虽然在紧急情况下有效，但不能降低血清钾。碳酸氢钠也能降低血清钾，紧急情况下亦可选用。普通胰岛素（10U）即能使 K^+ 从细胞外进入到细胞内进行再分配，但不能降低体内总的钾含量，给予胰岛素的同时应使用葡萄糖。

高钾血症有效治疗应是从体内清除 K^+,最常用的方法是阳离子交换树脂聚苯乙烯磺酸钠(kayexalate),通常剂量为 50 g,每日 2 ~ 3 次。降低体内钾的最有效方法是血液透析。但必须注意避免 K^+ 清除过快,特别是服用洋地黄的患者更应提高警惕。在治疗高钾血症过程中,应进行连续心电图监测,以观察高钾血症的心电图征象是否有好转。

(3)缺血与其他影响因素:冠状动脉疾病导致的心肌缺血、血流动力学恶化或低氧血症等,都能产生不同的电生理影响。酸碱失衡、外源性或内源性儿茶酚胺增多也可影响患者室性心律失常的易患性。临床上还应重视交感神经系统在室性心律失常发生中的作用。

(二)室性期前收缩

在危重症患者,因缺氧、离子紊乱、洋地黄中毒、儿茶酚胺分泌增多等内环境改变而极为常见。心肌病变、缺血性心脏病、心脏手术后及长期失眠等也是发生室性期前收缩常见的原因。正常人在情绪激动、饮用浓茶、咖啡及吸烟亦可见到。少数患者可出现不同程度的胸闷、心悸等表现。心电图特征为提早出现的 QRS 波,宽大畸形,时限大于 0.12 秒,T 波方向与 QRS 主波方向相反,有完全的代偿间歇。同一起源的室性期前收缩与正常 QRS 波配对间期恒定,可表现为二联律或三联律等(图 17-11),QRS 波形态相同称为单型性室性期前收缩,形态不同称为多型性室性期前收缩(图 17-12)。前者预后良好,后者如果发生 R-on-T 现象,有发展为严重室性心律失常的可能,应及时予以处理。

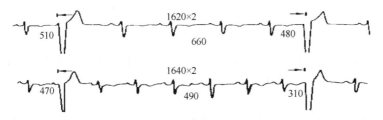

图 17-11 室性收缩心电图

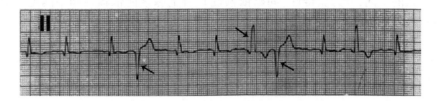

图 17-12 多源性室性期前收缩

(三)室性心动过速

室性心动过速(ventricular tachycardia,VT)的发生表明心肌病变比较严重。各类器质性心脏病均可引起 VT,其中以冠心病、心肌梗死、心肌病、心力衰竭、二尖瓣脱垂、心瓣膜病等常见,其他还见于代谢障碍、感染、缺氧、电解质紊乱、药物中毒、Q-T 间期延长综合征、心脏手术后、心导管检查及其他遗传性疾病等原因。根据临床表现、发病机制、预后和治疗反应的不同,目前有多种分类方法。临床上大多数都是根据 VT 发作时心电图上 QRS 波形态进行分类:单形性 VT(QRS 波形态基本一致)、多形性 VT(QRS 波形态不同)、双向性 VT(QRS

波形态上下交替变换）。持续性 VT 是指持续时间>30 秒或<30 秒,伴有血流动力学障碍;非持续性 VT 一般血流动力学稳定,持续时间<30 秒。

1. **单形性 VT** 包括反复型、特发性、束支折返型、平行心律型单形性 VT 和加速性室性自主心律,一般可自行终止,预后较好。阵发性持续性 VT、双向性 VT 和恶性单型性 VT 多具有潜在的危险性。

对于单形性 VT,心电图具有特异性诊断价值,表现为连续出现 3 个或 3 个以上的室性搏动,频率在 100 次/分以上(图 17-13)。QRS 波形态相似,宽大畸形,或呈右束支传导阻滞图形,或呈左束支传导阻滞图形,时限超过 0.12 秒。R-R 间期规则,P 波与 QRS 波无固定关联,出现房室分离。可有 P 波下传出现心室夺获或室上性冲动与室性激动共同除极心室形成室性融合波。宽 QRS 波心动过速出现房室分离、心室夺获和室性融合波可确定为 VT。

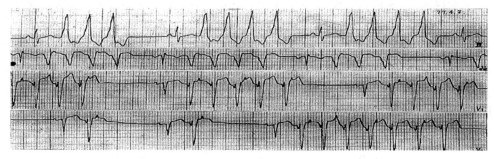

图 17-13　单形性室性心动过速

2. **多形性 VT** 指心电图上的 QRS 波连续变化,形态及节律不规则,频率在 200 次/分以上。目前主张把 Q-T 间期正常者称为多形性 VT,Q-T 间期延长者称为尖端扭转型 VT(torsades de pointes,T-dP)。

(1) 尖端扭转型 VT:通常发生在原发或继发性 Q-T 延长的基础上。根据病因、起病方式和治疗方式的不同,分为获得性(间歇依赖性)、肾上腺素能依赖性和中间型长 Q-T 间期综合征(LQTS)(图 17-14)。

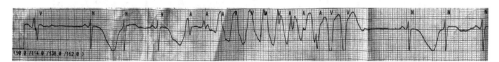

图 17-14　尖端扭转型室性心动过速(可见 Q-T 间期明显延长)

1) 获得性(间歇依赖性)LQT:药物或有毒物质影响、电解质异常、低温、营养不良、严重心动过缓和中枢神经系统损伤等都有可能导致 Q-T 间期延长。药源性 Q-T 延长通常是 IKr 离子流阻断的结果。T-dP 发作特征几乎都是发生在心律突然减慢或心搏暂停以后。药物诱发的 T-dP,最初应静脉使用硫酸镁治疗,异丙肾上腺素和临时起搏能增加心室率,缩短 Q-T 间期,并有助于防止心律失常复发。

2) 先天性(肾上腺素能依赖性)LQT:先天性长 Q-T 间期综合征中以 Jervell 和 Lang-Nielsen 综合征(JNLS)最常见,为常染色体隐性遗传,具有先天性神经性耳聋。目前已发现 JNL1 和 JNL2 两种亚型,致病基因分别是 KCNQ1 和 KCNQ2 突变,导致离子通道异常,分别使心肌细胞离子流 IKs 和 IKr 减弱,其结果是心室复极延长。Romano-Ward 综合征(RWS) 听力正常,为常染色体显性遗传病,目前已发现 8 个致病基因,分别是 LQT 1~8,共 500 余 个位点突变。

不典型肾上腺素能依赖性 LQT 还可见于影响自主神经的手术,如左颈神经根切除术、颈动脉内膜切除术、经腹迷走神经干切除术和婴幼儿猝死综合征。不典型 LQT 患者休息时 T 波和 U 波正常,可有家族史,发病年龄较晚者多无家族史,偶可见于颅内病变者。

3) 中间型 LQT:无家族史及耳聋,其共同特点是儿茶酚胺水平升高,多在应激状态下诱发,如剧烈运动、情绪激动、剧烈疼痛或应用儿茶酚胺类药物时发作,为上述情况下发生猝死的不明原因之一。

先天性长 Q-T 间期综合征心电图有 3 个主要特点:QTc 延长;出现继发于 T-dP 的心搏骤停;Q-T 间期延长。患者常有晕厥或 Adams-Stokes 发作,既往家庭成员有猝死发生。晕厥或 Adams-Stokes 发作多在体力活动、情绪或听觉刺激等急性反应时诱发。

长 Q-T 间期综合征患者的治疗主要以 β 受体阻滞剂为主。对 β 受体阻滞剂无效或发生心动过缓者,可考虑安装永久性起搏器。有报道指出,对那些药物治疗无效的难治性长 Q-T 间期综合征者,左颈胸交感神经节切除术可能有效。高风险患者推荐使用 ICD,其中包括使用 β 受体阻滞剂还经常性发生晕厥的患者、心源性猝死复苏的患者、有明显猝死家族历史的患者以及 Jervell 和 Lange Nielson 综合征患者。

基因特异性治疗对 LQT 的短期效果较好,但还缺乏其预防长 Q-T 间期综合征发生心律失常作用的长期证据。明确是钠通道异常的患者,使用美西律或氟卡尼,钾通道异常患者给予补钾和使用螺内酯,对于预防发作有时可取得一定效果。

4) Brugada 综合征:Brugada 综合征是 1992 年首次报告的一种常染色体显性遗传病,其外显率有不同。本病首发症状即可能表现为猝死,其猝死率占无器质性心脏病的 20% 左右。LQT3 致病基因与 Brugada 综合征之间具有遗传和临床关联性,且存在遗传异质性。心律失常发生与编码心肌离子通道的 Na^+ 通道基因 SCN5A 突变有关,SCN5A 中不同的基因突变似乎只见于 LQT3,该基因突变使钠通道的活性降低。该病男性猝死的危险大于女性,可能与男性跨膜瞬时 K^+ 外流增多有关。心电图表现有以下特征:右束支传导阻滞,伴有 $V_{1~3}$ 导联 S-T 段抬高、多形性室性心动过速和心室颤动。发热性疾病可能会增加诱发心律失常的发生率,但心电图异常的基本特征不变,但有报告指出,部分患者也会出现心电图一段时期内正常的暂时性变化。普鲁卡因胺、氟卡尼或阿马林(aimaline)等药物也能导致类似的心电图异常,需注意鉴别。

S-T 段抬高的细胞机制是因为心室外膜过早复极,即动作电位 1 时相结束时电流重新平衡的结果。瞬时 K^+ 外流(Ito)超过内流,动作电位的“平顶期”在某些位置消失,而其他部位则无变化,动作电位的“平顶期”传播到无平顶期的位置时,导致所谓的 II 时相折返(phase II reentry)。在此种情况下,钠通道活性降低,促进动作电位的平顶期消失,其结果是动作电位 I 时相开始的电压处于负漂移状态。在日本和东南亚,Brugada 综合征占特发性心室颤动病例中的 40%~60%,ICD 是唯一有效干预心脏猝死的治疗方法。

(2) 儿茶酚胺依赖性多形性室性心动过速(CMPVT):CMPVT 也是一种常染色体显性遗传和常染色体隐性变异的遗传性疾病,该病的特征是肾上腺素活性增加和心律失常发作之间有着直接的关系,随着心脏工作负荷的增加,则频现进行性复杂的室性异位心律(PVC-

NSVT-持续性多形性室性心动过速),而心脏正常。典型的多形性室性心动过速波形呈双向变化(QRS轴180°变化),波形可以不规则,没有明显QRS向量变化的图形。由运动诱发的室性心动过速可反复发生。典型的CMPVT在儿童期即出现晕厥或可逆的心搏骤停。年轻男性因为对肾上腺素能样症状敏感而预后不佳。其基础治疗须使用β受体阻滞剂,应按照运动时的反应给予调整剂量。部分患者在重复运动试验期间即使给予优化剂量,但仍有40%患者的心律失常不能控制,对这一部分患者,应选择ICD治疗。

(3) 成对的尖端扭转型室性心动过速(ST-dP):多发生在无器质性心脏病和心电图无明显规律(Q-T间期正常)的患者。最初两次心跳的间期小于300毫秒。本病是一种罕见的潜在致命性疾病,预后差,极易发生心室颤动而死亡,其有效的药物(β受体阻滞剂或钙通道阻滞剂)治疗方法尚未确定。其病理生理学改变尚不清楚。ICD可能是最好的选择。ST-dP与特发性室性心动过速有着相似的特点,即使PVC(通常位于Purkinje纤维系统)只有一个固定的病灶,采用导管消融治疗似乎也存在一定的不合理性。

(4) 短Q-T综合征:也是一种遗传性疾病,主要是电活动异常,其特征是Q-T间期异常缩短(<300毫秒),有心房颤动或心源性猝死倾向。同长Q-T间期综合征一样,已确认与多个基因突变有关。复极离散度增加和有效不应期缩短很可能是折返和致命性心动过速的发病基础。目前仍无最佳治疗方法,预防心房颤动可选用普罗帕酮,预防心源性猝死发生建议植入ICD。

3. 特发性室性心动过速 特发性室性心动过速(specific ventricular arrhythmias)90%以上来源于右心室流出道、左心室流出道、主动脉瓣前尖和二尖瓣环,静脉输入儿茶酚胺常能诱发。

(1) 右心室流出道引发的VT:在特发性VT中最为常见,其心电图具有典型特征,较容易识别,即伴有胸前导联轴的左束支传导阻滞图形,Ⅱ、Ⅲ和aVF导联R波增高。此种心律失常多发生在无明显器质性心脏病的情况下,利用磁共振成像常能检出异常,但并不一定与心律失常发生的位置相关。90%以上的特发性VT都可以通过导管消融术治愈。限定起源位置最可靠的方法是起搏标测(pace mapping)。12导联心电图QRS波形与室性心动过速起源位置发生的自发性室性心动过速QRS波形态完全匹配。如果得到一个完整的12/12-导联心电图起搏标测图,就可以在该位点进行消融。这类心动过速对腺苷敏感,所以被认为是环磷酸腺苷引起延后去极化的结果。这类心律失常用β受体阻滞剂或钙通道阻滞剂治疗有效,但用于其他室性心动过速的治疗通常无效。

(2) 左心室引发的"特发性"VT:又称为束支型室性心动过速、维拉帕米敏感性VT或Belhassens室性心动过速。这种心律失常是由于Purkinje纤维末端较粗大所致,其通常位于心尖膈部左侧远端1/3处。心电图表现为右束支传导阻滞波形,且QRS波形相对较窄,电轴左偏。应在心电图和节律带内仔细检查P波。如果P-P间期较慢,并有P波分离,则应考虑室性心动过速的诊断,而不考虑伴有房室分离的室上性心动过速。这种心律失常对维拉帕米敏感,如有必要,可进行消融术。

(3) 右心室发育不良(ARVD)/心肌病引发的VT:典型的ARVD通常发生在年轻患者。在患有室性心律失常和严重右心室病变的患者,可以做出心律失常起源于右心室发育不良(ARVD)/心肌病的诊断,左心室通常伴有轻度异常。ARVD是一种常染色体显性遗传病,其被定位的异常位点有14q23、1q42、14q12、2q32、17q21和3p23,但外显率有所不同,男性发病多于女性。这种 VT 可能有儿茶酚胺依赖,有 50% 的患者在运动耐受测试时室性心律失常发作加剧,是这一人群中发生心源性猝死的重要原因,但总体风险较低。索他洛尔和胺碘酮似乎对 ARVD 室性心律失常有效。导管消融虽能使之缓解,但只能起到辅助作用。在消融术后,往往会在另一个新的病灶引发心律失常。在 ARVD 引发的 VT 使用 ICD 的经验有限,但对心搏骤停复苏的患者或对抗心律失常药物无反应的患者,可考虑使用 ICD。

(4) 电击伤引发的 VT:电击伤包括雷击,其损伤有着不同的病理生理特点,需要特殊治疗。电击伤患者有时在早期损害程度往往还没有完全表现出来,所以对后果的预测有时很困难。低压交流电导致的心室颤动是心源性猝死常见的原因,而心搏停止在直流电或高压交流电电击后更常见。潜在的致命性心律失常更有可能发生在横穿电流(手到手),而垂直通过电流(从头到脚)多导致心肌组织损伤。雷击较为特殊,可直接导致心脏和呼吸停止。

对电击伤患者,由于下列原因应适当延长心肺复苏术:第一,心律失常和呼吸停止时间延长可能只是一个临床问题,特别是雷击伤员,更是如此。第二,如前所述,电击伤伤员多为年轻人,很少或根本没有其他疾病。对这些年轻患者延长心肺复苏(CPR)有可能存活,没有或仅遗有轻微的后遗症。电击伤后患者可出现自主神经功能紊乱而导致闪电性麻痹(keraunoparalysis),这种看似不可逆性神经损伤可能是一种假象。如果现场有多人电击伤,应快速分流,如抢救及时,心脏或呼吸停止的大多数患者可能存活。

(5) 心室扑动与心室颤动:心室扑动(ventricular flutter)与心室颤动(ventricular fibrillation,VF)均能严重影响血流动力学,心室扑动常很快转变为 VF,是导致心脏性猝死最常见的原因。见于各种器质性心脏病和心脏先天发育障碍及许多心外诱发因素,如冠心病、高血压性心脏病、心肌病、心肌炎、W-P-W 综合征、长 Q-T 间期综合征、主动脉瓣二瓣化、二尖瓣脱垂等,心外诱发因素包括触电、低温、低钾血症、高钾血症、酸碱失衡及药物影响或中毒等原因。VF 的发生可能与 Purkinje 细胞的早期后除极和 Purkinje-心室肌交界处折返激动有关,前者在动作电位 II 时相和 III 时相振荡基础上发生,心电图上表现为 R-on-T 现象诱发。没有 R-on-T 现象发生的 VF,可能在病理异常的基础上,与单独存在的高频兴奋起源灶触发有关。目前认为心室肌结构的不均一性是发生自律性增高和折返的基础。临床典型表现为突然抽搐、神志不清,大动脉搏动、心音消失,血压测不到(Adams-Stokes 发作),几次叹息样呼吸后随即呼吸停止。部分患者可在睡眠中发生 VF,Adams-Stokes 发作表现不明显。心室扑动心电图表现大而匀齐的扑动波,频率在 150 ~ 250 次/分,QRS、ST 及 T 波不能识别,波间等电位线不清或消失。心室颤动则 P、QRS、ST 及 T 波均消失,表现为形状不同、大小不一、均匀不齐的颤动波,频率在 250 ~ 500 次/分(图 17-15)。

心室扑动与心室颤动的治疗见心肺复苏(第十五章)。

(四) 宽 QRS 波心动过速的鉴别诊断

宽 QRS 既有可能是起源于室上性心动过速,也有可能是起源于心室的心动过速。出现房室分离、心室夺获或室性融合波时,应考虑诊断 VT。一般来说,心电图表现 QRS 波形具有典型的束支传导阻滞图形,应考虑室上性心动过速的诊断,而 VT 多有宽大畸形的 QRS 波群。在预激综合征基础上发生的室上性心动过速,单纯用心电图可能无法与 VT 鉴别。VT 与预激综合征伴房颤的鉴别有时也很困难,需根据病史、心电图特点认真分析(表 17-6)。对于

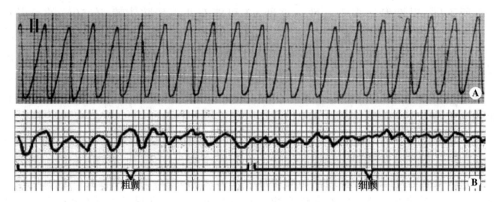

图 17-15　心室扑动(A)与心室颤动(B)

有右束支传导阻滞波形,在 V_1 导联呈 rsR 三相波型,V_6 导联呈 qRS 或 Rs 型,多考虑为室上性心动过速。而在 V_1 导联呈 qR 或 QS 型,V_6 导联 R/S 比例<1,多为 VT。对于出现左束支传导阻滞图形的心动过速,下列每一项指标都提示 VT 的诊断:①V_1 导联初始 R 波持续时间小于 30 毫秒;②V_1 导联 R 波开始至 S 波最低点大于 60 毫秒;③V_1 或 V_2 导联 S 波出现切迹,或 V_6 导联出现 Q 波。

表 17-6　室性心动过速与预激综合征伴房颤的鉴别要点

	室性心动过速	预激综合征伴房颤
病史	大多有基础性心脏病史	多有心动过速史
心率	一般<200 次/分(多形性室速例外)	180~360 次/分,常>200 次/分
f 波	无	有,尤其在 V_1 的长 R-R 间期中
窦性 P 波	时可见,与 QRS 波群间无固定时间关系	消失
发作前后心电图	无 δ 波	有 δ 波
QRS 波形态	规则或略不规则	多变
房室分离	有	无
R-R 间期	互差≤0.03 秒	互差>0.10 秒

(五) 室性心律失常的临床问题

急危重症患者新发生的室性心律失常需要对电解质、氧合和酸碱状态等进行评估。心肌酶谱可根据临床需要进行检查,不一定每次发生心律失常都常规测定。Q-T 间期应通过 12 导联心电图进行检查,并有助于区别多形性 VT 和单形性 VT。急诊介入治疗导管脱落可能导致机械性心律失常,导管的位置可通过 X 线片检查确定。

在 ICU 危重症患者发生的室性期前收缩(PVC)和非持续性室性心律失常通常没有实际意义,减量或停用升压药及改善代谢紊乱,往往会降低非持续性室性心动过速(NSVT)的发生频率和严重性,除非出现血流动力学恶化,否则不建议紧急使用抗心律失常药物治疗。

对急性病恢复后持续存在的 NSVT 评估取决于心脏的基础。无心脏器质性病变的无症状者无须治疗。冠心病和左心室射血分数降低(30%~35% 或更低)的患者应进行 ICD 治疗评估。如果患者在缺血性心肌病基础上并发 NSVT，射血分数为 35%～40%，治疗方法应遵循多中心非持续性心动过速试验（MUSTT）的结果，若在电生理检查期间诱发持续性单形性 VT，建议使用 ICD 治疗。大多数学者认为，对那些非缺血性心肌病和射血分数超过 35% 的无症状患者，无须对心动过速进行治疗。对于非缺血性心肌病患者，应按照纽约心脏协会（NHYA）二级或三级心力衰竭分类采取最佳药物治疗（β 受体阻滞剂、ACE 拮抗剂、螺内酯等）。射血分数低于 35% 的患者，也应考虑预防性应用 ICD。胺碘酮对降低死亡率有一定作用，可用于治疗那些出现症状且有明显器质性异常的心脏病的患者。

对持续单形性 VT 是否进行急诊治疗，主要取决于患者的血流动力学是否稳定。血流动力学不稳定的心动过速应迅速给予直流电复律治疗，血流动力学稳定的心律失常治疗可使用静脉注射普鲁卡因胺、胺碘酮或 β 受体阻滞剂。虽然利多卡因仍然可以使用，但不再推荐作为第一线用药。如治疗效果不理想或无效，还可考虑抗心动过速起搏（antitachycardia pacing）治疗。如果这些方法不能转复成功或反而使心律失常速率加快，则应选用直流电复律转复窦性心律。对于 24 小时以内发生 2 次以上的 VT 或心室颤动，通常需要电复律或除颤。有资料认为，β 受体阻滞剂与胺碘酮联合应用似乎也有效。

特发性扩张型心肌病患者发生单形性 VT 较常见。有明显左心室功能不全（特别是非缺血性）、室内传导异常和宽 QRS 波心动过速者，应高度怀疑是束支折返所致。在瓣膜置换术后，典型的心动过速折返环通常把右束支作为前行支，把左束支用作下行支，因此，心动过速表现为典型的左束支传导阻滞图形。在血流动力学不稳定的心律失常发作期间，即使没有详细准确的图形资料，也允许治疗心动过速。对消融术后残余部分诱发或自发的 VT 患者应给予 ICD 治疗。对消融术后有明显延迟传导（消融术后 His 束-心室传导率超过 90 毫秒）的患者，应考虑安装永久起搏器。在心力衰竭和射血分数低于 35% 的患者，应安装 ICD。

在无 Q-T 间期延长的情况下，缺血是多形性 VT 最常见的原因。在急性心肌梗死早期（48 小时内）发生的多形性室性 VT/心室颤动需要及时有效的治疗，多能取得较好的效果。心肌梗死晚发的多形性 VT/心室颤动通常发生在严重心力衰竭、心源性休克时，其预后一般是由血流动力学的恢复状况来决定。在无急性心肌梗死时，缺血则是多形性 VT/心室颤动的常见原因。一旦发生，应减少或停用儿茶酚胺类药物，应用 β 受体阻滞剂，逐渐增至耐受量。严重者应考虑使用主动脉内球囊反搏和急诊心肌血运重建术。根据药理学机制，选用胺碘酮治疗可能有效。

多形性 VT/心室颤动的复发风险较高，长期预后较差，易发生猝死。如果没有禁忌，大多数患者（尤其是左心功能不全者）都应该安装 ICD。特发性心室颤动如果是一个固定靶点的 PVC 病灶（通常位于 Purkinje 纤维系统或右心室流出道），可采用导管消融术治疗。冠状动脉痉挛导致心肌缺血引起的心室颤动，重要的是寻找心搏骤停的病因。痉挛诱发缺血的治疗，首选药物主要是钙通道阻滞剂和硝酸甘油等制剂。

频发复杂的室性心律失常、左心室功能异常或心力衰竭患者，猝死的风险增加。许多研究都证明 ICD 对缺血性心肌病发生的心律失常有预防作用。胺碘酮被公认为是最有效的抗心室心律失常药物。大量的临床试验已经证明，心脏除颤器和胺碘酮在伴有Ⅱ级或Ⅲ级心力心衰竭的非缺血性心肌病患者有着较好的治疗作用。β 受体阻滞剂对心肌梗死后猝死可提供有效的药理学预防作用,并对各种原因导致的心力衰竭有益处。胺碘酮作为 ICD 辅助治疗,可用于缓解症状。

射频消融治疗心律失常治愈率很高,使用射频消融术已成为房室结折返和旁路引起的室上性心动过速、典型的心房扑动、某些房性异位心动过速以及右心室流出道室性心动过速和束支型室性心动过速的一线治疗。对于心房颤动速率和节律控制以及大多数缺血性和非缺血性心肌病患者发生的室性心动过速,至少使用一种以上的抗心律失常药物均告失败后,射频消融术可作为二线治疗。

第四节　抗心律失常药物诱发的心律失常

抗心律失常药物可以诱发心律失常发生,是指用药后发生既往未曾出现过的心律失常,或者使原有的心律失常恶化。临床上即可表现为快速型心律失常,也可表现为缓慢型心律失常。一般情况下,所用药物的剂量或血浆药物浓度均低于中毒水平,从而区别于药物中毒或过量导致的心律失常。确定药物诱发心律失常作用之前,需除外自身心律失常的恶化,以便确定是否停药。产生 Q-T 间期延长或尖端扭转型室性心动过速/室性心动过速的常见药物见表 17-7。

表 17-7　产生 QT 间期延长或尖端扭转型室性心动过速/室性心动过速的常见药物

分　类	药　物
抗心律失常药物	
Ⅰa 类	奎尼丁、普鲁卡因胺、丙吡胺
Ⅲ类	多非利特、伊布利特、索他洛尔、胺碘酮
Ⅳ类	苄普地尔
促进胃肠动力药物	西沙必利
抗菌药物	
大环内酯类	红霉素、克拉霉素
喹诺酮类	司帕沙星
抗原生动物制剂	喷他脒
抗疟药	氯喹、卤泛群
抗精神病药	
吩噻嗪	抗精神病药、硫利达嗪、氯丙嗪、美索哒嗪
丁酮抗精神病药	氟哌利多、氟哌啶醇
双苯基哌啶类抗精神病药	匹莫齐特
其他制剂	三氧化二砷、美沙酮、某些中草药成分如乌头碱等

临床上以某一种心律失常的量变来确定药物原因有时非常困难,以往提出以室性期前收缩次数增加或非持续性室速连续增多 10 倍以上作为定量标准,但大多数学者认为,因此而做出的诊断不够准确。室性期前收缩本身就有较大波动,加之受病情变

化等多种因素叠加的影响,往往干扰临床医生的判断。以下几点可供参考:①新出现的持续性心律失常,包括严重的 Q-T 延长型 T-dP、Q-T 正常的多形性 VT、室颤以及间歇性或不间断发作的持续性单形性 VT 和房扑 1∶1 传导等。②心动过缓及传导障碍包括窦房结功能低下、房室阻滞、QRS 明显增宽等。③原有心律失常恶化。特点是非持续性转变为持续性,心动过速较前频率加快。用药后 Q-T 间期延长并出现 T-dP,应考虑药物所致心律失常。

抗心律失常药物引起的 Q-T 间期延长,在低钾血症或心动过缓时较容易诱发 T-dP。VT 或心室颤动的发生可能与多种因素使细胞内 Ca^{2+} 浓度增加,诱发后除极电位触发活动有关。抗心律失常药物诱发心律失常的作用在心功能障碍、肝功能衰竭时可见 T-dP 明显增加。Ⅰc 类药物可引起不间断性 VT,可能与其明显减缓室内传导,形成新的室内折返途径有关。在心肌缺血、心肌肥厚和心脏扩大时,正常与病变心肌之间的复极和传导不均匀,也能产生新的折返,出现单形性 VT 或 T-dP,所以 Ⅰ 类药不宜用于有明显心肌缺血和心功能障碍者。Ⅲ 类药胺碘酮虽能使复极和 Q-T 间期延长,但诱发 T-dP 相对少见。索他洛尔随剂量上升(≥320 mg/d),可见 T-dP 发生率明显增加。Ⅰc 类药物应慎用于控制心房颤动或心房扑动,其可因延长房内传导,减少心房频率,使更多的心房激动下传,导致心室率加快。

一旦怀疑是抗心律失常药物诱发的心律失常,应当立即停药,并测定血浆电解质浓度,包括血钾和血镁,并按心律失常的具体类型进行处理。必要时可行临时心脏起搏,出现严重血流动力学障碍时应及时进行电复律。Ⅰc 类药诱发的持续性 VT 较难处理,可给予乳酸钠或碳酸氢钠,必要时可试用利多卡因。电复律效果不佳,多有反复。

(王新春)

参考文献

中国生物医学工程学会心律分会. 2008. 胺碘酮抗心律失常治疗应用指南(2008). 中国心脏起搏与电生理杂志,22:377~385

朱大年. 2007. 生理学. 第 7 版. 北京:人民卫生出版社

朱建国,那开宪,译. 2007. 2006 年 ACC/AHA/ESC 室性心律失常治疗和心脏性猝死预防指南解读. 中国医刊,42:67~68

张文武. 2007. 急诊内科学. 第 2 版. 北京:人民卫生出版社

Bardy GH,Lee KL,Mark KL,et al. 2005. Amiodarone or an implantable cardioverter defibrillator for congestive heart failure (Sed Heft Trial). N Engl Med J,352:225~237

Bjerregaard P,Gussak I. 2005. Short QT syndrome:mechanisms,diagnosis and treatment. Nat Clin Pract Cardiovasc Med,2:84~87

Fauci AS,Braunwald E,Isselbacher KJ,et al. 1998. Harrison's Principles of Internal Medicine. 14th ed. New York:McGraw-Hill Companies Inc

Haissaguerre M,Shoda M,Jais P,et al. 2002. Role of Purkinje conducting system in triggering of idiopathic ventricular fibrillation. Lancet,359:677~678

Jais P,Hocini M,Weerasoryia R,et al. 2002. Atypical left atrial flutters. Card Electrophysiol Rev,6:371~377

Mitchell LB,Exner DV,Wyse DG,et al. 2005. Prophylactic oral amiodarone for the prevention of arrhythmias that begin early after revascularization,valve replacement,or repair:PAPABEAR:a randomized controlled trial. JAMA,294:3093~3100

Nademanee K,Achwab M,Porath J,et al. 2006. How to perform electrogram-guided atrial fibrillation ablation. Heart Rhythm,3:981~984

Parrillo JE,Dellinger RP. 2008. Critical Care Medicine:Principles of Diagnosis and Management in the Adult. 3th ed. Amsterdam:

Health Science Asia, Elsevier Science

Ramaswamy K, Hamdan MH. 2000. Ischemia, metabolic disturbances, and arrhythmogenesis: mechanisms and management. Crit Care Med, 28: N151 ~ N157

Schwartz PJ, Priori SG, Spazzolini C, et al. 2001. Genotype-phenotype correlation in the long QT syndrome: gene-specific triggers for life-threatening arrhythmias. Circulation, 103: 89 ~ 95

Tintinalli JE. 2001. Emergency Medicine: A Comprehensive Study Guide. 5th ed. New York: McGraw-Hill Companies Inc

Trohman RG. 2000. Supraventricular tachycardia: implications for the intensivist. Crit Care Med, 28: N129 ~ N135

Wathen M. 2007. Implantable cardioverter defibrillator shock reduction using new antitachycardia pacing therapies. Am Heart J, 153: 44 ~ 52

Wyse DG, Waldo AL, DiMarco JP, et al. 2002. A comparison of rate control and rhythm control in patients with atrial fibrillation. N Engl J Med, 347: 1825 ~ 1833

第十八章

急性冠状动脉综合征

急性冠状动脉综合征(acute coronary syndrome, ACS)是指急性心肌缺血引起的一组临床症状,是临床最常见的急危重症之一。从休息时发作胸痛而无心肌坏死证据的不稳定型心绞痛到因急性 ST 段抬高型心肌梗死而发生的心源性休克,ACS 涵盖了很广的临床疾病谱。

急性血栓形成引起冠状动脉病变血管段血流受阻,血小板在此聚集形成血栓,阻塞远端血管,由此引起心肌缺血,并可进一步发展为心肌梗死(myocardial infarction, MI)。ST 段抬高型心肌梗死常常是由于冠状动脉血栓完全闭塞动脉血管,而不稳定型心绞痛或非 ST 段抬高型心肌梗死往往是由于冠状动脉内血栓不完全堵塞管腔所致。虽然二者病理生理过程相似,但临床表现和治疗策略有较大区别。因此从指导临床治疗出发,近年来将 ACS 分为 ST 段抬高型与非 ST 段抬高型两大类。ST 段抬高的 ACS 也称为 ST 段抬高型心肌梗死(ST-segment elevation myocardial infarction, STEMI)。非 ST 段抬高的 ACS 包括非 ST 段抬高型心肌梗死(non-ST segment elevation myocardial infarction, NSTEMI)和不稳定型心绞痛(unstable angina, UA)。后二者之间的鉴别最终取决于血液中是否可以检测到心肌标志物。然而,需要强调的是,以心肌标志物和心肌酶来鉴别 UA 和 NSTEMI 的敏感性是不同的。比心肌型肌酸激酶同工酶(CK-MB)敏感性更高的肌钙蛋白的应用和新的急性心肌梗死诊断标准的确立,使得过去诊断为不稳定型心绞痛的患者现在被确诊为心肌梗死。

非 ST 段抬高型 ACS 是病因和表现相似、严重程度不同而又密切相关的临床情况,其主要不同表现在缺血是否严重到有足够量的心肌损害,以至于在血液中能够检测到心肌损害的标志物——肌钙蛋白 T(tropoin T)、肌钙蛋白 I(tropoin I)或 CK-MB。一旦确定反映心肌坏死的标志物浓度在正常范围内(正常人群参考界限的第 99 百分位),则可将 ACS 诊断为不稳定型心绞痛。当标志物浓度超过正常范围时,则诊断为 NSTEMI。后一种情况可以出现 ECG 上 ST 段或 T 波的变化,但 UA 可有或无 ECG 变化,即使出现 ECG 改变,通常也是暂时的。缺血性胸痛症状发作后数小时可以在血液中检测到心肌损伤的标志物,借此鉴别 UA 和 NSTEMI。UA 血液中监测不到心肌标志物,而 NSTEMI 则表现为生化标志物的升高。因此,仅凭临床表现不能鉴别 UA/NSTEMI。ST 段抬高型心肌梗死 ECG 出现 ST 段弓背向上抬高等一系列动态改变,同时出现血清心肌标志物和心肌酶升高,属 ACS 的严重类型。

第一节 急性冠状动脉综合征的病理生理机制

ACS 通常但并非总是由冠状动脉疾病所致。冠状动脉造影和血管镜研究结果揭示,UA/NSTEMI 常常是由于动脉粥样硬化斑块破裂,进而引发一系列造成冠状动脉血流减少的病理过程所致。而 ST 段抬高型心肌梗死则是由于冠状动脉血流急剧减少或中断,相应心肌缺血坏死所致。

一、粥样硬化斑块的形成

动脉粥样硬化斑块的形成是病变长时间发展的结果,这一过程在青少年时期就已经开始。内皮功能异常是动脉粥样硬化的起始步骤。内皮细胞的损伤引发炎症细胞趋化、增生、组织损伤和修复,最终导致斑块的形成。根据斑块的进展,病理学上将斑块分为脂质斑块、纤维斑块和复杂斑块。组织学观察发现,复杂斑块的前体是增厚的内膜、巨噬细胞吞噬脂质形成的泡沫细胞和细胞外脂质池,这些变化在病理标本中表现为肉眼可见的脂质条纹,最终病变形成反应性纤维帽和巨大脂核,逐渐出现出血、坏死、溃疡、钙化和附壁血栓形成。

二、斑块的不稳定性与 ACS 的发生

大部分斑块会逐渐进展,但其结构通常稳定。当血管腔狭窄程度<50% 时,心肌的血供不受影响,患者无症状,各种心脏负荷试验也不能显示出心肌缺血的表现。当管腔狭窄为50%~75% 时,其对心肌的供血能力大减,在运动、情绪激动时就会发生心肌缺血,出现临床症状。然而,大多数 ACS 发生的原因往往是斑块破裂,这种斑块在管腔狭窄<50% 时即变得不稳定而易出现破裂。目前"易损斑块"(vulnerable plaque)已经成为不稳定斑块的较为严格的术语。所谓易损斑块指易于形成血栓或可能迅速进展为"罪犯"病变的斑块。研究发现,易损斑块有多种病理类型,其中最常见的病理类型为:"发炎的"薄帽纤维粥样斑块(thin-cap fibroatheroma,TCFA),占 60%~70%;另外 30%~40% 为蛋白多糖丰富的糜烂斑块,多发生于年轻女性。随着动物实验和临床观察的进一步深入,易损斑块发生、发展的分子生物学机制研究已取得了很大进展。研究证实,炎症反应、氧化应激、细胞凋亡、斑块所受的应力和血流剪切力、新生血管、血管重构等与斑块易损性关系密切,其中炎症反应在斑块破裂中起着关键作用。

近年来,国内外学者已采用多种技术检测易损斑块,包括冠脉造影(coronary angiography,CAG)、血管内超声(intravascular ultrasound,IVUS)、血管内超声弹性图(IVUS elastography)、血管镜、磁共振(MRI)、冠脉内导丝温度测定、拉蔓光谱学检查(raman spectroscopy,RS)、光学相干断层成像(optical coherence tomography,OCT)、斑块 pH 测量法等。这些技术从不同侧面反映了易损斑块的病理变化,但何种技术对于检测易损斑块具有最佳敏感性和特异性尚不明了。冠脉造影可显示冠脉管腔狭窄情况,但其只能提供管腔的二维图像,不能显示管壁、斑块的特殊性改变,在评价冠脉病变方面存在不可避免的缺陷。IVUS能提供管腔、管壁横截面图像,分辨出斑块的大小、组成成分及分布情况,在斑块稳定性诊断上具有冠脉造影无法比拟的优势。血管内超声弹性图,可区分钙化、纤维化及脂质等不同组织,从而可判断斑块的性质。冠脉内血管镜可检测斑块的组成成分、斑块破裂、血栓形成及内膜损伤情况。由于斑块的纤维和脂质成分具有不同的信号密度,故 MRI 在诊断易破裂斑块方面具有很高的价值,为易损斑块的识别提供了一个富有前途的诊断方法。激光相干断层显像可检测斑块的裂隙、脂质和纤维帽结构,最近研究发现 OCT 所估测的斑块中巨噬细

胞的数量与病理学观测值高度相关,展示了 OCT 评价斑块功能的良好前景。

三、心 肌 缺 血

当血压升高、血流冲击或动脉痉挛时,易损斑块容易破裂。破溃后粥样物质进入血流成为栓子。破溃处血小板黏附形成血栓,附壁血栓的形成又加重管腔的狭窄甚至使之闭塞。同时,破溃斑块内致栓物质进入血液循环又可激活内源性凝血反应。事实上,大部分斑块侵蚀或破裂处仅为小血栓覆盖,而大块血栓形成则很少见。大块血栓就会在阻塞部位进一步形成血栓,导致微循环障碍,在此基础上发生血管痉挛。急性血栓导致冠状动脉阻塞和(或)痉挛可以造成心肌供氧减少,当心肌需氧大于供氧时,就会发生心肌缺血。炎症在冠状动脉粥样硬化病变的发生和发展、促进斑块转变为不稳定斑块和导致急性血栓形成方面似乎起着重要作用。另一方面,当冠状动脉内斑块稳定但心率增快时,亦可引起心肌需氧量增加,由于管腔狭窄心肌供氧量不能相应增加,造成心肌需氧大于供氧产生心肌缺血。虽然大部分 ACS 是由于心肌供氧减少所致,但心肌需氧增加引起的心肌缺血也是 ACS 重要的病理生理机制之一。

四、血 栓 形 成

通过尸检和冠状动脉造影证实,ACS 大多数是由斑块基础上的血栓形成所致,血小板聚集和凝血系统激活是血栓形成的两个重要机制。

1. **血小板** 血小板在血栓形成和止血过程中发挥重要作用,主要表现在 3 个阶段,即血小板黏附、活化和聚集。血小板黏附是由于斑块破裂暴露出胶原和组织因子(tissue factor,TF),血小板表面的糖蛋白 I b 与 von Willebrand factor(vWF)因子相互作用,黏附于内皮表面。血小板脱颗粒,释放血栓素(TXA_2)、二磷酸腺苷(ADP)和其他化学趋化物质介导血小板聚集。凝血酶和组织因子也参与激活血小板聚集。血小板由盘状变为表面积巨大的不规则形状,血小板膜表达糖蛋白 II b/III a 受体,这一过程称为血小板活化。活化的血小板表面糖蛋白 II b/III a 受体与循环中纤维蛋白原相互作用,通过纤维蛋白原彼此连接聚集形成血小板血栓。由于此时冠状动脉内血小板血栓形成是引起 ACS 的主要病理生理机制,所以许多治疗 ACS 抗栓药物的主要作用为抑制血小板聚集。

2. **凝血系统** 血小板介导的原发凝血过程启动的同时,凝血"瀑布"效应也同时被激活。斑块破裂释放出的 TF 在血小板黏附及外源性凝血途径激活中均发挥重要作用。斑块破裂暴露出胶原和 TF,TF 将 X 因子活化为 X a 因子,X a 因子激活凝血酶原变为凝血酶。凝血酶使纤维蛋白原转化为纤维蛋白,这是血栓形成的最后步骤。凝血酶能激活VIII因子,活化的VIII因子可以使纤维蛋白单体相互聚合形成稳定的交联纤维蛋白多聚体凝块。另外,凝血酶在原发止血过程中还具有促进血小板聚集的作用。ACS 发病时,凝血与内源性纤溶系统之间的平衡被破坏,机体处于高凝状态。

由此可见,ACS 最基本的病理生理机制是心肌供氧与需氧之间的平衡失调。Braunwald 概括了 ACS 发生的 5 种机制:①固定斑块上血栓形成;②冠状动脉性痉挛或收缩;③进展性冠状动脉机械性阻塞;④炎症或感染;⑤心脏供氧减少或心肌需氧增加。在前四位原因中,心肌供氧减少是导致氧供需失衡的主要原因,而第五种原因则是由于心肌供氧受限或耗氧增加引发氧供需失衡所致,如贫血、心动过缓、严重低血压是诱发心肌氧供减少的常见原因,而心动过速、发热和甲状腺功能亢进则是引起心肌氧耗增加的主要原因。总之,ACS是在多种内外因素作用下冠状动脉粥样硬化斑块不稳定,发生斑块破裂、出血,在动脉损伤处血小板和凝血机制被激活、血栓形成,受累冠状动脉短期内狭窄加剧或完全闭塞,血流减少或中断,心肌氧供需失衡,从而导致心肌缺血甚至坏死。

第二节　急性冠状动脉综合征的诊断

ACS发病急,病情变化快、病死率高,所以迅速、正确的诊断和鉴别诊断非常重要。据统计,大约4%的有急性缺血表现的患者在急诊室被漏诊。症状典型者容易确诊。急性胸痛但不能提供准确病史者,老年人和症状不典型但伴有明显心血管危险因素,尤其糖尿病者,应高度警惕发生ACS。ACS临床表现多种多样,绝大部分发病急骤,病情严重,甚至猝死。另有部分患者自觉症状不明显,也有部分原有脑动脉硬化的老年患者,由于急性心肌缺血心排血量降低,影响脑组织供血,而出现精神神经系统症状,如精神障碍或轻度偏瘫;或以胃肠道症状如恶心、呕吐、消化不良为首发症状。因此,了解患者的病史、发病诱因、危险因素、临床表现和实验室检查特点,对本病的及时诊治具有重要意义。

一、病　史

有冠心病病史,特别是以前有ACS或曾行冠状动脉血运重建的患者,当出现胸痛症状时,更可能为心肌缺血所致。有脑血管病或外周血管病史的患者也更容易同时罹患冠心病。对于既往行冠状动脉内支架植入术的患者,必须问清楚详细的病史和日常服用抗血小板药物的情况。对于无冠心病史的患者,问清楚是否存在冠心病的典型危险因素则十分重要。

90%以上ACS有发作性胸痛,少数可无胸痛或先兆症状。劳累、情绪激动、急性血压升高和急性循环障碍为常见诱因,也有部分患者无明确诱因。高龄、女性、合并糖尿病或心力衰竭患者的临床症状往往不典型。胸痛的典型部位为胸骨体中段或上段之后可波及心前区,有手掌大小范围,甚至贯穿前胸,界限不清,常放射至左肩、左臂内侧达无名指或小指,或至颈、咽或下颌部。胸痛的性质为紧缩感、沉重感或压迫感但并不尖锐,不似针刺或刀扎样痛。也可表现为气短、出汗、心悸、头晕等。含服硝酸甘油可以缓解胸痛等不适。上述症状出现的诱因和缓解方式对诊断ACS很重要。

除胸痛外,ACS可伴有恶心、呕吐(尤多见于下壁缺血或梗死),休克和晕厥,大汗淋漓,面色苍白,常有濒死感或恐惧感。心绞痛无发热,而心肌梗死因心肌坏死物质吸收而发热,但极少超过39℃,历时1周左右。若ACS主要表现为心绞痛,患者常因心动过速而感到心悸;若ACS为心肌梗死,尤其是广泛前壁梗死则可出现急性左心衰竭的症状,常伴有各种类型的心律失常,以室性期前收缩和室性心动过速最为常见。下壁梗死者可有窦性心动过缓或房室传导阻滞的表现。此外,ACS因心肌缺血或坏死,导致心电不稳定,可诱发室性心动过速、心室颤动或猝死。

二、危 险 因 素

大量的证据表明,高脂血症、高血压、糖尿病、吸烟和炎症反应都可加强血管损伤的炎症反应和血流动力学反应,启动凝血级联反应加速血栓形成。具有上述危险因素者,容易在冠状动脉内形成不稳定斑块,从而促发 ACS。ACS 这组综合征是一个连续体,彼此之间既存在交叉也存在差别,其共同的病理生理基础是在多种因素作用下由"稳定斑块"向"不稳定斑块"转变,导致冠状动脉粥样斑块破裂或糜烂,并在斑块破裂的动态变化过程中继发血栓,对冠状动脉血流产生不同程度的影响,造成一组波谱样分布的综合征。不稳定斑块的识别和了解不稳定斑块的影响因素也就尤为重要。

1. **高血脂与不稳定斑块** 血管壁内膜层中过多胆固醇沉积是形成不稳定斑块过程的关键因素。在 ACS 患者中可观察到细胞外脂质在血管壁沉积。血浆中低密度脂蛋白(LDL)和三酰甘油含量增高、高密度脂蛋白减少都是发生心血管事件的独立危险因素。其中评估他汀类药物治疗作用的临床实验中发现,LDL 的降低可以减少30% 急性心血管事件的发生。这些 LDL 通过一系列相关的机制促使斑块不稳定,加速血栓形成。最近有资料显示,在不稳定型心绞痛患者中,血浆氧化 LDL 水平升高与冠状动脉内不稳定斑块和血栓形成显著相关。

2. **高血压与不稳定斑块** 最近在高血压和动脉粥样硬化的相关研究中,血管紧张素 II 受到了很大的关注。血管紧张素 II 系统一种有效促血管收缩的物质,是肾素-血管紧张素系统的主要产物。它除了升高血压外,还诱导内皮细胞功能紊乱,刺激平滑肌细胞生长,促进单核细胞迁移和加强巨噬细胞摄取氧化脂蛋白,促进斑块不稳定。

血流动力学观察表明,在通过内皮修复和血管内皮前体细胞产生来调节血管内皮细胞支架功能方面,血管中血流应切力起着重要作用。因此,血压变动引起血管壁周围应切力的改变,将影响冠状动脉血管中斑块的稳定性,促使斑块表面变脆易破裂,并促进血栓形成。

3. **糖尿病与不稳定斑块** 糖尿病在促进动脉粥样硬化血栓形成过程的多个环节发挥作用。通过控制调节三酰甘油可减少发生心血管疾病的危险性。同时,高胰岛素血症也是一个独立危险因素,它通过提高纤溶酶原激活物抑制剂-1(PAI-1)水平来增加其对凝血作用的敏感性。高血糖可增强血小板的反应性和聚集性,从而促进动脉粥样硬化的血栓形成。有实验表明,噻唑烷二酮类能够降低 PAI-1 的水平,通过控制三酰甘油的含量能全面减少动脉粥样硬化事件的发生率。有证据显示,2 型糖尿病可使血浆 TF 水平升高,而 TF 是冠心病不稳定斑块上血栓形成,产生不稳定型心绞痛的起始因子。

4. **吸烟与不稳定斑块** 吸烟是一个公认的促进动脉粥样硬化的因素。最近的资料显示,吸烟通过诱导内皮细胞功能异常,增强氧化应激和血栓形成,加速冠状动脉粥样硬化不稳定斑块的形成。研究证实,吸烟单独或与其他因素共同作用促进动脉粥样硬化和血栓形成,进而发展成为动脉粥样硬化疾病。同时,吸烟可通过产生氧自由基和过氧化脂质损害内皮组织,加速 LDL 氧化、单核细胞黏附和血小板聚集。

吸烟能显著减弱内皮相关的血管舒张作用,其在稳定性斑块向不稳定性斑块的转变过程中起重要作用。而且血管长时间痉挛会引起冠脉血流减少,导致急性血栓形成,这也是变异型心绞痛重要的发病原因。另外,吸烟者的血栓溶解能力亦受到损害。上述因素直接导致机体高凝状态,是 ACS 发生的重要病理生理基础。

5. 肥胖与不稳定斑块 在人体内,血清瘦素水平与体脂含量呈正相关,大多数肥胖者存在高瘦素血症,只有约 5% 的肥胖者血清瘦素水平较低。瘦素可以增强炎症反应和氧化应激性,使内皮功能失常,诱发与代谢综合征相关脂质代谢紊乱和糖耐量受损。瘦素还增强凝血级联反应活性,减弱纤溶级联反应的活力,促进血栓形成。同时有资料表明,对瘦素敏感的个体,血小板中含有大量瘦素受体,通过瘦素的作用,促进血小板聚集和血栓形成。

因此,不稳定斑块及血栓形成是多种因素综合作用的结果,最终表现为血管重塑,局部凝血活性增强,因而易于破裂并能迅速形成血栓,堵塞管腔,产生心肌缺血症状,发生临床常见的 ACS。心脏病的危险因素可概括为表 18-1。

表 18-1 心脏病的危险因素

年龄(男性>55 岁,女性>65 岁)
糖尿病史
吸烟
高血压
高胆固醇血症
有早发冠心病家族史(男性≤55 岁,女性≤65 岁)

三、体 格 检 查

不稳定型心绞痛发作时常有心率增快、血压上升,皮肤冷或出冷汗。心脏听诊可有奔马律、第三心音、第四心音,偶可闻及暂时性心尖部收缩期杂音,系乳头肌缺血致功能失调而引起二尖瓣关闭不全,第二心音可有逆分裂或出现交替脉。

心肌梗死者心浊音界可轻至中度增大,心率多增快,偶尔心率减慢(多见于下壁心肌梗死或房室传导阻滞者)。心尖区第一心音减弱,可出现第三或第四心音、奔马律。有 10% ~ 20% 出现心包摩擦音,是由于反应性纤维素性心包炎所致。当合并乳头肌功能不全或腱索断裂时,在心尖区可出现粗糙的收缩期杂音或伴有收缩中晚期喀喇音,尤其后者可因急性二尖瓣关闭不全诱发急性左心衰竭,出现急性肺水肿征象。当合并室间隔穿孔时,在胸骨左缘第三、四肋间可出现粗糙而响亮的收缩期杂音,常伴震颤,可并发全心衰竭和休克。当心肌梗死引起心脏破裂,造成心包腔积血,可有颈静脉怒张、肝大、心浊音界迅速增大,血压急剧下降,产生急性心脏压塞而猝死。除极早期因交感神经过度兴奋使血压短暂升高外,几乎所有心肌梗死都表现为血压下降,甚至发生心源性休克。起病前有高血压者,血压可降至正常;起病前无高血压者,血压可降至正常以下,且可能不再恢复到起病前水平。心肌梗死可以出现各种心律失常,以室性期前收缩最常见,房室传导阻滞和束支阻滞也较多见,室上性心律失常则较少,多发生在心力衰竭患者中。

四、辅 助 检 查

(一) 心电图

诸多研究表明,标准 12 导联 ECG 可为 ACS 提供准确而直接的诊断信息,是评价胸痛最有效而廉价的方法。基于急性血栓形成的程度与速度对临床表现的影响及干预对策的选择,近年来根据心电图的 ST 段改变对 ACS 进行新的分型:①ST 段抬高的 ACS。绝大部分为 ST 段抬高型心肌梗死;②非 ST 段抬高的 ACS。包括非 ST 段抬高型心肌梗死(CK-MB ≥ 正常上限的 2 倍)和不稳定型心绞痛(CK-MB 不增高或增高幅度小于正常上限的 2 倍)。严格来讲,ST 段抬高的 ACS 还应包括变异型心绞痛和不稳定型心绞痛中出现的一过性 ST 段抬高的情况。然而,这些情况下 ST 段抬高持续的时间都不超过 30 分钟。大多数不稳定型心绞痛表现为 ST 段下移和 T 波倒置。ST 段抬高型心肌梗死则出现特征性和动态性心电图改变。起病数小时内可出现异常高大、两肢不对称的 T 波;数小时后 ST 段抬高弓背向上,与直立的 T 波相连,形成单向曲线;两天内出现病理性 Q 波,同时 R 波降低。随着时间的推移,ST 段逐渐回复至基线,T 波平坦或倒置;数月后 T 波呈 V 形倒置,两肢对称,波谷尖锐。胸痛时应及时记录心电图,症状发作时 ECG 正常强烈提示症状为非心源性,而有 ST 段动态变化或 T 波倒置则强烈支持 ACS 的诊断。

心电图不仅对诊断而且对预后评估均具有重要价值。有人观察了因胸痛诊断为 UA 或 NSTEMI 者,结果显示 ST 段同时有上移及下移表现者,在随后 1 年的随访中患心肌梗死或死亡的危险性最高,而无 ST-T 改变预后较好。另一项试验显示,ST 段上移者无论是否伴有 ST 段下移均易患心肌梗死,在发病后 30 天内的死亡率也最高。ST 段不上移或只有下移的患者病死率约为 5% ,这类患者中有近一半发展为心肌梗死,后者在随后 1 年的再梗死率及病死率明显高于单纯不稳定型心绞痛者。不稳定型心绞痛发作时 ST 段下移往往预示恶性心脏事件的发生。ST 段压低的患者与孤立 T 波倒置的患者相比,有更高的继发冠脉事件发生的危险性,而孤立的 T 波倒置一般预后尚好。另外,ST-T 改变的位置、形态、改变的导联也是判断 ACS 者预后的主要因素之一。ST 段改变在胸前导联者预后较差,发生在其他导联或无 ST 段改变者预后较好。总之,ST 段改变的导联越多,幅度越大,预示着在随后 1 年中发生心肌梗死和恶性心脏事件的可能性越大。

ECG 诊断 ACS 也存在明显不足之处。大量研究提示,在急性心肌梗死中出现典型心电图改变者只占 50%~70% ,其中不少属于微小心肌损害者心电图很难确诊。休息时的标准心电图也不能充分反映冠状动脉血栓形成和心肌缺血的状况。心肌缺血发作大约有 2/3 是隐匿性的,不能仅通过常规心电图检出。在对胸痛患者进行鉴别诊断时,有 20%~60% 心电图可能是正常的或难以做出诊断。动态心电图监测 ST 段很有价值,但目前也存在局限性,只有 2~3 个导联监测和分析,仅能在记录几小时或几天后提供结果,不适于对即将发生的心脏事件做出危险性预测。因此,开展在线持续计算机支持的 12 导心电图监测具有良好的前景。

当然,心电图变化还应与监测 CK-MB、肌钙蛋白 T 或 I 水平及多巴酚丁胺负荷心电图试验相结合。若胸痛患者的即刻心电图及心电持续监测无缺血改变,可为诊断和预后提供重要信息。

(二) 心肌标志物

心肌坏死时心肌细胞完整性受到损害,一些大分子物质从心肌细胞释放至血液而被检测到。心肌细胞坏死引起血清肌酸激酶及其同工酶、肌钙蛋白、肌红蛋白、乳酸脱氢酶及其同工酶、天门冬氨酸氨基转移酶等水平的升高。随着技术的进步,新的心肌标志物不断应用于临床,但它们的敏感性和特异性有很大差异,临床应用诊断心肌梗死的价值也不同,对心肌坏死标志物的检测应综合评价。

1. 心肌酶 传统的心肌酶学指标一直沿用至今,主要包括肌酸激酶(CK)、天门冬氨酸氨基转移酶（AST）、乳酸脱氢酶（LDH）以及 CK 同工酶 CK-MB、LDH 同工酶 LDH1 和 LDH2。血清 CK 和 CK-MB 出现的时间在急性心肌梗死发病后 3～6 小时，但在该时段内诊断急性心肌梗死的阳性率多不超过 40%，故敏感性不高。CK-MB 一般在发病 3 天后恢复正常，诊断时间窗口窄，无法判断延迟入院就诊的患者。此外，CK-MB 还难以检测微小心肌损伤。鉴于心肌酶在非心肌组织损伤状态下亦可升高，其诊断的敏感性和特异性均不高，很多学者认为心肌酶不应再作为心肌损伤标志物使用。但结合国情，CK-MB 作为传统心肌酶学指标在缺血性心肌损伤的检测中仍有重要价值，可结合心电图、典型胸痛对心肌损害进行早期识别。

2. **肌钙蛋白**　心肌肌钙蛋白（Tn）有 3 种不同的亚单位：原肌凝蛋白亚单位（TnI）、肌动蛋白 ATP 酶抑制亚单位（TnT）和钙结合亚单位（TnC），其中 TnI 的特异性优于 TnT，目前尚无法常规检测 TnC。Tn 的相对分子质量很小，当心肌细胞缺血时，游离存在的 Tn 首先通过胞膜进入血液，故 Tn 早期阳性检出率很高，并能检出微小心肌损伤。与传统的心肌酶学指标相比，Tn 诊断急性心肌梗死的时间窗口更宽，急性心肌梗死后 3～7 天，Tn 的诊断敏感性仍高达 70% 左右，而传统的心肌酶学指标在该时段基本上已不能作为判断心肌细胞损害的依据。临床检测 Tn 的优点还在于对 ACS 预后的判断，血中 Tn 含量越高，患者预后越差。心肌肌钙蛋白的 3 个亚单位中 cTnI 是极具研究价值的指标，它作为心肌细胞的特异性蛋白，在缺血或其他原因导致的心肌损伤时，具有高敏感性、高特异性、持续时间长的优点，是目前诊断心肌损伤敏感性和特异性最好的生化标志物之一。cTnI 可以早期、快速地确定诊断、判断预后，从而指导临床治疗，特别是对心电图无明显改变的急性胸痛患者入院后早期、准确地做出诊断及对高危患者进一步治疗均有重要意义。

肌钙蛋白从 1991 年开始用于急性心肌梗死诊断。一般在急性心肌梗死发作 2 小时内，Tn 的敏感性约为 45%，2～4 小时敏感性可至 60%，4～6 小时 Tn 的阳性预测值可高达 90%。国内数据显示，急性心肌梗死 6 小时左右，TnI 的阳性率、敏感性和特异性分别达 90.9%、100% 和 90.8%。急性心肌梗死后 3～7 天，TnI 的诊断敏感性仍高达 70% 左右，若 TnI 连续 2 次阴性，且其中 1 次是在胸痛 6 小时后测定，则心肌梗死的可能性很小。

需要注意的是，cTnI 并非心肌损伤独有，在急性肺栓塞、脓毒性休克、慢性肾病患者中也可升高。因此，在应用 cTnI 诊断心肌损伤时还应结合病史、心电图、其他酶学标志物进一步确定诊断。另一方面，由于 cTnI 检测方法尚未完全标准化以及质控手段的不完善，使不同检测系统的测定结果之间缺乏可比性。

3. **肌红蛋白**　由于肌红蛋白在心肌和骨骼肌中含量均十分丰富，故缺乏心肌特异性。但其相对分子质量小，心肌损伤后可迅速释放入血，1 小时后血液中水平即明显升高，4 小时达高峰，12 小时内基本回复至正常范围，是诊断心肌损伤的早期标志物。其在 1 小时内诊断急性心肌梗死的敏感性优于 Tn，故美国临床生化研究所推荐肌红蛋白作为心肌损害的早期标志物，而将 Tn 取代肌酸激酶同工酶作为心肌损害的晚期标志物。若胸痛 4 小时内仍无肌红蛋白水平升高，则急性心肌梗死的可能性很小。

4. **心肌脂肪酸结合蛋白**　心肌脂肪酸结合蛋白（H-FABP）是一种重要的细胞内脂肪酸结合蛋白，大量存在于心肌组织中，具有很好的心肌特异性。Chan 等报道 218 例拟诊急性心肌梗死的患者中，确诊心肌梗死者 H-FABP 水平升高，1 小时后敏感性和阴性预测值达到了 100%，只需就诊时和就诊后 1 小时的两份血标本就可判定急性心肌梗死。另有资料也肯定了 H-FABP 对急性心肌梗死诊断的准确性,3 小时内 H-FABP 的敏感性和阴性预测值显著高于 cTnT,对于早期排除急性心肌梗死非常有利。

H-FABP 作为早期诊断急性心肌梗死心肌标志物的代表,能够更早地预测心脏事件的相对危险,能可靠预测急性心肌梗死后不利心脏事件,在临床上 H-FABP 亦可作为判断溶栓后再通的敏感指标。

5. 缺血修饰蛋白　缺血修饰蛋白(IMA)在缺血后数分钟内即迅速升高,是心肌缺血发展至细胞坏死之前的一个非常早期的指标。有人比较了 IMA、ECG 和 cTnT 单独和联合应用诊断不稳定型心绞痛、非 ST 段抬高型心肌梗死和 ST 段抬高型心肌梗死的敏感性,认为 IMA 对急性胸痛就诊者诊断为心肌缺血的敏感性很高。对 IMA 进行的一项多中心临床试验结果提示,早期测定 IMA 可以预测病情的危险性。IMA 能够极好地区分缺血和非缺血,而利用同样的方法试图区分心肌缺血和心肌梗死则效果很差。提示 IMA 不能很好地区分心肌缺血和心肌梗死,说明 IMA 是心肌缺血的特异性标志物,而不是心肌梗死的特异性标志物。

6. 糖原磷酸化同工酶 BB　糖原磷酸化同工酶 BB(GPBB)是心肌细胞氧化磷酸化时糖原分解的关键酶,是心肌细胞中的特有成分。心肌细胞坏死时由于细胞内 ATP 减少,ADP 和无机磷酸盐增加,启动了糖原降解机制,无活性的 GPBB 变为溶解状态的活性 GPBB;同时由于心肌细胞坏死,细胞膜通透性改变,从而使 GPBB 弥散至细胞外进入血浆,在胸痛发作 2 ~ 4 小时升高,8 小时达峰值,40 小时后则恢复正常范围。GPBB 以其糖原降解代谢关键酶对缺血、缺氧非常敏感的特性,能快速、灵敏地反映心肌缺血损伤或坏死,可比 cTnT、CK-MB 和肌酸激酶等反映心肌坏死的生化指标更有效、更早期地诊断 ACS。

7. C 反应蛋白　C 反应蛋白(C-reactive protein,CRP)是高度敏感的非特异性炎性标志物,由肝脏合成,可由各种炎症、感染和组织损伤触发。ACS 患者血清 CRP 水平升高,推测与处于活动进展期的动脉粥样硬化斑块炎症刺激和组织损伤有关。此外,不稳定的动脉粥样硬化斑块部位单核细胞激活 TF,不仅启动凝血过程,也刺激 CRP 产生。CRP 与低密度脂蛋白胆固醇损害的血管内皮细胞相互作用,可进一步激活补体系统,增加冠状动脉病变恶化的危险。因此,CRP 浓度升高被认为是发生急性冠状动脉事件的独立预测因子。

由于健康人体内 CRP 含量通常<3 mg/L,因此筛查一定要使用高敏感的检测方法,高敏 C 反应蛋白(hs-CRP)能检测到≤0.3 mg/L 的 CRP。用于心血管疾病危险性评估时,hs-CRP<1.0 mg/L 为低度危险性;1.0 ~ 3.0 mg/L 为中度危险性;>3.0 mg/L 为高度危险性。如果 hs-CRP>10 mg/L 表明可能存在其他感染,应在其他感染控制后重新采集标本检测。随着 hs-CRP 检测技术的不断成熟,已经能够检测到动脉斑块早期的低度炎症所致血浆 hs-CRP 轻度增高。业已证实,hs-CRP 是健康人群首发冠脉事件强有力的预测标志物,有学者报道血浆浓度测定为 0 ~ 2 mg/L 可作为心脏炎症危险度敏感、可靠的指标。

8. 脑利钠肽及 N 末端脑利钠肽(brain natriuretic peptide,BNP;Nt-proBNP)　BNP 是 1988 年首先从猪脑中分离出来的一种心血管肽类激素,是钠利尿肽系统的主要成员,半衰期 23 分钟。BNP 是一个含有 32 个氨基酸的多肽,主要产生于心肌细胞。正常人体中 BNP 以颗粒形式存在于左右心房,心室的 BNP 含量为心房含量的 1/100 ~ 1/50,但心房分泌 BNP 的能力并不与其含有的高浓度相当,BNP 主要由心室分泌。BNP 在生成过程中等量产生 Nt-proBNP,研究表明 Nt-proBNP 具有更高的血浆浓度和稳定性,便于临床检测。BNP 在正常状态下心室储备很少,心室壁张力的增加是 BNP 释放的主要原因,轻度心室负荷增加即可使其 mRNA 表达上调,BNP 合成增加,这意味着 BNP 可以作为左心室功能障碍敏感和特异的指标。急性心肌梗死后,BNP 在 16～20 小时达到高峰,然后血浆水解降低,在 2 天内维持稳定,心肌梗死后第 3 天其水平再次升高,在第 3 天或第 4 天达到高峰。左心功能不全或者心力衰竭时,其峰值更高。根据 Laplace 法则,急性心肌梗死后梗死区域的扩张可以使心室壁张力上升,BNP 的分泌与 BNP mRNA 的表达主要集中在梗死区与非梗死区交界的边缘地带,此处室壁机械张力最大。BNP 第二次高峰的形成可能与梗死延展引起的室壁张力增高有关。研究发现 BNP 与 Nt-proBNP 显著相关,Nt-proBNP 是最佳的心功能障碍性疾病的诊断、疗效监测、预后评估等的指标。无论对于左心收缩功能下降还是收缩功能衰竭,二者的灵敏度、特异性、阴性预测值均没有显著差异,都与左心室射血分数呈显著负相关。因此,Nt-proBNP 和 BNP 均系左心室功能下降或衰竭非常敏感的诊断指标,这为 ACS 患者早期诊断心力衰竭并积极治疗提供了一种简便易行的方法。

(三) 冠状动脉造影

冠状动脉造影(coronary angiography)是评价冠状动脉粥样硬化最常用、诊断冠心病最准确的影像学方法,能显示血管腔二维轮廓,可清晰分辨冠状动脉及其分支有无狭窄、狭窄的部位及程度,以及侧支循环情况。通过管腔显影,部分显示不稳定斑块的特征,包括斑块的偏心性、斑块破裂留下的溃疡、血栓及不规则管腔,甚至冠状动脉夹层等。但是,冠状动脉造影时所看到的影像学改变只是病变的轮廓和影子,不能直接提供血管壁的结构信息。该检查创伤轻微,检查一般仅需 10～20 分钟,还可根据血管情况选择进一步治疗方案。以冠状动脉造影来判断冠脉狭窄的程度,一般用 TIMI(thrombolysis in myocardial infarction)试验提出的分级标准:0 级,无血流灌注,闭塞血管远端无血流;Ⅰ级,造影剂部分通过,冠状动脉狭窄远端不能完全充盈;Ⅱ级,冠状动脉狭窄远端可完全充盈,但显影慢,造影剂清除慢;Ⅲ级,冠状动脉远端造影剂完全而且迅速充盈和消除,类同冠状动脉正常血流。

(四) 超声心动图

心肌缺血导致左心室局部运动异常,在二维超声心动图检查中很容易被发现,并且在临床症状出现及心电图检查异常之前即可发现。当疑诊 ACS 而心电图又无阳性发现时,ACC/AHA 推荐行超声心动图检查,最好在患者发病时或症状刚刚缓解后进行。如果发病时超声心动图未发现局部运动异常,则不支持 ACS 诊断。值得注意的是如果既往有心肌梗死病史,超声心动图发现局部运动异常则很难区分该异常是由急性心肌缺血还是陈旧性心肌梗死所致。二维和 M 型超声心动图有助于了解室壁的运动和左心室功能,诊断室壁瘤和乳头肌功能失调。除了确诊或除外心肌缺血,静息超声心动图也用于 ACS 的鉴别诊断。例如,它可以发现急性心包炎所致的心包积液、主动脉夹层所致的主动脉反流以及肺栓塞所致的右心室舒张、收缩功能障碍。

(五) 血管内超声

血管内超声(IVUS)是一种侵入性操作,通过导管上超声换能器获取图像,与冠脉血管成形术使用的标准导管相似。它不仅可了解冠状动脉腔及其表面情况,而且能看到冠状动脉壁360°横断面的图像,借助三维重建技术,可了解斑块的长度、体积和边界。尽管IVUS有利于显示深部结构,但对微细结构图像的分辨却受限。血管内超声射频数据分析(radiodata hisquency analysis)即虚拟组织学,是对传统IVUS的补充。相对于传统IVUS灰阶图像,射频信号分析的参数能更准确和定量地评价不稳定斑块的主要成分——脂质核心。血管内超声弹性图(IVUS elastraphy)是通过检测冠脉内斑块的局部机械学特性来评估其性质的一种技术,薄的纤维帽粥样斑块显示高拉力值,而钙化斑块显示低值。随着三维弹性图及三维内膜硬度图(palpography)的发展,血管内弹性图成为评价斑块组成和易损性的独特工具。

冠脉内超声检查是目前用于易损斑块检测的重要手段。冠脉内超声检查具有良好的血管穿透性,能够提供血管壁的详细结构图像,区分内膜、中膜和外膜,检测脂质池容积,敏感性达80%~90%。但是冠脉内超声检查的分辨率仅100 μm。国内外初步研究提出了易损斑块的冠脉内超声检查特征:①斑块内低回声区面积>1 mm²;②斑块内低回声区占斑块的面积百分比>20%;③斑块纤维帽厚度<0.7 μm;④偏心性斑块;⑤斑块内无回声。并根据超声特征提出了斑块分类标准:①脂质性斑块,软斑块(无回声斑块);②纤维性斑块(介于软斑块和钙化斑块之间);③钙化性斑块(有声影);④混合性斑块。然而,因冠脉内超声为有创性检查而较难广泛应用,尤其是对处于动态变化的易损斑块的早期诊断。

(六) 其他无创检查方法

1. 心肌核素灌注扫描　利用坏死心肌细胞中钙离子能结合放射性^{99m}Tc-焦磷酸盐或坏死心肌细胞的肌凝蛋白可与特异性抗体相结合的特点,静脉注射^{99m}Tc-焦磷酸盐或^{111}In-抗肌凝蛋白单克隆抗体,进行热点扫描或照相,用于心肌梗死急性期检查。利用缺血心肌血供减少或中断和瘢痕组织中无血管以致^{201}Tl或^{99m}Tc-MIBI不能进入细胞的特点,静脉注射这种放射性核素进行冷扫描或照相,均可显示缺血的部位和范围。在胸痛发作时进行心肌核素灌注扫描检查有助于判断局部心肌是否缺血或坏死。这种检查方法目前临床上已经很少应用。

2. 冠状动脉计算机 X 线断层扫描　冠状动脉计算机 X 线断层扫描(coronary computed tomography,CCT)作为对疑诊ACS的有效影像学手段迅速普及。CCT成像10秒即可完成,射线暴露时间短,碘对比剂用量60~70 ml。扫描完成后,冠状动脉重建成像通常再需要15~20分钟。钙化和软斑块都适合做CCT检查,但严重钙化病变有时会导致对冠状动脉狭窄程度的过度估计。据报道,应用CCT诊断方案和标准方案进行对比,CCT检查可以对75%的患者确诊或排除冠心病。CCT检查的缺点是暴露于射线和碘化造影剂的潜在毒性,且在心动过速和心律失常时的敏感性较低。

多层计算机断层扫描(MSCT)作为非侵入性诊断手段可量化地评价冠脉斑块。MSCT具有较高的空间分辨率,可以显示冠脉主干及其主要分支血管近段的粥样硬化斑块并且根据斑块的密度大致判断斑块的类型,能可靠地区分富含脂质的斑块与富含纤维的斑块。MSCT虽然对冠脉斑块的脂核和钙化的显示较好,但对斑块组织结构的细微观察如纤维帽厚度等的评价仍有限度。有报道提出,通过MSCT冠脉扫描检测冠脉钙化情况来代表冠脉粥样硬化的进展和逆转,并可能代替冠脉造影来评估预防冠状动脉粥样硬化的新型药物的疗效。然而无论是16层还是64层CT,在临床应用上均受心率和呼吸的影响,检查成功率小于80%。如果心率在90次/分以上且不规则,将影响图像质量,需要使用β受体阻滞剂降低心率。

新近出现的双源CT(dual-source CT,DSCT)使用放射源和探测器的技术,两个X线源只要旋转90°即可采集到足以产生图像的X线,使得检查时受的辐射明显降低。DSCT具有83ms的时间分辨率,在扫描心脏时不受心率的影响,使得对冠脉的动态重建成为可能。DSCT在冠心病的诊断上具有较高的准确率。目前对斑块定性的研究并不多,然而DSCT的优势使其将来可能成为非侵入性检查的重要选择。

3. 心血管磁共振成像 心血管磁共振成像(cardiovascular magnetic resonance imaging,CMR)是评价心室容积、质量、收缩功能的金标准,它对于发现局部心肌运动异常非常敏感,与延迟钆增强方案相结合可以发现心肌灌注缺损及心肌梗死或瘢痕组织。采用特定方案和观测角度,CMR检查还可以用于诊断胸部不适的其他病因如主动脉夹层、肺部疾病等。CMR检查不需要使用碘化对比剂,不需要接触射线,而且钆增强显影的安全性远远高于使用碘化对比剂的X线成像。CMR近年已经在诊断斑块上取得了较大进展,是最有潜力的对斑块进行非侵入检查和综合评价的方法。

磁共振还用于观察冠状动脉粥样斑块的成分,区分脂核、纤维帽,检出斑块内出血。磁共振采用分子影像技术通过对糖蛋白Ⅳ、脂蛋白、细胞因子、血小板等进行标记,用来进行分子水平的成像,可以起到识别潜在易损斑块靶点的作用,使磁共振在易损斑块的识别上将会有长足发展。

CMR的主要缺点是检查所需时间较长,为30~40分钟,且对于已经安装起搏器、除颤器和身体内有金属物品者不适用。对于管径较小和受心脏、呼吸运动影响较大的血管的易损斑块的成像仍有较大局限性。

4. 光学相干断层成像 光学相干断层成像(OCT)是近几年发展起来的影像技术,由于其良好的图像分辨率,使其成为继冠脉造影、血管内超声(IVUS)之后,能更为精确地分辨粥样斑块的细节特征、识别易损斑块和评价冠脉内支架术后状态的一种新手段。

OCT本身是一项较为成熟的技术,在ACS中可以用于:①检测易损斑块。OCT能观察到斑块表面的微细结构,包括斑块表面较小的纤维帽破裂、斑块表面侵蚀性改变、斑块纤维帽中巨噬细胞等,同时可以精确测量斑块纤维帽的厚度,区分斑块表面的白色血栓和红色血栓,对冠状动脉粥样硬化斑块进行定性评价。②观察血栓的形态。目前常用的IVUS对于血栓的诊断和分析的敏感性及特异性较低,而OCT的图像分辨率是IVUS的10倍,能够对血栓进行清晰成像。③对冠脉介入术评价。用于评价支架置入术后内皮覆盖、支架贴壁及晚期支架与血管壁的结构关系,在对支架内血栓的研究上,OCT可准确、清晰地反映支架内血栓的形态及可能的原因。

OCT的有效性及安全性已经在临床得到验证,在ACS诊治中有很大潜力。然而该项技术也存在局限性:首先,OCT的主要缺陷之一是穿透力欠佳,侧向穿透能力只有1~2mm,当血管壁过度增厚时,难以清楚分辨血管外膜结构。不能穿透脂质池较大的斑块,难以对斑块的全貌进行评价。其次是光衰减,为避免光衰减,成像时需用扩张球囊来阻断血流,致使对左主干病变、开口病变以及直径较大的血管检查受到限制。其未来发展方向是如何克服光衰减问题,可以考虑OCT和分光镜显像、偏振显像及多普勒技术整合在一起,使OCT能够从组织的生化构成及血流动力学等更深的层面来了解血管结构和功能,使其成为真正意义上的光组织活检甚至超越组织活检的影像学检查手段。

第三节　不稳定型心绞痛和非 ST 段抬高型心肌梗死的治疗

动脉硬化易损斑块的侵蚀或破裂,导致富含血小板的白色血栓形成,阻塞冠脉使远端心肌缺血,并可刺激冠状动脉收缩减少心肌氧供,加重缺血,出现不稳定型心绞痛(UA)。当氧的供需失衡严重到足以造成心肌细胞坏死,血清中可以检测到心肌特异性标志物时即可诊断非 ST 段抬高型心肌梗死(NSTEMI)。少见的 UA/NSTEMI 病因还包括左心室附壁血栓或动脉内斑块碎片脱落引起部分冠状动脉阻塞、细菌性心内膜炎左心瓣膜赘生物栓塞冠状动脉循环及冠状动脉夹层等。少数为非心源性原因如贫血、甲状腺功能亢进或心律失常等引起氧供需失衡,逐渐出现 UA/NSTEMI 的症状、心电图表现和实验室检查异常。

一、危险性分层

由于非 ST 段抬高型急性冠脉综合征的疾病谱广,严重程度不同,预后和临床处理也有很大差别。因此必须对其进行危险分层,早期识别高危患者并进行适当干预,以减少发生心脏损害与死亡的危险。低危者不应接受早期有创评估,对处于血管迅速闭塞过程中的高危者或血流动力学不稳定者应该采取紧急有创治疗策略。

快速适当的危险分层可指导 UA/NSTEMI 的治疗。病史、体格检查、ECG 和心肌标志物均可用于评估死亡和非致死性心脏缺血事件。对危险水平的评估涉及多个因素,不可能使用单一的表格进行精确定量。在正规的危险评估工具中,TIMI 危险评分(TIMI risk score,TRS)是一个简单的床旁评分系统,临床应用最为广泛。其采用临床特征进行危险性分层,每点计 1 分,总分 0 ~ 7 分(表 18-2)。评分越高,出现严重缺血、心肌梗死和死亡的风险越大。

表 18-2　不稳定型心绞痛/非 ST 段抬高型心肌梗死的 TIMI 危险评分

➢ 年龄>65 岁
➢ 既往冠状动脉狭窄>50%
➢ 存在 3 个或 3 个以上传统冠心病危险因素(年龄、男性、家族史、糖尿病、吸烟、高血压、高血脂、肥胖)
➢ 24 小时内使用过阿司匹林
➢ 24 小时内发作 2 次或 2 次以上心绞痛
➢ ST 段偏移(持续性压低或一过性抬高)
➢ 心肌损伤标志物升高

二、一般治疗策略

UA/NSTEMI 诊断一旦成立,需要进行快速鉴别和危险分层,只有这样才能对 ACS 这一特定人群采取有效和安全的方法进行治疗。需要紧急采取的措施包括:①卧床;②经鼻导管吸氧;③持续心电监护;④10 分钟内完成 12 导联心电图检查;⑤准备床旁除颤设备;⑥建立可靠静脉通路;⑦使用硝酸酯类药物或吗啡缓解胸痛。

三、抗血小板治疗

血小板在 ACS 的发病过程中起着非常重要的作用。动脉内膜受损,血小板黏附于内皮下胶原,血栓开始形成,这些血小板的进一步激活和聚集对血栓继续形成是必要的,抗血小板聚集是抗血栓形成的一个重要方面,因此抗血小板成为 ACS 治疗的基石。UA/NSTEMI 抗血小板治疗的目的是瓦解血栓,避免冠脉进一步阻塞,稳定动脉粥样硬化斑块。

目前临床常用的抗血小板药物包括阿司匹林、噻氯吡啶类、双嘧达莫及血小板膜糖蛋白(GP)Ⅱb/Ⅲa 受体拮抗剂。联合抗血小板治疗将会改善患者临床预后。

1. 阿司匹林 阿司匹林是 UA/NSTEMI 抗血小板治疗的基础。它作用于血小板内环氧化酶-1(COX-1),抑制其活性从而减少花生四烯酸的降解,减少 TXA_2 的产生,抑制 GP Ⅱb/Ⅲa 受体的活化,从而达到抑制血小板活化的作用。美国胸科医师学会(ACCP)对阿司匹林的推荐如下:对于所有没有明确阿司匹林过敏的 UA/NSTEMI 患者,推荐立即口服阿司匹林 160～325 mg,随后每日口服 75～162 mg。对包括 12 项临床试验、超过 5000 例患者应用阿司匹林作为抗血小板治疗的结果表明,与安慰剂对比,抗血小板治疗使因心血管因素引起的心肌梗死、卒中或死亡的联合终点下降 46%。研究证实,长期服用阿司匹林能够显著降低 ACS 患者的死亡和发生心肌梗死的概率,而且这一优势随着时间的延长而逐渐增加。另一项荟萃分析提示,在服用阿司匹林的情况下仍发生 ACS 意味着预后较差,表明这些患者存在广泛的粥样硬化血栓形成危险。

应用阿司匹林总体来说是安全的,但会增加出血风险。即使单独大剂量应用阿司匹林,颅内出血和致命性消化道出血也很罕见(<1%),但轻微黏膜出血和消化道出血偶见,绝大多数预后良好。阿司匹林的禁忌证包括致命的活动性出血和真正的阿司匹林过敏,即皮疹和支气管痉挛。对阿司匹林过敏者可用氯吡格雷替代。随后在脱敏治疗后,阿司匹林可继续作为二级预防药物长期使用。长期小剂量服用阿司匹林出血的风险很低。

2. 噻氯吡啶类药物 主要包括噻氯匹定、氯吡格雷和普拉格雷。该类药物是血小板二磷酸腺苷(ADP)受体拮抗剂,作用于 ADP 受体,抑制血小板 GP Ⅱb/Ⅲa 受体活化,从而达到抑制血小板激活和聚集并降低血液黏度的目的。对于大多数非 ST 段抬高型 ACS 患者应该给予氯吡格雷 300 mg 负荷量口服,随后给予每日 75 mg 维持剂量。对于不能马上进行诊断性导管术或冠脉造影后不能在 5 天内行冠状动脉旁路移植术(CABG)的 UA/NSTEMI 患者,推荐立即口服氯吡格雷 300 mg,随后每日 75 mg 至 9～12 个月,同时合用阿司匹林;对于将在 24 小时内接受冠脉造影的 UA/NSTEMI 患者,建议在明确冠脉解剖后再开始服用氯吡格雷;对于正在服用氯吡格雷并准备接受 CABG 手术的患者,推荐术前停用氯吡格雷 5 天。阿司匹林过敏者建议口服氯吡格雷负荷剂量 300 mg,并无限期维持 75 mg/d。药代动力学研究表明,氯吡格雷的血小板聚集抑制作用在首次服用 2 小时后出现,300 mg 口服后 6 小时达到最大血小板聚集抑制效果,而 600 mg 可在 2 小时达到相同的血小板抑制效果。目前指南均推荐在经皮冠脉介入治疗(PCI)术前 4～6 小时提前给予氯吡格雷负荷剂量。但是对于紧急行 PCI 者,导管室给予 600 mg 负荷剂量是否安全有效尚需进一步探讨。冠状动脉支架术后氯吡格雷显著降低支架内血栓形成的风险。与阿司匹林相比,应用氯吡格雷使卒中、心肌梗死或心源性死亡的长期联合终点事件的发生率更低。如果采用非手术治疗,最好将氯吡格雷与阿司匹林联合应用连续1年。如果行冠状动脉造影及PCI,预先给予氯吡格雷也能提高疗效。支架术后服用氯吡格雷的时间取决于所置入支架的类别。

氯吡格雷比早期的血小板ADP受体拮抗剂噻氯匹定的严重不良反应更少。在噻氯匹定治疗中出现的中性粒细胞减少和血栓性血小板减少性紫癜在氯吡格雷治疗中极为罕见,因此,在使用氯吡格雷时血液学监测不必作为常规。氯吡格雷单药治疗与阿司匹林相比,减少消化道出血,而联合用药抗血小板会增加出血。

普拉格雷是新型的噻氯吡啶类药物,比氯吡格雷起效快,抗血小板作用强。对于氯吡格雷抵抗的患者,新普拉格雷治疗亦可达到理想的血小板聚集抑制效果。已经进行的临床试验提示,阿司匹林与普拉格雷联用较与氯吡格雷联用在心源性死亡、非致命性心肌梗死或非致命性卒中等主要终点事件均有降低。但普拉格雷的出血发生率高于氯吡格雷。

3. 血小板糖蛋白Ⅱb/Ⅲa受体拮抗剂 血小板膜上的糖蛋白受体与血小板活力密切相关,其中GP Ⅱb/Ⅲa受体与纤维蛋白原等结合是各种血小板激动剂导致血小板凝集过程中最后共同通路。血小板GP Ⅱb/Ⅲa受体拮抗剂通过与GP Ⅱb/Ⅲa受体结合,抑制血小板凝集,是新一代血小板抑制剂。目前用于临床的血小板GP Ⅱb/Ⅲa受体拮抗剂有依替巴肽、替罗非班和阿昔单抗。ACCP对GP Ⅱb/Ⅲa受体拮抗剂推荐如下:对于中高危的UA/NSTEMI患者,推荐早期应用依替巴肽或替罗非班,同时合用阿司匹林和普通肝素;对于服用氯吡格雷的中高危UA/NSTEMI患者,推荐同时早期应用依替巴肽或替罗非班治疗。对于UA/NSTEMI患者,不推荐使用阿昔单抗作为初始治疗,除非冠脉解剖已经明确,PCI将在24小时内进行。

GP Ⅱb/Ⅲa受体拮抗剂对UA/NSTEMI非常有用,特别是在早期行介入治疗的患者。与阿司匹林和肝素相比,能降低死亡、心肌梗死或再发缺血,能彻底解决冠状动脉内血栓,增加冠状动脉内血流。应用GP Ⅱb/Ⅲa受体拮抗剂的益处主要在高危患者中体现:肌钙蛋白阳性,TIMI评分大于4,或持续的缺血性胸痛。最新的指南指出,对于UA/NSTEMI欲行PCI治疗的患者,推荐静脉使用GP Ⅱb/Ⅲa受体拮抗剂,联合阿司匹林、氯吡格雷及普通肝素或低分子质量肝素。直接行冠状动脉造影筛查的患者,在操作期间开始使用GP Ⅱb/Ⅲa受体拮抗剂,但如果PCI在诊断后推迟,立刻使用GP Ⅱb/Ⅲa受体拮抗剂。对于高危患者非手术治疗也建议使用依替巴肽或替罗非班,而不建议使用阿昔单抗。

在UA/NSTEMI患者中静脉使用GP Ⅱb/Ⅲa受体拮抗剂的资料来源于几个中型的随机试验。分析显示,GP Ⅱb/Ⅲa受体拮抗剂显著降低5天的病死率和心肌梗死的发生率,获益主要发生在行PCI或旁路移植术30天的患者中。这些患者的肌钙蛋白Ⅰ或T血清浓度>0.1 ng/ml。GP Ⅱb/Ⅲa受体拮抗剂能有效地抑制血小板聚集,可使出血的发生率增加。肾功能不全者使用GP Ⅱb/Ⅲa受体拮抗剂(依替巴肽或替罗非班)时应该严密监测,因为这些代谢产物经肾脏清除。肌酐清除率<50 ml/min时替罗非班应该减半。肌酐水平在2.0~4.0 mg/dl时,推荐使用半量依替巴肽,肌酐超过4 mg/dl不建议使用。阿昔单抗可以用于肾功能不全,包括行血液透析的患者。GP Ⅱb/Ⅲa受体拮抗剂另一个副作用是血小板减少,在临床试验中发生率为0.2%~2%。需要在使用前、使用6~8小时后常规监测血小板计数,然后每天监测直至结束。血小板减少的处理包括停止应用GP Ⅱb/Ⅲa受体拮抗剂并严密观察出血情况,严重血小板减少,<10×10^9/L或临床明显出血时可输注血小板。

临床试验表明,联用 GP Ⅱb/Ⅲa 受体拮抗剂与阿司匹林,比单用阿司匹林更能有效降低缺血并发症,包括死亡、急性心肌梗死,紧急 CABG 或再次介入治疗的发生。GP Ⅱb/Ⅲa 受体拮抗剂作为高效特异性抗血小板制剂是目前 ACS 药物治疗最突出的进展,但大规模前瞻性临床研究仍在进行,以进一步了解其剂量、效应及安全性。随机对照试验已经评价了几种口服 GP Ⅱb/Ⅲa 受体拮抗剂,发现增加 ACS 出血风险和病死率,因此这些口服制剂没有被批准在临床应用。

4. 双嘧达莫 即潘生丁,是磷酸二酯酶抑制剂,通过抑制 cAMP 的产生来抑制血小板的激活。与阿司匹林相比,双嘧达莫不增加胃肠道出血风险,甚至在与华法林合用时也是如此。但目前在 UA/NSTEMI 急性期治疗中,没有证据支持双嘧达莫可以替代或与阿司匹林和氯吡格雷合用。

四、抗 凝 治 疗

UA/NSTEMI 病理生理学的重要特点是破损斑块释放 TF,激活凝血系统,Ⅱa 因子和Ⅹa 因子产生。因此治疗 UA/NSTEMI 需要抗凝治疗,而抗凝治疗的基石是使用肝素。如果没有禁忌证,所有患者均应抗凝治疗。目前临床上常用的抗凝药物有:普通肝素、低分子肝素、选择性直接抗Ⅹa 因子抑制剂及凝血酶直接抑制剂等。

1. 普通肝素 普通肝素与抗凝血酶Ⅲ结合,增加 AT-Ⅲ活性,从而灭活Ⅱa 和Ⅹa 等凝血因子。对于 UA/NSTEMI 患者,推荐短期普通肝素与抗血小板治疗联合应用替代单纯抗血小板治疗。普通肝素是 ACS 抗凝治疗的重要基础。20 世纪 80 年代和 90 年代的几项临床试验证实,不稳定型心绞痛患者联合应用普通肝素和阿司匹林比单独应用阿司匹林对预防死亡或心肌梗死更具优势。近年来的观察也充分证实了肝素在 ACS 治疗中的地位。安全的给药方案是 60U/kg 静脉推注,然后以 12U/(kg·h)静脉注射,以 aPTT 调控输注速度,6 小时后测定 aPTT,然后在静脉滴注肝素期间每 12~24 小时测定 aPTT,使其维持在 50~70 秒。

2. 低分子质量肝素(LMWH) 低分子质量肝素是普通肝素酶解或化学降解的产物,抗凝作用与普通肝素大致相同,由于分子质量小(平均分子质量 4500Da),其抗Ⅹa 和抗Ⅱa 活性比例增加,对于与血小板结合的因子Ⅹa 亦有抑制效应,因而抗血栓形成作用更加明显。LMWH 与血浆蛋白非特异性结合力低,因而生物利用度高,半衰期长,抗凝效果呈明显的量效关系,皮下注射吸收良好,几乎达 100% 。对于 ACS 患者,低分子质量肝素较普通肝素更具优势:包括抗Ⅹa 比抗Ⅱa 更高的活性比(使凝血酶生成减少)、更高的生物利用度、更强的抗凝血酶活性。住院期间比使用普通肝素更简单方便,且不需要监测 aPTT。

UA/NSTEMI 患者使用低分子质量肝素的剂量为 1 mg/kg,每 12 小时皮下注射 1 次。也可以最初 30 mg 静脉注射,随后给予 1 mg/kg 每 12 小时 1 次以确保迅速达到抗Ⅹa 治疗水平。否则需要 2 次以上皮下注射后才可以达到抗Ⅹa 的治疗水平。中度或严重肾功能不全患者不建议使用低分子质量肝素(血肌酐>2.5 mg/dl,肌酐清除率<30 ml/min)。过度肥胖者低分子质量肝素在体内的分布不可预测,可能存在抗凝不足的风险。虽然大多数情况下不需常规监测抗Ⅹa 的水平,但在特殊人群如过度肥胖、老年人和轻度肾功能不全的患者中应该监测,以保证抗Ⅹa 的目标水平达到 0.6~1.8 U/ml。

2007 年 ACC/AHA 指南推荐:选择早期介入治疗的患者可选择低分子质量肝素和普通肝素抗凝,而最初选择非手术治疗的患者选用低分子质量肝素优于普通肝素。UA/NSTEMI 患者使用普通肝素和低分子质量肝素的比较,多个随机对照试验认为,在症状发生后最初 24 小时使用 LMWH 可减少终点事件(死亡、心肌梗死或再发心绞痛、再发心肌缺血或血运重建)的发生,可明显减少 ACS 患者 30 天病死率和复合性心脏事件发生。

3. 磺达肝葵钠　可选择性抑制 X a 因子,从而抑制凝血酶形成,它的优势是可每日 1 次皮下给药,吸收快速、准确,不需要频繁进行实验室监测。2007 年 ACC/AHA 指南建议:UA/NSTEMI 患者无论手术还是介入治疗,磺达肝葵钠都可以作为抗凝选择,由于磺达肝葵钠出血的发生率低,对于那些出血高风险患者有特殊的价值。

4. 凝血酶直接抑制剂　水蛭素、比伐卢定和阿加曲班能够选择性地与凝血酶结合,并将其灭活。在临床上多用于肝素诱导的血小板减少性血栓综合征的抗凝治疗。综合临床试验的荟萃分析提示,凝血酶直接抑制剂与普通肝素相比并不能显著减少 ACS 患者的死亡和心肌梗死的概率,而且增加相关出血风险。

五、UA/NSTEMI 抗缺血药物治疗

迅速缓解缺血症状是治疗 UA/NSTEMI 的重要目标。用于缓解缺血的药物包括:β 受体阻滞剂、硝酸酯类、钙通道阻滞剂、血管紧张素转换酶抑制剂(ACEI)以及吗啡。对于严重的难治性 UA/NSTEMI 可以安装主动脉球囊反搏泵(IABP)作为辅助治疗。

1. β 受体阻滞剂　β-肾上腺素受体阻滞剂可以降低心肌收缩力,减慢心率,降低心室壁张力,因而减低心肌耗氧,减轻心肌缺血症状。β 受体阻滞剂能降低胸痛阈值,特别适用于交感神经张力较高的患者。随机临床试验证实,β 受体阻滞剂可降低 ACS 的病死率,特别是在 NSTEMI 患者中,β 受体阻滞剂可减小梗死面积并降低再发心肌梗死率。β 受体阻滞剂可以在所有能耐受的 UA/NSTEMI 患者中使用。禁忌证包括失代偿性充血性心力衰竭或心源性休克、高度房室传导阻滞、严重的反应性气道疾病及低血压。选择性 β₁ 受体阻滞剂(阿替洛尔、美托洛尔、比索洛尔等)优于非选择性 β 受体阻滞剂普萘洛尔、纳多洛尔等。

2. 硝酸酯类　硝酸酯类药物扩张冠状动脉和全身静脉效果确切,并降低心肌耗氧量。对于高危或反复胸痛发作患者硝酸甘油可舌下含服,每 5 分钟 0.3 ~ 0.6 mg,最多可达 3 次。如果有持续心肌缺血存在,特别是高血压时,可以给予静脉滴注硝酸甘油 20 ~ 200 μg/min,以改善心肌缺血,控制高血压和改善左心室功能状态。

静脉滴注硝酸甘油时需严密监测血流动力学。禁忌证包括低血压、右心室梗死及严重的主动脉瓣狭窄。使用 5-磷酸二酯酶抑制剂的患者在 24 小时内避免使用硝酸酯类药物,可导致严重的、威胁生命的低血压。严重心动过速、心动过缓或低血压患者也不宜应用硝酸酯类药物。硝酸甘油治疗的最大缺点是产生耐受性较快,在静脉应用时可出现头痛症状。目前尚无证据证明,在 ACS 患者中早期应用硝酸酯类可降低病死率或防止心肌梗死。

3. 钙通道阻滞剂　钙通道阻滞剂直接扩张冠状动脉,地尔硫䓬和维拉帕米具有负性肌力作用,而二氢吡啶类钙通道阻滞剂(硝苯地平、氨氯地平、非洛地平)则没有负性肌力作用。地尔硫䓬和维拉帕米扩张冠状动脉的同时降低心率,从而减轻心肌缺血。ACS 患者(有或没有 ST 段抬高)使用钙通道阻滞剂的几个随机试验结果显示,钙通道阻滞剂总体上

未能降低 ACS 患者初发或再发心肌梗死或死亡的风险。尽管更多近期研究显示,冠心病及高血压患者服用氨氯地平提示有临床益处,目前在 UA/NSTEMI 患者中使用长效非二氢吡啶钙通道阻滞剂(地尔硫䓬和维拉帕米)应具备两种状况:持续或再发心肌缺血患者使用 β 受体阻滞剂有禁忌时;心肌缺血发作时,β 受体阻滞剂和硝酸酯类已经全量使用。可以选择使用长效维拉帕米或地尔硫䓬、氨氯地平、非洛地平等。

UA/NSTEMI 患者应避免使用短效二氢吡啶类钙通道阻滞剂硝苯地平,因其引起反射性心动过速,增加心肌耗氧量而加重心肌缺血,尤其是没有使用 β 受体阻滞剂时应特别注意。

4. 血管紧张素转换酶抑制剂　对于 UA/NSTEMI 伴有左心室功能异常或充血性心力衰竭而没有低血压的患者,在发病 24 小时内应使用血管紧张素转换酶抑制剂。在稳定型冠心病患者中,使用 ACEI 能显著降低死亡、心肌梗死和卒中的风险。因此,UA/NSTEMI 没有低血压和特殊禁忌的患者使用 ACEI 可以获益。开始给予小剂量短效制剂如卡托普利,6.25 mg,3 次/天,观察无低血压可以逐渐增加至患者能耐受的最大剂量,然后改为等量的长效制剂,如雷米普利、赖诺普利、喹那普利等。血管紧张素转换酶抑制剂还可以降低左心室功能正常的高危慢性冠状动脉粥样硬化性心脏病患者的病死率。

5. 吗啡　给予硝酸甘油仍有持续缺血性胸痛的患者建议使用小剂量吗啡。吗啡除了可靠的镇痛效果外,还可以显著扩张静脉,轻度扩张动脉,轻微降低心室率从而降低心肌耗氧。吗啡特别适用于 UA/NSTEMI 伴有肺水肿的患者,推荐剂量为每 5~30 分钟静脉推注 2~5mg 直至胸痛缓解。应用过程中需严密观察患者有无呼吸抑制。过量的吗啡可以引起低血压,特别是存在低血容量状态时。

6. 吸氧　低氧血症患者可以给予吸氧,然而没有证据支持所有 UA/NSTEMI 患者中持续吸氧,且不能改善预后。

六、介　入　治　疗

对于 UA/NSTEMI 传统的治疗观念首先通过抗心绞痛药物和抗血栓药物稳定病情,而不主张早期介入治疗。近年来,随着诸多比较早期介入治疗是否优于保守治疗的随机对照临床试验结果的相继公布,对早期介入治疗也逐渐持积极态度。新近的一些研究均显示,早期介入治疗比保守治疗有更好的预后。血清肌钙蛋白水平升高的患者更具危险性,行早期有创治疗获益最大。荟萃分析结果提示,早期介入治疗在 UA/NSTEMI 高危患者中有肯定意义。

UA/NSTEMI 早期干预方面长期争议的另一个焦点问题是早期介入治疗的对象和时机。近年资料提示,非 ST 段抬高型 ACS 患者在给予低分子质量肝素及阿司匹林和抗心绞痛药物治疗的情况下,早期侵入性治疗较保守治疗明显降低终点事件(死亡和心肌梗死)的发生率。另一项试验也证实,在给予抗血小板 GP IIb/IIIa 受体拮抗剂替罗非班的前提下,早期侵入性治疗策略优于保守策略,上述两项研究均表明高危患者获益更大,而低危患者两种治疗策略有着相似的临床结果。新公布的一项研究结果进一步证实,在中等危险非 ST 段抬高型 ACS 患者中常规早期介入治疗优于保守治疗。鉴于以上临床试验结果,最新的 ACC/AHA 指南建议对 TnI 升高的非 ST 段抬高型 ACS 患者进行早期介入治疗。

七、早期调脂治疗

ACS 与炎症密切相关，由多种炎症因子引发的炎症负荷促进动脉粥样硬化进展和触发 ACS，而炎症细胞介导的斑块破裂是发生 ACS 的主要机制。越来越多的证据表明，他汀类药物具有降脂以外的抗炎作用，显著降低 ACS 患者的病死率和整体死亡率，对缺血性心血管病的防治具有长期重要的临床价值。使用羟甲基戊二酰辅酶 A 还原酶抑制剂（他汀类）降脂治疗对所有 UA/NSTEMI 患者住院早期就应该考虑。应用他汀类药物调脂治疗可以改善内皮功能，稳定动脉粥样硬化斑块，防止血栓形成。降脂治疗的长期受益已经在多个临床试验中证实，建议早期给予高剂量的他汀。经历 ACS 的患者是再发心脏事件的高危因素，ACC/AHA 建议评估入院 24 小时内所有患者的空腹血脂水平，且无论空腹或饮食后的血脂水平多高，所有患者均建议给予他汀治疗。长期的计划是使用他汀使 LDL<70 mg/dl。降脂治疗的另一个目标是他汀联合烟酸或贝特类药物，使 HDL>40 mg/dl。

他汀类药物同其他药物一样存在一些不良反应，如恶心、便秘或腹泻等消化系统症状及头晕等神经系统症状和皮疹等皮肤反应。这些反应一般并不严重，随着用药时间的延长可能减轻或消失，个别需要对症治疗或调整药物。他汀类药物对肝肾功能、肌肉系统的影响以及对神经系统和肿瘤发生的作用，也是制约其临床应用的重要方面。对他汀类药物安全性的了解将随着临床资料的丰富和实践经验的积累更加深入、全面和确切。

第四节　ST 段抬高型心肌梗死的治疗

大部分 ST 段抬高型心肌梗死（STEMI）患者都需要收入监护室，进行连续监测。年轻、下壁心肌梗死、单支血管病变和血流动力学稳定者，在成功再灌注后可不进 CCU 监护。最初被收入 CCU 的患者，在 12~24 小时病情稳定后可以转出 CCU。

急性心肌梗死在急性期，经鼻导管吸氧是常规，但再灌注后几小时如果无低氧血症，可以停止吸氧。没有证据表明吸氧能够改善心肌梗死的预后。心肌梗死后的疼痛和焦虑对病情不利，应用吗啡缓解疼痛和苯二氮䓬类抗焦虑可促进康复。不鼓励急性心肌梗死患者延长卧床休息时间，因为卧床时间延长可在开始活动时引起晕厥，并与肺不张和静脉血栓形成有关。因此，在成功再灌注后 12~18 小时，应该鼓励患者坐起或坐在床旁。

一、STEMI 再灌注策略的选择

ST 段抬高型 ACS 治疗的关键是早期开通梗死相关动脉，迅速恢复心肌血流，减轻心肌损伤，降低并发症，改善预后。对于 STEMI 的治疗策略着重于阻塞动脉的血流重建和减少再发血栓的危险因素。循证医学证据表明，早期再灌注能有效降低 STEMI 总体病死率，因此恢复心肌再灌注时间是关键因素。

目前再灌注的主要方法有药物溶栓和 PCI。药物溶栓是 STEMI 的主要再灌注手段，疗效已经大规模临床试验和实践证实。我国于 20 世纪 80 年代开始 STEMI 的药物溶栓治疗，90 年代后溶栓治疗才逐步规范完善。溶栓药物发展迅速，从第一代对纤维蛋白无选择的链激酶、尿激酶,到第二代对纤维蛋白有选择的组织型纤溶酶原激活剂(t-PA),再到目前第三代基因工程改良的 t-PA 衍生物,如瑞替普酶(r-PA)和替耐普酶(TNK)等。药物溶栓存在再通率低、残余狭窄重、出血风险高及部分患者不适合等缺点。新型溶栓药物虽然具有半减期长、纤维蛋白选择性高、出血并发症少及适合弹丸式注射等优势,一定程度上克服了原有溶栓药物的缺点,但其疗效仍与治疗时机密切相关,并随时间的延长而减弱。

PCI 是 STEMI 另一种有效的再灌注方式,可明显改善预后,提高生活质量。与溶栓相比,PCI 治疗梗死相关动脉再通率高,达到 TIMI3 级血流明显增多,再闭塞率低,缺血复发少,出血(尤其是脑出血)的危险性低。与 CABG 相比,PCI 治疗不需要全麻和开胸,手术创伤小、痛苦少、恢复快,并且在紧急情况下也可迅速实现血运重建。由于 PCI 冠状动脉支架置入技术、支架设计和辅助药物治疗的进展、人员操作水平的提高和设施的完善,很多大的医疗机构几乎对所有具备条件的 STEMI 全部采用这种再灌注方式。

目前对于 STEMI 再灌注方式的选择仍有分歧,众多学者认为再灌注治疗究竟选择溶栓还是直接 PCI 首先取决于时间窗。STEMI 再灌注策略的选择要根据医院的能力、发病的地理位置、症状发作至就诊的时间和患者的危险状况综合考虑。

二、药 物 溶 栓

如果出现 2 个或 2 个以上相邻导联 ST 段抬高>1 mm,或新发左束支传导阻滞;前壁导联 ST 段压低>3 mm(往往是 $V_{7\sim9}$ 导联 ST 段抬高的镜像表现,为后壁心肌梗死),若无溶栓禁忌,应考虑药物溶栓治疗。指南建议对无溶栓禁忌证且发病时间<3 小时的 STEMI 患者,若不能及时行急诊 PCI 或转运时间较长,即从就诊到首次球囊扩张(door-to-balloon)时间>90 分钟或从就诊到球囊扩张时间比从就诊到开始溶栓(door-to-needle)时间多>1 小时,则应优先考虑溶栓治疗。在所有急性心肌梗死患者中仅 1/3~1/2 适合并接受溶栓治疗,而不适宜溶栓治疗患者的病死率大大高于适于溶栓者,就诊时间的延迟也限制了溶栓治疗的应用。

静脉溶栓药物通过激活纤溶酶原,使其转化为纤溶酶,而后纤溶酶降解纤维蛋白,使血凝块溶解。链激酶和尿激酶消耗循环纤维蛋白原,引起继发性全身纤溶状态。新型溶栓药物如组织型纤溶酶原激活物、瑞替普酶和替耐普酶具有纤维蛋白特异性,产生的纤溶酶大多存在于血栓表面,对循环纤维蛋白原的消耗小于链激酶和尿激酶,因此出血的并发症少。由于溶栓的不良反应是出血,尤其是颅内出血,因此在溶栓开始之前,必须评价是否存在溶栓治疗的禁忌证。溶栓治疗的绝对禁忌证包括:任何时间的出血性卒中;12 个月内缺血性或栓塞性卒中;已知的颅内肿瘤、动静脉畸形或动脉瘤;活动性胃肠道出血;可疑主动脉夹层;2~4 周内创伤或外科大手术;妊娠。相对禁忌证包括:血压>180/110 mmHg;非出血性卒中>1 年;心肺复苏>10 分钟,特别是肋骨骨折;活动性消化性溃疡;长期使用华法林抗凝。溶栓治疗在年龄>75 岁的高龄患者中因出血并发症增加应用受到限制,但同时也能给该群体带来最大的绝对病死率下降。

STEMI 患者常处于高凝状态,溶栓药物可进一步激活血小板和凝血系统,因此溶栓治疗的同时要抗血小板和强化抗凝。当溶栓药物进入后,会出现代偿性内源性促凝反应,部分是由于凝血酶反应增加介导。因此在给予纤维蛋白特异性溶栓药物的同时,必须给予抗凝治疗。建议使用普通肝素的方法为 60U/kg(最大剂量 4000U),继之 12U/kg,使活化的 aPTT 控制在正常值的 1.5~2 倍(50~70 秒)。

溶栓开始后连续心电监护和定期 12 导联心电图检查有助于评价溶栓效果。溶栓治疗开始 60~90 分钟后抬高的 ST 段回落 ≥50%,血流动力学稳定,胸痛缓解是溶栓有效的指标。溶栓后出现加速的室性自主心律是成功再灌注的指标。溶栓后进行冠脉造影的动脉再通定量指标为 TIMI 血流。不论应用何种溶栓药物或采用何种给药方法,用药后 90 分钟再通率最高 85%,达到 TIMI3 级血流者最多 50%~55%。溶栓后由于残余狭窄的存在,15%~30% 缺血复发,但最好结果与 TIMI3 级血流相关。对于溶栓后疼痛恶化、溶栓开始 90 分钟后抬高的 ST 段无回落,出现室性心动过速或室颤,血流动力学不稳定是溶栓再灌注不成功的标志,应考虑进行补救性 PCI 或者外科手术治疗。

溶栓最常见的并发症是血管穿刺部位出血。威胁生命的颅内出血发生率为 0.3%~1%,需通过 CT 检查评估出血部位和范围。处理措施包括停止使用溶栓药物和所有抗血小板、抗凝药物。抬高床头、使用渗透性利尿药降低颅内压,尽快请神经外科协助治疗。

三、冠脉内介入治疗

1. **直接冠脉内介入治疗**　在经验丰富的介入中心,使用支架对症状发作 12 小时内的 STEMI 进行直接冠脉介入治疗是最佳治疗方案。很多大的医疗机构几乎对所有急性心肌梗死患者全部采用这种治疗方式。最新 2007 年 ACC/AHA 指南推荐:如果有立即进行 PCI 的可能,应该对症状发作 12 小时内的 STEMI(包括正后壁心肌梗死)或伴有新发 LBBB 的心肌梗死进行直接 PCI。直接 PCI 应该尽快进行,力争就诊至球囊扩张的时间<90 分钟。随着就诊至首次球囊扩张时间的增加,直接 PCI 的绝对获益减少。如果就诊至球囊扩张时间超过 90 分钟,溶栓和直接 PCI 两种治疗策略的联合终点事件发生率相当。

众多临床试验证实,直接 PCI 的近期临床疗效显著优于溶栓。目前有 23 项临床试验比较 PCI(用或不用支架)和溶栓的效果,结果表明,PCI 较溶栓可降低死亡、再梗死、颅内出血和卒中的发生率,减少心肌缺血事件、缩短住院天数。这些获益的直接原因是 PCI 使 90%~95% 的患者梗死相关动脉血流正常,而溶栓仅能使 50%~60% 的患者梗死相关动脉血流正常。直接 PCI 对于 STEMI 是最有效降低死亡率的治疗。在高危患者,特别是心源性休克患者,直接 PCI 的获益最大,在这些患者中时间依赖的再血管化非常重要。直接 PCI 降低病死率的原因是机械挤压破裂斑块导致栓塞和梗死复发减少,而成功的溶栓可以使血栓溶解,但不能立即处理破裂的斑块。

虽然有能力、有条件就地迅速实施直接 PCI 的医疗机构可以为患者存活提供最佳治疗,然而即使在美国,也只有大约 25% 的医院能开展直接 PCI。此时,就地溶栓还是转院行 PCI 是摆在医生面前的首要选择。不能因延缓或等待 PCI 而失去尽早再灌注治疗的时间,尤其是发病 3 小时以内的患者,如需延迟 PCI 而患者无溶栓禁忌证则应立即行药物溶栓。

2. **转运 PCI**　转运 PCI 是直接 PCI 的一种,主要适用于所处医院无直接 PCI 条件而患者有溶栓禁忌,或虽无溶栓禁忌但发病时间>3 小时,尤其较大范围心肌梗死和(或)血流动力学不稳定的患者。近年急性心肌梗死的多项临床研究,对就地溶栓与转运直接 PCI 的疗效比较,发现转运至有条件的中心行直接 PCI 尽管需要更长时间,但其病死率和临床终点事件发生率明显低于就地溶栓。

时间仍是决定转运 PCI 预后的关键因素。一项研究显示,对于发病 0 ~ 3 小时的患者,转运 PCI 与就地溶栓治疗 30 小时病死率相当,而对于发病 3 ~ 12 小时的患者,转运 PCI 的 30 小时病死率明显低于就地溶栓。转运 PCI 的获益取决于就诊至首次球囊扩张时间,转运时间<90 分钟仍能使绝大多数患者获益,尤其对不能行其他再灌注治疗和就诊时已发病>3 小时且<12 小时的相对高危患者。值得注意的是,对转运 PCI 患者转运开始前仍应考虑给予适当的药物治疗,主要是抗血小板和抗凝治疗。

3. **易化 PCI** 易化 PCI 的策略希望通过将药物溶栓和 PCI 结合起来,使梗死相关动脉的开放较 PCI 更加迅速,较溶栓更加有效和持续。对发病 12 小时内拟行 PCI 的患者于 PCI 前使用血栓溶解药物,然后实施 PCI。易化 PCI 一般使用溶栓药物或血小板 GP Ⅱb/Ⅲa 受体拮抗剂或二者组合。对于易化 PCI 的疗效一直存在争议。易化 PCI 治疗虽然降低非致死性心肌梗死发生率,但增加病死率和严重出血发生率。几项试验证明了这种联合治疗策略的临床净效益有害,因此这种治疗方式目前不被临床推荐。

4. **补救 PCI 和延迟 PCI** 补救 PCI 是指溶栓失败后 12 小时内对仍存在心肌缺血的 STEMI 行 PCI。使用溶栓药 45 ~ 60 分钟后,患者胸痛无缓解和心电图 ST 段无回落提示临床溶栓失败。早期补救 PCI 研究结果表明,对溶栓失败后的患者行补救 PCI 与药物治疗或再次溶栓相比可使病死率降低,且左心室射血分数明显改善。因此指南推荐,STEMI 患者溶栓失败后应尽早行补救 PCI。甚至建议溶栓后无论有无缺血症状都应常规行冠状动脉造影,必要时行 PCI。

延迟 PCI 是对发病 12 小时内未接受任何再灌注治疗,且血流动力学稳定、无症状的 STEMI 患者延迟行 PCI 治疗。理论上讲,对错过早期再灌注时机的 STEMI 患者如能在亚急性期开通梗死相关动脉,可能有助于恢复冬眠心肌、防止心室重构、稳定心肌电活动,进而改善预后。但是患者可能承受较大经济负担和严重不良反应等代价。因此,这部分患者是否应该接受延迟 PCI 治疗一直存在争议。

四、冠状动脉旁路移植术

溶栓和直接 PCI 的广泛应用在很大程度上取代了冠状动脉旁路移植术(CABG),成为 STEMI 再灌注治疗的主要手段,目前急诊 CABG 在 STEMI 治疗中仅起支持作用,在左主干或多支病变患者的早期再灌注治疗中仍有价值。当 STEMI 内科治疗无效,持续性或复发性心肌缺血,而且不能进行 PCI 时,可考虑急诊 CABG。虽然提倡 CABG 在稳定的患者中延迟数日进行,以允许心肌有一定程度的愈合,但 CABG 可在急性心肌梗死后任何时间安全地进行。新器械、新技术虽扩大了 PCI 适应证,但 CABG 仍是 STEMI 再灌注治疗必不可少的手段。这两种再灌注手段并不彼此排斥,而是相辅相成、共同发展。

综上所述,STEMI 再灌注治疗方式的选择应综合考虑。如患者发病时间短(<3 小时),溶栓可立即开始,而直接 PCI 需延迟(就诊至首次球囊扩张时间>90 分钟)或不具备条件时,应立即开始溶栓治疗。若医院有外科支持、熟练的介入治疗中心和经验丰富、配合默契的手术队伍,患者就诊至首次球囊扩张时间可在 90 分钟内完成;高危患者,如 Killip ≥ Ⅲ 级或心源性休克,或有溶栓禁忌者,尤其发病时间>3 小时,以及诊断不明确者,应首选 PCI。

对于在无介入治疗条件的医院就诊的高危患者,应在血流动力学支持条件下转入有固定联系的介入治疗中心治疗。

五、抗血小板和抗凝治疗

1. 抗血小板药物 如果没有阿司匹林过敏,一旦确诊 STEMI 诊断,无论是进行溶栓还是进行 PCI,所有患者均应服用阿司匹林,起始剂量为 162～325 mg,之后每天 50～100 mg。对阿司匹林过敏的患者,可以使用氯吡格雷,并强烈建议进行阿司匹林脱敏,以求下一步继续长期使用阿司匹林治疗。

2. 氯吡格雷 可与阿司匹林联合应用抗血小板,无论 STEMI 患者是否接受再灌注治疗。对于年龄<75 岁的溶栓患者或不接受再灌注治疗的患者,应该给予 300 mg 氯吡格雷负荷量,继之 75 mg 长期维持治疗。直接 PCI 常规同时应用阿司匹林和氯吡格雷。但氯吡格雷可以增加冠状动脉旁路移植术出血发生率,因此对计划进行 PCI 的患者在导管室才给予氯吡格雷,因为在清楚了解冠状动脉解剖后才能决定是否需要急诊 CABG。

普拉格雷在 STEMI 治疗中也具有重要作用。与氯吡格雷相比,普拉格雷的心血管死亡、非致死性卒中的发生率更低,而且不增加出血风险。

3. 血小板糖蛋白Ⅱb/Ⅲa 受体拮抗剂 数项前瞻性试验结果表明,低剂量溶栓药物联合血小板 GP Ⅱb/Ⅲa 受体拮抗剂与单纯溶栓治疗不能明显降低病死率,虽再梗死率有所降低,但被增加的大出血并发症所抵消。因此,血小板 GP Ⅱb/Ⅲa 受体拮抗剂建议选择性用于预防患者的梗死复发,包括年龄<75 岁、前壁心肌梗死和出血低危患者。

血小板 GP Ⅱb/Ⅲa 受体拮抗剂主要用于 STEMI 直接 PCI 的辅助治疗。对进行直接 PCI 的患者,在导管室给予阿昔单抗可以降低亚急性血栓率,但是病死率在单纯使用支架组和支架联合阿昔单抗组之间并无差异。近期资料显示,常规预先给予 GP Ⅱb/Ⅲa 受体拮抗剂进行易化 PCI 可以改善冠状动脉血流和使 ST 段回落,但对直接 PCI 的效果无明显影响。

4. 抗凝治疗 肝素在降低溶栓后代偿性凝血酶活性增强方面起着重要作用,因此接受溶栓治疗的患者常规应用肝素抗凝至少 48 小时,使 aPTT 达到正常值的 1.5～2.0 倍。如果抗凝治疗时间超过 48 小时,不推荐使用普通肝素,因为普通肝素的延长治疗可导致肝素诱导的血小板减少。静脉肝素常规用于直接 PCI 的患者,因其能减少急性血管闭塞。可用全血激活时间指导 PCI 肝素的用量,使 ACT 达到目标值 250～300 秒。

在急性心肌梗死的治疗中,低分子质量肝素与普通肝素至少同样安全有效。大部分使用替耐普酶的患者,应用低分子质量肝素 30 mg 静脉注射,之后 1 mg/kg 皮下注射,每 12 小时一次。对于年龄>75 岁的患者,应避免静脉注射,因其增加出血发生率。

直接凝血酶抑制剂比伐卢定应用于 STEMI 后抗凝的经验较普通肝素和低分子质量肝素少。由于缺少更多的资料,目前仅用于已知有肝素诱导的血小板减少症病史者,作为肝素的替代治疗。在射血分数<30%,心房颤动和左心室血栓或室壁瘤的患者,也可给予华法林抗凝治疗,但需要监测国际标准化比值。

六、STEMI 的辅助药物治疗

1. β受体阻滞剂 除非有禁忌,对所有 STEMI 患者应该在 24 小时内开始口服 β 受体阻滞剂。室性心律失常多发生在再灌注 48 小时内,对于血流动力学稳定的患者使用 β 受体阻滞剂能减少心室颤动的发生率。静脉使用 β 受体阻滞剂仅用于就诊时有高血压和无心力衰竭或左心室功能异常的 STEMI 患者。

2. 血管紧张素转换酶抑制剂 可减轻急性 STEMI 后左心室重构,抑制左心室扩张,促进左心室收缩功能恢复。早期治疗效果优于晚期。血管紧张素转换酶抑制剂应该用于所有前壁心肌梗死、心力衰竭和射血分数<40% 的患者,并于急性心梗后第一个 24 小时应用。但是低血压患者应该避免。血管紧张素受体拮抗剂在急性心肌梗死中的作用与血管紧张素转换酶抑制剂相似,并不优于血管紧张素转换酶抑制剂,在急性心肌梗死中主要用于血管紧张素转换酶抑制剂不能耐受的患者。

3. 硝酸酯类 硝酸甘油在缓解急性心肌梗死的缺血性疼痛中很有用,但最新的研究提示其对病死率的影响为中性。起始用药应舌下含化,每5分钟 0.4 mg 直至疼痛缓解,最多可用至 3 倍剂量。如果舌下含服硝酸甘油不能缓解疼痛,应开始静脉输注(20～200 μg/min)。注意监测避免低血压。由于硝酸甘油通过降低心室前负荷而使血压下降,为右心室梗死的禁忌证。

4. 钙通道阻滞剂 钙通道阻滞剂类药物在治疗 STEMI 中的作用有限,目前无证据表明该类药物可以改善患者预后。特别注意短效的硝苯地平应避免应用,因为可以导致反射性心动过速。β 受体阻滞剂无效或有禁忌证时,维拉帕米和地尔硫䓬常被用于缓解缺血性疼痛。这两种药物偶尔用于急性心肌梗死并发快速心房颤动。但由于非二氢吡啶类钙通道阻滞剂的负性肌力和负性频率作用,不能用于心力衰竭和房室传导阻滞的患者。

（程　芮　杨贵荣）

参 考 文 献

黄体钢. 2005. 斑块发生发展的炎症本质//石毓澍,张鸿修,黄体钢主编. 实用冠心病学. 第 4 版. 天津:天津科技翻译出版公司,62～63

Anderson JL,Adams CD,Antman EM,et al. 2011. 2011 ACCF/AHA focused update incorporated into the ACC/AHA 2007 guidelines for the management of patients with unstable angina/non-ST-elevation myocardial infarction:a report of the American College of Cardiology Foundation/American Heart Association Task Force on Practice Guidelines. Circulation,123:e426～e579

Anderson JL,Adams CD,Antman EM,et al. 2007. ACC/AHA 2007 guidelines for the management of patients with unstable angina/non-ST-elevation myocardial infarction:a report of the American College of Cardiology/American Heart Association Task Force on Practice Guidelines(writing committee to revise the 2002 guidelines for the management of patients with unstable angina/non-ST-elevation myocardial infarction) developed in collaboration with the American College of Emergency Physicians,the Society for Cardiovascular Angiography and Interventions,and the Society of Thoracic Surgeons endorsed by the American Association of Cardiovascular and Pulmonary Rehabilitation and the Society for Academic Emergency Medicine. J Am Coll Cardiol,50:e1～e157

Aliprandi-Costa B,Ranasinghe I,Chow V,et al. 2011. Management and outcomes of patients with acute coronary syndromes in Australia and New Zealand,2000-2007. Med J Aust,195:116～121

Australian Resuscitation Council, New Zealand Resuscitation Council. 2011. Acute coronary syndromes: reperfusion strategy. ARC and NZRC Guideline 2011. Emerg Med Australas, 23:312 ~ 316

Bakhai A, Iñiguez A, Ferrieres J, et al. 2011. APTOR trial investigators: treatment patterns in acute coronary syndrome patients in the United Kingdom undergoing PCI. EuroIntervention, 6:992 ~ 996

Ben Salem H, Ouali S, Hammas S, et al. 2011. Correlation of TIMI risk score with angiographic extent and severity of coronary artery disease in non-ST-elevation acute coronary syndromes. Ann Cardiol Angeiol(Paris), 60:87 ~ 91

Cannon CP. 2010. Strategies and therapies for reducing ischemic and vascular events(STRIVE): updated standing orders for ST-segment elevation myocardial infarction and unstable angina/non-ST-segment elevation myocardial infarction. Crit Pathw Cardiol, 9: 55 ~ 81

Casagranda I, Lauritano EC. 2011. Diagnostic and prognostic significance of high sensitive troponin in chest pain. Eur Rev Med Pharmacol Sci, 15:695 ~ 700

Casella G, Ottani F, Ortolani P, et al. 2011. Off-hour primary percutaneous coronary angioplasty does not affect outcome of patients with ST-Segment elevation acute myocardial infarction treated within a regional network for reperfusion: the REAL(Registro Regionale Angioplastiche dell'Emilia-Romagna) registry. JACC Cardiovasc Interv, 4:270 ~ 278

Dall Armellina E, Choudhury RP. 2011. The role of cardiovascular magnetic resonance in patients with acute coronary syndromes. Prog Cardiovasc Dis, 54:230 ~ 239

Ferrières J, Sartral M, Tcherny-Lessenot S, et al. 2011. A prospective observational study of treatment practice patterns in acute coronary syndrome patients undergoing percutaneous coronary intervention in Europe. Arch Cardiovasc Dis, 104:104 ~ 114

Fontanelli A, Bonanno C. 2011. Primary percutaneous coronary intervention in "early" latecomers with ST-segment elevation acute myocardial infarction: the role of the infarct-related artery status. J Cardiovasc Med(Hagerstown), 12:13 ~ 18

Friedland S, Eisenberg MJ, Shimony A. 2011. Meta-analysis of randomized controlled trials of intracoronary versus intravenous administration of glycoprotein II b/III a inhibitors during percutaneous coronary intervention for acute coronary syndrome. Am J Cardiol, 108:1244 ~ 1251

Gibler WB, Cannon CP, Blomkalns AL, et al. 2005. American Heart Association Council on Clinical Cardiology(Subcommittee on Acute Cardiac Care); Council on Cardiovascular Nursing, and Quality of Care and Outcomes Research Interdisciplinary Working Group; Society of Chest Pain Centers. Practical implementation of the guidelines for unstable angina/non-ST-segment elevation myocardial infarction in the emergency department: a scientific statement from the American Heart Association Council on Clinical Cardiology(Subcommittee on Acute Cardiac Care), Council on Cardiovascular Nursing, and Quality of Care and Outcomes Research Interdisciplinary Working Group, in Collaboration With the Society of Chest Pain Centers. Circulation, 111:2699 ~ 2710

Go J, Narmi A, Sype J, et al. 2011. Impact of renal dysfunction on the prognostic value of the TIMI risk score in patients with non-ST elevation acute coronary syndrome. Coron Artery Dis, 22:411 ~ 415

Harrington RA, Becker RC, Ezekowitz M, et al. 2004. Antithrombotic therapy for coronary artery disease: the Seventh ACCP Conference on Antithrombotic and Thrombolytic Therapy. Chest, 126:513S ~ 548S

Hellings WE, Moll FL, De Vries JP, et al. 2008. Atherosclerotic plaque composition and occurrence of restenosis after carotid endarterectomy, JAMA, 299:547 ~ 554

Hoekstra J, Cohen M. 2009. Management of patients with unstable angina/ non-ST-elevation myocardial infarction: a critical review of the 2007 ACC /AHA guidelines. Int J Clin Pract, 63:642 ~ 655

Inglese L, Fantoni C. 2010. ST-elevation myocardial infarction: reperfusion strategy based on the results from large clinical trials. J Ital Cardiol, 11:57S ~ 60S

Kontos MC, Diercks DB, Ho PM, et al. 2011. Treatment and outcomes in patients with myocardial infarction treated with acute β-blocker therapy: results from the American College of Cardiology's NCDR. Am Heart J, 161:864 ~ 870

Lefebvre CW, Hoekstra JW, Bonaca M, et al. 2009. Glycoprotein II b-III a inhibitors in the emergency department for patients with non-ST-elevation acute coronary syndromes: principles and practices. J Emerg Med, 36:162 ~ 170

Lloyd-Jones D, Adams R, Carnethon M, et al. 2009. Heart disease and stroke statistics 2009 update: a report from the American Heart Association Statistics Committee and Stroke Statistics Subcommittee. Circulation, 119:e21 ~ e181

Lubovich A,Hamood H,Behar S,et al. 2011. Bypassing the emergency room to reduce door-to-balloon time and improve outcomes of patients with ST elevation myocardial infarction:the Acute Coronary Syndrome Israeli Survey experience. Isr Med Assoc J,13: 216 ~219

Radke PW. 2011. Acute myocardial infarction:diagnosis and treatment. Med Monatsschr Pharm,34:78 ~84

Ramasamy I. 2011. Biochemical markers in acute coronary syndrome. Clin Chim Acta,412:1279 ~1296

Regar E,Ligthart J,Bruining N,et al. 2011. The diagnostic value of intracoronary optical coherence tomography. Herz,36:417 ~429

Pantazopoulos I, Papadimitriou L, Dontas I, et al. 2009. Ischaemia modified albumin in the diagnosis of acute coronary syndromes. Resuscitation,80:306 ~310

Park JS,Lee HC,Lee HW,et al. 2011. Prognosis according to the timing of percutaneous coronary intervention in non-ST segment elevation myocardial infarction,based on the Korean Acute Myocardial Infarction Registry(KAMIR). Cardiol J,18:421 ~429

Patel PD,Arora RR. 2010. Practical implications of ACC/AHA 2007 guidelines for the management of unstable angina/non-ST elevation myocardial infarction. Am J Ther,17:e24 ~ e40

Peter A,McCullough W,Peacock F,et al. 2010. Capturing the pathophysiology of acute coronary syndromes with circulating biomarkers. Rev Cardiovascular Med,11:S3 ~S12

O'Donoghue M,Antman EM,Braunwald E,et al. 2009. The efficacy and safety of prasugrel with and without a glycoprotein II b/ III a inhibitor in patients with acute coronary syndromes undergoing percutaneous intervention:a TRITON-TIMI 38(trial to assess improvement in therapeutic outcomes by optimizing platelet inhibition with prasugrel-thrombolysis in myocardial infarction 38) analysis. J Am Coll Cardiol,54:678 ~685

Ortega-Gil J,Pérez-Cardona JM. 2008. Unstable angina and non ST elevation acute coronary syndromes. P R Health Sci J, 27:395 ~401

Sami S,Willerson JT. 2010. Contemporary treatment of unstable angina and non-ST-segment-elevation myocardial infarction(part 2). Tex Heart Inst J,37:262 ~275

Scirica BM,Sabatine MS,Jarolim P,et al. 2011. Assessment of multiple cardiac biomarkers in non-ST-segment elevation acute coronary syndromes:observations from the MERLIN-TIMI 36 trial. Eur Heart J,32:697 ~705

Takeuchi H,Morino Y,Matsukage T,et al. 2009. Impact of vascular remodeling on the coronary plaque compositions:an investigation with in vivo tissue characterization using integrated backscatter-intravascular ultrasound. Atherosclerosis,202:476 ~482

Wilson SR,Sabatine MS,Braunwald E,et al. 2009. Detection of myocardial injury in patients with unstable angina using a novel nanoparticle cardiac troponin I assay:observations from the PROTECT-TIMI 30 Trial. Am Heart J,158:386 ~391

Wong GC,Giugliano RP. 2003. Low-molecular-weight heparins for the treatment of acute coronary syndromes. Semin Vasc Med,3: 391 ~402

Yun KH,Shin IS,Shin SN,et al. 2011. Effect of previous statin therapy in patients with acute coronary syndrome and percutaneous coronary intervention. Korean Circ J,41:458 ~463

第十九章

急性心力衰竭

急性心力衰竭(简称急性心衰)是指继发于心功能异常的急性发作的症状和体征。其发作时可伴有或不伴有先前的心脏疾病。心功能不全包括收缩功能不全和舒张功能不全,心脏节律异常,或前后负荷不匹配。急性心衰往往危及生命,要求紧急诊断,同时立即给予治疗干预。

在许多国家由于人口老龄化以及急性心肌梗死(AMI)存活率的提高,使得当前慢性心力衰竭(CHF,简称慢性心衰)患者的数量快速增长,同时伴发失代偿性心力衰竭的住院患者数增加。流行病学资料显示,急性心衰多发生于平均年龄70多岁的老年人群。在美国,大约有80%急性心衰患者以前有心衰病史。欧洲的研究显示,1/3的心衰患者是新发的。40%~55%的患者左心室收缩功能正常或相对正常,这一结果女性较男性更常见。急性心衰患者中50%~60%有冠心病,72%有高血压。合并其他病也很常见,30%合并肾脏疾病,43%合并糖尿病,约30%合并慢性阻塞性肺疾病。

第一节　急性心衰的病因

慢性心衰失代偿和急性发作是急性心衰的主要原因,因此,所有引起慢性心衰的疾病都可导致急性心衰。在欧洲国家中,冠心病占急性心衰病因的60%~70%,在老年患者中比例更高。而被调查的年轻人中,急性心衰多是由于扩张型心肌病、心律失常、先天性心脏病、瓣膜性心脏病或心肌炎引起。急性心衰的病因及促发因素见表19-1。

表 19-1　引起和加速急性心衰的因素

(1) 先前存在的慢性心衰失代偿(如心肌病)
(2) 急性冠脉综合征
(a) 心肌梗死/大范围缺血的不稳定型心绞痛和缺血性心功能不全
(b) 急性心肌梗死的血流动力学合并症
(c) 右心室梗死
(3) 高血压危象
(4) 急性心律失常(室速、室颤、房扑或房颤,其他室上性心动过速)
(5) 瓣膜反流(心内膜炎、腱索撕裂、原有的瓣膜反流加重)
(6) 重度主动脉瓣狭窄
(7) 重症急性心肌炎
(8) 心脏压塞
(9) 主动脉夹层
(10) 产后心肌病

续表

| (11) 非心血管因素 |
| (a) 对治疗缺少依从性 |
| (b) 容量负荷过重 |
| (c) 感染,特别是肺炎或脓毒症 |
| (d) 严重的肺部感染 |
| (e) 大手术后 |
| (f) 肾功能减退 |
| (g) 哮喘 |
| (h) 药物滥用 |
| (i) 酒精滥用 |
| (j) 嗜铬细胞瘤 |
| (12) 高心排血量综合征 |
| (a) 脓毒症 |
| (b) 甲状腺危象 |
| (c) 贫血 |
| (d) 动静脉分流综合征 |

　　心衰的临床表现通常被认为主要由左心室收缩功能不全或舒张功能不全引起,而临床上左心室收缩功能不全和舒张功能不全常同时存在。收缩性心衰缘于左心室收缩受抑制而导致心脏射血能力下降。一系列病因引起左心室心肌损伤从而造成收缩性心衰,其中最常见病因是心肌梗死和心肌缺血,其他一些常见的病因包括高血压、扩张型心肌病、病毒性心肌炎和心脏瓣膜病。

　　舒张性心衰是由于左心室顺应性下降,从而导致舒张期充盈受限,左心室舒张压升高,肺毛细血管楔压增加。舒张性心衰也称为收缩功能正常性心衰。舒张性心衰常见于高血压、左心室肥大、急性冠状动脉缺血。舒张性心衰在老年人群中很常见,特别是女性,可能是衰老导致心脏顺应性进行性下降的结果。舒张性心衰少见病因包括限制型心肌病、慢性缩窄型心包炎。

一、冠心病和心衰

　　冠心病可通过不同的机制导致急性心衰。急性缺血可诱发左心室充盈压升高和舒张性心衰,也可能引起心肌功能障碍,即使在恢复正常血流后。急性心肌梗死可造成心肌坏死和急性左心收缩功能不全。心肌梗死的并发症如乳头肌缺血、断裂可导致急性严重二尖瓣关闭不全和急性心衰。室间隔梗死、坏死、破裂可致急性心衰合并心源性休克。慢性缺血则引起心肌功能障碍但无心肌梗死,这个过程被称为"心肌冬眠"。急性心肌缺血所致心肌功能损害通常是慢性缺血和梗死叠加的结果,所以冠心病往往通过多种机制引起急性心衰。

　　在欧洲一项观察性研究中,入选急性心衰合并急性冠状动脉综合征(ACS)而既往无心衰病史的病例,指出有13% ACS患者入院时表现为心衰,另有5.6%患者住院期间发生心衰。ST段抬高型心肌梗死与非ST段抬高型心肌梗死的急性心衰发生率均为15.6%。不稳定型心绞痛患者的急性心衰发生率均为8%。上述患者的预后较差,入院时表现为心衰的患者住院病死率为 12% ,住院期间发生心衰的患者住院病死率为 17.8% ,这大约是没有心衰的 ACS 患者病死率的 3 ~ 4 倍。

临床上有些急性心衰患者可能在超声心动图上没有左心室收缩功能不全证据,也没有心肌酶显示心肌坏死。大部分急性心衰合并 ACS 的患者出院时左心室收缩功能正常,只有少数患者有慢性心衰。这些患者不仅住院率高,而且出院后发病率和死亡率高,6 个月病死率达 8.5% ,6 个月内再入院率为 24% 。

早期积极的药物及介入再灌注的策略已明确,上述患者必须考虑此治疗方法。早期治疗应包括静脉注射利尿剂、静脉注射硝酸甘油和 β 受体阻滞剂。主动脉内球囊反搏适用于早期积极的药物治疗后仍有心肌缺血症状和体征的患者。冠状动脉造影可确定最合适的再灌注策略。

二、急性心肌梗死后心衰

一项 5573 例研究中,急性心肌梗死患者住院期间 42% 有左心衰或左心收缩功能不全,这些患者往往是老年人,多为女性,可能既往有心肌梗死或冠状动脉搭桥手术病史。合并症多见,包括外周动脉疾病、高血压、糖尿病、陈旧性脑卒中等。这些患者的住院病死率为 13% ,而没有心衰或左心室功能不全的急性心肌梗死患者为 2.3% 。肺淤血、射血分数不到 40% 的患者病死率为 13% ~ 21% 。其他并发症也较为普遍,包括房性、室性心律失常、再梗死和脑卒中。

对于急性心肌梗死导致急性心衰的患者,快速再灌注是治疗的基石,包括溶栓、急性冠状动脉血管成形术或紧急冠状动脉搭桥手术等治疗。GRACE 研究中血运重建术降低了 ACS 和急性心衰患者病死率。

对于有心肌梗死后心衰或严重左心收缩功能不全(射血分数低于 40%)的患者,药物治疗疗效已被大量随机对照试验所证实,可以降低病死率和再住院率。β 受体阻滞剂已成为治疗此类患者心肌梗死后标准治疗中的一部分。有资料指出,使用 β 受体阻滞剂卡维地洛使相对危险度减少 23% 。SAVE 研究是第一个显示心肌梗死后射血分数低于 40% 患者使用血管紧张素转换酶(ACE)抑制剂卡托普利有益的试验。42 个月的随访中绝对病死率降低 5% 。另有研究应用 ACE 抑制剂雷米普利治疗心肌梗死后心衰患者,在心肌梗死后 3 ~ 10 天开始使用雷米普利明显降低了平均 15 个月的随访期间的死亡率。一项试验应用 ACE 抑制剂群多普利治疗心肌梗死后射血分数低于 35% 的患者,结果明显提高了 2 ~ 4 年随访期间生存率。因此,应及早、长期持续地应用 β 受体阻滞剂和 ACE 抑制剂。

有研究比较了血管紧张素受体拮抗剂氯沙坦和卡托普利对心肌梗死后心衰患者的疗效,使用卡托普利总病死率无显著减少,而使用氯沙坦副作用较少。另有研究使用大剂量血管紧张素受体拮抗剂缬沙坦,在改善生存率和降低心血管发病率上与 ACE 抑制剂同样有效。因此,血管紧张素受体拮抗剂被推荐用于心肌梗死后心衰但不能耐受 ACE 抑制剂的患者。

醛固酮受体拮抗剂也被证明在改善心衰或心肌梗死后左心功能不全患者的预后上有效。有研究证实,伊普利酮能显著降低 16 个月随访期间的死亡率和再住院率。依普利酮早期治疗 30 天后能降低病死率和减少心脏猝死发生。

三、急性心肌炎与心衰

心肌炎,被定义为心肌炎症,是一种不常见的急性心衰的病因。急性心肌炎可发展为严重左心室功能不全和急性心衰。在少数情况下,心肌炎可表现为暴发性心衰和心源性休克,病死率很高。大量的实验动物数据表明,病毒性心肌炎导致免疫机制的激活亦可引起扩张型心肌病和慢性心衰。

感染是心肌炎的常见病因,通过血清学和心肌细胞基因组分析认为肠病毒、腺病毒是重要致病病原体。南美锥虫病的病原体是原生动物克氏锥虫,是一种中南美洲的地方性心肌炎,可导致慢性心衰。免疫机制是心肌炎重要的致病途径,心肌炎可合并巨细胞动脉炎、系统性硬化症、系统性红斑狼疮和多发性肌炎。

心肌炎是一临床诊断,对新发心衰、发病前有或没有出现类似流感的症状的患者应考虑心肌炎诊断。心肌炎可表现为胸痛,白细胞计数升高,血沉增快,肌酸激酶及肌钙蛋白水平升高,以及心电图心肌缺血或梗死样改变,但这些改变并非总能观察到。心内膜心肌活检可用于帮助诊断。然而,心肌活检组织学证据目前缺乏敏感性,而且观察者之间存在高度的变异性。对于心肌炎的临床疑似患者,只有 10%～67% 的活检结果阳性。

心肌炎引起心衰的药物治疗类似于其他病因导致的心衰,利尿剂、ACE 抑制剂和 β 受体阻滞剂有效。许多患者诊断后前 6 个月左心室功能有显著的自发改善。对皮质类固醇和其他免疫抑制药物的使用仍有争议。早期研究表明,使用皮质类固醇可使左心室射血分数有小幅改善,其他研究则将免疫抑制药物应用于免疫激活的患者。一项关于心肌炎治疗的试验表明,免疫抑制治疗没有明显益处,尽管此项设计本身存在问题。基于这些研究,一般推荐常规心衰治疗 1～2 个月后左心室功能障碍无自发改善的患者进行 1～3 个月的皮质激素和硫唑嘌呤试验性治疗。如果射血分数提高,则逐渐减量并维持剂量 6～12 个月。

急性暴发性心衰和心源性休克的患者需要静脉血管扩张剂和强心治疗,可能会用到心室辅助装置或心脏移植。大量暴发性心肌炎的个案均提到心室辅助装置。通过积极的支持,大多数患者心功能可恢复正常,暴发性心肌炎预后往往较好。因此,积极的支持治疗,包括心室辅助是其适应证,对进行积极的支持治疗无明显改善的患者应考虑心脏移植。

第二节 急性心衰的病理生理改变

急性心衰是一种临床综合征,伴有心排血量减少、组织低灌注、肺毛细血管楔压(PCWP)增加和组织充血。其根本发生机制可以是心源性或心外因素,随着急性综合征解决,急性心衰可以是短暂的、可逆的,亦可以引起永久损害从而导致慢性心衰。

传统观点认为,心衰急剧恶化的病理生理特点表现为肺毛细血管楔压增高和心排血量降低。有研究表明,急性心衰住院患者中 60% 有冠心病病史,53%～70% 有高血压,>30% 有房颤或房颤病史,>25% 有糖尿病,20% 患者的肌酐水平> 176.8 μmol/L(2 mg/dl)。从这些数据看出,急性心衰常常伴有其他脏器的功能障碍或衰竭,与急性心衰互为因果关系,因此急性心衰可能有着更为复杂的病理生理过程。

一、急性衰竭心脏的恶性循环

急性心衰综合征的最终共同点是重度心肌收缩无力所致心排血量不足以维持末梢循环的需要。不考虑引起急性心衰的根本原因,不进行合理治疗,将导致恶性循环,从而导致慢性心衰和死亡(图 19-1)。

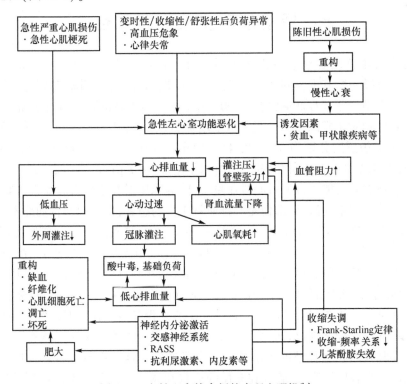

图 19-1　急性心衰综合征的病理生理机制

为了能使急性心衰患者对治疗有反应,必须心功能不全逆转。这对于因心肌缺血、顿抑或冬眠引起的急性心衰是极其重要的,因为心肌缺血、顿抑或冬眠引起的心肌功能不全经过合理的治疗后是可以恢复正常的。

二、心 肌 顿 抑

心肌顿抑是在较长时间的心肌缺血后发生的心功能不全,可以短期存在,即使在血流正常时亦可存在。临床和实验研究均发现了上述现象。心功能不全的机制是过度的氧化应激、钙离子内环境的改变、收缩蛋白钙离子脱敏及心肌抑制因子作用等。心肌顿抑的程度和持续时间取决于先前心肌缺血损伤的严重性和持续时间。

三、心 肌 冬 眠

心肌冬眠是因冠脉血流严重减少引起的心功能损伤,尽管心肌细胞未受明显损伤。通过增加血流和组织摄氧,冬眠心肌可以恢复其正常功能。心肌冬眠被认为是一种适应机制以降低氧耗,从而预防因心肌层血流减少所诱发的缺血和坏死。

心肌冬眠和心肌顿抑可以同时存在。当顿抑心肌保留收缩能力并对收缩刺激有反应时,冬眠心肌可以通过血流的再通和组织摄氧的恢复及时恢复。既然这些机制取决于心肌损伤的持续时间,要逆转这些病理生理改变必须尽快恢复组织摄氧和血流。

四、肾功能不全或心肾综合征

肾功能不全在急性心衰患者提示预后不良,像许多临床参数如左心室射血分数和NYHA心功能分级一样有重要的预后意义。在住院期间肾功能恶化较基础肾功能是预后不良更为重要的预测因子。Gottlied 等对 1002 名急性心衰患者的预后进行了研究,包括一些左心室收缩功能相对正常的患者。肌酐水平增加 26.52 μmol/L(0.3 mg/dl)对预测死亡或≥10 天存活期的敏感度分别为 81% 和 64%,特异度分别为 62% 和 65%。与之相似,Smith等报道,通过对 412 例患者的研究表明,肌酐水平增加 17.7 μmol/L(0.2 mg/dl)提示住院期间预后不良。虽然心功能可以通过心排血量降低、静脉压增高或血管收缩直接影响肾功能,可能各种神经体液因素的激活,即使是心排血量正常的患者,也可引起肾功能不全。肾功能不全与心功能和(或)神经体液激活导致的水钠潴留和进一步激活肾素-血管紧张素-醛固酮系统有关。肾脏水钠潴留会引起低血容量和低钠血症,钠的重吸收增加伴随肾素的重吸收增加,引起尿素氮水平增高。这样一种恶性循环促进心衰进展(心肾综合征),由此可见除了改善血流动力学和神经体液状况,改善肾功能也是急性心衰治疗和研究的一个重要目标。

心衰患者可伴有永久的肾功能不全且独立于心衰程度而存在。但许多急性心衰和肾功能不全的患者存在一种称为血管收缩性肾病的情况(异常的血流动力学或神经体液的激活引起入球小动脉收缩),这种情况是部分或完全可逆的。这些患者的特点为尿素氮水平明显增高而肌酐水平轻度增高,尽管存在充血的症状和体征。目前尚不清楚哪种治疗措施对这些患者最佳(可能包括超滤、抗利尿激素拮抗剂和利尿剂的应用)。

五、神经体液的作用

在认识钠尿肽之前,认为细胞外的液体是通过肾脏、肾上腺和交感神经经肾素-血管紧张素系统及其他神经内分泌机制来调节的。目前认识到,钠尿肽在体液平衡和血压调节方面也发挥重要作用。目前发现的钠尿肽有 3 种:A 型钠尿肽(ANP),主要由心房分泌;B 型钠尿肽(BNP),主要由心脏的心室分泌;C 型钠尿肽(CNP),则局限于内皮细胞。钠尿肽的临床作用主要是扩张血管,排泄钠,降低内皮素水平,抑制肾素-血管紧张素-醛固酮系统和交感神经系统。BNP 作为激素前体被合成,可分解为无活性的 N 末端前-BNP,其半衰期约为 2 小时,而病理生理学上有活性的 BNP 半衰期约为 20 分钟。心脏对容量扩张和压力负荷产生反应后不断释放 BNP。ANP 和 BNP 均通过增加肾小球滤过率和抑制肾脏对钠的重吸收增加水钠排泄而具有利钠和利尿特性,它们也能降低醛固酮和肾素分泌,引起血压和细胞外容量降低。血液中 BNP 水平与心衰的程度直接相关,即使仅有轻度症状的患者也能检测到 BNP 水平升高。从病理生理学方面讲,BNP 浓度与左心室舒张末压呈正相关。这提示钠尿肽的作用,结合神经体液拮抗作用,以平衡过多的体液负荷与升高左心室张力。在急性心肌梗死后 BNP 与左心室功能存在负相关关系,BNP 升高会发生在左心房或肺毛细血管楔压升高,或者是心肌梗死的患者。总之,在不应用血管内压力监测情况下 BNP 是对左心室功能进行评价的一项独立指标。

六、各种基础疾病对急性心衰病理生理过程的影响

冠心病是急性心衰的主要基础疾病之一。内皮功能异常常伴随冠心病并使血管对血流和压力的反应降低,从而增加血管阻力。与冠心病有关的慢性血流减少不仅导致心肌细胞坏死和凋亡,还可引起心肌冬眠,即对心肌供血减少后心肌收缩力下调的反应。这样,组织灌注可以维持细胞存活,但不能维持正常的收缩功能。近期的一项研究表明,60% 的冠心病合并心衰的患者存在大量的冬眠心肌,这些冬眠心肌细胞易于发生坏死或凋亡,特别是在伴随神经体液进一步激活、舒张末压增高和血压降低的急性心衰患者。此外,急性心衰治疗的常用药物,如多巴酚丁胺和米力农,可通过降低血压、增加心率和心肌收缩力进一步降低冠脉灌注,造成心肌损伤。高血压由于心室充盈压和神经体液激活会起病急骤,或是成为急性心衰的诱因。血压急剧增加,特别是在主动脉粥样硬化和舒张功能不全的患者,可在相对正常收缩功能的患者引起急性心衰。几乎 50% 的急性心衰患者表现为高血压和相对收缩功能正常,对这种血管性心衰患者的一线治疗应当是血管扩张药而不是利尿剂,因为这些患者没有慢性充血而是由于后负荷(血压)急剧增加而出现血液急性再分布入肺。急性心衰患者中 20%~30% 的患者伴有房颤,房颤伴心室率增快会引起或加重急性心衰,特别是在高血压(引起后负荷增加)和舒张功能不全的患者。房颤可特别加重有舒张功能不全患者的症状,因为心室率增快进一步降低舒张时间,进而降低舒张功能,能够直接加重急性心衰。急性心衰患者中 >25% 的患者存在糖尿病,除外糖尿病直接引起左心室功能异常,这些患者还更容易伴有高血压、动脉粥样硬化性心脏病和肾功能不全。糖尿病对急性心衰的总体作用还有待进一步确定。

七、急性心衰预后

急性心衰住院患者预后较差。住院期间病死率高,为 4%~8%;60~90 天病死率为 9%,1 年病死率为 29%;90 天再住院率为 30%。低射血分数、入院时收缩压小于 115 mmHg 的低血压,以及高肺毛细血管楔压等因素被证实与预后较差相关。美国 ADHERE 研究纳入 62 275 例心衰病例,结果表明慢性心衰失代偿住院患者当血尿素氮大于 43 mg/dl、收缩压低于 115 mmHg、肌酐水平大于 2.75 mg/dl 时预后不良。血尿素氮升高的患者住院病死率增加了 4 倍,达到 8.35%。当这 3 个指标均达到上述标准时,住院病死率为 19.8%。其他可以增加死亡率的指标还有血清肌钙蛋白升高,低钠血症,BNP 显著升高(表 19-2)。

表 19-2　提示急性心衰预后不良的因素

- 低血压(入院时收缩压<115 mmHg)
- 冠心病
- 血清尿素氮和肌酐含量升高
- 低钠血症
- 射血分数降低
- 功能活动差
- 血清标志物 BNP、肌钙蛋白水平升高
- 贫血
- 糖尿病

第三节 急性心衰的临床分类与分级

一、临 床 分 类

（一）AHA 分类

急性心衰可发生在原有心脏病基础上或作为第一症状首次发作。其临床分类没有统一的标准,以往多根据病因分类。在 AHA 指南中,将急性心衰按起病的形式分为三类:①代偿期慢性心衰的突然恶化(占住院急性心衰的 70%);②新发的急性心衰(如在急性心肌梗死后;左心室舒张功能减退的基础上血压的突然升高,占急性心衰住院的 25%);③晚期心衰(顽固性心衰)伴心功能进行性恶化(占急性心衰住院的 5%)。这一分类较为笼统,对于治疗没有指导意义。

（二）ESC 分类

ESC 将急性心衰按其临床特征进行了更详细的分类,共分为 6 类临床综合征(表 19-3):

表 19-3　急性心衰综合征

临床表现	心率	SBP （mmHg）	CI [L/(min · m²)]	PCWP （mmHg）	Killip/Forrester （分级）	多尿	低灌注	终末器官 低灌注
Ⅰ急性失代偿性心力衰竭	+/-	低于正常/高	低于正常/高	轻微升高	KⅡ/FⅡ	+	+/-	-
Ⅱ伴有高血压/高血压危象的急性心衰	通常正常	高	+/-	>18	KⅡ~Ⅳ/FⅡ~Ⅱ		+/-	+,并有CNS症状
Ⅲ伴有肺水肿的急性心衰	+	低于正常	低	升高	KⅢ/FⅡ		+/-	-
Ⅳa 心源性休克/低心排血量综合征	+	低于正常	低,<2.2	>16	KⅢ~Ⅳ/FⅠ~Ⅱ	少	+	+
Ⅳb 严重的心源性休克	>90	<90	<1.8	>18	KⅣ/FⅣ	非常少	++	+
Ⅴ高心排血量心衰	+	+/-	+	+/-	KⅡ/FⅠ~Ⅱ	+	-	-
Ⅵ急性右心衰	通常低	低	低	低	FⅠ	+/-	+/-	+/-

注:SBP,收缩压;CI,心排血指数;PCWP,肺毛细血管楔压;CNS,中枢神经系统。

1. **急性失代偿性心衰**　可发生在慢性心衰的急性恶化或失代偿,这些患者既往有慢性心血管疾病,临床表现没有休克或肺水肿。本型是需要入院治疗的急性心衰中最常见的类型。

2. **高血压性急性心衰**　具有心衰的症状和体征并伴有高血压及相关的左心室功能不全,胸片示急性肺水肿。

3. **肺水肿**　肺水肿(通过胸片证实)伴有严重的呼吸困难,并有满肺的捻发音和端坐呼吸,治疗前呼吸室内空气血氧饱和度小于 90% 。

4. **心源性休克**　心源性休克是指纠正前负荷后由心衰引起的组织低灌注。对于血流动力学指标并无明确的定义,但是心源性休克的特征通常是血压降低(收缩压<90 mmHg 或平均动脉压下降 30 mmHg 和(或)少尿[<0.5 ml/(kg·h)],脉搏>60 次/分,有或没有器官充血的证据。低心排血量综合征可以发展为心源性休克。

5. **高心排型心衰** 所占比例较小,常常由脓毒症、甲状腺疾病或心律不齐引起。

6. **急性右心衰** 常常由急性右心室梗死、大面积肺栓塞或心脏压塞引起。

除了以上分类外,ESC 还将心衰按前后负荷改变及累及的左右心室分类,分别为左或右前向心衰、左或右的后向心衰,以及二者共存的心衰。这一分类类似于我们通常的左心衰、右心衰和全心衰。

1. **前向(左和右)急性心衰** 前向急性心衰的症状从轻中度劳累性疲乏到严重的静息状态下的无力,神志模糊、嗜睡、皮肤苍白和发绀、皮肤湿冷、低血压、脉细数、少尿及心源性休克。

这一类型的心衰包含多种病理情况。详细的病史能对主要诊断提供重要帮助:①相关的危险因素、病史和症状能提示急性冠脉综合征;②近期的急性病毒感染史提示急性心肌炎的诊断;③慢性瓣膜病和瓣膜手术病史及可能的心内膜炎或胸部创伤提示急性瓣膜功能失调;④相关的病史和症状提示肺栓塞。

体格检查对明确诊断也有重要帮助。颈静脉充盈和奇脉提示心脏压塞;心音低沉提示心肌收缩功能障碍;人工瓣声音消失和特征性杂音提示瓣膜病变。

前向急性心衰的紧急处理应以提高心排血量和组织氧合的支持治疗为主。可通过血管扩张剂、补液使前负荷增加,短期的强心药物使用和必要时主动脉内气囊反搏。

2. **左心后向心衰** 左心后向心衰的症状包括不同程度的呼吸困难,从轻中度劳力性呼吸困难到急性肺水肿,皮肤苍白到发绀,皮肤湿冷,血压正常或升高。肺部常可闻及细湿啰音。胸片提示肺水肿。

这一类型心衰主要与左心的病变有关,包括慢性心脏病引起的心肌功能异常;急性心肌损害如心肌缺血或梗死;主动脉或二尖瓣功能失调;心律失常;左心的肿瘤。心外的病理改变包括严重高血压,高输出状态(贫血和甲亢),神经源性病变(脑肿瘤和创伤)。

心血管系统的体格检查如心尖搏动、心音的性质、杂音、肺部的细湿啰音及呼气哮鸣音(心源性哮喘)对病因诊断有重要价值。

左心后向性心衰的治疗应以扩血管治疗为主,必要时给予利尿、支气管解痉和镇静治疗。有时还需呼吸支持,可给持续呼吸道正压(CPAP)或面罩正压通气,严重时可能需要气管插管和人工通气。

3. **右心后向性心衰** 右心衰综合征与肺和右心功能异常有关,包括慢性肺部疾病伴肺动脉高压病情加重或急性的大面积肺部疾病(如大面积肺炎和肺栓塞)、急性右心室梗死、三尖瓣功能损害(创伤和感染)和急性或亚急性心包疾病。晚期左心疾病发展到右心衰及长期慢性先心病发展到右心衰都是右心后向心衰的原因。非心肺疾病的情况包括肾病综合征和终末期肝病,其他少见原因是分泌血管活性肽的肿瘤。

典型的表现有疲乏无力、下肢凹陷性水肿、上腹压痛(肝淤血所致)、气促(胸腔积液)和腹胀(伴腹水)。本型心衰的终末期综合征(full-blown syndrome)包括全身水肿伴肝功能损害和少尿。

病史和体格检查可以明确急性右心衰竭综合征诊断或对进一步的检查提供线索,如心电图,血气分析,D-二聚体检测,胸部 X 线检查,心脏多普勒超声心动图,肺血管造影和胸部 CT 等。

在右心后向心衰的治疗中,可用利尿剂减轻液体负荷,如螺内酯,有时可短期应用小剂量(利尿剂量)的多巴胺。同时对合并肺部感染和心内膜炎者应给予抗炎治疗,原发性肺动脉高压给予钙离子拮抗剂、一氧化氮或前列腺素,急性肺栓塞给予溶栓治疗或采取血栓取出术。

二、急性心衰分级

根据心衰的严重程度可将心衰分为不同级别,在慢性心衰通常采用纽约心功能分级法。但急性心衰采用了不同的分级方法,特别是在冠心病监护病房和重症监护病房通常采用其他分级法对急性心衰进行分级:最常用的是 Killip 分级法,它是根据临床体征和胸部 X 线片进行分类;另外一种分类法是 Forrester 分级法,它主要根据临床体征和血流动力学分类。以上两种分类法被 AHA 认可用于急性心肌梗死后的心衰分级,因此最适用于新发的急性心衰。第三种分级法是心衰临床严重度分级,以临床表现为分类依据,主要用于心肌病的心衰分级,它更适用于慢性心衰失代偿阶段。

1. **Killip 分级**　Killip 分级是在治疗急性心肌梗死时临床用来评估心肌梗死的严重性时应用。

Ⅰ级:无心衰,没有心功能失代偿的症状;

Ⅱ级:心衰,诊断标准包括啰音、奔马律和肺静脉高压。肺充血,中下肺野可闻及湿啰音;

Ⅲ级:严重心衰,明显的肺水肿,满肺湿啰音;

Ⅳ级:心源性休克,症状包括低血压(SBP≤90 mmHg),外周血管收缩的证据如少尿、发绀和出汗。

2. **Forrester 分级**　急性心衰 Forrester 分级同样用于急性心肌梗死患者,根据临床特点和血流动力学特征分为 4 级。临床上根据外周低灌注(脉搏细速、皮肤湿冷、末梢发绀、低血压、心动过速、谵妄、少尿)和肺充血(啰音、胸片异常)进行临床分级,根据心脏指数降低[≤2.2 L/(min·m²)]和肺毛细血管压升高(>18 mmHg)进行血流动力学分级。最开始的指南根据临床和血流动力学特点制订治疗方案。死亡率Ⅰ级为 2.2%,Ⅱ级为 10.1%,Ⅲ级为 22.4%,Ⅳ级为 55.5%。

3. **"临床严重性"分级**　根据末梢循环(灌注)和肺部听诊(充血的表现)进行临床严重性分级。患者可分为Ⅰ级(A 组)(皮肤干、温暖),Ⅱ级(B 组)(皮肤湿、温暖),Ⅲ级(L 组)(皮肤干冷)和Ⅳ级(C 组)(皮肤湿冷)。此分级已经被心肌病研究证实有效,并同样适用于接受住院治疗或院外的慢性心衰患者。

第四节　急性心衰的诊断

急性心衰的诊断依赖于症状和临床检查结果诊断,这些适当的检查包括心电图、胸片、生化标志物和多普勒心脏超声(图 19-2)。急性心衰的症状类似慢性心衰,但更为严重。患者可出现肺淤血如严重气短、咳嗽、端坐呼吸,组织低灌注和充血的表现包括疲劳、乏力、意识模糊、水肿、恶心、腹痛和厌食。胸痛可能表明急性冠脉缺血。

体检可听到肺部啰音、喘鸣,以及舒张期奔马律,并可能发现心脏杂音和颈静脉压升高。

脉搏减弱系心排血量减少所致。皮肤可能会湿冷，并可能发绀。外周水肿和腹水可能表明伴随右心功能不全。若出现奇脉表明右心衰、心脏压塞的存在。

对于急性心衰患者需要紧急行胸部 X 线片检查。行心电图（ECG）检查是为了评估有无心肌缺血和梗死及心律失常，有必要行持续的心电监测。实验室检查包括测定血红蛋白及血细胞比容、电解质、肝肾功能、甲状腺水平及心肌坏死标志物（CK-MB 和肌钙蛋白）以确定有无心肌坏死；脉搏血氧饱和度有助于评估氧合和肺功能；建立有创动态血压有助于监测低血压或心源性休克患者血压；紧急心脏二维超声评价左心室大小和功能以及瓣膜功能是必不可少的；多普勒超声心动图评价血流动力学也是有价值的。

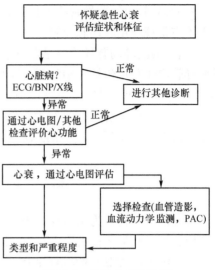

图 19-2 急性心衰的诊断

BNP 测定有助于呼吸困难的心衰患者诊断，并可评估治疗的效果。有研究表明，血清 BNP 水平对提高心衰诊断的准确性很有帮助。BNP 是一种含 32 个氨基酸的多肽，由心肌细胞分泌，反映心室张力变化。BNP 有扩张动、静脉和排钠作用。一项入选 1530 例临床病例的研究显示，对于急诊呼吸困难患者，应用 BNP 比单靠传统方法诊断心衰具有更高的准确率，可从 65%～74% 提高到 81%。BNP 大于 100 pg/ml 时诊断心衰的敏感性为 90%，特异性为 76%，对无并发症的肺部疾病引起的呼吸困难有鉴别意义，通常这些患者 BNP 小于 100 pg/ml。BNP 小于 100 pg/ml 的呼吸困难患者一般都非心源性的。当然对 BNP 结果判读并不是孤立的，应结合其他临床资料分析才能得出正确的诊断。

在急诊科评估心衰患者 BNP 水平可以减少住院人数及入住重症监护病房（ICU）人数，但 30 天病死率并没有提高。总住院时间可缩短 3 天，治疗费用明显降低，在急诊科给予治疗的时间可提前 30 分钟。

BNP 水平与疾病的严重程度相关，心衰越重，左心室收缩功能障碍越重，BNP 值越高。BNP 值越高也提示其预后越差，有心功能恶化、死亡率升高的风险。有资料入选 114 例住院患者，心功能按 NYHA 分级均为 Ⅳ 级，BNP 前体水平与 6 个月病死率和再入院率显著相关，其值大于 350 pg/ml 诊断心衰有很好的敏感性和特异性。舒张性心衰、大面积肺栓塞、重度肺动脉高压、肾衰竭及慢性扩张型心肌病病情平稳者 BNP 水平也可以升高。对于急性肺水肿患者 BNP 水平可以不高，因为患者到达医院时 BNP 可能尚未开始显著上升。

血清 N 末端 B 型脑钠肽前体（NTpro-BNP）也可用于心衰的诊断。NTpro-BNP 是 BNP 前体分裂后没有活性的 N 末端片段。NTpro-BNP 比 BNP 半衰期长，由肾脏清除，故若其水平较高的患者应合并肾脏疾病。在老年人群中 NTpro-BNP 和 BNP 相对偏高。当 NTpro-BNP 的截点为 300 pg/ml 时诊断心衰的阳性预测值为 77%，阴性预测值为 98%。

放置肺动脉导管使临床医生能够准确地测量肺毛细血管楔压、心排血量和混合静脉血氧饱和度，它还可以评估治疗效果。对急性心衰患者是否常规使用肺动脉导管一直以来存在争议。ESCAPE 试验对慢性心衰急性发作住院患者常规使用肺动脉导管，结果发现使用导管组和未用导管组在 6 个月内存活率并没有显著差异，也没有亚组结果显示使用导管有益。然而,导管组较非导管组有提高利尿剂使用以减少肾功能恶化的趋势。因此,急性心衰患者不应常规应用肺动脉导管。

尽管如此,肺动脉导管仍是监测急性重症心衰或心源性休克患者必不可少的手段。肺动脉导管应用指征包括鉴别肺源性还是心源性呼吸困难,诊断不确切时进行血流动力学监测,初始治疗效果不佳时可考虑应用。肺动脉导管当然也可用于心脏移植或心室辅助装置植入术。使用肺动脉导管进行血流动力学监测,应使肺毛细血管楔压降至 18 mmHg 以下,平均降低右心房压降到 8 mmHg 以下,而心排血量达到最优。

第五节　急性心衰的治疗

心衰的治疗目标为扭转住院患者急性血流动力学失代偿,防止再住院和延长生存期。患者因急性心衰失代偿入院,应纠正体液负荷过重、改善血流动力学、降低肺毛细血管楔压和增加心排血量。其他还包括保护肾功能、防止心律失常、并防止进一步的心肌损伤、坏死。防止或减轻心室重构,已经证明可以改善长期预后,故患者入院开始就应确立防止心室重构的治疗目标(表 19-4)。

表 19-4　急性心衰的治疗目标

临床
● 减少呼吸困难和端坐呼吸,提高运动耐力
● 改善肺通气和氧合
● 利尿
● 减少体重和水肿
● 收缩压维持在 80 mmHg 以上
实验室检查
● 血清电解质水平正常
● 肾功能改善
● BNP 水平降低
血流动力学
● 肺毛细血管楔压为 16~18 mmHg
● 右心房压<8 mmHg
● 心排血指数正常
预后
● 治疗心肌缺血
● 药物循证治疗
● 心脏辅助设备评估(心脏再同步治疗,植入自动除颤器)

不像慢性收缩性心衰,急性心衰治疗指南缺乏论证强度高的数据支持。治疗策略多是基于较小样本研究、经验、观察、普遍共识。初始治疗包括氧气补偿及无创正压通气[PAP；CPAP 或 bilevel(BiPAP)]或气管插管。无创正压通气改善氧合和肺顺应性和减少呼吸做功。这可能有助于避免气管插管,适用于严重高碳酸血症、酸中毒、呼吸肌疲劳的患者。

心衰药物治疗涉及多种药物组合。几种药物已被证实可以改善症状,减少再住院率,降低病死率。治疗的目标是改善体液平衡及扭转神经激素激活在左心室功能恶化的负面作用。抗心衰药必须在疾病早期就使用以防止或减轻心室重构,在这些情况下应用抗心衰药是比较理想的,包括在心肌梗死后的早期或左心功能不全诊断初期,甚至在心衰综合征出现症状之前。

治疗急性重症心衰的即刻目标包括缓解呼吸困难,最大限度地改善血流动力学指标,维护肾功能。治疗不应增加心肌缺血、心肌细胞坏死、心律不齐的风险。对患者进行仔细的系统评估是必需的,以指导药物治疗。对于心衰患者的体格检查十分重要,包括每日体重、肺部啰音、奔马律、颈静脉压、尿量、脉搏和血氧饱和度等。需要说明的是,体格检查可能是观察血流动力学状态不敏感的指标,利用肺动脉导管监测血流动力学来调整药物治疗非常必要,使用肺动脉导管能精确地测定心排血量和血流动力学参数,并精确调整静脉药物用量。

虽然肺动脉压监测并没有被证实可以改善心衰患者预后,但也未表现出其严重的不良后果。

急性心衰强化治疗给予静脉用血管扩张剂、利尿剂时,可根据床边血流动力学监测肺动脉导管调整剂量,现已是迅速和持续改善急性重度心衰的有效方法。当肺毛细血管楔压下降至<16 mmHg,右心房压力<8 mmHg 时,大部分患者症状都会立即改善,住院时间缩短。其他的血流动力学监测目标包括全身血管阻力减少到 1200 dyn/(s·cm^5) 以下,心脏指数提高到 2.6 L/(min·m^2) 以上,收缩压维持在 80 mmHg 以上。许多严重左心功能不全患者肺毛细血管楔压可降至 10～12 mmHg,而没有负面的影响。

静脉用血管扩张剂硝普钠、硝酸甘油、奈西立肽的强化治疗可以使血流动力学指标得以明显改善。每种药的选择取决于与这种药相匹配的特定血流动力学状态和患者的临床表现。

有人将连续就诊的严重心衰患者根据血流动力学指标、肺毛细血管楔压和心脏指数进行分类。平均肺毛细血管楔压<17 mmHg 的患者被形容为"干性组",平均肺毛细血管楔压>29 mmHg 时被称为"湿性组"。心排血指数>2.1 L/(min·m^2) 患者也被称为"温性组",<1.6 L/(min·m^2) 被称为"冷性组"。症状和体格检查的结果并不能预测有创监测得出的血流动力学状态。此外,血流动力学指标不能预测对治疗的反应,4 个组生存率相似。然而,有较高的心排血量、较低的肺毛细血管楔压患者要比低心排血量、高肺毛细血管楔压患者预后略好。

经过治疗血流动力学紊乱得到改善后,就须谋求达到改善心脏功能的长期目标。长期预后与"重塑逆转"的进程直接相关。急性血流动力学状态和其长期的临床反应尚缺乏直接的关联。

一、急性心衰的药物治疗

(一)利尿剂

虽然没有临床随机试验支持,袢利尿剂临床成功的应用已经有悠久的历史,它可增加水钠的肾脏排泄。静脉用呋塞米起效时间为 30 分钟,达峰时间为 1～2 小时,半衰期 6 小时,所以每天通常需要两次给药。其他袢利尿剂还有布美他尼和托拉塞米。慢性心衰或合并慢性肾功能不全的患者可能会出现对口服或静脉用袢利尿剂耐药,耐药性来自于口服吸收延迟和药物流经肾小管量减少,导致对药物的低反应性,耐药的患者预后较差。超过 8 小时静脉注射利尿剂与静脉滴入相比有更强的利尿、排钠作用。袢利尿剂耳毒性发生率低。美托拉宗和噻嗪类利尿剂,或醛固酮受体拮抗剂如螺内酯作用于肾小管远端。低钾血症、碱中毒、低镁血症是袢利尿剂常见的副作用,这些可能导致心律失常,故在应用利尿剂强化治疗时必须定期监测电解质。

利尿剂通常能通过改变肾脏血流动力学导致肾功能恶化,一定程度的氮质血症有时可以接受以获得呼吸困难、水肿的改善。大剂量利尿剂可能使肾素-血管紧张素系统(RAS)激活。袢利尿剂应该视患者的反应而逐渐增加剂量,症状得到改善就应减少药物用量。

(二)吗啡

在严重的急性心衰特别是伴有焦虑和呼吸困难的患者,早期应用吗啡。

吗啡可以引起静脉扩张和微弱的动脉扩张并减慢心率。大多数研究认为治疗急性心衰时当静脉通路建立后立即静注吗啡 3 mg,吗啡可减轻急性心衰和 CHF 患者的呼吸急促和其他症状,如果需要可以重复此剂量。

(三) 血管扩张剂

1. 硝酸甘油　静脉硝酸甘油制剂是有效的全身及冠脉扩张剂,可以通过增加冠脉血流,有效地治疗由急性冠脉缺血引起的心衰。静脉硝酸甘油制剂能够有效地降低前负荷和肺毛细血管楔压,因而可以在不增加耗氧量的情况下减轻肺淤血。高剂量静脉硝酸甘油制剂同时也是动脉扩张剂,但是在减轻后负荷方面,硝普钠更为有效。静脉硝酸甘油用量为 5 ~ 200 μg/min,使用静脉硝酸甘油制剂最主要的问题在于快速出现的耐药性,经常在使用 24 小时后即可出现。因此,经常需要通过每日剂量的"硝酸酯空白期"来避免耐药性的产生。在血压允许的情况下,口服或局部给予硝酸酯制剂常用来辅助 β 受体阻滞剂和 ACEI 治疗慢性心衰。

2. 硝普钠　静脉硝普钠是强力的动静脉扩张剂,是治疗合并有肺水肿的高血压相关性心衰和急性二尖瓣反流所致严重心衰的可选药物。该药能显著降低心衰及左心功能不全患者的前后负荷,从而降低右心房压、全身血管阻力、平均动脉压及肺毛细血管楔压,并提高心脏指数。硝普钠使用的主要问题是能够在冠脉缺血患者中引起冠脉窃血综合征。此外,长期使用会造成毒性代谢物的堆积,显著肝功异常患者可出现硫氰酸盐升高,肾功能不全患者可出现氰化物中毒。硝普钠适合 ICU 患者、肺动脉导管、有创动态血压监测的患者使用,其应用剂量为 0.3 ~ 5.0 μg/(kg·min)。

(四) 抗凝

急性冠脉综合征伴或不伴心衰都应很好地抗凝,抗凝同样适用于房颤。有很少的证据支持在急性心衰时使用普通肝素或低分子质量肝素(LMWH)。一个大规模的安慰剂对照试验表明:在严重心衰患者或住院心衰患者中,皮下注射伊诺肝素 40 mg 并无临床改善,但减少静脉血栓形成。还没有大规模的对照试验对比 LMWH 和普通肝素(5000U,每日 2 次或 3 次)的疗效差异。在急性心衰中必须仔细监测凝血系统,因为经常伴有肝功能不全;肌酐清除低于 30 ml/min 为使用 LMWH 的禁忌证,或在使用 LMWH 时严密监测抗 Xa 因子水平。

(五) 血管紧张素转换酶抑制剂

静脉用血管紧张素转换酶抑制剂在急性严重心衰患者急救中使用有限。依那普利静脉推注制剂可以用来治疗长期口服 ACEI 类药物,而目前无法口服药物的慢性心衰患者。达峰值时间出现于用药后 1 ~ 4 小时,可持续 6 小时。

(六) 正性肌力药和升压药

表 19-5 比较了血管扩张剂和正性肌力药物对血流动力学的影响。

表 19-5 静脉用血管扩张剂和正性肌力药的血流动力学作用比较

	硝普钠	奈西立肽	多巴酚丁胺	米力农
类别	血管扩张剂(前后负荷均↓)	血管扩张剂,促尿钠排泄药	β_1 受体激动剂	磷酸二酯酶抑制剂
心律	—	—	轻微 ↑	轻微↑
心律失常	—	—	+	+
平均右心房压	↓	↓	↓	↓↓
左心室舒张末压	↓↓	↓↓	↓	↓↓
平均动脉压	↓	↓	—	↓
系统性血管阻力	↓↓	↓↓	↓	↓
心排血指数	↑	↑	↑↑	↑↑
dp/dt (收缩力)	—	—	↑↑	↑
低血压	+	+	偶尔	+
直接 Na^+ 排泄	—	+	—	—
其他	长时间输注会导致氰化物和硫氰酸盐增多	BNP 水平不会随本药输注而升高	长期服用 β 受体阻滞剂患者不宜使用此药	在高剂量情况下表现为血管扩张作用

1. 多巴酚丁胺 多巴酚丁胺是一种强有力的 β_1 肾上腺素能受体激动剂,它也可激动 β_2 肾上腺素能受体和 α 肾上腺素能受体,其主要作用是增加心肌收缩力,它也有扩张静脉的作用。一般用量为 2.5 ~ 15 μg/(kg · min),多巴酚丁胺表现为降低全身血管阻力、肺毛细血管楔压。这会导致心率略有上升,心排血量提高,心肌耗氧量增加。但更高剂量则使血管收缩。

心衰患者 β 肾上腺素能受体可能缓慢下调,降低了多巴酚丁胺的血流动力学效应,从而限制其应用。多巴酚丁胺导致心肌需氧量和耗氧量增加,这对急性冠状动脉缺血或心肌梗死的患者不利。使用多巴酚丁胺能引起快速室性心律失常。此外,多巴酚丁胺耐药可出现在持续注射超过 24 小时的患者,理论上是 β 肾上腺素能受体下调的结果。

2. 米力农 米力农对心肌细胞磷酸二酯酶有抑制作用,可增加细胞内环磷酸腺苷(cAMP)和钙浓度,它是一种正性肌力药,作用于 β 肾上腺素能受体下游区。血流动力学效应包括降低平均右心房压、肺动脉及全身血管阻力。应用米力农治疗心衰时,患者每搏排血量和心排血量增加,平均动脉压略有下降。米力农作为冠状动脉扩张剂时,心肌耗氧量也没有净增长,它比多巴酚丁胺更容易降低动脉血压和肺毛细血管楔压,而且作用时间更长。尚无米力农耐药发生。米力农开始剂量为推注 50 ~ 75 μg/kg,再以 0.375 ~ 0.75 μg/(kg · min)维持,肾衰竭患者必须减量。米力农在低血压患者中应慎用。

3. 多巴胺 多巴胺在低剂量[1 ~ 5 μg/(kg · min)]时提高肾血流量;剂量在 3 ~ 7 μg/(kg · min)时增加心肌收缩力,通过刺激 β 肾上腺素受体增强自律性;大剂量[5 ~ 20 μg/(kg · min)]时则收缩血管。多巴胺治疗心衰时并不常用,因为它可引起心动过速、冠状动脉血管收缩、增加后负荷和耗氧量。多巴酚丁胺通常比多巴胺更能使心排血量增加。多巴胺可以在严重低血压时提高动脉压以维持重要器官灌注,尽管低剂量多巴胺经常被用于增加肾血流量和利尿,但尚缺乏对照试验证明它在这方面的有效性。"肾剂量多巴胺"已被证明在防止急性肾衰竭高危患者或已确诊为肾衰的患者中无显著疗效。

4. 去甲肾上腺素 去甲肾上腺素是一种拟交感神经药,具有强 α 受体激动和弱 β 受体激动作用。对心衰患者去甲肾上腺素的主要作用是通过增强全身血管阻力来升高血压,而不增加心排血量,它还增加心肌耗氧量。去甲肾上腺素在心衰中的使用仅限于患者存在严重低血压而对多巴胺没有反应,或合并脓毒症时。去甲肾上腺素治疗应逐渐减量,若病情允许尽早停用,剂量为 $0.2 \sim 1$ μg/(kg·min)。

5. 强心苷类 强心苷类抑制心肌 Na^+,K^+-ATP 酶,从而增加 Ca^{2+}-Na^+ 交换,产生正性肌力作用。在心衰中 β 肾上腺素能受体激活产生的正性肌力作用减少,正性频率作用亦减少。与 β 肾上腺素受体激动剂相比,在衰竭的心脏中强心苷类的正性肌力作用并未改变,而正性频率作用部分恢复。在慢性心衰中,强心苷类可减轻症状,改善临床状态,从而降低住院率,但对存活率无影响。在急性心衰,强心苷类可少量增加心排血量和降低充盈压。在急性失代偿引起的严重心衰患者,强心苷类可减少急性失代偿的再发生。治疗有益的预测因子是急性心衰时出现第三心音、广泛的左心室扩大和颈静脉充盈。

但是,AIRE 试验的亚组研究表明,在急性心肌梗死伴心衰患者中强心苷具有相反的作用。另外,在急性心肌梗死患者中应用强心苷会产生更多的肌酸激酶。总之,心肌梗死的急性心衰患者使用洋地黄可产生致死性心律失常。因此,在急性心衰,尤其在心肌梗死引起的急性心衰中,不能应用强心苷作为正性肌力药。

在急性心衰中强心苷的应用指征是心动过速引起的心衰,例如通过 β 受体阻滞剂未能控制心室率的房颤。对急性心衰时的快速型心律失常,严格控制心室率可以控制心衰的症状。强心苷的禁忌证包括心动过缓、二度或三度房室传导阻滞、病窦综合征、颈动脉窦综合征、预激综合征、梗阻性肥厚型心肌病、低钾血症和高钙血症。

6. 正性肌力药的临床应用 正性肌力药用于治疗持续性低血压、低心脏指数和终末器官低灌注。具体药物的选择取决于具体的临床情况,多巴酚丁胺通常会导致心率略有上升,对平均动脉压影响不大;而米力农往往降低全身动脉血压,因为它可显著地降低全身血管阻力,对多巴酚丁胺没有反应的患者对米力农可能有良好的反应性。米力农有更强大的血管扩张特性,较多巴酚丁胺更适于治疗急性心衰。另外,它主要不是作用在 β 肾上腺素能受体,不会影响患者接受 β 受体阻滞剂治疗。

有几项试验比较了米力农与安慰剂的疗效,常规应用米力农滴注 48 小时用于治疗心功能Ⅲ ~ Ⅳ级心衰患者,而对这些患者强心治疗被认为此时并无必要。与无米力农治疗相比,米力农组并没有使症状、住院天数、60 天再住院率得到改善,米力农增加了低血压及房性心律失常发生率。因此,米力农和其他正性肌力药物并不应常规应用于失代偿性心衰患者。

FIRST 研究纳入 NYHA 心功能分级Ⅲ ~ Ⅳ级心衰患者,平均滴注多巴酚丁胺 14 天可引起患病率和短期死亡率增加。对等待移植的患者基线收缩压小于 100 mmHg 和射血分数低于 20%,每天 12 小时滴注多巴酚丁胺或硝普钠 20 天以上,硝普钠相对多巴酚丁胺缓解症状更明显、生存率更高。在一项心功能Ⅳ级心衰患者口服米力农的研究中,米力农较安慰剂增加 53% 的病死率。没有临床研究显示正性肌力药能改善短期或中期预后,正性肌力药始终被认为使预后更差。正性肌力药的这些负面影响与其刺激交感神经系统激活,提高心肌耗氧量,加剧严重的心律失常,增加心肌缺血,促进心肌细胞坏死相关。刺激冬眠的心肌也可能导致这部分心肌坏死。

正性肌力药并不是常规应用,目前仅限于严重心衰、低血压或危重终末器官低灌注的短期治疗(即<72 小时)。某些临床情况使用正性肌力药可能有用,如急性心肌梗死或右心室梗死引起的心源性休克、等待心脏移植、终末期心衰。根据目前 ACC/AHA 有关慢性心衰的指南,长期间歇输注正性肌力药治疗有症状的收缩性心衰是禁忌证,连续滴注正性肌力药建议应用在顽固性难治性心衰以缓解症状。在这种背景下,提高生存质量比延长生命更应得到优先考虑。而这些患者往往已经不适合心脏移植或心室辅助装置,这时使用正性肌力药应遵从个体化原则。

(七)血管加压素抑制剂

关于新型利尿剂血管加压素抑制剂的使用,目前正在急性心衰的临床试验中评估。血管加压素是下丘脑合成的一种激素,其主要作用是控制自由水清除,它通过作用在血管平滑肌和心肌上的 V1a 受体,引起外周及冠状动脉血管收缩,肌细胞肥大,收缩力增强。血管加压素还通过作用于肾集合管上的 V2a 受体引发体液潴留和低钠血症。慢性心衰患者加压素水平更高,血管加压素水平升高与心衰的严重性相关。血浆渗透压和心排血量的变化刺激释放血管加压素,导致血管收缩和体液潴留。抑制血管加压素的效应在理论上可使心衰患者受益,与襻利尿剂不同,血管加压素抑制剂不会造成低血压或神经激素激活,不会导致电解质紊乱而引起心律失常。

有 3 种血管加压素抑制剂目前正在研制中,考尼伐坦同时抑制 V1a 和 V2 受体,托伐普坦和利希普坦系选择性 V2 受体抑制剂。这些药物的作用是增加尿量和自由水的排出,而钠丢失较少,因此血清钠浓度是升高的。

NYHA 心功能分级为Ⅲ~Ⅳ级的心衰患者使用考尼伐坦类药物能使尿量增加,在不引起心排血量变化的情况下降低肺毛细血管楔压和右心房压。口服托伐普坦能在不引起心率、血压、血清肌酐水平变化的情况下利尿。一项小规模试验使用托伐普坦对肾脏血流动力学无不良影响,肾血流量高于应用呋塞米。急性失代偿性心衰患者应用托伐普坦无明显电解质水平降低,在用药后的最初 24 小时利尿和体重减轻作用十分显著。应用托伐普坦和利希普坦 1 天内血清钠浓度呈上升趋势。有关其对病死率、心室重塑和肾功能的远期影响仍不明确。

(八)β 受体阻滞剂

还没有以迅速改善症状为目标的关于急性心衰中应用 β 受体阻滞剂治疗的研究。相反,急性心衰是 β 受体阻滞剂应用的禁忌证。急性心肌梗死早期,只要肺底部有啰音或低血压的患者即从研究中排除。无全心衰或低血压的急性心肌梗死患者,应用 β 受体阻滞剂可以减少梗死面积,降低致死性心律失常的发生,并缓解疼痛。

静脉给药应用于对镇静剂抵抗的缺血性胸痛、缺血再发、高血压、心动过速或心律失常的患者。在哥德堡美托洛尔试验中,急性心肌梗死早期静脉注射美托洛尔或安慰剂,并在随后 3 个月内口服治疗。结果证实,美托洛尔组仅有很少患者发展为心衰,肺底有啰音和(或)静脉注射呋塞米的肺充血患者,美托洛尔治疗能更有效地降低病死率和患病率。有资料证明,短效 β 受体阻滞剂艾司洛尔主要用于心脏手术,一项小型研究将 celiprolol 与艾司洛尔在严重心衰中疗效进行对比,发现在相同的减慢心率作用下,celiprolol 降低心排血指数更少,可能是因为扩血管作用的不同,该差异的临床重要性尚不清楚。在 MIAMI 试验中,对患者进行侵入性血流动力学检查,发现肺楔压升至 30 mmHg 患者用美托洛尔治疗显示充盈压降低。

β 受体阻滞剂适用于以下方面:①对于明显的急性心衰和只有肺底部有啰音的患者,应谨慎使用 β 受体阻滞剂。在这些患者中如果存在缺血发作和心动过速,则可以静脉应用美托洛尔;②对于急性心衰已稳定的急性心肌梗死患者,应早期应用 β 受体阻滞剂;③当慢性心衰患者急性发作已稳定(通常 4 天后),应开始给予 β 受体阻滞剂治疗。

比索洛尔、卡维地洛或美托洛尔的口服制剂应从小剂量开始,缓慢增加,并逐渐增加至在大规模临床试验中使用的靶剂量,剂量应根据个体反应调整。β 受体阻滞剂可以过度地降低血压和心率。一般情况下,因心衰加重而住院的患者,若正使用 β 受体阻滞剂,除非需要使用正性肌力药,应继续使用,但是如果有剂量过大的提示(如心动过缓和低血压)则应减量。

(九) 奈西立肽(B 型利钠肽)

BNP 是心室及心房肌细胞产生的一种激素,反映心腔张力变化,其作用与 RAS 系统相反。BNP 可导致静脉和动脉扩张,冠状动脉扩张,排钠和利尿。通过 DNA 重组技术研发出人类 BNP——奈西立肽,作为一种治疗心衰的静脉用药,其血流动力学效应包括迅速降低肺毛细血管楔压、平均右心房压,甚至超过静脉用的硝酸甘油。不像拟交感神经药物,奈西立肽不会引起心律失常,不诱导耐药,它有袢利尿剂的作用。有些患者应用奈西立肽无反应,有些患者则引起严重的低血压,从而限制了其应用。由于奈西立肽的降血压效应不像硝普钠那样显著,故奈西立肽可用在无血流动力学监测的情况下,适宜在急诊科应用。奈西立肽初始剂量为静脉推注 2 μg/kg,后 0.01 μg/(kg·min) 维持静脉滴注。与多巴酚丁胺相比,应用奈西立肽治疗严重心衰时心动过速和室性心律失常发生率较低。在一项临床试验中,奈西立肽有提高生存率的趋势,而病死率和 6 个月再住院率已被证明是降低的。

关于使用奈西立肽治疗急性失代偿性心衰的安全性受到质疑。例如,三项随机试验的荟萃分析显示,奈西立肽较安慰剂组病死率略有增加。共纳入 862 例病例,30 天病死率奈西立肽组为 7.2%,高于安慰剂组 4.0% (r 为 1.74,P 为 0.056)。21% 给予奈西立肽的患者存在严重的肾功能恶化,而对照组只有 15%。故有人担心这种结果可能证明奈西立肽对肾功能存在不良影响。然而,一项回顾关于急性心衰患者接受静脉血管活性药物治疗的综述显示,使用硝酸甘油和奈西立肽两组病死率和调整的临床变量相当,静脉注射奈西立肽或硝酸甘油较多巴酚丁胺或米力农降低了住院病死率。

一个收集奈西立肽药物安全性文献的特别小组建议,此药只用在静息时呼吸困难的急性失代偿性心衰时。这种药物不应用来取代利尿剂改善肾功能或利尿,也不适宜在门诊使用,并强烈建议对奈西立肽的使用进行深入的研究。

总之,奈西立肽能有效地缓解呼吸困难,降低左心室充盈压,它比正性肌力药米力农和多巴酚丁胺更安全,但需进一步研究以评估奈西立肽对病死率的影响。

二、急性心衰的非药物治疗

(一) 超滤

治疗急性心衰可以使用一种新方法即超滤,它通过对流的原理去除细胞外液的水分。

更新的超滤系统的液路仅需外周手臂静脉,而不一定必需中心静脉。一项入选 40 例患者的试验中,将利尿剂与其联合超滤治疗心衰的疗效进行比较,结果显示利尿剂组 24 小时平均液体出量为 2838 ml,联合超滤组为 4650 ml,在体重减轻和呼吸困难改善方面两组相似,而超滤不引起心率和血压较大的波动。另一项研究中,通过对 20 例急性失代偿性心衰合并急性肾功能不全和利尿剂耐药的患者进行 8 小时的超滤,观察到 24 小时液体出量平均 8650 ml,住院期间体重平均下降 6 kg,而肾功能保持稳定,也没有低血压发生。

超滤可快速而安全地清除体内水分和钠,而不用担心电解质紊乱、肾血流量减少和利尿剂治疗后神经内分泌激素的激活。通过进一步的技术改进及研究将明确这项疗法是否在急性心衰常规治疗中占有一席之地。

(二)主动脉内球囊反搏

反搏术已成为心源性休克或严重左心衰的标准治疗之一。严重急性左心衰是指:①对迅速输液、血管扩张剂和正性肌力药无反应;②并发明显的二尖瓣反流或室间隔破裂,为保持血流动力学稳定以明确诊断和治疗;③伴有严重的心肌缺血,准备进行冠脉造影或血管重建术。

同步主动脉内球囊反搏(IABC)是将容积为 30～50 ml 的可膨胀缩小的球囊经股动脉放置于胸主动脉,球囊在舒张期膨胀可升高主动脉舒张压和冠脉血流,在收缩期缩小以降低后负荷和促进左心室排空。IABC 能明显改善血流动力学,但应限制用于基础情况可纠正(如通过冠脉搭桥、瓣膜置换或心脏移植)或可自然恢复(如急性心梗或手术后心肌顿抑较早,心肌炎)的患者。IABC 禁用于主动脉夹层或明显的主动脉瓣关闭不全的患者,亦不应用于有严重的外周血管疾病、心衰原因未能纠正或多器官衰竭的患者。

(三)心室辅助装置

在美国左心室收缩功能不全、心功能Ⅲ～Ⅳ级的重度心衰患者有 30 万～80 万人。尽管心衰治疗设备和药物不断改善,估计仍有 6 万例高病死率的难治性心衰患者,急性心肌梗死所致急性心衰、心源性休克有非常高的死亡率。慢性心衰提示预后不佳的因素包括对静脉注射强心剂、心功能Ⅳ级合并肾功不全不能使用 ACE 抑制剂、难治性肺淤血及低血压不能使用 β 受体阻滞剂。肺测压试验耗氧量峰值小于 10 ml/(kg·min)也是预后不良的指标。心脏移植提供了一些终末期心衰患者一种行之有效的疗法,1 年生存率超过 80%。然而,捐助者的心脏目前每年不到 3000 个,且基本维持在这一水平。因此,一种称为心室辅助装置(VAD)的机械泵出现以取代衰竭的心脏功能。

VAD 是最常见的体外泵,用于支持左心功能,它们是通过开胸手术植入体内。新的泵体积更小,可以植入在腹壁内,泵用于短期血流动力学支持,可以提供高达 3.5 L/min 的心排血量。更新的 VAD 也可用于支持右心功能。电源可电动或气动,通过经皮传输线与设备连接,电源包足够小,十分耐磨损,使患者在恢复期有更大的自由活动能力。

VAD 能提供正常的心排血量、血流动力学状态和重要器官的血液供应。其技术最初包括泵血和抗凝,因为栓塞的并发症发生率很高;后来发展为轴流泵,它可持续地泵血,而且与血液接触的表面有质感,不需要抗凝。

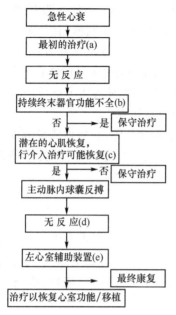

图 19-3　左心室辅助装置的适应证

(a)急性心衰保守治疗无效,包括适当应用利尿剂和补液,静脉用正性肌力药和血管扩张药;(b)终末器官功能不全,包括严重的系统疾病、重度肾衰、肺病或肝功能不全、永久的中枢神经系统损害;(c)心肌或心功能可能恢复,如急性心肌梗死、心脏术后休克、急性心肌炎、急性瓣膜性心脏病或适于进行心脏移植;(d)主动脉内球囊反搏或机械通气后临床症状无改善;(e)最后的指征依赖于装置的有效性及治疗小组的经验

VAD 治疗适用于难治性心衰,难治性心衰患者药物已用至最大治疗量但无反应,发病率很高,6 个月病死率超过 50%。这些患者有使心肌功能恢复的潜力,往往是心脏移植的候选对象。VAD 作为可恢复心肌功能的其他干预措施(如血管重建)的"桥梁"。最后,VAD 可作为长期的"终点疗法"(图 19-3)。

在临床上应用 VAD 支持可以拯救生命,包括急性心肌梗死导致的心源性休克、急性暴发性心肌炎、心脏手术后心源性休克、终末期扩张型心肌病。上述患者病死率达 30%,他们需等待心脏移植,使用 VAD 可以使患者维持生存直到心脏移植。患者的正确选择十分重要。适当的血流动力学指标是最大剂量药物支持下持续的低血压、收缩压 <80 mmHg,肺毛细血管楔压 >20 mmHg,心脏指数 <2 L/(min·m^2),不管有无使用主动脉球囊反搏。尽管使用 VAD 但预后仍较差者包括老年患者及肾功能不全患者(即血清肌酐 >3.0 mg/dl)、肝功能异常者(转氨酶和胆红素水平高于正常 5 倍)、有神经功能缺损和肺功能异常者。VAD 的禁忌包括严重慢性阻塞性肺疾病,需要血液透析和凝血异常疾病。安放 VAD 的并发症包括出血、空气栓塞、右心衰竭,往往是由于重度肺动脉高压。随着 VAD 长期使用出现的并发症包括脓毒症、血栓栓塞、设备故障等。

当 VAD 用于支持患者等待心脏移植时,患者有 74% 的生存概率等到移植和随后 91% 的概率移植后出院。在最近的研究中,50% 的 VAD 安装者恢复到可以回家等待移植。暴发性心肌炎患者经 VAD 支持,左心功能常能得到显著改善(从桥梁到康复),使 VAD 最终被摘除。急性暴发性心肌炎的危重症患者经积极支持治疗,其中包括 VAD 的使用,90% 可长期存活。已有个案报道,亚急性心肌病和心衰患者经 160～190 天的 VAD 治疗,心功能得到改善,去除 VAD 并未进行心脏移植而患者长期存活。VAD 支持可使左心负荷降至最低,神经激素和细胞因子激活得以抑制,肺动脉高压得以改善。观察衰竭的心肌细胞可以发现重构过程得到逆转,心肌细胞表型改变,VAD 支持能减轻心肌肥厚和左心室重量。据估计,只有不到 10% 慢性心衰患者 VAD 治疗可以"从桥梁到康复"。然而,VAD 治疗期间可改善慢性心衰患者的总体状况,这足以加强其移植的相容性。

最后,VAD 已被定位为一种长期疗法或"最终疗法"。REMATCH 试验入选 129 例射血分数低于 25%、初始需靠正性肌力药维持的心功能Ⅳ级心衰患者,比较了 VAD 作为"最终疗法"与标准药物治疗疗效。结果显示,VAD 治疗改善生存率和生活质量评分。VAD 治疗

1 年生存率为 52%，而药物治疗为 25%；VAD 治疗 2 年生存率为 23%，而药物治疗为 8%。然而，VAD 治疗 2 年并发症发生率达 35%，最常见的并发症包括感染、出血及设备故障。这些患者最常见的死亡原因是脓毒症和设备故障，而不是心衰。

有报道人工心脏可作为心脏移植的过渡。81 例死亡风险极高的不可逆性全心衰患者已不适于使用 VAD，但双心腔、可泵血的气动泵完全植入他们体内，结果是令人鼓舞的：79% 的患者坚持到心脏移植，70% 的患者移植后 1 年存活。并发症包括出血、感染、设备故障和肝功能障碍。

随着设计和工艺的改进，无限期的机械支持治疗左心衰是可行的，特别是感染性疾病和血栓栓塞并发症的发生率降低。这些设备体积越来越小，可完全植入体内，这将向稳定、可靠的人工心脏的目标迈进。

（四）心脏移植

预后不良的严重心衰患者可考虑进行心脏移植，它主要见于重度急性心肌炎、产后心肌病或大面积心肌梗死行血管重建后预后不良的患者。但是，患者使用辅助装置和人工泵病情稳定后才可行心脏移植。

（周荣斌　刘　宇）

参 考 文 献

Allen LA, Hernandez AF, O'Connor CM, et al. 2009. End points for clinical trials in acute heart failure syndromes. J Am Coll Cardiol, 53: 2248 ~ 2258

Aronson D, Krum H. 2012. Novel therapies in acute and chronic heart failure. Pharmacol Ther, 135: 1 ~ 17

Aspromonte N, Cruz DN, Valle R, et al. 2011. Management and monitoring of haemodynamic complications in acute heart failure. Heart Fail Rev, 16: 575 ~ 581

Avellino A, Collins SP, Fermann GJ. 2011. Risk stratification and short-term prognosis in acute heart failure syndromes: a review of novel biomarkers. Biomarkers, 16: 379 ~ 392

Chong AY, Freestone B, Patel J, et al. 2006. Endothelial activation, dysfunction, and damage in congestive heart failure and the relation to brain natriuretic peptide and outcomes. Am J Cardiol, 97: 671 ~ 675

Chrysohoou C, Pitsavos C, Aggelopoulos P, et al. 2010. Brain natriuretic peptide mediates the effect of creatinine clearance on development of left ventricular systolic dysfunction in patients with acute coronary syndrome. Hellenic J Cardiol, 51: 413 ~ 420

Coons JC, McGraw M, Murali S. 2011. Pharmacotherapy for acute heart failure syndromes. Am J Health Syst Pharm, 68: 21 ~ 35

Cotter G, Voors AA, Weatherley BD, et al. 2010. Acute heart failure clinical drug development: from planning to proof of activity to phase III. Cardiology, 116: 292 ~ 301

Cuadrado-Godia E, Ois A, Roquer J. 2010. Heart failure in acute ischemic stroke. Curr Cardiol Rev, 6:202 ~ 213

de Peuter OR, Lussana F, Peters RJ, et al. 2009. A systematic review of selective and non-selective beta blockers for prevention of vascular events in patients with acute coronary syndrome or heart failure. Neth J Med, 67: 284 ~ 294

Divani AA, Vazquez G, Asadollahi M, et al. 2009. Nationwide frequency and association of heart failure on stroke outcomes in the United States. J Card Fail, 15: 11 ~ 16

Falcao-Pires I, Fontes-Sousa AP, Lopes-Conceiçao L, et al. 2011. Modulation of myocardial stiffness by β-adrenergic stimulation--its role in normal and failing heart. Physiol Res, 60: 599 ~ 609

Felker GM, Lee KL, Bull DA, et al. 2011. Diuretic strategies in patients with acute decompensated heart failure. N Engl J Med,

364: 797 ~ 805

Fiaccadori E, Regolisti G, Maggiore U, et al. 2011. Ultrafiltration in heart failure. Am Heart J, 161: 439 ~ 449

Gheorghiade M, Follath F, Ponikowski P, et al. 2010. Assessing and grading congestion in acute heart failure: a scientific state-ment from the acute heart failure committee of the heart failure association of the European Society of Cardiology and endorsed by the European Society of Intensive Care Medicine. Eur J Heart Fail, 12: 423 ~ 433

Gheorghiade M, Pang PS, O'Connor CM, et al. 2011. Clinical development of pharmacologic agents for acute heart failure syn-dromes: a proposal for a mechanistic translational phase. Am Heart J, 161: 224 ~ 232

Gheorghiade M, Teerlink JR, Mebazaa A. 2005. Pharmacology of new agents for acute heart failure syndromes. Am J Cardiol, 96:68G ~ 73G.

Gheorghiade M, Zannad F, Sopko G. 2005. Acute heart failure syndromes. Circulation,112: 3958 ~ 3968

Harjola VP, Follath F, Nieminen MS, et al. 2010. Characteristics, outcomes, and predictors of mortality at 3 months and 1 year in patients hospitalized for acute heart failure. Eur J Heart Fail, 12: 239 ~ 248

Harinstein ME, Filippatos GS, Gheorghiade M. 2009. Acute heart failure syndromes:the role of vasopressin antagonists. Acute Card Care, 11: 61 ~ 65

Hiramitsu S, Miyagishima K, Kimura H, et al. 2009. Management of severe heart failure. Circ J, 73: A36 ~ 41

House AA, Haapio M, Lassus J, et al. 2010. Therapeutic strategies for heart failure in cardiorenal syndromes. Am J Kidney Dis, 56: 759 ~ 773

Howlett JG. 2011. Acute heart failure: lessons learned so far. Can J Cardiol, 27: 284 ~ 295

Hsu CY, Ahmed SH, Lees KR. 2000. The therapeutic time window—theoretical and practical considerations. J Stroke Cerebro-vasc Dis, 9: 24 ~ 31

Ivanes F, Susen S, Mouquet F, et al. 2012. Aldosterone, mortality, and acute ischaemic events in coronary artery disease patients outside the setting of acute myocardial infarction or heart failure. Eur Heart J, 33: 191 ~ 202

Kobayashi D, Yamaguchi N, Takahashi O, et al. 2012. Human atrial natriuretic peptide treatment for acute heart failure: a sys-tematic review of efficacy and mortality. Can J Cardiol, 28: 102 ~ 109

Lee CY, Burnett JC. 2007. Natriuretic peptides and therapeutic applications. Heart Fail Rev, 12: 131 ~ 142

Manzano-Fernández S, Januzzi JL, Boronat-García M, et al. 2010. Impact of kidney dysfunction on plasma and urinary N-termi-nal pro-B-type natriuretic peptide in patients with acute heart failure. Congest Heart Fail, 16: 214 ~ 220

McGrath MF, de Bold ML, de Bold AJ. 2005. The endocrine function of the heart. Trends Endocrinol Metab, 16: 469 ~ 477

Miller AB, Piña IL. 2009. Understanding heart failure with preserved ejection fraction: clinical importance and future outlook. Congest Heart Fail, 15: 186 ~ 192

Nasution SA. 2006. The use of ACE inhibitor in cardiovascular disease. Acta Med Indones, 38: 60 ~ 64

Nieminen MS, Bohm M, Cowie MR, et al. 2005. Executive summary of the guidelines on the diagnosis and treatment of acute heart failure: The task force on acute heart failure of the European Society of Cardiology. European Heart J,26: 384 ~ 416

O'Connor CM, Fiuzat M. 2011. Lessons learned from clinical trials in acute heart failure: phase 3 drug trials. Heart Fail Clin, 7: 451 ~ 456

Ronco C. 2011. Cardio-renal syndromes: from foggy bottoms to sunny hills. Heart Fail Rev, 16: 509 ~ 517

Rudiger T, Harjola V, Muller A, et al. 2005. Acute heart failure. Clinical presentation: one year mortality and prognostic factors. Eur J Heart Failure, 7: 662 ~ 670

Sabbah HN, Sharov VG, Goldstein S. 2000. Cell death, tissue hypoxia and the progression of heart failure. Heart Fail Rev, 5: 131 ~ 138

Shah MR, Califf RM, Nohria A, et al. 2011. The STARBRITE trial: a randomized, pilot study of B-type natriuretic peptide-guided therapy in patients with advanced heart failure. J Card Fail, 17: 613 ~ 621

Shahzad K, Aziz QA, Leva JP, et al. 2011. New-onset graft dysfunction after heart transplantation: incidence and mechanism-re-lated outcomes. J Heart Lung Transplant, 30: 194 ~ 203

Squire I, Quinn P, Narayan H, et al. 2010. Identification of potential outcome benefit from ACE inhibition after acute coronary syndrome: a biomarker approach using N-terminal pro BNP. Heart, 96: 831 ~ 837

Tamargo J, Amorós I, Barana A, et al. 2010. New investigational drugs for the management of acute heart failure syndromes. Curr Med Chem, 17: 363 ~ 390

Teerlink JR, Metra M, Zacà V, et al. 2009. Agents with inotropic properties for the management of acute heart failure syndromes. traditional agents and beyond. Heart Fail Rev, 14: 243 ~ 253

Thomas SS, Nohria A. 2012. Hemodynamic classifications of acute heart failure and their clinical application: an update. Circ J, 76: 278 ~ 286

Vemmos K, Ntaios G, Savvari P, et al. 2012. Stroke aetiology and predictors of outcome in patients with heart failure and acute stroke: a 10-year follow-up study. Eur J Heart Fail, 14: 211 ~ 218

Wisler JW, DeWire SM, Whalen EJ, et al. 2007. A unique mechanism of beta-blocker action: carvedilol stimulates beta-arrestin signaling. Proc Natl Acad Sci USA, 104: 16657 ~ 16662

Yilmaz MB, Laribi S, Mebazaa A. 2010. Managing beta-blockers in acute heart failure: when to start and when to stop? Curr Heart Fail Rep, 7: 110 ~ 115

第二十章

毛细血管渗漏综合征

第一节 概　述

一、流行病学

　　毛细血管渗漏综合征(capillary leak syndrome，CLS)是一种较为少见、原因不明，但又极其危险的临床急症，最早于 1960 年由 Clarkson 等报道。该综合征呈世界性分布，但各地发病率均不高。截至 2006 年，全世界关于 CLS 的相继报道病例为 100 例，但从 2006 年至今，报道的 CLS 患者明显增加，这些数字可反映出人们对该综合征的关注和认识逐步提高。CLS 属于偶发，既往多为欧美国家报道，近年国内相关的病例报道也逐渐增多。从 CLS 患者的相关资料分析可知，其平均发病年龄为 45 岁(范围从 5 个月到 74 岁不等)，无性别差异，男性所占比例为 57%。CLS 经常被误诊或有些患者已死于 CLS 发作期，由于这些原因可能低估了该综合征的真实流行情况。

二、概念及概述

　　CLS 是由于毛细血管内皮细胞损伤、血管通透性增高而引起毛细血管水肿，大量血浆蛋白渗透到组织间隙，从而出现低蛋白血症、低血容量休克、急性肾缺血等临床表现的一组综合征。

　　在危重症患者的抢救治疗中，常发现许多危重症患者全身严重水肿但同时伴有有效循环血量不足的现象，常规补液治疗只能使血压短时间上升，但很快又出现有效循环血量不足，且全身严重水肿进行性加重并形成恶性循环，这种现象是由于发生了 CLS。CLS 是一种突发的、可逆性毛细血管高渗透性疾病，血浆快速从血管渗漏到组织间隙，引起迅速出现的进行性全身性水肿、低蛋白血症、血压及中心静脉压均降低、体重增加、血液浓缩，严重时可发生多器官功能障碍综合征(multiple organ dysfunction syndrome，MODS)。通常病情危重，临床表现复杂，且病期之间的界限模糊，并发症多，治疗矛盾多。因此临床上越来越重视在许多危重症中出现的 CLS，CLS 给临床治疗带来极大的困难，同时也是影响抢救成功的主要因素之一，是否及时诊断及有效治疗将影响患者的预后。本章就 CLS 的病因、发病机制、诊断及鉴别诊断、治疗进行阐述。

第二节　毛细血管渗漏综合征的病因与病理生理机制

一、病　　因

CLS 不是由一种孤立因素所造成的,可能是多种因素作用的结果。

1. **患者因素**　主要包括:①严重创伤;②感染;③脓毒症;④烧伤;⑤急性呼吸窘迫综合征(ARDS);⑥毒蛇咬伤;⑦重症胰腺炎;⑧分娩;⑨过敏;⑩休克等。引起 CLS 的具体病因尚不明确,临床上最常见的为脓毒症。重症监护病房(intensive care unit, ICU)中患者发生 CLS 大多数系脓毒症所致,在细菌毒素及炎症介质的作用下出现毛细血管内皮细胞的广泛损伤,以及早期毛细血管正常的胶体渗透压和静水压平衡发生改变,使毛细血管渗漏。ARDS、严重创伤、烧伤虽然为局部病变但可诱发全身炎症介质的大量释放而产生全身炎症反应综合征(systemic inflammatory response syndrome, SIRS),进而出现 CLS。

2. **手术因素**　①体外循环术:体外循环可激活凝血系统、纤溶系统、补体系统和单核/巨噬细胞,以及多形核白细胞和内皮细胞合成、释放大量炎性介质而引起 CLS。文献报道最多的是婴幼儿,特别是新生儿或复杂心脏畸形患儿体外循环(cardiopulmonary bypass, CPB)术后发病率最高。CPB 时间、心脏畸形种类、CPB 时最低温度及年龄系 CPB 术后影响 CLS 发生的独立因素,其中 CPB 时间是最重要的独立危险因素,即 CPB 时间越长,发生 CLS 的危险性越高。另外,患儿年龄越小,CLS 发生的危险性越大,且发生 MODS 的概率就越高,其原因可能是新生儿和婴儿本身血管及毛细血管基膜及内膜发育尚未成熟,液体更易透过毛细血管基膜,同时在体外循环的刺激下有更明显的补体激活。婴幼儿对手术的耐受能力低,对体外循环的刺激比成人反应更剧烈,炎症反应更重,更易引起毛细血管内皮损伤,从而导致毛细血管渗漏。②缺血-再灌注损伤:产生大量氧自由基可致广泛血管内皮细胞损伤而诱发 CLS。③造血干细胞移植术:造血干细胞移植治疗中,离不开应用化疗药物进行移植前预处理,各种细胞因子的应用机会也很多;此外,由于受者经过清髓和严重免疫抑制处理,容易发生严重感染。因此,移植治疗中较易并发 CLS。

3. **麻醉因素**　包括大量或过量输液、大量或过量使用血液制品等。

4. **其他因素**　应用某些药物时如重组白细胞介素(IL)-2、IL-11、多克隆抗体、多西紫杉醇产生的毒性作用可致 CLS。

二、病理生理机制

(一) 病理生理特点

正常生理状态下,根据血管内外渗透浓度的改变,水和电解质可通过毛细血管屏障进入组织间隙,白蛋白等分子质量稍大的物质不能通过毛细血管屏障进入组织间隙。但毛细血管内皮细胞损伤、坏死或内皮细胞间隙增大时均可使毛细血管对大分子的滤过屏障作用降低,毛细血管通透性增高。微循环血管通透性的维持主要依赖于血管内皮细胞的完整性。通常主要有以下 4 种机制可引起血管通透性增加(图 20-1):

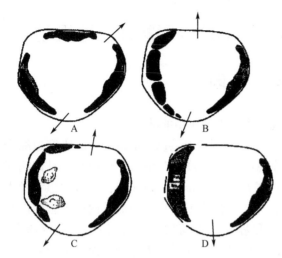

图 20-1　血管通透性增加的 4 种机制模式图

A. 内皮细胞收缩,累及细静脉;B. 直接损伤内皮细胞,累及全部微循环;C. 白细胞介导之内皮损伤,主要累及细静脉和毛细血管;D. 新生血管通透性高,主要累及毛细血管

1. 内皮细胞收缩和(或)穿胞作用增强　由组胺、缓激肽、白三烯和 P 物质等作用于内皮细胞受体使内皮细胞迅速发生收缩,在内皮细胞出现 $0.5 \sim 1.0 ~\mu m$ 的缝隙。IL-1、肿瘤坏死因子(TNF)-α、干扰素-γ(IFN-γ)、缺氧和某些亚致死性损伤可引起内皮细胞骨架结构、内皮细胞发生收缩。近内皮细胞间连接处由相互连接的囊泡所构成的囊泡体,形成穿胞通道,富含蛋白质的液体通过穿胞通道穿越内皮细胞称为穿胞作用,这是血管通透性增加的另一种机制。

2. 直接损伤内皮细胞　严重烧伤和化脓菌感染时可直接损伤内皮细胞,使之坏死脱落,血管通透性增加,此种损伤引起的血管通透性增加发生迅速,并在高水平上持续几小时到几天。

3. 白细胞介导的内皮细胞损伤　白细胞黏附于内皮细胞,使其自身激活,释放出具有活性的氧代谢产物和蛋白水解酶,引起内皮细胞损伤和脱落,使血管通透性增加。

4. 新生毛细血管壁的高通透性　在炎症修复过程中形成的血管内皮细胞连接不健全,因而新生毛细血管具有高通透性。

在某些病理情况下,如严重感染、创伤等突发因素均可使单核/巨噬细胞系统激活而释放 TNF-α、IL-1、IL-6、血小板活化因子、磷脂酶 A_2 等促炎症介质,其中主要为 TNF-α。促炎细胞因子进一步激活粒细胞和内皮细胞等效应细胞,使这些效应细胞释放氧自由基、蛋白酶等,加速花生四烯酸代谢并释放血栓素 A_2(TXA_2)、前列腺素 I_2 等炎性介质,形成瀑布效应并介导免疫反应,从而引发 SIRS。在炎症介质作用下,毛细血管内皮细胞损伤,血管内皮细胞收缩,细胞连接分离,出现裂隙,血管通透性增高。另外,内毒素、氧自由基和血小板在血管壁的聚集可直接损伤毛细血管内皮细胞。毛细血管通透性增高后,血管内白蛋白等大分子物质渗漏至组织间隙,导致组织间隙胶体渗透浓度升高,血管内水分进入组织间隙而引起全身水肿和有效循环血量下降,造成全身组织器官缺血、缺氧。同时肺内出现不同程度的渗出,引起低氧血症,组织缺氧进一步加重,形成恶性循环。CLS 是损伤后炎症反应的早期信号,并与损伤严重程度呈正相关。CLS 可涉及全身多个重要脏器(如肺的渗出、心包腔的渗出,甚至脑室的渗出),尤其是肺间质渗出,可导致气体交换障碍,临床上表现为严重的低氧血症。CLS 的危害是从局部炎症改变到不能有效控制的广泛炎症病变,严重时可发生 MODS,甚至多器官功能衰竭。

(二) 发病机制

关于 CLS 的发生发展的分子机制至今仍不清楚,由于该疾病比较少见,针对于 CLS 的系统研究受到限制。急危重症患者因创伤、感染诱发 SIRS 和脓毒症,体内释放多种炎症介质,损伤毛细血管内皮细胞,使毛细血管内皮细胞结构及功能的完整性遭到破坏,毛细血管通透性增加;大量液体和血浆蛋白渗漏至组织间隙,造成全身性水肿,尤以肺水肿为甚,从而有效循环血量下降,导致休克,组织缺血缺氧反过来又加重毛细血管内皮损伤,形成恶性循环,引起 MODS。

1. **内皮细胞损伤和细胞凋亡**　免疫功能障碍可能在 CLS 发病机制中具有一定的作用。曾有文献报道,可溶性 CD25 和 CD25$^+$ T 细胞在 CLS 患者升高。采用光学显微镜对急性 CLS 患者皮肤的活组织检查,发现血管周围有单核细胞浸润,其他与正常组织相同。CLS 急性发作患者的肌肉活组织检查,得出与上述相同的结果,即血管周围有单核细胞的浸润。应用免疫荧光方法检测组织标本的免疫球蛋白和补体,但均未发现有免疫球蛋白和补体的沉积。

通过对内皮细胞的超微结构和功能研究显示,CLS 患者的内皮细胞受到损伤。采用电子显微镜观察 CLS 患者的骨骼肌,可发现内皮细胞凋亡,但并无内皮细胞之间的间隙增宽;且这些患者的血清可使培养的健康志愿者微血管内皮细胞发生凋亡。脓毒症患者或胰腺炎患者的血清也能诱导类似程度的内皮细胞凋亡。因此,导致 CLS 患者的毛细血管渗漏,内皮细胞损伤和凋亡要远远大于内皮细胞收缩和退缩作用;并可推断内皮细胞损伤和凋亡是导致 CLS 患者发生毛细血管渗漏的主要原因。这两种原因的区别是非常重要的,过敏反应和休克疾病过程中出现的循环物质可诱导内皮细胞形状改变及使内皮细胞收缩,并减少细胞间连接但不完全导致细胞死亡。然而,作用于内皮细胞收缩和凋亡的信号通路部分是重叠的,不能排除内皮细胞收缩在 CLS 发病机制中的作用。依靠细胞连接,生长因子和细胞因子通过诱导鸟嘌呤核苷酸和酪氨酸激酶的活化可影响内皮细胞的收缩和凋亡。用于 CLS 治疗的某些药物能提高细胞内 cAMP(cyclic adenosine monophosphate),减轻 CLS 的症状,通过多种机制缓解内皮细胞的表型及功能。

2. **可溶性物质及炎症介质的作用**　目前没有发现与 CLS 相关的特异性可溶性物质,但并不排除有一种循环物质发生改变可预测 CLS 发生。CLS 患者血清检测的大多数物质都在正常范围内,包括补体和 C1 抑制剂水平,凝血物质水平和功能;已被明确能诱导血管渗漏或引起内皮功能损伤的物质如缓激肽、组胺、前列腺素水平未出现升高,但有报道 CLS 患者血清 C3a 水平升高。CLS 患者血清中 IL-6、TNF-α 水平升高,提示患者体内有全身炎症反应。然而,这些细胞因子水平在不同患者之间波动范围较大,且关于它们的基础值并不明确,因此,上述细胞因子在 CLS 病理过程中的确切意义并不清楚。另外,一些促炎细胞因子水平可持续升高至毛细血管渗漏恢复期。

血管内皮细胞生长因子(VEGF)是一种能特异地作用于血管内皮细胞的生长因子,在血管形成中发挥重要作用,能够增加血管通透性。有学者认为,VEGF 水平可预测 CLS 的严重程度。最近有报道证实,CLS 患者在严重急性发作期血浆 VEGF 水平升高,随着症状消退其水平逐渐降低。另有学者发现 CLS 患者血浆 VEGF 水平升高。脓毒症、卵巢刺激综合征等急性发作过程中均发现 VEGF 与内皮渗漏有关联。骨髓瘤患者的血浆 VEGF 水平也升高。然而,值得考虑的是,VEGF 的来源及功能在 CLS 发病过程中的具体作用及其机制并不清楚,有待深入研究。

目前,参与 CLS 的致炎因素和介质主要包括下面几种:

(1)脂多糖(lipopolysaccharide, LPS):是炎症反应的启动因子,血浆 LPS 与脂多糖结合蛋白(LBP)相结合形成 LPS-LBP 复合物,与巨噬细胞等炎症细胞表面受体 CD14 结合,激活巨噬细胞释放 TNF-α 的效应可增加 1000 倍。

（2）肿瘤坏死因子（TNF）：由单核/巨噬细胞合成的 TNF 称为 TNF-α，活化的 T 细胞合成的称为 TNF-β。TNF-α 是炎症反应过程中最早释放的重要细胞因子，其既可参与炎症反应又可间接刺激其他炎症介质参与炎症反应，故有"广谱炎症介质"之称。单核/巨噬细胞受刺激后合成、释放大量 TNF-α，后者可与血管内皮细胞发生作用而损伤内皮细胞；同时，TNF-α 能激活多形核白细胞和内皮细胞等效应细胞产生大量炎症介质，进一步损伤血管内皮细胞而引起毛细血管通透性增高。

（3）白细胞介素（IL）：IL-1 主要由单核/巨噬细胞产生，内皮细胞、成纤维细胞亦可产生。能增强多形核白细胞的趋化性，诱导单核/巨噬细胞产生 IL-6、IL-8 等。IL-6 由单核/巨噬细胞、多形核白细胞、淋巴细胞产生，为主要炎症介质之一，对免疫系统具有重要调节作用。IL-8 主要由单核/巨噬细胞产生，是多形核白细胞的激活和趋化因子。IL-10 由 T 细胞、B 细胞及单核/巨噬细胞产生，为抗炎细胞因子，可非特异地降低 IL-1、TNF-α 的产生及活性。IL-12 由单核/巨噬细胞、B 细胞产生，可控制细胞介导的免疫反应，促进 T 细胞、自然杀伤细胞的分化和增殖，并刺激这些细胞产生 IFN-γ，增强淋巴细胞、自然杀伤细胞的细胞毒性。IL-13 由激活的 T 细胞产生，为免疫反应调节因子，具有抑制炎症介质分泌的功能；IL-13 直接作用于单核细胞，抑制 IL-6 的分泌，可明显抑制 LPS 处理的单核细胞及其他免疫细胞 mRNA 的转录。

（4）氧自由基：是重要的炎症介质，可使多形核白细胞向炎症区游走、聚集，激活并释放溶酶体酶，损伤血管内皮细胞，引起血管通透性增加。亦可增强细胞内磷脂酶 A_2 的活性，催化花生四烯酸的合成。

（5）花生四烯酸代谢产物：花生四烯酸存在于所有细胞膜磷脂中，可被代谢为脂类炎症介质，如白三烯[白三烯 B_4（LTB_4）、白三烯 C_4（LTC_4）、白三烯 D_4（LTD_4）]、前列腺素[前列腺素 F_2（PGF_2）、前列腺素 I_2（PGI_2）]、TXA_2，其中 LTC_4、LTD_4 和 TXA_2 具有缩血管作用，可引起血管通透性增加。

（6）血小板活化因子：主要来自血小板、多形核白细胞、单核/巨噬细胞和血管内皮细胞，可引起血管收缩、血管通透性增高。

（7）肽类炎症介质：活化的多形核白细胞、单核/巨噬细胞可释放蛋白酶类，如中性粒细胞弹性蛋白酶、胶原酶、组织蛋白酶等，破坏血管基底膜及内皮细胞而引起血管通透性改变。

（8）促进血管内皮细胞生长因素：促进骨形态发生蛋白-2（BMP-2）和 BMP-2 mRNA 的表达，在伤口愈合后期促进血管的生成和细胞的增殖，与脓毒症时毛细血管渗漏密切相关。

第三节　毛细血管渗漏综合征的临床表现

前驱症状可有兴奋、虚弱、不适、疲乏、恶心、腹痛、四肢肌痛等临床表现。偶尔会有发烧、呕吐、面红、腹泻等，发作时间一般持续 1~2 天。CLS 患者典型的症状是由大量血浆外渗（可达全部血容量容积的 70%）引起快速出现的休克和水肿，休克和水肿可在无前驱症状或继前驱症状后迅速出现（图 20-2）。依据 CLS 病理生理特点和临床表现可将 CLS 分为两个阶段：毛细血管渗漏期和毛细血管恢复期。

1. 毛细血管渗漏期　又称为强制性血管外液体扣押期，此期的主要病理生理特点是全身毛细血管通透性增加，血管内的液体和大分子急剧地渗出血管外，大量血管内液体进入组织间；毛细血管不能阻留<200 kDa 的分子，甚至有些 900 kDa 的大分子亦不能阻留，导致有效循环血量降低，组织灌注不足。临床具体表现为进行性全身水肿、体重、液体潴留、胸水、腹水、肺水肿、少尿；心包积液，心、脑、肾循环血容量严重不足，低血容量休克引起急性肾小管坏死，诱发急性肾功能不全。低血压通常持续 1～3 天。实验室检查显示：血液浓缩、白细胞增高、白蛋白降低。渗漏期一般持续 1～4 天，此期如治疗不当或治疗不及时，可因组织灌注不足而发生 MODS 甚至多器官衰竭。毛细血管渗漏阶段的并发症还有横纹肌溶解，是由筋膜室综合征引起的。由于低血压或横纹肌溶解可导致急性肾小管坏死，从而引起肾衰竭；血容量不足引起的血液淤滞和血液浓缩所致血黏度增高，可增加深部血管血栓形成的危险。

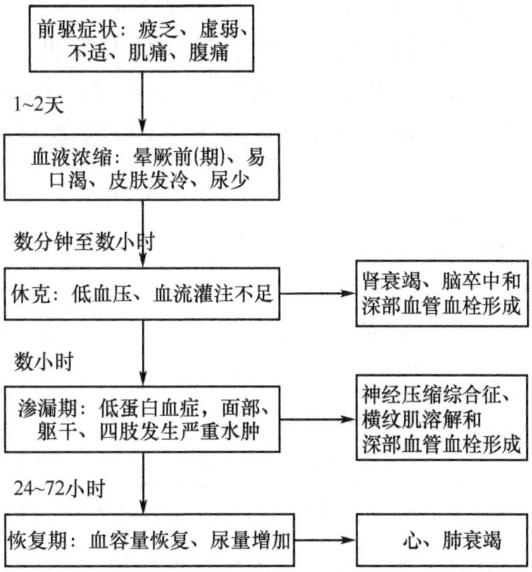

2. 毛细血管恢复期　又称为血管再充盈期，此期毛细血管通透性逐渐恢复正常，

图 20-2　毛细血管渗漏综合征典型急性发作的发生过程
典型的急性发作前期通常持续数小时至数天，血液浓缩和血容量不足可在无前驱症状的情况下迅速发生。渗漏期典型的低蛋白血症和水肿是由组织液和蛋白渗漏所引起的，可持续数天。各时期容易出现相关并发症引自：Kirk M. 2001. Narrative review：the systemic capillary leak syndrome. Ann Intern Med,153：90～98

大分子物质逐渐回吸收，组织间液回流入血管内，血容量增加。临床上表现为全身水肿逐渐消退、体质量减轻、血压及中心静脉压回升、不使用利尿剂的情况下尿量自行增加等。此时若继续大量补液，常会引起急性肺间质水肿、肺泡萎缩、气体弥散障碍、动静脉血分流增加、血氧含量下降、氧转运量减少、低氧血症和组织缺氧，形成恶性循环，是死亡的主要原因。有研究表明，几乎没有肺水肿发生在急性渗漏期，而均发生在恢复期，故应在血流动力学监测的条件下补液。

第四节　毛细血管渗漏综合征的诊断与鉴别诊断

一、诊　　断

根据最初出现的前驱症状很难对 CLS 做出正确诊断。CLS 典型的症状是低容量性低血压、血液浓缩（血细胞比容上升、白细胞增多、血小板增加）及低血浆白蛋白组成的三联征。单独血压降低伴血细胞比容上升就可反映出有效血容量减少、内皮细胞屏障受损，这是 CLS 独有的特征。CLS 渗漏期典型的特征是显著、快速出现的面部、躯干、四肢水肿。虽然 CLS 没有特异的标志性症状，如无明确的心血管损害患者发生急性血压严重降低，通过快速补液纠正血容量不足无效或病情加重，并且伴随血细胞比容升高（常>60%）应考虑到 CLS 的发生。

对 CLS 的诊断，通常建议做全血数量检测明确是否存在血液浓缩；血常规和尿培养判断致病因素如脓毒症等是否存在；监测血浆蛋白水平确定蛋白是否从静脉内层渗漏；检测血

浆纤维蛋白溶酶水平以排除过敏反应。有些 CLS 患者急性发作无致病危险的病征,而是多个较轻症状的组合,表现出较轻的血压降低、血液浓缩、低蛋白血症、水肿及通过喝水等方式可缓解病情。基于这种情况,有学者提出 CLS 严重程度等级标准,以辅助临床医师记录患者的病程和疾病方式及正确估计治疗效果(表20-1)。

表20-1 CLS 严重程度等级的评判标准

等级	明确的临床过程	血液浓缩	低蛋白
1a	口服液体即可复苏	血红蛋白上升水平≤30g/L	白蛋白降低≤5g/L
1b	口服液体即可复苏	血红蛋白上升水平≥30g/L	白蛋白降低≥5g/L
2	静脉输液,不需要住院治疗	存在	存在
3	静脉输液,需 ICU 监测	存在	存在
4	严重甚至致命	存在	存在

引自:Kirk M, Druey MD, Philip R, et al. 2010. Ann Intern Med,153:90~98。

目前认为诊断 CLS 的金标准为输入白蛋白后,测定细胞外水(ECW)-菊粉分布容量和生物电阻抗分析,观察胶体渗透压的不同反应。此方法安全、无创,但需大量价格昂贵的仪器设备,不易在临床推广。临床上主要依据病史、临床表现和实验室检查诊断 CLS。其早期诊断依据可归纳为:①明确的诱因[区别于无明确诱因所致的系统性毛细血管渗漏综合征(SCLS)];②无法用其他原因解释的血压进行性下降或非出血性渗出液增加;③全身皮肤黏膜水肿,伴胸、腹腔积液或心包积液;④低氧血症;⑤胸片提示肺间质呈渗出性改变;⑥实验室检查提示严重低血浆蛋白和高尿蛋白。

二、鉴 别 诊 断

诊断急危重症并发 CLS 并不难,需要提高对 CLS 的认识,细致观察病情。许多疾病含有与 CLS 相似的临床特征,但 CLS 具有其特有的特征,需注意与这些疾病的鉴别诊断(表20-2)。

表20-2 CLS 与其他疾病的鉴别诊断

疾病	与 CLS 相似的症状	与 CLS 不同的症状
肾病综合征	水肿,低蛋白血症	非循环水肿,蛋白尿(症)
蛋白丢失肠病	水肿,低蛋白血症	非循环水肿,腹泻
下腔静脉综合征	下肢水肿,血压过低	进行性上升,不可逆的血压下降和正常蛋白水平
原发性过敏反应	急性血压下降,面红	蛋白水平正常,荨麻疹,喉部水肿,血浆类胰蛋白酶水平上升
类癌瘤	面红,血压下降	无水肿,5-HT 及其代谢物水平上升
嗜铬细胞瘤	面红,血压下降	血压不稳定,去甲肾上腺素和肾上腺素代谢物水平上升
肥大细胞增多症	面红,血压下降	着色性荨麻疹,血浆内的类胰蛋白酶水平上升
真性红细胞增多症	白细胞严重增多,红细胞增多,血小板增多	血压正常,蛋白水平正常,无水肿

续表

疾病	与 CLS 相似的症状	与 CLS 不同的症状
格莱克综合征	循环水肿	风疹,嗜酸粒细胞增多症,IgM 水平升高,血浆蛋白水平正常
胰腺炎	血压降低,低蛋白	严重腹痛,恶心,呕吐,淀粉酶水平上升
脓毒症	低血压,水肿	蛋白水平正常,急性呼吸窘迫综合征
卵巢过度刺激综合征	低血压,低氧血症,水肿	蛋白水平正常,肾衰竭,脱皮屑
中毒性休克综合征	低血压	充血,谵妄

引自:Kirk M, Druey MD, Philip R, et al. 2010. Ann Intern Med,153:90~98。

1. 系统性毛细血管渗漏综合征　CLS 应重点与系统性毛细血管渗漏综合征(systemic capillary leak syndrome, SCLS) 相鉴别。SCLS 也是由于毛细血管渗透性增高引起,其临床表现几乎与 CLS 完全一样,但具体发病机制不清,可无诱因反复发作,是一组少见的原因不明的低容量性低血压、血液浓缩、非蛋白尿性低蛋白血症、全身水肿、多数情况下伴有异型球蛋白血症的临床综合征。严重时也可出现心、肺、肾等重要器官功能衰竭,并可进展为多发性骨髓瘤,具有较高的病死率。SCLS 无明确的病因或诱因;CLS 病因明确。CLS 一般只发作一次,随着原发疾病的好转,毛细血管渗漏可完全逆转,原发疾病治愈后 CLS 不再发作;但 SCLS 常反复发作,静止期从 4 天至 12 个月不等。多数 SCLS 患者有持续异常 γ 球蛋白血症,少数患者最终可进展为多发性骨髓瘤;CLS 患者一般没有 γ 球蛋白血症。

2. 遗传性血管性水肿　该病为先天性常染色体显性遗传病,是由于(C1 酯酶抑制剂)C1 INH 缺陷引起,C2、C4 等补体成分大量消耗而裂解产物增多,血管活性肽激活,导致血管性水肿的发生。其水肿多发生在皮下组织较疏松部位,常累及呼吸道和胃肠道,一般不发生全身性水肿,症状持续时间较短,一般 2~3 天。采用活性降低的雄激素治疗可控制症状并预防复发。

3. 植入综合征　植入综合征(engraftment syndrome, ES)是移植早期较常见一种并发症,临床表现与 CLS 相似,造血干细胞植入之前亦可发生 CLS。ES 诊断的前提条件是移植后达到粒细胞植入标准,一般 ES 应出现在中性粒细胞植入后(ANC>0.5×10⁹/L,连续 2 天)96 小时内。2001 年 Spitzer 提出造血干细胞移植并发 ES 的诊断标准,其主要诊断标准为:①体温≥38.3℃,无确定感染源;②非药物所致的红斑性皮疹,累及全身皮肤 25% 以上;③表现为弥漫性肺浸润的非心源性肺水肿及缺氧症状。还有 4 条次要诊断标准:①肝功能异常,总胆红素≥34 μmol/L 或转氨酶水平≥基础值 2 倍以上;②肾功能不全,血肌酐≥基础值 2 倍以上;③体重增加(≥基础体重的 2.5% 以上);④不能由其他原因解释的一过性脑病。确诊需要 3 条主要标准或 2 条主要标准加 1 条以上次要标准。

第五节　毛细血管渗漏综合征的治疗

目前对 CLS 尚无特异性治疗方法,主要为一些经验性治疗。CLS 治疗原则为:①治疗原发病,去除引起 CLS 的病因;②改善毛细血管通透性;③提高血浆胶体渗透压;④恢复正常血容量,改善循环功能,维持重要脏器的氧供,防治肺水肿。容量复苏和应用血管升压药物是 CLS 发生时需要的重要循环支持手段,目的是改善血流动力学状态、逆转器官功能损害。近年来,由于对 CLS 发生机制和病理生理过程认识的加深,对容量复苏和血管升压药物的应用和疗效也不断进行重新评价,传统观点发生了很大的变化。

(一) 积极治疗原发病

及早发现致病因素并积极干预是最有效的治疗手段,即去除引起 CLS 的诱因,积极治疗原发病,减少炎症介质的产生,防止毛细血管渗漏。危重症患者中脓毒症和 SIRS 是引起毛细血管渗漏的最常见原因,因此需针对引起脓毒症和 SIRS 的病因进行有效治疗。如对脓毒症患者进行早期集束化治疗,对创伤失血的患者及时止血、输血治疗等。

(二) 药物治疗

国外报道特布他林(terbutaline,又称为 β_2 受体激动剂)和茶碱(theophylline,磷酸二酯酶抑制剂)是预防 CLS 发生的有效药物。特布他林、茶碱能够增加细胞内 cAMP,通过内皮细胞松弛改善毛细血管通透性,而且特布他林有抗炎成分,能调节细胞因子的产生。CLS 患者急性发作时通过静脉输入茶碱,使其在血浆中水平达到 111 ~ 139 μmol/L,可缩短发作的持续时间和降低发病强度,治疗效果有效。这两种药物经常用于 CLS 及 SCLS 患者的维持治疗,维持治疗主要用于降低症状的严重程度、减少及预防 CLS 发作,已诊断的 CLS 患者建议接受茶碱和特布他林的治疗。茶碱的剂量使用通常根据血浆浓缩峰值实行个体化治疗方案,成人剂量范围为 400 ~ 1600 mg/d,1 ~ 9 岁小孩应用剂量范围根据体重来计算为 10 ~ 36 mg/(kg·d),应用药物后使血浆浓缩峰值达到 55.5 ~ 111 μmol/L。随着时间的推移,血浆茶碱的水平不断降低,需要常规检测以保证其在治疗范围内。最初这种药物治疗受限制是由于副作用比较多,如震颤、焦虑、失眠、心悸、易怒等。特布他林的耐受剂量范围为总量 20 ~ 25 mg/d,应分次使用否则易引起耐受。另外,其他一些用于维持治疗的药物,具有不同程度的有效作用,均处于验证阶段,未被完全证明。用于维持治疗的药物及治疗的可能分子机制,治疗是否有效均列表说明,见表 20-3。

表 20-3　关于 CLS 治疗种类及相应的治疗药物

治疗	治疗的可能分子机制	对 CLS 治疗作用
内皮信号转导		
茶碱+间羟叔丁肾上腺素(特布他林)	磷酸二酯酶抑制剂和 β 受体刺激剂,提高内皮的 cAMP 水平	有效,用于急性发作或维持治疗
依前列醇	环前列腺素类似物,提高内皮的 cAMP 水平并促进血管肌肉松弛	有效,用于急性发作
贝伐单抗	减少 VEGF 活化	无作用
HMG-COA 还原酶抑制剂	降低 Rho 异戊烯化	未检测
达沙替尼或伊马替尼	降低丝氨酸或其他酪氨酸活性	未检测
免疫调节		
皮质类激素	抗炎作用	不明确
因福利美	降低肿瘤坏死因子的活性	有作用,用于急性发作
来那度胺或镇静剂	减少浆细胞,抗炎	有作用

续表

治疗	治疗的可能分子机制	对 CLS 治疗作用
血浆除去法	降低循环异常蛋白水平	可能具有短暂作用
IVIG	抗炎作用	有,可用于维持治疗
血液干预		
自体单个核细胞移植	降低浆细胞	未检测
利妥昔单抗	降低 B 细胞水平	未检测
美法仑,左旋沙可来新,(左旋)苯丙氨酸氮芥	降低浆细胞	有,用于骨髓瘤和浆细胞白血病的治疗
硼替佐米	降低浆细胞	未检测
阿那白滞素	降低浆细胞	未检测

引自:Kirk M, Druey MD, Philip R, et al. 2010. Ann Intern Med,153:90~98。

(三) 液体治疗

CLS 患者急性休克期的死亡是由于缺乏有效的血管通路,对于纠正休克所致组织低灌注和缺氧的关键是毛细血管渗漏期的液体治疗。液体治疗的目标是恢复正常血容量、改善循环功能、维持重要脏器的供氧。为此,选择合适的液体种类进行安全有效的容量治疗对维护患者器官功能至关重要。

1. 补液的种类　CLS 患者早期进行目的明确的液体复苏对改善预后有着明显的效果,应该选择什么类型的液体进行复苏仍存在争议。目前,临床上进行容量复苏的液体主要有血液、晶体液和血浆代用品。

(1) 血液:血液制品包括全血、红细胞悬液、新鲜冰冻血浆、白蛋白。输血可以补充血容量、改善血循环、增加携氧能力、提高血浆蛋白、增进凝血功能。CLS 时白蛋白能渗漏到组织间隙使其胶体渗透浓度增高,导致更多的水分积聚在此,维持血容量的效果欠佳,因此许多学者不主张 CLS 扩容时用白蛋白。新鲜冰冻血浆主要用于纠正凝血功能障碍,不应作为常规扩容剂使用。另外,血液来源有限,存在传播疾病和引起免疫性疾病的风险,限制了应用范围。

(2) 晶体液:晶体液输入可使血液稀释、血液黏度降低、改善微循环、防止弥散性血管内凝血,具有扩容、恢复功能性细胞外液的作用,对改善肾脏供血不足和防止肾功能不全有益。由于晶体液价格低廉,故在临床中使用广泛。晶体液中以乳酸林格液为首选,其在血管内存留时间约为 45 分钟。当失血量达总血容量的 20% ,补晶体液可达到足够的血容量,但须补充所失容量的 4 ~ 6 倍且重复使用才能维持。大量的晶体液可引起血浆蛋白的稀释和血浆胶体渗透压(colloid osmotic pressure,COP)的下降,导致细胞水肿的发生。如果患者的心、肾功能不能代偿,将会发生高血容量和肺水肿,出现呼吸衰竭。CLS 渗漏期毛细血管通透性明显增大,晶体液更容易渗漏至组织间隙,使血容量难以维持,因此一般不作为首选。

(3) 血浆代用品:血浆代用品是由高分子物质制成的胶体溶液,可以代替血浆扩充血容量。胶体分子质量和胶体渗透压近似血浆蛋白,能较长时间在循环中保持适当浓度,不在体内蓄积,也不会导致红细胞聚集、凝血障碍等不良反应。胶体产品无抗原性和致敏性,对身体无害。胶体液中含有分子质量较大的物质,输入后能维持或增加血浆 COP,在血管内停留时间较长,补充血管内容量的效果更好。临床常用的胶体产品包括羟乙基淀粉、右旋糖酐和明胶制剂等。①羟乙基淀粉(hydroxyethyl starch, HES)：HES 是由玉米淀粉制成的血浆代用品,淀粉羟乙基化的目的是防止被血浆中的淀粉酶迅速水解破坏,即在 C2、C3 和 C6 上用羟乙基基团取代无水葡萄糖基。HES 不同的取代基对凝血和排除影响存在明显差别,6% HES 200/0. 5 平均分子质量 2000 kDa,理论渗透浓度为 308 mmol/L,其半衰期>12 小时;能有效平稳地扩充血容量,减少组织水肿,其电解质的组成与血浆相似,并且含有碳酸氢钠,因此除能维持胶体渗透压外,还能补充细胞外液的电解质、提供碱储备、阻止机体炎性反应系统激活、保证适当的排尿量。6% HES 200/0. 5 的使用剂量达到 20 ~ 36 ml/kg 时,不但无不良反应,还可堵塞渗漏的血管系统,减少血管活性物质的释放,降低血浆黏稠度,使患者的心脏指数、氧供显著提高。新一代胶体产品 6% HES 130/0. 4 对凝血的影响很小,而且能有效地增加血容量,确保血流动力学稳定,改善微循环,确保重要脏器灌注和组织氧合,有效提高血浆 COP,防止组织水肿。即使患者存在严重的肾功能损害,也不会产生血浆蓄积作用,临床价值和价格效能比等方面具有更大优势,6% HES 130/0. 4 的特性使其在临床上有着广泛的应用前景。羟乙基淀粉与白蛋白相比,在费用上更加低廉,更有利于合理应用有限的医疗资源。②右旋糖酐:6% 右旋糖酐等渗盐溶液是多糖类血浆代用品。低分子右旋糖酐输入机体后在血中存留时间短,增加血容量的作用仅能维持 1. 5 小时,而且右旋糖酐可覆盖血小板和血管壁而引起出血倾向,同时其本身又不含凝血因子,故 24 小时用量不应大于1500 ml。③明胶类代血浆:各种明胶与电解质组合的血浆代用品,能提高肾小球滤过分数,产生渗透性利尿,但由于其分子质量很低(平均为 35 kDa)、在体内的半衰期相对较短(约 2 小时),若要维持足够的血容量必须重复使用。目前由于其扩容作用较弱且有一定的不良反应,实际应用已很少。

2. 液体治疗的时机 在渗漏期液体的治疗掌握"量出为入"的原则,渗出较轻者,在血流动力学稳定的基础上应早期加强利尿治疗,促进肺水的排出,可明显提高动脉血氧合。低血容量时毛细血管通透性增强(损伤的毛细血管修复的时间为 48 ~ 72 小时),输注的晶体液可以积蓄在组织间隙;在 48 ~ 72 小时后,由于毛细血管通透性的恢复,随着血液中胶体渗透压的升高,液体将返回血管,此时输入胶体液可漏出组织间隙,增加组织中 COP,造成多脏器水肿。但治疗 CLS 的关键问题是要维持循环血容量的稳定(血压不依赖升压药就能自行维持在正常范围,脉压差能够达到 40 mmHg,心率渐减,尿量渐增),维持组织灌注,故人工胶体补充血容量宜早期、适量,同时在保证循环的前提下,限制入水量,并辅以利尿剂,减轻多脏器的水肿,度过渗漏阶段的难关。

3. 液体治疗剂量的检测 CLS 渗漏期和恢复期界限模糊,临床上难以划分,但两期的病理生理特点和治疗明显不同,个体差异较大,因此液体治疗过程中的监测显得尤为重要。在发作期保证重要脏器灌流,在密切监护下补液。但在恢复期警惕大量液体回渗引起的肺水肿,适当利尿以减轻肺水肿程度。CLS 患者液体复苏存在两个问题,即快速大量输液还是限制性输液。由于液体复苏治疗终点缺乏确切依据,输注液体的容量和速度必须通过观察患者的一般状况、连续检测血流动力学、了解病情变化和治疗反应等实施个体化治疗方案,通过液体复苏恢复组织器官的血流灌注又不至于过多扰乱机体的代偿机制和内环境。

精神状态是脑组织血流灌流和全身状况的反映。患者神清语利,说明循环血量已基本满足;相反,患者表情淡漠、不安、谵妄或嗜睡则说明血循环不良。血压是休克时最常用的指标,应定时测量、比较。通常用脉率/收缩压(mmHg)计算休克指数,指数为 0. 5 多提示无休克,>1.0~1.5 提示有休克,>2.0 提示严重休克。脉率变化多出现在血压变化之前,当血压较低时,脉率已恢复且肢体温暖者,常表示休克趋向好转。尿量<25 ml/h、比重增加表明仍存在肾血管收缩和供血不足;当尿量>30 ml/h,则休克已纠正。中心静脉压(CVP)反映右心室充盈和排空情况,其在反映全身血容量及功能方面比动脉压要早。临床实践中须连续测定、动态观察肺毛细血管楔压(PCWP),其反映肺静脉、左心房和左心室的功能状态,正常值为 6~15 mmHg(1 mmHg = 0.133 kPa)。PCWP 低于正常值反映血容量不足,PCWP 高于正常值则应限制输液量以免发生或加重肺水肿。心脏指数(CI)是影响预后的重要因素,正常值为 2.5~3.5 L/(min·m²)。临床上还应做动脉血气分析、动脉乳酸盐测定和 DIC 检测。

(四)激素治疗

对 CLS 患者早期就意识到出现血容量不足症状,通过采用口服肾上腺皮质激素类物质,可阻断或降低血管渗漏的程度,并具有一定的抗炎作用。肾上腺糖皮质激素具有广泛的抑制炎症反应、降低毛细血管通透性的作用。在 CLS 急性发作期使用,对炎症介质介导的血管内皮损伤有效,可控制症状,减轻发作的严重程度,并可避免激素诱发的高血糖和相关的免疫抑制,故应尽早应用。肾上腺糖皮质激素具有以下作用:①抑制花生四烯酸的代谢,促进磷脂酶 A_2 抑制因子的产生从而抑制细胞膜上的磷脂代谢,减少花生四烯酸的合成及 TXA_2 的产生;②减少溶酶体酶的产生;抑制单核/巨噬细胞产生和释放 TNF-α、IL-1 等炎症介质;③抑制多形核白细胞及血小板聚集,减少氧自由基及花生四烯酸代谢产物的产生。过去使用大剂量糖皮质激素治疗 CLS,虽有作用但不理想。使用相当于生理剂量的小剂量激素治疗对炎症介质所致血管内皮损伤比较有效。对于重症毛细血管渗漏者,在糖皮质激素基础上加用补体 C1 酯酶抑制剂,可有效降低肺水肿的病死率。

近年来资料证实,乌司他丁(UTI)是一种高效广谱的水解酶抑制剂,可改善毛细血管的通透性,在 CLS 的临床治疗中具有明显效果。UTI 具体作用机制包括:①通过抑制单核细胞内蛋白激酶 C(PKC)及核因子-κB(NF-κB)信号转导通路来直接抑制 TNF-α 的翻译和分泌。TNF-α 能刺激单核/巨噬细胞产生 IL-1、IL-2、IL-6 和 IL-8 等炎细胞因子,并可因“级联放大”作用引起组织损伤;同时,TNF-α 直接作用于内皮细胞,使其受损,所以可增加毛细血管通透性。②UTI 可抑制黏附分子 ICAM-1 和 CD11b 的表达,减少白细胞与血管内皮细胞的黏附,明显减轻血管内皮细胞的损伤。③UTI 还是弹性蛋白酶的抑制物,可减少弹性蛋白酶对上皮弹性蛋白及毛细血管内皮细胞表面蛋白质的分解,从而降低毛细血管通透性。UTI 有激素样作用而无激素的副作用,对急危重症出现 CLS 的临床救治在一定程度上可替代糖皮质激素。

(五)呼吸支持

CLS 急性发作期患者如能够保持清醒的意识和呼吸,一般不需要机械通气。通常在 CLS 的渗漏期,肺间质的液体渗出使肺顺应性降低,通气阻力增高,换气效率降低,发生急性肺水肿时需要机械通气的治疗,此病理过程与 ARDS 相似。因此,机械通气宜参照 ARDS 治疗原则,采用肺保护性通气策略。应用呼吸机辅助通气支持呼吸,维持有效的通气与换气功能,改善氧合,纠正低氧血症。保证组织氧供可以中断缺血、缺氧恶性循环,是已合并肺水肿、低氧血症的 CLS 治疗成功的关键之一,通常采用吸入较高浓度氧气、进行机械通气等方法来保证组织氧供。除提高吸氧浓度、延长吸气时间外,还可选择适合患者的最佳机械通气,增加呼气末正压(PEEP)及最低氧浓度,避免氧中毒。

(六) 细胞因子的应用

活化蛋白 C(APC)是一种内源性抗凝物质,具有对抗炎症反应、抗凝血活性之功效,可减轻脓毒症时毛细血管渗漏,疗效确切。有研究发现,经典途径的补体激活在 CLS 发病中起作用,并观察到 CLS 患者体内补体 C1 酯酶抑制物(C1 INH)的活性相对低下。腺苷是调控内皮细胞渗透性的重要内源性调节因子,而 5′-核苷酸酶(5′-NT,CD73)能将 ATP 脱磷酸最终形成腺苷。有资料显示,IFN-β 能够靶向作用于 CD73,诱导 CD73 的表达和增强 CD73 的活性,使其合成腺苷增多,增强血管的屏障功能,调节内皮细胞的渗透性,同时 IFN-β 还能抑制炎性反应,最终减少血管渗漏的发生。因前列腺素 E_1(PGE$_1$)能抑制炎性反应,可在 CLS 试用,同时 PGE$_1$ 还可减轻中性粒细胞及血小板在肺内聚集、抑制血管内皮细胞的激活,减轻血管内皮细胞损伤,减少全身炎性反应,并减轻由此引起的肺损伤。此外,IL-1 受体拮抗剂、血小板活化因子拮抗剂等抗炎症介质治疗尚处于研究阶段,未在临床广泛应用。

总之,CLS 具有特殊的病理生理特点和临床表现,要想最大限度地提高治疗效果和改善预后,我们必须进行正确的诊断、准确的分期、细致的检测及给予恰当的液体治疗。急危重症患者出现的 CLS 使病情更加恶化,而且其发展快、危险性高,在临床过程中应警惕 CLS 的出现。

(蒋丽娜　姚咏明)

参 考 文 献

代文杰,朱华强. 2007. 系统性毛细血管渗漏综合征. 中国实用外科杂志,27:654~656

尔启东. 2010. 毛细血管渗漏综合征临床研究进展. 疑难病杂志,9:77~79

冯正义,龙村. 2005. 婴幼儿围体外循环期毛细血管渗漏综合征. 心血管病学进展,26:384~387

郝晓斌,郑世营,张旭光. 2009. 小儿体外循环术后毛细血管渗漏综合征的危险因素分析. 中国现代医生,47:12~15

何小军,谈林华,朱力行,等. 2008. 法络四联症术后毛细血管渗漏综合征的危险因素及治疗. 浙江大学学报,37:413~417

景炳文,林兆奋. 2009. 关于毛细血管渗漏综合征救治中有关问题的讨论. 中国危重病急救医学,21:705~706

李华芬,张玲,莫日根. 2009. 老年重症肺部感染合并毛细血管渗漏综合征 17 例临床分析. 中华现代内科学杂志,6:282~283

刘丁,陈萍,成瑶. 2007. 留置导尿管患者泌尿道感染的前瞻性研究. 中国感染与化疗杂志,7:432~434

刘华琴,李勇. 2009. 毛细血管渗漏综合征的研究新进展. 河北医科大学学报,30:1227~1230

苏俊,王锦权,陶晓根,等. 2012. 影响毛细血管渗漏综合征预后的因素分析. 中华急诊医学杂志,21:290~294

王震宇,黄惠民. 2008. 毛细血管渗漏综合征防治的研究进展. 中国体外循环杂志,6:187~189

吴南海. 2009. 移植相关毛细血管渗漏综合征防治进展. 中国实用儿科杂志,24(10):746~749

信文启,李新宇. 2010. 毛细血管渗漏综合征治疗进展. 现代生物学进展,10:2760~2762

徐东升,孙备. 2007. 毛细血管渗漏综合征与液体治疗的研究进展. 中国实用外科杂志,27:176~178

徐静,苗瞄. 2010. 造血干细胞移植后并发毛细血管渗漏综合征 18 例. 临床误诊误治,23:207~209

杨万杰. 2008. 毛细血管渗漏综合征临床研究进展. 医学综述, 14: 3764~3766

杨伟红, 彭广军, 梁璐. 2010. 毛细血管渗漏综合征临床分析. 中国误诊学杂志, 10: 5844~5845

姚咏明, 蒋丽娜. 2011. 提高对外科危重患者毛细血管渗漏综合征的认识. 中华实验外科杂志, 28: 169~170.

张文曦, 孙雪梅, 林琳, 等. 2010. 血管免疫母细胞性T淋巴细胞淋巴瘤并发毛细血管渗漏综合征2例. 临床血液学杂志, 23: 116~117

张永利, 万献尧. 2006. 毛细血管渗漏综合征. 中国医师进修杂志, 29: 10~13

朱建明, 钮宏文, 黄建平, 等. 2010. 外科术后重症患者毛细血管渗漏综合征临床分析. 中华全科医学, 8: 173~175

Airaghi L, Montori D, Santambrogio L, et al. 2000. Chronic systemic capillary leak syndrome: report of a case and review of the literature. J Intern Med, 247: 731~735

Aosasa S, Ono S, Mochizuki H, et al. 2001. Mechanism of the inhibitory effect of protease inhibitor on tumor necrosis factor alpha production of monocytes. Shock, 15: 101~105

Atkinson JP, Waldmann TA, Stein SF, et al. 1977. Systemic capillary leak syndrome and monoclonal IgG gammopathy: studies in a sixth patient and a review of the literature. Medicine (Baltimore), 56: 225~239

Beermann W, Horstrup KA, Will R. 1998. Systemic capillary leak syndrome. Am J Med, 105: 554

Bluna R, Vitetta ES. 1997. Vascular leak syndrome: a side effect of immunotherapy. Immunopharmacology, 37: 117~132

Clarkson B, Thompson D, Horwith M, et al. 1960. Cyclical edema and shock due to increased capillary permeability. Am J Med, 29: 193~216

Dhir V, Arya V, Malav IC, et al. 2007. Idiopathic systemic capillary leak syndrome (SCLS): case report and systematic review of cases reported in the last 16 years. Intern Med, 46: 899~904

Droder RM, Kyle RA, Greipp PR. 1992. Control of systemic capillary leak syndrome with aminophylline and terbutaline. Am J Med, 92: 523~526

Feng X, Ren B, Xie W, et al. 2006. Influence of hydroxyethyl starch l30/0.4 in pulmonary neutrophil recruitment and acute lung injury during polymicrobial sepsis in rats. Acta Anaesthesiol Scand, 50: 129~136

Hiraoka E, Matsushima Y, Inomoto-Naribayashi Y, et al. 1995. Systemic capillary leak syndrome associated with multiplmyeloma of IgG kappa type. Intern Med, 34: 1220~1224

Huang CC, Fu J Y, Hu HC, et al. 2008. Prediction of fluid responsiveness in acute respiratory distress syndrome patients ventilated with low tidal volume and high positive end-expiratory pressure. Crit Care Med, 36: 2810~2816

Jungheinrich C, Scharpf R, Wargenau M, et al. 2002. The pharmacokinetics and tolerability of an intravenous infusion of the new hydroxyethyl starch 130/0.4 (6%, 500ml) in mild-to-secere renal impairment. Anesth Analg, 95: 544~551

Kao NL, Richmond GW, Luskin AT. 1993. Systemic capillary leak syndrome. Chest, 104: 1637~1638

Kirk M, Druey MD, Philip R, et al. 2010. Narrative review: the systemic capillary leak syndrome. Ann Intern Med, 153: 90~98

Kiss J, Yegutkin GG, Koskinen K, et al. 2007. IFN-beta protects from vascular leakage via up-regulation of CD73. Eur J Immunal, 37: 3334~3338

Lambert M, Launay D, Hachulla E, et al. 2008. High-dose intravenous immunoglobulins dramatically reverse systemic capillary leak syndrome. Crit Care Med, 36: 2184~2187

Lesterhuis WJ, Rennings AJ, Leenders WP, et al. 2009. Vascular endothelial growth factor in systemic capillary leak syndrome. Am J Med, 122: e5~7

Mandava S, Kolobour T, Vitale G, et al. 2003. Lethal systemic capillary leak syndrome associated with severe ventilator-induced lung injury: an experimental study. Crit Care Med, 31: 885~892

Marx G. 2003. Fluid therapy in sepsis with capillary leakage. Eur J Anaesthesiol, 20: 429~442

Onal H, Aktuglu-Zeybek C, Altun G, et al. 2007. Capillary leak syndrome in a 5-month-old infant associated with intractable diarrhoea. Ann Trop Paediatr, 27: 81~86

Perry J, Balasubramanian S, Imray C. 2009. Systemic capillary leak syndrome: resulting in compartment syndrome and the requirement for a surgical airway. Anaesthesia, 64: 679~682

Shime N. 2004. Contemporary trends in postoperative intensive care for pediatric cardiac surgery. J Cardiothorac Vasc Anesth, 18: 3334~3338

Staak JO, Glossmann JP, Esser JM, et al. 2003. Thalidomide for systemic capillary leak syndrome. Am J Med, 115: 332 ~ 334

Stiller B, Sonntag J, Dahnel I, et al. 2001. Capillary leak syndrome in children who undergo cardiopulmonary bypass: clinical outcome in comparison with complement activation and C1 inhibitor. Intensive Care Med, 27: 193 ~ 200

Stirling CM, Boulton-Jones JM, Simpson K. 1998. Progressive edema in a 30-year-old. Lancet, 352: 450

Tassani P, Schad H, Schreiber C, et al. 2007. Extravasation of albumin after cardiopulmonary bypass in newborns. J Cardiothorac Vasc Anesth, 21: 174 ~ 178

Tian J. 2004. Hydroxyethyl starch and capillary leak syndrome. Anesth Analg, 98: 768 ~ 774

Zivkovic SA, Lacomis D, Lentzsch S. 2009. Paraproteinemic neuropathy. Leuk Lymphoma, 50: 1422 ~ 1433

第二十一章

呼吸系统功能与气体交换

　　肺部主要功能是气体交换,氧气被输送到全身各个组织、二氧化碳作为代谢废物被排出体外。这种气体交换的过程发生在肺泡-毛细血管网膜表面,只有通气、气体输送、分布弥散协调进行,气体才能有效交换,缺一不可,为了更好地理解这些过程,我们必须首先了解呼吸系统的解剖结构及生理功能。

第一节　呼吸系统解剖

　　1. **呼吸系统发育**　最初始的发育阶段,食管和气管-还没有分开,是一个管状结构。随着时间推移,憩室内逐渐形成纵向的分隔,分出食管和气管。如果这个分隔发育不好,则会形成气管-食管瘘,气管食管之间形成直接交通。这种先天缺陷的发生概率约在 1/2500,90% 左右的发育缺陷表现为食管中断、下段食管与气管直接相通。

　　分隔出的喉气管憩室继续发育,下端分出左右气管芽簇,进一步发育成左右气管及左右两肺,右侧支气管比左侧粗,而且比左侧要直。右侧主支气管直接由喉气管憩室发育而来,与垂直方向成 20° 夹角分出,而左侧主支气管分出的角度为 40° ~ 60°。这种解剖结构特点导致右侧主支气管发生误吸的概率更大。胎儿肺脏的发育可分为 4 个时期:①在假腺管型期(5 ~ 17 周),气管继续分化,主要的肺区大致形成,但具有气体交换功能的呼吸性支气管和肺泡尚未发育。②在小管期(16 ~ 25 周),支气管和细支气管增大,肺组织内血管形成。在小管期的后期,肺部可以有呼吸功能,因为呼吸性细支气管和简单肺泡已有形成;肺泡长得像葡萄串,Ⅱ型肺泡细胞(位于肺泡内部的上皮细胞)开始分泌表面活性物质,表面活性物质是一种磷脂,可维持肺泡表面张力。③在终末囊期(24 周至出生),末端囊泡变薄,开始进化成具有气体交换功能的肺组织,肺的毛细血管也开始形成,在 25 ~ 28 周出生胎儿极易发生呼吸窘迫综合征,因为这一时期的肺组织结构发育还不成熟。④肺泡期,从出生一直到 8 岁,这个时期是肺脏发育的最后阶段,肺泡管从终末囊泡逐渐发育形成、肺泡数目增多、体积增大。新生儿的肺泡数目仅为成人的 1/8 ~ 1/6,在这一生长时期,支气管之间缺少侧通路,一旦发生气道损伤或者堵塞,极易产生气路完全中断,出现肺不张。所以,这个时期的肺损伤可造成永久发育缺陷。

　　2. **上呼吸道**　呼吸系统以环状软骨为界,以上称之为上呼吸道,以下称之为下呼吸道。上呼吸道由口鼻、咽喉组成;下呼吸道由喉、气管、支气管、肺段支气管、终末细支气管及腺泡组成(图 21-1)。腺泡包括一个终末细支气管以下所有结构,每个腺泡对应一个终末细支气管,每个腺泡直径约为 6 mm,容量约为 0.5 mm³,一般包含 10 000 ~ 12 000 个肺泡。

　　鼻腔可以对进入肺部的气流起到加温、加湿和净化过滤的作用,它是一个坚硬的空腔,

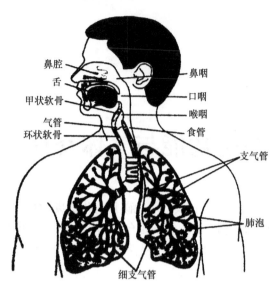

图 21-1　呼吸系统开始于上呼吸道的口腔、鼻腔，终止于下呼吸道的肺泡

2/3 由软骨包围，剩下 1/3 由骨骼封闭，正常情况下不会塌陷。鼻腔中有上、中、下 3 对弯曲的鼻甲，血运十分丰富，可有效起到加温器的效果。而且，鼻甲表面的黏膜腺体分泌水分，又有湿润鼻腔及气流的作用。因此，气流经过鼻腔后，温度与体温相近，湿度可达到 80%。鼻腔黏膜可分为嗅部和呼吸部，嗅部黏膜覆于上鼻甲以上及相对的鼻中隔部分，呈淡黄色或苍白色，内含嗅细胞，能感受气味的刺激。呼吸部黏膜为粉红色，黏膜与骨膜紧密相连，内含丰富的毛细血管和黏液腺，上皮覆有纤毛。

鼻腔内粗大鼻毛和细小纤毛起着过滤净化气流的作用，纤毛运动将粘在黏膜上的外来微粒聚集到鼻咽部，然后这些微粒混在痰液中被吞咽或被咳出。气管表面的黏膜层为假复层上皮，其中分布有黏液细胞（杯状细胞）和黏液腺，在成人每日分泌大约 100ml 黏液。黏液 95% 由水分构成，还包含有黏多糖、黏蛋白及类脂物。儿童气管表面拥有比成人更多的黏液腺，因而在病变时可产生大量黏液，加上儿童呼吸道相对狭窄，更易导致呼吸道梗阻发生。

纤毛运动好似船桨，每分钟划动 1000~1500 次，这种持续的摆动可将吸入的粉尘微粒送回咽部，还有咳嗽反射，均起到了基本的保护气道作用。多种因素可损伤纤毛运动，例如吸烟、饮酒、低体温、发热、冷空气、干燥、饥饿、麻醉、类固醇激素、毒气、普通感冒及黏液分泌增多等。

4 对鼻旁窦是空腔，具有协助发声、增加热湿交换面积的作用。当它们与鼻道相连的孔隙开放时，黏膜纤毛运动可起到清洁作用。咽鼓管连接中耳与鼻咽腔，可使中耳内压力维持在大气压水平，当吞咽时，咽部肌肉关闭咽鼓管，以免食物进入中耳。咽鼓管的鼻侧端环绕有螺旋形的弹性软骨，咽部肌肉靠拉紧软骨关闭咽鼓管。儿童的咽鼓管较短，所以发生中耳炎的概率较成人高。

3. 下呼吸道　喉部是上、下呼吸道的交界处，从解剖上来讲它属于下呼吸道，但在功能上更接近于上呼吸道。喉部包括会厌、声带和软骨，其作用可以防止在吞咽时发生误吸，并帮助发声及咳嗽。每条声带前方与甲状软骨连接，后方与杓状软骨连接，声带震动引起发声，吞咽时会厌关闭可防止食物进入气道。如果发生误吸，食物或水进入气道，就会引起呛咳反射，呼吸肌用力促使气道内压力增高，而会厌及声带暂时紧闭，当压力到达 100 mmHg 时，会厌和声带突然开放，气流高速向外运动，迅速将异物咳出气道。

气管位于喉和支气管之间，上端起自环状软骨下缘，平第 6 颈椎下缘，向下至胸骨角平面，相当于第 4、5 胸椎体交界，气管往下分为左右主支气管，左右主支气管再分出二级支气管，依此类推，最终到达肺泡囊和肺泡，中间最少可能只有 8 级，多的有 24 级，形成一个枝繁叶茂的树状结构（表 21-1）。气管可分为颈段和胸段，颈段较为表浅，由疏松结缔组织围绕，具有一定的活动度，可随头部转动同向移动，当头部后仰时，气管可上升 1~2 cm。临床进行气管切开时，应选择 2~3 或 3~4 软骨环，不宜低于第 5 软骨环；气管胸段较长，上起颈静脉切迹，下至胸骨角平面，周围与重要的血管神经相邻。

表 21-1 肺气道分级情况

	气管	主支气管	肺叶支气管	肺段支气管	小支气管	细支气管及终末细支气管	呼吸性细支气管	肺泡管	肺泡囊
级数(平均)	0	1	2→3	4	5→11	12→16	17→19	20→22	23
数量	1	2	4→8	16	32→2000	4000→65 000	13 000→500 000	1 000 000→4 000 000	8000 000
平均直径(mm)	18	13	7→5	4	3→1	1→0.5	0.5	0.3	0.3
支持范围	两侧肺	单侧肺	肺叶	肺段	次级小叶		初级小叶		肺泡
软骨	U 形		形状不规则，螺旋排列				缺失		
肌肉	封闭无软骨侧		螺旋带形			强壮的螺旋平滑肌带	肺泡间分布有平滑肌带	在肺泡间隔有纤细的平滑肌带	
营养					支气管循环			肺循环	
解剖特点	位于连续的管套结构内，周围有动脉伴行					分布于肺实质组织内		构成肺实质组织	
上皮			柱状			立方体形	由立方体变化为扁平状	肺泡上皮	

气管的平均直径为 1.8 cm，长 11 cm，为 U 形软骨支撑，后壁由平滑肌构成。因为后壁缺少软骨的支撑，所以当胸腔内压力超过 50～70 cmH$_2$O 时，后壁的平滑肌可向气管内突出，造成咳嗽反射加剧甚至气道梗阻。气道黏膜由柱状的纤毛上皮、杯状细胞等构成，纤毛的协同运动好似波浪，将表面的黏液、粉尘向上运送到咽部。气管在隆突的位置分出左右主支气管，右主支气管相对粗、垂直，所以异物更易落入右主支气管。主支气管、肺叶及肺段支气管由马蹄形的软骨支撑，再往下的气管软骨形状逐渐不规则，岛状分布于气管平滑肌网中间。支气管上皮与气管上皮组成相似，但上皮细胞逐渐变矮，到细支气管时呈立方形。

当胸腔内压力与气管内压力差大于 50 cmH$_2$O 时，1～4 级大气管会发生塌陷，例如在主动强制呼气时，肺泡至口腔的压力变化主要发生在肺段支气管，由此导致大气道的塌陷。7 级以上的细支气管直径已经很小了，只有 1～3.5 mm，每一次分级都会导致支气管数量倍增，据统计，11 级支气管的横断面面积大小是肺叶支气管横断面面积的 7 倍。在细支气管周围，邻近分布有肺动脉和淋巴管，这些淋巴管的扩张与肺水肿关系密切。11 级支气管的直径仅有 1 mm 左右，管壁上已没有软骨分布，这种管壁无软骨结构的支气管称之为细支气管。细支气管较为柔软，它依靠的是肺实质组织的弹性回缩保持气道通畅。因此，当肺容量减少时，其肺组织弹性回缩力相应降低，可导致细支气管管径缩小，甚至气道关闭。

细支气管不断往下细分，气道管径减小相对减缓，而其横断面积总和急剧增加，终末细支气管的横断面积总和是大支气管的 30 倍左右。管径小于 2 mm 的气道产生的气流阻力只有总气道阻力的 1/10。终末细支气管从支气管循环和肺循环摄取营养，并受全身动脉血气水平的影响。

气流从气管进入最小的支气管，逐渐被湿化，最后进入肺泡，完成气体交换。终末细支气管以下是 3 级呼吸性细支气管，在 3 级呼吸性细支气管的管壁上，肺泡数量逐渐增多，立方形的上皮细胞也逐渐变矮，到肺泡管内时已成为扁平状肺泡上皮。呼吸性细支气管的管壁上同样存在螺旋形平滑肌，一直环绕到开放的肺泡管和肺泡。肺初级小叶指的是最末端呼吸性细支气管所代表的肺组织，总共约有 130 000 个初级小叶，初级小叶平均直径约 3.5 mm，每个小叶内大约有 2000 个肺泡。肺泡管从终端的呼吸性细支气管分出,已没有严格意义上的管壁结构,其周围由约 20 个肺泡封闭而成,还有约 17 个肺泡从肺泡管末端分出。

肺泡的总数在 3 亿个左右,并随着个体的身高变化,波动于 2 亿~6 亿。当有功能残气量存在时,肺泡直径约 0.2 mm。相邻肺泡之间的肺泡壁由 2 层肺泡上皮构成,并含有肺毛细血管、弹性蛋白、胶原、神经末梢等,偶尔会有少量的中性粒细胞和巨噬细胞。一些较为薄弱的地带仅由肺泡上皮细胞层与毛细血管内皮层构成,厚度仅有 0.4 μm。这些薄弱的区域有利于气体交换,其气体交换效率远高于那些中间还含有胶原及弹性纤维的、厚度为 1 ~ 2 μm 的地带。由于弹性纤维和液气表面张力的影响,肺泡间隔是伸展平坦的。肺泡的表面张力受到其表面活性物质影响。相邻的肺泡间有肺泡孔,称为科恩孔(Kohn's pore)和 Lambert 管(Lambert canal),是沟通肺泡间的气体通道,肺泡由此可建立侧支通气(图 21-2)。小儿的肺泡孔较成人少,肺泡膜也比成人厚,大约到 8 岁的时候,肺泡膜才发育到与成人相同的厚度 0.5 mm,此时更有利于氧交换。健康成人与婴幼儿相比,肺泡壁更薄、肺泡囊更大、毛细血管更少。

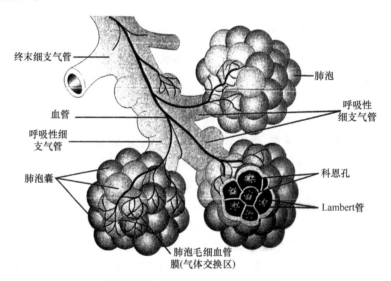

图 21-2 终末细支气管解剖结构

4. 胸廓及胸膜 胸廓由胸骨、肋骨、胸椎和肋间肌等组成,包围成椎体形状。人体肺脏、气管、纵隔等重要器官都在其内。胸骨位于胸廓前方正中位置,由胸骨柄、胸骨体和剑突三部分组成。肋骨有 12 对,第 1~7 对在前方经肋软骨与胸骨连接,第 8~10 肋由肋软骨在前方互相衔接,第 11~12 对肋骨称为浮肋,其前端游离于腹壁肌肉组织内。肋骨与椎体及横突之间构成双关节,使肋骨颈有较大幅度的旋转度。肋骨间隙由肋间肌填充,肋间血管和神经走行于肋骨下缘。胸廓的底部由膈肌封闭,胸廓在神经的支配下,可提升肋骨,升降膈肌,引起胸廓体积的变化,维持正常的呼吸与循环功能。

胸膜分为壁层与脏层,由覆盖有鳞状上皮的结缔组织构成。壁层胸膜被覆于胸壁内层、膈上部和纵隔表面,可进一步分为肋胸膜、膈胸膜、纵隔胸膜及胸膜顶;脏层胸膜被覆于肺表面和叶间裂,因其与肺实质紧密相连又称为肺胸膜。脏层胸膜于肺门部沿肺根至纵隔,移行于壁胸膜,此移行部名肺系膜。肺根下方的肺系膜垂直向下到膈,此种由前后两层胸膜重叠形成的三角皱襞,称肺韧带,呈额状位,位于肺与纵隔之间。胸膜的顶端在锁骨上 2.5 cm,下界可达 12 肋下缘。在胸膜腔底部,由肋胸膜与膈胸膜会合形成肋膈窦,这是 X 线胸片上观察少量胸水的最佳位置。胸膜之间有少量浆液,可减少摩擦,起润滑作用。正常情况下,胸膜腔内压力低于大气压,呈负压状态,这是由于肺泡弹性回缩力和表面张力使肺回缩,以及支气管平滑肌收缩使气道缩小、缩短所致。吸气时,胸腔内压力约为-6 cmH$_2$O,而呼气时约为-2.5 cmH$_2$O。由于重力的原因,胸膜腔内压力从顶部到底部相差约 5 cmH$_2$O。胸腔负压是维持正常呼吸的必要条件,胸膜或肺疾患及机械通气可使胸腔内负压变为正压,对呼吸及循环造成进一步影响。脏层胸膜的血供来自支气管动脉,而壁层胸膜血供来自肋间动脉。

5. 呼吸肌 呼吸肌由常规呼吸肌和辅助呼吸肌两部分组成,常规呼吸肌的吸气肌肉群由膈肌、肋间外肌和肋间内肌的软骨部分组成,呼气肌肉群由硬骨间的肋间内肌构成。辅助呼吸肌的吸气肌肉群包括胸大肌、胸小肌、斜角肌、胸锁乳突肌、部分的胸锯肌,呼气肌肉群由腹肌构成。

膈肌位于胸腹腔之间,由外周肌肉群及中间的中心腱膜组成。外周肌肉分为胸骨部、腰部和肋部,其中肋部是膈肌的最大起点。这三部分肌肉群之间形成了三角形的间隙称之为胸肋三角和腰肋三角,这两个区域是膈肌的薄弱部位,易出现膈疝,也是胸腔、腹腔感染易于相互蔓延之处。中心腱膜位于膈的中央部,为光滑坚韧的腱膜,在中心腱还有腔静脉孔,下腔静脉从此通过。

肋间外肌由上一肋骨向下向前走行附于下位肋骨的上缘,分布在脊柱至肋骨软骨连接处,由此向前即为前肋间膜。肋间内肌由胸骨向后行至肋骨角,自肋骨角向后移行的腱膜即为后肋间膜。

第二节　肺泡的细胞

肺泡上皮细胞可分为 I 型和 II 型,其中 II 型肺泡上皮细胞还具有神经内分泌功能,另外,巨噬细胞也常常存在于肺上皮表面。

1. I 型上皮细胞 I 型上皮细胞占肺实质细胞的 8%,但覆盖了肺泡表面积的 95%。I 型上皮细胞的组织化学检测显示,其体积是 II 型上皮细胞的 2 倍,细胞核小而扁平。细胞核由薄薄一层细胞质包绕,细胞质内的细胞器很少,I 型上皮细胞形态扁平,厚度仅 0.3～0.4 μm,但伸展可超过 50 μm。它们相互交错,并可通过肺泡孔延伸到其他肺泡内。肺泡 I 型上皮细胞和 II 型上皮细胞之间存在紧密连接结构,在电子显微镜下显示包含 3～5 个连接丝。

I 型上皮细胞的细胞质内虽然细胞器极少,却含有大量的具有胞饮作用的囊泡,这可能与 I 型上皮细胞透过气血屏障传送液体或蛋白有关。这种清除作用与肺泡巨噬细胞或黏膜纤毛相比是很小的,然而,微粒可通过这种机制进入区域淋巴结内。

2. II 型上皮细胞 II 型上皮细胞呈立方体形,突出于肺泡腔,在光学显微镜下较易辨认。它们往往 2 个、3 个细胞聚在一起,常位于肺泡的连接处,胞质内含有丰富的细胞器,包括具有核糖体的网状体、高尔基复合器、线粒体、膜结合嗜锇小体等。超微结构、生化组织培养及免疫学研究表明,II 型上皮细胞通过膜结合嗜锇小体分泌肺泡的表面活性物质,这些膜结合嗜锇小体主要储存表面活性物质,并通过胞吐作用将活性物质分泌到肺泡腔内。

II 型上皮细胞另一个重要的功能在于修复损坏的或补充正常的肺泡上皮细胞。I 型上皮细胞被认为是不可自我复制的,其结构简单,面积较大,易受到损伤,在这种情况下,Ⅱ型上皮细胞增殖并暂时修复肺泡壁,保证肺泡上皮的连续性。不同的研究应用氧气、氧化氮或其他化学物质损伤肺泡壁,都观察到了这种现象。Ⅱ型上皮细胞的尖端面有大量的微绒毛,除分泌功能外,也可能从肺泡腔内吸收水分或其他物质。

3. 肺泡巨噬细胞 肺巨噬细胞依据其解剖位置的不同可分为 3 类:①气道巨噬细胞,位于腔内或管壁上皮表面;②间质巨噬细胞,位于间质连接组织的淋巴结内或附近;③肺泡巨噬细胞,位于肺泡表面。肺泡巨噬细胞可通过肺泡灌洗获得,因而对它的研究较多。

肺泡巨噬细胞直径从 15～50 μm 不等,一般呈圆形,胞质呈泡沫状富含颗粒,胞核位置较偏且可能多核。巨噬细胞有部分胞质向周围凸出,具有微绒毛样结构,胞质中含有较多高度分化的高尔基体、散布的线粒体、网状体、核糖体、微管和微丝,以及不同形式的膜结合颗粒。这些膜结合颗粒中含有初级和次级溶酶体。肺泡巨噬细胞与其他部位的巨噬细胞有所不同,它们高速耗氧,有更丰富的线粒体和线粒体酶,有更多和更大的溶酶体。肺泡巨噬细胞来源于骨髓,可能由外周血单核细胞转化而来。进一步研究发现,当骨髓功能低下或受到外界刺激时,间质内巨噬细胞可补充到肺泡巨噬细胞中来,使肺泡巨噬细胞数量增多。肺泡巨噬细胞的寿命大约 80 天,各种毒气包括香烟都可能影响肺泡巨噬细胞的生存时间及活力。

肺泡巨噬细胞的作用是多方面的,它们可以吞噬清除肺泡内的碎屑、免疫或炎性反应产物及其他化学介质等。肺泡巨噬细胞表面有 IgG、IgE、C3 等受体,可与纤维结合蛋白等调理素相互作用,吞噬外来物质、侵入的微生物等,利用溶酶体酶将其破坏。肺泡巨噬细胞还可清理内源性的物质,比如死亡的 Ⅰ 型和 Ⅱ 型肺泡上皮细胞、肺泡表面活性物质、肺炎时炎性渗出物等。此外,肺泡巨噬细胞能向 T 细胞提呈抗原,激活特异性免疫反应,活化 T、B 细胞。许多因素可促使肺泡巨噬细胞增殖,例如纤维连接蛋白、前列腺蛋白、干扰素、白三烯、抗胰蛋白酶等。

第三节 肺 的 循 环

肺循环主要由两套循环系统组成,其一为支气管循环系统,血液量较少,供应胸膜及所有肺组织;其二为肺动静脉系统,大量的血液经过巨大的肺毛细血管网进行氧气交换、CO_2排出。新生儿、儿童及老年人的肺毛细血管网面积小于健康成年人。

1. 肺动静脉循环 肺循环是全身血液循环的一个重要环节,为低压循环,其动脉压和血管阻力为体循环的 1/6(约 25/8 mmHg),肺动脉中层厚度也只有同等大小体循环动脉的一半。大的肺动脉中层由弹性组织构成,而直径在 0.1～0.5 mm 的小动脉,它们的中层由血管平滑肌构成,称为肌性肺动脉。肺动脉走向贴近支气管,相互伴行。未经充分氧合的血液由右心室射出,进入肺动脉,再由肺动脉进入其分支直至肺组织内毛细血管床。

当肺动脉直径仅为 100 μm 时,其血管中层已没有平滑肌存在,而是由血管内皮细胞从血液中分离出来的一种弹性介质,填充于血管中间层,十分菲薄。肺小动静脉血管在结构上没有明显的区别。肺毛细血管由肺后微动脉发出,在肺泡的外面形成密集网络,血流经过毛细血管网后回流至肺静脉。肺静脉走向与肺动脉不同,沿小叶间隔肌小叶下结缔组织层分布。因为重力的影响,肺底部的血管压力高于肺顶部,所以其通气/血流比例也存在相应的改变。

2. 支气管循环 在终末细支气管,气道和伴行的血管从支气管循环摄取养分,支气管循环一部分从体循环回到右心房,还有一部分通过分流汇入肺静脉回到左心房。已证实,当发生大的肺栓塞时,肺动脉压力升高,其血流可绕过毛细血管床而直接流入肺静脉,这提示肺动静脉之间可能通过支气管循环交通。

3. 肺淋巴 肺泡壁及肺泡隔内无淋巴管,组织液经肺泡隔进入气道壁或血管壁的淋巴结构。肺淋巴管可含纳 500 ml 淋巴液,引流向肺门,右侧进入右锁骨下静脉,左侧进入胸导管或左锁骨下静脉。淋巴管围绕气道及血管,当发生肺水肿或淋巴回流障碍时,胸片检查就会呈现特征性的"蝴蝶影"。

第四节 肺的通气功能

1. 肺容积(lung volumes)和肺气量(lung capacities) 肺的通气指空气进入肺内并最终到达换气单位即肺泡的过程。在此过程中,涉及 4 个肺容积和 4 个肺气量的概念(图 21-3)。

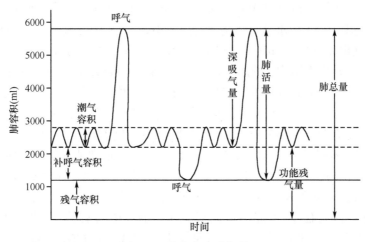

图 21-3 肺容积和肺气量

肺容积和肺气量大小随个体的身高、体型、年龄有所变化,新生儿、儿童及老年人的肺容积和肺气量相对较小。其他重要的概念还有无效腔、分钟通气量、肺泡通气等,无效腔包括解剖无效腔、肺泡无效腔和生理无效腔。解剖无效腔是指充填于气管和支气管等传导管腔内、不能用于气体交换的腔隙。在成年人,每磅理想体重对应 1 ml 解剖无效腔,大约总共有 150 ml 的解剖无效腔。在新生儿和儿童,每磅理想体重则对应更多体积的解剖无效腔,而老年人由于肺泡囊的减少,解剖无效腔比健康青年人增加。而 50% 的解剖无效腔位于上呼吸道,所以经口气管插管和气管切开机械通气可显著减少人体的解剖无效腔。相反,如果患者用面罩通气或者带管自主呼吸则相当于增加了解剖无效腔,增加了呼吸功。肺泡无效腔指通气正常而无血流灌注或缺少血流灌注的肺腔隙,这通常发生于肺栓塞的情况下。生理无效腔又称为功能无效腔,是解剖无效腔和肺泡无效腔的相加。每次呼吸大概有 1/3 的气体要用于填充生理无效腔。用 V_D 表示生理无效腔容积,用 V_T 表示潮气量,用 $PaCO_2$ 和 $PECO_2$ 分别表示动脉血气中 CO_2 分压和呼出气体中 CO_2 分压,则它们之间的关系可表示为:$V_D/V_T=(PaCO_2-PECO_2)/PaCO_2$。生理无效腔容积占潮气量的比例会随着年龄增长而增加,其大概关系可表示为 $V_D/V_T=24.6+0.17\times$年龄。但当人体进行体育锻炼时,V_D/V_T 会减小,可能低于 20%,潮气量的增大及肺血流灌注的增加都可引起 V_D/V_T 减小。分钟通气量是潮气量与分钟呼吸频率的乘积,例如某人潮气量为 500 ml,每分钟呼吸 15 次,那此人的分钟通气量为 7500 ml。

2. 肺泡的通气与换气 肺泡的通气量(alveolar ventilation, VA)等于潮气量(tidal volume, VT)减去解剖无效腔(anatomic dead space volume, VD)再乘以每分钟呼吸次数(respiratory rate, RR)。

$$VA = (VT - VD) \times RR$$

肺泡通气量同时受到解剖无效腔及呼吸频率的影响,因此,人在睡眠状态下缓慢深呼吸可产生较大的肺泡通气量,而浅快呼吸的肺泡通气量较小。比如,患者每分钟呼吸 25 次,潮气量为 200 ml,则其肺泡通气量为(200−150)×25 = 1250 ml。而每分钟呼吸 10 次,潮气量 600 ml,则可产生(600−150)×10 = 4500 ml 的肺泡通气量。

肺泡内氧分压(pressure of oxygen in the alveoli, PAO_2)可促使肺泡内氧气进入血液中,这可由以下公式推算得到: $PAO_2 = FiO_2(P_B - 47) - (PaCO_2 \div 0.8)$。$FiO_2$ 指的是吸入氧浓度,P_B 为大气压力,47 指水蒸气压力常数(mmHg),0.8 为呼吸商。$PaCO_2$ 是动脉血气中动脉中的二氧化碳分压(mmHg)。在正常情况下,肺泡内氧分压与动脉氧分压非常接近,它们之间的差异称为肺泡-动脉氧分压差(difference between alveolar and arterial oxygen tension, $A\text{-}aDO_2$)。当 $A\text{-}aDO_2$ 值增大时,提示肺氧合功能下降。例如,某人在海拔为零的地方自然呼吸,此时 P_B 为 760 mmHg,吸入氧浓度为 21%,血气分析结果动脉血氧分压为 75 mmHg,二氧化碳分压为 40 mmHg。则 $PAO_2 = 0.21(760 - 47) - (40 \div 0.8) = 150 - 50 = 100$ mmHg,进一步得到 $A\text{-}aDO_2 = 100 - 75 = 25$ mmHg。正常情况下,$A\text{-}aDO_2$ 一般不超过 10 mmHg,当年龄增大或吸入氧浓度升高时,$A\text{-}aDO_2$ 随之增大。即使不出现低氧血症(海拔为 0 时动脉氧分压低于 80 mmHg),$A\text{-}aDO_2$ 升高也提示肺功能恶化。如果 $A\text{-}aDO_2$ 在正常范围,而存在低氧血症,可能提示低氧血症与通气障碍有关,只要解决通气阻碍,低氧血症可能会消除。这里提供一个简单的算法,即 $PAO_2 = FiO_2 \times 500$,这是一个估算方法,当吸氧浓度越接近正常时,结果相对越准确。

3. 气道阻力 气道阻力与气道压力和气流有关,受气道大小、气流状态影响,它可以用公式来表示:气道阻力=压力差÷气流速度。随着气管分成支气管、小支气管,管径逐渐变小,气道阻力随之增加,其他因素如压迫、肺疾病、年龄等也可影响气道阻力。大气道有气管软骨支撑,防止气道塌陷,而细支气管及终末细支气管缺乏软骨支撑,只有气管平滑肌围绕。气管平滑肌受到人体自主神经系统的控制,刺激胆碱能神经纤维可引起气管收缩,而刺激 β_2 肾上腺素能受体可导致气管舒张,因此气管平滑肌的状态可影响肺通气功能。在人体,存在特殊的昼夜生理节律,下午 6 点时气管处于最舒张的状态,而早上 6 点是气管收缩最强的时间。吸烟或局部炎症反应可刺激支气管收缩,另外低氧血症、酸中毒也可引起一定程度的支气管收缩。二氧化碳蓄积可使支气管舒张,而低二氧化碳浓度可刺激气管收缩,这可以解释为什么肺栓塞患者会出现栓塞局部的肺组织通气障碍。药物作用对支气管状态也有影响,肾上腺素与儿茶酚胺可通过刺激 β_2 肾上腺素能受体引起气管舒张,而前列腺素、一氧化氮和茶碱则是通过阻断胆碱能受体致使气管舒张。组胺等 α 肾上腺素能受体激动药物则引起气管收缩。

气道阻力还与气流状态有关,气流从鼻腔进入大气管时,产生紊乱的气流,可增加摩擦导致气道阻力升高。小气道痉挛或者高速气流都可以产生湍流,同样增加气道阻力。而小气道的气流可呈层流的形式,只产生较小的气道阻力。在隆突附近,气流从主气道进入左右主支气管时,或者在较大气道其他类似情况下,气流会有变化,同时存在层流和湍流。鼻腔的气道阻力最大,气流紊乱,气流速度快;而较小气道的气道阻力最小,因为湍流最少。儿童在 5 岁之前气道阻力比成年人大,之后虽然年龄不断增长,气道阻力不再有大的变化。

　　肺容积变化也可显著影响气道阻力。大气道受胸腔压力的影响,但往下分出的支气管、细支气管等深埋于肺组织内,如果肺扩张,则肺组织内气道管径相应增大,引起气道阻力减小。而肥胖患者的肺组织由于受到挤压而功能残气量减少,气道阻力增大。肺间质纤维化患者由于肺扩张受到限制,气道阻力大,气流速度高。

　　4. 肺顺应性　肺顺应性代表肺伸展、膨胀的难易程度,这就好比一个气球是否容易被吹起来一样,它反映的是压力与容量之间的关系,可以用一个公式来表示:顺应性=容量变化÷压力差。胸壁与肺本身的可伸展性都会影响肺的顺应性,其中胸壁的伸展性不易测量,而肺的顺应性可分为动态和静态两个方面。静态顺应性是指肺内均匀充满吸入气体量与气道压力之间的关系,健康成年人的肺静态顺应性在 90 ~ 100 ml/cmH$_2$O。

　　新生儿及 3 岁半以前儿童的肺顺应性较高,因为他们胸壁的弹性较大。而老年人则由于肋软骨钙化、肋骨移动度减小、呼吸肌萎缩等因素造成的胸壁弹性降低,导致肺顺应性下降。年龄增长还会造成肺弹性纤维数量减少、萎缩,从而降低肺顺应性。老年人的胸椎、椎间盘功能下降也会导致其胸壁伸展性下降,影响肺顺应性。疾病可引起肺顺应性下降,例如肺炎、肺水肿、肺不张、急性呼吸窘迫综合征(ARDS)、肺纤维化等。其他常见原因还有肥胖、腹部压力升高、腹部手术后疼痛、脊柱侧弯等。而肺气肿可因为肺泡及弹性组织减少使肺顺应性提高。

　　5. 气流影响因素　气流的速度决定于驱动压力大小与阻力,它们的关系可表示为:气流=推动压力/阻力。气体呼出时的流速与肺初始容积有关,呼出开始时肺容积越大,则肺回缩的压力越大,推动气流呼出的力量相应大,气流速快。一般情况下,气流阻力主要产生在鼻道、咽部、大气道。围绕在大气道周围的胸腔压力一般在−2 ~ −10 cmH$_2$O,不会超过大气道内的压力。所以在自然呼吸状态,不会有外部压力压迫气道产生呼吸阻力。但是,当人体用力主动呼气时,胸腔压力变化增大,呼气时增大的胸腔压力间接提高了肺泡压力,促使气流排出。此时,增大的胸腔压力另一方面可增大位于胸腔内气道的外周压力,导致此部位的阻力增大,一定程度上抵制肺泡压力增大所致气流快速排出。因此,当呼气力量进一步增加时,气流速度并没有随之增大,而是稳定在某一数值,这一数值与肺本身的回缩力及"关键压力点"上游的气道的阻力有关。"关键压力点"指胸腔压力在用力呼气时增大,当胸腔压力等于气道压力时,此时的气道内部位称为关键压力点,在这个部位上可出现气道狭窄,阻碍气流排出。一般来说,关键压力部位指主气道及主支气管。

　　正因为气流排出速度与进一步增大呼气力量无关,所以对于正常人体来说,第 1 秒用力呼出量能较好地反映气道阻力,具有很好的可重复性。呼气时最大气流速度一般出现在 1/4 的潮气量被呼出之前。但对于吸气来说,最大气流速度与吸气时力量大小是有密切关系的,可重复性较差。

　　6. 肺通气　压力的变化驱动气流进入或者排出肺泡。当正常呼吸时,嘴部的压力等于大气压力,通常为恒定值,而肺泡的压力处于变化状态,受到胸腔压力与肺组织回缩张力的影响。膈肌向下运动,挤压腹部脏器同时使下部的肋骨向外扩展,促进吸气动作,反则反之,如活塞一样来回运动。此外,下位肋骨的扩展还需外部肋间肌的参与。呼气动作是一个被动的过程,但当呼吸需求增强或者出现通气受阻如呼吸道阻塞、肺扩展障碍等情况时,内部的肋间肌参与到主动的呼吸动作中,此时全身相关肌肉可参与进来,帮助患者呼吸。膈肌运动受 C_{3-5} 神经支配,而肋间和腹部肌肉受 $T_2 \sim L_4$ 神经支配。膈肌或者其他呼吸辅助肌肉出现功能障碍时,呼吸就会出现问题。例如,当两侧偏侧膈肌麻痹时,人在直立位尚能通过肋间肌和腹肌的运动满足呼吸要求,吸气时腹部肌肉收缩可增高腹压迫使膈肌上抬,呼气时腹部肌肉松弛造成腹压下降、膈肌因为重力下降;但此时患者处于卧位时,就不能仅通过肋间肌和腹肌的运动满足呼吸要求了,所以这些患者会出现端坐呼吸。膈肌是呼吸运动的主要力量,当脊柱损伤平面稍低没有影响膈肌运动、只引起四肢瘫痪时,患者基本可以自主呼吸,但呼吸肌的损伤可影响呼吸储备功能和咳嗽力度。

促使肺扩展的压力相当于肺泡压力减去胸腔的压力,而促使胸壁向外扩展的压力等于胸腔内压力减去大气压。肺的体积决定于肺本身的弹性和促使其扩展的压力,当肺本身的顺应性不变时,肺泡压力为 0、胸腔压力为 −5 与肺泡压力是 25 而胸腔压力是 20 时是一样的。压力、顺应性、容积三者之间的这种关系同样适用于胸壁的改变。当胸壁的扩展与肺组织的回缩达到平衡时,胸壁肌肉处于放松状态,此时肺容积称为肺功能残气量(functional residual capacity, FRC),如果肺或胸壁的顺应性下降,则 FRC 随之下降。肺泡压力与胸腔压力变化(ΔPpl)的关系可表示为以下公式,肺泡压力变化为 ΔPa,肺顺应性为 C_L,胸壁顺应性为 C_W。则 $\Delta Ppl = \Delta Pa[C_L/(C_L + C_W)]$,如果胸壁僵硬,肺的容积无法改变,肺泡内压力变化可完全传递给胸腔;但如果肺的弹性丧失,肺泡压力不可能传递到胸腔。在一般情况下,人以正常潮气量呼吸时,肺组织与胸壁的顺应性是大致相等的,此时肺泡内压力变化有一半可传递到胸腔内,因此,根据这种联系,临床上可用平均胸腔压力来估计食管内压力。值得指出的是,胸腔内压力是不均匀的,一方面受到静水压的影响,在垂直高度每变化 1 cm,压力变化 0.37 cmH_2O,此外还受到不规则轮廓的影响,因为胸腔及纵隔的内容物多为骨骼和血管。在功能残气量的状态下,肺体积比肺在自然不受外力状态下大,肺中带水平胸腔内压为负压。胸腔内压力还影响位于胸腔内或邻近的心脏、大血管、大气道的压力。

肺的通气状态可以受身体部位的影响,位于肺尖的肺泡因为重力压迫小的原因就比肺底的肺泡体积大。当人处于直立位时,肺底部的肺泡伸展变化最大,容纳通气量最多,而越往肺尖,通气量相应减小;当人处于卧位时,这种变化就没那么明显了。人体的膈肌可牵引下位的肋骨伸展,这也使得下肺的顺应性更大。而且一般成人在平躺仰卧位时(<30°角即可),肺的功能残气量会下降 25% ~ 30%(大约 1000 ml),这是因为腹部内容物在仰卧位时向上挤压胸腔,造成肺部受压。而在侧卧位时,位于上侧的肺仍处于扩展状态,总体上肺功能残气量下降为 15% ~ 20%,比仰卧位时降低程度小,这也是为什么护理危重患者时要求患者经常抬高床头或者侧卧翻身的道理。一般情况下,每 8 ~ 10 分钟人体会主动进行 1 次叹息深大呼吸,其潮气量相当于正常量的 2 ~ 4 倍,其作用可防止肺泡塌陷。此外,肺的功能残气量也不是一成不变的,会围绕着平均值有所波动。

肺通气做功须克服肺组织本身和胸壁的弹性回缩力以及气道与气流间的摩擦力。做功增加最终加大了全身氧消耗,提高对机体代谢的要求。气流摩擦力与气道大小密切相关,当管道逐渐狭窄时,摩擦力会显著上升。当气道发生梗阻或狭窄时,肺容积增大有利于气流摩擦力的减小,但同时也增加了克服肺组织及胸壁弹性回缩力的做功。对于肺间质纤维化或胸壁扩张受限者如肥胖患者来说,肺扩张的做功显著增加,患者往往维持在一个较小肺容积的呼吸状态,以避免额外的做功。一般情况下,肺容积处于功能残气量水平附近时,肺呼吸功相对较小,但呼吸道受阻的患者需要增大肺容积来减小气道阻力,在此病理过程中,会增大肺泡的内源性呼气末正压,慢性阻塞性肺疾病(COPD)的患者会产生这种现象。

7. 肺通气的神经调节 肺通气还受到中枢神经系统、化学受体、肺神经受体、本体感受器、压力感受器等的影响,这些可归纳为神经调节。

中枢神经系统的呼吸中枢位于大脑的延髓、脑桥位置,神经冲动从脑干发出后经过神经纤维到达呼吸肌,引起呼吸肌收缩产生呼吸动作。脑干的呼吸中枢由两组分散的神经元构成,背侧的神经元发出冲动引起肋间肌、膈肌等吸气肌群的收缩。这种神经冲动的发放呈变速的形式,开始 2 秒内逐渐由缓慢变得快速,然后突然中断 3 秒,以利于呼气动作进行,之后又开始产生神经冲动,周而复始,形成了基本的呼吸节律。位于脑桥上部的呼吸中枢可能与呼吸频率调节、终止吸气动作有关。而位于脑桥下部的神经元(已证实在犬中存在)可能与加强吸气动作有关,可抑制吸气动作的"关闭"。

呼吸中枢能感受外周传入的刺激,感受结构包括中枢化学感受器、外周化学感受器、本体觉感受器、Hering-Breuer 牵张感受器、压力感受器、环境知觉等。延髓呼吸中枢的感受器可感知 CO_2 和 pH 的变化,当人体动脉血中 CO_2 分压升高时,可刺激引起呼吸动作。急性 CO_2 酸中毒(pH 下降)可引起肺通气量增加 10 倍。外周的化学感受器位于主动脉弓及颈动脉体内,可感知动脉血中 O_2 分压的下降。血中氢离子浓度升高(pH 下降)或 CO_2 升高同样能刺激外周化学感受器,但其刺激效果不如针对中枢化学感受器。Hering-Breuer 牵张感受器位于肺泡间隔、支气管、气管,吸气引起肺扩展可刺激牵张感受器,牵张感受器将这种信息以神经冲动的方式通过迷走神经传递给延髓呼吸中枢,呼吸中枢感知后,再发出指令,终止吸气动作。由此,呼吸节律及呼吸转换可协调进行,这种神经反射在新生儿和大潮气量(大于 1500 ml)时十分明显,可防止肺过度扩展损伤。

本体感受器位于肌肉和关节肌腱内,可感知身体的运动和位置,同时参与调节呼吸的频率和深度,以保证运动时的氧气需要。压力感受器位于主动脉弓和颈动脉内,可感知血管压力的变化。主动脉弓的压力感受器通过迷走神经传递冲动,而颈动脉体感受器通过舌咽神经传递冲动。动脉压力增高可引起呼吸抑制,而平均动脉压降低小于 80 mmHg 可刺激呼吸加快。外界环境也可影响呼吸,如寒冷、针刺、精神压力或者空气污染、烟雾对呼吸道刺激都可以加快呼吸,感染和发热也可增快呼吸。

第五节 肺的血液循环

肺的血液循环是内呼吸的开始,肺循环压力较低(25/8 mmHg)。从右心室流出的静脉血进入肺动脉,越分越细,最后在肺毛细血管床内、肺泡周围完成 O_2 和 CO_2 的交换。

1. 血流灌注 肺血流灌注是不均衡的,受体位和运动的影响。当人体处于直立位时,肺底部的血流多于肺尖部;而当人处于仰卧位时,肺的背侧比前部受血更多,但此时血流分布的差异性要小于肺底部与肺尖的比较。

依据重力对于肺血流分布的影响可将肺分为上、中、下 3 个肺区(图 21-4),上肺区的血流最少,因为上肺区肺泡较为伸展,压力较高,而周围的肺毛细血管床处于相对塌陷的状态。

中肺区的肺动脉压力在心室收缩期时高于肺泡内压力,但处于心室舒张期时,肺动脉压力低于肺泡内压力。因此,中肺区具有间断性的血流灌注,并随着位置的降低,血流灌注相应增加。下肺区具有连续的血流灌注,无论是心室收缩期还是舒张期,肺动脉压力都高于肺泡内压力,肺毛细血管床处于舒张的状态,肺血管阻力较低。另外,当肺容积大于功能残气量时,肺泡内压力增大,可引起肺毛细血管阻力增加。

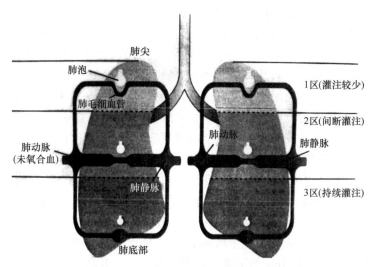

图 21-4　肺血流在肺部的不同区域的分布情况

生理状态下,只有 1%~2% 的血流不参加气体交换,而直接通过旁路进入体循环,这导致动脉内氧分压降低 3~5 mmHg。而在支气管解剖异常的情况下,分流的比例可高达 10%~20% 。

2. 通气/血流比例　什么是最佳的通气/血流比呢？要回答这个问题,首先要理解通气量必须满足血流的携氧容量。在呼吸空气的理想情况下,4 L/min 的通气可匹配 5 L/min 的肺毛细血管血流量,这样可得到通气/血流比(V_A/Q)是 0.8。然而,肺循环的旁路分流以及体位改变、运动、睡眠、肺疾病都可以影响通气/血流比。

人体在直立位时,肺尖部的肺通气与血流灌注均小于肺底部。肺上叶的肺泡较大,血流灌注少,其 V_A/Q 往往是标准值的 2.5 倍,从而增加了生理性无效腔量。而在肺下部,血流灌注较多,且多于通气的增加量,V_A/Q 只有标准值的 0.6 倍。而人体处于仰卧位时,肺背侧的肺泡得到更多的血流,V_A/Q 相应降低。

人站立时,相同高度的肺泡依靠胸膜腔负压及肺泡之间的伸展力量保持舒展状态,但是随着高度的减低,胸膜腔内压力会逐渐增大,处于功能残气量时大约 0.3 cmH$_2$O/垂直厘米。这会引起肺底部的肺泡和支气管相应变得狭窄,而肺顶部的肺泡及气管更为舒展。当人体吸气时,胸腔内压力下降,而且各部分压力下降的情况并不是均衡的。位于膈肌附近的区域压力变化较大,而肺底部肺泡在吸气前相对处于收缩受压状态,吸气导致其体积膨胀更为显著,最终造成肺底部的通气状况比肺顶部要好。这种通气状况受到垂直压力变化影响的现象同样适用于人体的仰卧、俯卧及侧卧位。位于上方的肺组织较为舒展,而下部受压的肺组织通气效率更高,所以,患者卧床时应经常变换体位,让各部分的肺组织负担更为均匀。然而,必须指出的是,这个原理不太适用于呼吸机辅助正压通气的患者。在一般情况下,垂直压力变化对肺血液微循环具有同样的影响。肺微循环是一个低压系统,动脉方向的压力波动于 10~25 mmHg,平均为 15 mmHg。肺静脉压力等于左心房的压力,随着心动周期变化于 3~10 mmHg。肺毛细血管床随呼吸周期也有相应的舒张和回缩的变化,垂直方向的静水压可增加血管内血液流动的压力,促进血液循环,所以肺底部的血液灌注好于肺上部。当肺下叶发生栓塞或者肺泡塌陷时,会造成严重的低氧血症,而肺上叶则很少发生这种严重的后果。如果患者单侧肺实质病变时,在患者侧卧位时应将健侧肺放在下面,这样可以保证健侧肺有更大比例的通气量和更多的血流灌注,可改善气体交换。病变肺在上部可更为舒张。但是,有一点必须注意,患侧肺在上部有可能使患侧支气管内的黏液及炎性液体流向下侧的健康肺,造成健侧肺支气管堵塞。垂直方向压力变化对肺通气量和血流灌注都有影响,但对血流灌注的影响更大,这样肺尖部的通气/血流比例大于肺底部的。

过高 V_A/Q、过低 V_A/Q 及血流短路是通气/血流比的三种异常情况。高 V_A/Q 常与生理性无效腔的形成关系密切,这类肺泡内 PCO_2 较低,PO_2 正常,如果血流灌注改善的话,高 V_A/Q 就会得到纠正。通气障碍通常造成肺泡内 PO_2 较低,V_A/Q 降低,对于这种异常,可以通过提高给氧浓度纠正。氧气以弥散的方式经过不全梗阻的气道进入肺泡,改善低 PO_2,而提高全肺通气量只能加速 CO_2 的排放,对改善低 PO_2 帮助不大。通气/血流比失调一般情况下多发生在肺的局部,造成肺某个局部的呼吸功能下降,而此时整个肺脏的通气/血流比可以是正常的。举一个极端的例子,一侧肺得到所有的通气,而另一侧肺得到所有的血流,此时肺的呼吸功能几乎丧失,而肺整体的通气/血流比可以在正常范围内。通气/血流比过低的肺区域通气相对不足,可促进低氧血症的发生;而通气/血流比过高的肺区域通气相对过剩,造成生理性无效腔量的增加,促进低氧血症的发生。通气状况的改善可显著降低肺内 CO_2 的蓄积,即使某部分肺组织通气不足,也能通过另一部分肺组织过度通气来弥补,使 $PaCO_2$ 维持于正常范围内。但是这种补偿机制并不能解决低氧血症的问题,因为血红蛋白的携氧能力一旦饱和,过度通气不能进一步使携氧容量成比例增加,此时有效解决办法是提高吸入氧浓度,提高通气量不足区域的氧含量,从而改善低氧血症。

生理性分流、右向左分流均可引起低氧血症。一般情况下,生理性分流不到心排血量的 5%,而在急性呼吸衰竭的患者,生理性分流量可占到心排血量的 50% 甚至更多。对于分流造成的呼吸衰竭,提高给氧浓度或增加通气量都没有帮助,因为氧气无法进入血液。血液分流可发生在心脏,例如有先天性心脏病的患者;也可发生在肺内的动静脉之间,形成动静脉短路。在给氧 15 分钟的情况下,可通过以下公式计算分流的血流比例:$[(CcO_2-CaO_2)/(CcO_2-CvO_2)]\times100$。其中 C 代表容量,c、a、v 分别代表终末毛细血管、动脉和静脉。终末毛细血管的氧分压看作理想状态,等于肺泡氧分压,因此计算时直接等于用肺泡吸入氧浓度推算出的结果。此外,将 CvO_2 看作正常水平,尽管可以通过直接测定混合静脉血氧容量来得到 CvO_2,但如果患者具有正常的心排血量、血红蛋白水平及动脉携氧容量饱和时,CvO_2 一般在正常范围。当患者吸入纯氧时,同时假定 CvO_2 在正常范围,则小于 25% 的血流分流比例可通过一个简易公式计算得到,即用动脉-肺泡氧分压差($670-PaO_2$)除以 20。临床上经常使用氧合指数来衡量氧交换水平,氧合指数等于 PaO_2/FiO_2,健康成年人的氧合指数一般大于 400。肺内分流逐渐增加时,肺氧交换功能随之下降。当分流占到总血流的 25% 以上时,即使将吸氧浓度提高到 50% 以上,肺氧交换功能改善也不明显,而此时较高的氧浓度使肺组织发生氧中毒的风险加大。因此,对于肺内分流造成的肺氧合下降,应使吸氧浓度维持在尽可能低的水平,高吸氧浓度不能改善氧合,却可能加重氧中毒。

3. 低氧性血管收缩 肺泡内氧分压降低可刺激引起相应部位的肺毛细血管收缩,于是血流就会分配到氧气更为充足的肺泡周围,这种自我调节机制可增加对外界刺激的耐受能力,保证氧合的需要。目前研究推测,低氧可刺激引起毛细血管周围组织的细胞分泌一种血管收缩物质,促进血管平滑肌收缩,从而减少血流量。

第六节　气体交换及输送

1. 氧交换屏障 气体可从高浓度向低浓度一方弥散,肺泡-毛细血管屏障由6个组分构成。氧气要从肺泡到达血红蛋白,必须经过肺泡表面活性物质、肺泡膜、间隙液体、毛细血管膜、血浆及红细胞膜(图21-5)。气体弥散速度与两侧的气体浓度差成正比,并与屏障的厚度成反比。氧气由肺泡向血红蛋白弥散,而二氧化碳由血液向肺泡弥散,正常情况下,氧气和二氧化碳透过肺泡-毛细血管屏障只需要0.25秒。红细胞在0.75秒内到达肺泡周围,有0.5秒的时间可用来气体交换,即使肺部存在中度病变,气体交换的时间是足够的。

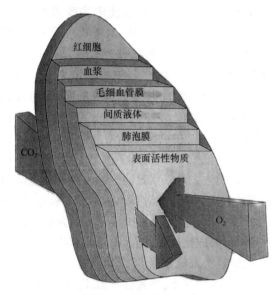

图 21-5　气体交换屏障

在某些病理情况下,如肺炎、肺水肿、肺间质疾病等导致肺泡-毛细血管屏障增厚,或者肺气肿造成可用于气体交换的肺泡面积缩小,这都可引起肺的氧交换功能下降,年龄的增长也可造成肺泡-毛细血管屏障加厚。肺泡-毛细血管气体交换面积、交换膜的完整性、血红蛋白的携氧能力、气体的溶解度、气体弥散系数、膜两侧的气体浓度差等均影响气体弥散的能力和速度。例如,CO_2可溶性很强,溶解度是O_2的24倍,所以弥散速度比O_2快速,所需要的膜两侧气体浓度差较小。

随着年龄的增长,肺泡毛细血管数量下降、肺活量下降,造成动脉氧分压下降、通气/血流比失调。一般情况下,30岁以上成人,年龄每增加10年,动脉氧分压下降3~5 mmHg。新生儿的肺泡膜稍厚,气体弥散速度也会下降。一个80岁的正常人,动脉血氧分压大约在75 mmHg,而年轻人的动脉血氧分压为90~100 mmHg。另外,从肺泡-动脉血氧分压差异亦可推测通气/血流比例失调程度。

2. 氧输送 氧气可溶解于血浆中,并结合在血红蛋白上,通过这样的方式到达全身各个组织细胞。100 ml血浆内只能溶解0.3 ml O_2,大部分O_2要通过血红蛋白携带,O_2在肺毛细血管中与血红蛋白结合。亚铁血红素是一种铁-卟啉复合物,具有4条珠蛋白多肽链,O_2通过与亚铁血红素上这4个位点结合形成氧合血红蛋白。当血流经过全身组织时,组织内低氧分压促使O_2从血红蛋白上解离下来,释放到组织内满足机体需要。当人体处于休息状态时,大约只有1/4的O_2从动脉血中释放出来,静脉血中氧含量仍相当于动脉的75%。

当所有血红蛋白都结合O_2时,氧饱和度为100%,动脉血氧分压在95~100 mmHg,此时即使肺泡氧分压再提高也不能增加血流的携氧量。从氧合-解离曲线可以看出,当动脉氧分压低于 60 mmHg 时,血红蛋白的氧饱和度急剧下降,曲线右移,促进 O_2 从血红蛋白上解离下来,进入组织内。曲线左移代表 O_2 与血红蛋白的亲和力增强,O_2 更难与血红蛋白分离,血流的氧饱和度升高,但不利于组织摄取利用氧。影响氧合-解离曲线左移的因素包括碱中毒、低体温、血 CO_2 分压下降、2,3-二磷酸甘油(红细胞的一种终末代谢产物)含量下降。相反,影响氧合-解离曲线右移的因素包括酸中毒、高体温、血 CO_2 分压升高、2,3-二磷酸甘油含量增加。血氧含量包括了血浆内溶解的 O_2 和血红蛋白上的结合 O_2,一般情况下,100 ml 血液中含有 20 ml O_2。

3. 二氧化碳输送　CO_2 作为细胞代谢产物,通过以下途径输送:第一,可以溶解在血浆中,占总量的 5%~10%;第二,极少量在血浆中形成碳酸;第三,大部分形成碳酸氢盐,占 60%~70%;第四,以氨基甲酸的形式结合在血红蛋白分子上,占 20%~30%。碳酸氢盐是 CO_2 主要的运输方式,CO_2 溶于水后形成碳酸,很快在碳脱水酶的作用下离解成碳酸氢盐和氢离子。离解出的氢离子与血红蛋白结合,而碳酸氢盐在血浆中与钠离子形成碳酸氢钠,血浆中的氯离子向红细胞内转移。该化学过程是可逆的,当血液进入肺内,CO_2 又会弥散进入肺泡,经气道呼出人体。

4. 氧及二氧化碳在机体内的储存　除了肺部以外,机体其他部位还含有少量氧,大约为 1L。这部分氧气一般情况下不会参与机体组织代谢,除非机体组织显著缺氧,形成明显的氧浓度梯度,导致这部分氧气通过弥散的作用分布从而供组织利用。如果血循环突然停止,氧气供应中断,重要器官因为缺氧会在几分钟内发生严重不可逆损害。肺组织内储存有 500 ml 左右氧气,所以肺组织内氧分压下降比其他器官要缓慢,心搏骤停时,不停的胸外按压可保证短时间内重要器官仍能得到由肺组织输送的氧气。在吸入纯氧的情况下,肺组织储存氧容量可增加 5 倍,即使发生窒息,机体坚持不发生低氧的时间可增加 3~4 倍。相比之下,机体储存二氧化碳的能力很强,其量比氧要大 100 倍。所以血二氧化碳水平的变化较缓慢,当增加机械通气的分钟通气量时,动脉二氧化碳水平会在 10~15 分钟达到稳态,而当减少机械通气的分钟通气量时,动脉二氧化碳水平则需要 1 个小时或者更长时间才能达到稳态。这一原理有助于决定临床上患者脱机或者呼吸条件变动后需要在什么时间点检测血气结果。

第七节　肺功能异常

1. 通气不足与过度通气　当通气量下降、不足以完成氧交换及排出二氧化碳时,称为通气不足。呼吸次数减少、深度不够均可引起通气不足。在通气不足时,动脉 CO_2 分压上升,可大于 45 mmHg。镇静药如吗啡、苯巴比妥类(可抑制呼吸中枢)使用不当,也可造成通气不足,CO_2 储留。其他如肥胖、严重肌无力、鼾症、胸壁损伤、呼吸肌麻痹(尤其是膈肌)等可引起通气不足。胸部或腹部手术引起的疼痛也可导致呼吸浅、通气不足。

过度通气引起动脉 CO_2 分压下降,低于 35 mmHg,低氧血症能刺激外周的化学感受器,进而使呼吸加快、通气过度。其他引起通气过度的常见因素包括疼痛、高热、焦虑等,还有一些情况并不常见,如阻塞性限制性肺通气疾病、脑干损伤等。当人处于高海拔地区时,呼吸会反应性加快,这是一种生理反射,低氧可刺激呼吸加快,还可使动脉 CO_2 分压下降,导致氧合-解离曲线左移,加强氧气与血红蛋白的结合能力,有利于在低氧的环境中维持氧合。

2. 低氧血症及缺氧　低氧血症指血液中氧含量下降、氧分压降低,血红蛋白氧饱和度随之下降,这可以通过血气检测得知。而缺氧指人体组织细胞内的氧合作用下降,比较难以直接测量,但低氧血症往往导致组织缺氧。

缺氧究其原因可分为 4 类:低氧性缺氧、贫血性缺氧、循环性缺氧及中毒性缺氧。低氧性缺氧指人体血液运输氧功能正常情况下动脉氧分压降低,病因包括高海拔、通气不足、气道阻塞等,提高吸氧浓度可明显改善症状。贫血性缺氧指血液携氧能力下降,镰状细胞贫血、一氧化碳中毒、大出血等都可以引起贫血性缺氧。循环性缺氧主要由心排血量下降、携氧血液总量减少造成,例如休克、心搏骤停、严重失血、甲状腺毒症、心衰等可导致循环性缺氧。最后一种中毒性缺氧指组织中毒引起细胞氧利用障碍,最典型的情况如氰化物中毒。

3. 急性呼吸衰竭　急性呼吸衰竭是指在外界氧气含量正常的情况下,人体氧交换受到阻碍,导致动脉氧分压低于 60 mmHg,而 CO_2 分压大于 50 mmHg,血 pH 小于 7.3。许多原因可造成呼吸衰竭,包括神经肌肉胸壁运动异常(脊髓灰质炎、吉兰-巴雷综合征、四肢麻痹、偏瘫等)、胸壁运动障碍(脊柱侧弯)、胸壁创伤(肋骨或胸骨骨折)、休克(脓毒症、失血等)、肺栓塞、肺水肿等。过度肥胖可引起肺泡通气不足,造成呼吸衰竭。诱发呼吸衰竭的常见肺部疾病有严重肺气肿、肺炎、哮喘、ARDS 等。一般来说,低氧血症主要与通气/血流比例失调有关,而高碳酸血症主要由通气不足引起。

急性呼吸衰竭的临床表现各异,低氧血症及高碳酸血症一般可表现为头痛、呼吸困难、意识错乱、意识模糊、不安、焦虑、头晕、震颤及暂时高血压,而后转化为低血压及心率快。呼吸衰竭早期可见患者浅快、用力呼吸,之后则出现发绀、鼻翼扩张、胸骨肋骨间隙凹陷、皮肤湿冷等。

急性呼吸衰竭通过测定动脉血气、胸片检查判断,动脉血气常表现为血氧分压低于 60 mmHg,CO_2 分压高于 50 mmHg,胸片的表现可因不同疾病有所不同。电解质水平可紊乱,例如出现低钾、低钠,感染会造成白细胞数量上升、贫血可见血红蛋白水平下降。

对于呼吸衰竭的患者,必须保证气道完整通畅、肺泡有足够的通气量,运用呼吸机进行呼吸支持治疗是有效的手段,尤其是对于那些呼吸肌麻痹的患者。治疗的目标在于保证血氧分压大于 60 mmHg(脉氧饱和度大于 90%),同时必须对病因进行相应处理。例如,对于 COPD 患者须抗感染、应用激素或 β_2 受体激动剂解痉治疗;对于心功能衰竭的患者须强心、利尿,进行有效的容量管理;对于低血压状态须扩容或应用血管活性药物。在呼吸衰竭 24 ~ 48 小时内使用大剂量激素的治疗至今仍有争议,须慎重应用。其他治疗还包括维持患者水、电解质、酸碱平衡,给予足够的营养支持,预防胃肠道应激及长期卧床的并发症。建议给予高热量、高蛋白及低糖的营养方案,高糖可促进产生 CO_2,对呼吸不利。

4. 血气异常对机体的影响　血氧饱和度、全身氧耗量及重要器官耐受缺氧能力共同决定了机体对低氧血症的耐受性。当全身氧耗量增加时,心排血量及血红蛋白水平都会上升。在组织缺氧时,局部的酸中毒促使血红蛋白释放氧,无氧代谢增强。一般情况下,患者心功能正常且没有贫血,只要动脉血氧分压在 50 ~ 60 mmHg 或以上,机体不致发生明显的缺氧。在动脉血氧分压 50 ~ 60 mmHg 的边缘状态下,脑组织开始有轻微缺氧、不舒服的症状,例如头晕、轻度恶心、眩晕、判断力下降或者动作不协调等。此时,分钟通气量增加,但较少出现呼吸困难,除非同时发生高碳酸血症。当动脉血氧分压进一步下降至 35 ~ 50 mmHg 的范围时,人体会出现明显的神志错乱,就像酒精中毒一样,尤其在一些老年患者更易出现,而且心律可发生节律紊乱。动脉血氧分压继续下降至 25 ~ 35 mmHg 范围时,肾脏血流降低,尿量减少,机体出现乳酸酸中毒,患者可表现昏睡和神志迟钝,呼吸显著增强,分钟通气量增加到最大。当动脉血氧分压继续下降至 25 mmHg 时,患者会失去意识,如果进一步降至 25 mmHg 以下时,患者的呼吸中枢受到抑制,导致呼吸减弱。而对于一些血红蛋白较低、心功能受损或者微循环障碍的脓毒症等危重症患者来说,他们对于低氧的耐受能力就更差,轻微的血氧含量下降即可造成脏器功能的障碍。

正常大气压时,正常人吸入纯氧可以使静脉及平均组织氧分压增加不到 10 mmHg,此时肺组织内可全部充满氧气,氮气被交换出去。在通气/血流比例过低的肺泡内,由于血流带走氧气的速度大于肺泡内氧气填充的速度,又没有氮气填充肺泡,结果可能导致肺泡塌陷,如果塌陷的肺泡较多,则可造成肺的顺应性下降。此外,长时间的高浓度氧可能对支气管及肺组织产生损伤,即所谓氧中毒。数小时纯氧呼吸有可能损伤气管的上皮细胞,使患者产生胸骨后不适感;12 小时后肺泡的氧毒性损伤可发展到病理组织水平,肺组织的渗透和纤维化也在缓慢发展,而恢复则需要更长的时间,甚至发生不可逆性损伤。然而,一般情况下患者可耐受 48 小时左右的纯氧而不致发生严重的肺损伤,而且可长期耐受低于 50% 的氧吸入治疗。

CO_2 是氧代谢的主要产物,是一种相对无害的气体。高二氧化碳血症能舒张脑血管,而低二氧化碳血症使脑血管收缩,从而显著影响颅内压。急性 CO_2 储留导致意识模糊和呼吸性酸中毒,但人体一般对慢性 CO_2 储留具有较好的耐受能力,一些门诊者的动脉血 CO_2 分压长期超过 90 mmHg,但只要没有低氧血症,仍能维持正常生活。CO_2 储留提示肺通气障碍,常伴随较低的肺泡及动脉血氧分压。高碳酸血症可刺激肾上腺素能反应,提高心排血量并促使外周血管收缩,在急性呼吸性酸中毒时,机体 pH 下降,但相对于相同的代谢性酸中毒,机体更能耐受的是呼吸性酸中毒所致 pH 下降。高碳酸血症还能促使肾小球血管收缩,引起少尿。当高碳酸血症发展到一定程度,会影响神经系统的电活动,促使发生肌肉抽搐、扑翼样震颤甚至癫痫发作。另一方面,如果机体发生急性低碳酸血症,机体有可能出现碱中毒及脑供血减少;突然的动脉血二氧化碳降低可能引起致命的癫痫发作,还可能伴发心律失常。

H^+ 浓度对哺乳动物细胞的活力具有重要影响,人体 pH 可在 6.8 ~ 7.8 波动,在几个小时内尚可维持生命。H^+ 的浓度可影响人体的 pH,从而使各个器官功能发生异常,其中心血管系统受到影响最大。酸中毒时心肌纤维收缩功能减弱,血管对血管活性药的反应下降,血压降低、心律失常且肺动脉高压更为严重。对于酸中毒较为严重的休克患者来说,除颤及心肺复苏成功的可能性更小。此外,酸中毒可影响神经受体功能,与肺泡低氧分压协同促使肺血管收缩,阻滞气管黏膜上肾上腺能舒张受体,从而导致气管收缩。当 pH 小于 7.20 时,上述效应变得十分显著,但当 pH 大于 7.20 时,上述效应并不明显,不必要特别针对 pH 进行处理。而且 pH 的适当降低可使氧合-解离曲线右移,有利于氧在组织间隙的释放。急性的酸碱变化值得关注,必须排除代谢、心血管及通气方面的严重病变。碱中毒的危害相对较少,但碱中毒可使氧合-解离曲线左移,不利于血红蛋白向组织细胞释放氧。碱中毒对于心脏、血管的抑制作用相对较小,显著而迅速的碱中毒有可能影响颅内血流,从而使意识发生改变,产生相关脑病。严重碱中毒的危害主要在于诱发电解质紊乱,例如发生低钙、高钾,从而导致心律失常,严重时影响全身血流动力学稳定。要维持血液中 H^+ 浓度稳定,须保持 H^+ 的生成速度与清除速度平衡。H^+ 主要通过两条途径产生,一种是来自于 CO_2 溶解于水后解离产物,另一种来自于机体硫酸盐、磷酸盐等固定酸的代谢副产物。来自于碳酸解离的 H^+ 可通过呼吸清除,而来自于机体固定酸代谢产物的 H^+ 主要通过肾脏清除。在这两种清除途径中,肺的调节功能更为重要,可清除机体大部分的酸负荷。如果肺通气过度或者不足,有可能造成呼吸性酸碱平衡紊乱;而机体内固定酸代谢来源的 H^+ 产生过多或不足,或者肾脏功能损伤,就可能导致代谢性酸碱平衡紊乱。

5. **肺动脉高压** 肺血流循环具有高灌注、低压力的特点,当肺动脉收缩压超过 30 mmHg 时,则称为肺动脉高压,有的肺动脉高压患者的肺动脉收缩压甚至高达 60 ~ 110 mmHg。从发病机制角度,可将肺动脉高压分为原发性和继发性。原发性肺动脉高压(primary pulmonary hypertension, PPH)进展较为迅速,而且女性多发,男女比例为 1 : 1.7,其发病年龄多在 30 ~ 40 岁。原发性肺动脉高压的确切发病机制尚不清楚,但有一些因素与其发病密切相关,如肝硬化门脉高压、抑制食欲的药物、人免疫缺陷病毒感染等。原发性肺动脉高压具有家族遗传性,预后较差,而且缺乏有效的医疗干预手段。

表 21-2　继发性肺动脉高压的发病机制

肺血管阻力增加
血管收缩
● 支气管炎或肺水肿引起肺泡低氧
● 酸中毒
● 高海拔
● 血栓或者组胺、血清素、儿茶酚胺释放
● 神经肌肉病、肥胖、睡眠呼吸暂停、脊柱后凸侧弯等引起低氧血症
● 阻塞
● 栓塞(血栓、脂栓、羊水栓塞、肿瘤栓塞或者异物)
闭塞(毛细血管床减少)
● 肺气肿
● 肺叶切除
● 肺纤维化
● 胶原血管病
● 血管炎
左心房压力升高
二尖瓣狭窄、二尖瓣反流
左心衰
缩窄性心包炎
肺血流增加或者黏滞度增高
房间隔缺损
室间隔缺损
红细胞增多
动脉导管未闭
先天性心脏病

继发性肺动脉高压可能由其他的疾病或特殊的病理生理改变引起,肺血流增多、肺循环阻力增加、左心房压力升高都可以导致肺动脉高压,它们是引起继发性肺动脉高压的 3 个主要原因。其中,低氧刺激引起肺血管收缩最终导致肺血管阻力增加较为常见,而慢性支气管炎、严重肺水肿均可造成低氧,其他引起继发性肺动脉高压的原因参见表 21-2。

持续性肺动脉高压可导致肺血管壁增厚,肺动脉内层纤维变性。肺动脉肌纤维增粗,一些原本不含肌纤维的肺血管也出现肌纤维,肺主要血管可能出现动脉粥样硬化。肺动脉高压(27 ~ 60 mmHg)可造成肺毛细血管丛损害,导致组织坏死或出血,临床表现与其严重程度有关。因为肺毛细血管具有一定弹性,而且部分肺毛细血管床并没有满负荷使用,所以当肺动脉高压在一定限度内时,肺血管是可以代偿的,只有肺动脉高压损害达到一定程度患者才表现出临床症状。最早表现为运动耐力下降,接着会有晕厥、憋气、运动型胸痛、疲劳、咯血及肺水肿。长时间肺动脉高压最终引发肺源性心脏病、右心扩大甚至右心室衰竭。

6. **肺栓塞** 不能溶解的栓子阻塞肺血管即可造成肺栓塞,每年大概有 650 000 名患者发生肺栓塞,并每年导致 5000 例患者死亡。在严重肺栓塞患者中,8% ~ 10% 的患者在症状发生后 1 小时内死亡。

90% 的肺栓塞患者是由下肢深静脉血栓造成的,其他还可能是脂肪栓塞、空气栓塞及羊水等(表 21-3)。18 世纪的病理学家 Virchow 指出了肺栓塞的高危因素,即 Virchow 三联症,主要包括静脉血流缓慢、高凝状态和静脉血管壁损伤。临床实际中较为常见的诱发原因为缺乏运动、创伤、妊娠、肿瘤、心衰及应用雌激素。

表 21-3　肺栓塞常见原因

栓塞类型	原因
血栓	常在腿部的静脉血管中形成栓子
脂肪	骨盆或长骨骨折释放出脂肪滴
羊水	为分娩并发症,羊水、胎毛或其他代谢废物入血造成,高龄产妇或一胎多产情况时易发生羊水栓塞
空气	通过静脉管路进入
肿瘤	从肿瘤组织上脱落的瘤栓
外部异物	包括子弹、缝线、导管尖端、从静脉注入非可溶性药物
脓毒症	感染组织或相关微生物(真菌、细菌)
寄生物	肺血管内寄生虫

人体其他部位形成的栓子随血流进入肺循环,肺下叶血管发生栓塞更为常见,因为肺下叶的血流量较大。肺栓塞对心血管循环及肺功能的影响取决于栓子的大小和阻碍的肺叶范围:①如果仅有 25% 以下的肺血管受到栓塞,患者不会有明显临床表现;②如果受影响的肺血管范围在 25%~30% ,肺动脉压力上升,可能伴随右心衰竭;③对于一个既往无肺部疾病的患者,如果出现肺动脉压力升高,提示 50% 的肺横断层面血循环已经受到损害。因为肺的代偿能力是比较强的,除非受到严重损害,否则不会出现功能失代偿。肺栓塞造成肺泡低氧,而且栓塞刺激释放组胺、血清素等进一步引起交感神经兴奋,这都会引起肺动脉压力升高,当肺循环压力上升到一定程度,出现右心衰竭,并最终由于心排血量下降造成心衰。肺栓塞患者早期感觉不安、忧虑和焦急,后期大部分出现呼吸困难甚至剧烈胸痛,65%~75% 的患者在吸气期出现胸痛。随着病情恶化,患者出现心衰、休克及呼吸骤停。肺栓塞重在预防,应重视去除肺栓塞的高危因素,如果发生肺栓塞,可考虑进行机械通气、抗凝甚至溶栓等治疗。

第八节　心肺功能相互影响

心肺功能异常时相互间影响较为复杂,心室衰竭可导致低氧血症及缺血性呼吸衰竭,而肺部过度膨胀也可挤压心脏,促进心衰的发生。心肺功能的相互影响可归纳为 3 个基本方面:①自主呼吸本质上属于一种机体有节律的运动,需要氧气、血流,这就要求心排血量必须保证需要,而代谢产生的 CO_2 须通过呼吸排放;②肺容量随着呼吸节律变化,肺容量的大小变化和胸壁扩展度可对血流动力学产生影响;③自主吸气引起胸腔内压力下降,而应用呼吸机作正压通气时胸腔内压力是增大的,这是自主呼吸和正压辅助通气的区别。

1. **心血管功能异常对呼吸功能的影响**　心源性休克造成流体静力学的肺水肿,引起急性呼吸衰竭。同时,因为呼吸肌的血供缺少甚至停止,呼吸肌衰竭促进肌肉衰竭、呼吸停止。这从另一个方面告诉我们,同其他运动一样,其实呼吸本身也是一种运动,需要循环系统给予能量及代谢支持。较为明显的例子是在脱机困难的患者,自身的心血管功能不足,不能满足自然呼吸所需要的能量,造成呼吸机依赖。

生理情况下,呼吸肌所消耗的氧气占总体的 5% ,但如果肺部发生疾患,如肺水肿、肺纤维化、支气管痉挛等,呼吸肌氧消耗量可增加到 25% 。此时,心排血量如果不能满足全身及呼吸的能量代谢需求,则会出现低氧血症和酸中毒、甚至呼吸肌衰竭。对于呼吸衰竭患者应用呼吸机辅助呼吸,可降低呼吸功,减少机体 O_2 消耗,保证心、脑等重要器官的 O_2 供应。有创及无创呼吸机辅助呼吸均可达到这种治疗效果,通过减少呼吸运动所需要的能量,减轻心脏负担,有利于心衰或潜在心脏功能不全的恢复。

2. 呼吸及机械通气对血流动力学的影响　众多呼吸的因素可影响心血管功能,如内分泌反应、肺容量、循环血流分布、胸腔内压力、血管阻力,都可能对心脏收缩及前负荷产生影响。

实际上,气管内压力与胸腔内压力存在密切联系,气管内压力值较易测出,而胸腔内压力不易得到。正压通气造成的气管内压力上升并不一定导致胸腔内压力相应比例增加,而影响血流动力学的主要因素是肺容积和胸腔内压力,并不是气道内压力。气道内压力、胸腔内压力、心脏外周压力及肺容积之间相互影响,随呼吸节律不断变化,并受肺、胸壁伸展性的影响。正压通气时,吸气相的肺相应扩张,引起胸腔内压力与心周压力升高。呼气末状态较为特殊,如果患者处于镇静和麻醉状态,那么此时的气道压力及肺容量就由肺和胸壁的顺应性决定,因为此时已排除了呼吸肌力量的干扰,呼吸肌处于休息的状态。呼气末时,气道压力与肺泡内压力是相等的,如果出现呼气不尽的情况,如肺气肿患者,则肺泡内压力大于气道压力,其差值称为内源性呼气末正压。如果胸壁的顺应性下降,例如腹部压力增大导致胸部伸展受限,气道压力与胸腔内压力都会升高。

接近心脏的胸腔内压力比膈部、侧部的胸腔内压力对心脏的影响更大,心周压力指的是心包内的压力,通常比胸腔内压力大,当正压通气增加呼气末正压(positive end-expiratory pressure, PEEP)时,胸腔内压力随之增加,而心周压力相对恒定,一旦胸腔内压力增大到与心周压力相等,则 PEEP 的影响会导致心周压力与胸腔内压力一同升高。但如果心包内存在压力升高的因素,如急性肺源性心脏病及心脏压塞,则心周压力会大于胸腔内压力。

肺本身疾病、气道阻塞、腹腔压力改变、胸壁-膈肌运动异常都会间接影响血流动力学。急性肺损伤时,肺部的病变往往是非均质性的,正常充张的肺泡和病变塌陷的肺泡都存在,但整体上肺的顺应性是下降的。要达到基本的通气量,呼吸机可能需要维持气道压在 30 cmH_2O 以上,高气道压力使正常充张的肺泡过度膨胀,进而压迫肺泡周围的毛细血管,而病变塌陷肺泡周围的毛细血管则不会受到这种挤压。与此同时,高气道压力间接引起胸腔及心脏周围压力上升,但不易估计其变化的程度,不能从气道压力的变化来简单推算。如果患者放置了胸部的动脉导管,则可直接测量动脉舒张压力变化(可反映胸腔内压力),观察吸气末与呼气末舒张压的差值,与气道压联系起来,推算出气道压与胸腔压之间的变化系数。假设肺顺应性与潮气量呈线性关系,则可通过呼气末正压及变化系数推算呼气末胸腔内压力。

3. 肺通气变化对血流动力学的影响　肺容量的变化可影响自主神经张力、肺血管阻力,正压通气吸气相的高肺容量挤压心脏,影响回心血量,还可造成胸腔内压力与心周压力上升。

肺脏分布有丰富的运动感觉神经和自主神经纤维,这些神经纤维延伸至胸腔的各个部位。周期性肺脏呼吸运动引起自主神经张力有节律的变化,神经系统的变化又可引起心血管功能及状态的改变。正常呼吸时,肺体积膨胀(<10 ml/kg 体重)使副交感神经张力下降,心率增快,这种由吸气导致的心率加快可诱发呼吸相关性窦性心律失常。而肺过度膨胀时(>15 ml/kg 体重),由于刺激引起迷走神经张力升高和交感神经张力减小,反而导致心率减慢,交感神经张力减退还可造成血管舒张,这种肺过度膨胀-血管舒张反应使正常人的左心室收缩减弱,此现象还见于呼吸机辅助高频通气及大潮气量通气的患者。但是,总体来看,这种对心血管的抑制效应并未对全身血流动力学产生明显影响。机械通气可压迫右心房，持续的正压通气和高通气降低了右心房的伸展，进一步刺激内分泌改变，促进全身水分潴留。研究表明，正压通气挤压右心房可导致血浆去甲肾上腺素、肾素、心房利尿钠肽水平升高，但其变化可能对充血性心衰患者有好处。

肺通气变化影响肺血管阻力及肺血管动脉压力，右心室壁较薄，因此射血量受相关压力影响更大。例如在大的肺动脉栓塞时，可导致心血管系统的瘫痪。肺容量变化对肺血管阻力的影响机制较为复杂，其中还有内分泌系统和神经系统的参与。患有阻塞性睡眠呼吸暂停的患者，在发生吸气困难时，右心室的后负荷增大，这主要是因为低氧导致的肺血管收缩或者左心室衰竭所造成的。右心室后负荷如同左心室后负荷一样，可看作是心室收缩时室壁承受的最大压力。收缩期右心室压力等于肺动脉压力，肺动脉压力升高则影响右心室射血功能，降低右心室搏出量，长时间可引起右心室肥大，并抑制右心室回心血量，病情恶化时导致急性肺源性心脏病。持续右心室高压还引起右心室壁缺血、甚至心肌梗死。

肺泡内氧分压低于 60 mmHg 时可引起肺血管收缩，这种反射部分由血管内皮细胞一氧化氮合酶合成释放一氧化氮引起，还可部分由肺脉管系统内烟酰胺腺嘌呤二核苷酸/还原型烟酰胺腺嘌呤二核苷酸依赖钙通道介导。该反射可减少缺氧区得血液供应，使血液流向氧气充足的肺泡，但如果肺内广泛缺氧，则大范围的肺血管收缩只会增加肺循环阻力，阻碍右心室射血。当患者发生通气量下降，呼吸衰竭时，部分肺泡由于通气量不足、终末支气管关闭而发生塌陷，进而导致肺不张和肺低氧，最终出现急性肺损伤。

机械通气可降低肺动脉压力及右心室后负荷：①能提供充足的氧气，有利于抑制肺血管收缩；②依靠增大的气道压力及 PEEP，帮助塌陷的肺泡复张，使缺氧区得到纠正；③通过给予足够的通气量，纠正呼吸性酸中毒，改善血管收缩状态；④机械通气时往往给予镇静，可降低交感神经张力，进一步减轻血管收缩。

另一方面，如果肺通气量过大，也会对肺血管产生直接的压迫作用，导致肺血管阻力增加。肺过度膨胀促使产生显著的肺动脉高压，甚至引起急性右心室衰竭和右心室缺血，这种病理生理机制常见于严重慢性阻塞性肺气肿的患者。因此，在机械通气中，适度的 PEEP 可改善低氧血症，从而减轻肺血管阻力，但如果 PEEP 过高，使肺高度膨胀，反而增加血管阻力。肺血管所承受的压力来源于两个方面：小动静脉及肺毛细血管主要承受来自于肺泡的压力，而大肺动静脉、体循环大动静脉包括心脏主要承受来自胸腔内的压力。肺动脉压力来源于右心室射血及胸腔内压力，如果肺泡压力增高，超过了肺动脉血管内压力，可造成血管塌陷，使通气/血流比例失调的区域增大，最终增加了肺血管的阻力。肺过度膨胀时心脏周围压力增加，心脏受到挤压。自主呼吸或正压通气均可能造成肺过度膨胀，从而影响左心室的舒张末容积，抑制左心室每搏量。但是，如果患者是在进行容量复苏，则左心室每搏量将恢复到初始水平，而较少受到肺膨胀的影响。

4. 心室间的相互影响　左心室与右心室相互影响，全身的血液从右心室流出后又须流经左心室，左心室的前负荷受到右心室排血量的影响。首先，右心室的舒张末容积增加引起室间隔左移，从而降低了左心室的舒张顺应性，减少左心室舒张末容积，最终影响了排血出量。其次，心脏位于局限的心包内，如果右心室扩张，则通过增加心包内压力影响左心室舒张。心室间的相互影响可引起动脉压力变化，甚至造成奇脉，奇脉可见于正常人的吸气相，正常人在吸气时脉搏压力减弱。搏动压力可定义为收缩压减去舒张压，如果搏动压变化超过 10 mmHg 或者 10% 平均搏动压,就有可能产生奇脉。

第九节　血流动力学变化对胸腔内压力的影响

心脏存在于胸腔内,好似一个大的压力腔包绕着一个小的压力腔,这样回到心脏的血流以及从心脏泵出的血流必定受到胸腔压力的影响。当胸腔压力升高时,右心房压力增大,左心室收缩压受到抑制,腔静脉回流及左心室射血的压力梯度减小,进入胸腔的血流下降。反之,如果胸腔压力降低,则促进静脉回流入心脏,阻碍左心室射血,胸腔内血流量增加。

1. **静脉回流**　右心房的静脉压力及阻力在全身静脉中最小,所以全身的静脉血都能回流到右心房。但机械通气可改变右心房及全身容量血管的压力,对全身心血管系统造成不同程度的影响。全身的静脉压力主要受到全身血容量的影响,而正压通气对此影响不大。正压通气主要影响右心房压力,因此,在机械通气中右心房压力变化是影响全身静脉回流的主要因素。正压通气吸气相时,胸腔压力增加使右心房压力随之升高,导致全身静脉回流的压力梯度减小,回心血流量下降。值得注意的是,自主呼吸时吸气相造成的是胸腔压力减小,对回心血量的影响正好与正压通气相反。对患者进行容量复苏、增加全身静脉压力可以减轻正压通气对心排血量的抑制作用,或者将胸腔内压力维持于较低水平、减小呼吸时肺容积的变化也可起到保证心排血量的作用。具体的做法可以是延长呼气时间、减小潮气量、降低 PEEP 等。

然而,正压通气对心血管血流动力学的影响并非如想象的那样显著,否则,将会有许多正压通气的患者发生心功能不全,尤其是应用高 PEEP 的患者,事实并非如此。肺膨胀时膈肌相应下降,通过增大腹压来减弱胸腔内压力的上升程度,而且,腹压上升后压迫腹腔内静脉血液向心脏流动,增加回心血量。因此,总体来看,PEEP 并不能显著地影响回心血量。腹压在正压通气时的变化可能是回心血量没有受到影响的主要原因。但开腹手术的患者腹压不能随着膈肌的升降变化,导致其回心血量受机械通气影响较大,对于这类患者,可补足充分的容量,增加全身静脉压力,使回心血流量增多。

2. **心室间的相互影响**　正压通气可抑制右心室舒张,从而间接扩大左心室舒张末容积,但整体上看,其影响的作用有限。然而,自主呼吸时吸气相引起右心室舒张容积增大,挤压左心室,造成左心室搏出量减少、脉搏压力下降。假如脉搏压力变化超过 10 mmHg 或者大于平均脉搏压力的 10% ,则会造成奇脉。正压通气也可造成脉搏压力的变化,这种改变常可以反映患者的前负荷水平,但是,如果要通过测量不同呼吸相时脉搏压力变化来推测患者的容量状况,必须排除自主呼吸的影响。

3. **左心室后负荷**　胸腔内压力通过影响左心室舒张末容积和收缩压力改变左心室后负荷,收缩压能间接反映胸腔内压力对左心室的影响。颈动脉体压力感受器的功能在于维持相对恒定的动脉压,如果动脉压要在胸腔内压力上升情况下保持稳定,左心室射血需要提供的压力可降低,左心室后负荷会下降;如果胸腔内压力下降,则左心室壁会伸展,左心室射血做功增多,后负荷增加。因此,一般情况下胸腔内压力升高会减轻左心室后负荷,而胸腔内压力下降则增加左心室后负荷。当机械通气患者进行脱机时,自主呼吸引起的胸腔内负压增大会增加左心室后负荷,使左心室耗氧量增加,可能引起左心室缺血症状。自主呼吸不仅增加了呼吸肌做功,还增加了心肌氧耗和做功。

在临床中,经常有支气管痉挛或者呼吸道梗阻的患者,出现强迫性吸气,这种情况胸腔负压增大,心脏做功显著增加,极易发展到心衰和肺水肿。脱机不仅是对患者病情的一个评估,也是对患者左心室功能的考验,相反,伴有左心室衰竭患者因为机械通气增加胸腔内压力而显著改善左心室射血功能。然而,机械通气通过这种调节胸腔内压力的方式来改善心功能的作用是有限的,正压通气的同时也会减少回心血量。深入一步设想,胸腔内压力变为正压且一定程度升高虽然可减轻左心室后负荷,但同时也影响了心排血量;如果仅仅防止胸腔内压力的负性改变减小,则既可以帮助左心室做功,又避免了心排血量的降低,对患者十分有益。这样的例子可见于 ARDS 患者,采用无创呼吸机使呼吸道在压力的支持下避免塌陷、保持通畅,从而防止用力吸气所致胸腔内压力急剧下降,但又不影响患者的循环状态,能有效改善患者的心脏、呼吸功能,并降低了体内儿茶酚胺水平,有利于缺氧性高血压的康复。

应用心肺功能的密切联系可以用于临床对患者病情的评估。对于一个控制性正压通气的患者,如果随着呼吸动度,血压变化>13% 或者应用血流动力学监测设备测定每搏量变化>10%,则提示循环容量不足。有关呼吸循环相互关系方面的研究正在逐步深入,必将为临床诊治提供更多帮助。

(刘　辉　姚咏明)

参考文献

Anrep GV, Pascual W, Rossler R. 1936. Respiratory variations in the heart rate, I: the reflex mechanism of the respiratory arrhythmia. Proc R Soc Lond B Biol Sci, 119:191~217

Cherniack NS, Altose MG, Kelsen SD. 2008. The respiratory system//Berne RM, Levy MN eds. Physiology. 6th ed. St Louis: Mosby

Crapo JD, Barry BE, Gehr P, et al. 1982. Cell number and cell characteristics of the normal human lung. Am Rev Respir Dis, 126:332~337

Deneke SM, Fanburg BL. 1980. Normobaric oxygen toxicity of the lung. N Engl J Med, 303:76~86

Ganong WF. 2005. Review of Medical Physiology. 21st ed. Los Altos, Calif: Lange

Gossage JR. 2008. Pulmonary embolism//Rakel RE, Bope ET eds. Conn's Current Therapy 2008. Philadelphia: Saunders, 262~265

Guyton AC, Hall JE. 2005. Textbook of Medical Physiology. 11st ed. Philadelphia: Saunders

Kellum JA. 2005. Clinical review: reunification of acid-base phyisiology. Crit Care, 9:500~507

Kumar V, Cotran RS, Robbins SL. 2007. Robins Basic Pathology. 7th ed. Philadelphia: Saunders

Loring SH. 1998. Mechanics of lungs and chest wall//Marini JJ, Slutsky AS eds. Physiological Basis of Ventilatory Support. New York: Marcel Dekker Inc, 177~208

Permutt S, Howell JB, Proctor DF, et al. 1961. Effect of lung inflation on static pressure-volume characteristics of pulmonary vessels. J Appl Physiol, 16:64~70

Rossi A. 1996. Aging and the respiratory system. Aging, 8:143~161

Roussoc C, Macklem PT. 1982. The respiratory muscles. N Engl J Med, 307:786~797

Tobin MJ. 1992. Breathing pattern analysis. Intensive Care Med, 18:193~201

West JB, Dollery CT, Naimark A. 1964. Distribution of blood flow in isolated lung: relation to vascular and alveolar pressures. J Appl Physiol, 19:713~724

West JB. 2004. Respiratory Physiology: the Essentials. 7th ed. Philadelphia: Lippincott Williams & Wikins

West JB. 2007. Pulmonary Physiology and Pathophysiology: an Integrated Case-Based Approach. 2nd ed. Philadelphia: Lippincott &Williams Wilkins

第二十二章

急性肺损伤与急性呼吸窘迫综合征

第一节 急性肺损伤与急性呼吸窘迫综合征的概念

急性呼吸窘迫综合征是发生于严重感染、休克、创伤及烧伤等疾病过程中,肺实质细胞损伤导致的以进行性低氧血症、呼吸窘迫为特征的临床综合征。X线胸片呈现斑片状阴影为其影像学特征;肺顺应性降低、肺内分流增加而肺毛细血管静水压不高为其病理生理特征。

1967年Ashbaugh发现12例危重症患者(7例严重创伤、1例急性胰腺炎、1例病毒性肺炎、1例吉兰-巴雷综合征合并肺炎、2例药物中毒合并误吸等)在原发病治疗过程中,均出现类似的急性呼吸衰竭表现,包括呼吸频速(20～64次/分)、低氧血症(动脉血氧饱和度41%～85%)、肺顺应性明显降低(9～19 ml/cmH$_2$O)、肺泡表面张力显著升高(21～24 dyn/cm^2,正常参考值<10 dyn/cm^2)。X线胸片早期为双肺斑片状浸润阴影,随病情进展,浸润进一步扩大。12例患者中9例死亡,其中7例尸检发现肺重量明显增加,而且变硬,肺切面与肝脏类似。光镜检查显示肺毛细血管充血、扩张,广泛肺泡萎陷,并有大量中性粒细胞浸润,肺泡内有透明膜形成。部分尸检标本有明显的间质纤维化。该组患者的低氧血症不能被吸氧等传统治疗手段纠正。呼气末正压(PEEP)能够部分纠正低氧血症。鉴于上述患者有类似的临床表现、病理结果和治疗反应,Ashbaugh等将这一组综合征命名为"成人呼吸窘迫综合征"(adult respiratory distress syndrome,ARDS)。

"成人呼吸窘迫综合征"这一概念并不准确,根据病因和病理特点不同,ARDS还被称为休克肺、灌注肺、湿肺、白肺、成人肺透明膜病变等。但ARDS并非仅发生在成人,儿童亦可发生。ARDS的特点在于急性起病。因此,为澄清并统一概念,1992年美国胸科学会(ATS)和欧洲危重病医学会(ESICM)召开联席会议(American-European Consensus Conference Committee,AECC),就ARDS的定义、发生机制、预后等进行研讨,将成人(adult)改为急性(acute),并提出急性肺损伤(acute lung injury,ALI)和急性呼吸窘迫综合征(acute respiratory distress syndrome,ARDS)的概念,制定了统一的诊断标准;提出急性肺损伤与ARDS是连续的病理生理过程,急性肺损伤是感染、创伤后出现的以肺部炎症和通透性增加为主要表现的临床综合征,强调包括从轻到重的较宽广的连续病理生理过程,ARDS是其最严重的极端阶段。这一认识反映了当时ARDS概念的转变和认识的深化,有利于早期认识和处理ARDS。我们现今大多沿用1992年欧美联席会议提出的ALI和ARDS的概念。

ARDS的概念和定义至今仍不甚严谨。所谓概念和定义必须有明确的特征性界定,然而ARDS联席会议提出的概念缺乏明确的特征,还需要排除其他疾病(除外左心衰竭)来确定。实际上"弥漫性肺泡损伤"（diffuse alveolar damage，DAD）是 ARDS 的特征性病理改变，病理判断标准包括肺泡透明膜形成（富含蛋白的肺泡和间质水肿），合并肺泡上皮细胞或肺毛细血管内皮细胞坏死、广泛的炎性细胞浸润、明显的间质纤维化、Ⅱ型上皮细胞增生（晚期）等四项中的至少一项，使 ARDS 的病理诊断成为可能。导致氧合障碍的原因很多，氧合障碍不是 ARDS 的特征性改变。与急性左心衰竭所致高静水压性肺水肿不同，ARDS 的 DAD 引起的是高通透性肺水肿，高蛋白性肺泡水肿是 ARDS 的特征。

因此，我们认为具有特征性的 ARDS 概念应该包括以下内容：ARDS 是由不同病因造成的具有明显特征的肺损伤，病理上表现为 DAD，以肺泡上皮和毛细血管内皮损伤、肺泡膜通透性明显增加导致高蛋白性肺泡和间质水肿为病理生理特征，低氧血症和呼吸窘迫为其主要表现的临床综合征。

（刘松桥　邱海波）

第二节　急性肺损伤与急性呼吸窘迫综合征的病因和发病机制

一、ALI/ARDS 的病因

多种病因均可导致 ARDS。根据肺损伤发生机制，可将 ARDS 的病因分为直接肺损伤因素和间接肺损伤因素。

直接肺损伤因素主要包括：①严重肺部感染，包括细菌、真菌、病毒及肺囊虫感染等；②误吸，包括胃内容物、烟雾及毒气等误吸；③肺挫伤；④淹溺；⑤肺栓塞，包括脂肪、羊水、血栓栓塞等；⑥放射性肺损伤；⑦氧中毒等。

间接肺损伤因素主要包括：①脓毒症及脓毒性休克；②严重非肺部创伤；③急性重症胰腺炎；④体外循环；⑤大量输血；⑥大面积烧伤；⑦弥散性血管内凝血；⑧神经源性（见于脑干或下丘脑）损伤等；⑨药物或麻醉品中毒等（表 22-1）。

病因不同 ARDS 的患病率也明显不同，严重感染时 ARDS 发病率可高达 25%~50%，大量输血可达 40%，多发性创伤时达到 11%~25%，严重误吸 ARDS 患病率也可达 9%~26%。同时存在 2 或 3 个发病危险因素时，ARDS 患病率进一步升高。另外，危险因素持续 24、48 及 72 小时，ARDS 患病率分别为 76%、85% 和 93%，暴露于危险因素的时间越久，ARDS 的患病率越高。

表 22-1　ALI/ARDS 的高危因素

直接因素	吸入性肺损伤（胃内容物、烟雾、可卡因、腐蚀性气体）
	肺炎（细菌、病毒、真菌）
	溺水
	高原肺水肿
	肺挫伤
	放射性肺损伤
	肺栓塞（脂肪、羊水、空气、血栓栓塞）
间接因素	脓毒症
	休克
	非胸部创伤
	神经系统病变（蛛网膜下腔出血、创伤、缺氧、癫痫、颅内压升高）
	烧伤
	急性胰腺炎
	尿毒症
	糖尿病酮症酸中毒
	白细胞凝集反应
	弥散性血管内凝血
	大量输血
	体外循环
	药物中毒（镇痛药、抗肿瘤药、噻嗪类利尿药、阿司匹林）
	妊娠并发症
	肿瘤扩散

二、ALI/ARDS 的发病机制

ALI/ARDS 的发病机制错综复杂,至今尚未完全阐明。肺炎、误吸、肺挫伤等直接和脓毒症等间接性损伤因素均可导致 ARDS,全身性炎症反应是感染、创伤等各种病因导致 ARDS 的共同途径和根本原因。

(一) 炎性反应

从损伤→全身性炎症反应综合征(SIRS)→全身炎症反应失控→器官功能障碍→多器官功能障碍综合征(MODS)这一动态过程来看 ALI 和 ARDS。肺脏是这一连续病理过程中最易损害的首位靶器官,在 MODS 发生发展过程中,ALI 出现最早,发生率也最高。对 ALI、ARDS 的理解不能局限于肺脏本身的病变,应该认识到各种病因诱发的肺内或全身过度活化的炎症反应是 ALI、ARDS 和 MODS 的共同发病基础。

肺脏是唯一接受全部心排血量的器官,除了受到原位产生的炎症介质损伤外,还受到循环中由全身各组织产生的炎性细胞和介质的损伤。肺泡巨噬细胞不但释放一系列炎性介质,还产生大量局部趋化因子,引起中性粒细胞等在肺内聚集,造成损伤。此外肺有丰富的毛细血管网,血管内皮细胞在局部炎症反应中起着积极作用。因此在 SIRS 过程中,肺脏受损的时间早、程度重、发生快。在临床上有时 ARDS 成为 MODS 中最早或唯一出现的器官功能障碍。

炎症级联可分为相互重叠的 3 个阶段,即启动、放大和损伤。在启动阶段,多种免疫与非免疫细胞产生释放各种炎症介质和细胞因子;在放大阶段,效应细胞如中性粒细胞被活化、趋化、扣押在肺等靶器官中;在损伤阶段,扣押于肺的效应细胞释放活性氧代谢产物和蛋白酶等,引起靶细胞损害,主要表现在肺血管内皮细胞(lung vascular endothelial cell, LVEC)损伤造成肺微血管通透性增高和(或)肺泡上皮细胞(alveolar epithelial cell, APC)的损害,引起大量富含蛋白质和纤维蛋白的液体渗出至肺间质和肺泡,形成非心源性肺水肿,透明膜形成,并伴肺间质纤维化。此种炎症级联过程是系统性和全身性的。效应细胞和炎症介质两种主要因素共同参与了肺损伤,在 ARDS 的发病中起着关键作用。

机体在出现 SIRS 同时也释放具有抗炎作用的细胞因子对抗促炎细胞因子和炎性介质引起的损伤,称之为代偿性抗炎反应综合征(compensatory anti-inflammatory response syndrome, CARS),二者之间的平衡维持着机体环境的稳定。当二者之间的平衡被打破时,就导致全身炎症反应。应该引起重视的是,机体在受到严重创伤或感染因素等打击后,激发引起机体 SIRS,在此基础上如果再次受到即使较轻程度的打击,也很容易诱发 ARDS,即二次打击理论。目前认为,MODS 是 SIRS、CARS 或混合性抗炎反应综合征(mixed anti-inflammatory response syndrome, MARS)发展的结果,而 ARDS 实际上就是 MODS 在肺部的表现。在此过程中,过度炎症反应激活大量效应细胞,并释放炎性介质参与了肺损伤。一些直接致病因素能对肺泡膜产生直接的损伤,但更重要的是多种炎性细胞及其释放的炎性介质及细胞因子间接介导肺炎症反应,引起肺泡膜损伤,毛细血管的通透性增加,微血栓形成,肺泡表面活性物质减少,导致肺水肿和肺泡塌陷,从而造成肺的氧合功能障碍,形成顽固性低氧血症。

1. 炎症细胞和血管内皮细胞的激活与损伤 几乎所有肺内细胞都不同程度参与了 ARDS 发病过程,其中主要包括多形核白细胞(polymorphonuclear leucocyte, PMN)、单核/巨噬细胞、肺血管内皮细胞和肺泡上皮细胞等。

（1）PMN:PMN是介导肺局部炎症的主要炎性细胞。有许多临床和实验证据表明，ALI/ARDS病程早期的支气管肺泡灌洗液（bronchoalveolar lavage fluid, BALF）中有大量中性粒细胞聚集。正常情况下肺实质内中性粒细胞较罕见，炎症反应时细菌成分[脂多糖（LPS）、磷壁酸]、C5a、血小板活化因子（PAF）、肿瘤坏死因子（TNF）-α等均可激活PMN。在肺中趋化因子的作用下，活化的中性粒细胞沿趋化梯度向肺组织迁移。由于许多肺毛细血管直径小于中性粒细胞直径，且活化的中性粒发生了细胞支架重排不易变形，因此很多中性粒细胞被扣押在肺毛细血管。同时，通过白细胞表面 β_2 整合素和内皮表面的细胞间黏附分子（ICAM）相互作用及定位于血小板和血管内皮组织表面E、P-选择素的共同作用下，使白细胞黏附在内皮细胞。在趋化因子作用下，中性粒细胞可以游出毛细血管，移行至肺实质。中性粒细胞在肺内被活化或破坏，释放活性氧（ROS）和蛋白酶，造成肺实质细胞的损伤，肺纤维网状支架塌陷，肺表面活性蛋白减少，引起肺不张；同时破坏肺血管内皮的屏障肺毛细血管膜通透性增加，并激活凝血与补体系统，加重血管内凝血。此外，中性粒细胞还促进某些趋化因子、促炎因子、血栓素 A_2（TXA_2）、白三烯和PAF等释放，增强白细胞的黏附，放大其损伤作用，加重炎症反应和肺泡毛细血管膜的损伤。

随着研究的深入，有证据表明中性粒细胞可能不是ALI/ARDS发展的必要条件。如严重中性粒细胞减少症患者也能发展为ALI/ARDS，同时重症肺炎的患者，使用集落刺激因子增加循环中性粒细胞的数量，并不会加重肺损伤的严重程度，而动物实验证实非中性粒细胞依赖ALI/ARDS的存在。因此，中性粒细胞在肺损伤中的确切作用尚需进一步探讨。

（2）肺巨噬细胞:肺泡巨噬细胞（AM）是肺中最丰富的非实质细胞，它们具有吞噬作用，同时表达特殊细胞表面受体，能合成和释放各种介质。在损伤、炎症等刺激存在时，肺泡巨噬细胞被活化，释放多种趋化因子和细胞因子，如TNF-α和白细胞介素（IL）-1β，可促进中性粒细胞在肺的趋化和聚集，可能是ALI/ARDS的启动因子；它能生成组织因子（TF）、纤溶酶原激活物抑制物促进凝血过程。另外，它可清除肺泡中渗出物，释放血小板衍生生长因子（PDGF）、转化生长因子（TGF-β）、胰岛素样生长因子（IGF）等，对ALI/ARDS后纤维化的发生有着重要作用。

（3）肺血管内皮细胞:肺泡-毛细血管屏障有两层，即微血管的内皮层和肺泡上皮层。由于解剖等原因，肺脏往往是感染或创伤时最易受损的器官，而肺血管内皮细胞又是最早受损伤的细胞，目前认为血管内皮细胞有着复杂的代谢功能。ALI/ARDS时，肺毛细血管内皮细胞不仅是损伤的靶细胞，它们可以被多种因素激活，发挥活跃的代谢与调节功能，主动参与ALI/ARDS的发生、发展和转归。全身性内皮激活和损伤是MODS的重要原因，与ALI/ARDS结局高度相关。激活的内皮细胞可生成、释放IL-8、巨噬细胞炎性蛋白（MIP）-2、TNF-α、IL-1β、PAF等，表达黏附分子E-选择素、ICAM-1、VCAM-1等，使更多的白细胞从循环游出到炎症部位;可分泌前列腺素（PG）I_2、内皮素（ET）、一氧化氮（NO），影响血管舒缩功能;并生成vWF、TF、纤溶酶原激活物抑制剂（plasminogen activator inhibitor, PAI），引起凝血亢进而促进血栓形成。另一方面，受损的内皮细胞代谢、灭活活性物质能力下降，也能引起血浆中某些物质（如ET）水平增高。

血管内皮细胞可释放氧自由基、花生四烯酸代谢产物、前炎症因子等炎性物质，表达某些黏附分子，并通过调节血管张力，影响凝血、纤溶过程参与ARDS发病。ARDS急性期肺泡-毛细血管屏障通透性增加,富含蛋白质的水肿液进入肺泡腔,内皮细胞损伤和血管通透性增加对肺水肿的形成具有重要意义。

(4) 肺泡上皮细胞损伤:肺泡上皮细胞在 ALI/ARDS 的发病过程中居重要地位。肺泡上皮组织主要由肺泡Ⅰ型和Ⅱ型上皮细胞组成,Ⅰ型细胞形态扁平,虽然只占了上皮细胞的20%,却覆盖了肺泡表面的 80%。两种细胞对于宿主的防御和免疫都有重要作用。相对而言,Ⅰ型细胞对损伤更敏感,细胞也更容易死亡;而Ⅱ型细胞对损伤较为耐受,且可以增殖分化为Ⅰ型细胞,对于肺泡上皮屏障的形成和修复有重要意义。这些细胞还可以产生表面活性物质和调节出入肺泡的液体平衡。肺泡上皮细胞受损、屏障破坏、生成表面活性物质减少,以及从肺泡腔运出离子和液体的能力降低,是引起肺泡水肿、肺泡塌陷的重要因素;上皮的损伤容易继发肺纤维化和细菌性肺炎;此外,LPS 刺激或肺泡机械牵拉时上皮细胞还可产生细胞因子放大炎症反应。

(5) 其他细胞:血小板被激活也可损伤肺泡-毛细血管膜。ALI/ARDS 时,内毒素、免疫复合物、凝血酶、TF 及胶原暴露等,均可激活血小板,使其变形、黏附、聚集和释放 5-羟色胺(5-HT)、TXA_2 和 PAF,增加毛细血管静水压而加重肺水肿,并引起肺动脉高压和支气管痉挛。血小板还可与白细胞、单核/巨噬细胞相互作用,放大损伤。血小板释放的 5-HT、TXA_2 能促进中性粒细胞黏附,12-羟花生四烯酸(12-HETE)和血小板因子-4 具有中性粒细胞趋化作用。激活的白细胞又能释放活化血小板的物质。

T 细胞也可释放 TXA_2,还能通过释放 IL-2 参与 ALI/ARDS 发生。另外研究发现,ALI/ARDS 患者血液和 BALF 中酸性粒细胞也可增加,激活后可释放 ROS 和多种颗粒蛋白(如主要碱性蛋白),具有损伤作用;同时它合成、释放 PAF,增加血管通透性和导致支气管收缩。成纤维细胞在 ALI/ARDS 的肺水肿液诱导下表达炎症、黏附、增殖的调节基因,起自分泌和旁分泌作用;成纤维细胞活化、移行、增殖,生成前胶原增加及自身调节增殖功能障碍,是 ALI/ARDS 时肺纤维化的基本机制。

2. 炎症介质和炎症反应　机体在感染和创伤等应激状态下,局部炎性细胞释放 TNF-α,TNF-α 又作用于炎性细胞引起 IL-1、IL-6、IL-8、PAF 等释放,它们之间相互作用引起广泛性全身反应,同时反馈引起内源性抗炎介质的释放(IL-4、IL-10、IL-13 等),以达到制衡炎症反应的目的。当各种原因引起大量炎症介质释放,而内源性抗炎介质又不足以抵消其作用时,SIRS/CARS 失衡,细胞因子由保护效应变为自身破坏作用,不但损伤局部组织细胞,同时打击远隔器官,最终导致 ARDS 发生。已知在这一炎症反应过程中涉及的细胞因子和炎症介质不下几十种,疾病发展的不同阶段、时相、严重程度及体外因素都会影响到其释放水平。目前还难以确定哪种细胞因子或炎症介质在发病中起着首要作用,也没有单一的细胞因子能导致机体死亡。

(1) 细胞因子:细胞因子是由激活的炎症细胞、肺泡上皮细胞、血管内皮细胞或者成纤维细胞合成、分泌的一类具有广泛生物学活性的小分子蛋白质。作为细胞间信号转导分子,主要调节免疫应答、参与免疫细胞分化发育、介导炎性反应、参与组织修复等。根据细胞因子在炎性反应中的不同作用分为促炎细胞因子和抗炎细胞因子。促炎因子也称前炎性因子,是指能促进炎症的发生发展的一类细胞因子,主要包括 TNF-α、IL-1、IL-6、IL-8、干扰素(interferon,IFN)-γ、趋化因子等,与炎症的发生发展密切相关。抗炎细胞因子主要包括 IL-4、IL-10、IL-13、IL-1ra,有拮抗炎性介质引起的损伤,抑制炎症的发展加剧的作用。二者之间的平衡,维持着机体环境的稳定。ALI/ARDS 时这种保护机制被明显削弱是发病的另一重要因素。

1) TNF-α:TNF-α 是单核/巨噬细胞在内毒素、炎症介质、IL-1 等细胞因子作用下以自分泌方式生成的一种多肽,系引起 ALI/ARDS 最重要的炎性细胞因子之一。IFN-γ、单核细胞集落刺激因子(macrophage colony stimulating factor, M-CSF)、粒-单核细胞集落刺激因子(granulocyte macrophage colony stimulating factor,GM-CSF)对单核/巨噬细胞产生 TNF-α 具有诱导作用,而前列腺素则有抑制效应。

TNF-α 可直接损伤肺血管内皮细胞,使内皮细胞通透性增加,引起肺水肿;同时它通过抑制Ⅱ型肺泡上皮细胞合成和分泌肺表面活性物质,导致肺泡塌陷,使肺顺应性降低,增加呼吸做功。另一方面,TNF-α 作为重要的信号因子,能启动、放大和延续全身或局部炎性反应。ALI/ARDS 时主要来自肺泡巨噬细胞的 TNF-α,可激活损伤的粒细胞、内皮细胞、血小板等,进一步释放氧自由基、脂质代谢产物、溶酶体酶等介质,诱导组织细胞损害,引起 ALI/ARDS;TNF-α 能动员、趋化、黏附、聚集、激活 PMN 并动员骨髓白细胞进入血液循环,促进 PMN 的吞噬能力,使 PMN 脱颗粒和释放各种溶酶体,诱发 ALI/ARDS;此外,TNF-α 能激活补体系统并与其他细胞因子相互促进或相互制约而形成纵横交错的作用网络,介导炎症反应,损伤肺组织。如 TNF-α 能诱导 IL-10 及 IL-4 的合成,后二者又可强烈地抑制 TNF-α、IL-1、IL-6 等炎性介质的合成;TNF-α 还可通过激活凝血系统,使凝血增强,形成微血栓。

ARDS 患者血清中 TNF-α 水平较正常人明显升高,能反映肺组织损伤的严重程度。肺内 TNF-α 作用受两种可溶性 TNF-α 受体(sTNF-R Ⅰ 和 sTNF-R Ⅱ)的调节,它们来自于巨噬细胞和其他细胞的表面。有研究表明,ARDS 患者肺泡液中 TNF-α 含量增加,但其活性可有效地被 sTNF-R Ⅰ 和 sTNF-R Ⅱ 所抑制;TNF-α/TNF-R 的比值与疾病严重程度(肺顺应性和缺氧严重程度)直接相关。

2) IL-1:与 TNF-α 相似,肺内 IL-1β 也出现在 ARDS 早期,是肺损伤中另一个具有重要作用的介质。ARDS 患者 BALF 中 IL-1β 水平明显高于正常人,表明 IL-1β 在 ARDS 发病机制中亦具有重要作用。IL-1β 是由巨噬细胞产生的炎性细胞因子,称为前炎性反应细胞因子。因为 IL-1 位于细胞表面,活化的巨噬细胞可通过直接细胞接触而使 T 细胞增殖,所以又名淋巴细胞活化因子。

与 TNF-α 相似,IL-1 的生物学效应主要是因为其他致炎因子生成的增多而引起的。例如,它可激活血管内皮细胞,增加炎性介质的释放,诱导或上调血管内皮细胞表达黏附分子,吸引 PMN 聚集;IL-1 能增强环氧化酶 2 的表达,促进前列腺素合成并刺激前列腺素的释放;IL-1 还可增加胶原酶的合成,引起多种炎性因子的产生与释放,如 IL-8、上皮细胞中性粒细胞活化因子-78(ENA-78)、单核细胞趋化蛋白(MCP)-1、MIP-1 等。IL-1β 可与 TNF-α 协同作用,增加血管内皮通透性,加重肺损伤。此外,IL-1β 能激活细胞分泌特异性黏附分子,诱导多种炎性细胞因子在肺内聚集。Meduri 等通过体外实验发现,IL-1β 及 TNF-α 对细菌具有浓度依赖性生长促进作用,后者可被特异性细胞因子单克隆抗体抑制。这可能提示在过度及持久的炎性反应中,细胞因子促进细菌增殖,为 ARDS 的发病机制提供了一种新的观点。

IL-1β 作用受 IL-1 受体拮抗剂(IL-1ra)和 IL-1 受体-2(IL-1R2)的调节。IL-1ra 与 IL-1β 竞争靶细胞膜上的 IL-1 受体,能完全抑制 IL-1β 与其主要细胞表面信号受体 IL-1R Ⅰ 结合。在正常志愿者 BALF 中 IL-1β 与 IL-1ra 比例为 1∶1,而在 ALI/ARDS 患者 BALF 中,该比例是 10∶1。IL-1R2 同样能够在 ALI/ARDS 的 BALF 中检测出,它可与 IL-1ra 结合并加强其抑制能力。尽管 IL-1β 系统的复杂性,但 IL-1β、IL-1β∶sIL-1R2、IL-1β∶IL-1ra 与临床肺损伤严重程度和 ALI/ARDS 患者结局有很强的联系,提示 IL-1β 及其对抗调节配体和受体家族可能在 ALI/ARDS 早期发病中具有重要作用。

3) IL-6:又名 B 细胞刺激因子,除了促使 B 细胞增殖、分化,浆细胞增多外,还具有广泛生物活性和免疫、炎症调节作用。

IL-6 主要由激活的巨噬细胞、T 细胞、内皮细胞、单核细胞产生。当创伤、休克、感染、手术等刺激因素作用于机体时,IL-6 异常增高,它能促进激活巨噬细胞的分化和浸润,还上调黏附分子和其他细胞因子的表达,从而加强炎性反应。IL-6 能激活补体及增强 C 反应蛋白的表达,产生细胞损害,诱导产生黏附因子,还可激活星形胶质细胞、血管内皮细胞,引起淋巴细胞活化,进一步导致炎性反应加剧。另外,IL-6 可激活中性粒细胞,促使 PMN 释放超氧化合物及弹性蛋白酶,损伤肺组织,也是其诱发 ARDS 的原因之一。Meduri 等研究发现,ARDS 患者血浆 IL-6 持续高水平,是预后不良的独立相关因素,且 IL-6 含量变化随病程保持平行。

也有研究表示,IL-6 有抑制炎症反应的作用,它能抑制 TNF-α 与 IL-1β 的产生,削弱中性粒细胞在组织的"扣押",刺激金属蛋白酶抑制剂的产生,减少细胞内超氧化物的产生,以及抑制细胞凋亡。有报道指出它对高氧引起的肺损伤有保护作用,可减轻气管内给予 LPS 所致炎症反应;通过对 IL-6 基因敲除小鼠进行研究,也显示它还有抑炎作用。

ALI/ARDS 患者及有相关危险因素的患者 BALF 中 IL-6 及 IL-6 受体(IL-6R)的浓度均明显升高。IL-6R 是一种激动剂,由细胞膜表面释放进入血液,当它与 IL-6 结合,并结合广泛分布在细胞膜上的 gp130 蛋白后,有促进 IL-6 的作用。Park 等研究发现,ARDS 第七天 BALF 中 IL-6 浓度及 IL-6/sIL-6R 比值与死亡率呈显著正相关,认为 IL-6 在 ARDS 的发病过程中以抗炎作用为主。

4) IL-8:IL-8 是具有活化趋化作用的细胞因子,ALI/ARDS 时主要由肺巨噬细胞产生,中性粒细胞、淋巴细胞、上皮细胞和内皮细胞等炎性细胞也可分泌。IL-8 系中性粒细胞激活和迁移的重要调节因子,能激活并促进中性粒细胞到炎症部位聚集,而且促进中性粒细胞脱颗粒,释放活性氧及蛋白酶,上调表面黏附分子表达,从而引起肺泡毛细血管膜损伤,其血浆水平被认为是严重组织损伤的标志。ARDS 患者血浆 IL-8 含量较正常人明显升高,且反映肺组织损伤及病变的严重程度。有研究表明,在 ARDS 时血清 IL-8 水平显著升高,而发病早期血清 IL-8 水平可作为 ARDS 的预后指标。Donnelly 等探讨了有 ARDS 发病危险者 BALF 中 IL-8 浓度与 ARDS 发生的关系,提出 ARDS 高危人群 BALF 中 IL-8 水平升高有助于 ARDS 的预测。动物实验证实,采用抗 IL-8 抗体预先处理动物,可明显减轻乃至完全防止酸吸入性或 LPS 攻击所致肺水肿及肺组织结构破坏,并明显降低急性致死率。

5) IFN:IFN-γ 参与机体固有免疫应答,除抑制病毒感染作用外,还具有广泛的促炎效应。IFN-γ 是由辅助性 T 细胞(Th)1 (CD4+、CD8+)及自然杀伤细胞生成。它能促进 CD4+ T 细胞分化成 Th1 细胞,通过正反馈扩增其产物。其主要作用可能是启动循环及阻止巨噬细胞,诱导自然免疫应答中其他促炎分子的表达,主要包括 TNF-α 及 IL-1。IFN-γ 激活肺泡巨噬细胞可能是介导 ALI/ARDS 发生的一个机制。另外,IFN-γ 阻止 CD4+ T 细胞分化为 Th2 细胞,从而阻止抗炎因子 IL-4、IL-10 的分泌。

6) 巨噬细胞移动抑制因子与 ARDS:巨噬细胞移动抑制因子(MIF)最早是从皮肤迟发型变态反应分泌物中分离出来的一种细胞因子,因具有抑制单核/巨噬细胞移动作用而得名。肺内 MIF 可由激活的巨噬细胞、T 细胞及气管上皮细胞产生。MIF 能抑制巨噬细胞游走,促进巨噬细胞在炎症局部浸润、增生、激活及分泌 IL-1、IL-6、IL-8 等细胞因子,可能与 ARDS 患者肺内持续炎症反应有关。有资料显示,MIF 在 ARDS 高危患者 BALF 中即开始增多,并随着 ARDS 的病程发展其浓度逐步升高。

7)内皮素(ET)-1:ET-1 是一种由 21 个氨基酸组成的多肽,由肺血管内皮细胞释放,血管平滑肌细胞和血管内皮细胞上分别有 ETA 和 ETB 两种受体亚型。ET-1 兴奋 ETA 受体时通过激活 G 蛋白偶联的细胞信号转导途径,具有收缩血管、刺激细胞增殖、促进血管壁重塑作用。ET-1 通过 ETA 刺激环氧化酶(COX)-2 表达,产生前列腺素 E_2(PGE$_2$),诱导 T 细胞生成 IL-8,在促炎反应中起主导作用。通过 ETB 受体兴奋可促使内源性血管舒张因子 NO 和 PGI$_2$ 释放,从而使血管舒张。

ALI/ARDS 时,低氧、细胞因子等因素诱导肺血管内皮细胞合成释放 ET-1 增加,同时肺组织降解 ET-1 能力下降,使 ET-1 在肺内含量显著增高,发挥强烈而持久的缩血管活性,又作为炎性递质介导肺的损伤。Forni 等在猪内毒素性休克模型中发现,在 LPS 注入猪耳缘静脉 4 小时后血浆 ET-1 水平显著上升,对肺组织 mRNA 检测观察到 ET-1 mRNA 转录显著增强,伴随肺动脉压、肺及全身血管阻力增加,血管通透性增加导致肺顺应性下降。Nakano 等在临床试验中,通过血浆和肺上皮细胞衬液(ELF)中白蛋白浓度和 ET-1 定量检测,监测氧合指数(PaO_2/FiO_2),发现 ET-1 上升和白蛋白浓度上升呈线性正相关,与氧合指数下降呈负相关,而且肺上皮细胞衬液中 ET-1 水平显著高于血浆水平;升高的 ET-1 不仅对抗 NO 等扩血管物质作用,使血管收缩加强,同时促进了其他炎症介质如 TNF-α、IL-1、IL-2 的释放,使炎症级联反应扩大,加重内皮细胞损伤。

8)血管内皮生长因子(VEGF):肺泡上皮细胞、肺血管内皮细胞均可表达 VEGF,其中 II 型肺泡上皮细胞是主要表达细胞。低氧和一些细胞因子、炎症介质(包括 ET-1、TNF-α、活性氧、IL-6、IL-8 等)可调控 VEGF 表达。VEGF 的受体 VEGFR1(又称 Flt-1)、VEGFR2(KDR)、共受体 VEGF165R(NRP-1),由肺泡上皮细胞、巨噬细胞、血管内皮细胞表达,VEGFR1、VEGFR2 具有酪氨酸激酶活性,激活 PBK 途径,使内皮细胞一氧化氮合酶(NOS)激活,促进精氨酸转变为瓜氨酸,同时释放 NO,发挥生物学功能。ALI 急性期 ELF 中 VEGF 大量释放入血,在 ALI 的发生、发展过程中特别是 ALI 早期,作为促炎因子,促使肺血管内皮细胞通透性增高,参与肺水肿形成。有研究提示,VEGF 作用于肺血管内皮细胞使肌动蛋白发生排列改变,细胞间隙形成,血管内皮通透性增加,并导致肺水肿和肺泡内蛋白含量增高,同时中性粒细胞分泌 VEGF;另一方面,VEGF 对中性粒细胞具有趋化作用,促使更多的中性粒细胞聚集到肺内,参与介导肺部的炎症反应。

9)血管性假血友病因子(vWF):vWF 是由血管内皮细胞和巨噬细胞合成的糖蛋白多聚体,储存于血管内皮细胞魏伯尔-帕拉德小体(Weibel Palade body)和血小板表面 α 颗粒的糖蛋白中。当血管内皮受损分离时,大量储存在血管内皮细胞中的大分子 vWF 进入血液,作为凝血因子Ⅷ的辅助因子,参与 FⅧ复合物形成和凝血过程。临床实践中,可通过测定血浆中 vWF 水平评价内皮细胞损伤程度。有学者认为高水平 vWF 患者病死率、呼吸机辅助呼吸天数、MODS 发病率均较经治疗后低水平 vWF 者有显著差异;ALI 患者血浆 vWF 水平在死亡组与生存组存在显著差异,死亡组明显高于生存组,对 ARDS 病死率是独立的预测指标。

10)趋化因子:中性粒细胞从血流中被募集到肺组织局部,需要趋化细胞因子的存在,已证实在 ALI/ARDS 患者 BALF 中有许多中性粒细胞趋化物存在。

CXC 趋化因子家族,尤其是谷氨酸-亮氨酸-精氨酸(ELR)+CXC 趋化因子亚群对于中性粒细胞迁移非常重要。ELR+CXC 趋化因子是由肺泡巨噬细胞产生的,包括 IL-8、ENA-78 和 GRO-α、GRO-β 和 GRO-γ 和粒细胞趋化肽(GCP)-2。其中 IL-8、ENA-78 和 GRO-α 在 ALI/ARDS 的 BALF 中显著增加,在进行持续机械通气的患者水平升高更加明显。这些 CXC 趋化因子浓度与中性粒细胞数量呈正相关。尽管在 ALI/ARDS 患者 BALF 中 GRO-α 和 ENA-78 浓度比 IL-8 高,但 IL-8 是最主要的中性粒细胞化学趋化物。许多肺组织炎症和损伤的动物模型研究为此提供了证据,如抗 IL-8 单克隆抗体明显减少了内毒素攻击模型中肺损伤和中性粒细胞的迁移。

人的中性粒细胞上有两种 CXC 趋化因子受体,即 CXCR1 和 CXCR2。IL-8 和 GCP-2 对两种受体都有高的亲和力,而 ENA-78、GRO-α、GRO-β 和 GRO-γ 只对 CXCR2 有高亲和力,而与 CXCR1 亲和力低。两种受体中,CXCR1 可以在配体作用后快速重新表达,而 CXCR2 重新表达较慢;同时,脓毒症时 CXCR2 被明显下调而只有 CXCR1 一个受体功能占优势。因而,在人产生的多种中性粒趋化因子中,CXCR1 与 IL-8 和其同族受体是主要的受体配体对。

11) IL-10:IL-10 是人类炎症反应中最重要的抗炎细胞因子,通过多种机制下调炎性反应,能减轻炎性因子对肺组织的损伤作用。在 ARDS 初期死于 ARDS 患者发现,BALF 中 IL-10 浓度极低,推测 IL-10 不足,机体 CARS 反应不良,可能是其他细胞因子生成增多及肺内炎症反应加剧的原因之一。

IL-10 在肺内主要由单核/巨噬细胞、T 细胞、B 细胞合成和分泌,它主要作用于巨噬细胞、PMN、淋巴细胞,能抑制中性粒细胞凋亡,抑制 PMN 和单核/巨噬细胞分泌 TNF-α、IL-1β、IL-8、IL-12、GM-CSF、G-CSF 及趋化因子;抑制 Th1 淋巴细胞产生 IL-2 和 IFN-γ 等。有实验表明,抗 IL-10 治疗可使 IL-6 mRNA 表达增强。气管吸入外源性 IL-10 可降低 ALI 小鼠模型支气管肺泡灌洗液中 TNF-α 含量,同时减轻细胞黏附分子的表达,下调单核细胞表达主要组织相容性复合物 II 类分子,抑制缺血再灌注损伤小鼠肺组织核因子(NF)-κB 活性,从而抑制细胞因子转录。这种抑制效应还可能与调节蛋白激酶 C 的活性有关。IL-10 能诱导 IL-1 受体拮抗剂的产生,从而与 IL-1 竞争受体。

12) IL-4:IL-4 是重要的抗炎细胞因子之一,在体液免疫及抗原呈递中起关键作用。它由 Th2 细胞生成,并通过正反馈作用促进 CD4$^+$ T 细胞分化为 Th2 细胞。另外,IL-4 对于 Th1 细胞的生成有下调作用,抑制单核/巨噬细胞产生 TNF-α、IL-1β、IL-6 和 IL-8,抑制单核/巨噬细胞中 NF-κB 的转位,减轻 IL-1β 受体的表达。

13) IL-13:IL-13 和 IL-4 生物学效应相似,但并不直接作用于 T 细胞。IL-13 抑制 COX-2 的活性,减少前列腺素的生成,促进抗炎介质脂氧素 A$_4$ 的生成。IL-13 还可增加 IL-1ra 的生成并减弱白细胞内皮细胞的相互作用,从而抑制炎性反应。

(2) 核因子-κB 对细胞因子的调控:NF-κB 是一类能与多种基因启动子部位的 κB 位点发生特异性结合并促进转录的蛋白质的总称。目前发现,与炎症和免疫反应关系密切的许多细胞因子、黏附分子基因的启动部位都含有 κB。NF-κB 可调控影响多种细胞因子的基因转录,包括 TNF-α、TNF-β、IL-1、IL-2、IL-6、IL-8、IL-12、G-CSF、GM-CSF、ICAM-1、血管内皮黏附分子-1(VCAM-1)等。

机体受到损伤后炎症信号经细胞膜转入细胞内,通过 IκB 激酶等途径激活 NF-κB,使细胞质中无活性 NF-κB 活化入核,活化的 NF-κB 能特异性识别并结合靶基因上的 κB 序列,参与靶基因的转录调控,介导机体的炎症损伤。NF-κB 还调节与细胞死亡有关的基因表达,其活性增高则 PMN 凋亡减少。

而 Schwartz 等报道,ARDS 患者肺泡巨噬细胞中 NF-κB 活性显著高于其他疾病的危重患者。还有研究表明,给小鼠注射内毒素后肺泡巨噬细胞和肺组织中可检测到高活性 NF-κB,提示 NF-κB 活化与 ARDS 发病密切相关。抑炎因子 IL-10、IL-13、糖皮质激素和抗氧化剂可使肺泡巨噬细胞 IκB-α 表达增加,抑制 IKK 活性,防止 IκB-α 降解,从而抑制 NF-κB 活化;也可减弱肺内 NF-κB 活化,从而减少促炎介质生成和 PMN 的活化,减轻肺损伤。

(3)血管紧张素系统与 ARDS:近来研究显示,肾素-血管紧张素系统(renin angiotensin system, RAS)在 ALI/ARDS 的病理过程中发挥重要作用。血管紧张素转换酶(ACE)是 RAS 的关键酶,同时肺毛细血管床是合成和释放 ACE 的主要部位(占血清 ACE 的 50% 以上),因此肺是 RAS 调节的重要靶器官。ACE 能使血管紧张素 I(Ang I)水解为血管紧张素 II(Ang II),并降解缓激肽。

近来研究显示 Ang II 具有致炎效应,参与 ARDS 的发生与发展。Ang II 的作用大部分是通过与血管紧张素 II 受体-I(AT1R)结合,介导调节全身血管张力、血液容量及促进细胞生长等多种效应。当低氧、内毒素血症等诱因诱导下,Ang II 与 AT1R 结合,通过 AT1R 能刺激 IL-1、IL-6、IL-8 和黏附分子 ICAM 和 VCAM 的表达,诱导 NF-κB 的转运;Ang II 还通过与 AT1R 结合激活 NADPH 氧化酶,促使 ROS 增加,加重血管损伤。相反,刺激 AT2R 则表现为抗炎作用,如减少 IL-6、IL-8 和 NF-κB 并增加 IL-10 的表达。此外,ACE 不依赖于 AT II 水平和 AT1R 的信号转导作用,对激肽释放酶 2 激肽系统的代谢起调节作用,并反馈调节 ACE 活性,参与 ALI/ARDS 的发病过程。该系统的主要效应剂——缓激肽,通过缓激肽受体 B2 发挥舒张血管、抗炎、抗氧化、抗纤维化、抗血栓等生物学效应;ACE 降解缓激肽发挥促炎作用。

血管紧张素转换酶 2(ACE2)对 ACE 存在拮抗作用。研究发现,ACE2 表达上调能降低肺血管通透性,使血浆蛋白及液体渗出减少。ACE2 将 Ang I 和 Ang II 分别水解为 Ang-1~9 和 Ang-1~7,Ang-1~7 具有直接对抗 Ang II 作用,减少 Ang II 的产生,对 RAS 系统起负调控作用。Ang I 向 Ang-1~7 转化机制的阐明以及通过药物控制 Ang I 向 Ang-1~7 而不向 Ang II 转化,可能会给 ALI/ARDS 治疗提供新的方法。另外,ACE2 能灭活缓激肽的降解产物,诱导缓激肽生成,间接产生扩血管作用,减轻肺水肿,从而阻止 ALI/ARDS 的发展。

(4)一氧化氮及活性氧族:NO 在体内是一把"双刃剑",既是前炎症因子,又是抗炎因子,广泛参与病理生理过程。活化的中性粒细胞、巨噬细胞和其他细胞释放 NO 是造成肺损伤的重要机制。NO 在 NOS 作用下由 L-精氨酸产生,人体内 NOS 目前发现并命名的有 3 类,即神经型 NOS(nNOS)、内皮型 NOS(eNOS)、诱生型 NOS(iNOS)。nNOS 和 eNOS 统称构成型(cNOS),是正常组织中存在的一种酶。生理情况下,cNOS 合成的 NO 具有维持神经细胞的效应传递、扩张肺毛细血管、支气管、调节免疫功能等作用,能减少中性粒细胞浸润,从而减轻肺泡水肿程度,但寿命极短(几秒到几分钟);病理状态时,cNOS 下调,iNOS 开始表达,其产生的 NO 浓度高,持续时间相对较长(几小时到几天)。ALI/ARDS 时在细菌及其代谢产物如 LPS 的刺激下,中性粒细胞、巨噬细胞、内皮细胞等被诱导表达过量 iNOS,尤其是中性粒细胞可表达高水平 iNOS,并产生 iNOS 来源的 NO。NO 与超氧阴离子生成过氧亚硝酸和羟自由基,损伤血管内皮细胞和肺泡上皮细胞,促进了肺泡水肿液的形成及表面活性物质的破坏。通过选择性 iNOS 抑制剂 N-[3-(氨甲基)-苄基]-乙脒和非选择性 iNOS 抑制剂 L-硝基精氨酸甲脂(L-NAME)预处理血管内皮细胞后,与细胞因子刺激的中性粒细胞混合培养,发现预处理的内皮细胞蛋白渗漏明显减轻,同时应用过氧化物清除剂和过氧亚硝酸盐清除剂预处理血管内皮细胞混合培养后发现也有同样的结果,提示了蛋白渗漏与 iNOS 的活性有关。

目前 NO 在 ALI/ARDS 中的作用尚有争议,不同来源的 NO 对 ALI/ARDS 的病程可能有不同的影响。eNOS 在肺组织中大量表达,在 L-精氨酸和氧气的作用下产生了 NO,它能有力地舒张血管并抑制低氧性肺血管收缩和血小板聚集;同时可调节基因表达和蛋白合成,如调控 NF-κB 活性,增加 eNOS 来源的 NO 水平,从而改善内毒素血症、呼吸机损伤和缺氧再灌注模型时肺损伤的结局。目前有不少实验利用外源性 NO 治疗 ALI/ARDS。

ROS、氧分子衍生物是诱导 ARDS 的重要介质,有超氧阴离子(O_2^-)、过氧化氢(H_2O_2)等;而 NO 来源的活性氮族(RNS)包括 $ONOO^-$、ONOOH 和 ON。这些因子可以与脂类、蛋白和 DNA 等多种细胞内组分相互作用。ROS 和 RNS 可损害肺的内皮和上皮功能,增加内皮和上皮通透性,损伤肺泡上皮钠离子转运并抑制 II 型细胞合成表面活性物质。超氧化物歧化酶等抗氧化剂系统和非酶类的抗氧化物质如维生素 C 和 E,能中和这些基团。ALI/ARDS 患者表现为氧化剂产生增加和血浆抗氧化水平减少,并且 ALI/ARDS 患者亚硝酸盐和硝酸盐浓度高于 ALI/ARDS 危险人群。与心源性肺水肿患者相比,并发 ALI/ARDS 者的肺水肿液中硝化的肺表面活性蛋白浓度更高。

(二) 天然免疫与 ALI/ARDS

免疫系统可分为天然免疫和获得性免疫。天然免疫是指生来就有的、遗传的、对外来侵害的免疫性,主要包括可与外来入侵物结合的可溶性蛋白和随血流到达受侵害部位的中性粒细胞、吞噬细胞等(表 22-2)。它是机体在长期种系发育和进化过程中不断地与入侵的微生物作斗争而逐渐建立起来并传给后代的。这种免疫力的特点是作用广泛,能对抗多种微生物,无专一性或针对性,故又称为非特异性免疫。获得性免疫是指是出生后在生活过程中,由于自然感染了某种传染病,或人工接种疫苗后自动产生,或从母体或其他个体获得了抗体而被动产生的。这种免疫是后天获得的,其作用来得慢,而且范围狭小,有专一性或针对性,其免疫力较强,故又称为特异性免疫。

表 22-2 天然免疫的组成

	受体	效应物
体液(可溶性因子)	LPS 结合蛋白,CD14,胶原凝集素,表面活性物质,裂解素,C3b,正五聚蛋白	细胞因子,抗菌药物,肽类,溶菌酶,杀菌性/通透性增强蛋白,补体,乳铁蛋白,急性期反应物
细胞(中性粒细胞、吞噬细胞等)	Toll 样受体,甲酰甲硫氨酰-亮氨酰-苯丙氨酸受体,NOD1,NOD2,dectin-1	抗微生物肽,蛋白水解酶,脂肪酶,糖酐酶,H_2O_2,髓过氧化物酶,活性氧族,NO,过氧亚硝酸盐

天然免疫在 ALI/ARDS 发生、发展中起重要作用。肺的天然免疫是微生物侵入宿主呼吸道后的第一道保护性屏障,自然杀伤细胞、树突细胞、细胞毒 T 细胞、肺泡巨噬细胞、原先就位于肺内的或诱发因素刺激后趋化募集至肺内的中性粒细胞及肺上皮细胞共同构成了肺天然免疫系统的细胞组成成分;分泌至上皮细胞衬液中的抗微生物产物(胶原凝集素、防御素、溶

菌酶、乳铁蛋白及内源性抗菌多肽类防御素)则构成了肺天然免疫的体液组成成分。

Toll 样受体(TLR)是一种模式识别受体(pattern recognition receptor, PRR),表达于肺泡上皮细胞、肺泡巨噬细胞、中性粒细胞等多种细胞表面;在肺部细菌、真菌、病毒等微生物感染时,TLR 识别外来入侵物和触发免疫系统,是机体抵御外来感染的重要机制。病原微生物抗原和内源性抗原等配体被肺内中性粒细胞、内皮细胞等细胞表面的 TLR4 识别后,通过依赖髓样分化蛋白-88(myeloid differentiation protein 88, MyD88)或非依赖 MyD88 信号转导途径激活 NF-κB,进而诱导 TNF-α、IL-1β、IL-1、COX-2、细胞内黏附分子-1、胶原酶等多种细胞因子、化学因子的生成与释放,引发以中性粒细胞浸润、微血管内皮细胞损伤与蛋白液体渗漏为特征的炎症反应,导致 ALI/ARDS。肺部炎症反应产生的炎症介质释放入体循环可引发失控炎症反应,最终导致 MODS。LPS 可明显上调 TLR4 及其 mRNA 表达,先天性免疫可保护机体清除外来物和触发炎症反应,但是通过激活 TLR 导致的过度炎症反应也可以造成肺损伤。

天然免疫也参与 ALI 的修复性炎症反应。ALI 修复过程中透明质酸的降解依赖于 TLR4、TLR2 和 MyD88,而透明质酸片段诱导炎症介质的合成依赖于 TLR4 和 TLR2。透明质酸-TLR4 和透明质酸-TLR2 相互作用,进而激活相应的信号转导途径而启动修复性炎症反应,以维持肺泡上皮细胞的完整性,促进 ALI 的康复。

不同患者对 ALI 原发病因的免疫应答及所启动的炎症反应程度并不相同,提示 ALI 的免疫应答及炎症反应程度差异与个体基因的易感性有关。TLR 位点的单核苷酸多态性(SNP)与 ALI/ARDS 原发病的免疫应答及炎症反应启动密切相关,而 TLR4 通过信号转导诱导的炎症介质是 ALI 的直接因素。TLR4 既启动与控制 ALI 早期破坏性炎症反应,又介导后期的修复性炎症反应,从而在 ALI 炎症反应过程中起着"双刃剑"的作用。

在天然免疫系统的各种细胞中,一直认为中性粒细胞及其释放的炎性因子在 ARDS 病理生理过程中占据主要地位。但是粒细胞缺乏患者仍然会发生 ALI/ARDS,有研究观察到肺泡巨噬细胞的数目增加及活性改变与 ARDS 病理生理进程密切相关。TLR 同样可以激活巨噬细胞表达 IL-1β、TNF-α,TLR 通过解除转化生长因子(TGF)-β、αvβ6 对于巨噬细胞的抑制作用,活化巨噬细胞,TGF-β、αvβ6 的抑制功能又能减轻肺泡巨噬细胞过度激活。但在病理状态下,过度激活后的巨噬细胞及其活化产物 IL-1β、IL-6、IL-8、IL-10、TNF-α、IFN-γ、MIP-2 及人体非胰腺磷脂酶 A_2(sPLA$_2$-Ⅱ)等,破坏肺的肺泡-毛细血管屏障,引起肺损伤。

(三) 细胞凋亡机制

近年来,细胞凋亡在 ALI/ARDS 发病过程中的作用日益受到重视,主要机制包括促进肺血管内皮细胞(lung vascular endothelial cell, LVEC)、肺泡上皮细胞(alveolar epithelial cell, APC)的凋亡及抑制中性粒细胞凋亡。

ARDS 早期患者肺组织细胞凋亡率较对照组明显增加,且主要表现为 APC 和 LVEC 凋亡增加。LVEC 和 APC 的凋亡破坏了肺毛细血管屏障的完整性,使其通透性增高,导致肺间质和肺泡水肿,是参与 ALI/ARDS 发病的重要因素。ALI/ARDS 时 APC 和 LVEC 凋亡的机制仍不完全明了,可能是由死亡受体通路中 Fas/FasL 系统所介导。Fas 又称 CD95,是一种Ⅰ型跨膜糖蛋白,APC 中 Fas 主要是由Ⅱ型上皮细胞表达;FasL 为 Fas 的配体,主要在活化的淋巴细胞和自然杀伤细胞中表达,可被基质金属酶水解为可溶性 Fas 配体(soluble Fas ligand,sFasL)。当 FasL 或 sFasL 与靶细胞表面的 Fas 结合后,细胞内相关分子聚集到死亡域区域形成死亡诱导信号复合物,随后使胱天蛋白酶(caspase)-8 前体集聚、断裂和激活,产生有活性的 caspase-8,从而激发一系列下游的 caspase 级联反应,导致细胞凋亡。实验也证明,激活 Fas/FasL 通路可以导致 APC 凋亡和 ALL/ARDS。此外,上皮凋亡也可以由 TLR 信号通路和氧化应激所介导。例如,通过 Toll/IL-1 受体区域包含结合体激活 TLR3 和 TLR4 信号,诱导 IFN-β 和 TRIF 受体蛋白导致细胞凋亡。

在 ALL/ARDS 情况下,中性粒细胞凋亡受到抑制,中性粒细胞生存周期的延长,造成过度的炎症反应而损伤组织。这种抑制作用可能与 ALL/ARDS 时多种炎症因子激活 NF-κB 有关。研究发现,ALL/ARDS 时肺组织内炎症因子的大量释放和短暂升高的 Ca^{2+} 使游出的中性粒细胞的正常凋亡途径发生障碍,使中性粒细胞持续处于激活状态及持续释放毒性内容物,进而导致 ALL/ARDS。对 ALL/ARDS 患者 BALF 的研究发现,ALL/ARDS 患者 BALF 中凋亡中性粒细胞比例明显降低,并且 ALL/ARDS 患者 BALF 可在体外抑制正常中性粒细胞凋亡,提示 ALL/ARDS 患者 BALF 中存在抑制中性粒细胞凋亡的物质。中性粒细胞凋亡受抑制,意味着中性粒细胞凋亡延迟,初步认为与局部高浓度的细胞因子直接相关。

（四）ARDS 肺水肿与肺泡内液体清除障碍

ALL/ARDS 的肺水肿特征为富含蛋白的肺间质和(或)肺泡液体积聚,主要属于通透性肺水肿,是由肺泡血管屏障通透性增高,而肺泡液体清除作用下降所引起,与左心衰竭导致的高静水压性肺水肿不同。

肺损伤时肺毛细血管内皮细胞和上皮细胞的损伤和死亡及内皮细胞收缩所致细胞间隙增大使肺泡血管屏障的通透性增加,而血浆蛋白和液体(富含蛋白)通过弥散机制向血管外和肺泡移动。其中肺毛细血管通透性的变化早于肺泡上皮,肺水肿最早在血管周围间隙形成(肺间质水肿),当这些间隙扩张,压力超过了肺泡压,即导致肺泡水肿。

肺泡上皮细胞的肺泡液体清除作用(alveolar fluid clearance,AFC)是机体清除肺泡内多余液体的重要途径。机体可通过 AFC 作用吸收肺泡内多余液体,保持肺泡干燥、开放。上皮细胞顶部的阿米洛利-敏感钠离子通道(rENaC)和细胞底部的 Na^+,K^+-ATP 酶是 AFC 能够发挥效应的主要机制。rENaC 有 3 种亚型(α、β、γ-rENaC),其中 α-rENaC 在主动转运 Na^+ 的过程中必不可少,β、γ-rENaC 能显著增强 α-rENaC 主动转运 Na^+ 的效率。Na^+ 通过 ENaC 进入肺泡上皮细胞,再通过基底部 Na^+,K^+-ATP 酶排出肺泡,水液顺细胞内外形成的渗透压梯度,从水通道被清除。但也有人利用无水通道的小鼠证实,这些水通道并非 ALL/ARDS 时肺泡液体清除的必要条件。

ALL/ARDS 时,肺泡液体清除率受到了显著影响。研究显示 ALL/ARDS 中 56% 的患者有肺水清除机制的损坏,同时患者保留肺泡液体清除越多其病死率越低,机械通气时间越短。有人认为 β 肾上腺素受体激动剂通过基底外侧的 ATP 酶能刺激钠的转运,从而加强肺泡液体清除。但也有资料显示,内源性和外源性儿茶酚胺类与肺泡液体清除无关,肺泡液体清除能力可能与病变严重程度有关,尚需进一步研究证实。

（五）ARDS 肺泡表面活性物质减少

肺泡表面活性物质(PS)是维持肺泡开放的重要物质,它是一种复杂的脂蛋白复合物。

其中脂质占85%~90%,包括磷脂酰胆碱、磷脂酰甘油、磷脂酰肌醇和鞘磷脂;特异性结合蛋白约占10%,包括SP-A、SP-B、SP-C和SP-D。SP-A和SP-D是亲水性蛋白,主要促进磷脂的分泌和摄取,具有免疫防御功能;SP-B和SP-C是疏水性蛋白,主要促进磷脂吸附和分布到肺泡液-气界面,促进磷脂单分子层的形成。PS各成分保持一定比例是发挥其表面活性作用、维持正常生理功能的基础。ALI/ARDS患者PS明显减少,会导致肺泡塌陷,肺顺应性下降,吸气困难。其主要原因是:Ⅱ型肺泡上皮细胞受损,PS合成释放明显减少;另外,肺泡-毛细血管膜损伤,血浆蛋白进入肺泡腔,灭活PS;LPS及炎症因子可诱导PLA_2活化,也大量破坏PS,而且磷脂水解后产生的溶血卵磷脂可造成细胞膜严重破坏。

(六) 凝血系统的作用

ALI/ARDS时血管内皮细胞脱落后胶原暴露激活的内源性凝血途径和TF释放激活的外源性凝血途径均可导致血管内凝血,其中以外源性凝血途径为主。肺上皮细胞、巨噬细胞、成纤维细胞在创伤及LPS等因素作用下释放TF增加;同时,肺血管内皮细胞受损与炎症的诱导也表达TF,并释放凝血因子Ⅷ,参与凝血过程。血小板激活、补体系统激活及许多炎性介质也有促凝作用,如IL-6能诱导TF的表达,而TNF-α抑制抗凝和纤溶途径。此外,凝血系统激活纤溶和补体系统,刺激炎性介质表达而放大炎症反应;凝血酶可诱导细胞因子表达,调节内皮细胞收缩及通透性,促使细胞增殖、趋化及炎性细胞聚集,即凝血和炎症反应的交叉活化。

肺内微血栓不仅可引起肺淤血、肺动脉高压等肺循环障碍和肺泡通气血流比例失调,而且可引起肺泡-毛细血管膜损伤和肺纤维化。凝血形成的栓子中细胞成分释放活性物,不仅影响肺血管及气道口径,还可增加毛细血管通透性,引起水肿、出血;并且活性物可吸引更多的炎性细胞放大损伤。研究发现,在ALI/ARDS患者的肺泡灌洗液中,Ⅶ因子和TF等激活外源性凝血途径的主要成分显著增高,同时肺泡腔内可见大量纤维蛋白沉积。由此可见,ALI/ARDS早期凝血明显增强,纤溶过程抑制,引起广泛血栓形成和纤维蛋白大量沉积,导致血管堵塞及微循环结构受损,炎症反应放大,形成恶性循环,肺损伤进一步加重。

(七) 肝脏和肠道等器官在ARDS发生中的意义

1. 肝功能 正常人大约90%的功能性单核/巨噬细胞存在于肝脏,主要为库普弗细胞,能够充分清除从肠道进入循环的毒素和细菌。肝脏功能损害可能加重ARDS,主要机制如下:①当肝功能不全时,毒素和细菌可越过肝脏进入体循环,诱导或加重肺损伤。②肝脏库普弗细胞受内毒素刺激时,能释放大量TNF-α、IL-1等炎症介质,进入循环损伤肺等器官。③库普弗细胞具有清除循环中毒性介质的功能,肝脏也是清除细胞因子、脂质代谢产物、PAF等的重要场所。肝功能不全时炎症介质作用时间会延长,可能使ARDS恶化。④肝脏是纤维连接蛋白的主要来源,肝功能损害时,纤维连接蛋白产生减少,将导致肺毛细血管通透性增高。纤维连接蛋白耗竭会加重肺损伤程度。α_1-抗胰蛋白酶主要也来源于肝脏,对灭活蛋白酶具有重要作用。

2. 肠道功能 急性肠道缺血缺氧可引起肠道黏膜对毒素和细菌的通透性增高,毒素和细菌移位入血可诱导或加重肺损伤。

综上所述,严重感染、创伤、休克、误吸等直接和间接损伤肺的因素均可导致ARDS。但

ARDS 并不是细菌、毒素等直接损害的结果,而是机体炎症反应失控所致自身破坏性反应的结果。ARDS 实际上是 SIRS 和 MODS 在器官水平的表现。

三、呼吸机相关肺损伤的发病机制

机械通气(MV)是 ARDS 患者重要的支持手段,但机械通气本身又可以造成或加重肺损伤,称为呼吸机诱发肺损伤(ventilator induced lung injury, VILI)或呼吸机相关肺损伤(ventilator associated lung injury, VALI),其中,前者多用于动物实验,后者常见于临床研究,现在国内多混用。

目前认为,导致 VILI 的基本原因包括两个方面:①局部肺泡容积过大造成肺泡过度膨胀,跨壁压(肺泡内压与胸腔内压之差)过高,使过度膨胀的肺泡及肺泡壁毛细血管损伤;②周期性肺泡反复塌陷和复张。不同时间常数的肺泡在通气期间、呼气期原来充张的肺泡塌陷和吸气时塌陷的肺泡突然复张产生剪切力可造成细支气管、肺泡或肺毛细血管内皮细胞和上皮细胞损伤。上述剪切力除引起肺泡损伤外,机械力学造成肺毛细血管损伤称为毛细血管应力衰竭(capillary stress failure)。5 kPa 的毛细血管内压即可使兔的血管内皮细胞层破裂、肺泡上皮大疱形成、肺泡毛细血管屏障破坏而使白蛋白、红细胞等进入肺泡,导致肺泡水肿。毛细血管的这些病理变化与某些细胞对牵拉作用的力学衰竭(mechanical failure)有关,称为应力衰竭。

正常情况下,肺泡上皮细胞之间通过紧密连接保持上皮细胞的屏障作用,防止气体从肺泡漏向间质、液体从间质向肺泡腔内漏出。当吸气末容积过大,气道峰值压力过高,使跨肺压力过高时,肺泡上皮和血管内皮细胞的损伤,引起毛细血管壁破裂,肺泡和毛细血管结构因反复刺激而激发炎症反应,临床表现为气压伤和高通透性肺水肿。由于肺泡壁与支气管血管鞘是配对分布的,肺泡扩张时,弹性纤维对血管鞘产生放射性牵拉作用,使鞘内压力下降,与肺泡扩张程度成正比,与血管内压成反比。在深吸气时,鞘内压力可降低到 $-5 \sim 40 \ cmH_2O$。因此,当肺泡破裂时,气体首先进入压力较低的支气管血管鞘内,形成间质气肿,并通过鞘内疏松组织达到纵隔,引起纵隔气肿。

反复的机械牵拉刺激对肺表面活性物质有一定的影响。PS 是肺泡 II 型细胞产生的磷脂蛋白复合物,具有改善氧合、降低肺泡表面张力、防止肺水肿等重要生理功能,此外 PS 还能抑制免疫反应细胞功能,减少细胞因子释放和中性粒细胞的呼吸爆发,抑制增殖反应等抗炎效应。近年来研究发现机械通气,特别是高气道压力和大潮气量通气模式对 PS 的数量和质量都有不同程度影响,是引起 VILI 的主要原因之一。其机制可能是:大潮气量通气时,因肺泡表面伸缩幅度过大可致磷脂膜断裂,从而使 PS 中有活性的大聚体转化为无活性的小聚体;高气道压力和大潮气量虽可促使 II 型肺泡上皮释放 PS,但由于呼气末肺泡表面积相对缩小,使 PS 随呼吸不断被挤出肺泡腔而丢失;高气道压力导致潮气量增加和吸气末肺组织扩张,使肺毛细血管和上皮通透性增加,血液中蛋白和细胞进入肺间质与肺泡腔,血浆蛋白、红细胞膜碎片和中性粒细胞及巨噬细胞活化后释放磷酸酶均可使 PS 失活。

VILI 实际上是一种生物伤。肺组织的过度机械牵张和肺泡反复塌陷、开放导致的剪切力,引起促炎细胞因子级联反应、肺泡内炎细胞募集、活化与释放介质,从而放大炎症,导致和加重肺组织损伤。肺上皮细胞在受到机械刺激后,可产生大量的趋化因子和细胞因子并募集中性粒细胞、单核/巨噬细胞和淋巴细胞,引发肺部炎性反应,如 TNF-α、IL-1β、IL-8、IL-6、IL-2、IFN-γ、MCP-1、MIP-2、G-CSF 和 NF-κB 激活,合并感染时这种效应更加强烈,加重炎症反应。

机械力如何被细胞感受及被转化为生物化学信号并传入细胞的机制仍不十分明确。机械通气时,细胞可能从表面分子构形改变、细胞膜破坏和张力敏感性阳离子通道来感知异常机械力的刺激并产生炎性反应。肺泡上皮细胞具有屏障作用和信息传导等功能,所以维持细胞膜的完整性对于细胞内外的信息至关重要。细胞膜结构破坏使内皮细胞屏障功能受损,通透性增加,从而引起肺泡膜破裂。导致细胞内游离 Ca^{2+} 大量外流,细胞外 Ca^{2+} 浓度升高,通过细胞间的单层裂隙可以流入未受损的 II 型上皮细胞,诱发其 Ca^{2+} 浓度增高,进而激活蛋白激酶 C,最终激活 c-fos,引发肺内炎性反应而致肺损伤。细胞外基质、细胞表面黏附蛋白、细胞骨架和相关的核骨架作为细胞结构的基本框架体系,为机械刺激转化为生化信号奠定了生理基础。细胞基质、黏附分子和细胞骨架在介导 VILI 时炎性反应中发挥了重要作用,可将过强的机械刺激转化为生化信号,激活炎症反应造成肺损伤甚至其他脏器损伤。

关于机械牵拉导致细胞内基因表达改变的机制十分复杂,这可能通过机械传导机制而激活基因转录表达,细胞内 Ca^{2+}、蛋白激酶 C、丝裂原活化蛋白激酶(MAPK)家族、信号调节蛋白激酶、转录因子 AP-1 和 NF-κB 等多种成分参与这一过程,激活多种细胞释放炎性介质,造成肺损伤。

(刘艾然　邱海波)

第三节　急性肺损伤与急性呼吸窘迫综合征的病理改变和分期

ARDS 特征性病理变化为肺毛细血管内皮细胞与肺泡上皮细胞屏障的通透性增高,肺泡与肺间质内积聚大量的水肿液,其中富含蛋白及以中性粒细胞为主的多种炎症细胞。中性粒细胞黏附在受损的血管内皮细胞表面,进一步向间质和肺泡腔移行,释放大量促炎介质,如炎性细胞因子、过氧化物、白三烯、蛋白酶、PAF 等,参与中性粒细胞介导的肺损伤。除炎症细胞外,肺泡上皮细胞及成纤维细胞也能产生多种细胞因子,加剧炎症反应过程。凝血和纤溶紊乱也参与 ARDS 的病程,ARDS 早期促凝机制增强,而纤溶过程受到抑制,引起广泛血栓形成和纤维蛋白的大量沉积,导致血管堵塞及微循环结构受损。ARDS 早期在病理学上可见弥漫性肺泡损伤,透明膜形成及 I 型肺泡上皮或内皮细胞坏死、水肿,II 型肺泡上皮细胞增生和间质纤维化等表现。

弥漫性肺泡损伤是 ARDS 特征性的病理变化。1976 年 Katzenstein 等提出"弥漫性肺泡损伤"(DAD)的概念并指出 DAD 是 ARDS 的特征性改变。2005 年,Ferguson 等明确提出DAD 的病理判断标准,包括肺泡透明膜形成(富含蛋白的肺泡和间质水肿)伴 I 型肺泡上皮细胞和(或)肺毛细血管内皮细胞坏死、广泛炎性细胞浸润、明显的间质纤维化、II 型上皮细胞增生(晚期)四项中的至少一项。

一、ARDS 病理分期

目前认为,ARDS 病理变化的发生、发展主要与肺泡损伤病程度相关,不同病因所致 ARDS

病理变化基本相同。ARDS 病理变化大致可分为渗出、增生和纤维化等连续而又重叠的阶段。

1. 渗出期(exudative phase) 见于发病后第 1 周,以毛细血管完整性丧失、肺泡上皮受损、富含蛋白质的液体积聚和肺水肿为特征。病变从肺血管通透性增加和炎性细胞浸润开始。内皮细胞肿胀,细胞间隙扩大,吞饮小泡增多,细胞坏死、脱落,基底膜裸露,导致管腔纤维蛋白微血栓形成、通透性增加和富含蛋白的液体渗出,形成肺间质水肿。病变还会累及肺泡上皮细胞,造成肺泡上皮细胞的坏死脱落,肺泡间隔液体自由进出肺泡腔,形成肺实质水肿和透明膜。透明膜是 DAD 的标志之一,系血浆成分通过损伤的毛细血管和肺泡壁进入肺泡腔,并与肺泡腔中坏死上皮细胞碎片混合形成伊红色嗜酸性膜状物;免疫组化证实主要成分是免疫球蛋白、纤维蛋白及补体等,表面常覆盖一薄层纤连蛋白。Ⅰ 型肺泡上皮细胞主要负责气体交换,无增殖能力,损伤后不能再生;而 Ⅱ 型肺泡上皮细胞功能受损,不能增殖分化为 Ⅰ 型细胞,无法使裸露区域修复,同时造成表面活性物质的缺乏和肺泡塌陷(图 22-1)。

肉眼观,肺变重变硬,呈暗红或暗紫的肝样变,可见水肿、出血。肺切面可见液体渗出。光镜检查表现为肺微血管充血、出血、中性粒细胞聚集和微血栓形成;肺间质和肺泡内有富含蛋白质的水肿液及炎症细胞浸润,肺泡间隔明显增宽;肺泡内可见淡伊红色、致密片状结构的透明膜形成;以及灶性或大片肺泡萎陷。电镜下,可见肺泡表面活性物质层断裂、聚集或脱落到肺泡腔;Ⅰ 型上皮细胞变性,其薄区出现坏死,Ⅱ 型上皮细胞空泡化,板层小体减少或消失;在上皮细胞破坏明显处有透明膜形成,呼吸性细支气管和肺泡管处尤为明显(图 22-2)。

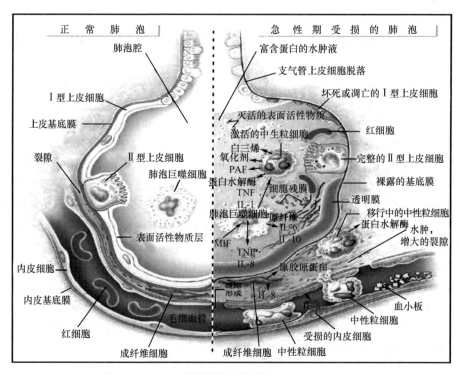

图 22-1 ARDS 肺泡损伤急性期改变(NEJM,2000)

左侧为正常肺泡,右侧为 ARDS 急性期受损的肺泡

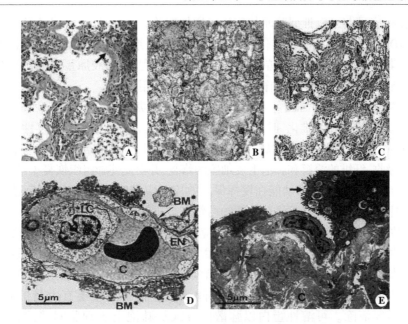

图 22-2　ARDS 的光镜和电镜下改变（NEJM 2000）

A、D. ARDS 急性期病理改变；B、C、E. ARDS 纤维化肺泡炎病理改变。A 来自胃酸吸入 ARDS 后 2 天患者的活检标本，箭头所示为特征性的透明膜形成，肺泡内红细胞和中心粒细胞，病理诊断为 DAD（HE 染色×90）；B，C 来自严重感染导致 ARDS 后 14 天患者的活检标本，B 显示远端肺组织肉芽组织增生，大量慢性炎症细胞浸润（HE 染色×60）。C 显示肉芽组织中大量胶原沉着，肺泡腔内细胞外基质沉着（Trichrome 染色×60）；D 来自因 ARDS 发生 4 天后死亡的患者标本，毛细血管腔内（C）可见中心粒细胞（LC），肿胀的内皮细胞（EN）内空泡形成，肺泡腔内基膜侧（BM）透明膜形成，肺泡上皮细胞明显减少；E 来自纤维化肺泡炎患者的标本，肺泡上皮细胞扁平、板层小体减少或消失，肺间质增厚，有胶原沉着（C）伴上皮细胞再生，箭头所示为典型的Ⅱ型肺泡上皮细胞，有微绒毛和含有表面活性物质的板层小体

2. 增生期（proliferative phase）　最早在损伤后第 3 天开始出现，以第 2～3 周最明显，主要表现为肺组织中渗出液机化伴Ⅱ型肺泡上皮细胞增殖覆盖裸露的基底膜。镜下可见Ⅱ型上皮细胞、成纤维细胞增生，胶原蛋白合成释放（开始以Ⅰ型胶原蛋白为主）及渗出液机化等导致的肺泡间隔和肺泡膜增厚，肺泡腔内充满纤维蛋白和细胞碎片，透明膜增多，肺泡腔狭窄、塌陷。

增生期的进展取决于炎症反应强度和持续时间，如果能在短时间内控制炎症反应，这种早期的渗出和增生性反应可能有利于肺组织的修复。

3. 纤维化期（fibrotic phase）　是 ALI/ARDS 的后期病理变化阶段，在损伤后 5～7 天可观察到相应组织学变化，也有报道称发病后 24 小时内即开始出现，纤维化性肺泡炎是其主要特征。肺泡腔中间质成分及其产物逐渐增多，伴随新生血管形成；透明膜中成纤维细胞浸润，胶原纤维迅速增多，早期以Ⅲ型弹性胶原为主，后逐渐被Ⅰ型胶原所取代，细胞数量减少，进入纤维化期。即使非感染性病因引起的 ARDS，在后期也不可避免地合并肺部感染，常见有组织坏死和微小脓肿。

肉眼观肺部呈"蜂窝"样改变。光镜下可见纤维组织显著增生，导致肺泡间隔内和肺泡腔壁广泛增厚，肺泡壁后期可转变为无细胞的胶原组织，肺泡结构破坏；纤维化进程还可累及肺泡管、呼吸性细支气管及终末细支气管，造成阻塞性细支气管炎。肺血管床也出现广泛的管壁增厚，动脉变形扭曲，肺毛细血管扩张。肺纤维化的程度在不同的患者中有很大的差异，与肺损伤程度相关，是决定预后的重要因素。纤维化肺泡炎的出现是病死率增加的危险

因素,另外在疾病早期出现Ⅲ型胶原与病死率增加有关。

ALI/ARDS过程中发生的纤维化与刺激局部成纤维细胞迁移、增殖及产生过多结缔组织介质有关,其纤维化过程不是简单的胶原蛋白沉积过程,而是胶原蛋白沉积与降解作用相互影响的复杂过程,并且最终沉积作用显著大于降解作用。

4. 消散期(resolution phase) ALI/ARDS为级联性炎症反应所致肺部弥漫性损伤的过程,包括肺泡渗出、炎症和纤维化,但是这种弥漫性损伤具有可逆性即可修复性。通过积极治疗,部分ALI/ARDS患者的病变可以完全消散,肺组织可以恢复正常。主要机制包括炎症消散、肺水肿的吸收、纤维的溶解和肺泡上皮细胞的修复,并由此使肺组织恢复正常结构和功能。

炎症反应作为机体的防御功能在发挥保护效应后应及时被清除,以避免过度炎症反应使机体受到损伤,炎症消散时迁移至肺部的白细胞被机体清除,炎症细胞游出。中性粒细胞和单核细胞的凋亡在消除和控制肺部炎症反应中发挥作用,凋亡的延迟可导致肺部炎症反应加重。炎性巨噬细胞主要通过游出而非凋亡的方式进行清除,引流入淋巴系统。

肺泡肺水的吸收主要依靠肺上皮细胞钠泵的主动转运机制,通过定位在Ⅰ型肺泡上皮细胞的水通道被动从肺泡腔转运到肺间质中。在肺泡中还有大量的可溶性和不可溶性蛋白需要清除。可溶性蛋白以弥散的方式从肺泡上皮细胞间清除;不可溶性蛋白则通过肺泡上皮细胞的细胞内吞和胞转作用以及巨噬细胞的吞噬作用得以清除。Ⅱ型肺泡上皮细胞增殖覆盖裸露的上皮组织,并转化为Ⅰ型上皮细胞,恢复肺泡的结构并增加转运液体的能力。

部分ALI/ARDS患者在发病第1周内可缓解,早期肺急性期改变可以完全消散,但多数患者在发病5~7天后病情仍然进展,进入亚急性期。在ALI/ARDS的亚急性期,病理上可见肺间质和肺泡纤维化,Ⅱ型肺泡上皮细胞增生,部分微血管破坏并出现大量新生血管(图22-3)。部分患者呼吸衰竭持续超过14天,病理上常表现为严重的肺纤维化,肺泡内充填增殖的肺实质细胞和新生血管,肺泡灌洗液中可检出前胶原Ⅲ,肺泡结构破坏和重建。

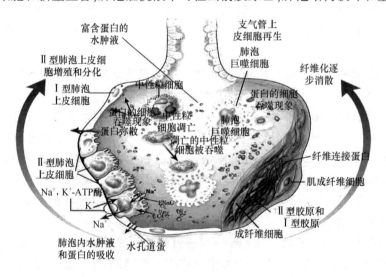

图22-3 ALI/ARDS肺泡损伤炎症和纤维化消散 (NEJM 2000)

ARDS病理变化的发生、发展主要与肺泡损伤程度相关,不同病因所致ARDS病理变化

基本相同,渗出、增生和纤维化几个阶段是
连续而又重叠的(图22-4)。

二、ARDS 病理改变的不均一性

ALI/ARDS 时两肺弥漫受累,但在病变
分布上呈不均一性,肺损伤区域与正常肺泡
区域同时存在。低垂部位(如仰卧位时背
部肺组织)的肺泡更容易受重力的影响和
渗出液的挤压,出现广泛肺不张,而非低垂

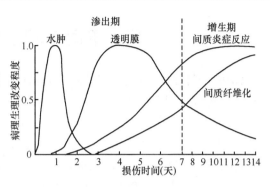

图 22-4　ARDS 的病理分期和演变

部位肺泡通气则可相对正常。按重力作用平面从上往下可将 ARDS 患者肺泡组织大致分为
3 种状态,即正常膨胀的肺泡、周期性塌陷的肺泡和完全塌陷的肺泡。

有人通过影像学和应用惰性气体测定气体交换,肺损伤并非过去理解的那样均一,因此
提出“两室模型”:一室为接近正常的肺,对于所施加于它的压力和通气并无异常;二室为病
肺,其扩张和通气减少,而且接受不成比例的血流。

ALI/ARDS 肺组织形态学呈现“婴儿肺”和非均一性的特征:正常通气的肺组织明显减
少,而通气不良、塌陷和实变肺组织主要分布在重力依赖区。肺组织病变的非均一性引起不
同肺区域机械力学的差异,导致通气分布的异常:重力依赖区肺顺应性降低较非依赖区更明
显,通气向非依赖区分布。根据局部肺组织通气状态的不同,ALI/ARDS 的肺形态学变化可
以分为两类:弥漫型和局灶型。

1. 弥漫型(diffuse pattern)　在 ALI/ARDS 患者中,大约 25% 表现为弥漫型。此类患者
胸片表现为典型的弥漫性透亮度减低,即“白肺”。由于 80% 可通气肺组织都是塌陷和通气
不良区域,此型的 CT 值直方图表现为单峰;肺组织的呼吸力学各部位差异不明显。

2. 局灶型(lobar pattern)　ALI/ARDS 局灶型或斑片型改变的肺组织通气减少局限于
下叶,或上叶的部分区域,大部分上叶肺通气基本正常。胸片的不同象限均可出现浸润影。
CT 值直方图可表现为双峰或单峰,肺组织的呼吸力学如顺应性上下叶存在明显差异,病变
重的区域顺应性下降更为明显。

三、肺内外源性 ARDS 的病理变化

虽然 ARDS/ALI 的病理改变主要决定于病变的时间和阶段,但肺源性和肺外源性因素
所导致的 ARDS/ALI 的病理变化仍然存在一定差异。

动物试验表明肺内源性 ARDS 动物的肺泡灌洗液中炎症细胞和炎症因子水平增加较肺外
源性 ARDS 的明显;而后者的血清中炎症水平增加较为明显。Hoelz 等比较两类患者的肺组织
活检,发现肺泡塌陷、纤维素性渗出和肺泡壁水肿在肺源性 ARDS 中更加明显。电镜检查发现
肺源性 ARDS 肺泡上皮损伤更加广泛,而毛细血管内皮细胞相对完整,且凋亡的中性粒细胞较
多;而肺外源性的 ARDS 以间质水肿更明显,而I、II型上皮细胞损伤较轻。细胞外基质重塑发
生在 ALI 发展早期,并依赖于损伤开始的部位,因此肺损伤更为明显的肺源性 ARDS 的基质重
塑较肺外源性 ARDS 更明显;就早期胶原含量而言,肺内源性肺损伤组织含量也较高。

四、不同病程阶段的病理变化

ARDS 的特征性病理变化为肺毛细血管内皮细胞与肺泡上皮细胞屏障的通透性增高,肺泡与肺间质内积聚大量的水肿液,其中富含蛋白及以中性粒细胞为主的多种炎症细胞。中性粒细胞黏附在受损的血管内皮细胞表面,进一步向间质和肺泡腔移行,释放大量促炎介质,如炎性细胞因子、过氧化物、白三烯、蛋白酶、PAF 等,参与中性粒细胞介导的肺损伤。除炎症细胞外,肺泡上皮细胞及成纤维细胞也能产生多种细胞因子,从而加剧炎症反应过程。凝血和纤溶紊乱也参与 ARDS 的病程,ARDS 早期促凝机制增强,而纤溶过程受到抑制,引起广泛血栓形成和纤维蛋白的大量沉积,导致血管堵塞及微循环结构受损。ARDS 早期在病理学上可见弥漫性肺泡损伤,透明膜形成及 Ⅰ 型肺泡上皮或内皮细胞坏死、水肿,Ⅱ型肺泡上皮细胞增生和间质纤维化等表现。

总起来说,肺实质细胞损伤是 ARDS 主要的病理特点。ARDS 早期,肺间质和肺泡腔内富含蛋白的液体积聚,肺泡内透明膜形成,肺泡塌陷,造成弥漫性微小肺不张。由于 ARDS 发病急、进展快,部分患者在一期或二期死亡;晚期 ARDS 患者表现出明显的纤维化是其最严重的后遗症,影响患者预后,增加病死率。但需要注意的是同一患者同一时间的不同肺组织可处于不同病理阶段,炎症反应和修复过程可能同时存在。

(刘艾然　刘松桥　邱海波)

第四节　急性肺损伤与急性呼吸窘迫综合征的病理生理学改变

一、ARDS 的基本病理生理改变

ARDS 的基本病理生理改变是 DAD 和弥漫性肺毛细血管内皮细胞损伤,肺泡上皮和肺毛细血管内皮通透性增加所致弥漫性肺间质及肺泡水肿、肺泡表面活性物质减少导致肺泡塌陷,肺容积减少、肺顺应性降低、肺内分流明显增加和严重的通气/血流(V/Q)比例失调,导致呼吸窘迫和严重低氧血症(图 22-5)。

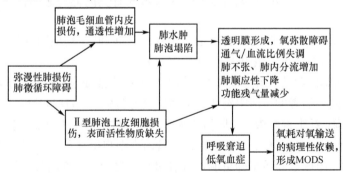

图 22-5　ARDS 的基本病理生理改变

（一）ARDS 患者肺容积明显减少

ARDS 患者由于大量肺泡被高蛋白水肿液充填，肺泡塌陷，ARDS 早期就存在有效通气肺单位数量明显减少，可充气肺组织容积明显下降，失去正常的气体交换功能。Ashbaugh 首先描述 ARDS 时，在病理上就注意到广泛存在肺泡和肺间质高蛋白性水肿、肺出血、肺不张、大量炎细胞浸润，提示 ARDS 存在广泛的肺泡塌陷和水肿，ARDS 肺容积明显减少是肺泡大量塌陷的结果。1986 年 Gattinoni 对 ARDS 患者进行胸部 CT 扫描发现大量肺组织实变，肺泡塌陷，参与通气的肺泡容积仅占肺容积 20% ~ 30% ，故称之为小肺（small lung）或"婴儿肺"（baby lung）。

ARDS 肺容积减少的主要原因包括：表面活性物质减少，导致肺泡表面张力增加，引起肺泡塌陷；小气道痉挛和肺间质水肿压迫造成细支气管塌陷，远端肺单位闭陷；严重的肺泡水肿填充整个肺泡，使肺泡丧失功能。大量肺泡塌陷的直接后果是不同程度肺容积降低，主要表现为肺总量、肺活量、潮气量和功能残气量（FRC）明显低于正常。表面活性物质是维持肺泡低表面张力、保持肺泡处于膨胀状态的重要物质。若表面活性物质减少，则肺泡表面张力明显增加，易发生肺泡塌陷。研究显示，完全塌陷的肺泡因 Ⅱ 型上皮细胞功能障碍，不能有效合成表面活性物质。对于周期性塌陷和开放的肺泡，呼气肺泡萎陷时，表面活性物质极易被挤出肺泡，而进入细支气管，再次吸气时，表面活性物质难以回到肺泡表面，导致表面活性物质的丢失，造成这部分肺泡持续性的塌陷。由此可见，肺泡表面活性物质丢失，促进了肺泡的周期塌陷向持续性塌陷发展。当然，ARDS 肺毛细血管高通透性导致血浆样物质渗出到肺泡腔内，血浆样物质能够直接灭活表面活性物质，也导致肺泡塌陷。

肺泡塌陷部位由于吸气和呼气所致肺泡反复开放和闭合形成周期性肺泡塌陷与复张，肺泡周期性塌陷和复张加重肺损伤。当塌陷的肺泡再次复张时，巨大的剪切力作用于细支气管和肺泡，从需要的气道压力来看，压力可能超过 20 ~ 60 cmH₂O，从而引起细支气管和肺泡损伤，加重肺损伤。由于这种损伤与反复的肺泡开放和塌陷有关，因此有学者将其称为去复张性肺损伤。实验研究显示，周期性塌陷和复张可导致肺组织炎症细胞活化，NF-κB 表达明显增强，进而导致炎症介质大量释放，加重炎症性损伤最终造成肺损伤恶化。

肺泡塌陷可加重肺部感染。肺泡塌陷不仅有助于细菌等微生物在局部滋生，同时导致细支气管和肺泡引流障碍，使塌陷区域易于发生感染，而一旦发生感染，控制也较为困难。对全身麻醉手术后肺不张与肺部感染发生率的临床研究显示，肺不张发生率越高，肺部感染发生率也越高，而且肺不张的范围越大，也越易发生肺部感染。

由于 ARDS 患者的肺容积明显减少，实际参与通气的肺泡减少，大潮气量机械通气易导致肺泡过度膨胀和气道平台压增高，加重肺及肺外器官的损伤。因此，为避免或减轻机械通气所致肺损伤，目前主张对 ARDS 患者应采用小潮气量（6 ~ 8 ml/kg）、限制平台压的肺保护性机械通气。肺容积明显减少是 ARDS 肺保护性机械通气策略的病理生理基础。

（二）肺顺应性降低

肺顺应性降低是 ARDS 肺呼吸力学特征之一。肺顺应性降低主要与肺泡表面活性物质减少引起的表面张力增高、大量肺泡塌陷所致肺不张和肺水肿造成的肺容积减少、气道阻力明显增加有关。另外，ARDS 病程中，肺组织纤维化可使肺顺应性进一步降低。ARDS 肺顺应性降低表现为肺的压力-容积曲线向右下方移位,即获得同样潮气量,需要较高气道压,呼吸功明显增加。

肺顺应性降低引起的限制性通气障碍和小气道阻塞引起的阻塞性通气障碍,造成部分肺泡通气量减少,未受累或病变较轻的肺泡代偿性通气增强,由于黑-伯反射(Hering-Breuerre flex)或称为肺牵张反射使呼吸增快,排出过多的 CO_2,故 ARDS 患者早期 $PaCO_2$ 可降低。当肺泡-毛细血管膜损伤更严重时,总肺泡通气量将减少,CO_2 将储留而发生高碳酸血症,此时 PaO_2 将进一步下降。

肺通气障碍、PaO_2 降低刺激血管化学感受器和肺充血、水肿对肺毛细血管旁 J 感觉器(juxtapulmonary capillary receptor)的刺激,导致患者呼吸窘迫。J 感受器位于肺泡毛细血管旁,能感受毛细血管压力,肺充血、肺水肿等刺激反射性地引起呼吸加快。

(三)肺内分流明显增加

肺内分流(Qs/Qt)可分为功能性分流(functional shunt)和真性分流(true shunt)。大量肺泡塌陷导致肺内真性分流明显增加,是引起 ARDS 顽固性低氧血症的主要原因。

功能性分流是指由于部分肺泡通气不足造成未经充分氧合的静脉血掺杂入动脉血中。ARDS 患者病变部位间质性肺水肿压迫小气道,表面活性物质减少,导致肺泡部分萎陷,引起相应肺单位通气不足,而血流未相应减少,甚至还可因炎性充血等使血流增多,使 V/Q 显著降低,以致流经这部分肺泡的静脉血液未经充分动脉化而掺入动脉血内称静脉血掺杂(venous admixture),吸氧可有效地提高 PaO_2,故又称功能性分流。生理情况下,由于肺内通气分布不均匀,正常健康成人形成的功能性分流约占肺血流量的3%。

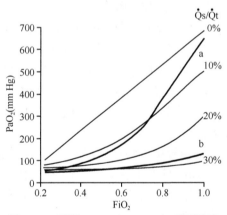

图 22-6 不同 Qs/Qt(0~30%)对不同吸入氧浓度下氧分压的影响

a,显示没有明显分流和 V/Q 比例失调情况下,氧分压随着 FiO_2 增加而增加;b,显示存在明显真性分流和严重 V/Q 比例失调情况下,氧分压对 FiO_2 增加没有反应

解剖分流(anatomic shunt)指静脉血未经肺部的气体交换直接进入动脉。在生理情况下,肺内存在一部分静脉血经支气管静脉和极少的肺内动-静脉交通支直接流入肺静脉,掺入动脉血;心肌内也有少量静脉血直接流入左心。这些解剖分流的血流量占心排血量的2%~3%。ARDS 患者由于肺实变和肺不张,完全的肺泡塌陷和肺泡水肿引起局部肺单位只有血流而无通气,流经的血液完全未进行气体交换而掺入动脉血,类似解剖分流。这种分流与解剖分流均被称为真性分流。区别于由于肺泡通气不足但还存在部分气体交换的功能性分流。吸入纯氧对提高真性分流的 PaO_2 无明显作用,用这种方法可鉴别功能性分流与真性分流。有研究显示,严重 ARDS 肺内分流率可高达 30% 以上,故 ARDS 低氧血症难以用吸入高浓度氧气纠正(图 22-6)。

(四)V/Q 比例失调

健康成人在静息状态下,肺泡通气量(VA)约为 4 L/min,肺泡血流灌注量(Q)约为 5 L/min,二者比例(VA/Q)为 4.2/5=0.84。如肺的总通气量正常,但肺通气或(和)血流不均匀,造成部分肺泡通气与血流比例失调(ventilation-perfusion imbalance),就可引起气体交换障碍,使 PaO_2 降低,$PaCO_2$ 降低、正常或增高。即使在健康人体,肺各部分 V/Q 也并非均匀分布,直立位时,由于重力作用血流量自肺尖到肺底逐步递增,而胸腔内负压上部比下部大,故肺尖部的肺泡扩张程度较大,吸气时流向上肺的气量相对较多,从而使 V/Q 比例自上而下递减。

V/Q 比例失调是 ARDS 低氧血症最常见和最重要的机制。ARDS 患者严重低氧血症主要与 V/Q 比例失调有关。主要原因包括:①广泛的肺不张和肺泡水肿引起局部肺单位只有血流而无通气,即真性分流,是引起顽固低氧血症的主要原因。此时 PaO_2 往往降低,如代偿性通气充分,可使 $PaCO_2$ 正常或降低;如代偿不足,总肺泡通气量低于正常,则 $PaCO_2$ 高于正常。由真性分流所致呼吸衰竭的特征是 PaO_2 降低,且吸入高浓度氧不能提高 PaO_2,而功能性分流时吸入高浓度氧往往可提高 PaO_2。ARDS 机械通气时应用肺复张及一定水平 PEEP,可使部分肺泡通气增加,减少肺内分流,进而改善氧合。②ARDS 时,肺微血管痉挛或狭窄、肺栓塞及血栓形成可使部分肺单位周围毛细血管血流量明显减少或中断,V/Q 比例升高,即导致无效腔样通气。此时,流经无效腔样通气区少量血液 PaO_2 显著升高,但其动脉血氧含量(CaO_2)却增加很少。通气区域的血流量明显增加而使这部分血液不能充分动脉化,其 PaO_2 和 CaO_2 均显著降低,最终造成动脉血 PaO_2 降低。$PaCO_2$ 的变化则取决于代偿性呼吸增强的程度,可以降低、正常或升高。有研究证实,严重 ARDS 患者无效腔率可高达 60%,ARDS 无效腔增加与患者不良预后显著相关(图 22-7)。③ARDS 患者的肺泡存在 3 种不同的异常状态,即膨胀的肺泡、周期性塌陷的肺泡和完全塌陷的肺泡。由于膨胀肺泡和周期性塌陷肺泡的时间常数不同,同时肺间质和细支气管水肿导致不同程度的小气道狭窄,在呼气后期肺泡呼气尚未完成即发生气道闭陷,可出现呼气气流受限,进一步加重肺内气体分布异常,加重 V/Q 比例失调。

(五)弥散功能障碍

肺泡与血流经肺泡-毛细血管膜进行气体交换是物理性弥散过程。单位时间内气体的弥散量取决于肺泡膜两侧的气体分压差、肺泡的面积与厚度和气体的弥散常数。弥散常数又与气体的分子量和溶解度相关。此外,气体总弥散量还决定于血液与肺泡接触的时间。

弥散障碍是肺换气功能障碍的一种形式,指肺泡膜面积减少或肺泡膜异常增厚和弥散时间缩短引起的气体交换障碍。ARDS 弥散障碍可发生

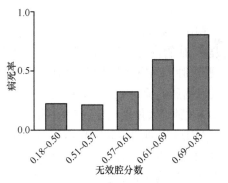

图 22-7 179 例 ARDS 患者病死率和无效腔分数的关系

于下列情况:①ARDS 时,大量肺泡塌陷,肺泡膜面积减少;②ARDS 肺水肿、透明膜形成、细胞增生和肺纤维化都可导致弥散膜厚度增加、通透性降低或弥散距离增宽而影响气体弥散。

弥散障碍肺泡-毛细血管膜面积减少、厚度增加或通透性降低时,除因同时存在的肺泡通气血流比例失调引起低氧血症外,严重时可因氧从肺泡弥散到血液的过程受阻而使 PaO_2 下降,PAO_2 和 PaO_2 的差值增大是其特征。因 CO_2 的弥散能力很强(约比氧大 20 倍),其排出受影响较小,故 $PaCO_2$ 多正常,甚至因代偿性通气过度而有所下降。对于这类患者吸入高浓度氧可相对缓解由于弥散障碍导致的低氧血症。

由此可见,ARDS 患者在遭受各种因素打击后,弥漫性肺泡-毛细血膜损伤、通透性增加

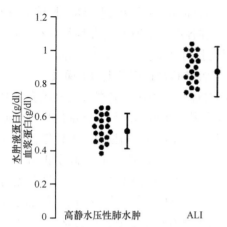

图 22-8　高通透性肺水肿是 ALI／ARDS 的标志

注：高通透性肺水肿（ALI／ARDS）水肿液和血浆蛋白比值高于 0.65，高静水压性肺水肿低于 0.65

引起肺水肿，导致功能残气量减少，肺顺应性降低，无效腔增加，大量肺内分流和 V/Q 比例失调，从而造成严重低氧血症和呼吸窘迫。

（六）ARDS 肺毛细血管通透性明显增加

ARDS 状态下肺循环的主要改变是肺毛细血管通透性明显增加。通透性增高性肺水肿是 ARDS 病理生理改变的基础，高蛋白性肺泡水肿就是 ARDS 的特征。高通透性肺水肿通过弥散机制，使血浆蛋白和液体（富含蛋白）向血管外移动；而高静水压性肺水肿则通过对流机制，主要使液体（乏含蛋白）向血管外移动。血管外白蛋白的漏出量可能成为区别这两种肺水肿的标志物。研究显示，ARDS 患者存在高通透性肺水肿，支气管肺泡灌洗液中蛋白含量明显增加，有别于高静水压性肺水肿（图 22-8）。

（七）肺动脉高压伴肺动脉楔压（PAWP）正常是 ARDS 肺循环改变的另一特点

ARDS 患者肺动脉高压病理机制包括：功能性因素有炎症介质和低氧诱导的肺血管收缩，结构性因素有肺水肿和纤维化压迫血管、肺血管重建、血栓形成和肺容积下降。早期主要与肺血管收缩及肺循环阻力增加有关，晚期肺动脉高压除了功能性因素外，还与肺血管结构改建有关。

ARDS 早期肺动脉高压是可逆的，与低氧血症和缩血管介质（TXA_2、TNF-α 等）引起肺动脉痉挛、血管内皮细胞内源性 NOS 减少导致 NO 合成下降、肺毛细血管内血小板集聚、血栓栓塞、肺水肿和间质水肿引发肺循环阻力增加等因素有关。大量肺泡塌陷造成肺容积下降也是肺动脉高压的原因之一。FRC 水平直接影响肺循环阻力，正常 FRC 时肺循环阻力最低，但 ARDS 时肺泡大量塌陷导致 FRC 明显降低，促进肺循环阻力增加，参与肺动脉高压的发生。

ARDS 后期的肺动脉高压为不可逆的，除上述原因外，主要与肺小动脉平滑肌增生和非肌性动脉演变为肌性动脉等结构重建有关。值得注意的是，尽管肺动脉压力明显增高，但 PAWP 一般为正常，这是与心源性肺水肿的重要区别。肺动脉高压由于血管壁张力增加，刺激管壁机械感受器，反射性引起呼吸运动增强，使肺泡通气量增加，患者感觉呼吸困难。肺动脉压力升高进一步增加肺毛细血管有效滤过压，对于 ARDS 患者而言，由于肺毛细血管通透性明显增加，轻度肺动脉高压即可导致肺水肿明显加重。另外，肺动脉高压使通常处于关闭状态的连接肺动脉和肺静脉的血管开放，形成分流；或由于肺动脉压极度增高，右心压力超过左心，有些患者右心房血经未闭卵圆孔流入左心房。

二、ARDS 病理生理基础对机械通气的指导

机械通气是 ARDS 患者重要的支持手段，呼吸机使用不当或使用时间过长引起的呼吸机相关性肺损伤（VILI），已成为机械通气临床应用中常见而严重的并发症。根据患者病理生理

变化和呼吸力学特征指导机械通气,是保证机械通气目的和防止发生 VILI 的重要因素。

(一) 肺泡-毛细血管膜通透性异常增高

ARDS 可由肺炎、误吸、毒性气体吸入等局部因素引起,亦可由脓毒症、重症胰腺炎等全身因素诱发。共同结果是炎症反应导致肺泡-毛细血管通透性增高。

肺泡-毛细血管通透性增高引起肺间质及肺泡水肿。广泛的肺泡水肿和萎陷,即广泛的微小肺不张,将造成 V/Q 比值严重失调,特别是解剖样分流明显增加,即静脉血掺杂,形成难以纠正的顽固性低氧血症。同时,肺水肿和大量肺泡的萎陷将导致肺顺应性显著降低。因此,纠正低氧血症,必须使塌陷肺泡复张,并保持开放状态,降低肺内分流、改善肺顺应性。

(二) ARDS 肺部病变的不均一性

ARDS 时肺泡损伤的分布并不是均匀的,即部分区域肺泡闭陷,部分区域肺泡保持开放和正常通气。通常受重力影响在下肺区(gravitationally dependent area)存在广泛的肺水肿和肺不张,而在上肺区(nondependent area)存在通气较好的肺泡。CT 扫描证实了肺损伤分布以重力依赖区(下垂区)最为严重,ARDS 时参与气体交换的肺容量减至正常肺容量 35% ~ 50%。尽管双肺均广泛受累,肺水含量均增加,但重力依赖区肺水肿和肺泡萎陷最显著,CT 显示依赖区为高密度影,可见重力依赖区是肺损伤的最严重区域。机械通气时,气体多分布于非重力依赖区,导致肺泡过度膨胀,V/Q 比例失调,加重肺损伤和低氧血症。

(三) 肺容积明显减少是 ARDS 的重要病理生理特征

ARDS 的病理生理改变决定了大量肺泡发生水肿和萎陷,使参与气体交换的肺泡显著减少。Gattinoni 对严重 ARDS 患者的胸部 CT 进行研究,发现 70% ~ 80% 的肺组织受累,肺泡水肿或不张,而参与通气的肺泡显著减少,仅占 30%。根据肺泡受累的严重程度,可将肺泡分为 3 类:①功能接近正常的肺泡,顺应性近于正常,主要分布于非依赖区;②可复张的塌陷肺泡,顺应性明显降低,主要分布于依赖区;③不可复张的塌陷肺泡。

参与通气的肺泡主要为功能接近正常的肺泡和部分可复张的塌陷肺泡。由此可见,从参与通气的肺泡容积来看,ARDS 患者的肺实际上是"婴儿肺"和"小肺"。这一特征就决定了采用正常水平潮气量(8 ~ 12 ml/kg)将导致通气的肺泡,特别是顺应性近于正常的肺泡过度膨胀,使 V/Q 比值恶化,并可能产生肺泡外气体、系统性气体栓塞和弥漫性肺损伤等所谓气压伤(barotrauma)。研究证实,这些"气压伤"主要是由于肺泡过度膨胀所致容积伤(volume trauma)或称为容量伤(volutrauma)。由此可见,采用小潮气量实施机械通气是 ARDS 肺容积特征的必然结果。

(四) 呼吸机相关肺损伤是机械通气的常见并发症

机械通气本身可引起肺损伤,即 VILI。从微观力学的角度看,引起 VILI 的机制,一是肺泡过度膨胀,二是肺泡开放和关闭导致反复强烈牵拉所引起的剪切力损伤。ARDS 患者易发生 VILI 是由其病理生理特征决定的。导致 ARDS 患者发生 VILI 的因素包括:

1. 高跨肺压(气压伤或容积伤)　由于参与通气的肺单位明显减少(即"小肺"),肺单位的顺应性也存在较大差异性,潮气量偏大或气道压力过高将使某些肺泡过度膨胀或跨肺压过高,引起肺泡破裂。另外依赖区的附加静水压较高,使相应肺泡跨肺压较非依赖区高,因此依赖区易发生气压伤。

2. 剪切力(萎陷伤) 萎陷伤是指肺泡周期性开放和塌陷产生的剪切力引起的肺损伤。机械通气时,如果 PEEP 水平过低,由于不能保持小气道和肺泡的开放,吸气时塌陷肺泡复张,而呼气时肺泡重新塌陷,引起呼吸时周期性对肺泡牵拉,萎陷肺泡周期性开放和闭合,继而导致肺泡壁剪切力损伤,肺泡破裂、肺泡毛细血管膜弥漫性损伤。

3. 炎症性损伤(生物伤) 机械应力(mechanical stresses)能破坏细胞骨架或细胞膜。从细胞水平看,机械应力引发了细胞内和细胞间信号转导级联反应。这种细胞物理刺激向化学信号的转变激活炎症反应和诱发级联效应,导致肺泡实质细胞及肺间质的炎症性破坏加重肺损伤。

气压伤引起的肺泡气体漏出可表现为间质气肿、气囊肿、纵隔气肿或气胸等,其中张力性气胸危险性最大。

VILI 可表现为肺间质水肿,乃至肺泡水肿,与 ARDS 所致肺损伤难以区别,临床上需特别重视。肺泡过度膨胀使其周围毛细血管受到巨大应力的牵引,引起毛细血管内皮细胞损伤,通透性增高,而肺间质压力升高对毛细血管的压迫又使肺毛细血管静水压升高,两因素作用的结果将加重肺间质及肺泡水肿。

VILI 可使 ARDS 的肺损伤恶化,甚至可以发展成 MODS。这就要求实施机械通气时,必须以 ARDS 的病理生理改变为依据,调整通气策略,尽可能避免 VILI。

三、ARDS 患者主要的代谢、器官功能变化

(一) ARDS 缺氧与氧耗-氧供的病理依赖

正常成年人在安静状态下,每分钟耗氧量约为 250 ml,活动时耗氧量增加。而人体内氧气的储备极少,约 1.5 L。ARDS 患者存在严重的低氧血症,产生明显的氧耗-氧供关系异常,导致组织缺氧和器官功能损害。

ARDS 是造成低氧血症最常见的原因,主要与下列因素有关:①肺泡通气减少;②气体弥散功能障碍;③V/Q 比例失调,这是导致低氧血症最主要的原因;④机体耗氧增加。由广泛肺不张和肺泡水肿引起的真性分流,是诱发 ARDS 顽固低氧血症的重要原因。正常情况下,解剖学分流不超过 5%;病理条件下,当解剖学分流高于 30% 时,将导致顽固性低氧血症。

ARDS 主要表现为低张性缺氧,动脉血氧分压、氧饱和度和氧含量均降低,动脉血和静脉血氧容量正常。合并其他疾病状态时则可同时出现其他类型的缺氧,如存在大失血可出现血液性缺氧,休克时可合并循环性缺氧,从而加重 ARDS 缺氧。缺氧时机体机能和代谢的变化,包括机体对缺氧的代偿性适应和损伤性变化两个方面。一般来讲,首先出现的是机体的代偿性改变,严重缺氧时方出现组织代谢障碍、组织损伤及各系统功能的紊乱。急性缺氧时以呼吸系统和循环系统的代偿反应为主。肺通气及心脏活动的增强可在缺氧时立即发生,但这些代偿功能活动本身消耗能量和氧气。

肺通气量增加是对急性低张性缺氧最重要的代偿性反应,此反应的强弱存在显著的个体差异,代偿良好者肺通气量增加较多,PaO_2 比代偿不良者高,$PaCO_2$ 也较低。呼吸衰竭

时,由于 PaO_2 的降低,反射性兴奋呼吸中枢。而一定程度的 $PaCO_2$ 增加(<70 mmHg)可直接兴奋呼吸中枢,从而使呼吸加深加快,增加肺泡通气量。但 $PaCO_2$ 过高,超过 90 mmHg 时将抑制呼吸中枢,通气量显著减少。

低张性缺氧引起的代偿性心血管反应,主要表现为心排血量增加、血流分布改变、肺血管收缩与毛细血管增生。一定程度的缺氧可反射性兴奋心血管运动中枢,从而使心率加快,心排血量增加,皮肤及腹腔内脏血管收缩,因而发生血液重新分布和血压轻度升高。此外,缺氧时也可间接地因通气加强,胸腔负压增大,回心血量增加而影响循环功能。这些变化在急性呼吸衰竭时较为明显。严重低氧血症时,心肌因能量生成不足及心血管运动中枢的抑制,使心率变慢,心肌收缩力减弱,血管张力减低,血压下降,最终可导致循环衰竭。CO_2 储留的直接作用是:①皮肤血管扩张,因而肢体皮肤温暖红润,常伴大量出汗;②脑血管扩张,脑血流量增加;③睑结膜血管扩张引起局部充血水肿;④广泛性外周血管扩张,可引起血压降低;⑤对肺、肾血管的直接作用是引起收缩。呼吸衰竭可伴发心力衰竭,尤其是右心衰竭,其发生原因主要是肺动脉高压和心肌受损。

ARDS 存在氧耗-氧供(VO_2-DO_2)关系异常,这是 ARDS 和 MODS 的共同病理生理基础。健康人氧供即使减少,而器官的氧摄取和消耗维持相对稳定,即在临界阈值以上器官氧耗并不依赖氧供。这是由于局部代偿作用、灌注毛细血管的截面积增加和氧摄取增强所致。在 ARDS 状态下这种代偿机制衰竭,在所有氧供水平都出现氧耗对氧供的绝对依赖或病理性依赖(图 22-9)。

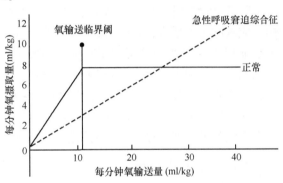

图 22-9 急性呼吸窘迫综合征氧耗对氧供的病理性依赖

氧供求失衡源于局部代偿机制耗竭,其一种解释是血流重新分布,流向低氧耗器官如骨骼肌,引起重要脏器氧供不足;另一种理论是重要器官的毛细血管内皮损伤、组织水肿、弥散距离加大及毛细血管截面积减少。

(二) 酸碱平衡及电解质紊乱

ARDS 患者不仅因外呼吸障碍引起酸碱平衡紊乱,而且还可因并发肾功能障碍、感染、休克以及某些治疗措施不当等因素而出现不同类型的酸碱平衡及电解质紊乱,因此患者的表现可能是多样的。

1. 呼吸性碱中毒 ARDS 时 $PaCO_2$ 明显下降的患者,可因原发性碳酸过低而发生呼吸性碱中毒,由于发病急骤,故多为失代偿性呼吸性碱中毒。

2. 代谢性酸中毒或呼吸性酸中毒合并代谢性酸中毒 由于严重缺氧,无氧代谢加强,酸性代谢产物增多,可引起代谢性酸中毒,或呼吸性酸中毒合并代谢性酸中毒。如患者合并肾功能不全或感染、休克等,则因肾脏排酸保碱功能障碍或体内固定酸产生增多,将加剧代谢性酸中毒。此时血清钾浓度增高可更明显。

3. 呼吸性酸中毒 ARDS 一般首先出现 I 型呼吸衰竭,晚期呼吸肌疲劳和(或)呼吸中枢明显受抑制时,可出现二氧化碳储留、II 型呼吸衰竭。发病急骤者,往往代偿不全而出现失代偿性呼吸性酸中毒。呼吸性酸中毒对中枢神经系统的影响较代谢性酸中毒更显著：CO_2 为脂溶性的，很容易进入脑脊液，使其 [H^+] 明显升高；而血液中 HCO_3^- 为水溶性，较难进入脑脊液中，再加上脑脊液的缓冲能力差，因而其 pH 比血液更低，对脑细胞功能代谢的影响较代谢性酸中毒更明显。此外，CO_2 也可使脑血管扩张，促脑水肿，甚至脑疝发生；过高的 $PaCO_2$ 可致 CO_2 麻醉。

此外，某些呼吸衰竭患者可以出现代谢性碱中毒，多属医源性，发生于治疗过程中或治疗后。如代谢性酸中毒过量补充碱剂；由于钾摄入不足、应用排钾利尿剂和肾上腺皮质激素等可造成低钾症性碱中毒等。

4. 血钾 ARDS 时，血钾的变化主要表现为高钾血症。其机制为：①酸中毒是呼吸衰竭的基本病理变化，细胞外 K^+ 外移，细胞内 H^+ 内移；②酸中毒时肾脏排 H^+ 增加，排 K^+ 减少；③合并肾功能不全时，肾小球滤过率下降，钾排出减少；④缺氧使组织分解增强，钾释放增多。然而，在 ARDS 早期，合并呼吸性碱中毒因细胞外钾离子进入细胞内，可发生血清钾浓度降低。

5. 血氯 ARDS 时血氯随酸碱平衡紊乱类型不同而异。呼吸性酸中毒时，血清氯浓度主要是降低，碳酸氢根增多；当血液中二氧化碳储留时，在碳酸酐酶及缓冲系统作用下，红细胞中生成碳酸氢根增多，因而进入血浆的碳酸氢根也增加，同时发生氯转移，血浆中氯离子进入红细胞增多，因此血清氯离子减少而碳酸氢根增加。另一方面，由于肾小管泌氢增加，碳酸氢钠重吸收和再生增多，而较多氯离子则以氯化钠和氯化铵的形式随尿排出，因而也可引起血清氯离子下降和碳酸氢根增多。呼吸性碱中毒时由于二氧化碳排出过多，血浆中碳酸氢根移入红细胞增多，氯离子则转移至红细胞外，加之肾排出氯也减少，故血清氯浓度升高。血浆碳酸氢根则因移入红细胞及肾小管重吸收和再生碳酸氢钠减少而浓度降低。

(三) 呼吸系统变化

低氧血症从不同的途径影响呼吸功能。PaO_2 降低可刺激颈动脉体与主动脉体化学感受器，反射性增强呼吸运动，此反应要在 PaO_2 低于 8 kPa (60 mmHg) 时才明显，引起呼吸加深加快；PaO_2 为 4 kPa (30 mmHg) 时肺通气最大。但缺氧对呼吸中枢有直接抑制作用，当 PaO_2 低于 4 kPa 时，此作用可大于反射性兴奋作用而使呼吸抑制。一定程度 $PaCO_2$ 增高是导致呼吸兴奋的重要因素，$PaCO_2$ 主要作用于中枢化学感受器并反射性引起呼吸中枢兴奋和呼吸加深加快。$PaCO_2$ 每增加 0.133 kPa (1 mmHg)，通气量增加 2 L/min。但当 $PaCO_2$ 超过 10.7 kPa (80 mmHg) 时，则抑制呼吸中枢 (引起 CO_2 麻醉)，此时患者的呼吸运动主要靠动脉血低氧分压对血管化学感受器的刺激得以维持。严重低氧血症时，如存在长时间增强的呼吸运动，使呼吸肌耗氧增加，加上氧供不足，可引起呼吸肌疲劳，使呼吸肌收缩力减弱，呼吸变浅而快，呈点头或提肩呼吸。呼吸浅进一步导致肺泡通气量减少，从而加重呼吸衰竭。

(四) 心血管系统

ARDS 患者对心、血管的直接作用是抑制心脏活动，并使血管扩张（肺血管例外）。但轻、中度的 PaO_2 降低和 $PaCO_2$ 升高可通过兴奋心血管运动中枢，使心率加快、心肌收缩力加强、外周血管收缩，加上呼吸运动增强使静脉回流增加，导致心排血量增加。另外，心血管运动中枢兴奋可通过交感神经使皮肤、腹腔内脏血管收缩，脑血管与冠状血管在局部代谢产物如腺苷等调节下扩张,从而造成血流重新分布,保证了重要脏器的血液供应。严重的缺氧和二氧化碳储留则直接抑制心血管中枢和心脏活动,导致血管扩张、血压下降、心收缩力下降、心律失常等严重后果。ARDS 患者的死亡病例中有半数发生左心衰竭,其机制主要包括:①低氧血症和酸中毒使左心室肌收缩性降低;②胸腔内压力增高影响左心的舒缩功能;③右心扩大和右心室增厚将室间隔推向左心侧,可降低左心室的顺应性,左心室舒张功能发生障碍。

(五)中枢神经系统变化

中枢神经系统对缺氧最敏感,当 PaO_2 降至 8 kPa 时,可出现智力和视力轻度减退。如 PaO_2 迅速降至 5.33 ~ 6.67 kPa 或以下就会引起一系列神经精神症状,如头痛、不安、定向与记忆障碍、精神错乱、嗜睡,以致惊厥和昏迷等。

(六)肾功能变化

缺氧与高碳酸血症能反射性通过交感神经使肾血管收缩,肾血流量严重减少,轻者尿中出现蛋白、红细胞、白细胞及管型等,严重时发生急性肾衰竭,出现少尿、氮质血症和代谢性酸中毒。若肾结构无明显改变,为功能性肾衰竭,呼吸功能好转,肾功能就可较快地恢复正常。若患者合并有心力衰竭、弥散性血管内凝血(DIC)或休克,则肾的血液循环和功能障碍更严重。

(七)消化系统的变化

呼吸衰竭时可出现胃肠黏膜糜烂、坏死、出血与溃疡形成等病变,发生机制包括:①严重缺氧使胃壁血管收缩,降低胃黏膜的屏障作用;②二氧化碳储留可增强胃壁细胞碳酸酐酶活性,使胃酸分泌增多;③若患者合并有 DIC、休克等,会进一步加重消化系统的缺血缺氧状态。

(刘　军　刘松桥　邱海波)

第五节　急性肺损伤与急性呼吸窘迫综合征的流行病学和临床表现

一、ALI 和 ARDS 的流行病学

流行病学调查显示 ALI 和 ARDS 是常见的临床危重症,发病率和病死率均较高。最早的报道来自美国国立心肺血液研究所(NHLBI),根据 NHLBI 的数据,1972 年美国 ARDS 发病人数为 15 万,相当于每年 75/10 万,其后多数学者认为这一数据明显高估了 ARDS 的年发病率。根据 1994 年欧美联席会议提出的 ALI/ARDS 诊断标准,欧美 ALI 发病率为每年 18/10 万,ARDS 为每年(13 ~ 23)/10 万。近年来,ARDS 发病率有逐年增加趋势。2005 年的前瞻性研究显示,美国 ALI/ARDS 发病率分别在每年 78.9/10 万和 58.7/10 万,较前明显升高。ICU 患者中 ARDS 发生率更高,入住 ICU 患者约 7% 存在 ALI,其中一半以上的 ALI 患者为 ARDS 患者,占机械通气患者的 16.1% 。在 ICU 外的住院患者,研究显示入住呼吸道隔离病房的 HIV 感染和结核患者 ALI 的发病率也不低,约 9% 的患者存在 ALI,2% 的患

者发生 ARDS。我国目前尚缺乏大规模相关流行病学资料。

ARDS 发病率存在明显地区和区域差异。近年来大规模流行病学资料来自欧洲,均采用 1992 年欧美联席会议的诊断标准,芬兰的大规模流行病学调查显示 2007 年急性呼吸衰竭的发病率为 149.5/10 万,其中 ALI 和 ARDS 分别为每年 10.6/10 万和 5.0/10 万,急性呼吸衰竭 90 天病死率 31% 。1997 对瑞典、丹麦和冰岛等国家入住 ICU 的 15 岁以上 13 346 人进行调查发现,ALI/ARDS 发病率分别在每年 17.9/10 万和 13.5/10 万。澳大利亚 ALI/ARDS 发病率分别在每年 34/10 万和 22/10 万。导致这些差异的原因尚不清楚,可能与研究人群、患者的危险因素等不同有关。

不同人群 ARDS 发病率也存在明显不同。美国 0.5 ~ 15 岁儿童 ALI 发病率每年 12.8/10 万,住院病死率 18% ,严重感染是最主要的致病原因。老年人 ARDS 发病率明显增加,85 岁患者比 55 岁 ARDS 的发病率增加 10 倍。

导致 ARDS 的危险因素不同,ARDS 发病率也明显不同。导致 ARDS 的危险因素可以分为直接肺损伤(肺源性)因素和间接肺损伤(非肺源性)因素。前者包括弥漫性肺部感染、误吸、溺水、吸入有毒气体、肺钝挫伤等;后者包括中毒、休克、严重的非胸部创伤、紧急复苏时大量输血、输液、体外循环术、DIC、氧中毒、胰腺炎、尿毒症、糖尿病酸中毒等。此外,一些药物如阿片类镇痛药、三环类抗抑郁药和部分抗癌药等也可引起 ALI/ARDS。在直接肺损伤中肺部感染是最常见 ARDS 的发病危险因素,误吸、肺外伤次之;间接肺损伤中非肺源性的脓毒症最多见;脓毒症时 ALI/ARDS 发病率高达 25% ~ 50% ,大量输血可达 40% ,多发性创伤达到 11% ~ 25% ,而严重误吸时 ARDS 发病率也可达 9% ~ 26% 。同时存在多个 ARDS 发病危险因素时,ALI/ARDS 发病率进一步升高。

二、症状和体征

(一)症状

ARDS 的临床表现大多在原发病的症状基础上出现。除原发病表现外,典型 ARDS 临床表现起病急,出现呼吸频数,呼吸困难,口唇及指端发绀,一般氧疗方法难以纠正。多在感染、休克、创伤等原发病的救治过程中发生。

呼吸频数、呼吸窘迫是 ARDS 的主要临床表现,呼吸频数和发绀进行性加重是其临床特点。通常在 ARDS 起病 1 ~ 2 天,发生呼吸频数,呼吸频率大于 20 次/分,并逐渐进行性加快,可达 30 ~ 50 次/分。随着呼吸频率增快,呼吸困难也逐渐明显,危重者呼吸频率可达 60 次/分以上,呈现呼吸窘迫症状。

随着呼吸频数,呼吸困难症状的发展,缺氧症状也愈明显,患者表现为烦躁不安、心率增速、唇及指甲发绀,甚至意识障碍。缺氧症状并不因为吸入氧气而获得改善。此外,在疾病后期多伴有肺部感染,表现为发热、痰量增多等症状。

(二)体征

疾病初期除呼吸频数外,可无明显的呼吸系统体征,较多见呼吸频数,心率增加,随着症状加重,出现唇及指甲发绀,吸气时锁骨上窝及胸骨上窝下陷,有的患者胸部听诊可闻及少数干性啰音及湿性啰音。后期出现湿啰音并呈肺实变体征,往往以双下肺为著。

三、典型的 ARDS 临床分期

ARDS 按 Moore 标准分为 4 期：

第一期(急性损伤期)：以创伤、感染、休克等原发病表现为主要临床改变。此期可不表现出肺或 ARDS 的症状,有的表现为呼吸频率开始增快,过度通气,并发展为低碳酸血症。此期氧分压尚属正常或在正常低值。

第二期(稳定期)：多在原发病发生 24~48 小时后,此期呼吸增快,浅速而有轻度困难,肺部可听到湿性啰音或少量干性啰音。PaO_2 下降,肺内分流增加,胸部 X 线检查显示细网状浸润阴影,反映肺间质液体含量增加。

第三期(急性呼吸衰竭期)：此期病情发展迅速,呼吸困难加重,表现为呼吸窘迫。肺部听诊湿性啰音增多。PaO_2 进一步下降,吸氧难以纠正。X 线胸片因间质与肺泡水肿而出现典型的、弥漫性雾状浸润阴影。

第四期(终末期)：严重呼吸窘迫,患者严重缺氧和高碳酸血症,最后导致心力衰竭、休克、昏迷。X 线胸片呈"白肺"(毛玻璃状)。

不同原因引起的 ARDS,其临床表现可能会有所差别。通常内科系统疾病引起的 ARDS 起病较缓慢,临床分期不如创伤等原因引起 ARDS 分期那样明确。但总起来说,ARDS 病程往往呈急性过程。但也有一部分病例,虽经过积极治疗,病程仍较长。

四、辅 助 检 查

(一) X 线胸片

尽管已出现急性呼吸窘迫和低氧血症的表现,胸部 X 线表现早期可无异常,或呈轻度间质改变,表现为纹理增多、边缘模糊,进而出现斑片状阴影,后期两肺有广泛的渗出和实变,在胸片上则表现为典型的"白肺",为大片实变阴影,并可见支气管气像。随着肺水肿的吸收和消退,肺渗出影减少,透过度增加,后期可出现肺纤维化的表现。与心源性肺水肿相比,ARDS 患者胸片中斑片状阴影多分布于外周,而且密度较低。值得注意的是,ARDS 的 X 线改变常较临床症状迟 4~24 小时。

(二) CT 扫描

与正位胸片相比,CT 扫描能更准确地反映病变肺区域的大小和程度。CT 上病变范围常能较准确反映气体交换的异常和肺顺应性的改变。近年来,许多学者将 CT 运用于 ALI/ARDS 患者,取得了很多重要的发现和研究成果。其中之一是发现肺间质和肺泡病变不均一性分布,即病变主要累及重力依赖区(下垂部位),具有通气功能的肺泡明显减少。由肺炎等所致的肺源性 ALI/ARDS,两肺阴影呈非对称性分布,常以浸润影多见;而脓毒症等所致的非肺源性(肺外性)ALI/ARDS,两肺阴影呈对称性分布,常呈毛玻璃样改变,背部可见浸润影。而在晚期则出现肺纤维化的改变,但不呈现明显重力依赖性分布。另外,CT 扫描能发现气压伤及小灶性肺部感染,如间质性肺气肿、肺脓肿等。

（三）肺气体交换障碍的监测

监测肺气体交换异常对 ARDS 的诊断和治疗具有重要价值。

动脉血气分析是评价肺气体交换的主要临床手段。在 ARDS 早期,常常表现为呼吸性碱中毒和不同程度的低氧血症,前者与呼吸频数、通气过度有关,后者与换气功能障碍有关。通过鼻导管或鼻塞吸氧,提高吸入氧浓度,低氧血症往往难以纠正。当肺损伤恶化到一定程度,低氧血症进一步加重,不得不应用呼吸机实施机械通气,以维持患者生命。

对于接受机械通气的患者,PaO_2 与吸入氧浓度的比值(PaO_2/FiO_2)即改良的呼吸指数,是反映 ARDS 低氧血症程度的主要指标,经治疗后氧合指数的改善程度与 ARDS 患者预后直接相关,该指标也常常用于肺损伤的评分系统。

除表现为低氧血症外,ARDS 患者的换气功能障碍还表现为无效腔通气增加,在 ARDS 后期往往表现为二氧化碳储留,动脉二氧化碳分压升高。无效腔通气增加主要与广泛的肺毛细血管梗死有关。现在资料提示,无效腔通气增加是患者预后的预测指标,诊断 ARDS 第一天无效腔容量与总通气量比值(V_D/V_T)>0.55 的患者病死率明显升高。

（四）肺力学监测

呼吸力学监测是反映肺机械特征改变的重要手段,可通过床边呼吸功能监测仪监测,目前一些监测功能较强的呼吸机可以在呼吸治疗的同时进行床旁实时监测。呼吸力学的内容包括呼吸压力、呼吸阻力、顺应性、时间常数和呼吸功等。ARDS 患者肺力学机械特征的基本改变主要包括顺应性降低、气道阻力增加、FRC 下降、呼吸功增加。根据患者呼吸力学的参数的变化,可反映患者呼吸功能和对治疗的反应。

此外,还有特殊呼吸力学监测包括压力-容积曲线(P-V 曲线),内源性呼气末正压(intrinsic PEEP,PEEPi),反映呼吸中枢驱动力的吸气开始后 0.1 秒时的口腔闭合压($P_{0.1}$),肺牵张指数(stress index)等,不仅可以帮助临床医生随时了解患者呼吸功能的变化,而且可以指导机械通气,避免通气引起的肺损伤。

（五）血流动力学监测

血流动力学监测对 ARDS 的诊断和治疗具有重要意义。ARDS 的血流动力学常表现为肺动脉楔压正常或降低。但肺动脉楔压可能因人为因素而增高,见于胸内压力增高、为纠正休克而过量输液等情况。

监测肺动脉楔压,有助于与心源性肺水肿鉴别。同时,可直接指导 ARDS 的液体治疗,避免输液过多或容量不足。

（六）支气管灌洗液

支气管灌洗及保护性支气管刷片是诊断肺部感染及细菌学调查的重要手段,ARDS 患者肺泡灌洗液的检查常可发现中性粒细胞明显增高(非特异性改变),可高达 80%（正常小于 5%）。肺泡灌洗液发现大量嗜酸粒细胞,对诊断和治疗有指导价值。

（七）肺泡毛细血管屏障功能和血管外肺水

肺泡毛细血管屏障功能受损是 ARDS 的重要特征。测定屏障受损情况,对评价肺损伤程度具有重要意义。

血管外肺水增加也是肺泡毛细血管屏障受损的表现,可用指示剂稀释法测定血管外肺水的含量。正常人血管外肺水含量不超过 7 ml/kg,ARDS 患者的血管外肺水可增加到 15 ~ 30 ml/kg。

(刘松桥　邱海波)

第六节　急性肺损伤与急性呼吸窘迫综合征的诊断与鉴别诊断

一、ARDS 诊断标准

如何早期诊断并进行早期干预是提高 ALI/ARDS 患者生存率的关键。临床上应注意识别可能引起 ARDS 的高危因素,并结合临床表现进行必要的辅助检查(如胸片和血气)。自 Ashbaugh 于 1967 年报道 ARDS 以来,对 ARDS 的概念和诊断标准进行了多次修订,现在比较通行的 ALI/ARDS 的诊断标准是 Murray 提出的肺损伤评分和 1992 年由欧美共识会议修订的标准。

1. **Murray 评分法**　1988 年 Murray 等提出了 ARDS 的评分法诊断标准(表 22-3),根据 PaO_2/FiO_2、呼气末正压(PEEP)水平、X 线胸片中受累象限数及肺顺应性变化的评分评价肺损伤程度。评分>2.5 分为重度肺损伤,即 ARDS,0.1 ~ 2.5 分者为轻中度肺损伤。

表 22-3　Murray 肺损伤评分

项目	评分	项目	评分
1. X 线评分		3. PEEP 评分	
无肺泡浸润	0	PEEP≤5cmH$_2$O	0
肺泡浸润限于 1 个象限	1	PEEP 6 ~ 8cmH$_2$O	1
肺泡浸润限于 2 个象限	2	PEEP 9 ~ 11cmH$_2$O	2
肺泡浸润限于 3 个象限	3	PEEP 12 ~ 14cmH$_2$O	3
肺泡浸润限于 4 个象限	4	PEEP≥15cmH$_2$O	4
2. 低氧血症评分		4. 肺顺应性(必要时)	
PaO_2/FiO_2　≥300	0	≥80ml/cmH$_2$O	0
225 ~ 299	1	60 ~ 79ml/cmH$_2$O	1
175 ~ 224	2	40 ~ 59ml/cmH$_2$O	2
100 ~ 174	3	20 ~ 39ml/cmH$_2$O	3
<100	4	≤19ml/cmH$_2$O	4

注:上述 4 项或 3 项(除肺顺应性)评分的总和除以项目数(分别为 4 或 3),就得到肺损伤评分结果。

肺损伤评分:

0,无肺损伤;

0.1 ~ 2.5 分,轻度至中度肺损伤;

>2.5 分,重度肺损伤或 ARDS。

Murray 评分法:ARDS 诊断标准强调了肺损伤从轻到重的连续发展过程,对肺损伤做量化评价。Owens 等研究显示,肺损伤评分与肺脏受累范围呈显著正相关($r=0.75,P<0.01$),而且

也与肺血管通透性密切相关($r=0.73$，$P<0.01$)。可见，该标准可较准确地评价肺损伤程度。

2. 欧美联席会议的 ARDS 诊断标准 尽管 Murray 标准有利于临床科研，但应用于临床就显得过于繁琐，难以推广。

目前临床上广泛采用 1992 年欧美联席会议(AECC)提出的 ARDS 诊断标准(表 22-4)。ARDS 需满足：①急性起病；②$PaO_2/FiO_2 \leqslant 200$ mmHg(不管 PEEP 水平)；③正位 X 线胸片显示双肺均有斑片状阴影；④肺动脉楔压 $\leqslant 18$ mmHg，或无左心房压力增高的临床证据。如 $PaO_2/FiO_2 \leqslant 300$ mmHg 且满足上述其他标准则诊断为 ALI。

表 22-4 ALI 与 ARDS 的诊断标准

	起病	氧合障碍程度	X 线胸片	肺动脉楔压
急性肺损伤	急性	$PaO_2/FiO_2 \leqslant 300$ mmHg	双肺有斑片状阴影	肺动脉楔压 $\leqslant 18$ mmHg，或无左心房压力增高的临床证据
ARDS	急性	$PaO_2/FiO_2 \leqslant 200$ mmHg	双肺有斑片状阴影	肺动脉楔压 $\leqslant 18$ mmHg，或无左心房压力增高的临床证据

AECC 的标准一方面阐明了 ALI 到 ARDS 为一连续的病理过程，其早期阶段为 ALI，重度 ALI 即为 ARDS，有利于患者的早期诊断和治疗；其次，该标准易于为临床所接受。它排除了 PEEP 作为诊断依据，同时也不强调 PAWP 的测定，相应的临床证据即可作为诊断依据。该标准与以往标准相比有以下区别：①PEEP 改善氧合的效应具有时间依赖性，而且其水平提高与氧合改善并不呈正相关，因此不考虑 PEEP 水平；②医师的经验及指征掌握等许多因素均影响机械通气应用，可因未及时采用机械通气，而使患者延误诊断，因此也不把机械通气作为诊断条件；③肺动脉楔压 $\leqslant 18$ mmHg 作为诊断条件，有助于排除心源性肺水肿；④与以往常用的 $PaO_2/FiO_2 \leqslant 100 \sim 150$ mmHg 相比，$\leqslant 200$ mmHg 作为诊断条件能使患者更早地得到诊断。

由于 AECC 的 ALI/ARDS 诊断标准较为宽松，对 ALI/ARDS 有很高的诊断率，但仍存在下列问题：①以氧合指数作为诊断 ALI/ARDS 的指标简单易行，但未把是否行机械通气和行机械通气的时间纳入诊断标准，也未强调 PEEP 对氧合的影响。有研究表明，氧合指数并不能反映肺损伤的严重程度，并且与患者的预后没有相关关系。此外，PEEP 水平可以影响氧合指数，氧合指数对 PEEP 反应不同，患者的预后也不一样。因而以氧合指数作为 ALI/ARDS 的诊断标准之一是否合理，还需要更深入的研究。此外，氧合指数难以排除通气功能障碍对氧合的影响。在临床应用中以肺泡-动脉血氧分压差($PA-aO_2$)可以更好地反映 ARDS 的病理生理特点，从而提高 ALI/ARDS 诊断的特异性。但 $PA-aO_2$ 易受吸氧浓度的影响。为了动态观察病情变化，对上机患者应尽量在相同的通气条件下进行前后比较。②ALI/ARDS 胸片的表现缺少特异性，在不同的原发病和不同的时期可有不同的表现，可以为间质或实质，散在或弥漫，可轻可重，但进展迅速。③若能除外左心房压高，PAWP 对诊断 ALI/ARDS 并非必需，但对无典型胸片或不能完全从临床表现除外左心房高压的患者，必须有 PAWP 作为诊断条件。但是最近有不少临床观察表明，部分 ARDS 患者 PAWP 可超过 18 mmHg。

目前所采用诊断标准的准确性如何一直是大家所关心的问题。127 例临床符合 ARDS 诊断标准的尸检病例中，DAD 诊断的灵敏度为 75%，特异度为 84%。而 2003 年一项研究表明，把临床诊断为 ARDS 的 57 例患者行开胸肺活检，经病理证实为 DAD 的仅占 40%(23

例),其他病变包括特殊感染(8 例)、肺泡出血(5 例)、闭塞性细支气管炎伴机化性肺炎(5 例)等。从中可以看出,由于 ALI/ARDS 的病因复杂,其发病机制可能也不尽相同,如果仅以临床表现和病理生理指标作为诊断标准,必然会影响其诊断的准确性。利用病变的肺组织直接做出病理学诊断是最佳的,但临床上开胸和穿刺肺活检不易实施,且 ALI/ARDS 患者很少行尸检。因此,病理诊断较为困难,临床需将 ALI/ARDS 与急性心源性肺水肿、部分间质性疾病和急性肺栓塞等常见病进行仔细鉴别。

此外,AECC 的诊断标准根本不考虑肺以外的脏器功能是否异常。ALI/ARDS 是由各种疾病引发的综合征,其背景较复杂,同样没考虑到因病因不同进展为 ALI/ARDS 的过程亦各异这种现象,因此不能反映不同病因所致脏器功能障碍的严重程度和病理生理改变。有研究显示,ALI/ARDS 时肺外脏器功能障碍是决定患者预后的重要因素。在 ALI/ARDS 患者中,单纯因呼吸功能障碍致死者仅占9%~16%,大多因其他脏器功能障碍而死亡。

根据特征性的病理和病理生理改变,ARDS 的诊断标准应该具有以下特征:①弥漫性(或双侧)肺泡水肿或 X 线胸片具有弥漫性肺泡水肿的特征;②肺毛细血管通透性明显增加;③病理上具有 DAD 的表现;④具有低氧血症和呼吸窘迫等临床特征。这样诊断的特异性将明显提高,而不需要排除其他疾病如急性左心衰竭,但其临床应用尚需进一步探讨。

二、鉴别诊断

需与 ALI/ARDS 相鉴别的疾病有心源性肺水肿、急性间质性肺炎、肺部感染、急性嗜酸粒细胞性肺炎、神经源性肺水肿等。其中,心源性肺水肿是最需要鉴别的重要疾病,一般系急性心脏病所致,肺动脉楔压可对其进行判断,但长期留置肺动脉导管是不切实际的,且无必要;心脏超声检查是切实可行的;胸部 X 线检查常可见双侧肺水肿、心脏阴影扩大、以双侧肺门为中心的浸润影。约20% 的 ALI/ARDS 患者合并左心功能不全,需进行综合判断。

ARDS 应注意与心源性肺水肿鉴别(表 22-5)。

表 22-5 ARDS 与心源性肺水肿的鉴别诊断

	ARDS	心源性肺水肿
发病机制	肺实质细胞损害、肺毛细血管通透性增加	肺毛细血管静水压升高
起病	较缓	急
病史	感染、创伤、休克等	心血管疾病
痰的性质	非泡沫状稀血样痰	粉红色泡沫痰
体位	能平卧	端坐呼吸
胸部听诊	早期可无啰音 后期湿啰音广泛分布,不局限于下肺	湿啰音主要分布于双下肺
X 线		
心脏大小	正常	常增大
血流分布	正常或对称分布	逆向分布
叶间裂	少见	多见
支气管血管袖	少见	多见
胸膜渗出	少见	多见

续表

	ARDS	心源性肺水肿
支气管气像	多见	少见
水肿液分布	斑片状,周边区多见	肺门周围多见
治疗		
强心利尿	无效	有效
提高吸入氧浓度	难以纠正低氧	低氧血症可改善

急性间质性肺炎病理学上呈 DAD 的增殖或机化期的表现,炎症细胞的激活和参与、组织结构的破坏、成纤维细胞的增殖、胶原纤维的沉积和修复等共同构成了间质性肺病的组织病理学特性,临床多表现为进行性胸闷、气短。影像学上几乎很难与 ALI/ARDS 相鉴别,胸部 CT 可见蜂窝影或网状影,胸膜下弓形线状影及牵拉性支气管扩张,以下肺野为著,左右对称。明确诊断依赖临床诊断和肺组织活检。但 ARDS 多有原发病及明确的病因,如感染、外伤等,故 ARDS 的诊断不依赖肺活检,结合临床对典型病例不难诊断。有部分学者将缘于某些病毒感染的急性间质性肺炎归于 ARDS 范畴。如早期足量应用糖皮质激素,病情可缓解甚至痊愈。

急性嗜酸粒细胞性肺炎在影像学上难以与 ALI/ARDS 相鉴别,但前者以 20~40 岁的青年男性多见,且是健康者突然发病,主要病理改变为急性弥漫性肺泡损害。肺泡腔、间质和支气管壁可见明显的嗜酸粒细胞浸润,大部分病例可有透明膜形成,Ⅱ型肺泡上皮细胞增生。后期可见间质水肿、炎症细胞大量浸润和纤维组织增生,周围血及 BALF 中嗜酸粒细胞增多。没有血管炎和肺外脏器受损表现。类固醇疗效显著、停药后较易复发为其特点。

神经源性肺水肿常继发于蛛网膜下腔出血等中枢神经系统损害,颅内压升高可致交感神经兴奋、内源性儿茶酚胺分泌增多,从而使左心功能不全或肺静脉收缩而引发肺水肿。

ALI/ARDS 患者还要与自发性气胸、急性肺栓塞等相鉴别。

(刘松桥)

第七节　急性肺损伤与急性呼吸窘迫综合征的治疗

ARDS 是感染、创伤等导致 MODS 的一个重要组成部分,对 ARDS 的治疗应该认为是防治 MODS 的一部分。治疗应从感染、创伤的早期开始,其原则为纠正缺氧,提高全身氧输送,维持组织灌注,防止组织脏器进一步损伤。在治疗上可分为病因治疗和支持治疗。

当然,目前 ARDS 治疗主要限于器官功能及全身支持治疗,特别是呼吸支持治疗,"等待"肺损伤缓解。对于 ARDS 的基本病理生理改变(肺毛细血管通透性增加和肺泡上皮受损)及 ARDS 发病的根本原因(炎症反应)均缺乏特异而有效的治疗手段,这可能是 ARDS 患者病死率居高不下的重要原因。治疗上要取得突破,必须探索有效的病因治疗手段,并改进支持治疗措施。

一、呼吸支持治疗

支持治疗主要包括纠正低氧血症,提高全身氧输送,防止组织缺氧,并尽早进行营养支持。早期积极的呼吸支持治疗,是纠正或改善顽固性低氧血症的关键手段,使患者不致死于早期严重的低氧血症,为治疗转机赢得时间。

早期有力的呼吸功能支持是当前 ARDS 治疗的主要手段,呼吸支持的目标是改善或维持气体交换,保证机体基本的氧输送,改善细胞缺氧。以往 ARDS 诊断标准过于严格,往往在 ARDS 发展到相当严重程度才明确诊断,治疗常被延误。ALI 概念的提出,使 ARDS 诊断明显提前。一旦出现低氧血症,首先可采用面罩法持续气道内正压治疗,如不能奏效,应立即气管插管实施机械通气。根据病情可采用容量或压力控制模式,病情趋于稳定后,改为间歇指令通气或压力支持通气。PEEP 是治疗低氧血症的有效手段之一,治疗 ARDS 的呼吸模式几乎均需与 PEEP 联用。

纠正低氧血症是 ARDS 治疗的首要任务,但其根本目的是保证全身氧输送,改善组织细胞缺氧。因此,片面强调提高 PaO_2,过度提高通气条件,必然干扰循环,使 PaO_2 提高以心排血量下降为代价,导致氧输送降低,加重组织缺氧,使呼吸治疗得不偿失。肺动脉漂浮导管监测血流动力学及氧输送,指导严重 ARDS 患者的呼吸治疗常常是必要的。

ARDS 病理生理的研究进展、机械通气模式的进步,使 ARDS 机械通气的策略和实施手段发生了重大转变,并逐步形成系统的机械通气新策略。

(一) ARDS 机械通气治疗的基本原则

1. 改善组织氧供,防治多器官功能障碍 机械通气不能单纯以改善 PaO_2 或动脉血氧饱和度(SaO_2)为目的,强调动脉血氧输送量(DO_2)可能更为重要,维持足够氧输送有赖于充分氧合、血红蛋白浓度及心排血量。

ARDS 患者呼吸窘迫,呼吸负荷显著增加,分解代谢旺盛,适当降低机体代谢,如降温、适当镇静肌松、抑制自主呼吸等措施,也有利于减少全身氧耗,改善组织供氧。

2. 避免呼吸机相关肺损伤 避免 VILI 是 ARDS 机械通气的重要原则,故强调"肺保护性通气策略"和"肺开放策略"(见后述),在维持适当氧合的基础上控制吸氧浓度,避免氧中毒。

3. 为原发病的治疗赢得时间 ARDS 起病急骤、进展迅速、病情危重,机械通气应当迅速改善低氧血症,维持重要脏器氧供,避免发生或者加重多器官功能损害,为原发疾病的治疗和去除诱发因素争取时间,以期最终改善患者预后。

(二) ARDS 机械通气的应用指针

一旦明确诊断 ARDS,常规的氧疗往往难以奏效,应当尽早实施机械通气治疗,一般可参考下述指标:

(1) 吸入氧浓度(FiO_2)≥50%,PaO_2<60 mmHg。虽然 PaO_2≥60 mmHg,但动脉血 CO_2 分压(PCO_2)>45 mmHg 或者 pH<7.3。此时表明患者可能已经发生呼吸肌疲劳或气道分泌物阻塞,导致通气功能下降,应立即给予机械通气治疗。

(2) 虽然 PaO_2≥60 mmHg,但氧疗过程中 PaO_2 急剧下降,对增加 FiO_2 反应不佳,应尽早开始机械通气。

（三）ARDS 机械通气的目标和策略

ARDS 机械通气目标:在保证组织基本氧合的同时,尽量减少呼吸机相关肺损伤的发生。

针对 ARDS 的病理生理特点及 VILI 的发生机制,提出了 ARDS"肺保护性通气策略"和"肺开放策略",并应尽可能保留自主呼吸,现详述如下:

1. 肺保护性通气策略(lung protective strategy) 由于 ARDS 患者存在大量肺泡塌陷、水肿或实变,使正常通气的肺区显著减少,即所谓婴儿肺。如使用常规或大潮气量通气,易造成肺泡过度膨胀加重肺损伤。因此主张对 ARDS 患者采用小潮气量(6～8 ml/kg)机械通气,以避免或减轻机械通气所致肺损伤,即肺保护性通气,这里的体重是预计体重(predicted body weight,PBW)。Amato 和 ARDSnet 研究证明,相对于传统大潮气量通气,6 ml/kg 左右潮气量能显著降低 ARDS 患者的病死率。但同时另有 3 项试验表明,小潮气量并不会影响 ARDS 的预后。限制容量自然也会限制压力,那么问题是容量限制和压力限制孰更重要些呢? 对这 5 项研究进一步行荟萃分析,若按气道平台压进行调整,无论潮气量的大小,患者的病死率随着平台压的升高显著增加,尤其在平台压>30 cmH$_2$O 时更为明显,提示肺保护性通气时,限制平台压可能比限制潮气量更重要。因此目前认为,潮气量的危险出现于高平台压时;防止压力过高的有效措施是小潮气量通气;ARDS 的肺保护性通气策略包括采用小潮气量(6～8ml/kg),并将气道平台压限制在 30cmH$_2$O 以下。

2. 肺开放策略(open lung strategy,OLS) ARDS 时肺泡萎陷导致肺内分流增加和 V/Q 比例失调是顽固性低氧血症的重要原因,因而充分复张 ARDS 萎陷肺泡是纠正低氧血症和保证 PEEP 效应的重要手段。而使完全萎陷的肺泡重新开放所需的压力较常规气道驱动压高出很多,肺保护性通气策略给予的驱动压无法使萎陷肺泡开放,而长时间的小潮气量通气会导致肺不张和进行性肺泡萎陷,临床常需应用 OLS 开放萎陷肺泡并维持其处于开放状态。

肺开放策略核心是采用肺复张手法(recruitment maneuver,RM),即在机械通气过程中间断给予高于常规平均气道压的压力并维持一段时间,使塌陷的肺泡复张,即"开放肺";并应用最佳 PEEP 保持肺泡处于开放状态,即"维持肺的开放"。从而达到减少肺损伤、改善肺顺应性及氧合的目的。

目前临床常用的肺复张手法包括控制性肺膨胀法(SI)、PEEP 递增法、压力控制法(PCV)和叹息法(sigh)。其中实施控制性肺膨胀采用恒压通气方式,推荐吸气压为 30～45 cmH$_2$O、持续时间 30～40 秒(图 22-10)。实施肺复张手法时采用足够压力和时间对肺复张的效果至关重要,不同肺复张手法效应也不尽相同,此外 ARDS 的病因、所处的病程阶段也能影响肺复张效果。实施肺复张时应密切监测呼吸氧合及血流动力学状态,当出现心率、血压显著下降,或引起气胸及心律失常等并发症时,立即停止操作并及时处理,肺复张后应评价肺复张的效果,当复张后氧合指数(PaO$_2$/FiO$_2$)>400 mmHg 或两次复张后 PaO$_2$/FiO$_2$ 变化<5%,可认为肺已充分复张。

关于最佳 PEEP 选择将在机械通气参数调节中详述。

3. 保留自主呼吸 自主呼吸过程中膈肌主动收缩可增加 ARDS 患者肺重力依赖区的通气,改善通气血流比例失调,改善氧合。大量研究显示,与控制通气相比,保留自主呼吸的患者镇静剂使用量、机械通气时间和 ICU 住院时间均明显减少。因此,在循环功能稳定、人

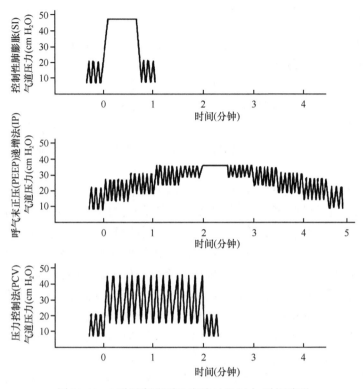

图 22-10　3 种肺复张手法实施过程压力-时间波形

机协调性较好的情况下,ARDS 患者机械通气时有必要保留自主呼吸。对高 PEEP 有禁忌或使用 PEEP 后氧合无改善的 ARDS 患者,保留自主呼吸、采用半卧位有助于改善氧合,减少气压伤风险。

(四) ARDS 有创通气和无创通气(NIPPV)的选择

ARDS 患者低氧血症严重且不易纠正,呼吸频数快,呼吸功耗大,使用经口/鼻面罩的 NIV 难以实现良好的人机配合,此外也难以达到较高的吸氧浓度和通气支持水平。Ferrer 等研究也表明,NIPPV 不能降低 ARDS 患者气管插管率,也不改善预后。因此 ALL/ARDS 患者应慎用 NIPPV,但对于经过严格选择的部分早期患者可尝试应用 NIPPV 治疗,同时需注意严密监测,若病情恶化或未见好转应立即气管插管行有创机械通气。

考虑到 NIPPV 能够避免气管插管或气管切开的并发症,对于早期、轻症、合并有免疫功能低下或预计病情能够在短期内缓解(通常病因为非感染因素)的 ARDS 患者可以先试用无创通气支持。2004 年一项荟萃分析显示,在不包括慢性阻塞性肺疾病和心源性肺水肿的急性低氧性呼吸衰竭患者中,与标准氧疗相比,NIPPV 可明显降低气管插管率,并有降低 ICU 住院时间及住院病死率的趋势。试用 NIPPV 时应严密监测患者的生命体征及治疗反应,对于重症 ARDS 和试用无创通气治疗无明显效果者(上机 1 ~ 2 小时后,低氧血症无改善或全身情况恶化),应该尽早气管插管行有创通气。一般而言,大多数 ARDS 患者需要使用有创通气支持。

（五）有创机械通气模式选择

相对于 NIPPV,有创机械通气呼吸回路密闭性好,能提供高而恒定的吸氧浓度,并能应用 PEEP,是 ARDS 最主要的治疗方式。

在临床工作中,可以从不同的角度对机械通气的模式进行分类:

1. 按照呼吸机提供的呼吸功是否全部或部分替代自主呼吸分类

（1）控制通气模式(controlled ventilation,CV):呼吸机完全代替患者的自主呼吸,呼吸频率、潮气量、吸呼比、吸气流速,呼吸机提供全部的呼吸功,如容量控制通气(VCV)和压力控制通气(PCV)。

对于重症 ARDS,由于其呼吸功耗很高(可达全身氧耗的 30% ~ 50%),故给予控制通气的方式能够降低氧耗及呼吸-循环系统的负担。实际上,为了减少氧耗和试用反比通气,以及采用允许性高碳酸血症(PHC)策略,常常需要使用镇静-肌松剂,这时不得不使用 CV。

（2）辅助通气模式(assisted ventilation,AV):依靠患者的吸气努力触发呼吸机吸气活瓣实现通气,当存在自主呼吸时,根据气道内压力降低(压力触发)或气流(流速触发)的变化触发呼吸机送气,按预设的潮气量(定容)或吸气压力(定压)输送气体,呼吸功由患者和呼吸机共同完成,如同步间歇指令通气(SIMV)、压力支持通气(PSV)、持续气道正压通气(CPAP)等。由于自主呼吸的参与,AV 较 CV 有一定的优越性:人机协调性好、对血流动力学影响小、防止呼吸肌萎缩、气压伤发生率低、易于撤机等。

对于中轻度的 ARDS,应尽量保留患者的自主呼吸和生理反射、呼吸节律以患者为主,故 AV 可能是首选的通气模式。SIMV+PSV 模式保留自主呼吸,可在较大范围内调节通气支持的水平,根据患者的自主呼吸能力和氧合情况调整间歇指令通气(IMV)频率和 PSV 的压力支持水平,多数情况下可以采用这种通气方式。

2. 按通气目标分类

（1）容量预设型通气(volume preset ventilation,VPV):呼吸机以预设通气容量来管理通气,即呼吸机送气达预设容量后停止送气,依靠肺、胸廓的弹性回缩力被动呼气,如 VCV。ARDS 患者呼吸形式波动大,实际潮气量(V_T)、流速、吸呼比($I:E$)与呼吸机预设有较大差异,易导致人机对抗及气道峰压的升高。

（2）压力预设型通气(pressure preset ventilation,PPV):即呼吸机送气达预设压力且吸气相维持该压力水平,而潮气量是由气道压力与 PEEP 之差及吸气时间决定,并受呼吸系统顺应性和气道阻力的影响,如 PCV。与 VPV 相比,PPV 在改善气体分布和 V/Q 比例、增加人机协调性、降低气道峰压等方面有一定优势,但无法保证恒定的潮气量。

近年来出现新型通气模式或功能力图将传统常规通气模式的优点集于一身:①PCV 与 VCV 相结合,如压力调节容量控制通气(PRVC);②PCV 与自主呼吸相结合,如双相气道正压通气(BiPAP);③VCV 与自主呼吸相结合,如自动变流(autoflow)技术。

此外,尚有特殊的机械通气模式如高频振荡通气(HFOV)、反比通气(IRV)及气道压力释放通气(APRV)等,其在减轻肺损伤、改善氧合及人机协调性等方面有一定优势,但对 ARDS 预后影响及临床广泛应用尚需大规模随机对照试验证实。

（六）机械通气的参数调节

机械通气参数的调节应以 ARDS 的通气目标为依据,应特别注意肺保护性通气策略的实施。

1. 呼气末正压 PEEP 的生理意义:①复张萎陷肺泡,增加 FRC,减少分流,改善 V/Q 比例,改善氧合及肺顺应性;②增加肺泡内压,减少毛细血管渗出,促进血管外液体的吸收,减轻肺泡及肺间质水肿;③促进肺表面活性物质生成,减少肺损伤。过高的 PEEP 也会产生副作用:肺泡过度膨胀引起 VILI;胸腔内压增加,加重循环抑制。

ARDSnet 和 Mercat 等研究表明,在肺保护性通气的基础上,采用高 PEEP(和肺复张手法)较常规 PEEP 并不能降低 ARDS 患者的病死率,但可改善肺顺应性和氧合,缩短机械通气时间和减轻器官功能衰竭。有学者质疑对 ARDS 患者不加选择的使用高 PEEP 通气,可能是上述研究未显示出病死率差异的原因所在。如 Gattinoni 等发现,ARDS 患者可复张的肺组织量差异很大,这直接影响到 PEEP 的效应,而 PEEP 可能仅使可复张的肺组织多的患者获益。Rouby 等研究表明,ARDS 肺形态学(lung morphology)也能影响 PEEP 效应,对局灶性(focal)ARDS 患者应用高 PEEP 显著增加肺泡过度膨胀的危险,而弥漫性(diffuse)ARDS 则肺泡过度膨胀发生风险较小。

ARDS 患者最佳 PEEP 确定有争议,很多学者推荐以呼吸静态压力-容积(P-V)曲线指导 PEEP 选择。ARDS 患者的静态 P-V 曲线呈 S 形,曲线开始段有向上的拐点称为低位拐点(LIP),又称内曲点,其对应的压力(P_{inf})为逐渐增加 PEEP 时肺泡突然大量开放的压力切换点。在呼气末使用略高于 P_{inf} 的压力水平,可以维持较多肺泡处于开放状态。有学者推荐 $P_{inf}+2\sim3cmH_2O$ 的压力水平作为最佳 PEEP,以此指导 PEEP 调节。在内曲点之后,肺顺应性最大,容积与压力呈直线关系。P-V 曲线见一向下拐点,称为外曲点(UIP),对应压力以 P_{def} 表示,提示潮气量超过该点容积时,大部分肺泡处于过度扩张状态,顺应性下降,容积伤难以避免。由于肺容积过高和过低均能引起肺损伤,故机械通气应在两点之间的安全区进行。

ARDS 患者的肺泡存在 3 种不同的异常状态,即膨胀的肺泡、周期性塌陷的肺泡和完全塌陷的肺泡。值得注意的是,由于 ARDS 不均一性病理改变,机械通气并不能使塌陷或实变的肺泡张开,膨胀不全的肺泡则需要高于正常的压力才能恢复充气。需要用更高的压力使膨胀不全的肺泡张开,但结果又使正常通气部分肺泡过度膨胀,导致肺泡损伤。ARDS 患者机械通气时,PEEP 水平的选择不仅要使肺泡塌陷实现最大程度的复张,还要尽可能地避免肺泡过度膨胀,同时兼顾塌陷肺泡复张和避免肺泡过度膨胀的 PEEP 才是 ARDS 的合适 PEEP。

近年来,部分学者提出其他一些确定最佳 PEEP 的方法,主要有氧合法、最大顺应性法、静态 P-V 曲线第三拐点法、最大氧输送法、肺牵张指数法等,各有其优缺点,在此不赘述。值得注意的是,最佳 PEEP 有个体差异,在同一患者的不同肺区大小不同,且随着病情的变化波动,应动态监测并进行调整。目前对肺开放后最佳 PEEP 的选择还缺乏共识,有待于进一步探讨。

2. 潮气量(V_T) ARDS 患者肺容积减小、肺顺应性下降,为了避免 VILI,需对潮气量及气道平台压进行限制。一般 V_T 6~8 ml/kg,限制平台压<30 cmH_2O。限制潮气量及平台压后,分钟通气量降低,$PaCO_2$ 上升,但允许在一定范围内高于正常水平,所谓 PHC。注意 PHC 不是 ARDS 机械通气目的,是实施肺保护性通气策略的后果。PHC 时脑血管扩张,血压上升,心率加快,需要密切监测可能的并发症。PHC 对于脑水肿、脑血管意外和颅内高压者应列为禁忌。一般认为 pH>7.20 可以接受,否则应适当补碱。

3. **呼吸频率**（RR） ARDS 患者 RR 增快主要是肺组织水肿和肺容积缩小导致的机械或化学感受器兴奋所致,机械通气、氧疗和一般镇静剂并不能使 RR 显著下降。因此,应用自主通气模式时,RR 多较快;应用指令通气时,RR 以 20 ~ 25 次/分比较合适。

4. **吸呼气时间比** $I : E$ 以 1 : 1.5 比较合适。无效时可延长吸气时间（T_i）,但应注意 T_i 显著延长时 $PEEP_i$ 及气道平台压上升,加重肺过度充气及循环抑制。反比通气时 $I : E >$ 1,此时人机对抗明显,常需要应用镇静肌松剂。

5. **触发方式及灵敏度** 流速触发较压力触发敏感性和稳定性好,有利于人机协调,减少呼吸肌做功。

6. **吸入氧浓度** $FiO_2 > 60\%$ 时应注意氧中毒。调节原则是在保证氧合的情况下,尽可能采用较低的 FiO_2。以往的研究已经证实,长时间吸入高浓度氧（$> 60\%$）可诱导 ARDS 类似的肺损伤,主要与高氧环境释放的大量自由基损伤肺实质细胞有关。因此,长时间吸入高浓度氧可使 ARDS 的肺损伤恶化。FiO_2 应避免高于 60% ,如仍存在严重的低氧血症,可吸入纯氧,但不宜超过 24 小时,而且需积极采用新的治疗措施以纠正低氧,尽早降低 FiO_2。

(七) 其他呼吸支持手段的应用

近年来出现了一些新的呼吸治疗技术,如气管内吹气（TGI）、部分液体通气、氦-氧混合通气、吸入 NO 或肺表面活性物质、俯卧位通气（prone positioning ventilation, PPV）、HFOV 等。研究表明,这些支持手段可能暂时改善氧合,但对病死率没有影响,并不推荐作为 ARDS 的常规治疗,仅用于常规机械通气治疗无效的严重低氧血症的患者。

1. **气管内吹气** TGI 在气管插管内置入通气管道,尖端距隆突 1 ~ 2cm,以 6 L/min 吹气,可减少无效腔通气（VD）,促进 CO_2 排出。常用 TGI 按送气的时相可分为两类,即持续 TGI（CTGI）和呼气相 TGI（expiratory washout, EWO）,前者在吸气和呼气相均送气,后者仅在呼气相送气。吸气相时 TGI,导管气流作为总吸入气量的一部分,增加吸气总量,减少气管导管的解剖无效腔,并在 TGI 导管周围产生湍流,促进 CO_2 排出。CTGI 简单易行,为许多学者所采用。呼气相时 TGI、导管气流可冲洗气管或解剖无效腔内的 CO_2,增加肺泡通气量。在应用某些通气方式加用 CTGI 时,气道峰压常常会超过预置压力水平而增加气压伤的危险,并对血流动力学产生不良影响。CTGI 与 PCV 结合,可有效地改善肺泡通气,有利于 CO_2 的排除,对血流动力学和氧动力学无明显影响,可作为实施肺保护策略时防止 CO_2 过高的辅助通气手段。

2. **一氧化氮吸入** NO 具有选择性扩张肺血管、降低肺内分流、改善气体交换的作用。一般认为,吸入低于 20 ppm 的 NO 就能明显改善气体交换,而对平均动脉压及心排血量无明显影响。由于 NO 吸入改善顽固性低氧血症,能够降低呼吸机条件和 FiO_2,对需高通气条件和高 FiO_2 的重度 ARDS 患者,可能减少医源性肺损伤,并赢得宝贵的治疗时间。最近发现吸入 NO 可明显抑制肺泡巨噬细胞释放炎症介质,使介质水平明显下降,因此,吸入 NO 不仅改善气体交换,而且具有抗炎作用,调控肺泡局部的炎症反应,有助于缓解肺损伤。可见,吸入 NO 不仅对症纠正低氧,而且还具有病因治疗作用。但是临床随机对照试验证实,NO 吸入并不能改善 ARDS 的病死率。因此,目前不推荐吸入 NO 作为 ARDS 的常规治疗,仅在一般治疗无效的严重低氧血症时可考虑应用。

3. **俯卧位通气** ARDS 患者肺部病变具有非均一分布的特点,但受重力影响,下肺易发生肺水肿、肺不张和肺部感染。定时改变患者体位,有助于防止下肺水肿、不张和感染,改善氧合障碍。具体的作法是每3~6小时改变患者体位一次,从常规的仰卧位改为俯卧位,再从俯卧位改为仰卧位。

4. 补充外源性肺泡表面活性物质　尽管ARDS患者的病理生理改变与新生儿肺透明膜病变不同,但也存在明显的肺泡表面活性物质异常。补充外源性肺泡表面活性物质能够降低肺泡表面张力,稳定肺泡,防止和改善肺泡塌陷,达到改善通气、改善通气/血流比例失调、降低气道压力、防止肺部感染的目的。另外,有研究认为外源性补充肺泡表面活性物质还具有抑制微生物生长和免疫调节效应。临床随机对照试验结果显示,补充肺泡表面活性物质能够短期内(24小时)改善ARDS患者的氧合,但并不影响机械通气时间和病死率。目前肺泡表面活性物质的应用仍存在许多尚未解决的问题,如最佳用药剂量、具体给药时间、给药间隔和药物来源等。因此,尽管早期补充肺表面活性物质,可能有助于改善氧合,但目前还不能将其作为ARDS的常规治疗手段。

5. 高频通气　高频通气(high frequency ventilation,HFV)可应用于严重ARDS患者的呼吸支持治疗。HFV是一种高通气频率、低V_T的通气方式,其通气频率至少为机体常规机械通气(CMV)频率4倍,而V_T近于或小于解剖无效腔。其中HFOV目前在所有高频通气中应用最为广泛,频率可达15~30Hz。HFOV在相对恒定的平均气道压(mPaw)上给予振荡压力,以高的振荡频率传输小的潮气量,维持肺泡开放,改善氧合且有利于CO_2的排除。HFOV独特的通气机制可能是重症ARDS患者实施小潮气量通气的选择原因。HFV有两方面的优点:使用低潮气量,在不引起肺过度膨胀的条件下增加肺内呼气末容积;改善肺的通气及换气功能,维持患者$PaCO_2$水平处于正常或接近正常水平。

6. 液体通气　液体通气(liquid ventilation,LV)是指将具有良好携氧和二氧化碳能力的全氟化碳(perfluorocarbon,PFC)注入肺内以期改善肺内氧合的治疗方式,是碳氢化合物中的氢原子被氟原子取代后形成的一类化合物,医学上常用的PFC碳原子为6~12个,PFC溶氧能力是水的20~25倍、血液的2倍,其溶解二氧化碳的能力是水的3倍多。若注入液量等于肺总量,称为全LV,若注入液量等于功能残气量,称为部分LV(PLV)。目前已知PFC在呼吸系统方面具有以下生理作用:①具有较高的携氧及CO_2能力,在肺内起着气体转运的作用。②"液态PEEP"效应,使萎陷的肺泡重新开放,降低肺泡表面张力,减少无效腔。③受PFC的重力作用,肺内上、下区域的血流得以重新分布,尤其是使肺下垂部位的血流相对减少,改善肺内V/Q比值。④促进肺内源性肺泡表面活性物质产生。⑤有利于肺泡及小气道分泌物的排出。⑥抑制肺组织的炎性反应,防止或减轻肺损伤;稳定细胞膜和抑制肺内炎性介质及细胞因子释放。⑦有一定的抑制呼吸道细菌生长繁殖的作用。目前已知的有关PLV的并发症包括气胸、低血压、心律失常、心搏骤停、乳酸酸中毒、气管插管管腔堵塞、二氧化碳清除障碍和体内长期储留的潜在影响等。清醒地认识PFC的积极作用,有效避免其副作用,寻找PFC新的治疗手段。虽然目前液体通气的临床研究结果不令人满意,但鉴于全氟化碳本身独特的物理和生物学特性,对常规机械通气无效的重症ARDS患者,PLV仍可作为选择性治疗手段之一应用。

7. 体外膜肺氧合(extracorporeal membrane oxygenation,ECMO)　1972年,Hill首次报道将膜式人工肺用于长时间辅助治疗1例多发性创伤后ARDS患者获得成功。从那时起,人们对ECMO进行了较多的研究和应用。随着技术及理论的逐步完善,它已成为新生儿

ARDS 治疗的常用方法。在 ARDS 治疗中,ECMO 是应用于生命受到严重威胁、对传统治疗无反应、但肺损伤仍具有可逆性的患者。ECMO 仅仅是一种支持治疗手段,可以为病肺的恢复争取时间。但如果患者的全身状况极度恶化,已发生 MODS,尤其是有中枢神经系统损害时,则为绝对禁忌证。同时,年龄大的患者其救治成功率亦下降,大于 60 岁亦为禁忌证。ECMO 的并发症主要为与抗凝有关的出血、DIC 及神经系统并发症。近年来,随着经皮穿刺置管技术的应用,以及表面结合肝素系统的问世,ECMO 的操作大为简化,出血性并发症也显著降低。ECMO 可改善重症 ARDS 患者的病死率。新近英国完成的多中心研究(Conventional Ventilation or ECMO for Severe Adult Respiratory Failure, CESAR)通过与常规机械通气治疗比较,以期确定 ECMO 治疗 ARDS 的安全性、治疗效果以及成本-效益。结果显示,Murray 评分>3.0 或 pH<7.20 的成人可逆性、急性重症呼吸衰竭患者转往具备 ECMO 治疗条件的医疗中心,可提高生存率并且无严重残障发生。虽然如此,ECMO 仍然是一项耗费大、操作复杂、并发症较多的生命支持技术,对 ECMO 有效性的评估还缺乏对照性研究,因此临床病例的适应证和治疗介入时机的选择尤为重要。ECMO 设备的小型化、操作简便、减少并发症是近年来发展的方向。

(八) 机械通气的撤离

ARDS 患者呼吸衰竭病因好转后应尽快撤离呼吸机,撤机筛查指针:①ARDS 的病因好转或去除;②血流动力学稳定;③氧合指标 PaO_2/FiO_2>200 mmHg,PEEP<5 ~ 8 cmH_2O,FiO_2<0.4~0.5,pH>7.25;④有自主呼吸能力。通过撤机筛查试验的患者行自主呼吸试验(SBT)通过后即可撤机。Esteban 研究表明,对有撤机指针的患者行每日 SBT 有助于早期拔管并缩短机械通气时间。需强调的是,病情改善后肺泡壁仍有损伤,肺间质水肿吸收,对肺泡壁的"支持作用"减弱,更易发生气压伤。因而,通过撤机筛查并通过 SBT,应立即撤机。

二、病 因 治 疗

(一) 控制致病因素

及时去除或控制致病因素是 ARDS 治疗最关键的环节,ARDS 的病因中,以感染、休克、创伤最为常见,而其中感染又是引起 ALI 最常见的原因,故控制感染的重要性不言而喻。感染不仅是导致 ALI 或 ARDS 的高危因素,而且在 ARDS 治疗过程中,尤其是呼吸机治疗时,患者易于并发肺部感染。撤除不必要的血管内导管、引流管和尿管,预防和早期治疗院内感染。控制感染的措施主要包括充分引流感染灶、有效地清创和使用合理的抗菌药物。当然,腹腔、肺部感染的迁延,急性胰腺炎的发展等都使病因治疗相当困难。

(二) 药物治疗

1. 调控机体炎症反应 ARDS 作为机体过度炎症反应的后果,全身性炎症反应是其根本原因,调控炎症反应不但是 ARDS 病因治疗的重要手段,而且也可能是控制 ARDS、降低病死率的关键。

(1) 糖皮质激素:糖皮质激素是 ARDS 治疗中最富有争议的药物。由于糖皮质激素对机体炎症反应具有强烈抑制作用,全身和局部的炎症反应是 ALI/ARDS 发生和发展的重要机制,理论上糖皮质激素是针对 ARDS 根本病因的治疗措施。早期的随机对照试验证实,大剂量糖皮质激素既不能预防 ARDS 的发生,对早期 ARDS 也没有治疗作用。近期荟萃分析提示,中低剂量的糖皮质激素可能对 ARDS 的治疗有效,但该研究总病例数较少且非随机对照研究超过一半,很可能放大了激素的有效作用,且不能区分对激素有反应和无反应患者的疗效。最近 ARDSnet 的研究观察了糖皮质激素对晚期 ARDS(患病 7~24 天)的治疗效应,结果显示糖皮质激素治疗并不降低 60 天病死率,但可明显改善低氧血症和肺顺应性,缩短患者的休克持续时间和机械通气时间。进一步亚组分析显示,ARDS 发病>14 天应用糖皮质激素会明显增加病死率。因此,目前不推荐常规应用糖皮质激素预防和治疗 ARDS。

虽然尚未无证据支持常规应用糖皮质激素对 ARDS 有益,但在一些情况下可考虑应用替代剂量的糖皮质激素。研究显示,对于经足够的液体复苏治疗仍需升压药来维持血压的脓毒性休克患者,推荐静脉使用糖皮质激素,因此脓毒性休克合并 ARDS 患者可考虑应用替代剂量的糖皮质激素;合并有相对肾上腺皮质功能不全的患者可考虑应用替代剂量的糖皮质激素;此外,对于过敏原因导致的 ARDS 患者,早期应用糖皮质激素经验性治疗可能有效。

(2) 环氧化酶抑制剂及前列腺素 E_1:布洛芬、吲哚美辛等环氧化酶抑制剂,可抑制 ALI/ARDS 患者 TXA_2 的合成,对炎症反应有强烈抑制效应。动物实验中,布洛芬和吲哚美辛均能改善 ARDS 动物的预后。但临床观察提示,布洛芬既不能降低危重症患者 ARDS 的患病率,也不能改善 ARDS 患者 30 天生存率。布洛芬等环氧化酶抑制剂尚不能用于 ALI/ARDS 常规治疗。

前列腺素 E_1(PGE_1)具有免疫调节作用,可抑制巨噬细胞和中性粒细胞的活性,发挥抗炎效应,这是其治疗 ARDS 的理论基础。但是 PGE_1 没有组织特异性,静脉注射 PGE_1 会引起全身血管舒张,导致低血压。目前的研究证实,静脉注射 PGE_1 在改善 ARDS 患者氧合和机械通气时间等方面并无益处,也不降低病死率。小样本试验显示,吸入型 PGE_1 可以改善氧合。因此,只有在 ALI/ARDS 患者低氧血症难以纠正时,可以考虑吸入 PGE_1 治疗。

(3) 抗氧化剂:抗氧化剂 N-乙酰半胱氨酸(NAC)和丙半胱氨酸(procysteine)通过提供合成谷胱甘肽(GSH)的前体物质半胱氨酸,提高细胞内 GSH 水平,依靠 GSH 氧化还原反应来清除体内氧自由基,这是其治疗 ARDS 的理论依据。但研究显示,静脉注射 NAC 对 ALI 患者能显著改善全身氧合和缩短机械通气时间,且有缩短肺损伤病程和阻止肺外器官衰竭的趋势,但不能减少机械通气时间和降低病死率。因此,乙酰半胱氨酸等抗氧化剂不能作为 ARDS 的常规治疗手段。

(4) 酮康唑:酮康唑是强烈的血栓素合成酶抑制剂,对白三烯的合成也有抑制作用,同时还可减轻肺泡巨噬细胞释放促炎因子,有可能用于 ARDS 治疗。初步的临床观察显示,对于脓毒症、多发性创伤等 ARDS 高危患者,酮康唑治疗组的 ARDS 患病率明显降低。但目前仍没有证据支持酮康唑可用于 ARDS 常规治疗。

(5) 己酮可可碱:己酮可可碱(pentoxifylline)是一种磷酸二酯酶抑制剂。己酮可可碱及其衍生物利索茶碱(lisofylline)均可抑制中性粒细胞的趋化和激活,减少促炎因子 TNF-α、IL-1 和 IL-6 等合成,利索茶碱还可抑制氧自由基产生。在脓毒症和 ARDS 的动物实验研究中,己酮可可碱能够明显抑制白细胞的趋化和激活,对 TNF-α 等炎性细胞因子的表达具有明显抑制效应。但目前尚无临床试验证实己酮可可碱对 ALI/ARDS 的疗效。因此,己酮可可碱或利索茶碱不推荐用于 ARDS 治疗,需进一步临床验证。

(6) 鱼油:补充二十碳五烯酸(EPA)和 γ-亚油酸,有助于改善 ALI/ARDS 患者氧合,缩短机械通气时间。鱼油富含 ω-3 脂肪酸,如二十二碳六烯酸(DHA)、EPA 等,也具有免疫调节作用,可抑制二十烷花生酸样促炎因子释放,并促进 PGE_1 生成。研究显示,通过肠道给 ARDS 患者补充 EPA、γ-亚油酸和抗氧化剂,可使患者肺泡灌洗液内中性粒细胞减少,IL-8 合成受到抑制,病死率降低。肠外补充 EPA 和 γ-亚油酸也缩短脓毒症患者 ICU 住院时间,并有降低病死率的趋势。因此,对于 ALI/ARDS 患者可考虑补充 EPA 和 γ-亚油酸,以改善氧合,缩短机械通气时间。

(7) 内毒素及细胞因子单抗:ARDS 的根本病因是失控性炎症反应,因此炎症因子单克隆抗体或拮抗剂理论上可能用于 ARDS 的治疗。内毒素单克隆抗体、杀菌/通透性增加蛋白可阻断内毒素对炎性细胞的激活,而 TNF-α、IL-1 和 IL-8 等细胞因子单克隆抗体或受体拮抗剂(IL-1ra)可直接中和炎症介质,在动物实验中均能防止肺损伤发生,降低动物病死率,结果令人鼓舞。但针对细胞因子等炎症介质的免疫治疗措施在感染及 ARDS 患者的临床试验均未观察到肯定疗效。目前无有效证据支持单一某种炎性细胞因子的单克隆抗体或拮抗剂对 ARDS 治疗确切有效。因此,不推荐抗细胞因子单克隆抗体或拮抗剂用于 ARDS 治疗。

2. 其他药物治疗措施

(1) 一氧化氮吸入:吸入 NO 早期可改善 ARDS 患者的氧合,其机制是吸入的 NO 分布于肺内通气良好的区域,选择性扩张该区域的肺血管,显著降低肺动脉压,减少肺内分流,改善通气血流比例失调,并且可减少肺水肿形成。但是氧合改善效果也仅限早期及部分患者,多数研究认为约 60% ARDS 患者在吸入 NO 治疗 24~48 小时内氧合有所改善。此外,临床试验证实 NO 吸入并不能改善机械通气时间和 ARDS 患者的病死率。因此,目前不推荐吸入 NO 作为 ARDS 的常规治疗,仅在一般治疗无效的严重低氧血症时可考虑应用。

(2) 肺泡表面活性物质:肺泡表面活性物质的主要作用是降低肺泡表面张力,避免 ARDS 病程中大量的肺泡塌陷,从而减轻肺炎症反应,阻止氧自由基对细胞膜的氧化损伤。因此,补充肺泡表面活性物质可能成为 ARDS 的治疗手段。临床试验结果显示,补充肺泡表面活性物质能够短期内(24 小时)改善 ARDS 患者的氧合,但并不影响机械通气时间和病死率。目前肺泡表面活性物质的应用仍存在许多尚未解决的问题,如最佳用药剂量、具体给药时间、给药间隔和药物来源等。因此,尽管早期补充肺表面活性物质,可能有助于改善氧合,但目前还不能将其作为 ARDS 的常规治疗手段。

(3) 活化蛋白 C:脓毒症时大多数患者血中活化蛋白 C 浓度下降,且预后与其血浓度明显相关。这是由于脓毒症导致的炎症细胞因子可抑制血栓素等对蛋白 C 的激活作用。活化蛋白 C 不仅能抗血栓、促进纤溶,还具有抗炎等多种功能。通过 1690 例严重脓毒症患者使用重组活化蛋白 C 的多中心临床试验研究发现,持续静滴重组活化蛋白 C 96 小时可降低脓毒症患者 28 天病死率。开始用药时因急性肺损伤(该研究中尚不能明确诊断为 ALI/ARDS)而需机械通气者占所有研究对象的 75%,因此提示活化蛋白 C 可能对 ARDS 也有效。其他如抗凝血酶Ⅲ制剂、肝素、组织因子途径抑制剂(TFPI)等似乎也可从其作用机制来期待疗效,但临床试验并未证实其确切疗效,因此目前不做推荐。

（三）干细胞/内皮祖细胞移植治疗 ARDS

骨髓间充质干细胞/内皮祖细胞可以分化为肺上皮细胞、肺血管内皮细胞。干细胞/内皮祖细胞在 ALI/ARDS 早期即可动员进入外周血并迁移到肺组织，进行组织修复并降低肺泡毛细血管膜的通透性，此外还可以调控肺局部炎症反应、提高肺组织的抗氧化能力、改善肺动脉的舒缩功能，最终在一定程度上可改善 ARDS 患者预后。此外，还可以利用干细胞/内皮祖细胞具有向受损部位定植的"归巢"能力，使其携带肺损伤修复基因对 ARDS 进行基因治疗。目前为止，干细胞/内皮祖细胞对 ARDS 的治疗还停留在动物实验阶段，离临床实践还有很大距离，但随着研究的深入，干细胞/内皮祖细移植治疗可能会给 ALI/ARDS 患者带来福音。

三、全身支持治疗措施

（一）肺外器官功能支持治疗

肺外器官的功能支持和全身营养支持是 ARDS 治疗不可忽视的重要环节。ARDS 患者以往主要死于顽固性低氧血症，近年来，早期有力的呼吸支持使患者较少死于低氧血症，而主要病死原因是 MODS。ARDS 恶化可诱发或加重其他器官发生功能障碍，甚至衰竭，而肺外器官的衰竭反过来又可加重 ARDS。循环功能、肾功能、肝功能等器官功能支持在 ARDS 治疗中不可忽视。加强肺外器官功能支持，防止 MODS 的发生、发展，可能是当前改善 ARDS 患者预后的重要手段。

（二）液体管理

液体管理是 ARDS 治疗的重要环节。肺水肿的程度与 ALI/ARDS 预后呈正相关，通过积极的液体管理，改善 ALI/ARDS 患者的肺水肿具有重要临床意义。高通透性肺水肿是 ALI/ARDS 的病理生理特征，同时，肺血管净水压的升高必然会导致肺水肿加重。ARDSnet 研究显示，尽管限制性液体管理与非限制性液体管理组病死率无明显差异，但与非限制性液体管理相比，限制性液体管理（利尿和限制补液）组患者氧合指数明显改善，肺损伤评分显著降低，ICU 住院时间明显缩短。值得注意的是，利尿减轻肺水肿的过程可能会导致心排血量下降，器官灌注不足。因此，限制性液体管理应在保证组织器官灌注前提下进行。ARDSnet 研究也显示，限制性液体管理组休克和低血压的发生率并无增加。可见，在保证组织器官灌注前提下，实施限制性的液体管理，有助于改善 ALI/ARDS 患者的氧合和肺损伤。

限制性液体管理策略虽然对 ARDS 患者有利，但其前提条件是保证充分的灌注。疾病早期炎症因子大量释放，往往导致血管舒张、血容量不足、心肌抑制、代谢需求增加及组织氧利用障碍，进一步诱发器官功能障碍（包括 ALI），此时组织灌注不足，往往需要进行液体复苏纠正休克并维持组织灌注。一旦机体炎症反应和抗炎反应的平衡恢复，机体恢复内稳态，休克纠正，心排血量增加，组织灌注恢复正常。此时应积极实施限制性液体管理策略，使血管外液体尽快回流，减轻组织水肿。研究显示，脓毒症导致的 ALI/ARDS 过程中，早期的液体复苏及随后的限制性液体管理策略对 ARDS 的预后都至关重要。临床上的难点可能在于限制与非限制临界点的判断。

ARDS 患者采用晶体还是胶体液进行液体复苏仍存在争论。胶体渗透压是决定毛细血管渗出和肺水肿严重程度的重要因素。虽然大规模临床试验研究并未证实输注胶体对 ARDS 治疗的益处,但低蛋白血症是脓毒症患者发生 ARDS 的独立危险因素,而且可导致 ARDS 病情进一步恶化,使机械通气时间延长,病死率明显增加。因此,对低蛋白血症的 ARDS 患者,有必要输入白蛋白或人工胶体,提高胶体渗透压。同时,临床试验显示,与单纯应用呋塞米相比,尽管白蛋白联合呋塞米治疗可明显改善氧合、增加液体负平衡,并缩短休克时间。因此,存在低蛋白血症的 ARDS 患者,可通过补充白蛋白等胶体溶液和应用利尿剂,有助于实现液体负平衡,并改善氧合。

（三）营养和代谢支持

ARDS 患者早期营养支持值得重视。ARDS 患者处于高代谢状态,能量消耗增加。如果营养摄入不足,易造成营养不良,影响组织修复能力;免疫力下降,易继发感染。因此,应早期、足量的给予营养支持。营养途径应首选胃肠道,有助于维护胃肠黏膜完整性,防止肠源性感染,提高机体免疫力。肠道功能正常或部分恢复的患者,尽早开始肠内营养,有助于恢复肠道功能和保持肠黏膜屏障,防止毒素及细菌移位引起 ARDS 恶化。肠道功能障碍的患者,采用肠外营养,应包括糖、脂肪、氨基酸、谷氨酰胺、微量元素和维生素等营养要素,根据全身情况决定糖脂热量比和热氮比。总热量不应超过患者的基本需要,一般早期采用允许性低热量,总供给量为 25～30 kcal/(kg·d)。如总热量过高,可能导致肝功能不全、容量负荷过高和高血糖等并发症。

（刘　玲　董　亮　邱海波）

第八节　急性肺损伤与急性呼吸窘迫综合征的预后

一、ALI/ARDS 患者的预后

虽然不同研究对 ARDS 病死率的报道差异较大,但总体来说,目前 ARDS 的病死率仍较高。不同研究中,ARDS 的病因构成、疾病状态和治疗条件的不同可能是导致其病死率不同的主要原因。

随着对呼吸生理和 VILI 的认识,提出了保护性通气和肺开放策略,可减轻 VILI,改善 ARDS 患者病死率。1967 年 Ashbaugh 提出 ARDS 时,病死率高达 75%。20 世纪 70 年代 ARDS 患者的病死率为 75%～90%。对 1967～1994 年国际正式发表的 ARDS 临床研究进行荟萃分析,3264 例 ARDS 患者的病死率为 30%～50%。中国上海市 15 家成人 ICU2001 年 3 月至 2002 年 3 月 ARDS 患者的病死率也高达 68.5%。最近纳入 1994～2005 年 72 个研究分析显示 10 年总病死率约为 43%,出院病死率 48%,ICU 病死率为 44.3%,而且总病死率呈逐年下降趋势,下降 30% 左右。我国尚未有大规模临床流行病学调查的 ARDS 预后数据。目前尚缺乏针对 ARDS 发病机制的特异性治疗方法,因此,近年来 ARDS 病死率未能进一步降低,临床结果仍难令人满意。

ALI/ARDS 患者的远期预后包括存活者的肺功能改变、神经肌肉功能、认知功能、神经心理学和生活质量等改变。Neff 等对严重 ARDS 存活患者肺功能进行观察发现部分患者出现阻塞性通气功能障碍(0~33%)、限制性通气功能障碍(0~50%)及弥散能力下降。患者接受机械通气的时间越长,病情越严重,其表现出来的限制性通气功能障碍越明显。以后逐步恢复,至6~12个月时改善最为明显,可达预计值的80%~90%。存活的严重 ARDS 患者大多存在神经肌肉功能受损,表现为危重症相关神经病变(critical illness polyneuropathy, CIP)和危重症相关肌病(critical illness myopathy, CIM),回顾性研究显示其发病率高达60%,与患者恢复期运动耐力下降有关。存活的 ALI 患者的神经心理学紊乱表现为忧郁、焦虑和创伤后应激障碍(posttraumatic stress disorder, PTSD)。Hopkins 等采用 Beck depression量表发现存活的 ARDS 患者 1 年后16%存在轻到中度抑郁,2 年后表现抑郁的患者增至23%。拔除气管插管后 2 周的 ARDS 患者生活质量存在明显异常,直到 1 年后才有显著改善,但仍存在生活质量的轻度到中度下降。

二、ALI/ARDS 患者直接病死原因

由严重脓毒症、合并骨髓移植或条件致病菌肺炎引起的肺炎预后极差,内科因素所致ARDS 的患者与因创伤发生 ARDS 的患者相比,后者预后较好。老年患者(年龄超过 60 岁)预后不佳。Montgomery 等发现单纯由于呼吸衰竭导致的死亡仅占所有死亡患者的10%~18%,即由于严重的低氧血症和无法控制的呼吸性酸中毒而死亡,而49%的患者死于多脏器功能不全。2005 年有学者回顾性调查了 1981~1982、1990、1994 和 1998 年符合 ARDS 诊断的危重患者分别46、112、99、205 例,发现随时间 ARDS 患者的归因病死率没有明显变化,ARDS患者死于严重脓毒症导致的 MODS 占30%~50%,死于呼吸衰竭占13%~19%,26%~44%的患者死于 ARDS 发病后 72 小时内,56%~74%的患者在 ARDS 发病 72 小时以后晚期死亡(表22-6)。可见,做好呼吸支持的同时,必须对脓毒性休克等肺外器官功能衰竭进行有效治疗,不能掉以轻心。ARDS 病死率的降低,最终可能依赖于 MODS 的治疗获得根本进步。

表 22-6　ARDS 患者直接死亡原因

年份	1981~1982	1990	1994	1998	P
ARDS 患者数	46	112	99	205	
ARDS 死亡人数	31	57	32	76	
死亡原因(%)					
脓毒症/MODS	35	44	50	30	0.36
中枢神经系统疾病	23	19	22	29	0.29
呼吸疾病	13	14	19	13	0.95
心脏疾病	19	7	3	8	0.09
肝脏疾病	0	4	0	7	0.12
胃肠道疾病	0	4	0	3	0.69
出血疾病	6	0	0	4	0.96
血液疾病	3	0	0	1	0.73
肾脏疾病	0	9	6	5	0.68

三、死亡危险因素

肺外器官功能衰竭、慢性疾病史、免疫功能受损、脓毒性休克及 APACHE Ⅱ评分（>20分）是 ARDS 患者病死的独立危险因素，明显影响患者预后。

1. 肺外器官功能衰竭　在 ARDS 发生前或同时，如发生肺外器官功能衰竭，是 ARDS 最重要的死亡危险因素。衰竭的器官越多，死亡危险性也越大。

2. 免疫功能低下　免疫功能低下是影响 ARDS 患者预后重要危险因素。淋巴瘤、白血病、结缔组织病及化疗、放疗等疾病或治疗措施均能影响免疫功能，增加感染易感性，此类患者适当刺激和调节免疫功能可能有益。

3. 脓毒性休克　脓毒性休克是 ARDS 患者独立死亡危险因素。北京协和医院的调查显示，在 ARDS 患病前或同时，发生脓毒性休克者病死率为 62.14%，而未发生脓毒性休克者病死率为 41.44%。可见脓毒性休克是 ARDS 患者病死的重要危险因素。与此类似，国外的大量研究认为"脓毒症"或"脓毒综合征"是 ARDS 患者病死的危险因素。所以，应积极预防脓毒性休克，防患于未然。

4. 疾病严重程度　患者入 ICU 时，APACHE Ⅱ评分>20 分者病死的危险性比<20 分高6.5 倍，有明显预后价值。

5. 慢性器官功能损害　一般认为慢性肝功能损害是 ARDS 病死的危险因素。有研究显示，终末期肝损害者如合并 ARDS，病死率高达93%。北京协和医院的调查将肝、肾、心脏及呼吸等系统的慢性疾病作为一个综合因素加以观察，结果显示慢性疾病史也与 ARDS 转归明显相关，从而提示除慢性肝功能损害外，其他器官慢性功能损害也是 ARDS 病死的危险因素。

（刘松桥　邱海波）

参 考 文 献

董亮，邱海波. 2012. 急性肺损伤的治疗进展. 中华急诊医学杂志，21：235~238

邱海波，陈德昌，潘家琦. 1999. 急性肺损伤的炎症反应机制与药物治疗探讨. 中国危重病急救医学，11：678~680

邱海波，刘大为，陈德昌，等. 1998. 允许性高碳酸血症在重度急性呼吸窘迫综合征治疗中的意义. 中华麻醉学杂志，18：202~205

邱海波，周韶霞，郭凤梅，等. 2001. 应用肺动态压力容积曲线低位转折点选择最佳呼气末正压的研究. 中华内科杂志，40：621~624

邱海波. 2001. 急性呼吸窘迫综合征机械通气策略的再评价. 中华急诊医学杂志，10：293~294

邱海波. 2002. 根据床边 P-V 曲线测定指导 ARDS 机械通气. 中华结核和呼吸杂志，25：140~142

宋元林，白春学. 2012. 急性肺损伤和急性呼吸窘迫综合征. 中华急诊医学杂志，21：229~234

谭焰，邱海波，周韶霞，等. 2000. 允许性高碳酸血症对急性肺损伤绵羊肺力学和血流动力学的影响. 中华结核和呼吸杂志，23：683~685

谭焰，邱海波，周韶霞，等. 2001. 控制性肺膨胀对 ARDS 绵羊肺力学和肺损伤的影响. 中国危重病急救医学，13：748~750

杨毅，邱海波，郭凤梅，等. 2001. 反比通气对急性呼吸窘迫综合征绵羊血流动力学及氧代谢的影响. 中华结核和呼吸杂志，24：228~230

Altemeier WA, Matute-Bello G, et al. 2004. Mechanical ventilation with moderate tidal volumes synergistically increases lung cytokine response to systemic endotoxin. Am J Physiol Lung Cell Mol Physiol, 287: L533 ~ 542

Amato MB, Barbas CS, Medeiros DM, et al. 1998. Effect of a protective-ventilation strategy on mortality in the acute respiratory distress syndrome. N Engl J Med, 338: 347 ~ 354

ARDS network. 2006. Efficacy and safety of corticosteroid for persistent acute respiratory distress syndrome. N Engl J Med, 354: 1671 ~ 1684

Azamfirei L, Gurzu S, Solomon R, et al. 2010. Vascular endothelial growth factor: a possible mediator of endothelial activation in acute respiratory distress syndrome. Minerva Anestesiol, 76: 609 ~ 616

Belperio JA, Keane MP, Burdick MD, et al. 2002. Critical role for CXCR2 and CXCR2 ligands during the pathogenesis of ventilator-induced lung injury. J Clin Invest, 110: 1703 ~ 1716

Berger G, Guetta J, Klorin G, et al. 2011. Sepsis impairs alveolar epithelial function by down-regulating Na^+, K^+-ATPase pump. Am J Physiol Lung Cell Mol Physiol, 301: L23 ~ 30

Bernard GR, Artigas A, Brigham KL, et al. 1994. The American-European Consensus Conference of ARDS: definition, mechanisms, relevant outcomes, and clinical trial coordination. Am J Respir Crit Care Med, 149: 818 ~ 824

Bernard GR, Vincent JL, Laterre PF, et al. 2001. Efficacy and safety of recombinant human activated protein C for severe sepsis. New Engl J Med, 344: 699 ~ 709

Bond DM, Mcaloon J, Froese AB. 1994. Sustained inflations improve respiratory compliance during high-frequency oscillatory ventilation in rabbits. Crit Care Med, 22: 1269 ~ 1277

Brimioulle S, Julien V, Gust R, et al. 2002. Importance of hypoxic vasoconstriction in maintaining oxygenation during acute lung injury. Crit Care Med, 30: 874 ~ 880

Capelozzi VL. 2008. What have anatomic and pathologic studies taught us about acute lung injury and acute respiratory distress syndrome? Curr Opin Crit Care, 14: 56 ~ 63

Carney D, DiRocco J, Nieman G. 2005. Dynamic alveolar mechanics and ventilator-induced lung injury. Crit Care Med, 33: S122 ~ 128

Carvalho CR, Barbas CS, Medeiros DM, et al. 1997. Temporal hemodynamic effects of permissive hypercapnia associated with ideal PEEP in ARDS. Am J Respir Crit Care Med, 156: 1458 ~ 1466

Chambers RC. 2008. Procoagulant signalling mechanisms in lung inflammation and fibrosis: novel opportunities for pharmacological intervention? Br J Pharmacol, 153: S367 ~ 378

Chollet-Martin S, Gatecel C, Kermarrec N, et al. 1996. Alveolar neutrophil functions and cytokine levels in patients with the adult respiratory distress syndrome during nitric oxide inhalation. Am J Respir Crit Care Med, 153: 985 ~ 990

Curley GF, Hayes M, Ansari B, et al. 2012. Mesenchymal stem cells enhance recovery and repair following ventilator-induced lung injury in the rat. Thorax, 67: 496 ~ 501

Diaz JV, Brower R, Calfee CS, et al. 2010. Therapeutic strategies for severe acute lung injury. Crit Care Med, 38: 1644 ~ 1650

DiRocco JD, Pavone LA, Carney DE, et al. 2006. Dynamic alveolar mechanics in four models of lung injury. Intensive Care Med, 32: 140 ~ 148

dos Santos CC, Slutsky AS. 2006. The contribution of biophysical lung injury to the development of biotrauma. Annu Rev Physiol, 68: 585 ~ 618

Easley RB, Fuld MK, Fernandez-Bustamante A, et al. 2006. Mechanism of hypoxemia in acute lung injury evaluated by multidetector-row CT. Acad Radiol, 13: 916 ~ 921

Enkhbaatar P, Wang J, Saunders F, et al. 2011. Mechanistic aspects of inducible nitric oxide synthase-induced lung injury in burn trauma. Burns, 37: 638 ~ 645

Farley KS, Wang LF, Law C, et al. 2008. Alveolar macrophage inducible nitric oxide synthase-dependent pulmonary microvascular endothelial cell septic barrier dysfunction. Microvasc Res, 76: 208 ~ 216

Galani V, Tatsaki E, Bai M, et al. 2010. The role of apoptosis in the pathophysiology of acute respiratory distress syndrome (ARDS): an up-to-date cell-specific review. Pathol Res Pract, 206: 145 ~ 150

Ganter MT, Roux J, Miyazawa B, et al. 2008. Interleukin-1beta causes acute lung injury via alphavbeta5 and alphavbeta6 integrin-dependent mechanisms. Circ Res, 102: 804 ~ 812

Guerin C, Richard JC. 2008. Current ventilatory management of patients with acute lung injury/acute respiratory distress syndrome. Expert Rev Respir Med, 2: 119 ~ 133

Hartmann EK, Boehme S, Bentley A, et al. 2012. Influence of respiratory rate and end-expiratory pressure variation on cyclic alveolar recruitment in an experimental lung injury model. Crit Care, 16: R8

Hickling KH, Walsh J, Henderson S, et al. 1994. Low mortality rate in adult respiratory distress syndrome using low-volume, pressure-limited ventilation with permissive hypercapnia: a prospective study. Crit Care Med, 22: 1568 ~ 1578

Hooper M, Bernard G. 2011. Pharmacogenetic treatment of acute respiratory distress syndrome. Minerva Anestesiol, 77: 624 ~ 636

Hu G, Malik AB, Minshall RD. 2010. Toll-like receptor 4 mediates neutrophil sequestration and lung injury induced by endotoxin and hyperinflation. Crit Care Med, 38: 194 ~ 201

Kang D, Nakayama T, Togashi M, et al. 2009. Two forms of diffuse alveolar damage in the lungs of patients with acute respiratory distress syndrome. Hum Pathol, 40: 1618 ~ 1627

Khadaroo RG, Marshall JC. 2002. ARDS and the multiple organ dysfunction syndrome: common mechanisms of a common systemic process. Crit Care Clin, 18: 127 ~ 141

Koh Y, Kang JL, Park W, et al. 2001. Inhaled nitric oxide down-regulates intrapulmonary nitric oxide production in lipopolysaccharide-induced acute lung injury. Crit Care Med, 29: 1169 ~ 1174

Kumar P, Shen Q, Pivetti CD, et al. 2009. Molecular mechanisms of endothelial hyperpermeability: implications in inflammation. Expert Rev Mol Med, 11: e19

Lecuona E, Trejo HE, Sznajder JI. 2007. Regulation of Na^+, K^+-ATPase during acute lung injury. J Bioenerg Biomembr, 39: 391 ~ 395

Liu H, Zhang D, Zhao B, et al. 2004. Superoxide anion, the main species of ROS in the development of ARDS induced by oleic acid. Free Radic Res, 38: 1281 ~ 1287

Lucas R, Verin AD, Black SM, et al. 2009. Regulators of endothelial and epithelial barrier integrity and function in acute lung injury. Biochem Pharmacol, 77: 1763 ~ 1772

Lynch JE, Cheek JM, Chan EY, et al. 2006. Adjuncts to mechanical ventilation in ARDS. Semin Thorac Cardiovasc Surg, 18: 20 ~ 27

Mancini M, Zavala E, Mancebo J, et al. 2001. Mechanisms of pulmonary gas exchange improvement during a protective ventilatory strategy in acute respiratory distress syndrome. Am J Respir Crit Care Med, 164: 1448 ~ 1453

Marini JJ. 2011. Can we prevent the spread of focal lung inflammation? Crit Care Med, 38: S574 ~ 581

Marinin IJ. 1996. Evolving concepts in the ventilation management of acute respiratory distress syndrome. Clin Chest Med, 17: 555 ~ 575

Martin M, Salim A, Murray J, et al. 2005. The decreasing incidence and mortality of acute respiratory distress syndrome after injury: a 5-year observational study. J Trauma, 59: 1107 ~ 1113

Matthay MA, Fukuda N, Frank J, et al. 2000. Alveolar epithelial barrier. Role in lung fluid balance in clinical lung injury. Clin Chest Med, 21: 477 ~ 490

Meduri GU, Muthiah MP, Carratu P, et al. 2005. Nuclear factor-kappaB- and glucocorticoid receptor alpha- mediated mechanisms in the regulation of systemic and pulmonary inflammation during sepsis and acute respiratory distress syndrome: evidence for inflammation-induced target tissue resistance to glucocorticoids. Neuroimmunomodulation, 12: 321 ~ 338

Meduri GU, Yates CR. 2004. Systemic inflammation-associated glucocorticoid resistance and outcome of ARDS. Ann N Y Acad Sci, 1024: 24 ~ 53

Meduri GU. 1996. The role of the host defense response in the progression and outcome of ARDS: pathophysiological correlations and glucocorticoid treatment. Eur Respir J, 9: 2650 ~ 2670

Mikkelsen ME, Christie JD, Lanken PN, et al. 2012. The adult respiratory distress syndrome cognitive outcomes study: long-term neuropsychological function in survivors of acute lung injury. Am J Respir Crit Care Med, 185: 1307 ~ 1315

Morrison RJ, Bidani A. 2002. Acute respiratory distress syndrome epidemiology and pathophysiology. Chest Surg Clin N Am, 12: 301 ~ 323

Muscedere JG, Mullen JBM, Gan K, et al. 1994. Tidal ventilation at low airway pressures can augment lung injury. Am J Respir

Crit Care Med, 149: 1327~1334

Musch G, Harris RS, Vidal Melo MF, et al. 2004. Mechanism by which a sustained inflation can worsen oxygenation in acute lung injury. Anesthesiology, 100: 323~330

Nagase T, Uozumi N, Ishii S, et al. 2000. Acute lung injury by sepsis and acid aspiration: a key role for cytosolic phospholipase A2. Nat Immunol, 1: 42~46

Nandra KK, Takahashi K, Collino M, et al. 2012. Acute treatment with bone marrow-derived mononuclear cells attenuates the organ injury/dysfunction induced by hemorrhagic shock in the rat. Shock, 37: 592~598

Neyrinck AP, Liu KD, Howard JP, et al. 2009. Protective mechanisms of activated protein C in severe inflammatory disorders. Br J Pharmacol, 158: 1034~1047

Pace PW, Yao LJ, Wilson JX, et al. 2009. The effects of hyperoxia exposure on lung function and pulmonary surfactant in a rat model of acute lung injury. Exp Lung Res, 35: 380~398

Park WY, Goodman RB, Steinberg KP, et al. 2001. Cytokine balance in the lungs of patients with acute respiratory distress syndrome. Am J Respir Crit Care Med, 164: 1896~1903

Parker CM, Heyland DK, Groll D, et al. 2006. Mechanism of injury influences quality of life in survivors of acute respiratory distress syndrome. Intensive Care Med, 32: 1895~1900

Parsons PE, Matthay MA, Ware LB, et al. 2005. Elevated plasma levels of soluble TNF receptors are associated with morbidity and mortality in patients with acute lung injury. Am J Physiol Lung Cell Mol Physiol, 288: L426~431

Parthasarathi K, Ichimura H, Monma E, et al. 2006. Connexin 43 mediates spread of Ca^{2+}-dependent proinflammatory responses in lung capillaries. J Clin Invest, 116: 2193~2200

Phua J, Badia JR, Adhikari NK, et al. 2009. Has mortality from acute respiratory distress syndrome decreased over time a systematic review. Am J Respir Crit Care Med, 179: 220~227

Pittet JF, Griffiths MJ, Geiser T, et al. 2001. TGF-beta is a critical mediator of acute lung injury. J Clin Invest, 107: 1537~1544

Plötz FB, Slutsky AS, van Vught AJ, et al. 2004. Ventilator-induced lung injury and multiple system organ failure: a critical review of facts and hypotheses. Intensive Care Med, 30: 1865~1872

Porhomayon J, El-Solh AA, Nader ND. 2010. Applications of airway pressure release ventilation. Lung, 188: 87~96

Qiu HB, Chen DC, Pan JQ, et al. 1999. Inhibitory effects of nitric oxide and interleukin-10 on production of tumor necrosis factor-α, interleukin-1β, and interleukin-6 in mouse alveolar macrophages. Acta Pharmacol Sin, 20: 271~275

Qiu HB, Pan JQ, Zhao YQ, et al. 1997. Effects of dexamethasone and ibuprofen on LPS-induced gene expression of TNF-α, IL-1β, and MIP-1α in rat lung. Acta Pharmacol Sin, 18: 165~168

Ranieri VM, Giulianni R, Foiry T, et al. 1994. Volume-pressure curve of the respiratory system predicts effects of PEEP in ARDS: "occlusion" versus "contant flow" technique. Am J Respir Crit Care Med, 149: 19~27

Reiss LK, Uhlig U, Uhlig S. 2012. Models and mechanisms of acute lung injury caused by direct insults. Eur J Cell Biol, 91: 590~601

Richter T, Bellani G, Scott Harris R, et al. 2005. Effect of prone position on regional shunt, aeration, and perfusion in experimental acute lung injury. Am J Respir Crit Care Med, 172: 480~487

Rimensberger PC, Cox PN, Frndova H, et al. 1999. The open lung during small tidal volume ventilation: concepts of recruitment and "optimal" positive end-expiratory pressure. Crit Care Med, 27: 1946~1952

Rocco PR, Zin WA. 2005. Pulmonary and extrapulmonary acute respiratory distress syndrome: are they different? Curr Opin Crit Care, 11: 10~17

Rubenfeld GD, Galdwell E, Peabody E, et al. 2005. Incidence and outcomes of acute lung injury. N Engl J Med, 353: 1685~1693

Ryu HG, Bahk JH, Lee HJ, et al. 2008. Effect of recruitment and body positioning on lung volume and oxygenation in acute lung injury model. Anaesth Intensive Care, 36: 792~797

Sadikot RT, Christman JW, Blackwell TS. 2004. Molecular targets for modulating lung inflammation and injury. Curr Drug Targets, 5: 581~588

Saeed AI, Rieder SA, Price RL, et al. 2012. Acute lung injury induced by Staphylococcal enterotoxin B: disruption of terminal vessels as a mechanism of induction of vascular leak. Microsc Microanal, 18: 445~452

Schiller HJ, McCann UG, Carney DE, et al. 2001. Altered alveolar mechanics in the acutely injured lung. Crit Care Med, 29: 1049~1055

Shah CV, Localio AR, Lanken PN, et al. 2008. The impact of development of acute lung injury on hospital mortality in critically ill trauma patients. Crit Care Med, 36: 2309~2315

Shen Y, Wang D, Wang X. 2011. Role of CCR2 and IL-8 in acute lung injury: a new mechanism and therapeutic target. Expert Rev Respir Med, 5: 107~114

Simon BA, Easley RB, Grigoryev DN, et al. 2006. Microarray analysis of regional cellular responses to local mechanical stress in acute lung injury. Am J Physiol Lung Cell Mol Physiol, 291: L851~861

Sinclair SE, Altemeier WA, Matute-Bello G, et al. 2004. Augmented lung injury due to interaction between hyperoxia and mechanical ventilation. Crit Care Med, 32: 2496~2501

Sohma A, Brampton WJ, Dunnill MS, et al. 1992. Effect of ventilation with positive end-expiratory pressure on the development of lung damage in experimental acid aspiration pneumonia in the rabbit. Intensive Care Med, 18: 112~117

Szakmany T, Heigl P, Molnar Z. 2004. Correlation between extravascular lung water and oxygenation in ALL/ARDS patients in septic shock: possible role in the development of atelectasis? Anaesth Intensive Care, 32: 196~201

Tang PS, Mura M, Seth R, et al. 2008. Acute lung injury and cell death: how many ways can cells die? Am J Physiol Lung Cell Mol Physiol, 294: L632~641

Tayor RW, Zimmerman JL, Dellinger RP, et al. 2004. Low-dose inhaled nitric oxide in patients with acute lung injury: a randomized controlled trial. JAMA, 291: 1603~1609

Ware LB, KoyamaT, Billheimer DD, et al. 2010. Prognostic and pathogenetic value of combining clinical and biochemical indices in patients with acute lung injury. Chest, 137: 288~296

Ware LB, Matthay MA, Parsons PE, et al. 2007. Pathogenetic and prognostic significance of altered coagulation and fibrinolysis in acute lung injury/acute respiratory distress syndrome. Crit Care Med, 35: 1821~1828

Ware LB, Matthay MA. 2000. Medical progress: acute respiratory distress syndrome. N Engl J Med, 342: 1332~1349

Weissmann N, Sommer N, Schermuly RT, et al. 2006. Oxygen sensors in hypoxic pulmonary vasoconstriction. Cardiovasc Res, 71: 620~629

Z'graggen BR, Tornic J, Müller-Edenborn B, et al. 2010. Acute lung injury: apoptosis in effector and target cells of the upper and lower airway compartment. Clin Exp Immunol, 161: 324~331

Zhang H, Downey GP, Suter PM, et al. 2002. Conventional mechanical ventilation is associated with bronchoalveolar lavage-induced activation of polymorphonuclear leukocytes: a possible mechanism to explain the systemic consequences of ventilator-induced lung injury in patients with ARDS. Anesthesiology, 97: 1426~1433

Zhou G, Dada LA, Sznajder JI. 2008. Regulation of alveolar epithelial function by hypoxia. Eur Respir J, 31: 1107~1113

第二十三章

机 械 通 气

第一节 概 述

机械通气的历史可追溯到 500 年前。在罗马帝国时代,著名医生盖伦(Galen)曾经做过这样的记载:假如通过已死动物咽部的芦苇向气管吹,会发现动物的肺可以达到最大的膨胀。1888 年 Fell O'Dwyer 发明了第一台由脚踏泵提供能量的呼吸机,这也是呼吸机机械化的里程碑。20 世纪 30~40 年代脊髓灰质炎大流行,在此期间呼吸机的发展进入了"负压通气"时代,两种具有代表性的机器是"铁肺"(iron lung)和"胸甲"(chest shell),尤其"铁肺"被广泛地应用到脊髓灰质炎患者,在救治这部分患者中发挥了巨大作用。但也存在一些副作用,由于患者需全身进入呼吸机内,颈部密闭,机器产生负压,令肺脏扩张完成吸气动作,机器内的负压使腹部静脉淤血,回流受阻,导致休克,称作"坦克休克"(tank shock)。胸甲式呼吸器则可避免这一副作用,但颈部密闭又不严密。从此呼吸机技术迅速发展,先后出现了一系列功能,如间歇指令通气(intermittent mandatory ventilation, IMV)、同步间歇指令通气(synchronous intermittent mandatory ventilation, SIMV)、呼气末正压(positive end-expiratory pressure, PEEP)等。

近年来,随着电子计算机技术、传感技术的飞速发展和对呼吸力学认识的不断深入,机械通气理论和技术都有了很大的发展,机械通气策略较以前有了较大变化。机械通气从仅作为肺脏通气功能的支持治疗开始,经过多年来医学理论的发展及呼吸机技术的进步,已经成为涉及气体交换、呼吸做功、肺损伤、胸腔内器官压力及容积环境、循环功能等,可产生多方面影响的重要干预措施,并主要通过提高氧输送、肺脏保护、改善内环境等途径成为治疗多器官功能障碍综合征(MODS)的重要治疗手段。

第二节 机械通气的生理学效应

一、对呼吸功能的影响

(一)对呼吸肌的影响

机械通气一方面全部或部分替代呼吸肌做功,使呼吸肌得以放松、休息;另一方面通过纠正低氧和 CO_2 储留,使呼吸肌做功环境得以改善。但长期应用呼吸机会使呼吸肌出现失用性萎缩,功能降低,甚至产生呼吸机依赖。为了避免这种情况的发生,临床上可根据病情的好转,给予适当的呼吸负荷。机械感受器和化学感受器的反馈机制在机械通气中也具有重要作用:机械通气使肺扩张及改善缺氧和 CO_2 储留,使肺牵张感受器和化学感受器传入呼吸中枢的冲动减少,自主呼吸受到抑制。另外,胸廓和膈肌机械感受器传入冲动的改变,也可反射性地抑制自主呼吸。

(二) 对呼吸动力学的影响

机械通气的主要目的是通过提供一定的驱动压以克服呼吸机管路和呼吸系统的阻力,把一定的潮气量按一定频率送入肺内。经肺驱动压的对比关系决定潮气量,用运动方程式(equation of motion)表示为: $P = V_T/C + F \times R$,其中 P 为压力, V_T 为潮气量, C 为顺应性, R 为阻力, F 为流速。

1. 压力指标 动态峰压(peak dynamic pressure, P_D)用于克服胸肺黏滞阻力和弹性阻力,与吸气流速、潮气量、气道阻力、胸肺顺应性和 PEEP 有关。

平台压(plateau pressure, Pplat)用于克服胸肺弹性阻力,与潮气量、胸肺顺应性 PEEP 有关。若吸入气体在体内有足够的平衡时间,可反映肺泡压。

呼气末正压,若无外源性 PEEP 与内源性 PEEP,则呼气末压为零。

平均气道压(mean airway pressure, P_{mean})为数个周期中气道压的平均值。 P_{mean} 的大小直接影响心血管系统的功能。

2. 气道阻力(resistance, R) 人工气道使气道阻力增加,与人工气道的管径及长度有关。正压通气对气道的机械性扩张作用使气道阻力降低。

3. 顺应性(compliance, C) 正压通气通过减轻肺水肿和增加肺表面活性物质的生成,改善肺顺应性。气道压过高,肺泡过度扩张和减少肺表面活性物质,降低肺顺应性。

(三) 对肺容积的影响

机械通气通过改善肺顺应性、降低气道阻力和对气道、肺泡的机械性扩张作用增加肺容积,而 PEEP 的应用使呼气末肺容积增加尤为明显。

(四) 对气体分布的影响

机械通气通过以下几种方式决定气体在肺内的分布:

1. 时间常数(time constant, TC) 当呼吸系统压力变化时,容量的实时变化呈指数曲线性,意指开始很快,当达到新的平衡时缓慢降低。时间常数是描述整个过程的速度,相当于顺应性和阻力的乘积,即 $TC = R \times C$ 。分为吸气时间常数(又称吸气顺应性阻力常数,RCinsp)和呼气时间常数(又称呼气顺应性阻力常数,RCexp)。吸气时间常数反映肺泡充满气体所需的时间,如果吸气时间小于 2 倍 RCinsp,则呼吸机送气的压力和肺泡的压力之间不平衡,未能达到肺泡的充分充盈。RCexp 的值决定呼气排空肺内气体所需的时间。若呼气时间少于 3 倍 RCexp,则气体有机会在肺内积存,增加内源性 PEEP 的可能。因此,这个参数在呼吸机参数设定决定呼吸频率及呼吸周期时十分重要。

2. 自主呼吸参与的程度 自主呼吸的主动参与,使外周肺组织扩张较控制通气显著,加之膈肌的主动下移可使肺门以下的肺叶扩张,更多的气体进入下肺区,从而改善了气体的分布。

（五）对肺血流和通气/血流比值（V/Q）的影响

（1）改善低氧和 CO_2 储留,缓解肺血管痉挛,降低无效腔通气,V/Q 改善。

（2）肺泡压过高,肺血管受压,肺血流减少;通气较差区域的血流增多,使分流增加;胸腔内压增加使回心血量减少,心排血量降低,进一步增加 V/Q 比值,增加无效腔通气。

（3）当自主呼吸参与正压通气时,由于自主呼吸时胸腔压为负压,有利于血液回流及改善血流分布,从而改善 V/Q。

（六）对弥散功能的影响

弥散功能与膜弥散能力、肺血管床容积、气体与血红蛋白的结合速率有关。正压通气通过减轻肺水肿和增加功能残气量使膜弥散能力增加,但回心血量减少,使肺血管床容积下降,弥散降低。

二、对循环系统的影响(心肺交互作用)

正压通气可以通过以下几个方面对循环系统造成影响,包括肺容积、胸腔内压和呼吸功耗而影响循环系统功能。

（一）肺容积变化对循环系统的影响

1. 自主神经系统　肺扩张反射性地引起副交感神经兴奋,心率和血压下降。

2. 肺血管阻力　肺容积增加一方面使肺泡周围肺泡血管(alveolar vessel)受压,阻力增加;另一方面,受间质压力(interstitial pressure)影响的肺泡外血管(extraalveolar vessel)在肺容积增加时,由于间质弹性回缩力增加,间质压降低,其阻力下降。但肺容积增加总的净效应是使肺血管阻力增加。肺容积降低时,由于肺弹性回缩力下降,肺泡外血管阻力增加,同时使终末气道趋于陷闭,产生低氧性肺血管收缩,肺血管阻力进一步增加。在急性呼吸窘迫综合征(ARDS)和肺间质纤维化患者加用 PEEP,使功能残气量增加,在一定程度上可降低肺血管阻力。

3. 心包腔的挤压　类似心脏压塞,使回心血量减少,心排血量降低。严重时使冠脉受压,心肌供血减少,心功能受损。

4. 左心室(LV)和右心室(RV)的相互作用　正压通气时,由于 RV 顺应性的变化较 LV 大,当心包腔压力增加时,RV 容积缩小较 LV 显著,但这种变化对心排血量的影响取决于双室的收缩能力。此外,正压通气使 RV 舒张末容积降低,LV 顺应性增加,但 LV 舒张末容积的变化取决于肺静脉血流量和压力。在自主呼吸存在时,则发生与上述相反的变化。

（二）胸腔内压的变化对循环系统的影响

自主呼吸使胸腔内压负值加大,血液回流增加,引起 RV 前负荷增加,从而心排血量增加;同时,心脏的收缩受阻使 LV 后负荷增加,心排血量降低。后一种效应在正常时对血流动力学影响不明显,但在胸腔内压显著降低时(如急性气道阻塞),后负荷和前负荷的增加可诱发急性肺水肿。正压通气使胸腔内压增加,对循环系统的影响与自主呼吸相反。对于健康心脏,心排血量主要与前负荷有关,对后负荷的变化相对不敏感,在正压通气时心排血量下降。在心功能不全者,正压通气降低前负荷,主要是减小跨壁压与后负荷射血阻抗,故正压通气可在一定程度上使心排血量增加。

(三) 呼吸功耗

自主呼吸的呼吸功耗越大,心脏负担越大。在危重病患者,由于缺血、感染等因素影响,心功能常受损,在心排血量不足以代偿呼吸功耗的增加时,往往会发生呼吸肌疲劳和呼吸衰竭。正压通气可完全或部分替代自主呼吸,使呼吸功耗降低,从而减轻心脏的负担。

三、对其他脏器功能的影响

机械通气除了直接作用于呼吸系统和循环系统以外,还可以通过影响其他系统的血供、静脉回流、供氧、神经内分泌水平,从而对其功能造成影响。

1. **消化系统** 正压通气时胃肠道血液灌注和回流受阻,pH 降低,上皮细胞受损,加之正压通气本身也可作为一种应激性刺激使胃肠道功能受损,故上机患者易并发上消化道出血(6%~30%)。正压通气时肝脏血液灌注和回流受阻,肝功能受损,胆汁分泌亦受一定影响。

2. **肾脏** 由于正压通气时回心血量和心排血量减少,使肾脏灌注不良,并激活肾素-血管紧张素-醛固酮系统(RAAS),同时抗利尿激素(ADH)分泌增加,从而导致水钠潴留,甚至肾衰竭。但缺氧和 CO_2 储留的改善又有利于肾功能的恢复。

3. **中枢神经系统** $PaCO_2$ 降低使脑血流减少,颅内压随之降低。正压通气使颅内静脉血回流障碍,颅内压升高。

总之,正压通气对机体的影响是双向的和全身性的,在实施正压通气时,既要权衡利弊,把握住矛盾的主要方面,又要着眼全身,注意对各脏器功能进行监测,以随时调整通气模式和有关参数。

第三节 机械通气的实施

通常是在紧急情况下做出应用机械通气支持的决定。患者的充分准备是必要的,以确保机械通气的治疗将创伤尽可能减到最小,急性呼吸衰竭状态下机械通气的目标是维持足够的肺泡通气量和改善低氧血症,同时尽量减少并发症。

一、机械通气患者的准备

在决定应用机械通气后,应该准备好呼吸机并且在科内对与患者相关的管路行适当的测试,并拿到患者床边。在床旁,呼吸机应该重新进行操作评估和预设初始参数,以尽量减少插管至机械通气开始的延迟时间。机械通气过程中呼吸机通气模式和相关参数的调整是一个动态过程,原则是机械通气随时都能适应患者的需要。反复查验动脉血气有助于呼吸机参数的调整。呼吸机基本操作参数设置的指南如下:

(1) 选择你最熟悉的呼吸机模式。呼吸机支持的最初目标是氧合/通气的改善,减少呼吸功,患者和呼吸机同步性良好,避免过高的吸气末肺泡内压。

(2) 最初的吸入氧气浓度值(FiO_2)应该为 1.0。随后 FiO_2 可逐渐下调保持血氧饱和度(SpO_2)在 92% ~ 94%。对于 ARDS 患者,$SpO_2 \geqslant 88\%$ 可以减少机械通气的并发症。

(3) 初始潮气量(V_T)应为 8 ~ 10 ml/kg。神经源性疾病所致急性呼吸衰竭(ARF)患者通常需要 10 ~ 12 ml/kg 潮气量以满足通气不足。对于 ARDS 患者,推荐潮气量为 6 ml/kg 以保证吸气平台压在 30 cmH_2O 或以下。

(4) 选择合适的呼吸频率和分钟通气量以应对特殊的临床需要。目标为 pH,而不是二氧化碳分压($PaCO_2$),最初的呼吸频率通常为 10 ~ 12 次/分。

(5) 在弥漫性肺损伤时应用 PEEP 主要为支持氧合及降低 FiO_2。

(6) 对于慢性阻塞性肺疾病(COPD)患者,避免选择设置和限制呼气时间以引起或加重自主呼气末正压。

(7) 当氧合差时,不合适的通气量或过高的吸气峰压都与患者对呼吸机设置的耐受性及不正确的呼吸机参数调整相关,考虑开始应用或增加镇静剂或止痛剂的剂量。

机械通气开始后,应听诊肺部,比较双肺呼气音,保证有足够的气体交换。患者管路无漏气,患者肺部不致因气体量过多或气道萎陷而导致部分肺泡过度膨胀。仔细观察患者的吸气努力和呼吸机送气是否同步。其中应特别注意吸气流速,因为低估或高估它是患者不舒服的主要原因之一。过高的吸气气流导致患者在每次呼吸机循环工作时咳嗽,吸气流量过低造成严重潮气量不足并增加吸气负荷。一旦确定是后者,临床医师应注意气道压力表。当需求超出流量时,压力表指针不是平滑上升,并可表现为在肺通气膨胀时的棘轮类型。与此相同的信息,可通过观察呼吸机图形上的压力/时间曲线而获得。

除了吸气量和呼气量,吸气呼气($I:E$)比值也应进行评估。一个适当的 $I:E$ 比值允许有充裕的时间呼气,因此,可防止过度的通气膨胀并产生内源性呼气末正压。应考虑机械通气对患者血流动力学的影响、氧合状态和自主呼吸水平等因素。对于存在自主呼吸的患者,呼吸机辅助呼吸时,送气应与患者吸气相配合,以保证二者同步。一般吸气需 0.8 ~ 1.2 秒,吸呼比为 1:2 ~ 1:5。对于控制呼吸的患者,一般吸气时间较长,吸呼比较高,可提高平均气道压力,改善氧合。但延长吸气时间,应注意监测患者血流动力学的改变。吸气时间过长,患者不易耐受,往往需要使用镇静剂,甚至肌松剂。呼气时间过短,可导致内源性呼气末正压,加重对循环的干扰,在临床使用时应注意。

在大多数患者,最初的吸氧浓度值应为 0.95 ~ 1.0。这种方法可迅速改善缺氧且避免其导致的加重缺氧插管并发症。吸氧浓度值应为 0.95,是由一些专家共同推荐的,因为关注纯氧所致吸收肺不张而导致从右到左分流增加。

在机械通气建立后,应该测定动脉血气水平以确定肺泡通气量是否合适。血氧饱和度监测在大多数患者可以通过指末脉氧仪很好地获得。测定患者动脉血气最好等到呼吸机设置水平改变 30 分钟后进行,确保动脉血和肺泡通气获得足够平衡。如果二氧化碳分压过高(住院前二氧化碳正常的患者大于 50 mmHg),应该通过改变潮气量和呼吸频率以增加肺泡通气量。新的呼吸频率通常通过以下公式测定:

预期的呼吸频率=以前的频率×(以前的二氧化碳分压/现在的二氧化碳分压)

在慢性高碳酸血症患者,调整呼吸机参数以保证有一个与基础水平相似的高碳酸水平;随后患者的脱机将导致动脉血中显著的二氧化碳升高,呼吸性酸中毒随之发生。还应当指出的是,在 ICU 行机械通气患者二氧化碳产量增加提示需要更大的通气量。

二、机械通气支持的监测

监测气道压力既可以有助于决定患者急性肺损伤的治疗,也有助于解决机械通气循环管路出现的问题。例如,吸气峰压是反映气道阻力和肺顺应性的指标,而平台压由于在吸气末出现吸气停顿而获得,只是一个肺的弹性指标。当肺顺应性发生改变时,峰压和平台压一起增加,这种情况发生于 ARDS、充血性心力衰竭继发肺水肿、气胸(包括压力性和非压力性)和右或左主支气管插管时。如果吸气峰压升高而平台压无变化或仅有少量增加时,通常气道阻力增加。此种阻力增加可能由支气管痉挛、黏液分泌物、气管插管扭转或其他呼吸机管路阻塞等原因引起。

通常通过测定肺泡-动脉氧压梯度差和肺泡-动脉压(A ∶ a)比例来监测氧合。如果 FiO_2 经常改变,应用肺泡-动脉压比率则优于肺泡-动脉氧压梯度差,因其很少随 FiO_2 改变。

三、机械通气患者使用镇静剂和除痛剂的重要性

ICU 的危重症患者进行机械通气治疗时,由于疾病本身、各种创伤性导管引起的不适、疼痛的刺激、机械通气所致不适及精神因素等往往会出现烦躁不适,从而影响治疗,对这类患者常需给予镇静治疗。

镇静治疗是要求护理和医疗专业人员合作以实现重症监护多学科合作本质的一个范例。应用机械通气的重症患者经常需要应用镇静剂和除痛药物,例如苯二氮䓬类、异丙酚和阿片类药物。理想的镇静剂和止痛药应用方案可以提供合适的镇静剂剂量并控制疼痛,快速起效,而且可以在停药后迅速恢复,全身蓄积最小及产生最小的副作用。使用这些药物的最初目标是减少患者呼吸衰竭的生理压力并改善对机械通气的耐受性。有报道证实,患者在 ICU 治疗期间疼痛和焦虑是最常见的经历,特别是在进行气管内吸痰等有创操作之后。许多患者在气体交换受损或心血管系统不稳定时需要机械通气。镇静剂和止痛药可减少耗氧量和自主多动症,有助于氧气输送及氧耗平衡。在 ICU 危重症患者很难维持合适的镇静剂及止痛药剂量和避免这些治疗潜在的副作用之间的平衡。

即使有些研究表明镇静剂记录评估表可以改善患者预后,但定义合适的镇静剂仍然是困难的。一些可靠的仪器测定镇静剂水平,例如 Ramsey 评分、镇静焦虑评分及其他适合重症监护环境的工具,均可使用。因为镇静剂剂量变化与病情危重程度相关,镇静剂个体化剂量水平很重要,这些评分广泛应用于有意识并可耐受的部分患者以测试其有效性和可靠性。此外,还建议多领域镇静剂评分(例如两种行为领域包括意识水平和自主行为活动)少数指令性水平比单一领域评分多种水平更准确地反映使用镇静剂患者的镇静状态。

镇静剂既可以持续静脉滴注也可间断静脉推注。后者更合适,特别在目标剂量有效时。持续静脉滴注可保持镇静剂一致的水平,为防止过量应用镇静剂,监测是必要的。周期性推注可以减少给药总量,然而会潜在地减少患者的舒适感并加重临床医师床旁记录的负担。根据记录,经常评价患者对镇静剂和止痛剂的需要量和目标直接的滴定量是应该的。每日间断输注可使患者度过其在 ICU 的觉醒和活动时间,可能减少镇静剂和麻醉药的用量,同

样使诊断检查的需要减少(如头 CT 扫描)以评估精神状态的变化。另外,也用于预备拔管状态。研究发现,直接由护士床旁给药或每日常规周期给予镇静剂输注可以减少机械通气持续时间、ICU 驻留时间、住院时间及气管切开等。镇静剂深度和自发运动的活动性是对立的,有资料显示机械通气时醒觉将改善 ICU 及 ICU 后期预后。机械通气时允许更多的自主运动(非损伤性)可以防止肌肉量和关节功能的丧失。

四、分泌物清除和定位

分泌物清除受损的机械通气患者由于纤毛活动降低,并不能有效地咳嗽。人工气道的存在,由于吸痰所致气道创伤,高 FiO_2 和不适当的加湿都造成纤毛活动的损害。人工气道的存在,由于镇静所致神经系统的抑郁状态,以及在疾病进程中常出现的潜在性损害影响咳嗽的有效性。插管患者中通常采用的清除分泌物的方法包括吸痰、吸入 β_2 受体激动剂、体位引流伴或不伴叩背排痰、支气管镜检查及吸痰。

误吸是机械通气患者合并肺炎的高危因素,已出版的指南推荐将患者床头位抬高 30° ~ 45°。俯卧位可以改善急性肺损伤动物和 ARDS 患者的氧合,其机制包括更加一致的胸膜腔压力梯度,因心脏压迫肺容量更小,以及一致的通气/血流灌注。俯卧位可以改善标准机械通气难以控制的严重低氧血症患者的气体交换。

吸痰是最重要的气道护理。将患者的头转向对侧,侧卧位,用可弯曲的尖导管以便于选择性支气管内吸痰。密闭吸痰既可在吸痰时防止肺泡去复张也可在吸痰过程中防止临床医生的污染。低氧血症、肺不张、气道创伤、心律失常、污染、颅内压力增加、咳嗽及气道痉挛均是吸痰的并发症。生理盐水滴注过去常用以促进祛除分泌物,但因为注入的盐要多于祛除的,这个方法可能会产生问题。如有分泌物黏稠选择它是有用的,但不应该作为常规操作。手工的肺部膨胀治疗并无好处,而且在痰量少的急性患者有潜在危险。一般而言,预期的吸氧浓度为 1.0,采取密闭吸痰系统、合适的吸痰管(1/3 ~ 1/2 的气道内径)、轻柔操作、排出分泌物必需的最小负压(<150 mmHg);并限制每次吸痰时间(少于 15 秒),只适用于吸痰期间导管撤离,避免吸痰相关的并发症。尽管应用了保守治疗方法,肺叶或大面积肺不张仍持续存在时应采用纤维支气管镜吸除分泌物。

五、呼吸机的特征

(一) 报警和安全性

目前呼吸机有监测系统能持续或定期地评估呼吸机的工作和患者的状态。这些监测系统通常设有报警系统,一旦呼吸机与设置状态出现变化,操作者可看到或听到。各呼吸机有不同的报警系统,基本报警可适用于各种呼吸机:低呼气量报警、低吸气压报警、高吸气压报警、缺氧报警、高呼吸频率报警和吸氧浓度报警。报警器需要后备电池以防止在电源中断时机器失灵。当监测仪表现太复杂,它有可能是不可靠的,事实上当没有任何错误时可以关掉报警(如假警报)。一项研究提示大约 64% 的报警是假的。很明显我们不能弥补这项操作,但提醒我们监测仪不能替代医疗护理人员对患者的密切观察。

(二) 加湿器和呼吸管路

在隆突以上的气道吸入气体到达肺泡时,在体温温度下能更充分达到饱和状态(37℃, 100% 相对湿度,44 mg/L 绝对湿度,47 mmHg 水蒸气压)。上气道起到了热和湿气交换的作用。在正常条件下,每天肺部丢失大约 250 ml 水分用以湿化吸入的气体。

机械通气时的气道湿化包括主动湿化和被动湿化。主动湿化指在呼吸机管路内应用加热型湿化器进行呼吸气体的加温、加湿(包括不含加热导线,含吸气管路加热导线,含吸气、呼气双管路加热导线);被动湿化指应用人工鼻(热湿交换器型)吸收患者呼出气体的热量和水分,进行吸入气体的加温、加湿。无论何种湿化,都要求近端气道内的气体温度达到 37℃,相对湿度 100%,以维持气道黏膜完整、纤毛正常运动及气道分泌物的排出,降低呼吸机相关性肺炎(VAP)的发生率。人工鼻可较好地进行加温、加湿,与加热型湿化器相比,不增加堵塞呼吸机管路的发生率,并可保持远端呼吸机管路的清洁。因其能增加气道阻力、无效腔容积及吸气做功,故不推荐在慢性呼吸衰竭尤其在撤机困难的患者中使用。Kirton 曾报道,人工鼻较加热型湿化器能减少院内获得性肺炎的发生,近年来多个随机对照临床试验得出结论,人工鼻与加热型湿化器比较,在 VAP 的发生率上并无明显差异;多个临床试验也表明,"吸痰前滴入生理盐水进行气道湿化"可使患者的血氧在吸痰后短期内明显下降,因此存在肺部感染的患者不推荐常规应用,可选择性应用痰液稀释。

由呼吸机送气是干的,机械通气患者的上气道从功能上被人工气道分流,在呼吸循环管路中使用外部的湿化器是必要的。机械通气期间因为上气道分流,吸入气体温度应该与体温相近。经气管插管或气管切开分流后吸入气体应该被加热到 32～34℃,相对湿度 95%～100%。加热湿化器的温度探头应被放置在呼吸机管路的吸气支路并尽可能靠近患者。呼吸道湿气的丢失和随后出现的再脱水可导致上皮损伤。

放置于人工气道和呼吸机管路之间的加热和湿气交换器,可能取代传统的加热湿化器。在呼气时,由患者处来的湿气和热气被交换器的蜂窝样结构吸收并在下一次吸气时传送回患者。有细菌病毒过滤功能的加热及湿化交换器及呼吸机管路维修成本和定植菌少于普通加热湿化器。使用加热湿化交换器禁忌证包括大量黏稠分泌物、分钟通气量超过 10 L/min、体温低于 32℃ 及需要雾化吸入疗法。

呼吸机管路在正压呼吸时是可弯曲及伸展的。管路的可扩张性导致一定的气体量不能到达患者处,但被记录为呼气潮气量的一部分,这部分气体量丢失在呼吸机回路,称为管路可压缩气体量(可计算)。一旦管路可压缩气体量可知,患者适当的潮气量由呼气潮气量减去管路可压缩气体量得出。送到患者肺内的实际潮气量通常低于呼吸机送的潮气量,原因是管路可压缩气体量丢失、呼吸机管路漏气、气管插管套囊漏气。最小漏气量和管路可压缩气体量丢失可以用大潮气量补偿。有呼吸机对可压缩气体量丢失可自主补偿并保持稳定的潮气量。有人测量了气道开放时送给患者的气体量,发现由管路可压缩因素或漏气所致显著的容量丢失。

呼吸机管路的更换:不应以控制感染为目的常规更换呼吸机管路,现有证据提示,延长更换管路的时间并不增加 VAP 的发生率,但关于管路使用的安全时间尚无定论。呼吸机管路不必频繁更换,一旦污染则应及时更换。

六、自动管路补偿

大多数临床医师应用大量预选的压力支持以补偿呼气相气管插管相关阻力所增加的呼气功。压力支持通气(PSV)的量平衡此种阻力不仅依靠气管插管内径也依赖于气流、插管的弯曲、管内黏液的积累,但这仅仅是不精确的估算。

自动管路补偿(ATC)补偿气管插管阻力并计算出经闭合环控制的气管压力。有自动管路补偿的呼吸机弥补了气管插管上的压降,根据实际气流吸气时气道压力增加而呼气时下降。该技术连续地计算了流量依赖性气管压力的下降。自动管路补偿近似于压力支持通气,但呼吸机所产生的压力作为气管插管的阻力和气流的一个函数。对自动管路补偿大部分兴趣围绕在减除吸气时额外的呼吸功。呼气时,ATC 结合 PEEP 设置,有助于减少呼气阻力和减轻自主 PEEP。另外克服了人工气道强加的呼吸功,ATC 通过根据气流变化和相对应的需要可以改善人-机同步性,也可通过补偿强加的呼气阻力减少空气滞留。但有研究报道,拔管后上呼吸道的炎性肿胀可导致呼吸道阻力增加,其增加的阻力与克服气管导管所需的附加功相当。在脱机实验期间,这项技术可作为患者拔管更可靠的预测指标。

第四节　机械通气的适应证和禁忌证

一、应 用 指 征

上述机械通气的生理效应,即改善通气、改善换气、减少呼吸功耗决定了机械通气可用于改善下述病理生理状态:

1. **通气泵衰竭**　呼吸中枢冲动发放减少和传导障碍、胸廓的机械功能障碍、呼吸肌疲劳。

2. **换气功能障碍**　功能残气量减少、V/Q 比例失调、肺血分流增加、弥散障碍。

3. **需强化气道管理者**　保持气道通畅,防止窒息;使用某些有呼吸抑制的药物时。

判断是否行机械通气可参考以下条件:

（1）呼吸衰竭一般治疗方法无效者。

（2）呼吸频率大于 35~40 次/分或小于 6~8 次/分。

（3）呼吸节律异常或自主呼吸微弱或消失。

（4）呼吸衰竭伴有严重意识障碍。

（5）严重肺水肿。

（6）PaO_2 小于 50 mmHg,尤其是吸氧后仍小于 50 mmHg。

（7）$PaCO_2$ 进行性升高,pH 动态下降。

二、具体适应证

1. **肺部疾病**　如限制性肺疾病、阻塞性肺疾病、肺栓塞、肺炎、弥漫性肺间质性纤维化、慢性支气管炎、肺气肿、肺心病急性加重、重症哮喘、ARDS。

2. **中枢神经系统疾病** 如脑部炎症、外伤、肿瘤、脑血管意外、感染、镇痛或安定药物中毒、特发性中枢性肺泡通气不足等所致的中枢性呼吸衰竭。

3. **骨骼肌疾病** 如胸部外伤(连枷胸)、脊柱侧弯后凸、肌营养不良。

4. **神经肌肉疾病** 如多发性肌炎、吉兰-巴雷综合征、肌肉迟缓症、有机磷中毒。

5. **围术期** 各种外科手术的常规麻醉和术后管理需要;心、胸、腹部和神经外科手术;手术时间延长或需特殊体位;体弱或患有心、肺疾病者需行手术治疗。

三、禁忌证和相对禁忌证

(1)气胸及纵隔气肿未行引流者。

(2)肺大疱。

(3)低血容量性休克补充血容量者。

(4)严重肺出血。

(5)缺血性心脏病及充血性心力衰竭。

四、其 他 因 素

(1)动态观察病情变化,若使用常规治疗方法仍不能防止病情进行性发展,应及早上机。

(2)在出现致命性通气和氧合障碍时,机械通气无绝对禁忌证。

(3)撤机的可能性。

(4)社会和经济因素等。

第五节 机械通气模式

通气模式的增多,为我们救治不同原因导致呼吸衰竭的复杂病理生理情况增加了便利和成功的机会,选择某一模式的原则是能满足患者的通气支持需要并尽可能地减少对生理功能的干扰,通气模式的选择应因人、因病及病理不同的进程而异。按是否需要患者的触发可分为完全控制和辅助/控制通气,按患者和呼吸机承担呼吸功的多少,可分为完全或部分通气支持。常用的机械通气模式有辅助-控制通气、间歇指令通气、压力支持通气、双水平气道正压通气、气道压力释放通气(表 23-1)。

表 23-1 机械通气模式选项优缺点

模式	优点	缺点
控制模式	缓解呼吸肌疲劳	有时需用镇静剂和肌松剂
辅助容量控制	降低呼吸功,保证预设潮气量输送(除非超出峰压报警)	潜在的血流动力学负面影响,可能导致不恰当的高通气和吸气峰压过高
辅助压力控制	容许限制吸气峰压	同辅助容量控制模式(AVC) 随着肺顺应性及阻力的改变,潜在的低通气或高通气
同步间歇指令通气	较少干预正常心血管功能	与辅助控制相比增加呼吸功,患者难以在两种通气模式中调整

模式	优点	缺点
压力调节容量控制	随着变化的顺应性和阻力保证最小潮气量	同 AVC,吸气压力可变
压力支持通气	患者舒适,改善人机交互,降低呼吸功	窒息报警是唯一后备频率,患者耐受性的变化

一、辅助容量控制模式

在辅助容量控制模式(assist volume-control,AVC)下输送一定容量的气流,通常被患者或呼吸机所触发。所有的呼吸均是由呼吸机以一个预设的潮气量输送(容量循环),该辅助模式允许患者决定呼吸的数量和频率。呼吸可以是辅助的、部分辅助的或是混合的,辅助呼吸可以被气道压力或气流所触发。在辅助通气模式中,后备频率的设置是用来确保患者最低呼吸频率不低于预设值。如果患者的呼吸频率总超过预设频率,额外的通气由呼吸机提供。吸气努力后获得一个平台压接近肺泡压。这种策略的实现接近肺的静态顺应性。

在大多数条件下,使用呼吸机的辅助通气模式是为了大幅度地减少呼吸做功。在辅助呼吸模式中,如果通气参数设置过低,一些患者持续存在明显的吸气努力,导致患者自主呼吸做功的增加。可能的机制是在呼吸机触发和气道内的起始压力或容量流速变化之间存在固有延迟时间。因为呼吸驱动对于某一个确定的患者来说是由肺脏的呼吸力学特点和100毫秒时的吸气努力决定的,延迟可能导致患者不能感觉得到满意的潮气量。在这种情况下,尽管有相当满意的潮气量,患者仍有持续的吸气努力,可以通过评估每一次呼吸的压力-时间曲线时观察到。

二、辅助压力控制模式

辅助压力控制(assist pressure-control,APC)模式是部分机械通气控制模式,类似于AVC,基于患者或者呼吸机自动触发,所有呼吸均由呼吸机输送。这种模式提供压力限制、时间切换呼吸,基本的设置是限制压力和吸气时间,容许限制吸气峰压。潮气量的大小由呼吸机设定值和肺、胸壁的顺应性及患者吸气努力来决定。尽管这种模式患者能更好地耐受,但是需要更多的监测数据,因为肺的顺应性变化将导致低通气或者高通气。

三、同步间歇指令通气

同步间歇指令通气(synchronized intermittent mandatory ventilation,SIMV)容许患者在预先设定机械通气的间歇进行没有呼吸机辅助的自主呼吸。有些研究表明,SIMV可以减少镇静剂和止痛剂的使用,从而使撤机变得容易。这种模式尤其适用于使用控制机械通气或其他辅助控制通气模式而脱机的患者。SIMV比其他的通气模式有更低的胸腔内压,因此许多学者认它可以改善心脏功能。

在联合使用 SIMV 和压力支持通气模式情况下容许自主呼吸,可增加潮气量而不额外增加呼吸功。可以选择一个非常低水平的压力支持来补偿呼吸机管路和气管插管的固有阻力,使得患者建立一种更加自然的呼吸模式。当呼吸肌力量或疾病的影响使患者不能够获得充足的自主呼吸时,应选择较高压力支持。单独使用压力支持通气模式潜在的优点是患者得到部分的压力支持,而使用 SIMV 加压力支持通气模式的患者将受到全部支持,支持的程度是不同的。SIMV 模式存在一种潜在的缺点就是要求患者有比较高的吸气努力。因为患者必须克服呼吸机管路和气管插管的阻力,所以相对自主呼吸的做功是增加的,因而很少单独使用 SIMV,往往合并使用一定水平的压力支持去弥补增加的呼吸功。一些新型的呼吸机基于每一次呼吸测得的气道阻力以压力支持方式自动提供气管插管阻力补偿。SIMV 可用来作为脱机的方式。

四、压力调节容量控制

压力调节容量控制(pressure-regulated volume control,PRVC)模式是 APC 模式的“变种”,而压力在一定范围可变,其目的是达到目标潮气量。可通过调节呼吸机的压力调节上下值(在预先设定的范围内)来达到目标潮气量。这种模式容许使用压力控制呼吸联合气流递减模式作为改变的肺顺应性和气道阻力引起潮气量变化的补偿。

五、压力支持通气

压力支持通气(pressure support ventilation,PSV)于 20 世纪 80 年代被大家熟知,是为了降低 SIMV 模式中自主呼吸的功。现在普遍认为它是唯一一种可以单独使用的通气模式。随着患者吸气,呼吸机自动调节气流提供一个预设的吸气支持压力。呼吸机的压力支持机制提供了可变气流,但是气道压力持续稳定,容许患者参与选择吸气流速和潮气量。压力支持水平最高可以达到 100 cmH_2O,具体数值取决于通气模式。多数呼吸机可以调节吸气压上升斜率,或大或小的吸气努力都能保证更好的与患者的同步性。对于脱机患者使用 PSV 模式时,以每次减少支持压力 2~5 cmH_2O 的速度降低支持程度,直至患者能够耐受 5 cmH_2O 水平的压力支持。若患者气管插管内径较小,可以选择 7~10cmH_2O 作为拔管的界点。

PSV 模式要求患者有完备的呼吸驱动,因此不能在呼吸中枢受抑制的情况下使用。同样,该模式不适用于气道痉挛和有大量分泌物的患者,因为在这样的患者在中气道压力和肺的顺应性经常发生变化。任何气道阻力和肺顺应性的变化都会同时影响在一个给定的压力支持下的潮气量。

六、控制机械通气

在控制机械通气(controlled mechanical ventilation,CMV)模式下患者对机械通气没有任何影响,也不能启动呼吸和决定呼吸的特点。它只暂时应用在最严重的呼吸系统并发症的患者在使用呼吸机的起始阶段。在病情稳定后,改为支持或部分支持自主呼吸的通气模式。使用 CMV 的时间长短可从几小时到几天到数周甚至几个月,取决于损伤肺部的原发病。现在的呼吸机没有 CMV 模式,可以选择 AVC 或 APC 模式来实现,并且要求使用大量的镇静剂和肌松剂使得患者和呼吸机没有对抗。

七、其他的机械通气模式

大多数患者在起始阶段通气方式选择 AVC,少数选择双水平压力通气、成比例辅助通气、容量辅助压力支持通气、高频通气、反比通气等。

(一) 双水平通气(bilevel ventilation)

双水平通气的特点是呼吸机工作在两个压力水平(高压和低压水平)来回切换。在1987 年,这种模式被称为气道压力释放通气(APRV)。起先该模式应用于没有自主呼吸能力的 ARDS 患者,目的是清除 CO_2,这种模式的机制不仅容许自主通气也容许自主呼吸的压力支持。伴有自主呼吸的 APRV,我们也称为双水平气道正压通气(注意不要与伟康公司的BiPAP 呼吸机混淆,它只是一个呼吸机的注册商标)。

双水平通气包含了两层不同的内涵和设置。高压的使用目的是针对 ARDS 患者用较高的气道压力促使肺开放,依据压力容量曲线选择压力值避免肺过度充气,但也要足够高使得大部分肺泡得以复张。低压选择在一个高于呼气末正压使肺泡尚未关闭的压力。在此种情况下,低压时间设置就比较简单了,与患者自主呼吸能力无关,只需设置足够长的呼气时间即可。在高压和低压时均容许自主呼吸。因此,设置伴有自主呼吸的 APRV 时高压时间和低压时间的比值为 6:1,BiPAP 为 1:2。上述两种模式中的任何一种均是在压力变化(高压降到低压时释放 CO_2)、在两个水平上容许自主呼吸。这种模式可以锻炼膈肌活动和增加有效肺通气量,其作用在动静脉分流、氧合欠佳和通气血流比例失调的区域效果显著。使用压力支持通气模式可能会增加自主呼吸潮气量,但是也可能降低膈肌运动。另外,肺在高压时做功少,如果是肺复张的压力可改善肺的顺应性。最后,设置高压应遵循肺保护策略,超过 30 cmH_2O 的压力不会额外增加跨肺泡压力,而伴随着压力升高会引起自主呼吸所致胸廓内负压的升高。已有资料表明,BiPAP 比单独使用持续气道正压通气更能降低呼吸功。双水平机械通气也可用于 ARDS 患者脱机过程中的压力支持。

(二) 成比例辅助通气(proportional assist ventilation, PAV)

传统的机械通气模式缺点之一是不能随着患者每一次的呼吸变化进行调节。正常人与患者不能以相同的潮气量和吸气流速进行每一次自主呼吸。

成比例辅助通气所发送的每一次机械通气的辅助程度是不同的,主要基于患者的吸气努力程度。在测量了吸气阻力和肺的顺应性之后,呼吸机可调节对患者进行辅助的程度。随着患者呼吸的增加与机械性辅助成比例的增加;反之亦然。这种人机交互形式使患者感觉更舒适。

在疾病过程中,患者气道阻力和顺应性会发生变化,要求反复不断地适应机械性的吸气放大。成比例辅助通气是基于这样的原理:患者总是会以一种恰当的方式去感应并决定最佳的吸气努力、速率、频率方式。

（三）容量辅助压力支持通气（volume-assisted pressure support）

压力支持通气可以分出一类为容量辅助压力支持,这种方式确保了以最小的压力支持获得目标潮气量。它是通过在一台呼吸机中两个微处理器协同工作来实现的。如果潮气量低于预设值,第二个微处理器就开始工作,目的是输送额外的容积达到目标潮气量。这种通气方式患者容易耐受,但没有试验证据证实临床确切疗效。

（四）高频通气（high-frequency ventilation）

高频通气是指以接近或者低于解剖无效腔量的潮气量进行的一种正压通气模式,其频率可以达到60~150次/分,甚至更高。呼吸机以240~660次/分的工作频率时,被称为超高频喷射通气。高频振荡通气是利用活塞泵或膈肌或其他高频发生装置产生180~900次/分的频率,潮气量范围在5~80 ml的通气方式。高频正压通气中,气体通过一个传统的呼吸器叠加一个振荡发生器实现。现在最常用的方式是直接使用高频振荡发生器。

呼吸机输送气流是以时间切换、正压呼吸的方式,吸气与呼气过程均是主动的。这种通气方式的实现有赖于带有可以往返的泵或者活塞或者高频发生器的呼吸机。充分的通气有赖于基础气流,它是泵或者发生器产生并送入气管插管内的,基础气流是在主动呼气过程中用来清除 CO_2。整体对流是指在大的气道内气体流动的方式,在气管树其他部位的流动形式取决于其物理特性。摆动呼吸指在不同肺区之间的气体流动形式,有些肺区中气体快速充盈、快速清空,而有些肺区正好相反,在这些不同肺区间的这种摆动呼吸通气方式使气体进入肺泡,这一机制占有重要地位。Taylor扩散是一种辐射状的气体对流形式,容许气体分子进入中心区域,而轴向运动速率是高的;当气体进入周围区域时,轴向运动速率是低的。在理论模型中,Fredburg解释为在一定的气体输送频率、速率情况下,提高弥散量可以较快的速率随着浓度梯度的变化促使气体交换和排出。气体交换与脑血流灌注匹配更好,因为气体更多依靠浓度梯度而不是压力梯度的变化,其主要优点是通过较低的压力输送小潮气量,从而避免潜在的气压伤的风险。

（五）反比通气（inverse ratio ventilation, IRV）

典型的机械通气吸呼比例应为1:2~1:5,慢性阻塞性肺部疾病（COPD）患者其比值较低。正常通气时其比值大于1,称为反比通气,常被推荐用于重症ARDS患者。IRV可以用时间转换或者容量转换实现,均被证实对ARDS患者改善氧合有作用。延长吸气时间、保持一定潮气量,其效应是持续增加平均气道压而不增加肺泡峰压。IRV因此容许以较低的吸气平台压达到相同的平均气道压力。理论上讲,对于严重ARDS患者有潜在的益处,循证医学证实限制吸气平台压对ARDS有益处。

最常用的IRV是压力控制、时间切换通气。在这种情况下,作为肺泡内压力的反射,平均气道压升高但是吸气峰压不变,氧合因此得以改善,然而肺泡峰压不变。将 $I:E$ 设定为1:1,可以看到氧合得到了大幅度的改善,进一步提高 $I:E$ 的比值,并不能总是有效提高氧合。当患者存在明显的气流阻塞时,不能使用此种通气方式。增加 $I:E$ 的比值也就是缩短呼气时间,呼气不完全,导致内源性呼气末正压的增高,可增加气胸的发生率。

对于IRV使用仍有争议,但是当常规通气方式下ARDS患者持续存在严重低氧血症,尤其是患者吸气平台压大于 30 cmH$_2$O 时应当考虑应用 IRV。

患者进行反比通气呈现典型压力流量波形(吸呼比接近1.2:1),其上半部分压力曲线是方形的,表明时间转换(压力控制)模式在起作用;下半部分呈典型的递减形的吸气流速波形。在吸气结束以前,吸气流速波形返回到基线水平,流速为零。提示需要设置足够长的吸气时间,保证在吸气结束以前在呼吸机和患者之间的压力平衡。进一步延长吸气时间不会增加潮气量。需要注意的是在呼吸末,气流不能回到基线,提示存在内源性 PEEP。

(六)持续气道正压通气(CPAP)和呼气末正压

CPAP 系统使用的是高压下输送持续的气流,超出了患者的吸气峰流速需求,随后患者在一个持续的压力水平以上开始触发吸气动作。CPAP 不是一种通气模式,因为在吸气过程中系统压力基线以上没有正压。单独使用或与低水平的压力支持通气模式合用,CPAP 也可和其他通气模式合用。

PEEP 通气提供了大气压状态下呼气末的压力,防止急性肺损伤的患者肺泡在呼吸循环末期萎陷。通过预防呼气末肺泡萎陷,PEEP 也能够增加功能残气量,改善氧合。当使用 PEEP 时,气道内的压力与 PEEP 值成比例升高。PEEP 可以从 5～45cmH$_2$O 的水平设置,但是常用范围为 5～20cmH$_2$O。当患者使用 PEEP 开始机械通气时,呼吸机的压力触发阈值也会相应的提高。操作者以每次升高 2～3cmH$_2$O 的速度来滴定 PEEP 的值,以期用安全的氧浓度达到满意的氧饱和度。虽然高而持续的吸气峰压(IPP)复张先前陷闭的肺,需要足够的 PEEP,用来阻止反复肺泡损伤。使用 PEEP 模式前计算患者动态和静态肺顺应性时,需要从吸气峰压或者平台压中减去 PEEP 的值,才能得到准确的结果。

八、未来可能的通气模式

由于患者的呼吸力学、氧合和通气状况处于动态变化过程中,临床医师在实施机械通气时需要监测患者情况,并根据监测结果调整通气模式或通气参数。当这些监测和调整工作中的一部分由呼吸机自动实施时,就构成了伺服-控制模式。伺服-控制模式需要 3 个要素:

(1)呼吸机能够监测一种或几种指标。

(2)计算机控制的预定程序,能够将获得的监测指标自动翻译成处理措施。

(3)根据处理措施,呼吸机自动调整通气模式或参数。

伺服-控制模式下,呼吸机按照这一顺序反复操作,构成闭合的反馈系统。伺服的英文为 servo,含义即为闭合环路控制。因此,也将伺服-控制模式称为闭合环通气模式(closed loop ventilation,CLV)。最早的伺服-控制模式当属出现于 1970 年代的指令分钟通气(mandatory minute ventilation,MMV)。近十年来又逐渐发展出双重控制模式、适应性支持通气和成比例辅助通气等新模式。表23-2 列出了已经整合到市售呼吸机的伺服-控制模式。

表 23-2 伺服-控制模式

模式	呼吸机
指令分钟通气(MMV)	Dräger Evita 系列,Hamilton Aeolar
双重控制模式	

续表

模式	呼吸机
在一次呼吸周期内	
容量保障压力支持(VAPS)	Bird8400 Sti, TBird
压力扩增(Paug)	Bear 1000
针对多次呼吸	
压力调节容量控制(PRVC)	Servo 300, Cesar, Horus
适应性压力通气(APV)	Gallileo
自动流量(Auto-Flow)	Dräger Evita2, 4, XL
可变式压力控制(variable PC)	Venturi
容量支持通气(VSV)	Servo 300
可变式压力支持(variable PS)	Venturi
自动转换模式(Auto Mode)	Servo 300
适应性支持通气(ASV)	Gallileo
成比例辅助通气(PAV)	Dräger Evita 4, Stephanie

对呼吸衰竭机制理解的深入,导致新的机械通气目标出现,从而改进了机械通气治疗。通气模式之间的主要区别在于气道内正压的应用方式,也就是说,一种"新的"通气方式就是一种全新的压力支持输送方式。一旦患者的呼吸中枢、外周神经、神经肌肉连接受损,或者呼吸驱动不被药物所抑制,呼吸支持提供的总量和机械通气的需求保持一致,而与肌肉的力量、收缩性没有关系。神经调节辅助通气的目的是通过匹配呼吸机的输出量和呼吸中枢神经冲动输出量之间的关系,从而改善人机交互。

(一) 神经调节的机械通气辅助(NAVA)

NAVA 是一种试验阶段的通气方式,呼吸机辅助压力调节依靠在辅助通气过程中食管电极测得的膈肌电活动成比例地放大。在人体可以检测和量化膈肌的电活动,有研究证实在健康人、慢性或急性呼吸衰竭症者这种方法可以准确地测量膈肌的电活动。双电极被预装在胃管里,随着胃管送入危重症患者体内。为了达到准确测量的目的,通过十字交叉法在膈肌上特定的点定位。处理的信号被传送至呼吸机内部来调整呼吸机支持力度,因此它是膈肌电活动的实时体现。对于一个确定水平的膈肌电活动(EADi),呼吸机辅助程度取决于使用者调定的比例系数,也就是说,对于一个确定的膈肌电活动输送压力支持的程度。因为呼吸机是 EADi 直接触发的,神经和机械吸气时间的同步性有保障,包括吸气开始、吸气结束,而不考虑 PEEP、漏气量和呼吸的机制。这种通气模式能够极大增强机械通气和呼吸肌活动的一致性,因而改善患者的舒适度。

(二) 基于知识的系统(knowledge-based system)

其中基于知识的系统已经装备于 Dräger XL 呼吸机,称为 Smartcare™,基本通气模式为PSV。呼吸频率是最主要的监测和反馈参数,反映患者呼吸肌负荷状况。监测参数中也整合了潮气量和呼气末二氧化碳张力($PetCO_2$),目的为保证安全性。Smartcare™ 引入了患者

"呼吸舒适区"（respiratory zone of comfort）的概念，通过 2 分钟的监测判断患者的通气状况，调整压力支持水平。近期一项针对机械通气超过 24 小时患者的研究提示，该系统可缩短撤机时间、降低机械通气时间和 ICU 驻留时间。

第六节　机械通气的并发症

一、气管插管相关并发症

（一）导管易位

插管过深或固定不佳均可使导管进入支气管。因右主支气管与气管所成角度较小，插管过深进入右主支气管可造成左侧肺不张及同侧气胸。插管后应立即听诊双肺，如一侧肺呼吸音减弱并叩诊浊音则提示肺不张；呼吸音减低伴叩诊呈鼓音则提示气胸，发现气胸应立刻处理，同时摄 X 线胸片确认导管位置。

（二）气道损伤

困难插管和急诊插管容易损伤声门和声带，长期气管插管可以导致声带功能异常、气道松弛。注意插管时动作轻、准确，留管时间尽可能缩短，可减少类似并发症的发生。气囊充气过多、压力太高，压迫气管致气管黏膜缺血、坏死，形成溃疡，可造成出血。应使用低压高容量气囊，避免充气压力过高，监测气囊压力使之低于 25 cmH$_2$O 能减少这类并发症。

（三）人工气道梗阻

导致人工气道梗阻的常见原因有：导管扭曲，气囊疝出嵌顿于导管远端开口，痰栓或异物阻塞管道，管道塌陷，管道远端开口嵌顿于隆突、气管侧壁或支气管。采取措施防止气道梗阻可能更为重要，认真护理、密切观察、及时更换管道及有效人工气道护理，对气道梗阻起着防患于未然的作用。一旦发生气道梗阻，应采取以下措施：调整人工气道位置，抽出气囊内气体，试验性插入吸痰管。如气道梗阻仍不缓解，则应立即拔除气管插管或气管切开管，然后重新建立人工气道。

（四）气道出血

适应人工气道的患者若出现气道出血，特别是大出血时，需紧急处理。气道出血的常见原因包括气道抽吸、气道腐蚀等，一旦发生，应针对原因及时处理。

（五）气管切开常见并发症

气管切开是建立人工气道的常用手段之一。由于气管切开使气流不经过上呼吸道，因此，与气管插管相比，气管切开具有下列许多优点：易于固定及引流呼吸道分泌物；附加阻力低，而且易于实施呼吸治疗；能够经口进食，口腔护理；患者耐受性好。尽管具有上述优点，但气管切开也可引起许多并发症，根据并发症出现的时间，可分为早期、后期并发症。

1. 早期并发症　指气管切开 24 小时内出现的并发症。主要包括：

（1）出血：凝血功能障碍患者术后出血发生率更高。出血部位可能来自切口和气管壁，气管切开部位过低，如损伤无名动脉则可引起致命性大出血。切口的动脉性出血需行手术止血；非动脉性出血可通过油纱条等压迫止血，一般24小时内可改善。

（2）气胸：是胸腔顶部胸膜受损的表现，胸膜腔顶部胸膜位置较高者易出现，多见于儿童、肺气肿、COPD患者。

（3）空气栓塞：是较为少见的并发症，与气管切开时损伤胸膜静脉有关。由于胸膜静脉血管压力低于大气压，损伤时空气可被吸入血管，导致空气栓塞。对患者采用平卧位实施气管切开将有助于防止空气栓塞。

（4）皮下气肿和纵隔气肿：是气管切开后较常见的并发症。颈部皮下气肿与气体进入颈部筋膜下疏松结缔组织有关，由于颈部筋膜向纵隔延伸，气体也可进入纵隔，导致纵隔气肿。皮下气肿和纵隔气肿本身并不会危及生命，但有可能伴发张力性气胸，需密切观察。

2. 后期并发症 指气管切开24～48小时后出现的并发症，发生率高达40%。主要包括：

（1）切口感染：由于感染切口的细菌可能是肺部感染的来源，加强局部护理十分重要。

（2）气管切开后期出血：主要与感染组织腐蚀切口周围血管有关。当切口偏低或无名动脉位置较高时，感染组织腐蚀及管道摩擦易导致无名动脉破裂出血，为致死性并发症。

（3）气道梗阻：气管切开管被黏稠分泌物附着或结痂，气囊偏心疝入管道远端，气管导管远端开口顶住气管壁，肉芽组织增生等原因均可导致气道梗阻。一旦发生，可能危及生命，需紧急处理。

（4）吞咽困难：与气囊压迫食管或管道对软组织牵拉影响吞咽反射有关，气囊放气后或拔除气管切开管后可缓解。

（5）气管-食管瘘：主要与气囊压迫及低血压引起局部低灌注有关。

（6）气管软化：见于气管壁长期压迫、气管软骨退行性变、软骨萎缩而失去弹性。

二、气 压 伤

气压伤的常见类型包括肺间质气肿（PIE）、皮下气肿、纵隔气肿和气胸等。其中PIE是气压伤的早期表现，在临床中会发现相当一部分患者仅表现为PIE、纵隔气肿或皮下气肿，而未出现气胸。皮下气肿能用手触及，可沿组织间隙扩散，上至头部，下至腹部到腹股沟，甚至到肢体末端。从临床角度来看，皮下气肿未表现出显著的副作用。皮下气肿是无法引流的，然而，当漏气停止时，迁移的气体能迅速吸收，皮下气肿能自行消散。

如果气压伤表现为张力性气胸，常有明显的血流动力学改变，如心率增快、血压下降、动脉氧合下降。一旦发生张力性气胸，必须立即处理。查体可发现气胸侧听诊呼吸音减低，纵隔向对侧移动。这种情况下，有指征进行病变侧锁骨中线第二肋间的细针穿刺，缓解胸腔内压的升高，改善血流动力学。

在没有血流动力学紊乱而考虑单纯性气胸的患者，需要立即进行胸片检查，即使气胸很小的情况下也应放置胸腔引流管。而引流管放置后，由机械通气产生的潮气量大部分被引流管释放，出现明显的肺泡低通气。这种情况的发生是由于气体流向引流管比进入肺遇到的阻力更小。一些研究显示，在这些情况下，高频振荡通气可达到气体更合理的分布，因为它采用了小潮气量，但没有证据说明它可以使气胸更早地闭合。目前，采用高频通气，其疗效尚未证实。升高的吸气峰压和平均气道压对肺实质是有损伤的,升高的吸气峰压与气胸相关,升高的平均气道压与气胸和心排血量减少相关。非均质的肺通气导致间质和肺泡间产生压力梯度及潜在损伤。动物实验证实,在正常肺内单位呼吸更多的容量与肺毛细血管膜液体渗出得更多相关,并非由于压力而是气体容量的改变导致肺水肿的生成。气胸的发生和更高的吸气峰压相关,有研究证实了高频通气和标准通气时气胸的发生率相同。有资料显示,尽管患者应用的吸气峰压明显降低了,但是气胸的发生仍是相同的,提示气压伤的发生还与基础疾病有着密切的联系,由于存在 DPH 和肺组织本身的病变特点(如肺气肿、肺大疱等),COPD 患者发生气压伤的风险明显增加。目前,在保证患者基本通气和氧合的条件下尽可能降低吸气末平台压和潮气量,仍是常用的预防气压伤发生的临床策略。

三、肺部感染

VAP 在机械通气 48 小时后发生,文献报道大约 28% 的机械通气患者发生 VAP。气管插管或气管切开导致声门关闭功能丧失,使得下呼吸道直接与外界相通,外界病原体可直接进入下呼吸道。实际上 ICU 每个插管的患者在 48 小时内都会出现常见菌的定植,这也很好地说明了这些病原体在大多数患者可导致呼吸机相关性肺炎。机械通气可能增加 VAP 的风险,其感染的发生率和死亡率值得关注,合适的抗菌药物选择和积极的治疗可以显著降低病死率。及早识别致病菌特别重要,因为 VAP 经过积极治疗,病死率能显著降低。

值得一提的是,从进行机械通气治疗患者的人工气道中抽吸分泌物的显微镜下评估是不准确的,可能会误导抗菌药物的选择。为了区别定植菌和院内感染的患者,应用保护性毛刷和支气管肺泡灌洗液的定量培养,可使取样为气管支气管分泌物而免于上气道的污染。支气管肺泡灌洗液和保护性毛刷的应用联合特定的菌落计数,有助于提高对来自肺的外周气道分泌物评估的敏感性和特异性。

一般认为,高龄、高 APACHE Ⅱ 评分、急慢性肺部疾病、格拉斯哥昏迷评分(GCS)<9分、长时间机械通气、误吸、过度镇静、平卧位等均为 VAP 的高危因素。对于接受机械通气的患者,认识和治疗院内感染仍然是危重症医学面临的主要困难之一。

四、循环系统并发症

患者在行长期正压通气时,循环系统并发症的发生率比较高。有一半以上的患者发生各种各样的循环系统并发症,主要包括低血压、心律失常、心肌缺血和心肌梗死等。

(一)低血压

与正压通气相关的心排血量减少很常见,也可能是机械通气潜在的严重并发症。机械通气升高了胸腔内压,减少了静脉回心血量,而胸腔内压的升高也导致了右心房和右室压的升高,使得室间隔从它的正常位置向偏向左心室腔的位置改变,从而减少了舒张期的灌注。环绕左右心室的肺内正压通过降低灌注压减少了舒张期的灌注。使用过高的 PEEP 时,使心排血量降低更明显,气管插管和机械通气时麻醉诱发的交感神经张力突然降低是正压通气后患者血压很快下降的另一原因;通气过程中任何情况下出现内源性 PEEP(尤其慢性阻塞性肺疾病患者),均可导致血压下降。

(二) 心律失常

机械通气期间发生的心律失常以室性和房性期前收缩多见,其发生原因与低血容量性休克、缺氧、酸中毒、碱中毒、电解质紊乱及烦躁等因素有关。

(三) 心肌缺血、心肌梗死

长期机械通气的患者,尤其是心脏储备能力较差的老年患者,由于机械通气后机体血流动力学不稳定(低血压等),心肌灌注不足,少数患者甚至出现心肌梗死。可能由于患者原发病症状重掩盖了心肌缺血或梗死的表现。

对于有危险因素的患者,密切做好血流动力学监测和心电监护,通过血压和中心静脉压的监测以指导补液。在保证必需的肺泡通气量的前提下,要尽量使用较低的吸气压力、较低的 PEEP、较短的吸气时间,以降低平均气道压。对存在自主呼吸的患者,应尽量使用 IMV(SIMV)方式;对于维持接受机械通气的急性肺损伤患者采取的策略为,围绕保持能提供足够的氧合达到一个理想的吸氧浓度的最低平均气道压。

五、消化系统并发症

(一) 上消化道出血

大部分接受机械通气的患者会出现显性的或隐性的上消化道出血,出血量从微量到需要手术干预不等。机械通气并发上消化道出血可能与下列因素有关:①正压通气影响下腔静脉回流造成胃肠道淤血;②在纠正缺氧的过程中可产生大量氧自由基,后者可损伤血管壁;③呼吸衰竭时机体处于应激状况,加上应用糖皮质激素,可使胃肠道发生应激性溃疡。一些预防性措施,包括 H_2 受体阻滞剂、硫糖铝和质子泵抑制剂治疗能降低潜在的胃肠道出血的发生。

(二) 腹胀

正压通气影响下腔静脉回流,使得胃肠道淤血,导致胃肠蠕动减慢。解痉平喘药的应用可影响胃肠蠕动;广谱抗菌药物应用,加重肠道菌群失调;气囊封闭不严漏气,气流刺激咽喉部,引起患者做不自主吞咽动作,结果将大量空气咽入胃肠引起腹胀。

六、肺 栓 塞

机械通气患者中肺栓塞可能是一个严重的和潜在的致命性并发症。针对肺栓塞的治疗可显著降低其发生率和病死率,然而,在有急性肺损伤或其他原因的低氧血症时诊断比较困难。据报道,低分子质量肝素和间断压缩装置能减少机械通气患者肺栓塞的发生,在使用肝素有高风险的患者推荐应用间断压缩装置。

在接受机械通气的患者中,肺栓塞的预测来自于不伴有二氧化碳分压改变的分钟通气量的突然增加,预示了生理无效腔通气的增加,或是来自于血压或动脉氧分压的下降。螺旋CT扫描结合下肢超声和核素灌注扫描对诊断有一定帮助。

第七节　保护性通气策略

近年来,通气机相关性肺损伤(ventilator associated lung injury,VALI)对急性肺损伤/急性呼吸窘迫综合征(ALI/ARDS)患者机械通气治疗的负面影响引起了人们的极大关注,有关肺损伤发病机制和由此而引发的各种保护性通气策略的临床和实验研究取得了较大进展。

一、发 病 机 制

呼吸机所致肺损伤的种类如下:

1. **肺气压伤**　包括由于气道压过高导致的张力性气胸、纵隔气肿等(统称为肺泡外气体)。气压伤的发生机制为:肺泡和周围血管间隙的压力梯度增大,导致肺泡破裂,形成肺间质气肿,气体再沿支气管血管鞘进入纵隔,并沿其周边间隙进入皮下组织、心包、腹膜后和腹腔。若脏层胸膜破裂,气体可进入胸腔。最终可形成肺间质、纵隔和皮下气肿、心包和腹膜后积气及气胸和气腹。气体进入肺循环则引起气体栓塞。

2. **肺容积伤**　有人比较了高压高容通气、低压高容通气(使用铁肺)和高压低容通气(包裹胸腹部限制潮气量)对健康兔的影响,发现高容通气均能产生高通透性肺水肿,而高压低容通气则无肺损伤发生,因此认为气压伤实质上为容积性肺损伤(volume damage)。容积伤的形成主要与过大的吸气末肺容积对肺泡上皮和血管内皮的过度牵拉(over stretch)有关。

3. **肺萎陷伤**　当呼气末容积过低时,肺泡和终末气道的周期性开闭可致肺表面活性物质大量损失,加重肺不张和肺水肿。同时,由于病变的不均一性,在局部的扩张肺泡和萎陷肺泡之间产生很强的剪切力(shearing force)也可引起严重的肺损伤。

4. **肺生物伤**　上述机械性因素使血管内皮细胞脱落,为炎性细胞活化、与基底膜黏附并进而进入肺内创造了机会,由此激发的炎症反应所致的肺损伤称为肺生物伤。

二、肺保护性通气策略的实施

目前认为,实施机械通气除了要保证基本的氧合和通气需求外,还应尽量避免 VILI 的发生。针对 VILI 的发生机制,相应的肺保护性通气策略应达到下述要求:首先,应使更多肺泡维持在开放状态(维持一定呼气末肺容积水平),以减少肺萎陷伤,其实质是 PEEP 的调节;其次,在 PEEP 确定后,为了避免吸气末肺容积过高,就必须对潮气量进行限制,使吸气末肺容积和压力不超过某一水平,以减少容积伤和气压伤。也就是说,PEEP 与潮气量共同决定 VILI 的发生及其严重程度,在临床上如何根据患者情况调节潮气量和 PEEP 是减少VILI 的关键。

(一) 允许性高碳酸血症策略(PHC)

潮气量设为 6~8 ml/kg,或尽量使平台压不超过 30~35 cmH_2O。在对潮气量和平台压进行限制后,分钟肺泡通气量降低,$PaCO_2$ 随之升高,但允许在一定范围内高于正常水平,即所谓允许性高碳酸血症(permissive hypercapnia,PHC)。PHC 策略是为了防止气压伤而不得已为之的做法。毕竟高碳酸血症是一种非生理状态,清醒患者不易耐受,需使用镇静、麻醉或肌松剂。而对脑水肿、脑血管意外和颅内高压则列为禁忌。另外,在实施 PHC 策略时应注意 $PaCO_2$ 上升速度不应太快,使肾脏有时间逐渐发挥其代偿作用。一般认为 pH>7.20 是可以接受的,如低于此值,应予以纠正。

(二) 高呼气末正压通气

据报道,对 53 例 ARDS 患者机械通气时采取联合高 PEEP(低位拐点上 2 cmH_2O),小潮气量(6 ml/kg)、限压通气(峰压小于 40 cmH_2O)的通气方式, 28 天患者的病死率明显下降。该项试验进一步说明了降低吸气末肺泡压力和增加呼气末肺泡压力均可减轻机械相关性肺损伤。如今,PEEP 对机械通气可保护肺功能这一概念已广泛被人们所认识,联合低潮气量、高 PEEP 的机械通气策略可明显降低 ALI/ARDS 动物模型的死亡率及患者血液、肺泡灌洗液中炎性细胞因子水平。因此,部分学者倡导 ALI/ARDS 患者机械通气时应该使用低潮气量、高 PEEP 以达到最大通气保护的目的。然而,什么是高 PEEP?什么是最佳 PEEP?部分学者建议应用静态或准静态压力-容积曲线的低位拐点来决定最佳 PEEP,然而最佳 PEEP 是等于或大于或小于低位拐点的某值存在争议。

(三) 肺复张手法(lung recruitment maneuvers, LRM)

所谓肺复张是一个动力学过程,指通过增加跨肺压使原已不张的肺泡单位重新复张的过程。Forti 等研究了 15 例小潮气量机械通气的患者分别用高 PEEP[(16±2)cmH_2O]及低 PEEP[(9±3)cmH_2O]合用周期性肺复张手法,结果显示:高 PEEP 组和低 PEEP 合用周期性肺复张手法组均可增加氧分压和呼气末肺容量,但前者同时增加平台压并降低肺顺应性。当然,不张肺对复张手法的反应取决于肺损伤的程度、肺动力学及机械通气参数的设置。有资料显示,复张手法对 PEEP 大于低位拐点机械通气的肺无复张作用。因此,肺复张手法的应用可作为小潮气量、限压通气的补充策略降低肺膨胀不全。Amato 等在对 ARDS 患者实施小潮气量、限压保护性肺通气策略前以及任何原因所致呼吸管道脱离后应用肺复张手法获得了成功,引起较大的反响。肺复张手法的操作过程目前有两种方法:一是持续肺泡内正压法,将 CPAP 调到一定高度并维持一定时间再调回原来的通气方式,至于 CPAP 的高度和持续时间尚未达成统一标准;另一种方法是 PC+CPAP 法,对于严重的肺损伤可用较高的压力使肺泡达到最大程度的复张,已有动物和临床研究成功的报道,所用压力均为 40 cmH_2O PEEP +20 cmH_2O PC(峰压 60 cmH_2O)持续 5～10 分钟。当然,如此高的压力其安全度尚需证实。

总之,减少潮气量、适宜 PEEP 以及肺复张手法的应用均可减少 ARDS 机械相关性损伤的发生。如何合理地选择 3 个关键因素,权衡三者的利弊尚需大量的临床和动物实验来验证。

(四) 液体通气疗法(liquid ventilation, LV)

液体通气是应用氟化碳(perfluorocarbon)有机液体作为媒介进行正压通气的方式。氟化碳具有易溶解气体、表面张力较低可进行气体交换的特点。液体通气分为全肺液体通气和部分液体通气,全肺液体通气是将相当于肺总量的氟化碳注入肺内,部分液体通气是肺泡内灌注 20 ml/kg 的氟化碳使肺组织达到功能残气位,再用常规的正压通气方式将气体送入肺泡。氟化碳作为液体形式的 PEEP,将闭陷的肺组织打开、减轻肺水肿、增加氧合、清除坏死的组织碎片。有资料显示,氟化碳不但使闭陷的肺泡复张增加肺容量,还可改善肺顺应性并具有剂量依赖性氧合改善作用,同时减轻了常规机械通气所致肺损伤。临床观察证明,液体通气可明显改善氧合、减少肺泡灌洗液中白细胞数量,具有肺保护性作用。

(五) 高频振荡通气(high-frequency oscillation ventilation,HFOV)

HFOV 是高频通气的一种类型。从理论上讲,HFOV 可以实施 ARDS 机械通气所有保护性策略的措施:通气过程中压力变化围绕一个固定 MAP 将气体输送到肺泡,MAP 较常规机械通气的 MAP 高(一般高 5 cmH$_2$O 以上),该压力可保持着呼气末肺组织的膨胀(相当于高 PEEP),改善肺组织的通气和换气功能,同时避免产生剪切力引起肺损伤;另一方面,由于振荡压力在输送过程中的递减,使肺泡压在整个通气过程中都不会过高而避免过高的平台压(肺泡压)致气压伤;此外,由于潮气量极小而不会造成肺泡的过度膨胀引起容积伤。具体操作方法:先将平均气道压调至比常规机械通气时平均气道压高 1~2 cmH$_2$O,然后将平均气道压升至 30 cmH$_2$O 进行持续肺充气,同时停止高频振荡,一般持续 15 秒。待平均气道压恢复至充气前水平再开始振荡,每隔 20 分钟或更长时间进行一次。

第八节　机械通气的辅助手段

一、俯卧位通气

俯卧位通气于 1974 年首次提出,并在 1976 年首次应用于 ARDS 患者,用于改善大多数患者的动脉氧合。引进 CT 扫描后,可显示重力依赖性肺病变区的实变部位和非重力依赖区,所以在 ARDS 治疗中,我们推荐应用俯卧位以改善患者的氧饱和度。最初的假设是更好地使肺脏灌注,使肺的实变部位在俯卧位通气时得到更好的气体交换,动脉血氧改善,其机制是因为采取俯卧位 CT 扫描后,显示一种向重力依赖区肺组织密度的重新分布。

这种现象引出"海绵模式"概念的提出,有助于加深对 ARDS 病理生理过程的理解。无论患者是何种体位,非依赖肺组织重量的增加使依赖肺区域的气体挤压出去,其改善气体交换的机制研究显示,俯卧位与仰卧位相比,70% 的患者在不改变气道压力的条件下氧合可得到改善,并且在威胁生命的严重低氧血症患者中被证实。

另一个争论点是关于俯卧位通气在改善 ARDS 预后的有效性上:ARDS 患者机械通气治疗中俯卧位比仰卧位不良反应少? 俯卧位是否能减少机械通气引起肺泡表面的压力和张力? CT 扫描显示俯卧位比仰卧位的肺实质有更多的血流分布及气体交换,这一观察强有力地提示,俯卧位通气肺泡表面的张力和压力分布更均匀。在 ARDS 的实验模型中,有证据表明,俯卧位通气可预防或明显延缓 VILI 的进展。但针对俯卧位的两个大规模随机研究却未能显示对结果产生明确的益处,然而俯卧位通气每天只应用 6 小时,并且对机械通气没有严格的控制。新近一项试验证实:俯卧位机械通气每天应用 20 小时,并且对机械通气条件有严格的控制,采用该体位的患者被证实获得明确的益处。我们相信俯卧是无害的,应该应用于中度至重度 ARDS 并且无使用禁忌证的患者,比如脊柱骨折和血流动力学不稳定者。

二、体外循环支持

ARDS 体外循环支持首次应用于 1972 年,第一次随机试验在 ALI/ARDS 患者中完成,结果表明患者接受体外循环治疗和常规通气治疗病死率相近,约为 90%。在 20 世纪 80 年代,引进体外循环 CO_2 清除技术应用于 ARDS 患者,目的是使肺脏得到休息。1994 年完成的一项随机研究并未显示出应用体外 CO_2 清除技术对患者生存的有益疗效,这一结果可能受应用该技术所发生出血并发症的影响。

这项技术至今已大大改善,越来越多的报道描述简易式体外支持,最初的目的是清除 CO_2。肺泡压力和张力的问题主要与通气需要相关,可通过体外循环明显减少。有了更多的经验和更先进的技术,体外支持的适应证范围可能会扩大,而这种探索可能与我们对肾脏支持进行连续的静脉-静脉血液滤过应用同样简单。

机械通气策略认识包括以下几个方面:

(1) ARDS 机械通气的目标已从提供正常的气体交换转变为保护 VILI 的肺。

(2) 机械通气取代了呼吸肌运动,机械通气的驱动力(呼吸机上显示的气道正压)的一部分用于克服气流阻力,一部分用于肺膨胀,一部分用于膨胀胸壁。

(3) 肺的剪切力(导致 VILI)是跨肺压(Ptp)——不同于大气压(Paw)与胸膜腔内压力。在同样的驱动力及同样条件下,跨肺压等同于驱动力乘以肺的弹性回缩力与呼吸系统回缩力(肺回缩力+胸廓回缩力)的比值:Ptp=Paw×El/Eror,在正常情况下,比值接近 0.5;而 ALI/ARDS 患者,比值可能为 0.2~0.8。因此,单独的气道压力不能用于正确评估对肺脏的压力,用气道压力表达最终的吸气压。

(4) 潮气量增加了肺的容积并且在这一过程中增加了肺的张力,变化的肺容量与静息肺总量的比值粗略地与压力相近。过高的压力引起内皮和内皮细胞形状改变可导致炎性反应。因为静息肺容量在 ARDS 患者中变化较大,同样理想体重的潮气量可能造成压力值差异很大。

(5) 由于生理学参数的复杂性,很难评价其与严重肺损伤患者预后的相关性,而肺泡死腔量是唯一与结局相关的。利用 CT 扫描可评估肺损伤的严重程度,坏死性间质性肺组织与病死率呈显著相关性。肺损伤的面积越大,婴儿肺就越小,同时机械通气压力-张力值就越大。

(6) 在一些研究中测试了不同的潮气量,对比了两个水平的潮气量(6 ml/kg 与 12 ml/kg),显示出小潮气量的明显好处。临床观察与病理生理学基础研究资料强烈推荐使用小潮气量,产生低应力,允许高碳酸血症。

(7) 所有研究对比较低与较高 PEEP,随机用于 ARDS 人群,未能显示在生存率上的益处。相反,在大多数危重的 ARDS 患者中发现较高 PEEP 的益处。

(8) 肺的恢复能力与整个肺损伤的严重程度有关,高 PEEP 可能仅适用于较强恢复能力的患者。

(9) 在治疗 ALI/ARDS 患者时,个体化策略(肺损伤程度、气体交换、肺通气、腹压情况)应依照相关的证据和生理学改变评估选择最小损害的通气模式,提供尽可能小的压力和容量。

第九节　呼吸机撤离

机械通气的撤离过程是一个重要的临床问题。当导致呼吸衰竭的病因好转,患者自主呼吸能力恢复适当水平时,应尽快开始撤机。撤机时机的掌握很重要,延迟撤机将增加机械通气的并发症和医疗费用,过早撤离呼吸机又可导致撤机失败,增加再插管率和病死率。多个循证医学研究的结果表明,快速撤机,必须与过早地进行自主呼吸试验(trial of spontaneous breathing, SBT)的危险进行权衡。近年来大量文献证实,呼吸机撤离计划能缩短机械通气时间,降低机械通气患者的病死率。

一、撤机前的准备及气道评估

(一)撤机前的准备

1. 患者情况　患者临床情况的改善,包括病因基本纠正,血流动力学相对稳定,休克和低血容量彻底纠正,没有恶性心律失常,感染基本控制,体温正常,神志清楚或恢复至机械通气前状态,呼吸驱动有力,有足够的吞咽、咳嗽反射。撤机前12小时应停用镇静剂。经客观评价后医生做出是否撤机的决定。

2. 纠正各重要脏器功能　各主要脏器功能对撤机能否成功有重要影响,机械通气过程中应给予保护及必要的治疗。如心排血量的监护,将关系到患者能否耐受自主呼吸试验,胃肠道出血是否停止,胃肠道功能是否恢复,贫血的纠正及肝肾功能等,都与撤机能否成功直接相关。

3. 纠正呼吸负荷过高　发热、寒战、烦躁、情绪激动均增加氧耗,高糖类饮食可使体内 CO_2 产生增加,这些加重呼吸负荷的因素在撤机前应尽量去除。

4. 纠正电解质和酸碱失衡　撤机前代谢性或呼吸性碱中毒是导致撤机困难的重要因素,应积极予以纠正。要求 COPD 患者维持 $PaCO_2$ 和 PaO_2 达通气前的理想水平。

5. 营养状态　营养不良可降低呼吸肌收缩强度和耐力,若在此营养状态下撤机,机体将难以维持撤机过程中呼吸功耗的增加,故机械通气过程中积极补充营养,纠正低蛋白血症,有利于撤机。

(二)气道评估

拔管失败的原因与撤机失败的原因不同。上气道梗阻或患者气道保护能力差、气道分泌物清除能力不足。气管拔管后上气道梗阻的风险增加与机械通气的时间、女性、创伤和反复或创伤性插管有关。

1. 气道通畅程度的评价　机械通气时,把气管插管的气囊放气以检查有无气体泄漏,可以用来评估上气道的开放程度(气囊漏气试验)。出现拔管后喘鸣的患者,可以使用类固醇和(或)肾上腺素[也可用无创通气和(或)氦氧混合气]治疗,而不需重新插管。如果患者漏气量较低,也可在拔管前24小时使用类固醇和(或)肾上腺素预防拔管后喘鸣。还应注意,漏气量变低可能是由于分泌物在气管插管周围结痂形成外皮所致而非上气道水肿狭窄。当漏气量低的患者拔管时,应将再插管的设备(包括气管切开设备)准备好。

2. 气道保护能力的评价 患者的气道保护能力对拔管成功至关重要。对患者的气道评估包括吸痰时咳嗽的力度、有无过多的分泌物和需要吸痰的频率(吸痰频率应>2 小时/次或更长)。在神经肌肉病变和脊髓损伤的患者中,有较好的咳嗽能力,预示可以拔管。

二、撤机失败的常见原因

高达1/3 的患者对初次 SBT 不能耐受,需延长机械通气时间。撤机和拔管失败(包括SBT 失败)常见的原因包括:

1. 神经系统因素 位于脑干的呼吸中枢功能失常,可以是结构上的(如脑干卒中或中枢性窒息),也可以是代谢方面的(如电解质紊乱或镇静麻醉状态);代谢性或药物性因素亦能诱发外周神经功能失常。

2. 呼吸系统因素 呼吸肌方面包括失用性肌萎缩,严重的神经性肌病或药物(如神经肌肉阻滞剂、氨基糖苷类药物等)导致的肌病等;呼吸负荷增加常见于机体对通气的需求增加和呼吸力学改变,如严重感染时通气需求增加,肺水肿、炎症、纤维化等引起肺的顺应性下降,支气管狭窄、炎症及狭窄的气管插管使气道阻力增加。

3. 代谢因素 营养、电解质和激素都是影响呼吸肌功能的代谢因素。营养不良导致蛋白质分解代谢和肌肉功能的减退;相反,摄食过度使 CO_2 产生过多,进一步增加了呼吸肌的通气负荷,故适当的营养支持能够增加撤机成功的概率。电解质缺乏也可损害呼吸肌功能,有研究表明血清磷水平正常可增加跨膈压。

4. 心血管因素 心功能储备较差的患者,降低通气支持可诱发心肌缺血或心力衰竭,其可能的机制包括:自主呼吸时代谢增加使循环的负荷增加;膈肌收缩使血液从腹腔转移至胸腔,造成回心血量增加;胸膜腔负压增加左心室后负荷。

5. 心理因素 恐惧和焦虑是导致撤机失败的非呼吸因素。

三、撤机筛查及撤机预计指标

撤机预计指标不应视为撤机的绝对指标,这些指标是为了协助医生客观地评估患者撤机的可能性,应正确理解其预测价值,正确应用这些指标。一项大样本的随机对照试验证明,有30% 的患者并未达到客观撤机指标仍能完成撤机。因此,即使患者没有完全满足客观的撤机前测定标准,也可以进行撤机试验。

撤机筛查试验包括下列 4 项内容:

(1) 导致机械通气的病因好转或祛除。

(2) 氧合指标: $PaO_2/FiO_2 > 150 \sim 200$; $PEEP \leqslant 5 \sim 8$ cmH_2O ; $FiO_2 \leqslant 0.4 \sim 0.5$; $pH \geqslant 7.25$; COPD 患者: $pH>7.30$, $PaO_2>50$ mmHg, $FiO_2<0.35$ 。

(3) 血流动力学稳定,没有心肌缺血动态变化,临床上没有显著的低血压[不需要血管活性药的治疗或只需要小剂量血管活性药物如多巴胺或多巴酚丁胺$<5 \sim 10$ $\mu g/(kg \cdot min)$]。

(4) 有自主呼吸的能力。

医师的经验影响撤机的过程及结果,临床常发生过早撤机或延迟撤机,增加再插管率,可接受的再插管率应该为 5%~15%。再插管使患者的院内获得性肺炎增加 8 倍,死亡风险增加 6~12 倍。而不必要延长机械通气可增加患者感染和其他并发症的风险。不同的 ICU 患者中再插管率的变化范围为 4%~23%,在精神和神经系统疾病患者中可高达 33%。

四、自主呼吸试验

符合筛查标准的患者并不一定能够成功地撤机,因此需要对患者自主呼吸能力做出进一步的判断,目前较准确的预测撤机方法是 3 分钟自主呼吸试验,包括 3 分钟 T 管试验和 CPAP 5 cmH$_2$O/psv 试验,3 分钟自主呼吸试验期间医生应在患者床旁密切观察患者的生命体征,当患者情况超出下列指标时应中止自主呼吸试验,转为机械通气:

(1)呼吸频率/潮气量(L)(浅快指数)应<105。

(2)呼吸频率应>8 次/分或<35 次/分。

(3)自主呼吸潮气量应>4 ml/kg。

(4)心率应<140 次/分或变化<20%,没有新发的心律失常。

(5)氧饱和度应>90%。

3 分钟自主呼吸通过后,继续自主呼吸 30~120 分钟,如患者能够耐受可以预测撤机成功,准备拔除气管插管。据报道,观察 30 分钟与 120 分钟的拔管成功率并无差异,在 SBT 阶段进行监测评估,可以得到最有用的撤机信息以帮助临床决策。研究发现通过 SBT 30~120 分钟的患者至少有 77% 可以成功撤机。导致 SBT 失败的原因有多种,但应注意气管插管引起的不适或持续气道正压通气(CPAP)伺服阀不敏感/触发不良这些医源性因素。

五、撤机后患者的管理

撤机后对患者的监护及管理尤为重要,这关系到撤机能否成功,由于患者长期带机,体质虚弱、免疫力低下,易致重新感染、水电解质紊乱和酸碱失衡。只有加强对患者的治疗和管理,才能避免上述情况的发生,并可争取肺功能的进一步改善。一般在撤机后 1~2 天患者可离开重症监护病房(ICU),转至普通病房继续巩固治疗。

六、长期机械通气的撤机

除非有明确的不可逆疾病的证据(例如,高位脊髓损伤或晚期的肌萎缩性脊髓侧索硬化),撤机失败 3 个月,为长期机械通气(permanent mechanical ventilation, PMV)。

在 20 世纪 80 年代以前,这些患者长期在 ICU 中治疗,消耗了大量资源。对于康复的长期机械通气患者 ICU 不是适宜的治疗场所,应在医院内或医院外建立专门的撤机康复病房。部分长期机械通气的患者通过有计划的锻炼仍有撤机的希望,不能撤机的患者应制订终身的机械通气方案。

长期机械通气的患者很少采用每日自主呼吸试验,常使用辅助通气模式并逐步降低呼吸机条件以锻炼患者的呼吸肌。通常大约在通气支持条件降低到一半时,患者可转换到

SBT 步骤。撤机锻炼的过程中医护人员应留在患者身边,给予心理支持并小心避免不必要的肌肉疲劳。

(张纳新　秦英智)

参 考 文 献

段蕴铀, 韩志海, 赖莉芬. 2002. 66 例长期机械通气患者循环系统并发症分析. 海军医学杂志, 23: 316~318

李文侠, 王川. 2009. 呼吸机常用的通气模式及参数调整. 中国医疗器械杂志, 33: 64~66

秦英智. 关注困难脱机的研究现状. 2012. 中国危重病急救医学, 24: 65~67

施东伟, 瞿介明, 童朝阳, 等. 2008. 有创机械通气患者拔管失败原因分析. 中国呼吸与危重监护杂志, 7: 367~369

俞小卫. 2002. 机械通气患者并发症分析与防治策略. 临床肺科杂志, 7: 9~30

中华医学会重症医学分会. 2007. 机械通气临床应用指南(2006). 中国危重病急救医学, 19: 65~72

Amato MB, Barbas CS, Medeiros DM, et al. 1998. Effect of a protective-ventilation strategy on mortality in the acute respiratory distress syndrome. N Engl J Med, 338: 347~354

Bernard GR. 2005. Acute respiratory distress syndrome: a historical perspective. Am J Respir Crit Care Med, 172: 798~806

Boker A, Graham MR, Walley KR, et al. 2002. Improved arterial oxygenation with biologically variable or fractal ventilation using low tidal volumes in a porcine model of acute respiratory distress syndrome. Am J Respir Crit Care Med, 165: 456~462

Dreyfuss D, Saumon G. 1998. Ventilation induce lung injury: lessons from experimental studies. Am J Respir Crit Care Med, 157: 294~323

Ely EW, Truman B, Shintani A, et al. 2003. Monitoring sedation status over time in ICU patients: reliability and validity of the Richmond Agitation-Sedation Scale (RASS). JAMA, 289: 2983~2990

Eubanks D, Bone RC. 1990. Mechanical Ventilation in Comprehensive Respiratory Care: A Learning System. 2nd ed. St. Louis: Mosby

Fessler HE, Talmor DS. 2010. Should prone positioning be routinely used for lung protection during mechanical ventilation? Respir Care, 55: 88~99

Gattinoni L, Pesenti A. 2005. The concept of "baby lung". Intensive Care Med, 31: 776~784

Haberthur C, Elsasser S, Eberhard L, et al. 2000. Total versus tube-related additional work of breathing in ventilator-dependent patients. Acta Anaesthesiol Scand, 44: 749

Hess DR, Kacmarek RM. 2002. Humidification and the Ventilator Circuit in Essentials of Mechanical Ventilation. 2nd ed. New York: McGraw-Hill

Hickling KG, Henderson SJ, Jackson R. 1990. Low mortality associated with low volume perssure limited ventilation with permissive hypercapnia in severe adult respiratory distress syndrome. Intensive Care Med, 16: 372~377

Kacmarek RM, Dimas S, Mack CW. 2005. Aerosol and Humidity Therapy in the Essentials of Respiratory Care. 4th ed. St. Louis: Mosby

Kress JP, Pohiman A, O'Connor MF, et al. 2003. Daily interruption of sedative infusions in critically ill patients undergoing mechanical ventilation. N Engl J Med, 342: 1471

Lyerla F, LeRouge C, Cooke DA, et al. 2010. A nursing clinical decision support system and potential predictors of head-of-bed position for patients receiving mechanical ventilation. Am J Crit Care, 19: 39~47

MacIntyre NR. 2004. Evidence-based ventilator weaning and discontinuation. Respir Care, 49: 830~836

Marini JJ, Wheeler AP. 2006. Indications and Options for Mechanical Ventilation in Critical Care Medicine. 3rd ed. Philadelphia: Lippincott Williams & Wilkins

Mols G, Rohr E, Benzing A, et al. 2000. Breathing pattern associated with respiratory comfort during automatic tube compensation and pressure support ventilation in normal subjects. Acta Anaesthesiol Scand, 44: 223~230

Osterman M, Keenan S, Sieferling R, et al. 2000. Sedation in the intensive care unit. JAMA, 283: 1451~1460

Penuelas O, Frutos-Vivar F, Fernandez C, et al. 2011. Characteristics and outcomes of ventilated patients according to time to liberation from mechanical ventilation. Am J Respir Crit Care Med, 184: 430 ~437

Sessler CN, Gosnell MS, Grap MJ, et al. 2002. The Richmond agitation-sedation scale: validity and reliability in adult intensive care unit patients. Am J Respir Crit Care Med, 166: 1338 ~1346

Stewart TE, Meade MO, Cook DJ, et al. 1998. Evaluation of a ventilation strategy to prevent barotrauma in patients at high risk for acute respiratory distress syndrome. Perssure-and Volume-Limited Ventilation Strategy Group. N Engl J Med, 338: 355 ~361

Ware LB, Matthay MA. 2000. The acute respiratory distress syndrome. N Engl J Med, 342: 1334 ~1349

第二十四章

肺 栓 塞

　　肺栓塞(pulmonary embolism,PE)是指体静脉或右侧心腔内的栓子脱落流入肺动脉,造成肺血流部分或完全受阻而引起的临床病理生理综合征。临床最常见的 PE 为深静脉血栓形成(deep venous thrombosis,DVT)后,栓子脱落并随血流阻塞肺动脉而引起的肺血栓栓塞症(pulmonary thromboembolism,PTE),故 DVT 和 PTE 被认为是具有不同临床表现的同一疾病,即静脉血栓栓塞症(venous thromboembolism,VTE)。其他引起肺栓塞的栓子包括羊水、空气、脂肪栓子、感染性栓子、肿瘤及无机物质等。本章主要介绍 DVT 和 PTE。

　　PTE 因栓子的大小、阻塞肺血管的部位和范围、神经体液反应的强度、心肺储备功能的不同,以及诊断和治疗是否及时,临床表现及病死率差异很大。较小的栓子栓塞可完全没有临床症状,而大面积 PTE 则可引起严重的呼吸、循环衰竭,甚至死亡。有资料显示,美国每年有 600 000 多人患病,死亡人数达 50 000~200 000 人。未经治疗的 PTE 病死率可能高达 25%~30%,而及时的诊断和正确的治疗能使病死率降至 2%~8%。此外,PTE 发生后是否出现休克或低血压对病死率影响很大,有研究表明,伴循环系统不稳定者病死率增加 4~8 倍。该病的漏诊率和误诊率很高,有尸检资料显示,PTE 的临床漏诊率高达 67%,假阳性率 60%,正确诊断率仅 9%。近年来,虽然对 PTE 的认识及诊治水平不断提高,但其复杂性决定了目前的漏诊和误诊现象仍然较为普遍。故熟知 PTE 的病因、发病机制、病理生理学改变对提高诊治水平至关重要。

第一节　肺栓塞的病因和病理生理学

一、病　　因

(一) 深静脉血栓形成的危险因素

　　1. 血流淤滞　一些危险因素可引起血流淤滞,诱发 DVT。根据 DVT 及 PTE 发生率,将这些危险因素分为高度危险、中度危险和轻度危险。高度危险因素包括髋骨、骨盆和下肢骨折、髋关节或膝盖关节置换术、严重创伤、大手术和脊髓损伤。据报道,未经预防性抗凝的人工关节置换术 DVT 发生率可达 47.1%,而冠脉搭桥术为 3%~9%。在未经抗凝的情况下,髋部骨折康复过程中 DVT 发生率可达 50%~75%,其中 10% 发生致命性 PTE。中度危险因素包括关节镜引起的膝损伤、中心静脉置管、妊娠、充血性心力衰竭、呼吸衰竭、雌激素替代治疗、脑卒中、产后、既往发生过 VTE 及血栓形成倾向等。轻度危险因素包括高龄、卧床

3 天以上、久坐不动、腹腔镜手术、肥胖、产前期及静脉曲张等。上述因素引起静脉血流减慢或血流淤滞,使已激活的凝血因子不易被循环中抗凝物质所抑制,有利于纤维蛋白形成,促使 DVT 的发生。长时间乘坐飞机或其他交通工具旅行中,由于静坐在狭小的空间内,使下肢静脉回流减慢,血液淤滞而发生 DVT 或 PTE,称之为经济舱综合征(economy class syndrome,ECS)。ECS 的发病率估计为 1/10 万 ~ 3/10 万,应高度重视,并采取相应预防措施。

2. 高凝状态

(1)先天性疾病:当没有明显的危险因素(如骨折、高龄、肥胖、妊娠等)而发生 DVT,或具有栓塞性疾病家族史,或反复发生 DVT 时,应考虑存在引起高凝状态的先天性疾病。如遗传性抗凝血酶-Ⅲ(AT-Ⅲ)缺乏症、遗传性蛋白 C 缺乏症、活化蛋白 C 抵抗、遗传性蛋白 S 缺乏症、凝血酶原基因 G20210A 变异及先天性纤溶异常等。这些疾病直接导致抗凝物质的先天缺乏或功能缺陷,纤溶物质异常,以及纤溶抑制物增多等诱发血液高凝状态。

(2)获得性疾病:一些获得性疾病也通过不同机制导致血液高凝状态,如肾病综合征、血液黏滞度增高、克罗恩病、真性红细胞增多症、巨球蛋白血症、恶性肿瘤及结缔组织病和抗磷脂抗体综合征等。

(3)其他因素:吸烟、口服避孕药、绝经期的激素替代治疗等均可能造成血液高凝状态,易于发生 DVT。

3. 静脉血管壁的损伤　外科手术、烧伤、肿瘤化疗、深静脉置管及血栓性静脉炎等引起静脉血管壁的损伤,使血管壁内胶原或基底膜与血液直接接触,激活血液中Ⅶ因子,启动内源性凝血过程。此外,组织或血管壁损伤后释放的组织因子与Ⅷ因子、Ⅹ因子与 Ca^{2+} 形成复合物,与Ⅴ因子作用后启动外源性凝血过程。

(二)深静脉血栓的演变过程

血液淤滞、高凝状态和静脉壁血管损伤均促使形成 DVT,DVT 形成后可出现以下 3 种演变过程:

1. 血栓溶解、收缩和血流再通　血栓自身的纤维蛋白溶解系统可使血栓溶解、部分溶解,或收缩而使血管腔部分或完全再通,血流恢复。此外,血栓内新生毛细血管也彼此连接,沟通两端血管腔,使深静脉血流再通。

2. 血栓延伸　已形成的血栓作为新血栓的起点向两端扩展,下肢血栓向上扩展到下腔静脉,向下可累及整个下肢静脉系统。深入静脉腔内较大的血栓、新鲜血栓或不稳定的血栓尾,可因血流的冲击、下肢活动和小腿肌肉收缩挤压而脱落,流入肺动脉导致 PTE。

3. 血栓机化　未完全溶解的深静脉血栓数天或数周内被新生的肉芽组织逐渐替代而发生机化。血栓机化导致深静脉狭窄或闭塞,但机化后的血栓既不再延伸,也不容易脱落引起 PTE。

(三)深静脉血栓形成与肺血栓栓塞的关系

下肢 DVT 是 PTE 最主要的栓子来源(约占 95%),其次为盆腔静脉和右心腔;上肢及锁骨下静脉也可发生 DVT,但来自这些部位的栓子引起的 PTE 仅占 1%;肺动脉内原位血栓形成很少见。有资料表明,51% ~ 71% 的下肢 DVT 患者可发生 PTE,甚至将下肢 DVT 看做发生 PTE 的前奏。引起临床症状的 PTE 最常见栓子来源为较大的腿部深静脉(腘静脉及其以上的静脉)。盆腔静脉血栓是妇女发生 PTE 的重要来源,多发于盆腔手术或妇科疾病等。由于右心腔附壁血栓及三尖瓣赘生物较少,故房颤或感染性心内膜炎患者很少发生 PTE。下肢浅静脉炎一般不引起 PTE。下肢或盆腔内较大的血栓、新形成的血栓及血栓尾部容易脱落引起 PTE;而陈旧的血栓或机化的血栓则不容易脱落,很少引起 PTE。

二、病理生理改变

(一) 发病机制

从理论上讲,栓子机械性阻塞肺动脉的数量与病情严重性直接相关,即阻塞肺动脉越多,病情越重。但实际上病情的严重性不仅取决于栓子的大小、数量及受累肺血管阻塞的多少,还取决于 PTE 后神经反射、血管活性物质的释放,以及患者的基础心肺功能状态。对于心肺功能正常者,在没有神经反射和血管活性物质释放的情况下,阻塞 60% ~ 70% 的肺动脉才会出现肺动脉高压。而对于 PTE 患者,25% ~ 30% 的肺动脉阻塞即可导致肺动脉高压。健康人即使大块肺血栓阻塞肺动脉,也可不出现严重的血流动力学改变;而基础心肺功能低下者,或神经、体液因素反应强烈时,即使小块肺血栓栓塞亦可出现严重的血流动力学改变。危及生命的 PTE 不仅见于健康人的大块肺栓塞,也见于基础心肺功能受损的次大块肺栓塞。因此,临床上 PTE 的严重性不是单纯根据栓子的大小,而是取决于对血流动力学和(或)右心功能的影响程度。

1. 栓子的机械性阻塞 根据栓子的大小及阻塞肺动脉的数量可分为:①骑跨型血栓,栓子阻塞肺动脉主干或左、右肺动脉主干,此类血栓多引起猝死。②大块肺栓塞,阻塞肺动脉的 40% 以上,相当于两个或两个以上肺叶动脉阻塞。③次大块肺栓塞,肺动脉阻塞范围40% 以下,不到两个肺叶动脉阻塞。④中等栓塞,主肺段或亚肺段动脉阻塞。⑤微栓塞,纤维蛋白凝块或积聚的血小板进入深部细小的肺血管。

肺血栓栓塞,尤其是大面积或次大面积 PTE,常为多发性,但也可为单发。一般认为右侧多于左侧,下肺多于中上肺。国内阜外医院 100 例大面积和次大面积 PTE 的尸检资料显示,肺动脉多发性栓塞占 66% ,单发性栓塞占 34% ,53% 累及双侧肺动脉;右下肺动脉最多(占 48%),其余依次为左下肺动脉(29%)、左上支(22%)、右上支(20%)、肺动脉主干(13%)、左、右肺动脉主干(11%)、左舌支(5%)。

2. 神经反射 交感神经缩血管纤维分布于整个肺动脉系统,而扩血管纤维仅分布于直径 700 μm 以上的肺动脉。健康人休息状态下,交感神经对肺动脉影响很小,肺动脉的血管张力较低。但 PTE 时交感神经兴奋使肺血管收缩,肺动脉压增高,右心室壁张力增高及心肌缺血,失代偿时出现右心排血量下降,右心衰竭。此外,PTE 时位于肺内 J-受体及肺动脉 C纤维兴奋,通过 von Bezold-Jarisch 反射兴奋迷走神经,引起呼吸抑制、心动过缓及血压下降。

3. 血管活性物质释放 由于血栓栓子富含纤维蛋白和血小板,血栓在血管内移行过程中也可吸附大量的血小板,血小板聚集和活化释放许多血管活性物质。虽然正常和完整的血管内皮细胞具有天然的抗凝和血管扩张作用,但肺动脉压升高、肺血管剪切力增加、缺氧、中性粒细胞活化、纤维蛋白及其降解产物的毒性作用,使血管内皮细胞损伤并释放内皮来源的血管活性物质。这些血小板和内皮细胞来源的血管活性物质主要包括缩血管物质,如血管内皮素1、血管紧张素Ⅱ、血栓素A_2(TXA_2)及过氧化物等;扩血管物质,如一氧化氮(NO)、前列环素、腺苷、5-羟色胺、内皮细胞来源的超极化因子(endothelium-derived hyperpolarizing factor, EDHF)及肾上腺髓质素等;PTE早期这些血管活性物质的综合效应为肺动脉广泛而强烈地收缩,致使肺血管阻力在机械性阻塞的基础上迅速升高。这种作用可能是PTE早期(1小时内)患者猝死的重要原因之一。此外,血小板活化和内皮细胞损伤还释放促凝血和抗凝血物质,对血栓的延长和溶解发挥作用。

(二) 病理与病理生理改变

1. 病理改变　肺动脉及其分支内可见各种形状的栓子。新血栓末端钝、平滑且易与肺动脉剥离,陈旧性血栓则与动脉内膜粘连而不易剥离。新鲜血栓切面呈现色泽不同的层次,头部有较多的纤维素和血小板而呈灰色或淡红色,尾部含有较多的红细胞呈暗红色。栓子的远端血流减少或中断,近端肺动脉扩张。当肺动脉主要分支阻塞时可出现肺动脉主干扩张,右心室和右心房扩张,室间隔和房间隔左移,肺动脉瓣和三尖瓣相对关闭不全。此外,急性PTE还可引起右心室和右心房灶性肌浆凝集性坏死,慢性反复发作性PTE则右心室肥大、心腔扩张、心肌间质纤维化及右心腔内膜附壁血栓。最终出现急性或慢性肺心病及右心衰竭。

肺的血供来于肺动脉、支气管动脉双重供应,以及广泛的侧支循环,故肺动脉栓塞一般不会出现肺梗死。但在部分患者,尤其是合并严重心、肺疾患者可发生肺梗死。梗死部位呈暗红色、实性,胸膜表面有纤维素渗出及局部肿胀。一般认为,肺动脉血栓大小与肺梗死不成比例,肺梗死的范围与患者的预后也不一定成比例。

2. 病理生理改变　PTE发生时由于血栓机械性阻塞肺动脉和神经、体液因素的共同影响,可出现肺动脉高压、通气/血流比例失调、严重低氧血症、右心功能不全,以及体循环淤血、低血压和休克。此外,一些PTE还可出现肺泡萎陷、肺不张和肺梗死。

(三) PTE对循环功能的影响

1. PTE对肺循环系统的影响　PTE对肺循环直接影响是引起肺动脉高压,发生机制包括肺动脉机械性阻塞、神经反射和血管活性物质释放。肺动脉高压,尤其是严重肺动脉高压不仅增加右心室的压力负荷及室壁张力、加重心肌缺血,对左心室亦有诸多不良影响。

2. PTE对心脏及体循环的影响　肺循环阻力升高及肺动脉高压是导致右心功能不全的主要因素。PTE的早中期随着右心室后负荷的增加,右心室通过心率加快和心肌收缩力增强,尚能维持足够的心排血量,并不出现体循环淤血的表现。PTE的晚期或肺动脉压急剧升高时,右心室失代偿造成心室舒张末期压力显著升高,右心排血量下降,心室扩张,室间隔左移,三尖瓣反流,右心房扩大等急性肺心病的表现。此外,右心房压力升高可使部分患者(20%~30%)卵圆孔重新开放,混合静脉血直接进入体循环,不仅加重低氧血症,还可使来源于静脉系统的血栓直接进入体循环,导致脑、肾等重要脏器栓塞。肺循环阻塞导致左心房血流减少,左心室末期充盈压下降。此外,右心扩大诱发室间隔左移及心包对左心室收缩限制力增加,使左心室顺应性下降。早期阶段通过心率加快和心肌收缩力增强尚能维持心排血量,晚期由于左心血流明显减少及左心室顺应性下降,导致左心室排血量明显降低、出现低血压或休克。

3. PTE对心肌供血及电生理的影响　PTE时由于严重的低氧血症、低血压、冠状动脉痉挛及心肌耗氧量增加等因素,导致心肌缺血,心肌酶升高,甚至发生心肌梗死。此外,缺氧和心腔扩大还可引起心律失常,表现为房性或室性期前收缩、心动过速,甚至室颤。

(四) 对呼吸系统的影响

1. PTE 对通气肺功能的影响 PTE 时由于血小板大量集聚、活化和血管内皮细胞损伤,促使炎性介质如 5-羟色胺、组胺、缓激肽、血小板活化因子及内皮素、血栓素 A_2 等大量释放,引起支气管平滑肌收缩和气道阻力升高,呼吸功增加。PTE 所致气道阻力升高往往是一过性的,范围可遍及全肺,也可局限于梗死部位,临床上表现为呼吸困难和局限或弥漫性哮鸣音。但由于低氧血症引起呼吸加深及加快,动脉血气多表现为过度通气和 PaO_2 降低。

2. PTE 对换气功能的影响 PTE 时栓子阻塞肺动脉,一方面使肺血流完全或部分中断,导致相应部位的肺组织呈无效腔通气,通气-灌注(V/Q)比例增高;另一方面 PTE 引起的肺泡萎陷、肺不张及支气管痉挛则可造成 V/Q 下降及右向左分流。此外,PTE 还可使左心排血量减少,组织灌注不足及呼吸功的增加,以及部分患者卵圆孔开放出现心脏内右向左分流。上述因素综合作用导致严重的低氧血症。

第二节 肺栓塞的临床表现

PTE 临床表现往往轻重不一,多种多样,且缺乏特异性,使临床诊断较为困难。轻症患者临床上可完全没有症状,重症患者则可出现严重的呼吸困难、休克,甚至猝死。根据病理生理改变,可将 PTE 的临床表现归纳为肺栓塞及梗死综合征,如呼吸困难、咯血、胸膜炎性胸痛及发绀等;肺动脉高压及右心功能不全综合征,如颈静脉扩张、右心增大及体循环淤血等;体循环灌注不足及休克综合征,包括晕厥、心绞痛样胸痛、休克及猝死等。

(一) 症状

1. 呼吸困难 在肺栓塞后即刻出现,占 84%~90%,急性 PTE 表现为突然出现呼吸困难,复发性 PTE 表现为反复发作性呼吸困难。轻症或基础心肺功能好的患者多表现为劳力性呼吸困难,重症或基础心肺功能差的患者则表现为休息状态下明显的呼吸困难。不明原因的呼吸困难,尤其是发生于具有诱发因素的患者是提示 PTE 的重要线索之一。

2. 胸痛 PTE 引起的胸痛可表现为胸膜炎性胸痛和心绞痛样胸痛,前者发生率较高,为 40%~70%;后者发生率较低,为 4%~12%。胸膜炎性胸痛主要是由于 PTE 促使 5-羟色胺、组胺等血管活性物质释放,使炎性细胞向栓塞部位积聚诱发局部肺组织炎症反应,当炎症反应累及胸膜时即出现胸膜炎性胸痛。胸膜炎性胸痛的出现并不表明一定发生肺梗死,也可发生于单纯 PTE。心绞痛样胸痛的发生与心肌缺血缺氧有关,严重者引发心肌梗死,往往出现较早,持续时间与冠状动脉痉挛及血流动力学异常持续的时间有关。

3. 晕厥 PTE 所致晕厥多表现为突然发作的一过性意识丧失,发生机制为血流动力学异常及脑一过性缺氧,多同时合并呼吸困难,可伴有晕厥前症状,如头晕、黑矇和视物旋转等。晕厥可以是 PTE 唯一首发症状,发生率为 11%~20%,且其中 30% 的患者呈现反复晕厥发作,故对不明原因的晕厥应警惕 PTE。

4. 烦躁、惊恐及濒死感 约占 PTE 的 55%,多由严重呼吸困难和胸痛引起。因病情严重性不同,临床表现差异很大,轻者仅表现为轻度烦躁,重症患者可有极度惊恐和濒死感。

5. 咯血 占 11%~30%,咯血的原因为出血性肺不张和肺梗死,咯血量一般较少,多在梗死后 24 小时内出现。

6. 咳嗽 占 20%~30%,多为干咳及少量白痰,与 PTE 引起的炎症反应刺激呼吸道及肺泡有关,可在梗死后很快出现,但没有特异性。

7. 心悸 占 10%~18%,多于梗死后即刻出现,主要与缺氧和快速性心律失常有关。

8. 猝死 约占 10%,多由骑跨型血栓堵塞肺动脉主干及其主要分支,以及神经体液因素导致肺动脉广泛而强烈的收缩,肺循环阻力突然极度升高所致。猝死是 PTE 最危重的临床类型,抢救成功率极低。

(二) 体征

1. 生命体征 ①呼吸急促:呼吸频率>30 次/分,发生率约为 70%,危重症患者可以高达 40~50 次/分,甚至出现呼吸变慢或停止。②心动过速:心率常>100 次/分,发生率为 30%~40%,多为窦性心动过速、室上性心动过速,甚至室性心动过速。③血压改变:肺栓塞的早期由于交感神经兴奋使体循环外周血管广泛收缩,血压可呈现一过性升高;以后随着神经反射作用减弱或消失,血压恢复正常。大面积 PTE 患者可出现血压降低,甚至休克,并伴有烦躁、恶心、呕吐、皮肤湿冷或花斑,提示预后不良。④体温升高:发生率为 14%~30%,多为低热,少数患者出现高热。

2. 呼吸系统的异常体征 PTE 时可出现肺萎陷或不张,如发生于单侧则可表现气管向患侧移位,患侧呼吸运动减弱,膈肌上移及叩诊音变浊。部分患者病变部位闻及湿啰音及哮鸣音,合并胸膜炎时出现胸膜摩擦音或胸腔积液的体征。

3. 循环系统的异常体征 循环系统常出现肺动脉高压的体征、右心扩大的体征及右心功能不全、体循环淤血的体征。

4. 深静脉血栓症的体征 可表现为患侧肢体肿胀、压痛、静脉曲张及发绀,部分患者可完全没有异常表现。

第三节 肺栓塞的辅助检查

一、动脉血气分析

1. 低氧血症 发生率高达 88%,尤其多见于大面积 PTE,发病机制包括肺内、心内分流,通气/血流比例失调及弥散功能障碍。尽管低氧血症是 PTE 重要表现,但仍有少部分患者,尤其是既往健康的年轻患者,$PaO_2 \geqslant 80$ mmHg,故 PaO_2 正常并不能除外 PTE。

2. 肺泡-动脉氧分压差 $PA\text{-}aO_2$ 增大 发生率 80%~100%,其中累及 2 个肺叶以上的大面积肺栓塞阳性率更高。PTE 后血流阻塞、反射性血管痉挛及通气/血流比例失调是造成 $PA\text{-}aO_2$ 增大的主要原因。$PA\text{-}aO_2$ 与栓塞的面积、患者年龄及基础心肺功能呈正相关。

3. 其他指标 PTE 时由于缺氧引起呼吸加深加快,体内二氧化碳排出增多,53%~56% 的患者 $PaCO_2$ 下降,pH 升高,表现为呼吸性碱中毒。此外,PTE 时还可出现呼吸末二氧化碳分压下降及无效腔增加。患者同时出现低氧血症、肺泡-动脉氧分压差增大及呼吸性碱中毒,对诊断 PTE 有重要意义,但应排除患者基础心肺功能及其他疾病对动脉血气指标的影响。

二、D-二聚体检测

D-二聚体为纤维蛋白降解过程中的产物,血浆 D-二聚体水平升高反映了机体凝血和纤溶系统的激活,血栓栓塞性疾病早期即可升高。但由于一些生理因素,如妊娠、口服避孕药,以及许多疾病,如脑血管意外、冠心病、糖尿病、病毒性肝炎、恶性肿瘤、肾病、严重感染、脓毒症均可出现凝血和纤溶系统的激活而使 D-二聚体升高,故血浆 D-二聚体水平升高不能诊断 PTE,但血浆 D-二聚体水平正常可基本除外 PTE。由于 PTE 发生后血浆 D-二聚体水平升高持续时间较长,故重复检查对判定 PTE 的复发意义有限。但由于血浆 D-二聚体水平受溶栓和抗凝治疗的影响较大,可作为评价治疗效果的指标之一。使用肝素、低分子肝素及华法林治疗后血浆 D-二聚体水平应逐渐下降,表明治疗有效,否则提示抗凝治疗无效或剂量不足。溶栓治疗后由于纤维蛋白大量溶解,血浆 D-二聚体水平表现为急剧升高后迅速下降,如血浆 D-二聚体水平升高后维持在高水平或无明显下降,则提示溶栓药物用量不足。

三、心电图表现

PTE 急性期由于缺氧、血管活性物质大量释放、肺动脉压力升高及右心后负荷增加造成右心心肌细胞壁张力增加,心电图(ECG)可出现多种异常表现。PTE 急性期 ECG 异常表现包括各种心律失常、非特异性 ST/T 波改变、右侧心前区导联 T 波倒置、心电轴右偏、S_I、Q_{III} 或 S_I、Q_{III}、T_{III} 征及右束支传导阻滞。其中 S_I、Q_{III}、T_{III} 征、电轴右偏和右束支传导阻滞为急性肺心病的特征性改变,对诊断 PTE 有一定价值,而 ECG 的动态变化对 PTE 的诊断更有帮助。由于上述 ECG 表现并非 PTE 所特有,即使出现 S_I、Q_{III}、T_{III} 征也不能确诊 PTE。但典型病史、临床表现及急性肺心病的特征性 ECG 表现高度提示 PTE,此外,ECG 检查还可帮助除外急性心肌梗死的诊断。

四、超声心动图检查

超声心动图对 PTE 的诊断价值主要表现为直接检出右心室、右心房及肺动脉内血栓回声,诊断 PTE 导致的急性肺心病,以及对溶栓或抗凝治疗效果进行评价 3 个方面。

1. **超声心动图对右心腔及肺动脉血栓的直接诊断价值** 由于二维超声心动图只能显示右心腔、肺动脉主干和左右肺动脉分支近端水平,故仅能检出阻塞上述部位的栓子,阳性率在 15% 左右。超声心动图检出上述部位的血栓是诊断 PTE 的直接证据,可确定诊断。据文献报道,二维超声可观察到团块状、水草样等不同形态的血栓,且呈高密度、低密度及混合密度。新鲜血栓一般回声密度较低,而陈旧血栓回声密度则不均匀。二维超声心动图也常常漏诊右心系统血栓,主要原因是患者肥胖、肺气肿使图像清晰度变差,新鲜血栓回声密度接近血液而易于忽略,肺动脉内附壁血栓机化常与血管壁融为一体而与血管壁难以区别,以及不能检出肺动脉远端以下的血栓。此外,超声心动图发现心腔内团块回声时还应与心脏肿瘤及感染性心内膜炎的赘生物鉴别。心房黏液瘤是最常见的心脏肿瘤,多有蒂与瘤体相连,右心房内黏液瘤多附着于房间隔,舒张期瘤体随血流向三尖瓣移动,收缩期回到右心房。感染性心内膜炎的赘生物多附着于三尖瓣,并伴有三尖瓣的破坏。

经食管超声心动图可使肺动脉及其分支内血栓的检出率明显提高,有些报道高达70%,与肺动脉血管造影、胸部增强 CT 对 PTE 的诊断效率接近。但由于该项检查属介入性操作,一些危重症患者及有食管疾病者的检查受到限制。

2. **超声心动图对急性肺心病的诊断** 急性 PTE 时肺动脉的阻塞及反射性痉挛使肺动脉压急剧升高,右心后负荷增加而出现一系列急性肺心病的表现。此时超声心动图可发现右心扩大,在心尖四腔心切面右心室与左心室横径及右心房与左心房横径比值>1.1;右心室壁运动幅度明显减弱,甚至运动消失;室间隔形态结构异常,心脏舒张末期和收缩末期室间隔呈平直或弯向左心室(正常情况下,由于左心室压力高于右心室,室间隔通常弯向右心室);肺动脉增宽;大面积或次大面积肺栓塞时出现右心功能不全及衰竭的表现。超声多普勒可发现三尖瓣反流。在没有基础心脏病的情况下,出现上述急性肺心病的表现对 PTE 诊断具有重要的辅助价值,但不能确定诊断。

因非大面积 PTE 较少引起肺动脉压升高和右心腔改变,故超声心动图的诊断意义有限。此外,对既往存在右心疾病的患者,如慢性肺心病、原发或继发性肺动脉高压等,超声心动图的诊断作用亦较差。

3. **超声心动图对治疗效果的评价** 急性大面积或次大面积 PTE 溶栓治疗后,超声心动图最短在 24 小时后即可观察到肺动脉压下降和右心腔缩小。通过治疗后不同时间点的超声心动图检查有助于评价治疗效果和预后转归。此外,超声心动图还可直接观察右心腔和肺动脉主干内栓子的消失情况。

五、普通 X 线胸片检查

普通 X 线胸片方便、快捷,可在床旁进行,是诊断 PTE 的重要检查方法之一。普通 X 线胸片对急性 PTE 的诊断作用主要表现在:①发现肺动脉高压的征象,提示继续寻找原因。②急性 PTE 的间接征象,如栓塞区域肺血管纹理稀疏、纤细、僵直及透亮度增高,而非栓塞区域则表现为肺纹理相对增多、扭曲、增粗及透亮度下降,二者形成鲜明对比。③发生肺梗死时表现为靠近肺野外围,尖端指向肺门的三角形实变阴影,并常伴有胸膜反应及少量胸腔积液,以及患侧膈肌升高和运动受限。④除外肺部其他病变,如自发性气胸、大量胸腔积液、肺部感染等疾病。值得提出的是,普通 X 线胸片属非特异性检查,发现上述异常改变并不能确定诊断,而正常 X 线胸片也不能除外 PTE 的诊断。

六、胸 部 CT

胸部螺旋 CT 及电子束 CT 血管造影(CTA)是确诊 PTE 的无创检查方法之一,与"金标准"有创肺动脉造影相比,敏感性约为 90%,特异性约为 92%。CTA 能清楚显示肺段以上肺动脉,对腔内血栓做出准确诊断。CTA 虽然对亚段肺动脉也可清楚显示,但由于管腔较细而难于对腔内充盈缺损进行准确诊断,故对亚段及以下肺动脉血栓的诊断价值有限。PTE 时胸部 CTA 的异常征象可归纳为直接征象,即肺动脉血管腔内充盈缺损,以及由 PTE

引起的间接征象。

1. **PTE 的直接征象** CTA 诊断 PTE 的直接征象包括：①受累肺动脉管腔内充盈缺损，依据栓子的大小、新鲜或陈旧程度的不同，可表现为管腔中心型缺损、偏心缺损或附壁缺损，以及不同程度的动脉管腔狭窄。②动脉管腔被栓子完全阻塞而呈杯口状、不规则圆杵状或斜坡状阻断。血管完全阻断不易判断栓子的新旧程度，但新鲜血栓梗阻的血管直径较正常饱满，而陈旧血栓梗阻血管直径则较正常为窄。③漂浮征，电子束 CT 电影监测可见血栓在动脉管腔内飘动，也可表现为管腔蜂窝状缺损，均为急性 PTE 的征象。④管壁不规则及钙化为慢性 PTE 的征象。

2. **PTE 的间接征象** PTE 的间接征象是指 PTE 造成的肺组织、肺循环、右心腔及体循环的继发性改变，而在纵隔窗或肺窗出现的异常征象。①马赛克征：血管栓塞区域血流灌注减少，与血流正常或过度灌注区域形成明显的密度差，在肺窗表现为黑白相嵌的征象。其他疾病，如支气管扩张亦可出现类似表现。②肺梗死：为基底靠近胸膜、尖端指向肺门的三角形阴影，可以中心溶解形成含气或含液腔。陈旧性肺梗死表现为斑片、瘢痕和条索影。③胸腔积液：多发生于肺梗死同侧，一般为少量积液。④肺动脉高压的征象：根据肺动脉梗死的部位和范围表现为主肺动脉和（或）左右肺动脉扩张，而肺段以下动脉相对变细，以及右心室增大而出现的征象。此外，胸部 CT 还可诊断或除外其他肺部疾病。

CTA 是技术依赖性很强的检查方法，正确的检查方法是诊断 PTE 的基础。其中造影剂的选择、剂量、注射速度、扫描间隔时间，以及扫描的范围及层厚对成功进行 CTA 检查都至关重要。三维重建有助于清楚显示 PTE。同时，正确阅读 CTA 是诊断 PTE 的关键，临床医师应与放射科医师密切协作，共同提高诊断 PTE 的准确率。

七、磁共振成像

磁共振成像（magnetic resonance imaging，MRI）是一种无创伤、无射线的影像学技术，与 PTE 诊断有关的技术包括常规 MRI、磁共振血管造影（magnetic resonance angiography，MRA）和磁共振肺灌注（magnetic resonance pulmonary perfusion，MRPP）。PTE 时，3 种技术的影像学征象及诊断价值也各不相同。

1. **常规 MRI** 能直接显示中心型 PTE 栓子，表现为管腔内异常信号。而对外周型 PTE，常规 MRI 的异常征象则没有特异性。除了直接显示肺动脉管腔内栓子外，常规 MRI 还可显示主肺动脉和（或）左右肺动脉主干显著扩张，右心房、右心室扩张，室壁运动减弱，室间隔僵直或突向左心室侧，左心房、左心室缩小等。此外，常规 MRI 能显示肺梗死的异常信号。常规 MRI 由于受血液流入增强效应的干扰，以及血液涡流、呼吸及心脏搏动产生伪影的影响，对 PTE 的诊断价值有限。

2. **MRA** 与 X 线肺动脉造影不同，MRA 不是血管腔本身成像，而是血流成像。应用 Gd-DTPA 进行首次通过增强 MRA 的方法可完全显示肺段及段以上肺动脉，对肺亚段动脉的显示率亦高达 81%，表现为肺动脉内充盈缺损、分支缺失及局限性扩张等征象。与"金标准"有创肺动脉造影相比，敏感性为 75% ~ 100%，特异性为 95% ~ 100%。如果沿肺动脉走行进行图像多方位重建，可显示肺动脉 5 ~ 6 级分支水平，进一步提高诊断的准确率。

3. **MRPP** 与肺放射性核素肺灌注显像相比，MRPP 显示肺灌注缺损的敏感性为

69%，特异性为91%，与肺放射性核素肺灌注显像的符合率很高，诊断效果相似。将MRA与MRPP联合应用，能进一步提高诊断PTE的准确性。

八、放射性核素肺显像

放射性核素肺显像是确诊PTE的无创诊断技术之一，包括肺灌注显像、肺通气显像和下肢深静脉显像。其中肺灌注/通气显像对确诊PTE有重要作用，但对其诊断的特异性还存在争议，也不能直接显示血栓的位置及区别新鲜和陈旧血栓。近年来，采用放射性核素标志的抗血栓成分（血小板和纤维蛋白）的单克隆抗体（McAb）能特异性地与新鲜血栓结合，显示血栓的大小及形态，在血栓定位诊断及新旧程度方面有较好的应用前景。

（一）肺灌注显像

静脉注射^{99m}Tc标记的聚合人血清白蛋白（MAA）微粒（直径20~90μm），可一过性嵌顿在肺毛细血管或肺小动脉内，嵌顿的微粒数量与局部血流量成正比。通过体外测定肺局部放射性分布即可反映局部肺血流量。由于注射的^{99m}Tc-MAA微粒数量有限，仅阻塞全部肺毛细血管或肺小动脉的1/500，故不会引起任何血流动力学的变化。^{99m}Tc-MAA在肺内的半衰期为2~6小时，最终被巨噬细胞吞噬分解。

肺灌注显像多采用8个体位的多体位平面显像法，即前位、后位、右前斜位、左前斜位、右侧位、左侧位、右后斜位和左后斜位。异常征象包括肺部放射性分布不均匀和局部放射性减低或缺失，PTE典型改变为肺局部呈"楔形"或呈肺叶、段分布的缺损。引起上述异常征象的原因包括：①肺血管病变，如PTE、肺梗死、各种原因的肺动脉炎症及狭窄等；②肺实质的病变，如肺部炎症、慢性阻塞性肺部疾病（COPD）、肺大疱及肺不张等；③肺外病变，如膈肌升高、气胸、胸腔积液、胸膜肥厚、胸廓畸形等。因此，单独肺灌注显像异常诊断PTE的特异性较差，但结合胸部X线检查、肺通气显像及下肢血管超声和下肢灌注显像，以及肺灌注缺损是否呈叶、段分布的征象，诊断PTE的准确性可达87%~95%。

（二）肺通气显像

肺通气显像是指将放射性惰性气体或气溶胶吸入气道和肺泡内，再采用放射性显像装置探测双肺内的放射性分布。由于放射性在肺内的分布与局部通气量成正比，故通过体外显像可以评估双肺通气功能及肺泡的气体交换功能。肺通气的显像剂一是放射性惰性气体，如^{133}Xe通气显像；另一类为放射性气溶胶，如^{99m}Tc-DTPA肺显像。

正常^{133}Xe通气显像呈放射性分布，自上而下、由低向高移行，但无局部放射性的异常改变。异常影像主要表现为局部放射性减低或缺损，提示有气道狭窄和（或）通气功能障碍。^{99m}Tc-DTPA肺显像的正常影像为双肺形态完整，放射性分布基本均匀，周边放射性略低，与肺灌注显像基本一致。但气溶胶容易在大气道沉积，可使喉头和大气道显影。异常影像主要表现为放射性稀疏或缺损区。

（三）放射性核素下肢深静脉显像

这是目前诊断下肢深静脉血栓较为常见的无创方法，可与肺灌注显像一次性完成。从足背静脉注入放射性显影剂,一般为^{99m}Tc-MAA,以大视野进行即刻动态显像和延迟显像。正常顺序为腓静脉、腘静脉、股静脉、盆腔静脉和下腔静脉依次显影,静脉形态连贯,血管壁边缘光滑、整齐、充盈良好,无侧支循环形成。延迟显像无明显放射性滞留。由于股静脉较深,有时显影较淡甚至不显影,髋骨遮挡也可使腘静脉显影较淡,应与异常阴影相鉴别。下肢静脉阻断部位表现为静脉显影中断,阻断远端血管形态扩张,侧支循环自远端绕过阻塞部位。静脉瓣膜不全使静脉回流缓慢,静脉形态迂曲、扩张、粗细不均,呈"串珠样"改变,延迟显像可有放射性滞留。

(四) 肺通气-灌注显像

肺通气(V)与灌注(Q)是否匹配,以及X线胸片是否正常对PTE的诊断价值显著高于单纯肺灌注显像。一般将V/Q显像对PTE的诊断作用分为高度可能性、中度可能性、低度可能性和正常4级。

1. 高度可能性　①2个或2个以上肺段大部分(≥75%)V/Q不匹配(肺通气显像正常,而相对应的灌注显像呈典型缺损);②1个肺段大部分(≥75%)和2个或2个以上肺段部分(25%~75%)V/Q不匹配;③4个以上肺段部分(25%~75%)V/Q不匹配。

2. 中度可能性　①1个肺段大部分和1个肺段部分V/Q不匹配;②1~3个肺段部分V/Q不匹配;③1个肺段V/Q不匹配,X线胸片正常。

3. 低度可能性　①1个或1个以上肺段灌注显像异常,但异常范围明显小于X线胸片;②2个或2个以上V/Q匹配的肺段性缺损,X线胸片正常;③肺灌注缺损区是由胸腔积液、心脏扩大、肺门突出、主动脉增宽、纵隔增宽或膈肌抬高所致;④小于1个肺段范围的灌注异常而X线胸片正常。

4. 正常　肺通气、灌注显像均正常。

九、有创肺动脉造影

肺动脉造影指经过外周静脉(一般为右侧股静脉或肘正中静脉),将右心导管前端放置在主肺动脉或左、右肺动脉,快速注入碘造影剂并记录肺动脉影像。肺动脉造影不仅可显示PTE的部位、范围、程度及血流动力学资料,被公认为诊断PTE的"金标准";还可同时进行介入性治疗,如血栓的机械消融、局部溶栓治疗及下腔静脉滤器置入等。近年来,由于无创检查技术,如胸部CTA、MRA及肺灌注-通气显像日益成熟,以及该项技术需要一定的技术和设备,为有创性操作,有一定的并发症和死亡率,故主要应用于疑难病例的鉴别诊断和(或)同时需要进行介入治疗者。

肺动脉造影的适应证为:①无创检查,如胸部CTA、MRA、V/Q显像不能确诊的疑难病例,如需要与原发性肺动脉高压、动脉炎、肺动脉肿瘤相鉴别者;②临床高度怀疑PET,但胸部CTA、MRA及核素V/Q显像之间有矛盾而不能确诊者;③需要进行介入治疗或局部溶栓者;④需要血流动力学资料者。PTE时肺动脉造影主要呈现为肺动脉腔内充盈缺损、血管完全阻塞、外周血管缺失、肺实质呈楔形灌注缺损,以及未受累血管由于血流再分配导致的增粗和扭曲等异常征象。此外,肺动脉造影有助于区别新鲜血栓和陈旧性血栓,为溶栓治疗提供依据。

十、其他检查

血常规、出凝血时间、心肌酶学、肝肾功能、C反应蛋白、血电解质等检查虽对PTE没有直接诊断价值,但对诊断其他疾病和评价疾病的严重性有一定的意义。

第四节 肺栓塞的诊断策略、临床分型及鉴别诊断

一、PTE的诊断策略

PTE发病率高,未经治疗者致残率和致死率很高,而及时诊断和正确治疗可使病死率由30%降至8%。此外,由于PTE患者就诊时多病情较重,临床表现多种多样,涉及多个学科,以及一些医师对本病认识仍然不足,知识欠缺,在我国漏诊率及误诊率仍然较高。因此,提高对本病的认识,建立正确的临床诊断和治疗流程(图24-1)及诊断策略至关重要。PTE的诊断策略主要包括疑似诊断、确定诊断和寻找病因及危险因素。

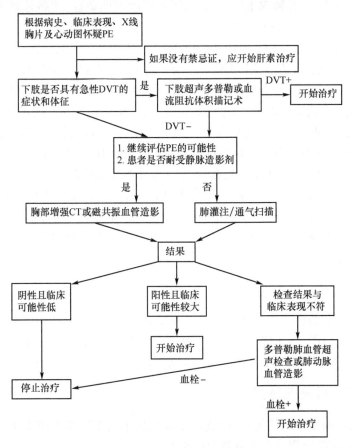

图24-1 PTE诊断治疗流程图

（一）疑似诊断

诊断时应考虑常见危险因素、临床特征性表现、常规辅助检查、D-二聚体及超声检查。

1. PTE 的危险因素　危险因素很多，包括遗传因素和获得性因素。其中一些危险因素难以发现及诊断；而另一些危险因素常常成为疑诊 PTE 的重要线索，如 DVT、关节置换术后、骨折、颅脑脊柱外科手术、心脏搭桥手术、脑血管意外及经大静脉介入性操作等，甚至长途空中旅行后出现 PTE 的特征性临床表现应高度怀疑该病，并进行相关检查。DVT 与 PTE 关系密切，DVT 患者中 60% ~ 70% 发生 PTE，故二者统称为 VTE。这些危险因素往往首先引起 DVT，进而发展为 PET。

2. 临床特征性表现　虽然 PTE 的临床表现多种多样，与其他许多疾病难以区别。但本病多存在危险因素，且起病突然，其中一些症状和体征也具有一定的特征性，可提示本病的可能：①不明原因的呼吸困难和胸痛，其中呼吸困难的程度因栓塞的范围不同而差别很大，轻症患者表现为劳力性呼吸困难，重症患者则在休息状态下出现极度呼吸困难。尤其具有 PTE 危险因素、没有心肺疾病病史者出现不明原因的呼吸困难和胸痛时应及时想到本病。②不明原因的晕厥，往往提示大面积 PTE。③呼吸困难伴有右心功能不全的表现。④提示 PTE 的体征包括发绀、呼吸频率增快、三尖瓣听诊区收缩期杂音、颈静脉怒张等。⑤呼吸困难、咯血、胸痛"三联征"提示肺梗死，而在 PTE 患者则很少出现。

3. 常规辅助检查　血常规及胸部 X 线平片虽然对 PTE 没有太大诊断价值，但可除外重症肺炎、自发性气胸及胸腔积液等肺部疾病。动脉血气分析常表现为低氧血症、呼吸性碱中毒及肺泡-动脉血氧分压差增大，但部分患者的结果可正常。部分 PTE 患者心电图为急性肺心病的表现，对诊断有一定意义。此外，心电图及心肌酶学对除外急性心肌梗死有重要价值。

4. 血浆 D-二聚体　VTE 患者血浆 D-二聚体水平普遍升高，但其他疾病，如感染及非感染性炎症、创伤或某些血液系统疾病等也可升高。故血浆 D-二聚体诊断 PTE 的敏感性虽可达 92% ~ 100%，但特异性仅为 40% 左右，目前主要作为排除诊断指标。

5. 超声检查　心脏彩色超声检查可发现肺动脉高压、肺动脉扩张、右心室、右心房扩大，室间隔位移等间接征象，但一般不能确诊 PTE；少数情况下，经体表或经食管超声可发现肺动脉近端和右心腔血栓，可作为诊断 PTE 的直接证据。下肢超声及血管多普勒检查发现 DVT 对 PTE 的诊断有重要价值。

（二）确定诊断

对临床疑似诊断的患者应尽快安排下一步检查，获得影像学客观证据，明确 PTE 的诊断及栓塞的部位和范围，为正确选择治疗方法提供依据。确诊 PTE 的方法包括无创伤检查 CTA、肺通气/灌注显像及 MRA，以及有创的肺动脉造影检查，详见辅助检查。

（三）确定病因及危险因素

对疑似诊断或确定诊断的患者，应进一步寻找栓子的来源及 VTE 的危险因素，对选择治疗方法、抗凝治疗的疗程及预防复发至关重要。

二、PTE 的临床分型

PTE 病情的严重性差异很大,可从没有症状到猝死,故为了判断预后和指导治疗必须对其病情的严重性进行评价,一般分为大面积和非大面积 PTE。

1. **大面积 PTE** 以休克或低血压为主要表现,即体循环收缩压<90 mmHg,或较基础值下降>40 mmHg,且持续 15 分钟以上,并除外了新发生的心律失常、低血容量、感染中毒等疾病导致的血压下降。大面积 PTE 多为大块栓子阻塞肺动脉主干或其主要分支所致,但由于患者基础情况和神经体液反应状态不同,对病情的严重性亦有较大的影响。大面积 PTE 的血流动力学障碍可表现为持续存在及进行性加重,也可因栓子在血管内移动、破碎及神经体液因素的减弱或消失而在短期内好转。大面积 PTE 病情凶险、病死率高,一经诊断应尽快溶解血栓,解除肺动脉阻塞。

2. **非大面积 PTE** 指不符合大面积 PTE 诊断标准者,病情相对较轻,以抗凝治疗为主。

3. **次大面积 PTE** 指血流动力学稳定,但临床上具有右心功能不全的症状和体征,超声心动图出现右心室运动功能减弱的表现。次大面积 PTE 是非大面积 PTE 中较重的一个亚型。此外,非大面积、次大面积和大面积 PTE 的临床表现并非一成不变,非大面积 PTE 可因再次栓塞而加重,大面积 PTE 也可短期内好转。

4. **慢性栓塞性肺动脉高压** 由于反复、多次发生 PTE,造成肺动脉高压,应与其他原因所致肺动脉高压鉴别。

三、鉴 别 诊 断

由于 PTE 的临床表现多种多样,常常被漏诊或误诊为其他疾病而延误治疗,故对临床疑似 PTE 的患者,应通过详细的病史、体检及相应辅助检查与下列疾病鉴别:①心血管疾病,如急性心肌梗死、冠心病心绞痛、心肌病、急性心脏压塞、主动脉夹层动脉瘤、大动脉炎等。②呼吸疾病,如严重呼吸道感染及肺炎、支气管哮喘、慢性阻塞性肺疾病急性加重、原发性肺动脉高压及急性胸膜炎等。③其他疾病,如癫痫、血管神经性晕厥及高通气综合征等。

第五节 肺栓塞的治疗

一、一 般 治 疗

(1) 疑似或确诊的 PTE 患者应绝对卧床休息,并避免过度屈曲下肢,保持大便通畅,避免用力,以免下肢血管压力突然升高,使血栓再次脱落形成新的危及生命的栓塞。对大面积 PTE 患者,应入住重症监护治疗病房,并密切监测呼吸、心率、血压、心电图及动脉血气变化,一旦病情变化随时处理。胸痛严重者可适当给予镇痛药,但对循环系统不稳定者应避免使用具有扩血管作用的吗啡类镇痛药。对有焦虑和烦躁的患者,应给予精神安慰或镇静药。可酌情给予抗菌药物,以预防肺部感染或治疗深静脉炎。留置静脉套管针,以免溶栓后因反复静脉穿刺而引起局部血肿。

（2）呼吸支持治疗：对低氧血症患者应根据缺氧的程度分别给予鼻导管、文丘里面罩或储氧面罩吸氧，使动脉血氧分压>60 mmHg，血氧饱和度>90%。对吸氧不能纠正低氧血症的大面积 PTE 患者可及时进行无创或有创机械通气。为了尽量避免正压通气及高 PEEP 加重已经存在的右心衰竭，应尽量使用保护性机械通气策略。有创机械通气患者应尽量避免气管切开，以免溶栓后局部出血。保持呼吸道通畅，合并支气管痉挛时酌情给予支气管扩张剂。

（3）循环支持治疗：循环衰竭是急性 PTE 致死的主要原因之一，对存在低血压、休克的患者应迅速给予扩容及血管活性药物治疗，维持循环系统的稳定，为进行溶栓或抗凝治疗赢得时间。对于有严重右心衰竭的患者，扩容可能增加心室张力，诱发心肌缺血，加重右心衰竭，故应尽早使用血管活性药物。由于 PTE 合并休克的特殊性，扩容及血管活性药物的使用应遵循个体化原则，并密切观察治疗反应，及时调整治疗方案。

二、抗 凝 治 疗

抗凝是治疗 PTE 的基本方法，能预防血栓形成，并由于内源性纤维蛋白溶解作用使已经存在的血栓缩小甚至溶解，但不能直接溶解已经存在的血栓。急性非大面积 PTE 单纯抗凝治疗即可改善症状，降低病死率，严重出血的发生率仅为溶栓治疗的 1/4；急性大面积 PTE 溶栓后的抗凝治疗对强化溶栓效果及防止再栓塞至关重要；对有危险因素者，长期抗凝可显著减低 DVT 和 PTE 的复发率。因此，熟知抗凝治疗的适应证、禁忌证、抗凝治疗的新观点，以及抗凝并发症的处理等非常必要。

（一）适应证

适应证包括：①不伴有肺动脉高压及血流动力学障碍的急性 PTE 患者；②高度疑似PTE，且无抗凝禁忌证的患者；③急性大面积 PTE 溶栓治疗后的序贯抗凝治疗；④具有 PTE危险因素患者的预防治疗。

（二）禁忌证

禁忌证包括：活动性出血（不包括肺梗死引起的咯血）、凝血机制障碍、未控制的严重高血压、严重肝肾功能不全、近期大手术、妊娠前 3 个月及产前 6 周、亚急性细菌性心内膜炎、心包积液及动脉瘤。消化性溃疡患者不用华法林，但可使用低分子质量肝素。对于确诊PTE 的患者，上述情况均属相对禁忌证，应根据抗凝治疗效益/风险比，并充分征求患者及家属的意见，决定是否抗凝治疗。

（三）药物抗凝治疗的新观点

1. **普通肝素**（SH）　平均分子质量为 15 kDa，主要通过与抗凝血酶-Ⅲ（AT-Ⅲ）结合发挥抗凝作用，使以丝氨酸为活性中心的凝血酶（凝血因子Ⅱa、Ⅸa、Ⅹa、Ⅺa、Ⅻa）失活，其中对凝血酶的灭活作用最快。为了尽快达到抗凝的目标，减少 PTE 复发及出血的并发症，应根据患者的体重个体化给药。急性 PTE 时，SH 首剂负荷量 80 IU/kg（5000～10 000 IU）静脉推注，继之以 18 IU/（kg·h）的速度泵入；或先静脉滴注 3000～5000 IU，然后按 250 IU/kg，每

12 小时 1 次间断皮下注射。有研究表明,与首剂 5000 IU,继之 1000 IU/h 的常规给药相比,根据体重的个体化给药显著减少 PTE 的复发及出血发生率。此外,还应根据活化部分凝血酶时间(aPTT)调整用量(表 24-1),使 SH 的剂量更为个体化。

表 24-1 根据活化部分凝血酶时间调整普通肝素用量

aPTT(秒)	剂量调整 IU/(kg·h)	其他措施	测定 APTT 间隔时间(h)
<35 (或<1.2 倍正常对照值)	+4	增加 1 次冲击量 80 IU/kg	6
35~45 (1.2~1.5 倍正常对照值)	+2	增加 1 次冲击量 40 IU/kg	6
46~70 (1.5~2.3 倍正常对照值)	0	0	6
71~90 (2.3~3.0 倍正常对照值)	−2	0	6
>90 (>3 倍正常对照值)	−4	或停药 1 小时	6

因 aPTT 对 SH 抑制凝血酶 Xa 和 IXa 的作用较敏感,故常作为肝素抗凝的监测指标。aPTT 达正常对照值的 1.5 倍时为肝素起效的阈值,达 1.5~2.5 倍时为抗凝治疗适当范围。特别是在治疗的初期,应将 aPTT 调整到正常对照值的 2.0,以减少 VTE 的复发。对于使用很大肝素剂量 aPTT 仍然不能达到治疗范围者,应进行血浆肝素浓度监测,如达到 0.35~0.71 IU/ml 血浆抗 Xa 水平,则不需要再增加肝素用量。一般 SH 有效抗凝治疗 5~7 天,且病情稳定后过渡到口服抗凝治疗。

2. 低分子质量肝素(LMWH) 是 SH 的短链剂,与 SH 相比,具有皮下注射药物吸收完全、生物利用度高达 90% 以上、生物半衰期较长、安全性高和不需要监测凝血指标的优点,已成为临床广泛使用的抗凝新药,有取代 SH 的趋势。

LMWH 的治疗剂量也应根据患者体重个体化给药。此外,不同的 LMWH 制剂因抗 $Xa:IIa$ 比值不同,推荐治疗剂量各不相同,且药代动力学、治疗作用及安全性也存在一定差异,故应按表 24-2 推荐的剂量给药。绝大多数患者使用安全,不需要检测血浆抗 Xa 因子浓度,但重度肥胖、孕妇、出血倾向及肌酐清除率<30 ml/min 者出血危险性增加,应监测血浆 Xa 因子活性(维持在 0.4~1.0 IU/ml)。肝素引起血小板减少患者禁用 LMWH。

表 24-2 常用低分子肝素的给药剂量及使用方法

LMWH 药品名	剂量	使用方法	最短治疗时间
那屈肝素(nadroparin,速避凝)	<50 kg,0.4 ml	每日 2 次	5 天
	50~59 kg,0.5 ml		
	60~69 kg,0.6 ml		
	70~79 kg,0.7 ml		
	80~89 kg,0.8 ml		
	>90 kg,0.9 ml		
依诺肝素(enoxaparin,克赛)	100 IU/kg	每 12 小时 1 次	10 天
达肝素钠(dalteparin,法安明)	200 IU/kg	每日 1 次	5 天
瑞肝素钠(reviparin)	35~45 kg,3500 IU	每日 2 次	5 天
	45~60 kg,4200 IU		
	>60 kg,6300 IU		
亭扎肝素钠(tinzaparin)	175 IU	每日 1 次	5 天

3. 维生素 K 拮抗剂 抑制肝脏环氧化还原酶,使氧化型无活性维生素 K 不能成为有活性的还原型维生素 K,从而干扰维生素 K 依赖性凝血因子 Ⅱ、Ⅶ、Ⅸ、Ⅹ 的羧化,停留在无活性的前体阶段而达到抗凝的目的。因此类药物对已活化的凝血因子无作用,起效慢,故不适合静脉血栓形成的急性期,一般在 SH 或 LMWH 治疗 1～3 天或达到治疗作用后,口服维生素 K 拮抗剂而开始维持阶段的治疗,防止血栓形成,预防复发。

最常用的维生素 K 拮抗剂为华法林,首剂 3～5 mg,维持量 1.5～3 mg。其他药物包括醋硝香豆素,首剂 2～4 mg,维持量 1～2 mg;双香豆素首剂 200 mg,次日 100 mg,维持量 25～75 mg/d。

一般根据国际标准化单位(INR)调整剂量,使 INR 维持在 2.0～3.0。因自然抗凝物质蛋白 C 和蛋白 S 半衰期仅 6～8 小时,华法林等口服抗凝药可使之在最初几天消耗完毕,使血液呈一过性高凝状态,故最初几天应与 SH 或 LMWH 合用。

华法林等口服抗凝药的疗程应根据 VTE 的危险因素是否明确,或能否去除而定。危险因素明确,且为一过性,如手术创伤等应持续抗凝 3 个月;危险因素不明确或一时不能去除者,如骨折固定等应持续抗凝治疗 6 个月;反复发生静脉血栓或危险因素持续存在者甚至需要终身抗凝治疗。

4. 抗凝治疗的并发症 ①出血:发生率为 3%～7%,与抗凝的强度和基础疾病有关。INR>3.0 出血的发生率可增加 1 倍,INR>4 是颅内出血最重要的危险因素。此外,近期手术创伤、消化性溃疡、严重高血压、脑血管病、肝肾功能不全、血小板减少症、维生素 K 缺乏、具有潜在出血倾向、合并使用阿司匹林等抗血小板药物及年龄>70 岁者容易发生出血。②肝素诱导的血小板减少症:发生率约为 5%,轻型为肝素直接引起血小板积聚所致,多发生在用药 2～4 天,停药后很快恢复,血小板在 $70×10^9/L$～$100×10^9/L$ 或以上时不必停药,可自行恢复。重型常因肝素依赖性抗血小板 IgG 抗体引起血小板积聚,初用者 4～15 天内发生,再次用药 2～9 天发生,血小板常降至 $50×10^9/L$ 以下,临床表现为血栓形成和出血并存,必须停用肝素而改其他治疗。③其他并发症:包括皮肤坏死、过敏反应及骨质疏松,但较少见。

5. 抗凝作用的紧急终止 抗凝治疗过量或出现严重出血并发症时需要紧急终止抗凝作用。SH 用鱼精蛋白中和,1 mg 能中和 SH 不少于 100 IU,一般使用半量即可。维生素 K 10 mg,皮下或肌内注射能在 24 小时内终止华法林的抗凝作用。LMWH 通常不会过量,一般不需要药物终止,停药即可。

三、溶 栓 治 疗

1. 溶栓治疗的适应证 主要适应证为大面积 PTE;对于次大面积 PTE,若超声心动图显示右心运动功能减弱,或出现右心衰竭的临床表现,又无禁忌证时亦应进行溶栓治疗。溶栓治疗与抗凝相比,能快速解除肺动脉机械性梗阻,但出血并发症显著增加,且 1 周后二者的疗效相似,故次大面积 PTE 不伴有右心功能减弱或右心衰竭者,以及非大面积 PTE 则不进行溶栓治疗。

2. 溶栓治疗的禁忌证 绝对禁忌证包括:活动性内脏出血及 2 个月内自发性颅内出血、颅内或脊柱创伤及外科手术。相对禁忌证包括:①10～14 天内大手术、分娩、器官活检或不能压迫部位的血管穿刺;②10 天内的胃肠道出血;③15 天内的严重创伤;④1 个月内的神经外科或眼科手术;⑤难于控制的严重高血压(收缩压>180 mmHg,或舒张压>110 mmHg);近期曾进行心肺复苏;⑥其他情况,如小板<100×10⁹/L、妊娠、细菌性心内膜炎、严重肝肾功能不全、糖尿病出血性视网膜病变及出血性疾病等。对于危及生命的大面积PTE,没有溶栓治疗的绝对禁忌证。

溶栓治疗的时间窗一般为14天,且开始治疗时间越早效果越好;对发病14天以上的患者,因不断有新鲜血栓形成,溶栓治疗也有一定疗效,故无禁忌证者也可进行溶栓治疗。

3. 溶栓治疗的历史及现状 20世纪30年代发现β溶血性链球菌产生的链激酶(streptokinase, SK)具有溶解血栓的作用,50年代这一治疗作用在实验性血管栓塞症的家兔体内被证实。尿激酶(urokinase, UK)亦发现于20世纪50年代,60年代出现链激酶和尿激酶成功治疗大面积PTE的临床报道,并于1968年出现首个比较链激酶与单纯肝素治疗,经血管造影证实的大面积PTE的研究报告。1970年美国国家心肺研究所进行了首个尿激酶与单纯肝素治疗急性PTE的多中心、随机对照试验,结果表明,尿激酶溶栓的疗效优于单纯肝素治疗,但病死率无差别。20世纪70年代后期发现了重组组织型纤溶酶原激活剂(r-tPA)。溶栓治疗急性心肌梗死的随机对照研究很多,且已得出明确的结论。但迄今为止,只有12项前瞻性随机对照试验比较溶栓与单纯抗凝治疗PTE的疗效,且只有一项研究的病例数具有发现病死率差异的统计学效能。因此,时至今日,进一步开展各种溶栓药物治疗急性PTE的临床研究仍十分必要。

目前认为:①溶栓治疗能迅速溶解血栓,解除肺动脉阻塞,24小时内的再通率明显高于抗凝治疗;②治疗5天后溶栓和抗凝治疗的效果相同,1周、2周及1年的治愈率及病死率相似;③溶栓的出血并发症明显高于抗凝治疗。故将溶栓治疗适应证现规定为大面积或次大面积PTE需要迅速解除肺动脉阻塞者。溶栓药物包括SK、UK及r-tPA,因SK具有抗原性,反复溶血性链球菌感染或重复使用可使机体产生抗体灭活药物,并可引起严重的过敏反应,故目前临床已很少使用。目前临床常用r-tPA及UK,二者溶栓的成功率相似,但前者出血的发生率较低,安全性更高。美国FDA批准的溶栓治疗方案为UK负荷量4400 IU/kg,静脉注射10分钟;继以4400 IU/(kg·h),持续12~24小时;r-tPA100 mg,静脉滴注2小时。国内王辰等比较了r-tPA50 mg/2h与100 mg/2h治疗急性PTE的疗效及安全性,结果发现二者的疗效相似,但50 mg/2h组出血的倾向减少,在体重≤65 kg的亚组患者出血发生率明显降低,提示进一步研究溶栓药物的最佳剂量亦十分重要。

4. 溶栓治疗的实施及疗效的判断 溶栓前应留置外周大静脉套管针,以避免反复采取血标本引起穿刺部位出血。测定APTT、血生化、血常规、血小板的基础值,并进行脉搏、血压、血氧饱和度及心动图监测。溶栓治疗中应密切观察生命体征的变化和全身各部位出血情况。溶栓治疗结束后每2~4小时测定1次PT或APTT,为抗凝治疗做准备。溶栓治疗有效的指标为:呼吸困难好转,血流动力学稳定,氧合改善,心动图异常波形好转,超声心动图示右心腔缩小,功能改善。溶栓治疗24小时后可在严密监护下,进行通气/灌注显像、CTA、MRA或肺动脉造影,以客观评价溶栓治疗的效果。

5. 溶栓治疗的并发症 主要并发症为出血,根据其对机体的危害,可分为轻度、中度和重度。轻度出血表现为皮肤、黏膜出血点,肉眼或镜下血尿,血痰或少量咯血、呕血等;重度出血指颅内出血、眼底出血、大咯血、消化道大出血及腹膜后出血等;中度出血介于二者之间。溶栓出血的发生率在20%左右,严重出血为12%,致死性出血为1%~2%,颅内出血为1.2%~

2.1%。一旦发生应立即停止溶栓及抗凝治疗,输血,并根据出血部位给予相应积极治疗。

四、外 科 治 疗

1. **急性 PTE 的外科治疗**　主要适用于诊断明确,且有生命危险者,如右心衰竭或休克;肺动脉主干或主要分支完全阻塞;右心房、右心室或左心房内有大量血栓,或有脱落危险者;有溶栓禁忌证或药物治疗效果不满意者。手术在全麻和体外循环下进行,采用镊子或吸引的方法将肺动脉内栓子取出。

2. **慢性栓塞性肺动脉高压的外科治疗**　适用于慢性栓塞性肺动脉高压诊断明确,且在静息或运动状态下出现血流动力学或呼吸功能受损症状的患者。严重阻塞性或限制性通气功能障碍为绝对禁忌证;高龄、进行性右心衰竭及合并其他严重疾病的患者手术风险显著增高,应为相对禁忌证。手术方式多为肺动脉血栓内膜剥脱术。

五、介 入 治 疗

1. **经导管肺动脉局部溶栓治疗**　理论上具有局部溶栓药物浓度高、效果好、药物用量少、副作用少的优点,但单纯将导管放置于主动脉进行局部溶栓的疗效并不优于经外周静脉溶栓治疗;将超选择性导管放置于有血栓的叶或段肺动脉进行局部溶栓或将溶栓药物直接注入血栓内的效果可能优于经外周静脉溶栓。

2. **导管碎栓或除栓**　适用于急性大面积 PTE,栓子位于叶及叶以上肺动脉,且符合下列条件中至少一条者:①有抗凝或溶栓禁忌证;②溶栓治疗无效;③致死性 PTE 需迅速解除阻塞者;④高龄、有严重基础心肺疾病或其他原因不能进行开胸手术者。常用器械包括负压抽吸除栓导管,利用高速喷射盐水在肺动脉内产生涡流或文丘里原理碎栓或除栓导管、旋转猪尾导管、碎栓球囊导管、旋转网篮碎栓导管及旋转涡轮碎栓导管。

3. **腔静脉滤器**　是预防 DVT 栓子脱落所致 PTE 的措施之一,由于 DVT 主要发生于下腔静脉系统,故目前主要使用下腔静脉滤器(IVCF)。IVCF 的适应证为:①下肢 DVT 伴有PTE,且抗凝药物过敏、有禁忌证者;②抗凝过程中仍然反复发生 PTE,或出现严重并发症被迫停药者;③髂静脉、股静脉或下腔静脉有大量血栓或治疗后仍然存者;④对于具有下肢DVT、PTE 高危因素者,一般将 IVCF 放置于肾静脉之下,但对有肾静脉血栓形成、下腔静脉血栓延伸致肾静脉或肾静脉开口过低等情况时,也可放置于肾静脉之上。根据 IVCF 留置时间的长短可分为临时性和永久性滤器,前者一般 10 ~ 15 天取出,但也可延长至 6 周取出,后者则长期留置在体内。因 IVCF 并不能治疗 PTE,且目前尚没有随机对照临床研究证实可显著减少 PTE 的发生率,以及存在并发症的危险,故应严格掌握适应证,避免过度放置而危害患者健康。

六、深静脉血栓的治疗

1. **一般治疗**　急性期应卧床休息,疼痛严重者给予镇痛剂,适当应用抗菌药物,开始起床活动时穿医用分级弹力袜。

2. **抗凝或溶栓治疗** 参照 PTE 的抗凝及溶栓治疗。

3. **外科手术取栓** 48 小时之内的髂、股静脉原发性血栓可进行手术摘除,既可防止脱落引起 PTE,又可减轻静脉壁及内膜损伤,术后给予抗凝治疗。

七、PTE 的预防

对于具有高危因素的患者,正确的预防措施既能减少 DVT 和 PTE 的发病率和病死率,又能尽量避免预防治疗引起的出血等并发症。对于具有任何高危因素的患者均不推荐使用阿司匹林预防 DVT 及 PTE。一些机械预防方法仅用于具有出血高危因素,但不能使用抗凝药物预防者,或作为抗凝药物的辅助预防方法。大手术患者推荐使用小剂量肝素、LMWH、fondaparinux 或维生素 K 拮抗剂预防,其中所有进行妇产科和泌尿外科大手术的患者均应使用上述药物中之一进行预防。对于膝关节置换术、髋关节置换术及臀部骨折手术的患者,建议使用小剂量肝素、LMWH、fondaparinux 或维生素 K 拮抗剂预防,使 INR 在 2.0～3.0。其中膝关节置换术应预防治疗至少 10 天,臀部骨折手术及髋关节置换术应预防治疗 10～35 天。此外,严重创伤和脊髓损伤的患者也应预防治疗。对于内科危重症患者,应首先评估 VTE 的危险性,其中大部分患者需要给予预防性治疗。

（文仲光）

参 考 文 献

王辰. 2003. 肺栓塞. 北京:人民卫生出版社

中华医学会呼吸分会. 2001. 肺血栓栓塞症的诊断和治疗指南(草案). 中华结核和呼吸杂志, 24:259～264

Gabrielli A, Layon AJ, Yu M. 2009. Critical Care. Philadelphia: Lippincott Williams and Wilkins

Geerts WH, Bergqvist D, Pineo GF, et al. 2008. Prevention of venous thromboembolism: American College of Chest Physicians Evidence-Based Clinical Practice Guidelines (8th ed). Chest, 133:381S～453S

Geerts WH, Selby R. 2003. Prevention of venous thromboembolism in the ICU. Chest, 124:357S～363S

Gibson NS, Sohne M, Gerdes VEA, et al. 2008. The importance of clinical probability assessment in interpreting a normal D-dimer in patients with suspected pulmonary embolism. Chest, 134: 789～793

Jiménez D, Aujesky D, Díaz G, et al. 2010. Prognostic significance of deep venous thrombosis presenting with acute symptomatic pulmonary embolism. Am J Respir Crit Care Med, 181:983～991

Klok FA, Zondag W, van Kralingen KW, et al. 2010. Patient outcome after acute pulmonary embolism. Am J Respir Crit Care Med, 181: 501～506

Parrillo JE, Dellinger RP. 2008. Critical Care Medicine: Principles of Diagnosis and Management in the Adult. 3rd ed. Amsterdan:Health Science Asia, Elsevier Science.

Sanchez O, Trinquart L, Caille V. 2009. Prognostic factors for pulmonary embolism. Am J Respir and Crit Care Med, 181:168～173

Spyropoulos AC. 2005. Emerging strategies in the prevention of venous thromboembolism in hospitalized medical patients. Chest, 128:958～969

Todd JL, Tapson VF. 2009. Thrombolytic therapy for acute pulmonary embolism. Chest, 135:1321～1329

第二十五章

消化系统功能

消化系统主要由消化腺和消化道两大部分组成。肝、胆、胰是密不可分的、最重要的消化腺。本章将着重讨论肝脏、胆道、胰腺和肠道的生理及病理生理学进展。

第一节　肝脏的生理与病理生理学

肝脏是一个非常重要的也是易受损伤的器官,它易受各种代谢产物、循环因素、毒物、微生物及肿瘤的侵害。它在脂肪消化、糖类储存、血液解毒及蛋白质合成方面的作用使其不可缺少;与肾脏和心脏相比,没有真正的"人工肝"可言。某些情况下,肝病是原发的,如病毒性肝炎和肝细胞肝癌(HCC)。而更多情况下肝病是继发于其他一些常见疾病后产生的,如心功能不全、转移癌、酒精中毒及感染等。本节将从肝脏的结构和功能入手,通过总结肝再生研究进展,加深对原发性肝脏疾病的认识与理解。

一、肝脏的结构和功能概述

肝脏是人体最大的实质性器官,平均重达1500g。它位于右上腹,膈肌之下,从解剖上分成左右两叶,根据其血供和胆汁引流情况还可细分成肝段。肝脏被包裹在一个结缔组织囊内,脏层腹膜包绕肝脏,并形成Glisson鞘,其反折还构成各种肝脏悬韧带,起到固定肝脏的作用。

肝脏有双重血液供应。肝动脉血流来自腹主动脉的腹腔干,占其全部血流的25%。肝动脉终末支在门管区形成一个一般性的血管丛和一个胆管周围血管丛,并直接汇入窦状隙。胆管周围血管丛分内、中、外三层,内层为有孔隙的内膜,在水交换上起重要作用。小胆管主要由动脉供血,肝移植后动脉闭塞可引起许多严重的胆道并发症。门静脉收集消化道和胰腺毛细血管床血流供应肝脏,其血流量约占肝脏血流量的3/4。这些乏氧的静脉血富含肠道吸收和分泌的物质。肝动脉和门静脉入肝后不断分支随胆管一起遍布全肝组织,构成三位一体的门管束(包括门静脉、肝动脉和胆管)。这些血流最终流进包绕肝细胞板的肝血窦,肝血窦覆有内皮细胞和库普弗(Kupffer)细胞。肝血窦内血液流入中央静脉,最后汇入肝静脉并排到下腔静脉;这些血流的任何部位梗阻都可能引起近端门静脉压力升高,称为"门静脉高压",它是很多肝病十分重要的病理生理改变。

肝脏还有一个丰富和复杂的淋巴引流系统。肝脏淋巴通道分为深浅两个网,深者与门静脉和肝静脉分支相伴走行于肝实质内,浅者位于肝包膜内,与深层淋巴管网间有许多交通支。位于肝脏顶部的浅淋巴管网经冠状韧带和镰状韧带进入膈肌,引流到食管和剑突胸骨淋巴结。肝脏下面的浅淋巴管网汇入肝门部淋巴结,伴随肝静脉的淋巴管引流至腔静脉旁淋巴结。门管区淋巴管引流80%的肝淋巴液,大部分肝脏淋巴液来自Disse内皮下间隙,只有约10%来自胆管周围血管丛的毛细血管渗漏。肝硬化腹水与肝脏淋巴液生成大量增加也有一定关系。

肝脏有丰富的交感和副交感神经支配,它们来自下胸部神经节、腹腔神经丛、迷走神经和右膈神经。大部分神经纤维组合成前、后神经干,随门静脉、肝动脉和胆管进入肝内。肝动脉主要由交感神经支配,胆管由交感和副交感神经支配。刺激肝门部神经可引起肝脏代谢和血流动力学改变。肝移植术后,虽然肝血流和肝脏代谢功能表现正常,但肝脏的去神经状态仍持续存在。

肝脏是代谢最旺盛的器官之一,从功能上来说,它同时也是一个消化器官、内分泌器官、造血器官和外分泌器官(表25-1)。所有这些功能巧夺天工地交织在一起并富有盈余,以至于肝脏损害达到80%以上时才可能危及生命。

表25-1　正常肝脏功能概述

作为一个消化器官	作为一个造血器官
分泌胆汁酸盐帮助脂肪消化	暂时储存血液
处理和储存经肠道吸收的脂肪、糖类和蛋白质	清除血液中胆红素
处理和储存维生素和矿物质	在某些疾病状态下的临时造血功能
	合成凝血因子
作为一个内分泌器官	作为一个外分泌器官
糖皮质激素、盐皮质激素和性激素代谢	胆色素排泄
脂肪、糖类和蛋白质代谢调节	经胆汁排泄胆固醇
	尿素合成
	药物和其他外来物质的解毒作用

肝脏作为体内最大的一个消化腺器官,与胰腺组织类似,兼有内分泌和外分泌两方面的功能。肝脏的外分泌功能主要是通过肝细胞代谢分泌并由胆道系统协同产生的胆汁流排泄来完成。在内分泌功能方面,与胰腺组织不同的是,肝脏目前从组织学上还没有发现类似胰岛样的组织学结构来集中行使内分泌功能,其内分泌功能主要由肝细胞和胆管细胞自身来完成。在营养物质代谢方面,肝脏在氨基酸、糖、脂类的合成与分解代谢方面的功能在体内占有无可替代的重要地位;肝细胞分泌的白蛋白是血浆中最重要的以协助多种物质转运和维持血浆胶体渗透压为主要功能的高丰度蛋白质之一;除白蛋白外,肝脏还合成和分泌多种具有其他生物活性的重要血浆蛋白质如载脂蛋白、转铁蛋白、纤维蛋白原及某些凝血因子等。肝脏可以合成肝糖原和进行糖异生作用,直接参与葡萄糖代谢调节;肝脏也是体内能直接进行脂肪酸合成和分解代谢的重要场所,此外,肝细胞在磷脂和体内胆固醇代谢方面也具有非常重要的作用。至于肝细胞的生物转化功能,如在体内激素、重金属、药物及胆红素代谢中的作用更是独一无二。

肝脏处于接受来自肠道和胰腺的高浓度养分和某些激素的特殊解剖学位置,这些物质横贯肝脏的功能单位,形成一个浓度梯度,从而决定了不同区域的肝细胞在结构和功能上存在一定的差异,称之为肝细胞异质性。在肝脏组织学研究中,Rappaport 很早就根据门静脉、肝静脉和胆管铸型研究结果,提出肝腺泡学说。所谓肝腺泡结构是以相邻的两个门管区及两个小叶中央静脉为顶点,以两门管区小叶间门静脉终末支为中轴的梭形肝细胞区划分而成的腺泡样结构,并根据门静脉轴支周围由近及远将肝细胞分成 3 个区,即Ⅰ、Ⅱ和Ⅲ区。组织细胞化学研究证实,肝腺泡内 3 个区的肝细胞在超微结构和功能上是有一定区别的。Ⅰ区肝细胞微循环血氧含量高,营养物质丰富,胰岛素浓度高,超微结构显示其线粒体、粗面内质网和高尔基体很多,蛋白质合成功能旺盛。Ⅲ区位于肝静脉起始部周围,其肝窦内氧分压低,营养成分少,其糖原、类脂和胆红素代谢及药物等生物转化功能活跃。由此可见,生理情况下肝细胞在营养代谢和生物转化功能方面就存在结构和功能上的异质性现象。

胆汁酸盐代谢和胆红素代谢是肝脏功能非常重要的组成部分,对其代谢机制研究也是认识肝病的基础,同时还可作为肝脏其他代谢过程的范例。由于我们将在肝病各论的病理生理学机制中要讨论这些代谢过程,在此不再赘述。

二、肝脏再生研究进展

肝脏是成年人体内唯一在损伤后具有明显再生能力的重要器官,肝再生过程无论在生理抑或病理情况下都时刻存在,并成为肝脏病理生理学的一个最重要的组成部分。肝脏能在各种损伤因素致伤后部分或完全恢复肝脏结构并实现功能重建,这种肝再生理念也是现代肝脏外科和肝病治疗的基石。在移植医学中,缩小体积的肝移植物、劈裂肝移植、活体肝移植就是基于术后受体的肝再生使肝体积增大并完成功能重建的。还有“肝桥概念”(liver bridging)已用于治疗急性肝衰竭,其意义就是进行暂时性的肝功能替代,如运用辅助性肝移植、肝细胞移植或人工肝辅助系统等手段,维持患者生命直到其自体肝完成再生。

然而,肝再生在急性肝损伤之后并不一定会发生,一旦肝再生不完全或者不再生,危及生命的急性肝衰竭随之而来。肝脏再生充斥着肝病发展的全部过程,肝脏无序化再生,也是慢性肝病后期肝硬化和肝癌发生的重要病理生理学基础。在肝纤维化时,受损的肝组织没有被同样的肝细胞代替而是被间质组织如细胞外基质蛋白沉积,这种状态持续发展,最终会导致肝小叶和血管结构破坏,结缔组织隔形成,到后期则造成肝硬化、慢性肝衰竭,预后非常差。

在过去的 30 多年里,对肝脏再生调节机制已经有了相当多的了解,这些知识为各种肝脏疾病提供了新的治疗策略。目前认为,肝脏再生包括肝细胞增生和肝细胞肥大两大机制,其中肝细胞增生主要是由骨髓起源的多能干细胞定植于肝脏并分化成肝干细胞(又称肝脏祖细胞)后完成,另外成熟肝细胞受门静脉因素调控,也会根据需要进行复制。除了一些罕见的情况之外,无论肝脏何时受到损伤,再生反应总会发生。慢性病毒性肝炎、肝移植后发生排斥反应、药物性肝炎及自身免疫性肝脏疾病等的肝活检显示,肝细胞核内增殖细胞核抗原(PCNA)及 Ki-67 等 S 期蛋白增加,说明的确有肝再生反应发生。仅有两种常见原因即酒精性和非酒精性脂肪肝引起的肝脏损伤通常可以抑制肝细胞的增殖。

1. 酒精性肝病 人类及动物实验已证实酒精可以抑制肝细胞增殖。酒精的抗增殖效应可以解释饮酒患者经历任何形式的肝损伤后(如病毒性肝炎、药物性肝炎等),其预后相对较差的现象。此外,酒精通过改变肝细胞微环境中各种生长因子的平衡,也改变了肝非实质细胞的表型,从而逐步引起肝脏细胞外基质某些成分过度沉积,最终导致纤维化及肝硬化。脂肪肝对于一些肝脏毒素、病毒及短暂的肝脏缺血非常敏感。与酒精诱导的脂肪变性类似，肥胖相关的脂肪变性肝脏(非酒精性脂肪肝)的再生能力亦受到损害，该类患者更易受到酒精及病毒的作用而出现肝硬化。这可解释原位肝移植中，供肝脂肪变性较重时其存活率也较低。

暴发性肝衰竭患者的死亡往往并非由于缺乏肝再生。一些肝脏活检及尸检研究表明，肝脏的增殖指数是急剧增高的。暴发性肝衰竭患者常死于大块肝组织损伤后所并发的感染、脑水肿、出血、低血糖或多器官功能衰竭，提示死亡是肝功能不全的结果，而非肝细胞增殖不足本身所造成的。暴发性肝衰竭患者一旦度过危险期，很多患者有可能达到完全的恢复。因此，对于暴发性肝衰竭的治疗，其中一个选择就是对肝功能进行补充支持，直到肝脏再生达到有足够数量的肝细胞加入重建，进而恢复其基本功能。常用的办法有：辅助性异位肝移植、肝细胞移植、人工肝辅助装置等。

2. 肝细胞再生过程中的诱导功能分化 我们知道，正常情况下肝细胞在营养代谢和生物转化功能方面就存在异质性现象。那么，在我们人为地改变肝脏胆汁输送和门静脉血液供应状态时，一个肝叶的肝细胞功能会发生怎样的分化呢？我国胆道外科先驱黄志强院士，基于对肝脏和胆道系统结构和功能的长期研究和独到的见解，提出这样一个设想：肝脏组织作为集营养物质代谢与生物转化、内分泌与外分泌功能于一体的特殊器官，其功能在外在条件(如良性胆道梗阻等病理情况下)改变时，能否通过肝再生过程的诱导分化，在一定时期内还保留独立行使其中某些功能，如一部分肝细胞或肝组织行使营养代谢及内分泌功能，而另一部分肝细胞或肝组织可以完成生物转化和胆汁代谢等外分泌功能。只要这两部分肝组织在短期内不立即凋亡和纤维化，就能为那些具有正常结构但体积和功能上(如尾状叶肝脏等)暂时还不能满足机体需要的肝组织增生代偿提供一个缓冲时间。如果存在这样的实验依据，这将对肝胆外科的临床治疗策略产生重大影响。临床上对于一些不能耐受大块肝切除的肝胆管结石患者，单纯行胆管去功能化处理而不切除相应引流区域的肝脏组织，就能避免手术后的急性肝衰竭，给剩余肝脏的代偿增生争取时间，从而减少对肝移植的依赖。

通过研究肝细胞群作为一个多功能集合单元是否存在一定时间及空间上的细胞功能分化现象，有助于我们开发促进肝再生、减缓肝纤维化和肝衰竭的新型治疗策略。为此，我们建立了大鼠去胆管及去门静脉肝叶自身对照模型，观察发现去胆管和去门静脉肝叶存在肝细胞再生后的功能分化现象。在一定时间内，阻断胆汁引流的肝组织或肝细胞可以部分地完成诸如合成分泌血浆功能性蛋白质，进行营养物质代谢等重要生理功能。而去门静脉肝叶组织在体积缩小、肝脏大体形态出现萎缩的情况下，仍能一定程度上担负生物转化和胆汁代谢的功能。研究结果提示，去胆管肝叶在一定时间内具有保留价值；去门静脉肝叶肝细胞亦能行使部分胆汁排泄功能。蛋白质组学研究提供了这些功能分化的分子基础。

三、常见肝脏疾病病理生理机制与临床

(一) 肝病的一般表现

不管是原发性还是继发性肝病，所有的肝脏紊乱倾向于引起同样的症状和体征，这些症状与体征都直接与肝细胞功能丧失(肝细胞衰竭)或肝脏的血流受阻(门静脉高压)有关。然而，由于肝脏储备功能强大,只有在肝脏损害非常广泛或者其胆汁排泄受阻明显时才有临床表现。

1. 肝细胞衰竭 肝细胞衰竭导致许多典型临床表现,包括黄疸、肌肉损耗、腹水、过多出血(凝血病)、重要血浆蛋白和维生素缺乏、葡萄糖失衡及激素代谢失调。肝脏的功能基本上就像一个复杂的生化工厂,这些临床表现正是源于处理人体必需的分子发生问题时才表现出来的。蛋白质代谢失调导致凝血因子生成减少和低白蛋白血症,血清白蛋白降低会引起血浆渗透压降低从而诱发全身性水肿。以糖原形式存在的葡萄糖储存和释放异常可能引起高血糖或低血糖状态。肝脏胆盐生成减少会损害脂溶性维生素 A、D、E、K 从胃肠道的吸收。维生素 D 缺乏则导致骨软化(骨质平衡破坏),维生素 K 缺乏影响凝血因子生成。脂蛋白代谢变化可造成异常脂蛋白血症,尤其是高三酰甘油血症。

肝细胞衰竭与内源性类固醇激素灭活障碍、蛋白质代谢副产品形成,以及外源性药物和毒素清除障碍有关。雌激素代谢损害可引起男性女性化(男性乳房发育症、阳痿、睾丸萎缩、女性毛发分布),女性月经失调,肝掌和蜘蛛痣。血氨转化成尿素障碍可导致肝性脑病。

(1)黄疸的病因和发病机制:黄疸是因胆红素代谢异常引起的机体组织呈黄绿色着色,它是肝病的一个特征性表现。红细胞衰老或由于疾病损害后细胞溶解并释放出携氧血红蛋白分子。单核/巨噬细胞吞噬这些分子,然后将亚铁血红素与血红蛋白分离,通过血红素氧化酶的作用,将血红素环打开,释放其中央的铁原子。这个过程产生胆绿素,然后被胆红素还原酶转化成胆红素(有少部分胆红素来源于骨髓和脾脏的未成熟细胞破坏,以及由含铁血红素蛋白如肝脏的细胞色素和肌球蛋白生成而来)。胆红素被释放到血浆,然后与血浆白蛋白紧密结合,运输至肝脏。游离未结合胆红素是脂溶性的,可被脂肪酸和某些有机阴离子(如磺胺类和水杨酸类药物)置换。新生儿尤其对游离未结合胆红素敏感,它可以弥散到脑内,引起一种称为核黄疸的脑病。

肝细胞能够以特殊的转运蛋白从血浆中摄取未结合胆红素。在胞液中,胆红素在尿苷二磷酸葡萄糖醛酸转移酶(UDPGT)作用下迅速结合葡萄糖醛酸基,生成水溶性葡萄糖醛酸衍生物,UDPGT 位于细胞内质网中。这一过程产生水溶性的单或双葡萄糖醛酸基胆红素,然后以主动分泌方式排泄到微胆管(毛细胆管)中。然后胆红素作为胆汁的一个成分,通过胆管系统排泄到小肠中。由于胆红素不能在小肠中吸收,它在进入结肠后被细菌的 β-葡萄糖苷酶分解成尿胆素原。一小部分尿胆素原从结肠中重吸收入血,再由肝和肾重新分泌排泄。在有肝病时,胆汁中尿胆素原减少,而尿中尿胆素原增加,这可以解释为什么在肝功能不全时尿液中尿胆素原会升高。在胆道完全梗阻或结肠以上小肠梗阻时,由于胆红素不能到达结肠,尿中尿胆素原可以降至零。

因此,在上述复杂的代谢通路中任何环节发生功能失常,都可能导致黄疸发生。黄疸一般分为肝前性、肝性和肝后性(淤胆性),但更多的是互相交叉存在。

1)肝前性黄疸:肝前性黄疸的最常见原因是溶血和红细胞成熟障碍。它属于血液病范畴,在此不再详述。

2)肝性黄疸:在肝脏胆红素代谢的每一步出现异常都可能引起黄疸。在新生儿,UDPGT 水平发育不成熟可引起新生儿生理性黄疸。各种基因异常导致的 UDPGT 合成障碍,其特征就是血中未结合胆红素异常升高。UDPGT 酶突变可引起常见的良性 Gilbert 综合征,其高未结合胆红素血症水平可以因禁食或疾病状态(如病毒性胃肠炎)而出现大幅增高。其他类型的 UDPGT 突变可导致严重的婴儿高未结合胆红素血症 Crigler-Najjar Ⅰ型或

Ⅱ型综合征。大多数肝病如病毒性肝炎、酒精性肝病及自身免疫性肝炎等,由于肝细胞功能不全和肝细胞破坏引起未结合和结合胆红素均升高而发生黄疸。

3)肝后性黄疸:很少见的 Dubin-Johnson 和 Rotor 综合征是在毛细胆管胆红素转运水平障碍引起的高结合胆红素血症,这两种情况预后都不错。在肝细胞后毛细胆管水平,许多药物,如吩噻嗪类和性激素可能诱发黄疸。在敏感的妇女,正常妊娠时的高性激素水平能引起良性的妊娠期胆汁淤积。肝后性黄疸也可能与胆汁酸盐转运缺陷有关,其特征是黄疸伴有瘙痒症。

因为肿瘤、狭窄或胆结石所致胆道机械性梗阻是胆汁淤积性黄疸的最常见原因。一些专家将阻塞性黄疸分为肝外梗阻性黄疸和肝内胆汁淤积性黄疸,后者提示在显微水平上存在胆汁转运排泄缺陷。

(2)病情评估:在详细询问病史和细致体检,以及常规实验室检查之后,应进行特异性的肝脏相关检查。潜在的病因如酒精性肝病、药物反应、转移性或原发性恶性肿瘤常常通过病史和物理检查即可得到提示。慢性肝病的特殊体征包括毛细血管扩张(蜘蛛痣)、腹水、肝掌、男性乳房肥大、睾丸萎缩、男性脱发、向心性肥胖伴有四肢肌肉萎缩等。

(3)诊断试验:常用的生化检查包括下列几类。转氨酶明显升高与其他肝脏酶类比例失调提示肝细胞异常(即肝炎)。酒精或其他中毒性肝炎表现为天冬氨酸转移酶(AST)升高较谷氨酸转移酶(ALT)更甚,而病毒性肝炎正好相反;碱性磷酸酶(ALP)显著升高提示肝内胆汁淤积,常常提示存在浸润性损害(即转移癌、肉瘤样病);胆红素升高可以是直接性的(结合的),也可以是间接性的(未结合的)。尽管成人肝脏广泛损害会导致两种胆红素均升高,但临床上高未结合胆红素血症常提示存在溶血,结合胆红素的显著升高提示肝外胆道梗阻导致的胆汁淤积。值得注意的是,肝硬化患者黄疸常常表现为各种肝功能参数都有升高,反映肝脏存在广泛的肝细胞功能异常,以及由于纤维化瘢痕引起的胆小管梗阻。

肝细胞功能和胆汁淤积的评估包括病毒性肝炎指标、各种生化检测及肝脏的细针活检。细针活检可以盲穿,或者由超声或 CT 引导针对特定病灶如肿块进行检查。

超声图像检查对明显的肝病常常很有帮助。这在肝脏出现结构异常时,如存在肿瘤并伴有上述各种肝脏酶谱改变的情况下,尤其如此。CT 可以提供更多的信息,在评估可疑的血色素沉着病肝脏铁含量时具有特殊的作用。尽管磁共振胆胰管造影(MRCP)作为一个非侵袭性评估肝胆管树的方法已经被广为接受,但对于胆管的特殊显影仍需要行经皮肝穿刺胆管造影或逆行胰胆管造影(ERCP)才可获得。

2. 门静脉高压 除了肝细胞衰竭以外的肝病临床表现是由肝纤维化和肝结构退行性变导致过肝血流受阻引起的,过肝血流迟缓造成门静脉循环压力增加。在这种情况下,大部分胃肠道静脉呈充血状态。早期临床症状较少,但随着这种异常血流动力学变化的进展,会出现食欲减退等。静脉压力升高的最终结果是静脉曲张,尤其是食管静脉曲张,除此之外还有胃和肛肠静脉曲张。晚期肝病的特征性表现是脐周浅表静脉曲张,称为“海蛇头”征。门静脉高压可能表现为腹腔液体积聚(腹水)。因为食管静脉最容易破裂,其严重的结局是难以控制的食管静脉曲张出血。

(1)胃食管静脉曲张

1)病因:食管静脉曲张主要由门静脉高压引起,在西方国家,通常是由酒精性或肝后性肝炎肝硬化引起。在热带发展中国家,慢性血吸虫病感染是门脉高压的重要原因。近年来发现,血管活性激素及内脏血流灌注增加和肝脏血管阻力增加在食管静脉曲张形成中有突出作用。胃静脉曲张可伴随食管静脉曲张发生,也可独立发生。

2)发病机制:食管胃静脉曲张仅仅是诸多门体侧支循环通路之一,在门静脉压力升高后,这些通路会扩张,以促使硬化的肝脏周围内脏血管床血流能回到心脏。其他常见的侧支循环通路包括自发性脾肾分流,它是一个深在的通常是完全无症状的门体分流;小肠、结肠和直肠的静脉扩张也并非少见。不幸的是,包绕近端胃及食管的复杂的静脉网络就位于黏膜下,使其在门静脉压力达到一个危险水平时极易破裂。破裂的结果是造成大量的、常常是危及生命的上消化道出血。

3)临床表现:静脉曲张影响超过一半的肝硬化患者,其中约30%患者在诊断静脉曲张后2年内发生曲张静脉破裂出血。静脉曲张程度是出血风险的主要决定因素,而出血通常是灾难性的,它是长期肝硬化患者主要死亡原因之一(20%~30%)。静脉曲张大出血之后的病死率高达50%。诊断主要依靠内镜,上消化道钡餐检查也可能发现静脉曲张,有时也在腹部CT扫描时发现。

食管胃静脉曲张出血是门静脉高压最严重的并发症之一。最初的症状和体征是上消化道大出血,包括吐血、黑便、肠蠕动增快及大量便血,有时甚至解鲜红色血便。这些特征可能伴随重度贫血以及休克症状和体征。大部分患者有慢性肝病和门静脉高压伴随症状。静脉曲张再出血过程存在两个不同的时相:其一是在初次出血同时或其后不久;其二是初次出血后6~8周是再出血的高风险期。再出血发生最大风险期是在第一个72小时内。

4)治疗:早期治疗是直接进行液体复苏,纠正凝血机制障碍和阻止进一步出血。大孔径静脉置管及生理盐水液体复苏。根据需要进行成分输血和补充凝血因子,凝血机制异常需要经胃肠外补充维生素K,如果有明显的血小板减少,应该输新鲜血浆和血小板。据报道,凝血因子Ⅶa在逆转晚期肝病相关性凝血异常时有较大帮助,另外在检测发现患者凝血时间不正常时也可考虑使用。

早期紧急用药主要依靠扩张可替代的侧支循环,减少内脏血流量,从而有效地降低门脉压力。一般而言,首选的药物是血管加压素,它是一个抗利尿激素类似物,可以通过连续静脉滴注给药。虽然它能有效地控制曲张静脉压力,但有可能诱发心绞痛和严重的腹部绞痛,另外持续输注还可能引起低钠血症。这些不良反应可通过用药剂量和治疗周期来控制。硝酸甘油能有效地降低门脉压力,并拮抗血管加压素的某些不良反应,因此一般可以与血管加压素联合静脉输注。

醋酸奥曲肽系一种天然生长抑素合成类似物,已被用来替代血管加压素发挥效用。它初次使用时可以静脉推注,然后再持续滴注长达3~5天。在常用剂量下,没有明显副作用,而且比加压素更有效。然而值得说明的是,目前还没有药物治疗显示能降低曲张静脉出血的病死率。

甲氧氯普胺(胃复安)和β受体阻滞剂过去用于辅助治疗,可有选择地用于某些患者;静脉用H_2受体阻断剂或质子泵抑制剂也很常用。对于预防性地应用抗菌药物还存在争议。

急诊食管胃十二指肠镜检查(EGD)对于确定出血部位和排除其他上消化道出血原因是十分必要的。除了具有诊断意义,EGD还能积极地处理出血的曲张静脉。通过胃镜插入一个可弯曲的细针向出血的静脉内或周围注射各种硬化剂进行内镜下的硬化治疗,从而使出血的静脉形成血栓而达到止血作用。反复注射可形成纤维化,去除曲张静脉,导致血管表面黏膜纤维化。值得指出的是,这种治疗可引发多种急慢性并发症,如硬化剂的药物反应、加重出血、穿孔、溃疡、感染和狭窄形成等。

另外一个替代治疗方法是内镜下的食管曲张静脉套扎,该技术是通过胃镜插入一个特殊的器械,将曲张静脉吸住,然后套上一个小皮圈扎住静脉,它能使曲张静脉血流停止、血栓形成和纤维化。结扎区域大约在 1 周脱落,不会留下明显的残余溃疡和瘢痕。这一方法比内镜硬化治疗简单,能完全去除曲张静脉,并发症发生率低,在胃底曲张静脉出血时更有效。然而,对其技术要求较高,并不适合于所有患者。

内镜治疗技术比单用药物治疗能明显降低出血的病死率,但仍有 10% ~ 20% 的患者不能控制急性出血。同时,这些方法可以引起治疗区近端静脉压力升高,有可能导致因充血性胃肠黏膜病变而引起胃出血发生率增加。

气囊压迫止血法在内镜治疗前广泛应用,可用的管子有多种,包括 Sengstaken-Blakemore 管、Minnesota 管和 Linton-Nachlas 管。它们都有一个胃囊,可以经鼻或口插入胃内,充气达一定量后轻轻牵引压住胃底的曲张静脉,这样能压迫止血,阻断血流从胃到食管曲张静脉内。另外,有些管子还有食管囊,充气一定量后直接压迫食管曲张静脉。由于有胃内容物误吸、管囊移位压迫气管、食管和胃压迫坏死、气囊破裂、气囊压迫 24 小时后再出血等并发症,气囊压迫止血法的应用受到很大的限制,仅作为一个临时性姑息治疗措施来使用。

门脉高压症的后期,药物治疗通常应用非选择性 β 受体阻滞剂,如普萘洛尔(心得安)或纳多洛尔(心得乐),这些药物小心滴注能减少静息状态心率达到 25% ,可用于已知门脉高压症患者的预防治疗,也可作为内镜治疗后的处方药,常常作为静脉曲张出血联合预防治疗的一部分。然而,目前研究报告还没有一致性的结论显示这些药物干预能改善生存率。除了 β 受体阻滞剂外,口服长效硝酸盐如单硝酸异山梨醇能与 β 受体阻滞剂产生协同效应,减少门脉压力,从而预防曲张静脉出血。

如果上述措施无效,还可以采取一些外科和放射介入技术。食管切断再吻合及结扎其他侧支循环通道的方法在许多国家还经常使用。手术降低门脉压力以减少再出血率,但并不改变总体生存率。有多种手术方法,都是在内脏和体循环间建立替代连接途径,包括门腔分流、肠腔分流、脾肾分流及远端脾肾分流等。

经颈静脉肝内门体分流术(TIPS),系结合血管造影和超声影像于一体的放射介入技术。经颈静脉途径从肝静脉置管,然后用细针穿刺进入门静脉分支。经导丝送入带气囊导管并扩张肝静脉和门静脉间通道,然后置入可膨胀金属支架,建立肝内门体分流(门静脉到肝静脉)。这种手术技术上要求较高,有可能并发急性或慢性出血、感染、支架移位、支架狭窄和阻塞。另外,还可能诱发肝性脑病和充血性心衰。因此,这种方法主要用于等待肝移植的患者暂时稳定病情。

食管静脉曲张的治疗效果通常都不太满意,理想的方法是逆转静脉曲张的潜在原因(即门脉高压),要实现这个目标的唯一公认有效的方法是肝移植。

(2)充血性脾肿大和脾功能亢进:门静脉高压影响脾脏静脉回流,加之肝硬化时因各种因素引起内脏正向血流的增加,久而久之造成充血性脾大。大量血液滞留在脾脏内,加上血流速度缓慢,血液中有形成分被脾脏单核/巨噬细胞过度破坏,造成白细胞、血小板甚至红细胞明显减少,称之为脾功能亢进。其后果是增加感染、出血等风险。

（二）慢性肝病的后果

慢性肝病主要后果除了门静脉高压引起胃食管静脉曲张（含破裂出血的危险）、门脉高压性胃黏膜病变、充血性脾肿大和脾功能亢进外，还有肝硬化、肝性脑病、肝肾综合征、凝血机制异常、原发性腹膜炎等。

1. 肝硬化　肝硬化是许多不同类型肝损害不可逆的终末期表现，包括严重的急性肝炎、慢性肝炎、金属蓄积病、酒精中毒和中毒性肝炎等。其特点是弥散性肝纤维化组织包绕肝组织结节，导致肝血流受阻和肝功能持久改变。临床表现见前述肝细胞衰竭和门静脉高压部分。

2. 肝性脑病

（1）发病机制：肝性脑病是一个复杂的神经精神综合征，症状可轻可重，由轻度思维混乱和委靡到嗜睡和昏迷不等。有些患者表现为痴呆、精神病症状、痉挛性脊髓病、小脑或锥体外束体征。典型的体征是震颤或肝性扑翼样震颤，表现为双手痉挛性抽搐。肝性脑病与暴发性肝衰竭或重度慢性肝病有关，此时肝功能严重受损，肝脏血液分流。大部分患者动脉血氨水平与脑病程度呈正相关。确切的原因尚不清楚，至于其他影响因素如硫醇水平升高，激活某种神经递质受体（包括 γ-氨基酪酸和苯二氮䓬类受体），芳香类氨基酸（假性神经递质）水平升高等尚需进一步研究。

（2）临床表现：肝性脑病常常由某些明确的临床情况进展后突然诱发，如低血钾、低钠血症、碱中毒、低氧血症、高碳酸血症、感染和镇静药、胃肠道出血、高蛋白饮食、肾衰、便秘等。即使没有其他诱发因素加重病情，部分患者会因进行性肝衰竭而导致慢性脑病。

肝性脑病分 4 级：Ⅰ级，思维混乱、轻度行为改变，没有扑翼样震颤；Ⅱ级，昏睡、明显的行为改变、扑翼样震颤；Ⅲ级，嗜睡、明显的思维混乱、秽语、扑翼样震颤；Ⅳ级，昏迷，没有扑翼样震颤。

（3）治疗：肝性脑病治疗的第一步是纠正任何可见的诱发因素，如胃肠道出血等。对于慢性脑病患者，限制饮食中蛋白量在每天 60 g 以下，并且加强清除肠道产生的含氮物质。急性期患者应接受周围或中心静脉输液葡萄糖和维生素，尤其是硫胺素（维生素 B_1）。当患者血氨水平下降后，饮食中再补充蛋白质，可由最初的 20 g/d 起，增加 10 或 20 g/d，直到每天 0.75～1.0 g/kg 体重。在此期间观察脑病是否加重非常重要。在限制蛋白质摄入时，每天至少要提供 400 g 糖类。植物蛋白比动物蛋白耐受性要好，高纤维素饮食有助于减少便秘。如果饮食治疗无效，可以口服含必需氨基酸和支链氨基酸的要素饮食。

可以用渗透性导泻剂或抗菌药物来增加含氮代谢废物的清除。乳果糖是经典的渗透性导泻剂，可以口服或灌肠，有证据显示，乳果糖引起的 pH 改变可能通过选择产氨少的菌群来抑制肠道细菌产生氨。尽管乳果糖能引起腹胀和肠绞痛，但是还没有乳果糖疗法的严重副作用报道。剂量应尽量个体化，以达到每天有两次软的酸性大便为宜。

通过口服抗菌药物抑制分解饮食中蛋白质释放氨的肠道菌群已很多年了，目前常用的是阿莫西林和利福昔明。肠道菌群失调是限制抗菌药物长期应用的并发症之一。因此，这种疗法适用于不能耐受乳果糖治疗的患者。新霉素是最早用于肝性脑病的首选抗菌药物，现在由于其副作用大而不再推荐使用。

3. 脑水肿

（1）发病机制：Ⅲ或Ⅳ级肝性脑病患者常常并发脑水肿，造成颅内压升高。血管性和中毒性机制都可能是其发病因素。随着颅内压增高，脑血流灌注减少（脑灌注压＝颈动脉压－颅内压），从而导致脑缺氧。脑水肿是急性肝衰患者的一个主要死亡原因。

（2）临床表现：临床上，深昏迷、收缩压升高和伸肌强直（去大脑强直），随后瞳孔散大，提示有脑水肿，如果有脑干疝则会诱发呼吸骤停。一些高度专业化治疗中心通过硬膜外压监测仪来早期检测晚期肝性脑病患者脑压，但硬膜外压检测仪的并发症发生率高达20%，包括感染和颅内出血。

（3）治疗：治疗脑水肿主要是静脉输注甘露醇，甘露醇通过增加血清渗透压将水从脑内脱出，以减少肿胀。患者应保持在半坐卧位（头和躯干抬高30°）。苯巴比妥钠用于顽固性颅内高压患者和因容量限制不能耐受甘露醇疗法（即有心衰和肾衰患者）的二线治疗药。应用凉毯进行适度低温治疗在预试验中显示良好前景。积极的治疗可以挽救60%的患者，直到肝衰竭问题解决或肝移植手术得以完成。

4. 腹水

（1）病因、发病机制和临床表现：腹水是液体在腹膜腔病理性积聚造成，可发生在晚期肝病并发门静脉高压和低蛋白血症患者。由腹腔内钠和蛋白质积聚，以及内脏淋巴液大量产生而引起跨腹膜渗透压异常导致腹部膨隆。腹水的特殊化学成分和细胞组成随其原因不同而异。

对于所有新生腹水，以及已知腹水但病情明显恶化的患者都应进行腹腔穿刺。应进行腹水总蛋白、白蛋白、细胞计数检查。可选检查包括细菌、真菌和分枝杆菌培养；细胞学检查；淀粉酶、葡萄糖和乳酸脱氢酶检查等。少量腹水可能不需要特殊治疗，然而，随着腹水量的增加，腹部不适、腹部或脐疝，呼吸困难或感染可能发生。

（2）治疗：腹水患者饮食钠的摄取应限制到每天88 mmol（2.0 g）。对于精神饱满的患者，这可能是可耐受的最有用的干预措施。卧床休息很有用，虽然严格卧床可引起压疮、机体功能失调以及其他问题。利尿剂对于大部分患者来讲是必要的，醛固酮拮抗剂螺内酯作为一个弱利尿剂作用于远端肾单位，它还抑制钾的分泌，从而具有保钾作用。它在用药后2～3天才可能发挥完全药理效应，因此药物剂量不应频繁增加。许多专家建议一开始就增加袢利尿剂如呋塞米，增加的剂量与螺内酯比率为4∶10。定期检查尿钠和钾水平很有必要。当尿钠水平超过尿钾水平时，螺内酯发挥其最大作用。血清钾水平必须小心控制。

虽然在外周水肿患者稍微快一些的体重减轻可以耐受，但目标是每天减重约0.5 kg比较合适。更快速的体重减轻可能引起利尿剂诱发的肾功能损害，血容量缺失，以及严重的电解质紊乱和肝性脑病。应坚持利尿治疗直到腹水几乎消失为止。尽管严格的限制饮食治疗不太可能达到，但如果治疗中出现低钠血症，应限制水摄入。

对利尿剂和限制钠摄入治疗反应差的患者，输注25%的白蛋白有助于利尿治疗。但是，这种治疗的效果常常很短暂，而且血容量超载、诱发充血性心衰、肺水肿及内脏出血等风险均有可能发生。大量腹水还可以通过腹腔穿刺引流来解决，只要有适当的措施维持血容量，这种"大容量治疗性穿刺引流"是快速有效而且安全可行的治疗方法。利尿和饮食治疗应继续，在严重病例，大容量腹腔穿刺可以根据需要反复进行。

5. 原发性细菌性腹膜炎

（1）发病机制和临床表现：肝硬化腹水患者存在一些宿主免疫缺陷，使得腹膜腔易于感染，这种现象在低蛋白血症腹水患者尤其如此。免疫缺陷包括腹水调理素活性降低、单核/巨噬细胞功能低下及肠道细菌从肠壁到腹水的移位（所谓单微生物非中性粒细胞细菌性腹水）。长期酗酒者还表现为白细胞功能异常。

典型的原发性细菌性腹膜炎患者腹水中有单一的肠源性感染微生物，这与腹水的继发性感染有明显的区别，例如创伤引起的肠穿孔，典型的表现是多微生物混合感染。自发性细菌性腹膜炎发病可能轻微，仅有轻微的腹部不适或表现为临床一般情况恶化，如肝性脑病加重、肾衰或非特异性脓毒症表现。最重要的诊断手段是腹腔穿刺，腹水多型核白细胞计数大于 250 个/cm^3 提示诊断，但应该注意的是，白细胞计数低并不能排除诊断。细菌培养仍然是诊断金标准。

（2）治疗：如果临床怀疑自发性细菌性腹膜炎，抗感染治疗应该在细菌培养结果还未出来以前就应及时开始。根据经验，第三代头孢霉素和喹诺酮类抗菌药物一般有效。高危的肝硬化患者长期口服抗菌药物预防性治疗还有争议，但可以考虑有选择地用于某些患者。窄谱抗菌药物如复方磺胺嘧啶比喹诺酮类药更可取。一般说来，原发性细菌性腹膜炎通常伴随终末期肝病发生，因此它是预后不良的一个征象。

6. 肝肾综合征

（1）病因和发病机制：肝衰竭患者常伴有急性肾衰竭，表现为血清肌酐水平升高和少尿。肾本身正常，但肾内血流显著紊乱，这种血流紊乱似乎由与肝病相关的血管收缩和扩张平衡失调引起。病程通常较急，进展快，但偶尔也可见慢性病例。肝肾综合征可因为过度大量用利尿剂治疗、腹腔穿刺、严重腹泻、非甾体类抗炎药物、静脉曲张出血及脓毒症等诱发而突然发生。

（2）预后和治疗：预后取决于肝病的严重程度，一般来说预后较差。治疗主要靠预防和支持治疗；血液透析仅作为某种特定治疗前的过渡时考虑。如果没有不适当的耽搁，肝移植一般可以使正常肾功能得以恢复。

（三）常见肝脏疾病的临床表现及治疗原则

1. 急性病毒性肝炎　肝炎是肝实质的炎症，急性肝炎可能由许多病毒引起，其中包括巨细胞病毒和 Epstein-Barr 病毒。但是，我们通常所说的病毒性肝炎是指由甲、乙、丙型肝炎病毒引起的肝病。第四种病毒，又称为丁型病毒，是一种有缺陷的 RNA 病毒，它需要有乙型肝炎病毒辅助，因此仅仅伴随乙型肝炎病毒感染一起存在。戊型肝炎病毒是最近才发现的主要在发展中国家流行的病毒。

尽管这些疾病的症状、体征和流行病学进程存在差异，但在没有适当的血清学检验情况下，很难在临床上就某个患者进行鉴别。

（1）甲型肝炎

1）发病机制和临床表现：甲型肝炎病毒（HAV）是一种 RNA 病毒，它通常由粪-口途径传播，潜伏期 2～7 周。临床上可无症状或症状轻微而没有黄疸（无黄疸型肝炎），后者在儿童多见，常表现为非特异性胃肠道症状。大部分成年人会发展成黄疸型肝炎。黄疸型肝炎的前驱症状包括乏力、厌食、恶心、低热、右上腹痛等，随后出现黄疸，平均持续 2 周左右。甲型肝炎的临床过程一般是自限性的,很少有暴发性和致死性肝炎发生,后者通常发生在之前就有慢性乙型或丙型肝炎基础上的患者。有两种少见的迁延型综合征:迁延淤胆性肝炎和复发性肝炎。

2) 诊断、治疗和预防:HAV 感染可通过血清学检验来诊断。抗 HAV 免疫球蛋白 G(IgG)提示以前感染过,抗 HAV IgM 提示急性感染。这一检验结果在感染后数周内是非常可靠的。

治疗并不会改变急性 HAV 感染病程,支持治疗包括休息和营养膳食。应避免酒精、对乙酰氨基酚和其他潜在的肝毒素。HAV 感染可以通过阻断粪-口传播途径来预防,如对患者和接触者,采取仔细洗手、隔离、个人物品和衣物清洁等。

对高危人群采用灭活整病毒疫苗进行主动免疫预防 HAV 感染非常有效,这些高危人群包括外国游客、有慢性活动性乙型肝炎或丙型肝炎患者、人口密集居民区的人员等。肌内注射一次后,在 6～12 个月再强化一次,可达到使 98% 的受者获得终身免疫。最理想的接种时间是在病毒接触前(例如到发展中国家旅行)至少 2 周的时间,但即使是在社区暴发流行时接种也不算晚,甚至晚期慢性肝病患者接种也有效。

除了主动免疫外,对抗 HAV 抗体阴性的病毒接触者应该在 2 周内接受人免疫球蛋白被动免疫注射,被动免疫可持续 4～6 个月,并且不会降低疫苗的效果。某些病毒接触者可能经历亚临床感染,而另外一些人有临床症状但很轻。

(2) 乙型肝炎

1) 发病机制和临床表现:乙型肝炎病毒是部分双链 DNA 病毒,它在世界范围内广泛流行,可能有 3 亿人或世界人口的 5% 有慢性 HBV 感染。与 HAV 相比,HBV 系肠外接触感染的血液或血制品传播,包括污染的针头及性传播。围产期感染是发展中国家的主要感染途径,其他感染 HBV 的危险因素包括在卫生部门工作、输液、透析、针灸、文身、海外旅行及团体居民。

HBV 潜伏期 2～6 个月,其感染前驱期比 HAV 更长、更隐匿。而且常有各种复杂的免疫相关现象,如荨麻疹或其他皮疹、关节痛、关节炎、血管神经性水肿、过敏性疾病及肾小球肾炎。疾病的严重程度从无症状到中度,以至于急性重型肝炎(1%)不等。大部分 HBV 感染的黄疸期在程度和持续时间上与 HAV 感染相似,但是严重的肝外疾病表现更多见。

2) 诊断:典型的 HBV 感染血清学表现包括表面抗原(HBsAg)、表面抗体(HBsAb)、核心抗原(HBcAg)和核心抗体(HBcAb)。简单地说,急性感染期 HBV 核心抗原最先出现,随后出现血清转化 HBcAb 阳性。HBsAg 阳性表明病毒持续存在,有活动性感染;HBsAb 阳性出现提示疾病恢复并获得免疫。应该注意的是,在急性感染后从 HBsAg 阳性到 HBsAb 阳性的转化可能需要长达 1 年的时间。因此,治疗不应该仅仅限于感染的当时。在慢性感染者,HBeAg 与病毒复制有关,提示有传染性,而 HBeAb 阳性提示病毒复制很少,有潜在的传染性。

HBsAg 阳性提示慢性感染,慢性感染主要表现为持续的肝脏炎症和活动性病毒复制。持续升高的肝酶学指标可推断出肝损害,且通过肝活检可证实;病毒复制通过病毒 DNA 分子测定来衡量,常伴有 HBeAg 阳性。检测到病毒及 HBeAg 阳性的人很容易将病毒传染给接触者,因此应该劝告其注意适当的性生活和血液暴露预防,包括不要献血。慢性乙型肝炎肝硬化患者有发展成肝细胞肝癌的风险,建议定期(6～12 个月)进行超声和甲胎蛋白(AFP)检查。

3) 治疗:急性重型肝炎病死率高,危及生命。急性肝炎患者的治疗主要是支持疗法,急性重型肝炎患者可能需要积极处理凝血病、脑病、脑水肿。肝移植是急性肝炎进行性肝衰竭的唯一疗效确切的治疗。大多数非暴发性 HBV 感染可以自愈,但大约 5% 的急性肝炎病例会发展成慢性感染,急性 HBV 感染的支持治疗与 HAV 感染相似。

慢性 HBV 感染的治疗在过去十年中取得了巨大的进步,最终目标定义为清除血液中 HBV DNA,将 HBeAg 阳性转化为 HBeAb 阳性。现有的治疗方法包括干扰素-α、拉米夫定、阿德福韦酯、恩替卡韦及替比夫定。干扰素-α 是最初发现的有效治疗药物,可以每日或每周给药一次,用药 24~48 周,有效率达 33% 。接受治疗的患者中有相当一部分人发生急性肝炎突然暴发,因此该治疗方法不能用于有晚期肝病(肝硬化)或有明显合并症的患者。拉米夫定、阿德福韦酯、恩替卡韦及替比夫定是口服核苷类似物,一般用药须几年。拉米夫定比其他药便宜,但由于其耐药性高,使它不能作为主要治疗药物。恩替卡韦适合于大部分患者,有效率达 67% ,E 抗体血清转化率达 21% ,它还可以用于肝硬化患者,但其缺点是价格昂贵。替比夫定具有更高、更持久的治疗有效率,但不能用于拉米夫定耐药病毒株。阿德福韦酯的肾脏毒性比较明显,仅用于对其他药产生耐药的患者。

慢性活动性乙型肝炎患者易于并发甲型肝炎,有发生急性重型肝炎的危险。因此,应该接受灭活的甲肝疫苗接种免疫。慢性活动性乙型肝炎患者如果接触到丁型肝炎病毒,其肝病进程会明显恶化,也有发生急性重型肝炎的危险,所以应该避免这些高危因素如注射毒品和未加保护的性生活。

4)预防:HBV 疫苗系重组疫苗,具有强免疫原性,不含人源病毒物质,因此不会造成其他病原如 HIV 感染。成人应在 0、1、6 个月内经肌内注射接种 3 次 HBV 疫苗,同时应用乙型肝炎免疫球蛋白和其他疫苗并无强化作用。完成这 3 次接种后,正常宿主产生抗体的反应率达 95% 。但在肥胖、吸烟及男性免疫反应率稍低,在肝硬化或慢性肾衰、器官移植受体、患乳糜泻的儿童及免疫抑制患者,其反应率显著降低。疫苗接种作用较持久,不需要加强注射。除了那些高危人群如病毒慢性携带者的性伴侣外,一般不必做接种后检验。

如果暴露于乙型肝炎病毒,易感者在暴露后应尽快接受一剂 HBIG 和 HBV 疫苗注射,然后再完成全部免疫接种计划。如何处理持续免疫无应答的问题,尤其是对卫生工作人员,尚无好的解决办法;但大多数专家建议追加 3 次全程免疫计划。

如果在暴露后 7 天内给予含高水平乙肝表面抗体的免疫球蛋白,可以提供有效的预防。HBIG 的适应证如下:①HBsAg 阳性母亲的新生儿;②无免疫个体在针刺伤或性暴露后;③在 HBsAg 阳性患者肝移植后。常用剂量是 0.05~0.07 ml/kg 肌内注射,然后在 25~30 天后重复。在治疗前应检查确定受者的免疫状态,以免不必要的用药。大多数人在使用 HBIG 的同时给 HBV 疫苗。

(3)丙型肝炎

1)发病机制和临床表现:丙型肝炎病毒以前称为非甲非乙型肝炎病毒,是一种单链 RNA 病毒,属于黄热病毒家族。虽然我们对 HCV 的认识进展迅速,但仍落后于对 HBV 和 HAV 的了解。这是由两个重要原因决定的,一是缺少合适的实验室内培养复制的细胞系,二是该病毒有很高的突变率。在世界范围内,大约 3% 的人口是慢性感染者。HCV 的传播方式与 HBV 极相似,尽管其性传播和围生期传播可能更小,主要是在 HCV 筛查试验广泛应用之前通过注射毒品或输血感染上的。HCV 仍然是医务工作者一个重要的职业风险,一次针刺感染风险大约是 3% ,相比之下 HBV 是 30% ,而 HIV 是 0.3% 。

急性 HCV 感染通常无症状,即使有症状者也较轻,转氨酶水平很少超过 1000 IU/L。仅

15% 的急性感染可愈,其余的发展成慢性活动性感染。病程长短不定,肝酶谱(主要是ALT)波动范围大。有许多肝外临床表现,最常见的有血管炎(多发性结节性动脉炎)、混合型冷球蛋白血症、膜增生性肾小球肾炎等。HCV 感染目前是美国终末期肝病肝硬化的最常见原因之一。如果不治疗,同乙型肝炎一样,慢性活动性丙型肝炎肝硬化易发生肝细胞肝癌。在 3 个可识别血清型中,Ⅰ型在美国最常见但治疗有效率较低。

2)治疗:急性 HCV 感染的处理同其他病毒株感染相似,除了有并发症或亚急性肝衰竭外,以支持和对症治疗为主。目前并不推荐急性感染期用抗病毒治疗,在急性暴露期也不主张用免疫球蛋白来预防感染。在感染后的第一个 6 个月期间,20% ~ 40% 的急性血清阳性患者会转阴,几乎测不到病毒负荷,因此不建议早期治疗。慢性感染应进行病毒负荷及基因型检测。对于Ⅰ型病毒感染应该考虑做肝脏穿刺活检来进行疾病活动分期。

慢性 HCV 感染的标准治疗方案是应用聚乙醇化干扰素-α,每周肌内注射 1 次;另外口服利巴韦林 2 次/天。总体治疗反应率大约为 60%;对于最常见的Ⅰ型病毒感染(占所有病例的 85%)则为 45%,而对于少见的Ⅱ、Ⅲ型病毒感染是 85%。药物治疗的不良反应很大,主要包括血细胞减少、精神委靡不振、流感样症状及出现抑郁和焦虑症状。事实上,许多患者抑郁和焦虑副作用很严重,甚至导致自杀发生。有 5% ~ 10% 的接受治疗者由于药物不良反应而最终放弃治疗。治疗费用相当昂贵,且周期很长,治疗Ⅰ型病毒需要持续 48 周,其他病毒株需要 24 周。HCV 感染的新疗法研究目前仍方兴未艾。

慢性活动性 HCV 感染患者应该接受甲型肝炎和乙型肝炎疫苗接种。HCV 性传播感染危险性明显较 HBV 低,美国疾病预防与控制中心目前还没有推荐针对 HCV 感染患者长期性伴侣的隔离方案。

(4)丁型肝炎

1)发病机制和临床表现:HDV 是一个不完整的病毒,它需要 HBV 存在才能复制,可能伴随 HBV 感染一起或随后发生。其传播方式同 HBV 一样,主要是肠外途径,通过亲密接触传播。在美国和北欧,HDV 感染在吸毒者和血友病患者中最流行。HDV 感染倾向于加速HBV 感染相关性肝病的进程。事实上,急性重型肝炎可能由慢性 HBV 感染合并 HDV 感染引起。由于 HDV 是一个缺陷病毒,其存在取决于 HBV 感染持续时间。诊断由抗 HDV IgM和 IgG 酶联免疫吸附试验(ELISA)方法做出。

2)治疗和控制:HDV 感染的控制同其他类型病毒性肝炎一样,包括安全的性生活、血制品筛检、避免静脉注射毒品及易感人群接种 HBV 疫苗。目前还没有 HDV 特异性疫苗或疗法。

(5)戊型肝炎

1)发病机制和临床表现:戊型肝炎病毒是发展中国家急性肝炎最常见的原因之一,通常与近期旅行有关。它是一种 RNA 病毒,通过粪-口途径传播,尤其是通过污染的水源感染,肠外传播方式也可能发生。

2)感染潜伏期是 2 ~ 9 周,前驱症状及黄疸出现时间同甲型肝炎类似,但仅持续 2 周。据推测,大多数属亚临床感染,但由于未能广泛开展血清学检验,亚临床感染很难确定。可以发生暴发性肝衰竭,特别是在妊娠期妇女。

2. 慢性肝炎 慢性肝炎是指以肝脏炎症持续 6 个月以上为特征的一组疾病,其中最主要的是慢性活动性病毒性肝炎,此外还包括中毒、自身免疫和代谢性原因引起的慢性肝炎。

(1)慢性迁延性肝炎:慢性迁延性肝炎,通常称为三管炎或转氨酶升高症,旧指各种原因引起的慢性、轻度肝脏炎症。炎症常局限于门管区，一般不破坏正常肝结构，但血清转氨酶水平常常升高。临床可无症状或仅有轻度非特异性症状，一般不发展成进行性肝病，也不需要药物治疗，预后良好。但是，有些其他更严重的肝病可能会经历这样一段在组织学上很难与慢性迁延性肝炎鉴别的时期，其后会继续进展（如慢性病毒性肝炎）。

目前的分类方法强调：①病因学因素；②组织学级别；③纤维化分期。因此，慢性迁延型肝炎与肝脏疾病轻度活动性相符合，活检没有或只有轻度纤维化。

（2）慢性活动性肝炎

1）发病机制和临床表现：慢性活动性肝炎指肝脏进行性、破坏性炎症病变，超出门管区范围，到达肝小叶，发生碎屑样坏死。疾病可以自发地停留在任何程度的纤维化状态，也可能发展成粗结节或细结节性肝硬化。急性肝炎症状常见，最终发展成肝硬化和终末期肝病。

慢性活动性肝炎又分成 4 个亚组。第 1 组，一小部分为新发的 HBV 感染患者，大部分为 HCV 感染发展成的慢性活动肝炎。第 2 亚组（主要是青年妇女）表现为自身免疫性肝炎，带有各种免疫学标志物，如抗核抗体和抗平滑肌抗体。此外，这些患者常合并另一种自身免疫性疾病如桥本甲状腺炎。第 3 亚组慢性肝炎患者由治疗性药物诱发，如米诺环素（四环素类）、呋喃妥因。第 4 亚组为代谢性肝病，如 Wilson 病或血色素沉着病。还有一小部分患者既没有病史提示，也没有检测到可以划分到任何上述 4 组的标志物；这组晚期肝病通常称为隐源性肝硬化。

2）诊断：慢性肝炎的诊断基于临床表现和肝酶学异常。血清学检查适合于鉴定病毒性肝炎和自身免疫性肝炎。血清铁和铁蛋白测定有助于诊断血色素沉着病，血清铜蓝蛋白用于诊断 Wilson 病。肝活检可以帮助确定诊断并排除一些特殊疾病，还可进行分级和分期。

自身免疫性肝炎的特点是存在几种自身抗体和多克隆高 γ 球蛋白血症。一般抗核抗体（ANA）滴度很高，抗平滑肌抗体（ASMA）没有 ANA 敏感但对自身免疫性肝炎特异性很高。在有明显肝炎情况下发现高度阳性自身免疫标志物，同时没有病毒性肝炎或代谢性肝炎检测证据时，即可确诊本病。有时各种检查结果会存在重叠的情况，此时对诊断有疑问的病例，建议做肝脏活检。

3）自身免疫性肝炎的处理：糖皮质激素和免疫抑制剂早在 20 世纪 60 年代就已经用于自身免疫性慢性活动性肝炎的治疗。这种治疗的基础建立在这样一种假设上，即免疫机制引起并持续造成肝脏炎症。糖皮质激素单独或联合应用明显地降低了慢性活动性肝炎的病死率，这类患者中大多数有显著症状，肝活检可见严重的病理表现。目前治疗指南建议泼尼松联合硫唑嘌呤直到诱导缓解（通常在 18～24 个月，肝功能检查提示有明显的改善）。随后激素可以在 6 周左右逐渐减少至停药，硫唑嘌呤减量要更慢；65%～80% 的患者对此治疗方案有反应。环孢素是无效者的另外的选择。糖皮质激素治疗一般伴有众所周知的并发症，如高血压、液体潴留、低钾血症、糖耐量异常、精神变化、白内障、皮肤变薄、骨质疏松、肾上腺功能抑制、关节缺血性坏死、满月脸、肌肉萎缩、向心性肥胖及对某些感染的易感性增加。突然停止糖皮质激素治疗可能会导致急性肾上腺功能不全伴低血压和休克。

药物性慢性活动性肝炎的处理包括停止使用致病药物，某些时候有特异性解毒药或特殊治疗，其他则以对症支持治疗为主。

3. 酒精性肝病　酒精性肝病表现为脂肪肝、肝炎和肝硬化。酗酒患者可有上述一种以上表现。

（1）脂肪肝病因:肝细胞摄取的脂肪超过其正常代谢能力或细胞存在脂代谢缺陷引起脂肪肝。酒精性脂肪肝,又称酒精性脂肪性肝炎,它是最常见的一类脂肪肝。脂肪性肝炎并非都与酒精有关。事实上,糖尿病、肥胖症、蛋白质营养不良、全胃肠外营养、药物和其他许多因素都可能导致相似的病理过程。

（2）诊断和治疗:通常较轻,无症状,偶然是在做超声或 CT 检查或因其他病做肝穿刺时诊断的。常出现高三酰甘油血症,而且特别高(可大于 1000 mg/dl)。偶尔发现肝脏明显增大,腹部不适,甚至门静脉高压。治疗涉及停止饮酒,提供适当的营养。非酒精性脂肪性肝炎(NASH)可通过降低体重、控制糖尿病和高脂血症或针对其他潜在原因进行治疗。尽管确切的危险尚不清楚,但据估计 3%～15% 的未经治疗患者会逐渐发展成肝纤维化和肝硬化。

4. 酒精性肝炎

（1）发病机制和临床表现:酒精性肝炎是肝小叶中央区的急性炎症。肝细胞出现坏死性病理表现,有中性粒细胞浸润和细胞内包涵体,称为 Mallory 小体。这种肝病常发生于长期酗酒者,他们经常闹饮,酒精摄入量远超其平常能喝的量。临床上病情可轻可重,最重的病例出现肝大、发热、急性肝衰竭和肝性脑病。肝炎可能并发急性酒精戒断症状和震颤性谵妄,此时病死率可高达 33%。

（2）诊断和治疗:如果患者叙述可靠,病史即支持诊断。血清 AST 水平显著高于 ALT 强烈提示中毒性病因,而不是急性病毒性肝炎。病毒血清学检查、血清对乙酰氨基酚水平、某些代谢异常检查(如 Wilson 病的血清铜蓝蛋白)可能有助于解决诊断上的困境。

由于酒精性肝炎的发病因素之一是营养不良和维生素缺乏,应特别注意补充营养。硫胺素(维生素 B_1)每天 100 mg,并常规给予多种维生素,应检查维生素 B_{12} 和叶酸水平,必要时给予补充。凝血酶原时间或国际标准化比率(INR)升高的患者应皮下注射维生素 K。严重病例建议用泼尼松龙治疗,特别是肝功能逐渐恶化和昏迷的患者。

5. 金属蓄积中毒性肝病

（1）遗传性血色素沉着病发病机制和诊断:遗传性血色素沉着病(HH)是一种最常见的常染色体隐性遗传病。在欧洲,大约每 10 人中有 1 人携带杂合子,0.3% 系纯合子患者。美国的一项研究显示,白种人中 HH 纯合子占 0.44%,西班牙人占 0.027%,非裔美国人占 0.014%,亚洲人流行程度极低。但是,尽管基因流行率高,有临床症状的血色素沉着病的人数却相当低,低于纯合子的 1%。这是基因和环境因素造成的不完全外显率引起的。

该病是由称为 HFE 的突变基因活动引起,它使胃肠道过度吸收铁。通常 HFE 突变被确定为 C282Y,但也可发生其他突变,并以同样的方式起作用。一小部分 HH 患者是 HFE 杂合子,其发病可能由尚不清楚的突变或其他因素造成。这些突变的结果是多种器官发生铁沉积;在疾病晚期,身体可含有 20 g 以上的铁,主要在肝脏、胰腺和心脏。由于月经和可能的内分泌因素,血色素沉着病女性比男性要少得多(男女比例为 5∶1～10∶1)。

肝脏可能是表现受累证据的首个器官,有肝大和酶学水平增高。肝脏以外的特殊器官系统表现包括糖尿病、色素沉着过度、多发性关节炎、性腺功能减退及心衰等。以前这种情况常称为"青铜色糖尿病",就是因为糖尿病与皮肤青铜色素着色异常有关联。在疾病晚期,纤维化和粗结节性肝硬化隐匿发生,这是本病死亡的主要原因。脾大也常见,尽管门静脉高压及其并发症比其他形式肝病少见。大约 30% 的血色素沉着病伴肝硬化患者会发生肝细胞肝癌,因此早期诊断和治疗十分重要。

（2）临床表现和诊断：临床表现和家族史提示诊断本病,血浆铁和转铁蛋白饱和度升高、血清铁蛋白显著升高,常常达到千毫克每升(正常 10～200 mg/L)。HH 可通过 HFE 基因分析来确诊。某些病例选择进行肝活检,可观察到门管区肝细胞内铁沉积。HH 诊断还应及时调查其他家族成员是否携带和表达 HFE 基因。

还应注意第二大类铁负荷过度综合征的存在,即继发性血色素沉着病。它可伴发慢性遗传性红细胞生成不良(如铁粒幼红细胞性贫血和地中海贫血),或发生于酒精性肝病和连续很多年过度摄入铁的患者。血色素沉着病相关性贫血一般是由反复输血和摄入铁引起。最具历史意义的是班图人铁沉着病,它发生于喜欢喝铁罐内发酵啤酒的南非土著人中。所有这些继发性血色素沉着病都与 HFE 基因无关。

（3）治疗：血色素沉着病治疗的关键点是反复放血,典型的治疗是每周放全血 500 ml (1 单位),直到血细胞比容降至 37% 以下,然后维持每 2～3 个月放血 1 单位。不能耐受放血治疗的患者可以皮下或肌内注射除铁灵(deferoxamine,又称去铁胺),它是一种能螯合铁、促进铁经肾脏排泄的药物。除铁灵的效果远不及放血,它要求有良好的肾功能。如果发现得早,从预防心衰和肝病方面来说,遗传性和获得性血色素沉着病预后良好。然而,糖尿病仍然会继续发展,铁去除并不能改变性腺功能低下和关节炎。不可逆性肝硬化的患者可以进行肝移植,此时心脏受累也不是手术禁忌。

6. Wilson 病

（1）病因：Wilson 病或肝豆状核变性是一种少见的常染色体隐性遗传病,系过量的铜蓄积在肝脏和其他器官引起的一种病。同遗传性血色素沉着病类似,现在认为它与一种特殊的异常蛋白 ATP7B 有关。这种蛋白导致肝内铜蓄积,并损害铜与铜蓝蛋白结合。大多数患者有一种以上的涉及 ATP7B 基因突变的复合杂合子,可在 30 岁以前的任何年龄发病,常伴明显的肝功能不全或神经、精神疾病。伴发神经、精神症状的患者在确诊时都存在隐匿的代偿性肝硬化。

（2）临床表现：肝病在小孩比成人更常见,开始时表现为肝大、肝脂肪浸润和肝酶指标升高。肝病程度差别很大,Wilson 病可以表现为急性肝炎直到暴发性肝衰竭,同自身免疫性肝炎很像,可伴有许多肝外表现,也可隐匿发展成粗结节型肝硬化伴门静脉高压。神经受累表现为运动障碍或强直性肌张力异常,偶然表现以精神症状为主。其他表现包括肾小管性酸中毒伴 Fanconi 样综合征(骨代谢紊乱)、心肌病、性腺功能低下、代谢性骨病(即维生素 D 抵抗性佝偻病)及关节炎等。

（3）诊断：临床症状和体征提示本病诊断,特别是裂隙灯下检查发现角膜边缘有棕色 Kayser-Fleischer 环。但是,无 Kayser-Fleischer 环并不能排除本病的诊断。由于引起铜负荷过度综合征的基因突变变异很大,与遗传性血色素沉着病不同,基因分析不是它的主要诊断方法;仅应该留给那些已经证实了代谢异常的患者用作基因分析。低铜蓝蛋白结合率和 24 小时尿铜排泄增加高度提示 Wilson 病。为用青霉胺后 24 小时尿铜排泄结果为模棱两可的患者提供另外的诊断依据,肝活检可以做,但不作常规操作项目。与遗传性血色素沉着病相同,应对直系亲属进行基因筛查。

（4）治疗：治疗包括改善饮食和排铜治疗。患者应该避免富铜食物,如动物内脏、贝类、坚果、巧克力和蘑菇。素食者特别需要饮食咨询。饮食治疗措施还包括测定家庭饮用水,过滤掉含铜高的水。口服螯合剂是 Wilson 病的主要治疗措施,目前常用的药物是曲恩汀。可替代的药物还有青霉胺和锌。患者病程的早期接受这些治疗对肝和神经系统病变有明显的改善及保护作用,即使是晚期 Wilson 病患者也可能有一些功能恢复。治疗是终身的,中止治疗必定会导致病情进展。

曲恩汀治疗比青霉胺的副作用要少,这些药物治疗可能引起轻度的贫血和胃炎,也有可能暂时加重神经系统症状。对于严重神经系统 Wilson 病,最终用四硫代钼酸铵治疗可能有效,它不像青霉胺,不会造成初期加重神经系统症状。同血色素沉着病一样,肝移植有一定帮助。

7. 药物中毒性肝炎 对乙酰氨基酚中毒。

(1)病因:许多药物和毒素可以造成肝损害。不幸的是,治疗常常局限于停用致损药物和支持治疗。标准治疗措施包括洗胃、催吐、活性炭等用于急性摄食中毒病例。除了重金属中毒可能用螯合剂处理外,特殊解毒剂很少。对乙酰氨基酚过量是药物性肝炎的一个特例,故在此详述。

(2)发病机制和临床表现:对乙酰氨基酚是一种广泛应用的非处方止痛和退热药,也常常被用于自杀企图或偶然中毒。事实上,最近一个多中心研究证实,过量对乙酰氨基酚可能与美国 39% 的急性肝衰病例有关。口服对乙酰氨基酚吸收很快,代谢也快,其毒性代谢产物 N-乙酰基-p-苯醌亚胺生成后很快与谷胱甘肽反应后解毒。但是,急性摄入 140 mg/kg 体重以上对乙酰氨基酚可能使肝脏暴露于高浓度的毒性代谢产物,结果会发生肝坏死。重要的是,反复摄入小剂量药物可能对儿童、老年人、已有肝病患者、酗酒者或服用其他有肝毒性药物者造成不良后果。考虑到多种因素影响对乙酰氨基酚的毒性,对于临床医生来说,参考已发表的列线图,获得对乙酰氨基酚的定期药物水平来评估一个可疑病例是很有必要的。

在摄入药物后几小时内,患者一般会经历恶心、呕吐和腹泻。此后,常有一个短暂的"窗口"期,这期间患者感觉良好,可能希望离开医院回家。在 24~48 小时,肝损伤征象出现,包括肝脏酶学指标异常升高。如果未接受治疗,在第 1 周内就可能发生进行性肝衰竭伴黄疸、肝性脑病、低血糖、凝血病,甚至死亡。活过 1 周,患者一般能完全恢复正常肝功能而没有后遗症。

(3)治疗:初期治疗包括催吐、洗胃、活性炭等去污染。对有明显中毒的患者及时应用乙酰半胱氨酸,可以有效地预防肝坏死,避免死亡结局。乙酰半胱氨酸是一种黏液溶解剂,常用于呼吸道疾病患者,它可刺激肝脏产生还原型谷胱甘肽,从而能中和血液中毒性代谢产物。乙酰半胱氨酸无毒,但可能引发皮疹;因其有臭味,还可诱发呕吐。

第二节 胆道病理生理学

早在埃及和中国木乃伊的胆囊中就发现有结石,说明几千年前人类就存在胆囊疾病。在美国每年施行胆囊切除术超过 70 万例,而新发胆囊结石病例每年达 100 万~200 万。很多卫生专业人士都会经常碰到胆胰系统疾病,因此需要更深入地理解这些疾病的发生机制。本节重点描述胆囊、胆管树的病理生理,并对最常见的胆石症的治疗方法做一总结。

一、胆道系统的结构与功能

胆道系统由胆囊和胆囊管、肝内胆管、肝管和胆总管共同组成。肝外胆管树和胆囊构成胆汁向肠道输送的控制系统。

胆囊是一个容量在 30 ~ 50 ml 的可收缩的囊性结构,它通过胆囊管与肝总管相连,汇合形成胆总管。胆总管长度大约 8 cm,走行于十二指肠后方,终止于 Vater 壶腹,后者也是主胰管的终末支。主胰管在胰腺近端走行,其背侧分支主要引流胰腺尾部。因此,Vater 壶腹是胆胰消化液进入肠道的主要通道。

1. 胆道系统的胚胎发生学   大约在怀孕的第 3 或第 4 周,原始前肠突出形成肝憩室。它由特殊的肝祖细胞组成,最终发育成全肝、胆管树和腹胰。背胰由原始前肠对侧部分的另一个细胞突发生而来。在第 5 周,肝憩室中可以见到 3 个芽突。头端芽突含特殊的肝细胞(肝母细胞),它生成肝脏;肝窦样突发育形成毛细胆管,它汇入小叶内胆管,然后进入小叶间胆管;尾突芽发育成胆囊,它通过胆囊管与肝总管相连形成胆总管。胆囊和肝管起初是中空的,但随着发育过程逐渐被充填而成为实性条索。而后进一步分化,再次形成中空的胆汁流库和管道。在怀孕的第二个季度,胎儿产生胆汁,从而使胎粪着色。最后,基底芽突转变成腹胰。

2. 胆汁生理   正常胆汁主要由水、电解质和有机溶质构成,其中蛋白质成分含量很低,主要含胆汁酸、色素、胆固醇和磷脂。胆汁酸由初级胆汁酸盐(胆酸和鹅脱氧胆酸)及次级胆汁酸盐(脱氧胆酸、熊去氧胆酸和石胆酸)组成。胆汁在肝脏中产生,然后储存在胆囊和胆管中,并进行修饰,最后排泄到肠道。胆汁的功能主要是帮助食物中脂类消化,并且把代谢废物(尤其是胆红素)、免疫球蛋白(IgA)、毒素和胆固醇等排泄到肠道,进行最终处理或重吸收。在胆汁分泌到胆小管后,胆汁流经 Herings 小管、胆小管、小叶间胆管、肝段胆管和左右叶胆管,最后进入胆总管。

胆囊的主要功能是浓缩和储存胆汁。在禁食状态下,Vater 壶腹括约肌收缩,促使胆汁进入胆囊。在此期间仅约一半的胆汁储存起来,其余的进入十二指肠。在胆汁流进胆囊的同时吸收功能也发生了,以至于在 4 小时之内,胆汁中高达 90% 的水分被去除,留下一个含钠盐、胆汁酸盐和其他电解质的高度浓缩混合物。

在早晨第一餐饭的时候发生了胆囊的神经内分泌调节的收缩反应,释放浓缩的胆汁进入十二指肠。胆汁酸最终将会在末端回肠再次吸收,并且通过门静脉循环再次分泌到胆汁中。胆汁酸平均每天被重吸收 2 ~ 3 次,胆汁酸池中的少量胆汁(小于 5%)进入结肠,在结肠初级胆汁酸盐经过细菌转化变成次级胆汁酸盐。

在分泌进入胆汁后,胆汁酸盐有两个特性,即一端有水溶性(溶于水),而另一端有疏水性(不溶于水)。这样,这些分子倾向于聚集成团形成称为微胶粒的物质,它包绕脂类物质如胆固醇,允许这些脂类物质呈溶解状态。胆固醇本身在微胶粒中的溶解状态并不稳定,但胆汁中存在另外一个分子卵磷脂,它也合并存在于微胶粒的核心内,大大增强了胆固醇的溶解度。这样,保证了胆汁中胆固醇的部分可溶性。在胆汁中,胆固醇浓度较高时会发生胆固醇沉积从而形成胆囊结石。

二、胆 囊 疾 病

胆囊疾病中胆囊肿瘤发病率较低,最常见的是胆石病。胆囊结石的发病率与年龄、性别及各种医学因素有关。女性患胆囊结石的概率是男性的两倍,欧美人发生率较高,亚洲人发生率相对较低。肥胖和胆囊结石的发生相关,肥胖患者在快速减肥时更容易患胆囊结石。

当然,有胆囊结石并不意味着一定就会有症状,在某些患者胆囊结石是完全没症状的,因此也无须治疗。小孩的胆石症通常与患有全身疾病有关,如囊性纤维化病或镰状细胞贫血,其常常是有症状的,需要行胆囊切除治疗。

胆囊炎指的是胆囊壁的炎症。胆囊结石的持续存在最终都会引起胆囊壁的炎性改变,伴随纤维化和增厚。胆囊炎根据其临床表现分为急性和慢性,下面我们重点描述胆石病的成因和急慢性胆囊炎的临床表现、诊断及治疗方法。

(一) 胆固醇性胆结石的形成

在美国大部分患者的胆结石是胆固醇性结石。一般来说,胆囊内胆固醇结石的形成可以被分成 3 个阶段:①胆汁中胆固醇的超饱和;②晶体核心的形成;③低运动性允许结石生长。

如前所述,胆固醇最终从超饱和胆汁中沉淀下来。如果条件适合胆固醇性结石的形成,成核作用发生,此时胆固醇结晶便聚集在一起。胆固醇结晶的不断生长达到一个平衡,此时促胆固醇生成因子和结石溶解因子之间是平衡的。一个明显促进结石不断生成的因素是胆汁在胆囊内淤滞。高位脊髓损伤的患者,接受全胃肠外营养的患者,以及经历长时间禁食的患者或者体重急剧下降者都有胆汁排空障碍,从而是胆固醇结石形成的高风险人群。其他形成胆结石的危险因子包括妊娠、口服避孕药、肥胖、糖尿病及八肽治疗(生长抑素的类似物)等。

在西方国家,大约 25% 的胆囊结石是色素结石,它含有色素多聚体和钙盐的混合物。"黑色"色素结石最常见,它与肝硬化及溶血病有关。"棕色"色素结石的成分不同,在发展中国家更常见,可能与胆道寄生虫病以及胆道细菌感染相关。

(二) 慢性胆囊炎

慢性胆囊炎定义为由于持续结石刺激或反复发作的急性胆囊炎而引起的胆囊壁慢性炎症。糖尿病和肥胖是重要的高发因素。虽然许多患者会发生间断性胆绞痛或者有急性发作症状,但有相当一部分患者没有症状。慢性胆囊炎可以引起许多并发症,如急性胆囊炎发作、胆道的脓毒症,以及特殊的瘢痕形成,被称为钙化胆囊或者瓷器样胆囊,很容易癌变。

1. 临床表现 慢性胆石病的主要并发症是胆绞痛,表现为持续性上腹痛或右上腹痛。通常这种疼痛向背部放射并伴有恶心、呕吐、出汗和腹胀,发作持续数小时至数天不等。典型的胆绞痛通常是由胆结石间断阻塞胆囊管引起的,尽管有学者认为可能由 Oddi 括约肌痉挛所致。

上述症状可能由进餐诱发,但常常是自发出现,有时可出现在夜间。疼痛常常在经过 15 分钟左右加重并持续 1 个小时或更长,然后慢慢减轻。疼痛发作多经过有规律或无规律的间隔时间复发。患者还伴有其他症状,包括不能耐受高脂餐、打嗝、腹胀、胀气和上腹部烧灼感。

2. 诊断和治疗 慢性胆石病的诊断取决于影像学检查,尤其是超声检查,其诊断准确率可达 95% 以上。

如果慢性胆石症没有症状,可以观察等待。然而,有明显反复发作胆绞痛的患者一般要选择下列 3 种方法之一治疗:胆囊切除、化学溶石或者碎石治疗。这些将在急性胆囊炎部分再详细描述。

（三）急性胆囊炎

1. 临床表现　急性胆囊炎定义为胆囊壁的急性炎症,其特点是严重的右上腹疼痛,向背部放射。腹部压痛,常常伴有发热。大约 90% 的急性胆囊炎患者是胆石病,胆囊管的阻塞几乎存在于所有的病例中,提示胆囊内胆汁淤积在该病的发病机制中占有重要地位。细菌感染在急性胆囊炎时也可能存在,尽管它并不被认为是炎症过程的直接原因。实验室检查会发现白细胞增高、胆红素和血清转氨酶轻度升高,以及淀粉酶升高。

如果没有治疗,炎症过程将会逐步升级,可能发生胆囊壁的坏疽穿孔,甚至有可能诱发腹膜炎和脓毒性休克、局限性脓肿或者在胆囊和胃肠道之间形成瘘(最常见的是胆囊-十二指肠瘘和胆囊-结肠瘘)。

非结石性胆囊炎也是急性胆囊炎的一个重要原因之一。正如其名称中所提示的,它发生于没有胆囊结石的患者。在下列情况下容易发生:大手术、危重疾病、创伤或者烧伤相关的损伤。患者男性居多,年龄常常大于 50 岁,并且多并发于完全胃肠外营养之后。它比结石相关性胆囊炎结局更糟,部分原因是因为其合并症较重。事实上,胆囊壁坏疽和穿孔、气肿性胆囊炎和胆囊积脓等比结石性胆囊炎更重、更快。

2. 诊断　胆囊炎的诊断依靠病史和物理检查、实验室检查及影像学检查。腹部超声在诊断评估中是首选的早期检查手段。典型情况下,超声能够发现胆囊腔内或胆囊管中结石,另外还能观察到胆囊壁增厚及胆囊腔扩大。它也可能鉴别右上腹疼痛的其他疾病,例如肝肿瘤或者肾积水。对于大于 2 mm 以上的结石,超声的敏感性和特异性能达到 95% 以上,但对非结石胆囊炎敏感性较低。

但是,胆石症的存在和胆囊壁增厚并不是胆囊炎的肯定证据,其他诊断方法有时也是必要的。通过氢氧化亚胺联乙酸(HIDA)的扫描肝胆闪烁照相(胆道闪烁造影)可以提供胆囊排泄功能的良好评估,它在胆囊炎的时候严重受损。CT 扫描、磁共振胆道造影及 ERCP 对某些病例是很有用的检查。ERCP 有引起穿孔和胰腺炎的危险,因此仅用于需要干预治疗的患者(放置支架、活检或者特殊的对比造影检查等)。

3. 治疗　胆囊炎的治疗方法取决于患者临床症状的严重程度。急性胆囊炎可能需要干预治疗,但外科医生更愿意在做手术之前将胆囊的炎症控制好,尤其是在患者具有高危因素的情况下。在没有并发症的胆囊炎使用抗菌药物是否有益还不清楚,但是在急性胆囊炎时一般需要应用广谱抗菌药物。经皮穿刺胆囊引流或者内镜引流放置支架可以减轻梗阻症状,尤其是在合并感染的情况下。如果患者的情况不允许手术,这些可能是主要的治疗措施,引流可能长期保留。晚期急性胆囊炎并发胆囊积脓、坏疽或者气肿时常常需要紧急手术。

腹腔镜胆囊切除术最早于 1987 年开始实施,近年来得益于腔镜器械的进步而发展迅猛,它是有症状胆囊结石的首选治疗方法。整个手术过程通过 3 ~ 4 个小切口插入腔镜器械完成,胆囊通过电切或激光切割游离并由其中一个孔取出。腹腔镜技术的优点是瘢痕小,术后疼痛轻,住院时间短,恢复较快。目前已有开展经脐部单孔(一个小切口)或用纤维内镜通过自然孔道(如阴道和胃)进行胆囊切除的报道。

开放手术在 19 世纪就已开展,直到现在仍然是非常安全的治疗方法,其死亡率很低。但是,较长的刀口和伴随的手术后疼痛使许多患者术后不能早期活动。解剖异常或以前手术导致的粘连,及胆总管结石仍然需要用传统的开腹手术。如果必要(如发现胆囊周围恶性肿瘤等)可能会在腹腔镜手术中转开腹。胆囊手术的并发症包括感染、误断胆总管及更少见但是非常麻烦的复发性硬化性胆管炎。

某些患者,如老年人和非常衰弱的患者手术风险可能很大,不能承受手术打击。非手术治疗方法处理胆囊结石,如用各种胆汁酸或有机溶剂进行化学溶石,还有碎石治疗已经作为外科治疗的替代方法。化学溶石是指用化学物质如胆汁酸或有机溶剂溶解胆囊结石。这些药物有鹅去氧胆酸(CDCA),一种次级胆汁酸盐口服。但是,这种方法有几个主要的缺陷,包括有 50% 的患者出现腹泻及有效率较低。体外超声波碎石(ESWL)是另一种非手术治疗方法,其目的是把石头打成小的碎块从而通过胆囊管或者能被溶解。ESWL 在某些合适的条件下是安全和相对有效的,它的缺点包括要严格选择病例,因此只有少数患者适合用此方法。另外,由于胆囊保留下来很容易出现结石复发,有必要联合使用溶石剂,如 CDCA 来预防新的结石形成。

在今后一段时间胆囊结石病的治疗很可能仍然是以手术为主,不管是传统的开腹手术还是腹腔镜胆囊切除术仍然是主要的干预手段。

第三节　胰腺病理生理学

一、胰腺的功能解剖

胰腺集内分泌器官和外分泌器官为一体。一方面,激素如胰岛素、胰高血糖素和生长抑素等产生并分泌到血管系统(内分泌器官的特性)。另一方面,每 24 小时胰腺分泌超过 1L 的消化液进入消化道(外分泌器官特性)。

胚胎发生学上,胰腺是由两个器官融合而成:背胰和腹胰。在显微镜下,胰腺呈小叶状,排列成外分泌腺。胰液被分泌到腺泡中,流入主胰管然后排到肠道。胰液本身由活性消化酶(即淀粉酶、脂肪酶)和其前体或酶原(即胰蛋白酶原)组成。它们在进餐时的释放是由小肠黏膜分泌的激素胆囊收缩素和胰泌素来控制的。当这种调节出现紊乱的时候,胰酶在胰腺内就被释放出来,从而产生急性胰腺炎。

二、胰 腺 疾 病

胰腺疾病中最常见的是急慢性胰腺炎,本节着重阐述胰腺炎的发病机制和临床表现、诊断及治疗原则。

(一) 急性胰腺炎

1. **病因及病理**　急性胰腺炎发生率随地域不同差别很大,在美国和欧洲报道的发病率为每十万人口 5~24 例。急性胰腺炎系累及胰腺的炎症过程,轻者仅有轻度不适,重者可致命。在急性发作之后,胰腺的外分泌和内分泌功能损害仍然会持续相当长的时间。胰腺炎的高危因素早在 100 多年前就已被广泛接受,最常见的原因是胆道疾病、酒精相关性胰腺炎及高脂血症。虽然引起胰腺炎的确切机制还不十分清楚,但 3 个主要因素已基本被公认,最突出的因素是由结石或其他原因引起的胰管梗阻,胰酶释放到胰腺实质,随后被激活,然后在胰腺中产生自我消化。水肿导致血管灌注不足和缺血损伤常常是一个合并因素。其他可能的机制包括酒精或者药物、创伤、病毒感染等引起的腺泡损伤；腺泡细胞内酶原的细胞内转运缺陷。

高达 66% 的胰腺炎病例与酗酒有关，其他一些偶然因素尚不清楚。胰腺外分泌短暂的升高、Oddi 括约肌收缩、腺细胞的直接毒性作用均已得到实验结果证实。许多专家认为，大部分酒精性胰腺炎病例是由于慢性胰腺炎的突然恶化，表现为明显的急性胰腺炎。根据这种观点，长期摄取酒精引起富含蛋白的胰液分泌，导致蛋白质栓子浓缩并沉积下来，堵塞小胰管，随后发生了前述一系列病理生理变化。但是，其他的一些病理学研究在大约 40% 的急性酒精性胰腺炎患者中未发现慢性胰腺炎证据。

2. 临床表现　急性胰腺炎的表现通常从上腹部或左上腹部持续性疼痛开始，程度逐渐加重，常常向背部放射并且伴有恶心和呕吐。腹部触痛可能很剧烈，肠鸣音减少但仍然存在，腹胀多较重。通常出现发热，开始时可能是低热。在更严重的胰腺炎患者中，这些临床表现还伴有循环不稳定的表现、呼吸困难，有时候甚至休克。

3. 诊断　急性胰腺炎的化验检查首选血清胰酶测定，血清脂肪酶和淀粉酶水平在12 小时内可能升高，然后保持在较高水平多达数日。脂肪酶特异性更强，持续时间更长，因此大部分临床医生首选测定该项目。血清转氨酶也可能升高，碱性磷酸酶和胆红素水平显著增高提示可能存在胆道疾病或胆道梗阻。相关的实验室检查还可发现白细胞增多、高脂血症及低钙血症。

急性胰腺炎的诊断基于症状和体征、化验检查及胰腺的影像学检查。腹部 X 线片可发现肠梗阻表现或者"哨兵环"（胰腺区域扩张的小肠环）。超声可以进行床边检查来观察胰腺、胆囊、胆总管和其他腹部结构，但是由于肠气的干扰其分辨率受限制。腹部 CT 检查是评价胰腺的一个金标准，它可以相当详细地描述胰腺，包括水肿、脓肿或囊肿形成及胰腺周围器官受累程度。急性胰腺炎的鉴别诊断包括消化性溃疡穿孔、急性胆囊炎、肠系膜血管疾病和各种能引起淀粉酶水平升高的其他疾病，其中大部分根据 CT 和其他放射检查即可做出鉴别。

急性胰腺炎的临床过程可以进行分级评估。Ranson 评分标准广泛应用于预后评估，尤其结合 CT 改良评分系统特别有用。对于有许多高危因素的患者应放在 ICU 进行早期监测治疗。对比 CT 发现一个特别重要的征象是存在明显的胰腺坏死，急性坏死性胰腺炎存在出现胰腺感染坏死的高度危险性，它是一个非常严重的并发症，病死率极高。

4. 治疗　保守治疗适合于轻到中度的急性胰腺炎病例。一般说来应禁食，对于明显麻痹性肠梗阻患者进行鼻胃管减压引流，应用谨慎的补充液体治疗。经胃肠外给予止痛剂。在进行上述治疗 3～7 天后急性期开始逐渐消退，口服摄取食物可以逐渐恢复。

严重的胰腺炎特别是急性坏死性胰腺炎，可诱发多器官功能障碍综合征（MODS），需要在 ICU 进行积极的支持治疗。由于高分解代谢和热量摄入不足迅速导致营养不良；如果出现并发症或者胰腺炎持续超过数天时间，胃肠外营养是必要的。其他支持治疗措施包括补钙以纠正严重的低钙血症，纠正镁缺乏，控制高脂血症。严重胰腺炎的死亡原因包括呼吸衰竭、急性肾衰和急性腹腔脓毒症。机械通气和血液透析在复杂的病例有必要使用。

急性坏死性胰腺炎合并细菌感染是预后不良的关键决定因素，尽管缺乏肯定的研究证据，有些专家提倡对所有急性坏死性胰腺炎患者应用广谱抗菌药物（即碳青霉烯类）以直接针对常见的病原微生物如大肠杆菌和克雷伯菌属。对于发热和脓毒症患者可以根据经验选用抗菌药物,并根据 CT 发现抽取渗出液进行细菌培养和药敏试验。

急性胰腺炎有可能并发脓肿或者出血,此时需要外科手术治疗。手术方法主要有开腹坏死组织清创术和胰腺大部切除术,手术后常规放置引流,有时需要反复进行清创术以清除感染失活的组织。

急性胰腺炎的局部并发症可能延长患者治疗时间,最常见的局部并发症是胰腺假性囊肿,它通常在胰腺内或其周围形成液体积聚并常与胰腺导管相通。它所以称为假性囊肿是因为它与真性囊肿不同,没有内覆上皮。当患者从急性发作中恢复时,假性囊肿可以出现急性或亚急性过程。临床表现包括发热、心动过缓、腹部包块和触痛。假性囊肿的并发症有感染(通常称为感染性假性囊肿,以区别于胰腺脓肿)、自发性破裂或出血。假性囊肿的处理方法有内镜下或手术引流囊肿,外引流或者内引流到胃或者肠道。

可能发生胰性腹水,提示主胰管存在持续性漏,常常是无痛性的,但量很大。腹水可流到一些特殊部位,如胸腔和纵隔。超声或 CT 检查常能发现胰性腹水,通过穿刺抽取腹水检查以明确诊断,尤其是淀粉酶水平。处理方法通常是保守治疗,一般需要长期的胃肠外营养。内镜下放置支架(一根薄壁管子)到主胰管可能会改善病情。

急性胰腺炎的其他并发症还有胆总管梗阻、门静脉或脾静脉血栓、消化性溃疡、慢性瘘管形成等。

对某些胆石性胰腺炎可进行内镜治疗。急诊 ERCP 乳头切开的适应证有胆道脓毒症、严重的难治性胰腺炎和黄疸。对于轻型病例,除了传统的保守治疗外还可以选择 ERCP 治疗。ERCP 的危险性为促使胰腺炎加重的可能,因此必须慎重选择该项治疗。

(二) 慢性胰腺炎

1. 病因及病理学 慢性胰腺炎定义为胰腺组织学上存在慢性炎症病灶,临床上表现为继发于胰腺功能不全症状持续超过数周和数月。胰腺外分泌功能的破坏和纤维化早于内分泌腺的破坏。在一段时间后大部分慢性胰腺炎患者出现胰腺钙化,可以通过腹部 X 线片或者 CT 发现钙化病灶。慢性胰腺炎最常见的原因与长期饮酒有关,但是部分病例是先天性、遗传性的,或者甲状旁腺功能亢进(高钙血症)、创伤等因素有关。

酒精摄入与慢性胰腺炎的关系比较复杂,活检发现 45% 的酗酒者中可见慢性胰腺炎的病理改变,许多人甚至没有症状,这一比例比不喝酒的人要高出 40～50 倍。酒精诱发慢性胰腺炎的确切机制还不太清楚,最近有人提出启动因子包括酒精能增加胰液的蛋白质浓度,同时伴有特异性"胰腺结石蛋白"减少,胰腺结石蛋白可抑制胰腺蛋白质栓子的形成。这种生化环境允许能钙化的蛋白质栓子形成,进一步造成胰液排泄梗阻。其中关键因素似乎是坏死,随之出现纤维化,类似于肝脏的硬化。缺血和抗氧化能力损害也有可能发生。酒精相关性胰腺炎的另一方面是它倾向于在酗酒停止以后病变仍然会继续。

2. 临床表现 慢性胰腺炎的表现有多次急性胰腺炎发作,即使在急性胰腺炎发作缓解以后仍伴有进行性、持续性胰腺功能不全。此外,上腹部隐痛并向背部放射可能是首发症状。10%～15% 的患者没有腹痛,但是相当多的人出现慢性胰腺炎的后遗症,如糖尿病、吸收不良、体重减轻。有趣的是,胰腺癌发病率在慢性胰腺炎患者中似乎并没有增加。

慢性胰腺炎的疼痛常常是胰腺功能减退的主要形式,来自胰腺的神经纤维通过腹腔神经丛到达脊髓交感神经节,真正引起疼痛的原因还不十分清楚,可能与导管压力增高或者胰腺缺血有关。疼痛常常伴有恶心,其性质为持续的钝痛,位置一般在上腹部,约一半病例向背部放射。在酒精性胰腺炎,不停地喝酒能引起暂时的镇痛,但也会造成疼痛反复发作。停止饮酒则有助于预后改善,大约疼痛持续5年以后许多患者症状减轻。

胰腺内分泌和外分泌功能失调可引起糖尿病、吸收不良和体重减轻。糖尿病起因于胰岛内分泌细胞进行性减少,通常需要外源性胰岛素治疗;糖尿病酮症酸中毒不太多见。体重减轻可能是由胰腺疼痛使摄食减少引起。脂肪吸收不良发生在胰酶分泌下降到正常10%的时候才出现。伴随着脂肪吸收不良,脂溶性维生素(A、D、E、K)吸收也可能受损,最终造成凝血病和夜盲症。

慢性胰腺炎的并发症类似于急性胰腺炎的并发症,包括假性囊肿、胰性腹水和胆总管阻塞。胆管的梗阻可能引起肝功能化验值的升高,此时需要外科手术或内镜治疗。如果梗阻严重,碱性磷酸酶和胆红素水平显著增高。少见的并发症还有门静脉和脾静脉血栓形成,这有可能引起胃静脉曲张而致胃肠道出血。慢性胰腺炎患者消化性溃疡发病率也有增加,其原因还不十分清楚。

3. 诊断　慢性胰腺炎的诊断通常根据病史、临床表现、体检及常规血生化分析做出,胰腺功能的生化检查有一定帮助,腹部平片显示胰腺钙化有助于明确诊断。腹部超声、CT或者磁共振胆胰管成像(MRCP)具有相当高的敏感性和特异性。在这些检查仍然不能明确诊断的可疑病例时还可选用ERCP,或者为了取活检以排除恶性病变也需要ERCP。ERCP能显示胰管,在早期病例胰管表现正常,而在严重病例胰管会显著扩张或者呈串珠样改变,最常见的表现是胰管二级分支截断。

4. 治疗　慢性胰腺炎的治疗直接针对疼痛控制、外分泌和内分泌腺功能不全,同时处理并发症。到目前为止最具挑战性的是有关疼痛的处理,为避免症状加重最主要的措施是绝对禁止饮酒。镇痛药和手术治疗一直是疼痛控制的主要措施,腹腔神经丛的阻滞对某些患者可能有效。随着ERCP的出现,介入干预手段成为可能。胰腺括约肌切开术适用于单个或多发胰腺结石的处理。如果假性囊肿靠近胃或者十二指肠,胃镜引流可以解决胰腺假性囊肿。胆总管的梗阻可通过内镜放置胆道支架,主胰管的狭窄亦可通过胰腺内置支架来处理。

如果内镜处理失败或者不适合于内镜治疗的患者可以选择手术,其方法包括保留幽门的胰十二指肠切除术,能明显缓解疼痛。全胰和远端胰腺切除很少用。同处理急性胰腺炎一样,外科医生的主要职责是避免胰腺手术后危重并发症的发生。胰酶的替代治疗已经成为慢性胰腺炎的标准治疗,既可以对脂肪泻起作用,也可以缓解慢性疼痛。由于蛋白酶(即胰蛋白酶、糜蛋白酶和弹性蛋白酶)具有控制胰腺分泌的作用,在口服胰酶制剂后能反馈性调节使疼痛减轻。不幸的是,仅20%~30%的热带酒精诱导型胰腺炎患者对这样的治疗有效。应用H_2受体阻断剂或者质子泵抑制剂可以减少胃酸激活胰酶。据报道,应用八肽治疗能抑制胆囊收缩的释放,从而减少胰液分泌。八肽对胰酶替代治疗疗效不佳的腹痛能发挥显著效果。

胰腺外分泌功能不全的性治疗还可以通过低脂饮食和补充胰酶来进行,而内分泌不全引起的糖尿病也依靠控制饮食和降糖药、胰岛素治疗。

(焦华波　姚咏明)

第四节　肠结构与屏障功能

一、小肠的结构与功能

(一) 小肠的结构

小肠是消化管中最长的一段,成人全长 5 ~ 7 m。上端从幽门起始,下端在右髂窝与大肠相接,可分为十二指肠、空肠和回肠三部分。

1. **十二指肠**　十二指肠是小肠的第一段。上接幽门,下连空肠,长 25 ~ 30 cm;位于上腹部的后壁,形状好像"U"形的马蹄铁,开口向左,环抱胰头。十二指肠分上部、降部、下部和升部。上部因很短(约 5 cm)又呈圆形,因此又称十二指肠球部,此处的特点是黏膜较薄,因此是溃疡的好发部位,约95% 的十二指肠溃疡发生于球部。十二指肠降部长 7 ~ 8 cm,在下端有一个乳头样的隆起,称十二指肠乳头,是胆总管和胰管的共同开口处,胆汁和胰液就是从这个开口流入小肠,帮助小肠消化吸收的。十二指肠下部长 12 ~ 13 cm,下端连接升部,十二指肠升部较短,它与空肠连接形成十二指肠空肠曲。十二指肠空肠曲是区分上、下消化道的分界线,此处有一个标志,叫屈氏韧带,作用是使空、回肠的内容物不易反流入十二指肠或胃腔。区分上、下消化道,对某些疾病的诊断和治疗有一定帮助。如呕血一般只限于上消化道出血,暗红色或鲜红色血便大多为下消化道出血,黑便或柏油样便则常见于上消化道出血。

2. **空肠和回肠**　小肠位于腹腔的中、下部,因整个肠段比较长,所以在腹腔内迂回盘曲,活动性也较大。其上段的 2/5 管腔常空虚,故称为空肠;下段 3/5 迂回较多,所以叫做回肠。空肠和回肠的黏膜表面可以看到有许多像花瓣一样的环状皱襞,突入肠腔 3 ~ 10 mm,这种结构使肠腔内的表面积大大增加,对食物中营养成分的吸收更加充分。

回肠末端连接盲肠,此处有一个瓣,突入盲肠,叫回盲瓣,它的作用是当肠内容物向下(大肠方向)流动时,此瓣就开放,而当盲肠中液体以及粪流等向上(小肠方向)逆流时,此瓣就关闭,以防止反流。回盲部是肠结核容易发生的地方,由于回盲部与阑尾几乎处在同一部位,因此发生于回盲部的肠结核易与阑尾炎相混淆。

(二) 小肠由黏膜、黏膜下层、肌层和外膜构成

1. **黏膜(上皮、固有层和黏膜肌层)**　小肠腔面的环形皱襞从距幽门约 5 cm 处开始出现,在十二指肠末段和空肠头段极发达,向下逐渐减少和变矮,至回肠中段以下基本消失。黏膜表面还有许多细小的肠绒毛(intestinal villus)(图 25-1),是小肠特有的结构,由上皮和固有层向肠腔突起而成,以十二指肠和空肠头段最发达。绒毛在十二指肠呈叶状(图 25-2、图 25-3),在空肠如指状,在回肠则细而短(图 25-4)。环形皱襞和绒毛使小肠表面积扩大 20 ~ 30 倍,总面积达 20 m² 左右。绒毛根部的上皮下陷至固有层形成管状的小肠腺(small intestinal gland)(图 25-5),又称肠隐窝(intestinal crypt),故小肠腺与绒毛的上皮是连续的,小肠腺直接开口于肠腔。

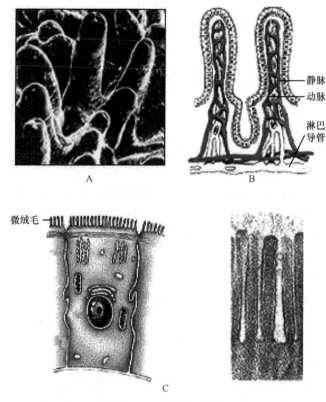

图 25-1　小肠绒毛结构

A. 小肠内面的指状绒毛；B. 小肠绒毛；C. 微绒毛

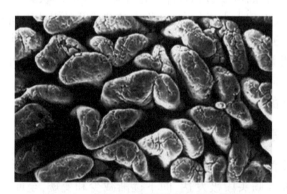

图 25-2　大鼠十二指肠绒毛扫描电镜像

（1）上皮：为单层柱状上皮，绒毛部上皮由柱状细胞（又称吸收细胞）、杯状细胞和少量内分泌细胞组成。小肠腺上皮除由上述细胞外，还由潘氏细胞和干细胞组成。

1）吸收细胞（absorptive cell）：最多，约占90%，呈高柱状，核椭圆形，位于细胞基部。绒毛表面的吸收细胞游离面在光镜下可见明显的纹状缘，电镜观察表明它是由密集而规则排列的微绒毛构成。每个吸收细胞约有微绒毛1000根，每根长1~1.4 μm，粗约80 nm，使细胞游离面面积扩大约20倍。小肠腺的吸收细胞微绒毛较少而短，故纹状缘薄。微绒毛表面

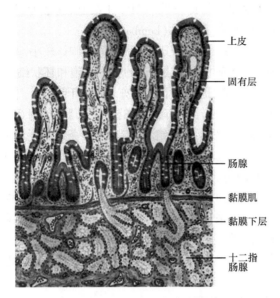

图 25-3　十二指肠光镜结构图

上皮

固有层

肠腺

黏膜肌

黏膜下层

十二指
肠腺

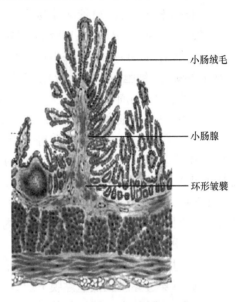

图 25-4　回肠纵切图

小肠绒毛

小肠腺

环形皱襞

尚有一层厚 0.1～0.5 μm 的细胞衣,它是吸收细胞产生的糖蛋白,内有参与消化糖类和蛋白质的双糖酶和肽酶,并吸附有胰蛋白酶、胰淀粉酶等,故细胞衣是消化吸收的重要部位。微绒毛内有纵行微丝束,它们下延汇入细胞顶部的终末网。吸收细胞胞质内有丰富的线粒体和滑面内质网,滑面内质网膜含有的酶可将细胞吸收的一酰甘油与脂肪酸合成三酰甘油,后者与胆固醇、磷脂及 β-脂蛋白结合后,于高尔基复合体形成乳糜微粒,然后在细胞侧面释出,

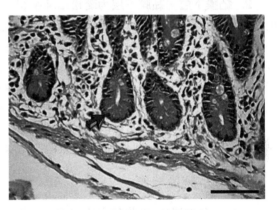

图 25-5　潘氏细胞(箭头所指处)

这是脂肪吸收与转运的方式。相邻细胞顶部之间有紧密连接、中间连接等构成的连接复合体,可阻止肠腔内物质由细胞间隙进入组织,保证选择性吸收的进行。

2）杯状细胞(goblet cell):杯状细胞散在于吸收细胞之间,数量较少,胞体膨大,如高脚杯状,是一种典型的黏液细胞。细胞顶端充满黏液颗粒,核位于底部。它可分泌黏液,内富含黏蛋白,分泌物排出后与水混合形成黏液,附着在肠黏膜表面,构成一层膜状保护结构,有润滑和保护黏膜的作用。

3）潘氏细胞(Paneth cell):是小肠腺的特征性细胞,系典型的强嗜酸性细胞,位于腺底部,常三五成群。细胞呈锥体形,胞质顶部充满粗大嗜酸性颗粒。电镜观察,该细胞具有蛋白质分泌细胞的特点。其分泌颗粒含有防御素(defensin,又称隐窝素 cryptdin)、溶菌酶等,释放后对肠道微生物有杀灭作用(见图 25-5)。

4）内分泌细胞:小肠黏膜上皮有多种产肽产胺的内分泌细胞。目前已知的有 EC 细胞、I 细胞、D 细胞、M 细胞、K 细胞、P 细胞、PP 细胞、L 细胞和 NT 细胞。分泌物质如下:D

细胞,生长抑素;P 细胞,血管活性肠肽(VP);K 细胞,肠抑胃肽(GIP);I 细胞,胆囊收缩素
(CCK/PZ);EC 细胞,P 物质;PP 细胞,胰多肽;P 细胞,铃蟾肽(bombesin)。

5)干细胞(undifferentiated cell):位于小肠腺下半部,散在于其他细胞之间。胞体较小,呈柱
状,胞质嗜碱性。细胞不断增殖、分化、向上迁移,以补充绒毛顶端脱落的吸收细胞和杯状细胞。
绒毛上皮细胞的更新周期为 3~6 天。一般认为,内分泌细胞和潘氏细胞亦来源于干细胞。

(2)固有层:在细密的结缔组织中除有大量小肠腺外,还有丰富的游走细胞,如淋巴细
胞、浆细胞、巨噬细胞、嗜酸粒细胞等。绒毛中轴的固有层结缔组织内有 1~2 条纵行毛细淋
巴管,称中央乳糜管(central lacteal),它的起始部为盲端,向下穿过黏膜肌进入黏膜下层形
成淋巴管丛。中央乳糜管管腔较大,内皮细胞间隙宽,无基膜,故通透性强。吸收细胞释出
的乳糜微粒入中央乳糜管输出,此管周围有丰富的有孔毛细血管网,肠上皮吸收的氨基酸、
单糖等水溶性物质主要经此入血。绒毛内还有少量来自黏膜肌的平滑肌纤维,可使绒毛收
缩,利于物质吸收和淋巴与血液的运行。固有层中除有大量分散的淋巴细胞外,尚有淋巴小
结。在十二指肠和空肠多为孤立淋巴小结,在回肠多为若干淋巴小结聚集形成的集合淋巴
小结,它们可穿过黏膜肌抵达黏膜下层。

(3)黏膜肌层:由内环形与外纵行两薄层平滑肌组成。

2. 黏膜下层 黏膜下层为疏松结缔组织,含较多血管和淋巴管。十二指肠的黏膜下层
内有大量的十二指肠腺(duodenal gland),为复管泡状的黏液腺,其导管穿过黏膜肌开口于
小肠腺底部。此腺分泌碱性黏液(pH 8.2~9.3),可保护十二指肠黏膜免受酸性胃液的侵
蚀,还产生表皮生长因子(EGF)释入肠腔,促进小肠上皮增殖。人十二指肠腺尚分泌尿抑胃
素(urogasterone),释入肠腔,具有抑制胃酸分泌和刺激小肠上皮细胞增殖的作用。回肠的
黏膜下层,常见多个淋巴小结聚集在一起,形成淋巴集结。该处黏膜肌层常不完整。

3. 肌层 由内环形与外纵行两层平滑肌组成。

4. 外膜 除十二指肠后壁为纤维膜外,小肠其余部分均为浆膜。

(三)小肠的功能

小肠是食物消化、吸收的主要部位。食物在胃的蠕动研磨和胃液的混合作用下变成细
碎稀软的食糜,食糜排入小肠后,小肠继续蠕动;同时胰液和胆汁通过十二指肠乳头流入小
肠,这样,食糜就与小肠液(包括胰液和胆汁)充分混合,并使食糜与肠壁充分接触,为消化
和吸收创造了良好的条件。

小肠黏膜具有环状皱襞,并拥有大量绒毛,使吸收面积增大 30 倍,可达 10 m²,并且已被
消化的食糜在小肠内停留时间较长(一般为 3~8 小时),这些对小肠的吸收都很有利。小
肠不仅具有吸收功能,而且还具有分泌功能——分泌小肠液。分泌功能主要是由小肠壁黏
膜内的腺体(十二指肠腺和肠腺)完成的,正常人每天分泌 1~3 L 小肠液。小肠液的成分比
较复杂,主要含有多种消化酶、脱落的肠上皮细胞及微生物等。消化酶包括肠激活酶、淀粉
酶、肽酶、脂肪酶及蔗糖酶、麦芽糖酶和乳糖酶等,这些酶将各种糖、脂肪、蛋白质进一步分解
为最终可吸收的物质如葡萄糖、氨基酸、脂肪酸等。小肠液的分泌受多种因素的调节,其中
食团及其消化产物对肠黏膜的局部刺激(包括机械性刺激和化学性刺激),可引起小肠液的
分泌,这些刺激通过肠壁内神经丛的局部反射而引起肠腺分泌。大量的小肠液可以稀释消
化产物,使其渗透压下降,从而有利于吸收的进行。小肠对各种物质的吸收具有选择性,例

如小肠近段主要吸收脂酸,小肠中段主要吸收氨基酸和糖类,小肠远端则是维生素 B$_{12}$ 的主要吸收部位。

食物通过小肠后,各种营养物质已经基本上被消化吸收,只留下不能消化的和很少的未被消化吸收的食物残渣进入大肠。

二、大肠的结构与功能

(一) 大肠的结构

大肠全长 1.5 m,分盲肠、结肠和直肠三部分。

(1) 盲肠在右下腹部位的地方与回肠相连接,呈囊袋状,长 6～8 cm。盲肠和回肠连接的部分有一个可以定向开放和关闭的瓣膜,称之回盲瓣,其作用是只允许小肠内的食糜向大肠排入,而大肠中的粪流则不能倒流入小肠。盲肠末端有一条像蚯蚓一样的圆形盲管,叫做阑尾,长 5～7 cm,粗 0.5～1 cm。阑尾可由于多种因素形成炎症改变,就是常见的"阑尾炎"。

(2) 结肠分升结肠、横结肠、降结肠和乙状结肠 4 个部分。升结肠起于盲肠,在腹部右侧由下向上至右季肋下向右横行变成横结肠,再由左季肋下向下折行成为降结肠,在左侧脐水平线处(约等于系皮带处)移行为乙状结肠,因乙状结肠形状呈"乙"字形,故名。一般的结肠炎和结肠癌,多出现在乙状结肠这一段。结肠全长约 1.3 m。

(3) 大肠的最后一段是直肠,全长 12～15 cm,上接乙状结肠,下连肛门。直肠并不是笔直的,它有两个弯曲:骶曲和会阴曲。

大肠和小肠的外形区别点是,大肠(除直肠外)表面有 3 条纵行的结肠带,带间有被横沟隔成的囊状凸起,称为结肠袋,沿结肠带可见大小形状不一的肠脂垂。

(二) 大肠的功能

大肠的主要作用是吸收经小肠排入的食物残渣中多余的水分,从而形成成形的粪便,并将其排出体外。

大肠内有大量的细菌繁殖,正常菌群对人体十分有益,它们能分解食物残渣和植物纤维,合成少量 B 族维生素和维生素 K 供人体吸收,还能抑制致病菌的生长。

正常人的排便过程:大肠通过蠕动,将粪便最后推入直肠,聚积的粪便刺激直肠壁,经神经将"消息"上传于大脑,从而引起"便意",此时降结肠、乙状结肠和直肠收缩,肛门括约肌松弛,即可完成排便。

三、肠的屏障功能

随着基础医学研究的深入,人们逐渐认识到肠黏膜不仅具有消化和吸收功能,而且发挥重要的防御性屏障作用。肠道屏障功能是指肠道上皮具有分隔肠腔内物质,防止致病性抗原侵入的功能。肠道是人体与外界环境间最大的接触面,肠腔中存在大量的细菌和多种毒素,在正常情况下,肠道具有屏障作用,使细菌和内毒素局限于肠道内,从而维护人体健康。

正常肠道屏障由机械屏障、化学屏障、免疫屏障与生物屏障共同构成。

（一）肠黏膜屏障的构成

1. 机械屏障 结构和功能完整的肠黏膜上皮及细胞间的紧密连接构成机械屏障。

（1）肠黏膜上皮细胞：肠黏膜表面上皮有许多圆锥形、指状的肠绒毛，形成肠腺或称隐窝，其分泌物排出到绒毛基部之间。绒毛表面的细胞有两类，即吸收细胞和杯形细胞。吸收细胞为具有吸收功能的柱状细胞，高约 20 μm，是小肠上皮中最多的一种细胞，发挥机械屏障作用。杯形细胞多为柱状或圆锥形，其分泌物对肠壁有重要的化学和机械保护作用，具有免疫效应。固有层中 B 细胞分泌 IgA，杯形细胞在基底部和侧面胞饮 IgA 后，经顶部分泌到管腔，起着免疫防御功能。同时，肠道上皮还有内分泌细胞及潘氏细胞对肠黏膜屏障起协调增强作用。另外，在覆盖淋巴组织的局部，可见少数另一类细胞，称为小结相关上皮细胞（follicular associated cell），又称微褶细胞（microfold cell）。此类细胞的主要生理功能是快速摄入抗原或微生物，并提呈给肠黏膜内的相关淋巴细胞，以诱发有效的免疫反应。小结相关上皮细胞只覆盖在黏膜淋巴小结的穹隆上，是肠黏膜上皮中唯一具有通透性的上皮细胞，因而也是肠道屏障的一个薄弱环节，充当了病原体入侵的门户。抗原及细菌、病毒、原生动物等通过胞饮及吞噬作用进入其顶端表面，然后经胞饮作用穿越小结相关上皮细胞的细胞质，突破上皮屏障，与上皮具有免疫活性的细胞相互作用引起黏膜和全身免疫反应。

除上述肠黏膜上皮细胞外，黏膜上皮下方是结缔组织和固有层的支持组织，固有层中含有成纤维细胞、浆细胞、巨噬细胞、嗜酸粒细胞、肥大细胞及淋巴细胞等，与黏膜上皮细胞共同组成屏障功能单位。肠黏膜层具有选择性通透作用的屏障功能，能维持上皮层两侧的物质成分差异，经过肠上皮的物质转运，主要通过细胞膜上的特殊受体或通道，经细胞途径或经细胞间紧密连接旁细胞途径的跨膜转运。由此可见，细胞间紧密连接在营养物质的吸收和肠屏障功能上起着十分重要的作用。

（2）紧密连接：肠黏膜上皮细胞之间的连接为紧密连接（tight junction），又称闭锁小带（zonula occludens），位于相邻上皮细胞之间，多呈带状分布，形成连续的质膜融合带，相邻细胞的质膜紧密融合，质膜间的缝隙消失，在连续的细胞层中建立扩散屏障并起着封闭细胞间隙的作用，可防止肠腔内物质自由经过细胞间隙穿过上皮细胞层。物质要穿过具有这种连接的细胞层，只有靠扩散通过细胞膜和细胞质。因此，细胞可以对穿过上皮细胞层的物质进行调控。这样，肠上皮细胞之间的紧密连接，能防止肠腔中有毒物质从肠腔内渗漏到周围组织中。此外，紧密连接的另一个重要功能是对其所围绕的细胞造成膜质的区域性差异，使这些区域可进行专一的功能活动，如离子的定向转运和大分子的吸收。由于紧密连接含有高浓度固定的跨膜蛋白，因而可阻止膜中脂类和蛋白质的侧向扩散。正常情况下，紧密连接通过调控作用，选择性地转运相应物质，而有效地阻止肠腔内细菌、毒素及炎性介质等物质的旁细胞转运，维持肠黏膜上皮屏障功能的完整。

2. 化学屏障 肠黏膜上皮细胞分泌的黏液、消化液和肠道寄生菌产生的抑菌物质为化学屏障。

杯状细胞分泌的黏液可在黏膜上皮细胞表面形成一黏弹性胶状的黏液层，保护肠黏膜免受损伤。黏液中的黏蛋白可与细菌结合，阻挡过路致病菌在肠黏膜上皮细胞黏附、定植。黏液层中还有专供厌氧菌结合的受体，使专性厌氧菌栖息，而竞争性地抑制过路致病菌的黏附、定植。在黏液层表面还覆盖着不移动水层和疏水层。不移动水层是肠黏膜屏障的最外层,厚度为 100 ~ 800 μm,它是许多营养物质和药物吸收的限速装置,脂溶性物质必须经过微粒化后才能通过此层。疏水层是一层活性磷脂层,衬于黏液层表面,它可增加黏膜表面的疏水性,降低肠腔中亲水大分子在黏膜的渗漏。

此外,胆汁、溶菌酶以及肠道原生菌分泌的乙酸等具有一定的杀菌和溶菌作用,也参与构成了肠道的化学屏障。

3. 免疫屏障　肠黏膜上皮细胞产生的分泌性免疫球蛋白 A(sIgA)、IgM 等抗体及黏膜下淋巴组织组成免疫屏障。

肠黏膜免疫屏障主要由肠相关淋巴组织(gut-associated lymphoid tissue,GALT) 的细胞群所组成,通过细胞免疫和体液免疫防止致病性抗原对机体的伤害。目前发现,肠道中有两种不同表型的淋巴细胞存在,即分散在上皮细胞层中的上皮内淋巴细胞(intraepitheliallymphocyte,IEL)和位于疏松结缔组织中的固有层淋巴细胞(propria lymphocyte,PL)。IEL 被上皮细胞隔开,可达上皮组织的深层,其数量约占上皮细胞的 1/6。表型研究提示,IEL 主要是 CD8$^+$细胞,而且有胸腺依赖性和非胸腺依赖性的双源性,大约 25% IEL 具有常规的 T 细胞特征。IEL 参与机体免疫监控和免疫防御作用。在受到刺激时,IEL 通过分泌多种细胞因子或产生不同的细胞毒作用,发挥其抗细菌、病毒等作用。PL 包括 B 细胞、浆细胞、T 细胞、巨噬细胞、嗜酸粒细胞和肥大细胞等,分布于血管和淋巴管丰富的结缔组织中。它们产生的抗体大部分属 IgA。应用免疫荧光法可观察到固有层淋巴细胞的浆细胞中 70% ~ 90% 产生 IgA,而 18% 的浆细胞则产生 IgM。与其他器官比较,肠道黏膜固有层中有丰富的、能产生 IgE 的细胞。由此可见,固有层淋巴细胞在肠道体液免疫中将发挥重要作用。

派尔集合淋巴小结(Peyer patches,PP)在肠道黏膜免疫中发挥关键性作用,这种淋巴组织从黏膜可深入到黏膜下层,在人类主要分布于回肠。派尔集合淋巴小结的腔内面覆盖着滤泡上皮,形成一个由柱状上皮细胞、杯形细胞和微绒毛细胞构成的单层细胞的复合物,它们在上皮下形成淋巴滤泡。在滤泡区主要是 B 细胞,很多 B 细胞呈活跃的分裂状,可观察到有荧光的免疫球蛋白,它们属非胸腺依赖性细胞。大部分 T 细胞属胸腺依赖性细胞,位于滤泡间区。在成熟的派尔集合淋巴小结里,T 细胞占 11% ~ 40%,B 细胞占 40% ~ 70%。然而,约有 16% 的淋巴细胞既不像 B 细胞也不像 T 细胞。在体外培养的组织中,80% 的 B 细胞产生克隆,分泌 IgA、IgM、IgG 等多种免疫球蛋白。

派尔集合淋巴小结与其他淋巴结不同,它含有特殊分化的小结相关上皮细胞。一些外来的大分子抗原通过小结相关上皮细胞进入派尔集合淋巴小结,转运到下方的树突细胞和巨噬细胞群,它们产生组织相容性复合物并传递抗原给 CD4,经 CD4$^+$ T 细胞的处理和表达,诱导 B 细胞增生和分化,转变成产生细胞因子的细胞或浆细胞,产生黏膜免疫。此外,经过抗原刺激后,派尔集合淋巴小结内 T 细胞可以参与排斥反应,细胞毒 T 细胞数量就逐渐增加,功能更趋活跃,sIgA 含量明显增加。由此可见,对于肠道途径所遇到的抗原,派尔集合淋巴小结是一个主要的调节部位,而且启动黏膜的 IgA 免疫。

在小肠黏膜吸收细胞之间,派尔集合淋巴结表面,还有一些被特化的小肠上皮细胞,称为滤泡相关上皮(follicular associated epithelium,FAE)。FAE 中除普通的肠上皮细胞、各种类型的淋巴细胞外,还有一种特殊的上皮细胞,因其肠腔面有许多微折叠,故又称微折叠细胞(microfold cell,简称 M 细胞)。M 细胞的主要生理功能是快速摄入抗原或微生物,然后将这些物质以囊泡的形式转运到细胞基底面,再释放到细胞外空间。在基底侧,抗原提呈细胞(antigen presenting cell,APC)摄取从 M 细胞释放的物质进行处理,提呈给 T 细胞识别,以引起有效的免疫反应。M 细胞只覆盖在肠黏膜 PP 的穹隆上,且细胞游离面缺乏与吸收有关的纹状缘、厚的表面多糖被(糖萼)和黏液,是肠黏膜上皮中唯一能与肠内容物直接接触的上皮细胞,因而也是肠黏膜屏障的一个薄弱环节,充当了病原微生物的入侵门户。然而,这些组织学特点可使 M 细胞更易接近抗原,通过胞饮作用使抗原穿越 M 细胞的胞质突破上皮屏障,与上皮具有免疫活性的细胞相互作用引起局部黏膜免疫和全身免疫反应。M 细胞转运抗原的多少与 M 细胞的数量无关,主要是通过转运速度加快来完成。最近有研究报道,抗原进入黏膜组织的另一个不同门户,是与 FAE 无关的肠绒毛 M 细胞,它可作为不依赖于 PP 的抗原特异性黏膜免疫反应的诱导部位。

上述来自 GALT 的淋巴细胞还参与细胞介导的细胞毒性反应,在胃肠道的细胞免疫中占有重要地位。这种反应在宿主与细菌、病毒抗原的相互作用中,在导致组织损伤的炎症反应过程中,在自身免疫性疾病和宿主对肠道疾病的反应中均起着十分重要的作用。这种细胞介导的细胞毒性反应包括以下 4 种不同类型:①T 细胞介导的细胞毒性反应;②抗原依赖性细胞介导的细胞毒性反应;③自发性细胞介导的细胞毒性反应;④激活型淋巴因子杀伤细胞介导的细胞毒性反应。

IgA 是肠内抗体形成细胞产生的主要免疫球蛋白,它由肠黏膜固有层中 T 和 B 细胞的相互作用而分泌,并立即转运到表层的上皮细胞。肠黏膜免疫反应就是由 IgA 介导的,其与细菌上的特异抗原结合,防止它们的黏附。没有黏附,感染就不会发生。在人类,肠道分泌的 IgA 绝大部分是 sIgA,其分子结构由两个同样的重链和两个同样的轻链组成。此外,sIgA 还包括分泌成分(secretory component,SC)和 J 链两个多肽链。SC 是肠上皮细胞产生的能穿过细胞膜的一种糖蛋白,在上皮细胞摄取和转运 IgA 中发挥重要作用。IgA 存在亚型和异构体,在人类分 IgA_1 和 IgA_2,血浆中 80%～90% 为 IgA_1,10%～20% 为 IgA_2。肠黏膜中分泌 IgA_1 的细胞占 50%～70% ,分泌 IgA_2 的细胞占 30%～50% 。IgA 形成后,在 T 细胞的调节下,通过跨细胞转运经肠上皮细胞而分泌进入肠腔。IgA 没有调节抗体的功能,其在杀伤微生物方面的效力不高。sIgA 主要功能是与抗原结合,预防黏附或进入肠上皮细胞。sIgA 还能在小肠内结合并阻挡没有经过消化的食物蛋白质穿过肠黏膜,也就是 IgA 与食物中抗原结合后,在黏膜表面变成了 sIgA,然后抗原被肠蛋白酶降解变性。

除 IgA 以外,肠黏膜上皮细胞还可分泌 IgE、IgM 及 IgG 等免疫球蛋白,在肠道体液免疫中发挥重要作用。IgE 在人体与经肠黏膜吸收上皮的抗原相互作用中有重要意义,而且是由肠道所致过敏反应在其他系统造成变态反应性疾病的重要原因。IgM 具有肠黏膜保护效应,这在 IgA 缺乏的患者中表现尤为明显。此时,肠黏膜固有层中 IgM 生成的细胞数量明显增加,避免了此类患者经常出现肠道感染或其他症状。IgG 在炎症反应的发病机制中及某些肠道疾病的组织损伤中起作用。

4. 生物屏障 肠道内正常共生菌对致病菌的定植抵抗作用及其菌间聚集构成了生物屏障。

胃肠道是人体最大的细菌和内毒素存储库,寄居着 10^{13}～10^{14} 个细菌,随着胃肠道的下行,细菌的种类和数量逐渐增多,在结肠粪便中细菌数可高达 10^8～10^{11} 个/L。肠道内正常微生物群扮演着双重角色,一方面作为抗原,在特定的条件下对肠黏膜屏障存在着一定的潜在危险;另一方面,它们可为肠黏膜上皮细胞提供某些营养,与肠道内致病菌竞争生存空间阻止其在肠黏膜表面增殖并激活肠黏膜免疫系统,构成肠黏膜屏障的组成部分。

肠道致病菌及其毒素破坏肠黏膜屏障的机制很多,目前认为与以下两种因素关系密切:①直接破坏紧密连接蛋白,导致肠黏膜上皮抵抗力下降,如肠出血大肠杆菌、鼠伤寒沙门菌、产气荚膜梭菌、脆弱类杆菌及霍乱弧菌等引起的损伤;②通过破坏紧密连接蛋白的磷酸化或去磷酸化过程,间接造成紧密连接的破裂,如致肠病大肠杆菌可通过其Ⅲ型分泌系统(type Ⅲ secretion system),分泌一种 Esp F 蛋白,黏附于上皮细胞,并通过调节细胞骨架或使上皮细胞表面电阻消失,引起紧密连接蛋白分子重新分布而增加肠上皮通透性。如致肠病大肠杆菌所致的损伤。另有一类致肠病大肠杆菌还可产生一些毒素,如幽门螺杆菌毒素、难辨梭状芽孢杆菌毒素 A 和 B、铜绿假单胞菌外毒素等,影响肠上皮通透性而不引起紧密连接的结构变化。此外,肉毒杆菌及李斯特菌等通过调节肌动蛋白细胞骨架而造成肠屏障功能损害。还有一些微生物如阿米巴原虫,可产生阿米巴半胱氨酸蛋白酶,刺激人肠上皮细胞的转录因子核因子(NF)-κB,导致肠道炎症发生,并通过释放 IL-1β 损害肠上皮细胞。

肠道中细菌绝大多数是厌氧菌,它们可起到黏膜屏障保护作用,特别是专性厌氧菌,包括乳酸杆菌、双歧杆菌等。它们在人类肠道中的数量占绝对优势,是生理性微生物,大部分为益生菌,通过以下机制实现对肠黏膜的保护效应:①定植于肠黏膜上皮细胞表面并紧密地与黏膜上皮细胞相黏附,形成一层生物膜,通过定植保护作用影响过路菌或外籍菌在肠黏膜表面的定植、占位和生长繁殖。②产生生物酶、活性肽及代谢产物,如乙酸、乳酸、丙酸、过氧化氢和细菌素等活性物质,阻止病原菌在体内的定植或杀死病原菌。如专性厌氧菌在代谢过程中可产生挥发性脂肪酸和乳酸,降低肠腔内 pH,从而抑制外籍菌的生长与繁殖,肠内容物 pH 的下降,还可促进肠蠕动,在外籍菌尚未在黏膜表面接触、黏附与定植前就被排出体外。③专性厌氧菌在肠道厌氧环境下生长速度快于其他细菌,因数量巨大,在营养争夺上处于优势,在营养有限的情况下,专性厌氧菌常常可正常生长,而其他细菌的生长则受到抑制。④通过释放 α 糖苷酶、β 糖苷酶、半乳糖苷酶及葡萄糖醛酸酶、淀粉酶等,对大分子的糖类、糖苷、淀粉及纤维素进行分解,提高营养物质的消化吸收率,改善全身和局部肠黏膜的营养代谢和免疫保护状况。⑤肠道正常微生物群中的细菌不但直接作用于食物脂质和内源性脂类,还可间接改变胆固醇及其主要衍生物胆盐的代谢,也可以参加脂类代谢,对肠道的内环境稳定和体内总胆固醇的调节起到重要作用;肠道中脂类物质通过肠道正常微生物群的酵解作用,产生短链脂肪酸,为肠上皮细胞提供营养,改善肠黏膜局部血液循环,增加其抗损伤能力。⑥肠道正常微生物群在矿物质代谢和维生素的合成上具有重要作用,有些细菌产生的有机酸是一种螯合剂,能促进肠道钙、磷等矿物质的吸收。例如,双歧杆菌产生大量有机酸,可促进钙、镁、锌的吸收利用,并降低血清胆固醇和三酰甘油;脆弱类杆菌和大肠杆菌能合成维生素 K,乳酸杆菌和双歧杆菌等能合成烟酸、叶酸、烟酸、维生素 B_1、维生素 B_2、维生素 B_6、维生素 B_{12} 等,对全身和肠黏膜局部的免疫调节发挥应有的作用。⑦激活肠黏膜免疫系统,通过体液黏膜免疫分泌大量 sIgA、IgM 等抗体,通过细胞黏膜免疫激活 CD^+ T 细胞产生大量淋巴因子,参与体液和细胞免疫反应。

(二)影响肠屏障功能的因素

1. **饥饿**　饥饿引起黏膜萎缩,降低肠细胞 DNA 与蛋白质合成,细胞增殖延缓。较长时间的饥饿使肠黏膜结构萎缩性改变,削弱了黏膜的屏障功能;同时肠黏膜分泌减少,失去黏液的附着屏障;蛋白质与能量不足影响肠道免疫屏障功能。

2. 感染 脓毒症状态下,由于细菌内毒素的直接作用与炎症介质及细胞因子的介导,肠黏膜与黏膜下层水肿,肠绒毛高度降低。上皮细胞增殖能力受抑,而细胞凋亡加速,细胞坏死增多。脓毒症时神经内分泌的异常反应可导致肠麻痹,特别是有腹腔内或腹膜后感染灶时更为明显。脓毒症时肠屏障功能障碍与肠黏膜结构改变及炎症反应有关,同时也受血液灌注不良及其他因素的影响。回肠对内毒素的反应较空肠敏感,其通透性的增加明显重于空肠。

3. 损伤 急性损伤如创伤、手术、烧伤通常伴有肠黏膜萎缩和溃疡形成。损伤应激与感染反应相似,肠系膜血管收缩,肠黏膜供血供氧不良,肠黏膜屏障功能发生障碍。交感神经系统受刺激造成肠运动受限,蠕动减弱。

4. 缺血 全身性或局部性缺血均可使肠系膜血流减少,绒毛呈低灌注状态,氧供出现短路现象,产生肠黏膜水肿。广泛的肠系膜缺血可导致肠黏膜细胞坏死,绒毛脱离,肠壁固有层断裂。缺血后再灌注对代谢功能的重建有重要作用,但也加重了组织损伤。再灌注后,次黄嘌呤转变为氧自由基,氧自由基与其他炎症介质的作用可进一步损伤肠管,影响黏膜的修复。缺血引起肠蠕动障碍,黏膜通透性增加,屏障功能丧失。缺血与缺氧所致酸血症也是引起肠黏膜通透性增加的一个因素。

(三) 肠屏障功能障碍的机制

肠屏障功能障碍不是由某个单一因素所致,它是多种损伤因素共同作用的结果。危重症患者在应激状态下肠黏膜发生缺血-再灌注损伤而通透性升高,细胞因子与炎性介质的释放,加之肠道免疫功能失调、营养障碍、胃肠道动力障碍和微生态的破坏,导致肠屏障功能受损,细菌内毒素移位诱发肠源性感染甚至 MODS。

1. 肠黏膜缺血-再灌注损伤机制 应激和低血容量性休克等情况下,肠系膜的小血管收缩使肠壁缺血缺氧,肠黏膜最易受损伤。肠黏膜上皮细胞含有丰富的黄嘌呤脱氢酶,肠缺血期间,细胞内大量 ATP 分解成次黄嘌呤,促使黄嘌呤脱氢酶向氧化酶转化。组织再灌注后,氧输送和利用增加,次黄嘌呤在黄嘌呤氧化酶作用下生成黄嘌呤,释放活性氧自由基,造成组织细胞过氧化或氧应激损伤。

2. 一氧化氮机制 目前认为,一氧化氮(NO)作为生物体内重要的气体信使不仅对维持细胞的生理功能是必需的,而且在炎症等病理过程中也发挥重要作用。肠道中许多细胞可产生 NO,NO 可调节生理状况下的肠屏障功能,并能下调急性病理生理下的肠上皮通透性。NO 对肠屏障的保护机制包括维持血流、抑制血小板与白细胞黏附、调节肥大细胞反应、清除超氧化物等反应性氧代谢产物。然而一些研究结果提示,NO 的过度生成对肠屏障的完整性有害。NO 产生的持续增加可引起亚硝基过氧化物(ONOOH)的过度堆积,诱发线粒体功能受损、DNA 断裂和细胞凋亡,细胞凋亡使肠上皮出现短时裸区而引起肠屏障功能减退,发生细菌移位。

3. 内毒素机制 内毒素是革兰阴性菌细胞壁的脂多糖成分。正常情况下,内毒素少量间歇地由肠道吸收,经门静脉进入肝脏后被库普弗细胞清除。当机体受到严重损伤或接受长期的肠外营养时,肠黏膜有可能出现通透性增高,导致细菌和内毒素移位。当门静脉血内毒素水平升高时,刺激肝脏库普弗细胞释放一系列细胞因子,如肿瘤坏死因子(TNF)-α、IL-

1、IL-6、自由基等引起全身多脏器的损害。

（四）肠屏障功能障碍的防治

1. 肠内营养 尽早选择正确的营养方式,尽快恢复肠内营养(enterable nutrition,EN)是保护肠黏膜屏障的重要措施。通过 EN 不但能为机体补充大量的水、电解质、糖、脂肪,还能补充足够的蛋白质、维生素和微量元素。EN 维护肠黏膜屏障的作用机制包括:①维持肠黏膜上皮细胞的正常结构、细胞连接和肠绒毛高度,维持黏膜上皮的机械屏障;②保持肠道原籍菌比值的正常状态,以维护肠黏膜的生物屏障;③食物蛋白激活肠黏膜免疫系统的细胞产生淋巴因子和 sIgA 维持肠黏膜的免疫屏障;④刺激胃液、肠液分泌,保护肠黏膜的化学屏障;⑤刺激肠道激素分泌,加强肠蠕动对稳定肠黏膜屏障也有一定的作用。

2. 补充谷氨酰胺(glutamine,Gln) Gln 是机体最丰富的游离氨基酸,占血浆游离氨基酸总量的 20%,是肠上皮细胞能量的主要来源,供能比例占肠道总量的 70% 以上。Gln 系一种条件必需氨基酸,它不但能为蛋白质、嘌呤、嘧啶、核酸的合成提供氮源,而且还是还原型谷胱甘肽的前体,而还原型谷胱甘肽是细胞内抗氧化防御系统的重要组成部分,特别是在缺血-再灌注时补充 Gln 显得更为重要;Gln 可为免疫系统各种细胞提供能量、促进其迅速增生、提高机体的免疫能力;Gln 能刺激正常人肠陷窝细胞增生,防止肠黏膜萎缩;并通过促进正氮平衡,保持肠黏膜屏障的完整性,防止细菌和毒素移位。

3. 改善肠黏膜的血液灌流 肠黏膜具有高代谢与绒毛微血管结构的特点,因此对血液灌流不足特别敏感。防治低血容量是维持肠组织灌流的基础,也是防治肠屏障功能障碍的主要措施。低血容量时,可有肠系膜血管收缩及胃肠道血流减少,低血容量得到纠正后,这些病理改变仍将持续一段时间,因此,除补充血容量外,还可选择应用改善肠血液循环的药物。目前多应用小剂量多巴胺、山莨菪碱与前列腺素 I_2 以解除肠系膜微小血管的痉挛,改善内脏组织灌流,维护肠黏膜的灌流和代谢,减轻肠黏膜的损害。

4. 生态营养 随着对肠道微生态结构与功能研究的不断加深,肠道内微生物在对肠黏膜细胞提供营养中扮演着重要角色。乳酸杆菌、双歧杆菌等肠道微生物对人体的有益作用是生物拮抗作用,减少致病菌的过度生长,同时提高肠道细菌的酵解以改善肠道内环境,激活免疫系统,最终达到维护肠道生态系统及功能的目的。许多研究证明,补充益生菌和益生素既有一定的营养价值,又可抑制病变、增加机体的免疫能力、保护肠黏膜屏障,并对损伤的肠黏膜屏障有促进其恢复作用。

5. 中医中药治疗 大黄在临床上治疗危重症时全身感染已经取得了良好效果,有"将军"之别称。研究发现,大黄能保护、增强肠道屏障,防止细菌移位,大黄对肠道屏障的保护作用机制可能与以下因素有关:①通过调节血管和微循环状态,改善胃肠道的血液灌注,防止缺血缺氧所致黏膜损伤;②促进肠道蠕动,清除细菌和内毒素,减少细菌移位和内毒素对肠道的损伤;③降低肠道黏膜通透性,其机制可能是通过对 NO 合成的调节,刺激杯状细胞分泌黏液促进 sIgA 分泌,维护肠道屏障的完整性;④抗炎效应,实验证实,大黄对多种细菌有不同程度的抑制作用,其在体内不仅可以直接杀灭微生物,而且可刺激小肠分泌高效广谱的抗菌肽;此外,大黄的抗炎作用可能与清除氧自由基和炎性介质有关。此外,川芎嗪通过改善胃肠黏膜微循环,减少氧自由基的产生,保护肠道屏障功能;丹参具有活血化瘀的作用,动物实验发现将丹参注射于兔的肠系膜根部,可以增加肠系膜循环血流量,促进肠黏膜上皮的微循环,提高上皮细胞的耐氧能力,延长肠黏膜屏障在缺血、缺氧条件下的耐受时间,保护肠黏膜屏障。

（阴赪宏）

参 考 文 献

祝学光, 杨可桢, 黄志强, 等. 1998. 胆道的生理与病理生理//黄志强主编. 当代胆道外科学. 上海:上海科学技术文献出版社, 68 ~ 137

Adams PC. 2005. Hemochromatosis and iron-overload screening in a racially diverse population. N Engl J Med, 352: 1769 ~ 1778

Avunduk C. 2002. Manual of Gastroenterology. 3rd ed. Philadelphia: Lippincott Williams & Wilkins

Bansal V, Schuchert VD. 2006. Jaundice in the intensive care unit. Surg Clin North Am, 86: 1495 ~ 1502

Bengmark S, García de Lorenzo A, Culebras JM. 2001. Use of pro-, pre- and synbiotics in the ICU: future options. Nutr Hosp, 16: 239 ~ 256

Bengmark S. 2002. Gut microbial ecology in critical illness: is there a role for prebiotics, probiotics, and synbiotics? Curr Opin Crit Care, 8: 145 ~ 151

Bhathal P, Grossman HJ. 1999. Nerve supply and nervous control of liver function//Bircher J ed. Oxford TextBook of Clinical Hepatology. 2nd ed. Oxford, UK:Oxford University Press

Castañeda A, Vilela R, Chang L, et al. 2000. Effects of intestinal ischemia/reperfusion injury on gastric acid secretion. J Surg Res, 90: 88 ~ 93

Chatzicostas C. 2003. Computed tomography severity index is superior to Ranson criteria and APACHE II and III scoring systems in predicting acute pancreatitis outcome. J Clin Gastroenterol, 36: 253 ~ 260

Cholongitas E, Senzolo M, Patch D, et al. 2006. Risk factors, sequential organ failure assessment and model for end-stage liver disease scores for predicting short term mortality in cirrhotic patients admitted to intensive care unit. Aliment Pharmacol Ther, 23: 883 ~ 893

D'Alessandro AM, Kalayoglu M, Sollinger HW, et al. 1991. The predictive value of donor liver biopsy on the development of primary nonfunction after orthotopic liver transplantation. Transplant Proc, 23: 1536 ~ 1537

Davies MH. 1994. The adverse influence of pregnancy upon sulphation: a clue to the pathogenesis of intrahepatic cholestasis of pregnancy. J Hepatol, 21: 1127 ~ 1134

de Regt MJ, Willems RJ, Hené RJ, et al. 2010. Effects of probiotics on acquisition and spread of multiresistant enterococci. Antimicrob Agents Chemother, 54: 2801 ~ 2805

Elwafi F, Curis E, Zerrouk N, et al. 2012. Endotoxemia affects citrulline, arginine and glutamine bioavailability. Eur J Clin Invest, 42: 282 ~ 289

Fang JWS, Bird GLA, Nakamura T, et al. 1991. Hepatocyte proliferation as an indicator of outcome in acute alcoholic heatitis. Lancet, 343: 820 ~ 823

Fink MP, Delude RL. 2005. Epithelial barrier dysfunction: a unifying theme to explain the pathogenesis of multiple organ dysfunction at the cellular level. Crit Care Clin, 21: 177 ~ 196

Fraser RJ, Bryant L. 2010. Current and future therapeutic prokinetic therapy to improve enteral feed intolerance in the ICU patient. Nutr Clin Pract, 25: 26 ~ 31

Fruhwald S, Holzer P, Metzler H. 2008. Gastrointestinal motility in acute illness. Wien Klin Wochenschr, 120: 6 ~ 17

Fruhwald S, Kainz J. 2010. Effect of ICU interventions on gastrointestinal motility. Curr Opin Crit Care, 16:159 ~ 164

Fuhrmann V, Kneidinger N, Herkner H, et al. 2011. Impact of hypoxic hepatitis on mortality in the intensive care unit. Intensive Care Med, 37:1302 ~ 1310

Funk GC, Doberer D, Kneidinger N, et al. 2007. Acid-base disturbances in critically ill patients with cirrhosis. Liver Int, 27: 901 ~ 909

Gagliardi G, Laccania G, Boscolo A, et al. 2006. Intensive care unit management of fulminant hepatic failure. Transplant Proc, 38: 1389~1393

Ghobrial RM, Amersi F, Busuttil RW. 2000. Surgical advances in liver transplantation: living related and reduced size donors. Clin Liver Dis, 4: 553~565

Gurakar A. 1994. Androgenic/anabolic steroid-induced intrahepatic cholestasis: a review with four additional case reports. J Okla State Med Assoc, 87: 399~404

Guyton AC, Hall JE. 2006. Textbook of Medical Physiology. 11st ed. Philadelphia: Saunders

Hynninen M, Wennervirta J, Leppäniemi A, et al. 2008. Organ dysfunction and long term outcome in secondary peritonitis. Langenbecks Arch Surg, 393: 81~86

Inomata Y, Kiuchi T, Kim I, et al. 1999. Auxiliary partial orthotopic living donor liver transplantation as an aid for small-for-size grafts in larger recipients. Transplantation, 67: 1314~1319

Jain PK, McNaught CE, Anderson AD, et al. 2004. Influence of synbiotic containing Lactobacillus acidophilus La5, Bifidobacterium lactis Bb 12, Streptococcus the rmophilus, Lactobacillus bulgaricus and oligofructose on gut barrier function and sepsis in critically ill patients: a randomised controlled trial. Clin Nutr, 23: 467~475

Kjaer M, Jurlander J, Keiding S, et al. 1994. No reinnervation of hepatic sympathetic nerves after liver transplantation in human subjects. J Hepatol, 20: 97~100

Kompan L, Kremzar B, Gadzijev E, et al. 1999. Effects of early enteral nutrition on intestinal permeability and the development of multiple organ failure after multiple injury. Intensive Care Med, 25: 157~161

Kuo PC, Plotkin JS, Johnson LB. 1998. Acute pancreatitis and fulminant hepatic failure. J Am Coll Surg, 187: 522~528

Laoser C, Faolsch UR. 1993. A concept of treatment in acute pancreatitis: results of controlled trials and future developments. Hepatogastroenterology, 40: 569~573

Makin AJ, Wendow J, Williams R. 1995. A 7-year experience of severe acetaminophen-induced hepatotoxicity (1987-1993). Gastroenterology, 109: 1907~1916

Maringhini A, Ciambra M, Patti R. 1996. Ascites, pleural, and pericardial effusions in acute pancreatitis. Dig Dis Sci, 41: 848~852

Matejovic M, Krouzecky A, Rokyta R Jr, et al. 2004. Effects of intestinal surgery on pulmonary, glomerular, and intestinal permeability, and its relation to the hemodynamics and oxidative stress. Surg Today, 34: 24~31

McCarthy M, Ellis AJ. 1997. Use of extracorporeal liver assist device and auxiliary liver transplantation in fulminant hepatic failure. Eur J Gastroenterol Hepatol, 9: 407~412

Moore KL, Persaud TVN, Torchia MG. 2008. The Developing Human: Clinically Oriented Embryology. Philadelphia: Saunders

Olson JC, Kamath PS. 2011. Acute-on-chronic liver failure: concept, natural history, and prognosis. Curr Opin Crit Care, 17: 165~169

Ostapowicz G. 2002. Results of a prospective study of acute liver failure at 17 tertiary care centers in the United States. Ann Intern Med, 137: 947~954

Palmes D, Qayumi AK, Spiegel HU. 2000. Liver Bridging techniques in the treatment of acute liver failure. J Invest Surg, 13: 299~311

Quigley EM. 2005. Critical care dysmotility: abnormal foregut motor function in the ICU/ITU patient. Gut, 54: 1351~1352

Raper SE, Wilson JM. 1993. Cell transplantation in liver-directed gene therapy. Cell Transplant, 2: 381~400

Rappaport AM. 1976. The microcirculatory acinar concept of normal and pathological hepatic structure. Beitr Pathol, 157: 215~243

Raurich JM, Llompart-Pou JA, Ferreruela M, et al. 2011. Hypoxic hepatitis in critically ill patients: incidence, etiology and risk factors for mortality. J Anesth, 25: 50~56

Renner IG, Savage WE, Pantoja JL et al. 1985. Death due to acute pancreatitis: a retrospective analysis of 405 autopsy cases. Dig Dis Sci, 30: 1005~1018

Schilsky ML, Honiden S, Arnott L, et al. 2009. ICU management of acute liver failure. Clin Chest Med, 30: 71~87

Schuppan D, Ruehl M, Somasundaram R, et al. 2001. Matrix as a modulator of hepatic fibrogenesis. Semin Liver Dis, 21: 351~372

Shea JA. 1994. Revised estimates of diagnostic test sensitivity and specificity in suspected billiary tract disease. Arch Intern Med, 154: 2573 ~ 2581

Sheth K, Bankey P. 2001. The liver as an immune organ. Curr Opin Crit Care, 7: 99 ~ 104

Shils ME. 2006. Modern Nutrition in Health and Disease. 10th ed. Philadelphia: Lippincott Williams & Wilkins

Shimizu K, Ogura H, Hamasaki T, et al. 2011. Altered gut flora are associated with septic complications and death in critically ill patients with systemic inflammatory response syndrome. Dig Dis Sci, 56: 1171 ~ 1177

Singh VV, Toskes PP. 2003. Medical therapy for chronic pancreatitis pain. Curr Gastroenterol Rep, 5: 110 ~ 116

Sleisenger MH, Feldman M, Friedman LS. 2006. Sleisenger and Fordtran's Gastrointestinal and Liver Disease: Pathophysiology, Diagnosis, Management. 8th ed. Philadelphia: Elsevier Saunders

Stravitz RT. 2008. Critical management decisions in patients with acute liver failure. Chest, 134: 1092 ~ 1102

Thomson SJ, Cowan ML, Johnston I, et al. 2009. 'Liver function tests' on the intensive care unit: a prospective, observational study. Intensive Care Med, 35:1406 ~ 1411

Townsend CM. 2001. Sabiston Textbook of Surgery: the Biological Basis of Modern Surgical Practice. 15th ed. Philadelphia: Saunders

Treacy PJ, Worthley CS. 1996. Pancreatic stents in the management of chronic pancreatitis. Aust N Z J Surg, 66: 210 ~ 213

Trutmann M, Sasse D. 1994. The lymphatics of the liver. Anat Embryol (Berl), 190: 201 ~ 209

Tsukamoto H, Gaal K, French SW. 1990. Insights into the pathogenesis of alcoholic liver necrosis and fibrosis: status report. Hepatology, 12: 599 ~ 608

Ukleja A. 2010. Altered GI motility in critically ill patients: current understanding of pathophysiology, clinical impact, and diagnostic approach. Nutr Clin Pract, 25:16 ~ 25

Volk ML, Marrero JA. 2006. Advances in critical care hepatology. Minerva Anestesiol, 72: 269 ~ 281

Vorder Bruegge WF, Peura DA. 1990. Stress-related mucosal damage: review of drug therapy. J Clin Gastroenterol, 12: S35 ~ S40

Wasmuth HE, Kunz D, Yagmur E, et al. 2005. Patients with acute on chronic liver failure display "sepsis-like" immune paralysis. J Hepatol, 42:195 ~ 201

Yamada T. 2003. Textbook of Gastroenterology. 4th ed. Philadelphia: Lippincott Williams & Wilkins

Yamedera K, Moriyama T, Makino I. 1990. Identification of immunoreactive pancreatic stone protein in pancreatic stone protein in pancreatic stone, pancreatic tissue and pancreatic juice. Pancreas, 5: 255 ~ 260

第二十六章

重症急性胰腺炎

第一节 概 述

急性胰腺炎是发生于胰腺的炎症性疾病,严重程度不一,从胰腺轻度水肿到胰腺实质出血、坏死;临床表现从仅有轻度腹部症状,到出现全身性炎症反应综合征(SIRS)、多器官功能障碍综合征(MODS)等重危表现,甚至死亡。80%~90%的患者属于轻型急性胰腺炎,呈自限性经过,对症与支持治疗有效;重症胰腺炎是一种严重危及患者生命的急腹症,10%~20%的患者属于重症急性胰腺炎,在其发病过程中,表现为严重腹痛、肠麻痹,伴有较高的器官衰竭发生率,其主要病理学基础是胰腺和胰周组织坏死,后期坏死组织感染发生率高达30%~70%,并出现感染所致腹膜炎体征和多器官损害。重症急性胰腺炎病死率较高,在20世纪80年代末仍高达30%~50%,经过20余年的努力,其病死率依然在15%左右。

一、重症急性胰腺炎的定义与分类

传统上急性胰腺炎的分类是基于病理组织学改变而分为急性水肿型胰腺炎和急性出血坏死型胰腺炎,然而病理改变不一定与临床经过吻合,故不利于指导临床诊断和治疗,其后有多次国际会议讨论急性胰腺炎的分类和命名问题。

对于重症急性胰腺炎的分类,长期以来多数学者沿用 Ranson 于1974年提出的11项预后评分系统对急性胰腺炎的严重程度进行判断,并将≥3项指标阳性作为重症的标准。随后提出的 APACHE Ⅱ评分系统在20世纪90年代用于急性胰腺炎严重程度的划分,得到外科学界的广泛认同。

1992年在美国亚特兰大国际胰腺疾病研讨会上,从临床出发将急性胰腺炎进行分类和命名,重症急性胰腺炎(SAP)是指急性胰腺炎伴有脏器衰竭和(或)局部并发症,如坏死、脓肿及假性囊肿等,腹部体征包括明显的腹痛、反跳痛、腹胀、肠鸣音减弱或缺失,上腹部可触及肿块。少数情况下可见胁腹部皮肤青紫色斑(Grey-Turner 征),或脐周皮肤青紫(Cullen 征)。SAP 需符合 Ranson 诊断指标≥3项,或符合 APACHE Ⅱ诊断标准≥8分。

2002年在泰国曼谷召开的第十三届世界胃肠病大会上对重症急性胰腺炎的定义是:有急性胰腺炎的临床表现和生化改变;并同时符合下列之一者:出现局部并发症(胰腺坏死、假性囊肿、胰腺脓肿),有单一或多个器官衰竭,Ranson 评分≥3,APACHE Ⅱ评分≥8。

中华医学会消化病学分会于2003年在上海召开的全国胰腺疾病学术大会上制定了我

国急性胰腺炎的命名和诊断标准,对重症急性胰腺炎的定义与曼谷会议制定的分类和命名标准基本一致,只是增加了 CT 分级要求,即 Balthazar CT 分级为 D、E。

中华医学会外科学分会胰腺学组于 1996 年在贵阳召开的会议上制定的重症急性胰腺炎定义是:重症急性胰腺炎指急性胰腺炎伴有脏器功能障碍,或出现坏死、脓肿或假性囊肿等局部并发症者,或二者兼有。临床表现方面:重症急性胰腺炎的腹部体征包括明显的压痛、反跳痛、肌紧张、腹胀、肠鸣音减弱或消失。可有腹部包块,偶见胁腹部瘀斑征(Grey-Turner)或脐周瘀斑征(Cullen)。可并发一个或多个脏器功能障碍,也可伴有严重代谢紊乱,包括低钙血症,血钙低于 1.87 mmol/L (7.5 mg/dl)。局部并发症有坏死、脓肿和假性囊肿。APACHE Ⅱ 评分在 8 分或 8 分以上,Balthazar CT 分级系统在 Ⅱ 级或 Ⅱ 级以上,并按有无脏器功能障碍分为 Ⅰ 级或 Ⅱ 级,无脏器功能障碍者为 Ⅰ 级,伴脏器功能障碍者为 Ⅱ 级。病理特点:绝大多数情况下,重症急性胰腺炎是胰腺坏死的临床表现,但在少数情况下,间质(水肿)性胰腺炎也可表现为重症胰腺炎。目前该定义在我国具有统一性和权威性,已被临床广泛采纳。

二、重症急性胰腺炎治疗的历史和变迁与争论

多年来,医学工作者对重症急性胰腺炎进行了广泛的病理生理学研究,对其认识亦不断加深:由单纯胰腺这一器官疾病,逐渐理解重症急性胰腺炎超出胰腺自身而涉及整个腹腔,再认识到疾病影响到全身,是一种全身性疾病。重症急性胰腺炎的治疗原则也随之经历了多次变迁,了解这些历史过程将有助于对本病的进一步理解。

第一阶段:20 世纪 60 年代以前,当时争论的焦点是重症急性胰腺炎应该属于内科治疗还是外科治疗的范畴。1866 年美国外科医生 Senn 最早设想当胰腺发生坏死和脓肿时应采取手术治疗,但未引起广泛关注。1899 年美国病理学家 Fitz 对急性胰腺炎的病理进行了深入的研究,第一次全面描述了急性胰腺炎的发病情况。他认为在发病的早期进行手术治疗有害无益。以后由于部分患者经手术治疗病情好转,Fitz 又改变了自己的观点,于 1903 年提出早期手术是可取的。当 1929 年发现了血淀粉酶升高这一急性胰腺炎的标志性特征后,已不再需要诊断性剖腹手术。对于水肿性胰腺炎,一般采用非手术治疗即可痊愈,可视为内科急腹症。但是约 15% 的患者可发展为重症胰腺炎,部分患者的保守治疗效果很差,当时的病死率甚至高达 90%。直到 1963 年 Watts 报道了一例重症胰腺炎于发病 48 小时行全胰切除治疗获得成功的病例,震惊了当时的医学界,从而为外科治疗重症胰腺炎提供了依据。

第二阶段:20 世纪 70~80 年代,为外科治疗模式,此期间又可以分为两个阶段。

前一阶段是 20 世纪 70 年代,为早期手术模式。从 20 世纪 60 年代开始,美国及西欧国家开展了各种胰腺切除术,包括胰体尾切除、胰十二指肠切除、全胰切除等各种手术方式。这一时期,对重症胰腺炎多数主张手术治疗。此期重症急性胰腺炎一旦诊断,就是手术适应证,必须急诊手术。当时的口号是“抢救尚有生机的胰腺组织”。指导思想是给出血坏死及渗出所致胰腺高压以减压,主流术式为“引流”,要求广泛切开胰腺包膜,松动胰床,彻底减压,放置“栽葱”式引流,附加“三造口”(即胃、空肠、胆道引流),或辅以腹腔灌洗。此期的术后处理也有所加强,病死率有所下降,但仍高达 25%~50%,这对于一个良性疾病来说,还是远不如人意的。直至 20 世纪 80 年代初期,多数医师仍主张重症胰腺炎应早期手术,手术

方式也倾向于扩大,甚至全胰切除术,但手术的总体治疗效果并不理想。

后一阶段是 20 世纪 80 年代,为延期手术模式。这是鉴于早期手术死亡率高、手术后并发症多、再手术率高等严重问题而采取的改进措施。当时的观点是"待坏死界限清楚时手术",指导思想是争取一次手术确定疗效,减少多次手术的病例。术式也有较大改变,规则性切除术应运而生,开放性引流、切口拉链等术式也产生了。但主流术式为清创性切除、引流、三造口,仍有计划性再手术的治疗方案;然而此期病死率仍居高不下,清创切除术病死率在 19%~24%,规则切除术则高达 50%,总病死率仍徘徊在 25% 左右。手术方式虽然很多,并未见哪一种手术方法能显著降低重症急性胰腺炎病死率,其结局是"急性坏死性胰腺炎的现代治疗进步,改变了患者的死亡方式,但不改变患者的命运"。这一时期由于重症监护技术的飞速发展,腹腔灌洗技术的改进,多数患者可以安全度过急性全身炎症反应综合征期,重症胰腺炎主要的死亡原因转变为胰腺及胰周的感染并发症。

第三阶段:20 世纪 90 年代及以后,为综合治疗模式,此期间也可以分为两个阶段。

前一阶段是 20 世纪 90 年代,为外科治疗为主的综合治疗模式,此期间重症胰腺炎仍然被视为外科疾病,但"外科手段并不总奏效"已成共识,生长激素(施他宁)及其类似物(奥曲肽)的临床应用一定程度改善了重症胰腺炎的治疗效果,治疗模式发生转变。这一时期对重症胰腺炎的发病机制有了进一步的认识,由对其病理过程的重视转向对其病理生理过程的重视。1988 年 Rindernecht 提出"白细胞过度活化学说",认为单核/巨噬细胞释放的多种细胞因子造成胰腺及邻近组织细胞损伤,进一步引起粒细胞和内皮细胞过度激活,大量释放损伤性炎症介质,如白细胞介素(IL)-1、IL-6、IL-8、肿瘤坏死因子(TNF)-α 等,造成全身性炎症反应。大量的实验研究揭示,重症胰腺炎不再是单纯的胰腺病,而视为全身性疾病,更加重视胰外的病变。重症胰腺炎不再是简单的"自身消化病"、"无菌性炎症",而是病理变化复杂、多种炎症介质参与、合并细菌感染率高的严重疾病。在此基础上,发现早期外科手术并不能阻断重症胰腺炎的病理生理过程,外科介入亦不能阻止胰腺坏死和感染,也不能带来满意的效果。于 1990 年提出的"个体化治疗方案"及随后"综合治疗体系"的逐步形成,使重症胰腺炎的治疗观点和治疗措施逐渐统一起来。

后一阶段是 20 世纪 90 年代以来的近 10 年,为内科治疗为主的综合治疗模式。这个阶段是前段治疗模式的延续和发展,特别强调"应当重视重症急性胰腺炎的非手术治疗",综合治疗的措施进一步加强,甚至有部分医生认为重症急性胰腺炎仍属内科病,应该内科治疗。尽管这一观点尚不能被广泛认同,但内科治疗的比例在加大,治疗策略和方针是:在全面非手术治疗基础上,对坏死感染的重症胰腺炎采取手术治疗,手术方式应尽可能地简化。外科手术的目的是去除坏死感染的组织,阻止大量的炎症介质入血而引发的级联瀑布反应。强调了早期肠内营养的重要性,针对炎症介质和细胞因子所致 MODS 采取血液透析治疗,针对胰腺微血管特点和微循环损伤而采取活血化瘀治疗和放射介入治疗等,在这一阶段都进行了有益的探索。

近年来,医学技术发展迅速,随着对重症胰腺炎发病机制的深入研究和诊断治疗手段的发展,非手术治疗的疗效得到了很大的提高。多种辅助治疗方法和新的技术手段用于治疗重症胰腺炎,影像学检查技术进步,如 B 超、CT 等可以较准确了解胰腺坏死的范围,并可引导穿刺,明确有无感染,确定手术时机。新型抗菌药物的不断问世使更多的感染得以有效地控制。全胃肠外营养能使危重患者在长期禁食情况下维持正氮平衡,度过危险期。肠内营养技术的发展进一步提高了营养支持的效果,可以降低肠道菌群移位导致的内源性感染,并降低了费用。生长抑素的应用可以更好地抑制胰液分泌、缓解疼痛和降低病死率。加强监护在重症胰腺炎治疗中的地位日益重要,也取得了较好疗效。内镜逆行胰胆管造影术(ER-CP)和内镜下括约肌切开术(EST)等技术的发展,使胆源性胰腺炎患者可以通过内镜解除胆道梗阻。另有许多研究支持用腹腔镜胆囊切除术代替开腹手术。血液透析和血滤有助于帮助患者度过危险期,从而避免手术。应用氟尿嘧啶和抗菌药物区域动脉灌注治疗重症胰腺炎也获得了满意的结果。

重症急性胰腺炎 50 年的变迁不是简单的内科模式与外科模式的交替,不是简单的早期手术与延期手术的变更,也不是简单的主与次的争论,而是不断总结经验和教训,在治疗模式转换中提高和完善。特别值得重视的是,自 20 世纪 90 年代初开展了对重症急性胰腺炎的中医辨证分期和分型论治,在临床上取得了满意疗效,病死率下降。实践证明,采用辨证论治的中西医结合治疗是根本改善重症胰腺炎病死率高的一条重要途径。

第二节 重症急性胰腺炎的病理生理特点

一、发 病 原 因

(一) 急性胰腺炎发病原因

急性胰腺炎的病因比较复杂,确切的病因至今仍未充分阐明,已知多种危险因素参与急性胰腺炎的发生,而且在不同的国家和地区这些危险因素也不尽相同。在欧美国家急性胰腺炎的发生多与酗酒有关,而在亚洲地区特别是我国,则以胆道疾病引起的胰腺炎最为多见。临床上胆道疾病与酗酒构成急性胰腺炎危险因素的 70% ~ 80% ,其他的则与胰管狭窄、高脂血症、ERCP 术后、感染、创伤、高钙、药物、妊娠等有关,尚有 5% ~ 10% 的患者找不到明确的致病危险因素,称之为特发性胰腺炎(idiopathic pancreatitis)。有学者将急性胰腺炎的致病危险因素概括为机械性、代谢性、缺血性、感染性、遗传性、混合性和特发性等几类。下面就常见的急性胰腺炎危险因素分别进行介绍。

1. 胆道疾患 胆胰管"共同通路学说"(common channel theory)是胆源性急性胰腺炎发生的解剖基础,早在 1901 年 Opie 发现结石嵌顿胆管下端造成感染性胆汁反流至胰管内,从而引起急性胰腺炎。近年有学者提出"结石迁移理论"(gallstone migratory theory),即胆管结石移动经过 Vater 壶腹,刺激壶腹黏膜引起乳头水肿和 Oddi 括约肌痉挛,致使胆汁反流入胰管而引起急性胰腺炎的发生。胆道疾病是我国急性胰腺炎发生最常见的病因,约占 50% 以上。胆管炎症、结石、寄生虫、水肿、痉挛等病变使壶腹部发生梗阻,加之胆囊收缩,胆管内压力升高,胆汁通过共同通道反流入胰管,激活胰酶原,导致胰腺自身消化而引发胰腺炎。此外,胆石、胆道感染等疾病尚可造成 Oddi 括约肌功能障碍,十二指肠液反流入胰管,激活胰腺消化酶诱发急性胰腺炎。

近年来研究认为,"胆道微结石"已经成为急性胰腺炎病因研究的热点。胆道微结石指的是直径 2 ~ 3 mm 的胆固醇结晶、胆红素颗粒和碳酸钙颗粒等,这种胆道微结石更容易引起急性胰腺炎发作。但大部分患者的 ERCP 及影像学检查难以发现胆道的微结石,因此常易被误诊为特发性胰腺炎。胆道微结石如何引起胰腺炎尚不清楚，除传统的"共同通道"学说解释外，有人认为与胆道微结石在壶腹部移动时的一过性刺激、压迫 Oddi 括约肌有关。

2. 酒精　尽管酒精介导的急性胰腺炎致病机制尚不清楚，但毫无疑问酗酒和急性胰腺炎的发生有明确的关系。酒精性胰腺炎可以是急性发作，但大多数为慢性经过。急性胰腺炎的发生与摄入酒精量存在明显相关性，如果每周摄入酒精超过 420 g，则发生胰腺炎的风险大大增加。在西方国家，酒精中毒是急性和慢性胰腺炎的主要原因。美国每年有 1/2 ~ 2/3 的急性胰腺炎与酒精中毒有关。据国外资料统计，酗酒者中 0.9% ~ 9.5% 发生临床型胰腺炎，17% ~ 45% 在病理上有胰腺炎证据。实验研究和临床观察发现，酒精可能通过以下途径引起急性胰腺炎：①刺激胃窦部 G 细胞分泌胃泌素，增加胃酸分泌，进而引起十二指肠内酸化，促进促胰液素分泌增加；②引起十二指肠内压升高，Oddi 括约肌痉挛，乳头水肿，导致胰管内压升高；③影响胰腺外分泌功能，在胰管内产生蛋白沉淀物，阻塞胰管而引起胰腺炎发生。

3. 代谢异常　高脂血症使血液黏稠度增高，血清脂质颗粒阻塞胰腺血管，导致胰腺微循环障碍，胰腺缺血、缺氧。血清三酰甘油水解释放大量有毒性作用的游离脂肪酸，诱发局部微栓塞的形成及毛细血管膜的损害。有报道多种原因（如药物、糖尿病、遗传、妊娠及家族性高乳糜微粒血症）所致的高三酰甘油血症占急性胰腺炎病因的 6.9%。

高钙血症如甲状旁腺功能亢进、多发性骨髓瘤、妊娠期或维生素 D 中毒时，钙离子可刺激胰腺分泌、激活胰酶，在碱性胰液中易形成结石、钙化，阻塞胰管，肾细胞癌因甲状旁腺素样多肽物质水平增高亦可诱发急性胰腺炎。

随着我国国民经济的飞速发展，我国急性胰腺炎病因学也逐步西方化，胆石病引发的胰腺炎、酒精性胰腺炎、高脂血症性胰腺炎占全部发病原因的 2/3 以上。

4. 缺血　胰腺对缺血极为敏感，各种原因引起的胰腺缺血性损伤是急性胰腺炎发生的直接因素。除严重低血容量性休克导致胰腺缺血外，胰腺动脉栓塞和血管炎引发的微小栓子也可造成胰腺缺血、梗死，甚至急性胰腺炎。缺血引起的急性胰腺炎在临床上诊断较难，常易误诊，在特发性胰腺炎的鉴别诊断时应重视。

5. 感染　某些急性传染病如伤寒、猩红热、脓毒症等，严重腹腔感染包括急性胆道感染等，均有可能成为急性胰腺炎的病因。据报道，有些病毒如腮腺炎病毒、柯萨奇病毒及巨细胞病毒等也可引起急性胰腺炎。

6. 手术和创伤　腹部钝伤挤压胰腺实质或胰腺穿透伤、腹腔手术操作损伤胰腺，均有可能引起胰液外溢或胆液肠液反流而诱发急性胰腺炎。ERCP 引发的胰腺炎在临床上占 0.5% ~ 5%，多由于注射造影剂过多或压力过高所致。大多数患者属于轻型胰腺炎，多能自愈；但有少部分患者可发展为重型胰腺炎，甚至引起死亡，故应引起临床重视。

7. 药物　药物引发的急性胰腺炎近年来在临床报道越来越多，常用药物如氢氯噻嗪、糖皮质激素、磺胺类、硫唑嘌呤、华法林、拉米夫定、司坦夫定、印地那韦、丙戊酸（VPA）、他汀类药物等可导致急性胰腺炎。

8. 肿瘤或寄生虫　胰腺或十二指肠乳头附近的良恶性肿瘤压迫胆胰管致梗阻、缺血或直接浸润激活胰酶可诱发急性胰腺炎。有些寄生虫如蛔虫、华支睾吸虫感染引起胆胰管梗阻也是胰腺炎发生的原因。

9. Oddi 括约肌功能障碍　Oddi 括约肌功能障碍（sphincter of Oddi dysfunction，SOD）是指一种发生在 Oddi 括约肌的良性、非结石性胆管阻塞，并可导致腹痛、胆固醇沉积和（或）

胰腺炎。但 SOD 临床诊断困难,最准确的诊断方法是 Oddi 括约肌测压法(sphincter of Oddi manometry,SOM),但目前诊断 SOD 仍以判断主观症状为主,故很难确定其发病率。

10. 遗传性 遗传性急性胰腺炎临床比较少见,最早于 1952 年报道,通常为常染色体显性遗传,已证实为阳离子胰蛋白酶原 N21 和 R117H 基因突变所致。

11. 特发性胰腺炎 约 10% 的急性胰腺炎未能发现明确病因者,临床上称之为"特发性胰腺炎",其发生率国内外报道差异较大,但其中部分经进一步检查能够发现明确病因如胰管小结石、SOD、胰腺分裂或其他少见病因如遗传性胰腺炎、囊性纤维化、胆总管囊肿、环状胰腺、胰胆管合流异常等。

(二) 急性胰腺炎重症化因素

急性胰腺炎是由胰酶激活后引起胰腺组织自身消化所致的急性化学性炎症,这是急性胰腺炎发病机制研究中占主导地位的理论。而急性胰腺炎的重症化机制则是一个复杂的、多因素参与的病理生理过程,虽然近年的研究进展很快,也提出了许多新学说,但确切的发病机制至今尚未完全明了。

重症急性胰腺炎发病机制:传统的"胰酶异常激活和自身消化学说"已不能全面阐明重症急性胰腺炎的发病机制及其复杂的病理生理进程,近年研究认为,除了"酶自身消化"学说外,人们还认识到"白细胞过度激活"学说、"炎症因子级联瀑布效应"学说、"胰腺血液循环紊乱"学说、"肠道细菌移位、内毒素血症及感染二次打击"学说、"细胞凋亡"学说等多种理论与重症急性胰腺炎的发病机制密切相关。

1. 胰酶消化学说 各种原因导致胰腺防御机制受到破坏,胰蛋白酶原被激活,后者又激活了其他酶反应,如弹性蛋白酶、激肽释放酶、脂肪酶、磷脂酶 A_2 等,导致胰腺及其邻近组织炎症、水肿、出血、坏死等改变。消化液和坏死组织液经血循环、淋巴管途径输送到全身则可诱发全身多脏器损害。急性胰腺炎时胰蛋白酶、糜蛋白酶、磷脂酶 A_2、胰弹性蛋白酶、组织蛋白酶、淀粉酶等活性水平均显著升高,且与疾病的严重程度密切相关。目前研究发现,胰蛋白酶原的激活与溶酶体水解酶(组织蛋白酶 B)异常接触或共存密切相关;应用组织蛋白酶 B 抑制剂可减轻急性胰腺炎严重程度。胰蛋白酶原激活肽(trypsinogen activation pep-tide,TAP)是胰蛋白酶原激活后由胰蛋白酶释放出的一种多肽,一分子胰蛋白酶原激活可产生一分子 TAP,它不与胰蛋白酶抑制物结合,迅速随尿排出,定量测定组织和体液中的 TAP 水平可以直接反映胰蛋白酶原激活的程度。有资料证实,与红细胞比容相比,尿 TAP 水平能够更为准确地判断急性胰腺炎患者的严重程度。

2. 炎症介质和细胞因子的释放 1988 年 Ringerknecht 等首次对传统观点胰蛋白酶激活引起急性胰腺炎全身表现提出质疑,并提出吞噬细胞过度刺激中性粒细胞导致毒性物质,如氧自由基、白三烯和 TNF-α 的产生能造成不同程度的全身炎症反应,进而导致多器官功能衰竭。随后大量研究提示,急性胰腺炎的发病不仅局限于胰腺本身,还累及全身,这些改变可使体内单核/巨噬细胞、中性粒细胞和淋巴细胞产生多种细胞因子,加剧了胰腺和全身反应,这就是白细胞过度激活学说的基本内容。参与这一病理过程的主要炎症介质与细胞因子包括:氧自由基、前列腺素/环氧合酶、一氧化氮(NO)/一氧化氮合酶、胰血管舒缓素/激肽系统、白三烯、补体、黏附因子、单核细胞趋化蛋白-1、IL-1、IL-2、IL-6、IL-8、IL-10、IL-18、血小板活化因子、TNF 及其受体、核因子(NF)-κB 等。

在中性粒细胞和内皮的相互作用下导致缺血再灌注现象,诱导前列腺素和血小板活化因子的合成,后者是一种强力的炎性介质,可引起血小板和中性粒细胞聚集、毛细血管通透性增加等损害。在众多的细胞因子中,由单核细胞、巨噬细胞、T 细胞和肥大细胞所产生的 TNF-α 是胰腺炎最早升高的细胞因子,发挥关键作用。低浓度的 TNF-α 主要作为白细胞和内皮细胞的调节分子调控炎症反应和促进组织修复;而在高浓度时($\geq 10^{-8}$ mol/L),TNF-α 的产生超过了组织中 TNF-α 受体的数量,过量的 TNF-α 进入血循环,不仅自身激活,还能促进其他细胞因子的合成与释放,引起连锁和放大反应,即所谓的瀑布样级联反应。

IL-1 是一种由胰腺产生的前炎症细胞因子,在疾病早期起重要作用,在重症急性胰腺炎动物模型中,使用 IL-1 受体拮抗剂可使病死率下降 30% ,而且使用 IL-1 受体拮抗剂亦可明显降低 IL-6 和 TNF-α 的浓度。IL-1 由前 IL-1 经 IL-1 转换酶(ICE)作用产生,它与 TNF-α 具有许多相同的生物学活性,如致热作用、促进细胞分解代谢、产生急性反应期的蛋白以及使内皮细胞分泌前列腺素(PG)I_2 和血小板活化因子等,这将导致炎症范围的进一步扩大以及炎性介质、破坏性酶类、氧自由基分泌的增加。IL-1 还可协同 TNF-α 加重诱发器官损伤,它对粒细胞具有趋化和激活作用,可通过自分泌或旁分泌刺激其他炎性介质如 IL-8 和 IL-6 等的产生。

IL-6 主要由单核/巨噬细胞产生,具有广泛的促炎效应,如促进 B 细胞活化、增生并最终分化为浆细胞,增加免疫球蛋白合成,并能促进 T 细胞分化增生,增强急性期反应,导致组织损伤。血清中 IL-6 水平可反映急性胰腺炎的严重程度,无并发症的急性胰腺炎与有并发症的患者 IL-6 水平相比存在显著性差异,IL-6 水平大于 140 U/L 时可视为重症急性胰腺炎的指标。

IL-8 是一种主要由中性粒细胞产生的强有力的中性粒细胞趋化因子和活化因子,它由单核/巨噬细胞、内皮细胞产生,具有激活诱导 T、B 细胞分化,增强 NK 细胞杀伤靶细胞,促进吞噬等功能,在中性粒细胞介导的组织损伤中起重要作用。目前认为,TNF-α、IL-1、IL-6 诱发的炎症反应很大程度上是通过诱导以 IL-8 为代表的趋化因子的产生而实现的。

最近研究发现,与急性胰腺炎关系较密切的 TNF-α、IL-1、IL-6 及 IL-8 等炎性细胞因子的基因启动子上都有 NF-κB 的结合位点,因此其表达在基因水平上受到 NF-κB 的调控。NF-κB 是一种广泛存在于细胞中具有多向性转录调节作用的蛋白分子,它能与多种细胞因子、黏附分子基因启动子部位的 κB 位点发生结合,增强这些基因的转录和表达,导致 TNF-α、IL-1、IL-6、IL-8、细胞间黏附分子(ICAM)-1 和 P-选择素等基因的过度表达。因此,NF-κB 在重症急性胰腺炎发病中的作用日益受到人们的关注。

3. 胰腺微循环障碍　作为急性胰腺炎的启动、持续和加剧损害的因素,胰腺微循环障碍的作用近年来已越来越受到重视。胰腺的解剖学特点决定了胰腺易发生缺血和坏死。胰腺小叶是胰腺循环形态学的基本单位,其血供进入小叶后呈树枝状分支,相邻小叶内动脉之间及其分支之间无吻合支存在,属终末动脉,所以小叶内微动脉易因高脂血症、动脉粥样硬化、胰动脉血栓、结节性多动脉炎、系统性红斑狼疮和恶性高血压等疾病引起痉挛、栓塞、血栓形成或间质水肿而出现所支配区组织供血不足,这可能是急性胰腺炎发病的始动因子。而胰腺持续缺血可能是急性胰腺炎持续恶化的重要因素,大量的血管活性物质如缓激肽(BK)、血小板活化因子、内皮素(ET)、NO 等均在胰腺微循环障碍中发挥重要作用。

缓激肽是在激肽释放酶作用下由激肽原生成的血管活性介质,它与微血管内皮细胞上 BK 受体(B1、B2 受体)结合而发生作用,其对胰腺微循环的影响仍不十分清楚。血小板活化因子是由白细胞、血小板和微血管内皮细胞等产生,它可通过影响微血管管径、通透性和白细胞滚动、黏附与游走而加剧胰腺微循环障碍。在急性胰腺炎动物模型中观察到,使用血小板活化因子受体拮抗剂来昔帕泛(lexipafant)既能减轻胰腺组织水肿,抑制血浆白蛋白渗入间质,也能抑制胰腺白细胞浸润和血清 IL-1 水平升高。

内皮素是内皮素前体原水解而成的多肽,是一种极强的缩血管介质。ET 包括 ET-1、ET-2、ET-3 和 VIC 4 种异性肽形式。有研究发现,ET-1、ET-2 和 ET-3 均可导致微循环损害、组织损伤和炎症。ET-3 所致损害较轻,ET-1 对微循环的损害最重,而 ET-2 更倾向于诱发白细胞介导的炎症。临床观察发现,重症胰腺炎患者血浆 ET-1 浓度异常升高,而动物模型也可检测到胰腺中有 ET-1 mRNA 表达,因此认为 ET-1 会加剧内脏微循环障碍并可使胰腺和肠道因持续缺血而最终造成坏死。

NO 是在 NO 合酶(NOS)催化下由 L-精氨酸生成的一种最强的舒血管介质。目前大多数学者认为,低水平的 NO 通过舒张血管平滑肌降低外周阻力,维持正常血压,减少血小板聚集和改善微循环等途径对胰腺起保护作用;而 NO 合成释放过多,就会通过多种机制使重症胰腺炎病变加重。临床资料证实,重症急性胰腺炎患者早期血清 NO 水平升高,而随着血清 NO 水平升高幅度加大,患者并发脓毒症的比例和病死率均显著上升。目前临床上通过使用低分子右旋糖酐、复方丹参等药物来改善胰腺微循环灌注、降低血黏度、抗血栓形成以治疗急性胰腺炎的理论依据就在于此。

4. 肠道细菌移位与"二次打击"学说 近年来越来越多研究表明,肠道细菌移位是急性胰腺炎感染的主要原因,有学者提出关于重症急性胰腺炎并发感染最终导致 MODS 的"二次打击"学说,认为在重症急性胰腺炎发生后,由于组织缺血、损伤、坏死、内毒素血症等原因造成循环中 TNF-α 和 IL-1β 等水平升高,进一步刺激 IL-6 和 IL-8 等细胞因子产生,造成体内第一次高细胞因子血症。此时激活的中性粒细胞聚集于肺、肝脏等器官。随着病情恶化,机体大量水分丢失,心排血量和肠血流量减少,肠黏膜缺血-再灌注损伤,黏膜屏障功能减退及肠道菌群紊乱,在这样的条件下,肠道细菌就易于穿越黏膜屏障进入组织而发生定植。如果发生细菌移位、感染等并发症,则可刺激巨噬细胞产生致炎症细胞因子,引起循环中第二次细胞因子高峰,从而过度激活中性粒细胞,引发多脏器损伤,最终导致 MODS。所以,为了防止肠道细菌穿过肠黏膜屏障发生移位感染,临床早期积极补液以保持各组织器官有效灌流量,系统性地选用能透过血-胰屏障的抗菌药物防止感染是治疗重症胰腺炎的必要手段;并且对于重症患者早期应用肠内营养(EN)可显著降低感染率,降低外科手术概率,并可缩短住院时间。

5. 细胞凋亡 在急性胰腺炎的发展过程中,如细胞以坏死方式死亡,则会伴随剧烈的炎症反应,易产生瀑布样级联反应,病情严重,并向重症胰腺炎发展;如果胰腺腺泡细胞以凋亡方式死亡,伴随炎症反应轻微甚至不伴有炎症反应,病情向轻症胰腺炎发展,可见细胞凋亡程度与胰腺炎的病情呈负相关,不少动物实验已证实,采用诱导细胞凋亡的方法可以减轻急性胰腺炎的病情。

业已明确,细胞凋亡受多基因调控,其信号传递途径也呈多样性,其中以 TNF 诱导作用的研究为最多,现已知它主要通过 Fas/FasL 途径诱导凋亡;其次可通过神经酰胺,其中细胞线粒体功能的改变可诱发细胞凋亡,可见细胞线粒体在凋亡细胞中的重要地位。有关 Bax 促凋亡基因和 Bcl-2 抑凋亡细胞基因的临床应用及其价值正在研究中。

6. 胰腺腺泡内钙超载 近年来,一些学者关注胰腺细胞内的变化,尤其是细胞内 Ca^{2+} 超负荷在重症急性胰腺炎病理生理中的作用受到普遍重视。

在静息状态下,胰腺腺泡细胞内 Ca^{2+} 稳定在 150 mmol/L 水平左右,刺激状态时 Ca^{2+} 呈波动性变化。腺泡细胞依赖 Ca^{2+} 稳态的各种调节机制[环磷酸鸟苷、磷脂酶 C、三磷酸肌醇(IP3)、细胞膜及内质网膜的 Ca^{2+},Mg^{2+}-ATP 酶],维持细泡膜内外 Ca^{2+} 的电化学梯度差(细胞外 Ca^{2+} 是细胞内的 10^4 倍)。急性胰腺炎时腺泡细胞内钙浓度急骤持续升高(即钙超载)已为大量实验研究证实,但机制尚不完全清楚。目前认为,一方面由于细胞膜完整性受到损害,细胞外 Ca^{2+} 可在电化学梯度作用下经异常开放的 Ca^{2+} 通道大量流入细胞,造成细胞内的钙超载;另一方面,急性胰腺炎时细胞外的分泌因子(乙酰胆碱、CCK)激活细胞膜表面的相应受体使鸟苷酸环化,释放能量,活化效应器磷脂酶 C,促使细胞内磷脂酰肌醇-4,5-二磷酸(PIP2)转化为 IP3 和二酰甘油(DG),IP3 可激活内质网上 IP3 受体,促使钙库内 Ca^{2+} 大量释放,细胞内 Ca^{2+} 浓度急骤增高。此外,急性胰腺炎时各种原因引起的 ATP 减少及生物膜的损伤均可影响 Ca^{2+},Mg^{2+}-ATP 酶活性,使之无法有效地将细泡内的游离钙泵回到钙库及泵出到细胞外,进一步加重细泡内 Ca^{2+} 增高。腺泡细胞内异常的 Ca^{2+} 升高干扰正常细胞信号,破坏细胞骨架及加剧线粒体功能的紊乱,腺泡细胞脱水,抑制胰酶分泌导致胰蛋白酶原激活造成腺泡细胞损伤。钙离子拮抗剂维拉帕米可以减轻小鼠重症胰腺炎的病变程度,提高动物的生存率。因此,进一步探讨急性胰腺炎早期细胞活动中 Ca^{2+} 稳态的异常对胰腺细胞结构和功能的作用,将为重症急性胰腺炎的发病机制提供客观依据,也为预防和治疗胰腺炎开辟新方向。

7. 其他诱发和加重因素 磷脂酶 A_2(PLA_2)在胰腺自身消化和胰腺组织出血坏死过程中具有重要作用。PLA_2 可使胆汁中的卵磷脂和脑磷脂变为具有细胞毒性的溶血卵磷脂和溶血脑磷脂,破坏细胞膜的磷脂成分,使细胞坏死而导致胰腺组织损害。重症急性胰腺炎患者可检测到血 PLA_2 活性异常升高,最初人们认为 PLA_2 来源于胰腺外,现在普遍的观点是其 I 型和 II 型两种异构酶主要参与急性胰腺炎中 PLA_2 水平升高。I 型 PLA_2 来源于胰腺,而 II 型 PLA_2 产自胰腺外。与 II 型 PLA_2 不同的是,I 型 PLA_2 可耐 60℃ 高温达 1 小时。未活化的 I 型 PLA_2 可被胰蛋白酶激活。临床资料表明,血清中活化的 I 型 PLA_2 与急性胰腺炎的严重并发症相关,与血清总 PLA_2 活性相比,活化的 I 型 PLA_2 浓度可作为判断重症胰腺炎预后的一个指标。

除 PLA_2 外,氧自由基在重症急性胰腺炎发病机制和疾病进展中也发挥重要作用。急性胰腺炎时氧自由基产生增加且清除系统功能下降,胰腺组织内氧自由基增多,机体处于严重的氧化应激状态而产生一系列病理生理变化。动物实验研究发现,尽管氧自由基是导致组织损害的主要介质,但仅在细胞外生成的氧自由基本身并不能明显加重胰腺炎的酶学和形态学改变,因此体内的其他因子也一定参与了触发急性胰腺炎的发病过程。

综上所述,重症急性胰腺炎是由多种因素参与的复杂的病理生理过程,各因素之间既相互独立又相互渗透,共同促进疾病的发生与发展。但目前仍缺乏对重症急性胰腺炎发病机制和病理变化的足够认识,因此应不断深入研究重症急性胰腺炎病变发生与发展中的启动因子和恶化因子,以及它们之间的相互影响和制约关系,这对于急性胰腺炎的治疗有着深远的意义。

二、急性胰腺炎的自然病程

（一）基于病理变化的自然病程

1. 历史回顾 急性胰腺炎的自然病程与病理生理变化相关,轻型急性胰腺炎多为自限性疾病,而重症者常表现为局部和全身炎症反应,并能导致 MODS。尽管基础实验与临床研究阐述了急性胰腺炎发病早期阶段的病理生理变化,但仍有一些病理过程未阐明,如炎症级联反应、受到首次打击后腺泡细胞与导管细胞的功能变化等。从病理形态学上看,急性胰腺炎严重程度不同,轻者仅表现为胰腺间质水肿,重者可有胰腺、胰周及腹膜后组织坏死。20 世纪 80 年代初,德国 Ulm 大学按照病理形态学和细菌学指标,将急性胰腺炎分为间质水肿型胰腺炎、无菌性坏死性胰腺炎、感染坏死性胰腺炎、坏死性胰腺炎伴胰周和腹膜后脂肪坏死、胰腺脓肿及急性期后假性囊肿形成共六类。而胰腺坏死的形态特征往往又是胰腺炎严重程度与患者总体生存率的主要决定因素,因为胰腺病理形态变化程度与机体局部和全身并发症发生率相关,而且局部和全身并发症发生的严重程度与频率又随胰腺内和腹膜后组织坏死范围的扩大而增加。

2. 过度炎症反应 起病的 24~48 小时内是急性胰腺炎的关键时期,实验研究与临床观察发现这一时期的特征是机体低灌流状态,产生的原因主要是大量液体滞留在胰腺内、胰周及腹膜腔内,20%~30% 的患者可表现为重症过程,如早期的低血压或休克、过度炎症反应所致肺、肾、心血管、肝脏及消化道功能不全等,而这些重要脏器功能障碍是急性胰腺炎严重度的全身性表现。坏死性胰腺炎早期,胰腺对损伤的反应导致促炎细胞因子、化学趋化因子和其他生物活性物质(如 PGF-α、儿茶酚胺、皮质类固醇等)的大量释放,同时局部炎症反应又能产生抗炎细胞因子,这些生物活性物质共同存在于血液循环。许多动物实验与临床研究证实,循环中细胞因子与生物活性物质的水平与机体多器官功能不全,乃至多脏器功能衰竭的发生密切相关。胰腺组织坏死的存在又能增加机体产生局部及全身并发症的机会,绝大多数急性胰腺炎患者发展为早期或晚期脏器功能衰竭多与胰腺坏死有关;而尸检也发现 80% 死亡的病例中有胰腺坏死存在。尽管间质水肿型胰腺炎也可能出现胰腺实质的坏死,但坏死范围并不显著。有一项研究对 205 例急性胰腺炎病例行术前增强 CT 和术中测定来评估胰腺坏死范围,结果表明 39% 的病例表现为局灶性坏死(坏死范围<30% 的胰腺实质),其病死率仅为 8%;37% 的病例坏死范围占据了 30%~50% 的胰腺实质,其病死率达到 18%;25% 的病例坏死范围超过 50% 的胰腺实质,此时病死率高达 26%。除了胰腺实质坏死外,胰外腹膜后脂肪组织的坏死,如小肠和结肠系膜间隙、肾周间隙、结肠旁和结肠后间隙脂肪坏死,是影响疾病过程的主要决定因素,既决定着病情的严重程度,又与患者的并发症发生率和病死率有关。横结肠系膜的坏死和结肠壁的穿孔预示着坏死性胰腺炎预后不良。不论是胰腺实质坏死,还是腹膜后脂肪组织坏死,均能增加坏死组织细菌污染的风险。

3. 器官功能损害 在临床上,部分病例在发病 72 小时内即出现单个脏器功能衰竭,甚至多脏器功能衰竭(MOF),称之为早期重症急性胰腺炎(ESAP)。这些病例常有胰腺的广泛坏死,虽经积极的重症监护治疗,仍有 30%~50% 的患者对治疗无反应并最终并发 MOF,死亡率极高。重症急性胰腺炎早期死亡的主要原因是全身炎症反应综合征并发的早期 MODS。根据增强 CT 扫描和血清 C 反应蛋白(CRP)检测,坏死性胰腺炎发生全身炎症反应的时期在发病的第 1 周左右。一旦患者度过了危险的第一期,就进入感染并发症期,主要表现为感染性胰腺组织坏死所致脓毒症,致病微生物来源于肠道革兰阴性细菌移位。胰腺感染的定义包括几种不同的病理形态改变,如坏死组织感染、胰腺脓肿和感染性胰腺假性囊肿。根据病理形态学和细菌学观察,坏死性胰腺炎感染期出现的峰值一般在发病的第 3 周,而且有 70% 以上的病例能观察到感染性坏死的存在,但临床上只有 17% 的患者表现出明显的感染性坏死的症状。胰腺脓肿仅发生在约 5% 的坏死性胰腺炎患者。部分病例虽然有胰腺内外的广泛坏死,以及腹膜后脂肪组织的坏死,临床上也存在脓毒症的症状,但并无细菌感染,更找不到感染灶,这些广泛的无菌性坏死(增强 CT 扫描显示>50% 的胰腺坏死范围)通常发展为局部并发症和 MODS,进一步影响到肺、肾、肝、心血管和肠道的功能,表现为持续加重的上腹痛、严重的麻痹性肠梗阻及上腹部可触及的包块。

4. 肠屏障损害和肠源性感染　重症胰腺炎肠黏膜通透性增高而致革兰阴性菌、革兰阳性菌和内毒素的移位是引起胰腺坏死组织感染的主要病原微生物来源,术中或经皮穿刺抽吸细菌培养和涂片均提示来自肠道的革兰阴性杆菌是常见的致病微生物,如大肠杆菌,其次为肠球菌和克雷伯菌属。坏死性感染中有一半的病例是单一微生物感染,1/3 的病例是多重微生物感染,在不及 20% 的病例中可以有肠杆菌、葡萄球菌、厌氧菌和真菌的感染。研究发现细菌移位的途径中,通过肠道的淋巴途径是最主要的途径,其他的途径还包括横结肠的微穿孔、血源性感染、巨噬细胞和多形核白细胞的带菌迁移等。前瞻性临床研究发现,坏死性胰腺炎过程中感染的发生率随时间的推移而增加,在发病的第 1 周只有 25% ,第 2 周时达到 44% ,第 3 周时达高峰,为 60% 。一旦有坏死组织的感染,即使给予强有力抗菌药物、早期肠内营养和液体治疗,病死率仍较无菌性胰腺坏死明显升高。然而广泛的无菌性坏死的患者也容易出现全身并发症,甚至 MOF,其病死率介于 35%~68% 。

5. 后期并发症　重症急性胰腺炎后期的并发症发生率很高,胰腺外分泌功能不全的发生率超过 70% ,其中有一半患者需要长期的胰酶替代治疗。Halonen 等在对 283 例重症急性胰腺炎患者的长期随访中发现,在随访的 66 个月中,有 87% 的患者恢复劳动;在随后的多年随访中,10% 的患者死亡,主要死于酗酒和胰腺炎相关并发症,特别是糖尿病。重症胰腺炎患者的住院病死率为 25% ,后期病死率为 10% ,提示 1/3 的患者最终死于该病。在欧洲发达国家,酒精性胰腺炎是主要的病因,相当一部分患者出院后继续饮酒,这是导致并发症发生率与病死率高的原因。

(二) 重症急性胰腺炎的病程分期

在重症急性胰腺炎的整个病程中,各种并发症的发生是疾病本身、患者机体反应及治疗因素综合作用的结果,它们反映了病程不同时期的临床特点。通过多年来对重症急性胰腺炎并发症的观察、总结,人们逐步认识了其病程演进的大致规律,将其病程分为 3 个阶段:

1. 急性反应期　本期为发病最初阶段,约 10 天,主要并发症为急性呼吸窘迫综合征(ARDS)、急性肾衰竭、脑病、休克,是由于异常激活的胰酶,在造成胰腺本身损伤的同时,激活了机体炎症细胞,释放大量炎性介质、细胞因子,包括 IL-1、IL-2、IL-6、TNF-α、氧自由基等,触发了机体一系列的炎症免疫反应,释放出溶酶体酶、弹力蛋白酶等,引起细胞代谢紊乱,正常的血流动力学遭到破坏,全身血管通透性改变,组织器官的灌注、供氧不足,又加剧了机体的炎症反应,使机体处于一种应激反应状态,导致全身各器官系统的障碍。因此,本期的主要临床表现为休克、肾衰竭、ARDS、脑病等,这也是早期患者死亡的主要原因。在病程的前 10 天是出现 ARDS、肾衰竭、休克、脑病的高峰。部分患者经积极的抗休克,改善血流动力学状态,腹腔灌洗稀释胰酶,减少酶的损害,胰休息治疗,抗胰酶制剂的使用,全身支持治疗,以及预防性抗菌药物治疗等,及时纠正了一系列的病理生理改变,度过了急性反应期。但肠道黏膜屏障的损害却很难逆转,在合并机体免疫力降低的情况下,肠道细菌和毒素发生移位,侵入门静脉和全身血循环,发生内源性感染,病程进入全身感染期。

2. 全身感染期 继急性反应期之后为全身感染期,持续约 2 个月,以全身细菌感染及随后的深部真菌感染或双重感染为临床特点,此期主要并发症为全身性细菌感染、深部真菌感染,还有其他一些并发症,如局部创口出血、胃肠道出血、胰瘘、胃肠瘘、胆瘘等。肠道移位的内毒素与细菌可激活巨噬细胞、中性粒细胞,并可引发级联反应,释放多种炎性介质,再度加剧组织缺氧、微循环障碍。同时,内毒素通过 TNF-α、氧自由基等炎性介质与细胞因子的作用产生一系列有害反应。由此,感染引发了病程中期的器官损伤,如急性肺损伤、ARDS、胃肠功能障碍/衰竭,再度形成 MODS 发病高峰,而 MODS 的发生则更加剧了机体感染的严重程度,且往往难以控制。此期,主要源自呼吸机应用、手术操作、手术敷料更换、腹腔灌洗或深静脉导管等医源性感染。全身性感染是此期病例的主要死亡原因。这一阶段出现一定程度的消化道瘘及残余感染的发生,主要是由于病程发展到这一阶段,患者多有营养不良及免疫力低下,合并手术引流不彻底或加重感染等因素存在所致。

3. 残余感染期 此期发生在 2～3 个月后,临床表现为严重的全身营养不良,低热,手术后引流口长期不愈,造影证实有腹膜后残腔,瘘道外口虽只有 1 或 2 个,但瘘道常是多数的、网状的,往往合并有胰瘘或胃肠道瘘。多数病例经过全身感染期的积极抗感染及适时的手术引流,可获得痊愈,而部分病例的感染未得到完全控制,病程迁延至此期。残余感染都是由于引流不畅(尤其是胰外侵犯区)而产生的腹膜后残腔。胰瘘、肠瘘、胃瘘多与患者营养状态不佳有关,但术后引流管放置时间过长、引流管压迫亦是引起消化道瘘不容忽视的因素。

第三节 重症急性胰腺炎的严重程度和预后评价

目前判断急性胰腺炎严重程度和预后的方法主要有临床评价系统,包括 Ranson 标准(表 26-1)、APACHE Ⅱ 评分系统(表 26-2)和 Balthaza 急性胰腺炎 CT 分级标准(表 26-3)等。早期明确重症急性胰腺炎有助于对患者密切的临床监测和有力的支持治疗,有助于防止并发症的发生和改善预后。

1. Ranson 标准 有人分析了 100 例急性胰腺炎(其中 31% 为重症),以评分大于或等于 3 判断为重症,其敏感度为 65%,特异度为 99%,阳性预测值为 95%,阴性预测值为 85%,而且病死率随着 Ranson 评分的升高而上升。荟萃分析显示,Ranson 标准判断急性胰腺炎严重程度的敏感度为 75%,特异

表 26-1 Ranson 胰腺炎重症度标准

入院时
1. 年龄>55 岁
2. WBC>16×10⁹/L
3. 血糖>11.2mmol/L
4. 血清 LDH>350 IU/L
5. 血清 GOT>250 U/L
入院后 48 小时
6. Ht 下降>10%
7. BUN 上升>1.79mmol/L
8. PaO₂<8 kPa
9. 血清 Ca²⁺<2mmol/L
10. 碱缺失>4mmol/L
11. 估计液体隔离量(包括进入第三间隙)>6 L

表 26-2　急性生理功能和慢性健康状况评分系统Ⅱ

姓名＿＿＿＿　性别＿＿＿＿　年龄＿＿＿＿　住院号＿＿＿＿　日期＿＿＿＿

APACHE Ⅱ评分表

A. 急性生理学评分:[　　分]

生理学变量	评分		评分标准									说明
	数值	评分	+4	+3	+2	+1	0	+1	+2	+3	+4	
1. 肛温(℃)			≥41	39~40.9		38.5~38.9	36~38.4	34~35.9	32~33.9	30~31.9	≤29.9	
2. 平均动脉压(mmHg)			≥160	130~159	110~129		70~109		50~69		≤49	
3. 心率(次/分)			≥180	140~179	110~139		70~109		55~69	40~54	≤39	
4. 呼吸(次/分)			≥50	35~49		25~34	12~14	10~11	6~9		≤5	
5. 氧合作用												
a. FiO₂≥0.5:A-aDO₂			≥500	350~499	200~349		<200					
b. FiO₂<0.5:PaO₂(mmHg)							>70	61~70		55~60	<55	
6. 动脉血 pH			≥7.7	7.6~7.69		7.5~7.59	7.33~7.49		7.25~7.32	7.15~7.24	<7.15	如无动脉血气分析,则测定血清 HCO₃⁻
血清 HCO₃⁻(静脉,mmol/L)			≥52	41~51.9	32~40.9		22~31.9		18~21.9	15~17.9	<15	
7. 血清钠(mmol/L)			≥180	160~179	155~159	150~154	130~149		120~129	111~119	≤110	
8. 血清钾(mmol/L)			≥7	6~6.9		5.5~5.9	3.5~5.4	3~3.4	2.5~2.9		<2.5	
9. 血清肌酐(mg/dl)　(μmol/L)			≥3.5 (≥305)	2~3.4 (170~304)	1.5~1.9 (130~169)		0.6~1.4 (54~129)		0.6 (<54)			如急性肾衰,则加倍计分
10. 血细胞比容(%)			≥60		50~59.9	46~49.9	30~45.9		20~29.9		<20	
11. 白细胞计数(×10⁹/L)			≥40		20~39.9	15~19.9	3~14.9		1~2.9		<1	
12. Glasgow评分(GCS)	15-GCS											

B. 年龄评分:[分]

年龄(岁)	评分	年龄(岁)	评分
≤44	0	65~74	5
45~54	2	≥75	6
55~64	3		

C. 慢性健康评分:[分]

患者既往具有下列 5 项中的任一种情况:
若未行手术或曾行急症手术计 5 分,若曾行择期手术计 2 分

肝	活检证实肝硬化,门脉高压或因门脉高压所致上消化道出血,肝功能衰竭、肝性脑病或昏迷史
心血管	心功能Ⅳ级(NYHA 分级)
呼吸	慢性限制性、阻塞性或血管疾病致活动受限,慢性缺氧或高碳酸血症,肺高压(>40 mmHg),继发红细胞增多
肾	接受长期透析
免疫	抵抗感染能力受损,如接受免疫抑制剂、化疗、放疗,长期或近期大量使用类固醇激素,或患有白血病、淋巴瘤、AIDS 等免疫功能低下疾病

D. Glasgow 昏迷评分:[分]

评分	睁眼反应	言语反应	运动反应
6	–	–	遵命动作
5	–	切题	定位动作
4	自如	不切题	肢体回缩
3	呼唤睁眼	含混不清	肢体屈曲
2	刺激睁眼	难辨之声	肢体过伸
1	无反应	无反应	无反应

APACHE Ⅱ 最终评分(A、B、C、D 之和)
A[分]
B[分]
C[分]
D[分]
总分   分

表 26-3　重症急性胰腺炎 Balthazar CT 分级与评分

Balthazar CT 分级系统:

A 级　胰腺正常

B 级　胰腺局限性或弥漫性肿大(包括轮廓不规则、密度不均匀、胰管扩张、局限性积液)

C 级　除 B 级病变外,还有胰腺周围脂肪组织的炎性病变

D 级　除胰腺病变外,胰腺有单发性液体聚集

E 级　胰周有两个或者两个以上液体聚集区域,或气体存在于胰腺或胰腺周围感染部位

CT 重症度指数

CT 级	评分	坏死程度	评分
A	0	无	0
B	1	1/3	2
C	2	1/2	4
D	3	>1/2	6
E	4		
		CT 级(0~4)+ 坏死(0~6)= 总分	

度为 77% ,阳性预测值为 49% ,阴性预测值为 91% 。Ranson 指标是目前使用较为广泛的一

种评估系统,但亦存在一些问题:它仅在起病 48 小时内有效,并且需要在入院后 48 小时后才能做出评估;而且,由于经常存在数据收集不完善的情况,Ranson 指标的敏感性低;Ranson 指标最初的建立是针对酒精性胰腺炎,故存在一定的局限性。

根据国内外大多数资料报道,上述指标中 2 项阳性者病死率 1%,3 ~ 4 项阳性者病死率 15% 左右,5 ~ 6 项阳性者病死率 40% 以上,而 7 ~ 8 项阳性者很难生存。因此上述指标≥3 项为重症急性胰腺炎。

2. APACHE 评分系统 该系统于 1981 年由华盛顿大学医学中心的重症监护研究组提出,其目的是加强对危重症患者的监测。最初需监测 34 项指标,于 1985 年做了修改(即 APACHE Ⅱ评分系统),监测指标由 34 项减少为 14 项,每个指标的升高或降低又分别分 4 个等级。

APACHE Ⅱ一直是判断急性胰腺炎重症化程度最常用的评分系统之一。其得分是由急性生理评分、年龄指数和慢性健康指数三者相加之和。英国 Leeds 医院的 Larvin 等通过对 290 例急性胰腺炎(其中 20% 为重症)的研究表明:入院时 APACHE Ⅱ评分>10 判断重症急性胰腺炎的敏感度为 63%,特异度为 81%,而根据临床症状判断的敏感度仅为 44%。24 小时后 APACHE Ⅱ评分判断重症的敏感度为 71%,特异度为 91%,准确度为 87%,较 48 小时内 Ranson 和 Glasgow 标准评估的准确度高。48 小时后,APACHE Ⅱ评分>9 判断重症的敏感度和特异度仍较高,分别为 75% 和 92%。

APACHE Ⅱ评分特点:评分系统是建立在 12 项生理学参数及慢性并发症和年龄基础上,在入院后 24 小时内可进行严重程度评价。每天评分有助于对急性胰腺炎的监测,有助于评估患者病情的严重程度,且不受治疗的影响,是用于预测轻型急性胰腺炎重症化常用的评判标准。但该系统操作复杂,临床上应用受到一定限制。APACHE Ⅱ评分可根据临床需要重复监测评分,便于动态观察病情变化,其缺点是监测指标较多,临床实施较繁琐。

根据国内外大多数学者报道,当 APACHE Ⅱ评分≥8 分列为重症胰腺炎。

3. Balthazar CT 分级与评分标准 1985 年 Balthazar 等根据急性胰腺炎累及胰周和腹膜后间隙的程度提出 CT 分级标准。按此标准,Balthazar 等对 83 例急性胰腺炎患者进行评价,结果表明此标准与住院时间长短、并发症发生率及病死率密切相关,随着 Balthazar CT 分级的提高,患者的住院时间延长,并发症发生率和病死率也相应升高。国内的研究同样证实,Balthazar CT 分级标准对判断急性胰腺炎的严重程度和患者预后有很重要的价值。该标准的主要缺陷是未能反映胰腺本身坏死情况。为进一步提高 CT 评价急性胰腺炎严重程度的价值,Balthazar 等于 1990 年提出了 CTSI 评分标准。该标准将 Balthazar 分级中 A ~ E 级分别评分为 0 ~ 4 分,然后与胰腺坏死评分相加,最高分 10 分。CT 评分既反映了胰周的积液情况,又反映了胰腺本身的坏死程度,因而能较好地反映胰腺炎患者的并发症发生率和病死率。与 APACHE Ⅱ和 C 反应蛋白比较,CTSI 预测胰腺炎严重程度具有优势,其敏感性为 84.6%,特异性为 97.6%,阳性预测值为 91.7%,阴性预测值为 95.4%,准确率为 94.5%,是目前应用最广泛的 CT 评分标准。动态监测可用于急性轻型胰腺炎重症化的预测。

一般认为 Balthazar CT 评分>5 分应视为重症。

第四节 基于病理生理变化的治疗原则

一、抑 酶

"胰酶消化学说"系阐明重症急性胰腺炎发病机制极其复杂病理生理进程的重要学说之一,因此基于胰酶这一病理变化的治疗原则——抑酶具有重要价值,它对于重症急性胰腺炎的病程和预后有一定影响。

1977年诺贝尔生理学/医学奖得主 Guilemin 及其同事在提取促甲状腺素释放因子(TRF)和黄体生成素释放因子(LRF)之后剩余的下丘脑提取液中检测有无生长激素释放因子,结果意外发现14肽的生长抑素,而没有检测出生长激素释放因子;后来发现它亦存在于下丘脑以外的脑内其他部位和胃肠胰岛的 D 细胞中。临床用于治疗包括肢端肥大症、神经内分泌肿瘤等多种疾病,但不是任何一疾病的特效药。目前已经进行了大量生长抑素治疗急性胰腺炎的研究,1998年的系统评价同时分析生长抑素、善宁和加贝酯对急性胰腺炎早期和总体病死率、并发症发生率和手术率的影响,结果所有药物对轻症患者没影响;生长抑素和善宁能改善总体病死率;加贝酯对早期和总体病死率没影响,却能减少并发症的发生率。2006年外科学纪事发表的综述系统评价了生长抑素、善宁和加贝酯的疗效,认为它们对重症急性胰腺炎的病死率没有影响,不提倡常规应用。

H_2 受体拮抗剂和质子泵抑制剂可通过抑制胃酸分泌而间接抑制胰腺分泌,除此之外,还可以预防应激性溃疡的发生。因此,常常使用制酸剂以保护胃肠黏膜,抑制胰腺分泌并减少胰液量,常用的是 H_2 受体拮抗剂,但许多研究表明这些药物没有明显效果,虽然其毒副作用不明显。对285例使用西咪替丁的5个急性胰腺炎临床试验分析发现,与安慰剂比较没有显著差别,未能减少胰腺炎相关的并发症和疼痛持续时间;相反,西咪替丁可能使并发症发生率增加、疼痛加重。目前还没有足够证据说明急性胰腺炎的发病与抑酸药之间有确切联系,虽然有奥美拉唑诱发急性胰腺炎的个案报道,且体外研究证实它不能直接抑制胰腺腺泡细胞淀粉酶的释放,还缺乏系统的临床研究评价其疗效和毒副作用,因此更需要对临床广泛使用的质子泵抑制剂进行科学评价,以为临床提供科学的循证依据。

二、抗 炎

广义的抗炎包括抗感染和抗炎症反应。20世纪70年代以来,随着动物实验和临床试验的进展而加深了对重症急性胰腺炎病理生理机制的认识,将其病情发展演变分为全身炎症反应期和感染期。早期的全身炎症反应阶段产生大量的细胞因子和炎症介质,导致 SIRS 的发生而引起呼吸、肾脏、肝脏和心血管系统的功能衰竭或者死亡,而抗菌药物在这一早期阶段的作用可能不大。严重炎症反应过程中出现胰腺和胰周组织缺血坏死,肠道细菌移位造成坏死组织继发感染,诱发脓毒症和晚期器官功能衰竭,增加死亡的风险,所以抗菌药物应该在这一阶段使用,选用的抗菌药物是能够透过血胰屏障的碳青霉烯类和喹诺酮类。

基于上述病理生理基础的前瞻性随机对照临床试验已见诸报道,认为预防性使用抗菌药物能降低重症急性胰腺炎胰腺感染的发生率,或降低感染率和病死率,或者减少胰腺感染、降低手术率和晚期病死率。随后通过对 8 个研究报道的系统评价分析认为,选择能在胰腺组织内达到治疗浓度水平的广谱抗菌药物能降低病死率。然而,2008 年一篇荟萃分析总结了近 20 年的预防性应用抗菌药物的随机对照临床试验,认为重症急性胰腺炎早期预防性应用抗菌药物不能改变坏死胰腺的继发感染率和患者的病死率。因此,重症急性胰腺炎患者预防性应用抗菌药物仍存在争议。

在重症急性胰腺炎早期,过度炎症反应过程中白细胞产物对自身组织细胞攻击、炎性细胞因子所致循环障碍是胰腺炎时胰腺本身和胰外脏器损伤的基本原因。在导致 SIRS 的细胞因子网络中,以 TNF-α 和 IL-1 等为代表的促炎细胞因子和以 IL-10 或 IL-12、转化生长因子-β(TGF-β)等为代表的抗炎细胞因子系统,二者分别对炎症反应起上调和下调作用。促炎和抗炎系统的失衡导致了局部组织和远处脏器的损害。在急性胰腺炎发病初期,炎性细胞因子活化后不久血中 IL-10、TGF-β 等抗炎细胞因子即开始增高,只是由于促炎细胞因子的作用过强而掩盖了抗炎细胞因子的作用;至病程的中后期,抗炎细胞因子起主导作用,对免疫系统,特别是细胞免疫的抑制效应逐渐显示出来,甚至机体会出现无免疫应答状态。重症急性胰腺炎中后期为感染期,出现脓毒症,加之机体免疫反应失衡,很容易导致患者死亡。免疫异常是胰腺炎病情恶化的主要原因,是急性胰腺炎贯穿始终的病理状态,且病程中免疫过激和免疫抑制先后并存,由此可见免疫调理在重症急性胰腺炎的治疗中具有重要价值。

急性胰腺炎时胰周浸润活化的巨噬细胞和中性粒细胞等,释放多种炎性细胞因子(如 TNF-α、血小板活化因子等),引起胰腺的损害,是诱发 MODS 的关键。有研究发现,给予 IL-10 或抑制 TNF-α 等能显著降低实验动物血清淀粉酶和脂肪酶水平,减少胰腺组织血清淀粉酶和脂肪酶含量,下调胰腺组织 TNF-α 的表达,并减轻重症急性胰腺炎局部胰腺损害。糖皮质激素是一非特异性多种炎性细胞因子抑制剂,早期应用可以改善症状。

对于重症急性胰腺炎,腹腔灌洗和血液净化能清除腹腔内的渗出物、各种活性酶、血管活性物质、致病菌及其毒素,对休克,凝血异常,心、肾和肺功能障碍等并发症有治疗效果。

三、液　体　复　苏

在重症急性胰腺炎病程早期,称为"内烧伤"的患者,多存在短期内大量血容量丢失进入第三间隙,故在病程早期要特别注意预防休克,稳定血流动力学,预防多器官组织低灌注损伤的发生。液体复苏的目的是恢复血容量、改善血流动力学、保证器官灌注。在病程初期由于毛细血管通透性增高,血浆从血管渗透到组织间隙,组织间隙水肿明显,血压及中心静脉压降低,血液浓缩,为保证有效循环血量,保证重要脏器的灌流,以补充大分子人工胶体为主。但在保证循环的前提下应控制补液量,因过多的补液可加重组织间隙水肿、细胞水肿及肺水肿,影响肺的气体交换及组织细胞的供氧;同时,心包、胸腹腔等渗出增多,也会加重器官功能损害。

(崔乃强　郑　云　沈银峰)

参 考 文 献

中华医学会外科学分会胰腺外科学组. 2007. 重症急性胰腺炎诊治指南. 中华外科杂志, 45: 727~729

Abdulla A, Awla D, Thorlacius H, et al. 2011. Role of neutrophils in the activation of trypsinogen in severe acute pancreatitis. J Leukoc Biol, 90: 975~982

Ammori BJ. 2003. Role of the gut in the course of severe acute pancreatitis. Pancreas, 26: 122~129

Bai Y, Gao J, Zou DW, et al. 2008. Prophylactic antibiotics cannot reduce infected pancreatic necrosis and mortality in acute necrotizing pancreatitis: evidence for a meta-analysis of randomized controlled trials. Am J Gastroenterol, 103: 104~110

Balthazar EJ. 2002. Acute pancreatitis: assessment of severity with clinical and CT evaluation. Radiology, 223: 603~613

Bhatia M, Wong FL, Cao Y, et al. 2005. Pathophysiology of acute pancreatitis. Pancreatology, 5: 132~144

Cuthbertson CM, Christophi C. 2006. Disturbances of the microcirculation in acute pancreatitis. Brit J Surg, 93: 518~530

De Waele JJ. 2011. Rational use of antimicrobials in patients with severe acute pancreatitis. Semin Respir Crit Care Med, 32: 174~180

Greer SE, Burchard KW. 2009. Acute pancreatitis and clinical illness: a tale of hypoperfusion and inflammation. Chest, 136: 1413~1419

Heinrich S, Schafer M, Rousson V, et al. 2006. Evidence based treatment of acute pancreatitis. Ann Surg, 243: 154~168

Jafri NS, Mahid SS, Idstein SR, et al. 2009. Antibiotic prophylaxis is not protective in severe acute pancreatitis: a systematic review and meta-analysis. Am J Surg, 197: 806~813

Lu F, Huang H, Wang F, et al. 2011. Intestinal capillary endothelial barrier changes in severe acute pancreatitis. Hepatogastroenterology, 58: 1009~1017

Mareninova OA, Sung KF, Hong P, et al. 2006. Cell death in pancreatitis: Caspases protect from necrotizing pancreatitis. J Biol Chem, 281: 3370~3381

Nathens AB, Curtis JB, Beale RJ, et al. 2004. Management of the critically ill patients with severe acute pancreatitis. Crit Care Med, 32: 2524~2536

Raraty MG, Murphy JA, Mcloughlin E, et al. 2005. Mechanisms of acinar cell injury in acute pancreatitis. Scand J Surg, 94: 89~96

Seta T, Noguchi Y, Shimada T, et al. 2004. Treatment of acute pancreatitis with protense inhibitors: a meta-analysis. Eur J Gastroenterol Hepatol, 16: 1287~1293

Shen Y, Cui N, Miao B, et al. 2011. Immune dysregulation in patients with severe acute pancreatitis. Inflammation, 34: 36~42

Swaroop VS, Chari ST, Clain JE. 2004. Severe acute pancreatitis. JAMA, 291: 2865~2868

Wang YL, Zheng YJ, Zhang ZP, et al. 2009. Effects of gut barrier dysfunction and NF-kappaB activation on aggravating mechanism of severe acute pancreatitis. J Dig Dis, 10: 30~40

Whitcomb DC. 2006. Clinical practice: acute pancreatitis. N Engl J Med, 354: 2142~2150

第二十七章

急性肝衰竭

第一节 概　述

一、急性肝衰竭命名渊源

急性肝衰竭（acute hepatic failure，AHF）是由多种原因引起的大量肝细胞坏死和（或）严重的肝功能障碍，患者短期内迅速发生肝性脑病的一种综合征。具有以下3个特点：①既往无肝病史；②迅速发生肝细胞功能障碍或肝性脑病；③好发于青壮年，年龄多介于25～35岁。其中病因是影响本并发症进展及预后的主要因素，而肝功能下降程度预示了其临床表现形式。自1946年Lucke和Mallory首次发现急性重型肝炎（fulminant hepatitis，FH）以来，至今已半个多世纪，首先让我们追溯其命名渊源（表27-1）。

表27-1　肝衰竭命名渊源

年份	作者	命名	肝性脑病出现时间	初发症状
1946	Lucke 与 Mallory	急性重型肝炎	-	-
1970	Trey 与 Davidson	暴发性肝衰竭	<8 周	症候
1986	Bernuan	急性重型肝炎	<2 周	黄疸
		亚急性重型肝炎	2～12 周	黄疸
1986	Gimson	迟发性肝衰竭	8～24 周	症候
1993	O'Grady	超急性肝衰竭	<8 天	黄疸
		急性肝衰竭	8～28 天	黄疸
		亚急性肝衰竭	4～24 周	黄疸

1946年Lucke和Mallory在一组流行性肝炎中发现约有53%的患者在发病10天内死亡，与之相对应的病理学变化为大量的肝细胞坏死，首次提出急性重型肝炎的概念。但由于西方国家由病毒感染所致重型肝炎较为少见，而药物、酒精及毒品引起的肝衰竭较常见。1970年Trey和Davidson首次提出暴发性肝衰竭（fulminant hepatic failure，FHF）的概念，定义为：既往无肝病史，出现急性肝炎首发症状8周内发生肝性脑病者。该定义囊括了该病的临床进程，并与慢性肝疾病失代偿期的患者相区别，一直沿用至今，但是在临床实践中出现了许多与该定义不相符的地方。1986年Bernuan等根据黄疸出现至肝性脑病发生的相距时

间不同提出:黄疸出现 2 周内发生肝性脑病者,定义为暴发性肝衰竭;黄疸出现 2 ~ 12 周内发生肝性脑病者,定义为亚暴发性肝衰竭(subfulminant hepatic failure,SFHF)。与此同时,Gimson 等提出迟发性肝衰竭(late-onset hepatic failure)的定义:急性肝炎首发症状 8 ~ 24 周内发生肝性脑病者。此型弥补了起病 8 周后发生的肝性脑病。1993 年 O'Grady 等首次提出急性肝衰竭的命名,并区分为 3 种类型。①超急性肝衰竭(hyperacute hepatic failure,HAHF):黄疸出现后 7 天内发生肝性脑病者,此类患者以脑水肿出现为特点,预后相对较好;②急性肝衰竭:黄疸出现后 8 ~ 28 天内发生肝性脑病者,此类患者脑水肿发生率也较高,预后很差;③亚急性肝衰竭(subacute hepatic failure,SHF):黄疸出现后 4 ~ 24 周出现肝性脑病者,此类患者脑水肿发生率较低,但常伴有腹水,预后差。

二、理解急性肝衰竭概念的几个注意点

鉴于肝衰竭命名和分类缺乏统一的标准,1996 年国际肝病研究学会提出了有关命名和分类的新建议,总结如下:①将 AHF 和 SHF 作为两个独立体,而不是一个综合征的两个亚型;②AHF 指起病 4 周内出现的肝衰竭,其中起病 7 天内发生肝性脑病者称为超急性肝衰竭,与急性肾衰竭、急性左心衰竭的定义相对应;③SHF 是具有肝衰竭特征的独立体,指在起病后 4 周至 6 个月发生的肝衰竭;④肝性脑病仍然是 AHF 的重要特征;⑤肝性脑病和(或)腹水是 SHF 的重要特征;⑥病因包括嗜肝病毒以及其他病毒感染、药物、毒物等。

此外,还应正确区分肝衰竭与重型肝炎的关系。在我国病毒性肝炎是引起肝衰竭的常见原因,并把病毒性肝炎引起的肝衰竭称为重型肝炎:急性重型肝炎相当于 AHF;亚急性重型肝炎相当于 SHF;而慢性重型肝炎是指在慢性肝病基础上发生的肝衰竭。但国外学者对于重型肝炎这一名称用得不多,法国学者称为严重肝炎(hepatic grave),日本学者称为剧症肝炎,而英美学者常用急性重型肝炎。

第二节　急性肝衰竭的病因学

AHF 作为一种全球性疾病,其病因则有地区差异。在发展中国家,病毒性肝炎(尤其是乙型肝炎)是造成 AHF 的最常见原因。而在英国、美国等发达国家,服用大剂量对乙酰氨基酚造成的肝细胞毒性是造成 AHF 的主要原因,而病毒性肝炎造成的 AHF 所占比例在英国不足 5% ,在美国为 11% ,AHF 的各种病因见表 27-2。

表 27-2　急性肝衰竭病因

病毒性肝炎	药物/毒物	代谢异常	循环障碍	其他
肝炎病毒	药物	妊娠急性脂肪肝	Budd-Chiari 综合征	创伤
甲型	对乙酰氨基酚	Wilson 病	静脉阻塞病	肝叶切除术
乙型	异烟肼	肝豆状核变性	缺血性肝炎	肝移植术
丙型	利福平	Reye 综合征	右心衰竭	肿瘤浸润
丁型	抗抑郁药	半乳糖血症	心肌梗死	自身免疫性肝炎
戊型	氟烷	酪氨酸血症	心搏骤停	隐源性

病毒性肝炎	药物/毒物	代谢异常	循环障碍	其他
协同感染	抗惊厥药		心包填塞	
非肝炎病毒	抗肿瘤药		低血容量休克	
疱疹病毒	四环素		中暑(高热)	
巨细胞病毒	磺胺类药物			
EB 病毒	毒物			
其他病毒	四氯化碳			
	有毒菌类(毒蕈)			
	氯仿			

一、病毒性肝炎

病毒性肝炎引起 AHF 的病因主要是各种嗜肝病毒,其中以乙型肝炎病毒最为常见,通常表现出急性或超急性病理过程,以肝性脑病为其首发症状。

1. **甲型肝炎** 甲型肝炎所致 AHF 较少见,占所有 AHF 的 1.5%~6%。易发于过分拥挤和卫生条件差的城市,与其他病毒重叠感染或混合感染时更易发生。且发病率和病死率随着年龄的增长而升高。

2. **乙型肝炎** 乙型肝炎是发展中国家引起 AHF 最常见的原因,可因以下情况发生AHF:最常见的是急性感染,也可见于由癌症化疗或类固醇等免疫抑制治疗引起的乙型肝炎病毒(HBV)复制急剧增加以及协同或重叠感染其他病毒(如丁型肝炎病毒)。在合并静脉药瘾和慢性丙型肝炎感染时,AHF 发生率会更高。宿主免疫反应在机体对病毒的反应程度、清除及诱发 AHF 过程中起着决定性作用。HBV 前 C 区或病毒基因组核心启动子的变异可能与 AHF 发病率较高有关,因为前 C 区突变产生终止密码子,停止产生乙型肝炎 e 抗原(HBeAg),HBeAg 缺失可提高宿主对感染肝细胞的免疫反应。

3. **丙型肝炎** 单独丙型肝炎引起的 AHF 相对少见。在远东地区偶见丙型肝炎病毒(HCV)引起 AHF 的报道,在欧洲及北美更为罕见。但 HCV 感染合并急性感染或其他嗜肝病毒重叠感染(HBV 最常见)时,引起的 AHF 则较常见,其中合并急性感染时患者大多有慢性肝病失代偿的基础。

4. **丁型、戊型及庚型肝炎** 丁型肝炎病毒(HDV)常与 HBV 协同或重叠感染,从而增加AHF 的发病率。戊型肝炎多流行于发展中国家,妊娠妇女对戊型肝炎病毒(HEV)感染特别敏感,尤其是妊娠后期有超过 20% 的患者发生 AHF。庚型肝炎病毒(HGV)目前认为不是致AHF 因子,可感染肝脏,但不引起衰竭。

5. **其他病毒** 除了肝炎病毒外,其他病毒也可引起 AHF。首先是疱疹病毒,已知的 I型单纯疱疹病毒(HSV1)、Ⅱ型单纯疱疹病毒(HSV2)与水痘-带状疱疹病毒(ZVZ)等 3 种病毒是高度细胞致病性的,可引起大块肝脏坏死;其次是巨细胞病毒(CMV)和 EB 病毒,对肝细胞致病作用较疱疹病毒弱,通常较少引起严重的肝细胞坏死。

二、药物性肝病

肝脏是人体中最重要的药物代谢器官。药物代谢通常包括许多步骤,在这些步骤中所产生的中间代谢产物,有时其毒性比原本药物本身更大,并通过多种机制导致药物性肝损害。药物性肝损害在出现首发症状后,若继续用药,则发生 AHF 的危险性明显增加。在 AHF 的损伤形式中,以大面积肝细胞坏死最为常见,也可见因严重的胆汁淤积和静脉梗阻所致的损伤。

药物所致的肝损害有两种模式:一是直接肝毒性,有剂量依赖性,以对乙酰氨基酚为代表,也包含抗惊厥药(诱导 P450 系统酶药)、四环素及抗肿瘤药等;二是间接肝毒性,具有异质性特点,仅引起少数敏感者发生 AHF,如异烟肼、磺胺类药物、阿司匹林、氟烷等。药物(除对乙酰氨基酚外)所致 AHF 治疗结果一般都不理想,通常需考虑肝脏移植,肝损害药物见表 27-3。

表 27-3　特异性药物反应及细胞影响机制

病变类型	细胞机制	药物
肝细胞变性	直接或间接通过药物毒性产物导致细胞、细胞膜失活及细胞毒性 T 细胞反应	异烟肼、曲唑酮、二氯芬酸、尼伐唑酮、文拉法辛、洛伐他汀
胆汁淤积	小管膜和转运体受损	氯丙嗪、雌激素、红霉素及其衍生物
免疫过敏反应	细胞表面接触药物酶性产物诱发 IgE 反应	氟烷、苯妥英、磺胺甲噁唑
肉芽肿变	巨噬细胞、淋巴细胞侵入肝小叶	地尔硫草、磺胺类药物、奎尼丁
微小管脂肪变	改变线粒体呼吸和 β-氧化导致乳酸酸中毒和三酰甘油堆积	地达诺新、四环素、阿司匹林、丙戊酸
脂肪样变肝炎	多种因素参与	胺碘酮、他莫西芬
自身免疫反应	细胞毒性 T 细胞反应直接作用于肝细胞膜成分	呋喃妥因、甲基多巴、洛伐他汀、米诺环素
纤维样变	星状细胞激活	甲氨蝶呤、过量维生素 A
血管塌陷	缺血或肝损伤	烟酸、可卡因、甲烯二氧甲苯丙胺
瘤变	促使肿瘤形成	口服避孕药、雄激素
其他	细胞质和微管损伤直接胆管受损	阿莫西林-克拉维酸、卡马西平、中草药、环孢素、甲硫咪唑、曲格列酮

三、妊娠期肝病

妊娠偶可引起 AHF,预后较好,肝功能可在胎儿分娩后恢复正常。妊娠期 AHF 主要有以下几种临床表现形式:先兆子痫与 HELLP(hemolysis, elevated liver enzymes and low platelet)综合征;肝破裂;急性妊娠脂肪肝。所有致 AHF 的因素在妊娠期都能发生,其中以病毒性肝炎急性暴发较常见,尤其是 HEV 和 HSV 感染。

HELLP 综合征的发生率大约为 0.1%,多见于妊娠晚期妇女,以溶血、肝功能异常、血小板减少为特点,常并发于先兆子痫。胎儿死亡率一般高于母亲,常在 20%~60%。常规治疗通常无效,一经确诊应立即终止妊娠。

自发性肝破裂能发生于妊娠整个过程中,常以突发性右上腹疼痛伴低血容量性休克症状为临床表现,多见于多产妇女。胎儿和孕妇死亡率都很高,病理机制尚不明确。治疗方法包括促进分娩,局部缝合包扎、血管栓塞、肝叶切除术等。

急性妊娠脂肪肝发生率为 0.015% ,常发生于妊娠晚期,1/3 的病例可出现先兆子痫和 HELLP 综合征的症状。胎儿和孕妇死亡率较高,病理机制可能与胎儿脂肪酸代谢障碍有关。治疗以早期诊断、终止妊娠为主,也有应用原位肝移植获成功的报告。

四、遗传代谢障碍疾病

遗传代谢障碍性疾病包括威尔逊病(Wilson's disease)、肝豆状核变性、Reye 综合征、半乳糖血症、酪氨酸血症、乳糖失耐受等,它们所致 AHF 绝大多数发生于婴幼儿。

威尔逊病所致的 AHF 可出现在任何年龄阶段,但明显的临床表现见于 15~20 岁。常伴随血清胆红素水平明显升高、血清转氨酶和碱性磷酸酶轻度升高,并可见 Kayser-Fleisher 环。如果诊断明确后而不行肝移植手术,由威尔逊病造成的 AHF,死亡率几乎是 100% 。同时几乎所有的威尔逊病患者均有肝硬化的基础,这似乎与 AHF 既往无肝病史的特征相矛盾。但是事实上许多患者在还没有发现肝硬化之前,就已发生急性致命的 AHF,这在一定程度上解释了上述矛盾。

五、循环障碍性疾病

1. **巴德-吉利亚综合征**(Budd-Chiari syndrome) 巴德-吉利亚综合征引起的 AHF 较为罕见,若不进行肝移植,死亡率较高。主要发生于青年人群,且女性多于男性。通常以肝大、腹水、侧支循环开放、黄疸为临床表现,只有极少数患者由于血栓、静脉隔膜导致肝静脉主干完全、迅速阻塞,短时间内又不能形成侧支循环,出现腹痛、腹水、凝血功能异常等症状。在治疗时可选用门体分流术减轻症状并延缓疾病发展,也为侧支循环形成提供时间,但必须做好监护,其中经颈静脉肝内门体分流术(TIPS)是最常见的术式。分流术和内科治疗无效后可选择肝脏移植治疗。

2. **静脉阻塞性肝病** 静脉阻塞病(veno-occlusive disease,VOD)多见于骨髓移植(bone marrow transplantation,BMT)及其放疗、化疗之后的患者,发生率高达 54% 。致病机制与巴德-吉利亚综合征相似,不同的是 VOD 阻塞的是肝中央小静脉,且阻塞因素多为非血栓性、纤维增生性阻塞,治疗效果较差。

3. **缺血性肝炎** 右心衰竭、心肌梗死、心搏骤停、心脏压塞、低血容量性休克、长时间癫痫大发作均可引起缺血性肝炎。其中以慢性右心衰合并心律失常和心肌梗死较为常见,致病机制与心排血量急剧减少有关。由于肝脏双重血供,缺血所致 AHF 较为罕见。严重的缺血性肝炎在缺血后 24~48 小时临床表现最为明显,表现为急剧转氨酶升高(正常值的 10~20 倍),还可出现凝血酶原时间延长、肝性脑病、低血糖、黄疸和肾衰竭。但是一旦血流动力恢复,血清转氨酶也会快速降低。因此治疗上应以针对原发病治疗为主。

4. **中暑** 劳累性中暑后肝功能可在几天时间内从轻微受损发展到 AHF,常见于刚入伍或进入部队进行体能训练的队员,也可见于在对热环境不适应或服用过量的药物(如可卡因）的运动员。这是一种具有极大潜在危害性的疾病，能引起多器官功能衰竭并导致死亡。因同时存在其他器官衰竭，治疗效果不佳。

六、外 科 因 素

1. **创伤** 机体在遭受严重创伤打击后，由于补体激活，炎症介质释放，毒素吸收以及创伤失血性休克和缺血-再灌注损伤等一系列病理生理变化，常出现不同程度的肝功能损害，其发生率可高达 40% 以上。急性肝功能损害如未能及时发现及处理，可进一步发展成 AHF，并累及多个器官，影响患者预后。

2. **肝叶切除术** 肝叶切除术是治疗某些肝脏疾病的常用治疗手段，如肝内胆管结石、肝脏肿瘤等。但常由于术前肝脏储备功能差或准备不充分，术中热缺血-再灌注损伤等因素，有部分患者术后可发生 AHF，是术后患者死亡的主要原因之一。

3. **肝移植术** 肝移植术后第一个月，可由于：①移植肝的储备功能差；②移植肝引起的急性排斥反应；③肝动脉血栓形成伴有或不伴有门静脉、肝静脉血栓形成；④缺血性肝损伤等因素，而发生 AHF。

七、肿 瘤 浸 润

恶性肿瘤细胞弥漫性浸润、侵蚀压迫正常肝细胞，有时也可引起 AHF。这类疾病包括转移癌、淋巴瘤、急性白血病、恶性组织细胞病等。

八、其 他

1. **自身免疫性肝炎** 自身免疫性肝炎多见于青年女性，男女患病率比为 1∶3。临床表现以黄疸及全身不适较为常见，也可表现为无症状，由其导致的 AHF 罕见。肝性脑病初期可考虑类固醇激素治疗，对考虑进行肝移植的患者应慎用激素治疗。

2. **食物中毒** 误食有毒菌类及生鱼胆偶可引起 AHF 的发生，有毒菌类以伞状菌类最为常见。起病初期常表现为恶心、呕吐、腹部绞痛及腹泻等非特异性胃肠道症状，中毒严重者可引发 AHF。对于重度的 AHF 患者和符合标准的患者应考虑行肝移植治疗。

3. **隐源性** 隐源性 AHF 占总病例数的 10%~20%，在欧洲及北美其发生率仅次于对乙酰氨基酚中毒，而在发展中国家则排在病毒性肝炎之后，很可能由未被认识的药物、毒物、环境因素及其他致 AHF 病毒引起。

第三节 急性肝衰竭的组织病理学

组织病理学检查在 AHF 的诊断、分类及预后判定上具有重要价值。但由于 AHF 患者伴有凝血功能异常，实施经皮肝穿刺活检具有一定的风险，因此肝组织病理学标本多来自尸肝及肝移植后切除的病肝，也有取自经颈静脉肝活检。根据引起 AHF 病因的不同，肝脏组织学改变可分为两型。

一、广泛性肝细胞坏死或水肿

病毒性肝炎所致 AHF 的病理改变为:肝细胞呈大块性或亚大块性坏死,坏死面积可达正常肝组织的 60%~90%,病变区炎细胞浸润,整个肝小叶中肝细胞溶解消失,网状结构塌陷,仅见肝小叶周边部残存稀疏的呈水肿样变性的肝细胞,常合并不同程度的胆小管增生、淤胆。

药物性肝损害所致 AHF 引起的肝细胞坏死呈弥漫性分布,遍布整个肝小叶,并伴有不同程度的淤胆;对乙酰氨基酚严重中毒者可见整个肝小叶坏死,但主要引起小叶中央带坏死。

血液循环障碍引起的肝坏死又另具特点,如静脉阻塞病主要引起肝小叶中心静脉血栓形成与闭塞,肝窦极度扩张与充血,肝小叶中心带出血性肝细胞坏死。

二、弥漫性肝细胞微泡脂肪沉积

肝细胞肿胀苍白,用特殊脂肪染色可见微泡脂肪沉积,实质为肝细胞器(线粒体)功能衰竭所致脂肪代谢障碍。无肝细胞核移位、斑片状肝细胞坏死及炎细胞浸润,多见于急性妊娠脂肪肝、Reye 综合征、四环素肝中毒。

第四节 急性肝衰竭的发病机制

AHF 的发病机制较复杂,是多种因素综合作用的结果。病因不同,其发病机制也不同,但归纳起来都包括两个发病环节:①由免疫反应介导的原发性肝损伤;②在原发性肝损伤基础上因细胞因子网络激活和细胞代谢紊乱引起的继发性肝损伤。

一、免疫反应与原发性肝损伤

免疫反应引起原发性肝损伤机制主要包括两种学说:体液免疫反应学说和细胞免疫反应学说。

(一) 体液免疫学说

体液免疫学说最早由 Almeide-Woolf 提出,认为外周淋巴器官产生的特异性抗体,随门脉血流进入肝脏,与肝细胞释放的特异抗原结合形成抗原-抗体免疫复合物,沉积于肝窦,并激活补体系统,诱导淋巴细胞、中性粒细胞浸润,血小板凝集,引起肝脏局部微循环障碍,导致大量肝细胞发生出血性坏死,从而造成原发性肝损伤。但这一学说尚未得到广泛认可。

(二) 细胞免疫学说

体液学说并不能完全解释 AHF 的发病机制,因为无丙种球蛋白的患者亦有发生 AHF者。为此,Dudley 率先提出了细胞免疫学说,并受到普遍的关注和认可。内涵主要包括以下几点:①细胞毒性 T 细胞(cytotoxic T-lymphocyte,CTL)、单核/巨噬细胞是引起肝细胞坏死的主要效应细胞;②肝细胞膜上的靶抗原与细胞膜上表达的主要组织相容性复合体

（MHC）-Ⅰ类抗原结合，形成"杂交抗原"后才能被 CTL 识别，进而引起细胞免疫反应；③肝细胞大量表达细胞间黏附分子-1（intercellular adhesion molecule-1，ICAM-1），效应细胞则大量表达淋巴细胞功能相关抗原-1（lymphocyte function-associated antigen-1，LFA-1），ICAM-1 与 LFA-1 相互结合是连接效应细胞与靶细胞的纽带，促进细胞免疫反应的进行；④CTL 活化后，通过增强其溶细胞作用及上调其 FasL 的表达，引起肝细胞大量凋亡。

以上介绍了肝炎病毒致 AHF 的免疫反应情况。至于药物性 AHF，主要是特异性药物在肝内生成的代谢中间产物，与肝细胞成分共价连接，形成新抗原或损伤肝细胞成分形成自身抗原，两种抗原分别或同时激活 T、B 细胞，引起细胞免疫和（或）体液免疫介导的免疫性原发性肝损伤。

二、细胞因子、炎性介质网络激活与继发性肝损伤

细胞因子是免疫反应的产物，反过来又增强免疫反应，引起继发性肝损伤。细胞因子具有一种很重要的特性，即一种细胞因子作用于靶细胞，可生成另一些细胞因子，形成细胞因子的网状级联反应。AHF 的病因尽管不同，但是它们启动细胞因子网络都是相似的，其中最重要的是单核/巨噬细胞激活释放的细胞因子 TNF-α、IL-1、IL-6。炎性介质也类似细胞因子，通过网络激活参与继发性肝损伤，不同的是前者为脂类，后者为肽介质。其中与肝细胞坏死有关的炎性介质为血小板活化因子（platelet-activating factor，PAF）及白三烯（LT）。

（一）细胞因子

1. 肿瘤坏死因子 TNF 是细胞因子网络的核心成员，由活化单核/巨噬细胞产生者称为 TNF-α，由活化 T 细胞产生者称为 TNF-β，由 NK 细胞产生者称为 TNF-γ。其中 TNF-α 致肝损伤作用受到特别关注，它主要通过以下途径参与 AHF 发病机制：①直接作用。TNF-α 与肝细胞膜上的 TNF 受体结合，通过一系列信号转导，引起磷脂酶 A_2 活性升高，导致肝细胞膜结构破坏及肝细胞变性坏死；还可引起肝细胞 DNA 链断裂导致凋亡。②间接作用。TNF-α 通过自分泌，促进单核/巨噬细胞分泌其他致肝损伤细胞因子，如 IL-1、IL-6；也可通过旁分泌激活细胞毒性 T 细胞（CTL）、中性粒细胞、NK 细胞释放 LFA-1、细胞因子及炎性介质，促进肝细胞凝血及炎症过程。由上可见，TNF-α 在介导 AHF/SHF 肝损伤的作用中起关键作用。

2. IL-1 IL-1 是由单核/巨噬细胞产生的细胞因子，其致肝损伤效应仅次于 TNF-α。IL-1 能增强靶细胞对 TNF-α 的敏感性及其致肝坏死作用；可刺激靶细胞表达 ICAM-1，加强 CTL 对靶细胞的攻击；能刺激内皮细胞合成和释放单核-巨噬细胞集落刺激因子（GM-CSF）、中性粒细胞及淋巴细胞趋化因子、血小板活化因子（PAF），促进肝血管内皮细胞的炎症病变及凝血过程。其总的生物效应是增强 TNF-α 的致肝坏死作用。

3. IL-6 IL-6 是由单核/巨噬细胞、活化 T 细胞、内皮细胞分泌的细胞因子，系 B 细胞刺激因子，可诱导 B 细胞的增殖分化并产生抗体；能活化 CTL，并促进其分化成熟，加强其细胞毒性；能促进 NK 细胞杀伤靶细胞的作用；还能诱发肝细胞生成大量的急性期反应蛋白，从而加强局部的炎症反应。

（二）炎性介质

1. 血小板活化因子（PAF） PAF 是与花生四烯酸代谢有关的磷脂,可由血小板、单核/巨噬细胞、内皮细胞及库普弗细胞释放。PAF 介导的肝损伤机制,与其多种生物活性有关:①活化多形核粒细胞(PMN),使之聚积、脱颗粒而产生具有细胞毒性的氧自由基和蛋白水解物,导致肝脏氧化应激性损伤;②增加 PMN 与血管内皮的黏附;③诱导血小板聚积,增加血栓素 A_2 生成,血凝增强,甚至形成微血栓。

2. 白三烯（LT） 内源性 LT 主要由炎症细胞释放,如中性粒细胞、巨噬细胞等,肝脏也具有合成、释放 LT 的能力。它能活化 PMN,使与肝脏内皮细胞的黏附增加,释放具有细胞毒性的氧自由基、蛋白水解物及其他炎性介质,共同参与肝细胞的损伤;还能增加肝窦的通透性,引起肝脏血流减少而致缺血性肝损伤。

综上所述,免疫反应所释放的细胞因子、炎性介质,通过引起肝窦内皮细胞损伤及肝细胞质膜损伤而致肝细胞坏死的方式发挥继发性肝损伤作用。

三、细胞代谢紊乱与继发性肝损伤

正常肝细胞在相对稳定的内环境状态下,进行各种新陈代谢活动,维持此种稳定的基础是肝细胞内多种代谢网络系统,如肝细胞的抗氧化系统及钙转运系统等。AHF 的病因尽管很多,发病机制也不完全一样,但它们致肝损伤的最终环节,是破坏肝细胞代谢的网络系统,一种代谢网络系统被破坏,则引起另一种代谢网络障碍,形成连锁反应。

（一）自由基生成过多

自由基指含有未配对电子的分子、原子或原子基团,具有很强的氧化性。肝线粒体在单氧加合作用过程中,能产生超氧自由基及过氧化氢(具有自由基的生物特性),生理情况下能被及时清除。过量生成的自由基可攻击细胞内的大分子物质,引起这些大分子物质再生成其他自由基,形成连锁反应,危害性极大。病毒性肝炎及缺血-再灌注损伤所致的免疫病理反应过程中,CTL 及单核/巨噬细胞启动的网络因子引起的缺血缺氧及代谢异常,均可产生大量的自由基,由此启动自由基连锁反应,诱发肝细胞坏死、凋亡。

（二）谷胱甘肽消耗过多

谷胱甘肽(glutathione,GSH)是一种强力的抗氧化剂,是机体清除反应性代谢产物的重要成分,对维持细胞结构完整性和功能稳定性起重要作用。炎症过程产生的或药物毒物在肝内代谢生成的中间代谢产物(如自由基),均在耗竭细胞内 GSH 基础上,发挥其肝损伤作用。

GSH 在细胞内存在两种形式:还原型(GSH)和氧化型(GS-SG)。GSH 清除有毒的反应性代谢物过程,就是 GSH 巯基基团(—SH)与其结合,形成无毒的 S-结合物排出体外,GSH 则变成 GS-SG。对乙酰氨基酚是引起 AHF 的代表性药物,应用一般剂量时,它与硫酸酯或葡萄糖醛酸结合,但在使用过量时,上述结合达饱和状态后则与 GSH 结合,形成中间代谢产物 N-乙酰-对苯醌亚胺(N-acetyl-p-benzoquinone imine,NAPQI),再与 GSH 结合,形成无毒的

S-NAPQI 结合物排出体外。如 NAPQI 迅速大量生成,肝内 GSH 被耗竭,NAPQI 则与细胞内含有—SH 的大分子物质如蛋白质、核酸等结合,引起肝细胞死亡。

(三)细胞膜脂质过氧化

肝细胞及其细胞器的膜脂质分子结构为磷脂,特别容易受到自由基攻击而启动连锁性脂质过氧化过程,从而改变肝细胞膜的结构及其液态状态,改变膜蛋白的镶嵌状态及许多酶系统的空间结构,增大膜空隙,增加膜通透性,破坏细胞内环境的自稳机制,引起肝细胞坏死、凋亡。各种病因所致 AHF,都是通过脂质过氧化这一共同环节发挥作用。AHF 肝细胞坏死之所以如此迅猛而广泛,也与此有关。

(四)钙自稳调节机制破坏

胞质内钙离子(Ca^{2+})具有第二信使的作用。生理情况下,细胞外间隙 Ca^{2+} 浓度高于胞质内 10^4 倍,内质网及线粒体 Ca^{2+} 浓度高于胞质内 $4\sim5$ 倍,是细胞赖以生存的必需条件。肝细胞膜上的钙转运系统就具有以上功能,该系统最重要成分是膜上的 Ca^{2+}-ATP 酶结构,又称为钙泵,它能将胞质中 Ca^{2+} 逆浓度差转运。钙泵是含有半胱氨酸—SH 的大分子物质,免疫病理反应、缺血缺氧、代谢异常、药物、毒物及化学物质在肝内代谢所产生的多种反应性代谢物,都可通过与钙泵的—SH 结合,抑制 Ca^{2+}-ATP 酶活性,引起胞质内 Ca^{2+} 聚集而致细胞死亡。

第五节 急性肝衰竭的临床表现及相关机制

一、肝衰竭自身的临床表现

(一)一般症状

AHF 起病酷似急性肝炎,但也有不同之处。患者全身情况差,极度乏力,呈进行性加重,常卧床不起,生活不能自理,反映了全身能量代谢障碍,可能与 AHF 患者血清中存在 Na^+,K^+-ATP 酶抑制因子及神经肌肉间信息传递异常有关。同时,患者常有发热,且持续时间较长,在黄疸出现后仍不退热,提示有内毒素血症或肝细胞进行性坏死。

(二)消化道症状

患者消化道症状重,食欲减退,甚至厌食,有频繁的恶心、呕吐,甚至呃逆;上腹部不适、腹胀或发展为鼓胀,这是因为内毒素血症刺激膈神经或迷走神经所致。黄疸出现后,上述症状不但不缓解,反而日益加重,与一般的急性黄疸型肝炎不同。此外,有些患者可出现剧烈腹痛,其原因为肝胆属同一神经节支配,大块肝坏死时,神经反射失常,引起胆道运动障碍所致,易误诊为胆囊炎。

(三)黄疸

临床上先表现为尿色加深,似浓茶样,以后迅速出现巩膜、皮肤黄染。与一般的急性黄疸型肝炎不同,AHF 患者黄疸出现后,血清胆红素迅速上升,每日上升幅度往往超过 17.1~34.2 μmol/L(1~2 mg/L),且持续时间长。这是因为 AHF 患者肝细胞广泛坏死,肝脏对胆红素廓清储备能力急剧下降有关。个别患者可由于急性肝坏死迅速发展,没有出现明显黄疸时就出现精神症状,常误诊为精神病。

（四）肝臭与肝脏缩小

在未出现意识障碍时,AHF 患者常呼出一种特征性气味,称为肝臭。这是由于含硫氨基酸在肠道经细菌分解生成硫醇,不能被肝脏代谢,而从呼气中排除所致。肝脏进行性缩小,提示肝细胞广泛坏死,是预后不良的体征。

二、肝外器官衰竭的临床表现

（一）肝性脑病

AHF 患者由于严重的肝功能障碍,使内源性或外源性代谢产物未能经肝脏的生物转换或代谢清除,以致毒性物质在体内储积,影响中枢神经系统(CNS)功能,出现以精神、神经症状为主的肝脑综合征,称为肝性脑病(hepatic encephalopathy,HE),是 AHF 的特征性表现与诊断的必要条件。轻者仅有性格、行为、智力方面的微细改变,重者可出现明显的意识障碍,并可随 AHF 改善而缓解,呈可逆性、非致死性。

1. 肝性脑病的发病机制　目前关于 HE 的发病机制存在多种学说,表面上看各个学说之间彼此独立,但其实上是从不同的侧面阐明了 HE 的发病机制,彼此互补。现代认为氨中毒在 HE 发病机制中起核心作用,γ-氨基丁酸(gamma-amino-butyric acid,GABA)发挥协同效应。此外,在 HE 的发病机制研究中,近年来学者们还特别重视毒性代谢产物对星形细胞的作用。

（1）氨中毒学说:迄今氨中毒学说仍被视为 HE 发病的经典学说。临床上约80% 的 HE 患者血及脑脊液中氨水平升高;而采用各种降血氨的治疗措施,能有效改善或缓解 HE 的发作,这些均是氨中毒学说的根据。

氨对 CNS 的毒性是多方面的,可影响神经传递,造成脑水肿,干扰脑的能量代谢。氨在大脑中主要靠星形细胞合成谷氨酰胺而被清除,在正常状态时,谷氨酸从突触前的小泡释放,由星形细胞摄取后与氨结合生成谷氨酰胺后,一部分谷氨酰胺从星形细胞释放进入脑脊液,一部分谷氨酰胺在突触前神经元脱氨转化成谷氨酸,形成谷氨酸-谷氨酰胺循环。由于谷氨酰胺是一种有机的渗透物质,在氨过多时,谷氨酰胺合成过多导致星形细胞肿胀形成脑水肿。此外,氨还可以干扰脑的能量代谢,引起高能磷酸化合物的浓度下降。大脑意识有赖于脑干网状结构上行激活系统的完整性,HE 时脑干内 ATP 及磷酸肌酸的浓度下降,可能是氨中毒时出现意识障碍和昏迷的作用机制。但是也有学者发现 HE 患者有时血氨并不升高,但患者却已发生昏迷。因此需要指出,高氨血症并不一定引起 HE,也不是 HE 发病的唯一因素或决定因素。

（2）γ-氨基丁酸/苯二氮䓬学说:GABA 是 CNS 最主要的抑制性神经递质,通常在大脑的突触前神经元由谷氨酸通过谷氨酸脱羧酶合成。在大脑的突触后神经元存在两种 GABA 受体,即 GABA$_A$ 和 GABA$_B$。GABA 受体为一种复合受体,能与 GABA 结合,也能与苯二氮䓬(benzodiazepine,BZP)及巴比妥药物结合,因此也称为 GABA/BZP 复合受体。GABA、BZP、巴比妥类等任何一种配体与 GABA 复合受体结合后,引起氯离子通道开放,并促进氯离子进入突触后神经元,使突触后神经元的膜电位超极化而产生神经抑制。

研究表明,HE 患者 CNS 神经元细胞膜上复合受体的密度和亲和力呈数倍增加;应用受体拮抗剂包括 BZP 的拮抗剂氟马西尼(flumazenil,R015-1788),可明显改善 HE 的临床表现。以上结果提示,GABA/BZP 学说在 HE 发病学上具有重要意义。

(3)其他学说:假神经递质学说认为,正常情况下食物中芳香族氨基酸(AAA)如苯丙氨酸、酪氨酸,经肠道细菌脱羧酶作用,分别生成苯乙胺、酪胺,这两种有毒的胺类物质经肠道吸收后由门静脉入肝,经肝内单胺氧化酶分解清除。当 AHF 时肝内单胺氧化酶受损,不能分解这些胺类物质,而直接进入体循环至 CNS,经脑细胞内羟化酶作用生成苯乙醇胺、羟苯乙醇胺。二者的化学结构与正常神经递质如多巴胺、去甲肾上腺素相似,但不具有真神经递质传递神经冲动的作用或很弱,因此称为假神经递质。当假神经递质在神经突触蓄积到一定程度后,取代正常的真递质,引起神经冲动传导发生障碍,兴奋冲动不能传至大脑,大脑因此产生异常抑制而出现意识障碍。但是有研究发现,HE 患者的脑内假递质含量并不增加反而降低,真递质含量并不减少反而增加;应用增加真递质生成的药物,亦缺乏疗效。故目前认为此学说不具备任何临床意义。

氨基酸失衡学说是基于假神经递质学说提出的,迄今仍受到质疑。该学说认为 AHF 时,血浆中支链氨基酸(亮氨酸、异亮氨酸、缬氨酸)含量减少,而芳香族氨基酸(苯丙氨酸、酪氨酸、色氨酸)含量增加,芳香族氨基酸竞争血脑屏障的转运系统占优势,大量进入脑内,形成假递质导致 HE 的发生。

2. 肝性脑病的临床表现 HE 患者的临床表现,因诱因、肝细胞损害程度不同而不同,主要包括精神症状及神经病学症状两个方面。但 AHF 所致 HE 与肝硬化门脉高压所引起的 HE 相比,临床表现更易出现激动、烦躁、抽搐、去皮质状态。

(1)精神症状:①意识障碍,早期表现为睡眠障碍,进一步可出现嗜睡,对外界反应迟钝;更重者可出现昏睡或精神错乱,最终陷入昏迷,对外界无反应。②智能改变,早期表现为简单计数迟钝,注意力不集中;进一步可出现简单计数错误,如出现 1～2 位数的加减法、数字连接试验错误,对过去事物记忆力缺失,定时定向障碍;更重者可出现人物概念模糊,不能陈述自己的姓名、年龄、职业等。③性格及行为改变,早期可出现难以察觉的抑郁或欣快,正常行为的夸大,如随地吐痰、便溺;进一步可出现焦虑、冷漠或兴奋、激动及异常行为,如衣服倒挂、在床上翻筋斗等怪癖动作;更重者可出现狂躁、迫害妄想等。

(2)神经病学症状:早期可出现抖动或扑翼样震颤,肌肉运动不协调,但生理反射存在,病理征阴性;进一步可出现抖动或扑翼样震颤加重,言语不清,共济失调,正常反射低下或亢进,病理征阳性;更重者则出现眼球震颤,肌张力明显增强,阵挛或强直,最终正常反射及病理反射消失,瞳孔扩大,角弓反张。

3. 肝性脑病的分级 为了早期诊断与指导治疗,可根据 HE 患者精神、神经症状轻重程度,将 HE 分为 Ⅰ、Ⅱ、Ⅲ、Ⅳ级(图 27-1)。Ⅰ～Ⅱ级为轻度,可逆转;Ⅲ～Ⅳ级为重度,逆转困难,预后差。但需要明确的是,HE 患者临床表现常重叠出现,各级之间无明确界限。

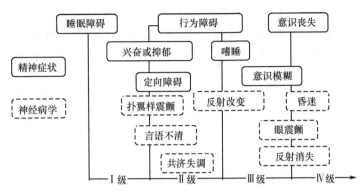

图 27-1　急性肝衰竭肝性脑病分级

（二）脑水肿

脑水肿是毒性物质在 CNS 内储积,引起脑容积(包括脑、脑脊液及血液)增加,导致颅内高压、脑疝甚至死亡,呈不可逆性、致死性,是 AHF 最常见且最严重的并发症。

1. 颅内压（intracranial pressure,ICP）**升高及脑灌注压**（cerebral perfusion pressure,CPP）**降低**　ICP 升高及 CPP 降低是脑水肿的两个重要病理生理特征。当 ICP>25 mmHg,称为颅内高压（intracranial hypertension）;如 ICP>40 mmHg,持续 2 小时,可引起脑细胞死亡。因此许多肝移植中心将此纳入肝移植的禁忌证,并建议监测 ICP。CPP 是平均动脉压（MAP）减去 ICP 的差值,即 CPP= MAP−ICP,正常值为 70~90 mmHg。足够的 CPP（>60 mmHg）是维持神经细胞功能的重要条件,如 ICP 不断增高使 CPP<40 mmHg,可导致脑血流量急剧减少,引起脑细胞缺血甚至死亡。

2. 发病机制

（1）细胞毒性水肿:AHF 时高渗透性物质如氨、谷氨酰胺、内毒素,在肝脏降解减弱或生成增加,随血液循环进入脑细胞内异常储积,引起渗透压增高而致脑细胞水肿,主要见于星形细胞及内皮细胞。

（2）血管源性水肿:AHF 时多种毒性物质及低氧血症引起血脑屏障损伤,导致通透性增加,造成脑间质水肿。

（3）能量代谢性水肿:近年来的资料证实,AHF 时细胞内增加的谷氨酰胺和氨,可引起线粒体及 α-酮戊二酸脱氢酶和丙酮酸脱氢酶功能障碍,导致星状细胞产能障碍和糖酵解增加,从而引起脑细胞水肿。

3. 临床表现　临床表现有头痛、血压增高、呕吐、嗜睡、视物模糊、球结膜水肿等,严重者可出现瞳孔大小改变、反射异常、去脑强直、呼吸改变甚至骤停。值得注意的是,脑水肿若干症状和体征均与肝性脑病重叠,尤其是少数脑水肿患者并不表现出任何可以察觉的征象,因此无颅内高压临床表现者并不能排除脑水肿。

（三）凝血功能障碍

肝脏是大多数血浆凝血因子、抗凝血因子的合成场所,同时也是许多凝血活性因子及相应抑制因子的清除场所,在维持机体凝血与抗凝血系统平衡中发挥着重要作用。AHF 引起的凝血功能障碍与以下因素有关:①凝血因子合成减少,尤其是Ⅱ、Ⅴ、Ⅶ、Ⅸ、Ⅹ等因子,是

AHF 时凝血功能障碍最主要的原因;②弥散性血管内凝血(DIC),肝脏合成抗凝血酶Ⅲ减少,促进血液呈高凝状态,导致 DIC;③原发性纤维蛋白溶解,肝脏合成抗纤维蛋白溶酶及清除纤维蛋白溶酶激活物功能下降,导致原发性纤溶;④其他,如血小板功能减退、毛细血管脆性增加等。

AHF 患者由于病情的不同,可出现不同程度的出血倾向。临床上常有皮肤黏膜出血,注射部位渗血、紫癜、瘀斑,牙龈出血、鼻出血、消化道出血等。严重者可出现颅内出血,一旦发生,预后极其严重。

(四) 多器官功能衰竭综合征

AHF 患者常可同时或短时间内相继出现低血压、肺水肿、急性肾小管坏死、DIC 等多个器官衰竭的表现,称为多器官功能衰竭综合征(multiple organ failure syndrome,MOFS),与以下环节密切相关:①AHF 时肝细胞坏死碎屑阻塞毛细血管床及活化的血小板损伤血管内皮,引起微循环障碍,是 MOFS 的发病基础;②肝脏清除能力降低而致舒血管物质在循环系统蓄积;③细胞因子网络激活引起多器官损伤。

1. 肾衰竭　肾衰竭是 AHF 常见并发症之一,发生率为 30%~75%,大部分病例为功能性衰竭,少数病例可归因于急性肾小管坏死(如对乙酰氨基酚中毒)及肾前性氮质血症(如消化道大出血、强烈利尿等)。一般发生于 AHF 的末期,是预后不良的体征。目前认为其发病机制与以下几个环节密切相关(图 27-2):①始动因素,AHF 时缩血管物质在肝脏降解减弱或生成增加,其在血中含量明显升高,引起外周血管阻力降低及舒张,导致有效动脉血容量相对充盈不足,激活肾外、内因素;②肾外因素,是全身性适应性反应,通过激活肾素-血管紧张素-醛固酮系统(RAAS)、交感神经系统(SNS)、精氨酸血管加压素(AVP)等,介导肾血管收缩、水钠潴留,引起有效动脉血容量升高;③肾内因素,是肾内的适应性反应,通过合成与释放舒肾血管激素(如前列腺素、缓激肽、血栓素 A_2 等),介导肾血管扩张与排钠利尿,拮抗肾外因素引起的肾血管收缩、水钠潴留。如果肾内因素失调,肾外因素持续存在且不断加剧,占据主导地位时则导致肾衰竭的发生。主要临床表现为少尿或无尿,氮质血症,重者可发展至尿毒症。

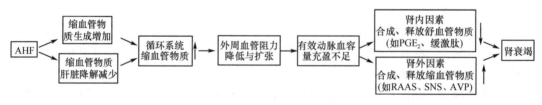

图 27-2　肾衰竭发病机制

2. 心功能异常　在 AHF 患者中可出现多种心律失常,临床常见的有心动过速、期前收缩或传导阻滞,心电图可见到特异的 T 波和 ST 波改变,上述改变与全身代谢紊乱如酸中毒、低氧血症等有关。由于内毒素及舒血管物质在循环储积,可引起外周血管阻力降低,心排出量增加,呈高排低阻型休克表现,称之为高动力循环综合征(hyperdynamic circulation syndrome),是 AHF 主要特征之一,对缩血管药物治疗不敏感。

3. 肺功能异常　AHF 患者常伴有肺功能不全和肺水肿,合并严重感染时可发展为急性呼吸窘迫综合征(acute respiratory distress syndrome,ARDS)。关于肺水肿发生机制与下列因素有关:①AHF 时扩血管物质经肝脏灭活减少或产生增多,通过血循环到达肺,引起肺内血管扩张,导致肺内血管静水压增加,而不利于组织液回流;②可能与脑水肿发病机制相同。

(五)感染

AHF 患者并发感染的发生率高达 80% ,约 40% 患者的感染为致死性,可见 AHF 并发感染的严重性。其原因包括以下 3 个方面:①AHF 患者库普弗细胞、单核/巨噬细胞功能减退,引起内毒素及肠道致病性病原微生物清除能力降低;②血清补体、调理素等物质减少,引起中性粒细胞功能障碍;③AHF 患者经常接受侵入性诊断、治疗,如放置 ICP 监测装置、腹腔穿刺抽液、气管插管、泌尿道插管等。致病菌主要为革兰阳性球菌(葡萄球菌、链球菌等),其次为革兰阴性杆菌(大肠杆菌、副大肠杆菌等),也有一部分病例合并真菌感染,常见致病菌为白色念珠菌,病死率高,因此合并真菌感染被纳入肝移植的禁忌证。主要感染部位为呼吸道、泌尿道,其次为胆道、肠道等,引起的最严重症状为脓毒症及自发性腹膜炎。

值得注意的是,一部分 AHF 患者并发感染时可无明显临床症状,诊断十分困难。因此AHF 患者出现下列表现时,应引起高度注意:①不明原因的平均动脉压降低;②不明原因的尿量减少,而心血管充盈压正常;③严重酸中毒;④合并 DIC;⑤HE 恶化而 ICP 不升高。

(六)电解质及酸碱平衡紊乱

AHF 患者由于肝细胞大量坏死,肝内糖原储备耗竭,同时肝脏合成糖原分解酶及糖异生作用急剧降低,约 40% 的患者都合并低血糖。此外,AHF 患者常伴有电解质、酸碱平衡紊乱。在呼吸中枢调节异常时,产生的过度通气常可引起呼吸性碱中毒;内毒素血症、颅内高压、肺部并发症可抑制呼吸中枢,引起呼吸性酸中毒;低血压、低氯血症可引起组织损伤,造成乳酸、丙酮酸等堆积,导致代谢性酸中毒;因水排出减少,常可出现稀释性低钠、低钾血症。

第六节　急性肝衰竭的诊断及鉴别诊断

一、AHF/SHF 的诊断标准

(一)AHF

(1)急性起病,且持续进展至肝功能不全;既往无肝病史,起病 4 周内发生肝性脑病是其主要特征。

(2)凝血酶原时间(PT)和Ⅴ因子等凝血参数是比肝性脑病更为敏感的早期指标,并且在诊断及判断预后中有重要价值。凝血酶原活动度<40% 是诊断 AHF 的重要指标。所以当急性肝病向肝功能不全进展时,应定期检查这些指标,进行动态观察。可能情况下应监测颅内压。

(3)时限分型:超急性指起病 10 天内发生的肝性脑病,暴发性指起病 10~30 天发生的肝性脑病。

（4）病因分型：肝炎病毒 A～E 及其他病毒；药物、毒物及其他因素；或不明原因。诊断时应注明病因，如表述为 AHF：超急性，乙型肝炎。

（二）SHF

（1）SHF 是一种进行性发展的肝功能不全，既往无肝病史，一般在急性肝炎持续至发病后 4～24 周（1～6 个月）出现腹水和（或）肝性脑病。

（2）病因分型：肝炎病毒 A～E；其他病毒或病因；或不明原因。诊断时注明病因，如表述为 SHF：乙型肝炎。

（3）SHF 除外标准：①超声波检查有胆管扩张现象；②食管静脉曲张大于Ⅰ级；③酒精性肝病；④慢性肾衰竭；⑤有 Kayser-Fleischer 角膜环或低血清铜蓝蛋白水平；⑥组织学检查有慢性肝病表现。

二、鉴 别 诊 断

1. **慢性肝病基础上发生的肝衰竭**　如酒精性肝硬化基础上发生酒精性肝炎、慢性病毒性肝炎急性发作或重叠其他病毒感染诱发的肝衰竭。其临床表现与 AHF 极其相似，但常伴有特有的慢性肝病体征、影像学检查及生化检查结果等，易鉴别。

2. **先兆子痫或子痫**　与急性妊娠脂肪肝引起的 AHF 很难鉴别，而且二者可重叠出现，增加鉴别诊断的难度。但二者处理方法却是一致的：立即终止妊娠。

3. **脓毒症**　与 AHF 一样具有高动力循环表现，即高心排血量，外周血管阻力降低，平均动脉压下降；此外，脓毒症也可出现脑病、黄疸、凝血障碍等临床表现，因此极易误诊。检查Ⅷ因子有助于鉴别诊断，因为该因子在肝外合成，AHF 时保持正常水平，而在脓毒症时则降低。

第七节　急性肝衰竭的治疗

AHF 病情严重，临床症状复杂，病死率高，预后差。早期诊断、早期综合治疗是治疗成功的关键。综合治疗包括：①基础治疗，维持水、电解质、酸碱及热量平衡并加强监护；②清除致病因素；③减少内毒素、氨等毒物生成，纠正代谢紊乱；④改善肝脏血循环及提高氧供；⑤促进肝细胞再生；⑥防治一切可能或已出现的并发症，如出血、感染、脑水肿等；⑦人工肝脏支持治疗及肝移植。

一、基 础 治 疗

（一）纠正水、电解质和酸碱平衡紊乱

电解质平衡紊乱与酸碱失衡密切相关，二者宜协同处理。

1. **低钠血症**　以稀释性低钠血症多见，血清钠≥120 mmol/L、亦无 CNS 症状时（如嗜

睡、昏迷等），可不必静脉补充钠盐，以限制水的摄入为主；如血清钠<120 mmol/L 且合并 CNS 症状时，宜积极处理，包括：①应用渗透性利尿剂，排水多于排钠；②应用抗利尿激素（ADH）受体拮抗剂及 κ-阿片样受体激动剂，作用于肾集合管及抑制神经垂体精氨酸加压素（AVP）的释放，属单纯排水利尿剂；③慎重应用高张盐水（3% 氯化钠溶液），输入后可能加重脑水肿，不推荐使用。

2. 低钾低氯血症 常引起代谢性碱中毒，AHF 尿量正常者常规补充 10% 氯化钾溶液 30~40 ml，有低钾血症者，剂量则酌情增加。若出现少尿或无尿时，应停止补钾，待肾功能改善后再补钾。

3. 低镁低磷血症 常与低钾血症共存，单纯补钾不能纠正低血钾时，宜同时补镁，可选用 10% 硫酸镁溶液肌内注射，或门冬氨酸钾镁溶液加于葡萄糖液内静脉滴注。

4. 酸碱失衡 代谢性酸中毒除纠正低氧血症、改善微循环、减少无氧代谢生成的酸性产物外，可用谷氨酸盐溶液，慎用或适量用碳酸氢钠溶液；代谢性碱中毒时补充氯化钾，同时可补充精氨酸盐；呼吸性碱中毒以纠正原发病及通气过度为主，必要时用 5% 氧气间断吸入，可消除低氧血症及提高 $PaCO_2$ 水平。

（二）营养及饮食

AHF 期间能量消耗增加约 60%，并随感染的发生进一步增加，估计平均能量消耗为 4.05 kcal/（kg·h），而 Harris-Benedict 能量估算公式不再适用。营养支持途径通常选用肠内营养（EN）途径，可能与其减少感染并发症有关，但也有一些研究中心主张使用肠外营养（PN）途径。在未昏迷患者中通常主张低蛋白、低脂肪、糖类和多种维生素饮食，合并腹水、脑水肿及水肿的患者，应限制钠盐摄入。由于肝细胞大量坏死，糖原分解和糖异生作用急剧降低，多数患者都合并低血糖，而血糖浓度低于 2.78 mmol/L 以下时，可引起脑代谢损伤，因此通常选用 20% 高渗葡萄糖溶液输注，以维持血糖浓度在 3.3 mmol/L 以上，若同时存在肾衰竭及液体超负荷，则用 50% 高渗葡萄糖溶液输注。

（三）高压氧治疗

AHF 患者常并发低氧血症，其所引起的组织损害及低灌注同样具有重要意义。因此，改善 AHF 患者全身的氧供应及氧摄取率，有利于改善全身代谢紊乱及减轻重要脏器（肝、脑、肾）进一步损害。高压氧治疗与通常氧疗法比较有许多优点，它可以治疗任何类型的氧不足，纠正低氧血症，减少脑水肿发生或减轻其程度，并改善全身的能量代谢过程，尤其是肝细胞线粒体的再生过程。

（四）加强监护

AHF 患者病情发展迅速，必须进行严密监护，定时监测各项指标，以便及时观察疾病的动态变化，为调整综合治疗提供重要信息。表 27-4 所列内容为一些研究中心制订和使用的监测项目及相应时间。在临床工作中，应根据患者具体病情及条件，有的放矢地进行监护。

表 27-4 AHF 监测项目及时间

监测项目	监测时间
心电持续监护、鼻胃管持续吸引	持续监测
呼吸、脉搏、血压、中心静脉压、尿量	每小时观察 1 次
脑电图、肝脏大小(B 超)、心肺功能血气分析、血清电解质、血糖	每 6 小时观察 1 次
血象白细胞计数及红细胞计数,凝血酶原时间	每 12 小时观察 1 次
血清转氨酶、总胆红素、血小板计数、部分凝血酶原时间、血清钙、磷、胸部 X 线片	每 24 小时观察 1 次

二、去 除 病 因

(1) 乙型肝炎病毒所致 AHF 可应用抗病毒治疗,如拉米夫定(lamivudine)。

(2) 疱疹病毒或巨细胞病毒所致 AHF 分别对阿昔洛韦(acyclovia)或更昔洛韦(gancyclovia)有特别反应。

(3) 对乙酰氨基酚过量所致 AHF,力争在 12~24 小时给予 N-乙酰半胱氨酸(NAC),对其他原因引起的 AHF 亦有效。

(4) 急性妊娠脂肪肝所致 AHF,应立即终止妊娠。

(5) Wilson 病所致 AHF,应采用祛铜治疗,如 D-青霉胺或醋酸锌。

(6) 遗传性酪氨酸血症所致 AHF,使用 4-羟基苯基丙酮酸二氧化酶抑制剂(enzymatic inhibitor of 4-hydroxyphenylpyruvate dioxygenase),可防止毒性代谢产物积聚。

(7) 对于毒蕈所致 AHF,用大量青霉素可拮抗毒蕈毒素中的鹅膏菌毒素(mushroom toxin),同时用水飞蓟宾(silibinin)阻断肝细胞对鹅膏菌毒素的摄取,尽量争取早期治疗。

(8) 急性 Budd-Chiari 综合征或血管闭塞性疾病所致 AHF,可考虑急诊行血管减压分流术(手术或介入引导下),可获得意想不到的疗效。而放射线引导下的介入手段主要包括:经颈静脉肝内门体分流术(transjugular intrahepatic portosystemic shunt,TIPS)、肝静脉成型术及下腔静脉内支架置入术等。

(9) 少数自身免疫性肝炎所致 AHF,用皮质类固醇治疗可取得显著疗效。

三、促进肝细胞再生

1. **肝细胞再生因子** 可以增加肝细胞再生和抑制肝细胞凋亡,有临床应用已表明其可明显降低 AHF 患者的病死率,但还需大样本随机对照临床试验的进一步证实。

2. **前列腺素 E** 可以舒张血管、抑制细胞因子释放,改善肝脏微循环,稳定细胞膜、细胞器结构,对 AHF 治疗具有一定作用。早期的试验取得了较好的疗效,但最近的一项随机双盲对照临床试验显示疗效并不优于传统治疗。

3. **胰高血糖素-胰岛素** 早期研究证明能促进肝细胞再生,改善血浆氨基酸谱的变化,现已证明其并不优于传统的治疗方法,不能有效地改善预后。

四、防治并发症

(一) 肝性脑病的防治

1. 减少肠源性毒物的来源、生成及吸收

（1）减少肠源性毒物的来源：①限制/调整食物蛋白的摄入。已有意识障碍或前驱期患者，应及时禁食蛋白质饮食，神智恢复后逐渐增加蛋白质摄入量，开始可多用植物蛋白，因其含硫氨基酸少，含纤维素丰富，能保持大便通畅，降低毒物的来源。在以植物蛋白摄入为主时，可辅以奶类制品，二者在蛋白质组分上有互补作用。②洁净肠道。可口服轻泻剂，如乳果糖、山梨醇等，以每日 1～2 次软便为宜；必要时选用弱酸性灌肠液清洁灌肠，禁用肥皂液灌肠。

（2）减少肠源性毒物生成及吸收：①抗菌药物，抑制肠道具有尿素酶及氨基酸氧化酶的细菌，阻断氨及其他毒性产物的生成，如新霉素、甲硝唑、庆大霉素、利福新明等，交替使用为宜，防治耐药性的发生。②调节肠道菌群，促进肠道有益菌共生，抑制有害菌生长。如新近报道的粪肠球菌制剂 SF-68，是一种不含尿素酶的菌属，能增加发酵，抑制其他分解尿素、蛋白的细菌生长。③非吸收性双糖，包括乳果糖（β-半乳糖苷果糖）和乳山梨醇（β-半乳糖苷山梨醇）。目前认为非吸收双糖是 HE 的标准治疗，亦可与抗菌药物联合用药。乳果糖降低血氨的机制主要是通过参与结肠内菌群的能量代谢，增加细菌对氨的摄取、利用，减少结肠内氨的生成；同时还可以酸化结肠，减少氨的生成、吸收。适宜剂量为 45～90 g/d，分 3～4 次口服。乳山梨醇作用机制与乳果糖相似，但疗效出现快，24 小时的改善率较乳果糖高，口服剂量以 0.3～0.5 g/(kg·d) 为宜。对于昏迷患者，可用 20% 乳果糖或 20% 乳山梨醇保留灌肠 1～2 小时，疗效优于口服给药。

2. 促进氨的代谢清除

（1）L-鸟氨酸-门冬氨酸盐（L-ornithine-aspartate, OA）：鸟氨酸及门冬氨酸都是尿素循环的底物，分别通过刺激启动尿素循环的酶系统及与瓜氨酸结合，促进尿素的合成与利用。此外，OA 还可被肝细胞摄取，并与氨结合，合成谷氨酰胺。临床研究已表明，应用 OA 可降低血氨浓度、改善 HE 分级，其疗效与乳果糖相似。用法：18～27 g/d，分 3 次口服；或 10～20 g/d 静脉滴注。

（2）其他：苯甲酸钠（sodium benzoate）能与氨结合形成马尿酸，从而降低血氨浓度，但是由于其加重钠负荷，耐受性差，限制其使用；谷氨酸盐及精氨酸盐都属传统用药，疗效远逊于 OA，谷氨酸盐制剂属碱性溶液，代谢性酸中毒时可适量应用，而精氨酸盐制剂属酸性溶液，碱中毒时用之较为合适。

3. 促进 CNS 神经递质恢复平衡

（1）支链氨基酸（BCAA）注射液：BCAA 竞争血脑屏障进入 CNS 的含量增加，而芳香族氨基酸进入的含量则减少，从而引起假神经递质形成减少，改善 HE。此外 BCAA 还能作为能源供应，纠正负氮平衡，促进蛋白质合成，改善 HE 患者营养状况。

（2）苯二氮䓬拮抗剂：以氟马西尼（flumazenil）为代表，是目前唯一批准用于治疗 HE 的苯二氮䓬拮抗剂。但其作用时间短，价格昂贵，从而限制了其临床应用。

（3）左旋多巴：通过血脑屏障进入 CNS 后，转化为多巴胺，进而形成真性神经递质去甲

肾上腺素,恢复 CNS 的正常功能。但其可能抑制肝血流量,进而引起肝细胞缺血、缺氧导致肝功能进一步恶化。

(二)脑水肿的防治

1. 脑水肿的早期监测 随着对 AHF 研究的深入,一些学者观察到 AHF 患者 ICP 变化情况与发病率、死亡率密切相关。由此出现了各种监测 ICP 的设备和方法,可分为侵入性和非侵入性两类,这些方法在监测创伤性脑损伤中的作用得到了一致认可,但在 AHF 领域还存在争议。主要原因是目前还缺乏监测 ICP 能改善预后及颅内出血风险的证据。但临床资料已表明,在 AHF 患者中,医疗干预能降低 ICP,并能防止脑缺血和脑疝的发生。

(1)侵入性监测方法:①放置 ICP 装置,可以直观观察到 ICP 的变化情况,但存在感染、出血等并发症,而且影响因素较多,如气道抽吸,转动或移动患者的头部或颈部,颈静脉压迫,激动、躁动、癫痫发作时均可引起 ICP 暂时性升高,应慎用。②监测颈静脉血氧饱和度(图 27-3),颈静脉饱和度<55% 提示有脑缺血发生,这可能与 AHF 患者高通气时易发生低碳酸血症,进而引起脑血管收缩及脑水肿,最终导致脑血流量减少有关。此外,癫痫发作也可引起颈静脉饱和度降低。而颈静脉饱和度>80% 可能提示脑充血,若合并 ICP 升高时应采取降低脑灌流量的措施,常见于疾病终末期,提示大脑释放氧的功能完全丧失。因此,在临床实践中监测颈静脉血氧饱和度具有重要意义。③脑细胞微量透析技术,是一种用含有半透膜的微同轴导管检测脑细胞间质液成分,从而评估脑氧含量及血流量的新方法,目前还处于研究中。

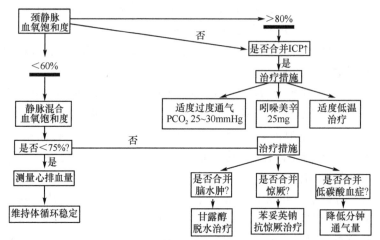

图 27-3 颈静脉血氧饱和度监测

(2)非侵入性监测方法:①影像学检查,计算机断层成像(CT)技术可检测 AHF 患者脑水肿程度,如果诊断不清或者怀疑有颅内压所致的并发症时,应考虑 CT 检查;单电子正发射图层成像(SPECT)技术可检测 AHF 患者脑血流量分布情况;而磁共振(MR)扫描可检测 AHF 患者脑细胞内水分布情况,后二者临床应用较少。②超声多普勒检查,是一种检查脑血流量变化的非侵入性检测方法,并可预测高通气量时脑血流量的改变。但该方法不能提供脑氧含量的变化情况,常与检测颈静脉血氧饱和度联合使用。③近红外光谱检查(near infrared spectroscopy),是一种用于评估多种器官氧含量的非侵入性检查技术,可用于监测

AHF 患者脑氧含量及脑血流量的变化情况。

2. 脑水肿的预防用药　有资料证实,AHF 并发Ⅲ~Ⅳ级肝性脑病者,预防性应用苯妥英钠治疗,可降低脑水肿的发生率,且较安全。使用方法:首剂量 15 mg/kg,静脉缓推,每分钟不超过 5 mg,每 8 小时 1 次。

3. 脑水肿的治疗

(1) 甘露醇:AHF 伴脑水肿患者的首选用药,其使用指征为 ICP 在 20~25 mmHg 或以上持续 5 分钟以上,血浆渗透浓度<310 mmol/L。使用方法:20% 甘露醇开始剂量每次 0.5~1 g/kg 或 200 ml,一次静脉推注,5~10 分钟推完,或在 20 分钟内快速滴完,每 4~6 小时重复一次,以预防 ICP 反跳,然后逐渐减量维持用药(0.3~0.5 g/kg),直至病情稳定后停用。注意事项:ICP>60 mmHg 时甘露醇疗效不理想,肾功能不全者不能应用甘露醇治疗。

(2) 硫喷妥钠:对甘露醇治疗无效,或伴有肾功能不全者,可选用二线用药硫喷妥钠治疗,其降低 ICP 效应与甘露醇相似。用法:首剂 100 mg 静脉注射,每 15 分钟一次,共 4 次,然后 1 mg/(kg·h)静脉滴注,持续数日。

(3) 其他:适度低温治疗,使体温降至 32~33℃,可降低 ICP,增加脑灌流量及 CPP,其主要作用与降低脑代谢及氧耗量有关;纠正低氧血症、高碳酸血症,降低脑血流量及 ICP;适度控制过度通气并将 PCO_2 调控至 25~30 mmHg 水平,使脑血管收缩、脑血流量减少,从而降低 ICP;注意体位,抬高头、颈、胸部 20°~30°。

(三) 凝血功能障碍的防治

1. 新鲜冰冻血浆　轻中度的 AHF 患者可严密观察,定时监测凝血酶原时间(PT),如 PT 延长超过 25~30 秒,可应用新鲜冰冻血浆(fresh frozen plasma,FFP),以预防可能发生的出血。但输注血浆又存在一些潜在缺点:输注血浆后可使 PT 正常化,影响 PT 判断预后及评定疗效;如患者合并肾功能不全,可引起循环容量超负荷及呼吸衰竭。因此,目前认为应用 FFP 的适宜指征为:①有活动性出血者;②侵入性检查或治疗者,如气管插管、放置 ICP 装置等。如患者同时合并肾功能不全,为了避免循环容量超负荷,可用细胞分离器进行血浆置换。

2. 其他　如患者出现血小板计数降低、纤维蛋白原减少,可相应补充血小板制剂及纤维蛋白原制剂;在有出血倾向、实验室检查确诊为 DIC 者,可用小剂量肝素,0.5~1 mg/kg,30~60 分钟内滴完,以后每 2~4 小时一次,同时监测凝血时间。

(四) 多器官功能障碍的防治

AHF 所致 MODS 与其他原因引起者基本相似,治疗基本目的在于维持稳定的平均动脉压(MAP)及充足的组织氧和作用。根据公式 CPP = MAP-ICP,低血压时脑灌流量急剧降低,即使 ICP 轻度升高,CPP 亦明显下降,导致不可逆性脑损伤。为此应密切监测血流动力学指标:如中心静脉压(CVP)或肺毛细血管楔压(PCWP),用以判断血管内容量状态及心肺血流动力学变化,以便发现早期的循环障碍。

低血压在血容量不足时,宜补充胶体溶液,补液不能纠正者,可能由于酸中毒组织缺氧引起,应及时纠正;在血容量充足时,如低血压仍不能纠正,应考虑未被发现的潜在感染;如由外周血管阻力降低引起者,可酌情使用 α 肾上腺素能受体激动剂,但疗效通常不佳。

气管内插管与机械通气是治疗 AHF 的常用措施。间歇正压通气(intermittent positive pressure ventilation,IPPV)治疗 AHF 所致 ARDS 可取得良好效果,此外,压力支持通气和压力控制反比通气还可以改善严重 ARDS 患者的氧合作用。

肾衰竭的治疗首先应避免使用肾毒性药物。需在 CVP 的监测下,补充胶体溶液,恢复血管内容量。如上述治疗无效,应考虑肝肾综合征或急性肾小管坏死的可能,可应用髓袢利尿剂及小剂量多巴胺[$2\sim4$ $\mu g/(kg\cdot h)$]静脉输注,可能会有所帮助。如合并严重高血钾及酸中毒时,可选用血液透析(hemodialysis)。但当合并脑水肿时,则需行连续动静脉血液滤过(continuous arterio-venous hemofiltration,CAVH),也有学者认为早期应用 CAVH 会取得更好的疗效。但是,对于肝肾综合征所致肾衰竭来说,上述治疗只能起到暂时延长生存时间的作用,最终还需行肝脏移植治疗。

(五) 感染的防治

AHF 患者易发生各种各样的感染,如肺部感染、尿路感染、自发性细菌性腹膜炎等,预防性应用抗菌药物尚有争议,因为预防性用药可能会增加细菌和真菌重叠感染的机会及耐药菌的出现。但一旦发生感染,应积极进行抗感染治疗。要选用对肝、肾无毒性的药物,在细菌培养和药敏试验未出结果之前,首先选用对金黄色葡萄球菌和革兰阴性菌有效的抗菌药物,然后再根据细菌培养和药敏结果选用。推荐使用新霉素、哌拉西林及第三代头孢类抗生素如头孢拉定、头孢唑啉等。严重感染者可联合用药,如有厌氧菌感染者,可选用甲(替)硝唑治疗。肠道真菌感染可口服氟康唑和伊曲康唑,氟康唑首剂 400 mg,然后 $200\sim400$ mg/d,$7\sim14$ 天。

五、人工肝脏支持系统

人工肝脏支持系统(artificial liver support system,ALSS)是近半个世纪医学领域最重要的成果之一。它的研究发展、进步及成熟不仅得益于生物仿生材料的进步,更集生物物理学、生物化学、细胞医学等领域之大成,使得当代人工肝脏不仅可以有效改善 AHF 患者的生化指标,且可以延长患者生存时间,已经广泛应用于 AHF 患者的肝功能暂时支持。

1. **透析膜技术** 在人工肝脏技术的发展过程中,透析膜技术进步发挥了巨大的推动作用。目前用于人工肝脏技术的透析膜按照来源及分子结构可以分为三类:天然纤维素膜、改良纤维素膜及合成高分子材料膜。

(1) 天然纤维素膜(铜仿膜)及改良纤维素膜(乙酸纤维素膜、二乙酸纤维素膜、三乙酸纤维素膜):其基本成分均为葡聚糖,可用于分离中、小分子物质,但是其与机体相容性欠佳,且对血细胞存在一定损伤作用,因此在第三代透析膜产生后很快被替代。

(2) 第三代高分子材料透析膜:以聚丙烯腈膜为代表,其与机体相容性极佳,而且可以按照要求制作不同的分子孔径,清除水溶性毒素能力大大提高,其中一些透析膜还可对脂溶性毒素、蛋白质结合毒素也表现出了一定的亲和作用,应用于临床后很快得到认可推广。新近还出现了对第三代透析膜的改良膜,其清除毒素能力更强,如分子吸附循环系统(MARS)透析膜。

2. **非生物人工肝脏技术** 非生物人工肝脏技术主要包括血液透析、血液滤过、血液灌流及血浆置换等,它主要是应用物理或化学方法清除体内的毒素,从而达到替代肝脏代谢、解毒动能。

（1）血液透析和血液滤过：可清除水溶性小分子物质如氨、尿素氮、肌酐等，对脂溶性物质清除效果差，可应用改良纤维素膜或第三代透析膜提高毒性物质清除率，弥补传统膜的不足。有学者用聚丙烯腈膜血液透析治疗 AHF，发现意识、脑电图和神经递质均得到有效改善。

（2）血液灌流：是应用吸附剂吸附流经体外循环装置中血液内的毒性物质，常用的吸附剂是活性炭和离子交换树脂。活性炭价格便宜，吸附功能大，来源广泛，但直接应用会引起肺栓塞、激活血小板及白细胞致严重出血倾向，因此现常将活性炭微囊化后使用；离子交换树脂由人工合成，能吸附活性炭难以清除的物质如氨，对脂溶性物质及蛋白质紧密结合的物质也有较好的清除效果，缺点是组织相容性差，易致严重出血倾向及白细胞减少。

（3）血浆置换：是将患者含有毒素的血浆分离出来并弃去，同时补充适量的替换液或者血液成分。它可以迅速清除 AHF 患者体内的毒素，特别适用于其他常规方法不能清除的大分子物质，作用迅速有效，而且还可补充机体欠缺的一些物质。

各种非生物人工肝脏技术可以相互取长补短，结合应用。典型的装置包括生物透析吸附系统（Biologic-DT 系统）、分子吸附循环系统和连续性血液净化技术等。

3. 生物人工肝脏技术 生物人工肝脏技术是在非生物人工肝脏技术基础上，应用生物成分。其一方面可以增强装置的解毒功能，另一方面可以达到补充肝脏细胞分泌的活性物质功能。生物人工肝脏技术由三部分组成，即非生物部分、生物反应器和管路装置，其核心是生物反应器，关键技术是生物成分即肝细胞的获取和生物反应器的构建。生物成分以同种肝细胞最为理想，但由于供体肝脏的严重短缺，正常人肝细胞的应用几乎毫无可能，现代常用的是猪肝细胞。获得的肝细胞必须在生物反应器中生存才能发挥肝功能支持作用，为了更好地发挥生物效应，细胞三维培养方法得到重视。此外，近年来干细胞诱导分化肝细胞制作生物人工肝也取得重要进步。

六、肝细胞移植

肝细胞移植（hepatocyte transplantation，HCT）是目前研究治疗 AHF 的一个重要组成部分，也是最为活跃、前景最为诱人的一个热点，主要有肝干细胞、长期活化肝细胞、胚胎肝细胞及冷冻肝细胞等。目前有关 HCT 治疗 AHF 的临床研究还十分有限，但至少能得到以下几点启示：①HCT 可以延长患者生存时间，减轻 HE 症状，改善生化指标，使其过渡到肝移植阶段；②HCT 可诱导肝再生从而使部分患者避免肝移植手术；③将肝细胞移植入人体是安全的。

七、肝脏移植

近半个世纪以来，内科治疗 AHF 收效甚微，病死率仍徘徊于 80%～97%。近年来由于现代重症监护医学的发展和肝移植技术的广泛应用，AHF 的治疗效果有了极大的提高。据美国匹兹堡医学中心 1983～1995 年资料，AHF 的内科治疗生存率仅为 14%。美国急性肝功能衰竭研究组（ALFSG）1994～1996 年总结 13 所医院 295 例 FHF 患者临床资料表明，FHF 内科治疗生存率为 25%。到 2005 年，ALFSG 统计 25 所医院，684 例 FHF 患者，内科综合治疗组的生存率为 44%，26% 的患者进行了肝脏移植手术，总体生存率已达 67%。因此，

AHF 患者入院后在积极内科综合治疗的同时进行肝脏移植是目前最佳的治疗手段。

1. 肝移植适应证及禁忌证 目前 AHF 行肝移植的适应证尚无统一的标准,一般而言,经内科治疗无改善,具有预后不良指标且无肝手术禁忌证指标者,应列为肝移植对象,并积极寻找供体,准备移植手术,而目前较常用的预后判断标准是英国皇家医学院标准(King's criteria)。尽管该标准特异性高,符合标准的 AHF 患者死亡率很高,但是其敏感性和阴性预测结果欠佳,有相当一部分 AHF 患者未达到标准也会死亡;同时,若等待阳性指标出现又会导致移植延迟及器官衰竭恶化。新近英国在前期研究的基础上,又提出了 AHF 患者预后判断的修改标准,其特异性和敏感性均较好,此标准还包含了专门针对移植后及儿童的预后判断标准。但现有的预测标准尚不足以准确估计预后或决定肝移植候选者。肝移植适应证与禁忌证见表 27-5。

表 27-5 AHF 紧急肝移植适应证(预后不良指标)与禁忌证

预后不良指标(King's criteria)	预后不良指标(修改标准)
对乙酰氨基酚所致 AHF	对乙酰氨基酚所致 AHF
1. 无论 HE 严重程度,pH(动脉血)<7.3	1. 无论 HE 严重程度,pH<7.25 超过 24 小时
2. HE:Ⅲ~Ⅳ级合并 PT>100 秒(INR>6.5)及 Cr >300 mmol/L(3.4 mg/dl)	2. HE:Ⅲ~Ⅳ级合并 PT>100 秒(INR>6.5)及 Cr >300 mmol/L(3.4 mg/dL)或出现无尿症状
非对乙酰氨基酚所致 AHF	3. 血清乳酸>3.5 mmol/L 或>3 mmol/L 超过 24 小时
1. 无论 HE 严重程度,PT>100 秒(INR>6.5)	4. 无感染情况下,具有标准 2 任何两项指标恶化
或具有下列任何两项者	非对乙酰氨基酚所致 AHF
2. 年龄<10 岁或>40 岁	1. 病因是甲、乙型肝炎、药物性肝毒性及不明原因肝炎
3. 病因是丙型肝炎、药物性肝毒性、Wilson 病	(1) 无论 HE 严重程度,PT>100 秒(INR>6.5)或具有 下列任何三项者
4. 出现黄疸至 HE 发生时间>7 天	(2) 年龄>40 岁
5. 血清胆红素>300 μmol/L(17.5 mg/dl)	(3) 出现黄疸至 HE 发生时间>7 天
禁忌证	(4) 血清胆红素>300 μmol/L(17.5 mg/dl)
1. 不可逆性脑损害	(5) PT>50 秒(INR>3.5)
2. ARDS 麻醉时不能进行氧合作用	2. 病因是 Wilson 病及 Budd-Chiari 综合征,合并 HE
3. CPP<40 mmHg(5.5 kPa)	及凝血功能障碍
4. ICP>50 mmHg(6.67 kPa)	肝移植后
5. 脓毒性休克	1. 肝移植 14 天内出现肝动脉血栓形成
6. 获得性免疫缺陷综合征	2. 具有下列任何两项早期移植物失功指标
7. 严重心、肺疾病	(1) AST>10 000 IU/L
8. 门静脉、肠系膜静脉广泛血栓形成	(2) INR>3
9. 严重出血性胰腺炎	(3) 血清乳酸>3 mmol/L
	(4) 胆汁分泌障碍
儿童 AHF	
除外白血病或淋巴瘤、DIC,具有 INR>4 或 HE:Ⅲ~Ⅳ级	

注:HE,肝性脑病;INR,国际标准化比值;Cr,血清肌酐;CPP,脑灌注压;ICP,颅内压;ARDS,急性呼吸窘迫综合征;AST,谷草转氨酶。

2. **辅助性肝移植**　辅助性肝移植(auxiliary liver transplantation)是最近开展的一项新技术,即采用部分肝脏进行辅助性肝移植,但自体肝脏并不摘除。同常规的肝移植手术相比,在理论上具有很多优势:①可为 AHF 患者提供支持治疗,利于自体残存肝细胞再生;②因移植物可以自行萎缩或手术移除,可以避免长期服用免疫抑制剂。

至今关于辅助性肝移植的研究已有 10 年余。最初的报道认为该方法风险较高,如技术问题、肝脏原有功能失效及再移植问题。但后续的研究发现这些风险可以通过选取具有丰富手术经验的临床医生,适宜的 AHF 患者及供肝来源等途径来解决。有资料显示,在 40 岁以下由急性病毒性肝炎或对乙酰氨基酚所致的 AHF 患者中,辅助性肝移植与常规肝移植相比,1 年生存率相似,且 30%~70% 的患者不需服用免疫抑制剂。

3. **活体肝叶捐赠**　肝移植已经成为治疗 AHF 的有效方法,患者的术后生存率不断提高,但目前制约肝移植发展的瓶颈问题是肝移植供体数量的严重短缺。在许多国家,AHF 患者的移植机会多数来自活体肝叶捐赠,其中又以左肝叶移植多见。活体肝叶移植在挽救AHF 患者生命的同时,也出现了一些值得重视的问题:供者死亡率接近 1%,且多数供者并发症发生率在 40%~60%。因此在临床工作实践中,供体安全性及相关道德伦理问题还需进一步探讨。

(龚建平)

参 考 文 献

希夫(Schiff ER). 2006. 希夫肝脏病学. 黄志强,主译. 第 9 版. 北京:化学工业出版社

萧树东,许国铭. 2008. 中华胃肠病学. 北京:人民卫生出版社

Acharya SK, Bhatia V, Sreenivas V, et al. 2009. Efficacy of L-ornithine L-aspartate in acute liver failure: a double-blind, randomized, placebo-controlled study. Gastroenterology, 136:2159~2168

Bjerring PN, Eefsen M, Hansen BA, et al. 2009. The brain in acute liver failure: a tortuous path from hyperammonemia to cerebral edema. Metab Brain Dis, 24:5~14

Chan G, Taqi A, Marotta P, et al. 2009. Long-term outcomes of emergency liver transplantation for acute liver failure. Liver Transpl, 15:1696~1702

Concejero AM, Chen CL. 2009. Ethical perspectives on living donor organ transplantation in Asia. Liver Transpl, 15:1658~1661

Fisher RA, Strom SC. 2006. Human hepatocyte transplantation: worldwide results. Transplantation, 82:441~449

Fitzpatrick E, Mitry RR, Dhawan A. 2009. Human hepatocyte transplantation: state of the art. J Intern Med, 266:339~357

Jacque Bernauau FD. 2006. Intracranial pressure monitoring in patient with acute liver failure: a questionable invasive surveillance. Hepatology, 44:502~504

Jaeck D, Pessaux P, Wolf P. 2007. Which types of graft to use in patients with acute liver failure? (A) auxiliary liver transplant (B) living donor liver transplantation (C) the whole liver: (A) I prefer auxiliary liver transplant. J Hepatol, 46:570~573

Kalaitzakis E, Björnsson E. 2007. Lactulose treatment for hepatic encephalopathy, gastrointestinal symptoms, and health-related quality of life. Hepatology, 46:949~950

Kantola T, Koivusalo AM, Isoniemi H, et al. 2008. The effect of molecular adsorbent recirculating system treatment on survival, native liver recovery, and need for liver transplantation in acute liver failure patients. Transpl Int, 21:857~866

Larsen FS, Wendon J. 2008. Prevention and management of brain edema in patients with acute liver failure. Liver Transpl, 14:90~96

Larsen FS. 2006. Is it worthwhile to use cerebral microdialysis in patients with acute liver failure? Neurocrit Care, 5:173~175

McKenzie TJ, Lillegard JB, Nyberg SL. 2008. Artificial and bioartificial liver support. Semin Liver Dis, 28:210~217

Murphy N. 2008. Diagnosis and management of liver failure in the adult//Parrillo JE, Dellinger RP eds. Critical Care Medicine: Principles of Diagnosis and Management in the Adult. 3rd ed. Philadephia: Mosby publisher, 1577 ~ 1604

Nortje J,Gupta AK. 2006. The role of tissue oxygen monitoring in patients with acute brain injury. Brit J Anaesth, 97:95 ~ 106

O'Grady J. 2007. Modern management of acute liver failure. Clin Liver Dis, 11:291 ~ 303

Schutz T, Bechstein WO, Neuhaus P, et al. 2004. Clinical practice of nutrition in acute liver failure: a European survey. Clin Nutr, 23: 975 ~ 982

Stadlbauer V, Wright GA, Jalan R. 2009. Role of artificial liver support in hepatic encephalopathy. Metab Brain Dis, 24:15 ~ 26

Wadei HM,Mai ML, Ahsan N, et al. 2006. Hepatorenal syndrome: pathophysiology and management. Clin J Am Soc Nephrol, 1:1066 ~ 1079

第二十八章

胃肠功能障碍与衰竭

第一节 概　述

胃肠道是消化系统的重要组成部分,是容纳、消化食物及吸收营养物质的器官。它为机体的新陈代谢提供必不可少的营养物质和能量以及水和电解质。同时胃肠道还具有重要的内分泌功能和免疫功能,是维持人体营养、生存的重要器官之一。

在严重创伤、休克、严重感染、大面积烧伤、严重颅脑损伤等危重状态下,胃肠道因其血流供应、组织结构、组织酶及细胞分布特点,成为最易受损的器官。胃肠功能损伤后,消化、吸收功能障碍导致营养不良,内分泌及免疫功能障碍造成胃肠道黏膜屏障损害、肠道微生态紊乱引起肠道细菌和内毒素移位,可以作为第二打击使危重症患者病情进一步加重。故胃肠功能障碍被认为是多器官功能障碍综合征(multiple organ dysfunction syndrome,MODS)的启动因素之一。

一、危重症患者胃肠功能障碍的原因

导致胃肠功能障碍的因素很多,在危重症状态下机体出现的病理性应激是导致胃肠功能障碍的原因。严重创伤、休克、严重感染、大面积烧伤、严重颅脑损伤等导致机体出现强烈而持久的应激反应,使体内儿茶酚胺、糖皮质激素及炎症介质水平升高,引起组织缺血、微循环障碍、缺血-再灌注损伤及细胞凋亡增加等,导致机体代谢及多个脏器功能改变,发展为应激性疾病及应激相关性疾病。

最早关于在应激状态下对胃肠道功能影响的研究报告发表于1916年《自然》杂志,Selye 等发现机体在受到"伤害性刺激"时能够引起包括胃酸分泌抑制在内的多种胃肠功能变化。目前认为,胃肠道功能衰竭是由多种病因作用于胃肠道引起的消化吸收障碍、出血、运动功能减退、屏障功能受损。

二、胃肠功能与危重症的关系

(一)危重症对胃肠功能的影响

机体在急性应激状态下,交感神经兴奋,全身血流量重新分布,胃肠道血管收缩,以保证心、脑等重要生命器官的血氧供应;导致胃肠黏膜缺血缺氧,发生酸中毒、细胞水肿、肠壁细

胞代谢障碍、组织损伤、胃肠黏膜屏障破坏、通透性增加,引起应激性溃疡出血及肠道菌群移位。胃肠黏膜在缺血-再灌注时,产生大量活性氧自由基,攻击黏膜上皮细胞膜中的多价不饱和脂肪酸,使之发生过氧化反应,损害膜结构,使黏膜细胞死亡脱落;氧自由基还可对线粒体 DNA(mtDNA)造成损伤,使线粒体合成氧化磷酸化的有关酶发生障碍,进而影响到线粒体复合酶的活性,使线粒体合成 ATP 减少并诱发细胞死亡、组织坏死。进一步发展则引起胃肠道消化吸收障碍、溃疡出血、运动功能减退、屏障功能受损等。

(二) 胃肠功能障碍在危重症中的作用

MODS 时胃肠功能发生损害,反之胃肠功能障碍与衰竭也可以引起其他脏器功能的相继障碍和衰竭,是 MODS 的始动器官。1986 年 Meakins 和 Marshall 首先提出胃肠道是发生 MODS 的原动力。近年来的研究表明,肠道作为体内最大的"储菌库"和"内毒素库",以其在体内独特的生理环境参与全身炎症反应综合征(systemic inflammatory response syndrome, SIRS)和 MODS 的病理生理过程。胃肠道屏障功能损害在 MODS 中的作用日益受到重视,生理情况下胃肠道具有的生理屏障功能,可以阻止肠道内细菌及内毒素进入体内。在严重创伤、休克、感染等许多病理情况下,可造成胃肠黏膜屏障功能损害,导致胃肠道内细菌过度繁殖、移位和内毒素吸收,诱发白细胞系统释放大量炎性介质和细胞因子,引起 SIRS 和 MODS。

第二节 胃功能障碍与衰竭

一、病因与发病机制

(一) 神经体液调节

1. **胃的神经支配** 胃主要由迷走神经支配,其中一部分节后纤维释放乙酰胆碱,与平滑肌细胞和腺细胞的受体结合而引起反应;另一部分节后纤维可能通过释放肽类或嘌呤类物质起作用。支配胃的交感神经包括肾上腺素能纤维、胆碱能纤维和肽能纤维,它们通过释放不同物质而影响消化活动。壁内神经丛包括感觉、整合或运动神经元,除了胆碱能和肾上腺素能神经元以外,还有 5-羟色胺、嘌呤能和肽能神经元,它们分别通过释放神经递质或神经调质发挥作用。

2. **胃肠激素** 胃肠道的黏膜内存在数十种内分泌细胞,它们分泌的激素统称为胃肠激素。胃肠激素的化学成分为多肽,可作为循环激素起作用,也可作为旁分泌物在局部起作用或者分泌入肠腔发挥作用。其生理作用为:调节消化腺的分泌和消化道的运动、调节其他激素的释放及营养作用。

3. **应激时神经体液异常导致胃功能障碍** 消化道中副交感节后纤维主要为胆碱能纤维,兴奋时释放乙酰胆碱,通过激活 M 受体,可使消化道收缩,腺体分泌增多,而消化道括约肌却松弛。交感节后纤维主要为肾上腺素能神经元,大多数终止于壁内神经丛内的胆碱能神经元,抑制其兴奋。故应激交感神经兴奋时,胃蠕动减弱,排空减慢,腺体分泌受抑制,血流量减少。这些病理生理改变均可导致胃排空障碍及黏膜屏障功能障碍。

应激时多种胃肠激素的分泌发生改变,胃肠激素可能是发生靶器官(如胃)损害前的一个重要的中间环节。如应激时胃泌素(Gas)分泌增加,而Gas可以促进胃酸分泌,胃酸分泌增多到一定程度时可引起胃黏膜损伤糜烂、溃疡出血,故Gas是诱发胃肠应激损害的重要消化道激素。应激还可引起胆囊收缩素(CCK)释放增加,而CCK是胃排空和摄食的生理性抑制因子,它可抑制近段胃收缩,抑制胃排空。应激状态下,生长抑素(SS)分泌下降,SS可抑制G细胞分泌Gas,以调节胃酸分泌;SS降低后,失去对Gas的抑制效应,可能导致胃酸过多,从而诱导胃肠溃疡的发生。

应激状态下蓝斑-交感-肾上腺髓质系统激活,儿茶酚胺分泌增多,使腹腔内脏血管持续收缩,从而导致腹腔内脏器官缺血,胃肠黏膜的糜烂、溃疡、出血;下丘脑-垂体-肾上腺皮质轴激活,糖皮质激素增多抑制胃黏液的合成和分泌,并可使胃肠黏膜细胞的蛋白质合成减少、分解增加,从而削弱黏膜屏障功能,造成胃肠黏膜损伤。

(二) 缺血、缺氧

1. 胃及十二指肠的血液供应特点　胃小弯幽门段中央部分血流供应明显减少;胃、十二指肠连接处侧支吻合贫乏;黏膜下血管丛无动静脉吻合,微小动脉进入黏膜肌层后,一支分为黏膜肌层毛细血管网汇入小静脉,另一支垂直向上进入黏膜层汇合成细静脉后进入肌层小静脉;十二指肠球部前壁的黏膜上有一明显的"贫血区"。胃及十二指肠的血液供应特点与急性胃黏膜损伤的特征性病变密切相关。

2. 胃肠道血液供应的调节　胃肠道血流受多方面因素的影响。例如,消化系统的活动情况、食物刺激引起胃肠激素释放、消化道某些腺体释放血管舒张素和缓激肽等,均参与胃肠道血流的调节。此外,胃肠道血流量也受神经调节。副交感神经兴奋时,局部血流量增加;交感神经兴奋时,则消化道血管收缩,血流量减少。

3. 应激时缺血、缺氧及再灌注损伤导致胃功能障碍　应激时交感神经兴奋,导致末梢血管收缩,尤其以肾和胃肠血管收缩明显。将大鼠浸水并制动1小时,胃黏膜血流下降50%,8小时下降80%,黏膜的缺血程度尤为严重,也最易受损伤。通过扫描电镜观察大鼠微血管,发现应激后胃黏膜血管表现出明显的痉挛性收缩,胃小动脉分支处出现环形狭窄,腔内有瓣膜样物形成。应激还使肥大细胞脱颗粒,释放组胺,刺激微血管和胃黏膜下小动脉的 H_1 及 H_2 受体,使毛细血管前括约肌扩张,并使直径大于 $8~\mu m$ 的小静脉收缩,增加毛细血管后小静脉内压力。实验证明,外源性组胺因药物浓度不同,选择性地影响微循环的小静脉末端,高浓度时使血管收缩,黏膜缺血、缺氧而糜烂、出血,低浓度则扩张胃血管,黏膜充血,微血管壁通透性增加而产生局部水肿。局部充血与水肿造成胃黏膜的血流及氧饱和度减少,上皮下毛细血管损伤迅速发生,产生出血、溃烂及溃疡。黏膜血流减少程度与损伤的范围相关。此外,休克、失血等因素也可直接导致胃黏膜缺血、损伤。

黏膜缺血、缺氧时:①上皮细胞能量代谢发生障碍,ATP生成减少,并产生大量氧自由基,使细胞膜发生脂质过氧化反应,同时溶酶体破裂,溶酶体酶破坏组织;②上皮细胞屏障作用破坏,不能维持细胞内外 H^+ 浓度梯度,使 H^+ 逆向扩散,增加上皮细胞内和细胞外组织的 H^+ 含量;③微血管形态和功能变化使胃黏膜抵抗力降低,造成胃黏膜破坏,严重时可导致溃疡形成。

低氧、低灌注状态造成胃肠道组织的酸中毒,次黄嘌呤大量堆积,供血、供氧恢复后的再灌注又可产生具有极强细胞毒性的氧自由基,导致组织出现"再灌注损伤",进一步加重黏膜的损伤,导致胃肠功能障碍。

(三) 内毒素与炎症介质

内毒素(LPS)是革兰阴性杆菌细胞壁上具有生物学活性的对热稳定的脂多糖。研究表明,细菌 LPS 所引起的多种生物学效应往往并非其直接作用于靶细胞的结果。内毒素通过激活单核/巨噬细胞系统,活化转录因子核因子 κB(NF-κB),促进多种炎症介质大量合成和释放,如肿瘤坏死因子-α(TNF-α)、白细胞介素(IL)-1、IL-6、IL-8,这些炎性介质通过激活中性粒细胞,释放氧自由基、蛋白水解酶等造成组织损伤;在由 LPS 诱导产生的多种炎症介质中,以细胞因子 TNF-α 和 IL-1 与内毒素的关系尤为密切。

炎症介质通过促进与机体炎症反应过程相关分子基因的表达(环氧化酶、一氧化氮和内皮细胞黏附因子等),以及影响某些酶(乳酸脱氢酶和脂蛋白酶等)的活性,达到对几乎各种细胞类型的影响。其中以 TNF-α 作用最剧烈,TNF-α 可损伤血管内皮细胞,引起微血管广泛受损及血液流变学紊乱,细胞因子间还可发生协同作用刺激机体释放前列腺素、白三烯、血小板活化因子等其他炎性介质,导致更严重的连锁性致伤效应。IL-1 和 TNF-α 协同作用能引起血管扩张和白细胞介导的组织坏死,这些作用可造成胃黏膜损伤,引起胃功能障碍。现已发现,肠上皮细胞膜的基底面存在 TNF-α 和 IL-l 的受体,推测炎性细胞因子很可能就是通过其受体发挥作用的。

二、胃功能障碍的表现

(一) 应激性溃疡

1. 应激性溃疡的概念 应激性溃疡是指在大面积烧伤、严重创伤、休克、脓毒症、脑血管意外等应激状态下所出现的胃、十二指肠黏膜的急性损伤,主要表现为胃及十二指肠黏膜的糜烂、溃疡、出血。其病变常较表浅,少数溃疡可较深甚至穿孔。出血往往是其常见的临床表现,当溃疡侵犯大血管时,可导致消化道大出血。应激性溃疡可在严重应激原作用数小时内出现,其发病率可达 8% 以上。几乎所有生命垂危者都毫不例外地罹患该疾病,重症患者经内镜检查,60%～100% 可发现胃黏膜有急性病变。如应激原逐步解除,溃疡可在数日内愈合,而且不留瘢痕。如严重创伤、休克及脓毒症患者并发应激性溃疡大出血,则其病死率可明显升高。

2. 应激性溃疡的发生机制 自 1968 年 Katz 和 Siegel 首次提出应激性溃疡以来,对其发病机制的研究一直是人们感兴趣的问题,然而由于其发病环节十分复杂,至今仍未阐明。目前普遍的观点是:应激性溃疡的发生同胃及十二指肠溃疡相似,仍然是胃、十二指肠的攻击因子与防御因子失衡的结果。

(1) 胃黏膜血流量减少:实验证明,几乎所有应激性溃疡都有胃、十二指肠黏膜血流量的减少。其发生机制是应激状态下交感-肾上腺髓质系统兴奋,儿茶酚胺释放增多,使胃、十二指肠黏膜血管收缩,动-静脉吻合支开放,引起黏膜缺血、缺氧,随着病程进展,局部血管活性物质释放,出现局部微循环淤血及血管壁通透性增高等改变。在过度的交感刺激后,出现副交感刺激的过度反跳,它可使胃、十二指肠黏膜下层的动-静脉短路闭合,过量的血液进入以前缺血的黏膜,导致黏膜充血,引起缺血-再灌注损伤。缺血-再灌注使氧自由基大量产生,进一步加重黏膜的损害。

胃、十二指肠黏膜缺血的另一个原因是弥散性血管内凝血(DIC)引起胃肠黏膜血管内急性微血栓形成。DIC引起胃肠黏膜缺血,进而发生应激性溃疡,这或许是烧伤、脓毒症患者多有应激性溃疡发生的原因之一。

有人认为,黏膜血流在控制 H^+ 进入组织中起有重要作用。正常情况下,少量扩散入组织的 H^+ 可被血液迅速清除和中和。相反,当黏膜血流减少时,胃黏膜中 H^+ 可逐渐积累而使黏膜酸化,最后促进溃疡形成。在犬失血性休克实验中,用异丙肾上腺素诱导黏膜血流量增多可有效地减轻其损伤的程度,也说明了黏膜血流量减少在应激性溃疡发生、发展中所起的作用。

(2)胃酸、胃蛋白酶分泌增多:Kitter 和 Mulvihill 等分别报道,颅内高压、间脑病变、脑损伤及急性脑血管病患者,应激性溃疡发病率相当高,而且在颅脑外伤后的病例都伴有高胃酸分泌。目前对此现象的解释是,应激引起丘脑下部-垂体-肾上腺皮质系统兴奋,或颅内压升高直接刺激迷走神经中枢,使促胃液素、胃酸及胃蛋白酶分泌增多,由此导致黏膜的自身消化及应激性溃疡的产生。颅脑外伤后溃疡合并出血的患者,胃酸分泌可高达正常人的数倍,用抗胆碱能药物能使患者胃酸分泌下降至正常水平,并能防止溃疡的发生,有力地支持了这一观点。

近年来,采用酶标法检测到,在下丘脑及皮质内侧的杏仁核、海马回等部位神经纤维含有丰富的组胺,凡刺激丘脑下部之前后,均可诱发胃黏膜出血、糜烂及溃疡。另有实验证实,室旁核是调节应激性溃疡发生与否的特异性中枢部位之一。所以,应激时中枢神经系统功能的改变在应激性溃疡发生中无疑是十分重要的因素,其确切作用机制目前仍在研究之中。

(3)胃黏膜屏障功能障碍:应激状态下,胃黏膜屏障功能减弱可因4种因素所致。①应激引起的黏膜缺血、淤血使细胞能量代谢障碍,从而引起其功能紊乱和结构破坏,而且胃黏膜由缺血至充血的改变,造成胃黏膜缺血-再灌注损伤。②应激性溃疡时细胞动力学研究揭示,应激状态明显影响黏膜的更新,尤其是胃体黏膜的上皮细胞自我更新能力降低、细胞增殖速率减慢。临床上,应激性溃疡病变也大多发生在胃体部,而胃窦部只在某些严重患者中出现,这可能与胃窦部存在某种保护性机制有关。有资料报道,冷束缚使大鼠胃体部血流减慢,而胃窦部血流减少不明显。Uradawa 等认为,胃窦部黏膜于应激状态下比胃体部黏膜更能维持自身的能量代谢。此外,应激时糖皮质激素的增加、表皮生长因子(EGF)和前列腺素(PG)E_2 减少等因素也与黏膜细胞更新能力的下降有关。Kuwayama 等在实验中观察到,给仓鼠肠外注射氢化可的松后,以 ^3H-TdR 标记黏膜细胞,显示黏膜厚度明显变薄,DNA 合成前期和 DNA 合成期延长,上皮迁移变慢,说明黏膜的更新受到抑制。③应激状态下,胃黏膜PG 合成减少,削弱了对胃黏膜的保护作用。实验中观察到,外源性补充 PG 能明显阻止大鼠应激性溃疡的发生。说明 PG 的不足可能参与应激性溃疡的发病过程。还有学者认为,中枢神经系统对胃黏膜的保护效应部分是经 PG 介导的。④应激时肾上腺皮质系统兴奋,糖皮质激素释放增多,可引起黏液分泌抑制及糖蛋白成分改变,并能增强胃酸及胃蛋白酶的分泌。

由于胃黏膜屏障功能障碍,H^+ 的回渗加速,使胃黏膜的损害严重化。据报道,家兔在出血性休克 3 小时后即有明显的 H^+ 回渗,进而可见多发性胃底部线状溃疡。

由此可见,应激性溃疡的发病机制十分复杂,涉及多种因素的参与,不同的应激原引发溃疡的机制亦有一定的特点:中枢病变诱发的应激性溃疡主要以胃酸分泌增多所致的损害为主,其他原因引起应激性溃疡的基本机制是胃、十二指肠黏膜的缺血。一般认为,胃黏膜屏障功能削弱及相伴随的 H^+ 逆行弥散存在于各种原因引起的应激性溃疡中。

3. 对机体的影响 应激性溃疡的病变初发部位大多在胃底及胃体部黏膜,随病情的发展病变可扩展到胃窦、十二指肠,甚至食管下端黏膜。内镜所见为多发性溃疡,溃疡较浅表,形状不规则,直径一般在 0.5 ~ 1.0 cm,亦有较大者。溃疡基底干净,无纤维化,周围水肿不甚明显。如果应激性溃疡进一步向深部发展,有可能侵及较大血管引起大量出血,个别情况下可侵透胃壁,造成急性穿孔。

应激性溃疡累及范围广,常致出血,多在疾病的 2 ~ 15 天发生,常成为疾病的首发症状。血量的多少根据受累血管的不同而有区别,损及微血管时仅有少量出血,若损及大血管则出血量很大,往往难以控制。由于出血进一步加重原发病,所以治疗非常困难,病死率可达20% ~ 80% 不等。因此,在了解应激性溃疡发病机制的基础上,对临床重症患者要警惕应激性溃疡出血的发生。

(二) 胃排空障碍

1. 胃排空的概念和调节因素 胃内容物进入十二指肠的过程称为胃排空,其动力是胃的收缩运动。液体的排空速率主要取决于胃内压和十二指肠内压之差。固体排空速率很大程度上受幽门阻力的影响。胃十二指肠连接部的协调运动是胃排空的生理学基础,机制尚不十分清楚。一般认为肠胃反射和胃肠激素起重要作用,与神经调节机制也有关。胃运动的调节受神经和体液两方面因素调控。胃壁中神经丛反射和迷走-迷走反射可使胃的运动加强,从而促进排空;肠-胃反射可抑制胃的运动,使胃排空减慢。胃泌素能明显促进胃体和胃窦的收缩,同时又能增强幽门括约肌的收缩,其综合效应是延缓胃的排空;促胰液素、缩胆囊素、抑胃肽等可抑制胃的运动,延缓胃排空。

2. 胃排空障碍的机制 危重症患者各种因素导致的胃肠神经、体液及肌细胞受损均可能引起胃肠动力障碍,故引起胃肠动力障碍的三大因素为:肌源性因素、神经源性因素及体液因素。如前所述,内毒素、炎症介质及应激时缺血、缺氧、代谢障碍、酸中毒等可引起胃壁平滑肌变性坏死,导致胃肠动力障碍。应激时激活的交感神经纤维不仅可通过抑制胃肠神经丛的兴奋神经元抑制胃动力,还可以通过交感神经末梢释放的儿茶酚胺直接与胃平滑肌细胞膜上的 α 和 β 受体结合抑制平滑肌细胞收缩,造成胃运动减弱。危重症患者多种胃肠激素分泌异常,如胃黏膜损伤导致黏膜分泌细胞功能障碍,可引起促进胃肠蠕动的胃动素、胃泌素分泌减少,而应激可导致抑制胃肠蠕动的胆囊收缩素、血管活性肠肽分泌增加,最终诱发胃运动功能障碍。

三、防治的病理生理学基础

(一) 应激性溃疡的防治

目前认为,应激性溃疡的发生涉及胃黏膜屏障的损害、胃酸、一氧化氮、神经内分泌等多因素。应激性溃疡的发生机制比较复杂,但胃黏膜保护功能削弱和胃黏膜损伤因素作用增强是溃疡发生的根本机制。针对其发病机制,防治措施主要为去除诱因、减弱损伤因素及保护胃黏膜。

积极处理原发病,消除应激原,抗感染、抗休克,防治颅内高压,保护心、脑、肾等重要器官功能。减弱损伤因素,可应用抑酸药及抗酸药。对拟作重大手术的患者,估计术后有并发应激性溃疡可能者,可在围手术前1周内口服抑酸药或抗酸药,以提高胃内 pH;对严重创伤等高危人群应在疾病发生后静脉滴注质子泵抑制剂,使胃内 pH 迅速上升至4以上。常用的抑酸药物有质子泵抑制剂(如奥美拉唑、兰索拉唑等)及组胺受体阻滞剂(如法莫替丁、雷尼替丁等),抗酸药物有氢氧化铝、铝碳酸镁、碳酸氢钠溶液等。保护胃黏膜可使用硫糖铝、前列腺素 E 等,用药时间不少于2周。并应用支持疗法,若病情许可,鼓励早期进食,以中和胃酸,增强胃肠黏膜屏障功能;若有低蛋白血症、电解质和酸碱平衡紊乱时,应及时补充与调整。

应激性溃疡并发消化道出血时应立即输血补液,维持正常的血液循环。同时迅速提高胃内 pH,使之≥6以促进血小板聚集和防止血栓溶解,创造胃内止血必要的条件。条件许可,也可考虑使用生长抑素类药物。为防止菌群移位,应加强黏膜保护剂和抗菌药物的应用。对合并有凝血机制障碍的患者,可输注血小板悬液、凝血酶原复合物等,以及其他促进凝血的药物。药物治疗后,仍不能控制病情者,若病情许可,应立即做紧急胃镜检查,以明确诊断,并可在内镜下做止血治疗。经药物和内镜介入治疗,仍不能有效止血者,为抢救患者的生命,在情况许可下,也可考虑外科手术治疗。在出血停止后,应继续应用抗溃疡药物,直至溃疡愈合。推荐使用的药物有质子泵抑制剂、H_2 受体阻断剂等,疗程为4~6周。

(二) 胃排空障碍的防治

在纠正原发病的基础上,应予严格禁食、禁水,持续胃肠减压,补液,维持水、电解质及酸碱平衡。给予营养支持,补充足够的热量、蛋白质、维生素及微量元素,酌情输全血、血浆或白蛋白以纠正负氮平衡。肠内营养支持为一种有效的治疗手段,可促进胃功能恢复,改善机体营养状态。Kawagishi 等认为血糖≥10 mmol/L 时可导致胃电节律失常及胃内压降低,使胃排空延迟。因此,伴有糖尿病患者应同时给予治疗纠正。

胃肠动力药物能促进平滑肌收缩,增强胃蠕动,协调胃肠运动,达到加快胃排空、减少食物运动时间的目的。常用药物有甲氧氯普胺、多潘立酮、西沙必利、新斯的明等。此外,红霉素作为大环内酯类抗生素,已于临床应用数十年,Petrakis 报道将其作为促进胃肠动力的药物,发现其具有胃动素相似的作用但无刺激胃分泌的作用,能引起 MMCⅢ相强烈收缩,促进胃排空,可明显减轻胃潴留。Vaezi 报道称启动因子 Cisapride 可保持残胃张力,改善固体食物排空,减轻餐后腹部胀满感,尚有待于临床进一步验证。

胃镜不仅对诊断有帮助,同时对胃壁也是一种适度刺激,有些患者经胃镜检查后病情很快好转,可能为胃镜注气刺激了空肠蠕动功能的恢复而使病情好转。此外,还可通过胃镜将营养管置入远端空肠行肠道营养支持。因此,胃镜不仅是检查方法,同时也是一种有效的治疗措施。

第三节 肠功能障碍与衰竭

一、肠屏障功能

(一) 肠屏障功能的概念

肠道是机体的消化器官,同时还具有内分泌、免疫等功能,是机体非特异性抗感染的第一道防线。另一方面,肠道又是机体最大的细菌和内毒素贮库,为一隐匿性感染源。在消化、吸收各种营养物质的同时,肠道又能将细菌及其代谢产物抑制于肠道内,肠道屏障功能在此过程中发挥着关键作用。

肠道屏障由肠上皮细胞层、黏液层、肠道正常菌群、肠道免疫系统、肠-肝轴等组成,包括机械屏障、化学屏障、微生物屏障及免疫屏障等功能。前三种功能属于机体天然免疫功能,后者则属于机体适应性免疫范畴。这些功能具有相对特有的结构基础和不同的分子调控机制,同时又通过一定的信号通路有机结合在一起,共同防御肠道内细菌和内毒素移位,以及外来抗原物质对机体的侵袭。

(二) 肠道屏障的构成

1. 机械屏障 肠黏膜上皮细胞、上皮细胞间紧密连接、黏液(黏蛋白)、肠道的正常运动(下行的气流和液流)、上皮细胞快速更新等构成肠道机械屏障。菌膜为存在于细胞上的肠道细菌特异性受体,使肠内常驻菌有序地嵌入上皮细胞间,构成有层次的菌膜结构。这些结构组成了一道肠道细菌和内毒素不能自由逾越的物理屏障。生理状态下,肠黏膜表面被覆着一层黏液,可保护细胞,在一定程度上还有阻挡病原微生物和有害物质破坏的作用。此外,肠壁固有层的结缔组织细胞间质中充满凝胶状的基质成分,其中除水分外,主要是蛋白多糖。蛋白多糖是蛋白质和糖胺多糖构成的大分子物质。糖胺多糖包括透明质酸、硫酸软骨素、硫酸角质素和肝素。透明质酸是一种长链大分子,以透明质酸链为主链,通过蛋白质连接硫酸软骨素、硫酸角质素和肝素,构成具有微小空隙的分子筛。此分子筛允许小分子物质通过,对大分子物质则起阻挡作用。

2. 化学屏障 由消化道分泌的胃酸、溶菌酶、黏多糖和蛋白分解酶及胆汁等具有一定的杀菌和溶菌作用,由此构成了消化道化学屏障。胃酸主要在小肠起始端起作用,可灭活细菌等病原微生物;肠腺 Paneth 细胞产生的抗菌肽,如防御素、隐窝蛋白、溶菌酶、磷脂酶 A_2 等在肠上皮表面和肠腔中发挥杀菌和抑菌作用;黏多糖为大分子糖蛋白,一方面起润滑作用,保护肠黏膜免受物理性损伤,另一方面具有一定的缓冲作用,可结合酸性或碱性消化液,保护肠黏膜免受酶和消化液的侵蚀性损伤;存在于上皮表面的多种水解酶对病原生物也具有辅助灭活作用。此外,胆汁对内毒素也是一个重要的化学屏障:①肠道内的胆盐可通过与内毒素结合而阻止其从肠道吸收入门静脉;②胆酸和胆盐为去污剂,已证明二者在体外对内毒素脂多糖具有直接作用,而且胆酸可在试管内改变大肠杆菌内毒素,使其不再引起鲎裂解物凝聚,其机制可能为将内毒素分解成无毒性的亚单位或形成微聚物。

3. 微生物屏障 正常机体肠道内栖居有大量细菌,种类至少在 400 种,其中绝大部分是厌氧菌,数量超过需氧菌(包括兼性厌氧菌)的 1000 倍。生理情况下,正常菌群之间保持着相当稳定的比例关系,它们与肠道黏膜结合,或黏附或嵌合,形成有一定规律的膜菌群,与宿主的微空间结构形成一个既相互依赖又相互作用的微生态系统,这种微生态系统构成了肠道的微生物屏障。在正常微生态情况下,肠道非致病菌群的优势繁殖可阻碍致病菌的生存;同时,非致病菌群还分泌一些抑菌和抗菌物质,如乳酸、细菌素等,可干扰和抑制其他病菌的活力和功能。肠道正常菌群的定植性、繁殖性和排他性使外籍细菌无法在肠道内定植、优势繁殖及向肠外移位,因而被称为"定植抗力"。

4. 免疫屏障　肠道既是消化器官,又是人体最大的免疫器官,是全身免疫系统的一个重要组成部分。肠道经常接触抗原性物质,如微生物抗原、食物抗原等,但肠道屏障能有效阻止这些抗原的穿透,其中最重要的就是免疫屏障。肠道免疫防御系统主要由存在于肠壁中的肠道相关淋巴样组织(GALT)及其分泌的 IgA、IgM、IgE 等构成,绝大多数肠道分泌物中的 IgA 是以 sIgA 的形式存在的。sIgA 具有与血清 IgA 不同的结构,其由一分子 IgA 二聚体、一分子分泌片段和一个 J 链组成,在消化道的免疫性保护方面发挥非常重要的作用,包括抑制肠道细菌黏附、阻止其在肠黏膜表面定植、中和肠道毒素和抑制抗原吸收等。因此,肠道免疫屏障功能一旦减退,势必导致肠道细菌和内毒素移位。

二、肠屏障功能损伤的机制

(一)肠道机械屏障受损的病因和机制

1. 肠缺血-再灌注损伤　任何原因造成的肠黏膜缺血、破损、脱落、萎缩均可引起肠道机械屏障功能损伤。近 20 年来,低血容量性休克、应激、肠缺血等引起肠黏膜缺血-再灌注损伤已得到大量临床和实验研究证实。有研究报道,小肠缺血后再灌流时产生大量氧自由基,导致小肠黏膜损伤和肠黏膜通透性增高,如大鼠烫伤后回肠黏膜脂质过氧化物丙二醛(MDA)含量增高,伤后 12 小时达高峰。目前认为,肠缺血-再灌注损伤的主要机制是具有毒性的活性氧代谢产物,即氧自由基大量产生,包括超氧阴离子(O_2^-)、过氧化氢(H_2O_2)、羟自由基(·OH)等,由此引起核酸、蛋白质、脂质等损伤,导致细胞功能障碍甚至死亡。缺血小肠氧自由基的来源主要有:①缺血组织细胞内的黄嘌呤氧化酶系统。许多研究证实,黄嘌呤氧化酶系统是组织缺血-再灌注损伤时氧自由基最主要的来源。肠道(特别是黏膜绒毛顶部)含有丰富的黄嘌呤氧化酶,正常情况下此酶 90% 以 D 型(黄嘌呤脱氧酶)形式存在,相对无活性或活性不高;当组织处于缺血、缺氧等病理状态时,大量黄嘌呤脱氧酶迅速转化为黄嘌呤氧化酶,而且活性大大提高,并催化组织中因缺氧而不能进一步代谢、分解而积聚的底物——次黄嘌呤的氧化反应,产生大量氧自由基。②活化的中性粒细胞。活化的中性粒细胞发生呼吸爆发,此时消耗的氧 90% 以上用于产生 O_2^-,80% 的 O_2^- 被歧化为 H_2O_2,H_2O_2通过 Haber-Weiss 反应或 Fenton 反应生成·OH,·OH 是最具损伤性的氧自由基。有研究发现,缺血小肠黏膜髓过氧化物酶(MPO)活性增高,谷胱甘肽(GSH)含量减少,超氧化物歧化酶(SOD)活性降低;大鼠体表烧伤后 14 分钟,肠系膜微血管壁有白细胞黏附,1 小时达高峰。这些结果均提示,缺血肠组织内有中性粒细胞聚集活化而产生 O_2^-,参与了肠损伤过程。

氧自由基引起肠损伤的机制可能为:其外层轨道有未配对的电子存在,具有高度反应性,可与机体内各种组织(包括肠上皮细胞)发生反应,使生物膜中的多不饱和脂肪酸(PUFA)过氧化,导致生物膜中 PUFA 含量明显减少,膜的液态性、流动性和通透性发生改变。有资料证实,猪小肠黏膜刷状缘的脂质流动性随脂质过氧化的增强而降低;细胞膜通透性增加使大量阳离子(包括 Ca^{2+})流入细胞内,细胞内 Ca^{2+} 超载激活特异的钙依赖性磷脂酶和蛋白酶,引起细胞损伤和死亡;线粒体膜通透性增加,影响能量代谢;溶酶体膜通透性增加,溶酶体破裂,大量溶酶体酶释放而造成细胞损伤或溶解。自由基及其脂质过氧化物还可与蛋白质发生过氧化、交联、聚合等反应,使蛋白质肽键断裂、结构破坏、生物活性物质(包括酶)失活,导致细胞代谢紊乱、功能丧失。与之相应,组织病理学检查时可见缺血小肠上皮细胞变性、坏死、脱落,肠绒毛水肿,肠上皮细胞间紧密连接分离、增宽和损害。提示缺血-再灌注损伤引起肠黏膜机械性破坏。

2. 蛋白质营养不良损伤 营养不良是危重症患者临床常见的并发症。长期的全胃肠外营养(TPN)和素食极易造成蛋白质营养不良。大量的临床和实验研究发现,蛋白质营养不良是破坏肠道屏障功能的重要因素之一。20 世纪 80 年代中期,Koga 等在实验中发现给予 TPN 后 4~8 周的幼犬,与普通犬食组相比,肠的长度、质量和肠壁各层厚度均显著减少,肠黏膜上皮细胞分裂指数下降40%。Hosoda 等发现,与经肠内营养(EN)组相比,在经 TPN营养 2 周的鼠,其末端回肠黏膜绒毛高度降低,上皮细胞增殖缓慢,黏膜二胺氧化酶活性显著降低。提示蛋白质营养不良可破坏肠结构和功能的完整性,造成肠黏膜萎缩,提高肠黏膜对肠道中大分子物质的通透性,从而直接促进肠道细菌和内毒素侵入体内。

(二)肠道化学屏障受损的病因和机制

临床上,严重感染、创伤等危重症患者因处于禁食状态而接受全胃肠外营养支持,此时高浓度营养物质绕过胃肠道直接进入外周组织,胃肠道则处于无负荷状态。由于缺少食物和消化道激素的刺激,胃肠黏膜更新修复能力降低,同时胃酸、胆汁、溶菌酶、黏多糖等分泌减少,消化液的化学杀菌能力减弱;部分患者由于持续胃肠吸引减压,胃酸、胆汁、胰液等大量丢失;此外,梗阻性黄疸患者肠道内胆盐减少,不仅会影响对内毒素的灭活,而且可导致肠内微生物群增加,内毒素池扩大。上述因素均可削弱肠道化学屏障功能,从而促进大量内毒素吸收入门静脉,促进外籍菌的优势繁殖和移位。

(三)肠道微生物屏障受损的病因和机制

临床上抗菌药物的长期、大量和广谱应用常常引起肠道菌群紊乱。除引起耐药菌株产生外,滥用抗菌药物还可因破坏厌氧菌群而使肠道菌群定植抗力降低,导致微生态失调。在此情况下,肠内肠杆菌科细菌(如大肠杆菌、克雷伯杆菌等)、外源性耐药菌和真菌易黏附于肠上皮细胞,并且呈优势生长而替代正常菌群。这些细菌可通过产生细菌蛋白酶直接破坏肠上皮细胞微绒毛膜蛋白,或通过改变肠道上皮细胞的生化反应使绒毛受损甚至消失;此外,它们还可产生各种毒素或其他代谢产物,抑制肠上皮细胞蛋白质合成,从而损伤肠黏膜屏障。研究还发现,白色念珠菌、铜绿假单胞菌和某些肠杆菌科细菌可产生降解 IgA 的蛋白酶,使肠道由 sIgA引起的免疫排斥功能减弱或消失,促使细菌移位,乃至引发菌血症、内毒素血症等。

内毒素血症往往是肠道内革兰阴性杆菌过度生长繁殖、肠道屏障功能障碍及肝脏单核/巨噬细胞功能低下等因素综合作用的结果,而其反过来又可加重肠道屏障损害。内毒素损伤肠道屏障功能的机制尚不完全清楚,目前研究认为可能主要与内毒素介导的缺血和过氧化损伤等有关:①内毒素具有较强的交感神经作用,可收缩肠黏膜血管,引起肠黏膜血流量减少,致使黏膜缺血、缺氧。研究发现,给羊经静脉注射内毒素,其肠系膜血流减少50%。肠黏膜血供不足和微循环障碍进一步引起细胞代谢和功能紊乱,重则导致黏膜糜烂、溃疡和出血,使肠道屏障功能进一步下降。②内毒素可激活 NF-κB,刺激单核/巨噬细胞表达、产生和过度释放 TNF-α、血小板活化因子(PAF)、IL 等细胞因子及前列腺素等花生四烯酸代谢产物,进而激活血管内皮细胞,促进白细胞黏附贴壁,引起氧自由基释放,经脂质过氧化反应导致血管通透性增加、肠黏膜破坏和肠上皮细胞坏死、脱落,从而削弱肠道屏障功能。③近年研究表明,谷氨酰胺是肠黏膜最重要的能源,在维持肠的正常代谢、结构和功能方面具有重要作用。内毒素可干扰肠谷氨酰胺的代谢,使肠黏膜受损、通透性增加,促使肠道内毒素吸收增多。

此外,内毒素本身可损伤肠黏膜上皮细胞线粒体和溶酶体,导致上皮细胞自溶,进一步加重肠黏膜损害。可见内毒素血症与肠道屏障损伤之间互为因果,形成恶性循环。

（四）肠道免疫屏障受损的病因和机制

研究表明,严重创伤、烧伤或休克等因素均可破坏肠道免疫屏障功能;化疗药物、恶性肿瘤的外照射以及长期应用糖皮质激素可损害机体(包括肠道)的免疫防御功能。通过大量临床和实验研究,现对肠道免疫屏障受损的病因和机制已有一定的认识:①严重创伤后肠道 sIgA 的合成明显受到抑制,主要表现在 sIgA 含量下降,肠壁组织中产 sIgA 的浆细胞数量减少,以及被 sIgA 包裹的革兰阴性杆菌减少3个方面。②严重烧伤患者胆汁 sIgA 浓度和总量分别减少95%和75%。③给大鼠注射糖皮质激素以模拟创伤后糖皮质激素应激性升高,然后行内毒素攻击,结果不仅胆汁中 sIgA 含量明显下降,肠道菌群中被 sIgA 包裹的革兰阴性细菌数量也相应减少,而且黏附至肠上皮的细菌增多,细菌进而在肠上皮表面定植、繁殖,以致发生细菌移位。④各种原因引起的休克均可导致腹腔内脏以及肠黏膜血流减少,同时固有层浆细胞数量和质量下降,致 IgA 单体分泌减少、加工 IgA 双体和组配 sIgA 的能力降低;而且由于肝血流减少,肝上皮细胞和胆管上皮细胞将 IgA 单体加工成 IgA 双体和组配 sIgA 的能力也降低,经胆汁分泌入肠腔的 sIgA 减少,肠道免疫屏障功能减弱。⑤长期全胃肠外营养和素食极易造成蛋白质营养不良,蛋白质营养不良除可引起肠黏膜萎缩、破坏,造成肠道机械屏障损伤外,更重要的是可通过以下机制削弱或破坏肠道免疫屏障功能:干扰肠黏膜中 B 细胞的分化,使 sIgA 分泌减少;T 细胞功能出现障碍,导致肠黏膜抗感染的免疫功能降低;破坏肠黏膜中杯状细胞的功能,使黏膜和黏蛋白生成减少,从而降低肠黏膜非特异性屏障功能;直接抑制机体 T 细胞的免疫功能,削弱机体的全身抗感染防御能力。

三、肠屏障功能障碍在危重症中的病理生理作用

正常肠道内的细菌及内毒素含量很高,但它们并不致病。这一切归因于肠道的屏障机能。危重症患者低血压、休克等状态导致肠黏膜发生缺血、缺氧损伤,引起绒毛变短、脱落,肠壁通透性增加。肠缺血-再灌注产生的自由基和多种炎症介质均可诱发肠黏膜通透性增高。另外,机体所处的应激状态,出现高分解代谢过程,肠黏膜上皮细胞和所有其他细胞生

长周期延缓,造成肠上皮修复延缓,肠黏膜萎缩。局部病变所引起的结肠麻痹,导致肠道自洁作用下降,细菌过度滋长。加上禁食、长时间使用广谱抗菌药物等,均可致胃肠道菌群比例失调,出现细菌移位。肠腔内细菌可穿过肠壁进入肠系膜淋巴结,进入血液循环、门脉循环,腹腔或其他器官,从而出现脓毒症和其他严重并发症。

（一）细菌移位

大量研究证明,正常肠道常驻菌在一定条件下可以穿过肠道黏膜屏障进入肠外组织,到达肠系膜淋巴结、肝、脾、肺、肾等脏器和体循环中,进一步发展成为内源性感染源,这种肠内细菌向肠外组织迁移的现象,称为细菌移位(bacterial translocation)。

现代有关细菌移位的假说认为,肠细胞首先通过"胞吞"作用吞食原寄居在肠道内的革兰阴性杆菌,然后以"胞吐"方式释放出来,再由吞噬细胞运至肠系膜淋巴结。在此过程中,肠细胞和吞噬细胞协同效应促发肠道细菌向肠道外播散,同时肠黏膜上皮细胞连接处的结构完整性受损可能也是重要促发因素。细菌移位可在健康机体内发生,但很少引起不良后果,这可能体现了区域性引流淋巴结的"前哨"作用。革兰阴性杆菌感染是危重症患者中重点关注的问题,一旦发生感染,常涉及多种耐药的菌株,菌血症有很高的病死率,其中肠杆菌科(大肠杆菌、克雷伯杆菌)和假单胞菌系常见的致病菌。Steffen 等通过实验观察不同种类肠细菌在无菌动物体内的移居情况,结果发现,革兰阴性杆菌以极高的概率移位,革兰阳性杆菌移居的阳性率次之,而专性厌氧菌移居的发生率极低。

肠道内细菌移位一般认为需要三步:首先是移位的细菌黏附到上皮细胞表面或肠黏膜表面溃疡部位;其次,细菌通过黏膜屏障并以活菌的形式进入黏膜固有层;最后,移位的细菌及其产物如内毒素侵入淋巴管或血流,弥散全身。

（二）内毒素及内毒素血症

远端小肠和结肠有大量细菌,且以厌氧菌及革兰染色阴性细菌为主,LPS 是革兰阴性菌细胞壁上的脂多糖,在细菌死后细胞壁崩解时释出,活菌亦可以发泡形式释出 LPS。LPS 化学成分为脂多糖,由 3 层组成,其内层为类脂 A,几乎所有肠道细菌的类脂 A 结构都是相同的:类脂 A 由 2 个葡萄糖脂、磷酸盐和一定量的脂肪酸组成,为 LPS 分子中最稳定的部分,是 LPS 的主要毒性成分,介导多种生物学效应。

内毒素的生物活性主要包括:①内毒素直接作用于下丘脑体温调节中枢,或作用于粒细胞或单核细胞使之释放内源性致热原(白细胞介素、肿瘤坏死因子等)引起发热;②激活血管活性物质,如缓激肽、组胺、5-羟色胺等,导致血管舒缩功能紊乱,引起低血压和休克;③作用于单核/巨噬细胞,使之释放大量细胞因子及其他炎症介质,造成其他器官损伤;④损伤血管内皮,"封闭"单核/巨噬细胞,抑制肝脏抗凝血酶Ⅲ的合成,诱发弥散性血管内凝血;⑤激活补体替代途径;⑥引起局部过敏反应;⑦导致糖代谢紊乱,抑制白蛋白合成。

门脉中少量肠源性内毒素对维持单核/巨噬细胞吞噬活性有重要作用,以增强宿主对各种损伤的抵抗力;当门脉中内毒素水平增加,肝脏清除内毒素的能力下降,对内毒素的全身抵抗力降低,循环血中出现可检出的内毒素,称之为内毒素血症。内毒素可经 4 条途径进入血循环:①门静脉;②门-体静脉交通支;③肠道淋巴管;④经肠黏膜进入腹腔。但无论是哪种途径,其起源都是肠道,如果肠道的屏障功能完好无损,就不会有大量内毒素的吸收,也就不会出现内毒素血症而致机体损害。

内毒素不仅能直接对心、肝、肺、肾等重要器官造成损害,而且还能激活补体、激肽、纤溶、凝血等系统,从而引发人体一系列病理生理改变。近年来研究还发现,内毒素是体内单核/巨噬细胞强有力的激活物,从而使各种炎性介质过度释放,内毒素作用于单核/巨噬细胞,产生多种炎症介质。其中促炎细胞因子包括 IL-1β、TNF-α、PAF 等,抗炎细胞因子包括 IL-4、IL-10 和 IL-13 等。它们分别对炎症起上调和下调作用,诱发细胞的连锁反应而造成休克、DIC、急性呼吸窘迫综合征(ARDS)、MODS 等严重后果。

(三) 多器官功能障碍综合征

如果说细菌移位和内毒素血症是肠屏障功能损伤的直接后果,那么 MODS 则可以看成是肠屏障功能损伤的间接后果或最终结果。目前,虽然关于 MODS 的发生机制还不完全清楚,但已基本形成 4 种假说,即感染假说、巨噬细胞假说、微循环假说和肠道假说。根据一系列体内、体外研究显示,肠屏障功能状态、库普弗细胞功能、超高代谢反应与远隔器官损伤之间存在重要的联系。肠源性细菌或内毒素是触发、延长和加重脓毒性状态的"扳机"。肠源性内毒素血症能调节库普弗细胞活动,影响肝细胞功能。肝脏的单核/巨噬细胞,在清除从门静脉来的细菌或内毒素中起重要作用,它的损害使得肠源性细菌或内毒素到达全身循环而增强肠屏障功能衰竭的全身影响,加重脓毒性反应。

体内、体外实验已证明,细菌内毒素可以刺激巨噬细胞过度或持续活化,引起大量细胞因子和其他炎性因子产生和释放,通过连锁效应,导致许多炎性效应细胞的活化及凝血系统、补体系统的活化,通过这种失控的炎症反应,损伤血管内皮细胞及远隔器官。当促炎性介质,如 TNF-α、IL、花生四烯酸代谢产物、氧自由基产生调节失控,并大量进入体循环,则引起机体发生 MODS。

实际上,在很多临床情况下,肠黏膜屏障功能衰竭的发生要早于其他脏器功能衰竭的发生时间。由于肠黏膜的损伤使得肠腔中细菌、内毒素得以侵入体内,这种肠源性细菌移位和内毒素血症又能够加重破坏肠黏膜屏障的完整性,促使肠道中细菌和内毒素持续侵入体内,从而在体内形成一恶性循环,这一循环在不可逆休克及 MODS 的发生中具有重要作用。

四、肠道屏障功能障碍防治的病理生理学基础

由于肠道屏障功能衰竭在肠源性感染和 MODS 发生和发展中的重要地位,对肠道屏障功能的适时和有效防护就显得至关重要。目前虽然还没有一种完善的办法能够对结构和功能如此复杂的肠道屏障进行有效防护,但临床和实验研究已经提示一些措施对于保护肠屏障功能、预防可能发生的 MODS 是有益的。

(一) 肠内营养支持

1. 正确选择营养方式,早期经肠道营养 据报道,严重创伤后应用全胃肠外营养(TPN)支持治疗显著增加脓毒症发生率。实验研究和近年来的临床资料提出,早期经肠内营养(EN)对减少应激患者的脓毒性并发症,对预防 MODS 可能是有益的。肠黏膜细胞增殖迅速并覆盖较大的面积,肠道内食物是最重要的刺激黏膜生长的因素,EN 通过刺激一些因

子调节黏膜细胞更新,其机制包括绒毛末梢细胞的脱落、激活对黏膜具有营养作用的激素和足够营养的供给等。

2. 谷氨酰胺(GLN)是肠黏膜细胞的重要呼吸燃料 GLN 在维持肠代谢、肠结构和功能上起着重要作用。一种以葡萄糖为基础的非肠道营养配方,若以 20 g/L 剂量的 GLN 代替其他非必需氨基酸,空肠、回肠、结肠的黏膜细胞密度可明显增加。在创伤或感染时给机体提供充足的 GLN 则可提高小肠黏膜厚度及黏膜细胞中 DNA 和蛋白质含量,增强肠机械屏障,并可保留肠道细胞群及淋巴组织,维持 sIgA 水平,预防细菌附着于肠黏膜细胞。GLN 亦可直接影响巨噬细胞介导的杀菌活性,抑制肠道细菌移位和降低血浆内毒素水平。因此,GLN 很可能是一个重要的肠道免疫调节剂,具有增强肠道免疫屏障的功能。

3. 营养激素和生长因子 在短肠综合征早期,某些胃肠道失用及出现肠萎缩的疾病中应用某些胃肠激素(如五肽促胃液素、神经紧张素、铃蟾肽等)对维持正常肠道结构和功能可能十分有益。有实验初步观察到,营养激素——铃蟾肽降低了烧伤大鼠细菌移位的发生率;对烧伤动物应用重组人表皮生长因子,能较好地维持肠黏膜绒毛的长度和完整性;成纤维细胞生长因子可减少烧伤后细菌移位的发生率,有助于维护肠黏膜的完整性;在严重烧伤后给予胰岛素样生长因子可减轻肠黏膜的萎缩,减少细菌移位。

(二) 选择性消化道脱污染

许多学者认为,针对肠道革兰阴性需氧杆菌采取选择性消化道脱污染(SDD)的防治措施,能抑制肠道细菌移位及减少内毒素过量入血。SDD 的抗感染机制比较复杂,主要是选择性抑制革兰阴性杆菌,提高机体的定植抗力,从而防止条件致病菌的过度繁殖与侵袭机体、避免感染的发生。

(三) 抗自由基,防止或减轻过氧化损伤

由于肠壁富含产生氧自由基(OFR)的黄嘌呤氧化酶(XOD),因而易受 OFR 损伤,而外源性 OFR 清除剂可防止这种损伤。一些实验研究表明,凡能清除 OFR 和·OH 的物质都能防止或减轻 OFR 对组织的过氧化损害,例如别嘌呤醇、腺苷脱氨酶抑制剂、维生素 C、维生素 E 等。

清除氧自由基的酶类包括超氧化物歧化酶、过氧化氢酶和谷胱甘肽过氧化物酶等,它们可在不同反应阶段起作用。其他清除或对抗氧自由基的物质包括二甲基亚砜、去铁胺、甘露醇、β-胡萝卜素、辅酶 Q、硒、钨等。

(四) 抗内毒素治疗

目前对内毒素血症的治疗主要包括如下措施:

1. 减少肠道内毒素的产生及吸收

(1) SDD 通过抑制肠道内革兰阴性杆菌数量而减少肠道内毒素的产生。

(2) 全肠道灌洗通过减少肠内菌群和排除肠腔内毒素而使肠腔内毒素含量下降。

(3) 口服非肠道吸收抗菌药物,杀灭肠道细菌而减少内毒素的产生和吸收。但实验研究表明,目前几乎所有抗菌药物非但没有抗内毒素作用,反而因杀灭大量革兰阴性杆菌,菌体破裂而产生更多的内毒素,引起更严重的临床症状。

2. 中和或拮抗内毒素

（1）多黏菌素 B：多黏菌素 B 是一种阳离子多肽抗生素，它可与内毒素相互作用，使之毒性大部分丧失。在梗阻性黄疸大鼠应用多黏菌素 B 降低了内毒素血症发生率。但有人认为在人类治疗剂量范围内不能预防内毒素血症，剂量过大又会造成肾损害。

（2）乳果糖：乳果糖是一种无毒的合成双糖，有研究表明其口服应用可以预防或消除内毒素血症。乳果糖通过减少或改变肠内菌丛而降低可被吸收的内毒素的量，也有人认为它具有直接的抗内毒素作用。

（3）胆盐：已经证实，术前口服胆盐在动物和人都可以预防内毒素血症的发生。胆盐能抑制肠内厌氧菌丛的繁殖，防止肠道内毒素的吸收。胆盐的作用可能是对血液循环中内毒素的直接破坏，即起到一种去污剂的作用。

3. 抗内毒素免疫治疗

（1）抗脂质 A 单克隆抗体（E5）：E5 是直接针对脂多糖脂质 A 的鼠抗人 IgM 抗体。它可以同各种与临床有关的革兰阴性杆菌的脂多糖结合。在小鼠，它可以对抗致死性大肠杆菌 J5 内毒素。人对 E5 抗体治疗完全能够耐受。

（2）抗核心糖脂抗体：HA-1A 是一种内毒素核心糖脂的人单克隆抗体。实验证实，HA-1A 能使革兰阴性杆菌菌血症患者的病死率从 49% 下降至 30% ，并发休克者病死率从 47% 降至 33% 。HA-1A 可降低 LPS 的生物利用率，降低 TNF-α 毒性。但多项大规模、多中心临床试验证实，应用 E5 和 HA-1A 对脓毒症和脓毒性休克患者预后均无明显影响。

（3）脂多糖受体单克隆抗体：脂多糖受体系位于脂多糖效应细胞膜表面的各种 LPS 结合蛋白，如单核细胞表面 CD14 分子、白细胞表面 CD18 分子等。应用相应单克隆抗体可阻断这些与细胞激活有关的抗体，从而减少细胞因子的释放与组织受损，对抗内毒素休克的发生与发展。

（4）其他抗 LPS 制剂还有杀菌/通透性增加蛋白：它是人类中性白细胞释放产生的一种蛋白质，可与脂质 A 结合，防止巨噬细胞活化。

4. 针对细胞因子及其他炎性介质的治疗

已经明确，在脓毒症、ARDS、MODS 发生发展的病理机制中，内毒素除了直接激活单核/巨噬细胞产生 IL、TNF-α 等细胞因子外，内毒素也是血浆或组织中内皮素、降钙基因相关肽和心钠素等调节肽合成和释放的强烈刺激因子。它还作为"扳机"启动一系列炎症连锁反应，介导氧自由基、前列腺素类、内啡肽类等介质的产生，引起细胞毒效应、微循环障碍、代谢紊乱进一步损害全身各器官功能。这些细胞因子和炎症介质不仅参与内毒素介导的病理生理变化过程，对心、肺、肝、肾等重要脏器造成损伤，也可以直接损伤肠道的屏障功能。所以针对这些炎性介质和细胞因子进行相应治疗，对减轻内毒素的病理效应和保护肠道屏障具有非常重要的意义。

地塞米松有强大的抗炎效应，能对抗各种原因如物理、化学、生物、免疫等引起的炎症。有资料证实，地塞米松即使在纳摩尔水平也能较强地抑制 TNF-α 基因转录及 mRNA 表达，从而阻止 TNF-α 的合成。若 TNF-α mRNA 翻译已经开始，地塞米松就不能阻止 TNF-α 的产生与分泌。另据报道，地塞米松（10^{-6} mmol/L）可以从蛋白质和核酸水平，较强地抑制 LPS 诱导肠巨噬细胞 TNF-α 的产生。其可能机制是与 mRNA 的起始点结合，干扰 mRNA 的转录水平，同时影响蛋白质的翻译过程，即地塞米松通过抑制基因转录和翻译过程使 TNF-α 合成减少，地塞米松是肠巨噬细胞产生 TNF-α 的较强抑制剂。

目前,研究和应用较多包括抗 TNF 抗体、白细胞介素 1 受体拮抗剂、血小板活化因子拮抗剂、铃蟾素抗血清、前列腺素 E 及其他炎症反应抑制剂等。

(五) 中药对肠道屏障的保护作用

随着研究的不断探入,近年来发现中医药疗法通过抗内毒素、抗自由基、抗细胞因子的机制,可能对肠屏障功能具有保护作用。

1. 抗内毒素

(1) 减少内毒素的产生和吸收:通里攻下法是中医八法之一,已在临床上用于治疗肠源性内毒素血症。主要是排除胃肠积滞,使大量细菌和内毒素随肠道内容物排出体外。由此减少了大剂量抗菌药物的使用,避免了细菌裂解而在肠道产生高浓度的内毒素,从而使肠道内毒素池减小。下法方剂中常用的大黄,除具有攻下作用外,还能促使肠管蠕动,降低毛细血管通透性,提高血浆渗透压,以达到扩容和改善微循环及减少内毒素吸收的目的。

(2) 中和及破坏内毒素:穿心莲、蒲公英、板蓝根和元参 4 种中药在试管中对内毒素有明显的破坏作用,在电镜下观察中药处理的大肠杆菌内毒素,大部分失去链状结构而被裂解成杆状、短片状或完全解聚。

(3) 增强机体免疫力,促进内毒素灭活:某些中药能调动机体正气,通过提高单核/巨噬细胞吞噬功能来加强该系统对内毒素的吞噬和消化功能,以清除逃逸到肝、脾、肺等脏器的内毒素。实验表明,黄芪具有类似肾上腺皮质激素样作用;穿心莲具有增强机体非特异性免疫功能的作用。中药还能促进特异性抗体形成、增强炎症细胞吞噬功能、增强单核/巨噬细胞功能、增加中性粒细胞比例及功能、增加血清总补体水平等作用。

2. 抗自由基
近年来,实验和临床研究已发现,某些中药具有清除和抑制 OFR 的作用,包括丹参酮、生脉散、山莨菪碱、灯盏花、红参、当归、五味子、赤芍、茜草及女贞子等。山楂、茜草可明显提高组织中 SOD 的活性,中药栀子具有抑制组织中 XOD 活性的作用,某些中药方剂能对抗内毒素所致脂质过氧化损害。

3. 抗细胞因子
体外试验表明,高浓度的承气合剂可抑制 LPS 刺激小鼠腹腔巨噬细胞产生 TNF-α 的作用,且与氢化可的松呈协同效应。某些中药方剂可在体外抑制由 LPS 诱生的单核/巨噬细胞分泌 TNF-α、IL-1、IL-6 的量。

(刘 冲 段美丽 张淑文)

参 考 文 献

陈德昌, 景炳文, 杨兴易, 等. 2003. 大黄对创伤后危重病脓毒症患者的治疗作用. 中华创伤杂志, 19:17~19

崔克亮, 曹书华, 王今达. 2003. 大承气汤对多器官功能障碍综合征防治作用的临床研究. 中国中西医结合急救杂志, 10:12~15

戴定威. 1995. 谷氨酰胺在肠道的代谢及其对肠道黏膜的保护作用. 国外医学·临床生物化学和检验分册, 16:253~256

段美丽, 张淑文, 王宝恩. 2005. 中药促动胶囊对全身炎症反应综合征患者肠屏障保护作用的观察. 中国中西医结合急救杂志, 12:259~262

郭力, 董南丁, 熊爱民, 等. 2003. 四君子汤加味防止烫伤后大鼠肠道损伤和细菌易位实验研究. 中华烧伤杂志, 19:89~91

解基良, 张志尧, 吴咸中. 2000. MODS 时肠道细菌移位及承气方剂对其影响的病理形态学观察. 中国中西医结合外科

杂志, 6:189~191

王宝恩, 马纪平, 张淑文, 等. 1984. "下法"治疗消化系病的临床观察及作用机制探讨. 中华消化杂志, 4:98~100

王宝恩, 张淑文, 任爱民, 等. 1999. 中西医结合救治感染性 MODS/MSOF 225 例. 世界华人消化杂志, 7:818~819

王今达, 王正国, 主编. 2001. 通用危重症急救医学. 天津:天津科技翻译出版社, 81~91

王忠堂, 姚咏明, 肖光夏, 等. 2003. 补充双歧杆菌可促进烫伤大鼠肠道 sIgA 合成与分泌. 中华外科杂志, 41:385~388

王忠堂, 姚咏明, 肖光夏, 等. 2003. 双歧杆菌对烫伤大鼠肠黏膜机械及生物屏障的改善作用. 中国危重症急救医学, 15:154~158

谢晓华, 姚睿智, 陈铭, 等. 2002. 中西医结合治疗急腹症并发脓毒症 38 例. 中国中西医结合急救杂志, 9:342~344

姚咏明, 田惠民, 盛志勇, 等. 1992. 细菌在实验性多系统器官功能衰竭中的作用. 中华创伤杂志, 8:39~41

姚咏明, 田惠民, 于燕, 等. 1993. 选择性肠道清洁疗法防治重症烫伤大鼠肠道细菌易位的研究. 解放军医学杂志, 18:367~370

Balzan S, de Almeida QC, de Cleva R, et al. 2009. Bacterial translocation: overview of mechanisms and clinical impact. J Gastroenterol Hepatol, 22: 464~471

Eaves-Pyles T, Alexander JW. 2001. Comparison of translocation of different types of microorganisms from the intestinal tract of burned mice. Shock, 16: 148~152

Eizaguirre I, Urkia NG, Asensio AB, et al. 2002. Probiotic supplementation reduces the risk of bacterial translocation in experimental short bowel syndrome. J Pediatr Surg, 37:699~702

Emami CN, Petrosyan M, Giuliani S, et al. 2009. Role of the host defense system and intestinal microbial flora in the pathogenesis of necrotizing enterocolitis. Surg Infect (Larchmt), 10: 407~417

Fang WH, Yao YM, Shi ZG, et al. 2001. Effect of recombinant bactericidal/permeability-increasing protein on endotoxin translocation and lipopolysaccharide- binding protein/CD14 expression in rats following thermal injury. Crit Care Med, 29: 1452~1459

Guarner F, Malagelada JR. 2003. Gut flora in health and disease. Lancet, 361:512~519

HooperLV, Gordon JI. 2001. Commensal host-bacterial relationships in the gut. Science, 292: 1115~1118

Laugkamp HB, Donovan TB, Pate LM, et al. 1995. Increased intestinal permeability following blunt and penetrating trauma. Crit Care Med, 23:660~664

Locascio M, Holgado AP, Perdigon G, et al. 2001. Enteric bifidobacteria: isolation from human infants and challenge studies in mice. Can J Microbiol, 47:1048~1052

MacFie J, O'Boyle C, Mitchell CJ, et al. 1999. Gut origin of sepsis: a prospective study investigating associations between bacterial translocation, gastric microflora, and septic morbidity. Gut, 45:223~228

Setoyama H, Imaoka A, Ishikawa H, et al. 2003. Prevention of gut inflammation by Bifidobacterium in dextran sulfate-treated gnotobiotic mice associated with Bacteroides strains isolated from ulcerative colitis patients. Microbes Infect, 5:115~122

Sheng ZY, Dong YL, Wang XH. 1992. Bacterial translocation and multiple system organ failure in bowl ischemia and reperfusion. J Trauma, 32:148~153

Stoutenbeek CP, van Saene HKF. 1990. Infection prevention in intensive care by selective decontamination of the digestive tract. J Crit Care, 5:137~156

Swank GM, Deitch EA. 1996. Role of the gut in multiple organ failure: bacterial translocation and permeability changes. World J Surg, 20:411~417

Thompson JS, Luk GD. 1987. The effect of the route of nutrition delivery on gut structure and diamine oxidase levels. JPEN, 11: 28~32

Yao YM, Lu LR, Yu Y, et al. 1997. The influence of selective decontamination of the digestive tract on cell-mediated immune function and bacteria/endotoxin translocation in thermally injured rats. J Trauma, 42:1073~1079

Yao YM, Redl H, Bahrami S, et al. 1998. The inflammatory basis of trauma/shock associated multiple organ failure. Inflamm Res, 47:201~210

Yao YM, Yu Y, Sheng ZY, et al. 1995. Role of gut-derived endotoxemia and bacterial translocation in rats after thermal injury: effects of selective decontamination of the digestive tract. Burns, 21:580~585

第二十九章

水、电解质、酸碱平衡调节与肾功能

体液在动脉、静脉、淋巴系统中流动,并渗透进入一些特殊组织结构,如关节腔、脑室、肠系膜间隙等。体液作为润滑剂和机体新陈代谢过程的溶剂,它运送氧气、营养物质、化学介质及代谢产物等到各自的目的地,并在机体体温调节中扮演重要角色。因为体液分布的广泛性和功能的多样性,所以体液的量、浓度和电解质组成等改变将导致机体出现多种临床症状。

很多病理生理改变都会引起体液或电解质紊乱的发生,严重时可能会导致机体的死亡。虽然不同的患者出现水、电解质平衡失调的原因不同,但这些均与正常的体液平衡和电解质平衡有关。

第一节 体液的动态平衡

体液分为细胞内液和细胞外液。细胞内液和细胞外液由细胞膜所分隔,水能自由通过。在各个年龄组(除了婴儿)大约 2/3 的体液为细胞内液,1/3 为细胞外液。婴儿的细胞外液较细胞内液多,这个比例在婴儿长到几个月大的时候开始逐渐倒转。细胞外液位于细胞间,又可分为组织间液(也称细胞间液,约占 15%)、血浆(约占 5%)和透细胞液(约占 2%)。透细胞液需要细胞消耗能量、完成一定的化学反应后才能分泌出来,包括胃肠道消化液、汗液、尿液、脑脊液、关节囊液及炎性渗出液等,又称第三间隙液。主要体液的示意图见图 29-1。

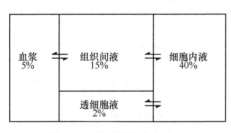

图 29-1 体液的分布与交流

不同部位的体液组成不同,虽然它们总的离子组成是相同的。细胞内液富含钾离子和镁离子、无机和有机磷酸盐及蛋白质等,而钠离子和氯离子则较少;相比之下,血管和间质性腔隙中则富含钠、氯、碳酸氢盐,而钾、镁、磷酸盐则较少。血液中富含蛋白质而间质和跨细胞液部分则几乎不含蛋白质,大多数跨细胞液由上皮细胞分泌,其组成因不同的作用而不同。

机体总水量是身体各个腔隙中水的总和,占机体重量的百分比因年龄和脂肪所占比例不同而异(表 29-1)。足月的新生儿水占体重的 75% (早产儿所占的比例更高);水量所占比例随年龄的增长而降低,正常的成年男性体液占体重的 60% ,女性为 50% ,因为在同样体重的情况下,她们脂肪含量更高。肥胖的成年人脂肪含量高,体液所占比例减少;老年男性体液占身体重量的 50% ,老年女性所占比例更少。因年龄增加而体液占身体重量的比例减少主要归因于机体脂肪含量随年龄增长而增加。

表 29-1　不同年龄段人体的体液含量(千克体重%)

	成人	儿童	1 岁婴儿	足月新生儿
体液总量	55~60	65	70	80
细胞内液总量	40~45	40	40	35
细胞外液总量	15~20	25	30	45
组织间液总量	10~15	20	25	40
血浆总量	5	5	5	5

1 L 水重 1 kg,一个 70 kg 重的体型瘦的健康中年男性大概含有 42 L 体液,其中 25 L 为细胞内液,剩下的 17 L 为细胞外液(3 L 为离子水,8 L 为组织液和淋巴液,5 L 在组织和骨头间隙中,1 L 为跨细胞液)。

体液的动态平衡包括液体的摄入、吸收、分布、排泄 4 个过程。

1. 液体摄入和吸收　液体摄入就是液体通过任何途径进入机体。健康人通过喝水和吃东西摄入水分,通过细胞代谢也可以合成少量的水。通过喝水来摄入水分受习惯、社会因素、是否口渴的影响。引起病理性口渴的原因包括细胞外液渗透压的增加,循环血量的减少,口腔黏膜的干燥及其他的体内信号。在老年人由脑渗透压感受器介导口渴的作用减弱,没有喝水习惯的老人每天的液体摄入量不能满足机体需要。额外的液体摄入途径可见于多种病理状况的患者,如静脉输入,胃肠内营养,体腔、皮下组织、骨髓途径,直肠摄入(自来水灌肠),肺吸入(溺水者)等。

除静脉直接注入外,液体进入血液循环必须经过液体吸收过程。液体通过胃肠道的吸收主要依靠电解质的吸收和其他颗粒所产生的渗透压。

2. 液体分布　大多数液体进入血管之后就分布至其他体腔中,血液和组织液的分布主要是靠滤过和毛细血管的渗透作用,有两种力量使液体由毛细血管进入组织间隙:毛细血管静水压力和组织液渗透压;同时也有两种力量使液体由组织间隙进入毛细血管:毛细血管渗透压和组织静水压。

液体在组织间隙的分布主要靠渗透,而不是过滤。细胞膜是半透膜,这意味着它允许水通过但不允许电解质(它们中的大多数需要靠载体来通过细胞膜)通过。因此,水可以自由地通过细胞膜,但是电解质和其他离子不行。当细胞内外存在离子浓度差时,因为离子不能自由地通过细胞膜,所以水快速地通过细胞膜使渗透压相等。

水的渗透方向是由细胞膜两侧的渗透压决定的。如果组织间隙的渗透压比细胞内的渗透压高,水将通过渗透作用到达组织间隙,使二者之间的渗透压相等;如果组织间隙的渗透压比细胞内的渗透压低,水将通过渗透作用进入细胞内使二者间的渗透压相等。通过这种方式,组织间隙和细胞内渗透压的改变控制了它们之间水的分布。

3. 液体排出　维持体液稳态的最后一个过程是液体排出,液体排出主要通过尿路、肠道、肺和皮肤。液体通过皮肤排出的途径有可见的汗水(可能或不可能发生)和不可见的汗(经常发生);另外一个强制性途径为人呼吸时水通过肺排出;肠道排出液体包括正常的排泄和腹泻时增加的显性失水;对于一个健康人来说,体液排出的主要途径是通过尿道排出。经尿道排出的液体量主要由抗利尿激素(ADH)、醛固酮、利钠肽(ANP/ANF)控制,还有小剂量的激素比如肾前列腺素及肾交感神经的作用。

ADH 由视上核和下丘脑室旁核分泌,通过细胞轴突向下到垂体的正中隆起处,在神经垂体释放入血。事实上引起 ADH 释放入血增加的原因包括:细胞外液渗透压的增加,循环液量的减少,疼痛,恶心,生理和心理压力。ADH 通过循环到达远曲小管和集合管使水重吸收,从而减少了尿量和使尿液浓缩,因此减少了排液的量。相反,ADH 释放减少(如细胞外液渗透压的降低等)则使尿液稀释。

醛固酮是另一种影响尿液排出的激素,由肾上腺皮质球状带细胞合成释放,并受血管紧张素Ⅱ(AngⅡ)的刺激和影响。醛固酮作用于远曲小管和集合管上皮细胞,可增加 K^+ 的排泄和 Na^+、水的重吸收,以此来降低渗透压,其机制有别于 ADH。释放过多的醛固酮会使尿液减少,醛固酮分泌不足则会使尿液增多。

ADH 和醛固酮需辨别其作用机制:ADH 是水激素,当血容量减少及渗透压升高时 ADH 就会使肾脏的水分重吸收,而醛固酮是水盐激素,它是使肾脏重吸收 Na^+ 和水。

尿量的产生是一个独立的过程,但也明显受血压、滤过率的影响,因此肾脏排尿受作用于肾小管的各种激素的影响。

4. 异常途径的液体丢失 当机体处于病理状态下常会引起液体的非正常丢失,如胃肠道或其他器官出血、肠瘘、创伤、皮肤暴露等,体液的异常丢失常常是引起内环境紊乱的重要因素。

如果机体的生理机制及功能良好,则可能维持体液水平的稳定。如果补充的液体量足够大,那么通过机体的调节,排除的液体量就会增加,尿量增加;如果补充的液体量不足,液体从异常途径丢失,则口渴感会引起摄入量的增加。

如果病理因素干扰了正常的内环境稳态或者正常进程的负荷过重,则导致水失衡,如机体有病理因素阻止肾脏排出尿液可引起水的积蓄,除非摄入降低;如果机体摄入量太少以至于不足,排出量大,则会造成相反的问题,即缺水。

第二节 电解质平衡调节

电解质在水中溶解形成带电离子,其中最重要的离子有钠离子、钾离子、钙离子、镁离子、氯离子、重碳酸盐和磷酸盐等,虽然钠离子属于电解质,血清钠因为渗透性不同而处于不平衡状态。本节我们将讨论钾、钙、镁和磷酸盐电解质的动态平衡调节。重碳酸盐我们将重点在下一章讨论,因为它在酸碱平衡的调节中非常重要。

电解质在血浆中的浓度与细胞内浓度不同,正常人体内,电解质浓度必须在这两个水平保持正常。临床上通常要测量钾(或钠)的浓度。正常离子浓度见表 29-2。血浆中电解质的浓度由 4 个过程决定,包括电解质的摄入、吸收、分布及排出,这些过程相互作用以维持电解质浓度在一个正常水平。因此,如果电解质的摄入增加,其排出也会相应地增加以使血浆中的水平正常;同样,如果电解质的摄入突然减少,那么血浆中电解质将重新分配以维持正常的血浆浓度。

1. 电解质的摄取与吸收 电解质多通过喝水和进食从消化道摄入,其中还有一个重要来源是食入的药物(如抗酸镁剂),静脉血及营养液也是电解质的共同肠外来源。输血亦可补充大量的电解质。肌内注射镁离子时依情况而定,但此时要注意电解质的改变。

表 29-2　正常血浆(或血清)中电解质含量

电解质		正常值		
		mg/dl	mEq/L	mmol/L
阳离子	Na^+	326.0	142	142
	K^+	20.0	5	5
	Ca^{2+}	10.0	5	2.5
	Mg^{2+}	2.4	2	1
	总量	358.4	154	150.5
阴离子	HCO_3^-	60.5*	27	27
	Cl^-	365.7	103	103
	HPO_4^{2-}	3.4	2	1
	SO_4^{2-}	1.6	1	0.5
	有机酸	17.5	5	5
	蛋白质	6500.00	16	16
	总量	6948.7	154	152.5

*表示容积百分比(即 CO_2 ml/100 ml 血浆)。

有些患者通过在身体上留置管道来补充电解质,最明显的例子如鼻饲和置胃管,但更多的是在病理情况下特殊的电解质摄入(如结肠大量镁剂灌洗);还有少数情况,电解质通过其他途径如肺(溺水时海水中镁含量很高)或通过皮肤(在烧伤创面擦药膏)摄入。因此,电解质的摄入途径受到自身及健康因素的影响。

如果电解质通过口摄入,它将在发生生理作用前被吸收。影响电解质吸收的因素很多,包括钾离子通过浓度差被吸收;钙离子通过转运蛋白运输,钙转运蛋白受维生素 D 活性的影响;消化道表面积的多少也会影响电解质的吸收;许多结合电解质不利于吸收,例如,在肠道内未消化的脂肪与钙和镁离子结合阻止离子的吸收;肠道内 pH 也会影响一些离子的吸收,特别是钙离子;药物通常能改变离子的吸收度;通过外科手术切掉一段肠管后,电解质的吸收也将减少。

2. 电解质的分布　各种体液都存在着电解质,不同体液电解质的成分不同。钾离子、镁离子及磷酸根离子在细胞内的浓度比组织液中高。虽然细胞内的钙离子浓度高,但细胞内的钙离子都处于结合态,起生理作用的游离钙离子多存在于细胞外。大量的钙离子、镁离子及磷酸盐储存在骨骼内,所以我们经常称细胞和骨为电解池。

电解质在组织液与细胞内的分布受激素的影响,如肾上腺素(钾离子)、胰岛素(钾离子和磷酸根离子)和甲状腺激素(钙离子)。当然药物也会影响电解质的分布。电解质在组织液与细胞内的转运只需要一瞬间,如果不考虑电解质的摄入与排泄,电解质由组织液进入细胞内将会使血浆内电解质浓度下降;相反,电解质由细胞内向组织液中转移将会使血浆中电解质浓度上升。不同体液内电解质的含量见表 29-3。

3. 电解质的排出　电解质通过肾脏、皮肤及汗液排出。一些通过肾脏排泄的电解质受激素的影响(例如醛固酮增加钾离子的排出);还有很多因素影响电解质的排泄,如肾小球的滤过率;许多药物可改变肾脏对电解质的排泄率。

表 29-3　不同体液内电解质的含量（mmol/L）

电解质		血浆	组织间液	细胞内液
阳离子	Na^+	142	147.0	35
	K^+	5	4.0	115
	Ca^{2+}	2.5	1.25	2.5
	Mg^{2+}	1	1	13.5
	总量	150.5	153.25	166
阴离子	HCO_3^-	27	30.0	10
	Cl^-	103	114.0	25
	HPO_4^{2-}	1	1	40
	SO_4^{2-}	0.5	0.5	10
	有机酸	5	7.5	—
	蛋白质	16	1.0	47
	总量	152.5	154	132

　　电解质的排出受粪便性质的影响。腹泻可增加钾和镁离子的排出；粪便的成分也影响电解质的排出量：分泌到肠道中的钙离子、镁离子与未分解的脂肪结合使其重吸收减少。因此，这些电解质随粪便排出体外。

　　4. 病理情况下的电解质丢失　电解质从其他途径排出，而非正常地从尿液、皮肤和汗液排出，这种情况称为电解质的病理丢失。患者在不同病理生理条件下会因为这种病理丢失而致电解质失衡。病理途径的电解质丢失包括呕吐、鼻饲、穿刺、血液透析、伤口创面丢失，以及通过瘘管丢失等，电解质通过病理途径的丢失是不能控制的，甚至需要通过手术方式修补。

　　电解质的动态平衡是其摄入、吸收、分布及排泄过程相互作用的结果，在有些患者电解质通过病理途径丢失，则需要经过调节电解质的摄入及排出来维持体内电解质的平衡。许多急性或慢性患者通过许多机制影响电解质的摄入、吸收、分布及排出过程导致电解质的失衡，结果造成一种或多种电解质的失衡。

第三节　体液失衡

　　如果内环境稳态被病理过程或其他因素（药物）所破坏，则体液失衡就可能发生。体液失衡主要分为两类：电解质紊乱和水失衡。

　　水、钠代谢紊乱常同时或先后发生，关系密切，在此一起讨论。水、钠代谢障碍有多种分类方法：分别根据渗透压或血钠浓度或体液容量（表 29-4）。

　　1. 根据血钠浓度

　　（1）低钠血症：①低容量性低钠血症（低渗性脱水）；②高容量性低钠血症（水中毒）；③等容量性低钠血症。

　　（2）高钠血症：①低容量性高钠血症（高渗性脱水）；②高容量性高钠血症（盐水中毒）；③等容量性高钠血症。

表 29-4　血浆渗透压的组成

	溶质的正常浓度		所产生的渗透压(mOsm/L)	
1. 阳离子:mmol/L(mEq/L)				
Na⁺	142(142)		142	
K⁺	5(5)	151(155)	5	151
Ca²⁺	2.5(5)		2.5	
Mg²⁺	1.5(3)		1.5	
2. 阴离子:mmol/L(mEq/L)				
Cl⁻	103(103)		103	
HCO₃⁻	27(27)		27	
蛋白质⁻	16(16)		0.8	
SO₄²⁻	0.5(1)	147.5(155)	0.5	138.3
HPO₄²⁻	1(2)		1	
酮酸	(6)		6	
3. 葡萄糖5.56 mmol/L(100 mg/dl)			5.5	
4. NPN 0.3 g/L(30 mg/dl)			5	

（表中阳离子合计、阴离子合计、葡萄糖5.5与NPN 5共同产生总渗透压299.8）

（3）正常血钠性水、钠代谢紊乱:①等渗性脱水;②水肿。

2. 根据渗透压　低渗性脱水;等渗性脱水;高渗性脱水;低渗性水过多（水中毒）;高渗性水过多（盐中毒）。

3. 根据体液容量

（1）细胞外液容量减少:①渗透压降低（低渗性脱水）;②渗透压正常（等渗性脱水）;③渗透压升高（高渗性脱水）。

（2）细胞外液容量增加:①渗透压降低（水中毒）;②渗透压正常（水肿）;③渗透压升高（盐中毒）。

一、低 钠 血 症

低钠血症指血清钠浓度<130 mmol/L,伴有或不伴有细胞外液容量改变的病理过程,是临床上常见的水、钠代谢紊乱。

（一）低容量性低钠血症

低容量性低钠血症以失钠多于失水、血清钠浓度 < 130 mmol/L、血浆渗透浓度<280 mmol/L 为主要特征,并伴有细胞外液容量减少,也称为低渗性脱水。

体液容量明显减少（超过体重的2%）,并出现一系列功能、代谢变化的病理过程叫脱水。按细胞外液的渗透压不同,脱水可分为3种类型:以失水为主者,称为高渗（原发）性脱水;以失钠为主者,称为低渗（继发）性脱水;水、钠各按其在血浆中含量成比例丢失者,称为等渗性脱水。

1. 原因和机制　最常见的原因是大量丢失各种体液后补液不当,只补水（或葡萄糖溶液）而不补钠盐等。例如:①呕吐、腹泻、胃肠减压术等丧失大量消化液;②大汗（每小时可丢失

30～40 mmol 的钠);③大面积烧伤;④长期连续使用呋塞米、利尿磺酸、氢氯噻嗪(双氢克尿噻)等利尿剂,急性肾衰竭多尿期及艾迪生病因醛固酮分泌减少等所致肾性失钠等,如只补水不补盐即可引起低渗性脱水。可见本型低钠血症的发生,往往与治疗措施不当有关。

2. 对机体的影响 细胞外液减少,易发生休克。其机制为:①血浆渗透压降低,无口渴感,故饮水减少;②血浆渗透压降低,使 ADH 分泌减少,这样肾脏远曲小管和集合管对水重吸收减少,导致多尿和低比重尿;③细胞外液中水分向相对高渗的细胞内转移,这样细胞外液将进一步减少,故易发生休克。在 3 型脱水中,本型脱水最易引起休克。

失水体征明显:低渗性脱水以丢失细胞外液为主,故失水体征明显,外周循环衰竭症状出现较早,患者往往有囟门和眼窝凹陷、皮肤弹性减退、静脉塌陷、动脉血压降低、直立性眩晕、脉搏细速、四肢厥冷、尿量减少、氮质血症等表现。

口渴:轻症或早期患者由于细胞外液低渗,故无口渴感;晚期因肾素-血管紧张素-醛固酮系统活性增强和血容量明显降低,引起口渴中枢兴奋,产生轻度渴感。

尿液改变:在细胞外液容量尚未下降时,因细胞外液渗透压降低,ADH 分泌减少,故肾小管上皮细胞对水重吸收减少,导致患者早期可排出较多低渗尿。

3. 防治原则 去除原因(如停用利尿药)、防治原发疾病外,一般应用等渗氯化钠溶液及时补充细胞外液容量。如已发生休克,要及时积极抢救。

(二) 高容量性低钠血症

高容量性低钠血症的特点是血钠下降,血清钠浓度 < 130 mmol/L,血浆渗透浓度<280 mmol/L,但体内钠总量正常或增多,患者因水潴留使体液量(细胞内外液量)增多,故也称为水中毒。

水中毒常伴有全身性水肿,多见于在 ADH 分泌过多或肾脏排水功能低下的基础上摄水过多。摄水过多(尤其静脉输入含钠少或不含钠液体)常常是水中毒发生的前提。

1. 原因和机制

(1) ADH 分泌过多:ADH 分泌异常增多综合征(SIADH):①恶性肿瘤,如肺燕麦细胞癌、胰腺癌、霍奇金病及淋巴肉瘤等;②中枢神经系统疾病,如脑肿瘤、脑脓肿、脑出血、脑血栓形成、脑炎、脑膜炎等;③肺疾患,如肺结核、肺脓肿、肺炎等。

药物:促进 ADH 释放和(或)使其作用增强的药物有异丙肾上腺素、吗啡和对乙酰氨基酚(扑热息痛)等。抗利尿但其机制未明者有环磷酰胺、阿米替林和氟奋乃静等。

各种应激状态:如休克、失血、创伤、感染、剧痛、严重精神刺激等应激时,交感神经兴奋,解除了副交感神经对 ADH 分泌的抑制作用。

有效循环血容量减少:有效循环血量减少时,从左心房传至下丘脑,抑制 ADH 释放的冲动减少,故 ADH 分泌增多。

(2) 肾上腺皮质功能低下:肾上腺皮质激素对下丘脑分泌 ADH 具有抑制作用。

肾脏排水功能不足:见于急性和慢性肾功能不全少尿期及严重心力衰竭或肝硬化等,由于有效循环血量锐减,导致肾血流量减少。

(3) 低渗性脱水晚期:细胞外液低渗,水向细胞内转移,这类水中毒可不伴水肿。

2. 对机体的影响

(1) 细胞内水肿:细胞外液因水分过多而被稀释,结果渗透压降低,促使水分向细胞内转移。由于细胞内液容量大于细胞外液,因此病程早期无明显凹陷性水肿。

（2）稀释性低钠血症:临床上可出现厌食、恶心、呕吐、腹泻、肌无力等症状。

（3）脑部症状:急性水中毒时,出于脑神经细胞水肿和颅内压增高,故脑症状出现最早而且突出,可发生各种神经精神症状,如凝视、失语、精神错乱、定向失常、嗜睡、烦躁等,并可有视神经乳头水肿。严重者可因发生脑疝而致呼吸心搏骤停。轻度或慢性水中毒患者,发病缓慢,症状常不明显,多被原发病的症状、体征所掩盖,可有嗜睡、头痛、恶心、呕吐、软弱无力及肌肉痉挛痛等症状。

（4）尿液变化:尿量减少由原发病所致;尿钠增多是由于细胞外液容量扩大,醛固酮分泌抑制(尽管细胞外液钠浓度降低),故远曲小管对钠重吸收减弱,从而引起肾持续性排钠增多,机体出现钠负平衡。

总之,水中毒的临床特征为:①血液稀释;②组织间隙水潴留;③脑细胞水肿;④尿钠含量的变化。

3. 防治原则　防治原发疾患;轻症暂停给水,可自行恢复;对重症和急症应静脉注射甘露醇等渗透性利尿剂,或呋塞米等强利尿剂,以减轻脑细胞水肿及促进体内水分的排出。

（三）等容量性低钠血症

等容量性低钠血症的特点是血钠下降,血清钠浓度<130 mmol/L,血浆渗透浓度<280 mmol/L,但一般不伴有血容量的明显改变或仅有轻度升高。

1. 原因和机制　主要见于 ADH 分泌异常增多综合征,不过患者没有摄水过多。虽有水向细胞内转移,但所滞留的水约 2/3 分布在细胞内液,1/3 分布在细胞外液,仅约 1/12 分布在血管内,故血容量变化不明显。

2. 对机体的影响　轻者无明显临床症状,重者可出现脑水肿的一系列临床表现,如头痛、呕吐、抽搐、昏迷等。

3. 防治原则　防治原发病,限制水的摄入,急重症者要积极抢救。

二、高钠血症

高钠血症(hypernatremia)指血清钠浓度>150 mmol/L,伴有或不伴有细胞外液容量改变的病理过程,也是临床上常见的水、钠代谢紊乱。

（一）低容量性高钠血症

低容量性高钠血症（hypovolemic hypernatremia）以失水多于失钠、血清钠浓度>150 mmol/L、血浆渗透浓度>310 mmol/L 为主要特征,并伴有细胞外液容量减少,也称为高渗性脱水(hypertonic dehydration)。

1. 原因和机制

（1）饮水不足:见于水源断绝或患者不能饮水,例如口腔、咽部和食管疾患伴吞咽困难、频繁呕吐、昏迷等。这时,通过皮肤和呼吸的不感蒸发,导致失水多于失钠。

（2）失水过多:①经肺脏失水。任何原因引起的过度通气,例如癔症、代谢性酸中毒、脑炎等,都可使呼吸道黏膜的不感蒸发增加以致大量失水。②经皮肤失水。例如在发热或甲状腺功能亢进时,通过皮肤的不感蒸发每日可失水数升;大量出汗时,汗为低渗液,大汗时每小时可丢失水分 800 ml 左右。③经肾脏失水。中枢性尿崩症(下丘脑肿瘤和血管病变等)时,因 ADH 产生和释放不足;肾性尿崩症(慢性肾炎、低钾性肾病)时,因肾远曲小管和集合管对 ADH 缺乏反应,使肾脏可排出大量水分;反复静注甘露醇、呋塞米、高渗葡萄糖或昏迷患者鼻饲高蛋白饮食时,可引起渗透性利尿,排水多于排钠。④经胃肠道失水。呕吐和腹泻时可丧失含钠量低的消化液,如部分婴幼儿腹泻,其粪便钠浓度在 60 mmol/L 以下。

临床实践中,高渗性脱水的原因常是综合性的,如婴幼儿腹泻导致高渗性脱水的原因除了丢失肠液、入水不足外,还有发热出汗、呼吸增快等因素引起的失水过多。

2. 对机体的影响

(1)口渴:血浆渗透压升高,作用于下丘脑口渴中枢,引起口渴而使饮水增加。

(2)尿液改变:除尿崩症患者外,渗透压增高刺激下丘脑渗透压感受器而使 ADH 释放增多,从而使肾脏集合管和远曲小管对水重吸收增加,导致少尿和尿比重升高。

(3)细胞内液外移:细胞外液渗透压增高使细胞内水分向高渗的细胞外转移。此型脱水,细胞外液的不足可通过饮水增加、排尿减少和细胞内液外移等得到补充,故除非严重病例或晚期患者,血容量减少不甚明显,发生休克者也较少。

(4)中枢神经系统功能障碍和脑出血:细胞外液渗透压增高使脑细胞脱水,可引起一系列的症状,包括嗜睡、肌肉抽搐、昏迷,甚至导致死亡。某些严重高渗性脱水病例,由于细胞外液渗透压的显著升高可引起脑细胞脱水和脑体积缩小,结果使颅骨与脑皮质之间的血管张力变大,进而破裂而导致脑出血,尤以蛛网膜下腔出血较多见。

(5)脱水热:严重高渗性脱水的病例(尤其体温调节功能发育尚未完全的婴幼儿)出现的体温升高,称为"脱水热"。其发生机制为:①严重脱水引起循环血量减少,通过肾素血管紧张素系统和交感神经系统使皮肤血管收缩,不显性排汗减少,导致散热障碍;②细胞外液渗透压显著升高,细胞内水分外移,细胞内脱水,体温调节中枢的热敏神经元功能障碍而使体温调定点上移,结果造成体温升高。

高渗性脱水以丢失细胞内液为主,其早期临床表现主要为明显口渴、少尿和尿比重高。严重少尿者发生氮质血症,晚期也可发生休克。按脱水的程度,高渗性脱水可分为轻、中、重三度。

3. 防治原则　　防治原发疾病;补液应以 5% 葡萄糖溶液为主,但毕竟也有钠的丢失,因此也要适当补充一定量的含钠溶液。

(二) 高容量性高钠血症

高容量性高钠血症(hypervolemic hypernatremia)的特点是血钠高(血清钠浓度>150 mmol/L、血浆渗透浓度>310 mmol/L),同时伴有细胞外液容量增加,也称为盐中毒。

1. 原因和机制

(1)医源性盐摄入过多:一般多由医源性原因造成。例如,在抢救心跳、呼吸骤停患者时,为了对抗乳酸性酸中毒而滴注过多高浓度碳酸氢钠,或因计算错误及医嘱时笔误等原因,使患者滴注过量的碳酸氢钠或乳酸钠,均可造成伴有细胞外液增多的高钠血症。

(2)原发性钠潴留:原发性醛固酮增多症和库欣综合征患者,由于醛固酮持续超常分泌,使肾远曲小管和集合管对钠、水重吸收增加。

2. 对机体的影响　　小儿发生严重的高钠血症,易引起脑细胞脱水、脑损伤和死亡。

3. **防治原则**　防治原发病;肾功能正常者可用呋塞米等强效利尿剂,以去除过量的钠;肾功能差者,可用高渗葡萄糖溶液进行腹透。

(三) 等容量性高钠血症

等容量性高钠血症(isovolemic hypernatremia)的特点是血钠高(血清钠浓度>150 mmol/L)、血浆渗透浓度>310 mmol/L,但血容量无明显改变。

1. **原因和机制**　可能由于下丘脑受损,使渗透压调定点上移而引起原发性高钠血症,这类患者尽管对渗透压刺激不敏感,但对口渴和 ADH 释放的容量调节是正常的。

2. **对机体的影响**　体液容量无明显改变,但严重的可导致脑出血。

3. **防治原则**　防治原发病;补充水分以降低血钠。

三、正常血钠性水、钠代谢紊乱

(一) 等渗性脱水

水与钠按其在正常血浆中的浓度成比例地丢失,或经过机体调节,血钠浓度仍维持在 130 ~ 145 mmol/L,渗透浓度仍保持在 280 ~ 310 mmol/L 的脱水称为等渗性脱水(isotonic dehydration)。

1. **原因及机制**　任何等渗体液的大量丢失所造成的脱水,短期内均属等渗性脱水,可见于频繁呕吐、腹泻、胃肠吸引、大面积烧伤、大量抽放胸腔积液和腹水等。

2. **对机体的影响**　细胞外液容量减少而渗透压在正常范围,故细胞内外液之间维持了水的平衡,细胞内液容量无明显变化。其临床表现介于高渗与低渗性脱水之间。

如不及时处理,则可通过不感蒸发继续丧失水分而转变为高渗性脱水;如只补充水分而不补钠盐,又可转变为低渗性脱水。

3. **防治原则**　防治原发病,输注渗透压偏低的氯化钠溶液,其渗透压以等渗溶液渗透压的1/2 ~ 2/3 为宜,因它既可补给丢失的等渗性体液,又可补充低渗性的非显性失水。

(二) 血钠浓度正常的细胞外液过多

快速输注生理盐水时,钠和水基本上成比例地在体内潴留,而发生血钠浓度正常的细胞外液过多,严重时可伴有肺水肿和全身性水肿。

四、水　　肿

(一) 概述

过多的液体在组织间隙或体腔内积聚称为水肿(edema)。水肿发生在体腔内,一般称之为积水(hydrops),如心包腔积水、胸腔积水、腹水。

水肿的分类:①按水肿波及的范围可分为全身性水肿(anasarca)和局部性水肿(local edema);②按发病原因可分为肾性水肿、肝性水肿、心性水肿、营养不良性水肿、淋巴性水肿等;③按发生水肿的器官组织可分为皮下水肿、脑水肿、肺水肿等。

水肿不是独立的疾病,是由多种原因引起的病理过程。全身性水肿多见于充血性心力衰竭(心性水肿)、肾病综合征(肾性水肿)及肝脏疾病(肝性水肿),也见于营养不良(营养不良性水肿)和某些内分泌性疾病。有的水肿至今原因不明,称"特发性水肿"。局部性水肿常见于器官组织的局部炎症(炎性水肿)、静脉阻塞及淋巴管阻塞(淋巴性水肿)等情况。

(二) 水肿的发病机制

正常人体液容量和组织液容量是相对恒定的,这种恒定依赖于机体对体内液体交换平衡和血管内外液体交换平衡的完善调节。当平衡失调时,就为水肿的发生奠定了基础。

1. 血管内外液体交换失平衡

(1) 组织液生成大于回流:正常情况下组织间液和血浆之间不断进行液体交换,使组织液的生成和回流保持动态平衡(图 29-2)。其主要影响因素有:

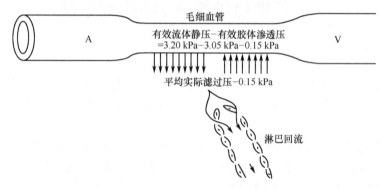

图 29-2 血管内外液体交换示意图

1) 有效流体静压:是驱使血管内的液体向外滤出的力量。平均毛细血管血压为 2.33 kPa,组织间隙静压为 -0.87 kPa,二者之差为 3.20 kPa,即有效流体静压。

2) 有效胶体渗透压:是促使液体回流至毛细血管内的力量。正常人血浆胶体渗透压为 3.72 kPa,组织间液的血浆胶体渗透压为 0.67 kPa,二者之差为有效胶体渗透压,约 3.05 kPa。有效流体静压减去有效胶体渗透压的差值是平均实际滤过压。可见,正常情况下组织液生成略大于回流。

3) 淋巴回流:组织液回流剩余的部分需经淋巴系统回流到血液循环,当组织间隙的流体静压为 -0.87 kPa 时,淋巴回流为每小时 0.1 ml/100 g 组织,组织间隙流体静压增至 0 kPa 时,淋巴回流可增加 10~50 倍。另外,淋巴管壁的通透性较高,蛋白质易于通过。因此,淋巴回流不仅可以把略多生成的组织液送回体循环,还可以将毛细血管漏出的蛋白质、细胞代谢产生的大分子物质回收入体循环。如果上述因素同时或相继失调,均可能成为水肿发生的重要原因。

(2) 毛细血管流体静压增高:常见机制为静脉压增高(静脉淤血)和动脉充血,前者常见原因为充血性心力衰竭、肿瘤压迫静脉或静脉血栓生成等,后者原因为炎性充血。毛细血管压升高能导致有效流体静压增高,于是组织液生成增多。当超过淋巴回流的代偿能力时,便可引发水肿。

(3) 血浆胶体渗透压降低:血浆胶体渗透压主要取决于血浆白蛋白含量。当血浆白蛋白含量减少时,血浆胶体渗透压下降,平均实际滤过压增大,组织液生成增加,发生水肿。引起血浆白蛋白含量下降的原因主要有:①蛋白质合成障碍,见于肝硬化和严重营养不良等;②蛋白质丧失过多,见于肾病综合征时大量蛋白质从尿中丧失等;③蛋白质分解代谢增强,见于慢性消耗性疾病,如慢性感染、恶性肿瘤等。

(4) 微血管通透性增加:正常状态下,毛细血管只允许微量蛋白质滤出,结果在血管内外形成了很大的胶体渗透压梯度。当微血管壁通透性增加时,血浆蛋白从毛细血管和微静脉壁滤出,诱发血浆胶体渗透压下降,组织间液胶体渗透压上升,促使溶质及水分滤出。微血管壁通透性增加见于各种炎症,包括感染、烧伤、冻伤、化学伤、放射损伤、某些超敏反应(荨麻疹、药物过敏)及昆虫咬伤等,这些因素可直接损伤微血管壁或通过组胺、激肽类等炎性介质作用而使微血管壁的通透性增加。此类水肿液的特点是含蛋白量较高,可达 3 ~ 6 g/dl。

(5) 淋巴回流受阻:在某些病理条件下,当淋巴干道被阻塞时,淋巴回流受阻或不能代偿性加强回流时,含蛋白的水肿液在组织间隙中积聚,形成淋巴性水肿。常见原因包括恶性肿瘤侵入并阻塞淋巴管、乳腺癌根治术等摘除主要的淋巴管、寄生虫阻塞淋巴管等。这类水肿液的特点是蛋白质含量较高,可达 4 ~ 5 g/dl。

2. 体内外液体交换失平衡——钠、水潴留 正常人钠、水的摄入量和排出量处于动态平衡,从而保持体液量的相对恒定。这种平衡的维持依赖于排泄器官正常的结构和功能、体内的容量及渗透压的调节。肾在调节钠、水平衡过程中起着重要作用。

肾小球滤过率(GFR)下降:当肾小球滤过钠、水减少,不伴有肾小管重吸收相对减少时,就会导致钠、水潴留。引起 GFR 下降常见原因有:①广泛肾小球病变,如急性肾小球肾炎时炎性渗出物和内皮细胞肿胀或慢性肾小球肾炎时肾单位严重破坏,使肾小球滤过面积明显减少。②有效循环血量明显减少,如充血性心力衰竭、肾病综合征等使有效循环血量减少,肾血流量下降,继发肾素-血管紧张素-醛固酮系统(RAAS)兴奋,使入球小动脉收缩,肾血流量进一步减少。

肾小管重吸收功能增强:对于钠、水潴留来说,肾小管的重吸收功能增强比肾小球滤过功能降低更为重要。

心房肽分泌减少:有效循环血量明显减少时,心房的牵张感受器兴奋性降低,使心房肽分泌减少,近曲小管重吸收钠、水增多。

肾小球滤过分数(filtration fraction,FF)增加:这是肾内物理因素的作用。FF = GFR/肾血流量。正常时约有 20% 肾血流量经肾小球滤过。充血性心力衰竭或肾病综合征时,肾血流量随有效循环血量减少而下降,由于出球小动脉比入球小动脉收缩明显,GFR 相对增高,FF 增加。此时,由于无蛋白滤液相对增多,通过肾小球后,流入肾小管周围毛细血管的血液,其血浆胶体渗透压相应增高,同时流体静压下降,引起近曲小管重吸收钠、水增加和钠、水潴留。

肾血流的重分布:正常状态下,肾血流约 90% 通过皮质肾单位(交感神经丰富,肾素含量高,但其髓袢短,钠、水重吸收功能较弱),约 10% 流经近髓肾单位(其肾小管深入髓质高渗区,对钠、水分吸收功能强)。在某些病理情况下,例如有效血量减少时,皮质血管收缩,皮质肾单位的血流明显下降,流向近髓肾单位的血量增多,这种现象称为肾血流重分布。它导致肾小管的髓袢对钠、水重吸收增多而发生水肿。

醛固酮分泌增多：醛固酮增多常见的原因包括两个方面。①生成增多。当有限循环血量下降或其他原因使肾血流减少时，肾血管灌注压下降，刺激入球小动脉牵张感受器及GFR 降低使血流经致密斑的钠量减少，均可使近球细胞肾素分泌增加，RAAS 被激活。临床上常见于充血性心力衰竭、肾病综合征及肝硬化腹水。②灭活减少。肝硬化时肝细胞灭活醛固酮功能减退，使血中醛固酮含量增高，醛固酮则促进肾远曲小管对钠的重吸收。

ADH 分泌增加：引起 ADH 增加的原因有两个。①充血性心力衰竭发生时，有效循环血量下降使左心房和胸腔大血管的容量感受器所受的刺激减弱，反射性引起 ADH 分泌增加。②RAAS 激活后血管紧张素 E 生成增多，诱发醛固酮分泌增加，并促使肾小球对钠的重吸收增多，血浆渗透压升高，刺激下丘脑渗透压感受器，ADH 分泌和释放增加。ADH 可促进肾远曲小管和集合管对水的重吸收。

以上是水肿发病机制的基本因素，在各种不同类型的水肿发生、发展过程中，通常是多种因素同时或先后发挥作用。同一因素在不同的水肿发病机制中所处的地位也不同。因此，在治疗实践中，必须对患者具体问题具体分析。

（三）水肿的特点及对机体的影响

1. 水肿的特点

（1）水肿液的性状：根据蛋白含量的不同，水肿液分为两类。①漏出液(transudate)：其特点是水肿液的比重低于 1.0151，蛋白含量低于 2.5 g/dl，细胞数少于 500/100 ml。②渗出液(exudate)：其特点是水肿液比重高于 1.018；蛋白质含量可达 3~5 g/dl；可见多数的白细胞。后者是由于毛细血管通透性增高所致，多见于炎性水肿。

（2）水肿的皮肤特点：皮下水肿是全身或躯体局部水肿的重要特征。当皮下组织有过多的液体积聚时，皮肤肿胀、弹性差、皱纹变浅，用手指按压可能有凹陷，称凹陷性水肿(putting edema)，又称显性水肿(frank edema)。全身性水肿患者在出现凹陷之前已有组织液增多，可达原体重的 10%，称为隐性水肿(recessive edema)。这是因为分布在组织间隙中的胶体网状物(透明质酸、胶原及黏多糖等)对液体有强大吸附能力和膨胀性。只有当液体的积聚超过胶体网状物的吸附能力时，才游离出来形成游离液体，后者在组织间隙中具有高度移动性。当液体积聚到一定量时，用手指按压该部位皮肤，游离的液体就从按压点向周围散开，形成凹陷，数秒钟后凹陷自然平复。

全身性水肿的分布特点：最常见的全身性水肿是心性水肿、肾性水肿和肝性水肿。一般来说，心性水肿首先出现在低垂部位，肾性水肿首先表现为眼睑和面部水肿，肝性水肿以腹水多见。这些特点与下列因素有关：①重力效应。毛细血管流体静压受重力影响，随心脏水平面垂直距离越远的部位，外周静脉压和毛细血管流体静压越高。所以，右心衰竭时体静脉回流障碍，首先表现为下垂部位的流体静脉压增高与水肿。②组织结构特点。一般来说，组织结构疏松，皮肤伸展度大的部位容易容纳水肿液。因此，肾水肿由于不受重力的影响首先发生在组织疏松的眼睑部。③局部血流动力学因素参与水肿的形成。肝硬化时由于肝内广泛结缔组织增生、收缩及再生肝细胞结节的压迫，肝静脉回流受阻，使肝静脉压和毛细血管流体静压增高，成为肝硬化易伴发腹水的原因。

2. 水肿对机体的影响

除水肿可作为血管的"安全阀"及炎性水肿具有稀释毒素、运送抗体和药物等抗损伤作用外，其他水肿对机体都有不同程度的不利影响，其影响的大小取决于水肿的部位、程度、发生速度及持续时间。

细胞营养障碍:过量液体在组织间隙积聚,使细胞与毛细血管间的距离增大,增加了营养物质在细胞间的弥散距离。另外,受骨骼等坚实的包膜限制的组织和器官,急速发生重度水肿时,常压迫微血管使营养血流减少,导致细胞变性,如脑水肿时的神经细胞水肿等。

组织器官功能障碍:水肿对组织器官功能活动的影响,取决于水肿发生的速度及程度。急速发展的重度水肿因来不及代偿,可能引起比慢性水肿重得多的功能障碍。若为生命活动的重要器官,则可造成严重的后果,甚至危及生命。例如,脑水肿引起颅内压升高,甚至脑疝而致死;喉头水肿可引起气道梗死,严重者窒息死亡。

第四节　电解质失衡

在很多病理生理条件下,电解质失衡广泛存在。电解质的失衡可能是整个机体的失衡或是在组织间液的分布不平衡,前面已介绍了电解质维持动态平衡的基础,电解质的摄入或吸收增加,从细胞内转移到细胞外,以及减少游离或结合电解质的排出都会导致组织液中电解质的滞留。相反,如果减少电解质的摄入、吸收,使电解质从细胞内转移到细胞外,增加其排泄,以及从病理途径的丢失,结合离子量的增多都会使组织液中的电解质量不足。

一、血　钾

血浆中钾离子浓度的正常值为 3.5~5.5 mmol/L(不同实验室得出的结果有细微的差别),在婴儿的体内血钾浓度比成人高。大多数钾离子存在于细胞内,而我们通常测量的钾离子浓度仅仅是存在于细胞外的一小部分离子。因为影响钾离子进出细胞的因素很多,血浆中钾离子的浓度与全身钾离子浓度没有必然的联系,无论是血清钾还是总钾浓度改变都会引起相应的临床症状与体征。

(一) 低血钾

低血钾指细胞外钾离子浓度降低。血清钾浓度降低并不代表身体内钾离子总量减少。因此,低血钾可能伴有全身钾离子的不足、过多或正常。

1. **病因学**　造成低血钾的原因包括:钾离子的摄入减少,钾离子从细胞外转移至细胞内,生理条件下的排出增加,以及病理条件下的丢失。排钾利尿剂及皮质类固醇,如泼尼松即是通过增加肾脏对钾离子的排泄作用导致低血钾。醛固酮也能增加尿液中钾离子的排出。低血钾与一些病理生理过程有关,如在心衰、心肌梗死时通过增加醛固酮的分泌来保持正常的血容量。黑甘草中有关成分的作用与醛固酮在人体的作用是相同的,某些中药和中草药中含有黑甘草,过多地摄入这种物质或者含有黑甘草的糖果都会导致低血钾的发生。在不同情况下,很多因素都会导致低血钾。例如,一些人为了减肥而节食(减少钾离子的摄入),滥用利尿剂(增加钾离子的排泄)等。

2. **临床表现**　钾离子从细胞内转移至细胞外的比率决定了肌细胞膜的静息电位,所以肌细胞(包括骨骼肌、平滑肌、心肌)功能的改变将引起钾离子溶液的失衡。在低血钾时,骨骼肌和平滑肌细胞都处于超极化状态(膜电位高于静息电位),因此,这些肌细胞的刺激电位很低,临床表现为腹胀,肠鸣声减弱,麻痹性肠梗阻,直立性低血压,肌萎缩及弛缓性瘫痪。低血钾所致骨骼肌萎缩是双侧性的,尤其从肢端开始。其中也有呼吸肌的受累,其致呼吸肌麻痹的机会较高血钾更常见。

低血钾可引起各种形式的心律失常。低血钾时,心肌细胞常处于超极化状态。低血钾使心肌舒张期去极化的频率增加,这会增加异位心搏的发生,缩短电位在房室结间的传导速率,通过缩短复极化时间,缩短绝对不应期时间及延长相对不应期来延长心肌动作电位。严重低血钾则会引起心搏骤停。

低血钾也可通过 ADH 的功能引起多尿,低血钾所致临床表现受个体因素及其他电解质浓度、酸碱平衡的影响。慢性低血钾能引起横纹肌溶解症(骨骼肌的破坏)、选择性心肌细胞坏死及肾病。

（二）高血钾

如果血清钾浓度超过 5.0 mmol/L(高于正常高值),就会出现高血钾。高血钾表示细胞外钾离子浓度的增加。前面我们已经提到人体中大多数钾离子都存在于细胞内,许多因素可引起钾离子在细胞内外的运转。所以,不同情况下发生高血钾时,体内钾离子总数可以升高、正常或者减少。

1. 病因学 钾离子的摄入过多,从细胞内向细胞外转移及减少钾离子排泄都可能导致高血钾。例如,化疗后大量的细胞损伤及细胞坏死,使钾离子从细胞内向细胞外转移造成高血钾。多种因素共同作用均可诱发高血钾,例如,当一个人因为肾功能损伤、少尿使钾离子的排泄减少,则需要按规定饮食调控钾离子。

2. 临床表现 由于存在于潜在肌细胞膜内钾离子的作用,高钾导致肌细胞的不正常运行,引起极化状态,无论高血钾还是低血钾都会引起机体虚弱、麻痹、脑卒中等,但是存在于潜在肌细胞膜之间的根本改变是不同的。例如,慢性高钾血症时,由于细胞外增多的钾逐渐移入细胞内,细胞内外钾浓度差与正常情况时相似,多无神经肌内症状;严重高钾血症时,血钾浓度过高可导致心搏骤停、室颤。

二、血 钙

钙离子在血浆中有 3 种形式:附着在大离子之上,如枸橼酸钙;附着于蛋白质,如白蛋白;剩下的则以离子状态存在。成人血清总钙量为 2.25 ~ 2.75 mmol/L。

（一）低钙血症

低钙血症指血清钙低于正常范围低限值,即血钙低于 2.25 mmol/L。低血钙可引起很多症状、体征。

1. 病理机制 由于钙离子的流失和摄入的不平衡而引起低钙血症。无论是食品中的钙还是钙离子都可以最终进入血浆。离子化型的低血钙症最常见。

2. 临床表现 由于钙离子对其他多种离子通道、神经肌肉细胞膜的反应速度起到了决定性作用,因此,钙离子浓度的不平衡可改变正常的神经-肌肉系统的功能。低钙血症对心血管系统的影响很大,例如,对动静脉血管的收缩和舒张造成一定程度的损伤,并且会损害到心室的收缩、舒张功能,引起心衰。在通常情况下,低钙血症引起的全身症状是肌肉抽搐。

（二）高钙血症

高钙血症的发生是由于血浆中的钙离子聚集、汇合超过了正常范围高限值,即血钙高于 2.75 mmol/L。它提示了液态浆液中钙离子聚集程度的一个状态。

1. 病理机制 同低钙血症的机制相似,由于钙离子的流失和摄入不平衡。大量的聚集形态的钙进入了体液,并且钙排出程度有所降低。例如,恶性肿瘤所产生的一些在血浆和体液中流动的化学物质,或者来自细胞溶解后所产生的钙离子;此外,血液系中恶性肿瘤在很大程度上更加迅速地引起钙离子浓度的大幅度上升。

2. 临床表现 高钙血症可降低神经-肌肉系统的阈值,使其敏锐度下降(即肌无力)。高钙血症的临床症状包括:神经性厌食、纳差;呕吐、恶心、反胃;腹泻、便秘;疼痛、无力;肌无力;反应迟钝;头疼;昏睡、嗜睡;个性改变;及其他一些心血管系统的改变。这些都是极具风险的临床症状和体征,神经肌肉激动性降低是由于心肌细胞激动性阈值的降低所引起的。高血钙对心血管系统的影响主要是增强窦房结细胞的自律性,从而延长、延迟动、静脉血液系统的功能性。同样,肾脏细胞钙离子浓度增加应该是由于大量钙离子存在于原尿中,从而使肾小管在重吸收时使其浓度上升。骨质的再吸收引起高血钙会造成病理性破坏。

三、血 镁

镁离子是机体内具有重要生理功能的阳离子,人体镁主要来自食物,血清镁的正常范围为 0.70～1.10 mmol/L。与钙离子相似,镁离子在血浆中同样以两种方式存在:结合镁和离子镁。细胞质中的镁浓度相对恒定,主要与 ATP 形成复合物。离子镁与结合镁构成细胞内的平衡体系,可互相交换保持动态平衡。而血浆中镁离子浓度的不平衡逐步影响到整个机体镁离子平衡。

（一）低镁血症

如果血清镁的含量低于正常值下限,即小于 0.70 mmol/L 称为低镁血症,即发生了低镁。低镁血症仅仅提示血清中镁离子的浓度降低,而不是指整个机体中镁离子的浓度降低,但是这两种情况是可能同时发生的。

1. 病理机制 引起低镁的原因与低钙相似,同样是由于摄入不足或者排出过多引起的。摄入不足:由于营养不良、厌食、禁食;吸收障碍:由于广泛小肠切除、吸收不良综合征;丢失过多:其中主要由消化道排除过多,最常见的是小肠病变如严重的腹泻、呕吐和持续胃肠引流,还可以是通过肾脏排出过多。急、慢性酒精中毒时,由于乙醇浓度升高可以抑制肾小管对镁的重吸收,也可以引起低镁血症。

2. 临床表现 低镁时钙离子进入轴突增多,导致乙酰胆碱释放增加,使神经肌肉接头处兴奋传递加强。镁离子还能抑制神经纤维和骨骼肌的应激性,低镁使该作用减弱导致神经肌肉应激性增高,临床上表现为肌肉震颤、手足抽搐等。低镁还会影响 Na^+-K^+ 泵的功能,而从诱发心肌细胞功能紊乱,心律失常。

（二）高镁血症

高镁血症指的是血清镁含量高于1.10 mmol/L。

1. 病理机制 引起高镁血症的主要原因是镁离子摄入过多和镁离子排泄障碍。从骨质释放入血的镁离子，仅仅暂时地将血镁提升至一个阶段，而更常见的是由于排泄障碍引起。肾脏正常情况下对镁的排泄能力很强，在肾脏功能正常时摄入镁增多，一般是不会引起高镁血症的。老年人有更大的危险性和可能性患高镁血症，其他情况，如肾衰、Addison病同样有患高镁血症的危险。

2. 临床表现 过多的镁离子存在于血清中可降低神经肌肉系统的功能，阻滞兴奋传导。患者表现为肌无力，甚至迟缓性麻痹，引起嗜睡、昏迷。高血镁能抑制房室及室内传导，降低心肌兴奋性，引起传导阻滞、心动过缓，严重时出现心跳停止；呕吐、恶心；腹胀、嗳气；便秘、尿潴留等。

四、血 磷

正常血磷在成年人体内含量为0.96～1.62 mmol/L。与其他的低、高离子血症相比，血磷紊乱的体征是不常见的，但是相对其他的而言，血磷紊乱如果不及时控制又是致命的。

（一）低磷血症

如果血清磷含量低于0.96 mmol/L，即发生低磷血症。但是低磷血症的临床症状常不能观察、检测到，除非血清磷<0.38 mmol/L。如果血清磷<0.38 mmol/L，我们就称之为典型低磷血症。

1. 病理机制 磷的摄入不足；磷以不同的方式正常或者非正常丢失，这些情况常常伴随严重的低血磷临床症状；某些因素使磷从细胞外转移到细胞内；其他特殊原因。严重营养不良患者是发生低磷血症的高危人群。

2. 临床表现 磷是ATP的重要组成部分，是多种细胞活动的主要能源物质的组成部分，其临床症状和体征在一定程度上决定于细胞内ATP的量。症状、体征包括：厌食、纳差；身体不适；黄疸；肌肉酸痛。

（二）高磷血症

血清中磷离子含量>1.62 mmol/L。

高磷血症发生机制主要是由于磷的摄入过多，磷在细胞和骨骼中的量发生了改变，磷的排泄量降低，及其他特殊原因。高磷血症常发生于那些有肾功能不全的人群（包括急性、慢性肾衰），慢性肾衰患者，其磷盐的排出量大大降低，同时人体肾素及其他激素水平也会产生一定程度的影响。

第五节 酸碱平衡调节

人体的体液环境必须具有适宜的酸碱度才能维持正常的代谢和生理功能，正常人体血浆的酸碱度在范围很窄的弱碱性环境内变动。用动脉血 pH 表示为 7.35～7.45,平均值 7.40。虽然在生命活动过程中,机体不断生成酸性或碱性的代谢产物,并经常摄取酸性食物和碱性食物,但是正常生物体内的 pH 总是相对稳定,这是依靠体内各种缓冲系统以及肺和肾的调节功能来实现的。机体这种处理酸碱物质的含量和能力,以维持 pH 在恒定范围内的过程称为酸碱平衡(acid-base balance),它对于保证生命活动的正常进行至关重要。

在临床实践中,许多原因可引起酸碱平衡紊乱(acid-base disturbance)。在很多情况下,酸碱平衡紊乱是某些疾病或病理过程的继发性变化,但是一旦发生酸碱平衡紊乱,就会使病情更加严重和复杂,对患者的生命造成严重威胁。因此,及时发现和正确处理常常是治疗成攻的关键。

机体存在 3 个主要的调节酸碱平衡的机制,即缓冲对、呼吸系统和泌尿系统。实验室检查如动脉血气分析时检测细胞外液酸碱状况是有用指标,例如,$PaCO_2$ 提示酸碱平衡中的呼吸因素,血浆 HCO_3^- 浓度提示酸碱平衡中肾脏方面因素,而血液 pH 则提示酸碱平衡紊乱及机体代偿反应的净结果。值得注意的是,临床 pH 检测反映的是血液的酸碱状况,也许并不能反映细胞内液及脑脊液的 pH 情况。

1. 缓冲对　缓冲对是帮助控制体液 pH 的化学物质,每组缓冲对由一种弱酸和一种碱构成,缓冲对是对抗酸碱平衡紊乱的第一道防线,潜在的体液 pH 变化都可被缓冲对迅速纠正。所有的体液中均含有缓冲对,常见的缓冲对包括碳酸氢盐缓冲对、磷酸氢盐缓冲对、血红蛋白缓冲对和蛋白质缓冲对。

在细胞外液中,碳酸氢盐缓冲系统是最重要的,该系统由 HCO_3^- 和 CO_2 组成,它们在细胞外液中处于化学平衡状态。机体产生过量的酸或过量的碱都将被 HCO_3^- 或 CO_2 中和,从而维持细胞外液的酸碱平衡。

$$HCO_3^- + H^+ \rightleftharpoons H_2CO_3 \longrightarrow CO_2 + H_2O$$
$$H_2CO_3 \Leftrightarrow HCO_3^- + H^+$$

任何体液的 pH 都决定于其中酸与碱的相对含量,血液也不例外,为维持血液 pH 在正常范围,HCO_3^- 和 H_2CO_3 的比例应为 20：1。Henderson-Hasselbalch 方程解释了 pH 与酸碱相对含量间的关系,以碳酸氢盐缓冲对为例表示如下:

$$pH = pK_a + \lg \frac{[HCO_3^-]}{[H_2CO_3]}$$

其中方括号表示物质浓度,而 pK_a 指解离浓度,对 H_2CO_3,其值为 6.1,而 $\frac{[HCO_3^-]}{[H_2CO_3]}$ 正常比例为 20：1,故血液正常 pH 为:

$$pH = 6.1 + \lg 20 = 7.4$$

2. 呼吸系统作用　呼吸系统为酸碱平衡紊乱的第二道防线。机体细胞可不断产生 CO_2,而呼吸系统又能不断呼出 CO_2,因此通过改变呼吸频率和呼吸深度,即可调节机体的 H_2CO_3 的量。呼吸的频率及强度受化学感受器的影响较大,化学感受器对 $PaCO_2$ 和血液的 pH 敏感。

机体 H_2CO_3 过量及 H_2CO_3 不足的纠正均依赖于呼吸系统的正常功能,包括化学感受器、脑干的呼吸中枢、支配呼吸肌的运动神经,以及膈和其他呼吸肌,胸壁、气道、肺和肺循环等。在老年人,化学感受器对 $PaCO_2$ 的反应较迟钝。$PaCO_2$ 提示了呼吸系统排泄 H_2CO_3 的效率。

H_2CO_3 是体内唯一的挥发性酸,可由肺呼出,而其他的非挥发性酸不能由肺呼出。因此血液中非挥发性酸过多,可刺激化学感受器使呼吸加深加快以呼出更多的 H_2CO_3,从而防止血液 pH 降得太多,这种机制称为代偿,但是这种代偿会引起血液中其他化学物质指标的异常。

3. 肾脏的作用 肾脏是对抗酸碱平衡紊乱的第三道防线。肾脏可排泄除碳酸外的其他所有体内的酸。机体纠正过量的或过少的代谢性酸的能力取决于泌尿系统的正常功能。婴儿排泄的尿液比成人含有更多的碳酸氢盐,其排酸的能力稍差;老年人的肾脏对过重酸负担的反应效率也较低。

要理解肾脏完成排酸的机制,必须了解肾脏的基本生理学特征。简言之,血液经肾小球滤过进入肾小囊,成为超滤液,超滤液在流经肾小管和集合管时发生改变,最终形成尿液。肾小管、集合管在管腔侧和其对侧细胞膜上通道的种类不同,这种结构就是这些细胞分泌一些物质和重吸收另一些物质的基础。

在近端小管,管壁内皮细胞通过分泌 H^+ 而排泄代谢性酸。每一个 H^+ 的分泌就有一个源于超滤液的 HCO_3^- 被重吸收。肾小管细胞能分泌额外的 H^+ 到小管液中以排出大量来自于代谢性酸的 H^+。

一旦 H^+ 被分泌到小管液中,绝大多数 H^+ 将与 HCO_3^-、磷酸盐或 NH_3 结合。这一过程也发生于髓袢升支粗段,仅有细微的差别,但总体上差不多。

如果肾脏需要排泄大量的 H^+,则肾小管细胞合成 NH_3 增加,NH_3 迅速进入小管液中与 H^+ 形成 NH_4^+ 排出体外,以防止尿液酸度过高。

血浆中 HCO_3^- 的浓度反映了肾脏调节代谢性酸的效率,其浓度偏低提示血液中代谢性酸偏多。

虽然肾脏无法排出 H_2CO_3,但它可以通过排泄代谢性酸而代偿 H_2CO_3 平衡紊乱。机体对一种酸的紊乱平衡是通过使另外一种酸的平衡紊乱而达到代偿的。肾脏对碳酸的代偿反应需数天才能完全起作用。

第六节 酸碱平衡紊乱

4 种主要的酸碱平衡紊乱类型包括代谢性酸中毒、呼吸性酸中毒、代谢性碱中毒和呼吸性碱中毒。酸中毒指血液 pH 趋于低于正常水平,即血液相对偏酸,若血液 pH 实际低于正常,称酸血症。同样,碱中毒指血液 pH 趋于高于正常水平,即血液相对偏碱性,若血液 pH 实际高于正常,称为碱血症。

酸碱平衡紊乱可通过酸碱调节的原则来阐述,分述如下:

(一) 代谢性酸中毒

1. 病因 当除碳酸外的其他任何酸的相对含量增多时,代谢性酸中毒就可能发生,使 $[HCO_3^-]$ 与 $[H^+]$ 比例 $\dfrac{[HCO_3^-]}{[H^+]}$ 小于 20:1,因为 HCO_3^- 被用于缓冲过量的酸。HCO_3^- 是一种碱,任何可引起 HCO_3^- 从机体丢失的条件都可能引起代谢性酸中毒。上述两个条件均可引起血液过酸。

2. **临床表现**　代谢性酸中毒的体征和症状主要有头痛、腹痛、中枢神经系统抑制(烦躁、嗜睡、恍惚、昏迷)。

3. **代谢性酸中毒时中枢抑制机制**　主要是由于脑脊液和大脑组织间液的 pH 降低。当大脑组织间液 pH 降低时,脑细胞内液的 pH 也随之降低,从而引起细胞内蛋白结构及酶活性的改变,进而引起细胞功能障碍。另外,其他一些引起代谢性酸中毒的原发性因素,如糖尿病酮症酸中毒的高渗状态也可直接造成中枢症状。

严重的代谢性酸中毒易诱发室性心律失常和心肌收缩力减弱,这往往是致命的。当 pH 低于 6.9 时,患者常因为脑干功能失常而死亡。

动脉血气分析显示,代谢性酸中毒时 $[HCO_3^-]$ 低于正常水平。若 pH 低于正常,表明 $\dfrac{[HCO_3^-]}{[H^+]}$ 下降,此时代谢性酸中毒失代偿,如下:

$$\frac{[HCO_3^-]\downarrow}{[H_2CO_3]\vdash}\Rightarrow pH\downarrow$$

4. **代偿反应**　对代谢性酸中毒的呼吸代偿反应是加强呼吸强度及频率,排出更多的碳酸,虽然呼吸并不能排出代谢性酸,但却可以降低血液中的碳酸,从而使比例 $\dfrac{[HCO_3^-]}{[H_2CO_3]}$ 向有利于正常的方向调整。动脉血气分析显示,代偿期时 $[HCO_3^-]$ 降低,$PaCO_2$ 降低,pH 可轻微下降甚至正常。

(二) 呼吸性酸中毒

1. **病因**　呼吸性酸中毒是由于呼吸系统碳酸排出受损引起的,主要包括气体交换障碍、神经肌肉功能不足及脑干呼吸中枢的损害,这些因素可以使比例 $\dfrac{[HCO_3^-]}{[H_2CO_3]}$ 下降,因此血液 pH 下降。慢性呼吸性酸中毒常由慢性阻塞性肺疾病(COPD)引起,特别是 B 型 COPD,如果同时并发急性呼吸系统感染,这时酸中毒将更为严重,这种情况称为慢性并发急性呼吸性酸中毒。

2. **临床表现**　临床表现有头痛、心动过速、心律失常和神经系统症状、视物模糊、震颤、眩晕、定向障碍、困倦、嗜睡。头痛是由于大脑血管的扩张,增加脑脊液压力,引起视乳头水肿,神经系统表现可能尤为突出,且比代谢性酸中毒更为明显,因为 CO_2 更易进入脑脊液,脑组织间隙,进而进入脑细胞,引起神经系统症状。心肌细胞 pH 改变可引起心律失常,严重呼吸性酸中毒时外周血管可扩张,从而导致低血压。

动脉血气分析示 $PaCO_2$ 升高,失代偿时血液 pH 下降,如下:

$$\frac{[HCO_3^-]\vdash}{[H_2CO_3]\uparrow}\Rightarrow pH\downarrow$$

3. **代偿反应**　机体对呼吸性酸中毒的代偿反应是加强对代谢性酸的排泄,该机制需数天起效,虽然这种机制不能排出碳酸,但却可以通过促进代谢性酸的排出增加 $[HCO_3^-]$ 的重吸收,从而使比例 $\dfrac{[HCO_3^-]}{[H_2CO_3]}$ 趋于恢复正常。

动脉血气分析失代偿期时,$PaCO_2$ 升高,$[HCO_3^-]$ 升高,pH 轻微下降或正常。

（三）代谢性碱中毒

1. **病因** 碱过量,如过多服用制酸剂(苏打);酸过少,如呕吐、胃引流、细胞外液容量不足时泌酸增加;同时存在上述两种情况。

2. **临床表现** 引起碱中毒细胞外液丢失可能是代谢性碱中毒各种症状体征的产生原因,因此可出现位置性低血压。同时低血压和代谢性碱中毒常合并出现,二者无论谁为因谁为果,它们引起的低血钾性肌无力在代谢性碱中毒患者中表现都很明显。

仅仅从代谢性碱中毒本身的临床表现来讲,最初仅表现为神经肌肉的兴奋症状,如手指、脚趾的震颤,肌强直发作。组织间隙 pH 增加可增强神经细胞膜的兴奋性,同时,碱中毒可促进游离钙离子结合蛋白,从而造成低血钙,并进一步增加神经肌肉的兴奋性,故代谢性碱中毒患者可能具有挑衅心理。但严重的代谢性碱中毒可引起中枢抑制、烦躁、嗜睡,进而昏迷,若 pH 大于 7.8,患者即可能会死亡。

代谢性碱中毒时,血浆 $[HCO_3^-]$ 升高,如下:

$$\frac{[HCO_3^-]\uparrow}{[H_2CO_3]\mapsto} \Rightarrow pH\uparrow$$

3. **代偿反应** 代谢性碱中毒的代偿反应是低通气,这种浅的呼吸可以将 H_2CO_3 保留于体内,其代偿可将 pH 调整至趋于正常。但是这种代偿常并不完全,虽然升高的 pH 会抑制呼吸,但由于机体对氧气的需求增强呼吸,其综合作用的结果是动脉血气分析显示 $[HCO_3^-]$ 升高,$PaCO_2$ 升高,pH 轻微升高。

（四）呼吸性碱中毒

1. **病因** 呼吸性碱中毒由于高通气所致。

2. **临床表现** 主要由神经肌肉兴奋性增高引起。

增高的 pH 值能直接提高中枢和外周神经细胞兴奋性,而且脑脊液和中枢组织间液 pH 改变可影响脑细胞的功能。呼吸性碱中毒引起脑血管的收缩,从而降低脑血流量,同时可减少游离钙,而增强神经肌肉的兴奋性。

血气分析示 $PaCO_2$ 降低。如果失代偿,pH 可升高,如下:

$$\frac{[HCO_3^-]\mapsto}{[H_2CO_3]\downarrow} \Rightarrow pH\uparrow$$

3. **代偿反应** 对呼吸性碱中毒的代偿性反应为减少肾脏对代谢性酸的排泄,当代谢性酸在血液中积累时,HCO_3^- 将因为被其缓冲而浓度下降。从而使比例 $\frac{[HCO_3^-]}{[H_2CO_3]}$ 及 pH 趋于正常。肾脏代偿需要数日才有效。

许多引起呼吸性碱中毒的因素是短期的,因此,可能并不是由于肾脏的代偿。

动脉血气分析示代偿期,$PaCO_2$ 下降,HCO_3^- 下降,pH 轻微上升或正常。

（五）混合性酸碱平衡紊乱

在绝大多数人,一次仅发生上述中一种酸碱平衡紊乱,如果这种紊乱持续下去,那么代偿的紊乱就会出现。偶尔的两种原发性酸碱平衡紊乱也可能同时出现,这种情况称混合性酸碱平衡紊乱。

两种酸中毒即呼吸性酸中毒与代谢性酸中毒可同时出现,此时 pH 将下降明显;两种碱中毒即呼吸性碱中毒与代谢性碱中毒同时出现,此时 pH 将明显升高;当同时发生酸中毒或碱中毒时,pH 可能会接近正常。

(郭　力　童庭辉)

第七节　肾　功　能

肾脏负责维持机体水、电解质等内环境稳定,清除机体水溶性代谢产物。为实现这些功能,肾每小时约过滤 7 L 液体,之后重吸收约 99%,生成少量含有高浓度代谢产物的尿液。肾脏可以改变尿的量和成分,从而保持血容量和电解质在正常范围内。另外,肾具有两个重要内分泌功能:生成红细胞生成素,调节红细胞的数量;活化维生素 D,肠内钙吸收的辅助因子。

大多数人有两个肾脏,每个肾脏有上百万个肾单位,这些肾单位提供大量的肾储备。肾单位是肾的功能单位,行使滤过、重吸收和分泌功能。比如肾捐献时摘除一个人肾单位的 50%,尽管肾储备减少了,但是不会导致显著的肾功能缺损。一般来说,直到肾储备的 75%~90% 被损坏时,才会发生明显的肾功能缺损。因此,直到肾病晚期,才可能出现明显异常的临床表现。许多实验室和诊断性试验用来评估肾结构和功能,辨别疾病的进程。

一、肾 脏 解 剖

泌尿系统包括肾、输尿管、膀胱和尿道。肾位于后腹部的腹膜后间隙,与膈膜接触,上部为肋骨所覆盖。每个肾在脊柱旁第十二胸椎和第三腰椎水平之间,肋骨和脊柱夹角的肋脊角通常作为体格检查时肾所在位置的体表标志。右肾位于肝的下方,位置比左肾稍低。

肾脏由后背、肋间肌、筋膜和脂肪所包绕和保护。肾稍微可移动,可以被高冲击力或直接外伤所损伤,比如在马背或山地车上反弹起造成的冲击伤、坠落伤或钝器伤。肾出血导致血液流至腹膜后间隙而不是腹膜腔。

肾生成的尿液由于重力作用流至输尿管,输尿管的蠕动使尿流至膀胱,膀胱是储存尿的场所。膀胱的两大组成部分包括膀胱体和膀胱颈,其中膀胱体储存尿液,主要由被称为逼尿肌的平滑肌构成。逼尿肌纤维向膀胱的各个方向延伸,当发生动作电位时作为一个整体收缩。直到膀胱集满 300~500 ml 尿液时,牵张感受器才发出排空膀胱信号;当内外括约肌都放松时,尿液由膀胱顺着尿道排出。

1. **肾实质**　从肾的横切面看,肾脏包括三大部分:肾盂、髓质、皮质,肾的横切面可见肾盂、髓质、皮质(图 29-3)。正常肾含有 8~18 个肾锥体和相当数量的肾小盏,尿液经肾大盏进入输尿管,血管、淋巴管和神经由肾门进出肾。肾动脉为肾提供血液供给,它分支于腹主动脉并由肾门入肾,其分支形成数条叶间动脉,叶间动脉在肾柱处到达皮质。叶间动脉分支形成弓状动脉,弓状动脉进一步分支为小叶间动脉;小叶间动脉的多次分支形成入球小动脉,入球小动脉为每个肾的上百万个肾单位提供血液供给。肾盂收集由众多肾单位集合小管生成的尿液。肾小盏收集由肾锥体乳头流出的尿液,正常肾含有 8~18 个肾小盏和 2~3

个肾大盏,肾大盏是连接肾小盏和输尿管上部之间收集尿液的较大场所。

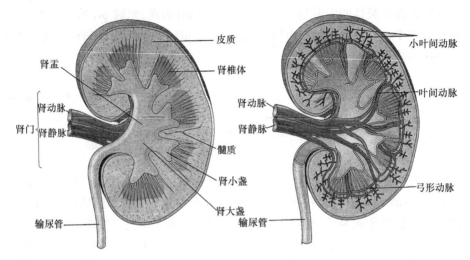

图 29-3　肾实质及血管的解剖结果

　　髓质含有 8~18 个肾锥体,底与外面的皮质相连,顶开口于肾小盏。肾锥体包括集合小管、集合管、长髓袢和直小血管。肾乳头开口于肾锥体的顶端,集合管的尿液经此流出。

　　肾皮质在肾的外层,约 1 cm 厚,包含肾小球和 85% 的肾小管。15% 的肾单位髓袢深入到髓质层被称为近髓肾单位。肾锥体间的皮质部分称为肾柱,是叶间动脉的通道。

　　2. 肾脏淋巴系统和神经分布　肾脏有两套淋巴系统。一套淋巴系统由肾小囊和皮质肾小囊下方的脉管组成;另一套淋巴系统由伴行和包绕动脉血管的脉管组成。所有的淋巴管道、血管和神经由肾门出肾,淋巴汇入主动脉旁淋巴结。

　　肾脏由自主神经系统的交感神经支配,少量内脏神经来自位于肾动脉旁的肾丛。这些神经纤维伴行肾动脉血管并终止于入球小动脉和出球小动脉、近端小管和远端小管以及分泌肾素的球旁细胞平滑肌。肾交感神经兴奋导致肾血管收缩,肾素释放。肾小囊和从肾髓质到尿道口之间的所有结构由疼痛感受器神经支配。

　　3. 肾脏血液供应　大约心排血量的 25% 供应肾,其中大部分供应给皮质,只有 1%~2% 灌注髓质。两肾的血流约为 1200 ml/min,供给肾的血流由腹主动脉分支为肾动脉,肾动脉又分支为数个叶间动脉。叶间动脉分布于临近锥体的肾柱,当叶间动脉到达肾髓质和皮质交界处分支为弓状动脉,弓状动脉顺着外髓质边界走行并与肾小囊平行。弓状动脉进一步分支形成小叶间动脉,小叶间动脉穿过肾皮质,广泛分支形成入球小动脉。入球小动脉分支并相互吻合形成肾小球毛细血管网,然后再汇集形成出球小动脉。扫描电子显微照片显示,一条小叶间动脉分支为两条入球小动脉,伴随有肾小球血管丛和出球小动脉,出球小动脉再次分支形成另一套毛细血管床。肾小管周围毛细血管网包绕近曲小管和远曲小管,肾小管被小管周毛细血管和直小血管覆盖,肾小管上皮细胞重吸收的水和溶质由直小血管收集并返回到肾血循环中。被称为直小血管的毛细血管深入到肾髓质并包绕在髓袢和集合管周围,直小血管有特殊的袢状结构,在不额外移动溶质的情况下吸收组织间液。溶质和水被动地进出直小血管,髓袢降支进入高渗的髓质获得电解质,之后在髓袢升支返回皮质的过程中,大部分电解质又丢失。

肾小管周围毛细血管系统和直小血管一起汇入小叶间静脉,静脉将血液带出肾并与相应名称的动脉伴行(与相应名称的动脉伴行的静脉)。

二、肾单位结构和功能

肾脏的大多生理功能可以通过检查单个肾单位的功能来体现,因此可以说肾单位是肾的功能单位。在尿进入集合管之前,每个肾单位都要完成相应的功能过程,因此肾单位可以理解为是并联的。复杂的自身调节机制可以保证肾的很多肾单位平均分担工作负荷。

作为肾脏的功能单位,肾单位有三大主要功能:①血液中水溶性物质的滤过;②滤过的养分、水和电解质的重吸收;③水或过量物质分泌至滤液。肾单位的不同部位专门完成这些功能的不同过程(表 29-5)。每个肾单位由肾小球和肾小管组成,而肾小球由毛细血管网和肾小囊组成,肾小管则由近曲小管、髓袢、远曲小管、集合管组成。肾单位由肾小球、近曲小管、髓袢、远曲小管、集合管组成。滤液在肾小球生成,肾小管行使重吸收和分泌功能(图 29-4)。

表 29-5 肾单位各部分的功能

肾单位	功　能
肾小球	从血液过滤液体至肾小囊;阻止血细胞和蛋白质通过
近曲小管	将滤液中 2/3 的滤液、电解质和所有 HCO_3^-、葡萄糖、氨基酸和维生素转运至细胞间质
髓袢降支	转运水,生成高浓度滤液流至髓袢升支
髓袢升支	主动转运 Na^+、K^+、Cl^-,生成低渗滤液和细胞间质高渗透浓度
远曲小管	转运 Na^+、Cl^-、水和尿素;对醛固酮敏感;致密斑调节肾小球滤过率(GFR)的场所;分泌 H^+ 和 K^+
集合管	受抗利尿激素(ADH)影响被动转运水;分泌 H^+ 和 K^+

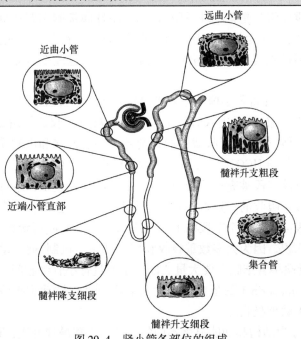

图 29-4 肾小管各部位的组成

肾小管由单层上皮细胞组成,这些细胞顶端朝向管腔,基底外侧朝向细胞间隙和毛细血管。组成肾小管上皮细胞类型的不同,反映肾单位不同节段功能的特殊性,肾小管不同节段的上皮细胞因功能不同而分化。肾单位的大部分细胞有单独纤毛,从顶端面凸向管腔,这些纤毛是感受流速和小管滤出液浓度的机械感受器和化学感受器。纤毛兴奋触发小管细胞信号级联放大,来调节细胞增殖、分化和凋亡,纤毛信号功能异常可见于多囊性肾病患者,与编码纤毛膜蛋白的基因变异相关。

1. **肾小球**　肾小球是将滤液从血液过滤到肾小管的场所,它是位于入球小动脉和出球小动脉之间的毛细血管网,周围被肾小囊周围上皮细胞包绕。肾小囊的外层叫壁层,由静止在基膜的单层上皮细胞组成。肾小球结构包括入球小动脉和出球小动脉,毛细血管网和肾小囊周围上皮细胞膜。放大图可显示出肾小球膜由毛细血管内皮细胞、肾小囊足细胞和二者间的基膜组成。肾小囊的内层由被称作足细胞的特殊上皮细胞组成,足细胞的足突环绕肾小球毛细血管壁,足细胞足突之间的小孔对于肾小球膜的高通透性有重要作用。在足细胞和血管内皮之间是一层被称为细胞外基质的基膜。

内皮细胞之间的小孔称为窗孔,而足细胞足突之间的小孔称为裂孔,这些细胞间的小孔为肾小球滤过提供表面积,使肾小球的可通透性比身体其他毛细血管强得多,肾小球膜截面图可以显示上皮细胞和足细胞足突间的裂孔,窗孔和裂孔间发生过滤。基膜为肾小球提供重要的选择性屏障,系肾小球的一道重要选择性屏障,阻碍血浆蛋白、红细胞、白细胞和血小板通过。细胞太大不能通过小孔,带负电荷的血浆蛋白在某种程度上也不能透过基膜。裂孔有一薄层蛋白,可以限制透过基膜的血浆蛋白的滤过。Nephrin 是裂孔的一种重要蛋白,实验证明当其发生基因突变时会出现大量蛋白尿。尿中通常不会出现蛋白质和血细胞,如果肾小球受损,血细胞和蛋白质可以滤过,从而在尿中出现,蛋白尿是基膜功能受损的重要体征。除了蛋白质和细胞,肾小球滤过液的成分与血浆非常相似,肾小球滤过率平均为 125 ml/min。

肾小球的另外重要组分是肾小球系膜,包括肾小球膜细胞和肾小球膜基质。肾小球膜细胞拥有一系列功能,包括为肾小球毛细血管提供结构支持,分泌基质蛋白,吞噬作用和调节肾小球滤过率。通过收缩和舒张,肾小球膜细胞可以通过改变有效滤过面积来影响肾小球滤过率。

2. **近曲小管**　肾小囊将肾小球滤过液直接排入近端小管段,大约有 2/3 的水和电解质由滤过液转运到细胞间隙,然后进入管周毛细血管而被重吸收。如图 29-5 所示,近曲小管有数量众多的膜转运体,行使重吸收滤过的葡萄糖、氨基酸、水和电解质的功能。近端小管前半段重吸收几乎全部的 HCO_3^-,而近端小管后半段重吸收 Cl^-。营养素、维生素和小分子蛋白通常在近端小管前半段被完全重吸收,近端小管前半段是 HCO_3^- 重吸收的场所,而 Cl^- 是在近端小管后半段重吸收的。近端小管由立方上皮构成,近端小管是卷曲的,因此可以为重吸收提供更大的表面积。这个节段的上皮细胞的微绒毛形成刷状缘,实质上增加细胞顶端膜接触滤液的表面积。因为大多数重吸收利用主动转运机制,而主动转运依赖基底侧膜的 Na^+-K^+泵,所以近端小管细胞需要大量 ATP。水通过肾小管细胞间的细胞旁途径和肾小管细胞膜上被称为 aquaporin 1 的蛋白构成的水通道而进行被动重吸收。溶质重吸收产生的渗透力导致水的被动重吸收。

3. **髓袢**　髓袢分为结构和功能显著不同的髓袢降支和髓袢升支,近曲小管的滤液经髓

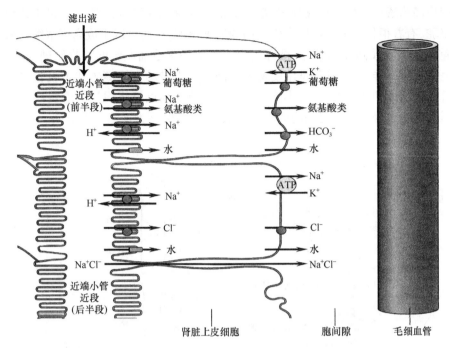

图 29-5　近曲小管重吸收葡萄糖、氨基酸、水和电解质的过程

袢降支流至髓袢升支。髓袢降支细段和升支的粗段由单层上皮构成,髓袢细段对水通透性高,而髓袢升支粗段对水不通透。髓袢升支粗段有强大的膜泵,可以把离子(Na⁺、K⁺、2Cl⁻)由滤液转运至髓袢和集合管周的细胞间液,髓袢升支上皮细胞拥有大量离子泵,可以将 Na⁺、K⁺、2Cl⁻ 由滤液同向转运至细胞。随后 Na⁺ 被泵出基底外侧膜进入细胞间质。髓袢的离子协同转运蛋白负责生成高度浓缩的髓质间质。大约 15% 的肾单位有深入髓质的长髓袢(近髓肾单位),这些肾单位对于浓缩尿液发挥至关重要的作用。髓袢的袢式结构产生逆流机制,从而使髓袢升支在肾髓质形成间质高渗透浓度梯度。图 29-6 显示逆流倍增机制,髓袢升支的离子泵产生的浓度梯度有利于髓袢降支对水的转运,到达髓袢升支的滤液进一步浓缩,允许髓袢升支转运更多的离子,从而进一步增加细胞间质液的渗透压浓度。细胞间质 NaCl 的积累约形成总的渗透浓度的一半,细胞间质的尿素颗粒形成髓质细胞间质另一半的渗透浓度。随着水在集合小管被转运,尿素越来越浓缩而顺浓度梯度被动转运至细胞间质。直小管的袢式结构重吸收细胞间质的水分而不转运电解质。虽然电解质在髓袢降支段被获得,但是在髓袢升支段到达肾皮质时又被动弥散出来,这个过程成为逆流交换。由于髓袢升支对水不通透,水不能通过 Na⁺、K⁺、Cl⁻泵进入细胞间液;髓袢降支对水是通透的,在髓袢升支泵入细胞间液的额外离子吸引水。因此,髓袢升支的滤液比原液更浓缩,它产生的更为浓缩的滤液允许 Na⁺、K⁺、2Cl⁻协同转运蛋白泵出更多离子,从而形成更高的间质浓度梯度。这种逆流机制使在髓袢顶产生一个高达 600 mmol/L 的渗透浓度,而肾皮质的细胞外渗透浓度通常为 280 ~ 300 mmol/L。另一个 600 mmol/L 的高渗透浓度由细胞间质尿素蓄积作用产生,尿素顺浓度梯度被动地由滤液转移到细胞间质,当电解质和水分在近端小管和髓袢被转运后,尿素在小管液中被浓缩。所有细胞间质渗透浓度由肾皮质约 300 mmol/L 逐渐增加到肾髓质深处约 1200 mmol/L。当水由肾髓质流至肾盂时,由于集合小管重吸收水,这

种细胞间质高渗透压产生了浓度梯度,最大的浓度梯度依赖髓袢的长度。有些动物比如沙漠鼠和骆驼,有着很长的髓袢可以产生更高的浓度梯度,从而可以生成高度浓缩的尿。由集合小管重吸收到髓质间隙的液体,被称为直小管的特殊毛细血管网吸收而进入静脉循环。与其他毛细血管一样,直小管根据浓度梯度和滤过压力被动交换离子和重吸收水。当毛细血管从肾髓质返回到肾皮质时,直小管的袢式结构使毛细血管将积累的溶质被动地渗漏到细胞间质。这个过程减少了对细胞间质渗透浓度的破坏,称为逆流交换机制。

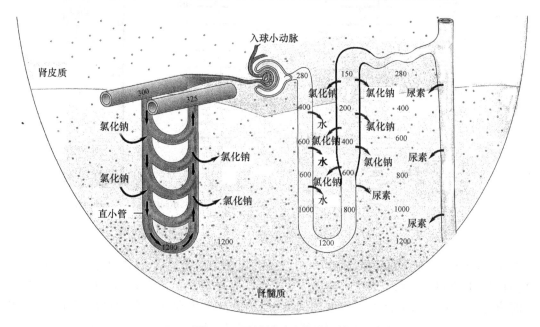

图 29-6　髓袢的逆流倍增机制

3. 远曲小管　由于髓袢升支的泵转运电解质,到达远曲小管的滤液(150 mmol/L)相对于血浆(280 mmol/L)是低渗的。在肾单位的这个部位,仅剩下10%的原尿,远曲小管进一步重吸收受激素调控。醛固酮和血管紧张素Ⅱ(Ang Ⅱ)促进小管细胞对钠和水的重吸收,而心房利钠肽和尿扩张素抑制重吸收。

4. 集合管　数个肾单位的远端小管流注到一个集合小管,这些集合小管渐进合并为更大更少的伴行髓袢的集合管。最后集合管形成髓质锥体,穿过乳突流注到肾小盏。集合管穿过肾髓质高渗透梯度到达肾盂。集合管有两种细胞:主细胞(P细胞)和闰细胞(I细胞)。大多数细胞是P细胞,对抗利尿激素(ADH)敏感。由于抗利尿激素的存在,至少99%的原尿在到达肾盂前被重吸收,而每小时生成30~60 ml的浓缩尿。I细胞通过调节酸的分泌来参与酸碱平衡。

三、肾小球滤过功能

肾小球滤过率(GFR)大小取决于肾小球的有效滤过压和肾小球膜的滤过系数(K_f)。从肾小球入球小动脉端到出球小动脉端的滤过压力不同并且难以直接测量,毛细血管作为一个整体的净滤过压平均值约为10 mmHg,而滤过系数 K_f 约为12.5 ml/(min·mmHg)。

GFR 是有效滤过压与滤过系数的乘积 $[10\ mmHg \times 12.5\ ml/(min \cdot mmHg) = 125\ ml/min]$。通过毛细血管膜的滤过物理原理决定 GFR。

1. 滤过物理学 滤过率受肾小球膜两侧的静水压和胶体渗透压这些因素影响,如下面滤过等式所示:

$$GFR = K_f[(P_{GC} + \pi_{BC}) - (P_{BC} + \pi_{GC})]$$

其中 P_{GC} 是肾小球毛细血管血压(mmHg),π_{BC} 是肾小囊内液胶体渗透压(mmHg),P_{BC} 是肾小囊内压(mmHg),π_{GC} 是肾小球毛细血管血浆胶体渗透压(mmHg)。下面用正常肾小球滤过率 125 ml/min 为例说明:

$$GFR = 12.5[(50+0) - (10+30)]$$
$$GFR = 125\ ml/min$$

滤过的主要动力是肾小球毛细血管血压,肾小球毛细血管血压对毛细血管壁产生压力。当血液循环至毛细血管,静水压对血管壁产生压力,液体滤出。静水压沿着毛细血管保持基本恒定,平均压力约为 50 mmHg。

肾小球毛细血管血浆胶体渗透压是由血液中蛋白质产生的,带负电荷的血浆蛋白吸引阳离子,阳离子接着吸引水分。由于离子和水受蛋白质吸引而不对血管壁产生压力,肾小球毛细血管血浆胶体渗透压通过保存水和离子来对抗过滤。肾小球毛细血管血浆胶体渗透压在入球小动脉端较低,而沿着毛细血管逐渐升高。由于毛细血管血压高于肾小囊内压和毛细血管胶体渗透压,因此肾小球入球小动脉端有效滤过压比较高,而出球小动脉端的有效滤过压低是因为毛细血管胶体渗透压比较高,抵消了毛细血管血压。随着液体不断地由血液过滤到肾小囊,剩下的蛋白质浓度逐渐升高,产生的胶体渗透压逐渐增加,所以毛细血管胶体渗透压就逐渐升高。

肾小囊内压由肾小囊内滤过液的容量决定,它对肾小囊壁和肾小球毛细血管壁产生压力并且对抗过滤,正常肾小囊内压约为 10 mmHg。生理状态下血浆蛋白不能过滤到肾小囊,如果蛋白滤过到肾小囊,那将产生肾小囊内胶体渗透压。由于蛋白质吸引阳离子和水,该压力可以增强肾小球滤过。在健康的肾脏,这个压力是忽略不计的。

总之,经过肾小球膜的有效滤过压约为 10 mmHg,这一压力在肾小球毛细血管的入球小动脉端较高,随着血液流向出球小动脉,压力逐渐减小。这是因为肾小球毛细血管胶体渗透压在入球小动脉端较低。当毛细血管血液从入球小动脉端流向出球小动脉端时,由于不断生成滤液,血浆中蛋白质浓度逐渐升高,胶体渗透压就升高。当血液到达出球小动脉时,过滤可能就停止了。

2. 影响滤过压的因素 血容量是肾小球滤过率的重要生理调节因素之一。当液体摄入使血容量增加时,血压轻微升高引起肾小球血压升高,肾小球滤过率增加,多余的液体被滤出而排出体外;与之相反,当血容量减少时,肾小球血压降低,导致肾小球滤过率降低,体液被保留。在血压较大波动范围内,通过自身调节来保护肾小球毛细血管。尽管灌注压改变,自身调节通过调整微动脉阻力来保持血流量的相对稳定。当动脉血压在 90 ~ 180 mmHg 范围内变化时,自身调节是有效的。肾血流量的自身调节部分是通过入球小动脉血管平滑肌的伸缩反应来实现的,当血压升高,血管平滑肌细胞自身收缩使血流几乎保持相同的速度,这种机制被称为肌源性自身调节。

另外一些因素通过改变肾小囊内压或血浆胶体渗透压来影响肾小球滤过率。小管或集合管梗阻会显著升高肾小囊内压,根据滤过方程式,由于有效滤过压减小而导致肾小球滤过率降低。因为血浆胶体渗透压主要由血浆蛋白浓度决定,所以低的血清白蛋白可以增加肾小球滤过率。

虽然 K_f 被称为常数,但是可以随生理或病理变化而改变。位于肾小球的特殊肾小球膜细胞被认为是 K_f 的调节器,这些细胞对不同刺激产生收缩或舒张反应来改变滤过面积。收缩使毛细血管细胞挤在一起降低肾小球滤过率,反之舒张可以扩大有效滤过面积。破坏肾小球膜的病变也可以影响膜通透性,例如硬化病变会使 K_f 减小,反之炎症损伤则使之增加。

3. 管-球反馈 每个肾单位可以通过被称为管-球反馈过程来调节自身的 GFR。一组特殊细胞组成调节器结构,被称为球旁器,它由肾小球、致密斑和位于肾小球动脉特殊分化的球旁细胞组成。其由远端小管的致密斑细胞、入球小动脉和出球小动脉、分泌肾素的球旁细胞组成。致密斑细胞感受远端小管滤液中 NaCl 含量,并将信号传给肾小球来调整 GFR,致密斑位于髓袢升支粗段远端,并与肾小球和球旁细胞相接触。

致密斑细胞感受小管液中 NaCl 含量的变化。当肾小球滤过增加时,到达远曲小管的小管液流量增加。致密斑细胞为什么能感受 GFR 的机制还没有完全证实,有研究者认为致密斑细胞是对 NaCl 敏感。当小管液中 NaCl 含量较高时,意味着 GFR 太高导致肾单位前面节段的转运过程超负荷,致密斑传送信号使肾小球降低 GFR。相反,到达致密斑的 NaCl 含量较低表明肾单位转运能力未充分利用,GFR 增加。致密斑细胞拥有类似髓袢升支粗段的 Na^+-K^+-$2Cl^-$ 协同转运蛋白,当 NaCl 含量升高时,通过这种转运体转运到细胞内。管球反馈有利于在肾脏的两百万个肾单位中平衡分配 GFR。

致密斑细胞为什么能感受 GFR 的机制部分被证实,例如肾小球滤过可以通过改变有效滤过压或改变滤过系数 K_f 来调节,致密斑可能是通过调节入球小动脉和出球小动脉的阻力和刺激肾小球膜细胞收缩和舒张来影响 GFR。

入球小动脉舒张、出球小动脉收缩可以增加肾小球血压,提高 GFR;入球小动脉收缩、出球小动脉舒张则减小肾小球血压,降低 GFR。当小管液中 NaCl 含量升高时,致密斑细胞释放腺苷和 ATP,二者都可以作用于入球小动脉的平滑肌细胞引起收缩。包绕入球小动脉的球旁细胞也被认为是管球反馈的介质。球旁细胞能合成和释放肾素,肾素是一种可以将血管紧张素原转化为血管紧张素 I(Ang I)的酶。在肾小球毛细血管内皮细胞有血管紧张素转化酶(ACE),可以将血管紧张素 I 转化为血管紧张素 II(Ang II)。Ang II 对入球小动脉和出球小动脉均呈现强有力的收缩血管效应。从致密斑到肾小球的调节管球反馈的信号仍未完全了解;然而,作为对腺苷和 ATP 作用的补充,前列腺素和一氧化氮(NO)的释放已经被证实,有些前列腺素具有血管扩张剂效能,而另一些是血管收缩剂。

有资料证实,使用抑制前列腺素和 Ang II 活性的药物可以干扰管-球反馈,这些发现支持前列腺素和 Ang II 在调节 GFR 中的重要性。例如,ACE 抑制剂阻断 Ang II 的合成并且干扰出球小动脉的收缩。这对于一些要求高滤过压患者的肾功能尤其有害,比如多囊性肾病或肾集水系统梗阻。在一些患者,环氧合酶抑制剂比如阿司匹林和非类固醇类的抗炎药可以干扰前列腺素的合成以及促使过多的肾血管收缩剂沉淀。

4. 葡萄糖和氨基酸的作用 过滤到小管液的葡萄糖和氨基酸的量可以通过管球反馈机制改变 GFR。葡萄糖和氨基酸均可自由通过肾小球膜,并在近端小管通过主动转运过程被重吸收。转运体利用钠离子通道将葡萄糖和氨基酸同向主动转运至细胞内,葡萄糖和氨基酸被重吸收,肾小管内葡萄糖和氨基酸含量越高,近端小管对钠的重吸收越多。少量的钠离子被转运到远端小管的致密斑细胞,GFR 提高。此外,糖尿病控制不良出现慢性高血糖时,可以诱发 NO 过度合成、产生超过滤、过度的肾小球滤过率及损害肾小球。

5. 肾小球膜细胞的作用　肾小球膜细胞在肾小球毛细血管周围,调节肾小球有效滤过面积。肾小球膜细胞收缩减少滤过面积,舒张则增加滤过面积。肾小球膜细胞对肾小球伸展时敏感,而当更多血液进入肾小球时,肾小球膜细胞被刺激而收缩。当滤过压增加时,这种反应提供负反馈而减少滤过面积。另外,肾小球膜细胞对许多化学介质反应,包括 Ang Ⅱ、内皮素(有利于肾小球系膜收缩的肽)及心房钠尿肽(ANP)、NO(有利于舒张的物质)。因此,肾小球膜细胞可以通过改变滤过系数 K_f 来调节 GFR。

四、肾小管的转运

肾小管完成对物质的重吸收和分泌包括两条途径:跨细胞转运途径和细胞旁途径。跨细胞转运利用肾小管上皮细胞膜上特殊的转运体蛋白在小管液和组织间液之间移动物质,这种转运过程大部分依赖钠离子的重吸收及基底外侧膜上的 Na^+-K^+泵来实现;细胞旁转运涉及物质在肾小管上皮细胞紧密连接间的移动,因此通过细胞旁途径,物质不必经过细胞膜而是在细胞间的间隙被动移动。重吸收是将物质从滤液中转运到肾毛细血管中的过程,需要经过数个转运步骤。首先物质通过细胞顶端表面上的转运体由滤液进入肾小管细胞;然后物质通过肾小管细胞基底外侧的转运体进入组织间质。物质通过扩散或过滤由组织间质被动移动到毛细血管。总之,阳离子尤其是钠离子的重吸收产生一个电梯度,吸引阴离子由肾小管进入组织间质。离子和溶质的重吸收产生的渗透压吸引水分被动穿过肾上皮组织。肾小管不同部位转运情况详见图 29-7(肾单位不同部位滤液的营养物和电解质组成,约 2/3 的滤液在近端小管被重吸收),下面以葡萄糖、碳酸氢盐、H^+、K^+ 的转运为代表详细叙述。

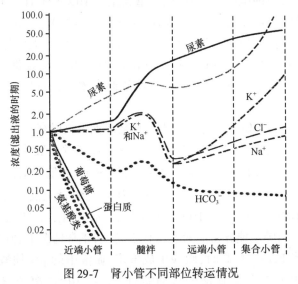

图 29-7　肾小管不同部位转运情况

1. 葡萄糖的重吸收　葡萄糖可以自由滤过肾小球膜,因此肾小管负荷(mg/min)由血糖(mg/ml)和 GFR(ml/min)的乘积决定。正常情况下,滤过的葡萄糖在近端小管通过钠依赖的协同转运蛋白全部重吸收,这种转运蛋白被称为 Na^+-葡萄糖共转运载体(SGLT2)。近端小管的葡萄糖转运体 SGLT2 依赖滤液中钠的重吸收。基底外侧膜上的 Na^+-K^+ 泵保持细胞内的低钠浓度,从而维持浓度和电梯度以利于钠和葡萄糖的重吸收。葡萄糖扩散出肾小管细胞,通过载体蛋白——葡萄糖转运蛋白(GLUT)2 回到组织间液。正常两肾的葡萄糖吸收极限量,男性平均为 375 mg/min,女性平均为 300 mg/min。如果肾小管葡萄糖负荷太大,超过这一极限量的肾小管葡萄糖负荷就会导致糖尿。由于 GFR 在单个肾单位分配不平衡及不同肾单位上转运体数量不同,实际上肾小管负荷在较低水平就开始有葡萄糖溢出。有些肾单位 GFR 较高而转运体含量较少,达到其转运极限,而另外一些肾单位低负荷工作。尿中开始出现葡萄糖,此时的血浆葡萄糖浓度称为肾糖阈。正常肾 GFR 为 125 ml/min,当血糖为 180 mg/dl 时达到肾糖阈,而在血糖达到 300 mg/dl 的极限量时,才出现显著的糖尿。由于肾脏疾病引起 GFR 较低的患者,当血糖水平更高时才出现糖溢出,这些患者的糖尿就不是血糖水平的可靠指标。例如,一位患者的 GFR 为 50 ml/min,而血糖为 300 mg/dl,其肾小管葡萄糖负荷只有 150 mg/min,远远低于正常肾糖阈。尽管血糖水平很高,仍然没有糖尿出现。

2. 酸碱平衡的调节 肾小管在维持血液 pH 方面发挥重要作用。除了排泄过多的 H^+,肾脏也可以调节血液中 HCO_3^- 的浓度。血液正常 pH 在 7.35 ~ 7.45,并且由酸(H_2CO_3)与碱(HCO_3^-)比率决定,肺和肾共同维持这种平衡。代谢过程生成过多的酸,肺以 CO_2 的形式排出,肾以 H^+ 的形式排出。另外,HCO_3^- 能自由滤过肾小球,必须有效重吸收才可以维持酸碱平衡。大多数 HCO_3^- 在近端小管被重吸收,然而,远端管段也参与调节 HCO_3^- 和 H^+ 的转运。

HCO_3^- 重吸收过程十分复杂,因为 HCO_3^- 不是由细胞顶端膜直接转运的,确切地说,HCO_3^- 在小管内与 H^+ 结合形成 H_2CO_3,H_2CO_3 离解为 CO_2 和水(图 29-8)。CO_2 是脂溶性物质,可以扩散进入细胞,在细胞内发生逆反应,重新生成 HCO_3^- 和 H^+。HCO_3^- 移出基底外侧膜回到血流中,而 H^+ 回到管腔与另一个 HCO_3^- 结合。多余的 H^+ 与尿液中磷酸盐缓冲系统和氨缓冲系统结合而被排泄出。肾脏也可以根据需要生成新的碳酸氢盐来维持 pH 平衡。反应中的 H^+ 分泌到小管液中与 Na^+ 交换。碳酸酐酶在近端小管细胞刷状缘催化反应。Na^+-K^+ 泵为重吸收过程提供能量,并保持细胞内的低钠浓度,通过 Na^+-H^+ 交换,继续将 H^+ 转移到管腔内。

通常情况下被滤出的 HCO_3^- 通过这种机制被全部重吸收以利于维持酸碱平衡。滤液中缺少 HCO_3^-,多余的 H^+ 无法结合而由尿中排出,这时的尿通常为酸性的,可以由尿排出的 H^+ 数量限制在 pH 约为 4。然而,尿中的缓冲系统包括 HPO_4^{2-} 和氨(NH_3)分泌到滤液,并与多余的 H^+ 结合,极大增强了肾排泄酸负荷的能力。NH_3 是由肾上皮细胞谷氨酰胺代谢产生的,NH_3 与 H^+ 结合形成铵(NH_4^+),而 HPO_4^{2-} 与 H^+ 结合形成 $H_2PO_4^-$(图 29-8)。

3. 肾代偿机制 当肺功能异常时肾发挥代偿功能,正常情况下肺可以调节血液中二氧化碳含量($PaCO_2$),当 $PaCO_2$ 增高时,碳酸生成增多,血液中的 pH 偏酸。肾通过排泄更多的 H^+ 和生成新的 HCO_3^- 来增强血液的缓冲能力。这些 HCO_3^- 离子与从滤液中重吸收的 HCO_3^- 不同,因此是新的 HCO_3^-。

肾小管细胞产生新的 HCO_3^- 有两个过程。首先,呼吸性酸中毒时,循环中过多的 CO_2 扩

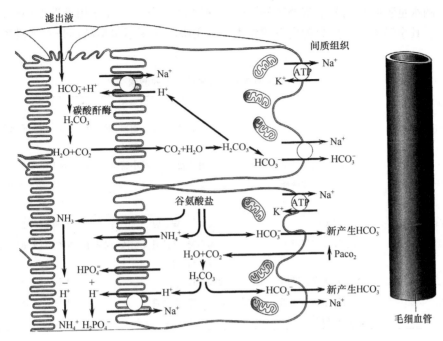

图 29-8 肾脏酸碱平衡的调节机制

散到肾细胞,并由碳酸酐酶转化为 HCO_3^- 和 H^+。生成的 HCO_3^- 回到血流中,而生成的 H^+ 分泌到尿液中,并与尿中的缓冲系统相结合而排出体外。第二个过程包含肾小管细胞铵离子的生成。肾小管细胞谷氨酰胺代谢生成新的 HCO_3^- 同时也生成 NH_4^+。生成的 NH_4^+ 排到尿中,而生成的 HCO_3^- 回到血流中(图 29-8)。上述反应过程中新生成的 HCO_3^- 提高了血浆 HCO_3^- 浓度,使 pH 恢复正常,该过程需要数小时到数天。

肾也可以通过排出滤过的 HCO_3^- 来代偿呼吸性碱中毒。碱中毒时转运到滤液中的 H^+ 数量减少。在近端小管没有转化为 CO_2 的 HCO_3^- 滤出并排出体外。

4. 钾的分泌 通常情况下饮食来源过多的钾必须通过肾排出体外,基底外侧膜的 Na^+-K^+ 泵是这个过程的主要转运体。Na^+-K^+ 泵将 K^+ 移入肾小管细胞内,增加了 K^+ 浓度梯度,有利于 K^+ 从细胞顶端膜扩散到滤液中。肾小管分泌钾离子,血钾升高时,醛固酮增强 Na^+-K^+ 泵活性,促进 K^+ 分泌到滤液中。H^+-K^+ 交换亦能调节 K^+ 的分泌。远端小管和集合管的主细胞可分泌钾,其 Na^+-K^+ 泵对肾上腺皮质分泌的类固醇激素醛固酮敏感,醛固酮促进钠和水的重吸收而排钾,钾的排泄受 K^+-H^+ 交换活性及血钾浓度的影响。

五、血容量和渗透浓度的调节

肾脏在维持血容量和渗透浓度方面具有重要意义。如前所述,血容量变化时,肾小球血压和 GFR 随之改变,血容量增加造成压力性利尿,而血容量减少时,排出尿量减少。肾小管对许多激素信号敏感,这些激素精细调节肾小管重吸收(表 29-6),包括 ADH、醛固酮、Ang Ⅱ、ANP、尿扩张素和鸟苷蛋白。抗利尿激素主要调节渗透浓度,其他激素则通过增加或减少钠水重吸收来调节细胞外容积。醛固酮发挥重吸收 NaCl 作用延迟 1 小时,几天后作用最大。其余激素均在数分钟内发挥作用。水重吸收作用不包括髓袢升支粗段和远端小管前段。

表 29-6　调节 NaCl 和水重吸收的激素

激素	主要刺激因素	肾单位作用部位	转运效果
血管紧张素 Ⅱ	肾素增加	近端小管,髓袢升支粗段,远端小管/集合管	NaCl 和水重吸收增加
醛固酮	AngⅡ增加,血钾浓度增加	髓袢升支粗段,远端小管/集合管	NaCl 和水重吸收增加
心房钠尿肽,脑钠尿肽,尿扩张素	细胞外液容积增加	集合管	水和 NaCl 重吸收减少
尿鸟苷蛋白,鸟苷蛋白	口服 NaCl	近端小管,集合管	水和 NaCl 重吸收减少
交感神经	细胞外液容积减少	近端小管,髓袢升支粗段,远端小管/集合管	NaCl 和水重吸收增加
多巴胺	细胞外液容积增加	近端小管	水和 NaCl 重吸收减少
抗利尿激素	血浆渗透浓度升高,细胞外液容积减少	远端小管/集合管	水重吸收增加

1. 抗利尿激素　当下丘脑渗透压感受器感受到细胞外液渗透浓度升高时,神经垂体分泌 ADH(也称血管加压素)。集合管的主细胞对 ADH 反应,ADH 作用于集合管上皮细胞,它与细胞基底外侧膜上受体结合,将水通道 2(aquaporin 2)水孔易位到细胞顶端膜。对水通透性增加导致水由滤液重吸收进入间质,这些小孔使肾小管对水通透,允许水从滤液中重吸收。肾髓质高渗透浓度梯度为水重吸收提供动力,而这种高渗透浓度梯度由髓袢升支粗段大量离子泵完成。

由于水在肾髓质被重吸收,产生的高组织压力促使液体进入直小管。直小管将重吸收的水带回静脉循环,重吸收的水稀释血液并降低渗透浓度。下丘脑渗透压感受器感受到渗透浓度降低,抑制 ADH 的生成,当血液渗透浓度太低时,ADH 分泌被完全抑制。水不能重吸收而产生大量稀释尿,水丢失超过电解质后血液渗透浓度恢复正常。

脑垂体损伤继发 ADH 不足可以引起尿崩症,这时排出大量稀释尿造成急性液体失衡。当集合管对 ADH 不敏感时可以出现相似问题,这种情况称为肾性尿崩症,通常由 ADH 受体遗传缺陷或 aquaporin2 基因缺损引起。

2. 醛固酮、血管紧张素 Ⅱ(Ang Ⅱ)、钠尿肽、尿扩张素、尿鸟苷蛋白、鸟苷蛋白　醛固酮、AngⅡ、钠尿肽、尿扩张素、尿鸟苷蛋白和鸟苷蛋白改变血容量而不影响浓度。醛固酮和AngⅡ增加钠的重吸收,钠重吸收又为水重吸收提供浓度梯度,由于盐和水同时重吸收,所以重吸收的液体渗透浓度与血浆是等渗的。

当刺激肾球旁细胞释放肾素时,AngⅡ和醛固酮生成,通过以下反应释放肾素:①肾血流降低;②血清钠减少;③球旁细胞交感神经激活。肾素引起级联反应释放 AngⅡ和醛固酮,当 AngⅡ和醛固酮使血容量和血压恢复正常时,促进肾素释放的刺激消失,AngⅡ和醛固酮浓度降低。

当心房壁因血量过多受牵拉时,心房肌细胞释放 ANP,ANP 则抑制 AngⅡ的所有作用,促进排钠排水入尿。因此,ANP 减少细胞外液容积,而丢失的液体与血浆是等渗的,血液渗透浓度仍然不变。尿扩张素是远端小管和集合管细胞感应循环血容量增加时分泌的肽,在结构和功能上与 ANP 相似,并抑制集合管对钠和水的重吸收。

尿鸟苷蛋白和鸟苷蛋白是由肠内神经内分泌细胞生成的肽类激素,对食入 NaCl 敏感,这些激素的靶点是近端小管和集合管细胞上的鸟苷酸环化酶受体。与受体结合生成环鸟苷酸($cGMP$),抑制 Na^+、Cl^- 和水的重吸收,产生与钠尿肽和尿扩张素相似的效果。

3. 利尿剂　用药物阻断水钠重吸收可以抑制肾的重吸收功能,这类药物称为利尿剂,包括渗透性利尿剂、ACE 抑制剂、袢利尿剂、噻嗪类利尿剂和醛固酮活性抑制剂(表 29-7)。利尿剂通过改变肾小管内的渗透梯度来抑制水的重吸收。如前所述,水总是根据浓度梯度被动移动,当滤液中溶质含量升高时,水重吸收被抑制,导致大量尿排出。

表 29-7　常用利尿剂及其作用

利尿剂	作用
渗透性利尿剂	增加肾小管溶质负荷
ACE 抑制剂	阻断 AngⅡ和醛固酮生成
袢利尿剂	阻断髓袢升支 Na^+-K^+-$2Cl^-$ 同转运体
噻嗪类利尿剂	阻断远端小管钠的重吸收
醛固酮活性抑制剂	阻断醛固酮对远端小管 Na^+-K^+ 同转运体的作用

渗透性利尿剂(比如甘露醇)从肾小球滤过而不被肾小管重吸收。溶质的存在使得滤过液的渗透浓度增加,更多水留在肾小管,形成尿液排出体外。ACE 抑制剂(比如卡托普利)抑制 AngⅡ和醛固酮生成,AngⅡ和醛固酮可以促进肾小管重吸收 Na^+。缺少这些激素时,大量 Na^+ 留在滤液中导致水重吸收减少。

袢利尿剂(比如呋塞米)阻断髓袢升支 Na^+-K^+-$2Cl^-$ 泵。正常情况下本应泵到间质的离子留在滤液中,同时将水也保存在滤液中。同时,肾髓质维持的高渗透浓度梯度可能受损,破坏了高渗透浓度梯度就减少了集合管重吸收水的能力。

噻嗪类利尿剂(如氢氯噻嗪)阻断远端小管钠的重吸收。钠离子留在滤液中,从而对抗间质浓度梯度的作用。

所有这些利尿剂都有排钾作用,被称为排钾利尿剂。长期接受排钾利尿剂治疗的患者通常需要补钾治疗。

相反,醛固酮阻断剂(如螺内酯)是保钾的。前面已提及,醛固酮增加远端小管细胞基底外侧膜 Na^+-K^+ 泵活性,这种泵促进钠和水的重吸收以及钾的分泌。阻断醛固酮降低泵的活性,从而使水钠重吸收减少,钾的排出也减少,这种利尿药可使血钾显著升高。

利尿剂主要应用于高血压和充血性心力衰竭,也可以用于急性肾衰竭诊断期或处理钾超负荷。

六、内分泌功能

肾脏是两种重要内分泌激素的来源:红细胞生成素和活化维生素 D。这两种激素在慢性肾衰时减少,并对贫血和骨营养不良有显著影响。

1. 红细胞生成素 红细胞生成素是促进骨髓内红细胞发育的生长因子,分泌红细胞生成素的调节机制尚未完全了解;然而,已知低氧血症和循环中红细胞质量降低可以增加红细胞生成素的释放。缺氧刺激转录因子(缺氧诱导因子,HIF),从而活化红细胞生成素基因转录。以此推测,红细胞生成增多时,肾携氧能力增加,从而抑制红细胞生成素进一步合成。红细胞生成素的重组体形式,可以经胃肠外给予。慢性肾衰性贫血对红细胞生成素替代疗法反应良好。

2. 维生素D 皮肤、肝、肾合成活化维生素 D 的功能是相互独立的。皮肤对阳光紫外线反应,生成活化维生素 D 前体,也可以从强化食物中摄入。这些前体(维生素 D_3)经历一系列羟基化后具有活性。第一次羟基化在肝中进行,生成 25-羟胆骨化醇;肾进行第二次羟基化生成 1,25-羟胆骨化醇,即维生素 D 的活化形式。维生素 D 是肠吸收钙的辅助因子,也可以促进肾小管重吸收钙。

慢性肾衰时,活化维生素 D 生成受损,肠吸收钙减少导致低血钙。低血钙刺激甲状旁腺激素释放,导致骨中钙和磷酸盐丢失。最终,过多的甲状旁腺激素导致骨营养不良,易发生骨折。

七、肾功能年龄相关变化

1. 胎儿 胎儿肾在发育的第 11 周至第 12 周左右开始排泄尿液。相比较成年人,胎儿肾的远端小管对 ADH 不敏感,所以虽然 ADH 已经存在,容量感受器和渗透压感受器已有功能,胎儿尿相对于血浆是低渗的。这也可能与远端小管未成熟,ADH 结合位点不充足以及肾髓质渗透浓度较低有关。另外,胎盘拟肾调节胎儿水、电解质平衡。

2. 婴幼儿 出生后早期,GFR 近似为 40 ml/1.73 m^2,而正常成年人为 110 ml/1.73 m^2。肾血流缓慢,氨基酸重吸收有限,尿浓缩能力微弱,不能完全完成自身调节。由于婴幼儿肾调节尿渗透浓度能力不成熟,所以当发生体液丢失容量减少时易患病,比如发生腹泻、发热、液量限制或摄入减少。随着肾发育成熟,容量调节能力提高,肾小球和肾小管基底膜增厚,肾小球通透性增强,髓袢长度增加。全身性变化也可以影响肾功能的提高,比如心排血量增加,血浆蛋白增多。在 1~2 岁,肾功能基本成熟。此后肾的生长与全身的生长成比例,在 35~40 岁肾容量最大。

3. 成人及老年人 伴随衰老过程,40 岁以后肾开始在大小和功能上缩减,55 岁左右更加明显;到 60 岁肾萎缩约 7%,而到 80 岁萎缩约 20%。萎缩通常是肾皮质萎缩,主要原因是肾小球减少(图 29-9)。40 岁以后,肾小球开始减少,据估计到 70 岁时,肾小球减少 30%~50%。40 岁以后,因为血管尤其是肾皮质血管发生变化,肾血流量以每 10 年约 10% 的速度减少。30 岁以后,GFR 每 10 年下降 7.5~8 ml/min。至 80 岁,肌酐清除率低于 100 ml/min。

有功能的肾单位数量随着衰老逐渐减少,肾储备下降。正常情况下肾功能是足够的,但是,年龄较大的人对水电失衡、肾损害更加敏感。老年人对药物包括造影剂也很敏感,因此,在他们接受药物之前、中间过程和之后对肾功能进行评估很有必要。

老年个体伴随着肾的大小和重量减少,肾单位数量、大小、重量和功能下降 30%~50%。肾入球小动脉间质纤维化增加,肾单位的减少和肾血流的减小都导致 GFR 的降低。

肾小管长度减小,其排泄和重吸收能力降低。肾小管变化影响逆流机制,导致尿的浓

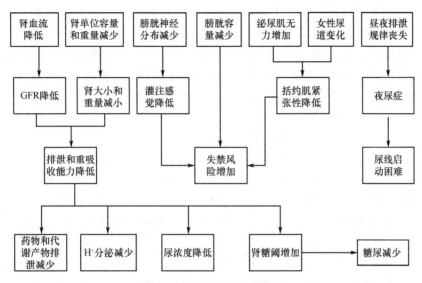

图 29-9　衰老对肾功能的影响

度、排泄和吸收明显变化,包括尿浓度降低、钠滞留减少、药物和代谢产物排泄减少、H^+ 分泌减少及肾糖阈增加。老年人肾纠正 pH 或钠失衡反应缓慢。

老年人的泌尿肌无力增加、括约肌紧张和膀胱容量降低。肌无力增加引起膀胱余尿量增加,尿线启动困难。尿道长度缩短,膀胱神经分布减少,灌注感觉降低。昼夜排泄规律丧失,诱发夜尿症。

八、肾结构和功能试验

尿液分析、血肌酐、血尿素氮水平和 GFR 试验有助于评估肾功能,而另一些诊断性试验有助于估量肾结构。

1. 尿和血液研究　尿常规用来筛查肾脏变化和代谢紊乱。血清肌酐和尿素氮水平可以监测肾疾病进程或筛查隐蔽的肾功能不全。

2. 尿检验　尿检验通常是检验某次排泄的尿样,然而比较久的样本常用来做定量分析。尿检验是评估尿的颜色、透明度、气味、比重、pH、葡萄糖、酮体、蛋白质和沉渣(包括细胞、结晶、管型、细菌或其他组织)。因为一整夜禁食,晨起第一次尿是最浓缩的,因此适宜做常规检查或尿检验基线标本,尤其适宜评估尿 pH、渗透浓度和沉渣(表 29-8)。

表 29-8　正常尿组分

特性	正常值	特性	正常值
颜色	淡黄色或琥珀色	葡萄糖	阴性
pH	酸性的	酮体	阴性
比重	1.003 ~ 1.030	亚硝酸盐	阴性
红细胞	<5 个/高倍视野	管型	无
白细胞	<5 个/高倍视野	结晶	无
蛋白质	阴性		

24 小时尿标本可以测量某种物质的总量或一天所排泄的各种物质,有利于评价一整天排泄的不同浓度的物质,如激素、肌酐、蛋白质、尿素和葡萄糖。

尿显微镜检查法、尿培养和敏感试验用来评估尿微生物和伴随细胞是否存在,确定组织对哪种药物最敏感。这些试验需用清洁收集方法在无菌容器中留取几毫升尿液。

尿约 95% 是水,包含不同数量的水溶性代谢废物。因为尿素分解生成氨,所以新排泄的尿有轻微气味。如果尿放置一段时间或含有大量菌群时,尿会有强烈的氨味。食入或排泄某些食物如芦笋或某些药物如维生素可以使尿产生不同气味。

尿中含有尿色素使尿呈现淡黄色和琥珀色。尿液中存在细胞或尿浓度增加可以改变尿的颜色。当尿中存在红细胞或发生血尿时,尿色可以变为咖啡色至鲜红色,存在白细胞可以使尿液浑浊。浓缩尿常为深黄色或赤黄色。某些食物或药液可以改变尿的颜色,例如,如果食入甜菜,尿可能变为红葡萄酒色,而如果服用苯偶氮吡胺(一种尿路镇痛药),尿色可能为赤黄色。

虽然尿 pH 在 4.5 ~ 8.0,正常情况下,尿是清澈的偏酸性。尿静置后会变浑浊、变碱性是因为尿素分解为氨,提高了 pH。细胞、细菌、结晶、管型或脂肪物质可以使尿变浑浊。

尿比重和渗透浓度是尿中溶质浓度的指标,尿比重随尿中固体物质数量的变化而改变,比如细胞、结晶和微生物,而渗透浓度不受影响。因此,渗透浓度是肾浓缩和稀释尿液能力更精确的指标。尿比重范围为 1.003 ~ 1.030,数值越高表明尿越浓缩,通常尿的渗透浓度与尿比重在不同时间、不同时段都不同。连续几次或几天的尿检验结果固定不变也可能指示存在肾脏疾病。

正常尿液含有极少量或不含有蛋白质。尿中很少量蛋白质没有意义,但是当每 24 小时排出蛋白质超过 150 mg 时值得注意,因为这可能表明肾小球毛细血管病变。蛋白尿是可以起泡沫的。

糖尿或尿中含有葡萄糖是异常的,通常表明是高血糖症(血糖升高),糖尿病或摄入过量糖均可引起高血糖。发生糖尿不能断定肾脏疾病。

尿中经常可以发现一些上皮细胞、红细胞、白细胞和细菌。每高倍视野少于 5 个红细胞或白细胞认为是在正常范围内。红细胞或白细胞过多可能是病理过程,但是收集技术和月经血可能是致混淆因素。

通常尿中不含有结晶和结石,结晶和结石可以在泌尿道的任何部位生成。如果在尿中发现,需要鉴定其成分并对泌尿道进行评估确定是否有更多的结晶和结石。

当尿中出现管型,这是区别不同肾脏疾病的重要线索。管型在肾小管中形成,由蛋白质网眼、网眼中的细胞或细胞碎片构成。髓祥升支粗段细胞合成少量糖蛋白并分泌到管腔,这种糖蛋白称为 Tamm-Horsfall(也称为尿调节素)。这种糖蛋白形成蛋白质网眼,肾小管中的细胞被筛入网眼形成管型,这种蛋白在正常尿中可以找到。不含有细胞的蛋白质管型称为嗜碱粒细胞管型。异常管型种类很多,每种管型都与特定肾病理结构相关。例如:白细胞管型与肾感染(肾盂肾炎)有关;红细胞管型与肾小球炎症(肾小球肾炎)有关;而上皮细胞管型表明肾小管细胞脱落(急性肾小管坏死)。

3. 血清肌酐和血液尿素氮 肌酐是肌肉代谢的终产物,专门由肾排出体外。血清肌酐在不同时间保持相对恒定,平均值为 0.7 ~ 1.5 mg/dl。因为男性肌肉质量较大,所以男性的肌酐水平比女性稍高。

血清肌酐是反映肾功能相当可靠的指标,因为血清肌酐只受两个因素影响:①肌肉生成肌酐的速率,除肌肉破坏外,该速率相对恒定;②肾排泄肌酐的速率,该速率主要由 GFR 决定。因此,血清肌酐水平反映 GFR。例如,当 GFR 减少一半时,血清肌酐浓度增加一倍。血清肌酐水平升高表明肾功能降低。

尿素是蛋白质代谢终产物,其主要由肾排出体外,在血液中以血尿素氮来测量。血尿素氮平均值为 10 ~ 20 mg/dl。当肾功能降低,体液容量减少,分解代谢增加,摄入蛋白质增多时,血尿素氮水平升高。当肾功能变化时,血尿素氮比肌酐变化更快,血尿素氮特异性更低。血尿素氮和肌酐经常同时测量,其比值是确定的。较高的血尿素氮与肌酐比率反映 GFR 的急性变化,通常比值高于 20∶1。

4. 肾小球滤过率的测量 GFR 是评估肾功能的重要参数,通常通过评价对血浆滤出物质的清除来测量。肌酐清除率经常用来评价 GFR,但是由于肾小管的分泌和重吸收导致数值并不完全精确。当 GFR 很低时,肌酐清除率相当不可靠。药物西咪替丁可阻断肾小管分泌肌酐,因此使用西咪替丁能提高肌酐清除率试验的精确度。

GFR 更精确的测量方法是使用菊粉,菊粉是一种无活性物质,可以被肾小球自由滤过,完全不受肾小管分泌和重吸收的影响。

使用菊粉比肌酐昂贵和麻烦的是必须注射菊粉。不管使用何种标志物质,计算清除率的公式是相同的,下面以肌酐清除率为例,菊粉可以替代公式中的相应值来计算:

肾脏每分钟将一定量血液中所含肌酐完全清除出去,测量这一血液的量就是肌酐清除率,即可以评价 GFR。通常用 24 小时尿标本和尿标本收集点时的血标本来计算肌酐清除率,间隔时间稍短也可以。测量值代入下面公式进行计算:

$$肌酐清除率 = \frac{尿量(ml/min) \times 尿肌酐浓度(mg/dl)}{血浆肌酐浓度(mg/dl)}$$

一种被称为肾脏病膳食改良试验公式(MDRD)计算 GFR 只需要患者的人口统计学资料和血清肌酐浓度(SCr)即可。这种方法的基础是成年人平均体表面积为 $1.73\ m^2$。这种方法不需要收集尿标本,比其他测量清除率方法简单:

$$GFR[ml/(min \cdot 1.73\ m^2)] = 186 \times (SCr)^{-1.154} \times 年龄^{-0.203} \times (0.742,如果是女性)$$
$$\times (1.210,如果是非洲美洲人)$$

5. 诊断性试验 虽然尿血检查是反映肾功能很好的指标,但是还不足以用来确定潜在的病理进程。诊断性试验有利于评估结构性异常,例如肿瘤、梗阻、先天性畸形、灌注缺损和组织学异常。必要时需要联合多种诊断性试验。

6. 肾、输尿管、膀胱的 X 线照相 肾、输尿管、膀胱的 X 线照相(KUB)是将肾、输尿管和膀胱显影的腹部平片,KUB 显示肉眼可见的位置、形状、大小和数量,或者肾、输尿管和膀胱的总体结构以及周围的骨骼。此外,KUB 能显示异物、辐射透不过的物体、结石和赘生物,亦可作为通知进一步诊断性试验的过筛检查。

7. 静脉内尿路造影/肾盂造影 静脉内尿路造影,也称为静脉内肾盂造影(IVP),由静脉注射一种含碘的不透 X 线染料,经血循环到达肾,并由尿排出体外。在染料被排泄过程中,快速拍摄一系列 X 线片。该实验显示泌尿道结构的大小、形状和部位,也可以用来评估肾的排泄功能。染料是肾毒性的,意味着对肾有毒,有的人易引起过敏,水合状态有利于染料通过肾而不破坏肾。因为肠道内的粪便和气体干扰肾和输尿管在放射照片上的显影,在 IVP 之前可能需要使用缓泻剂或灌肠剂。

　　逆行肾盂造影,也称逆行尿路造影术,是一种侵入性操作,导管或膀胱镜进入膀胱和输尿管。注射不透 X 线染料进入泌尿道,同时 X 线照相。当导管移动时,得到另外一些照片,在原始设定 15～30 分钟后再拍摄一些照片,以确保所有染料都排泄出去。这一实验提供从肾盂到尿道外口的整个泌尿道的解剖学信息,当怀疑有梗阻时经常进行这一检查。注射染料前,从两个肾分别收集尿标本,逆行肾盂造影经常与膀胱镜(膀胱可视化)结合使用。

　　逆行肾盂造影的并发症是泌尿道感染,主要由导管插入和染料注射引起组织逆行运动引起。血尿与泌尿道感染相关,导管或膀胱镜引起的泌尿道黏膜损伤也可引起血尿,导管操作引起输尿管水肿,阻塞尿流。输尿管水肿的症状和体征包括尿排出量减少和尿痛。

　　8. 放射性核素方法　　肾探测图和肾扫描是采用放射性核素评估肾结构和功能的诊断性方法。总的来说,肾探测图更多用于评估肾功能,而肾扫描更擅长于探测肾的解剖结构。在肾探测图过程中,少量的可以滤过的放射性物质由静脉内给药,循环至肾,并由尿排出体外。当放射性核素循环至肾血管和肾单位时,辐射探测器计算放射性物质的活性,同时使用活性描示法。该方法通过测量肾血流、肾小球滤过和肾小管分泌来评估肾功能。

　　肾扫描使用一种易于在血灌注较好的部位蓄积的放射性核素,肾扫描图像描述肾脏中放射性核素浓度,提供解剖学和生理学信息。在肿瘤或无功能区,肾扫描不能检测出放射性物质。

　　肾生理动态评估包括使用正电子发射断层摄影(PET)和单光子发射计算体层摄影(SPECT),这些技术利用闪烁照相图像观察肾,捕捉精细动态变化。比如,PET 扫描可以检测 GFR 的局部差异。

　　当患者对不透 X 线染料过敏时,对幼儿使用放射性核素方法是安全的。对放射性药物发生过敏反应的发生率很低。此外,由于这些物质是小剂量放射性,重复放射性核素检查是安全的。

　　9. 超声检查　　超声检查是非侵入性的、无痛过程,利用高频率声波对肾结构成像。声波频率在人类听力极限之上,应用超声是因为其波长较短,产生的照片或图像比其他类型的声波更详细。从后面握住探头,探头里有传感器并发射超声波,超声波可以穿过组织到达肾脏,影射肾脏后返回探头。反射回来的波是回声,传感器把传回来的回声转化为电信号,电脑在屏幕上描绘为光点。最后,点构成线,线构成图片或图像。

　　超声检查显示肾的大体解剖、肾的真实深度、结构异常和肾周积块,可以用来辨别充满液体的囊肿和固体肿瘤。

　　10. 计算机断层摄影术　　计算机断层摄影术(CT)结合 X 线照相与计算机技术,是非侵入性的、无痛过程。取代宽 X 线管横臂,CT 使用薄 X 线管横臂,每个大约 10°。扫描过程中得到的信息传送到电脑,电脑构造 X 线体层照相机并计算密度。因为肾脏在腹腔位置较深,静脉注射收缩剂后,不透光效果更好。CT 分析比超声检查更精细,可以显示肾和肾周肿块、肾血管病变和集水系统充盈缺损。

　　11. 磁共振成像　　磁共振成像(MRI)是无痛性、非侵入过程,不需用 X 线或放射性标志物。图像仪使用强磁场,在磁场内质子排列成线,发射无线电脉冲引起磁场旋转和共振,旋转的磁场诱发电信号,计算机分析和利用电信号在屏幕上生成图像或照片。获得的各个平面的肾图像比 CT 图像更详细。目前已开发了 MRI 新方法,即利用收缩剂在肾内的移动获得动态图像,连续的快脉冲成像(功能 MRI)用来评估梗阻、血管病变和肾机能不全。

　　12. 肾活组织检查　　获取肾组织进行肾活组织检查的目的是通过研究确定肾疾病的性

质和程度,以利于诊断、治疗和预后分析。从肾的外部或肾皮质区域获取组织以供肾活组织检查,进一步通过光电子显微镜技术和免疫荧光对肾组织进行组织学观察。肾活组织检查的适应证包括持续蛋白尿、肾源性血尿、难以解释的急性肾衰、肾小球疾病、肾肿块、肾移植排斥反应和累及肾的全身性疾病。

肾活组织检查可以通过开放性或闭合性方法完成,两种方法都是侵入性过程,要求无菌技术。肾切开活组织检查要求在全身麻醉下对患者进行手术,目前很少实施。做一个切口,暴露肾,将活检穿刺针插入肾内,取出小片组织,然后关闭和缝合切口;闭合性肾活组织检查又称为经皮肾脏切片检查,通常在放射科进行,虽然也可以做床旁检查。当活检穿刺针穿过皮肤插入肾时,指导患者屏住呼吸。由于肾与膈膜接触并随着换气移动,所以穿刺针随着患者的呼吸移动证明穿刺针在肾内。超声检查或荧光等成像技术可以确定穿刺针在肾内的位置。由于分布于肾被膜的神经含有疼痛受体,所以当活检穿刺针进入肾时,患者经常抱怨有强烈的压痛或钝痛。获取小块组织后,撤出活检针。

不管使用肾活组织检查的哪种方法,出血都是最常见的并发症,出血可以发生在肾内、肾周或进入尿液。其他并发症包括感染、疼痛、肾内血块形成梗阻尿流、动脉瘤、肾内动静脉瘘和毗连组织或血管损伤。肾活组织检查的禁忌证有高血压、出血倾向、明确的肾脏赘生物、脓毒症和频繁的咳嗽或喷嚏。

（赵晓东）

参 考 文 献

Abraham WT, Schrier RW. 1994. Body fluid volume regulation in health and disease. Adv Intern Med, 39: 23~47

Allison S. 2004. Fluid, electrolytes and nutrition. Clin Med, 4: 573~578

Bailey JE, Pablo LS. 1998. Practical approach to acid-base disorders. Vet Clin North Am Small Anim Pract, 28: 645~662

Ball SG. 2007. Vasopressin and disorders of water balance: the physiology and pathophysiology of vasopressin. Ann Clin Biochem, 44: 417~431

Bhardwaj A. 2006. Neurological impact of vasopressin dysregulation and hyponatremia. Ann Neurol, 59: 229~236

Carlesso E, Maiocchi G, Tallarini F, et al. 2011. The rule regulating pH changes during crystalloid infusion. Intensive Care Med, 37: 461~468

Castrop H. 2007. Medicators of tubuloglomerular feedback regulation of glomerular filtration: ATP and adenosine. Acta Physiol, 189: 3~14

Chan JC. 1979. Acid-base, calcium, potassium and aldosterone metabolism in renal tubular acidosis. Nephron, 23: 152~158

Choudhury D. 2000. Effect of aging on renal function and disease //Brenner BM ed. Brenner and Rector's the Kidney. 6th ed. Philadelphia: Saunders, 2187~2216

Davis ID, Avner ED. 2004. Glomerular disease //Behrman RE, Kliegman RM, Jenson HB eds. Textbook of Pediatrics. 17th ed. Philadelphia: Saunders, 1731~1735

Di Somma S, Gori CS, Grandi T, et al. 2010. Fluid assessment and management in the emergency department. Contrib Nephrol, 164: 227~236

Docherty B, Foudy C. 2006. Homeostasis. Part 4: fluid balance. Nurs Times, 102: 22~23

Edwards S. 2001. Regulation of water, sodium and potassium: implications for practice. Nurs Stand, 15: 36~42

Ellison DH. 2005. Disorders of sodium and water. Am J Kidney Dis, 46: 356~361

Fisher JW. 2003. Erythropoeitin: physiology and pharmacology update. Exp Biol Med, 228: 1~14

Ganong WF. 2003. Renal function and micturition //Ganong WF ed. Review of Medical Physiology. 21st ed. New York: Lange/

McGraw-Hill, 702 ~ 732

Graber M, Corish D. 1991. The electrolytes in hyponatremia. Am J Kidney Dis, 18: 527 ~ 545

Gunnerson KJ, Kellum JA. 2003. Acid-base and electrolyte analysis in critically ill patients: are we ready for the new millennium? Curr Opin Crit Care, 9: 468 ~ 473

Gunnerson KJ. 2005. Clinical review: the meaning of acid-base abnormalities in the intensive care unit part I - epidemiology. Crit Care, 9: 508 ~ 516

Guyton AC, Hall JE. 2006. Urine formation by the kidney: I. Glomerular filtrate, renal blood flow, and their control // Guyton AC, Hall JE eds. Textbook of Medical Physiology. 11st ed. Philadelphia: Saunders, 327 ~ 347

Guyton AC, Hall JE. 2006. Urine formation by the kidney: II. Tubular processing of the glomerular filtrate //Guyton AC, Hall JE eds. Textbook of Medical Physiology. 11st ed. Philadelphia:Saunders, 327 ~ 347

Haraldsson B, Nystrom J, Deen WM. 2008. Properties of the glomerular barrier and mechanisms of proteinuria. Physiol Rev, 88: 451 ~ 487

Harris RC. 2006. COX-2 and kidney. J Cardiovasc Pharmacol, 47: S37 ~ S42

Hartnoll G. 2003. Basic principles and practical steps in the management of fluid balance in the newborn. Semin Neonatol, 8: 307 ~ 313

Haskins SC, Hopper K, Rezende ML. 2006. The acid-base impact of free water removal from, and addition to, plasma. J Lab Clin Med, 147: 114 ~ 120

Hodgkinson B, Evans D, Wood J. 2003. Maintaining oral hydration in older adults: a systematic review. Int J Nurs Pract, 9: S19 ~ S28

Jarvis C. 2004. Physical Examination and Health Assessment. 4th ed. Philadelphia:Saunders, 564

Kabat-Koperska J, Safranow K, Golembiewska E, et al. 2007. Creatinine clearance after cimetidine administration: is it useful in the monitoring of the function of transplanted kidney? Ren Fail, 29: 667 ~ 672

Koeppen BM, Stanton BA. 2007. Regulation of acid-base balance //Koeppen BM, Stanton BA eds. Renal Physiology. 4th ed. St Louis: Mosby, 129 ~ 148

Koeppen BM, Stanton BA. 2007. Regulation of extracellular fluid volume and NaCl balance //Koeppen BM, Stanton BA eds. Renal Physiology, 4th ed. St Louis, Mosby, 91 ~ 112

Koeppen BM, Stanton BA. 2007. Structure and function of the kidneys //Koeppen BM, Stanton BA eds. Renal Physiology. 4th ed. St Louis:Mosby, 19 ~ 30

Kurtz I, Kraut J, Ornekian V, et al. 2008. Acid-base analysis: a critique of the Stewart and bicarbonate-centered approaches. Am J Physiol Renal Physiol, 294: F1009 ~ F1031

Lattanzi WE,Siegel NJ. 1986. A practical guide to fluid and electrolyte therapy. Curr Probl Pediatr, 16: 1 ~ 43

Levey AS, Bosch JP, Lewis JB, et al. 1999. A more accurate method to estimate glomerular filtration rate from serum cimetidine: a new prediction equation. Modification of Diet in Renal Disease Study Group. Ann Intern Med, 130: 461 ~ 470

Lobo DN. 2004. Fluid and electrolytes in the clinical setting. Nestle Nutr Workshop Ser Clin Perform Programme, 9: 187 ~ 198

Lobo DN. 2004. Fluid, electrolytes and nutrition: physiological and clinical aspects. Proc Nutr Soc, 63: 453 ~ 466

Macafee DA, Allison SP, Lobo DN. 2005. Some interactions between gastrointestinal function and fluid and electrolyte homeostasis. Curr Opin Clin Nutr Metab Care, 8: 197 ~ 203

Mallié JP, Ait-Djafer Z, Saunders C, et al. 2002. Renal handling of salt and water in humans during exercise with or without hydration. Eur J Appl Physiol, 86: 196 ~ 202

Matousek S, Handy J, Rees SE. 2011. Acid-base chemistry of plasma: consolidation of the traditional and modern approaches from a mathematical and clinical perspective. J Clin Monit Comput, 25: 57 ~ 70

McCall WG. 1996. Physiological and practical considerations of fluid management. CRNA, 7: 62 ~ 70

Mondry A, Wang Z, Dhar PK. 2005. Bone and the kidney: a systems biology approach to the molecular mechanisms of renal osteodystrophy. Curr Mol Med, 5: 489 ~ 496

Morgan DB. 1984. Body water, sodium, potassium and hydrogen ions: some basic facts and concepts. Clin Endocrinol Metab, 13: 233 ~ 247

Narins RG, Jones ER, Stom MC, et al. 1982. Diagnostic strategies in disorders of fluid, electrolyte and acid-base homeostasis. Am J Med, 72: 496 ~ 520

Palmer BF. 2008. Approach to fluid and electrolyte disorders and acid-base problems. Prim Care, 35: 195 ~ 213

Phillips SF, Wingate DL. 1979. Fluid and electrolyte fluxes in the gut. Adv Intern Med, 24: 429 ~ 453

Piccoli A. 2010. Bioelectric impedance measurement for fluid status assessment. Contrib Nephrol, 164: 143 ~ 152

Puglise K. 2003. Test your knowledge: fluids and electrolytes. J Infus Nurs, 26: 127 ~ 128

Ramcharan T, Matas AJ. 2002. Long-term (20-37 years) follow-up of living kidney donors. Am J Transplant, 2: 959 ~ 964

Randall HT. 1976. Fluid, electrolyte, and acid-base balance. Surg Clin North Am, 56: 1019 ~ 1058

Reddy P, Mooradian AD. 2009. Clinical utility of anion gap in deciphering acid-base disorders. Int J Clin Pract, 63: 1516 ~ 1525

Reddy P, Mooradian AD. 2009. Diagnosis and management of hyponatraemia in hospitalised patients. Int J Clin Pract, 63: 1494 ~ 1508

Rhoda KM, Porter MJ, Quintini C. 2011. Fluid and electrolyte management: putting a plan in motion. J Parenter Enteral Nutr, 35: 675 ~ 685

Ruth JL, Wassner SJ. 2006. Body composition: salt and water. Pediatr Rev, 27: 181 ~ 187

Saseen JJ, Carter BL. 2005. Hypertension //Dipiro JT ed. Pharmacotherapy: a Pathophysiologic Approach. 6th ed. New York: McGraw-Hill, 185 ~ 217

Schnermann J, Levine DZ. 2003. Paracrine factors in tubuloglomerular feedback: adenosine, ATP, and nitric oxide. Annu Rev Physiol, 65: 501 ~ 529

Schrier RW. 2007. Aquaporin-related disorders of water homeostasis. Drug News Perspect, 20: 447 ~ 453

Severinghaus JW, Astrup PB. 1985. History of blood gas analysis Ⅱ: pH and acid-base balance measurements. J Clin Monit, 1: 259 ~ 277

Shepherd A. 2011. Measuring and managing fluid balance. Nurs Times, 107: 12 ~ 16

Siggaard-Andersen O, Fogh-Andersen N. 1995. Base excess or buffer base (strong ion difference) as measure of a non-respiratory acid-base disturbance. Acta Anaesthesiol Scand, 107: 123 ~ 128

Siragy HM. 2006. Hyponatremia, fluid-electrolyte disorders, and the syndrome of inappropriate antidiuretic hormone secretion: diagnosis and treatment options. Endocr Pract, 12: 446 ~ 457

Star RA, Kurtz I, Mejia R, et al. 1987. Disequilibrium pH and ammonia transport in isolated perfused cortical collecting ducts. Am J Physiol, 253: F1232 ~ F1242

Stockand JD, Sansom SC. 1998. Glomerular mesangial cells: electrophysiology and regulation of contraction. Physiol Rev, 78: 723 ~ 744

Terry J. 1994. The major electrolytes: sodium, potassium, and chloride. J Intraven Nurs, 17: 240 ~ 247

Toto KH. 1998. Fluid balance assessment: the total perspective. Crit Care Nurs Clin North Am, 10: 383 ~ 400

Upadya A, Tilluckdharry L, Muralidharan V, et al. 2005. Fluid balance and weaning outcomes. Intensive Care Med, 31: 1643 ~ 1647

Varadhan KK, Lobo DN. 2010. A meta-analysis of randomised controlled trials of intravenous fluid therapy in major elective open abdominal surgery: getting the balance right. Proc Nutr Soc, 69: 488 ~ 498

Verbalis JG. 2003. Disorders of body water homeostasis. Best Pract Res Clin Endocrinol Metab, 17: 471 ~ 503

Verbalis JG. 2006. Control of brain volume during hypoosmolality and hyperosmolality. Adv Exp Med Biol, 576: 113 ~ 129

Whitehair KJ, Haskins SC, Whitehair JG, et al. 1995. Clinical applications of quantitative acid-base chemistry. J Vet Intern Med, 9: 1 ~ 11

Wong LL, Verbalis JG. 2002. Systemic diseases associated with disorders of water homeostasis. Endocrinol Metab Clin North Am, 31: 121 ~ 140

Woodrow G. 2007. Methodology of assessment of fluid status and ultrafiltration problems. Perit Dial Int, 27: S143 ~ S147

Young ME, Flynn KT. 1998. Third-spacing: when the body conceals fluid loss. RN, 51: 46 ~ 48

第三十章

水、电解质与酸碱平衡紊乱

我们把不断变化的大自然环境称为机体的外环境,而把细胞周围的体液(血液、淋巴液、组织液)称为机体的内环境。外环境可以是多变的,而机体内环境的理化性质(容量、成分、pH、温度、代谢状况和渗透压等)却不能有太大的变化。这种内环境稳定性(homostasis)是生物在长期发生和发展过程中获得的。一旦"内稳态"遭受破坏,在临床上就表现为疾病的发生。水、电解质和酸碱失衡的纠正,实质上也就是维护"内稳态"的问题。水、电解质和酸碱平衡是维持人体内环境稳定的3个重要因素,它们相互影响、相互制约,共同起着维持内环境稳定、保障生命的作用。水、电解质紊乱和酸碱失衡直接关系到患者的安危,严重时可以危及患者生命。纠正水、电解质紊乱和酸碱失衡,尽可能维持水、电解质和酸碱平衡是危重症救治中的重要组成部分。本章在阐述水、电解质和酸碱这3个因素基本生理特点的基础上,重点介绍水、电解质紊乱和酸碱失衡的病理生理特点,为临床提供诊断和治疗依据。

第一节　水与电解质平衡

水和电解质是维持生命基本物质的组成部分。

人体进行新陈代谢的过程实质上是一系列复杂的、相互关联的生物物理和生物化学反应过程,而且主要是在细胞内进行的。该反应过程都离不开水。体内水的容量和分布以及溶解于水中的电解质浓度都由人体调节功能加以控制,使细胞内和细胞外体液的容量、电解质浓度、渗透压等能够经常维持在一定的范围内,这就是水与电解质的平衡。

这种平衡是细胞正常代谢所必需的条件,是维持人体生命、维持各脏器生理功能所必需的条件。但是这种平衡可能由于手术、创伤、感染等侵袭或错误的治疗措施而遭到破坏;如果机体无能力进行调节或超过了机体可能代偿的程度,便会发生水与电解质紊乱。当然,水与电解质紊乱不等于疾病本身,它是疾病引起的后果或同时伴有的现象。讨论和处理水与电解质平衡紊乱问题,不能脱离原发疾病的诊断和治疗。不过,当疾病发展到一定阶段,水与电解质平衡紊乱甚至可以成为威胁生命的主要因素。因此,对于每一个临床医生来说,正确理解水与电解质平衡的基本概念和生理原则,对提高医疗质量,特别是救治危重症患者是十分重要的。

一、水、电解质的分布与调节

(一) 体液的分布与调节

体液是人体的重要组成部分,总体液占体重的 55% ~ 66% ,在肥胖的人中所占比重较小,因为脂肪组织含水分较少。体液分布在细胞内外,其总量的 1/3 为细胞外液(占体重的 20%),2/3 为细胞内液(占体重的 30%~40%)。细胞外液又分两部分,流动于血管与淋巴管中的血浆和淋巴液,占体重的 4.5%~5%,组织间液约占体重的 15%。细胞外液还包含一部分通透细胞的液体,即胃肠道分泌液、脑脊液以及胸膜、腹膜、滑液囊等处的液体。这一部分的容量变化很大,主要取决于胃肠道液的变化,正常情况下占体重的 1%~3%。血容量由血细胞与血浆组成(表 30-1)。在疾病情况时,应分别测量,才能得到可靠的结果。

表 30-1　正常中国人的体液组成

测定值	性别			
	男($n=15$)		女($n=7$)	
	平均值	标准差	平均值	标准差
总体水(TBW)(% 体重)	58.9	5.0	54.5	2.8
细胞外水(ECW)(% 体重)	23.3	1.9	25.9	1.9
细胞内水(ICW)(% 体重)	35.6	4.6	28.6	3.8
红细胞容量(RCM)(ml/kg)	29.4	2.5	24.7	1.8
血浆容量(PV)(ml/kg)	46.4	6.0	47.1	6.7
全血容量(TBV)(ml/kg)	75.8	7.5	71.8	7.2
脂肪含量(Fat)(% 体重)	19.6	6.8	25.5	3.8

正常体液的主要成分为水,并含两大类溶质。一类是无机物:钠、钾、钙、镁、氯、HCO_3^-、HPO_4^{2-}、SO_4^{2-} 等电解质,以及 CO_2、O_2 等;另一类是有机物:蛋白质、脂肪、糖类、激素、酶等以及多种代谢产物和废物。正常情况下,细胞内、外的各种成分都是稳定的,经常保持着平衡状态,从摄取和从糖类、脂肪、蛋白质等氧化而得到水分总量必须与从肾、肺、皮肤和胃肠道丢失的水分总量相等,各组织脏器的代谢过程方得以正常进行,机体的生命得以延续。细胞内和细胞外的电解质成分和含量均有差别,但内、外渗透压是经常保持相等的,处于平衡状态,主要靠电解质的活动和交换来维持。

细胞外主要的阳离子钠(Na^+)含量为 142 mmol/L,主要阴离子为氯(Cl^-)和碳酸氢根(HCO_3^-)(表 30-2);细胞内主要的阳离子为钾(K^+),含量为 140 mmol/L。细胞外液的 Na^+ 浓度比细胞内 Na^+ 浓度高 10 倍多,而细胞内液钾浓度比细胞外液钾浓度高 20~30 倍。这种内、外悬殊的差别是由细胞膜、酶、能量代谢等一系列过程来维持的,在严重创伤时,这些功能会发生重度紊乱。

(二) 渗透压

半透膜是渗透压存在的基本条件之一,那种只能由溶剂分子通过而溶质分子不通过的隔膜称之为半透膜。当水和溶液被半透膜分隔时,可以发现水通过半透膜进入溶液,这种现象叫做渗透作用。当水和溶液用透析膜隔开时,由于溶液含有一定数目的溶质微粒,对水产生一定的吸引力,水即渗过透析膜而进入溶液,这种对水的吸引力称之为渗透压。

表 30-2　细胞外液电解质含量(近似值)

	成分电解质	含量(mmol/L)		成分电解质	含量(mmol/L)
阳离子	Na^+	142	阴离子	HCO_3^-	27
	K^+	5		Cl^-	102
	Ca^{2+}	2.5		HPO_4^{2-}	1
	Mg^{2+}	1		SO_4^{2-}	0.5
				有机酸	6
				蛋白质	16
	总量	150.5		总量	152.5

当不同的溶液被半透膜分隔时,由于各含有不同的溶质微粒数,水就从溶质微粒少的溶液通过半透膜进入溶质微粒多的溶液内,直到半透膜两侧溶液的溶质微粒浓度相等为止。这种渗透作用对于调节不同体液间隙之间水的分布非常重要。尽管细胞内、外液电解质组成不同,但这两个体液间隙的总的电解质浓度大致上相等。这是因为将细胞内液与细胞外液分隔开的细胞膜也是一种半透膜,水能够完全通过。当然,人体内细胞膜的这种半透膜性质是比较复杂的。临床上渗透压的单位毫渗透分子量/升(简称毫渗量/升)(mOsm/L),1 mOsm/L 即每升溶液中含有 1 毫克分子量(mmol/L)溶质所产生的对水的吸引力。细胞内和细胞外的电解质成分和含量均有差别,但内、外渗透压是经常保持相等的。

(三) 水和电解质的平衡

1. **每日需、排水量**　正常人每日需、排水量与疾病状态下截然不同。①正常人:每日需、排水量 2000~2500 ml,其中饮水 1000~1500 ml,饮食中含水 700 ml,体内代谢氧化产生水 300 ml;每天排出水分量与需水量相同,其中尿量 1000~1500 ml,大便中含水 150 ml,皮肤蒸发(不显示失水)500 ml,呼吸道和肺部蒸发 350 ml。②疾病时:依疾病类型和严重程度不同,每天丢失水分量明显不同,应该补充的水分量也随之增减。一般除考虑生理需水量外,还应考虑额外损失或丢失量,如患者出现呕吐、腹泻、水肿、多尿、高温出汗等,平时可以忽略不计的体液丢失均明显增加;此外,呼吸衰竭时出现的过度通气和为治疗呼吸衰竭所采用的气管切开和呼吸机应用等,也均使通过呼吸道和肺蒸发的水分量明显增加。虽然精确地计算这部分体液丢失的数量,多数情况下并不难,如记录 24 小时尿量、呕吐、腹泻及胃肠减压量等。但某些特殊情况下,精确统计这部分体液丢失量,也并不是件十分容易的事情。如麻痹性肠梗阻患者出现的肠麻痹,致使相当一部分液体积聚在肠腔内;肝硬化腹水和胸腔积液时,也会有相当数量的体液积聚在胸、腹腔内。此外,危重症患者出现毛细血管通透性增加致液体渗入组织和细胞间隙,引起体液或有效循环血容量的减少。这些体液丢失的量很难估计,一般只能依靠经验或治疗、补液效果综合分析和评定。

2. **疾病时水分丢失的途径**　水分丢失的途径依据疾病的种类不同而异。①泌尿系:既是正常人水分排泄的主要途径,也是疾病状态下水分丢失的重要途径。常见于尿崩症、糖尿病患者经常出现的多尿和应用利尿和脱水剂后引起的大量排尿;急性肾衰竭多尿期患者也常出现大量排尿,严重时可使有效循环血容量明显减少。②胃肠道:除生理情况下机体摄入的水分主要在胃肠道被吸收外,正常消化道每日还可分泌消化液约8200 ml,其中唾液1500 ml、胃液2500 ml、胆液500 ml、胰液700 ml、肠液3000 ml。一般情况下,这部分体液绝大部分在回肠和结肠近端被重吸收。因此,对正常人来说,这部分体液的出、入量可以忽略不考虑。但当有疾病因素影响,引起消化道消化液排出或吸收障碍时,如临床常出现的呕吐与腹泻,可造成大量体液由消化道丢失。③汗液:即人体通过皮肤出汗的过程,正常人皮肤不出汗时也有少量体液丢失,这种水分丢失的方式被称为皮肤不显性失水,其丢失水分的数量已经被计入生理需要的水分之中。因此,当机体没有出汗的过程时,这部分体液的丢失可以忽略不计。但当各种原因造成机体大量出汗时,如高温季节的出汗和疾病状态下的大汗淋漓,均可造成大量体液由皮肤出汗而丧失。此时应引起足够的重视,否则完全有可能引起循环血容量的减少。④第三间隙液体:主要指正常情况下不应该有体液积聚的部位出现较多的体液聚积,如前述的麻痹性肠梗阻、肝硬化腹水、胸腔积液及毛细血管渗漏等造成的大量血管内液渗入组织、细胞间隙及潜在的空腔内。这部分体液丢失的重要意义,在危重症救治过程中显得十分突出,是不可忽视的重要体液丢失途径。

3. 调节水分摄入的因素与途径　口渴思饮是机体调节水分摄入的最简便方式,许多因素均可刺激机体产生口渴感,而促使机体主动摄入水分。例如,①血浆渗透压:是最重要的调节机制。任何原因造成体内水分丢失、血浆渗透压升高时,位于上视神经核与室旁神经核的渗透压感受器受刺激,并将兴奋传向大脑皮质,产生口渴感。所有可以引起血浆渗透压增高的因素,均可刺激机体产生口渴感,如高血糖、高血钠等,引起人体主动饮水的动作。②有效循环血容量:急性失血时,虽然血浆渗透压尚无明显改变,但由于胸腔内大静脉和右心房的容量感受器受到刺激,将兴奋传向下丘脑也可刺激产生口渴感。

4. 调节水分排泄的因素与途径　肾脏是调节水分排泄的主要器官,其次是皮肤,受多种因素影响,如抗利尿激素、肾素-血管紧张素-醛固酮系统、交感神经系统等:①抗利尿激素(ADH),又名加压素,由下丘脑合成,储存于神经垂体,是垂体后叶素的重要组成部分,是调节水分排泄的主要内分泌激素。许多调节水分排泄的因素,均通过该途径使ADH分泌或释放增多或减少,调节肾脏的排水量。ADH分泌或释放增多时,肾脏排水量减少;反之,则明显增加。ADH作用的部位可能是远端肾小管。一般情况下,ADH的主要刺激是来自水分丢失后细胞外液渗透压的增加,以求通过肾小管作用减少水分的丢失。但ADH分泌和释放也可能受其他因素影响,如恐惧、疼痛、急性感染、创伤、外科手术、麻醉药品等,其中急性感染和创伤、外科手术引起的急性应激反应,均可刺激ADH分泌和释放,且可能与细胞内液中钾离子丢失和渗透压降低有关。其他因素的机制尚不了解。②醛固酮系统,是调节血容量和细胞外液容量的激素,主要作用是调节肾脏对钠、水再吸收的功能。肾上腺分泌醛固酮的刺激可能来自血容量和细胞外液容量的减少,其感受器的部位尚不明了,推测可能在丘脑下部。醛固酮发生作用的部位在远端肾小管,当肾小管再吸收钠的同时,必然保留一定量的水分以维持等渗溶液,其结果则是血容量的增加。相反,当血容量增加时,醛固酮分泌减少,促使远端肾小管减少或停止对钠和水的重吸收,较多的钠离子和水分由尿中排出,血容量减少。这种醛固酮分泌机制对机体具有保护性作用,在疾病状态下,醛固酮分泌增加引起的血容量增加却未必均对机体有利。如充血性心衰时出现的醛固酮分泌增多,结果是加重心衰,并由此造成恶性循环。③交感神经系统,主要通过皮肤蒸发和出汗等促进体液的排出,也是机体重要水分排泄机制。病理情况下,交感神经兴奋受多种疾病因素的影响。

(四)电解质分布与调节

电解质分布依细胞内、外液及各种不同体液所含的浓度不尽相同。了解电解质在不同部位体液中的含量,有助于分析和判断不同部位体液丢失后电解质丢失的情况,为及时补充所缺电解质提供依据。然而,现有的常规方法尚不能测定细胞内液电解质的含量,故常以血清的电解质数值代表细胞外液的电解质含量,并以此作为判断、纠正电解质紊乱的依据。这样在相当程度上限制了对细胞内液电解质真实含量的了解,尤其是对那些主要存在于细胞内液的电解质,如细胞内液钾含量由血浆或血清钾含量测定所代替,血浆或血清钾含量降低不能完全代表细胞内缺 K^+ 的状况,血清 K^+ 增高也不能代表细胞内一定高 K^+。在判断与纠正高、低血钾时,必须综合判断,全面考虑。

1. 电解质分布

(1)细胞内、外液:细胞内、外电解质分布差异是由于细胞代谢产生着能量维持细胞膜"离子泵"作用。病理状态下能源不足,"离子泵"功能障碍,细胞内外离子可以重新分布,如库血中"钠泵"作用被阻滞,细胞内、外的 K^+ 和 Na^+ 相互弥散,血浆 K^+ 含量明显升高,故高血钾患者不宜多使用库血,其确切机制尚待探讨。具体分布包括:①细胞外液,主要阳离子是 Na^+,约占体内总钠含量的 90% ,其余为少量 K^+、Ca^{2+}、Mg^{2+} 等;主要阴离子为 Cl^- 和 HCO_3^-。②细胞内液,主要阳离子是 K^+,浓度是 $150\sim160$ mmol/L,约占体内总钾含量的 98% ,是细胞外钾浓度的 30 余倍,其余为 Na^+、Mg^{2+};主要阴离子为磷酸根(HPO_4^-),蛋白质为主要成分,少量硫酸盐;Cl^- 只在少数组织细胞内含微量,而大多数组织细胞内缺如,因为 Cl^- 不易渗入细胞内。

虽然细胞内、外电解质分布种类不尽相同,但以 mmol/L 为单位,任何部位体液内阴、阳离子总数必须相等,这就是所谓的电中性规律。电解质在细胞外液的浓度可以通过化学的方法测得,故以细胞外液,即血浆液或血清电解质含量为例(表30-3)。

表30-3 血浆或细胞外液电解质浓度

电解质	阳离子		电解质	阴离子	
	mg/dl	mmol/L		mg/dl	mmol/L
Na^+	326.0	142	HCO_3^-	60.5	27
K^+	20.0	5	Cl^-	365.7	103
Ca^{2+}	10.0	5	HPO_4^-	3.4	2
Mg^{2+}	2.4	2	SO_4^{2-}	1.6	1
			有机酸	17.5	5
			蛋白质	6500.0	16
合计	358.4	154	合计	6948.7	154

(2)组织间液:组织间液电解质含量与细胞外液或血浆极为相似,唯一重要区别是蛋白质的含量。正常血浆蛋白质含量是 70 g/L,而组织间液仅为 0.05% ~ 0.35% 。原因是蛋白质不易透过毛细血管,其他电解质和分子较小的非电解质可以自由透过,从而影响膜内外可

透过离子的分布,使膜内外的电解质浓度稍有差异,即血浆内钠离子浓度稍高于组织间液,而血浆内氯离子浓度稍低于组织间液。

(3) 胃肠分泌液:胃肠道各段分泌液所含电解质的浓度不同。胃液中氢(H^+)为主要阳离子,Cl^-为主要阴离子;小肠液中,Na^+为主要阳离子,HCO_3^-为主要阴离子。胃肠道各段分泌液均含一定量的K^+,一般估计胃液中钾的浓度比血清高$2 \sim 5$倍,小肠液电解质中钾的浓度则与血清大致相等。

由于胃肠道各段分泌液中电解质浓度很不一致,当大量丢失胃肠液后,依据所丢失胃肠道各段分泌液的不同,丢失电解质的类别也不同。如大量丢失胃液后,损失较多的是H^+与Cl^-,而丢失大量肠液后损失较多的是HCO_3^-与Na^+;二者丢失均可造成不同程度K^+丢失。因此,临床上多依照所丢失胃肠分泌液的部位和数量,判断和估计电解质紊乱的性质和程度,并做相应的处理。

(4) 尿液:主要以排Na^+和K^+为主,其中排K^+的意义尤为突出,因为人体丢失K^+主要途径是通过尿液。

(5) 汗液:分显性排汗和非显性排汗。非显性排汗以排水为主,电解质含量甚微,可以只当作丢失水分看待;显性排汗是汗腺活动的结果,虽然含有Na^+、K^+、Cl^-离子,但以排Na^+、Cl^-为主,浓度是$10 \sim 70$ mmol/L,仅含少量K^+。

2. 电解质的需要量与调节

(1) 钠:正常血清Na^+为$134 \sim 145$ mmol/L,平均142 mmol/L。正常人每日钠的需要量约为6.0 g,从普通饮食中获得的钠足以维持。Na^+主要由尿液中排出,少量由汗和粪便中排出。人体保留钠的能力较强,排钠的原则是少食少排、多食多排;禁食后,如完全停止钠的摄入,2 天后钠的排出可减至最低限度。

(2) 钾:正常血清K^+ $3.5 \sim 5.5$ mmol/L,平均$4.0 \sim 4.5$ mmol/L。正常人每日需要钾量为80 mmol 左右,相当于 KCl 6 g,即$74.5(35.5+39) \times 80 = 5.96$ g≈ 6 g。动、植物食物和水中均含有足量的钾,一般不致缺乏。$85\% \sim 90\%$ 的K^+由尿中排出,其余由粪便排出,仅微量由汗排出。人体保留钾的能力远不如保钠的能力强,K^+不断由尿中排出后,当K^+摄入不足时,钾的丢失仍继续进行,每日仍有$30 \sim 50$ mmol(或$1.2 \sim 1.95$ g)的K^+由尿中排出,最终可导致低血钾。临床上,多数危重患者摄入少,发生低血钾的机会远比发生低血钠的机会多,原因就在于机体对钾的排泄原则是不食仍排。

(3) 钙:正常血清钙$2.25 \sim 2.75$ mmol/L。血清钙50%以游离状态存在,是维持生理作用的主要部分;另外50%与蛋白质结合。正常人每日需钙量尚未查到准确记载,但500 ml 牛奶中所含钙量即足够。99%钙沉积在骨骼及牙齿内,1%为细胞外液,细胞内液仅含少量钙。

影响钙吸收因素包括:①食物中含钙量,即摄入多寡;②机体吸收、利用程度,也受多种因素影响,如足量维生素 D、正常胃液酸度,促进可溶性钙盐吸收;正常的脂肪消化与吸收等;③食物中钙、磷比例,当脂肪消化、吸收不良时,钙与脂肪结合成不溶性皂,由粪便排出。生理情况下,约80%钙呈不溶性盐类由粪便排出,20%由尿中排出。

影响钙排泄因素:①钙的摄入量;②肾脏的酸碱调节机制;③骨骼大小;④内分泌因素,如甲状腺、甲状旁腺、性激素、脑垂体;此外,胃肠道分泌物中含大量钙盐,当发生胃肠道功能紊乱、肠瘘、肠梗阻、严重腹泻时,钙吸收减少,低钙血症产生。

(4) 镁:正常血浆镁$1.5 \sim 2.5$ mmol/L 或$1.6 \sim 2.1$ mmol/L。每日需要$0.3 \sim 0.35$ mmol,

主要由小肠吸收。男性每日由饮食摄入镁约为 350 mg,女性为 300 mg,故一般不会发生镁缺乏症。人体镁 50% 沉积在骨骼中,50% 存在于细胞内。血浆中镁 65% 为游离形式存在,35% 与蛋白质相结合。

(5）氯：血清氯 98 ~ 108 mmol/L,平均 103 mmol/L。每日需氯量 3.5 ~ 5 g,相当于 0.9% 生理盐水或 5% 葡萄糖盐水 500 ml。大量丧失胃液,如上消化道梗阻、胃肠减压、呕吐等,则大量 Cl^- 丢失。Cl^- 与机体酸碱平衡有着密切的联系。

(6）碳酸氢根(HCO_3^-）：HCO_3^-、Cl^- 均是细胞外液主要阴离子。正常血清 HCO_3^- 24 mmol/L。血清 HCO_3^- 高低,直接反映机体酸碱状况。

3. 调节机制

(1）肾上腺皮质激素：①盐皮质激素,即醛固酮系统,主要通过肾小管远曲小管和收集管对钠的重吸收增加和钾的分泌增加,促进钠的重吸收和钾的排出,起着保钠排钾的作用。该效应并不局限于肾脏,也在唾液、汗液及胃肠道液的分泌中发挥作用。②糖皮素激素,也有类似于醛固酮的保钠排钾作用,只是作用较醛固酮弱得多。该激素分泌受脑垂体促肾上腺皮质激素（ACTH）和丘脑下部调节性多肽的控制和影响。

(2）甲状旁腺：能分泌降钙素,主要抑制肾小管和胃肠道对钙的重吸收,降低血钙。此外,在抑制肾小管对钙重吸收的同时,也可抑制肾小管对磷、钠、钾的重吸收,使这些离子从尿中排泄增加。因此,甲状旁腺能调节多种血中电解质水平。

二、水与电解质的生理功能

(一）水的生理功能

水是人体重要养料,人如绝食,但只要饮水,尚能生存数十日;但如缺水,则只能生存数天。

1. 调节体温 人体依靠生物氧化产生大量热,可维持机体的体温不受外界的影响,始终保持在 37℃ 左右。当机体代谢率因正常体力活动增加或疾病等增高时,所产生的热量也随之增多,这时机体可借助水的作用,以出汗的形式,将多余的热量排出,使机体温度仍然保持在 37℃ 左右;夏季气候炎热时,机体同样通过出汗,大量散热,使体温不受外界温度升高的影响。如果此时机体没有足够的水分,机体将会因为脱水而无法调节体温,引起临床经常出现的脱水热。

2. 运输物质 机体由呼吸道和消化道汲取的营养物质,均是依靠血液循环运输到靶器官和组织;同样,机体代谢产生的代谢产物,也都是通过尿液、粪便、汗液等排出体外;这些过程均需要水分的参与。任何造成机体严重失水的因素,均可引起机体营养物质的吸收障碍和代谢产物的排泄障碍。

3. 促进物质代谢 机体物质代谢时,需要水参与。

4. 溶解物质 在机体物质代谢过程中,需要水溶解物质和促进代谢。

5. 减少摩擦、润滑、缓冲作用 许多脏器需要少量水分以维持正常功能和润滑、缓冲、减少摩擦等作用。如唾液、关节液、胸膜腔液、呼吸道和胃肠黏液等,均是这些器官正常生理功能不可缺少的物质。当这些部位的水分减少时,必然引起不同程度的功能障碍。如口腔唾液减少,可引起口腔干燥、食物溶解和咀嚼受限;胃肠道黏液减少,可引起消化功能障碍;呼吸道黏液减少,可造成支气管纤毛运动障碍和清除功能减弱等。

(二)电解质的生理功能

各种电解质均是机体维持生命和脏器功能不可缺少的物质。电解质种类不同,所起的生理功能也有所不同。

1. 钾的生理功能

(1)维持细胞的新陈代谢:钾的生理功能与细胞的新陈代谢有密切关系。细胞内许多酶的活动,需要一定浓度钾的存在,尤其是在糖代谢中,钾的作用十分重要。糖原合成时,需要一定量的钾随之进入细胞内;血中糖及乳酸的消长与钾有平行趋势;蛋白质分解时,钾的排出增多;每克氮分解时,可释放出 2.7~3 mmol 钾,钾:氮为(2.7~3):1。

(2)保持神经、肌肉应激性(兴奋)功能:神经、肌肉系统正常的应激性能力需要钾离子,钾与其他电解质对神经、肌肉应激性影响的关系用下列比例式表示:

$$应激性 = \frac{Na^+、K^+(提高兴奋性)}{Ca^{2+}、Mg^{2+}、H^+(抑制兴奋性)}$$

钾浓度过高时,神经、肌肉兴奋性增高;反之则下降。如低血钾所致的肠麻痹和肌无力就是较好的例证。

(3)对心肌作用(图 30-1):与骨骼肌和平滑肌相反,钾对心肌细胞有明显的抑制作用,血钾浓度过高可使心肌停止在舒张状态;相反,血钾过低时,心肌的兴奋性增强。心肌异位节律点兴奋性增加,能引起一系列不同类型的心律失常。因此,在危重症救治过程中,由低血钾所致心律失常十分多见,严重时可直接危及患者的生命,如低钾引起的室性心动过速与心室颤动,其中心室颤动是常见心搏骤停的原因之一。

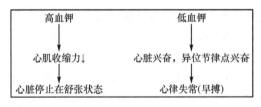

图 30-1　血钾浓度对心肌的作用

(4)维持酸碱平衡:钾与酸碱平衡密切相关,并互为因果。血钾增高或降低能引起酸碱平衡失调,酸碱平衡失调也能引起血清钾的改变。因此,钾在维持机体酸碱平衡状况中起着重要作用。

2. 钠的生理功能

(1)维持细胞外液容量和渗透压:钠是细胞外液中的主要阳离子,在维持细胞外液容量和渗透压方面发挥重要作用。血钠增高,血浆容量可随之增加,血浆渗透压也随之升高;反之则相反。

(2)缓冲盐:在维持机体酸碱平衡中起主要作用的血浆缓冲系统,如 HCO_3^-,常受钠离子增减的影响而消长,故钠离子总量对体液的酸碱平衡亦具有重要作用。

(3)神经、肌肉应激性:体液中各种离子保持一定的比例是维持神经、肌肉正常应激功能的必要保障,钠离子浓度正常是保证其功能的重要因素。此外,血钠降低时,患者可能出现倦怠、乏力、定向力减低等精神神经系统症状。

3. **镁的生理功能**　镁也是体液中重要的阳离子。随着对镁的临床研究增多,镁代谢的生理功能日益受到重视,目前已经明确的功能如下:

(1) 细胞活动与代谢:镁是重要的辅酶。在试管内,镁能激活许多重要的酶,如胆碱酯酶、胆碱乙酰化酶、磷酸酶、碱性磷酸酶、羧化酶、己糖激酶等。在细胞的代谢活动中,均需要镁的参与;许多酶的功能活动也需要镁的作用。

(2) 镁对心血管的抑制效应:与钾对心肌细胞的抑制作用类似,低镁时也可出现心动过速、心律失常等。此外,镁通过激活与 ATP 代谢有关的酶,刺激心肌线粒体内氧化磷酸化过程,并影响细胞膜 Na^+,K^+-ATP 酶,而后激活心肌中腺苷酸环化酶。镁还能通过参与肌原纤维对 ATP 的水解和肌凝蛋白的凝固以及肌质网对钙离子的释放和结合,参与心肌的收缩过程。

(3) 与钾代谢有关:临床上,低血钾的同时多合并低镁;有时低血镁得不到较好的纠正,低血钾也很难纠正。这说明镁代谢可能与钾的代谢有关。

(4) 对血管和胃肠道平滑肌作用:镁能扩张血管使血压下降,亦能解除胃肠道平滑肌痉挛,有较好的利胆和导泻作用。

(5) 中枢神经系统作用:镁有抗惊厥和镇静作用。低血镁时患者可出现激动、神经错乱及不安。

(6) 抑制呼吸:镁过量或中毒能引起呼吸抑制,并造成呼吸衰竭。

4. **钙的生理功能**

(1) 对心肌作用:与钾对心肌的作用相反,Ca^{2+}能增强心肌收缩力,提高心肌兴奋性,应用强心苷时禁用。

(2) 神经、肌肉应激性:与钾对骨骼肌应激性作用相反,钙离子抑制骨骼肌的兴奋性。当血钙降低时,患者可出现手足搐搦、肌肉抖动或震颤等一系列神经、肌肉应激性增高的症状。

(3) 参与磷的代谢:钙、磷代谢密切相关,共同参与骨骼的发育和生长。

5. **氯的生理功能**　主要功能体现在调节和维持酸碱失衡方面。如低氯性代谢性碱中毒和高氯性代谢性碱中毒,原因在于机体体液的电中性原理,即细胞外液的阴离子主要为 Cl^- 与 HCO_3^-,二者互为消长。当其中某一种离子降低时,必然引起另一种离子的增加。高氯时,HCO_3^- 减少而引起代谢性酸中毒;低氯时,HCO_3^- 增加而引起代谢性碱中毒。同样,代谢性碱中毒时 HCO_3^- 增加而引起低氯。

三、水与电解质紊乱的纠正方法

(一) 补液的基础知识

1. **补液量**　主要指危重症患者短期内不能进食或手术前后的患者。液体量 2500 ~ 3000 ml,不包括额外消耗或损失量,如有高热、出汗、呕吐、腹泻、胃肠减压或应用呼吸机、气管切开等,应根据额外损失的液体量,酌情增加补液量。

2. **补液种类**

(1) 电解质:$Na^+(NaCl)4 \sim 5$ g,相当于 0.9% NaCl 500 ml;$K^+(KCl)2 \sim 4$ g;Ca^{2+}(葡萄

糖酸钙)1 g;Mg^{2+}(硫酸镁)1 g。同样不包括额外消耗或损失量,如有额外损失,应根据额外损失体液的类型,补充相应的电解质。如脱水和利尿的患者,每日尿量明显增加,补充电解质时,除了应适当增加 NaCl 的补充外,更重要的是还应增加 K^+ 的补充。按照经验估算,每增加 1000 ml 尿量,至少需要增加补充 KCl 2.0 g。补充 K^+ 的同时,不能忽视对 Mg^{2+} 的补充,因为低钾多合并不同程度的低镁,不纠正低镁,低钾也很难得以纠正。

(2)热量(热卡):125.5 kJ/kg(30 kcal/kg),至少 50.2 kJ/kg(12 kcal/kg),给予葡萄糖至少 100 g 以上。

(二)脱水与水的补充

创(烧)伤后由于创面(坏死组织、变性蛋白、细菌多肽、毒素、抗原抗体复合物等)的存在,通过凝血系统、补体系统、受损细胞膜上磷脂酶 A_2(花生四烯酸代谢反应)及氧自由基系统的激活,产生一系列的炎症介质,诸如组胺、5-羟色胺、激肽、缓激肽、前列腺素、白三烯和氧自由基等。其中许多介质可作用于微血管(毛细血管和微静脉)使通透性增加和血管扩张,因此造成大量的体液外渗(有人称之为"白色出血")。体液丢失的途径主要有:一是向体外丢失,即创面渗出;一是体内的转移,通过微血管向第三间隙转移;以及由于严重烧伤(≥30% TBSA)状态下细胞膜功能障碍后水钠向胞内转移(sick cell)。体液的大量丢失导致有效容量的绝对不足(也伴有相对不足),轻者引起脱水(低渗性脱水),重者导致休克。

1. 补充钠与糖的比例 依据脱水的类型,补充相应比例的钠与糖。

(1)低渗性脱水:以失钠为主,即低血钠,以补 NaCl 为主。

(2)高渗性脱水:以失水为主,即高血钠,以补葡萄糖为主。

(3)等渗性脱水:水与钠同等程度地丢失,血钠正常,钠与糖以正常比例补给。

2. 补充液体的数量 补液量必须能满足 3 个方面要求,包括已丢失量、继续异常丢失量、生理需要量。具体补液方法:①根据缺水天数和临床表现估计缺水量;②根据发病以来体重减轻量估计失水量,如 3 kg,则补液 3000 ml;③依血清钠升高程度。

$$男患者需水量(L) = 估计体重 \times \frac{60}{100} \times \left(1 - \frac{142}{[Na^+]}\right)$$

$$女患者需水量(L) = 估计体重 \times \frac{55}{100} \times \left(1 - \frac{142}{[Na^+]}\right)$$

其中,Na^+ 为患者血浆钠含量的毫摩尔(mmol)数。

代入公式求得需水的估计量,还要加上每日生理最低需要量 1500 ml,可分 1~2 天内补足,第 1 天补充 1/2~2/3,根据情况决定,避免补给过速、过多水,以致引起肺水肿。

(三)常见电解质紊乱类型及其纠正方法

1. 低钠血症(hyponatremia) 创伤后低钠血症常见的原因如下:

(1)钠离子的丢失、转移和稀释:随着创伤部位和远隔部位(非烧伤区)微血管通透性增加等一系列病理生理变化,如同体液的丢失一样,钠也通过创面向体外丢失,并发生体内转移,即向第三间隙和胞内转移。此外,由于创伤应激时精氨酸加压素(AVP)分泌增加,且AVP 的分泌增加大于醛固酮分泌的增加,即伤后水潴留大于钠潴留。伤后分解代谢旺盛,又可引起细胞外水(ECW)增加。这些均是导致伤后早期低钠血症的重要因素。把握这一规律,将有助于正确安排伤后液体复苏液的选择和使用,将有助于重视含钠溶液的正确应用。

(2)肾性失钠:严重创伤后休克、缺血缺氧、再灌注损伤、细菌毒素及抗菌药物(尤其是氨基糖苷类抗生素)对肾小管的打击和损害,使肾小管对钠离子的回吸收能力下降,导致肾性失钠,引起低钠血症。此外,烧伤后期诸多原因引起多尿,也可引起低钠血症。

判断是否为肾性失钠,首先要了解肾小管对钠重吸收的能力(肾小管的功能),测定肾脏滤过钠排出部分(FENa)是一种简易、灵敏和可靠的方法。其计算公式如下:

$$FENa = \frac{UNa \times Pcr}{PNa \times Ucr} \times 100$$

其中,UNa,尿钠(mmol/L);Pcr,血肌酐(mg/dl);PNa,血钠(mmol/L);Ucr,尿肌酐(mg/dl)。FENa 正常值为 1~3。FENa<1,提示肾功能不全为肾前性或功能性;FENa>3 提示急性肾小管损害,肾功能不全为肾性或器质性,此时往往可诱发临床上的低钠血症。

临床表现:当血钠<135 mmol/L 时,即可诊断为低钠血症。水、电解质和酸碱失衡的临床表现,往往被原发疾病所掩盖。低钠血症的临床表现也往往是含糊的和非特异性的,或者概括地讲,是以抑制表现为主,诸如倦怠、无神、淡漠、恶心、呕吐、脉细、血压下降;甚至木僵昏迷。有人认为上述精神神经系统和胃肠道症状出现较多可能与细胞水肿(cell swelling)有关。

为对电解质酸碱失衡的临床表现和治疗原则讨论方便起见,将 Cantarow-Trumper 二氏方程摘录如下:

$$神经肌肉兴奋性 = \frac{[Na^+]\ [K^+]\ [OH^-]}{[Mg^{2+}]\ [Ca^{2+}]\ [H^+]}$$
$$(注:高钾例外)$$

$$心肌兴奋性 = \frac{[Na^+]\ [K^+]\ [OH^-]}{[Mg^{2+}]\ [Ca^{2+}]\ [H^+]}$$

治疗原则:①限制不含盐溶液的补充;②钠的补充,钠缺乏量(mmol)=(140 mmol/L-患者血钠 mmol/L)×kg×0.6,先补计算值的 1/2,在 24 小时内补入,必要时可用 3%~5% 氯化钠溶液;③利尿排水;④病因治疗。

2. 高钠血症(hypernatremia) 主要原因包括以下几个方面:

(1)休克复苏后机体可交换总钠量(total exchangeable sodium)增加。随着休克期的终止,渗漏至第三间隙和进入细胞内的钠、水逐渐回到血液循环,这就是回吸收过程。此时,除了容易引起容量超负荷和全身性感染外,还可导致高钠血症,这是烧伤早期常见高钠血症的原因。时有这样的个案报道,休克期平稳度过后,患者突然兴奋、抽搐、死亡,追究原因发现为高钠血症所致,值得引起临床警惕。

(2)水分补充不足:比如烧伤后病理生理变化及各种治疗措施均可引起水分的大量丢失。

Davies 等(1974DLL 估计法)提出:

不显性失水量(ml)= 0.3~0.45 ml/(cm² 烧伤体表面积·d)

Scott(1978SMSP 估计法)认为:

不显性失水量(ml)=(25+Ⅱ~Ⅲ度烧伤面积)/(m² 体表面积·h)

此外,利尿剂的使用以及气管切开术后,去湿机及悬浮床等的使用,也可大大地增加水分的丢失,而致血钠升高。

(3)渗透性利尿:创伤后应激性高血糖及超高代谢等因素均可引起渗透性利尿,而致血钠升高。

(4)严重感染:严重创伤患者在后期出现难以纠正的高钠血症,首先考虑的原因是水分补充不足,但思路不能局限于此,应该进一步警惕地想到有严重感染的存在。必须指出顽固性高钠血症往往是严重全身性感染的一个信号,严重感染可以通过多种途径造成水分丢失,血钠升高。

临床表现:诊断标准为血钠>150 mmol/L。概括地讲,高钠血症的临床表现与低钠血症的抑制表现相反,是一系列兴奋表现,诸如烦躁、谵妄、恍惚、肌肉兴奋性增高、心音强、脉速而洪及血压升高等,严重者可出现惊厥、昏睡、昏迷甚至死亡。有的学者将高钠血症出现的肌肉兴奋性增高表现用"苦笑"、"角弓反张"来描述。

主要治疗原则如下:

(1)水不足的补充:创伤后高钠血症的性质多为高渗性脱水,补水量可参考以下公式:

$$需水量(L) = 估计体重 \times \frac{60}{100} \times \left(1 - \frac{142}{[Na^+]}\right)$$

其中,Na^+ 为量的 mmol 数。

按水电解质失衡纠正的原则:先补 1/2 量。

(2)应用排钠型利尿剂:以呋塞米为最佳选择,高渗时禁用甘露醇。

(3)血钠>180 mmol/L,应立即予以透析治疗。

(4)病因治疗。

(5)高钠血症治疗中的注意点:在高钠血症的纠正过程中,必须控制血钠下降速度,以免发生"等张性脑水肿"。理想的血钠下降速度是 10 mmol/(L·d) 或<0.5 mmol/(L·d)。

3. 典型病例介绍 患者,男性,28 岁,因火焰烧伤 1 小时入院。患者在睡眠中不幸被火焰烧伤全身,被他人送至医院。急诊室检查发现,患者神志清楚、烦躁不安、咽部干痛、声音嘶哑、轻度憋气。即在建立静脉通道进行液体复苏同时行气管切开术。患者既往史、个人史和家族史均无特殊情况。入院体检:体温 37.2℃,脉搏 72 次/分,呼吸 18 次/分,血压 15.96~10.64 kPa(120/80 mmHg),体重 60 kg。体检除全身皮肤烧伤外,无其他异常发现。入院诊断:①烧伤(火焰)93% TBSA(Ⅲ度45%,深Ⅱ度44%,浅Ⅱ度4%);②吸入性损伤。伤后第 1 个 24 小时输液总量为 15 950 ml,晶、胶比为 4.5:1,尿量 1.08 ml/(h·kg)。给予青霉素 160 万 U 每 8 小时 1 次静脉滴注。伤后第 1 天生命体征和内环境比较平稳。伤后第 2 个 24 小时中,一度因血压偏低、尿量偏少,为便于调控输液速度,在左大腿近股静脉处置输液导管(留置该导管的时间为 7 天——感染的隐患)继续进行液体复苏。因休克期不够平稳,伤后第 2 天输液总量(14 145 ml)偏多,组织水肿较重。伤后第 3 天(进入回吸收阶段)强化了抗菌药物治疗,应用了头孢氨苄(先锋Ⅵ)和头孢他啶(复达欣)。此后分别在伤后第 3、5 天完成了全部Ⅲ度创面的切痂和自体皮(微粒)移植术。伤后第 9 天患者神志恍惚、烦躁、眼球震颤、双上肢轻度抽搐,体温高达 40℃,白细胞 19.0×10⁹/L,中性粒细胞 0.94,血钠 170 mmol/L,血糖 16.8 mmol/L(300 mg/dl)。全身(包括创面)体检均无特殊发现。拔除静脉导管并做细菌培养。继续上述抗菌等综合治疗,严格控制含钠溶液的输注,并增加水分(5% 葡萄糖溶液)的补充(约 9000 ml/d)。但病情未能控制,尤其是血钠始终波动在 170 ~ 187 mmol/L,血糖波动在 16.8 ~ 20.4 mmol/L(300 ~ 365 mg/dl),每日尿量波动在 2900 ~ 5720 ml。自入院起每天血细菌培养结果均为阴性。伤后第 13 天终因救治无效死亡,死后抽取较多量的静脉血做细菌培养,其结果与日后获得静脉导管的细菌培养结果一致,均为表皮葡萄球菌,凝固酶试验阴性,对多种抗菌药物耐药。

最后诊断为脓毒症、静脉导管感染(化脓性栓塞性静脉炎)合并高钠血症。

4. 低钾血症(hypokalemia) 低钾血症主要原因如下:

(1) 稀释性医源性低钾血症:严重创伤后有众多因素可引起血钾的升高,但由于早期休克复苏溶液的大量输注,常可使高钾血症转变为低钾血症,这是临床上最早容易发生低钾血症的原因。

(2) 碱中毒:严重创伤后常常发生代谢性酸中毒,由于受传统"宁碱勿酸"观念的影响,有些临床工作者常过量地给患者输注碳酸氢钠,从而导致碱中毒的发生。碱中毒时细胞内 H^+ 流向胞外,K^+ 和 Na^+ 则流向胞内;此外在肾小管离子交换中,H^+-Na^+ 交换减少,K^+-Na^+ 交换加强。由于有更多的钾离子进入胞内,有更多的钾离子排出体外,因此引起低钾血症的发生(当然,碱中毒还可诱发低钙血症的发生)。

(3) 机体对钾离子的需求量增加:当创伤机体历经超高代谢负氮平衡进入正氮平衡以及创面愈合阶段时,机体对钾离子的需求量大增,若不注意血清钾的监测和持续足量的补充,常可诱发低钾血症,这是烧伤病程后期常见低钾血症的原因。其他诸如多尿、胰岛素过量等也可影响到血钾的水平。

临床表现:诊断标准为血钾<3.5 mmol/L。①肌肉系统方面:当血钾<3 mmol/L 时,肌肉软弱无力;<2.5 mmol/L,可出现软瘫,有的可出现呼吸困难。②胃肠道方面表现为食欲缺乏、便秘、肠梗阻、腹胀、肠麻痹等。③中枢神经系统:轻则烦躁不安、倦怠;重则精神不振、嗜睡、昏迷。④患者还可以出现心律失常、心脏扩大、心力衰竭,甚至心搏骤停。典型的心电图可表现有 P 波平坦、ST 段下降、QRS 波增宽和 T 波倒置。

主要治疗策略如下:

(1) 治疗中的几个困难:①血清钾不能完全代表和反映全身总钾量。血清钾只占总钾量 5% 不到,而 95% 以上在胞内,故体内总钾的缺少量不能准确测定。②补入的钾要在胞内外达到平衡需要 15 ~ 18 小时。也就是说,正确估计体内缺钾量是困难的,补入后胞内外的平衡又是缓慢的,因此,临床补钾不能太急,应该边补边等边复查。

(2) 静脉补钾的注意事项:为确保静脉补钾的安全,在补钾时必须注意浓度和速度问题,为强化这个概念,笔者在静脉补钾的浓度和速度前特冠以"安全"二字,称之"安全浓度"和"安全速度",以期引起重视。①安全浓度:静脉滴注氯化钾时的合适浓度是 20 ~ 40 mmol/L,即 1.5 ~ 3 g/L。②安全速度:静脉滴注氯化钾的合适速度是≤20 mmol/h。与安全浓度相比而言,安全速度显然更为重要。特殊需要提高浓度提高速度时,要在心电图(EKG)等严密监护下进行。③滴注前,必须了解患者心脏传导功能和肾脏排尿功能。有心脏传导阻滞者宜慎用;肾功能不良,无尿或少尿者宜慎用或禁用,必须先改善肾功能使尿量>30 ml/h,方能使用,即"见尿补钾"。

严重创伤患者在休克复苏的第二天,往往就应开始在静脉液体中加 10% 氯化钾溶液予以补钾并严密监测 PK 的变化。不少患者还常需辅以口服 10% 枸橼酸钾溶液补充,并一直持续到创面基本愈合,否则仍有低钾血症发生的可能。

5. 高钾血症(hyperkalemia)　创伤后诸多原因可以引起高钾血症,归纳起来常见的原因有:

(1)钾离子向胞外转移:①组织损伤破坏;②分解代谢;③溶血;④创伤后病细胞综合征(sick cell syndrome);⑤酸中毒,随着 H^+ 向胞内转移,K^+ 向外置换,此外,在肾脏 H^+-Na^+ 交换大于 K^+-Na^+ 交换,这些均可导致高钾血症。

(2)排出减少:常见于急性或慢性肾衰竭。

临床表现:诊断标准为血钾>5.5 mmol/L。高钾血症的临床表现主要是软弱、麻痹、感觉异常、恶心、呕吐、腹痛;循环系统可表现为心肌传导增快(血钾≥7 mmol/L),心肌传导抑制,心搏停止(血钾>8 mmol/L),心电图可表现为 T 波高耸,P-R 间期延长,P 波消失,QRS 增宽,心室颤动,心搏停止等。

治疗方法:高钾血症是需要紧急处理的电解质失衡状态,尤其重要的是加强对心脏的保护。①钙剂的使用:可以给予10%葡萄糖酸钙溶液20～30 ml 每日1次或每日2次静脉推注,或者立即静脉滴注10%葡萄糖酸钙溶液100 ml(速度2 ml/min),滴注后数分钟内即可发挥作用,以拮抗高钾对心肌的影响,为后续治疗赢得时间。②碱性药物的使用:可以选用5%碳酸氢钠溶液,通过纠正酸中毒,促使钾离子转入胞内,促使钾离子由尿排出;同时血钠的升高,促使渗透压的升高,从而扩大细胞外容量,使血钾浓度相对地下降。③胰岛素葡萄糖治疗:使葡萄糖在合成糖原时将 K^+ 带入胞内(0.3 mmol K^+/g 糖原)。④蛋白合成剂的使用:诸如使用丙睾、苯丙酸诺龙,促进蛋白合成(0.5 mmol K^+/g 蛋白),从而降低血钾。当然,蛋白合成剂在高钾血症急救中是难以发挥作用的。⑤透析疗法:若经上述处理,仍不能奏效,血钾仍高于7 mmol/L 者可给透析治疗。

当然对高钾血症患者,要禁止进用含钾饮食,并给予足量之热卡,以防机体糖原和蛋白质的过度分解。

6. 低血氯　多与低钠和低钾并存,此时补充适量 NaCl 和 KCl 就可以纠正低血氯。但有的时候低钠和低钾并不明显,而主要表现为低氯,且合并低氯性代谢性碱中毒,发生机制尚不明了。此时,可采取以下措施:

(1)口服氯化铵。

(2)补充10%盐酸精氨酸:每10 g 可补 Cl^-、H^+ 48 mmol/L,既能补 Cl^-,又能纠正碱中毒,一般10～20 ml 加入5%～10%葡萄糖液或生理盐水500 ml 中静脉滴注,20～40 ml/24 h。该溶液不含钠,不会加重水肿,无导致心衰之虑,并有降低血氨作用,因其催化尿素合成,有去除 NH_4 作用,能促进神志恢复,非常适用于低氯性代谢性碱中毒或单纯低氯的患者。

(3)纠正呼吸性酸中毒:有些低氯是呼吸性酸中毒时 $PaCO_2$ 增高,肾脏代偿性保留 HCO_3^- 所致,故 Cl^- 为继发性降低。此时只需纠正呼吸性酸中毒,低氯自然会恢复。

(4)静脉补氯化铵:(85-血氯实测值)×体重(kg)×0.2＝补氯(mmol/L)。

静脉滴注氯化铵和5%～10%葡萄糖液稀释成0.4%～0.9%浓度,但肝功能损害、肝硬化、右心衰者忌用,氯化铵在体内分解成 NH_4^+ 和 Cl^-,NH_4^+ 在肝脏与 CO_2 结合转化成尿素,产生 H^+,因而有酸化体液作用。对于静脉补充氯化铵,我们尚缺少临床第一手资料。按照临床经验,低血氯患者很少需要静脉补充氯化铵,一般在纠正低钠和低钾的前提下,纠正呼吸性酸中毒、适当补充精氨酸后,任何原因和程度的低血氯均可得以纠正。

7. 低血钙

（1）口服葡萄糖酸钙。

（2）多进含钙食物（鱼、肉、骨头汤）。

（3）补充钙：10% 葡萄糖酸钙溶液 10～20 ml，静脉注射 1～2 次/天。

8. 低血镁 低镁血症发生的原因为摄入不足、吸收不良和丢失过多。长期禁食、长期输入无镁液体的患者，可因摄入不足发病。小肠上段切除所致吸收不良亦可发生低镁血症。镁在肾脏的排出情况颇似钾离子，因此肾小管酸中毒、原发性醛固酮增多症、糖尿病酮症经治疗后，镁在尿中的排出亦增多。各种原因引起的血钙过高，镁在尿中的排出也增多。采用原子分光光度计对体液中镁的分析仅需极短时间就能得到结果。

（1）症状：主要为肌肉震颤、手足搐搦、反射亢进等类似低钙的表现，严重时可出现谵妄、精神失常、定向丧失、幻觉、惊厥、昏迷等。还可出现心律失常，尤其是心动过速。

（2）诊断：病史中分析缺镁的可能，临床表现似低钙，但血钙不低或用钙盐治疗无效。血镁浓度低于 0.7 mmol/L，以及 24 小时尿镁排出少于 1.5 mmol/h，要考虑低镁诊断。亦可用试验治疗来证实本病，方法为：10% 硫酸镁溶液 20～30 ml 加入 5% 葡萄糖液 500 ml 液中，静脉滴注 2 小时，密切监视血压和临床反应，如病情好转可认为是低镁血症。

（3）治疗：以肌内注射较为安全，10%～20% 硫酸镁溶液 10 ml 肌内注射，每日 3～4 次，连用 3～4 日。或以 10% 硫酸镁溶液 10 ml 加入 5% 葡萄糖液 500 ml 中，缓慢静脉滴注，严重病例可加 10% 硫酸镁溶液 20～30 ml，静脉滴注 12～24 小时。需静脉滴注时用门冬酸钾镁（panangin）较安全有效，以门冬酸钾镁 20 ml 加入 5% 葡萄糖液 500 ml 中静脉滴注。每 20 ml 门冬酸钾镁中含门冬酸镁 33.7 mg、门冬酸钾 103.3 mg。

对长期禁食或胃肠减压患者，每日补充镁盐 1 g 即可预防发生低镁血症。

第二节 酸碱平衡与紊乱

一、酸碱平衡的基本概念

在正常情况下，人体血浆 pH 平均为 7.4，变动范围很小（pH 7.35～7.45），健康机体是如此，在疾病过程中人体仍是极力要使血液 pH 恒定在这狭小的范围内。机体每日代谢产酸量很大，例如非挥发酸可达 50～100 mg 当量，CO_2 可达 400 L。这些酸性物质必须及时处理，否则血浆 pH 不能保持正常，这依靠一整套调节机构密切协同来完成。人体具有十分完善的酸碱平衡调节机制，主要由血液缓冲系统、肺、肾等三部分组成。体内酸碱平衡的调节，以体液缓冲系统反应最迅速，几乎立即起反应，将强酸、强碱迅速转变为弱酸、弱碱，但只能起短暂的调节作用；肺的调节略缓慢，其反应较体液缓冲系统慢 10～30 分钟；离子交换更慢些，2～4 小时始起作用；肾脏的调节启动最迟，往往需 5～6 小时以后，但作用最持久（可达数天）、最强；肺的调节作用亦能维持较长时间。

二、酸碱平衡调节

人体血液中 pH 之所以能经常保持在 7.35～7.45，是因为我们体内有完整的调节功能，主要通过 4 个方面来进行调节。

（一）血液缓冲系统

血液缓冲系统是人体对酸碱失衡调节的第一道防线,由于血液缓冲物的储存量有限,该系统调节酸碱失衡的作用也十分有限。血液缓冲系统由 5 对缓冲对组成,包括碳酸-碳酸氢盐(H_2CO_3-HCO_3^-)、磷酸二氢钠-磷酸氢二钠(NaH_2PO_4-Na_2HPO_4)、血浆蛋白酸-血浆蛋白根(Hpr-Pr^-)、还原血红蛋白酸-还原血红蛋白根(HHb-Hb^-)、氧合血红蛋白酸-氧合血红蛋白根($HHbO_2$-HbO_2^-)。每一对缓冲对均由弱酸与弱碱组成,其中弱酸能中和强碱,弱碱能中和强酸。如 $HCl+NaHCO_3 \rightarrow NaCl+H_2CO_3$,强酸变为弱酸;$NaOH+NaH_2PO_4 \rightarrow Na_2HPO_4+H_2O$,强碱变为弱碱。

1. **碳酸-碳酸氢盐**　是作用最强的缓冲对,在细胞内、外液中均起作用,含量亦大。H^+ 与 HCO_3^- 结合成 H_2CO_3 后,H_2CO_3 极不稳定,绝大多数分解成 CO_2 与 H_2O,CO_2 可通过呼吸排出体外,使 HCO_3^-/H_2CO_3 易于恢复为 20∶1。

2. **磷酸二氢钠-磷酸氢二钠**　在细胞外液中含量不多,作用较小,主要在肾脏排 H^+ 过程中发挥较大作用。

3. **血浆蛋白酸-血浆蛋白根**　主要在血液中起缓冲作用,对 H^+ 调节效应是通过 CO_2 运输来完成。当代谢产生的 CO_2 进入血浆后,Pr^- 可对 H_2CO_3 起缓冲作用,形成解离度更差的蛋白酸(Hpr)和 $NaHCO_3$。$NaHCO_3$ 又可成为 $NaHCO_3/H_2CO_3$ 缓冲对中的成分。

4. **氧合血红蛋白酸-氧合血红蛋白根**　成人每天产生 400 L CO_2,在血液中以物理溶解、碳酸盐形式及与 Hb 结合的氨基甲酸化合物形式运输。从血浆进入红细胞的 CO_2 在碳酸酐酶的催化下,不断生成 HCO_3^- 和 H^+。$HHbO_2$ 是强酸,在组织释出 O_2 后成为弱酸,有助于与 CO_2 反应过程中生成的 H^+ 结合。

5. **还原血红蛋白酸-还原血红蛋白根**　主要在 CO_2 的运输中起作用。

（二）肺的调节

1. **调节方式**　肺通过增加或减少肺泡通气,即改变 CO_2 排出量来影响 H_2CO_3,调节酸碱平衡,使 HCO_3^-/H_2CO_3 比例维持在 20∶1 水平。正常情况下,若体内酸产生增加,H^+ 增加,肺则代偿性过度通气,排出多余 CO_2,pH 仍在正常范围;若体内碱多,H^+ 减少,则呼吸浅慢,减少 CO_2 排出,增加 H_2CO_3,维持 pH 在正常范围。

2. **调节特点**　作用发生快,但调节范围有限。当机体出现代谢性酸碱失衡时,肺在数分钟内即可代偿性地增快或减慢呼吸频率或幅度,以求增加或减少 CO_2 排出,代偿代谢性酸碱失衡过程中出现的 H_2CO_3 过多或减少,这种代偿可在数小时内达到高峰,一旦代谢紊乱得以纠正,肺的通气可在数分钟内恢复正常。但肺只能通过排出 CO_2 来改变血浆中 H_2CO_3,故调节范围有限。

（三）肾脏调节

肾脏在维持酸碱平衡方面具有重要作用,其调节方式及特点均与肺脏完全不同。

1. **调节方式**　肾脏调节酸碱失衡的主要方式是保留肾小球滤液中的 HCO_3^-,同时排

出 H^+。具体通过 3 条途径排 H^+ 保 HCO_3^-。

（1）碳酸氢钠（$NaHCO_3$）重吸收：通过 H^+-Na^+ 交换机制将肾小球滤液中 Na^+ 重吸收，并与肾小管细胞中 HCO_3^- 相结合生成 $NaHCO_3$ 重吸收回血液循环。肾小管细胞中的 HCO_3^- 并不是来自肾小球滤液，而是来自肾小管细胞中 CO_2 与 H_2O 结合生成的 H_2CO_3。后者在碳酸酐酶的作用下分解成 H^+ 和 HCO_3^-，其中 H^+ 被排泄出肾小管细胞后与来自肾小球滤液中 $NaHCO_3$ 的 HCO_3^- 结合生成 H_2CO_3，并转变为 CO_2 与 H_2O，CO_2 可扩散回到血液循环，H_2O 则成为终尿主要成分，由尿排出体外。这种将原尿中 $NaHCO_3$ 转变为 H_2CO_3 的过程，实质上是 H^+-Na^+ 交换形式下 $NaHCO_3$ 重吸收过程，在此过程中并无 CO_2 丢失。$NaHCO_3$ 重吸收受多种因素影响：①$PaCO_2$ 增高时，$NaHCO_3$ 重吸收增加。②细胞外液容量减少。细胞外液容量增多时醛固酮分泌减少，尿钠排出增多，水分也随之排出增多；相反，当细胞外液容量减少时醛固酮分泌增加，尿钠排出减少，除水分随之排出减少外，HCO_3^- 或 $NaHCO_3$ 重吸收增加。③碳酸酐酶活性。动物实验提示，给予碳酸酐酶抑制剂后尿中可滴定酸立即减少，且肾小球滤液中 50% 的 $NaHCO_3$ 不能被再吸收，而从尿中排出。原因是碳酸酐酶活性被抑制后，CO_2 与 H_2O 的结合障碍，H_2CO_3 生成受限，断绝了 H^+ 来源，H^+-Na^+ 交换无法进行，$NaHCO_3$ 再吸收减少。临床应用碳酸酐酶抑制剂治疗代谢性碱中毒的机制也就在此。

（2）尿液酸化：即借助肾小管细胞内 H^+-Na^+ 交换机制，使肾小球滤液中 Na_2HPO_4 变成 NaH_2PO_4 的过程（图 30-2）。该过程可使原尿 pH 7.4 降为终尿 pH 4.4～6，故被称为尿液的酸化。当终尿 pH 4.4 时，所含 H^+ 可能比血浆高 1000 倍。

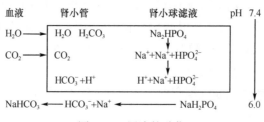

图 30-2　尿液的酸化

（3）远端肾小管泌氨与铵盐生成，是远端肾小管细胞重要的功能之一：表现在当尿经远端肾小管时，尿中铵盐逐渐增加，泌氨的过程实质上是强酸排泄的过程，即同样借助 H^+-Na^+ 交换机制，将来自肾小管细胞内谷氨酰胺及其他氨基酸的 NH_4^+ 与来自肾小球滤液中 Cl^- 和来自肾小管细胞内 H^+ 结合为氯化铵（NH_4Cl），并由终尿中排出体外。

远端肾小管泌氨率可能与尿 H^+ 浓度成正比，尿越呈酸性，氨的分泌越快；尿越呈碱性，氨的分泌越慢。因此，氨的分泌率与尿的 pH 成正比，氨的分泌越多，尿的 pH 越低，尿越呈酸性；反之，氨的分泌越少，尿的 pH 越高，尿越呈碱性。正常远端肾小管泌氨作用，同样也是排酸或尿液酸化的过程。

在远端肾小管内所合成的氨的前体物质是谷氨酰胺及其他某些氨基酸，从谷氨酰胺及其他氨基酸制造氨，需要谷氨酰胺酶和氨基酸氧化酶的参与。

2. 调节特点　与肺的调节方式相比，肾脏调节酸碱平衡的特点是：

（1）慢而完善：肾脏调节酸碱失衡的功能完善、彻底，但作用缓慢，常需 72 小时才能逐步完善。

（2）调节酸的能力强：肾脏调节酸的能力大于调节碱的能力，故一般宁酸勿碱，补碱慎用，小量分次，避免矫枉过正。

（3）远曲肾小管 H^+-Na^+ 与 K^+-Na^+ 交换机制：肾脏远曲肾小管除能分泌 H^+ 外，尚能分泌 K^+，K^+ 与原尿中一部分 Na^+ 交换，称 K^+-Na^+ 交换，也是肾脏调节酸碱失衡的基本环节。因此，所有肾脏调节酸碱失衡的途径涉及 H^+-Na^+ 与 K^+-Na^+ 交换。二者间始终存在着竞争机制，即当 H^+-Na^+ 增多时，K^+-Na^+ 必然减少；反之，K^+-Na^+ 增多时，H^+-Na^+ 也必然减少。

由于 H^+-Na^+ 交换与 K^+-Na^+ 交换间的竞争机制，构成电解质紊乱与酸碱失衡之间的关系，即电解质紊乱可以引起酸碱失衡，酸碱失衡亦能诱发电解质紊乱。临床较常出现的低血钾与碱中毒、高血钾与酸中毒就是这种机制的产物。①酸中毒时的高血钾：酸中毒时 H^+-Na^+ 交换增多，K^+-Na^+ 交换必然减少；K^+-Na^+ 交换减少后 K^+ 排出减少、血钾增高，容易出现高血钾。②碱中毒时的低血钾：碱中毒时 H^+-Na^+ 减少，K^+-Na^+ 交换必然增多；K^+-Na^+ 交换增多后 K^+ 排出增多，血钾降低，容易出现低血钾。③低血钾时的碱中毒：低血钾时 K^+-Na^+ 减少，H^+-Na^+ 交换必然增多；H^+-Na^+ 交换增多后 H^+-Na^+ 排出增多；H^+ 排出增多后容易引起碱中毒。

（4）碳酸酐酶作用影响：当碳酸酐酶活性降低时，肾小管分泌 H^+ 过程减弱；H^+-Na^+ 减少后 K^+-Na^+ 增多；K^+-Na^+ 增多后 K^+ 排出增多；K^+ 排出增多后，血钾降低。故碳酸酐酶抑制剂，如乙酰唑胺纠正碱中毒机制，就在于减少 H^+ 分泌和 H^+-Na^+ 交换，但可能会由此而加重原有的低血钾，因为低血钾本身就可能因 H^+-Na^+ 增多引起碱中毒。

三、常见的酸碱失衡类型

（一）酸中毒

1. 呼吸性酸中毒 主要原因是 CO_2 排出受阻，致 $PaCO_2$ 增高，pH 下降。

2. 代谢性酸中毒 主要原因包括 3 个方面：①酸性产物排泄受阻，最有代表性的是肾功能不全，使酸性产物排出受限，在体内积聚后造成代谢性酸中毒。②碱性物质丢失过多，如呕吐、腹泻等，尤其是腹泻，可造成大量肠液丢失。肠液是弱碱性的，肠液丢失后可因碱性物质丢失过多造成酸中毒。③酸性产物生成过多，缺氧、休克及分解代谢增加等，能造成酸性产物生成过多，当超出机体的排泄功能时，就有可能引起酸中毒。这在休克伴微循环障碍缺氧造成无氧代谢增加时十分常见。

（二）碱中毒

1. 呼吸性碱中毒 CO_2 排出过多，致 $PaCO_2$ 下降，pH 增高。

2. 代谢性碱中毒 主要原因包括：①酸性产物丢失过多，如呕吐后胃酸丢失过多，HCO_3^- 增高。②碱性物质补入过多，pH 升高。③低碱中毒，除与 H^+-Na^+ 增多有关外，还涉及细胞内外的离子交换。当低 K^+ 时，K^+ 可由细胞内外移，H^+ 和 Na^+ 由细胞外向细胞内移，故细胞外 H^+ 减少，pH 增高。④利尿剂应用，利尿剂有较强排 K^+、排 Cl^-、排 Na^+ 作用，当排 K^+ 过多后可造成低 K^+ 性碱中毒；此外，依照电中性原理，细胞内外阴阳离子必须相等，Cl^- 与 HCO_3^- 是细胞外液中的主要阴离子，当利尿剂使 Cl^- 排出过多后，Cl^- 的减少必然导致 HCO_3^-

增加；HCO_3^- 增加后 pH 升高。因此，大剂量应用利尿剂造成的电解质紊乱，主要是低 K^+ 与低 Cl^-，是引起代谢性碱中毒的主要因素。

四、酸碱失衡与电解质紊乱

电解质与酸碱平衡的关系密切，临床上常互为因果，即电解质紊乱可导致酸碱失衡，酸碱失衡也可以伴随着电解质紊乱。

（一）酸中毒与电解质

酸中毒与电解质可以互为因果，即酸中毒可以引起某些电解质紊乱，某些电解质紊乱也可以造成酸中毒。

1. 酸中毒与血钾 pH 与血 K^+ 呈负相关，pH 每降低 0.1，血 K^+ 升高 0.4 ~ 1.2 mmol/L，故酸中毒常合并高血钾。酸中毒时血 K^+ 升高原因：①细胞内外离子的交换；②肾小管 H^+-Na^+ 交换增加，K^+-Na^+ 交换减少。

总之，酸中毒时高血钾是假象，体内总 K^+ 量并不一定增高，相反却可能同时存在细胞缺 K^+，故在纠正酸中毒后应充分补 K^+，以免造成因酸中毒被纠正，K^+ 向细胞内转移，引起低血钾并诱发心律失常，而导致患者死亡。

2. 酸中毒与血钠 酸中毒时血钠多在正常范围，原因是高血钠和降低血钠的因素互相抵消，如酸中毒时肾小管排 H^+ 多而 Na^+、K^+ 回吸收增加，血钠增高；细胞内 K^+ 与细胞外 Na^+-H^+ 交换，血 Na^+ 下降。

3. 酸中毒与血氯 酸中毒与血氯水平明显相关。高氯性代谢性酸中毒，即 HCO_3^- 下降，Cl^- 增高；肾小管性酸中毒时，血氯增高，肾小管泌 H^+ 障碍，血钾降低，肾小管排 K^+ 增加。

4. 酸中毒与血钙 酸中毒时，将使蛋白结合钙转变为游离钙，致血钙升高，肌肉神经应激性降低，而心肌应激能力增强，心肌收缩力增强。

总之，酸中毒与血 K^+ 和 Cl^- 的关系最为密切，而与 Na^+、Ca^{2+}、Mg^{2+} 关系不是很大。

（二）碱中毒与电解质

1. 碱中毒与血钾 碱中毒与低血钾关系密切，二者常互为因果，即碱中毒易造成低血钾，低血钾可以引起碱中毒（低钾性碱中毒）。

（1）碱中毒引起低血钾原因：①细胞内外离子交换；②肾小管 H^+-Na^+ 交换减少，K^+-Na^+ 交换增加；排钾过多后血钾降低。

（2）低血钾引起碱中毒机制：①细胞内外离子交换；②肾小管 K^+-Na^+ 减少，K^+-Na^+ 增加，排 H^+ 过多后出现碱中毒。由血 K^+ 异常为原发病，引起酸碱中毒时常出现矛盾尿，即酸中毒时出现碱性尿，碱中毒时出现酸性尿。

尿酸碱度对由原发性血 K^+ 异常引起的酸碱失衡有一定参考价值，尤其是低血 K^+ 性碱中毒值得探讨。

2. 碱中毒与血钠

（1）肾小管对 H^+ 回吸收增加，K^+、Na^+ 从尿中排出增多，故易造成血 Na^+、K^+ 减少。

（2）Na^+、K^+ 向细胞内移，H^+ 向细胞外移，血 Na^+ 降低。碱中毒常同时出现低血钠，低血钠严重时也可出现碱中毒,但有时低血钠严重而确无碱中毒。总之,碱中毒与钠的关系不稳定。

3. 碱中毒与血氯 碱中毒常合并低血氯,低血氯又能引起碱中毒(低氯性碱中毒)。根据电中性原理,Cl^- 与细胞外液主要阴离子二者互相消长,血 Cl^- 降低,HCO_3^- 代偿性增高(碱中毒);血 HCO_3^- 升高,血氯继发性下降。

Cl^- 与 K^+ 关系密切,二者任何一种离子缺乏,都将引起另一种缺乏,临床上常同时缺乏,如低 K^+、低 Cl^- 性碱中毒等。

原发性低 Cl^-,如大量使用排 Cl^- 性利尿剂,为保持阴离子平衡,肾脏代偿性对 HCO_3^- 重吸收增强,此时 Cl^- 下降明显。低氯性碱中毒分两种情况:

(1) 呼吸性酸中毒:$PaCO_2$ 增加,肾代偿性 HCO_3^- 排出减少,继发性 Cl^- 降低,单补氯无效。

(2) 利尿剂:Cl^- 丢失增加,为原发性低 Cl^-、HCO_3^- 常继发性增高,即碱中毒,单补氯有效。测定尿氯对鉴别原发性或继发性低 Cl^- 有诊断意义:①原发性低 Cl^- 性碱中毒。正常人每日尿排氯 $40 \sim 120$ mmol。原发性低 Cl^- 性碱中毒,尿排氯 10 mmol/(L·d) 以下,补氯疗效好;②继发性低 Cl^- 性碱中毒。尿排氯随饮食摄入量多少而增减;尿氯/天 ≈ 饮食中入量,为继发性低氯,补氯疗效差。

4. 碱中毒与钙 碱中毒时钙的离解作用受抑制,血中游离钙下降,可发生手足搐搦症。

五、酸碱失衡判断的基本指标

危重患者由于多脏器功能衰竭,特别是肺和肾功能障碍,常可并发多种类型的酸碱失衡。后者又可影响各脏器功能,有时成为患者死亡的直接原因。因此,及时识别和处理各种类型酸碱失衡,是维持脏器正常功能、挽救生命的重要环节。

(一) 阴离子间隙

阴离子间隙(anion gap, AG)是 20 世纪 70 年代末应用于临床的判断酸碱失衡的指标。该指标在酸碱领域的应用,使临床酸碱失衡的判断水平有了明显提高。

AG 由 $Na^+-(HCO_3^-+Cl^-)$ 计算所得,其真实含义反映了未测定阳离子(uC)与未测定阴离子(uA)之差。AG 升高的最常见原因是体内存在过多的 uA,即乳酸根、丙酮酸根、磷酸根、硫酸根等。当这些未测定阴离子在体内堆积,必定要取代 HCO_3^-,使 HCO_3^- 下降,称之为高 AG 代谢性酸中毒。临床重要意义就是 AG 升高代表了高 AG 代谢性酸中毒。

1. AG 在判断酸碱失衡中用途 AG 在判断酸碱失衡中主要用途是可以的判断以下 6 种类型的酸碱失衡:①高 AG 代谢性酸中毒;②代谢性碱中毒并高 AG 代谢性酸中毒;③混合性代谢性酸中毒;④呼吸性酸中毒并高 AG 代谢性酸中毒;⑤呼吸性碱中毒并高 AG 代谢性酸中毒;⑥三重酸碱失衡(triple acid base disorders, TABD)。

2. 应用 AG 判断酸碱失衡的注意事项

(1) 计算 AG 时强调同步测定动脉血气分析。

(2) 排除试验误差引起的假性 AG 升高。因为 AG 是根据 Na^+、HCO_3^-、Cl^- 三项参数计算所得,其中任何一项参数的测定误差均可引起 AG 假性升高。

（3）结合临床综合判断。

（4）AG 升高标准：国内外文献报道，AG 正常范围为 8～16 mmol/L，凡是 AG>16 mmol/L 应考虑高 AG 代谢性酸中毒存在。根据临床经验，只要 AG>16 mmol/L，结合临床可以判断为高 AG 代谢性酸中毒，尤其是动态检测所得的 AG 意义更大。

（二）潜在 HCO_3^-

潜在 HCO_3^-（potential bicarbonate）也是新近应用于临床的新概念，指排除并存对 HCO_3^- 掩盖作用之后的 HCO_3^-，用公式表示为潜在 HCO_3^-=实测 HCO_3^-+ΔAG。其意义可揭示代谢性碱中毒+高 AG 代谢性酸中毒和三重酸碱失衡中代谢性碱中毒的判断。

六、常见酸碱失衡类型及其纠正

（一）代谢性酸中毒（metabolic acidosis）

1. 原因　严重创伤后代谢性酸中毒甚为常见，其主要原因是休克缺氧、肾衰竭或肾脏排 H^+ 障碍（如磺胺米隆的使用等）。

2. 临床表现　如前所述，水、电解质和酸碱失调的临床表现，常是非特异性的，且多为原发病所掩盖。与代谢性碱中毒比较，代谢性酸中毒见有周围血管扩张、口唇樱红、软弱和呼吸深而有力等特点。而碱中毒相反，见有周围血管收缩、感觉异常、手足抽搐、呼吸弱等特点。

3. 治疗

（1）碱性药物的选择

1）5% $NaHCO_3$：①直接提供 HCO_3^-，中和酸的作用快，但又产生碳酸，后者有赖于健全的呼吸功能方能呼出，因此肺功能不全者不宜使用；②因含有钠离子，所以高钠血症及需限制水的患者也不宜使用。

2）11.2% NaL（乳酸钠）：①通过 $NaHCO_3$ 而间接地发挥作用；②因为产生乳酸，故对缺氧、休克及肝肾功能不佳者不宜使用；③因为含钠，所以对高钠血症患者及需限制水的患者同样也不宜使用。

3）7.25% THAM（三羟甲基氨基甲烷）：①因为既能[H_2CO_3]↓，又能[HCO_3^-]↑，所以既适用于呼吸性酸中毒，又适用于代谢性酸中毒；②分子质量小（为 121 Da），所以适用于细胞内外酸中毒的纠正；③不含钠，适用于限制水钠的患者；④缺点包括 pH 为 10，刺激性大；使 H_2CO_3 骤然下降，可抑制呼吸中枢，呼吸功能不全者慎用；肾脏排 H^+ 加强，排 K^+ 减少，有引起高钾血症的可能。

（2）碱性药物剂量：根据血气分析可计算用量，归纳和列出以下公式可供选择参考。关于计算公式，当然也只是参考应用的公式，但比不用计算公式给药要科学和合适。

根据标准碳酸氢盐（SB）计算用量：（24-SB 测定值）×kg×0.2×1.66＝5% 碳酸氢钠溶液毫升数，先给 1/2 量。

根据碱剩余（BE）计算用量：[-3-（BE 测定值）]×kg×0.2×1.66＝5% 碳酸氢钠溶液毫升数，先给 1/2 量。

（3）抗酸治疗的注意点：①不断监测，不断纠正。抗酸疗效受多种因素影响，诸如原发疾病、酸中毒的促发因素、碱性药物的效果和机体代偿能力等。因此要反复做血气分析，并参照临床表现，不断评估，不断纠正，不能操之过急。②注意 K^+ 和 Ca^{2+} 的补充，随着酸中毒的纠正往往均有导致血钾和血钙下降的趋势，要注意监测和纠正。

（二）代谢性碱中毒

1. 代谢性碱中毒由体内[HCO_3^-]增多所引起

（1）酸性胃液丧失过多：是外科患者中发生代谢性碱中毒最常见的原因。大量丧失酸性胃液，如严重呕吐、长期胃肠减压等，实际上是丧失了大量的 H^+。由于肠液中 HCO_3^- 未能被来自胃液的盐酸所中和，HCO_3^- 被重新吸收进入血液循环，使血液中[HCO_3^-]升高。此外，大量胃液的丧失也丧失了钠、氯和细胞外液，引起 HCO_3^- 在肾小管内的再吸收增加，而且在代偿钠、氯和水的丧失过程中，K^+ 和 Na^+ 的交换及 H^+ 和 Na^+ 的交换增加，引起 H^+ 和 K^+ 丧失过多，造成碱中毒和低钾血症。

（2）碱性物质摄入过多：几乎都是长期服用碱性药物所致，患者胃内盐酸被中和减少，进入肠内后不能充分中和肠液中的碳酸氢盐，以致后者重新吸收入血。现已很少应用碳酸氢钠治疗溃疡病，此种原因所致碱中毒已很少见。

（3）缺钾：低钾血症时，每 3 个 K^+ 从细胞内释出，即有 2 个 Na^+ 和 1 个 H^+ 进入细胞内，引起细胞内酸中毒和细胞外碱中毒。同时，远曲肾小管细胞向尿液中排出过多的 H^+，HCO_3^- 回收增加，细胞外液发生碱中毒。

（4）某些利尿药的作用：呋塞米和依他尼酸能抑制近曲肾小管对 Na^+ 和 Cl^- 的再吸收，而并不影响远曲肾小管内 Na^+ 和 H^+ 交换。因此，随尿排出的 Cl^- 比 Na^+ 多，回入血液的 Na^+ 和 HCO_3^- 增多，可发生低氯性碱中毒。

呼吸代偿反应是呼吸变浅变慢，CO_2 排出减少，使 $PaCO_2$ 升高，[HCO_3^-]/[H_2CO_3]的比值接近 20/1 而保持 pH 在正常范围。肾代偿反应是肾小管上皮细胞中碳酸酐酶和谷氨酰胺酶活性降低，H^+ 和 NH_3 生成减少，$NaHCO_3$ 再吸收减少；HCO_3^- 从尿排出增多。碱中毒时，氧合血红蛋白解离曲线左移，氧合血红蛋白不易释出氧。因此，患者血氧含量和氧饱和度虽仍正常，但组织仍可发生缺氧。

2. 临床表现和诊断
一般无明显症状，有时可有呼吸变浅变慢，或神经、精神方面的异常，如谵妄、精神错乱或嗜睡等，严重时可因脑和其他器官的代谢障碍而发生昏迷。根据病史和症状可以初步做出诊断，血气分析可明确诊断及其严重程度。失代偿时，血液 pH 和[HCO_3^-]明显升高，$PaCO_2$ 正常；部分代偿时，血液 pH、[HCO_3^-]和 $PaCO_2$ 均有一定程度的增加。

3. 治疗
着重于原发疾病的积极治疗。对丧失胃液所致代谢性碱中毒，可输注等渗盐水或葡萄糖盐水，恢复细胞外液量和补充 Cl^-，纠正低氯性碱中毒，使 pH 恢复正常。碱中毒时几乎都伴发低钾血症，故须考虑同时补给 KCl，才能加速碱中毒的纠正，但补给钾盐应在患者尿量超过 40 ml/h 后。对缺钾性碱中毒，补充钾才能纠正细胞内外离子的异常交换和终止从尿中继续排酸。

治疗严重碱中毒时（血浆 HCO_3^- 45～50 mmol/L、pH 7.65），可应用盐酸的稀释溶液来迅速排除过多的 HCO_3^-。输入的酸仅一半可用于中和细胞外 HCO_3^-，另一半要被非碳酸氢盐缓冲系统所中和。采用下列公式计算需补给的酸量,即需要补给的酸量(mmol)=[测得的 (mmol/L)-希望达到的 HCO_3^-(mmol/L)]×体重(kg)×0.4。下列公式也应用:[Cl^-的正常值 (mmol/L)-Cl^-的测得值(mmol/L)]×体重(kg)×0.2,算出盐酸用量。第一个24小时内一般可给计算所得补给量一半。配制盐酸稀释溶液的方法为:取12 mol盐酸20 ml,加蒸馏水至1200 ml,即稀释成0.2 mol浓度。用玻璃垂溶漏斗或滤纸过滤,过滤后再加入等量10%葡萄糖溶液,制成0.1 mol等渗盐酸溶液,从中心静脉滴注输入。纠正碱中毒不宜过快,一般也不要求完全纠正。在治疗过程中,可以经常测定尿中氯含量,如尿液有多量的氯,表示补氯量已足够,不需要继续补氯。

(三) 呼吸性酸中毒

呼吸性中毒(respiratory acidosis)的特征是血浆[H_2CO_3]原发性升高。

1. 原因和机制

(1) 呼吸中枢抑制:一些中枢神经系统的病变如延脑肿瘤、延脑型脊髓灰质炎、脑炎、脑膜炎、椎动脉栓塞或血栓形成、颅内压升高、颅脑外伤等时,呼吸中枢活动可受抑制,使通气减少而CO_2蓄积。此外,一些药物如麻醉剂、镇静剂(吗啡、巴比妥钠等)均有抑制呼吸的作用,剂量过大亦可引起通气不足。碳酸酐酶抑制剂如乙酰唑胺能引起代谢性酸中毒前已述及,它也能抑制红细胞中碳酸酐酶而使CO_2在肺内从红细胞中释放减少,从而引起动脉血$PaCO_2$升高。有酸中毒倾向的伤病员应慎用此药。

(2) 呼吸神经、肌肉功能障碍:见于脊髓灰质炎、急性感染性多发性神经炎(Guillain-Barre综合征)、肉毒中毒、重症肌无力、低钾血症或家族性周期性麻痹、高位脊髓损伤等。严重者呼吸肌可麻痹。

(3) 胸廓异常:影响呼吸运动常见的有脊柱后、侧凸、连枷胸、强直性脊柱炎(ankylosing spondylitis)、心肺性肥胖综合征(Picwick综合征)等。

(4) 气道阻塞:常见的有异物阻塞、喉头水肿和呕吐物的吸入等。

(5) 广泛性肺疾病:是呼吸性酸中毒的最常见原因,包括慢性阻塞性肺疾病、支气管哮喘、严重间质性肺疾病等,这些病变均能严重妨碍肺泡通气。

(6) CO_2吸入过多指吸入气中CO_2浓度过高,如坑道、坦克等空间狭小通风不良之环境中,此时肺泡通气量并不减少。

2. 机体的代偿调节
由于呼吸性酸中毒是由呼吸障碍引起,故呼吸代偿难以发挥作用。H_2CO_3增加可由非碳酸氢盐缓冲系统进行缓冲,并生成HCO_3^-,但这种缓冲是有限度的。

(1) 细胞内外离子交换和细胞内缓冲是急性呼吸性酸中毒的主要代偿调节:细胞内外离子交换指细胞外液[H^+]升高时,H^+进入细胞内,换出同符号的K^+等。这样可以缓解细胞外液[H^+]的升高,这与代谢性酸中毒时的离子交换一样。所谓细胞内缓冲,指进入细胞内的H^+为细胞内缓冲物质如蛋白质(Pr^-)等所缓冲,以及CO_2弥散进入红细胞内的反应。此时由于CO_2蓄积而使$PaCO_2$急速升高,CO_2通过红细胞膜进入红细胞内的正常过程加强。CO_2与H_2O在红细胞碳酸酐酶的催化下生成H_2CO_3,H_2CO_3解离为H^+与HCO_3^-。H^+由血红蛋白缓冲,HCO_3^-转移至血浆中,使血浆HCO_3^-呈代偿性增加,如能使$NaHCO_3/H_2CO_3$保持在正常范围内,则为代偿性呼吸性酸中毒。由于急性呼吸性酸中毒常发展迅速,肾脏代偿缓慢,故常为失代偿性。

急性呼吸酸中毒时 $PaCO_2$ 升高，H_2CO_3 增多，$[HCO_3^-]$ 升高代偿，$PaCO_2$ 与 $[HCO_3^-]$ 二者关系如下式所示：

$$\Delta[HCO_3^-] = \Delta PaCO_2 \times 0.07 \pm 1.5$$

例如 $PaCO_2$ 从 5.33 kPa(40 mmHg)迅速升高至 10.7 kPa(80 mmHg)时，血浆 $[HCO_3^-]$ 仅上升约 3 mmol/L。且 $[HCO_3^-]$ 的代偿性增加还有一定限度，在急性呼吸性酸中毒时，AB 增加也不会超过 30 mmol(mEq)/L，因此常呈现失代偿。

（2）肾脏代偿是慢性呼吸性酸中毒的主要代偿措施：肾脏是酸碱平衡调节的最终保证，但其调节活动却比较缓慢，6~12 小时显示其作用，3~5 天达最大效应。慢性呼吸性酸中毒指持续 24 小时以上的 CO_2 蓄积，它也有急性呼吸性酸中毒时的离子交换和细胞内缓冲，但肾脏却可发挥其产生 NH_3、排出 H^+ 及重吸收 $NaHCO_3$ 增强的功能，使代偿更为有效。

慢性呼吸性酸中毒血浆 $[HCO_3^-]$ 与 $PaCO_2$ 之间的关系，如下式所示：

$$\Delta[HCO_3^-] = \Delta PaCO_2 \times 0.4 \pm 3$$

例如，$PaCO_2$ 每升高 1.33 kPa(10 mmHg)，血浆 $[HCO_3^-]$ 浓度可升高 4 mmol(mEq)/L 左右。这比急性呼吸性酸中毒的代偿有效得多，能在一定时期内维持 pH 于正常范围呈代偿性呼吸性酸中毒。

3. 对机体的影响　呼吸性酸中毒对机体的影响，就其体液 $[H^+]$ 升高的危害而言，与代谢性酸中毒是一致的。但呼吸性酸中毒特别是急性者因肾脏的代偿性调节比较缓慢，故常呈失代偿而更显严重。

呼吸性酸中毒可有 CO_2 麻醉现象，这就使其神经系统症状更为严重。CO_2 麻醉的初期症状是头痛、视物模糊、疲乏无力，进一步加重则患者表现精神错乱、震颤、谵妄、嗜睡直至昏迷。高浓度 CO_2 麻醉时患者颅内压升高、视神经乳头可有水肿，这是由于 CO_2 扩张脑血管所致。此外患者脑脊液 pH 下降较其他细胞外液更多，这是由于 CO_2 为脂溶性，极易通过血脑屏障；HCO_3^- 为水溶性，通过此屏障缓慢之故。

呼吸性酸中毒时心血管方面的变化和代谢性酸中毒一致，也有微循环容量增大、血压下降、心肌收缩力减弱、心排血量下降和心律失常。因为这两类酸中毒时 $[H^+]$ 升高并能导致高钾血症是一致的。

呼吸性酸中毒患者可能伴有缺氧，这也是使病情加重的一个因素。

4. 防治原则

（1）积极防治引起呼吸性酸中毒的原发病。

（2）改善肺泡通气，排出过多的 CO_2。根据情况可行气管切开、人工呼吸、解除支气管痉挛、祛痰、给氧等措施。

人工呼吸要适度，因为呼吸性酸中毒时 $NaHCO_3/H_2CO_3$ 中 H_2CO_3 原发性升高，$NaHCO_3$ 呈代偿性继发性升高。如果通气过度则血浆 PCO_2 迅速下降，而 $NaHCO_3$ 仍在高水平，则患者转化为细胞外液碱中毒，脑脊液的情况也如此。可以引起低钾血症、血浆 Ca^{2+} 下降、中枢神经系统细胞外液碱中毒、昏迷甚至死亡。

（3）酸中毒严重时如患者昏迷、心律失常，可给 THAM 治疗以中和过高的 $[H^+]$。$NaHCO_3$ 溶液亦可使用，不过必须保证在有充分肺泡通气的条件下才起作用。因为给 $NaHCO_3$ 纠正呼吸性酸中毒体液中过高的 $[H^+]$，能生成 CO_2，如不能充分排出，会使 CO_2 浓度升高。

(四) 呼吸性碱中毒

1. 原因与机制 呼吸性碱中毒系指肺泡通气过度,体内生成的 CO_2 排出过多,以致血中 $PaCO_2$ 降低,引起低碳酸血症。导致通气过度的原因较多,有癔症、精神过度紧张、发热、创伤、感染、中枢神经系统疾病、轻度肺水肿、肺栓子、低氧血症、肝功能衰竭和使用呼吸机不当等。慢性呼吸性碱中毒在外科患者中比较少见。$PaCO_2$ 的降低,起初虽可抑制呼吸中枢,使呼吸减慢变浅,CO_2 排出减少,血中 $[H_2CO_3]$ 代偿性增高,但这种代偿很难持续下去。肾脏逐渐发挥代偿作用,肾小管上皮细胞生成 H^+ 和 NH_3 减少,故 H^+ 与 Na^+ 交换、H^+ 与 NH_3 形成 NH_4^+ 以及 $NaHCO_3$ 的再吸收都有所减少,使血液中 $[HCO_3^-]$ 降低,$[HCO_3^-]/[H_2CO_3]$ 比值接近于正常,维持 pH 在正常范围。

2. 临床表现和诊断 患者一般无症状,有时可有眩晕,手、足和口周麻木和针刺感,肌震颤,手足抽搐及 Trousseau 征阳性,患者常有心跳加速。但是,这些症状很可能是引起碱中毒疾病的症状,而不是碱中毒本身的症状。危重患者发生急性呼吸性碱中毒,常提示预后不良,或将发生急性呼吸窘迫综合征。结合病史和临床表现,可做出诊断,血液 pH 增高、$PaCO_2$ 和 $[HCO_3^-]$ 下降。

3. 治疗措施 应积极处理原发疾病。用纸袋罩住口鼻,增加呼吸道无效腔,减少 CO_2 的呼出和丧失,以提高血液 $PaCO_2$,也可给患者吸入含 5% CO_2 的氧气。如系呼吸机使用不当所造成的通气过度,应调整呼吸机。静脉注射葡萄糖酸钙可消除手足抽搐。

(五) 复合型酸碱失衡

混合性酸碱平衡失常(mixed acid-base disturbances)是指同时存在两种或两种以上的单纯性酸碱平衡失常。混合性酸碱失常时,原有代偿反应不复存在,而病理生理变化比较复杂,临床表现可能不典型。因此,要通过仔细询问病史,对血气分析结果的分析,做出初步诊断。混合性酸碱失常可有多种组合,但显然不可能有呼吸性酸中毒和呼吸性碱中毒的合并发生。当两种原发性障碍使 pH 向同一方向变动时,则 pH 偏离正常更为显著,例如代谢性酸中毒合并呼吸性酸中毒患者其 pH 比单纯一种障碍更低。当两种障碍使 pH 向相反的方向变动时,血浆 pH 取决于占优势的一种障碍,其变动幅度因受另外一种抵消而不及单纯一种障碍那样大。如果两种障碍引起 pH 相反的变动正好互相抵消,则患者血浆 pH 可以正常,例如代谢性酸中毒合并呼吸性碱中毒。

混合型酸碱平衡障碍常见的有下列 5 种类型:

1. 呼吸性酸中毒合并代谢性酸中毒 急、慢性呼吸性酸中毒复合不适当 HCO_3^- 下降或者代谢性酸中毒复合不适当 $PaCO_2$ 升高,均可称为呼吸性酸中毒并代谢性酸中毒。呼吸性酸中毒合并代谢性酸中毒见于:①慢性呼吸性酸中毒如阻塞性肺疾病同时发生中毒性休克伴有乳酸酸中毒;②心跳、呼吸骤停发生急性呼吸性酸中毒和因缺氧发生乳酸酸中毒。此种混合型酸碱平衡障碍可使血浆 pH 显著下降,血浆 $[HCO_3^-]$ 可下降,$PaCO_2$ 可上升。pH 下降,$PaCO_2$ 升高、下降、正常均可,HCO_3^- 下降、升高、正常均可。主要取决于呼吸性酸中毒和代谢性酸中毒两种失衡的相对严重程度,大致有以下 3 种组合:①$PaCO_2$ 升高>40 mmHg,HCO_3^- 下降<24 mmol/L,即所谓 $PaCO_2$ 升高同时伴 HCO_3^- 下降,肯定为呼吸性酸中毒合并代

谢性酸中毒；②$PaCO_2$ 升高伴 HCO_3^- 升高，但符合 HCO_3^-＜正常 HCO_3^-（24 mmol/L）+0.35×
$\Delta PaCO_2$+5.58，此时需要结合临床综合判断，若起病不足 3 天，应考虑为呼吸性酸中毒合并
相对代谢性酸中毒；③HCO_3^- 下降伴 $PaCO_2$ 下降，但符合 $PaCO_2$＜1.5×HCO_3^-+8-2，即所谓代
谢性酸中毒并相对呼吸性酸中毒，上述代谢性酸中毒 AG 为高 AG 代谢性酸中毒，AG 升高
常系揭示并发代谢性酸中毒的重要指标。

2. 呼吸性酸中毒合并代谢性碱中毒 呼吸性酸中毒合并代谢性碱中毒见于慢性阻塞
性肺疾患发生高碳酸血症，又因肺源性心脏病心力衰竭而使用利尿剂如呋塞米、依他尼酸等
引起代谢性碱中毒的患者。急、慢性呼吸性酸中毒合并不适当升高的 HCO_3^- 或者代谢性碱
中毒复合不适当升高的 $PaCO_2$，均可诊断为呼吸性酸中毒合并代谢性碱中毒。动脉血气特
点为 $PaCO_2$ 升高，HCO_3^- 升高，pH 升高、下降、正常均可。其 pH 主要取决于呼吸性酸中毒和
代谢性碱中毒两种失衡的相对严重程度，若二者相等，pH 正常；若以呼吸性酸中毒为主，pH
下降；若以代谢性碱中毒为主，pH 升高。常见于下述 3 种情况：

（1）急性呼吸性酸中毒时，只要 HCO_3^-＞30 mmol/L 即可诊断呼吸性酸中毒并代谢性碱
中毒。

（2）慢性呼吸性酸中毒为主时，$PaCO_2$ 原发升高，HCO_3^- 代偿升高，且符合 HCO_3^-＞正常
HCO_3^-（24 mmol/L）+0.35×$\Delta PaCO_2$+5.58，或 HCO_3^-＞45 mmol/，pH 下降或正常。

（3）代谢性碱中毒为主时，HCO_3^- 原发性升高，$PaCO_2$ 代偿性升高，且符合 $PaCO_2$＞正常
$PaCO_2$（40 mmHg）+0.9×ΔHCO_3^-+或 $PaCO_2$＞55 mmHg，pH 升高或正常。

3. 呼吸性碱中毒合并代谢性酸中毒 此种混合型酸碱平衡障碍可见于：①肾功能不
全患者有代谢性酸中毒，又因发热而过度通气引起呼吸性碱中毒，如革兰阴性菌脓毒症
引起的急性肾衰竭并伴有高热；②肝功能不全患者可因 NH_3 的刺激而过度通气，同时又
因代谢障碍致乳酸酸中毒；③水杨酸剂量过大引起代谢性酸中毒，同时刺激呼吸中枢而
导致过度通气。其血浆 pH 可以正常、轻度上升或下降，但血浆[HCO_3^-]和 $PaCO_2$ 均显著
下降。[HCO_3^-]下降是代谢性酸中毒的特点，$PaCO_2$ 下降是呼吸性碱中毒的特点，二者比
值却可保持不变或变动不大。例如患者血浆 pH 为 7.36，$PaCO_2$ 为 20 mmHg，血浆
[HCO_3^-]为 14 mmol/L，BE 为-12 mmol/L。

4. 呼吸性碱中毒合并代谢性碱中毒 此种混合型酸碱平衡障碍可见于：①发热呕吐患
者，有过度通气引起的呼吸性碱中毒和呕吐引起的代谢性碱中毒；②肝硬化患者有腹水，因
NH_3 刺激而通气过度，同时使用利尿剂或有呕吐时，此型血浆 pH 明显升高，血浆[HCO_3^-]可升
高，$PaCO_2$ 可降低。[HCO_3^-]升高是代谢性碱中毒的特点，$PaCO_2$ 降低是呼吸性碱中毒的特点。
例如患者血浆 pH 为 7.68，$PaCO_2$ 为 29 mmHg，血浆[HCO_3^-]为 38 mmol/L，BE 为+14 mmol/L。
其动脉血气特点为 $PaCO_2$ 下降，HCO_3^- 下降，pH 下降、升高、正常均可，pH 主要取决于呼吸性
碱中毒和代谢性酸中毒两种失衡的相对严重程度。临床上常见于以下两种情况：

（1）以急性呼吸性碱中毒为主的重度失衡：pH 升高，$PaCO_2$ 下降，HCO_3^- 下降，且符合
HCO_3^-＞正常 HCO_3^-（24 mmol/L）+0.2×$\Delta PaCO_2$+2.5；慢性为 HCO_3^-＞正常 HCO_3^-（24 mmol/L）+
0.49×$\Delta PaCO_2$+1.72。

（2）以呼吸性碱中毒为主的轻度失衡或代谢性酸中毒为主的失衡：pH 正常或下降，
HCO_3^- 下降，$PaCO_2$ 下降，且符合 $PaCO_2$＜1.5×HCO_3^-+8-2。此型失衡并发的代谢性酸中毒常

为高 AG 代谢性酸中毒,因此 AG 升高系揭示高 AG 代谢性酸中毒的重要指标。

5. 代谢性酸中毒合并代谢性碱中毒 呼吸性酸碱中毒不能同时存在,但代谢性酸碱中毒却可并存。例如,急性肾衰竭患者有呕吐或行胃吸引术时,则可既有代谢性酸中毒也有代谢性碱中毒的病理过程存在。但血浆 pH、$[HCO_3^-]$、$PaCO_2$ 都可在正常范围内或稍偏高或偏低。此型酸碱失衡的动脉血气变化复杂,pH、ΔHCO_3^-、$PaCO_2$ 均可表现为升高、正常或降低,主要取决于两种原发失衡的相对严重程度,按 AG 正常与否可分为 AG 升高型及 AG 正常型。

(1)AG 升高型:此型酸碱失衡为代谢性碱中毒并高 AG 代谢性酸中毒,AG 及潜在 HCO_3^- 是揭示此型失衡的重要指标。高 AG 代谢性酸中毒时,$\Delta AG \uparrow = \Delta HCO_3^- \downarrow$,$Cl^-$ 不变;而代谢性碱中毒时,$\Delta HCO_3^- \uparrow = \Delta Cl^- \downarrow$,AG 不变;当二者同时存在时,则 $\Delta HCO_3^- = \Delta Cl^- + \Delta AG$;而潜在 $HCO_3^- =$ 实测 $HCO_3 + \Delta AG$ 必大于正常 HCO_3^-(24 mmol/L),$\Delta HCO_3^- < \Delta AG$;而代谢性碱中毒严重时,AG 升高同时并不伴有 HCO_3^- 下降,HCO_3^- 反而升高,相反当高 AG 代谢性酸中毒严重时,HCO_3^- 下降与 Cl^- 下降同时存在。

(2)AG 正常型:此型酸碱失衡为代谢性碱中毒并高 Cl^- 代谢性酸中毒。在临床较难识别,很大程度上依赖详尽的病史。例如,急性胃肠炎患者同时存在腹泻与呕吐,腹泻可引起高 Cl^- 代谢性酸中毒,呕吐时可导致低 K^+ 低 Cl^- 性代谢性酸中毒,详尽病史及低 K^+ 血症存在能帮助我们做出较正确的判断。

6. 混合型酸碱失衡常用判断方法 混合型酸碱平衡障碍情况比较复杂,必须在充分研究分析疾病发生、发展过程的基础上才能做出判断。尽管如此,有少数混合型酸碱平衡障碍仍然难以确定。目前国内设备先进的医院,临床不能做出肯定判断的仍达 2.2%,可见在判断酸碱平衡障碍的原理和技术方面还需进一步探讨。

为了临床使用方便,一些研究酸碱平衡障碍的学者依据血浆 pH、$PaCO_2$ 和 $[HCO_3^-]$ 数值之间的关系,设计了一系列线算图(nomogram),知道其中两个值便可从图上查出有关其他指标的数值,并可迅速判断酸碱平衡障碍的性质,其中 Siggaard-Anderson 所设计的线算图比较常用(图 30-3)。

七、酸碱失衡基本判断方法

(一) 分清原发与继发(代偿)变化

1. 酸碱失衡代偿规律

(1)$PaCO_2$、HCO_3^- 任何一个变量的原发性变化均可引起另一个变量的同向代偿变化,即原发 HCO_3^- 升高,必有代偿性 $PaCO_2$ 升高;原发 HCO_3^- 下降,必有代偿性 $PaCO_2$ 下降,反之亦相同。

(2)原发失衡变化必大于代偿变化。

2. 结论

(1)原发失衡决定了 pH 是偏碱抑或偏酸。

(2)$PaCO_2$、HCO_3^- 呈相反变化,必有混合性酸碱失衡存在。

(3)$PaCO_2$、HCO_3^- 明显异常伴 pH 正常,应考虑有混合型酸碱失衡存在。

牢记上述代偿规律和结论,对于正确判断酸碱失衡极为重要。根据上述代偿规律和结

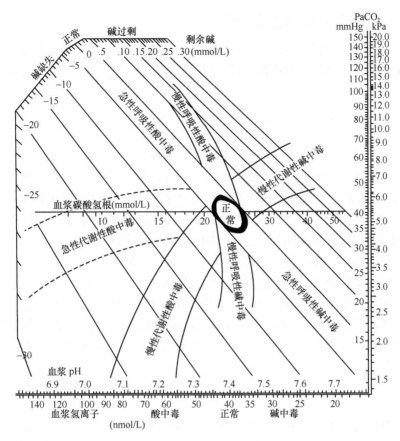

图 30-3　各种类型酸碱平衡紊乱时血浆 pH、$PaCO_2$、HCO_3^- 变化示意图

论，一般来说，单纯性酸碱失衡 pH 是由原发的酸碱失衡所决定，如 pH<7.40，提示原发酸碱失衡可能为酸中毒；pH>7.40，提示原发酸碱失衡可能为碱中毒。

（二）分析单纯性和混合型酸碱失衡

1. 根据上述代偿规律

（1）$PaCO_2$ 升高同时伴 HCO_3^- 下降，肯定为呼吸性酸中毒合并代谢性酸中毒。

（2）$PaCO_2$ 下降同时伴 HCO_3^- 升高，肯定为呼吸性碱中毒合并代谢性碱中毒。

（3）$PaCO_2$ 和 HCO_3^- 明显异常同时伴 pH 正常，应考虑混合型酸碱失衡的可能，进一步确诊可用单纯性酸碱失衡预计代偿公式。

2. 具体步骤　正确认识混合性酸碱失衡的关键是要正确地应用酸碱失衡预计代偿公式，AG 和潜在 HCO_3^-。目前在临床上所使用的酸碱失衡预计代偿公式较多，但要正确使用公式必须要遵从以下步骤：①必须首先通过动脉血 pH、$PaCO_2$、HCO_3^- 三个参数，并结合临床确定原发失衡；②根据原发失衡选用合适公式；③将公式计算所得结果与实测 HCO_3^- 相比做出判断，凡落在公式计算代偿范围内判断为单纯性酸碱失衡，落在公式计算代偿范围外判断为混合性酸碱失衡；④若为并发 AG 代谢性酸中毒的混合性酸碱失衡，则应计算潜在 HCO_3^-，将潜在 HCO_3^- 替代实测 HCO_3^- 与公式计算所得的预计 HCO_3^- 相比。

（三）结合临床表现、病史综合判断

动脉血气分析虽然对酸碱失衡的判断甚为重要，但单凭一张血气分析报告单做出的诊断，有时难免有错误。为使诊断符合患者的情况，必须结合临床、其他检查及多次动脉血气分析的动态观察。

（四）联合使用预计代偿公式、AG 和潜在 HCO_3^-

必须牢记混合性酸碱失衡判断时需联合使用预计代偿公式、AG 和潜在 HCO_3^-。具体步骤为：①先用预计代偿公式计算出 HCO_3^- 抑或 $PaCO_2$ 代偿范围，判断其是单纯性抑或混合性酸碱失衡。②计算 AG，判断是否并发高 AG 代谢性酸中毒。③计算潜在 HCO_3^-，揭示代谢性碱中毒并高 AG 代谢性酸中毒和三重酸碱失衡中的代谢性碱中毒存在；即判断并发高 AG 代谢性酸中毒的混合性酸碱失衡中代谢性碱中毒存在，必须计算潜在 HCO_3^- >预计 HCO_3^-，即可判断并发代谢性碱中毒存在。④结合临床综合分析判断。

总之，酸碱失衡的诊断和治疗是门十分重要的临床技术，可贯穿于各种危重症救治的全过程，并直接关系着危重症救治的成败。掌握和做好这项临床技术，不但需要特殊的仪器设备，还需要扎实的专业知识，丰富的临床经验。维持酸碱平衡、纠正酸碱失衡是危重症救治成功的基本保障，所有从事危重症医学工作的医护人员均应努力掌握并做好这项工作。

附录 30-1　血气检测及结果分析

在生理条件下，血液气体主要包括氧气、氮气和二氧化碳，另外还含有微量氩、一氧化碳及稀有气体。血液气体通过内呼吸和外呼吸来维持毛细血管与组织的气体交换，维持机体的酸碱平衡。这一生理过程的临床检查是通过体表动脉取血进行气体分析而实现的。

血液气体分析的主要指标包括：①气体交换指标，如氧分压（PaO_2）、二氧化碳分压（$PaCO_2$）、氧含量等；②酸碱平衡指标，如酸碱度（pH）、剩余碱（BE）、碳酸氢根（HCO_3^-）及作为呼吸性因子的二氧化碳分压等。

标本来源：动脉血直接从周围动脉或股动脉处采取，分析其气体含量直接或间接地反映了肺泡气体的变化、气体分布、通气和弥散等功能状况；静脉血是从插入人体的 Swan-Ganz 气囊漂浮导管获得的肺动脉内混合静脉血，其氧分压和氧饱和度（SO_2）可作为心排血量的指标，结合动脉血分析数值，还可推测氧耗量。由于临床不易得到混合静脉血标本，故不做常规检查用。

1. 动脉选择　一次动脉血采取可选用表浅、易于穿刺的动脉；间断多次采血可保留一动脉导管。动脉采血选择部位为桡动脉、足背动脉、肱动脉、股动脉等。

2. 穿刺术

（1）物品准备：2 ml 玻璃注射器 1 副，5 号或 7 号针头 1 个，橡皮塞、肝素 1 支（1000 IU/ml），消毒物品（碘酒、酒精棉签），必要时备局麻药物。

（2）操作：①用注射器抽吸 0.2 ml 肝素液，湿润其内壁，从针头处将余液尽量排出。②触摸动脉搏动最明显处定位，局部常规消毒后用局麻药皮内注射一皮丘，以不影响动脉搏动为宜。③术者左手食、中指消毒后触摸到动脉搏动处，右手持针，针头斜面向上，逆血流方向与血管成60°角刺入。穿刺后不必抽吸,如确入动脉,血液可自行进入针内,待血量够0.5 ml时拔针。将拔出针头刺入橡皮塞,与空气隔绝,动脉穿刺部位按压5~10分钟。应用一次性使用的塑料注射器对防止患者间的交叉感染十分有效,但用其作为动脉穿刺用注射器采血标本成功的机会相对较少。其原因主要包括:由于针筒与针栓内壁接触面摩擦力较大,故针头即使在动脉内,血液也常不能靠血压进入注射器;抽出的动脉血在注射器颜色较暗,易被疑为静脉血而废弃;容易出现气泡,且排出困难;由于取血时需稍加牵引,产生的负压使气体从血液中析出而造成数值误差。

(3)标本的保存及处理:采血后的标本要立即用橡皮塞封闭,防止针尖处的气体交换,且抽血术中也要尽量避免气泡进入注射器。如注射器内存有气泡应尽早排出,一般PaO_2在20.0 kPa(150 mmHg)以下时微小气泡对所测定PaO_2值并无影响,对pH、$PaCO_2$值也无何干扰;血标本在室温环境下,由于白细胞的代谢作用,可使PaO_2降低,$PaCO_2$升高,尤其在感染、白血病等白细胞增加的情况下,PaO_2降低的速度增加,血标本应储存在冰水或冰箱中,低温可抑制白细胞的代谢率。但如血标本发生冻结,可引起溶血而影响测定结果。

血标本采取后,应记录采血时间、患者体温、吸氧条件、潮气量及呼吸频率、形式等,作为参照指标,以便于正确地进行临床分析。不考虑吸入氧条件而做的血气分析诊断是没有意义的。

在实际工作中,有时希望能观察到患者呼吸生理的动态变化及其演变规律就要进行连续的血液气体测定,较实用的方法是应用质谱仪从血液中分离出气体,导出体外进行分析。

附录30-2 体液酸碱平衡的相关概念

体液pH的相对稳定性称为酸碱平衡,其平衡的维持是靠多种缓冲系统,以及肾和肺的调节活动而实现的。诸多因素可致平衡失调,使疾病变得更严重、复杂,甚至危及生命。

pH:氢离子浓度的负对数,在细胞外液的正常值为7.35~7.45,静脉血比动脉血低0.03~0.05,用以表示体液的酸碱度。

血浆pH的变化取决于血浆中碳酸氢根(HCO_3^-)与碳酸(H_2CO_3)的比值,正常情况下,$HCO_3^-/H_2CO_3=20/1$。当血浆H_2CO_3原发性上升,致pH下降,pH<7.35时,为失代偿性呼吸性酸中毒。而当HCO_3^-原发性降低,致pH<7.35时,为失代偿性代谢性酸中毒。当血浆H_2CO_3原发性降低,致pH上升,pH>7.45时,为失代偿性呼吸性碱中毒。当HCO_3^-原发性增高,pH>7.45时为失偿性代谢性中毒。HCO_3^-和H_2CO_3的原发性改变是区分代谢性或呼吸性酸碱失衡的重要标准。

但在pH正常时也不能排除体内是否存在着酸碱失衡,这是因为在酸碱失衡时,虽然体内缓冲对HCO_3^-与H_2CO_3的绝对值已发生改变,但通过机体的调节作用,仍可维持其20:1的比例,使pH保持在正常范围,这种情况称为代偿性酸或碱中毒。另外,在某些混合型酸碱失衡时pH也可在正常范围。

$PaCO_2$为血浆中物理溶解的二氧化碳产生二氧化碳分压,它是判断酸碱平衡的一个主要分量。正常值为4.40~6.27 kPa(47 mmHg),静脉血较动脉血高0.67~0.93 kPa(5~7 mmHg)。$PaCO_2$同时也是反映患者通气状态的重要参数。在表浅呼吸时,潮气量下降,肺泡有效通气量随之减少,使$PaCO_2$上升,当$PaCO_2$<4.40 kPa(33 mmHg)时提示通气过

度,为呼吸性碱中毒。反之,当 $PaCO_2>6.27$ kPa(47 mmHg)时说明通气不足,二氧化碳储留,为呼吸性酸中毒。

$PaCO_2$ 改变对机体的影响:升高的 $PaCO_2$ 直接刺激中枢神经系统,使交感神经兴奋,从而加强了心肌收缩力,动静脉血管收缩,使血压升高。这种循环系统反应认为可能与 Ca^{2+} 有关,因心肌细胞内 pH 的改变使游离 $PaCO_2$ 增加所致。

高二氧化碳使血浆中 HCO_3^- 增加,脑细胞膜通透性改变,加之脑血管扩张,毛细血管内压增高,颅内压明显上升。如 $PaCO_2$ 正常的患者,当其值在 24 小时内迅速超过 13.3 kPa(100 mmHg),可致二氧化碳麻醉,患者可由嗜睡转入昏迷状态。

降低的 $PaCO_2$ 所致低碳酸血症对机体的生理活动也有一定影响,其作用是使心排血量减少,氧运输障碍,氧离曲线左移,脑血流量减少、抽搐、颅内压下降等。

BE:$PaCO_2$ 为 25.33 kPa(40 mmHg)的气体平衡后,将 pH 纠正到 7.40 所需酸或碱的量,表示血浆的碱储备增加或减少的情况。正常值为:+3 ~ -3 mmol/L 提示有碱剩余,多为原发性代谢性碱中毒或是呼吸性酸中毒的代偿表现。BE 呈负值,缓冲碱减少,BE<-3 mmol/L 提示代谢性酸中毒或呼吸性碱中毒的代偿表现。

SB(标准碳酸氢盐):指血标本在 38℃和血红蛋白完全氧合条件下,用 $PaCO_2$ 为 5.33 kPa(40 mmHg)的气体平衡后所测得的血浆 HCO_3^- 浓度。正常值:22 ~ 27 mmol/L。SB 在代谢性酸中毒时下降,代谢性碱中毒时升高,由于呼吸因素所致的酸碱失衡,SB 也可增高或降低。

AB(实际碳酸氢盐):指隔绝空气的血液标本,在实际 $PaCO_2$ 和血氧饱和度(SO_2)条件下测得的血浆碳酸氢盐浓度。其值受呼吸及代谢两方面因素影响,AB>SB 表示有二氧化碳蓄积,为呼吸性酸中毒;AB<SB 提示二氧化碳呼出过多,为呼吸性碱中毒;AB 与 SB 值均低,提示代谢性酸中毒,反之则有代谢性碱中毒。

BB(缓冲碱):在生理的 pH 情况下,能与 H^+ 结合碱的总量,其主要组成为 HCO_3^-、血红蛋白、蛋白质及磷酸等。正常值为 45 ~ 55 mmol/L。BB 是反映代谢性因素的指标,BB<45 mmol/L 提示代谢性酸中毒;BB>55 mmol/L 提示代谢性碱中毒。

(孙炳伟)

参 考 文 献

陈玉林. 1997. 水电酸碱平衡失调//葛绳德主编. 烧伤临床解析. 天津:天津科技翻译出版公司,40

陈玉林. 2000. 感染与高钠血症. 上海:第三届全国感染性疾病及抗微生物化疗学术会议论文集,166

Alexandridis G, Liberopoulos E, Elisaf M. 2003. Aminoglycoside-induced reversible tubular dysfunction. Pharmacology, 67:118 ~ 120

Alivanis P, Giannikouris I, Paliuras C, et al. 2006. Metformin-associated lactic acidosis treated with continuous renal replacement therapy. Clin Ther, 28:396 ~ 400

Ammori BJ, Barclay GR, Larvin M, et al. 2003. Hypocalcemia in patients with acute pancreatitis: a putative role for systemic endotoxin exposure. Pancreas, 26:213 ~ 217

Ball CL, Tobler K, Ross BC, et al. 2004. Spurious hyperphosphatemia due to sample contamination with heparinized saline from an indwelling catheter. Clin Chem Lab Med, 42:107 ~ 108

Beuschlein F, Hammer GD. 2002. Ectopic pro-opiomelanocortin syndrome. Endocrinol Metab Clin Nortn Am, 31:191 ~ 234

Brown MJ, Brown DC, Murphy MB. 1983. Hypokalemia from beta2-receptor stimulation by circulating epinephrine. N Engl J Med, 309:1414 ~ 1419

Byrnes MC, Huynh K, Helmer SD, et al. 2005. A comparison of corrected serum calcium levels to ionized calcium levels among critically ill surgical patients. Am J Surg, 189:310~314

de Menezes FS, Leite HP, Fernandez J, et al. 2006. Hypophosphatemia in children hospitalized within an intensive care unit. Intensive Care Med, 21:235~239

Dickerson RN, Alexander KH, Minard G, et al. 2004. Accuracy of methods to estimate ionized and "corrected" serum calcium concentrations in critically ill multiple trauma patients receiving specialized nutrition support. J Parenter Enteral Nutr, 28:133~141

DuBose TD. 2004. Acid-base disorders //Brenner BM ed. Brenner and Rector's The Kidney. 7th ed. Philadelphia:Saunders

Erasmus RT, Matsua TE. 1999. Frequency, aetiology and outcome of hypernatraemia in hospitalized patients in Umtata, Transkei, South Africa. J East Afr Med, 76:85~88

Escuela MP, Guerra M, Anon JM, et al. 2005. Total and ionized serum magnesium in critically ill patients. Intensive Care Med, 31:151~156

Gheno G, Cinetto L, Savarino C, et al. 2003. Variations of serum potassium level and risk of hyperkalemia in inpatients receiving low-molecular-weight heparin. Eur J Clin Pharmacol, 59:373~377

Greenberg A, Verbalis JG. 2006. Vasopressin receptor antagonists. Kidney Int, 69:2124~2130

Gunnerson KJ, Kellum JA. 2003. Acid-base and electrolyte analysis in critically ill patients: Are we ready for the new millennium? Curr Opin Crit Care, 9:468~473

Guo PY, Storsley LJ, Finkle SN. 2006. Severe lactic acidosis treated with prolonged hemodialysis: Recovery after massive overdoses of metformin. Semin Dial, 19:80~83

Hendriks F, Kooman JP, van der Sande FM. 2001. Massive rhabdomyolysis and life threatening hyperkalaemia in a patient with the combination of cerivastatin and gemfibrozil. Nephrol Dial Transplant, 16:2418~2419

Jacobson J, Bohn D. 1993. Severe hypernatremic and hyperkalemia in an infant with gaotroenteritis secondary to rotavirus. Ann Emerg Med, 22:1630~1632

Kiewiet RM, Ponssen HH, Janssens EN, et al. 2004. Ventricular fibrillation in hypercalcaemic crisis due to primary hyperparathyroidism. Neth J Med, 62:94~96

Locateli F, Rossi F. 2005. Incidence and pathogenesis of tumor lysis syndrome. Contrib Nephrol, 147:61~68

Maalouf NM, Heller HJ, Odvina CV, et al. 2006. Bisphosphonate-induced hypocalcemia: report of 3 cases and review of literature. Endocr Pract, 12:48~53

Macdonald NJ, McCibbell KN, Stephen MR, et al. 1989. Hypernatraemic dehydration in patients in a large hospital for the mentally handicapped. Brit Med J, 299:1426~1429

Malinoski DJ, Slater MS, Mullins RJ. 2004. Crush injury and rhabdomyolysis. Crit Care Clin, 20:171~192

Margassery S, Bastani B. 2001. Life threatening hyperkalemia and acidosis secondary to trimethoprim-sulfamethoxazole treatment. J Nephrol, 14:410~414

Marraffa JM, Hui A, Stock CM. 2004. Severe hyperphosphatemia and hypocalcemia following the rectal administration of a phosphate-containing fleet pediatric enema. Pediatr Emerg Care, 20:453~456

Palevsty PM. 1998. Hypernatremia. Semin Nephrol,18:20~30

Price TG, Kallenborn JC. 2000. Infant hypernatremia: a case report. J Emerg Med, 19:153~157

Shah AP, Lopez A, Wachsner RY, et al. 2004. Sinus node dysfunction secondary to hyperparathyroidism. J Cardiovasc Pharmacol Ther, 9:145~147

Shor R, Halabe A, Rishver S, et al. 2006. Severe hypophosphatemia in sepsis as a mortality predictor. Ann Clin Lab Sci, 36:67~72

Slomp J, van der Voort PH, Gerritsen RT, et al. 2003. Albumin-adjusted calcium is not suitable for diagnosis of hyper-and hypocalcemia in the critically ill. Crit Care Med, 31:1389~1393

Soliman HM, Mercan D, Lobo SS, et al. 2003. Development of ionized hypomagnesemia is associated with higher mortality rates. Crit Care Med, 31:1082~1087

Tong GM, Rude RK. 2005. Magnesium deficiency in critical illness. J Intensive Care Med, 20:3~17

Vivien B, Langeron O, Morell E, et al. 2005. Early hypocalcemia in severe trauma. Crit Care Med, 33:1946~1952

第三十一章

急性肾衰竭

第一节　概　　述

一、概　　念

正常肾功能主要是泌尿,通过泌尿排出代谢废物,并维持水、电解质和酸碱平衡,保持机体内环境的稳定;其次,肾脏还具有多种内分泌功能,如分泌肾素、前列腺素(prostaglandin, PG)、红细胞生成素(erythropoietin,EPO)、1,25-二羟维生素 D_3 等物质,并使某些激素(如胃泌素、甲状旁腺激素)在肾内灭活,因而又与机体许多功能代谢活动密切相关。

当各种原因使肾功能发生严重障碍时,首先表现为泌尿功能障碍,继之可引起体内代谢紊乱与肾内分泌功能障碍,严重时还可使机体各系统发生病理变化。此种临床综合征称之为肾衰竭。肾功能不全与肾衰竭在本质上是相同的,只是在程度上有所区别。肾衰竭一般是指肾功能不全的晚期,而肾功能不全涵盖病情从轻到重的全过程。在临床实践中,这两个概念往往是通用的。

根据其发病的急缓及病程长短可分为急性肾衰竭(acute renal failure,ARF)和慢性肾衰竭(chronic renal failure,CRF)两种。ARF 大多数是可逆的,而 CRF 是不可逆的。无论 ARF 还是 CRF,发展到严重阶段时,均以尿毒症告终。因此,尿毒症可看作是肾衰竭的最终表现。

既往对于 ARF 的定义,长期未达成共识,导致不同研究的结果难以进行比较,一定程度上影响了 ARF 诊治水平的提高。多数学者认为目前对于 ARF 的早期诊断、干预及重视不够。大量临床资料表明,肾功能轻度损伤即可导致发病率及病死率的增加。故目前国际肾脏病和急救医学界趋向将 ARF 改称为急性肾损伤(acute kidney injury, AKI),期望尽量在 ARF 的早期,肾小球滤过率(glomerular filtration rate,GFR)开始下降、甚至肾脏有损伤(组织学、生物标志物改变)而 GFR 尚正常的阶段识别之,以便及早干预。有关 AKI 内容将在下一节进行更详细的叙述。

为了更准确地定义 ARF,近年的一些研究强调 RIFLE 标准。RIFLE 标准涉及 ARF 发病过程中的几个重要概念:肾衰竭风险(risk,R)、肾损伤(injury,I)、肾衰竭(failure,F)、肾功能丧失(loss,L)和终末期肾病(end-stage kidney disease,ESKD),并根据血清肌酐(serum creatinine, SCr)浓度升高程度和尿量进行分类。虽然 RIFLE 标准仍有待进一步验证,但不管怎样,该标准可以为临床统一 ARF 治疗方法提供重要参考。ARF 诊断的 RIFLE 标准见表 31-1。

表 31-1　诊断急性肾衰竭的 RIFLE 标准

分级	肾小球滤过率	尿量	
肾衰竭风险(risk)	SCr 增加 1.5 倍 或 GFR 降低 >25%	尿量<0.5 ml/(kg·h)×6 小时	高敏感
肾损伤(injury)	SCr 增加 2 倍 或 GFR 降低 >50%	尿量<0.5 ml/(kg·h)×12 小时	
肾衰竭(faliure)	SCr 增加 3 倍,GFR 降低 75% 或 SCr≥ 4 mg/dl (355 μmol/L),迅速上升 ≥ 0.5 mg/dl(44 μmol/L)	尿量<0.3 ml/(kg·h)×24 小时, 或者 12 小时无尿	高特异性
肾功能丧失(loss)	持续 ARF = 完全肾功能丧失 >4 周		
终末期肾病(ESKD)	终末期肾病(end-stage kidney disease)>3 个月		

注:ARF,急性肾衰竭;ESKD,终末期肾病;SCr,血清肌酐。

ARF 定义仍有待商榷,但专家们普遍接受以下事实:①ARF 发生率高,特别是在重症监护病房(intensive care unit,ICU);②多种疾病的病理生理过程和临床治疗经过导致相同的 ARF 综合征;③及时准确地描述 ARF 起因对制定合理的治疗方法至关重要;④认识 ARF 严重性,即使病情不太严重的时候,ARF 仍有很高的发病率和病死率;⑤ARF 是为数不多的几个导致器官功能衰竭并且能够完全逆转的病症之一;⑥大部分 ARF 案例是可以预防和避免的。ARF 的高发病率、复杂病因、高病死率及潜在可逆性等特点,都需要有统一的 ARF 概念和治疗路径。

二、流 行 病 学

每年 ARF 的发病率占总人口的 486/100 万~620/100 万,而每年进行性 ARF 的发病率大约为 102/100 万。英国一项以医院为基础的前瞻性研究发现,每年 ARF 患者肾移植的概率是 131/100 万,而 CRF 急性发作患者需要肾移植治疗的概率为 72/100 万。

在 ICU,35%~50% 的 ARF 是由脓毒症引起的。大约 19% 中度脓毒症患者、23% 重度脓毒症患者和 51% 脓毒性休克且血培养阳性的患者会发生 ARF。Fang 等对上海复旦大学中山医院住院治疗的 176 155 名患者进行了抽样调查,结果有 5619 名患者达到了 AKI 的诊断标准,AKI 的总发病率为 3.19%,住院总病死率为 2.84%,而 AKI 的病死率高达 19.68%。对 23 个国家、54 所医院的 29 260 名 ICU 患者研究发现,SCr 略有增加(例如高于基值水平 20% 以上或 0.2~0.5 mg/dl)的 ICU 患者,ARF 的发病率为 10%~35%(图 31-1、表 31-2 和表 31-3)。单纯 ARF 病死率为 45%,而脓毒症合并 ARF 的病死率则高达 70%。多个数据库文献检索结果显示,ICU 的 ARF 患病率为 5%~20%,住院病死率为 30%~60%,其中有许多患者出现多器官功能障碍综合征(multiple organ dysfunction syndrome,MODS)。ICARD 研究小组研究发现,重症患者的 ARF 发病群体发生了改变,例如基础性慢性肾病、广泛存在的并发症和多数患者被迫接受肾透析治疗等。尽管出现了连续性肾脏替代疗法(continuous renal replacement therapy,CRRT)等新的治疗手段,但 ARF 的病死率在过去 15 年中仍没有明显降低。因此,早期预测、发现和治疗 ARF 的意义重大。

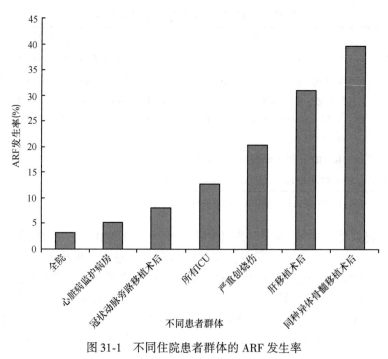

图 31-1 不同住院患者群体的 ARF 发生率

表 31-2 国外 ICU 患者的 ARF 相关情况调查

调查内容	西班牙	法国	英国	美国	其他
研究对象	13 家医院	20 个 ICU	1 个研究中心	5 所大学 ICU	34 国家共 54 家医院
研究期限	1991~1992 年	1991 年	1991~1992 年	1999~2001 年	2000~2001 年
患者人数(例)	253	360	71	618	1738
病因(%)					
肾前性	18	17	30	36	25
肾后性	1	4	3	1	3
肾性	81	79	67	63	67
脓毒症(%)	35	48	30	-	48
心血管并发症(%)	-	-	-	48	-
肝衰竭(%)	-	-	-	31	-
呼吸衰竭(%)	-	60	-	67	76
恶性疾病(%)	-	-	-	7	-
病死率(%)	72	58	48	37	60

表 31-3 医院 ICU 与其他科室 ARF 发生情况对比(Liano F,1998)

项目	ICU 患者	非 ICU 患者	项目	ICU 患者	非 ICU 患者
患者数量(例)	253	495	病因(%)		
年龄(岁)	56	63	肾前性	18	28
单独的 ARF(%)	11	69	肾后性	1	15

续表

项目	ICU 患者	非 ICU 患者	项目	ICU 患者	非 ICU 患者
急性肾小管坏死	76	38	血清肌酐峰值（mg/dl）	5.2	5.8
其他	3	17	透析率（%）	71	18
慢性恶性疾病	8	15	ARF 持续时间（天）	13	15
病死率（%）	72	32			

第二节 急性肾损伤

近十年来,国际急救医学和肾脏病学者提出以"急性肾损伤"取代传统的"急性肾衰竭"的概念,这样的重新命名并不是简单的医学术语的更迭,更为深远的意义在于对各种致病因子所致的肾脏损伤及早识别、及早诊断、及早干预,从而改善患者的预后、降低病死率。

一、AKI 的定义

ARF 是以迅速的 GFR 下降和 SCr、尿素氮升高为特点的临床综合征,其表现从 SCr 水平的轻度升高至无尿性肾衰竭各不相同,普遍继发于导致肾脏结构或功能改变的各种损伤因素。近年来已有大量研究表明,SCr 的轻微升高即可导致并发症增多和病死率升高,因此及早诊断肾功能轻微受损是临床工作中亟待解决的问题,也是采取早期干预措施的前提。

AKI 的概念是在早期诊断原则的指导下形成的。2003 年,急性透析质量指导小组(acute dialysis quality initiative)网站将 AKI 严重度分级定义作为工作组文件公布,按照 GFR 或少尿严重程度和持续时间也将 AKI 分为 5 级:肾损伤风险(risk))、肾损伤(injury)、肾衰竭(failure)、肾功能丧失(loss)和终末期肾病(ESKD),以此作为 AKI 的 RIFLE 诊断标准。至 2004 年,AKI 的概念正式出版公布并被广泛接受。AKI 的概念提出后吸引了不同领域、不同学科研究者的兴趣,为促进国际性的跨学科、跨协会之间的合作,2004 年国际肾脏病学会、美国肾脏病学会、美国肾脏病基金会及急诊医学等专业来自全球多个国家地区的专家,建立了急性肾损伤网(acute kidney injury network,AKIN),2005 年 9 月在阿姆斯特丹召开的 AKIN 第一次会议上提出了 AKI 的定义,并制定 AKI 的诊断和分期标准。

(一) AKI 的定义与诊断标准

1. 定义 ≤3 个月的肾脏功能或结构的异常,包括血、尿、组织检查或影像学方面肾损伤标志物的异常。

2. 诊断标准 肾功能突然减退(48 小时内),目前定义为 SCr 绝对值升高>26.5 mmol/L(0.3 mg/dl),或 SCr 较前升高>50%,或尿量减少[尿量<0.5 ml/(kg·h),时间超过 6 小时]。

(二) AKI 的分期标准

AKIN 共识仍然使用 RIFLE 分级,但是仅保留了前面 3 个急性病变期,而且在分级标准上做了调整(具体见表 31-4)。AKIN 共识规定了诊断 AKI 的时间窗(48 小时),强调了 SCr

的动态变化,为临床上 AKI 的早期干预提供了可能性。

表 31-4 AKI 分期标准

分期	血清肌酐	尿量
1 期	绝对升高≥0.3 mg/dl,或相对升高≥50%	<0.5 ml/(kg·h)(时间>6 小时)
2 期	相对升高>200%~300%	<0.5 ml/(kg·h)(时间>12 小时)
3 期	相对升高>300%,或在≥4.0 mg/dl 基础上再急性升高≥0.5 mg/dl	少尿,<0.3 ml/(kg·h)×24 小时或无尿×12 小时

二、AKI 治疗

AKI 的治疗包括对症支持治疗和肾脏替代治疗(renal replacement therapy,RRT)。

(一) 对症支持治疗

充足补充液体对于肾前性和造影剂引起的肾损伤的防治作用已得到肯定。某些药物的早期使用,可能对急性肾小管坏死(acute tubular necrosis,ATN)产生一定的预防作用,如选择性多巴胺受体-1 激动剂非诺多泮、自由基清除剂和抗氧化剂、己酮可可碱等,但未获得前瞻性随机对照试验证实。

(二) RRT

血液净化疗法是 AKI 治疗的一个重要组成部分,包括腹膜透析、间歇性肾脏替代治疗(intermittent renal replacement therapy,IRRT)和 CRRT。与 CRRT 比较,目前腹膜透析已较少用于严重 AKI 的治疗。但由于价格较便宜,且不需要使用抗凝剂,所以在经济欠发达的国家和地区以及灾难性突发事件大量患者需要治疗时,腹膜透析仍是治疗 AKI 的一种常用方法。

近年来,重症 AKI 的血液净化治疗,尤其是关于 CRRT 的剂量、时机的研究取得了不少重要的进展,并出现了持续低效每日透析(sustained low-efficiency daily dialysis,SLEDD)等一些新的替代治疗模式。

关于 IRRT 与 CRRT 的比较,临床上最常用的还是间歇性血液透析(intermittent hemodialysis,IHD)和连续性静脉-静脉血液滤过(continuous venovenous hemofiltration,CVVH)/连续性静脉-静脉血液透析(continuous venovenous hemodialysis,CVVHD),但目前尚无足够的资料证明哪种治疗模式更好。由于 CRRT 具有稳定血流动力学、清除一些炎症介质等特点,而 ICU 中 ARF 最主要的诱发因素为脓毒性休克或脓毒症,故 CRRT 在 ICU 应用最为普遍。但是,目前的前瞻性随机对照试验结果提示,IHD 和 CRRT 在患者病死率及肾功能恢复情况方面并没有显著区别。也有研究发现,尽管 CRRT 患者总体预后改善并不明显优于 IRRT,但却有利于肾功能的恢复。另有学者认为,在对患者病死率及肾功能恢复的影响方面,替代治疗剂量的充分性似乎较替代模式的选择更加重要。

SLEDD 和延长每日透析(extended daily dialysis,EDD)可以视为介于 IHD 和 CRRT 之间的一种折中方案,每天治疗 6~8 小时,每周 6 天,既有 IHD 类似的迅速清除溶质作用,又有与 CRRT 类似的心血管耐受性,且比 CRRT 时肝素等抗凝剂剂量低,不需要昂贵的 CRRT 机器、特配的无菌置换液及专职医护人员,并有利于患者在非治疗时间进行其他必要的治疗和检查,在 ICU 危重 AKI 的替代治疗中可以作为传统 CRRT 的一种替代模式。但目前尚缺乏有关 SLEDD 或 EDD 与 CRRT 比较的前瞻性随机对照研究资料。

关于 CRRT 的时机,目前公认的急诊透析指征包括容量过度负荷、高钾血症、代谢性酸中毒,以及明显的尿毒症症状和体征。但 AKI 患者何时开始 RRT 尚未达成一致意见,重症 AKI 倾向于早期开始 RRT。近年来,越来越多的研究提示,早期开始高剂量和高强度 CRRT 治疗可以改善危重症患者的预后。Ronco 等认为,血液滤过在治疗脓毒性 ARF 时,"治疗脓毒症的剂量" 可能应高于不伴有全身炎症反应的 ARF 危重症患者的 "替代肾脏的剂量"。2001 年,国际危重症肾脏学会墨尔本会议建议根据置换量对脓毒症患者的血液过滤进行分类:置换量低于 35 ml/(kg·h)被认为是不充分的超低容量血液过滤(very low-volume hemofiltration, VLVHF);置换量 35～50 ml/(kg·h)被视为低容量血液滤过(low-volume hemofiltration, LVHF),即 "替代肾脏的剂量";置换量大于 50 ml/(kg·h)被认为是高容量血液滤过(high-volume hemofiltration, HVHF),也可以称之为 "治疗脓毒症的剂量"。

1. 高容量血液滤过 是在 CVVH 基础上发展起来的一种治疗模式,它通过增加置换液的输入量,从而提高对大中分子溶质的对流清除,主要用于多种危重症的治疗。1992 年,Grootendorst 等在内毒素诱导猪休克的模型中发现,HVHF(置换 6 L/h)能明显改善右心室功能。此后,Ronco 等学者围绕 HVHF 的置换量、作用机制等展开了大量卓有成效的研究工作,是近年来危重症医学的重要进展之一。

HVHF 治疗的基本原理包括对流转运和吸附作用两方面。对流转运在一定程度上模拟了人体肾小球的滤过方式,主要指血液通过滤器时,血液中的溶质在跨膜压作用下从压力高的一侧向压力低的一侧转运;溶质的清除与其分子质量的大小、滤器半透膜的孔径、膜的结构和材质等有关,可以非选择性清除分子质量为 0～50 kDa 的物质。吸附是指溶质吸附到半透膜的表面,然而滤器的溶质吸附作用通常在 2～4 小时即达到饱和,因此 HVHF 对溶质的清除以对流为主。

有关 HVHF 的定义至今仍存在许多争议,目前学术界广泛认同置换量 50～70 ml/(kg·h)为高容量血液滤过。迄今为止,HVHF 已成功用于临床脓毒症、重症急性胰腺炎、MODS、挤压综合征等多种危重症的救治。上述疾病均与全身性炎症反应综合征(systemic inflammatory response syndrome,SIRS)密切相关,通过 HVHF 治疗,能高效清除机体的炎症介质,明显改善患者的血流动力学及预后。

2. 高容量血液滤过冲击治疗模式 2004 年,Brendolan 等首次提出了高容量血液滤过冲击(pulse high volume hemofiltration, PHVHF)治疗模式,其具体做法是 24 小时内先以 HVHF[置换量 85 ml/(kg·h)]治疗 6～8 小时,后以 CVVH[置换量 35 ml/(kg·h)]治疗 16～18 小时。临床应用表明,PHVHF 能更有效改善血流动力学,减少升压药用量,是治疗脓毒症的有效手段。

人体是一个复杂的非线性系统,各个器官通过神经、体液、细胞因子等构成的网络相互沟通,并借各种反馈环路影响彼此的功能。当机体遭受严重创伤、烧伤、休克、脓毒症、重症急性胰腺炎等刺激,会导致炎症细胞释放大量的致炎症介质引起 SIRS,通过级联效应不断放大,产生了炎症 "瀑布效应",从而引发全身多脏器损伤,并最终造成多器官功能障碍。血液滤过本身是一种物理治疗,对炎症介质的清除是非选择性的,当血中以致炎介质为主时,则以促炎介质清除为主,而当抗炎介质占优势时其清除自然增加,这种辅助调节有利于改善免疫细胞功能,恢复机体免疫稳态,对心、肺、外周循环等肾外脏器系统发挥支持作用。血液滤过冲击治疗模式因具有从整体上迅速有效地调控免疫反应的优势,值得进一步研究。

综上所述,AKI 诊断标准与分期的制定将有利于 AKI 研究跨学科间的合作与交流,解决了 AKI 救治中的临床实际问题。现今关于 AKI 的治疗主要是支持性的,包括恰当的液体控制、营养支持及 RRT 等,强调早期预防、早期治疗及针对不同病因和病情的个体化治疗。而 RRT 在救治危重 AKI 方面极具发展前景,值得我们共同关注。

第三节　急性肾衰竭的病因和病理生理

ARF 是由于各种原因在短时间内引起 GFR 急剧减少,或因肾小管发生变性、坏死所致的一种严重的急性病理过程,首先表现为肾脏的泌尿功能急剧障碍,以及随之而产生的氮质血症、高钾血症、代谢性酸中毒和水中毒等综合征。

很多因素均可引起 ARF。通常根据解剖部位,将引起急性肾功能不全的原因分为 3 类:肾前性因素(循环衰竭)、肾性因素(急性肾实质损伤)和肾后性因素(尿路阻塞)(图 31-2)。然而这种划分并不是绝对的,因为无论是肾前性或肾后性损伤,如果比较严重或者持续较久,均可转为肾性肾衰竭。而肾前性和肾后性因素所致的肾衰竭,一开始并无肾脏形态学改变,病因去除后,肾功能立即可以恢复正常。因此,狭义的 ARF 将排除这些情况,仅指各种病因所致的急性肾小管坏死(ATN)。

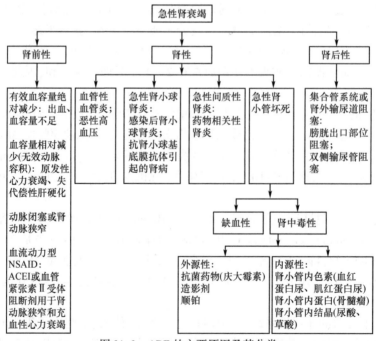

图 31-2　ARF 的主要原因及其分类

NSAID,非甾体抗炎剂;ACE,血管紧张素转化酶

一、肾前性因素

肾前性因素所致的肾衰竭称肾前性肾衰竭(prerenal failure),是指由细胞外液流失、细胞外液滞留或心排血量显著减少,造成肾血液灌流不足所致 GFR 急剧减少而引起的急性肾衰竭,是 ARF 的常见病因,占 30%~60%(见表 31-2 和表 31-3)。肾脏无器质性病变,一旦肾灌注量恢复,则肾功能也迅速恢复,所以这种肾衰竭又称功能性肾衰竭(functional renal failure)或肾前性氮质血症(prerenal azotemia)。肾前性氮质血症如得到早期治疗是可以逆转治愈的;相反,如果治疗不及时,将导致 ATN 和肾脏缺血性损害。

(一) 病因

1. 低血容量 大量失血、外科手术、创伤、烧伤、严重呕吐、腹泻和大量利尿等引起的低血容量性休克。

2. 心力衰竭 心肌梗死等心源性休克引起的心排血量急剧下降。

3. 血管床容量扩大,有效循环血量减少 多见于过敏性休克和脓毒性休克。

4. 肝肾综合征 肝硬化、门脉淤血引起肾小动脉强烈收缩和肾灌流量降低。

5. 其他各种外科因素引起的肾血流障碍

上述因素直接影响血压和肾灌流,当血压低于 80 mmHg(10.7 kPa)时,超过肾血流量自控调节能力,肾小球毛细血管血压低于 48 mmHg(6.4 kPa),即可引起肾灌流量减少和肾缺血。

(二) 临床特点

1. 少尿 尿量<400 ml/d,是由于血容量降低和疼痛引起抗利尿激素分泌增多和 GFR 明显减少所致。

2. 尿钠浓度低(<20 mmol/L) 这是由于肾灌流不足,引起肾素-血管紧张素-醛固酮系统(renin-angiotensin-aldosterone system,RAAS)激活,对钠的重吸收增多所致。

3. 氮质血症 SCr 和 BUN 水平明显升高,由于肌酐从肾小球滤过后不被重吸收,大量从尿排出,故尿肌酐/血肌酐>40,又因尿素氮(分子质量小)在肾小管可部分弥散入血,所以 BUN 升高比 SCr 升高得更多。

(三) 发病机制

肾前性氮质血症时,肾组织的完整性仍然保留,肾前性氮质血症是对肾脏低血流灌注的一种适当的生理反应,可以与任何以真性低血容量或有效循环血量下降为特征的疾病并发,比如心排血量下降、全身血管扩张或肾内血管收缩等。导致全身血压下降的低血容量激活了各神经激素缩血管系统,后者共同作用以维持血压并保障心排血量和脑血流灌注。

肾脏通过在小范围内自我调节肾血流量和 GFR 对肾灌注压进行反应。当血压下降时,肾小球前动脉的逐渐扩张是由肾内存在的血管紧张素和扩血管物质[如花生四烯酸、PGI_2和一氧化氮(NO)]产生所介导的。在自我调节较弱的区域,入球小动脉的收缩主要是在血管紧张素(Ang)Ⅱ影响下进行的,从而维持肾小球毛细血管内静水压。管球反馈调节机制使 GFR 和到远隔肾单位的液体运输量保持稳定,它是由致密斑和肾小球微血管网之间的复杂联系所介导的。在急性血容量下降和肾小管重吸收增加的情况下,管球反馈调节减轻了由肾前性因素导致的 GFR 下降。

干扰肾血流量自发调节和 GFR 的药物可成为 ARF 的诱因。60 岁以上的冠心病患者,在原有慢性肾功能不全(SCr>180 μmol/L)、肾脏灌注不足状态(低血钠、低血压和应用利尿药等)以及肝硬化、肾病综合征和充血性心力衰竭等需钠的特殊情况下,非甾体抗炎药(non-steroidal antiinflammatory drug,NSAID)、急性移植环氧化酶可降低 GFR 和肾血流量。当给患者应用保钾利尿药、血管紧张素转化酶抑制剂(angiotensin-converting enzyme inhibitor,ACEI)、AngⅡ受体阻断剂(ARB)等药物时,可出现与肾脏损伤程度不成比例的高钾血症。并没有证据证明 NSAID 可以损伤正常人的肾功能。由 ACEI 和 ARB 引起的血流动力学性ARF 通常在肾硬化肾动脉狭窄和双侧肾动脉狭窄的患者中发生。34% 的老年心衰患者合并肾血管病,但是低血容量、慢性心力衰竭、多囊肾或者无肾动脉狭窄的肾硬化患者也存在患肾血管病的风险。由 ACEI 所致 ARF 的比例在双侧肾动脉狭窄患者中为 6%～23% ,而在孤立肾肾动脉狭窄的患者中为 35% 。

如果诱发肾脏低灌注的肾外因素可被逆转,则肾前性氮质血症可以得到纠正。如果不能及时纠正,持续性肾脏低灌注最终会造成急性缺血性肾小管坏死。

二、肾 性 因 素

肾脏本身疾患所致肾衰竭称肾性肾衰竭(intrarenal failure),是指由各种病因诱发肾脏器质性病变,或因肾缺血和肾中毒所致 ATN 而引起的 ARF,又称器质性肾衰竭(parenchymal renal failure)。

导致 ATN 的众多因素呈现明显的人群差异:非洲、印度、东南亚和拉丁美洲主要为热带病和蛇咬伤;在地震带区域主要为挤压伤;在城市和军事地区主要为创伤。此外,出现了更多的治疗性和环境性肾中毒因素。在重症监护中心,35%～50% 的 ATN 是由脓毒症引起的,并且 ATN 在 MODS 中出现概率呈增加的趋势。

在医院获得性 ARF 病例中,手术后 ATN 占20%～25% ,其中有许多合并肾前性的诱因。有潜在危险的患者包括:既往有肾损伤、高血压、心脏病、外周血管疾病、糖尿病、黄疸和老年患者。肝或心脏等新式移植手术后 ATN,反映了手术干预类型的改变。急性造影剂肾病是住院患者发生 ATN 第 3 种常见的病因,约 7% 的患者需要暂时透析治疗或者发展至终末期肾病。ARF 病死率升高与造影剂肾病的出现有关,并且后者导致住院时间延长和医疗费用增加。一些抗菌药物、抗真菌药物、抗病毒药物和抗肿瘤药物成分具有肾毒性。甚至一些环境因素和娱乐因素也会导致 ARF。

(一)病因

1. **急性肾缺血** 肾前性肾衰竭的各种病因(如休克)早期未能得到及时处理,造成持续性肾缺血,就会引起 ATN,即功能性肾衰竭可转为器质性肾衰竭。这种肾小管坏死的病理特点是呈局灶性坏死,部位弥散,基底膜破坏,上皮细胞刷状缘丧失,线粒体溶解。目前研究认为急性肾缺血损伤更容易发生在再灌注之后,称为缺血-再灌注损伤(ischemia/

reperfusion injury,I/R 损伤),其中再灌注产生的氧自由基和钙超载可能是导致 ATN 的主要因素。

2. 急性肾中毒 毒素作用于肾小管上皮细胞,是引起急性肾小管坏死的另一种主要原因。这种 ATN 的病理特点是肾小管坏死呈片段状,核固缩,细胞变性坏死常局限于近曲小管,基底膜完整,细胞器(如线粒体)没有溶解。引起肾中毒的毒素包括重金属如铅、汞、锌等,有机化合物如四氯化碳、乙二醇、甲醇等,生物毒素如蛇毒、蕈毒和生鱼胆,均可引起 ATN。相比之下,目前认为许多药物(庆大霉素、卡那霉素及多黏菌素等氨基苷类抗菌药物、磺胺、碘造影剂)对肾的损伤更为常见。

此外,细菌感染、内毒素血症、病毒感染(如流行性出血热)也是引起 ATN 的常见病因。

近来研究提示,肾缺血和肾中毒对肾小管上皮细胞的损伤多表现为细胞功能紊乱,而不是坏死。如果细胞坏死或出现形态结构病理改变,表明损伤已十分严重。

3. 血红蛋白和肌红蛋白等引起的肾小管阻塞 如输血时血型不合、葡萄糖-6-磷酸脱氢酶缺乏症(glucose-6-phosphate dehydrogenase deficiency)、疟疾引起的溶血、挤压综合征、创伤和外科引起的横纹肌溶解症,过度运动、中暑、妊娠高血压综合征、长期昏迷、病毒性心肌炎引起的非创伤性横纹肌溶解症,会导致红细胞和肌细胞释放血红蛋白和肌红蛋白,继而在肾小管中形成肾小管色素管型,堵塞肾小管,引起 ATN。此外,骨髓瘤的凝溶蛋白或本周蛋白(Bence Jones protein)及尿酸盐结晶也可堵塞并损伤肾小管。

4. 急性肾实质性疾病 如急性肾小球肾炎、急进型高血压病、狼疮性肾炎、急性肾盂肾炎、坏死性肾乳头炎和肾动脉粥样栓塞都能引起急性肾衰竭。

(二)临床特点

临床肾性肾衰竭分为少尿型和非少尿型两种,以前者多见。少尿型一般出现少尿甚至无尿,非少尿型尿量可大于 500 ml/d。由于肾小管有器质性损伤,失去了浓缩和稀释功能,尿比重固定在 1.010,称为等渗尿,同时也失去了重吸收钠的能力,尿钠浓度高(>40 mmol/L),尿常规可发现血尿,镜检有多种细胞并有管型(色素管型、颗粒管型和细胞管型)。BUN 和 SCr 进行性升高,肌酐与尿素从尿中排出障碍,尿肌酐/血肌酐<20,与功能性肾衰竭有明显区别。该类肾衰竭病死率较高,需进行透析治疗,约半数病例可以通过肾小管上皮的修复再生而获痊愈。

(三)急性肾小管坏死的发病机制

引起 GFR 急剧下降有两个重要因素:一是血管因素,包括肾内血管收缩同时肾小球滤过压下降,外髓质血管充血,以及管球反馈调节的激活;另一个是肾小管因素,包括肾小管堵塞,滤过液跨管反流,以及间质炎症等。

1. 缺血性 ATN 图 31-3 总结了缺血后 ATN 的主要因素。目前已经能够在动物模型上构建 ATN 的分子生物学和细胞学特征。所有报道的实验动物学数据基本一致,但与人缺血性和中毒性 ATN 的相关性仍有疑问。

(1)组织学:人 ATN 典型的组织学特征是近端小管细胞内空泡形成、刷状缘消失和肾小管上皮细胞脱落,可导致管腔堵塞。间质水肿和轻至中度的白细胞浸润导致小管间隔变大。尽管将这一紊乱现象称为坏死,但是客观地讲,坏死细胞并不常见,而且尽管大多数病例功能障碍显著,但损伤的组织学证据有限。随着进一步的损伤,肾小管上皮细胞自基底膜

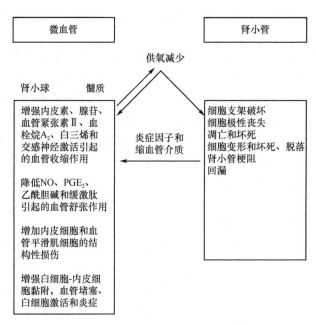

图 31-3　急性缺血性肾衰竭的病理生理学

脱落,引起管腔内细胞和蛋白质聚集,从而造成肾小管堵塞。

（2）肾脏的血流供应:肾脏接受心排血量的 25%,但是肾血流在器官内并不是平均分配的。大部分血液直接供应肾皮质,此处组织氧分压（PO_2）为 6.65～13.3 kPa。与之相反,在外髓质和髓线处发生氧气逆行交换,导致 PO_2 从皮质到髓质的进行性下降。尽管细胞基底外侧因 Na^+,K^+-ATP 酶活性形成了高代谢状态,但是这一过程却导致了近端小管 S3 段和髓袢升支粗段细胞的慢性氧剥夺,PO_2 低至 1.3～2.9 kPa。

ATN 一旦发生,肾血流量将减少 30%～50%,并且会出现选择性外髓质血流量下降。一些血管收缩因子与肾血流量减少有关,包括 Ang Ⅱ、TXA_2、PGH_2、白三烯（LT）、C4 和 LTD_4、内皮素（ET）-1 和腺苷,以及交感神经刺激增加等。

根据临床 ATN 的进程划分为发病期、持续期和康复期。最近又提出了介于发病期和持续期之间的第四期。此期以持续的缺氧和炎症反应为主要特征,二者在皮髓质交界处更加显著。尽管近端小管细胞在血液供应恢复至接近正常水平后进行细胞修复,但是近端小管 S3 段细胞、髓袢升支粗段细胞和内皮细胞继续遭受损伤、坏死和凋亡,导致 GFR 继续下降。炎症对于缺血所致 ARF 的病理生理起主要作用,其中内皮细胞、上皮细胞、白细胞和 T 细胞促进炎症反应。在再灌注期间,炎症细胞动员并释放趋化因子和细胞因子,后者进一步促进炎症的瀑布放大效应。

（3）肾小管因素:肾缺血导致细胞骨架和细胞极性迅速丧失,伴有近端小管刷状缘脱落,黏附分子和 Na^+,K^+-ATP 酶等膜蛋白异常定位,以及细胞凋亡和坏死等。由于损伤严重,活细胞和死亡细胞发生脱落,遗留区域性基底膜作为滤过液和小管之间唯一的间质屏障。随后发生滤过液的反流,特别是在管内梗阻引起管内压力升高时。

图 31-4 描述了缺血性 ATN 最重要的肾小管病理生理改变。许多生化途径是由严重细胞损伤激活的,并最终导致细胞坏死。这些途径包括:细胞能量储存物质（ATP）的减少、组

织活性氧浓度升高、细胞内酸中毒、细胞质内钙浓度升高、磷酸酯酶活性升高、肾小管细胞刷状缘释放蛋白酶,以及肾小管细胞顶面和基底外侧面的磷脂和跨膜蛋白的极性丧失等。其结果之一是,由于皮质细胞肌动蛋白细胞骨架的断裂,导致基底外侧膜的 Na^+,K^+-ATP 酶移位至细胞的顶面(膜)。

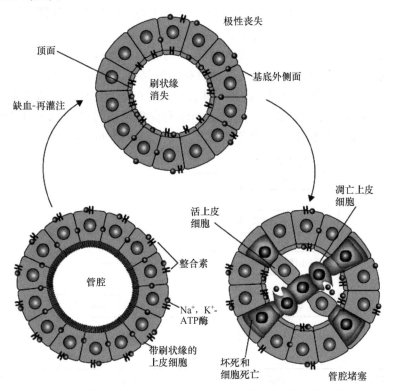

图 31-4 急性缺血性肾小管坏死过程中肾小管的病理生理改变

缺血-再灌注后,近端小管发生形态学变化,包括细胞极性和刷状缘丧失,细胞顶面整合素和 Na^+,K^+-ATP 酶重新分布。除了细胞凋亡和坏死引起继发性细胞死亡外,钙和活性氧自由基(reactive oxygen species)在这些形态学改变中也发挥了作用。活细胞和死亡细胞都可以脱落至管腔,引起管腔梗阻,以致肾小球滤过率降低

Goligorsky 和 Noiri 对 NO 在缺血性 ARF 病理生理过程中的双重作用进行了总结。急性肾缺血引起诱生型一氧化氮合酶(iNOS)表达增加,通过反义寡核苷酸链对此酶进行阻遏可发挥功能保护作用,至少在小鼠体内是这样的。NO 清除将产生亚硝酸盐,后者可导致缺血过程中的肾小管损伤。

在缺氧状态下,介导细胞间黏附的整合素定位将由原先的基底外侧胞膜移位到顶部胞膜,造成肾小管细胞脱落,顶面胞膜的整合素受体进而导致脱落的细胞黏附于未脱落的肾小管细胞上,并且在整合到 Tamm-Horsfall 蛋白的 RGD 序列之后,促进了肾小管屈曲和远位肾小管堵塞及 GFR 降低。Tamm-Horsfall 蛋白属于尿液糖蛋白,最先由 Tamm 和 Horsfall 二人分离和描述。该蛋白管型形成导致肾小管梗阻、结构破坏和尿液外渗,可出现肾小管外 Tamm-Horsfall 蛋白沉积。

损伤细胞存在坏死(necrosis)和凋亡(apoptosis)两种死亡方式。细胞凋亡的典型变化包括细胞和细胞核凝结、DNA 断裂成 200bp 的核苷酸片段、染色质固缩、演变膜片段的形成

（起泡作用）、凋亡小体（apoptotic body）形成、细胞质浓缩和线粒体解体等。与坏死不同，细胞凋亡是一个主动的过程，它需要死亡细胞的参与和细胞内生物化学的改变。由于细胞凋亡并不引起细胞内物质释放至细胞外，所以并不会导致炎症反应。几乎所有的细胞凋亡刺激物都引起特定蛋白酶的释放，称为胱天蛋白酶（caspase），后者能在靶蛋白的天冬酰胺位点将其断裂。神经鞘磷脂酶和离子通道在凋亡过程中也发挥着重要作用。经活检证实，动物和人发生 ATN，其细胞凋亡主要发生在远端肾小管。

2. 脓毒症性 ATN 目前已知的与 ARF 有关的脓毒症发病机制，大部分是以动物模型或离体人体细胞实验为基础的，缺乏人体的直接研究结果。图 31-5 和图 31-6 显示脓毒症期间 ARF 发生的可能机制。脓毒症诱发机体炎症反应可能直接或间接地影响肾脏，其治疗过程中所用的药物也会加重肾损害。血流动力学和炎症细胞因子可能协同损伤细胞，导致 Ca^{2+} 超负荷、细胞凋亡或细胞死亡，最终造成肾小管或肾小球功能障碍。

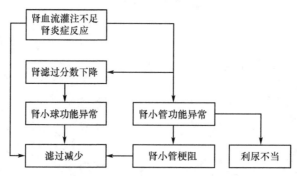

图 31-5 导致脓毒性 ARF 的肾内机制

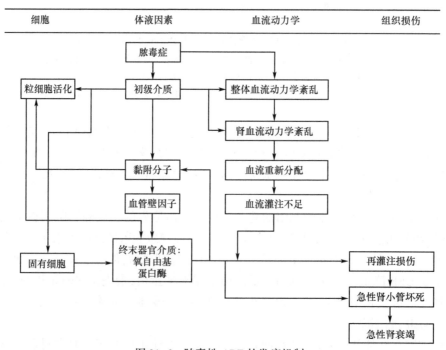

图 31-6 脓毒性 ARF 的发病机制

（1）全身血流动力学变化：心肺衰竭与 ARF 发生有关，表明血流动力学因素在脓毒性 ARF 发生过程中起到极其重要的作用。肾血流动力学改变是导致 ARF 发生的原发性主要因素。肾脏（微）循环改变是由脓毒症相关的全身循环改变和（或）局部因素引起的。然而，在床边很难完成肾血流量评估，采用有创的肾静脉热稀释技术（renal vein thermodilution technique）或者双功能多普勒超声测量方法（duplex Doppler ultrasound measurement）可以获得不同的肾灌流量结果。通过肾小管排泄物质的血浆清除率来测量有效肾血流量是不可靠的，因为正常时经肾脏排出 90% 或更多的马尿酸盐物质在脓毒性 ARF 时会明显降低，但其降低程度不可预知（可能低于 50%），由此检测的马尿酸盐清除率可能低估实际肾血流量。然而，马尿酸盐清除率仍被广泛用于实验和人体研究。在动物实验中，肾血流量还可以利用肾动脉周围的微球（microsphere）和流量探测器（flow probe）进行评估。

脓毒性休克患者主要特征是低血压，正常或超常的心排血量，尤其在输液后。大多数研究中，肾血流量评估显示肾灌注减少，尽管超常的心排血量使人类脓毒性休克呈现总体高动力状态特征。同样，在内毒素或脓毒性休克的实验模型通常也会发生肾血流灌注不足情况，纵然动物处于高动力状态。因此，肾脏并非一直处于血管舒张状态，特别是在低血压状态时，因为后者可能激活系统，导致选择性肾血管收缩。

然而，内毒素血症或脓毒症时也可能发生肾血流灌注不足和（肾前性）肾衰竭，甚至严重到血压测不出。肾内血流动力学变化包括优先的入球小动脉收缩、肾小管血流灌注不足以及皮质到髓质的血流再分配。

（2）肾脏血流动力学变化：为了使肾小球正常工作，需要满足两个条件：一是要补充足够的液体进行超滤（肾血浆流量），二是要有适当的血压，如此才能保证超滤液通过肾小球膜。肾血浆流量和肾小球血压均可以在肾自身调节的范围内上下波动。然而，在进行性全身血流灌注不足期间（非脓毒性休克），为了维持肾血流量，面临灌注压下降的肾脏血管可由舒张向收缩逆转，这是因为血管收缩的影响力掩盖了血管舒张作用。因此，在发生脓毒症和休克的时候，肾血流量变得比正常时更加依赖灌注压。局部给予内毒素可引起肾血管收缩，但肾脏自动调节的血压反应性正常；而全身给予内毒素将引起肾血管收缩和过度的血压依赖。当局部发生缺血后，肾脏自动调节血压的能力下降，因而在修复阶段肾血流量会异常地依赖灌注压。

当肾灌流进行性下降时，自身调节的 GFR 比肾血流量的调节更有效，借此增加肾小球的滤过分数。肾小球入球小动脉与出球小动脉之间的协调性增加有助于维持肾小球静水压和过滤功能。然而，不仅仅是肾小球和肾小球囊（Bowman 囊）的静水压和胶体渗透压力决定着 GFR，肾小球系膜调节的肾小球膜（由内皮、基底膜和上皮组成）的功能和有效超滤面积均可以影响 GFR，并能够改变脓毒症的进程。

在脓毒症时经常观察到滤过分数增加不足，或 GFR 下降幅度远甚于肾血流量下降，表明对滤过的自身调节能力下降，后者与入球血管收缩、肾小球系膜收缩及非血流动力学因素如炎症因子对肾小球膜的影响有关。事实上，内毒素血症时，肾小球内中性粒细胞数量增多，这与血流灌注不足无关。对动物的微穿刺研究表明，在内毒素血症时肾灌注压保护肾脏和正常近端肾小管，但 GFR 可能下降。

（3）肾小管血流灌注不足和髓质血流再分布：肾小球灌注量下降将导致肾小管灌注量不足，而肾小管是活性 O_2 敏感的"消费者"。剥夺肾小管的 O_2 输送是肾血流灌注不足引发

ATN 和 ARF 的主要原因。在内毒素血症或脓毒症诱发 ARF 时,肾的 O_2 摄取量可能是降低的。

如果是滤过负荷下降引起的耗能性肾小管吸收或重吸收减少,即使血流灌注不足也未必暗示肾小管氧供缺乏。而且,有资料证实,在内毒素血症或菌血症氧输送减少时,肾摄氧量并没有减少,而是增加了。如果此时肾脏氧摄取不能满足脓毒症期间增加的新陈代谢需求,其结果是代谢效率低下或耗能代谢过程增加(如葡萄糖异生),虽然耗能性肾小管重吸收功能降低,但缺氧可能继续加重。对能量代谢 ATP 水平的研究显示,在实验性脓毒症时肾细胞的能量负荷降低,强力支持 O_2 缺乏。但内毒素血症或菌血症时,也有能量状态正常的报道,但多半是可逆性(肾前性)ARF 模型。

有多种机制在区域性氧输送降低过程中发挥重要作用。在动物脓毒症或内毒素血症期间,全肾灌注量进行性降低,由于皮质的血管扩张储备远比髓质少,以致肾内血液重新分配以髓质居多,因此肾皮质的氧输送或缺氧形势最为严峻。肾髓质含有肾单位,可浓缩尿液,维持循环血量。即使在正常状态下氧供应问题依然是至关重要的,由于髓质肾小管周围血管存在血液逆流机制,使得深层髓质氧张力低下。

此外,肾脉管系统具有鲜明的结构特点,即血管成锐角分支,特别是在近髓肾小球,由此引起血液下行的直小血管血细胞比容降低,进一步对髓质氧输送产生不利的影响。在肾血流灌注量不足和血流重新分布时,球旁肾单位增加滤过和耗能性重吸收,引起代谢的相对增加,最终造成代谢需求与髓质实际输氧量之间的不平衡。

(4) 促发因素:脓毒症患者机械通气可以导致尿量减少和 ARF。正压通气(positive pressure ventilation,PPV)尤其是呼气末正压(positive end expiratory pressure,PEEP)通气可以降低肾灌流。其发生机制很有可能是机械通气影响到附近动脉系统的压力感受器,激活了交感神经系统、RAAS,使 α-心房利钠肽或心钠素(alpha-atrial natriuretic peptide,α-ANP)及非渗透性抗利尿激素(anti-diuretic hormone,ADH)的释放减少,最终使肾血管选择性收缩,心排血量下降。其关联机制是低氧血症诱导的肾血管收缩,可能也部分地接受非渗透性 ADH 释放的介导。低氧血症和高碳酸血症干扰非渗透性 ADH 释放,而后者是受 Ang Ⅱ 介导的。输液(负荷)和 α-ANP 释放可部分恢复利尿和尿钠排泄。

(5) 脓毒症引起肾血流动力学的级联反应:肾血流动力学改变可能是交感神经系统、RAAS 的紊乱,以及脓毒症引起血管活性物质(如细胞因子、花生四烯酸代谢产物、NO、内皮素)等产生的结果。这些物质可分为两类:第一类与系统组成有关,具有调节肾血流动力学的生理作用,还能设法纠正脓毒性功能紊乱或全身血流动力学变化对肾灌注的不利影响;第二类是脓毒症诱导的介质或血管活性物质,对肾血流动力学没有明显的调节作用(表 31-5)。最后,肾脏可能还受到炎症细胞和体液因素(如单核细胞和中性粒细胞释放的细胞因子、蛋白酶和氧自由基等)直接的毒性作用。相反,I/R 损伤可引起肾脏的炎症应答反应。因此,上述叙述的许多机制和影响因素可能会相互影响。

1) 交感神经系统:有证据显示,在内毒素血症/脓毒症的早期,交感神经系统即被激活。在发生内毒素血症、脓毒症和休克时,肾脏交感神经系统的 α 受体可因神经末梢刺激和循环儿茶酚胺增多而激活,其结果是促进肾血管选择性收缩、肾皮质到髓质的血流再分配和 GFR 降低。交感神经系统激活后可激发邻近动脉系统敏感的压力感受器、肾化学感受器,或者通过血脑屏障的脑部内毒素所诱发。除了交感神经系统、RAAS、花生四烯酸代谢产物

表 31-5 脓毒症影响肾血流动力学和滤过的相关因素

生理系统改变	脓毒症诱导的因子
交感神经系统	主要介质：TNF-α、IL-1β、IL-6、IL-8、趋化因子、血小板活化因子
肾素-血管紧张素-醛固酮系统（RAAS）	血管壁因子：cNOS 减少，iNOS 和内皮素增加
花生四烯酸和代谢产物	黏附分子：ECAM、ICAM-1、选择素
激肽-激肽释放酶系统（kinin-kallikrein system）	
α-心房利钠肽	
抗利尿激素（ADH）	

注：TNF，肿瘤坏死因子；IL，白细胞介素；cNOS，结构型一氧化氮合酶；iNOS，诱生型一氧化氮合酶；ECAM，细胞外黏附分子；ICAM，细胞间黏附分子。

之间的相互作用外，肾脏交感神经系统还可以通过下调激肽-激肽释放酶系统（kinin-kallikrein system）的血管舒张产物，进一步促进肾血管收缩。此外，可能还有直接的肾血管张力调节因素的参与，因为在脓毒症时，α 受体阻滞剂可以预防入球小动脉的收缩。

然而，轻度脓毒症模型的实验研究显示，与去神经支配肾比较，神经支配肾具有缺血保护作用。

2）肾素-血管紧张素-醛固酮系统（RAAS）：在脓毒症和低血压期间，RAAS 被激活。动物实验证实，细菌或内毒素攻击后不久即可观察到肾小球旁器的超常增生。而危重症患者RAAS 激活后肾上腺可能无法增加醛固酮分泌，这可能归因于休克和肾上腺损伤，由此造成肾脏钠和水的丢失，以及血容量减少。

在生理环境下，RAAS 对容量自体稳定（volume homeostasis）十分重要。Ang Ⅱ 有多方面的作用。它可以结合位于肾脏交感神经系统的神经末梢上的 Ang Ⅱ 受体，增加局部去甲肾上腺素释放；Ang Ⅱ 也可刺激局部产生具有血管舒张作用的前列腺素（PG），通过与 NO 相互作用，激活激肽释放酶系统或者血管舒缓素系统（kallikrein system），可能间接地促进醛固酮分泌。反过来，肾素释放除受入球血压和远端肾小管钠（或氯化物）含量控制外，还受交感神经系统、PG 和激肽系统的影响。Ang Ⅱ 尤其对出球小动脉有明显的缩血管作用，借此降低肾血流量而增加超滤系数（ultrafiltration coefficient），进而提高滤过分数（filtration fraction）。

除了影响小动脉之外，Ang Ⅱ 也有收缩肾小球膜细胞（mesangial cells）的能力，以减少肾小球用于超滤的表面积。脓毒症期间，Ang Ⅱ 使入球小动脉收缩，部分是为了提高循环水平、上调受体或者二者兼备的缘故。在动物遭受内毒素攻击后，抑制血管紧张素转化酶（angiotensin converting enzyme，ACE）可改善肾小球血流动力学；但是在脓毒症患者，它也能够引起严重的全身低血压。

3）花生四烯酸的代谢产物：脓毒症/内毒素血症时，血和尿中花生四烯酸新陈代谢产物的浓度普遍升高。花生四烯酸可以经过 3 条主要的代谢途径进行代谢，各自产生不同的产物：环氧合酶途径（cyclooxygenase pathway），可以通过一些异构酶作用产生 PG 和 TX；脂氧合酶途径（lipoxygenase pathway），产生白三烯类；细胞色素 P450 系统（cytochrome P450 system）。其产物的不同依赖于花生四烯酸的利用率、细胞膜储存情况及磷脂酶 A₂。内毒素、细胞因子、血小板活化因子（platelet activating factor，PAF）、组织缺氧、胞内 Ca^{2+} 变化、氧自由基、Ang Ⅱ、ADH、儿茶酚胺类和缓激肽(bradykinin)可以触发磷脂酶 A_2 激活和花生四烯酸的代谢产物增多。氧自由基或许通过血栓素 A_2(TXA_2)受体催化或非酶类诱导花生四烯酸的多种代谢产物生成,这类产物具有使入球小动脉收缩的特性。PG 可干扰其他调节系统,包括调节肾素分泌、减少儿茶酚胺类物质以及增加 ADH 释放但拮抗 ADH 作用。

PGE_2、PGI_2 和 TXA_2 的作用一直是急性肺水肿的研究重点。可采用血液或浓缩尿中两种稳定的分解产物,即 6-酮-前列腺素 $F_{1\alpha}$(6-keto-$PGF_{1\alpha}$)和 TXB_2 来评估 ARF。PGE_2 和 PGI_2 是强有力的血管扩张剂,而 TXA_2 是一种缩血管物质,尤其对入球小动脉作用显著。TXA_2 可以促使肾小球膜细胞收缩,借此降低肾小球的表面积及超滤系数,而 PGE_2 和 PGI_2 能够使肾小球系膜舒张。输注 PGE_2 可以避免血流动力学介导的 ARF。PGE_2、PGI_2 和 P450 花生四烯酸衍生物均可抑制肾小管钠和水的重吸收,导致肾小管细胞的代谢需求降低。

在生理条件下,肾血流动力学不依赖花生四烯酸环氧合酶途径生产的血管活性物质。然而,当犬发生内毒素血症后,心排血量降低,肾脏通过释放舒血管的 PG 以维护肾血流量,直到缩血管因素的作用超过保护性舒血管因素之后,肾血流量和滤过率下降。采用 NSAID 抑制实验性脓毒症的环氧合酶衍生复合物,明显增加肾血管阻力,减少肾血流量,提示在脓毒症期间,肾脏释放的 PG 主要发挥舒血管作用。这由 PGE_2 和 PGI_2 释放量比 TXA_2 多可以得到辅证。然而,部分研究未能证明 NSAID 的有害作用,或者说这种效应依赖于给药时间或 NSAID 特效药的应用。另外一些研究显示,在脓毒症、内毒素血症或炎症介质输注时,选择性抑制 TXA_2 合酶可以防止肾灌注不足的发生。

脓毒症时激活脂氧合酶途径产生白三烯类,其中包含高效能的 LTD_4。这些复合物具有缩血管特性,负面影响超滤系数,从而引发毛细管渗漏和趋化作用。脓毒症时白三烯在何种程度上促进 ARF 仍存有争议。在脓毒症期间,血液中白三烯水平增加不仅仅是生成增多,可能与肝胆清除率下降也有关。

4)其他生理系统紊乱对肾血流动力学的影响:肾激肽系统(renal kallikrein system)、局部激肽原转化为血管舒张剂——激肽,与 RAAS 系统相互作用,拮抗局部 Ang Ⅱ 的缩血管效应,所以在限钠或血容量不足时这些复合物的尿排泄增加。脓毒症时,Ang Ⅱ 水平增加,尿激肽释放酶减少,而在少尿症恢复前再次增加。这种减少似乎受肾交感神经系统介导。肾脏的舒血管特性至少部分依赖于 NO 和 PG。

α-心房利钠肽(α-ANP)通过对颗粒性鸟苷酸环化酶和环磷鸟苷(cyclic guanosine mono-phosphate,cGMP)的诱导作用,影响肾血流动力学和肾小管功能效应,因此在 cGMP 依赖性效应中,这些复合物可以与 NO 协同作用。α-ANP 可抑制内皮素的释放,同时内毒素可诱导 α-ANP 的产生。α-ANP 具有选择性舒张肾动脉的作用,引起入球小动脉舒张和出球小动脉收缩,由此增加 GFR。此外,α-ANP 通过减少钠的重吸收来降低肾小管的氧需求量,保护肾脏避免脓毒症性损害。当循环中 α-ANP 含量增加时,很有可能是心肺异常或心脏扩张的结果。肾脏神经支配可能也是脓毒症期间 α-ANP 保护肾脏的一个必要条件。

腺苷参与了脓毒症相关 ARF 的病理生理过程,它可能具有舒血管特性,主要作用于髓质和出球小动脉,但也能促进中性粒细胞活化和内皮相互作用,并可通过抑制 ADH 起到利尿的作用。白细胞介素(interleukin,IL)-1β 引起局部腺苷浓度升高,而由肿瘤坏死因子(TNF)-α 诱导 5′-核苷酸酶上调后生成的腺苷相对较少。腺苷受体拮抗剂(adenosine receptor antagonist)和磷酸二酯酶抑制剂——8-苯基胆茶碱(8-phenyl-theophylline)或5′-核苷酸酶抑制剂可阻止腺苷的产生和抑制其作用,进而保护肾脏、避免内毒素诱导或缺血所致ARF,推测是通过改善入球小动脉收缩和出球小动脉舒张来实现的。

5)脓毒症诱生物质促进肾功能不全:除上述系统外,在脓毒症过程中还形成一些独特的物质,某些物质还以异乎寻常的方式出现。这些物质既能以血管活性物质的方式影响肾血流动力学,还可以调节上述系统。

内毒素可能不直接危害肾脏,但可以在多种器官和细胞(包括肾脏和白细胞等)诱导产生多种介质,包括TNF-α、IL-1β和IL-8,它们都是炎症反应的调制器和效应器。在内毒素作用下,肾脏的细胞因子也可以由肾小球膜细胞、肾小球内皮或肾小管上皮分泌产生。例如,内毒素、TNF-α和IL-1β可以诱导肾小管上皮细胞产生TNF-α、IL-6和IL-8。其中,肾细胞源性的细胞因子比较重要,它们以自分泌和旁分泌方式发挥作用,而那些由血液输送到达肾脏或驻留型巨噬细胞释放的细胞因子的作用机制至今尚不清楚。

内毒素刺激产生的TNF-α、IL-1β和IL-8是中性粒细胞的趋化物,通过上调细胞间黏附分子-1(intercellular adhesion molecule,ICAM-1)表达,促进白细胞附着和肾小球中性粒细胞滞留。静脉输注这些介质可导致肾小球中性粒细胞聚集,而与肾血流量无关。在脓毒症相关ARF患者,中性粒细胞的活化可由血液脱颗粒产物得出判断。细胞因子同样能够刺激肾细胞产生PG和氧自由基,借此诱发肾小球系膜收缩和溶解,最终引起超滤系数和滤过分数降低。TNF-α和IL-1β对肾血流动力学的影响可能部分是通过PG、PAF、内皮素、NO和腺苷所介导,结果是使血管张力发生复杂变化。例如,在内毒素诱导TNF-α产生的同时,可能伴有PG水平的增加,后者又反过来下调TNF-α释放。细胞因子(如TNF-α和IL-1β)的小管间质效应包括中性粒细胞吸引和肾小管转运功能的改变。细胞因子能诱导尿钠增多和多尿,其部分机制可能是通过增加肾小管分泌PG作用来实现的,因为NSAID和脾切除术能够通过未知的机制减轻这种多尿症状。

脓毒症性ARF另一个重要的介质是PAF,因为内毒素在动物的部分毒性作用(包括肾脏变化)通过PAF拮抗剂得到改善。在动物实验中,PAF特异性拮抗剂不仅能预防和改善脓毒症引起整体血流动力学紊乱,同时也能保护肾脏的功能结构。

脓毒症时PAF的主要来源可能为循环单核细胞、肾内皮细胞和肾小球系膜细胞,细胞因子、补体产物、凝血酶、AngⅡ或ADH是其刺激因素。活化的补体能刺激中性粒细胞释放PAF。把PAF注射到动物体内,可模拟内毒素诱导的脓毒性休克,并对肾脏产生有害作用,包括肾血流量减少,甚至可能大幅度降低GFR,推测与肾小球系膜收缩有关。PAF与TXA_2、内皮素联合作用引起肾血管收缩,刺激系膜细胞释放氧自由基,导致肾小球中血小板和中性粒细胞聚集。肾PAF释放与PGE_2释放相伴随;拮抗PAF的产生和作用后,缩血管的PG的释放可能占优势(超过舒血管的PG)。

补体系统的活化无论是通过经典途径还是旁路途径,参与了脓毒症和休克的病理生理过程。补体激活可能对ARF的发生起重要作用,其机制可能是通过活化产物上调P-选择素表达,进而对中性粒细胞产生趋化作用。不仅如此,透析中使用铜玢膜(cuprophane)也有补体系统的激活作用,将延缓ARF的恢复。而且,浸润的白细胞、肾小球系膜或肾小管上皮细胞产生的氧自由基、PG和白三烯等也对肾脏造成损伤。NO是由除去L-瓜氨酸的L-精氨酸经酶催化后产生的。参与其中的酶是一些一氧化氮合酶(nitric oxide synthase,NOS)的亚型。否则，L-精氨酸将被脱羧酶分解成精胺，后者是一种新的生物活性代谢产物，参与肾滤过和吸收的调节。NO 向血管肌细胞扩散，诱导细胞内鸟氨酸环化酶生产 cGMP。如此反过来影响 Ca^{2+} 处理，造成细胞内收缩成分舒张。内皮中结构型 NOS(constitutive NOS, cNOS)衍生的 NO 可调节血管紧张度，通过放松肾小球膜细胞影响超滤系数，介导致密斑兴奋效应，维护髓质氧供应，调节钠外排。正常情况下，NO 以旁分泌方式扩张入球小动脉、感应切应力和搏动的血流，所以乙酰胆碱引起的 cNOS 源性 NO 增加，能够促进肾血流增加而使 GFR 降低。

实验研究显示，NO 同样可以影响出球小动脉张力，条件是预先清除血液灌流中的 NO，只允许血红蛋白通过肾小球血管；L-精氨酸阻断剂可以加剧肾灌注及肾灌注压降低引起的尿量减少和利钠作用，暗示 NO 具有维持滤过和排钠作用。事实上，注射 L-精氨酸可以增加健康志愿者的 NO 生成，阻断 NO 则可以降低利尿和排钠作用，前者与肾血流量增加有关而与 GFR 变化无关，由此提示 NO 是通过肾小管效应、髓质血流量的再分配，或二者兼而有之的机制来发挥作用的。NO 拮抗 AngⅡ 对许多血管、肾小球和肾小管的作用。

在人类脓毒症和休克中，cNOS 诱导的血管壁合成增加的 NO 可部分降低整体血管紧张度，iNOS 的诱导作用在其中具有重要意义。脓毒症时肾小球和肾小管均表达 iNOS，TNF-α 和 IL-1β 在其中起介导作用。在肾脏，iNOS 衍生的 NO 可来源于血管平滑肌细胞、内皮细胞、肾小球膜细胞和肾小管细胞，以及循环或组织中的中性粒细胞和巨噬细胞。然而，在发生脓毒症和休克时，增加的 iNOS 可能并不保护肾脏灌注，这是因为血管收缩影响占主导地位。在关于无活性 L-精氨酸类似物对肾脏 NOS 是否具有非选择性抑制作用的研究中，部分学者报道肾灌注和肾功能有所改善，而其他学者则观察到相反的结果。这些差异可以从改良的肾灌注压得到部分解释，即在整体血管舒张时，阻断 iNOS 可引起整体血压升高，而当肾血管收缩程度大于灌注压上升程度时，阻断 iNOS 一方面减轻 NO 的细胞毒性，而另一方面又扰乱了肾微量灌注。事实上，采用非选择性 NOS 阻滞剂阻滞 cNOS 作用对肾脏可能是有害的，其依据是在脓毒症期间，cNOS 衍生的肾 NO 通过拮抗儿茶酚胺、AngⅡ、TXA_2 和内皮素等物质的血管收缩行为保护肾灌注。然而，cNOS 在内毒素血症时可被下调，部分原因可能与 iNOS 诱生大量 NO 有关。该现象可能降低血管扩张反应性，增加血管收缩的倾向性，并可能导致肾灌注和肾功能对压力的异常依赖。

有证据显示，在脓毒症引发肾血流灌注不足和 ARF 时，局部增加的内皮素对 NO 平衡发挥关键作用。内皮素又名蛙皮素、铃蟾肽或内皮缩血管肽，是一种强有力的缩血管肽，肾脏对它的效应比其他器官更为敏感，很可能与高密度的内皮素受体有关。内皮素可以使入球小动脉和出球小动脉都收缩，但是肾小球前效应可能更加显著，其与肾小球系膜一起收缩，将导致肾血流量减少和 GFR 大幅度降低。此外，内皮素同样减少肾小管重吸收。低氧血症可增加内皮素的产生和上调内皮素受体。α-ANP 和 NO 呈现抑制内皮素释放的作用；反过来，内皮素可能通过激活磷酸酶诱导 α-ANP、舒血管作用的 PG、PAF 和 NO 的释放。循环内皮素水平会伴随脓毒症的发展、内毒素或 TNF-α 的作用而显著升高，并且与伴随释放的复合物(如 IL-13、TGF-β、凝血酶、AngⅡ、肾上腺素、ADH 和 α-ANP)相互作用。实际上，在内毒素和 TNF-α 的刺激下，肾小球内皮细胞、肾小球膜细胞和肾小管上皮细胞可以产生相对较多的内皮素。然而，也有研究显示，大鼠受到内毒素刺激后，全肾内皮素基因表达水平没有增加或仅限于肾小球系膜表达增加。局部产生的内皮素主要通过自分泌和旁分泌方式发挥作用。在大鼠内毒素血症期间,采用抗内皮素抗体治疗可以使几近崩溃的肾功能得到改善。

6)脓毒症时中性粒细胞和氧自由基介导肾损伤:越来越多的证据显示,中性粒细胞和氧自由基与脓毒症性 ARF 有关。在实验性内毒素休克模型,肾小球和肾小管间质内中性粒细胞数量增加。中性粒细胞的肾损伤作用是由中性粒细胞释放的氧自由基和蛋白酶类引起的。受细胞因子或 PAF 刺激之后,肾小球膜细胞同样也能释放氧自由基。至少在大鼠菌血症时,氧自由基可以引起入球血管收缩和 ARF,同时激活潜在的蛋白酶并钝化蛋白酶抑制剂,以此增强蛋白酶的组织细胞损伤潜能。这可能是活化的中性粒细胞对肾小球基底膜产生损伤效应的基础。氧自由基在其他方面的有害作用包括:脂类的过氧化作用、影响细胞膜的完整性、下调舒血管作用的 PG 和 cNOS,并产生具有缩血管作用的非酶氧化花生四烯酸的复合物。抗氧化剂对内毒素诱导的 ARF 具有保护效应。

7)凝血和血小板的作用:脓毒症和休克时,弥散性血管内凝血(DIC)可导致 ARF。肾小球血栓形成是 ARF 的常见原因,伴随所谓的舒瓦茨曼现象(Shwartzman phenomenon),即在先前的致敏作用后,再次给予内毒素会引发广泛性血管内凝血和坏死。这与人类产后脓毒症和脑膜炎球菌性脓毒症发生时出现双侧皮质坏死非常相似。NO 或 TNF-α、PAF 和白三烯类可以抑制或促进肾小球内血栓症(intraglomerular thrombosis),因为 PAF 拮抗物或白三烯类阻滞剂能够部分预防、而 NO 阻断剂则加重肾小球内纤维素沉积(intraglomerular fibrin deposition)、血栓形成和内毒素引发的 ARF。细胞因子可能参与肾小球内促凝组织因子(coagulation-promoting tissue factor)和纤维蛋白溶解抑制物(fibrinolysis inhibitors)的表达。

8)缺血-再灌注损伤的细胞和体液机制:血流灌注不足后液体复苏所致功能异常可能会因再灌注损伤而加剧,并造成这样的一个现象,即肾血流量可能正常或近似正常而 GFR 和滤过分数仍将严重低下。研究证实,在脓毒症、休克及其复苏过程中,肾脏 I/R 损伤涉及炎症因子释放(如氧自由基、细胞因子、PAF、补体和花生四烯酸的活化)、黏附分子表达以及由此引起的活化中性粒细胞积聚等,并可能因此导致细胞凋亡、坏死和 ARF,阻断这些复合物能够部分避免或改善实验性肾脏 I/R 损伤。另外,I/R 损伤出现血管异常改变,虽然存在 cNOS,但是内皮功能障碍、自动调节血管紧张度的能力下降。

新的证据表明,中性粒细胞和氧自由基与 I/R 损伤所致 ARF 有关,因为中性粒细胞减少症可以保护肾脏免遭 I/R 损伤。在实验性肾脏 I/R 损伤模型,肾小球和肾小管间质内的中性粒细胞数量显著增加。活化补体、细胞因子和氧自由基增强肾脏内皮细胞表达包括 ICAM-1 在内的中性粒细胞黏附分子,从而导致中性粒细胞滞留并与内皮细胞发生黏附。研究显示,小鼠 ICAM-1 基因敲除和 NO 介导的对中性粒细胞黏附及氧自由基释放的抑制作用均可保护肾脏免遭 I/R 损伤。并且,L-精氨酸和 NO 的肾脏保护作用(防止 I/R 损伤)部分是通过抑制活化白细胞黏附和血小板聚集来实现的。另一方面,在过氧化亚硝酸盐(peroxynitrate)生成和再氧合(reoxygenation)的氧化机制基础上,iNOS 源性 NO 的生成增加会引起肾损伤,这可通过 iNOS 阻断剂对缺血性 ARF 的保护效应得到印证,由此说明 NO 可能具有双刃剑样作用。内皮素可能同样参与肾脏血管收缩、活化中性粒细胞聚集和 I/R 损伤,因为阻断内皮素活性可在这方面显示出有益的作用。

尽管如此,通过抗体预先诱导中性粒细胞减少或阻断白细胞黏附不一定对 I/R 肾损伤有保护作用,这可能与中性粒细胞需要被预处理或被活化以介导 ARF 的研究理念有关。在肾脏只有中度 I/R 损伤时,由中性粒细胞启动的内毒素损害可能通过氧自由基对 ICAM-1 进行表达上调而促进 ARF 的发展,其结果是活化的中性粒细胞滞留以及蛋白酶和氧自由基的进一步释放。要直接损伤非 I/R 的肾脏,中性粒细胞必须处于高度活化状态。先期的内毒素接触(致敏)或体温过高可促进 I/R 肾损伤,与血流动力学无关。因此,在临床脓毒症或体外灌注时活化或预处理中性粒细胞,可能发生由短促的或中度的血流灌注导致的 ARF。

在血流灌注不足时,再灌注后大量氧自由基是通过黄嘌呤氧化酶作用使次黄嘌呤(hypoxanthine)转化为黄嘌呤(xanthine)产生的。这些爆发产生的氧自由基超过了体内氧自由基清除能力。因此,一些外源性氧自由基清除剂或自由基生成抑制剂可能具有保护效应。但是,在使用肾血流灌注不足取代完全阻断肾动脉血流的动物模型中,抗氧化剂并不能预防再灌注后肾脏损伤。

此外,有研究证实肾毒素(如庆大霉素)与 I/R 协同作用引起肾损害,其机制与增加肾脏庆大霉素摄取、增强氧化损伤和减少急剧缺血后高能复合物(high-energy compound)恢复等因素有关。I/R 损伤可部分地因先前的缺血事件和保护性热诱导产物——热休克蛋白(heat shock protein)的作用而得以减轻。

(6) 修复:在脓毒症引发的 MODS 中,ARF 患者预后不佳,但是患者如果能够存活下来,那么其预后是比较好的。其中绝大部分幸存者可以恢复足够的肾功能,并在脓毒症发生后的 2 个月内中止肾替代治疗。肾脏修复机制包括生长因子的表达和激活、肾小管结构和肾功能的明显修复。这些生长因子主要包括胰岛素样生长激素-1(IGF-1)、TGF-β 和表皮生长因子等,其中 IGF-1 可能对大血管手术后肾功能障碍具有一定的预防作用。此外,ARF 期间释放的细胞因子和 NO 等炎症介质,可参与损伤修复机制的调节。

对脓毒症宿主反应的病理生理学和基因学的基础研究已取得一些新的进展,由此改变了人们对这一综合征的理解。目前主导的理论是脓毒症呈现无法控制的炎症反应,然而机体对感染的免疫反应是由众多因素所决定的,包括病原体的毒力和数量,以及患者的并发症、年龄和细胞因子的基因多态性等。患者最初呈现出过度的炎症反应,但随之迅速出现免疫功能低下。对于危重症患者而言,最初的炎症反应迟钝和长时间免疫功能低下,将导致患者最终死亡。

脓毒症的血流动力学标志是广泛的动脉血管舒张和血流阻力下降,引起动脉充盈不足,这也与激素-神经激活和心脏后负荷下降后的心排血量增加有关。交感神经系统和肾素-血管紧张素-醛固酮轴的激活,抗利尿激素的非渗透性释放,以及心排血量增加等,对于维持严重脓毒症和脓毒性休克患者的动脉循环完整性是非常重要的。然而,这些血流动力学改变却可以导致 ARF。脓毒症期间,动脉舒张至少部分是由脉管系统 NOS 表达上调介导的。

与全身血管舒张相反,有证据显示脓毒症引起 ARF 早期主要病理学因素是肾小管功能完整而肾血管收缩,这与肾小管钠水重吸收增加是一致的。肾血管收缩至少部分是由具有释放内皮素能力的 TNF-α 刺激引起的。血液中出现内毒素后,内皮素能导致毛细血管内的液体渗漏从而降低血浆容量。在内皮细胞损伤的同时,脓毒症可引起微血栓形成和血液中血管假性血友病因子(von Willebrand factor)浓度升高。脓毒症所致内皮细胞损伤还可以削弱肾内血管内皮细胞 NOS 的正常功能,从而增强肾上腺素、Ang Ⅱ 和 ET 的缩血管效应。

3. 肾毒素相关的 ARF 一些特殊的敏感药物(放射线造影剂和氨基糖苷类药物等)可

以引起肾脏多种病理生理改变,并最终诱发 ARF。肾内血流动力学改变是许多肾毒素引起的一项重要的初期结果。局部肾血流改变可通过增强局部缩血管因子如 Ang II、ET、腺苷等的活性,以及减弱一些重要扩血管因子如氧化亚氮(N_2O)和 PG 等的活性来实现。上述平衡的破坏将导致肾血管收缩和局部缺血,特别是敏感的外髓区域。举例来说,放射线造影剂可诱导体液介导的入球小动脉收缩,非甾体抗炎药和环孢素也有类似的作用。局部血流量减少最终造成氧输送严重不足和肾小管缺氧。此外,肾毒素如氨基糖苷类药物,能直接引起肾小管新陈代谢障碍和氧利用障碍。上述因素导致氧自由基产生,内在抗氧化酶活性降低,细胞内钙离子积聚,丝裂原活化蛋白激酶(mitogen-activated protein kinase,MAPK)和磷脂酶 A_2 活化。

肾毒素可诱导肾小管细胞空泡化、间质性炎症、细胞膜特性改变和正常肾小管黏附基底膜的功能丧失。这些异常改变导致肾小管细胞凋亡和坏死,以及肾小管结构破坏、管腔塌陷和梗阻。肾小管梗阻和管腔内压力的升高引起细胞通透性改变,而间质性炎症又可促进液体弥散和继发性水肿形成。

造影剂诱导的毒性作用被认为与肾血流动力学改变、直接的肾小管上皮细胞毒性和动脉粥样硬化栓塞以及它们之间的相互影响有关。其中,血流动力学改变归因于血管收缩、血液黏滞度增加和红细胞聚集。氨基糖苷类药物在近端小管经由阴离子转运系统吸收,并在此蓄积和产生氧自由基,使细胞内钙离子增加,导致肾小管细胞凋亡、坏死和非少尿性 ARF。

造影剂肾病(radiographic contrast nephropathy)或对比剂肾病(radiocontrast nephropathy)是医源性 ARF 发生的主要原因,最终导致患者住院时间延长、病死率增加、医疗费用过高,并可能造成长期肾损害。造影剂肾病患者的 SCr 在注射放射对比造影剂后 24~48 小时急剧升高,一般在 5 天达到高峰,7~10 天回至基线;部分患者的肾功能将永远无法恢复至正常范围,可能出现肾功能持续性下降。造影剂肾病通常与先前存在的危险因子有关,其中以慢性肾病[GFR<60 ml/(min·1.73 m^2)]、糖尿病和使用大剂量造影剂尤为突出。

目前还没有预防或治疗性的干预方法减少造影剂肾病的发生,一旦确诊也无明确有效的治疗方法。预防策略包括尽早认识危险、推迟检查或使用其他检查方式,直到肾功能得到优化,还应努力纠正血容量和停止使用潜在的肾毒性药物。没有证据支持应常规使用甘露醇或多巴胺治疗。最新研究显示,围术期水合作用和使用等渗非离子造影剂可降低发病的风险,如使用碘克沙醇(iodixanol)。随机试验提示,使用 N-乙酰半胱氨酸(N-acetylcysteine)可能对治疗造影剂肾病有一定帮助。这些预防措施的风险较小,可以用于静脉注射造影剂的患者。

三、肾后性因素

由肾以下尿路(即从肾盏到尿道口任何部位)梗阻引起的肾功能急剧下降称(postrenal failure),又称阻塞性肾衰竭(obstructive renal failure)。尿路梗阻可致肾小球囊内压增高,使肾小球有效滤过降低,GFR 减少,导致 ARF。此时肾脏一般无器质性损伤,肾实质并未破坏,故又称肾后性氮质血症(postrenal azotemia)。

（一）病因

由于肾脏具有强大的代偿功能，膀胱以上的梗阻（肾盏、肾盂、输尿管梗阻）必须是双侧性完全梗阻才会导致肾后性肾衰竭，多见于结石、肿瘤或坏死组织引起的输尿管内梗阻，肿瘤、粘连和纤维化引起的输尿管外梗阻。如一侧通畅即可排除肾后性肾衰竭。膀胱以下梗阻多见于前列腺肥大、盆腔肿瘤等压迫等。

尿路梗阻引起肾盂积水，肾间质压力升高，肾小球囊内压升高，导致肾小球有效滤过压下降，直接影响 GFR。

（二）临床特点

尿量突然由正常转变为完全无尿（<100 ml/d），梗阻部位以上尿潴留，氮质血症日益加重。

采用 X 线、肾图或超声检查，查明病因和梗阻部位，解除梗阻，肾功能可迅速恢复正常。如长期梗阻，可发展为尿毒症甚至死亡。

第四节　急性肾衰竭的诊断、治疗和预防

临床上，ARF 的发病率高，5%～20% 的重症患者会出现 ARF，其中许多病例以 MODS 方式出现。患者一旦进入肾衰竭期，目前除了肾替代治疗之外，没有其他十分有效的药物治疗办法，其预后差，病死率高。因此，提前预防、早期诊断和积极治疗 ARF 就显得格外重要。

一、临 床 表 现

（一）血清含氮废物蓄积

临床医师及时诊断急性肾功能损害对降低 ARF 患病率和病死率至关重要，但至今临床上并没有迅速、有效的 ARF 诊断方法，需要引起广泛的注意。一般情况下，临床医生只有在患者出现 BUN 和（或）SCr 浓度升高时才意识到 ARF 的发生，而 BUN 和（或）SCr 水平的升高往往发生在 GFR 严重降低之后。正常情况下，这些含氮废物很容易经肾脏泌尿排出，但在 GFR 降低时，血液中 BUN 将以 10～20 mg/(dl·d) 的速度递增。

BUN 在肝脏合成，并视体内蛋白质负载水平而定。因此，不管是外源性（高蛋白质摄入量）还是内源性（高代谢状态、发热、脓毒症、类固醇治疗、四环素注射或消化道出血等）蛋白负荷都可以使 BUN 浓度增加，而 GFR 降低不明显。临床研究显示，35% 的 ARF 患者代谢性 BUN 能够以 30 mg/(dl·d) 以上的速度增加。滤过的 BUN 可在肾小管被重吸收，尤其是在低尿流量状态时。因此，在 GFR 降低不明显而尿流量减少（如血容量不足、严重心力衰竭、尿路梗阻）的情况下，同样可以使 BUN 增加。由于 BUN 合成的差异性和非 GFR 相关肾脏因素都可能影响尿液中 BUN 的排泄，因此与 SCr 含量相比，BUN 不能作为反映 GFR 的可靠指标，但 BUN 水平通常与肾衰竭症状相当吻合。

肌酐是肌酸非酶水化代谢的产物，通常以一定的速率从骨骼肌中释放出来。当肾小球

滤过能力缺乏时,SCr 将以 $1 \sim 2$ mg/(dl · d)的速度增加。SCr 的含量是由产生率、分布容量和肾脏排泄决定的。所以,在严重肾功能损害的 ARF 患者中,SCr 含量不能准确反映 GFR情况。在骨骼肌损伤(横纹肌溶解症)时肌酐会大量进入血液,导致 SCr 浓度迅速增加。并且肾小管也可以分泌少量肌酐进入尿液。一些药物,如甲氧苄啶和西咪替丁,可以阻碍肾小管分泌,使 SCr 水平轻度增加。此外,酮体和头孢西丁引起的化学干扰,可造成实验室 SCr检测结果虚高。一般来说,BUN 与血清肌酐比约 10 : 1 或 15 : 1,其影响因素很多,表 31-6可以为临床医师提供诊断线索。

表 31-6　血尿素氮/肌酐比值的意义

>15 ~ 20 : 1	<15 : 1
■尿素生成增加	■尿素生成降低
高蛋白摄取	饥饿
高代谢状态 (发热、组织坏死、皮质激素、脓毒症、四环素)	进行性肝病
胃肠道出血	遗传性尿素循环缺乏
■尿素清除降低	■尿素转移增加
血容量不足	透析后
心排血量不足	■肌酐清除降低
阻塞性尿路梗阻	西咪替丁
	甲氧苄啶
	乙胺嘧啶
	■假性肌酐升高
	酮类
	头孢西丁
	左旋多巴
	氟胞嘧啶
	抗坏血酸(维生素 C)
	■肌酐增加
	合成增加
	横纹肌溶解症

由于 GFR 大幅度降低时 SCr 可能只有轻至中度升高,因此需要寻找其他迅速有效的ARF 诊断指标。近年,有学者提议将半胱氨酸蛋白酶抑制剂 C(cystatin C)作为患者 GFR 降低的敏感指标。

(二) 少尿症(oligoanuria)

提示 ARF 的另一临床表现是尿量减少,应该引起临床医师的高度重视。虽然少尿是ARF 的重要特征,但是临床实践经验告诉我们:大部分 ARF 患者并非呈现少尿症状。而且,所有的 ARF 类型(肾前性、肾后性、肾性)都可以表现为正常的尿量。换句话说,少尿始终提示有可能发生 ARF,但是正常的尿排出量并不代表肾功能正常。出现无尿(事实上是没有尿液排出)应立即引起注意。真性无尿通常多见于完全性尿路梗阻。在肾血流量阻断和急性肾小球肾炎偶尔也能出现无尿。ATN 可以导致数小时无尿,但非常少见。

(三)临床和生化检查监测并发症

提示 ARF 的其他表现就是肾排泄功能丧失的临床或生物化学检测结果。

ARF 临床表现为:①容量负荷过重,如肺和周围组织水肿、呼吸困难、高血压;②血生化指标变化,如血钙降低,血尿素、肌酐、钠、磷和钾水平升高;③尿毒症状态,如头痛、麻木、呃逆、恶心、精神状态改变;④代谢性酸中毒;⑤感染风险增加;⑥胃肠道症状,如厌食、恶心、呕吐、呃逆、胃炎出血;⑦贫血和血小板功能障碍,如紫癜、出血倾向。

二、ARF 的生物标志物

寻找敏感性和特异性较好的 AKI 或 ARF 生物标志物,对早期诊断、治疗和改善预后有着重要意义。

(一)反映 GFR 降低的生物标志物

1. 前心房利钠肽 前心房利钠肽(proatrial natriuretic peptide,proANP)是心房利钠肽激素原裂解产物,其体内清除度依赖于肾功能。研究发现,proANP(1~98)比标准肾功能生化指标如 cystatin C 等能更准确地预测 ARF 的发生,脓毒症死亡患者的 proANP(1~98)水平显著高于存活患者(约为存活患者的 4 倍),反映了肾脏对其清除能力的严重损伤。目前认为,proANP(1~98)用于预测 ICU 危重症 ARF 患者的预后有良好前景。

2. cystatin C 它是一种非糖基化碱性蛋白,由 120 个氨基酸组成,有核细胞均可合成并以一定的速率将其释放到血液,即使在浓度非常低的情况下也能通过肾小球滤过,并经肾小管上皮细胞重吸收或分解代谢而最终出现在尿液中。当 GFR 降低时,血清 cystatin C 浓度通常随之增加。有研究显示,cystatin C 比 SCr 更能准确地预测心脏手术或肾移植术后 GFR 急性改变。cystatin C 生成速度一般不受性别、年龄、肌肉容积和炎症状况等因素影响,但可能会受到大剂量激素冲击治疗的影响。因此,在 ICU 的 ARF 患者中,血清 cystatin C 的敏感度是否高于 SCr 仍需要进一步研究证实。正常情况下,尿中 cystatin C 浓度很低,小管功能障碍时其浓度升高约 200 倍。由于 cystatin C 排泌不受肾外因素的影响,亦无昼夜节律变化,且性质稳定,故比其他低分子蛋白或尿酶更有应用价值。

3. 色氨酸配糖体 作为色氨酸配糖体的 2-甘露吡喃糖左旋色氨酸[2-(alpha-mannopy-ranosyl)-L-tryptophan]是一个能准确反映 GFR 的新标志物。它仅被肾小球滤过,不被肾小管排泌和重吸收,能够取代临床使用的菊粉廓清率(inulin clearance),其准确度优于 SCr 浓度和肌酐廓清率(因 SCr 浓度受肌肉因素影响,而肌酐廓清率因肾小管分泌肌酐而高估GFR)。

(二)反映肾小管损伤的生物标志物

1. 尿酶 尿酶主要来源于小管细胞溶酶体、刷状缘膜和胞质。与肾功能标准指标相比,尿酶可早 12 小时~4 天检测出肾小管损伤。

α-谷胱甘肽-S-转移酶(α-GST)与 π-GST 互为同分异构体,分别见于近端和远端小管上皮胞质。研究发现,α-GST 和 π-GST 不仅对肾小管损伤有高度特异性,而且对预测 ARF 和是否需要肾移植亦有高度敏感性。

N-乙酰-β-D-氨基葡萄糖苷酶(NAG)主要分布于近端小管,尿中 NAG 分泌增加见于多种急性肾脏疾病,如肾毒素作用、心脏手术和肾移植术后等。高水平 NAG 预示 AKI 患者需行肾移植和(或)预后不良。NAG 的缺点在于过度敏感,且糖尿病肾病等肾小球疾病患者亦分泌增加,因此限制了其预测 ARF 的应用。

碱性磷酸酶(AP)、γ-谷氨酰转移酶(γ-GT)和丙氨酸-(亮氨酸-甘氨酸)-氨肽酶为刷状缘酶类,是尿酶的主要成分,其分泌增加预示着刷状缘损伤。它们对造影剂诱发的肾小管损伤非常敏感,在肾脏灌注正常的内毒素血症大鼠尿液中也分泌增加。此外,γ-GT 尚有助于危重症和肾移植患者 ARF 的预测。AP 和 NAG 水平显著提高与 ARF 高病死率有关。因检测简便,AP 和 γ-GT 可用于 ARF 高危患者的鉴别诊断。可逆性细胞功能不全也可引起尿酶增加,慢性肾小球疾病患者某些酶类释放也有所增加。故尿酶并不仅仅是肾小管损伤的指标。

2. 尿低分子质量蛋白　尿低分子质量蛋白来源于不同组织,一般经肾小球自由滤过后被肾小管重吸收而不被分泌。在近端小管细胞负荷过重或损伤时其重吸收减少,可在尿中出现。

(1) α₁-微球蛋白:分子质量 31 kDa,由肝脏合成,易与血清 IgA 结合。仅游离型可由肾小球滤过和近端肾小管细胞重吸收。Herget-Rosenthal 等对 73 例非少尿型 ARF 患者进行前瞻性研究发现,ARF 患者 4 天后,α₁-微球蛋白比 α-GST 和 NAG 等尿酶能更准确地预测是否需行肾移植治疗。

(2) β₂-微球蛋白:分子质量 12 kDa,为主要组织相容性复合物(MHC)Ⅰ类分子的一部分,表达于有核细胞表面,尿液 pH<6 时不稳定。其尿中浓度在毒素作用、心脏手术或移植诱发的肾损伤后上升,在肾小球疾病时也会升高。可预测肾功能减退,但不能预测是否需行肾移植治疗。

(3) 视黄醇结合蛋白:分子质量 21 kDa,部分结合于前白蛋白,主要转运维生素 A。它在低 pH 环境下比 β₂-微球蛋白稳定,可独立预测近端小管损伤。在小管功能轻度减退时,尿中该蛋白浓度立即升高,甚至早于 NAG。肾移植术后视黄醇结合蛋白排泌增多,在移植排斥反应期间则同时伴有尿腺苷脱氨酶结合蛋白升高。而心脏病患者手术后尿中视黄醇结合蛋白增加则可能与术中使用明胶有关。

3. Na⁺-H⁺交换体 3　Na⁺-H⁺交换体 3(NHE-3)是肾小管最丰富的转运体,分布于近端小管细胞顶端膜和近顶端内涵体,以及髓袢升支粗段和细段细胞的顶端膜,负责近端60%~70% 钠和碳酸氢盐的重吸收。ARF 患者尿 NHE-3 蛋白水平明显升高。前瞻性观察证实,尿 NHE-3 蛋白可作为肾小管严重损伤的特异性标志,同时可鉴别其他肾脏疾病及肾前性肾衰竭。但多巴胺对 NHE-3 蛋白的排泌有抑制作用,可能会干扰 ARF 诊断。

4. 中性粒细胞明胶酶相关性脂笼蛋白　人中性粒细胞明胶酶相关性脂笼蛋白(neutrophil gelatinase-associated lipocalin,NAGL)的分子质量为 25 kDa,共价结合于源自中性粒细胞的明胶酶,表达于数种组织,在肾脏表达量较低,上皮损伤时表达增强。肾缺血损伤时,NAGL 在肾单位多处表达上调,以近端肾小管和细胞再生处最为明显。有研究发现,NAGL 通过诱发上皮再生和减少凋亡来对抗 ARF,其机制可能是 NAGL 转运铁到近端小管细胞,在铁作用下血红素加氧酶-1表达上调,进而发挥保护作用。Mishra 等证实,心脏术后肾衰竭的儿童在心肺转流后 2 小时,NAGL 作为 AKI 标志物,表现出良好的敏感性和特异性;以 50 μg/L 为阈值,NAGL 可独立预测 AKI。

5. 富含半胱氨酸的蛋白 61 富含半胱氨酸的蛋白 61(Cyr 61)是一种富含半胱氨酸的肝素结合蛋白,为一种信号分子,具有多种功能,如促进创伤愈合和组织重塑。它在肾损伤后很快表达于外髓近端小管。由于诱导生成迅速,Cyr 61 可作为肾损伤的早期标志。Muramatsu 等在双侧肾缺血 30 分钟小鼠术后 3~6 小时即可检测到 Cyr 61,高峰期则为缺血损伤后 6~9 小时。

6. 肾损伤分子 1 肾损伤分子 1(KIM-1)是一种跨膜蛋白,胞外含有免疫球蛋白和多个糖基化位点及高度糖基化的黏蛋白子域,胞内部分则相对较短,在上皮的结合与生长分化中发挥一定的作用,尤其是与单纯缺血性 ARF 相比,KIM-1 浓度升高要明显得多。对年龄、性别和肾损伤发生到采集尿液标本的时间延迟进行校正后发现,KIM-1 每升高 1 U,当时存在 ARF 的可能性就增大 12 倍。KIM-1 在缺血性损伤发生后 12 小时开始表达和排泄,早于上皮再生,并长期存在。因此,有学者认为 KIM-1 亦可能作为肾毒性引起小管损伤或 ARF 的标志,顺铂或大剂量叶酸处理致肾功能受损后,其在血肌酐明显增高之前即可在尿中出现。

7. 白介素-18 IL-18 是小鼠 ARF 的炎症介质之一,尤其在缺血性 ARF 时升高较明显。尿 IL-18 亦可预测人肾缺血和肾移植后近端小管的损伤。据报道,肾移植术后若其水平下降,则预示着血肌酐水平能很快正常化;在其他肾病患者,IL-18 水平升高程度则低得多。因此,尿 IL-18 水平对于急性肾脏功能不全的鉴别诊断,尤其是肾移植术后急性肾脏功能不全,可能是一个很有价值的指标。此外还发现,在急性呼吸窘迫综合征(ARDS)患者中,当 IL-18 水平高于 100 pg/ml 时,AKI 将在 2 天内出现,并与高病死率相关。

8. 穿孔素、颗粒酶 B、CXCR-3 结合性趋化因子 穿孔素和颗粒酶 B 是与细胞溶解和凋亡有关的蛋白。非泌尿道感染患者,其信使 RNA 在肾移植后出现急性排斥前表达上调。与之相似,CXCR-3 结合性趋化因子有助于肾移植后急性肾功能不全的诊断,但它不能区别排斥和缺血性损伤。

9. 内皮素 使用放射造影剂后,尤其在其具有一定肾毒性及血肌酐升高时,内皮素在尿液中的排泄增加,而血浆水平却没有改变,这验证了肾血管收缩在造影剂性肾病中的作用。因而尿内皮素也可作为肾血管收缩的标志。

总之,在过去 10 年中发现了数种尿液或血清生物学标志物,使得早于 GFR 下降和血清肌酐升高检测急性肾小管损伤和功能不全成为可能。但目前大多数能早期检测 ARF 的生物学标志物的特异性和敏感性仍显不足,有待进一步探讨。

三、诊 断 方 法

(一)诊断流程

对 ARF 进行恰如其分的治疗就必须准确分析其病因。首先要确定 ARF 患者属于肾功能不全的哪种类型,即肾前性、肾后性和肾性。图 31-7 和图 31-8 提出了 ARF 的诊断顺序。必须承认,要确定每个患者的 ARF 致病类别并不容易,必须根据具体情况进行具体分析,不能僵化地套用任一表格来诊断。

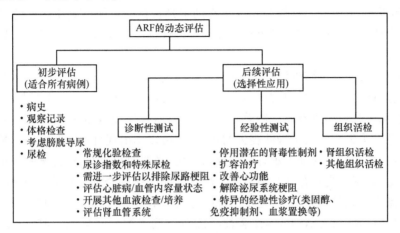

图 31-7 急性肾衰竭的动态评估

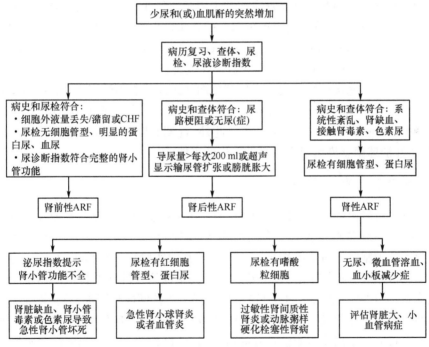

图 31-8 急性肾衰竭的诊断流程

ARF,急性肾衰竭;CHF,充血性心力衰竭

(二)病史、查体和病历复习

确定 ARF 病因的第一步是详细询问病史、体检和复习以往病历。应该记录临床就诊经过、最近的病情状况、药物使用情况和可能接触的有毒物质。病史中有呕吐、失血、腹泻、利尿药应用和烧伤经过,或出现心力衰竭症状者,提示肾前性氮质血症;病史中有排尿费力或

尿流变细,膀胱、前列腺、骨盆、腹腔内肿瘤,侧腹部或耻骨弓上疼痛,血尿症或脓尿者,提示肾后性氮质血症;病史中出现全身病症、发热、皮疹、血管疾病,或肌肉-骨骼等病症主诉者,提示肾脏、血管、肾小球或间质性疾病。病历复习应该注意容量状态指数(尽可能获得动态体重、摄取和排泄、血流动力学检测),这将有助于是否存在肾前性氮质血症的评估。此外,需要罗列用药明细,以确定其中是否有潜在的肾毒性物质。而且,还需要注意以往尿排出状态(如尿线)的描述。

体格检查需要注意细胞外液丢失的证据,如脉搏和血压的体位性改变,黏膜干燥,皮肤皱缩或肿胀程度降低,舌部纵向沟纹,腋窝和腹股沟区域干燥等。显著的直立性低血压症伴脉率增加,表明血容量明显不足。然而,直立性低血压并非血容量不足的敏感标志,因为在血容量少量急性丢失或者大量慢性丧失的情况下,可以不出现直立性低血压。颈静脉怒张、肺部啰音、奔马律和足部水肿提示有心力衰竭存在,必要时可进行 X 线胸片、心脏指数或脑钠肽水平测定,以确定是否存在心力衰竭。单纯依靠临床检查通常很难对细胞外液量状态和心排血量做出正确的估计,尤其是使用机械通气的 ICU 患者,此时采用左心室充盈压(left ventricular filling pressure,LVFP)等侵袭性监测对准确了解血容量和心脏功能状态至关重要。腹部触诊发现侧腹部、耻骨弓上或腹中部的肿块可能对梗阻性尿路疾患和腹主动脉瘤的鉴别诊断有帮助。直肠和骨盆检查应该常规用于梗阻性尿路疾病的评估。药物引起的间质性肾炎可检查到皮疹,血管炎会出现可触及的紫癜性损害(palpable purpura),血栓性血小板减少性紫癜(thrombotic thrombocytopenia purpura,TTP)和溶血性尿毒性综合征(hemolytic-uremic syndrome,HUS)则出现不可触及的紫癜性损害(nonpalpable purpura),血管功能不全和肾动脉粥样硬化栓塞疾病可在皮肤看见蓝色网状斑纹。必须注意全身性疾病对肾功能的影响,如系统性红斑狼疮、肺出血肾炎综合征或古德帕斯丘综合征(Goodpastures syndrome)、韦格纳肉芽肿(Wegener granulomatosis)等。此外,近期有咽喉痛或严重皮肤感染病史的患者,应提防急性链球菌感染后肾小球肾炎发生的可能。

(三) 尿液分析和泌尿指数

尿沉渣分析对确定 ARF 起因很有价值,但尿沉渣检查正常不排除肾前性或肾后性 ARF 存在(表 31-7)。尿沉渣检测含有丰富的细胞、管型或蛋白提示肾性 ARF;存在色素性颗粒型管型或肾上皮细胞管型时应特别小心 ATN。与其他实验室检查相比,经验丰富的肾病学家可能更加认可尿液分析结果对 ATN 或其他肾实质性病变的诊断价值。白细胞管型或嗜酸粒细胞管型(采用尿沉渣 Hansel 染色)的出现提示急性间质性肾炎,但应该注意动脉粥样硬化栓塞疾病和肾小球肾炎有时也会出现嗜酸粒细胞尿。红细胞管型和严重蛋白尿暗示肾小球肾炎或血管炎。尿浸渍检查法(urine dipstick test)检测到红细胞阳性而显微镜下未见红细胞,表示有血红蛋白尿或肌红蛋白尿存在。

分析尿液中电解质成分将有助于肾前性氮质血症和 ATN 的鉴别诊断。在肾前性氮质血症病例,肾小管大量重吸收钠以维持正常的细胞外液量和肾灌注量。因此肾前性氮质血症中,尿钠浓度一般低于 30 mmol/L,钠分次排泄率(fractional excretion of sodium,FENa)低于 1%。

$$FENa = U/Pna \div U/P\ creatinine \times 100\%$$

ARF 低尿钠排泄也见于强烈的肾血管收缩状态(如肝肾综合征、NSAID 治疗、放射线造影剂注射后、脓毒症早期和肌红蛋白尿引起的 ARF)。在肾小球肾炎和入球小动脉相关疾病(如 HUS 和 TTP)时也会出现尿钠排出量降低。这些病症以肾小管上皮功能完整无损时的肾灌注量降低为共同特征。反之,在 ATN 时损伤的肾小管上皮细胞可能因细胞极性改变而不能重吸收钠,以致尿钠浓度高于 40 mmol/L、FENa 高于 1% 。需要注意的是,在利尿药治疗后引起的肾前性状态或存在糖尿或碳酸氢盐尿的时候,FENa 也会增加。在患者应用利尿药治疗时,尿素氮分次排泄率低于 35% ,表明是潜在可逆转的肾前性氮质血症。尿化学指数对梗阻性尿路疾病存在与否没有决定价值。

表 31-7 急性肾衰竭的检查结果

诊断	尿沉渣检测	UNa/FENa
肾前性氮质血症	正常或接近正常(透明管型、少见颗粒管型)	<30 mmol/L,<1%
肾后性氮质血症	可以正常或血尿、脓尿和管型尿	无意义(肾前性早期,晚期 ATN)
肾性氮质血症	常见 RBC、动脉硬化时可发生	无意义(肾前性早期)
肾血管疾病	嗜酸粒细胞尿	无意义(肾前性早期)
肾小球肾炎	RBC、RBC 和颗粒管型,大量蛋白尿	无意义(肾前性)
间质性肾炎	脓尿,WBC 管型,嗜酸粒细胞,嗜酸粒细胞管型	无意义(类似 ATN)
肾小球坏死	色素颗粒管型,肾小管上皮细胞,颗粒管型	>30 mmol/L,>1%

注:ATN,急性肾小管坏死;RBC,红细胞;WBC,白细胞。

(四)排除尿路梗阻性疾病

当患者 ARF 病因不明,或病史、体检结果提示有尿路梗阻的可能时,需要进一步检查。首先进行膀胱导尿术以检查剩余尿量。如果剩余尿量超过 100 ml,表明膀胱出口可能梗阻,需要导尿管引流;如果不是膀胱外口梗阻,就需要对输尿管梗阻进行非侵袭性(无创)检查。目前应用最多的是尿路超声检查,但需注意的是,广泛腹膜后疾病偶尔可造成假阴性超声检查结果,即所谓尿路非扩张性梗阻性疾病。计算机体层摄影术(computed tomography,CT)技术,特别是螺旋 CT 或磁共振影像学能够对腹膜后疾病和输尿管梗阻的程度及存在与否进行鉴别诊断。逆行尿路造影术对于确定或排除输尿管梗阻十分重要。在怀疑有轻度扩张性或非扩张性尿路梗阻时,必要时可采取经皮穿刺肾造瘘引流术。

(五)其他检测

尽管仔细进行病例复习、体检、尿检和尿路梗阻排查,但有时仍然不清楚 ARF 的原因,这时就需要检查血象。患者如果有贫血和红细胞缗钱状形成(erythrocyte rouleaux formation),提示浆细胞恶性增生(plasma cell dyscrasia),后者常常导致 ARF;变应性间质性肾炎、动脉粥样硬化性疾病和结节性多发性动脉炎将导致嗜酸粒细胞增多;血管炎、HUS、TTP、DIC、胶原沉着病(硬皮病)肾危象(scleroderma renal crisis)和恶性高血压会出现血小板减少和微血管溶血,而 ARF 也会发生类似情况。标准的实验室数据同样有助于诊断。血肌酸激酶同工酶-MB(CK-MB)升高提示可能存在横纹肌溶解症(rhabdomyolysis);在血钾升高与高尿酸血症、高磷酸盐血症和高水平乳酸脱氢酶不成比例时,代表广泛的组织损伤,在ARF 合并肿瘤溶解综合征(tumor lysis syndrome)和横纹肌溶解症时也可出现该结果。

根据临床表现,如果怀疑肾小球肾炎或血管炎,采取血清学检测(补体、抗核抗体、抗

DNA、抗嗜中性胞质抗体和抗肾小球基底膜抗体)可得到明确的结果。对于疑似容量衰竭性肾前性氮质血症(volume-depleted prerenal azotemia),可小心进行扩容治疗性试验;如果怀疑心排血量不足,可以考虑降低前负荷和后负荷,以及增加心肌收缩力的治疗性试验;对于前期摄入肾毒素的患者跟踪随访肾功能是非常必要的;对于 NSAID 和 ACEI 制剂诱导的 ARF 患者,停止用药后肾功能通常可以迅速恢复正常;有时可因肾动脉阻塞引发 ARF,这时采取肾放射性核素测试、磁共振血流成像和常规血管造影术是非常必要的。

(六) 肾组织活检

经过上述检查,如果 ARF 病因仍未确定,可考虑经皮肾穿刺活组织检测。此方法可明确急性肾小球肾炎、血管炎或间质性肾炎,而糖皮质激素和其他治疗能够对这些疾病发挥作用。目前尚未明确肾脏活检诊断 ARF 的可靠适应证,然而在其他检查无果的情况下,下列情况需要进行肾组织活检:临床和实验室证据不足的 ARF 和不典型 ATN,后者包括尿检发现蛋白尿和红细胞或红细胞管型,系统性疾病,严重高血压或存在难以解释的肺-肾综合征。经验表明,ICU 患者即使在机械通气的情况下也可以顺利完成肾组织活检。

四、ARF 的预防

ARF 通常发生在危重症患者,与其高病死率有关。内外科和 ICU 患者引发 ARF 的主要危险因素包括:肾血流量降低、肾毒素和脓毒性休克。宾夕法尼亚大学附属医院的学者研究显示,发生 ARF 的校正优势比(adjusted odds ratios)血容量不足为 9.4,先天性心力衰竭为 9.0,应用氨基糖苷类药物为 5.6,应用放射线造影剂为 4.9,而脓毒性休克几乎为无穷大。因此,有效预防 ARF 的基本原则是病因治疗,包括维持肾血流量、避免使用肾毒性制剂、预防医院感染;如果是肾前性因素所致,应迅速评估并进行血流动力学复苏。

(一) 扩张血容量以维持肾灌注和尿量

对高危人群维持"肾灌注"的方法有两种,最简单的是适度扩张血容量。临床上对肌红蛋白尿或血红蛋白尿引起的色素尿(pigmenturia)可采取扩张血容量和维持高尿流量方法来预防 ARF 发生。对于实验诱导的横纹肌溶解症,细胞外液量是决定肾功能预后的关键因素。在实验性横纹肌溶解症可以观察到肾血流量和 GFR 的显著降低,如果 6 小时内扩充血容量则可以恢复肾血流量和 GFR,而 12 小时以后扩充血容量虽能恢复肾血流量,但不能恢复 GFR。在临床肌肉挤压伤或挤压综合征患者也有类似现象发生。

高尿量对肾小管内相对不溶解的结晶沉积造成的肾小管梗阻(ARF 的另一种形式)有预防作用。实验研究证实,高尿量可以阻止肾小管内尿酸结晶沉积,碱性 pH 环境能够增加尿酸的溶解度,而增加尿流量对尿酸性肾病(uric acid nephtopathy)的预防效果要优于碱化尿液。在临床大剂量应用甲氨蝶呤、阿昔洛韦、磺胺嘧啶和茚地那韦(indinavir)等药物时偶尔也会造成 ARF。虽然这些药物导致 ARF 的机制尚不清楚,但肾小管内出现不溶解的母体药物(parent drug)或代谢产物沉淀可能参与其病理过程。临床经验表明,维持高尿流量能够保护肾脏免遭大剂量肾毒性药物的损害。

1. 液体复苏 必须维持并迅速恢复血容量,最好同时采取中心静脉导管插管、肺动脉导管或脉搏波形连续心排血量(pulse contour cardiac output)导管等侵袭性血流动力学监测。持续吸氧。必须维持或立即恢复足够的血红蛋白浓度,一般至少在 7.0 g/dl 以上。血容量恢复后,部分患者的平均动脉压(MAP)仍有可能低于 70 mmHg,这些患者可能丧失了自身调节肾血流量的能力,而要增加 GFR 就必须使平均动脉压恢复至正常范围。因此,可以使用升压药以提升平均动脉压。但应该注意,既往有高血压或肾血管疾病的患者,即使平均动脉压升至 75 ~ 80 mmHg 可能仍是不够的。实验证据提示,血压过低的脓毒症患者需要使用血管收缩药物进行干预,以增加肾血流量和肾髓质血流量。心排血量和血压正常或增加的患者,采取液体疗法对肾脏的保护作用值得商榷。当然,如果患者心排血量不足,即使采取这些复苏措施仍有可能发生肾衰竭,因此可能需要应用从正性肌力药物到心室辅助装置(ventricular assist devices)等不同的干预措施。

2. 液体治疗 液体治疗是危重患者复苏治疗的基础,也是在 SCr 和(或)BUN 升高以及少尿时保护肾功能的主要方法。然而有研究表明,过量的液体治疗将对肾脏及肾脏以外的器官产生副作用。大量研究表明,在重症患者的治疗中使用晶体和胶体对控制 ARF 发病率没有明显的区别。然而使用一些合成胶体(如羟乙基淀粉),可增加脓毒症患者复苏后的 ARF 发生率。其确切的机制仍未明确,可能是羟乙基淀粉改变了血浆渗透压,从而影响肾内血流或 GFR。

对于危重病患者,一旦血流动力学和血容量状态得到明显优化,绝大多数不支持继续积极补液来改善肾功能。近年研究表明,持续积极的液体复苏可造成液体蓄积并使肾脏以外其他器官的功能明显恶化,肺脏尤为明显。ARDS 临床试验网络(ARDS clinical trials network,ACTN)已经完成了大量肺损伤患者液体治疗的随机试验评估,这项试验对采取限制和大量输液处理的 1000 例危重症患者进行了比较,其中主要有急性肺损伤证据的肺炎或脓毒症患者。尽管这项研究没有显示两种输液治疗策略之间病死率的差异,但限制性输液策略能改善肺功能,增加了不使用呼吸机的时间,减少了在 ICU 病房住院天数;而且,这些限制性输液组有减少 RRT 需求的趋势。

(二)避免肾毒素

许多药物通过多种途径和机制对肾脏产生直接和间接毒性,引起肾功能下降。据统计,临床 19% ~ 33% 的急性肾损伤是由药物引起的。常见的肾毒素包括放射线造影剂、氨基糖苷类药物、NSAID、ACEI 和血管紧张素受体阻断剂等。其他的肾毒素很少遇见或者仅应用于高选择性病例,包括两性霉素 B、静脉注射用免疫球蛋白和核苷酸抑制剂等。目前已经公认的肾毒素按药物进行分类后,具体包括抗菌药(氨基糖苷类、青霉素类、头孢菌素、糖苷类抗菌药物、两性霉素 B、喹诺酮类药和磺胺类)、抗病毒药(阿昔洛韦等)、抗寄生虫类药物(喷他脒)、抗肿瘤药(顺铂、甲氨蝶呤、多柔吡星)、免疫抑制剂(环孢素等)、NSAID(对乙酰氨基酚、吲哚美辛、双氯芬酸和布洛芬等)、RAAS 抑制药(如卡托普利)、袢利尿药、放射性造影剂(如高渗透碘化造影剂)、抗骨质疏松药(如二膦酸盐)、传统中药(含中草药的减肥药、雷公藤、斑蝥、鱼胆、苍耳子、关木通、蜈蚣及含汞的中成药等)。

避免药物造成肾毒性损害需要注意以下事项:①了解所选药物的肾毒性;②清楚哪些患者对肾毒素药物有产生肾毒性的危险;③衡量每个患者使用潜在肾毒性药物的利弊;④考虑

选用非肾毒性药物;⑤如果必须使用这些肾毒性药物,则应该短时间内使用最小有效剂量;⑥计算机监控可以早期发现药物相关的肾毒性;⑦监测血中药物浓度;⑧经常检测肾功能(如 SCr)。

(三) 应用肾保护药物

在血流动力学复苏和肾毒素去除之后,各种肾血管扩张剂(如多巴胺、非诺多泮、利钠肽等)和利尿剂(如呋塞米和甘露醇等)也被主张用于防止高危人群发生 ARF。但药物干预是否对肾脏有更远期的疗效,目前还不清楚。

1. 常规剂量或小剂量多巴胺 目前,没有证据支持 ICU 需要预防性应用多巴胺。这种药物是肾小管利尿药,偶尔能够增加尿排出量。这有可能被误解为增加 GFR。在心脏和高危血管外科手术、胆管手术等手术患者中应用低剂量多巴胺未能预防肾衰竭的发生,并且大量对照试验也得到同样结果。Ⅲ期临床试验显示,少量应用多巴胺对危重症患者的肾功能不全没有预防作用,其疗效等同于安慰剂。

近年来,有学者将多巴胺(DA-1)受体激动剂——甲磺酸非诺多泮(fenoldopam mesylate)应用于两类 ARF 高危人群,即危重的癌症患者和脓毒症患者,显示对肾功能具有保护作用,但该药物应用于其他患者并不理想。随机双盲安慰剂对照试验也显示,非诺多泮可明显减缓典型脓毒症患者的 SCr 升高,但其对 ICU 患者 ARF 的预防作用还需进一步研究证实。

2. 心房利钠肽原 源于同一基因表达的前心房利钠肽(proANP)在蛋白水解酶的作用下分解为不同的肽片段,其中与肾泌尿功能关系密切的主要有长效利钠利尿肽(long-acting natriuretic peptide,L-ANP)、血管舒张肽(vessel dilator)、利钾利尿肽(kaliuretic peptide,KP)、尿舒血管素(urodilatin)和羧基端心房利钠肽等。每个利钠肽原片段都有其各自独立的生物学活性,并且在代谢和生物学效应方面相互作用,相互影响,共同参与机体稳态调节。

(1)心房利钠肽(atrial natriuretic peptide,ANP):ANP 是由 pro-ANP 裂解的主要活性肽段(proANP 99~126),主要由心房肌细胞生成和分泌。ANP 是多功能活性肽,在体内通过扩张血管降低外周阻力、降低心排血量,具有抗高血压的作用;对肾脏有利尿、利钠,促进磷酸盐和镁离子等的分泌,增加 GFR,甚至抑制钠离子在肾近曲小管的重吸收,抑制抗利尿激素等作用。

(2)尿舒血管素:尿舒血管素由 Schulz-Knappe 等首次从尿中分离出来,比循环中 ANP 的氨基端多 4 个氨基酸;不存在于血液循环内,由肾小管细胞合成,分泌至远曲小管和集合管的管腔内,发挥肾脏的局部调节作用。低剂量即可刺激排钠排尿,是体内重要体液和电解质调节的旁分泌系统,且作用比等量 ANP 的利钠、利尿效应更强。对血管有选择性作用,可扩张肾、肺、冠状动脉血管,但对肠系膜血管和皮肤血管无作用,可导致血流出现再分布,还能抑制血管紧张素 Ⅱ 和醛固酮的分泌。

(3)长效利钠利尿肽:L-ANP 在生理浓度下具有利尿、利钠和利钾作用。在有 L-ANP 抗体存在时,肾脏对急性血容量扩张反应降低,血压升高。给自发性高血压大鼠输注 L-ANP 抗体,大鼠的动脉压进一步升高,说明 L-ANP 对肾脏和全身血压具有重要的生理和病理生理调节作用。受体结合试验发现其结合于肾小球膜和近球小管,抑制 Na^+,K^+-ATP 酶。

(4)血管舒张肽:血管舒张肽对实验动物或健康人都具有很强的利钠、利尿作用,在心力衰竭、肾衰竭等疾病时仍保持很强的利尿效应。Vessey 等给心力衰竭患者静脉输注外源性血管舒张肽,可使心力衰竭患者尿量增加 5 倍以上,并在停药后 3 小时仍维持尿量增加,钠分泌分数达到基础最大值 6 倍以上。

(5) 利钾利尿肽:KP 也有很强的利钾、利钠和利尿作用,特别是排钾的功能,具有很强的肾皮质和髓质 Na^+,K^+-ATP 酶抑制作用,并具备正性心力作用和调节内分泌激素(如甲状腺素、促性腺激素等)释放等多种效应。KP 影响癌细胞分裂周期,使大部分癌细胞停滞于 $G_0 \rightarrow G_1$,抑制多种癌细胞 DNA 的合成。

(6) 重组人心房利钠因子(recombinant human atrial natriuretic factor,rhANF):rhANF 可降低高危患者接受心脏手术引发肾损伤的风险,但是在大样本多中心 ARF 研究中并未发现其有益的作用。

3. 利尿剂

(1) 甘露醇:甘露醇的生物学原理与多巴胺相似。然而,它的临床应用缺乏人类对照研究资料的支持。甘露醇作为肾保护剂的作用仍受到质疑。

(2) 袢利尿剂:这些药剂通过减少肾转运有关的工作负荷保护亨利髓袢(细尿管袢)避免缺血,体外观察和动物实验资料证实上述结果。但没有足够样本的双盲随机对照试验证明袢利尿剂可降低肾衰竭的发病率。部分学者认为利尿疗法可能对 ARF 产生不利的影响,但仍有一些研究认为袢利尿剂能减少进行性 ARF 患者对 RRT 的需求。目前利尿剂已被应用于 ICU 患者 ARF 的多个环节。高危人群或早期 ARF 患者应用利尿剂的适应证如下:①早期控制容量过度负荷、酸中毒和高钾血症;②维持高尿量,"冲刷"碎片和管型以防止肾小管阻塞,降低患者因肾毒素、色素尿或结晶沉积诱发 ARF 的风险;③促使早期少尿性 ARF 向非少尿状态"转化";④通过降低肾小管负荷及其氧耗量,减轻药物敏感性损伤。

五、ARF 的治疗

ARF 患者的一般治疗原则总结如下:①寻找并纠正肾前性和肾后性因素;②复习既往治疗经过并停用肾毒性药物;③改善心排血量和肾血流量;④恢复和(或)增加尿量;⑤监测入液量和出液量,每天测量体重;⑥发现并治疗急性并发症(高钾血症、低钠血症、酸中毒、高磷酸盐血症、肺水肿);⑦提供早期营养支持;⑧发现并积极治疗感染;⑨专业的护理关怀(导尿管、静脉置管和气管插管的护理,皮肤保健,心理支持);⑩在尿毒症出现之前开始透析治疗。

在 ICU 中应该避免发生 ARF 的并发症,如肾性脑病、心包炎、肌病、神经病变、水和电解质紊乱。ICU 患者的 ARF 诊断和治疗流程见图 31-9。目前可望恢复肾功能的 RRT 措施包括:生物相容性膜、CRRT、早期 RRT、营养支持、胰岛素强化治疗、EPO、袢利尿剂等。

(一) 扩容治疗

在液体治疗时多数同时应用利尿剂和(或)多巴胺,使得单独扩充血容量的预防和治疗价值并不容易估计。对于有或无 ARF 的重症患者,液体治疗的价值和所用液体类型(晶体或胶体)仍有争议。重症患者应用生理盐水或白蛋白进行液体复苏获得了相似的效果;水合作用可以预防大手术后、造影剂或两性霉素 B 以及大剂量甲氨蝶呤、磺胺类药物或阿昔

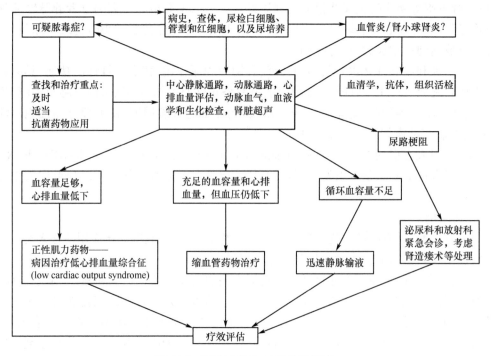

图31-9 ICU患者的ARF诊治流程

洛韦应用后引起的ATN;Mueller等发现,对于预防造影剂肾病,等渗盐水的效果优于以往推荐的半张盐水。太过积极的液体治疗可导致肺水肿,特别是少尿或无尿的患者。

（二）药物治疗

1. 利尿剂和多巴胺的应用 对于呋塞米、甘露醇和小剂量多巴胺预防和逆转ATN的效果进行评估,所得结果并不一致。甘露醇只能在横纹肌溶解症和肾移植术后预防ARF。在循环血量充足的情况下,袢利尿剂能够促进少尿性ARF患者利尿,但是也有研究认为袢利尿剂的应用与高病死率有关,并延缓了肾功能的恢复。然而,大样本多中心试验并未能确认利尿剂对患者的存活有负面影响。具有血管舒张作用的小剂量多巴胺[1~3 g/(kg·min)]通常单独应用或者与呋塞米联合应用,尤其是ICU患者。然而,前瞻性对照试验和统计学分析显示,多巴胺并不能降低病死率或促进肾功能的恢复。

2. N-乙酰半胱氨酸 与单独水化相比,水化联合口服N-乙酰半胱氨酸可以明显降低慢性肾功能不全患者发生造影剂肾病的风险。但应该强调的是,N-乙酰半胱氨酸可能会直接影响肾小管对肌酐的处理,所以应用此药物出现SCr下降并不一定对GFR产生保护作用。

3. 钙通道阻滞剂 一些研究发现,预防性应用钙离子通道阻滞剂可以避免肾移植失败,但是它难以预防移植后ATN。钙通道阻滞剂可能更适合用于预防其他情况下的ARF和心脏手术后ARF。

4. 其他治疗药物 其他治疗药物,包括已应用的和新开发的,都在进行ATN防治潜力的研究。这些药物包括心房利钠肽、茶碱、表皮生长因子、胰岛素样生长因子、抗黏附分子抗体、EPO、抗氧自由基、氨基酸和 PG 等。

细胞凋亡被视为 ARF 中肾小管损害的一个重要机制,具有分子靶向治疗的潜能,例如选择性抑制 ARF 相关凋亡前体蛋白(proapoptotic proteins)可减轻实验动物的肾损害,促进肾功能恢复,但在人类至今未得到充分的证实。

此外,药物治疗时须考虑到肾功能受损所致清除率降低的不良反应。可采用 H_2 受体拮抗剂或质子泵抑制剂以有效地预防患者应激反应,并注意预防感染。

(三) 支持治疗

1. 维持酸碱和水、电解质平衡　主要目的是预防和治疗相关并发症。

(1) 高钾血症:即血清钾水平超过 6 mmol/L。少尿、无尿、高代谢状况或横纹肌溶解症患者的血清钾浓度可迅速增加。高钾血症主要表现为心电图改变,其紧急治疗方法包括经静脉给予钙离子,应用碳酸氢钠促使钾进入细胞内,静脉输注葡萄糖和胰岛素,此外还可以使用沙丁胺醇气雾剂或以上方法联合应用。这些急救方法并不能将钾从体内移除,是 RRT 使用前的姑息疗法。高钾血症是立即采取 RRT 的主要适应证。血液透析是将钾从体内移除最快的方法。

(2) 钠、水代谢异常:需要仔细认真地处理。应每天称量体重,记录每天的摄入量和排出量。除非存在血容量不足或血容量超负荷的体征,少尿患者的入液量都应当限制为400 ml 加前一日的尿量。饮食钠的摄入应限制为每天 2 g(87 mmol)。如果急性肾小管坏死患者没有接受高营养支持,其体重就应该每天降低 0.3 ~ 0.5 kg。如果患者体重没有下降甚至增加,那么就应该对补液治疗进行重新评估。有低钠血症的患者可能需要严格限制自由水的摄入。

(3) 代谢性酸中毒:对 ARF 患者而言几乎始终存在,但通常不需要治疗。尽管我们应该注意到发生容量超负荷的潜在可能性,但是若患者的血碳酸氢盐浓度降至 15 ~ 18 mmol/L 或以下,则应该给予小量的碳酸氢钠。高磷血症患者应当给予碳酸钙治疗或采用其他的磷酸盐结合剂。高镁血症在外源性镁负荷过重的情况下发生,而且应避免使用含镁的抗酸药物。严重的高磷血症和高镁血症应当采用透析疗法。

2. 营养支持　营养支持是 ARF 治疗的重要组成部分,在发病早期即应开始营养支持治疗。必须给予足够的热量,其中糖类和脂质混合物需要 30 ~ 35cal/(kg·d) [125.58 ~ 146.51J/(kg·d)],蛋白质给予至少 1 ~ 2 g/(kg·d)。经口摄食,每天可给予患者 40 g 高质量蛋白质饮食,而对于术后患者或者厌食、呕吐的患者,肠外营养可能是必要的。目前还没有特效的肾脏营养液可供使用。维生素和微量元素至少满足每日最低需要量。透析治疗可以给予患者更多的营养物质,而对于没有透析治疗的患者往往难以满足营养需求。有关免疫营养液(immunonutritional solution)的作用仍存有争议。与静脉营养相比,应优先使用肠内营养。

贫血症应该得到及时纠正,使其血红蛋白高于 70 g/L。

最近人们普遍关注高血糖的负面作用,并有大规模对照试验显示,经严格控制血糖浓度的危重患者,其发病率和病死率均有所下降。统计学分析表明,危重症患者的病死率、神经系统严重病变、菌血症和炎症等发生率降低与血糖浓度下降有关,而与胰岛素剂量无关。

（四）RRT

透析治疗并没有绝对的标准，但是早期透析总比晚期透析效果好，而且在并发症出现之前就应该开始透析治疗。危重 ARF 患者开始肾替代治疗的推荐标准：①少尿，12 小时尿量<200 ml；②无尿，12 小时尿量<50 ml；③高钾血症，血钾浓度>6.5 mmol/L；④血钠异常，血钠浓度>155 mmol/L 或<120 mmol/L；⑤严重的酸中毒，pH<7.0；⑥明显氮质血症，BUN>40 mmol/L(112 mg/dl) 或 SCr>400 μmol/L(4.5 mg/dl)；⑦肾性脑病或肾性神经/肌肉病变；⑧尿毒症性心肌病；⑨体温过高；⑩可透析的肾毒性药物过量应用。危重 ARF 患者应立即开始透析治疗，其指征包括高钾血症（引起明显的心电图改变）、重度肺水肿、尿毒症性酸中毒（造成心脏受累）及严重的尿毒症。

对于 ARF 最佳的透析治疗方法，并没有循证的指导方针。有人认为 CRRT 终将取代间歇性血液透析(IHD)。但是许多对照试验和统计分析并未发现二者治疗效果存在明显差异。然而，在特定的条件下，这两种透析模式各有独特的治疗优势，比如 CRRT 适合脑水肿和肝衰竭的患者，而 IHD 比较适合出血风险增加的患者。IHD 和 CRRT（如 CVVH 等）各自的优缺点见表31-8，其他 RRT 方法参见本章第二节内容。

表 31-8　间歇性和连续性肾脏替代治疗的优缺点比较

	间歇性血液透析(IHD)	连续性肾脏替代治疗(CRRT)
优点	全身出血的风险较低	血流动力学稳定性较好
	为诊断性和治疗性干预提供更多的时间	较少发生心律失常
	更适合严重高钾血症患者	营养支持得到改善
	费用较低	肺内气体交换较好
		能较好控制体液和生化指标
		住院时间缩短
缺陷	需要透析人员	建立血管通路问题较大
	血流动力学监控较难	全身出血的风险较大
	透析不充分	患者长期无法活动
	营养支持不充足	过滤器问题较多（破裂、凝血）
	不适合高颅内压的患者	费用较高
	不能滤除细胞因子	
	非生物相容性膜材料可能激活补体	

统计分析进一步表明，采用生物相容性膜材料对于患者的存活有积极的影响，但对于肾功能的恢复却没有作用。持续低效每日透析(SLEDD)作为 RRT 的一种混合模式而形成，这一模式前景光明，因为它结合了 IRRT 和 CRRT 二者的优点。

六、ARF 的预后

当 ARF 严重到需要肾脏替代治疗时，住院病死率就会升高超过50%，MODS 危重患者的病死率非常高。尽管支持治疗取得了显著的进展,但是在过去几十年,患者病死率并没有多大改变;而且这一问题在目前更加明显,因为现在患者的年龄更大并且有着更多的既存慢性健康问题。基因多态性的某些组合可能与需透析的 ARF 患者死亡风险有关。

由于 ARF 的病因(许多患者有多种病因)多种多样并且缺乏长期随访研究,所以 ARF 的远期效应并不清楚并尚有争议。认为肾脏可以完全修复的观点是简单化了;相反,通常所能观察到的是 ARF 后进行性肾功能不全加重。5% 的 ARF 不可逆转,而这一比例在老年患者则高达16%。最近关于儿童病例的报道显示,儿童时期 ARF 的遗留损伤可在青春期或成年早期之前发展为进行性肾衰竭。

七、结 语

ARF 是一种涉及多学科的临床常见危重症,由多种病因导致。虽然近几十年来,关于 ARF 病理生理过程及发病机制的研究取得了长足的进步,但 ARF 的病死率仍居高不下,高达50% 以上。迄今 ARF 的防治形势依然十分严峻。

目前对于 ARF 的诊治主要存在以下问题:由于缺乏有效的预防措施,再加上人口老龄化及各种大手术的广泛开展,ARF 的发病率有不断上升趋势;缺乏有效的 ARF 预测和早期诊断指标,因而错失最佳干预时机;缺乏危重 ARF 的规范化治疗,尤其是血液净化方法的选择、透析剂量等关键问题均无统一意见;危重 ARF 主要发生在外科和重症监护室(ICU)等,多学科的紧密协作对诊断和治疗尤其重要,但目前尚未形成行之有效的多学科联合模式。

(姜笃银 王 魏 王兴蕾 单 菲 党 珍 李 川 王晓川)

参 考 文 献

姜笃银, 汪琴, 付小兵, 等. 2008. 细胞凋亡与创伤修复//蔡景龙. 现代瘢痕学. 第 2 版. 北京: 人民卫生出版社, 48～76

彭捷, 朱科明, 邓小明. 2007. 急性肾功能损伤与衰竭生物标志物. 实用医学杂志, 23: 3125～3127

张秋芳, 唐朝枢. 2007. 心房利钠利尿肽原不同肽段的生物学效应及其相互作用. 国际病理科学与临床杂志, 27: 202～207

Anand-Srivastava MB. 2005. Natriuretic peptide receptor-C signaling and regulation. Peptides, 26: 1044～1059

Bagshaw SM, Langenberg C, Bellomo R. 2006. Urinary biochemistry and microscopy in septic acute renal failure—a systematic review. Am J Kidney Dis, 48: 695～705

Bagshaw SM, Laupland KB, Doig CJ, et al. 2005. Prognosis for long-term survival and renal recovery in critically ill patients with severe acute renal failure: a population-based study. Crit Care, 9: R700～R709

Barsoum RS. 2004. Tropical acute renal failure. Contrib Nephrol, 144: 44～52

Bellomo R, Ronco C, Kellum JA, et al. 2004. Acute renal failure-definition, outcome measures, animal models, fluid therapy and information technology needs: the Second International Consensus Conference of the Acute Dialysis Quality Initiative (ADQI) Group. Crit Care, 8: R204～R212

Bonventre JV, Zuk A. 2004. Ischemic acute renal failure: an inflammatory disease? Kidney Int, 66: 480～485

Brendolan A, Intini V, Ricci Z, et al. 2004. Pulse high volume hemofiltration. Int J Artif Organs, 27: 398～403

Chen YF. 2005. Atrial natriuretic peptide in hypoxia. Peptides, 26: 1068～1077

Chertow GM, Burdick E, Honour M, et al. 2005. Acute kidney injury, mortality, length of stay, and costs in hospitalized patients. J Am Soc Nephrol, 16: 3365～3370

Delanaye P, Lambermont B, Chapelle JP, et al. 2004. Plasmatic cystatin C for the estimation of glomerular filtration rate in intensive care units. Intensive Care Med, 30: 980 ~ 983

Demirkilic U, Kuralay E, Yenicesu M, et al. 2004. Timing of replacement therapy for acute renal failure after cardiac surgery. J Card Surg, 19: 17 ~ 20

Dietz JR, Vesely DL, Gower WR, et al. 2003. Neutralization of proANP (1-30) exacerbates hypertension in the spontaneously hypertensive rat. Clin Exp Pharmacol Physiol, 30: 627 ~ 631

Fang Y, Ding X, Zhong Y, et al. 2010. Acute kidney injury in a Chinese hospitalized population. Blood Purif, 30: 120 ~ 126

Fliser D, Kielstein JT. 2006. Technology insight: treatment of renal failure in the intensive care unit with extended dialysis. Nat Clin Pract Nephrol, 2: 32 ~ 39

GowerWR, Vesely BA, Alli AA, et al. 2005. Four peptides decrease human colon adenocarcinoma cell number and DNA synthesis via cyclic GMP. Int J Gastrointest Cancer, 36: 77 ~ 87

Herget-Rosenthal S, Marggraf G, Husing J, et al. 2004. Early detection of acute renal failure by serum cystatin C. Kidney Int, 66: 1115 ~ 1122

Herget-Rosenthal S, Poppen D, Husing J, et al. 2004. Prognostic value of tubularproteinuria and enzymuria in non-oliguricacute tubular necrosis. Clin Chem, 50: 552 ~ 558

Hewitt SM, Dear J, Star RA. 2004. Discovery of protein biomarkers for renal diseases. J Am Soc Nephrol, 15: 1677 ~ 1689

Hoffmann U, Fischereder M, Kruger B, et al. 2004. The value of N-acetylcysteine in the prevention of radiocontrast agent-induced nephropathy seems questionable. J Am Soc Nephrol, 15: 407 ~ 410

Honore PM, Joannes-Boyau O, Boer W, et al. 2009. High-volume hemofiltration in sepsis and SIRS: current concepts and future prospects. Blood Purif, 28: 1 ~ 11

Hoste EA, Clermont G, Kersten A, et al. 2006. RIFLE criteria for acute kidney injury are associated with hospital mortality in critically ill patients: a cohort analysis. Crit Care, 10: R73

Hu H, Aizenstein BD, Puchalski A, et al. 2004. Elevation of CXCR3-binding chemokines in urine indicated acute renal allograft rejection. Am J Transplant, 4: 432 ~ 437

Ichimura T, Hung CC, Yang SA, et al. 2004. Kidney injury molecule Y: a tissue and urinary biomarker for nephrotoxicant-induced renal injury. Am J Physiol Renal Physiol, 286: F552 ~ F563

Ikizler TA, Sezer MT, Flakoll PJ, et al. 2004. Urea space and total body water measurements by stable isotopes in patients with acute renal failure. Kidney Int, 65: 725 ~ 732

Jaber BL, Liangos O, Pereira BJ, et al. 2004. Polymorphism of immunomodulatory cytokine genes: implications in acute renal failure. Blood Purif, 22: 101 ~ 111

Jaber BL, Rao M, Guo D, et al. 2004. Cytokine gene promoter polymorphisms and mortality in acute renal failure. Cytokine, 25: 212 ~ 219

Juurlink DN, Mamdani MM, Lee DS, et al. 2004. Rates of hyperkalemia after publication of the Randomized Aldactone Evaluation Study. N Engl J Med, 351: 543 ~ 551

Kellum JA. 2004. What can be done about acute renal failure? Minerva Anestesiol, 70: 181 ~ 188

Kumar VA, Yeun JY, Depner TA, et al. 2004. Extended daily dialysis vs continuous hemodialysis for ICU patients with acute renal failure: a two-year single center report. Int J Artif Organs, 27: 371 ~ 379

Lameire N, Van Biesen W, Vanholder R. 2005. Acute renal failure. Lancet, 365: 417 ~ 430

Langenberg C, Wan L, Bagshaw SM, et al. 2006. Urinary biochemistry in experimental septic acute renal failure. Nephrol Dial Transplant, 21: 3389 ~ 3397

Lausevic Z, Lausevic M, Trbojevic-Stankovic J, et al. 2008. Predicting multiple organ failure in patients with severe trauma. Can J Surg, 51: 97 ~ 102

Lentini P, Cruz D, Nalesso F, et al. 2009. A pilot study comparing pulse high volume hemofiltration (pHVHF) and coupled plasma filtration adsorption (CPFA) in septic shock patients. G Ital Nefro, 26: 695 ~ 703

Lenz A, Franklin GA, Cheadle WG. 2007. Systemic inflammation after trauma. Injury, 38: 1336 ~ 1345

Marshall MR, Ma T, Galler D, et al. 2004. Sustained low-efficiency daily diafiltration (SLEDD-f) for critically ill patients requiring renal replacement therapy: towards an adequate therapy. Nephrol Dial Transplant, 19: 877 ~ 884

Mehta RL, Pascual MT, Soroko S, et al. 2004. Spectrum of acute renal failure in the intensive care unit: the PICARD experience. Kidney Int, 66: 1613 ~ 1621

Mishra J, Dent C, Tarabishi R, et al. 2005. Neutrophil gelatinase Y associated lipocalin (NGAL) as a biomarker for acute renal injury after cardiac surgery. Lancet, 365: 1231 ~ 1238

Molitoris BA, Sutton TA. 2004. Endothelial injury and dysfunction: role in the extension phase of acute renal failure. Kidney Int, 66: 496 ~ 499

Molitoris BA. 2004. Actin cytoskeleton in ischemic acute renal failure. Kidney Int, 66: 871 ~ 883

Morigi M, Imberti B, Zoja C, et al. 2004. Mesenchymal stem cells are renotropic, helping to repair the kidney and improve function in acute renal failure. J Am Soc Nephrol, 15: 1794 ~ 1804

Nishikimi T, Maeda N, Matsuoka H. 2006. The role of natriuretic peptides in cardioprotection. Cardiovas Res, 69: 318 ~ 328

Parikh CR, Abraham E, Ancukiewicz M, et al. 2005. Urine IL-18 is an early diagnostic marker for acute kidney injuryand predicts mortality in the intensive care unit. J Am Soc Nephrol, 16: 3046 ~ 3052

Parikh CR, Jani A, Melnikov VY, et al. 2004. Urinary interleukin-18 is a marker of human acute tubular necrosis. Am J Kidney Dis, 43: 405 ~ 414

Peng Z, Pai P, Han-Min W, et al. 2010. Evaluation of the effects of pulse high-volume hemofiltration in patients with severe sepsis: a preliminary study. Int J Artif Organs, 33: 505 ~ 511

Piccinni P, Dan M, Barbacini S, et al. 2006. Early isovolaemic haemofiltration in oliguric patients with septic shock. Intensive Care Med, 32: 80 ~ 86

Ronco C, Levin A, Warnock DG, et al. 2007. Improving outcomes from acute kidney injury (AKI): report on an initiative. Int J Artif Organs, 30: 373 ~ 376

Rookmaaker MB, Verhaar MC, Van Zonneveld AJ, et al. 2004. Progenitor cells in the kidney: biology and therapeutic perspectives. Kidney Int, 66: 518 ~ 522

Saba SR, Vesely DL. 2006. Cardiac natriuretic peptides: hormones with anticancer effects that localize to nucleus, cytoplasm, endothelium, and fibroblasts of human cancers. Histol Histopatho, 21: 775 ~ 783

Saudan P, Niederberger M, De Seigneux S, et al. 2006. Adding a dialysis dose to continuous hemofiltration increases survival in patients with acute renal failure. Kidney Int, 70: 1312 ~ 1317

Schaub S, Wilkins JA, Antonovici M, et al. 2005. Proteomic-based identification of cleaved urinary beta2-micro- globulin as apotential marker for acute tubular injury in renal allografts. Am J Transplant, 5: 729 ~ 738

Schetz M. 2004. Should we use diuretics in acute renal failure? Best Pract Res Clin Anaesthesiol, 18: 75 ~ 89

Schrier RW, Wang W. 2004. Acute renal failure and sepsis. N Engl J Med, 351: 159 ~ 169

Schuck O, Teplan V, Sibova J, et al. 2004. Predicting the glomerular filtration rate from serum creatinine, serum cystatin C and the Cockcroft and Gault formula with regard to drug dosage adjustment. Int J Clin Pharmacol Ther, 42: 93 ~ 97

Sharples EJ, Patel N, Brown P, et al. 2004. Erythropoietin protects the kidney against the injury and dysfunction caused by ischemia reperfusion. J Am Soc Nephrol, 15: 2115 ~ 2124

Sugahara S, Suzuki H. 2004. Early start on continuous hemodialysis therapy improves survival rate in patients with acute renal failure following coronary bypass surgery. Hemodialysis Int, 8: 320 ~ 325

Takahira R, Yonemura K, Yonekawa O, et al. 2001. Tryptophan glycoconjugate as a novel marker of renal function. Am J Med, 110: 192 ~ 197

Togel F, Isaac J, Westenfelder C. 2004. Hematopoietic stem cell mobilization-associated granulocytosis severely worsens acute renal failure. J Am Soc Nephrol, 15: 1261 ~ 1267

Uchino S, Bellomo R, Goldsmith D, et al. 2006. An assessment of the RIFLE criteria for acute renal failure in hospitalized patients. Crit Care Med, 34: 1913 ~ 1917

Uchino S, Doig GS, Bellomo R, et al. 2004. Diuretics and mortality in acute renal failure. Crit Care Med, 32: 1669 ~ 1677

Uchino S, Kellum JA, Bellomo R, et al. 2005. Acute renal failure in critically ill patients: a multinational, multicenter study. JAMA, 294: 813 ~ 818

Vaidya VS, Ramirez V, Ichimura T, et al. 2006. Urinary kidney injury molecule-1: a sensitive quantitative biomarker for early detection of kidney tubular injury. Am J Physiol Renal Physiol, 290: F517 ~ F529

Versteilen A M, Di Maggio F, Leemreis JR, et al. 2004. Molecular mechanisms of acute renal failure following ischemia/reperfusion. Int J Artif Organs, 27: 1009 ~ 1026

Vessey DL. 2006. Which of the cardiac natriuretic peptides is most effective for the treatment of congestive heart failure, renal failure and cancer. Clin Exp Pharmacol Physiol, 33: 169 ~ 176

Vinsonneau C, Camus C, Combes A, et al. 2006. Continuous venovenous haemodiafiltration versus intermittent haemodialysis for acute renal failure in patients with multiple-organ dysfunction syndrome: a multicentre randomised trial. Lancet, 368: 379 ~ 385

Vollmar AM. 2005. The role of atrial natriuretic peptide in the immune system. Peptide, 26: 1086 ~ 1094

Wei Q, Baihai S, Ping F, et al. 2009. Successful treatment of crush syndrome complicated with multiple organ dysfunction syndrome using hybrid continuous renal replacement therapy. Blood Purif, 28: 175 ~ 180

Ysebaert DK, De Greef KE, De Beuf A, et al. 2004. T cells as mediators in renal ischemia/reperfusion injury. Kidney Int, 66: 491 ~ 496

Zhu Y, Zhang P, Yuan J, et al. 2009. Adjunctive continuous high-volume hemofiltration in acute severe pancreatitis patients: a retrospective study. Scand J Gastroenterol, 44: 1363 ~ 1369

第三十二章

连续性肾脏替代治疗

血液净化是20世纪40年代发展起来的技术,临床上主要针对尿毒症患者的治疗。随着人们对急性肾衰竭(ARF)的病理生理过程和发病机制的研究及血液净化技术的不断革新,ARF的预后已有所改观。近20年来,危重症医学越来越受到重视,由于危重症患者病情复杂,预后凶险,如脓毒症、多器官功能障碍综合征(MODS)、多脏器功能衰竭(MOF)等,病死率达30%~70%。人们越来越多地认识到,机体受到严重的病理损害后,可出现全身失控性炎症反应,由此产生过量的炎症介质和细胞因子,它们可造成组织细胞损伤,最终导致脏器功能损害。这些患者全身性影响大,波及多个器官,多在ICU内救治。因其病情重、常伴有生命体征不稳定,需呼吸机支持治疗而难以搬动;且内环境不稳定,希望能在床旁进行血液净化治疗,传统透析技术已不能满足这一要求,需要有高效、稳定且操作简便的床旁血液净化技术。Kramer等在1977年首次提出了连续性动静脉血液滤过(continuous arterio-venous hemofiltration,CAVH),并推荐在ICU首选以治疗ARF。1983年,Lauer等描述其独特的治疗机制,并将其用于重危症患者,使ARF的治疗得到广泛应用。经过20多年的实践,CAVH技术已衍生出一系列治疗方式,如连续性静脉-静脉血液滤过(continuous veno-venous hemofiltration,CVVH);连续性动静脉血液透析滤过(continuous arterio-venous hemodiafiltration,CAVHDF);连续性静脉-静脉血液透析滤过(continuous veno-venous hemodiafiltration, CVVHDF);连续性动静脉血液透析(continuous arterio-venous hemodialysis,CAVHD);连续性静脉-静脉血液透析(continuous veno-venous hemodialysis,CVVHD)及缓慢连续性超滤(slow continuous ultrafiltration,SCUF)。20世纪90年代将这些治疗方式统称为连续性肾脏替代治疗(continuous renal replacement therapy,CRRT)。近10年来,CRRT已不仅仅用于ARF患者,其肾脏功能替代和支持效果已被公认,在ICU除达到清除有害物质和多余水分外,还广泛用于肾脏以外多器官功能的支持、改善液体分布和重建内稳态平衡。CRRT已不仅仅是肾脏功能的替代,还能实现肝脏功能的支持与替代,通过吸附特异性清除一些有害毒素,这类技术称为连续性血液净化(continuous blood purification,CBP),临床应用有效地提高了急危重症患者的救治成功率。最为常用的CRRT系列技术在治疗危重ARF,特别是那些无法应用传统透析的患者更有独特的优点,非其他透析方法所能比拟,是ICU危重症患者重要的救治措施。

第一节　连续性血液净化的原理

(一)血液透析

血液透析(hemodialysis,HD)是通过分子弥散的原理清除溶质,在生物半透膜的两侧存在溶质浓度梯度差,分子由浓度高的一侧向浓度低的一侧以弥散的方式运动。对肌酐、尿素氮等小分子物质清除效率最高。

(二) 血液滤过

血液滤过(hemofiltration,HF)是通过对流的原理清除溶质,在生物半透膜的两侧存在压力梯度差,其模仿肾脏的工作原理来清除溶质。溶液由压力高的一侧向压力低的一侧以对流的方式运动,由此将溶质带到膜的另一侧,中分子物质清除效率最高。血液滤过清除水分和中小分子物质是模拟肾小球滤过功能,相当于形成原尿,而补充置换液则模拟肾小管的重吸收功能。因此,其比血液透析更接近正常肾脏的生理功能,对患者的血流动力学影响较小。与血液透析相比,血液滤过对中分子物质的清除效果优于血液透析,而对小分子物质的清除则较差。

1. **CAVH** 是模拟正常肾小球滤过功能,利用人体动静脉之间压力差,驱动血液通过一个小型高效能、低阻力的滤器,血浆中的水分被不断滤出,以对流的原理清除体内的毒素及水分,同时补充置换液。血滤器由许多中空纤维管组成,其通透性能和膜孔隙大小可比拟为肾小球的基底膜,这种膜可以有效地通过水分和血浆内中小分子物质,功能虽不如正常人体肾小球那样完美,在紧急抢救情况下可以起到调节生理平衡的作用,它是抢救急危重患者必须掌握的治疗手段。CAVH 的原理与血液滤过相似,在模仿肾小球的功能上比血液透析前进了一步,又由于它是连续滤过,故比血液滤过更接近于人肾小球滤过功能,同时大大简化了治疗设备。

2. **CVVH** 其清除溶质原理与 CAVH 相同,避免了动脉穿刺的危险,需用血泵辅助,目前临床应用的床旁血液净化仪多选择静脉-静脉血液通路。

3. **CAVHDF 及 CVVHDF** 是在 CAVH 及 CVVH 的基础上弥补 CAVH 及 CVVH 对氮质清除不足的缺点,其原理是对流及弥散结合的治疗方式。在血滤器滤腔中加入置换液或透析液,兼顾 CAVH 的对流转运(清除中分子物质为主)和透析的扩散转运(清除小分子物质为主),透析作用将影响滤出效果,特别适用于伴有肾衰竭的危重症患者。

4. **SCUF** 也是 CAVH 的一种类型,缓慢超滤,以对流的方式清除溶质,但主要是清除血浆水,达到利尿和脱水的效果,不需要补充置换液,也不用透析液。

(三) CAVHD 及 CVVHD

本法主要是以单纯弥散及少量对流原理清除溶质。方法类似于 CAVHDF,唯一区别是将高通量滤器改为低通量的透析器,不需要输入置换液,透析液与血流方向相反输入透析器腔。它能更多地清除小分子物质,与 CAVH 比较,每小时平衡液量减少。

(四) 血液灌流

血液直接接触由半透膜包着的吸附物质,使得有毒物质被吸收。吸附物质常用的包括活性炭、离子及非离子交换树脂等。半透膜要求大表面积及多孔结构,毒素一旦被吸附,半透膜即可阻止毒素释出。血液灌流清除效果决定于有毒物质经由聚合体半透膜的扩散速度,能更有效地清除脂溶性有毒物质。

（五）血浆置换

通过血浆分离器，其生物膜能将血浆与血细胞等有形成分分离，并给予新鲜血浆或混合人工代血浆置换。最初临床上用于自身免疫性疾病清除免疫复合物的治疗，对急救和危重症患者而言，可用于高蛋白质结合率的中毒药物的清除及急性肝衰竭的对症性支持治疗。

第二节　连续性肾脏替代治疗在 ICU 中的应用范围

传统的血液净化主要以透析为主，针对慢性肾衰竭患者进行间断的人工肾替代治疗。而ICU 患者由于病情危重，难以搬动，且血流动力学不稳定，采取连续性清除溶质和液体较为符合机体的生理状况。ICU 危重症患者应用最多的是以 CRRT 为代表的床旁血液净化技术。

（一）危重症急性肾衰竭者

危重症患者的心血管系统不能耐受血液透析造成的负担，而 CRRT 由于缓慢和等渗性去除液体，甚至在休克和严重液体超负荷状态时，必须去除大量液体情况下，也能保持血流动力学的稳定；ARF 患者救治需要补充一定的热量和蛋白质，防止机体进一步消瘦，因此需要输入较大量液体。由于血流动力学不稳定，需要限制液体，否则发生水肿，难以达到液体平衡。CRRT 可以安全和充分调控液体平衡，能接受全部全胃肠外营养（TPN）所需要剂量；CRRT 能使末梢血管阻力和心排血量增加，清除炎症介质，改善心功能。因此，CRRT 对血流动力学稳定性的改善，有助于保护和恢复肾功能。

（二）危重症非肾衰竭患者

目前 CRRT 在非肾衰竭中的应用仍有争议，主要是治疗时机选择、治疗方案的确定认识尚不统一。危重症患者的治疗不同于一般肾脏疾病，前者病情危重，需要平稳渐进性治疗。重症患者要实现内环境平衡，不仅要行血液净化治疗，还要彻底纠正代谢紊乱（水电解质、酸碱平衡、营养支持），以及清除炎症介质。CRRT 能清除大量的中分子炎症介质，根据这一观点，治疗时早期的关键是清除这些特殊介质，如白细胞介素-1（IL-1）、肿瘤坏死因子（TNF-α）、血小板活化因子（platelet activating factor，PAF）及心肌抑制因子（myocardial depressant substance，MDS），这些介质是导致全身性炎症反应综合征（SIRS）的危险因素。因此，早期应用 CRRT 治疗，以清除炎症介质、细胞因子和维持体液平衡，对 SIRS、急性坏死性胰腺炎、MODS 等疾病的病理过程产生显著影响，扩大了 CRRT 临床应用范围。

1. 全身性炎症反应综合征　机体的炎症细胞被某些损害因子过度激活后，产生大量的炎症介质，最终导致机体对炎症反应失控而引起的一种临床综合征。病因中感染（尤其是革兰阴性杆菌感染）所引起的占总发病率的 50%，其他原因包括急性出血坏死性胰腺炎、烧伤、多发性创伤、出血性休克、自身免疫性疾病等。正常机体的炎症反应是一个自限性的过程，当病理损伤因素强、持续时间长时，可产生大量的炎症介质，这些炎症介质以自分泌、旁分泌、内分泌等方式作用于局部和全身，呈现瀑布式激活效应；随着炎症反应过程不断发展，机体释放各种介质（主要包括 TNF-α，IL-1、IL-6、IL-8，PAF，花生四烯酸，血栓素，内啡肽，一氧化氮及内皮素等），通过促炎介质和抗炎介质不平衡引起 SIRS。SIRS 对血管张力及通透性产生明显影响,引起微循环紊乱,血管内皮细胞及实质细胞损伤。最终造成机体对炎症介质反应失控,产生不可逆性休克及 MODS。CRRT 具有强大的对流作用,可有效地清除大量中分子物质,其中包括相当数量的炎症介质,从而对 SIRS 的病程产生有益的影响。

2. 急性肺水肿、急性呼吸窘迫综合征 已证实清除炎症介质可以改善急性呼吸窘迫综合征的预后,血液滤过可以改善肺气体交换参数,与血管外肺水大量清除有关,血管外肺水的清除是 CRRT 治疗急性呼吸窘迫综合征有效的另一个机制。超滤和血液滤过使心源性肺水肿和急性呼吸窘迫综合征患者血管外肺水和肺内分流下降,同时心排血量及氧传输下降,因此对急性呼吸窘迫综合征患者,应在严密监测血流动力学的情况下使用血液滤过。

3. 急性坏死性胰腺炎 急性坏死性胰腺炎的发病机制是胰蛋白酶的活化,消化自身胰腺组织,以及胰蛋白酶进入血管床,作用于各种不同的细胞,释放出大量血管活性物质,如5-羟色胺、组胺、激肽酶,导致胰腺组织坏死,炎症反应,血管弥漫性损伤,血管张力改变,引起心血管、肝和肾脏功能不全。组织坏死和腹腔内感染所产生的毒素,以及刺激机体引发的炎症介质和细胞因子的产生,是出血坏死性胰腺炎导致严重并发症的关键。采用 CRRT 以阻断病程的发展对提高救治成功率有实际意义。

4. 药物或毒物中毒 CRRT 超滤液中有血浆中所有的药物,其含量取决于血浆药物浓度及与蛋白结合的程度,一般来说只有游离的药物才能被滤出。药物或毒物中毒时,当常规内科治疗不能缓解毒性作用或伴严重肝、肾损害威胁生命时,应不失时机地选择 CRRT 治疗。血液滤过效果优于常规血液透析和腹膜透析,在理论上 HF 对药物和毒物的清除率与超滤率呈正相关,与蛋白结合率呈负相关。另外,高通量滤器对药物或毒物还有不同程度的吸附能力,从而提高清除率。而血液灌流是救治中毒的有效手段,应尽早使用以清除吸收入血的毒物,避免毒物对机体产生生物效应。

第三节 连续性肾脏替代治疗的技术要求

(一) 设备

1. CRRT 基本要求 高通量滤器或低通量透析器;连接管;穿刺导管或单针双腔导管;血泵;输液泵;注射泵;置换液和透析液;集液器。

2. CRRT 机器(床旁连续透析/血滤系统) 一般物品准备(治疗盘、安尔碘皮肤消毒剂、棉签、一次性手套、手消毒液、无菌纱布),CRRT 机,滤器,血路,液体准备(备预冲液、透析液、置换液)。这种设备主要在 ICU 中使用,可进行 CVVH、CVVHD、CVVHDF 和 SCUF。同时具有液体平衡控制系统和安全报警系统,操作方便,节省人力。

(二) 血管通路

常规采用股动脉和股静脉穿刺,或股静脉和外周静脉穿刺,导管内径为 2 mm,长度为 80 ~ 100 mm,可弯曲,无侧孔,不会形成血栓,一般可保证血流速度在 50 ~ 120 ml/min。动脉进路易出现穿刺部位感染、出血及血栓等并发症;且患者血流动力学不稳定,容易导致血液流动缓慢,影响血滤效率。近年来应用双腔导管行颈内静脉或股静脉置管,可以保证稳定的血流量,避免了动脉穿刺所致的潜在危险因素。直接的血管穿刺建立比较容易,但留置时间短,治疗过程中容易滑脱,血流量不易保证,护理较困难。在中心静脉留置单针双腔管是最常见的选择,部位多选颈内静脉、锁骨下静脉和股静脉。单针双腔管在导管顶端和侧面都有小孔,小孔之间间隔一定距离,以减少再循环,提高血液净化的效率。单针双腔管的留置时间较长,股静脉可在 2 周以上,锁骨下静脉和颈内静脉可达数周。

(三) CAVH 上机操作

打开 CRRT 机电源,安装配套(LOAD)——滤器与管路配套、压力壶、各种液体袋;选择患者治疗方式,针对清除目的不同设定透析、滤过或兼顾两种作用;针对液体管理设定超滤量;将配制好的含肝素液体对滤器和管路进行预冲,并排净管路中气体;设备自带检测功能,进行检测并通过;设置血流速度,抗凝维持剂量等;铺无菌治疗巾,管路静脉端与血路静脉端连接,取下动脉端血路肝素帽、消毒并排出预冲液,连接动脉管路,患者连接上机、开始治疗。注意留置导管口尽量不敞开直接暴露于空气中,避免与空气长时间接触,以免空气中的粉尘进入导管口,引起感染。

(四) 抗凝剂的应用

1. CRRT 抗凝的目标 尽量减轻血滤器的膜和血路对凝血系统的激活作用,长时间维持血滤器和血路的有效性;尽量减少全身出血的发生率,即抗凝作用局限在体外循环的血滤器和血路内。因此,理想的抗凝剂应具有下列特点:用量小,维持体外循环有效时间长;不影响或改善血滤器膜的生物相容性;抗血栓作用强而抗凝作用弱;药物作用时间短,且抗凝作用主要局限在滤器内;监测方法简单、方便,最适合床旁进行;过量时用拮抗剂;长期使用无严重不良反应。

2. 抗凝方法

(1) 全身肝素抗凝法:肝素抗凝是 CRRT 中最常用的抗凝方法,首次剂量予 15~30 U/kg;维持量为 5~15 U/(kg·h)或 500 U/h,大部分患者获得满意的抗凝效果。治疗过程中需要监测:①部分凝血酶原时间(KPTT),使其保持在正常值的 1~1.5 倍。②通过机器的监测系统,观察管路和滤器的各项压力指标,可以及早发现是否有堵塞的倾向。危重症患者使用肝素抗凝时,应注意个体化原则,并根据监测的结果和治疗的需要对肝素的用量进行调整。普通肝素的优点是方便,过量时可用鱼精蛋白迅速中和,缺点是出血发生率高、药动学多变、血小板减少等。

(2) 局部肝素化法:滤器动脉端输入肝素速度为 600~800 U/h,静脉端输入鱼精蛋白的速度为 5~8 mg/h,保持滤器中部分凝血酶原时间在 130 秒左右,其对全身的抗凝作用较轻微。治疗中需要监测凝血酶原时间(PT)及 KPTT,分别从肝素后动脉端、鱼精蛋白后静脉端及肝素前动脉端抽血检验。鱼精蛋白需要量随个体和治疗时间的变化而变化,每 100 U 肝素需要鱼精蛋白 0.6~2 mg 中和,需用中和试验调整剂量。

(3) 低分子肝素法:是一类新型抗凝药物,抗 Xa 因子的作用强于抗 IIa。它具有较强的抗血栓作用,而抗凝血作用较弱,出血危险性小,生物利用度高及使用方便等优点,是一种理想的抗凝剂。特别适合于危重症及有出血危险的患者。一般情况下,其抗 Xa 活性控制在 0.4~0.5/ml 较为安全。法安明(fragmin)首剂静脉注射(抗 Xa 活性)15~20 U/kg,追加维持 7.5~10 U/(kg·h)。其调整剂量用抗 Xa 因子水平来决定,而 KPTT 无效。低分子质量肝素的缺点是用鱼精蛋白不能充分中和,监测手段较复杂。

(4) 无肝素抗凝法:对高危症患者及合并有凝血机制障碍的患者,可采用无肝素抗凝法行 CRRT。无肝素 CRRT 最好采用生物相容性好的滤器。首先用含肝素 5000 U/L 的等渗盐水预充滤器和体外循环通路,浸泡 10 ~ 15 分钟,CRRT 开始时将管路内肝素液尽量排出体外。血流量保持在 150 ~ 200 ml/min,每 15 ~ 30 分钟用 100 ~ 200 ml 等渗盐水冲洗滤器,同时关闭血液通路,适当增加去除额外冲洗液。前稀释补充置换液,避免在血液管路中输血,以免增加凝血的危险。

(5) 局部枸橼酸盐抗凝法:本法在常规透析中已显示出很多优越性,但该技术的顺利进行需以强大的弥散作用清除枸橼酸钙作为基础。大多数学者推荐从动脉端输入枸橼酸钠(速度为血流量的 3% ~ 7%),从静脉端用氯化钙中和,为了避免代谢性碱中毒和高钠血症,须同时使用低钠(117 mmol/L)、无碱基及无钙透析液。该技术具有较高的尿素清除率和滤器有效时间长的优点,缺点是代谢性碱中毒发生率较高,须监测血游离钙、血气等。由于须通过弥散清除枸橼酸钙,该技术仅适用于 CVVHD 及 CVVHDF。

(五) 血滤器的选择

CRRT 中 CAVH 是一种低血流量、低压力和低滤过压力条件下启动的系统。血液在血滤器中流动有如通过毛细血管,血浆中水分不断被滤出后,从而提高了血浆蛋白、血细胞比容和全血黏滞度。由于血浆蛋白水平上升,使胶体渗透压逐渐升高,静水压逐渐降低,当其与跨膜压相等时,超滤即停止,滤器中将形成无滤过压,由于阻力增加,且血液易在此处凝血,故在超滤面积相同的滤器中应选择短的滤器。由高分子聚合物制成、膜通透性高的滤器,其生物相容性好,不激活补体系统,对凝血系统的影响甚小,预充血量小,血流阻力小,便于在低压力的情况下仍有超滤产生。CRRT 中 CVVH 技术将血管通路采用静脉进路,在其血液循环通路上加一血泵后,不靠患者本身的动静脉压力差维持体外循环时,这些因素就显得不是很重要了。

(六) 置换液

置换液是替代从患者血液中被滤过出来的液体。置换液成分应和正常人的血液 pH、渗透压、电解质浓度相近。置换液的电解质原则上接近人体细胞外液成分,根据需要调节钠和碱基成分。碱基常用乳酸盐和乙酸盐。但是 MODS 及脓毒症伴乳酸性酸中毒或合并肝功能障碍者,显然不宜用乳酸盐。大量输入乙酸盐也会引起血流动力学不稳定。因此,近年来大多数学者推荐用碳酸氢盐做缓冲剂。

1. 置换液配方 滤出液所含的成分可理解为无蛋白的血浆液,因此在 CVVH 治疗中,必须补充置换液。置换液的成分、用量和速率应按个体化调整,常用的置换液配方有如下几种:

(1) Na$^+$ 135 mEq/L(135 mmol/L)　　　　Cl$^-$ 108.5 mEq/L(108.5 mmol/L)

　　 K$^+$ 2.0 mEq/L(2.0 mmol/L)　　　　　Ca^{2+} 3.75 mEq/L(1.875 mmol/L)

　　 Mg^{2+} 1.5 mEq/L(0.75 mmol/L)

　　 葡萄糖 1.5 g/L　　　　　　　　　　　乳酸盐 33.75 mEq/L

(2) Ringer 液 3000 ml　　　　　　　　　5% 葡萄糖盐水 1000 ml

　　 Na$^+$ 130 mEq/L(130 mmol/L)　　　 Cl$^-$ 109 mEq/L(109 mmol/L)

　　 K$^+$ 4.0 mEq/L(4.0 mmol/L)　　　　 Ca^{2+} 3.0 mEq/L(1.5 mmol/L)

5% NaHCO₃ 200 ml 或   11.2% 乳酸盐 100 ml

(3) 0.9% NaCl 3000 ml   5% 葡萄糖盐水 1000 ml

 10% KCl 1.5 ml   10% $CaCl_2$ 10 ml

 50% $MgSO_4$ 1.6 ml   5% NaHCO₃ 250 ml

2. 置换液输入方法 置换液输入途径有前、后稀释法两种,目前多采用前稀释法。后稀释法具有可节省置换液用量,血液与滤过液溶质的浓度基本相同等优点,但当血细胞比容大于45%时不能采用,且易发生凝血。前稀释法滤过液中溶质浓度虽低于血浆,但其超滤量大,足以弥补。若每日滤过量大于30 L,血尿素氮与肌酐将逐步降低。目前高通量血液滤过>50 L,能有效清除炎症介质。此外,前稀释法肝素用量小,出血发生率低,滤器使用时间显著延长。

(七) CRRT 中的置换量

1. 影响超滤率的因素

(1) 血滤膜特性:滤膜是由高分子聚合材料(聚砜、聚酰胺、聚丙烯腈、聚碳酸酯、聚丙烯酸)组成微孔结构所支持的非对称性膜,具有高通透性滤过率[>30 ml/(mmHg·h·m²)],滤过分子质量为50 kDa的物质,使溶质滤过呈对流方式——溶质顺水移动方向,不受浓度梯度影响,所以不同于透析膜的扩散清除溶质的方式。血滤膜应不易吸附蛋白而形成覆盖层,在生物相容性上基本上不激活凝血与补体系统。

(2) 压力梯度:滤器内决定跨膜压因素是静水压和胶体渗透压,静水压来自膜血液侧的正压(平均动脉压、静脉压和滤器的阻力)和膜滤液侧的液柱负压(滤器与滤液收集器之间垂直距离,每厘米产生0.74 mmHg负压,通常位置低于20~40 cm,亦可用泵产生一定的负压)。胶体渗透压主要是血浆蛋白产生的牵张力,具有反静水压的作用,当膜两侧压力平衡时,超滤即会停止。

(3) 血液黏度和流量:通过滤器血流量在90~250 ml/min,血流对超滤率有明显的影响。血液黏度主要决定于血浆蛋白和血细胞比容。

2. 置换量的确定 置换液进入体内的速度,是持续性血液滤过的治疗剂量。通过测定或估计血浆尿素清除率(PUC),再根据所设定的血浆尿素氮浓度(常为75~100 mg/dl或更少),所需总的PUC,减去残余肾尿素清除率,即得需要的体外PUC。如用前稀释法,超滤量应增加10%~20%。一般而言,对无高分解代谢、无残余肾功能患者,置换液量为30~40 L/d;伴有SIRS、高分解代谢,超滤量为50~70 L/d。

(八) CRRT 时营养支持

CRRT时需要给患者补充大量液体,因而可输入大量营养物质,在高分解代谢患者,每日往往要输入3000 ml全静脉营养液,才能达到热能与氮的正平衡。这只有在应用CVVH时才能完成。为了促进氨基酸的利用,每输入1 g氮需补充1882.8 kJ非蛋白热能,需由葡萄糖和脂肪乳剂提供。CVVH由于可允许增加输液量,因而大大降低葡萄糖浓度,从而避免了血糖升高的副作用。CVVH与全静脉营养联合应用,是近年来ARF治疗学上的重要进展,并获得较好结果。氨基酸可自由通过滤器,超滤液中必需氨基酸和非必需氨基酸有一定的丢失量,所占比例较少,但仍应予以补充。

（九）CRRT 时药物清除

超滤液有血浆中所含有的药物,其含量取决于血浆药物浓度及与蛋白结合的程度。一般来说,只有游离的药物才能被滤出。药物不断从滤液中被清除,应尽量了解药物清除率,适当补充抗菌药物等甚为重要,以维持有效血药浓度。药物清除尚与滤膜对药物转运、药物与蛋白质结合、电荷、分子质量等有关。一般以筛选系数表示药物清除能力。CVVH 可认为是体外肾脏,肾小球滤过率(GFR)取决于超滤量,每日 10 L 超滤量相当于肾小球滤过率 7 ml/min。故在无尿患者接受 CVVH 治疗时,给药应按肾小球滤过率 7 ml/min 的剂量给予。

第四节　连续性肾脏替代治疗的并发症

（一）技术性并发症

应用不同的血滤技术时,相应并发症的发生率差异很大。如 CAVH 时常见的最严重并发症是与动脉通路相关,而采用静脉-静脉通路时相应并发症的发生率降低。

1. **血管通路不畅**　血管通路不畅导致体外循环中血流量下降。CVVH 中,因为有血泵提供稳定的血流,这种并发症少见,但双腔导管可致再循环,增加体外循环中血液的黏滞度,使血管通路凝血。管道扭曲会使血流停止,导致体外循环中凝血。精确地监测循环压力,采取措施恢复正常的血管通路功能可以克服这一缺陷。

2. **管道连接不良**　体外循环中血液流速快,血路中任何部位突发连接不良都可立即危及生命(尤其在无报警和监测条件下),因此必须确保整个管道连接密闭完好,能看见整个管道(未被遮蔽),必须确保一位有经验的护士持续监测此过程。技术性并发症的出现与否同护士的经验、能力密切相关。在有血泵的情况下,若报警装置失灵,偶尔会因管道中压力变化产生危险,并使管道破裂。

3. **气栓**　使用专门设备行 CRRT,由于有特殊的监测和报警系统,可以预防气栓,当有气体进入系统中,机器即会立即停止工作,除非有机械缺陷,否则安全系统可以排除任何气栓。在 CAVH 中,尽管持续正压的存在可以避免气栓,但当静脉通道连接不良时,吸气相负压还是可以将气体吸入静脉系统形成气栓。

4. **液体和电解质平衡障碍**　持续血滤的另一危险因素是容量负荷突然增加,对每一位患者都需严密监测液体进出量,并且评估患者的临床情况和危重程度。现在的机器有液体平衡系统,但要注意这种系统有时也可能出现机械故障,故仍需监测。

5. **滤器功能丧失**　随着 CVVH 时间延长,滤器中膜的通透性能显著下降,对溶质的筛选系数趋于减低,系统的有效性减弱。因此,即使可以维持高水平的超滤,但对溶质的有效清除比预期的要低。

（二）临床并发症

1. **出血**　皮下穿刺和应用 Seldinger 技术置管中均可导致出血甚至使静脉穿孔,若经验丰富,技术熟练,则可避免这种并发症。当有局部动脉粥样硬化,由于损伤血管壁和斑块,可出现严重出血。故当怀疑局部有严重的动脉粥样硬化时需选择其他通路。在血滤过程中,严格控制抗凝剂(小剂量肝素化)可减少出血的风险。在拔除动脉导管时可能会出血,必须小心持续按压,股部大血肿感染所致脓肿难以治疗。体外循环中用肝素抗凝时,肝素剂量应能立即达到最大的抗凝效应而对循环系统无作用或作用较小。对有出血倾向的重症患者,可采取替代疗法以维持体外循环中的抗凝作用,如采用局部肝素化、前列环素、低分子质量肝素、枸橼酸、前稀释及其他技术以减少出血的风险。

2. 血栓　动脉导管局部血栓的发生较为常见(约3%),有时可影响腿部的血液灌注,需立即手术,特别是在动脉硬化者,局部血栓更易于发生。因此,应常规监测血管灌注情况(通过多普勒超声)。在静脉-静脉血滤时,静脉局部可出现血栓,并有可能扩展至腔静脉,持续监测体外循环中静脉压力有助于早期发现这种危险的并发症。

3. 感染　局部感染(特别是血肿感染)是严重的并发症。因为这可直接威胁动脉灌注,因此行体外循环时需高度谨慎,严格无菌,避免或减少打开管道留取血标本,避免因操作导致的出血和血肿。ICU中患者由于免疫功能抑制,易于感染。体外循环可成为细菌感染源,管道连接、取样处和管道外露部分成为细菌侵入的部位,一旦细菌侵入,可导致全身性感染,内毒素也可由污染的透析液经透析膜上小孔进入体内。

4. 低温　超滤时大量液体交换可致体温下降,计算热量摄入及评估营养和能量平衡时也要考虑血滤/透析时体温的负平衡作用。

5. 营养丢失　重症患者高分解代谢,血液滤过时必须补足丢失的氨基酸和其他营养成分。当持续血滤治疗时,平均每周可减少40~60 g蛋白质,在肝合成蛋白质障碍及长期治疗时需考虑此并发症。在持续性治疗中尚无维生素丢失的报道,真正的维生素缺乏综合征也不常见,但观察到有低磷血症的出现。监测滤液和血浆中电解质、营养成分及药物浓度,及时在置换液中加以补充,可避免出现这些物质的不平衡。

第五节　连续性肾脏替代治疗的护理

1. 血管通路的护理　对于CRRT患者,血管通路首选深静脉双腔留置导管,其具有插管迅速、血流量充足、稳妥安全、固定时间长等优点。深静脉留置导管最常见的并发症是感染,因此插管处的无菌操作及细致护理非常重要。常规每日换药,插管处渗血可用过氧化氢溶液(双氧水)清洗血痂,保持局部清洁干燥。管道连接处妥善固定,预防导管脱落。

2. 加热　由于CRRT需输入大量置换液,易致患者寒战,尤其在冬季,提高室温是关键。将室温保持在25℃以上,专用设备配置加热功能,以解决这一问题。

3. 保持出入量平衡　量出为入,若超滤量过多,血容量在短时间内减少,可导致患者低血容量休克,反之输入量过多,患者可发生急性肺水肿。尽可能均匀地分配每日置换总量,密切监测血压,详细记录所有液体出入量。ARF患者因治疗需要,每天接受大量液体输入,因此就体液平衡而言,CRRT有很大的优势,可以根据病情需要随时控制或调节水、电解质及酸碱平衡,而护理中详细正确的观察、记录将为治疗提供最佳依据。

4. 滤器凝血早期征兆的监测　滤器的中空纤维出现暗黑色条纹标志着滤器凝血的程度;超滤量减少是滤器凝血的另一标志;另外,滤器中血液颜色变暗、发黑,滤器血温降低也提示滤器内存在凝血;滤液中出现血性成分,说明滤器内凝血阻塞,造成中空纤维管内压力增高,滤器破膜而致。凝血常见的原因有:①病情不允许使用抗凝剂;②抗凝剂使用剂量不足;③患者处于高凝状态;④血流量不足;⑤长时间持续 CRRT。

5. 无菌操作,环境清洁 CRRT 要求病室清洁、温暖,严格无菌操作,杜绝任何可能导致患者感染的因素。

6. 出血的观察 注意观察出血征象,以了解抗凝剂是否过量。

7. 生命体征监测 每小时观察血压、呼吸、脉搏和经皮氧饱和度等。

第六节 连续性肾脏替代治疗的新进展

(一) CRRT 的优点

(1) 适用于紧急的肾脏替代治疗,方法简单,操作方便。

(2) 不宜做血透或腹透者,也可应用 CRRT。

(3) 滤器膜生物相容性好,低氧血症罕见,适用于 MODS 治疗,尤其是急性呼吸窘迫综合征患者。

(4) 持续性低流率替代肾小球滤过,根据每小时的超滤量调整液体平衡,由于对心血管功能影响小,其他急性并发症少,适用于心血管功能不稳定者,对血压偏低的病例仍可缓慢超滤。

(5) 避免快速体液清除和氮质浓度明显的改变,可有效调节酸碱及电解质平衡。

(二) CRRT 的技术进展

1. 连续性高流量透析(continuous high flux dialysis, CHFD) 1992 年 Ronco 提出 CAVHFD,它包括连续性血液透析和一个透析液容量控制系统。用高通量血滤器、10 L 碳酸氢盐透析液以 100 ml/min 的速度再循环。该系统既可控制超滤又可以保证弥散,与单纯血透相比能增加中分子物质的清除。

2. 高容量血液滤过(high volume hemofiltration, HVHF) 1992 年 Grootendorst 实验发现,在连续血液滤过治疗中,增加超滤量能改善内毒素注射动物血流动力学。如果持续进行 CVVH,每天输入置换液>50 L,则称为 HVHF。

3. 连续性血浆滤过吸附(continuous plasmafiltration adsorption, CPFA) 1998 年 Tetta 提出用血浆滤过器连续分离血浆,滤过的血浆进入包裹的活性炭或树脂吸附装置,净化治疗后的血浆再输回体内。该装置临床上主要用于内毒素和促炎介质的去除。

(三) CRRT 的临床应用进展

1. CRRT 在脓毒症和 MODS 中的应用 目前人们已认识到脓毒性休克血流动力学不稳定和代谢变化,是由于脓毒症状态下细胞因子的产生和不断释放,造成宿主防御机制不能控制的炎症反应,从而导致休克、MODS。对于 MODS 的传统治疗仅仅是对症的处理,但并没有明显改变 MODS 患者的预后。晚近人们将 CRRT 技术应用于 MODS 的治疗,清除多种感染所产生的大量细胞因子。这些细胞因子是水溶性的,低于滤器的截留分子质量,在 MODS 患者的 CVVH 滤液中已发现细胞因子的存在。也有人认为,在 MODS 时不能简单地考虑过量产生的细胞因子的清除,因有些细胞因子(如 IL-10、IL-13)具有抗炎特性,如被清除可能对患者有害。另外,选择合适的滤器很重要,因为在发病的不同时期,血液中的细胞因子浓度不同,分子质量也不同,何时该选用何种滤器还需要深入研究。

2. CRRT 在肝衰竭中的应用 早年人们应用血液灌流作为肝衰竭的(人工肝)治疗系统,能改善症状,但不能降低病死率。近年来,有学者采用 CRRT 加血浆置换作为肝衰竭中的支持疗法,肝衰竭时细胞因子(TNF-α、IL-6)产生明显增多,用 CRRT、血浆置换及血液灌流均能有效去除毒素,改善症状,但对提高存活率尚无明确的结论。

近年来人们认为 CRRT 能清除细胞因子,可能对脓毒性休克、急性出血坏死性胰腺炎、肝衰竭、急性呼吸窘迫综合征有部分病因治疗作用。鉴于人体难以建立严格的对照研究,且受许多可变因素的影响,因此需进一步进行临床及实验研究,以期拓宽 CRRT 治疗的适应证。CRRT 系列新技术在抢救 ARF 患者特别是 MODS 中,已经和正在发挥其独特的优势。CRRT 系统的目的是:①清除过多的水分和溶质,调节和维持电解质及酸碱平衡;②ARF 时为营养治疗创造条件;③避免净化疗法本身对其他器官的影响;④CRRT 能清除细胞因子如 TNF-α 及 IL-1 等,由此推测 CRRT 可能对 MODS 的发病过程有直接治疗作用;⑤血管内和组织间隙置换作用。总之,CRRT 治疗作用已经远远超出其替代肾脏功能的范畴,是多器官支持治疗的重要手段,已成为 ICU 危重症患者救治的重要技术。

第七节 CRRT 在烧伤脓毒症治疗中的应用

感染是严重创伤的主要并发症,脓毒症和以脓毒症为始动因素的 MODS 是创伤患者的首位死亡原因。尽管近年来在脓毒症的防治方面取得许多进展,包括及时消灭局部感染灶、血流动力学及呼吸支持,以及早期使用合适的抗菌药物,但脓毒症病死率仍居高不下。而针对多种细胞因子及炎症介质研制出的抑制剂(如抗 TNF-α 单克隆抗体、TNF 可溶性受体、PAF 和 IL-1 受体拮抗剂等)只能阻断炎症细胞和细胞因子复杂网络中的某一途径,临床试验中没有一种能在降低脓毒症的发病率和病死率方面有确切疗效。由于以上治疗策略应用于临床未能收到预期效果,因此,人们将注意力转向体外治疗的方法,即清除或减少脓毒症时循环中细菌毒素和炎症介质,近年来广泛开展的 CRRT 就是其中之一。

如前所述,CRRT 主要是根据血液透析和血液过滤的原理,利用血液与透析液之间浓度或压力梯度,通过对流、弥散、吸附等方法清除体内液体及溶质,调整水、电解质和酸碱平衡。随着 CRRT 在脓毒症患者中的广泛应用,一些学者观察到患者治疗后临床症状得到显著改善,这些有利的影响并不依赖于液体平衡的调节,故推测 CRRT 可能有助于一些生物活性介质的清除。通过动物实验,人们在脓毒症动物的超滤液中可发现许多脓毒症相关炎症介质,如果把这些介质再注入动物体内则可产生脓毒症的症状。许多资料亦证实,脓毒症动物在血液超滤的同时可清除多种介质,日益增多的报道表明 CRRT 对改善严重脓毒症动物模型及患者的病情和预后均起到明显作用。

一、CRRT 在防治脓毒症中的主要作用

(一)清除体内内毒素

业已明确,在脓毒症的发病机制中,革兰阴性菌内毒素起着关键性作用。研究表明,脓

毒症时内毒素含量增高,使机体产生大量细胞因子或炎症介质,造成严重的组织损伤,与血流动力学紊乱、代谢异常、脓毒性休克、MODS 和死亡等密切相关。如果能将体内内毒素在体外清除,将减轻或防止脓毒症反应。内毒素分子质量较大($1\times10^6 \sim 20\times10^6$ Da),不能通过滤过膜孔,只能通过吸附将其清除。近年来,将结合多黏菌素 B 的聚苯乙烯纤维柱(polymyxin B-immobilized polystyrene-derivative fiber, PMX-F)作为对内毒素的选择性吸附剂,已成为研究热点。多黏菌素 B 是具有抗内毒素活性的抗菌药物,它与内毒素的类脂 A 结合后能使内毒素失活,但肾毒性和神经毒性限制了其全身性应用。经过技术创新,将多黏菌素 B 与聚苯乙烯纤维柱结合后,可通过体外循环清除内毒素。每克纤维可结合 7 mg 多黏菌素 B,用于临床治疗的过滤器容量为 170 ml,可装载纤维重量为 53 g,这样该容器中结合的多黏菌素 B 质量为 371 mg。根据一分子多黏菌素 B 结合一分子内毒素的原则,可使 $3.82\times10^5 \sim 6.18\times10^6$ pg 内毒素失活(基本等于内毒素血症时血液循环的所有内毒素总量)。透析过程中,血流进入滤器与结合多黏菌素 B 的 PMX-F 接触,导致血浆内毒素水平下降。尽管血流对纤维柱有很强的冲刷作用,但由于多黏菌素 B 与纤维结合很牢固,故不会从纤维柱上释放进入血液,从而确保了治疗的安全性。同时,具疏水性的聚丙烯腈膜对内毒素也有一定的吸附能力。据报道,抗菌药物与 PMX-F 血液滤过联合应用优于单独使用抗菌药物,7 天存活率分别为 50%、30%;用 PMX-F 血液灌注治疗脓毒症患者时,灌注后的血浆平均内毒素水平从灌注前的 85 pg/ml 明显下降至 57 pg/ml,灌注后 24 小时进一步减少至 28 pg/ml;同时,TNF-α 释放明显受抑,血浆组胺、乳酸水平恢复正常;临床表现逐步好转,发热减轻,血流动力学参数亦得到明显改善。临床资料表明:早期给予 CRRT 可降低革兰阴性菌脓毒症患者的病死率。

有资料证实,经过及时、有效的 CRRT 后,体内循环内毒素及细胞因子可通过多种途径被有效清除,最终其血浆浓度与治疗前相比有较大幅度下降,这对于减轻烧伤后全身炎症反应和脓毒症具有重要意义。CRRT 作为一种降低血浆内毒素水平的有效辅助治疗措施,仍需与手术切痂植皮、抗感染等常规治疗措施相结合,这样烧伤脓毒症患者病情才能得到最大限度的稳定。由于内毒素入血后会反馈性地促进肠道中毒素和细菌持续入血,形成恶性循环,因此在内毒素血症的早期就应该采取有效措施,尽快降低血浆内毒素水平。SIRS 的病理生理反应包括 4 个阶段,早期诊断和干预全身炎症反应过程可能是防治脓毒症的关键。大面积烧伤患者在伤后体内炎症级联反应尚未进入瀑布效应阶段前,及时应用 CRRT 能有效控制脓毒症,预防 MODS 的发生或减轻器官功能损害的程度,从而使患者病情最大限度地得到稳定,为手术治疗赢得宝贵时间。

(二)清除细胞因子,减轻炎症反应

CRRT 被广泛地用于急性肾衰竭患者以替代肾脏功能,使用高通透性的滤过膜可清除分子质量大于 30 kDa 的溶质,从而给治疗严重脓毒症带来了新观念。脓毒症被认为是一种由感染引起的全身炎症反应综合征,当机体防御的细胞和体液机制被过度持久地激活时,全身性炎症反应过度活化可进一步诱发 MODS 甚至死亡。宿主炎症介质包括 TNF-α、IL-1、IL-6、IL-8 及补体等,它们在脓毒症和脓毒性休克的发病机制中起关键性作用,故可望通过 CRRT 体外清除炎症介质来改善脓毒症及其他炎症并发症的预后。

CRRT 的作用机制包括弥散、对流和吸附。①弥散主要针对尿素氮、肌酐等小分子溶质,对流和吸附则针对细胞因子等中分子物质起作用。②对流系利用透析膜两侧的液体相对流动和浓度梯度差,使溶质分子从高浓度向低浓度流动,最终达到动态平衡。对流易受水清除量和膜孔径大小的影响。③吸附过程主要在透析膜的小孔进行,吸附能力大小由膜物理特性和膜表面积决定。在透析过程中,要达到较好的超滤效果,超滤率须在 25 ml/min(1.5L/h)以上,即需要超滤系数为 12.5 ml/(h·mmHg)的滤过膜和 120 mmHg 的跨膜压。目前 CRRT 装置使用的驱动泵提供的跨膜压(100~150 mmHg)能满足以上要求。在选择滤过膜时,尽管许多高通透性合成膜生物相容性好,但综合考虑滤过和吸附能力,只有聚丙烯腈膜符合要求。

分子质量的大小是决定 CRRT 对其清除能力大小的因素之一。大部分细胞因子为中分子物质,分子质量范围为 8~26 kDa。IL-1 和 IL-8 分子质量分别为 17 kDa 和 8 kDa,筛选系数分别为 0.07~0.42 和 0~0.48。由于 IL-1 和 IL-8 分子直径较小,能顺利通过滤过膜孔,从高浓度一侧向低浓度一侧快速移动,通过对流被有效清除。在细胞因子中,TNF-α 情况较特殊,其活性分子是由 3 个单体组成的三聚体,分子质量为 51 kDa,不能通过滤过膜孔。另外,IL-6 分子质量 26 kDa,通过滤过膜孔也较困难。因此,TNF-α 和 IL-6 体外清除方式均以吸附为主。TNF-α 和 IL-6 除了在透析膜表面外,还可在滤器中发现。如果 TNF-α 血浆浓度>500 pg/ml 或者随着血滤时间的延长,其筛选系数可从 0.01 上升至 0.09,这时可从超滤液中检测出 TNF-α。

脓毒症合并肾衰竭患者使用 CVVHDF 后,发现 TNF-α 及 IL-1β 均被清除,TNF-α 的平均清除率是 30.7 L/d,每日平均排泄 14.1 μg;IL-1β 的平均清除率为 36.1 L/d,平均每日排泄 1 μg。超滤液可明显抑制淋巴细胞 IL-2 和 IL-6 产生,刺激外周血单核细胞 TNF-α 释放。临床观察表明,伴肾衰竭的脓毒症患者预后与超滤次数有关,而且超滤率越高其预后越好。经过 CRRT 治疗后,体内细胞因子可被有效清除,最终其血浆浓度与治疗前相比有较大幅度下降,这对于减轻全身性炎症反应具有较大意义。

我们比较了分别用 CRRT 和常规疗法治疗的 20 例严重烧伤脓毒症患者血浆中内毒素和细胞因子(TNF-α、IL-1β、IL-6、IL-8)浓度的变化,结果显示,患者应用 CRRT 后血浆内毒素、细胞因子浓度较治疗前明显下降,并且内毒素相对分子质量较大,不能从滤膜孔通过,只能通过吸附将其清除。

(三) 调节水、电解质及酸碱平衡

严重脓毒症和脓毒性休克患者,对营养及抗菌药物的需要量增加,常常需要大量输入液体,因此维持液体平衡显得非常重要。可以用血液滤过来纠正液体超负荷,提供高热量营养支持。应用 CRRT 可充分地纠正代谢性酸中毒、清除乳酸及增加血中碳酸氢盐的水平,然而对于因肝功能障碍导致内源性清除能力下降的患者来说,体外清除的作用则显得比较重要。由于用 CRRT 治疗时无须限制液体,适当给予胃肠外营养、抗菌药物和升压药物等并不会引起液体超负荷和失控的氮质血症。

(四) 改善机体细胞免疫功能

抗原提呈是单核/巨噬细胞的重要作用之一,单核细胞所表达的人白细胞抗原(HLA)-DR 是发挥提呈功能的关键性效应分子。一般认为,单核/巨噬细胞表面 HLA-DR 的表达率

是衡量免疫功能的重要指标。严重烧伤后无论是 SIRS 还是脓毒症,HLA-DR 表达率都明显下降,免疫麻痹会持续较长时间;而经 CRRT 治疗后,HLA-DR 表达率明显上升,机体受损免疫功能部分得以恢复。

严重感染时,单核细胞除功能发生变化外,它和淋巴细胞的数量也因过度抑制而处于较低水平,单核细胞、淋巴细胞等免疫细胞释放的炎症细胞因子因而也受到抑制。CRRT 治疗可以清除发挥抑制作用的物质,使单核细胞计数明显升高,淋巴细胞的数量在治疗后也有所增加,从而增强机体的免疫力。因此,CRRT 被认为是治疗脓毒性休克的非常有潜力的辅助手段之一。

(五) 降低超高代谢

虽然烧伤后超高代谢的机制尚不清楚,但普遍认为与以下 3 种物质有关:①分解代谢激素;②脂类介质如 PAF、前列腺素 E_2、血栓素 B_2、白三烯;③细胞因子如 IL-1、IL-6、TNF-α 等。此外,内毒素、活化的补体、自由基均可参与引发代谢反应。而上述这些物质被 CRRT 清除后,可降低超高代谢;同时,应用 CRRT 时会丢失大量热能,常使患者体温下降,氧耗减少,代谢率降低;低温又可减少细胞因子的产生,均有利于控制超高代谢。

(六) 辅助营养支持的有效途径

特重度烧伤患者进入感染期后,由于酸中毒和营养不良等导致机体超高代谢,需要充分的营养支持,否则将影响创面修复和机体免疫功能重建。烧伤患者的蛋白质分解代谢率平均约 2.2 g/(kg·d),传统血液透析很难满足烧伤患者对蛋白质的大量需求。而 CRRT 通过连续缓慢过滤,不必限制液体入量,为营养支持准备了"空间",克服了静脉输注大量营养液与维持体液平衡的矛盾,既完成了大量液体输入,又未导致循环超负荷,从而达到正氮平衡,促进创面修复,增强机体抵抗力,提高救治成功率。有学者利用 CRRT 治疗合并急性肾衰竭的特重度烧伤与非烧伤的危重症患者,比较治疗结果可以看出,CRRT 不但可以清除过多的液体,而且有利于积极的营养支持,所以更适合特重度烧伤合并急性肾衰竭的患者。

(七) 改善脏器功能

已充分证实,在使用 CRRT 的过程中,心血管功能稳定性良好,血液滤过后患者的平均动脉压、体温和组织氧利用得到改善,PaO_2/FiO_2 上升。心肌功能的改善归因于心肌抑制因子的清除,血液滤过后,循环中心肌抑制因子从(70±16)U/L 降至(33±1)U/L。临床内毒素血症患者或实验脓毒症动物模型经血液滤过后的左心室功能、右心室功能、平均动脉压和心排血量均有改善。CRRT 还有助于清除肺间质中过多的水分以改善肺功能,并可提高动脉血氧分压,减少二氧化碳的产生(表 32-1)。

表 32-1　严重烧伤脓毒症伴高钠血症患者血液滤过前后机体氧代谢变化($\bar{x}\pm s$)

血滤时间	例数	动脉血氧分压(kPa)	静脉血氧分压(kPa)	动脉血压饱和度	氧摄取率(×100%)
血滤开始时	8	8.30±0.92	5.89±0.20	0.90±0.35	8.30±0.92
血滤结束时	8	9.75±0.95 *	5.17±0.09 *	0.95±0.22 *	0.21±0.02 *

注:与血滤开始时比较,* $P<0.01$。

二、CRRT 装置、使用方法

CRRT 采用床旁血液透析机,滤器的透析膜为聚丙烯腈膜,滤器中心为结合多黏菌素 B 的聚苯乙烯纤维柱。静脉导管选用 18 cm 单针双腔静脉导管,静脉穿刺部位选用股静脉、颈内静脉和锁骨下静脉。对于已气管切开行呼吸机辅助呼吸的患者,为了避免呼吸机工作时影响 CRRT 正常运行,多选用股静脉。

滤器和管路使用前以浓度 4170 IU/L 的肝素生理盐水预充浸泡半小时。标准肝素钠首剂(静脉推注)1000~1500 IU,然后以 10~15 IU/(kg·h)持续进入。透析过程肝素用量需不断调整,使部分凝血酶原时间维持在 40~80 秒。手术后患者或血小板计数<$50×10^9$/L,则使用低分子质量肝素钙抗凝。低分子质量肝素钙用量与肝素钠相同,透析过程中剂量也不断调整,使部分凝血酶原时间维持在 25~35 秒。每次 CRRT 结束前 1 小时停用抗凝剂。

置换液采用 Port 配方(碳酸氢盐溶液)。每一循环包括:第一组生理盐水 3000 ml + 10% $CaCl_2$ 10 ml+25% $MgSO_4$ 3.2 ml+10% KCl 12 ml;第二组 5% 葡萄糖液 1000 ml + 5% $NaHCO_3$ 250 ml。溶液最终离子浓度为:Na^+ 143 mmol/L、Cl^- 116 mmol/L、HCO_3^- 34.9 mmol/L、Ca^{2+} 2.07 mmol/L、Mg^{2+} 1.56 mmol/L、葡萄糖 65.6 mmol/L、K^+ 3.79 mmol/L。CRRT 过程中的电解质溶液使用量根据血生化结果随时调整。透析液配制参照置换液第一组配方进行。置换液注入方式采用前稀释或后稀释,选用 CVVHDF 模式,透析过程中血液流量 100 ml/min,置换液流量 1500 ml/min,透析液流量 2000 ml/min,根据病情需要做适当调整。

三、CRRT 过程中应注意的问题

(1) CRRT 过程中需要一定程度的抗凝,常用的肝素用量为 300~1500 IU/h。这在脓毒症情况下有可能导致出血和血小板减少,需引起注意。

(2) CRRT 作为一种侵入性的治疗,可引起各种与动、静脉通道相关的并发症。

(3) 在血液滤过时发现超滤液中抗菌药物浓度与血浆相近,提示有明显的水溶性抗菌药物丢失,这对脓毒症患者来说特别危险,应多次调整剂量以达到有效血浆治疗浓度。

(4) 在进行 CRRT 时,人工滤过膜可引起细胞因子的释放或补体系统的激活,但通过改进膜的生物相容性,有关作用可望减轻或消除。

CRRT 对脓毒症患者体内炎症介质、内毒素的清除,调整水、电解质及酸碱平衡,改善脏器功能方面有多重功效。CRRT 在防治脓毒症方面已逐渐显示出优越性,其应用领域也从烧(创)伤扩展到临床治疗各个学科。同时,免疫吸附、血浆置换等新技术也层出不穷。如何把新老技术有机结合起来,使 CRRT 更加完善,将是今后发展的研究方向。另外,细胞因子既是促进器官功能障碍发生和发展的关键性因素之一,也是免疫系统防御机制必不可少的成分。细胞因子是一把双刃剑,把体内循环中细胞因子控制在什么水平对机体最有利,这个问题也将在研究中得到解决。随着研究的深入,CRRT 将成为脓毒症必不可少的治疗手段,这对于进一步提高烧(创)伤脓毒症患者的救治水平有着重要意义。

(林兆奋　彭毅志)

参 考 文 献

季大玺, 龚德华, 徐斌. 2002. 连续性血液净化在重症监护病房中的应用. 中华医学杂志, 82: 1292~1294

季大玺. 2004. 连续性血液净化与重症感染. 肾脏病与透析移植杂志, 13: 235~236

李洪彬, 彭毅志. 2003. 连续肾替代治疗对严重烧伤脓毒症患者血浆内毒素和细胞因子水平的影响. 中华烧伤杂志, 19: 67~70

余晨, 刘志红, 郭啸华, 等. 2003. 连续性血液净化治疗全身炎症反应综合征及脓毒血症对机体免疫功能的影响. 肾脏病与透析移植杂志, 12: 2~9

袁志强, 彭毅志. 2000. 新的肾透疗法防治脓毒症. 中华烧伤杂志, 16: 125~128

曾元临, 邱泽亮, 李国辉. 2005. 连续性肾替代疗法在特重度烧伤中的应用前景. 中华烧伤杂志, 21: 316~318

Bellomo R, Cass A, Cole L, et al. 2009. Intensity of continuous renal-replacement therapy in critically ill patients. N Engl J Med, 361: 1627~1638

Bellomo R, Farmer M, Wright C, et al. 1995. Treatment of sepsis-associated severe acute renal failure with continuous hemodiafiltration: clinical experience and comparison with conventional dialysis. Blood Purif, 13: 246~254.

Cariou A, Vinsonneau C, Dhainaut JF. 2004. Adjunctive therapies in sepsis: an evidence-based review. Crit Care Med, 32: S562~S570

Chou YH, Huang TM, Wu VC, et al. 2011. Impact and timing of renal replacement therapy initiation on outcome of septic acute kidney injury. Crit Care, 15: R134

Cole L, Bellomo R, Hart G, et al. 2002. A phase II randomized controlled trial of continuous hemofiltration in sepsis. Crit Care Med, 30: 100~106

Cole L, Bellomo R, Journois D, et al. 2001. High-volume hemofiltration in human septic shock. Intensive Care Med, 27: 978~986

Comejo R, Castro R, Romero C, et al. 2006. High volume hemofiltration in the management of severe hyperdynamic septic shock. Blood Purif, 24: 266~267

de Vrises A, Colardyn A, Philippe JI, et al. 1999. Cytokine removal during continuous hemofiltration in septic shock. J Am Soc Nephrol, 10: 846~853

Formica M, Olivieri C, Livigni S, et al. 2003. Hemodynamic response to coupled plasmafiltration adsorption in human septic shock. Intensive Care Med, 29: 703~708

Hilmar B. 1998. History and development of continuous renal replacement techniques. Kidney Int, 53: S120~S124

Joannes-Boyau O, Merson L, Honore PM, et al. 2006. "Pulse" high volume hemofiltration in septic shock. Blood Purif, 24: 266~267

Karvellas CJ, Farhat MR, Sajjad I, et al. 2011. A comparison of early versus late initiation of renal replacement therapy in critically ill patients with acute kidney injury: a systematic review and meta-analysis. Crit Care, 15: R72

Morgera S, Haase M, Rocktaschel J, et al. 2003. High permeability haemofiltration improves peripheral blood mononuclear cell proliferation in septic patients with acute renal failure. Nephrol Dial Transplant, 18: 2570~2576

Morgera S, Slowinski T, Melzer C, et al. 2004. Renal replacement therapy with high-cutoff hemofilters: impact of convenction and diffusion on cytokines clearance and proteins status. Am J Kidney Dis, 43: 444~453

Palevsky PM, Zhang JH, O' Connor TZ, et al. 2008. Intensity of renal support in critically ill patients with acute kidney injury. N Engl J Med, 359: 7~20

Pannu N, Klarenbach S, Wiebe N, et al. 2008. Renal replacement therapy in patients with acute renal failure: a systematic review. JAMA, 299: 793~805

Ronco C, Brendolan A, Dan M, et al. 2000. Adsorption in sepsis. Kidney Int, 58: S148~S155

Ronco C, Tetta C, Mariano F, et al. 2003. Interpreting the mechanisms of continuous renal replacement therapy in sepsis: the peak concentration hypothesis. Artif Organs, 27: 792~801

Salvatori G, Ricci Z, Bonello M, et al. 2004. First clinical trial for a new CRRT machine: the Prismaflex. Int J Artif Organs, 27: 404~409

Schrier RW, Wang W. 2004. Mechanisms of disease: acute renal failure and sepsis. New Engl J Med, 351: 159~169

Silvester W. 1997. Mediator removal with CRRT: complement and cytokines. Am J Kidney Dis, 30: S38~S43

S'chmidt J, Zirngibl H, Mamn S, et al. 2000. Plasmapheresis combined with continuous venovenous hemofiltration in surgical patients with sepsis. Intensive Care Med, 26: 532~537

Uchino S, Kellum JA, Bellomo R, et al. 2005. Acute renal failure in critically ill patients: a multinational, multicenter study. JAMA, 294: 813~818

第三十三章

止、凝血机制

止、凝血机制是研究体内止、凝血与抗凝血之间动态平衡的一门边缘学科,与危重症医学关系密切。正常止血与凝血机制有赖于血管壁、血小板、凝血因子、抗凝因子、纤溶系统、血液流变学的完整性以及它们之间的生理性调节和平衡。各种因素导致的平衡调控系统紊乱即引起临床出血或血栓形成。

第一节　止血机制

正常情况下,小血管损伤后引起的出血,在几分钟内就会自行停止,此即为生理性止血(hemostasis)。当血管受损,机体既要迅速止血避免血液流失,又要使止血仅限制在损伤局部。因此,生理性止血是多种机制相互作用的结果,是机体重要的保护机制之一。

一、生理性止血

生理性止血机制主要包括血管收缩、血小板血栓形成及纤维蛋白凝块形成与维持 3 个时相。机体对损伤局部的即刻反应是局部血管收缩,引起血管收缩的原因除损伤刺激引起的神经反射外,主要是由于血管壁损伤导致局部血管肌源性收缩。此外,黏附于损伤处的活化血小板释放血栓素 A_2(thromboxane A_2, TXA_2)、5-羟色胺(5-hydroxytryptamine, 5-HT)及内皮细胞产生的内皮素-1(endothelin-1, ET-1)和血管紧张素(angiotensin, AGT)等血管活性物质加强血管收缩,使受损血管创口更加缩小。血管损伤越严重,痉挛越明显,局部血管肌源性痉挛可持续数分钟至数小时。在血管收缩的基础上,血小板黏附于损伤血管暴露的内皮胶原,同时聚集在血管破损处,3~7 分钟即可形成血小板血栓以实现初步止血(Ⅰ期止血)。内皮细胞(endothelial cell, EC)合成和释放的血管性血友病因子(von Willebrand factor, vWF)参与血小板的黏附和聚集。几乎同时,通过内源性和外源性途径激活凝血因子,启动凝血过程,血浆凝固形成的终产物——纤维蛋白网形成,从而加固血小板血栓达到Ⅱ期止血(图 33-1)。

二、血管壁的止血与抗凝作用

1736 年,Morand 提出血管收缩止血观点;1805 年,Jones 提出止血机制并非单一过程而是许多止血因素协同作用的结果。20 世纪 70 年代初,人们发现将内皮细胞的胞溶物加到

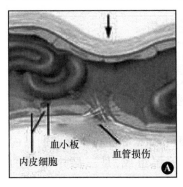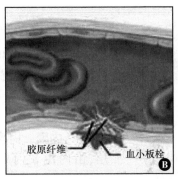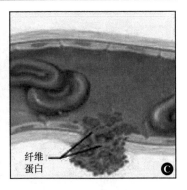

图 33-1 生理性止血过程示意图

血小板悬液中,可抑制各种诱导剂引起的血小板聚集和释放反应。1976 年,英国的 Moncade 等证实这种抑制血小板聚集的物质是前列腺素代谢产物,后称为前列环素(prostacyclin, PGI_2)。迄今已证实,血管内皮细胞分泌的生理活性物质参与血小板激活、血液凝固及纤溶系统调节,在维持体内止、凝血平衡反应中是五大系统的中心环节。为维持血管壁完整和血液流通所释放的主要"促栓"、"抗栓"因子见表 33-1。

表 33-1 内皮细胞合成或释放的主要抗栓、促栓因子

	名称	缩写符号	功能
抗栓	1. 前列环素	PGI_2	强血小板聚集抑制剂和解聚剂,强血管舒张剂
	2. 内皮衍生松弛因子	EDRF	本质是 NO,在血小板黏附、聚集中起负调节作用
	3. 血栓调节蛋白	TM	凝血酶受体,激活蛋白 C(强抗凝剂)
	4. 组织因子途径抑制物	TFPI	抑制因子 Xa,并借此抑制因子 $\text{VII}a$/TF 结合,熄灭外源凝血导火索
	5. 硫酸乙酰肝素	HS	灭活活化的凝血因子
	6. 一氧化氮	NO	流体状态抑制血小板聚集及激活的主要因子
	7. 组织型纤溶酶原激活剂	tPA	激活纤溶酶原为纤溶酶,降解 Fb
促栓	1. 组织因子(即凝血因子Ⅲ)	TF	外源凝血途径启动的导火索
	2. 胶原	Col	激活血小板,诱发 PAdT、PagT,启动凝血过程
	3. 血管性血友病因子	vWF	①介导血小板膜糖蛋白Ⅰb/Ⅸ(glycoprotein Ⅰb/Ⅸ,GPⅠb/Ⅸ)与内皮细胞下胶原黏附;②与因子Ⅷ:C 1:1 结合,保护因子Ⅷ:C;③稳定因子Ⅷ mRNA,促进因子Ⅷ合成分泌
	4. 组织型纤溶酶原激活剂抑制物-1	PAI-1	tPA 抑制剂,抑制纤溶
	5. 内皮素	ET	强烈、持久地(1 小时以上)收缩血管,并在局部形成红斑
	6. 血小板活化因子	PAF	强的血小板聚集诱导剂
	7. 纤维连接蛋白	FN	①含有许多细胞或黏附蛋白的结合位点,其中 N 端具有肝素、胶原、凝血酶敏感蛋白、因子ⅩⅢ结合位点,C 末端具有肝素、Fb 结合位点,在内皮细胞下基质 FN 与层素、胶原、蛋白多糖相互结合在一起,构成错综复杂的基质网,以促进细胞黏附与生长;②维持细胞骨架与形态、组织的损伤与修复,在胚胎形成及分化过程中都起作用
	8. 层素	laminin	是胚胎发育过程中第一个表达的细胞外基质蛋白,具有调节细胞黏附、促进细胞生长、维持细胞分化的功能

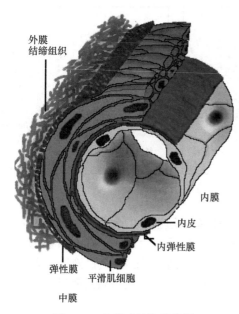

外膜
结缔组织

内膜

内皮

内弹性膜

弹性膜

平滑肌细胞

中膜

图 33-2　血管壁结构示意图

（一）血管壁结构

除毛细血管和毛细淋巴管以外,血管壁从管腔面向外一般依次分为内膜、中膜和外膜(图 33-2)。血管壁内还有营养血管和神经分布。

1. **内膜**　内膜(tunica intima)是管壁的最内层,由内皮和内皮下层组成,是三层中最薄的一层。

(1) 内皮:为衬贴于血管腔单层扁平上皮,血管腔面上有突起的微绒毛,覆盖层主要由多糖构成。内皮细胞具有极性,即管腔面与基底膜层结构、生化特性均不同。内皮细胞长轴多与血液流动方向一致,细胞核居中,核所在部位略隆起,细胞基底面附着于基板上。内皮细胞超微结构的主要特点是胞质中有丰富的吞饮小泡,或称质膜小泡(plasmalemmal vesicle)。这些小泡是由细胞游离面或基底面的细胞膜内凹形成,然后与细胞膜脱离,经细胞质移向对面,又与细胞膜融合,将小泡内所含物质释出,故小泡有向血管内外输送物质的作用;细胞质内还可见成束的微丝和一种外包单位膜的杆状细胞器,长约 3 μm,直径 0.1 ~ 0.3 μm,内有 6 ~ 26 条直径约 15 nm 的平行细管,称 Weibel-Palade 小体(W-P 小体)。W-P 小体是内皮细胞特有的细胞器,一般认为它是合成和储存与凝血有关的因子Ⅷ相关抗原(factor Ⅷ related antigen, F Ⅷ)的结构。

生理状态下,血管内皮细胞能提供一平滑、防血栓形成的通透屏障,有利于血液流动。内皮细胞和基板构成的通透屏障,允许液体、气体和大分子物质选择性地透过。5-羟色胺、组胺和缓激肽可刺激微丝收缩,改变细胞间隙的宽度和细胞连接的紧密程度,影响和调节血管的通透性。

血管内皮细胞具有复杂的酶系统,能合成与分泌多种生物活性物质,如除上述因子Ⅷ外,还有组织型纤溶酶原活化物、前列环素、内皮素(有强烈缩血管作用,又称内皮细胞收缩因子),以及具有舒张血管作用的内皮细胞舒张因子。此外,内皮细胞表面存在血管紧张素转换酶,可使血浆中血管紧张素Ⅰ转变为血管紧张素Ⅱ,引起血管收缩。内皮细胞还能降解5-羟色胺、组胺和去甲肾上腺素等。

(2) 内皮下层:内皮下层(subendothelial layer)是位于内皮和内弹性膜之间的薄层结缔组织,内含少量胶原纤维、弹性纤维,有时有少许纵行平滑肌;有的动脉内皮下层深面还有一层内弹性膜(internal elastic membrane),由弹性蛋白组成,膜上有许多小孔。在血管横切面上,因血管壁收缩,内弹性膜常呈波浪状。一般以内弹性膜作为动脉内膜与中膜的分界。

2. **中膜**　中膜(tunica media)位于内膜和外膜之间,其厚度及组成成分因血管种类而异。大动脉以弹性膜为主,间有少许平滑肌;中动脉主要由平滑肌组成。血管平滑肌纤维较内脏平滑肌纤维细,并常有分支。肌纤维间有中间连接和缝隙连接。在病理状况下,动脉中膜的平滑肌可移入内膜增生并产生结缔组织,使内膜增厚,是动脉硬化发生的重要病理基础。血管平滑肌可与内皮细胞形成肌内皮连接(myoendothelial junction),平滑肌可借助于这种连接,接受血液或内皮细胞的化学信息。近年来研究表明,除已知的肾入球微动脉特有的平滑肌能产生肾素外,其他血管平滑肌也具有分泌肾素和血管紧张素原的功能,与内皮细胞表面的血管紧张素转换酶共同构成肾外的肾素-血管紧张素系统。

中膜的弹性纤维具有使扩张的血管回缩作用,胶原纤维起维持张力作用,具有支持功能。管壁结缔组织中的无定形基质含蛋白多糖,其成分和含水量因血管种类而略有不同。

3. 外膜 外膜(tunica adventitia)由疏松结缔组织组成,其中含螺旋状或纵向分布的弹性纤维和胶原纤维。血管壁的结缔组织细胞以成纤维细胞为主,当血管受损伤时,成纤维细胞具有修复外膜的能力。有的动脉中膜和外膜交界处有密集的弹性纤维组成的外弹性膜(external elastic membrane)。

血管是连续性管道,由于各段血管的功能不同,其管壁的组成成分和分布形式也可有所差异。

(二) 血管的止血作用

血管止血效应主要是与血液流动密切相关的内膜层的作用。

1. 血管收缩 血管收缩是血管参与止血最快速的反应。血管受损或受刺激后,含平滑肌多的血管(如小动脉、微动脉等)首先通过自主神经发生反射性收缩,使血流减慢或受阻,血管损伤处闭合,血管断端回缩,有利于止血。

2. 激活血小板 内皮细胞在补体、纤维蛋白、葡萄糖等作用下可增加 vWF 的合成和释放,进而激活血小板,使血小板通过 vWF 黏附在内皮细胞表面。胶原、凝血酶、肿瘤坏死因子-α(tumor necrosis factor-α, TNF-α)等均可促使内皮细胞释放血小板活化因子(platelet activating factor, PAF),而 PAF 是强血小板诱聚剂,可诱导血小板活化、聚集。当血中 PAF 浓度达到相当高的时候,可直接引发血栓形成。

3. 促进血液凝固 人类已知的 14 个凝血因子有 9 个存在于内皮细胞中,当内皮细胞损伤时,组织因子、因子 V 和纤维蛋白原进入血液,在局部启动内源性和外源性凝血系统,最终生成凝血酶(thrombin)、纤维蛋白(fibrin, Fb),以加固止血作用。此外,内皮细胞还可表达因子IX、因子 X,促进血液凝固。内皮细胞中 Ca^{2+} 可自由进出内皮细胞膜,对调节血液凝固速度有重要作用。

(三) 血管的抗凝作用

1. 抑制血小板聚集 内皮细胞产生的前列环素酶使花生四烯酸(arachidonic acid, AA)代谢产生的 PGI_2 和内皮衍生松弛因子(endothelium-derived relaxing factor, EDRF)等抑制血小板聚集和扩张血管。

2. 血液凝固的调节 内皮细胞表面的凝血酶-凝血酶调节蛋白复合物(thrombin-thrombomodulin, T-TM)使蛋白 C(protein C, PC)转变为活化蛋白 C(activated protein C, APC),后者灭活因子Ⅷa、因子 V a 和促进纤维蛋白溶解;内皮细胞表面的抗凝血酶(antithrombin, AT)和类肝素物质(如硫酸乙酰肝素)等可灭活多种活化的凝血因子(凝血酶、FⅩa、FⅨa、FⅪa、FⅫa 等);组织因子途径抑制物(tissue factor pathway inhibitor, TFPI)亦可灭活 FⅦa/TF复合物和 FⅩa 等,这些都可促进血块溶解,抑制血小板活化,具有抗凝效应。

三、血小板止血作用

（一）血小板超微结构及生化组成

1842 年，Denné 提出血小板是除红细胞、白细胞以外的第 3 种细胞。1906 年，Wright 证明血小板来源于骨髓巨核细胞，是具有高度精密结构、巨大能量、复杂功能的无核盘形碎片。光学显微镜下仅像一绒毛状圆点；扫描电镜下类似一生面团样盘形饼（doughy pancake），平均直径 2 ~ 3 μm，平均体积 8 μm³。循环中血小板半衰期 8 ~ 12 天，血浆含量 $100 \times 10^9/L$ ~ $300 \times 10^9/L$，但少于该计数 10% 仍足够保持血管壁完整性。在透射电镜下血小板结构精密复杂。1971 年，White 提出血小板超微结构按功能可分成 4 个区：外周区、溶-凝胶区、器官区和特殊的膜系统。其电子显微镜超微结构如图 33-3 所示。

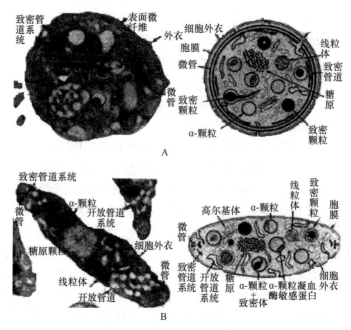

图 33-3 透射电镜所见血小板超微结构及其模式图
A.血小板赤道面；B.血小板垂直切面

血小板胞质中存在以下几类活性物质：①肌球蛋白、肌动蛋白和血栓收缩蛋白；②内质网和高尔基器残片，能合成多种酶，储存大量钙离子；③线粒体和酶系统，形成 ATP 和 ADP；④合成前列腺素的酶系统；⑤纤维蛋白稳定因子；⑥生长因子，可促进血管内皮细胞、平滑肌细胞和成纤维细胞生长繁殖。

血小板膜表面被覆糖蛋白，驱使血小板黏附于内皮细胞或血管损伤区域。此外，血小板膜表面还有大量磷脂，在血液凝固的多个环节中具有重要作用。

（二）血小板止血作用

1881 年，Bizzozero 首次报道血小板参与血栓形成和止血过程，血小板对损伤血管修复作用依赖于血小板的黏附和聚集功能(图 33-4)。

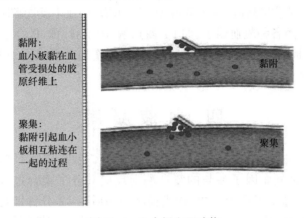

黏附:
血小板黏在血管受损处的胶原纤维上

聚集:
黏附引起血小板相互粘连在一起的过程

黏附

聚集

图 33-4　血小板生理功能

1. 血小板黏附　血小板与非血小板表面黏着称血小板黏附,体内特指黏附于血管内皮下成分如胶原、弹性蛋白等。血小板黏附需要血小板膜上糖蛋白、内皮下成分(主要是胶原纤维)和血浆 vWF 参与。血小板膜上有 GP Ⅰb/Ⅸ、GP Ⅱb/Ⅲa 等多种糖蛋白,其中 GP Ⅰb 是参与黏附的主要糖蛋白。血管内皮损伤后,暴露出内皮下胶原,vWF 一端与内皮下胶原结合,发生构型改变,暴露出与血小板膜 GP Ⅰb 结合的功能位点,血小板膜上 GP Ⅰb 与变构的 vWF 结合,从而使血小板黏附于胶原纤维上。

2. 血小板聚集　血小板与血小板之间的相互结合称为血小板聚集。这一过程需要纤维蛋白原、Ca^{2+} 和血小板膜上 GP Ⅱb/Ⅲa 参与。静息状态血小板膜上 GP Ⅱb/Ⅲa 不能与纤维蛋白原结合。在致聚剂激活下 GP Ⅱb/Ⅲa 分子暴露纤维蛋白原受体,一个纤维蛋白原分子可同时与两个以上血小板结合,在 Ca^{2+} 作用下彼此聚集,形成血小板栓子堵住伤口,出血停止,称为Ⅰ期止血反应。该过程仅需数分钟。

(1) 致聚剂:目前已知多种生理或病理性因素均可引起血小板聚集。生理性致聚剂有 ADP、肾上腺素、5-HT、组胺、胶原、TXA_2 等;病理性致聚剂有细菌、病毒、免疫复合物和药物等。

(2) 聚集机制:致聚剂引起血小板聚集机制并未完全阐明。已知在血小板膜上有各种致聚剂受体,致聚剂与其结合后,导致血小板内第二信使(cAMP、三磷酸肌醇和二酰甘油酯)变化,通过一系列胞内信息传递引起血小板聚集。凡能升高细胞内 cAMP 水平的因素,即可降低血小板敏感性,达到抑制血小板聚集效果,如 PGI_2 可迅速增加血小板内 cAMP 浓度,在 20~60 秒达最高值,然后逐渐下降以实现生物效应;而 ADP 及肾上腺素则反之,通过降低 cAMP 水平来激活、诱导血小板聚集。

3. 血小板释放　血小板受刺激后将储存在致密体、α-颗粒或溶酶体内物质排出的现象,称为血小板释放。致密体释放物质主要包括 ADP、ATP、5-HT、Ca^{2+};α-颗粒释放的物质主要有 β-血小板球蛋白、血小板因子Ⅳ、vWF、纤维蛋白原、血小板因子 Ⅴ、凝血酶敏感蛋白 PDGF 等。此外,被释放的物质也可来自临时合成并即时释放的物质,如血栓烷 A_2。能引起血小板聚集的因素多数也能诱发血小板释放,血小板的黏附、聚集和释放几乎同时发生。许多血小板释放的物质可进一步促进血小板活化、聚集,加速止血过程。

4. 血小板收缩与吸附反应 血小板具有收缩能力。血小板的收缩与其收缩蛋白有关,血小板活化后,胞内 Ca^{2+} 浓度增高造成血小板收缩。当血凝块中血小板收缩时,可使血块回缩。

血小板表面可吸附各种凝血因子,如 Fg、凝血酶、因子Ⅶ、Ⅷ、Ⅸ、Ⅹ、Ⅺ、Ⅻ等。如果血管内皮损伤,随着血小板黏附和聚集于破损部位,可使损伤局部凝血因子浓度升高,有利于血液凝固和生理性止血。

四、血液凝固

血液凝固(blood coagulation)是指血液由流动的液体状态变成不能流动的凝胶状态的过程,是一系列由多种凝血因子参与的复杂酶促反应和分子聚合过程,是生理性止血的第三个过程。血管严重受损后15~20秒或轻度损伤后1~2分钟即可启动凝血系统,在局部迅速发生血液凝固,使血浆中可溶性纤维蛋白原变成不溶性纤维蛋白,并交织成网,加固止血栓,完成Ⅱ期止血。最后,局部纤维组织增生,并长入血凝块,达到永久性止血(见图33-1)。

综上所述,生理性止血的3个过程相继发生、相互促进,使生理性止血能及时、迅速地进行。血小板与生理性止血的3个环节均有密切关系。因此,血小板在生理性止血过程中居重要地位。

血管壁损伤时立即(<30秒)发生收缩反应,引起血流动力学改变。在红细胞存在时,血小板被输送至受伤血管壁的速度和频率增高,高切变应力作用及损伤内皮细胞下胶原等因素的刺激,使血小板由静息状态转变为功能状态,称为血小板活化。在神经、体液调节下产生改变,如外形改变、黏附、聚集、分泌并伴有相应的骨架系统改变。损伤血管释放组织因子,启动外源凝血系统;激活的血小板可以直接激活因子Ⅻ、因子Ⅺ,启动内源凝血系统。凝血机制激活仅需3~5分钟。在血小板表面发生凝血"瀑布"反应形成 Fb,Fb-血小板血栓开始形成。在因子Ⅻ、Ca^{2+} 作用下,Fb 发生交联反应,形成稳定的 Fb 网。该网包住血小板栓子,使止血加固,网中血小板伸出伪足与其他血小板或 Fb 网接触,在血小板收缩蛋白作用下,发生朝向接触点的收缩反应,挤出网中血清,完成Ⅱ期止血。从血小板及内皮下胶原激活因子Ⅻ开始,因子Ⅻ即通过接触反应激活激肽、补体系统,激肽、补体系统进一步激活纤溶系统。24小时后,纤溶系统开始溶解血栓,组织开始修复。正常止血机制需要血管壁、血小板、凝血及纤溶系统共同参与,其中任何因素异常均可致出血或血栓形成。

第二节 凝血机制

1666 年,Malpighi 首先描述血液凝固现象是血液由液体状态转为凝胶状态的过程。从血液中分离出"血凝块纤维",并借助显微镜对其特征进行了研究。现代凝血理论起源于19 世纪初,Hewson 首先证明"血凝块纤维"来源于血浆,Babingtong 将"血凝块纤维"命名为纤维蛋白,它是由存在于血浆中的前体纤维蛋白原转变而来。不久,纤维蛋白原(凝血因子Ⅰ,FⅠ)从血浆中成功分离。以后 Buchanan 通过研究发现血浆中存在"第Ⅱ凝血因子",促使纤维蛋白原转变为纤维蛋白。1905 年,Morawitz 综合有关研究提出凝血理论,认为凝血酶原向凝血酶转变需要组织中一种活性物质(现称组织因子)的刺激,此理论被称为血液凝固的经典理论。其后50年发现多种物质参与了血液凝固过程,促进血液凝固的物质称促凝物质(procoagulants);反之,抑制血液凝固的物质称抗凝物(anticoagulants)。1964年,Macfarlane和Davie等分别提出凝血的瀑布学说,认为血液凝固过程由内源性途径、外源性途径和共同通路组成,并认为内源性凝血途径是生理性凝血过程的主导。近年来随着分子生物学技术的发展和应用,对凝血机制有了新的认识。

一、凝 血 因 子

血浆与组织中直接参与血液凝固的物质,统称为凝血因子(coagulation factor)。目前已知的凝血因子主要有14种,按因子发现时间顺序用罗马数字命名的有12种,即凝血因子Ⅰ~ⅩⅢ(简称FⅠ~FⅩⅢ,其中FⅥ是血清中活化的FⅤa,不再视为独立的凝血因子)。这些因子活化形式是以它们名称右下位置缀以英文字母a表示。此外还有激肽释放酶原、高分子激肽原等(表33-2)。除Ca^{2+}外,其余凝血因子均是蛋白质。

表33-2 凝血因子的特性

因子	因子别称(缩略语)	发现时间	分子质量(kDa)	氨基酸残基数	基因长度(kb)	基因的染色体定位	生成部位	维生素K依赖	血浆浓度(mg/L)	$t_{1/2}$(小时)
Ⅰ	纤维蛋白原(Fg)	1666~1855	340	2964	50	4q26~q28	肝	-	2000~40 000	96~120
Ⅱ	凝血酶原	1835	72	579	34	11p11~q12	肝	+	150~200	41~72
Ⅲ	组织因子(TF)	1861	45	263	12.4	1p21~p22	T,EC,MC	-	-	-
Ⅴ	易变因子	1943	330	2196	80	1q21~q25	肝	-	5~10	12~15
Ⅶ	稳定因子	1949	50	406	12.8	13q34	肝	+	0.5~2	4~8
Ⅷ	抗血友病因子	1803~1937	330	2332	186	Xq28	肝,EC	-	0.1	12~15
vWF	vW因子		220×n	2050×n	178	12pter—p12	EC,MC	-	10	
Ⅸ	血浆凝血激酶成分	1952	56	415	34	Xq27.1	肝	+	3~4	12~24
Ⅹ	Stuart-Power因子	1957	5900	448	25	13q34—qter	肝	+	6~8	48~72
Ⅺ	血浆凝血激酶前质	1953	160	1214	23	4q35	肝	-	2.9	48~52
Ⅻ	接触因子(Hageman)	1955	80	596	11.9	5q33—qter	肝	-	2.9	48~52
ⅩⅢ	Fb稳定因子	1960	320	2744		6p24—p25(a	骨髓		25	72~120
	激肽释放酶原(PK)	1972	80	619	22	4q35	肝	-	1.5~5	35
	高分子质量激肽原(HMWK)	1975	120	626	27	3q26—qter	肝		7	144

注:T,组织;EC,内皮细胞;MC,单核细胞。

二、凝 血 过 程

凝血过程分内源性和外源性两条凝血途径和3个阶段进行。第一阶段,凝血酶原激活物(即凝血活酶)形成;第二阶段,凝血酶形成;第三阶段,纤维蛋白形成(图33-5)。在凝血过程中凝血因子既是酶,又是酶的底物。

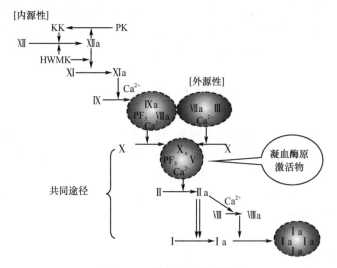

图33-5　凝血过程示意图

(一) 凝血酶原激活物形成阶段

1. 内源性凝血途径　指参与凝血的因子全部来自血液,通常由于血液与带负电荷的异物表面(如玻璃、白陶土、硫酸酯、胶原等)接触而启动。第一阶段是指因子Ⅻ(又称 Hageman 因子)被激活至因子Ⅹa 形成过程,需3~8分钟。临床上以激活的部分凝血活酶时间(APTT)来反映该途径功能。该阶段经历两个反应步骤,即接触激活反应和磷脂胶粒反应。

(1) 接触激活:因子Ⅻ激活方式有两种。①固相激活:在体内,因子Ⅻ可被负电荷表面激活,如内皮细胞损伤暴露出内皮细胞下胶原纤维所带的负电荷物质(谷氨酸及天冬氨酸残基),活化血小板可以直接激活因子Ⅻ或因子Ⅺ。在体外,如 APTT 试剂:高岭土、硅藻土、白陶土;鞣化酸或玻璃等。②液相激活:液相激活是指因子Ⅻ被高分子质量激肽原(HMWK)和激肽释放酶(kallikrein, KK)激活,Ⅻa 在 HMWK 和 Ca^{2+} 参与下,激活因子Ⅺ为因子Ⅺa。Ⅻa 可激活激肽释放酶原,使之成为激肽释放酶;后者正反馈促进因子Ⅻ激活,可使因子Ⅻa 大量生成。

(2) 磷脂胶粒反应阶段:是在血小板磷脂表面进行的。因子Ⅺa 在 Ca^{2+} 参与下,使因子Ⅸ转变为因子Ⅸa。因子Ⅸa 在 Ca^{2+} 作用下与因子Ⅷa 在活化血小板提供的膜磷脂表面上形成不稳定的第一复合物(因子Ⅸa-Ⅷa-Ca^{2+}-PF_3),进一步激活因子Ⅹ,其中因子Ⅷ是辅因子,它能大大加速因子Ⅸa 对因子Ⅹ的激活速率,此过程仅需30~50秒。不稳定的第一复合物迅速激活因子Ⅹ为Ⅹa,因子Ⅹa、Ca^{2+}、因子Ⅴ和 PF_3 形成复合物(因子Ⅹa-Ca^{2+}-因子Ⅴa-PF_3),称为凝血酶原激活物,进而激活凝血酶原。

2. 外源性凝血途径　由来自血液之外的组织因子(tissue factor, TF)暴露于血液而启动的凝血过程,又称组织因子途径。TF 是一种跨膜糖蛋白,存在于间质细胞表面,在内毒素等因素刺激下,可出现在内皮细胞表面或血液循环的单核细胞表面。TF 氨基端具有因子Ⅶ的受体肽段,羧基端提供反应的催化表面,在 Ca^{2+} 参与下,与因子Ⅶ形成 1:1 复合物,激活因子Ⅶ,TF-因子Ⅶa-Ca^{2+}复合物激活因子Ⅹ为因子Ⅹa。TF与因子Ⅶa结合至因子Ⅹa形成,是一快速过程,只需8~10秒。临床上以凝血酶原时间(PT)反映该途径功能。在生理止血过程中,TF是辅因子,具有生理激活剂作用,使因子Ⅶ的催化活性提高1000倍,成为凝血的触发点,促进快速生成凝血酶。因子Ⅹa反过来激活因子Ⅶ,进而可使更多因子Ⅹ激活,形成外源性凝血途径的正反馈效应。形成TF-因子Ⅶa在Ca^{2+}参与下还能激活因子Ⅸ。Ⅸa除能与因子Ⅷa结合激活因子Ⅹ外,也能反馈激活因子Ⅶ。因此,通过TF-因子Ⅶa复合物形成,可使内源性和外源性凝血途径相互联系、相互促进,共同完成凝血过程。

总之,内源性和外源性途径的重要区别在于,外源性途径可以是暴发性的,一旦启动可在数秒内完成。目前普遍认为,外源性凝血途径对动静脉凝血过程的启动有着非常重要的作用,而内源性途径只对凝血过程起放大和维持作用。因子Ⅻ对体内血栓形成的作用不大,动脉或静脉内血液凝固的启动由TF而非因子Ⅻ所触发。TF启动外源性凝血途径,生成了少量凝血酶(因子Ⅱa)。早期因子Ⅱa浓度低,不能直接激活纤维蛋白原成为纤维蛋白,而是首先激活大量血小板,为进一步血栓形成提供平台,随后激活因子Ⅴ,最后激活因子Ⅺ成为因子Ⅺa。此后,以血小板磷脂表面为反应平台,因子Ⅺa进一步激活Ⅸ成为因子Ⅸa,因子Ⅸa在因子Ⅷa辅助下大量激活因子Ⅹ成为Ⅹa,最后因子Ⅹa在因子Ⅷa辅助下,大量激活凝血酶原生成凝血酶。此时,早期生成的微量因子Ⅱa经过数级放大,产生数量极大的因子Ⅱa,迅速激活纤维蛋白原为纤维蛋白(图33-6)。

动脉或静脉壁的损伤使表达TF的非血管细胞暴露于血液中,动脉粥样硬化斑块核内吞噬脂质的巨噬细胞内含有丰富的TF,从而解释了血栓易在斑块破裂部位形成的现象。病理状态下,细菌内毒素、免疫复合物、TNF-α、白介素-1β等均可刺激血管内皮细胞和单核细胞表达TF,从而启动血管内凝血过程,引起弥散性血管内凝血(DIC)。此外,细菌感染时由于急性相蛋白、C反应蛋白(CRP)增加,从而激活补体,活化的补体(如C5b9)又能增强凝血反应。

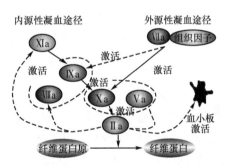

图33-6 新凝血途径示意图

（二）凝血酶形成阶段

凝血酶原激活物在有Ca^{2+}存在下,数秒内可使凝血酶原激活成为凝血酶。初始因子Ⅴ为非活性形式,凝血酶形成后激活因子Ⅴ,生成的因子Ⅴa作为辅因子,可使因子Ⅹa激活凝血酶原的速度提高10 000倍。在凝血酶原酶作用下,血浆中原无活性的凝血酶原被激活时,精氨酸273-酪氨酸274及精氨酸322-异亮氨酸323肽键同时被裂解,释放出片段1+2(F_{1+2}),即丙氨酸1-精氨酸273。活化后产生的凝血酶再反馈裂解酶原本身,酶切点在精氨酸155-丝氨酸156肽键,释放出片段1(F_1),即前凝血酶1(丙氨酸1-精氨酸155)和片段2(F_2)即前凝血酶2(丝氨酸156-精氨酸273),产生的凝血酶由A链(酪氨酸274-精氨酸322)及B链(异亮氨酸323-谷氨酸581)组成,二者由二硫键连接。检测F_{1+2}是凝血酶原激活最早的分子标志物。

（三）交联纤维蛋白生成阶段

凝血酶可使纤维蛋白原(四聚体)从N端脱下四段小肽,转变为纤维蛋白单体。凝血酶也能激活因子 XIII。因子 XIIIa 在 Ca^{2+} 作用下使纤维蛋白单体相互聚合,形成不溶于水的交联纤维蛋白多聚体凝块。

综观凝血反应,凝血酶是一种多功能凝血因子。除能使纤维蛋白原转变为交联纤维蛋白多聚体外,还能激活因子 V、VIII、XI,成为凝血过程的正反馈机制;凝血酶又可激活血小板,活化的血小板为因子 X 酶复合物和凝血酶原复合物提供带负电荷的磷脂表面,可大大加速凝血过程。另一方面,凝血酶的生成还刺激血管内皮细胞的生理活性,释放"抗栓"因子等,可见,"爆炸性"生成凝血酶是凝血反应的中心环节,测定血中凝血酶含量对估计凝血亢进和血栓倾向有重要意义。

三、凝血过程的调节

凝血过程在数个水平上受到调节。在上述凝血"瀑布"的每一阶段都存在着它的对立面。生理性抗凝机制通过细胞和体液抗凝机制保证凝血和抗凝血平衡,以维持血液的流动性。

调节或防止血凝过度进行的功能称为抗凝血功能,主要对抗生成的凝血酶。1905 年 Morawite 即提出抗凝血酶学说,正常人体内含凝血酶原 300 U/ml,若全部被激活将产生凝血酶 300 U/ml,可使 1 g/L 的 300 ml 纤维蛋白原在 15 秒内凝固。如此推论,约 30 ml 血浆形成的凝血酶即可使全身血液凝固。但事实上当体内存在高凝倾向时,测定凝血酶含量很少超过 8 ~ 10 U/ml,而且仅能维持数秒钟,这是由于体内存在着与凝血对立的抗凝系统。

(一) 细胞水平抗凝血机制

正常血管内皮作为一个屏障,可防止凝血因子、血小板与内皮下成分接触,从而避免凝血系统激活和血小板活化。血管内皮细胞能合成硫酸乙酰肝素蛋白多糖,使之覆盖于内皮细胞表面,血液中抗凝血酶与之结合后,可灭活凝血酶、因子 VIIa、因子 IXa、因子 Xa 等。内皮细胞尚能合成并在膜上表达凝血酶调节蛋白(thrombomodulin, TM),通过蛋白质 C 系统可灭活因子 Va、VIIIa。内皮细胞还能合成、分泌组织因子途径抑制物(tissue factor pathway inhibitor, TFPI)和抗凝血酶等抗凝物质。血管内皮细胞可以合成、释放 PGI$_2$ 和一氧化氮(NO),从而抑制血小板聚集。此外,血管内皮细胞还能合成、分泌组织型纤溶酶原激活物(tissue plasminogen activator, t-PA),后者可激活纤维蛋白溶解酶原为纤维蛋白溶解酶,通过降解已形成的纤维蛋白,保证血管畅通。通过内皮细胞和单核/吞噬细胞系统的作用,循环中凝血酶原复合物、FDP、内毒素等均可被单核-巨噬细胞系统清除。一些被激活的可溶性凝血因子如凝血酶可被肝脏摄取,通过肝细胞有关抑制物如 α$_2$-巨球蛋白、α$_1$-抗胰蛋白酶等灭活、分解。

(二) 体液抗凝血机制

主要成分及功能见表 33-3,可分为 3 个系统:①蛋白酶抑制物-抗凝血酶(AT)系统;②辅因子抑制物-蛋白 C 系统;③组织因子途径抑制物(TFPI)。以上抗凝系统有效地维持了体内的平衡状态。

蛋白酶抑制物主要有 AT、肝素辅因子 II、C1 抑制物、α$_1$-抗胰蛋白酶、α$_2$-抗纤溶酶和 α$_2$-

巨球蛋白等。其中 AT 是最主要的抑制物。

表 33-3　抗凝因子主要成分及功能

名称	合成部位	分子质量(kDa)	血浆浓度	生理功能
抗凝血酶（AT）	肝、血管内皮	55	22～29 mg/dl	灭活丝氨酸蛋白酶,如凝血酶、因子Ⅶ、因子Ⅸ、因子Ⅹ、因子Ⅺ、因子Ⅻ、因子ⅩⅢ、KK、纤溶酶等
蛋白 C(PC)	肝	62	0.48 mg/dl	灭活因子Ⅴ、因子Ⅷ、PAI
蛋白 S(PS)	肝	80	2.2～3.0 mg/dl	PC 辅因子
血栓调节蛋白(TM)	血管内皮	78	<30 ng/ml	凝血酶受体、复合物激活 PC
肝素辅因子Ⅱ(HCⅡ)	肝	72	6.1～8.2 mg/dl	灭活凝血酶
肝素	肥大细胞	7～65	0.009 mg/dl	强化 AT-Ⅲ、HCⅡ等
α₁-抗胰蛋白酶(α₁-AT)	肝、肺	50	200～400 mg/dl	灭活 KK、因子Ⅺ、凝血酶和纤溶酶
激活的补体1抑制剂(C₁-INH)	肝	104	1.5～3.5 mg/dl	灭活因子Ⅻ、KK、因子Ⅺ、纤溶酶、C₁-INH
α₂-巨球蛋白	肝、淋巴结	720	150～400 mg/dl	灭活因子Ⅻ、凝血酶、KK、因子Ⅺ、纤溶酶
PC 抑制物(PCI)	肝	57	0.5 mg/dl	灭活激活的 PC
组织因子途径抑制剂(TFPI)	内皮细胞、血小板、巨核细胞	40、30 为主	生物活性74%～172%	抑制因子Ⅹ、TF

1. 肝素-抗凝血酶系统　AT 系统是一种多功能丝氨酸蛋白酶抑制剂,占血浆总抗凝活性的 70%,其次是肝素辅因子Ⅱ,可灭活 30% 的凝血酶。AT 与肝素结合后,其抗凝作用增强 2000 倍。正常情况下,循环中无肝素存在,AT 主要与内皮细胞表面硫酸乙酰肝素结合,增强血管内皮的抗凝功能。

2. 蛋白 C 途径　1976 年发现蛋白 C(PC),因位于层析分离的组分而得名。该系统由 TM、PC、蛋白 S 和 3 种蛋白酶抑制物组成,作用于凝血中期的因子Ⅴa、因子Ⅷa,在止血方面具有双重作用,抑制血液凝固和抑制纤溶外激活途径。其抗凝活性占血浆总抗凝活性的 20%。PC 是由肝脏合成的一种依赖于维生素 K(VK)的丝氨酸蛋白酶。

最初发现 PC 在体内抗凝作用很强,而在体外作用很弱。自 1981 年美国科学家 Esomon 发现 TM 以来,逐步清楚 PC 系统的成分及其抗凝机制。

凝血酶是 PC 唯一的生理性活化物,在血管内皮表面 TM 作为凝血酶受体与凝血酶具有高亲和性,二者 1:1 结合,分子结构改变,丧失了促凝活性和诱导血小板聚集等能力,使凝血酶从最强的促凝因子转变为最强的抗凝因子而抑制自身的凝血活性,使其激活 PC 的效率增长 1000～20 000 倍。激活的 PC 可水解灭活因子Ⅴa 和因子Ⅷa,抑制因子Ⅹ和凝血酶原的激活,有助于避免凝血过程向周围正常血管部位扩展。此外,活化 PC 还能促进纤维蛋白溶解。血浆中蛋白 S 是活化 PC 的非酶性辅因子,可使 PC 灭活因子Ⅴa 和因子Ⅷa 的作用大大增强。

内皮细胞蛋白 C 受体(endothelial cell protein C receptor, EPCR)与 PC 结合需要 Ca²⁺参与,而磷脂在 PC 与内皮细胞结合中的作用不大。EPCR 主要在大血管内皮细胞中表达,在毛细血管缺乏或表达水平低。相反，TM 主要在小血管内皮细胞中表达。因此，PC 激活主要在大血管中得到加强。在凝血酶-TM 复合物的作用下，内皮细胞表面的 EPCR 激活 APC 速率提高 5 倍。

3. 组织因子途径抑制物 1947 年，Schneider 观察到血清中有一种抑制 TF 提取物的促凝活性物质。1988 年，Broze 等发现血浆中含有一种直接抑制因子 Xa 的物质。1985 年，Sanders 等证实血浆中存在一种与脂蛋白相关成分，可抑制 TF/因子Ⅶa 活性，称为外源性凝血途径抑制剂（EPI）和脂蛋白相关凝血抑制物。1991 年确定该抑制物是组织因子途径抑制物，现统称 TFPI。

TFPI 是一种糖蛋白，主要由血管内皮细胞、巨核细胞、血小板合成，是外源性凝血途径的特异性抑制物。TFPI 具有多种靶酶，首先 TFPI 与因子 Xa 结合，直接抑制因子 Xa 的催化活性；在 Ca^{2+} 存在条件下，通过因子 Xa 依赖方式再与因子Ⅶa/TF 结合形成因子 Xa、TFPI、因子Ⅶa/TF 四聚体，从而抑制因子Ⅶa 对因子X和因子Ⅸ的催化活性，其抗凝作用属负反馈调节。严重脓毒症时往往血浆中 TFPI 水平升高，可能与内皮细胞广泛受损、TFPI 释放增加有关。

（三）激活纤溶系统

正常情况下，组织损伤后形成的止血栓在完成止血作用后逐步溶解，以保证血管畅通。止血栓的溶解主要依赖纤维蛋白溶解系统（简称纤溶系统）。

第三节 纤维蛋白溶解

纤维蛋白在纤维蛋白溶解酶的作用下被降解液化的过程，称为纤维蛋白溶解，简称纤溶。纤溶系统主要包括纤维蛋白溶解酶原（plasminogen，简称纤溶酶原）、纤溶酶（plasmin）、纤溶酶原活化剂和纤溶酶原活化剂抑制物。1893 年，Daster 首先描述了血液凝块溶解现象，称之为"纤维蛋白（原）溶解"现象。生理情况下它们复杂微妙的抗衡协调，保证了生理性止血栓子不至于过度引起血流障碍或组织损伤，也不至于止血栓提前溶解而重新出血。纤溶系统功能亢进或减退对机体造成的影响是许多疾病共同的促发因素或病理生理环节。

一、纤溶系统的组成

到目前为止，已知体内纤溶系统的组成成分见表 33-4。随着研究进展，近年来发现凝血酶激活纤溶抑制物（TAFI）对纤溶的活性起重要作用。此外还发现，血管紧张素Ⅱ、肥大细胞、基质金属蛋白酶都与纤溶系统有密切关系。

表 33-4 纤溶系统的组成成分

成分	产生部位和作用
激活纤溶酶原成分：	
纤溶酶原（PLG）	肝脏，纤溶酶的前体（无活性）
纤溶酶（PL）	丝氨酸蛋白酶，降解 Fg、Fb，水解各种凝血因子
组织型纤溶酶原活化剂（t-PA）	血管内皮细胞；激活纤溶酶原

成分	产生部位和作用
尿激酶型纤溶酶原活化剂(u-PA)	泌尿系上皮细胞;激活纤溶酶原
因子Ⅻ	肝脏,内源性凝血系统因子,接触后激活,启动内源性凝血系统,激活因子Ⅻ
激肽释放酶原(PK)	肝脏;在因子Ⅻa作用下,激活为激肽释放酶,激活纤溶酶原
抑制纤溶成分:	
α_2-纤溶酶抑制物(α_2-PI)	肝脏,特异的纤溶酶抑制剂
纤溶酶原活化剂抑制物1(PAI-1)	血管内皮细胞;与t-PA 1∶1结合,使t-PA失活
纤溶酶原活化剂抑制物2(PAI-2)	单核细胞、巨噬细胞、胎盘;抑制纤溶酶原活化剂,对u-PA亲和力高于t-PA
纤溶酶激纤溶抑制物(TAFI)	除去纤维蛋白羧基端的赖氨酸残基,抑制纤溶激活

二、不同组织的纤溶特征

当组织受损时,组织中PA与TF同时释放入血,后者启动血液凝固,前者激活纤溶系统。究竟以谁为主,取决于组织所含的TF和PA活性的相对强度。有学者曾观察动物组织的纤溶和促凝活性,发现不同组织纤溶特性不同,见表33-5(1999年第17届国际血栓止血会议上,Collen介绍人工重组rt-PA为TNK-rt-PA,在体内溶栓效果优于SK,血管再通率为50%,体内清除率比rt-PA减慢,为其1/8,而对PAI-1的抵抗能力增强200倍,溶栓时间长)。血液凝固和纤溶动态平衡一旦紊乱,可导致产科、外科等疾病中纤溶性出血及常见DIC继发纤溶出血,在应用溶栓治疗方面具有重要临床意义。

表33-5 不同组织纤溶、促凝活性及临床特性

组织	特性	临床特性
肠、胃、肾髓质	高纤溶、低促凝活性组织	受伤情况下易发生出血或渗血现象
肺、肾上腺、脑等	高凝、高纤溶倾向组织	受损时易表现血栓、出血并存症状
肾皮质	高凝、低纤溶	易形成血栓或栓塞性梗死
出血为主的DIC,如白血病(M_3)、产科意外、前列腺、肺、脑大手术等	局部PA活性上升或组织受损时过多释放,致纤溶外激活功能过强	常见创面渗血较多现象

三、纤溶激活

纤溶可分为纤溶酶原激活与纤维蛋白降解两个阶段(图33-7)。

(一) 纤溶酶原激活

1959年,Sherry提出了纤溶的液相和胶相理论。目前达成共识地将纤溶激活途径分为3条,即内(液相)激活途径,亦称原发性纤溶;外(固相)激活途径,亦称继发性纤溶;药物性激活途径,即应用链激酶(SK)、尿激酶(UK)溶栓治疗途径。生理状态下,血浆中纤溶酶以无活性纤溶酶原形式存在。纤溶酶原主要由肝脏产生,嗜酸粒细胞也可合成少量纤溶酶原。纤溶酶原在激活物作用下发生少量水解,脱去一段肽链而激活成纤溶酶。

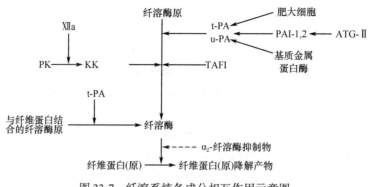

图 33-7　纤溶系统各成分相互作用示意图

1. 内激活途径　是依赖于因子Ⅻ的激活途径。Ⅻa 和激肽释放酶激活血浆纤溶酶原前激活物为纤溶酶原激活物。

内激活途径是一种自调机制，只有当某一原因导致纤溶酶过量生成并超过 α_2-纤溶酶抑制物（α_2-PI）作用时才出现，是纤溶亢进的异常表现。临床上原发性纤溶见于严重创伤、烧伤、外科手术中触摸或损伤富含纤溶酶原活化素的组织，特别是肺、胰腺、子宫等脏器的手术、体外循环、产科意外（如流产）、溶血性输血反应、出血性休克、低温麻醉、链激酶、尿激酶过量等。原发性纤溶的诊断一旦明确，应立即静脉注射抗纤溶药物如 6-EACA、PAMBA、氨甲环酸等，后输血浆，或同时应用，使血浆纤维蛋白原恢复至 2.0 g/L。不注射抗纤溶药物，单输血浆或纤维蛋白原，有可能加重出血。

2. 外激活途径　是伴血栓形成并在血栓中发生纤溶因子的结合与激活的一种局部高效清除纤维蛋白和脏器血栓的主要方式。

纤维蛋白聚合物表面有与 t-PA 的结合位点，t-PA 与纤维蛋白具有极高的亲合性。纤维蛋白表面亦有与纤溶酶原结合的多个位点。纤维蛋白表面出现的 t-PA 和纤溶酶原结合位点对 t-PA 活化纤溶酶原有强烈催化作用。一旦三者形成复合物，t-PA 活化纤溶酶原反应加快 400 倍。当循环中出现纤维蛋白析出时，纤维蛋白首先吸附纤溶酶原，而后又吸附 t-PA，形成易受酶作用的三聚体（Plg-Fb-tPA）。纤维蛋白成为 t-PA 辅因子，将结合于纤维蛋白分子上的纤溶酶原高效地催化为纤溶酶。

3. 药物激活途径　是由外界进入体内的 SK 和 UK 等药物始动，1999 年 4 月华盛顿国际血栓止血会议有学者报道发现，UK 整合受体（u-PAR），UK 型 Plg 激活剂（u-PA）与 u-PAR 结合，激活纤溶酶原。

（二）纤维蛋白（原）降解

纤维蛋白（原）在纤溶酶作用下，逐步降解为很多可溶性的小肽（蛋白质碎片），这些小肽统称为纤维蛋白（原）降解产物。此降解产物一般不再凝固。

四、纤 溶 调 节

体内维持纤溶系统平衡的生理性纤溶抑制物主要有：纤溶酶原活化剂抑制物（PAI）-1、2

和 α_2-PI。血液循环中,大多数 t-PA 与 PAI-1 以 1:1 结合,少量处于游离状态。PAI-1 结合在纤维蛋白上,抑制 t-PA 和 u-PA。PAI-2 与 u-PA 结合,抑制其作用。

α_2-PI 是抗纤溶酶的最重要抑制物,为肝脏产生的一种丝氨酸蛋白酶抑制物,能快速、有效地灭活纤溶酶,体内一旦形成纤溶酶,α_2-PI 与其形成等分子复合物(plasmin-$\alpha_2$antiplasmin complex,PAPC),使纤溶酶失去活性。循环中 PAPC 的存在是体内纤溶酶生成的直接证明,连续监测有利于评估 DIC 治疗效果。此外,α_2-PI 能特异地与纤维蛋白竞争纤溶酶原,一旦占据纤维蛋白位置,纤溶酶原失去纤溶作用;α_2-PI 也能与 Fb 形成桥键,稳定止血栓子,防止纤维蛋白被纤溶酶过早水解。

第四节 止、凝血实验室检查

1. 出血时间测定 在一定条件下,测定人为刺破皮肤毛细血管后,从血液自然流出到自然停止所需的时间,称为出血时间(bleeding time,BT)测定。BT 测定受血小板的数量和质量、毛细血管结构和功能以及血小板与毛细血管之间相互作用的影响,而受血液凝血因子含量及活性作用影响较小。

2. 凝血时间测定 新鲜血液离体后,因子被异物表面(玻璃)激活,启动了内源性凝血。由于血液中含有内源性凝血所需的全部凝血因子、血小板及 Ca^{2+},血液则发生凝固。血液凝固所需时间即为凝血时间(clotting rime,CT)。普通试管法:5~10 分钟;硅管法:15~32 分钟;活化凝血时间法:1.1~2.1 分钟。

3. 血浆凝血酶原时间测定 在抗凝血浆中,加入足够量的组织凝血活酶(组织因子)和适量的钙离子,即可满足外源凝血的全部条件。从加入钙离子到血浆凝固所需的时间即称为血浆凝血酶原时间(PT)。PT 的长短反映了血浆中凝血酶原、纤维蛋白原和因子 V、VII、X 的水平。一步法凝血酶原时间:11~13 秒;凝血酶原比值:0.82~1.15。

一步法凝血酶原时间测定由 Quick 在 1935 年创建。该法是在抗凝血浆中直接加入试剂一次完成测定,因此称一步法。当时认为该试验只反映了凝血酶原的活性。原使用草酸钠液作为抗凝剂,后来发现此液不利于凝血因子和保存,故已改用枸橼酸钠做抗凝剂。一步法 PT 常用静脉抗凝血普通试管法手工测定;也有用毛细血管微量抗血测定,虽采血量少,但操作较烦琐,故少用;也可用表面玻皿法测定,准确性较试管法高,而操作不如后者简便。近年来,多采用半自动或全自动血液凝固仪测定,也以出现纤维蛋白丝作为终点。

近年来,国外用重组组织因子进行 PT 测定。重组组织因子比其他动物性来源的凝血活酶对凝血因子 II、VII、X 敏感性高,但目前未被推广使用。

(寿松涛)

参考文献

Aird WC. 2003. The role of endothelium in severe sepsis and multiple organ dysfunction syndrome. Blood, 101:3765~3777

Camera M, Frigerio M, Toschi V, et al. 2003. Platelet activation induces cell-surface immunoreactive tissue factor expression. Arterioscler Thromb Vas Biol, 23:1690~1696

Copstead LEC, Banssik JL. 2010. Pathophysiology. 4th ed. Philadelphia:Saunders Elsevier, 331

Esmon CT. 2001. Role of coagulation inhibitors in inflammation. Thromb Haemost, 86: 51~56

Esmon CT. 2005. The interactions between inflammation and coagulation. Br J Haematol, 131: 417~430

Feistritzer C, Lenta R, Riewald M. 2005. Protease-activated receptors-1 and -2 can mediate endothelial barrier protection: role in factor Ⅹa signaling. J Thromb Haemost, 3: 2798~2805

Fink MP, Avraham E, Vincent LJ, et al. 2005. Textbook of Critical Care. 5th ed. Philadelphia: Saunders Elsevier, 165

Griffin JH, Fernandez JA, Mosnier LO, et al. 2006. The promise of protein C. Blood Cells Mol Dis, 36: 211~216

Guyton AC, Hall JE. 2006. Textbook of Medical Physiology. 11th ed. Philadelphia: Saunders Elsevier, 457

Hoffman M, Monroe DM. 2001. A cell-based model of hemostasis. Thromb Haemost, 85: 958~965

Levi M. 2004. Cell surface-targeted anticoagulation in systemic infection and inflammation. Blood, 104: 1231~1232

Morrissey JH. 2001. Tissue factor: an engyme cofactor and a true receptor. Thromb Haemost, 86: 66~74

van der Wouwer M, Collen D, Conway EM. 2004. Thrombomodulin-protein C-EPCR system: integrated to regulate coagulation and inflammation. Arteriscler Thromb Vasc Biol, 24: 1374~1383

Wiel E, Vallet B, ten Cate H. 2005. The endothelium in intensive care. Crit Care Clin, 21: 403~416

第三十四章

弥散性血管内凝血

弥散性血管内凝血(disseminated intravascular coagulation,DIC)是在多种疾病基础上发生的一种临床病理综合征,外源性或机体产生的促凝物质激活凝血系统,当超过机体天然抗凝机制的对抗能力时,小血管内广泛微血栓形成,凝血因子大量消耗,出现全身出血倾向,继发纤溶亢进,进而引起全身性出血及微循环衰竭。凝血和出血是 DIC 的两个主要表现,凝血系统级联激活,血液高凝状态,如果这种高凝状态持续,将导致凝血物质被耗尽,并转为消耗性凝血紊乱。与此同时,还存在天然抗凝血物质的消耗、前炎症因子的释放和溶解纤维蛋白途径的异常。DIC 使许多疾病的演变复杂化,在创伤、血液系统肿瘤和围术期患者尤为严重。多种因素均可促进 DIC 的发生和发展,包括休克、酸中毒、妊娠、单核/巨噬细胞功能受损、缺氧、抗凝及纤溶能力下降,以及其他各种原因所致血流缓慢、高黏滞度综合征等。

第一节　弥散性血管内凝血的病因

多种原因可诱使 DIC 发生,最常见的为感染、创伤和恶性肿瘤。

1. 感染性疾病　是 DIC 发生的最主要原因,占 DIC 患者的 30%~40%。除细菌感染外,还包括病毒、立克次体、原虫、真菌感染及其他如钩端螺旋体病、回归热、组织胞质菌病等感染。脓毒症患者 35% 可发生 DIC。一项前瞻性研究表明,比较入院第 28 天病死率,脓毒症合并 DIC 患者的病死率明显高于外伤合并 DIC 者。

2. 恶性肿瘤　恶性肿瘤系 DIC 发生的另一重要原因,占 20%~30%,包括各类癌症、肉瘤、血液系统恶性肿瘤及恶性组织细胞病等。25% 的肿瘤患者存在凝血紊乱,合并 DIC 的肿瘤患者病死率增加 5 倍,但需要与大量输血造成的凝血紊乱相鉴别。

3. 病理产科　占 DIC 病因的 8%~20%。可见于羊水栓塞、前置胎盘、死胎滞留、胎盘早剥、感染性流产、妊娠中毒症、葡萄胎、子宫破裂等,其中以羊水栓塞最常见,尤其在严重的死胎分离中更常见。

4. 手术与创伤　占 DIC 病因的 10%~15%。外伤合并 DIC 常见,尤其是热力伤,此外,多发骨折、大面积烧伤、挤压综合征、蛇咬伤、脑组织创伤、冻伤、电击伤等,也可导致 DIC。大手术可见于胃、肺、胰腺、脑、前列腺、子宫等手术,亦可见于体外循环、器官移植、门静脉高压分流术等。

5. 内、儿科疾病　全身系统疾病亦可引起 DIC,占 DIC 患者的 15%~21%,包括心血管系统疾病、消化系统疾病、泌尿系统疾病、血液系统疾病、内分泌系统疾病、自身免疫性疾病等均可引起 DIC。中暑、一氧化碳中毒、脂肪栓塞、输血反应、药物反应、移植物抗宿主病等也可诱发 DIC。此外,医源性 DIC 占 DIC 病因的 4%~8% 。

第二节　弥散性血管内凝血的分类及其临床表现

一、临 床 类 型

根据血管内凝血发病快慢和病程长短,可分为 4 种临床类型。

1. 急性型　约占 60% 。其特点为起病急骤,常见于脓毒症、暴发型流脑、流行型出血热、病理产科等,病情凶险,病程持续数小时或数天,出血倾向严重,常伴有休克。

2. 亚急性型　占 20% 。其特点为急性起病,常见急性白血病、肿瘤转移、死胎滞留及局部血栓形成,多在数天或数周内发病,病程进展较缓慢。

3. 慢性型　临床上较少见,起病缓慢,病程可达数个月或数年,表现为高凝期明显,出血不重,可仅有瘀点或瘀斑。

4. 亚临床型　占 20% ,临床表现不明显,仅能根据实验室检查确诊为 DIC。

二、临 床 表 现

DIC 在初期往往表现为潜在进展的亚临床状态,临床症状仅在疾病发展至一定程度时才被发现,至全身严重出血时已发展到晚期。出血、休克、微血管栓塞、溶血是 DIC 的主要临床表现。

1. 出血　DIC 出血发生率达 80%~90% ,主要发生在消耗性低凝血期和继发纤溶亢进期。有以下特点:①不能用原发病解释的多部位、多脏器自发性出血,如同时出现皮肤和黏膜出血、咯血、呕血、血尿等;②早期可表现为注射、穿刺部位瘀斑或出血不止或试管内血不凝固;③严重者出现颅内出血,系 DIC 主要的致死病因;④单纯补充凝血因子,有时不仅不能纠正出血,反而加重病情。

2. 循环衰竭或休克　国内报道急性 DIC 的休克发生率为 42%~83% 。有以下特点:①起病突然,出现不能用原发病解释的低血压休克;②常伴有全身多发性出血倾向,但与出血症状不相称;③早期常出现生命重要脏器功能障碍,甚至出现多器官功能衰竭;④休克多为顽固性,常规抗休克治疗效果不佳。

3. 微血栓形成及脏器栓塞　DIC 有微血栓表现者占 78% ,多在疾病晚期发生。DIC 的微血栓可出现在各个脏器,常见于肾、肺、肾上腺及皮肤,其次是胃肠道、肝、脑、胰及心脏等。栓塞症状取决于受累脏器及受累程度,皮肤黏膜微血栓表现为血栓性坏死;肺微血栓常表现为不明原因的呼吸浅快,低氧血症;肾微血栓表现为少尿、无尿;心脏微血栓表现为不明原因的心动过速;脑组织受累表现为神志模糊、嗜睡及昏迷等。

4. 血管内溶血　DIC 时可出现血管内溶血。临床上表现为黄疸、腰痛、血尿、少尿、无尿等症状。这些症状的出现率为 10%~20% ,实验室检查显示,DIC 发生时血管内溶血的三大表现为血浆结合珠蛋白减少、血浆游离血红蛋白升高、红细胞碎片、异形红细胞增多的发生率可达 80%~95% 。

三、临 床 分 期

根据病理生理发展过程,临床上可将 DIC 分为 4 期。

1. 临床前期(前 DIC)　前 DIC 指临床上有 DIC 病因存在,同时有凝血和纤溶反应异常,但尚未达到 DIC 确诊标准的亚临床状态。

2. 初发性高凝期　为 DIC 的早期,历时短暂,临床症状不明显。可表现为皮肤、皮下、黏膜栓塞坏死,实验室检查显示凝血时间(CT)、凝血酶原时间(PT)缩短,血小板及凝血因子减少不明显。

3. 消耗性低凝期　具有典型 DIC 临床表现,实验室检查显示 PT 延长、血小板计数及凝血因子减少。

4. 继发性纤溶亢进期　多出现在 DIC 晚期,血液逐渐从最初的高凝状态变成低凝状态,以广泛出血表现为主。实验室检查显示 CT 显著延长、血浆鱼精蛋白副凝试验(3P 试验)阳性、纤维蛋白降解产物(FDP)含量升高。

由于基础疾病、病情及诊断时间的差异,各期之间无明确的分界,相互之间可有交叉和重叠现象。栓塞与出血倾向相继或同时存在成为本病的基本病理生理过程。

第三节　弥散性血管内凝血的病理生理改变

一、DIC 的发病机制

1. 高凝状态的产生　过度产生凝血酶是 DIC 发病机制的关键环节,组织因子(TF)是启动凝血途径的激活物,调节凝血酶的产生、变化。TF 广泛地存在于各部位组织细胞,其中以脑、肺、胎盘等组织最为丰富。正常情况下血液接触不到 TF,但当血管损伤后,TF 与血液接触引起凝血系统激活,促进血管内生成大量凝血酶。严重创伤时释放膜磷脂,诱导凝血级联反应的激活,TF 和Ⅶ因子形成复合物,被Ⅹa 激活形成 TF/Ⅶa 因子复合物,该复合物再激活因子Ⅺ和Ⅹ,导致凝血酶释放,凝血酶能使纤维蛋白原转变为纤维蛋白,从而进一步激活因子Ⅴ形成Ⅴa,因子Ⅷ形成Ⅷa,凝血酶的产生被迅速放大。一项严重感染试验中,采用单克隆抗体阻断 TF/因子Ⅶa 通路能直接抑制凝血酶的产生,这一信号通路在严重创伤、感染及肿瘤时均能被激活。此外,内毒素或细胞因子可使 TF 在细胞表面表达增加。病理状态下,肿瘤细胞表达 TF 及一些具有与 TF 相同活性和作用的外源性物质,也可成为 DIC 的"始动"因素。这些因素通过单核细胞、肿瘤细胞或释放 TF 的细胞表达 FⅦa,亦可导致 DIC。

感染、损伤、炎症、缺氧等多种因素造成血管内皮受损,直接或通过暴露内皮下基底膜和胶原组织暴露,激活因子Ⅻ(FⅫ),启动内源性凝血系统形成血栓。溶血、缺氧、抗原抗体作用等均可造成红细胞和血小板损伤,释放出大量血红蛋白、二磷酸腺苷(ADP)和血小板因子Ⅲ等,可激活外源性与内源性凝血系统,从而导致血管内凝血。白细胞破坏可释放溶酶体酶和组织凝血活酶样物质,单核细胞在内毒素作用下能释放出激活凝血因子物质。这些促凝血物质都可以通过凝血途径,促进凝血酶的生成,导致 DIC。

创伤和脓毒症所致 DIC 病理生理学表现类似,但是机制不同。创伤后多种刺激物如脂肪、羊水或其他强烈的凝血刺激因子进入血液循环,内皮发生炎症反应并不能有效清除活化的凝血因子,从而导致 DIC 损伤加剧。

2. 天然抗凝机制受损 尽管 TF 有强大的激活凝血途径的潜力,但除非天然的抗凝血途径存在异常,才会出现严重的凝血紊乱。

机体天然生成抗凝血酶、蛋白 C 和 TF 途径抑制物(TFPI)共同调节体内凝血酶的水平。抗凝血酶Ⅲ是血浆中纤维蛋白酶抑制因子,主要作用是对抗凝血酶和 Xa,由于其消耗、被降解及合成抑制而在 DIC 时显著减少。在脓毒症合并 DIC 的患者,弹性蛋白酶亦调节抗凝血酶的变化,此外,肝功能的改变可对凝血功能产生影响。

蛋白 C 为具有抗炎效应的重要物质,它与内皮细胞表面的血栓调节蛋白接触后活化,与磷脂蛋白 S 结合,激活因子Ⅷa;并能抑制内毒素诱导产生肿瘤坏死因子(TNF)-α、白细胞介素(IL)-1β、IL-6 和 IL-8 调节凝血反应。研究表明,去除活化蛋白 C(APC)将导致凝血途径被激活。DIC 患者体内蛋白 C 水平显著下降,虽然炎症介质释放有助于促进其生成增加,但当蛋白合成被抑制或血栓调节蛋白下调、游离的蛋白 S 片段减少时,均可抑制蛋白 C 的产生;毛细血管通透性下降,肝脏合成能力受损,血管表面表达血栓调节素减少,也可导致蛋白 C 产生减少。

组织因子途径抑制物能和 Xa 形成复合物,直接抑制 Xa,它在 DIC 中增加并不足以对抗组织因子激活途径的凝血紊乱。

3. 纤溶作用受损 纤溶作用是出血后纤维蛋白原修补血管和纤溶酶原激活清除纤维的过程。血管内皮细胞能够调节纤溶酶的激活,血管内皮细胞分泌纤溶酶原活化因子和纤溶酶原激活物抑制剂(PAI-1 和 PAI-2)。纤溶亢进后,PAI-1 迅速释放,抑制纤维蛋白的溶解作用。研究证实,在 DIC 中 PAI-1 基因的功能发生改变,导致血浆 PAI-1 水平增加。

4. DIC 过程中炎症介质的活化和释放 以往的观点认为,凝血系统的激活诱导内皮细胞合成前炎症细胞因子,进一步导致炎症级联反应的激活。目前的观点认为,DIC 中炎症和凝血途径相互联系、相互作用,二者相互促进,导致炎症和凝血进一步发展。活化的凝血酶刺激内皮细胞合成前炎症细胞因子,同时凝血酶和其他苏氨酸蛋白酶相互作用激活细胞表面的受体,进一步激发炎症反应。多种细胞因子参与了凝血与纤溶的紊乱过程,如 IL-1 在体外试验中被证实为强效 TF 表达增效剂;IL-6 能介导凝血酶活化;TNF-α 可介导凝血活化、使蛋白 C 抗凝系统功能受到抑制,增强 PAI-1 抑制纤溶的功能,使纤溶系统受损;IL-10 对凝血系统具有调节作用。活化的血小板释放出 P 选择素和血小板因子Ⅲ,前者能增强单核细胞生成 TF。在 DIC 过程中,低水平的蛋白 C 加剧炎症状态,炎症促进细胞损伤,TF 生成增加,造成凝血过程过度活化。

二、DIC 临床表现的病理生理过程

1. DIC 出现休克相关因素 ①FⅦa 使激肽释放酶原转变为激肽释放酶,后者不仅促使高分子激肽原水解释放激肽,还直接激活补体系统。激肽、缓激肽及由此诱导产生的内皮细胞舒张因子、前列环素及某些补体裂解物(C3a、C5a)等,使微动脉及毛细血管前括约肌舒张、外周阻力显著下降,导致低血压。②感染所致 DIC 时各种细胞因子导致血小板活化,释放大量血小板活化因子(PAF),参与休克的发生。③DIC 过程中产生的大量纤维蛋白肽 A

（FPA）及肽 B（FPB）可引起微静脉及小静脉收缩，FDP 引起血管舒张，毛细血管通透性增高，导致 DIC 休克的发生及恶化。

2. DIC 微血栓形成的参与因素　①血小板活化、聚集形成血小板血栓；②酰键式纤维蛋白聚体形成纤维蛋白血栓堵塞血管；③内毒素、缺氧、酸中毒致内皮细胞脱落，堵塞血管；④可溶性纤维蛋白单体复合物（SFMC）在血小板第 4 因子（PF4）及粒细胞释放的某些蛋白作用下沉积，加重微循环障碍。

3. DIC 血管内溶血的参与因素　①缺氧与酸中毒使红细胞可塑性降低。②可塑性降低的红细胞在通过沉积纤维蛋白原的网眼时受压、受损而破碎。③脓毒症所致 DIC 时，内毒素与纤溶碎片可以激活补体系统，活化的补体产物引起白细胞趋化反应。白细胞在吞噬过程中通过呼吸爆发产生大量自由基，致使红细胞代谢、结构发生改变，导致溶血。内毒素引起 DIC 时，血浆血红蛋白含量越高，DIC 的病情越重，病死率越高。

第四节　弥散性血管内凝血的实验室检测指标及其意义

1. 活化部分凝血激酶时间、PT、TT　活化部分凝血激酶时间（aPTT）与 PT 的延长均表示凝血激活，动态检测对诊断与治疗有重要意义。PT 和 aPTT 在 DIC 中 50%～60% 被延长，正常的凝血时间不能除外凝血系统的激活。凝血酶时间（TT）测定：TT 是凝血酶使纤维蛋白原（Fbg）转变为 Fb 所需要的时间。DIC 时，由于患者 Fbg 降低、Fb 单体聚合受阻、FDP 的生成和类肝素物质的产生等因素，均可使 TT 延长超过正常对照 3 秒以上。DIC 时，患者 TT 延长的阳性率在 50%～60%，但其特异性较低。

2. 血小板　血小板减少或进行性下降是 DIC 诊断的敏感指标，但特异性不强。凝血酶诱导血小板聚集，血小板的大量消耗导致血小板计数减少，即使计数在正常范围，只要进行性下降，均反映凝血酶持续作用。若血小板数量稳定，则提示凝血酶的生成已经停止。值得注意的是，在脓毒症等严重疾病状态下，即使没有发生 DIC，血小板也可以下降。每隔 1～4 小时检测血小板数量 1 次，如表现为进行性下降则有助于急性 DIC 的诊断。

3. Fbg、FDP 和 D-二聚体

（1）Fbg 在凝血的急性阶段就发生变化，但是较长一段时间都维持在正常范围，因此测定结果意义不大。但进行连续观察时，有助于临床诊断。Fbg 降低在 DIC 中仅占 28%。

（2）FDP 是纤维蛋白的降解产物，但因 FDP 不能区分交联纤维还是纤维蛋白原的降解，特异性受到限制。FDP 在肝脏代谢，在肾脏分泌，二者病变都可能影响其表达水平。FDP 在 DIC 时可升高或降低，由于其半衰期为 4 天，因此对于基础疾病致其高值表达的患者，其水平可能在正常范围。北京协和医院血液科的经验认为，若 FDP 水平在 1 天内降低 5% 以上，即使其水平仍在正常范围内，亦支持诊断。需要注意的是，对于有感染和手术的患者，FDP 水平也是高的。

（3）D-二聚体是交联纤维降解后的片段，在创伤、近期外科手术、静脉血栓形成等多种情况下都可检测到。目前认为对 D-二聚体升高水平界定没有意义，但其升高对于诊断 DIC 有重要价值。

（4）SF 是可溶性纤维蛋白单体，在理论上能反映 DIC 纤维蛋白原的活性。由于 SF 主要在血管内产生，因此不受血管外纤维蛋白形成的影响，后者在创伤和局部炎症时均可产生。许多临床资料表明,SF 诊断 DIC 的敏感性可达 90%～100%,但其特异性低,当把它替代 D-二聚体应用在国际血栓止血学会(ISTH)系统中则显著提高了诊断的特异性,但目前尚未得到共识。

上述检测指标的敏感性和特异性均较低,但简便、实用。需要注意的是,并非所有 DIC 患者上述筛检试验都会发生异常。慢性 DIC 时可能只有其中一项或两项异常,甚至可以无异常,动态观察其变化有意义。

4. 抗凝血酶Ⅲ(AT-Ⅲ)活性测定 AT-Ⅲ 是一种丝氨酸蛋白酶的抑制物,它可抑制凝血酶、因子Ⅹa、Ⅻa、Ⅺa、Ⅺa、激肽释放酶和纤溶酶等。DIC 时,80%～90% 的 DIC 患者血浆 AT-Ⅲ 水平降低。由于肝脏疾病并发 DIC 时 AT-Ⅲ 合成减少,故 AT-Ⅲ 不能作为诊断指标。

5. 凝血因子测定 DIC 时由于患者凝血因子被消耗或被降解,故它们的血浆水平降低。一般认为,测定凝血因子无助于 DIC 的诊断。但是 FⅧ检测是诊断肝脏疾病并发 DIC 的重要指标,肝病并发 DIC 时患者 FⅧ水平明显降低,低于参考值的 50% 以下有确诊价值。

6. 纤溶酶原(PLG)测定 PLG 在肝脏合成,在内/外源性激活途径作用下,它转变为纤溶酶。DIC 时患者血浆 PLG 水平明显下降,是反映纤溶增强的直接证据之一。

7. 其他 DIC 诊断常用的分子标志物 ①凝血酶片段 $1+2(F_{1+2})$:F_{1+2} 是凝血酶原在凝血活酶的作用下,最早释出的肽片段,它的存在标志着凝血酶原的激活已经启动。Suzuki 及 Yamamoto 等研究表明,F_{1+2} 在前 DIC 患者中明显升高。②纤溶酶-纤溶酶抑制物(PIC):纤溶酶形成后,小部分与纤维蛋白结合并发挥其纤维蛋白降解作用,多数则与 α_2-纤溶酶抑制物结合形成 PIC 而被灭活。国外许多学者认为,PIC 是诊断前 DIC 的重要指标。

第五节 弥散性血管内凝血的诊断及鉴别诊断

一、诊 断

(一) 国外诊断标准

(1) 国际血栓止血学会(ISTH)DIC 分会于 2001 年制定的诊断标准强调用评分法诊断 DIC。诊断标准包括:①存在诱发 DIC 的基础疾病。②根据实验室检查条件评分。血小板计数>$100×10^9$/L,$50×10^9$/L～$100×10^9$/L,<$50×10^9$/L 分别分为 0、1、2 分;纤维蛋白原相关产物、D-二聚体水平无增多,轻度、中度、重度增加分别为 0、1、2、3 分;PT 延长 0 秒、3～6 秒、>6 秒分别为 0、1、2 分;纤维蛋白原水平下降>1.0 g/L,<1.0 g/L 分别为 0,1 分。若评分≥5 分,则可诊断 DIC;若<5 分,2 天后重复测定。

ISTH 评分相比日本内阁健康福利协会(JMHW)制定的评分,前者强调评分高低和病死率之间的关系,后者在机制上更加强调血管内皮损伤和炎症反应在 DIC 诊断中的重要性,但这两个诊断系统都不能反映血管内皮损伤和炎症反应的程度。

(2) JAAM 评分系统是 2005 年在日本提出的,有研究认为与 JAAM 相比 ISTH 评分系统对于早期 DIC 的诊断更敏感。JAAM 评分系统诊断标准:①炎症反应综合征的诊断标准≥3 项为 1 分;0～2 项为 0 分。②血小板计数<$80×10^9$/L 或 24 小时内下降>50% 为 3 分;≥$80×10^9$/L,<$120×10^9$/L 或 24 小时内下降>30% 为 1 分;≥$120×10^9$/L 为 0 分。③凝血酶原时间≥1.2秒为1分;<1.2秒为0分。④纤维蛋白原降解产物≥25 mg/L为3分;≥10 mg/L,<25 mg/L为1分;<10 mg/L为0分。当总分值≥4时诊断DIC。

(二) 国内诊断标准(2001年全国第五届血栓与止血会议标准)

急性DIC病情发展迅速,病情严重,及时诊治对于抢救生命及改善预后有重要意义。

1. 急性DIC诊断标准

(1) 存在易发生DIC的基础疾病,如感染、恶性肿瘤、病理产科、大型手术及创伤等。

(2) 有下列2项以上临床表现:①严重或多发性出血倾向;②不能用原发疾病解释的微循环障碍或休克;③广泛性皮肤、黏膜栓塞,灶性缺血性坏死,脱落及溃疡形成,或不明原因的肺、肾、脑等脏器功能衰竭;④抗凝治疗有效。

(3) 实验室检查符合下列条件:①同时有下列3项以上实验异常,即血小板计数<100×10^9/L或呈进行性下降;肝病、白血病患者血小板计数<50×10^9/L。②纤维蛋白原<1.5 g/L或呈进行性下降,或>4.0 g/L或呈进行性下降,白血病及其他恶性肿瘤<1.8 g/L,肝病<1.0 g/L。③3P试验阳性或FDP>20m g/L,肝病FDP>60 mg/L或D-二聚体水平升高(阳性)。④凝血酶原时间缩短或延长3秒以上或呈动态变化或蛋白C活性下降,肝病延长5秒以上,或APTT缩短或延长10秒以上。

疑难或特殊病例可参考监测下列指标异常:血浆纤溶酶原(PLG)<300 mg/L;因子Ⅷ:蛋白C活性<50%;内皮素(ET)-1>80 pg/ml或血栓调节蛋白(TM)增高;肝病及白血病患者下列两项以上血小板活化分子标志物血浆水平增高:β-血小板球蛋白(β-TG)、血小板第4因子(PF4)、血栓素B_2(TXB_2)、血小板颗粒膜蛋白(GMP-140)、血浆凝血酶原碎片1+2(F_{1+2})、凝血酶-抗凝血酶(TAT复合物)或纤维蛋白肽A(FPA)含量升高;血浆TF含量增高或组织因子途径抑制物(TFPI)水平下降;血浆可溶性纤维蛋白单体(SFM)含量增高;血浆纤溶酶-抗纤溶酶复合物(PAP)水平增高。

2. 慢性DIC诊断标准　慢性DIC症状缓和,但病程可达数月之久,临床存在易致慢性DIC的基础疾病,如自身免疫性疾病、慢性肾病及肺部疾病等。体内虽然启动持续和程度较弱的血管内凝血反应,但调节机制尚能代偿,在这一基础上可发生急性DIC,表现出急性DIC的临床特征。相应的实验室检测指标也只表现出轻度异常。

存在慢性DIC产生的基础疾病,临床表现有下列1项以上即可诊断为慢性DIC:①反复出现的轻度微血管栓塞症状及体征如皮肤、黏膜的灶性缺血性坏死及溃疡形成等;②反复出现的轻度出血倾向;③原因不明的一过性肺、肾、脑等脏器功能障碍;④病程超过14天。实验室检查符合下列条件:①血小板黏附或聚集功能或2项以上血浆血小板活化产物水平升高,即β-TG、PF4、TXB_2、GMP-140;②血浆2项以上凝血激活分子标志物水平增高,即F_{1+2}、TAT、FPA、SFM;③3P试验阳性或FDP>20 mg/L或D-二聚体水平增高;④血小板计数、凝血因子水平增高;⑤Fbg半衰期缩短或转换速度加快。

3. 前DIC诊断标准　典型DIC并不难诊断,但这种状态治疗非常困难。为了早期诊断DIC,提出DIC前状态(pre-DIC)的概念,早期诊断的重要意义在于及时治疗,改善预后。

(1) 存在易发生DIC的基础疾病。

(2) 有下列1项以上临床表现:①皮肤、黏膜栓塞,灶性缺血性坏死、脱落及溃疡形成;②原发病不易解释的微循环障碍,如皮肤苍白、湿冷及发绀等;③不明原因的肺、肾、脑等轻度或可逆性脏器功能障碍;④抗凝治疗有效。

（3）有下列 3 项以上实验异常:①正常操作条件下,采集血标本不易凝固,或 PT 缩短 >3 秒、APTT 缩短>5 秒;②血小板激活分子标志物含量增加,如 β-TG、PF4、TXB$_2$、GMP-140; ③凝血激活分子标志物水平增高,如 F$_{1+2}$、TAT、FPA、SFM;④抗凝活性降低:AT 活性降低, 蛋白 C 活性降低;⑤内皮细胞受损分子标志物增高,如 ET-1、TM。

二、鉴 别 诊 断

1. 重症肝病 可表现为多发性出血、黄疸、意识障碍、肾衰竭、血小板计数和 Fbg 下降, PT 延长,易与 DIC 混淆。但重症肝病者无血栓表现,3P 试验阴性,FDP 和优球蛋白溶解时 间正常。

2. 血栓性血小板减少性紫癜 该病是在毛细血管广泛形成微血栓,具有微血管病性溶 血、血小板减少性紫癜、肾脏及神经系统损害等特点,需与 DIC 鉴别。该病具有特征性透明 血栓,血栓中无红细胞和白细胞,不涉及消耗性凝血,故 PT 及 Fbg 一般正常,有时亦可异 常,病理活检可以确诊。

3. 原发性纤溶亢进 此病与 DIC 有共同特点:①二者可由同一病因同时诱发;②二者 均有纤溶特点,出血,FDP 升高。区别主要是纤溶部位,原发纤溶是在大血管,内皮细胞释 放致活因子,DIC 继发纤溶是对血栓形成的生理性反应,典型部位局限于微循环。

第六节　弥散性血管内凝血的治疗策略

DIC 的治疗原则是序贯性、及时性、个体化和动态性,主要内容包括:①祛除产生 DIC 的 基础疾病和诱因;②阻断血管内凝血过程;③恢复正常血小板和血浆凝血因子水平;④抗纤 溶治疗;⑤溶栓治疗;⑥对症和支持治疗。既往主张以上前 5 项措施酌情同时进行,近年来 推荐按上述顺序逐项进行,即在前一项治疗未获满意疗效时再进行下一项治疗。要了解各 项治疗措施的利弊,肝素抗凝治疗有利于终止凝血,但促进出血;替代疗法有利于止血,但可 能加重血栓和器官损伤;纤溶是一种生理反应,改善器官缺血,用纤溶抑制剂可以止血,但抑 制正常生理反应,可能促使血栓形成。

一、原发病治疗

原发病的治疗是终止 DIC 病理过程的关键措施。有资料证实,85% 合并有严重 DIC 的 患者,其真正的死因是原发疾病,而非 DIC。病因能迅速祛除或控制者,治疗效果满意。例 如,在革兰阴性杆菌致脓毒症患者,并发 DIC 能通过积极的抗感染治疗而得到改善;死胎综 合征合并 DIC 的患者能通过手术取胎后,疾病状态得到控制;在急性早幼粒细胞白血病患 者,出现 DIC 时可通过全反式维 A 酸和化疗治疗等措施使 DIC 得以改善。然而,另一些情 况下,在准确治疗原发病之前,积极干预 DIC 亦是必要的,尤其是对于暴发性 DIC 患者。 DIC 的治疗应当基于患者的临床状态,处于出血和处于血栓形成的不同状态,治疗措施是完 全不同的。

对于病因治疗,及时控制感染,尽早结束病理产科与癌症的手术介入、化学治疗等原发病的治疗及休克、酸中毒、缺氧等促发诱因的消除,是终止 DIC 病理过程的重要措施,也是治疗 DIC 的关键所在。

二、抗 凝 治 疗

抗凝治疗仍是终止 DIC 病理过程、减轻器官功能损伤、重建凝血抗凝平衡的重要措施。其目的在于抑制广泛性毛细血管内微血栓形成的病理过程,防止血小板和各种凝血因子进一步消耗,为恢复其正常血浆水平、重建正常凝血与抗凝平衡创造条件。

1. 肝素 对于以血栓形成为主要特征的患者,应用肝素抗凝治疗是最好的措施,对于有血栓栓塞症的患者更推荐使用。肝素能阻止凝血酶的活性,抑制进一步的凝血。在应用肝素时一定要慎重,因为它能潜在引起出血,特别注意在肝、肾功能障碍的患者和创伤患者,导致出血的风险增加。

(1) 适应证:①严重出血,DIC 诱因不能迅速祛除;②DIC 的高凝期或不能确定分期,可先给予肝素,后用抗纤溶药及补充凝血因子,或同时应用上述制剂;③慢性及亚急性 DIC。在慢性 DIC 患者,肝素的使用尤其重要,因为慢性 DIC 的特点就是机体反复发生凝血反应致凝血紊乱。

(2) 禁忌证:①有手术或组织损伤创面未经良好止血者;②近期有大咯血的结核病或有大量出血的活动性溃疡病或出血性脑卒中;③蛇毒所致 DIC;④严重肝病,有多种凝血因子缺乏及明显纤溶亢进的晚期 DIC。

(3) 使用方法:现多提倡使用小剂量肝素治疗 DIC,剂量 50～100 mg/d;国外的推荐剂量是 500～750 IU/h。国外一项在脓毒症的研究中发现,小剂量应用肝素治疗脓毒症合并 DIC 是安全有效的,但是对 28 天病死率无明显改善。肝素治疗的优点是可皮下注射或静脉输入。目前一致认为,应用肝素治疗在实验室监测的同时需根据临床观察调整治疗计划。肝素奏效的指标包括出血停止、休克解除、脏器功能改善、PT 时间较治疗前缩短 5 秒以上、Fbg 浓度与血小板计数稳定;DIC 肝素治疗疗程多为 5～7 天。在病因祛除与临床症状好转的前提下,可逐步减量至停用,不可骤停而致复发,最好在停药后 6～8 小时复查凝血指标 1 次,以后每日监测 1 次,共 3～5 天。需要注意的是,如果患者开始出血,应该立即停用肝素,并且应用其他的支持疗法,比如新鲜冷冻血浆等。

(4) 低分子质量肝素的应用:与普通肝素相比,低分子质量肝素具有一些优点,即抗凝作用可预测,不需要严密监测;半衰期较长,每天仅需给药 1～2 次;肝素诱导的血小板减少性紫癜少见;对抗凝血酶依赖性较少,抗 FXa 作用强,而抗凝血酶作用较弱。

2. 抗凝血酶 约80% 的急性 DIC 患者抗凝血酶水平消耗性降低,这既可降低人体抗凝活性,加速 DIC 病理过程,也导致肝素治疗效果不佳及增加出血并发症。因此,适时、适量地补充抗凝血酶是 DIC 治疗中的关键措施之一。一项多中心、随机试验表明,在脓毒症合并 DIC 的治疗中,抗凝血酶并没有降低病死率。也有研究指出,大剂量抗凝血酶不联合应用肝素能显著地改善脓毒症合并 DIC 患者的预后。目前的资料表明,在 DIC 患者,抗凝血酶的确切作用尚未得到进一步支持的依据。

3. 活化蛋白 C 在 DIC 患者,蛋白 C 水平下降,补充这些天然的抗凝物对治疗 DIC 可以获得收益。活化蛋白 C 的一项Ⅲ期临床试验表明,在脓毒症合并 DIC 患者,应用重组人活化蛋白 C 治疗组 28 天病死率由对照组 30.8% 降至 24.7%。另一项研究中,在 132 例 DIC 患者比较活化蛋白 C 和肝素的有效性,结果证实低剂量的活化蛋白 C 比肝素在治疗出血上更有效,但在治疗 DIC 所致组织脏器功能障碍方面没有明显区别。活化蛋白 C 能使因子 Va 和因子Ⅷa 失活,减少凝血酶的形成,还能与 PAI 相互作用,刺激纤维蛋白溶解,并具有抗炎效应,如抑制单核细胞分泌 TNF-α、IL-6,下调 TF 的生成及释放,同时可抑制粒细胞与内皮黏附、信号转导及基因转录等。适应证:在脓毒症合并 DIC 患者推荐使用,脑膜炎球菌脑膜炎可常规使用。禁忌证:①活动性脏器出血;②血小板低于 $30×10^9$/L。使用方法:活化蛋白 C 12 ~ 18 μg/(kg·h) 或 24 ~ 30 μg/(kg·h),静脉滴注 4 天。

4. 水蛭素 目前主要使用基因重组水蛭素,该制剂为强力凝血酶抑制剂。其作用有以下特点:作用不依赖抗凝血酶;生物学稳定性好,抗原性弱,少有过敏反应;不与血小板结合,极少导致血小板减少,毒性低。水蛭素主要用于急性 DIC,特别是其早期,或用于血栓形成为主型 DIC 患者。用法:0.005 mg/(kg·h),持续静脉滴注,疗程 4 ~ 8 天。

三、替 代 治 疗

DIC 患者血小板减少和凝血因子缺乏会导致为出血,这些患者应该给予支持替代治疗,目的是弥补凝血过程中血小板、凝血因子及其抑制物的消耗,以防治出血的发生。其适应证是:①临床特点以出血表现为主,有明显血小板或凝血因子减少;②已进行病因及抗凝治疗,DIC 未能得到良好控制。

1. 新鲜全血 可提供血小板和除 TF、钙离子以外的全部凝血因子。为迅速纠正 DIC 的消耗性低凝状态,在心功能允许的条件下,可一次输血 800 ~ 1500 ml,或按 20 ~ 30 ml/kg 的剂量输入,以使血小板升至约 $50×10^9$/L,各种凝血因子水平升至正常含量的 50% 以上。为避免因输入血小板和凝血因子再次诱发或加重 DIC,可在输血同时按每毫升血(其他血液制品亦然)加入 5 ~ 10 IU 标准肝素,并计入全天肝素治疗总量,称为"肝素化血液制品输注"。

2. 新鲜血浆(fresh frozen plasma,FFP) 新鲜冷冻血浆所含血小板和凝血因子与新鲜全血相似,并可减少输入液体总量、避免红细胞破坏产生膜磷脂等促凝因子进入患者体内,是 DIC 患者较理想的凝血因子和血小板的补充制剂。血浆输入还有助于纠正休克和微循环。新鲜冷冻血浆每次 10 ~ 15 ml/kg,需肝素化。DIC 患者输注 FFP 要慎重,因为在非常虚弱的患者,过量输注 FFP 能导致充血性心力衰竭。因此,输注 FFP 的患者要密切监测肺功能。需要注意的是,肾功能不全者清除 FDP 和 D-二聚体的能力下降,因此输注库存血及血浆时可使 FDP 含量升高。

3. 纤维蛋白原 适用于急性 DIC 有明显低 Fbg 血症或出血极为严重者。首剂 2 ~ 4 g,静脉滴注,以后根据血浆 Fbg 含量而补充,以使血浆 Fbg 含量达到 1.0 g/L 以上为度。由于 Fbg 半衰期达 96 ~ 144 小时,在 Fbg 血浆浓度恢复到 1.0 g/L 以上或无明显纤溶亢进的患者,24 小时后一般不需要重复使用。

4. 血小板悬液 血小板低于 $20×10^9$/L,或血小板低于 $50×10^9$/L 伴有出血及出血倾向(需要有侵袭操作)的 DIC 患者,需紧急输入血小板悬液。血小板输注要求足量,首次用量至少在 4 IU 以上。为使血小板达到有效止血水平,24 小时用量最好在 10 IU 以上。输入血小板的有效作用时间一般约48小时,如DIC病情未予良好控制者,需1~3天重复输注一次血小板。注意在无出血倾向患者,不推荐预防性输注血小板。

5. 其他凝血因子制剂　DIC的中晚期可出现多种凝血因子缺乏,所以在病情需要和条件许可的情况下,可酌情输入凝血因子制剂;但值得注意的是,DIC是普遍的凝血因子缺乏,输注任一种凝血因子并不能改善整个凝血的紊乱状态。可用的制剂如下:①凝血酶原复合物,剂量为20~40 IU/kg,每次以5%葡萄糖液50 ml稀释,要求在30分钟内静脉滴注完毕,1~2次/天;②因子Ⅷ:蛋白C浓缩剂,使用于亚急性和慢性型DIC患者,剂量为每次20~40 IU/kg。

四、抗纤溶治疗

目前的观点倾向于DIC不予输入抗纤溶制剂,除非明确患者存在高纤溶状态并存在明显的出血倾向。主要制剂包括:①氨基己酸(EACA),首剂4~6 g,静脉滴注;②氨甲苯酸(抗血纤溶芳酸,PAMBA),每次200~500 mg,1~2次/天,静脉滴注;③抑肽酶,8万~10万IU/d,分2~3次,静脉滴注。应用注意:①剂量不应太大,可能导致弥散性凝血反应;②注意有无休克,休克时用药可引起血栓;③注意尿量,少尿时用药可引起血栓。

五、溶 栓 治 疗

DIC时溶栓治疗应用很少,下列情况可酌情使用:①血栓形成为主型DIC;②DIC末期,凝血及纤溶过程已终止,而脏器功能恢复差;③有明显血栓栓塞临床和辅助检查证据者。主要药物有尿激酶、单链尿激酶、组织型纤溶酶原激活剂、乙酰化纤溶酶原-链激酶复合物(APSAC)等。

六、其 他 治 疗

1. 抗血小板聚集　可选用阿司匹林、双嘧达莫、噻氯匹定等。

2. 皮质激素　不作常规应用,但基础疾病需要皮质激素治疗者;脓毒性休克并DIC已经抗感染治疗者;并发肾上腺皮质功能不全者;血小板重度减少,出血症状严重者可酌情使用。

3. 右旋醣酐-40及山莨菪碱(654-2)　有助于改善微循环及纠正休克,DIC早中期可应用。

4. 中药　血必净注射液、复方丹参、清开灵等中药制剂既可用于DIC高凝期,又可用于继发性纤溶亢进期,且无明显毒副作用,为DIC临床治疗开辟了一条新路。

(张　彧　邢　静)

参 考 文 献

宋善俊. 2006. 弥散性血管内凝血诊疗指南. 继续医学教育,20:9~15

姚咏明. 2005. 现代脓毒症理论与实践. 北京:科学出版社,544~589

张之南. 2004. 协和血液病学. 北京:中国协和医科大学出版社,684~706

Aird WC. 2005. Sepsis and coagulation. Crit Care Clin,21:417~431

David R. 2009. Abruptio placentae and disseminated intravascular coagulopathy. Semin Perinatol,33:189~195

Esmon CT. 2005. The interactions between inflammation and coagulation. Br J Haematol,131:417~430

Feistritzer C,Lenta R,Riewald M. 2005. Protease-activated receptors-1 and -2 can mediate endothelial barrier protection:role in factor Xa signaling. J Thromb Haemost,3:2798~2805

Griffin JH,Fernandez JA,Mosnier LO,et al. 2006. The promise of protein C. Blood Cells Mol Dis,36:211~216

Levi M. 2005. Disseminated intravascular coagulation:what's new? Crit Care Clin,21:449~467

Levi M,Toh CH,Thachil J,et al. 2009. Guidelines for the diagnosis and management of disseminated intravascular coagulation: British Committee for Standards in Haematology. Br J Haematol,145:24~33

O'Brien LA,Gupta A,Grinnell BW. 2006. Activated protein C and sepsis. Front Biosci,11:676~698

Saba HI,Morelli GA. 2006. The pathogenesis and management of disseminated intravascular coagulation. Clin Adv Hematol Oncol, 12:919~926

Zeerleder S,Hack CE,Wuillemin WA. 2005. Disseminated intravascular coagulation in sepsis. Chest,128:2864~2875

第三十五章

中枢神经系统功能监测

人脑的功能是最复杂、最精密的。近年临床上监测大脑的技术和设备发展很快,但严格地说都还谈不上功能监测,故称之为脑功能障碍监测更为确切。目前临床上能够直接监测脑功能状态变化的仍是神经电生理,包括自发脑电和诱发脑电,如脑电图(EEG)、数量化脑电图(qEEG)及诱发电位(EP)等。其他与脑功能生理变化密切相关的脑监测方法有近红外光谱(NIRS)、脑氧饱和度($rScO_2$)、经颅多普勒超声(noninvasive transcranial Doppler ultrasound,TCD)、有创伤和无创伤的颅内压监测(intracranial pressure,ICP)以及脑微透析技术等。更先进和强有力的脑功能研究工具——正电子发射断层扫描(PET)和功能型磁共振成像(MRI),提供了研究各种刺激条件下和认知过程中局部脑功能的变化。但是这些复杂的研究工具尚不适用于危重症患者的脑监测。

第一节 颅内压监测

颅内压监测(ICP)是急性脑损伤治疗学上的重大进展。1960 年,Lundberg 发明了颅骨钻孔侧脑室内置管监测颅内压的方法,1973 年应用蛛网膜下腔螺栓法监测颅内压。此后,创造了一系列新的方法,包括硬膜下、硬膜外导管测压等。而导管尖端压力传感器的发明,使得脑实质内置管监测颅内压的方法得到应用。此外,无创性颅内压监测新技术的出现,为临床监测颅内压开辟了广泛的应用前景。

一、颅内压的生理学意义

(一) 颅内压的形成

正常人颅内大约含 1400 g 脑组织,100 ~ 150 ml 血液和 75 ~ 150 ml 脑脊液构成颅内压,5.3 ~ 15 mmHg。在密闭的颅内系统中,上述任何一种内容物的容量改变都能导致颅内压的变化。由于脑脊液介于颅腔壁的脑组织之间,且脑室和脑、脊髓的蛛网膜下腔互通、通常以脑脊液压代表颅内压。正常情况下,颅内压反映的是脑脊液形成与重吸收之间的平衡。脑脊液的生成速度是基本不变的(大约 0.4 ml/min),而重吸收却依赖于脑脊液-静脉压力梯度。重吸收的最小压力梯度需要 5.3 mmHg,在这一压力梯度上,重吸收的速度与压力梯度呈线性关系。脑血容量(cerebral blood volume,CBV)也是形成颅内压的重要因素。而脑血容量与脑血流量的改变并非总是一致的。脑脊液压正常时,脑血流增加对颅内压的影响并不重要;当脑脊液压已升高时,增加脑血流对颅内压的影响就十分明显。

颅内压增高时机体有一定的代偿机制减轻这一改变：①通过对脑静脉施压以减少颅内血容量；②脑脊液转移进入脊髓蛛网膜下腔；③增加脑脊液重吸收。而轻度高颅内压对脑脊液的生成并无影响。颅内压升高的程度取决于颅内容物变化的幅度和速度，颅内容物增加一旦超过了颅腔代偿能力，颅内容物的少许增加会引起颅内压大幅度上升，而且颅内压越高，这种上升的幅度就越大。

（二）影响颅内压的生理因素

1. 动脉二氧化碳分压（$PaCO_2$） 二氧化碳对颅内压的影响源自脑血流量的改变。当$PaCO_2$在 20~60 mmHg 急骤变化时，脑血流量的改变十分敏感，与之呈线性关系，约 2 ml/mmHg。$PaCO_2$超过 60 mmHg，脑血管不再扩张，因为已达到最大限度；低于 20 mmHg，脑组织缺血和代谢产物蓄积也将限制这一反应。

脑血管对 CO_2 敏感主要是受细胞外液 pH 的影响。$PaCO_2$下降，细胞外 pH 升高，脑血流量减少，进而颅内压降低；反之，$PaCO_2$升高，pH 下降，脑血流量增加，颅内压提高。

急性 $PaCO_2$降低使颅内压下降是一个短暂的过程，持续低 $PaCO_2$，颅内压仍可逐渐恢复至原来水平。这是由于低颅内压减少了脑脊液的重吸收，呼吸性碱血症抑制脑脊液的生成速度，导致脑脊液容量增加，直至颅内压恢复正常。长时间过度通气，颅内压正常化的另一个因素是脑血流量恢复正常。高原缺氧产生的过度通气，3~5 天后脑血流量恢复正常。高 $PaCO_2$与脑血流量、脑血容量和颅内压的增加是成正比的，但脑血流量在高碳酸血症后 8~11 小时逐步恢复至原来水平。

2. 动脉氧分压（PaO_2） PaO_2在 60~135 mmHg 变动时，脑血流量和颅内压不变。PaO_2低于 50 mmHg，颅内压的升高与脑血流量的增加相平行。如果低氧时间较长，由于脑水肿，在恢复正常氧合后颅内压也不能恢复至基础水平。此外，缺氧后脑血管自动调节功能也可能受损，从而导致动脉血压与颅内压之间呈变化失衡关系。高 PaO_2时轻度减少脑血流量，对颅内压影响很小。

3. 动脉血压 正常人平均动脉压在 60~150 mmHg 时，脑血流量依靠其自身的自动调节机制而保持不变，对颅内压的影响很小。超出这一限度，颅内压将随血压的升高或降低而呈平行改变。任何原因如长时间低血压、脑病理性损害，特别是高血压将会对颅内压产生明显影响。

4. 中心静脉压 中心静脉压或胸膜腔内压的变化通过两条途径能影响颅内压：①增加的压力可能在颈静脉和椎静脉中逆行传递，提高脑静脉压，从而升高颅内压；②胸、腹内压增加，如呛咳，导致椎管内的静脉扩张，从而升高脑脊液压力。

二、颅内压监测方法

颅内压监测方法可分为有创监测和无创监测，动态监测 ICP 对于判断病情和指导治疗显得尤为重要。

（一）有创颅内压监测技术

1. 侧脑室内置管测压 无菌钻孔，硅管插入侧脑室，通过与脑外压力换能器连接来持续测压被认为是最标准的方法。此法简便、可靠,可以间断释放脑脊液以降低颅内压和经导管取脑脊液样品及注药,具有诊断和治疗价值。缺点是属有创性监测,有感染的危险;置管时间一般不超过1周;在脑室移位或压迫时,置管比较困难。气泡、血液、组织可能堵塞导管。为保证读数的准确,当患者头部的位置改变时,需重新调整传感器的位置。

2. 硬脑膜下测压 硬脑膜下放置特制的中空螺栓(subdural bolt)可测定脑表面液压。颅骨钻孔,打开硬脑膜,拧入中空螺栓至蛛网膜表面,螺栓内注入液体,然后外接压力传感器。此法测压准确,但硬脑膜开放增加了感染的机会,现已很少应用。目前应用的是一些新的导管技术。

3. 硬脑膜外测压 目前比较常用的方法是将压力传感器直接置于硬膜与颅骨之间,在硬脑膜外连接测定颅内压。压力传感器只有纽扣大小,经颅骨钻孔后,水平置入约 2 cm 即可。硬膜外传感器法保留了硬脑膜的完整性,颅内感染的危险性较颅骨钻孔侧脑室内置管测压和蛛网膜下腔置管测压的小。但是基线易漂移,硬脑膜外法显示出的颅内压较脑脊液压力略高,相差 2 ~ 3 mmHg。近年传感器已发展为纤维光束传感器(fiberoptic transducer),其置入部分为含探测镜的微型气囊,根据颅内压力变化造成镜面反光强度的改变来测定颅内压。尽管技术进步,硬膜外监测颅内压的准确性和可靠性仍受质疑。

4. 脑实质置管测压 目前,尖端应变计传感器和纤维光束传感器被应用于脑实质置管测压,作为脑室置管困难时的一种替代方法。但当脑肿胀时,脑脊液流动受限甚至停止,颅内压不是均衡分布的。这时脑实质置管所测压力可能是区域压力,而不是真正的颅内压。长期测压时基线易漂移。

5. 腰部脑脊液压测定 方法简单,校正及采集脑脊液容易,但有增加感染的可能,对已有脑疝的患者风险更大,也有损伤脊髓的报道。

(二) 无创监测法

1. 囟门面积传感器 对1岁以内的婴儿可通过囟门这一特定条件来进行无创伤性颅内压评估。囟门面积传感器(fontanelle planimetric transducer)的优点是简便,可以准确反映呼吸和循环的变化,但绝对值不可靠,囟门的大小也使这一技术受到限制。

2. 视觉诱发电位(visual evoked potential,VEP) VEP 与颅内压的关系近年来受到重视。现已证实颅内压的改变会影响 VEP,例如,脑积水的儿童 VEP 的潜伏期较正常儿童明显延长。从脑室引流 4ml 脑脊液,可使潜伏期缩短;行分流术减压后,VEP 的潜伏期恢复正常。进一步研究表明,脑水肿患者 VEP 的 N_2 与用硬膜外纤维光束传感器测定的颅内压力水平呈线性相关($r=0.90$)。VEP 的 N_2 波成分起源于原始视皮质,属皮质电位活动,因此,它的潜伏期对可逆的皮质损伤,如缺血或来自蛛网膜下隙压力增高的压迫是十分敏感的。通过测定 VEP 的潜伏期可计算出颅内压的实际水平。美国 AXON Systems Sentinel-4 神经系统监护仪已配有此种软件,根据 VEP 参数计算显示颅内压,为无创伤监测颅内压提供了重要手段。

3. 经颅多普勒超声技术(TCD) TCD 并不能定量地反映颅内压数值,但是连续监测可以动态地反映颅内压增高的变化。研究表明,大脑中动脉的血流速度与颅内压呈反比关系。颅内压增高,脑血流量下降,大脑中动脉的血流速度减慢。血流速度的波动与颅内压的变化呈平行关系。

颅内压增高时,TCD 频谱的收缩峰血流速度(V_{sys})、舒张末期血流速度(V_{dia})和平均血流速度(V_{mean})均降低,以 V_{dia} 降低最明显;搏动指数(PI)和阻力指数(RI)明显升高。频谱形态也有一定特异性,颅内压轻度增高,V_{dia} 减低,收缩与舒张期间的切迹更加明显,收缩峰尖锐;颅内压接近舒张压时,舒张期开始部分和舒张期末频谱消失;颅内压与舒张期血压基本相同时,舒张期血流消失,仅留一个尖锐的收缩峰。因此,TCD 可间接地评估颅内压增高的程度。

4. 经颅超声波技术 将声波探头置于大脑双侧颞叶,向大脑发射超声波。升高的颅内压和脑组织弹性的改变将改变声波的速度。有资料证实,颅内压的变化确实导致声波速度的同步变化,但二者的相关性及准确性还需进一步研究。

三、颅内压监测的临床意义

1. 急性颅脑损伤 急性颅脑损伤最适合进行颅内压监测,一方面因为外伤后 3～5 天病情变化较大;另一方面根据临床征象推断有无颅内压增高不可靠,从而难以指导治疗。颅内压监测有助于区别原发性与继发性脑干损伤。原发性脑干损伤的患者,临床表现严重而颅内压正常。脑外伤患者在颅内压监测过程中颅内压逐渐上升。在大于 40 mmHg 时,颅内血肿的可能性较大。

2. 蛛网膜下隙出血 采用导管法,在脑室颅内压监测的同时进行脑脊液引流,将颅内压控制在 15～20 mmHg,也是对蛛网膜下隙出血的重要治疗措施。

3. 急救 各种原因导致颅内压增高患者,如呼吸、心搏骤停、呼吸道梗阻等原因引起严重脑缺氧,脑水肿与颅内压增高,均可考虑行颅内压监测,协助控制颅内压。

不但颅内压的数值有临床意义,其压力波形分析也很有价值。ICP 波形分 A 波、B 波与 C 波。A 波又称高原波,由一组 ICP 60～75 mmHg 的压力波构成,压力在一般水平,突然上升,持续 5～20 分钟后,下降到原压力水平。如高原波反复出现,预示 ICP 代偿能力耗竭,脑血管舒缩的自动调节趋于消失,颅内血容量增加,致 ICP 骤升。A 波出现频繁时,要考虑病情凶险,预后欠佳。B 波为压力 5～10 mmHg 的阵发性低幅波,代表 ICP 顺应性降低。C 波为偶发单一的低或中波幅波形,无特殊意义。

颅内压监测也有局限性,仅仅在脑代谢变化构成脑肿胀时,颅内压才会产生有意义的变化。颅内压在计算脑灌注压方面有很大价值,但并不能精确地反映局部脑血流和脑功能。在非心脏停搏性的脑缺氧损伤,颅内压往往是正常的。无创伤性颅内压监测,如 VEP、TCD 等使用虽不受限制,但目前对其在测定颅内压绝对值的准确性和反应的敏感性上还需进一步探讨。

第二节 脑血流监测

临床上监测脑血流(cerebral blood flow,CBF)目的大致可分为两类:一是预防脑缺血(氧)的发生,这类监测并不能定量测定 CBF,但由于脑缺血是阈值性的,一旦 CBF 减少引起脑氧合、氧代谢、脑功能发生改变,就可以通过一些间接的非定量的 CBF 监测手段反映出来,如 EEG、局部脑氧饱和度(SrO_2)、颈静脉球血氧饱和度(SjO_2)等。另一类是直接测量CBF 和局部脑血流量(rCBF)的技术。rCBF 定量监测为研究 CBF 的调节、脑功能和脑代谢的关系提供了重要手段,但许多方法,例如放射性核素标记微球法,只能用于动物实验,并不能用于临床。本节仅介绍目前适用于临床监测的定量或半定量 CBF 测定方法。

一、脑血流生理基础

（一）脑血流量变化的病理生理

正常人脑重量仅占体重的 2%～3%，但脑血流量每分钟为 750～1000 ml，占心排血量的 15%～20%。脑血流量的分布并不均匀，平均为 54（45～60）ml/（100 g·min）。灰质的血流量高于白质。

临界脑血流量的概念是以脑丧失电活动和代谢功能为界。一般认为脑血流量小于 16～17 ml/（100 g·min）时脑电活动衰竭，脑血流量大于 24 ml/（100 g·min）时，ECG 不出现缺血表现。体感诱发电位（somatosensory evoked potential，SEP）在脑血流量为 20 ml/（100 g·min）时尚能维持正常，但此后开始迅速改变，当脑血流量降至 12 ml/（100 g·min）时，SEP 完全消失。离子泵衰竭的脑血流量阈值大约在 10 ml/（100 g·min）。脑水肿形成的脑血流量阈值在 20 ml/（100 g·min），脑血流量低于此阈值，水分开始向细胞内转移。

（二）脑血流的调节

1. 脑血流的自动调节机制　脑血流量主要取决于脑灌注压（cerebral perfusion pressure，CPP）和脑血管阻力（cerebral vascular resistance，CVR），其关系为：CBF＝CPP/CVR。脑灌注压增高超过正常 30%～40% 或降低 30%～50%，脑血流量可保持不变。也就是说，平均动脉压在 60～150 mmHg，脑血流量依靠其自身的自动调节机制而维持稳定。脑血流的自动调节机制可能主要是通过调节脑血管阻力来完成的。在大多数脑血管床中，血管阻力调节主要在脑动脉水平上进行的，因此，脑血流的自身调节主要在微动脉水平。

例如，为了适应低血压，脑动脉与微动脉都将发生扩张以维持脑血流量的稳定。但是当血压降至 60 mmHg 以下时，脑血流的自动调节将失去作用，脑血流量就会显著减少，引起脑功能障碍。同样，当脑灌注压升高时，软脑膜动脉及微动脉将发生收缩，当灌注压达 160～170 mmHg 时，脑血管的收缩能力将达到极限。脑灌注压如进一步上升，将会引起脑血管的强制性舒张，使脑血流量明显上升，引发血脑屏障的破坏和脑水肿，并最终导致高血压脑病。

2. 脑代谢对脑血流量的调节作用　脑血流量与脑活动和脑代谢之间密切相关。增加脑活动可使 rCBF 增加。rCBF 调节与局部组织代谢需要相适应，是通过扩张血管的代谢物乳酸和 CO_2 浓度的局部变化来调节的。CO_2 是强力的脑血管床扩张剂，它可使脑血流量发生显著变化。当 $PaCO_2$ 在 20～60 mmHg 变化时，正常脑的脑血流量的变化与其呈线性关系，$PaCO_2$ 改变 1 mmHg 能够使脑血流量发生 2.5%～4% 的变化，灰质中的这种作用比白质中更为显著。CO_2 的血管舒张效应在脑的各级血管中都普遍存在，但在较小的微动脉中则更为显著。

CO_2 所诱导的血管直径的改变是由脑脊液中氢离子浓度（CSF pH）所介导的。如果直接给软脑膜动脉 CO_2 或碳酸氢盐，则并不能使血管直径发生改变。由于 CO_2 可以自由扩散通过血脑屏障，$PaCO_2$ 的改变将同时对脑脊液中的氢离子和碳酸氢盐浓度产生影响。氢离子浓度改变所致的脑血流变化时间较短暂，一般只能持续几小时，因为脉络丛能够通过改变脑脊液中碳酸氢盐的产生,代偿性调节氢离子浓度的变化。当 $PaCO_2 > 60$ mmHg 或 < 20 mmHg 时,脑血管不再扩张。PaO_2 未减少至 50 mmHg 以前,并不增加脑血流量,当低于这一阈值时,脑血管扩张,脑血流量开始增加。

到目前为止,已证实肾上腺素能和胆碱能神经末梢广泛分布于各级脑血管。这些神经末梢释放的介质可作用于血管壁上的特异性受体,对脑血管产生舒缩作用,从而改变脑血流量。

二、脑血流的测定方法

自从产生测量 CBF 的临床应用技术以来,特别是 Kety 和 Schmidt(1945)利用惰性气体(N_2O)的方法成功测量人 CBF 后,CBF 的测定技术和方法已有了很大发展。但是迄今为止,CBF 的监测问题仍未完全解决。CBF 监测包含两方面含义:一是直接定量地监测 CBF 和 rCBF。这已被近年采用无损伤性及短半衰期核素技术所解决,用^{133}Xe 吸入或静脉注射可以在手术中直接定量地测量 rCBF。虽然这种测定在术中可以重复数次,但仍不能做到连续监测。二是间接地非定量地监测 CBF 或脑缺血,包括已公认的 EEG 对 CBF 的监测和近年发展起来的新技术,近红外光谱技术和经颅多普勒(TCD)。尽管脑电活动与脑血流和脑代谢之间密切相关,但 EEG 对脑缺血的监测是非定量性的。近红外光谱技术通过红外光示踪剂可测定脑循环功能,通过测定局部脑皮质饱和度来反映脑缺氧(血)。同样,它们仍不是定量的 CBF 指标。TCD 虽然监测的是脑动脉的血流速度,但能够反映 CBF 变化的许多生理特性。最突出的特点是,TCD 是目前唯一无创伤、连续性的适用于围术期临床 CBF 监测的简便技术。

(一)N_2O 法

根据 Fick 原理,每单位时间内组织吸收指示剂的量等于动脉带到组织的量减去静脉血从组织带走的量。N_2O 是一种惰性气体,吸入后在体内不分解代谢,通过测定动脉和颈静脉血 N_2O 浓度,可根据公式求出 CBF。N_2O 法的优点是可定量地测定脑的平均血流量,结果准确。缺点:①需做颈静脉和周围动脉插管,多次取血;②需 10 分钟以上的饱和期以达到血液和组织间惰性气体的平衡,因此不能测定 CBF 的快速变化;③不能测定 rCBF;④静脉血样要避免脑外的污染。

(二)动静脉氧差法

同样,根据 Fick 原理,脑氧摄取量等于 CBF 乘以动静脉氧差。假设脑氧摄取稳定不变,则 CBF 为动静脉氧差的倒数:$CBF = 1/(A-V)O_2$

此方法需测定周围动脉和颈内静脉血氧,而且不适用于脑代谢发生变化的情况。

(三)核素清除法

颈动脉内或静脉内注射或吸入放射性核素^{133}Xe,通过头部闪烁探测器测定放射性示踪剂从组织中的清除率,得出时间-放射性强度变化曲线,即清除曲线。^{133}Xe 的清除直接取决于 CBF,可根据曲线计算求出 CBF。该方法既能测量全脑,又能测量局部脑血流。静脉法和吸入法核素用量比动脉法大,而且要解决核素的再循环和脑外组织污染的技术问题,需要同时测定呼出气^{133}Xe曲线。因此对肺部疾病患者会产生误差。

由于探测系统的固定所限,上述方法只能得到平面的rCBF的分布图形。采用先进的单光子发射计算机断层扫描(SPECT,简称ECT),利用电子计算机辅助的旋转型探测系统,可以测得许多断层图像上的rCBF。

(四) 近红外光谱法

近红外光谱法测定CBF是近年来开展的新技术。将红外光示踪剂一次性快速经中心静脉导管注入右心房,示踪剂通过脑测出循环的光信号变化曲线,从而计算出示踪剂的脑通过时间(transit time)。脑通过时间是用血流的速度来反映血流量,其关系:平均脑通过时间=脑血容量/脑血流量。虽然脑通过时间只是CBF的半定量间接指标,但大脑不同部位同时测定的通过时间的比率与这些部位的CBF的比率很接近。

(五) 经颅多普勒超声技术

常规的多普勒超声不能对颅内血管进行血流动力学的检测。TCD是将脉冲多普勒技术与低发射频率相结合,从而使超声波能够穿透颅骨较薄的部位进入颅内,直接获得脑底血管多普勒信号,进行脑底动脉血流速度的测定。TCD这一新技术的特点是可以无创伤、连续、动态地监测脑血流动力学。

TCD虽然可以测定单个脑血管的血流速度(常用V_{mean}),能反映CBF变化的许多生理特性,如反映CBF的局部变化、CBF的自动调节及CBF对CO_2的反应性等。但是TCD测定的是脑动脉的血流速度,而不是CBF。通过脑底动脉的血流速度(最常用大脑中动脉)来反映脑皮质CBF的前提是,多普勒探头的入射角度不变和脑动脉的直径不变。在此前提下,维持一定的血流速度,可以保证满意的CBF。然而,由于脑动脉的直径不同和年龄差异,TCD的参数值也有相当大的变异。如大脑中动脉V_{mean}在6～10岁的儿童最高(79 cm/s),70岁以上的老人明显降低(47 cm/s)。

尽管TCD不能定量地监测CBF,但可以判断CBF急性变化的程度。如TCD监测脑血流可定量地提供由于脑灌注压下降所致脑灌注不足的信息。当颅内压过度增高超过舒张期脑灌注压时,会出现一个特定的波形,此时舒张末血流速度为0。而且这一参数已不再依赖上述假设的限制。

TCD脑血流监测在围术期也发挥着重要的作用。在颈动脉内膜切除术中,TCD技术在术前有助于定位病变部位,确定狭窄程度、范围及侧支循环状况;在术中能够监测暂时阻断颈动脉时脑缺血的危险。在体外循环手术中,TCD能够对大脑中动脉进行连续监测,从而减少患者术后神经功能异常的发生率。TCD还为无创性诊断和研究开辟了新的途径,如诊断脑血管狭窄和闭塞、脑血管畸形、脑血管痉挛等。TCD对由于颅内压增高所致的颅内循环停止(脑死亡)的监测与诊断有特异性。当颅内压超过动脉舒张压时,TCD频谱表现为收缩/舒张期的交替血流,即收缩期的前向血流和舒张期的反向血流。颅内压进一步升高时,TCD频谱变为非常小而尖锐的收缩峰。当颅内压超过动脉血压时血流信号消失。值得注意的是,未检出颅内动脉的多普勒信号,并不能作为颅内循环停止的结论,可能是技术上的原因。

TCD出现收缩/舒张期交替血流提示颅内循环停止,此时采取治疗措施已不能逆转颅内高压,对判断预后可提供一定参考。与用临床标准和EEG标准诊断脑死亡相比较,敏感性为 91.3% ,特异性为 100% 。

第三节 脑代谢监测

一、脑 的 代 谢

正常人体脑重量仅占体重的 2% ~ 3% ,但脑血流量却占心排血量的 15% ~ 20% ,脑耗氧量也占到约全身耗氧量的 20% 。中枢神经系统的能量来源依赖于细胞内储存的磷酸肌酸和 ATP 。这些细胞内存储的能量物质是通过神经元线粒体内膜上葡萄糖的有氧氧化磷酸化而得到不断补充的。葡萄糖是脑代谢的主要底物,脑的能量消耗主要是为细胞膜上的离子泵供能,以维持神经的兴奋和传导。

在正常状态下,脑组织几乎以葡萄糖作为唯一供能物质。在机体低血糖时,则主要以酮体作为能源。脑组织中的葡萄糖消耗主要依赖血糖的供应,葡萄糖通过毛细血管内皮上的特殊葡萄糖转移酶进入神经元细胞质而发挥作用。脑组织的能量储存十分有限,当神经元的氧输送不足时,数秒钟内脑电活动就会受到抑制,数分钟内则会发生细胞损坏。在生理情况下,脑血流量和氧的输送区域是紧密关联的。当脑的某一部分代谢增强时,该部位的脑血流量即氧和葡萄糖的输送量就增多。如果脑的氧利用不能满足脑组织代谢的需要,就会导致脑缺血的发生。这可能是由于脑组织氧输送障碍或脑代谢需求量增加等原因造成的,如氧结合血红蛋白浓度、PaO_2 等都会影响脑组织的氧输送。

血红蛋白对氧有较高的亲和力,是有效的运送 O_2 的工具,血红蛋白还参与 CO_2 的运输,因此在血液气体运输方面血红蛋白占有极其重要的地位。当 PaO_2 大于 70 mmHg 时,90% 以上的血红蛋白氧结合位点都是饱和的。在细胞水平,维持足够的氧浓度梯度是必需的,因为这将为氧分子弥散入线粒体内膜提供足够的压力梯度。在线粒体水平,PO_2 的临界值是 5 mmHg 。因此,当氧浓度梯度过低时,将加重脑组织的代谢不足。

在维持脑氧输送的过程中,还有其他一些机制发挥重要作用。脑血流灌注不足将会导致髓质神经元介导的交感神经信号输出去极化,从而引起代偿性血压上升和心率加快。同时,脑灌注量下降也会使脑组织毛细血管床动脉氧输送下降,这将导致静脉扩张以降低后毛细血管血压,并增加通过毛细血管床的血流量。

在脑缺血时,局部组织中氢离子浓度将升高,可能与无氧代谢所产生的乳酸盐有关。当脑组织 pH 降低或 $PaCO_2$ 升高时,氧解离曲线右移,血红蛋白对 O_2 的亲和力将降低,这有利于脑组织毛细血管血液释放出更多的氧供代谢使用。

二、颈静脉球部静脉氧饱和度

颈静脉球部血氧饱和度(jugular bulb venous oxygen saturation,$SjvO_2$)监测技术是 20 世纪 80 年代中期以后兴起的,通过颈内静脉逆行置管,测量颈静脉球部以上一侧大脑半球混合静脉血氧饱和度,反映脑氧供给及氧需求之间的关系,间接提示脑代谢状况。

$SjvO_2$ 监测的方法有两种,一种是间断抽血行血气分析得到氧饱和度,另一种是将光纤探头插入颈内静脉直接测定。$SjvO_2$ 的正常值是 55%~71%，其变化与脑的氧摄取呈负相关。脑氧摄取增加，$SjvO_2$ 下降，$SjvO_2$<50% 提示脑缺血缺氧。在脑严重充血和脑死亡等患者中，$SjvO_2$ 升高，原因可能与脑氧代谢下降及动静脉分流有关。

通过 $SjvO_2$ 的监测，可引申出两个指标，脑动静脉氧含量差（$AVDO_2$）和脑氧摄取（CEO_2）。$AVDO_2$ 是动脉血氧含量与颈内静脉血氧含量的差值，其正常值为 8 ml/dl；CEO_2 是动脉血氧饱和度与颈内静脉血氧饱和度之差，正常值为 24%~42%。二者均反映脑氧消耗的状况，其中 $AVDO_2$ 受血红蛋白浓度的影响，而 CEO_2 与血红蛋白浓度不相关。$AVDO_2$ 增加提示脑缺血，$AVDO_2$ 减少则表示脑充血。大部分颅脑外伤患者的 $AVDO_2$ 降低。CEO_2 直接反映脑氧耗的多少，由于其不受血红蛋白浓度的影响，能够提供较准确的信息。

由于脑氧代谢率（$CMRO_2$）= $CBF \times (CaO_2 - CjvO_2)$，即 $CaO_2 - CjvO_2 = CMRO_2/CBF$。当 CBF 不变时，脑动静脉氧含量差（$CaO_2 - CjvO_2$）可以反映 $CMRO_2$ 的变化规律。

三、近红外光谱仪

近红外光谱技术是 20 世纪 80 年代应用于临床的无创脑功能监测技术。近红外光谱仪（near-infrared spectroscopy，NIRS）的 650~1100 nm 近红外光对人体组织有良好的穿透性，它能够穿透头皮、颅骨到达颅内数厘米的深度。在穿透过程中近红外光只被几种特定分子吸收，其中包括氧合血红蛋白、还原血红蛋白及细胞色素。因此，通过测定入射光和反射光强度之差，采用 Beer-Lamber 定律计算近红外光在此过程中的衰减程度，可以得到反映脑氧供需平衡的指标——脑血氧饱和度（$rScO_2$）。

脑血氧饱和度是局部脑组织的混合血氧饱和度，它的 70%~80% 成分来自于静脉血，所以它主要反映大脑静脉血氧饱和度。目前认为 $rScO_2$ 的正常值为 64%±3.4%，<55% 提示异常，<35% 时出现严重脑组织缺氧性损害。

影响 $rScO_2$ 的因素主要有缺氧、ICP 升高、CPP 下降。$rScO_2$ 对于脑缺氧非常敏感，当大脑缺氧或脑血流发生轻度改变时，$rScO_2$ 就可以发生变化。通过志愿者研究发现，$rScO_2$ 对缺氧的敏感性高于 EEG，这是由于 $rScO_2$ 直接监测脑组织的氧含量，而 EEG 探测到的是脑组织发生缺氧以后出现的结果。分析 $rScO_2$ 与 ICP 的关系发现，ICP>25 mmHg 的颅脑损伤患者的 $rScO_2$ 明显低于 ICP<25 mmHg 组患者，而且在吸入高浓度氧以后结果没有明显变化，说明 ICP 升高可以导致脑循环障碍，出现脑组织缺氧性改变。

由于 $rScO_2$ 监测对患者没有创伤，对颅脑损伤患者进行监测表明，$rScO_2$ 对病情判断有明显的提示作用。在深低温停循环的复杂颅内动脉瘤手术中监测 $rScO_2$，$rScO_2$<35% 的患者出现缺血缺氧性脑病，表现出意识障碍，而 $rScO_2$>45% 的患者术后恢复好。

从颈内静脉球部和动脉同步抽血测定血糖，可计算出脑糖代谢率。

1985 年，Jane 首次应用近红外光谱仪对新生儿脑组织氧合进行监测。随后的资料证实，婴幼儿间歇正压通气（IPPV）和持续胸外负压通气（CNEP）可降低 CBV，前者通过降低 CBF 引起 CBV 降低，后者增加颅内血流，同时降低 HbO_2 和 Hb。在进行气管内吸引时，同样可观察到 HbO_2 和 Hb 的变化。

脑氧饱和度监测的基本原理类似脉搏血氧饱和度仪，但无须动脉搏动，直接测量大脑局部氧饱和度，主要代表静脉成分，用于临床治疗和脑氧供需平衡的监测，在低血压、脉搏搏动减弱、低温甚至心搏骤停等情况下使用不受限制。

四、脑组织氧分压

脑组织氧分压（partial pressure of brain tissue oxygen，$PbtO_2$）是直接反映脑组织氧合状态的指标，它通过放置在脑局部的探头直接测量脑组织的氧分压，一般认为 $PbtO_2$ 的正常范围是 16 ~ 40 mmHg。10 ~ 15 mmHg 提示轻度脑缺氧，<10 mmHg 则为重度缺氧。

目前监测 $PbtO_2$ 使用的方法有 LICOX 和 Neurotrend-7 监测仪，LICOX 监测仪可以监测 $PbtO_2$ 和脑温（BT）；Neurotrend-7 可以同时监测 $PbtO_2$、pHbt 和脑温。$PbtO_2$ 的正常值为 40 ~ 50 mmHg，pHbt 正常范围为 7.01 ~ 7.20。当 pH 下降，CO_2 蓄积时，出现明显代谢障碍。目前大多数研究者的工作以监测组织 $PbtO_2$ 的变化为主，pH 和 CO_2 的意义有待进一步研究。

$PbtO_2$ 的监测较多地应用于颅脑损伤严重程度及治疗效果的判断方面。对颅脑损伤患者持续监测 $PbtO_2$ 及脑氧代谢的变化不仅应用于颅脑损伤患者，而且可以用于监测脑动静脉畸形患者手术切除前后畸形附近脑组织 $PbtO_2$ 的变化。

目前应用于临床检查 $PbtO_2$ 的 LICOX 和 Neurotrend-7 监测仪都是将一根细探头直接插入脑组织，LICOX 的探头直径<1 mm，Neurotrend-7 的探头直径<0.5 mm，不会对整个脑组织造成严重影响，但对所测定的局部会产生损伤和压迫，造成探头周围缺氧，使得结果出现偏差，因此在进行结果判定时应该注意结合临床实际状况。

五、脑微透析监测

脑微透析监测是一种微创的连续测定活体脑细胞间液中内源性物质动态变化的新技术，具有简单、安全、有效的特点。它能够准确地显示脑内生化物质的改变并尽早实施相应的干预治疗，尤其对于危重症及 ICU 病房的患者，临床微透析技术是一种安全、有效的监测手段。

微透析技术是以小分子顺浓度梯度通过半透膜进行扩散的原理为基础的。将微透析探针置于脑组织中，当灌流液通过探针时，位于探头膜外侧细胞外液中的较小分子质量生物活性物质会顺浓度梯度通过半透膜进入灌流液中，并随灌流液被引流到探头外。由于透析管中的不断流动更新，跨膜浓度梯度持续存在，微透析得以持续进行。在规定的时间点有序地接收并检测透析液中待测物质的浓度，即可得知在不同时间点脑组织内细胞外生物活性物质浓度的动态变化。在临床实际操作中，微透析探头主要通过两种方法置入颅内脑组织中：对未行开颅手术的患者，探头可在颅骨钻孔并螺栓固定后，经固定器和探针鞘插入颅内；对已行开颅手术的患者，探头可在直视下直接置入。

应用微透析技术对脑组织间液进行监测，可以为临床医生提供更多的有关脑代谢方面的信息，其主要优势之一是能够即时、连续、长时间地监测，其结果具有可靠性和敏感性，为重症监护增添了新的内容。脑微透析监测在临床上主要应用于神经科的重症监护，主要包括：大面积脑梗死、Hunt 及 Hess 分级 Ⅱ ~ Ⅴ 级、FisherCT 分级 Ⅱ ~ Ⅳ 级的蛛网膜下腔出血、重症脑出血等。此外，它还可以作为一种治疗给药途径，以及研究各种临床治疗措施和药物对神经生化的影响。

第四节 脑电生理监测

脑电生理监测的内容包括脑电图(electroencephalogram,EEG)、感觉诱发电位、运动诱发电位、肌电图等。

一、脑 电 图

大脑半球的电生物活动,通过电子放大仪器放大并记录下来,称为脑电图。EEG 是反映脑功能状态的一个电生理指标,是脑皮质神经细胞电活动的总体反应,受丘脑的节律性释放所影响。由于脑电活动与新陈代谢活动相关,因此也受到代谢活动因素的干扰,例如氧摄取、皮质血流量、pH 等。EEG 有助于了解脑功能的异常状态,如癫痫、颅内占位性病变、炎症、昏迷及脑死亡等。Gibbs 等于 1937 年首先将 EEG 用于手术麻醉的监测,证明 EEG 变化比通常所用的麻醉观察指标如血压、脉搏、体温、中心静脉压或对刺激的反应等,更能直接而敏感地反映麻醉药物的中枢作用,但因 EEG 记录和分析上的困难以及众多的干扰因素,EEG 原始波用于术中患者监测的价值及实用性一直存在着争议。近 20 年来,随着现代医学和科学技术的发展,将计算机技术、信号处理技术与传统的常规 EEG 检测技术相结合,产生了数量化脑电图(quantitative electroencephalogram,qEEG)。qEEG 保留原始 EEG 的全部信息,使脑电活动量化,EEG 变化有了客观标准,显示方式变得简明、直观。qEEG 用于麻醉和手术中麻醉深度的判断、术后镇痛深度的判断以及低温、控制性降压期间的中枢功能的监测,越来越受到重视。

目前国际上流行的脑电图的识别采用的是频域法,该类分析法较为先进而精确,能保留原始脑电波的所有信息。其原理是采用一种复杂的数学模型(即 Foriers 分析)对原始脑电波进行分析。选取一段原始 EEG 波经计算机处理,将其分解成不同频率的标准正弦波,然后计算各频率下的功率强弱,来观察脑电活动的相对强度。

将每单元的功率谱分析所得的坐标曲线随时间的推移而排列,即为压缩频谱(compressed spectral array,CSA),此时横坐标仍表示频率,纵坐标表示相对功率,因此可连续记录,便于前后对比,并可在此基础上分析出 95% 边缘频率和 50% 中心频率等定量指标。

随着功率谱研究的进展,人们发现 95% 边缘频率和 50% 中心频率并不是很敏感,从而发展了双频谱分析法。双频谱分析是将某波段(脑电一般取 δ 波段即 0.5~3.9 Hz)当中相位锁定频率耦合对的能量从该波能量中减去,剩余波面的能量和总能量之比。将双频谱分析的参数与其他一些 EEG 参数(如暴发抑制、波幅等)结合,并进行数学运算,最后形成以 0~100 数据表示的双频指数(bispectral index,BIS),由小到大相应地代表深度意识抑制和清醒状态。大量研究结果表明,BIS 与中枢抑制药物(丙泊酚、硫喷妥钠、异氟烷、咪达唑仑等)的用量呈负相关,在一定程度上可反映镇静催眠深度。但 BIS 不能反映氯胺酮的神志消失程度。

二、诱 发 电 位

诱发电位(evoked potential,EP)指对神经系统(包括感受器)某一特定部位给予适宜刺激,或使大脑对刺激(正性或负性)的信息进行加工,在中枢神经系统(包括周围神经系统)相应部位检出的与刺激有锁定关系的电位变化,即中枢神经系统在感受外在或内在刺激过程中产生的生物电活动。诱发电位的特征包括:①必须在特定部位才能检测出来;②具有特定的波形和电位分布;③诱发定位的潜伏期与刺激之间具有较严格的锁时关系。临床按给予刺激模式不同,可分为躯体感觉诱发电位(somatosensory evoked potential,SEP)、听觉诱发电位(auditory evoked potential,AEP)、视觉诱发电位(VEP)和运动诱发电位(motor evoked potential,MEP)。按潜伏期长短不同,可分为短、中和长潜伏期诱发电位。

短潜伏期诱发电位因其重复性好,受镇静药物和觉醒水平或主观意志的影响少,是目前临床监测中应用最多的一种。中潜伏期诱发电位发生于脑皮质,与皮质特异性的感觉区相关较好,受镇静药物和过度换气等因素的影响,可用于镇静水平等的监测。长潜伏期诱发电位与注意力、期望、失落等情绪状态密切相关。

感觉诱发电位短潜伏期成分有脑干听觉诱发电位(BAEP)和短潜伏期体感诱发电位(SLSEP)。BAEP、SLSEP、MEP等之所以被广泛地应用于临床监测,主要原因是其神经发生源和传导路径相对明确,不受意识水平的影响,易于引出,重复性好,而且受镇静药物影响较小。相反,长潜伏期成分神经发生源不够明确,且易受镇静药物和患者意识水平的影响。由于诱发电位能够敏感而客观地反映神经通路的功能状况,同时在头皮和皮肤表面就能采集到这种电位,这为及时了解神经系统功能状况提供了一种简便、快速而且完全无创的检测手段。

脊髓、脑干、幕上不同阶段的感觉通路的传入神经元的突触改变皆可影响SEP,导致潜伏期延长、波幅降低或SEP成分丢失。因此,SEP不仅可以监测特殊的感觉通路,而且对远处的神经结构的改变也非常敏感。在术中监测中,SEP主要用于:①确定与手术相关的神经传导通路上的急性损伤及其部位;②确定急性系统性变化所导致的神经功能障碍;③确定肿瘤内及其周围的神经组织,尽量减少对正常神经组织的损害。SEP适宜监测的手术有脑干及其毗邻部位的手术、动脉瘤手术、颈内动脉内膜剥脱手术和脊柱手术等。

表 35-1 BAEP 诸波神经发生源

成分	神经发生源
Ⅰ	听神经颅外段
Ⅱ	听神经颅内段和耳蜗核
Ⅲ	上橄榄体
Ⅳ	外侧丘系
Ⅴ	下丘
Ⅵ	内侧膝状体
Ⅶ	丘脑听放射

正常人脑干听觉诱发电位术中监测(intraoperative monitoring of BAEP)是一组7个顶端向上的波形。这种潜伏期小于10毫秒的远声电位反映了听觉通路和脑干功能状况,且通常可用于快速地检测听觉和脑干功能。BAEP之所以能够理想地应用于临床监测,是因为镇静药物和患者意识水平对其影响不大,在没有相应神经损伤的前提下,BAEP能100%地被检测出。BAEP有Ⅰ～Ⅶ7个主波成分,其Ⅰ、Ⅲ、Ⅴ3个波最容易辨认,辨认几乎高达100%。BAEP诸波的神经发生源见表35-1。但体温降低可引起BAEP波潜伏期和波间期的明显变化,并呈线性相关。BAEP主要作用是监测听觉通路的功能完整性,适用于听神经瘤手术、微血管减压术、迷路后前庭神经切断术、颅底和脑干手术、后颈窝的血管手术等。

视觉诱发电位是感觉诱发电位中最难判读的一种类型。一方面,因为闪光刺激的强度不稳定;另一方面,在镇静和昏迷状态下患者的瞳孔大小和眼球注视方向不容易控制,使视网膜不易获得稳定而均匀的成像刺激;此外,VEP中P100成分属长潜伏期电位,易受镇静药物、昏迷程度、血压水平、低温和缺氧等因素的影响。VEP 术中监测主要应用于视神经周围的肿瘤手术及动脉瘤手术等。

运动诱发电位术中监测(MEP)是通过刺激运动皮质,记录其在锥体束或骨骼肌上的电反应,直接反映了运动传导通路的功能状态。在临床上主要应用于脊柱脊髓手术、脑干腹侧病变、斜坡病变和颅底血管瘤手术,能够有效防止或减少术中锥体束损伤的发生。

此外,临床上常用的术中诱发电位监测还包括三叉神经诱发电位、诱发肌电图等。这些诱发电位监测都有其自身的适用范围和应用价值,应根据患者自身的情况及病灶和手术的具体部位选择合适的监测方法,以提高诱发电位监测的敏感性和准确性。

(陈绍洋)

参 考 文 献

Allen BB, Hoffman CE, Traube CS, et al. 2011. Continuous brain tissue oxygenation monitoring in the management of pediatric stroke. Neurocrit Care, 15: 529 ~ 536

Amantini A, Fossi S, Grippo A, et al. 2009. Continuous EEG-SEP monitoring in severe brain injury. Neurophysiol Clin, 39: 85 ~ 93

Biersteker HA, Andriessen TM, Horn J, et al. 2012. Factors influencing intracranial pressure monitoring guideline compliance and outcome after severe traumatic brain injury. Crit Care Med, 40: 1914 ~ 1922

Budohoski KP, Zweifel C, Kasprowicz M, et al. 2012. What comes first? The dynamics of cerebral oxygenation and blood flow in response to changes in arterial pressure and intracranial pressure after head injury. Br J Anaesth, 108: 89 ~ 99

Carrera E, Kim DJ, Castellani G, et al. 2010. What shapes pulse amplitude of intracranial pressure? J Neurotrauma, 27: 317 ~ 324

Charbel FT, Du X, Hoffman WE, et al. 2000. Brain tissue PO_2, PCO_2, and pH during cerebral vasospasm. Surg Neurol, 54: 432 ~ 437

Chieregato A, Tanfani A, Compagnone C, et al. 2007. Global cerebral blood flow and CPP after severe head injury: a xenon-CT study. Intensive Care Med, 33: 856 ~ 862

Cloostermans MC, de Vos CC, van Putten MJ. 2011. A novel approach for computer assisted EEG monitoring in the adult ICU. Clin Neurophysiol, 122: 2100 ~ 2109

Dosemeci L, Dora B, Yilmaz M, et al. 2004. Utility of transcranial doppler ultrasonography for confirmatory diagnosis of brain death: two sides of the coin. Transplantation, 77: 71 ~ 75

Eriksson EA, Barletta JF, Figueroa BE, et al. 2012. The first 72 hours of brain tissue oxygenation predicts patient survival with traumatic brain injury. J Trauma Acute Care Surg, 72: 1345 ~ 1349

Fossi S, Amantini A, Grippo A, et al. 2006. Continuous EEG-SEP monitoring of severely brain injured patients in NICU: methods and feasibility. Neurophysiol Clin, 36: 195 ~ 205

Geeraerts T, Newcombe VF, Coles JP, et al. 2008. Use of T2-weighted magnetic resonance imaging of the optic nerve sheath to detect raised intracranial pressure. Crit Care, 12: R114

Hemphill JC 3rd, Morabito D, Farrant M, et al. 2005. Brain tissue oxygen monitoring in intracerebral hemorrhage. Neurocrit Care, 3: 260 ~ 270

Henry B, Emilie C, Bertrand P, et al. 2012. Cerebral microdialysis and $PtiO_2$ to decide unilateral decompressive craniectomy after brain gunshot. J Emerg Trauma Shock, 5: 103 ~ 105

Jacobsohn E, De Wet C, Tymkew H, et al. 2005. Use of the Patient State Index (PSI) to assist in the diagnosis of perioperative neurological injury and brain death. J Clin Monit Comput, 19: 219 ~ 222

Jordan KG. 1995. Neurophysiologic monitoring in the neuroscience intensive care unit. Neurol Clin, 13: 579 ~ 626

Keddie S, Rohman L. 2012. Reviewing the reliability, effectiveness and applications of Licox in traumatic brain injury. Nurs Crit Care, 17: 204 ~ 212

Kurtz P, Hanafy KA, Claassen J. 2009. Continuous EEG monitoring: is it ready for prime time? Curr Opin Crit Care, 15: 99 ~ 109

Lavinio A, Menon DK. 2011. Intracranial pressure: why we monitor it, how to monitor it, what to do with the number and what's the future? Curr Opin Anaesthesiol, 24:117 ~ 123

Leonardi AD, Bir CA, Ritzel DV, et al. 2011. Intracranial pressure increases during exposure to a shock wave. J Neurotrauma, 28: 85 ~ 94

Lescot T, Reina V, Le Manach Y, et al. 2011. In vivo accuracy of two intraparenchymal intracranial pressure monitors. Intensive Care Med, 37:875 ~ 879

Lewis PM, Smielewski P, Rosenfeld JV, et al. 2012. Monitoring of the association between cerebral blood flow velocity and intracranial pressure. Acta Neurochir, 114:S147 ~ S151

Maas AI, Schouten JW, Stocchetti N, et al. 2008. Questioning the value of intracranial pressure (ICP) monitoring in patients with brain injuries. J Trauma, 65:966 ~ 967

Martin NA, Doberstein C. 1994. Cerebral blood flow measurement in neurosurgical intensive care. Neurosurg Clin N Am, 5: 607 ~ 618

Mayevsky A, Ornstein E, Meilin S, et al. 2002. The evaluation of brain CBF and mitochondrial function by a fiber optic tissue spectroscope in neurosurgical patients. Acta Neurochir, 81:S367 ~ S371

Melo JR, Di Rocco F, Blanot S, et al. 2011. Transcranial Doppler can predict intracranial hypertension in children with severe traumatic brain injuries. Childs Nerv Syst, 27:979 ~ 984

Messerer M, Daniel RT, Oddo M. 2012. Neuromonitoring after major neurosurgical procedures. Minerva Anestesiol, 78:810 ~ 822

Montanini S. 1992. Intravenous anaesthetics in anaesthesia and ICU: cerebral mapping, TCD and ICP. Minerva Anestesiol, 58: 867 ~ 870

Narotam PK, Burjonrappa SC, Raynor SC, et al. 2006. Cerebral oxygenation in major pediatric trauma: its relevance to trauma severity and outcome. J Pediatr Surg, 41:505 ~ 513

Nekludov M, Bellander BM, Mure M. 2006. Oxygenation and cerebral perfusion pressure improved in the prone position. Acta Anaesthesiol Scand, 50:932 ~ 936

Newcombe VF, Hawkes RC, Harding SG, et al. 2008. Potential heating caused by intraparenchymal intracranial pressure transducers in a 3-tesla magnetic resonance imaging system using a body radiofrequency resonator: assessment of the Codman MicroSensor Transducer. J Neurosurg, 109:159 ~ 164

Oddo M, Villa F, Citerio G. 2012. Brain multimodality monitoring: an update. Curr Opin Crit Care, 18:111 ~ 118

Oh HS, Jeong HS, Seo WS. 2012. Non-infectious hyperthermia in acute brain injury patients: Relationships to mortality, blood pressure, intracranial pressure and cerebral perfusion pressure. Int J Nurs Pract, 18:295 ~ 302

Peace K, Maloney-Wilensky E, Frangos S, et al. 2011. Portable head CT scan and its effect on intracranial pressure, cerebral perfusion pressure, and brain oxygen. J Neurosurg, 114:1479 ~ 1484

Rosenberg JT, Sachi-Kocher A, Davidson MW, et al. 2012. Intracellular SPIO labeling of microglia: high field considerations and limitations for MR microscopy. Contrast Media Mol Imaging, 7:121 ~ 129

Russo G, Di Maro D, Grasso U, et al. 2001. Carotid endarterectomy: a retrospective analysis. Microendarterectomy and transcranial Doppler ultrasound monitoring. J Neurosurg Sci, 45:206 ~ 212

Sackellares JC, Shiau DS, Halford JJ, et al. 2011. Quantitative EEG analysis for automated detection of nonconvulsive seizures in intensive care units. Epilepsy Behav, 22:S69 ~ S73

Scalzo F, Bergsneider M, Vespa PM, et al. 2012. Intracranial pressure signal morphology: real-time tracking. IEEE Pulse, 3:49 ~ 52

Scheuer ML, Wilson SB. 2004. Data analysis for continuous EEG monitoring in the ICU: seeing the forest and the trees. J Clin Neurophysiol, 21:353 ~ 378

Scheuer ML. 2002. Continuous EEG monitoring in the intensive care unit. Epilepsia, 43:S114 ~ S127

Steiner LA, Andrews PJ. 2006. Monitoring the injured brain: ICP and CBF. Br J Anaesth, 97:26 ~ 38

Tachtsidis I, Tisdall MM, Pritchard C, et al. 2011. Analysis of the changes in the oxidation of brain tissue cytochrome-c-oxidase in traumatic brain injury patients during hypercapnoea: a broadband NIRS study. Adv Exp Med Biol, 701:9 ~ 14

Valentin A, Karnik R, Winkler WB, et al. 1997. Transcranial Doppler for early identification of potential organ transplant donors. Wien Klin Wochenschr, 109:836 ~ 839

Vuille-Dit-Bille RN, Ha-Huy R, Tanner M, et al. 2011. Changes in calculated arterio-jugular venous glutamate difference and SjvO$_2$ in patients with severe traumatic brain injury. Minerva Anestesiol, 77:870~876

Wolfe TJ, Torbey MT. 2009. Management of intracranial pressure. Curr Neurol Neurosci Rep, 9:477~485

Zweckberger K, Sakowitz OW, Unterberg AW, et al. 2009. Intracranial pressure-volume relationship: physiology and pathophysiology. Anaesthesist, 58:392~397

Zweifel C, Castellani G, Czosnyka M, et al. 2010. Noninvasive monitoring of cerebrovascular reactivity with near infrared spectroscopy in head-injured patients. J Neurotrauma, 27:1951~1958

第三十六章

意 识 障 碍

意识(consciousness)指脑的觉醒程度,是机体对自身及周围环境的感知、理解和觉察能力以及机体对内、外环境刺激做出应答反应的能力。意识不仅包含觉醒状态,还包括意识内容,即机体的注意、认知、语言、记忆、定向、思维、情感、意志、行为等心理活动和精神功能。前者是意识的"开关",人类只有在觉醒-睡眠周期的觉醒状态下,才能产生有意识内容的活动,属皮质下中枢的功能;后者是由产生意识内容的"加工厂"——大脑皮质来完成。意识清醒(conscious awareness)的维持取决于大脑皮质及脑干的整合功能,任何意识的改变都是脑功能障碍高度敏感的指征。

意识障碍(conscious disorder)指高级神经功能损害,导致机体对自身和外界环境刺激的反应能力减弱或丧失,包括觉醒状态(意识水平)受损和(或)意识内容的改变。昏迷(coma)则是意识障碍最严重的表现形式,此时脑功能处于衰竭状态,甚至可能发生不可逆性脑损害。其病理学基础是脑干网状系统、丘脑和大脑皮质功能异常。

第一节 意识和意识障碍发生的解剖学基础

普遍认为维持意识清醒并能进行意识活动的解剖学基础主要有两部分:一是脑干网状系统,即意识的"开关";二是双侧大脑半球皮质,即意识内容的产生部分。当意识的"开关"部分特别是脑桥上端、中脑和丘脑或双侧大脑皮质发生器质性损害、代谢紊乱或功能性异常,即可出现不同程度的意识障碍。

一、脑干网状结构及其功能障碍

脑干网状结构(brain stem reticular formation)指脑干内边界明显的灰质和白质以外的细胞体与神经纤维相互混杂分布的部分,位于脑干被盖内。其起自延髓的下端,在中脑的上端与丘脑的网状结构相连接。现已证实在脑干网状结构中存在网状上行激活系统(asce-nding reticular activating system, ARAS)和网状上行抑制系统(ascending reticular inhibiting system, ARIS),意识的维持和意识障碍的发生均与这两个系统的功能密切相关,ARAS 与 ARIS 之间的动态平衡及其与大脑皮质的相互影响,决定着意识的各个水平。ARAS 的纤维经由丘脑的网状结构,广泛投射到大脑皮质的各个区域和各层细胞,以实现对大脑皮质的兴奋作用,维持大脑皮质的觉醒状态和产生意识活动。如果其受到致病因素的影响,可导致意识障碍。而 ARIS 与 ARAS 的动态平衡决定着睡眠-觉醒周期的变化,ARIS 对大脑皮质功能有抑制作用。

二、丘脑、下丘脑及其功能障碍

丘脑(thalamus)或背侧丘脑(dorsal thalamus)是构成间脑的最大部分,其内含有丰富的细胞核群,可分为特异性丘脑核群和非特异性丘脑核群。前者是各种特异性感觉传导束的中继站,各种特异性传导束在此换元后,组成丘脑投射系统,向大脑皮质特定区域传递各种特异性感觉信号,其对觉醒有一定的激活作用,但损害后对意识水平的影响很小。后者由髓板内核、中线核、背内侧核大细胞部、腹前核和丘脑网状核组成,主要接受中脑网状结构上行纤维,再由这些核团发出大量丘脑皮质纤维投射到大脑皮质的广泛区域。向大脑皮质传递非特异性信号,以维持大脑皮质的觉醒状态。现已证实,此传导通路损害可引起觉醒障碍。

下丘脑(hypothalamus)为丘脑下沟以下的间脑部分,下丘脑后区亦属于网状结构的一部分,它与丘脑底部共同组成间脑底部的网状结构,参与网状上行激活系统的功能。如果受到损害,可影响正常的睡眠和觉醒,产生睡眠过度、嗜睡、发作性嗜睡和睡眠规律颠倒等,严重时可引起昏迷。

三、大脑皮质及其功能障碍

大脑皮质(cerebral cortex)由神经细胞、神经纤维和神经胶质组成,并构成大脑半球沟回的表层,根据各部位皮质结构和功能不同分为若干区。它是高级神经活动的物质基础,是机体所有功能的最高调节器官。意识的产生和维持有赖于大脑皮质各区域结构和功能的完整,同时还需要脑干网状结构上行激活系统的支持,使其保持一定水平的兴奋性,即觉醒状态。凡能引起脑的能量代谢障碍、血脑屏障破坏、神经递质障碍、酸碱平衡失调、水和电解质代谢紊乱等,均可导致大脑皮质功能低下而发生意识障碍。

第二节 意识障碍的分类及表现

有关意识障碍的分类,目前国内外尚无统一的标准,多数学者倾向将意识障碍分为觉醒状态(意识水平)障碍和意识内容障碍,或二者皆有。由于脑结构和功能的复杂性,决定了其受损害后发生意识障碍表现形式的多样性,但仍有一些基本的表现形式。

一、以觉醒障碍为主的意识障碍

觉醒(arousal)大致是清醒(wakefulness)的同义词,是指机体感受外部与内部刺激的能力。觉醒状态的标志是清醒和睡眠状态的正常存在,觉醒状态如果发生改变,就会出现机体对外界刺激相对无反应。觉醒状态的改变并不能确定意识障碍的确切部位。

(一) 嗜睡(somnolence)

嗜睡是一种病理性倦睡,可被唤醒或触醒,尽管患者可能不是完全清醒,但能睁开双眼,可正确回答简单问题及完成指令性的简单动作。它是意识障碍的初期表现形式,觉醒状态维持时间较短,停止刺激,患者很快进入睡眠状态。

（二）昏睡（stupefaction,lethargy）

昏睡是介于嗜睡与昏迷之间的一种意识障碍,觉醒能力严重受损,仅对重复而强烈的刺激有睁眼反应,无自主语言或言语含糊,对指令无反应或反应不正确,但此时患者至少还有部分意识动作以躲避有害刺激,停止刺激后,立即陷入深睡眠状态。

（三）昏迷（coma）

昏迷是觉醒状态、意识内容及随意运动功能完全丧失的一种最严重的意识障碍。此时机体即使受到强烈的刺激也不会清醒,机体与外界环境没有任何联系,无有意识的睁闭眼活动和自发性言语,生理反射正常、减弱或消失,可有病理反射,生命体征平稳或不平稳。按其程度可分为以下4种:

1. 浅昏迷 对疼痛刺激仍有简单而无意识的动作反应,睁眼反应消失或呈半闭合状态,大部分脑干反射仍然存在,生命体征平稳。

2. 中度昏迷 对外界刺激无应答,强烈的疼痛刺激可能出现防御反应,脑干反射减弱或消失,生命体征发生改变。

3. 深昏迷 对强烈的外界刺激无任何反应,所有生理反射及病理反射均消失,全身肌肉松弛,生命体征极不平稳。患者处于"濒死状态"。

4. 脑死亡（brain death） 又称为过度昏迷,是全脑功能持久而不可逆性丧失。其表现为深昏迷、脑循环终止、脑干反射完全消失、无自主呼吸,必须依靠人工辅助呼吸机支持呼吸和体循环。

二、以意识内容障碍为主的意识障碍

意识内容障碍的患者似乎是清醒的,甚至可能表现得过度警觉。但对患者进行详细检查,可发现其连贯思维或对环境做适应反应的能力受损,认知功能发生改变。

1. 意识模糊（confusion） 表现为淡漠和嗜睡,对部分刺激存在目的性反应,定向力障碍和注意力不集中,具有典型的情绪和记忆力异常。亚急性或慢性意识模糊常很难与痴呆相区别。

2. 谵妄状态（delirium） 表现为意识内容清晰度降低,伴有"觉醒-睡眠"周期紊乱,以精神运动性亢奋为典型特征。除有明显的定向力障碍外,可有幻觉、错觉和妄想,多易激惹。

3. 精神错乱（amentia） 以周围环境意识及自我意识均发生障碍为特征,而意识水平受损非常轻,能在一定程度与外界保持接触,有明显的言语错乱、思维混乱和定向力障碍。患者对自身及周围环境的认识和理解能力减退,可有显著的幻觉和精神运动性兴奋。恢复后不能回忆全过程。

4. 朦胧状态（twilight state） 表现为意识内容的缩窄,意识水平受损相对较轻,故在一定范围内对自身及周围环境能感知和认识,并做出相应反应,行为较协调。由于患者只专注于目前所关心的事物,对周围环境不能引起普遍关注,所以总是不能正确地把握事物的总体情况,可伴有幻觉、错觉和冲动性行为。朦胧状态多数为突发突止,症状持续时间可为数分钟,亦可为数天或更长时间。

三、特殊的意识障碍

1. 去大脑皮质状态(decroticated state) 大脑皮质功能广泛受损害或抑制,而皮质下结构和功能保存或部分恢复。表现为无意识睁、闭眼,眼球可凝视或无目的地活动,觉醒-睡眠周期存在,可有咳嗽反射和不自主的咀嚼、吞咽动作,貌似清醒,但对外界刺激无意识反应。四肢肌张力增高,双上肢屈曲,双下肢伸直,腱反射亢进,病理征可引出。

2. 无动性缄默症(akinetic mutism) 对外界刺激无任何有意识的反应,无锥体束征,对疼痛刺激可有躲避反应,吞咽反射存在,有觉醒-睡眠周期,患者表现为不言、不语、不动,貌似清醒。病变主要损害部位在脑干或丘脑的网状激活系统,而大脑皮质及其传出通路则正常。

3. 植物状态(vegetative state) 以存在脑干反射介导的唤醒反应为特点,但并无任何有意识的清醒,原始反射及觉醒-睡眠周期存在,偶可有视觉追踪和自发无意义的哭笑,但无自发语言,对外界刺激无任何有意识的反应。多为前脑结构,尤其是大脑皮质的广泛损害。

第三节 意识障碍的病因和病理生理学

维持正常的意识觉醒需要脑干网状结构-丘脑-大脑皮质功能的完整。因此,明显的意识改变意味着病变使 ARAS 或 ARIS、丘脑网状结构及大脑半球部分或全部受累。各种结构性病变、颅脑外伤、急性脑血管病、颅内占位性病变和炎症等、中毒或代谢性紊乱均可累及这些结构,导致意识受损或丧失。但引起昏迷的脑干病变只局限于累及脑桥上部或中脑的中线结构,局限于脑桥下部、延髓或单侧病变不可能导致昏迷。大脑半球单侧结构性病变即使非常大,一般也不会引起意识障碍;相反,即使相对小的双侧半球病变,如双侧丘脑病变也可导致昏迷。

一、颅内病变

(一)幕上局限性病变

常见于颅内血管性病变、外伤性颅内血肿、脑肿瘤、脑脓肿和肉芽肿等,这些病变如果靠近中线,可累及第三脑室后部、丘脑底部和丘脑内侧核群,使丘脑网状结构受压,引起意识障碍。幕上局限病变如果病灶扩大,或继发脑血液循环障碍,可导致脑组织淤血、水肿,使中线结构发生移位,致使间脑的网状激活系统受压或扭曲,而发生意识障碍。

(二)幕下局限性病变

常见于幕下脑结构的血管性病变、肿瘤和脓肿等。这些病变损害或波及脑桥上段、中脑或皮质-脑干网状结构-皮质反馈环路,阻断了皮质的激活,致使觉醒不能而发生意识障碍。在上述部位,即使损害小而局限,也可能导致严重的意识障碍,如脑桥的出血或小梗死灶。在结构上,中脑上段位于小脑幕与颅底围成的天幕孔狭窄处。因此,幕上各种占位性病变和弥漫性损害,常常导致颅内压升高,形成颞叶沟回疝而使脑干受压、移位甚至扭曲,中脑网状结构受损害而引起昏迷。此外,脑桥下部及延髓的病灶扩大或淤血、水肿,病变即可向上扩展,波及脑桥和中脑,导致网状上行激活系统受压或扭曲而发生意识障碍,亦可影响呼吸循环中枢,致使各种生命功能调控障碍,继发脑缺血、缺氧而加重意识障碍。小脑的各种病变如出血、梗死、肿瘤、脓肿等,压迫脑桥上段或中脑,引起上行网状激活系统受损,也可压迫延髓,影响各种生命功能调控系统,继发意识障碍。

重型脑室出血,无论是幕上或幕下局限性出血破入脑室系统,还是源于脑室系统的Moyamoya病、室管膜下腔隙性梗死、脉络丛血管畸形、肿瘤、脑室内动脉瘤、各种血液病等引起的原发性脑室出血,由于出血量大,在脑室内尤其是在第三、四脑室内形成铸型或出现急性梗阻性脑积水,均可使间脑的网状结构、脑干网状结构以及呼吸、循环中枢受压而引起意识障碍。

(三)脑结构的弥漫性病变

如前所述,意识改变一般不会由大脑半球局灶性或单侧病变引起,除非双侧大脑半球受累。能够引起颅内弥漫性受累的病因有颅内感染、蛛网膜下腔出血、广泛性脑挫伤、癫痫和癫痫持续状态、高血压脑病等。

弥漫性损伤常导致脑组织充血、水肿、变性、炎症细胞浸润、坏死等病理反应,且大脑广泛损害影响颅内解剖结构,进而影响脑脊液循环和脑血流供应,这些变化使脑组织损伤进一步扩大及大脑的顺应性降低。近年来研究发现,持久或不断发展的脑损害会影响脑血管自我调节,进而引起突发的、短暂的脑血管扩张。上述因素可引起颅内压升高,使大脑皮质、皮质下激活系统,尤其是脑干网状结构损害或受压,出现意识障碍。广泛脑水肿进一步加重,极易导致间脑中央部受压,使脑干上行网状激活系统损害,造成意识障碍加重。颅内高压还可引起枕骨大孔疝,若为急性枕骨大孔疝,则延髓呼吸、循环中枢受累,很快出现呼吸衰竭,呼吸变慢、不规则或呼吸暂停;血压先增高,脉率变快,此时如果不及时降低颅内压,则血压逐渐降低,脉率变慢,出现循环衰竭而危及生命。同时,当小脑扁桃体嵌入枕骨大孔较深可引起梗阻性脑积水,使昏迷程度加深。

二、非结构性损害

即非解剖因素,如代谢或中毒,通过影响脑干与大脑皮质觉醒系统而引起意识障碍。其他非解剖因素包括各种原因所致缺氧性脑病,严重感染,水、电解质和酸碱平衡失调等。

(一)缺氧性脑病

心搏骤停、窒息、溺水、触电、低血压发作、重度休克、Adams-Stokes综合征、严重贫血、亚硝酸盐和一氧化碳(CO)中毒等,均可引起脑组织氧代谢障碍而导致意识障碍。

正常情况下,脑是人体中对氧依赖性最大的器官。成人脑约占体重的2.2%,而脑血流量约占心排血量的15%,静息时脑耗氧量约占全身总耗氧量的20%。脑组织内用于离子转运、神经递质等合成代谢和神经冲动传递的能量,85%~95%来源于从血液中摄取葡萄糖和氧进行生物氧化。脑组织对糖原、氧和ATP的储备能力很差。因此,脑对缺氧极为敏感,完全阻断脑血流 10 分钟即可把储存于毛细血管内的氧耗尽,2 分钟就可以把储备的葡萄糖消耗尽。由此可见,迅速而严重的缺氧可在很短时间内引起昏迷。

1. 能量代谢障碍 由于缺氧,脑细胞很快由有氧氧化转为无氧酵解,ATP 生成大量减少;另一方面,因为组织缺乏糖原和葡萄糖储备,使 ATP 生成更加减少。ATP 是维持脑细胞功能及生存的动力,一旦能量耗尽,细胞功能将会丧失,可能发生变性、坏死。

2. 脑组织酸中毒 缺氧使糖酵解产生大量乳酸,引起脑组织乳酸性酸中毒。脑内酸中毒不仅严重抑制神经细胞功能,引起大脑皮质、皮质下激活系统功能紊乱,还可导致细胞内溶酶体破裂释放出大量水解酶,引起细胞死亡。

3. 脑水肿 缺氧引起脑细胞能量生成减少或耗竭,导致细胞膜离子泵功能衰竭,大量 Na^+、Cl^- 堆积于细胞内,继之水也进入细胞内,造成脑细胞水肿;同时由于 ATP 减少或耗竭,依赖 ATP 的 Ca^{2+} 泵功能亦发生障碍,导致细胞内 Ca^{2+} 超载。一方面,Ca^{2+} 在脑血管平滑肌细胞内堆积,使脑血管发生痉挛,加重脑组织缺血缺氧;另一方面,增高的细胞内 Ca^{2+} 可激活磷脂酶 A_2,分解膜上的磷脂产生大量游离脂肪酸,使脑细胞的结构和功能被破坏,且大量游离脂肪酸可抑制线粒体功能,参与脑水肿的发生。线粒体功能障碍使 ATP 合成功能严重受损,形成恶性循环。缺氧和酸中毒使脑微循环血管内皮细胞受损,血管通透性增加,大量液体渗出,形成间质性水肿。脑细胞水肿、血管内皮细胞损害和间质性水肿都可以使脑血流减少,进一步加重脑缺氧和脑水肿,形成又一恶性循环。心肺复苏中脑微循环障碍和心肺复苏后脑再灌注损伤,是影响复苏成功的重要因素。脑水肿使心肺复苏后患者神志恢复缓慢,严重的脑水肿可导致颅内压升高而加重意识障碍,甚至脑疝形成。

高原脑病(highland encephalopathy)是一种特殊的低张性脑缺氧,系因高原(海拔 3000m 以上)地区空气稀薄、气压低及氧分压低,新进入高海拔的人对环境适应能力不足,出现全身缺氧,特别是中枢神经系统缺氧。正常人肺泡气氧分压为 105 mmHg,动脉血氧分压为 100 mmHg,海拔越高,大气压就越低,氧分压亦越低,肺泡氧分压和动脉血氧饱和度也随之降低。若动脉血氧饱和度降至 70% 或以下时,中枢神经系统因缺氧而导致小血管先痉挛而后扩张、通透性增加,产生脑水肿及神经细胞变性、坏死及灶性出血。

(二) 急性中毒性脑病(acute toxic encephalopathy)

引起中枢神经系统中毒的毒素来源于周围环境,则称为外源性毒素中毒性脑病。神经系统对多数外源性化学物比其他系统敏感,在这些外源性化学物作为毒物损害其他系统引起急性中毒时,神经系统多可继发地受到损害。在此,我们仅探讨主要损害中枢神经系统的毒物(表 36-1)。当外源性毒物引起机体急性中毒时,毒物可损害脑部引起急性中毒性脑病。此时脑水肿常为其共同的病理改变,脑功能衰竭常为其共同的严重后果。

表 36-1 常见中枢神经系统毒物

药物中毒
● 镇静催眠药、抗精神病药、阿片类、酒精类
工业性毒物
● 腐蚀性毒物:强酸、强碱
● 金属及其化合物:铅、汞、砷、锰、四乙基铅、有机汞、三烷基锡等

续表

- 有机溶剂:甲醇、乙醇、氯乙醇、汽油、苯、甲苯、二硫化碳、三氯乙烯、四氯化碳、醋酸丁酯、二氯乙烷等
- 类金属及其化合物:砷化物、磷化氢等
- 有害气体:一氧化碳、氯气、甲烷、硫化氢等
- 窒息性毒物:氰化物、高铁血红蛋白生成性毒物如亚硝酸盐、苯胺、硝基苯等

农药

- 有机磷、有机氯、有机氮、氨基甲酸酯类、拟除虫菊酯、氟乙酰胺、毒鼠强等

植物性毒物

- 乌头碱、毒蘑菇、托品类生物碱、毒扁豆碱、四氢大麻酚、鱼藤酮等

动物性毒物

- 河豚鱼、蜘蛛毒、蛇毒、蝎毒、鱼胆等

1. 细胞膜离子泵功能衰竭 中毒致细胞膜离子泵功能受损的机制是基于中毒所致脑细胞缺氧,细胞膜能量代谢障碍,脑细胞水肿,脑微循环血管内皮细胞肿胀,AMP 及 ADP 因不能转变为 ATP 而蓄积,致红细胞聚集,阻滞血流,严重时可使脑血流完全受阻。当脑血流量低于每分钟 15 ml/100 g 时,神经细胞膜电生理活动即发生衰竭。

2. 血脑屏障功能损害 血脑屏障是由无窗孔的毛细血管内皮细胞及细胞间紧密连接、基膜、周细胞、星形胶质细胞脚板和极狭小的细胞外隙共同组成的一个细胞复合体。血脑屏障的重要特征是能延缓和调节血液与脑脊液、脑细胞外液之间的物质交换,使脑脊液和脑细胞外液成分的改变降到最低限度。这种延缓和调节物质交换的过程,不仅表现在机械阻挡作用,而且还表现在主动转运、易化扩散和酶的降解等作用。通过上述作用,以维持脑细胞外液的化学成分和物理因素的恒定,确保中枢神经系统功能的正常进行。不同毒物对脑功能的影响,取决于其穿透和破坏血脑屏障的能力。一般而言,分子质量小的、不易离解的、脂溶性弱的电解质易进入脑内,如苯、二硫化碳、汞、四乙基铅等。水溶性物质特别是能与血浆蛋白结合的物质,则不易进入脑内。但不少毒物因为能直接损害脑毛细血管内皮细胞,使内皮细胞紧密连接处的通透性增高,或通过多种途径导致脑缺氧(如 CO 中毒等),血脑屏障迅速受到损害,促进血清蛋白渗出于血管外,形成血管源性水肿,进而使颅内压升高,脑灌注压降低,脑血流量下降,加重脑缺氧,引发恶性循环。

3. 自由基所致损害 中毒和缺氧可使脑细胞氧化还原代谢发生障碍,黄嘌呤脱氢酶转化为黄嘌呤氧化酶,后者在 ATP 缺乏时,使 Fe^{2+} 从铁蛋白释放出来,并催化超氧阴离子转化为羟自由基。同时,由于细胞内 Ca^{2+} 超载,受 Ca^{2+} 调节的多种酶类被激活,导致膜磷脂分解和细胞骨架破坏,大量自由基生成,引起细胞损害。自由基具有较强的组织损伤作用,使神经细胞膜及脑血管内皮细胞也遭受损害,从而加重了血脑屏障的损害。

4. 兴奋性氨基酸释放 中毒所致脑细胞缺氧,引起膜去极化和突触前兴奋性递质如谷氨酸、天冬氨酸等大量释放;通过激活细胞的代谢型兴奋性氨基酸受体,启动 Na^+、Ca^{2+} 通道开放,引起 Na^+、Ca^{2+} 内流,诱发脑细胞水肿或死亡。

5. 脑内 pH 改变 中毒后脑组织进入无氧代谢状态,乳酸堆积,使脑内 pH 下降,引起乳酸性酸中毒。其一加重脑细胞水肿;其二细胞外液 pH 降低后,增多的 H^+ 可使脑血管自我调节功能丧失,血管因麻痹而扩张,同时可刺激延髓呼吸中枢而使呼吸增快,患者出现自

发性过度通气。

基于网状结构的多突触性传递功能及大脑皮质的广泛突触联系特点,使得它们成为毒物和药物损害的重要靶点,有机磷农药的主要毒性作用就是通过抑制乙酰胆碱酯酶(acetyl-cholinesterase,AChE),导致所有胆碱能神经传导部位的神经递质——乙酰胆碱蓄积而引起中毒效应。抗精神病药物是通过阻滞神经递质受体或抑制单胺神经递质再摄取而发挥其治疗作用,过量则可引起过度镇静作用,尤其是抗抑郁药物过量,更易导致意识障碍。乙醇引起的急性中毒,主要是对中枢神经系统产生抑制作用,最初选择性抑制网状激活系统,最后抑制延髓血管运动中枢和呼吸中枢而使意识障碍加重。其作用机制可能与干扰细胞膜的离子转运有关。

以缺氧为主的急性中毒性脑病一般无潜伏期,早期症状常见头痛、头晕、恶心、呕吐、全身乏力、倦怠、嗜睡或失眠等;病情进一步发展,多出现不同程度的意识障碍、抽搐或精神障碍。但不少神经毒物如四乙基铅、有机汞、有机锡、甲醇、溴甲烷、碘甲烷等发生急性中毒时,一般需要经历数小时或数天甚至2~3周的潜伏期,才会出现意识障碍的表现,应引起注意。

(三) 代谢性脑病(metabolic encephalopathy)

该类脑病是由于机体自身重要器官病变导致正常代谢功能障碍,产生内源性毒素而引起中枢神经系统功能损害。如前所述,意识的产生和维持,不仅需要大脑皮质、丘脑和脑干网状系统解剖结构的完整,更重要的是维持其功能的完整,这就需要机体必须维持稳定的内、外环境。新陈代谢是生命的基本特征之一,人体需要的氧气和原料通过一系列复杂的过程到达组织;而组织代谢后产生的废物又通过复杂的过程排出体外,有规律的代谢过程是维持意识的必要条件。代谢过程受神经和体液的调节,如果代谢器官发生严重病变,可导致代谢紊乱。如电解质与酸碱平衡紊乱、水代谢异常,糖、脂肪、蛋白质代谢紊乱;氨、酚等毒性物质形成假性神经递质;神经递质、神经激素及酶代谢异常等,产生内源性毒素而引起意识障碍。

1. 肺性脑病(pulmonary encephalopathy) 指由呼吸功能衰竭引起高碳酸血症和低氧血症所致的脑功能损害,常继发于慢性肺部疾病,以慢性支气管炎、阻塞性肺气肿最为常见。诱发因素主要为呼吸道合并急性感染。呼吸衰竭时由于通气不足使肺泡通气量下降,引起 CO_2 排出减少,进而发生储留。脑组织发生 CO_2 储留可直接抑制大脑皮质,使皮质兴奋性降低,过高浓度则可使中枢神经系统处于麻醉状态。同时,潴留的 CO_2 使脑组织酸碱平衡失调和水、电解质代谢紊乱。缺氧和 CO_2 储留均能引起脑组织充血、水肿和颅内压增高。在临床上,肺性脑病的神经精神症状与动脉血 $PaCO_2$ 特别是脑内 $PaCO_2$ 的高低密切相关。多认为 $PaCO_2$ 若2倍于正常值时即出现神经精神症状,常可见精神抑制、头晕、注意力不集中、谵妄和昏迷状态;3倍于正常值时即出现深昏迷、抽搐等。此外,神经细胞酸中毒还可以引起抑制性神经递质 γ-氨基丁酸(GABA)生成增多,使中枢神经系统的功能和代谢障碍加重。

2. 肝性脑病(hepatic encephalopathy) 指各种原因引起严重肝病所致代谢紊乱,造成中枢神经系统功能障碍,并以意识障碍和(或)行为异常为主要表现的综合征。多种致病因素诱发重症肝炎、肝硬化及血液门-体分流等,可引起氨代谢异常、血脑屏障破坏、神经递质传递障碍而使意识发生改变。肝性脑病的常见诱发因素有上消化道出血、摄入蛋白质过多、输入库存血液、使用大剂量利尿剂、过量放腹水、代谢性碱中毒、感染、镇静安眠药、便秘、外科手术等。

（1）内源性毒素中毒：肝衰竭时血氨生成过多和清除过少，以氨为主的硫醇、短链脂肪酸等在体内蓄积，相互增强毒性，直接抑制脑干网状结构上行激活系统。

（2）神经递质障碍：①γ-氨基丁酸。生理状态下，中枢神经以外的 GABA 由肠道细菌分解产生，在肠腔内被吸收后，在肝内代谢。肝衰竭或门-体分流术后，体循环内 GABA 水平升高，并易透过通透性已增高的血脑屏障，进入脑内与神经元突触后膜上的 GABA 受体结合，加重大脑皮质功能的抑制。②假性神经递质。Fischer 研究发现，在肝性脑病患者血液中的苯乙醇胺和羟苯乙醇胺浓度明显升高，而多巴胺（DA）和去甲肾上腺素（NE）明显下降，认为后二者被前二者所替代，但又不能发挥 DA 和 NE 的生理功能，故称其为假性神经递质。NE 能神经元胞体主要位于脑干网状结构等处，促进网状结构上行激活系统投射到大脑皮质，以维持觉醒状态。当假性神经递质与 NE 受体结合后，使 NE 能神经传导功能障碍，以致大脑皮质不能维持觉醒状态而发生意识障碍。③氨基酸代谢失调。生理状态下，缬氨酸、亮氨酸和异亮氨酸等支链氨基酸（BCAA）及苯丙氨酸、色氨酸、酪氨酸等芳香氨基酸（AAA）分别在肝脏和肌肉内代谢，胰岛素有促进 BCAA 进入肌肉的作用。当肝衰竭时，胰岛素在肝内灭活受阻，导致其在血液中浓度增高，促进 BCAA 大量进入肌肉内，使血中 BCAA 水平下降；AAA 因在肝内代谢减少，使血中 AAA 水平显著升高。此二者（BCAA/AAA）在中枢神经系统的比值（正常为 3～3.5）失调，致使脑功能严重障碍。苯丙氨酸和酪氨酸又可在脑内转化为苯乙醇胺和胺，构成假性神经递质而加重意识障碍。

（3）其他因素也参与了肝性脑病的发生，如血脑屏障通透性增高、锰排出障碍、低血糖、电解质和酸碱平衡失调等，都可诱发和加重肝性脑病。

3. 高血糖性脑病（hyperglycemic encephalopathy） 指糖尿病患者出现急性代谢紊乱所致的脑部症状，包括糖尿病酮症酸中毒和糖尿病非酮症性高渗性昏迷。

（1）糖尿病酮症酸中毒（diabetic ketoacidosis，DKA）：是糖尿病的严重并发症。由于体内胰岛素分泌不足，升血糖激素增加，引起血糖和脂肪代谢严重紊乱，而出现高血糖症、酮血症和酸血症，可导致昏迷，甚至危及患者生命。胰岛素依赖型糖尿病（1 型糖尿病）患者多见，甚至成为 1 型糖尿病的首发症状。2 型糖尿病多在感染、治疗不当、各种应激状态、进食不当或胃肠道疾病的诱发下出现。由于胰岛素浓度绝对或相对不足以及升血糖激素增加，导致代谢紊乱，引起高血糖；脂肪和蛋白质分解加速，使脂肪酸在肝内生成速度超过肝外组织的利用能力，引起高血酮。酮体中的酸性代谢产物造成酮症酸中毒。而酮体中的丙酮及乙酰乙酸是中枢神经系统的毒性物质，能抑制中枢神经系统酶的作用，阻碍中枢神经系统的正常营养，使其功能紊乱而导致严重意识障碍。高血糖和高血酮使血浆渗透压增高，引起细胞内脱水；同时高血糖使肾小管产生渗透性利尿，导致水从肾脏丢失；厌食、呕吐使水摄入不足又加重水丢失，意识障碍后不能及时补充水更加重失水。失水可导致循环功能衰竭、肾功能损害，进而加重酸中毒。电解质平衡紊乱，尤其是低钠血症可诱发脑水肿，加重脑损害。需要警惕的是发生 DKA 时，体内严重缺钾而血钾可正常或偏高。在治疗过程中，由于使用胰岛素，糖原合成时 K^+ 随之由细胞外迅速转移到细胞内而出现低钾血症，导致心律失常，甚至心搏骤停。因此，在救治 DKA 患者时，必须连续监测血钾，观察心电图的变化。

（2）糖尿病非酮症性高渗性昏迷（diabetic nonketotic hypersomolar coma）：是以高血糖、高渗透压、严重脱水和进行性意识障碍为特征的临床综合征。与 DKA 的区别是其无明显的酮症酸中毒。多见于老年糖尿病患者，原来无糖尿病病史或仅有轻度症状，采用饮食控制或口服降糖药治疗。几乎所有本病患者都有明显的发病诱因,包括引起血糖升高的因素如感染、手术、创伤、急性脑卒中、消化系统疾病、心血管系统疾病、糖皮质激素、苯妥英钠、普萘洛尔、钙通道阻滞剂、免疫抑制剂、氯丙嗪、各种利尿药等;引起失水和(或)脱水的因素如各种利尿剂、水摄入不足、呕吐、腹泻、严重烧伤、环境温度过高等。其中袢利尿剂呋塞米、噻嗪类利尿剂氢氯噻嗪不仅加重失水,且还有抑制胰岛素分泌和降低胰岛素敏感性的作用。体内胰岛素分泌不足和胰岛素抵抗使血糖严重升高,导致渗透性利尿,使肾小管重吸收水和 Na^+、K^+障碍,尿量增多,体内总水量减少,血液浓缩,渗透压升高,引起脱水、电解质紊乱和血容量严重不足。脑细胞脱水和供血不足引起意识障碍而发生昏迷。昏迷后,因患者无法诉说口渴,使水的摄入不足,进一步加重脱水。如此恶性循环,最终造成高度脱水、高血糖、高血钠和高渗透压所致中枢神经功能损害。在此病病理演变过程中,胰岛素作用不足虽不能抑制糖原分解和糖异生,但却能抑制脂肪分解和酮体生成,加之严重高血糖和高渗脱水状态本身就有抗酮体生成的作用,故此病不出现酮症及酸中毒或仅有轻度酮症。

4. 低血糖性脑病(hypoglycemic encephalopathy) 亦称低血糖昏迷(hypoglycemic coma),是多种原因引起糖代谢紊乱、血糖严重降低、中枢神经系统因葡萄糖缺乏所致的临床综合征。引起低血糖的原因很多,常分为空腹低血糖、餐后低血糖及药物引起的低血糖。

(1)空腹(吸收性)低血糖:常出现于空腹过夜或较长时间禁食后,运动可加速症状的发生,反复发生提示器质性疾病。胰岛增生、胰岛素瘤、体内存在胰岛素或胰岛素受体的自身抗体、异位胰岛素分泌、促胰岛素分泌剂如磺脲类、苯甲酸类衍生物等,均可使内源性胰岛素分泌过多;心力衰竭、肝衰竭、肾衰竭、脓毒症、胰岛素拮抗激素缺乏(胰高血糖素、生长激素、皮质醇等)、胰外肿瘤等均可引起糖代谢严重紊乱。

(2)餐后(反应性)低血糖:为餐后胰岛素反应性释放过多所致,多见于功能性疾病,如功能性低血糖症、酒精性低血糖症、特发性反应性低血糖症、胃大部分切除术后倾倒综合征、糖类代谢酶先天性缺乏、早期糖尿病低血糖症。

(3)药物引起的低血糖:胰岛素和口服降糖药物应用过量是引起低血糖的常见原因。其他能引起或加重低血糖的药物有阿司匹林、对乙酰氨基酚、保泰松、氯霉素、苯丙胺、苯海拉明、奎宁、锂制剂、β受体阻滞剂、双香豆素、单胺氧化酶抑制剂、地西泮类等。

脑细胞所需要的能量几乎完全来自葡萄糖,不能利用循环中的游离脂肪酸。正常大脑的葡萄糖储备只能维持30分钟,如果血糖下降至2.8~3.0 mmol/L时,胰岛素分泌受抑制,升糖激素反应性升高,引起自主神经兴奋症状。此时,若不能及时补充葡萄糖,血糖会进一步下降,严重影响脑细胞的能量代谢,使大脑皮质功能受抑制。病情继续发展可波及皮质下中枢,造成更加严重的意识障碍。如果低血糖持续时间较长,可致脑细胞呈不可逆性损害甚或脑死亡。

5. 尿毒症性脑病(uremic encephalopathy) 指急、慢性肾衰竭导致体内代谢产物潴留而引起的脑功能障碍,其病因及发病机制不明。肾衰竭导致血中尿毒素蓄积,脑内毛细血管通透性增加,可能使脑内也出现毒性物质的蓄积,使神经细胞膜 Na^+,K^+-ATP 酶活性降低,能量代谢障碍,水、电解质和酸碱平衡失调,渗透压改变,神经细胞和胶质细胞膜发生特征性改变,脑细胞内 Na^+ 含量增加,形成脑水肿而引起意识障碍或加重意识障碍。与其他代谢性脑病不同,尿毒症脑病患者还可出现抽动、痉挛和癫痫发作,约35%的病例死亡前出现癫痫发作。应注意某些尿毒症脑病并非尿毒症所致,是治疗药物排泄障碍导致药物蓄积,有时即使是血药浓度正常也可造成过度镇静作用。

6. 一氧化碳中毒性脑病（carbon monoxide poisoning encephalopathy） 指过量的 CO 进入体内与血红蛋白（hemoglobin，Hb）结合成碳氧血红蛋白（carboxyhemoglobin，HbCO），二者的亲和力比 O_2 与 Hb 的亲和力大 300 倍，而 HbCO 的解离能力仅为 HbO_2 解离能力的 1/3600。HbCO 无携氧功能，从而导致低氧血症，引起组织缺氧。且 CO 与细胞色素 c 氧化酶中的 2 价铁结合，抑制酶的活性，影响细胞呼吸链的传递过程，阻碍细胞对氧的利用，形成细胞内窒息。CO 与肌球蛋白结合，阻碍细胞内氧向线粒体弥散，损害线粒体功能。缺氧导致脑组织葡萄糖发生无氧酵解，使脑内 ATP 产生减少，依赖于 ATP 的 Na^+、K^+ 泵功能衰竭，从而导致细胞内发生水肿。此外，缺氧引起脑毛细血管内皮损伤，使血管壁渗透性增加；同时，毛细血管内皮细胞发生肿胀，造成脑血液循环障碍，血脑屏障遭破坏，产生血管源性脑水肿。需要注意的是，部分患者急性期后意识完全恢复，经过 1 周至 1 个月的假愈期，又突然出现再度昏迷，或一系列精神、神经症状，称之为迟发性脑病（delayed encephalopathy）。可能由于脑缺氧后继发性血管病变、内皮细胞变性及闭塞性动脉内膜炎等引起相关脑结构损害（主要累及苍白球和皮质下白质）。

7. 感染中毒性脑病（infected with toxic encephalopathy） 是由各种急性传染性或感染性疾病所致的一种类似脑炎样临床综合征，预防接种、手术创伤感染亦可引起该病。可能与毒素、炎症因子等直接作用于脑组织有关，亦可能为细菌或毒素导致自身免疫、代谢紊乱，且高热、脱水、电解质紊乱、惊厥及其他原因均可引起脑组织缺血、缺氧、脑细胞水肿，进而使脑细胞膜脂质代谢严重障碍而引起意识障碍。

8. 低钠血症脑病（hyponatremic encephalopathy） 指严重低钠血症（hyponatremia）所引起的一系列神经精神症状。低钠血症与体内总钠量无关，是指血清钠离子低于 135 mmol/L。根据病因不同可分为缺钠性低钠血症、稀释性低钠血症、消耗性低钠血症和脑性盐耗综合征（cerebral salt wasting syndrome，CSWS）或抗利尿激素分泌失调综合征（syndrome of inappropriate antidiuretic hormone secretion，SIADH）

（1）缺钠性低钠血症：体内总钠量及细胞内钠均减少，钠丢失多于水丢失。常见于呕吐、腹泻、利尿药应用不当、大量出汗或烧伤，过量放胸腔积液、腹水和重大手术后等。

（2）稀释性低钠血症：总钠量可正常或增加，细胞内钠和血清钠浓度降低。系因水过多，血钠被稀释，常见于过量饮水和输低钠液过多、抗利尿激素分泌过多、充血性心力衰竭及肾衰竭导致的排尿量过少等。

（3）消耗性低钠血症：亦称特发性低钠血症，多见于肝硬化晚期、恶性肿瘤、营养不良、年老体衰及其他慢性疾病晚期。可能是细胞内蛋白质分解消耗，细胞内渗透压降低，水由细胞内移向细胞外所致。

（4）脑性盐耗综合征：指在中枢神经系统疾病如脑外伤、炎症、出血、肿瘤、蛛网膜下腔出血和 Guillain-Barre 综合征等发病过程中，肾不能保存钠而引起钠自尿中大量流失，并带走过多的水分，从而造成低钠血症和细胞外液容量的下降（低血容量）。而抗利尿激素分泌失调综合征主要引起水潴留、尿排钠增多及稀释性低钠血症，但其血容量大致正常或轻度增加。由于二者在临床上都是颅内疾病的并发症，CSWS 对钠和血容量的补充有效，而限水治疗则无效甚至导致病情恶化。故对于颅内疾病合并有低钠血症者，应认真注意鉴别是由 CSWS 还是 SIADH 引起，以有利于治疗方案的正确选择，及时阻止患者病情的进一步恶化。

　　无论是哪种原因引起的低钠血症脑病,都可因渗透压差使水进入脑细胞,或通过激素作用使细胞外液水进入脑细胞,引起脑水肿和颅内压升高;同时低钠血症可导致呼吸和循环功能障碍,引起缺血缺氧性脑病。育龄期女性在多种原因作用下易发生低钠血症脑病,可能与雌激素直接抑制 Na^+,K^+-ATP 酶活性或促使抗利尿激素分泌增加有关。除低钠血症可致脑功能损害引起意识障碍外,高钙血症、低钙血症、高磷血症、高镁血症、高钠血症、钾代谢异常等电解质失衡、酸碱平衡及体液平衡失调均可诱发意识障碍。特别是高钙性脑病(hypercalcemia encephalopathy),临床上并不少见。脑细胞内、外钙比例适当是维持神经细胞兴奋性的条件,血钙过高,可致脑细胞内、外钙离子比例失调而引起神经兴奋性降低,神经传导障碍。甲状旁腺功能亢进症、溶骨性骨肿瘤、转移癌和多发性骨髓瘤均可引起高钙血症。高钙性脑病可成为此类疾病的首发症状和表现。电解质、体液和酸碱平衡失调可存在于多种疾病的发展过程中,是临床中十分常见的一组病理生理状态,在诊疗过程中,应特别引起注意。

　　在代谢性脑病中,还包括胰腺性脑病(pancreatic encephalopathy)、透析性脑病(dialysis encephalopathy)和 Addison 病或肾上腺功能不足所致的脑病等。胰腺性脑病多认为是由于胰腺急、慢性炎症或癌变等引起胰酶包括胰蛋白酶、糜蛋白酶、纤维蛋白溶酶、胰舒血管素和激肽等进入血液引起脑损害,且磷脂酶 A_2 活性在急性胰腺炎时明显升高,分解脑组织中的卵磷脂,血脑屏障破坏,致使神经细胞中毒、水肿及功能障碍。透析性脑病是长期反复透析治疗引起脑组织尤其是大脑皮质铝中毒所致的进行性神经精神异常,是常见的致死性脑病。Addison 病合并感染、创伤、手术、分娩或突然中断肾上腺皮质激素治疗等时,机体对这些应激的抵抗力减弱,致使电解质及血糖等代谢严重紊乱,引起神经功能障碍。

　　一些精神性因素,如焦虑、情绪紧张或癔症(hysteria)发作时,常可出现呼吸过度或呼吸频率加快,引起二氧化碳呼出增加,导致呼吸性碱中毒、低碳酸血症等,血中 PCO_2 降低,使脑血管反射性收缩,全脑供血不足而引起一过性意识障碍,称过度换气综合征(hyperventilation)。还有一些精神性或外界因素引起的心因性反应导致机体无反应状态,应与昏迷相鉴别。

第四节　意识障碍对机体的主要影响

　　意识障碍特别是处于昏迷状态的患者,对自身的各种自我保护机制均降低或丧失,对外界环境的应变和适应能力亦减低或完全丧失,很容易诱发或继发各种新的损害,使患者的病情及病理生理机制更加复杂化,形成恶性循环,以致危害患者的生命。

一、呼吸功能障碍

　　呼吸功能障碍既可以导致昏迷如肺性脑病,又可以成为昏迷的并发症,其主要发生机制是基于呼吸中枢的驱动结构和呼吸器官的损害。

　　(一) 呼吸中枢损害

　　大脑皮质通过皮质脊髓束和皮质脑干束控制呼吸运动的神经元活动,其对呼吸节律的控制是随意的;而脑桥和延髓是产生呼吸节律的中枢,脑桥下部是呼吸调节中枢,其呼吸神经元与延髓之间存在双向联系,形成控制呼吸的神经回路,延髓背内侧为吸气神经元,延髓腹外侧既含有吸气神经元又含有呼气神经元,这些神经元的功能与呼吸周期相关,但不能随意调节呼吸。上述结构的直接或间接损害,均可导致呼吸功能障碍。

1. 呼吸中枢间接受累　各种颅内外病变、中毒等常可引起脑水肿,导致颅内压增高,进而使呼吸中枢受压,造成呼吸驱动力不足而出现限制性通气功能障碍,并发缺氧和二氧化碳储留。

2. 呼吸中枢直接受累　呼吸中枢本身缺血、缺氧、炎症、出血等,使呼吸节律失调和呼吸驱动力不足而引起呼吸功能障碍。

(二) 呼吸器官受累

意识障碍尤其发生昏迷时,患者的咽反射和吞咽反射均减弱,使呼吸道分泌物不能主动排除,口腔分泌物和胃内反流物被吸入呼吸道;下颌松弛、舌根后坠及呕吐物引起的窒息等可引起呼吸道阻塞;各种气道侵入式治疗措施(气管插管、气管切开置管、吸痰管等)、护理操作等,都可使昏迷患者极易合并肺部感染。上述因素亦可导致急性肺损伤(acute lung injury, ALI)或急性呼吸窘迫综合征(acute respiratory distress syndrome, ARDS),临床以呼吸频率、呼吸窘迫和顽固性低氧血症为主要表现,应引起警惕。否则,若不及时救治会进一步加重意识障碍。

二、循环功能障碍

意识障碍发生、发展过程中,除导致意识障碍的各种原发病可促进脑灌注不足外,脑水肿、颅内压升高对脑循环亦有影响,病变所产生的各种血管活性因子可致脑血管痉挛;继发性呼吸障碍可引起脑缺氧;同时存在的心血管功能障碍(脑源性心血管功能障碍),亦能加重脑灌注不足,引发脑功能进一步损害,使意识障碍恶化。

急性颅内病变(脑出血、脑梗死、蛛网膜下腔出血、脑炎、脑膜脑炎等)和颅脑外伤均可累及下丘脑、脑干自主神经中枢,诱发心律失常、心肌缺血、急性心肌梗死或心力衰竭等。一般认为,急性脑损伤早期出现心血管功能异常是机体对应激反应的结果,以保证机体重要脏器的血供与功能,但如过度应激则会造成下丘脑-垂体-肾上腺髓质系统兴奋性增强,引起儿茶酚胺"风暴",心脏作为儿茶酚胺的靶器官而受到直接或间接损害。同时,急性脑损伤时神经内分泌功能失调,还可引起神经肽Y、血管紧张素Ⅱ、内皮素等多种血管活性物质升高,直接影响心血管功能,或通过儿茶酚胺的作用间接损害心肌,出现心脏自律性改变、传导功能改变、复极化改变和心肌缺血坏死等。

三、水、电解质和酸碱平衡失调

发生意识障碍的患者,因失去了对自身内、外环境变化的感知和自身调节能力,对自身生理需要的主观感觉和主动调节能力极度下降,如与体液容量和渗透压调节相关的口渴感及主动饮水行为;与机体物质和营养代谢相关的饥饿感和主动摄食行为;与体温调节相关的冷热感等,使患者随时可能面临水、电解质和酸碱平衡失调的危害,或使原有的水、电解质和酸碱平衡紊乱恶化。在救治过程中,因不恰当使用脱水、利尿剂或补液过多或过少或成分不恰当等,均可能进一步加重内环境紊乱。丘脑下部皮质是脑内维持机体内环境平衡稳定的最重要结构,急性脑损伤时丘脑下部结构可直接或间接受损,引起严重的内脏功能障碍,如水平衡、内分泌、糖及脂肪代谢、体温调节等失调。因此,水、电解质和酸碱平衡失调既可以成为昏迷的病因,又可以是昏迷的并发症之一。继发性水、电解质和酸碱平衡紊乱可使患者的意识障碍进一步恶化。

四、脑源性多器官功能障碍综合征

意识障碍特别是昏迷的患者,可并发多器官功能障碍。如果其意识障碍是由重症脑功能损害所致,则将这种多器官功能障碍综合征(MODS)称为脑源性 MODS,有别于传统意义的 MODS。脑源性 MODS 发生的可能机制与过度的神经内分泌反应(交感-肾上腺髓质系统、下丘脑-垂体-肾上腺皮质系统、肾素-血管紧张素-醛固酮系统等)以及急性脑损伤作为对机体的严重打击激活了体内炎症反应,加之昏迷易并发感染等作为二次打击而激发了炎症介质的瀑布效应,从而引发 MODS。多器官功能障碍常在脑损害后第 3~5 天达高峰,第 7~10 天消退。

1. 营养代谢功能障碍　昏迷患者的营养代谢功能障碍是持久的,在病初通常表现为高血糖症、高乳酸血症和低蛋白血症,恢复期则表现为因视意识障碍的程度及吞咽功能情况而不同。若意识障碍或吞咽功能无改善,可致长期营养不良。营养代谢障碍可加重中枢神经系统损害的程度,延迟神经功能恢复的时间,增加内科合并症和病死率。

2. 急性肺损伤　好发于急性脑损伤后 1 周之内,可引起严重后果,临床上不容忽视。

3. 急性胃黏膜损伤　昏迷初期或并发感染后极易引起胃黏膜急性病变,导致急性应激性溃疡和(或)消化道出血。其形成机制为,急性脑损伤直接或间接引起丘脑下部自主神经中枢受累,使消化液分泌障碍、胃肠张力和运动功能紊乱、胃肠壁血液循环及营养障碍等。

4. 急性肾功能障碍　肾脏是参与下丘脑对血浆渗透压、血容量及水摄入调节的终末器官,如果下丘脑受累,则会造成神经源性急性肾障碍,引起脑性尿崩症。尽管意识障碍并发急性肾功能障碍的概率相对不高,但因昏迷的患者多存在脑水肿、颅内压升高等,在救治过程中需要使用甘露醇、抗菌药物等,这些药物具有肾毒性;加之高龄时肾功能储备不足、高血糖、高血压等基础疾病使肾功能处于边缘状态等,这些都可以构成急性肾功能障碍的危险因素,应引起注意。

5. 其他　昏迷的继发损害还有很多,如患者常由于脑结构损害或中毒、代谢异常等因素导致痫性发作,持续的痫性发作可加重脑细胞的缺血缺氧性损害和血脑屏障的严重异常,进一步使意识障碍恶化。痫性发作还可以影响呼吸和循环功能。若病变波及体温调节中枢,引起体温调节障碍,患者可出现体温过高或过低,进一步使代谢障碍加重,意识障碍恶化。

第五节　意识障碍防治的病理生理基础

发生意识障碍时表明脑功能已受到损害,若意识障碍进一步发展,则患者意识完全丧失,此时脑功能处于衰竭状态,中枢神经系统对全身各系统、器官功能的调节作用严重受累,若不尽快查明病因,对因治疗,部分患者将发生不可逆性脑损害,轻者致残,重者则可能导致死亡。因此,对于昏迷患者,需迅速、准确地评估意识障碍的程度,基于可能的病理生理学基础,及时给予对症和对因治疗,以阻止意识进一步恶化,保护脑功能,防止中枢神经系统受损加重。故对于昏迷患者应坚持的治疗原则为:紧急处理危及生命的危象;迅速查明病因,对因治疗;对症支持治疗;并发症的防治。

一、紧急处理危及生命的危象

1. 呼吸危象的急救　保持呼吸道畅通,清除呼吸道异物、吸痰、吸氧,必要时应早期行气管切开;对自主呼吸微弱或停止、有中枢性或周围性呼吸衰竭征象者,应立即气管插管给予人工辅助呼吸。

2. 循环衰竭的救治　快速建立静脉液路以纠正容量衰竭及心律失常;因出血引起者,应迅速控制出血;以确保体循环和脑循环功能正常。

3. 颅内高压危象的救治　颅内压升高可导致小脑幕切迹疝和枕骨大孔疝,使脑干生命中枢受损而危及生命。故应快速给予脱水降颅内压治疗,或行脑室穿刺、血肿清除、颅骨开窗减压术等,以减轻脑干受损程度。

二、病 因 治 疗

尽快明确诊断,采取有效措施对因治疗是减少脑损害、决定救治成功率的关键。如 CO 中毒,在保证生命体征平稳的前提下迅速行高压氧舱治疗,可以明显改善意识障碍。急性颅内占位性病变所致的昏迷,如脑出血、外伤性颅内血肿、瘤卒中等,尽快手术治疗常可改善意识状态。对癫痫持续状态的患者,及时终止发作,减少发作对脑细胞的损害,可为后续治疗赢得时间。对急性缺血性脑血管病患者,若能在发病后 3～6 小时进行有效的溶栓治疗,是保证脑血流再灌注和脑保护的最佳措施,有效治疗有可能最大限度地保留缺血区神经细胞的功能,减少细胞死亡,缩小梗死灶面积,降低致残率和病死率。低血糖引起的意识障碍及时给予 50% 葡萄糖溶液 50 ml 静脉推注,可立即改善患者的意识障碍。多数中毒患者及早给予洗胃,并给予相应的拮抗药物和采取相关急救措施(如血液透析等),可明显减少毒物对中枢神经系统的损害,预后良好。对代谢性脑病,应积极防治原发脏器功能障碍,可减少内源性毒素对脑细胞的进一步损害,改善患者的意识状态。

三、对症支持治疗

在初期紧急救治的基础上,应注意并发症及合并症的防治,以减少中枢神经系统的进一步损害和继发损害。

1. 防止和控制肺部感染　注意环境消毒,做好口腔护理,注意翻身、拍背、吸痰,合理选择有效的抗菌药物,预防和治疗肺部感染,可改善通气,有效提高和保证血氧饱和度。

2. 维持循环血量　有休克者应立即纠正休克,保证有效循环,使平均血压维持在 80 mmHg 或以上,否则无法保证脑组织需氧量。

3. 控制颅内压　若合并有颅内压升高者,应及时给予脱水治疗,以减少全脑缺血和预防脑组织发生移位。值得注意的是,在颅内压升高的早期,动脉血压会快速反射性地升高,以保证足够的脑血流灌注,这是机体的一种自我保护机制。此时,不宜过分纠正血压,以避免导致脑血流灌注不足,加重脑损害。另外,并不是所有的昏迷都与颅内压增高有关,故对于昏迷患者,应监测颅内内压,以决定是否采取降颅内压治疗。但如怀疑有幕下占位性病变,应严禁行腰椎穿刺,以免诱发脑疝。

4. 控制癫痫发作 及时终止癫痫发作是避免脑细胞直接和(或)间接损害的根本措施。

5. 维持水、电解质和酸碱平衡 水、电解质和酸碱平衡是维持脑细胞正常功能的重要保证,故应及时依据检测结果给予纠正性治疗。

6. 预防并发症 预防消化道出血、下肢静脉血栓形成等,加强皮肤、尿道护理,可改善意识障碍患者的预后。

7. 控制体温 高热会加重脑损害,可采用物理降温,包括采用冰帽、冰毯或人工冬眠等,使体温控制在 37℃ 左右。

8. 营养代谢支持 及时给予留置胃管或肠营养管,以保证充分的营养摄入。

9. 脑代谢赋活剂 使尚存逆转希望的神经元得以保护,改善脑细胞代谢,促进脑细胞功能恢复,减少神经系统的后遗症。

四、生命指征及脑功能监测

昏迷患者的生命体征和意识障碍的程度随时都会出现改变,因此,严密监控呼吸、血压、脉搏、体温和瞳孔等生命体征的变化,适时监控颅内压、脑血流、血氧饱和度等变化,对调整治疗方案,及时应对各种紧急情况都是必需的。意识状态的观察和评估以及脑电图的持续监测等,对于判断中枢神经系统的病变程度和预后都有非常重要的意义。一些评价昏迷的量表,如格拉斯哥昏迷量表(Glasgow coma scale,GCS)等,已在临床广泛用于昏迷患者的病情评估和预后判断。

(牛争平)

参考文献

金惠铭,王建枝.2008.病理生理学.北京:人民卫生出版社,275~280

牛争平.2007.意识障碍//马中富,王瑞儒,宋祖军主编.急诊医学.北京:军事医学科学出版社,150~165

芮德源,陈立杰.2007.临床神经解剖学.北京:人民卫生出版社

宿英英.2005.神经系统急危重症监护与治疗.北京:人民卫生出版社

王维治.2006.神经病学.北京:人民卫生出版社

Fink MP, Abraham E, Vincent JL, et al. 2005. Textbook of Critical Care,5th ed. Philadelphia:Elsevier Saunders,295~309

Ougorets I,Caronna JJ. 2008. Coma//Parrillo JE,Phillip R eds. Critical Care Medicine:Principles of Diagnosis and Management in the Adult. 3rd ed. Philadephia:Mosby publisher,1309~1328

第三十七章

危重症患者镇静、镇痛及神经肌肉阻滞剂的应用

重症医学的发生与发展旨在为多器官功能障碍的非终末期重症患者提供全面而有效的生命支持，以挽救患者的生命，并最大限度地恢复和保持患者的生活质量。急危重症救治的目的在于支持多器官功能，恢复机体内环境稳定，救治手段则可以大致区分为祛除致病因素和保护器官功能。机体器官功能的维护有赖于组织灌注和通气氧合功能的正常。当重症患者的病理损伤来势迅猛时，致病因素一时难以立即祛除，器官功能若强行代偿，则有可能因为增加代谢氧耗做功而进一步受到损害。

危重症患者疼痛、激动和焦虑可刺激应激反应，导致心肌氧耗增加、凝血功能亢进、免疫功能抑制、机械通气不同步、气管内导管及其他监护设施的意外拔除等副作用。镇痛与镇静治疗是特指应用药物手段以消除患者疼痛，减轻其焦虑和躁动，催眠并诱导顺行性遗忘的治疗，有效镇静和镇痛可使危重症患者处于"休眠"状态，降低代谢和氧需氧耗，以适应受到损害的灌注与氧供水平，从而减轻强烈病理因素所造成的损伤，为器官功能的恢复赢得时间，创造条件。

重症监护病房(intensive care unit, ICU)中的治疗是一个整体，任何一个环节的缺陷都可能影响整体疗效。因此，镇痛、镇静治疗与其他各种治疗手段和药物一样重要，不可或缺，需要危重症医师认真重视并掌握，趋利除弊，合理应用，以达到更好地挽救重症患者生命的目的，并消除应激反应、提供舒适、促进治疗。

本章试图对危重症患者镇静、镇痛和神经肌肉阻滞剂应用中普遍关心的几个问题的最新资料进行评估，重点阐述药物选择、用药方法及指南的作用。此外，还对各类药物使用的监测方法及药物可能诱导产生神经肌肉病变进行探讨。

第一节　危重症患者的镇静治疗

一、危重症患者镇静治疗的适应证

危重症患者由于病情危重，身体已处于应激状态，同时不良环境、有创性检查、机械通气等又使患者产生心理应激，出现烦躁、焦虑、恐惧、抑郁、疼痛不适及睡眠异常等。具体来讲，危重症患者的身心应激因素、神经内分泌代谢反应包括以下几方面(图 37-1)：

Bion 和 Ledingham 对 ICU 患者的调查表明，焦虑和疼痛是其所经历的最常见、不愉快的记忆。对此类患者给予必要的镇静治疗可以：①提高舒适程度；②减少患者应激反应；③便于进行特殊治疗操作。镇静的指征包括：①机械通气；②昏迷患者；③ICU 躁动综合征；④诱导睡眠等。在镇痛镇静治疗之前，应尽量明确引起患者产生疼痛及焦虑躁动等症状的原因，尽可能采用各种非药物手段(包括环境、心理、物理疗法等)祛除或减轻一切可能的影响因

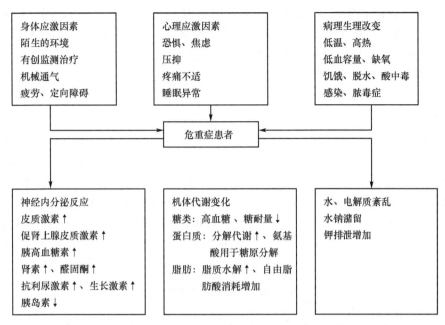

图 37-1　危重症患者的身心应激因素与神经内分泌代谢反应

素,在此基础之上,开始镇痛与镇静治疗。

镇痛与镇静治疗的目的和意义在于:①消除或减轻患者的疼痛及躯体不适感,减少不良刺激及交感神经系统的过度兴奋。②帮助和改善患者睡眠,诱导遗忘,减少或消除患者对其在 ICU 治疗期间病痛的记忆。③减轻或消除患者焦虑、躁动甚至谵妄,防止其无意识行为(挣扎等)干扰治疗,保护患者的生命安全。④降低代谢速率,减少其氧耗氧需,使得机体组织氧耗的需求变化尽可能适应受到损害的氧输送状态,并减轻各器官的代谢负担。有报告指出,对于非常危重的患者,诱导并较长时间维持一种低代谢的“休眠”状态,可减少各种应激和炎症损伤,减轻器官损害。

镇痛与镇静治疗并不等同,对于同时存在疼痛因素的患者,应首先实施有效的镇痛治疗。镇静治疗则是在已祛除疼痛因素的基础之上帮助患者克服焦虑,诱导睡眠和遗忘的进一步治疗。

二、镇静深度的评估

对于什么是“ICU 的理想镇静水平”仍有争议。1981 年提出的 ICU 镇静目标是将患者与周围环境充分分离。近年来,镇静目标已有改变,大多数观点认为,患者处于“睡眠但容易唤醒”可能是 ICU 中比较理想的镇静状态。镇静的最佳水平取决于应用镇静药的目的,包括减轻焦虑、解除疼痛或抑制呼吸驱动力,保持患者的正常睡眠-觉醒周期,使其有适当的定向力和识别能力。通过使用镇静剂并调节注射速度,使患者产生一定程度的睡眠,但易被唤醒。

镇静过浅将使患者继续处于焦虑和恐惧中,过深可造成患者定向力丧失和心血管功能不稳定,而且难以撤离呼吸机,使患者 ICU 滞留时间和住院时间延长。定时评估镇静程度有利于调整镇静药物及其剂量,以达到预期目标。理想的镇静评分系统各参数应易于计算和记录,有助于镇静程度的准确判断并能指导治疗。目前临床常用的镇静评分系统有Ramsay 评分、Riker 镇静躁动评分(SAS)及肌肉活动评分法(MAAS)等主观性镇静评分和脑电双频指数(bispectral index,BIS)等客观性镇静评估方法。

表 37-1　Ramsay 评分

分值	描述
1	患者焦虑、躁动不安
2	患者配合,有定向力、安静
3	患者对指令有反应
4	嗜睡,对轻叩眉间或大声听觉刺激反应敏捷
5	嗜睡,对轻叩眉间或大声听觉刺激反应迟钝
6	嗜睡,无任何反应

(一)镇静和躁动的主观评估

1. Ramsay 评分　是临床上使用最为广泛的镇静评分标准,分为6级,分别反映3个层次的清醒状态和 3 个层次的睡眠状态(表 37-1)。Ramsay 评分被认为是可靠的镇静评分标准,但缺乏特征性的指标来区分不同的镇静水平。

2. Riker 镇静-躁动评分(sedation-agitation scale,SAS)　SAS 根据患者 7 项不同的行为,对其意识和躁动程度进行评分(表 37-2)。

表 37-2　Riker 镇静-躁动评分(SAS)

分值	描述	定义
7	危险躁动	拉拽气管内插管,试图拔除各种导管,翻越床栏,攻击医护人员,在床上辗转挣扎
6	非常躁动	需要保护性束缚并反复语言提示劝阻,咬气管插管
5	躁动	焦虑或身体躁动,经言语提示劝阻可安静
4	安静合作	安静,容易唤醒,服从指令
3	镇静	嗜睡,语言刺激或轻轻摇动可唤醒并能服从简单指令,但又迅即入睡
2	非常镇静	对躯体刺激有反应,不能交流及服从指令,有自主运动
1	不能唤醒	对恶性刺激无或仅有轻微反应,不能交流及服从指令

注:恶性刺激指吸痰或用力按压眼眶、胸骨或甲床5秒。

3. 肌肉活动评分法(motor activity assessment scale,MAAS)　自 SAS 演化而来,通过 7 项指标来描述患者对刺激的行为反应(表 37-3),对危重症患者也有很好的可靠性和安全性。

表 37-3　肌肉活动评分法(MAAS)

分值	定义	描述
7	危险躁动	无外界刺激就有活动,不配合,拉扯气管插管及各种导管,在床上翻来覆去,攻击医务人员,试图翻越床栏,不能按要求安静下来
6	躁动	无外界刺激就有活动,试图坐起或将肢体伸出床沿。不能始终服从指令(如能按要求躺下,但很快又坐起来或将肢体伸出床沿)
5	烦躁但能配合	无外界刺激就有活动,摆弄床单或插管,不能盖好被子,能服从指令
4	安静、配合	无外界刺激就有活动,有目的地整理床单或衣服,能服从指令
3	触摸、叫姓名有反应	可睁眼,抬眉,向刺激方向转头,触摸或大声叫名字时有肢体运动
2	仅对恶性刺激有反应	可睁眼,抬眉,向刺激方向转头,恶性刺激时有肢体运动
1	无反应	恶性刺激时无运动

注:恶性刺激指吸痰或用力按压眼眶、胸骨或甲床5秒。

ICU 患者理想的镇静水平是既能保证患者安静入睡又容易被唤醒。应在镇静治疗开始时就明确所需的镇静水平,定时、系统地进行评估和记录,并随时调整镇静用药,以达到并维持所需的镇静水平。

(二) 镇静的客观评估

客观性评估是镇静评估的重要组成部分。但现有的客观性镇静评估方法的临床可靠性尚有待进一步验证。目前报道的方法有脑电双频指数(BIS)、心率变异系数及食管下段收缩性等。

(三) 谵妄评估

谵妄的诊断主要依据临床检查及病史,目前推荐使用"ICU 谵妄诊断的意识状态评估法"(the confusion assessment method for the diagnosis of delirium in the ICU,CAM-ICU)。CAM-ICU主要包含以下几方面:患者出现突然的意识状态改变或波动;注意力不集中;思维紊乱和意识清晰度下降(表37-4)。

表 37-4　诊断 ICU 内谵妄的意识错乱评价方法(CAM-ICU)

特点	评价指标
1. 精神状态突然改变或起伏不定	患者是否出现精神状态的突然改变? 过去 24 小时是否有反常行为,如时有时无或者时而加重时而减轻? 过去 24 小时镇静评分(SAS 或 MAAS)或昏迷评分(GCS)是否有波动?
2. 注意力不集中	患者是否有注意力集中困难? 患者保持或转移注意力的能力是否下降? 患者注意力筛查(ASE)得分多少?（如 ASE 的视觉测试是对 10 个画面的回忆准确度;ASE 的听觉测试是对一连串随机字母读音中出现"A"时点头或捏手示意）
3. 思维紊乱	如果患者已经脱机拔管,判断患者的思维是否紊乱或不连贯,如言语散漫或无关,思维不清晰或无条理,或无缘由地转移话题 对于仍使用呼吸机的患者,患者能否正确回答下列 4 个问题? (1) 石头能否漂在水上? (2) 海里是否有鱼? (3) 1 磅是否比 2 磅重? (4) 你能使用铁锤钉钉子么? 患者能否在全部评价过程中回答提问和遵从指令? (1) "你是否具有任何不清晰的思维?" (2) "举起这几个手指。"（检查者在患者面前举起两根手指） (3) "现在用另一只手做同样的事。"(不重复举手)
4. 意识水平改变(指清醒以外的任何意识水平,即警醒、嗜睡、木僵或昏迷)	清醒:正常、自主地感知周围环境,反应适度 警醒:过于兴奋 嗜睡:瞌睡但易于唤醒,不清楚环境中的一些事件,或与会见者没有适当的主动交流;当轻度刺激时变为完全清醒和适当交流 木僵:难以唤醒,不清楚环境中的部分或全部事件,或与会见者没有主动交流;当强烈刺激时变为不完全清醒和不正确交流;只有强烈和重复刺激方可唤醒,一旦刺激消失,木僵者返回无反应状态 昏迷:无法唤醒,对外界完全无意只,给予强烈刺激也无法交流

注:如果患者同时具有特点 1 和 2,并具有特点 3 或 4,则诊断为谵妄。SAS,镇静-躁动量表;MAAS,肌肉运动活动评价量表;GCS,Glasgow 昏迷量表。

（四）睡眠评估

患者自己的主诉系睡眠是否充分的最重要的指标,应重视对患者睡眠状态的观察及患者的主诉(主动地询问与观察)。如果患者没有自诉能力,由护士系统观察其睡眠时间不失为一种有效措施,也可采用图片示意等方式来评估睡眠质量。

三、常用镇静药物

ICU 理想的镇静药物应具备以下条件:①起效快,镇静作用强,镇静程度易控制;②对呼吸循环功能影响小;③与其他药物无明显的相互干扰作用;④消除方式不依赖于肝、肾或肺功能,具有多种体内代谢途径;⑤消除半衰期短、不蓄积;⑥价格低廉。但在临床实践中,对镇静药物的需求与理想程度之间仍然存在差距。最近发表的临床资料主要推荐在 ICU 使用地西泮、咪达唑仑、劳拉西泮和丙泊酚。此外,还介绍了氟哌啶醇及右美托咪定(表 37-5)。

表 37-5 ICU 常用镇静药物的药理学特点

药物	起效时间(分钟)	半衰期(小时)	代谢方式	活性代谢产物	独有副作用
地西泮	2～5	20～120	羟基化和去甲基化	有(延长镇静)	静脉炎
劳拉西泮	5～20	8～15	葡萄糖醛酸化	无	
咪达唑仑	2～5	3～11	氧化	有(延长镇静)	
丙泊酚	1～2	26～32	氧化	无	注射痛,高三酰甘油血症

（一）地西泮

地西泮(diazepam,安定)曾广泛用于危重症患者,它溶于脂类而发生再分布,对于呼吸或循环系统抑制作用小,但危重症患者对其抑制呼吸和降低血压的作用可能很敏感。长期摄入可能因活性代谢产物而使镇静作用延长,故不适宜于 ICU 中的镇静使用,但地西泮有助于长期住院及不能很快脱离呼吸机患者的恢复。由于地西泮只溶于有机溶剂,故静脉注射时可引起疼痛及静脉炎。

地西泮由肝微粒体系统的酶代谢为两种活性产物去甲地西泮和奥沙西泮。在肝或肾功能不全患者及老年人,地西泮的排除半衰期显著延长,故对这类患者使用时尤需慎重。

（二）咪达唑仑

咪达唑仑(midazolam,咪唑安定)作用时间短、溶于水、在生理性 pH 时嗜脂并迅速跨越血脑屏障。由于其在体内快速重分布,故作用时间远短于地西泮。为此它与丙泊酚被推荐用于短期(≤24 小时)治疗危重症患者的焦虑。咪达唑仑的药效较地西泮高 2～3 倍,其不良反应是呼吸抑制和低血压,特别是存在血容量不足和大剂量摄入时。由于活性代谢产物蓄积,持久滴注可使作用时间明显延长,特别是在危重症患者更应注意。

咪达唑仑的药理作用是通过激活中枢神经系统中 γ-氨基丁酸(GABA)受体,使其与咪达唑仑受体成分结合,导致神经元超极化而产生抗焦虑和提高惊厥阈。咪达唑仑的代谢产物 α-羟基咪达唑仑也具有药理活性,但它的效力只有咪达唑仑的 1/5,延续作用时间很短。

在连续滴注期间,α-羟基咪达唑仑产生量很少,所以不会产生咪达唑仑的药理效应。

在肝廓清功能不足的患者,咪达唑仑的排除半衰期可延长到 2～4 小时甚至 12 小时。在持续滴注时药物间相互作用可能比较突出,红霉素、丙泊酚及地西泮都抑制细胞色素 P450 系统,咪达唑仑与其合用时,可发生代谢延迟而造成镇静作用明显延长。

(三) 劳拉西泮

劳拉西泮(lorazepam,氯羟去甲安定)比地西泮的药效高 5～10 倍,优先用于成人危重症患者焦虑的长期治疗。其作用与地西泮相仿,但不发生注射部位的疼痛或静脉炎。劳拉西泮的脂溶性较差,故需较长时间才有峰效应。它比咪达唑仑的作用持久且较少引起低血压,二者介导相同的顺行性遗忘。劳拉西泮的价格较低。

由于劳拉西泮是在丙二醇中稀释的,故在溶液中不稳定,并且在静脉导管中可发生沉淀。摄入大剂量劳拉西泮或持续滴注时曾发生丙二醇的毒性作用,如急性肾小管坏死、乳酸性酸中毒及渗透性过高状态。劳拉西泮也可口服,但丙二醇能使一些患者发生腹泻。劳拉西泮在肝中被葡萄糖醛酸化为无活性的产物。

劳拉西泮的特点是起效慢,维持时间长,其相对功效是咪达唑仑的 2～3 倍。由于劳拉西泮在神经系统的起效和消除时间均较慢,限制了其在急症中的应用。但有报道在 64 例接受机械通气超过 3 天的患者中,对劳拉西泮及咪达唑仑进行比较,发现在长期应用镇静剂治疗中,前者比后者更易维持理想的镇静水平。而从停药 24 小时后觉醒恢复情况看,二者无区别。劳拉西泮的新陈代谢不受年龄及肝功能障碍的影响,其给药方式灵活,可间断或持续给药。它和咪达唑仑在 ICU 的应用现已被证实是安全有效的。目前亦有人提倡用劳拉西泮口服来避免长期应用咪达唑仑所致的戒断症状,促使患者早日出院。

(四) 丙泊酚

丙泊酚(propofol,异丙酚)为一种烷基酚,不溶于水,其剂型为豆油、甘油和蛋磷脂中的 1% 悬液,在体内能提供 4602.4 kJ/L 的热量。它有良好的镇静和催眠作用,但不止痛,其作用机制可能涉及中枢神经系统中 GABA 受体。滴注时可达到预期的镇静水平,中断用药后可迅速恢复,在 ICU 中它与咪达唑仑被推荐短时间(≤24 小时)使用,可能导致低血压和心肌抑制。曾报道长期摄入时患者发生高三酰甘油血症和胰腺炎。为了防止感染,盛放丙泊酚的瓶子和滴注管道都应每 12 小时更换一次,从瓶中抽出的液体也不应保存 6 小时以上。它也可引起注射部位疼痛及代谢性酸中毒、横纹肌溶解及循环性虚脱。

丙泊酚在肝脏代谢,但由于其廓清超过肝血流速度,故已证明还有肝外代谢通路,为此丙泊酚在肝功能衰竭患者的作用时间仍较短暂。

丙泊酚是机械通气时最常用的镇静药之一,其特点有:①起效快,过程平稳,不良反应少;②镇静水平易于调节;③患者易与呼吸机同步。研究显示,使用丙泊酚镇静的患者满意度高,镇痛药需要量也较少。使用丙泊酚镇静的患者恢复快,脑电图监测显示丙泊酚停药后 20 分钟即恢复到基础水平。

(五) 氟哌啶醇

氟哌啶醇(haloperidol)为丁酰苯型抗精神病药,已用于治疗危重症患者的谵妄。给 ICU

患者静脉注射的生物利用度较好且可预示其作用程度,但 FDA 未批准其肠道外给药。控制谵妄的剂量个体间差异很大,对于突发躁动的患者开始给予 2 mg,继而每隔 15 ~ 20 分钟将剂量倍增一次。

氟哌啶醇有一些重要的不良反应,包括降低癫痫发作阈、突发锥体外系反应、使 Q-T 间期延长等。心律不齐及摄入可延长 Q-T 间期的药物如胺碘酮或普鲁卡因胺的患者应慎用。

(六) 巴比妥类

巴比妥类(barbiturates)是最古老的镇静药之一,能降低脑组织的耗氧量,具有脑保护及潜在的抗惊厥作用,使用相当安全,因此,在伴有中枢病变、抽搐的患者使用时具有优势。因有明显心肌抑制作用,不宜用于心血管功能障碍者。硫喷妥钠经静脉诱导可用于气管插管,持续给药可控制癫痫持续状态。戊巴比妥等在体外膜肺(ECMO)的镇静中用得较多。苯巴比妥多采用负荷量肌内注射或静脉注射,能有效治疗频繁的惊厥发作,首剂 15 ~ 20 mg/kg,12 小时后按 5 mg/(kg·d)的维持量分次给药。巴比妥类不能与其他胃肠外酸性溶液配伍,必须单独静脉推注。现在,作用短、恢复快的新型镇静药正在逐渐取代苯巴比妥。

(七) 右美托咪定

右美托咪定(dexmedetomidine)为一种选择性 α_2 受体激动剂型新镇静药,正推荐用于 ICU。它比可乐定结合 α_2 受体的亲和力高 8 倍,可为机械通气患者提供短期镇静作用,右美托咪定镇静时没有呼吸抑制作用且易于唤醒。气管插管和拔管时减少血流动力学反应,减轻对外科手术的应激反应,加强止痛药的作用。FDA 于 1999 年批准其作为镇静药短期(≤24 小时)给危重症患者滴注。

右美托咪定快速给药可导致高血压,并且长时间用药可引起心动过缓和低血压,特别是在血容量不足患者中更易发生。为此,对于危重症患者不能推注及持续滴注给药。肝功能不全时其清除可能延迟,血容量不足、心动过缓或心排血量低的患者可能易于发生不良反应,故患者的选择极为重要。其确切作用还有待于进一步研究。

(八) 依托咪酯

依托咪酯(etomidade)常用于麻醉诱导,有血流动力学副作用,也可为危重症患者提供理想的镇静作用。依托咪酯输入可引起轻度心血管抑制,而且,长时间使用依托咪酯还可导致肾上腺皮质类固醇合成受抑,使危重症病死率升高而不被推荐使用。

(九) 水合氯醛

水合氯醛(chlorali hydras)是新生儿和 3 岁以下患儿最常用的镇静药,使用很安全,可口服或直肠给药。心律失常者,严重肝、肾疾病者禁忌使用。理论上此药有潜在的致癌作用,故不能长期用药。

此外,冬眠合剂等镇静药物也在我国的某些 ICU 使用。

四、镇静治疗的实施

　　ICU 镇静用药的选择和使用应基于镇静药的药效学和药动学特征。新近对英国 323 个 ICU 信访调查结果表明,成人 ICU 最常用的镇静药为丙泊酚、咪达唑仑、劳拉西泮。美国重症监护医学会(Society of Critical Care Medicine,SCCM)建议:对于短时间(≤24 小时)的镇静采用丙泊酚或咪达唑仑,长时间(>24 小时)镇静使用劳拉西泮,谵妄患者使用氟哌啶醇。尽管在实际应用过程中,不同 ICU 的药物选择、剂量、配伍、使用方式等各有不同,大部分都使用丙泊酚、咪达唑仑、劳拉西泮这 3 种药物。

　　2001 年欧洲的 ICU 镇静药物指南推荐:ICU 患者短期(≤24 小时)镇静常用药物有咪达唑仑、丙泊酚和吗啡;长期镇静(>24 小时)可用咪达唑仑、吗啡和芬太尼。然而,尽管咪达唑仑起效较快,但更适合较长时间的镇静,对于短时间的镇静,应选择起效更快、恢复更迅速且更有利于调整镇静深度的药物丙泊酚。虽然应用丙泊酚的费用要高于咪达唑仑,但如果采用"三明治"方案,即开始和停止镇静时应用丙泊酚,期间应用咪达唑仑的复合用药方案,可提供相似的有效镇静而减少丙泊酚的用量,从而降低费用。

　　ICU 危重患者往往需要持续应用镇静药物,尽管这种方法可以提供稳定的血药浓度,保证患者的舒适度,但持续用药会影响病情变化的观察。对患者每天定时中断镇静治疗,可以评估其镇静和焦虑程度,判断并发症和神经系统功能障碍的发生,是近年来提出的新方案。Kress 等将 128 例在 ICU 接受机械通气和镇静治疗的成年患者随机分为两组,新方案组每天定时中断镇静治疗,直至患者清醒能按指令行事;传统组由医师决定在最后时间完全停用镇静药物。观察结果发现,无论采用何种药物,新方案组可显著缩短机械通气时间和 ICU 滞留时间,患者在 ICU 中清醒时间占 85.5% ,而传统组仅有 9% ,新方案治疗组的患者几乎不需要特殊测试来评价神经功能状态的变化。定时中断镇静治疗的优点在于,利用患者清醒的时间及对言语指令的反应提供镇静质量的重要信息,较早地主动参与物理治疗,根据患者个体差异来调整药物用量,最终缩短机械通气时间和 ICU 住院时间。

　　机械通气时所需镇静药的制剂类型、所能接受药物的总剂量和镇静水平均取决于患者的反应、所患的疾病及意识程度。对于严重疾病的患者,选用一种药物或联合应用另一种药物作镇静药物时,应考虑患者病情、镇静药的使用指征及潜在的副作用,尤其是药物的心血管效应及药物的相互作用。在多器官功能障碍综合征(MODS)时,尤其是肝和肾衰竭时,应注意药物在体内的分布情况,通常不使用作用时间较长或在体内有蓄积效应的镇静药。对严重疾病的患者使用镇静药时,应仔细调整剂量,以获得最佳生物利用度。

　　最近的资料分析还不能确定接受机械通气的 ICU 患者最有效的镇静药物。突发躁动患者的处理要求应用快速起效的镇静药物,咪达唑仑、地西泮和丙泊酚均属于这类药物。然而,进行机械通气的脓毒症、急性肺损伤的危重症患者在急性期后常需要继续应用镇静药物。短期镇静(≤24 小时)的相关资料最多,且多为比较丙泊酚和咪达唑仑的镇静效果及特性。在大多数研究中,两种药物均能产生类似的镇静作用,而应用咪达唑仑患者的清醒时间较长。中期镇静(1~3 天)的研究对各种镇静药物进行了比较,Hall 等最近采用多中心随机试验,对机械通气的危重症患者应用丙泊酚和咪达唑仑的效果进行了比较研究,结果发现应用丙泊酚的患者可更快速地清醒和拔管,但对从 ICU 转出时间无明显影响。McCollam 等对机械通气的危重症患者输注劳拉西泮、丙泊酚和咪达唑仑进行前瞻、随机、对照观察,他们将肝、肾衰竭,酒精滥用,脑外伤或昏迷的患者排除在本研究之外。结果发现,药物效果无统计学差异,然而,从经济学考虑(仅为药物费用),劳拉西泮是最便宜而应优先选择的药物。大多数长期镇静(>3 天)的药物比较研究均是比较丙泊酚和咪达唑仑的应用,丙泊酚使清醒更快速。研究也发现,神经功能评估要求所监测患者间断性保持清醒,因此镇静药物的选择十分重要。在双盲、随机、对照试验中,对要求机械通气 3 天以上的危重症患者分别输注劳拉西泮和咪达唑仑进行比较研究,结果证实劳拉西泮输注能提供更易于管理的镇静水平,且明显节省费用(图 37-2)。

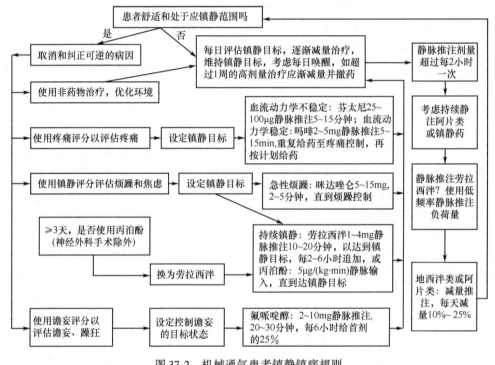

图 37-2　机械通气患者镇静镇痛规则
(引自:美国危重病人持续镇静镇痛临床实践指南)

危重症患者特别是要求机械通气的患者应用镇静药物时,首先应排除引起激动的生理原因,如疼痛、低氧血症、高碳酸血症和其他结构或代谢异常。镇静药物在接受机械通气的脓毒症患者中应用效果的观察文献很少。尽管缺乏这方面的资料,但镇静药物常用于 ICU 患者焦虑和激动的治疗,已成为脓毒症患者治疗药物的重要部分。

目前尚无文献直接针对接受机械通气的危重患者特别镇静药的应用和对其预后的影响进行探讨。镇静的应用评估一般包括起效速度、维持适当镇静水平的时间、副作用、清醒时间及对机械通气脱机的影响。镇静药的药理学特点、预期作用时间和患者的伴发病情况均有助于指导我们安全正确地使用镇静药物。接受机械通气的脓毒症危重患者常有多种并存疾病,包括肝、肾衰竭,血流动力学波动及血容量改变等。此外,伴发病的治疗常影响药物的代谢,镇静药物的选择应该考虑这些因素的影响。肝、肾功能的改变可对苯二氮䓬类药物及其代谢产物的清除产生影响;咪达唑仑由肝脏细胞色素 P450 同工酶代谢,肝功能受损时可使该酶作用降低;咪达唑仑的活性代谢产物 α-羟基咪达唑仑可能因肾功能不全而蓄积。老年患者的药物清除速度减慢可能也使苯二氮䓬类及其代谢产物的作用时间延长,镇静药物及其活性代谢产物的蓄积可引起意外过度镇静。血容量不足或血流动力学不稳定者应用丙泊酚可导致低血压。

进行药物经济学研究时,大多数资料只考虑药物的价格,但镇静药物应用的实际费用是由多个因素决定的,不仅包括药物的价格,而且还应包括其他因素,如镇静治疗使机械通气的时间或 ICU 停留时间延长、药物准备和使用花费及副作用处理费用等。

五、镇静治疗的副作用

尽管镇静有诸多好处,但并不说明镇静没有不利影响,危重症应用镇静药物可能增加发病率及病死率。许多镇静药物由于其不利影响而使其在危重症患者中的应用受到限制,这些影响包括循环呼吸功能抑制(如巴比妥类药物)、锥体外系综合征(如氟哌啶醇)、抑制肾上腺分泌、增加复合创伤的病死率(如依托咪酯)等。对处于重症阶段的患者,镇静药的副作用可能造成严重后果,副作用明显的镇静药在 ICU 的应用受到很大限制。

ICU 常用镇静药物的副作用包括以下几点:

(1)丙泊酚:①呼吸方面,使每分通气量、潮气量、功能残气量减少,尤其是和吗啡合用时易发生呼吸停止;②注射部位疼痛,应选中心静脉给药;③变态反应,但很难确定是否为脂肪乳所致的高敏;④长期输入可致 CO_2 产量增高,使脱机困难;⑤可增加体内三酰甘油的水平,由于药物溶剂的关系,丙泊酚长期输入可能引起高脂血症;⑥儿童应用可引起致命性的代谢性酸中毒;⑦可产生头晕、绿色尿。

(2)咪达唑仑:①应用时易产生低血压,但比丙泊酚发生率低;②镇静延长;③反常的精神作用,发生在咪达唑仑给药的早期及咪达唑仑与吗啡联合应用时,常见定向力障碍和理解力的损害;④发生快速耐药性及减敏性;⑤撤药综合征,如撤药后出现癫痫、震颤、精神错乱、激动、兴奋等。

(3)劳拉西泮:其生化性质不稳定,易在输液容器中产生沉淀。因为此药需要反复地调整用药剂量来维持合适的镇静水平,从而导致应用时临床工作量大大增加,不适合用于短期镇静。

从目前所得的资料看,短期镇静(≤24 小时)多主张应用丙泊酚或咪达唑仑,长期镇静多主张应用劳拉西泮,更有利于减少副作用的发生。总之,要一分为二地对待镇静问题,镇静要有明确的适应证,合理选择药物,用药后适时评定镇静效果,及时发现用药的副作用,达到目的及时停药,以便更好地实施镇静治疗。

第二节 危重症患者的镇痛治疗

一、危重症患者镇痛治疗的适应证

在危重症患者的临床诊治过程中,往往强调治疗的安全性和有效性,而对患者的舒适性重视不够。然而,危重症患者在诊治期间的疼痛不适往往引起机体明显的病理生理改变,如疼痛可引起如下情况：①交感神经兴奋性增高,因此使心率加快、心肌耗氧量增加;②胃肠道动力减弱,甚至引起胃肠道并发症;③限制咳嗽和深呼吸;④机体的应激反应增加。

疼痛可致许多有不良后果的生理反应,包括创伤、手术或危重症应激反应时,自主神经系统受到刺激而释放体液因子,如儿茶酚胺、皮质醇、胰高血糖素、白三烯、前列腺素、血管紧张素和β-内啡肽;交感神经系统的激活使心率、血压和心肌耗氧量增加,从而可导致心肌缺血或梗死。这些应激激素能引起血液凝固性增高及纤维蛋白溶解作用受抑制,以及诱发对胰岛素抵抗、代谢率增高和蛋白质加快分解。由于淋巴细胞和粒细胞数量减少而易发生免疫抑制。已有许多研究指出,疼痛的恰当治疗能减轻上述不良反应强度,减少并发症。

倡导时危重症患者实施疼痛治疗,除了人道和伦理方面的考虑之外,其临床意义还在于疼痛治疗能够：①调节减轻应激反应,降低儿茶酚胺和神经肽水平,尽早使组织、心肌氧耗和高交感活性引起的生命重要器官高负荷状态恢复正常;②改善损伤后的继发性分解代谢亢进,促进机体有氧合成代谢及创伤愈合,维持免疫功能;③减少腹部和胸部手术后的肺部并发症;④促进患者早期下床活动,减少深部血栓和肺梗死的发生。

二、疼痛的评估

疼痛评估应包括疼痛的部位、特点、加重及减轻因素和强度,最可靠有效的评估指标是患者的自我描述。使用各种评分方法来评估疼痛程度和治疗反应,应该定期进行、完整记录。常用评分方法如下：

1. 语言评分法(verbal rating scale,VRS)　按从疼痛最轻到最重的顺序以 0 分(不痛)至 10 分(疼痛难忍)的分值来代表不同的疼痛程度,由患者自己选择不同分值来量化疼痛程度。

2. 视觉模拟评分法(visual analogue scale,VAS)　用一条 100 mm 的水平直线,两端分别定为不痛到疼痛难忍。由被测试者在最接近自己疼痛程度的地方画垂线标记,以此量化其疼痛强度。VAS 已被证实是一种评价老年患者急、慢性疼痛的有效和可靠方法(图 37-3)。

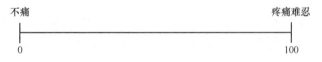

图 37-3　视觉模拟评分法(VAS)

3. 数字评分法(numeric rating scale,NRS)　NRS 是一个从 0 ~ 10 的点状标尺,0 代表不痛,10 代表疼痛难忍,由患者从上面选一个数字描述疼痛(图 37-4)。NRS 评价老年患者急、慢性疼痛的有效性及可靠性已得到证实。

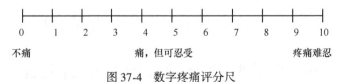

图 37-4　数字疼痛评分尺

4. 面部表情疼痛评分法(faces pain scale,FPS)　由 6 种面部表情及 0 ~ 10 分(或 0 ~ 5 分)构成,程度从不痛到疼痛难忍。由患者选择图像或数字来反映最接近其疼痛的程度(图

37-5）。FPS 与 VAS、NRS 有很好的相关性,可重复性也较好。

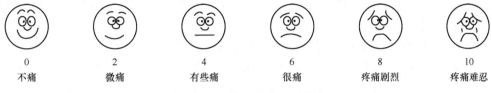

| 0 | 2 | 4 | 6 | 8 | 10 |
| 不痛 | 微痛 | 有些痛 | 很痛 | 疼痛剧烈 | 疼痛难忍 |

图 37-5　面部表情疼痛评分法

5. 术后疼痛评分法（Prince-Henry 评分法）　该方法主要用于胸腹部手术后疼痛的测量。从 0～4 分共分为 5 级,评分方法如表 37-6 所示。

对于术后因气管切开或保留气管导管不能说话的患者,可在术前训练其用 5 个手指来表达自己从 0～4 的选择。

疼痛评估可以采用上述多种方法来进行,但最可靠的方法是患者的主诉。VAS 或 NRS 评分依赖于患者和医护人员之间的交流能力。当患者在较深镇静、麻醉或接受肌松剂的情况下,常常不能主观表达疼痛的强度。在此情况下,患者的疼痛相关行为（运动、面部表情和姿势）与生理指标（心率、血压和呼吸频率）的变化也可反映疼痛的程度,需定时仔细观察来判断疼痛的程度及变化。但是,这些非特异性指标容易被曲解或受观察者的主观影响。

表 37-6　术后疼痛评分法
（Prince-Henry 评分法）

分值	描　述
0	咳嗽时无疼痛
1	咳嗽时有疼痛
2	安静时无疼痛,深呼吸时有疼痛
3	安静状态下有较轻疼痛,可以忍受
4	安静状态下有剧烈疼痛,难以忍受

三、常用镇痛药物

危重患者最好选用纯阿片类激动剂进行疼痛治疗,常用的阿片类制剂都作用于 μ 受体,要根据各自的药动学来选用。最近的一份临床准则中所推荐的此类药物只限于吗啡、芬太尼和羟氢吗啡酮,而非甾体抗炎镇痛药和局部麻醉药的应用也日益引人关注（表 37-7）。

表 37-7　ICU 常用镇痛药物的药理学特点

药物	半衰期（小时）	代谢方式	活性代谢产物	副作用
芬太尼	1.6～6	氧化	无	蓄积
吗啡	3～7	葡萄糖醛酸化	有（肾衰竭）	组胺释放
羟吗啡酮	2～3	葡萄糖醛酸化	无	
酮咯酸	2.4～8.6	肾排泄	无	出血（胃肠道、肾）
对乙酰氨基酚	2	化合反应	无	肝细胞毒性

（一）阿片类镇痛药

理想的阿片类药物应具有以下优点:起效快、易调控、用量少、较少的代谢产物蓄积及费用低廉。临床中应用的阿片类药物多为相对选择 μ 受体激动药。所有阿片受体激动药的镇痛作用机制相同,但某些作用,如组胺释放、用药后峰值效应时间、作用持续时间等存在较大的差异,所以在临床工作中,应根据患者特点、药理学特性及副作用考虑选择药物。阿片类药物的副作用主要是引起呼吸抑制、血压下降和胃肠蠕动减弱;在老年人尤其明显。阿片类药诱导的意识障碍可干扰对重症患者的病情观察,在一些患者还可引起幻觉、加重烦躁。

1. 吗啡 吗啡(morphine)被推荐为 ICU 中使用的一线药,它溶于水,与脂溶性阿片类药如芬太尼相比,其峰效应出现晚(吗啡为 30 分钟,而芬太尼为 4 分钟)。摄入后通过阻滞交感神经及对窦房结的直接作用而导致静脉扩张及心率变慢。其主要不良反应为易于造成呼吸抑制,其他还有瘙痒、恶心、肠绞痛及奥狄括约肌痉挛,而不依赖于受体的不良反应则为释放组胺所致的低血压、心动过速,敏感者可能发生支气管痉挛。吗啡的排除半衰期为 2 ~ 4 小时,其活性代谢产物吗啡-6-葡萄糖醛酸可发生蓄积而导致肾衰竭患者发生镇静过度。

2. 芬太尼 芬太尼(fentanyl)是人工合成的阿片类优选止痛药,它比吗啡的药效高 80 ~ 100 倍,尤其适应于血流动力学不稳定或对吗啡过敏的危重患者。它与吗啡有类似的基于阿片受体的不良反应,但不释放组胺,只引起轻微的血流动力学改变,且不影响心肌收缩力。快速摄入大剂量时可引起心动过缓与胸壁僵硬。由于芬太尼溶于脂类,故小剂量时因从脑再分布至其他组织而使作用短暂。较大的蓄积剂量则依赖于排除而非再分布,在此情况下其作用时间延长而与吗啡相似(二者排除半衰期相似)。在肝或肾功能不全的患者,芬太尼的药动学无显著改变,其代谢产物虽可发生蓄积,但大多无活性、无毒。只有当肝功能严重不全患者摄入大剂量时,芬太尼的药动学才可能发生改变。

3. 瑞芬太尼 瑞芬太尼(remifentanil)是新的短效 μ 受体激动剂,在 ICU 可用于短时间镇痛的患者,多采用持续输注。瑞芬太尼代谢途径是被组织和血浆中非特异性酯酶迅速水解。代谢产物经肾排出,清除率不依赖于肝、肾功能,在部分肾功能不全患者的持续输注中,没有发生蓄积作用。对呼吸有抑制作用,但停药后 3 ~ 5 分钟恢复自主呼吸。

4. 舒芬太尼 舒芬太尼(sufentanil)的镇痛作用为芬太尼的 5 ~ 10 倍,作用持续时间为芬太尼的 2 倍。一项与瑞芬太尼的比较研究证实,舒芬太尼在持续输注过程中随时间剂量减少,但唤醒时间延长。

5. 哌替啶 哌替啶(pethidine)镇痛效价约为吗啡的 1/10,大剂量使用时可导致神经兴奋症状(如欣快、谵妄、震颤、抽搐),肾功能障碍者发生率高,可能与其代谢产物去甲哌替啶大量蓄积有关。哌替啶禁忌和单胺氧化酶抑制剂合用,两药联合使用可出现严重不良反应。在 ICU 不推荐重复使用哌替啶。

6. 羟吗啡酮 羟吗啡酮(oxymorphone)为一种半合成阿片类药,药效为吗啡的 5 ~ 10 倍,其起效时间与作用持续时间均与吗啡相似。不引起组胺释放,对血流动力学只有轻度作用,而且诱发瘙痒、镇静、恶心和呕吐的不良反应也小于吗啡,因而对于不能耐受吗啡的患者是一个良好的替换药。羟吗啡酮与吗啡相同,也是借与葡萄糖醛酸苷缀合而被代谢的,但也被还原型辅酶 Ⅱ 还原酶还原成两种活性代谢物,后者比母体化合物的止痛作用强,但产量很少,只有在肾衰竭患者或在较长时间内摄入大剂量时才蓄积到有毒性的数量。

7. 美沙酮 美沙酮(methadone)为合成的阿片类药,具有类似吗啡的特性并可经肠道内或肠道外给药。其作用时间较吗啡长很多,并具有类似的与受体相关的不良反应谱,但镇静作用较差。它的口服生物利用度为口服吗啡的 3 倍,半衰期也长。对于将有较长恢复期的患者,美沙酮是吗啡的一种良好替代药,患者病情一旦稳定,就可由滴注芬太尼或吗啡过渡为借饲管摄入美沙酮,从而使护理工作简化。美沙酮没有活性代谢产物,它在肝中被代谢,并有一小部分从肾排除,而60%则不经肾排除,故衰竭患者不会发生蓄积作用。

(二)非阿片类中枢性镇痛药

1. 曲马多 近年来合成的镇痛药曲马多(tramal)属于非阿片类中枢性镇痛药。曲马多可与阿片受体结合,但亲和力很弱,对 μ 受体的亲和力相当于吗啡的1/6000,对 κ 和 δ 受体的亲和力则仅为对 μ 受体的1/25。临床上此药的镇痛强度约为吗啡的1/10,治疗剂量不抑制呼吸,大剂量则可使呼吸频率减慢,但程度较吗啡轻,可用于老年人,主要用于术后轻度和中度的急性疼痛治疗。

2. 可乐定 可乐定(clonidine)是一种中枢性降压药,是 α_2 受体激动剂,近十多年来已广泛用于麻醉镇痛治疗,但用于 ICU 还仍属个案报道。可乐定用于镇痛有其独特的优点,包括与局麻药合用能延长和增强麻醉效果,与阿片类药物合用于术后镇痛能减少全麻药的用量,以及有助于产生完善的术前镇静、稳定血流动力学等。临床使用中大多建议局部用药,经脊髓给药效果优于全身用药。目前普遍看好本品用于镇静镇痛方面的广阔前景。

3. 氯胺酮 氯胺酮(ketamine)为一种苯环己哌啶类全身麻醉药,是唯一低于麻醉剂量时仍能产生镇痛作用的静脉麻醉药。它通过 N-甲基 D-天冬氨酸受体及 μ 受体起作用。在 ICU 中它主要用于造成剧痛的操作,如给烧伤患者清创和更换敷料等。本品镇痛效能强,毒性较低,使用安全,可反复给药,易被医患人员所接受,其在 ICU 中的应用正逐渐增多。

氯胺酮的最大优点是对呼吸循环抑制作用弱,很少引起呼吸抑制,并能通过其交感神经兴奋作用缓解哮喘的发作。但本品能使呼吸道腺体和唾液腺分泌增加,用药前应加用0.02 mg/kg 的阿托品以减少气道分泌物。氯胺酮被肝的微粒体系统代谢为去甲氯胺酮,后者的活性为母体化合物的20%~30%。氯胺酮的排泄受肝、肾功能影响,肝、肾功能不全者用药剂量要适当降低。本品还可引起颅内压、眼压的升高,出现精神症状,因此禁用于颅内压升高者及头部外伤、高血压、精神病、眼球开放性创伤者。

氯胺酮一方面可因引起儿茶酚胺释放而使血压、心率及心排血量增加,另一方面则对心肌有直接抑制作用。长期病情危重患者的儿茶酚胺储备已消耗殆尽,故可发生氯胺酮的心肌抑制效应。

滴注亚催眠剂量的氯胺酮曾用于极难借麻醉药和苯二氮䓬类药镇静的患者,这种低剂量[<5 μg/(kg·min)]的滴注不致发生氯胺酮的常见不良反应,如血压增高、心动过速、颅内压升高、过度分泌,以及生动的梦境和幻觉。长期推注大剂量氯胺酮能产生耐药性。由于其潜在的不良反应,故不推荐常规用于危重症患者,但在较难以控制病情时使用还是有益的。它也有扩张支气管的作用,故而对气管内插管麻醉的患者有益处。

(三)非甾体抗炎镇痛药

非甾体抗炎镇痛药(nonsteroidal antiinflammatory drug, NSAID)适用于轻至中度疼痛,尤其是以炎症疼痛为主的镇痛治疗。对于剧烈疼痛,则需与阿片类药物合用,具有协同作用,能减少不良反应的发生率,并能促进肠功能的早期恢复及降低膀胱痉挛的发生率。由于 NSAID 不能产生即刻的镇痛效应,所以掌握给药时间相当重要。除酮咯酸(ketorolac)、酮洛芬(ketoprofen)外,一般不用担心 NSAID 引起的出血问题,但 NSAID 仍禁用于需禁食、消化道溃疡、有凝血功能障碍者。

酮咯酸、酮洛芬的镇痛效果强,用于 ICU 患儿术后急性疼痛的治疗,是阿片类药物的重要辅助用药。酮咯酸对炎症疼痛、骨骼肌肉疼痛、胸膜性疼痛及镰状细胞病引起的血管闭塞危象有效。通常经静脉给药,剂量为每次 0.5 mg/kg(每次最大剂量为 30 mg),每 6 小时 1 次,使用时间不宜超过 5 天。本品会影响血小板功能,故应在手术结束并在有效止血后才能使用。对乙酰氨基酚(acetaminophen,醋氨酚)是 NSAID 中最常用的药物,安全性高,但对于其镇痛作用的合理应用还有待于进一步研究。

（四）局麻药物

局麻药物主要用于术后硬膜外镇痛,其优点是药物剂量小、镇痛时间长及镇痛效果好,目前常用药物为左旋丁哌卡因和罗哌卡因。

左旋丁哌卡因的镇痛时间比利多卡因长 2～3 倍,比丁卡因长 25%。但其高浓度会导致肌肉无力、麻痹,从而延迟运动恢复,降低左旋丁哌卡因的浓度可大大降低这些并发症。

罗哌卡因的心脏和神经系统安全性比丁哌卡因高,小剂量时对痛觉神经纤维具有选择性,对痛觉神经纤维的阻断优于运动神经纤维。

大量资料证实,局麻药加阿片类用于硬膜外镇痛,不但降低了局麻药的浓度及剂量,镇痛效果也得到增强,同时镇痛时间延长。但应注意吗啡和芬太尼在脑脊液中的长时间停留可能导致延迟性呼吸抑制。除此之外,临床上还应关注硬膜外镇痛带来的恶心、呕吐、皮肤瘙痒、血压下降及可能发生的神经并发症。合理选择药物、适时调整剂量及加强监测,是降低并发症的保证。

四、镇痛治疗的实施

疼痛对重症患者产生负面影响,如心动过速、心肌氧耗增加、血液高凝状态、免疫抑制和持续分解代谢等。适当的镇痛是危重症首要目标之一,美国《麻省总医院危重症监测治疗手册》推荐的镇痛方式包括以下几点:

（一）药物镇痛治疗

阿片类药物仍是 ICU 患者的主要镇痛药物,该类药物的选择取决于该药物的药动学、药效学、药物的副作用和患者的合并症状况等。应优先选择起效快、易于调控、价格低廉、蓄积少的镇痛药物。芬太尼起效作用快速,主要用于要求尽快镇痛的患者,但重复使用可因药物蓄积而使作用时间延长。吗啡作用持续时间长于芬太尼,但因其可引起血管扩张和组胺释放而导致低血压,吗啡代谢产物可引起肾功能不全(脓毒症时常见)患者作用延长。羟吗啡酮作用持续时间与吗啡类似,但没有活性代谢产物和血流动力学效应。因此,吗啡和羟吗啡酮因作用持续时间长而可采用间断给药,芬太尼和羟吗啡酮则可用于血流动力学不稳定或肾功能不全的患者。哌替啶的活性代谢产物可造成神经刺激,故不推荐重复使用。超短效阿片类药物瑞芬太尼常采用静脉持续输入给药,因其作用时间短、易于调控,对常要求进行神经功能评估的患者或进行短时间疼痛性操作的患者应用具有优势。

非甾体类抗炎药物对危重症的镇痛作用还未进行系统研究。非甾体类抗炎药物可降低要求镇痛患者的阿片类药物需求量,对乙酰氨基酚经口服给药并与阿片类药物联合应用时,其镇痛作用要明显强于阿片类药物单独使用。对乙酰氨基酚应避免使用肝毒性剂量,已存在肝功能不全者应避免使用对乙酰氨基酚。

（二）患者自控镇痛(PCA 技术)

PCA 泵是程序化给药,设定在一定的间隔时间追加剂量,基础速度连续输入,患者还可自己控制疼痛治疗,血药浓度稳定,效果满意。PCA 技术是术后镇痛的理想选择。

（三）硬膜外镇痛

硬膜外给予阿片类或局麻药,镇痛效果好,分为单次、连续和患者自控镇痛(PECA 技术,即在硬膜外程序化连续给药的基础上,患者自控追加药物的方法)。硬膜外镇痛改善患者术后心血管、肺、胃肠、免疫及凝血功能。

（四）外周神经阻滞

是外科和创伤后控制疼痛的特有方式,当硬膜外给药或胃肠道外给阿片类禁忌或不适时,可选择局麻药行外周神经阻滞。方法有:①肋间神经阻滞,用于胸腹切口及肋骨骨折;②臂丛神经阻滞,用于上肢骨折术后镇痛;③股神经阻滞,用于控制髋部、股骨干及膝部的疼痛;④坐骨神经阻滞,用于足和踝部的镇痛。

（五）非药物治疗

非药物治疗包括心理治疗、物理治疗等手段。研究证实,疼痛既包括生理因素,又包括心理因素。在疼痛治疗中,应首先尽量设法祛除疼痛诱因,并积极采用非药物治疗;非药物治疗能降低患者疼痛的评分及其所需镇痛药的剂量。

Kolonic 从解除患者疼痛入手,将其分为 3 类:①对于控制通气者,采用吗啡静脉或硬膜外给药镇痛。②辅助通气/脱机者,采用曲马多、氯胺酮镇痛。③术后自主呼吸者,采用曲马多、非甾体类镇痛药。药物剂量依据疼痛的类型、年龄、营养状况及既往用药史,采用个体化方案。在疼痛较剧烈的有创操作中,许多医生首选肌内注射氯胺酮。阿片类药是中重度疼痛全身用药的一线药,且以吗啡为最常用,但芬太尼正在迅速地取代吗啡。芬太尼的镇痛效果优于吗啡,且不良反应比吗啡轻,尤其在新生儿中应用时比吗啡有更大的优越性。口腔黏膜型枸橼酸芬太尼(OTFC)因口感好,易被患儿接受,在一些短暂的操作中使用非常方便且效果确切。非甾体抗炎药已越来越多地应用于术后镇痛、关节炎症疼痛等,在轻中度手术后疼痛的治疗中可单剂用药且效果肯定。在重度疼痛中,非甾体抗炎药可减少阿片类药用量,具有阿片类药协同效应,并能降低阿片类药可能产生的不良反应。

五、镇痛治疗的副作用

阿片类药物的副作用在脓毒症患者中很常见,有自主呼吸或接受部分通气支持的患者可出现呼吸抑制,有低血容量或已经存在血流动力学不稳定者可出现低血压。意识水平的降低则可妨碍对患者的神经功能评估,幻觉可使其激动加剧。肠蠕动降低可导致胃肠胀气或梗阻。脓毒症时病情状况已经很复杂,应用镇痛药物时必须充分考虑其副作用。例如,氯胺酮增加颅内压、升高肌张力、增加眼压;非甾体类抗炎药物有可能引起肾功能损害、胃肠出血和血小板功能抑制,故危重症患者应慎重使用。镇痛治疗的并发症主要有低血压、心动过缓、呼吸抑制、胃内容物潴留、肠梗阻、便秘、尿潴留、恶心和思维混乱等。

Freire 等采用 Logistic 多元回归分析发现,使用镇痛药可以引起 ICU 患者的血流动力学不稳定,镇静药的干预可能使机械通气时间和 ICU 住院时间延长。大剂量长时间(超过7天)的治疗应防止阿片类成瘾性,有计划地逐渐减少治疗量,预防撤药综合征。

第三节　危重症患者神经肌肉阻滞剂的应用

一、危重症患者神经肌肉阻滞剂的应用指征

危重症患者应尽可能避免使用神经肌肉阻滞剂,因脓毒症患者在停用神经肌肉阻滞剂后可能发生肌松恢复延迟。虽然神经肌肉阻滞剂经常应用于危重症症,但在 ICU 的作用仍未得到很好的阐述。目前还没有证据表明,在危重症患者中维持神经肌肉阻滞可减少发病率和病死率。由于神经肌肉阻滞剂不具备遗忘、镇静、镇痛的作用,因而必须与镇静药、镇痛药合用。处于肌松状态的患者让其清醒是不合适的,单纯应用镇静药并不能保证其知觉丧失。此外,适当的镇静、镇痛药应用有助于减少以至停止使用神经肌肉阻滞剂。

机械通气和方便气管内插管是 ICU 中患者使用神经肌肉阻滞剂的主要理由,也常用于肺充气压力过高(如 ARDS)、颅内压(ICP)增高、呼吸肌做功增加、战栗以及肌肉抽搐(如破伤风、癫痫持续状态)等患者。用药后可方便患者护理,保持其安静,但能否改善肺功能和氧供则证据不多。此外,有些患者对阿片类或苯二氮䓬类药物产生耐药而不能耐受气管内导管和机械通气时,使用神经肌肉阻滞剂则可获得满意解决。应用得当时,肌肉松弛剂能改善患者胸壁顺应性、预防呼吸不同步、减少气道峰压,还可能通过降低呼吸做功和减少呼吸肌血流而使氧耗量降低。然而,对严重脓毒症患者的随机、安慰剂对照临床试验显示,在完全神经肌肉阻滞时,患者的氧输送、氧消耗及胃黏膜 pH 均无明显改善。

随着压力控制通气、反比通气、允许性高碳酸血症等新的呼吸模式应用于临床以减轻肺损伤和改善通气,神经肌肉阻滞剂的使用更加频繁。对 ICU 患者需施行持续肌松的指征仍有许多争议。近年来,ICU 中使用丙泊酚有增多的趋势,既可使患者安静,也可减少神经肌肉阻滞剂用量,如患者血流动力学影响不大,也许单用丙泊酚即可,不一定使用神经肌肉阻滞剂。

二、神经肌肉阻滞的监测

处于持续肌松状态患者的神经肌肉阻滞程度需要准确地判断,由于危重症患者的症状大多数可被肌松状态所掩盖,因而必须经常评估生理状况并定期进行相关实验室检查。应确定并维持合适的肌松程度,以避免药物或活性代谢产物蓄积。

对患者呼吸运动的直接观察,是判断其肌松是否合适的最简单也是最常用的方法。如无主动的膈肌运动,表明肌松适度,但这一体征不能保证避免血液中药物浓度达到中毒水平。如果用常规的单次注射给药方法,在给下一次剂量之前应先观察到有神经肌肉活动恢

复的征象。如果是持续静脉滴注,必须定期中断,并观察肌肉活动,如果观察不到肌肉活动或恢复时间延长,则表明神经肌肉接头的过度阻滞,神经肌肉阻滞剂必须减量。

在 ICU 中用周围神经刺激法行 4 个成串刺激(TOF)用于监测肌松程度,以指导神经肌肉阻滞剂的使用。推荐定时停用神经肌肉阻滞剂,以便于医生判断病情,了解镇静、镇痛是否合适及是否需要停用神经肌肉阻滞剂。应予指出,ICU 的神经肌肉监测尚无标准或通用守则,应用神经刺激器监测 TOF 反应,存在引起误解的潜在可能,对预防持续肌无力并不可靠,有时还会导致用药过量。

ICU 患者采用 TOF 法监测神经肌肉传递功能在技术上存在一定问题,主要原因在于许多 ICU 患者常有明显的水肿,难以保证对固定不变的超强刺激电流强度产生最大限度反应,从而影响肌松监测的准确性。有人尝试用表面针形电极测定严重周围水肿患者的超强刺激电流反应,但此法具有一定危险性。首先,只要患者的前臂有动作,针形电极易造成刺伤。另外,由于电极末端产生的电流密度过大,可造成灼伤或神经损害,患者有明显痛感,但如降低电流强度则 TOF 颤搐明显衰减,影响判断的准确性。同时要注意到神经刺激器刺激尺神经进行 TOF 监测,观察到的是肌肉兴奋引起的拇指活动,而不是神经肌肉的传导。若刺激面神经可产生直接的肌肉兴奋,但颜面水肿结果也不准确。有人建议表面电极置于茎突乳突孔和下颌角而不直接刺激面部神经,但其反应的解释应慎重。临床上只有在患者再次出现与呼吸机对抗时才重复使用神经肌肉阻滞剂,如果用药是为了维持某种预定的 TOF 反应则易过量。

三、常用神经肌肉阻滞剂

(一)琥珀酰胆碱

琥珀酰胆碱(succinylcholine,司可林)是目前唯一使用的去极化神经肌肉阻滞剂,起效快,作用时间短,可作为快速气管插管的首选。但因可引起高钾血症、颅内压增高及致命性心律失常等,目前已不推荐琥珀酰胆碱应用于 ICU 患者。

(二)泮库溴铵

泮库溴铵(pancuronium,本可松)是目前 ICU 最常用的非去极化神经肌肉阻滞剂。泮库溴铵经肝脏代谢,其具有药理活性的代谢产物 3-去乙酰-泮库溴铵可引起持续肌无力、肌麻痹和神经病态综合征。泮库溴铵和肥大细胞脱颗粒作用有密切的相关,因此,静脉注射可产生一过性心动过速和轻度的低血压,有时可引起显著的血流动力学变化和支气管痉挛,对有哮喘病史及高敏体质的患者应尽量避免使用。然而泮库溴铵更典型的临床表现是由于其迷走神经抑制作用而引起的心动过速和血压升高,相对临床常用的剂量而言,其产生的心动过速和轻度血压升高并无临床实际意义。而且由于其价格便宜,故推荐在 ICU 中常规使用。

(三)维库溴铵

维库溴铵(vecuronium,万可松)为非去极化神经肌肉阻滞剂,是有心脏疾患及血流动力学不稳定患者的首选肌松药。维库溴铵系中等作用时效的甾体类肌松药,结构和泮库溴铵类似,无促进肥大细胞释放组胺的作用。尽管维库溴铵几乎无心血管副作用,恢复也较快,还适合于配合神经系统疾病检查,但作为常规使用时,应考虑其价格问题。与泮库溴铵一样有 3-脱乙酰代谢产物而引起同样的副作用。

(四)阿曲库铵

阿曲库铵(atracurium,卡肌宁)是唯一作用时间不受肝、肾功能失调影响的非去极化神经肌肉阻滞剂,给 ICU 患者使用有一定的优势。在一定 pH 和温度下,阿曲库铵通过非特异性酯解作用和霍夫曼清除作用在血浆中失去活性,自主运动恢复速率比维库溴铵快。主要缺点是释放组胺而引起低血压,长时间使用后也可引起肌麻痹和神经病态的持续无力,其代谢产物劳丹素能产生大脑兴奋、低血压和心动过缓。

(五)顺式阿曲库铵

顺式阿曲库铵(cisatracurium)是阿曲库铵的异构体,其效能是阿曲库铵的 2 倍,但作用时间相似,而且更重要的是,没有发现有组胺释放作用。顺式阿曲库铵在血浆中通过霍夫曼清除作用降解,完全不由酯酶代谢。与阿曲库铵一样,顺式阿曲库铵的效能不受肝、肾功能的影响,同正常人相比,它在肝、肾衰竭患者的药效学和药动学没有差异,在 ICU 患者应用后,未发现有恢复延迟现象。

(六)哌库溴铵

哌库溴铵(pipecuronium,比可松)ICU 使用经验不多,可认为它与泮库溴铵相似,但对心血管无影响,价格很贵,长期使用可引起同样的问题。

(七)杜什溴铵

杜什溴铵(doxacurium)是长效苄异喹啉肌松药,由于生化转换很少,没有重要的代谢产物形成,已被批准用于 ICU 中机械通气。与泮库溴铵相比,它无心率增快作用,且肌松作用可迅速消除。但由于临床应用经验较少及其高昂的价格,还难以推荐作为常规用药。

(八)米库氯铵

米库氯铵(mivacurium,美维松)是非去极化神经肌肉阻滞剂中作用时间最短的,由血浆假性胆碱酯酶分解代谢,作用时间可因肝、肾功能失调或任何严重的全身性肌病而延长,可诱发组胺释放,导致低血压,所以应重视其长期使用的安全性。因为它的作用时间短暂,长时间使用费用也特别高。

(九)罗库溴铵

罗库溴铵(rocuronium)作用与维库溴铵相仿但起效快,对心血管系统无影响,可取代琥珀酰胆碱做快速诱导插管,没有 3-脱乙酰代谢产物,但仍可像维库溴铵那样长时间用药后发生肌麻痹和神经病变。罗库溴铵主要通过肝脏代谢,小部分由肾脏排泄,肝、肾衰竭状态下的血浆清除率降低,分布容积增加,作用时间延长。所以对肝、肾衰竭患者不宜采用罗库溴铵静脉滴注给药,以免造成药物蓄积,恢复延迟。

（十）筒箭毒碱

筒箭毒碱(tubocuronium)是第一个作为 ICU 中常规使用的非去极化肌松药,这种长效的苄异喹啉类肌松剂可使组胺释放而导致严重的低血压,已被大多数 ICU 所弃用。

四、神经肌肉阻滞剂的具体应用

不推荐在 ICU 将去极化神经肌肉阻滞剂做持续肌松用。ICU 患者短期(<2 天)使用神经肌肉阻滞剂的药理、禁忌证和并发症等与术中应用相仿,但长时间应用数天或数周则药理作用有差异而且并发症较多。虽然各种神经肌肉阻滞剂都可在 ICU 中使用,但以泮库溴铵和维库溴铵最常用,阿曲库铵的使用率不到 5% 。应用神经肌肉滞剂的基本原则包括:适当加大镇静、镇痛药量或伍用丙泊酚可减少神经肌肉阻滞剂的用量;根据患者具体情况合理调整呼吸机的各项参数和呼吸形式;使用神经肌肉阻滞剂最好不超过 2 天;采用间断推注而不主张持续滴注;应按临床需要使用神经肌肉阻滞剂,必要时让肌肉麻痹短期恢复;对严重哮喘的患者可试用异氟烷取代神经肌肉阻滞剂;使用最小剂量的类固醇激素。

目前最常用的神经肌肉阻滞剂是维库溴铵和泮库溴铵,应用时,先给予一次负荷量,随后再给予连续静脉注射或重复首次的负荷量。短时间或中等作用时间的药物,如米库溴铵、罗库溴铵、阿曲库铵或维库溴铵常用作连续静脉注射。作用时间较长的神经肌肉阻滞剂亦可用于临床,可先给予一次负荷量,随后重复负荷量或连续静脉注射。在选用制剂、注射方式和监测神经肌肉阻断水平时,应注意患者的器官功能,尤其是肝、肾功能。

机械通气患者应用肌松剂的特点:①机械通气患者需用神经肌肉阻滞剂时,病情较危重,伴有水、电解质和酸碱平衡紊乱、脏器功能减退,甚至伴有多脏器功能衰竭,这些均影响神经肌肉阻滞剂的药效和药动学。②机械通气患者使用肌松剂用量较大,用药时间长,连续使用神经肌肉阻滞剂可出现耐药性。③患者细胞膜、血脑屏障功能受损时,神经肌肉阻滞剂在持续应用时易进入细胞内,甚至进入中枢神经系统,从而引起骨骼肌损害和中枢神经毒性作用。④机械通气患者治疗用药种类繁多,如抗菌药物、皮质激素等,这些药物有可能与神经肌肉阻滞剂发生药物相互作用,影响药效且可产生不良反应。

机械通气患者应用神经肌肉阻滞剂时应注意:①首先排除与机械通气对抗的原因(包括呼吸机故障、呼吸参数调节不当、回路漏气及管道被分泌物阻塞等)后,再考虑应用神经肌肉阻滞剂。②重视神经肌肉阻滞剂的药动学。机械通气患者常有多脏器功能损害或减退,长期使用神经肌肉阻滞剂可产生蓄积作用,肾衰竭患者应避免使用主要在肾脏排泄的神经肌肉阻滞剂,否则肌松作用将延长。③正确选择药物和调节剂量。单次静脉注射可选用中长效神经肌肉阻滞剂如泮库溴铵,心动过速者不宜用泮库溴铵,肾功能不全者不适用。其剂量按具体情况调节,一般年轻体壮的患者用量较大,开始剂量较大,以后逐渐减少,只要能维持良好机械通气即可。④静脉滴注时应正确计算浓度和剂量,为保证持续而恒定地输注药物,最好使用定量注射泵或输液泵,监测肌松程度,指导用药。⑤与镇静药和镇痛药配合使用可减少神经肌肉阻滞剂的剂量,同时患者也感觉舒适。应用神经肌肉阻滞剂时,应注意患者的体位,进行适当的气道管理、吸痰,以及皮肤和眼的护理(图 37-6)。

泮库溴铵价格较低且作用时间长,是大多数 ICU 最常采用的神经肌肉阻滞剂。静脉注

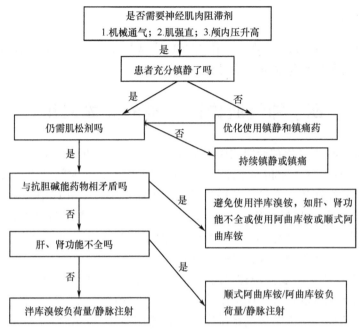

图 37-6 ICU 神经肌肉阻滞剂的使用原则

（引自：美国危重病人持续神经肌肉阻滞临床实践指南）

射 0.06～0.08 mg/kg 的剂量后 4 分钟内起效，产生持续达 75～90 分钟的肌松作用。重复给药可加强神经肌肉阻滞程度，并使时效延长，因此维持剂量应减为每 1～2 小时 0.02～0.03 mg/kg。如果持续给药，合适的负荷剂量为 0.06～0.08 mg/kg，然后以 0.02～0.03 mg/（kg·h）的剂量维持，维持量应视需要的阻滞程度而定。

维库溴铵是有心脏疾患及血流动力学不稳定患者的首选神经肌肉阻滞剂，静注 0.08～0.10 mg/kg 后 2.5～3 分钟产生肌松作用，持续 25～30 分钟。由于相对作用时间较短，ICU 推荐持续静注，开始维持量为 0.8～1.2 μg/（kg·min），以后视肌松要求决定剂量的增减。

顺式阿曲库铵和阿曲库铵的阻滞时限不受患者肝、肾功能的影响，故在有多器官系统功能不全的危重患者可优先采用。在静注初始剂量 0.4～0.5 mg/kg 后 2～2.5 分钟产生肌松作用，维持 20～35 分钟，通常初始维持剂量为 5～9 μg/（kg·min），以后视神经肌肉阻滞要求决定使用量。

五、ICU 神经肌肉阻滞剂应用的并发症

（一）ICU 患者短期使用神经肌肉阻滞剂可能发生的并发症

①凡因烧伤、神经损伤、肌肉损伤、长期卧床及急性肾功能不全入 ICU 的患者应禁用琥珀酰胆碱，因其可引起致命的高钾血症。家兔实验证实，代谢性酸中毒和低血容量时注射琥珀酰胆碱亦可出现严重的高钾血症，其原因并非代谢性酸中毒或低血容量本身，高血钾很可能是来自胃肠道而不是肌肉的钾引起，临床上伴有代谢性酸中毒和低血容量者应通过补液、通气及使用碳酸氢钠部分纠正酸中毒，而且改用罗库溴铵协助气管插管更安全。②ICU 患

者用神经肌肉阻滞剂后需警惕通气不足,应特别注意机械通气的管理,严防因通气方式不正确、呼吸机性能欠佳或呼吸环路断开引起患者通气不足或完全不通气。③ICU 患者使用神经肌肉阻滞剂时需合理镇痛和镇静,否则可造成患者恐惧和严重心理创伤。

（二）ICU 患者长时间使用神经肌肉阻滞剂的并发症

短期使用神经肌肉阻滞剂的各种并发症亦可在长期使用中发生。此外,尚应警惕:①长期制动卧床的并发症,包括深静脉血栓和肺栓塞、周围神经损伤及压疮等;②因不能咳嗽,可导致分泌物潴留、肺不张及其他肺损害;③停用神经肌肉阻滞剂后持续麻痹,可能由于药理性神经肌肉阻滞、与类固醇有关的肌肉病态、周围运动神经病态或神经肌肉传导障碍所致;④神经肌肉阻滞剂代谢产物的影响,如维库溴铵、泮库溴铵或哌库溴铵的 3-脱乙酰代谢物有肌松作用,阿曲库铵的代谢产物劳丹素（N-甲四氢罂粟碱）可兴奋大脑,并引起低血压和心动过缓等。

六、危重症神经病与神经肌肉阻滞剂的应用

危重症神经病（critical illness neuropathy,CIN）首先由 Bolton 于 1984 年提出并描述,他发现危重和多脏器功能衰竭的患者中 70%~80% 继发呼吸肌无力、四肢无力、深反射减弱或消失等症状。经过肌电图检查,这些患者符合多发性神经病的特征,由于其继发于危重症,故名 CIN。目前有许多不同名词描述这一过程,包括急性四肢麻痹性肌病、危重症肌病、急性危重症性肌病、急性坏死性肌病、危重症多发性神经病等。长久以来,因为原发疾病的严重性掩盖了临床医生对这些症状的重视,加之危重症患者多伴有意识障碍或原发于中枢神经系统的疾病,影响人们对肌力、感觉和腱反射的分析,从而导致没有充分认识到这一并发症的存在。直到 Bolton 提出这一概念之后,人们才开始注意到 CIN 的发生是危重和多脏器功能衰竭患者十分常见的现象,往往因膈肌麻痹使患者长时期不能撤除呼吸机,或意识恢复后出现明显的四肢无力和腱反射消失时才引起医生的注意。

CIN 常好发于危重症和多脏器功能衰竭,引起 CIN 的机制目前尚不清楚。早期研究认为CIN 的发生与激素、肾上腺素、氨基糖苷类抗菌药物、神经肌肉阻滞剂的作用或高血糖、低蛋白血症等有关。也有人发现,特殊的营养缺乏可能导致 CIN,尤其是胃肠外营养更易引发。但最近的资料并未显示 CIN 与上述因素有明显相关性,倒是与危重状态关系较为密切。Bolton 等推测,导致危重症的机制也可能造成神经轴突变性,后者可能与危重状态时毛细血管微栓塞、周围神经微循环障碍、神经管内水肿、细胞因子的释放[如肿瘤坏死因子（TNF）-α、白介素（IL）等]等有关,也有学者认为 CIN 与危重症患者机体的高分解代谢状态相关。

长时间应用神经肌肉阻滞剂停药后的持续 CIN 发生率约为 5% ,用药超过 6 天则为20% ,患者因不能停机而延长机械通气时间可达数天或数周,甚至有肌无力完全恢复需 1 年的报道。其机制可能包括:①神经肌肉阻滞延长,可能因神经肌肉阻滞剂代谢产物所致,如维库溴铵的代谢产物是 3-去乙酰维库溴铵,其肌松作用相当于维库溴铵的 80% 。据 Segredo等报道,应用维库溴铵 2 天的 16 例患者有 7 例持续肌肉麻痹,可能是由于 3-去乙酰维库溴铵引起,并认为肾功能欠佳者尤其是女性更易发生。泮库溴铵和哌库溴铵也可产生 3-去乙酰代谢产物,使用时应提高警惕。②神经肌肉阻滞剂伍用大剂量类固醇引起 CIN。有文献

报道,严重哮喘患者在机械通气后可出现严重的四肢软瘫,肌酸激酶浓度升高,且恢复缓慢,需长达数个月。严重哮喘伴有 CIN 者约 40% 需机械通气,其中肌酸激酶升高者占 76%。肌麻痹多发生在大剂量使用神经肌肉阻滞剂伍用大剂量类固醇时,但其临界剂量尚未确定,发生率约为 40%,而且没有一种糖皮质激素比另一种更安全。常用的神经肌肉阻滞剂泮库溴铵或维库溴铵的化学结构也有类固醇,因此改用阿曲库铵可能安全些。另外应使用最小剂量的糖皮质激素,每天监测肌酸激酶水平,若肌酸激酶升高应立即停药。③长时间使用维库溴铵、泮库溴铵或阿曲库铵引起运动神经病态,具体表现为上下肢腱反射消失或肌肉失用性萎缩,由于肌无力而延长机械通气可达数个月。目前认为这种病理状态与神经肌肉阻滞剂的剂量和使用时间直接相关。④持续性神经肌肉传递功能失常。

神经肌肉阻滞剂似乎在脓毒症患者的 CIN 发展中具有重要作用,因此,脓毒症时除非有明显的适应证,神经肌肉阻滞剂应尽量避免使用。神经肌肉阻滞剂应定期停用,以评估继续使用神经肌肉阻滞剂的必要性,这种定期停用可能减少 CIN 发生的危险性。此外,临床系列资料表明,复合应用类固醇和神经肌肉阻滞剂可增加危重症肌病的发生,因此,在已接受大剂量类固醇的患者,应避免使用神经肌肉阻滞剂或在应用时要极其小心。

第四节　镇静、镇痛药物与免疫反应

麻醉和镇静药物对机体细胞因子和免疫功能有一定的干扰,但麻醉期间由于药物使用时间较短,免疫调节作用表现并不严重。而 ICU 患者长时间使用镇静、镇痛药物,对严重感染、创伤后免疫功能异常者细胞因子的影响具有重要的临床意义。

丙泊酚和咪达唑仑被广泛应用于 ICU 中长时间镇静,体外观察表明,二者都能抑制免疫功能。因此,如果它们长时间用于危重症的镇静,对免疫功能损害所引起的并发症就会表现出来。在兔模型中输注丙泊酚 4 小时即可增加肺和脾组织的微生物定植(colonization),出现单核/巨噬细胞功能障碍。这些资料提示,ICU 患者连续使用丙泊酚镇静需特别小心。最近的动物实验证实,长时间应用咪达唑仑会损伤机体对分枝杆菌感染的抵抗力;另据报道,丙泊酚和咪达唑仑均能抑制脓毒症大鼠血和腹腔白细胞过氧化氢的生成和黏附分子 CD11b/c 的表达,而丙泊酚的作用更明显。但在临床相应的药物浓度下,无论是脓毒症的早期还是晚期,二者对白细胞 CD11b/c 表达影响均很小。Helmy 等观察到,连续 48 小时输注丙泊酚使重症患者血清促炎细胞因子(IL-1β、IL-6 和 TNF-α)水平明显升高,然而咪达唑仑则使其明显降低,二者均使血清 IL-8 水平降低,而咪达唑仑的作用更明显。接受丙泊酚治疗的患者血清 IL-2 水平显著下降,而干扰素-γ 水平则升高,但在咪达唑仑治疗的患者未见明显变化。上述资料提示,咪达唑仑可能比丙泊酚抗炎能力更强,对有全身炎症反应或脓毒症的患者,应用咪达唑仑是有利的。最佳防治疾病的方法是保持促炎和抗炎之间的平衡,一些麻醉剂对免疫的调节作用就像一把双刃剑,对免疫功能的调节可能既有利又有害。在全身炎症反应综合征或缺血-再灌注损伤时,抑制过多的炎症介质释放是有利的,而长时间使用镇静药就会引起免疫抑制,损害机体对感染的抵抗能力,最终将会诱发医院内感染、多器官功能衰竭和脓毒性休克等严重并发症。

由于围术期影响细胞因子的因素较多,在单核细胞体外培养系统中,丙泊酚、硫喷妥钠和氯胺酮诱导 TNF-α 产生增高。丙泊酚主要诱导 IL-1α 产生,而氯胺酮主要诱导 IL-6 产生。也有报道在单核细胞培养系统中,丙泊酚和硫喷妥钠促进 IL-1α 及降低 IL-2 产生,而吗啡、氯胺酮和芬太尼对细胞因子无明显影响。给予硫喷妥钠与氯胺酮后抗炎细胞因子 IL-4 增高,而给予丙泊酚时仅较小程度地增高。然而,目前有研究认为,在培养的人全血系统中,相当于临床浓度的麻醉剂包括丙泊酚、氯胺酮、依托咪酯、硫喷妥钠、咪达唑仑及镇痛药芬太尼对细胞因子 TNF-α、IL-1β、IL-10、IL-1 受体拮抗剂的释放仅有较小的影响,尤其发现硫喷妥钠和依托咪酯仅在药理学浓度时,IL-1 受体拮抗剂轻度升高。

因此,在麻醉和 ICU 中应用麻醉剂时,应根据药物的免疫调节特性和患者免疫状态进行合理选择,而临床上麻醉剂对患者免疫功能的作用机制还需深入探讨。

（程明华）

参 考 文 献

American College of Critical Care Medicine of the Society of Critical Care Medicine, American Society of Health-system Pharmacists, American Chest Physicians. 2002. Clinical practice guidelines for sustained neuromuscular blockade in the adult critically ill patient. Am J Health Syst Pharm,59:179

Jacobi J,Fraser GL,Coursin DB,et al. 2002. Clinical practice guideline for the sustained use of sedatives and analgesics in the critically ill adult. Crit Care Med,30:119

Murray MJ,Brull SJ,Bolton C. 2006. Brief review:nondepolarizing neuromuscular blocking drugs and critical illness myopathy. Can J Anaesth,53:1148~1156

Murray MJ,Cowen J,Deblock H,et al. 2002. Clinical practice guidelines for sustained neuromuscular blockade in the critically ill adult. Crit Care Med,30:142

Murray MJ,Oyen LJ,Browne WT. 2008. Use of sedative,analgesics,and neuromuscular blockers//Parrillo JE,Dellinger RP eds. Critical Care Medicine:Principles of Diagnosis and Management in the Adult. Amsterdan:Health Science Asia. Elsevier Science,327~342

Rhowey DH,Murry KR. 2003. National survey of the use of sedating drugs,neuromuscular blocking agents,and reversal agents in the intensive care unit. J Int Care Med,18:139

Soliman HM,Melot C,Vincent JC. 2001. Sedative and analgesic practice in the intensive care unit:the resulrs of a European survey. Br J Anesth,87:186

Vender JS,Szokol JW,Murphy GS,et al. 2004. Sesation,analgesia,and neuromuscular blockade in sepsis:an evidence-based review. Crit Care Med,32:S554

第三十八章

微生物重要致病因子的作用

第一节 细菌内毒素血症

业已明确,感染是严重创(烧)伤患者的主要死亡原因,其中以全身性感染对患者生命威胁最大。近三十年的研究表明,内毒素血症与细菌感染关系密切,它是感染中的重要致病因素之一。实际上,在感染并发症的发病过程中,内毒素常常与细菌协同致病,二者同时并存。尽管感染诱发脓毒症、多器官功能障碍综合征(MODS)的确切机制尚未完全清楚,一般认为细菌内毒素对其发生、发展可能具有促进作用。许多资料揭示,内毒素具有极广泛而又复杂的生物学效应,脓毒症、MODS病理过程中出现的失控炎症反应、免疫功能紊乱、高代谢状态及多脏器功能损害均可由内毒素直接或间接触发。

一、内毒素的结构特点及生物学活性

1. 分子结构特征 内毒素是革兰阴性(G⁻)菌细胞壁的最外层结构,其主要化学成分为脂多糖(lipopolysaccharide,LPS),系类脂、多糖、蛋白质的复合物。脂多糖由三部分组成,外层为 O-特异性多糖链,为细菌的特异性抗原;中层为 R-核心多糖,其内部核心含有 G⁻菌LPS 所特有的庚糖及 2-酮-3-脱氧辛酮糖酸(KDO),R-多糖为细菌类属共同的抗原;内层为类脂 A,主要决定其生物活性。类脂 A 是 LPS 的生物活性中心,是一种于氨基和羟基处连接有脂肪酸的二氨基葡萄糖。虽然内毒素的毒性作用和强度随菌种而异,但因各菌属的类脂 A 结构基本相似,因此不同 G⁻菌感染时,由内毒素引起的机体反应及临床表现均十分相似。

2. 生物学活性 内毒素的生物学活性多种多样,尤其在体内的作用错综复杂,参与了机体许多病理生理反应过程。主要包括以下几方面:①刺激单核/巨噬细胞、内皮细胞和粒细胞等合成、释放一系列炎症介质[特别是肿瘤坏死因子(TNF)-α、白细胞介素(IL)-1]、蛋白酶类物质等,介导机体内多种组织、细胞的损伤;②促进血小板凝集,激活凝血、纤溶系统,从而触发弥散性血管内凝血(DIC);③对免疫系统的影响,可激活补体、促进 B 细胞有丝分裂、诱导干扰素(IFN),并有抗肿瘤及免疫佐剂作用;④引起机体一系列的病理生理改变,如发热反应、血压降低、代谢改变、局部过敏(Shwartzman)反应等。目前认为,这些效应主要是通过 LPS 与细胞表面的受体结合后产生细胞刺激作用,活化细胞内信号转导通路,合成、释放细胞因子及炎症介质,导致体内异常的炎症反应等。

3. 释放、吸收及灭活途径 内毒素发现至今已有一百多年历史，一般认为内毒素只有在菌体破坏（菌体自溶或人工方法使细菌裂解）才能释放出来。随着对细菌内毒素研究的深入，人们发现了许多 G⁻ 菌在其生长过程中亦可以"出疱疹"方式持续释放内毒素。

关于内毒素的吸收、迁移途径，研究提示胃肠道细菌释放的内毒素可通过被动扩散或主动运输由肠壁吸收入血。Jacob 等报道过人体门静脉内毒素血症的发生率相当高。肠源性内毒素通过门静脉进入体循环，经肠道淋巴管进入淋巴系统，或由肠黏膜入腹腔。过去普遍认为，门静脉是内源性内毒素的主要吸收途径。然而近年的资料表明，在鼠、犬等动物中，肝系统的支路胸导管是肠道内毒素迁移的重要通道，并且淋巴循环途径的作用及病理生理意义日益受到关注。至于在人体除门脉系统外的其他迁移途径，尚未详细研究。

机体对内毒素有清除和解毒作用，使之失活而不易造成明显的损害。肝脏是内毒素灭活、清除的主要部位，通过单核/巨噬细胞中库普弗细胞发挥作用。有资料证实，非肠道进入机体的内毒素可在血液中解毒，但其具体机制有待进一步澄清。另据报道，中性粒细胞、血小板可能参与内毒素的解毒作用，胆汁在肠道中亦可以灭活内毒素，减少其吸收。正常状态下，因存在上述灭活作用，机体不会发生明显内毒素血症。但在严重感染或外科应激情况下，体内灭活、清除的功能受损或过量内毒素释放入血，则可能出现内毒素血症。

4. 内毒素血症分类 内毒素血症按其来源不同可分为两类：其一为来自创面或伤道的 G⁻ 菌感染或输注含热原污染液体而致外源性内毒素血症；其二是由体内菌库尤其是胃肠道细菌代谢产生并大量释放入血所致内源性内毒素血症。在严重感染、休克、消化系统疾病、大手术等应激状态下，可能出现如下变化，导致内毒素血症的发生：①全身单核/巨噬细胞功能障碍，免疫功能下降，肠道吸收的内毒素过多，超过机体之清除能力；②胃肠道黏膜缺血、坏死，屏障功能破坏，通透性增高，大量内毒素释放入血；③肠道来源的内毒素因肝功能障碍由侧支循环直接入体循环；④某些组织、器官 G⁻ 感染病灶持续产生的内毒素吸收入血。有人曾证实，内毒素血症可发生于肠道缺血的早期，此时还没有细菌的移位（translocation）。许多学者的研究表明，内毒素血症的形成较菌血症为早，可单独存在，造成机体的损害。

二、创伤后内毒素血症及其来源

1. 发生过程及规律 创伤后内毒素血症的发生过程有一定的规律性。有人对 39 例 3 组不同烧伤面积患者在伤后 1~5 天连续进行血浆内毒素定量测定。结果表明：患者于烧伤后早期即出现内毒素水平升高，伤后 3~4 天达高峰。循环内毒素水平随着烧伤面积的增加而增加。小于 20% 总体表面积（TBSA）的患者平均总内毒素量为 360 内毒素单位（EU）；21%~40% TBSA 及大于 40% TBSA 者分别为 970 EU、1350 EU。这些资料清楚地说明烧伤后易于发生内毒素血症，其含量与烧伤面积相关。我们采用显色基质法鲎试验对 35 例 TBSA 大于 30% 的患者血浆内毒素水平的变化进行了动态观察。结果亦证实，严重烧伤早期血浆内毒素含量即显著升高，以后逐渐下降，2~3 周时又出现明显回升。这些患者的烧伤面积为 30%~98%，其内毒素血症的发生率相应达 36.8%~74.7%，而菌血症阳性率仅 3.0%~38.2%（表38-1），该临床观察结果说明内毒素血症是严重烧伤后较为常见的病理现象。另据第三军医大学烧伤研究所报道，12 例严重烧伤并发内毒素血症的患者中，死亡组 4 例血浆内毒素水平波动在 105~571 pg/ml，明显高于存活组（30~240 pg/ml），是正常组的

16.3 倍。并根据死亡组患者死前血浆内毒素浓度,推测内毒素血症的预后"线"大致波动在 (325 ± 166) pg/ml,血浆浓度超过此值时,有可能导致死亡。相反,血中内毒素水平降低者,全身中毒症状、体征多随之减轻,病情好转,预后较好。总之,尽管在认识上尚有分歧,多数学者认为内毒素血症是较大面积烧伤后常见的病理过程。

表 38-1　不同烧伤面积内毒素血症、菌血症阳性率的比较

组别	烧伤面积(%)	内毒素均值(EU/ml)	内毒素血症		菌血症	
			例次	比例(%)	例次	比例(%)
I	30~49	0.240 ±0.086	21/57	36.8	1/33	3.0
II	50~69	0.339 ±0.112 *	23/44	52.3	2/21	9.5
III	70~98	0.525 ±0.134 * *##	65/87	74.7	18/47	38.2 *#

注:与 I 组相比, * $P<0.05$, * * $P<0.01$;与 II 组相比,# $P<0.05$,## $P<0.01$。

2. 创伤后内毒素血症的来源　既往多认为创(烧)伤后内毒素血症来源于烧伤创面或血液循环中 G^- 菌感染后大量释放。近三十年来,随着外科领域中肠源性感染研究的深入,人们对创(烧)伤后内毒素血症产生途径有了新的看法。在较大面积烧伤的早期,患者血浆内毒素水平即显著升高,常表现出明显的脓毒症症状,而此时烧伤创面并无大量细菌繁殖,或者血培养无细菌生长。这些现象提示,烧伤早期的内毒素血症主要不是起源于创面,肠道蓄积的内毒素过量侵入血液循环或淋巴循环则可能是最重要的来源。临床观察显示,伤后 7~12 小时循环中内毒素含量达峰值,另一高峰则出现在伤后第 4 天。这种早发的内毒素血症主要来源于肠道,与创面细菌无关。其后内毒素的再度上升则可能与创面脓毒症有联系,因为伤后 5 天内早期切痂者可显著降低循环内毒素含量。另有资料证实,烧伤面积超过 60% 的 5 例患者,伤后 1 天鲎试验均呈阳性反应,并于烧伤后 1~4 天出现 MODS,均未发现明确的感染灶。上述诸多临床资料均不同程度地说明创(烧)伤早期可发生肠源性内毒素血症,肠源性内毒素及细菌移位可能是导致脓毒症、MODS 的重要原因之一。至于烧伤稍后期血浆内毒素水平的再度升高,则与难以控制的创面脓毒症密切相关。

业已证明,大鼠重度出血性休克仅 30 分钟,1/3 的动物已经出现肠源性内毒素血症,至休克 2 小时其阳性率高达 87.5%,同时约半数动物伴有菌血症。我们的系列动物实验显示,致伤前大鼠门静脉血中含有微量内毒素,低水平内毒素可能在激活机体免疫系统并使之处于"预激"状态起一定作用。烫伤后 2 小时其含量迅速升高,伤后 8 小时内毒素水平达峰值,体循环内毒素水平明显低于门脉系统内毒素水平,24 小时门、体循环内毒素含量基本处于同一水平。说明在烫伤早期,肠道内毒素即可通过受损的肠黏膜屏障,由门静脉经过肝脏而进入全身血液循环。生理状态下,肝脏的库普弗细胞和单核/巨噬细胞具有中和清除毒素的作用。在创(烧)伤应激状态下,由于肝脏功能受损而削弱了其灭活、减毒作用,从而使肠道中移位的内毒素得以"溢出"进入体循环或淋巴循环而导致内毒素血症。由于内毒素分子量较小,所以内毒素移位较细菌发生早,达到峰值时间短。进一步研究发现,烫伤后肝、脾、肺组织中内毒素含量均明显高于伤前基础值,提示烧伤后进入体内的内毒素主要分布在肝、脾、肺等组织中。而伤后肝组织内毒素含量明显高于脾、肺组织,表明肝脏可能是烧伤后内毒素最主要的分布场所(表 38-2)。据报道,给动物静脉注射放射性标记内毒素后 5 分钟,99% 以上的内毒素即迅速从循环中清除。免疫组化检查显示,从循环中清除的内毒素迅

速分布到肝、肺、肾等组织巨噬细胞内。内毒素及其代谢产物经巨噬细胞代谢转运后可逐渐由胆道排泄,采用酚-水抽提法提取从内毒素血症大鼠胆汁中排出的内毒素,发现它对小鼠仍具有极强的致死活性。这说明内毒素攻击时,尽管循环中内毒素迅速被单核/巨噬细胞所清除,但进入组织中的内毒素仍可保留一定的生物学活性。大量动物实验研究证明,严重创(烧)伤后常伴有不同程度的休克期。由于创伤应激状态,往往破坏肠上皮细胞之间的紧密连接,导致肠黏膜屏障功能削弱,肠黏膜通透性迅速增高。从而使肠道中蓄积的内毒素得以侵入机体内形成内毒素血症,循环中的毒素又反馈性促进肠道中内毒素、细菌持续入血,形成一恶性循环链。所以,对创(烧)伤休克期的治疗,除液体复苏外,还应注意拮抗早期内毒素血症。以避免或减少对机体的继发性损害。

表38-2　烫伤大鼠组织内毒素含量的动态变化($EU/g, \bar{x} \pm s$)

脏器	对照组	伤后时间(小时)			
		12	24	48	72
肝	1.39 ±0.31	17.34 ±3.69 *	1.60 ±0.12	2.81 ±0.31 *	3.46 ±1.72
脾	1.32 ±0.08	10.85 ±4.62 *	1.85 ±0.24	2.62 ±0.32 *	1.83 ±0.27
肺	4.51 ±1.14	9.65 ±2.40	7.12 ±3.97	6.32 ±1.59	6.94 ±1.72
肾	1.52 ±0.18	1.55 ±0.16	2.04 ±0.44	2.17 ±0.41	0.99 ±0.26

注:与对照组相比, * $P<0.01$。

三、内毒素增敏效应在脓毒症发病中的作用

诸多研究表明,严重创(烧)伤、休克、缺血-再灌注损伤等应激状态下发生的脓毒症及多器官损害与肠道细菌/内毒素移位所致肠源性感染密切相关。但是,急性损伤打击后血浆内毒素水平仅呈现一过性增高,脓毒症患者体内内毒素含量一般在 pg/ml 水平。而离体实验中,pg/ml 水平内毒素并不能刺激细胞应答,剂量提高数百倍才能激活细胞。因此,人们推测机体内毒素增敏效应可能参与了严重创(烧)伤后脓毒症、MODS 的发病过程。近年来体外观察发现,脂多糖结合蛋白及脂多糖受体(LBP/CD14)系统是机体识别和调控内毒素作用的关键机制之一,内毒素的许多生物学效应可能是通过其增敏作用来实现的,但对其体内的作用了解甚少。我们采用多种动物模型,并结合创(烧)伤临床病例的前瞻性研究,从不同层次观察创(烧)伤后 LBP/CD14 系统的变化规律及其与多器官损害的关系。通过该系列研究,试图初步明确 LBP/CD14 系统在创(烧)伤后内毒素移位诱发脓毒症中的作用,并为进一步探讨脓毒症、MODS 的分子发病机制和早期干预提供新的理论依据。

1. 急性损伤可显著提高宿主对内毒素的敏感性　肠缺血-再灌注损伤(I/R)是严重创(烧)伤后常见的病理生理过程,是导致脓毒症及 MODS 的重要诱发因素之一。有资料证实,烧伤、I/R 及失血性休克均可显著提高宿主对内毒素的敏感性。据报道,大鼠40%烫伤后肺泡巨噬细胞 TNF-α诱生能力显著增强,高达伤前值的11.1倍。这表明烧伤可预激与活化机体多种组织巨噬细胞,从而使其对内毒素的敏感性明显提高,但其确切机制尚不清楚。我们采用大鼠急性 I/R 模型,初步探讨了 CD14 在介导内毒素所致炎症反应及器官损害中的意义。结果显示,I/R 组或内毒素组(LPS组,手术后12小时注射 LPS 3.0 mg/kg)平均动

脉压、心脏指数、每搏输出量与假手术组(S 组)相近或仅轻度下降,缺血-再灌注合并内毒素组(I/R+LPS 组,再灌注后 12 小时注射 LPS 1.5 mg/kg)则显著加重血流动力学异常改变。除血清尿素氮(BUN)以外,反映器官功能的指标如丙氨酸转氨酶(ALT)、D-乳酸、肺毛细血管通透性等在 I/R+LPS 组改变最重,其升高幅度均明显大于 I/R 组或 LPS 组(表 38-3)。体外观察发现,LPS 浓度≤10 ng/ml 时,抗 CD14 单抗可显著抑制全血 TNF-α 的产生;但当 LPS 浓度≥100 ng/ml 时,其诱导 TNF-α 的产生受 CD14 单抗的影响较小。此外,I/R 后抗 CD14 单抗对内毒素诱导 TNF-α 的抑制效应明显增强,当 LPS 浓度≤10 ng/ml 时其抑制率显著高于伤前值或假手术组。

表 38-3　大鼠肠缺血-再灌注后内毒素对器官功能指标的影响($\bar{x} \pm s$)

组别	MAP(kPa)	CI[ml/(min·kg)]	SV(ml/beat)	ALT(U/L)	BUN(mmol/L)	D-乳酸(μmol/L)	肺血管通透性(μg/g)
S 组	13.30 ±0.53	403 ±17	0.61 ±0.09	36.4 ±4.1	8.25 ±1.76	46.8 ±4.0	43.1 ±10.6
I/R 组	12.37 ±1.20	364 ±28 *	0.56 ±0.12	49.8 ±11.9 *	24.5 ±4.8 * *	66.3 ±29.3	106.1 ±35.2 * *
LPS 组	13.83 ±1.73	391 ±33	0.59 ±0.07	40.1 ±8.8	13.6 ±3.4 * *	43.5 ±8.3	65.9 ±17.6 *
I/R+LPS 组	9.04 ±1.86 * *	265 ±39 * *	0.52 ±0.14	98.3 ±20.5 * *	22.3 ±6.7 * *	135.8 ±44.8 * *	255.8 ±87.3 * *

注:与 S 组比较, * P<0.05, * * P<0.01。

上述结果提示,I/R 可显著提高机体对内毒素攻击的敏感性,从而为继发性打击导致脓毒症或 MODS 起了"预激"作用。关于 I/R 增敏内毒素作用的机制,推测可能与机体识别和调控内毒素效应的 LBP/CD14 系统有关。该研究发现,CD14 介导细胞应答反应与内毒素刺激剂量密切相关。同时,I/R 后内毒素刺激全血产生 TNF-α 主要依赖于 CD14,且体内 CD14 依赖途径的作用明显增强。因此,I/R、烧伤或失血性休克打击可进一步激活内毒素增敏系统,初步提示该效应与急性损伤后机体 CD14 表达的上调有关。

2. 内毒素移位对 LBP/CD14 基因表达的影响　动物实验和临床观察揭示,内毒素与严重创伤后一系列感染并发症,如脓毒症、MODS 等密切相关。但其详细的分子发病机制仍有待于深入研究,新的防治途径值得进一步探索。在既往研究的基础上,我们采用重度低血容量性休克、烧伤等动物模型,探讨 LBP 在严重创伤后内毒素血症诱发多器官损害中的作用及重组杀菌/通透性增加蛋白(bactericidal/permeability increasing protein,rBPI$_{21}$)的防治效应。结果显示,重度低血容量性休克 180 分钟血浆内毒素水平明显升高,复苏末达峰值。同样,严重烫伤后 2 小时外周血内毒素水平亦显著升高,8 小时达峰值。给予 rBPI$_{21}$ 治疗则完全防止休克所致内毒素血症的发生,烫伤治疗组动物内毒素峰值比对照组降低 42.4% 。另一方面,大鼠休克、复苏 8 小时后,肝、肺、肠组织 LBP mRNA 表达均显著增强,肾组织表达则呈阴性。rBPI$_{21}$ 治疗可明显抑制肝、肺组织 LBP 表达水平,但对肠组织影响不大。同样,烫伤治疗组肺、肠、肾组织 LBP mRNA 水平明显下调。病理形态学检查显示,休克对照组动物肺、肝、肠、肾等器官病理损害较重,rBPI$_{21}$ 处理组则相对较轻,病变发生频率亦明显降低。休克对照组及 rBPI$_{21}$ 治疗组 48 小时动物存活率分别为 37.5%(6/16)和 68.6%(11/16),rBPI$_{21}$ 组动物预后趋于显著改善。

实验结果表明,严重低血容量性休克、烫伤早期注射 rBPI$_{21}$ 可显著降低循环内毒素水平,从而防止肠源性内毒素血症的发生与发展。与此同时,肺、肝、肾、肠等多种组织 LBP mRNA 表达不同程度地抑制,尤其以休克、复苏后肝组织及烫伤打击后肠组织下降最为明显。另一方面,病理形态学检查证实,严重休克后多脏器损害明显减轻,动物病死率比对照组降低 31.3% 。由此可见,低血容量性休克、烧伤后肠源性内毒素血症在多器官损害的发病过程中发挥了重要作用。及早有效地阻断急性损伤初期内毒素血症的发生,有助于抑制机体 LBP 的增敏效应和过度炎症反应,从而降低多个器官对内毒素损害的敏感性、防止脏器功能障碍的进一步发展。

体外观察已经明确,CD14 作为 LPS 的功能受体,可能受内毒素的直接调控或内毒素介导产生的各种介质的间接调节。据报道,LPS 可上调人单核细胞 CD14 mRNA 的表达,同时细胞表面膜 CD14(mCD14)分子及培养上清中可溶性 CD14(sCD14)水平均显著增多。并且 LPS 还可上调猪肺泡巨噬细胞、人中性粒细胞表面 mCD14 的表达。基于上述体外观察的结果,我们推测烧伤后组织 CD14 系统表达上调可能与移位的内毒素有关。动物实验结果显示,组织内毒素水平与组织 CD14 mRNA 表达程度呈显著正相关,提示肠源性内毒素对机体多种组织 CD14 mRNA 表达具有重要影响。为了进一步明确组织内毒素在刺激 CD14 mRNA 表达中的作用,我们采用具有中和内毒素效应的 $rBPI_{21}$ 进行治疗,以探讨二者的因果关系。结果显示,$rBPI_{21}$ 治疗可有效地防止不同组织肠源性内毒素移位的发生。同时,给予 $rBPI_{21}$ 可显著抑制局部组织 CD14 mRNA 水平。伤后 12 小时,治疗组动物肝、肾、肠组织 CD14 的基因表达均恢复至伤前范围;肺组织表达水平亦明显减弱,伤后 12 小时其表达量为烫伤对照的 43.2% ,24 小时则降至伤前基础值。该结果说明,烧伤早期肠道内毒素发生移位并蓄积于局部组织,它对于进一步上调不同组织 CD14 基因表达具有重要作用。有资料证实,给小鼠腹腔注射内毒素后,各组织内髓源性细胞中 CD14 mRNA 水平明显高于对照组,同时血浆 sCD14 水平也显著升高。值得注意的是,正常情况下基本不表达 CD14 的上皮细胞和内皮细胞 CD14 mRNA 表达亦明显增强。由此可见,内毒素可引起 CD14 在不同组织中广泛表达,从而为进一步介导器官损伤奠定了基础。这样,机体 CD14 表达上调可能对增强机体对内毒素的敏感性、诱发全身失控炎症反应及脓毒症具有促进作用。

3. LBP/CD14 系统改变的临床意义　临床资料显示,14 例严重多发性创伤患者血浆 LBP 含量在伤后第 1 天即明显增多,并呈持续上升趋势。与正常对照组比较[(4.71±1.59) μg/ml],多发性创伤组伤后第 3、7 天 LBP 含量显著性升高。进一步分析可见,循环内毒素与 LBP 水平伤后 1、3 天均呈显著正相关。该资料表明,急性损伤早期内毒素血症对体内 LBP 的产生有重要影响。与之相似,在狒狒低血容量-创伤性休克模型中观察到,休克打击后 48、72 小时血浆 LBP 均值分别为 22.18、30.66 μg/ml,显著高于伤前基础值(3.88 μg/ml)。并且循环 LBP 的合成、释放与肠源性细菌/内毒素移位密切相关。因此,创伤、休克早期抗内毒素治疗可能有助于减轻机体 LBP 的大量产生,进而部分阻断 LBP 介导的内毒素增敏效应,这对于防止脓毒症、MODS 的发生与发展可能有一定意义。为了探讨血浆 LBP 水平与患者预后的关系,将 14 例多发性创伤患者中存活者与死亡者比较,发现死亡组 LBP 水平伤后第 3 天显著高于存活者。这些结果证明,创伤早期 LBP 可能参与了机体脓毒症的病理过程,并介导内毒素对不同器官的广泛损害。动态检测循环 LBP 水平可能有助于患者预后的判断,关于 LBP 确切的临床预警价值仍有待于深入研究。

另一组资料观察到,生理及病理情况下血清中均存在一定水平的 sCD14。大面积烧伤早期 sCD14 含量改变不明显,伤后第 7 天则明显升高,且一直持续至伤后 3 周。进一步分析可见,烧伤后第 7、14 和 21 天 MODS 组 sCD14 水平显著高于非 MODS 组(表 38-4)。且

sCD14 升高程度与 MODS 发生呈平行关系,当其均值超过 9.00 µg/ml 时,9 例患者中有 7 例发生了 MODS。这一观察结果提示,血清 sCD14 水平与严重烧伤后 MODS 的发生、发展密切相关,动态监测其改变对 MODS 的发病过程具有一定的预警意义。值得注意的是,血清 sCD14 含量不仅与 MODS 的发生有关,而且与患者的预后密切相关。该组资料中,随着 sCD14 均值的不断上升,患者病死率亦逐渐增高。sCD14 含量持续于较高水平(≥9.0 µg/ml)常为预后不良之兆(表 38-5)。由此可见,动态监测 sCD14 的变化是判断严重烧伤后病情转归较为客观的指标。

表 38-4　MODS 与非 MODS 患者血清 sCD14 水平比较($\mu g/ml, \bar{x} \pm s$)

组别	伤后时间(天)					
	1	3	7	14	21	28
MODS($n=9$)	3.77±0.60	5.43±1.61	10.76±1.78 *	14.72±4.46 * *	16.88±8.33 * *	8.91±4.96
非 MODS($n=13$)	4.15±0.87	4.92±0.98	7.25±2.64	7.93±3.42	6.61±2.89	4.50±1.83

注:与非 MODS 组同一时间点比较,* $P<0.05$,* * $P<0.01$。

表 38-5　血清 sCD14 与患者 MODS 及预后的关系

sCD14($\mu g/ml$)	例数	MODS		病死率	
		例数	比例(%)	例数	比例(%)
<6.0	5	0	0	0	0
≥6.0	8	2	25.0	2	25.0
≥9.0	5	4	80.0	3	60.0
≥12.0	4	3	75.0	3	75.0
合计	22	9	40.9	8	36.4

既往的研究已证实,大面积烧伤可导致内毒素、细菌持续不断侵入体内造成内毒素血症,它对于进一步诱发机体失控的炎症反应及全身多个脏器的损害具有一定作用。在一组资料中,我们观察到 sCD14 水平与烧伤后 MODS 的发生、发展密切相关,且其改变与循环内毒素呈平行关系。值得重视的是,该组 9 例 MODS 患者中,肺部并发症出现时间最早、发生率亦最高,推测与循环 sCD14 过量弥散、聚集肺组织有关。最近,有人发现 ARDS 患者支气管肺泡灌洗液 sCD14 含量与肺部炎症反应呈高度正相关,局部组织 sCD14 大量产生、释放可能是导致急性肺损伤的重要原因之一。有鉴于此,创(烧)伤后循环 sCD14 的持续存在对于促进内毒素血症介导的机体广泛损害可能有一定的临床意义。

严重创(烧)伤患者 sCD14 水平升高的病理生理意义还不完全清楚。其致病机制可能是在 LBP 的催化下,较低水平 LPS(pg/ml)与 sCD14 结合形成复合物,在 sCD14 的介导下激活 CD14 阴性细胞,如内皮细胞、上皮细胞等,使其表型发生改变。激活的细胞表达大量黏附分子,释放炎症细胞因子(IL-1、IL-8 等),促凝活性增强。同时,在 sCD14 介导下,LPS 直接使内皮细胞通透性增高,造成损伤。这样,sCD14 介导的一系列反应促使白细胞浸润和微血栓形成,最终产生机体广泛的损伤效应。关于创(烧)伤后 sCD14 水平升高的机制正在研究之中,LPS 或细胞因子等多种因子均可诱导产生 sCD14。我们的临床资料发现,sCD14 与血浆内毒素水平呈显著正相关,有人还观察到其与血浆 TNF-α 水平呈显著正相关。体外试验证实,内毒素、TNF-α均可刺激单核细胞产生 sCD14,释放到培养上清液中。而脓毒症、MODS 时循环内毒素和 TNF-α均可升高,因此 sCD14 的诱生可能与二者的直接或间接作用密切相关。

4. 内毒素增敏机制在创(烧)伤后 MODS 发病中的作用　基于上述分析可知,LBP/CD14 系统通过介导内毒素刺激组织合成、释放 TNF-α等炎症介质,在创(烧)伤后脓毒症、MODS 的发病机制中发挥着重要作用。而组织 LBP/CD14 mRNA 表达增加可能是严重创伤增敏内源性内毒素作用,从而发挥其生物学效应的主要分子基础。由此,我们设想创(烧)伤、休克后脓毒症、MODS 可能是循以下途径发生、发展的(图38-1):创伤、烧伤、休克等应激状态(首次打击)一方面引起机体 LBP/CD14 系统表达上调,使机体对内毒素的敏感性增高(致敏阶段);另一方面,由于免疫抑制、肠

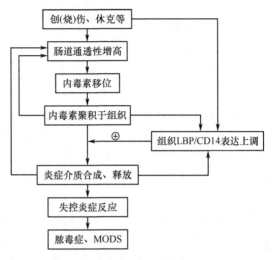

图 38-1　内毒素增敏假说

道通透性增高及菌群紊乱等因素,促进肠源性内毒素移位,并聚积于局部组织(二次打击)。组织内毒素通过表达上调的 LBP/CD14 系统激活多种炎症细胞,释放炎症细胞因子(TNF-α等)。同时,内毒素及炎症介质一方面持续上调组织 LBP/CD14 表达,另一方面则进一步加重肠黏膜损伤,促进内毒素移位。从而在内毒素-LBP/CD14-炎症介质之间形成一正反馈环,致使炎症反应不断放大、加重,最终导致全身失控性炎症反应和 MODS。

四、内毒素血症的临床意义

1. 与感染、免疫的关系　内毒素血症与细菌感染关系密切,它是创(烧)伤感染中的重要致病因素之一。实际上,在脓毒症发生过程中,内毒素常常与细菌协同致病,二者同时并存。但有时血液内毒素检测呈阳性反应,而血液细菌培养不一定呈阳性,提示内毒素血症也可单独存在。有资料表明,严重创(烧)伤、手术应激后肠源性内毒素血症的出现时间往往要早于菌血症的发生,细菌内毒素对肠源性感染具有促进作用。有学者采用无特殊病原菌(SPF)小鼠观察了内毒素对蛋白营养不良动物肠道细菌移位的影响。实验发现,大肠杆菌内毒素血症能显著促进营养不良小鼠合并烧伤后肠道细菌的进一步播散,形成全身性感染,并增加烧伤后动物的病死率。而单纯营养不良并不能造成细菌移位的发生。目前认为,应激状况下循环内毒素可促进肠源性细菌移位的发生、发展,其机制可能主要是通过破坏肠黏膜机械屏障及提高肠黏膜的通透性所致。应用电镜组化及冷冻蚀刻技术观察到,内毒素能导致连续上皮细胞之间的紧密连接组织结构发生明显改变,使细胞间"通道"异常开放,肠黏膜对肠腔内细菌、内毒素的通透作用增强。内毒素血症不仅对肠道细菌移位具有促进作用,更值得注意的是,它与严重创伤后全身播散性感染的发生亦紧密相关。根据临床观察报告,内毒素血症与 G⁻菌脓毒症的相关率达70%以上,当血浆内毒素含量愈来愈高时,应警惕

播散性细菌感染的发生。因此,早期诊断并及时阻断内毒素血症的发生、发展,对于阻止细菌感染的进一步加剧,防止脓毒性休克、MODS 并发症具有积极作用。

严重创(烧)伤后内毒素血症对宿主的影响是多方面的,它在体内可引起一系列的病理生理变化与临床中毒症状。一些研究揭示,细菌内毒素在创伤后机体免疫抑制中扮演着较重要的"角色"。较大面积烧伤患者细胞免疫的异常表现为外周血淋巴细胞在体外对细胞促有丝分裂原,如植物血凝素(PHA)、念珠菌抗原等刺激反应降低,同时伴有抑制性 T 细胞(Ts)数目增多、辅助性 T 细胞(Th)减少。通过体内、体外试验发现,上述细胞免疫功能障碍均与患者血清中存在过量的内毒素有关。相反,应用较低剂量的多黏菌素 B 治疗后,可部分恢复患者自然杀伤细胞(NK)的活性及逆转 Th/Ts 细胞比例的严重异常,且能消除烧伤血清对 IL-2 的抑制反应。由此可见,抗内毒素治疗对改善烧伤后免疫功能的障碍有一定价值。

传统的观点认为,创伤、休克时首先导致免疫功能低下,然后才发生细菌及其毒素的侵袭,出现脓毒症或脓毒性休克。近年来,肠源性内毒素对机体全身免疫功能的影响逐渐受到重视。我们的观察证明:休克初期即发生内毒素血症及细菌入血,而通过体内重要免疫抑制因子——前列腺素 E_2(PGE_2)等介导的免疫抑制作用相对要迟缓。Re-LPS 抗血清输注后,血浆 PGE_2 水平较对照组明显降低。因此,肠源性内毒素血症对血浆 PGE_2 水平有一定影响,而后者的大量产生、释放可能与机体免疫功能紊乱、感染的易感性增加密切相关。为了探讨内毒素血症与机体全身性细胞免疫的直接关系,我们还观察了烫伤动物脾细胞对促有丝分裂原增殖应答反应、IL-2 活性及 T 细胞亚群比值等指标的变化。结果发现,大鼠 40% Ⅲ°烫伤后,脾淋巴细胞对刀豆素 A(Con A)或 PHA 刺激后增殖反应及脾细胞诱生 IL-2 活性明显抑制。针对肠道内毒素移位预防性进行选择性消化道脱污染(selective decontamination of the digestive tract,SDD)后,则可显著降低循环内毒素水平,同时脾细胞的增殖应答及诱生 IL-2 活性较烫伤组明显升高,但对外周血 T 细胞亚群比值无显著影响。这些观察提示,严重烫伤激活后,肠道中内毒素的过量入血对于诱发全身性细胞免疫功能异常有一定作用。关于细菌内毒素介导创伤后免疫抑制的作用机制,可能主要有如下几方面:①刺激单核/巨噬细胞产生、释放大量的 PGE_2,通过 PGE_2 对免疫系统的负向调控(down-regulation)引起多方面的抑制效应,如 Th 细胞活性增强、单核细胞分泌 IL-1 增加、Th 细胞 IL-2 产生减少等;②直接或间接作用导致单核细胞提呈抗原表达能力降低,并抑制中性粒细胞趋化性受体的表达;③激活体内单核/巨噬细胞诱生 TNF-α、IL-1 等细胞因子,介导或协同产生对机体防御功能及多器官的损害效应;④经替代途径活化补体,生成多种补体裂解产物,如 C3b、过敏毒素等。当然,损伤后机体免疫抑制的机制比较复杂,细菌内毒素作为一个较重要的因素,可能参与了这一病理过程。

2. 与脓毒症、MODS 的关系 脓毒症、MODS 诱发因素十分复杂,其中 G^- 菌严重感染为主要原因之一。感染诱发脓毒症、MODS 的确切机制尚未完全明了,一般认为细菌内毒素对其发生、发展具有促进作用。大量研究揭示,内毒素具有极广泛而又复杂的生物学效应,脓毒症、MODS 病理过程中出现的失控炎症反应、免疫功能紊乱、高代谢状态及多脏器功能损害均可由内毒素直接或间接触发。业已明确,细菌内毒素主要是通过激活机体单核/巨噬细胞过度释放中间介质而发挥作用,其中 TNF-α、IL-1 可能是介导内毒素损害效应、诱发脓毒症的关键早期细胞因子。我们在家兔 MODS 模型中观察到,内毒素血症与 MODS 的发生、发展密切相关。并发 MODS 的动物其血浆内毒素含量升高幅度大、持续于较高水平,且内毒素水平的改变与多器官功能指标相关显著。给失血性休克家兔输注 Re-LPS 抗血清后,血浆内毒素水平的升高幅度及其持续时间均显著降低,动物 MODS 发生率明显低于对照组(11.2% 比 58.0% ,$P<0.01$)。同样,重度出血性休克早期给予具有抗菌及抗内毒素双重作用的 rBPI$_{21}$ 可完全中和循环内毒素,能有效地减轻肝、肺、肾及肠道损害等。此外,预防性进行 SDD 大鼠,其各段肠腔中游离内毒素含量较对照组下降99.5% 以上,门、体循环内毒素水平随之显著降低。防治组肠黏膜损害减轻,严重烫伤后其存活率提高 26.7% 。另一方面,我们的临床观察证实,大面积烧伤患者的内毒素血症发生率为58% ,脓毒症组血浆内毒素均值显著高于非脓毒症组,且血浆内毒素水平与烧伤后 MODS 发生频率呈正相关。持续严重内毒素血症(≥0.50 EU/ml)者,多呈现显著的脓毒症状态,最终可并发 MODS 而死亡(其中 3 例患者死前血浆内毒素浓度超过 1.00 EU/ml)。相反,非 MODS 者伤后早期尽管暂时性升高,但其变化趋势呈进行性下降,致伤 1 周之后仅表现为轻度内毒素血症,患者感染症状多随之减轻,预后较好(表 38-6)。这与我们的动物实验结果是一致的。上述结果证明了肠源性内毒素血症与烧伤后脓毒症、MODS 发病可能具有密切关系。

创伤后 MODS 常继发于严重感染,因此有人称之为脓毒综合征。Meakins 主张胃肠道是其始动部位,通过细菌和内毒素起作用。近年来,许多学者对于 MODS 的感染机制开展了深入的研究,提出了细菌内毒素作为重要触发因子的观点,并受到人们的普遍关注。虽然很多人支持感染时内毒素在 MODS 发生中起着"扳机"作用,但亦有不少作者提出异议。有人给大鼠腹内注射酵母多糖,复制出非细菌感染性多器官损害的动物模型,认为 MODS 是一种具有广泛炎症特点的全身性自身破坏过程。脓毒并发症是宿主对感染因素的一种全身性反应,其本质及重要性并不在于感染因子(细菌、毒素、病毒等)本身的

表 38-6　严重烧伤后 MODS、非 MODS 患者血浆内毒素含量比较(EU/ml,$\bar{x} \pm s$)

伤后时间	血浆内毒素含量(EU/ml)	
(天)	MODS 组	非 MODS 组
1	0.512 ±0.174	0.407 ±0.232
3	1.016 ±0.492 *	0.553 ±0.310
7	0.586 ±0.382	0.366 ±0.135
14	0.732 ±0.321 * *	0.301 ±0.214
21	1.127 ±0.528 * *	0.284 ±0.173
28	0.620 ±0.251 * *	0.216 ±0.202

注:与非 MODS 组相比, * $P<0.05$, * * $P<0.01$。

直接效应,而在于机体的失控炎症反应影响了体内神经-内分泌-免疫网络,最终造成细胞能量代谢紊乱及功能异常。Moore 等对 20 例可能发生 MODS 的创伤患者进行紧急腹部手术,并行门静脉插管以便连续采集标本。虽然最终有 30% 的患者并发 MODS,但在伤后 5 天内门静脉血与外周血中均未检测到细菌和内毒素。不少报道也证实,在急性创伤患者中,细菌移位至肠系膜淋巴结并不多见。同样,也未发现失血性休克和严重创伤患者血浆内毒素水平显著升高。另一方面,临床上应用 SDD 虽然能明显减少感染并发症,但病死率并未降低。因此,肠源性内毒素血症的临床意义有待进一步探讨。

3. 循环内毒素含量监测的临床价值　内毒素血症的临床表现大都与 G⁻菌所致脓毒症相似。对创伤患者内毒素血症的诊断除临床体征外,主要依据血中内毒素测定结果。尽管血液内毒素检测方法尚有待进一步完善,但因其具有快速、灵敏、不受抗菌药物治疗影响等优点而逐渐应用于临床。血浆内毒素含量可以比较稳定和敏感地反映机体 G⁻菌感染的动态变化过程。血中内毒素浓度越高,患者全身中毒症状越明显。我们的临床观察表明,并发MODS 组患者血液内毒素水平自伤后第 3 天起明显高于非 MODS 组,且循环内毒素含量与MODS 发生频率呈正相关。内毒素水平持续超过 0.5 EU/ml 者,应高度警惕并发 MODS 的

可能。随着循环内毒素含量的不断升高,MODS 的发生频率及病死率逐渐增加(表 38-7)。反之,患者感染症状则多随之减轻,预后较好。另据报道,依据死亡患者死前血浆内毒素检测结果,推测内毒素血症预后"线"大致波动在(325 ±166)pg/ml,血中浓度超过此值时,有可能导致死亡。有鉴于此,我们认为循环内毒素水平对于 G⁻菌感染及其他脓毒并发症的监测具有一定的预警意义。连续动态观察其变化,对脓毒症、MODS 的早期诊断、病程监测、防治方案的制订及预后评价可能有指导作用。

表 38-7　血浆内毒素水平与 MODS 发生频率

内毒素(EU/ml)	总例数	例数		
		MODS	非 MODS	死亡
<0.20	18	0	18	0
0.20 ~	9	1	8	1
0.50 ~	6	4	2	3
1.00 ~	2	2	0	2

五、内毒素血症的防治

虽然采用抗菌药物治疗及其他强力支持性措施,但由于一般不能有效中和、灭活内毒素毒性或抑制其诱生的多种活性介质,因此难以从根本上解决其防治问题,严重烧伤脓毒性休克病死率至今仍高达 70% 以上。可以说,目前还缺乏有效的方法用于临床内毒素血症的治疗,成为提高大面积烧伤患者治愈率的一大障碍。现行的防治方案中,主要原则是及早全身应用抗 G⁻菌的抗菌药物及正确处理烧伤创面。但有人报告,单纯使用敏感抗菌药物往往可迅速杀死细菌,导致短时间内大量的内毒素释放入血,在特定的情况下可能加重患者的临床毒血症反应。可见,对于内毒素血症的治疗仍存在许多矛盾,下面仅就有关的措施及其研究进展做一简要介绍,供读者参考。

1. 免疫疗法　早在 20 世纪 60 年代,Alexander 等用多价铜绿假单胞菌疫苗(含抗脂多糖抗原及内毒素蛋白抗原)预防治疗烧伤患者,取得了一定的疗效,可提供部分保护作用。由于主动免疫抗体产生较慢,加之烧伤后多伴有免疫反应抑制,因此有人主张,对于大面积烧伤患者采用高效价铜绿假单胞菌免疫球蛋白或免疫血浆进行被动免疫更为合适。这项措施可作为一项有效的辅助治疗,但存在来源困难、疗效仍不理想等问题,难以推广。为了克服上述缺点,近三十年来国内外学者致力于具有交叉保护作用的内毒素核心单克隆抗体的研制,早期大规模临床试用 E5(来源于小鼠的 IgM 型抗 J5 类脂 A 单克隆抗体)抗体已显示出一定的疗效。在大量动物实验的基础上,人们对 E5 抗体进行了临床验证,表明该抗体是稳定、安全和易接受的。据报道,美国 33 个医疗中心使用 E5 单抗治疗 468 例可疑 G⁻菌感染患者,结果证实治疗组(无论是否存在顽固性休克)与对照组相比,患者器官损害症状缓解或消失较为迅速,且非顽固性休克患者病死率显著下降。而过敏反应仅占 1.6% ,未出现明显的变态反应。在随后进行的另一组随机、对照、双盲临床试验中,E5 单抗对 G⁻菌感染患者却无明显疗效;但对于其中 139 例伴器官衰竭而无难治性休克的病例,E5 单抗可以改善生存率。从目前的资料来看,还难以肯定 E5 单抗的临床治疗作用。参加临床试验的内毒素单抗制剂除 E5 外,还有一种来自人的 IgM 型抗体——HA-1A。一组 543 例脓毒症患者的临床试验资料显示,给予 100 mg HA-1A 治疗组与对照组的总病死率分别为 39%、43%,无统计学差异。鉴于其中多数病例未发生 G⁻菌感染,他们进一步分析了 197 例培养证实菌血症患者对 HA-1A 治疗的反应。结果发现,HA-1A 治疗明显降低并发 G⁻菌脓毒症和脓毒性休克患者的 28 天病死率。同时,HA-1A 能够改善患者器官功能,治疗组与对照组器官功能恢复率分别占 62% 和 42%。可见 HA-1A 抗体的作用可能主要限于伴有内毒素血症及 G⁻菌脓毒症的病例。尽管关于内毒素拮抗剂在防治脓毒症中的有效性和确切临床价值仍有待于进行深入、周密的临床研究,但从目前已获得的大量资料来看,内毒素单抗制剂并不能明显改善脓毒症和脓毒性休克患者预后,因此,不宜过高期望抗内毒素抗体治疗的临床应用前景。

2. 多黏菌素 B 和杀菌/通透性增加蛋白　业已证明,多黏菌素 B 能通过化学作用结合内毒素的类脂 A 部分而中和或灭活其毒性,并且对铜绿假单胞菌、大肠杆菌等常见阴性杆菌有强大的抗菌活性。但由于这类抗菌药物不良反应大,尤其对肾脏的毒性而限制其临床广泛使用。为此,日本学者研制多黏菌素 B 固定纤维(PMX-F)治疗,能选择性解除实验动物内毒素休克的毒性,从而显著地提高了动物存活率。近年来的临床应用报告有限,但初步证明有效。鉴于多黏菌素 B 的毒性反应,部分学者主张低于治疗量使用,在不产生明显毒性作用的情况下,能减轻内毒素血症及提高烧伤患者的免疫功能,对改善患者预后是有利的。

杀菌/通透性增加蛋白(BPI)是一种普遍存在于人及哺乳动物中性粒细胞嗜苯胺蓝颗粒中的蛋白质,分子质量约为 55 kDa。BPI 由两个活性部分组成:氨基末端具有杀菌活性,羧基末端起固定作用。BPI 对内毒素的 LPS 分子具有高度亲合力,可有效阻止 LPS 激发的一系列免疫病理反应,对致死性内毒素血症具有保护性拮抗作用。同时,BPI 对许多 G⁻菌外膜有特异性结合能力,发挥其细胞毒作用,促使细菌外膜通透屏障破坏,导致不可逆性细胞损害及死亡。BPI 强有力的中和内毒素及杀灭 G⁻菌的双重特性表明,在 G⁻菌脓毒症及MODS 的治疗中可能具有一定的前景。绝大多数动物实验显示,完整 BPI 及其活性片段对小鼠、大鼠、家兔、猪、狒狒等 G⁻菌感染或内毒素攻击均可产生良好的防护效应。Ⅰ期临床观察发现,rBPI₂₃、rBPI₂₁ 可显著抑制人体内毒素血症诱发的一系列免疫病理反应,证明它们是一种安全、高效的抗菌与中和内毒素制剂,故有人称之为"超级抗菌药物"。

BPI 作为体内 LBP-LPS 相互作用的天然拮抗剂,其保护机制与直接中和内毒素、杀灭G⁻菌及竞争抑制 LBP 作用等多重效应有关。业已证明,BPI 和 LBP 均为体内调控内毒素活性作用的蛋白,它们在序列上具有同源性及交叉免疫活性。BPI 可与 LBP 竞争结合 LPS 分子,作为 LBP-LPS 复合物的拮抗剂存在。一般认为,LBP/CD14 具有增敏机体内毒素的细胞毒性作用,介导 LPS 诱发的多种细胞因子的合成及释放;而 BPI 则可显著抑制或阻断炎症介质的产生及中性粒细胞补体受体的上调。BPI 与 LPS 结合的能力比 LBP 强,rBPI₂₃ 对LPS 的亲和力大约为重组 LBP 的 75 倍,因此能竞争性抑制 LBP 与类脂 A 结合。但当 LBP/BPI 比值增高时,BPI 不足以抑制 LPS 的激活细胞效应;提高 BPI 的浓度则可以拮抗 LBP 的效应。严重创(烧)伤打击可广泛激活机体多种组织 LBP mRNA 表达,因此 LBP/BPI 比值明显增高,导致机体促炎和抗炎细胞因子比例发生失调。此时机体自身产生的 BPI 不足以抑制 LPS 的病理效应,因此给予外源性 BPI 以调节其平衡失调,可能对改变机体的过度炎症反应状态及防止 MODS 的发生具有重要意义。并且 BPI 作为机体中性粒细胞中自然存在的防御性抗感染蛋白,是天然的 LPS 抑制物,具有其他外源性生物拮抗剂无可比拟的优点。研究表明,BPI 及其活性片段均无明显毒性和免疫原性,在人体及不同动物模型中都能发挥强有力的结合及中和内毒素作用。据报道,大鼠、小鼠均可耐受高达 10 mg/kg 的 BPI 而未产生毒性反应,1 周后动物多个脏器功能与形态学未发现任何异常改变。因此,BPI 作为临床抗感染治疗的重要辅助措施之一,可能具有潜在的应用价值。

3. 抑制肠道内毒素的产生和吸收 Fine 等使用口服非肠道吸收抗菌药物,杀灭肠道细菌,减少内毒素的产生、吸收,取得了一定疗效。然而有些作者认为,常规应用广谱抗菌药物并不能有效减少肠道内毒素和降低血中内毒素浓度。相反,由于杀灭肠道细菌而引起内毒素的释放、吸收,可能使血中浓度升高。另一方面,临床上长时间应用广谱抗菌药物能使肠道微生态失调,存在诱发继发性感染的威胁。因此,有的学者提出针对肠道 G⁻ 菌采取 SDD 的防治方法,能有效拮抗潜在性 G⁻ 致病菌在宿主体内的定植,可能有助于减少肠源性内毒素的过量吸收,从而阻断内毒素血症的发生与发展。我们应用 SDD 对烫伤动物全身性细胞免疫功能及预后的影响进行了探讨。结果证实,SDD 组动物在给药 3 天内完全抑制 G⁻ 肠杆菌的生长,其各段肠腔内游离内毒素含量较对照组下降 99.5% 以上,门、体循环内毒素水平随之显著降低,从而有效防止肠道细菌移位和内毒素血症的发生。经 SDD 处理的动物可部分逆转严重烫伤所致细胞免疫抑制及巨噬细胞的活化,主要表现为脾细胞增殖反应及诱生 IL-2 活性显著升高,血清生物蝶呤水平及血浆 TNF-α 水平比对照组显著降低。同时,SDD 组肠黏膜功能的标志酶——二胺氧化酶活性明显上升,动物 5 天存活率由 63.3% 提高至 90.0%。这说明预防性给予 SDD 能有效防治肠源性内毒素血症的发生与发展,其作用机制与减轻内毒素移位诱发机体细胞免疫抑制密切相关。但该方法能否改善患者的预后、降低病死率仍有较大争议,有待于临床实践的进一步检验。

4. 其他措施 如早期应用糖皮质激素、色甘酸钠等,可拮抗 LPS 活性,稳定粒细胞、肥大细胞释放血管活性物质,降低机体对内毒素的反应性,对缓解毒血症症状有一定作用。此外,一些学者提出抗细胞因子抗体干预,其中抗 TNF-α 抗体、IL-1 受体拮抗剂(IL-1ra)最引人注目。阻断 TNF-α 可采用抗 TNF-α 抗体、可溶性 TNF-α 受体、TNF-α 受体 Fc 段嵌合蛋白等多种方法。在注射活菌攻击后给予抗 TNF 抗体或 TNF 受体 Fc 段嵌合蛋白,研究结果显示出不一致性。早期治疗一般能获得较好的保护作用,延迟治疗在许多模型上缺乏保护作用,一般认为在内毒素攻击后延迟治疗不及攻击早期或预防性给药有效。尽管在动物脓毒性休克和致死性模型上拮抗 TNF-α 已取得令人鼓舞的结果,但抗 TNF-α 抗体在降低 28 天病死率中仍未被证明有效。对抗 IL-1 活性的药物有 IL-1ra 和可溶性 IL-1 受体。IL-1ra 已应用于患有脓毒性休克患者的试验性治疗,多项 III 期临床试验显示,对患者预后均无明显影响。这与其他临床试验如用细胞因子或内毒素抑制剂治疗脓毒性休克结果相似。

总之,现代免疫治疗的目的是阻止机体由免疫中间产物所致炎症反应转变成为脓毒症状态。尽管有多种预防或治疗措施应用于脓毒症和 MODS 的防治,如抗内毒素单克隆抗体、抗 TNF-α 抗体、可溶性 TNF 受体、IL-1 受体的拮抗剂等,但是临床大规模试验均未显示出完全有效的、可重复的、统计上有显著性意义的临床价值。这一残酷的教训使我们认识到,预防威胁生命器官损害最有效的方法是,尽可能早期阻断或消除多种致病因素对宿主异常炎症反应和免疫功能的激活。一般而言,理想的增强机体防御能力的方法应当是预防创伤后全身炎症反应发展至不可逆转性自身损害效应。这种治疗一定要在损伤早期给药才能起到预防作用,它能保护多种靶细胞(如淋巴细胞、巨噬细胞、中性粒细胞和内皮细胞等),

其作用方式可以防止宿主细胞过度激活和细胞损害。从我们目前对免疫机制的理解中可以看出,调节创伤后各种细胞间平衡失调最有效的方法可能是几种药物的联合应用。很明显,只有在机体遭受打击后,及时通过对炎症、免疫细胞的直接干预以纠正其内环境紊乱状态,才能够有效预防脓毒症和 MODS 的进一步发生与发展。有人提出一种联合的免疫调理方案值得借鉴,主要包括:①急性损伤早期(≤72 小时)下调巨噬细胞和中性粒细胞的活性,上调淋巴细胞应答能力;②应用大剂量多价免疫球蛋白和可溶性补体受体,中和循环内、外毒素以防止巨噬细胞的过度活化;③重建细胞免疫功能,注射胸腺类激素、IFN-γ、粒细胞集落刺激因子来增强细胞介导的特异免疫反应,以克服创伤后的免疫功能障碍。虽然在临床实践中采用免疫调理能否获得理想的效果受多方面因素的影响,但免疫治疗方案的本质不是被动、简单地"祛邪",而是调动机体自身以"扶正",即主动调节和恢复宿主防御反应,维护内环境平衡与稳定,真正发挥较全面的调理作用。

内毒素血症的防治仍是临床上一个棘手的难题,今后的方向可能是联合使用抗菌药物、拮抗内毒素与免疫调理治疗,并辅以强有力的支持措施。

第二节　细菌外毒素血症

在过去的二三十年中,由于抗菌药物的普遍应用,使 G⁻ 菌在脓毒症中的地位更为突出,加之内毒素研究手段的突破性进展,越来越多的学者更关注严重创(烧)伤后 G⁻ 菌感染及内毒素的研究,而对革兰阳性(G⁺)菌脓毒症少有问津。然而流行病学调查资料显示,近年来由 G⁺ 菌引起的脓毒症和脓毒性休克明显增多,目前已达脓毒症发病率的50% 以上。其中金黄色葡萄球菌(*Staphylococcus aureus*,简称金葡菌)感染的发病率位居首位,是烧伤创面感染、急性肝功能衰竭和血源性肾炎等疾病的主要病原菌。其致病的严重程度及致死率与 G⁻ 菌相当,且通常与 G⁻ 菌脓毒症同时发生、协同作用,使脓毒症的病理生理过程进一步恶化,严重威胁着患者的生命。

与 G⁻ 菌相比,以金葡菌为代表的 G⁺ 菌致病成分更为复杂,包括细菌细胞壁成分、胞外酶和外毒素等多种因子,其中金葡菌细胞壁成分[主要是肽聚糖(PGN)和磷壁酸(LTA)]、外毒素[包括肠毒素(Staphylococcal enterotoxin, SE)和中毒性休克毒素-1(toxic shock syndrome toxin-1,TSST-1)]在金葡菌脓毒症和 MODS 的发生、发展中可能占有重要地位。体内、外研究表明,肽聚糖和磷壁酸具有很强的抗原性及"内毒素样"生物学活性,可通过脂多糖受体 CD14 介导的信号通路诱导单核/巨噬细胞活化及 TNF-α、IL-6 与一氧化氮(NO)等炎症介质合成、释放,但其刺激能力明显低于内毒素。金葡菌的肠毒素和 TSST-1 均属"超抗原"(superantigen),具有强大的抗原刺激能力,T 细胞为其主要的靶细胞。随着分子生物学和现代免疫技术的发展与应用,人们对细菌外毒素尤其是金葡菌外毒素的认识正在不断地深化。铜绿假单胞菌是创(烧)伤感染的另一重要致病菌,其内毒素所引致的病理生理效应已为人所熟知,但其外毒素 A 作用往往被忽视。本节拟结合我们新近的研究工作,重点介绍细菌外毒素与创(烧)伤脓毒症关系的研究内容。

一、基本概念与结构特征

自发现白喉外毒素以来,有关细菌外毒素的研究已有近百年历史,但直到 20 世纪 50 年代进入分子生物学时期后,其研究才得到迅速发展。

(一) 概念

经典微生物学说曾认为,外毒素先是由细菌合成蛋白毒素,具有酶的活性,在菌体内多以酶原形式存在,合成后释放到菌体外,受蛋白酶作用被激活,而形成外毒素。G^+ 球菌是产生外毒素的主要细菌。但是现在发现,许多 G^- 菌也能产生大量的致死性外毒素,如霍乱弧菌、铜绿假单胞菌、肺炎杆菌及大肠杆菌等。以往认为外毒素仅分泌到菌体外,现知也有存在于细胞体内的,菌体破裂后才释放于外环境中。

传统观念认为,仅有内毒素可造成机体血管舒缩功能紊乱,致使低血压并可发生休克。这种观念也已更新,Todd 等首先报道了中毒性休克综合征(toxic shock syndrome,TSS)。以后有人证实 TSS 由热原性外毒素 C(pyrogenic exotoxin C,PEC)及葡萄球菌肠毒素 F(Staphy-lococcal enterotoxin F,SEF)引起。PEC 及 SEF 均为外毒素,可见外毒素也可导致休克和MODS 甚至多器官衰竭。

多数学者认为,铜绿假单胞菌致病作用主要是内毒素,进入血液循环后,形成内毒素血症。Liu 等首先发现铜绿假单胞菌外毒素 A(*Pseudomonas aeruginosa* exotoxin A,PEA),并证实它是一种重要的潜在性致病的毒力因子。PEA 被称为致死毒素,对鼠、犬、猴等多种动物可造成低血压及脓毒性休克,并有明显的致死作用。

在复制脓毒性休克动物模型中,单纯用内毒素攻击,结果往往不稳定。在临床中仅用内毒素抗血清治疗烧伤患者,疗效不显著。Pierson 曾对严重烧伤患者给予多价铜绿假单胞菌免疫血清治疗,使菌血症的发生率及病死率显著降低。综合这些报道,大致可以体会到细菌外毒素确有致病作用。我们测试严重烧伤铜绿假单胞菌感染患者血清中 PEA 的含量变化,发现感染后血液中 PEA 含量剧增,与感染严重程度明显相关。

(二) 细菌外毒素的作用特点

从分子水平的研究表明,细菌外毒素都有着相似的生物学特性及相似的结构及功能。

1. 结构 无论哪一种细菌外毒素都具有双功能蛋白质。其一是结合部分,它可识别靶细胞膜上的特异性受体,并与之结合。它决定毒素对机体细胞的选择亲和性。另一为毒素活性部分,在结合成分的协助下,可进入靶细胞,发挥其毒性活性作用,它决定毒素的致病特点及作用方式。所有细菌外毒素在其 C 末端附近都有一个胱氨酸,并具有酶的活性。结合成分的 N 末端氨基酸排列顺序极其相似。

2. 作用机制 各种细菌外毒素在敏感细胞中的靶点各不相同,毒素进入细胞靶点的方式包括三方面:①毒素经由毒素-受体复合物形成的通道进入膜内;②毒素与受体特异性结合,启动跨膜信号而激活细胞内信号系统;③通过细胞吞饮作用直接进入细胞。一般认为,细菌外毒素对靶细胞的毒素效应不尽相同,至少可分为肠毒素、细胞毒素、溶细胞毒素和神经毒素 4 类,不同类型外毒素的作用机制均有一定的特异性。如 PEA 属于细胞毒素,它可催化辅酶I(NAD^+)水解为二磷酸腺苷(ADP)核糖基和烟酰胺两部分,使延长因子-Ⅱ发生 ADP 核糖基片,抑制肽-tRNA 及 mRNA 的移位,蛋白质合成障碍而导致细胞功能异常甚至破坏。

3. 受体 细菌外毒素进入细胞绝大多数都是由细胞膜上的受体介导的,细菌外毒素与糖苷脂结合,通过吞饮作用(endocytosis)进入细胞。

二、铜绿假单胞菌外毒素 A

铜绿假单胞菌含有与致病有关的物质达十余种,目前公认,铜绿假单胞菌外毒素 A 是最重要的致死性物质。现已基本了解清楚 PEA 的结构及功能。

(一)理化性质

PEA 为单链蛋白质,分子质量 66 kDa 左右,最大吸收波长 280 nm,等电点 5.0。PEA 由 A、B 两个片段组成,A 为活性片段,是 ADP-核糖基转移酶;B 为结合片段,链内有四对二硫键,无游离巯基,对热不稳定。经晶体衍射图分析,PEA 分子由 613 个氨基酸组成,分成 3 个功能结构区。第Ⅰ、Ⅱ区位于氨基端,属结合片段,与易感细胞表面受体结合。第Ⅲ区有 ADP-核糖基转移酶活性,是活性部分。PEA 毒性作用主要通过受体介导的内化实现,但它也可不依赖于受体的"液相吞饮"而进入细胞。

(二)毒性作用

PEA 毒性很强,对多种哺乳动物及人细胞都有毒性。临床分离的铜绿假单胞菌菌株 90% 以上产生这种外毒素,其致死活性远远高于细菌内毒素。动物实验及临床观察证实多种外科感染与此毒素有关,它是铜绿假单胞菌感染中的重要致病因子。据报道,用提纯的 PEA 给小鼠注射后,可出现局部组织坏死、肝细胞肿胀和脂肪变性、肺出血及肾坏死等,其改变与创(烧)伤小鼠感染产 PEA 的铜绿假单胞菌后病理损害相似。许多实验观察表明,PEA 作用后,肝、脾、肾、肺等器官中延伸因子-Ⅱ活性均降低,以肝脏表现最为明显。同样,PEA 可以抑制各器官的蛋白合成,其中肝脏抑制最重。示踪研究发现 PEA 的靶器官主要是肝,其次是肺及肾。PEA 还可引起未烧伤组织的坏疽性深脓疮(ecthyma gangrenosa)。除直接组织损害作用外,PEA 对机体的免疫系统亦有重要调节效应。一方面,它可以抑制抗体的产生,对 T、B 细胞产生细胞毒效应;另一方面,它又是淋巴细胞较弱的促分裂原,在一定程度上可以促进免疫反应。

铜绿假单胞菌作为一种条件致病菌,常可使免疫功能低下的患者发生严重的或致命性脓毒症。虽然其发病与多种菌体成分和分泌产物有关,现已明确铜绿假单胞菌产生的 PEA 毒性最强,是最重要的致病因子之一。临床资料提示,PEA 可引起人体中性粒细胞减少,出现酸中毒、低血压或脓毒性休克,并有明显的致死作用。据报道,PEA 对人体外周血中单核细胞可产生显著的细胞毒效应。当分离的细胞与 PEA 共同作用 1 小时,即可抑制细胞对放射性核素标记胸腺核苷的摄取,并破坏其吞噬能力与出现细胞形态学异常改变。这表明 PEA 对机体组织细胞具有广泛的毒性作用及损伤效应,它可能在严重铜绿假单胞菌感染诱发脓毒症、脓毒性休克过程中具有一定的意义。

(三)测定方法

PEA 体外检测方法较多,常用的有以下几种:

1. 酶联免疫吸附试验(ELISA) 杨理邦等建立 BA-ELISA 法,并引入生物素-亲合素系统(biotin-avidin system,BSA),只需制备一种特异性 PEA 抗血清即可检测。本法可用于临床,具有一定推广使用价值。

2. ADP-核糖基转移酶活性测定 用 Collier 法测定该酶的活力,是一种较准确的检测法。

3. 血凝抑制试验 为 PEA 检测的常用方法之一,其敏感性比 ELISA 低。

4. 细胞毒试验 可测定少量外毒素,选用小鼠 L_{929} 细胞做细胞毒试验,方法可靠。

（四）免疫防治

PEA 的免疫方法较多,一般可以分成两种方式。

1. 主动免疫 PEA 可制成类毒素,用于免疫动物及人。用于小鼠,其保护率达 50% ~ 80%。每周注射一次类毒素,3 周以后体内特异性抗体(主要 IgM 及一部分 IgG)水平升高,用其超免血浆可治疗铜绿假单胞菌脓毒症。此外,类毒素中所含的溶血素及卵磷脂酶还可以提高其免疫效果。铜绿假单胞菌分成许多血清型,与致病有关的物质有多种,因此制备一种含有几种主要致病物质的混合疫苗进行防治很有必要。Cryz 将 PEA 与菌体 O-多糖制成复合物疫苗,在健康志愿者中显示良好的免疫效果。Homma 使用多成分铜绿假单胞菌菌苗及 PEA 类毒素免疫接种,明显降低烧伤患者铜绿假单胞菌脓毒症的病死率。

2. 被动免疫 经研究证实,被动免疫可以对 PEA 攻击动物起到保护作用。产生的抗体与 PEA 的 B 亚单位结合,使 PEA 失去与细胞受体结合的可能,从而起到免疫治疗作用。Galloway 研制出抗 PEA 的单克隆抗体,用于烧伤感染大鼠可延长其存活时间。应用 PEA 抗毒素治疗,虽能中和菌体外毒素,但菌体仍存活。因此,把抗内、外毒素的抗体联合应用,效果会更好,这样既中和外毒素又起到调理作用,促进吞噬细胞功能,杀死菌体。

不同铜绿假单胞菌菌株产生的 PEA 存在着结构上的差异。因此,制备通用型的免疫制剂仍有一定困难,有待于今后解决。

三、葡萄球菌外毒素

临床流行病学资料表明,G^+菌脓毒症的发病率逐年上升,究其原因,可能与以下因素有关:①大量抗菌药物治疗主要是针对 G^- 菌,从而使得 G^+ 致病菌感染机会增多;②长时间血管内导管的应用越来越多;③手术移植物的广泛应用(如人造关节、瓣膜、血管等);④G^+菌感染病原菌的变迁;⑤抗菌药物耐药性在 G^+ 致病菌中的播散[如耐甲氧西林金黄色葡萄球菌(MRSA)、耐青霉素肺炎链球菌、耐万古霉素粪肠球菌]。流行病学资料显示,G^+菌感染中金葡菌发病率位居首位,是严重创(烧)伤创面感染等危重症的重要病原菌。据保加利亚一烧伤中心的资料证实,无论是烧伤创面还是血标本中,金黄色葡萄球菌(金葡菌)检出率均居首位(分别为 31.4% 和 35.0%),且 MRSA 耐药率逐年增高。上海瑞金医院从 159 例烧伤患者创面分离获得菌株 601 株,其中金葡菌最多见(271 株,45.1%),MRSA 耐药率高达 79.1% 。上海长海医院分析 95 例烧伤合并血源性感染时发现,金葡菌占 29.2% ,是导致全身性感染的重要病原菌。

金葡菌可以产生多种外毒素,主要包括中毒性休克综合征毒素、肠毒素、溶血毒素和红疹毒素等,它们作用于体内多种组织和脏器,诱发一系列病理生理异常改变。

（一）中毒性休克综合征毒素-l

中毒性休克综合征(TSS)系由金葡菌感染后引起的严重多系统疾病,其临床特征为急性高热、皮疹、呕吐、腹泻、低血压及多器官损害等。Todd 等首先报道了 TSS 病例,并进行了有关临床与生化方面的研究。TSS 不仅在年轻月经期妇女中发生,而且非月经期的妇女、男性及儿童也可发病。自 20 世纪 80 年代以来的文献报道中,在烧伤、皮肤移植、外科手术发生感染后也可并发 TSS。现已明确,TSST-1 与 TSS 发病密切相关,是引起 TSS 的最主要致病因子。

TSST-1 是一种多肽蛋白质,大部分由金葡菌噬菌体 I 群产生,分子质量约 22 kDa,含有194 个氨基酸残基。氨基酸序列分析显示,TSST-1 氨基酸序列与相关毒素如金葡菌 B、C 型肠毒素及链球菌致热性外毒素 A 几乎没有同源性序列。血清学分析证实,携带有产 TSST-1葡萄球菌的人群中仅 5% 发病,多数人仍健康。且 TSST-1 的抗体随年龄而增加,30% 的 2 岁儿童开始出现毒素抗体,20 岁以上抗体滴度上升较快,97% 的 40 岁以上成人抗体滴度大于1∶100,表明多数健康成人都接触过产生 TSST-1 的菌群,并对其产生了免疫力。据报道,TSS 菌株产生 TSST-1 显著高于非 TSS 菌株,且产 TSST-1 葡萄球菌与 TSS 的发病之间存在显著相关性。

烧伤 TSS 多出现在伤后 1 周内,多发生于烧伤 4%～40% TBSA 的患者,且在创面覆盖包扎后发病。覆盖包扎物的类型不定,有纱布、异种(猪)皮或同种异体皮等。包扎用的敷料及覆盖物极像一个葡萄球菌的培养基。TSS 烧伤患者大多数发生于 10 岁以下儿童。烧伤TSS 患者 TSST-1 的检出率占 60%,剩余 TSST-1 阴性患者很可能体内有其他毒性物质。有资料证实,除 TSST-1 以外,其他细菌或金葡菌产物也可引起 TSS。此后,有学者发现 1 例烧伤面积 12% 的儿童,因葡萄球菌肠毒素 B 引起 TSS;另有报道,烧伤后β-溶血性 A 族链球菌引起 TSS。

TSST-1 具有广泛的生物学活性,主要包括致热性、增加宿主对内毒素的敏感性、免疫抑制、降低单核/巨噬细胞清除功能、有丝分裂原性等。①致热性:TSST-1 可直接诱导发热反应,发热程度与毒素剂量呈正相关,并随给药途径不同而有所差异。目前认为,TSST-1 一方面可透过血脑屏障直接作用于下丘脑引起发热;另一方面它还能够刺激单核细胞产生 IL-1等内源性致热物质而间接起作用。②提高宿主对内毒素的敏感性:TSST-1 可显著提高宿主及细胞对内毒素攻击的敏感性,与内毒素发生致死性协同效应,这是该毒素最重要的特性之一。健康家兔单独接受 TSST-1 仅表现为发热反应,即使剂量高达 100 μg/kg 亦不能产生致死效应,提示该毒素本身致死性作用并不强。但如果同时给予较低剂量的内毒素与 TSST-1,动物即可出现典型的 TSS 症状和体征,表现为呼吸、循环、肝、肾及消化道等多系统器官功能严重障碍,导致动物死亡。与之相似,对感染巴斯德菌的动物再进行 TSST-1 攻击也可产生较强的内毒素增敏作用。体外试验亦证明,TSST-1 预处理大鼠肾小管细胞,能明显提高细胞对内毒素的敏感性。③免疫抑制:有资料表明,培养物中含有低剂量 TSST-1 即可抑制鼠IgM 抗体对绵羊细胞的补体结合应答反应,毫微克水平毒素则可显著抑制免疫球蛋白的合成,且内毒素可加重这一反应。一般认为,上述作用系 TSST-1 特异性地结合到 T 细胞上,尤其是促进 Ts 细胞被激活所致。④降低单核/巨噬细胞清除能力:静脉注射 TSST-1 和内毒素能明显降低家兔单核/巨噬细胞清除胶质的能力,并可能抑制宿主对内源性内毒素等物质的吞噬、清除,进而造成内毒素的蓄积,增强机体对 TSST-1 的敏感性。⑤有丝分裂性:采用

[^{3}H]-胸腺嘧啶掺入 DNA 的方法证明 TSST-1 为一种非特异性促有丝分裂原,可以刺激 T 细胞增殖,但对 B 细胞作用甚微。其作用机制可能为毒素诱导单核/巨噬细胞产生 IL-1,并进一步刺激 T 细胞合成 IL-2,从而促使 T 细胞的分化增殖。⑥其他作用:TSST-1 在体外能结合单核细胞、内皮细胞等,刺激它们产生多种内源性炎症介质,如 TNF-α、IL-1 等。此外,该毒素还可以抑制白细胞的趋化性、介导延迟皮肤超敏反应等。

大量研究表明,TSST-1 是 TSS 的重要细菌致病性产物,且流行病学、微生物和动物模型的研究有力地证明它在 TSS 发病中的重要地位。例如,给家兔和狒狒注射提纯的 TSST-1 能引起与人类 TSS 相同的症状,生化指标改变及形态学损害亦与临床患者 TSS 相似,主要表现为发热、低血压及全身多个器官(心、肝、肺、肾、胃肠道等)的广泛损害。采用抗 TSST-1 抗体被动免疫的动物,对产 TSST-1 金葡菌的致死性有较强的防护作用。临床资料证实,从典型患者分离的金葡菌绝大多数可检出 TSST-1,且 TSS 常发生于血清中缺乏特异性抗毒素抗体的人群,进一步说明该毒素在 TSS 发病中的意义。但需要强调的是,TSST-1 并非引起 TSS 的唯一毒素,TSS 全部症状和体征可能系多种毒素共同作用的结果,其中许多重要方面由细菌内毒素所介导。此外,其他毒素如金葡菌肠毒素 A、B 等亦可诱发 TSS 样脓毒症和全身多脏器损害。有人发现,给动物连续皮下注射肠毒素 A,能引起发热、充血、MODS 甚至死亡,且这一反应比注射 TSST-1 要强数倍。因此,TSS 是一种多因子作用的并发症。除 TSST-1 以外,其他细菌或金葡菌产物均可以引起该综合征。

(二) 金葡菌肠毒素

1. 肠毒素的分布、产毒率与临床意义 由于金葡菌致病因素复杂、耐药性不断增强,特别是中介型抗万古霉素金葡菌的出现,金葡菌感染所致脓毒症及 MODS 的防治已成为现代创(烧)伤外科和危重病医学面临的棘手难题之一。我们调查了近 8 年间从创面分离病原菌的分布情况,其中金葡菌分离率从 1995 年的 17.7%(居第 3 位)上升为 1999 年的 29.3%(居第 1 位)、2003 年的 44.4%,并呈现进一步升高的趋势。此外,278 例次静脉内置管的严重烧伤患者,7 例次发生导管脓毒症(5 例死亡),其分离病原菌中金葡菌占 50% 以上。由此可见,金葡菌是烧伤感染中最常见的菌种之一,其中 MRSA 耐药性强,易引起脓毒症和 MODS 等致死性并发症。

细菌学研究表明,可溶性外毒素的产生是 G$^+$菌感染的重要标志之一,其中金葡菌肠毒素因其"超抗原"特性以及在中毒性休克综合征、MODS 发病中的特殊意义而备受关注。业已明确,金葡菌的肠毒素和 TSST-1 均属"超抗原"毒素,具有强大的抗原刺激能力,T 细胞为其主要的靶细胞。与普通抗原不同,肠毒素和 TSST-1 与主要组织相容性复合物 Ⅱ 类分子(MHC Ⅱ)结合的部位在抗原结合槽以外的区域,因此可不经加工直接与 T 细胞抗原受体的β链 V 区(TCR Vβ)结合。由于 TCR Vβ区核苷酸序列非常保守,同一个体内的许多 T 细胞可具有相同的 Vβ成分,因此单一的超抗原极低浓度(1 ~ 10 ng/ml)即可激活大量 T 细胞(可达全部 T 细胞的 5% ~ 10%,甚至 40%)(图 38-2)。而活化的 T 细胞可释放 TNF-α、IFN-γ等细胞因子,最终导致脓毒症甚至脓毒性休克的发生。

流行病学调查显示,从笔者所在医院烧伤患者及医务人员手和鼻腔中分离 131 株金葡菌中,获产毒株 120 株,产毒率高达 91.6%(表 38-8),而且以同时产生多种类型毒素者居多[同时产肠毒素 B、C(SEB、SEC)者最为常见],其中 90% 以上为耐药菌株(表 38-9)。另检

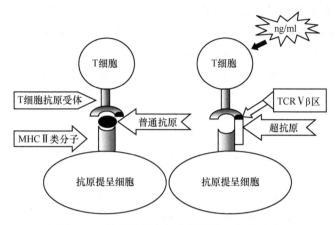

图 38-2 普通抗原与超抗原活化 T 细胞比较

测 100 株金葡菌肠毒素产生情况,结果表明总产毒率为 68%。其中 60 株 MRSA 全部产 1 种或 1 种以上肠毒素,而 40 株非 MRSA 产毒率仅为 20%。上述结果初步提示,产肠毒素金葡菌普遍存在于烧伤患者的创面、呼吸道,且 MRSA 较非 MRSA 有更强的毒力和致病性,对烧伤后并发金葡菌感染构成潜在的威胁。

表 38-8　131 株金葡菌肠毒素产生率

菌株来源	总株数	产毒阳性株数	产生率(%)	菌株来源	总株数	产毒阳性株数	产生率(%)
创面	75	68	90.7	阴道	4	4	100
呼吸道	20	18	90.0	粪便	2	2	100
血液	4	4	100	环境	16	16	100
泌尿道	10	8	80.0				

表 38-9　分离的 12 株产两型肠毒素金葡菌的分布

来源	产毒株数	肠毒素型(株)		
		AC	AD	BC
创面	8	0	2	6
呼吸道	3	0	0	3
血液	1	1	0	0
合计	12	1	2	9

2. 肠毒素的变化规律及其与脓毒症和组织损害的关系　迄今为止,对金葡菌肠毒素在脓毒症及 MODS 发病中的变化特点及其作用机制尚缺乏足够的了解。导致这一领域进展缓慢的原因之一是缺乏敏感、快速的金葡菌感染检测手段。目前临床上常规的细菌培养与鉴定方法只能说明是否为金葡菌感染,而金葡菌产毒试验也仅是观察细菌在体外的产毒情况,并不能反映其在体内的生物活性及致病特点,且该方法耗时较长,致使金葡菌感染的早期诊断非常困难,误诊的情况时有发生。因此,建立敏感、快速的金葡菌肠毒素检测方法用于直接监测外毒素在体内的变化特点,将有助于金葡菌感染所致脓毒症及 MODS 的早期识

别与诊断,并可望对金葡菌肠毒素发病机制和临床意义的认识获得新进展。

我们率先采用改良双单抗夹心 BA-ELISA 方法检测动物血浆及组织匀浆中 SEB 水平,利用单克隆抗体的特异性和生物素-亲和素系统的放大原理,使该方法的检测灵敏度显著升高,可达 0.078 μg/L,检测范围为 0.078 ~ 20.0 μg/L,血浆中 SEB 的回收率为 88.7% ~ 106.2%。建立该方法为进一步研究 SEB 在体内的生物学效应奠定了技术基础。为此,我们采用大鼠 20% TBSA Ⅲ度烫伤合并金葡菌攻击所致严重脓毒症模型,探讨了 SEB 在脓毒症和多器官功能损害中的变化规律及致病机制。结果显示,烧伤后金葡菌感染动物血浆 SEB 水平迅速升高,并于 6 小时达峰值,其后迅速下降,但至 24 小时仍明显高于伤前值(表 38-10);而心、肝、肺、肾等组织中 SEB 含量持续上升,其中 24 小时升高幅度最为明显。与其他组织相比,金葡菌严重脓毒症时肝、肾组织中 SEB 含量明显高于其他脏器,表明肝、肾可能是 SEB 蓄积的主要场所(表 38-11)。由于 SEB 可经肾小球自由滤过,并被近端小管细胞完全重吸收,因此肾脏在肠毒素清除中的作用可能尤为重要。给家兔静脉注射标记的肠毒素后,循环中肠毒素迅速清除,并分布到肝、肾、肺、脾等组织,其中肾脏含量最高,进一步证实肾脏是肠毒素蓄积和排泄的最重要场所之一。值得说明的是,烫伤合并金葡菌感染可导致动物局部组织内毒素水平亦明显升高,且动物心、肝、肺、肾组织中内毒素水平与血浆 SEB 含量呈明显正相关,提示金葡菌攻击组织内毒素的升高与 SEB 的毒性作用有关。而采用抗 SEB 单抗进行干预后,不仅小肠黏膜的损伤程度有所减轻,组织中内毒素水平亦有不同程度的降低。由此可见,SEB 的毒性作用可加剧小肠黏膜屏障功能受损、肠道通透性增加,进而肠源性内毒素移位并蓄积于局部组织。

表 38-10　血浆 SEB 水平的动态变化($ng/ml, \overline{X} \pm S_{\overline{X}}$)

分组	时间(小时)					
	0	0.5	2	6	12	24
正常对照组(n=10)			0.240 ±0.188			
烫伤脓毒症组 (n=60)	0.512 ±0.320	14.099 ±2.052 * *	13.427 ±0.803 * * ##	19.664 ±3.148 * * ##	1.252 ±0.579	1.976 ±0.967

注:与正常对照组相比,* * $P<0.01$;与 0 小时组相比,## $P<0.01$。

表 38-11　组织 SEB 水平的分布规律($\overline{X} \pm S_{\overline{X}}$)

组别	器官(ng/g)			
	心	肝	肺	肾
正常对照组	32.637±3.360	41.922±5.317	14.264±1.799	44.210±6.667
烫伤脓毒症组				
0 小时组	40.304±5.419	50.427±9.584	17.319±3.380	38.502±5.970
0.5 小时组	45.509±7.593	66.974±19.111	41.906±4.849 * * ##	64.400±14.485
2 小时组	62.937±8.395 * ##	157.971±13.707 * * ##	66.852±6.840 * * ##	190.220±22.03 * * ##
6 小时组	106.054±9.329 * * ##	218.312±16.844 * * ##	92.460±15.004 * * ##	285.293±40.588 * * ##
12 小时组	76.080±10.069 * * ##	213.352±12.055 * * ##	73.426±9.168 * * ##	219.313±19.352 * * ##
24 小时组	179.517±18.113 * * ##	338.825±40.920 * * ##	101.726±17.648 * * ##	255.083±65.061 * * ##

注:与正常对照组相比,* $P<0.05$,* * $P<0.01$;与 0 小时组相比,# $P<0.05$,## $P<0.01$。

研究表明,SEB 作为"超抗原"具有很强的丝裂原性,极低浓度即可致 T 细胞大量活化、促炎细胞因子产生显著增加,对金葡菌脓毒症和 MODS 的病理生理过程可能具有重要的促进作用。我们的资料证实,SEB 对家兔肝脏等多个器官的功能具有直接损害效应。为了探讨 SEB 在烧伤脓毒症所致 MODS 中的作用,我们选取心、肝、肺、肾、肠等重要器官,分析了 SEB 与器官功能改变的关系。结果显示,单纯烧伤打击后 24 小时,动物心、肝、肺、肾功能明显异常,但反映小肠黏膜完整性的小肠组织二胺氧化酶活性无明显改变。烧伤合并金葡菌攻击后,动物肝、肾和心功能损害进一步加剧,肺组织中性粒细胞聚集明显增加;同时,小肠组织二胺氧化酶活性呈持续下降趋势,提示小肠黏膜的完整性亦严重受损。病理形态学检查证实,烧伤后金葡菌感染动物的心、肝、肺、肾、肠等组织均可见不同程度的炎症细胞浸润和坏死性病变,其中肺脏改变尤为显著。进一步分析发现,早期给予抗 SEB 单克隆抗体可有效降低血浆及组织中 SEB 水平,同时肝、肾、心功能指标不同程度降低,小肠组织二胺氧化酶活性基本恢复至伤前范围(表 38-12)。值得注意的是,抗 SEB 单克隆抗体干预组动物早期病死率明显降低。上述结果表明,随着组织中 SEB 含量的降低,动物相应器官功能和预后亦在一定程度上得以改善,从而证实了 SEB 在 MODS 中具有重要作用。由此可见,烧伤合并金葡菌攻击造成动物多器官功能的损害进一步恶化,其改变与脏器组织中 SEB 含量持续升高密切相关。

表 38-12　SEB 单抗治疗对动物多脏器功能的影响($\overline{X} \pm S_{\overline{X}}$)

组别	ALT(U/L)	BUN(mmol/L)	Cr(μmol/L)	AST(U/L)	CK(U/L)	CK-MB(U/L)
正常对照组	33.900 ±2.777	6.281 ±0.453	33.300 ±0.757	114.000 ±4.815	503.823 ±37.463	181.106 ±13.791
烫伤脓毒症 2 小时						
未治疗组	83.375 ±2.412##	15.563 ±4.554#	39.630 ±4.508	352.750 ±49.939##	505.000 ±415.220	208.625 ±256.080
治疗组	99.000 ±7.429##	8.220 ±0.654#*	39.170 ±3.618	326.574 ±27.051##	781.300 ±219.386	315.703 ±129.627
烫伤脓毒症 6 小时						
未治疗组	168.140 ±20.129##	11.561 ±1.463##	45.173 ±3.832#	514.143 ±79.176##	1496.291 ±415.220	798.100 ±256.081
治疗组	111.400 ±9.997##*	8.301 ±1.466	44.270 ±2.488##	334.934 ±43.264##*	781.300 ±598.794	375.143 ±297.654

注:与正常对照组相比,#$P<0.05$,##$P<0.01$;与未治疗组相比,*$P<0.05$。

3. 肠毒素介导脓毒症发病的分子机制　业已明确,T 细胞的大量活化是肠毒素所致脓毒症与 MODS 的重要特征之一。而 IFN-γ 是活化 T 细胞产生的一种强有力的免疫调节因子,在调节单核/巨噬细胞和内皮细胞功能方面作用显著。故推测它在金葡菌脓毒症及 MODS 的病理生理过程中可能具有重要意义。实验结果显示,烧伤合并金葡菌攻击后 0.5 小时,肝、肺等组织中 IFN-γ mRNA 表达明显增强,至 24 小时仍处于较高水平。与之相似,伤后组织和血浆中 IFN-γ 含量亦迅速升高。相关分析表明,肺组织 IFN-γ 水平与肺脏 SEB 的含量呈显著正相关,但内毒素的改变与之无相关性。同时,早期给予抗 SEB 单克隆抗体可显著抑制血浆及肺组织中 IFN-γ 的产生,从而证实 SEB 可能参与了 IFN-γ 的诱生过程。上述结果表明,烧伤后金葡菌攻击可导致不同组织中 IFN-γ 基因及蛋白质表达广泛上调,其改变与组织 SEB 的直接刺激作用有关。进一步分析可见,烧伤后金葡菌感染动物的肝、肺、肾组织中 IFN-γ 含量与相应脏器中 TNF-α 浓度呈高度正相关,同时肺脏 IFN-γ 含量与局部组织中 NO 水平亦呈正相关关系。这表明 IFN-γ 可通过上调 TNF-α 和 NO 等介质的诱生,在金葡菌感染所致 MODS 中具有促进作用,抗 SEB 单克隆抗体干预对动物脏器功能的保护效应与其在一定程度上抑制 IFN-γ 的产生有关(表 38-13)。

表 38-13　SEB 单抗对血浆 TNF-α 和 IFN-γ 水平的影响($pg/ml, \overline{X} \pm S_{\overline{x}}$)

	TNF-α		IFN-γ	
	伤后 2 小时	伤后 6 小时	伤后 2 小时	伤后 6 小时
烫伤脓毒症组	59.68 ±1.14	25.99 ±3.70	16.54 ±1.65	31.21 ±6.70
SEB 单抗拮抗组	29.18 ±3.07 **	19.27 ±1.35	11.51 ±1.37 *	21.78 ±3.75

注:与烫伤脓毒症组比较,* $P<0.05$,** $P<0.01$。

　　以往研究提示,IFN-γ 作为重要的免疫调节因子,在细菌感染过程中对机体具有保护和损害的双重作用。Zhao 等利用 IFN-γ 受体缺陷小鼠实验证实,在金葡菌感染所致脓毒症早期,IFN-γ 可通过激活巨噬细胞和中性粒细胞、增强其杀菌活性,从而对机体产生保护效应。但在金葡菌感染的晚期,由于 IFN-γ 诱导了巨噬细胞内 TNF-α、IL-6 等促炎介质的大量合成与释放,其对机体的损害作用则更为突出。此外,IFN-γ 还可上调巨噬细胞等抗原提呈细胞表面的 MHC Ⅱ类分子表达,从而对金葡菌肠毒素和 TSST-1 诱导的 T 细胞依赖性休克具有重要的促进作用(图 38-3)。据报道,在 SEB 攻击的小鼠体内 IFN-γ 水平明显升高,并与 NO 的过度产生密切相关。利用抗 IFN-γ 特异性抗体进行早期拮抗可有效抑制 NO 的产生,同时动物病死率亦明显降低,进一步证实了 IFN-γ 对机体的损伤效应。实验结果亦显示,烫伤合并金葡菌攻击后动物的肝、肺、肾组织中 IFN-γ 水平与相应脏器中 TNF-α 的浓度呈高度正相关,同时肺脏 IFN-γ 水平与肺组织中生物蝶呤和 NO 水平亦呈显著正相关,表明 IFN-γ 可能通过上调 TNF-α 和 NO 等炎症介质的产生,参与了金葡菌脓毒症的病理生理过程。

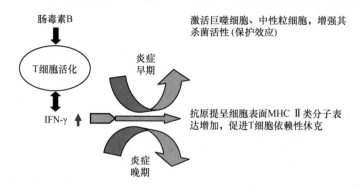

图 38-3　IFN-γ 作为重要的免疫调节因子在金葡菌感染过程中对机体的保护和损害双重作用

在上述工作的基础上,我们进一步探讨了烫伤后金葡菌脓毒症时相关信号通路的活化机制及交汇作用。实验采用大鼠20% TBSA Ⅲ度烫伤合并金葡菌攻击所致脓毒症模型,观察 Janus 激酶/信号转导和转录激活因子(JAK/STAT)信号通路在 G^+ 菌脓毒症病理过程中的活化情况,并着重探讨抑制该通路对金葡菌脓毒症发生、发展的影响。同时观察抑制丝裂原活化蛋白激酶(MAPK)、核因子(NF)-κB 信号通路对 JAK2/STAT3 信号通路活化的影响,用于了解脓毒症时信号通路的交汇作用。实验结果证实:①烫伤合并金葡菌攻击后,组织中多种细胞因子的基因与蛋白表达明显升高,其改变与血清 ALT、AST、Cr、BUN 等器官功能指标相关,提示金葡菌脓毒症时局部组织致炎/抗炎细胞因子的大量生成可能在一定程度上参与了动物多器官功能损害的病理过程。②烫伤后金葡菌攻击早期动物肝、肺、肾等组织中 STAT3 迅速活化,其改变可能与金葡菌 SEB 的直接刺激作用密切相关。③早期注射 JAK2 激酶特异性抑制剂 AG490 和 STAT3 磷酸化抑制剂西罗莫司(RPM),动物肝、肺、肾组织中 STAT3 的活化均不同程度的减轻,局部组织中细胞因子基因及其蛋白表达均有不同程度的降低,肝功能指标有所改善。说明直接抑制 JAK2/STAT3 的活化能减轻脓毒症动物局部组织的炎症反应,进而对机体多脏器功能具有一定的保护作用。④金葡菌脓毒症时抑制 NF-κB 信号通路,能在一定程度上抑制 JAK/STAT 通路的活化,说明金葡菌脓毒症时 NF-κB 与 JAK/STAT 通路间可能存在着交汇作用,而核转录因子 STAT 可能是信号通路网络中的一个重要交汇点。应用 MAPK 抑制剂 AG126 早期干预未能抑制 STAT3 的活化,提示在金葡菌脓毒症时,动物体内 MAPK 通路与 STAT3 交汇作用可能较弱。

在 JAK/STAT 通路的激活机制较为明确后,其反馈调控机制进一步成为研究的热点。目前已发现,有多种机制参与了对 JAK/STAT 途径的调控,特别引人注目的是近年来发现一族被称为细胞因子信号转导抑制因子(SOCS)的蛋白质,它们作为 JAK/STAT 的特异性内源抑制物,参与了对 JAK/STAT 信号传递的"负反馈"调节过程,在维持机体免疫自稳中可能发挥了重要作用。实验结果显示,严重腹腔感染所致脓毒症动物的肝、肾、肺等重要生命器官 SOCS1 和 SOCS3 的基因表达均明显上调,分别于术后 6 小时达峰值,并且这一改变与细菌毒素及其介导的 TNF-α 等炎症介质刺激作用密切相关。这些资料均提示,内毒素可能参与了体内 SOCSs 的诱生过程。另一组实验中,我们采用大鼠烫伤合并金葡菌攻击致脓毒症模型,进一步探讨脓毒症大鼠体内 SOCS 基因表达的改变及其与细胞因子"消涨"之间的相互关系。结果显示,烫伤合并金葡菌感染后,大鼠肝、肺组织 IFN-γ 生成均显著增加,同时,动物肺组织 SOCS1、SOCS2 和 SOCS3 的基因表达明显上调,其中 SOCS2 和 SOCS3 mRNA 表达改变较为迅速,伤后 0.5 小时即明显高于对照组。与之相比,肝组织 SOCS1 mRNA 表达的改变较为缓慢(伤后 2 小时才明显高于对照组),但 24 小时后仍维持于较高水平。金葡菌肠毒素 B 单克隆抗体早期干预后,随着肺 IFN-γ 生成的减少,肺组织 SOCS1、SOCS2 和 SOCS3 的基因表达亦明显降低。结果表明,烫伤后金葡菌感染可诱导体内 SOCS 表达上调,其改变与 IFN-γ 等细胞因子的"消涨"密切相关,提示它们可能参与了金葡菌脓毒症时体内免疫炎症反应平衡的调控过程。

由此可见,在金葡菌感染诱发脓毒症和 MODS 病理过程中,肠毒素、内毒素及其介导的细胞因子在信号转导水平相互调节、相互促进,可能是协同效应的发生机制之一。值得指出的是,SOCS 不仅是 JAK/STAT 途径的有效抑制因子,而且还可在一定程度上抑制 MAPK、激活蛋白(AP)-1 和活化 T 细胞核因子(NF-AT)等激酶及核因子的活化,说明由 JAK/STAT 诱导生成的 SOCS 还可能参与了对其他信号转导途径的调控过程。由此可见,SOCS 不仅对 JAK/STAT 途径具有"负反馈"抑制作用,还有可能是多条信号转导通路的"负反馈交汇点" (negative cross-talk)。因此,深入探讨 JAK/STAT 途径在体内的生物学效应及其与 SOCS 的相互作用,可能会为脓毒症的防治提供新的线索。

总之,鉴于创(烧)伤后并发金葡菌脓毒症的严重性和复杂性,很有必要加强其发病机制和防治新措施的研究,特别应当重视金葡菌外毒素的作用及其临床意义的探讨。进一步弄清金葡菌外毒素的变化规律、组织分布特点、协同效应及其与脓毒症和多器官损害的关系,对其诱发失控炎症反应和免疫功能异常的分子机制进行深入的研究,从而为创(烧)伤后金葡菌感染所致脓毒症及 MODS 的防治奠定基础。

(三) 其他外毒素

1. 金葡菌溶血毒素 溶血毒素(staphylolysin)是一种外毒素,不耐热,经电泳分析分为 α、β、γ 及 δ 4 种,其中以 α-毒素为主。α-毒素对哺乳动物及人的红细胞有溶血作用,可损伤血小板;也能使平滑肌痉挛,小血管收缩,造成局部缺血和坏死。为此,损伤创面在 α-毒素的作用下,肉芽组织可发生坏死,因而使浅表创面逐渐加深。

2. 金葡菌红疹毒素 由噬菌体 II 群的金葡菌产生,儿童感染时易引起正常皮肤出现猩红热样皮疹。由于大部分金葡菌都含有该毒素,并且儿童体内又缺少相应的抗体,所以发病率较高。

3. 链球菌致热外毒素 创(烧)伤后造成感染的病原菌种类繁多,产生外毒素的细菌达十多种,除铜绿假单胞菌及金葡菌最多见外,也可有其他产生外毒素的细菌感染,例如破伤风杆菌及 A 族链球菌。烧伤后合并破伤风时有报道,目前因烧伤后常规预防注射破伤风抗毒素,故破伤风的发病率已经非常低了。

A 群链球菌的许多菌株在体内、外均可产生链球菌致热外毒素(Streptococcal pyrogenic exotoxin,SPE),其产生与 A 群链球菌携带温和噬菌体有关。SPE 根据血清学检验可分为 A、B、C 3 个不同的型。研究表明,SPE-A 与金葡菌肠毒素 B、C 等基因序列具有同源性,因而这些毒素分子可能有相似的活性位点结构。

目前认为化脓性链球菌和金葡菌毒素均属于细菌性超抗原,其显著的生物学特征是能非特异性地活化 T 细胞增殖,并促进其释放 TNF-α、IFN-γ、IL-2 等细胞因子。超抗原除可激活 T 细胞外,还可诱导 T 细胞的耐受,从而导致人体免疫调节的紊乱,提高机体对感染的易感性。由于极微量的超抗原就可以非特异性激活大量 T 细胞,因而微小的病灶即可以引起过量的细胞因子产生,进一步造成机体明显的多系统损害。

前面提及的 TSS 也是一种与超抗原密切相关的感染性疾病。近年来,又报道了一种链球菌感染引起的毒性休克样综合征(toxic shock-like syndrome,TSLS),其表现与 TSS 相似,主要特征为低血压及多器官损伤。有关研究显示,TSLS 链球菌大多数能产生 SPE-A、SPE-B,小部分能产生 SPE-C,这样有一种或多种链球菌超抗原与 TSLS 发病相关。而且 SPE-B 与链球菌蛋白酶致病作用有关,推测可能是造成机体广泛组织损伤的重要原因之一。另据报道,25 例 A 群链球菌感染者出现 TSLS 占 44%。免疫印迹分析证实,分离的菌株产生链球菌 SPE-A、SPE-B、SPE-F 等,且不同临床征象的患者分离出的菌株产生的毒素数量无明显差异。TSLS 患者血清中 TNF-α、IL-6 水平分别比无咽-扁桃体炎对照组、菌血症但未并发休克者显著升高。说明链球菌感染后至少有 3 种超抗原参与 TSLS 的发病过程,其机制可能与超抗原激发过量细胞因子产生有关。

SPE 诱发链球菌感染及脓毒症的确切机制尚不甚清楚,许多人认为与其超抗原特性有关。即 SPE 可通过与 T 细胞的相互作用,导致过量细胞因子的释放与宿主的损伤,在临床上表现为脓毒症、休克甚至 MODS。此外,SPE 广泛的生物学活性及其致病作用在诱发脓毒并发症中具有重要意义,包括致热性,增强宿主对内毒素及链球菌溶血毒素 O 的敏感性、细胞毒性及多种组织损害,增加血脑屏障和血管通透性,抑制单核/巨噬细胞的吞噬、清除功能等。

(四)金葡菌外毒素免疫防治措施

1. 肠毒素和 TSST-1 特异性抗体 TSST-1 的某些单克隆抗体可保护动物免受 TSST-1 引起的肝、肾功能损害,大幅度降低动物病死率。目前,肠毒素和 TSST-1 的抗血清及多种针对 TCR 和 MHC Ⅱ分子的单克隆抗体已相继问世,可有效阻断 T 细胞的活化,促进抗体介导的毒素快速清除(图 38-4)。

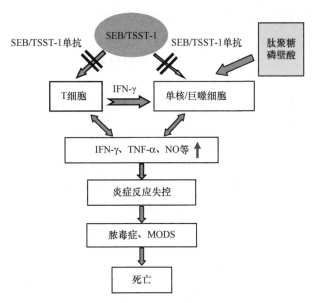

图 38-4 肠毒素和 TSST-1 特异性抗体对金葡菌感染的干预途径

2. MHC Ⅱ分子的单克隆抗体 MHC Ⅱ类分子为肠毒素和 TSST-1 诱导 T 细胞活化、增殖的重要辅助因子,因此,阻断肠毒素、TSST-1 与 MHC Ⅱ分子的结合,有可能成为金葡菌脓毒症免疫防治的有效手段之一。体外试验表明,单一的 MHC Ⅱ分子的单克隆抗体即可有效阻断各种肠毒素诱导 T 细胞活化的生物学效应。

3. SR31747A 为一种新型的免疫调节剂,与淋巴细胞和单核/巨噬细胞表面的σ受体具有高度亲和力。该复合物与细胞表面的σ受体结合后,可刺激淋巴细胞和单核/巨噬细胞合成与释放抗炎细胞因子 IL-10,从而有效抑制 SEB 诱导的淋巴细胞增殖反应。同时,其还能抑制 IL-2 和 TNF-α等炎症介质的合成与释放。

4. 其他 机体的一些内源性细胞因子也能够抑制金葡菌诱导的 T 细胞增殖反应,在一定程度上防止致死性休克的发生。有人利用脓毒性休克小鼠模型发现,SEB 攻击前 18 小时给小鼠腹腔注射抗 IL-6 抗体,可使动物病死率由 55% 升至 90%;而用 IL-6 或 IL-11 预处理则可使病死率显著降低 50% 左右,且这种保护作用呈剂量依赖性。另据报道,IL-12 对 SEB 诱导的致死性休克具有明显的保护作用。此外,CD28 基因缺陷小鼠可完全耐受 TSST-1 引起的致死性中毒性休克综合征,该种小鼠经 TSST-1 刺激后不能产生 TNF-α,而 IFN-γ 的产生亦下降 90% 左右。

(姚咏明　李红云)

第三节　膜磷壁酸的作用及其机制

临床流行病学资料显示,在欧美发达国家中,革兰阳性菌是引起感染及脓毒症的主要病原体,在医院感染患者体内的检出率尤高;在发展中国家,每年约有 100 万儿童死于肺炎链球菌的侵袭性感染。膜磷壁酸(lipoteichoic acid,LTA)是革兰阳性菌胞壁的共有成分,也是菌体对宿主细胞重要的黏附分子和强有力的炎症刺激物。

一、膜磷壁酸的结构

LTA 是由核糖醇或甘油残基经磷酸二酯键互相连接而成的多聚物,以多个磷酸分子组成长链形式穿插于肽聚糖层中,一端(亲脂基团)通过糖脂与膜外层糖脂共价联结,另一端则穿越肽聚糖层呈游离状态(亲水基团)。Morath 等人工合成金葡菌 LTA 的替代物,运用磁共振和矩阵辅助性激光离子解吸附质谱分析(matrix-assisted laser desorption-ionization mass spectrometry)的方法,确定了该替代物的结构——由 4 分子的甘油磷酸盐(骨架)携带 4 分子的 D-丙氨酸和 1 分子的 N-乙酰-氨基葡萄糖构成。该合成物具有和天然 LTA 同样的免疫刺激活性,并证明 LTA 通过 D-丙氨酸黏附宿主细胞,发挥毒力作用。不同革兰阳性菌的 LTA 结构有差异,活性中心也不完全相同。

二、膜磷壁酸的识别和信号转导

(一) LTA 的转运蛋白

血浆脂蛋白[高密度脂蛋白(HDL)、低密度脂蛋白(LDL)、极低密度脂蛋白(VLDL)]是机体处理和清除 LTA 的巨大缓冲池,总计有 >95% 的 LTA 与血浆脂蛋白结合。全血浆脂蛋白结合 LTA 的饱和度 >150 μg/ml。血浆中脂蛋白的总量与炎症的严重程度呈负相关。血液中的 LTA 在 10 分钟内首先与 HDL 结合,该过程需要磷脂转运蛋白、胆固醇脂转运蛋白的共同介导,而后在血浆脂蛋白之间重新分布(HDL:68% ±10%;LDL:28% ±8%;VLDL:4% ±5%)。

结合了 LTA 的血浆脂蛋白,将 LTA 传递给脂多糖结合蛋白(LPS binding protein,LBP)。在 LBP 存在条件下,LTA 刺激人外周血单核细胞诱导 TNF-α 的表达量显著提高,并呈 LBP 剂量依赖性。但若 LBP 的质量浓度过高(10 μg/ml),则会出现细胞因子分泌下降的现象,说明 LBP 有促进机体对病原体的抵抗作用和对宿主的保护效应。

(二) LTA 受体及信号转导

1. CD14 与脂多糖/磷壁酸相关蛋白(LAP)　LTA 对于机体细胞的激活存在 CD14 依赖性。业已明确,CD14 分为 mCD14 和 sCD14,其中 mCD14 主要在造血细胞(如单核细胞)表达,而在非造血细胞(如内皮细胞)不表达。mCD14 通过糖基磷脂酰肌醇(glycosylphos-phatidylinositol,GPI)锚定在胞膜上,没有跨膜区和胞内区,故无法直接将胞外刺激信号传入胞内。故有学者推测 CD14 是一种多表位受体:一方面与 LTA 结合,形成复合物后与另一种未知蛋白相结合,通过该蛋白进行胞内的信号转导。Triantafilou 的实验结果确定了该未知蛋白的存在。该研究小组对转染了一系列 CD14 的不同 N 末端氨基酸突变体的 CHO 细胞和 ECV-40 细胞进行生物素标记,以 LTA 为亲和配基,应用免疫共沉淀、非平衡 pH 梯度凝胶电泳(nonequilibrium pH gradient electrophoresis,NEPHGE)及 Western blot 的方法,找到了与 LTA-CD14 复合物结合的蛋白。发现的蛋白有两种,均存在于胞膜上,分子质量分别为 70 kDa 和 80 kDa,是 LTA 和 LPS 的共同受体,但不是白蛋白和 CD55(这两种蛋白已被验证有 LPS 结合能力)。同时由于其分子质量和等电点与 Toll 样受体(Toll-like receptors,TLR)家族相差显著,故这两种蛋白是以前未被发现的新蛋白,分别命名为 LAP-1 和 LAP-2(脂多糖/磷壁酸相关蛋白-1、2,LPS/LTA associated protein-1,2)。实验证明 CD14 N 末端的 DDED、PQPD、DPRQY、AVEVE 氨基酸片段对 LAP-2 和 CD14-LTA 复合物的结合起关键作用。值得注意的是,LAP 活性的发挥视细胞是否表达 mCD14 而有所不同。若细胞表达 mCD14(CHO-CD14 细胞),则 LAP 与 LTA-mCD14 复合物的结合存在血清依赖性,sCD14 和(或) LBP 无法替代血清的作用;若细胞不表达 mCD14(ECV40 细胞),则纯化的 sCD14 可替代血清,使 LAP 的结合作用得以发挥。LAP 在机体对 LTA 刺激的应答过程中具体起什么作用,目前尚不清楚。

2. Toll 样受体　LTA-CD14-LAP 复合物通过 TLR 进行信号转导。目前对于 LTA 信号转导的膜受体是 TLR2 还是 TLR4 仍存在争议。不同学者运用同样的实验方法,却得出不同结果。推测出现矛盾的原因在于实验采用的 LTA 材料不一,提取和纯化的方法不一,可能存在内毒素污染等情况。已有的研究结果表明:单独的 TLR2 就足以对 LTA 的刺激做出反应,但有可能 TLR2 不是 LTA 的唯一受体,其功能意义有待进一步阐明。

虽然 TLR2 和 TLR4 的胞内信号转导通路最后均导致 NF-κB 和 AP-1 家族成员 Jun 和 Fos 的活化,诱导炎症细胞因子表达,但上述两条途径有多处不同:①在 TLR4 信号转导过程中,IL-1 受体相关激酶(IL-1 receptor associated kinase,IRAK)因发生磷酸化而不断降解;而 TLR2 受刺激后同样招募髓系分化蛋白 88(MyD88),却不会直接导致 IRAK 的磷酸化,而是通过招募另一种未知蛋白,该蛋白可以达到激活 IRAK 而不引起其磷酸化降解的作用。②MyD88 缺失小鼠腹腔巨噬细胞在 LPS 的刺激下,仍能激活 NF-κB 和丝裂原活化蛋白激酶(mitogen-activated protein kinase,MAPK)的家族成员,说明可能有未被发现的 MyD88 样分子与 TLR4 相互作用,发挥信号传递功能。已发现在胞内存在一种新的 TLR 的适体蛋白为 TLR4 招募而不被 TLR2 招募,被命名为 Mal(MyD88-adapter-like)。Mal 和 MyD88 具有相同的同源性 Toll/IL-1 受体(TIR)域,所不同的是 Mal 没有 MyD88 N 末端的死亡域,另外 Mal 可以被磷酸化。③在 TLR4 信号通路中,只有肿瘤坏死因子受体激活因子(TRAF)-6 一种形式参与信号转导。而在 TLR2 信号通路中,除 TRAF6 外,TRAF2 也参与其中。在此途径中,缺失 TRAF2 虽只能部分阻断 NF-κB 的活化,但却能完全抑制 IL-8 的诱导表达。

p42/p44 MAPK 的磷酸化是 TLR2 受体的胞内信号转导所必需的。磷酸化的过程需要酪氨酸激酶、蛋白激酶 C(PKC)、Ca²⁺ MEK 和 PI3 激酶的共同参与。其中 PKC 的活化要以卵磷脂-磷脂酶 C(phosphatidylcholine-phospholipase C, PC-PLC)和磷脂酰肌糖-磷脂酶 C(phosphatidylinositol-phospholipase C, PI-PLC)的活化为前提。虽有实验证实 LTA 的刺激能上调 TLR2 的表达,但 TLR2 的表达量和炎症细胞因子的产生量之间的关系,目前尚不清楚。

3. 清道夫受体 LTA 和清道夫受体(scavenger receptor, SR)的相互作用也越来越受到学者的关注。已发现注射入 C57B16 小鼠体内的 LTA,20%~30% 在肝脏被吸收分解。这其中的 50% 被库普弗细胞摄取,20% 被肝实质细胞吸收,30% 是通过肝内皮细胞分解。库普弗细胞和肝内皮细胞表达大量的清道夫受体,由此可见清道夫受体对 LTA 有较强的摄取能力。而肝脏清除 LTA 的作用较为有限的主要原因在于血浆中许多脂蛋白与 LTA 结合,限制了组织对 LTA 的清除。LTA 被清道夫受体捕获后也可诱导大量炎症因子的产生,酪氨酸的磷酸化和 MAPK 的激活在此信号转导中必不可少。但有关该通路的详细环节及诱发的生物学效应有待进一步探讨。

三、膜磷壁酸的生物学效应

(一) LTA 引发的炎症生物学效应

1. 激活血管内皮细胞和成纤维细胞 革兰阳性菌进入体内后,通过 LTA 黏附微血管内皮细胞、成纤维细胞等非造血系细胞,使之活化,产生细胞因子和趋化因子,吸引粒细胞和单核/巨噬细胞向感染部位聚集。

2. 激活中性粒细胞 LTA 对中性粒细胞只有微弱的直接激活作用,但此刺激能加强粒细胞对 LTA 再次刺激的氧化爆发效应。其机制是通过激活 PKC,从而活化 NADPH 氧化酶,进而产生活性氧簇(reactive oxygen sepcies, ROS),对病原体起到杀灭作用。LTA 还可促进 IL-8 的分泌,进而抑制中性粒细胞的凋亡,延长细胞寿命。

3. 促进炎症细胞因子的分泌 LTA 可诱导巨噬细胞、树突细胞表达 IL-6、TNF-α 及 NO。当大量免疫细胞受 LTA 刺激活化后,Th1 和 Th2 型细胞因子的产生均有显著增加。LTA 对 IL-12 的诱导效应极微弱,但此少量的 IL-12 对于细胞表达 IFN-γ 有重要催化作用,而 IFN-γ 可使 TLR2、TLR4、髓样分化蛋白-2(MD-2)、MyD88 上调表达,促进炎症细胞因子的分泌。LTA 能直接与 IL-2 结合,影响 T 细胞功能的发挥,保护病原体在宿主体内的存活。LTA 还通过上调 Th 细胞(表达 CD40L)的数量及活性来促进抗过敏原的特异性 IgE 生成,该 IgE 和 Th2 型细胞因子对过敏性皮炎的形成和发展具有重要作用。另一方面,LTA 诱导产生的 IL-1β、IFN-γ、TNF-α 通过自分泌和旁分泌的方式,诱导中性粒细胞和上皮细胞表达分泌型白细胞蛋白酶抑制剂(secretory leukocyte protease inhibitor, SLPI)和人类 β 防御素 2(human β-defensin 2, hβD2)等,二者分别对机体起基础性保护效应和杀菌作用。

4. 激活补体 LTA 不与甘露聚糖结合凝集素(mannan-binding lectin, MBL)和高分子质量纤维胶凝蛋白(H-ficolin)相互作用,但可与低分子量纤维胶凝蛋白(L-ficolin)结合,通过凝集素途径激活补体。C4 的激活及浓度与血清中 L-ficolin 水平密切相关。另外,IgG-LTA 免疫复合物能以经典途径激活补体。

5. 诱发局部肉芽肿性炎症 在感染局部聚集的吞噬性细胞吞噬了菌体后,由于细菌胞壁成分如 LTA 在吞噬细胞内持续存在,使机体发生肉芽肿性炎症。

(二) LTA 与 PGN、CpG-DNA 的协同作用

在招募吞噬性细胞聚集和诱导炎症细胞因子的表达方面,LTA 和肽聚糖(peptidoglycan, PGN)有明显的协同作用。而 LPS 和 LTA 无此协同效应。

LTA 和细菌 CpG-DNA 在诱导 RAW 264.7 巨噬细胞、腹膜巨噬细胞、树突细胞表达 IL-6、TNF-α、NO 时有协同作用。LTA 能抑制巨噬细胞、腹膜巨噬细胞表达 IL-12p40(CpG-DNA 对其表达有强烈的诱导作用),却对树突细胞无此作用。说明机体免疫细胞对 LTA 的应答不但取决于 LTA 的结构,同时取决于应答细胞的类型。

(三) LTA 的其他生物学效应

(1) LTA 诱导 Th1 型细胞因子的大量表达,能有效地抑制肿瘤细胞的增殖,加强淋巴细胞对肿瘤细胞的杀伤作用。LTA 能促进血管内皮细胞生长因子(vascular endothelial growth factor, VEGF)分泌,但不同细胞的反应程度不同。

(2) 有资料表明,LTA 对心、肾的缺血-再灌注损伤有显著保护作用。LTA 诱导表达 NO,维持其一定血浆浓度是重要的保护机制。

四、膜磷壁酸耐受

1. LTA 耐受现象 宿主细胞预先暴露在高剂量(>50 μg/ml)的 LTA 中 4 小时以上,再用 LTA 刺激,会出现细胞对 LTA 低应答或不应答的现象,称为 LTA 耐受。LTA 耐受被认为是宿主对过度炎症反应和脓毒症的适应和防御机制。然而,当这部分患者从脓毒性休克恢复后,由于 LTA 耐受,严重削弱了机体对机会感染的防御能力,导致高病死率。因此,对于 LTA 耐受机制的研究具有重要临床意义。

2. LTA 耐受的机制 实验发现对 LPS 耐受的细胞,则对 LTA 一定耐受,而对 LTA 耐受的细胞对 LPS 却不发生耐受。该耐受会引起某些细胞因子(IL-1β、TNF-α)的选择性分泌减少,这与脓毒症患者血液中白细胞的表现极为相似。其原因可能在于转录抑制和细胞因子 mRNA 的快速降解。同时耐受细胞继续分泌某些抗炎症蛋白,如可溶型 IL-1 受体拮抗剂(sIL-1ra)。因此,TLR 信号通路组分的特异性破坏可能是 LTA/LPS 耐受的原因。Otte 发现在对 LTA 耐受的细胞表面,TLR 的表达量下降,而胞内 Tollip(Toll-interacting protein)的表达却增强。Tollip 是 IRAK-1 的良好底物,通过消耗 IRAK-1 达到负性调节 TLR 信号通路,减少促炎细胞因子产生的作用。故 TLR 在细胞表面表达的下调是细胞对 LTA 发生耐受的原因之一,而 IRAK-M 上调表达和 IRAK-1 磷酸化降解(或是 MyD88 与 IRAK-1 之间的信号通路组分的破坏)是细胞对 LTA 发生耐受的关键。

五、膜磷壁酸拮抗措施

（1）在治疗菌血症和脓毒症的过程中，由于一些溶菌性药物（如 β-内酰胺类抗菌药物）和阳离子肽（溶菌酶、髓过氧化物酶等）及由中性粒细胞分泌的精胺、亚精胺的溶菌作用，使 LTA、PGN 等胞壁成分大量释放，炎症细胞因子在短时间内大量表达，导致脓毒性休克和多器官功能障碍甚至衰竭的发生。因此，一种新的鸡尾酒疗法备受推崇：联用非溶菌性抗菌药物-抗 LTA 的 γ-球蛋白-蛋白酶抑制剂-抗氧化剂-硫酸聚合物，其中抗 LTA 的 γ-球蛋白可与 LTA 结合，使其无法激活单核细胞。这种疗法能防止细菌溶解和有害胞壁成分的释放，并削弱 LTA、PGN 的协同效应，防止脓毒症的发生。PMC（一种 α-维生素 E 的衍生物）可通过其抗氧化作用抑制 c-Jun N 末端激酶（JNK）/SAPK 的激活，防止 IκB 的降解，当其浓度达到 50 mmol/L 时，几乎可以完全抑制 LTA 的刺激作用。YC-1（一种可溶性鸟苷酸环化酶激活剂）能部分抑制炎症因子的产生。但其对诱生型一氧化氮合酶（iNOS）和 NO 产生的抑制作用较 PMC 强。

（2）抗热休克蛋白（HSP）70、HSP90 抗体：抗 HSP70、HSP90 的抗体能显著降低 LTA 结合在细胞表面的稳定性，抑制炎症细胞因子的释放。

（3）抗菌肽：合成的 RLRLRIGRR-NH2、RLLLRIGRR-NH2 和 RLYLRIGRR-NH2 三条抗菌肽（从昆虫防御素的激活位点的氨基酸序列设计而来）不仅能强有力地抵抗细菌和真菌，而且能结合 LTA，阻止其对机体免疫细胞的激活。

（4）链球菌疫苗：以 LTA 为抗原刺激物，研发抗链球菌感染的疫苗正在进行之中。

（梁华平）

第四节　病原体 DNA 诱发脓毒症的机制及其干预措施

细菌等病原体的基因组 DNA 含有大量非甲基化的 CpG 寡核苷酸序列（CpG oligodeoxy-nucleotides，CpG ODN，CpG DNA）。CpG DNA 具有较强的免疫刺激活性，在脊椎动物天然免疫系统识别微生物的过程中扮演重要的角色。

通过对真核细胞与原核细胞 DNA 的比较研究发现，DNA 在真核细胞与原核细胞的进化过程中呈现出不同的序列特点，表现为细菌等原核细胞的 DNA 中免疫刺激性 CpG 基元（immunostimulatory CpG motif，又称 CpG-S 基元）出现的频度高于真核细胞，而且呈未甲基化状态；真核细胞的 CpG-S 基元出现频度很低且 80% 为甲基化状态。

所谓 CpG-S 基元，即以未甲基化的 CpG 二核苷酸为核心的特定短核苷酸序列，在细菌基因组 DNA 中普遍存在，既是脊椎动物免疫细胞特异性识别 CpG DNA 的结构基础，也是 CpG DNA 具有广泛免疫刺激效应的结构基础。因为有证据表明，CpG 互换位置变成 GpC 或者 CpG 中的 C 被甲基化后，CpG DNA 的免疫刺激效应消失。人工合成的磷酸二酯（phos-phodiester，PO）骨架或硫代修饰（phosphorothioate-modified，PS）骨架的、含 CpG-S 基元的寡核苷酸（CpG-S oligodeoxynucleotide/CpG-oligodeoxynucleotide，CpG-S ODN/CpG ODN）能够模拟细菌 DNA 的免疫刺激效应。

正是由于 CpG-S 基元的存在,脊椎动物的天然免疫系统能够将细菌 DNA 当做"非我"的"危险信号"加以识别,炎症细胞活化,释放出 TNF-α、IL-1、IL-6、IL-12、IFN-γ 等多种炎症介质,严重者可发展成为脓毒症,甚至导致死亡。

此外,由于细菌 DNA 能够激活多种免疫细胞。人工合成的含有 CpG 基序的 ODN 能够模拟细菌 DNA 的免疫刺激活性,诱导 Th1 型免疫应答,因而可用于过敏性疾病、肿瘤的免疫治疗或充当 Th1 型免疫佐剂。然而,并非所有含 CpG 基序的 ODN 均表现出同一的免疫活性,受 CpG 二核苷酸侧翼序列、ODN 骨架及特殊序列影响,它们或具有种属特异性,或具有细胞特异性,有的甚至作用完全相反。

一、CpG 寡核苷酸免疫活性的多态性

1. CpG DNA 的种属特异性及其结构特点　CpG DNA 的种属特异性是指特定序列的 CpG DNA 对特定种属的免疫细胞具有免疫活性。将对鼠免疫细胞具有强刺激活性的 ODN 作用于人的免疫细胞时,仅显示出微弱的免疫活性甚至无免疫活性,反之亦然。鼠选择性的 CpG DNA 所含的 CpG 基序(mouse CpG motif,mCpG)为 5′-GACGTT-3′,而人选择性的 CpG DNA 所含的 CpG 基序(human CpG motif,hCpG)为 5′-GTCGTT-3′。

Toll 样受体 9(Toll-like receptor 9,TLR9)是 CpG DNA 的识别受体,具有种属特异性,mTLR9(mouse TLR9)、hTLR9(human TLR9)分别特异性地识别 mCpG 和 hCpG,从而决定了 CpG DNA 具有种属特异性。

2. CpG DNA 的细胞特异性

(1)不同的免疫细胞对 CpG ODN 的选择性:D 型 ODN 是人自然杀伤细胞(NK)选择性的 ODN,能够特异性地促进 NK 细胞分泌 IFN-γ。D 型 ODN 的特征为:①含有一个未甲基化的 CpG;②CpG 基序为 5′-PuPyCGPuPy-3′(Pu 代表嘌呤,Py 代表嘧啶),当 CpG 基序形成自身互补结构时,ODN 活性更强;③以 CpG 基序为核心的中央区必须是磷酸二酯骨架,而 ODN 的两端可以是一硫代修饰(phosphorothioate-modified,PS)和二硫代修饰(phosphorodithioate-modified,PDS)的骨架,两端以 PS 为骨架可以增强 ODN 的活性;④CpG 基序两端的碱基形成回文结构时,ODN 的活性更强;⑤3′端由连续 4 个以上的鸟嘌呤(poly G)构成,poly G 能明显增强 ODN 的活性;⑥至少含有 18 个左右的碱基。

K 型 ODN 则是人 B 细胞选择性的 ODN,能促进 B 细胞增生,诱导 B 细胞分泌 IL-6 和 IgM,但不能促进 NK 细胞分泌 IFN-γ。K 型的结构特征为:①以 PS 为骨架;②由 12 个以上的碱基组成;③至少含有 1 个未甲基化的 CpG;④CpG 在 5′端时活性更强,但其上游必须有 1 个以上的碱基;⑤CpG 相邻的 5′端为 1 个 T、3′端为 TpT 或 TpA,则刺激活性最强。

上述两类 ODN 也可分别命名为 A 型 CpG DNA 和 B 型 CpG DNA,但在定义 ODN 的结构和功能时增加了以下内容:①poly G 基序也可以位于 A 型 CpG DNA 的 5′端;②A 型 CpG DNA 还能够刺激浆细胞样树突细胞的前体细胞分泌 IFN-α;③B 型 CpG DNA 中不能含有 poly G 基序。

2005 年,在对 CpG ODN 的活性进一步研究的基础上,又增加了 C 型 CpG DNA:具有 A 型 CpG DNA 特异性地促进 NK 细胞分泌 IFN-γ 和 B 型 CpG DNA 诱导 B 细胞活化的作用。其结构特征为:①以 PS 为骨架;②5′端 TCG 是促进 NK 细胞大量分泌 IFN-γ 所必需的;③5′

端 2-O-甲基对骨架进行修饰,其诱导 NK 细胞分泌 IFN-α 能力完全丧失。

K 型 ODN 通过 TLR9 介导人 B 细胞活化。与细胞接触的 CpG DNA 被细胞吞噬并进入内体(endosome),被其 TLR9 识别,从而激活 TLR/IL-1R 信号转导途径,进而导致转录因子 NF-κB 和 AP-1 活化,诱导细胞增生及细胞因子释放。D 型 ODN 激活 NK 细胞的分子机制尚不十分清楚。被细胞吞噬并进入内体仍是其激活细胞必不可少的步骤。poly G 是清道夫受体 A 的配体之一,因此有学者推测,D 型 ODN 激活 NK 细胞的过程可能由清道夫受体 A 介导,而与 TLR9 无关。但也有研究发现,TLR9 基因敲除后,浆细胞样树突细胞对 D 型 ODN 的反应性消失,从而推测:部分甚至全部 D 型 ODN 的免疫效应仍由 TLR9 介导,但与 K 型 ODN 不同的是,D 型 ODN 激活细胞的过程需要共受体、分子伴侣或其他接头分子参与。

(2) 不同的抗原提呈细胞表现出不同的效应:巨噬细胞受到 CpG DNA 的刺激后,在分泌细胞因子时表现出一些与树突细胞(DC)明显不同的特点。①具有双相性,早期分泌 TNF-α 等促炎细胞因子,晚期则分泌 IL-10 等抗炎细胞因子;②通过活化细胞外信号调节激酶(extracellular signal-regulated kinase,ERK),下调 IL-12 的分泌;③除了能够激活细胞因子基因外,还能同时激活细胞因子信号抑制物(suppressors of cytokine signaling,SOCS)这一负调节元件,诱导 SOCS 蛋白表达,SOCS 蛋白则通过阻断 JAK/STAT 途径的信号转导而抑制 IL-6、IFN 等细胞因子的活性。即使同属于树突细胞,不同亚型的细胞分泌的细胞因子也不相同,其中 CD123⁺ 的树突细胞分泌 IFN-α,而 CD123⁻ 的树突细胞则分泌 IL-12。

3. CpG ODN 的生物活性受骨架及特殊序列影响　前已述及,D 型 ODN 的中央区必须是 PO 骨架,而 K 型 ODN 则需以 PS 为骨架;poly G 序列能够增强 D 型 ODN 的免疫活性。可见 ODN 的骨架和某些特殊序列对 ODN 的生物活性具有很大的影响,某些生物活性甚至还会发生改变。

ODN 若完全以 PO 为骨架则易被核酸酶降解,而以 PS 为骨架则能显著增强对核酸酶的耐受性。此外,PS 骨架尚能显著提高细胞对 ODN 的摄取速率。基于上述原因,即使 PS 骨架的 CpG DNA(PS-ODN)浓度仅为 PO 骨架的 CpG DNA(PO-ODN)的 1/100～1/10,也能表现出相似的诱导 NO 分泌的效应。PS-ODN 具有导致动物死亡和诱导巨噬细胞大量释放细胞因子的作用,而 PO-ODN 则无此能力。但在激活 HIV-1 的长末端重复序列(long terminal repeat,LTR)及下调细胞表面的集落刺激因子(CSF)-1 受体表达等方面,PS-ODN 的活性却不及 PO-ODN 强;而且 PS-ODN 在高浓度时,反而表现出一定的抑制效应,这在 PO-ODN 是不存在的。在树突细胞,二硫代修饰的 PS-ODN 刺激树突细胞产生 IFN-α 的作用却不及一硫代修饰的 PS-ODN。

CpG DNA 序列中的一些特殊核苷酸序列能够改变 ODN 的免疫活性,其中 poly G 对 ODN 活性的影响尤为明显。6 个连续的鸟嘌呤形成的 poly G 序列,如果位于 PO-ODN 的 3′端则能增强 TNF-α 和 IL-12 等细胞因子的分泌,如果位于 PO-ODN 5′端或 PS-ODN 的 3′端时则减少细胞因子的分泌。

4. CpG DNA 免疫活性多态性的意义　对 CpG DNA 免疫活性多态性进行分析具有以下两方面的意义:①实验研究中选择合适的 CpG DNA 及检测指标。在实验研究过程中,根据细胞的种属及组织来源,选择合适的 CpG DNA;根据不同细胞分泌的细胞因子不同这一特性,选择合适的检测指标,有利于得出更加正确的结论。②临床应用基础研究中,选择不同的 CpG DNA 以达到治疗目的。如果进行肿瘤免疫治疗,则可以根据不同的抗肿瘤机制选择不同类型的 CpG-S ODN：如果以 NK 细胞杀伤肿瘤细胞为主要机制，则选择 D 型 ODN，如果以诱导记忆性免疫应答及抗瘤抗体的作用为主要机制，则选择 K 型 ODN；在肿瘤的基因治疗中，可以预先去除载体上不影响基因活性的 CpG-S 基序，或将其转换为 CpG-N 基序，以减轻载体的免疫刺激效应；而在治疗过敏性疾病时，则与之相反，应适当增加 DNA 或 ODN 中 CpG-S 基序的数量、减少 CpG-N 基序的数量；在防治感染时，可以利用 CpG-N ODN 来拮抗能够诱发炎症反应的 CpG DNA，达到防治全身性炎症反应的目的。

二、病原体基因组 DNA 可诱发脓毒症

1. CpG DNA 对小鼠的致死作用 采用 D-氨基半乳糖致敏小鼠诱发小鼠肝细胞损伤，然后给予 G⁺ 球菌（微球菌、粪链球菌、葡萄球菌）、G⁻ 杆菌（大肠杆菌）DNA 及 CpG ODN 1668 (5′-TCCATGACGTTGCTGATG-3′)，按照 CpG DNA 每只小鼠 300 μg、CpG ODN 每只小鼠 5 nmol 的剂量攻击小鼠，引起动物的脓毒性休克，动物于攻击后 8～18 小时死亡，即使对内毒素有抵抗能力的 C3H/HeJ 品系小鼠也同样死亡；血浆 TNF-α 水平峰值出现在注射后 1～2 小时，同时伴有 IL-12、IL-1β 水平的升高；而对 TNF-α 受体缺陷和采用 TNF-α 抗体预处理的小鼠则免于死亡；肝病理切片证实肝损伤主要表现为肝细胞的大量凋亡，说明致死性休克与 TNF-α 介导的肝细胞凋亡致急性肝衰竭有关。在缺乏 B 细胞及 NK 细胞、单核/巨噬细胞的 SCID 小鼠，CpG DNA 仍可致动物死亡；CpG DNA 可在较小剂量与内毒素发挥协同作用，使动物对 LPS 的敏感性增加。

我们的实验结果表明，大肠杆菌 DNA（*E. coli* DNA，EC DNA）攻击后小鼠有明显的病理反应，主要表现为精神委靡、寒战、活动减少、腹泻、对外界刺激反应差等与 LPS 攻击小鼠有相似 的表现，在攻击后 6～18 小时最为明显，小鼠于 24 小时内全部死亡，动物死亡呈现出明显的剂量效应关系；CpG DNA 经 ⁶⁰Co 照射灭活内毒素后，其致死效应并未消失，说明该效应并非 CpG DNA 中残存的内毒素所致；CpG DNA 用 DNA 酶预处理后再注射给小鼠，其致死效应消失，结果显示确实是 CpG DNA 导致动物的死亡。

为进一步证实 CpG DNA 在脓毒症发生中的作用，我们观察了与脓毒症发生密切相关的细胞因子 TNF-α 和 IL-6 的变化情况。结果发现 CpG DNA 与内毒素一样可以引起 TNF-α 和 IL-6 的大量释放。虽然 CpG DNA 所致 TNF-α 峰值水平较内毒素引起的低，但出现峰值时间则早于内毒素，提示 CpG DNA 可能较内毒素更早启动细胞因子级联反应，从而参与脓毒症的发生。

2. CpG DNA 及其与内毒素协同诱导巨噬细胞释放细胞因子的作用 CpG DNA 激活小鼠巨噬细胞 ANA-1 或 RAW264.7 细胞后，可诱导 NF-κB 活化，促进 TNF-α mRNA 表达及 TNF-α 的释放。CpG DNA 激活巨噬细胞分泌 TNF-α 的信号途径与内毒素有着相似的部分，而且无论 G⁺ 或 G⁻ CpG DNA，与内毒素在诱导巨噬细胞产生 NO 方面均有协同效应，NO 合酶 mRNA 表达增加，说明 CpG DNA 与内毒素在诱导 NO 产生方面是通过调节 NO 合酶基因的表达来实现的。用 CpG DNA 预处理巨噬细胞 8～24 小时可抑制巨噬细胞对随后的 CpG DNA 或内毒素的反应。

三、CpG DNA 诱发脓毒症的分子机制

CpG DNA 诱发脓毒症的分子机制大体可包括以下 3 个过程:①CpG DNA 内化;②细胞内信号转导;③炎症细胞活化,大量炎症介质释放。

1. CpG DNA 内化　脊椎动物细胞将与之表面接触的 CpG DNA 吞噬,胞膜内陷、包裹内化(internalization)CpG DNA,形成吞噬小体。在胞质内,吞噬小体融入内体,内体由细胞膜附近向细胞内移动,同时酸化、成熟。内体移位、酸化成熟是激发后续的细胞内信号转导事件必不可少的步骤。目前的研究认为内化有助于细菌和病毒结构的破坏,释放 DNA/RNA,并帮助区别核酸的来源。

(1) CpG DNA 的内化:CpG DNA 的内化过程是其激活免疫细胞所必不可少的。有实验证明,CpG DNA 的内化过程是笼状蛋白(clathrin)途径依赖的,一旦被抑制,后续的信号转导事件亦同时被阻断。但该过程并非 CpG 依赖性的,不含 CpG 的 ODN 亦能以同样的方式被细胞吞噬,而且不含 CpG 的 ODN 能以剂量依赖的方式竞争性抑制细胞摄取 CpG ODN。以上现象提示吞噬过程需要细胞膜上受体样结构的参与,但受体是 CpG 非特异性的。

CpG DNA 通过内化进入细胞,在内化前可能需要与细胞表面结合,这种结合可能为膜受体介导。事实上,核酸(RNA 和 DNA)均可与细胞相结合,这在许多细胞实验中已得到证实。过多的 DNA 可以抑制 DNA 结合细胞表面,这与受体介导内化的过程相一致。结合与内化外源性的 DNA 是大多数细胞的重要特征,并且无序列限制性,不同形式(线性和环状,单链和双链)和不同来源(哺乳动物和细菌)的 DNA 可以交叉竞争与细胞表面结合。然而细胞表面受体结合和内化 DNA 的分子机制仍不清楚。研究还发现,CpG ODN 结合细胞表面和内化入胞并不依赖 TLR9,不表达 TLR9 的细胞可以结合和内化 CpG ODN,但不能被其激活。内化抑制剂 MDC(monodansyleadaverine)及高渗糖溶液均可以抑制 CpG DNA 的内化,并显著降低 CpG DNA 刺激的 NO 合成,MDC 对 CpG ODN 诱导鸟巨噬细胞系 HD11 合成 NO 的抑制率可达 70%~80%。

(2) 内体的酸化成熟:CpG DNA 内化入胞是其与细胞相互作用的第一步。内化 CpG DNA 的细胞形成内体,内体由细胞膜附近向细胞中心移动,并与初级溶酶体结合形成次级溶酶体,此时内体酸度改变,各种酶活性增加,此过程即为内体的成熟过程。CpG DNA 只有在内体的酸性环境下才能被 TLR9 所识别。

氯喹是一种弱碱性药物,能够在细胞内体中富集,破坏内体的酸性环境,从而影响内体的成熟过程,导致 TLR9 介导的信号转导过程不能进行,最终在转录水平上影响 TNF-α、IL-6 等细胞因子 mRNA 的合成。因此,内体的酸化与成熟对于 CpG ODN 诱导炎症反应的过程十分重要。我们实验室也观察到氯喹对人外周血单个核细胞具有相似的作用,而且氯喹增加 CpG DNA 在细胞内的聚集无核酸序列特异性,对刺激性 CpG DNA、抑制性 ODN 及非 CpG ODN 在细胞内的聚集的影响均无明显差异,其作用是非特异性的。

2. 细胞内信号转导

(1) TLR9 在 CpG DNA 启动的信号转导通路中的作用:2000 年 TLR9 被发现,并被确定为识别 CpG DNA 的受体。与革兰阳性菌的肽聚糖及革兰阴性菌的 LPS 一样,CpG DNA 也是一种病原体模式识别分子(pathogen-associated molecular pattern,PAMP),TLR9 则是 CpG

DNA 的模式识别受体(pattern recognition receptor,PRR)。证据如下:①能够识别 CpG DNA 并对之产生应答的细胞表达 TLR9,而对 CpG DNA 无应答的细胞不表达 TLR9;②TLR9 基因敲除动物(TLR9$^{-/-}$)的免疫细胞对 CpG DNA 无应答性;③原先对 CpG DNA 无应答的细胞转染了 TLR9 基因后,对 CpG DNA 产生了应答性;④不含 CpG 的 ODN、CpG 互换位置变成 GpC 或 CpG 中的 C 被甲基化后的 ODN,均不能激活 TLR9$^{+/+}$细胞。

当 CpG DNA 进入内体及内体成熟后,胞内信号转导事件开始。CpG DNA 激活的细胞内信号转导途径是 TLR/IL-1R 途径,TLR9 被募集到内体中去识别 CpG DNA 并启动该信号转导途径。

TLR9 具有 TLR 家族的一般结构特点:其胞外区富含亮氨酸重复序列(leucine-rich repeat,LRR),TLR9 通过该序列识别作为配体的 CpG DNA;其胞内区具有 Toll/IL-1R(TIR)同源结构域,TLR9 能够借此结构域募集具有相同结构域的胞质蛋白 MyD 88(myeloid differentiation marker 88)(图 38-5)。

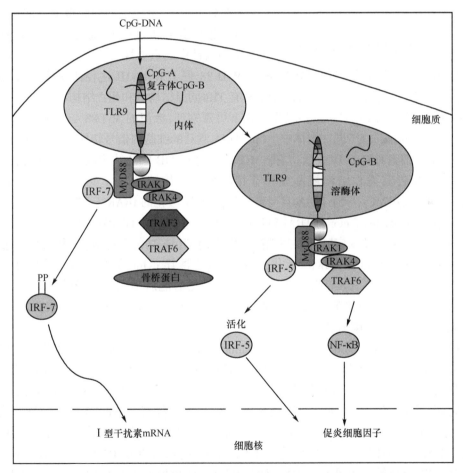

图 38-5 CpG DNA 激活免疫细胞的分子机制模式图

已知 TLR9 定位于细胞内,首先在核糖体内合成。CpG DNA 刺激前 TLR9 主要表达在内质网,细胞受 CpG DNA 刺激后,高表达的 TLR9 才从内质网转运到溶酶体或内体并与 CpG DNA 结合,这个过程可能是通过内质网脂膜与溶酶体膜融合完成的。当 CpG DNA 内化后,立即就有一部分 TLR9 从内质网系统进入内体与之结合;完成内化的细胞,细胞表面有少量残留的 TLR9,但只有细胞内的 TLR9 识别 CpG DNA 并开始进行信号转导。

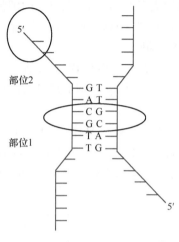

图 38-6　识别 CpG DNA 的可能模式

关于 TLR9 识别 CpG DNA 的可能方式,过去一直认为是单链的 CpG DNA 具有免疫学活性,但是最近的研究发现,所有有活性的 CpG DNA 均可部分形成二聚体。采用磁共振的方法对六聚体 GACGTT 进一步研究,确认了二聚体形成的重要性。甲基化胸苷可抑制二聚体的形成从而降低其免疫学活性,但完全环化的环型二聚体并无活性;此外,5′端过度修饰将导致 CpG ODN 失去活性,说明自由的 5′端对 CpG ODN 介导的信号转导是必需的(图 38-6)。从上述实验结果人们推测,受体识别是由 2 个 CpG ODN 分子形成的部分二聚体,最小的二聚体至少应该含有 CpG 基元,因此上述结果进一步说明互补结构在 CpG ODN 生物活性中的重要性。

(2) MyD88 依赖的细胞信号转导途径:MyD 88 是 TLR/IL-1R 途径的衔接蛋白(adapter protein),它分布于胞质内,C 端和 N 端分别具有 TIR 同源结构域和死亡结构域(death domain)两个重要的功能区。激光共聚焦扫描显微镜下可观察到,标记的 MyD88 与标记的 CpG ODN 共区域化(colocalization)于同一内体中。CpG DNA 激活的细胞内信号转导途径是 MyD88 依赖性的,MyD88$^{-/-}$细胞对 CpG ODN 无应答。MyD88 通过其 TIR 同源结构域与 TLR9 的相应结构域相互作用,通过其死亡结构域募集具有相同死亡结构域的 IL-1 受体相关激酶(IL-1R-associated kinase,IRAK),导致 IRAK 自身磷酸化,自身磷酸化的 IRAK 与 TNF 受体相关因子 6(TNF receptor-associated factor 6,TRAF6)形成复合物,进而导致 TRAF6 寡聚化。

TRAF6 由氨基末端效应区及羧基端高度保守的 TRAF 功能区组成,寡聚化后,其氨基端能诱导 IκB 激酶(IκB kinase,IKK)活化,而羧基端能诱导 c-Jun 氨基末端激酶(c-Jun NH$_2$-terminal kinase,JNK)和 p38 活化。因此,TRAF6 活化后能启动两条信号转导途径,一条是 NF-κB 途径,另一条是应激激活蛋白激酶(stress-activated protein kinase,SAPK)/JNK 途径,从而引起一系列的激酶磷酸化级联反应。

TRAF6 激活 NF-κB 诱导激酶(NF-κB-inducing kinase,NIK),进而激活 IKK。通常情况下,NF-κB 与抑制蛋白单体 IκB 结合,以无活性的形式存在于细胞质中。IKK 活化后诱导 IκB 磷酸化,随即 IκB 与 NF-κB 分离,导致 NF-κB 活化并进入细胞核,与 DNA 结合,诱导 IL-12 等细胞因子基因活化、表达。此外也有研究发现,IκB 降解及 NF-κB 活化与细胞内活性氧簇爆发(reactive oxygen species burst)有关,而活性氧的大量产生有赖于内体内 CpG DNA 的酸化。DNA 依赖性蛋白激酶的催化亚单位(catalytic subunit of DNA-dependent protein kinase,DNA-PKcs)也被认为是 CpG DNA 诱导 NF-κB 活化所必不可少的,因为 DNA-PKcs 缺陷的骨髓源性巨噬细胞对 CpG DNA 无应答,而且 DNA-PKcs 抑制剂 Ly294002 能够抑制 CpG DNA 诱导的 IL-6、IL-12 等细胞因子的产生。该通路可能与 CpG DNA 直接激活 DNA-PKcs,促使 IKK 的 β 亚单位磷酸化,进而导致 IκB 磷酸化有关。但近来又有学者认为,介导 CpG DNA 信号转导的并非 DNA-PKcs,而是磷脂酰肌醇 3 激酶(phosphatidylinositol 3 kinase,

PI3K),因为有 3 种品系的 DNA-PK 基因敲除小鼠能对 CpG DNA 进行正常应答;而 PI3K 抑制剂渥曼青霉素(wortmannin)能抑制 CpG DNA 的摄取、阻止 CpG DNA 与 TLR9 共区域化,从而阻断 CpG DNA 的刺激效应。

寡聚化的 TRAF6 激活 JNK 激酶 1(JNK kinase-1,JNKK1),JNKK1 分别激活 JNK 及 p38,后二者均属于 SAPK,故 SAPK/JNK 途径又被称为应激激酶途径。JNK 及 p38 的底物分别为 c-Jun 及激活转录因子 2(activating transcription factor 2,ATF2),后二者为 AP-1 转录因子复合体的组成蛋白,在 JNK 及 p38 的作用下,c-Jun 及 ATF2 磷酸化,AP-1 活化。AP-1 与免疫细胞 DNA 相结合,诱导即刻早期基因(immediate early gene)活化,从而引起 IL-6 等细胞因子表达。

3. 炎症细胞活化,大量炎症介质释放

(1) CpG DNA 直接激活单核/巨噬细胞、B 细胞:CpG DNA 能经上述途径直接激活单核/巨噬细胞、B 细胞。活化的树突细胞、单核/巨噬细胞可分泌 TNF-α、IL-6、IL-12、IFN-α 等促炎细胞因子,诱发强烈的 Ⅰ 型辅助性 T 细胞(T helper type 1,Th1)急性炎症反应;活化的 B 细胞则分泌 IL-6 及 IgM。

CpG DNA 能够促进树突细胞及 B 细胞增生、分化;通过拮抗 IL-4 而抗浆细胞样树突细胞前体细胞凋亡;通过 PI3K 上调 Bcl-2 等蛋白表达、下调 caspase-3 活性,从而抑制树突细胞凋亡;通过激活 NF-κB、防止线粒体膜破裂而抗 B 细胞凋亡;通过激活 ERK1、ERK2 抑制巨噬细胞凋亡。因此,在 CpG DNA 作用下,脊椎动物的炎症细胞数目大大增加、存活时间明显延长,从而导致 CpG DNA 诱发的炎症刺激效应得以迅速放大。此外,CpG DNA 可通过下调 CSF-1 受体在细胞表面的表达,抑制 CSF-1 诱导的骨髓源性巨噬细胞生长,因此可以认为,在感染过程中,免疫抑制性的成熟巨噬细胞生长停止,有利于炎症细胞向免疫刺激性的树突细胞偏离。

(2) CpG DNA 直接与间接激活 T 细胞:过去认为 T 细胞表面不表达 TLR9,CpG DNA 不能直接激活 T 细胞。但最近的研究表明,TLR9 与 TLR2、TLR3、TLR5 作为共刺激受体参与细胞的增殖和细胞因子的释放。此外,CpG DNA 能够通过树突细胞、单核/巨噬细胞分泌的 IL-12 及 IFN-α 等细胞因子,间接激活 Th1 及细胞毒性 T 细胞(cytotoxic T lymphocyte,CTL),从而引起特异性 Th1 型细胞免疫应答。

4. 细胞信号转导途径的负调控　CpG DNA 可激活诱导的炎症因子释放以排除"非我"的存在,但是为防止过度的免疫应答、维持机体内环境的稳定,免疫系统可通过各种内源性因子进行负反馈调节 CpG DNA 诱导的炎症因子释放,保持机体内环境稳定。

内源性因子主要从 3 个水平对 CpG DNA/TLR9 介导的信号通路进行反馈调节:跨膜蛋白、胞内水平和调控 TLR9 基因转录。跨膜蛋白 ST2、单免疫球蛋白 IL-1 受体相关分子 SIGIRR,可扣押 MyD88、IRAK、TRAF6,从而阻遏 TLR9 受体介导的信号通路。IRAK-M 可阻止 IRAK 从 MyD88 上解离,阻碍 IRAK-TRAF6,复合物的形成,Triad3A 通过促 TLR9 泛素化降解下调 NF-κB 通路。一些炎症因子亦能抑制转录因子的活性,阻碍 TLR9 基因的表达。

四、干预 CpG DNA 诱发脓毒症的可能环节

既然 CpG DNA 是脓毒症的主要诱发因素,那么拮抗 CpG DNA 理论上可以防治脓毒症、

降低严重创伤患者的病死率。

1. 氯喹等内体酸化抑制剂 内体酸化是 CpG DNA 诱导的胞内信号转导事件的起始步骤,是 CpG DNA 激活炎症细胞必不可少的步骤。氯喹等碱性药物及 bafilomycin A 等内体 H^+ 泵抑制剂能改变内体内的 pH,从而抑制内体酸化,因而能够有效地阻断 CpG DNA 的免疫刺激效应。当然,这并非氯喹及其结构类似物拮抗 CpG DNA 的唯一机制,因为即使给予低浓度的上述药物,虽不足以改变内体内的 pH,但也能明显抑制 CpG DNA 的生物活性;此外,LPS 并不需要内化,但氯喹也能明显抑制 LPS 的生物活性。氯喹的作用并非细胞毒作用,因为在抑制 CpG DNA 和 LPS 的生物活性的浓度很低,对细胞无明显的损伤作用。其确切机制尚不清楚。

我们的实验结果显示,氯喹对 CpG DNA、LPS 等攻击小鼠具有保护作用,动物的病死率从 100% 降至 30%~40%,该作用与氯喹抑制血清细胞因子的释放降低有关。体外试验结果显示,氯喹抑制 CpG DNA、LPS 诱导人外周血单个核细胞(hPBMC)和小鼠 ANA-1 细胞释放 TNF-α 及 IL-6 呈明显的量-效和时-效关系。氯喹在 50 μg/ml 时对细胞释放 TNF-α 及 IL-6 的抑制率达 85% 以上;同时加入氯喹和刺激剂(0 小时组),或先加入氯喹后加入刺激剂(1、2、4 小时组),氯喹对 TNF-α 抑制率在 90% 以上,对 IL-6 抑制率在 55% 以上;先加入刺激剂,再加入氯喹(-2、-1 小时组),作用相对较弱,抑制率 10%~50%。

对其作用机制的进一步研究发现,氯喹在低至 2 mmol/L 时即能显著抑制 CpG ODN 在单核/巨噬细胞内的降解,下调 CpG DNA、LPS 明显诱导的 TLR9 mRNA 和蛋白质的表达,抑制 NF-κB 的活性。

2. 青蒿素及其衍生物 青蒿素是 1972 年我国科研人员从中药青蒿中分离得到的抗疟有效单体,其衍生物有二氢青蒿素、蒿甲醚、蒿乙醚及青蒿琥酯。青蒿提取物用于治疗疟疾相关的发热已经有两千多年的历史,现在临床上主要用于治疗耐药的恶性疟疾。在青蒿素抗疟研究中发现,青蒿素可以抑制诱导性 NO 合酶的合成、促炎细胞因子的释放及 NF-κB 的激活,血红素可能是诱导单核/巨噬细胞释放细胞因子的刺激剂,TNF-α 和 IL-12 被认为在疟疾患者高热和肝损伤的发生中起主要作用。

在上述其他作者研究工作的基础上,我们的结果显示:①青蒿素及其衍生物青蒿琥酯能显著抑制 CpG DNA、LPS、热灭活大肠杆菌诱导 RAW264.7 细胞因子释放,并呈明显的量效关系。②青蒿素、青蒿琥酯抑制 RAW264.7 释放细胞因子呈明显的时-效关系。先于 CpG DNA 给药 0~4 小时,对 CpG DNA 诱导的 TNF-α 及 IL-6 释放具有显著抑制作用,具有明显的"预防性"抗炎效应;与 CpG ODN 同时给药或在给予刺激剂后 1 小时给药,对 CpG DNA 诱导的 TNF-α 及 IL-6 释放具有一定的抑制作用,具有"治疗"作用,但与"预防"作用相比"治疗"作用略弱。

青蒿素、青蒿琥酯对脓毒症模型的作用结果显示:①能显著降低 CpG DNA、LPS 和热灭活大肠杆菌攻击小鼠的病死率,对盲肠结扎穿孔术(cecal ligation and puncture,CLP)模型大鼠和小鼠均具有显著保护作用;②抑制 CpG DNA、LPS 和热灭活大肠杆菌攻击小鼠血清 TNF-α 释放,降低 CLP 模型小鼠血浆 LPS 水平;③青蒿素、青蒿琥酯联合抗菌药物如氨苄西林能显著提高活大肠杆菌攻击的小鼠、CLP 模型大鼠和小鼠的存活率。

关于青蒿素的抗炎机制尚不清楚,我们目前的研究结果表明:①青蒿素、青蒿琥酯并非通过抑制 CpG DNA 与细胞表面的结合与内化发挥作用;②青蒿素、青蒿琥酯并非通过直接与 CpG DNA 或 LPS 结合发挥作用;③青蒿素、青蒿琥酯对 CpG DNA、LPS 诱导 RAW264.7 细胞 TLR9、TLR4 mRNA 表达无影响;④青蒿素、青蒿琥酯抑制 CpG DNA、LPS 诱导的 NF-κB 活化。至于青蒿素更深入的抗炎机制有待进一步研究。

3. 抑制性 ODN/DNA　抑制性 ODN/DNA 是 CpG DNA(或 CpG-S ODN)的拮抗剂,主要包括 CpG-N ODN(neutralizing CpG oligonucleotide)、含有 C(或 A)GGGN(N 代表任一碱基)结构的 ODN、由 30 个单一的碱基组成的 ODN 及含甲基化 CpG 的 DNA。

(1) CpG-N ODN:前面述及的 CpG DNA,因其能够刺激免疫细胞释放细胞因子,又被称为免疫刺激性 CpG DNA(CpG-S ODN),其含有的 CpG 基序被称为 CpG-S 基序。后来研究发现,并非所有的 CpG DNA 都具有免疫刺激性,甚至有一种特殊类型的 CpG DNA,不仅自身没有免疫刺激性,还能够拮抗 CpG-S ODN 的免疫刺激活性,因此被称为抑制性 CpG ODN,包括中和性 CpG ODN(neutralizing CpG oligodeoxynucleotides, CpG-N ODN)和含有 CGGG 结构的抑制性 ODN。

1998 年,有学者在研究腺病毒 DNA 的免疫刺激活性时发现,血清型 2 型、5 型腺病毒的 DNA 不仅自身没有免疫刺激活性,而且还能拮抗 CpG DNA 的免疫刺激效应;对其 DNA 序列进行分析后发现,2 型、5 型腺病毒的 DNA 序列中存在着 GCGCGC 等 CpG-N 基序,并根据这些基序推测出其 3 种可能的共同特征,即 CpG 重复序列、CCG 序列及 CGG 序列。体外、体内试验均证实,人工合成的含有以上序列的 CpG-N ODN 能够显著抑制 CpG-S ODN 的免疫刺激效应。

抑制性 ODN 之所以能够有效拮抗 CpG-S ODN,是因为其能够显著抑制 CpG-S ODN 诱导的 NF-κB 和 AP-1 活化,该效应与其竞争性抑制细胞对 CpG-S ODN 的摄取关系不大,拮抗作用的靶点可能在细胞内与 CpG-S ODN 相结合的受体水平。

我们采用生物信息学技术,通过对上述 4 种 DNA 进行对比分析后,确定了 Adv2 DNA、Adv5 DNA 中特有的 19 种 CpG 基序,以及含这些 CpG 基序的 12 种核苷酸 CpG ODN 序列,其二级结构具有 4 种可能的共同结构特征;然后合成具有上述特征的一系列 CpG ODN,并通过实验对其活性进行鉴定,结果提示 CpG ODN 的生物活性可能与该 4 种共同结构特征无关,而与 CpG ODN 的二级结构自由能密切相关;在此基础上,对 CpG-N ODN 进行了再设计,并对其中 11 个序列进行了生物学活性的筛选,获得了 5 条对 CpG-S ODN 拮抗作用较强的 CpG-N ODN(国家发明专利号 ZL200410034787. X),从而也证实 CpG-N ODN 的生物学活性与二级结构自由能密切相关。体外试验中,CpG-N ODN 208 在 CpG-S ODN 刺激前 4 小时内至刺激后 2 小时内加入,均能显著抑制 CpG-S ODN 诱导的人外周血单个核细胞 TNF-α 的释放;在体实验显示,CpG-N ODN 208 对 CpG-S ODN 攻击小鼠具有显著的保护作用,并能显著抑制 CpG-S ODN 诱导的 TNF-α 释放。说明 CpG-N ODN 对 CpG-S ODN 诱导的脓毒症具有一定的防治作用。

(2) 含有 C/AGGGN 结构的抑制性 ODN:当把 CpG-S ODN 中的 CpG-S 基元 GCGTT 或 ACGTT 替换为 GCGGG 或 ACGGG 时,CpG-S ODN 也就转换成了抑制性 ODN。这类抑制性 ODN 的共同特征是具有 3 个连续的鸟嘌呤。如果在其后再加一个鸟嘌呤,则抑制作用更强。该类抑制性 ODN 能够有效地抑制 CpG-S ODN 诱导的 B 细胞释放 IL-6 等效应,其可能的作用机制为抑制 NF-κB 的活化及核移位,具体包括:①抑制 IκB 降解;②抑制 NF-κB p50 的前体分子 p105 降解;③抑制 NF-κB 向核内转移。

（3）多聚 G（GGGG）结构的抑制性 ODN：含有 4 个连续的 GGGG 结构的抑制性 ODN（5′-TCCTGGCGGGGAAGT-3′）能够抑制 CpG DNA 诱导的免疫细胞释放细胞因子。体内试验中，腹腔或静脉给予抑制性 ODN 可显著降低 CpG DNA 攻击小鼠血清 TNF-α、IL-6 水平。因此，富含多聚 G 结构的抑制性 ODN 的抑制效应与其多聚 G 结构之间形成的鸟嘌呤-四聚体密切相关。对多聚 G 结构进行修饰，使其丧失形成四聚体的能力但并不改变 ODN 的序列时，抑制性 ODN 活性消失。

（4）由 30 个单一碱基组成的抑制性 ODN：由 30 个单一碱基组成的 PS-ODN（SdA30、SdC30、SdG30、SdT30），以及由 30 个单一鸟嘌呤组成的磷酸二酯 ODN（dG30），能有效抑制大肠杆菌 DNA 诱导的巨噬细胞炎症介质释放。该抑制效应呈时间、剂量依赖性；而且，即使在大肠杆菌 DNA 刺激后 12 小时才加入以上 ODN，也能够表现出抑制效应。其可能的作用机制包括：①抑制细胞摄取大肠杆菌 DNA；②阻断信号转导途径，例如抑制丝裂原活化蛋白激酶（mitogen activated protein kinase，MAPK）活化；③多个连续的 dG 形成更高级、稳定的空间构象。

（5）含甲基化 CpG 的 DNA：小牛胸腺 DNA 等哺乳动物 DNA 不仅不具有免疫刺激活性，近来研究还发现这些 DNA 尚可有效抑制大肠杆菌 DNA 的免疫活性。该效应可能与抑制细胞摄取大肠杆菌 DNA 无关，而甲基化的 CpG 则在其中起着主要的作用，它们能够阻断大肠杆菌 DNA 诱导的信号转导途径，从而抑制 NF-κB 及 AP-1 等转录因子的核移位。

4. 小剂量 CpG DNA 对感染性疾病的预防作用　鱼类、鸟类和哺乳动物的免疫系统均能识别 CpG DNA，并对其做出相应的反应。近年来随着对 CpG 研究的增多，揭示了 CpG DNA 介导的免疫激活反应有助于宿主的存活。为了证实这种假说，小鼠先注射了 CpG DNA后，再用不同的病原体进行攻击。经过处理的小鼠可以抵抗高浓度致病细菌（如炭疽杆菌、李斯特杆菌和野兔病）的感染，也可以抵抗病毒（如埃波拉病毒、疱疹病毒和巨细胞病毒）的感染，还能抵抗寄生虫（如利什曼原虫和疟疾）的感染。CpG DNA 诱导的免疫保护作用的激活可以持续存在数天，有时还会持续几周时间。

现有证据揭示，CpG 诱导宿主产生免疫保护作用与浆细胞样树突细胞（plasmacytoid dendritic cell，pDC）密切相关。第一，CpG DNA 激活 pDC 分泌 IFN-α。IFN-α 可以直接抑制各种病毒和细菌的生长，同时，IFN-α 通过激活巨噬细胞吞噬病原体，从而有效地清除病原体。第二，在李斯特菌感染的研究中，纯化后的 pDC 细胞，并将这些 pDC 细胞输入未经 CpG DNA 诱导的受者体内，同时增强那些受者的免疫保护作用。然而，无活性的 ODN 诱导 pDC 不能提供免疫保护增强作用。第三，pDC 细胞缺乏的小鼠经 CpG DNA 诱导后抗感染能力也没有增强。虽然 pDC 充当着重要的角色，但其他细胞也有助于 CpG ODN 介导的保护效应。例如，B 细胞表达 TLR9 受体，它也可以被 CpG DNA 刺激后产生免疫球蛋白以消除特异性致病原。同样的，机体在受到 CpG DNA 诱导后，巨噬细胞和 NK 细胞被其他细胞产生的 IFN 间接性激活，产生更有效的清除病原体的能力。

进一步研究证实，CpG DNA 还可以提高机体的免疫抑制能力，增强妊娠动物和新生动物的抗感染能力。感染 HIV 病毒的患者体内 CD4$^+$T 细胞在数量上和功能上表现为进行性减少（同时，机会性感染易感性增高）。然而，在疾病发展过程中，HIV 病毒的感染早期不会降低机体先天免疫系统的活性，因此，CpG DNA 刺激感染过反转录病毒的灵长目类（人类和猿猴类）外周血单个核细胞一样也可产生免疫刺激效应。在研究类人猿缺陷病毒（SIV 病毒)感染的恒河猴时,用 D 型 CpG DNA 诱导过的恒河猴,可以降低再次感染利什曼原虫的机会,并且其体内寄生虫的数量明显降低;而 SIV 病毒感染的对照组病情进展非常迅速。

同样,在妊娠期间,母体免疫功能发生了明显变化,细胞免疫功能(即 Th1 免疫)明显抑制,体液免疫功能(即 Th2 免疫)占优势。虽然这些变化降低了母体对胎儿的排斥,但也上调了母体对病原体的敏感性。因此,妊娠的小鼠较年龄对照组和性别对照组对胞内细菌(如结核、麻风等)的感染易感性增强,表现为更容易受到小剂量病原体的感染。在对妊娠小鼠的研究中,发现 CpG DNA 诱导的妊娠小鼠明显增强对细菌(如李斯特杆菌)感染的抵抗力,还可以降低病原体从母体经胎盘传给胎儿。

因为 CpG DNA 应用在非人类的灵长目动物中的致死性研究较少,所以,将其应用于人类后具有保护作用的证据也是有限的。Verthelyi 等研究发现,正常猿猴经 D 型 CpG DNA 诱导后可明显降低对利什曼原虫感染的敏感性。这一研究结果具有相当重要的临床意义,因为它是以"人"型 CpG DNA 被首次应用于实验中;而且,猿猴感染利什曼原虫后的表现、严重性及疾病持续时间都与人类患病后的表现非常接近。该研究还提示了 CpG DNA 作为免疫佐剂使用时,可以诱导产生 Th1 型细胞因子。

总之,目前研究已证实 CpG DNA 诱导的先天免疫反应可以提高宿主对不同病原体微生物感染的抵抗力。在早期,病原体缓慢增殖并扩散,CpG DNA 诱导可增强宿主免疫抑制能力,进而产生具有灭菌能力的获得性免疫应答。值得注意的是,这种免疫应答不能对所有的病原体产生保护效应。事实上在对猿猴的研究中,已经观察到 CpG DNA 诱导能产生短期免疫增强而不是免疫降低(可能是一种在体外修复被反转录病毒感染的巨噬细胞和 T 细胞功能的作用)。相反的是,由 CpG DNA 诱导产生以 Th1 为主的免疫反应却降低宿主控制感染某些微生物的能力,像蠕虫和血吸虫等这些微生物要求宿主产生很强的 Th2 反应才能将它们清除。与这种可能性一致的是,当小鼠感染 Friend 反转录病毒时,CpG ODN 诱导小鼠后却加速并增强疾病的严重性。

5. HSP90 抑制剂 热休克蛋白(heat shock protein,HSP)90 是普遍存在于真核细胞胞质中的一种"分子伴侣"。通过其在蛋白折叠中所发挥的作用,HSP90 成为了若干细胞信号转导系统中的重要成分,这些系统包括类固醇激素受体信号转导系统和 MAPK 信号转导系统等。MAPKK(MAPK kinase)、ERK 等激酶的活化有赖于与 HSP90 形成多分子复合物,因此,HSP90 在 CpG DNA 启动的 MAPK 信号转导途径中发挥着重要作用。

HSP90 抑制剂格尔德霉素(geldanamycin)和根赤壳菌素(radicicol)通过与 HSP90 氨基端相结合,使得 ERK 无法与 HSP90 形成复合物,从而导致 ERK1、ERK2 磷酸化障碍,CpG DNA 的炎症刺激作用也因此受到抑制,该抑制效应呈剂量依赖性。

6. 乳铁蛋白 乳铁蛋白是机体非特异性防御系统中的一种重要的糖蛋白,是中性粒细胞特异性颗粒中的一种主要成分,存在于黏膜表面和感染部位,在黏膜表面及乳汁中浓度较高。乳铁蛋白的氨基端因富含精氨酸而带正电荷,因而能够迅速地与带负电荷的 CpG DNA 相结合。该过程通过电荷之间的相互作用而实现,是 CpG 基元非依赖性的。CpG DNA 与乳铁蛋白结合后,DNA 的细胞摄取及内化过程明显受抑。

7. 其他措施 去除 CpG DNA 中的 CpG-S 基元或将其替换为 CpG-N 基元,能够明显削弱 CpG DNA 的免疫刺激活性;在 CpG DNA 序列的适当位置添加 1 个或多个 polyG 序列,也能够明显减少 CpG DNA 诱导的炎症介质释放。但是,以上措施均要求预先对 CpG DNA 进行改造,因此只适用于在进行基因治疗时减轻载体的免疫刺激作用,而不适于用来防治细菌感染时 CpG DNA 诱发的炎症反应。

此外,DNA-PKcs 抑制剂 Ly294002、PI3K 抑制剂渥曼青霉素均能够抑制 CpG DNA 诱导的细胞因子释放。tlr9 基因敲除也能够导致 CpG DNA 的免疫活性消失。但是,以上措施仅在探讨 CpG DNA 激活免疫细胞的分子机制时被用到,尚无专门用于拮抗 CpG DNA 免疫刺激效应的研究报道。

总之,CpG DNA 是病原生物共有的遗传物质,CpG 基元是其免疫活性的结构基础。免疫细胞通过 TLR9 识别 CpG 基元,CpG DNA 在内体成熟的过程中激活细胞内信号转导,活化转录因子 NF-κB 及 AP-1,造成炎症介质大量合成与释放,引发脓毒症。目前多数学者均围绕 CpG DNA/TLR9 信号转导途径开展脓毒症防治措施的研究,体内外试验均显示了其有效性,但其临床试验尚未见报道,有待进一步研究。

(周 红 郑 江)

参 考 文 献

陈欣,张雅莲,孙永华,等.1997.我院耐甲氧西林金黄色葡萄球菌的耐药性及肠毒素分析.中华整形烧伤外科杂志,13:377~379

方文慧,姚咏明,施志国,等.1999.杀菌/通透性增加蛋白对烫伤大鼠脂多糖结合蛋白和 CD14 mRNA 表达的影响.中华医学杂志,79:289~291

方文慧,姚咏明,施志国,等.1999.烫伤大鼠内毒素的组织分布特点及意义.中华整形烧伤外科杂志,15:298~300

方文慧,姚咏明,施志国,等.1999.烫伤后脂多糖受体 CD14 和肿瘤坏死因子-α 基因表达的变化规律.中华外科杂志,37:271~273

李红云,姚咏明,施志国,等.2000.金葡菌肠毒素 B 单抗对烫伤脓毒症大鼠脏器功能的影响.中华医学杂志,80:872~874

李红云,姚咏明,施志国,等.2001.金黄色葡萄球菌肠毒素 B 单克隆抗体对烫伤脓毒症大鼠急性肺损伤的影响.中华实验外科杂志,18:228~230

李红云,姚咏明,施志国,等.2002.双单抗夹心 ELISA 方法检测血浆及组织金黄色葡萄球菌肠毒素 B.中华医院感染学杂志,12:655~657

李红云,姚咏明,姚凤华,等.2004.烫伤脓毒症大鼠细胞因子信号转导抑制因子基因表达的改变及其意义.中华创伤杂志,20:734~738

潘文东,周红,郑江,等.2001.大肠杆菌 DNA 对小鼠致死作用的初步研究.第三军医大学学报,23:395~397

施志国,于勇,姚咏明,等.1998.金葡菌肠毒素 B 对家兔脏器功能的影响.卫生研究,27:S187~S188

施志国,张延霞,刘伟,等.1994.金黄色葡萄球菌肠毒素和中毒性休克毒素的分析.中华医院感染学杂志,4:69~71

杨丽萍,姚咏明,李杰萍,等.2009.STAT3 与 MAPK 蛋白协同调节肿瘤坏死因子-α 转录活性.生物化学与生物物理进展,36:1003~1011

杨丽萍,姚咏明,叶棋浓,等.2011.信号转导和转录激活因子3调节肿瘤坏死因子-α 表达的结合位点研究.生物化学与生物物理进展,38:1145~1152

姚咏明,柴家科,林洪远.2005.现代脓毒症理论与实践.北京:科学出版社,96~145

姚咏明,程明华,姚胜,等.2004.细胞外信号调节激酶抑制剂对烫伤脓毒症大鼠肿瘤坏死因子-α 表达的影响及意义.中华外科杂志,42:391~395

姚咏明,陆家齐,张立天,等.2002.杀菌/通透性增加蛋白对脓毒症大鼠组织 TNF-α 表达的影响及意义.中华急诊医学杂志,11:164~167

姚咏明,栾樱译.2011.提高对创伤感染及其并发症的认识.临床急诊杂志,12:361~364

姚咏明,盛志勇.2003.我国创伤脓毒症基础研究新进展.中华创伤杂志,19:9~12

姚咏明,盛志勇.2004.Janus 激酶/信号转导和转录激活因子通路与创伤脓毒症的关系.解放军医学杂志,29:27~29

姚咏明,盛志勇.2004.金黄色葡萄球菌外毒素与脓毒症及多器官损害.中华创伤杂志,20:711~714

姚咏明,盛志勇.2005.加强对烧伤后金黄色葡萄球菌外毒素作用的研究.中华烧伤杂志,21:152~154

姚咏明,盛志勇.2005.重视对脓毒症本质的探讨.中华急诊医学杂志,14:185~186

姚咏明,田惠民,王亚平,等.1992.Re 型内毒素抗血清对实验性多器官功能衰竭的防护作用.中华外科杂志,30:244~247

姚咏明,王亚平,田惠民,等.1993.严重烧伤内毒素血症的临床意义.中华外科杂志,31:435~438

姚咏明,于 燕,吴 叶,等.1998.烧伤后多器官功能障碍综合征患者可溶性脂多糖受体 CD14 的变化.中华外科杂志,36:
668~670

姚咏明,于燕,盛志勇,等.1999.肠缺血再灌注损伤后内毒素增敏作用及其机制的初步探讨.中华整形烧伤外科杂志,15:
301~304

姚咏明.2005.内毒素与革兰阳性菌致病因子的协同效应与意义.中国危重病急救医学,17:193~196

姚咏明.2009.创伤感染并发症免疫功能障碍及其诊治的若干问题.中华外科杂志,47:37~39

张庆红,姚咏明.2010.浅析外科感染的免疫障碍问题.中国普外基础与临床杂志,17:1129~1131

An HZ,Xu HM,Yu YZ,et al.2002.Up-regulation of TLR9 gene expression by LPS in mouse macrophages via activation of NF-κB,ERK and p38MAPK signal pathways.Immunol Lett,81:165~169

Azuma K,Koike K,Kobayashi T,et al.2004.Detection of circulating superantigens in an intensive care unit population.Int J Infect Dis,8:292~298

Ballas ZK,Krieg AM,Warren T,et al.2001.Divergent therapeutic and immunologic effects of oligodeoxynucleotides with distinct CpG motifs.J Immunol,167:4878~4886

Bauer S,Kirschning CJ,Hacker H,et al.2001.Human TLR9 confers responsiveness to bacterial DNA via species-specific CpG motif recognition.Proc Natl Acad Sci USA,98:9237~9242

Berney T,Kato T,Nishida S,et al.2002.Portal versus systemic drainage of small bowel allografts:comparative assessment of survival,function,rejection,and bacterial translocation.J Am Coll Surg,195:804~813

Bin Li,Zhang R,Li J,et al.2008.Antimalarial artesunate protects sepsis model mice against heat-killed Escherichia coli challenge by decreasing TLR4,TLR9 mRNA expressions and transcription factor NF-κB activation.Int Immunopharmacol,8:379~389

Blank C,Luz A,Bendigs S,et al.1997.Superantigen and endotoxin synergize in the induction of lethal shock.Eur J Immunol,27:825~833

Britigan BE,Lewis TS,Waldschmidt M,et al.2001.Lactoferrin binds CpG-containing oligonucleotides and inhibits their immunostimulatory effects on human B cells.J Immunol,167:2921~2928

Chuang TH,Lee J,Kline L,et al.2002.Toll-like receptor 9 mediates CpG-DNA signaling.J Leukoc Biol,71:538~544

Cohen J,McConnell JS.1984.Observations on the measurement and evaluation of endotoxemia by a quantitative Limulus lysate microassay.J Infect Dis,150:916~924

Cohen J.2000.The dectection and interpretation of endotoxaemia.Inten Care Med,26:S51~S56

Dong YL,Ko F,Yan T,et al.1993.Evidence for Kupffer cell activation by burn injury and pseudomonas exotoxin A.Burns,19:12~16

Fang WH,Yao YM,Shi ZG,et al.2001.Effect of recombinant bactericidal/permeability-increasing protein on endotoxin translocation and lipopolysaccharide-binding protein/CD14 expression in rats following thermal injury.Crit Care Med,29:1452~1459

Fang WH,Yao YM,Shi ZG,et al.2002.Lipopolysaccharide-binding protein and lipopolysaccharide receptor CD14 gene expression after thermal injury and its potential mechanism(s).J Trauma,53:957~967

Fang WH,Yao YM,Zhai HX,et al.2004.Tissue lipopolysaccharide-binding protein expression in rats after thermal injury:potential role of TNF-α.Burns,30:225~231

Faure E,Thomas L,Xu H,et al.2001.Bacterial lipopolysaccharide and IFN-gamma induce Toll-like receptor 2 and Toll-like receptor 4 expression in human endothelial cells:role of NF-kappa B activation.J Immunol,166:2018~2024

Gaestel M,Kotlyarov A,Kracht M,et al.2009.Targeting innate immunity protein kinase signalling in inflammation.Nat Rev Drug Discov,8:480~499

Gao JJ,Xue Q,Papasian CJ et al.2001.Bacterial DNA and lipopolysaccharide induce synergistic production of TNF-alpha through a post-transcriptional mechanism. J Immunol,166:6855 ~ 6860

Gao JJ,Zuvanich EG,Xue Q,et al. 1999. Cutting edage:bactrial DNA and LPS act in synergy in inducing nitric oxide production in RAW 264. 7 macrophages. J Immunol,163:4095 ~ 4099

Hacker G,Redecke V,Hacker H,et al. 2002. Activation of the immune system by bacterial CpG-DNA. Immunology,105:245 ~ 251

Hacker H,Vabulas RM,Takevchi O,et al. 2000. Immune cell activation by bacterial CpG-DNA through myeloid differentiation marker 88 and tumor necrosis factor receptor-associated factor (TRAF) 6. J Exp Med,192:595 ~ 600

Heeg K,Dalpke A,Peter M,et al. 2008. Structural requirements for uptake and recognition of CpG oligonucleotides. Int J Med Microbiol,298:33 ~ 38

Hemmi H,Takeuchi O,Kauai T,et al. 2000. A Toll-like receptor recognizes bacterial DNA. Nature,408:740 ~ 745

Ishii KJ,Takeschita F,Gursel I,et al. 2002. Potential role of phosphatidylinositol 3 kinase,rather than DNA-dependent protein kinase,in CpG DNA-induced immune activation. J Exp Med,196:269 ~ 274

Jacobs AT,Ignarro LJ. 2001. Lipopolysaccharide-induced expression of interferon-beta mediates the timing of inducible nitric-oxide synthase induction in RAW 2647 macrophages. J Biol Chem,276:47950 ~ 47957

Jun W,Zhou H,Zheng J,et al. 2006. Antimalarial artemisinin synergizes with antibiotics to protect against lethal live Escherichia coli by decreasing proinflammatory cytokine release. Antimicrob Agents Chemother,50:2420 ~ 2427

Kabelitz D. 2007. Expression and function of Toll-like receptors in T lymphocytes. Curr Opin Immunol,19:39 ~ 45

Klein DJ,Briet F,Nisenbaum R,et al. 2011. Endotoxemia related to cardiopulmonary bypass is associated with increased risk of infection after cardiac surgery:a prospective observational study. Crit Care,15:R69

Kobierski A,Srivastava S,Borsook D. 2000. Systemic lipopolysaccharide and interleukin-1 beta activate the interleukin-6:STAT intracellular signaling pathway in neurons of mouse trigeminal ganglion. Neurosci Lett,281:61 ~ 64

Krieg AM,Wu T,Weeratna R,et al. 1998. Sequence motifs in adenoviral DNA block immune activation by stimulatory CpG motifs. Proc Natl Acad Sci USA,95:12631 ~ 12636

Krieg AM. 2002. CpG motifs in bacterial DNA and their immune effects. Annu Rev Immunol,20:709 ~ 760

Kumar A,Bunnell E,Lynn M,et al. 2004. Experimental human endotoxemia is associated with depression of load-independent contractility indices:prevention by the lipid a analogue E5531. Chest,126:860 ~ 867

Leemans JC,Heikens M,van Kessel KP,et al. 2003. Lipoteichoic acid and peptidoglycan from Staphylococcus aureus synergistically induce neutrophil influx into the lungs of mice. Clin Diagn Lab Immunol,10:950 ~ 953

Lenert P,Stunz L,YI AK,et al. 2001. CpG stimulation of primary mouse B cells is blocked by inhibitory oligodeoxyribonucleotides at a site proximal to NF-kappa B activation. Antisense Nucleic Acid Drug Dev,11:247 ~ 256

Levels JH,Abraham PR,van Barreveld EP,et al. 2003. Distribution and kinetics of lipoprotein-bound lipoteichoic acid. Infect Immun,71:3280 ~ 3284

Li HY,Yao YM,Shi ZG,et al. 2003. Significance of biopterin induction in rats with postburn Staphylococcus aureus sepsis. Shock,20:159 ~ 165

Li HY,Yao YM,Shi ZG,et al. 2003. The potential role of Staphylococcal enterotoxin B in rats with postburn Staphylococcus aureus sepsis. Shock,20:257 ~ 263

Liangxi W,Jiang W,Ding G,et al. 2007. The newly identified CpG-N ODN208 protects mice from challenge with CpG-S ODN by decreasing TNF-α release. Int Immunopharmacol,7:646 ~ 655

Lin J,Yao YM,Dong N,et al. 2009. Influence of CD14 polymorphism on CD14 expression in patients with extensive burns. Burns,35:365 ~ 371

Lipford GB,Bendigs S,Heeg K,et al. 2000. Poly-guanosine motifs costimulate antigen-reactive CD8 T cells while bacterial CpG-DNA affect T-cell activation via antigen-presenting cell-derived cytokines. Immunology,101:46 ~ 52

Liu H,Yao YM,Yu Y,et al. 2007. Role of Janus kinase/signal transducer and activator of transcription pathway in regulation of expression and inflammation-promoting activity of high mobility group box protein 1 in rat peritoneal macrophages. Shock,27:55 ~ 60

Lotz S,Aga E,Wilde I,et al. 2004. Highly purified lipoteichoic acid activates neutrophil granulocytes and delays their spontaneous apoptosis via CD14 and TLR2. J Leukoc Biol,75:467 ~ 477

Macfarlane DE, Manzel L. 1998. Antagonism of immunostimulatory CpG-oligodeoxynucleotides by quinacrine, chloroquine, and structurally related compounds. J Immunol, 160:1122 ~ 1131

Manders SM. 1998. Toxin-mediated streptococcal and staphylococcal disease. J Am Acad Dermatol, 39:383 ~ 389

Marshall JC, Foster D, Vincent JL, et al. 2004. Diagnostic and prognostic implications of endotoxemia in critical illness: results of the MEDIC study. J Infect Dis, 190:527 ~ 534

Martin GS, Mannino DM, Eaton S, et al. 2003. The epidemiology of sepsis in the United States from 1979 through 2000. N Engl J Med, 348:1546 ~ 1554

Mitaka C, Tomita M. 2011. Polymyxin B-immobilized fiber column hemoperfusion therapy for septic shock. Shock, 36:332 ~ 338

Morath S, Stadelmaier A, Geyer A, et al. 2002. Synthetic lipoteichoic acid from Staphylococcus aureus is a potent stimulus of cytokine release. J Exp Med, 195:1635 ~ 1640

Müller T, Hamm S, Bauer S. 2008. TLR9-mediated recognition of DNA. Handb Exp Pharmacol, 183:51 ~ 70

Opal SM, Cohen J. 1999. Clinical gram-positive sepsis: does it fundamentally differ from gram-negative bacterial sepsis? Crit Care Med, 27:1608 ~ 1616

Otte JM, Cario E, Podolsky DK. 2004. Mechanisms of cross hyporesponsiveness to toll-like receptor bacterial ligands in intestinal epithelial cells. Gastroenterology, 126:1054 ~ 1070

Puleo F, Arvanitakis M, Van Gossum A, et al. 2011. Gut failure in the ICU. Semin Respir Crit Care Med, 32:626 ~ 638

Redl H, Bahrami S, Schlag G, et al. 1993. Clinical detection of LPS and animal models of endotoxemia. Immunobiology, 187: 330 ~ 345

Rijnders MI, Deurenberg RH, Boumans ML, et al. 2009. Population structure of Staphylococcus aureus strains isolated from intensive care unit patients in the netherlands over an 11-year period (1996 to 2006). J Clin Microbiol, 47:4090 ~ 4095

Saido SH, Ishibashi J, Momotani E, et al. 2004. In vitro and in vivo activity of antimicrobial peptides synthesized based on the insect defensin. Peptides, 25:19 ~ 27

Schlievert PM. 1993. Role of superantigens in human disease. J Infect Dis, 167:997 ~ 1002

Shiranee S, Cohen J. 1999. Gram-positive sepsis: mechanisms and differences from gram-negative sepsis. Infect Dis Clin Nor Am, 13:397 ~ 412

Shuai K. 1999. The STAT family of proteins in cytokine signaling. Pro Biophys Mol Biol, 71:405 ~ 420

Sparwasser T, Miethke T, Lipford GB, et al. 1997. Bactrial DNA cause septic shock. Nature, 386:336 ~ 337

Stephens RC, Fidler K, Wilson P, et al. 2006. Endotoxin immunity and the development of the systemic inflammatory response syndrome in critically ill children. Intensive Care Med, 32:286 ~ 294

Suliburk J, Helmer K, Moore F, et al. 2008. The gut in systemic inflammatory response syndrome and sepsis. Enzyme systems fighting multiple organ failure. Eur Surg Res, 40:184 ~ 189

Uchiyama T, Yan XJ, Imanishi K, et al. 1994. Bacterial superantigens-mechanism of T cell activation by the superantigens and their role in the pathogenesis of infectious diseases. Microbiol Immunol, 38:245 ~ 256

Ukleja A. 2010. Altered GI motility in critically ill patients: current understanding of pathophysiology, clinical impact, and diagnostic approach. Nutr Clin Pract, 25:16 ~ 25

Venet C, Zeni F, Viallon A, et al. 2000. Endotoxaemia in patients with severe sepsis or septic shock. Intensive Care Med, 26: 538 ~ 544

Wang JE, Dahle MK, Yndestad A, et al. 2004. Peptidoglycan of Staphylococcus aureus causes inflammation and organ injury in the rat. Crit Care Med, 32:546 ~ 552

Wiersinga WJ. 2011. Current insights in sepsis: from pathogenesis to new treatment targets. Curr Opin Crit Care, 17:480 ~ 486

Wray GM, foster SJ, Hinds CJ, et al. 2001. A cell wall component from pathogenic and non-pathogenic gram-positive bacteria (peptidoglycan) synergises with endotoxin to cause the release of tumor necrosis factor-alpha, nitric oxide production, shock, and multiple organ injury/dysfunction in rat. Shock, 15:135 ~ 142

Yaguchi A, Yuzawa J, Klein DJ, et al. 2012. Combining intermediate levels of the Endotoxin Activity Assay (EAA) with other biomarkers in the assessment of patients with sepsis: results of an observational study. Crit Care, 16:R88

Yao YM, Bahrami S, Leichtfried G, et al. 1995. Pathogenesis of hemorrhage-induced bacteria/endotoxin translocation in rats: effects of recombinant bactericidal/permeability-increasing protein. Ann Surg,221:398~405

Yao YM,Bahrami S,Redl H,et al. 1996. Monoclonal antibody to tumor necrosis factor-α attenuates hemodynamic dysfunction secondary to intestinal ischemia/reperfusion in rats. Crit Care Med,24:1547~1553

Yao YM,Lu LR,Yu Y,et al. 1997. The influence of selective decontamination of the digestive tract on cell-mediated immune function and bacteria/endotoxin translocation in thermally injured rats. J Trauma,42:1073~1079

Yao YM,Redl H,Bahrami S,et al. 1998. The inflammatory basis of trauma/shock associated multiple organ failure. Inflamm Res, 47:201~210

Yao YM,Sheng ZY,Tian HM,et al. 1995. The association of circulating endotoxaemia with the development of multiple organ failure in burned patients. Burns,21:255~258

Yao YM,Sheng ZY,Yu Y,et al. 1995. The potential etiologic role of tumor necrosis factor in mediating multiple organ dysfunction in rats following intestinal ischemia-reperfusion injury. Resuscitation,29:157~168

Yao YM,Tian HM,Sheng ZY,et al. 1995. Inhibitory effects of low-dose polymyxin B on hemorrhage-induced endotoxin/bacterial translocation and cytokine formation. J Trauma,38:924~930

Yao YM,Wang YP,Tian HM,et al. 1996. Reduction of circulating prostaglandin E_2 level by antiserum against core lipopolysaccharide in a rabbit model of multiple organ failure. J Trauma,40:270~277

Yao YM,Yu Y,Lu LR,et al. 1997. Increased soluble CD14 levels correlate with endotoxemia in critical patients with multiple organ failure//Faist E,ed. The Immune Consequences of Trauma,Shock and Sepsis:Mechanisms and Therapeutic Approaches. Bologna:Moduzzi Editore,149~154

Yao YM,Yu Y,Sheng ZY,et al. 1995. Role of gut-derived endotoxemia and bacterial translocation in rats after thermal injury: effects of selective decontamination of the digestive tract. Burns,21:580~585

Zhang LT,Yao YM,Lu JQ,et al. 2008. Recombinant bactericidal/permeability-increasing protein inhibits endotoxin-induced high mobility group box 1 protein gene expression in sepsis. Shock,29:278~284

Zhao HM,Cheng SH,Yew NS,et al. 2000. Requirements for effective inhibition of immunostimulatory CpG motifs by neutralizing motifs. Antisense Nucleic Acid Drug Dev,10:381~389

Zhou H,Zheng J,Wang LG,et al. . 2004. Chloroquine protects mice from challenge with CpG ODN and LPS by decreasing proinflammatory cytokine release. Int Immunopharmacol,4:223~234

Zhu FG,Pisetsky DS. 2001. Role of the heat shock protein 90 in immune response stimulation by bacterial DNA and synthetic oligonucleotides. Infect Immun,69:5546~5552

第三十九章

危重症患者感染的诊断

在危重症患者中有相当一部分由感染引起,起初可能是局部感染,如果入侵微生物侵袭性强,可发展至全身性感染而导致严重脓毒症、脓毒性休克、急性呼吸窘迫综合征(ARDS)、多器官功能障碍综合征(MODS)等,直至死亡。另外,一些感染一开始就是全身性的,往往发病急骤、病情演变迅速,短时间内发展为严重脓毒症、MODS。因此,危重症患者的感染早期诊断和干预十分重要。危重症患者的感染诊断包括两部分:感染的临床诊断和病原微生物的诊断。一般情况下,感染的临床诊断根据临床表现和一些辅助检查就能确定,而病原微生物的诊断却需要时间,甚至不能明确。同时,危重症患者的感染诊断不应局限于临床诊断和病原微生物的分离,其鉴定和对抗菌药物的敏感性监测同样重要。

第一节 血流感染

血流感染(bloodstream infection,BSI)是细菌等病原微生物侵入血液循环系统并在血液中大量繁殖,造成机体严重损伤和全身性中毒症状的严重全身感染性综合征。传统的血流感染包括败血症(septicemia,现已不再使用该词)和菌血症(bacteremia),菌血症是指细菌仅短暂入血,而无明显的临床毒血症状。危重症患者中常见感染病原体为细菌、真菌,其他的病原体包括肝炎病毒、艾滋病病毒等较少,且多与输血、毒品滥用有关。根据美国疾病控制与预防中心(centers for disease control and prevention,CDC)/美国医院感染监测系统(national nosocomial infections surveillance,NNIS)的统计资料显示,医院内血源性感染最常见的致病菌主要是凝固酶阴性葡萄球菌、金黄色葡萄球菌、肠球菌及真菌。国内2008年卫生部全国细菌耐药性监测网(Mohnarin)所属84所三级甲等医院2006~2007年分离的血培养菌株分析显示:血培养阳性菌株占所有监测菌株的6.3%,革兰阴性菌所占比例稍高于革兰阳性菌。

一、血流感染的类型

依据病原菌来源的不同,可分为以下几类:

1. 组织感染相关菌血症 皮肤、组织局部感染时,一些病原菌进入血液循环,在其中生长繁殖并产生毒素。如菌血症患者在不存在其他确定的感染途径和来源时,存在伤口培养细菌阳性,伴或不伴局部感染征象;或者痰、气管内抽吸物培养细菌阳性,伴相应临床征象者,可定义为组织感染相关菌血症。

2. 导管相关菌血症 细菌通过皮肤表面,沿导管与皮下隧道间隙进入血管内(腔外途径)以及细菌通过污染的导管接头进入血管内(腔内途径)并进一步进入血液循环导致菌血症,一般称之为导管相关性血流感染。

3. 黏膜寄生菌引起菌血症 口鼻腔、呼吸道、胃肠道、生殖泌尿道黏膜寄生的细菌有较高的检出率、菌株密度和稳定性。当黏膜遭受化学、放射治疗,严重感染、烧伤等发生损伤或者物理损伤时,寄生的细菌即可通过肠系膜淋巴结等发生转移,再从淋巴道入血,引起菌血症。一项从分子水平的研究比较葡萄球菌菌血症的病原菌来源,表明黏膜来源者高于皮肤来源者,其中又以来源于鼻黏膜、粪便(肠道黏膜)、咽喉黏膜最多见。

4. 输液污染引起菌血症 指由于输入血管的液体或输液装置污染引起的细菌入血引起菌血症。国内外研究表明,金黄色葡萄球菌菌血症患者中静脉注射吸毒者显著增加,占一半以上,多由于注射装置污染引起金黄色葡萄球菌感染有关。

5. 移植物相关感染 指器官移植、人工移植物(包括起搏器)相关的医源性感染。如骨关节移植后发生的表皮葡萄球菌菌血症、心瓣膜替换术后铜绿假单胞菌菌血症、肾移植后厌氧菌菌血症等。

本节主要讨论非导管相关性血流感染,而导管相关性血流感染将于第二节另行讨论。

危重症患者菌血症的发生率依据感染的来源不同有很大的差别。严重脓毒症和脓毒性休克的主要感染源是肺炎和腹腔内感染,而其他部位感染引起者<5%。由于肺炎是引起危重症患者全身感染的主要感染源,下呼吸道感染似乎可解释所有这类感染,但血培养对诊断肺炎既没有敏感性也没有特异性。事实上,ICU患者中3%~12%的菌血症有下呼吸道感染,而只有不到25%的呼吸机相关肺炎患者发生菌血症。此外,ICU相关脓毒症中多部位感染并不少见,怀疑呼吸机相关肺炎的菌血症事实上常常由肺外器官感染所引起。

表皮和软组织感染很少引起脓毒症,并且一般也不引起菌血症。不到5%的住院患者由深部皮肤、软组织感染和腹腔内局部感染而引起菌血症。通常这种感染是包含分泌物的多种细菌混合感染,并且血培养不能鉴别出所有的菌株,特别是厌氧菌。

胆道和肾盂感染可引起菌血症。当它们因为各种原因不通畅时,往往造成细菌逆行而引起菌血症,并可能因此导致严重的全身性感染,致病菌通常是肠杆菌属细菌,但也有金黄色葡萄球菌感染的报道。各种腔道镜检查有时可引起一过性的菌血症,一般不会引起全身性感染。

二、提示血流感染的临床表现

危重症患者出现发热、寒战,过度通气,精神状态改变,皮疹,肝脾大,实验室检查白细胞总数增加、核左移,血小板减少等表现提示可能有血流感染。此外,病情严重者可有脏器灌注不足的表现,如低氧血症、高乳酸血症、少尿,甚至休克、弥散性血管内凝血(DIC)、MODS等。血流感染的临床表现可因原发病、病原菌和患者情况而有较大差异。需要注意的是,年老体弱者、婴幼儿、基础状况差的患者可以不发热,甚至表现为低体温,白细胞计数可不上升反而下降。因此,对这类患者及免疫缺陷患者,临床怀疑有血流感染的患者,尤其有低血压、少尿等脏器灌注不足等表现及血小板计数下降、有出血征象者,应及时抽取血培养,以尽早明确诊断。

有研究发现,寒战患者中菌血症和内毒素血症更常见(RR 2.5,95% CI 1.5~4.1 和 RR

1.65,95% CI 1.0~2.7）。另外一项研究也证明,寒战与菌血症相关(RR 4.3,95% CI 1.5~12),但有寒战并不意味着就有菌血症。在上述两项研究中,寒战预示菌血症的敏感性分别是58%和73%,特异性为65%和62%,没有寒战对菌血症的阴性预测值为85%左右。因此当危重症患者出现寒战,随后体温增高时,应及时留取血培养标本。

三、诊断标准

1. 1996年美国CDC血流感染诊断标准　实验室血流感染的诊断需满足以下标准:

(1)血培养阳性在1次或1次以上,阳性病原体与其他感染部位无关。

(2)患者至少有以下1项症状或体征:发热(>38℃);寒战或低血压;同时至少满足以下任意1项——①若血培养为常见的皮肤寄生菌,需有不同时间2次或2次以上的血培养阳性;②若血培养为常见皮肤定植菌,血培养仅1次阳性,则需同时有静脉导管培养为阳性的同一病原体;③血抗原测定阳性(如流感嗜血杆菌、肺炎链球菌、脑膜炎奈瑟菌或B群链球菌),且症状、体征、实验室结果不能用其他部位的感染来解释。

2. 2001年中国卫生部医院感染诊断标准(试行)　血流感染的临床诊断:发热>38℃或体温<36℃,可伴有寒战,并合并下列情况之一——①有入侵门户或迁徙病灶;②有全身中毒症状而无明显感染灶;③有皮疹或出血点、肝脾大、血液中性粒细胞增多伴核左移,且无其他原因可解释;④收缩压低于90 mmHg,或较原收缩压下降超过40 mmHg。

血流感染的病原学诊断:在临床诊断的基础上,符合下述2条之一即可诊断——①血培养分离出病原微生物。若为常见皮肤菌,如类白喉棒状杆菌、肠杆菌、凝固酶阴性葡萄球菌、丙酸杆菌等,需在不同时间采血有2次或多次培养阳性。②血液中检测到病原体的抗原物质。

四、有关血培养的问题

1. 采血部位　血培养的血尽可能从外周静脉采取,皮肤准备和标本应该注意减少污染和增加阳性率的原则。在美国,由于血培养污染所致额外的检查、治疗和医院滞留的费用,每例为1000~5000美元。此外,由于分离的革兰阳性菌的比例增加,这种感染菌株和污染菌株的鉴别比以往更加困难。

进行血培养的血尽可能取自新穿刺的血管。与皮肤污染(如股静脉)和皮肤完整性缺失(如烧伤和皮肤病)有关的部位应该避免。虽然缺乏通过皮肤消毒技术减少血培养污染的肯定性证据,但试验发现某种皮肤消毒剂确比其他的消毒剂有优越性。总的来说,以乙醇为基础的消毒剂有较低的污染率,但不清楚是否比单独用乙醇更有优势。传统的观点是皮肤应该用消毒剂擦拭2次,然而,最近的研究证明,含乙醇的消毒剂比不含乙醇的消毒剂更有效,并且一次即可。国内一般采用1%~2%碘伏消毒,只需一次即可,但应等待2分钟使碘伏变干,此时达到最高的抗菌效果。

如果每次更换穿刺针,可降低污染率。然而可能造成穿刺针对患者的损伤,应该避免。

自中心静脉和动脉导管采血污染的风险性是外周静脉的2倍以上,因此自中心静脉导管抽取血培养比外周静脉污染的风险性要高。然而,血标本取自外周静脉留置导管时,污染率并不高,并且作为减少静脉穿刺的方法是可接受的。所以,推荐外周静脉采血用于血培养,只有从外周静脉获取困难时可考虑自中心静脉导管或动脉导管采血。当怀疑导管相关感染时也自导管采血,且导管和外周静脉都应采取血标本。

2. 采血量　成人菌血症的浓度常低于每毫升 1 个活性微生物,为了得到 100% 的阳性结果,至少需要 3 个菌落形成单位(colony-forming units,CFU)入血的接种量。因此,接种量和培养结果之间关系的重要性不言而喻。成人每次血培养需要 20 ml 血,每瓶 10 ml(美国BD 公司的血培养瓶标准采血量是 8 ml,每次为 16 ml)。超过 30 ml 的血标本并不能增加培养的阳性率。在婴幼儿,菌血症有较高的 CFU/ml,所以每次培养需要 0.5 ~ 2 ml,或少于整个血容量的 1%。血培养分离出的厌氧菌只占 5%,而需氧培养往往是成功的。所以,如果不足量的血用于两个培养瓶时,应该只接种于需氧培养瓶。

3. 采血频次　当菌血症与心内膜炎有关时,通常一次血培养阳性,随后的血培养阳性的可能性超过 95%。而与其他感染灶相关的感染的菌血症中,2 ~ 3 次血培养的阳性率达到99%。相反,由于一次血培养的污染率在 1% ~ 4.5%,因此不应只做一次血培养。一次血培养由于存在污染的可能,分离的菌株很难解释,特别是凝固酶阴性葡萄球菌。但是,一次血培养阴性可以排除由苛养菌引起菌血症的可能性是 95%。因此,2 次(最多 3 次)血培就养足够了。

在严重脓毒症等危重症患者中,尽可能不要延迟治疗,因此 2 次或 3 次血培养之间可以没有时间间隔。在非危重症患者,2 次血培养的间隔可为 30 ~ 60 分钟。有研究提示,同时抽取血培养和间隔 24 小时抽取血培养没有差别。菌血症之后 30 ~ 90 分钟接着发热,细菌会很快从血液中清除。因此,血培养尽可能在使用抗菌药物前,寒战、发热前采集。如果采血前已经使用了抗菌药物,采用含有抗菌药物吸附剂的培养瓶可以提高血培养的阳性率。

对脓毒症患者来说,如果初始的血培养阴性或是生长缓慢或苛食性微生物(如结核、真菌),重复血培养应该采用特殊培养基。在这种情况下,特殊、更高敏感性的培养基和离心技术应优先使用。另外,如果血培养阳性,但经过最初 48 ~ 72 小时的合适抗菌药物治疗后,临床疗效不佳时,应该重复进行血培养。在心内膜炎治疗的后期或许应再次进行血培养。其他情况下,开始治疗后重复血培养并非必需的,特别是非血管内相关感染。

当血培养分离出的细菌不是常见皮肤污染细菌时,一次血培养的阳性结果有临床意义。两份或多份血培养中的一次阳性培养如果生长了常见的病原菌,如金黄色葡萄球菌、克雷伯菌、假单胞菌和白念珠菌时,也有临床意义。但是,如果皮肤有广泛缺损时,由于这些细菌的定植可能污染标本,做出解释时应该慎重。如果一次血培养生长了常见皮肤寄生菌,特别是取自导管时可能是标本、标本处理时污染或是导管定植抑或是感染,临床价值较低。此时,至少两次血培养是同一菌株时才能认定是感染。在有些困难病例,如果病情不太严重,应该重复血培养以验证真实的菌血症。除了腹腔内感染或坏死性软组织感染,培养出多种细菌的菌血症常常与污染有关。

理想情况下,患者在做血培养之前没有进行初始的抗菌治疗,包括静脉和胃肠道的抗菌治疗。但不能因此而延误治疗,应在采集血培养标本后立即给予经验性的抗菌治疗,在更换抗菌药物前也应该抽取血培养。

第二节 导管相关性血流感染

随着医学科学技术的进步,大量有创性血管内装置应用于危重症患者的抢救与治疗。如动脉测压导管、肺动脉导管、中心静脉导管等,它们用于危重症患者血流动力学监测、快速补液、输血、全胃肠外营养、血液透析等。尤其以中心静脉导管的应用最为广泛,但继之伴发的中心静脉导管相关感染和导管相关血流感染(central venous catheter-related bloodstream infection,CRBSI)也给患者也带来了一系列问题,如住院费用增加,住院时间延长,甚至危及患者的生命。

在中心静脉导管感染诊断的相关文献中,导管相关菌血症和导管相关脓毒症并没有被明确认定。在许多流行病学和临床研究中,导管相关菌血症常常与原发性菌血症没有区分,增加了混淆度。当缺乏其他感染的依据,且引起菌血症的细菌(如凝固酶阴性葡萄球菌、杆菌属、棒状杆菌和念珠菌等)与导管相关时,发生于留置导管患者身上的原发性菌血症(定义为不知感染灶)常常被认为与导管相关。然而,ICU 中真正不知感染灶的原发性菌血症并不少见,归因于导管相关感染的比例估计过高。

一、导管相关感染的定义

1. 确诊导管相关菌血症 导管定量或半定量培养阳性;导管拔出前外周血培养阳性;外周血和中心静脉血分离出相同的细菌。

2. 疑似导管相关菌血症 导管插管部位脓性分泌物;导管培养阳性;中心静脉培养的细菌数量 5 倍于外周静脉,或者不同时间(>2 小时)阳性结果。

由于导管在拔出时会被污染,当浸入培养肉汤时产生阳性结果。因此,阳性培养结果定义为导管尖端半定量培养为>15 CFU 或定量培养为 10^3 CFU/ml。

3. 非菌血症性导管相关脓毒症 被定义为具有阳性的导管培养结果,并且它是患者脓毒症的原因而非菌血症。该诊断应该排除脓毒症由其他原因来解释和脓毒症在拔出导管48 小时内减轻。

4. 局部导管感染 被定义为导管培养阳性,有或没有局部体征(红肿、触痛)并且没有全身炎症反应。

5. 导管定植 导管培养细菌菌落超过标准,即半定量法>15 CFU,定量法>10^2 CFU/导管片段。

6. 导管污染 指细菌黏附于导管壁并定植。

二、提示导管相关感染的临床特征

绝大多数导管感染缺乏局部体征;相反,导管插管部位周围的炎症体征在超过48 小时后很常见,并且很可能会发现明显的红斑而没有全身炎症的证据。局部体征实际上与导管定植的相关性很差。Safdar 发现在 1263 例中心静脉导管中,局部炎症指数(包括红斑、肿胀、疼痛、脓液)在非定植导管、定植导管($n=333$)和菌血症导管($n=35$)是不同的,尽管后者趋于高的指数。因此,当有明确的炎症反应时,局部的炎症体征不能用于导管感染的诊断。另一项研究中,发现插管部位周围红斑直径>4 mm 与导管感染明显相关。当导管插管部位周围有明确的炎症和脓液时,中心静脉导管相关感染是非常明显的。

导管插入部位的炎症体征对导管感染的诊断既缺乏敏感性也没有特异性,绝大多数中心静脉导管感染没有局部炎症的表现,也不需要导致拔出导管。然而,当重症患者出现以下一些体征和症状时,高度提示导管感染,包括导管插管部位大量脓液、蜂窝织炎直径>4 mm、导管隧道感染。当插管部位出现大量脓液时,不管培养结果如何,应立即更换位置。

三、提示和确诊导管相关感染的诊断方法

导管片段和血培养只能明确是否发生导管感染和菌血症。当怀疑导管感染时,应该以拭子做插管部位的培养。导管尖端培养用于长期留置导管和输注肠外营养者,因为导管内腔细菌定植的概率随留置时间延长而增加,其预测价值可与皮肤培养相近。当怀疑菌血症时,导管可更换位置(无明显的局部体征,非严重脓毒症),外周血和导管血同时做培养,如果培养出相同的微生物,可以诊断为导管相关菌血症。

大多数 ICU 患者的导管感染来源于插管部位的皮肤定植菌沿插管隧道潜入导管,因此皮肤插管部位的培养对导管感染有很好的预测价值。在非隧道中心静脉导管的患者中,拔出导管做半定量培养,菌落数>50 个,对怀疑导管感染的确诊敏感性为 75%,阳性预测值为100%,阴性预测值为 92%。然而在一项研究中,非定量培养的阳性预测值只有 29%。因此,皮肤插管部位的培养至少应该做半定量培养。如果培养出凝固酶阴性葡萄球菌,应注意是否为导致菌血症的真正致病菌。皮肤插管部位的培养应该只在临床怀疑时采用,没有怀疑时常规监测培养似乎是不必要的,因为它可能产生假阳性结果并导致不正确的导管拔出。以下介绍一些不拔出导管的诊断方法。

1. 同时定量血培养 自 20 世纪 80 年代以来,一系列研究提示了中心静脉导管和外周血定量培养对导管相关菌血症的诊断价值。基本方法是先用 20 ml 生理盐水冲洗中心静脉导管后采血培养,同时从中心静脉和外周静脉各采血 10 ml,分别加入 10 ml 液体琼脂培养,比较中心静脉血培养和外周血培养细菌生长量(CFU/ml)的比值,达到设定的截断值即可确诊为中心静脉导管感染,这种方法因不必拔出导管而迅速在临床应用,但亦有较多的假阳性及假阴性的结果。Capdevila 等使用外周静脉对中心静脉的定植率 1∶4 的截断值,其敏感性和特异性分别是 94% 和 100%;Quilici 等在危重病患者中应用 1∶8 的截断值,敏感性和特异性分别是 92.8% 和 100%。

目前专家认为外周静脉和中心静脉定量培养的比率为 1∶5(即中心静脉血培养细菌菌落数 5 倍于外周静脉)时,提示中心静脉导管感染。最近美国感染病学会在"血管内导管相关感染诊断和处理临床指南:美国感染病学会 2009 年更新"中认为,从导管接口部位留取血标本培养,菌落数至少 3 倍于外周静脉血培养,可诊断为导管相关性血流感染。

2. 血培养报告阳性时间差(differential time to positivity, DTP) 这项技术利用自动血培养系统,使用 CO_2 传感器监测细菌的生长。同时抽取中心静脉血及外周静脉血进行细菌培养,观察其细菌菌落出现的时间,中心静脉血菌落出现早于外周静脉血 2 小时以上时为阳性,强烈提示中心静脉感染,对于短期留置(少于 14 天)中心静脉导管的患者,导管相关性

血流感染的敏感性为 89%、特异性为 87%；对长期留置（超过 14 天）中心静脉导管者，敏感性为 90%，特异性 72%。但由于培养前抗菌药物的使用，可能会出现假阴性的结果。使用树脂（包括非离子树脂和阳离子交换树脂）和活性炭能中和或吸附多种抗菌药物和其他可能抑制细菌生长的物质，利于微生物的生长，从而提高血培养的阳性率。

3. 中心静脉导管感染的快速诊断试验

（1）吖啶橙白细胞离心涂片（acridine orange leukocyte cytospin，AOLC）试验：取 50 μl 血标本以 EDTA 抗凝，加入 10% 甲醛盐溶液 1.2 ml，混合放置 2 分钟，再加入 0.19% 氯化钠溶液 2.8 ml，以 300 r/min 速度离心 5 分钟，弃去上清液，沉渣涂片推片两张，60℃ 干燥 3 分钟。分别用革兰及吖啶橙染色，普通光学显微镜和荧光显微镜高倍视野下观察，任一张涂片有病原菌出现均视为阳性结果。革兰染色可区分细菌种类，本试验 1~2 小时可出结果，敏感性 87%，特异性 94%，结合革兰染色后敏感性和特异性分别为 95% 和 84%。

（2）四唑氮蓝（nitroblue tetrazolium，NBT）试验：取 50 μl 血标本，加入 0.02% NBT，37℃ 培养 20 分钟，离心涂片方法同 AOLC 试验，用 0.05% 甲基蓝水溶液染色，光学显微镜检查。以中性粒细胞中含有 NBT 甲䐶的百分率计数，正常 <15%，阳性 NBT>20%。

4. 导管刷取物培养　Kite 等用一种新的导管腔内刷取的方法进行细菌培养，不需拔出导管，当培养细菌菌落数大于 100 CFU/ml 时判定为阳性，其敏感性超过 95%，特异性达到 84%。但有导致菌血症、血栓栓塞和诱发心律失常的风险，目前临床应用并不广泛。

四、疑似导管相关感染的诊断策略

采取的策略依据临床情况、患者临床表现的严重程度、微生物学的信息（菌血症的表现和入侵细菌的种类）而制定。在严重脓毒症和怀疑中心静脉相关感染患者中，特别是当菌血症由"高危菌株"（金黄色葡萄球菌、白念珠菌、杆菌）引起时，导管应该毫不延迟地拔出。当导管被怀疑为菌血症的感染灶时，中心静脉相关感染的诊断应该基于细菌培养做出。在短期留置中心静脉导管的 ICU 危重症患者中，怀疑导管感染且有脓毒症或严重脓毒症的表现时，明智的处理方法是拔出导管。

在怀疑中心静脉相关感染的患者且具备：①有脓毒症表现而无相应感染灶；②菌血症由金黄色葡萄球菌、假单胞菌、真菌引起；③隧道感染或导管置入部位的明确感染或脓液，导管应该拔出并培养。血液、导管应该做培养而且导管片段能提供肯定的诊断。

作为一个初筛的方法，导管出口点的培养对除外导管感染诊断是有用的，但其阳性预测价值低。在一些不知感染源的非细菌性脓毒症或凝固酶阴性葡萄球菌疑似导管感染的患者，在没有局部感染征象的情况下可以通过导丝更换导管，但一般不推荐。在菌血症和怀疑导管为感染源的患者，诊断导管感染而不拔出导管进行培养的两种方法是中心静脉导管和外周血培养及 AOLC 试验。

当中心静脉导管被怀疑为非菌血症患者的感染源时，为确定诊断，应拔出导管并送培养。非细菌性导管相关脓毒症诊断的确定需证明导管定植细菌，除外脓毒症有其他感染源，并且在拔出导管、没有使用特殊的抗菌药物 48 小时后，脓毒症反应减轻。

在危重患者中，脓毒症体征加重时，即使无菌血症也常常将导管拔出。然而，采用标准的培养技术证实导管感染率只有 8.9%~26%，拔出的导管明显多于被感染的导管。

第三节　社区获得性肺炎

社区获得性肺炎(community-acquired pneumonia,CAP)是常见病,估计发病率为每年(2~12)/1000。病原体在北美地区以肺炎链球菌的感染率最高(20%~60%),其次为非典型病原体(10%~20%),其中包括嗜肺军团菌属(2%~8%)、肺炎支原体(1%~6%)、肺炎衣原体(4%~6%)。国内曾报道肺炎链球菌、流感嗜血杆菌和卡他莫拉菌等苛氧菌占70.8%,前3位细菌为肺炎链球菌(27.5%)、副流感嗜血杆菌(21.6%)和流感嗜血杆菌(19.3%)。这些患者80%在门诊治疗,20%的患者需入院治疗。严重社区获得性肺炎被认为是一种特殊的临床疾病,常常需要进入ICU治疗。与轻症社区获得性肺炎比较,有特殊的流行病学和病原菌的分布(常见病原体为肺炎链球菌、需氧革兰阴性杆菌、嗜肺军团杆菌、肺炎支原体、呼吸道病毒、流感嗜血杆菌等)。近些年病毒感染引起的肺炎已不少见,特别是在流行季节和流行时段,因病毒引起的重症肺炎常常需要进入ICU治疗,并且可能因呼吸衰竭而进行机械通气支持。这类肺炎的诊断通常只能通过抗原的检测来诊断。

一、严重社区获得性肺炎的诊断标准

严重社区获得性肺炎的定义并不明确。2007年美国感染疾病学会(Infectious Diseases Society of America,IDSA)和美国胸科医师学会(American Thorax Society,ATS)关于严重社区获得性肺炎的主要标准包括:①有创性机械通气;②需使用血管升压类药物的脓毒性休克。次要标准为:①呼吸频率≥30次/分;②PaO_2/FiO_2≤250;③多肺段浸润;④意识模糊/定向障碍;⑤尿毒血症(BUN≥20 mg/dl);⑥白细胞减少(白细胞计数<4×10^9/L);⑦血小板减少(血小板计数<100×10^9/L);⑧低体温(深部体温<36℃);⑨低血压(低血容量性休克),须进行积极的液体复苏。具有2项主要标准中的1项或9项次要标准中的2项可诊断为重症社区获得性肺炎。但对入住ICU的患者而言,可能存在选择性偏差。

中华医学会呼吸病学分会的《社区获得性肺炎诊断和治疗指南》(2006年)中,关于社区获得性肺炎的临床诊断标准如下:①新近出现的咳嗽、咳痰或原有呼吸道疾病症状加重,并出现脓性痰,伴或不伴胸痛;②发热;③肺实变体征和(或)闻及湿性啰音;④白细胞计数>10×10^9/L或<4×10^9/L,伴或不伴细胞核左移;⑤胸部X线检查显示片状、斑片状浸润性阴影或间质性改变,伴或不伴胸腔积液。以上1~4项中任何1项加第5项,并除外肺结核、肺部肿瘤、非感染性肺间质性疾病、肺水肿、肺不张、肺栓塞、肺嗜酸粒细胞浸润症及肺血管炎等后,可临床诊断为社区获得性肺炎。

重症社区获得性肺炎诊断标准:出现下列征象中1项或以上者可诊断为重症肺炎,需密切观察,积极救治,有条件时,建议收住ICU治疗:①意识障碍;②呼吸频率≥30次/分;③PaO_2<60 mmHg,PaO_2/FiO_2<300,需行机械通气治疗;④动脉收缩压<90 mmHg;⑤并发脓毒性休克;⑥X线胸片显示双侧或多肺叶受累,或入院48小时内病变扩大≥50%;⑦少尿,尿量<20 ml/h,或<80 ml/4h,或并发急性肾衰竭需要透析治疗。

应该注意的是,在高龄和有并发疾病的患者中,约30%的临床胸片没有证据。

二、严重社区获得性肺炎病原微生物诊断的方法

严重社区获得性肺炎的临床诊断不难,但感染病原的微生物诊断大约只能达到50%。作为一个通用的原则,所有送培养的标本都应在使用任何抗菌药物之前获得,才能提高培养阳性率和准确性。

1. 咳痰培养 在非机械通气患者,应该取患者咳出的痰作培养。但患者咳出的痰只有50%可用。这些痰中又仅有30%符合标准,咳出的痰在24小时后培养是无效的,其总的敏感性低于革兰染色,但特异性大于革兰染色。对于危重患者,通常有人工气道可利用来获得痰标本,与非气管插管、气管切开的患者相比,其痰标本质量更高。但一般定性培养仍难以与下呼吸道定植菌区分,而定量培养能帮助把定植菌从感染菌中区分出来。但是,在严重社区获得性肺炎患者,没有一个确切的阈值能把定植和感染区分出来。留取了合格的痰标本后,送检也很重要,应尽快送检,不得超过2小时。室温下放置超过2小时会降低肺炎链球菌、流感嗜血杆菌的分离率,而定植于上呼吸道的非致病菌则过度生长。延迟送检或待处理标本应置于4℃保存,但肺炎链球菌、流感嗜血杆菌等苛氧菌不喜低温,痰标本勿冷藏。保存的标本应在24小时内处理,标本应先做革兰染色,然后接种培养。油镜检查观察到典型形态肺炎链球菌或流感嗜血杆菌有诊断价值。

2. 咳痰的特殊检查 咳出的痰显微镜下检查对下呼吸道感染评估是一种最容易、最快速的方法。在患社区获得性肺炎的住院患者中,临床采集的合格痰标本经革兰染色检查诊断肺炎链球菌肺炎的敏感性和特异性分别为57%和82%,诊断流感嗜血杆菌肺炎的敏感性和特异性分别为97%和99%。

痰和其他呼吸道分泌物的特殊荧光抗体检查有助于军团菌肺炎的诊断。

DNA扩增和探针杂交技术可用于检测特殊的微生物,这些检查特别适合那些需要复杂营养和生长缓慢的病原微生物。商品化的探针技术在一些国家已用于检测军团菌属、肺炎衣原体等。

3. 血清学检查

(1) 病毒的检测:酶标免疫分析法可用于检测流感病毒,呼吸道合胞病毒,腺病毒,副流感病毒1、2、3。设计的荧光定量RT-PCR、核酸探针、基因芯片等可用于诊断新的流行病毒的感染。

(2) 真菌的检测:①G试验(即血清1,3-β-D-葡聚糖抗原检测)。检测标本中的1,3-β-D-葡聚糖存在于真菌细胞壁中,占真菌细胞壁的50%以上,它可特异性激活来自鲎类的变形细胞溶解产物提取的G因子,从而旁路激活鲎试验,此过程称G试验。可用于念珠菌和曲霉感染的诊断,具有较高的敏感性和特异性,但病程中使用白蛋白、注射用头孢哌酮钠舒巴坦钠(舒普深)等可有假阳性。②血清半乳甘露聚糖试验(即GM试验)。半乳甘露聚糖是曲霉细胞壁上的一种多糖抗原,当曲霉在组织中侵袭、生长时GM可释放入血。可通过双夹心酶联免疫吸附试验(ELISA)监测血中GM抗原。GM试验能区分侵袭性肺曲霉感染与白念珠菌、毛霉菌等。抗真菌治疗后GM试验仍然持续升高提示预后不良。此外,芽管试验是一种简单、经济、可靠的鉴定念珠菌属的方法,一般2~3小时可得出结果。

(3) 军团菌的尿抗原检测采用免疫膜层析(immunochromatographic test, ICT)技术,快

速、特异性高,2003 年美国感染病学会指南中已经推荐尿肺炎链球菌抗原检测为诊断肺炎链球菌肺炎的标准检测方法之一。应注意它不能检测非嗜肺军团菌,应用受到一定限制。

在下呼吸道感染不容易获得培养的患者中,血清学技术或许是一种独立的诊断方法。

4. 血培养 推荐送两个血液标本进行培养,在社区获得性肺炎患者中血培养总的敏感性约 20% 。

5. 有创性检查 肺炎的诊断通常受到咳出的痰的限制,在一些严重社区获得性肺炎的患者中,常常需要进行有创性操作来获得合适的标本进行镜检和培养。使用有创性操作的患者应该限制在那些对初始抗菌治疗无效的社区获得性肺炎患者。经胸腔肺活检由于可能并发气压伤而不能用于机械通气的患者,在非机械通气的患者,其敏感性为 40% ,特异性为90% 。对机械通气的患者,保护性样本刷(protected specimen brush,PSB)和肺泡灌洗液(bronchoalveor lavage,BAL)技术是首选。

6. 检测结果的解读 中华医学会呼吸病学分会 2006 年《社区获得性肺炎诊断和治疗指南》中提出的病原微生物感染的判断标如下:

(1)确定:①血或胸腔积液培养到病原菌;②经纤维支气管镜或人工气道吸引标本培养的病原菌浓度 $\geqslant 10^5$ CFU/ml(半定量培养++),支气管肺泡灌洗液(BALF)标本 $\geqslant 10^4$ CFU/ml(+~++),防污染毛刷或防污染 BALF 标本 $\geqslant 10^3$ CFU/ml(+);③呼吸道标本培养到肺炎支原体、肺炎衣原体、嗜肺军团菌;④血清肺炎支原体、肺炎衣原体、嗜肺军团菌抗体滴度呈 4 倍或 4倍以上变化(增高或降低),同时肺炎支原体抗体滴度(补体结合试验)$\geqslant 1:64$,肺炎衣原体抗体滴度(微量免疫荧光试验)$\geqslant 1:32$,嗜肺军团菌抗体滴度(间接荧光抗体法)$\geqslant 1:128$;⑤嗜肺军团菌 I 型尿抗原检测(酶联免疫测定法)阳性;⑥血清流感病毒、呼吸道合胞病毒等抗体滴度呈 4 倍或 4 倍以上变化(增高或降低);⑦肺炎链球菌尿抗原检测(免疫层析法)阳性(儿童除外)。

(2)有意义:①合格痰标本培养优势菌中度以上生长($\geqslant +++$);②合格痰标本细菌少量生长,但与涂片镜检结果一致(肺炎链球菌、流感嗜血杆菌、卡他莫拉菌);③3 天内多次培养到相同细菌;④血清肺炎衣原体 IgG 抗体滴度 $\geqslant 1:512$ 或 IgM 抗体滴度 $\geqslant 1:16$(微量免疫荧光法);⑤血清嗜肺军团菌试管凝集试验抗体滴度升高达 1:320 或间接荧光试验 IgG 抗体 $\geqslant 1:1024$ 。

(3)无意义:①痰培养有上呼吸道正常菌群的细菌(如草绿色链球菌、表皮葡萄球菌、非致病奈瑟菌、类白喉杆菌等);②痰培养为多种病原菌少量($<+++$)生长;③不符合上述(1)、(2)中的任何一项。

第四节 呼吸机相关性肺炎

呼吸机相关肺炎(ventilator-associated pneumonia,VAP)是患者经气管插管或气管切开,接受机械通气 58 小时后到撤机拔管后 58 小时内发生的新的肺实质感染。可分为早期 VAP($\leqslant 5$ 天)和晚期 VAP(>5 天)。早期 VAP 多由口腔分泌物吸入所致,致病菌是定植菌,如金黄色葡萄球菌、肺炎链球菌、流感嗜血杆菌等;而晚期 VAP 多为胃肠移位菌,如大肠杆菌、铜绿假单胞菌等。

目前尚无诊断的"金标准",采用肺组织微生物学检测联合病理学检查被认为是最合理的诊断方法。

一、呼吸机相关肺炎的临床诊断标准

胸部 X 线胸片出现新的浸润影或原有浸润阴影扩大,加上以下 3 项临床表现中的 2 项,对于临床筛选呼吸机相关肺炎有较高的敏感性:①体温≥38℃;②白细胞计数增高或降低;③气管支气管脓性分泌物。

改良的临床肺部感染评分(clinical pulmonary infection score,CPIS)>6 可用于初筛。评分标准见表 39-1。

表 39-1　改良的临床肺部感染评分(CPIS)

项　目	0	1	2
气管内分泌物	很少	多量	多量+脓性
胸片浸润影	无浸润	弥散	局限
体温(℃)	36.5 ~ 38.4	38.5 ~ 38.9	≥39 或≤36
白细胞计数(×10⁹/L)	4 ~ 11	<4 或>11	<4 或>11+杆状核≥0.5
PaO₂/FiO₂(mmHg)	>240 或 ARDS		≤240 或无 ARDS 证据
细菌革兰染色或培养	阴性		阳性

注:CPIS>6 提示肺部感染。

(1) 对于 ARDS 患者,由于其影像学的恶化,至少有 3 项才能满足筛选的要求。对机械通气患者不能解释的血流动力学改变或恶化的血气结果应高度怀疑。

(2) 结合胸部影像学表现加上临床表现 3 项中的 2 项,就可以给予充分的抗菌治疗;改良 CPIS>6 也适用于这一原则。在这两种情况下,治疗前的其他措施是需要的,如下呼吸道分泌物培养。

传统的临床标准如发热、白细胞计数增高、脓性气管内分泌物、影像学改变,是机械通气和非机械通气患者医院获得性感染的初始标志。影像学表现加一个临床征象(发热、白细胞增高/降低和脓性气管内分泌物)敏感性很高,但特异性较低。在一项以组织学和直接尸检微生物阳性为“金标准”的研究中,胸部影像学表现加 3 项临床征象中的 2 项,诊断呼吸机相关肺炎的敏感性为 69%,特异性为 70%。

Singh 等对临床决策使用了一个改良的 CPIS 系统(用革兰染色代替细菌培养),用组织学结合尸检肺组织病理学做参考标准,CPIS 的敏感性为 77%,特异性为 42%。一个最近的研究验证了改良 CPIS 在机械通气人群中的敏感性为 60%,特异性为 59%。

二、呼吸机相关肺炎的细菌学诊断方法

临床怀疑 VAP 后应该找出致病细菌,在获取培养标本后立即给予抗菌治疗。

1. 气管内吸引物培养　气管内吸引(endotracheal aspirates,EA)是从机械通气患者获得下呼吸道分泌物的最简单的方法。痰标本在进行培养前必须对品质进行评估。气管内吸引的定性培养特异性很低,通常用于鉴定通过侵袭性检测(高敏感性)发现的病原菌,只有中等的阳性预测值,在没有初始的抗菌治疗时有很高的阴性预测值。气管内吸引物做定量培养时,诊断价值有所提高,截断值设置为 $10^5 \sim 10^6$ CFU/ml 时,其敏感性范围为 38%~82%(平均 76%),特异性为 72%~85%(平均为 82%)。其对呼吸机相关肺炎诊断的能力变化范围较宽,但总的诊断价值很好,并且同其他侵袭性技术获得标本的敏感性和特异性也没有太大差别。

2. 肺泡灌洗液和保护性样本刷技术 肺泡灌洗液(BAL)的定量培养用于诊断肺炎已经很多年了。由于最初在呼吸机相关肺炎诊断中使用的是支气管镜下的 BAL,因此,一些方法被使用,包括保护或非保护系统和不同容量的灌洗。标本的质量评估应注意上皮细胞的比例。Torres 等在一个关于 BAL 诊断呼吸机相关肺炎的循证医学(evidence-based medicine,EBM)研究中综述了 23 项试验,它们都是前瞻性研究。使用最多的阈值是 10^4 CFU/ml,敏感性范围从42%~93%,平均 73%;特异性范围 75%~100%,平均 82%,相对危险度 0.9~11.6。

保护性样本刷(PSB)技术用于诊断肺炎已有二十余年,方法学的进步更适合于诊断呼吸机相关肺炎。定量培养以 10^3 CFU/ml 为截断值,敏感性范围为 33%~100%,平均 66%;特异性范围 50%~100%,平均 90%;中位似然比为 16。总之,PSB 诊断呼吸机相关肺炎和疑诊呼吸机相关肺炎的特异性高于敏感性,从 PSB 标本培养出来的阳性结果,呼吸机相关肺炎出现的似然比远大于 1。PSB 技术是敏感性和特异性之间关系最好的方法。

因为纤维支气管镜不能免除危险性,并且使用不方便,非纤维支气管镜的肺泡灌洗液和保护性样本刷技术得到了发展。使用盲法的原理基于呼吸机相关肺炎病变的多灶性。共有3 种方法:气管内盲吸、BAL 盲采样(微量 BAL)和 PSB 盲采样。气管内盲吸的敏感性为74%~97%,微量 BAL 为 63%~100%,PSB 盲采样为 58%~86%。特异性方面,气管内盲吸为 74%~100%,微量 BAL 为 66%~96%,PSB 盲采样为 71%~100%。这 3 种方法的似然比为 2.26~18.25。PSB 盲采样的一致性从 73%~100%。目前有限的资料提示,这种"盲法"技术与纤维支气管镜技术有相似的敏感性和特异性,副作用比较小,最差者也与纤维支气管镜技术近似。

2006 年,加拿大重症临床研究协作组发表了一项随机、前瞻、多中心临床试验结果,评价了支气管镜肺泡灌洗细菌定量培养和经气管插管吸痰非定量培养两种诊断方法对 VAP诊断和指导治疗的价值。结论是支气管镜肺泡灌洗定量培养并不比经气管插管吸痰非定量培养优越,两组间在 28 天病死率、目标治疗、器官功能障碍评分、ICU 住院时间和总住院时间没有显著差异。但因病例选择标准问题,该研究结论需慎重参考应用。

3. 肺泡灌洗液中细胞内微生物检查 离心后吉姆萨(Giemsa)染色,计数细胞内微生物(intracellular organisms,ICO)。以 2%~5% 为检测阈值,平均敏感性和特异性分别是 69% 和75%。>5% 时诊断呼吸机相关肺炎特异性很高,且不受正在使用抗菌药物的影响。BAL 中鳞状上皮细胞>1% 预示咽部污染,中性粒细胞<50% 时,对组织学肺炎阴性预测值为 100%。

4. 细菌指数 细菌指数(bacterial index,BI)是指样本中所有分离细菌计数值的对数和,BI≥5 有诊断意义。非支气管镜技术的样本中,BI 敏感性为 73%,特异性为 96%;经支气管镜采样的样本中,BI 敏感性为 93%,特异性为 100%。但该技术可能假阳性率高,使用抗菌药物者敏感性低,诊断细菌性肺炎并不可靠。

5. 血培养 血培养与气管内吸引一样,是诊断呼吸机相关肺炎的简单方法。该方法总的敏感性不到 25%,另外由于肺外感染源的影响,特异性也不强。但血培养和呼吸道分泌物培养的一致可验证细菌学的因果关系。

6. 肺组织病理学诊断 包括病理切片和肺组织细菌定量培养两种方法。经胸针吸术（transthoracic needle aspiration, TTNA）及开胸活检（open lung biospy）获取标本进行组织学检查和微生物定量培养，是诊断呼吸机相关肺炎的"金标准"。但对于机械通气患者风险性较大，临床使用受到很大的限制，而且其本身也存在着诊断误差。

综上所述，非支气管镜技术（气管内盲吸或"盲法"的 PSB、BAL）或支气管镜技术（支气管镜下的 PSB、BAL）的定量或半定量培养优先采用。由于这些检查具有相似的敏感性、特异性、预测值和似然比，应该根据当地的专业知识、经验、可能性和费用因素进行选择。

三、诊断和治疗呼吸机相关肺炎的策略

应该优先采用下呼吸道标本细菌定量培养。半定量培养尽管与定量培养相比特异性较低，当定量培养不能进行时，使用临床标准也可以接受（图 39-1）。

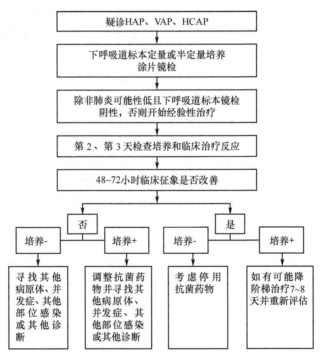

图 39-1　HAP、VAP、HCAP 诊断治疗策略
（引自：ATS 指南）

有证据提示，依靠临床体征和气管内吸引的培养结果会导致医院内获得性肺炎的过度诊断。在抗菌药物使用（或原先使用抗菌药物改用新的疗法）前，在从提示 VAP 体征患者的支气管获得的 PSB 和（或）BAL 标本，使用定量培养技术制定治疗策略优于单纯使用临床评估的策略，它能使不必要的抗菌药物使用最小化，并且对患者的预后没有不良影响。在有临床证据的严重脓毒症或高度怀疑脓毒症的患者中，初始的抗菌治疗不应被延迟且使用广谱抗菌药物。即使在使用显微镜检查肺的分泌物没有细菌时依然如此。尽管这一决策模型

对患者预后的真实影响仍有争论,通过使 ICU 内耐药菌株的产生最小化和更改其他(真实的)感染部位,从长远看,将能够阻止某些没有感染患者使用抗菌药物而获得独特的利益。

当定量培养在某些疑诊为 VAP 的患者无效时,应该强调抗菌治疗在第 3 天重新评估。如果认定为对致病的细菌敏感性不足,临床胸片表现与肺炎的诊断不一致时,应使用窄谱抗菌药物甚至停用抗菌药物。在这两种策略中,呼吸道分泌物应在抗菌治疗前或更换抗菌药物前获得,以避免假阴性结果。另外,在大多数情况下,没有使用初始抗菌治疗的气管内吸引物的阴性培养结果可以排除呼吸机相关肺炎。

这一用于疑诊呼吸机相关肺炎诊断的策略源于医院内感染肺炎的诊断和治疗,其依据是基于一系列研究显示的立即、合适的抗菌治疗能够降低这类患者的病死率。在此选择中,适当经验性治疗的选择依据危险因素、当地的耐药情况和定性鉴定的病原菌而定,抗菌治疗根据培养结果和临床治疗反应调整。该临床策略具有两个潜在的优点:一是不需要专业化的微生物学技术,二是对需要抗菌治疗的患者漏诊、漏治的危险性最小。然而,这个策略可因为气管内定植菌和临床表现近似肺炎的非感染疾病被包括在内,而对呼吸机相关肺炎的发病率估计过高。定性的气管内吸引物培养只能在没有初始抗菌治疗的情况下完全阴性才有意义。在这种情况下,阴性预测价值非常高,即患者发生肺炎的概率接近零。

第五节　软组织感染

人体皮肤常驻有表皮葡萄球菌、类白喉杆菌、白念珠菌等,还有金黄色葡萄球菌、八叠球菌、链球菌属、奈瑟菌属及肠道革兰阴性杆菌等暂驻。当皮肤完整性遭到破坏、代谢失调、免疫力低下时,细菌可侵入皮肤及软组织而引起感染,严重者造成脓毒症、MODS,甚至死亡。这些感染包括化脓性皮炎、蜂窝织炎和脓肿,以及坏死性筋膜炎、气性坏疽、肌炎和肌坏死等。其中坏死性软组织感染(necrotizing soft tissue infection,NSTI),如侵袭性链球菌蜂窝织炎、富尼埃坏疽(Fournier gangrene)和梭状芽孢杆菌性肌肉坏死等,易侵入血液循环系统内导致血管内栓塞,病程进展迅速且易造成坏死,若不及早充分清创控制感染,则有引起多脏器功能障碍倾向,并往往致死。皮肤感染的病原菌多为金黄色葡萄球菌,而坏死性软组织感染多为混合感染,包括需氧菌和厌氧菌混合感染。最常见的是多形杆菌(拟杆菌)属及葡萄球菌属(特别是表皮葡萄球菌)、肠球菌及其他革兰阴性杆菌。坏死灶中有时也分离出真菌。

一般的皮肤、软组织感染根据发热、局部红、肿、热、痛、白细胞增高等不难做出诊断。但某些蜂窝织炎、深部脓肿和坏死性软组织感染定位较为困难,超声和 CT、MRI 对诊断有帮助,或指示穿刺针吸插管的位置。这些检查可以明确深部感染的部位、范围和演变过程及其与相邻结构的关系,或脓肿的物理性状、坏死组织的坏死程度、气性坏疽的气体量等。MRI 可利用不同序列、病变组织信号的改变,明确感染的范围,尤其是对蜂窝织炎充血、水肿组织的显示要明显优于 CT,且 MRI 可多方位成像,对脓肿的深度、与邻近组织关系的显示也优于 CT。但 CT 对病变细节的显示,尤其脓肿壁厚薄的显示要强于 MRI;对在影像学定位下脓肿的穿刺引流管或切开排脓,CT 简便、精确,也明显强于 MRI。而 B 超可在床旁进行检查,能快速、方便地确定感染部位,并可引导穿刺引流。眼眶周围的蜂窝织炎的细菌容易扩散到眼窝内和颅内,造成眼球突出、眼肌麻痹和神经系统症状、体征,应行上颌窦摄片或 CT 检查。

任何伤口、切口渗出物,封闭的感染如蜂窝织炎和脓肿等,应穿刺或引流进行革兰染色和培养。革兰染色能快速获知是革兰阳性球菌感染或其他细菌感染,以便尽早给予合适的抗菌药物治疗。对坏死性软组织感染,需做厌氧菌和需氧菌的培养。血培养对软组织感染帮助不大,但当局部感染的插管、引流物培养结果一致时,可证实全身感染是由皮肤、软组织感染引起。

应该对软组织感染进行社区获得性和医院获得性的初步分类,如果是医院获得性感染,通常为外科术后的切口感染。临床体征的变化,包括脓液的引出和(或)正常愈合部位过度的炎症扩散,意味着外科切口已经感染。这些在外科手术或创伤 48 小时后("早期感染")临床表现的进展,提示感染由毒性很高的细菌引起,如 β-溶血性链球菌或梭状芽孢杆菌。大多数感染发生在外科手术后第 4 ~6 天("晚期感染")并且是由多种细菌引起的。

第六节 腹腔内感染

腹腔内感染包括实质脏器脓肿(主要是细菌性肝脓肿)、细菌性腹膜炎和腹腔脓肿、胆道感染等。

一、细菌性肝脓肿

细菌性肝脓肿(bacterial liver abscess)由化脓性细菌引起,最常见的致病菌是大肠杆菌和金黄色葡萄球菌,其次为链球菌、类杆菌属等。病原菌以胆道途径入侵多见,主要由大肠埃希菌引起。诊断除了根据临床表现和实验室检查外,需要影像学和细菌性检查。

B 超和 CT 检查对肝脓肿的诊断正确率分别高达95% ~96% 和94. 6% ~96. 2% 。由于 B 超具有方便、价廉、易重复等优点,应首选 B 超检查。它能直接观察到脓肿的部位、大小、数目、距体表深度和脓肿坏死液化程度,动态观察脓肿消长以了解抗菌药物治疗效果。如果肝脓肿与其他占位性病变如肝癌等不易鉴别,可行 CT 或腹腔血管造影除外肝癌。典型肝脓肿的 CT 表现为肝内囊样低密度占位病灶,边缘多数较模糊,脓肿周围往往出现不同密度的环形带(环征或靶征),增强扫描脓肿壁呈不同程度的环状强化,少数病例肝脏内出现气体或液平面。不典型肝脓肿以细菌性肝脓肿多见,反映了脓肿的化脓性炎症期或脓肿形成初期,CT 平扫表现为肝内低密度肿块,密度多不均匀,常有分隔,边界不清,难以与肝癌等肝内其他占位病变鉴别。而用螺旋 CT 多期扫描,由于扫描速度快,短期内可获得多期扫描图像,有利于分析不同时期脓肿壁及周围肝实质的增强特点,提高了 CT 对不典型肝脓肿的诊断准确率。

在 B 超或 CT 引导下穿刺到病变部位,抽到灰白或灰黄或带血性浑浊脓液即可确诊为肝脓肿,如不能抽到脓液可行组织活检,对明确诊断及指导治疗非常有益。尽管插管抽取脓液做细菌培养阳性率在 50% 左右,也应该进行细菌革兰染色涂片检查和培养,并做抗菌药物敏感试验。

二、细菌性腹膜炎

细菌性腹膜炎(bacterial peritonitis)分为继发性腹膜炎和原发性腹膜炎。

继发性腹膜炎由腹腔内脏器穿孔、损伤所致腹壁或内脏破裂出血引起,常见的原因是急性阑尾炎坏疽穿孔、胃或十二指肠穿孔继发感染。常见致病菌为大肠杆菌、厌氧拟杆菌、链球菌、变形杆菌等,多为混合性感染。原发性腹膜炎腹腔内无原发性病灶,依细菌进入腹腔的途径不同,致病菌可为溶血性链球菌、肺炎链球菌或大肠埃希菌。新近发现有真菌感染,如笔者最近发现 1 例光滑念珠菌感染。

诊断依据临床表现和以下的检查做出:

腹部立位平片显示腹腔内游离气体,提示肠破裂或是脓肿内的气体,但很多危重症患者不能行立位检查,故诊断价值有限。

B 超能观察到腹腔积液的量、位置,但不能鉴别液体性质,可在 B 超引导下腹腔插管抽液或腹腔灌洗,并进行快速革兰染色和细菌的需氧、厌氧培养。

B 超可以在床旁检查,其局限性是,通常在术后肠梗阻出现肠的充气征可能会使潜在的病理变化模糊。伤口和引流通常使腹壁的影像诊断变得困难。B 超的敏感性非常依赖于操作者的水平。而 CT 检查可以克服这些缺点,因此必要时应行 CT 检查。

三、腹腔脓肿

腹腔脓肿由脓液在腹腔内聚集,被肠袢网膜或肠系膜等粘连包裹,与游离腹腔隔离而成,可分为膈下脓肿、盆腔脓肿和肠间脓肿。多继发于急性腹膜炎或腹腔手术后。因此,致病菌主要为肠道定植菌。

常规 X 线检查可见到膈肌升高、胸膜反应、胸腔积液、肺下叶不张、隔下占位阴影等。脓肿含气时有液气平面。B 超或 CT 检查对腹腔脓肿诊断的帮助很大,可以在 B 超或 CT 引导下穿刺插管引流,并行细菌性检查。

CT 对探查小的感染灶比超声有更高的敏感性,但在腹部的某些区域,特别是胰腺,通过CT 把脓肿从炎症中区别出来很困难。MRI 对腹膜内脓肿的检查比 CT 有更高的敏感性,但在危重症患者中很难进行,例如机械通气的患者由于所有金属设备不能进入磁场而不能进行此项检查。

一半以上的腹腔脓肿由多种细菌引起,并且 80% 的病例至少由 1 种厌氧菌引起。然而,临床上厌氧菌的检测要比需氧菌的培养在技术上要求高,如果要成功地培养厌氧菌,就需要对标本进行特殊处理,如脓液立即转送到微生物实验室。厌氧菌生长比需氧菌慢得多,最终培养结果需要几天时间。因此,引流的体液革兰染色结果对指导初始的抗菌治疗能提供非常有用的信息。

值得注意的是,腹腔引流液可能会由于引流管远侧部的表面污染而导致令人误解的细菌培养结果,由此产生对外科引流培养结果的信任而导致过度的抗菌药物使用。

由于腹腔感染常会引起菌血症,血培养可能在感染部位的标本得到前揭示出腹腔内感染的病原菌。因此,腹腔内感染时,常规的需氧、厌氧培养是必需的。但血培养或许不能找出多种细菌混合感染的所有菌株,特别是厌氧菌。

第七节　非培养的诊断技术

一、聚合酶链反应技术

聚合酶链反应(polymerase chain reaction,PCR)技术是一种体外基因扩增技术,模拟体内 DNA 复制过程,在体外通过温度的变化和 DNA 聚合酶的作用使靶 DNA 迅速大量扩增,经过 30~40 个周期,一个 DNA 分子可扩增 100 万倍,再用琼脂糖凝胶电泳、核酸杂交技术或 PCR 固相分析对扩增产物进行检测。Tonje 等比较了 16S rDNA PCR 和传统血培养对新生儿细菌感染所致脓毒症的诊断,其敏感性、特异性、阳性预测值和阴性预测值分别为 66.7%、87.5%、95.4% 和 75%。其目前主要用于病毒、支原体、衣原体、螺旋体等检测,亦用于真菌、分枝杆菌、军团菌和致病性铜绿假单胞菌的分析。未来的发展趋势是将常见致病菌的 16S rDNA 做成芯片组,可以快速诊断感染致病菌,并且与血培养相比不受是否使用抗菌药物的影响。

二、核酸探针诊断技术

核酸探针诊断技术是用一段已知序列的单链核酸加以标记,制成核酸探针,用于探测标本中与它具有互补的碱基序列。目前,这项技术已用于检测病毒、致病性葡萄球菌、结核杆菌等多种致病微生物。此外,用核酸探针技术亦能查明细菌是否带致病基因或细菌是否带耐药基因,或者类似菌株的分型,如军团菌。

三、与感染有关的非特异性标志物

C 反应蛋白(C-reactive protein,CRP)是在某些疾病状态下血清中出现的一种特殊糖蛋白,主要由肝脏产生,为急性时相反应物质。它具有活化补体和促进吞噬的功能,在非特异性感染有重要意义。细菌性感染时 CRP 水平急剧增高,感染得到控制时其水平下降。因此,可作为感染早期诊断和疗效判定的参考指标。

前降钙素(procalcitonin,PCT)系降钙素的前体,正常情况下由甲状腺滤泡旁细胞产生,是由 116 个氨基酸组成的糖蛋白,它可以在酶的作用下逐步裂解成氨基末端 PCT、32 个氨基酸的 CT 和 21 个氨基酸的降钙蛋白。健康人血中浓度为 0.5 ng/ml,发生严重细菌感染和脓毒症时其浓度可升高 10 000 倍,并与感染的严重程度及临床预后密切相关。因此,前降钙素可能成为早期鉴别感染的敏感指标之一。

PCT 与 CRP 相比,炎症发生后反应时间快,炎症清除后恢复时间也快。PCT 与脓毒症的严重程度关系更密切。在一项 ICU 患者的前瞻性研究中,de Werra 等发现 PCT 水平为 1.5 ng/ml 或更高时,其鉴别脓毒症的敏感性为 100%,特异性为 72%。单独用 PCT 虽然不能区分是脓毒症还是其他的炎症反应综合征,但可成为包括临床检查和直接诊断技术全身评估的一部分。每日连续地监测炎症标志物比单独一次检查对脓毒症的诊断具有更高的价值。国内一项对 350 例感染性疾病患者的回顾性分析显示,病毒感染组和轻症或局限性细菌感染组 PCT<0.5 ng/ml,中度以上细菌性感染组 PCT>0.5 ng/ml,PCT 对细菌感染诊断的敏感性为 93.33%,特异性为 95.00%,可以作为细菌感染诊断的有效指标之一。Ramirez 等进行的一项研究显示,PCT 诊断呼吸机相关肺炎的敏感性和特异性良好,临床肺部感染评分(CPIS)诊断的敏感性与之相似,但特异性稍低。PCT≥2.99 ng/ml 联合 CPIS≥6,可使诊断的特异性达 100%。

髓样细胞触发受体(triggering receptor expressed on myeloid cells,TREM)系表达于中性粒细胞、单核细胞等髓样细胞的细胞膜表面受体,属于免疫球蛋白超家族成员。其介导的信号转导通路在炎症反应的发生和级联放大过程中起重要作用。表达主要受细菌、真菌及细菌代谢产物脂多糖(LPS)上调,通过激活中性粒细胞及单核细胞引起 IL-8、单核细胞趋化蛋白-1(MCP-1)、TNF-α 等促炎细胞因子的分泌,从而在炎症反应中发挥重要作用。TREM-1 选择性表达于血液中性粒细胞和单核细胞表面,能触发及扩大细菌感染后细胞因子级联反应,并进一步影响脓毒症的病理过程。Gibot 等对 76 例可疑脓毒症患者的回顾性研究(SIRS 患者 29 例,脓毒症患者 47 例),以 sTREM-1 水平 60 μg/L 为阈值,诊断脓毒症的敏感性为 96%、特异性为 89%;分别优于降钙素原的 84%、70%,CRP 的 76%、67%。此外,BALF 中 sTREM-1 可用于鉴别细菌性和真菌性肺炎(敏感性 98%,特异性 90%)。在机械通气相关性肺炎患者 BALF 中,sTREM-1 水平在诊断前 6 天即开始升高,并在诊断前 2 天达到峰值。

第八节　抗菌药物敏感试验方法

抗菌药物敏感试验可分为两组:

1. 预测治疗效果的试验　①测量药物最小抑菌浓度(minimal inhibitory concentration,MIC)的琼脂平板稀释法和肉汤稀释法;②测量含药纸片周围抑菌圈大小的 K-B 纸片琼脂扩散法;③结合稀释法和扩散法原理特点的 E 试验(Epsilometer test);④最低杀菌浓度(minimal bactericidal concentration,MBC)的测定;⑤联合药物敏感试验。

2. 监测治疗效果的试验　①血清抗菌药物浓度测定;②血清抗菌活性测定。

一、药物敏感试验方法

1. 稀释法　抗菌药物最早期的敏感性试验方法是肉汤稀释和琼脂平板稀释法,即在肉汤或琼脂的培养基中含有对倍系列稀释的抗菌药物,含有抗菌药物的试管或平板接种标准化的细菌混悬液,经孵育过夜后,以肉眼观察细菌的生长。抑制细菌肉眼可见生长的最低浓度代表试验的终点,以 MIC 值位于美国国家临床实验室标准委员会(national committee for clinical laboratory standards,NCCLS)标准的敏感(susceptible,S)、中介(intermediate,I)、耐药(resistant,R)折点值范围而判断结果。该技术的优点是包含了定量培养的产生(甚至 MIC)。

在欧洲,琼脂平板稀释法被认为是抗菌药物敏感性试验的标准参考方法。它是将抗菌药物混匀于琼脂培养基中,各个平板含有不同浓度的药物,使用多头接种器接种细菌,经孵育后观察细菌生长情况,以抑制细菌生长的琼脂平板所含药物浓度测得 MIC。其优点是可同时检测多株菌株的 MIC 值,结果可靠性优于肉汤稀释法,且易发现污染或耐药交叉株。

在美国,肉汤稀释法得到广泛的使用,包括常量稀释法和微量稀释法。目前常用微量稀释法,由于一次使用的塑料微量滴定架的应用而得以实现小型化和自动化。这些微量稀释板包含 96 个孔,每个容量 100 μl,每个塑料滴定架含有 12 种以 8 到 4 倍稀释的抗菌药物,且经冻干,使用时接种标准化后的菌液孵育过夜,随后判读结果。这种微稀释敏感性测定法的优点是经济、可重复性好、不占用空间和方便使用。

2. 纸片扩散法 纸片扩散法是最简单和最可靠的测试药物敏感性方法之一。此方法是将涂布标准化的细菌接种到特殊的(通常是 Mueller-Hinton)琼脂平板上。根据所用平皿的大小和形状,放 6 ~ 12 个圆形抗菌试纸到琼脂上,纸片中所含的抗菌药物吸收琼脂中水分溶解后,不断向纸片周围扩散形成递减的浓度梯度,纸片周围抑菌浓度范围内测试菌的生长被抑制,形成无菌生长的透明圈即为抑菌圈。在孵育过夜后,测量抗菌药物试纸片周围抑菌圈的直径。抑菌圈的直径与细菌对药物的敏感性和药物的扩散速率有关,结果判断依据 NCCLS 制作的表来解释。纸片扩散法的结果与 MIC 值相比是"定性"的(敏感、中敏、耐药),其优点是简单、低耗和可随意更换抗菌药物纸片,缺点是不能实现自动化和对苛养菌及生长缓慢细菌精确测试。

3. 抗菌梯度法 E 试验是一种对微生物直接定量的技术,它结合稀释法和扩散法的原理,在琼脂平板上建立抗菌药物浓度梯度,能直接定量测定出药物对测试菌的最低抑菌浓度。E 试验包含一个无孔塑料测试带作为试剂载体,它一面固定一系列预先制备的、连续呈指数增长浓度的稀释抗菌药物,另一面有读数和浓度刻度。包含不同抗菌药物的 E 试验带放置在由标准化细菌悬液接种的琼脂平板上,经过孵育过夜后,MIC 值能够被观察到,MIC 值的测定由以这个浓度标记的试验带与细菌生长圈的相交点决定。E 试验已经广泛用于多营养和厌氧菌的试验。

4. 短孵育自动仪器法 由于敏感性光学探测系统的应用能检测细菌生长的微小变化,与人工判读相比,允许在短时间内进行敏感性测试。目前有两种仪器系统经 FDA 批准在美国应用,它能产生快速(4 ~ 10 小时)的敏感性测试结果。

Vitek and Vitek 2 系统(bioMerieux Vitek,Durham,NC),由法国生物梅里埃公司生产,其原理是光度计或浊度计检测细菌生长速率。使用含有微量抗菌药物和测试基反应物的致密塑料卡片(45 ~ 64 孔)对敏感性进行测试。在一个缩短的时间(6 ~ 10 小时)内使用重复比浊监测细菌的生长,它能测试普通、快速生长的革兰阳性和阴性需氧菌及链球菌。1999 年最新版本 Vitek 2 推出,进一步减少技术时间和改进工作流程。

The MicroScan WalkAway(Dade Microscan,West Sacramento,CA),是由美国 Dade 公司于 20 世纪 80 年代末期推出的自动过夜或短孵育敏感试验系统。它是一个大型的自身包含孵育器和判读器的设备,能同时孵育和从 40 ~ 96 个标准尺寸微稀释板上分析。仪器孵育琼脂板并定期用光度计检测细菌的生长,大多数细菌需要过夜孵育,但琼脂板能早期判读到某些细菌和药物的高水平耐药。

过夜或短孵育 Sensititre ARIS 是由美国 AccuMed 公司 20 世纪 80 年代发展起来的。采用标准尺寸微量稀释板,自动接种或孵育,自动用光度计检测并解释试验结果。

快速分析仪器的缺点是对可诱导抗菌药物耐药存在一些困难。在某些情况下,短时孵育(4 ~ 6 小时)对导致抗菌药物失效的可诱导酶(β-内酰胺酶)无效。这对弗劳地枸橼酸杆菌、肠杆菌属、沙雷菌属、摩氏摩根菌、普罗威登菌属和铜绿假单胞菌尤其重要。可通过参看对头孢他啶、头孢噻肟和其他超广谱头孢菌素类与噻肟单酰胺类来检测质粒介导超广谱 β-

内酰胺酶(extended-spectrum β-lactamase,ESBL)。用低浓度广谱头孢菌素加或不加 β-内酰胺酶抑制剂的试验可帮助检测产 ESBL 菌株,这常见于克雷伯菌和大肠埃希菌。肠球菌属低或中等水平万古霉素耐药,尤其是 Van B 类型耐药,可能被某些短孵育敏感试验系统漏检,原因可能是孵育时间太短。最近,金黄色葡萄球菌和一些凝固酶阴性葡萄球菌研究显示,短孵育敏感试验系统在检测稍微增加的万古霉素 MIC 可能不太可靠。

因此,快速测试或许能指示对抗菌药物的敏感性,但传统的过夜孵育能让酶诱导产生可见的耐药。然而,已经通过计算机软件的修正而得到改进,它可以对有问题的细菌-药物复合体提供延长期的孵育,或使用"专家"软件概率误差的检测法检测和修正非典型结果。而且,在短时间内测定抗菌药物的敏感性有临床和经济的优点,它特别对脓毒症患者有用。

无论使用哪种抗菌药物敏感性测定,重要的原则是抗菌药物耐药必须快速和可靠地测出,以避免可能的临床治疗失败。而且,验证根据经验使用的抗菌药物治疗的敏感性也非常重要。许多医生认为,在某些严重感染病例中,敏感性试验信息的重要性等同于甚至高于特殊细菌的鉴定。

临床微生物实验室最重要的任务之一,就是对从严重感染包括脓毒症患者分离出来的细菌进行抗菌药物敏感性试验。抗菌药物敏感试验的目的是预测使用特殊抗菌治疗感染患者的可能预后。由于耐药性还没有获得或者很低,经验性治疗继续对一些细菌有效,如青霉素仍然对化脓性链球菌非常有效,红霉素对军团菌和支原体仍没有产生耐药性。敏感性试验的两个重要而相关的功能是了解标准治疗的真实耐药性和敏感性。

二、血清抗菌药物浓度测定

血清抗菌药物浓度与抗菌药物疗效密切相关,为保证感染组织中的有效浓度,血药浓度应该达到致病菌 MIC 值的 2 倍以上。但由于某些抗菌药物治疗浓度和中毒浓度相近,过高的血药浓度会引起毒性反应,因此需要监测血清抗菌药物浓度。如氨基糖苷类抗菌药物的肾毒性与延长使用及药物浓度的提高有密切关系,因此无论是传统的一日多次还是一日一次的用药,对监测庆大霉素、妥布霉素、阿米卡星对患者的安全(特别是有肾功能受损)十分重要。现在公认氨基糖苷类抗菌药物杀菌呈浓度依赖方式,并且毒性似乎与瞬时高浓度没有确切关系。因此,没有必要常规监测氨基糖苷类抗菌药物的血药浓度峰值。同样,万古霉素的血药浓度峰值与肾毒性、耳毒性之间的关系也缺乏依据。通过监测明显肾功能不全患者万古霉素的谷浓度,对评价合适血药浓度的有效性和避免可能的毒性是有用的。尽管除氨基糖苷类和万古霉素外的抗菌药物血清浓度监测意义不大,但一些专家已经发现,在存在明显肾功能和肝功能损害的患者中监测其他抗菌药物(如 SMZ、青霉素和氯霉素)是有用的。依曲康唑胶囊的吸收依赖于胃酸,能被抗酸剂、H_2 受体拮抗剂、质子泵抑制剂减弱。因此,在使用时监测依曲康唑的血药浓度对有效治疗是有帮助的。

血清抗菌活性测定是采取患者血液经分离所得的血清,对感染部位分离确诊的病原菌进行抑菌和杀菌能力测定,为临床抗菌药物的疗效及感染预后的判断提供依据。

(马少林)

参 考 文 献

倪语星,洪秀华. 2002. 细菌耐药性监测与抗感染治疗. 北京:人民军医出版社,47

彭黎明,王兰兰. 2003. 检验医学自动化及临床应用. 北京:人民卫生出版社,682～687

斯崇文. 2004. 感染病学. 北京:人民卫生出版社,103～104

王进,肖永红. 2008. 2006-2007 年 Mohnarin 血流感染病原菌构成及耐药性. 中华医院感染学杂志,18:1238～1242

中国医师协会皮肤科分会. 2009. 皮肤及软组织感染诊断和治疗共识. 临床皮肤科杂志,38:810～812

中华人民共和国卫生部. 2001. 医院感染诊断标准(试行). 中华医学杂志,81:314～320

中华医学会呼吸病学分会. 2006. 社区获得性肺炎诊断和治疗指南. 中华结核和呼吸杂志,29:651～655

American Thoracic Society Documents. 2005. Guidelines for the management of adults with hospital-acquired, ventilator-associated, and healthcare-associated pneumonia. Am J Respir Crit Care Med,171:388～416

Baughman RF. 2000. Protected specimen brush technique in the diagnosis of ventilator-associated pneumonia. Chest, 117: S203～S206

Blot F, Nitenberg G, Chachaty E, et al. 1999. Diagnosis of catheter-related bacteraemia:a prospective comparison of the time to positivity of hub-blood versus peripheral-blood cultures. Lancet,354:1071～1077

Blot F, Schmidt E, Nitenberg G, et al. 1998. Earlier positivity of central venous versus peripheral-blood cultures is highly predictive of catheter-related sepsis. J Clin Microbiol,36:105～109

Bong JJ, Kite P, Ammori BJ, et al. 2003. The use of a rapid in situ test in the detection of central venous catheter-related bloodstream infection:a prospective study. J Parenter Enteral Nutr,27:146～150

Bouehon A, Dietrich J, Colouna M. 2000. Cutting edge:inflammatory responses can be triggered by TREM-1, a novel receptor expressed on neutrophils and moncytes. J Immunol,164:4991～4995

Campbell GD. 2000. Blinded invasive diagnostic procedures in ventilator-associated pneumonia. Chest,117:S207～S211

Canadian Critical Care Trial Group. 2006. A randomized trial of diagnostic techniques for ventilator-associated pneumonia. N Engl J Med,355:2619～2630

Capdevilla JA, Planes AM, Palomar M, et al. 1992. Value of differential quantitative blood cultures in the diagnosis of catheter-related sepsis. Eur J Clin Microbiol Infect Dis,11:403～407

Cibot S, Kolopp-Sarda MN, Bene MC, et al. 2004. Diagnostic value of plasmatic level of the soluble form of triggering receptor expressed on myeloid cells (TREM)-1 in critically ill patients with suspected sepsis. Ann Intern Med,141:9～15

Cohen J, Christian BB, Torres A, et al. 2004. Diagnosis of infection in sepsis:an evidence-based review. Crit Care Med, 32: S466～S494

Cook D, Mandell L. 2000. Endotracheal aspiration in the diagnosis of ventilator-associated pneumonia. Chest,117:S195～S197

de Werra I, Jaccard C, Corradin SB, et al. 1997. Cytokines,nitrite/nitrate,soluble tumor necrosis factor receptors,and procalcitonin concentrations:comparisons in patients with septic shock, cardiogenic shock, and bacterial pneumonia. Crit Care Med, 25: 607～613

Determann RM, Millo JL, Gibct S, et al. 2005. Serial changes in soluble triggering receptor expressed on myeloid cells in the lung during development of ventilator-associated pneumonia. Intensive Care Med,31:1495～1500

Doria AS, Moineddin R, Kellenberger CJ, et al. 2006. US or CT for diagnosis of appendicitis in children and adults? a meta-analysis. Radiology,241:83～94

European Committee for Antimicrobial Susceptibility Testing (EUCAST). 2000. Determination of minimum inhibitory concentrations (MICs) of antibacterial agents by agar dilution. Clin Microbiol Infect,6:509

Fabregas N, Ewig S, Torres A, et al. 1999. Clinical diagnosis of ventilator associated pneumonia revisited:comparative validation using immediate post-mortem lung biopsies. Thorax,54:867～873

Fartoukh M, Maitre B, Honore S, et al. 2003. Diagnosing pneumonia during mechanical ventilation:the clinical pulmonary infection revisited. Am J Respir Crit Care Med,168:173～179

Ferraro MJ, Jorgensen JH. 2003. Manual of Clinical Microbiology. 8th ed. Washington DC:American Society for Microbiology,

208 ~ 217

Garner JS, Jarvis WR, Emori TG, et al. 1996. Guideline for isolation precautions in hospitals. Part I: evolution of isolation practices, Hospital Infection Control Practices Advisory Committee. Am J Infect Control, 24:24 ~ 31

Gaur AH, Flynn PM, Heine DJ, et al. 2005. Diagnosis of catheter-related bloodstream infections among pediatric oncology patients lacking a peripheral culture, using differential time to detection. Pediatr Infect Dis J, 24:445 ~ 449

Gowardman JR, Montgomery C, Thirlwell S, et al. 1998. Central venous catheter-related bloodstream infections: an analysis of incidence and risk factors in a cohort of 400 patients. Intensive Care Med, 24:1034 ~ 1039

Huh JW, Lim CM, Koh Y, et al. 2008. Diagnostic utility of the soluble triggering receptor expressed on myeloid cells-1 in bronchoalveolar lavage fluid from patients with bilateral lung infiltrates. Crit Care, 12:R6

Kite P, Dobbins BM, Wilcox MH, et al. 1997. Evaluation of a novel endoluminal brush method for in situ diagnosis of catheter related sepsis. J Clin Pathol, 50:278 ~ 282

Kite P, Dobbins BM, Wilcox MH, et al. 1999. Rapid diagnosis of central-venous catheter-related bloodstream infection without catheter removal. Lancet, 354:1504 ~ 1507

Leonard AM, Allon M, Bouza E. 2009. Clinical practice guidelines for the diagnosis and management of intravascular catheter-related infection: 2009 update by the Infectious Diseases Society of America. Clin Infect Dis, 49:1 ~ 45

Lionel AM, Richard GW, Anzueto A, et al. 2007. Infectious Diseases Society of America/American Thoracic Society Consensus Guidelines on the management of community-acquired pneumonia in adults. Clin Infect Dis, 44:S27 ~ S72

Mermel LA, Farr BM, Sherertz RJ, et al. 2001. Guidelines for the management of intravascular catheter-related infections. Clin Infect Dis, 32:1249 ~ 1272

Quilici N, Audibert G, Conroy MC, et al. 1997. Differential quantitative blood cultures in the diagnosis of catheter-related sepsis in intensive care units. Clin Infect Dis, 25:1066 ~ 1070

Raad I, Baba M, Bodey GP. 1995. Diagnosis of catheter-related infections: the role of surveillance and targeted quantitative skin cultures. Clin Infect Dis, 20:593 ~ 597

Raad I, Hanna HA, Alakech B, et al. 2004. Differential time to positivity: a useful method for diagnosing catheter-related bloodstream infections. Ann Intern Med, 140:18 ~ 25

Ramirez P, Garcia MA, Ferrer M, et al. 2008. Sequential measurements of procalcitonin levels in diagnosing ventilator-associated pneumonia. Eur Respir J, 31:356 ~ 362

Rijnders BJ, Verwaest C, Peetermans WE, et al. 2001. Difference in time to positivity of hub-blood versus nonhub-blood cultures is not useful for the diagnosis of catheter-related bloodstream infection in critically ill patients. Crit Care Med, 29:1399 ~ 1403

Safdar N, Fine JP, Maki DG. 2005. Meta-analysis: methods for diagnosing intravascular device-related bloodstream infection. Ann Intern Med, 142:451 ~ 466

Safdar N, Maki DG. 2002. Inflammation at the insertion site is not predictive of catheter-related bloodstream infection with short-term, noncuffed central venous catheters. Crit Care Med, 30:2632 ~ 2635

Shorr AF, Sherner JH, Jackson WL, et al. 2005. Invasive approaches to the diagnosis of ventilator-associated pneumonia: a meta-analysis. Crit Care Med, 33:46 ~ 53

Silvia FC, Marise HM, Elias JA. 2004. Mucosa or skin as source of coagulase- negative staphylococcal bacteremia? Lancet Infect Dis, 4:278 ~ 286

Sirinek KR. 2000. Diagnosis and treatment of intra-abdominal abscesses. Surg Infects, 1:31 ~ 38

Solomkin JS, Mazuski JE, Bradley JS, et al. 2010. Diagnosis and management of complicated intra-abdominal infection in adults and children: guidelines by the Surgical Infection Society and the Infectious Diseases Society of America. Clin Infects Dis, 50:133 ~ 164

Sushama S, Cadenas MB, Maggi RG, et al. 2009. Use of broad range 16S rDNA PCR in clinical microbiology. J Microbiol Methods, 76:217 ~ 224

Tighe MJ, Kite P, Thomas D, et al. 1996. Rapid diagnosis of catheter-related sepsis using the acridine-orange leukocyte cytospin test and an endoluminal brush. J Parenter Enter Nutr, 20:215 ~ 218

Tonje RN, Farstad T, Nakstad B, et al. 2009. Comparison of broad range 16S rDNA PCR and conventional blood culture for diagnosis of sepsis in the newborn:a case control study. BMC Pediatrics,9:5

Torres A,El-Ebiary M. 2000. Bronchoscopic BAL in the diagnosis of ventilator-associated pneumonia. Chest,117:S198 ~ S202

Torres A,Fabragas N,Ewig S,et al. 2000. Sampling methods for ventilator- associated pneumonia:validation using different histo-
logic and microbiological references. Crit Care Med,28:2799 ~ 2804

von Baum H,Philippi P,Geiss HK. 1998. Acridine-orange leucocyte cytospin (AOLC) test as an in-situ method for the diagnosis
of central venous catheter (CVC)-related sepsis in adult risk patients. Zentralbl Bakteriol,287:117 ~ 123

第四十章

医院获得性感染和抗菌药物治疗

第一节 概　述

医院获得性感染(nosocomial infection)是当前重要的公共卫生问题之一。根据美国疾病预防控制中心于1991年提出的定义,医院获得性感染是患者在住院期间获得的感染,入院时既不存在、也不处于潜伏期。临床上常常把入院48小时或72小时后发生的感染称为医院获得性感染。

美国国家科学院医学研究所报道,每年有44 000 ~ 98 000例患者死于可以避免的医疗错误或并发症,相关医疗费用高达170亿 ~ 290亿美元。医院获得性感染即为其中重要的组成部分,其患病率为5% ~ 30% ,在美国每年约有200万人罹患。尽管重症监护病房(ICU)的床位仅占医院总床位数的5% ,但ICU危重症患者由于原发病的影响,以及为救助生命而必须实施的各种有创性检查与治疗,其医院感染的患病率为18% ~ 50% ,较普通患者高3 ~ 18倍或以上,约占医院获得性感染的25% 。医院感染的发生导致患者的住院时间延长,医疗费用增加,病死率也相应升高。

目前多采用每1000例患者日或装置日计算医院内感染的发生率。表40-1为美国医院感染监测系统(1992年1月 ~ 2004年6月)统计的ICU中"装置相关医院获得性感染"(device-related nosocomial infection)的发生率。

表40-1　美国ICU"装置相关医院获得性感染"的发生率(每1000个装置日)

感染名称	ICU类型	发生率(中位数)
导管相关尿路感染	儿科	3.6
	内科	4.7
	外科	3.8
呼吸机相关肺炎	儿科	2.3
	内科	3.7
	外科	8.3
中心静脉导管相关血流感染	儿科	5.2
	内科	3.9
	外科	3.4

引自:美国医院感染监测网(1992.1 ~ 2004.6),Am J Infect Control,2004,32:470 ~ 485。

一、病理生理和流行病学

医院获得性感染发生的机制包含宿主、病原微生物和传播途径三方面。

(一)危险因素

重症患者更易发生感染的宿主因素包括:基础疾病、肿瘤或创伤所致免疫功能受损、高龄、营养不良以及使用激素、化疗药物或其他免疫抑制药物等。由于疾病的严重性,危重症患者往往需要接受侵入性操作,比如气管插管、气管切开、中心静脉置管、血液净化治疗、颅内压和有创动脉监测及留置尿管等,这些手段破坏了人体正常的防御屏障,为病原菌致病创造了条件。此外,重症患者应用许多药物也会间接增加感染的风险:镇静药物损害气道保护能力,抑酸剂会造成胃内革兰阴性杆菌的过度繁殖,从而增加医院内获得性肺炎的发生。

(二)致病菌

医院获得性感染中,仍以需氧的革兰阴性杆菌为主,占50%左右,其中以铜绿假单胞菌、肠杆菌属及沙雷菌属多见。约30%为革兰阳性球菌,最常见的是凝固酶阴性葡萄球菌和金黄色葡萄球菌。念珠菌感染约占10%,曲霉菌和接合菌则在白血病或器官移植患者多见。表40-2为ICU中不同部位感染的常见致病菌和危险因素。近年来,ICU医院获得性感染的致病菌谱正在发生变化,多重耐药菌的分离率逐年增加,成为医院获得性感染中不容忽视的问题(图40-1)。针对呼吸机相关肺炎的研究表明:铜绿假单胞菌对碳青霉烯类耐药率为26.4%,鲍曼不动杆菌为36.8%~85%。国内的研究显示,近年来产超广谱β-内酰胺酶(ESBL)的肠杆菌科细菌检出率超过50%,且有升高趋势。多重耐药的革兰阳性球菌所致感染也受到广泛关注,尤以耐甲氧西林金黄色葡萄球菌(MRSA)和耐万古霉素肠球菌(VRE)形势严峻。MRSA在重症患者的定植率高,影响患者预后;2008年美国报道约33%的肠球菌对万古霉素耐药,VRE还可将耐药基因传递给其他细菌,造成多种细菌对万古霉素耐药。

表40-2　ICU医院内感染概况

感染类型	主要致病菌	危险因素
泌尿系感染	铜绿假单胞菌 克雷伯杆菌属和肠杆菌属 粪肠球菌 表皮葡萄球菌 念珠菌属	留置导尿 尿量监测 膀胱冲洗 肾移植 糖尿病 女性>男性
肺炎	铜绿假单胞菌 克雷伯杆菌属和肠杆菌属 黏质沙雷菌 不动杆菌属 金黄色葡萄球菌	气管切开术、气管插管 鼻胃管 颅内压监测 抑制胃酸分泌 粒细胞缺乏等免疫抑制
术后切口感染	金黄色葡萄球菌 大肠杆菌等革兰阴性杆菌 粪肠球菌 脆弱拟杆菌等肠道厌氧菌	创伤,尤其是腹部贯通伤 胃肠道手术 手术时间长 粒细胞缺乏 肝移植
导管相关血流感染	凝固酶阴性葡萄球菌 金黄色葡萄球菌 念珠菌属	中心静脉导管留置大于5天 股静脉导管 导丝引导更换导管

续表

感染类型	主要致病菌	危险因素
抗生素相关腹泻或结肠炎	难辨梭状芽孢杆菌属	长期抗菌药物治疗,尤其是克林霉素或广谱 β-内酰胺类
念珠菌血症	念珠菌属	长期广谱抗菌药物 黏膜或尿道定植 中心静脉留置导管 静脉营养 肾衰竭

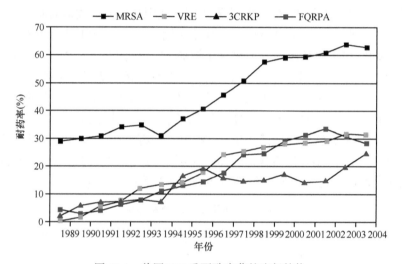

图 40-1　美国 ICU 重要致病菌的流行趋势

[引自:美国感染监测网(1989～2004)。FQRPA,耐氟喹诺酮的铜绿假单胞菌;MRSA,耐甲氧西林的金黄色葡萄球菌;3CRKP,耐三代头孢的克雷伯杆菌;VRE,耐万古霉素的肠球菌]

(三) 传播途径

理解医院获得性感染的流行病学对于开展有效的感染防控措施至关重要。相对于逆转患者的基础疾病状态(肿瘤或糖尿病),针对侵入性操作进行医院获得性感染的防控、阻断病原菌的传播途径显得尤为重要和切实可行。肺炎链球菌、分枝杆菌、结核菌、军团菌、曲霉菌和接合菌、麻疹、风疹及流感病毒等通过空气传播,而大部分需氧菌(金黄色葡萄球菌、肠球菌、肠杆菌、呼吸道合胞病毒、轮状病毒、念珠菌)通过医护人员的手传播;手术和侵入性操作增强了病原菌的传播、定植和感染的发生。越来越多的证据表明,许多医院获得性感染的耐药菌来源于患者自身的肠道、皮肤,这也是一些传统的医院感染控制措施(隔离等)失败的重要因素。

二、医院感染控制策略

1976 年的一项医院获得性感染控制效果研究(Study of the Efficacy of Nosocomial

Infection Control,SENIC),目的在于评价感染控制措施的效果,其结果充分显示了监测系统的作用。该研究发现,具有最完备的监测系统及预防措施的医院能够使医院获得性感染患病率降低 32%。SENIC 研究还表明,成功的感染控制计划需要由经过培训的专业医生领导,每 250 张床位配备一名专职护士,同时要求进行有组织的感染监测,并定期向医生(特别是外科医生)报告感染率。由此可见,针对包括 ICU 在内的医院获得性感染的防控是一项系统工程,需要多学科、多部门统筹协调,也是评价一所医院综合实力的重要指标。

（一）ICU 感染控制措施

1. 布局合理,严格分区收治患者 适当增加 ICU 单间病室,以便隔离收治免疫功能低下、严重感染、大手术等患者。

2. 空气净化及消毒 ICU 内必须安置带有过滤装置的通风设备,每个房间能够分别调节所需温度和湿度。要有吸尘和吸湿装置,以减少可能污染的水及气溶胶形成,保持室内粉尘颗粒<1 000 000 个/m³。ICU 空气菌落数<200 CFU/m³,每月检测 1 次。

3. 其他设施 配备足够的手卫生设施。必须设置洗手池,采用脚踏式、肘式或感应式等非接触式开关,并配备手自动烘干机或消毒纸巾,每张病床旁须放置手部消毒装置一套。

4. ICU 工作人员的管理

（1）ICU 工作人员均应穿着专用工作服和鞋,工作服颜色款式应有别于医院其他部门,一般 1 周消毒 2 次,一旦污染或弄湿及时更换,外出时更换外出衣。

（2）进行各项操作时应严格执行无菌技术操作,应戴帽子和口罩,必要时戴手套。

（3）建立良好的洗手制度。严格执行手卫生标准,接触患者前后、进行清洁或侵入性操作前、接触患者体液或分泌物后、接触患者使用过的物品后均应进行手卫生。

（4）必须保证有足够的医护人员,医师和护士人数与 ICU 床位数之比应为 0.8∶1～1∶1 和 2.5∶1～3∶1 或以上。

（5）ICU 医护人员定期接受医院感染控制相关知识的培训,尤其要关注卫生保洁人员的消毒隔离知识和技能的培训、监督。

5. ICU 患者管理

（1）应将感染与非感染患者分开安置。对于疑似有传染性的特殊感染或重症感染,应隔离于单独房间;对于空气传播的感染,如开放性肺结核,应隔离于负压病房。

（2）对于重症感染、多重耐药菌感染或携带者和其他特殊感染患者,建议分组护理,固定人员。

（3）接受器官移植等免疫功能明显受损患者,应安置于正压病房。

（4）医务人员不可同时照顾正、负压隔离室内的患者。

6. 访客的管理

（1）建立探视制度,减少不必要的访客探视,严格控制入室人员。

（2）访客有疑似或证实呼吸道感染时,应避免进入 ICU 探视。

（3）探视呼吸道感染患者,建议戴一次性口罩。

7. 环境和物品管理

（1）ICU 的一切物品包括仪器和清洁用具必须固定专用,并于使用后进行消毒,患者使用过的床上用品应进行终末消毒。

（2）避免交叉使用如听诊器、血压计、床头物品等医疗用品。

（3）所有地面,应用消毒液湿式拖擦,室内所有物品用消毒液擦拭,每天2次。电话按键、电脑键盘、鼠标等,应定期用75%乙醇溶液擦拭消毒。

（4）呼吸器械的消毒是目前普遍存在的薄弱环节。螺纹管、湿化瓶、接头等可拆卸部分应定期更换消毒。浸泡消毒后的晾干过程亦需避免污染。能用压力蒸汽灭菌的部分如管道、金属接头、配件等均应高压灭菌。

（二）手部清洁(hand hygiene)

现有资料表明,手部清洁是预防医院获得性感染最简单有效的措施。在接触不同患者时,接触可能导致传染的物品(如血液、体液等)后,以及去除手套后,均应进行手部清洁。皮肤表面通常有两类微生物:正常寄居于皮肤的微生物(常在菌落)和污染的微生物(一过性菌落)。常在菌落很少致病,除非由于创伤或通过医疗设备(如静脉插管)进入体内组织中。然而,一过性菌落可以通过交叉传染导致多数的医院获得性感染,但很容易通过洗手清除。

手部清洁的目的在于减少一过性菌落定居,其措施包括洗手和手部消毒。洗手是使用不含药物的去污剂和水或单纯用水洗手;清洁洗手是使用杀菌剂和去污剂洗手。手部消毒是使用杀菌液清洁手部;清洁擦手是使用少量(2~3 ml)高效快速杀菌液擦手。美国疾病预防控制中心制定的医疗保健人员手部卫生指南,其核心内容是强力推荐乙醇类手部消毒品用于手部未见明显污迹的消毒。因此,除常规用肥皂和水清洗手外,在接触不同患者之间可使用乙醇甘油擦手,肥皂洗手需1.5~2分钟,乙醇擦手仅需10~20秒。以乙醇为基础消毒剂的擦手剂中添加润肤剂,与普通肥皂洗手相比,可显著减轻手部皮肤干燥,被接受程度高,且杀菌效果满意。另外,戴手套的目的是为了减少患者和医务人员之间的交叉感染,保护操作者的手远离特定的化学品或分泌物,但在不同患者或不同操作中未及时更换手套和消毒双手,反而可能增加感染的潜在危险。美国疾病预防控制中心的手部卫生指南详见表40-3。

表40-3　美国疾病预防控制中心的手部卫生指南

推　荐	证据等级
当手明显脏或被含蛋白的物质、血液或体液污染时,用抗菌或非抗菌的肥皂或水洗手	Ⅰ A
如果手不明显脏,下列情况需要用含酒精消毒液擦手或者用抗菌肥皂和水吸收洗手:	Ⅰ B
直接接触患者前	
中心静脉穿刺置管戴无菌手套前	
留置尿管、外周静脉置管或其他侵入性操作前	
接触皮肤后	
接触体液、黏膜或伤口敷料后	
从身体污染的部位到洁净的部位	
脱手套后	
饭前便后用抗菌或非抗菌的肥皂或水洗手	Ⅰ B
抗菌剂浸泡的毛巾不能替代酒精擦手或抗菌肥皂	Ⅰ B
暴露于炭疽杆菌后用抗菌或非抗菌的肥皂或水洗手	Ⅱ

现今国内的医务人员对手部清洁推荐措施的依从性非常低(通常低于50%)。很多医

院将控制医院获得性感染的重点放在设备的改进方面,却忽视了其他措施(尤其是洗手)的实施。导致依从性降低的危险因素包括不同专业(与护士相比,医生或实习护士的依从性较差)、男性、在ICU工作、在每周工作日而非周末工作、穿戴隔离衣和手套、使用自动洗手池、进行交叉传染的高危操作等。多因素分析显示,对手部清洁的要求越高的环境下,洗手的依从性越差。平均而言,当工作强度超过每小时10次洗手机会时,洗手机会每增加10次/小时,依从性即降低5%。因此,在工作强度最大的ICU中(平均为每小时29次洗手机会),洗手依从性最低(36%)。而在工作强度最小的儿科病房(平均为每小时8次洗手机会),洗手依从性最高(59%)。进一步研究证实,洗手依从性随病房和医务人员的专业不同而呈现很大差异,提示需要进行有针对性的培训教育。此外,监测洗手的依从性、定期向医护人员反馈洗手的效果以及监测每1000位患者日的手消毒液消耗量等措施可以提高洗手的依从性。

(三) 抗菌药物管理策略

随着抗菌药物应用的增加,细菌对抗菌药物的耐药率也逐年上升。对细菌耐药性危险因素的分析发现,抗菌药物,特别是广谱抗菌药物的使用是最常见的危险因素。多药耐药的铜绿假单胞菌菌株常发生于长期使用抗假单胞菌药物之后,而碳青霉烯类和第三代头孢菌素是造成鲍曼不动杆菌多药耐药的原因。有调查显示近50%抗菌药物使用并不恰当,因此,为保持现有抗菌药物的疗效以及抑制细菌耐药,规范管理临床抗菌药物的应用比开发新型抗菌药物更为重要。

抗菌药物管理策略主要包括以下3点:

(1) 定期监测和反馈本单位病原微生物以及耐药情况,结合抗菌药物使用指南,对临床医师进行教育,并且加强临床医师合理应用抗菌药物的依从性。

(2) 限定抗菌药物使用:抗菌药物管理策略中,大部分抗菌药物的使用须经专家批准。抗菌药物的处方限定可以降低广谱抗菌药物的应用,可能会改善抗菌药物耐药情况。Corbella等通过实施多项感染防控措施同时限制碳青霉烯类抗菌药物的使用,使得多药耐药鲍曼不动杆菌的感染或定植率由30.6%下降至6.3%。然而,限定处方并不能改变抗菌药物治疗的疗程,并可能造成临床医师丧失抗菌药物的处方权。

(3) 审核和反馈策略是指抗菌药物治疗开始后对其种类、剂量、途径、给药间隔等是否恰当提出建议,该策略可减少不恰当的抗菌药物使用及耐药菌的检出率。ICU病房的审核和反馈策略可由高年资的医师完成。

以下原则可以降低不必要的抗菌药物应用,需要在临床工作中予以关注:

(1) 发热并不是重症患者应用抗菌药物的唯一指征。

(2) 重症感染并不意味着是耐药菌感染。

(3) 对疑似感染应用抗菌药物前,须进行革兰涂片、病原菌培养及其他的诊断检查或检验。

(4) 单一的、窄谱的抗菌药物应优先考虑,尤其是感染病原菌明确之后。

(5) 持久的抗菌药物治疗的必要性需要进行每日评估。根据培养和药敏结果选择窄谱抗菌药物。检查和检验结果为阴性后48~72小时,如患者没有感染的征象,应该停用抗菌药物。粒细胞缺乏等患者除外。

（6）监测药物过敏反应及器官损害等副作用,警惕耐药菌或念珠菌的二重感染或抗菌药物相关腹泻的发生。

（7）外科术后预防性使用抗菌药物的时间不应超过 24 小时。

第二节　血管内导管相关性感染

在日常医疗实践中,尤其是在 ICU,血管内置管是不可或缺的处置手段。然而,随之产生的导管相关并发症,包括机械损伤、感染、血栓形成等问题也日益突出,延长了患者住院时间,增加了病死率,并且加重了医疗负担。各种类型导管的血行感染发生率不同,以 1000 导管留置日统计,为(2. 19 ~ 11. 13)/1000 导管日。美国 ICU 每年发生约 8 万例血管内导管相关感染,由此引起的医疗费用为 2. 96 亿 ~ 23 亿美元。最近的研究表明,ICU 中血管内导管相关感染患者的归因病死率可能并不增加,但可导致延长住院时间,增加约 3 万美元/例的住院费用。

中华医学会重症医学分会制定的血管内导管相关感染的预防与治疗指南(2007)定义:导管相关血行感染(catheter related bloodstream infection, CRBSI) 是指留置血管内装置的患者出现菌血症,经外周静脉抽取血液培养至少 1 次结果阳性,同时伴有感染的临床表现,且除导管外无其他明确的血行感染源。在明确血管内导管相关血行感染时,应注意区别感染是直接源于导管还是因其他部位感染导致的血行感染,因为有些菌血症导致的血行感染是继发于手术切口感染、腹腔内感染、院内获得性肺炎、泌尿系感染等。故导管相关的血行感染仅限于导管感染导致的血行感染,能够排除其他部位感染,且导管尖端培养与血培养为同一致病菌。但目前临床实际过程中二者较难区分。

表 40-4　159 例导管相关血流感染的细菌学检查结果

病原菌	构成比(%)
凝固酶阴性葡萄球菌	31
金黄色葡萄球菌	18
肠道革兰阴性细菌	14
铜绿假单胞菌	8
念珠菌属	6
棒状杆菌属	5
肠球菌属	4
其他	14

引自: Maki DG, Kluger DM, Crnich CJ. 2002. The microbiology of intravascular device-related infection in adults: an analysis of 159 prospective studies and implications for prevention and treatment. In Abstracts and Proceedings from the 40th Annual Meeting of the Infectious Disease Society of America. Chicago, Infectious Disease Society of America。

一、致　病　菌

常见的致病菌有表皮葡萄球菌、凝固酶阴性葡萄球菌、金黄色葡萄球菌、肠球菌等(表 40-4)。表皮葡萄球菌感染主要是由于皮肤污染引起,约占 CRBSI 的 30%。金黄色葡萄球菌是 CRBSI 最常见的病原菌,目前约占院内血行感染的 13. 14%,而耐万古霉素肠球菌(vancomycin resistant enterococcus, VRE) 感染的发生率也在增加。其他的致病菌有铜绿假单胞菌、嗜麦芽窄食单胞菌、鲍曼不动杆菌等,放射性土壤杆菌也有报道。铜绿假单胞菌和阴沟杆菌在大面积烧伤患者中比较多见。随着广谱抗菌药物应用日趋广泛,真菌在院内血行感染中的比例越来越高。白念珠菌是常见的病原体,念珠菌引起的血行感染发生率为 5. 18%。长期接受全肠外营养的患者,念珠菌感染的发生率也会增加。在骨髓移植者中,念珠菌感染发生率可达 11%。免疫功能低下患者尤其是器官移植后接受免疫抑制治疗者,还可发生曲霉菌感染。

二、发病机制和危险因素

微生物引起导管感染的方式有以下3种:①皮肤表面的细菌在穿刺时或之后,通过皮下侵入导管皮内段至导管尖端,形成细菌定植,随后引起局部或全身感染;②另一感染灶的微生物通过血流播散到导管,在导管上黏附定植,引起CRBSI;③微生物污染导管接头和内腔,导致管腔内细菌繁殖,引起感染。其中前两种属于腔外途径,第三种为腔内途径。外周静脉导管、有创动脉导管等短期留置导管(<10天)以第一种发病机制为主,长期留置导管则以第三种为主。

影响导管感染的因素很多(表40-5),有时可能几种因素同时存在,如宿主因素、导管位置及微生物与导管相互作用。股静脉留置导管感染的风险是锁骨下静脉的5倍左右。导管材料会影响微生物的黏附功能:革兰阳性菌如葡萄球菌对聚氯乙烯、聚乙烯和硅胶导管亲和力高;聚乙烯导管表面不规则,有利于血小板黏附形成纤维蛋白鞘,从而引起导管相关血行感染发生率上升;聚氨基甲酸乙酯导管表面相对光滑,短期(24~48小时)使用不会引起炎症反应。

表 40-5　导管相关血行感染的危险因素

危险因素	相对风险或优势比(OR 值)
基础疾病	
艾滋病	4.8
中性粒细胞缺乏	1~15.1
胃肠道疾病	2.4
外科手术	4.4
住 ICU 患者	0.4~6.7
长期住院	1~6.7
其他血管内装置	1~3.8
其他部位同时存在感染	8.7~9.2
APACHE Ⅱ 分值高	4.2
机械通气	2~2.5
器官移植	2.6
穿刺部位	
颈内静脉	1~3.3
锁骨下静脉	0.4~1
股静脉	3.3~4.8
导管的管理	
外科 ICU 的护士和患者数比值	
1:2	61.5
1:1.5	15.6
1:1.28	4
1:1	1
导管留置时间大于 7 天	1~8.7
导管内细菌定植	17.9~44.1
肠外营养	4.8

三、导管相关血行感染的诊断

1. 临床表现　导管相关血行感染的临床表现常包括发热、寒战或置管部位红肿、硬结或有脓液渗出。除此以外,还有医院获得性心内膜炎、骨髓炎和其他迁徙性感染症状。由于其缺少特异性和敏感性,所以不能以此为依据建立诊断。一些敏感性较高的临床表现,如发热(伴或不伴有寒战)缺乏特异性,而在置管部位周围的炎症和化脓虽有较高特异性,却缺少敏感性。有研究显示,存在导管相关感染时,局部炎症表现却不常见。有学者认为,凝固酶阴性葡萄球菌为导管相关血行感染的主要病原菌,该菌很少引起感染的局部或全身征象。若置管部位有明显的炎症表现,特别是当患者同时伴有发热或严重全身性感染等临床表现时,应考虑导管相关血行感染系由金黄色葡萄球菌或革兰阴性杆菌引起。

在缺少实验室检查依据时,具有血行感染临床表现的患者,若拔除可疑导管后体温恢复正常,仅能作为导管相关血行感染的间接证据。为此,在怀疑导管相关感染时,应获取导管标本培养和血培养结果供分析。当重症患者突发脓毒症的症状和体征,又无法用肺部、泌尿系、手术切口等感染解释时,应警惕导管相关血行感染的可能性。当多次血培养结果回报为葡萄球菌、棒状杆菌、芽孢杆菌、念珠菌或马拉色霉菌,强烈提示存在导管相关血行感染。

2. 血培养诊断 传统观点认为,CRBSI 的诊断依赖于拔除导管后行导管尖端培养。然而,拔除导管后对导管进行定量培养诊断 CRBSI 往往是回顾性诊断,并且在怀疑其感染而拔除的导管中,只有 15% ~ 25% 被证实存在感染。因此,很多情况下需要不拔除导管的诊断方法,尤其是病情危重或在新位置重新置管危险较大时。

同时从外周静脉与导管抽血定量培养,做菌落数比较,即取两份血样本进行定量培养,一份来自外周静脉,一份来自中心静脉导管,若中心静脉导管血样本菌落数>外周静脉血培养的菌落数的 5 倍及以上时,可诊断 CRBSI。该方法操作费时,费用较高,但对于长期留置导管的感染诊断有较高的敏感性和特异性,对于短期留置导管其意义有限。同时从外周静脉与中心静脉导管抽血培养,做出现阳性结果时间比较(阳性时间差),特别适用于病情稳定、无严重局部感染或全身感染征象的患者。当研究隧道导管相关感染时,与配对定量血培养技术相比更为准确、经济。CRBSI 患者中心静脉导管抽血培养比外周静脉抽血培养出现阳性结果的时间至少早 2 小时,对于以腔内为主要感染途径的长期置管患者,应用价值较大。在短期留置无隧道导管的造血干细胞移植及肿瘤患者中,该方法是诊断导管相关脓毒症的简单、可靠的方法。血培养的敏感性与采血量成正比,成年人推荐采血量为 20 ~ 30 ml/部位。如果患者长期留置多腔导管,因为即便是同一条导管,不同腔隙也有约 30% 致病菌不一致的可能性,应该从不同腔隙采血送检。对于多腔导管,由于每一个导管腔都可能是 CRBSI 可能的感染源,为提高阳性检出率,需对每一个导管腔进行培养,即使该导管腔为空置,也应对其进行培养。采血时应最大限度地避免污染,有研究显示,平均每个污染的血标本可导致住院时间延长 4 天,医疗费用增加 4 万美元。

3. 导管培养诊断 当怀疑 CRBSI 而拔除导管时,导管培养是诊断 CRBSI 的"金标准"。肉汤定性培养敏感性高但特异性差,半定量(平皿滚动法)或定量(导管搅动或超声)培养技术是目前最可靠的诊断方法,与定性培养技术相比,诊断的特异性更高。半定量培养结果 ≥15 CFU,定量培养结果 ≥ 1000 CFU,同时伴有明显的局部和全身中毒症状,即可诊断 CRBSI。但其预测价值与导管的类型、位置、培养方法等有关。若置管时间<1 周,培养结果最可能的是皮肤表面微生物,它们沿着导管外表面进入而引起感染。此时,半定量培养技术协助诊断更敏感。若置管时间>1 周,病原微生物从导管尖端进入管腔并蔓延是感染的主要机制。半定量培养技术敏感性低,定量培养结果更准确。因此,当怀疑 CRBSI 而拔除导管时,应同时对导管尖端及导管皮下段进行培养。完全植入式中央静脉导管系统,静脉入口、硅酮隔膜下感染灶的聚集均可成为血行感染的来源,因而需同时对导管尖端及导管静脉入口处进行培养。当仅行 Swan-Ganz 导管尖端培养时,阳性率为 68%;而若同时行 Swan-Ganz 导管及其引导管的尖端培养,其阳性率可增至 91%。

4. 快速诊断 主要有革兰染色、吖啶橙白细胞(acridine-orange leucocyte cytospin, AOLC)试验及 AOLC 试验和革兰染色并用的方法。革兰染色有助于导管相关感染的诊断,但敏感性较低。从导管中抽血做 AOLC 试验是快速诊断导管相关血行感染的另一种方法,其特异性高但敏感性报道不一。有报道认为,AOLC 试验和革兰染色并用是诊断导管相关血行感染的简单、快速、廉价的方法(仅需 100 μl 血,30 分钟),但对其应用价值评价不一。

四、导管相关血行感染的预防策略

大部分的导管相关血行感染是可以预防的。大量循证医学的证据表明,预防措施能够有效降低或清除感染(表 40-6)。

表 40-6 美国疾病预防控制中心预防导管相关血行感染的指南推荐

指南推荐	证据等级
一般措施	
对医护人员进行培训	I A
确保 ICU 中足够的护理人员	I B
监测	
监测病房导管相关感染的发生率	I A
穿刺置管时	
无菌措施:手卫生	I A
隔离措施:口罩、帽子、无菌衣、手套、孔巾等	I A
专业的医护人员	I A
皮肤消毒:首选氯己定,碘酊、碘伏、70% 乙醇溶液也可	I A
穿刺部位:透析导管首选颈内静脉、其他情况首选锁骨下静脉	I A
应用无菌纱布或聚氨酯半透膜覆盖穿刺点	I A
导管的维护	
不需要时尽快拔出静脉导管	I A
每日监测穿刺部位	I B
不必局部应用抗菌药膏	I A
最多每 72 小时更换给药装置。当输含脂肪溶液或血制品时每 24 小时更换,输丙泊酚时每 6 ~ 12 小时更换	I A
每 72 ~ 96 小时更换外周静脉留置针	I B
不要仅仅为了预防感染而定期更换中心静脉导管	I B
其他	
在应用预防措施情况下导管相关血行感染的发生率仍较高的病房,或者估计导管保留大于 5 天的患者,可考虑应用抗菌药物镀膜导管(成人)	I B
"抗菌药物锁"仅用于长期留置导管并且虽应用预防措施仍经常发生导管相关血行感染的患者	II

引自:O'Grady NP,Alexander M,Dellinger EP,et al. 2002. Guidelines for the prevention of intravascular catheter-related infections. Am J Infect Control,30:476 ~ 489。

1. 导管类型和穿刺部位的选择 多腔比单腔感染概率大。有关血液透析的观察研究显示:锁骨下静脉和颈内静脉留置导管感染率无差异,均低于股静脉。但是锁骨下静脉留置导管发生静脉血栓和狭窄的概率为40%~50%,而颈内静脉仅为0~10%。基于以上的研究结果,与锁骨下静脉比较,颈内静脉留置导管是行血液透析的最佳选择。

2. 防护隔离措施 手卫生、无菌手套及无菌手术衣,穿刺技术和护理水平,专业的医护团队等,均可能降低发病率。

3. 穿刺部位的消毒 有研究显示,氯己定葡萄糖酯比其他消毒剂效果好,其对革兰阳性、阴性细菌均有效,而且消毒速度快,效果稳固。最近一项荟萃分析显示,氯己定浸透的纱布能降低导管出口位置的细菌种植发生率,同时也可以降低导管相关血行感染的发生率。美国疾病预防控制中心推荐碘酊、碘伏、70% 乙醇溶液可作为氯己定的替代品使用,消毒范围 10 cm× 10 cm 顺时针方向与逆时针方向交替进行,消毒剂自然待干,穿刺时要避开局部感染灶。

4. 导管置入后的处理 无菌纱布和透明膜各有其优点,应该根据患者的个体情况选择无菌敷料的种类。对于出汗较多,穿刺点有渗液、渗血的患者推荐使用无菌纱布。穿刺后 24 小时内更换无菌敷料,纱布敷料更换 1 次/2 天,透明膜更换 1 次/7 天。当敷料潮湿、粘贴不牢固或者有明显污染时应该立即更换。由于穿刺点局部的细菌繁殖可随导管反复移动进入体内,因此要妥善固定导管。有资料表明,在成人留置导管内常规浸有抗菌药物并没有预防作用,但在特定组群(使用 PICC 的高危新生儿和使用长期隧道导管的肿瘤患者)中,万古霉素封闭导管被证实能够降低导管感染的风险。

5. 抗感染导管 抗感染导管的研究是近年来的热点,目前较常用的抗感染导管有两种:氯己定/磺胺嘧啶银抗感染导管和多西环素/利福平抗感染导管。荟萃分析表明,抗感染导管在预防导管相关血行感染中确实有效。但在临床实践中,何时需要应用此类导管尚无定论。

6. 综合预防方案 综合预防方案被证明能够显著降低导管相关血行感染的发生率。该方案一般包括人员培训及可降低感染发生的床旁模式,其中关键的一点就是每日评估置管的必要性。美国密歇根州的 103 家 ICU 使用了综合预防方案,包括手卫生、完全的屏障预防、2% 氯己定皮肤消毒、避免股静脉置管、及时移除不必要的中心静脉置管。该方案使得导管相关血行感染的发生率由 7.7 例/1000 导管日下降至 1.4 例/1000 导管日。

五、导管相关血行感染的治疗

导管相关血行感染的治疗包括多方面,主要原则是尽早拔除导管及根据病原学的结果有针对性地合理使用抗菌药物。详见血管内导管相关感染的预防与治疗指南(2007)。

1. 导管的处理——导管的拔除时机

(1)当怀疑导管相关感染时,应立即拔除静脉导管,并进行导管与外周血标本的培养(推荐级别:B)。

(2)仅有发热的患者(如血流动力学稳定、无持续血行感染的证据、无导管局部或迁徙感染灶时)可不常规拔除导管,但应及时判断导管与感染表现的相关性,同时送检导管内血与周围血两份标本进行培养(推荐级别:B)。

(3)怀疑中心静脉导管导致的发热,同时合并严重疾病状态、穿刺部位的脓肿时,出现并发症(如心内膜炎),应当立即拔除导管(推荐级别:A)。

(4)中心静脉导管合并金黄色葡萄球菌感染时应该立即拔除导管,并需明确是否并发感染性心内膜炎(推荐级别:B)。

(5)对于革兰阴性杆菌导致的导管相关菌血症,建议拔除中心静脉导管(推荐级别:D)。

（6）念珠菌导致的导管相关菌血症时,建议拔除中心静脉导管(推荐级别:A)。

2. 挽救感染导管和治疗　有学者提出,如怀疑 CRBSI 即拔除导管将有可能拔除非感染性导管,其发生率达 70% ~ 80% ,因此,尽量挽救感染导管也是切实可行的选择,特别是长期或永久留置的导管。当确定 CRBSI 并培养分离到特定病原菌后,如需挽救导管应考虑"抗菌药物锁"治疗。抗菌药物锁技术,即用高浓度的抗菌药物封闭导管来杀灭感染菌也能达到治疗的效果。Viale 等对 30 例 CRBSI 病例进行前瞻性研究,所有病例在最初 48 小时内均接受抗菌药物治疗后分为 2 组,15 例采用抗菌药物锁及继续用全身性抗菌药物,另 15 例仅用抗菌药物锁。最终 28 例患者(93.3%)在保留导管的情况下治愈。

3. 抗菌药物治疗　鉴于危重症患者发生导管相关感染后,易诱发脓毒性休克或加重器官功能损害,早期的经验性药物治疗就显得很有必要。导管相关感染的初始抗菌药物应用通常起始于经验性治疗,而初始抗菌药物的选择则需要参照患者疾病的严重程度、可能的病原菌,以及当时当地病原菌流行病学特征。

导管相关感染病原微生物的流行病学调查结果有助于早期经验性抗菌药物的选择。一项 3189 例次深静脉导管的病原学监测显示,表皮葡萄球菌(15.16%)、金黄色葡萄球菌(13.18%)、铜绿假单胞菌(13.12%)、肺炎克雷伯菌(7.16%)和鲍曼不动杆菌(6.12%)是5 种最常见的病原菌。金黄色葡萄球菌中 MRSA 占 60% ~ 91% ,凝固酶阴性葡萄球菌中耐甲氧西林的菌株也达 80% 以上。因此,鉴于葡萄球菌是导管相关感染最常见的病原菌,且存在高耐药性,糖苷类抗菌药物应作为导管相关感染经验性治疗的首选药物。

对于甲氧西林敏感的金黄色葡萄球菌(methicillin-sensitive staphylococcus aureus,MSSA)所致导管相关感染,应根据药敏选择耐酶的青霉素或头孢菌素。有研究显示,耐酶的青霉素对细菌的清除优于万古霉素。MRSA 导致的导管相关感染,以及病原学为 MSSA,但患者对于 β-内酰胺类药物严重过敏时,可选择糖苷类抗菌药物或利奈唑胺。存在肾功能损害或肾损伤危险因素的患者,应用万古霉素治疗时,若有条件应定期检测血药浓度,指导药物剂量的调整。

当然,对于危重症患者或者免疫功能低下的患者,也应注意覆盖革兰阴性杆菌,而常见的不动杆菌、铜绿假单胞菌、肠杆菌科细菌的耐药现象非常普遍。另外,若考虑导管相关感染的病原微生物是真菌时,因真菌血症可导致危重患者病死率明显增加,应早期给予积极的经验性抗真菌治疗。

4. 抗菌药物应用的疗程　若抗菌药物治疗反应性好,患者无免疫功能低下、心脏瓣膜病和血管内假体,可进行短疗程(2 周以内)治疗。若出现感染性心内膜炎、骨髓炎及感染性血栓性静脉炎等严重并发症,抗菌药物应用的疗程应该延长(感染性心内膜炎 4 ~ 6 周,骨髓炎 6 ~ 8 周,感染性血栓性静脉炎 4 ~ 6 周)。植入隧道式深静脉导管或植入装置的患者并发导管相关感染,如表现为隧道感染或者植入口脓肿,需要移除导管和植入装置,并且进行7 ~ 10 天的抗菌药物治疗。

由于凝固酶阴性葡萄球菌(如表皮葡萄球菌、腐生葡萄球菌)致病力相对偏低,单纯拔管后感染有可能得到控制,但多数专家仍建议接受抗菌药物治疗 5 ~ 7 天。对于那些长期留置导管,如需静脉营养、肿瘤化疗、透析的患者,发生导管相关感染时,如果病原菌为凝固酶阴性葡萄球菌,而且全身情况相对稳定时,可暂不拔管,在全身抗菌药物应用的同时联合局部抗菌药物封闭导管治疗(抗菌药物锁)10 ~ 14 天。但如临床症状恶化或停用抗菌药物后感染复发,则应拔除导管。金黄色葡萄球菌造成的导管相关感染,一般在拔除导管后必须使用敏感抗菌药物治疗 14 天。有研究显示,与疗程 >14 天比较,疗程<14 天患者的病死率明显增高。

第三节 医院获得性肺炎

一、定 义

医院获得性肺炎(hospital-acquired pneumonia,HAP)指在入院时未处于潜伏期而入院 ≥48 小时后发生的肺炎,患者在入院时未接受气管插管。呼吸机相关性肺炎(ventilator-associated pneumonia,VAP)是指患者经气管插管 48~72 小时后发生的肺炎,而此前肺炎不存在。

二、HAP 的流行病学

HAP 在美国医院内感染中占第 2 位,发生 HAP 后平均每位患者住院时间延长 7~9 天,医疗花费增加 5 万美元。HAP 的发生率为每 1000 次住院发生 5~10 例,气管插管后 HAP 的发病率可增加 6~20 倍。HAP 占 ICU 内感染总数的 25%,占 ICU 中抗菌药物使用量的 50%。在 ICU,近 90% 的 HAP 发生在机械通气过程中。住院的早期,发生 VAP 的危险性最高,据估计,在机械通气的前 5 天内,VAP 的发生率是以每天增加 3% 的速度递增,5~10 天时 VAP 的发生率可降到每天 2%,10 天后危险性就减低到每天 1%。这说明气管插管本身就增加了 HAP 感染的危险,随着无创机械通气应用的增多,HAP 的发生也会减少。

发生 HAP 的时间是一个重要的流行病学参数。早期的 HAP 是指住院 4 天内发生的肺炎,通常由敏感菌引起,患者预后好;晚期的 HAP 是指住院 5 天或 5 天以后发生的肺炎,致病菌常是多重耐药菌(MDR),病死率高。粗略估计,HAP 的病死率为 30%~70%,但是大多数 HAP 患者死于基础病而不是 HAP 本身。VAP 的归因病死率为 33%~50%,病死率升高与菌血症、耐药菌(如铜绿假单胞菌、不动杆菌属)感染、内科疾病而不是外科疾病、不恰当的抗菌药物治疗等因素相关。

三、HAP 的发病机制

HAP 的发生必须是宿主与微生物间的平衡向有利于细菌定植和向下呼吸道侵袭的方向发展。HAP 的感染途径包括医疗器械和周围环境(水、空气、仪器),且病原微生物可在医护人员与患者之间传播。患者基础疾病的严重程度、是否手术、是否接受过抗菌药物和其他药物治疗、是否行气管插管等,均与 HAP 或 VAP 的发病有关。口咽部定植细菌的吸入及气管插管球囊上方积聚细菌的吸入是细菌进入下呼吸道的主要途径。胃肠道和鼻窦作为口咽及气管定植菌储藏库仍有争议。吸入被污染的气溶胶并不是 HAP 感染的主要途径,血源性感染播散和胃肠道细菌移位在 HAP 发病中罕见。VAP 的发生主要与以下因素相关:

1. 呼吸道防御机制受损 机械通气由于建立了人工气道,使患者下呼吸道直接开放,干扰呼吸道正常屏障机制和生理功能,削弱了上呼吸道的滤过和温湿作用,抑制了下呼吸道的黏液纤毛系统,使呼吸道防御机制减低,消除异物能力下降,黏膜纤毛运动减退及消失,呼吸道更加脆弱而易于感染。另外,气管导管的摩擦和反复吸痰对气管黏膜的损害,亦降低了机体防御作用。

2. 气管导管的细菌生物被膜形成　气管导管的细菌生物被膜是指吸附于气管导管内表面并分泌表多糖、纤维蛋白、脂蛋白等形成黏液样多糖蛋白复合物,将细菌聚集形成的微菌落包裹在内形成的膜样物。机械通气时,气管导管内的气体及吸痰时吸痰管的机械碰撞均可导致细菌生物被膜移动、堆积或脱落,使这种含有大量细菌的生物被膜碎片向气管内播散,这也是导致 VAP 反复发生和难治的重要原因之一。

3. 声门下分泌物引流(SSD)　机械通气患者口咽部分泌物易于积聚在声门下区气囊上,成为细菌积聚定植的场所,该处细菌浓度可达 $10^8 \sim 10^{10}$ CFU/ml,当气囊内压力低于 20 cmH$_2$O 时,积聚于声门下的分泌物可漏入或误吸入下呼吸道,导致 VAP 的发生。Smulders 等对 150 例插管>72 小时的患者间歇性声门下分泌物引流进行前瞻性临床随机对照试验研究,结果表明 SSD 组患者 VAP 的发生率虽然较普通气管导管组明显降低,但两组患者的机械通气时间、ICU 内住院天数、总住院天数和病死率无统计学差异。另外,Rello 等发现气囊压力不足和声门下分泌物引流失败是 VAP 发生的危险因素之一,而抗菌药物治疗对上述危险因素引起的 VAP 有保护性作用。目前 SSD 应用并不普遍,但似乎显示非常有希望预防 VAP 的发生。

四、HAP 的病原学

非免疫缺陷者的 HAP、VAP 通常由细菌感染引起,可能为多种细菌的混合感染,由真菌和病毒引起的感染少见。常见的致病菌有需氧革兰阴性杆菌,包括铜绿假单胞菌、大肠杆菌、肺炎克雷伯菌、不动杆菌。金黄色葡萄球菌感染常在糖尿病、头部创伤和住 ICU 的患者发生。口咽部定植菌(化脓性链球菌、凝固酶阴性葡萄球菌、奈瑟菌属、棒状杆菌属)的过量生长,可造成免疫缺陷者和部分免疫正常者的 HAP。引发 HAP 的 MDR 的种类受多种因素影响,如住在哪家医院、基础疾病、是否接受过抗菌药物治疗、外科患者还是内科患者,另外 MDR 还随住院时间的变化而改变(图 40-2)。因此要了解 MDR,当地实时、动态监测非常重要。没有接受插管的住院患者因误吸可引起厌氧菌所致的 HAP,但是 VAP 中厌氧菌所引起的感染少见。实际上,因为没有气管插管,HAP 细菌病原学资料非常少,HAP 的病原学资料主要来自 VAP 的研究(表 40-7)。但是大多数学者认为,不行机械通气的患者与行机械通气的患者病原学差别不大。主要的 MDR 包括:MRSA、铜绿假单胞菌、不动杆菌属和肺炎克雷伯菌。但某些致病菌,如 MRSA 和肺炎克雷伯菌更多见于 HAP;而铜绿假单胞菌、嗜麦芽窄食单胞菌、不动杆菌在 VAP 的患者中较多见。嗜肺军团菌在 HAP 患者中并不少见,特别是在免疫缺陷者,如器官移植受者、HIV 感染者、糖尿病、肺病、终末期肺病等。如果医院供水系统中存在嗜肺军团菌,或该院正在进行基础设施建设,则发生嗜肺军团菌致 HAP 的机会增加。

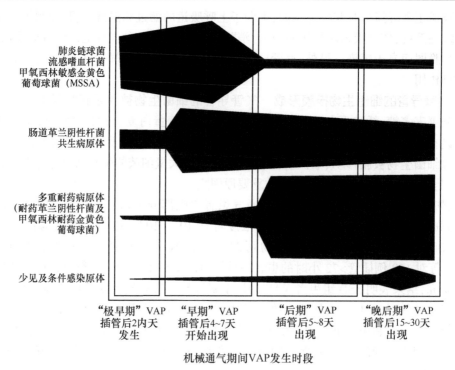

图 40-2   机械通气时不同种类病原体所致呼吸机相关肺炎发生时间

(引自:Park DR. 2005. The microbiology of ventilator-associated pneumonia. Respir Care,50:742 ~ 763)

表 40-7   呼吸机相关肺炎致病菌构成

致病菌株	所占比例(%)	致病菌株	所占比例(%)
铜绿假单胞菌	24	真菌	1
金黄色葡萄球菌	20	其他	4
嗜血杆菌	10	肠杆菌科	14
链球菌属	8	变形杆菌	3
不动杆菌属	8	大肠杆菌	3
肺炎链球菌	4	肠杆菌属	3
奈瑟菌属	3	克雷伯杆菌属	2
嗜麦芽窄食单胞菌	2	黏质沙雷菌	2
凝固酶阴性葡萄球菌	1	枸橼酸杆菌属	1
厌氧菌	1		

五、HAP 的诊断

美国医院获得性肺炎诊治指南(2005)认为,HAP 的临床诊断应包括两层含义,一方面确定是否患有肺炎,另一方面确定肺炎的病原学。当患者有发热、白细胞计数增高、脓性痰及痰或支气管分泌物培养阳性,但影像学没有新出现的浸润影,只能诊断医院获得性气管支气管炎,而不能诊断 HAP。气管支气管炎可以使患者 ICU 住院时间及机械通气时间延长,但病死率并不增加。与 VAP 相比,HAP 的诊断更困难,因为没有气管插管,很难获得病原学资料,且怀疑 HAP 者较少行支气管镜检查。很多医生研究了临床标准对诊断 HAP 的准确性,影像学见肺部浸润影加一项临床表现(发热、白细胞计数增高、脓性痰)的敏感性高,但特异性低(特别对于 VAP)。但一项结合病理学和病原学的尸解研究表明,肺部浸润影加两项临床表现,诊断 HAP 的敏感性达 69%,特异性达 75%;但如果所有临床表现均满足,敏感性会下降,可能会漏诊很多的 HAP。因此,影像学加两项临床表现是目前最准确的临床诊断标准。当上述临床表现一项都不存在时,发生 HAP 的可能性很小。但如果并发急性呼吸窘迫综合征(ARDS)、出现了难以解释的血流动力学不稳定、在机械通气过程中动脉血氧分压下降,要警惕发生 HAP 的可能。行气管插管的患者往往能培养出多种致病菌,但如果对单纯的细菌定植就给予抗菌药物治疗是危险的。不推荐对无感染征象者行常规气道分泌物的细菌培养,因其结果只能产生误导。

　　HAP 病原学的诊断往往需要获得下呼吸道分泌物,从血培养或胸腔积液培养中得到病原学资料的机会非常小。即使血培养阳性,致病菌也可来自肺外感染,而不是来自 HAP。对于 ICU 患者出现发热,怀疑有感染存在,但下呼吸道分泌物培养阴性(近期未更换过抗菌药物),通常提示 VAP 不存在,故应寻找其他的感染来源。很多实验室对于 HAP 的病原学诊断,是通过痰或气道分泌物的半定量培养获得。痰涂片革兰染色直接镜检,通过仔细检查多型核白细胞及细菌形态,并与细菌培养结果比较,可提高 HAP 诊断的准确性。

　　临床诊断的局限性可导致抗菌药物的过量使用,这与临床诊断敏感性过高有关。很多临床表现类似 HAP 的非感染性疾病,也可能接受抗菌药物治疗,如充血性心力衰竭、肺不张、肺栓塞、药物性肺损害、肺出血或 ARDS。为提高临床诊断的特异性,Pugin 等提出临床肺炎评分(CPIS),这是一种结合症状、影像学、生理学和细菌学的综合性评分系统,CPIS 超过 6 分即诊断 HAP。遗憾的是,CPIS 的敏感性(77%)和特异性(42%)并不令人满意。但 CPIS 可用在动态监测上,如果低度怀疑 VAP 者,经抗菌药物治疗 3 天后 CPIS 仍很低,可以比较安全地停用抗菌药物。总之,目前仍缺乏 HAP 或 VAP 诊断的"金标准",结合临床症状体征、影像资料、微生物培养及生物标志物检测等手段,可以早期准确地诊断 HAP 或 VAP(图 40-3)。

　　下呼吸道分泌物定量培养的目的是为了区别定植和感染,还可减少抗菌药物的过量使用,特别是那些低度怀疑 HAP 者。支气管肺泡灌洗(BAL)的诊断阈值为 10^4 CFU/ml,诊断 VAP 的敏感性为 73%±18%、特异性为 82%±19%。保护性毛刷(PSB)的诊断阈值为 10^3 CFU/ml,与 BAL 相比,PSB 的重复性较差,敏感性和特异性分别为 66%±19% 和 90%±15%。因此,PSB 对于诊断 HAP 的特异性高于敏感性,阳性结果可以提高诊断的准确性。定量培养出现假阴性的主要原因是最近使用过抗菌药物或抗菌药物发生改变,在这种情况下,适当降低定量培养的阈值可以减少假阴性。定量培养也适用于盲法气管插管内吸引、盲法 BAL 和盲法 PSB,这在纤维支气管镜技术不普及的医院应用较多。盲法气管插管内吸引、盲法 BAL、盲法 PSB 的敏感性分别为 74%~97%、63%~100%、58%~86%,特异性分别为 74%~100%、66%~96%、71%~100%。至于选择哪种方法受专业知识、临床经验、仪器设备和费用的影响。与接受经验性抗菌药物治疗相比,接受侵入性检查(纤维支气管镜、PSB、BAL)者住院 14 天病死率下降(16% 比 25%,$P = 0.02$),同时 28 天内不使用抗菌药物的天数延长[(11±9)天比(7±7)天,$P < 0.001$]。

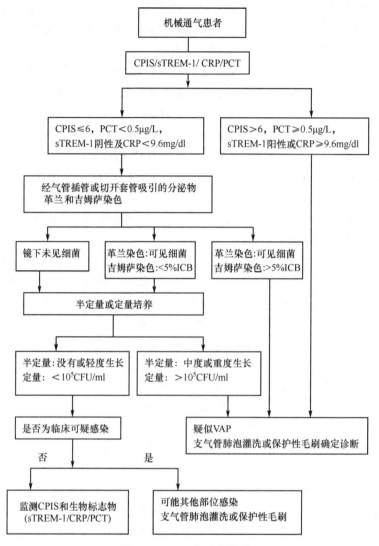

图 40-3　VAP 的诊断策略

ICB,细胞内细菌;sTREM-1,可溶性髓系细胞触发受体-1;CRP,C-反应蛋白;PCT,降钙素原

六、HAP 及 VAP 发生的预防措施

气管插管与机械通气可以增加 HAP 的发病率 6~21 倍,如有可能应尽量避免使用。研究表明,尽量缩短机械通气的时间、减少镇静剂的使用、加快脱机,能减少 HAP 的发生。从气管插管那一刻起,就应该制订拔管计划;避免重复插管,因为重新插管会显著增加 VAP 发生的风险。每天评估机械通气患者是否有停机的指征,每天都要间断停用镇静药物(间断唤醒),这两项措施已被证明可以缩短通气时间和住院日。

VAP 发病率高,治疗困难,病死率居高不下,加强预防可能是控制该病流行、降低病死率的最重要措施。目前预防措施主要是针对本病易感危险因素及发病机制。VAP 的易感因素详见表40-8,预防措施的总结见表40-9。尽管现有医疗条件下许多易感因素难以避免,但诸多研究证实,采取相应的预防措施,部分 VAP 是可以避免发生的。

表 40-8　呼吸机相关肺炎的独立危险因素

宿主因素	干预因素
血清白蛋白,<2.2 g/dl	H_2 受体阻断剂±抑酸剂
年龄,≥60 岁	肌松剂,持续静脉镇静
急性呼吸窘迫综合征	输血大于4U
慢性阻塞性肺疾病或其他慢性肺病	颅内压监测
昏迷或意识障碍	机械通气时间超过48 小时
烧伤或创伤	呼气末正压通气
器官衰竭	频繁的呼吸管路更换
疾病严重程度	二次插管
大量胃内容物吸入	鼻胃管
胃部细菌定植及胃液 pH	仰卧位
上呼吸道细菌定植	近期抗生素应用
鼻窦炎	

表 40-9　呼吸机相关肺炎预防的指南推荐

预防措施	推荐等级
一般措施	
针对危险因素和预防措施对医护人员进行培训	ⅠA
手卫生	ⅠA
处理气道分泌物或被其污染的物品时戴手套	ⅠB
致病菌及药敏的监测	ⅠB
除非暴发流行,不必定期对患者、物品和环境进行细菌培养	Ⅱ
对所有相关装置进行消毒和杀菌	ⅠA
只在呼吸回路污染的时候予以更换	ⅠA
定期引流和去除呼吸回路内的冷凝水	ⅠB
治疗同一患者的间期,用灭菌水清洁、消毒、冲洗嵌入式雾化器	ⅠB
尽可能用一次性药品进行雾化吸入治疗	ⅠB
非药物措施	
经口气管插管(不是经鼻)	ⅠB
尽早拔除鼻胃管和气管插管	ⅠB
避免不必要的二次插管	Ⅱ
如果病情允许,用无创通气避免气管插管或二次插管	Ⅱ

预防措施	推荐等级
早期气管切开	-
半卧位	Ⅱ
口腔护理	Ⅱ
声门下吸引	Ⅱ
热湿交换器(人工鼻)	
药物措施	
对存在肺炎球菌感染风险的患者实施免疫治疗(疫苗)	Ⅰ A
对所有高危患者免疫预防流感	Ⅰ A
心脏手术后用氯己定口腔冲洗	Ⅱ
优先考虑用硫糖铝预防应激性溃疡出血	-
选择性消化道去污染	
为降低耐药菌的发生,轮换使用抗菌药物	-

(1)使用经口的气管插管和经口的胃管可减少鼻窦炎的发生,进而可能减少 HAP。人的口腔常有几百种细菌存在,但这些细菌常被唾液冲洗掉并被吞入消化道。气管插管的重症患者分泌的唾液会减少,这不利于口腔细菌的自我清除。气管插管的重症患者入 ICU 后细菌就可以定植,尤其致病力强的细菌繁殖快,可以形成牙龈斑,后者被认为是细菌的储存库。

美国重症护理学会制定的口腔护理指南的基本内容包括口腔情况的评估,一天至少两次用软毛刷清洁牙齿、舌苔和牙龈,在护理口腔黏膜和嘴唇时应用湿化剂,在一些特定的患者用消毒漱口液清洁。操作时要戴手套,尽可能减少通过医务人员的手传播细菌。用氯己定做口腔护理的方法也被推荐用于机械通气患者的日常护理。

(2)保持气管插管气囊压力在 20 cmH_2O(1 cmH_2O=0.098 kPa)以上、对声门下方分泌物持续吸引、降低对咳嗽反射的抑制作用(限制镇静剂和麻醉剂的使用)也可降低 VAP 的发生。声门下和气管套管气囊上方常有大量分泌物积聚,误吸这些积存的分泌物将导致大量细菌进入下呼吸道引起肺炎。这一发病机制已经被许多试验证实,口腔的定植菌和肺脏查到的细菌往往是一致的。间断的或持续性声门下分泌物引流已被证明是有效的 VAP 预防方法,可以抢先将感染源去除。每一次变更体位前做一次口鼻腔和气管气囊上方的分泌物吸引,可减少 VAP 的发生,缩短机械通气时间。

(3)呼吸机管路内也有细菌定植,要警惕呼吸机管路内的冷凝水反流,但是频繁地更换管路并不能减少 VAP 的发生。平卧位引起误吸的可能性大,半卧位(45°)可减少误吸,进而减少 HAP 的发生。

(4)胃肠外营养可增加静脉导管相关感染的危险、增加费用,还可使小肠纤毛丧失、肠道内细菌移位,因此很多专家推荐对于危重症患者,使用肠内营养越早越好。但肠内营养却也是 HAP 的危险因素,早期肠内营养(气管插管后 1 天)比晚期(插管后 5 天)肠内营养发生 VAP 的危险高。荟萃分析发现,与胃肠内营养相比,幽门后肠营养可减少 ICU 相关 HAP 的发生。

以下预防措施尚存在争议,简述如下:

1. 早期气管切开 早期气管切开可以避免长期气管插管导致的咽喉损伤和气管狭窄等

并发症的发生,并且患者会更加舒适。但它能否降低 VAP 的发生仍存在争议。Griffiths 等的荟萃分析纳入 5 项研究共 382 名患者,结果显示早期气管切开(机械通气 7 天内)没有显著降低 VAP 的发生率及病死率,但是可以降低机械通气时间和住 ICU 时间。而 Durbin 等对 3 项临床随机对照研究分析发现:早期气管切开(机械通气 5 天内)可降低病死率和住 ICU 时间。其实对于临床医师而言,最主要问题是需要判断患者是否存在下述需要长期依赖机械通气的因素:上呼吸道梗阻、格拉斯哥昏迷评分≤6、颈 4 或以上脊髓损伤、急性神经肌肉疾病伴有交感神经功能失调或潜在的肺部疾病、在机械通气第 7 天时 ARDS 评分≥2.5。

2. 使用热湿交换器(HME)　人工气道丧失了上呼吸道加热、加湿和过滤细菌的功能,传统的加热式湿化器(HHS)可以替代人工气道的加热、加湿功能,但无法滤过细菌,可能导致 VAP 发病率增加。HME 可以有效利用患者呼出气体的温度和湿度,保持呼出管道干燥,避免细菌滋生,同时给吸入气体加温加湿;其带有的细菌、病毒滤过器可以过滤和吸附呼吸管道中的细菌,达到替代上呼吸道的功能,从而可能减少 VAP 的发生。Kola 等对多项随机对照研究的荟萃分析指出,应用 HME 可显著减少 VAP 的发生(相对危险度 0.7),对于机械通气时间≥7 天的患者尤为显著(相对危险度 0.57)。

3. 预防应激性溃疡药物的选用　对临床严重出血风险很低患者(如没有凝血病,且存在自主呼吸的患者),减少 VAP 风险的最好方式是不行应激性溃疡的预防。而在高风险患者(如机械通气>48 小时或有凝血病患者),在应激性溃疡预防与 VAP 的风险之间,应当权衡利弊,关于机械通气患者预防应激性溃疡药物的选用尚有争议。胃液 pH 和胃内细菌有着直接的关系:当 pH<2 时,65% 患者胃内保持无菌状态;当 pH>4 时,则至少有 60% 的患者胃内有革兰阴性杆菌存在,多种因素可使机械通气患者的胃液 pH 升高,胃内定植菌和 VAP 发生的危险性亦相应增加。多数研究认为,应用不改变胃液 pH 的药物如胃黏膜保护剂硫糖铝,可减少胃内定植菌群和 VAP 发生,主要是减少迟发性 VAP 的发生;对于胃液 pH 相同的危重症患者,应用碱性制剂较硫糖铝有更高的革兰阴性杆菌定植率;推测硫糖铝有直接的抗细菌活性。但 Cook 等关于比较硫糖铝和雷尼替丁预防机械通气患者应激性溃疡出血的多中心随机试验观察发现,二者 VAP 发病率、病死率和 ICU 住院时间并无显著性差异,但在并发应激性溃疡出血方面,雷尼替丁组较硫糖铝组显著降低;硫糖铝组患者和不用这两种药物治疗的机械通气患者 VAP 发生率相似。

4. 选择性消化道去污染(SDD)或选择性口咽部去污染(SOD)　Bergmans 等对 87 例气管插管机械通气的患者局部应用抗菌药物进行了口腔去污染的前瞻性、随机、双盲对照试验,结果发现口腔去污染组患者 VAP 的发生率明显降低。荷兰学者进行了一项多中心的研究,将 6000 名需要保留气管插管 2 天以上或住 ICU 时间超过 3 天的患者随机分成 3 组:SDD(静脉应用 4 天头孢噻肟+口咽和胃腔局部使用妥布霉素、多黏菌素 E、两性霉素 B)、SOD(仅局部应用相同的 3 种药物)及标准护理组。与标准护理组比较,SDD 和 SOD 组的 28 天病死率分别下降 3.5% 和 2.9%。但该组资料并没有提及各组 VAP 发生的情况以及 SDD 和 SOD 组耐药菌尤其是肠球菌发生率的对比。因此,SDD/SOD 预防 VAP 的效果仍需进一步评价。

VAP 预防的综合管理:综合管理结合了各条被循证医学证明是行之有效的措施;采用综合管理明显提高 VAP 预防的临床效果。美国健康与人类服务部(HHS)总结了 2003 年美国疾病预防控制中心的指南推荐意见,以及 2008 年美国保健流行病学会/美国感染病学会(SHEA/IDSA)的医院获得性感染的预防策略,制定了预防 VAP 的综合管理策略,共分为 3 个模块。

模块 1　机械通气患者的日常管理推荐意见：①尽可能采用无创通气；②尽可能经口气管插管，避免经鼻气管插管；③减少机械通气时间，每天评估患者是否能脱机；④采用半坐位（床头抬高 30°~45°），避免误吸；⑤使用带气囊的气管套管，气囊压力保证在 20 cmH$_2$O 以上，并做声门下分泌物引流；⑥用消毒漱口水定时护理口腔。

模块 2　器械的正确清洁、消毒、灭菌推荐意见：①所有器械都要消毒或者灭菌；②处理直接接触下呼吸道黏膜的器械时，采用蒸汽消毒法或者高压蒸汽灭菌法，温度>70℃，30 分钟；③对温度和湿度敏感的材料，采用低温蒸汽消毒法；④灭菌或者消毒后，正确清洁、烘干和包装，注意不要再污染已经灭菌或消毒的器械；⑤用无菌水冲洗器械，若无无菌水，可用过滤水和丙泊醇先后冲洗，然后压缩气体吹干或烘箱烘干；⑥当器械用于不同患者时，须重新清洁、消毒、高温灭菌；⑦反复用于同一患者时，用灭菌水冲洗。

模块 3　呼吸机和呼吸机附件的推荐意见：①去除冷凝水；②用灭菌水雾化，将液体加入雾化器中应注意无菌操作。

七、HAP 的抗菌药物治疗

HAP 的经验性抗菌药物治疗不仅要适当（对可能的致病菌有体外活性），而且要迅速。延误治疗将导致 HAP 病死率增加；另外，如果一开始抗菌药物选择不当，待细菌学结果回报后再调整抗菌药物，患者的病死率并不会下降。开始经验性抗菌药物的选择一方面要根据当地细菌流行病学监测的结果，另一方面要取决于有无 MDR 感染的危险[90 天前的抗菌药物治疗史、住院时间 5 天以上、当地 MDR 分离率高、存在卫生保健相关性肺炎（HCAP）危险（本次感染前 90 天内在医院住院>2 天、住养老院或康复医院、本次感染前 30 天接受过静脉抗菌药物、化疗或伤口护理、定期到医院接受血液透析）、免疫缺陷或接受免疫抑制剂治疗]。美国医院获得性肺炎诊治指南（2005）认为，在没有 MDR 感染危险的 HAP、VAP 可选择窄谱抗菌药物治疗（表 40-10），反之则需要选择广谱抗菌药物（表 40-11），甚至多药联合使用。图 40-4 是对 VAP 的抗感染治疗策略的总结，对临床治疗有一定参考价值。

表 40-10　没有 MDR 感染危险的 HAP、VAP 经验性抗菌药物的选择

可能的致病菌	推荐抗菌药物
甲氧西林敏感的金黄色葡萄球菌	头孢曲松
肺炎链球菌	或
流感嗜血杆菌	左氧氟沙星、莫西沙星或环丙沙星
革兰阴性肠杆菌（不包括铜绿假单胞菌）	或
肠杆菌属	氨苄西林/舒巴坦
大肠杆菌	或
克雷伯菌属	厄他培南
变形杆菌属	
黏质沙雷菌属	

表 40-11　需要覆盖 MDR 感染的 HAP、VAP 经验性抗菌药物的选择

可能的致病菌	推荐抗菌药物联合治疗
表 40-10 中的致病菌和 MDR 病原菌铜绿假单胞菌	抗假单胞菌的头孢菌素(头孢他啶、头孢吡肟)或
肺炎克雷伯菌(产超广谱 β-内酰胺酶)	抗假单胞菌的碳青霉烯类(亚胺培南、美罗培南)或
不动杆菌属	β-内酰胺类和(或)β-内酰胺酶抑制剂(哌拉西林/他唑巴坦)
	加上
	抗假单胞菌的氟喹诺酮类(环丙沙星、左氧氟沙星)
	或氨基糖苷类(阿米卡星、庆大霉素、妥布霉素)
	加上
MRSA	利奈唑胺或万古霉素
嗜肺军团菌	大环内酯类(阿奇霉素)或氟喹诺酮类(左氧氟沙星)药物

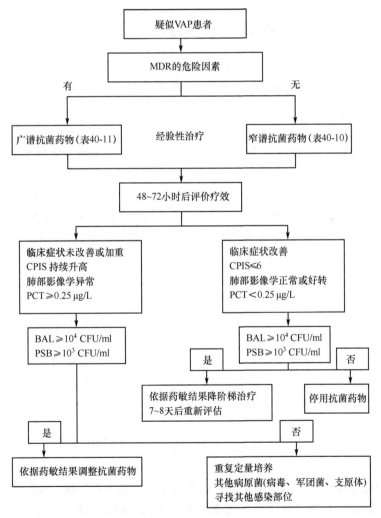

图 40-4　VAP 的治疗策略

临床上要想获得最佳的治疗效果,不但要选择合适的抗菌药物,还要有合适的剂量及合适的给药方式。为此,必须了解常用抗菌药物的药动学及药效学。大多数β-内酰胺类抗菌药物的肺组织浓度可达到血浆浓度的一半,而氟喹诺酮类与利奈唑胺的肺组织浓度可达到甚至超过血浆浓度。氨基糖苷类与氟喹诺酮类药物是浓度依赖的杀菌剂,万古霉素与β-内酰胺类抗菌药物也是杀菌剂,但属于时间依赖抗菌药物。氨基糖苷类与氟喹诺酮类对革兰阴性杆菌有明显的抗菌药物后效应,而β-内酰胺类抗菌药物对革兰阴性杆菌就没有明显的抗菌药物后效应(碳青霉烯类除外)。时间依赖性抗菌药物要求每天多次给药,甚至持续静脉滴注;而浓度依赖性抗菌药物则要求每天1次给药。有关这方面内容在下一节将有详细论述。

气管内滴药与雾化吸入给药只在多黏菌素B和氨基糖苷类等药物有研究。虽然局部给药(如妥布霉素)并不降低病死率,但是细菌清除率有所增加。局部给药的顾虑在于这种给药方式不是用于治疗而是用于预防,这样可能增加耐药菌感染的危险。雾化吸入抗菌药物的另一个副作用是可能引起支气管痉挛。

八、HAP 治疗的疗程和疗效

Luna 等以 CPIS 为研究工具,研究 VAP 的抗菌药物治疗疗程,结果发现,治疗3~5天临床就有明显改善。因此,如果经验性抗菌药物治疗有效,治疗6天即可达到很好的临床疗效,延长抗菌药物治疗时间只会导致耐药菌的定植,最终引起 VAP 的复发。有研究表明,VAP 的抗菌药物治疗,8天和14天的临床预后相同。一旦取得细菌学资料(血、痰培养),就要对初始使用的抗菌药物进行调整。这既包括初始治疗未覆盖的致病菌(主要是耐药菌),又包括初始治疗有效、需要降阶梯换用窄谱抗菌药物的情况。初始抗菌药物治疗无效可能有3种原因:①诊断错误,有很多其他原因临床上被误认为是 HAP,如肺栓塞、肺不张、肺泡出血、ARDS、肺肿瘤;②宿主原因,如高龄、机械通气时间长、呼吸衰竭、潜在致死性疾病、双侧肺浸润、抗菌药物治疗史等;③细菌因素,初始治疗未覆盖某些耐药菌,如铜绿假单胞菌、不动杆菌属;或其他少见病原,如结核分枝杆菌、真菌、呼吸道病毒等。另外,在治疗过程中可能出现导致发热的并发症,如鼻窦炎、静脉导管相关感染、假膜性肠炎、泌尿系感染等。

对于初始治疗无效者,需扩大鉴别诊断的范围,同时重复下呼吸道分泌物细菌培养。如果发现耐药菌或少见致病菌,就应该根据药敏结果调整抗菌药物。如果细菌培养阴性,就要考虑其他的并发症或非感染性因素。必要时需要更换深静脉导管,并取导管尖端、导管血进行培养,还要行尿培养。影像学检查可以帮助发现治疗失败的原因,如侧位胸片、B超可发现胸腔积液(通过胸腔积液检查可排除脓胸);腹部 CT 可帮助发现腹腔内的感染;鼻窦 CT 可发现鼻窦的气液平面,有助于鼻窦炎的诊断;另外还要特别警惕肺栓塞的可能。

第四节　抗菌药物治疗

脓毒症和脓毒性休克一直以来都是重症患者死亡的最主要原因。全世界每年每千人中就有3人发生脓毒症和脓毒性休克。过去十余年中,脓毒症的发生率增加了91.3%,且以每年1.5%~8.0%的速度上升。近年来,抗感染治疗和器官功能支持技术取得了长足的进步,但脓毒症的病死率仍高达30%~70%。

拯救脓毒症的国际组织倡导:对于脓毒症患者,起始恰当的抗菌药物治疗是降低病死率的最有效手段。因此,对于重症患者而言,如何合理应用抗菌药物显得更为迫切。重症感染患者存在器官功能的改变,对药物耐受性的降低、血流动力学的异常及连续血液净化治疗等也会影响药物的代谢,这些因素更增加了抗菌药物选择的难度。不仅如此,日益严重的细菌耐药现象也是困扰临床医师的重要问题。有研究显示,导致起始治疗不恰当的最主要原因是不能覆盖耐药菌,而广谱抗菌药物的应用可能会进一步加重耐药菌的产生,这就形成"耐药菌—经验性治疗不当—感染迁延—抗菌药物使用增加—耐药菌"的恶性循环。由此可见,合理应用抗菌药物不仅是控制感染、挽救生命的重要措施,同时也是延缓耐药、提高经验性治疗准确性的重要一环。本节所讲述的抗菌药物应用策略主要包括经验性和目标性治疗两方面(图 40-5)。

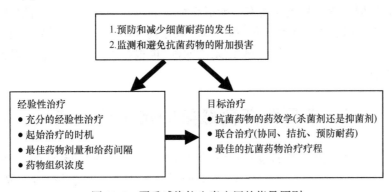

图 40-5 严重感染抗生素应用的指导原则

一、早期及时的经验性抗菌药物治疗

诊断脓毒症后应立即给予静脉抗菌药物治疗,早期有效的抗菌药物治疗能够明显降低脓毒症和脓毒性休克患者的病死率。一旦确定为脓毒症或脓毒性休克,留取标本后应立即给予抗菌药物治疗。有学者观察了不同时间经验性抗菌药物给药治疗医院获得性肺炎对预后的影响,结果显示早期(支气管肺泡灌洗前)经验性应用抗菌药物的患者(若抗菌药物应用适当)病死率为38%,而若未早期应用抗菌药物病死率则高达60%。拯救脓毒症的指南要求:"在诊断脓毒症的1小时内静脉应用抗菌药物治疗。"可见,对于脓毒症和脓毒性休克患者,争分夺秒地应用适当的抗菌药物具有重要的临床价值。

二、起始充分的经验性抗菌药物治疗

起始经验性抗菌药物是否合适,对治疗脓毒症者极为重要。所谓合适,即病原菌对之敏感。多篇文献报道,起始经验性抗菌药物合适治疗(appropriate therapy)较不合适治疗(inappropriate therapy)病死率明显下降。充分(adequate)的抗菌药物治疗是指在病原菌对药物敏感的同时,还包含以下几方面:最优药物剂量;给药途径正确,确保药物渗透感染部位;必要时联合用药。

（一）经验性抗菌药物选择要有充分的依据

抗菌药物的选择既要考虑到患者的病史（包括药物过敏史）、基础疾病、临床症状体征和可能的感染部位，同时也应充分考虑到患者所在医院或病区的微生物及药敏的流行病学情况。

（二）抗菌药物覆盖面要足够

早期经验性抗菌药物治疗是否能够有效地覆盖脓毒症的致病菌，对预后影响很大。早期经验性治疗应选择广谱的抗菌药物，以覆盖所有可能的致病菌。降阶梯疗法是近年来提出的一种经验性抢救重症感染性疾病的治疗方案，是以患者临床表现、感染的严重程度、本地区细菌流行病学状况及药敏资料为依据的。降阶梯疗法要求在治疗初始即选用单一、广谱、强效的抗菌药物，以尽量覆盖所有可能引起感染的革兰阴性与革兰阳性致病菌，迅速控制感染，即采用"一步到位，重拳出击"的原则。在用药48～72小时，病情已得到控制，临床症状改善，此时有关细菌学检测与药敏结果已明确，再根据检查结果调整抗菌药物的使用，使之更具针对性。

三、常见耐药菌感染的抗菌药物选用

1. 耐甲氧西林金黄色葡萄球菌（MRSA）及耐甲氧西林表皮葡萄球菌（MRSE）感染
如万古霉素（去甲万古霉素）、替考拉宁、利奈唑胺。根据情况可将磷霉素、复方磺胺甲噁唑、利福平等与糖苷类抗菌药物联合应用。

2. 耐万古霉素肠球菌属（VRE）感染
（1）利奈唑胺、奎奴普丁-达福普汀等，但后者对粪肠球菌无作用。
（2）根据药敏结果联合用药（磷霉素、利福平、米诺环素等）。磷霉素联合呋喃妥因可能对尿路感染有效。

3. 耐青霉素肺炎链球菌感染
（1）青霉素中介株（PISP）：部分头孢菌素类如头孢呋辛、头孢丙烯、头孢曲松等；青霉素或阿莫西林（大剂量）。
（2）青霉素耐药肺炎链球菌（PRSP）：第三代头孢菌素（如头孢唑肟、头孢曲松）；碳青霉烯类；喹诺酮类（莫西沙星、加替沙星、左氧氟沙星）；糖苷类。

4. 耐碳青霉烯类的鲍曼不动杆菌　含舒巴坦复方制剂，如头孢哌酮-舒巴坦；米诺环素、多西环素、多黏菌素、氨基糖苷类与上述药物合用可能有效。

近年来，鲍曼不动杆菌在重症患者引发的严重感染日趋增多，多重耐药菌株暴发流行的报道也不断增加，且防控治疗相当困难。目前治疗多重耐药鲍曼不动杆菌的有效药物有限，碳青霉烯类和舒巴坦的药物敏感性不断降低，多黏菌素的有效性仅来源于一些小样本的临床研究，尚需进一步验证。替加环素可有效对抗米诺环素、亚胺培南耐药的菌株，但药动学和药效学（PK/PD）研究发现，替加环素在体内难以达到最佳抗菌活性所需的药物浓度，尚需大样本临床试验支持。

5. 产超广谱酶（ESBL）的肺炎克雷伯杆菌及大肠杆菌　亚胺培南、美罗培南、某些β-内酰胺酶的复方制剂，或根据药敏试验选用。

在体外敏感的第三、四代头孢菌素,多数学者不建议应用。其原因包括:各种 ESBL 的底物不同,对不同 β-内酰胺类的水解率不同,感染灶内的菌量远远超过体外药敏试验中所用菌量,因此药敏试验敏感的仍可能在体内耐药;应用头孢菌素产生的选择性压力,可造成细菌 ESBL 发生更多的点突变,使耐药程度不断提高。

6. 耐碳青霉烯类的铜绿假单胞菌　环丙沙星、氨基糖苷类、多黏菌素或根据药敏试验结果选用,通常需联合用药。

四、抗菌药物的药动学和药效学

许多因素可以影响重症患者的药动学,包括年龄、器官功能障碍、药物相互作用、其他治疗的干预(例如,血管活性药物使用、连续性肾脏替代治疗等)以及细胞外液变化等。一些病理生理状态,比如脓毒性休克,大量的静脉输液、全胃肠外营养、胸腔积液、腹水等可能会增加药物的分布容积,以至于需要增加给药剂量。对于外科患者来说,各种引流是抗菌药物丢失的一个重要途径,使得血浆药物浓度降低。低蛋白血症是危重患者的常见情况,由此引起的胶体渗透压降低可造成液体外渗以及抗菌药物的稀释,特别对于蛋白结合率高的抗菌药物,其肾脏排泄会明显增加(如替考拉宁、头孢曲松)。

(一) 根据药动学(PK)/药效学(PD)抗菌药物的分类

根据抗菌药物的 PK/PD,可将其分为浓度依赖性、时间依赖性和与时间有关但抗菌药物后效应(PAE)较长者 3 类。

1. 浓度依赖性抗菌药物　包括氨基糖苷类、喹诺酮类、硝基咪唑类、达托霉素、部分大环内酯类、一些抗真菌药物(多烯类和棘白菌素)等。此类抗菌药物强调组织中的有效浓度,其杀菌作用取决于峰浓度(C_{max}),给予高浓度时杀菌效果增强,而与作用时间关系不密切,常有较长的 PAE,因此给药间隔时间适当延长并不会降低疗效。氨基糖苷类药物如阿米卡星每日单次给药的疗效与每日 2~3 次给药相当,而且可降低耳、肾毒性。另外,针对降低氨基糖苷类抗菌药物的肾毒性,除延长给药间期外,短疗程使用(≤7 天)也被证明是重要的策略。

2. 时间依赖性抗菌药物　包括多数 β-内酰胺类、林可霉素类等。这类抗菌药物强调的是组织浓度维持在最小抑菌浓度(MIC)以上的时间,其抗菌效应与药物同细菌接触时间密切相关,而与峰浓度关系不密切,PAE 短或无。通常以血药浓度超过 MIC 时间的 40%~70% 为给药间隔,临床细菌清除可达 90%~100%。

3. 时间依赖性且 PAE 较长的抗菌药物　包括阿奇霉素等大环内酯类、利奈唑胺、碳青霉烯类、糖苷类、唑类抗真菌药物等。此类药物的本质是时间依赖性,因其具有较长的 PAE 而另行分类。主要的 PK/PD 评价指标是 AUC/MIC。

对于万古霉素,多项研究都在强调 AUC/MIC 对其疗效的预测。重症患者的万古霉素廓清-肌酐清除率的关系是有差异的。肾功能、APACHE 评分、年龄及血清白蛋白的不同,可以解释 65% 的万古霉素廓清的变异。根据 PK/PD 分析,标准剂量的万古霉素治疗,对于 ICU 中金黄色葡萄球菌感染患者来说,会有 1/3 不能达到 AUC/MIC 标准,也就有可能导致治疗失败。有学者提出以连续输注的给药方式改善万古霉素的临床疗效,连续输注可以保证有效的谷浓度,避免有害的峰浓度。但这方面的资料较少,需要大规模、设计良好的 PK/

PD 研究验证其临床有效性。

（二）药物的组织浓度

美罗培南具有良好的组织渗透性,应用微透析技术对肺炎患者的药物浓度进行测定发现,美罗培南能迅速渗透进入感染的肺组织和健康的骨骼肌,其药物浓度的达峰时间比血浆还早。美罗培南可部分透过血脑屏障,透过率为 6.4%,因此治疗细菌性脑膜炎时应加大剂量。

一些资料证实,万古霉素的肺组织浓度低,约为血清浓度的 21%,这可能是万古霉素治疗 MRSA 肺炎失败的原因之一。相对于万古霉素,利奈唑胺具有良好的肺组织通透性,在重症 VAP 患者,每次应用利奈唑胺 600 mg,每日 2 次,其血浆和上皮细胞内衬液的浓度相当。但是最近的一项荟萃分析比较了利奈唑胺与糖苷类抗菌药物(万古霉素和替考拉宁)治疗 MRSA 的医院获得性肺炎的疗效,研究发现在主要终检值,如细菌清除率、治疗成功率和病死率等方面,利奈唑胺并未显示出明显优势,而其主要副作用,如骨髓抑制的发生率则显著高于糖苷类。可见,有关药物组织浓度与疗效的关系等方面问题仍待深入探究。

五、抗菌药物联合应用

联合用药的主要优点是发挥药物协同抗菌效应、扩大抗菌范围、减少单一用药的毒副作用、延迟或减少耐药等。联合用药时宜选用具有协同或相加抗菌作用的药物联合。国家卫生部《抗菌药物临床应用指导原则》中指出,单一药物可有效治疗的感染,不需联合用药,仅在下列情况时有联合用药指征:①病原菌尚未查明的严重感染,包括免疫缺陷患者的严重感染;②单一抗菌药物不能有效控制的需氧菌及厌氧菌混合感染,2 种或 2 种以上病原菌感染;③单一抗菌药物不能有效控制的感染性心内膜炎或脓毒症等重症感染;④需长疗程治疗,病原菌易对某些抗菌药物产生耐药性的感染,如结核菌病、深部真菌病、慢性尿路感染、慢性骨髓炎等;⑤用于减少药物毒性反应,由于药物协同抗菌作用,联合用药时应将毒性大的抗菌药物剂量减少。

采用单一药物还是联合用药治疗多重耐药(MDR)的非发酵菌(假单胞菌属、不动杆菌属等)引起的 HAP/VAP 尚未达成共识。联合治疗被认为可以减少细菌耐药及通过药物协同作用提高疗效。目前认为铜绿假单胞菌等多重耐药菌引起的重症肺炎,联合应用抗菌药物有可能降低病死率。有研究表明,左氧氟沙星和亚胺培南联合治疗铜绿假单胞菌感染可减少耐药的发生,其理论依据是二者的耐药机制不同。Heyland 等进行的一项 740 例晚发 VAP 患者的多中心随机对照试验显示,单药治疗与联合治疗的临床结果无显著差异,但对于由不动杆菌、铜绿假单胞菌及其他多重耐药的革兰阴性杆菌的亚组分析表明,抗菌药物的联合使用比单药治疗准确率更高,同时住 ICU 时间缩短,ICU 及医院内病死率降低。因此,建议铜绿假单胞菌、不动杆菌等多重耐药的非发酵菌引起的重症感染,应考虑联合应用抗菌药物。另外,近年来我国 ICU 中铜绿假单胞菌对第三代、四代头孢菌素和碳青霉烯类抗菌药物的耐药率逐年提高,联合用药是遏制铜绿假单胞菌耐药、提高临床疗效的重要手段。对于粒细胞减少的脓毒症和脓毒性休克患者,抗菌药物也应联合使用。

六、抗菌药物治疗的疗程

重症感染患者抗菌药物的疗程一直存在争议。停药早可降低耐药的发生,但有感染复发的危险性;而疗程过长,选择出耐药菌的问题就会变得突出。因此,ICU 医生往往面临着临床疗效和细菌耐药的两难问题。

但最近的研究表明,VAP 患者抗菌药物治疗 8 天与 15 天(病例数分别为 197 例和 204 例)相比,临床疗效、感染复发率和病死率并无显著差异,但住院期间未用抗菌药物的时间明显延长,二者未用抗菌药物的时间分别为 13.1 天和 8.7 天。更值得注意的是,抗菌药物 8 天治疗组出现多重耐药致病菌的比例为 42.1%,显著低于 15 天治疗组。可见,对于 VAP 等重症感染患者,抗菌药物疗程 7~10 天可能是足够的,延长疗程反而筛选出耐药菌株。因此,对于脓毒症患者,一般的抗菌药物疗程为 7~10 天。

当然,对于铜绿假单胞菌、不动杆菌等多重耐药致病菌引起的脓毒症,抗菌药物疗程应适当延长(一般>14 天)。目标性抗菌药物治疗根据微生物培养结果和临床治疗反应选择窄谱的抗菌药物,对于防止二重感染及减少耐药菌具有非常重要的作用。但是,避免二重感染和其他并发症应建立在控制感染的基础之上,不能一味强调预防二重感染和抗感染并发症而导致抗感染不充分或失败。

总之,在耐药菌检出率明显增加的今天,重症感染的抗菌药物选择应该综合考虑可能的致病菌、感染的组织或脏器、宿主(免疫功能、危险因素)等多方面,并参照所在单位医院内感染的流行病学情况来制定相应的治疗方案,规范抗菌药物的应用。

(丁仁彧 马晓春)

参 考 文 献

杜斌. 2003. 医院获得性感染的预防及细菌耐药的控制. 中华急诊医学杂志,12:719~720

刘大为,邱海波. 2011. 重症医学. 北京:人民卫生出版社

刘大为. 2010. 实用重症医学. 北京:人民卫生出版社

中华医学会重症医学分会. 2008. 血管内导管相关感染的预防与治疗指南(2007). 中国实用外科杂志,28:413~421

American Thoracic Society, Infectious Diseases Society of America. 2005. Guidelines for the management of adults with hospital-acquired, ventilator-associated, and healthcare-associated pneumonia. Am J Respir Crit Care Med,171:388~416

Arroliga AC, Pollard CL, Wilde CD, et al. 2012. Reduction in the incidence of ventilator-associated pneumonia:a multidisciplinary approach. Respir Care,57:688~696

Ashraf M, Ostrosky-Zeichner L. 2012. Ventilator-associated pneumonia:a review. Hosp Pract (Minneap),40:93~105

Barsanti MC, Woeltje KF. 2009. Infection prevention in the intensive care unit. Infect Dis Clin North Am,23:703~725

Bochud PY, Glauser M, Calandra T. 2001. Antibiotics in sepsis. Intensive Care Med,27:S33~S48

Boyce JM, Pittet D. 2002. Guideline for hand hygiene in health-care settings:recommendations of the healthcare infection control practices advisory committee and the HIPAC/SHEA/APIC/IDSA hand hygiene task force. Am J Infect Control,30:S1~S46

Chastre J, Fagon JY. 2002. Ventilator-associated pneumonia. Am J Resp Crit Care Med,165:867~903

Chastre J, Wolff M, Fagon JY, et al. 2003. Comparison of 8 vs.15 days of antibiotic therapy for ventilator-associated pneumonia in adults:a randomized trial. JAMA,290:2588~2598

Damas P, Layios N, Seidel L, et al. 2011. Severity of ICU-acquired pneumonia according to infectious microorganisms. Intensive

Care Med,37:1128~1135

Dellinger PR,Levy MM,Carlet JM,et al.2008. Surviving sepsis campaign:international guidelines for management of severe sepsis and septic shock 2008. Crit Care Med,36:296~327

Dennesen PJ,van der Ven A,Kessels AG,et al. 2001. Resolution of infectious parameters after antimicrobial therapy in patients with ventilator-associated pneumonia. Am J Respir Crit Care Med,163:1371~1375

Dodek P,Keenan S,Cook D,et al. 2004. Evidence-based clinical practice guideline for the prevention of ventilator-associated pneumonia. Ann Intern Med,141:305~313

Du B,Long Y,Liu H,et al. 2002. Extended-spectrum beta-lactamase-producing-Escherichia coli and Klebsiella pneumoniae bloodstream infection:risk factors and clinical outcome. Intensive Care Med,28:1718~1723

Fishman JA. 2007. Infection in solid-organ transplant recipients. N Engl J Med,357:2601~2614

Fridkin SK,Hageman J,McDougal LK,et al. 2003. Epidemiological and microbiological characterization of infections caused by Staphylococcus aureus with reduced susceptibility to vancomycin,United States,1997~2001. Clin Infect Dis,36:429~439

Fry DE,Fry RV. 2007. Surgical site infection:the host factor. AORN J,86:801~810

Haque NZ,Arshad S,Peyrani P,et al. 2012. Analysis of pathogen and host factors related to clinical outcomes in patients with hospital-acquired pneumonia due to methicillin-resistant Staphylococcus aureus. J Clin Microbiol,50:1640~1644

Joseph NM,Sistla S,Dutta TK,et al. 2010. Ventilator-associated pneumonia:a review. Eur J Intern Med,21:360~368

Kanj S,Kanafani Z,Sidani N,et al. 2012. International nosocomial infection control consortium findings of device-associated infections rate in an intensive care unit of a lebanese university hospital. J Glob Infect Dis,4:15~21

Karhu J,Ala-Kokko TI,Ylipalosaari P,et al. 2011. Hospital and long-term outcomes of ICU-treated severe community-and hospital-acquired,and ventilator-associated pneumonia patients. Acta Anaesthesiol Scand,55:1254~1260

Kim JW,Chung J,Choi SH,et al. 2012. Early use of imipenem/cilastatin and vancomycin followed by de-escalation versus conventional antimicrobials without de-escalation for patients with hospital-acquired pneumonia in a medical ICU:a randomized clinical trial. Crit Care,2012,16:R28

Knight DJ,Gardiner D,Banks A,et al. 2009. Effect of synbiotic therapy on the incidence of ventilator associated pneumonia in critically ill patients:a randomised,double-blind,placebo-controlled trial. Intensive Care Med,35:854~861

Koff MD,Corwin HL,Beach ML,et al. 2011. Reduction in ventilator associated pneumonia in a mixed intensive care unit after initiation of a novel hand hygiene program. J Crit Care,26:489~495

Leone M,Bourgoin A,Cambon S,et al. 2003. Empirical antimicrobial therapy of septic shock patients:adequacy and impact on the outcome. Crit Care Med,31:462~467

Levin AS,Levy CE,Manrique AEI,et al. 2003. Severe nosocomial infections with imipenem-resistant Acinetobacter baumannii treated with ampicillin/sulbactam. Int J Antimicrob Agents,21:58~62

Livermore DM. 2002. Multiple mechanisms of antimicrobial resistance in Pseudomonas aeruginosa:our worst nightmare? Clin Infect Dis,34:634~640

Malacarne P,Boccalatte D,Acquarolo A,et al. 2010. Epidemiology of nosocomial infection in 125 Italian intensive care units. Minerva Anestesiol,76:13~23

Micek ST,Llyod AE,Ritchie DJ,et al. 2005. Pseudomonas aeruginosa bloodstream infection:importance of appropriate initial antimicrobial treatment. Antimicrob Agents Chemother,49:1306~1311

Micek ST,Ward S,Fraser VJ,et al. 2004. A randomized controlled trial of an antibiotic discontinuation policy for clinically suspected ventilator-associated pneumonia. Chest,125:1791~1799

Michalopoulos S,Tsiodras S,Rellos K,et al. 2005. Colistin treatment in patients with ICU-acquired infections caused by multiresistant Gram-negative bacteria:the renaissance of an old antibiotic. Clin Microbiol Infect,11:115~121

National Nosocomial Infections Surveillance System. 2004. National nosocomial infections surveillance (NNIS) system report,data summary from January 1992 through June 2004. Am J Infect Control,32:470~485

O'Grady NP,Alexander M,Dellinger EP,et al. 2002. Guidelines for the prevention of intravascular catheter-related infections. Am J Infect Control,30:476~489

Papadomichelakis E,Kontopidou F,Antoniadou A,et al. 2008. Screening for resistant gram-negative microorganisms to guide empiric therapy of subsequent infection. Intensive Care Med,34:2169～2175

Park DR. 2005. The microbiology of ventilator-associated pneumonia. Respir Care,50:742～763

Pileggi C,Bianco A,Flotta D,et al. 2011. Prevention of ventilator-associated pneumonia,mortality and all intensive care unit acquired infections by topically applied antimicrobial or antiseptic agents:a meta-analysis of randomized controlled trials in intensive care units. Crit Care,15:R155

Pogorzelska M,Stone PW,Furuya EY,et al. 2011. Impact of the ventilator bundle on ventilator-associated pneumonia in intensive care unit. Int J Qual Health Care,23:538～544

Rea-Neto A,Youssef NC,Tuche F,et al. 2008. Diagnosis of ventilator-associated pneumonia:a systematic review of the literature. Crit Care,12:R56

Rello J,Bodi M,Mariscal D,et al. 2003. Microbiological testing and outcome of patients with severe community acquired pneumonia. Chest,123:174～180

Rello J,Ulldemolins M,Lisboa T,et al. 2011. Determinants of prescription and choice of empirical therapy for hospital-acquired and ventilator-associated pneumonia. Eur Respir J,37:1332～1339

Rosenthal VD,Bijie H,Maki DG,et al. 2012. INICC members. International Nosocomial Infection Control Consortium (INICC) report,data summary of 36 countries,for 2004～2009. Am J Infect Control,40:396～407

Singh N,Rogers P,Atwood CW,et al. 2000. Short-course empiric antibiotic therapy for patients with pulmonary infiltrates in the intensive care unit:a proposed solution for indiscriminate antibiotic prescription. Am J Respir Crit Care Med,162:505～511

Tablan OC,Anderson LJ,Besser R,et al. 2004. Guidelines for preventing healthcare-associated pneumonia,2003:recommendations of CDC and the Healthcare Infection Control Practices Advisory Committee. MMWR Recomm Rep,53:1～36

Wang H,Chen M,for China Nosocomial Pathogens Resistance Surveillance Study Group. 2005. Surveillance for antimicrobial resistance among clinical isolates of Gram-negative bacteria from intensive care unit patients in China,1996 to 2002. Diagn Microbiol Infect Dis,51:201～208

Wilke M,Grube RF,Bodmann KF. 2011. Guideline-adherent initial intravenous antibiotic therapy for hospital-acquired/ventilator-associated pneumonia is clinically superior,saves lives and is cheaper than non guideline adherent therapy. Eur J Med Res,16:315～323

Worrall CL,Anger BP,Simpson KN,et al. 2010. Impact of a hospital-acquired/ventilator-associated/healthcare-associated pneumonia practice guideline on outcomes in surgical trauma patients. J Trauma,68:382～386

第四十一章

侵袭性真菌感染

近几十年来,医学技术的进步显著改善了重症患者和免疫缺陷患者的预后。而移植生理和移植病理的发展使实体器官移植走向临床现实,使许多器官功能衰竭患者生命得以延续,儿科学的发展也使早产儿的生存率得到较大提高。然而,医学的发展给患者带来巨大益处的同时也出现了另外的问题,即医院内感染发生率的上升。由于宿主自身免疫功能受损,使患者易于感染某些条件致病菌,其中念珠菌成为重要的医源性感染病原菌。有资料显示,这些患者感染率的上升大多是由念珠菌感染导致,占所有医源性血流感染的 8% ;近二十年医源性念珠菌血症的发病率在大型教学医院上升了 500% ,在小的教学医院和大的非教学医院发病率升高了 2 倍,甚至更多。目前它是第 4 位血流感染的致病菌,在 ICU 则为第 3 位,念珠菌血源性感染病死率在 ICU 达 47. 1% ,而其他科室达 29% 。近年来其他真菌,例如曲霉菌、梭霉菌、新型隐球菌、皮炎芽生菌、荚膜组织胞质菌、球孢子菌所致原发或局部真菌病的发生率也在上升。

ICU 是侵袭真菌感染的重灾区,比普通病房更常见,主要是侵袭性念珠菌感染常见。而血液科和移植科侵袭性曲霉菌感染已不少见。二者之间的易感人群和高危因素不尽相同。因此,预防的手段有一定差异。随着我们对感染理解的改进,ICU 和相关科室抗感染措施也逐步改善。近十年来,上市了许多新的抗真菌药物,在疗效、毒性及与其他药物相互作用方面各有不同,而临床医生对于这些药物的药动学和药效学已有较多了解,对临床侵袭性真菌感染的诊断和治疗的理念发生了较大的改变。本章我们主要阐述重症患者的侵袭性真菌感染及其临床诊治策略。

第一节 侵袭性真菌感染

一、ICU 重症患者侵袭性念珠菌感染

1. 流行病学 ICU 中侵袭性真菌感染以念珠菌多见,常多发于血液及泌尿道。20 世纪 80 年代,念珠菌在 ICU 中导致了 10% 的血流感染和 25% 的泌尿系感染,是 ICU 中第 3 位血流感染的致病菌。美国国家医源性感染调查系统(NNIS)的分析表明,1989 ~ 1999 年 ICU 中医院获得性念珠菌感染显著下降。许多调查表明,不同 ICU 感染部位不同,50% 的医源性念珠菌血流感染发生在外科 ICU 和血液科。此外,腹腔念珠菌感染多发生在血液科的骨髓移植患者。1986 ~ 1995 年的 NNIS 数据显示,导管相关性泌尿系念珠菌感染是 ICU 内最常见的医院获得性感染,考虑到泌尿系感染在医院病房的普遍性,这份数据更为直观。美国

国家真菌病流行病学调查(NEMIS)协会对外科和新生儿病房6种不同的医用导管相关性念珠菌感染进行了2年的调查,表明血流感染是最常见的念珠菌感染。从1989~1999年的NNIS资料表明,内科和小儿科ICU念珠菌血流感染发生率最高,而冠状动脉和心胸科ICU发生率最低。

白念珠菌是ICU中最常见的病原菌,然后依次是光滑球念珠菌、近平滑念珠菌、热带念珠菌、克柔念珠菌等,但不同感染部位及年龄层次会有所不同。来自国内一个多中心研究显示:血液标本中白念珠菌、近平滑念珠菌和光滑球念珠菌依次为主要致病菌;而在导管和引流液中,近平滑念珠菌、白念珠菌、热带念珠菌和新型隐球菌依次为主要致病菌。另一个调查表明,新生儿念珠菌血症主要由白念珠菌和近平滑念珠菌所致,光滑球念珠菌和其他念珠菌菌种则较为少见。与之相对的是,光滑球念珠菌血症在成人中则日益多见。NNIS资料证实,1989~1999年成人ICU患者中白念珠菌血流感染率显著下降,而光滑球念珠菌血源性感染则明显上升。其他的调查结果亦显示了相类似的年龄分布趋势。一项国际性研究表明,随着年龄增长,白念珠菌所致血流感染明显下降,光滑球念珠菌所致血源性感染更常见。并且,从老年患者分离出来的光滑球念珠菌对于三唑类药物敏感性降低。这一现象对于老年重症患者的感染控制、抗真菌药物的选择和使用剂量有着重要影响。

白念珠菌是分布于胃肠道及其他解剖部位的正常菌种。内源性白念珠菌所致血流感染多来源于胃肠道。外科应激等病理状态下,肠道菌群发生紊乱,广谱抗菌药物的应用使白念珠菌被选择为优势菌群;在肠黏膜屏障破坏等情况下,肠道内白念珠菌向全身播散,导致患者多个部位念珠菌定植,最后发生侵袭感染。白念珠菌的外源性传播很少见,而非白念菌通过间接途径的外源性传播较常见。近平滑念珠菌不是人的共生菌,并不需要在感染之前就定植,近平滑念珠菌感染通过与ICU环境或其他患者的间接接触而产生。

2. 病死率 念珠菌血流感染的病原学诊断较为困难,血培养仍只有50%的阳性。念珠菌血流感染患者预后较差,部分原因是确诊困难,患者往往得不到及时的诊断而延误治疗时机。侵袭性念珠菌感染的病死率高达39.2%。有资料显示,侵袭性念珠菌感染24小时内早期经验性治疗,其病死率明显低于72小时治疗。不管病因如何,重症患者血流感染的归因病死率为14.5%,并且患者住院时间延长10.1天。

3. 危险因素 念珠菌血流感染的几个独立危险因素包括:粒细胞缺乏、肿瘤化疗、留置血管导管、广谱抗菌药物的应用、念珠菌多处定植、血透、肠外营养、外科手术、机械通气和疾病严重程度等。在诸多高危因素中,血管留置导管、广谱抗菌药物的应用和外科手术是三大主要危险因素。ICU中这些危险因素不可避免,例如,ICU患者占住院患者不到20%,但是广谱抗菌药物在ICU的消耗明显高于普通病房。研究表明,广谱抗菌药物可致肠道菌群紊乱,而肠道菌群紊乱到一定程度,念珠菌就会从胃肠道移位至血液和其他组织器官。

尽管念珠菌的定植通常在感染发生之前就发生了,但我们不能预测定植和感染的关系,也不能预测何时念珠菌从定植发展为侵袭,尤其在上呼吸道等部位。但有研究表明,泌尿道的定植(如念珠菌尿)是ICU中播散性念珠菌病的前兆,50%以上念珠菌尿的患者合并其他部位念珠菌定植,定植指数常>0.5。因此,念珠菌尿是念珠菌体内重度定植的预警指标。另一项研究显示,46%~68%重度念珠菌尿患者伴念珠菌血症,因此念珠菌尿也是念珠菌血症的预警指标。

4. 侵袭性念珠菌感染的诊断 关于侵袭性念珠菌感染的诊断虽有争议,但目前已达成共识,国内多个临床医学专科制订了相应学科的侵袭性念珠菌感染诊疗指南,各学科应参阅相关学科的指南进行诊治。

二、免疫功能低下患者的侵袭性曲霉菌感染

ICU 中念珠菌感染十分常见,然而曲霉菌感染在 ICU 重症患者中很少见,但曲霉菌是免疫缺陷患者的常见致病菌。曲霉菌在外界环境中普遍存在,它主要通过外界吸入感染患者。尽管侵袭性曲霉菌感染患者80% 累及肺,但在皮肤、中枢神经系统和心血管系统中也能发现曲霉菌感染。侵袭性曲霉菌感染是化疗、糖皮质激素长期治疗、器官移植、造血干细胞移植和其他先天或后天获得性免疫缺陷患者的常见并发症。

有资料证实,实体器官移植中肾移植患者发生侵袭性曲霉菌感染占10% 以下,心脏移植患者曲霉菌占 80% ~ 90% ,肺和心肺移植曲霉菌感染占 50% ~ 75% 。TransNet 项目2001 ~ 2006 年共有1181 例移植患者发生侵袭性真菌感染,其中造血干细胞移植829 例,致病菌中曲霉菌感染占44% 、念珠菌感染占29% 、其他感染占17% ;实体器官移植292 例,其中念珠菌感染占53% 、曲霉菌感染占19% 、其他占21% 。侵袭性曲霉菌感染在恶性血液病中发病率约为10% ,但疾病不同其发病率又有差异,急性粒细胞白血病患者中有更高的患病率;异体造血干细胞移植患者中患病率比自体造血干细胞移植患者要高。在移植的早期和晚期,侵袭性曲霉菌感染发病率较高,呈现双峰分布。化疗后长时间中性粒细胞减少是造成急性白血病或造血干细胞移植患者侵袭性曲霉菌感染的主要高危因素。在中重度慢性移植物抗宿主病患者中,曲霉菌感染的最主要高危因素就是长期服用糖皮质激素和免疫抑制剂。通过空气过滤系统清除真菌孢子是预防早期侵袭性曲霉菌感染的有效措施。

侵袭性曲霉菌感染的诊断目前进展不大,组织学和细胞病理学仍然是诊断曲霉菌感染的"金标准"。肺部曲霉菌感染的病灶早期影像学不典型,典型影像学改变要经过 2 ~ 3 周的演变,主要的改变呈现高密度结节。在严重中性粒细胞缺乏患者可呈现晕轮征,而在非中性粒细胞缺乏患者影像学则呈现月牙征。但在造血干细胞移植患者中可能就没有这些影像学表现。高分辨率 CT 的应用提高了侵袭性曲霉菌感染影像学检查的诊断率。近年来,半乳甘露聚糖(GM)试验检测已用于临床曲霉菌感染的早期诊断,并被几个国际权威指南推荐。研究显示,当 GM 抗原检测折点为 0.6 时,敏感性达 100% ,特异性达93% ,阳性预测值为55% ,阴性预测值为100% 。其他血清抗原标志物和 PCR 等在曲霉菌感染早期诊断中的价值尚存争议。

三、隐球菌病、组织胞质菌病和芽生菌病

新型隐球菌是在外界环境中普遍存在的病原菌,它主要通过呼吸道感染。侵入肺部后引起一系列包括中性粒细胞、单核细胞、巨噬细胞的细胞调节反应。隐球菌多聚糖是一种重要的毒性因子,在机体被识别后引起细胞免疫调节反应并介导免疫抑制。在过去的几十年,随着获得性免疫缺陷综合征(AIDS)流行,隐球菌感染率大幅上升。近年来,随着抗反转录病毒药物的积极应用和其他一些降低 AIDS 患者机会性感染的治疗措施开展,AIDS 患者感染隐球菌有下降趋势。对于免疫功能低下患者,隐球菌主要感染的靶器官是中枢神经系统。

隐球菌感染可以急性起病,有时发病比较缓慢。隐球菌中枢神经系统感染常表现为亚急性脑膜炎、脑膜脑炎等症状。尽管中枢神经系统感染可由其他感染灶播散而来,但在肺部或其他部位常常发现不了原发病灶。隐球菌病的病死率为20%~40%,隐球菌脑膜炎病死率为25%,隐球菌肺炎在 AIDS 患者中有很高的病死率。隐球菌脑膜炎的脑脊液检查有一定特异性,然而有时脑脊液中白细胞较低,蛋白和糖含量也正常。因此,脑脊液中寻找抗体和培养对诊断隐球菌脑膜炎是必需的。脑脊液标本墨汁染色具有很高的特异性,但敏感性仅50% 左右;通过乳胶凝集试验查找血清的隐球菌抗体具有较高的敏感性和特异性,已经成为诊断隐球菌病的重要方法。在隐球菌脑膜炎特别是 AIDS 合并隐球菌感染患者中,血清隐球菌抗体大多呈阳性,且其滴度较高(>1∶2048)。脑脊液抗体阳性强烈提示隐球菌感染,但在合并感染人类免疫缺陷病毒(HIV)的患者中大约有10% 的假阴性率,甚至在脑脊液培养阳性但抗体检测为阴性。所以,隐球菌感染的确诊还是需要以培养结果为依据。

组织胞质菌病和芽生菌病在北美比较常见。荚膜组织胞质菌主要分布在密西西比、俄亥俄河流域;皮炎芽生菌主要分布于美国的中南部,包括密西西比、俄亥俄河流域及伊利诺、威斯康星的一些地区。这两种真菌都是通过吸入其孢子感染患者。组织胞质菌病病情轻重程度与宿主的免疫功能及暴露程度有关。组织胞质菌从肺部通过血源播散至其他器官,这在感染患者中几乎都会发生,但在免疫缺陷患者还可在单核/巨噬细胞形成钙化肉芽肿。在老年或 HIV 感染患者中,体内持续存在血源播散。

皮炎芽生菌在被吸入后,以酵母菌的形态从肺部向其他器官播散。在体内最初产生由单核/巨噬细胞及中性粒细胞共同参与的免疫反应,共同参与风湿性肉芽肿的形成。许多人在肺部感染后未被发现并可自愈。芽生菌病可表现为无临床症状的感染,或急慢性肺炎,或肺外的播散。芽生菌性肺炎往往还伴有肺外感染表现。肺外芽生菌主要侵袭皮肤、骨骼和泌尿生殖系统;皮肤芽生菌病临床主要表现为疣或溃疡等。如果没有经过活检取样分析,疣状结节可被误诊为皮肤肿瘤。皮炎芽生菌对骨骼的感染率达到48%,全身骨骼均可受累,但椎骨、颅骨、肋骨和一些长骨感染最为常见。泌尿生殖系统感染多表现为前列腺炎。组织胞质菌病和芽生菌病的诊断都依靠组织病理学。

第二节　抗真菌药物

一、两性霉素 B

两性霉素 B 脱氧胆酸盐能破坏真菌细胞膜,增加其通透性而杀菌。

1. 药动学　按 0.6 mg/kg 剂量静脉滴注两性霉素 B,经过 7 天大约 70% 剂量从尿和粪便排泄,剩下 30% 将残留在体内。

2. 毒性　两性霉素 B 所致输液反应包括高血压、发热、畏寒、寒战等,它还可产生剂量依赖性毒性反应,包括氮质血症、肾小管性酸中毒、电解质紊乱、心律失常、血液系统异常和听力障碍等。两性霉素 B 的肾毒性发生率达 15%~80%,一般发生在治疗的早期,并随着时间推移肾功能会慢慢恢复。治疗前应用异丙嗪、糖皮质激素等药物能减轻治疗时不良反应。

尽管两性霉素 B 会产生一系列不良反应,但它属于剂量依赖性,故极少因毒性反应中断治疗或干扰其他药物的使用。两性霉素 B 所致肾毒性系剂量依赖性,故有不可预测性。

在 ICU 中因为其毒性反应,常限制两性霉素 B 应用或影响到其他药物的合并使用。

在治疗前进行充分的液体复苏能减轻两性霉素 B 导致肾毒性的发生。目前认为,大部分患者两性霉素 B 可造成肾功能障碍,但其肾功能减退并不严重且往往是可逆的。严重的肾功能障碍并不常见,并且即使发生了也经常可以恢复。

3. 治疗剂量 对于侵袭性念珠菌病,使用两性霉素 B 进行治疗的剂量为每日 0.5 ~ 0.7 mg/kg,但当考虑到非白念珠菌(如光滑或克柔)引起的侵袭性感染时,给药剂量调整为每日 1 mg/kg。

二、两性霉素 B 脂质体

两性霉素 B 的含脂制剂(LFABs)包括两性霉素 B 脂质复合体(amphotericin B lipid complex,ABLC)、两性霉素 B 脂质体(liposome amphotericin B,L-AMB)和两性霉素 B 胶质分散体(amphotericin B colloidal dispersion,ABCD),是两性霉素 B 衍生物,在动物模型中已证明其疗效,并且临床实践证实两性霉素 B 有相当的治疗效果。两性霉素 B 脂质体在临床上可使用更大的剂量和更长的时间,更重要的是它所导致的肾毒性显著少于两性霉素 B。

1. 两性霉素 B 脂质体与两性霉素 B 药动学比较 两性霉素 B 脂质体的各种剂型在生化性质和成分方面各有不同。这些差异使得它们在药动学方面有轻微差异,最终导致临床效果不同。这些剂型在人体的组织分布目前尚不清楚,但动物实验表明高血药浓度会影响两性霉素 B 脂质体在某些感染部位的分布,如中枢神经系统和肺组织。

2. 两性霉素 B 脂质体与两性霉素 B 毒力比较 两性霉素 B 脂质体所导致的肾毒性显著少于两性霉素 B,与输液相关的不良反应和其他副作用也明显减低。同两性霉素 B 相比,ABLC 和 L-AMB 均有更好的耐受性,而 ABCD 在大多数患者中耐受性差一些。在安全性方面,部分研究数据表明,L-AMB 安全性优于 ABLC。在与三唑类抗真菌药的安全性比较方面,还缺乏相关数据。

3. 体外敏感性测试 许多年来,一直缺少抗真菌药物的体外敏感性测试,所以重症患者的抗真菌治疗常常是经验性的,而不是依照药敏结果。临床真菌药敏试验研究已经发展了 20 多年,目前美国国家临床试验标准委员会(NCCLS)已经发布关于真菌药敏测试的参考方法。但这些方法都是关于三唑类药物和氟胞嘧啶,采用这些方法和检测结果衡量两性霉素 B 的药物敏感性是否可行仍然是个问题。

对两性霉素 B 耐药的念珠菌尽管极少,但还是存在。目前临床上常见 4 种念珠菌(白念珠菌、光滑球念珠菌、热带念珠菌和近平滑念珠菌)的耐药现象并不常见。然而,M27-A方法区别两性霉素 B 耐药酵母菌的能力有限,两性霉素 B 的判读折点已被提供。NCCLS 还发布了关于 M38-P 念珠菌药敏的检测方法,但是这种方法尚在起步阶段。因此,在应用药敏结果指导两性霉素 B 抗真菌治疗时需十分注意。

三、唑类抗真菌药

唑类抗真菌药包括氟康唑、伊曲康唑、伏立康唑和泊沙康唑。一般唑类药物抗真菌药主要通过抑制依赖 14α-脱甲基酶的细胞色素 P450(CYP),该酶能将羊毛甾醇转化为麦角固醇,能使真菌细胞壁的成分麦角固醇耗竭,从而破坏细胞壁的完整性。不同唑类药物的抑制程度不同。

1. 药理学和药动学 三唑类药物在化学结构上有轻微的差别,这一差别构成这类药物在药动学方面的不同。这些差异也可限制这类药物在 ICU 中的应用,例如,由于没有液体剂型而限制了酮康唑在 ICU 中的应用。

大样本的临床试验证明,氟康唑组治疗念珠菌血症的疗效与两性霉素 B 组相当。氟康唑口服易吸收,其口服生物利用度接近 90%,且氟康唑吸收不受食物、胃酸及疾病状况的影响。在所有三唑类药物中,氟康唑具有最大的脑脊液及眼玻璃体浓度,其浓度至少能达到血浆浓度的 50%。因此,氟康唑可用于中枢神经系统和眼内念珠菌感染。氟康唑在尿液中浓度能够达到 10~20 倍的血浆浓度。对具有侵袭性念珠菌病的患者,应给予氟康唑首剂负荷剂量 800 mg[12 mg/(kg·d)],维持 400 mg[6 mg/(kg·d)]。最近国内外资料显示,氟康唑对非白念珠菌的敏感性在下降,因此有学者建议对非白念珠菌如光滑球念珠菌、热带念珠菌采用较大剂量的治疗方案。当患者肌酐清除率<50 ml/min 时,氟康唑应减量。

伊曲康唑具有亲脂性、弱碱性并且易溶于水,胶囊的吸收缓慢及不稳定,故限制在重症患者中的应用。HP-βCD 能使伊曲康唑制成口服液,增加了伊曲康唑的胃肠道吸收和生物利用度,但 HP-βCD 在胃肠道不易吸收且会刺激胃肠蠕动、分泌,导致患者腹泻。在禁食情况下,伊曲康唑口服溶剂能被快速吸收。与胶囊相比,能使患者达到较为稳定的血药浓度。伊曲康唑静脉制剂在 ICU 患者应用较广,血药浓度稳定,生物利用度高。伊曲康唑在肾脏代谢,但其助溶剂 HP-βCD 也主要经肾脏代谢(80%~90%),在肾功能严重损害(肌酐清除率<19 ml/min)患者 HP-βCD 清除率下降 6 倍,因此,在肌酐清除率<30 ml/min 时 HP-βCD 在体内有蓄积风险而禁止静脉滴注伊曲康唑。

伊曲康唑主要用于治疗黏膜念珠菌感染的患者,尤其是氟康唑治疗无效的患者。目前对于使用伊曲康唑治疗侵袭性念珠菌感染的临床研究较少。在 ICU 患者,为达到稳定的血药浓度,先静脉滴注 1 周伊曲康唑(200 mg/d),再序贯口服伊曲康唑口服液(200 mg,每日 1~2 次),就可以达到并维持 250 ng/ml 的有效血药浓度。在口服治疗期间,腹泻是最常见的不良反应。

伏立康唑是氟康唑的衍生物,水溶性较弱但抗菌活性更强,有静脉和口服剂型。伏立康唑静脉制剂以 SBECD 作为助溶剂,有关重症患者使用伏立康唑的数据比较有限。在健康志愿者研究中,伏立康唑口服吸收较好并有很好的生物利用度和组织分布,在肝脏代谢,从肾脏排泄。在中至重度肾功能不全患者,SBECD 能在体内蓄积,故在肌酐清除率不低于 50 ml/min 患者中才按剂量推荐使用。有病例报道中提及,伏立康唑在脑脊液中药物浓度能达到 30%~70% 的血药浓度。伏立康唑对黏膜及侵袭性念珠菌病均具良好的疗效。临床上最主要用于克柔念珠菌、氟康唑耐药念珠菌感染及伏立康唑敏感光滑球念珠菌感染患者的口服续贯治疗。成年人口服给药的推荐用药方法为首剂负荷剂量第一日 400 mg,每日 2 次,以后维持 200 mg,每日 2 次。静脉用伏立康唑的给药方法:第一天负荷剂量 6 mg/kg,每日 2 次,以后维持剂量 3~4 mg/kg,每日 2 次。口服伏立康唑不需要对肾功能不全患者调整剂量,但它是唯一需要对轻至中度肝功能不全患者调整剂量的三唑类药物,基因编码初级代谢酶可表现为多态性,从而使得伏立康唑在血浆中浓度变化较大。

泊沙康唑不推荐用于初始念珠菌病的治疗,它在体外具有的抗念珠菌活性与伏立康唑相似,但无足够的临床数据证实支持它能治疗除口咽部念珠菌感染以外的念珠菌病。泊沙康唑目前只有口服混悬液,具有很高的口服生物利用度,与高脂食物同服时,生物利用度更高。但它的吸收在一定剂量水平上会处于饱和,因此,尽管其半衰期很长(>24 小时),但药物必须分每天多次给药(例如,200 mg 每天 4 次或 400 mg 每天 2 次)。与伊曲康唑相似,泊沙康唑在酸性条件下易于吸收。

2. 唑类药物的相互作用 药物反应主要以不同的机制发生在胃肠道、肝脏、肾脏。它能改变胃肠道 pH,与离子产生络合反应,或干扰肠壁上的转运酶活力。在肝脏它能干扰药物代谢酶的活力。唑类药物还能作用于肾小管或通过其他机制影响肾小球的滤过率,它是极少几种能通过上述一个或多个机制同时发生反应的药物之一。另外,唑类药物和其他药物的相互作用十分广泛,儿童使用这类药物时要密切注意药物间的相互作用。

所有唑类药物具有亲脂性并由 CYP 酶调节代谢,唑类药物均能抑制一或多个 CYP 酶。在上面提到过的 3 种唑类药物只有伊曲康唑同 P 糖蛋白(P-gp)这一与药物分布有关的转运蛋白发生作用。伏立康唑不受胃肠道 pH 增加的影响,但它对 CYP 酶调节的相互作用的影响程度比体外试验研究结果更强。伏立康唑参与的 CYP 酶调节有关的相互作用呈剂量依赖性,相关药物有经 CYP3A4 代谢(如咪达唑仑、利福平、苯妥因)和 CYP2C9(如华法林)。由于其药动学呈线性,故易于预测。

伊曲康唑受 pH 调节并同 CYP3A4 及 P-gp 发生相互作用。那些能增加胃 pH 或亲脂性的药物,或 CYP3A4(如 HMG-CoA 还原酶抑制剂、苯二氮䓬类、免疫抑制剂)或 P-gp 底物(如地高辛)可影响伊曲康唑的口服吸收。伏立康唑不受胃肠道 pH 增加的影响,但受到与 CYP3A4(如咪达唑仑、利福平、苯妥因)、CYP2C9(如华法林)或 CYP2C19 有关(如奥美拉唑)的药物代谢影响(表 41-1)。

表 41-1 ICU 唑类药物与其他药物的相互作用

药　　物	效　　果
药物作用降低伊曲康唑血药浓度	
苯妥英、苯巴比妥、卡马西平	显著降低伊曲康唑血药浓度
伊曲康唑对其他药物的影响	
咪达唑仑、三唑仑、地西泮	增加苯(并)二氮䓬效果
氟哌啶醇	增加氟哌啶醇 30% 血药浓度
环孢素、他克莫司	增加环孢素、他克莫司波谷浓度
地高辛	增加地高辛血药浓度
氟康唑药物相互作用	
苯妥英、苯巴比妥	增加苯(并)二氮䓬效果
环孢素	增加环孢素、他克莫司波谷浓度
他克莫司	没有明显影响
苯妥英	增加苯妥英血药浓度
伏立康唑药物相互作用	
苯妥英、苯巴比妥	增加苯(并)二氮䓬效果
环孢素、他克莫司、西罗莫司	增加环霉素、他克莫司、西罗莫司波谷浓度

3. 体外敏感性检测　为了建立标准化、重复性好、与临床相关的真菌敏感性试验方法，通过深入细致的努力，开发出了 CLSI M27-A3 方法进行酵母菌的敏感性试验。使用该方法可用于测定念珠菌属对氟康唑、伊曲康唑、伏立康唑、氟胞嘧啶的敏感性。

氟康唑的敏感折点判读是基于从黏膜和侵袭性疾病所得的资料，包括一种特殊类型即剂量依赖性敏感(S-DD)。伊曲康唑对于念珠菌的敏感折点仅适用于黏膜感染，与氟康唑一样有个 S-DD 折点，表明敏感性是基于感染部位用药的。与氟康唑的生物利用度可依赖性不同，伊曲康唑的吸收是不可预测的，甚至有时是无规律的。因此，感染部位缺乏有效药物浓度是疗效下降的真正原因。目前 NCCLS 已经确立了伊曲康唑对临床相关致病菌的敏感折点，并且临床疗效与体内敏感性的关系已经确立。

4. 敏感性检测的展望　尽管体外敏感性检测和实验模型已使我们对抗真菌药物的使用更加合理，但这些方法仍然需要不断改进。临床上不能仅仅依赖这些结果去指导治疗，酵母菌的敏感性检测仅仅在其结果可能影响治疗的情况下才进行。

5. 唑类药物的耐药性及选择性压力　有资料表明，对氟康唑耐药的念珠菌特别是白念珠菌导致的血源性感染仍很少见。然而，过去十年对血源性感染的研究持续观察到，由光滑球念珠菌所致感染发生率增加，而这一菌种对氟康唑的敏感性是降低的。部分患者中观察到非白念珠菌的念珠菌种的选择与氟康唑应用有关，唑类药物的应用与光滑球念珠菌、克柔念珠菌出现相关。但是，唑类药物的应用与非白念珠菌的念珠菌种出现之间的确切联系尚不清楚。然而，越来越多的证据表明，一些念珠菌如近平滑念珠菌的出现可能与唑类药物应用导致的选择性压力有关。

四、棘白菌素抗真菌药物

1. 药理学和药动学　棘白菌素是一类新型抗真菌药物，通过作用于真菌细胞壁的 1,3-β-D-葡聚糖合酶而阻断细胞壁的合成，是一类杀菌剂。这种酶存在于大多数真菌病原体中，而哺乳动物细胞中不具有这种酶。棘白菌素对曲霉菌和念珠菌均有较强的杀菌活性，抗菌谱扩展到卡氏肺孢子虫；但与其他念珠菌相比，近平滑念珠菌对棘白菌素类的体外敏感性很低，因此认为棘白菌素类药物对近平滑念珠菌效果较差。这些药物对荚膜组织胞质菌、皮炎芽生菌和新型隐球菌无杀菌活性。目前已上市棘白菌素包括醋酸卡泊芬净、米卡芬净和阿尼芬净。

棘白菌素类是多脂肽复合物，故不能制成口服制剂。乙酸卡泊芬净有可预测的药动学范围，并且半衰期为 8~13 小时，所以可以每日给药 1 次。但在重症患者，卡泊芬净的药动学还未做过评估。健康成年男性静脉滴注卡泊芬净后有轻度多汗等乙酰胆碱样作用。

卡泊芬净在肝脏、肾脏和胃肠道都能达到较高的组织浓度，药学上不存在年龄、性别、种族的差异，其主要清除途径是非酶降解。对于肾功能不全的患者或者透析的患者不需要调整给药剂量。卡泊芬净和米卡芬净很小一部分经肝代谢，而且都不是主要经过肝细胞 P450 酶途径。卡泊芬净是唯一需要对中至重度肝功能不全患者调整剂量的棘白菌素类药物，在严重肝脏损害患者中使用剂量应减半，即首剂 70 mg/d，次日改成 35 mg/d。

2. 毒理学和药物相互作用　通常情况下卡泊芬净的耐受性好，临床治疗中不良反应的发生率显著低于两性霉素 B。少数患者可出现发热、头痛、恶心、皮疹等不良反应,但症状较轻,通常不需中断治疗,并且卡泊芬净和其他药物相互作用也很少。据报道,卡泊芬净可以与环孢素、他克莫司发生轻微的相互作用,但具体作用机制尚不清楚。

3. 药敏测试 NCCLS 还未定义出检测棘白菌素类抗真菌药药敏检测的最佳方法,因此棘白菌素类药物敏感判读折点还未建立。

五、嘧啶类抗真菌药(氟胞嘧啶)

1. 氟胞嘧啶的药动学和毒理学 氟胞嘧啶(5-FC)系嘧啶氟化后与氟尿嘧啶结合,是此类药物中唯一用于抗真菌治疗的药物。这类药物抗菌谱较窄且毒性较大,单药治疗后很快出现耐药。5-FC 口服可以完全吸收并分布于体液中,肝脏代谢和一些蛋白对其影响几乎可以忽略,近 90% 以原型经肾脏排泄,其清除率与肌酐清除率密切相关。肌酐清除率下降将延长它的半衰期。

骨髓抑制是 5-FC 的主要副作用,而且 5-FC 还能引起严重的皮疹、恶心、呕吐、腹泻和肝功能损害。氟胞嘧啶的毒性主要与药物浓度有关,常见于肾功能不全患者。由于 5-FC 常与两性霉素 B 联合使用,所以其对肾功能的毒性作用不容忽视。

2. 治疗剂量监控 5-FC 的理想血药浓度应维持在 25~100 μg/ml,这样可使毒性反应最小又不至于很快产生耐药。现有几种根据肾功能不全患者肌酐清除率来计算 5-FC 剂量的方法,但这些方法是根据血肌酐值来计算的,所以它们只适用于慢性肾功能不全患者。在老年患者中使用应十分慎重,治疗期间应根据血药浓度不断进行剂量调整。目前为减少 5-FC 的毒性反应,应用小剂量 5-FC[75~100 mg/(kg·d)]在临床受到青睐,体外敏感性检测显示 5-FC 的抗真菌效果并不因剂量减小而减弱。

第三节 侵袭性真菌感染的治疗

一、ICU 中念珠菌病

ICU 中侵袭性真菌感染的早期经验性治疗有较多药物可供选择,主要包括两性霉素 B、氟康唑、伊曲康唑、伏立康唑、泊沙康唑、卡泊芬净、米卡芬净和阿尼芬净。由于侵袭性真菌感染患者预后较差,使得抗真菌药物应用较为泛滥,特别是氟康唑,在 ICU 重症患者中无论是否具备感染的依据,都在进行预防或早期经验治疗。据报道,氟康唑在 ICU 中频繁应用使得酵母菌感染风险增高。另有资料显示,氟康唑在外科 ICU 中应用 5 年间增加了近 16 倍,而此期间外科 ICU 住院患者在病床数不变的情况下仅增加了 26%。

侵袭性真菌感染治疗的 4 个原则是:预防性治疗、经验性治疗、先发治疗和靶向或目标治疗。预防性治疗是指在具有念珠菌感染危险因素的患者中用药,而无念珠菌感染的临床症状和体征,目前对 ICU 普通重症患者不提倡预防治疗;经验性抗真菌治疗是指临床发现有念珠菌感染的征象而又缺少病原学依据时使用;先期治疗用于临床诊断的患者;靶向或目标治疗是指针对临床确诊的患者。上述几种原则区别很小,常能互相替换。

（一）念珠菌感染的预防治疗

美国感染疾病学会（IDSA）2009 念珠菌病治疗指南提出下列患者需要进行念珠菌的预防治疗：

（1）实体器官移植患者：氟康唑［200～400 mg，3～6 mg/（kg·d）］或者脂质体两性霉素 B（L-AMB）［1～2 mg/（kg·d），持续 7～14 天］推荐作为肝（A-Ⅰ）、肾（B-Ⅱ）及小肠（B-Ⅲ）移植术后预防念珠菌感染的方案。

（2）侵袭性念珠菌感染发病率较高的成人 ICU 高危患者：氟康唑［400 mg，即 6 mg/（kg·d）］（B-Ⅰ）。

（3）对于化疗引起中性粒细胞缺乏患者：推荐氟康唑［400 mg，即 6 mg/（kg·d）］（A-I），泊沙康唑（200 mg，口服，每日 3 次）（A-I），或卡泊芬净（50 mg/d）（B-Ⅱ）。口服伊曲康唑（200 mg，每日 2 次）同样也是有效的选择，但与其他药物无明显优势，而且患者耐受性差。

（4）干细胞移植患者出现中性粒细胞缺乏：推荐中性粒细胞缺乏期间给予氟康唑［400 mg，即 6 mg/（kg·d）］，泊沙康唑（200 mg，口服，每日 3 次），或米卡芬净（50 mg/d）（A-I）。

（二）念珠菌感染的早期经验性治疗

IDSA2009 念珠菌病治疗指南对早期经验性治疗提出如下指征：

存在念珠菌感染高危因素，且出现不明原因发热的重症患者（B-Ⅲ），核心是基于侵袭性真菌感染危险因素的临床评估、血清学标志物或非无菌部位的培养结果（B-Ⅲ）。

药物选择的推荐意见总结如下：

1. 非中性粒细胞缺乏患者疑似侵袭性念珠菌病的经验性治疗　非中性粒细胞缺乏患者疑似侵袭性念珠菌病的经验性治疗方案与确诊念珠菌病的治疗相似。氟康唑［首剂负荷剂量 800 mg，即 12 mg/（kg·d），维持 400 mg，即 6 mg/（kg·d）］，卡泊芬净（负荷剂量 70 mg/d，维持 50 mg/d）；阿尼芬净（负荷剂量 200 mg/d，维持 100 mg/d）；或米卡芬净（100 mg/d）推荐作为初始治疗选择；推荐作为绝大部分成年患者初始治疗选择（B-Ⅲ）。棘白菌素类推荐用于近期使用过三唑类药物，中度或重度感染的患者，或具有光滑球念珠菌及克柔念珠菌感染的高危因素患者（B-Ⅲ）。

脱氧胆酸两性霉素 B（AMB-d）［0.5～1.0 mg/（kg·d）］，脂质体两性霉素 B［3～5 mg/（kg·d）］，在患者无法耐受其他抗真菌药物或者其他药物对病原体活性有限时，可任选其一治疗（B-Ⅲ）。

2. 对于中性粒细胞缺乏患者且疑似为念珠菌病的经验性治疗　推荐脂质体两性霉素 B［3～5 mg/（kg·d）］，卡泊芬净（负荷剂量每日 70 mg，维持 50 mg/d）（A-Ⅰ），或伏立康唑（6 mg/kg，静脉注射，每日 2 次，维持 3 mg/kg，每日 2 次）（B-Ⅰ）。

未使用过三唑类药物的轻至中度病情患者可选用氟康唑治疗，氟康唑（首剂负荷剂量每日 800 mg［12 mg/（kg·d）］，维持 400 mg［6 mg/（kg·d）］，以及伊曲康唑［200 mg（3 mg/kg），每日 2 次］也是治疗选择（B-Ⅰ）。

脱氧胆酸两性霉素 B 是有效的治疗方案之一，但与脂质体两性霉素 B 相比，具有更高的毒性风险。

对于已经使用三唑类预防的患者，不推荐使用三唑类药物进行经验性治疗（B-Ⅱ）。

(三) 念珠菌血症的治疗

IDSA2009 念珠菌病治疗指南对于念珠菌血症的药物治疗推荐意见如下:

1. 非中性粒细胞缺乏念珠菌血症患者 氟康唑[首剂负荷剂量 800 mg,即 12 mg/(kg·d),维持 400 mg,即 6 mg/(kg·d)],或棘白菌素类(卡泊芬净:首剂 70 mg/d,维持 50 mg/d;米卡芬净:100 mg/d;阿尼芬净:首剂 200 mg/d,维持 100 mg/d)推荐作为绝大部分成年患者初始治疗选择(A-Ⅰ)。专家小组主张对于中至重度患者或近期使用过三唑类药物的患者使用棘白菌素类药物治疗。氟康唑推荐用于感染程度较轻的患者以及近期未使用过三唑类药物的患者(A-Ⅲ)。该治疗方案同样推荐用于儿童,但需要注意不同的给药方案。

对于分离株可能对氟康唑敏感(白念珠菌)以及临床症状稳定患者,推荐将棘白菌素类药物更换为氟康唑(A-Ⅱ)。

光滑球念珠菌感染推荐使用棘白菌素类治疗(B-Ⅲ)。在没有敏感性试验证实的情况下,不推荐改为氟康唑或伏立康唑治疗(B-Ⅲ)。对于初始接受氟康唑或伏立康唑的患者,如症状改善,患者随后的培养结果阴性,继续使用三唑类药物结束治疗是合理的(B-Ⅲ)。

对于由近平滑念珠菌引起的感染,推荐使用氟康唑治疗(B-Ⅲ)。初始使用棘白菌素类的患者,若临床症状改善,患者随后的培养结果阴性,继续使用棘白菌素类治疗是合理的(B-Ⅲ)。

脱氧胆酸两性霉素 B 给药剂量为 0.5~1.0 mg/(kg·d),脂质体两性霉素 B 给药剂量为 3~5 mg/(kg·d),如果患者无法耐受其他抗真菌药物或者感染病原体对其他药物活性有限,可任选其一治疗。若患者分离菌株可能对氟康唑敏感(例如白念珠菌)并且患者临床症状稳定,可将脱氧胆酸两性霉素 B 或脂质体两性霉素 B 更换为氟康唑治疗(A-Ⅰ)。

伏立康唑首剂 400 mg(6 mg/kg),每日 2 次,以后维持 200 mg(3 mg/kg),每日 2 次,对于念珠菌血症有效(A-Ⅰ),但伏立康唑对于氟康唑优势有限,推荐作为由克柔念珠菌或伏立康唑敏感光滑球念珠菌引起念珠菌血症的口服序贯治疗(B-Ⅲ)。

推荐无转移病灶念珠菌血症的治疗疗程是,初次血培养阴性,相关症状体征消失后继续治疗 14 天(A-Ⅲ)。

非中性粒细胞缺乏念珠菌血症患者强烈推荐拔除静脉导管(A-Ⅱ)。

2. 中性粒细胞缺乏念珠菌血症患者 棘白菌素类[卡泊芬净:负荷剂量 70 mg/d,维持 50 mg/d;米卡芬净:100 mg/d(A-Ⅱ)];阿尼芬净:负荷剂量 200 mg/d,维持 100 mg/d(A-Ⅲ),或脂质体两性霉素 B[3~5 mg/(kg·d)(A-Ⅱ)]推荐用于大部分患者。

病情较轻以及近期未使用过氟康唑的患者,可选择氟康唑[负荷剂量 800 mg,即 12 mg/(kg·d),维持 400 mg,即 6 mg/(kg·d)]治疗(B-Ⅲ)。当需要覆盖霉菌时,推荐使用伏立康唑(B-Ⅲ)。

光滑球念珠菌引起的感染,推荐使用棘白菌素类药物(B-Ⅲ)。脂质体两性霉素 B 有效但是不常选择(B-Ⅲ)。已经接受氟康唑或伏立康唑治疗的患者,若临床改善,血培养结果转阴,推荐继续使用三唑类直至疗程结束(B-Ⅲ)。

近平滑念珠菌引起的感染,氟康唑和脂质体两性霉素 B 推荐作为初始治疗的选择(B-Ⅲ)。若患者接受棘白菌素类治疗,临床症状稳定,培养结果转阴,推荐继续使用棘白菌素类治疗,直至疗程结束。由克柔念珠菌引起的感染,棘白菌素类、脂质体两性霉素 B 或者伏立康唑推荐用于治疗(B-Ⅲ)。

推荐疗程是除外持续性真菌血症及转移性病灶,血培养结果转阴,相关症状、体征消失,中性粒细胞恢复后继续治疗14天(A-Ⅲ)。

可考虑拔除静脉内导管(B-Ⅲ)。

二、侵袭性曲霉菌及其他真菌感染

在恶性血液系统疾病、免疫功能受损的重症患者中,发热和中性粒细胞减少很常见。虽然发热的原因较多,但这些患者中,尤其是骨髓移植或造血干细胞移植的患者,都是曲霉菌感染的高危人群,目前在造血干细胞移植患者中预防性抗真菌治疗比较常见。由于临床和病原学诊断比较困难,且移植患者发生侵袭性曲霉菌感染的机会较高,因此,持续发热的骨髓移植患者应该经验性抗真菌治疗,特别是曲霉菌感染。

目前用于治疗侵袭性曲霉病的药物有两性霉素B脱氧胆酸盐及其含脂制剂(两性霉素B脂质复合体、两性霉素B脂质体和两性霉素B胶质分散体)、伊曲康唑、伏立康唑、泊沙康唑和卡泊芬净。迄今FDA仅批准伏立康唑和脱氧胆酸两性霉素B用于侵袭性曲霉病的初始治疗。LFAB、伊曲康唑和卡泊芬净批准用于侵袭性曲霉病的补救治疗。泊沙康唑批准用于预防粒细胞缺乏、白血病或骨髓增生异常综合征患者,以及发生移植物抗宿主病(GVHD)、同种异体HSCT受者发生曲霉病的高危患者。欧盟尚批准泊沙康唑用于脱氧胆酸两性霉素B或伊曲康唑治疗无效的侵袭性曲霉病。米卡芬净和阿尼芬净亦为棘白菌素类,对曲霉具有活性,但FDA尚未批准用于侵袭性曲霉病的治疗。

IDSA2008曲霉病治疗指南对曲霉病治疗提出如下推荐意见:

1. 侵袭性曲霉病的预防治疗　高危患者(GVHD、急性髓细胞性白血病和骨髓增生异常综合征伴粒细胞缺乏患者)提倡预防治疗,首选泊沙康唑(200 mg口服,每日3次);备选伊曲康唑(最初2天200 mg静脉注射,每12小时1次,继以200 mg/d静脉注射)或伊曲康唑(200 mg,口服,每12小时1次);米卡芬净(50 mg/d)。

2. 侵袭性曲霉病的经验治疗　在具有侵袭性真菌感染证据的高危人群中(如肺部渗出或GM试验阳性),无须等待病原学结果,尽早进行经验性治疗。药物选择包括:L-AMB[3 mg/(kg·d)静脉注射],卡泊芬净(首日70 mg静脉注射,继以50 mg/d静脉注射),伊曲康唑(200 mg/d静脉注射或200 mg每日2次口服),伏立康唑(首日6 mg/kg静脉注射,每12小时1次,继以3 mg/kg静脉注射,每12小时1次;口服200 mg每日2次)。

3. 器官曲霉菌病的药物治疗　高度怀疑侵袭性肺曲霉病的患者,均应在进行诊断检查的同时及早进行抗真菌治疗(A-Ⅰ)。由于伏立康唑初始治疗患者的存活率和有效率明显优于脱氧胆酸两性霉素B,故不推荐以脱氧胆酸两性霉素B作为初始治疗(A-Ⅰ),初始治疗首选伏立康唑静脉滴注或口服(A-Ⅰ)。伏立康唑口服最大量为4 mg/kg,每日2次(B-Ⅲ),重症患者推荐静脉给药(A-Ⅲ)。初始治疗备选药物为L-AMB(A-Ⅰ)。补救治疗药物包括LFAB(A-Ⅱ)、泊沙康唑(B-Ⅱ)、伊曲康唑(B-Ⅱ)、卡泊芬净(B-Ⅱ)或米卡芬净(B-Ⅱ)。补救治疗需在明确诊断的情况下进行,治疗选择包括改用脱氧胆酸两性霉素B及其含脂制剂或棘白菌素(B-Ⅱ);如加用吡咯类药物,应考虑先前治疗、宿主因素和药动学。应用伊曲康唑时推荐监测血药浓度以确定其吸收情况(B-Ⅱ)。伏立康唑初治失败的患者不推荐伊曲康唑作为补救治疗,因作用机制相同可能交叉耐药,同时伊曲康唑的生物利用度不稳定且有毒性(B-Ⅱ)。

由于缺乏严格的前瞻性对照试验,不推荐常规初始联合治疗(B-Ⅱ)。然而,在补救治疗时可加用其他抗真菌药,或联合应用其他类型的抗真菌药(B-Ⅱ)。此外,应用吡咯类药物进行预防或抑菌治疗的患者如发生侵袭性曲霉病,建议改用其他类型的抗真菌药(B-Ⅲ)。逆转免疫缺陷状态(如减少糖皮质激素剂量)或粒细胞恢复对侵袭性肺曲霉病治疗成功至关重要。外科切除曲霉感染组织对部分患者可能有益(B-Ⅲ)。

侵袭性肺曲霉病的抗真菌疗程最短为 6~12 周;对免疫缺陷患者,应持续治疗直至病灶消散。对病情稳定的患者,可口服伏立康唑治疗。侵袭性曲霉病患者治愈后,如预期将发生免疫抑制,可再次应用抗真菌药以预防再发(A-Ⅲ)。

对于侵袭性鼻窦曲霉病、慢性坏死性肺曲霉病、支气管曲霉病和其他器官的曲霉菌病,如中枢神经系统曲霉病、心脏曲霉感染、曲霉骨髓炎和脓毒性关节炎等治疗与侵袭性肺曲霉病相似。

三、新生隐球菌病

尽管新生隐球菌病、组织胞质菌病、芽生菌(酵母菌)病不作为医院内感染常见病原体,但患者感染上述病原体后仍需要精细治疗。新生隐球菌中枢神经系统感染治疗根据 IDSA2010 隐球菌病治疗指南——HIV 合并新生隐球菌性脑膜炎诱导和巩固:推荐首选两性霉素 B 0.7~1 mg/kg+氟胞嘧啶 100 mg/(kg·d)(分 4 次口服),治疗 2 周,再以氟康唑 400 mg/d 巩固治疗不少于 8 周(A-Ⅰ);有肾功能损害患者两性霉素 B 替换成两性霉素 B 脂质复合体[5 mg/(kg·d),静脉注射]或两性霉素 B 脂质体[3~4 mg/(kg·d),静脉注射](B-Ⅱ)。备选方案:①脱氧胆酸两性霉素 B[0.7~1.0 mg/(kg·d),静脉注射];两性霉素 B 脂质体[3~4 mg/(kg·d),静脉注射]或两性霉素 B 脂质复合体[5 mg/(kg·d),静脉注射]治疗 4~6 周(A-Ⅱ)。②脱氧胆酸两性霉素 B[0.7 mg/(kg·d),静脉注射]+氟康唑(800 mg/d,口服)治疗 2 周,继以氟康唑(800 mg/d,口服)巩固治疗至少 8 周(B-Ⅰ)。维持治疗:氟康唑(200 mg/d,口服)治疗 6~12 个月(A-Ⅰ)。

非 HIV 和非移植患者新生隐球菌性脑膜炎诱导和巩固:推荐首选两性霉素 B 0.7~1 mg/kg+氟胞嘧啶 100 mg/(kg·d)(分 4 次口服),4 周诱导治疗(适用于没有神经系统并发症,且脑脊液培养在治疗 2 周后转阴);如果有神经系统并发症,则诱导治疗持续 6 周,然后开始氟康唑(800 mg/d)8 周的巩固治疗(B-Ⅱ);维持治疗:氟康唑(200 mg/d,口服)治疗 6~12 个月(B-Ⅲ)。

半数以上隐球菌性脑膜炎患者会出现颅内压增高,并且对发病率和病死率产生影响,颅内压监测、治疗结果和益处早期已在并发真菌感染的艾滋病患者中进行过观察,而这一模式在非艾滋病并发中枢神经系统真菌感染患者中的效果并不清楚,因此该模式可能未被充分使用。颅内压增高患者,不管是否存在 HIV 感染,都应通过连续性腰穿或脑室引流监测颅内压,腰穿的频率取决于初始颅内压及症状。如果患者的颅内压是正常的,那么腰穿的频率就取决于患者对治疗的反应,但从开始治疗后至少两周复查一次腰穿,对于颅内压高的患者,应该每天进行腰穿,使颅内压降低一半并维持在正常范围。

血浆及脑脊液中抗原滴定对于疾病的确诊以及预后评估也很重要。该检测方法可以测定隐球菌多糖酶荚膜抗原的滴度,但不能区分病原菌有无活力。因此,一旦治疗开始,治疗方案不应仅依从于抗原检测结果。治疗过程中我们希望抗原滴度降低,但是治疗方案应该根据培养结果确定。

四、组织胞质病危重症患者的治疗

尽管没有对照研究,但对于慢性和散发的组织胞质病抗真菌治疗的效果却是肯定的。两性霉素 B 和伊曲康唑均被证实有效,慢性组织胞质病通过 4~6 周的两性霉素 B 治疗后有效率大约 75% ,然而复发的情况亦较普遍,伊曲康唑治疗的有效率在 75%~85% ,但如同两性霉素 B 一样,复发也很常见,而氟康唑一般不用于此类感染。

两性霉素 B 治疗免疫功能基本正常的播散性组织胞质病的有效率为 70%~90% ,在一项小样本研究中,所有患者对伊曲康唑(200~400 mg/d)治疗都有效,因此,两性霉素 B 被推荐作为危重症患者的最初用药,如果效果不佳可替换成伊曲康唑。疗程:急性肺部感染治疗 12 周;肺外感染:6~12 个月。

五、播散性肺外芽生菌危重症患者的治疗

播散性芽生菌病与弥漫性肺部感染相似,均具有较高的病死率,芽生菌病的治愈率为 85%~90% ,但在药物有效的同时也带来了一些毒性反应,芽生菌病的最理想抗真菌疗程(用目前的抗真菌药物)目前仍不明确,只是经验性通过缺乏对照的试验及临床经验得出。如果患者的感染危及生命、或者肺外疾病以及唑类抗真菌药物治疗无效时,那么复发的风险很高,因此治疗的持续时间取决于两性霉素 B 的总剂量。患者接受两性霉素 B 治疗的总剂量<1.5 g 时,复发的概率比较高,有鉴于此,专家推荐两性霉素 B 的总剂量为 1.5~2.5 g,而且当疗效显著时可以换用毒性更小、更安全的伊曲康唑。

(王　虑　陈德昌)

参 考 文 献

中华内科杂志编辑委员会.2007.血液病/恶性肿瘤患者侵袭性真菌感染的诊断标准与治疗原则(修订版).中华内科杂志,46;607~610

中华医学会器官移植学分会.2009.实体器官移植患者侵袭性真菌感染的诊断和治疗指南(续).中华器官移植杂志,30:503~506

Alvarez-Lerma F,Nolla-Salas J,Leon C,et al. 2003. Candiduria in critically ill patients admitted to intensive care medical units. Intensive Care Med,29;1069~1076

Charles PE,Dalle F,Aube H,et al. 2005. Candida spp. colonization significance in critically ill medical patients:a prospective study. Intensive Care Med,31:393~400

Chow JK,Golan Y,Ruthazer R,et al. 2008. Factors associated with candidemia caused by non-albicans Candida species versus Candida albicans in the intensive care unit. Clin Infect Dis,46:1206~1213

Clowes GH,O'Donnell TF,Ryan NT,et al. 1974. Energy metabolism in sepsis:treatment based on different patterns in shock and high output stage. Ann Surg,179:684~696

DiazGranados CA,Martinez A,Deaza C,et al. 2008. An outbreak of Candida spp. bloodstream infection in a tertiary care center in

Bogota, Colombia. Braz J Infect Dis, 12:390~394

Guery BP, Arendrup MC, Auzinger G, et al. 2009. Management of invasive candidiasis and candidemia in adult non-neutropenic intensive care unit patients: Part Ⅰ. epidemiology and diagnosis. Intensive Care Med, 35:55~62

Kawazu M, Kanda Y, Nannya Y, et al. 2004. Prospective comparison of the diagnostic potential of real-time PCR, double-sandwich enzyme-linked immunosorbent assay for galactomannan, and a (1,3)-beta-D-glucan test in weekly screening for invasive aspergillosis in patients with hematological disorders. J Clin Microbiol, 42:2733~2741

Liu JW, Chao LH, Su LH, et al. 2002. Experience with a bone bank operation and allograft bone infection in recipients at a medical centre in southern Taiwan. J Hosp Infect, 50:293~297

Majithiya J, Sharp A, Parmar A, et al. 2007. Efficacy of isavuconazole, voriconazole and fluconazole in a neutropenic mice murine model of Candida krusei. ICAAC, M-1838

Mermel LA, Allon M, Bouza E, et al. 2009. Clinical practice guidelines for the diagnosis and management of intravascular catheter-related infection: 2009 update by the Infectious Diseases Society of America. Clin Infect Dis, 49:1~45

National Nosocomial Infections Surveillance (NNIS) report, data summary from October 1986-April 1996. 1996. A report from the National Nosocomial Infections Surveillance (NNIS) System. Am J Infect Control, 24:380~388

National Nosocomial Infections Surveillance (NNIS) System Report, data summary from January 1992 through June 2003. 2003. Am J Infect Control, 31:481~498

Perfect JR, Dismukes WE, Dromer F, et al. 2010. Clinical practice guidelines for the management of cryptococcal disease: 2010 update by the Infectious Diseases Society of America. Clin Infect Dis, 50:291~322

Vos MC, Behrendt MD, Melles DC, et al. 2009. 5 years of experience implementing a methicillin-resistant Staphylococcus aureus search and destroy policy at the largest university medical center in the Netherlands. Infect Control Hosp Epidemiol, 30:977~984

Walsh TJ, Anaissie EJ, Denning DW, et al. 2008. Treatment of aspergillosis: clinical practice guidelines of the Infectious Diseases Society of America. Clin Infect Dis, 46:327~360

Wisplinghoff H, Bischoff T, Tallent SM, et al. 2004. Nosocomial bloodstream infections in US hospitals: analysis of 24179 cases from a prospective nationwide surveillance study. Clin Infect Dis, 39:309~317

Zaoutis TE, Argon J, Chu J, et al. 2005. The epidemiology and attributable outcomes of candidemia in adults and children hospitalized in the United States: a propensity analysis. Clin Infect Dis, 41:1232~1239

第四十二章

脓 毒 症

脓毒症(sepsis,有人译为全身性感染)是创伤、烧伤、休克、感染、大手术等临床急危重症患者的严重并发症之一,也是诱发脓毒性休克(septic shock)、多器官功能障碍综合征(multiple organ dysfunction syndrome,MODS)的重要原因。由于脓毒症来势凶猛,病情进展迅速,病死率高,给临床救治工作带来极大困难。如何早期识别、及时诊断、有效防治脓毒症的形成与发展,是提高急危重症救治成功率的关键所在。国外流行病学调查显示,脓毒症的病死率已超过急性心肌梗死,每年欧洲和美国死于此病超过 35 万人,治疗费用高达 250 亿美元,其中美国每年有 75 万例脓毒症患者,约 21.5 万人死亡。每年全球有超过 1800 万严重脓毒症病例,且患者数目每年以 1.5%～8.0% 的速度递增,地球上每天大约有 14 000 人死于该并发症。因此,2002 年 10 月,欧美国家多个组织共同发起并签署了"巴塞罗那宣言",呼吁全球医务人员、专业组织、政府、卫生机构甚至公众对该行动的支持,力争 5 年内将脓毒症的病死率减少 25%。由此可见,脓毒症已经不仅是危重症,而且是多发的普通病症,已对人类健康和国民经济发展造成巨大威胁。这也说明解决脓毒症问题的紧迫性与复杂性,日益受到各国政府的高度重视。

我国目前尚缺乏详细的临床流行病学资料,据推算每年有 300 万～400 万例患者发生脓毒症,死于脓毒症者高达 100 万人以上。我们曾回顾分析了 1970～1999 年烧伤面积大于30% 的患者 657 例,并发脓毒症者占 36.4%,MODS 的发生率为 12.8%,死亡病例中 60% 以上缘于 MODS。北京协和医院前瞻性调查了 230 例危重症患者,结果显示脓毒症发病率为15.7%,其中 61.1% 进一步发展为 MODS,病死率为 30.6%。近年来,国内一项前瞻性、多中心研究显示,我国 ICU 中严重脓毒症的发病率、病死率分别为 8.68%、48.7%,与欧美国家相近;71.7% 患者分离到病原微生物,53.8% 为革兰阴性菌、45.9% 为革兰阳性菌、22% 为侵袭性真菌感染;腹腔和肺是最常见的感染部位。进一步对严重脓毒症患者配对分析,发现在性别、年龄、疾病严重程度及救治原则无显著性差异的情况下,侵袭性真菌感染使脓毒症病死率显著增加 20%、住院时间明显延长、医疗负担和花费也大幅度增加。欧洲一组临床流行病学资料发现,2527 例全身炎症反应患者中,脓毒症、严重脓毒症和脓毒性休克发生率分别为 26%、18% 和 4%,但它们的病死率分别为 16%、20% 和 46%。由此可见,脓毒症和MODS 是现代危重症医学面临的普遍存在而又十分复杂的问题,成为直接影响患者预后,阻碍进一步提高烧伤、创伤救治成功率的突出难题。

第一节　关于脓毒症的历史

"sepsis"的提法可归功于希波克拉底,他用这个词来描述组织降解。sepsis 指腐败或腐蚀的过程,与疾病和死亡相关,如蔬菜的腐烂、伤口化脓等。相比较而言,"pepsis"是指与新生有关的组织降解,如食物的消化、葡萄发酵酿酒等。sepsis 被用于描述与组织分解有关的局限性感染等临床改变。有趣的是,即使在 19 世纪,"sepsis"一词的内涵也绝非仅仅局限于简单的感染。例如,Green 的《病理学概述》(*Introductory Pathology*,1873)中,将伴有远处转移脓肿的感染称之为"pyemic",而"septicemic"专指不伴有远处脓肿形成的播散性感染。Flint 在《医学原理》(*Principles of Medicine*,1880)中指出,septicaemic 病例中未必能发现细菌,而将含有所谓"脓毒素"(sepsin)的腐败液体注入动物体内,即可引起脓毒症的临床症状。

当今炎症(inflammation)的概念源于 18 ~ 19 世纪研究者的工作与认识。英国外科医生 John Hunter(1728 ~ 1793)认为炎症是机体的防御反应,而 Julius Friedrich Cohnheim(1839 ~ 1884)则认为炎症是血管反应性改变的过程之一。Metchnikoff 对细胞吞噬作用的研究,奠定了当今机体-病原相互作用的基本概念。

20 世纪初,脓毒症是指播散性凶险感染,菌血症(bacteremia)是其标志。然而在 20 世纪末,3 个重要的医学进展使人们对原有的脓毒症概念产生怀疑。其一,强大的抗菌药物可以迅速杀灭患者体内的病原微生物,但不能因此而改善脓毒症患者的症状,这说明脓毒症不仅仅是由细菌的繁殖导致的;其二,有关人体与病原相互作用机制逐渐明确后,人们意识到脓毒症的发展可能与机体释放的复杂介质有关,而不是由细菌直接作用于细胞引起的;其三,危重症监护水平的提高可以改变脓毒症发展的进程。重症监护医师可应用辅助性器官支持治疗,延长完全依赖于外界支持治疗患者的生命。这可以完全由医源性因素造成,这种患者伴有复杂而又可逆的器官功能障碍,缺乏明确定义分类,但肯定与感染及机体炎症反应密切相关。

21 世纪初,随着我们对于感染、机体反应及 ICU 救治相互影响认识的不断深入,许多问题凸现出来,现有关于脓毒症的定义不能适应科学发展的需要。炎症反应的激活是机体在遭受不良打击时的应激反应,但医源性复苏及器官支持治疗使其在一定条件下可转化为致病因素。

对脓毒症认识的深入要求研究者进一步完善其定义及概念,以方便临床医师对患者的诊断和治疗。尽管可能是重复性的阐述,还是有必要对此做一些探讨和回顾。

第二节 相关概念及定义的回顾

一、概 述

感染(infection)和脓毒症是临床上常用的名词术语,是当前急诊和 ICU 所面临的棘手问题。特别是由其诱发的脓毒性休克及 MODS,已成为内外科危重症患者的主要死亡原因之一。传统的观点认为,感染和机体全身反应系同一病理概念,即感染到一定程度势必产生全身性反应,这样细菌等病原微生物入侵与机体的各种反应发生了直接联系。因此,长期以来,感染、菌血症、脓毒症、败血症(septicemia)、脓毒综合征(sepsis syndrome)、脓毒性休克等名词常互换使用。这些名词术语定义不清且易混淆,不能确切反映疾病的本质、临床的病理过程及预后,给感染和脓毒症的基础与临床研究造成了一定困难。例如,以往认为临床出现体温升高、心率呼吸加快、血象增高、酸中毒及高代谢状态等是典型的脓毒状态,是严重感染的必然结果。但现在发现,严重烧伤、创伤等多种外科应激情况下均可呈现上述临床表现,且许多患者血培养阴性或找不到感染灶。严重者可进一步发展为休克或 MODS,甚至死亡。过去此类患者称之为"临床败血症"(clinical septicemia),因而容易导致概念模糊,相互混淆,给临床诊断与治疗也产生不利影响。由此可见,继续沿用传统的概念和定义显然已不相适宜。

二、基本概念及定义

近 20 年来,对感染和脓毒症的研究已成为危重症医学中十分活跃的领域之一,所取得的进展已使人们从本质上更深刻、更准确地理解感染与脓毒症,从而为临床上争取更有效的手段解决这一棘手问题开辟新的途径。1991 年,美国胸科医师学会和危重症医学学会(ACCP/SCCM)联席会议委员会经共同商讨,对脓毒症及其相关的术语做出明确定义,并推荐在今后临床与基础研究中应用新的概念及标准。这次会议对有关感染、脓毒症的传统概念给予了更新和发展,其意义不仅仅在认识本身,更重要的是将从根本上改革感染的治疗观念。明确一系列命名及定义有助于临床早期发现并及时治疗相关疾病,有助于使临床及基础研究标准化及合理利用、比较研究资料,而且为我们加深对炎症、脓毒症发病机制及其防治途径的认识具有十分重要的意义。目前,脓毒症及相关术语的概念和定义逐渐被临床医生所接受及采纳,下面做一简要介绍。

1. 感染 指微生物在体内存在或侵入正常组织,并在体内定植和产生炎性病灶。这一定义旨在说明一种微生物源性的临床现象。

2. 菌血症 指循环血液中存在活体细菌,其诊断依据主要为阳性血培养。同样也适用于病毒血症(viremia)、真菌血症(fungemia)和寄生虫血症(parasitemia)等。

3. 败血症 以往泛指血中存在微生物或其毒素。这一命名不够准确,歧义较多,容易造成概念混乱。为此建议不宜再使用这一名词。

4. 全身炎症反应综合征 全身炎症反应综合征(systemic inflammatory response syndrome,SIRS)指任何致病因素作用于机体所引起的全身性炎症反应,具备以下两项或两项以上体征:体温>38℃或<36℃;心率>90 次/分;呼吸频率>20 次/分或 $PaCO_2$<32 mmHg(4. 27 kPa);外周血白细胞计数>$12×10^9$/L 或<$4×10^9$/L,或未成熟粒细胞>10% 。SIRS 所表现出的临床症状是机体急性病理生理变化的结果,应注意与某些因素所致异常改变相区别,如化疗后白细胞或粒细胞减少症等。

产生 SIRS 的病因是多方面的,它既可以由细菌、病毒、真菌、寄生虫等病原微生物引起,亦可由大手术、创伤、烧伤、急性胰腺炎等非感染因素造成。SIRS 是感染或非感染因素导致机体过度炎症反应的共同特点,MODS 则是 SIRS 进行性加重的最终后果。因此,就本质而言,SIRS 作为一临床病理生理反应是 MODS 产生的基础,也是导致 MODS 的共同途径。从临床发病过程来看,SIRS 既可以一开始就是全身性的,也可先是局部的,而后发展为全身性的。后者表现为在初始打击之后有一短暂的稳定期,以后又进行性加剧,造成自身的不断损害。有人称前者为"单相速发型",后者为"双相迟发型",其中以后者尤为多见。SIRS 如经积极有效治疗可恢复,并不一定发生机体组织器官的广泛性损害;但如炎症失控,则可出现难以遏制的病理生理改变,最终发展为 MODS 甚至死亡。

虽然 SIRS 的命名近 20 年得到了广泛的关注与采用,但有的学者对这一新概念的意义提出异议。例如,Vincent 认为 SIRS 的定义及诊断标准存在一些缺陷,其临床实用价值值得怀疑。SIRS 的主要问题有以下几方面:该命名难以区分原发疾病的病理生理状态;诊断标准非常敏感,特异性较差;不能反映病情的轻重程度,需同时采用疾病严重性评分系统或器官功能不全评分系统等;可能掩盖临床试验性治疗的某些有意义的结果。当然,SIRS 新概念的提出无疑是人们认识上的一次飞跃,但其应用价值仍有待于临床实践的检验与不断完善。

总的来说,对于 SIRS 这个概念,有人支持,也有人反对。支持者认为 SIRS 有助于研究者理解机体反应的本质,其反应的发生并不依赖于外源性刺激。此概念还可帮助明确临床中因自身炎症反应而致病的患者;而另一方面,反对者认为 SIRS 缺乏特异的诊断标准,对临床没有什么帮助,一般人通过剧烈运动就可以达到上述的判断标准。

关于 SIRS 的争论实际上说明我们对它的认识还很不够。尽管我们可以在临床中确认 SIRS,也明确 SIRS 中许多细胞因子的生物学作用,但仍旧没有上升到"病"的高度,缺少有效的诊断及治疗手段。SIRS 作为一个概念,反映紊乱的机体炎症反应并与危重疾病的发病率、病死率密切相关,已经为人们所接受。但是提出一个概念并不等同于定义一种疾病,现在 SIRS 的判断标准并不特异,不足以描述一种综合征,更不要说为临床提供可操作的执行标准为患者服务了。对于一种综合征的描述,应包括多种临床及实验室指标,足够特异地帮助临床医师确认出特定的患者群,只有这样,其描述才具有实用价值。例如,对于获得性免疫缺陷综合征(AIDS)的描述不仅敏感,而且特异,对于 HIV 的发现起到重要的作用。但如果将其描述改为体重下降、同性恋、滥用静脉内药物、近期输血史或为海地后裔等,那么这样的描述就缺乏特异性,会纳入许多非 AIDS 患者,给 AIDS 的研究工作带来很大的困难。SIRS 的判定标准非常不特异,许多病例尤其是 ICU 患者都会符合它的标准。实际上,其标准是 APACHE Ⅱ评分系统中 12 条指标中的 4 条。

还有两个术语——代偿性抗炎反应综合征(compensatory anti-inflammatory response syndrome,CARS)和混合拮抗反应综合征(mixed antagonistic response syndrome,MARS)。同 SIRS 一样,这两个术语也仅仅是概念,缺少可操作的判定标准,只能代表研究者对机体反应的进一步理解与认识。CARS 是指机体在发生炎症反应的同时,激活抗炎反应机制,二者最终达到平衡。MARS 是指 SIRS 与 CARS 并存。CARS 和 MARS 仅仅表示一种认识,没有在产生机制及分类学上做深入的探讨,对于进一步的区分没有多少帮助。

5. 脓毒症 脓毒症指由感染引起的 SIRS,证实有细菌存在或有高度可疑感染灶。其诊断标准与 SIRS 相同。有资料表明,脓毒症反应者中,菌血症阳性率约为 45%;菌血症者也不一定表现为脓毒症,约 26% 呈现体温正常。

脓毒症和 SIRS 在性质和临床表现上基本是一致的,只是致病因素不同而已。一般认为,是由于机体过度炎症反应或炎症失控所致,并不是细菌或毒素直接作用的结果。关于感染的来源,除了常见的烧伤、创伤创面、吸入性损伤及医源性污染以外,内源性感染尤其是肠源性感染是近 20 年来引起关注的重要感染源。大量的研究表明,严重损伤后的应激反应可造成肠黏膜屏障破坏、肠道菌群生态失调及机体免疫功能下降,从而发生肠道细菌移位(bacterial translocation)/内毒素血症,触发机体过度的炎症反应与器官损害。即使成功的复苏治疗在总体上达到了预期目标,但肠道缺血可能依然存在,并可能导致肠道细菌/内毒素移位的发生。因此,肠道因素在脓毒症发生、发展中的作用不容忽视。

过去,人们认为脓毒症肯定是由病原菌引起的,血液中存在病原微生物,因此将败血症与脓毒症混用。新近研究证实,菌血症只发现于少部分脓毒症患者:一个多中心回顾性研究发现,只有32%的患者记录有血液细菌感染。而且,危重症中菌血症主要反映的是微生物在血管组织中定植(colonization),并不是微生物扩散。因此,败血症这个定义缺乏明确的意义,应废用。尽管当今抗菌药物及感染检测手段得到有效应用,但并不能改善脓毒症,这说明微生物在脓毒症的发展中并不是十分重要。我们需要重新审视不合时宜的脓毒症有关概念并做适度修改,以使其能更贴切地反映脓毒症的本质。

需要强调的是,从本质上讲脓毒症系一个临床综合征。一种综合征应该包括多种症状、体征及实验室指标,它是一个疾病的综合征。要实施脓毒症的临床试验,首先必须明确客观、可重复地纳入标准。在早期的研究中,多采用临床判断作为标准。如在一个应用大剂量甲泼尼龙治疗脓毒症的试验中,纳入标准为可能有感染、心动过速、呼吸急促、体温升高或降低和存在器官障碍。这种标准当时称之为"脓毒综合征"(sepsis syndrome),只是来自一个非正式的会议,而不是基于流行病统计学的分析。这个试验最后失败了,未能证实大剂量氢化可的松治疗对脓毒症患者有效。但是,上述研究纳入标准却被以后的脓毒症临床试验广泛采用了。

6. 严重脓毒症 严重脓毒症(severe sepsis)指脓毒症伴有器官功能障碍、组织灌注不良或低血压。低灌注或灌注不良包括乳酸性酸中毒、少尿或急性意识状态改变。

7. 脓毒性休克 脓毒性休克指严重脓毒症患者在给予足量液体复苏仍无法纠正的持续性低血压,常伴有低灌流状态(包括乳酸性酸中毒、少尿或急性意识状态改变等)或器官功能障碍。所谓脓毒症引起的低血压是指收缩压<90 mmHg(12 kPa)或在无明确造成低血压原因(如心源性休克、失血性休克等)情况下血压下降幅度超过40 mmHg(5.3 kPa)。值得注意的是,某些患者由于应用了影响心肌变力的药物或血管收缩剂,在有低灌流状态和器官功能障碍时可以没有低血压,但仍应视为脓毒性休克。既往有的文献将这一过程称之为脓毒综合征,由于其概念模糊、含义不清而建议停止使用。

脓毒症、严重脓毒症及脓毒性休克是反映机体内一系列病理生理改变及临床病情严重程度变化的动态过程,其实质是SIRS不断加剧、持续恶化的结果。其中脓毒性休克可以认为是严重脓毒症的一种特殊类型,以伴有组织灌注不良为主要特征。脓毒性休克是在脓毒症情况下所特有的,与其他类型休克的血流动力学改变有明显不同。其主要特点为:体循环阻力下降,心排血量正常或增多,肺循环阻力增加,组织血流灌注减少等。

8. 多器官功能障碍综合征 多器官功能障碍综合征指机体遭受严重创伤、休克、感染及外科大手术等急性损害24小时后,同时或序贯出现两个或两个以上的系统或器官功能障碍或衰竭,即急性损伤者多个器官功能改变不能维持内环境稳定的临床综合征。MODS旧称多器官功能衰竭(multiple organ failure,MOF),最早是在1973年由Tilney等报道腹主动脉瘤术后并发"序贯性器官衰竭";1975年Baue报告3例死于MOF的患者,称之为20世纪70年代新的综合征。此后近20年内,MOF的命名被普遍承认和接受,但这一传统的命名主要描述临床过程的终结及程度上的不可逆性。在概念上反映出认识的机械性和局限性,这种静止的提法和标准忽视了临床器官功能动态的变化特征。1991年,ACCP/SCCM在芝加哥集会共同倡议将MOF更名为MODS,目的是为了纠正既往过于强调器官衰竭程度,而着眼于SIRS发展的全过程,重视器官衰竭前的早期预警和治疗。MODS的内涵既包括某些器官完全衰竭,也可包括脏器仅有实验室检查指标的异常,能较全面地反映功能进行性变化过程及病变性质的可逆性,比较符合临床实际。

三、临床意义

进一步明确和澄清上述基本概念与定义无疑具有重要的临床意义,它使我们能从根本上更深刻、更全面地理解感染的本质,并为临床和基础研究中采用统一的标准、尺度,充分利用与比较相关的资料、保证试验性治疗脓毒症的有效性与可靠性等奠定了基础。将感染、菌血症与脓毒症/SIRS 明确区分开,有助于说明脓毒症/SIRS 的特征。虽然感染对于脓毒症发病是重要的,但相当一部分脓毒症患者却始终不能获得确切的感染灶和细菌学证据。Rangel-Frausto 等报告脓毒症、严重脓毒症及脓毒性休克患者血培养阳性率仅为 17% 、25% 和 69% 。另据报道,336 例创伤后并发 MODS 患者中,其诱发因素与感染有关者仅占 13% 。由此可见,脓毒症可以不依赖细菌和毒素的持续存在而发生和发展;细菌和毒素的作用仅仅在于可能触发脓毒症,而脓毒症的发生与否及轻重程度则完全取决于机体的反应性。因此,脓毒症的本质是机体对感染性因素的反应,而且这一反应一旦启动即可循自身规律发展并不断放大,可以不依赖原触发因素。

基于这一认识,某些传统的观念将被改变。例如,当观察到某一患者脓毒症日趋加重时,首先想到的应是患者机体反应更加剧烈,而不一定就是感染加重。抗菌药物的正确应用只在一部分人中有效,而在另一些人则可能完全无效。同样,曾经认为是隐匿性或不可控制的细菌性感染造成 MODS,实质是过度炎症反应引起广泛性组织破坏。经典的抗感染治疗不足以遏制这一过程,把治疗焦点集中在对整体器官功能的支持方面有其片面性。从总体来看,防治策略应当是通过多水平阻断过度释放的炎症介质,抑制激活的炎症细胞;同时积极补充内源性抑制物,尽可能恢复炎症介质与内源性抑制剂的平衡,从而使炎症反应局限,并注重机体免疫功能的调理与重建,以合理干预 SIRS 和脓毒症、防止 MODS 的发生与发展。

第三节　脓毒症的发病机制

自 1991 年脓毒症的新概念提出以来,脓毒症的研究方兴未艾,对其了解亦日益加深。临床流行病学资料显示,脓毒症是急危重症的主要死亡原因之一,已成为进一步提高危重症患者救治成功率的最大障碍,提高对该严重感染并发症的认识和防治水平无疑具有重要的理论价值及临床意义。值得注意的是,脓毒症发病机制非常复杂,内容涉及感染、炎症、免疫、凝血及组织损害等一系列基本问题,并与机体多系统、多器官病理生理改变密切相关。

1. 肠道细菌/内毒素移位与脓毒症　大量临床资料表明,严重感染与脓毒症、MODS 关系十分密切,但死于脓毒症的相当部分患者却又找不到明确的感染灶或细菌培养阴性,应用抗菌药物预防和控制感染并不能有效地降低脓毒症的发生率与病死率。20 世纪 80 年代以来,人们注意到机体最大的细菌及毒素储库——肠道可能是原因不明感染的“策源地”,肠道细菌/内毒素移位所致的肠源性感染与严重创伤、休克、外科大手术等应激后发生的脓毒症、MODS 密切相关。

通过一系列动物实验证实,严重出血性休克、肠缺血、烫伤及高速枪弹伤早期均可导致门、体循环内毒素水平的迅速升高,其中尤以门脉系统变化的幅度更为显著,提示肠源性内毒素血症出现时间早,发生频率高。在家兔 MODS 模型中,观察到内毒素血症与 MODS 的发生、发展密切相关。MODS 动物血浆内毒素含量升高的幅度大、持续于较高水平,且内毒素水平的改变与多器官功能指标相关显著。在犬高速枪弹伤合并休克的实验研究中,发现肠道内游离内毒素含量与肠杆菌过度生长相平行,门、体循环内毒素浓度差缩小与创伤后体内清除、灭活毒素功能障碍相关。同样,在失血性休克或创伤性休克狒狒模型中发现,休克3 小时末和复苏后 1 小时血浆内毒素水平增高。这在失血复合缺氧并注射酵母多糖调理血浆的狒狒模型中得到进一步证实。

我们设想,如果肠道内毒素释入体内确实是脓毒症及 MODS 的重要致病因素,采用一系列拮抗或阻断内毒素血症的措施,将有可能减轻器官功能障碍的发生与发展。结果显示,给失血性休克家兔输注 Re 脂多糖(LPS)抗血清后,血浆内毒素水平的升高幅度及其持续时间均显著降低,动物 MODS 发生率明显低于对照组。同样,重度出血性休克早期给予具有抗菌/抗内毒素双重作用的重组杀菌/通透性增加蛋白(recombinant bactericidal/permeability-increasing protein,$rBPI_{21}$),可完全中和循环内毒素,能有效地减轻肝、肺、肾及肠道损害等。此外,预防性进行选择性消化道脱污染大鼠,其各段肠腔内的游离内毒素含量较对照组下降99.5% 以上,门、体循环内毒素水平随之显著降低。防治组肠黏膜损害减轻,严重烫伤后其存活率提高 26.7% 。上述诸多研究初步证明了肠源性内毒素血症与创伤后脓毒症、MODS发病的因果关系,为进一步阐明其诱发全身性组织损害的规律及机制奠定了基础。

临床资料显示,大面积烧伤患者血浆内毒素水平增高,在伤后 7 ~ 12 小时和 3 ~ 4 天形成两个高峰。由于早期烧伤创面是无菌的,且体内并未找到明确感染灶,因此早期内毒素血症并非由于烧伤创面感染所致,更可能是由于肠道细菌/内毒素移位。我们的一组临床资料证实,大面积烧伤患者血浆内毒素含量在伤后 24 小时即显著升高,第 3 天达峰值,伤后 2 ~ 3 周又出现明显上升。该组患者内毒素血症发生率为 58% ,其中脓毒症组血浆内毒素均值显著高于非脓毒症组。且血浆内毒素水平与烧伤后 MODS 发生频率呈正相关。为了进一步探讨血浆内毒素与患者预后的关系,将 25 例创伤、外科大手术后患者中的存活者与死亡者比较,发现死亡组内毒素水平伤后或术后 1、7 天显著高于存活者。这些结果证明,创伤早期内毒素血症十分常见,并参与了机体脓毒并发症的病理过程。

临床研究证实,烧伤后肠道通透性可迅速增高,并与伤后早期内毒素血症的发生时间相符。许多资料提示,烧伤、创伤、休克等应激状况下,患者早期肠道通透性即可明显增高。另据报道,采用大分子的多聚乙二醇 3350 作为肠道通透性探针,观察到伤后 72 小时内,未并发感染或其他疾病的患者肠道通透性增高,且与创伤严重程度相关。这些间接的临床资料虽然有限,但也支持细菌/内毒素移位的假说。值得指出的是,虽然人们对动物的细菌/内毒素移位进行了深入研究,但这些结果在临床观察中尚未得到充分肯定。因此,关于肠道细菌/内毒素移位的临床意义仍存在争议,有待进一步探讨。

2. 金黄色葡萄球菌外毒素及其致病作用　严重损伤和感染性因素可以诱发初期的炎症反应,但由于机体产生的多种炎症介质所形成的瀑布效应,可使炎症反应扩大甚至失去控制,最终导致以细胞自身性破坏为特征的全身性炎症反应。业已证明,细菌、内毒素、病毒及寄生虫感染等在机体的脓毒性反应中均可起触发剂作用,其中革兰阴性菌及其内毒素在脓毒症发病中的作用与机制已进行了较为广泛、深入的研究。然而,长期以来,人们对于革兰阳性菌及其外毒素的致病意义认识不足。

　　临床资料表明,革兰阳性菌脓毒症的发病率逐年上升,至 20 世纪 90 年代末已达脓毒症发病率的 50% 以上,并仍有升高趋势。其中金黄色葡萄球菌(简称金葡菌)发病率位居首位,是烧伤创面感染、急性肝功能衰竭的重要病原菌。由于其致病因素复杂、耐药性不断增强,特别是中介型抗万古霉素金葡菌的出现,金葡菌感染所致脓毒症的防治已成为现代创伤、烧伤外科和危重症医学面临的棘手问题之一。我们回顾性调查了近 8 年间从烧伤创面分离病原菌,其中金葡菌分离率从 1995 年的 17.7% (居第 3 位)上升为 2003 年的 45.0% (居第 1 位);278 例次静脉内置管的严重烧伤患者,7 例次发生导管脓毒症(5 例死亡),其分离病原菌中金葡菌占 50% 以上。细菌学研究表明,可溶性外毒素的产生是革兰阳性菌感染的重要标志之一,在革兰阳性菌感染性疾病的发生、发展中具有重要意义。其中金葡菌肠毒素尤其是肠毒素 B(SEB)因其"超抗原"特性以及在中毒性休克综合征发病中的特殊意义而备受关注。在大鼠 20% 体表面积Ⅲ度烫伤合并金葡菌攻击所致脓毒症模型中观察到,SEB 广泛分布于心、肝、肺、肾等重要脏器,并与局部组织促炎/抗炎细胞因子平衡异常及相应器官的功能损害密切相关。其中肝、肾组织中 SEB 含量最高,可能为 SEB 蓄积和排泄的主要场所。抗 SEB 抗体早期干预可有效中和 SEB 活性,阻止金葡菌攻击所致炎症反应的进一步发展,同时多器官功能损伤亦得到改善。

　　研究表明,SEB 作为"超抗原"具有很强的丝裂原性,且以 T 细胞为主要靶细胞,极低浓度即可致 T 细胞大量活化、促炎细胞因子产生显著增加,对金葡菌脓毒症和 MODS 的病理生理过程可能具有促进作用。与内毒素[主要成分为脂多糖(LPS)]所致脓毒症不同,T 细胞活化和增殖产生肿瘤坏死因子(TNF)-α、干扰素(IFN)-γ是介导 SEB 损伤效应的关键环节,而革兰阴性菌脓毒症中,TNF-α诱生主要由单核/巨噬细胞所介导。但是,细菌内、外毒素具有很强的协同效应,例如,当它们共同作用时,可使各自的致死剂量均降低两个数量级,而且体内促炎细胞因子的水平更高、持续时间更长。金葡菌致病因子与 LPS 激活炎症细胞的信号转导存在着某些共同途径,这可能是二者在脓毒症发病中具有协同效应的重要病理生理学基础。应当说明的是,创伤、烧伤后金葡菌的致病因子较为复杂,除肠毒素外,金葡菌细胞壁成分(如肽聚糖和磷壁酸)在失控性炎症反应和脓毒症中的地位亦不容忽视。

3. 受体与信号转导机制　业已明确,LPS 是引起脓毒症的重要致病因子之一,LPS 主要成分——脂质 A 首先与 LPS 受体结合,进而激活细胞内信号转导通路与诱导炎症介质的合成、释放,最终导致脓毒症甚至 MODS。近来有关 LPS 受体研究进展迅速,已发现 4 类分子家族与 LPS 的脂质 A 部分结合参与炎症信号转导,包括巨噬细胞清道夫受体(SR)、CD14、Toll 样受体(Toll-like receptor,TLR)和β2白细胞整合素等。研究发现,巨噬细胞 SR 是参与宿主早期防御的重要受体,它能结合革兰阴性菌细胞壁或循环中游离的 LPS,但不引起炎症反应,这对于清除和灭活 LPS 具有重要意义。内毒素血症或脓毒性休克时,小鼠肝、肺组织内 SR 表达显著减少,与 LPS 呈明显量-效关系。体外研究显示,LPS 刺激可明显下调组织巨噬细胞表面 SR 及其胞内 mRNA 表达。SR 表达下调可能是创伤感染发生、发展过程中机体防御功能降低的一个重要机制。创伤及合并 LPS 攻击后,肝、肺组织内 CD14 和 SR 表达上调和表达下调可能与炎症反应由"自控"向"失控"转化有关。肝、肺组织内 CD14 和 SR 表达上的差异可能与创伤脓毒症时器官功能损害的序贯性相关。

　　有资料提示,脂多糖结合蛋白(LBP)/CD14 是机体识别和调控 LPS 作用的关键机制之一,为体内增敏 LPS 细胞损伤效应的主要系统之一。体外试验证明,LBP/CD14 系统能明显提高多种细胞对 LPS 的敏感性,使其活性增强数百倍至数千倍。系列动物实验观察到,急性烫伤和休克打击可导致肠腔内 LPS 移位,并明显上调主要脏器 LBP/CD14 mRNA 广泛表达,腹腔巨噬细胞基因表达亦显著增强。早期拮抗肠源性 LPS 移位,能明显抑制 LBP/CD14 mRNA 表达强度和减轻多器官功能损害。临床前瞻性研究显示,严重多发伤和休克早期血浆 LBP 水平即迅速升高,大面积烧伤后 1 周患者血清可溶性 CD14(sCD14)含量亦明显上升,其中以并发脓毒症和 MODS 者改变尤为显著。这些资料提示,肠源性 LPS 经上调的 LBP/CD14 系统介导机体广泛性炎症反应,在创伤后脓毒症及 MODS 发病中具有重要作用。据此,提出了创伤后多脏器损害发病机制中的 LPS 增敏假说,并针对该增敏效应进一步开展早期干预的研究,初步动物实验取得了良好的防治效果。

然而,由于 CD14 本身是一种膜锚蛋白(缺乏跨膜区和胞内区),不能直接介导跨膜信号转导,因此有关 CD14 参与的信号转导途径仍有待进一步澄清。新近研究揭示,TLR 的跨膜蛋白可能作为信号转导的受体参与了多种致病因子的信号转导过程,其中 TLR2 和 TLR4 的作用尤为显著。除单核/巨噬细胞、中性粒细胞等炎症细胞外,LPS 激活内皮细胞的受体机制取得了明显进展。研究证实,人内皮细胞亦能表达 TLR4 mRNA 和 TLR4 蛋白,LPS 能明显上调其表达水平,并呈时间和剂量依赖性。转染 TLR4 的功能突变体和运用抗人 TLR4 抗体后,LPS 对内皮细胞激活效应明显减弱,表现为核因子(NF)-κB 活性明显降低。说明 TLR4 在 LPS 对内皮细胞激活效应中具有重要的地位,很可能成为内皮细胞上 LPS 作用的受体/信号转导分子。在严重腹腔感染所致脓毒症模型中观察到,TLR2 及 TLR4 广泛分布于肝、肺、肾及小肠等组织,感染因素可明显上调机体主要脏器 TLR2 及 TLR4 mRNA 的表达,组织 TLR mRNA 表达参与了多器官功能损害的发病过程,其中以 TLR2 的作用尤为明显。脓毒症早期应用 LPS 拮抗剂治疗,有助于下调 TLR mRNA 表达、减少促炎介质释放和促进抗炎介质产生,防止脓毒症的发生与发展。

LPS-LBP 复合物与细胞表面 CD14/TLR 受体结合,通过细胞信号转导机制将信号从受体传到细胞核。目前已证实,丝裂原活化蛋白激酶(MAPK)、Janus 激酶/信号转导和转录激活因子(JAK/STAT)、NF-κB 等均与受体的活化有关。体外观察表明,LPS、金葡菌外毒素等均可引起免疫与炎症细胞内上述通路的活化,在细胞生理和病理反应中发挥着重要调控作用。人们认识到 MAPK 通路参与了脓毒症和脓毒性休克时多种细胞的活化过程,其中特别强调 p38 MAPK 通路在诱导单核/巨噬细胞反应及组织诱生型一氧化氮合酶(iNOS)表达中的重要作用,并进一步探讨了创伤后主要炎症细胞内 MAPK 通路对体内抗炎与致炎反应的特异性调控作用,以及与其他信号通路间的交汇作用。另一方面,JAK/STAT 通路活化与脓毒症时急性组织损害和休克发生等密切相关,金葡菌感染早期抑制 JAK/STAT 通路的活化有助于抑制致炎细胞因子的产生,并减轻多器官损害。此外,内、外毒素均可诱导创伤脓毒症组织 JAK/STAT 的特异性内源抑制物——细胞因子信号转导抑制因子(SOCS)活化,且不同亚型介导的抗炎/致炎反应具有明显组织差异性,说明 JAK/STAT 和 SOCS 环路是调控炎症反应平衡的重要信号转导机制之一。

4. 炎症平衡失调与细胞凋亡及免疫麻痹 近年来,人们逐步认识到脓毒症并非都由病原体及其毒素直接损害所致,宿主自身在疾病自然病程中扮演了重要角色。一般认为,机体对感染和损伤的原发反应是失控性过度炎症反应。但正常的应激反应是机体抗炎机制激活的结果,免疫细胞和细胞因子既有致病作用又有保护效应,若完全阻断这些介质反而可能有害。有研究为脓毒症存在原发性低免疫反应提供了证据,发现脓毒症患者在发病初始阶段就有明显 T 细胞免疫功能抑制现象。据报道,大手术后并发脓毒症与患者外周血单个核细胞产生促炎/抗炎细胞因子功能缺陷有关,脓毒症患者能否生存与炎症反应而不是抗炎反应的恢复相关。由此推测,脓毒症病程是渐进的序贯反应,以炎症反应开始,随即呈现免疫抑制,免疫功能障碍是对脓毒症的原发反应,而不是继发性代偿反应。

脓毒症状态下免疫障碍的特征主要为丧失迟发性过敏反应、不能清除病原体、易感医院性感染。脓毒症患者抗炎治疗失败在于不能把握疾病规律,在脓毒症初始阶段以炎症细胞因子增加为主,随着病程的持续,机体将表现为抗炎为主的免疫抑制状态,因为脓毒症患者外周血单个核细胞在内毒素刺激后产生的 TNF-α 或 IL-1β 比健康人少得多。另外,脓毒症时应用 IFN-γ 可逆转免疫抑制状况,恢复单核/巨噬细胞产生 TNF-α 能力,提高生存率。脓毒症免疫紊乱的机制主要包括两方面。

(1) 炎症介质向抗炎细胞因子漂移:CD4$^+$T 细胞活化后分泌两类相互拮抗的细胞因子,其中分泌致炎细胞因子如 TNF-α、IFN-γ、IL-2 的为 Th1 细胞,分泌抗炎细胞因子如 IL-4、IL-10 的为 Th2 细胞。目前,CD4$^+$T 细胞发生 Th1 或 Th2 反应的决定因素尚未完全搞清楚,但可能受病原体的种类、细菌疫苗体积大小和感染部位等因素影响。烧伤或创伤患者外周血单个核细胞产生 Th1 类细胞因子减少,Th2 类细胞因子增加,若单个核细胞 Th2 类细胞因子出现逆转,则脓毒症患者生存率增加;若 IL-10 水平居高不下,多预示着预后不良。

(2) 细胞凋亡与免疫麻痹:免疫麻痹又称免疫无反应性,T 细胞对特异抗原刺激不发生反应性增殖或分泌细胞因子。例如,在一组致死性腹膜炎患者中观察到 T 细胞亚型 Th1 功能减弱且不伴有 Th2 类细胞因子产生增加,此即免疫麻痹。通常烧伤或创伤患者外周血 Th 细胞数量减少,即使存活的 Th 细胞也多表现为免疫麻痹。T 细胞增殖和细胞因子分泌缺陷与病死率相关。

在探索脓毒症发生机制的过程中,人们渐渐认识到机体并非一直处于促炎状态,免疫功能紊乱与大量淋巴细胞凋亡及免疫受抑状态密切相关。研究表明,免疫系统时刻发生着凋亡,它在维持免疫稳态和自身免疫耐受方面起着决定性作用。如胸腺细胞的选择、生发中心的发育、杀伤细胞对靶细胞的杀伤,以及免疫应答结束后效应细胞的清除等,都是通过凋亡来实现的。因此,凋亡机制紊乱就会引起自身免疫性疾病。业已明确,在动物和人类脓毒症中,大量 CD4$^+$ T 细胞和 B 细胞发生了凋亡。而非致死性烧伤小鼠 3 小时后,同样也观察到小鼠脾脏、胸腺和小肠内淋巴细胞凋亡明显增加。严重脓毒症时 CD4$^+$ 细胞和滤泡树突细胞缺失将是灾难性的,因为 B 细胞、CD4$^+$T 细胞和滤泡树突细胞的消失预示着抗体产生、巨噬细胞活化和抗原提呈功能丧失。

许多研究提示,淋巴细胞凋亡与免疫功能障碍密切相关,抑制淋巴细胞凋亡将有助于改善机体免疫功能,进而提高生存率。另外,通过对 T 细胞凋亡机制和调控的研究,应用死亡因子特异性抗体中和循环中的凋亡诱导物或抑制凋亡信号转导途径中胱天蛋白酶(cysteinyl aspartate-specific protease,caspase)表达,可达到抑制特异性 T 细胞亚群凋亡的目的。

5. 脓毒症新的"晚期介质"——高迁移率族蛋白 B1 既往普遍认为,"早期"致炎细胞因子(包括 TNF-α、IL-1 等)是引起机体失控性炎症反应与组织损害的关键介质。晚近的研究发现,高迁移率族蛋白 B1(high mobility group box-1 protein,HMGB1)可能作为新的"晚期"炎症因子参与了内/外毒素的致病过程。HMGB 是一大类富含电荷的低分子质量核蛋白,其中HMGB1/2家族含量最为丰富,细胞内外均有HMGB1表达。在细胞核内,HMGB1与DNA复制、细胞分化及基因表达的调控等多种细胞生命活动密切相关。HMGB1被分泌至细胞外后,还可能作为新的重要炎症因子介导了脓毒症的发病过程。

动物实验证实,严重烫伤和腹腔感染后6~24小时,肝、肺及小肠组织HMGB1基因表达显著增多,且一直持续至伤后72小时,局部组织HMGB1诱生与LPS介导器官功能损害关系密切。同样,金葡菌感染所致脓毒症时,主要组织HMGB1 mRNA表达亦明显增加,至24小时仍维持于较高水平。这一动力学特点与TNF-α和IL-1β等早期细胞因子明显不同,证实革兰阴性或阳性菌脓毒症时,组织HMGB1基因表达均增高较晚,并持续时间较长。有资料证实,给小鼠腹腔注射纯化的重组HMGB1可出现脓毒症样表现,较大剂量HMGB1攻击则导致动物死亡。上述结果表明,HMGB1本身即可介导动物一系列病理生理效应,甚至死亡。临床观察显示,严重创伤、脓毒症患者血清HMGB1水平亦显著增高,其改变与脓毒症的发生、发展过程关系密切。进一步研究发现,严重腹腔感染后给予HMGB1抑制剂——正丁酸钠治疗,可有效降低肝、肺、肾及小肠等组织HMGB1 mRNA的表达,并显著改善肝、肾、心功能及减轻肺组织炎症反应。尤其值得注意的是,正丁酸钠干预可显著降低严重脓毒症动物伤后1~6天的病死率,动物预后得以明显改善。这初步说明脓毒症早期应用正丁酸钠治疗有助于减轻HMGB1等炎症介质的过量表达,从而抑制机体的过度炎症反应,提高动物存活率。提示针对HMGB1这一潜在"晚期"细胞因子进行干预,可能有助于脓毒症及MODS的防治。

6. 凝血功能障碍 凝血系统对脓毒症的发病过程中具有重要影响,它与炎症反应相互促进,共同构成脓毒症发生、发展中的关键因素。抑制异常凝血反应可以影响炎症和脓毒症的病理进程,具有一定的治疗效果。但是,单一抑制凝血过程并不能有效防治脓毒症,只有同时针对抗凝和抗炎环节进行干预,才能在临床上取得理想的疗效。活化蛋白C(APC)是目前少数可能具有改善脓毒症效果的抗凝药物。值得注意的是,APC可影响转录因子NF-κB的活性,而NF-κB是炎症反应重要的信号转导通路,可调控TNF-α、IL-1、IL-6及IFN-γ等诸多细胞因子的基因表达。给予重组APC治疗,患者血清IL-6水平则显著降低。进一步分析发现,APC替代疗法不仅对蛋白C水平较低的脓毒症患者有效,而且对蛋白C水平没有降低的患者同样有效,表明APC对脓毒症的疗效还可能与其抗炎特性有关。肝素虽然具有较强的抗凝效应,但其抗炎作用较弱,对脓毒症缺乏确切治疗效果。

内皮细胞作为凝血和炎症相互作用的"桥梁",脓毒症状况下炎症因子可诱导其表达组织因子,激活外源性凝血途径;内皮细胞也可在凝血酶、纤维蛋白的诱导下表达黏附分子,释放炎症介质和趋化因子,进一步放大炎症反应。因此,内皮细胞的损害可促进脓毒症的发生与发展,如何保护内皮细胞并调节其功能,对脓毒症的临床治疗具有重要意义。

信号转导通路是凝血与炎症相互影响的病理生理基础。体内凝血和炎症相互影响,可促进脓毒症的发展;抗凝物有可能通过影响炎症反应的信号转导途径调控炎症因子的产生,如NF-κB、p38 MAPK信号通路。研究发现,APC能影响NF-κB的活性,而p38信号转导通路在凝血酶诱导内皮细胞表达趋化因子和激活白细胞的过程中发挥重要作用。

7. 神经-内分泌-免疫网络 神经系统在机体炎症反应及脓毒症的发展中具有重要作用。脓毒症早期,神经系统即将炎症信息迅速传递到中枢神经,从而通过调节内分泌系统、免疫系统等影响脓毒症的病理过程。近年来的研究表明,神经系统本身也可通过神经递质直接参与调节脓毒症的发生与发展,这为脓毒症的防治提供了新思路。

下丘脑-垂体-肾上腺(HPA)轴是脓毒症时神经系统重要的抗炎途径。HPA轴如果遭到破坏或功能不足,可促进脓毒症的发生和发展。已证实,外周应用LPS和IL-1β即可通过体液途径或迷走神经等激活HPA轴。HPA轴活化后,下丘脑释放促肾上腺皮质激素释放激素(CRH),CRH则进一步促进脑垂体分泌促肾上腺皮质激素(ACTH)。ACTH通过血液循环到达肾上腺皮质,促使其释放盐皮质激素和糖皮质激素,进而调控机体炎症反应和脓毒症的病理生理过程。

交感神经在人体内广泛分布于内脏和所有淋巴器官,是脓毒症时仅次于HPA轴的神经调控机制之一,通过其末梢分泌去甲肾上腺素影响免疫系统。肾上腺髓质在交感神经作用下可分泌肾上腺素,去甲肾上腺素和肾上腺素都属于儿茶酚胺类物质,刺激交感神经可使血中儿茶酚胺浓度明显升高。近年来研究发现,迷走神经传出支通过抑制TNF-α生成来降低脓毒性休克的发生率,而乙酰胆碱是迷走神经主要的神经递质,Tracey将这种抗炎机制称之为"胆碱能抗炎途径"。迷走神经是重要的副交感神经,其纤维广泛分布于具有单核/巨噬细胞的器官,如肝、肺、脾、肾和肠等。有资料显示,通过电刺激迷走神经传出支激活胆碱能抗炎途径,可抑制内毒素血症时肝、脾、心脏等组织中TNF-α合成并降低血清中TNF-α浓度,减少脓毒性休克的发生率。迷走神经切除后显著提高了炎症刺激下TNF-α合成与释放,增强内毒素对动物的致死性。上述资料说明胆碱能抗炎途径可特异性抑制局部炎症,利用脓毒症的神经调节机制来探讨其防治策略是一个较新的研究领域。

许多研究表明,脓毒症涉及机体多个系统功能改变,不仅与炎症失控相关,还牵涉神经系统、内分泌调节、免疫系统、凝血系统等及其之间的相互作用。内分泌系统是其中关键的影响因素之一,对神经系统、免疫系统等具有广泛而重要的调控作用。脓毒症时机体高代谢、神经调节、免疫功能变化、炎症反应失控及心血管系统等改变,都与内分泌系统的调节密不可分。内分泌系统好似机体各系统的动员者、组织者及协调者,在脓毒症的发生与发展中扮演着重要角色。因此,通过调节内分泌系统功能可以间接地对机体其他方面进行调控,从而达到治疗脓毒症的目的。这是从整体的观点出发治疗脓毒症的新策略,与以往单一调控某条信号通路、某种介质的治疗思路相比,可能更有效、实用和经济,具有潜在的应用价值。

业已明确,人的机体是一个复杂、协同的整体。脓毒症是机体的"非常时期",在此"非常时期",包括内分泌在内的各系统发生相应的变化,以确保机体成功承受打击。目前研究认为,应更多地从整体的角度去看待机体的病理生理变化,区分机体有益的反射性调节和紊乱的错误行为,区分机体反应变化的"过度"与"不足",以期对机体内的反应进行正确的引导,使之顺利地完成对某一打击的反应过程,尽快达到新的平衡。如果忽视了机体的"需要",不分时机地单一针对某一方面进行调控,有可能破坏了机体自身反应机制,导致出现新的人为紊乱,无异于揠苗助长,结果适得其反。

8. 基因多态性　近年来,随着人类基因组研究的不断深入,人们逐渐认识到遗传学机制的差异性是许多疾病发生、发展中内因的物质基础。有资料证实,基因多态性(基因组序列上的变异)是决定人体对应激打击易感性与耐受性、临床表型多样性及药物治疗反应差异性的重要因素。例如,严重损伤或感染后全身性炎症反应失控及器官损害受体内众多基因的调控,但表现出高度的个体差异性,有的人群易于并发脓毒症和MODS,有的人群则不发生。目前,通过对创伤后并发严重脓毒症或MODS患者重要炎症介质基因型分析,发现

TNF、IL-1 及其受体拮抗剂(IL-1ra)、IL-10、人白细胞抗原(HLA)等均存在基因多态性,这可能为脓毒症和 MODS 易感人群的早期识别、预后分析和基因治疗提供新的理论依据。

一组临床研究表明,TNFc 微卫星多态性与术后严重脓毒症的易感性及预后密切相关。TNFc1 等位基因可能是易患脓毒症的遗传标志之一。基因型 TNFc1c2 与严重全身感染后的死亡可能密切相关,TNFc 微卫星多态性在术后严重脓毒症的免疫调节治疗中有一定的参考价值。另有资料证实,等位基因 IL-1ra RN2 与脓毒症的发生密切相关,等位基因型 A2、B2、RN2 为脓毒症高危人群的重要遗传标志。采用聚合酶链反应结合 *Rsa* Ⅰ、*Mae* Ⅲ、*Mnl* Ⅰ 限制性内切酶酶切分析法,检测 116 例术后并发严重脓毒症患者和 141 例健康献血者的 IL-10-592、IL-10-819、IL-10-1082 基因多态性。结果显示,IL-10-1082 基因多态性与术后严重脓毒症的易感性有关,与其预后不相关;而 IL-10-592、IL-10-819 基因多态性与术后严重脓毒症的易感性及预后均不相关。目前,已选取了 10 个有代表性的民族(汉族、蒙古族、藏族、维吾尔族、傣族、布朗族、苗族、壮族、彝族和朝鲜族)27 个个体的基因组 DNA。对脓毒症相关18 个基因的基因多态性进行了大规模分析,旨在了解不同人群脓毒症相关基因单核苷酸多态性分布。

基因与感染性疾病关系的研究近年来日益受到人们的重视。许多研究表明,脓毒症等严重感染并发症属于多基因调控,内毒素受体作为启动炎症与免疫反应的"门户",其分子DNA 序列的差异可导致相关表型的变异,进而影响到机体对病原微生物的反应程度不同。个体对脓毒症的敏感性差异可归咎于感染相关分子等位基因的多态性。因此,对基因多态性的深入理解有助于改进脓毒症干预的相关策略,根据基因扫描显示出的基因异质性,便于早期制订出针对携带脓毒症易感基因患者的防治方案,避免以往经验性治疗,并可减少缺乏易感基因患者的医疗费用。例如,可针对脓毒症主要候选基因 TLR、CD14、LBP/BPI 等基因多态性制定出适宜的干预措施。不久的将来,基因标志物的识别将会成为临床诊断与疾病风险预测及基因治疗的一部分。DNA 微列阵可同时检测上千种基因表达水平,并可加速多基因疾病(如脓毒症)候选基因的识别与定位。当然,我们也应看到,虽然不少学者的研究均涉及基因多态性与感染性疾病的易感性和转归,但观察结果及其解释不尽相同,有的甚至相反,提示人们对基因多态性的认识存在局限性,尚缺乏对候选基因的系统分析与评估标准。我们相信,随着基因检测技术及生物信息学的飞速发展与应用,这一领域必将取得突破性进展,也必将为脓毒症的早期诊断、预后分析和基因治疗开辟新的途径。

第四节 脓毒症的诊断新标准及分阶段诊断系统

近年来,随着人们对脓毒症病理生理过程认识的逐步深化,脓毒症的诊断标准也随之有了相应的改变。早期较为统一的认识是,脓毒症是指由感染引起的 SIRS,证实有细菌存在或有高度可疑感染灶,其诊断标准包括下列两项或两项以上体征:①体温>38℃ 或<36℃;②心率>90 次/分;③呼吸频率>20 次/分或 PCO_2<32 mmHg(4.27 kPa);④外周血白细胞计数>$12.0×10^9$/L 或<$4.0×10^9$/L,或未成熟粒细胞>10%。

自 20 世纪 90 年代初脓毒症的新概念提出以来,脓毒症的实验与临床研究方兴未艾,对其认识亦日益加深,但在实践过程中也发现了许多新的问题。有鉴于此,近年来国际脓毒症研究相关学术团体对脓毒症的定义和诊断标准进行了重新审议与评价,提出了一些更新的认识和诊断系统,旨在进一步明确、完善脓毒症及其相关术语的概念及临床意义。

2001 年 12 月,美国危重症医学会(SCCM)、欧洲重症监护学会(ESICM)、美国胸科医师协会(ACCP)、美国胸科学会(ATS)及外科感染学会(SIS)在美国华盛顿召开联席会议,有 29 位来自北美和欧洲的专家参加,共同讨论与重新评价 1991 年 ACCP/SCCM 提出的脓毒症及其相关术语的定义和诊断标准等问题。通过反复研讨与磋商,最终达成了共识性文件,其主要内容包括以下几方面:①现阶段有关脓毒症、严重脓毒症、脓毒性休克的概念对于广大临床医生和研究人员仍然是有用的,仍应维持 10 年前的描述,直至进一步提出改变宿主对感染反应分类的合理证据。②脓毒症相关的定义不能精确地反映机体对感染反应的分层和预后。③尽管 SIRS 仍然是个有用的概念,但其 1991 年 ACCP/SCCM 推荐的诊断标准过于敏感和缺乏特异性。④提出一系列扩展的症状和体征应用于脓毒症诊断,它能够较好地反映机体对感染的临床反应。⑤随着人们对机体免疫反应和生化特征认识的逐步深入,可操作的脓毒症定义将得以改进和验证。⑥会议设想,通过对患严重感染的危重病例治疗的改善,将会制定出一个脓毒症的分阶段系统,它以易感因素、病前基础状态、感染的性质、机体反应特征,以及器官功能障碍程度等为基础,更好地对这个综合征加以识别和诊断。

由于不同的临床学科因疾病过程的相对特殊性,从而导致对脓毒症认识上的差异,故不同的学科习惯于沿用自行修订的脓毒症诊断标准,有时甚至同一专科的不同单位之间对脓毒症的诊断标准也难以统一,这样必将导致脓毒症病例资料间因标准不统一而缺乏可比性,可能会妨碍治疗的进步。鉴于此,2001 年由欧美 5 个学术组织共同发起的"国际脓毒症定义会议"(International Sepsis Definitions Conference),对相关指标进行了重新修订,提出了比过去更为严格的诊断标准(表 42-1)。主要内容包括:①一般指标,如体温升高、寒战、心率快、呼吸急促、白细胞计数改变;②炎症指标,如血清 C 反应蛋白或前降钙素(PCT)增高;③血流动力学指标,如高排、低阻、氧摄取率降低;④代谢指标,如胰岛素需要量增加;⑤组织灌注变化,如皮肤灌流改变、尿量减少;⑥器官功能障碍,如尿素和肌酐水平增高、血小板计数降低或其他凝血异常、高胆红素血症等。

表 42-1 脓毒症诊断新标准

已明确或疑似的感染[a],并伴有下列某些征象[b]:
(1)一般指标
发热(中心体温>38.3℃)
低温(中心体温<36.0℃)
心率>90 次/分或大于不同年龄段正常心率范围+2 个标准差
气促>30 次/分
意识改变
明显水肿或液体正平衡(>20 ml/kg 超过 24 小时)
高血糖症(血糖>110 mg/dl 或 6.1 mmol/L)而无糖尿病病史
(2)炎症反应参数
白细胞增多症(白细胞计数>12.0×10⁹/L)
白细胞减少症(白细胞计数<4.0×10⁹/L)
白细胞计数正常,但不成熟白细胞>10%

| 血浆 C 反应蛋白>正常值+2 个标准差 |
| 前降钙素(PCT)>正常值+2 个标准差 |

(3)血流动力学参数

低低压[b](收缩压<90 mmHg,平均动脉压<70 mmHg,或成人收缩压下降>40 mmHg,或按年龄下降>2 个标准差)

混合静脉血氧饱和度>70% [b]

心排指数>3.5 L/(min·m²)[c,d]

(4)器官功能障碍指标

低氧血症(PaO₂/FiO₂<300)

急性少尿[尿量<0.5 ml/(kg·h)至少 2 小时]

肌酐增加≥0.5 mg/dl

凝血异常(国际标准化比值>1.5 或活化部分凝血活酶时间>60 秒)

腹胀(肠鸣音消失)

血小板减少症(血小板计数<100×10⁹/L)

高胆红素血症(总胆红素>4 mg/L,或 70 mmol/L)

(5)组织灌流参数

高乳酸血症(>3 mmol/L)

毛细血管再充盈时间延长或皮肤出现花斑

a 定义为一个由微生物所引发的病理过程。

b 在儿童,>70% 是正常的(正常值为 75%~80%),因此在新生儿和儿童不应被视为脓毒症的征象。

c 对于儿童来讲,3.5~5.5 是正常的,因此在新生儿和儿童不应被视为脓毒症表现。

d 对于婴幼儿患者,脓毒症的诊断标准是机体炎症反应的体征/症状再加上感染,并且伴有发热或低温(直肠温度>38.5℃或<35℃)、心动过速(在低温时可以缺乏)以及至少下列一项器官功能改变的提示:意识改变、低氧血症、血乳酸升高和跳跃式脉搏。

值得注意的是,从表 42-1 可以看出,表中所列诸多指标均非诊断脓毒症的特异性指标。各项指标都可能会出现于许多非脓毒症的内外科急慢性疾病过程中。因此,只有在这些异常指标难以用其他疾病所解释时,才可用于考虑确立脓毒症的诊断。新的诊断标准也并未强调在感染的基础上必须符合几条或几条以上表现才可诊断脓毒症,而是更加倾向于以异常的指标结合各临床专科的具体病情变化,以相对灵活的方式做出不拘泥于标准因而更加符合临床实际的脓毒症临床诊断。

解放军总医院第一附属医院烧伤研究所根据烧伤临床实践和研究,对美国胸科医师学会和危重症学会制订的 SIRS 加感染的脓毒症诊断标准做了部分修正,制订了符合临床实际的烧伤脓毒症诊断标准,凡临床上具有细菌学证据或高度可疑的感染,并符合以下 4 条中的 2 条加第 5 条中的任何一项,即可诊断为烧伤脓毒症:①体温>39.0℃或<35.5℃,连续 3 天以上;②心率>120 次/分;③白细胞计数>12.0×10⁹/L 或<4.0×10⁹/L,其中中性粒细胞百分比>80% 或幼稚粒细胞百分比>10%;④呼吸频率>28 次/分;⑤临床症状和体征,如精神抑郁,烦躁或谵语;腹胀、腹泻或消化道出血;舌质绛红、毛刺,干而少津。临床应用结果证明,解放军总医院第一附属医院全军烧伤研究所提出的诊断标准,更加符合烧伤外科的临床实际,能够真正反映烧伤的病情,有助于诊断的准确性,有助于伤员预后判断,更有利于治疗的早期干预。近年来,国内有人通过临床资料回顾性分析,也提出了与我们相似的烧伤脓毒症诊断标准。烧伤脓毒症的发病因素众多,我们修订的标准正是体现了这一原则,包括了与脓毒症发生有关的几个重要因素,如胃肠道、创面及全身的情况,可以说比较全面、准确,适用于烧伤临床。该诊断标准与2001年"国际脓毒症定义会议"的新认识基本相符,有助于客观评价烧伤脓毒症试验性治疗的有效性与可靠性。我们采用该标准分析了烧伤面积大于30%的患者149例,并发脓毒症者57例(38.2%),无脓毒症者92例(61.8%)。其中脓毒症组发生MODS 10例(17.5%),死亡6例(10.5%);非脓毒症组无1例并发MODS,全部存活。当然,我们初步提出的烧伤脓毒症诊断标准仍可能存在局限性,其应用价值尚有待于临床实践的检验与不断完善。

严重脓毒症的定义和诊断标准未做修改,仍为脓毒症合并器官功能障碍。严重脓毒症目前被认为是非心脏重症监护病房患者的最主要死亡原因。脓毒性休克则为其他病因不能解释的、以动脉低血压为特征的急性循环衰竭状态,即使给予足够的液体复苏,动脉血压仍低于90 mmHg,平均动脉血压低于60 mmHg,或较基础血压降低超过40 mmHg以上。脓毒症诊断标准的变迁体现了对脓毒症研究和治疗的进步,随着近几年来国内外针对脓毒症病理生理过程所进行的大量深入研究,相信会有更多、更加精确甚至具有预警意义的分子生物学指标逐渐得到重视和利用,并使脓毒症的诊断标准得到更进一步的修订和完善。

与此同时,会议依据易感因素(predisposition)、感染/损伤(infection/insult)、机体反应(response)、器官功能障碍(organ dysfunction)程度等推荐了一个PIRO作为脓毒症的"分阶段诊断系统"(staging system),从而可以比较客观地反映病情的轻重程度,进一步完善了脓毒症的诊断(表42-2)。PIRO系统的基本内容包括:①易感因素指脓毒症患者病前的基础状况、年龄/性别、文化/宗教习俗、对疾病及治疗的反应性、对脓毒症的易感性(遗传背景与基因多态性)等;②感染/损伤主要涉及感染的部位、性质和程度、致病微生物种类及其毒性产物、药物敏感性等;③要求所采用的指标和(或)标志物能够准确、客观地反映机体反应严重程度,通过临床流行病学观察以确定新的指标是否有助于脓毒症患者分层分析;④希望建立一个类似肿瘤患者诊断的TNM系统,清晰而又准确地反映器官功能障碍程度。

表42-2　PIRO分阶段系统

领　域	当　前	将　来	原　理
易感因素(P)	具有降低短期存活可能性的基础性疾病;文化和宗教信仰;年龄;性别等	炎症反应成分的基因多态性(如Toll样受体、TNF、IL-1、CD14);提高对病原与疾病间特异反应的了解	目前,已确认患病前因素在损伤打击后对发生率和病死率具有影响;损伤的不良预后在很大程度上取决于基因差异性
感染(I)	感染病原菌的培养和敏感性;寻找能够给予控制的起源病症	检测微生物产物(脂多糖、甘露聚糖、细菌DNA);基因转录形式	直接针对损伤的特异性治疗有赖于证明损伤并给予特征化描述
反应(R)	SIRS、脓毒症的其他征象、休克、C反应蛋白	非特异性的活化炎症标志物(如PCT、IL-6)或损害的机体反应性(如HLA-DR);或对治疗靶目标进行特殊的检测(如蛋白C、TNF-α、PAF)	死亡风险及对治疗反应的潜力随对病症严重性的非特异性检测而不同(如休克);特异性介质靶标治疗是以介质出现和激活作指示

领　域	当　前	将　来	原　理
器官功能障碍（O）	器官功能障碍系以衰竭的器官数目和相应的评分表达（如MODS、逻辑性器官功能障碍系统、序贯性器官衰竭评估、小儿多器官功能障碍、小儿逻辑性器官功能障碍）	动态地检测机体细胞对损伤的反应——细胞凋亡、细胞病理性缺氧、细胞应激等	如果损害已经形成，则针对微生物和早期介质的治疗不可能有反应；针对有害的细胞过程的靶向治疗须以其出现为前提

第五节　脓毒症的治疗新指南及评价

与治疗其他病症的原则一样，治疗脓毒症最有效的方法应该以脓毒症发病机制为基础。遗憾的是，由于脓毒症发病机制目前尚未完全理清以及难以掌握的高难度，即使在今天，这种针对发病机制的治疗方法仍然存在很大的不确定性而不能成为主流。与病因性治疗相比，针对脓毒症所致多系统和器官损害的支持性治疗在过去几十年间却已经取得长足的进步，并体现在能够使患者的存活时间不断延长，以致一些学者提出建议：应该将评估脓毒症患者预后的时间从目前的 28 天延长至 3 ~ 6 个月，这便是对支持治疗进步这一事实的反映。支持治疗几乎涉及全身所有的器官或系统，主要包括：血流动力学支持、呼吸支持、控制病灶、使用抗菌药物、肾替代治疗、抗凝治疗、营养支持、恰当使用镇静剂/麻醉剂、免疫调理，以及其他支持治疗等。

一、国际严重脓毒症和脓毒性休克治疗指南

2003 年 12 月，参与拯救脓毒症战役（Surviving Sepsis Campaign，SSC）行动的 11 个国际学术团体的 44 位专家，以近 10 年文献资料为基础，按照循证医学的基本原则，共同商讨和制订了《2004 国际严重脓毒症和脓毒性休克治疗指南》，推荐了多达 46 条治疗建议。应该说这是当前关于脓毒症治疗方法最权威的指导性意见，得到了高度关注与逐步应用。随着更多的国际学术组织加盟 SSC 行动，新近召开了包括 55 位国际专家参加的统一意见研讨会，会议内容主要是利用循证医学方法来评估此前标准的质量并对所提建议进行优化，以达到对治疗指南补充更新的目的。《2008 国际严重脓毒症和脓毒性休克治疗指南》对国际脓毒症论坛提出的狄尔菲（Delphi）分级标准进行了修改，根据等级评估系统（GRADE 系统）来评价支持证据的质量并决定所提建议的可采纳程度，GRADE 系统分为 A ~ D 级，即高等级（A 级）、中等级（B 级）、低等级（C 级）和很低等级（D 级）。指南中推荐程度分为强烈推荐（strong，1 级）和一般建议（weak，2 级），前者是指其可预见的有益作用（包括风险、负担、费用等）明显优于其不良后果；后者则指意见本身所带来的有益及不利影响相差不大或不明晰。指南推荐程度的强弱更注重其在临床实践中的重要性，而不仅是根据其支持证据质量的等级高低。值得指出的是，虽然这些建议主要用于指导严重脓毒症或脓毒性休克患者的临床处理，但该治疗指南并不能完全替代临床医疗决策，当医生面对患者时，还应根据个体情况的差异制定相应的治疗方案，并且这些建议同样适用于 ICU 和非 ICU 脓毒症患者的处

理。与《2004 国际严重脓毒症和脓毒性休克治疗指南》相比,本指南的突出特点表现为:①指南制订过程完全是独立进行的、不依赖任何商业支持或赞助,所提意见的客观性和科学性强;②参与讨论的国际学术组织明显增加,代表性更广泛、权威性更强;③所提建议的证据质量应用 GRADE 系统,推荐程度分为强烈推荐和一般建议两级,实际操作中易于记忆和掌握;④指南中同类问题归纳表述,层次和内容清晰,克服了 2004 年版指南中推荐意见阐述分散、分类复杂、可操作性不够强等缺点。现将《2008 国际严重脓毒症和脓毒性休克治疗指南》主要推荐意见概要介绍如下:

（一）严重脓毒症的治疗

1. 早期复苏

（1）针对确定存在血流灌注不足(经早期冲击液体疗法仍持续低血压或血乳酸浓度 ≥4 mmol/L)的脓毒性休克患者推荐使用常规复苏方案。此方案应在确定存在血流灌注不足时立刻实施,而不应延迟到进入 ICU 后再进行。在复苏开始的第一个 6 小时,纠正由脓毒症所致血流灌注不足的早期复苏目标应包括以下内容,并应作为整个治疗中必不可少的一部分:①中心静脉压(CVP)8 ~ 12 mmHg;②平均动脉压(MAP)≥65 mmHg;③尿量≥0.5 ml/(kg·h);④中心静脉或混合静脉血氧饱和度(ScvO$_2$ 和 SvO$_2$)应分别≥70% 或≥65% (1C 级)。

（2）建议在脓毒症或脓毒性休克第一个 6 小时复苏阶段,如果液体复苏仍未使 ScvO$_2$ 和 SvO$_2$ 达到 70% 、65% ,则应输血使血细胞比容达到≥30% 和(或)滴注多巴酚丁胺[最大剂量为 20 μg/(kg·min)](2C 级)。

2. 诊断

（1）推荐在不延误抗菌药物治疗时机的前提下,要在给予抗菌药物治疗前尽量获得可靠的病原微生物培养结果。为了对病原微生物来源做出最佳诊断,在抗菌药物治疗前应至少获取两份血培养标本,其中一份应直接经皮穿刺获取,另一份可由任一血管通路获得(除非 48 小时内新建的通路)。其他部位包括尿液、脑脊液、创口、呼吸道分泌物或其余可确定感染来源的体液,也最好进行定量培养(1C 级)。

（2）推荐尽快完成影像学检查以确定感染源,一旦发现疑似感染源应立即在该部位进行取样。当然,有些患者可能因病情不稳定而不允许进行某些具侵袭性的特殊操作检查,或因尚在转送途中而不具备检查条件。一些床旁检查,如超声检查也极具诊断价值(1C 级)。

3. 抗菌药物治疗

（1）推荐在脓毒性休克(1B 级)或不伴休克的严重脓毒症(1D 级)确诊后 1 小时内进行静脉输注抗菌药物治疗。在开始抗菌药物治疗前应获取准确的病原微生物培养标本,但前提是不能妨碍抗菌药物治疗的最佳给药时机(1D 级)。

（2）推荐早期抗感染的经验疗法包括使用一种或多种覆盖潜在病原微生物[细菌和(或)真菌]的广谱抗菌药物,并具有良好的组织穿透力(1B 级)。

推荐每日对抗菌药物效能进行评估,以达到用药最优化。预防耐药性产生、最大限度地减小毒副作用并降低费用(1C 级)。

对已知或疑似假单胞菌感染所致脓毒症患者,建议实施抗菌药物联合治疗(2D 级)。

对于伴中性粒细胞减少症的脓毒症患者,建议采用联合经验疗法(2D 级)。

对脓毒症患者进行经验治疗时,建议不应超过 3 ~ 5 天,然后根据药敏结果行降阶梯治疗,并尽快选择单一抗菌药物治疗(2D 级)。

(3) 推荐常规治疗时间为 7~10 天;对于治疗反应性差、未确定感染源或存在包括中性粒细胞减少症在内的免疫缺陷患者,可适当延长治疗时间(1D 级)。

(4) 如果临床判断症状是由非感染因素引起,推荐立即停用抗菌药物,以最大限度地减少细菌耐药所致二重感染,或产生与药物相关的副作用(1D 级)。

4. 控制感染源

(1) 对于突然出现的危急症状,如坏死性筋膜炎、弥漫性腹膜炎、胆管炎、肠梗阻等,推荐对感染源进行准确的解剖学诊断和排除诊断(1C 级),这些步骤应在症状出现后 6 小时内完成(1D 级)。

推荐所有脓毒症患者均应做感染灶的病原学检查,对脓肿或局部感染灶进行引流,清除感染坏死组织,拔出可能引起感染的置管或消除微生物污染(1C 级)。

(2) 如果发现感染源为已受感染的坏死胰腺组织时,在未确切区分有活力组织和坏死组织前,建议先不要进行手术治疗(2B 级)。

(3) 推荐控制感染源应采取最有效且对生理干扰最小的外科操作,例如对脓肿最好经皮穿刺而不是外科引流等(1D 级)。

(4) 如果确定血管内置管是引起严重脓毒症或脓毒性休克的原因时,推荐在建立其他有效血管通路后立即将现有置管拔除(1C 级)。

5. 液体治疗

(1) 推荐液体复苏可选用天然/人工合成胶体液或晶体液,目前尚无证据表明哪类液体更具优越性(1B 级)。

(2) 推荐早期液体复苏目标是使 CVP 至少达到 8 mmHg(机械通气患者为 12 mmHg),早期复苏后应实施进一步液体治疗(1C 级)。

(3) 在进行液体冲击治疗时,推荐持续输入液体直至血流动力学情况(如动脉压、心率、尿量等)得到明显改善(1D 级)。

接受液体冲击治疗的患者,如果怀疑存在血容量过低,推荐在开始 30 分钟内至少输入 1000 ml 晶体液或 300~500 ml 胶体液。对于脓毒症所致组织灌流不良患者,应以更快速度输入更多的液体(1D 级)。

推荐当心脏灌注压力(CVP 或肺动脉楔压)增加而血流动力学状态未同时改善时,应减少液体输入量(1D 级)。

6. 升压药物

(1) 推荐 MAP 应维持≥65 mmHg(1C 级)。

(2) 推荐纠正脓毒性休克低血压症状时,首选升压药物为去甲肾上腺素或多巴胺(通过中央静脉置管给药)(1C 级)。

(3) 建议不将肾上腺素、去甲肾上腺素或加压素作为治疗脓毒性休克初期血管升压药物(2C 级)。后续治疗时可将 0.03 U/min 加压素加入到去甲肾上腺素中,其作用与单独使用去甲肾上腺素相当。

当去甲肾上腺素或多巴胺升压效果不明显时,建议将肾上腺素作为治疗脓毒性休克升压替代药物的首选(2B 级)。

(4) 不推荐使用小剂量多巴胺来保护肾功能(1A 级)。

（5）当患者接受升压药物治疗时，推荐尽可能插入动脉导管随时观察（1D 级）。

7. 强心治疗

（1）对于伴有心肌功能障碍患者，推荐使用多巴酚丁胺来提高心室充盈压并增加心排血量（1C 级）。

（2）不推荐人为地将心脏指数预设到一个较高水平（1B 级）。

8. 皮质激素

（1）建议氢化可的松仅在液体复苏和血管升压药对改善成人脓毒性休克患者低血压效果不明显时考虑静脉使用（2C 级）。

（2）接受氢化可的松治疗的成人脓毒性休克患者不建议接受 ACTH 兴奋试验（2B 级）。

（3）建议如果有氢化可的松便不选用地塞米松（2B 级）。

（4）如果没有氢化可的松，其他替代药物又无明显的盐皮质激素活性，则建议加用氟氢可的松（每日口服 50 μg）。即使应用氢化可的松，也可同时使用氟氢可的松（2C 级）。

（5）建议如果停用血管升压药，便可同时中断激素治疗（2D 级）。

（6）对于严重脓毒症或脓毒性休克的治疗，推荐皮质激素的用量不宜大于对应氢化可的松 300 mg/d 的剂量（1A 级）。

（7）对于不伴有休克症状的脓毒症患者不推荐常规应用皮质激素，除非患者有相关内分泌或皮质激素治疗史（1D 级）。

9. 重组人活化蛋白 C（rhAPC）

（1）对于伴有脓毒症所致器官衰竭的成人患者，且存在临床死亡高危风险（APACHE Ⅱ≥25 或多器官衰竭）时，如果无禁忌证，建议应用 rhAPC（2B 级，术后患者为 2C 级）。

（2）对于临床死亡危险度较低（如 APACHE Ⅱ<20 或单器官衰竭）的成年脓毒症患者，不推荐接受 rhAPC 治疗（1A 级）。

10. 血液制品

（1）一旦组织低灌注得以改善，且不存在某些特殊情况（如心肌局部缺血、严重低氧血症、急性失血、紫绀型心脏病或乳酸性酸中毒），推荐只在血红蛋白含量降至 <7.0 g/dl（<70 g/L）时给予红细胞，使血红蛋白含量达到 7.0~9.0 g/dl（70~90 g/L）（1B 级）。

（2）不推荐应用红细胞生成素治疗脓毒症相关的贫血，但由其他原因引起的贫血可考虑适当使用红细胞生成素（1B 级）。

（3）除非有出血或即将进行的侵袭性手术操作，否则不建议使用新鲜冷冻血浆来纠正实验室的凝血指标异常（2D 级）。

（4）不推荐使用抗凝血酶治疗严重脓毒症和脓毒性休克（1B 级）。

（5）当存在下述情形时建议输注血小板（2D 级）：①无论是否有明显出血，血小板计数 <5×10⁹/L；②血小板计数为 5×10⁹/L~30×10⁹/L 且存在明显出血风险；③需进行外科手术或相关侵袭性操作，但血小板计数 <50×10⁹/L。

（二）脓毒症支持疗法

1. 脓毒症所致急性肺损伤（ALI）或急性呼吸窘迫综合征（ARDS）的机械通气治疗

（1）推荐将 ALI/ARDS 患者潮气量维持在 6 ml/kg 的目标（1B 级）。

（2）监测 ALI/ARDS 患者平台压时，考虑到胸壁顺应性，初期目标推荐维持平台压上限

≤30 cmH₂O(1C 级)。

（3）推荐将平台压和潮气量降至低水平,允许 ALI/ARDS 患者出现高碳酸血症（维持 PaCO₂ 高于正常范围,即"允许性高碳酸血症"）(1C 级)。

（4）推荐使用呼气末正压通气(PEEP)预防呼气末出现的广泛性肺萎陷(1C 级)。

（5）对于需要有潜在风险的吸氧浓度或平台压的 ARDS 患者,建议采用俯卧位通气,只要变换体位,不会造成不良后果(2C 级)。

（6）除非存在禁忌证,否则机械通气患者推荐保持半卧位姿势,以降低误吸风险、预防呼吸机相关性肺炎的发生(1B 级)。

建议患者保持头部抬高 30°~45°(2C 级)。

（7）少数 ALI/ARDS 伴有轻度血氧不足的呼吸衰竭患者（对较低水平的压力支持和 PEEP 敏感）,建议使用无创通气方法(NIV)。这类患者血流动力学应是稳定的,处于舒适、易唤醒状态,具有主动保护气道及清除分泌物的能力,且被预计能迅速恢复。同时应保证紧急情况时可方便、快捷地对患者进行气管插管(2B 级)。

（8）当患者满足以下条件时,推荐进行自主呼吸试验(SBT)来评估严重脓毒症患者是否可以脱机：①清醒状态；②在不使用血管升压药的前提下处于血流动力学稳定状态；③排除新的潜在严重病变；④需要低的通气支持条件及 PEEP；⑤面罩给氧或鼻导管吸氧时可确保 FiO₂ 处于正常水平。如果 SBT 成功,可考虑拔管；SBT 时可采用 5 cmH₂O 连续气道正压通气,提供低水平通气支持(1A 级)。

（9）不推荐将肺动脉导管作为 ALI/ARDS 患者的常规监测手段(1A 级)。

（10）为了缩短机械通气及 ICU 住院时间,对于确诊为 ALI 但无明显组织血流灌注不足的患者,推荐采用保守的液体治疗(1C 级)。

2. 镇静、镇痛和肌松药的使用

（1）当脓毒症患者行机械通气而需要给予镇静时,推荐使用有镇静目标的镇静治疗方案(1B 级)。

（2）推荐通过间断冲击给药或连续输注药物的方式,达到预定目标使患者处于镇静状态。应每日中断给药以能唤醒患者,必要时可重新滴定给药方法(1B 级)。

（3）推荐尽量避免使用肌松药(NMB)。若病情需要进行连续滴注时,应严密监护阻滞深度(1B 级)。

3. 控制血糖

（1）脓毒症合并高血糖患者,在病情初步稳定后推荐进行强化胰岛素治疗以控制高血糖(1B 级)。

（2）建议使用得到确认的方案调整胰岛素剂量,以控制血糖浓度 < 150 mg/dl (8.3 mmol/L)(2C 级)。

（3）推荐所有静脉滴注胰岛素的患者接受葡萄糖的能量来源,并应每 1~2 小时进行一次血糖监测,病情稳定后每 4 小时一次(1C 级)。

（4）推荐谨慎分析通过毛细血管所监测的低血糖值,它可能会造成对动脉血或血浆葡萄糖水平的高估(1B 级)。

4. 肾脏替代疗法

（1）建议持续肾脏替代治疗和间断血液透析对于严重脓毒症和急性肾衰竭患者具有相

同作用(2B 级)。

（2）对于血流动力学不稳定患者,建议持续血液滤过能够更好地控制液体平衡(2D 级)。

5. 碳酸氢盐治疗　对于血流灌注不足所致高乳酸血症(pH≥7.15)时,不推荐为了改善血流动力学状况或减少血管升压药用量而给予碳酸氢盐(1B 级)。

6. 预防深静脉血栓形成

（1）除非存在禁忌证(包括血小板减少症、严重凝血紊乱、活动性出血、新近颅内出血等),对严重脓毒症患者推荐使用预防深静脉血栓(DVT)治疗,即普通肝素(每日 2~3 次)或低分子质量肝素(每日 1 次)(1A 级)。

（2）有肝素使用禁忌者,推荐采用机械性预防措施,如加压弹力袜或间歇压迫装置(1A级)。

（3）对严重脓毒症和有 DVT、创伤或骨科手术病史的患者,建议进行药物及机械联合疗法,除非有禁忌证或无法使用(2C 级)。

（4）当患者存在极高 DVT 风险时,建议首选低分子质量肝素,而不使用普通肝素。因为低分子质量肝素被证实对其他高危患者更具疗效(2C 级)。

7. 预防应激性溃疡　推荐使用 H_2 受体阻滞剂(1A 级)或质子泵抑制剂(1B 级)来预防上消化道出血。必须谨慎评估预防上消化道出血和诱发呼吸机相关性肺炎可能性的利弊关系。

8. 选择性消化道脱污染(SDD)　专家对于是否进行 SDD 尚不一致,持支持和反对意见的比例相似。因此委员会决定暂不推荐 SDD 作为治疗脓毒症的常规方法。

9. 支持疗法的局限性　推荐积极与患者及其家属沟通商讨进一步的治疗护理方案,交代可能出现的后果及治疗达到的目标(1D 级)。

（三）儿科脓毒症治疗

1. 抗菌药物　推荐在确诊脓毒症 1 小时内给予抗菌药物治疗,给药前应留取病原微生物培养标本(1D 级)。

2. 机械通气　无等级性建议。由于肺功能残气量较低,患有脓毒症的婴儿及新生儿宜尽早插管。药物对已插管患儿有明显的副作用,例如,对脑膜炎球菌性脓毒症患儿来说,由于存在肾上腺抑制反应,所以插管使用依托咪酯时应格外注意其安全性。肺保护治疗原则应用于儿童患者时,可与成人同样对待。

3. 液体复苏　建议早期复苏时给予晶体液 20 ml/kg,在 5~10 分钟输入,并在对心排血量进行严密监护(包括心率、尿排出量、毛细血管再灌注压和意识状态)的前提下逐步增加剂量(2C 级)。

4. 血管升压药/强心药物(应用于容量负荷异常但补液治疗无效的顽固性休克)

（1）对于液体复苏效果不佳的低血压患儿,建议首选多巴胺进行支持治疗(2C 级)。

（2）对于持续性心排血量低下且体循环血管阻力过大(四肢末梢冰冷、毛细血管再灌注时间延长、尿量过少但进行液体复苏后血压可维持正常)者,建议给予多巴酚丁胺治疗(2C 级)。

5. 治疗结束标准　建议脓毒性休克患者结束液体复苏治疗的指征包括心率恢复正常,毛细血管再灌注时间<2 秒,脉搏正常(中心与外周脉搏相等),四肢温暖,尿量>1 ml/(kg·h)

且意识状态正常(2C 级)。

6. 儿科脓毒性休克治疗流程 儿科脓毒性休克治疗流程如图 42-1 所示。

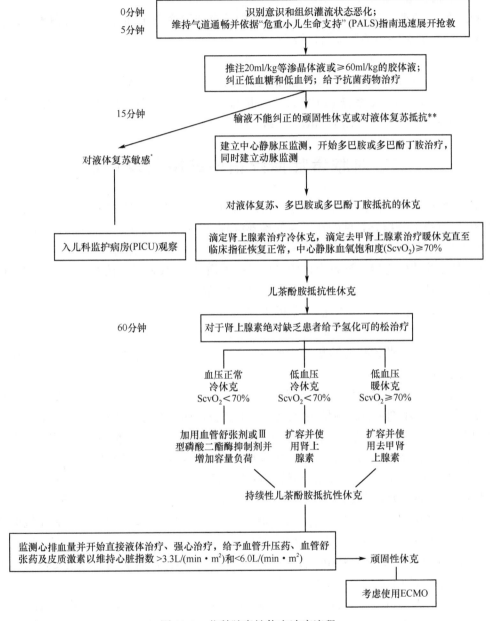

图 42-1 儿科脓毒性休克治疗流程

*血压和组织灌流正常;**低血压,毛细血管再灌注异常或皮温过低

7. 皮质激素 对于儿茶酚胺抵抗及可疑/确诊肾上腺功能不全的儿科患者,建议使用氢化可的松进行治疗(2C 级)。

8. 蛋白 C 和活化蛋白 C 推荐儿科患者禁用 rhAPC 进行治疗(1B 级)。

9. 预防深静脉血栓 对于已过青春期的儿科脓毒症患者,建议预防其 DVT 形成(2C 级)。

10. 预防应激性溃疡 无等级建议。

11. 肾脏替代治疗 无等级建议。

12. 控制血糖 无等级建议。

13. 镇静/镇痛 对于接受机械通气治疗的危重脓毒症患儿,推荐在进行镇静处理时应有明确的目标并做好相关记录(1D 级)。

14. 血液制品 无等级建议。

15. 静脉输注免疫球蛋白 对于脓毒症患儿,建议使用免疫球蛋白(2C 级)。

16. 体外膜式人工氧合法(ECMO,体外膜肺) 对于顽固性休克及不能用常规疗法支持治疗的儿科患者,建议应用 ECMO(2C 级)。

二、对脓毒症治疗指南的解析及评价

毫无疑问,SSC 所推荐的这一脓毒症治疗指南是目前最具权威的治疗指导意见。但不难发现,只有小部分指导意见处在较高的推荐级别,而多数仍处在较低的级别。换言之,多数指导意见主要来自专家经验,而非经过严格研究验证的结论。这样,在使用这一指南时采取审慎、甚至挑战的态度应该是允许的。但另一方面,推荐级别只是按照已经获得的证据水平来划分的,这使其存在一定的弊病,对此应该给予特别注意。

(1)尽管缺乏高水平的研究证据,但级别低的建议未必就一定是有待商榷的,有些甚至是无可争议的。如早期使用抗菌药物和积极对感染病灶进行处理,都是对脓毒症的原则性处理,不可能指望这些治疗能够获得高水平的研究证据,因为临床不会允许设置不处理的对照来进行研究。

(2)对于高级别的推荐意见,要注意使用所限定的条件。如果超出限定的条件,就未必是可接受的。例如,小剂量、长疗程的激素治疗目前只被证明对脓毒性休克(更确切地说是此类患者中存在肾上腺皮质功能不全的病例)有益,无证据证明可以向无休克的脓毒症患者推荐使用。但也有与此相反的情况,如 APC 在本指南中只被推荐在十分严重的脓毒症(APACHEⅡ≥25)中使用,而最初的研究却证明,尽管存在部分病例发生威胁生命的出血(颅内出血),并且病情越重,受益越大的情况,但 APC 治疗仍能够使脓毒症总体相对病死率降低 20%。据称,欧洲制订的治疗指征也较本指南宽,只要伴有一个器官衰竭,就可以考虑使用 APC(值得说明的是,由于近年来更大规模的临床试验未能证实 rhAPC 对严重脓毒症患者具有显著疗效,2011年底美国礼来公司已宣布将 rhAPC 撤除市场)。看来,本指南所限定的条件主要是来自亚组分析,目的是使病情不是十分严重的患者避免接受此项治疗带来的风险。

综上所述,人们可以看到,这个由 SSC 新制订的脓毒症治疗指南汇聚了目前最具权威的、主流的治疗意见,对于规范这一领域内繁多而复杂的治疗具有重要意义。但同时也应该注意到,这个指南在许多方面还不成熟,留下了很大的深入探讨的空间。

事实上,在过去的几年里,对脓毒症并没有提出更多新的治疗方法,更多的是对某些传统的治疗方法重新进行了评价。十分有意义的是,这些治疗研究由于考虑到了循证医学的要求,在研究设计和方法学上尽可能地做到了严格和完善,因此,结果可信性很高,这在以往的同类研究中是不多的,这些研究结果已经都被纳入到了 SSC 的治疗指南中。为了使读者对这些研究有更深刻的印象,并加深对指南中相关内容的理解,我们在这里对主要的几项内容做较完整的介绍和点评。

1. 早期目标治疗

（1）背景：20 世纪 80 年代，美国学者 Shoemaker 等观察到，预置高危手术患者于"高氧输送"状态能够有效改善预后，提出了对包括脓毒症在内的危重症患者实施"高氧输送治疗"的策略，并制订了几项实现该目标的标准，如高氧输送、高心排血量、高氧耗等。这项策略曾经得到高度重视和评价，但进一步研究并没有显示积极的结果：在 ICU 内，治疗出现了不能人为控制的局面，即治疗组与对照组之间数据严重交叉，在某些较危重病例甚至出现治疗组中病死率增加的不良后果。此后，Rivers 等在 1997～2000 年对 263 例到达急诊室的严重脓毒症和脓毒性休克患者随机进行"早期目标治疗"（early goal-directed therapy，EGDT）的研究，方法及结果如下：

（2）方法：进入急诊室的严重脓毒症或脓毒性休克的患者被纳入本研究，130 例进入治疗组，133 例进入对照组。所有患者首先用较快的速度输液（每 30 分钟 500 ml）直至 CVP 达到 8～12 mmHg；维持 MAP>65 mmHg。低血压给予血管加压剂，MAP>90 mmHg 给予扩血管剂；维持尿量>0.5 ml/（kg·h）。达到以上标准后对照组的复苏任务便告完成。但在治疗组，除以上标准外，还要求 SvO_2≥70%。为此，可以加用输血（使血细胞比容>30%）和输注多巴酚丁胺 2.5 μg/（kg·min），并以每 30 分钟的间隔逐步增加剂量[2.5 μg/（kg·min）]，直到取得满意的 SvO_2，但最大剂量不超过 20 μg/（kg·min）。所有患者在 6 小时内完成上述复苏治疗，然后转入病房。

（3）结果：治疗组中 13 例未能达到目标；对照组中 14 例未能达到目标。72 小时内治疗组的重要参数均显示优于对照组：$ScvO_2$：70.4%±10.7% 比 65.3%±11.4%；乳酸：（3.0±4.4）mmol/L 比（3.9±4.4）mmol/L；碱缺失（2.0±6.6）mmol/L 比（5.1±6.7）mmol/L；pH 7.40±0.12 比 7.36±0.12；APACHE Ⅱ评分 13.0±6.3 比 15.9±6.4，以上数据 P 为 0.02～0.001。治疗组与对照组的预后比较分别是：医院内病死率 30.5% 比 46.5%；28 天病死率 33.3% 比 49.2%；60 天病死率 44.3% 比 56.9%，P 为 0.04～0.009。

（4）评价：该研究显示，早期通过调整心脏前、后负荷、收缩力及使氧输送与氧耗相匹配的方法，积极的复苏治疗是能够有效改善严重脓毒症或脓毒性休克预后的。与"高氧输送治疗"策略相比，"早期目标治疗"把复苏治疗提前到了急诊室，并强调在 6 小时内达到复苏目标。依托机体相对较健全的功能，使复苏能够发挥更大效应，看来这是造成"早期目标治疗"与"高氧输送治疗"结果不同的主要原因。另外，"早期目标治疗"还恰当地选择了 $ScvO_2$ 作为复苏终点目标。SvO_2 是反映氧输送与氧耗匹配情况的简单而准确的参数。与其相比，"高氧输送治疗"策略所选择的参数更像是纠正缺氧的手段，而不是能够反映复苏终点的参数。

2. 低潮气量通气

（1）背景：近年来人们已经认识到，机械通气不当可以加重 ALI 和 ARDS 患者的肺损伤，其中过高的潮气量和平台压力是主要因素。有人在实验中发现，采用不同潮气量和 PEEP 通气时，高潮气量和 0 PEEP 导致炎症介质产生最多。1998 年 Amato 报告"保护性肺通气"能使 ARDS 患者病死率下降近一半（38% 比 71%）。与此同时，美国国家健康研究所则在 1996～1999 年通过"ARDS 网"展开了一项"低潮气量通气"的多中心研究，并于 2000 年公布了研究结果。

（2）方法：10 个医学中心 ICU 的脓毒症伴有 ALI 和 ARDS 而需要机械通气的病例进入

研究程序。ALI 和 ARDS 通过低氧血症和 X 线显示双侧弥漫性炎症浸润确定诊断,部分病例通过测量 CPAP 排除心源性肺水肿。治疗组的通气设置如下:通气模式为辅助容量控制(AVC);潮气量为 6 ml/kg;平台压≤30 cmH_2O;按照 pHa 调节通气频率 6~35 次/分,使 pHa 维持在 7.3~7.45;吸气流量:调节至吸呼比为 1:1~1:3;氧合目标:PaO_2 55~80 mmHg 或 SpO_2 88%~95%;给氧浓度与 PEEP 相配合设置:0.3/5,0.4/5,0.4/8,0.5/8,0.5/10,0.6/10,0.7/10,0.7/12,0.7/14,0.8/14,0.9/14,0.9/16,0.9/18,1.0/18,1.0/22,1.0/24;脱机:当 FiO_2/PEEP≤0.40/8 时,尝试改用压力支持方法脱机。对照组潮气量设置为 12 ml/kg;平台压控制在<50 cmH_2O,其他同治疗组。

(3)结果:在对研究结果进行第 4 次统计学分析后,由于两组结果差异十分显著而提前结束研究。共计 861 例患者进入该研究,治疗组与对照组相比:医院内病死率为 31% 比 39.8%($P=0.007$);28 天患者已脱机的天数为 12 天比 10 天($P=0.007$);28 天已脱机患者的比例为 65.7% 比 55%($P<0.001$)。

(4)评价:既往治疗 ARDS 或 ALI 追求血气"正常化",由于该类患者无效腔通气增加,因此机械通气往往使用较高的潮气量 10~15 ml/kg,几乎是正常人静息状态下潮气量的两倍以维持正常的 $PaCO_2$ 水平,而 ALI 和 ARDS 的肺容量可以较正常肺减少 1/3 以上。因此,经典潮气量不可避免地造成不同程度的气压伤。此外,较高的潮气量还周而复始地引起肺泡复张和关闭,由此产生的剪力伤也是机械通气致肺损伤的重要原因。该临床试验证明,使用生理低限的潮气量对气道压力进行控制,同时通过调整呼吸频率控制 $PaCO_2$,不仅能够实现血气"正常化"的目标,更能够缩短通气时间和改善预后,相信后者是由于减轻了气道损伤的结果。

人们可以注意到,"低潮气量通气"与 Amato 所主张的"保护性肺通气"策略是有区别的。"保护性肺通气"允许一定程度的高碳酸血症和酸血症,而"低潮气量通气"要求 pHa 维持在正常范围,并为此不惜采取高达 35 次/分的呼吸频率;"保护性肺通气"还十分强调使用较高的 PEEP(通常达到 25 mmHg),使小气道和肺泡尽可能地在整个呼吸周期中处在开放状态,而"低潮气量通气"则采用 PEEP 与吸氧浓度匹配的设置。根据 Amato 的报告,"保护性肺通气"能使 ARDS 患者病死率下降近一半,明显优于"低潮气量通气",但该报告样本量较小(53 例),统计学上缺乏足够的"力度"(power)。所以,"保护性肺通气"与"低潮气量通气"在方法学上的优劣之争看来还要持续存在。另外,"肺复张策略"在机械通气治疗中也拥有重要地位,"低潮气量通气"没有涉及这个问题。"保护性肺通气"虽然强调肺复张,但在方法学上与其他(如欧洲加强治疗学会)所推荐的差别很大,这一切都为进一步改善机械通气策略的研究留下了很大的空间。

3. 中等剂量糖皮质激素

(1)背景:使用肾上腺皮质激素治疗脓毒症和脓毒性休克早有尝试,并几乎均采用大剂量和短程的治疗方法[氢化可的松 30 mg/(kg·d),持续 1~2 天]。但截止到 1995 年以前,几乎所有设计较好的研究报告均持否定结论。然而,这种形势并未使糖皮质激素退出脓毒症治疗,尝试性的研究始终在继续。就此,Luce(1995)指出:"我们不得不得出结论,对脓毒症和脓毒性休克患者给予短程和大剂量皮质激素治疗并不能降低病死率。但这并不意味着皮质激素用不同剂量,在不同患者是无益的。面对大量负性的研究报告,在使皮质激素能够被有信心地使用以前,必须拥有高水平的证据。"由于有增加的证据显示,持续、小剂量的皮质激素对脓毒症患者是有益的,促使法国学者 Annane 进行了一项针对脓毒性休克持续使用中等剂量皮质激素治疗的Ⅲ期临床研究。

(2) 方法:脓毒性休克病例被纳入本研究。脓毒性休克的标准如下:有确切的感染证据;经充分输液并给予多巴胺>5 μg/(kg·min),但收缩压仍然<90 mmHg;PaO_2/FiO_2<280 并进行机械通气;尿量<0.5 ml/(kg·h);乳酸>2 mmol/L。该研究为了解患者肾上腺皮质功能状态,静脉一次性注射 250 μg 促肾上腺皮质激素(tetracosactrin),然后 30 分钟和 60 分钟两次抽取血标本测量血液中可的松水平,如增幅<9 μg/dl 或总水平<250 nmol/L 则确定为 ACTH 试验阴性,说明存在肾上腺皮质功能不全。入选病例从入选到实施治疗允许有 8 小时的延迟以完成各项检查。治疗组除进行经典治疗外,给予氢化可的松 50 mg 静脉注射,6 小时 1 次,持续 7 天。另外还从胃管给予氟氢可的松 50 μg,每天 1 次,连续 7 天。对照组则给予经典治疗及安慰剂。所有存活于 ICU 的患者随访 1 年。

(3) 结果:19 个 ICU 中 300 例患者进入该研究,治疗组病死率为 53%,对照组病死率为 63%(P=0.023)。另外,229 例患者(76.3%)呈现 ACTH 阴性(治疗和对照组分别为 114 例、115 例),治疗组中 ACTH 试验阴性的患者存活改善最明显。

(4) 评价:正如本研究所发现,脓毒性休克合并有肾上腺皮质功能不全的比例很高,因此,给予脓毒性休克以糖皮质激素治疗是符合逻辑的。大剂量皮质激素治疗失败的原因主要是对免疫功能造成强烈的抑制而使感染更难以控制。此外,大剂量皮质激素还诱发高血糖、应激性溃疡等并发症。所以,与不使用激素相比,并没有改善预后的优势,甚至可能恶化预后。目前,大剂量激素冲击治疗的方法已经被彻底否定。但如该研究所显示的,使用中等剂量皮质激素并不会产生对免疫系统的强烈抑制,如感染加重;同时,也未发现有诱发胃肠道出血和高血糖等不良反应,因此是值得推荐的辅助治疗。

值得注意的是,除了糖皮质激素以外,该研究还主张同时使用盐皮质激素。研究者认为,脓毒症患者盐皮质激素缺陷较糖皮质激素缺陷更普遍,所以使用盐皮质激素是必要的。还应该注意,该研究只证明了中等剂量糖皮质激素对脓毒性休克的有效性,并没有证明对非休克状态的脓毒症也有效。因此,激素不宜被推荐作为对所有脓毒症均普遍可用的治疗方法。

从研究角度来看,进行 ACTH 检测是必要的,但难以作为临床常规检测项目。由于该研究资料已经证明大部分脓毒性休克存在肾上腺皮质功能不全(76.3%),而且在 ACTH 试验阳性者使用也没有显示明显的不良反应,因此,ACTH 试验并非为临床使用激素治疗必须做的筛选检查。

4. 严格控制血糖

(1) 背景:高血糖症在危重患者中十分普遍,并被认为属于适应性反应。因此,既往临床上对高血糖症通常采取较宽容的态度,除非血糖水平过高(>215 mg/dl 或>12 mmol/L)。但深入的研究发现,高血糖症并不完全来源于适应性反应。伴有高血糖症的危重症患者(包括脓毒症)往往有明显升高的胰岛素样生长因子结合蛋白-1(insulin-like growth factor binding protein 1)。胰岛素样生长因子结合蛋白-1 与胰岛素水平有密切的关系,其升高提示胰岛素分泌不足和胰岛 B 细胞功能缺陷,并与患者预后关系十分密切。高血糖症因削弱吞噬细胞的功能而容易诱发感染;高血糖症还使创伤难以修复和愈合。所以,给予包括脓毒症在内的危重症患者胰岛素治疗,降低由高血糖症所带来的并发症是必要的。为此,Berghe 等设计了一项控制危重症患者血糖浓度在生理范围(80～110 mg/dl 或 4.4～6.1 mmol/L)的临床研究。

（2）方法：外科 ICU 内进行机械通气的各类危重病例纳入研究程序。随机分组，对照组用胰岛素控制血糖不超过 215 mg/dl；治疗组控制血糖在正常水平（110 mg/dl，6.1 mmol/L）以内。具体操作分为 3 步。①开始的处理：>220 mg/dl，给予胰岛素 2～4 IU/h，1～2 小时复检 1 次直至正常；110～220 mg/dl，给予胰岛素 1～2 IU/h，1～2 小时复检 1 次直至正常；<110 mg/dl，不给胰岛素，但须每 4 小时复检 1 次。②每 1～2 小时复检结果的处理：>140 mg/dl，则增加 1～2 IU/h；110～140 mg/dl，则增加 0.5～1 IU/h；接近正常则调整到 0.1～0.5 IU/h。③每 4 小时复检结果的处理：接近正常则调整到 0.1～0.5 IU/h；正常则维持现剂量；陡降则减少一半现剂量，1～2 小时复检 1 次；60～80 mg/dl，适当减少剂量，1 小时内复检；40～60 mg/dl，停止胰岛素；<40 mg/dl，停止胰岛素，一次性给予 10 g 葡萄糖并在 1 小时内复检，重复进行直至恢复血糖达正常。

（3）结果：共有 1548 例患者进入本研究，治疗组病死率为 4.6%，对照组病死率为 8.0%；在 ICU 内治疗超过 5 天的严重脓毒症患者受益最大（病死率为 10.6% 比 20.2%）。治疗组还降低 ICU 内患者菌血症发生率达 46%（4.2% 比 7.8%）。

（4）评价：高血糖症具有较高的感染风险，并与中性粒细胞吞噬功能受损有关，因此纠正高血糖症能够保护白细胞的功能。在降低血糖的同时，胰岛素对 TNF-α 也有抑制作用，并通过激活磷脂酰肌醇 3 激酶-Akt 途径抑制细胞凋亡，因此使用胰岛素控制血糖的益处可能是多方面的。但该研究者解释说，通过对所有风险因素的多参数分析显示，血糖水平确实能够独立影响预后，并且指出血糖水平每增加 50 mg/dl，死亡风险便增加 75%。

不难看到，按照该研究推荐的方法控制血糖非常复杂，而且存在发生低血糖较高的风险。SSC 推荐血糖控制阈值在 8.3 mmol/L 不仅有助于降低脓毒症病死率，而且在操作上更安全。我们认为，降低血糖浓度至生理范围无疑好于传统的血糖控制阈值，但生理血糖浓度未必是最好的，因为应激性高血糖具有一定的生理意义，能够为无糖储备能力的细胞提供足够的能源，有助于提高机体抗打击能力，其有害性仅在于浓度过高。鉴于此，滴定式地摸清各段血糖浓度的影响，对于确定最佳的血糖控制水平是有帮助的。新近的临床试验提示，将血糖控制在 180 mg/dl 或稍低，较 80～110 mg/dl 可降低病死率。因此，有提议血糖控制上限应该是 140～180 mg/dl，血糖在 80～110 mg/dl 可造成葡萄糖缺乏，使心肌能量供应不足，并造成大脑低血糖。

三、由专业化 ICU 治疗脓毒症的重要性

这是一个治疗指南以外，但对于提高脓毒症治愈率同样十分重要的问题。脓毒症是一种急危重症，理所当然地应该在 ICU 内进行治疗。但即使在 ICU 内，不同运作模式的 ICU 也使脓毒症预后有很大区别。现存的 ICU 大体可以分为两种运作方式：专业化 ICU（closed ICU）和非专业化 ICU（open ICU）。其主要区别是，在专业化的 ICU，ICU 医师是决定治疗方案的主体，专科医师仅作为会诊医师出现；而在非专业化的 ICU，专科医师是决定治疗的主体，ICU 医师的身份是会诊医师。按照严格标准看，即使在美国，专业化 ICU 也只占 1/4（22%），其余 3/4 为非专业化 ICU。但就是这 1/4 的专业化 ICU，为救治包括脓毒症在内的危重患者做出了突出的贡献。

据估计，美国每年约有 4 400 000 例患者进入 ICU（不包括 CCU）治疗，ICU 医院内病死

率为12%~16.6%。对数个同期对照研究的分析显示:专业化ICU较非专业化ICU可降低患者病死率15%~60%(RR 0.85~0.4);被专业化ICU多拯救的患者至少是53 850例/年(以15%计算)或126 000例/年(以中间值35%计算),占美国ICU内总死亡病例数(500 000例/年)的25%。

专业化ICU之所以能够在救治危重症方面表现出如此巨大的优势,显然与其能够对危重症患者实施更专业化的治疗和管理有关。尽管专科医生在处理专科问题上具有优势,但包括脓毒症在内,危重症患者所面临的问题已经远远超越了专科的范畴。因此,在处理相关问题时,非专业ICU医师往往力不从心,而专业ICU医师却熟练和有效得多。国内目前还没有相关的调查资料,但毋庸置疑的是,专业化ICU的救治水平高于非专业化的ICU。这样,ICU的发展方向应该是什么,脓毒症患者的治疗应该置哪类ICU之下等问题也就容易回答了。

(姚咏明 林洪远 盛志勇)

参 考 文 献

董宁,姚咏明,曹玉珏,等.2007.严重烧伤患者人白细胞抗原DR定量表达的临床意义.中华外科杂志,45:766~769

林洪远,郭旭生,姚咏明,等.2003.CD14⁺单核细胞人类白细胞抗原-DR预测脓毒症预后及指导免疫调理治疗的初步临床研究.中国危重病急救医学,15:135~138

脓毒症免疫调理治疗临床研究协作组.2007.乌司他丁、α₁胸腺肽联合治疗严重脓毒症——一种新的免疫调理治疗方法的临床研究.中华医学杂志,87:451~457

盛志勇,姚咏明,林洪远.2002.全身炎症反应和多器官功能障碍综合征认识的变迁及现状.解放军医学杂志,27:98~100

盛志勇,姚咏明.2011.加强对脓毒症免疫功能障碍及其监测的研究.解放军医学杂志,36:8~10

盛志勇.2003.努力提高脓毒症的认识水平.中国危重病急救医学,15:131~132

王正国.2003.脓毒症研究概况.中华创伤杂志,19:5~8

王忠堂,姚咏明,盛志勇,等.2004.休克期切痂对烫伤大鼠肝、肺组织高迁移率族蛋白B1表达及促炎/抗炎平衡的影响.中华外科杂志,42:839~844

姚咏明,柴家科,盛志勇.2003.烧伤脓毒症的诊断标准与防治.中华烧伤杂志,19:65~66

姚咏明,黄立锋.2011.调节性T淋巴细胞与严重烧伤脓毒症.中华烧伤杂志,27:81~83

姚咏明,黄立锋.2011.烧伤后脓毒性脑病发生机制与诊治对策.中华损伤与修复杂志,6:167~173

姚咏明,林洪远.2008.严重感染与多器官功能障碍综合征.中国全科医学,11:1025~1026

姚咏明,盛志勇,柴家科.2008.烧伤脓毒症发病机制与防治对策.中华烧伤杂志,24:337~339

姚咏明,盛志勇,林洪远,等.2004.脓毒症定义及诊断的新认识.中国危重病急救医学,16:321~324

姚咏明,盛志勇.2003.脓毒症信号转导机制的现代认识.中国危重病急救医学,15:3~6

姚咏明,盛志勇.2003.我国创伤脓毒症基础研究新进展.中华创伤杂志,19:9~12

姚咏明,盛志勇.2004.金黄色葡萄球菌外毒素与脓毒症及多器官损害.中华创伤杂志,20:711~714

姚咏明.2012.重视脓毒症免疫功能的负向调控作用.中华急诊医学杂志,21:117~119

张庆红,姚咏明.2010.关注神经内分泌紊乱与脓毒症的关系及其防治策略.中华烧伤杂志,26:87~89

张庆红,姚咏明.2011.浅析脓毒症高血糖治疗的利与弊.中华急诊医学杂志,20:789~791

American College of Chest Physicians/Society of Critical Care Medicine Consensus Conference. 1992. Definitions for sepsis and organ failure and guidelines for the use of innovative therapies in sepsis. Crit Care Med,20:864~874

Angus DC,Linde-Zwirble WT,Lidicker J,et al. 2001. Epidemiology of severe sepsis in the United States:analysis of incidence,outcome,and associated costs of care. Crit Care Med,29:1303~1310

Annane D,Bellissant E,Bollaert PE,et al. 2009. Corticosteroids in the treatment of severe sepsis and septic shock in adults:a systematic review. JAMA,301:2362~2375

Annane D, Sébille V, Charpentier C, et al. 2002. Effect of a treatment with low doses of hydrocortisone and fludrocortisone on mortality in patients with septic shock. JAMA, 288:862~971

Award SS. 2003. State-of-the-art therapy for severe sepsis and multisystem organ dysfunction. Am J Surg, 186:S23~S30

Berczi I, Quintanar-Stephano A, Kovacs K. 2009. Neuroimmune regulation in immunocompetence, acute illness, and healing. Ann N Y Acad Sci, 1153:220~239

Bone RC. 1996. Sir Isaac Newton, sepsis, SIRS, and CARS. Crit Care Med, 24:1125~1128

Brun-Bruison C, Doyon F, Carlet J, et al. 1995. Incidence, risk factors, and outcome of severe sepsis and septic shock in adults: a multicenter prospective study in intensive care units. JAMA, 274:968~974

Cheng BL, Xie GH, Yao SL, et al. 2007. Epidemiology of severe sepsis in critically ill surgical patients in ten university hospitals in China. Crit Care Med, 35:2538~2546

Cobb JP, O'Keefe GE. 2004. Injury research in the genomic era. Lancet, 363:2076~2083

Dellinger PR, Carlet JM, Masur H, et al. 2004. Surviving sepsis campaign guidelines for management of severe sepsis and septic shock. Crit Care Med, 32:858~873

Dellinger PR, Levy MM, Carlet JM, et al. 2008. Surviving sepsis campaign: international guidelines for management of severe sepsis and septic shock 2008. Crit Care Med, 36:296~327

Fang WH, Yao YM, Shi ZG, et al. 2001. Effect of recombinant bactericidal/permeability-increasing protein on endotoxin translocation and lipopolysaccharide-binding protein/CD14 expression in rats following thermal injury. Crit Care Med, 29:1452~1459

Fang WH, Yao YM, Shi ZG, et al. 2002. Lipopolysaccharide-binding protein and lipopolysaccharide receptor CD14 gene expression after thermal injury and its potential mechanism(s). J Trauma, 53:957~967

Hardaway RM, Williams CH, Vasqueg Y. 2001. Disseminated intravascular coagulation in sepsis. Sem Thromb Haemost, 27:577~583

Hattori Y, Takano K, Teramae H, et al. 2010. Insights into sepsis therapeutic design based on the apoptotic death pathway. J Pharmacol Sci, 114:354~365

Hotchkiss RS, Coopersmith CM, McDunn JE, et al. 2009. The sepsis seesaw: tilting toward immunosuppression. Nat Med, 15:496~497

Hotchkiss RS, Karl IE. 2003. The pathophysiology and treatment of sepsis. N Engl J Med, 348:138~150

Hotchkiss RS, Opal S. 2010. Immunotherapy for sepsis: a new approach against an ancient foe. N Engl J Med, 363:87~89

Huang LF, Yao YM, Dong N, et al. 2010. Association between regulatory T cell activity and sepsis and outcome of severely burned patients: a prospective, observational study. Crit Care, 14:R3

Huttunen R, Aittoniemi J. 2011. New concepts in the pathogenesis, diagnosis and treatment of bacteremia and sepsis. J Infect, 63:407~419

Jiang LN, Yao YM, Sheng ZY. 2012. The role of regulatory T cells in the pathogenesis of sepsis and its clinical implication. J Interferon Cytokine Res, 32:341~349

Levy MM, Fink MP, Marshall JC, et al. 2001 SCCM/ESICM/ACCP/ATS/SIS International Sepsis Definitions Conference. Crit Care Med, 2003, 31:1250-1256

Li HY, Yao YM, Shi ZG, et al. 2003. The potential role of Staphylococcal enterotoxin B in rats with postburn Staphylococcus aureus sepsis. Shock, 20:257~263

Lin J, Yao YM, Dong N, et al. 2009. Influence of CD14 polymorphism on CD14 expression in patients with extensive burns. Burns, 35:365~371

Lin MT, Albertson TE. 2004. Genomic polymorphisms in sepsis. Crit Care Med, 32:569~579

Liu H, Yao YM, Wang SB, et al. 2009. Inhibition of Janus kinase 2 and signal transduction and activator of transcription 3 protect against cecal ligation and puncture-induced multiple organ damage and mortality. J Trauma, 66:859~865

Liu QY, Yao YM, Zhang SW, et al. 2011. Naturally existing CD11c^{low}CD45RB^{high} dendritic cells protect mice from acute severe inflammatory response induced by thermal injury. Immunobiology, 216:47~53

Luan YY, Yao YM, Sheng ZY. 2012. Update on the immunological pathway of negative regulation in acute insults and sepsis. J Interferon Cytokine Res, 32:288~298

Marik PE, Zaloga GP. 2003. Adrenal insufficiency during septic shock. Crit Care Med, 31:141 ~ 145

Marshall JC. 1999. Rethinking sepsis: from concepts to syndromes to diseases. Sepsis, 3:5 ~ 10

Martin GS, Mannino DM, Eaton S, et al. 2003. The epidemiology of sepsis in the United States from 1979 through 2000. N Engl J Med, 348:1546 ~ 1554

Meyfroidt G, Keenan DM, Wang X, et al. 2010. Dynamic characteristics of blood glucose time series during the course of critical illness: effects of intensive insulin therapy and relative association with mortality. Crit Care Med, 38:1021 ~ 1029

Moine P, Abraham E. 2004. Immunomodulation and sepsis: impact of the pathogen. Shock, 22:297 ~ 308

Rangel-Frausto MS, Pittet D, Costigan M, et al. 1995. The natural history of the systemic inflammatory response syndrome (SIRS): a prospective study. JAMA, 273:117 ~ 123

Rivers E, Nguyen B, Havstad S, et al. 2001. Early goal-directed therapy in the treatment of severe sepsis and septic shock. N Engl J Med, 345:1368 ~ 1377

Russell JA. 2006. Management of sepsis. N Engl J Med, 355:1699 ~ 1713

Takala A, Nupponen I, Kylanpaa-Back ML, et al. 2002. Markers of inflammation in sepsis. Ann Med, 34:614 ~ 623

Terragni PP, Rosboch G, Tealdi A, et al. 2007. Tidal hyperinflation during low tidal volume ventilation in acute respiratory distress syndrome. Am J Respir Crit Care Med, 175:160 ~ 166

van den Berghe G, Wouters P, Weekers F, et al. 2001. Intensive insulin therapy in the critically ill patients. N Engl J Med, 345:1359 ~ 1367

Wiener RS, Wiener DC, Larson RJ. 2008. Benefits and risks of tight glucose control in critically ill adults: a meta-analysis. JAMA, 300:933 ~ 944

Xie GH, Fang XM, Fang Q, et al. 2008. Impact of invasive fungal infection on outcomes of severe sepsis: a multicenter matched cohort study in critically ill surgical patients. Crit Care, 12:R5 ~ R13

Yao YM, Bahrami S, Leichtfried G, et al. 1995. Pathogenesis of hemorrhage-induced bacteria/endotoxin translocation in rats: effects of recombinant bactericidal/permeability-increasing protein. Ann Surg, 221:398 ~ 405

Yao YM, Bahrami S, Redl H, et al. 1996. Monoclonal antibody to tumor necrosis factor-α attenuates hemodynamic dysfunction secondary to intestinal ischemia/reperfusion in rats. Crit Care Med, 24:1547 ~ 1553

Yao YM, Lu LR, Yu Y, et al. 1997. The influence of selective decontamination of the digestive tract on cell-mediated immune function and bacteria/endotoxin translocation in thermally injured rats. J Trauma, 42:1073 ~ 1079

Yao YM, Redl H, Bahrami S, et al. 1998. The inflammatory basis of trauma/shock associated multiple organ failure. Inflamm Res, 47:201 ~ 210

Yao YM, Sheng ZY, Huang LF. 2009. The effect of a novel cytokine, high mobility group box-1 protein, on the development of traumatic sepsis. Chin J Integr Med, 15:13 ~ 15

Yao YM, Sheng ZY, Tian HM, et al. 1995. The association of circulating endotoxaemia with the development of multiple organ failure in burned patients. Burns, 21:255 ~ 258

Yao YM, Tian HM, Sheng ZY, et al. 1995. Inhibitory effects of low-dose polymyxin B on hemorrhage-induced endotoxin/bacterial translocation and cytokine formation. J Trauma, 38:924 ~ 930

Zhang LT, Yao YM, Lu JQ, et al. 2008. Recombinant bactericidal/permeability-increasing protein inhibits endotoxin-induced high mobility group box 1 protein gene expression in sepsis. Shock, 29:278 ~ 284

Zhang QH, Yao YM, Sheng ZY. 2009. Dysfunction of neuroendocrine system in sepsis and implication of hormone therapy. J Geriatr Cardiol, 6:249 ~ 254

Zhu XM, Yao FH, Yao YM, et al. 2012. Endoplasmic reticulum stress and its regulator XBP-1 contributes to dendritic cell maturation and activation induced by high mobility group box-1 protein. Int J Biochem Cell Biol, 44:1097 ~ 1105

第四十三章

多器官功能障碍综合征

多器官衰竭(multiple organ failure，MOF)或多器官功能障碍综合征(multiple organ dysfunction syndrome，MODS)虽然是在近40年来才逐渐被医学界描述和确认的概念，然而在严重创伤、手术后出现非原发疾病所致的器官功能障碍其实早已被注意到。第二次世界大战末及爱尔兰战争期间，设在爱尔兰的美军外科研究所用"创伤后肾功能不全"这一术语来描述在爱尔兰战争中的一种常见的临床表现，而在越南战争中人们又认识到"创伤后肺功能不全"。实践证明，创伤后及时复苏治疗将令上述情况的发生机会有所下降。随着医学不断发展，各种器官功能替代治疗使器官功能衰竭患者预后有了很大改观，但就非原发部位器官衰竭的概念及原因，人们尚无明确的共识。1973年，Tilney首次报道了腹主动脉瘤破裂后出现序贯性系统衰竭。Baue分析了在ICU中经过长期复苏及支持治疗但仍然死亡者的尸检报告，发现受伤后非原发损伤部位的器官损坏及病理特点都有类似模式，如1例重症胰腺炎死者尸检发现黄疸、胸腔积液、吸入性肺炎、肾小管坏死、广泛肝坏死及应激性溃疡；1例死于行主动脉和二尖瓣瓣膜置换术后持续性心脏低排血量，尸检发现坏死性细菌性动脉炎、间质性肺水肿、肾衰竭、急性肝坏死和脾淤血。Baue在1975年根据上述发现提出了"多系统进行性衰竭"。Burke等提出腹膜炎患者伴有高通气量呼吸衰竭，Skillman等指出此情况病死率很高，并发现呼吸衰竭、低血压、脓毒症(sepsis)及黄疸可以产生急性应激性溃疡并引起致命性出血。Eiseman等描述了一些器官衰竭并将其描述为"多器官衰竭"。至1991年，美国胸科医师学会和重症医学会(ACCP/SCCM)联席会议提出全身性炎症反应综合征(systemic inflammatory response syndrome，SIRS)与多器官衰竭密切相关，并建议将MOF改称为MODS。SIRS并不是一种新的疾病，而是基于对感染、炎症和危重症的发生发展机制的深入认识后所提出的新概念。

MOF或MODS指一个脏器功能正常的机体在遭受严重感染、脓毒症、休克、严重创伤、大手术、大面积烧伤、长时间心肺复苏及病理产科等疾病发病后逐渐出现的2个或者2个以上系统、器官功能障碍或衰竭的综合征。慢性疾病终末期的器官衰竭不属于MOF。原有慢性器官功能不全或处于代偿状态，因感染、创伤、手术等打击恶化，发生2个以上器官衰竭者，可诊断为MOF。受损系统和器官主要包括胃肠道、肺、心血管、肾、肝、血液、免疫、胰腺、代谢及中枢神经系统等。脏器衰竭数目与疾病严重程度相关，常序贯发生，但也可数个系统、器官呈暴发性同时衰竭。

MODS早期临床表现常为严重原发病所掩盖，难以识别。一旦确认，多已进入晚期，组织细胞多已遭受严重破坏。MODS相对多见，发病率在急诊大手术后为8%~22%，腹腔脓肿伴脓毒症者高达30%~50%。病死率极高，2个器官衰竭者为20%~30%，3个器官衰竭者为50%~70%,4个以上者达85%~100%。对MODS高危患者应进行严密监测,以做到早发现、早治疗。治疗方面,我国近年来做了大量的基础及临床研究,证实中西医结合治疗的效果明显优于单纯中医或西医,为防治该综合征做出了重要贡献。

第一节　多器官功能障碍综合征的病因及发病机制

一、原　发　病

(1)感染,如脓毒症、腹腔脓肿、肠道功能紊乱及菌群失调、细菌移位等。

(2)组织损伤和(或)坏死,如创伤、大手术、大面积深度烧伤及病理产科等。

(3)缺血、缺氧、休克、心肺复苏术后综合征等。近年来的资料证实,老年人的脏器多处于衰竭临界状态,许多并不严重的应激诱因即可导致MODS。

二、发　病　机　制

(一)细菌及内毒素移位

微生物可以通过肠腔吸收入肠系膜循环,经过门脉系统进入胃肠道淋巴系统。在SIRS状态下,各种失控释放的细胞因子、激活的炎症细胞、药物(如制酸药物的使用)、物理因素(如局部渗透压改变)等可改变胃肠道的通透性。损伤、烧伤、出血、休克等情况下胃肠道黏膜的血供下降,局部黏膜发生相应病理改变,从浅表到全层黏膜坏死。SIRS状态下发生高分解代谢时,持续负氮平衡导致蛋白质营养不良,也是引起胃肠道通透性增加的重要因素。细菌及其产物如内毒素等可经过肠黏膜进入淋巴循环,而肠道本身产物也是导致内毒素血症的重要成分。

(二)全身性炎症反应综合征

致病微生物及其毒素直接损伤细胞外,主要通过内源性介质的释放引起全身性炎症反应;部分患者虽无感染证据,但亦出现全身性炎症反应,其表现与细菌性脓毒症相同(有人称之为无菌性脓毒症),现把这些通称为SIRS。

1. 基本概念　SIRS是机体对多种细胞因子和炎症介质的反应,继发于多种严重打击后全身高代谢状态、高动力循环状态和过度炎症反应。高代谢状态表现为高耗氧量、耗氧与氧运送依赖、通气量增加、高血糖、蛋白分解增多、负氮平衡及高乳酸血症等;高动力循环状态表现为高心排血量、低外周血管阻力;过度炎症反应表现为体温、心率、呼吸频率、白细胞计数和分类变化以及多种细胞因子和炎症介质的失控性释放。因此,SIRS是由严重的生理损伤和病理改变引发全身性炎症反应的一种临床过程。临床上SIRS包括两种情况:一是由微生物感染(包括毒性产物)引起的直接或间接细胞损伤,通过内源性介质的释放诱发全身性炎症反应;部分患者虽无感染证据但亦出现全身性炎症引起的SIRS,应更确切地称之为脓毒症;另一种是由非感染性病因,如多发性创伤、烧伤、低血容量性休克、急性胰腺炎和药物热、缺血缺氧等引发的SIRS。故感染和非感染因素均可引发SIRS。

2. SIRS 的诊断标准 符合下列 2 项或 2 项以上临床表现者即可诊断 SIRS：①体温 >38℃或<36℃；②心率>90 次/分；③呼吸频率>20 次/分或 $PaCO_2$<32 mmHg；④白细胞计数 >$12.0×10^9$/L 或<$4.0×10^9$/L，或中性杆状核细胞（未成熟细胞）>0.10。若为感染诱发的 SIRS，还必须具有活跃的细菌或病毒或真菌感染的确实证据，但血培养可以阳性或阴性。

但上述标准本身特异性相对较低，可见于运动、应激等情况下，近年来国内外学者认为诊断成人 SIRS 时除具备上述 4 项指标外，尚应具备低灌注、高代谢及启动凝血功能异常的指征：①低氧血症，氧合指数（PaO_2/FiO_2）≤300 mmHg；②少尿，<0.5 ml/（kg·h），连续 24 小时；③乳酸性酸中毒>2 mmol/L；④血小板减少，<$100×10^9$/L 及凝血酶原时间延长超过 2 秒以上；⑤空腹血糖>6.1 mmol/L；⑥意识改变，如兴奋、烦躁、嗜睡等。SIRS 是机体抵御外侵的一种适应性生理反应，但若进一步发展则将引发 MODS。

3. SIRS 与 MODS 的关系 SIRS 的严重程度和 MODS 的发生及病死率密切相关。Rangel-Frausto 等前瞻性研究了 3708 例危重症患者，2527 例（68.1%）符合 2 项或 2 项以上 SIRS 诊断标准，其中符合 4 项标准中的 2 项者 1206 例，死亡 69 例（5.7%）；符合 3 项者 924 例，死亡 84 例（9.1%）；符合 4 项者 397 例，死亡 71 例（17.9%），总病死率为 8.9%，全部死于 MODS。而国内有学者回顾性总结了 1909 例危重症患者，其中符合 2 项或 2 项以上标准者 1292 例（67.7%），符合 2 项 SIRS 标准者 467 例，死亡 33 例（7.1%）；3 项标准者 526 例，死亡 57 例（10.8%）；4 项标准者 299 例；死亡 59 例（19.7%），总病死率为 11.5%，全部死亡者均并发 MODS，1292 例中并发 MODS 者 267 例（20.7%），即随着病情进展与符合 SIRS 标准的项数增多，SIRS 发展成 MODS 的例数增加，患者死亡例数也增多。因此，目前一致的观点认为 SIRS 是 MODS 的前期病变，MODS 是 SIRS 继续发展的结果。

4. 病理生理过程 SIRS 发展成 MODS 的机制十分复杂，机体在感染或非感染的因素直接或间接作用下，体内的炎症细胞如中性粒细胞、淋巴细胞、巨噬细胞等可产生大量的炎症介质。①细胞因子：如肿瘤坏死因子（TNF）-α，白细胞介素（IL）-1、IL-2、IL-6、IL-8、IL-17、γ-干扰素（IFN-γ），抗炎细胞因子如 IL-4、IL-10、IL-13、转化生长因子 β（TGF-β）等；②凝血和纤溶物质：血小板活化因子（PAF）、凝血酶、凝血因子、纤维蛋白、纤溶酶原活化抑制因子、血栓素 A_2（TXA_2）和前列腺素（PG）E_2、PGI_2 等；③花生四烯酸产物：如白三稀（LT）B_4、LTB_2、LTC_2、LTD_4、LTE_4、TXA_2、PGF-α、PGI_2、PGD_2、PGE_2 等；④血管活性肽：如内皮源性舒张因子（EDRF）即一氧化氮（NO）、内皮素-1（endothelin-1）、TXA_2、PGF-α、PGI_2、PGD_2、PGE_2、血管通透因子等；⑤致炎因子：如补体片段 C3a、C5a、多形核细胞/白细胞黏附分子、巨噬细胞源性促凝血及炎症细胞素、缓激肽、β-内啡肽等；⑥心肌抑制物（MDS）及心肌抑制因子（MDF）等；⑦黏附分子：黏附的初始阶段由选择素类黏附分子介导（包括 P-选择素、L-选择素、E-选择素），随后则是由中性粒细胞表面 $β_2$-整合素分子与其免疫球蛋白家族如内皮细胞上配体细胞间黏附分子-1（ICAM-1）相互作用，实现中性粒细胞与内皮的牢固黏附，内皮层的趋化梯度及血小板-内皮细胞黏附分子-1（PECAM-1）介导了中性粒细胞跨内皮层的转移。笔者的研究表明，p38 丝裂原活化蛋白激酶（MAPK）抑制剂 SB203580 可明显减轻脓毒症大鼠心肌、肝、肾的损伤，降低大鼠心肌、肾、肝、肺组织中 TGF-$β_1$ 和 TNF-α 蛋白/基因表达，从而改善动物的生存率。

业已明确，SIRS 是由多种内源性或外源性炎症物质引起全身炎症反应的一种临床过程，炎症物质可产生一系列的连锁反应称为"瀑布效应"（cascade effect），导致机体组织细胞及炎症免疫细胞的第二次损伤,也称为第二次打击。炎症介质可上调各种细胞膜尤其是血管内皮细胞膜上整合素受体表达,导致白细胞的贴壁和活化(黏附、聚集、释放)、血小板活化(黏附、聚集、释放)、微血栓形成、微循环障碍,造成组织细胞严重缺血、缺氧,组织细胞及免疫活性细胞发生凋亡甚至坏死,器官功能受损;同时免疫系统功能受损,增加机体感染易患性,引起炎症反应进一步失控,这样即形成恶性循环,最终导致机体的自身稳态失衡而发展成 MODS 乃至 MOF。

(三) 二次打击及免疫失调

根据 MODS 的病理生理发展过程,有学者提出了二次打击模型,即机体在遭受第一次打击后出现早期的全身性高炎症状态,表现为 SIRS,在多数情况下 SIRS 作为机体一种有益的代偿性反应,有助于清除感染等,促进康复;然而严重的打击可导致过度的 SIRS,如机体不能承受,则发展为早期 MODS。而部分经受了早期 SIRS 的患者,其对第二次打击的敏感性增高,或因早期 SIRS 后引起机体代偿性负反馈调节,机体出现迟发性免疫抑制状态,降低了对潜在自噬性炎症的反应,进而导致严重感染并发症和后期 MODS。由于过度炎症反应和免疫功能紊乱并存的矛盾直接影响 MODS 的发生、发展过程,因此在治疗上应予足够的重视,不可顾此失彼。

(四) 弥散性血管内凝血及纤溶亢进

1. 组织损伤　感染、严重或广泛性创伤、大手术、病理产科等因素,导致内毒素、TNF-α、IL-1、PAF、血管通透因子、巨噬细胞源前凝血质产生及大量坏死组织、脱落的绒毛和胎盘组织等物质释放入血,激活外源性凝血系统,诱发弥散性血管内凝血(disseminated intravascular coagulation,DIC)的形成。

2. 内皮细胞(endothelial cell,EC)损伤　正常状态下,EC 具有促凝血和抗凝血平衡、调节血管张力、调节血管通透性、抗多形核白细胞(PMN)和血小板在 EC 上的黏附等作用,并具有主动调节微循环血流、凝血过程和炎症反应等效应。促凝血因子因 EC 在遭受感染、炎症及缺氧等因素刺激后出现剥脱、胶原暴露,导致凝血因子Ⅻ激活和组织因子(TF)释放,激活凝血酶,使纤维蛋白原形成纤维蛋白而凝血;组织因子增多、TNF-α、IL-1、PAF 及内毒素等作用,使 EC 生成纤溶酶原(plasminogen)抑制剂增多,抑制纤溶酶原转化成纤溶酶(plasmin),从而不能溶解纤溶酶而致凝血;损伤的 EC 产生遗传性假血友病因子(von Willebrand factor,vWF)及 PAF 等促凝血因子,促进血小板在 EC 表面的黏附、聚集和释放,促进凝血;凝血酶作用于 EC,导致 PAF 的生成,PAF 反过来又促进血小板和 PMN 在 EC 上黏附,诱发血栓形成。另外,EC 损伤后抗凝血功能不足而加快凝血的发生,如 EC 产生的组织型纤溶酶原活化素(t-PA)不足,使之不能催化纤溶酶原转化成纤溶酶而不能溶解血栓;产生 PGI_2 和 NO 减少,其抗血小板的作用和扩张血管作用减弱,而使其抗凝血功能下降;损伤的 EC 不能激活抗凝血酶Ⅲ(AT Ⅲ),使 AT Ⅲ不能与凝血酶结合而促使凝血酶的作用加强,导致血栓形成;同时,EC 受损后分泌凝血酶调节蛋白(thrombromodulin,TM)和蛋白 S 不足,不能发挥抗凝血作用而引发促凝效应(因为 TM 可与凝血酶相互作用,形成新的复合物来去除循环血中凝血酶、活化蛋白 C,活化的蛋白 C 则灭活凝血因子Ⅴ和Ⅷ、并与蛋白 S 结合,促使纤溶酶原变成纤溶酶,从而发挥抗凝血作用)。

3. 血小板损伤 严重的炎症反应、休克、缺氧等均可导致血小板损伤,大量释放的炎症介质可诱发血小板的聚集和释放反应,通过多种途径激活凝血系统。

4. 白细胞活化 在 MODS 时白细胞处于激活状态,白细胞与 EC 通过其表面的黏附分子相互粘连而形成白细胞性血栓,使血流减慢。其黏附分子包括 3 个家族。①整合素家族:目前已知的是仅分布于白细胞表面的 β_2-整合素(即 CD18)。CD18 有 3 种类型:淋巴细胞功能相关抗原-1(LFA-1),即 CD11a/CD18,除参与中性粒细胞、单核细胞和淋巴细胞向血管内皮细胞的黏附外,还参与细胞毒性 T 细胞与其靶细胞、自然杀伤细胞与其靶细胞的相互黏附作用;巨噬细胞分化抗原-1(MAC-1),即 CD11b/CD18,与补体蛋白 C3bi 作用后,识别并结合纤维蛋白原和 EC 上的配体 X 因子;P150.95,即 CD11c/CD18,可参与白细胞和 EC 相互作用及细胞与表面结合的纤维蛋白原相互作用。②选择素超家族:主要分布于白细胞、血小板和血管内皮细胞表面。包括 3 个主要成员:L-选择素,又称白细胞黏附分子-1(LAM-1)或体外凝集素细胞黏附分子-1,在淋巴细胞、单核细胞和中性粒细胞上表达,可迅速从激活的这些细胞表面脱落而游离到血流中;E-选择素,即内皮细胞-白细胞黏附分子-1(ELAM-1),使白细胞向内皮细胞黏附,炎症时更为明显;P-选择素,即颗粒膜蛋白(CD62),存在于血小板内的 α-颗粒及 EC 的 Weibel-Palade 小体中。③免疫球蛋白家族:其主要成员包括细胞间黏附分子-1(ICAM-1,CD54)和细胞间黏附分子-2(ICAM-2)。

5. 其他因素 凝血系统激活可使凝血酶和纤维蛋白生成增加,因子 V、Ⅷ 及 Ⅻ 水平增高,而降解受到抑制。IL-1 可抑制肝脏合成蛋白 C;TNF-α 可抑制内皮细胞产生血栓调节素;中性粒细胞呼吸爆发释出弹性酶可降解 AT Ⅲ。结果,大部分凝血抑制物均呈低水平而致凝血加快。

6. 纤溶系统激活 在诱因未能得到有效的去除、凝血因子和血小板大量消耗、抗凝物质消耗和合成不足、DIC 形成的瀑布样作用、EC 功能衰竭等,均可促使纤溶酶原的激活,使纤溶亢进,导致全身性、多部位、广泛性出血而加重患者的病情。

(五) 血管张力异常

机体释出多种具有血管调节作用的介质,包括 PGI₂、TXA₂、NO、内皮素、组胺、缓激肽及血清素等。近年来,已证实 NO 及内皮素-1 是两种更强力的血管调节因子。NO 是一种血管平滑肌松弛因子,与 PGI₂ 共同作用,可抑制血小板聚集。内皮细胞接受内毒素刺激后,即刻释放出 NO,导致血管扩张,是内毒素造成休克的主要原因之一;内皮素-1 是机体最强的内源性血管收缩剂,可致血管痉挛或闭塞。无论是血管高度扩张、液体外渗,还是血管痉挛或闭塞,都使远端的组织细胞缺血缺氧,最终诱发 MODS 或 MOF。

(六) 心肌抑制及心肌抑制因子(MDF)

多种介质对心肌具有抑制作用。TNF-α 可抑制心肌细胞缩短,从而影响心肌收缩力;IL-2 可使动脉血压、全身血管阻力及心脏射血分数降低。MDF 于 1960 年在休克患者血浆中发现有抑制心肌作用,称之为心肌抑制因子。休克时间长,内脏越缺血,胰腺的 MDF 产生越多。MDF 分子质量 500 ~ 1000 Da,属水溶性物质,对心肌收缩力有抑制作用,使心排血量减少,血压下降。MDF 在休克时主要由胰腺产生,MODS 时肝功能不全、肾功能不全,抑制循环物质的产生,其释放加重多器官功能异常而形成恶性循环。

（七）活性氧

活性氧通常指超氧化物阴离子（O_2^-）、羟自由基（·OH_2）、过氧化氢（H_2O_2）和单线态氧（$^1O_2$）。其中 O_2^- 及·OH_2 为氧自由基。活性氧是一组化学性质极为活泼的、外层轨道上有一个不配对电子的化学物质。在 MODS 时，机体可通过中性粒细胞呼吸爆发后黏附聚集于微血管内皮上而激活、线粒体内呼吸链氧自由基泄漏、ATP 分解成尿酸、缺血-再灌注损害而产生氧自由基增加；同时严重缺血、感染等使机体清除氧自由基的物质如超氧化物歧化酶（SOD）、谷胱甘肽过氧化酶（GSH-Px）生成不足而造成氧自由基大量堆积。该类物质可使细胞膜通透性增加及破裂、微粒体肿胀和崩解、线粒体凝聚、溶酶体破裂及水解酶类释出、核膜破裂、染色质和 RNA 释出、DNA 交联及断裂，使细胞溶解坏死，最终导致器官功能受损甚至衰竭。

（八）细胞壁花生四烯酸（AA）游离衍生的毒性介质

花生四烯酸是细胞膜磷脂的主要组成成分，缺血、缺氧、再灌注后，细胞外液中的 Ca^{2+} 因能量不足，进入细胞内，使细胞膜中钙依赖的磷脂酶 A_2 激活，后者使花生四烯酸游离，在环氧化酶（COX）-1 和-2 的作用下，分别在不同的细胞生成不同的前列腺素，导致细胞损害（图 43-1）。

花生四烯酸类物质并不在血液中储存或运输，而是在局部环境中合成、释放与分解。除红细胞外，几乎所有哺乳动物的细胞、组织都可以产生花生四烯酸类物质。花生四烯酸类合成过程的第一步是，花生四烯酸在磷脂酶的促发下从磷脂膜上释放，该过程是整个花生四烯酸类物质合成的限速步骤，磷脂酶 A_2 和磷脂酶 C_2 是最重要的两种。磷脂酶的活性除了涉及花生四烯酸的释放，也参与其他重要炎症介质的合成。但目前尚无特殊的磷脂酶相关抑制物应用于临床。在花生四烯酸类物质生物合成途径中，COX 扮演着重要的角色（图 43-1）。

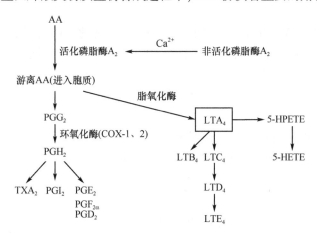

图 43-1　花生四烯酸代谢形成的介质

PG，前列腺素；LT，白三烯；HPETE，过氧化氢花生四烯酸；HETE，羟二十碳四烯酸；

TXA_2，血栓素；PGI_2，前列环素

COX-1 在几乎所有细胞胞质中网状膜上表达并发挥作用，COX-2 则可以被许多炎症介质、生长因子、肿瘤因子所快速诱导并在胞质中网状膜和核膜上表达，在 COX 的参与下，花

生四烯酸转化为前列腺素和血栓素等前体物质。前列腺素在组织内平衡和炎症中起着关键作用,PGI_2 和 PGE_2 可以增加胃肠黏膜血流,从而起到保护胃肠黏膜的作用,尚可保护充血性心力衰竭和肾上腺功能不全患者的肾血流量。TXA_2 参与了血小板的凝集。通过对 COX 的抑制可有效减少炎症介质产生,特别是抑制 COX-2 可以避免相关的胃肠道反应。花生四烯酸在脂氧化酶作用下生成白三烯(LT),LTB_4 能刺激单核细胞中细胞因子的生成,LTC_4、LTD_4、LTE_4 等是呼吸道中强效的平滑肌收缩物,能增加血管通透性,导致组织水肿。有研究表明,脓毒症患者外周血 COX-2、PAF-AH、p38 MAPK 磷酸化激酶含量和外周血单个核细胞的 mRNA 表达量均明显高于健康对照组,且分别与 MODS 的评分及相互之间呈明显的正相关,死亡组又明显高于存活组;而 LTB_4 含量和 mRNA 表达量均则明显低于健康对照组,且与 MODS 评分均呈明显的负相关,死亡组又明显低于存活组。

(九) 氧供需失衡

在危重症患者,特别是 SIRS、急性呼吸窘迫综合征(ARDS)、MODS 病理过程中,广泛存在着不正常的氧供依赖关系。氧消耗由组织代谢需要所决定,正常情况下氧输送远大于氧消耗,即使氧输送下降,仍能够通过组织摄取氧能力提高、心排血量增加、局部血管扩张、氧解离曲线右移等机制来维持一定的氧消耗,以提供组织代谢所需,组织氧消耗并不随氧输送所改变。MODS 的初期反应是代偿性交感神经系统兴奋增强,机体呈高代谢状态,氧摄取和氧耗增加,全身血液重新分布,局部氧消耗与氧输送不适应,微循环内血栓形成,血管内皮受损,微循环动静脉短路开放,红细胞变形能力下降,细胞内线粒体功能障碍等,导致了氧消耗与氧输送出现病理性氧供依赖,氧消耗随着氧输送变化而变化。在此情况下,即使血液内氧水平在正常范围内,组织氧也不一定正常。但这些合并不同原因的组织缺氧(血红蛋白降低、心脏指数下降、低氧血症、微循环障碍和酸中毒等),氧的输送与氧的利用障碍,从而发生氧供需失衡。

机体在缺血、缺氧持续存在的条件下,随疾病发展、恶化,线粒体结构与功能受损,氧化还原过程中氢活化和电子传递系统受抑制,ATP 及其他高能物质缺乏,可直接影响细胞膜上离子泵功能,导致 Na^+ 潴留于细胞内,细胞内水肿,细胞崩解。此外,由此导致的乙酰辅酶 A 和草酰乙酸生成不足,使脂肪、蛋白质代谢产物不能进入三羧酸循环氧化,致机体营养物质代谢紊乱。

肝脏改变较为明显,肝内氨基酸代谢障碍,机体只能利用在肝外代谢的支链氨基酸代谢产能,导致氨基酸谱变化和毒性氨基酸增加而直接损伤组织细胞。

(十) 代谢改变

SIRS、MODS 中一个重要的病理生理改变就是高分解代谢,不被外源性营养物质补充所抑制,形成"自噬"。表现为基础代谢率增加、蛋白质和脂肪大量分解、负氮平衡、高血糖、肝糖异生增加。疾病严重程度、损伤方式、发热、机械通气、药物、供给营养物质方式等都影响基础代谢率,大手术后机械通气患者基础代谢率提高 10% ,多脏器损伤并发脓毒症需要机械通气者甚至提高 90% 。健康人体内葡萄糖激发胰岛素分泌,抑制脂肪分解;但在危重症患者,即使高血糖、高胰岛素血症都不能抑制脂肪分解,血乳酸水平升高,又刺激肝糖异生增加。危重症患者蛋白质分解多先发生在骨骼肌,稍后则发生在内脏,尽管肝内合成急性期蛋白增多,但全身蛋白仍以分解为主。目前认为,细胞因子在 SIRS/MODS 代谢改变中发挥重要作用,白介素可引起肝急性期蛋白合成增加,在动物实验中发现可以增强肌肉蛋白分解,TNF-α 能引起胰岛素抵抗,导致高血糖,刺激糖皮质激素分泌而间接导致蛋白分解。应激引起神经内分泌反应、交感神经高度兴奋、大量释放儿茶酚胺,除引起心血管反应外,尚激活了胰岛素、胰高血糖素等分泌,胰高血糖素水平更高,胰高血糖素/胰岛素比值增高。下丘脑-垂体-肾上腺轴兴奋,循环中促分解代谢激素(儿茶酚胺、糖皮质激素、胰高血糖素、甲状腺素)及促合成代谢激素(胰岛素、生长激素)等均有所升高,但以前者占优。持续高分解代谢最终引发内脏功能下降、肌肉重量下降、创伤恢复延迟、抵抗力下降。

(十一) 缺血-再灌注损伤

局部组织出现缺血缺氧,随时间延长,可造成细胞内 ATP 储存下降及钙超载,细胞内 Na^+ 增加、细胞膜通透性增高可引起细胞肿胀,细胞功能受损甚至被破坏。白细胞局部聚集及呼吸爆发,产生多种溶酶体及氧自由基造成细胞损伤。再灌注后,由于局部内皮细胞的肿胀损伤、微血栓形成等可导致微血管阻塞,引起无复流现象。诸多研究证实,在缺血-再灌注过程中有多种炎症介质产生,包括 PAF、TNF-α、IL-1、IL-6 等,可能诱发 MODS。

(十二) 纤维连接蛋白消耗过多或产生不足

纤维连接蛋白(FN)是由成纤维细胞、血管内皮细胞、巨噬细胞及肝库普弗细胞合成的,分血浆型和组织型两种。一旦血浆型纤维连接蛋白被消耗过多,组织型纤维连接蛋白即释出,结果导致细胞连接松散,血管通透性增加,白细胞吞噬能力下降,可使感染加重,DIC 进一步恶化。

(十三) 基因诱导

1. 应激基因 最近的研究表明,缺血-再灌注时全身炎症反应能促进应激基因的表达,从而提示应激基因可能在 MODS 发病过程中具有一定作用。应激基因反应是指一类由基因程序控制,能对环境应激刺激做出反应的过程。应激基因反应通常根据它们的应激刺激物命名,如热休克反应、氧化应激反应、紫外线反应、急性期反应等。应激基因反应是细胞基本机制的一部分,能促进创伤、休克、感染、炎症等应激打击后细胞代谢所需的蛋白合成。应激基因过度表达的最终后果是导致机体不再能对最初或以后打击做出反应,而发生细胞功能和代谢障碍,如预先产生热休克反应能减轻脓毒症引起的肺损伤,改善遭受内毒素打击后动物的存活。相反,在脓毒症高峰期,正发生急性期反应时,产生热休克反应将导致细胞死亡,这种机制有助于解释两次打击导致 MODS 的现象。这种细胞反应的类型也表现在内皮细胞中,当血管内皮细胞受内毒素攻击后再发生热休克反应,能诱发细胞程序化死亡或凋亡。

2. 细胞凋亡 细胞凋亡的主要作用之一是维持内环境的稳定,它不同于缺血、毒素等直接造成细胞死亡,而是由细胞内所固有的程序所执行的细胞"自杀"过程。细胞凋亡具有两方面的重要作用,一方面是胚胎发生、发展及个体形成中通过细胞凋亡使之形成;另一方面也是更重要的方面,就是维持内环境稳态或称为器官的细胞平衡稳定,把调节细胞的数目作为一种防御机制,将不需要的细胞或具有潜在危险的细胞除去,例如被病毒所感染的淋巴细胞、肿瘤细胞。除了这些有益的细胞凋亡以外,不适当地激活细胞凋亡还会引起某些疾病包括 AIDS、退化性神经病变等。

研究表明,脓毒性休克时多器官损害是引起 MODS 和导致死亡的主要因素,而组织细胞凋亡被认为是脓毒性休克所致多器官组织细胞损害的主要机制之一。脓毒性休克时,免疫活性细胞(如淋巴细胞、中性粒细胞等)、实质性组织细胞(如脑、心、肺、肝、肾、胃肠等)、肠和肺的上皮细胞及血管内皮细胞均出现明显的凋亡特征;组织细胞凋亡的机制与内毒素血症损伤及炎症介质失衡密切相关。免疫活性细胞凋亡明显增加,这虽然使之产生致炎性细胞因子包括 TNF-α 和 IL-1 β减少,对机体可能起保护作用;但免疫活性细胞凋亡、数量减少会明显减弱机体抵抗外源性病原微生物入侵的能力,加重感染,加速脓毒性休克和内毒素血症的发展。与此同时,由于免疫活性细胞的进一步凋亡,使损伤性炎症介质如 TNF-α、IL-1 β 增加,而保护性介质 IL-10、IL-18 则减少,导致二者比例失衡,最终引起实质性组织细胞凋亡增加、数目减少,从而发生多个脏器功能障碍,如肠上皮细胞凋亡导致细菌的移位,加重感染;肝、肾细胞凋亡使毒素的清除障碍;肺、心肌细胞凋亡引起呼吸循环障碍等,最终产生恶性循环而诱发 MODS。有资料显示,盲肠结扎穿孔(cecal ligation and puncture, CLP)所致脓毒性休克时,动物肺、肝、脾、肾组织细胞凋亡明显增加,且与 TNF-α 的表达呈显著正相关。脓毒症患者血中淋巴细胞和肠上皮细胞均存在明显的凋亡现象,同时至少有 56.3% 的脾、47.1% 的结肠和 27.7% 的回肠存在明显的凋亡特征,而在尸解的非脓毒症对照组中,凋亡现象明显减少。Skulachev 则认为细胞和细胞内线粒体凋亡是脓毒性休克和缺血-再灌注损伤患者及动物各系统组织细胞死亡的主要机制,推测若能抑制细胞发生凋亡,可明显改善脏器的功能,提高患者和动物的生存率。由此可见,组织细胞凋亡在脓毒性休克所致多器官损伤机制中具有重要作用。笔者的研究发现,脓毒症诱发 MODS 患者外周血单个核细胞出现明显的凋亡特征,其凋亡细胞数量:MODS 患者>脓毒症患者>正常对照组,且与外周血 TNF-α 含量呈明显的正相关,与 MODS 患者的评分亦呈明显的正相关关系。

有关 MODS 或脓毒性休克时细胞凋亡的机制目前虽未完全阐明,但近年普遍认为,损伤与保护性炎症介质的失衡是其重要机制之一。研究发现,在脓毒症及脓毒性休克时,机体细胞尤其是淋巴细胞通过线虫-3 基因(ICE)表达增加或诱生型一氧化氮合酶(iNOS)表达增强,致使 NO 合成增多而诱发细胞凋亡,引起免疫功能减弱、肠道细菌移位,肝、肺及心血管系统损害而发生 SIRS,进而出现 MODS。CLP 诱发的动物严重脓毒症时,肺、肝、脾、肾组织细胞凋亡与急性炎症状态下 TNF-α 及 FasL 表达上调一致,Fas-FasL 基因过度表达,引起淋巴细胞凋亡,使淋巴细胞数目减少,免疫功能低下而诱发动物死亡。Tinsley 等认为,CLP 诱导鼠胸腺细胞凋亡是通过 ICE 表达增加,再激活线虫基因-1、2、6 和 9 的过表达来实现的。有资料证实,MODS 患者外周血单个核细胞凋亡是由于内源性诱导凋亡的神经酰胺及 TNF-α 分泌增多所致。Hotchkiss 等采用免疫组化法观察到脓毒症患者 ICE 蛋白表达明显增加,与淋巴细胞凋亡一致,据此认为 ICE 介导了脓毒症患者的淋巴细胞凋亡,进一步介导了 MODS 的发生。这些研究表明,严重脓毒症时损伤性介质 TNF-α、IL-1 β/ICE 增加是免疫活性细胞与组织细胞凋亡的一个重要机制。我们的初步研究提示,脓毒症患者外周血单个核细胞和 CLP 所致脓毒症大鼠各个实质性脏器的凋亡主要与 p53 基因高表达、Bcl-2 基因低表达密切相关。

总之,在 MODS 的发病过程中,不仅是缺血-再灌注、过度炎症及内毒素攻击直接引起细胞受损——“他杀”而死,同时也存在细胞内部基因调控的“自杀”性凋亡过程。

3. 基因多态性　严重损伤后,是否发生全身性炎症反应失控和(或)器官损害,受体内众多基因的调控,但为何有的人群易于并发脓毒症和 MODS? 对 MODS 患者采取相似的治疗方案,但机体反应和预后可能完全不同。这些现象是否与体内存在某种 MODS 相关的"易感基因"或基因表达特性的改变影响宿主对应激状态的敏感有关?

近年来的资料提示,基因多态性(基因组序列上的变异)是决定人体对应激打击易感性与耐受性、临床表型多样性及药物治疗反应差异性的重要因素。TNF-β$_2$ 纯合子患者 TNF-α水平和病死率均高于杂合子或 TNF-β$_1$ 纯合子患者,证实 TNF-β$_2$ 基因型可能是严重脓毒症患者出现高 TNF-α 水平和不良预后的基因标志之一。TNF-β 双等位基因 Nco1 多态性与严重脓毒症和器官损害的发生密切相关,分析其多态性有助于评估并发脓毒症和 MODS 的易感性及明确对抗 TNF 免疫治疗的反应性。

Toll 样受体(Toll-like receptor,TLR)基因上的一个点突变即可严重影响细胞对致病因子的信号传递能力,破坏宿主防御和免疫反应,导致机体对脓毒症易感性增强。TLR4 突变可导致机体对革兰阴性菌极易感染,表明 TLR4 是宿主识别革兰阴性菌感染的主要途径之一;TLR2 表达的多态性则主要与革兰阳性菌、真菌及螺旋体等感染有关。

据报道,CD14 C-159T 基因多态性与严重烧伤后 MODS 发生率及病死率密切相关;临床试验性治疗脓毒症的实践中,应当考虑基因的因素。如果对照和治疗组 CD14C-159T 或其他易感基因多态性的分布频率不一致,那么结果无论是支持或否定试验性治疗,其判定很可能会产生偏差。基因多态性可能成为脓毒症早期识别与判定预后的辅助工具之一。在不久的将来,基因多态性的检测很可能会帮助患者选择个体化的有针对性的治疗,从而有利于降低脓毒症和(或)MODS 的发病率。

(十四) 补体系统及免疫功能失调

补体系统是存在人和脊椎动物血清及组织液中的一组经过活化后具有酶活性的蛋白质,广泛参与机体抗微生物防御反应和免疫调节,也可介导免疫病理损伤反应。其包括三大激活途径:经典激活途径;甘露聚糖结合凝集素(MBL)激活途径;旁路激活途径。补体系统主要生物学效应包括:①调理作用,与细菌及其他颗粒物质结合,促进吞噬细胞的吞噬作用;②引起炎症反应;③清除免疫复合物;④免疫调节作用。大量研究证明,补体激活在介导炎症及休克,特别是脓毒性休克和出血性休克的过程中发挥重要作用。革兰阴性菌脂多糖(LPS)是补体旁路途径的激活剂,感染患者体内产生的抗体也是经典途径的激活剂。补体的激活产物如过敏毒素 C3a、C5a 可增加 LPS 刺激产生 TNF-α、IL-1、IL-6 等,在动物休克模型,补体缺陷个体对 LPS、TNF-α 耐受性较高。而 IL-1、IL-6 可刺激肝合成 C-反应蛋白(CRP)等急性相蛋白,多个 CRP 与细胞表面磷酸胆碱结合可促发经典途径。目前部分药物可通过调节补体激活以图治疗脓毒症,在动物实验中具有保护作用,然而补体及粒细胞激活均出现很早,当临床呈现 SIRS、MODS 表现时,往往已错过用药时机,而且补体系统作为机体正常防御机制,对其抑制有可能对病情发展造成不可预料的结果。Katy 等选取了 100 例儿童 ICU 病例(感染及非感染各 50 例),59 例发展为 SIRS,而在这些 SIRS 病例中有 42 例存在不同程度的 MBL 基因变异,伴有低血清 MBL 水平,提示低 MBL 水平在小儿脓毒症及脓毒性休克中可促进炎症反应和加重病情。

我们的研究发现,MODS 患者外周血单个核细胞(PBMC)中细胞因子信号转导抑制因子(suppressor of cytokine signaling,SOCS)-1 mRNA 和蛋白表达量均显著低于存活患者,且与 MODS 评分呈明显的负相关;而 SOCS-3 蛋白和 mRNA 表达量则均显著高于存活患者,且与 MODS 评分呈明显正相关。结果提示,在 SIRS-MODS 的发生、发展过程中,SOCS-1 的表达可能起到保护组织避免损伤的作用,SOCS-1 表达的减少可能提示预后不良;SOCS-3 表达与组织损伤或增加机体对损伤易感性有关,其表达增强可能提示病情严重及预后不良。SOCS 基因表达及蛋白表达不同步,需要进一步研究其分子生物学机制,对 JAK 激酶/信号转导和转录激活因子(Janus kinase/signal transducer and activator of transcription,JAK/STAT)通路及其诱导性抑制因子 SOCS 的研究,有助于深化对 SIRS-MODS 发病机制的了解及干预治疗。

进一步研究发现,SOCS-3 在 CLP 手术后小鼠肝脏内基因/蛋白表达量有升高趋势,但与对照组区别不大。SOCS-1 在肝脏的基因/蛋白表达在 2 小时迅速升高,至 12 小时达峰值,SOCS-3 在脾脏中基因/蛋白表达在第 6 小时迅速升高,至 24 小时达峰值。SOCS-1 在脾脏中仅检测到基因表达,随时间逐渐上升,并一直处于较高水平。统计学分析显示,肝和脾中 SOCS-1 和 SOCS-3 之间彼此呈显著正相关,病理切片观察到 24 小时肝细胞变性、坏死,中性粒细胞浸润,免疫组化证实 SOCS-3 蛋白仅在肝细胞质内表达,但表达广泛。上述研究证实,CLP 所致脓毒症可以诱导 SOCS-1 和 SOCS-3 在肝脏、脾脏中表达,提示 SOCS-1 和 SOCS-3 可能参与了脓毒症时机体免疫异常过程。

我们的研究还显示,大鼠 SOCS-1 存在基因多态性,其重组蛋白具有免疫原性和免疫反应性。GFP 蛋白示踪显示 ratSOCS-1 定位于细胞核内,证实 ratSOCS-1 是核蛋白的预测。重组 ratSOCS-1 免疫血清能特异性识别 hGST 融合表达的 E18-25 和 E60-67 表位,并且 GST 融合表位的特异性 IgY 抗体也能识别 ratSOCS-1,证实了生物信息学表位预测的正确性。肝吸虫慢性感染所诱导的 Th2 免疫应答对 CLP 导致的脓毒症大鼠有 100% 的保护率,过继转移肝吸虫感染大鼠腹腔巨噬细胞也能使脓毒症大鼠的病死率明显降低,脏器的病理损伤明显改善;免疫组化结果显示,SOCS-1 表达量较单纯 CLP 组和正常巨噬细胞过继转移组降低,提示 SOCS-1 参与了华支睾吸虫共感染脓毒症大鼠的免疫调节,并起到了保护作用。

近年来,有多种实验室免疫学指标被推荐用于诊断和监测感染及脓毒症。CRP 是目前临床上较为常用的指标之一。降钙素原(procalcitonin,PCT)是降钙素的前体,健康人群 PCT 水平低于 0.1 ng/ml,严重感染出现全身症状时 PCT 可升高超过 100 ng/ml;在健康志愿者注射内毒素后 3~4 小时 PCT 开始增高并迅速上升,6 小时达到高峰,持续升高至少 24 小时,而 TNF-α 和 IL-6 出现时间较 PCT 早(90 分钟至 3 小时),提示 TNF-α、IL-6 可能参与了诱导 PCT 的生成和释放过程。Brunk-horst 等选取了 185 例脓毒症患者并测定其 PCT 水平,发现 PCT 水平与患者临床表现的严重程度、预后以及 APACHE Ⅱ 评分有较好的相关性。另据报道,新蝶呤在风湿性疾病和恶性肿瘤患者体内水平升高,人单核-吞噬细胞系统在 IFN-γ 刺激后是产生新蝶呤的主要来源,LPS、TNF-α 可促进 IFN-γ 刺激产生新蝶呤。有资料指出,新蝶呤水平对 ICU 患者有判断预后的意义,较高浓度往往提示严重或致命性脓毒症,并与 APACHE Ⅱ 评分相关;而且在非肾衰竭患者血清和尿液中新蝶呤浓度相关性好,可以通过测定尿液新蝶呤间接反映血清新蝶呤水平。

第二节　多器官功能障碍综合征的病理形态学改变

一、肺改变

MODS 最显著的改变为肺病变,MODS 状态下肺重量多有增加。①支气管肺炎:发生率很高,占 81.6%。②肺出血:占 65.3%,多为双侧多发性,灶性肺炎、伴高度淤血、水肿,两肺广泛出血,有时出现肺的"血水肿"表现,即在肺泡腔中有水的渗出,也有出血,同时伴有大量的炎症细胞浸润。③肺淤血、水肿:轻度的淤血水肿,也可以是濒死期改变。但 MODS 组有高度淤血及水肿。

呼吸功能障碍在 MODS 中发生率较高,出现时间较早,在起病 24～72 小时即可发生。临床表现为急性肺损伤(ALI)和 ARDS。由于全身炎症反应,循环中存在大量炎症介质,炎症介质进入肺循环可导致肺泡毛细血管壁的破坏及通透性增加,水分、蛋白、中性粒细胞等渗出并在肺间质及肺泡内浸润聚积,中性粒细胞等炎症细胞又继续释放大量促炎介质,造成肺间质、肺泡水肿积液,影响气体交换、弥散功能。缺氧、酸中毒、内毒素、血管活性物质的作用引起肺小动脉痉挛收缩,白细胞、血小板的黏附聚集及微血栓形成,将造成肺毛细血管网的栓塞,导致肺组织缺血;缺血缺氧及炎症介质可诱发肺泡Ⅱ型上皮细胞的代谢障碍,进而引起肺泡表面活性物质生成不足及成分改变,肺泡表面张力增加,降低肺间质及血管周围组织压力,促使液体向间质、肺泡内转移,从而加重了肺水肿。肺泡表面张力增加,肺顺应性下降,造成弥漫性肺泡萎陷及肺不张,肺内分流量增加;肺血管栓塞、肺血管收缩及间质水肿对肺血管的压迫使流经肺泡的血流量下降,造成无效腔通气。

肺间质水肿及肺泡表面透明膜形成导致弥散功能障碍。通气血流比(V/Q)失衡和肺内分流量增加共同引发持续性低氧血症。

二、心脏改变

心内膜可见出血及小坏死灶,心肌出现带状损害,局部横纹消失、细胞肿胀、空泡变性、心肌断裂,显示闰盘损害、线粒体消失,组织化学显示琥珀酸脱氢酶呈带状消失,心肌微血管淤滞。

内毒素、炎症介质、自由基等都可对心脏产生毒性作用。在心脏出现损伤前即可表现心脏收缩舒张功能受损。MODS 时体内释放 PGI$_2$、组胺、缓激肽、NO 等扩张血管物质,同时又释放 TXA$_2$、内皮素等缩血管物质,舒张收缩血管物质分泌紊乱;表现为一方面短路血管大量开放产生外周低阻力,另一方面微循环阻力增高致组织细胞血供不足,从而造成高排低阻型血流动力学表现合并外周组织细胞缺血缺氧,混合静脉血氧饱和度升高,动静脉氧分压差下降,血乳酸水平升高。高心排血量主要通过增加心率实现,但射血分数下降。高动力循环贯穿整个病程。但根据临床病例统计,心功能不全发生率比其他脏器系统功能衰竭的发生率要低。一旦出现往往伴有休克,表现为心排血量(CO)下降,心排血指数(CI)下降,左心室舒张末压(LVEDP)升高,肺毛细血管楔压(PCWP)升高,血压不稳,心血管系统对正性血管、心肌活性药物的反应下降。

三、微循环改变

全身微血管均呈现高度淤滞,内多为红细胞重叠,出现缗钱状淤滞,可出现血管腔内近内皮游离缘有多数小空泡,电镜证实为小球;内皮细胞肿胀,空泡变性,有的脱落,内皮及基底膜可有血浆浸润,嗜酸性增强,血管周围胶原纤维也有一定程度的血浆浸润,严重者可有纤维素浸润。间质普遍嗜酸性增强,这一病变可能为细胞外酸中毒现象,这种情况并不是嗜伊红过染,而是酸度增大的细胞外 pH 改变。MODS 死亡患者微血管中红细胞出现黄绿色变化,这极可能为红细胞的濒死或死亡变化,因成熟红细胞无核,故光镜除颜色改变外,无法从红细胞核改变来估计细胞死亡。严重的急性心衰预后凶险,常演变成循环功能的不可逆转性死亡。

创伤、出血、感染等可诱发休克,导致有效循环血容量不足,心排血量下降,微循环出现障碍,组织灌注下降。初发因素启动了一系列改变:激活的凝血因子、活化的血小板引起局部微循环微血栓形成,激活的肥大细胞产生血管活性物质促使局部微循环血管舒张,提高了血管通透性,在增加局部血管流量的同时又减缓了血流速度,从而造成血液淤积。补体系统活化可以激活凝血系统,并协同炎症细胞产生炎症介质。白细胞黏附、迁移,并在局部释放溶解酶和氧自由基等损伤性物质,引起组织损伤。

四、消化道改变

当机体遭受创伤、休克、感染等严重打击时,循环功能不稳定,内脏血管选择性收缩以保证心、脑等重要器官的血流灌注,胃肠道血管在此情况下常见收缩,因而消化道容易发生缺血损伤。复苏后局部血管复流后又可能发生再灌注损伤。故胃肠黏膜上皮缺血脱落,通透性增加,非胃肠营养又将造成胃肠黏膜萎缩。制酸药物的使用、胃肠蠕动功能下降、肠液胆汁反流等,将使致病菌繁殖;分泌型 IgA 的减少使局部抗感染能力下降;临床上抗菌药物的不合理应用可引起肠道菌群失调。细菌及内毒素通过胃肠黏膜移位到腹腔,再经肠系膜淋巴结及门脉系统进入体循环,细菌移位是诱发脓毒症的重要原因。临床上表现为中毒性肠麻痹、应激性溃疡、肠道营养耐受不良等。

五、肝　改　变

有资料证实,MODS 患者多有肝大。①淤胆:肝小叶边缘带有胆栓形成伴胆汁淤积占 36.6%,可能有肝内胆汁排泄障碍,特别是 Herring 管到细胆管、至胆管之移行部的障碍。②淤血、淤滞:MODS 病例普遍表现为肝窦高度扩张,扩张可达原来的 3~4 倍。淤血,小叶中心带变性、坏死、出血,占 16.3%。有时于肝中央静脉及小叶下静脉或肝窦内,可见变性的游离肝细胞或肝细胞集团,系肝细胞动员现象。这种情况与自溶有一定关系,故部分可能为人工假象,也与原来病变有密切关系。更易见死于严重休克患者及 MODS 死亡者,这可能是由于严重缺氧、酸中毒造成膜严重损伤,细胞间隙解离的结果,生前已降解的细胞成分落入或在切片时切入血管腔中。③Glisson 鞘细胞浸润:Glisson 鞘以淋巴细胞为主,浆细胞及少数中性粒细胞、嗜伊红白细胞的浸润。这种浸润为非特异性肝炎，与免疫反应有关。④其他病变：在肝硬化伴有消化道出血、食管静脉瘤破裂，肝脏可出现不同程度的缺血性坏死。

严重创伤、休克、感染导致肝细胞 ATP 水平下降，能量代谢障碍，肝实质细胞及胆道细胞损伤，内毒素造成毛细胆管损伤，胆汁引流受阻，胆汁淤积，损害肝排泄功能。肝组织 P450 酶活性下降，干扰肝对药物代谢的能力。胆红素代谢紊乱，临床上表现为黄疸。内毒素可以启动肝脏库普弗细胞释放炎症介质，影响肝细胞对炎症介质的清除，降低急性期蛋白的合成。肝代谢功能紊乱，血糖、血脂、氨基酸、胆红素、尿素及乳酸等水平异常，对内毒素、细菌及其毒性代谢产物的摄取清除均受影响。

六、肾　改　变

肾脏表现为显著的浑浊肿胀，重量增加。①肾小管变化：肾脏最显著的变化在肾小管，尤其以近端小管最为明显，显示不同程度的浑浊肿胀、变性，充满蛋白管型，部分病例有显著扩张的肾小管，肾小囊呈明显扩张。有的病例死亡前数日少尿，死亡前 1~2 天无尿。有的肾小管上皮变扁平，严重者出现肾小管上皮细胞坏死，改变颇似"挤压综合征"。临床有明显黄疸者，远曲小管内可见胆汁管型，形态像"胆汁性肾病"。②间质变化：间质呈不同程度水肿，大部分间质有散在灶性淋巴细胞浸润，并有血浆浸润，有时纤维素也有严重浸润。

SIRS 和脓毒症时，毒素与炎症介质直接作用于肾小管细胞、内皮细胞、系膜细胞，ATP 生成减少，Na^+，K^+-ATP 酶活性下降，自由基产生增多而清除减少，还原型谷胱甘肽减少，细胞内钙超载，都将对细胞造成损害，造成肾功能障碍。当休克及低血容量存在时，交感神经兴奋，肾入球及出球小动脉收缩，肾血管阻力升高，肾血流减少，肾小球滤过率（GFR）下降；垂体分泌抗利尿激素（ADH）增加，促使肾小管及收集管重吸收水分；肾素-血管紧张素-醛固酮系统活化促进 Na^+ 重吸收。内皮素释放增加而前列腺素合成减少，收缩舒张血管物质失衡也造成肾血流进一步下降，肾内血流重分布，肾皮质缺血。上述情况在临床上表现为肾功能急剧恶化，尿量改变，代谢紊乱等。

七、弥散性血管内凝血

在肾、脑、心脏、肺、肝、脾等脏器内形成微栓，为红细胞栓或纤维素栓，或仅发现血纤维素凝结。炎症因子可启动凝血系统并破坏抗凝系统。TNF-α、IL-1 等可使纤溶酶原启动物减少，抑制物增加，从而降低纤溶活性，血液系统处于高凝状态；且内皮细胞损伤，内膜下胶原暴露，容易导致微血栓形成，从而出现继发性纤溶亢进，导致 DIC。临床上表现为 D-二聚体水平升高，血小板进行性下降，血浆游离纤维蛋白原减少，凝血酶原时间延长，广泛微循环障碍，组织细胞缺血、缺氧。

八、脑　改　变

神经细胞肿胀，空泡变、皱缩、尼氏小体减少、消失，甚至出现层状坏死，胶质细胞增生，出现噬神经节现象，胶质细胞肿胀，细胞界限模糊。MODS 波及脑患者常陷入昏迷，皮质严重受损而脑干功能尚保持,则进入植物人状态,一旦病变严重波及脑干,则患者出现不可逆转的"脑性死亡"。

中枢神经系统功能障碍常用格拉斯哥昏迷评分(GCS)来评价,对预测患者病死率有重要意义。GCS 在多个 MODS 相关的评分系统中都有应用。神经功能障碍与脓毒症、中枢出血、脑水肿、肝肾疾病、酸中毒等有关。另外,神经肌肉病变也相当常见,可达 50% ~ 70% ,与神经毒性抗菌药物、营养不良、长时间制动、毒素作用、炎症作用、组织缺氧、神经内水肿等引起神经轴突退化及神经损伤有关,患者表现为乏力、感觉缺失,严重时出现呼吸肌无力。

九、免疫系统

MODS 患者血浆补体水平改变,表现为 C3a、C4a 水平升高,C5a 水平降低。C3a、C4a 促进血管通透性增加,激活白细胞。内毒素可形成免疫复合物激活补体系统,产生过敏毒素等血管活性物质,引起细胞膜和胞质内溶酶体、线粒体破坏,细胞变性坏死,器官功能障碍。体内中性粒细胞的吞噬能力下降,外周血淋巴细胞计数减少,B 细胞分泌抗体能力下降。

十、代谢改变

高分解代谢是 MODS 的特征性改变之一,往往无法通过补充外源性营养物质来阻止。静息时全身氧耗量和能量消耗增加,糖、脂肪、氨基酸利用增加,组织蛋白质分解增加,尿素氮(BUN)升高,表现为持续性负氮平衡。氧耗增加但组织处于缺血缺氧状态,产生乳酸堆积。

总体来说,MODS 发生、发展过程中,各器官的损害因素是多源性的,各器官功能改变是相互联系、相互影响的,往往形成恶性循环。

十一、分子病理学机制

MODS 的超微结构病变并不是简单的光镜组织病理的放大,而是从光镜下所无法分辨的膜及细胞器水平,通过已知的亚细胞形态分析,联系其功能动力学改变,对 MODS 的脏器损伤做出正确的估计。

电镜下可见衰竭器官的细胞膜有许多表面小球,多处细胞有细胞膜的破裂,细胞与周围环境形成泄漏,化学介质、降解的细胞器、核酸、酶分子及其底物向血液中释放,出现诊断酶学及电解质的紊乱。如高血钾改变,破坏了离子泵及细胞与环境的主动物质交换。细胞内出现纤维素的沉着(纤维素进入细胞内)。

线粒体及粗面内质网形成空泡变,进一步形成气球变,有明显的细胞内水肿,表明 Na^+-K^+ 泵的紊乱与衰竭,离子重新分布,钙离子在细胞内增加,意味着细胞"缓慢死亡",尤其是电镜下才能显示出来而光镜下看不清楚的局灶性胞质坏死,也即细胞溶解。

溶酶体(lysosome)大部分变成吞噬小体(phagosome),溶酶体内有融合的变性细胞器。溶酶体含有 70 余种水解酶类,其释放将直接攻击、破坏细胞的生物巨分子,如蛋白质、DNA、RNA、酶、胶原纤维、弹性纤维等多种分子。

细胞核被膜可多处溶解,核周间隙显著扩大呈囊,严重时可看到核内异染色质的异常浓集及溶解,并可波及常染色质,其中可出现小溶解区。核仁可出现浓集或溶解,可能意味着RNA合成的终止,合成模板的消失。细胞内 Na^+、Ca^{2+} 及水被泵出,整个细胞进行无氧酵解,细胞内糖原含量下降,乳酸水平升高,加剧了DNA紧旋作用。

上述 MODS 的细胞病变系由可逆性细胞内 Na^+-K^+ 泵紊乱、ATP 活性下降,细胞表面结构形成小泡过渡到生物泵失效所引起。溶酶体释放,微丝收缩,细胞膜溶解,磷酸脂酶活化,线粒体嵴和基质溶解,线粒体内有云絮状物质沉淀,纤维酶原激活,直至细胞坏死,核被膜溶解,核内结构破坏,核液出现致密颗粒成分。核仁凝聚成颗粒、纤维状物质,证明 RNA 合成停止,DNA 紧旋,核异染色质边集,浆膜出现大裂口,胞质内出现大量自噬泡。上述一系列的病变本质上是细胞急性缺氧的改变,有学者称之为休克细胞。其损伤可波及心、肺、脑、小肠、肾、肝、脾、血细胞,其损伤与氧自由基等有关。总之,组织细胞和免疫炎症细胞在各种病因及炎症介质作用下,一般经历的过程为:轻微损伤→亚致命损伤→细胞凋亡→坏死→累积到一定程度则出现脏器功能障碍乃至衰竭。

第三节　多器官功能障碍综合征的临床表现和诊断标准

目前尚未有一个公认的、统一的 MODS 诊断标准,而且 MODS 临床表现多样,为动态发展过程,要求有一动态诊断标准。

一、国内成人诊断标准

目前国内使用 1995 年 10 月庐山全国危重症急救医学学术会议上所通过的"MODS 病情分期诊断及严重程度评分标准"。该标准主要用于成人及各种病因所致MODS 的评分(表 43-1)。

表 43-1　MODS 病情分期诊断及严重程度评分标准

受累脏器	诊断标准	评分
外周循环	无血容量不足:MAP≥60 mmHg;尿量≥40 ml/h;低血压时间持续 4 小时以上	1
	无血容量不足:50 mmHg<MAP<60 mmHg;20 ml/h<尿量<40 ml/h;肢端冷或暖;无意识障碍	2
	无血容量不足:MAP<50 mmHg;尿量<20 ml/h;肢端湿冷或暖;多有意识障碍	3
心	心动过速;体温升高1℃;心率升高 15~20 次/分;心肌酶正常	1
	心动过速;心肌酶异常	2
	室性心动过速;室颤;二至三度房室传导阻滞;心搏骤停	3
肺	呼吸频率 20~25 次/分;60 mmHg≤吸空气 PaO_2≤70 mmHg;PaO_2/FiO_2≥300 mmHg;PA-a DO_2(FiO_2)25~50 mmHg;X 线胸片正常(以上 5 项中有 3 项可确诊)	1
	呼吸频率>28 次/分;50 mmHg≤吸空气 PaO_2≤60 mmHg;$PaCO_2$<35 mmHg;200 mmHg≤PaO_2/FiO_2≤300 mmHg;100 mmHg<PA-a DO_2(FiO_2)<200 mmHg;X 线胸片示肺泡无实变或实变≤1/2 肺野(以上 6 项中有 3 项可确诊)	2

续表

受累脏器	诊断标准	评分
	呼吸窘迫,呼吸频率>28 次/分;吸空气 $PaO_2 \leq 50$ mmHg;$PaCO_2 > 45$ mmHg;$PaO_2/FiO_2 \leq 200$ mmHg;PA-a $DO_2(FiO_2) > 200$ mmHg;X 线胸片示肺泡实变$\geq 1/2$ 肺野(以上 6 项中有 3 项可确诊)	3
肾	无血容量不足;尿量≥ 40 ml/h;尿 Na^+、血 Cr 正常	1
	无血容量不足:20 ml/h<尿量<40 ml/h;利尿剂冲击后尿量可增加;尿 Na^+ 20~30 mmol/L;血 Cr ≤ 176.8 μmmol/L,尿比重≤ 1.012	2
	无血容量不足:无尿或少尿(<20 ml/h 持续 6 小时以上)利尿剂冲击后尿量无增加;尿 Na^+ >40 mmol/L;血 Cr>176.8 μmmol/L;非少尿肾衰竭者:尿量>600 ml/h 但血 Cr>176.8 μmmol/L,尿比重≤ 1.012	3
肝脏	ALT>正常值 2 倍以上;17.1 μmmol/L<血清 TBIL<34.2 μmmol/L	1
	ALT>正常值 2 倍以上;血清 TBIL>34.2 μmmol/L	2
	肝性脑病	3
胃肠道	腹部胀气,肠鸣音减弱	1
	高度腹部胀气;肠鸣音近于消失	2
	麻痹性肠梗阻;应激性溃疡出血(具有 2 项中 1 项者可确诊)	3
凝血功能	血小板计数<100×10^9/L;纤维蛋白原正常;PT 及 TT 正常	1
	血小板计数<100×10^9/L;纤维蛋白原 2.0~4.0 g/L;PT 及 TT 延长≤ 3 秒;优球蛋白溶解试验>2 小时;全身性出血不明显	2
	血小板计数<50×10^9/L;纤维蛋白原<2.0 g/L;PT 及 TT 延长>3 秒;优球蛋白溶解试验<2 小时;全身性出血表现明显	3
脑	兴奋及嗜睡;语言呼唤能睁眼;能交谈;有定向障碍;能听从指令	1
	疼痛刺激能睁眼;不能交谈,语无伦次;疼痛刺激有屈曲或伸展反应	2
	对语言无反应;对疼痛刺激无反应	3
代谢	血糖<3.9 mmol/L 或>5.6 mmol/L;血 Na^+<135 mmol/L 或>145 mmol/L;pH<7.35 或>7.45(以上持续 12 小时以上)	1
	血糖<3.5 mmol/L 或>6.5 mmol/L;血 Na^+<130 mmol/L 或>150 mmol/L;pH<7.20 或>7.50(以上持续 12 小时以上)	2
	血糖<2.5 mmol/L 或>7.5 mmol/L;血 Na^+<125 mmol/L 或>155 mmol/L;pH<7.10 或>7.55(以上持续 12 小时以上)	3

二、国际脓毒症相关的 MODS/MOF 评分标准

国际脓毒症相关的 MODS/MOF 评分标准(SOFA),见表 43-2。

表 43-2 国际脓毒症相关的 MODS/MOF 评分标准(SOFA)

SOFA 评分	1	2	3	4
呼吸(PaO_2/FiO_2,mmHg)	<400	<300	<200(机械通气)	<100(机械通气)
凝血(血小板计数,$\times 10^9$/L)	<150	<100	<50	<20
肝脏(胆红素,μmol/L)	20~30	33~101	102~204	>204
中枢神经(Glasgow 昏迷评分)	13~14	10~12	6~9	<6

SOFA 评分	1	2	3	4
心血管(低血压):	MAP<70 mmHg	Dopa≤5 或 Dobu (无剂量要求)	Dopa>5 或 Epi≤ 0.1 或 NE≤0.1	Dopa>15 或 Epi >0.1 或 NE>0.1
肾脏(Cr,μmol/L)(或尿量,ml/d)	110~170	171~299	300~440 或<500	>440 或<200

注:Dopa,多巴胺;Dobu,多巴酚丁胺;Epi,肾上腺素;NE,去甲肾上腺素。

三、老年人的诊断标准

老年多脏器功能衰竭(MOFE)是指老年人(≥60岁)在器官老化和患有多种慢性疾病基础上由某种诱因激发,在短时间内出现两个或两个以上脏器序贯或同时出现衰竭的临床综合征。主要临床特征有:①病程迁延,可反复发作;②衰竭器官与原有基础疾病有关,具有一定的预测性;③各种感染特别是肺部感染常是 MOFE 诱因,其次为各种慢性病急性发作。我国学者王士雯等提出 MOFE 诊断标准和临床分期(表43-3 和表43-4)。

表43-3 MOFE 诊断标准

肺	呼吸困难、发绀、严重低氧血症,PaO$_2$<50 mmHg,需机械通气辅助呼吸者
心脏	临床上有左侧心力衰竭或右侧心力衰竭表现,或因长期缺氧、代谢性酸中毒、突然出现低血压及心排血指数<1.5 L/(m^2·min),或用 NYHA 对心力衰竭的诊断标准
肾脏	不论尿量多少,血清 BUN>17.9 mmol/L;Cr>265.2 μmol/L
肝脏	血清 TBIL>51.3 μmmol/L,肝功能异常,其酶值达正常值2倍以上,胆酶分离;嗜睡、昏迷等
中枢神经	除外脑血管病因的感觉抑制和药物影响外,意识朦胧,压迫眶上神经无反应,嗜睡、昏迷等
胃肠	有临床应激性溃疡表现,或经内镜检查、手术或尸检证实有胃肠道黏膜出血、糜烂或溃疡
血液	出现 DIC,血小板<50×10^9/L,PT>15 秒,FIB<1.5 g/L,纤维蛋白降解产物(FDP)>200 mg/L
胰腺	淀粉酶增高为正常2倍以上并持续48小时

表43-4 MOFE 临床分期

	Ⅰ期(衰竭早期)	Ⅱ期(衰竭代偿期)	Ⅲ期(衰竭失代偿期)
心	有器质性心脏病,已引起心脏结构与功能的改变但无心力衰竭表现	有间歇性心力衰竭,对治疗反应好	心排血量减少,血压需要药物维持,或有明显心力衰竭,症状对药物治疗反应差
肺	①COPD;②急性肺部广泛炎症;PaCO$_2$ >50 mmHg,PaO$_2$<60 mmHg	COPD,PaCO$_2$≥70 mmHg,PaO$_2$ <50 mmHg,pH7.30	PaO$_2$<45 mmHg 并逐渐降低,PaCO$_2$>80 mmHg 并逐渐升高,pH7.2~7.0
肾	有器质性肾病,BUN<7.14 mmol/L,Cr<176.9 μmol/L	BUN 波动性升高 14.3 mmol/L,Cr>265.2 μmol/L,经治疗可好转	不论尿量多少,BUN 持续>17.9 μmol/L,Cr>265.2 μmol/L
肝	有慢性肝病,ALT、AST 波动于正常与轻度异常之间	ALT、AST 间歇性>正常值2倍,TBIL≥51.3 μmol/L	ALT、AST 持续>正常值2倍,TBIL >51.3 μmol/L,PT>20 秒,伴神志改变

续表

	Ⅰ期（衰竭早期）	Ⅱ期（衰竭代偿期）	Ⅲ期（衰竭失代偿期）
胃肠	有消化道慢性病及出血史,腹胀、呃逆、反流等急性胃扩张表现,胃液 pH<3	从胃管内抽出咖啡样物质或少量呕血、便血,胃液 pH≤2	消化道难以维持口服食物消化、吸收功能或胃肠糜烂、溃疡引起大量出血或穿孔
中枢神经	有脑血管病史,偶有精神错乱	反应降低,嗜睡或伴有短暂的意识障碍	严重意识障碍或持续嗜睡、昏迷
血液	血小板、白细胞计数基本正常或有白血病样反应	外周出现晚幼红细胞,周围血白细胞核左移,有出血倾向	DIC,血小板 < 50 × 10⁹/L,PT >15 秒,FIB < 1.5 g/L,FDP >200 mg/L
胰腺	淀粉酶轻度升高,有胰腺炎临床症状	淀粉酶升高 2 倍以上	有急性坏死或水肿型胰腺炎的临床和实验室表现

四、小儿的诊断标准

小儿 MODS 与成人有不同的特点,原发病多为感染性疾病,如脓毒性休克、脓毒症、重症肺炎等,但婴儿非感染性疾病也经常见到,如窒息、颅内出血、医源性因素等,开始时症状常与原发病症状混淆,易被忽视,一旦确诊 MODS 往往病情已经危重,有明显年龄差异,年龄越小,发病率越高,受累器官越多,预后越差。中华儿科学会急诊学组和中华急诊学会儿科学组于 1994 年在南昌制定了"婴儿(<12 个月)及儿童(>12 个月)系统器官功能障碍的诊断标准"(表 43-5)。

表 43-5 婴儿(<12 个月)及儿童(>12 个月)系统器官功能障碍的诊断标准

心血管系统

1. 血压(收缩压):婴儿<40 mmHg,儿童<50 mmHg,或需持续静脉输入药物以维持血压在上述标准以上

2. 心率:连续测定 1 分钟。婴儿<60 次/分或>200 次/分;儿童<50 次/分或>180 次/分

3. 心搏骤停

4. 血 pH<7.2(PaO₂ 不高于正常值)

呼吸系统

1. 呼吸频率:连续测定 1 分钟。婴儿<15 次/分或>90 次/分,儿童<10 次/分或>70 次/分

2. PaCO₂>65 mmHg

3. PaO₂<40 mmHg,除外紫绀型心脏病,吸入空气情况下

4. 需机械通气(不包括手术后>24 小时患者)

5. PaO₂/FiO₂<200 mmHg,除外紫绀型心脏病

神经系统

1. Glasgow 昏迷评分≤7

2. 瞳孔散大固定

血液系统

1. 急性贫血危象:Hb<50 g/L

续表

2. 白细胞计数：≤$2×10^9$/L
3. 血小板计数：≤$20×10^9$/L

肾脏系统

1. 血清 BUN≥35.7 mmol/L

2. 血清 Cr≥176.8 μmol/L

3. 需透析者

胃肠系统

1. 应激性溃疡出血需输血者

2. 出现中毒性肠麻痹，有高度腹胀者

肝脏系统

总胆红素>85.5 μmol/L 及 ALT 或 LDH 为正常值的 2 倍以上，肝性脑病Ⅱ级以上

五、评 分 系 统

MODS 过程复杂，涉及多个脏器，临床表现复杂，目前已发展出多个评分系统来评价患者病情，并有助于预测预后。

（一）急性生理和慢性健康评分

1981 年由 Knaus 提出急性生理和慢性健康评分（acute physiology and chronic health evaluation, APACHE）Ⅰ，包括反映急性疾病严重度的急性生理评分（APS）和反映慢性健康状况的慢性健康评分（CHS）组成。APS 记录了患者进入 ICU 后第 1 个 24 小时内最差的 34 项参数，各项计 0~4 分，共计最高 128 分；CHS 用 A、B、C、D 表示，评价患者入院前 3~6 个月的健康情况，A 为健康，B 为轻至中度活动受限，C 为症状严重但不致严重活动受限，D 为慢性器官功能不全。APACHE Ⅰ评分越高，病死率增加。1985 年提出的 APACHE Ⅱ简化了 APS，由 34 项减少为 12 项，年龄分值单独计算，CHS 对患者手术是急诊手术还是择期手术、慢性器官功能不全和免疫受损情况进行评价。1991 年又提出了 APACHE Ⅲ，由 APS、CHS、神经学评分、酸碱失衡评分组成，其设计虽更为科学合理，功能更完善，但使用复杂，目前临床常用的还是 APACHE Ⅱ。

（二）简化急性生理评分

1984 年由 LeGall 提出简化急性生理评分（simplified acute physiology score, SAPS）Ⅰ，包括 14 项变量，1993 年进一步提出 SAPS Ⅱ，包括 18 项变量（心率、收缩压、体温、PaO_2/FiO_2、尿量、血尿素、BUN、白细胞计数、血钾浓度、血钠浓度、血 HCO_3^-、血胆红素浓度、GCS 评分、年龄、住院类型、AIDS、转移癌、恶性血液病），可以计算病死概率。总分越高，病情越重，病死率越高。

上述评分系统评价了多项病理生理指标，虽然较准确，但收集资料不易，近年又提出了一些新的简化评分系统。

（三）多器官功能障碍评分

MODS 评分包括 6 项指标：氧合指数（PaO_2/FiO_2）、心率校正值（PAR = HR×CVP/MBP）、肌酐、血清胆红素、血小板计数、格拉斯哥昏迷评分，分别评价呼吸、心血管、肾、肝、血液、中枢神经 6 个系统，每项 0 ~ 4 分，最高 24 分，分值 9 ~ 12、13 ~ 16、17 ~ 20、>20 分别对应的病死率为<25%、25% ~ 50%、50% ~ 75%、75% ~ 100%。该系统应用有效、简便，对判断 MODS 发生发展、评估病情变化提供了客观依据。

（四）序贯器官衰竭评分

1994 年，由欧洲重症监护学会提出序贯器官衰竭评分（sequential organ failure assessment，SOFA），包括 6 项指标：氧合指数、血小板计数、血清胆红素浓度、血压水平或相应使用血管活性药物用量、格拉斯哥昏迷评分、肌酐水平或尿量，每项 1 ~ 4 分。该系统同样具有客观、简便、易于收集、可动态评价等优点，Daliana 等在一项选取了 949 例患者的研究中指出，MODS 和 SOFA 都能较好地预测病死率，而 SOFA 似在心血管系统方面严重度评价的更为优胜。

第四节　多器官功能障碍综合征的治疗策略

一、祛 除 病 因

祛除病因是治疗 MODS 的关键和根本，凡原发病未能及时去除或有效控制者，患者预后均较差，尤以严重感染及大块组织坏死者更为明显。因此，应千方百计地积极治疗原发疾病。

二、清除或拮抗内毒素

现已证实革兰阴性菌脓毒症时，在未应用抗菌药物时，血浆中游离内毒素浓度大致与细菌数量成比例。而应用抗菌药物后，血流中细菌减少而内毒素浓度却升高。因此，在选用有针对性抗菌药物的同时，不但要防治菌群紊乱，而且要采取清除内毒素的措施。目前拮抗内毒素措施研究包括：①中药，多种清热解毒和活血化瘀中药具有此作用，如金银花、蒲公英、大青叶、鱼腥草、穿心莲、元参等。②内毒素单克隆抗体，已获得两种抗内毒素制剂——E_5 和 HA-IA。E_5 是从用 J_5 突变型大肠杆菌致敏的鼠脾细胞中获得的。它是一种对脂质 A 起反应的 IgM。HA-IA 是人 IgM 抗体，该抗体能特异地与脂质 A 相结合。早期研究证实 E_5 和 HA-IA 可与多种革兰阴性菌的内毒素结合，在特定的疾病条件下，均可降低病死率及器官衰竭的发生。其中 E_5 对未发生休克的革兰阴性感染有效，而不论患者是否存在菌血症；HA-IA 对菌血症有效，而不论患者是否休克，但对非革兰阴性感染无作用。然而，其后数项大规模、多中心、随机对照试验均未证明 E_5 和 HA-IA 的临床疗效。尽管关于内毒素拮抗剂在防治脓毒症中的有效性和确切临床价值仍有待进行深入、周密的临床研究，但从目前已获得的大量资料来看，内毒素单抗制剂并不能明显改善 MODS 患者预后，因此不宜过高期望抗内毒素抗体治疗的临床应用前景。

三、清除及拮抗有关炎症介质

这一领域发展较快,几乎包括了全部已查清的炎症介质。目前认为"细菌-内毒素-炎症介质并治"将是 MODS 或 MOF 治疗的新对策,但对已经结合到细胞膜受体上并发挥作用的炎症介质则无效,另外它仅是清除部分炎症介质,对其他复杂机制引起组织细胞损伤仍然是无用的。清除及拮抗有关炎症介质包括:①单克隆抗体,如 TNF-α、IL-1、磷脂酶 A_2、C5a、黏附分子等。②受体拮抗剂,如 TNF-α、IL-1、PAF 等。③前列腺素,如 PGE_2、PGI_2 等。④其他炎症反应抑制剂,如 C1 抑制剂、C5 阻断剂、花生四烯酸抑制剂[包括环氧合酶抑制剂如布洛芬;血栓素合成酶抑制剂如咪唑;脂氧合酶抑制剂如乙胺嗪及白三烯抑制剂如孟鲁司特钠、扎鲁司特、中性粒细胞抑制剂(包括己酮可可碱,pentoxifylline)、乌司他丁、腺苷、抗氧化剂、重金属螯合剂、缓激肽抑制剂、氧自由基清除剂及蛋白酶抑制剂等]。⑤凝血调节剂,如抗凝血酶Ⅲ、活化蛋白 C、血栓调节素、水蛭素、α_1-抗胰蛋白酶、抑肽酶、大豆胰蛋白酶抑制剂、纤维蛋白溶解原激活物。现就其中若干作用明确,取得一定效果的炎症因子拮抗剂做一简单介绍。

1. TNF-α 单克隆抗体　动物实验及 Ⅰ 期临床试验提示,TNF-α 单克隆抗体可改善革兰阴性及阳性菌脓毒症的转归。但该制剂的推广应用受到以下几个因素的限制:①因 TNF-α 半衰期较短(14～18 分钟),故仅约 1/3 脓毒性休克患者血中检出 TNF-α。对这部分患者给予抗 TNF-α 抗体可能为时已晚,不能取得任何疗效。②有些研究证明,单纯 TNF-α 水平升高难以导致休克。③抗 TNF-α 抗体并非对所有病例均有效。④至少低浓度的 TNF-α 是正常机体防御功能的一部分,故输入抗体有可能带来的损害大于利益。抗 TNF-α 抗体的临床应用时机及注意事项是值得深入研究的课题。目前国内已研制成功既有拮抗内毒素的作用,又有拮抗 TNF-α 释放作用的中药注射液"血必净",抗菌药物与之合用可发挥"细菌-内毒素-炎症介质并治"的作用。

2. IL-1 受体拮抗剂　IL-1 是脓毒性休克发病过程中具有与 TNF-α 相似作用的多肽。IL-1 是一种血管内皮细胞毒素,并可提高组织对 TNF-α 作用的敏感性。此外,IL-1 可使 T 细胞活化,并可造成肾上腺、肠道及关节多处严重损害。脓毒症患者血中 IL-1 水平升高。在动物及志愿者等研究中证实,输入低剂量 IL-1 可诱发脓毒症表现。IL-1 至少有两种形式:IL-1α 及 IL-1β。在脓毒症中通常为 IL-1β 型升高,它们的生物活性在受体水平上进行调节。IL-1α 及 IL-1β 受体是一种广泛分布的胞质膜糖蛋白,任何可与受体结合的物质均可抑制 IL-1 的作用。目前已可用重组技术生产重组 IL-l 受体拮抗剂(IL-1ra),并经过动物实验后进入临床验证阶段。在家兔注入 IL-1β 造成炎症模型中,进行重组 IL-1ra 防治研究,证明后者能抑制白细胞减少,白细胞聚集及低血压等 IL-1β 的作用,且呈剂量相关。目前关于 IL-1ra 的随机对照临床试验未获得有益的结果。

3. PAF 受体拮抗剂　目前已获得天然及人工合成的制剂。动物实验证明这两类制剂均可防止内毒素性肺动脉高压,少尿型肾衰竭,胃肠道损害及脑血流减少。WEB2086 已完成志愿者第二期测试,正进行临床试验。

4. 抑制二十烷酸盐即花生四烯酸产物　它可阻断 TXA_2 合成,在动物实验中证实该药可提高内毒素模型的成活率;在健康志愿者中,它可防止内毒素导致的体温及心率增加;在严重脓毒症患者中,它可改善血压、心率、体温、每分通气量及气道峰压,并可提高休克可逆性的概率。使用最多的是布洛芬,但最大限制是其潜在的肾毒性及胃肠道溃疡的危险性。目前正进行大规模的观察,以评价布洛芬的疗效及安全性。近来常用的有 FDA 批准的孟鲁司特钠、扎鲁司特,是强有力的白三烯受体拮抗剂,属竞争性抑制,可减轻由白三烯引起的血管通透性增加、减轻气道水肿及嗜酸粒细胞的浸润而平喘。其次是普威(nimesulide,尼美舒利),为高度选择性抑制与炎症性前列腺素合成有关的环氧化酶 II(COX-2)活性,而不影响与胃、肾等器官的生理性前列腺素合成有关的环氧化酶 I(COX-1),这样抗炎效应大大增加而对胃无副作用。

5. 抑制或对抗中性粒细胞释放毒性介质 由于脓毒症时内皮损害及随之而来的器官损害与活化中性粒细胞释出介质有关,因此抑制或对抗这些介质释放或其作用是有益的。目前应用最多的是己酮可可碱(pentoxifylline)、乌司他丁和中性粒细胞-内皮细胞黏附抑制剂。可以抑制应激反应(包括内毒素)引发的单核/巨噬细胞活化、减少 TNF-α 及 IL-1 分泌、抑制 PMN 的活化而间接地减轻 PMN 与内皮细胞之间的黏附反应、减少氧自由基的产生、抑制血小板聚集等作用,从而保持生命器官的血流灌注,维持生命器官的功能良好,可能有助于提高生存率。

6. 抗凝血酶Ⅲ 可使凝血酶失活,抑制纤溶酶、血管舒缓素以及因子Ⅸa、Ⅹa、Ⅺa、Ⅻa 的作用。由于凝血酶可以削弱 PAF 调控效应,可刺激 EDRF、PGI_2 及内皮素-1 释放,并且是中性粒细胞的趋化物,所以抗凝血酶Ⅲ的作用已超过了其消减接触及凝血系统的作用。在动物实验性脓毒症模型中,抗凝血酶Ⅲ可使肺、代谢及血液系统等障碍减轻,并提高存活率。在早期小样本脓毒性休克治疗研究中,证实抗凝血酶Ⅲ可提高患者生存率,但其后大样本随机对照试验均未证明抗凝血酶Ⅲ的效果。

7. 纤维酶原激活剂 有资料对纤维酶原激活剂增强脓毒症患者纤溶作用进行了探索。例如,用链激酶治疗 30 例伴严重创伤或脓毒性休克及 ARDS 患者(该组患者对供氧及机械通气均有反应),结果平均动脉氧分压增加 217 mmHg,且其中 14 例存活。用这类制剂的治疗危险除出血外,还可以造成凝血酶生成的回跳。

8. 生长因子 生长因子的产生与内脏器官的发育是同步进行的,肝、肾、胃肠道等内脏器官的胚胎发育不仅需要包括胰岛素样生长因子(IGF)、成纤维细胞生长因子(FGF)、表皮细胞生长因子(EGF)及转化生长因子(TGF)等多种生长因子的刺激,而且在某些成熟的脏器如肝、脑等脏器中许多细胞成熟后不再复制,但它们仍保持着旺盛的增殖能力,并在损伤后通过生长因子的作用而进行修复。有研究证实,生长因子广泛分布于各种组织中,在组织损伤时它们的释放明显减少,外源性补充治疗可促进因急性炎症、缺血缺氧、缺血-再灌注而损伤的心、肝、脑、肾、肺和骨骼肌等组织细胞的修复。

四、糖皮质激素

SIRS/MODS 被认为是机体炎症反应过度激烈的表现,糖皮质激素多年前就已试用于临床,然而早期试验发现,将糖皮质激素用于治疗脓毒性休克和严重 ARDS 患者,可因二次感染及其他并发症导致病死率升高。近年来部分试验得出了不同的结论,采取小剂量、长时程糖皮质激素治疗,不仅可以快速显著改善症状,还使病死率有了明显下降。有学者认为,糖皮质激素在机体处于炎症过度状态下可以通过关闭机体防御反应,保护机体免受过度炎症的损伤并稳定内环境。TNF-α、IL-1 等炎症介质可以激活下丘脑-垂体-肾上腺轴而促使糖皮质激素分泌。然而在 SIRS 患者过度的免疫防御反应往往使糖皮质激素出现相对性不足,多种炎症介质可通过浓度依赖的方式引起糖皮质激素抵抗,激活的下丘脑-垂体-肾上腺轴可产生巨噬细胞迁移抑制因子(MIF),同样能抑制糖皮质激素的抗炎作用。关于长时程糖皮质激素疗法主要的理论依据是,通过补充机体相对不足和作用下降的糖皮质激素并提高各靶器官对糖皮质激素的反应,调节细胞内转录因子水平,将机体失控的免疫防御状态转变为可控。但尚无明确的药理学证据确定所谓长时程糖皮质激素治疗所需的剂量,只能单靠经验判断,而这里同样存在过量激素所致的诸如消化道出血、二次感染等风险,有待更进一步的临床研究明确糖皮质激素在 SIRS/MODS 治疗中的地位。但目前多数学者认为,连用 7 ~ 10 天地塞米松 10 mg/d、或甲泼尼龙 80 ~ 240 mg/d、或氢化可的松 80 ~ 240 mg/d,对减轻患者过强的炎症反应有一定的帮助,还可改善患者的预后。

五、Ca^{2+} 拮抗剂

常用的有维拉帕米(verapamil,异搏定)、地尔硫䓬(diltiazem,恬尔心)、欣地平(nicorandil)、尼莫地平(nimodipine)、山莨菪碱及中药丹参、葛根素等。

六、清除活性氧

1. 别嘌醇、维生素 E 和 C 别嘌醇可抑制黄嘌呤氧化酶,从而抑制 O_2 的生成。维生素 E 是强力自由基清除剂,一个分子可以清除 2 个自由基。维生素 C 可在细胞内外发挥作用,并可使维生素 E(生育酚)自由基恢复原型。这提示机体只要有足够的维生素 E 存在,就可维持低浓度维生素 E 持续发挥作用。这对不能接受维生素 E 治疗的患者尤为重要。

2. 清除氧自由基的酶类 包括 SOD、CAT 和 GSH-Px(如谷胱甘肽,glutathione)。

3. 其他清除自由基或减少自由基产生的药物 任何物质,只要能与自由基反应而又无其他有害作用者,均可作为自由基清除剂,包括葡萄糖、甘露醇、含硫氨基酸(L-蛋氨酸,半胱氨酸等)、不饱和脂肪酸、辅酶 Q_{10} 及氯丙嗪等。此外,去铁胺(deferoxamine)通过螯合铁形成络合物,降低血清中铁离子浓度,从而阻断 Fenton 反应,减少·OH 的形成。中药中的丹参、黄精、当归、酸枣仁、枸杞子、菟丝子、补骨脂、女贞子、白术、灵芝和茜草等,均具有清除 O_2^- 和·OH 的作用。山楂、茜草等能提高组织中 SOD 的活性,葛根可以降低实验动物大脑细胞中脂褐素含量,有一定的疗效。

七、防治 DIC

目前已一致认为 DIC 在 MODS 的发病中占重要地位。肝素抗凝及溶栓治疗已成为防治 MODS 的重要措施,宜在发病的早期开始,同时纠正休克、补充血容量、保护各重要脏器的功能。

(1)肝素或低分子质量肝素可用于防治 DIC,尤其对孕妇,越早使用越好;DIC 控制后要补充富含纤维蛋白原的血浆、浓缩血小板和新鲜冷冻血浆。DIC 后期亦可使用抗纤溶的药物,但一定要在充分肝素化的基础上应用。有研究表明,治疗 DIC 时低分子质量肝素在疗效和出血的副作用等方面均要优于普通肝素。

(2) 人活化蛋白 C(APC)抗凝治疗。血液高凝是脓毒症重要的病理过程,并与炎症反应形成正反馈机制,因此抗凝治疗是脓毒症治疗的重要环节。脓毒症的抗凝治疗已经有多方面的报道,APC 是首个取得突破性结果的研究报告。在欧美 11 个国家的 164 个 ICU 进行,共有 1690 例脓毒症被纳入,治疗组为 drotrecogin α 24 $\mu g/(kg \cdot h)$,连续 96 小时。治疗组 28 天病死率为 24.7%,对照组为 30.8%($P=0.006$)。分层分析显示,病情愈重,受益愈大:APACHE Ⅱ≥25 的患者病死率降低 12.8%($P<0.001$);MODS 患者病死率降低 7.4%($P=0.006$)。

(3) 溶栓治疗。因为 DIC 系急性微血管内血栓形成,血小板数量少,稳固的纤维蛋白含量低,微循环灌注障碍、血流慢而少。溶栓药物发挥治疗的作用小而出血副作用大,故对 DIC 患者进行静脉溶栓治疗并无意义,主要是要用肝素或低分子质量肝素抗凝和用抗血小板作用的药物来防止其血栓形成。必要时可选用:①尿激酶,首剂 4400 IU/kg,缓缓静脉推注(10 分钟),其后以 4400 IU/(kg·h)的条件静脉滴注(12 小时)。②链激酶,1 万~1.5 万 IU 溶于 0.9% 氯化钠溶液 100 ml 中,静脉滴注(1 小时)。③组织纤溶酶原激活物(tPA),用药方法有二,即 0.5~0.75 mg/(kg·mim)静脉滴注(30~120 分钟);先静脉滴注 10 mg,如无不良反应,则其后第 1 小时静脉滴注 50 mg,第 2、3 小时各 40 mg。

(4) 早期血浆或血液置换,适用于重症患者,不仅可清除促凝物质,还可清除大量的炎症介质。一次血浆置换量可达 3000 ml,需应用新鲜血浆。

(5) 中药:大黄通腑,可起到降温、泻热及恢复肠道运动、防止细菌移位和菌群失调等作用;活血化瘀类中药如血必净对防治 DIC 有效。

八、支持及对症治疗

1. 加强监测　以期对 MODS 高危患者做到早发现、早治疗。

2. 维持机体内环境稳定及营养、代谢支持　SIRS/MODS 的一个重要特征是高分解代谢,导致机体"自噬"。控制高分解代谢首先要保证体温,高体温可以引发代谢率增加,但过低体温诱发寒战反应也会造成代谢率增高。营养支持可以选择肠内营养和静脉营养。在没有明确的禁忌证如消化道出血、完全性肠梗阻等,应首选肠内营养辅以静脉营养。适当的肠内营养可以预防肠道屏障功能丧失,预防细菌与内毒素的移位。除传统的三大营养素之外,近年来比较强调的一种营养治疗是使用谷氨酰胺(Gln),在应激时对糖皮质激素高度敏感的谷氨酰胺从肌肉释放并起到保持肠道完整性、支持免疫系统和抑制肌肉降解的作用。谷氨酰胺亦具有抗氧化损伤效应。长期饥饿、手术创伤、SIRS/MODS 等情况下谷氨酰胺消耗明显增加,传统营养支持不能控制谷氨酰胺的过度消耗。目前关于谷氨酰胺用量并没有明确的规定,一般认为在严重应激的情况下至少要供给 20~30 g/d,静脉或经肠道途径的效果都可以接受。其他如膳食纤维、精氨酸、不饱和脂肪酸、支链氨基酸的供给也成为现代营养支持的常规,可以保护肠道屏障功能、促进正氮平衡等。同时应给予细胞能量及活化剂,纠正酸碱及水和电解质平衡紊乱。

3. 调控氧供需失衡　吸氧纠正病理性氧供依赖,调节氧供和氧输送之间的矛盾,维持组织正常的有氧代谢对防治 MODS 有重要作用。增加氧输送甚至达到超正常水平氧输送,使心脏指数达到 >4.5 L/(min·m²)、氧输送 $\geqslant 650$ ml/(min·m²)、氧耗 $\geqslant 170$ ml/(min·m²),然而此目标不易实现,在一项多中心试验中证明该治疗不能降低 MODS 的器官衰竭发生率和病死率,也不能有效逆转组织缺氧。然而,对危重症患者提高氧输送仍然有助于防治组织缺氧和器官功能衰竭。通过提高心排血量和增加动脉血氧含量提高氧输送,控制呼吸衰竭、避免机械通气中的人机对抗、避免长时间不恰当的护理操作、降低体温和镇静镇痛等措施,可以降低氧消耗;减轻组织水肿、防治酸碱失衡可以改善组织对氧的摄取和利用。

4. 器官功能支持　除各种药物支持外,各类人工器官及器械等均有积极的支持作用,如维持有效的血容量和心脏功能、急性肺损伤和呼吸衰竭的处理、防止急性肾小管坏死和急性肾衰竭的治疗、护肝和急性肝功能障碍的支持、防止和处理应激性溃疡、脑保护及防止患者发生昏迷、防止压疮等。

5. 血浆置换　血浆置换既可清除内毒素,也可清除细胞因子,有条件的医院可以用于治疗重症脓毒症患者。连续性血液透析或血液滤过可使 TNF-α 水平下降13%,但连续性血液滤过透析不能清除 TNF-α,因为 TNF-α 分子质量为 17 500 Da 可被滤出,但在水溶液中可转变成为三聚体,分子质量为 45 000 ~ 55 000 Da,因而不能被超滤。近年研究的聚丙烯腈滤器有吸附 TNF-α 的作用,已在实验研究中证实。

6. 血液净化　血液净化已被应用于 SIRS/MODS 的临床治疗,可以清除由于肾衰竭所致钾、肌酐、尿素氮升高,降低机体液体负荷以减轻心脏前后负荷,从而改善心力衰竭、肺水肿,改善组织氧供,清除内毒素和炎症介质,纠正水和电解质失衡等。但在临床上对于该治疗的成效存在不同的看法。经过血液透析治疗后机体内毒素水平确有降低,但有研究指出尽管临床症状和器官功能有所改善,但最终病死率并无显著下降,有学者认为这与血液净化时机有关。几项研究指出,即便使用持续血液透析滤过(CHDF)治疗,循环炎症介质清除率确有提高,但并不能降低其实际血浆浓度(有学者认为可能与透析过程中炎症细胞再次被激活有关),各种高分子物质如三聚体的 TNF-α 和中性粒细胞弹性蛋白酶等无法清除。目前可用于临床的血液净化技术主要包括:血液滤过(HF)、血浆置换、血液灌注(HP)、持续血液透析滤过(CHDF)、持续肾脏替代疗法(CRRT)等;每天需用 12 ~ 14 小时,每天 1 次,连续用 5 ~ 7 天,根据患者的病情应个体化选择。

九、免　疫　治　疗

MODS 的救治原则应强调防重于治,即加强对其基本发病因素如创伤、休克、感染的早期处理,消除或减轻 SIRS 的发生与发展。除了控制感染、妥善供氧、代谢支持及器官支持等综合措施外,免疫治疗应设法阻断或抑制炎症介质的瀑布效应,同时积极帮助恢复机体自身的免疫调控能力,以合理干预炎症反应的病理生理过程,防止 MODS 的恶性发展。及时通过对炎症、免疫细胞的直接干预以纠正其内环境紊乱状态,才能够有效预防脓毒症和 MODS 的进一步发生与发展。

Faist 等提出一种联合的免疫调理方案值得借鉴,主要包括:①急性损伤早期(≤72 小时)下调巨噬细胞和中性粒细胞的活性,上调淋巴细胞应答能力;②应用大剂量多价免疫球蛋白和可溶性补体、受体,中和循环内、外毒素以防止巨噬细胞的过度活化;③重建细胞免疫功能,注射胸腺类激素、γ-干扰素、粒细胞集落刺激因子来增强细胞介导的特异性免疫反应,以克服损伤后的免疫功能障碍。虽然在临床患者中采用免疫调理能否获得理想的效果受多方面因素的影响,但免疫治疗方案的本质不是被动、简单地"祛邪",而是调动机体自身以"扶正",即主动调节和恢复宿主防御反应,维持内环境平衡与稳定,真正发挥机体全面的调理作用。

十、基 因 治 疗

目前 MODS/SIRS 的抗介质治疗方兴未艾,例如,针对炎症反应的启动者——内毒素的抗内毒素单克隆抗体、脂多糖结合蛋白(LBP)以及 LPS-LBP 复合物受体 CD14;针对炎症反应信号的传递介质-细胞因子的单克隆抗体或受体拮抗剂等。

已知在炎症反应中,IL-10 与 IL-18 是与 TNF-α、IL-1 β/ICE 作用相反的保护性介质,对细胞的功能与凋亡均具有保护作用。但在脓毒症性克时,IL-10 与 IL-18 的表达下调,说明脓毒症时损伤性与保护性介质间的失衡普遍存在。因此,如能纠正这一平衡,则可能逆转脓毒症时组织细胞凋亡的根本机制。

Bcl-2 基因是已知的一种抗凋亡基因,它可阻断多种细胞凋亡途径的最后通路,可否采用 Bcl-2 基因来阻断上述凋亡机制,防止脓毒性休克时组织细胞与淋巴细胞受损呢?

Bilbao 等研究发现,载有人类 Bcl-2 基因的 E1 缺失型腺病毒(AdCMVhBcl-2)转入肝细胞中,Bcl-2 基因可防止缺血-再灌注鼠肝细胞的凋亡,并改善鼠的短期生存率。转染 Bcl-2 基因鼠脾组织和胸腺 T 细胞中 Bcl-2 基因过表达,可完全防止 CLP 所致脓毒性休克动物模型脾和胸腺发生细胞凋亡、下调脓毒症时 TNF-α 和 IL-Iβ 的合成与释放、减少脓毒症诱发 T 细胞中线粒体膜蛋白的丢失和淋巴细胞及各组织细胞内 ICE 与线虫-1、2、6、9 基因的过表达,增加 IL-10 的释放,因而改善 CLP 诱导的脓毒性休克鼠的生存率。Bcl-2 基因减少 CLP 诱导脓毒性休克鼠胸腺细胞凋亡,是由于 Bcl-2 防止了 Fas 抗原和 Bcl-xs 的过表达、降低了胸腺细胞对内毒素的敏感性。Kossai 则认为肝细胞生长因子(HGF)防止脓毒症所致肝细胞衰竭是通过诱导 Bcl-xs 过表达和防止 ICE 表达而发挥作用的。广谱的 ICE 基因抑制剂 Z-VAD[N-benzyloxycarbonyl-Val-Ala-Asp(O-methyl)fluoromethyl ketone]和淋巴细胞 Bcl-2 基因过表达可明显抑制脓毒症时严重淋巴细胞凋亡,且 Bcl-2 基因过表达的鼠淋巴细胞所分泌 TNF-α 明显减少,从而改善了脓毒症鼠的炎症反应,提高其生存率。以上研究表明,组织细胞过量表达 Bcl-2 基因可防止脓毒症时细胞损伤,而淋巴细胞过表达 Bcl-2 基因可改善损伤与保护性炎症介质的平衡,仍有待于深入研究。

十一、中医中药治疗

未来对 MODS 或 MOF 的治疗必须是中西医结合治疗。根据其不同阶段施行辨证论治,如早期以清热解毒为主、中期以活血化瘀为主、晚期则以补中益气为主,结合西医的治疗可能会取得较好结果。

(马中富)

参 考 文 献

陈志斌,梁艳冰,唐皓,等.2008.多脏器功能障碍综合征患者外周血单个核细胞 SOCS-1/3 表达及预后的关系研究.中国危重病急救医学,20:29~33

杜林林,马中富.2009.MicroRNA 与免疫反应及脓毒症.中国危重病急救医学,21:501~503

梁艳冰,陈娟,马中富,等.2006.多器官功能障碍综合征患者外周血单个核细胞凋亡的研究.中国危重病急救医学,18:101~104

梁艳冰,陈娟,唐皓,等.2005.多器官功能障碍综合征患者外周血单个核细胞凋亡的研究.中国急救医学,25:625~627

梁艳冰,唐皓,陈志斌,等.2010.全身性炎症反应综合征患者外周血单个核细胞细胞因子信号转导抑制因子-1/3 的表达.中国基层医药杂志,17:4~6

梁艳冰,唐皓,翟诚顺,等.2008.脓毒症大鼠心肌细胞凋亡与 p53 和 Bcl-2 基因表达的关系.中华急诊医学杂志,17:125~131

梁艳冰,许元文,唐皓,等.2009.静脉导管相关性栖稻黄单胞菌脓毒症 15 例临床研究.热带医学杂志,10:1151~1153

马中富,乐胜,梁艳冰,等.2005.p38 丝裂原活化蛋白激酶抑制剂对脓毒症大鼠多器官损伤的保护作用研究.中国危重病急救医学,17:211~213

马中富,李振宇.2008.弥漫性血管内凝血与多器官功能障碍综合征.中国全科医学杂志,11:1221~1223

欧阳艳红,李松玲,宋维,等.2008.SOCS-1 和 TNF-α 在有机磷中毒致 MODS 鼠肝脾中表达的研究.热带医学杂志,8:323~326

欧阳艳红,李松玲,宋维,等.2009.细胞因子信号转导抑制因子 3 和肿瘤坏死因子 α 在有机磷中毒致 MODS 鼠肝脾中的表达.中华急诊医学杂志,18:175~179

欧阳艳红,李松玲,宋维,等.2010.盐酸戊乙奎醚对有机磷农药中毒鼠肝脾中肿瘤坏死因子-α 的影响.中国危重病急救医学,22:238~239

唐皓,陈敏英,梁艳冰,等.2007.全身性炎症反应综合征与多器官功能障碍综合征患者外周血单个核细胞 COX-2 与 p38MAPK 的关系.中华急诊医学杂志,16:730~734

唐皓,梁艳冰,马中富,等.2005.多器官功能障碍综合征患者外周血白三烯 B4 与血小板活化因子乙酰水解酶的变化.中华急诊医学杂志,14:670~672

唐皓,马中富,梁艳冰,等.2005.多器官功能障碍综合征患者外周血白三烯 B4 与 p38 丝裂原活化蛋白激酶的变化.中国危重病急救医学,17:231~233

唐皓,熊艳,李玉杰,等.2006.SIRS 与 MODS 患者外周血单核细胞环氧化酶与血小板活化因子的关系研究.中国危重病急救医学,18:687~690

唐皓,熊艳,梁艳冰,等.2008.乌司他丁对多器官功能障碍患者 COX-2、p38 MAPK 和 CRP 的影响.中山大学学报(医学科学版),9:26~28

熊艳,唐皓,李欣,等.2008.多器官功能障碍综合征患者高级氧化蛋白产物的表达及其临床意义.中国危重病急救医学,20:542~545

徐嘉,马中富,唐皓,等.2010.大鼠细胞因子信号转导抑制因子-1 基因的多态性及结构分析.中国危重病急救医学,22:259~262

许衍硕,梁艳冰,唐皓,等.2007.外周血单核细胞 SOCS-1 表达与 MODS 患者预后关系的研究.热带医学杂志,7:445~447

许衍硕,翟诚顺,梁艳冰,等.2007.脓毒症大鼠心肌细胞凋亡和 p53 蛋白表达相关性的研究.热带医学杂志,7:572~574

许衍硕,翟诚顺,梁艳冰,等.2007.脓毒症大鼠心肌细胞凋亡和 Bcl-2 蛋白表达关系的研究.热带医学杂志,7:648~650

袁运生,马中富.2008.白细胞介素 26 及其受体研究进展.热带医学杂志,8:877~879

乐胜,马中富,梁艳冰,等.2005.IL-1β 在脓毒症鼠心肌中的表达及 p38MAPK 的调控作用.中华急诊医学杂志,14:989~992

乐胜,马中富,梁艳冰,等.2005.TNF-α 在 MODS 鼠心肌中的表达及 p38MAPK 的调控作用.热带医学杂志,5:151~154

翟诚顺,唐皓,梁艳冰,等.2008.Bcl-2 和 p53 蛋白表达在脓毒症大鼠心肌细胞凋亡中的作用研究.中国危重病急救医学,20:733~736

赵锋,潘雯,梁艳冰,等.2007.细胞因子转导抑制因子-1 在脓毒症小鼠肝脏和脾脏中表达的研究.中国危重病急救医学,19:606~609

Buchholz BM,Bauer AJ.2010.Membrane TLR signaling mechanisms in the gastrointestinal tract during sepsis.Neurogastroenterol

Motil, 22:232 ~ 245

Claus RA, Bockmeyer CL, Sossdorf M, et al. 2010. The balance between von-Willebrand factor and its cleaving protease AD-AMTS13: biomarker in systemic inflammation and development of organ failure? Curr Mol Med, 10:236 ~ 248

Claus RA, Otto GP, Deigner HP, et al. 2010. Approaching clinical reality: markers for monitoring systemic inflammation and sepsis. Curr Mol Med, 10:227 ~ 235

Gando S. 2010. Microvascular thrombosis and multiple organ dysfunction syndrome. Crit Care Med, 38:S35 ~ S42

Jaecklin T, Otulakowski G, Kavanagh BP. 2010. Do soluble mediators cause ventilator-induced lung injury and multi-organ failure? Intensive Care Med, 36:750 ~ 757

Levi M. 2010. The coagulant response in sepsis and inflammation. Hamostaseologie, 30:10 ~ 12, 14 ~ 16

Mancini N, Carletti S, Ghidoli N, et al. 2010. The era of molecular and other non-culture- based methods in diagnosis of sepsis. Clin Microbiol Rev, 23:235 ~ 251

Murad MH, Stubbs JR, Gandhi MJ, et al. 2010. The effect of plasma transfusion on morbidity and mortality: a systematic review and meta-analysis. Transfusion, 50:1370 ~ 1383

Silvestri L, van Saene HK, Zandstra DF, et al. 2010. Impact of selective decontamination of the digestive tract on multiple organ dysfunction syndrome: systematic review of randomized controlled trials. Crit Care Med, 38:1370 ~ 1376

第四十四章

危重症患者的营养支持

营养支持在危重症治疗中常常不是首先实施的救治手段,但急性应激与饥饿迅速导致营养不良几乎是每一位危重症患者面临的问题。研究证实,摄入不足、低蛋白血症、肌肉萎缩的严重程度与 ICU 重症患者的预后和长期生存率呈负相关,是导致不良预后乃至死亡的危险因素,由此使营养支持成为危重症综合治疗中不容忽视的重要组成之一。临床营养经历了大约 40 年的发展历程,在营养供给的途径、时机选择、营养与能量补充、不同疾病的代谢改变与营养支持特点、一些营养素对病理生理过程产生的药理治疗作用,以及营养支持可能导致的并发症等问题的认识不断深入,使其在疾病治疗与康复中发挥着重要作用。随着研究的深入和营养制剂的发展,危重症营养支持的目的也不单是能够满足"供给细胞代谢所需要能量与营养底物,维持组织器官结构与功能",还希望通过一些调控因子和具有特殊药理作用的营养素来影响应激状态下体内炎症反应和免疫功能。

尽管肠内与肠外营养得到了长足发展,但由于严重应激后发生的代谢紊乱与内稳态失衡的特点,使危重症患者的营养补充常常面临着困难:常规营养补充不能阻止疾病急性阶段肌肉与内脏蛋白质的丧失,不能促进净蛋白的合成,营养支持的方法还需要改进。此外,尽管营养支持的必要性得到 ICU 医生的普遍认同,但危重症营养不良的认识和营养评估的手段仍很不足,营养支持在危重症实施中的困难与风险明显增加。这些挑战也是我们为之探讨、研究和解决的重要问题,本章将针对危重症的特点、营养支持方法与进展,以及危重症患者营养支持治疗中面临的问题与可能的解决办法进行讨论,希望给临床医生提供参考。

第一节　应激后代谢与营养改变

应激后代谢改变是神经内分泌与炎症反应交互作用,由内分泌激素、神经递质、炎症因子共同参与的结果。研究证实,应激打破了生理状态下的分解代谢与合成代谢之间的动态平衡,虽然体内分解代谢与合成代谢也仍然是共存的,但分解代谢明显高于合成代谢,由此导致能量与蛋白质的消耗与需求增加,此为应激后代谢改变的特点。

一、糖类代谢特点

伴有胰岛素抵抗的高血糖是应激后糖类代谢的特点,表现为伴有胰岛素抵抗的高血糖症及循环中葡萄糖与胰岛素水平均升高。实际上细胞对葡萄糖的摄取与糖的氧化均增强,血糖水平升高主要缘于葡萄糖产生增加,胰岛素介导的糖摄取降低,而非胰岛素介导的糖摄取增加。糖的产生主要来源于肝糖异生,小部分来自肾脏糖的异生。应激后血清皮质醇水平升高是导致糖异生的主要原因之一,此外,儿茶酚胺、胰高血糖素、生长激素水平升高也在胰岛素抵抗中发挥作用,其中细胞因子具有一定作用:白细胞介素(IL)-1 刺激肾上腺释放糖皮质激素与胰高血糖素分泌,肿瘤坏死因子(TNF)-α 主要增加胰高血糖素的分泌。

表 44-1 危重症糖代谢改变

	餐后	饥饿后反应	应激后反应
糖原异生	↓	↑	↑↑↑
糖酵解	↑	↓	↑↑↑
葡萄糖氧化	↑↑↑	↓	↓
葡萄糖循环		↓	↑↑↑

糖异生增加导致血糖升高,后者往往与应激程度相关,即使患病前无明确糖尿病病史。这是重症患者糖类代谢改变的特点,但胰岛素抵抗的机制尚不完全清楚。对于新发生高血糖患者的临床调查发现,其 ICU 与住院病死率均明显增高。葡萄糖有氧氧化下降而酵解增强,乳酸产生增加而 ATP 产生明显下降,产生的乳酸被肝脏吸收后再转化为葡萄糖(表 44-1)。

二、脂肪代谢改变特点

不论是饥饿代谢还是应激代谢,脂肪动员与分解加速、酮体生成增加是其共同的特点,以提供此时机体所需要的能量(表 44-2)。儿茶酚胺是较强的脂解激素(lipolytic hormones),脂肪分解加速主要缘于儿茶酚胺介导的 β_2 受体激活,细胞因子也参与了脂代谢的调节,TNF-α 和 IL-1 通过抑制脂蛋白酯酶的活性,使三酰甘油(TG)水平升高,TNF-α 还可直接作用促使儿茶酚胺分泌增加,IL-1 则能促进胰岛素的分泌,这些影响导致体内脂肪动员与氧化加速,其改变可高达正常速度的 200%,应激后胰岛素水平降低,可刺激游离脂肪酸(FFA)的释放。

表 44-2 危重症脂肪代谢改变

	餐后	饥饿后反应	应激后反应
脂肪组织——脂解	↓↓	↑↑↑	↑↑
脂肪氧化	↓	↑↑↑	↑
酮体	↓↓	↑↑↑	↑
FFA-TG 循环		↓	↑↑

注:FFA,游离脂肪酸。

血清 FFA 水平升高是危重症常见的临床现象,特别是在多器官功能障碍综合征(MODS)患者,合并肝功能障碍患者常伴有胆固醇水平降低。许多资料表明,在创伤与感染时,血中三酰甘油和 FFA 水平升高,TG 的更新率增加,并参与能量的产生。FFA 于肝脏内再循环,使极低密度脂蛋白和三酰甘油的产生增加。细胞因子作用可促进肝脏对脂肪酸的重新合成,同时摄取血浆中 FFA 也增加。TG 在肝脏产生增加及外周脂肪细胞的摄取减少,可导致肝细胞内过多的 TG 堆积及脂肪肝形成,其结果使血浆 TG、FFA 水平升高。脂肪分解产物为 TG、FFA 和甘油,成为供能的主要物质。

三、蛋白质代谢改变特点

以分解代谢为突出的代谢改变是重症患者的主要代谢特点(表 44-3),分解代谢较正常水平增加 40%~50%,尤其是骨骼肌分解可增加 70%~110%,蛋白质分解程度依赖于相伴随的炎症反应过程。蛋白质裂解与再合成转换速率增加,肌酐、尿素氮等生成增加。一方面表现为骨骼肌与内脏蛋白质的迅速消耗，无脂组织群（lean body mass，LBM）丢失。LBM 指骨骼肌、血浆蛋白、皮肤、骨骼、内脏器官之和，其中皮肤和骨骼占 LBM 总量的 50%，骨骼肌占有 35% 的 LBM，它是供给机体患病期间所需氨基酸的主要储存场

表 44-3 危重症蛋白质代谢

	餐后	饥饿后反应	应激后反应
蛋白质分解	↓	↓	↑↑↑
蛋白质合成	↑	↓	↑↑↑
氨基酸氧化	↑	↓	↑↑↑

所，内脏器官占 LBM 含量的 12%，血浆蛋白含量仅占 LBM 重量的 2%，但它却能够较好地反映 LBM 的含量。

由于 TNF-α 等细胞因子作用于肝脏，抑制肝脏白蛋白合成、并促使与炎症反应相关的急性相蛋白，如 C 反应蛋白（C-reactive protein，CRP）、α_1-抗胰蛋白酶（α_1-antichymotrypsin）、纤维蛋白原（FIB）、免疫球蛋白和补体等的合成增加，血清铜和铜蓝蛋白浓度升高。部分炎症细胞因子经血液循环进入中枢神经系统，产生发热发应，并刺激促肾上腺皮质激素的释放，使血清皮质醇浓度升高，分解代谢和炎症反应增强。

蛋白质分解释出的氨基酸通过糖异生作用提供能量，骨骼肌蛋白的合成速率降低。正常状态下尿素氮排出为 10～12 g/d，严重应激时尿素氮排出量明显增加，氮丢失可达 15～30 g/d，甚至高达 35～40 g/d，相当于 1 kg 之多的无脂组织重量。尿素氮排出 30 g/d，相当于蛋白质 200 g/d 或肌肉组织 750 g/d。1 g 尿素氮的含氮量相当于 6.25 g 蛋白质的含氮量，亦相当于约 28 g 的 LBM 的重量。疾病严重时期每天 LBM 丢失可高达其总量的 1%，相当于 2% 的骨骼肌群，如此下去仅 21 天时间将导致骨骼肌的耗尽，使生存机会大大降低。临床上常出现负氮平衡，血清蛋白含量降低，如血清白蛋白、转铁蛋白、前白蛋白，由此导致危重症患者营养状况迅速下降及不同程度的营养不良。与此相伴随的是生理功能受损，人体内蛋白质含量约为 11 000 g，而每克蛋白对于肌肉的功能是非常重要的，如呼吸肌（肋间肌与膈肌）、心肌功能和胃肠道黏膜等，肌肉蛋白丢失将导致呼吸衰竭和心力衰竭。

有资料表明，营养状态直接影响着危重症患者的预后。上述代谢紊乱的发生与导致应激的因素和程度，以及个体的反应力等密切相关，也并不能简单地通过补充外源性营养底物所逆转。通过调整重症患者营养支持的策略，可以减少体内储存的能量与蛋白质、LBM 的丧失。

血浆氨基酸水平变化与机体代谢反应及反应的不同时期相关。有研究证实，在感染未控制期间，血浆氨基酸水平升高，反映体内分解代谢增强，当感染控制后逐渐恢复至正常范围；合并肝脏功能异常时，芳香族氨基酸和含硫氨基酸（蛋氨酸、半胱氨酸）的血浆水平升高；创伤和脓毒症时血浆及细胞内氨基酸变化较突出的是谷氨酰胺（Gln）和支链氨基酸（BCAA）水平下降。

Gln 是体内含量最丰富的非必需氨基酸，循环中占游离氨基酸总量的 20% 以上，在骨骼肌细胞内占游离氨基酸的 60%。Gln 具有重要的生理功能，它是快速生长细胞（免疫细胞、小肠和肺泡上皮）的重要能源，是蛋白质、核酸等生物活性分子的前体，并在氮的转运中起关键作用。基础与临床资料显示，严重创伤与感染应激时，肌肉与血浆中 Gln 水平均明显降低，肌肉内游离 Gln 下降约 50%，其减少程度和持续时间与应激的严重程度密切相关。其下降原因可能是 Gln 的流出增加，肠道、肾脏及免疫细胞等对 Gln 的摄取增加并迅速代谢。由于机体对 Gln 的需求超过了内源性合成的能力，细胞外 Gln 水平亦明显下降，并进一步影响蛋白质代谢，引起器官代谢障碍。而补充 Gln 可促进应激患者蛋白质合成率，改善氮平衡

与免疫功能,因此,在危重疾病状态下 Gln 又是条件必需氨基酸。

四、能量代谢改变特点

正常情况下的能量消耗主要分为 3 部分:①基础能量消耗,基本占总能量消耗的 2/3;②体力活动所消耗的能量,约占总能量消耗的 1/4;③产热所消耗的能量,这在不同个体、不同情况下会产生较大差异。总能量消耗(total energy expenditure,TEE)是在静息能量消耗(resting energy expenditure,REE)基础上加上食物的特殊动力作用和活动时的能量消耗。对危重症患者来说,由于疾病的影响不能处于真正的静息状态以及不能或很少活动的特点,其 REE 相当于代谢能量消耗(metabolic energy expenditure,MEE),并与 TEE 比较接近。正常人 REE 测定平均比值为 1.00 ± 0.09。因此当患者的 REE>1.18 时,则认为机体处于代谢应激状态。从大部分代谢车测定的结果显示,危重患者的 TEE 仅较 REE 增高 10% 左右,即 $TEE=REE\times1.03\pm0.071$。

能量消耗增加,特别是静息状态下能量消耗增加是重症患者能量代谢改变的特点。除了上述 3 部分能量消耗外,危重症患者还要应付损伤导致的代谢改变,以及治疗可能产生的影响。初始打击是决定以后能量消耗改变的主要因素,但脓毒症患者的研究显示,其能量消耗与疾病严重程度成反比,脓毒性休克患者能量消耗接近于健康机体能量消耗的水平。由此可见,并不是所有患者的代谢率与能量消耗都是增加的,在疾病危重状态,尤其是当体内能量与营养物质被严重消耗时,其代谢率反而会降低。

存在全身炎症反应的患者能量消耗受到体温的影响(表 44-4)。营养支持本身,不论是肠内还是肠外营养,以及儿茶酚胺类药物的应用,均可不同程度地增加能量消耗量。而机械通气、肌松剂、镇静剂应用等可使能量消耗量降低。

表 44-4 疾病状态对能量消耗的影响

疾病状态	能量消耗增加(%)
择期大手术	20~40
创伤	20~60
脓毒症不伴器官衰竭	≥60
体温每升高 1℃	7~10

五、应激后微量营养素的变化

应激后随着尿氮丢失的增加,铁、钾、镁、锌、硫及磷的排出均增加。合并慢性消耗性疾病、营养不良、长期负氮平衡、胃肠液丢失等,常出现钾的缺乏,由于肌肉中钾与氮的比例是 3 mmol 钾:1 g 氮。要使氮发挥肌肉蛋白合成底物的效应,则营养供给时既需要充分的蛋白质又需要足够量的钾。

(一)微量元素的变化

危重症时体内微量元素释放与重新分配,加上摄入减少与排泄异常,使其血浆浓度发生变化。研究表明,细胞因子参与感染、创伤及 MODS 时体内微量元素的代谢调节。IL-1 可引起微量元素结合蛋白由细胞内向细胞外释放,由此导致微量元素向血管外间隙转移,使血清铁、锌、硒含量降低,而血清铜含量常常是升高的。一些微量元素的变化可影响机体的免疫功能,影响糖类、脂肪、蛋白质代谢及肠道形态学改变。

1. **铁**(Fe) 感染时血清铁水平降低,肝脏中铁含量增加。血清铁水平降低是细胞因子介导下机体对感染和创伤的反应,铁储存于肝脏库普弗细胞内直到炎症反应减轻。由于多种微生物可以利用铁作为能量合成的辅助因子,就这一点而言,感染时源于铁体内转移所致低血清铁的结果反会对机体有益。通过铁剂补充的双盲试验观察到,铁剂治疗组患者感染发生率明显高于安慰剂组(50% 比 10%),因此,严重感染患者应该限制铁的摄入量。

2. **硒**(Se) 硒是一种两性元素(金属与非金属),是人体内源性抗氧化系统重要的抗氧化酶——谷胱甘肽过氧化酶(GSH-Px)的核心组成成分,在体内发挥着防止过氧化损伤的作用。严重感染时血浆硒水平明显下降可降低 GSH-Px 的活性,使机体抗氧化能力受损。此外,硒还参与辅酶 A、Q 及其他许多代谢酶的组成,影响其生物活性,如能量代谢(ATP)、维生素 A、D、E、K 的吸收与消耗等。硒还具有促进生长、维护心血管与心肌收缩力,以及参与机体免疫功能的维持作用。硒缺乏可使巨噬细胞、中性粒细胞杀菌能力下降,B 细胞产生抗体减少。研究显示,严重创伤、感染患者普遍存在血清硒水平降低,其中以脓毒症患者改变尤为突出;同时伴有 GSH-Px 活性下降,且与疾病严重程度及不良预后密切相关。硒由血浆向组织再分布可能是血清硒降低的原因,但重症患者硒的缺乏在不同个体和不同疾病存在差异,脓毒性休克患者硒的缺乏更为明显。

3. **锌**(Zn) 感染、创伤、烧伤早期血清锌浓度即出现降低,锌在皮肤、骨骼和肠道的储存量很少,危重疾病时在肝脏、骨髓、胸腺、损伤和炎症部位重新分配,肝脏是锌缺乏最敏感的器官之一。这一改变与 IL-1、IL-6 等细胞因子介导下促使肝脏及其他组织合成急性相蛋白和金属硫蛋白(金属甲硫氨酸,即 MT)增加、锌由血向肝脏转移而出现血锌水平下降有关。此外,约 60% 的锌与白蛋白疏松结合,感染等应激时白蛋白的大量分解而合成受抑制,经尿汗丢失增加等,均加重体内锌水平下降。临床调查显示:60%~70% 的烧伤患者血锌浓度下降,几乎所有的(100%)脓毒症患者血锌水平降低。持续补锌将使老年重症患者感染相关疾病的治疗时间缩短。

低锌使参与糖类、脂肪及蛋白质代谢酶的活性受到影响,从而影响上述营养素的代谢,干扰伤口修复过程中细胞有丝分裂和细胞增殖。锌的缺乏还可导致肠道形态学改变,包括绒毛高度、腺窝深度降低,固有层炎症细胞浸润和肠黏膜损害。此外,锌是对免疫功能影响较突出的微量元素,锌缺乏时使 T 细胞,尤其是辅助性 T 细胞(Th)数量与功能下降。有报道,缺锌可导致巨噬细胞吞噬与杀菌能力下降,中性粒细胞游走功能降低。

4. **铜**(Cu) 严重感染、烧伤时血清铜水平发生改变,多为升高,但亦有不变或降低的报道。铜吸收后与白蛋白疏松结合,于肝脏合成铜蓝蛋白,后者释放入血并转运到各器官组织,以提供铜。铜蓝蛋白是运输铜和维持组织中铜水平的主要蛋白,血浆中 50% 的铜与铜蓝蛋白结合。感染时铜蓝蛋白合成增加,血铜增加。但长时间反复感染患者往往出现铜蓝蛋白缺乏,亦可使血铜变化不明显。铜参与体内一些酶的组成,如铜蓝蛋白、超氧化物歧化酶、细胞色素氧化酶、多巴胺 β 羟化酶等。

5. **磷酸盐** 磷酸盐是一种细胞阴离子,慢性营养不良患者体内磷的含量常常减少,开始营养支持后,ATP 合成增加可导致血磷浓度迅速降低,特别是当血磷补充不足时更容易出现,称为"再喂养综合征"。据报道,接受肠外营养支持的患者发生低磷血症的概率为 35%~45% ,严重低磷血症可导致心搏骤停甚至猝死,血磷浓度低于 1.0 mg/dl 为紧急低磷血症,应立即予以处理。其他易导致低磷的情况见于糖尿病、维生素 D 缺乏、酗酒和慢性肾衰竭;有些药物,如 β 受体激动剂、利尿药、茶碱和糖皮质激素可增加磷的排泄,造成血磷降低。再喂养综合征容易发生于存在有营养不良基础、给予营养支持(尤其是全胃肠外营养)后 2~4 天。

(二) 应激后维生素的变化

严重创伤、感染、大出血及低灌注休克等可导致组织脏器缺血-再灌注损伤,使体内抗氧化剂消耗增多,血浆中谷胱甘肽(GSH)、维生素 E、维生素 C、维生素 A 水平明显降低,从而诱发机体抗氧化能力严重损害及抗氧化剂的需要量明显增加。如维生素 C 需要量可达推荐量的 10 倍。因此,近年来在危重症营养支持中,抗氧化维生素的补充逐渐得到重视。

维生素与创伤、烧伤、术后愈合及康复的关系,在第二次世界大战以后才受到重视。早期对于维生素的变化及其补充量的认识并不全面;随着示踪元素技术的发展、分析技术精确性的提高以及电子显微镜对细胞和组织超微结构观察的研究,认识了维生素在体内的多方面作用以及应激状态下体内维生素的代谢增加,这对维生素(特别是水溶性维生素)的补充提供了依据。

1. 叶酸 无论正常组织中叶酸的储存量如何,应激后血清叶酸水平会迅速下降,有报道 12%~52% 的危重症患者血清叶酸水平降低,但并不意味着他们都存在叶酸缺乏。研究显示,大剂量补充叶酸(每周 50 mg 或每天 5 mg)可纠正危重症疾病状态下的叶酸缺乏。

2. 维生素 C、维生素 A 和维生素 E 危重症患者特别是合并脓毒症时,血浆维生素 A 和维生素 C 含量将明显降低。有资料证实,约 20% 的老年患者中血清维生素 C 含量下降(<0.5 mg/dl),约 10% 患者血清维生素 A 含量下降(<33 μg/dl)。一些动物实验与体外观察显示,大剂量维生素 C 可抑制应激后中性粒细胞释放自由基,保护线粒体功能和维护细胞膜的稳定性,构成机体主要的抗氧化屏障,并对其他的抗氧化剂具有保护效应,如对谷胱甘肽的保护作用和对氧化型维生素 E 的还原作用等。亦有研究显示,大剂量维生素 C(360 mg/kg)有助于减轻缺血-再灌注损伤后肠黏膜损害。关于危重症患者补充维生素 C 和维生素 E 的一项双盲临床试验显示,研究组 28 天病死率显著下降(67.5% 比 45.7%)。另一项研究也发现,额外补充维生素 C 和维生素 E 能够降低重症患者终末期脏器衰竭发生,但与安慰剂组相比,28 天病死率无明显改善(2.4% 比 1.3%)。每日补充含有 80 mg 维生素 C 和 15 000 IU 维生素 A 在内的多种维生素及微量元素复合制剂 1 年,其感染并发症的患病天数显著下降[(48±7)天/年比(23±5)天/年]。补充多种维生素和微量元素有助于改善淋巴细胞对植物血凝素的反应和提高自然杀伤细胞活性。血浆维生素 C 水平能够反映体内维生素 C 的储备状况,而维生素 A 水平并不是反映其体内储备不足的最佳指标。

3. 维生素 D 维生素 D 是人体必不可少的营养素,与健康关系较密切的维生素 D_2 和维生素 D_3 是维生素 D 有活性的激素形式。维生素 D 在肝脏经 25-羟化酶(CYP27A1)催化,生成 25-羟-维生素 D[25-(OH)D],后者具有调控细胞有丝分裂,抑制多种组织细胞增殖、分化、改变细胞生物学功能以及调节免疫与炎症反应状态的作用。1,25-(OH)D 生物学效应由细胞内特异性维生素 D 受体(vitamin D receptor, VDR)介导。VDR 是核受体,具有调节结构基因的表达、影响细胞增殖分化等关键作用,它广泛存在于脑、骨骼肌、心脏、平滑肌、皮肤、胰腺 B 细胞、免疫系统(包括淋巴细胞、中性粒细胞、抗原提呈细胞、巨噬细胞、树突细胞等数十种细胞)中,使这些组织、细胞具有产生 1,25-(OH)D 的能力,后者在机体免疫调控方面具有重要作用。

循环中的骨化二醇[25-(OH)D]是判断维生素D含量正常与否的标准(表44-5)。重症患者维生素D[血清25-(OH)D]水平缺乏是普遍存在的现象,近年来逐渐受到关注。随着病情的加重,低维生素D血症加重,并与危重症不良预后密切相关。新近的研究显示,血清25-(OH)D水平与重症患者的钙离子浓度呈正相关,与简化生理评分(SAPS)呈负相关,且预期病死率亦随其降低而逐渐增高。

表 44-5 维生素 D 状态评价标准

血清 25-(OH)D(ng/ml)	维生素 D 状态
≤10	严重缺乏
10 ~ 20	缺乏
21 ~ 29	不足
≥30	足够
>150	中毒

1,25-(OH)$_2$D对免疫系统的效应包括调控T细胞抗原受体(TCR)、抑制树突细胞的分化、降低Th1/Th17 CD4$^+$T细胞和细胞因子、增强调节性T细胞功能等。近年研究发现,1,25-(OH)$_2$D通过调节T细胞抗原受体调控免疫状态,可下调多种细胞促炎因子(IL-1、IL-6、IL-8、TNF-α)的表达及过度产生,下调T细胞驱动的IgG产生,从而抑制免疫炎症反应。1,25-(OH)$_2$D对机体固有免疫及获得性免疫均有重要影响,在抗炎及抗感染方面作用显著,当保护性固有免疫增强时,1,25-(OH)$_2$D协助维持过度的获得性免疫的自身耐受性,下调多种促炎因子的表达及产生,从而控制炎症反应。对维生素D的深入探讨,将有助于为严重感染等危重症的治疗开拓新思路。

六、营养不良类型

1. **蛋白质营养不良**(Kwashiorkor) 由应激后分解代谢与营养摄取不足、内脏蛋白质消耗所致。主要表现为内脏蛋白含量与免疫功能降低,如血清白蛋白、转铁蛋白、前白蛋白降低;细胞免疫反应与淋巴细胞计数等指标异常,而体重等人体测量值正常。此型多见于急性打击早期、既往营养状态良好的患者,如创伤、烧伤、感染等严重应激的危重症患者。

2. **蛋白质-能量营养不良**(Marasmus) 由于能量摄入不足,导致肌肉组织与储存的脂肪逐渐消耗,但内脏蛋白可维持正常。表现为体重、三头肌皮肤皱褶厚度(triceps skin fold thickness,TSF)与上臂中点肌肉周径(midarm circumference,AMC)等人体测量值下降和肌肉重量减少,血清蛋白可在正常范围。常见于存在慢性消耗性疾病,如恶性肿瘤、慢性呼吸衰竭等重症患者。

3. **混合型营养不良** 是严重危及生命的营养不良,表现为骨骼肌、脂肪、内脏蛋白均降低。由于内脏蛋白质合成下降,肌肉组织及皮下脂肪消耗,免疫功能与伤口愈合能力受损,感染并发症与多器官功能障碍的发生率增高。此类营养不良易发生于有慢性疾病基础及处于应激后高分解代谢的患者。

第二节 营养状态与营养支持评估

(一) 体重与体重指数

体重是临床判断营养状态改变和营养支持时最常用的一项指标,也常常作为确定能量与营养供给的基础。通常情况下,体重下降<5% 认为是轻度营养不良,下降 5% ~ 10% 为中度营养不良,下降>10% 为重度营养不良。但是判断重症患者的实际体重往往面临困难,首先是测量的难度,此外,早期容量复苏等治疗常常导致液体的正平衡,组织水肿、体腔积液(包括消化道),体重反会增加。由此难以获得重症患者正确的体重及较准确判断其营养状态,也使能量与蛋白质消耗与需求量的估算受到一定影响。鉴于上述原因,临床上常根据预计体重(predicted body weight,PBW)或理想体重(idea body weight,IBW)来确定能量与营养的供给。

对于体重过低或过高(肥胖)患者,应计算 PBW 或 IBW 并参考实际体重与 PBW/IBW 之间的差值、根据患者具体情况适当调整能量供给量。如肥胖患者体重可按校正公式计算: 体重=理想体重或标准体重+[(实际体重−理想体重或标准体重)×25%]。

应激反应程度及能量消耗的增加亦与年龄相关,同样的应激反应,年龄越大,能量消耗增加越少。随着多脏器、系统的功能衰退,老年人的基础代谢率(BMR)亦有降低,与中青年相比下降 10% ~ 30%。据美国专家报道,75 岁老年人的 BMR 较 30 岁下降 26%。此外,能量消耗随着不同疾病时期而变化,应激后 REE 逐渐增加,在第 2 周左右达到高峰。

对于体重超常(如严重肥胖或某些原因导致的体重过低、并存有严重畸形或肢体残缺等)且难以判断的重症患者,间接能量测定仪检测能量消耗将是更合理的选择。无法测定时应采用校正公式。

附相关公式如下:

表 44-6 BMI 与营养状况的关系

BMI(kg/m^2)	营养状况
<18	营养不良
	老年患者<22 kg/m^2
18 ~ 20	潜在营养不良
20 ~ 25	正常
>30	肥胖

1. 预计体重(predicted body weight,PBW)(kg)**计算公式**

男性:50+0.91[身高(cm)−152.4]

女性:45.5+0.91[身高(cm)−152.4]

2. 标准体重计算公式

男性:身高(cm)−105

女性:身高(cm)−110

3. 体重指数(body mass index,BMI)

BMI=体重(kg)/[身高(m)]^2(表 44-6)

(二)体脂丢失的判断

可通过皮肤皱褶的触诊来判断(finger-thumb test,手指捏持试验),当用手指捏起三头肌和二头肌处皮肤皱褶、感觉到指间真皮层颗粒状的脂肪组织小块时,可断定患者体内的脂肪已严重丧失。人体组成研究表明,这类患者人体组成中脂肪含量低于 10%。对于全身水肿的危重症患者,体内脂肪储存量的判断是非常困难的。

肱三头肌皮肤皱褶厚度是反映机体脂肪储存的指标。测量部位选择肩胛骨喙突和尺骨鹰嘴突中点处(左右臂均可),上肢自然放松下垂,检测者用拇指和食指捏起皮肤和皮下组织,以卡尺进行测量。正常参考值男性为 8.3 mm,女性为 15.3 mm。达到 90% 以上为正常,80% ~ 90% 为轻度降低,60% ~ 80% 中度降低,<60% 为重度降低。

(三)体内蛋白质储存量的测定

(1)上臂中点肌肉周径:AMC 反映骨骼肌储存的情况,指肩峰和尺骨鹰嘴中点的臂围

（上臂中点周径 AC），与肱三头肌皮肤皱褶厚度结合，通过以下计算公式可对机体肌肉和脂肪的比例进行初步分析。以上测量均应进行 3 次，取其平均值以减少测量误差。

$$AMC = 上臂中点周径\ AC(cm) - 0.34TSF(cm)$$

正常参考值男性为 24.8 cm、女性为 21.0 cm；达到 90% 以上为正常，80%～90% 为轻度降低，60%～80% 中度降低，<60% 为重度降低。

（2）体内蛋白质的储存量也可以通过肌肉群的触诊进行判断。颞肌、三角肌、肩胛上/下肌、肱二头肌和肱三头肌及掌间肌等都是可以观察并能触及的。长肌肌腱明显凸出，肩胛骨外形可明显触及时，表明体内蛋白质严重消耗。人体组成的研究表明，当肌腱可明显触及、皮下可见显著骨骼形态时，体内的蛋白质储存量丧失超过 30%。

（3）血浆白蛋白水平是判断营养状态和营养不良类型的基本指标。应该指出的是，危重症患者血浆白蛋白水平受许多与营养无关因素的影响，低白蛋白血症与体液过多是危重症常见的临床现象，血浆白蛋白降低的程度通常反映了细胞外液体量的增加。

（四）肌力判断

（1）10 秒钟的握力测验，可对其握力强度进行评估，是对肌肉功能的判定，精确测量可通过握力计获得。

（2）通过吹气试验可判断患者呼吸肌功能状态，即让患者深吸气后吹气，正常情况下可将纸条吹离嘴唇 10 cm 以上；纸条通常很容易受外力作用而被吹动，当呼吸肌功能严重受损时患者将不能吹动，且安静状态时出现呼吸短促，让患者做最大强度的深吸气时，亦不能观察到胸廓的运动。

（五）能量消耗的测定

随着临床营养支持认识的发展，人们逐渐认识到喂养不足与喂养过度均会给机体的营养代谢乃至器官功能造成损害，在危重症能量供给上，提供适量的能量与营养底物非常重要。REE 与 LBM 直接相关，通过测量氧耗率及二氧化碳的产生率，可获得不同状态的能量消耗。

有临床资料显示，能量消耗和应激与疾病状态密切相关，虽然处于分解大于合成的代谢状态，但其代谢率与能量消耗并非很高；镇静肌松、降温等治疗将使代谢率降低，因此，理想的营养支持应按照实际测量的能量消耗量供给营养底物。以往常采用 Harris-Benedict 公式计算再加上应激系数，以及按照体重计算。估算的结果往往导致过高的能量与营养底物供给，由此可加重机体代谢状态的紊乱和脏器功能的损害，尤其是高血糖与脏器功能损害的发生，使病死率增加。随着近年对危重症能量代谢认识与研究的深入，特别是应用间接能量测定法（metabolic cart，MC，代谢车）及其他形式的氧耗测定，更准确地了解到不同应激程度和脓毒症等状态下的能量消耗改变，从而为更好地实现危重症代谢支持奠定了基础。

MC 工作原理是通过测量吸入气体与呼出气体的 O_2 与 CO_2 浓度、分钟通气量（VE），计算出氧耗量（V_{O_2}，L/min）和 CO_2 产生量（V_{CO_2}，L/min），再通过 Weir 公式计算出 REE。

$$REE = [(3.9 \times V_{O_2}) + (1.1 \times V_{CO_2})] \times 1.44 - (2.8 \times UUN)$$

其中，UUN 为尿中尿素氮。除此之外，还可由 V_{O_2}、V_{CO_2} 计算出呼吸熵（RQ）。RQ 是营养物质净氧化的指标，其数学表达式为：

$$RQ = \frac{V_{CO_2}(L/min)}{V_{O_2}(L/min)}$$

三大营养素的 RQ 值分别为:糖类 1.0,脂肪 0.7,蛋白质 0.8,这样 RQ 正常范围为 0.7 ~ 1.0。RQ 的价值在于反映营养物质的利用比率或混合的能量氧化。非蛋白质呼吸熵 = 1.0 表示纯糖类氧化,非蛋白质呼吸熵 = 0.85 表示葡萄糖与脂肪各占 50% 氧化,RQ>1.0 表示脂肪储存(如过度喂养),<0.7 则表示纯脂肪氧化。

附 Harris-Benedict 公式(根据以下方程可计算得出基础代谢率)

男性 BEE(kcal/24h) = 66.5+13.8×W+5×H-6.8×A

女性 BEE(kcal/24h) = 655+9.6×W+1.9×H-4.7×A

其中,W 是以 kg 为单位的体重,H 是以 cm 为单位的身高,A 是患者的年龄(岁)。

(六)实验室指标

1. 内脏蛋白测定　是常用的主要观察指标,反映体内蛋白质储存情况与营养不良的程度、应激与代谢状态,以帮助制订营养支持方案及判定营养支持效果(表 44-7、表 44-8)。

表 44-7　血浆蛋白半衰期及血浆浓度

蛋白质种类	生物半衰期	血清正常范围(g/L)	蛋白质种类	生物半衰期	血清正常范围(g/L)
RBP(视黄醇蛋白)	12 小时	0.372±0.007 3	铜蓝蛋白	4.5 天	
FN(纤维连接蛋白)	15 ~ 20 小时	1.82±0.16	α₁-抗胰酶蛋白	4 ~ 7 天	
甲状腺结合前蛋白	2 天	0.2 ~ 0.4	TFN(转铁蛋白)	8 天	2.6 ~ 4.3
FIB(纤维蛋白原)	2.5 天	2 ~ 4	ALB(白蛋白)	21 天	35 ~ 50

表 44-8　内脏蛋白含量与营养不良程度

蛋白质(g/L)	正常浓度	轻度营养不良	中度营养不良	重度营养不良
ALB	35 ~ 50	28 ~ 35	21 ~ 27	<21
转铁蛋白	2.0 ~ 4.0	1.5 ~ 2.0	1.0 ~ 1.5	<1.0
前白蛋白(PA)	0.1 ~ 0.4	0.1 ~ 0.15	0.05 ~ 0.1	<0.5

(1) CRP:为急性相蛋白,应激反应时合成增加,是应激与炎症存在的反映,其浓度变化与应激状态密切相关,而与血浆阴性蛋白(视黄醇蛋白等)及氮平衡无明显相关。

(2) ALB:半衰期较长,主要代表体内较恒定的蛋白质的量。严重应激及大面积烧伤等状态下异常丢失,使血浆白蛋白水平迅速降低。白蛋白过低将影响营养底物转运与代谢、药物作用及血浆胶体渗透压等。

(3) 快速转换蛋白:包括 PA、转铁蛋白(TFN)、纤维连接蛋白(FN)、视黄醇结合蛋白(RBP)、铜蓝蛋白等。快速转换蛋白由于半衰期短,是用于评价蛋白质合成状况及营养支持效果的常用指标,其血浆含量及半衰期如表 44-7 所示。

2. 24 小时尿氮丢失量测定与氮平衡估算

(1) 24 小时尿氮丢失量测定:收集前一个 24 小时内的总尿量,测定尿中尿素氮(UUN),尿总量与 UUN 的乘积即为 24 小时的总尿素排出量。尿中除 UUN 外,其他含氮物约 2 g/d,同时,测得总排氮量基础上还需加上每天通过粪便及表皮排出的氮量,约为 2 g/d。如

此,24小时氮的排出量可根据 UUN 测定值,经下列公式简单估算:

$$排氮量(g/d) = 24 \text{ 小时 } UUN(g) + 2(g)^* + 2(g)^{**}$$

式中, * 系尿中其他尿氮含量; * * 系粪、汗中氮含量,禁食状态时粪氮可不计,此系数为 1.5~2,但肠内营养支持时应计入每日粪便测定的含量。

虽然尿素氮排泄变化较大,但仍然是反映重症患者机体蛋白质分解代谢的有意义指标,可根据尿氮量调整蛋白质的补充量。

(2) 氮平衡(nitrogen balance)指每日入氮量与排氮之差,是动态营养代谢评估与估算营养支持效果的一种方法,也可用于了解机体代谢状态及体内蛋白质的分解量。因此,临床实际工作中严格的氮平衡测定是较难实现的。鉴于机体代谢过程产生的氮大部分(85%~90%)由尿排出,且尿素氮占大多数,如果能对24小时患者的尿液进行完整收集,则可测算出该患者全部的尿氮排出量的近似值,在临床较易实现。

氮平衡测定结果分以下3种情况:

总平衡:摄入与排出氮量基本相等,表示体内蛋白质的分解与合成代谢处于动态平衡之中。

正氮平衡:摄入氮量>排出氮量,表明摄入氮或蛋白质除补偿组织的消耗外,尚有部分构成新的组织而被保留。

负氮平衡:摄入氮量<排出氮量,表明体内蛋白质分解>合成,创伤、感染等应激或营养供给不足时,机体表现出明显的负氮平衡,丢失氮量可高达20~30 g/d(表44-9)。

表 44-9　不同疾病状态下尿排氮量

临床状态	尿氮丢失量(g/d)
非应激状态下饥饿	<8
轻度应激(如中等度择期手术)	8~12
中度应激(如多发创伤及较大择期手术)	13~18
严重应激(如脓毒症等)	>18,可高达30以上

$$摄入氮量(g/d) = 24 \text{ 小时静脉输入氨基酸液的总含氮量} + 肠道摄入氮量$$

蛋白质(Pro.)摄入量由每日摄入氮量决定:

$$蛋白质(g) = 氮(g) \times 6.25$$

$$每日蛋白质丢失 \text{ g}(Pro.) = 24 \text{ 小时氮丢失总量 g}(N) \times 6.25 \text{ g}(Pro./N)$$

第三节　危重症营养支持治疗的基本原则

一、营养支持目的

营养状况迅速下降与营养不良(体重丢失≥10%)是危重症患者普遍的临床现象,其发生率高于普通住院患者,体重丢失平均0.5~1.0 kg/d,并成为影响危重症预后的独立因素。临床研究证明,延迟的营养支持将导致和加速危重症营养不良的发生及其严重程度,增加并发症与病死率,增加住 ICU 与住院时间,增加医疗费用等。迅速、早期、恰当的营养支持,可获得改善危重症患者预后与降低医疗费用的效果。营养支持治疗已成为危重症综合治疗的一个组成部分,并日益受到重视。综上所述,营养支持的目的应包括以下几点:

(1) 提供适量的大营养素与微营养素,减轻由于营养摄入不足导致的饥饿:①补充需要的蛋白质,降低负氮平衡和维持不同状态下的氮平衡;②提供适当的电解质,纠正疾病状态下丢失的影响,维持正常生理水平;③补充疾病特需的维生素与微量元素。

(2) 提供应激后高代谢状态下的能量需要,同时避免过度喂养与喂养不足,并避免营养支持相关的代谢并发症。

（3）调节代谢状态，支持免疫功能，降低过度的炎症反应。

二、营养支持指征

总体来说，任何收住于 ICU 合并有营养不良的患者，任何在留住 ICU 期间出现营养不良倾向的患者，以及近期内不能经口摄食的患者，均需要及早给予营养支持。

（1）既往营养状况良好，此次所患的是高代谢的疾病，如严重烧伤、严重创伤、脓毒症等，患者处于高消耗状态。

（2）胃肠道因损伤或疾病预计近期内(5~7天)不能进食或不宜进食者，如重症急性胰腺炎、肠损伤、并发肠瘘等。

（3）此次病前即因本病或其他原因而发生营养不良，如肝硬化并发食管静脉曲张破裂出血、慢性阻塞性肺部疾病(COPD)并发严重感染或其他急性病症等，这些患者原已伴有营养不良，疾病打击使其更为严重与突出，应及早开始营养支持。

（4）接受机械通气治疗，尤其是肺部疾患合并呼吸衰竭者(ARDS、COPD)，如营养状态不能得到改善或维持，将导致感染难以控制，呼吸肌萎缩、无力，脱机困难甚至难以撤离。

（5）胃肠功能障碍、大手术或损伤后不能进食或进食量不足而不能满足目标量的 60% 并持续将超过 1 周者，尽管无明显的营养不良，围术期仍应给予营养支持。

三、营养支持时机

营养状况迅速下降及发生营养不良是重症患者普遍存在的临床现象，并成为一项独立因素影响危重症的预后。临床观察表明，营养摄入不足和蛋白质、能量负平衡与营养不良发生及血源性感染显著相关，并造成留住 ICU 及住院时间延长，增加医疗费用。及时、合理的营养支持有助于降低危重症营养不良的发生及改善预后；相反，延迟的营养支持将导致累积能量负平衡的加重及长时间营养不良，并难以为后期的营养支持所纠正。

重症患者营养支持时机选择的原则：在经过早期有效复苏使血流动力学基本稳定，不再需要积极的血管活性药物和液体容量维持细胞灌注与循环稳定，如非单独使用大剂量儿茶酚胺或不需要再联合使用大量液体或血液制品维持；水、电解质与酸碱严重失衡得到初步纠正后及早开始营养支持，一般在有效的复苏与初期治疗 24~48 小时后可考虑开始。

存在严重肝功能障碍、肝性脑病、未予肾替代治疗的严重氮质血症等患者，营养支持很难实施，而且应用不当将使器官功能障碍和内环境紊乱进一步加重甚至威胁生命。

应该指出，营养支持治疗仅是危重症整体治疗的一部分，救治的效果也是综合治疗及原发病处理共同作用的结果。在生命体征与内稳态失衡得到一定程度控制后，应及早开始营养支持，以维持细胞组织的代谢和需要，维护肠屏障与免疫功能，支持骨骼肌与呼吸肌功能，从而获得更好的改善预后效果。

四、营养支持途径

根据营养供给方式分为经胃肠道提供营养的"肠内营养支持"(enteral nutrition，EN) 和经静脉途径提供营养的"肠外营养支持"(parental nutrition,PN)。随着临床营养研究与认识的深入,以及临床供给与应用技术上的改进,特别是关于胃肠道在危重症发生、发展中作用的了解,营养支持方式已由 PN 为主要的营养支持方式,转变为通过鼻胃/鼻空肠导管或胃/肠造口等途径为主的 EN。

肠道喂养具有维持消化道完整性、调节应激与炎症反应状态、减轻疾病的严重程度、支持免疫功能诸方面的优势。研究证实,早期肠道喂养有助于降低肠通透性、减少细胞因子的合成与释放,降低全身内毒素血症与感染相关并发症发生率和病死率,缩短住院时间。来自 ICU 患者临床研究的荟萃分析结果显示,与 PN 的效果相比,接受 EN 的重症患者发生感染的风险明显降低(RR 0.66,95% CI 0.56~0.79),部分研究显示有病死率下降的趋势。除了营养供给外,EN 在保护肠黏膜完整性、防止肠道细菌移位、支持肠道免疫系统及维护肠道原籍菌方面具有独特作用,均是肠外营养所无法取代的。国际上多个指南均一致强烈推荐肠内营养是重症患者首先考虑选择的营养支持方式。

但是,并非所有危重症患者均能获得同样效果,有关 ICU 重症患者营养途径的循证研究显示,仅 50%~80% 重症患者能够早期耐受全肠内营养(TEN),另外 10% 可接受 PN 和 EN 混合形式营养支持,剩余的 10% 不能使用胃肠道,是选择全胃肠道外营养(TPN)的绝对适应证。亦有调查证实,接受 EN 的重症患者中仅有 50% 左右早期能够达到目标喂养量[105 kJ/(kg·d)]。无论如何,与普通患者相比,重症患者肠内营养不耐受的发生率明显升高,并由此导致营养摄入不足、营养不良与低蛋白血症,增加肺炎的发生及延长 ICU 住院时间。如果喂养量低于目标量的 25%,血源性感染的发生率将明显增加。因此,在存在肠功能障碍,特别是存在有未解决的腹部问题(出血、感染)等情况时,肠外营养支持应成为主要的营养供给方式,以保证提供必需的营养物质与能量。

总之,危重症患者营养支持方式选择的原则是:只要胃肠道功能存在或部分存在,但不能经口正常摄食的重症患者,应优先、尽早考虑给予肠内营养,只有肠内营养不可实施时才考虑肠外营养。

五、能量与营养需要及供给

(一) 能量供给

合理的能量供给是实现危重症患者有效营养支持的保障,不论是营养不足还是过度喂养均会影响危重症的预后。对于应激后代谢改变的认识,特别是间接能量消耗测定的研究,改变了既往在重症患者能量供给上的传统观念,修正了在"高代谢期间提供较高能量"的能量供给理念,使能量与营养的供给兼顾"需求与承受"两方面。ICU 患者既要避免过度喂养加重对代谢及器官功能的不良影响,也不应再存有"饥饿"现象,应尽可能减少蛋白质-能量的负平衡及缩短其持续时间,降低 LBM 的消耗。通过有效的营养支持,降低与营养不良相关并发症与病死率的增加。

初始打击是决定以后能量消耗改变的主要因素,间接能量测定(代谢车)研究资料显示,应激后的代谢率增加普遍低于以往根据 Harris-Benedict 公式和校正系数估算的结果。能量消耗在应激早期(约第 1 周)并非很高,脓毒症患者第 1 周能量消耗量约 105 kJ/(kg·d),第 2 周达 168 kJ/(kg·d);创伤患者第 1 周能量消耗约 126 kJ/(kg·d),第 2 周达到 209 kJ/(kg·d)左右,大手术后能量消耗为(1.25~1.46)×BMR。根据对应激时代谢特点的认识,目前国际共识的推荐为:能量供给在 84~105 kJ/(kg·d),是大多数危重症应激早期能够接受并可实现的能量供给目标;病情稳定后应逐渐增加至 125~146 kJ/(kg·d),目的在于保证维持生命细胞代谢需要的同时,避免超负荷能量供给对应激早期代谢紊乱与受损器官功能的不良影响,避免营养支持相关并发症,如高血糖、高碳酸血症、胆汁淤积与脏器功能损害等。

一般来讲,肠外营养时的能量供给量往往高于肠内营养所提供的能量,并能较早达到目标喂养,可按标准体重或理想体重计算。

(二) 糖类

体内主要的糖类是葡萄糖,系非蛋白质热量(non-protein calorie,NPC)的主要来源之一。糖的利用下降和内源性糖异生增加是应激后糖代谢改变的特点;此外,由于胰岛素抵抗与不足,不论是否合并有糖尿病,许多重症患者出现应激性高血糖,大量葡萄糖输入(overfeeding)必将加重此时糖代谢紊乱及脏器功能损害,增加 CO_2 的产生与呼吸做功、肝功能损害与淤胆等。葡萄糖输入量对于 CO_2 产生量的影响远大于葡萄糖与脂肪比例。危重患者应适当降低非蛋白质热量中糖类(葡萄糖)的补充量,其供给量 3~4 g/(kg·d),一般占 NPC 的 60% 左右;同时应注意单位时间葡萄糖的补充速度,不应超过 3 mg/(kg·min),葡萄糖与脂肪比例适当降低,多在 60∶40 左右。营养支持期间注意血糖的监测及血糖水平的控制(≤180 mg/dl)。

(三) 脂肪与脂肪乳剂

脂肪通常是非蛋白热量的另一主要来源,静脉输注脂肪乳剂除提供机体代谢所需的能量外,还为机体提供了生物膜和生物活性物质代谢所需的多不饱和脂肪酸,而且可以防止或纠正机体必需脂肪酸的缺乏。目前静脉用脂肪乳剂多由大豆油制成,根据脂肪酸中三酰甘油碳链的长短,分为长链三酰甘油脂肪乳剂(long chain triglyceride,LCT)和中/长链三酰甘油物理混合脂肪乳剂(MCT/LCT,50∶50,medium chain triglyceride,MCT),必需脂肪酸是LCT。LCT 与物理混合的 MCT/LCT 仍然是目前可供临床上选择的常规剂型。可供临床使用的有 3 种浓度的剂型,10%、20% 与 30%,20% 的脂肪乳剂是首选剂型,所含热量密度较高及磷脂比例较低。根据脂肪酸碳链上含有共价双键碳原子的数目,分为饱和(不含双键)、单价不饱和(含 1 个双键)、多价不饱和脂肪酸(含 1 个以上双键);如果第 1 个共价双键分别出现在脂肪酸碳链第 3、6、9 位碳原子位置上,则可以相应命名为 ω-3、ω-6、ω-9 脂肪酸。临床通常使用的长链脂肪乳(long chained fatty acid,LCT)以大豆油为来源,富含 ω-6 多不饱和脂肪酸(ω-6PUFA)。大豆油为基础的 LCT 进入线粒体代谢需要肉毒碱参与,代谢较慢,输注过快可导致蓄积,对免疫细胞造成影响。MCT 进入线粒体代谢对肉毒碱依赖小,具有代谢较快的特点,但单位时间输注过快可造成某些代谢中产物浓度过高而产生不利影响,如辛酸浓度的过高可产生神经毒性作用。

由于中长链物理混合脂肪酸具有不同的水解代谢速率及多不饱和脂肪酸脂质过氧化反应的不良影响,近年来研制的含结构三酰甘油(structured triglyceride,STG)的脂肪乳剂,其混合方式是将 LCT 及 MCT 在高温和催化剂的作用下共同水解再酯化,在同一甘油分子的 3

个碳链上随机结合不同的 MCT、LCT。也有探讨同时结合 ω-9 单不饱和脂肪酸及 ω-3 脂肪酸的 STG。这种结构混合脂肪乳剂具有氧化率高、对血脂影响小以及更好的安全性、耐受性,与物理混合脂肪乳剂相比具有更小的毒性、较好的脂肪酸氧化与氮的利用,以及不影响单核-吞噬细胞系统功能等优点。

危重症状态下脂肪供给量一般为 1~1.5 g/(kg·d),但应参考机体对糖与脂肪的代谢能力,监测脂肪廓清与血脂水平。老年患者应降低脂肪乳剂的补充量,如 0.5~1.0 g/(kg·d)。合并脂代谢障碍(如重症胰腺炎)的重症患者应酌情限制脂肪乳剂的使用。用于镇静的丙泊芬是以 10%~20% 的脂肪乳剂作为载体,因此,长时间大量使用应计入脂肪乳剂补充总量,否则可造成外源性脂肪补充的超负荷。

(四) 蛋白质

氨基酸溶液作为肠外营养液中的氮源,是蛋白质合成的底物来源,平衡型氨基酸是临床常选择的剂型,它不但含有各种必需氨基酸(EAA),也含有各种非必需氨基酸(NEAA),且各种氨基酸的比例适当,具有较好的蛋白质合成效应。重症患者肠外营养时蛋白质补充量及热氮比构成的原则为:维持氮平衡的蛋白质供给量一般从 1.2~1.5 g/(kg·d)开始,相当于氮 0.2~0.25 g/(kg·d);热氮比 100~150 kcal:1 g N(418.4~627.6 kJ:1 g N)。

支链氨基酸(BCAA)是在肝外代谢的氨基酸,应用于肝功能障碍的重症患者将有助于减轻肝脏代谢负担、调整血浆氨基酸谱和防治肝性脑病。但循证研究结果表明,强化支链氨基酸的复方氨基酸液在改善蛋白质代谢(节氮效应)及影响预后方面与平衡氨基酸比较并无明显优势。

近年来,有关应激诱导代谢改变中蛋白质/氨基酸摄入对于卧床不动危重症的骨骼肌代谢及胰岛素敏感性影响的研究表明:无活动卧床的重症患者,机体蛋白质合成受到明显抑制,且胰岛素敏感性亦降低。喂养不足与卧床不动将导致瘦体组织(LBM)严重丧失;但是,过高的能量正平衡又会导致脂肪组织的增多及加剧骨骼肌萎缩。可见,制动增加了应激后骨骼肌分解代谢水平,应激及制动削弱了氨基酸的蛋白质合成效应,而高蛋白/氨基酸摄入并未能防止由于不活动导致的 LBM 丢失。

肠内营养时蛋白质补充常以氨基酸、短肽及整氮型 3 种形式实现,短肽与整氮型肠内营养制剂较氨基酸型制剂更易被人体吸收,因为小肠上皮存在特异性运载蛋白,用于氨基酸、二肽和三肽的转运。添加精氨酸的肠内营养制剂显示能够增强机体的免疫功能,但精氨酸是合成一氧化氮(NO)的前体,NO 的血管扩张效应对机体产生不利的影响,故不推荐对脓毒症等严重应激状态下的危重症患者应用。

(五) 微营养素

维生素、微量元素等体内含量低、需要量少,故又称为微量营养素。但同样有着重要的生理效应,其中有些具有抗氧化作用,影响机体的免疫功能。近年来,维生素 C、E、β-胡萝卜素与微量元素硒、锌、铜等的抗氧化特性日益受到重视,一些实验研究显示其有助于氧自由基的清除及防止组织细胞的过氧化损伤等,特别是维生素 C 等的抗氧化作用和维生素 D 的免疫效应日益受到关注。不论是肠外还是肠内营养,应常规补充生理需要量的维生素与微量元素,并根据需要适当调整剂量。

第四节 肠内与肠外营养支持

一、肠 内 营 养

（一）肠内营养的特殊作用与意义

肠道作为机体内外环境的分水岭,受到机体固有的特异性与非特异性防御机制的保护。这种固有的非特异性防护机制包括黏蛋白、乳铁蛋白、过氧化物酶、脂质体和其他抑制细菌生长的抗菌分子。机体固有的特异性防御机制中,IgA 在抵御细菌抗原、防止细菌与上皮附着及由此导致感染发生方面发挥重要的防御屏障作用。肠道相关淋巴组织（gut-associated lymphoid tissue,GALT）通过免疫细胞起着保护肠道本身和肠道以外组织器官的作用。实验研究证实,肠外营养导致 T 和 B 细胞数量减少及抑制型细胞因子产生增加,损害了机体对细菌和病毒的免疫力。如果 GALT 萎缩,则可使肠道及呼吸道 IgA 水平下降,从而降低机体抗细菌与抗病毒的能力。不难理解,损害 GALT 和肠黏膜防御功能的因素与导致细菌移位增加的因素是相关的。

由此可见,作为机体的一道重要防线,肠道在维护内环境方面具有重要的生理功能,作为全身"器官的中心",肠道的结构与功能的维护具有至关重要的临床意义。严重创伤、烧伤、感染打击导致组织低灌注与缺氧性损害,而胃肠道作为缺血性损害的敏感器官之一,迅速发生不同程度的缺血-再灌注损害,造成肠黏膜损伤和肠道生态环境改变,并可进一步诱发肠源性感染与全身性炎症反应综合征（SIRS）,由此对机体导致的二次打击往往是造成多脏器功能损伤的基础。

肠内营养对于胃肠道功能具有重要影响,食糜对胃肠黏膜上皮的直接作用是保证消化道黏膜营养及功能的重要手段。除了食物对黏膜上皮的直接营养作用外,肠内营养促进胃泌素释放肽、缩胆囊素、神经紧张素和其他作用于血管的激素与神经肽的释放。这些肽类物质也产生一定的营养效果,例如,神经紧张素具有保护肠黏膜结构与功能的作用,并能刺激肠黏膜生长;胃泌素释放肽可刺激回肠和空肠黏膜生长,支持 GALT,防御细菌及病毒入侵。因此,经消化道喂养一方面提供机体必要的营养物质以保存 LBM 含量、促进胃肠动力与消化吸收功能恢复,防止肠黏膜萎缩;同时还能够增强肠道本身与肠道外组织的免疫防御能力。此外,营养底物在消化吸收后经门静脉输入到肝脏,有利于肝脏蛋白质的合成和代谢调节,这一营养供给途径比肠外营养更符合生理特性。

肠道是体内代谢活跃的器官,危重疾病时由于黏膜上皮细胞营养物质的迅速消耗与缺乏,使肠黏膜结构与功能严重受损,甚至导致肠衰竭（gut failure）。肠内营养的诸多优势使它成为营养供给途径的"金标准"。循证调查表明,虽然 PN 和 EN 均能提供人体所需的热量与重要的营养素,但有效的 EN 在改善营养摄取、降低危重症感染发生率、减少住 ICU 时间与住院时间、降低医疗费用等方面更具优势,并有降低病死率的趋势,这在能够早期（入 ICU 24 ~ 48 小时）开始有效 EN 的危重症患者中尤为明显。

（二）危重症肠内营养适应证与禁忌证

（1）只要胃肠道解剖完整并具有一定的功能,肠内途径供给营养总是各类重症患者优先考虑选择的营养支持途径。

（2）禁忌或不宜给予肠内营养的情况包括以下几点：

1）胃肠功能障碍：肠梗阻（如机械性肠梗阻和麻痹性小肠梗阻）、严重消化道出血。

2）梗阻性内脏血管疾病,如肠系膜血管缺血或栓塞。EN 可引起或加重肠道缺血。

3）未解决的腹部问题（包括后腹膜炎症、出血、不可控制性肠瘘）。

4）严重腹胀与腹腔内高压（IAH）。

5）暂停使用：严重腹泻,经处理无改善,应暂时停用；患者采取俯卧位（prone）时应暂停肠内营养尤其是经胃喂养。

（三）危重症肠内营养实施要点

1. 时机　诸多资料表明,早期开始安全、有效的肠内营养比延迟的肠内营养能够使不同种类重症患者在消化道结构与功能、营养与免疫状态改善以及减少感染性并发症方面更大获益,同时早期肠内营养患者病死率及医疗费用也有下降的趋势。国际上多个学会颁布的指南中均推荐,经过有效复苏、血流动力学与内环境稳定后,应及早尝试（一般推荐入 ICU 24~48 小时）任何形式的肠内营养。

2. EN 途径及其选择

（1）经胃 EN 是符合生理的肠内营养途径,置管简单,一般常用于胃动力与胃排空功能较好的重症患者。营养液经过胃与十二指肠,保留了对胃、十二指肠的内神经内分泌刺激作用。因胃腔容量较大,具有对营养液的渗透压不敏感的优点。需要说明的是,危重症患者疾病导致的胃肠动力障碍发生率较高,某些治疗与药物也会抑制胃肠动力,影响肠内营养的有效实施,并增加反流、误吸与肺炎的发生概率。因此,胃动力异常和存在排空障碍时应避免采用经胃肠内营养。

导致 ICU 患者经胃 EN 不耐受的常见因素除了基础疾病（如糖尿病、肾功能障碍/消化道手术、严重颅脑损伤等）外,高血糖与低血糖、持续镇静、应用儿茶酚胺、应用阿片类制剂等亦是较常见的影响 ICU 患者胃肠动力的因素。

（2）经小肠 EN：经小肠喂养有助于较早达到目标营养量,降低反流,误吸发生率低（经肠 7% vs 经胃 13%）,提高肠道喂养的耐受性。有研究显示,与经胃喂养相比,小肠喂养可能减少重症患者误吸与肺炎的发生,但在病死率方面并无显著差异。因此,存在胃动力障碍、需要行胃肠减压的重症患者（如重症胰腺炎）,以及经胃喂养不耐受和反流、误吸的高风险患者,应选择或尝试经小肠肠内营养。

小肠喂养通路建立的常用方法有：①鼻肠导管盲插法；②X 线透视引导下小肠置管；③内镜引导下小肠置管；④床旁电子传感仪器引导下置管；⑤内镜引导下胃/肠造口置管（percutaneous endoscopic gastrostomy, PEG；percutaneous endoscopic jejunostomy, PEJ）。临床上根据病情需要选择,一般来说,鼻肠导管与空肠造口导管更适用于合并胃动力障碍的危重症患者。需要较长时间肠内营养及经鼻置管困难者,可考虑行空肠造口置管的方法,或与开腹手术同时完成,或在床旁内镜协助下行 PEG 或 PEJ（图 44-1）。

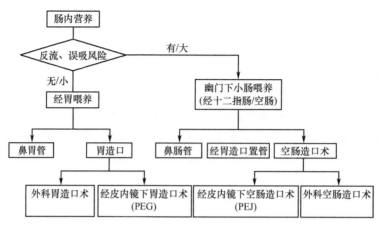

图 44-1 肠内营养途径与选择

3. 肠内营养耐受性评估 胃残余量(gastric residual volume,GRV)是目前临床中广泛应用的评价肠内营养耐受性的客观指标。GRV 的标准不一,150~500 ml 均有报道,多数采用的标准为 150~200 ml,喂养期间动态监测 GRV 的变化对于评价肠内营养的耐受性意义更大。

肠内营养不耐受时应首先尝试促胃肠动力药物,如甲氧氯普胺、红霉素、西沙必利等。不能达到目标营养量的重症患者,应添加一定量的肠外营养,以免造成喂养不足及对预后产生不良影响。管饲肠内营养量达到目标的 25% 以上才有助于维持肠黏膜细胞屏障的结构与功能。

4. 肠道喂养方式 重症患者 EN 实施中推荐采用蠕动泵控制下持续输注的方法,是许多情况下安全适宜、能够接受的喂养方式。多数学者推荐由 20~30 ml/h 的速度开始输注,如 GRV 量不高和胃肠道耐受性好,可每 4~8 小时增加 10~20 ml/h,如此 2~3 天可达到目标喂养量。如 GRV 高(>200 ml)或患者出现腹胀等不耐受症状,则可减量甚至暂停,2~4 小时后再做评价。

5. 肠道喂养中的患者体位 由于重症患者胃肠动力障碍、反流误吸发生率较高,故推荐患者上胸部抬高 30°~45°。对于体位有限制的重症患者,如不稳定骨盆骨折、脊柱损伤等,此时应注意耐受性评价和选择小肠喂养的方式。

采用肠内营养的优化管理可能会提高危重症肠内营养实施的安全、有效性,可能将促进早日达到预计的营养供给量,减少反流、误吸的发生,避免喂养不足及其对预后的不良影响等。

6. 优化肠内营养管理措施 采取优化的肠道喂养措施能够提高肠内营养的效果及安全性,其优化管理方案包括:①病情的评估。②采用持续输注的喂养方式。③耐受性动态监测(GRV)。④使用促胃肠动力药。⑤患者恰当的体位(上胸抬高 30°~45°)。⑥反流误吸高风险的重症患者,可试行经空肠喂养。例如,胃动力不良(高 GRV,胃肠轻瘫,呕吐、腹胀)和病情需要者(昏迷、半卧体位受限)应采取幽门下小肠喂养。⑦营养量的评估,肠内营养喂养量不足时及时添加肠外营养。⑧血糖的监测与控制(≤150 mg/dl)。

喂养计划:①24~48 小时考虑开始经胃或小肠 EN;②设置起始喂养速度并逐渐增加(如能耐受每 4~8 小时);③残余量多时首先尝试促动力药物或(和)降低喂养量观察,不能缓解再考虑停止肠道喂养。多数患者可在 48~72 小时达到目标喂养量(图 44-2)。

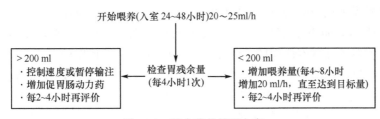

图 44-2　肠内营养管理方案

（四）肠内营养相关并发症及其处理

分为胃肠相关并发症与喂养管相关并发症。

1. 胃肠相关并发症　大约60%的重症患者发生,并与胃肠动力降低,特别是胃动力下降有关,常见症状包括腹胀、恶心、呕吐、腹泻和便秘。导致胃肠动力降低的潜在因素有:交感张力增加、颅内高压、高血糖、腹部手术与胰腺炎以及阿片类、苯二氮䓬类、多巴胺类药物应用等。

2. 喂养管相关并发症　主要是导管使用期间发生堵塞,常常与导管护理有关,如未定时冲洗,特别是经喂养管注射药物后。喂养管应每6小时定时冲洗和每次注入药物后冲洗。导管堵塞后可尝试用以下液体冲洗:①可乐;②胰酶;③链激酶;④酸果汁(cranberry juice)。

二、肠 外 营 养

（一）肠外营养选择原则

只有当肠道由于解剖或功能障碍的原因导致无法使用或不能充分使用时,才考虑选择肠外途径提供必要的营养支持。因此,应先充分评估肠道喂养的可行性,对于不能耐受肠内营养或肠内营养禁忌的重症患者,才视为选择肠外营养的指征。

1. 肠外营养适应证　①胃肠道功能障碍(不能耐受肠道喂养);②手术或解剖问题禁止使用胃肠道;③存在尚未控制的腹部情况,如腹腔感染、肠梗阻、肠瘘等。

2. 不宜实施肠外营养的情况　①血流动力学不稳定或存在组织低灌注状态;②存在严重水、电解质与酸碱失衡;③严重肝衰竭、肝性脑病;④急性肾衰竭存在严重氮质血症;⑤未控制的严重高血糖。

（二）肠外营养的途径与选择

肠外营养支持途径为经中心静脉营养支持和经周围静脉营养支持。中心静脉常是ICU患者首选的静脉营养途径,包括经锁骨下静脉、经颈内静脉和经股静脉建立的静脉通路,以及经外周静脉穿刺中心静脉置管(peripherally inserted central venous catheter,PICC)。锁骨下静脉插管感染及血栓性并发症均低于股静脉和颈内静脉途径,PICC方法是经头静脉或贵要静脉插管至上腔静脉,风险低、易操作,适合于长时间需要开放中心静脉、病情较稳定的患者。

（三）主要营养素与应用

高分解代谢状态时常伴有糖异生与高血糖、脂肪动员、骨骼肌与内脏蛋白质迅速消耗,营养补充需要考虑到代谢的特点,也要考虑器官(肝、肾等)的代谢能力。避免营养与能量供给上的过负荷(overfeeding),特别是对于肥胖的重症患者,同等的热量供给将对患者造成更大危害。随着对肠外营养认识的不断深入,危重患者 PN 支持中的改进措施包括:①肠外营养时降低热量供给可能有助于改善预后,即 80% 目标热量,避免过度喂养。②控制营养治疗期间的高血糖,美国及加拿大营养与危重病学会指南中推荐将血糖维持在 110 ~ 150 mg/dl 为适(E 级)。有资料显示葡萄糖供给超过 4 mg/(kg·min),将增加高血糖的发生率。③TPN 时应添加药理剂量的谷氨酰胺[0.5 g/(kg·d)]。④PN 期间仍然需要不断尝试肠道喂养。⑤肥胖症患者采取允许性低热量原则,BMI≥30 kg/m²,≤60% ~ 70% 目标喂养量,或 11 ~ 14 kcal/(kg·d),或 22 ~ 25 kcal/(kgIBW·d)。蛋白质补充量:2.0 g/(kgIBW·d)(BMI 30 ~ 40 kg/m²),或 2.5 g/(kgIBW·d)(BMI≥40 kg/m²)。

1. 糖类 肠外营养时主要的糖类是葡萄糖,是非蛋白质热量(non-protein calorie,NPC)的主要来源之一,也是脑神经系统、红细胞必需的能量物质。糖代谢紊乱表现为糖的利用下降、内源性糖异生增加、胰岛素抵抗,由此导致血糖升高,且其升高程度与感染等并发症和病死率相关。过多热量与葡萄糖的补充增加 CO_2 的产生,增加呼吸肌做功、肝功能损害与淤胆发生等,有加重脏器功能损害的危险。因此,葡萄糖的供给需参考机体糖代谢状态与肝、肺等脏器功能。外源葡萄糖供给量一般从 100 ~ 150 g/d 开始,占 NPC 的 50% ~ 60%,葡萄糖与脂肪比例保持在 60:40 ~ 50:50,同时应注意葡萄糖的输注速率保持在 2.5 ~ 4 mg/(kg·min)。

2. 脂肪乳剂 脂肪乳剂提供非蛋白质能量与必需脂肪酸,参与细胞膜磷脂的构成及作为携带脂溶性维生素的载体。糖脂双能源供能有助于减轻葡萄糖的代谢负荷和营养支持中血糖升高的程度。重症患者脂肪供给量一般为 1 ~ 1.5 g/(kg·d),需考虑机体对脂肪的利用和代谢能力,注意监测脂肪廓清、血脂水平以及肝、肾功能。高三酰甘油血症患者(4 ~ 5 mmol/L 或更高)不推荐使用脂肪乳剂;合并脂代谢障碍(如重症胰腺炎早期)及老年患者,应降低脂肪的补充量[0.5 ~ 1.0 g/(kg·d)]。

3. 氨基酸 氨基酸是肠外营养液中的氮源,系蛋白质合成的底物来源,平衡型氨基酸为临床常选择的剂型,含有各种必需氨基酸(essential amino acid,EAA)和非必需氨基酸,比例适当,具有较好的蛋白质合成效应。重症患者肠外营养时蛋白质补充量及热氮比构成的原则为:维持氮平衡的蛋白质供给量一般从 1.2 ~ 1.5 g/(kg·d)开始,相当于氮 0.2 ~ 0.25 g/(kg·d);适宜的热氮比认为较单纯强调蛋白质的补充量更为重要。对于危重症患者,应降低热氮比,可 100 ~ 150 kcal:1 g N(418.4 ~ 627.6 kJ:1 g N)。支链氨基酸(branched-chain amino acid,BCAA)是在肝外代谢的氨基酸,应用于肝功能障碍患者,有助于减轻肝脏代谢负担,调整血浆氨基酸谱,防治肝性脑病。但在改善蛋白质代谢(节氮效应)及影响预后方面,强化支链氨基酸的复方氨基酸液并未显示出较平衡氨基酸更明显的优势。

4. 微营养素 维生素、微量元素等体内含量低、需要量少,故又称为微量营养素,同样有着重要的生理作用,其中有些具有抗氧化作用,影响机体的免疫功能。维生素 C、E、β-胡萝卜素与微量元素硒、锌、铜等抗氧化特性日益受到重视,大剂量维生素 C 可抑制应激后中性粒细胞释放自由基,保护线粒体功能和维护细胞膜的稳定性,是机体重要的抗氧化屏障。有关危重疾病状态下维生素与微量元素丢失与需要量的研究较少,临床上常用复合维生素与微量元素注射液,创伤、感染、ARDS 及肿瘤患者,可适当增加维生素(C、E)及硒等的补充量。

营养液的容量或每日水的补充量依疾病及液体平衡状态而定,血清电解质浓度测定为确定电解质的补充量提供依据。每日体重监测、液体出入量表以及临床检查是否存在脱水、水肿,是营养支持时容量管理的参考。每日常规补充的电解质主要有钾、钠、氯、钙、镁、磷。接受 TPN 的重症患者,除补充生理剂量电解质,还需充分考虑到额外丢失的量。

肠外营养支持治疗时各种营养素应同时进入体内,否则将影响其有效的利用。即无菌条件下配制成全静脉营养混合液(total nutrient admixture,TNA 或 all-in-one)后持续匀速输注。为确保输入的混合营养液的稳定性,不应在全合一营养液中添加抗菌药物、胰岛素等任何其他药物。

(四) 肠外营养相关并发症及处理

1. 肠外营养主要并发症　PN 相关的代谢性并发症,分为亚临床、急性和慢性代谢并发症(表 44-10)。

表 44-10　肠外营养相关代谢性并发症与处理

急性代谢性并发症	
并发症	预防和治疗
水、电解质紊乱	合理调节水、电解质补充量
(脱水与水过多)	每日称量体重和定期生化监测
高血糖或低血糖	连续 TPN 输注,葡萄糖输注速度≤4~5 mg/(kg·min),注意血糖监测,胰岛素治疗
高血钙	康复治疗,避免维生素 D 中毒
高三酰甘油血症	脂肪乳剂≤1.5 g/kg,监测血脂和根据耐受性调整脂肪乳剂剂量
肝脏脂肪变性	减少糖类摄入,避免过度营养
慢性代谢性并发症	
并发症	预防与治疗
肝功能损害与淤胆	尽早肠内营养,预防细菌过度生长
骨病	调整维生素 D 剂量,康复治疗,避免铝中毒

2. 营养支持中的高血糖　葡萄糖(PN)及糖类(EN)补充量及其输注速度直接影响患者血糖水平,导致营养支持相关性高血糖,后者与感染、高渗透压和尿量增多有关。营养液以外的治疗尽量应用无糖液体,以免增加血糖的波动。针对营养支持期间高血糖,首先应纠正和避免过度喂养,调整能量与营养的供给量,葡萄糖用量一般不超过 200~250 g/d。此外,可考虑应用胰岛素,应用糖尿病专用型的肠内营养制剂将有助于血糖控制。营养液输注时保持匀速,配合胰岛素持续输注或间断皮下注射方式获得血糖控制。严密的血糖监测是实现安全有效血糖控制、减少低血糖事件的保证。

血糖控制中应注意减少血糖的波动和避免严重低血糖发生。血糖控制目标以满足上述两点为原则,<150 mg/dl(8.3 mmol/L)为宜,最高应低于 180 mg/dl(10.0 mmol/L),这也是当前国际上普遍被接受的血糖控制水平。

3. 导管堵塞与导管相关性感染　液速缓慢、导管扭曲打折、患者有高凝倾向等,可于导管尖端及周围形成血栓。如发生导管栓塞应予拔管,可先尝试用尿激酶溶解,但切不可采取加压注水的方法,以免血栓脱落而造成重要脏器血管栓塞(心、肺、脑)。

导管相关性感染是肠外营养支持时主要的感染并发症,在中心静脉置管患者中发生率占 2%~8%,颈内静脉、股静脉较锁骨下静脉更易发生感染。凝固酶阴性葡萄球菌、金黄色葡萄球菌及念珠菌是常见的病原菌。导管感染与置管时间相关,一旦怀疑应立即拔除导管。多腔导管、抗感染导管均未显示在预防导管感染方面的优势,原位更换导管并不推荐,因为导丝可能导致新导管污染。置管期间应严格无菌操作,清洁周围皮肤,固定导管外部,以减少穿过皮肤段过多活动。

三、药理营养素及其作用

一些营养素具有营养补充以外的特殊作用,能够以特定方式刺激免疫细胞,增强应答能力;维持正常、适度的免疫反应,调控细胞因子的合成与释放,从而有助于减轻有害的或过度的炎症;并维持肠黏膜屏障结构与功能,促进消化道动力与分泌功能等,具有上述效应的营养素被称为"药理营养素"。这方面研究较多的主要有:谷氨酰胺(glutamine,Gln)、ω-3 脂肪酸(polyunsaturated fatty acid,ω-3PUFA,鱼油富含)、精氨酸、膳食纤维、维生素与微量元素以及含有乳酸杆菌、双歧杆菌的生态免疫营养等。近年来,药理营养素越来越多地用于某些重症患者,并获得了较明显的临床效果。

(一) 谷氨酰胺

Gln 是条件必需氨基酸,系肠黏膜、肾脏及免疫细胞等重要能源物质,具有促进蛋白质合成、维护肠黏膜屏障的防御功能以及改善细胞免疫功能的正性作用。早年的许多研究证明,创伤、烧伤、感染等应激状态下,血浆与骨骼肌内 Gln 含量明显下降,出现肠黏膜萎缩、肌肉 Gln 降低,与疾病严重程度及病死率相关。近年来,一项来自法国 ICU 的多中心临床随机试验研究显示(16 家医院,114 例患者),与传统 TPN 相比,Gln 强化 TPN 使获得性肺炎与感染发生率明显降低。该研究还发现,强化 Gln-TPN 组高血糖发生率和需要外源胰岛素控制血糖的患者明显减少。此外,16 篇涉及感染、多发伤及大手术后重症患者应用 Gln 强化的免疫增强型肠内营养的临床报道分析证实,经肠道补充 Gln 有较好的耐受性,能够减轻炎症反应,降低感染并发症的发生率,降低了危重症患者的住院时间与医疗费用。

1. **迄今为止有关 Gln 作用机制的研究证实** ①通过促进热休克蛋白(HSP)表达,修复肠黏膜屏障,减少细胞凋亡,实现其组织保护作用。临床观察表明,外科 ICU 患者外源性补充谷氨酰胺二肽[alanyl-Gln 0.5 g/(kg·d)]连续 7 天,血清 HSP70 水平较对照组增加 3.7 倍,并与住 ICU 时间呈显著的负相关关系($r = -0.649, P < 0.009$)。Gln 是肠黏膜上皮细胞主要的能源物质,其对肠黏膜屏障的保护效应不仅在于提供了营养底物,还通过促进核苷酸、谷胱甘肽(glutathion,GSH)合成,起到保护上皮细胞和抗氧化损伤的作用。临床资料证明,烧伤或严重创伤患者补充 Gln 后,肠通透性和血内毒素水平明显降低,缩短住院时间并减少住院费用。②抗炎/免疫调节功能,主要是通过核因子(NF)-κB 信号通路及其抑制因子 IκBα 实现,Gln 减少 IκBα 分解,从而抑制 NF-κB 激活,降低促炎细胞因子水平,其中亦有 HSP70 参与。Gln 在体内作用时还可降低血清中巨噬细胞内 TNF-α 和 IL-6 水平,增加单核细胞组织相容性白细胞抗原(histocompatibility leukocyte antigen,HLA-DR)表达和增强中性粒细胞吞噬作用。③通过增加小肠对葡萄糖的吸收和肝细胞对葡萄糖的摄取来调节血糖水

平,改善组织代谢和胰岛素抵抗,对维持内稳态起着积极作用。④增加 GSH 等抗氧化剂的生成和诱生型一氧化氮合酶(iNOS)活性。由此可见,Gln 具有改善免疫功能、对抗氧化杀伤、调节组织代谢等作用,对于严重应激情况下内环境稳定起着重要作用。进一步多中心研究(REDOS)希望能够证实 Gln 对合并器官功能损害重症患者预后的影响和适宜的药理剂量。

2. Gln 补充途径 不同供给途径其药动学作用效果有所不同。早年有关烧伤患者的临床研究表明,与普通肠内营养制剂相比,Gln 强化的肠内营养,使感染发生率与病死率明显降低。除烧伤患者外,添加 Gln 的研究主要来自肠外途径补充。完全肠外营养支持(TPN)时添加药理剂量的谷氨酰胺得到了普遍的认同。尚没有足够的临床资料支持肠内途径补充 Gln 能使其他重症患者更大获益。

3. Gln 药理剂量 肠外途径补充 Gln 单体剂量应≥0.3 g/(kg·d),补充谷氨酰胺二肽应达到 0.5 g/(kg·d)以上,肠内补充 Gln 0.16~0.5 g/(kg·d)。

4. Gln 补充对象与时机 接受 TPN 和肠内营养量不足目标量 50% 的重症患者、存在肠屏障损伤及功能障碍的重症患者,应尽早补充需要量的谷氨酰胺。

(二) ω-3 聚不饱和脂肪酸

1. 脂肪酸的药理效应 主要体现在通过调节生化途径与信号转导影响应激后免疫炎症反应。ω-6PUFA 代谢的中间产物花生四烯酸,经环氧合酶和脂氧合酶代谢途径生成具有很强生物活性的血栓素(TXA_2)、前列腺素(PG)和白三烯 B_4(LTB_4),引起血管收缩、血小板聚集和毛细血管通透性增加、组织水肿等一系列炎症反应。因此,创伤、感染等重症患者过多输注 ω-6PUFA,可加重体内的炎症反应并损害免疫功能。ω-3PUFA(鱼油富含)则通过竞争方式抑制花生四烯酸释放,产生生物活性较弱的代谢产物——3 系列前列腺素和 5 系列白三烯,抑制淋巴细胞增殖和单核细胞等抗原提呈功能,稳定细胞膜,影响细胞运动、受体形成、受体与配体的结合等,从而减少细胞因子(TNF-α 和 IL-1、IL-2、IL-6)的分泌和释放,并促进巨噬细胞的吞噬能力。补充 ω-3PUFA 可下调过度的炎症反应,改善免疫功能,削弱内稳态失衡和器官功能损害。有资料显示,ω-3 脂肪酸代谢产物的生理效应较 ω-6 脂肪酸降低至 1/100,故近年来受到关注。

2. ω-3 脂肪酸补充途径 不论是肠外与肠内途径补充 ω-3PUFA,均显示出其在调控免疫炎症反应、改善危重症预后方面的正性效果,但这一作用与疾病的严重程度有关,炎症反应轻和无器官功能障碍的围术期重症患者似乎并未显示出特殊的优势。一项来自欧洲的多中心、前瞻调查显示,创伤、感染等接受 TPN 治疗的外科重症患者,添加药理剂量的鱼油脂肪乳剂 3 天以上,患者病死率下降,抗菌药物使用与感染的发生率降低,住院时间缩短等。有关 ARDS 患者的研究表明,ω-3PUFA 可使肺动脉压下降,改善肺血管通透性,由此改善氧合、降低 ARDS 病死率。近年来,另一项有关脓毒症、脓毒性休克合并 ARDS 重症患者应用含鱼油与抗氧化营养素(维生素 E、维生素 C、β-胡萝卜素等)的肠内营养制剂多中心试验证实,研究组生存率明显提高,机械通气与留住 ICU 时间均明显缩短,预后得到了有益的改善。

3. ω-3 脂肪酸药理剂量 目前的研究显示,ω-3 脂肪酸改善预后的效果呈现剂量依赖的特点,推荐药理剂量在 0.2 g/(kg·d)左右,也有学者认为早期在调控炎症反应时的药理作用剂量更高,约达到 0.5 g/(kg·d),这方面研究还有待深入。

（三）ω-9 单不饱和脂肪酸(monounsaturated fatty acid, MUFA)

脂肪酸尤其是多不饱和脂肪酸(PUFA)在氧自由基的作用下发生自我氧化反应,并产生大量的自由基不饱和脂质双键中抽提一个氢原子而成为氢过氧化物和烷自由基,后者与 O_2 结合再生成脂质过氧化自由基(ROO^-),脂质过氧化自由基又可从其他不饱和脂肪酸分子上获取氢原子,引发另一脂质过氧化过程,产生链式反应,即脂质的过氧化。脂质过氧化导致细胞膜特性与结构改变,细胞膜流动性减弱、通透性增强,影响细胞功能,由此加重或导致组织、器官损伤。细胞膜、线粒体膜等均是易遭受自由基攻击的位点,脂肪酸碳链双键数目越多,越容易失去氢原子。

临床上常使用的脂肪乳剂富含多不饱和脂肪酸,其不饱和双键在理论上易受羟自由基等的攻击而产生链式反应,引发脂质过氧化,产生大量自由基,造成组织、脏器的损伤维生素 E。(α-生育酚)是生物膜中一种脂溶性阻断链式反应的抗氧化剂,它可有效地维护生物膜的稳定性,防止生物膜受氧自由基或脂质过氧化物的损害。而 LCT 仅含有较少具有抗氧化作用的维生素 E,易发生被氧化脂肪酸和抗氧化物质的失衡,加重机体脂质过氧化作用。研究证明,肠外营养时应用脂肪乳剂(尤其是长链三酰甘油脂肪乳剂),能增加机体脂质过氧化的产生,并且与血浆维生素 E 水平存在显著负相关。这在创伤、感染等严重应激状态下尤为突出,使机体氧化应激和组织损害加重。脂肪乳剂中加入适量的维生素 E 可抑制吞噬细胞介导脂质过氧化,且抑制程度与维生素 E 浓度有关。

橄榄油的脂肪乳剂(80% 橄榄油,20% 大豆油)富含单不饱和脂肪酸(MUFA),不仅提供必需脂肪酸,还减少 PUFA 比例,较传统的长链脂肪乳剂含有更多具有生物活性的维生素 E,能有效地维护生物膜的稳定性,防止其受氧自由基或脂质过氧化物的损害,有助于降低免疫抑制和脂质过氧化的风险。体外试验中,富含橄榄油脂肪乳抑制 T 细胞活化、增殖以及 IL-2 生成的作用较大豆油来源脂肪乳轻微;还可减少炎症细胞因子 TNF-α 和 IL-1β 生成。动物实验得出类似的结果,富含橄榄油脂肪乳可维持血中维生素 E 浓度,减轻过氧化作用,且对白细胞滚动、黏附和游走的影响较弱,优于大豆油来源的脂肪乳。临床观察还证明了富含橄榄油脂肪乳在长期 TPN 和小儿肠外营养应用中耐受性好,对免疫功能和肝功能影响小。来自严重烧伤与多发伤的临床研究显示,肠外营养中添加橄榄油脂肪乳剂,有助于缩短机械通气时间、住 ICU 与住院时间,还可改善应激性高血糖。危重症患者发生组织损伤和氧化应激时,更容易受到脂肪乳剂产生的脂质过氧化产物的损害,因此,以单不饱和脂肪酸替代部分大豆油来源的多不饱和脂肪酸,应该是更合理的选择。

（四）精氨酸

精氨酸是一种非必需氨基酸,在氮的转运、储存、分泌及尿素循环中发挥重要作用,还具有上调免疫功能的作用。目前研究集中在精氨酸对人体淋巴细胞反应、胶原合成的作用及免疫调节效应方面。精氨酸的重要作用之一在于增强机体免疫功能,通过刺激 T 细胞增殖及提高人外周淋巴细胞对刀豆素 A(Con A)与植物血凝素(PHA)的增殖反应,增加 CD4/CD8 T 细胞比值、自然杀伤细胞(NK)数目与活性、IL-2 分泌来实现,从而使机体对感染的抵抗能力增强。此外,精氨酸还促进 NO 的生成,使平滑肌舒松和调节血液流动。精氨酸的促合成作用主要通过刺激内分泌激素的分泌来实现。有研究表明,药理剂量的精氨酸能刺激胰岛素、胰高血糖素分泌,刺激垂体释放生长激素和泌乳素,并促进肝脏释放胰岛素样生长因子-1(IGF-1),通过对这些激素的作用影响应激后蛋白质合成,改善氮平衡。同时,还通过增加胶原合成来促进伤口愈合。因此,在严重创伤、脓毒症等分解代谢状态下,精氨酸成为一种必需氨基酸。

精氨酸作为 NO 合成的底物,在上调机体免疫功能与炎症反应方面亦具有双刃剑的作用。有关大手术及创伤患者添加精氨酸的肠内和肠外营养支持研究,未显示出病死率方面的明显差异,但感染并发症降低,住院与住 ICU 时间有缩短的趋势。然而,有关脓毒症患者肠内或肠外途径添加精氨酸的临床试验及荟萃分析中,大多数研究均表明治疗组病死率明显增加。对严重应激早期危重患者的多项临床研究显示,添加精氨酸的 EN 并不能降低其病死率,也不能降低感染的发生率。对于脓毒症患者使用精氨酸造成不良影响一直被人们关注,这主要是因为精氨酸通过 NO 途径扩大了脓毒症所致血管舒张效应,由此引发的细胞水平和血流改变将影响细胞代谢功能。

总之,尽管添加精氨酸的营养支持可能使外科围术期和创伤患者获益,但在危重症尤其是感染或脓毒症患者,不论是肠内营养还是肠外营养,补充精氨酸并未显示其益处,反而使病死率增加。

第五节　营养支持在某些危重症的应用特点

一、急性重症胰腺炎营养支持

(一) 急性胰腺炎营养代谢特点

急性重症胰腺炎(severe acute pancreatitis,SAP)早期即出现以高分解代谢为突出特点的代谢紊乱,能量消耗明显增加,尿氮排出可达 20 ~ 40 g/d,迅速出现严重的负氮平衡和低白蛋白血症。由于应激反应多较严重,以及胰腺本身和腹腔内渗出、坏死,炎症反应与营养代谢紊乱往往持续较长时间,使患者的营养代谢受到极大影响,特别是糖代谢紊乱更为突出且持续较长时间,即使以往没有糖尿病史。高脂血症也是急性重症胰腺炎早期常见的现象,机体脂肪分解增加成为重要的能量来源。这些改变增加了营养支持的难度及可能的风险。此外,患者早期常合并低钙、低镁、低钾等电解质紊乱。

由于腹腔及腹膜后炎症渗出与感染,重症胰腺炎患者常合并腹腔间隙综合征、腹腔及腹膜后感染,由此可导致长时间、严重的胃肠功能障碍甚至麻痹,并直接影响肠内营养的实施。

(二) 营养支持原则

由于严重的代谢紊乱及肠功能障碍使患者的营养状况受到严重干扰,及早给予营养支持是非常重要的。营养素对胰腺外分泌的刺激作用主要取决于摄食部位,经胃或十二指肠营养有较强的胰腺外分泌反应,而早期经空肠喂养对胰腺外分泌的刺激并不明显。"让肠道休息"以减少营养素对胰腺刺激的观念应该纠正,经空肠喂养(屈氏韧带以下 30 ~ 60 cm以远)是胰腺炎患者首先考虑的营养支持途径,早期选择以氨基酸或短肽为氮源、低三酰甘油的预消化 EN 制剂较为适宜。

SAP 时腹腔问题往往持续较长时间,早期常合并腹腔间隙高压、肠麻痹,以后可合并腹腔严重感染及肠瘘等腹部并发症,因此常导致肠内营养不耐受和不能喂养。此时及早、充分的肠外营养是必要的,不应延迟,或部分替代肠内营养的不足。外源性胰岛素补充常常是需要的。脂肪乳剂并非禁忌,但合并高脂血症的患者,如血清三酰甘油>4.4 mmol/L,应慎用脂肪,应用中应该严密监测血脂水平。大多数 SAP 患者对葡萄糖及脂肪乳剂的耐受良好。接受 TPN 的 SAP 患者,补充药理剂量的谷氨酰胺很有必要[0.5 g/(kg·d)谷氨酰胺二肽],以维持肠黏膜屏障完整性及支持免疫功能。近年来,小样本单中心临床试验显示,添加 ω-3PUFA 有助于降低 SAP 早期免疫炎症反应,稳定内环境。

伴全身炎症反应患者,循环中谷氨酰胺浓度可降至正常值的55% ,若不予补充,肠黏膜屏障完整性及免疫功能将受到严重影响。SAP 是全身炎症反应极其严重的疾病,需要补充谷氨酰胺,目前认为有效药理剂量应达到 0.5 g/(kg·d)(二肽)。

二、急性呼吸衰竭患者营养支持

(1) ARDS 往往存在明显的全身炎症反应,并伴随着体内各种应急激素及多种细胞因子、炎症介质的释放。其早期代谢改变特点为严重的高分解代谢,能量消耗增加,加之多数患者需要机械通气治疗,其静息能量消耗(REE)可达预计值的 1.5~2 倍。脂肪动员加速,瘦体组织分解,各种结构与功能蛋白被迅速消耗,血清白蛋白水平下降、谷氨酰胺含量明显减少,血中氨基酸比例失调,迅速出现营养不良,并影响患者的预后。ARDS 患者 1 年生存率调查显示,伴有消耗性肌肉萎缩、衰弱的 ARDS 患者离开 ICU 1 年持续存在呼吸功能下降。因此,及时有效的营养支持非常重要,并有助于缩短接受机械通气的时间。

(2) 营养支持原则为,应尽早给予营养支持,首选肠内营养,并采取充分的措施避免反流和误吸的发生,营养液持续泵入,上胸抬高 45°,必要时应用胃肠促动力药物。尽快纠正低蛋白血症,此外,应避免过度喂养,特别是过多的糖类补充将增加 CO_2 的产生,增加呼吸熵,加重呼吸负荷。有研究证实,当能量供给量超过需要的 2 倍,将导致患者脱机困难。可适当增加非蛋白质热量中脂肪的比例。近期资料显示,ARDS 患者补充药理剂量的 ω-3 脂肪酸(鱼油富含),以及抗氧化剂(维生素 E),可以提高体内的抗氧化水平,防止脂质过氧化损害;减少支气管肺泡灌洗液(BALF)中性粒细胞数量,降低肺血管阻力与肺泡通透性,从而改善气体交换和肺功能;并缩短上机时间和留住 ICU 时间,减少进一步的器官功能损伤。近年来,欧洲大样本、多中心、随机对照试验显示,165 例脓毒症与脓毒性休克合并 ARDS 接受机械通气患者,应用添加鱼油及抗氧化维生素的肠内营养支持,显著缩短了机械通气时间与住 ICU 天数,改善了 28 天存活率。因此,合并 ARDS 患者营养支持的原则应掌握:适当降低非蛋白热量中糖类比例,降低呼吸熵;添加含鱼油与抗氧化剂的营养配方,可能成为合并呼吸衰竭的危重症更理想的营养支持方式。

三、急性肾衰竭患者营养支持

1. 急性肾衰竭时营养代谢改变　　ARF 患者由于内分泌异常、肾脏排泄功能急剧恶化,出现了多种代谢改变,从而影响机体容量、电解质、酸碱平衡以及蛋白质与能量的代谢,表现为代谢率增高、伴有胰岛素抵抗的高血糖、肌肉与内脏蛋白分解增加,蛋白质代谢产物排出增多而蛋白质合成受到抑制。ARF 期体内氨基酸谱发生改变,没有接受肾替代治疗的 ARF 患者,血清必需氨基酸/非必需氨基酸比例失衡。此外,由于肾脏排泄障碍又严重影响了营养的补充,而肾替代治疗又会引起许多营养素(糖、氮、微营养素)透过半透膜丢失增加。研究显示,连续性肾脏替代治疗(continuous renal replacement therapy,CRRT)期间氨基酸丢失量可达 10 ~ 15 g/d,高流量血滤与透析及高通量滤膜均使氨基酸的丢失增加。上述影响导致营养不良迅速发生,并成为 ARF 患者高病死率的一个重要诱发因素。因此,营养支持被认为是 ARF 治疗中的一个重要部分。

2. 营养支持原则 提供所需要的能量与营养素,以最大限度地减少蛋白分解,减缓血肌酐、尿素氮水平升高,促进肾损伤细胞的修复和再生,提高 ARF 患者的存活率与生存质量。

ARF 患者蛋白的供给量需要考虑分解程度和是否接受肾替代治疗,监测氮排出量指导每日氮补充。未接受替代治疗者应降低蛋白质摄入总量,监测尿素氮水平,肠外营养期间氮源选择可考虑强化必需氨基酸的复方氨基酸液,肠内营养患者选择优质蛋白。接受 CRRT 治疗的患者,蛋白质摄入量增加,可达到 1.5 ~ 2.0 g/(kg·d),或氨基酸的摄入量增加 0.2 g/(kg·d)。蛋白质补充量<1 g/(kg·d)可造成接受透析或 CRRT 患者负氮平衡和蛋白质缺乏。随机前瞻性研究显示,此类患者要获得正氮平衡,需提高蛋白质供给达到 2.5 g/(kg·d)。总能量供给推荐为 30 ~ 35 kcal/(kg·d)[125 ~ 146 kJ/(kg·d)]。由于 ARF 期间常伴有糖耐量下降和胰岛素抵抗,高血糖发生率较高。血液透析与 CRRT 治疗时,增加葡萄糖的丢失,其丢失量取决于透析液和超滤液量以及血流速度。此外,透析液和置换液中葡萄糖浓度也影响血清葡萄糖水平,并随着血流速度及置换液糖浓度上升而成比例增高,吸收来自葡萄糖的非蛋白质热量也随之增加,在计算能量平衡时,需要加以补充。当应用无糖或低糖的置换液进行 CRRT 治疗的同时给予营养支持的患者,所输入葡萄糖的 4% 将随置换液排出。总之,ARF 患者营养治疗中应注意血糖的控制,尤其是合并糖尿病的患者,并考虑到肾替代治疗过程中对血糖的影响。ARF 时脂蛋白酯酶活性下降,使脂肪降解过程及脂肪颗粒可能影响的清除受到抑制,但脂肪酸的氧化过程并未受到影响,脂肪供给一般为 0.5 ~ 1.0 g/(kg·d),并注意脂肪代谢状况。脂肪乳剂不能通过滤膜,没有明显的丢失,因此,接受 CRRT 的 ARF 患者不需额外增加脂肪的补充。

电解质紊乱是 ARF 期间临床常见的并发症之一,主要包括钾、磷酸盐、钙和镁等浓度改变。既往存在慢性肾衰竭患者多伴有营养不良,再喂养过程中严重低磷血症的发生率较高,这是由于慢性肾衰竭患者常应用磷酸盐结合剂,当再接受营养治疗时,迅速的合成代谢导致血磷浓度迅速降低至危险水平。在进行肾替代治疗过程中丢失增加也可以诱发低磷血症。此外,多种原因及肾替代治疗也能引起血钙、血镁的波动,水溶性维生素通过透析/置换液丢失,所以在进行肾替代治疗过程中亦需要适当补充。

接受肠内营养的 ARF/急性肾损伤患者,可选择标准配方、含优质蛋白的肠内营养制剂,如果存在血电解质明显异常,可选择肾衰竭特殊配方肠内营养制剂(磷、钾等某些电解质含量降低)。合理的营养支持,有助于避免或减轻 ARF 患者营养不良的发生,减轻或降低尿毒症对机体造成的危害,延缓肾脏损害的进展。

四、严重颅脑损伤患者营养支持

1. 颅脑损伤后机体代谢改变与能量需要 闭合性颅脑损伤是 ICU 中导致最严重高分解代谢的原因之一,严重颅脑损伤诱发全身性代谢紊乱,能量消耗增加比较突出,尿素氮的排泄量接近热损伤患者的排氮水平。因为下丘脑、垂体等自主神经中枢受累,从而引起全身性代谢改变,表现为基础代谢率异常增高,不同报道代谢率增高范围在 32% ~ 200%,高达正常值的 3 倍,并持续时间较长,伤后 1 ~ 2 周达到高峰。同时能量消耗量亦明显增高,即高代谢、高消耗状态。合并中枢性高热、躁动、肌肉抽搐时更为明显。有资料证实,能量消耗量与中枢神经系统损伤的严重程度相关,消耗量随着损伤的加重而增高,去大脑强直或去皮质状态患者能量消耗最高。合并感染时代谢率增高,接受镇静、肌松和控制心率(普萘洛尔)治疗可使代谢率降低。蛋白质分解大于合成,氮排出量明显增加,可高达 25 g/d,LBM 下降,可达到 10%。加之昏迷、躁动等精神症状使许多患者不能正常经口进食,造成入量不足,很快出现负氮平衡及蛋白质能量营养不良。低蛋白血症加重脑水肿,免疫功能下降使感染并发症的发生率升高。部分患者合并垂体功能受损,表现尿崩样改变,并出现顽固性低钠及低血钾的改变。此外,由于脑细胞水肿与颅内压增高,患者在伤后一段时间内接受脱水治疗,甘露醇与呋塞米的应用亦会引起水与电解质改变,如低血钾、高钠、高氯,晶体渗透压升高。

2. 营养支持原则 早期营养支持有利于减轻负氮平衡,改善蛋白质合成。肠内营养是颅脑损伤患者首先考虑的营养支持选择,重度颅脑损伤者可出现胃动力障碍,难以耐受肠内营养,特别是经胃喂养,主要与脑损伤的严重程度及颅内压升高有关。可尝试小肠喂养或予以TPN。长时间需要管饲的重症患者,应考虑胃镜引导下经皮胃造口,以免长期留置鼻胃/肠管。

糖脂双能源提供能量有助于避免进一步加重高血糖程度,蛋白质补充量 2.0 ~ 2.5 g/(kg·d),MCT 虽具有较快的氧化代谢优势,但因其可透过血脑屏障,单位时间内输注量过大可造成中枢神经系统损害,应用中应强调缓慢输注。一项临床试验表明,颅脑损伤患者最初肠内营养时,要考虑优化喂养措施,如开始的目标速度、胃最大残余量和使用小肠喂养,有助于提高肠内营养的效果与安全性。

脑水肿高峰期应控制输注液体总量,尿量异常增多时亦应注意水与电解质(K^+、Mg^{2+}、P等)的补充。此外,注意增加有神经营养作用的维生素(B 族维生素)的补充。肠内营养时可选择高蛋白、高能量的营养膳食。但对于神志异常、昏迷、躁动的重症患者,需要监测胃残余量和选择小肠喂养方式,以减少反流、误吸及肺炎的发生。

五、心功能不全患者营养支持

1. 心功能不全患者营养与代谢改变 此类患者往往病程较长,由于呼吸肌与心肌做功的增加,心脏与周身组织氧耗增加,体温升高、代谢率增高、能量消耗增加等。由于心脏及心脏以外因素的综合作用诱发蛋白质-能量营养不良,甚至心源性恶病质。当合并感染、创伤等应激打击时,蛋白质消耗与丢失增加,临床上常表现为贫血与低蛋白血症、对打击的承受能力差。肠黏膜细胞与肝细胞水肿则影响其消化吸收及代谢功能。胶体渗透压降低而造成组织水肿并影响伤口的愈合,肺间质水肿则不利于氧合,进一步加重缺氧,并影响并发症与预后。

2. 营养支持原则　恰当的营养支持有助于改善患者的营养状况,改善代谢水平及维持体内各种营养素的平衡与内环境稳定,从而支持脏器功能与免疫功能,提高恢复质量。

由于心力衰竭时胃肠道黏膜缺血、组织水肿,消化腺分泌减少,胃肠动力下降,从而使胃肠道对营养物质的消化、吸收能力下降,并常合并腹胀。多数心力衰竭患者,特别在接受机械通气期间是通过肠内途径实现营养供给的,必要时可添加肠外营养。存在明显低蛋白血症、胃肠道瘀血水肿时易出现肠内营养不耐受,可尝试预消化配方的 EN 制剂。葡萄糖、脂肪酸是心肌细胞的供能物质,缺血的心肌组织只能通过糖无氧酵解获取能量,所以肠外营养液中应含有足够的葡萄糖、钾、磷,并应补充一定比例的胰岛素,这些是细胞无氧酵解理想的营养底物。过多钠的补充和液体潴留可导致心力衰竭发生,所以保持低钠摄入是基本原则。胃肠功能较好者可选择高浓度肠内营养制剂以减少容量负荷。当血清白蛋白浓度低于 25 g/L 时,应静脉输注白蛋白,以减少渗透性腹泻的发生。

六、严重创伤患者营养支持

1. 创伤后营养代谢改变　机体在遭受严重创伤(包括大手术)、大出血等打击后出现由细胞因子参与的神经内分泌反应,从而引发以高代谢状态为特征的应激反应,使患者的生理和代谢状态发生显著变化,能量消耗和代谢率增加,可超过正常范围 10% ~ 50% ,并迅速出现营养不良。机体所发生的代谢改变取决于应激的严重程度以及患者既往的健康状况和临床治疗过程。

创伤后体内蛋白质代谢的生理平衡受到破坏,分解代谢增强,骨骼肌等组织蛋白分解,释放出游离氨基酸增加。除此以外,受损组织、创面的蛋白质丢失,尿氮排出增加,使血浆蛋白迅速下降。蛋白质合成与分解速率改变受应激程度的影响,中、重度应激时体内蛋白分解率的增加大于合成率,出现负氮平衡及低蛋白血症。同时血浆谷氨酰胺浓度明显降低。有研究显示,血浆、肌肉谷氨酰胺水平与患者的预后显著相关。

2. 营养支持原则　经过早期复苏、纠正血容量丢失,在维持充分组织灌注和血流动力学基本稳定的前提下,及早开始(24 ~ 48 小时)任何形式的营养支持。严重烧伤、创伤患者胃肠屏障功能损害常较严重,肠内营养应是首先考虑的营养供给选择。合并胃肠道解剖异常和功能障碍的重症患者,TPN 期间及肠内营养量较低时(<50% 目标量),应补充药理剂量的谷氨酰胺。据报道,含有谷氨酰胺的肠内营养能够降低肺炎、菌血症及脓毒症的发生率。

创伤患者的能量消耗与需要一般在 125 ~ 146 kJ/(kg·d)。创伤后应激性高血糖发生率很高,蛋白质迅速分解与脂肪动员氧化加速,体脂与 LBM 含量迅速减少。营养支持中应避免过多补充葡萄糖,并以双能源提供非蛋白质热量,应用外源性胰岛素控制血糖往往是必要的,根据血糖的监测结果确定补充量。蛋白质或氨基酸的补充为 1.5 ~ 2.0 g/(kg·d),合成期可增至 2.5 g/(kg·d),热氮比为 100 ~ 150 kcal : 1 g N(418 ~ 628 kJ : 1 g N)。

总之,深入认识危重症代谢与营养状态的病理生理改变过程,了解营养素代谢特点和营养支持基本理论,掌握营养支持治疗的手段与方法、营养支持治疗可能带给危重症患者的效果与风险,掌握风险的防范措施,是实现危重症有效营养支持治疗的保障。尽管如此,由于疾病的严重和对器官功能的损害,在危重症患者营养支持实施中往往面临着困难与挑战,肠内营养是理想的营养供给方式,如果肠道和肠道以外的问题影响肠内营养有效实施时,积极的肠外营养(PN+EN 或 TPN)仍然是必要和重要的,最大限度地减少重症患者蛋白质-能量负平衡、维持骨骼肌组织体积及功能更为重要,而不应为追求肠内营养而延误营养供给。应该指出,对危重症而言,原发病症的处理、多器官功能支持仍是首要和重要的,否则,仅靠营养支持难以改变危重疾病的进程与结局。

（许　媛）

参 考 文 献

吴肇汉,Nordenstrom J. 1999. 脂肪乳剂所致的脂质过氧化及 DNA 损害. 肠外与肠内营养,6:206~209

许媛. 2010. 重症患者的营养代谢支持//刘大为主编. 实用重症医学. 北京:人民卫生出版社,793~808

中华医学会重症医学分会. 2006. 危重患者营养支持指导意见. 中国危重病急救医学,18:582~590

Adorini L. 2005. Intervention in autoimmunity:the potential of vitamin D receptor agonists. Cell Immunol,233:115~124

Bakalar B,Duska F,Pachl J,et al. 2006. Parenterally administered dipeptide alany-glutamine prevents worsening of insulin sensi-tivity in multiple-trauma patients. Crit Care Med,34:381~386

Bansal V,Ochoa JB. 2003. Arginine availability,arginase,and the immune response. Curr Opin Clin Nutrition Metabolic Care,6:223~228

Barton RG. 2008. Nutrition support // Parrillo JE, Dellinger RP eds. Critical care medicine:principles of diagnosis and management in the adult. 3rd edition. Philadephia:Mosby publisher,1709~1725

Beretta L,Rocchetti S,Braga M. 2010. What's new in Emergencies,Trauma,and Shock? Nitrogen balance in critical patients on en-teral nutrition. J Emerg Trauma Shock,3:105~108

Calder PC,Jensen GL,Koletzko BV,et al. 2010. Lipid emulsions in parenteral nutrition of intensive care patients:current thinking and future directions. Intensive Care Med,36:735~749

Cano NJM,Aparicio M,Brunori G,et al. 2009. ESPEN guidelines on parenteral nutrition:adult renal failure. Clin Nutrition,28:1~14

Casaer MP,Mesotten D,Schetz MR. 2008. Bench-to-bedside review:metabolism and nutrition. Crit Care,12:222~232

Geoghegan M,McAuley D,Eaton S,et al. 2006. Selenium in critical illness. Curr Opin Crit Care,12:136~141

Gombart AF. 2009. The vitamin D-antimicrobial peptide pathway and its role in protection against infection. Future Microbiol,4:1151~1165

Heyland DK,Dhaliwal R,Drover JW,et al. 2003. Canadian clinical practice guidelines for nutrition support in mechanically ventila-ted,critically ill adult patients. JPEN,27:355~373

Kamen DL,Tangpricha V. 2010. Vitamin D and molecular actions on the immune system:modulation of innate and autoimmunity. J Mol Med,88:441~450

Kreymann KG,Grosser S,Buggisch P,et al. 1993. Oxygen consumption and resting metabolic rate in sepsis,sepsis syndrome,and septic shock. Crit Care Med,21:1012~1019

Kreymann KG. 2008. Early nutrition support in critical care:a European perspective. Curr Opin Clin Nutrition Metabolic Care,11:156~159

Lee P,Eisman JA,Center JR. 2009. Vitamin D deficiency in critically ill patients. N Engl J Med,360:1912~1914

McClave SA,Heyland D. 2005. Critical care nutrition // Fink MP,Abraham E,Vincent JL eds. Textbook of Critical Care. 5th ed. Philadephia:Elsevier Saunders,939~950

McClave SA,Martindale RG,Vincent W,et al. 2009. Guidelines for the provision and assessment of nutrition support therapy in the adult critically ill patient:Society of Critical Care Medicine (SCCM) and American Society for Parenteral and Enteral Nutrition. JPEN,33:277~315

Meier R, Beglinger C,Layer P,et al. 2002. ESPEN guidelines on nutrition in acute pancreatitis. Clin Nutrition,21:173~183

Mongardon N, Singer M. 2010. The evolutionary role of nutrition and metabolic support in critical illness. Crit Care Clin, 26: 443~450

Ronco C, Bellomo R, Kellum JA, 2007. Nutritional support during renal replacement therapy: kidney injury. Contrib Nephrol, 156: 267~274

Singer P, Berger MM, van den Berghe G, et al. 2009. ESPEN guidelines on parenteral nutrition: intensive care. Clin Nutrition, 28: 1~14

Stapleton RD, Martin JM, Mayer K. 2010. Fish oil in critical illness: mechanisms and clinical applications. Crit Care Clin, 26: 501~514

Ziegler TR, Ogden LG, Singleton KD, et al. 2005. Parenteral glutamine increases serum heat shock protein 70 in critically ill patients. Intensive Care Med, 31:1079~1086

第四十五章

高血糖与控制血糖治疗

随着基础与临床研究的深入,医学工作者正在逐步阐明脓毒症等危重状态下机体炎症反应与病理生理改变的重要机制和最终后果,在此基础上,新的干预方法不断在临床中付诸验证。然而,严重感染并发症、多器官功能障碍综合征(MODS)患者的预后却未能因此而改观,病死率依旧居高不下,这也意味着以抗炎、免疫调理为目的的治疗措施未能得到循证医学支持。与此同时,一些围绕加强监护而展开的治疗策略却对改善脓毒症患者预后显示出一定价值,其中在 ICU 中针对脓毒症及其他危重症患者出现的高血糖给予积极控制治疗近年来得到广泛认同。虽然没有直接证据说明以胰岛素强化治疗(intensive insulin therapy)为主要手段的严格血糖控制可以使脓毒症患者受益,但大样本的临床观察发现,在 ICU 中施行血糖控制治疗能显著降低危重症患者病死率,并缩短监护与住院时间,减少并发症及住院费用。因此,没有理由认为同样是在 ICU 内接受治疗的脓毒症等危重症患者不能从中受益。2004 年、2008 年美国和欧洲危重症学会等联合制定的脓毒症与脓毒性休克治疗指南中,对通过胰岛素治疗和合理营养支持方案控制脓毒症高血糖给予了充分肯定,目前这一治疗方法正在逐步推广。

脓毒症患者高血糖的发生源自创伤和感染后神经-内分泌系统激活和炎症介质过度释放而造成的代谢紊乱状态,高分解代谢和胰岛素抵抗(insulin resistance)是引起血糖升高的直接原因;同时不适当的静脉营养支持和药物使用等又将加剧高血糖程度,并延缓机体代谢紊乱的恢复。脓毒症患者高血糖的出现也提示可能同时存在蛋白、脂肪代谢紊乱及负氮平衡。胰岛素强化治疗可以纠正急性期与后续治疗期间的高血糖,阻止由此而造成的并发症与预后不良。作为体内重要代谢调控与免疫调节物质,在抗分解、促合成代谢的同时,研究者也发现给予外源性胰岛素能影响感染与创伤后机体炎症反应水平和免疫状态,对危重症的治疗具有潜在价值。本章将就上述内容进行详细阐述。

第一节 危重症代谢状态改变与急性期胰岛素抵抗

一、葡萄糖体内代谢途径与调节机制

1. **葡萄糖的生理功能** 糖是自然界最丰富的物质之一,基本结构式($CH_2O)_n$,故也称之为糖类。人体每日摄入的糖占食物总量 50% 以上,构成主要能量来源。1 g 葡萄糖完全氧化分解产能 2840 J/mol,且可以被组织细胞直接利用。除外源摄入外,在饥饿状态下葡萄

糖也可由肝脏、骨骼肌内储存的糖原分解和糖异生作用提供。

血液中葡萄糖含量是反映体内糖代谢状况的重要指标,正常状态下空腹静脉血葡萄糖浓度在 3.89 ~ 6.12 mmol/L 波动。血糖含量维持一定水平,对于保证人体各组织器官特别是脑组织的正常功能活动极为重要,脑组织主要依靠糖的有氧氧化供能。当血糖降至正常值 1/3 ~ 1/2 时,可引起严重功能障碍甚至死亡。

除供给机体能量外,糖也是人体组织结构的重要组成成分:①以糖蛋白形式组成细胞表面受体、配体,参与细胞间信息传递;②与脂类结合形成糖脂,是神经组织和细胞膜的主要组成;③血浆蛋白、抗体、某些酶及激素中也含有糖成分。

2. 葡萄糖分解代谢　组织对糖的分解利用经由 4 条途径:①有氧氧化;②无氧糖酵解;③生成磷酸戊糖的磷酸戊糖通路;④生成葡萄糖醛酸的糖醛酸代谢。有氧氧化是机体最主要的供能形式,在生理条件下,大多数组织有足够氧供以满足有氧氧化需要而无须进行糖酵解。但在一些特定情况下,糖酵解有特殊生理意义。如剧烈运动时能量需求增加,糖分解加速,此时即使呼吸和循环加快以增加氧的供应仍不能满足体内糖完全氧化所需,这时肌肉处于相对缺氧状态,必须通过糖酵解过程供量。对由于疾病而导致组织低灌注、氧供不足,如严重创伤、休克等,细胞也需通过糖酵解来获取能量。倘若糖酵解过度,可因乳酸产生过多而造成代谢性酸中毒。

经糖酵解途径,1 分子葡萄糖可氧化分解产生 2 分子丙酮酸,净产生 2 分子 ATP(如从糖原开始则可净生成 3 分子 ATP);丙酮酸进入线粒体后继续氧化分解,此过程中产生两对还原型辅酶Ⅰ($NADH^+$)H^+,再经线粒体内氧化呼吸链的传递,最后氢与氧结合生成水,在氢的传递过程中释放的能量一部分以 ATP 形式储存。氧供应不足时从糖酵解途径生成的丙酮酸转变为乳酸,由乳酸脱氢酶催化完成。在一些组织如心肌细胞内,乳酸又作为有氧氧化的底物,经乳酸脱氢酶氧化再次转变成丙酮酸,同时氧化型辅酶 NAD 还原为($NADH^+$)H^+。

3. 葡萄糖向细胞内转运载体　葡萄糖不能直接扩散进入细胞内参与代谢,必须通过两种方式转运入细胞:一种是与 Na^+ 共转运方式,它是一个耗能逆浓度梯度转运,主要发生在小肠黏膜细胞、肾小管上皮细胞等部位;另一种方式是通过细胞膜上特定葡萄糖转运子(glucose transporter, GLUT)将葡萄糖转运入细胞内,它是一个不耗能顺浓度梯度的转运过程。目前已知转运子有 5 种,各自具有组织特异性,如转运子-1(GLUT-1)主要存在于红细胞,而转运子-4(GLUT-4)分布在脂肪和肌肉组织,后者也被认为是血糖的快速转运体系。血糖升高超过正常值后,葡萄糖清除主要依靠 GLUT-4 向细胞内顺浓度梯度的快速转运来实现。

4. 血糖的调节机制　在神经-内分泌系统调控下,循环血糖水平处于动态平衡中。参与糖代谢调节的激素包括具有升糖作用的肾上腺素、胰高血糖素、肾上腺皮质激素、生长素等和降低血糖的重要激素胰岛素。胰岛素对糖代谢调节涉及 5 条主要途径:①增加肌肉、脂肪组织细胞膜对葡萄糖的通透性,使葡萄糖易于进入细胞内;②升高葡萄糖激酶活性,加速肝细胞糖原合成;③促进葡萄糖氧化分解;④促进糖转变成脂肪;⑤抑制糖异生与肝糖原分解。其中前两条途径是循环葡萄糖清除的主要方式,与胰高血糖素的升糖作用共同构成了血糖快速调节体系,将血糖精确控制在相对狭窄的正常范围(图 45-1)。

由于不能直接进入细胞,胰岛素的生物学活性需要通过与胰岛素敏感组织细胞表面胰

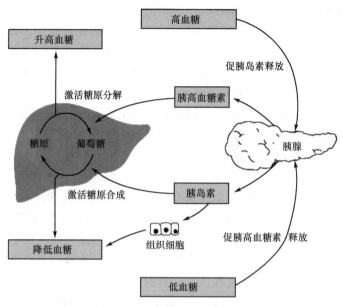

图 45-1　血糖的调节机制

虽然多种激素参与血糖调节,但胰岛素/胰高血糖素仍是将血糖控制在狭窄生理浓度的最重要和直接的调节体系;
就降低血糖而言,胰岛素作用下外周组织对葡萄糖的有效摄取可能比促进肝糖原合成更为关键

岛素受体(insulin receptor,IR)结合并经由胞内信号通路与第二信使的传递才能实现。在下文中我们将结合胰岛素抵抗的发生机制及胰岛素受体结构和信号转导路径进行介绍。

二、危重症患者的代谢特征

在临床实践中,我们观察到,包括脓毒症在内的危重症患者发病后会迅速发生营养不良和体重下降。导致能量消耗增加的高分解代谢状态和对代谢底物利用的改变共同构成危重症患者的代谢特征,也是导致血糖升高的根本原因。机体分解自身储存的蛋白质与脂肪组织提供能量需求也出现于正常人的饥饿状态下,但与烧伤、创伤及感染后高分解代谢存在重要区别。后者因为存在静息能耗(resting energy expenditure,REE)的升高而引起脂肪、蛋白、糖类迅速分解,氮质排泄增多,并造成持续性负氮平衡。临床统计严重感染患者 REE 升高 25%~40% 或更高,大面积烧伤患者升高达 40%~100% 。

危重患者应激状态下对代谢底物利用方式的变化包括生酮作用受到抑制、脂肪酸利用能力下降和外周组织葡萄糖摄取障碍,而机体对脂肪与蛋白分解的自身抑制丧失,此时即使能获得充足外源性营养物质补给,亦无济于有效抑制蛋白和脂肪组织消耗,因此负氮平衡不能纠正。脂肪分解产生的脂肪酸自脂肪细胞大量释放,超出组织氧化利用的部分可酯化为三酰甘油,导致高三酰甘油血症与肝脏脂肪变性。糖原分解增加直接升高血糖,但外周葡萄糖摄取障碍却是造成应激性高血糖的更主要原因。脓毒症患者由于组织缺氧和丙酮酸脱氢酶活性下降而导致循环中葡萄糖代谢中间产物乳酸堆积,乳酸作为底物又加强了糖异生作用,从而进一步加剧高血糖。

类似于早期炎症反应的作用,危重状态下代谢改变从本质上属于机体自身防御反应的一部分,初衷是最大限度地提供组织修复和炎症细胞使用的代谢产物,并满足脏器蛋白质合成(如肝脏合成免疫球蛋白与纤维蛋白)需要。但这一代谢失衡却也造成了内环境紊乱、免疫抑制、感染加重、骨骼肌消耗、肠黏膜萎缩、组织修复不良等危害,诱发脏器功能不全甚至 MODS。创伤与感染急性期体内迅速升高的应激激素(stress hormone),包括肾上腺素、糖皮质激素、胰高血糖素等,是造成高分解代谢的主要原因;而体内促合成代谢激素如生长激素(GH)、胰岛素样生长因子-1(IGF-1)分泌不足和生物学效应下降则加重这一代谢变化。除了坏死性胰腺炎、体温过低、严重缺氧、有糖尿病病史和高龄等特定情况,没有证据支持脓毒症时胰岛素分泌受到累及,相反循环中胰岛素浓度会有一定程度升高,但由于胰岛素抵抗的发生,其促合成代谢效应低下,失去对高分解代谢和高血糖的有效抑制。

"细胞因子风暴"是脓毒症过度炎症反应状态的重要标志,研究发现包括肿瘤坏死因子-α(TNF-α)、白细胞介素(IL)-1、IL-6 等一系列在发病早期合成、释放的介质均能诱发胰岛素抵抗,从而造成脓毒症高血糖。这些促炎细胞因子与应激激素之间存在相互诱生关系,并都具有增加机体能耗和强化分解代谢的调节倾向,实际上在严重损伤及脓毒症患者,早期的高分解、高能耗状态并非一成不变或持续加重。即使精确估计危重患者每日总能耗(total energy expenditure,TEE)存在难度,但通过使用直接测能法,临床资料证实脓毒症、烧伤、创伤患者 REE 经历了"退潮"和"涨潮"阶段("ebb" and "flow")变化。在发病 24~48 小时,患者基础代谢率下降,体内能量动员增加;继而进入"涨潮"阶段,能量消耗增加,组织分解代谢活跃。当然这只是指危重症患者代谢平衡改变的总体趋势,具体到每一个体,则存在更多影响因素而差异更大,如不同基础营养状态下身体组织成分的差别;早期复苏导致的体重增加;不同的疾病或创伤类型;激素、镇静药、血管活性药、β 受体阻滞剂等的使用;偏瘫、截瘫的存在以及年龄、体温、环境温度、创面大小、身体活动、病程时间、病情变化和营养支持等。可以说,危重症的代谢失衡状态是在上述诸因素的基础上,经细胞因子与激素(也包括胰岛素与 GH、IGF)复杂、精确的调节而最终形成的。

三、急性期胰岛素抵抗和高血糖

1. **细胞表面 IR 结构**　胰岛素作用下葡萄糖转运只发生在对胰岛素敏感的组织细胞,即表面存在 IR 的肝细胞、骨骼肌细胞和脂肪细胞。在胞膜镶嵌的 IR 系由 2 条 α 链和 2 条 β 链组成的 α2β2 结构(图 45-2),其中胞外的亚单位负责与胰岛素结合并引起跨膜变构,激活 β 链酪氨酸激酶区域,使 β 链发生分子内磷酸化。磷酸化后的 β 链不同区域既被赋予不同功能,又协同完成了对底物的磷酸化任务,如靠近胞膜的残基 Y960 负责胞内底物识别,而激酶活性区域 Y1146、Y1150、Y1151 则产生对伪底物的抑制,并维持底物蛋白酪氨酸激酶活性的持续。因此,胰岛素受体内激酶(insulin receptor kinase,IRK)的活化对胰岛素信号向胞内传递至关重要。

与酪氨酸激酶家族的其他受体不同,IR 并不直接结合胞内启动子,而是将 β 亚基磷酸化后的几个相邻位点作为效应蛋白的靶位。IRK 胞内底物家族(insulin receptor substrate,IRS)包括 IRS-1、IRS-2、IRS-3、IRS-4、Gab1、Shc、信号调节蛋白(SIRP)、Cb1、PAS 蛋白等,底物蛋白与磷酸化后的 β 链特定结合区域匹配必须借助 Src 同型结构域 SH2 或磷酸化结构域

PTB 的识别,而当这些蛋白磷酸化后,另一端的 SH2 或 PTB 结合区域也为下一级蛋白激活提供了可能。如磷酸化后的 IRS-1 借此即可激活 P85 基因蛋白和磷脂酰肌醇-3 激酶(phosphatidylionsitol-3-kinase,PI3K)的 Type1A 调节亚基。IRS 结合激活的下游蛋白还包括酪氨酸蛋白激酶 SHP2、Src 家族激酶 Fyn、小适配蛋白 Grb2 和 Nck 等(图 45-3)。

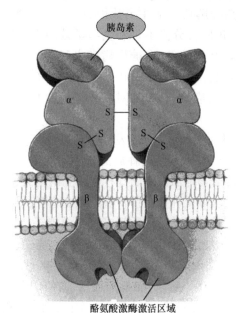

图 45-2　胰岛素受体 α2β2 结构

二硫键维持亚基间的稳定性并参与了胰岛素结合后的空间变构。通过 β 亚基末端酪氨酸激酶激活区与下游受体底物蛋白结合,转导胰岛素胞内信号

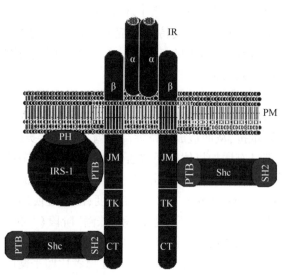

图 45-3　胰岛素受体胞内底物家族结合激活过程

底物蛋白(IRS-1、Shc 等)通过 PTB/SH2 区域与磷酸化后的 β 特定结合区 JM、CT 等匹配。PH 结构域的作用可能是连接 IRS 与细胞膜并使 IR 与 IRS 的关系更加紧密。这一受体磷酸化复合结构的形成为下一级联蛋白的结合与磷酸化提供了条件

IR 磷酸化激活下游蛋白后所产生的胞内效应极为复杂,而这些位点蛋白的生物学活性既具有特异性,又存在重叠和交叉。例如,小适配蛋白 Grb2 与等位互换因子 SOS 结合后参与了胰岛素对 Ras 激酶的激活,继而通过 Raf 和 MEK 活化细胞外信号调节激酶(extracellular signal-regulated kinase,ERK;属于丝裂原活化蛋白激酶家族,mitogen-activated protein kinase,MAPK),调节转录和有丝分裂;同时 Ras 也与 PI3K 的触发亚基相互作用,并调节其活性,参与了转录激活、有丝分裂、抗凋亡、蛋白合成以及糖原合成、葡萄糖转运。在 Rac 和 Rho 家族蛋白调控下,PI3K 也涉及对肌动蛋白的调节。而分布不同的 IRS 在磷酸化后激活的代谢调节与促有丝分裂途径和终效应亦不相同,已知 IRS-1、IRS-2 分别参与了胰岛素调节下骨骼肌葡萄糖摄取和肝糖产生(图 45-4)。

IR 启动胰岛素信号的同时也被 IGF 家族激素 IGF-1、IGF-2 激活(图 45-5)。在体内,IGF 主要由肝脏合成,与胰岛素蛋白结构的差异在于保留了 C 肽和延伸出的碳末端。胰岛素敏感细胞表面也同时存在特异性 IGF 受体,其中 IGF-1 受体胞内级联反应与 IR 极为类似,并受胰岛素激活,但由于终效应不同(胰岛素:代谢;IGF:生长),因此两条通道在下游必然存在严格的区分。

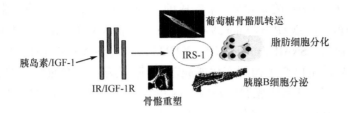

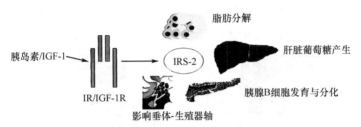

图 45-4　胰岛素受体磷酸化激活下游蛋白所致胞内效应

在接受胞外胰岛素或 IGF-1 信号后,IRS-1、IRS-2 介导了不同组织细胞的生物学效应或相同组织细胞的不同生物学效应

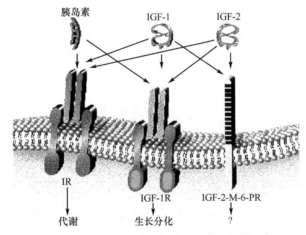

图 45-5　胰岛素受体与 IGF-1 受体的关系

IR 与 IGF-1 受体结构类似,并均能通过与胰岛素或 IGF 结合而被活化,但二者所调节的细胞功能存在严格区分。
IGF-2 受体介导的胞内生物学效应目前尚不清楚

2. 涉及调控 GLUT-4 葡萄糖转运的胰岛素胞内信号通路　调节体内葡萄糖代谢平衡
是胰岛素的重要生理功能。当胰岛素抵抗发生后,体内敏感组织细胞葡萄糖摄取和利用能
力失去对胰岛素调节的有效反应,从而在胰岛素并不缺乏的基础上发生高血糖。有研究证
实,外周组织(主要是骨骼肌细胞)的葡萄糖转运和糖原合成比肝组织的摄取对循环葡萄糖
清除的意义更大,肌细胞构成了胰岛素抵抗状态的核心区域。

GLUT 遍布各组织细胞中,负责向胞内运送葡萄糖。在骨骼肌与脂肪细胞内储有
GLUT-1 和 GLUT-4,前者主要参与基础水平的葡萄糖摄取,并不受胰岛素调节;而 GLUT-4
被证实是靶细胞内接受胰岛素调节转运葡萄糖的唯一载体。骨骼肌细胞中的 GLUT-4 呈球
囊结构,被盖笼形蛋白(clathrin),必须融合到细胞膜表面并将 GLUT-4 递出细胞外膜后才能
从事葡萄糖转运,即细胞摄取葡萄糖的能力取决于膜表面 GLUT-4 的数量。GLUT-4 落位到

细胞膜特定位置是通过一种"陷阱模式"来完成的:GLUT-4 囊泡表面有囊泡薄膜陷阱蛋白受体臂(vesicle membrane SNAP receptor,V-SNARES),包括 VAMP2 和(或)VAMP3,通过该受体与薄膜陷阱蛋白23(SNARE protein 23,SNAP23)嵌合,形成 t-SNARES 复合物,而原先与陷阱蛋白嵌合的辅助蛋白产生构型变化或脱落,以适应新复合物的结构需要(图 45-6)。一旦转运任务完成,GLUT-4 自细胞膜向胞内的内吞通过囊泡笼形蛋白的凹陷实现,内吞过程受 GTPase 启动蛋白(dynamin)的调节。尚未发现胰岛素对 GLUT-4 囊泡内吞存在调节活性。除分解供能外,经由 GLUT-4 摄取的葡萄糖主要去路为合成肌糖原(图 45-7)。

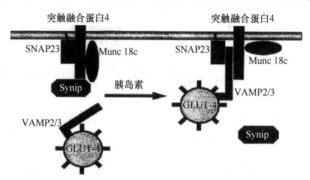

图 45-6　GLUT-4 与脂肪细胞膜表面的结合

GLUT-4 借 VAMP2/3 臂与 SNAP23 嵌合,同时辅助蛋白 Synip 脱落,Munc18c 变构;突触融合蛋白 4 是唯一能在脂肪细胞膜表面定位 GLUT-4 的跨膜蛋白。GLUT-4 复合物形成后,其转运葡萄糖的活性受 GTP 结合蛋白的调节

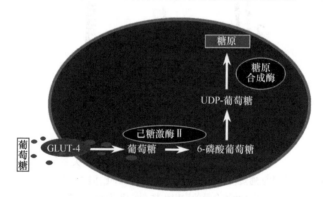

图 45-7　葡萄糖经 GLUT-4 摄取后合成肌糖原

在这一过程中己糖激酶Ⅱ与糖原合成酶是最重要的限速酶。UDP-葡萄糖:uridine diphosphate glucose,
尿苷双磷酸葡萄糖

如果循环中胰岛素水平处在生理浓度范围,GLUT-4 囊泡自胞内向胞膜和自胞膜向胞内的运转速度缓慢,且 90% 以上的囊泡储存在细胞膜内(主要存储区是接近细胞膜的微管泡系统,也有少部分存储在高尔基体、内涵体中)。因此,了解胰岛素生物信号传递与 GLUT-4 葡萄糖转运是弄清胰岛素抵抗产生机制的生理基础。胰岛素受体激活后胞内信号转导给特定 GLUT-4 存储区域,该区域内 GLUT-4 囊泡向薄膜的释放增加,同时薄膜 GLUT-4 囊泡的内吞亦相应减少,从而增强了细胞对葡萄糖的摄取能力。由此可见,胰岛素抵抗必然将涉及从胰岛素受体后信号蛋白级联磷酸化障碍到 GLUT-4 囊泡转运的受阻,阐明调控 GLUT-4 运动的胰岛素胞内信号通路是弄清胰岛素抵抗发生机制的重要基础。

　　尽管 IRK 激活是胰岛素信号进入细胞的唯一途径,但受体自身磷酸化发生后催化位点众多,能触发多种胞内底物蛋白,其下游的多重磷酸化信号转导途径十分复杂,并存在广泛的信号分子间的相互协同效应。由于这些下游通路功能的区分一般都起源于 IRS 水平,因此 IRS 也被形象地称为细胞代谢开关(metabolic switch,图 45-8)。

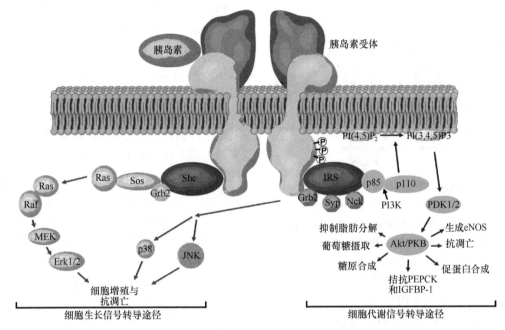

图 45-8　IRS 家族受 IRK 催化后激活不同的下游级联反应

如 Shc 经 Grb2/SOS/Ras-ERk(MAPK)途径介导细胞增殖;IRS 对葡萄糖、脂肪与蛋白代谢的调节则可能是通过 PI3K-Akt/PKB 途径的多级磷酸化完成。PIP2,二磷酸酯酰肌醇;PIP3,三磷酸酯酰肌醇;p110,催化亚单位;PDK,磷酸肌醇蛋白激酶;Akt/PBK,丝氨酸/苏氨酸蛋白激酶,即蛋白激酶 B;PEPCK,磷酸烯醇式丙酮酸羧激酶,系肝脏糖异生的关键酶;IGFBP-1,胰岛素样生长物质结合蛋白 1,降低 IGF-1 的生物学活性,并限制胰岛素与 IGF-1 受体的结合

　　虽然从胰岛素受体磷酸化到 GLUT-4 葡萄糖转运的确切信号转导环节并未完全阐明,但有充分证据显示 IRS 下游 Type1A PI3K 活性与三磷酸酯酰肌醇[PI(3、4、5)P3]的合成是胰岛素作用下 GLUT-4 向胞膜移位的前提条件。这些依据包括:使用 PI3K 阻滞剂渥曼青霉素可以阻断胰岛素介导的脂肪细胞葡萄糖摄取;而通过对 PI3K 酶触反应亚单位活性的强化则促进了 GLUT-4 的移位。经使用生物技术诱导 PI3K 主要功能区结构突变后,包括葡萄糖摄取、GLUT-4 移位、糖原合成在内的几乎所有胰岛素生物学活性作用均在靶细胞丧失,而阻断 PI3K 的上游信号后也出现同样结果。由此几乎可以肯定 PI3K 是 GLUT-4 接受胰岛素信号的必经途径。但另一方面,有资料也证实 PI3K 被胰岛素以外的其他生物信号包括血小板源性生长因子(platelet-derived growth factor,PDGF)、IL-4 或经整合素(integrin)受体途径等激活并不介导 GLUT-4 的转运;通过诱导胰岛素受体的形式强化 PI3K 活性后,GLUT-4 移位也没有增加。而即使使用了 PI3K 阻滞剂渥曼青霉素后,再给予细胞胰岛素和补充足够的 PI(3、4、5)P3 物质后,GLUT-4 转运仍然能得到加强。上述实验依据清楚地提示,虽然 PI3-K 对维持 GLUT-4 转运能力是必需的,但并非唯一的胰岛素信号传导路径。极有可能存在其他调节 GLUT-4 葡萄糖摄取的信号通路。

一些模拟胰岛素（insulinomimetic）的药物可以不经胰岛素受体而激活 GLUT-4 移位，可能是通过了磷酸腺苷（adenosine monophosphate, AMP）依赖的蛋白激酶（AMP-dependent protein kinase）通路。该通路位于 PI3K 下游或与之平行，是否也是胰岛素信号通道目前尚未弄清。

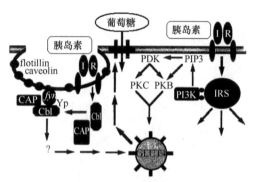

图 45-9　脂肪细胞胰岛素信号通道

IR/PI3K/PKB 构成胰岛素刺激下 GLUT-4 移位的重要信号转导路径，位于胞膜窝内的 IR 可能借助能与脂筏蛋白 flotillin 结合的 Cb1/CAP 复合物而实现胰岛素信号的多级磷酸化胞内传导。该通道的下游反应过程尚未阐明。

caveolin，窝蛋白，系构成胞膜窝的重要成分

IRS 蛋白 Cb1 可能提供了另一条独立于 PI3K 的葡萄糖摄取调节信号通路。除 IRK 外，在许多细胞中，多条受体或非受体磷酸化途径均可磷酸化 Cb1，但对脂肪细胞而言，只有 IRK 才能导致 Cb1 酪氨酸磷酸化，这是由于 Cb1 适配蛋白（Cb1-associated adaptor protein, CAP）的存在所决定的。据报道，CAP 氨基末端与脂肪细胞胞膜窝脂筏蛋白 flotillin 特异性嵌合，而 CAP 功能区发生突变后阻止了 Cb1 酪氨酸磷酸化，抑制胰岛素依赖的 GLUT-4 转运和葡萄糖摄取，但不影响 PI3K 或 MAPK 通路活性。这有可能构成了脂肪细胞胞膜窝区胰岛素受体后的独立信号通道来介导 GLUT-4 移位。但位于 Cb1 下游的级联磷酸化和该级联反应与 PI3K 信号通道的联系，目前有待进一步探讨（图 45-9）。

IRK 启动 PI3K 后 PI（3、4、5）P3 合成增加，并进一步磷酸化激活下游磷酸肌醇蛋白激酶（phosphoinositide dependent protein kinases, PDK），通过多级磷酸化传导胰岛素信号。对 PI3K-PDK 下游通路组成，目前认为丝氨酸/苏氨酸蛋白激酶即蛋白激酶 B（Akt；serine/threonine protein kinase B，PKB）极有可能是转导胰岛素信号的核心环节。Akt 包括 3 种同源异构体，即 Akt1、Akt2 和 Akt3，其 N 末端有 PI（3、4、5）P3 结合区域，C 末端存在酶触反应区。在 PI3K-PDK 活化后，Akt 自胞质向胞膜聚集，通过与 PI（3、4、5）P3 结合改变构象，并实现磷酸化激活。Akt 在胞膜的这一激活过程十分迅速，细胞在接受外源信号后数分钟内 Akt 活性即达到最大化，活化后的 Akt 进入细胞核，其磷酸化作用底物众多，调控细胞增殖、凋亡和肿瘤生长等多重生物学效应（见图 45-8）。支持 Akt 是胰岛素信号通道中位于 PI3K 下游环节的依据包括：①PKBβ（即 Akt2）在胰岛素敏感组织（如脂肪组织）表达水平相对较高；②PKBβ 基因缺乏的动物表现出类似人 2 型糖尿病肝脏和肌肉胰岛素抵抗；③PKBβ 基因敲除动物胰腺胰岛细胞增生、胰岛体积增大；④PKBβ 活化后脂肪、骨骼肌、肝脏细胞内葡萄糖含量增加，并表现出类似于经胰岛素作用后的基因表达特征；⑤使用渥曼青霉素后 Akt 活性下降，而 PI3K 活性增强后细胞内 Akt 表达也相应上调；⑥GLUT-4 基因表达不需要 PKBβ 参与。因此认为，Akt/PKB 是胰岛素信号由 PI3K 向 GLUT-4 转导的核心下游环节。在 Akt 3 种同源异构体中，由于选择的作用底物不同，PKBα 与 PKBγ 不参与胰岛素信号向 GLUT-4 传递过程。

除了 Akt/PBK，蛋白激酶 C（protein kinase C，PKC）家族的非典型成员 PKCη 和 PKC§ 等也有可能参与了胰岛素信号转导。有学者在诱导 Akt 突变后，发现胰岛素的促蛋白合成效应丧失，而 PKCη 介导的 GLUT-4 移位未受影响；反之，PKCη 突变后不影响 Akt 表达，但减

少 GLUT-4 移位。有趣的是,即使 Akt 与 PKC 同时失活,胰岛素刺激下 GLUT-4 移位的增幅也只下降 50% 左右,因此尚不能完全肯定 Akt/PBK、PKC 在胰岛素信号传递通路下游的核心位置(图 45-9)。

3. 胰岛素抵抗的概念和临床判定　胰岛素抵抗可以定义为骨骼肌、脂肪细胞、肝细胞、心肌细胞等胰岛素敏感组织在病理条件下减弱或丧失了接受胰岛素调节后所应有的正常生理效应。由于胰岛素能通过抑制肝脏糖质的产生和促进骨骼肌与脂肪细胞处理葡萄糖而控制血糖,因此胰岛素抵抗的发生与高血糖息息相关。胰岛素抵抗概念的由来源自对 2 型糖尿病患者或肥胖人群代谢特征的研究,但这与出现在脓毒症、烧伤、创伤及大手术等危重症高分解代谢状态下的急性期胰岛素抵抗在诱因、抵抗部位及发展进程上有所不同,后者也被称为应激性糖耐量损害(impaired glucose tolerance,IGT)。首先要认识到作为应激后机体代谢调整的组成部分,急性期胰岛素抵抗和继发的高血糖本质是满足炎症反应与组织修复的代谢底物供应,如脑组织、血液细胞就必须依靠葡萄糖来提供能量。其次,并不是所有危重症患者和危重病阶段都会发生应激性高血糖(也称为应激性糖尿病或外科糖尿病,stress diabetes/surgical diabetes,指血糖>11.12 mmol/L),事实上在脓毒症/脓毒性休克患者中观察到的低血糖并不少见,尤其在病程终末期。而即使发生持续性高血糖的危重症患者,急性期胰岛素抵抗固然是重要成因,亦可能由于营养支持、葡萄糖液体输注及药物、透析治疗导致,或者预先即有胰岛素缺乏(可由高龄、低温、缺氧、胰腺炎引起)、隐性糖尿病等。另一方面,一旦急性期胰岛素抵抗发生,体内蛋白质、脂肪等代谢底物的利用均会出现变化,对代谢平衡的影响比单纯高血糖更为复杂。

在临床工作中,通过两种途径能判定危重症患者发生急性期胰岛素抵抗:①证实同时存在的高胰岛素血症与高血糖,可经检测空腹葡萄糖、胰岛素浓度获得;②补充外源性胰岛素后血糖失去应有变化。正常葡萄糖高胰岛素钳夹试验(euglycemic hyperinsulinemic clamp)是判断胰岛素抵抗存在的敏感检查技术,即通过同时输入葡萄糖与胰岛素,计算将血糖维持在狭窄生理范围内胰岛素的消耗量。但国内 ICU 鲜有实施该方法的报道。频繁糖耐量检测法(frequently sampled intravenous glucose tolerance test,FSIVGTT)是另一种临床判定胰岛素抵抗发生的可行性无创手段。

就葡萄糖代谢而言,急性期胰岛素抵抗累及敏感组织的直接后果为胰岛素失去对肝脏糖质新生的抑制和对循环中葡萄糖处置的促进。目前观点认为,葡萄糖摄取和利用障碍比产糖增加对导致高血糖更为关键。胰岛素抵抗发生后,肝脏和外周组织(骨骼肌、脂肪组织)在胰岛素刺激下葡萄糖摄取及糖原合成能力都有下降,虽然骨骼肌负担体内葡萄糖处置的 85% 以上,但二者在抵抗发生的权重仍要取决于危重症患者的病因与病程,外周胰岛素抵抗对脓毒症患者更为重要,这与烧伤、失血性休克、手术后患者有所不同。急性期胰岛素抵抗一般可持续几天到数周不等,并随着病情的好转而逐渐恢复对胰岛素的敏感性。

4. 胰岛素抵抗的发病机制　从胰岛素的产生、运输到与受体结合、信号转导直至 GLUT-4 葡萄糖转运,任何损害这一途径的因素都可能导致胰岛素抵抗发生。通过脓毒症动物模型证实,严重感染后胰岛细胞分泌有所增加,据此排除了由于胰岛素缺乏导致高血糖的可能。胰岛素水平升高的趋势也在烧伤与严重感染患者体内得以证实。当然这并不意味着发病后胰腺分泌功能得到强化,因为实验同时也发现感染动物体外分离的胰岛细胞胰岛素生成与对照并无差别,说明分泌增加可能由于高血糖负反馈调节所致。

没有理由认为脓毒症患者胰岛素在循环中的转运出现障碍;研究证实即使在显著胰岛素抵抗发生后,IR 磷酸化水平也未降低,而 IRS-1 和 MAPK 活性正常,尤其在高胰岛素作用时。据此推测抵抗的发生机制应位于受体后水平,并涉及 PI3K 或下游的多级磷酸化步骤和 GLUT-4 移位。新近资料证实,创伤和感染患者存在 GLUT-4 表达下降和移位障碍,如前文所述,细胞内 90% 以上的 GLUT-4 处在备用状态,因此 GLUT-4 数量下降不会对葡萄糖摄取造成严重影响,而由于胰岛素信号多重磷酸化转导被阻断而造成的 GLUT-4 移位障碍很可能是诱发急性期胰岛素抵抗的关键机制。对于胰岛素抵抗发生后 PI3K 活性变化报道不一,相对而言,Akt 磷酸化水平下降被认为更为重要。也有多项临床研究观察到烧伤、手术后及其他危重症患者体内 IGF-1 含量显著下降和 IGFBP-1 水平上升,IGF-1 与 IR 结合形式与生物学效应类似胰岛素,IGFBP-1 能拮抗 IGF-1 胰岛素样代谢样活性,与 2 型糖尿病胰岛素抵抗发生有关。这一抵抗机制属于受体前水平,是否也同样发生于脓毒症患者有待证实。还应当认识到,机体仍有许多细胞的葡萄糖摄取并不依赖胰岛素调节,不排除脓毒症发生后这些细胞也可能出现葡萄糖利用障碍而造成脓毒症高血糖。此外,有观点认为,脓毒症状态下自身 IR 抗体的产生和胰岛素分泌动力学模式的改变与高血糖发生相关。

对脓毒症胰岛素抵抗诱发因素的探索首先集中于脂多糖(lipopolysaccharide,LPS)的作用。实验观察到,高剂量 LPS 注射能使动物和健康人很快出现胰岛素抵抗状态;然而高血糖发生后 LPS 似乎又可以增加胰岛素的敏感性或强化胰岛素样作用的效果,并有可能激活非胰岛素依赖的葡萄糖摄取(主要部位在富含巨噬细胞的组织如脾脏和肠道),促进葡萄糖生成与利用,增加细胞内糖原储存和网状内皮组织葡萄糖无氧酵解。甚至有 LPS 导致低血糖的报道。由此可见,LPS 并非造成胰岛素抵抗的直接因素,而只是作为脓毒症发病的启动因素诱导了急性期胰岛素抵抗发生。

危重患者体内迅速升高的应激激素(也被称为反向调节激素,counter-regulatory hormone)是影响血糖平衡的重要因素(表 45-1),这些激素包括儿茶酚胺、氢化可的松、胰高血糖素和 GH,除拮抗胰岛素分泌、增加肝糖原分解与糖异生外,还可能通过受体后机制阻碍胰岛素信号转导。应激激素也加速了脂肪分解和游离脂肪酸(free fatty acid,FFA)产生,而 FFA 会进一步减弱胰岛素的敏感性。在脓毒症治疗中使用的激素类药物如糖皮质激素、拟肾上腺能药物和免疫抑制剂(如环孢素)等则人为加重了应激激素对葡萄糖代谢平衡的损害。实验证实,健康人分别接受肾上腺素、胰高血糖素、皮质激素注射后血糖升高 60% ~ 80%,糖质新生超过 100%,即使高胰岛素血症也同时发生。而当联合注射 3 种应激激素后(类似脓毒症发生后激素分泌状态),血糖比单独使用任何一种激素都要高出 3 倍以上。此时胰岛素水平亦达到基础水平的 3 倍,但外周葡萄糖清除并未增加。上述结果充分印证了应激激素能介导胰岛素抵抗的发生。不过也有学者认为,脓毒症时应激激素变化发生较晚,起作用慢,不足以解释急性期胰岛素抵抗的原因。而且一些发生胰岛素抵抗的临床病例并未发现应激激素升高。

表 45-1　不同应激激素对危重症患者高血糖发生的影响机制

应激激素	作用机制	应激激素	作用机制
肾上腺素	通过受体后机制介导骨骼肌胰岛素抵抗	肾上腺素	促进肝糖原、肌糖原分解
	增加糖质新生		加速脂肪分解,升高循环中 FFA 浓度

续表

应激激素	作用机制	应激激素	作用机制
肾上腺素	直接抑制胰岛素分泌	生长激素	加速脂肪分解
胰高血糖素	增加糖质新生		增加糖质新生
	促进肝糖原分解	去甲肾上腺素	加速脂肪分解
氢化可的松	介导骨骼肌胰岛素抵抗		增加糖质新生
	加速脂肪分解		只在高血浆激素浓度时才导致高血糖发生
	增加糖质新生	TNF-α*	通过受体后机制介导骨骼肌胰岛素抵抗
生长激素	介导骨骼肌胰岛素抵抗		诱导肝脏胰岛素抵抗发生

*脓毒症发病后 TNF-α 迅速释放,并对炎症、免疫与代谢平衡造成广泛影响,其生物学效应模式与应激激素非常接近。TNF-α 与一些应激激素间存在相互诱导释放增加的效应。

"细胞因子瀑布效应"是脓毒症发病初期全身性炎症反应综合征(systemic inflammatory response syndrome,SIRS)的显著标志。TNF-α、IL-1、IL-6、IL-12 等由单核/巨噬细胞和损伤组织释放的早期促炎细胞因子放大机体炎症反应,引起免疫功能紊乱。既往资料证实,TNF-α 能损害外周与肝脏组织胰岛素敏感性,是导致 2 型糖尿病和肥胖患者胰岛素抵抗发生的重要介质。新近发现细胞因子在包括脓毒症在内的危重症急性期胰岛素抵抗发生机制中扮演了重要角色,极有可能是直接损害胰岛素信号传递的最主要介质。健康人在接受胰岛素给药前 10 分钟注射 TNF-α,能显著抑制由胰岛素引起的前臂肌肉葡萄糖摄取增加。采用正常血糖胰岛素钳夹试验证实,TNF-α 可诱导肝脏与脂肪细胞胰岛素抵抗发生。体外通过对胰岛素信号转导通路磷酸化水平的分析发现,TNF-α 具有多层次阻断作用(可参考图 45-8),主要包括 3 个方面。①多重磷酸化级联反应:在骨骼肌和脂肪细胞,TNF-α 刺激后 IRS-1/IRS-2 磷酸化水平下降 40%,而 IRS-1/IRS-2 介导的 PI3K 活性也分别降低 54% 和 55%;IRS-1 与 PI3K 的调节亚单位 p85 结合能力受损;MAPK(p42^{MAPK}、p44^{MAPK})酪氨酸磷酸化活性下降 81%;Akt 蛋白表达抑制,并造成泛素化(ubiquitination,指由于结合了小分子肽而导致蛋白质功能区结构改变)和裂解增加(具有 Akt 免疫活性的片段增多),Akt 作用底物 Mdm2 减少;葡萄糖摄取与糖原合成降低。需要说明的是,IRS-2 与 IRS-1 结构相近,在某些条件下能对后者磷酸化水平下降产生一定的代偿作用,显而易见 TNF-α 对这种代偿机制也产生了抑制效应。②GLUT 基因转录(图 45-10):TNF-α 作用后脂肪细胞负责基础葡萄糖摄取的转运子 GLUT-1 含量降低,GLUT-4 基因表达下调,mRNA 稳定性下降;IRS-1 mRNA 和蛋白水平下调,残存蛋白也发生功能区界限模糊。③肝细胞:失血性休克后肝细胞 TNF-α mRNA 表达增强,同时胰岛素介导 IRS 酪氨酸磷酸化水平降低,与 PI3-K 结合减少,而 IRS-1/IRS-2 蛋白水平变化不明显。TNF-α 介导胰岛素抵抗出现非常迅速,在刺激后 6 小时之内即可检测到相应激酶的活性降低,而 IRS 与 GLUT 基因和蛋白表达下调改变则需要 1~2 天。但也有观点对 TNF-α 直接导致胰岛素抵抗,至少对 TNF-α 能引起脓毒症高血糖提出质疑,因为无论在体内和体外试验中,TNF-α 都可以增加非胰岛素依赖的葡萄糖摄取,而且脓毒症时细胞因子峰值与胰岛素抵抗高峰(指胰岛素需要量最大的时期)并不吻合,特别是使用抗 TNF-α IgG 抗体后,虽然血浆 TNF-α 水平显著降低,但高血糖与高分解代谢并未得到控制。是否有其他细胞因子(如 IL-6)在急性期胰岛素抵抗中发挥了更关键的作用,有待进一步探索。

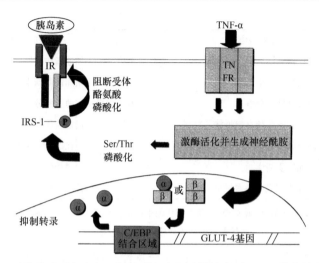

图 45-10　TNF-α 可能通过两条途径阻断从胰岛素与受体结合到 GLUT 葡萄糖转运的信号通道

①直接抑制 IR 受体后磷酸化级联反应的激酶活性;②在位点 C/EBP(CCAAT 增强子结合位点)阻断 GLUT-4 基因转录。在神经酰胺作用下,C/EBP 的同型二聚体发生由 αα 到 αβ 或 ββ 的改变;产生的 C/EBP-β mRNA 抑制了转录;神经酰胺由 TNF-α 激活脂肪细胞内某种激酶所产生,该激酶目前未被确定,可能是蛋白激酶 C(protein kinases C)、蛋白激酶 A(protein kinases A)、β-酪蛋白激酶(β-casein kinase)或 MAPK p38、p44/42 中的一种

总之,高血糖是严重感染发生后体内代谢紊乱的重要标志,分解代谢活跃与急性期胰岛素抵抗直接造成血糖升高。过度释放的细胞因子与应激激素介导了代谢失衡,与其对炎症、免疫、凝血反应的作用共同构成脓毒症基本病理改变。阐明这一变化过程为临床干预即血糖控制治疗提供了理论依据。需要补充说明的是,由于涉及脓毒症和其他危重症急性期胰岛素抵抗发生机制的研究起步较晚,并且危重患者存在遗传学差异和病因、病情、病程及基础疾病等方面的复杂因素,因此目前获得的主要建立在体外研究与动物实验基础上的初步认识并不一定与临床实际相符合,对胰岛素抵抗和高血糖发生机制做出不同抑或相互有驳的解释亦可以理解,也正因为此,才使这一领域成为当前研究的热点。

第二节　高血糖的临床危害和血糖控制治疗

一、高血糖的不良影响及其机制

1. **高血糖与危重症预后**　目前尚缺乏大样本临床调查对高血糖在脓毒症与脓毒性休克患者中的发生率进行准确统计,已报道的外科 ICU/内科 ICU 住院患者高血糖发生率(判定为高血糖的阈值与持续时间并不一致)为 50%~80% 。由于即使相对于 ICU 中的其他危重症患者,脓毒症患者代谢紊乱问题也更为突出,因此估计至少在发病早期,脓毒症高血糖发生率不应低于 50% 。其中无法以基础疾病、药物及其他治疗因素解释或对胰岛素治疗不敏感者可以推断为存在急性期胰岛素抵抗。

严重脓毒症、脓毒性休克病死率高达 50% ,在此基础上讨论脓毒症患者发生高血糖对预后的不良影响是困难的;由于脓毒症及由此造成的 MODS 是 ICU 患者主要死亡原因之一,而已经证实血糖增高能增加危重症预后不良的风险,因此认为 ICU 中发生高血糖的最大危害即有可能是增加了脓毒症发生率。来自临床关于高血糖与危重症预后相关性的临床资料包括 5 个方面。①ICU 住院患者:通过近 1000 例临床观察发现,根据治疗期间平均血糖值将病例分为<7.73 mmol/L、7.73～12.16 mmol/L、>12.16 mmol/L 三组,后两组高血糖患者的病死率、感染发生率、监护时间、住院时间和机械通气时间均显著高于血糖正常组(指按该研究的血糖正常标准)。来自儿童监护室(pediatric intensive care unit,PICU)相同规模的观察结果与成人 ICU 基本一致。另一项对 1826 例 ICU 患者的研究证实,血糖控制在4.45～5.50 mmol/L 的危重症患者病死率最低,且病死率随血糖升高而增加,在平均血糖值超过 16.67 mmol/L 后高达 42.5%;同时全部死亡组的平均血糖值显著高于存活组,认为可将高血糖作为独立危险因素和补充急性生理学与慢性健康状况评分(acute physiology and chronic health evaluation,APACHE Ⅱ)的预后判断标准。②创伤患者:通过回顾分析 3611 例住院超过 3 天的钝性伤患者,认为可以将高血糖列为 5 项死亡危险因素之一。高血糖发生还导致脑外伤与脑卒中患者病死率上升和神经系统预后不良。③烧伤患者:对一组大面积(超过 60%)烧伤患者的观察证实,血糖超过 7.8 mmol/L 组(以此为标准烧伤患者高血糖发生率为 64%)脓毒症发病率与血培养阳性率(包括真菌感染)均明显上升,移植皮片成活率降低,即使两组患者的年龄、烧伤面积及深度、营养支持和创面感染发生率接近。④手术后患者:经近万例回顾分析发现,术后 48 小时血糖>11.12 mmol/L 者手术切口感染率增加,肺部感染与尿路感染率高,建议将 11.12 mmol/L 作为高危感染的血糖临界值。⑤急性心肌梗死患者(acute myocardial infarction,AMI):血糖升高增加梗死面积、医院内感染率,血糖值超过6.12 mmol/L 后医院内病死率增加 3 倍,超过 8～10 mmol/L 后充血性心力衰竭与心源性休克更易发生(注:为与国内现行使用标准一致,将原文献血糖单位一律换算为 mmol/L)。

2. 高血糖加重应激后组织损伤的可能机制　上述高血糖与危重病预后不良相关的临床证据似乎比较充分,但仍有学者质疑严格血糖控制的价值。如本章第一节所述,胰岛素抵抗引起血糖升高也可认为是机体应激后自身防御机制的组成部分,为脑细胞、血液细胞、心肌和损伤组织等代谢活跃部位提供葡萄糖底物。因此不能排除高血糖仅是病情危重程度的直观反应,血糖控制治疗并不能给危重症患者带来益处。当然血糖升高至足以影响渗透压、引起水和电解质紊乱的极端情况除外,本文所指血糖控制是指不接受传统上允许血糖在11.12 mmol/L 以下而不加干预的观念,主张通过积极血糖控制措施使血糖维持在狭窄生理范围(3.89～6.12 mmol/L)。就此有必要阐述高血糖潜在的直接危害作用,主要涉及以下几方面:

(1) 感染概率增加:实验发现当血糖达到 11.12 mmol/L 后,白细胞趋化、黏附与吞噬功能将会降低,氧爆发(oxidative burst)杀菌活性受损;葡萄糖通过对免疫球蛋白的非酶糖基化(nonenzymatic glycosylation,NEG)作用灭活 IgG,进一步损害天然免疫系统对病原体的抵御功能。同时 NEG 也导致肉芽创面生长缓慢和胶原沉积能力下降,延迟创伤修复,增加感染机会。高血糖引起单核-吞噬细胞系统介质分泌规律的改变和淋巴细胞增殖障碍也对感染控制造成不利影响。

(2) 脑组织、肝组织与心肌损伤:伴随高血糖发生的葡萄糖氧化分解能力不足和缺血缺氧使无氧酵解活跃,出现脑组织乳酸堆积和酸中毒发生,血脑屏障通透增加以及由缺血区向出血区转化,而脑组织葡萄糖含量升高加剧这一损害。高血糖也影响肝细胞线粒体功能,导致线粒体肿胀、嵴结构(cristae)变形、内外膜脱开等,从而造成电子传输链的酶功能异常。高血糖对急性缺血心肌有严重不良影响,由于线粒体内超氧化物产生增多,氧自由基将会清除内皮型一氧化氮(endothelial nitric oxide,eNO),破坏细胞钾离子通道,增加了心肌电不稳定性和外周血管张力;如果存在胰岛素不足或葡萄糖对胰岛素的反应性下降,则梗死区域与非梗死区域葡萄糖氧化受阻,耗氧的脂肪酸代谢过度活跃,加重缺血缺氧程度,引起心肌收缩力下降和心律失常发生。

(3)加剧炎症反应和内皮损伤:炎症反应体现了机体防御机制,但过度炎症反应将导致组织损伤。严重感染触发系统性炎症状态,造成脓毒症与脓毒性休克发生。天然免疫反应失调是发病关键环节,内/外毒素与细菌激活天然免疫及内皮细胞后释放 TNF-α、IL-1、IL-6、IL-8、高迁移率族蛋白 B1(high mobility group box-1 protein,HMGB1)、血小板活化因子(platelet activating factor,PAF)、NO、氧自由基、巨噬细胞迁移抑制因子(macrophage migration inhibitory factor,MIF)、趋化因子、内啡肽、类二十烷酸等,这些分子进一步激活黏附分子,放大炎症与凝血反应,造成内皮损伤。单核/巨噬细胞 LPS 受体 Toll 样受体下游的核因子-κB(nuclear factor-kappa B,NF-κB)/IκB(NF-κB 抑制物)调节细胞因子与黏附分子基因编码,而细胞因子、黏附分子又能增强 NF-κB 活性,形成恶性循环而放大效应。临床资料显示,脓毒症患者循环中促炎介质水平升高与患者预后不良有关。

TNF-α 等细胞因子合成释放是造成急性期胰岛素抵抗的最直接原因,有证据支持血糖升高后又加剧了炎症反应程度(高胰岛素血症也可能具有相同作用)。健康人即使仅仅口服葡萄糖 75 g(糖耐量试验剂量)也会导致炎症活跃状态,这一现象的出现既不取决于体内胰岛素浓度,也不需要血糖值超过正常范围。早先观察到 2 型糖尿病患者循环内 TNF-α、IL-6、中性粒细胞数量和 FFA 水平升高,处于一种持续低强度的炎症状态中;给脓毒症动物注射高浓度葡萄糖后,发现血浆 TNF-α、IL-6、GH 和氢化可的松浓度上升,并加重感染症状。体外试验显示,葡萄糖上调单核细胞 LPS 介导的促炎细胞因子释放;葡萄糖注射还能促进脂肪细胞瘦素(leptin,调节体内脂肪含量的激素)合成和分泌,而瘦素证实可介导巨噬细胞释放促炎细胞因子。临床发现合并胰岛素抵抗的脓毒症患者血浆 TNF-α 含量也高于对胰岛素反应正常者。也有学者认为循环中高胰岛素与高葡萄糖能提高 IGF-1/IGFBP-1 比值(即提升 IGF-1 生物学活性),而 IGF-1 能促进体外 LPS 介导促炎介质分泌,这可能是葡萄糖促炎的机制之一。胰岛素具有抗炎活性(详见本章第三节),抑制 NF-κB、激活蛋白-1(activator protein-1,AP-1)、早期生长反应因子-1(early growth response-1,EGR-1)3 种重要促炎转录因子表达,而葡萄糖则拮抗了胰岛素的抑制效应,上调细胞炎症基础状态。毫无疑问,炎症反应的过度强化将加剧脓毒症发病后脏器功能损伤程度;当病情迁延患者表现出抗炎细胞因子优势、机体免疫应答进入抑制状态后,葡萄糖促炎作用将如何评价则有待进一步研究。

糖尿病患者长期存在的高血糖引起广泛微血管与内皮受损,虽然这一损害需要相当的作用时间来体现,但现在认识到即使急性期血糖升高所介导的内皮炎症反应也会对微血管环境造成不良影响。受高血糖诱导的组织因子(tissue factor,TF)与基质金属蛋白酶-2(matrix metalloproteinase-2,MMP-2)、MMP-9 除促进单核细胞释放 TNF-α 外,还削弱了内皮自身防御能力;葡萄糖浓度过高又能增强炎症细胞向内皮的迁移与聚集,并通过上调中性粒细胞、单核细胞活性氧簇(reactive oxygen species,ROS)和蛋白 P47phox(是 NADPH 氧化酶激活所必需的亚单位)表达,提高还原型辅酶Ⅱ(NADPH)活性,使氧自由基和线粒体 ROS

产生增加。超氧化物阴离子 O_2^- 可灭活 eNO(与 NO 结合形成过氧亚硝酸根)和前列腺素 I_2(prostaglandin I_2,PGI_2),后者能保护内皮屏障和扩张血管,抑制血小板凝集,预防微血管栓塞;而单核细胞、中性粒细胞线粒体内 ROS 含量正常则是在高血糖环境下对抗蛋白激酶 C 活性、下调 NF-κB 表达和阻止糖基化终产物形成、山梨醇堆积的必要条件。高血糖还增加了 E-选择素(E-selectin)在血管内膜的含量,与氧自由基、黏附分子等共同参与内皮炎症损害过程。

二、血糖控制治疗

近年来,危重症高血糖的临床危害性已经逐步得到重视,实施严格血糖控制成为脓毒症治疗策略的重要部分。ICU 中应用最广泛、效果最肯定的血糖控制方法仍然首推胰岛素治疗,其意义和给药方案将在第三节做详细介绍。其他预防高血糖发生和血糖调控的手段还包括以下几点:

1. **低热量营养支持**　创伤、烧伤及严重感染与高血糖同步出现分解代谢加强和 REE 升高,这一阶段虽然能量补充不可或缺,但由于外周胰岛素抵抗存在,高浓度的外源性葡萄糖不被组织利用,将导致血糖持续增高和炎症反应恶化。在过早给予能量支持的脓毒症患者中,尤其全胃肠外营养(total parenteral nutrition,TPN)治疗开始后,伴发血糖增高极为多见。临床报道当葡萄糖输注超过 4 g/(kg·min)后,接近 50% 的病例会发生高血糖。而营养液中的高胰岛素含量将进一步升高血中胰岛素浓度,高胰岛素血症被认为同样具有促炎作用。

既往主张对烧伤、脓毒症患者给予超出生理 REE 40%~100% 的能量支持以避免负氮平衡和体重下降,现在认为在代谢底物利用不良的病理基础上,即使在脓毒症"涨潮"(flow)阶段超量补充葡萄糖和蛋白质,亦无助于扭转分解代谢的后果,反而加重脏器代谢负担与组织 CO_2 释放,造成高三酰甘油血症、肝脂肪变性、氮质血症和代谢性酸中毒等,增加了感染和死亡风险。合理把握指征和准确设计方案是减少营养支持所致高血糖危害及其他不良后果的关键,必须考虑的方面包括:①患者的实际能量需求即 REE 的准确评估;②氨基酸(AA)、脂肪的适当配比;③最佳营养补充途径。

由于受到条件限制,要求对每个入住 ICU 的患者都采用直接测能法得出每日实际能耗是不现实的。当前最通用的计算方法为 HB 能耗公式(Harris-Benedict equation):

基础代谢率(BMR)= 66.5+5H+13.8W-6.8A(男性)或 66.5+1.9H+9.6W-4.7A(女性)。其中,H 为身高;W 为体重;A 为年龄。BMR 单位为千卡(kcal),乘以 4.18 后换算为千焦耳(kJ)。

在 BMR 基础上测算每日实际能耗(actual energy expenditure,AEE)的公式为:

$$AEE = BMR \times AF \times IF \times TF$$

其中,AF(activity factor)为活动因素,完全卧床时 1.1、卧床+活动 1.2、正常活动 1.3;IF(injury factor)为手术创伤、感染因素,根据手术创伤和感染程度不同,系数各异,如中等手术 1.1、脓毒症 1.3、腹膜炎 1.4 等;TF(thermal factor)是发热因素,在以正常体温系数为 1.0 的基础上,体温每升高 1℃,系数增加 0.1。

从上式不难推断出严重感染患者(脓毒症患者往往还存在创伤、手术等加重能耗的系数),AEE 可达普通患者的 1.5 倍以上,因此高能量支持似有道理。但实际上通过直接测能发现,除烧伤、胰腺炎等特殊情况外,大部分脓毒症患者 AEE 接近 BMR,即不高于正常机体所需。另一方面,强求通过营养支持而达到正能量平衡对脓毒症患者(至少对合并肥胖者)并无益处。

目前观点认为,采用低热量营养方案有望解决脓毒症患者的能量补给与防止高血糖发生之间的矛盾,同时又足以满足实际代谢需求。将热量从传统营养支持方案的 36 ~ 40 kcal/(kg·d)[150 ~ 167 kJ/(kg·d)]降至 22 ~ 25 kcal/(kg·d)[92 ~ 105 kJ/(kg·d)]是 ICU 营养支持更合理的选择。经多项临床试验证实,低热量营养支持与传统 TPN 方案相比,高血糖发生率明显降低,患者高分解代谢亦得到显著缓解,同时也相应减少了胰岛素用量。

有学者担心热量不足会加重危重病负氮平衡,引起体重丢失、肌肉消耗和创伤愈合不良、机械通气时间延长等不良后果。如前文所述,高热量并不能逆转分解代谢活跃,瘦肉肌减少在脓毒症和创伤患者不可避免。通过机体成分测定(指检测全部体内脂肪、蛋白和糖类构成比例,TBF,total body fat;TBP,total body protein;TBG,total body glycogen)发现,由高能量补充带来的体重维持仅仅是增加了 TBF,反而会造成高三酰甘油血症。就纠正负氮平衡而言,采用低热量结合高蛋白的营养模式可能更有效,营养液中混合氨基酸的含量可以超过 1.5 g/(kg·d)上限,达到 1.5 ~ 2.0 g/(kg·d),以满足升高的代谢活跃蛋白(metabolically active protein)周转率。临床资料证明,实施低热量高蛋白营养 2 周以上,未发现血浆白蛋白、视蛋白含量减少,淋巴细胞计数下降等营养缺乏表现,表明该方案更适合脓毒症患者的代谢需求。对低体重者,推荐氨基酸含量应达到 2.0 g/(kg·d)以上(表 45-2)。

表 45-2　低热量高蛋白能量支持对氮平衡的影响

研究者	途径	例数	IBW(%)	热量[kcal/(kg·d)]	蛋白[g/(kg·d)]	氮平衡(g/d)
Greenberg 等	TPN	6	NA	6.5	1.8	1.5
	TPN	6	NA	4	0.8	-3.6*
Dickerson 等	EN	13	208	22.5	2	-0.6
Burge 等	TPN	7	167	22	2	2.8
	TPN	9	152	10	2	1.3
Choban 等	TPN	14	160	36	2	4
	TPN	16	165	22	2	4
Frankenfield 等	TPN	10	113	32	1.9	-7.5
	TPN	10	113	16	1.9	-7.9
McCowen 等	TPN	13	107	21	1.4	-0.6
	TPN	21	115	15	1.1	-8.0**
Dickerson 等	EN	12	168	30	1.8	-1.2
	EN	12	188	22	1.4	-2.5

注:除 Dickerson 等的研究外,其余均为临床随机试验;EN,enteral nutrition,肠道营养;IBW,ideal body weight,理想体重(指营养设计体重);NA,information not available,资料缺乏;*该项研究仅半数患者检测了氮平衡;**两组患者氮平衡差异显著。1 cal≈4.2 J。

脓毒症患者外周脂肪组织分解加强,血液中 FAA 增多超过氧化速度后,经肝脏再次酯化合成三酰甘油,如极低密度脂蛋白(VLDL)运输不利,则导致三酰甘油在肝脏堆积。因此不提倡营养液中脂肪含量过高,甚至有人建议给予低脂全糖能量构成。

对危重症的营养支持途径,目前认识到肠道营养支持比 TPN 符合机体生理要求,吸收也更均衡,能有效避免营养支持负荷过重而导致的高血糖,在脓毒症患者条件许可时,应及早以肠道营养替代静脉营养。但肠道营养也存在可能导致营养不足的缺陷,据统计肠道营养的设计仅 66% 达到机体实际能量需要,而其中又只有 78% 能完全给入设计量,这可能造成 ICU 住院时间延长和并发症增多。而患者出现的对肠道营养不能耐受(enteral feeding intolerance,EFI)往往预示感染和脓毒症即将发生,需引起足够重视。在脓毒症营养方案设计时也要注意到许多因素将改变机体代谢需求,有时患者 AEE 很难准确把握。

2. 围术期血糖控制及其他高血糖防治措施　外科手术可诱发胰岛素抵抗状态,程度与手术创伤的大小一致。对术后胰岛素抵抗行之有效的预防措施挑战了延续 150 年的术前禁食观念,主张给予一定量糖类。临床采用术前口服葡萄糖或给予葡萄糖/胰岛素注射治疗,观察到术后胰岛素敏感性上升 30%,高血糖发生率与血糖升高程度降低,而对手术安全性未造成影响。由于效果确切,一些国家已经将术前给糖作为围术期推荐治疗。手术麻醉方法对术后患者血糖也能造成不同影响,接受硬膜外麻醉的腹腔手术患者术后高血糖发生率显著低于吸入麻醉患者;而采取静脉麻醉的方式能减轻由手术应激造成的高血糖程度。某些手术中使用的麻醉药物如异氟烷(isoflurane)则会增加葡萄糖产生,减少葡萄糖清除,加重术后高血糖。

拮抗应激激素也被认为是控制应激性高血糖的可行措施,包括阻止激素分泌或阻断其对受体作用。动物实验证实,肾上腺切除大鼠在烧伤后未发生高血糖,而伤后给予酚妥拉明与普萘洛尔也具有同样效果,认为抑制肾上腺皮质功能可阻止高血糖发生。普萘洛尔给药还逆转了由手术造成的外周胰岛素抵抗和组织葡萄糖堆积。因为应激激素参与了机体感染后多种生理反应并被认为是一种自我保护机制,出于控制血糖目的而拮抗应激激素对脓毒症患者是否有益尚需权衡。

临床危重症高血糖控制还应当注意一些能引起血糖升高的药物与治疗因素,如糖皮质激素、拟肾上腺能药物使用等。心脏搭桥手术使用的停搏灌注液(cardioplegia)造成体温降低也能抑制血糖对胰岛素的正常反应,导致术后高血糖发生。还需要特别强调易被忽视的潜在葡萄糖摄取途径,例如透析液即是一种不易察觉的葡萄糖来源,有报道经透析而额外摄入葡萄糖可达 80 g/d。

第三节　胰岛素强化治疗

一、胰岛素强化治疗的临床价值

虽然 ICU 一般仅占医院床位的 3%~5%,但医疗经费消耗却达到医院总费用的 20%~30%,其中主要部分被药物治疗费占据。因此,寻求低费用而又有效的危重症治疗手段势在必行。作为血糖控制的传统方法,近年来发现胰岛素治疗能降低危重症患者病死率和改善预后,成为继积极血流动力学支持、机械通气、合理使用抗菌药物外被临床接受的又一项行之有效的危重症加强治疗措施。

胰岛素强化治疗指不满足于将血糖维持在"可接受水平"(传统观点认为危重症患者急性期血糖在 11.12 mmol/L 以下可不必实施胰岛素干预),同时不必顾忌胰岛素用量而将血糖严格控制在正常值范围(3.89~6.12 mmol/L)为胰岛素治疗最终目的。对存在高血糖和胰岛素抵抗的脓毒症患者施行强化治疗后,在血糖降低的同时一般会伴有高胰岛素血症。

支持 ICU 胰岛素强化治疗有效的最有说服力的临床证据来自 2001 年《新英格兰医学杂志》报道的一项随机对照试验,通过对 1548 例外科 ICU 患者的观察发现,强化治疗组(血糖 4.45~6.12 mmol/L)比对照组(血糖 10~11.12 mmol/L)病死率降低 3.4%(相对病死率下降 34%),其中监护超过 5 天患者的病死率由 20.2% 降至 10.6%,相对病死率几乎下降 50%,提示病情越危重时强化治疗效果越明显。强化治疗还显著缩短了机械通气时间,并对感染控制与 MODS 预防有益(各项预后指标对比详见表 45-3)。由于成效显著,临床试验在中期评估后即终止。该研究治疗目标直指外科高血糖,预后改善证据令人信服,既是确立胰岛素强化治疗在外科高血糖控制中地位的里程碑,也是近年来在危重症治疗领域取得的重大临床成就。另有学者回顾分析了除该研究以外近年来报道的 35 项危重症胰岛素血糖控制治疗的观察结果(不同研究的患者情况和血糖控制目标值存在较大差异),认为胰岛素的使用降低相对病死率平均在 15% 左右。此外一些研究还证实,胰岛素强化治疗降低了脑外伤与脑卒中患者颅内压、脑脊液乳酸含量,增加脑灌注,有利于中枢神经功能恢复;预防危重症多发性神经病变的发生(critical illness polyneuropathy,CIPNP),保护外周神经系统功能,维护呼吸肌做功;增加脓毒症患者心排血量和肾脏灌注(可能仅限于低排高阻型休克),防止脏器功能不全发生与发展等。

表 45-3　胰岛素强化治疗改善危重症患者预后的临床研究结果

预后指标	对照组(n=783)	强化治疗组(n=765)	P 值
监护时间(天)			
全部病例	3	3	0.2
监护≤5 天病例	2	2	0.2
监护>5 天病例	15	12	0.003
监护超过 2 周例数(%)	123(15.7)	87(11.4)	0.01
机械通气时间(天)			
全部病例	2	2	0.06
监护≤5 天病例	1	1	0.9
监护>5 天病例	12	10	0.03
机械通气超过 2 周例数(%)	93(11.9)	57(7.5)	0.003
血管活性药使用例数(%)	586(74.8)	574(75.0)	0.9
肾功能损害例数(%)			
Cr 峰值>2.5 mg/dl	96(12.3)	69(9.0)	0.04
BUN 峰值>54 mg/dl	88(11.2)	59(7.7)	0.02
血透或持续静脉血滤	64(8.2)	37(4.8)	0.007
高胆红素血症(Bil 峰值>2 mg/dl)例数(%)	209(26.7)	171(22.4)	0.04

续表

预后指标	对照组（$n=783$）	强化治疗组（$n=765$）	P 值
血行性感染例数（%）			
ICU 期间发生脓毒症	61(7.8)	32(4.2)	0.003
抗菌药物治疗>10 天	134(17.1)	86(11.2)	<0.001
肌电图证实发生危重症相关多发性神经病例数/总检查例数（%）			
发生至少 1 次	107/206(51.9)	45/157(28.7)	<0.001
发生 2 次以上	39/206(18.9)	11/157(7.0)	0.001
红细胞输入			
需要输入的例数（%）	243(31.0)	219(28.6)	0.3
输入次数	2	1	<0.001
Tiss-28 评分			
全部病例	108	105	0.2
监护≤5 天病例	84	85	0.3
监护>5 天病例	563	431	<0.001

注:Cr,creatinine,血肌酐;BUN,blood urea nitrogen,血尿素氮;Tiss-28,simplified therapeutic intervention scoring system,治疗干预评分系统,分值高说明干预力度大。

　　虽然没有专门针对脓毒症患者高血糖实施胰岛素强化治疗的大样本研究见诸报道,但有理由相信,代谢紊乱与外科危重症相似,同样在 ICU 中接受治疗的该危重症患者亚群也能从治疗中受益。在上述研究中也证实,经胰岛素治疗能显著降低 ICU 患者脓毒症发生率和由于脓毒症、MODS 而导致的死亡事件(治疗组 8 例、对照组 33 例)。

二、胰岛素强化治疗改善危重症患者预后的可能机制

　　危重症患者在急性期与治疗期间出现的高血糖加剧炎症反应程度,介导内皮损伤,并影响了重要脏器和免疫系统正常功能。胰岛素强化治疗后血糖恢复正常能避免由高血糖直接导致的不良后果,因此多数学者赞同强化治疗的价值主要在于血糖控制。对强化治疗临床研究资料的多元逻辑回归分析发现,是血糖下降而非大剂量胰岛素使用与降低病死率相关,患者体内胰岛素含量过高反而增加病死率,虽然这不能直接归于胰岛素对机体的毒性作用,而可能只提示胰岛素抵抗程度与病情严重度吻合。同时,胰岛素强化治疗全面改善了 ICU 患者预后指标,而其中某些获益以血糖控制难以解释(如肾功能保护);作为体内最重要的代谢调节和免疫调控激素,胰岛素的许多生物效应确实有利于危重症代谢、炎症、免疫平衡的恢复和内环境的稳定,因此很难否认胰岛素给药能独立于血糖控制之外而使危重症患者受益。特别是当一些不以血糖控制为胰岛素治疗目的的临床对照试验发现,在平均葡萄糖浓度无差别的两组中,胰岛素给药依然能降低病死率、保护脏器功能,人们更加关注胰岛素改善危重症预后的可能机制。

　　1. **胰岛素抑制分解代谢、逆转负氮平衡对危重症的意义**　胰岛素调节机体糖类、脂肪和蛋白代谢。如前文所述(参见本章第一节"急性期胰岛素抵抗"部分),胰岛素主要通过增

加外周葡萄糖摄取和糖原合成来促进循环葡萄糖的清除。经强化治疗,骨骼肌 GLUT-4 与己糖激酶 Ⅱ 基因表达分别上调 70% 和 36% ,但肝脏 PEPCK、葡萄糖激酶(glucokinase,GK) 活性无明显改变,提示降糖作用与增加肝细胞糖原合成、抑制肝糖产生无关。除降低血糖之外,胰岛素还能抑制炎症反应状态下的蛋白与脂肪高分解代谢。

严重烧伤、创伤或大手术状态下,蛋白分解代谢活跃造成了持续性负氮平衡和体重丢失、肌肉萎缩,并引起累及重要器官功能的并发症发生,其不良后果包括机械通气时间延长、机体活动困难、脏器功能障碍、组织修复受限、肠内黏膜萎缩、免疫抑制、医院内感染机会增大、治疗时间延长、住院经费增加等。即使抵抗状态存在,外源性胰岛素补充依然可以有效阻止肌肉组织蛋白分解和促进蛋白合成。动物实验与临床观察结果显示,在强化治疗后,骨骼肌蛋白分解产物 3-甲基组氨基酸排泄减少,外周氨基酸摄取增加,肌肉重量增加;通过氮平衡公式 $[B=I-(U+F+S)]$(B:氮平衡;I:摄入氮,食物蛋白质含氮 16% ;U:尿氮,F:粪氮,S:皮肤等氮损失)计算发现负氮平衡逐渐纠正,前提条件是得到氨基酸含量足够的营养支持。

一般认为,危重症急性期高分解代谢状态在相当程度上与 GH-IGF-IGFBP 轴功能抑制有关,类似胰岛素抵抗的 GH 抵抗状态出现直接影响了 IGF-1 基因表达,导致循环 GH/IGF-1 比例增高,促合成代谢效应下降。胰岛素强化治疗后加剧了 GH 抵抗程度,进一步降低 IGF-1 水平;反之外源性 GH 治疗也能造成胰岛素抵抗、高胰岛素血症和高血糖。说明在机体两种最主要促合成激素之间存在着相互的负反馈调节机制(位于受体后或转录水平)。

一些学者将纠正负氮平衡视作胰岛素改善危重病预后的核心机制,但也有观点不支持过于强调促合成代谢的意义:①研究发现创伤、烧伤、严重感染时,即使给予积极的营养支持和胰岛素治疗,从负氮平衡逆转到正氮平衡至少需要 2 周左右;这难以解释强化治疗预防感染和脏器保护作用,二者往往在急性期发生。②负氮平衡纠正和促进创伤组织愈合对烧伤患者恢复意义重大,但尚不足以诠释其他外科危重症应用胰岛素强化治疗的真正价值。③经临床验证,危重症患者 GH 给药病死率增加几乎 1 倍,说明单纯促合成代谢治疗对预后无益。基于此,推测胰岛素治疗还具有在代谢调节之外能改善危重症预后的机制。

2. 胰岛素治疗纠正血脂代谢紊乱 以高三酰甘油血症为突出特征的血脂代谢异常亦是危重症急性期代谢失衡的重要表现。由于脂肪分解活跃,FFA 大量进入循环,为肝脏合成三酰甘油提供作用底物,造成肝内和循环三酰甘油堆积,VLDL 升高。在接受 TPN 治疗后,这一特征更为明显。脓毒症状态下,虽然负责胆固醇转运的高密度脂蛋白(high-density lipoprotein,HDL)、低密度脂蛋白(low-density lipoprotein,LDL)因为内毒素的结合而减少,但因肝外组织对胆固醇的利用率增加,因而很少发生高胆固醇血症。

胰岛素强化治疗有效控制了危重症患者体内存在的高三酰甘油血症,同时升高了血中 HDL、LDL 浓度。有人对 ICU 开展胰岛素强化治疗(即前文提到的 1548 例临床试验)后多项因素与病死率的相关性进行了统计分析,认为血脂紊乱的纠正是病死率下降的重要原因(表 45-4)。

表 45-4 胰岛素强化治疗后诸因素与降低危重症患者病死率相关性的多元逻辑回归分析

影响因素	OR	95% CI	P 值
年龄(每增 1 岁)	1.06	1.03 ~ 1.09	0.0002
首次 APACHE Ⅱ评分(每增 1 分)	1.09	1.02 ~ 1.16	0.012

续表

影响因素	OR	95% CI	P值
入院血糖>11 mmol/L	0.83	0.32~2.11	0.69
糖尿病病史	0.84	0.26~2.76	0.78
恶性肿瘤病史	1.48	0.67~3.27	0.33
手术史(除外心脏手术)	0.89	0.41~1.91	0.76
第8天胰岛素使用剂量(每增1U)	1.00	0.99~1.01	0.77
第8天血糖值(每增1 mmol/L)	0.99	0.83~1.17	0.87
第8天CRP(每增50 mg/L)	1.20	0.50~1.40	0.87
三酰甘油(每增100 mg/dl)	1.10	0.70~1.50	0.60
第8天HDL-胆固醇≥15 mg/dl	0.34	0.14~0.82	0.16
第8天LDL-胆固醇≥20 mg/dl	0.30	0.14~0.66	0.003
是否实施胰岛素强化治疗	0.83	0.29~2.43	0.74

注:从表中可以看出,胰岛素强化治疗恢复了血浆HDL、LDL浓度,这一作用与危重症病死率下降相关。而三酰甘油浓度的改变未显示出这一相关性。CRP,C-reactive protein,C反应蛋白;OR,Odds ratio,优势比;CI,confidence interval,可信区间。

3. 葡萄糖-胰岛素-钾溶液治疗改善心脏功能　葡萄糖-胰岛素-钾溶液(glucose-insulin-potassium,GIK)既往多用于内科ICU中AMI患者,并证实能降低病死率,作用机制在于胰岛素促进钾离子和葡萄糖进入心肌细胞后维护其完整性和正常功能。GIK的使用同样具有良好的血糖控制效应,前提是液体内胰岛素与葡萄糖比值足够高。脓毒症发生后,由于LPS的毒性作用常常诱发心肌抑制和心功能不全,对积极液体复苏和给予儿茶酚胺无效的脓毒性休克患者试用GIK治疗后,发现心排血量、动脉压显著上升,尿量增多,组织氧供改善,提高了患者存活率。大面积烧伤患者输注GIK后也显示类似的心功能增强效果,并能降低外周血管阻力。

由于本身即含有高浓度葡萄糖,因此GIK的使用并不以血糖控制为目的。动物实验证实,GIK输注后能对抗LPS攻击造成的早期(2~4小时)心功能不全,而这一阶段血糖并未升高。研究还发现无论是否存在高血糖,单纯血糖控制对改善心功能无效,胰岛素给药却有效。这说明GIK保护心功能的机制独立于血糖控制之外,亦不在于增强心肌葡萄糖摄取,而可能是胰岛素抗炎、抗凝作用扩张冠状动脉、增加心肌供血供氧的结果。此外,胰岛素还能抑制心肌对FFA的摄取,保护细胞免受氧化脂质的损伤。

胰岛素促有丝分裂、抗凋亡活性(参见图45-8)对脓毒症患者预后改善也有潜在价值。体外试验观察到,胰岛素拮抗高葡萄糖环境中上皮细胞凋亡发生,由此推测胰岛素对脓毒症患者细胞因子介导的细胞凋亡具有抑制效应,这也部分解释了胰岛素对肾功能的保护机制。

作为体内最重要的代谢调节激素,胰岛素纠正危重症急性期代谢紊乱的作用和心功能保护、抗凋亡活性共同构成其降低ICU病死率、减少并发症的主要机制。但上述效应仍难以完全涵盖胰岛素强化治疗对危重症特别是脓毒症患者的全部意义,尤其当证实强化治疗对预后的改善是如此显著和广泛后,胰岛素是否存在直接干预脓毒症病理过程的潜在机制?目前研究逐渐揭示出胰岛素抗炎功能对维持危重症急性期内环境稳定和脓毒症防治极具价值,似乎是强化治疗维护机体多器官、系统功能的关键所在。

三、胰岛素的抗炎活性及其机制

1. 机体炎症反应调节体系与脓毒症发病过程 炎症反应亢进导致的 SIRS 在脓毒症发病中是最为关键的一步。SIRS 发生并不一定以严重细菌感染为前提,多发伤、烧伤、胰腺炎等疾病造成广泛组织损伤亦能直接启动全身性炎症反应过程。机体炎症反应平衡受多种介质和体内炎症控制体系的调节,主要包括以下几点:

(1) 肝脏合成的急性期蛋白:如 C 反应蛋白(CRP)、淀粉样物质 A(serum amyloid A)、甘露糖结合血凝素(mannan-binding lectin,MBL)等,这些蛋白既能被视为反映炎症状态与组织坏死程度的指标,同时又具有抗菌作用,能激活天然免疫与宿主防御功能,发挥免疫调理作用。CRP 与配体(可以是细菌或坏死组织细胞表面多聚糖)结合后激活白细胞和补体系统;MBL 识别微生物细胞表面甘露糖、海藻糖、N-乙酰葡萄糖等末端完整糖基,并通过 3 种相应的丝氨酸蛋白激酶(MBL-associated serine protease-1、2、3)启动补体 C4、C2。

(2) 微血管内皮系统:血管内皮控制血管张力和微循环血流,调节营养物质与生物活性分子的运输。炎症反应过程中,局部内皮的活化是机体对抗感染与组织损伤的保护性机制,而全身内皮系统激活则预示炎症反应失控。在内皮活化过程中,内皮细胞产生 E-选择素、P-选择素(P-selectin)、细胞间黏附分子(intercellular adhesion molecule-1,ICAM-1)、血管细胞黏附分子(vascular cell adhesion molecule-1,VCAM-1)等介质,介导白细胞迁移与黏附,释放 ROS 与蛋白酶,造成内皮与组织损害。促炎细胞因子增加内皮黏附分子释放,而生长因子如血管内皮生长因子(vascular endothelial growth factor,VEGF)则抑制黏附分子生成,可以认为二者构成一组生物学效应相异的内皮炎症调节体系。

内皮细胞激活的另一后果是增加血管通透性和凝血活性,由此造成微循环阻滞、组织低灌注、缺氧和脏器衰竭。在这一过程中,NO 发挥非常关键的作用。体内 NO 由 L-精氨酸氧化释放,产量受一氧化氮合酶(nitric oxide synthase,NOS)的控制。在 NOS 3 种同工酶中,内皮型一氧化氮合酶(endothelial nitric oxide synthase,eNOS)主要由内皮细胞表达(少部分也由肝细胞、骨骼肌细胞表达),产生的 eNO 有助于对抗炎症细胞黏附、扩张血管和保护内皮完整;而在体内广泛存在的神经型一氧化氮合酶(neuronal nitric oxide synthase,nNOS)和诱生型一氧化氮合酶(inducible nitric oxide synthase,iNOS)氧化产生高浓度诱导型一氧化氮会加重内皮氧自由基损伤(NO 本身也是一种弱氧自由基)。

(3) 脂质过氧化:即氧化变性的脂肪成分,脓毒症时主要由循环中多不饱和脂肪酸(polyunsaturated fatty acid,PUFA)如 PAPC(1-palmitoyl-2-arachidonoylphosphatidylcho-line)等氧化修饰形成。过氧化产物 OxPAPC(oxidized 1-palmitoyl-2-arachidonoyl-sn-glycero-3-phos-phocholine)对内皮炎症反应具有双向调节活性。通过对人脐静脉血管内皮细胞(human um-bilical vein endothelial cell,HUVEC)的体外试验发现,一方面 OxPAPC 能促进白细胞黏附和激活内皮细胞炎症相关基因的表达,但当 LPS 刺激后,OxPAPC 又能阻止 LPS 介导的中性粒细胞-内皮黏附和抑制 LPS 诱导的黏附分子产生,并降低炎症细胞 p65 NF-κB 基因的 DNA 结合活性,减少 NF-κB 抑制因子 IκBα 降解,下调 p38 MAPK 磷酸化水平。上述 OxPAPC 抗炎效应是依靠阻断 LPS 与脂多糖结合蛋白(lipopolysaccharide binding protein,LBP)/CD14 的结合,从而阻断向单核/巨噬细胞表面 Toll 样受体 4(Toll-like receptor-4,TLR4)提呈 LPS

信号,激活下游炎症通道来实现的,而并不影响 IL-1β、TNF-α 等促炎细胞因子介导的 HUVEC 黏附分子产生。因此,OxPAPC 拮抗内皮炎症具有选择性,其拮抗力度也控制在一定范围内,这同结合了脂质的脂蛋白 HDL、LDL、载脂蛋白 A1(apoA1)等灭活 LPS 的作用互相辅助。动物实验证明,该机制有助于减轻 LPS 攻击造成的组织损伤,降低脓毒症动物的病死率。

炎症反应中渗透入组织内的单核细胞、中性粒细胞释放大量氧自由基氧化细胞膜表面磷脂。同 OxPAPC 类似氧化磷脂(oxidized phospholipid,OxPL)也发挥促炎/抗炎双重活性,但以促炎活性为主要倾向。OxPL 在缺血-再灌注损伤中产生较多,因此一些学者认为,休克后血脂下降是机体为避免组织损伤而形成的一种自身保护性调节。OxPL/OxPAPC 同 PUFA、氧自由基的内在联系构成危重症状态下炎症反应过程中又一重要的平衡系统。

(4)腺苷与腺苷受体:腺苷受体(adenosine receptor,AR)包括不同亚型,分布于体内大部分组织细胞和器官。当腺苷与 A2 腺苷受体(A2AR)特异性结合后,能阻断白细胞吞噬、过氧化物阴离子 O_2^- 释放和内皮黏附功能,但不影响趋化运动和脱颗粒。腺苷本身也能抑制中性粒细胞花生四烯酸(arachidonic acid,AA)和白三烯 B_4(leukotriene B_4,LTB_4)生成,并阻止巨噬细胞释放促炎细胞因子 IL-12 和 TNF-α(通过 A2AR 和其他受体)。作为内生性核苷,次黄嘌呤(由腺苷在腺苷脱氢酶作用下解体而来)能抑制巨噬细胞和脾细胞 IL-1、IL-12、TNF-α 释放,而不降低抗炎细胞因子 IL-10 水平。动物实验证实,给予腺苷激酶阻滞剂(升高内源腺苷浓度)可降低 LPS 攻击大鼠的病死率;患者口服腺苷激酶阻滞剂后起到抗炎止痛效果。

作为机体局部抗炎成分,腺苷在炎症区域的抗炎效应涉及多组 AR 及下游通路,包括调节中性粒细胞的 A2AR、改变内皮通透性的 A1AR 与 A2AR、抑制 TNF-α 释放的 A3AR、调节胶原酶产生等。新近发现腺苷与 A2AR 结合能调节 G 蛋白(guanine nucleotide regulatory protein,即 G-protein)活性,后者是磷脂酶 C(phospholipase C,PLC)信号通路的重要结合蛋白,这一调控途径有效地降低了组织特异性与非特异性炎症反应强度,抑制内膜增生反应。在脓毒症炎症反应中,由于腺苷激酶活化并将腺苷转化为腺苷单磷酸(adenosine monophosphate,AMP)而造成炎症部位腺苷水平降低,失去对炎症的有效控制。

脓毒症发病过程中,体内发挥重要抗炎活性的调节系统还包括活化蛋白 C/蛋白 C(activated protein C,APC;protein C,PC)抗凝抗炎体系。脓毒症患者 PC 系统活力下降即是造成高凝状态的主要原因,也是出现高炎状态的重要因素。

(5)脓毒症时主要促炎成分的作用:促炎细胞因子如 IL-1、IL-6、IL-2、IL-12、TNF-α 和 MIF 等启动 SIRS,放大机体炎症反应,与氧自由基的促炎作用共同导致脓毒症、脓毒性休克的发生。促炎细胞因子还可激活磷脂酶,增加炎症介质白三烯(leukotriene,LT)与前列腺素(prostaglandin,PG)的主要前体花生四烯酸生成,并合成氧自由基和 NO。细胞因子与氧自由基又诱导细胞内炎症信号通路中心环节 NF-κB 活性上调,进一步放大炎症信号,与脂质氧化代谢产生的 OxPL/OxPAPC、花生四烯酸等共同介导内皮细胞活化、组织损伤和脏器功能障碍(图 45-11)。临床资料证实,NF-κB 活性与脓毒症病情严重度成正相关,然而如果完全阻断 NF-κB 活性,如采取抑制其阻滞因子 IκB 降解等干预方法,将会影响机体正常炎症防御机制,使病原菌清除不利,无益于改善脓毒症预后。

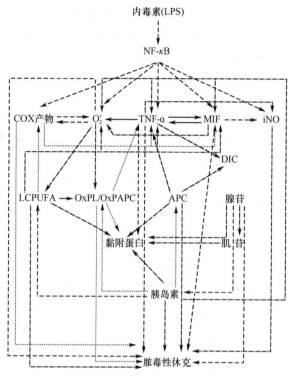

图 45-11　多种介质和促炎/抗炎调节系统参与
脓毒症发病过程

胰岛素的抗炎效应包括拮抗促炎介质与氧自由基释放、抑制黏附蛋白产生,并通过调节 OxPL/OxPACA 与 APC/PC 系统来恢复体内炎症平衡状态,阻断脓毒症发病过程。其中——代表激活作用,……代表抑制作用,—·—·—表示效应不明确或双向调节活性。LCPUFA,长链多不饱和脂肪酸;COX,cyclooxygenase,环氧合酶,氧化 FAA(花生四烯酸)生成 LT、PG 等

腺苷、AR、次黄嘌呤核苷组成的抗炎体系减轻了 LPS 攻击后局部炎症反应强度,保护组织免受炎症分子的侵袭,而且研究发现这一调节机制并不通过降低 NF-κB 表达或抑制 IκB 降解来实现。腺苷/腺苷受体、PC 系统和 IL-4、IL-10、转移性生长因子(transforming growth factor-β,TGF-β)等体内抗炎细胞因子共同作用来对抗脓毒症早期高炎状态。在脓毒症治疗中,炎症平衡的恢复比单纯抗炎对降低病死率和预防 MODS 更有价值。

2. 胰岛素治疗的抗炎作用机制

据统计,由脓毒症导致的 MODS 是大面积烧伤、严重创伤和大手术后患者在急性期最主要的死亡原因之一,而有效拮抗发病早期机体的过度炎症反应是预防脓毒症发生的关键所在。急性期葡萄糖浓度升高能加剧全身炎症反应程度,因此胰岛素的降糖作用也具有抗炎效果;而胰岛素自身的抗炎活性对调控机体炎症反应水平亦非常重要,虽然对这一生物学效应的认识较晚,但越来越多的学者认为,葡萄糖/胰岛素组成的调控系统在炎症平衡的维护中起

到关键作用(图 45-12)。

临床观察与动物实验均发现,胰岛素给药后(降血糖治疗或类似于正常葡萄糖胰岛素钳夹法不改变血糖的胰岛素治疗)显著降低血浆 CRP、淀粉样物质 A、MBL、FFA 浓度,减少黏附分子 ICAM-1 和 E-选择素、MMP-1、MMP-2、MMP-9 产生,下调脓毒症早期(或 LPS 攻击后)促炎细胞因子 TNF-α、IL-1、IL-6、MIF、HMGB1 水平,并增加抗炎细胞因子 IL-4、IL-10 的释放。胰岛素治疗后,内皮细胞氧自由基特别是超氧化物阴离子 O_2^- 生成下降,eNOS 增多而 iNOS 减少,保护内皮免受缺氧、再灌注损害。除上述机制外,胰岛素还能通过直接抑制内皮细胞过度葡萄糖摄取来保护内皮功能。

胰岛素对上述促炎细胞因子、介质的抑制效应仍是通过阻断细胞内 3 种重要转录因子的活性来完成的,包括 NF-κB、AP-1 和 EGR-1,这些转录因子调控的基因编码体内主要促炎物质。胰岛素还能下调胞质中炎症信号转导分子如信号转导和转录激活因子-3(STAT3)、STAT5、RANTES(reduced upon activation,normal T expressed and secreted,调节 T 细胞激活)等的表达,降低 NADPH 氧化酶活性,其机制恰与葡萄糖的作用相反。

虽然促炎细胞因子能激活 iNOS,加重 NO 在内皮的细胞毒效应,但研究观察到胰岛素

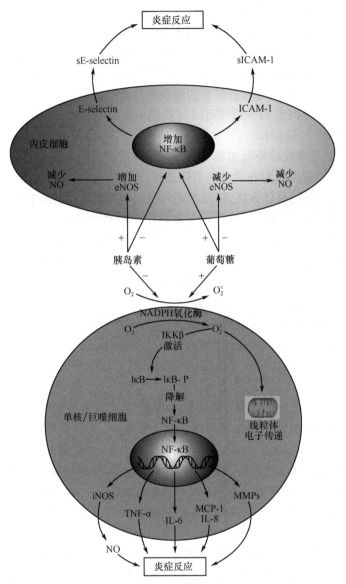

图 45-12　胰岛素/葡萄糖组成的抗炎/促炎调节系统

已知单核/巨噬细胞与内皮细胞表面均存在 IR,虽然胰岛素与受体结合后通过何种路径传递抗炎信号目前
并不清楚,但认为所涉及的 NF-κB/IκB 活性调节是维持炎症平衡状态的核心环节。sE-selectin,可溶性 E-选
择素;sICAM-1,可溶性细胞间黏附分子-1

对促炎细胞因子的影响并不十分显著,极有可能继发于对黏附分子水平变化之后,也就是说胰岛素在内皮细胞的抗炎效应没有以相同的程度在循环中体现。随着研究的深入,人们发现胰岛素亦呈现出某些促炎作用,如增强 PGI$_2$、PGE$_1$ 前体合成酶活性,上调 TF 表达等。胰岛素作用后增加的 LCPUFA 及其代谢产物对炎症反应也呈现双重调节倾向。而即使促炎细胞因子如 IL-6 等亦有证据支持在一定阶段可下调免疫应答。因此,胰岛素抗炎效应的实质可能是维持适度的炎症状态。据此,一些学者推荐联合使用胰岛素、APC、腺苷等组成脓毒症抗炎治疗的"鸡尾酒"疗法,认为将对恢复炎症反应平衡和内环境稳定更加有效。

在参与炎症调节的同时,胰岛素还可以增强天然免疫系统的防御能力,已经证实能促进中性粒细胞与单核细胞趋化、黏附能力及细菌吞噬、氧化杀伤活性。另据报道,胰岛素治疗后天然免疫细胞(中性粒细胞)数量增多,葡萄糖则损害粒细胞的上述免疫功能。需要指出的是,胰岛素对免疫杀伤细胞能力的增强只建立在脓毒症、LPS 攻击或创伤、烧伤、高血糖等导致免疫活性受损的基础之上,而且尽管实验观察到胰岛素作用后单核细胞、中性粒细胞吞噬能力上升 1~4 倍(取决于 LPS 刺激时间),氧化杀伤能力增加 2 倍以上,但仍只有正常情况下相应免疫活性的 70% 左右。

如前文所述,胰岛素治疗降低血浆 CRP、MBL 等炎症蛋白和其他促炎介质水平。这些血浆物质参与天然免疫细胞对病原菌的清除过程,起到不可或缺的免疫调理作用。如 MBL 在结合各种病原菌后激活补体系统,降低早期入侵微生物数量,增强白细胞吞噬和补体膜攻击复合物 C5b~9 的细菌外膜破坏性等。胰岛素在抑制 MBL 产生的同时又可促进天然免疫防御功能,提示存在类似的免疫调理活性。研究发现(采用正常葡萄糖胰岛素钳夹法),当胰岛素与多形核粒细胞 IR 结合后激活了 CD11b(Ⅲ型补体受体)、CD15(细胞黏附分子)、CD62L(L-选择素)、CD89(IgG Fc 受体,即 FcαRI)等表面分子表达,借此代偿血浆炎症蛋白和促炎介质减少对白细胞免疫活性的影响。

高血糖和胰岛素对获得性免疫应答的影响倾向不清楚。国内有报道脓毒症患者经胰岛素强化治疗后上调单核细胞人类白细胞抗原-DR(human leukocyte antigen DR,HLA-DR),提示能增强感染后的免疫提呈能力,上调细胞免疫状态,但这一调节活性与胰岛素的抗炎特征似乎又不一致。

脓毒症病理过程中,炎症亢进与凝血激活存在广泛联系并相互促进。胰岛素治疗后内皮 eNO 含量增加,有助于扩张血管和抑制血小板凝集;炎症介质 MMP-1 的减少则能抑制蛋白酶激活受体-1(protease-activated receptor-1,PAR-1)活化,部分阻断凝血酶(thrombin)的促凝通路,防止血栓形成。强化治疗还证实可以降低血浆血栓素 A_2(thromboxane A_2,TXA_2)与纤溶酶原激活抑制因子-1(plasminogen activator inhibitor-1,PAI-1)浓度,从而进一步加强抗凝和促纤溶能力。胰岛素不影响血管内皮生长因子的激活,因此血管修复能力仍得以保存。

必须强调的是,本章阐述的葡萄糖/胰岛素对炎症、免疫和凝血的调控作用及其机制只适用于发生高血糖和胰岛素抵抗的脓毒症急性期和其他危重症炎症反应亢进的病理基础上。而在正常生理状况或其他一些慢性疾病状态下(如 2 型糖尿病),胰岛素可能并不表现出相同程度的调节活性甚至呈现相反的调控效应。同时,胰岛素的生物学作用特征也受循环胰岛素、葡萄糖浓度等因素影响。胰岛素抵抗的发生可阻碍代谢信号转导,导致高血糖发生;而抵抗状态对炎症调节通路产生的影响和对调控结果的改变则值得深入探讨。

四、胰岛素强化治疗原则、给药方案及疗效评估

胰岛素强化治疗在 ICU 内开展时间较短,目前并没有成熟的治疗指南供临床参考,而不同报道之间在适应证、给药方式和血糖控制目标值等重要参数上差别很大。虽然胰岛素促合成代谢和抗炎作用有利于危重症患者在急性期尽早恢复平衡状态,对预后改善有潜在价值,但目前不提倡在控制血糖之外对脓毒症和其他危重症施行胰岛素强化治疗,即强化治

疗仍应以应激性高血糖和伴随 TPN 治疗出现的血糖升高为主要适应证。见诸文献的胰岛素强化治疗血糖控制范围从 4.45 ~ 6.12 mmol/L 到 10 ~ 11.12 mmol/L,没有发现与预后相关的血糖控制阈值。一般认为通过静脉持续给药(胰岛素血糖滴定法,titration algorithm)优于皮下给药,后者因为危重症患者常常存在循环不良和复苏后水肿等因素,不易施行。可将普通胰岛素 100 U 加入生理盐水 100 ml 内以微量泵泵入。高胰岛素含量的 GIK 液也可以用作强化治疗给药(极化液胰岛素浓度过低反而会造成高血糖)。胰岛素输入速度可参考糖尿病酮症酸中毒(diabetic ketoacidosis,DKA)治疗的给药速度[0.1 U/(kg·h),不超过 10 U/h]。

　　实施强化治疗的不同危重症患者和病程不同阶段的每日胰岛素需要量差别较大;胰岛素抵抗的发生将显著增加胰岛素需要量,以便通过与抵抗因素(或物质)竞争受体来恢复胰岛素生物效应。高浓度胰岛素也能经过 IGF-1 受体来实现胰岛素样作用。而机体自身胰岛素的分泌、是否存在感染和激素等药物的使用也会影响胰岛素使用剂量。因此,治疗中胰岛素给药只能根据血糖控制情况进行随时调整,基本原则是在胰岛素剂量尽可能少的情况下满足血糖控制要求。营养支持(或术前禁食)开始后,胰岛素滴注速度应作相应增加(或减少),静脉营养液中可不再额外添加胰岛素。如采用胃肠道营养方式,由于营养常常分次给予,则间隔期间可停止胰岛素持续注射或降至极小的基础量(0.5 U/h)。胃肠道营养管拔除并改为经口进食后,一般也要适当减少胰岛素量。急性肾衰竭患者接受持续血滤治疗时,置换液也要含有适量胰岛素以作为强化治疗泵入胰岛素的替代。

　　一种可供脓毒症患者参考的胰岛素给药方案是,在胰岛素强化治疗开始时根据血糖升高程度计算基础剂量和额外需要量(营养支持需要量),该方案来源于接受胃肠道营养的创伤和手术患者开展胰岛素强化治疗的实践(表 45-5)。

表 45-5　血糖值与强化治疗胰岛素基础需要量

血糖值(mmol/L)	每日胰岛素基础需要量
<3.33	按低血糖处理
3.33 ~ 8.28	0
8.29 ~ 11.11	5
11.12 ~ 13.89	10
13.90 ~ 16.67	15
16.68 ~ 19.44	20
19.45 ~ 22.22	25
>22.22	30

注:可将 2/3 的日基础需要量作为每 12 小时营养支持所需的额外量,采用中效胰岛素(NPH)皮下给予。

　　胰岛素强化治疗中的血糖监测多采集动脉或中心静脉血样送检,快速血糖仪指血检测(fingersticks,FS)也同样可行。Accu-Chek、CGMS GOLD 等动态血糖监护仪可同时对 4 名患者行血糖管理,适合 ICU 使用,已经开始在国内医院中配备。一般强化治疗开始时的血糖检测间隔为 2 小时,当血糖值稳定(在目标值范围内)后,检测频率可延长至 4 小时一次。频繁血糖监测的目的在于:①预防低血糖发生;②修订胰岛素剂量;③评价强化治疗效果;④指导强化治疗撤除。临床评价胰岛素给药效果时使用的指标包括入院血糖值、最高血糖值、平均空腹血糖、平均住院血糖值等,这些数值有时不能正确反映患者实际高血糖状况,导致强化治疗未能真正实现血糖控制。而采用高糖指数(hyperglycemic index,HGI)则排除低血糖与正常血糖值的干扰,只关注未得到控制的高血糖持续时间和严重程度,经临床验证与预后的相关性更好(图 45-13)。

　　脓毒症和其他危重症患者胰岛素敏感性恢复后可考虑终止强化治疗,一般多在治疗第 6 ~ 12 天开始减量直至撤除胰岛素给药。停药指征包括:①随机血糖检测不高于控制目标值;②较低的基础给药量(<2 U/h)即可维持血糖在 11.12 mmol/L 以下;③治疗首日平均血

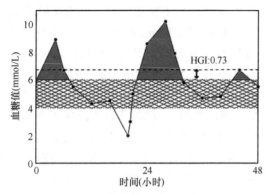

图 45-13　血糖高于给定阈值的阴影部分面积累计为 HGI

在输入不同时间点血糖值后绘制此图,并以梯形面积计算法
(trapezoidal rule methodology) 得出 HGI。一些患者数据管理
器能自动计算 HGI,只需要输入血糖值即可

糖>8.33 mmol/L;治疗中段平均血糖值<8.33 mmol/L;④出现低于 3.60 mmol/L 的检测值;⑤转出 ICU 病房。如有必要,在静脉给药停止后可给予皮下注射混合胰岛素(长效+短效)。当患者发生感染(或再次感染)后胰岛素抵抗将加重,停药时间将推后。如果在胰岛素强化治疗中发现必须使用大剂量滴注才能维持血糖在 11.12 mmol/L 以内时,应考虑患者是否存在未得到诊断的糖尿病。

必须认识到,即使在 ICU 中开展胰岛素强化治疗也同样存在导致低血糖的风险。临床统计严重药物治疗事故的 11% 系由于胰岛素给药不当所致。据报道,在控制目标值 4.4 ~ 6.1 mmol/L 的强化治疗中低血糖发生率为 5.2%,而目标值 6.1 ~ 8.3 mmol/L 时这一发生率下降为 0.8%。对将血糖控制在什么标准之内才能取得最佳治疗效果一直颇有争论,最近 NICE-SUGAR(Normoglycemia in Intensive Care Evaluation-Survival Using Glucose Algorithm Regulator)临床试验,对 6104 例患者进行强化和传统血糖控制的比较,血糖分别控制在 4.4 ~ 6.1 mmol/L 和 8.0 ~ 10.0 mmol/L。同以往研究完全不同的是,该研究发现胰岛素强化治疗会增加 ICU 成年患者的病死率(27.5% 比 24.9%,$P = 0.02$),而且严重低血糖更为常见(6.8% 比 0.5%)。该研究认为,将血糖控制在 10.0 mmol/L 或稍低,较 4.4 ~ 6.1 mmol/L 可降低病死率。因此,有提议血糖控制上限应该是 8.0 ~ 10.0 mmol/L,血糖在 4.4 ~ 6.1 mmol/L 可造成葡萄糖缺乏,使心肌能量供应不足,并造成大脑低血糖。因此,治疗实施中不能过于追求理想化血糖控制目标,必须考虑本治疗单位的监护条件。低血糖事件的多发阶段为治疗后 1 周左右,推测与胰岛素敏感性开始恢复有关。除了要随时根据血糖变化趋势调整胰岛素滴注量外,注意输注设备的定时检查对预防低血糖也至关重要。

脓毒症患者由于胰岛素抵抗存在,内源性胰岛素难以发挥功效,补充外源性胰岛素至少可以在功能上恢复胰岛素的作用,但也必然会造成程度不一的高胰岛素血症,特别是当营养支持开始后。有资料显示,胰岛素使用剂量与 ICU 患者病死率呈正相关,高胰岛素血症对危重症无益。IGF-1 具有胰岛素样调节活性,使用重组 IGF-1(recombinant IGF-1)替代胰岛素强化治疗,在降糖的同时能避免高胰岛素血症发生,其临床应用价值有待深入探讨。

(孟海东　姚咏明　赵晓东)

参 考 文 献

马俊勋,赵晓东,姚咏明,等.2012.胰岛素强化治疗在外伤后应激性高血糖的最新研究进展.中国急救医学,32:360 ~ 363

姚咏明,柴家科,林洪远.2005.现代脓毒症理论与实践.北京:科学出版社,1045 ~ 1111

姚咏明,黄立锋,林洪远.2008.《2008 国际严重脓毒症和脓毒性休克治疗指南》概要.中国危重病急救医学,20:135 ~ 138

姚咏明,刘辉,盛志勇.2005.循证医学在脓毒症临床试验中的应用.解放军医学杂志,30:558 ~ 560

姚咏明,栾樱译.2011.提高对创伤感染及其并发症的认识.临床急诊杂志,12:361~364

姚咏明,孟海东.2006.脓毒症高血糖与胰岛素强化治疗策略.中国危重病急救医学,18:68~70

姚咏明.2008.外科感染血糖控制治疗新策略.国际外科学杂志,35:290~292

张庆红,姚咏明.2011.浅析脓毒症高血糖治疗的利与弊.中华急诊医学杂志,20:789~791

赵晓东,孟海东,姚咏明,等.2005.严重创伤病人早期胰岛素强化治疗对血清炎性介质水平的影响.中国危重病急救医学,17:324~326

Agwunobi AO,Reid C,Maycock P,et al. 2000. Insulin resistance and substrate utilization in human endotoxemia. J Clin Endo Meta,85:3770~3778

Andersen SK,Gjedsted J,Christiansen C,et al. 2004. The roles of insulin and hyperglycemia in sepsis pathogenesis. J Leukoc Biol,75:413~421

Andreelli F,Jacquier D,Troy S. 2006. Molecular aspects of insulin therapy in critically ill patients. Curr Opin Clin Nutr Metab Care,9:124~130

Annane D,Cariou A,Maxime V,et al. 2010. Corticosteroid treatment and intensive insulin therapy for septic shock in adults:a randomized controlled trial. JAMA,303:341~348

Brunkhorst FM,Engel C,Bloos F,et al. 2008. Intensive insulin therapy and pentastarch resuscitation in severe sepsis. N Engl J Med,358:125~139

Cariou A,Vinsonneau C,Dhainaut JF. 2004. Adjunctive therapies in sepsis:an evidence-based review. Crit Care Med, 32:S562~S570

Chiolero R,Revelly JP,Tappy L. 1997. Energy metabolism in sepsis and injury. Nutrition,13:45S~51S

Dandona P,Aljada A,Mohanty P,et al. 2001. Insulin inhibits intranuclear nuclear factor kappaB and stimulates IkappaB in mononuclear cells in obese subjects:evidence for an antiinflammatory effect? J Clin Endocrinol Metab,86:3257~3265

Das UN. 2003. Current advances in sepsis and sepsis shock with particular emphasis on the role of insulin. Med Sci Monit,9:RA181~192

Deane AM,Chapman MJ,Fraser RJ,et al. 2010. Effects of exogenous glucagon-like peptide-1 on gastric emptying and glucose absorption in the critically ill:relationship to glycemia. Crit Care Med,38:1261~1269

Dellinger RP,Carlet JM,Masur H,et al. 2004. Surviving sepsis campaign guidelines for management of severe sepsis and septic shock. Intensive Care Med,30:536~555

Dungan KM,Braithwaite SS,Preiser JC. 2009. Stress hyperglycaemia. Lancet,373:1798~1807

Egi M,Bellomo R,Stachowski E,et al. 2010. Hypoglycemia and outcome in critically ill patients. Mayo Clin Proc,85:217~224

Finfer S,Chittock DR,Su SY,et al. 2009. Intensive versus conventional glucose control in critically ill patients. N Engl J Med,360:1283~1297

Finney SJ,Zekveld C,Elia A,et al. 2003. Glucose control and mortality in critically ill patients. JAMA,290:2041~2047

Fram RY,Cree MG,Wolfe RR,et al. 2010. Intensive insulin therapy improves insulin sensitivity and mitochondrial function in severely burned children. Crit Care Med,38:1475~1483

Hansen TK,Thiel S,Wouters PJ,et al. 2003. Intensive insulin therapy exerts antiinflammatory effects in critically ill patients and counter-acts the adverse effect of low mannose-binding lectin levels. J Clin Endocrinol Metab,88:1082~1088

Hirsch IB. 2004. Effect of insulin therapy on nonglycemic variables during acute illness. Endocr Pract,10:S63~S70

Jeschke MG,Einspanier R,Klein D,et al. 2002. Insulin attenuates the systemic inflammatory response to thermal trauma. Mol Med,8:443~450

Jeschke MG,Klein D,Bolder U,et al. 2004. Insulin attenuates the systemic inflammatory response in endotoxemic rats. Endocrinology,145:4084~4093

Krinsley JS. 2003. Association between hyperglycemia and increased hospital mortality in a heterogeneous population of critically ill patients. Mayo Clin Proc,78:1471~1478

Langouche L,Vanhorebeek L,Vlasselaers D,et al. 2005. Intensive insulin therapy protects the endothelium of critically ill patients. J Clin Invest,115:2277~2286

Lawlor MA,Alessi DR. 2001. PKB/Akt,a key mediator of cell proliferation,survival and insulin responses? J Cell Sci,114:

2903 ~ 2910

Ma Y, Wang P, Kuebler JF, et al. 2002. Hemorrhage induces the rapid development of hepatic insulin resistance. Am J Physiol Gastrointest Liver Physiol, 284: G107 ~ G115

Ma YC, Toth B, Keeton AB, et al. 2004. Mechanisms of hemorrhage-induced hepatic insulin resistance: role of tumor necrosis factor-α. Endocrinology, 145: 51 ~ 68

Marik PE, Raghavan M. 2004. Stress-hyperglycemia, insulin and immunomodulation in sepsis. Intensive Care Med, 30: 748 ~ 756

McMahon MM. 2004. Management of parenteral nutrition in acutely ill patients with hyperglycemia. Nutri Clin Pract, 19: 120 ~ 128

Meyfroidt G, Keenan DM, Wang X, et al. 2010. Dynamic characteristics of blood glucose time series during the course of critical illness: effects of intensive insulin therapy and relative association with mortality. Crit Care Med, 38: 1021 ~ 1029

Pereira LO, Lancha AH. 2004. Effect of insulin and contraction up on glucose transport in skeletal muscle. Prog Biophys Mol Biol, 84: 1 ~ 27

Rui L, Aguirre V, Kim JK, et al. 2001. Insulin/IGF-1 and TNF-α stimulate phosphorylation of IRS-1 at inhibitory Ser[307] via distinct pathways. J Clin Invest, 107: 181 ~ 189

Soop M, Nygren J, Myrenfors P, et al. 2001. Preoperative oral carbohydrate treatment attenuates immediate postoperative insulin resistance. Am J Physiol Endocrinol Metab, 280: E576 ~ E583

Strömmer L, Permert J, Arnelo U, et al. 1998. Skeletal muscle insulin resistance after trauma: insulin signaling and glucose transport. Am J Physiol Endocrinol Metab, 275: E351 ~ E358

van den Berghe G, Wilmer A, Hermans G, et al. 2006. Intensive insulin therapy in the medical ICU. N Engl J Med, 354: 449 ~ 461

van den Berghe G, Wouters P, Weekers F, et al. 2001. Intensive insulin therapy in critically ill patients. N Eng J Med, 345: 1359 ~ 1367

van den Berghe G, Wouters PJ, Bouillon R, et al. 2003. Outcome benefit of intensive insulin therapy in the critically ill: insulin dose versus glycemic control. Crit Care Med, 31: 359 ~ 366

Watson RT, Pessin TE. 2001. Intracellular organization of insulin signaling and GLUT4 translocation. Recent Prog Hormone Res, 56: 175 ~ 194

Wiener RS, Wiener DC, Larson RJ. 2008. Benefits and risks of tight glucose control in critically ill adults: a meta-analysis. JAMA, 300: 933 ~ 944

Zimmerman CR, Mlynarek ME, Jordan JA, et al. 2004. An insulin infusion protocol in critically ill cardiothoracic surgery patients. Ann Pharmacol, 38: 1123 ~ 1129

第四十六章

急性肾上腺皮质功能不全与糖皮质激素治疗

以肾上腺疾病作为原发诊断而入住 ICU 并不常见,但是,危重症患者有可能存在隐匿的或先前已确诊肾上腺疾病而发生严重的失代偿。其中肾上腺皮质功能不全(adrenal insufficiency)是目前 ICU 最常见的肾上腺病变。该症在危重症患者的发生率远远高于普通住院患者,若不能及时识别和处理,有可能引起死亡。

第一节 分类及概念

一、原发性肾上腺皮质功能不全

原发性肾上腺皮质功能不全是由于肾上腺皮质的部分或完全性结构破坏所导致的类固醇激素缺乏。其致病原因甚多,包括自身免疫性破坏(Addison 病)、多发性内分泌缺陷综合征、感染(结核菌或真菌)、血管损害、原发性或转移性肿瘤、淀粉样变性及肾上腺的手术摘除等。这些病例的典型形态学改变是肾上腺皮质萎缩、炎症、坏死乃至缺如。由于整个肾上腺均被累及,导致肾上腺合成的糖皮质激素、盐皮质激素和肾上腺雄激素都有减少。

二、继发性肾上腺皮质功能不全

因腺垂体的促肾上腺皮质激素(adrenocorticotrophic hormone,ACTH)或下丘脑的促肾上腺皮质激素释放激素(corticotropin-releasing hormone,CRH)生成减少,导致的肾上腺皮质功能低下称为继发性肾上腺皮质功能不全。由于缺乏 ACTH 的刺激,肾上腺皮质产生的糖皮质激素减少,但盐皮质醇激素醛固酮的分泌并未受影响。最常见原因是突然停用长期应用的外源性类固醇类治疗药物。其他原因尚包括垂体部位的肿瘤、感染、血供丧失和垂体肿瘤的放射治疗,以及下丘脑和垂体的手术切除等。

任何应用氢化可的松 30 mg/d(或泼尼松 7.5 mg/d 或地塞米松 0.75 mg/d)超过 3 周的患者,应预期有可能发生此症。若超生理剂量的糖皮质激素应用 1~2 周或以上,撤药前应该逐渐减量,以利于肾上腺皮质功能的恢复。长期用药者,停药后可能需要 6~12 个月,肾上腺皮质功能才完全恢复。某些药物也可诱导肾上腺皮质功能不全,发生机制包括直接抑制肾上腺皮质释放类固醇(如氟康唑和依托咪酯等),或促进肝脏的皮质醇代谢(如利福平和苯妥英等)。

三、相对性肾上腺皮质功能不全

上述肾上腺皮质功能不全类型,多数以下丘脑、垂体或肾上腺皮质发生形态学改变、从而导致类固醇激素的绝对缺乏为特征,而此种类型在危重症患者极为少见(仅占 0~3%)。相对性肾上腺皮质功能不全(relative adrenal insufficiency)是新近提出的一个概念。人们发现,有时重症患者血浆皮质醇实际测量水平可能正常,甚至有所升高,但相对于患者的生理应激状态而言仍然显得不充分。与绝对性肾上腺皮质功能不全相反,此时肾上腺皮质的形态学改变可能很轻微,有时甚至表现为细胞过度增生。但往往伴有外周组织靶细胞对糖皮质激素的抵抗,因而全身性炎症和疾病临床过程恶化。故也有人将此种因功能调节障碍所致肾上腺皮质缺陷,命名为功能性肾上腺皮质不全(functional adrenal insufficiency)。

四、危重症相关性皮质醇不足

美国危重症学会(American College of Critical Care Medicine ACCCM)组成跨多学科和专业的专题协调小组,于 2008 年发表了《成人危重患者皮质醇不足的诊断和处理建议》。该小组首创危重症相关性皮质醇不足(critical illness-related corticosteroid insufficiency,CIRCI)这一术语,专门用于描述危重疾病期间发生的下丘脑-垂体-肾上腺(hypothalamic-pituitary-adrenal,HPA)轴功能障碍。CIRCI 的定义是相对于患者疾病的严重程度,细胞的皮质醇活性不足。CIRCI 的发生机制包括:①肾上腺皮质生成类固醇激素减少(即肾上腺皮质功能不全),这可能是源于 HPA 轴任何水平功能障碍的结果;②组织对糖皮质激素抵抗(而肾上腺皮质的激素释放可能减少,也可能正常甚至增加)。并明确提出,对于重症患者最好避免使用绝对性或相对性肾上腺皮质功能不全等术语。CIRCI 是一个动态过程,即入院/入住ICU 时可能不存在 CIRCI,而在疾病过程中发展而成。通常 CIRCI 是促炎症介质导致的一种可逆状态,也可能是肾上腺腺体结构受损的结果。CIRCI 可能影响机体促炎和抗炎反应的平衡,从而影响免疫、代谢、血管和器官功能。其基本特征是糖皮质激素及其受体介导的促炎症转录因子下调不充分,从而出现长期的促炎症介质持续升高,发生过度或持续的促炎反应。

第二节 应激反应与激素的生物学效应

一、应激反应与 HPA 轴

宿主暴露于不同的伤害性刺激可触发一系列协调性中枢和外周反应,以发挥稳定内环境和提高生存能力的作用。这一复杂的适应性应答反应过程称之为应激反应(stress response)。应激反应主要由两个系统介导完成,即 HPA 轴系统和交感-肾上腺髓质系统,两个系统在功能上相互关联。

多发性创伤、严重感染、休克或缺氧等应激原可使 HPA 轴激活,导致下丘脑室旁核分泌CRH 和精氨酸加压素增加。CRH 是一种含 41 个氨基酸的多肽,在应激反应过程中起着关键性作用。CRH 进入垂体门脉系统,刺激腺垂体产生 ACTH,ACTH 进而刺激肾上腺皮质合成和分泌皮质醇激素。下丘脑产生的精氨酸加压素(也称血管加压素)具有微弱的促 ACTH 分泌作用,与 CRH 协同增强 HPA 轴的活性。由此导致皮质醇生成和释放增加,产生代谢、心血管和免疫等多方面效应,以缓解应激状态,维持和恢复机体的内稳态。皮质醇本身可对下丘脑和腺垂体有直接的负反馈抑制,从而减少皮质醇的释放及其循环浓度。此外,HPA 轴与免疫系统之间也存在多重的正负反馈环路,相互间有着密切的功能整合(图 46-1)。

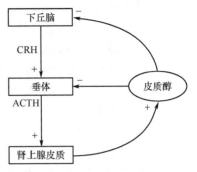

图 46-1　HPA 轴及其调节途径

机体对 HPA 轴活性的调节有 3 种方式:①基础肾上腺分泌的昼夜周期性调节;②应激性刺激的激活;③循环中皮质醇的负反馈调节。典型的生理状况下,ACTH 和皮质醇呈有昼夜节律的间断式释放。在深夜时皮质醇水平开始升高,大约在上午 8 时达到高峰,最低水平在晚 10 时和凌晨 2 时。内源性或外源性皮质醇均可减少下丘脑 CRH 和垂体 ACTH 的释放,即对 HPA 轴实施负反馈调节,最终使循环中糖皮质激素水平调节在恰当的浓度范围。各种生理性和精神性应激,均可能促进 ACTH 分泌的增加,激活 HPA 轴,使皮质醇的水平升高。升高的幅度与疾病的严重程度正性相关。应激性刺激包括几乎所有类型的创伤、大手术、严重感染、疼痛、低血糖、低血压、缺氧、出血、恐惧和过度冷热刺激等。应激对 HPA 轴的激活作用,可能远远超过皮质醇分泌的生理性节奏调控和外周皮质醇的反馈抑制,造成血浆皮质醇水平显著上升,严重时可升高 20 倍之多。

二、肾上腺皮质与糖皮质激素

肾上腺紧贴着双肾上极的上方,成人每个肾上腺重 4 ~ 5 g。肾上腺包含有两种胚胎来源完全不同的组织,分别构成肾上腺皮质和髓质。肾上腺髓质受交感神经系统控制,分泌两种儿茶酚胺类递质,即肾上腺素和去甲肾上腺素。在应激反应的早期阶段,肾上腺髓质释放儿茶酚胺,形成所谓格斗-逃避(fight or flight)反应。

肾上腺皮质由外向内,依次分为球状带、束状带和网状带。球状带约占整个肾上腺皮质的 15%,合成盐皮质激素,主要为醛固酮;束状带是肾上腺皮质的最大部分(60%),分泌糖皮质激素;网状带约占肾上腺皮质的 25%,产生雄激素(主要为睾酮和雌二醇)。

人类肾上腺皮质分泌的主要糖皮质激素是皮质醇(cortisol,氢化可的松),啮齿类动物为皮质酮(cortisone,可的松),其中前者的生物活性更强。这两种类固醇激素可以在 11β-羟基固酮脱氢酶(11β-HSD)作用下相互转换。11β-HSD 有 2 种亚型,即 11β-HSD-1 和 11β-HSD-2。11β-HSD-1 被发现存在于糖皮质激素的靶组织,催化皮质酮转变为生物活性强的皮质醇,反之 11β-HSD-2 催化皮质醇转变为皮质酮。促炎细胞因子能够调节 11β-HSD 的活性,例如白细胞介素-1β(IL-1β)和肿瘤坏死因子-α(TNF-α)能够增强 11β-HSD-1 活性,而降低 11β-HSD-2 的活性,结果是循环中皮质醇水平提高,以适应炎症应答反应的需求。

皮质醇是一种疏水的类固醇激素,与蛋白质结合后才能够在血液中循环。超过 90% 的循环皮质醇与蛋白质结合,游离形式仅占不到 10%,而仅有游离皮质醇具有生物活性。皮质醇结合球蛋白(corticosteroid-binding globulin,CBG)是其主要的结合蛋白,尚有少部分皮质醇与白蛋白和 α_1-酸糖蛋白结合。急危重症(尤其在脓毒症)时,CBG 水平降低达 50%,导致游离皮质醇的比例显著增加。

皮质醇的血浆半衰期波动为 70~120 分钟,生物半衰期为 6~8 小时。肾上腺皮质本身并不储存皮质醇,只有在 ACTH 的刺激下,通过增加合成而促进其分泌。胆固醇是类固醇生成组织生物合成类固醇的主要前体物质。在一系列序贯的酶促作用下,胆固醇转变为孕烯醇酮,然后形成肾上腺生物合成的多种终产物,包括醛固酮、去氢表雄酮和皮质醇。

皮质醇通过肝脏代谢形成葡萄糖醛酸和硫酸盐,这些代谢产物不具备糖皮质激素或盐皮质激素活性,大部分经肾小球滤过后由尿液分泌排出(75%),小部分由胆道和粪便排出(25%)。严重肝功能障碍可显著降低这些激素的代谢,肾功能障碍也降低其清除率。某些药物可增强肝脏对皮质醇的代谢,从而促进其清除,如苯巴比妥、利福平和苯妥英等。

三、糖皮质激素作用的分子机制

如上所述,皮质醇具有高度亲脂性,很容易弥散通过细胞膜,与胞质中糖皮质激素受体(glucocorticoid receptor,GR)结合。GR 是类固醇激素受体蛋白质家族的成员之一,为一种 94 kDa 的蛋白质,在机体所有的组织细胞中均有表达。GR 在胞质中与分子伴侣(包括热休克蛋白)构成复合体,处于无活性形式,能够以高度的亲和力与不同的类固醇激素结合,发挥基因组效应或非基因组效应。其中由胞质 GR 介导的基因组效应是经典的皮质醇激素作用方式。GR 与配体结合后,分子伴侣从复合体中分离出来,而糖皮质醇-GR 复合物转移到细胞核内。糖皮质醇-GR 复合物形成同二聚体,结合到被称之为糖皮质反应组分(GRE,glucocorticoid responsive element)的特定 DNA 序列,调节特异性基因的表达。或以反式激活(transactivation)方式实施正性调节,或以反式阻抑(transrepression)实施负性调节。非基因组效应可进一步分为 3 种模式:①GR 介导的非基因组效应,例如对核因子-κB(NF-κB)基因转录的调节;②非特异性的非基因组效应;③由膜结合 GR 介导的效应。

四、糖皮质激素的主要生理功能

糖皮质激素调节着机体所有细胞的众多基因转录,具有极为广泛的生理功能。与急性应激反应相关的作用主要涉及代谢、心血管和免疫等系统。

1. 代谢作用 糖皮质激素升高血糖水平,优化急性和慢性应激时葡萄糖向细胞的输送。其升高血糖作用系通过增加肝脏的糖异生而实现的,糖皮质激素激活肝糖原异生的关键酶,如磷酸烯醇丙酮酸羧激酶和葡萄糖-6-磷酸酶。通过与这些酶基因上的糖皮质醇反应组分结合,启动这些酶的基因转录而增加其活性,最终达到刺激肝脏的糖异生作用。此外,糖皮质激素还抑制外周组织(如骨骼肌和脂肪)的葡萄糖摄取。在脂肪组织中,糖皮质激素激活脂肪分解,导致游离脂肪酸释放到血液循环中,并刺激蛋白质释放氨基酸。这些过程的主要生理效应是向细胞供给能量和底物,以满足应激和损伤修复的需要。但是持续的高水平糖皮质激素状态,也可能导致过度的蛋白质、脂肪分解代谢和胰岛素抵抗。

2. 心血管作用 糖皮质激素通过涉及肾脏和血管床的多种机制升高血压,其本身并不能直接引起血管收缩,但必须有糖皮质激素存在,儿茶酚胺等缩血管药物才能充分发挥对心血管的调节作用,即存在所谓"允许作用"(permissive effect)。糖皮质激素增加心血管系统对缩血管物质(包括儿茶酚胺类和血管紧张素 II 等)的敏感性,对于维持心脏收缩性、血管张力和血压均有积极作用。一般认为,糖皮质激素是通过经典的基因组机制促进儿茶酚胺的生物合成,或增加血管平滑肌细胞膜上儿茶酚胺受体的数量,以及调节受体介导的细胞信息传递过程,从而实现其对心血管功能的促进效应。该效应部分是通过增加体液物质的受体转录和表达而实现。糖皮质激素系 Na^+,K^+-ATP 酶和儿茶酚胺合成所必需,儿茶酚胺类物质的正性肌力作用部分与糖皮质激素对儿茶酚胺和儿茶酚胺受体合成的作用相关。近年来研究发现,非基因组机制也发挥着重要作用。一氧化氮(NO)是主要的血管扩张剂和血管通透性的调节物质,而糖皮质激素可减少一氧化氮的生成。

3. 抗炎和免疫抑制作用　糖皮质激素通过特定的受体机制,发挥抗炎和免疫抑制效应。业已明确,糖皮质激素对于多数参与免疫和炎症反应的细胞均有影响,包括淋巴细胞、自然杀伤细胞、单核细胞、巨噬细胞、嗜酸粒细胞、中性粒细胞、肥大细胞和嗜碱粒细胞等,可减少这些细胞在炎症部位的聚集,并削弱其功能。糖皮质激素对免疫和炎症反应的抑制作用,绝大多数是通过调节某些体液介质的合成和活性而实现的,包括一些细胞因子(IL-1β、IL-2、IL-3、IL-6、干扰素和 TNF-α)、趋化因子、类花生酸类、补体及其他炎症介质(缓激肽、组胺和巨噬细胞移动抑制因子)等。糖皮质激素控制这些炎症介质的产生,主要是通过抑制转录因子而实现的,例如通过诱导抑制性蛋白 IκB 而抑制 NF-κB 的激活。另一方面,糖皮质激素还促进抗炎细胞因子的释放而产生抗炎效应,包括 IL-1 受体拮抗剂、可溶性 TNF 受体和 IL-10 等。糖皮质激素还能阻断某些重要酶类(包括环氧化酶-2 和诱生性一氧化氮合酶等)的信使 RNA 转录,从而减少某些重要炎症介质的合成。此外,皮质醇还通过刺激脂蛋白-1 的合成,对在炎症反应中具有重要作用的酶——磷脂酶 A_2 发挥抑制作用。

第三节　急性肾上腺皮质功能不全的临床表现与诊断

一、危重症 HPA 轴功能障碍及组织糖皮质激素受体抵抗

危重症状态下,急性应激反应以 HPA 轴和交感肾上腺系统激活为特征,表现为肾上腺皮质分泌和释放皮质醇增加、血浆游离皮质醇水平升高和糖皮质激素-GR 复合体向细胞核内移位。但是,越来越多的证据显示,在某些危重症患者,这一有积极意义的保护性机制受到损害,即存在 HPA 轴功能障碍。由于研究的人群及采用的诊断标准不同,文献中报道的危重症患者急性肾上腺皮质功能不全发生率有很大差异(0 ~ 77%)。内科危重症患者肾上腺皮质功能不全总体发生率为 10%~20%,而脓毒性休克患者高达 60%。有研究提示,严重脓毒症和脓毒性休克患者急性肾上腺皮质功能不全的发生率为 60%。

导致危重症患者 HPA 轴功能障碍的机制甚为复杂,目前尚未完全阐明。理论上应该涉及下丘脑、垂体和肾上腺皮质等 HPA 轴的各水平,包括 CRH、ACTH 和皮质醇的合成释放减少,以及糖皮质激素受体功能障碍。某些亚组患者存在肾上腺腺体的结构损害(如出血或梗死),这类患者可能有长期的肾上腺皮质功能障碍。其中肾上腺出血可见于钝性腹部外伤、大手术后、DIC 伴脓毒症、烧伤、肝素诱导性血小板减少、抗磷脂综合征、HIV 感染、播散

性真菌感染和肺结核等。长期应用外源性糖皮质激素制剂会发生继发性肾上腺皮质功能不全。但是,多数危重症患者的肾上腺皮质功能不全为可逆性 HPA 轴功能不全。在严重脓毒症和脓毒性休克患者,皮质醇或 ACTH 生成减少尤其常见。据报道,血培养阳性及革兰阴性菌感染患者,发生肾上腺皮质功能不全的风险增加(表46-1)。

表46-1 肾上腺皮质功能不全的原因

可逆性下丘脑-垂体-肾上腺轴功能异常
脓毒症/全身性炎症反应综合征(SIRS)
药物(皮质醇、酮康唑、依托咪酯、甲地孕酮、利福平、苯妥英、美替拉酮等)
低体温(原发性肾上腺皮质功能不全)
原发性肾上腺皮质功能不全
自身免疫性肾上腺炎
HIV 感染(HIV、巨细胞病毒感染)
转移癌(肺、乳腺、肾脏)
系统性真菌感染(组织胞质菌病、隐球菌病和芽生菌病等)
结核病
急性出血/梗死(DIC、脑膜炎球菌血症、抗凝治疗、抗磷脂综合征和创伤等)
继发性肾上腺皮质功能不全
慢性皮质醇应用
脑垂体或转移癌
脑垂体手术或放射治疗
空鞍综合征
颅咽管瘤
结节病
分娩后垂体坏死
HIV 感染
颅脑外伤

临床和实验资料显示,脓毒症和急性呼吸窘迫综合征(ARDS)的病情发展与持续,常常与糖皮质激素受体激活失败、从而不能下调促炎介质的转录相关。而此时皮质醇的产生或释放并无障碍,循环中皮质醇水平正常甚至升高,此种状态称之为全身性炎症相关性糖皮质激素抵抗(systemic inflammation-associated GC resistance)。组织糖皮质激素抵抗现象,在慢性阻塞性肺部疾病(COPD)、严重哮喘、系统性红斑狼疮、溃疡性结肠炎和风湿性关节炎等慢性炎症性疾病中已得到确切证明,急性炎症性疾病时也可能有类似情形。如动物实验模型中已经显示,内毒素和促炎细胞因子可使糖皮质激素受体向细胞核内移位减少。有人对致死性 ARDS 患者的研究也证实,尽管其血清和细胞质中皮质醇水平是充分的,但皮质醇-GR 复合体向细胞核内的转移却明显下降。综合目前的资料,似乎有多种机制导致重症患者发生全身性炎症相关性 GC 抵抗,主要包括:①糖皮质激素受体数量减少;②GR 的 β 异构体表达增加(该异构体不能与配体结合);③伴侣蛋白(FK 结合蛋白

和热休克蛋白90)比例改变;④GR 对配体的亲和力降低;⑤细胞核受体共激活物改变;⑥与 DNA 结合减少;⑦组蛋白乙酰化减少;⑧P-糖蛋白膜转运泵活性增加;⑨皮质醇转变为皮质酮增加。此外,GR 及其他重要基因的多态性,也可能影响糖皮质激素与其受体相互作用的下游效应。

目前的证据显示,危重症尤其是脓毒症期间各种介质的大量释放,对于皮质醇经 HPA 轴和 GR 信号系统发挥作用,既可能有刺激或增强效应,亦可能存在损害或抑制反应。其净效应可能因时而异,也许与疾病的严重程度和介质产生增加的幅度及类型有关。

二、急性肾上腺皮质功能不全和 CIRCI 的临床表现

慢性肾上腺功能不全(Addison 病)常常有虚弱、体重丧失、厌食及倦怠等病史,有些患者合并有恶心、呕吐、腹痛和腹泻等症状。临床体征包括直立性低血压和皮肤色素沉着(见于原发性肾上腺皮质功能不全)。实验室检查可见低钠血症、高钾血症及正常红细胞性贫血。与上述不同的是,多数发生于重症患者的急性肾上腺皮质功能不全或 CIRCI 的表现,主要是过度的促炎症免疫应答反应的后果。其共同特征是存在对输液及缩血管药治疗顽固耐受的低血压。故在 ICU,所有需要缩血管药治疗的患者,均应考虑是否存在 CIRCI。患者通常具有高动力型循环,与构成脓毒症/全身性炎症的高动力型特征混杂在一起,难以分辨。但是,体循环血管阻力、心排血量和肺小动脉楔压等血流动力学监测指标或高或低,甚至正常。这些血流动力学指标改变的差异,是 CIRCI 与所存在疾病表现的综合结果。对于出现进行性急性肺损伤的患者,也应该考虑 CIRCI 的存在。实验室检查可能表现为嗜酸粒细胞增多症或高血糖,低钠血症和高钾血症并不常见。

三、急性肾上腺皮质功能不全和 CIRCI 的诊断

传统上诊断危重症患者的肾上腺皮质功能不全,是依据随机血清总皮质醇(应激皮质醇)水平,或应用250 μg 合成的 ACTH(二十四肽促皮质素,cosyntropin)刺激后,血清皮质醇水平的升高值,即 Δ 皮质醇。两种方法在重症患者均有严重的局限性:①目前所能获得的皮质醇检测试剂所检测的都是总皮质醇水平,并不是游离皮质醇浓度,而只有游离形式的皮质醇才具有生物活性。②检测标本的采集时间也很重要,尽管应激时皮质醇分泌的昼夜节律丧失,但已有报道不同时间段的皮质醇浓度存在极大差异。③在危重症患者,ACTH 刺激试验的重复性不佳。④目前市售的检测试剂,在特异性、敏感性和试剂稳定性等方面均不统一,使得检测结果的解读更为复杂化。据推测,在危重症(尤其是脓毒性休克)患者,检测试剂特性的差异甚至更为严重。造成这些差异的原因有嗜异性抗体,以及标本中存在的皮质醇前体及代谢产物造成的干扰。尽管如此,ACCCM 国际专题小组建议,目前诊断危重症患者肾上腺皮质功能不全的最好指标,是应用250 μg ACTH 刺激后的 Δ 皮质醇<9 μg/dl,或随机总皮质醇<10 μg/dl。与总血清皮质醇测量相比,尽管游离皮质醇检测更能反映实际的皮质醇活性,但由于目前无法普遍进行,且还不肯定危重症患者游离皮质醇的确切水平,故不建议常规应用。

由于无法对组织水平的皮质醇活性进行定量检测,目前关于 CIRCI 的诊断在某种程度

上仍然模糊。此外,若要对脓毒症、ARDS 及其他以全身性炎症为特征的急危重症状况中皮质醇作用进一步评估,还应该检测反映糖皮质激素受体活性的标志物,例如细胞核内的受体密度和 NF-κB 水平等,并结合整个 HPA 轴的功能进行综合评估。

鉴于检测皮质醇水平的实验室诊断争论颇多,而且若患者存在糖皮质激素受体抵抗,实验室检测结果完全有可能正常。因此,急性肾上腺皮质功能不全和 CIRCI 的诊断,采用临床诊断标准就显得更为可靠。目前有 6 项随机安慰剂对照试验评估脓毒性休克患者氢化可的松(200 ~ 300 mg/d)治疗的效果,发现无论 ACTH 有反应或无反应(Δ 皮质醇>或<9 μg/dl)的患者,接受氢化可的松治疗均可获益,即休克逆转更快。新近关于早期 ARDS 或严重社区获得性肺炎的随机对照研究也发现,无论肾上腺皮质功能检测结果如何,应用糖皮质激素治疗均能改善预后。患者可能存在的皮质醇组织抵抗可部分解释这些观察结果。因此,拯救脓毒症运动(surviving sepsis campaign,SSC)指南和 ACCCM 国际专题小组均建议,决定脓毒性休克或 ARDS 患者是否使用皮质醇治疗,应该依据临床标准(即充分液体复苏后仍然对缩血管药治疗反应差的低血压患者),而不是 ACTH 刺激试验结果。

第四节 急性肾上腺皮质功能不全的糖皮质激素治疗

过去 30 年以来,先后进行和发表了 20 余项随机对照试验,对糖皮质激素在脓毒症、严重脓毒症、脓毒性休克和 ARDS 患者中的应用进行了评估。这些研究所采用的治疗剂量、药物选择、用药组合和疗程均不相同,故所得出的研究结果也差异甚大。单就皮质醇的用药剂量而言,采用氢化可的松 37.5 ~ 40 000 mg(或相当剂量的其他皮质醇制剂)均有报道。从生理的角度出发,非应激状态下的成人,每日皮质醇的生成量为 15 ~ 25 mg;而应激状态下,每日的最大生成量可升高 10 余倍,高达 200 ~ 300 mg。基于这些数据考虑,大致按氢化可的松的用药剂量划分为几个等级:25 ~ 200 mg/d 为低剂量、200 ~ 350 mg/d 为生理应激量(即中剂量)、350 ~ 1000 mg/d 为超生理剂量,而超过 1000 mg/d 为高剂量。若选用其他的皮质醇制剂可按相当剂量换算(表 46-2)。

表 46-2 各种皮质醇制剂的药理特性及相当剂量

皮质醇激素	相对抗炎活性	相对盐皮质激素活性	相当剂量(mg)	血浆半衰期(分钟)
皮质酮(cortisone)	0.8	0.8	25	30
氢化可的松(hydrocortisone)	1.0	1.0	20	90
泼尼松(prednisone)	4.0	0.8	5	60
泼尼松龙(prednisolone)	4.0	0.8	5	200
氟羟泼尼松龙(triamcinolone)	5.0	0.0	4.0	300
甲泼尼龙(methylprednisolone)	5.0	0.0	4.0	180
倍他米松(betamethasone)	25.0	0.0	0.75	100 ~ 300
地塞米松(dexamethasone)	25 ~ 30	0.0	0.75	100 ~ 300
氟氢可的松(fludrocortisone)	10	125	—	200

目前认为,治疗危重症皮质醇功能不全或 CIRCI 的理想剂量,应该是既能充分下调过度

的全身性炎症反应,而又不至于引起免疫麻痹和影响伤口愈合。治疗周期也应该依据全身性炎症持续的时间为指导。迄今已经有10项随机对照临床试验评估了延长疗程的应激剂量皮质醇激素治疗,对急危重症(包括脓毒症、脓毒性休克和ARDS)患者的治疗效果,总体发现此剂量策略可提供多方面的治疗益处,而并无突出的副作用。

一、糖皮质激素治疗脓毒症/脓毒性休克的临床研究

重症脓毒症的皮质醇应用,在过去半个世纪里进行了广泛的研究,治疗理念也有着重要的转变。最初认为,只有大剂量应用才能有效阻断和遏制脓毒症时暴发性全身性炎症。并且认为皮质醇治疗应该及早开始,通常在脓毒性休克发作的首日。至20世纪80年代早期,治疗脓毒性休克时曾经采用甲泼尼龙的剂量高达每日20~30 mg/kg的短期(24~48小时)内冲击式疗法。尽管动物实验和一些小型临床试验显示了一些诱人的结果,但是多数主要的试验结果均为阴性,从而确认高剂量皮质醇治疗没有益处。脓毒症和脓毒性休克的皮质醇激素治疗的研究一度陷入沉寂。通过总结这些研究的失败原因,人们认识到,重症患者的肾上腺皮质功能不全有可能持续24~48小时或以上,采用上述大剂量皮质醇激素短疗程治疗,可能因严重的免疫抑制而导致医院获得性感染发生率增加,而又不能有效地控制仍然持续存在的炎症反应。

1991年Schneider和Voerman等率先倡议,应用糖皮质激素治疗脓毒性休克时,采用生理剂量代替药理剂量。随后又陆续发表了一批随机对照临床试验,评估低剂量糖皮质激素治疗在脓毒性休克患者中的效果。这些研究的基本理念是,皮质醇分泌是机体针对应激的主要防御机制,在炎症和严重脓毒症时,皮质醇激素能够缓解炎症、改善对儿茶酚胺反应低下的心血管功能。多数作者着眼于分析对具有高死亡风险的脓毒性休克的逆转,治疗策略也修订为低剂量皮质醇(氢化可的松200~300 mg/d,或相当剂量的其他制剂)和长疗程(≥5天),并在治疗终止阶段采用逐渐减量策略。

例如,有人研究了41例晚期(发生48小时以上)顽固脓毒性休克,随机分组后22例患者接受100 mg氢化可的松治疗,19例接受安慰剂,连用药5天。主要观察终点为休克的逆转,次要终点为所有原因的病死率。休克的逆转指无须缩血管药和追加输液治疗而能够维持收缩压≥90 mmHg 24小时以上者。结果显示,与安慰剂组比较,治疗组患者第7天和第28天的休克逆转率均有显著提高,终止缩血管药治疗的中位天数明显缩短(治疗组为4天,安慰剂组为13天,P<0.01),但各种原因所致28天病死率没有显著下降。Briegel等观察了40例脓毒性休克发生24~28小时的患者,分别静脉输注或不输注氢化可的松,一旦儿茶酚胺类药物能够撤除,即迅速减少皮质醇用量。结果也发现治疗组患者应用缩血管治疗的时间缩短(中位数治疗组为2天,对照组为7天,P<0.01)。还有一些试验研究也显现出类似结果。将皮质醇治疗脓毒症/脓毒性休克患者的研究结果归纳起来分析,尽管没有显示皮质醇治疗能够显著降低病死率,但以下几方面的有益效应却是一致的:①预防内毒素诱导的静脉血管对去甲肾上腺素不敏感;②增加外周体循环血管阻力和提高平均动脉压;③减少缩血管药治疗时间;④缩短脓毒性休克持续时间;⑤缩短ICU留住时间;⑥增加无呼吸机治疗天数。

这些小规模随机试验结果为皮质醇用于治疗严重脓毒症患者带来新的希望,人们考虑

策划更大患者群的多中心试验。低剂量糖皮质激素治疗脓毒性休克的最新证据来自法国 Annane 等的多中心试验和 CORTICUS 研究。Annane 等的随机、对照、双盲平行试验,纳入法国 19 个 ICU 的 300 例早期(发作 8 小时以内)脓毒性休克患者。治疗组患者以中等剂量的氢化可的松(每 6 小时静脉应用 50 mg)和氟氢可的松(每日一次 50 μg 口服)连续治疗 7 天。采用 ACTH 刺激试验鉴定出肾上腺皮质功能不全(静脉用 ACTH 250 μg 后,血清皮质醇的增加值<9 μg/dl)的患者。主要发现有:肾上腺皮质功能不全亚组患者采用皮质醇治疗,与安慰剂治疗组比较,28 天病死率下降 30% ,28 天内停用缩血管治疗的比例增加(皮质醇组为 57% ,对照组为 40%);而组间副作用发生率相近。作者得出结论:小剂量可的松和氟氢化可的松 7 天治疗,可显著降低相对性肾上腺皮质功能不全的脓毒性休克患者死亡风险,而不增加副作用。这项研究的意义在于,首次通过大规模临床随机对照试验,证实应用低剂量氢化可的松可改善脓毒性休克患者的预后。

CORTICUS 研究是为了进一步验证皮质醇激素治疗脓毒性休克的益处而设计的第 2 个大规模随机对照试验,在 11 个欧洲国家进行。治疗方案是氢化可的松 50 mg 每 6 小时一次,连续应用 11 天,并在随后的 5 ~ 11 天里逐渐减量以避免低血压反弹。共纳入 499 例患者,其中 47% 为 ACTH 刺激试验无反应者。结果发现,在接受氢化可的松或安慰剂两组间,28 天病死率或住院病死率均无显著差别,无论患者对 ACTH 刺激试验有无反应。接受氢化可的松者较安慰剂组休克逆转的病例数并未增加,但在休克逆转的患者中,接受氢化可的松治疗者休克逆转更迅速(休克逆转中位天数,氢化可的松组 3.3 天,安慰剂组 5.8 天)。接受氢化可的松患者发生更多二重感染事件,包括新发生的脓毒症或脓毒性休克,但没有神经肌肉衰弱增加的证据。

对于两项大型研究的不同结论,尚缺乏令人信服的解释,有以下推测:①启动用药时机不同,Annane 试验在出现脓毒性休克表现 8 小时内用药,而 CORTICUS 则将纳入治疗的时间延长到 72 小时,尽早治疗或许更有益。②Annane 研究的患者病情更重,入住 ICU 24 小时的简化急性生理评分 II(SAPS II 评分)分别为 58 和 48,所需缩血管药剂量更大,病情重的患者更有可能从免疫治疗中获益。③感染部位不同,Annane 研究的患者更多以肺炎为潜在感染,而 CORTICUS 研究中患者主要为腹腔感染。先前已有证据显示皮质醇治疗肺炎有益,而腹部感染多有赖于腹膜组织中巨噬细胞群的维持、抗菌药物向坏死组织穿透性和外科手术干预。④Annane 研究的患者中相对性肾上腺皮质功能不全发生率更高,两项研究中 ACTH 刺激试验无反应者分别为 77% 和 47% 。⑤Annane 研究额外给予口服氟氢可的松。⑥治疗疗程不同,Annane 研究为 7 天,且没有逐渐减药;CORTICUS 研究治疗 11 天,并有逐渐撤药程序。

综合目前的资料,可以对糖皮质激素治疗脓毒性休克形成以下比较一致的认识:①仅适用于脓毒性休克患者,而不是普遍用于脓毒症或严重脓毒症并无低血压的患者。②对于脓毒性休克患者,皮质醇的主要效应在于儿茶酚胺-允许作用,即提高儿茶酚胺的血管反应性。③氢化可的松是最恰当的药物选择,引起既具有相当的糖皮质激素活性,也较其他类固醇制剂(如甲泼尼龙和地塞米松)的盐皮质激素活性更强,有可能减少对盐皮质激素的需求。④采用应激剂量治疗,即氢化可的松 50 ~ 100 mg 静脉分次输注,每日总量为 200 ~ 300 mg。⑤启动皮质醇激素治疗前,先进行 24 小时的液体复苏和缩血管药治疗。仅对需要长时间依赖高剂量缩血管药休克患者实施类固醇激素补充治疗。⑥任何 CIRCI 的诊断方法(总血清皮质醇测定或 ACTH 刺激试验)仅可能对患者预后判断有意义,但不能提示是否应该进行皮质醇治疗。⑦对皮质醇治疗反应良好者,应该表现为数日内缩血管药能够撤除。⑧脓毒性休克患者应治疗≥7 天,停药前应逐渐减量。

二、糖皮质激素治疗 ARDS 的临床研究

早在 20 世纪 80 年代就有几项有关皮质醇预防损伤(如脓毒性休克)后 ARDS 发生的随机对照研究,并有人进行了荟萃分析。当时均采用高剂量(如甲泼尼龙 30 mg/kg 静脉注射、每6 小时 1 次、共 1~8 个剂量)和短疗程(≤48 小时)。结果非但未能证实皮质醇治疗能够减少ARDS 发生,部分研究甚至显示会导致 ARDS 发病率升高。同样,采用高剂量短期甲泼尼龙治疗早期 ARDS 患者,也没有显示治疗益处,对患者的存活或 ARDS 病情逆转没有影响。

而 20 世纪 80 年代以后的研究,转而集中评估低中剂量(即每日<2.5 mg/kg 甲泼尼龙或相当剂量其他制剂)的长疗程(如 4 周)疗法。迄今已经发表了 8 项相关的临床对照研究(其中 5 项为随机试验,3 项为同期病例对照研究),新近又有 2 篇荟萃分析发表。这些研究比较一致地报告,采用中长疗程低剂量皮质醇治疗有以下效果:①降低全身性炎症标志物水平;②改善氧合,即动脉氧分压/吸氧浓度比(PaO_2/FiO_2)显著提高;③降低 MODS 评分;④机械通气时间缩短;⑤显著缩短 ICU 留住期。以上发现,进一步证实全身性炎症水平下降与 ARDS 终结之间存在因果关系。还有一些实验和临床资料显示,过早撤除糖皮质激素治疗可导致 ARDS 复发,而重新启动治疗又得到改善。

1998 年,Meduri 等报道 24 例 7 天机械通气不能终止的严重 ARDS 患者,随机接受甲泼尼龙或安慰剂治疗。治疗组 16 例患者,甲泼尼龙的初始剂量为每天 2 mg/kg,并逐渐减量,治疗周期 32 天;安慰剂组 8 例患者。结果发现,在研究第 10 天时,甲泼尼龙组患者平均PaO_2/FiO_2 比从治疗前 110 mmHg 提高到 262 mmHg,改善程度显著优于安慰剂组($P<0.001$)。同时肺损伤评分、MODS 评分和成功拔管率均显著高于安慰剂组。而且皮质醇治疗组 ICU 病死率更低(两组分别为 0% 和 62%,$P=0.002$)、住院相关性病死率更低(两组分别为 12% 和 62%,$P=0.03$)。感染率和治疗天数两组间无明显差别。由此得出的结论是,在未终结的 ARDS 患者,长疗程应用甲泼尼龙与肺损伤及 MODS 评分改善、病死率下降相关。但是该研究存在方法学上的缺陷,例如采用了非常规的 2:1 随机设计,而且按事先设计治疗无反应者交叉到另一治疗组(4 例经 10 天初始治疗后肺损伤无改善的安慰剂组患者交叉到皮质醇激素组)。这些方法学缺陷有可能对长期结局的评估造成潜在影响。

在 2006 年发表的美国 ARDS 网双盲随机对照试验中,选择了 180 例病程至少 7 天以上的持续性 ARDS 患者,随机接受甲泼尼龙或安慰剂治疗。皮质醇激素组以每天 2 mg/kg 甲泼尼龙开始治疗,而后减量。主要观察终点是 60 天病死率,次要终点包括无机械通气天数、无器官功能衰竭天数、生物标志物水平和感染等并发症发生率等。结果显示,皮质醇激素组与安慰剂组之间病死率没有显著性差别(60 天病死率分别为 29.2% 和 28.6%,180 天病死率分别为 31.5% 和 31.9%)。甲泼尼龙组无机械通气天数增加,较安慰剂组达到无辅助呼吸的时间平均提前 10 天(两组机械通气天数分别为 14 天和 24 天,$P=0.006$)。在研究的前28 天内,甲泼尼龙组患者有更多无休克天数,氧合、呼吸系统并发症和血压等方面的改善更为显著,应用缩血管药天数更少。与安慰剂比较,激素治疗不增加感染性并发症,但是神经

肌肉衰弱发生率增加。值得注意的是,ARDS 发生 14 天后入选的患者中,甲泼尼龙组 60 天和 180 天病死率均显著增加。因此,尽管有心肺生理功能的改善,不支持对持续性 ARDS 患者常规应用甲泼尼龙;发生 ARDS 2 周后启动甲泼尼龙可能增加死亡风险。

2007 年,Meduri 等在一项 91 例严重 ARDS 随机对照研究中,观察早期应用甲泼尼龙治疗 ARDS 的效果。皮质醇治疗在 ARDS 发作 72 小时内启动,初始剂量为每天 2 mg/kg。结果显示,皮质醇治疗可改善氧合,接受甲泼尼龙治疗患者 PaO_2/FiO_2 比显著提高,治疗前基础值为 118 mmHg,至治疗第 7 天提高到 256 mmHg,显著高于安慰剂组(由基础值 126 mmHg 增加到 179 mmHg)($P=0.006$)。此外还发现,与安慰剂比较,皮质醇治疗显著改善多项结局指标,包括使患者的肺损伤评分和 MODS 评分降低、机械通气期和 ICU 留住期缩短、ICU 病死率下降及感染率下降等。但本研究同样存在 Meduri 等 1998 年研究的类似方法学缺陷,从而导致对研究结果可信度的疑惑。

新近的荟萃分析着眼于对目前所有关于长疗程、低中剂量皮质醇(每日甲泼尼龙 0.5 ~ 2.5 mg/kg)治疗 ARDS 的研究进行评估,包括 5 项队列研究($n=307$)和 4 项随机对照研究($n=341$)。分析结果发现,无论是队列研究还是随机对照研究,应用皮质醇治疗均显示出相似的有益结果。皮质醇治疗降低病死率,队列研究组死亡的相对风险(RR)0.66,95% 可信限(CI)0.43 ~ 1.02($P=0.06$);随机对照研究组死亡的 RR 0.51,95% CI 0.24 ~ 1.09($P=0.08$)。总体病死 RR 0.62(95% CI 0.43 ~ 0.91,$P=0.01$)。无机械通气天数、ICU 留住时间、多器官功能障碍评分、肺损伤评分,以及 PaO_2/FiO_2 比均有显著改善,而感染、神经肌病或任何其他重要并发症均未增加(表 46-3)。

表 46-3 低-中剂量甲泼尼龙治疗 ARDS 的荟萃分析结果

参数	主要发现	益处/害处
存活	4 项随机对照试验和 5 项队列研究提示病死率下降($P=0.01$)	有益
机械通气期	更多无机械通气时间($P=0.03$)	有益
ICU 留住和住院期	有缩短 ICU 留住期趋势($P=0.09$)	中性
器官功能	MODS 评分更佳($P<0.001$)	有益
副作用	感染发生率无差别($P=0.48$) 神经肌病发生率无差别($P=0.62$) 所有重要不良事件发生率无差别($P=0.45$)	中性
生理指标	更高 PaO_2/FIO_2($P=0.01$) 肺损伤评分无差别($P=0.14$)	有益

三、相关指南与建议

拯救脓毒症运动(SSC)关于脓毒症与脓毒性休克处理指南更新版于 2008 年发布,其中关于皮质醇激素应用的内容与 2004 年版并无重要更改(表 46-4)。ACCCM 专题协调小组关于危重患者皮质醇不足诊断和处理的协调意见采用修订的 Delphi 法,对广泛收集而来的文献进行严格的证据质量评估。证据质量分为三等:质量高(A 级)、质量中等(B 级)和质量低(C 级)。依据研究设计、结果的一致性及证据的直接与否,对所提出的建议采用修订的 GRADE 系统力度进行定量化,分为 2 级:强烈建议(1 级)和微弱建议(2 级)。协调意见所提出的建议共有 4 方面 12 项(表 46-5)。此外,Marik 随后发表的综述列举了一个更详细的建议,尤其是对 ACCCM 建议中未提及的停药前逐渐减量方法也进行了介绍(表 46-6)。

表 46-4 SSC 指南 2008 年关于皮质醇激素应用的建议

1. 建议仅对液体复苏和缩血管药治疗血压反应差的成人脓毒性休克患者静脉应用氢化可的松(2C)

2. 不推荐采用 ACTH 刺激试验去确认应接受氢化可的松治疗的脓毒性休克患者亚群(2B)

3. 若能够获得氢化可的松,不应使用地塞米松(2B)

4. 若无法获得氢化可的松,而用其他无明显盐皮质激素活性的制剂替代,可加用氟氢可的松(50 μg/d)口服。应用氢化可的松时氟氢可的松为任选 (2C)

5. 一旦不再需用缩血管药,应停止皮质醇治疗(2D)

6. 为治疗脓毒性休克的目的,氢化可的松的每日剂量不应超过 300 mg(1A)

7. 无休克时不应用皮质醇激素治疗脓毒症,但是,若患者有内分泌疾病或皮质醇应用史,不禁忌继续维持类固醇治疗,或使用应激剂量的类固醇(1D)

表 46-5 ACCCM 专题小组的建议关于 CIRCI 的建议

危重症相关性皮质醇不足

1. 术语危重症相关性皮质醇不足(critical illness-related corticosteroid insufficiency,CIRCI)是重症患者 HPA 轴功能障碍的最佳描述(2B)

2. 绝对性或相对性肾上腺皮质功能不全,最好避免应用于危重症患者

肾上腺皮质功能不全的诊断

3. 目前诊断危重症患者肾上腺皮质功能不全的最好指标,是应用 250 μg ACTH 后皮质醇的增加值<9 μg/dl,或随机总皮质醇水平<10 μg/dl(2B)

4. 尽管游离皮质醇检测较总血清皮质醇测量更有优势,但由于目前尚无法普遍进行,故尚不能建议常规采用。此外,危重症患者的游离皮质醇水平尚不明确

5. 不应采用 ACTH 刺激试验确定脓毒性休克或 ARDS 患者是否接受糖皮质激素治疗(2B)

哪些患者应接受糖皮质激素治疗?

6. 脓毒性休克的处理策略中应考虑应用氢化可的松,尤其对那些液体复苏和缩血管药治疗反应差的患者(2B)

7. 严重 ARDS(PaO_2/FiO_2<200)早期,以及在 14 天内未终止 ARDS 患者的处理策略中,应考虑使用中等剂量糖皮质激素治疗。糖皮质激素在急性肺损伤及程度轻的 ARDS(PaO_2/FiO_2>200)患者中的作用不甚明确(2B)

如何治疗?

8. 对于脓毒性休克,静脉输注氢化可的松 200 mg/d、分 4 次用药,或首剂 100 mg,而后 10 mg/h 持续滴注(240 mg/d)。对早期严重 ARDS 患者的最佳用药组合,是甲泼尼龙 1 mg/(kg·d)、持续静脉滴注(1B)

9. 脓毒性休克和早期 ARDS 患者糖皮质激素治疗的最佳疗程尚不确定。但基于发表的研究和病理生理资料,脓毒性休克患者应治疗≥7 天,而后逐渐减量,推定此时已不存在脓毒症或休克征象反复。早期 ARDS 患者应该治疗≥14 天,而后逐渐减量(2B)

10. 应用糖皮质激素治疗应该逐渐减量,不宜突然停药(2B)

11. 氟氢可的松(50 μg 口服每日 1 次)可考虑任选(2B)

12. 不建议应用地塞米松治疗脓毒性休克或 ARDS(1B)

表 46-6 Marik 的建议

指征(依据以下临床标准,随机血皮质醇水平测定和 ACTH 刺激试验不是必须检查)

- 发病 12 小时内的缩血管药依赖性脓毒性休克患者

  [去甲肾上腺素或相当剂量的其他缩血管药需求>0.05~0.1 μg/(kg·min)]

- 对支持治疗 48 小时后的进行性 ARDS

给药方案

- 氢化可的松 50 mg 静脉注射,每 6 小时 1 次,或 100 mg 单次静脉注射后,10 mg/h 连续静脉输注

- 治疗周期至少 7 天,可持续 10~14 天,减量前应已停用缩血管药和机械通气

- 氢化可的松减量

  氢化可的松 50 mg 静脉注射,每 8 小时 1 次,维持 3~4 天

  氢化可的松 50 mg 静脉注射/口服,每 12 小时 1 次,维持 3~4 天

  氢化可的松 50 mg 静脉注射/口服,每日 1 次,维持 3~4 天

  休克复发或氧合恶化,重新开始应用全剂量氢化可的松或氟氢可的松 50 μg 口服(任选)

- 氢化可的松可与甲泼尼龙互换应用

限制皮质醇治疗的并发症

- 感染监测:增加病原菌培养频率(血、微量肺泡灌洗液和其他标本)

- 高血糖:监测血糖,限制葡萄糖摄入,必要时应用胰岛素

- 肌病:监测肌酸激酶和肌肉力量,避免使用神经肌肉阻滞剂

(李建国)

参 考 文 献

刘辉,姚咏明.2004.脓毒症内分泌调节机制的研究进展.中华实验外科杂志,21:767~768

张庆红,姚咏明,盛志勇.2010.提高对脓毒性肾上腺皮质功能不全的认识.中华急诊医学杂志,19:117~119

张庆红,姚咏明.2010.关注神经内分泌紊乱与脓毒症的关系及其防治策略.中华烧伤杂志,26:87~89

Annane D,Bellissant E,Bollaert PE,et al. 2009. Corticosteroids in the treatment of severe sepsis and septic shock in adults:a systematic review. JAMA,301:2362~2375

Annane D,Maxime V,Ibrahim F,et al. 2006. Diagnosis of adrenal insufficiency in severe sepsis and septic shock. Am J Respir Crit Care Med,174:1319~1326

Annane D,Sebille V,Charpentier C,et al. 2002. Effect of treatment with low doses of hydrocortisone and fludrocortisone on mortality in patients with septic shock. JAMA,288:862~871

Annane D,Sebille V,Troche G,et al. 2000. A 3-level prognostic classification in septic shock based on cortisol levels and cortisol response to corticotropin. JAMA,283:1038~1045

Bernard GR,Luce JM,Sprung CL,et al. 1987. High-dose corticosteroids in patients with the adult respiratory distress syndrome. N Engl J Med,317:1565~1570

Bollaert PE,Charpentier C,Levy B,et al. 1998. Reversal of late septic shock with supraphysiologic doses of hydr-ocortisone. Crit Care Med,26:645~650

Bone RC,Fisher Jr CJ,Clemmer TP,et al. 1987. A controlled clinical trial of high-dose methylprednisolone in the treatment of severe sepsis and septic shock. N Engl J Med,317:653~658

Briegel J,Forst H,Haller M,et al. 1999. Stress doses of hydrocortisone reverse hyperdynamic septic shock:a prospective,randomized,double-blind,single-center study. Crit Care Med,27:723~732

Cooper MS,Stewart PM. 2003. Corticosteroid insufficiency in acutely ill patients. N Engl J Med,348:727~734

de Jong MF,Beishuizen A,Spijkstra JJ,et al. 2007. Relative adrenal insufficiency as a predictor of disease severity,mortality,and beneficial effects of corticosteroid treatment in septic shock. Crit Care Med,35:1896~1903

Dellinger RP, Levy MM, Carlet JM, et al. 2008. Surviving Sepsis Campaign: international guidelines for management of severe sepsis and septic shock:2008. Crit Care Med,36:296~327

Hinshaw L, Peduzzi P, Young E, et al. 1987. Effect of high-dose glucocorticoid therapy on mortality in patients with clinical signs of systemic sepsis. N Engl J Med,317:659~665

Keh D, Weber-Carstens S, Ahlers O. 2008. Adjunctive therapies in severe sepsis and septic shock: current place of steroids. Curr Infect Dis Rep,10:354~361

Lamberts SW, Bruining HA, de Jong FH. 1997. Corticosteroid therapy in severe illness. N Engl J Med,337:1285~1292

Marik PE, Pastores SM, Annane D, et al. 2008. Recommendations for the diagnosis and management of corticosteroid insufficiency in critically ill adult patients: consensus statements from an international task force by the American College of Critical Care Medicine. Crit Care Med,36:1937~1949

Marik PE, Pastores SM, Kavanaugh BP. 2008. Selection bias negates conclusions from the CORTICUS study? N Engl J Med,358: 2069~2070

Marik PE, Zaloga GP. 2003. Adrenal insufficiency during septic shock. Crit Care Med,31:141~145

Marik PE. 2009. Critical illness-related corticosteroid insufficiency. Chest,135:181~193

Meduri GU, Marik PE, Chrousos GP, et al. 2008. Steroid treatment in ARDS: a critical appraisal of the ARDS network trial and the recent literature. Intensive Care Med,34:61~69

Meduri GU. 2007. There is no illumination is speculation: additional data in supprt of methyprednisolone treatment in ARDS. Chest,132:1097~1100

Rivers EP, Gaspari M, Abi Saad G, et al. 2001. Adrenal insufficiency in high-risk surgical ICU patients. Chest,119:889~896

Salluh JIF, Fuks AG. 2006. Corticosteroids in critically ill patients: a long and winding road. Chest,141:945

Sprung CL, Annane D, Keh D, et al. 2008. Hydrocortisone therapy for patients with septic shock. N Engl J Med,358:111~124

The National Heart, Lung, and Blood Institute Acut. 2006. Efficacy and safety of corticosteroids for persistent acute respiratory distress syndrome. N Engl J Med,354:1671~1684

van De Berghe G, De Zegher F, et al. 1998. Actue and prolonged critical illness as different neuroendocine paradigms. J Clin Endocrinol Metab,83:1287~1234

Wartofsky L. 2005. Update in endocrinology. Ann Intern Med,143:673~682

Zaloga GP, Marik P. 2001. Hypothalamic-pituitary-adrenal insufficiency. Crit Care Clin,17:25~42

第四十七章

急 性 中 毒

第一节 概　述

随着人类社会的发展和工农业科技的进步,自然存在的化学物质不断地被发现,人工合成的化学制品也不断地被开发。目前全球登记在册的化学物质和制品多达 4500 万种,常见的也有 6 万~8 万种。它们包含在工业化学品、化肥农药、医药食品添加剂和生物毒素,甚至化妆品等之中,因此人们接触到化学物质和制品日益增加,各种中毒事件时有发生。据不完全统计,中国每年发生的化学品中毒事件中,仅农药中毒就不下 5 万起,而综合性医院急诊科就诊患者中,中毒患者的比例高达 6%~8%。

某种物质进入人体,在效应部位积累到一定量而产生损害的全身性疾病称为中毒(poisoning)。毒物(toxicant,poison)是指在一定条件下给予小剂量后,可与生物体相互作用,引起生物体功能性或器质性改变,导致暂时性或持久性损害,甚至危及生命的化学物。毒物的毒性较剧烈或大量地突然进入体内,使机体受损并发生功能障碍,迅速引起症状甚至危及生命,称为急性中毒(acute poisoning)。若小量毒物逐渐进入人体,在体内蓄积到一定程度方出现中毒症状,称为慢性中毒。

现代中毒事件有突发性、群体性、中毒种类多元化、隐匿性的特点,发病急,受累人群多、范围广,病情变化快,危害大。由于中毒事件发生的严重性及中毒患者处理上的特殊性,20世纪 50 年代初,中毒得到了国际医学界的关注。1953 年,美国芝加哥地区成立了中毒控制项目(poison control program),此后美国各地相继成立了中毒控制中心(poison control center, PCC);20 世纪 70 年代末至 80 年代初,美国中毒控制中心(American Association of Poison Control Center,AAPCC)成立,制定了服务规范,建立了覆盖全国的中毒监测系统,有效地提高了全美 PCC 的服务水平。英国、加拿大也同时起步,随后日本、荷兰、法国和新加坡等都相继建立了国家中毒信息中心或 PCC。1980 年,联合国、WHO 建立国际化学物品安全署,组织、协调、促进世界各国加强中毒防治知识的普及、毒物管理及中毒防治科学的研究等。我国起步较晚,1990 年化学工业部在上海建立毒物信息库,1994 年成立了化工急性中毒应急救援中心和网络、指挥系统。中华医学会急诊医学分会中毒专业组也于 1995 年成立。1999 年 4 月 23 日在北京成立由中国预防医学科学院组建的我国首家 PCC,同时,在天津、辽宁、河北、广东成立了 PCC 的分中心,逐步在全国形成中毒控制网络,中毒的防治也日益受到重视,医疗救治工作日趋规范。中国医师协会急诊医师分会组织全国中毒救治专家初步制定了急性中毒救治流程,形成了百草枯、有机磷等常见中毒救治的专家共识,这必将对中毒救治水平的提高起到重要作用。

第二节　毒物的分类与中毒的病因

一、毒 物 分 类

毒物的概念是相对的,其中剂量是重要因素。例如,治病的药物超过极量可引起中毒,而某些微量的剧毒物质可用于治疗。因此,一些物质只有达到中毒极量时才是毒物。习惯将中毒剂量低、危害性大的物质称为毒物。

根据毒物来源和途径,一般分为以下几种:

1. **工业性毒物**　包括腐蚀性毒物(强酸、强碱)、金属毒物(铅、汞、砷等)、有机溶剂(乙醇、甲醇、汽油、苯及化合物)、有害气体(一氧化碳、硫化氢、氯气等)及窒息性毒物(氰化物,高铁血红蛋白生成性毒物如亚硝酸盐、苯胺、硝基苯等)。

2. **农业性毒物**　包括农用杀虫剂(有机磷、有机氯、氨基甲酸酯类农药等)、除草剂(百草枯、除草醚)及灭鼠药(敌鼠、安妥、氟乙酰胺、毒鼠强)等。

3. **日常生活性毒物**　最常见为药物(镇静催眠药、抗精神疾病药、阿片类、抗心律失常药等),以及洗涤剂、消毒剂、清洁剂等日用化学物。

4. **植物性毒物**　如毒蘑菇、棉籽、木薯、四季豆、新鲜黄花菜、苦杏仁、变质甘蔗、发芽马铃薯、白果等。

5. **动物性毒物**　如河豚、鱼胆、毒蛇、毒蜘蛛等。

二、中毒的原因

1. **生产性毒物中毒**　在工业生产中的工业性毒物,可见于生产中的原料、成品、副产品、中间体、辅助剂、杂质和废弃物等之中,它们可导致人中毒。

2. **生活性毒物中毒**　①空气污染,如冬天家用煤炉取暖,在密闭的空间容易引起一氧化碳中毒,房屋装修和家具制作用料中所含甲醛、苯等物质超标污染空气,也是较常见的中毒原因;②日用品中毒,如伪劣化学品、化妆品中含有禁用毒物或毒物超标,造成中毒;③食物中毒,如食物被毒物污染、服用霉变食物、食用已吸收毒物的食物、用被毒物污染的容器盛装食品等;④滥用毒物,如将甲醛掺入酒中冒充饮用酒,应用有机磷农药喷洒衣被灭虱或驱虫、治疗皮肤病等;⑤接触或误服有毒动植物的毒素,如存在于天然植物中对人或动物有害的化学物质或动物所产生或具有的有毒物质,这些毒素如蛇毒、蜂毒等可含于动物毒腺分泌的毒液中致接触者中毒,或误食有毒的植物或动物本身或脏器,如河豚、鱼胆、犬肝、毒蕈。

3. **医源性中毒**　①医疗服务操作错误,在诊断和治疗过程中用药错误、剂量过大或给药方法错误等;②药物吸收异常,已受损的皮肤屏障作用减低,可增强化学物经皮吸收作用,故某些药物湿敷创口可引起中毒;③用含有毒物质的土方治疗疾病;④药物滥用,如吗啡、苯丙胺等,这早已引起全世界密切关注与高度重视。

4. **环境毒素中毒**　①地球化学因素,如地方性砷、汞、氟化物污染水源,再如火山喷发,可散布大量硫氧化合物、硫化氢而致中毒;②水源、土壤被毒物、环境污染物污染;③农药污染;④生物毒素,如细菌毒素、真菌毒素等。

5. 特殊原因 如服毒自杀、投毒谋杀、误服药物、火灾烟雾、运输过程意外灾害、军用毒剂恐怖性放毒等。

第三节　毒物的体内代谢学

一、毒物的吸收

毒物对机体作用的速度、强度及特点与毒物吸收的快慢和侵入人体的途径有关。毒物吸收的途径有呼吸道、皮肤黏膜及消化道等。

1. 呼吸道 呼吸道、消化道是生产性中毒的主要途径。肺泡表面积较大,一个正常人的肺泡表面积为 $80 \sim 90 \, m^2$,且肺部毛细血管较丰富。进入肺泡的毒物可迅速被吸收,直接进入血液循环,较由消化道进入血液循环快 20 倍。一旦毒物经肺侵入机体,则中毒症状严重,病程发展较快。在生产过程中,以气体、蒸气雾、烟、粉尘等不同形态存在于环境中的毒物可被吸入呼吸道,而生活中以一氧化碳中毒多见。

毒物能否随吸入的空气进入肺泡,并被肺泡吸收,与毒物的粒子大小及水溶性有很大的关系。另外,环境温度、湿度、接触毒物的条件(如同时有溶剂存在)也都影响吸收量。

2. 消化道 消化道是生活性中毒的常见途径。毒物经口腔和食管黏膜吸收很少,但有些毒物如有机磷、氰化物等可迅速由该处吸收而进入血液循环。毒物进入消化道后主要由小肠吸收,在胃中吸收较少,进入小肠的毒物,经肠液和酶的作用,使毒物的性质有所改变,再经肝脏解毒以后,便分布至全身。

3. 皮肤和黏膜 正常的皮肤表面有一层类脂质层,对水溶性毒物有很好的防护作用,但对一些脂溶性毒物如芳香族的氨基、硝基化合物、有机磷化合物、苯及同系物等,可以穿透该层而到达真皮层,真皮层的血管和淋巴管网很容易吸收毒物。个别金属如汞亦可经皮肤吸收。某些气态毒物如氰化氢,浓度较高时也可经皮肤进入体内。一些对皮肤局部有刺激性和损伤性作用的毒物(如砷化物、芥子气等)可使皮肤充血或损伤而加快毒物的吸收。如果表皮屏障的完整性被破坏,如外伤、灼伤等,可促进毒物的吸收,潮湿也可促进皮肤吸收毒物,有机溶剂经常沾染皮肤,使皮肤表面的类脂质溶解,在一定程度上也可促进毒物的吸收。皮肤多汗和充血容易促进毒物的吸收。毒物还可绕过表皮屏障,通过毛囊直接透过皮脂腺细胞和毛囊壁进入真皮乳头毛细血管而被血液吸收。黏膜吸收毒物的能力远较皮肤强,部分毒物也可以通过黏膜吸收。

二、毒物的分布

毒物被吸收后,随血液循环(部分随淋巴液)分布到全身。当在作用点达到一定浓度时,即可发生中毒。毒物在体内各部位分布不均匀,影响因素包括以下几方面:

1. 毒物的理化性质 毒物分子极性、脂溶性和化学特性均影响毒物分布,苯、二硫化碳多分布于骨骼等富含脂肪的组织中,并可通过富含类脂质的血脑屏障作用于中枢。

2. 局部器官的血流量 单位时间、单位重量血流量大的器官,如果摄取毒物的能力强,则毒物在该器官浓度高。

3. 毒物通过某些屏障的能力 毛细血管内的血浆与细胞内液之间具有细胞膜屏障,同时体内还有血脑屏障、胎盘屏障等特殊屏障。这些屏障的存在,影响着毒物的分布。一般外来化合物只有分子质量小、脂溶性高的才能穿透。而电离的、离子型的、水溶性大的化学物质则难以透过。如无机汞就不容易进入脑组织,而甲基汞则易于透过血脑屏障,造成中枢神经系统功能损伤。

4. 与血浆蛋白的结合能力 进入血液的毒物有些可与血浆蛋白结合,使血中游离毒物降低。多数毒物由于只有游离状态下才可表现出毒性作用,所以与血浆蛋白结合可以缓冲毒物对组织的损害作用;另一方面,毒物与血浆蛋白结合加大毛细血管两侧毒物的浓度梯度而促进毒物吸收,且不利于毒物向细胞间液渗透和通过肾小球排泄,也不利于毒物进入肝脏生物转化。由于结合是可逆的,不断游离出来的毒物延长了毒物在机体的作用时间,同时可以发生竞争现象。例如,DDE(DDT 代谢物)可以竞争性置换已与白蛋白结合的胆红素,使其在血中游离。

5. 体液 pH 不溶于脂类的非电解质毒物,穿透细胞膜的性能较差,它在体内的分布主要取决于所处的周围环境 pH 对其影响。降低血液 pH 可促使弱碱性毒物由细胞内向细胞外转移,提高血液 pH 可使弱酸性毒物由细胞内向细胞外转移。如苯巴比妥中毒,用碳酸氢钠碱化血液和尿液,可使脑中的药物向血浆转移,并促进其从尿中排泄。

三、毒物的蓄积

毒物进入体内后还可与各种组织成分结合,如多种蛋白质、黏多糖、核蛋白、磷脂等,并蓄积于相应的组织部位。一氧化碳与血红蛋白具有高度亲合力,导致缺氧而中毒。除草剂百草枯不论何种途径接触,均可浓集分布于肺并引起损害。氟离子可替代羟基磷灰石晶格基质中的羟基,使骨氟含量增加。铅和锶可取代骨骼中的钙。镉、汞、锌及铅可与肝、肾的金属硫蛋白结合,从而蓄积。脂溶性毒物可储存于脂肪组织中,如有机磷农药、多氯联苯、二噁英(TCDD)等,可不呈现生物学活性,当脂肪被利用,毒物重新游离入血时,才出现毒性。

四、毒物的转化

毒物进入体内后经多种酶催化下发生还原、氧化、水解、结合等作用的代谢过程,称为生物转化。肝脏是毒物代谢的主要器官,在肝细胞微粒体、胞液、线粒体等部位均存在有关生物转化的酶类。其他组织如肾、胃肠道、肺、皮肤及胎盘等也有一定的代谢能力。一般情况下毒物经代谢转化后,水溶性显著增加,更易于由体内排泄。同时也形成一些毒性较低的代谢物,使毒性逐渐降低,此为代谢解毒,例如醛类还原为醇类,再逐渐氧化为水和二氧化碳。但有些毒物在体内转化过程中毒性反而增强,为代谢活化,例如有机磷杀虫剂对硫磷的中间代谢产物为对氧磷,其毒性增强。甚至有些毒物经代谢转化后,其代谢物产生致癌、致突变和致畸作用。生物转化作用受中毒患者的年龄、性别、健康状况及各脏器的功能状态等各种因素的影响。

五、毒物的排泄

进入体内的毒物多数经过转化后或可不经转化排出体外。毒物通过不同的途径排泄。肾脏是机体排泄毒物的主要器官,一切非挥发性或挥发性低的毒物,绝大部分经肾脏排泄。如金属和类金属、芳香烃等许多毒物,可经肾脏随尿排出。在体内不易分解的气体或易挥发性毒物(如一氧化碳、汽油、乙醚、苯等),主要经肺脏排出。一部分毒物可从消化道排泄,如从唾液中分泌出碘化物、溴化物、汞等。小肠及大肠可排出重金属(铅、汞、锰等)、生物碱类毒物。另外,有些毒物如砷、锑、铅、汞及芳香族化合物,可从胆汁中排泄。皮肤、汗腺、皮脂腺也能排泄少量脂溶性毒物,如硫化氢、卤素、芳香族化合物、铅、汞、砷等。毒物从机体内排泄的速度与毒物的溶解度、挥发度,毒物在组织中固定的程度,排泄器官的功能状态及血液循环有关。

第四节　中毒机制与影响因素

一、中　毒　机　制

毒性物质进入机体后,通过各种屏障转运到一定的系统、器官或细胞中,经代谢转化或无代谢转化,在靶器官与一定的受体或细胞成分结合,产生毒理效应。主要的中毒机制如下:

1. **局部刺激、腐蚀作用**　这是毒物的直接损害作用,强酸、强碱可吸收组织中的水分,并与蛋白质或脂肪结合,使组织细胞变性、坏死。

2. **破坏氧的摄取、运输和利用,造成组织缺氧**　单纯窒息性气体如氢、氮、氩、氪、甲烷等,当它们含量很大时,使氧分压相对降低,机体呼吸时因吸收不到充足的氧气而窒息。尿素、甘薯黑斑病毒素能抑制、麻痹呼吸中枢而导致缺氧。光气、双光气等刺激性气体造成肺水肿而使肺泡气体交换受阻。一氧化碳对血红蛋白有特殊的亲和力,一旦血红蛋白与一氧化碳结合生成碳氧血红蛋白,则失去了正常的携氧能力,造成氧的运输受阻,导致组织缺氧。硝基苯、苯胺等毒物与血红蛋白作用生成高铁血红蛋白,硫化氢与血红蛋白作用生成硫化血红蛋白,砷化氢与红细胞作用造成溶血,使血红蛋白释放。这些作用都使红细胞失去输氧功能。

3. **破坏细胞生物膜**　毒物还能作用于离子通道,改变细胞膜的通透性。一些酯类或醚类可溶解细胞脂质。四氯化碳在体内产生自由基,使膜上多烯脂肪过氧化,导致脂质膜的完整性受损,溶酶体破裂,线粒体、内质网变性,细胞死亡。高脂溶性毒物与膜的脂质相溶或结合,从而改变膜的通透性。如 DDT 中毒可引起神经细胞膜的三维结构改变,从而造成离子通道的改变;同时抑制外表的 Ca^{2+}-ATP 酶,使膜外钙浓度降低,降低电位差,产生重复后放电,引起强直性麻痹。锌、汞、镉、铜、银等均可与线粒体膜的蛋白发生反应,从而影响三羧酸循环和氧化磷酸化过程。河豚毒素选择性阻断膜对钠的通透性,从而阻断神经传导,使神经麻痹。百草枯的脂质过氧化作用则导致肺纤维化及多器官功能障碍甚至衰竭。

4. **对酶系统的干扰作用**　酶是生命过程赖以进行的主要物质,毒物进入机体后作用于酶系统的各个环节,使酶失活,从而产生毒性作用。

(1) 竞争性抑制:某些毒物结构与酶的底物类似,因而和底物竞争与酶结合,同毒物结合的酶无法与底物起作用。这种抑制效应呈可逆或不可逆,如有机磷、氨基甲酸酯直接与胆碱酯酶相结合,抑制酶的活性,使其不能分解乙酰胆碱,造成乙酰胆碱的堆积。有机氟中毒时在体内转化为氟乙酰辅酶 A,再与草酰乙酸结合形成氟柠檬酸,而后者能抑制乌头酸酶的活性,使其失去催化正常底物柠檬酸形成异柠檬酸的能力,导致三羧酸循环发生障碍,线粒体能量供应受损害。

(2) 非竞争性抑制:毒物与酶的非活性部位结合,虽不影响酶与正常底物的结合,但此时酶失去催化正常反应的能力。

(3) 作用于酶的辅基:可导致酶的活性丧失,如铅中毒消耗体内烟酸(辅酶主要成分),使辅酶 I 合成受阻,导致溶血发生。肼类和酰肼类毒物阻碍维生素 B_6 转变为磷酸吡哆醛(氨基转移酶和氨基脱羧酶的辅基),从而使氨基酸脱氨基障碍,影响了一些有重要生理功能的胺类生成。

(4) 作用于酶的活力中心:如氰化物中毒时,CN^- 易与含有 Fe^{3+} 的氧化型细胞色素氧化酶结合,抑制该酶的活性,细胞色素氧化酶的三价铁被氰离子结合后,不能还原为二价铁,从而使氧化过程中的电子传递阻断。

(5) 作用于酶的激活剂:如氟化物中毒时,氟离子与磷酸葡萄糖变位酶的激活剂——Mg^{2+} 形成复合物,影响肝糖原的合成和分解。

(6) 破坏溶酶体膜:导致酶释放,细胞自溶。

5. 受体的竞争　如阿托品阻断毒蕈碱受体。

6. 损害机体的免疫功能　抗肿瘤药物中毒大多都可以造成免疫抑制,使白细胞减少,吞噬功能下降,抗体合成减少。多氯联苯可导致中枢及外周淋巴器官严重萎缩,血清免疫球蛋白降低,特异性抗体产生的能力受到抑制。某些毒物进入体内作为半抗原引起变态反应和自身免疫反应,如脂类、苯二酸酐及其衍生物引起职业性哮喘;有机粉尘吸入引起变应性肺炎;氯丙嗪中毒造成肝脏损害。一种物质是否引起变态反应,一方面取决于个体素质及免疫反应性,另一方面取决于物质的性质。一般情况下,前者占更重要的地位。例如,青霉素等很多物质只在个别人中引起变态反应。

7. 破坏遗传信息　某些毒物作用于染色体或 DNA 分子,引起生殖细胞或体细胞遗传功能的突变。氮芥和环磷酰胺使 DNA 发生烷化,形成交叉联结,影响 DNA 的功能;高三尖杉酯碱抑制蛋白质合成的起步阶段,并使核蛋白体分解;长春碱类使微管蛋白变性,细胞有丝分裂停止于中期,秋水仙碱也有类似的作用。

8. 光感作用　服用某些药物或食物后,再暴露于日光下可发生皮炎型反应,产生这种反应的药物有氯丙嗪、磺胺及某些蔬菜等。

二、影响中毒的因素

影响毒物的因素很多,包括机体的功能状态、毒物进入机体的途径、毒物的浓度及作用时间、毒物的化学结构及理化性质等。

1. 毒物本身的特性

(1) 化学结构:毒物的化学结构决定毒物在体内可能参与和干扰生理生化过程,因而对决定毒物的毒性大小和毒性作用特点有很大影响。如有机化合物中的氢原子被卤族元素取代,其毒性增强,取代得越多,毒性也就越大。如四氯化碳的毒性比三氯甲烷、二氯甲烷和一氯甲烷都大。无机化合物随着分子质量的增加,其毒性也增强。

(2) 物理特性:毒物的溶解度、分散度、挥发度等物理特性与毒物的毒性有密切的关系。如氧化铅分散度大,又易溶于血清,故较其他铅化物毒性大。乙二醇、氟乙酸胺毒性大但不易挥发,不易经呼吸道及皮肤吸入,但经消化道进入机体,可迅速引起中毒。

2. 环境因素

(1) 毒物的接触途径:由于接触途径不同,机体对毒物的吸收速度、吸收量和代谢过程亦不相同,故对毒性有较大影响。经呼吸道吸入近似于静脉注射,例如吸入己烷饱和蒸气 1~3 分钟即可丧失意识,而口服几十毫升并无任何明显影响。这是因为经胃肠道吸收时,毒物经门静脉系统首先到达肝脏而解毒,而经呼吸道吸收则入血液循环并作用于中枢神经系统。经皮吸收毒性一般较经口吸收毒性小。

(2) 毒物的浓度及温度、湿度等因素:毒物的毒性作用与其剂量密切相关,空气中毒物浓度高、接触时间长,则进入体内的剂量大,发生中毒的概率高。人和动物在高温环境下,皮肤毛细血管扩张,血液循环和呼吸加快,可加速毒物经皮吸收和经呼吸道的吸收。高温时尿量减少也延长了化学物或其代谢产物在体内存留的时间。高湿环境下因表皮角质层水合作用增强,化学物更易吸收,多汗时化学物也易于黏附于皮肤表面,增加对毒物的吸收。

3. 毒物的联合作用 当两种毒物同时存在时,有时一种毒物能增强另一种毒物的毒性作用,如一氧化碳可增强硫化氢的毒性,乙醇可增强四氯化碳、苯胺、硝基苯的毒性。此即所谓毒物的增毒效应。相反,一种毒物能使另一种毒物的毒性减弱时,即为拮抗作用。如曼陀罗与有机磷同时存在时,曼陀罗可拮抗有机磷的作用。

4. 个体状态 接触同一剂量的毒物,不同个体可出现迥然不同的反应。造成这种差别的因素很多,如健康状况、年龄、性别、生理变化、营养和免疫状况等。肝、肾病患者,由于其解毒、排泄功能受损,易发生中毒;未成年人,由于各器官、系统的发育及功能不够成熟,对某些毒物的敏感性可能增高;在怀孕期,铅、汞等毒物可由母体进入胎儿体内,影响胎儿的正常发育或导致流产、早产;免疫功能降低或营养不良,对某些毒物的抵抗能力减弱等。

第五节 靶器官毒性及表现

不同化学物质急性中毒的表现不完全相同,严重中毒时共同表现有发绀、昏迷、惊厥、呼吸困难、休克和少尿等。

一、皮肤黏膜表现

1. **黏膜改变** 见于强酸、强碱、甲醛、苯酚及甲酚皂溶液等腐蚀性毒物灼伤。硝酸灼伤皮肤黏膜痂皮呈黄色,盐酸痂皮呈棕色,硫酸痂皮呈黑色。高锰酸钾中毒时口腔牙龈呈紫黑色,铅中毒时牙龈有铅线。

2. **发绀** 由血液中存在的异常血红蛋白衍生物引起,常见于苯胺、硝基苯、伯氨喹、亚硝酸盐、磺胺类等中毒所致发绀,其特点是发绀出现急剧,静脉血呈深棕色,氧疗不能改善。服用某些含硫药物或化学品后,在肠内形成大量硫化氢,使血液中硫化血红蛋白达到 5 g/L

时可出现发绀。特点是持续时间长,可达数月以上,血液呈蓝褐色,分光镜检查可证明有硫化血红蛋白的存在。

3. **黄疸**　毒蕈、鱼胆、四氯化碳中毒损害肝脏会出现黄疸。砷、磷、汞、铜、哌嗪等中毒也可有黄疸。

4. **其他**　一氧化碳中毒时,体内产生大量的碳氧血红蛋白,皮肤黏膜呈樱桃红色。在氰化物或巴比妥类药物中毒时,组织氧利用障碍,毛细血管内氧合血红蛋白高于正常,皮肤黏膜呈现出玫瑰红色。阿托品、颠茄、酒精等中毒时皮肤潮红。

二、眼 部 表 现

瞳孔扩大:常见于阿托品、曼陀罗、颠茄、麻黄碱等中毒;瞳孔缩小:常见于有机磷类农药中毒,吗啡、氯丙嗪、巴比妥类、哌嗪等药物中毒。视神经炎见于甲醇中毒。洋地黄中毒可出现黄、绿视或复视,哌嗪、山道年等中毒可出现黄视,巴比妥类、米帕林、苯妥英钠、异烟肼等中毒可有视物模糊。

三、神经系统表现

1. **昏迷**　见于催眠镇静剂、麻醉药、有机溶剂中毒,窒息性毒物(如一氧化碳、硫化氢、氰化物)中毒,农药(如有机磷、有机汞、拟除虫菊酯杀虫药、溴甲烷)中毒。

2. **谵妄**　见于阿托品、颠茄类、乙醇或抗组胺药物中毒,表现为兴奋、烦躁不安。另外,凡具有抗胆碱能活性的药物,都容易导致老年谵妄综合征,如利尿药、地高辛、抗帕金森病药、抗精神病药、抗抑郁药和镇静催眠药等。

3. **肌纤维颤动**　见于有机磷农药、氨基甲酸酯类农药中毒,丙烯酰胺中毒、铅中毒。

4. **惊厥**　见于窒息性毒物中毒、急性异烟肼中毒、利多卡因中毒、有机氟或拟除虫菊酯类农药中毒。

5. **瘫痪**　见于蛇毒、三氧化二砷、一氧化氮、灭鼠药、有机磷、可溶性钡盐或磷酸三邻甲苯酯等中毒。

6. **精神失常**　见于一氧化碳、酒精、阿托品、二硫化碳、有机溶剂、抗组胺药、氟乙酰胺等中毒,成瘾药物戒断等。

四、呼吸系统表现

1. **呼出特殊气味**　有机磷、黄磷、铊、砷化物中毒呼出气体有大蒜味,氨中毒口中有氨臭味,硫化氢中毒呼出气体有臭鸡蛋味,酒精中毒呼出气体有酒味,氰化物有苦杏仁味,苯酚、甲酚皂溶液有苯酚味。

2. **呼吸改变**　呼吸加快见于水杨酸类、甲醇、刺激性气体等中毒;呼吸减慢见于催眠药、吗啡等中毒。

3. **肺水肿**　见于刺激性气体、有机磷或百草枯等中毒。

五、循 环 系 统

1. 心律失常　洋地黄、夹竹桃、蟾蜍毒素、有机磷等中毒时兴奋迷走神经,拟肾上腺素药、三环类抗抑郁药等中毒时兴奋交感神经,氨茶碱中毒时通过不同机制引起心律失常。乌头碱引起心律失常的机制主要是对迷走神经具有强烈的兴奋作用和直接作用于心室肌产生异位节律及形成折返激动。

2. 心搏骤停　①心肌毒性作用:见于洋地黄、奎尼丁、锑剂或依米丁等中毒;②缺氧:见于窒息性气体(如一氧化碳、甲烷、丙烷等)中毒;③严重低钾血症:见于可溶性钡盐、棉酚或排钾利尿剂等中毒。

3. 休克　①液体丢失:三氧化二砷中毒引起剧烈呕吐和腹泻;强酸、强碱所致严重的化学灼伤造成失水、失液;②外周血管扩张:严重巴比妥类中毒抑制血管中枢等。

4. 脉搏改变　阿托品、颠茄、氯丙嗪等中毒时脉搏增快;洋地黄类、奎宁、毒蕈等中毒时脉搏变慢。

六、泌 尿 系 统

砷化氢中毒导致急性血管性溶血、肾小管堵塞;头孢菌素类、氨基糖苷类抗菌药物、毒蕈和蛇毒等引起肾缺血或肾小管坏死。

七、血 液 系 统

水杨酸类、肝素或双香豆素过量,杀鼠剂和毒蛇咬伤等中毒诱发凝血功能障碍;砷化氢、苯胺或硝基苯等中毒引起溶血性贫血;氯霉素、抗肿瘤药或苯等中毒可导致白细胞减少。

八、发　　热

阿托品、二硝基酚或棉酚等中毒时出现发热。

九、排　泄　物

硫酸亚铁、硫酸铜等中毒时呕吐物呈绿色或蓝色;碘酊中毒时吐出物呈蓝墨水样,铬中毒时呕吐物呈黄绿色;磷化锌中毒时呕吐物在暗处可见荧光。

第六节　中毒的防治策略

一、中毒患者的临床评估

中毒的诊断与治疗涉及毒物的种类、毒理、发病机制、临床表现等多方面。中毒一旦发生,其临床经过往往十分复杂,涉及的病理过程具有全身性、多系统性及突发性等多方面的特征。因此,快速正确的诊断是治疗中毒的先决条件,确定中毒病因是治疗的关键,这对我们广大医务工作者提出了较高的要求,在面临中毒患者时,必须及时正确地做出诊断,机智灵活地进行抢救;尽可能全面且迅速地询问病史,采取针对有效的实验室检查和细微全面的体格检查;最后根据资料综合分析,以确定中毒病因、中毒深度、脏器受损的严重情况及如何治疗。在整个过程中又以病史询问和临床诊查最为重要,往往是由此得出中毒的病因诊断,达到及时、正确、有效的救治目的。

（一）询问病史

详细耐心询问病史是中毒诊断的重要核心方法。有些患者在家属陪同时,家属可以代诉病史,能够将中毒的经过和毒物的名称清楚地表达,有助于临床中毒的诊断;有些患者可以根据其特征性中毒表现及周围环境,找出中毒原因的线索;对有些中毒患者来说,就必须通过细致且带有探索性征询的方法,才能获得确诊的病史资料。询问病史应该注意以下几点:

（1）起病情况,出现症状的缓急,患者原来的健康状况,家中或周围人群有无类似病情;患者近期精神状况,是否有环境或人为诱因;是否突然发生严重病状。如有不明原因的发绀、休克、口吐白沫、意识丧失、瞳孔缩小或增大、惊厥、呕吐、大小便失禁等,又不能用急性感染(如中毒性菌痢、暴发型流脑)或急腹症等解释者,都应考虑是否由于中毒引起。

（2）从事何种工作,有无接触毒物。

（3）最近是否患病,有无其他疾病史,曾用过何种药物治疗;服用药物的剂量、数量,有无药物副作用发生,中毒发生时周围或身边有无剩余药物,是否同时服用多种药物。

（4）发病前吃过哪些食物,有无食物过敏史。详细询问是否误服鼠药或者其他药物及被农药污染过的食物,有无他人食用同样食物,患者进食食物后有无恶心、呕吐、腹泻、烦躁、昏迷、流涎、黏膜烧灼、面色改变、呼出特殊气味,尿色有无改变等。

（5）有无有毒动物咬伤或接触史,有无疫区接触史,有无传染病史等。

（6）室内是否有导致一氧化碳产生的设施,是否存在通风不良状况等。

（二）物理学检查

初检急性中毒患者时,发现的某些特殊体征可迅速提供线索或作为诊断依据的参考。常见的有以下几点:

1. 气息异常 酒精气味:如乙醇、甲醇等;芳香气味;如苯、甲苯、丁二烯等化学试剂;臭鸡蛋味:如硫化氢、硫醇、二巯丁二酸等;刺激性气味:如苯酚、强酸、强碱;苦杏仁味:如氰的无机或有机化合物;蒜味;如有机磷农药中毒;水果味:如乙酸戊酯、亚硝酸异戊酯、异丙醇、丙酮;干草味:如光气中毒;醋味:如各种酸类物质中毒;梨味:如水合氯醛。

2. 多汗 多汗是指分泌汗液过多。全身性多汗:见于急性有机磷中毒,氨基甲酸酯类农药中毒;某些药物如毛果芸香碱、水杨酸盐、阿司匹林中毒。局部多汗:多由于急性中毒时自主神经纤维受累,常见于急性有机溶剂、有机汞、四乙基铅等化学物质中毒,以掌趾部多汗为主。

3. 皮肤色泽

（1）发绀:急性中毒引起机体缺氧时发绀为重要体征之一。血流中未被氧饱和的血红蛋白接近 50 g/L 时,才能显示发绀。但有些严重长期贫血患者,血红蛋白含量低于 50 g/L

却不出现发绀。

（2）樱桃红色：急性一氧化碳或急性氰化物中毒患者，虽然严重缺氧，但部分患者的皮肤和黏膜可呈樱桃红色。

（3）黄疸：见于中毒性溶血性贫血，中度或药物性肝病。

（4）潮红色：见于急性酒精中毒，以及其他可致血管扩张的毒物、药物中毒。

（5）皮肤黄染：可见于接触三硝基甲苯、苦味胺或黄色染料的工作人员。

4. 皮损和体征　有些皮损可作为提示接触某类毒物的线索，特殊体征对某些毒物的诊断也有重要意义，具体皮损和特殊体征可参阅本章第五节靶器官毒性及表现。

（三）实验室检查

在急性中毒的抢救中，除了细致观察临床症状和体征、详细询问接触毒物的病史外，正确有效的实验室检查对诊断中毒也有重要指导意义。目前对中毒诊断有较大帮助的主要是利用生物标志物。

1. 接触类生物标志物　反映机体生物材料中毒物或其代谢产物的含量，这是急性中毒时常用的测定项目，也是毒物吸收的主要依据之一。常用的测定材料为血、尿、粪等；血液净化物或胃内容物也可以应用，必要时头发、指甲、乳汁等也可作为检测材料。

2. 效应的生物标志物　测定机体中的生化、生理及脏器形态或功能改变的指标。常用的有以下几种：

（1）有特异性的效应标志物：指急性中毒后因毒性作用造成机体生物化学或细胞形态等方面的特异性改变的指标，如血中碳氧血红蛋白、高铁血红蛋白、变性血红蛋白、全血胆碱酯酶活性、血锌卟啉、红细胞 Heinz 小体等测定。

（2）有诊断疾病意义的标志物：临床上常用的项目如血、尿常规，血小板、网织红细胞、血液肝肾功能检查，血凝血酶原时间、电解质等测定以及血气分析、活体组织检查等。

（四）影像学检查

对中毒患者常规进行胸片、腹部超声等检查，如出现意识障碍，需行头颅 CT 或 MRI 等检查。

二、中毒的救治

中毒的救治原则是：维持呼吸、循环功能，排除未吸收的毒物和对已吸收毒物的排毒、解毒。在处理时何者为先，则视具体情况而定，若呼吸循环功能减退、危及生命时，则以维持呼吸、循环功能为主，同时尽快排除毒物，减少毒物的吸收。在一般情况下以排除毒物为首要措施，并采取适当的方法将已吸收的毒物排除解毒。在急救的过程中，其他对症支持疗法亦须相应实施，综合治理。

（一）阻止毒物的继续吸收

1. 有毒气体中毒

（1）立即将患者转移至空气无毒害的环境中。注意呼吸道通畅，保温，必要时给予氧气、高压氧甚至用正压呼吸机或行人工呼吸。

（2）维持生命体征,如呼吸、心搏骤停者应立即进行心肺脑复苏。

（3）注意事项:进入含有高浓度的毒物如硫化氢、一氧化碳、二氧化碳、氰化物,或空气中氧浓度大幅度降低的环境下时,必须有防护措施,否则会造成更多的人中毒、死亡;进行口对口人工呼吸时,抢救人员应避免吸入患者呼出的毒气而导致中毒,尤其是急性硫化氢中毒时;应同时有人做好现场环境处理,防止毒物继续扩散。

2. 皮肤、黏膜上毒物的清除

（1）迅速将患者移离中毒环境,立即脱去污染的衣物。

（2）用大量流动清水彻底冲洗污染皮肤,水温以 25～37℃ 为宜。必要时可反复冲洗。

（3）黏膜创面上的毒物应尽量将其吸出,然后用大量的清水冲洗,以稀释并排出毒物。

（4）酚类灼伤皮肤:大量清水充分冲洗(至少 10～15 分钟),然后反复涂以蓖麻油,忌用矿物油和乙醇。

（5）强酸、强碱灼伤皮肤:强酸灼伤,用大量清水冲洗 10 分钟以上,然后局部用 2% 碳酸氢钠溶液、1% 氨水或肥皂水中和,再用清水冲洗;强碱灼伤,用大量清水冲洗 10 分钟后,局部用弱酸(1% 乙酸溶液)中和,再用清水冲洗。切勿在首次清水冲洗之前应用中和方法,否则由于中和反应产生热量,会加重损伤。亦可只用大量清水冲洗,不用中和解毒剂。

（6）生石灰引起的烧伤:在使用清水冲洗之前,必须用软布或软刷将体表上的石灰全部清理,当其溶解放出热量之前,用有压力的水流迅速冲掉剩余颗粒。

（7）冲洗时勿疏忽头皮、会阴及皱褶等部位。

3. 眼内污染毒物处理

（1）毒物污染眼内时,如果为具有刺激性、腐蚀性的气态、液态、固态化合物,务必迅速用流动清水或生理盐水冲洗,至少 10 分钟。

（2）冲洗时可将面部浸入面盆中的清水中,拉开眼睑,摆动头部,起到清除作用。

（3）冲洗前,千万不要使用任何解毒剂,以免解毒剂与毒物产生化学反应,加重损伤。

（4）在急救中心,令患者坐在椅子上,用生理盐水或灭菌水冲洗 5 分钟之后,在眼内滴数滴 2% 荧光素,如荧光素呈黄色或者绿色,再将眼睛冲洗 5 分钟,然后转移至眼科做进一步诊治。

4. 口服毒物者催吐

（1）催吐:口服毒物的患者,只要意识清楚,没有催吐的禁忌证,均应做催吐处理,这是较早排出胃内未吸收毒物最好的方法。

1）探咽催吐:用压舌板、匙柄、筷子或指甲不长的手指接触咽腭弓及咽后壁,使之呕吐(应注意动作轻柔,避免咽部损伤),此方法简单易行,迅速奏效,在任何环境下均可立即实施;如进入毒物过稠,可令患者饮适量温清水、盐水或其他解毒液体,然后再进行催吐,如此反复实施,直至吐出物变清为止。如患者不合作时,可由胃管将水灌入,然后拔出胃管,再行探吐,或不拔胃管直接洗胃。探咽催吐法简单易行,操作安全,对患者损害小,可应用于一些毒性较小、中毒程度较轻、患者配合的情况。

2）药物催吐:口服吐根糖浆,30 分钟之内,95% 患者发生呕吐,应用时要准确掌握剂量。最好配制成吐根糖浆 30 ml 放置待用。吐根糖浆催吐的剂量是:成人每次 30 ml 口服,需要时半小时可重复一次;儿童,6 个月以内婴儿不用此药;6～12 个月者每次 10 ml,不重复;1～12 岁,每次 15 ml,可重复;12 岁以上,每次 30 ml,可重复 1 次。不可按此剂量改用吐根浸润剂或吐根酊做催吐液,以免发生依米丁中毒。

阿扑吗啡:催吐快,效果好,用于不能口服催吐剂的患者。成人皮下注射 3 ~ 5 mg;5 岁以上患儿如有需要,皮下注射 1 mg 可引起呕吐。但本品不良反应大,不做常规使用。幼儿、体弱患者、休克、昏迷、孕妇、老年人及口服阿片类毒物者忌用。

硫酸铜:仅在无机磷中毒时为有效催吐解毒剂,它可与磷结合形成棕褐色不溶解的磷化铜,其用量为 0.3 ~ 0.5 g,溶于 150 ~ 250 ml 的温水中口服,若 15 ~ 30 分钟不发生呕吐,可再服用 1 次。但是一定要精确称量硫酸铜,以防硫酸铜中毒。

3）注意事项:下列情况不用催吐方法排除毒物,如强酸、强碱中毒;汽油、煤油中毒,催吐容易导致吸入性肺炎;没有呕吐反射能力的患者;昏迷、惊厥患者;服阿片类、抗惊厥类药物、三环类抗抑郁药中毒,因其抑制呕吐中枢而不能达到催吐目的;樟脑、士的宁等易致惊厥的药物中毒,因呕吐诱发惊厥;有严重心脏病、动脉瘤、食管静脉曲张、溃疡病史的患者不宜催吐;孕妇慎用。

（2）洗胃:当食进毒物后,洗胃是排除毒物的最重要方法。

注意事项:①口服毒物者,无论现场是否进行催吐,都必须立即洗胃。一般在进食 4 ~ 6 小时均应进行。有些毒物在胃内停留时间较长,超过 6 小时仍应洗胃。因此,对中毒患者的洗胃时间,可根据毒物的性质而定,不要因服毒时间稍久就放弃洗胃。洗胃早晚,是否彻底洗胃,都对抢救成功至关重要的作用。②常用的洗胃机有 SC 系列自动洗胃机、电动负压吸引器、漏斗式洗胃器等,可根据患者情况及医院条件选择使用。③插入胃管后,先抽出内容物,留作毒物鉴定,再灌注洗胃液。④要反复灌洗,以尽可能彻底清除毒物,但洗胃时间不宜过长,一般在半小时内完成。⑤每次灌洗胃液 500 ml 左右,不宜过多,以免引起胃扩张或将毒物冲入肠内,更易吸收。⑥洗胃液一般可用清水,有些毒物可按其理化性质选择针对性洗胃液,但不必过多强调,以免为配制洗胃液而耽误洗胃时间。⑦操作要规范化,防止发生胃出血、胃穿孔、吸入性肺炎等。⑧危重症患者如休克、抽搐者,洗胃前应先予以纠正、控制;昏迷者可在气管插管的同时进行洗胃。⑨洗胃的同时必须进行其他抢救治疗措施。⑩急性口服中毒危重病例,可考虑剖腹洗胃。⑪严密观察洗胃术后的并发症,如有发生应及时治疗。⑫在洗胃过程中,应随时注意监测患者水、电解质及酸碱平衡状态。⑬洗胃的禁忌证包括深度昏迷;强酸、强碱中毒超过 30 分钟;汽油、煤油中毒。

（3）活性炭的应用:活性炭(activated charcoat,AC)是强力吸附剂,其颗粒小,含大量小孔,表面积大,可吸附多种药物、毒物和其他化学物质,如巴比妥类、吗啡类、三环类抗抑郁药等,阻止它们在胃肠道中的吸收。仅有少量的毒物不能被活性炭吸附,例如,乙醇及其他酒精类化合物,铁、锂、钾、镁等金属,氰、氟、氯、碘等非金属,以及某些无机盐和无机酸、碱类。

活性炭的用法及用量:①首次剂量为活性炭 1 g/kg,用水或山梨醇混成稀糊状,口服或经胃管灌入胃中,如已知服入毒物的剂量,则以 10:1 的比例给予活性炭。若是大量毒物摄入(如 60 ~ 100 mg 阿司匹林),则需以 10 倍阿司匹林的活性炭分次给予,可给 1 ~ 2 天。②重复给予活性炭剂量。有些药物或者毒素(如洋地黄、苯巴比妥、水杨酸盐)可能因压差的原因,吸入血中的毒素可回到肠腔中,因此活性炭连续给予,既可吸附胃肠中的毒素,还可以吸附进入血液的毒素。其用法及用量为 15 ~ 30 g(0.5g/kg),每 2 ~ 4 小时给予口服或经胃管插入,此为不知摄入毒素剂量的最佳方案。重复给予活性炭剂量的终点是根据临床血清的毒物浓度而定或者是排出带有活性炭的大便,一般是持续 24 ~ 48 小时。若在此过程中又呕吐,可给予甲氧氯普胺止吐。

(4)导泻:多数毒物进入肠道后可经小肠或大肠吸收,引起肠道刺激症状及各器官中毒表现,因此欲清除经口进入的毒物,除了采用催吐及洗胃的方法外,导泻及肠道灌洗,可以使已经进入肠道的毒物尽可能迅速地排出,以避免或减少在肠内吸收,导致中毒症状加重。导泻剂包括3种。①硫酸镁:成人量为15~20 g,儿童为250 mg/kg,配成10%溶液口服。由于镁对神经、呼吸系统和心脏有抑制作用,当发生肠麻痹、肾功能减退及使用一些抑制肠蠕动的药物时都可增加镁的吸收,形成高镁血症,发生镁中毒。故应用硫酸镁导泻时应慎重,注意患者的基础疾病及生命体征的变化。最好以硫酸钠导泻。②硫酸钠:成人量为15~20 g,儿童为250 mg/kg,配成10%溶液口服。③甘露醇及山梨醇:成人用量为20%甘露醇或25%山梨醇250 ml,儿童用量为2 ml/kg,在洗胃后由胃管灌入。一般在服用后1小时开始腹泻,3小时后排便干净,优于盐类泻剂,且在灌入活性炭后用甘露醇或山梨醇,更能增加未吸收毒物的排毒效果。

导泻注意事项:当毒物已经引起严重腹泻时,不必再行导泻;老年及体弱者慎用。

(5)灌洗肠道:本法适用于食进毒物,经用泻药排毒已数小时后,而泻药尚未发生作用的患者,对经直肠吸收的毒物最为适用。肠道灌洗必须严格遵从灌肠液出入量相等的原则。

常用的灌洗肠道的液体有1%的盐水、肥皂水或活性炭混悬液加于灌洗液中,使与毒物吸附后排出。

存在于小肠的毒物,用"Y"形管以大量液体做高位连续灌洗,一般重症患者用量,成人约需5000 ml,儿童为1500~3000 ml。

(二)促进已吸收毒物的排泄

1. 利尿排毒 很多毒物进入机体后都经肾脏并随尿液一起排出,因此加强利尿是加速毒物排出的重要措施。但利尿的排毒效果不好,且速度太快,大量注入葡萄糖可诱发或加重脑水肿、肺水肿。患者有心、肾功能不全时不宜使用。

2. 血液净化疗法 是借助体外血液循环及特殊解毒净化装置或腹膜,从血液中直接、快速清除药物或毒物,终止其对机体靶器官的毒性作用,从而迅速缓解或解除中毒症状,提高救治成功率。常用的技术有以下几种:

(1)血液透析(hemodialysis,HD):利用半透膜两侧溶质浓度梯度差及溶质弥散转运机制,并根据半透膜平衡原理,将患者血液经体外循环引入血液透析器内,分别流经透析膜两侧,利用二者浓度梯度进行物质交换作用,如弥散、渗透、滤过等,以达到清除体内外源性或内源性毒物的目的,同时可纠正水、电解质和酸碱失衡。HD适用于清除水溶性强、不与血浆蛋白或血浆中其他成分结合的毒物,如巴比妥类、抗过敏类、某些抗菌药物等药物,钾、钠、镁等金属离子及其化合物。

(2)腹膜透析(peritoneal dialysis,PD):腹膜是一层生物性"半透膜",将透析液灌入腹腔,根据两侧溶质渗透浓度不同,可清除血液中的有害物质。清除小分子能力低于HD,而清除中分子优于HD。PD方法简便,连续应用相对安全是其优点。能通过PD透出的毒物有砷、铬、溴、甲醇、乙二醇、四氯化碳、三氯乙烯及多种药物等。中毒性溶血致急性肾功能障碍时也可以应用。

(3)血液灌流(hemoperfusion,HP):是采用体外循环使血液通过具有高效、广谱和解毒效应的吸附装置(血液灌流器),以清除某些外源性或内源性毒素,并使净化了的血液输回体内的一种治疗方法。主要应用于大中分子质量的毒物和药物的治疗,尤其适合用于脂溶性高、体内分布容积相对较大、易与蛋白质结合的药物或毒物的中毒,如肌酐、尿酸、酚类、吲哚、有机酸及多种药物,但不能去除尿素、磷酸盐、水分及电解质。其设备要求及操作相对简单,适用于边远地区或基层医疗单位对患者的抢救。

(4) 血浆置换(plasma exchange,PE):将患者血液经体外循环引入血浆分离器,使血细胞成分(红细胞、白细胞和血小板)与血浆分离,弃去分离的血浆,按比例补充一定量的正常新鲜血浆或(和)白蛋白、血浆代用品、电解质等生理平衡液,从而清除存在于患者血浆中的毒物或药物。其主要优点是能把与血浆蛋白结合的毒物或药物,如洋地黄、三环类抗抑郁药、百草枯等迅速彻底排出体外。PE需消耗大量的血浆和血浆制品,费用甚是昂贵,难以广泛推广应用。

(5) 血液滤过(hemofiltration,HF):是通过机器泵或患者自身血压,使血液流经体外回路的一个过滤器,在滤过压的作用下滤出大量液体和溶质,同时补充与血浆液体成分相似的电解质溶液,以达到血液净化的目的。整个过程是模拟肾小球滤过功能,但并未模仿肾小管的重吸收及排泄功能,而是通过补充置换液来完成肾小管的部分功能。血液滤过对中分子物质的清除率高于血液透析,但对小分子物质的清除不如血液透析。

3. 高压氧疗法 是将患者置于高压环境中(高压氧舱内)吸氧以治疗疾病的方法。高压氧治疗的基本原理为:提高血氧含量和血氧张力,使组织内氧含量和储氧量相应增加。血氧弥散及组织内氧的有效弥散距离增加,可明显改善机体缺氧状态,治疗缺氧导致的一系列疾病如一氧化碳中毒、急性脑缺氧等。高压氧对血管有收缩作用,故可减少血管渗出,改善各种水肿如脑水肿、肺水肿、肢体肿胀、创面渗出等。高压氧对厌氧菌的生长繁殖有明显的抑制作用,故对气性坏疽等厌氧菌感染性疾病有良好疗效。高压氧对进入体内的气泡有压缩作用,故对于减压病、气体栓塞有特殊效果。

(三) 解毒剂的应用

当毒物进入人体以后,除了尽快排出毒物以外,还必须用相应的解毒剂进行解毒。

1. 络合剂 能在体液 pH 条件下与体内多种金属离子起到结合作用,形成稳定的无毒或低毒水溶性络合物从尿中排出,起到解毒、促排作用。常用的络合剂解毒药物主要有以下品种:

(1) 二巯丁二酸钠(sodium dimercaptosuccinate,NaDMS):是我国 1954 年创制的金属解毒剂,其解毒作用与二巯丙醇(BAL)类似,都是通过该化合物中的巯基夺取已经与组织中酶系结合的金属,成为不容易分解的化合物,经肾脏排出,但毒性较 BAL 小。NaDMS 的特点:①水溶性不稳定,久置后毒性增加,应临时配制 10% 溶液,不可加热。水溶液如呈土黄色或浑浊时切忌使用。②对砷、汞、金、锑、铜等中毒有明显效果。③用法为急性中毒首次 2 g 加注射用水 10~20 ml 中缓慢静脉注射,以后每次 1 g,每日 1~2 次;危重症患者可每小时 1 次,共用 5~6 次。不可静脉滴注。肌内注射可导致深部组织脓肿。④不良反应,一般不严重,可有口臭、头痛、恶心、乏力、四肢酸痛,注射速度越快,反应越重。

(2) 二巯基丙磺酸钠(sodium 2,3-dimercaptopropane sulfonate,Na-DMPS,unithiol):①其解毒原理与 NaDMS 相似。②对急慢性砷、汞中毒有显著疗效,对铋、铬、锑(包括酒石酸锑

钾)等中毒也有疗效。③用法:用 5% 水溶液肌内注射或静脉注射。急性中毒最初 2 天,每 4 小时 1 次;第 3 天,每 6 小时 1 次;第 4 天以后改为每 12 小时 1 次,7～14 天为一个疗程。④不良反应:局部注射疼痛、无菌性脓肿、恶心、呕吐、发热、流涎。

（3）二巯基丁二酸(dimercaptosuccinic acid,DMSA):①解毒作用与 NaDMS 相似,但性质稳定,可口服,使用方便,不良反应少。②对多种金属有促排作用,主要用于治疗铅中毒,效果较好。亦可用于汞、砷中毒。③用法为口服每次 10 mg/kg,每 8 小时 1 次,共 5 天;每 12 小时 1 次,共 14 天。④不良反应可有轻微口臭、腹胀、恶心、乏力及食欲减退。

（4）硫代硫酸钠(sodium thiosulfate):①本品所供给的硫通过体内硫转移酶,将硫与体内游离的或已经与高铁血红蛋白结合的 CN^- 相结合,使其变为毒性很小的硫氰酸盐,随尿排出而解毒。②主要用于氰化物中毒,也可以用于砷、汞、铅、铋、碘等中毒。③用法为成人氰化物中毒,缓慢静脉注射 12.5～25 g,必要时可在 1 小时后重复半量或全量。洗胃:口服中毒用 5% 溶液洗胃,并保留本品适量于胃中。④副作用有血压下降,尚未见其他不良反应。

（5）依地酸二钠钙($CaNa_2$-EDTA):①它能与多种金属,特别是碱土系金属离子络合成稳定的水溶性金属络合物。②临床主要用于无机铅中毒的治疗,对排锰、镉也有一定效果,但对汞、有机铅中毒无效。③其经胃肠道吸收差,仅为口服总量的 5%。肌内注射局部有疼痛。静脉注射吸收、排泄较快,静脉注射后 24 小时内排出可达 95% 以上。④用法为每日 1 次,治疗 3 天间隔 4 天为一个疗程,根据病情可重复用药,常用 2～4 个疗程。也有用 0.25 g 肌内注射,每日 1～2 次,隔日用药。急性中毒治疗最好先行静脉滴注,以尽快控制病情。⑤不良反应一般轻微,部分患者可出现短暂的头晕、乏力、恶心、食欲减退等症状,停药后即可恢复。如已有肾功能减退又必须用药者,可根据病情衡量用药利弊,决定治疗方案。此外,偶见用药后出现药物过敏反应(寒战、发热、肌肉痛及周身不适等)或出现类维生素 B_6 缺乏的临床表现。⑥大剂量(每日 50 mg/kg)或长期持续使用可引起肾功能损害,用药期间定期做尿常规检查。

（6）二乙烯三胺五乙酸(促排灵):其解毒机制和药动学与依地酸二钠钙相似,但与金属的络合能力较好。①用于治疗铅、铁、锌、锰、钴中毒。②口服吸收低于 10%,注射后吸收迅速。③也适用于钚、镧、锶等放射性核素内污染,效果显著。④不良反应轻微,可有头晕、乏力、恶心,偶有口腔溃疡、皮疹等。有致畸作用,孕妇禁用。不良反应可能与其使用后尿锌排出较多有关,可减少药量或适当补充锌。⑤用法为 0.5 g 肌内注射,每日 1 次,治疗 3 天间歇 4 天为一个疗程;或 0.5～1.0 g 溶于生理盐水 250 ml 内静脉注射,疗程相似。

（7）羟乙基乙二胺三乙酸(HEDTA):①可经胃肠道吸收。②促进体内铜、铁的排泄,用于治疗硫酸亚铁中毒。③用法为口服每日 3 次,每次 2 g。④不良反应与依地酸二钠钙相似。

2. 特效解毒剂　根据中毒机制所研制的拮抗剂,以达到解毒及恢复损害的功能。常用的特效解毒剂如下。

（1）亚甲蓝(美蓝):解毒机制是小剂量能将高铁血红蛋白还原成血红蛋白。①对化合物亚硝酸盐、硝酸盐、苯胺、硝基苯等和含有或产生芳香胺的药物引起的高铁血红蛋白血症有效。②用法:治疗亚硝酸及苯胺类引起的中毒用 1% 溶液 5～10 ml,稀释于 25% 葡萄糖溶液 20～40 ml 中,静脉注射。或口服本品 150～250 mg,每 4 小时 1 次。治疗氰化物中毒时用 1% 溶液 50～100 ml 静脉注射,再注入硫代硫酸钠。二者交替使用。③不良反应:静脉注射过速可引起头晕、恶心、呕吐、腹痛;剂量过大除上述症状加剧外,还出现头痛、血压降低、心率增加伴心律失常和意识障碍。用药后尿呈蓝色,排尿时可有尿道口刺痛。

(2) 解磷定(磷敌,PAM):能恢复有机磷农药抑制的胆碱酯酶活性。①它对部分有机磷化合物、敌百虫、敌敌畏、乐果等有机磷农药中毒有效。②用法:对于重度中毒患者,首剂给予氯解磷定1 g 肌内注射,根据病情可重复给药。小儿常用量按体重每次20 mg/kg 给予;解磷定成人首次用1~1.2 g,静脉滴注或缓慢静脉注射,30 分钟后可根据病情重复给药。小儿常用量按体重每次30 mg/kg。对于轻中度中毒肟类复能剂应减少使用剂量。③不良反应:注射过快有眩晕、视物模糊、恶心、呕吐、心动过速,严重者有阵发性抽搐、呼吸抑制。

(3) 阿托品(atropin):对抗乙酰胆碱的毒蕈碱样作用和部分中枢神经系统毒性作用,能解除平滑肌痉挛,兴奋呼吸中枢。①其对部分有机磷化合物、敌百虫、敌敌畏、乐果等有机磷农药中毒有效。常与胆碱酯酶复活剂联用。②用法:早期、足量、重复给药,直到毒蕈样症状好转达到阿托品化状态。立即给予阿托品10~20 mg 静脉注射,然后根据病情给予5~10 mg 静脉注射,每10~20 分钟1 次,对于轻中度中毒应减少剂量。使用阿托品应达到阿托品化。一旦出现阿托品化即应减少阿托品使用量,包括减少一次给药量和延长给药时间间隔。③不良反应:心动过速、口干、颜面潮红、瞳孔散大、眩晕、兴奋、惊厥等表现。注意:如果在使用阿托品的过程中出现瞳孔散大固定、狂躁不安、高热、意识不清、昏迷加重、尿潴留等症状,则提示阿托品中毒,应暂停使用。

(四) 生命支持及对症治疗

排出毒物、减少毒物吸收和戒毒治疗,虽为抢救急性中毒的首要措施,但由于毒物已不同程度地损害有关器官,使其正常生理功能减退或丧失,发生各种严重症状,故应积极进行对症治疗。这样不仅能减轻患者痛苦,还能有更多的挽救机会挽救患者生命,因此对症治疗是中毒抢救的重要一环。

1. 疼痛 刺激性或腐蚀性毒物中毒,由于中枢神经系统受到强烈的疼痛刺激,可能发生休克,故须及早应用镇痛剂或麻醉剂。但对心、脑及腹部疼痛应慎重。

(1) 盐酸吗啡:剧痛时成人每次用10~15 mg,小儿每次0.1~0.2 mg/kg,2~4 小时可重复1 次。

(2) 美沙酮:又名美散痛,适用于各种剧痛,特别用于慢性持续性疼痛,成人每次5~10 mg,小儿0.1 mg/kg,肌内注射。

(3) 丁丙诺啡:又名布诺啡,为强镇痛药,低成瘾性。成人每次0.3~0.6 mg,小儿6 岁以上每次0.075~0.15 mg,缓慢静脉注射或肌内注射,每天3~4 次。

(4) 硫酸阿托品或哌替啶:可迅速制止胃肠道痉挛引起的疼痛。

(5) 硝酸甘油舌下含服,或吸入亚硝酸盐异戊酯、硝苯地平,可制止因输尿管、胆管或冠状动脉痉挛引起的疼痛。

(6) 各种疼痛亦可选用下列药物:阿司匹林赖氨酸、布桂嗪、布洛芬、萘普生、安乃近等。

(7) 局部表面麻醉药也可用于局部止痛及神经炎性疼痛。

(8) 针灸疗法亦可用于各种疼痛。

2. 咳嗽 咳嗽是刺激性毒物中毒的常见症状,然而咳嗽也是一种保护性反射动作,能将呼吸道内的分泌物和异物排出体外,因此应根据胸部体征及 X 线检查等具体情况,给予适当处理。

（1）轻度咳嗽不需要特殊处理。

（2）咳嗽剧烈影响休息,甚至有出血危险时,应用镇咳剂,如联邦止咳露、咳美芬或磷酸可待因等。

（3）剧烈咳嗽,伴有大量黏稠痰。不宜用镇咳剂,应以祛痰为主,可用氨溴索、溴己新等。雾化吸入排痰,可用生理盐水 20 ml、加 α-糜蛋白酶 2.5～5 mg、适量加入抗菌药物,每日应用 2～3 次。亦可用 2% 碳酸氢钠溶液雾化吸入,降低黏稠痰的吸附力,促进排出。刺激性气体引起的咳嗽,可雾化吸入消泡剂,并加入地塞米松、碳酸氢钠等一并吸入,对消除呼吸道内的泡沫,改善通气,防止肺水肿有一定效果。

3. 呕吐及腹泻 急性中毒时,由于有毒物质刺激胃肠道,或由于副交感神经受到刺激,常可引起呕吐或腹泻。这种反应有利于毒物的清除和排出,当毒物排出,呕吐和腹泻可自然减轻。但如果呕吐和腹泻过于剧烈或时间过长,则常引起脱水、酸中毒或发生循环衰竭,必须及时处理。

（1）呕吐:①洗胃后,再食入或注入小量米汤或牛奶等,一般呕吐可减轻。②如呕吐持续或加剧,皮下或静脉注射硫酸阿托品。③甲氧氯普胺(胃复安),成人每次 10～20 mg 肌内注射或口服,小儿 0.25～0.5 mg/kg 肌内注射。④针刺疗法,常选内关、足三里、中脘等穴位。⑤如呕吐停止,应小量多次供给易消化的流质食物,同时适量补液及纠正酸碱失衡。

（2）腹泻:①因毒物刺激,用泻剂将毒物排出后,腹泻往往自行缓解,此时可给易消化的流质食物,如豆浆、米汤、面粉、藕粉、牛奶等。②如果是毛果芸香碱、毒扁豆碱中毒,因刺激副交感神经而引起的腹泻,可皮下注射硫酸阿托品。③铅中毒用硫酸镁后,可形成不溶性铅并促进排出,使腹泻缓解。④腹泻严重者,估计毒物已完全从肠道排除,则可选用以下止泻药物。活性炭,成人每次 1～3 g,每日 3 次口服;小儿 5 岁以下每次 0.3 g,5 岁以上每次 0.6 g。蒙脱石(思密达),成人每次 1 袋,每日 3 次;小儿 1 岁每日 1 袋,分 3 次服用,1～2 岁每日 1～2 袋,2 岁以上每日 2～3 袋。⑤腹泻严重者常伴脱水、电解质及酸碱平衡紊乱,应根据具体情况进行纠正。

4. 水、电解质及酸碱平衡紊乱

（1）补液:明确脱水的程度,轻度中度或重度;脱水的性质,低渗性、等渗性、高渗性脱水;是否有酸中毒,明确类型及其程度;是否有血清钾及钙的异常。有条件者应及时进行血电解质及二氧化碳结合力测定或血气分析。脱水、酸碱平衡紊乱的诊断应结合病史、临床表现及实验室检查等进行综合分析判断。

（2）纠正酸中毒

1）代谢性酸中毒:主要是由于 H^+ 增加或 HCO_3^- 丢失所致。最常见的原因是急、慢性腹泻,其次是小肠、胰管、胆管的引流或瘘管,造成肠液的大量丢失而引起。通常根据血 HCO_3^- 含量可将酸中毒分为轻度(13～18 mmol/L)、中度(9～13 mmol/L)、重度(<9 mmol/L)。轻度酸中毒,经病因治疗及自身代偿可自行恢复;对中重度酸中毒患者常首选碳酸氢钠,直接提供缓冲碱。

2）呼吸性酸中毒:是由于通气障碍导致体内二氧化碳储留和 H_2CO_3 增高所致,常见于呼吸道阻塞和肺部疾病患者。主要表现为呼吸系统症状、低氧血症及高碳酸血症。处理主要是治疗原发病,改善呼吸功能,保持呼吸道通畅,改善缺氧和促进二氧化碳排出。

（3）纠正碱中毒

1）代谢性碱中毒：由于固定酸丢失过多或 HCO_3^- 蓄积所致。主要见于长期呕吐、胃管饮食、胃中盐酸丢失过多；亦可见盐皮质激素分泌过多，如原发性醛固酮增多症、库欣综合征等。碱中毒时常见神经系统症状，如头晕、嗜睡甚至精神错乱或昏迷，呼吸浅慢，血中游离钙减少，可出现手足抽搐症，出现低氧血症，心排血量减少，心律失常；缺钾可引起碱中毒，碱中毒亦可引起缺钾，因此碱中毒时常有低钾血症。主要是治疗原发病。

2）呼吸性碱中毒：由于过度通气，血液中二氧化碳过度减少，血 H_2CO_3 降低所致。常见于神经系统疾病，如脑膜炎、脑肿瘤、脑外伤、人工呼吸机使用不当、癔症、小儿长时间剧烈啼哭、水杨酸盐中毒早期等。突出症状为呼吸深快，其他症状同代谢性碱中毒。主要是治疗病因，改善呼吸，有抽搐者给予静脉缓慢注射 10% 葡糖糖酸钙溶液。

（4）其他：不能进食的患者，在脱水、酸中毒纠正后，仍需要补充每日生理需要量及继续丢失的液体，并尽可能供给基础代谢所需的能量。成人液体量为 2000 ~ 3000 ml，小儿每天 60 ~ 80 ml/kg，适当加入高渗葡萄糖，以补充热能。同时根据患者情况补充氯化钾。

5. 震颤

（1）盐酸氨溴索：成人开始 2 ~ 4 mg，每日 3 次，口服，根据病情可逐渐增加到每日 20 mg，分 4 次口服；5 岁以上患儿，每次 1 ~ 2 mg，每日 3 次。

（2）左旋多巴：开始用量为每次 0.1 ~ 0.25 g，每日 2 ~ 4 次，以后逐渐增加剂量，每隔 3 ~ 4 日增加 0.125 ~ 0.25 g，维持量每日 3 ~ 6 g，3 岁以上患儿，每次 50 ~ 100 mg，每日 3 次，饭后服用。溃疡病、精神病及高血压患者应慎用。

（3）金刚烷胺：口服，成人每次 0.1 g，每日 2 次；小儿每次 2 ~ 4.5 mg/kg，每日 2 次。

（4）氯丙嗪类药物中毒引起的震颤，用苯海拉明有效。

6. 躁动

（1）地西泮（安定）：口服，每次 2.5 ~ 5 mg，每日 3 次；静脉注射，1 ~ 3 分钟即可生效，一般每次 10 mg，静脉缓慢注射，小儿每次 0.25 ~ 0.5 mg/kg，幼儿每次不超过 5 mg，婴儿不超过 2 mg，24 小时可重复应用 2 ~ 4 次。

（2）氯硝西泮：肌内注射，成人每次 0.1 ~ 0.2 g，每日 2 次；静脉注射，每日 1 ~ 4 g，小儿每次 0.02 ~ 0.1 mg/kg，每日 1 ~ 2 次。

（3）苯巴比妥：肌内注射，成人每次 0.1 ~ 0.2 g，小儿每次 5 ~ 8 mg/kg；口服，成人每次 15 ~ 30 mg，每日 3 次；小儿每次 0.5 ~ 2 mg/kg，每日 3 次。

（4）水合氯醛：口服 10% 溶液，成人每次 10 ~ 15 ml，小儿每次 0.3 ~ 0.5 ml/kg 稀释后服下；灌肠，成人每次 15 ~ 20 ml，小儿剂量同口服，稀释 2 倍后一次灌入。

（5）甲基苯丙胺中毒引起的躁动，可用氯丙嗪治疗。

7. 体温异常

人体体温正常波动是由大脑皮质和下丘脑体温中枢通过神经体液调节的，使体内生成热量和散发热量保持动态平衡。体温在 34 ~ 36℃ 称为低体温，口表大于 37.3℃，肛表大于 37.6℃，每日波动升高 1℃ 以上属于发热。

体温过高，可因为药物、毒物中毒致机体过多产热，或损害了散热机制，或下丘脑损伤出现体温调节障碍等。高体温患者应积极迅速降温，开始用 38℃ 温水擦抹四肢或躯干，也可用冷生理盐水灌肠，头部、颈动脉、腋下及腹股沟处放置冰袋，可同时酌情使用退热剂，小儿可选用对乙酰氨基酚制剂或布诺芬制剂。麦角乙二胺、甲基苯丙胺类中毒及其他高热而不出汗的患者,禁用退热剂。降温同时给予吸氧,保持呼吸道畅通,必要时可辅助呼吸,静脉滴注葡萄糖,酌情使用地西泮、苯巴比妥等抗惊厥药物。发热在38.5℃以下慎用退热剂,以免造成体液丢失,老人及衰弱患者尤其应予以注意。

低体温患者在低温环境下,容易同时出现体温调节反应低下。药物、毒物中毒可因血管扩张,抑制寒战反应,降低代谢活力而引起低体温;亦可因为毒物所致意识障碍、体温调节迟钝引起。通常采用毛毯、被褥包裹身体,温暖输注液,吸入暖湿空气,温盐水灌胃或注入腹腔的方法,对心脏抑制患者体温必须达到32℃以上治疗才有效果。心脏抑制患者上述治疗无效时可开胸直接按压心脏。一般低体温患者收缩血压在70~90 mmHg,不要过多地静脉输液,否则会因液体过多引起进一步低体温。

8. 呼吸障碍 各种病因导致的中枢神经系统和呼吸中枢功能不全,呼吸肌麻痹或(和)肺部病变,发生通气、换气障碍,诱发呼吸频率、节律及幅度改变时统称为呼吸障碍,严重者可进一步演变为呼吸衰竭。

呼吸障碍常见的原因是应用大剂量的安眠剂、麻醉剂,有机磷农药中毒,吸入高浓度的硫化氢气体等,导致呼吸中枢抑制而发生呼吸功能障碍。呼吸功能障碍轻度者可表现为烦躁不安、呼吸急促,重则意识不清、呼吸节律失常、全身发绀、瞳孔缩小、血压波动、心律失常等。血气分析可见低氧血症或高碳酸血症,氧分压降低,二氧化碳分压增高,出现呼吸性碱中毒、呼吸性酸中毒。

呼吸障碍患者应快速打开呼吸道,保持呼吸道畅通,必要时可气管插管或气管切开,给予50%以上的氧吸入或高压氧舱治疗(后者不适合缺氧伴二氧化碳储留的患者),必要时可用呼吸机辅助通气。积极改善肺功能,严格控制输液速度,避免加重心脏负荷影响通气。对中毒导致的呼吸抑制,可使用呼吸兴奋剂;对于神经系统功能障碍导致的呼吸抑制、呼吸肌麻痹和肺炎、肺水肿等以肺换气障碍为特征的呼吸障碍,不可使用呼吸兴奋剂。

9. 循环障碍 循环障碍是指机体内体液稳态严重失调,血液循环不良或衰竭。表现为精神委靡、反应迟钝、昏睡、呼吸不均、脉细数、发绀、皮肤花纹、心音低钝、血压不稳等周围循环衰竭现象。

循环衰竭常见于大量安眠剂、急性有机磷中毒及硝酸盐类中毒,损害大脑及延髓,血管舒缩功能障碍;误食大量含毒野蕈、腐败肉类或食物污染,引起剧烈呕吐腹泻,体液丧失过多,血容量严重不足,发生循环障碍;机体严重感染,体温过高,细菌毒素作用,神经介质激活,免疫系统释放大量炎症介质,作用于血管中枢,引起循环障碍。

治疗循环障碍,应注意迅速改善循环血量,维护心肌功能,提高有效心排血量,调节血管张力,纠正内环境紊乱,以利于组织器官的有效血液灌注,避免 DIC 的发生。主要措施有:①迅速将患者送至重症监护室,及时了解心肺功能,进行必要的特殊检查等。②补液扩充血容量,一般给生理平衡盐溶液。③使用血管活性药物,临床多采用兴奋 β 受体为主的扩血管药物并增加肾血流量,同时使用多巴胺与间羟胺。④增强心肌收缩功能,使用心肌正性肌力药物。

10. 支持治疗 在中毒患者的抢救过程中,除了解毒及其他必要的治疗之外,采取各种有效的支持治疗措施,提高机体抵抗力,才能使患者安全度过危险期。因此,细心护理、增强营养、防止继发感染也十分重要。

（1）加强护理。

（2）加强营养：对于昏迷患者尤其重要，根据病情需要给予相应营养支持如高糖、高蛋白、高纤维素饮食；严重中毒患者，可给予高浓度的葡萄糖液，全肠外营养等治疗；根据病情调整食物内容，如血糖高者，限制糖类，低脂肪饮食，控制钠、钾、钙等电解质。

（3）维持水和电解质平衡：中毒患者应每日记录出入量。根据心肺情况调整输液速度，维持电解质平衡。

（4）增强机体免疫功能。

（5）给予全血、血浆和白蛋白。

（6）医疗护理操作，必须注意避免患者感染；有发热迹象，应立即应用抗生素。

三、中毒的预防

随着工农业生产蓬勃发展，人们生活水平不断提高，国家建立了疾病预防控制中心，医药、食品管理中心，并颁布了有关保障人民健康的法令、法规，如《劳动保护条例》、《工业安全卫生条例》、《食品卫生法》、《环境保护法》等，有效地预防了中毒事故的发生。由于我国人口众多、幅员广阔，各种化学物质、农药、新的药品等大量生产，应用更加普遍，因此中毒的预防工作仍不能忽视。必须切实贯彻国家的法令、法规，健全各部门的预防中毒的制度，大力宣传预防中毒的知识，做到人人讲卫生、处处讲预防，从而避免中毒事故的发生。主要措施如下：

（一）加强预防中毒工作的宣传

发生中毒的原因较多，涉及工业、农业、饮食业、医药卫生及家庭个人生活等各方面，因此必须针对各自的特点，采取多种多样形式，进行广泛宣传。

（二）健全预防中毒制度

在生产、运输、销售、饮食使用等各方面，都应建立健全相应的预防中毒制度，并须由专人负责督促检查。

（三）培养预防中毒的专业人员

使其能掌握预防中毒的知识，既能针对各种中毒的特点了解中毒防治的方法，又能做好深入细致的宣传工作。在能发生中毒事故的各环节早做预防，尽可能避免中毒事故的发生。

（四）加强预防中毒的科学研究

随着生产的发展，毒物新品种的不断增加，对于预防中毒的研究也必须深入开展，如采矿和有害气体生产场所的预警系统；有毒害产品的生产、运输、储存等各方面的防毒措施等都需加强研究，早出成果，应用到生产、生活等各环节中，以减少中毒事故的发生。

1. 食物中毒的预防

（1）职业教育：重视饮食业工作人员的卫生、纪律教育，提高警惕，加强从业人员对工作的责任心，防止发生中毒事故。

（2）防止污染食品进入市场:加强食品检疫,禁止供应有毒植物、动物、腐烂蔬菜,有腐败可疑的罐头食品不可供应市场。

（3）防止食品在运输、储藏和制造过程中受到污染。

（4）防止细菌繁殖,彻底消灭病原菌。

2. 药物中毒的预防

（1）药厂要建立严格的检验制度,不准出售伪劣不合格药物。

（2）医院要健全药品使用管理制度。

（3）病房同时也应健全药物应用和保管制度。

（4）医生开处方时,应严格按照医疗条例规定操作。

（5）病房药品的发放,一定要"看药到口",不要将数日剂量一次发放,以免误服中毒。

（6）注意药物的正确应用与不良反应。

（7）家庭常备药物要妥善保管。

3. 工业中毒的预防

（1）克服麻痹思想,在单位领导的重视下,做好中毒预防工作。

（2）生产技术过程要严格把关,生产防护措施要到位。

（3）加强有毒物品的保管。

（4）做好宣传工作,充分发挥工人群众在生产过程中的防毒意识。

4. 农药中毒的预防

（1）加强农药管理,剧毒农药应统一管理,专人负责。

（2）建立管理制度,严格建立领用和归还制度,收发农药要叮嘱操作人员操作安全注意事项等。

（3）注意操作人员的个人防护及操作安全。

（4）明确农药使用范围。

5. 常见动物咬伤中毒的预防

（1）识别毒蛇,了解毒蛇的活动规律,避开毒蛇,防止咬伤。

（2）注意个人防护措施。

（3）预防蜂、蝎、蜈蚣等刺伤中毒。

第七节　几种常见急性中毒的诊治进展

一、有机磷中毒

随着有机磷农药长期和大范围的使用,越来越多的环境问题、人类健康问题、人类可持续发展问题日益凸显出来,已经引起社会的广泛关注。急性有机磷农药中毒(acute organophosphorus poisoning,AOPP)是一个威胁人类健康的全球性问题。急性有机磷农药中毒病情急,发展迅速,及时救治困难且病死率极高。据 WHO 估计,全世界每年约有 20 万人死于农药中毒,在我国每年发生的 10 万余人农药中毒中,有机磷农药中毒占 50% 以上,病死率平均为 10% 。其原因是急性有机磷农药中毒的院前急救是目前的薄弱环节。患者在入院前没有得到及时充分的治疗使许多患者来不及去医院抢救就死在院外,或到达医院急诊时病情已经非常严重而死于急诊室,使得院前病死率非常高。

（一）病因

有机磷杀虫药属于有机磷酸酯或硫化磷酸酯类化合物,目前品种已达 100 余种。按其用途分为杀虫剂、除草剂和杀菌剂三大类,多数为杀虫剂。该杀虫剂具有毒效大、用药量小和杀虫谱广等特点,广泛应用于农作物的保护。其应用面广,人群接触面宽,故中毒事件常有发生。

有机磷杀虫药（organophosphorous insecticides,OPI）主要通过抑制体内胆碱酯酶（cholinesterase,ChE）活性,使机体失去分解乙酰胆碱（acetylcholine,ACh）能力,引起体内生理效应部位 ACh 大量蓄积,使胆碱能神经持续过度兴奋,表现毒蕈碱样、烟碱样和中枢神经系统等中毒症状和体征。严重者常死于呼吸衰竭。

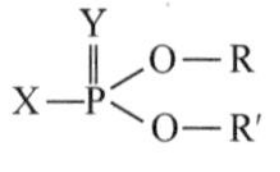

图 47-1　有机磷杀虫药基本化学结构式

OPI 大都为油状液体,呈淡黄色至棕色,稍有挥发性,有大蒜臭味,难溶于水,不易溶于多种有机溶剂,在酸性环境中稳定,在碱性环境中易分解失效。其基本化学结构式如图 47-1 所示。R 和 R′为烷基、芳基、羟胺基或其他基团,X 为烷氧基、丙基或其他取代基,Y 为氧或硫。

由于取代基不同,各种 OPI 毒性相差很大。国内生产的 OPI 的毒性按大鼠急性经口进入体内的半数致死量（LD_{50}）分为 4 类,对 OPI 中毒的有效抢救具有重要参考价值。

剧毒类:LD_{50}<10 mg/kg,如甲拌磷、内吸磷、对硫磷等。

高毒类:LD_{50} 10～100 mg/kg,如甲基对硫磷、甲胺磷、氧乐果、敌敌畏等。

中毒类:LD_{50} 100～1000 mg/kg,如乐果、乙硫磷、敌百虫、二嗪农等。

低毒类:LD_{50} 1000～5000 mg/kg,如马拉硫磷、辛硫磷、氯硫磷等。

有机磷杀虫药中毒的常见原因如下:

1. **生产中毒**　生产过程中引起中毒的主要原因是在杀虫药精制、出料和包装过程,手套破损或衣服和口罩污染;也可因生产设备密闭不严,化学物质跑、冒、滴、漏,或在事故抢修过程中,杀虫药污染手、皮肤或吸入呼吸道引起。

2. **使用中毒**　在使用过程中,施药人员喷洒时,药液污染皮肤或湿透衣服由皮肤吸收,以及吸入空气中杀虫药所致;配药浓度过高或手直接接触杀虫药原液也可引起中毒。

3. **生活性中毒**　在日常生活中,急性中毒主要由于误服、故意吞服,或饮用被杀虫药污染的水源或食入污染食品;也有因滥用 OPI 治疗皮肤病或驱虫而中毒。

（二）中毒机制

1. **OPI 的中毒机制**　OPI 能抑制许多酶,但对人畜毒性主要表现在抑制 ChE。体内 ChE 分为真性胆碱酯酶（genuinecholinesterase）或乙酰胆碱酯酶（acetylcholinesterase,AChE）和假性胆碱酯酶（pseudocholinesterase）或丁酰胆碱酯酶（butyrylcholinesterase）两类。真性 ChE 主要存在于脑灰质、红细胞、交感神经节和运动终板中,水解 ACh 作用最强。假性 ChE 存在于脑白质的神经胶质细胞和血浆、肝、肾、肠黏膜下层和一些腺体中,能水解丁酰胆碱等,但难以水解 ACh,在严重肝损害时其活力亦可下降。真性 ChE 被 OPI 抑制后,在神经末梢恢复较快,少部分被抑制的真性 ChE 在第二天基本恢复;红细胞真性 ChE 被抑制后一般不能自行恢复,需待数个月至红细胞再生后全血真性 ChE 活力才能恢复。假性 ChE 对 OPI

敏感,但抑制后恢复较快。

OPI 的毒性作用是与真性 ChE 酯解部位结合成稳定的磷酰化胆碱酯酶(organophos-phate-ChE,图47-2),使 ChE 丧失分解 ACh 能力,ACh 大量积聚而引起一系列毒蕈碱、烟碱样和中枢神经系统症状,严重者常死于呼吸衰竭。

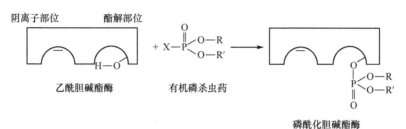

图 47-2　有机磷杀虫药中毒机制

长期接触 OPI 时,ChE 活力虽明显下降,而临床症状往往较轻,可能是由于人体对积聚的 ACh 耐受性增强。

2. 迟发性神经病发生机制　有机磷农药中毒所致的迟发性神经病(OPIDN)是有机磷农药中毒后严重并发症之一。

OPIDN 的神经病理特征为周围神经远端及脊髓侧索(皮质脊髓束的远端)的轴索肿胀变性,轴索内聚管囊样物形成,脊髓继发变性脱失,符合中枢-周围性远端型轴索病的病理类型。OPIDN 的发病机制与有机磷农药对 AChE 的抑制效应无关。目前研究表明其可能的发生机制如下:

(1) 可能与神经病靶标酯酶(NTE)的抑制和老化有关:Johnson 等在 1968 年最先发现丙胺磷等有机磷化合物(OP)产生 OPIDN 的分子靶部位是一种与神经元细胞膜紧密结合的蛋白,该蛋白被称为 NTE。从 cDNA 序列推测,人 NTE 是一个由 1327 个氨基酸组成的单链蛋白质,分子质量约为 146 kDa,具有 OP 敏感性和催化活性的重组多肽至少含有 727~1216 个氨基酸序列,这一重组多肽称为 NTE 酯酶域(NEST)。最近的研究表明,NTE 能与多种膜脂成分发生反应,尤其与 1-棕榈酰-溶血磷脂酰胆碱反应速度最快,推测 NTE 可能是一种溶血磷脂酶,进一步研究发现,其实质上是一种具有磷脂酶 B 催化活性的磷脂酶。

NTE 的生理功能与其在组织细胞中的分布密切相关。NTE 主要存在于脑中,而脊髓和外周神经中含量则相对较少。在神经系统中 NTE 只存在于神经细胞,而不存在于神经胶质细胞;在亚细胞定位上,NTE 位于内质网膜,而不存在于细胞膜。NTE 在哺乳动物体内通过调节细胞内磷脂酰胆碱的变化,介导着一条特殊的信号通路,在调节细胞膜的形成和细胞周期等方面发挥重要作用,而这条信号通路受 OP 的影响,并且很可能影响着细胞内一些重要离子的变化。

OP 通过使 NTE 的丝氨酸羟基磷酸化而抑制 NTE 活性,磷酸化的 NTE 会进一步发生老化反应。NTE 老化过程是磷酸化酯酶的 OP 部分 R 基断开,断裂的 R 基团转移到 NTE 的 Asp1044 和 Asp1004 位点。然而,新近研究发现,氟丙胺磷体外抑制 NEST 的老化过程是 OP 的去质子化过程,表明 NTE 的老化还存在另一条途径,即磷酸化 NTE 有机磷酸基团去质子化。有人发现,导致 OPIDN 发生的决定因素是神经毒性 OP 以一个带负电荷的基团修饰NTE 的活性位点,使 NTE 失去了对神经细胞或轴突必需的非酯酶活性的功能(这一功能至今尚不明了）。

（2）可能是有机磷化合物干扰了钙离子/钙调蛋白激酶Ⅱ，使神经轴突内的骨架蛋白分解，导致轴突变性的发生：神经细胞骨架由肌纤维蛋白微丝、微管和由神经纤维亚基形成的网格结构组成。神经纤维亚基是形成运动和感觉脊髓神经纤维正常直径的基本成分，轴索管径形成对于维持神经系统正常功能至关重要。许多研究证实，神经轴突的骨架蛋白改变在多种中毒性神经病变发生过程中起着重要作用。超微结构研究表明，在出现 OPIDN 临床症状后，很快会出现神经轴突肿胀，其中包括神经纤维蛋白亚基聚集、聚管多囊样物形成和滑面内质网增生，随之出现肿胀的轴突内神经纤维分解、消失。

Abou-Donia 等发现，在给鸡服用了磷酸三甲苯酯（TOCP）后，鸡的大脑、脊髓及坐骨神经中神经纤维蛋白亚基的磷酸化增强，这一变化与钙离子/钙调蛋白激酶Ⅱ活性改变有关，磷酸化增强可能妨碍神经纤维亚基、微管的正常排列，使其缠结、聚集。因此，OPIDN 的发生很可能是由于 OP 干扰了钙离子/钙调蛋白激酶Ⅱ活性，使神经轴突内的骨架蛋白分解，导致轴突变性的发生。OP 在引起以外周及脊髓长轴突变性为特征的 OPIDN 的同时，造成钙离子内流、钙依赖中性蛋白酶活性增强，以及沃勒变性。目前普遍认为，轴突内 Ca^{2+} 内流参与了由于化学性神经毒剂和其他类型神经损害的病理生理过程，轴突内骨架蛋白分解很可能是由于轴突内钙离子聚集的结果。有研究证实，Ca^{2+} 耗竭和应用钙通道阻滞剂能防止神经纤维亚基的降解，因为 Ca^{2+} 耗竭和应用钙通道阻滞剂可以通过调节细胞内外 Ca^{2+} 浓度，维持轴突内和肌肉骨架蛋白的内稳态，使神经骨架蛋白不被降解，从而改善由 OP 所致的神经病变症状。众所周知，钙离子是机体内重要的电解质，其参与调节神经细胞兴奋和肌肉收缩功能。所以，由 OP 引起的细胞内外钙离子浓度不均衡（即钙稳态失调）很可能是诱发 OPIDN 的主要因素。

3. 中间期肌无力综合征的发病机制　中间期肌无力综合征（intermediate myasthenia syndrome，IMS）是急性有机磷农药神经毒作用引起的以肌无力为特征的一种临床表现。IMS 常发生于 AOPP 后 1～4 天，累及屈颈肌及四肢近端肌肉、脑神经支配的肌肉和呼吸肌。病情严重者常出现呼吸肌麻痹，若不及时诊断和救治可造成患者死亡，是 AOPP 死亡的主要原因之一。近年来，人们对 IMS 发病机制的研究取得了许多成果。

（1）IMS 的发病因素：IMS 的发病机制尚未阐明，有研究认为其发病可能因为 AChE 活力持续抑制。但动物实验表明，有机磷中毒后，肌力正常与肌无力大鼠间全血和腓肠肌组织 AChE 活力差异无显著性。中毒后大鼠的肌肉组织与血液中 AChE 活力均低于对照组，且变化趋势一致。但大鼠肌无力表现与血液 AChE 活力的抑制并不完全平行，二者相关程度较低，提示 AChE 活力的持续抑制仅是有机磷引起肌无力的启动因素。其在 IMS 发病中的确切意义尚待研究。有资料提示 IMS 的发生与以下因素有关：与 AOPP 病情轻重有关，病情越重，骨骼肌麻痹发生率越高；与大剂量应用阿托品有关；与胆碱酯酶复能剂应用不足有关；与胆碱能危象时肌肉的损伤有关；而与引起中毒的有机磷种类无关。

（2）IMS 与神经肌接头传递功能：目前许多研究支持 IMS 的发生与神经肌接头（neuromuscular junction，NMJ）传递功能障碍有关。对急性乐果中毒大鼠进行电刺激单肌纤维肌电图（single fiber electromyography，SFEMG）测定发现，染毒组肌无力大鼠单肌纤维动作电位平均连续差（mean consecutive difference，MCD）较对照组显著增大，个别有传导阻滞现象。同时对肌无力大鼠进行重频神经刺激肌电图（repetitive nerve stimulation electromyography，

RNs)检查,肌电图表现为肌肉诱发电位波幅递减,类似重症肌无力样改变。以上结果均提示肌无力大鼠存在神经肌接头突触传导阻滞。在此基础上,通过深入探讨急性有机磷及其混剂中毒出现肌无力大鼠的 SFEMG 时还发现,不同刺激频率 MCD 的检测结果与大鼠肌无力的症状有较好的一致性,且肌无力大鼠 MCD 明显高于同一染毒组的肌力正常大鼠和对照组大鼠。这也说明了肌无力与神经肌接头传导功能异常关系密切。

(3) IMS 与乙酰胆碱受体:应用现代分子生物学技术研究发现,骨骼肌型烟碱样乙酰胆碱受体(nicotinic acetylcholine receptor, nAChR)是神经肌接头突触后膜上将化学信号转变为电反应的信号分子。用肟硫磷染毒大鼠发现,肌无力大鼠与对照组和肌力正常的染毒大鼠比较,腓肠肌 Ca^{2+}-ATP 酶、Na^+, K^+-ATP 酶活力明显下降,且与 MCD 呈显著负相关,提示有机磷中毒引起神经肌接头传导功能异常可能与肌肉兴奋性下降有关。还观察到肌无力大鼠腓肠肌 cAMP 依赖性蛋白激酶(PKA)活力明显下降,Ca^{2+}依赖性蛋白激酶 PKC 活力明显增高。认为有机磷所致神经肌接头传导异常可能与二者催化丝氨酸(Ser)磷酸化致使 nAChR 失敏加速、复敏延迟有关。根据肌无力大鼠腓肠肌酪氨酸蛋白激酶(TPK)活力明显增高,且肌细胞胞膜附近的酪氨酸(Tyr)残基的磷酸化程度明显增强,推测有机磷中毒引起的神经肌接头传导异常可能也与 nAChR 亚基酪氨酸磷酸化增强加速 nAChR 失敏有关。神经肌接头是包括有机磷在内的多种毒物作用的靶部位。有机磷可通过抑制 AChE,使突触前神经末梢释放的 AChE 在突触间隙蓄积,引起突触后 nAChR 持续兴奋,进而导致 nAChR 脱敏。乐果可通过与非竞争性位点结合或改变 nAChR 的构象或直接阻滞 nAChR 通道来抑制 nAChR 的功能。据报道,有机磷中毒的肌无力大鼠骨骼肌 nAChR 通道特性发生改变,表现为肌无力大鼠 nAChR 单通道开放频率、开放时间和电传导均显著低于对照组和肌力正常的染毒大鼠,且肌力恢复后以上各参数均接近对照组水平。这些结果表明有机磷中毒引起肌无力可能与有机磷导致或促进 nAChR 的脱敏及阻断 nAChR 通道的开放有关。动物实验发现,乐果中毒的肌无力大鼠腓肠肌和外周血淋巴细胞膜上 nAChR 的特异结合活力较对照组增高。临床观察表明,IMS 患者外周血淋巴细胞膜上 nAChR 的特异结合活力较非 IMS 患者显著升高,未见毒蕈碱样乙酰胆碱受体(muscarinic acetylcholine receptor, mAChR)特异结合活力的组间差异。另有文献报道,乐果中毒后所有大鼠大脑和小脑组织中 nAChR 和 mAChR 特异结合活力均没有明显改变。在肌无力发展过程中,淋巴细胞 nAChR 特异结合活力的变化与骨骼肌 nAChR 特异结合活力的变化相平行。这意味着肌无力的发生与骨骼肌、淋巴细胞 nAChR 特异结合活力的变化密切相关,nAChR 功能改变在 AOPP 所致骨骼肌麻痹中发挥着重要作用。

(三) 临床表现

急性中毒发病时间与毒物种类、剂量、侵入途径和机体状态(如空腹或进餐)密切相关。口服中毒在 10 分钟至 2 小时发病;吸入后约 30 分钟,但一次吸入大量者可迅速发病;皮肤吸收后 2~6 小时发病。一旦中毒症状出现后,病情迅速发展。

1. 毒蕈碱样症状(muscarinic sign) 又称 M 样症状。主要是副交感神经末梢过度兴奋,产生类似毒蕈碱样作用,表现为平滑肌痉挛和腺体分泌增加。平滑肌痉挛表现:瞳孔缩小、胸闷、气短、呼吸困难、恶心、呕吐、腹痛、腹泻;括约肌松弛表现:大小便失禁;腺体分泌增加表现:大汗、流泪和流涎;气道分泌物明显增多:表现为咳嗽、气促,双肺有干性或湿性啰音,严重者发生肺水肿。

2. 烟碱样症状(nicotinic sign) 又称 N 样症状。在横纹肌神经肌肉接头处 ACh 蓄积过多,出现肌纤维颤动,如面、眼睑、舌、四肢和全身骨骼肌发生肌束震颤,甚至全身肌肉强直性痉挛,也可出现肌力减退或瘫痪,呼吸肌麻痹引起呼吸衰竭或停止。交感神经节受 ACh 刺激,其节后交感神经纤维末梢释放儿茶酚胺,表现血压增高和心律失常。

3. 中枢神经系统症状 过多 ACh 刺激所致,早期可表现头晕、头痛、疲乏、无力等症状,继后出现烦躁不安、失眠或嗜睡、多梦、精神恍惚、运动失调、言语不清甚至昏迷、惊厥、抽搐等,有的发生呼吸、循环衰竭而死亡。

在重度 OPI(甲胺磷、敌敌畏、乐果、久效磷)中毒后 24～96 小时,突然出现屈颈肌、四肢近端肌无力和第Ⅲ～Ⅶ、Ⅸ、Ⅹ对脑神经支配的肌肉无力,出现上睑下垂、眼外展障碍、面瘫和呼吸肌麻痹,引起通气障碍性呼吸困难或衰竭,严重时导致死亡,称为中间型综合征(intermediate syndrome)。中间型综合征的概念自 1987 年由 Senanyakt 等提出,国内外相继有病例报道,是急性有机磷中毒患者最主要的临床表现之一。

急性重度和中度 OPI(甲胺磷、敌敌畏、乐果和敌百虫等)中毒患者症状消失后 2～3 周出现迟发性神经损害,表现为感觉、运动型多发性神经病变,主要累及肢体末端,发生进行性肢体麻木、无力,呈迟缓性麻痹,多伴有肢体远端手套型感觉障碍、肢体肌肉萎缩、跟腱反射消失等。认识不足或处理不当可造成严重后果,是急性有机磷中毒患者重要的迟发死亡因素。

4. 局部损害 有些 OPI 接触皮肤后发生过敏性皮炎、皮肤水疱或剥脱性皮炎;污染眼部时,出现结膜充血、接触性结膜炎和瞳孔缩小。

5. 多脏器损害 有机磷中毒表现除由 ChE 抑制所引起的三大综合征(毒蕈碱样症状、烟碱样症状和中枢神经系统症状)外,还可造成全身多脏器损害。

(1) 心脏损害:有机磷对心脏具有直接毒性作用,与干扰心肌细胞膜离子通道作用相关。目前认为这种毒性作用分为Ⅲ期:Ⅰ期为短暂的交感神经张力增强,表现为窦性心动过速;Ⅱ期为长时间的极度副交感释放期,表现为各种程度的传导阻滞;Ⅲ期表现为 Q-T 间期延长和扭转型室速。心电图最多见的是 ST 段压低,T 波倒置、低平、平坦或双向,且多集中在Ⅱ、Ⅲ、aVF 和 $V_{3～5}$ 导联,主要为下壁缺血和左心室损害,并出现心肌酶学的改变。

(2) 肺损害:早期肺水肿主要是由于乙酰胆碱堆积引起的 M 效应,使腺体分泌增加,大量分泌物积聚于肺泡内而引起,此外有机磷农药及其在肺内氧化反应产物对肺毛细血管及间质产生直接损害作用,使肺毛细血管通透性增加,渗出增多,聚积于肺泡或间质,产生肺泡及间质水肿。听诊时两肺可闻及干湿性啰音。迟发性肺水肿和呼吸衰竭的临床及病理表现均与急性呼吸窘迫综合征(ARDS)相类似,与有机磷中杂质经肺内依赖细胞色素 P450、单胺氧化酶激活所致的迟发肺损害相关。

(3) 肝、肾损害:有机磷农药及其代谢产物对肝细胞有直接损伤作用,可致肝细胞水肿、变性、坏死,并对肝微粒体酶有抑制效应,出现不同程度的肝炎表现与肝功能异常,并有发生急性暴发性肝衰竭者。抗毒治疗同时行保肝治疗,这种肝功能异常多数很快恢复正常。肾脏损害绝大多数临床表现轻微,主要以血尿、蛋白尿为主,少数患者有一过性肾功能损害,急性肾衰竭则少见,多数肾功能损害为可逆性,随有机磷消失而好转。

(4) 胃肠道损害:口服有机磷农药对胃有直接刺激和腐蚀作用,早期因局部刺激表现为恶心、呕吐,少数患者可发生急性胃黏膜糜烂而致上消化道出血。

（5）血液系统损害：有机磷本身有致溶血作用，可发生急性溶血，多数发生于中毒程度较重的青年女性患者，主要以血红蛋白尿和轻度贫血为主，绝大多数无巩膜黄染及肝脾大，部分症状如腰痛、四肢酸痛被原发病所致的昏迷掩盖。

（四）实验室检查

1. 酶学指标

（1）血胆碱酯酶活力：是急性有机磷农药中毒常用的实验室指标。传统观点认为，胆碱酯酶活力的抑制及恢复情况与有机磷毒物种类及中毒程度有关。急性有机磷农药中毒后，丁酰ChE较乙酰ChE活力明显为低，并且对重活化剂相对不敏感，只有乙酰ChE的抑制水平才能真正代表有机磷农药中毒的程度。动态观察乙酰ChE活力恢复情况，对于指导治疗具有很高的参考意义。近几年不断有ChE在AOPP病程中的变化及其与临床关系的研究报道，有研究认为AOPP患者全血红细胞ChE变化与AOPP临床中毒程度及其病情变化呈正相关，可作为临床观察有效指标。血浆ChE变异系数大，不能准确反映AOPP临床中毒程度及其病情变化。有人通过对AOPP患者乙酰ChE与丁酰ChE水平的同步监测，认为在AOPP时丁酰ChE与乙酰ChE有同样的敏感性，可作为有机磷中毒的实验室指标同步观察。乙酰ChE测定在AOPP时下降幅度小，回升幅度不大，精确性不高；血清丁酰ChE测定敏感性高，回升幅度明显，精确性高，检验快捷，对临床诊断、用药剂量、停药与否有直接指导作用，值得推广使用，并提出在治疗过程中丁酰ChE达2000 U·PL时可停复能剂观察。AOPP患者有关胆碱酯酶的特性还有许多尚未准确定论的问题，需要在临床上探讨。尚有少数ChE活力始终为"0"但生活工作一切恢复正常者，其机制尚不清楚。

（2）其他酶学指标的检测：AOPP越重，肌红蛋白及肌钙蛋白（troponin）I升高越显著，反映心肌及骨骼肌损伤越严重。AOPP患者血清肌酸激酶（CK）、乳酸脱氢酶（LDH）、心肌型肌酸激酶同工酶（CK-MB）、天冬氨酸转氨酶（AST）、丙氨酸转氨酶（ALT）水平均有不同程度的升高，碱性磷酸酶（ALP）及γ-谷氨酰转移酶（GGT）水平均降低，所有酶学指标随病情的改善而呈恢复趋势，提示需要加强对心脏等脏器的保护和对呼吸肌麻痹的重视。血清淀粉酶增高与病情的严重程度有关，应注意胰腺功能的保护及对呼吸功能的影响。

2. 血管活性物质及炎症介质指标 有机磷农药中毒伴呼吸衰竭患者血浆β-内啡肽（β-EP）水平升高与有机磷中毒病情轻重有关，β-EP可作为有机磷中毒伴呼吸衰竭患者判定预后的一个有用指标。有研究表明，内皮素（ET）亦参与了AOPP后多器官功能障碍综合征（MODS）的发病过程，且与APACHE评分呈正相关，血浆ET可作为AOPP后MODS患者多器官功能损害程度的评估以指导治疗。使用ET拮抗剂或抑制剂对防治MODS的发生与发展有重要的临床意义。另据报道，有机磷农药中毒患者血浆一氧化氮（NO）水平显著升高，并与中毒的严重程度一致，且NO水平升高与ChE活性的降低呈高度负相关。

3. 其他血生化指标 红细胞参数测定结果表明，红细胞计数、血红蛋白和血细胞比容随中毒的严重程度而增高，红细胞平均容积和红细胞分布宽度的升高与中毒的严重程度存在明显一致性；血小板参数测定显示，血小板计数和血小板比容明显升高，而且与中毒程度有关；AOPP患者早期血及尿β$_2$-微球蛋白含量测定在判断肾功能损害方面较传统的方法更灵敏。AOPP导致体内激素代谢紊乱，测定甲状腺激素T$_3$、T$_4$和促甲状腺激素（TSH）有助于阿托品化的判断及对预后的预测。有机磷农药中毒患者血中胃动素和胃泌素的变化对临床有一定的参考价值,尤其对合并消化道出血患者意义更大。AOPP 患者具有高凝状态和继发纤溶亢进倾向,其呼吸衰竭及消化道出血与体内继发纤溶亢进密切相关。因此,检测血浆 D-二聚体含量有助于临床判断病情,对评估疗效及预后亦具有重要价值,对血液灌流抗凝治疗后也有参考价值。

4. 免疫学指标 早期研究表明,IgA 在各期 AOPP 患者均显著增高,IgG、gM 及 C3、C4含量则无显著异常。有学者对 AOPP 患者外周血淋巴细胞采用 CD 分子单抗标记后,通过流式细胞仪进行检测,表明辅助性 T 细胞无显著变化,抑制性 T 细胞增加,细胞毒性 T 细胞减少。与正常对照组比,轻度中毒组 CD19$^+$ 细胞仅轻度减少,中重度中毒组明显减少。AOPP 并发 MODS 患者 T 细胞因大量凋亡而总数减少,亚群发生变化,造成免疫功能低下和紊乱,提示免疫紊乱可能参与了 AOPP 后 MODS 的发病过程,因此在临床治疗过程中必须重视改善患者免疫功能。另有资料证实,急性有机磷农药中毒患者血清白细胞介素(IL)-18水平与 C 反应蛋白(CRP)呈正相关,与患者病情轻重呈正相关。通过对 AOPP 患者 IL-6、IL-10、肿瘤坏死因子(TNF)-α 水平检测发现这些细胞因子均升高,提示体内同时存在抗炎和促炎反应,二者平衡失调,对临床的炎症干预有参考意义。

5. 基因诊断 早在 20 世纪就有人从基因角度阐述 AOPP 病情演化,但一直进展缓慢。Mackness 等通过多元回归分析发现,对氧磷酶(paraoxonase,PON)的活性与其第 192 位点多态性、第 55 位点多态性及血清中 PON 的浓度有关,PON 的多态性从其表型氨基酸顺序或编码蛋白的 DNA 序列都得到了证实。因此,应用 PON 多态性作为机体对特定有机磷化合物接触的易感性标志物,血清中高水平的 PON 有助于保护有机磷农药中毒患者。PON 对有机磷酸酯的中毒保护效应与 PON 的含量及多态性有关。目前已建立甲基对硫磷单克隆抗体酶联免疫测定法,同时还发现 PON 基因在 192 位点的单核苷酸多态性,可能是甲基对硫磷免疫毒性作用的易感性生物标志物之一。有研究对血清 PON 进行了分离纯化,并对其生物化学、酶学及病理学性质进行研究。但许多问题尚未阐明,如不同位点多态性对酶活性影响及对不同毒物保护作用的机制尚待探讨。PON 只是多基因家族中的一员,其他成员(如PON2、PON3)基因克隆及意义尚待进一步探讨。有资料证实,长期接触有机磷农药对丁酰ChE、羧酸酯酶(CarbE)、PON 和乙酰 ChE 活力有不同程度的抑制作用,PON192 和 PON55基因多态性影响接触有机磷农药工人的 PON 活力。此外,利用基因芯片技术可筛选敌敌畏中毒脑损伤的相关基因,但仅限于动物实验,离临床应用尚有较大距离。

(五) 诊断

根据患者 OPI 接触史、呼出气有大蒜味、瞳孔缩小、多汗、肌纤维颤动和意识障碍等,一般不难诊断。对于不明原因的意识障碍、瞳孔缩小并伴有肺水肿患者,也要考虑到 OPI 中毒。如监测血 ChE 活力降低,可确诊。

OPI 中毒应与中暑、急性胃肠炎或脑炎等鉴别,尚需与拟除虫菊酯类中毒及甲脒类中毒鉴别。前者口腔和胃液无特殊臭味,血 ChE 活力正常;后者以嗜睡、发绀、出血性膀胱炎为主要表现,而无瞳孔缩小和腺体分泌增加等表现。

此外,诊断时尚需注意:口服乐果和马拉硫磷中毒患者,急救后病情好转,在数日至 1 周后突然恶化,可重新出现 OPI 急性中毒症状,或肺水肿或突然死亡。这种临床"反跳"现象可能与残留在皮肤或体内的 OPI 重吸收或解毒药停用过早有关。

急性中毒诊断分级:轻度中毒仅有 M 样症状,ChE 活力 50%~70%;中度中毒 M 样症状加重,出现 N 样症状,ChE 活力 30%~50%;重度中毒具有 M、N 样症状,并伴有肺水肿、抽搐、昏迷,呼吸肌麻痹和脑水肿,ChE 活力 30% 以下。

(六) 治疗

1. 清除胃肠道内的毒物,保护胃肠道功能

(1) 洗胃:洗胃法是救治口服有机磷中毒患者的首要措施,彻底清除胃内毒物,最大限度地减少毒物吸收是抢救成功的关键。因此,洗胃法在抢救有机磷中毒的患者中起着至关重要的作用。近年来,洗胃方法有了不断的改进。

1) 生理盐水洗胃法:传统洗胃液多采用清水或 2% 碳酸氢钠溶液,但部分有机磷农药可与碳酸氢钠发生反应,从而使毒性增强。因此,在临床工作中,当无法立刻明确患者中毒药物的种类时,为了避免判断错误,多常规采用清水洗胃。清水洗胃时,短时间内大量清水进入胃肠道,导致水分大量吸收,细胞外液量明显增加,血浆渗透压下降,水由细胞外移向细胞内,从而出现稀释性低钠血症。同时,由于细胞外液量增加,肾素-血管紧张素系统被抑制,尿液中的钠排泄量增加;另一方面,细胞外液量的增加使心房释放的心房肽进入循环,使尿液中的钠增加,进一步加重低钠血症。为避免上述不良反应,急性有机磷中毒时,采用生理盐水洗胃可避免此类问题。具体方法是:采用一次性硅胶洗胃管,插入长度 50~70 cm,给予大量生理盐水(10~20 L)一次性彻底洗胃,洗胃时间 15~30 分钟,温度控制在30~35℃。

2) 去甲肾上腺素洗胃法:去甲肾上腺素能兴奋血管 α 受体,引起胃黏膜血管强烈收缩,从而阻止或减少胃内毒物在洗胃时经胃黏膜继续吸收。毒物吸收量减少,降低了血中毒物的浓度,毒物与 ChE 结合的量将会同步减少,体内 ACh 的水平亦会相应下降。具体表现为:①ACh 拮抗剂阿托品的用量减少,阿托品化所需的时间缩短;②胆碱酯酶复能剂与相对减少的毒物竞争结合 ChE 就显得较为容易。因此,ChE 活性恢复正常所需的时间必然会缩短。有学者报道用 0.001% 的去甲肾上腺素溶液对有机磷农药中毒患者进行彻底洗胃,能明显缩短出现阿托品化时间、胆碱酯酶活力恢复时间及住院天数,减少阿托品总用量,防治胃黏膜出血,提高抢救成功率。

3) 解磷定溶液洗胃法:在常规洗胃术的基础上,洗胃液(主要为清水)中加入解磷定2.0~3.0 g,洗胃结束后,再用 1.0~3.0 g 保留灌胃。

4) 胃内注入活性炭联合重复洗胃法:据报道,洗胃及胃内注入活性炭溶液抢救中重度有机磷农药中毒患者疗效满意。具体方法为:经口或鼻插入洗胃管,应用 30~33℃温开水洗胃,洗胃液 8000~20 000 ml,直至洗出液澄清、无味。首次洗胃后将 200 ml 温开水加 10 g活性炭粉注入胃内,并留置胃管,妥善固定。然后,根据病情及引流液的性质决定洗胃次数及间隔时间,一般中度中毒患者 1.5~2 小时,重度中毒者 0.5~1 小时,并注意每次重复洗胃前均须先确定胃管在胃内后方可注入液体,每次注入量不可过多,300~500 ml 为宜,并保持出入量平衡,至引流液澄清无味为止。

5) 其他洗胃法:近年来,有报道称 20% 的甘露醇可作为抢救有机磷中毒患者的洗胃液,其原理认为甘露醇溶液为高渗溶液,洗胃时可提高胃肠道的渗透压,能有效加速毒物的排泄,减少胃肠道对毒物的吸收,并且可减轻周围组织、肾血管内皮细胞及肾间质水肿,减少肾衰竭的发生。

（2）吸附剂的应用

1）活性炭：作为一种非特异性吸附剂，被广泛用于中毒患者胃肠灌洗。活性炭与毒物物理结合形成碳-药复合物，抑制了药物的吸收，增加药物胃肠道排泄；活性炭不断吸附肠腔中药物，增加了药物由循环系统向肠腔的扩散速率，也促进了药物的清除；通过肠腔内吸附，阻断肝肠循环，加速了药物排泄。临床对照试验显示，活性炭胃肠灌洗救治急性重症有机磷中毒，可明显减少阿托品用药总量，显著缩短患者住院天数，降低病死率。

2）双八面体蒙脱石（思密达）：近年来，有学者提出思密达作为吸附剂，保护胃肠黏膜，用于有机磷中毒效果较好。例如，用思密达加大黄辅助治疗有机磷农药中毒，思密达对胃肠黏膜有极强的覆盖作用和对毒物有较强的吸附作用，优于活性炭。

（3）导泻：目前，多数学者主张吸附剂与泻剂联合应用，使已吸附药物的活性炭在适当的时间内由肠道排出，以达到有效清除胃肠道毒物的目的。国内多用硫酸镁、甘露醇。据报道，通过比较有机磷中毒早期使用甘露醇或硫酸镁导泻和 12 小时后导泻的患者，阿托品化时间短、胆碱酯酶活力恢复时间短、阿托品用量小。国外有报道，对应用活性炭治疗中毒的患者应用枸橼酸镁、山梨醇导泻效果好。但也有资料证实，导泻不影响病程，对药物浓度没有影响，反而影响活性炭的吸附作用，降低吸附力。

（4）大黄：研究认为大黄能促进胃肠道电活动，增强胃肠蠕动，清除肠内腐败物质和毒素，改善微循环，增加组织灌流量，促进胃肠道新陈代谢和肠道营养的恢复，起到保护胃肠黏膜的作用。有研究对急性有机磷农药中毒患者在出现胃黏膜病变如出血和腹胀前胃管内注入大黄预防治疗，大黄的应用改变了 AOPP 的自然演变过程，明显缩短了 AOPP 患者的住院时间，提高了抢救成功率，降低了病死率；对 AOPP 并发 MODS 伴肾功能不全者予大黄治疗后，血浆内尿素氮（BUN）、肌酐（Cr）的水平较对照组有显著的降低，表明大黄可视为治疗肾功能不全的理想药物。

2. 解毒治疗　虽然目前解毒药物中抗胆碱能药与肟类药物联合应用仍为 AOPP 主要的治疗措施，但随着对肟类复能剂研究的深入，打破了以抗胆碱能药为主的治疗方法，提出了救治时以复能剂为主、抗胆碱能药为辅的新策略。

（1）抗胆碱能药：用于治疗有机磷中毒的抗胆碱药主要有两类。①外周作用较强的抗胆碱能药，如阿托品、山莨菪碱等；②中枢性抗胆碱能药，如东莨菪碱、贝那替秦、苄托品和丙环定等。以上药物不仅具有对抗有机磷中毒引起毒蕈碱样症状，而且能减轻或消除有机磷中毒引起的躁动不安、惊厥和呼吸抑制，但常用剂量不能对抗烟碱样症状的作用，对于严重中毒患者必须同时使用重活化剂或其他药物。抗胆碱能药用量过大或不足均可导致患者死亡。用量可根据病情灵活掌握，很难统一规定，因此应密切观察，及时调整治疗用量。

1）阿托品：阿托品是目前最常使用的抗胆碱能药物，能够阻断乙酰胆碱对副交感神经和中枢神经系统毒蕈碱受体的作用，对缓解毒蕈碱样症状和对抗呼吸中枢抑制有效，但对烟碱样症状和恢复胆碱酯酶活力没有作用。对于 AOPP 患者，应迅速给予足量的外周抗胆碱能药物（如阿托品），以解除支气管痉挛和减少支气管分泌。但足量不等于过量用药，抗胆碱能药足量的指标是 M 样症状消失并出现"阿托品化"指征。阿托品的应用一直是抢救有机磷农药中毒的焦点问题，阿托品化的标准、阿托品的用量与毒物种类、服药量、就诊时间、洗胃程度、毒物的吸收速度、复能剂应用时间、机体对阿托品敏感性、是否留置胃管和导泻等多个因素有关。主张"在观察中用药和用药中观察"及个体化原则。阿托品化指征:心率90~100次/分、口干、皮肤干燥及小躁动。其他如肺部啰音的消失和瞳孔大小只能作为参考。一般情况下应争取3~6小时达到阿托品化,重度中毒患者应再快些,故应用阿托品时要做到早期、足量、维持一段时间。至于维持多长时间应根据复能效果来定,胆碱酯酶活力恢复快,维持时间短;恢复慢,则维持时间长。判断重度有机磷中毒患者阿托品化的指征:①意识障碍减轻或轻度烦躁不安或苏醒;②体温轻度升高至37~38℃;③瞳孔扩大,不再缩小,眼底动脉扩张;④颜面潮红、皮肤干燥、口干、肺部啰音减少或消失;⑤心率加快,心率>120次/分,四肢末梢由冷变暖。在抢救有机磷中毒的过程中,开始阿托品剂量要偏大,静脉注射,并密切观察患者瞳孔是否扩大、皮肤是否潮湿、四肢皮肤温度是否转暖、意识是否清醒、心率快慢等变化,避免超大剂量使用阿托品。具体用法应灵活掌握,根据"病情变,用量也变"的原则。在治疗过程中,若阿托品的用法、用量不变,患者病情一度好转继又出现高热、狂躁、谵语等阿托品中毒表现时,则必须及时停药。故在治疗重症中毒者中,一次用药达阿托品化后减量维持时,应注意观察瞳孔是否极度散大,体温是否>39℃,如心率>135次/分且出现狂躁即为阿托品中毒的表现。根据病情随时调整用量,既能防止减量过快导致病情反跳,也不会因用量过大而致阿托品中毒。

2)盐酸戊乙奎醚(长托宁):长托宁是具有选择作用的抗胆碱能药,主要对M1、M3、M4受体作用,对心率影响小,用药剂量小,作用时间长,生物半衰期长,重复用药次数少,不会造成乙酰胆碱增多,无M受体上调作用。

(2)复能剂

1)复能剂的治疗作用:目前常用的药物有碘解磷定(PAM)、氯解磷定(PAM-Cl)、双复磷(DMO_4)、双解磷(TMB_4)和甲磺磷定(P_4S)等。其药理作用为:①使被有机磷抑制的ChE复活;②直接与有机磷化合物结合使其失去毒性;③类似阿托品抗胆碱作用;④对横纹肌神经肌肉接头阻断有直接对抗作用;⑤抑制乙酰ChE的作用。由于双复磷和双解磷重活化作用强,但不良反应大,对ChE抑制作用较强。而氯解磷定具有使用简单(肌内注射)、安全(其抑制胆碱酯酶的有效剂量比重活化剂量大2个数量级)、高效(是解磷定的1.5倍),因此大多推荐使用氯解磷定。动物实验研究表明,应用碘解磷定能提高硫磷对小鼠致死量的2~4倍。但Samuel等在72例AOPP患者中,观察两组不同剂量的氯解磷定和不同给药方法的治疗效果。一组是患者刚入院立即给氯解磷定1g,以后不再应用,仅给安慰剂;另一组给予氯解磷定静脉滴注每次1g,每8小时1次,连续4天(总共用12g)。结果显示:第二组接受输注高剂量组比接受1g集中量的低剂量组病死率增加22%。说明高剂量氯解磷定在AOPP救治中无用。Johnson等进行了类似试验也得出同样的结果。而多数学者还是认为氯解磷定是有效的,其无效的主要原因可能是肟类药用量不足,撤药太早,医疗设备简陋,入院太晚,农药毒性强,实验设备不完善等。动物实验显示,单用阿托品能提高硫磷对小鼠致死量的2倍,而与碘解磷定合用则可提高128倍,因而在治疗AOPP患者时,应用复能剂是必要的。近年来国外一些学者认为只要使用阿托品,就应该用适当剂量的氯解磷定。

2)复能剂的使用方案:目前国内外对氯解磷定的使用方案仍在不断研究和改进,尚无一固定意见。但使用原则已趋向一致:①尽早、足量给予(氯解磷定足量的指标为外周神经样症状消失,血浆ChE活性恢复至正常50%~60%或以上);②肌内注射或静脉给药,但是静脉注射速度不超过500mg/min;③对经消化道中毒者,要持续用药;④一日总量不超过

12 g;⑤烟碱样症状消失后,也要维持一定时间,以防止反跳和 IMS 发生。国外氯解磷定使用方案基本可归纳为两种:①先给一个负荷量为首量,以后重复此量,直至中毒的烟碱样症状消失,如肌颤、呼吸肌麻痹消失和改善。具体方案:首量 1~2 g 肌内注射或静脉注射,按此量重复 2~3 次,用 1~3 天。②先给一个负荷量为首量,随后持续滴注约首量的一半,直至烟碱样症状消失。Willems 等通过临床研究得出具体方案:首剂为 4.42 mg/kg(309 mg/70 kg),随后持续滴注 2.14 mg/(kg·h)(150 mg/70 kg),直到烟碱样症状消失。该方案经模拟推算,可以保持 4 μg/ml 的血药浓度,是可取的方案。WHO 推荐氯解磷定用法用量为:首量为 >30 mg/kg(2.1 g/70 kg),随后以 8 mg/(kg·h)速度静脉滴注。

　　3)复能剂的使用时限:传统观点认为,磷酰化乙酰胆碱酯酶中毒老化后,复能剂无作用,48 小时后再给复能剂其疗效差或无明显活化作用,超过 72 小时不再起作用。但动物实验研究表明,中毒超过 96 小时,血浆已无有机磷毒质(FOP)残留,胆汁中仍有高浓度的 FOP 排出。近年来的临床观察证实,首次洗胃后,胃液中有机磷对外源性 ChE 的抑制率可达100%,7 天后再次洗胃时发现有强烈的有机磷农药气味,胃液中仍可检出游离的有机磷农药。还有报道 1 例敌敌畏中毒患者在治疗过程中出现 3 次反跳,在入院第 11 天死亡后尸检发现肠道内仍有敌敌畏存在。因而认为:AOPP 后仍存在有机磷农药持续重复吸收、代谢增毒、肝肠循环等,不断有新的 ChE 被抑制。目前有学者提出,肟类化合物的使用不应仅限于72 小时内,应充分利用该药的 ChE 重活化效应和非重活化效应。已有文献报道,1 例重度AOPP 患者,持续用氯解磷定治疗 23 天,共 92 g,治疗成功。故不论中毒时间长短,均应给予适量的复能剂治疗。有学者推荐,中重度中毒患者复能剂使用 1~7 天,ChE 活性稳定在50%~60% 或以上,临床症状消失,才可减量至停药。

　　(3)新的解毒剂:目前有多种对动物实验干预效果较好的化合物尚未应用于临床实际,如有机磷酸酯酶水解酶(organ-ophosphate hydrolase)能水解有机磷酸酯及加速乙酰 ChE 活化;可逆性抗胆碱酯酶(reversible anticholinesterase),如吡啶斯的明能减少乙酰 ChE 再抑制;谷氨酸拮抗剂(glutamate antagonists)、腺苷及 α_2-肾上腺素能受体激动剂能限制对中枢神经系统的损害。磷酸三酯酶(PTE)和羧酸酯酶(CbE)能水解有机磷化合物(OPS)。Miguel 等认为兔血清 PON1 将来可用于临床治疗有机磷农药中毒。另有学者认为,可乐定(clonidine)因具有阻滞乙酰胆碱释放、阻滞突触后毒蕈碱受体和短暂抑制乙酰 ChE 的作用而用于治疗有机磷农药中毒。

　　3. 血液净化的应用

　　(1)血液灌流:血液灌流适用于不可透析的药物中毒,如分子质量大、非水溶性、与蛋白结合的毒物。有机磷农药中毒适合血液灌流治疗。虽然血液灌流对有机磷农药的清除有确实效果,但治疗期间只能清除血中存在的有机磷农药,它不能恢复胆碱酯酶活性,更不能解除中毒症状,因此常规的解毒等综合治疗必须同时进行。国内研究发现,血液灌流在早期即要应用,早期在毒物刚进入血液时有一高峰浓度,此时进行治疗,能够大量地清除毒物,因此效果也最好。中毒患者经 1 次血液灌流治疗后,体内毒物浓度可降低 30%~50%;但 24 小时后血液毒物浓度可有较大幅度回升,毒物在体内再次重新分布而释放入血,此时是血液灌流治疗的最适指征;因毒物在血液中有再分布的特点,故需要反复进行血液灌流治疗。灌流后患者意识转清并不能说明患者已脱离危险,此时病情反复的原因多与毒物再吸收有关。另外,血液灌流可引起血小板一过性减少,并发出血倾向。

（2）血液灌流和血液透析结合：血液灌流对大多数毒物的清除率大于血液透析,尤其是对脂溶性高、与蛋白质结合的药物和毒物的清除优于血液透析,而有机磷就属于与脂蛋白结合的毒物。但是单纯灌流不能清除多余水分、不能纠正酸碱失衡和电解质紊乱,而血液透析则可以弥补这些不足,同时也可清除一些毒物。将血液灌流和血液透析二者联合使用,可以发挥各自的优势,不仅可以清除毒物,还能预防药物、毒物及其代谢产物导致的并发症,提高疗效。

（3）血浆置换：对于中毒患者,消除或减轻病理成分对机体的直接作用是取得疗效的基础。血浆置换迅速地置换掉含游离及蛋白结合毒素的血浆,可以减少毒素对肝、心、脑、肾等器官的持续损害作用,减少后遗症;可以解除有机磷毒物对胆碱酯酶的抑制,恢复酶活性,输入的新鲜冷冻血浆还能补充有活性的胆碱酯酶、替代老化酶,在短时间内迅速大幅度提高胆碱酯酶水平及活性,缓解中毒症状,缩短患者的昏迷时间,改善病情,并有利于病情恢复。血浆置换的量和置换次数应视患者病情而定,一般经 1 次血浆置换,血浆置换量 30 ml/kg 左右即可达到治疗目的,但对中毒重、就诊迟、昏迷时间长的患者需 2 次或 2 次以上;置换时机应在常规治疗的基础上尽早进行,以尽早清除毒物。

4. 中间期肌无力综合征的治疗　IMS 目前尚无特效治疗方法。阿托品和胆碱酯酶复能剂不能控制肌无力。正确、及时地应用机械通气维持呼吸功能是救治成功的关键,并辅以对症和支持治疗。主张在重度中毒患者出现抬头困难、肢体远端无力、睁眼无力、张口和吞咽困难、呛咳等症状时立即给予机械通气。因这种即刻通气比呼吸衰竭时给予的延时通气疗效好,可降低病死率,缩短恢复时间。

5. 迟发性神经病的治疗　目前尚无针对 OPIDN 的有效治疗。Abou-Donia 等认为,OPIDN 症状的进展、改善或者恢复均取决于接触 OP 的剂量和时间,长期大量接触可导致运动失调、瘫痪和死亡。国内外有研究认为,早期、及时地应用糖皮质激素、B 族维生素、神经生长因子,中药调理,并配合针灸、理疗及肢体功能训练,可有助于神经功能恢复。

（1）补充钙剂：实验观察到患 OPIDN 的鸡血清钙浓度明显下降,进一步研究表明,尽管服用钙剂不可能完全阻断 OPIDN 的发生,但在临床症状进一步进展之前应用钙剂,多发性神经病症状和由多发性神经病造成的神经与肌肉病变可以得到改善。

（2）应用糖皮质激素和 B 族维生素：动物实验证实,患 OPIDN 的鸡神经组织病理表现为轴突肿胀、坏死以及溶酶体和噬髓质细胞浸润,提示炎症反应参与了 OPIDN。合成的肾上腺皮质激素具有抗炎、抗过敏和免疫抑制作用;稳定溶酶体膜、抑制吞噬作用、减少前列腺素和相关物质的产生、改善神经传导功能,促进再生等功能。B 族维生素（B_1、B_6、B_{12}）在维持正常神经和脑组织功能方面发挥着重要作用,复合维生素 B 的保护作用很可能是其营养和再生能力,以及可以维持神经组织内稳态。维生素 B_{12} 的衍生物甲钴胺（弥可保）可以高浓度转运入神经细胞器,促进核酸和蛋白质合成,修复受损的神经组织,对运动和感觉障碍有明显改善。据 Baker 和 Stanec 报道,在给鸡服用丙氟磷后应用泼尼松龙,可以阻止 OPIDN 的发生。这与其他学者的报道相符,表明泼尼松龙能抑制神经病变进展,并以其抗炎效应缓解 OPIDN 的临床症状。另有研究显示,在给患 OPIDN 鸡早期同时应用泼尼松龙和复合维生素 B,其缓解 OPIDN 临床表现的疗效最佳,联合用药对缓解 OPIDN 症状的疗效强于单独应用其中任意一种药物,而且提高疗效的关键是早期及时用药。

（3）中医中药治疗：中医认为,有机磷农药中毒所致的 OPIDN,多表现为虚证,以肝肾亏虚、气血不足多见,也有表现为正气不足、血行淤滞。近年来,国内一直尝试中西医结合治疗 OPIDN,并取得一定疗效。如在早期给予激素、大剂量维生素 B 等治疗的同时,辅以黄芪桂枝五物汤或八珍汤加味,通过活血化瘀,改善微循环和组织缺血、缺氧,从而增加周围神经的血供,使末梢神经的功能恢复,并结合针灸、理疗及肢体功能训练。

(4) 其他:神经营养因子(NT)是一类对神经元的发育和正常生理功能起重要作用的蛋白,在细胞分化和基因表达、神经轴突生长、突触传递的调节等过程中发挥关键作用。而且它能在多种病理条件下,如神经损伤、神经系统退行性变疾病等,保护神经元,促进轴突的生长和正常生理功能的恢复。NT 家族包括 6 个成员,其中神经生长因子(NGF)是 40 年前发现的第一个 NT,NGF 是发育中交感和皮肤感觉神经元的靶源性营养因子,具有支持细胞存活和促进细胞分化,支持成熟神经元存活和发挥神经元正常功能的作用,从理论上推测,对感觉神经和交感神经有一定作用。神经节苷脂(GM1)能加速轴索生长,激活 Na^+, K^+-ATP 酶,改善神经传导速度,促进神经系统损伤后修复。国内有报道,在上述治疗基础上,联合应用 NGF、GM1 可提高疗效。

(七) 预防

对生产和使用 OPI 人员要进行宣传普及防治中毒常识;在生产和加工 OPI 的过程中,严格执行安全生产制度和操作规程;搬运和使用农药时应做好安全防护。对于慢性接触者,要定期体检和测定全血胆碱酯酶活力。

二、百草枯中毒

百草枯(paraquat,PQ),最常见的商品名为克无踪(gramoxone)。它是一种有机杂环类速效型接触性除草剂和脱叶剂,其化学名称为 1,1′-二甲基 4,4′-联吡啶阳离子,一般制成二氯化物或二硫酸甲酯。分子式为 $C_{12}H_{14}N_2$,系无色或淡黄色固体,无臭,易溶于水,微溶于乙醇,在酸性及中性溶液中稳定,可被碱水解,对金属有腐蚀性。百草枯接触土壤后迅速失活,在土壤中无残留。百草枯对人、畜属于中等毒类,人口服致死量约为 3 g(50 mg/kg),也有 1 g 致死的报道。它是人类急性中毒病死率最高的除草剂。

(一) 病因

百草枯可经皮肤、消化道和呼吸道吸收,因其无挥发性,一般不易吸入中毒。皮肤若长时间接触百草枯,或短时间接触高浓度百草枯,特别是破损的皮肤或阴囊、会阴部被污染,均可导致全身中毒。经口摄入是中毒的主要途径,口服吸收后在体内分布广泛,其中肺分布最多,肺内浓度比血浆浓度高 10~90 倍,存留时间也较久,故肺损害最为常见。另外,百草枯在体内肌肉组织中存留时间较长,平均半衰期 84 小时。百草枯与血浆蛋白结合很少,且不被代谢,以原型经肾脏排出体外。

(二) 中毒机制

百草枯急性中毒的机制复杂,目前认为有氧化损伤、炎症反应、细胞凋亡、凝血系统异常、基因异常表达等。

1. 氧化损伤 百草枯进入体内后,经由 NADPH 辅助的单电子还原为自由基,然后与氧反应形成超氧阴离子,后者能导致产生更多的活性氧,如过氧化氢、羟自由基,间接使体内巯基化合物、超氧化物歧化酶(SOD)含量减少,影响机体的抗氧化作用,诱导脂质过氧化反应。已有研究表明,百草枯是通过细支气管的 Clara 细胞和肺泡上皮细胞主动转运在肺内聚集,直接损害细胞的主要成分;其氧化损伤诱发信号转导通路的改变,细胞内和线粒体钙稳态失衡;还可直接损伤 DNA 并诱导细胞凋亡,异常激活肺部免疫细胞,促使蛋白质交联、失活。有学者将毛细血管内皮细胞在一定浓度的百草枯溶液中培养,发现细胞中的还原剂耗竭,抗氧化能力降低,毛细血管内皮细胞生存能力丧失,谷胱甘肽(GSH)氧化-还原反应下降;细胞内 NADPH 明显减少且伴有乌头酸酶活性的降低,细胞外过氧化氢含量明显增高,乳酸脱氢酶大量释放,乳酸脱氢酶释放反映了细胞膜的功能受损,而乳酸脱氢酶释放可被过氧化氢酶(CAT)明显抑制。这表明百草枯能通过电子传递链使毛细血管内皮细胞产生过氧化氢,进而破坏细胞膜,高氧化反应与百草枯导致的细胞毒性密切相关。动物实验发现,大鼠百草枯染毒后,肺组织、肺泡灌洗液及血清中 CAT、SOD、GSH 水平均降低,丙二醛(MDA)含量增多;同时肺组织 Nrf2 mRNA 表达增强,Nrf2 为 bzip 转录因子,通过与其抑制因子 Keap1 相互作用,感受细胞内氧化应激的变化,特别是细胞内巯基量的变化。在氧化应激状态下 Keap1 失活,引起 Nrf2 的核转位和积聚,调节大多数抗氧化基因的表达。通过尸检发现,百草枯中毒死者的肺、肾氧化固醇含量明显升高,表明百草枯对人体产生脂质过氧化毒性。

2. 炎症反应　百草枯急性中毒后除了百草枯本身理化作用外,还有大量的炎症因子和细胞因子参与了组织器官的损害和最终的纤维化。口服百草枯中毒后除引起消化道糜烂、出血外,还可损害多个重要脏器,其中以肺损伤较明显,可导致肺泡炎、急性肺水肿、肺纤维化等,而肺泡炎及肺纤维化是百草枯中毒的主要致死原因。百草枯急性中毒后 1~7 天为弥漫性炎症反应阶段,肺毛细血管和小静脉内皮细胞、肺泡 I 型和 II 型上皮细胞受损,表现为肺水肿、出血、炎症细胞浸润。据报道,急性百草枯中毒后 MODS 患者血清 TNF-α、IL-10 水平及 TNF-α/IL-10 在 24 小时内较正常水平明显升高;同样,百草枯中毒后患者可发生全身性炎症反应综合征(SIRS),患者血清 TNF-α、IL-10 水平 24 小时内升高显著。动物实验观察到,百草枯中毒后肺组织核因子(NF)-κB 表达增多;我们新近研究发现,给大鼠腹腔内注射 20 mg/kg 百草枯后,肺组织和血清、肺泡灌洗液中 TNF-α、IL-10、高迁移率族蛋白 B1 (HMGB1)水平较对照组明显升高,中毒后 3 天内最显著。炎症因子及趋化因子等使中性粒细胞、单核/巨噬细胞等炎症细胞在肺内浸润、聚集、活化,这些细胞进一步释放氧自由基和蛋白水解酶等加重肺损伤;且随服毒量增大,多形核白细胞浸润加重。

3. 细胞凋亡　Dinis-Oliveira 等的研究表明,细胞凋亡参与了百草枯诱导的肺损伤,大鼠百草枯中毒后反映肺组织细胞凋亡的胱天蛋白酶(caspase)-3、caspase-8 及细胞色素 c 活性增加,caspase-1 活性下降,而水杨酸钠能减少百草枯诱导的肺组织细胞凋亡。我们的动物实验亦观察到,百草枯急性染毒后大鼠肺组织 caspase-3 及细胞色素 c 基因表达水平上调,目前认为细胞凋亡与百草枯在体内导致的氧化损伤及炎症反应有关。

4. 其他　百草枯中毒后的中晚期研究着眼于肺纤维化中各种酶的变化。Ruiz 研究表明,胶原酶、基质金属蛋白酶(MMP)和基质金属蛋白酶抑制物(TIMP)之间的不平衡,过度的凝胶分解活性和肺泡上皮凋亡,共同参与了百草枯诱导的肺纤维化的发生。我们研究发现,百草枯中毒大鼠肺组织 MMP-9/TIMP 不平衡,早期肺间质充血水肿、炎症细胞浸润,肺泡间隔增宽,严重者可见肺泡组织融合、肺气肿等;中毒后 3~4 周大鼠肺组织病理可见胶原沉积,成纤维细胞增生,肺间质粉红色条索状改变。另外,百草枯中毒后机体出现一些基因的异常表达,它们可能在损伤过程中起一定的作用。例如,非致死量百草枯中毒大鼠肺组织内转化生长因子-β、α-血凝蛋白、血浆磷脂脂质转移蛋白 mRNA 等都有不同程度的表达增加。百草枯中毒后,机体内血栓调节蛋白(TM)、内皮细胞蛋白 C 受体(EPCR)表达上调,使机体产生一系列反应,对机体造成进行性损害。Ogasawara 等研究证实,百草枯中毒可引起肺内通气/血流灌注比失调,从而进一步加重低氧血症。这种通气/血流灌注比例失调与百草枯中毒后局部释放引起血管扩张的炎症因子有关。

(三) 临床表现

目前急性百草枯中毒途径有口服、吸入、皮肤接触、静脉注射等。由于百草枯侵入人体的途径、剂量、是否及时治疗等不同,其急性中毒的临床表现轻重不一。

1. 累及器官 经口是主要的百草枯中毒途径,对于成人来说,一般口服百草枯的量:①<20 mg/kg[相当于<7.5 ml 20%(W/V)百草枯浓缩液],多数仅出现胃肠道症状,一般能恢复;②20~40 mg/kg(相当于 7.5~15.0 ml 20% 百草枯浓缩液),胃肠道、肺、肾、肝受损,肺部纤维化,可拖延 2~3 周,多数死亡;③>40 mg/kg(相当于>15 ml 20% 百草枯浓缩液):胃肠道、肺、肾、肝严重受损,很快发生多器官功能衰竭,1~7 天内病死率达 100%。

2. 皮肤与黏膜症状 皮肤接触百草枯后,局部可出现暗红斑、水疱、溃疡等。高浓度百草枯液接触指甲后,可致指甲脱色、断裂,甚至脱落。眼部接触本品后可引起结膜及角膜水肿、灼伤、溃疡等。

3. 全身中毒症状 常表现为多器官功能损害或衰竭,其中肺的损害常见而突出。

(1) 消化系统:口服中毒者有口腔烧灼感,舌、咽、食管及胃黏膜糜烂、溃疡,吞咽困难,恶心、呕吐、腹痛、腹泻,甚至出现呕血、便血、胃肠穿孔。部分患者于中毒后 2~3 天出现中毒性肝病,表现肝区疼痛、肝大、黄疸、肝功能异常。

(2) 呼吸系统:肺损伤是最突出和最严重的改变。大剂量服毒者可在 24~48 小时出现呼吸困难、发绀、肺水肿或出血,常在 1~3 天内因 ARDS 死亡。小剂量中毒者早期可无呼吸系统症状,少数表现为咳嗽、咳痰、胸闷、胸痛、呼吸困难、发绀,双肺可闻及干、湿性啰音。经抢救存活者,部分经 1~2 周后可发生肺间质纤维化,肺功能障碍导致顽固性低氧血症,呈进行性呼吸困难,导致呼吸衰竭而死亡。

(3) 泌尿系统:中毒后 2~3 天可见尿频、尿急、尿痛等膀胱刺激症状,尿蛋白、管型、血尿、少尿、血肌酐及尿素升高等尿检异常和尿量改变,甚至发生急性肾衰竭。

(4) 神经系统:多见于严重中毒患者,可出现头痛、头晕、精神异常、幻觉、嗜睡、手震颤、面瘫,并可有脑水肿和脑出血等。

(5) 循环系统:重症可有中毒性心肌损害、血压下降、心电图 S-T 段和 T 波改变,或伴有心律失常,甚至心包出血等。

(6) 血液系统:有发生贫血和血小板减少的报道,个别病例尚有高铁血红蛋白血症,甚至有发生急性血管内溶血者。

(四) 实验室及其他辅助检查

1. 血气分析 PaO_2、SpO_2 降低;肝功能:ALT、AST、总胆红素(TB)含量等升高;肾功能:

Cr、BUN 水平升高;心肌酶谱:CK、CK-MB 水平升高;出凝血:凝血酶原时间(PT)、活化部分凝血激酶时间(APTT)延长。血清检测:MDA 含量升高,CAT、GSH 活性降低,TNF-α、IL-10、HMGB1 等炎症因子水平升高。

2. X 线胸片和胸部 CT　急性中毒早期(3 天至 1 周)呈肺水肿及肺炎症改变,主要表现为肺纹理增多、毛玻璃样变、散在斑片影、肺部透明度增加,可有纵隔气肿、皮下气肿、气胸、胸腔积液、胸膜下线心包积液等严重并发症表现。中期(1~2 周)出现肺实变伴线性影或囊泡等非特异性改变,同时出现部分纤维化;后期(2 周后)出现肺纤维化、肺不张。X 线胸片和胸部 CT 表现具有一定的特殊性,在诊断与鉴别中具有一定的参考价值。但是,一些轻症患者在急性中毒早期,X 线胸片及胸部 CT 可无异常,应注意复查。心电图检查可表现各种心律失常、ST-T 改变、异常 Q 波等。

3. 毒物测定　气相色谱法和高性能液相色谱法能检测到血浆浓度为 0.1~0.2 μg/ml 的百草枯,放射免疫法或酶联免疫法则可准确检测百草枯的血清药物浓度。含 1 mol/L 氢氧化钠的 1% 劳氏紫溶液 2 ml 加入 10 ml 尿标本中,呈蓝色表示百草枯存在,但仅能定性且百草枯浓度要在 1 μg/ml 以上才敏感。磁共振光谱分析法可快速检测尿中百草枯分子光谱,同时还能定位肾小管是否损伤。

(五)诊断

根据明确的误服、自服、皮肤及呼吸道接触百草枯的病史,肺、肝、肾等器官功能不全的临床表现及胸部 X 线、CT 的肺纹理增多、毛玻璃样变、散在斑片影、肺实变伴纵隔气肿、皮下气肿、气胸、胸腔积液等特点,可做出临床诊断。通过仔细询问毒物接触史、接触方式、剂量及临床表现等,进行急性中毒程度的评估。

(六)急救处理

目前百草枯急性中毒的治疗主要为洗胃、血液灌流、激素、免疫抑制剂等,对已受损器官进行对症支持治疗,尽可能恢复器官功能等。

1. 催吐、洗胃等　口服中毒者就诊后,胃中大多有未被吸收的百草枯,洗胃可以减少吸收,使用 2% 碳酸氢钠溶液、1% 皂土溶液或 3% 漂白土混悬液可能有助于提高效果,但百草枯具有腐蚀性,洗胃时需谨慎操作;洗胃结束后注入 15% 的漂白土混悬液 500 ml 或 100 g 活性炭等吸附剂,配合 25% 硫酸镁溶液 40 ml 或 20% 甘露醇溶液 250 ml 导泻治疗有一定的作用;有研究表明,矿物质吸附剂沸石 ZSM-5 应用范围较广,疗效相对较好。皮肤接触中毒者用肥皂水彻底清洗皮肤;眼睛污染者立即用清水反复冲洗干净。

2. 血液净化技术　对于重症患者,目前国内已广泛应用血液净化清除体内毒物,血液透析、血液灌流可以降低百草枯血药浓度和排除毒素,进而延长患者生存期限。体外的血液透析显示,当百草枯的血清药物浓度为 1~2 μg/ml 时,不能从体内清除,当浓度为 20 μg/ml 时,血液透析被证明有效。目前普遍认为血液灌流比血液透析更为有效,在血清药物浓度为 1~2 μg/ml 时,血液灌流的清除率是血液透析的 5~7 倍;当浓度低于 1 μg/ml 时,血液透析的清除率几乎为零,而血液灌流能使血清中药物浓度很快降为零。Donald 等回顾性分析发现,炭血灌注疗法在中毒早期应用效果明显,能有效提高患者存活率,越快速地清除体内百草枯,患者的存活概率越大,但在 10~24 小时使用炭血灌注疗法治疗,该组患者总的存活率与对照组无明显差异,提示炭血灌注疗法的适应证和时间窗,灌注越早疗效越好,目前临床多采用早期联合并持续炭血灌注以提高疗效。有学者报道,血液灌流联合血液透析效果更好,不仅能清除血浆中毒物,防止对重要脏器的损伤,还有效地防治了急性肾衰竭等多脏器功能衰竭,可降低病死率。由于血液灌流能清除血液中的毒物,血液透析又可清除血液中炎症介质,稳定内环境,减少组织器官的损害,缓解病情。因此,在百草枯急性中毒的抢救中,应选择血液灌流加血液透析进行治疗,尽可能在中毒后 1 天内进行,且越早越好。

3. 糖皮质激素与免疫抑制剂 早期大量使用激素能减少细胞摄取、促进排出百草枯,在大鼠百草枯染毒 2 小时后,静脉注射 100 mg/kg 地塞米松,与对照组相比,百草枯在肺脏聚集浓度下降了 40%;粪便、尿液中百草枯排泄增加。早期大量使用激素还能减轻炎症反应、促进炎症缓解和减少炎症细胞浸润,减少粒细胞和巨噬细胞诱导的活性氧簇生成。例如,早期联合应用甲泼尼龙(1 g/d,连续 3 天)和环磷酰胺[15 mg/(kg·d),连续 2 天],随后给予 20 mg/d 地塞米松,直至重度百草枯中毒患者血氧分压大于 80 mmHg;如果血氧分压低于 60 mmHg,继续采用甲泼尼龙联合环磷酰胺冲击疗法。结果发现,常规治疗组的病死率(85.7%)高于新方法治疗组(31.3%)。关于激素、免疫抑制剂及二者联合治疗百草枯中毒等的研究和疗效报道很多,但由于观察病例不多,对照较少,缺乏前瞻性,尚未达成共识;再加上中毒剂量不同等因素影响,病情轻重不一,治疗剂量、治疗时间无统一标准。

4. 抗氧自由基药物 还原型谷胱甘肽、N-乙酰-L-半胱氨酸、超氧化物歧化酶、维生素C、维生素 E 等抗氧化剂在临床均有应用,有一些研究显示姜黄素、茶多酚、丹参、绿茶、银杏叶等中药或其成分在抗氧化损伤中有一定作用。此外,转录 α-突触核蛋白在体内有抗氧化作用。但目前抗氧化损伤治疗未取得很好疗效。

5. 血必净注射液、乌司他丁等药物 目前临床已有应用,对百草枯中毒有一定的疗效。动物实验表明,血必净注射液可以降低百草枯中毒大鼠体内炎症因子,改善肺、肝、肾等脏器功能,不仅可以预防肺泡炎性变,控制肺纤维化形成,亦可以改善肝、肾功能,心肌酶等多器官功能指标,恢复各器官功能,是目前治疗急性百草枯中毒比较有效的药物。近年来研究报道,乌司他丁及二巯丙磺钠能有效减轻患者体内炎症因子及氧化应激水平,改善各脏器功能。动物实验证明,乌司他丁及二巯丙磺钠能稳定肺泡上皮细胞细胞膜和细胞器的生理功能,减少肺内自由基及炎症介质、细胞因子对Ⅰ型和Ⅱ型肺泡上皮细胞的损伤,保护了毛细血管内皮细胞,维持了肺泡上皮细胞的功能,从而维持了肺泡的功能,抑制过度的炎症反应,改善肺部的微循环。

6. 其他药物 Dinis-Oliveira 研究发现用水杨酸钠治疗百草枯中毒大鼠,能降低动物体内氧化应激水平,缓解炎症反应,减少血小板激活,使致死量百草枯中毒大鼠 100% 存活;给予大鼠管饲 125 mg/kg 百草枯,2 小时后腹腔注射赖氨酸乙酰水杨酸(LAS,200 mg/kg)治疗,大鼠 100% 存活,而对照组存活率为 60%。但目前水杨酸钠及赖氨酸乙酰水杨酸尚未见应用于临床百草枯中毒的治疗。有研究显示,丙泊酚能降低百草枯中毒大鼠体内 MDA 含量,对百草枯中毒大鼠肺损伤有一定保护作用。新近有人在动物模型上应用抗百草枯-Fab片段或其他阻断剂治疗百草枯中毒,发现不能抑制肺摄取或是使其释放百草枯,这方面的研究有待进一步深入。

7. 对症支持治疗 目的是保护受损脏器,维持内环境稳定,恢复脏器功能。如呼吸支持治疗,严重者需呼吸机辅助呼吸,但由于氧气可加速氧自由基的形成,加重损伤,故要严格控制给氧浓度、流量及时机,只有在动脉血氧分压<40 mmHg 或出现 ARDS 时才给予>21% 浓度的氧气治疗。

8. 肺移植术　早在 1968 年已有百草枯中毒患者接受肺移植手术,然而 7 例患者中仅有 2 例能存活,且这 2 例都是进行的单侧移植。因早期移植后肺易出现纤维化,现主张在后期进行肺移植手术,但供体肺缺乏加上治疗费用昂贵等原因,很难在临床广泛开展。

总之,百草枯急性中毒患者的病情重、发展快,病死率高,中毒的机制还不完全清楚,目前尚无有效的治疗方法。因此,需要加强预防,减少急性中毒事件的发生,在广大医务人员中普及百草枯急性中毒的早期救治知识,以期挽救部分患者生命。另外,加大科研投入,多学科联合研究,探寻百草枯中毒的确切机制和有效治疗方法,显得十分迫切。

三、气　体　中　毒

急性刺激性气体和窒息性气体中毒是职业中毒常见的急诊病种之一,也是普通综合性医院急诊常常遇到的病种,职业病医师和内科医师熟悉和掌握这两大类有毒气体中毒的特点、鉴别要点和治疗方法,对于减少患者死亡、防止并发症有重要意义。

(一) 刺激性气体中毒

不论是职业活动中还是在生活环境里,接触刺激性气体的机会非常多。例如:①接触酸类如硝酸、盐酸、硫酸等的烟雾;②生产或生活环境接触氮的氧化物或氯及其化合物如氯化氢、光气等;③生产或生活环境中硫的化合物如二氧化硫、硫化氢等;④氨;⑤臭氧;⑥酯类如硫酸二甲酯等;⑦金属化合物如氧化镉、羰基镍等;⑧醛类如甲醛等;⑨氟代烃类如八氟异丁烯、氟光气等;⑩军用毒气如氮芥、亚当气等。其他还有二硼氢、氯甲基甲醚及某些燃烧物质烟雾等。

1. 临床表现　所有刺激性气体中毒临床上会有一些共同表现,根据接触情况,出现下列几组综合征:

(1) 眼和上呼吸道刺激症状:眼部损害表现为流泪、眼刺痛、眼结膜充血等,可为一过性,重者也可出现水肿、角膜溃疡、虹膜炎、晶体浑浊、角膜穿孔,易继发感染。

吸入后出现上呼吸道黏膜刺激症状:咽部刺痒感、咳嗽、胸闷、有时可伴头痛、头胀、恶心等。一般在脱离接触后自觉症状很快自行消失或缓解,此时两肺听诊无啰音,胸部 X 线检查无异常改变。

(2) 急性气管、支气管炎:咳嗽、咳痰、胸闷、胸痛、声音嘶哑,两肺可闻及散在干性啰音及哮鸣音,可有少量湿性啰音。胸部 X 线表现为肺纹理增多、增粗,边缘不清,一般以下肺野较多。

(3) 支气管肺炎:咳嗽、咳痰、痰可带血,胸痛、胸闷、发热、气急、发绀,常伴有头痛、头晕、恶心、呕吐、乏力等。两肺闻及干、湿性啰音。胸部 X 线检查可见两肺纹理模糊,呈片状、网状阴影或散在细粒状阴影。

(4) 肺水肿:吸入高浓度气体后可以很快发生肺水肿,最早 15 分钟,一般在 1~6 小时。表现为频繁的剧烈咳嗽,咳大量白色或粉红色泡沫痰,明显呼吸困难,发绀,烦躁,上胸部憋气。两肺满布湿性啰音。胸部 X 线检查出现大片均匀密度增高阴影或大小密度不一和边缘模糊的片状、云絮状阴影,广泛分布于两肺野,少数呈蝶状阴影。血气分析,$PaO_2 < 8$ kPa(60 mmHg),$PaO_2/FiO_2 < 40$ kPa(300 mmHg)。同时常发生坏死的气管、支气管黏膜,呈块状、条状、树枝状脱落后咳出,或从气道吸引出来,或因此而阻塞气道出现严重窒息。喉头水肿更加重呼吸窘迫。

(5)迟发性阻塞性细支气管炎:表现在肺水肿基本恢复后 2 周左右,突然又出现咳嗽、胸闷、进行性呼吸困难,明显发绀,两肺可闻及干性啰音或细湿性啰音。X 线胸片示两肺满布粟粒状阴影。经肾上腺皮质激素治疗可治愈。

(6)急性呼吸窘迫综合征:是肺水肿发展的严重阶段,表现为呼吸频数(>28 次/分),呼吸窘迫;$PaO_2/FiO_2 < 26.7$ kPa(200 mmHg);X 线胸片示双肺浸润;肺动脉楔压(PAW)<2.4 kPa 或没有左心房压升高的临床证据。

重度中毒常可并发休克、昏迷、气胸及纵隔气肿、继发感染及肺脓肿,并可累及心、肝、肾等脏器。

2. 急救处理

(1)现场急救处理:迅速安全脱离现场、安静、保暖;彻底清洗眼、皮肤污染物;严密观察病情,对症处理。

(2)保持呼吸道通畅:支气管解痉、止咳化痰、雾化吸入、应用消泡剂、清除脱落黏膜组织,必要时行气管切开。

(3)合理氧疗:轻度肺水肿,鼻导管吸氧(5~6 L/min);较严重缺氧,面罩高浓度给氧($FiO_2 > 50\%$)使 $SaO_2 > 90\%$;严重缺氧,当 $PaO_2 < 8$ kPa(60 mmHg),$SaO_2 < 90\%$ 时,应考虑应用机械通气。

(4)肾上腺皮质激素用法:早期、足量、短程应用。预防肺水肿,地塞米松 10 mg/d;间质性肺水肿,地塞米松 10~20 mg/d;肺泡性肺水肿,地塞米松 40~80 mg/d;ARDS,地塞米松>60 mg/d;给药途径,静脉注射或静脉滴注;维持 3~5 天。

(5)改善微循环:常用山莨菪碱,10~20 mg,每 6 小时静脉滴注 1 次,病情改善后,即酌情减量或停用。

(6)机械通气:主要是掌握重症 ARDS 中使用呼气末正压通气(PEEP)的适应证。应先从低值开始,逐步提高,以最大限度增加 PaO_2、肺功能性储气量(FRC)及肺顺应性;不影响心排血量及不产生气压损伤。肺顺应性恢复时,呼气末压力逐步减少,撤销。

PEEP 不良反应:肺气压伤,多在恢复期。

(7)对症与支持疗法:如纠正酸碱与电解质紊乱、控制感染、补充营养等。也可考虑使用自由基清除剂如维生素 E、超氧化物歧化酶(SOD)等。

3. 氯气中毒

(1)病因:氯气为黄绿色有强烈刺激性的气体,相对原子质量为 35.45,凝点为 −102.1℃,沸点 −33.7℃,是强氧化剂,与 CO_2 接触形成光气,许多工业部门如造纸、印染、制药等都使用氯气和盐酸。

(2)中毒机制:氯气的主要毒副作用是由于氯气易溶于水形成盐酸和次氯酸,具有强烈的刺激作用。尤其是次氯酸具有明显的生物活性,它可穿透细胞膜,破坏其完整性和通透性,引起组织炎症水肿、充血和坏死,破坏气血屏障结构,使其渗出增加。氯气主要作用于气管和支气管,也可作用于肺泡,导致支气管痉挛、支气管炎、支气管周围炎等。大量吸入可引起中毒性肺水肿。

发生严重事故时,氯气的浓度过高或接触的时间较长,常能引起呼吸道深部病变,细支气管炎、支气管周围炎、肺炎及肺水肿。不同浓度的氯气对人的危害程度不同,浓度越高危害越重,吸入时间越长危害越大。

(3)临床表现:急性吸入性氯气中毒又分为轻、中、重不同程度。

1)轻度中毒:引起鼻炎和气管、支气管炎,患者感觉胸部紧束,呛咳流泪、头痛、恶心等症状。检查时见鼻及咽部黏膜轻度充血,眼红流泪、肺部听到少许干啰音,经休息治疗数日内症状即可消散。

2)中度中毒:引起鼻咽、气管、支气管炎及小范围的肺水肿,除上述症状加重外,患者有胸痛、头痛、恶心、呕吐并有较重的发作性呛咳、干咳,伴有胸骨后疼痛,喉声嘶哑。检查发现鼻腔及咽部黏膜充血水肿,有浆液性分泌物,肺部可闻及干、湿性啰音和哮鸣音,呼吸、脉搏加快,可有轻度发绀,咳出黏稠血痰,体温稍高或正常,有中度的白细胞计数增高,X线检查胸片可见小点、片状阴影,经治疗3~5天症状逐渐好转,约10天痊愈。

3)重度中毒:如治疗不及时可造成很快死亡。重度氯气中毒肺部受损范围很广,但经过及时适当治疗,绝大多数得到痊愈,后遗症很少见。个别患者中毒后一些呼吸道症状及肺部异常X线改变未完全消退,成为比较少见的慢性病变。

(4)实验室检查:氯气中毒后X线胸片检查,于中毒后3~4天两侧上、中、下肺部显示有淡淡的云絮状或点状阴影,沿支气管分布,有的呈融合趋势,符合肺水肿或支气管炎、支气管周围炎病变。中毒治疗1周后,X线胸片上病变逐渐减少,肺纹理增多或网状改变,可持续多日。

(5)急救处理:①患者迅速脱离中毒现场,加戴防毒面具,防止继续吸入中毒,打开门窗,呼吸新鲜空气,使室内空气流通,以驱散氯气。②严密监护,查血常规、肝肾功能、血电解质、血糖、心电图,摄X线胸片,中重度中毒者做血气分析。③眼结膜炎者,用生理盐水或2%碳酸氢钠液反复冲洗,涂以可的松或抗菌药物眼膏。④合理氧疗,缺氧者高浓度($FiO_2 > 35\%$)吸氧,用氧气面罩或鼻导管给氧3~5 L/min,或高压氧治疗。⑤保持呼吸道通畅,喉头、支气管痉挛,清醒者予雾化吸入氨茶碱、地塞米松、α-糜蛋白酶或碳酸氢钠,必要时气管切开。⑥静脉滴注氨茶碱、能量合剂,静滴地塞米松10~20 mg,疗程3~5天。⑦预防感染治疗。⑧中毒性肺水肿应限制补液,静滴白蛋白,减轻肺水肿。⑨控制血糖,适当补钾,维持水、电解质和酸碱平衡。⑩并发心律失常,根据心律失常类型,选用普罗帕酮、利多卡因等抗心律失常药。此外,需要对症处理休克、呼吸衰竭等。

4.光气中毒

(1)病因:光气(phosgene,$COCl_2$)又称碳酰氯,属高毒类、刺激性气体,毒性比氯气大10倍,有一种霉变干草和烂苹果味,遇水缓慢分解成二氧化碳和盐酸;是合成多种化工产品的基础原料,广泛用于农药、染料、塑料、制药等生产领域,常因防护不当或意外泄漏而发生人员中毒。

(2)中毒机制:光气的毒性作用与吸入浓度有关。空气中最高容许浓度约0.5 mg/m^3。在较低浓度(20 mg/m^3,1分钟)时,无明显局部刺激作用,需经一段症状缓解期(又称潜伏期)后才出现肺泡-毛细血管膜的损害,导致肺水肿。吸入量愈多,潜伏期愈短,病情愈重,预后愈差。当浓度>40 mg/m^3,吸入1分钟后,对支气管黏膜和肌层会产生局部刺激作用,甚至引起支气管痉挛,因此可在肺水肿发生前导致窒息。实验证明反复短时间接触光气无相加和蓄积作用。

纤毛-黏液排送系统的损伤:电镜扫描下见呼吸道纤毛出现断裂、脱失、倒伏,并有黏膜上皮纤毛细胞的坏死脱落;纤毛-黏液排送系统的损伤会使下呼吸道的保护屏障受到破坏,很容易引起肺部感染;也使呼吸道黏膜杯状细胞明显增多,分泌亢进,黏液量增加。由感染形成分泌的黏液块与大量炎症渗出液一起进一步压迫损伤纤毛,如此相互促进形成恶性循环,造成支气管阻塞、狭窄和肺组织严重缺氧,使肺通气和换气功能产生障碍。

肺表面活性物质减少:肺表面活性物质是由肺泡Ⅱ型上皮细胞所分泌,在肺泡气液界面间起生理性减张作用。引起肺泡表面活性物质减少的原因包括:①光气的活性基团羰基($O=C$)与肺组织蛋白中的氨基、羧基、羟基等重要功能基团发生酰化反应,引起肺酶系统的广泛抑制,使细胞膜及肺泡Ⅱ型上皮细胞破坏,肺泡壁上表面活性物质如双饱和磷脂酰胆碱(DSPC)含量降低;②实验证实,在肺损伤早期光气可直接破坏肺表面细胞及活性物质,引起肺泡Ⅱ型上皮细胞迟发性损伤,使其合成分泌磷脂功能发生障碍;③随着肺泡水肿液的增多,肺表面活性物质被稀释和破坏;④肺泡Ⅱ型上皮细胞发生凋亡,光气染毒后小鼠肺泡Ⅱ型上皮细胞的胞膜破裂,胞核崩解,细胞形态和结构发生改变,使肺表面活性物质分泌减少。

肺血管紧张素转化酶活力升高:光气中毒后,肺渗出液中巨噬细胞及肺组织血管紧张素转化酶的活力显著增高,使血管紧张素Ⅰ迅速转化为血管紧张素Ⅱ,肺内血管紧张素Ⅱ的浓度显著升高,削弱了机体对光气的水解解毒作用,造成肺泡壁及肺毛细血管的直接损伤。上皮细胞和毛细血管内皮细胞损伤,形成"窗孔"样改变,使肺血管通透性增加,大量血浆渗出至肺内,引起肺水肿。

肺APUD细胞(amine precursor uptake decarboxylation cell)的作用:通过对肺内调节肽的研究,推测肺APUD细胞在呼吸道内可能具有感受器和效应器双重功能,一方面可感受呼吸道氧或某些特殊气体的浓度变化,传入中枢;另一方面APUD细胞可分泌5-羟色胺、铃蟾肽、P物质、神经肽Y、降钙素基因相关肽等多种生物活性物质,对肺的血管运动、通透性及呼吸道的各种功能具有很强的调节效应。有研究证实,光气中毒后不仅肺APUD细胞数量明显减少,而且其内含的生物活性物质颗粒数目也明显下降,从而引起和促进肺水肿。

生物膜脂质过氧化作用:对染毒动物的支气管肺泡灌洗液分析发现,过氧化脂质显著增高。组织细胞的损伤使细胞膜磷脂被分解生成花生四烯酸类化合物,如白三烯系列化合物。该类物质能舒张小血管,增加微血管的通透性,并可吸引大量中性粒细胞向损伤部位集中;若给予花生四烯酸代谢的竞争抑制剂,可显著减少液体的渗出。

自由基学说:研究发现,在光气中毒过程中,肺组织中活性氧(ROS)含量增加。ROS是指较O_2的化学性质更为活跃的、从氧衍生出来的自由基及其他在生物体内反应性较强的含氧物质的通称,适量的ROS在机体中存在着广泛的信号调节作用,过量的ROS则会引起氧化损伤。据报道,凡能减少自由基生成或利于自由基清除的药物,如布洛芬、N-乙酰半胱氨酸等,均可减少液体渗至肺泡,但对ARDS患者的预后无明显改善。

光气引起肺外其他器官损伤的机制包括两个方面。①光气对心脏的损害:光气中毒除造成急性肺损伤外,还可引起其他器官的损伤,在临床观察中已发现有心脏损害。很多资料证实,急性光气中毒能直接刺激血管诱发应激反应,使肺循环阻力升高,加重右心负荷致严重缺氧等因素而损害心肌,通过心电图分析得出其损害主要在心脏膈面和右心室,但心肌损害大多是可逆的。②抗氧化酶与急性肝损伤：光气急性吸入可以明显改变机体抗氧化酶系的活力，并且存在一定程度的急性肝损伤，而这种损伤与活性氧密切相关。大鼠在光气染毒后，血清和肝脏谷胱甘肽硫转移酶（GST）活性明显增加，GST升高是肝细胞损伤敏感而特异性的反应；在急性肝损伤中GST升高早于ALT，作为反映肝损伤组织病理改变的指标，GST比ALT更有意义。

（3）急救处理：光气中毒的临床表现及诊断早已为大家熟知，其救治要点是及早防治肺水肿。一旦发生重度中毒出现急性肺损伤（ALI）和ARDS，按内科危重症抢救。

1）现场救治：速将中毒者脱离现场，移至空气新鲜处，立即脱去污染的衣物，体表沾有液光气的部位用水彻底冲洗干净。对吸入极高浓度光气因窒息而心跳呼吸停止者，应迅速实施心肺复苏ABC急救术，即开放气道（airway）、人工呼吸（breathing）、人工循环（circulation），采用胸外心脏按压。保持呼吸道通畅，早期给氧，给予药物雾化吸入，用支气管解痉剂，给予镇咳、镇静、强心、保肝等对症处理。保持安静，绝对卧床休息，注意保暖。凡吸入光气者应密切观察24～72小时，注意病情变化。

2）早期、足量、短程应用糖皮质激素：糖皮质激素能够保护毛细血管内皮细胞，防止白细胞、血小板聚集和黏附于血管壁形成微血栓；稳定溶酶体膜，降低补体活性，抑制细胞膜上磷脂代谢，减少花生四烯酸的合成，阻止前列腺素和血栓素A_2的生成；保护肺泡Ⅱ型上皮细胞分泌表面活性物质；抗炎和促进肺间质液吸收；缓解支气管痉挛，抑制后期肺纤维化。临床实践证明，糖皮质激素应用愈早，对防治肺水肿效果愈好，发病多日后再用则疗效较差。

3）山莨菪碱的应用：早期应用山莨菪碱能有效改善微循环，与糖皮质激素联用的冲击疗法对防治肺水肿及ARDS有良好效果。它不仅对抗迷走神经引起的血管痉挛，而且可以拮抗儿茶酚胺，从而减轻由其造成的血管痉挛。山莨菪碱还能阻止血小板聚集、减少白细胞附壁滚动和黏附，改善微循环，减轻肺水肿。山莨菪碱能稳定多形核白细胞（PMN），减少其与血管内皮细胞的黏附。此外，山莨菪碱对多种炎症介质的释放有调节作用。更重要的是，山莨菪碱可稳定细胞膜，减轻缺血、缺氧对细胞的损伤，具有细胞保护效应。临床使用未出现明显的不良反应。

4）预防和控制肺部感染：光气中毒引起呼吸道组织结构破坏，丧失正常的净化屏障功能和清除异物及细菌功能；肺泡水肿液及炎症渗出物是病原微生物生长的良好培养基；因此，感染往往是肺水肿或ARDS加重或诱发死亡的关键因素。病原菌常为多重性，细菌耐药性严重。抗感染治疗应在细菌培养的同时按常规及早选用强有力的抗菌药物，必须注意真菌感染发生的可能性。同时注意全身营养和代谢状况，进行支持治疗。

5）机械通气：对于重度光气中毒致肺水肿或ARDS患者，一般氧疗不能奏效，应及时采用机械通气。高容、高压通气显著增加机械性肺损伤，因此人们正尝试小潮气量、低压通气以减轻肺损伤。研究证实，采用PEEP治疗能改善肺泡和肺间质水肿，扩张陷闭肺泡，保持功能残气量，增加肺组织顺应性，提高氧分压。研究亦证实，应用保护性肺通气策略治疗ARDS可显著降低患者病死率。

6）控制液体输入：光气中毒主要病理改变是毛细血管通透性增加、肺间质水肿而导致肺水肿。在补充血容量的同时，应严格掌握输液量及其速度，主张稍呈负平衡的缓慢补液，以免加重肺水肿。

7）表面活性物质的应用：中毒后内源性肺表面活性物质减少及失活促进肺水肿的发

展，而肺水肿又进一步诱发肺表面活性物质的异常。实验证明，早期应用肺表面活性物质明显优于晚期，且所需剂量较小，并能降低 ARDS 患者的病死率，是治疗 ARDS 的一种新的有效药物。肺表面活性物质替代治疗已成功用于新生儿呼吸窘迫综合征，但成人患者应用合成表面活性物质未取得预期效果。其原因可能有：给药方式不理想，仅有 5% 的药物能到达萎陷肺泡；表面活性物质制剂仅含脂质成分，不含蛋白成分，故无法作为最佳替代品。

8）一氧化氮（NO）吸入疗法：NO 吸入疗法是目前治疗急性肺损伤和 ARDS 的一个热点。实验研究证实，NO 具有选择性舒张肺血管、降低肺动脉压和肺血管阻力、提高肺泡通气/血流、改善氧合、对体循环影响小等优点；可在体内形成过氧化硝酸根离子（$ONOO^-$），产生细胞毒性杀伤作用，抑制肺内感染的细菌繁殖和病毒复制，抑制炎症反应，间接缓解气道平滑肌的收缩作用，缓解气管痉挛。但研究发现，NO 并不能改善患者预后，故只适用于严重的顽固性低氧血症，其长期应用的安全性正在观察之中。

9）高氧液的应用：高氧医用液治疗是将氧疗和静脉输液相结合的一种突破性治疗方法。静脉输注高氧液能增加机体组织氧供，提高氧的利用率，改善微循环，改善缺氧，对光气中毒性肺水肿具有明显的治疗作用，其详细作用机制尚待进一步探讨。

5. 二甲基甲酰胺中毒

（1）病因：二甲基甲酰胺（dimethylformamide，DMF）是中毒类物质。DMF 作为一种良好的溶剂，被广泛应用于染料、皮革、制药等工业生产中。DMF 属中等偏低的有毒物质，可经呼吸道、皮肤和消化道侵入机体。国内于 1977 年开始有职业危害及中毒病例的报道。近年来，有关急性 DMF 中毒病例的报道逐渐增多，因此，探讨 DMF 急性中毒的临床诊断与治疗方法有较大的实用意义。

（2）中毒机制：DMF 在体内代谢首先是甲基的羟基化，生成 *N*-羟甲基-*N*-甲基甲酰胺（HMMF），HMMF 部分脱羟甲基分解为甲基甲酰胺（NMF）和甲醛，NMF 羟基化后分解为甲酰胺（F），F 进而代谢为甲酸和氨。DMF 的另一产物为 *N*-乙酰-S-*N*-甲基甲氨基半胱氨酸（AMCC）。在接触者尿中主要代谢产物为 HMMF，其次为 F、AMCC，还有少量 DMF 原型物和 NMF。

（3）临床表现：因接触 DMF 途径和浓度不同，潜伏期有所不同。经呼吸道吸收中毒者，多在接触 12～24 小时后出现症状，甚至亦有更短潜伏期的报道。首发症状多为头晕、恶心及眼、上呼吸道刺激症状等。皮肤吸收中毒者相对发病较快，可在 6 小时左右出现皮肤及全身表现。先是皮肤灼痛、变白、麻木，继而有头晕、恶心、呕吐、腹痛等。

急性 DMF 中毒的临床特点以神经、消化道及皮肤改变为主要表现，其中消化系统主要为恶心、呕吐、腹痛、食欲缺乏、便秘等症状，数日后部分患者出现肝脏损害症状。肝功能异常以 ALT、碱性磷酸酶、γ-谷氨酰转肽酶（GT）等为主，也有白蛋白/球蛋白比值及胆红素代谢异常的表现，其中有 HBsAg 阳性的患者，其肝功能异常特别明显。急性胃黏膜病变是肝损害以外最严重的消化道损害。此外，神经系统表现为头晕、头痛、失眠、多梦、脑电图异常；呼吸系统表现为咽痛、咳嗽；血液系统表现为血小板降低，血红蛋白降低；心血管系统表现为心电图异常，如心动过速、传导阻滞、T 波改变、心动过缓等；泌尿系统表现为镜下血尿；皮肤发生接触性皮炎。综合上述表现，说明 DMF 是以消化系统为主要靶器官，损害多个脏器的毒物。因此，在临床诊断和治疗中应注意其多脏器损害的临床表现。

（4）急救处理：对 DMF 急性中毒，目前尚无特殊药物治疗，主要是对症处理，保护肝脏、心脏、消化道黏膜等对症治疗是抢救成功的关键。据文献报道，DMF 急性中毒患者经用葡醛内酯、小柴胡冲剂、能量合剂、维生素 C、甲氧氯普胺等对症治疗后，全部恢复正常。说明 DMF 急性中毒只要早期、及时对症治疗，大都可治愈，但是恢复时间较长。有文献报道，N-乙酰半胱氨酸(NAC)、还原型谷胱甘肽可减轻 DMF 对肝细胞的损伤作用，而二巯丙磺钠是重要的抗氧化剂，已经应用于沙蚕毒系、毒蕈、氰化物、毒鼠强等非金属化合物急性中毒的解毒。我们对 6 例 DMF 中毒患者试用二巯丙磺钠肌内注射，5 例患者腹痛症状能迅速缓解，腹痛 1～2 天消失，说明二巯丙磺钠对 DMF 的急性中毒可能具有解毒作用，但其确切作用机制值得进一步探讨。

6. 氨中毒

（1）病因：氨是建筑物内常见的污染物之一，主要来自高碱混凝土膨胀剂和含有尿素的混凝土防冻剂，这些物质随环境温度和湿度的不同而发生改变。其中，还原的氨气可缓慢地从墙体释放，污染室内环境。氨水还普遍应用于工农业生产，若防护措施不力，也可发生中毒。

（2）中毒机制：氨可经皮肤、呼吸道进入机体。低浓度氨对眼及上呼吸道黏膜有刺激作用；高浓度氨可引起机体组织坏死，造成皮肤和黏膜灼伤，还可诱发支气管炎、中毒性肺炎、肺水肿；氨被吸收后，可导致中枢神经系统麻痹、中毒性肝病、心肌损害；并可经三叉神经末梢的反射作用引起心搏骤停和呼吸停止。但一般装修材料中散发出的氨量较少，主要引起刺激反应。在南方潮湿地区，氨还对家具、建筑物起到腐蚀作用。

（3）临床表现：初起，患者仅有眼、口辛辣感，流泪及流涕、咳嗽、头痛、头晕、吞咽困难；检查可见眼结膜充血、水肿，口腔、咽部充血，肺部可闻及少量干性啰音。如有氨水溅入眼内，可引起眼睑水肿及结膜充血、水肿、剧痛，甚至角膜溃疡、浑浊、穿孔等。大量吸入高浓度氨时，口腔、咽、喉部可出现水肿、糜烂，甚至溃疡；造成支气管损伤，组织坏死，引起肺水肿，表现为剧烈咳嗽、呼吸困难、咳大量粉红色泡沫痰，进而发生休克或昏迷；患者常死于喉头水肿和肺水肿。还可合并心肌炎、心脏扩大、心律不齐和中毒性肝炎。当皮肤接触到高浓度氨或氨水时，皮肤可出现红斑、水疱、糜烂等。

（4）实验室检查：外周血可有白细胞、红细胞增多及血清丙氨酸转氨酶增高等。

（5）急救处理：①立即将患者移离中毒现场，转移到空气新鲜处，并脱去污染衣物，注意保暖，给氧。②对喉头水肿、呼吸道灼伤并有呼吸困难的患者，尽早考虑施行气管切开术，并准备好吸痰器。情况紧急时，可做环甲膜穿刺。同时，给予地西泮 10 mg、氨茶碱 250 mg、氢化可的松 50～100 mg，以缓解痉挛，保持呼吸道通畅，促进痰液排出，减轻肺水肿，并应用抗菌药物控制感染。患者病情轻者，可应用 3% 硼酸溶液做雾化吸入，每日 2 次。③积极防治肺水肿。在肺水肿尚未发生时，可按上述方法应用激素预防；如已发生肺水肿时，可加大激素剂量。④对症和支持治疗。如发生心力衰竭、肝损害、呼吸抑制或休克等，及时予以相应的救治。⑤对眼部灼伤者，立即用清水或 3% 硼酸溶液反复冲洗，至少 15 分钟，然后给予氯霉素眼药水或其他抗菌药物药膏，每隔 2～4 小时 1 次。如发生虹膜炎时，可用 1% 阿托品溶液滴眼。如眼部水肿明显，予可的松眼药水与抗菌药物眼药水交替应用。⑥对皮肤灼伤者，立即用清水或 3% 硼酸液、2% 乙酸液或食醋等冲洗皮肤，以中和氨水，消除灼伤。如皮肤有水疱、渗出、溃疡者，用 2% 硼酸液湿敷和化学灼伤油剂外搽。

（6）预防：新建或新装修的居室要经过足够的通风，散去异味后再入住；入住后，每日仍保持一定的通风时间。在生产和应用氨的过程中，特别要注意阀门和管道的密闭，加强检修。

（二）窒息性气体中毒

窒息性气体一般指能直接妨碍机体供氧环节的气态化学物质，那些通过其他损伤或致毒作用间接造成机体缺氧的物质，不应列入此范畴。

为方便抢救治疗工作，临床常根据窒息性气体干扰供氧环节的不同，将其分为三大类。①单纯窒息性气体：主要指本身毒性很低或惰性的气体，当它们在空气中大量存在时，会明显降低氧气的相对含量，使机体难以从吸入气中得到足够的氧气供应，导致缺氧性窒息，而并非真正"中毒"。正常情况下（大气压 760 mmHg，1 mmHg＝0.133 kPa）空气中氧含量约 20.96%，低于 16% 即可引起机体缺氧，一旦低于 10% 时可很快引起昏迷甚至死亡。属于这一类的气体有甲烷、乙烷、乙烯、水蒸气及氮、氩、氖等惰性气体。②血液窒息性气体：血液主要以化学结合方式运输氧气，血液窒息性气体系指可明显阻碍血红蛋白与氧气结合或妨碍其向组织细胞释放所携氧气的气体，故也称化学窒息性气体。常见的有 CO、NO、苯的硝基或氨基化合物蒸气等。③细胞窒息性气体：主要指通过抑制细胞呼吸酶活性而阻碍细胞利用氧进行生物氧化的有害气体；此种缺氧是一种"细胞窒息"，也称"内窒息"，因血氧并无明显降低。常见的有氰化氢、硫化氢（hydrogen sulfide，H_2S）。

1. 中毒机制 窒息性气体的主要致病环节是引起机体缺氧，可能是造成细胞损伤最重要的机制；而缺氧是最普遍的病理现象，几乎所有常见疾病都可导致缺氧。缺氧不仅可以引起生物氧化过程受阻，能量生成障碍，细胞内水、钠潴留，酸中毒，细胞内 H^+ 增加，还会通过强化 H^+-Na^+ 交换而将 Na^+-Ca^{2+} 交换机制激活，引起细胞内钙超载，诱使黄嘌呤脱氢酶变构为黄嘌呤氧化酶，使机体在代谢嘌呤类化合物生成尿酸的过程中产生大量超氧阴离子，诱发脂质过氧化损伤，这可能是缺氧性损伤最重要的分子机制。钙超载亦会激活细胞内的磷脂酶 A_2，导致膜磷脂分解并生成大量花生四烯酸，后者可进而转化为血栓素、白三烯、前列腺素等物质，引起炎症反应、微血管痉挛、微血栓形成，加重缺血缺氧，形成恶性循环，并由此导致各种继发损害。

2. 临床表现

（1）缺氧表现：①中枢神经系统早期表现为头痛、兴奋、烦躁、肌肉抽搐；晚期出现语言障碍、定向障碍、嗜睡、昏迷。②呼吸、循环系统早期表现为呼吸加快、心动过速、血压升高；晚期呼吸浅促、发绀、心动过速、心律不齐、血压下降，最终出现心力衰竭、休克和呼吸衰竭。③肝、肾功能障碍，出现 ALT 升高、黄疸、蛋白尿、血尿和血 BUN 水平升高，尿毒症。④持续严重缺氧，因 CO_2 储留而出现二氧化碳麻醉现象，如头痛、嗜睡、扑翼震颤、意识淡漠和昏迷。腱反射消失，锥体束征阳性。呼吸变深变慢，血压下降，心律不齐，脉洪大，四肢皮肤潮湿，出汗多。

（2）脑水肿表现：出现颅内压升高的症状如头痛、呕吐、血压升高、心率减慢、呼吸浅慢、抽搐、昏迷。眼底检查可见视网膜及视盘水肿。值得注意的是，缺氧所致脑水肿以细胞内水肿为主，因此早期颅内压往往增高不明显，相应的临床症状及眼底改变可不显著。

（3）其他表现：急性 CO 中毒时面颊部出现樱桃红色，色泽鲜艳而没有明显的青紫。急性氰化物中毒时可表现为无发绀性缺氧，无青紫及末梢性呼吸困难，仅出现明显的"干憋"。可出现缺氧性心肌损害和肺水肿。

3. 急救处理 窒息性气体最主要的毒性是引起机体严重缺氧，起病迅速。因此，对其抢救治疗务必在发现后(包括在中毒现场)立即展开,并持续至缺氧状态解除。研究表明,缺氧最初仅引起细胞功能性障碍,经适当治疗可以完全恢复,即使是对缺氧最敏感的脑细胞也是如此;但若其供氧受到进一步限制,损伤常变为不可逆性,甚至造成细胞死亡,缺氧诱发的脑水肿则是脑细胞供氧进一步受限的主要原因。因此,治疗窒息性气体中毒,除及时解除毒物作用、早期改善组织缺氧状况外,缺氧性脑水肿的处置十分重要。其早期规范治疗主要为给氧、利尿脱水、足量糖皮质激素、人工低温冬眠。近20年开始注意改善脑内微循环的治疗,如维持充足脑灌注压,合理补液改善血液黏稠度,适当降低血液 CO_2 分压,纠正"颅内盗血"现象等。

近年的研究结果表明,缺氧可导致大量自由基生成;而治疗过程中,由于缺氧组织迅速恢复灌注和供氧,亦可因"缺血-再灌注"效应产生大量自由基,从而造成严重氧化性损伤,此发现为有效防治缺氧性损伤提供了重要理论基础。目前主张在各种缺氧性损伤(尤其是窒息性气体中毒)时,应早期使用自由基清除剂,及时干预这一不良过程,巴比妥类、维生素 C、维生素 E、辅酶 Q_{10}、糖皮质激素、氯丙嗪、异丙嗪等均具有此功效;此外,鉴于细胞内钙超载的不良后果,钙通道阻滞剂也开始列入窒息性气体中毒的抢救措施。

需要指出的是,窒息性气体中毒的抢救属综合工程,任何单项措施都不能独立解决中毒所造成的临床问题;抗自由基、抗钙超载、抗缺氧等均属早期的"分子干预"措施,并非真正的治疗手段,故需尽早使用,否则难显其效。

氧疗在窒息性气体中毒抢救治疗中的地位:由于窒息性气体的主要致病环节是引起机体缺氧,所以从理论上说,氧疗应是窒息性气体中毒主要的治疗手段。对于窒息性气体中毒来说,氧疗不仅能迅速纠正低氧血症,具有明显对症治疗效果,还有助于驱除毒物、激活呼吸酶,也是可靠的"解毒"手段。以 CO 中毒为例,一般情况下在血中碳氧血红蛋白(HbCO)的半衰期约为320分钟,如吸入1个大气压(ATA)纯氧,其半衰期可减至80分钟;如在3 ATA下吸入纯氧,则可进一步缩短至23.5分钟。

临床常用的氧疗方法有常规给氧、机械通气、高频喷射通气、氧帐给氧等;紫外线照射磁化充氧自血回输疗法也是国内近年使用较普遍的氧疗方法,报道显示有肯定效果。高压氧(hyperbaric oxygen,HBO)则是另一个受到推崇的有效氧疗技术,它对迅速克服机体缺氧状态具有突出作用,可以明显增加血和组织中物理溶解氧,无须依赖 HbO_2 解离即可满足机体代谢需要;此外,HBO 能明显提高机体对氧的摄取和利用,使组织氧含量增加,从而可有效改善机体缺氧状态。研究表明,在正常大气压下,PaO_2 接近100 mmHg,组织氧分压约为55 mmHg;而吸入3 ATA 纯氧时可将 PaO_2 提高到2000 mmHg,将组织氧分压提高到500 mmHg,故能迅速改善机体的缺氧状态,防治缺氧性损伤。所以,早期使用 HBO 是抢救急性缺氧性损伤,尤其是窒息性气体中毒最有力的武器。

但近年大量临床和实验资料表明,即便对窒息性气体中毒,氧疗也需合理、适度,过度或滥用氧疗则弊大于利,因氧气本身亦是自由基,长时间吸入纯氧(尤其是高压氧)必然导致氧化性损伤(曾称为"氧中毒")。临床主张常规吸入高浓度氧(>60%)的持续时间不应超过24小时。窒息性气体多无蓄积性,一般经过24~48小时多已完全排出,即便是最适合高压氧治疗的急性 CO 中毒,2天后亦无继续使用高压氧的科学依据。有资料表明,40多年前高压氧尚未普遍使用时,CO 中毒迟发性脑病(DEP)的发生率仅为5%左右;自 HBO 开始用于急性 CO 中毒治疗后,DEP 发病率非但未见降低反而明显升高。有资料指出,在使用

HBO 治疗的 CO 中毒者中,DEP 发生率平均在 20% 以上。有人怀疑正是 HBO 的滥用,导致 CO 中毒 DEP 大幅增加,提示对 HBO 治疗务必要慎重合理。

4. 一氧化碳中毒

（1）病因:CO 又称煤气,是含碳物质不完全燃烧时产生的一种无色、无嗅、无刺激性的气体,比重为 0.967,几乎不溶于水,易溶于氨水。CO 通常在空气中含量甚少,仅 0.002%。若空气中含量达到 12.5%～74%,有发生爆炸的危险。如果短时间内吸入高浓度的 CO,或浓度虽低但吸入时间较长,均可造成急性 CO 中毒。

中毒途径是通过呼吸道吸入:①冬季在密室内烧煤、烧木炭取暖,若通风不良或使用不当即可中毒,此乃国内 CO 中毒的常见原因。②煤气管道或灶具漏气。③接触能产生 CO 的工作环境,如矿山隧道内放炮,冶金工业的炼焦、炼钢,化学工业合成氨、甲醇、丙酮、甲醛的过程中,碳素厂的石墨制造,石灰、砖瓦、玻璃、陶瓷、水泥等的工业炉窑内均会产生大量的 CO。④汽车和舰船内燃机等排出的废气含有大量的 CO,国外此类引起中毒较为多见。

（2）中毒机制:吸入的 CO 可与血液中血红蛋白(Hb)和血液外肌红蛋白形成可逆性结合。CO 与 Hb 的亲合力比 O_2 与 Hb 的亲合力大 300 倍,而 HbCO 的解离却比氧合血红蛋白缓慢,约为其 1/3600,因此 CO 与 Hb 一旦结合就不易解离,它可与 O_2 争夺血红蛋白,使大部分血红蛋白变成 HbCO,从而导致缺氧。溶解在血液中的 CO 在浓度较高时,直接进入细胞线粒体内与还原型细胞色素氧化酶的二价铁结合,直接抑制细胞内呼吸,引起缺氧中毒。尤其是大脑皮质、苍白球、心肌等重要脏器容易受损,从而引起一系列 CO 中毒的病理变化和临床表现。

（3）临床表现:病情严重程度主要与吸入气中 CO 的浓度及吸入时间的长短有关。CO 浓度越高,吸入时间越长,病情越严重,反之则轻。一般血液中 HbCO 含量在 10%～20% 或以上时开始出现临床症状,在 50% 以上时出现昏迷。

根据病情严重程度,临床上通常将 CO 中毒分为 4 种类型。①轻度中毒:血液中 HbCO 饱和度为 10%～20%,此时出现头痛、头晕、颈部搏动感、乏力、眼花、恶心、呕吐、心悸、胸闷、四肢无力、站立不稳、行动不便,甚至有短暂意识不清。如能尽快脱离中毒环境,呼吸新鲜空气或氧气,数小时后症状即可消失。②中度中毒:血液中 HbCO 饱和度为 30%～40%,此时除上述症状外,尚有颜面及口唇呈樱红色,伴有出汗、心率加快、步态蹒跚、表情淡漠、嗜睡、有时躁动不安或出现昏迷,血压开始升高,然后下降;如能积极抢救,1～2 天可恢复正常,一般无并发症和后遗症。③重度中毒:血液中 HbCO 饱和度在 50% 以上,此时可出现昏迷。若吸入高浓度 CO 可在短时间(3～5 分钟)突然昏倒,主要表现为昏迷,严重者昏迷可持续数小时,甚至几昼夜。昏迷初期出现四肢肌张力增加或伴有阵发性痉挛、腱反射增强、腹壁反射消失、呼吸表浅而频速、脉快、体温升高、大小便失禁;深昏迷时面色苍白,四肢厥冷,口唇发绀,周身大汗,瞳孔缩小、不对称或扩大、对光反射迟钝,肌张力降低,腱反射消失,脉细弱,血压下降,有时呈潮式呼吸。此时往往出现严重的并发症,如脑水肿、肺水肿、心肌损害、酸中毒及肾功能不全、休克等,有的并发肺部感染而出现高热、惊厥。此型经抢救清醒后,部分患者常遗留神经系统的后遗症如癫痫、帕金森病(震颤麻痹)、周围神经炎等。④晚发神经中毒型:少数重度中毒患者脱离昏迷后可出现遗忘症,此症一般可逐渐好转,数日或 2～3 周后可以痊愈。其中有少数患者意识恢复后,间隔数日、数周甚至长达 2 个月的"清醒期"之后,又出现一系列神经系统严重损害表现,称为"急性一氧化碳中毒的神经系统后发症"。

常见的有以下几种类型:急性痴呆木僵型精神障碍,在一段清醒期后突然发生定向力丧失,记忆障碍、语无伦次、狂喊乱叫,出现错觉和幻觉,生活不能自理,数日内逐渐加重,并出现痴呆或木僵状态,肌张力增高。精神症状,表现为癫痫、失语、肢体瘫痪、感觉障碍、不能站立、皮质性失明、偏盲、惊厥,甚至再昏迷等,大多为大脑两半球各相应部位受到刺激或损害所致,部分患者出现去大脑皮质综合征的表现。帕金森病的表现,表现为情感淡漠、四肢肌张力增高、静止性震颤或前冲步态等症状,常因中毒使基底神经节损害,尤其是苍白球损害所致,故表现为锥体外系症状。其他脑部症状,可有单瘫、偏瘫、截瘫、四肢瘫、发音困难、吞咽困难、失语、偏盲、失眠、惊厥等症状,可反复出现昏迷。周围神经炎,在中毒数天内出现皮肤感觉障碍或缺失、皮肤色素减退、水肿等表现,有时也有球后视神经炎或其他颅神经麻痹等症状。

(4)实验室检查:在患者脱离中毒现场8小时以内抽取静脉血,血液可呈樱桃红色。测定血液中HbCO的含量,以便判断中毒的程度及判断其预后,常用的有加碱法、加甲醛法、加漂白粉法和分光镜检查法。脑电图检查可见两半球有弥漫性δ波或Q波活动。头部CT检查,严重者可见大脑深部白质或双侧苍白球部位有病理性密度减低区。

(5)急救处理:①对于中毒症状较轻者,要尽快脱离中毒现场,呼吸新鲜空气或氧气,无须特殊治疗。②对于中毒症状严重者,必须尽快抢救。尽快使患者脱离中毒现场:由于CO比空气轻,救护者应俯伏入室,打开门窗,将患者移至空气新鲜通风处。凡遇心跳呼吸停止者应立即进行现场心肺复苏。及时吸氧或HBO治疗:HBO治疗对急性CO中毒有特效,凡是中毒严重者都必须尽快进行HBO治疗。开始可使用2.5~3.5 ATA纯氧,每日2次,以后可改为每日1次。为防止CO中毒的神经系统后发症发生,轻中度中毒者HBO治疗不应少于20次,重度中毒者不应少于30次。在进行HBO治疗前后,及时给予吸氧。若患者血压稳定又无HBO治疗的条件,在脱离中毒环境后2~3小时,即可进行自血光量子疗法。如果血压不稳定,可输新鲜血浆200~400 ml。促进脑细胞功能恢复:及时使用细胞色素c 15~30 mg加入5%葡萄糖溶液250 ml静脉滴注,每日1~2次;或胞磷胆碱500~1000 mg加5%葡萄糖溶液250 ml中静脉滴注,每日1次;或醒脑静10~20ml加5%葡萄糖溶液250~500 ml中静脉滴注,每日2次。积极防治脑水肿、肺水肿。对症和支持治疗:呼吸支持、抗休克及预防感染等;频繁抽搐、脑性高热和昏迷时间超过10~21小时者,可采用人工冬眠疗法。对CO中毒的神经系统后发症,主要进行HBO治疗,并加强功能锻炼。

(6)预防:①加强宣传,普及预防CO中毒的基本知识。②对煤气管道和灶具要经常进行维修和保养,防止漏气;使用时要加强通风。③对接触产生CO的工作环境,要加强通风,并做好防护措施,如进入爆炸后的矿井要戴防护面具。④对生产和使用CO的场所,要经常测定其浓度,有条件者可安装自动报警器。⑤对慢性接触CO的工人,要进行健康监护,特别注意神经及心血管系统的症状体征。发现患者除及时治疗外,同时必须调离作业现场或更换工种;严格执行卫生部企业设计卫生标准的规定工作时间。

5. 硫化氢中毒

(1)病因:H_2S是一种窒息性气体,广泛存在于自然界和多种生产作业环境中,中毒发生率及病死率高,是威胁我国劳动者生命健康安全的主要化学性病因之一。

H_2S为可燃性无色气体,有特殊臭鸡蛋味。密度1.19,略重于空气,易积存于低洼处;熔点-85.5℃,沸点-60.7℃,蒸气压15 233 mmHg(1 mmHg=0.133 kPa,25.5℃),在常温常压下为气态;易溶于水(20℃时2.9体积气体溶于1体积水),但易从水溶液蒸发(蒸气压=

14 098 mmHg）；亦溶于醇、醚、胺、汽油、煤油、石油溶剂和原油，可随水或油类流至远离发生源处；易附着于衣物，在空气中停留时间可达 18 小时。

H_2S 是自然界硫循环的主要形式，天然气、火山喷发、温泉中常有 H_2S 存在。人体内也有内生性 H_2S，与 NO、CO 一样，作为神经信使物质发挥生理作用。自然界的 H_2S 一般为某些化学反应或动植物蛋白自然水解的产物，存在于多种生产过程及环境中。据 WHO 资料，接触 H_2S 的职业有七十多种，主要来源及接触机会：①硫是石油中最主要的非烃元素，以有机硫化物的形态存在，石油含硫量多为 0.1%～2.0%，有的可达 5.0% 以上，在勘探、开采、炼油加工过程中可有 H_2S 逸出；②含硫矿石开采时空气中可含少量 H_2S；③铜、镍、钴、铊、锑等有色金属冶炼、提纯及用水喷洒含硫矿渣时有 H_2S 逸出；④煤的低温焦化及未经分离的粗制煤气中含 H_2S；⑤硫化染料的生产、应用，黏胶纤维的生产、纺丝过程，硫酸、盐酸的生产、精制，含硫有机化合物（二硫化碳、硫化钠、硫化胺等）和药物的制造，以三氯硫磷、五硫化二磷等原料生产有机磷农药（如甲基 1605、1059、乐果等），助剂生产（如促进剂 M、防老剂 MB 等），以煤、焦化干气、天然气、石油等原料生产化肥原料气脱硫前，橡胶的硫化过程，均可有 H_2S 产生；⑥以动植物为原料的生产过程，如造纸、制糖、食品加工、动物胶、皮革鞣剂、亚麻浸渍等产生的废液、废渣中均含有 H_2S。需要注意的是，开挖沼泽地和沟渠、清理下水道、清除污物和粪便等有机物分解腐败物的场所及食品发酵容器、废井、矿坑、隧道、潜涵等通风不良场所，清洗油罐（污泥），锅炉内除垢也易发生 H_2S 中毒。

（2）中毒机制

1）吸收代谢：H_2S 是有高度危害性的化学毒物，大鼠吸入 4 小时，2 周的 LC_{50} 为 621.6 mg/m^3，小鼠吸入 5 小时 LC_{100} 为 1000 mg/m^3。H_2S 可经呼吸道、消化道快速吸收，经皮肤吸收率甚低。进入血液的 H_2S 主要分布在脑、肝、肾、胰和小肠中，约 2/3 以氢硫基（HS^-）、1/3 以分子状态存在；而后逐渐代谢成硫酸盐或甲基化生成甲硫醇、甲硫醚，经肾脏排出，少量可由唾液、汗液、胃液排出，小部分游离的 H_2S 还可经肺呼出。H_2S 代谢速率很快，吸入致死量时 85% 在 1 小时内排出，在体内无蓄积作用；如短时间有大量 H_2S 进入体内，超过代谢能力，则可在血中大量出现。

2）刺激作用：H_2S 接触湿润的眼、呼吸道黏膜后解离生成的 HS^- 离子、氢硫酸与体液中的钠离子结合生成的硫化钠，有强烈的刺激腐蚀性，可引起程度不等的结膜炎、角膜炎、上呼吸道炎症，重者可发生角膜溃疡、肺炎、肺水肿。H_2S 有强烈的腐蛋臭味，但浓度升高，恶臭感会下降，如浓度达 100～300 mg/m^3 时能引起嗅觉疲劳、嗅神经麻痹。因此，闻及臭味可判定 H_2S 的存在，但臭味减弱或消失并不代表 H_2S 浓度减低或消失。

3）窒息性：进入体内的 H_2S 与氰化物相似，与细胞色素氧化酶的 Fe^{3+} 结合，阻断细胞内呼吸，导致细胞缺氧；H_2S 还使谷胱甘肽失活，影响生物氧化过程，加重组织缺氧，中枢神经及心肌细胞对缺氧敏感，细胞缺氧损伤发展很快。

4）神经抑制作用：高浓度 H_2S 主要通过对嗅神经、呼吸道黏膜神经、颈动脉窦和主动脉体化学感受器的强烈刺激，反射性引起中枢神经系统超限抑制或直接抑制呼吸中枢导致呼吸衰竭，引起呼吸麻痹甚至猝死。

5）肺水肿：对肺的直接细胞毒作用造成细胞亚微结构和肺泡毛细血管损伤，肺泡、肺毛细血管通透性增加，肺表面活性物质减少，引起肺水肿。另有研究表明可能与自由基形成、脂质过氧化增强等有关。心肌缺氧、受损，肺动脉压力增高，影响心脏功能，加重肺水肿。

6）心肌损伤：可能因心肌细胞色素氧化酶失活、心肌线粒体受损致心肌损害，甚至诱发中毒性心肌炎。

（3）临床表现：H₂S中毒主要靶器官为中枢神经系统和呼吸系统，同时引起多脏器损伤，临床表现与H₂S浓度、暴露时间及个体差异有关。H₂S浓度低时有难闻臭味，可引起眼刺痛、畏光、流泪、异物感、视物模糊及呛咳、胸痛、恶心、鼻和咽喉灼热感等，有轻度乏力、头痛甚至晕厥等神经系统症状，检查可见眼结膜充血、肺部干湿性啰音等。吸入浓度较高时，中枢神经系统症状突出，有头晕、心悸、呼吸困难、行动迟缓，继之有烦躁、意识模糊、呕吐、腹泻、抽搐，迅即陷入昏迷，最后因呼吸中枢麻痹死亡；可合并支气管炎、化学性肺炎、肺水肿、呼吸循环衰竭、脑水肿等。接触极高浓度（1000 mg/m³ 以上时），吸入一口即可发生猝死；此时呼吸中枢麻痹，但心脏仍可搏动数分钟之久，需立即行人工呼吸抢救。多数患者肺水肿、心肌损害出现在24小时之内，少数在急性中毒昏迷好转后发生，甚至1周后才出现，故对中毒患者要追踪观察、及时诊治。少数严重中毒或多次中毒患者急性症状消失后，头痛、记忆力下降、乏力、失眠、前庭平衡障碍、运动失调等症状可持续数日；个别患者尚可有肢端麻木、感觉异常、多汗，甚至听力改变、肾脏损害等。

根据临床病变程度，可做如下病情分级：①接触反应，接触H₂S后出现刺激、畏光、流泪、结膜充血、咽部灼热感、咳嗽等眼和上呼吸道刺激表现，或有头痛、头晕、乏力、恶心等神经系统症状，脱离接触后在短时间内可以恢复。②轻度中毒，上述刺激表现加重，并有轻度至中度意识障碍或急性气管、支气管或支气管周围炎。③中度中毒，出现浅至中度昏迷或急性支气管肺炎。④重度中毒，意识障碍程度达深昏迷或出现肺水肿、猝死、MODS等。重度中毒伴有心脏或肝脏损害时，其诊断分级与治疗可参照GBZ74 2002《职业急性化学物中毒心脏疾病的诊断标准》和GBZ59《职业性肝病诊断标准》。

（4）急救处理：缺氧是H₂S中毒时中枢神经系统及全身多脏器损伤的主要因素，中毒救治必须尽早供氧。有资料统计，中毒死亡者中有76%在现场猝死，3%于送医院途中死亡，20%抢救无效死亡，因此中毒救治必须重视现场救护、转运和医院治疗3个环节，尤其现场救治要做到迅速、有效。

1）现场救护：①迅速使患者脱离现场，移至上风侧空气新鲜处，脱去被污染的衣物，注意保暖。②保持呼吸道通畅，有呼吸、心搏骤停者立即进行心肺脑复苏。救护者应避免直接吸入患者呼出的含H₂S气体；在病情未获改善时不要轻易放弃抢救。③抢救患者时沉着冷静，不要强拖硬拉，避免造成更大伤害；救出患者后应仔细检查，如有出血、骨折、外伤，要简单合理处置，做好搬运前准备。④有资料显示，在无防护措施下救人致自身中毒者可占中毒者总数的10.6%、现场猝死者的25.0%；在重大事故中，因救人发生中毒者高达46.0%（9.3%~62.1%），造成死亡的比例为30.8%。因此，救护者必须掌握被救者所处环境，设法采取措施切断毒源，发出报警信号，切忌盲目行动；选择合适的正压供气式呼吸保护器，正确戴好胸部或全身救护套具或经证明安全有效的腕套等；吊救系统的另一端应系在有害环境外，以保证能及时施救。

2）转运：若估计转送途中可能有危险，在医务人员未到之前不要急于转送。转送途中心肺复苏不可中断，保持车厢内空气新鲜，并密切注意患者情况，记录其意识、呼吸、脉搏发生改变的时间。

3）院内治疗：①氧疗，根据条件选择供氧方式。一般情况下可用双鼻导管或面罩法给氧,但即使肺部无病变者,使用高浓度(>60%)氧的时间亦不宜超过24小时,24小时后应换用浓度<60%的氧气。昏迷者应立即送HBO治疗(压力2~2.5ATA,间断吸氧2~3次,每次30~40分钟,两次吸氧中间间隔10分钟,每日1~2次,10~20次为1个疗程,一般用1~2个疗程),以增加血氧含量、提高组织利用氧的能力、纠正机体缺氧状态,防止因缺氧而引起的脏器损害。②防治肺水肿、脑水肿,早期、足量、短程应用糖皮质激素(地塞米松10 mg加入葡萄糖液静脉滴注,每日1次。治疗肺水肿、脑水肿时每日地塞米松剂量可增至40~80 mg),另外可用大剂量谷胱甘肽、半胱氨酸、胱氨酸、大剂量维生素C等增加细胞氧化能力。急性中毒性脑水肿可选用作用于脑血管平滑肌的钙拮抗剂减轻缺氧性脑细胞损伤[目前应用的药物有普尼拉明(心可定),每次15 mg,口服;维拉帕米(异搏定),每次5 mg,静脉注射,或40 mg口服;硝苯地平,每次10 mg,口服],以及纳洛酮等减轻心血管功能抑制,减轻脑损害。③换血和自血光量子疗法,有解毒、内给氧和改善微循环作用,有助于减轻脑水肿、防止脑细胞损害。④猝死抢救,立即进行人工心肺复苏,必要时开胸心脏按压,直至自主心搏恢复、建立有效的呼吸和血液循环、恢复全身血氧供应。心室颤动者应尽快电击除颤并给予利多卡因100 mg静脉注射。⑤对症支持治疗,如加强防治休克措施,防止脑水肿,维持水和电解质平衡,纠正酸中毒;预防感染,及早给予抗菌药物等;有上呼吸道刺激症状时可用5%碳酸氢钠喷雾吸入。⑥维持心肺脑功能,防治并发症。促进脑复苏,营养脑细胞的药物有三磷酸腺苷(ATP)、细胞色素c(使用前需作皮肤过敏试验)、能量合剂、肌苷、三磷酸胞苷(CTP)、阿米三嗪(都可喜)、吡拉西坦、脑活素、维生素E、醒脑静等。脑苏醒药物在重症、昏迷时间较长患者的皮质解除抑制阶段应用,需掌握时机并及时调整剂量,不宜过早使用。可选用甲氯芬酯、乙胺硫脲(克脑迷)等。⑦眼损伤时,当即用清水或生理盐水冲洗,滴入抗菌药物眼膏、眼液,用地塞米松或乙酸可的松眼液滴眼,每小时2滴,1天后改每日4次,根据需要用数日。局部滴鱼肝油可促进上皮生长,防止角膜、球结膜粘连。

(5)预防:改革工艺,控制H_2S产生,避免其逸散,追求本质安全:产生H_2S的设备应尽量密闭,暴露于H_2S的设备、管道应采取防腐措施、定期检修,可能溢出H_2S的场所应有通风排毒设施,含H_2S的水、气、渣排放前应采取净化措施。

制定并严格执行相应的安全卫生制度和操作规程,建立事故预案和应急救援体制:对接触H_2S的人员应加强职业安全卫生教育培训,使其熟知H_2S的危害、中毒的预防、事故处理原则和急救自救互救技术。为暴露于H_2S的员工配备有效的防毒面具,必要时设置固定式或便携式H_2S报警仪。要特别重视有限空间作业场所的H_2S中毒预防。有限空间作业严格执行审查制度,必须建立应急救治预案,作业前应制订安全作业计划,施行监测、强制通风、降低毒物浓度等措施,作业者必须使用安全有效的个人防护及报警措施,作业时必须有专人在有限空间场所外监护,做好救援准备。

6. 氰化氢中毒

(1)中毒机制:氰化氢是具有苦杏仁气味的无色气体,易溶于水,称氰氢酸。氰化氢蒸气经呼吸道吸入人体后,对呼吸道及肺组织有强烈的刺激性,其毒理机制是迅速解离出氰离子,它是一种呼吸链阻断剂,可抑制线粒体内细胞色素氧化酶,CN^-易与此酶中的Fe^{3+}结合,使之不能将电子传递到氧,生物氧化不能进行,ATP生成迅速减少,细胞能量严重不足,出现内窒息。

(2)临床表现:轻度中毒表现为头痛、头晕、乏力、恶心、口中有苦杏仁味等。中度中毒上述症状加剧,出现呕吐、呼吸急促、胸前区疼痛、血压下降、皮肤呈鲜红色。重度中毒出现严重呼吸困难、阵发性强直性痉挛、大小便失禁、角弓反张、瞳孔散大、昏迷、休克、心跳停止。常可有闪电式死亡。

(3)急救处理:尽早使用高铁血红蛋白生成剂,如4-二甲基氨基苯酚(4-DMAP)、亚硝酸异戊酯或亚硝酸钠、亚甲蓝,产生高铁血红蛋白,使血中游离的氰与细胞色素氧化酶结合的氰离子生成氰化高铁血红蛋白以恢复酶的活性。随后给予硫代硫酸钠,形成硫氰酸盐,达到解毒效果。国内最常用亚硝酸钠-硫代硫酸钠疗法:以3%亚硝酸钠溶液10 ml缓慢静脉注射,随后以同一针头注入20%硫代硫酸钠溶液75~100 ml。氧疗及对症、支持治疗亦不可忽视。

7. 天然气中毒

(1)病因:天然气又称油田气、石油气、石油伴生气,主要成分是甲烷,还含有少量乙烷、丁烷、戊烷、CO_2、CO、H_2S 等,是家庭、工业用主要的燃料之一。

(2)中毒机制:本品的毒性因其化学组成而异。甲烷仅引起窒息作用,如含有 H_2S 或CO 等气体,则毒性依其含量而有不同程度的增加。

(3)临床表现:吸入天然气引起急性中毒时,可出现头晕、头痛、呕吐、乏力,甚至昏迷。昏迷者可出现瞳孔扩大或缩小,对光反应迟钝,心动过速,血压升高,心律失常,巴宾斯基(Babinski)征阳性。部分患者血浆二氧化碳结合力下降,非蛋白氮轻度升高,血钾升高。病程中尚可出现精神症状,步态不稳。昏迷过久者,醒后可有运动性失语及偏瘫,经治疗后大多恢复,部分患者遗留轻度记忆力减退。

(4)急救处理:①迅速将患者脱离中毒现场,转移至空气新鲜处,注意保暖,吸氧。轻症患者,仅做一般的对症处理。②对有意识障碍者,改善缺氧,解除脑血管痉挛,注意防治脑水肿。可应用激素、脱水剂、利尿剂等治疗,并可给予脑细胞代谢剂,如细胞色素 c、ATP、维生素 B_6、维生素 B_{12} 和辅酶 A 等。③对症和支持治疗。

(5)预防:加强天然气生产、输送作业的防护措施。防止天然气管道、械具泄漏。使用时,要注意通风。

8. 液化石油气中毒

(1)病因:液化石油气,俗称液化气,属于混合烃类,包括丙烷、丙烯、丁烷、丁烯等。本品为无色气体或黄棕色油状液体,成品添加有臭味剂,是主要工业、家庭用的燃料之一。

(2)中毒机制:高浓度的液化石油气对人体有一定的麻醉作用。在通风不良的环境中,液化气燃烧不完全可产生 CO、CO_2 和使空气中氧含量降低,引起急性 CO、CO_2 中毒和缺氧症状。

(3)临床表现:长期接触低浓度者,可有头痛、头晕、昏睡或失眠、易疲劳、情绪不稳、腹胀、食欲差等表现。吸入高浓度液化气后,可出现头晕、头痛、兴奋、嗜睡、恶心、呕吐、脉缓等,严重者会出现意识障碍、呼吸抑制,甚至导致死亡。

(4)急救处理:①迅速将伤员脱离现场,转移至空气新鲜处,注意保暖,吸氧。②使用脑细胞代谢剂,如细胞色素 c、ATP、辅酶 A 和维生素 B_1、维生素 B_6、维生素 B_{12} 等静脉滴注。③对症和支持治疗,有呼吸衰竭者予呼吸支持,必要时应用机械通气。

(5)预防:加强液化石油气生产、灌装作业的防护措施。防止家庭液化气管道、械具的泄漏。使用液化气时,要注意通风。

四、沙蚕毒素中毒

沙蚕毒素是从水生动物异足索沙蚕（lumbriconeris heteropoda）等体内分离到的具有杀虫作用的物质，已可人工合成。沙蚕毒素类农药是以沙蚕毒素为先导化合物，开发出了杀螟丹、杀虫磺、杀虫双、杀虫单等多种沙蚕毒素类似物杀虫剂。国内以杀虫双使用最多。一般状况下稳定，遇碱可分解。它们都是在昆虫体内先转化为沙蚕毒素，再起杀虫作用。

（一）病因与中毒机制

可经消化道、呼吸道及皮肤吸收，以经口中毒多见。进入人体后很快分布于肾、肝、肺、脾、心脏和脑等脏器。代谢后95%以上经尿排出，24小时可排出75%左右，体内蓄积性小。在体内吸收后一般生成有毒的沙蚕毒素及二氢沙蚕毒素，它们较母体化合物更容易透过血脑屏障，引起中枢神经损害。机制是竞争性占据胆碱能神经递质的受体，其硫醇基团（—S—OH）与突触前膜或后膜上有巯基或二巯基键的蛋白形成二硫键（—S—S），阻断乙酰胆碱与受体结合，拮抗乙酰胆碱的作用，阻断突触部位的胆碱能神经兴奋传导。小剂量以周围神经肌肉的阻断作用为主，大剂量可通过血脑屏障直接作用于中枢神经系统。抑制烟碱样受体而兴奋毒蕈碱样受体，故可出现与有机磷中毒相似的症状。沙蚕毒素对胆碱酯酶无抑制作用，故血胆碱酯酶不降低。

（二）临床表现

（1）潜伏期：一般经皮6小时，经口中毒多为0.5～1小时，而生产性中毒多在2～4小时后。发病短者可在服入后10～15分钟发病。

（2）症状及体征：以神经、消化系统为主。根据中毒程度的不同，临床上分为轻、中、重度。①轻度中毒：口腔有农药刺激性气味，头晕、头痛、乏力、多汗、恶心、呕吐、腹痛、腹泻等；②中度中毒：患者除有上述症状外，尚有瞳孔缩小、肌束震颤、间歇性四肢抽搐、流涎、意识轻度障碍、胸前区紧缩感；③重度中毒：患者几乎均是口服杀虫双中毒，主要表现为瞳孔缩小、对光反射迟钝、烦躁、肠鸣音亢进、频繁抽搐、昏迷并有面色苍白、口唇青紫、皮肤湿冷、血压下降等休克表现，可因呼吸肌麻痹导致呼吸衰竭。

（3）中毒症状持续时间一般不长，急性24小时左右，数小时后病情可停止发展，安全度过急性期者一般可恢复。

（三）实验室检查

全血胆碱酯酶活力测定多正常，少数患者轻度降低，一般在正常值50%以上。其他常规检查无特异性改变。

（四）诊断

沙蚕毒素中毒系农药中毒的诊断，主要依靠明确的该类杀虫剂的接触史或服入史，出现胆碱能神经兴奋的临床表现，排除其他疾病后方可诊断。实验室检查无特异性诊断指标，必要时可以做毒物鉴定。

（五）鉴别诊断

应注意与有机磷农药、氨基甲酸酯类农药、拟除虫菊酯类农药等中毒鉴别。

（六）治疗

（1）清除毒素，减少吸收：口服中毒者立即用 2% 碳酸氢钠溶液彻底反复洗胃，减少在酸性环境下分解生成沙蚕毒素的数量。洗胃后可注入活性炭悬液及导泻剂 50% 硫酸镁或硫酸钠溶液 20~30 g。经皮肤中毒者用温水或肥皂水清洗被污染的皮肤、毛发。

（2）阿托品治疗：阿托品有拮抗 M 胆碱能受体兴奋的作用，应小剂量使用。轻度中毒者 0.5~1.5 mg 肌内注射，每 1~4 小时 1 次；重度中毒者 2~3 mg 肌内注射或静脉注射，每 15 分钟至 1 小时 1 次，好转后改为 1 mg 肌内注射，8~12 小时 1 次，维持 2~3 天。但不必阿托品化。

（3）巯基络合剂：可与沙蚕毒素络合，阻止二硫键的形成，保护含巯基的酶的活性。二巯基丙磺酸钠 0.25 g 肌内注射，每 6 小时 1 次，共 4 次，次日如病情需要可继续用 0.25 g 肌内注射，每 8~12 小时 1 次，共 2~3 次。重度中毒者首剂可静脉注射，后改为肌内注射。二巯基丁二酸钠等也可以使用。

（4）发生抽搐者应及时使用地西泮或巴比妥类药物等控制抽搐，具体剂量及用法请参考总论中毒性脑病的急救与治疗。

（5）凡有发绀者应予吸氧，并设法改善患者的通气功能，包括人工机械通气。该类农药并不引起高铁血红蛋白血症（注意除外与杀虫脒等甲脒类农药合用），故无须使用亚甲蓝治疗。

（6）沙蚕毒素类农药中毒禁用肟类复能剂，否则会加重胆碱酯酶的抑制。

（七）预防

加强安全教育和防护措施，建立安全操作制度，有肝、心、皮肤病和皮肤破损，以及对沙蚕毒素过敏者均不宜从事接触沙蚕毒素的工作。

五、草乌中毒

乌头（aconitum carmichaelii）为毛茛科植物，可入中药，其主根与支根分别称为乌头与附子，同科植物还有草乌头、雪上一枝蒿、落地金钱等。川乌、草乌、附子及其炮制品具有祛风除湿、温经止痛的作用，是治疗风湿顽痹的常用药物。我国民间广泛用乌头碱类药泡酒饮或炖肉食用治疗风湿性关节炎、跌打损伤、腰痛及其他关节疼痛等病症。

此类植物毒性大，因煎煮时间不当、饮用过量、误服等常发生中毒，导致死亡的病例时有报道，但临床上尚缺乏有效的治疗药物及方法。近几年来，我们应用血液净化结合综合治疗已经取得较好的临床效果，并对草乌急性中毒救治的临床和实验进行了系统研究。

（一）病因

一般认为乌头碱急性中毒常见原因包括 6 点。①剂量过大：附子及乌头的作用强度在一定剂量范围内与用量呈正相关。②煎药时间短：超剂量用药若不先煎、久煎则易中毒。

③炮制质量差:所使用制草乌其毒性成分生物碱含量均超过《中华人民共和国药典》规定。④服用生药:服用含生草乌 3 g 的丸药(每丸重 7.5 g),1 丸可中毒致死。⑤服用药酒或以酒冲服:以黄酒冲服草乌 0.3 g 可旋即中毒。酒浸或用酒冲服可增强其毒性。⑥需长期服用及年老体弱、肝肾功能不全者易中毒。乌头碱的治疗量与中毒量接近,摄入 0.2 mg 就能使人中毒,3~5 mg 即达致死量,急性中毒病死率高。

(二) 毒性作用与机制

乌头属毛茛科植物,包括川乌、草乌和雪上一枝蒿,其主要成分是乌头碱,为剧毒的双酯型生物碱,它微溶于水,易溶于乙醇等有机溶剂,故乌头的药酒中常有较高浓度乌头碱。Ohta 等报道,应用高效液相法从峰浓度大于 50 ng/ml 的血标本中能检测到乌头碱,而由于样本的干扰,峰浓度大于 50 mg/L 的尿标本中不能检测到乌头碱。乌头碱在消化道及皮肤破损处易于吸收,主要从唾液和尿液中排出,其吸收及排出均迅速。乌头碱主要毒理作用是先兴奋后麻痹感觉神经和中枢神经,兴奋-麻痹胆碱能神经和呼吸中枢出现一系列胆碱能神经 M 样症状和 N 样症状,特别是延髓的迷走神经中枢感受强,因而使心率变慢,心律不齐,血压下降,最后则由于呼吸麻痹和中枢抑制而死亡。乌头碱中毒对心脏的作用是兴奋心脏迷走神经,使节后纤维释放大量乙酰胆碱,从而降低窦房结的自律性和传导性,引起窦性心动过缓、窦性停搏或房室传导阻滞。由于乌头碱对心肌的直接作用,使心肌各部分兴奋、传导和不应期不一致,复极不同步而易形成折返,从而发生严重室性心律失常,甚至室颤而死。乌头碱可使心肌细胞 Na^+ 通道开放,加速 Na^+ 内流,促使细胞膜去极化,提高自律组织快反应细胞的自律性,导致心律失常。已有研究证实,乌头碱对心肌的毒性机制可能是抑制心肌三羧酸循环和呼吸链的氧化磷酸化作用,使心肌有氧代谢障碍,心肌供能不足;采用凋亡细胞检测技术在乌头碱中毒心肌中发现大量凋亡细胞,导致心律失常。我们通过光镜对急性草乌中毒兔心室肌、大脑皮质、肝等脏器组织病理切片进行观察,可见急性草乌中毒组兔大脑皮质细胞水肿明显,局部可见脑组织轮廓保存,细胞微细结构消失;心室肌组织可见细胞水肿,血管充血;肝脏组织可见汇管区血管效应,大量淋巴细胞浸润。

(三) 临床表现

我们对兔急性草乌中毒的实验研究证实:染毒前兔心率平稳、心律齐,急性草乌中毒兔染毒后出现呼吸急促,口腔分泌物增多,部分动物出现下肢或全身肌肉抽搐。10 分钟左右开始出现心率减慢,30 分钟左右表现出期前收缩,多为房性期前收缩、交界性期前收缩和室性期前收缩,此后心律失常进行性加重,1 小时左右出现成对室性期前收缩、短阵室性心动过速、持续性室性心动过速,2 小时出现室性心律失常、房性心律失常、交界性心律失常,随即出现紊乱性心律失常,最后均死于心跳停止,平均生存时间(3.22±0.42)小时。说明兔急性草乌中毒的主要死亡原因为严重室性心律失常。

已有研究表明,乌头碱急性中毒患者的临床发病时间为服药后 8 分钟至 3 小时,以30 分钟至 1 小时多见,中毒表现主要有神经系统、心血管系统、消化系统三大症候群。根据临床表现将中毒程度分为轻度中毒和中重度中毒,前者表现为舌、口腔麻木感,头晕眼花、恶心、呕吐、腹痛、心悸、胸闷等。中重度中毒表现为全身发麻、语言不清、流涎、烦躁不安、心慌、气促、抽搐、昏厥或昏迷、瞳孔缩小、视物模糊、缺氧征、心律不齐、呼吸不规则、心音低钝、紊乱性心律失常、血压下降等,严重者可死亡。徐红等报道收治的一起 6 例集体重度中毒中出现血红蛋白尿 2 例,患者为一过性茶色尿,与乌头碱及其代谢产物经肾脏排泄、吸收与排泄速度较快的特点一致,不考虑为心肌细胞破坏所致肌红蛋白尿,可能与患者个体差异有关。实验室检查可有不同程度心肌酶谱升高。另据报道,128 例中毒患者中,入院后 2 ~ 4 小时症状控制,6 ~ 23 小时心律失常纠正,治愈 124 例,4 例死于心室颤动,病死率为 3.1% ,主要死于呼吸衰竭及严重心律失常、休克等循环衰竭。我们总结 24 例乌头碱急性中毒病例的临床资料,分析其临床表现、心电图特点,结果表明临床主要表现为唇舌、肢体发麻,胸闷、心悸、恶心、呕吐、腹胀,其中伴黑矇、晕厥 4 例,意识模糊 2 例,昏迷 4 例,休克 9 例,并发急性肾衰竭 1 例,心电图主要表现为多形性心律失常,以室性心律失常最多见。轻度中毒 11 例,重度中毒 13 例。

（四）心电图特点

乌头碱急性中毒及相关的心律失常十分常见,心电图异常率可达 80.1% ~ 88% ,我们先后成功抢救乌头碱急性中毒患者 20 例,其心电图的特点是:12 例为紊乱性心律,其中 6 例为频发室性期前收缩、室性期前收缩二联律或三联律,6 例以多源多形性室性期前收缩、室速为主,其中 2 例多次出现室颤;8 例分别为频发室性期前收缩、房性期前收缩、窦性心动过缓、窦性心动过速、一度房室传导阻滞、Q-T 间期延长。可见乌头碱急性中毒患者的心电图改变呈多形性改变,表现为房性、交界性和室性期前收缩,心动过速,房颤,严重者可出现室速、室颤,以室性心律失常最常见。缓慢型心律失常也比较常见,如窦性心动过缓、房室传导阻滞等,还可表现 ST-T 变化和 Q-T 间期延长等,称紊乱性心律失常,而急性乌头碱中毒致严重室性心律失常表现为频发多源性室性期前收缩,其中以伴发多形性室性心动过速、单形性室性心动过速或尖端扭转型室性心动过速多见。其心律失常严重性直接反映临床急性中毒的严重程度。

（五）治疗

根据患者有服用乌头类中草药病史,结合临床出现神经系统、心血管系统、消化系统三大表现,心电图表现呈多形性改变,出现紊乱性心律失常等特点,可做出乌头碱急性中毒的临床诊断。对乌头碱急性中毒的急救尚缺乏可靠的解毒药,治疗关键在于及时有效地纠正心律失常,维持生命体征稳定。临床上目前主要采取以下措施:

1. 催吐洗胃 尤其对那些中毒时间不长的患者,有助于排出尚未吸收的毒物,洗胃用 1∶5000 高锰酸钾液或清水。可用 50% 硫酸镁液 50 ml 导泻。

2. 阿托品应用 阿托品需根据中毒轻重程度应用,静脉推注 1 ~ 2 mg,15 分钟至数小时 1 次,出现阿托品化后给予维持量。因阿托品能解除迷走神经对心脏的抑制作用,通过提高窦房结的自律性和传导性中止异位节律的发生,同时又是循环和呼吸中枢兴奋剂,能增加冠状动脉循环,增加心排血量,对抗乙酰胆碱的作用,使消化道症状缓解。

3. 抗心律失常药及电复律的应用 对频发多源室性期前收缩,给予阿托品的同时,应用利多卡因、普罗帕酮,并适当补钾、镁以调节细胞内外离子平衡,稳定膜电位,延长心肌不应期,抑制异位起搏点和折返。对药物不能控制的室性心动过速、室扑、室颤,应及早给予电复律治疗。电复律可中断折返通路,消除异位兴奋灶,使窦房结重新控制心律。应用钾盐及镁盐,可消除心室肌复极不均一性,消除折返激动,抑制异位激动,对于控制室性心律失常也具有重要作用。有学者对15例发生室性心动过速者,同时给予利多卡因静脉注射及持续静脉滴注维持,其中6例经利多卡因治疗无效者改为静脉应用普罗帕酮治疗后3例有效,3例无效者经多次电复律得以控制。对伴有严重窦性心动过缓、房室传导阻滞者应紧急安置临时起搏器。但是,根据目前有限的临床经验尚无法得出上述方法治疗乌头碱急性中毒引起心律失常十分有效的结论。胺碘酮对抑制多形性室速有效,这也许是药物成功干预乌头碱急性中毒引起室性心律失常的一个范例。Ohuchi等报告应用经皮心肺分流术成功抢救一位41岁表现为室速、室颤、肺水肿、心源性休克的乌头碱急性中毒患者。因此,我们认为,及时有效地纠正室性心律失常是提高抢救成功率的关键。

4. 中药的治疗 参麦注射液是由人参、麦冬等提取的注射液,文献表明其具有负性自律性和负性传导作用,有利于消除折返,防治心律失常,可对抗乌头碱所致大鼠室性心动过速;并且有改善血液流变学和微循环的作用,可降低心肌耗氧量,改善心肌能量代谢,增加缺血心肌能源储备,保护心肌细胞。对乌头碱中毒的急救,在综合治疗的同时,早期应用参麦注射液预防,结果治疗组心律失常发生率为21.9%,对照组为66.7%,说明早期用参麦注射液预防乌头碱中毒所致心律失常有较好疗效,用药中未见明显不良反应,方法简单,疗效较佳,可提高乌头碱中毒抢救成功率。

双黄连注射液由中药黄芩、金银花、连翘组成,其成分为黄芩苷、绿原酸和连翘苷等,主要作用成分是黄芩苷,每300 ml注射液中含黄芩苷450 mg。黄芩苷作用范围很广,除抗炎效应外,几乎对人体所有器官及系统均有调节作用。有研究对9例乌头碱中毒者使用双黄连注射液后,临床症状迅速改善,抽搐停止,意识转清,低血压者血压回升,异常心律在15～45分钟均转为正常窦性心律,2～4天出院,治愈率为100%。由于双黄连注射液的主要作用成分黄芩苷对兴奋的迷走神经有抑制作用,对中枢神经系统有镇静作用,特别对大脑皮质有抑制作用,故其可能拮抗了乌头碱对迷走神经的兴奋作用、中枢毒性作用和心脏毒性作用。

多项实验研究证实,川芎嗪具有抗凝、抑制血小板聚集、扩张血管、改善微循环、抗内皮素、保护血管内皮、抗氧化和钙拮抗等药理效应,尤其是川芎嗪可扩张肾动脉,改善微循环,增加尿液形成,促进有毒物质的排泄,减少有毒物质在体内的蓄积,有利于解毒。据报道,对26例急性中毒患者采用磷酸川芎嗪注射液100 mg加入5%葡萄糖液500 ml中静脉滴注,每日1次,21例经上述治疗1次后症状、体征消失,2例治疗2～3次后症状、体征消失,3例慢性中毒患者治疗2～7次后症状、体征消失。结果认为川芎嗪对乌头碱中毒有满意的疗效。

另外,可用中药生姜30 g,甘草30 g,绿豆120 g,水煎后口服或鼻饲,亦可用甘豆大黄汤(甘草60 g,绿豆60 g,生大黄10 g),水煎频频口服或鼻饲或加入蜂蜜60～120 g治疗。

5. 对症支持治疗 根据临床表现,积极对症处理,包括吸氧、血管活性药物、补液、能量合剂等,维持水、电解质及酸碱平衡。当血压稳定时,可试用小剂量利尿药物,昏迷者给予脑细胞营养剂。可应用肾上腺皮质激素,如地塞米松10～40 mg静脉滴注,亦可用等效剂量的氢化可的松。心搏骤停时立即进行心肺复苏,呼吸抑制时进行有效机械辅助通气,并保持重要脏器功能稳定。

(六) 血液净化治疗

近年来,我们建立了血液灌流(hemoperfusion,HP)治疗兔草乌急性中毒的实验方法。

24 只实验兔,每组 8 只,随机分成中毒后 HP 组、中毒对照组和假 HP 组(此组无吸附剂)。中毒后 HP 组及中毒对照组用草乌酒灌胃,制作急性中毒模型;假 HP 组及中毒后 HP 组经颈内动脉、颈外静脉插管,建立血液灌流装置后进行 HP。质谱仪检测中毒后 HP 组与中毒对照组灌流前、后相应时间点血乌头碱的浓度;测假 HP 组灌流前及灌流 2 小时后血液有形成分及电解质、血浆蛋白浓度的变化。结果表明,中毒后 HP 组灌流 2 小时后血乌头碱浓度为(2.02±1.46)ng/ml,显著低于对照组(36.97±8.30)ng/ml($P<0.05$);假 HP 组灌流前、后血细胞计数和血红蛋白值、蛋白质及血浆电解质含量无统计学差异。这说明 HP 可显著降低血乌头碱浓度,HP 实验装置对兔血液系统无不良影响,是一项安全有效的实验方法与治疗技术。另外,实验结果显示,兔染毒后 0.5 小时血浆中即可测出乌头碱、新乌头碱、次乌头碱成分,染毒后 1、2、3 小时血浆中乌头碱、新乌头碱、次乌头碱含量明显升高。血液灌流治疗组兔于染毒后 1 小时开始行血液灌流治疗,2、3 小时血浆乌头碱、新乌头碱、次乌头碱含量比中毒组明显降低。血液灌流治疗组与急性草乌中毒组相比较,前组兔生存率明显提高,相同时间点心律失常严重程度明显减轻,血浆中乌头碱、新乌头碱、次乌头碱浓度于血液灌流 2、3、6 小时较血液灌流治疗组显著降低,提示血液灌流法对于血液中乌头碱、新乌头碱、次乌头碱有较强的清除作用,对于急性乌头类植物中毒有较好的治疗效果。血液灌流治疗后,草乌急性中毒兔脑组织、心肌组织和肝脏组织病理损伤明显减轻,其可能机制包括:①血液灌流降低了血浆中乌头碱、新乌头碱、次乌头碱浓度,减少其对脑组织和心肌直接毒性作用;②血液灌流清除了血浆中部分乌头碱、新乌头碱、次乌头碱,减轻了肝脏代谢乌头碱、新乌头碱、次乌头碱的负担;③实验组兔在中毒时 TNF-α、IL-6、可溶性 CD14 等炎症介质和细胞因子过度释放诱导过度的炎症反应,导致全身性炎症反应的失控,引起组织器官的损伤,血液灌流可清除体内炎症介质和细胞因子,减轻炎症反应,保护脏器功能;④血液灌流治疗后低血压得到纠正,减轻了组织缺氧造成的损伤。

近年来,笔者对 7 例急性乌头碱中毒患者中的 5 例采用血液净化(活性炭吸附血液灌流)治疗,与未行血液净化治疗者比较,患者的症状持续时间及心电图恢复正常时间明显缩短,病情很快好转。在中毒早期进行血液净化疗效显著,重度中毒时需再次或连续多次血液净化治疗。而后,对 9 例急性乌头碱中毒出现多形性心律失常者行急诊血液灌流治疗的结果表明,血液灌流后心律失常迅速减少,5~8 小时心电图转为正常,所有患者治愈出院。Lin 等也认为血液净化能有效治疗急性乌头碱中毒,推测因乌头碱属双酯型二萜类生物碱,亲脂性强,可通过活性炭吸附血液灌流清除。因此,在治疗急性乌头碱中毒时,除一般救治措施外,对出现多形性心律失常的重度中毒者应及早给予血液净化,血液灌流治疗是最有效的急救措施。

(七)预防

据香港的 Chan 报道,在 1989~1991 年,公立医院收住 31 例乌头碱急性中毒的患者,其中 2 例死亡。以后,健康卫生机构和心血管专家一起,通过报刊、医学杂志及医学教学课程,对广大公众、健康卫生官员、中草药师等进行乌头碱毒性的预防宣传教育。通过减小川乌、草乌的剂量和对炮制中草药的技术指导,乌头碱急性中毒的发生率明显降低。乌头碱急性中毒的预防,应严格掌握剂量,若必须超剂量使用时,应先煎至少 1 小时以减低毒性。要禁服生药,有资料表明,经蒸煮炮制后的乌头,其毒性降至原生物碱的 1/200 而有效成分却未被破坏。要注意恰当配伍,除配伍禁忌外,与干姜、生姜、甘草、蜂蜜等相伍,既可缓解燥烈之性,也可加强其回阳救逆、补阳温中、蠲痹止痛之功。还应慎用含有附子、乌头的药酒,避免以酒冲服。对需长期服药或体弱多病,肝、肾功能不全者,剂量宜小。

（卢中秋　李萌芳）

参 考 文 献

鲍光欣,陈东升.2004.刺激性气体中毒的救治.新医学,35:45~46

陈根锦.2007.职业健康及安全政策.上海:上海人民出版社,42~70

陈卫红,陈镜琼,史延明.2006.职业危害与职业健康安全管理.北京:化学工业出版社,49

陈志康.1996.沙蚕毒系农药的毒理学和巯基化合物对急性中毒的特效解毒.药物流行病学杂志,5:20~24

狄允凡,叶永乐,寿霞芳,等.1993.二巯基丙磺酸钠抢救急性杀虫双中毒20例.中华内科杂志,32:827

方克美.1991.沙蚕毒系农药的毒性与中毒防治.农药,30:27~28

高越,何建如,许国根,等.2003.急性有机磷农药中毒患者外周血淋巴细胞CD分子的变化及意义.中华急诊医学杂志,12:486~488

葛仁山,陈志康.1995.铜离子对杀虫单急性中毒大鼠和小鼠解救作用.温州医学院学报,25:159~160

何凤生.1999.中华职业医学.北京:人民卫生出版社,47~75

贺晓艳,孙琦,李忠旺,等.2009.急性百草枯中毒大鼠肺组织炎症因子表达的变化及意义.中华劳动卫生职业病杂志,27:149~152

胡俊峰,张宝义.1987.农药杀虫磺及沙蚕毒素急性中毒解救的实验研究.中华预防医学杂志,21:149~151

胡俊峰.1987.农药杀虫双大鼠急性中毒实验解救的研究.中华劳动卫生职业病杂志,5:76~79

黄韶清.2005.常见中毒防与治.北京:人民军医出版社,1~65

金锡鹏,王筑移兰,林蕙芳,等.1984.^{35}S-杀虫双经四种途径入体后的毒物动力学研究.中华预防医学杂志,18:193~195

金锡鹏,夏昭林,汪严华.2005.化学物急性中毒救治与监控.上海:复旦大学出版社,32~55

孔江,李玉范,王彩云.1997.急性一氧化碳中毒患者半饱和氧分压变化及其临床意义.中国危重病急救医学,9:41~42

孔祥琴.2007.急性刺激性气体中毒治疗中应注意的几个问题.中国工业医学杂志,20:26

匡兴亚,周志俊,马欣欣,等.2006.有机磷农药接触工人酯酶活力特征及基因多态对酶活力的影响.中华劳动卫生职业病杂志,24:333

李伟.2003.窨井作业混合气体中毒抢救与护理.中华急诊医学志,12:567~568

刘卓宝.1996.化学中毒事故第一现场的正确施救.化工劳动卫生通讯,12:119~120

刘祖鉴.1999.乌头碱中毒致严重心律失常的急救.内科急危重症杂志,5:34~35

卢中秋,陈志康,池志强,等.1990.二巯基丙磺酸钠并用安定对杀虫单急性中毒的解救.中国医药工业杂志,21:43~44

卢中秋,贺晓艳,洪广亮,等.2009.二巯丙磺钠对急性百草枯中毒大鼠肺损伤的保护作用.中华内科杂志,48:233~234

卢中秋.2005.乌头碱急性中毒及诊治研究现状.中国中西医结合急救杂志,12:119~121

吕桂玲,张一民,宋兴芳,等.2007.653例含乌头碱类药物致不良反应文献分析.中国药房,18:374~376

任引津.1994.杀虫双//任引津,张寿林.急性化学物中毒救援手册.上海:上海医科大学出版社,428~429

石汉文,胡军利,田英平,等.2006.异丙酚对大鼠百草枯中毒的干预研究.中华劳动卫生职业病杂志,24:345~347

田英平,邱泽武.2007.百草枯中毒的救治.中国实用内科杂志,27:1166~1168

夏成云,周京国,谢建平,等.2004.内皮素与急性有机磷农药中毒后多器官功能障碍综合征的相关性研究.中华急诊医学杂志,13:328~330

肖云龙,杨乐华,何滔.2006.基层职业病防治指南.北京:化学工业出版社,81~90

张在其,梁仁,黄韬,等.2002.急性有机磷中毒时血浆β-内啡肽动态变化及其纳洛酮应用的临床研究.中华急诊医学杂志,11:407

赵初环,卢中秋,黄唯佳,等.2001.血液净化治疗急性乌头碱中毒.中华内科杂志,40:502

周萍,李卫平,王海石,等.2006.急性刺激性气体中毒36例治疗后肺功能变化.中国临床医学,13:580~581

朱桐君,宋德成,浦天寿,等.1982.阿托品与东莨菪碱对杀虫单急性中毒小白鼠的保护作用.温州医学院学报,12:43~45

朱珠,梅丹,汤光.2006.中毒与解救速查手册.北京:化学工业出版社,7~30

Abou-Donia MB.2003. Organophosphorus ester-induced chronic neurotoxicity. Arch Environ Health,58:484~497

Balali-Mood M,Ayati MH,Ali-Akbarian H.2005. Effect of high doses of sodium bicarbonate in acute organophosphorous pesticide poisoning. Clin Toxicol (Phila),43:571~574

Bondarenko S,Gan JY,Hayer DL,et al.2004. Persistence of selected organophosphate and carbamate insecticides in waters from a coastalwatemhed. Envlmn Toxlcol Chem,23:2649~2654

Chenker MB,Stoecklin M,Lee K,et al.2004. Pulmonary function and exercise-associated changes with chronic low-level paraquat exposure. Am J Respir Crit Care Med,170:773~779

Choi Y,Cho K,Yoon S,et al.2008. A case of paraquat intoxication caused by intravenous injection. Am J Emerg Med,26:836e3~4

Dinis-Oliveira RJ,Duarte JA,RemiÃo F,et al.2006. Single high dose dexamethasone treatment decreases the pathologicalscore and increases the survival rate of paraquat-intoxicated rats. Toxicology,227:73~85

Dinis-Oliveira RJ,Pontes H,BastosML,et al.2009. An effective antidote for paraquat poisonings:the treatment with lysine acetylsalicylate. Toxicology,255:187~193

Dinis-Oliveira RJ,RemiÃo F,Carmo H,et al.2006. Paraquat exposure as an etiological factor of Parkinson's disease. Neuro toxicology,27:1110~1122

Dinis-Oliveira RJ,Sousa C,RemiÃo F,et al.2007. Full survival of paraquat-exposed rats after treatment with sodium salicylate. Free Radic Biol Med,42:1017~1028

Dinis-Oliveira RJ,Sousa C,RemiÃo F,et al.2007. Sodium salicylate prevent sparaquat-induced apoptosis in the rat lung. Free Radic Biol Med,43:48~61

Eddleston M,Phillips MR.2004. Self poisoning with pesticides. Brit Med J,328:42~44

Hwang KY,Lee EY,Hong SY.2002. Paraquat in toxication in Korea. Arch Environ Health,57:162~166

Karpouzas DG,Singh BK.2006. Microbial degradation of organophosphorus xenobiotics:metabolic pathways and molecular basis. Adv Microb Physiol,51:119~185

Knaak JB,Dary CC,Power F,et al.2004. Physicochemical and biological data for the development of predictive organophosphorus pesticide QS ARs and PBPK/PD models for human risk assessment. Crit Rev Toxicol,34:143~207

Konstantinou IK,Hela DG,Albanis TA.2006. The status of pesticide pollution in surface waters (rivers and lakes) of Greece part I review on occurrence and levels. Environ Pollut,141:555~570

Miguel A,Sogor B,Eugenio V,et al.2004. Future appli organophosphorus insecticide and nerve agent poisonings. Toxicology Letters,151:219~233

Piao F,Ma N,Yamamoto H,et al.2004. Effects of prednisolone and complex of vitamin B1,B2,B6 and B12 on organophosphorus compound-induced delayed neurotoxicity. Joccup Health,46:359~364

Singh BK,Walker A.2006. Microbial degradation of organophosphorus compounds. FEMS Micmbiol Rev,30:428~471

Soloukides A,Moutzouris DA,Kassimatis T,et al.2007. A fatal case of paraquat poisoning following minimal dermal exposure. Ren Fail,29:375~377

Tomita M,Okuyama T,Hidaka K,et al.2004. Early differential gene expression of rat lung after exposure to paraquat. Free Radical Research,2004,38:821~829

Tsukamoto M,Tampo Y,Sawada M,et al.2002. Paraquat-induced oxidative stress and dysfunction of the glutathione redox cycle in pulmonary microvascular endothelial cells. Toxicol Appl Pharmacol,178:82~92

WalcariusA,Mouchotte R.2004. Efficient in vitro paraquat removal via irreversible immobilization into zeolite particles. Arch Environ Contam Toxicol,46:135~140

Yang D,Niu Y,He F.2005. Functional changes of nicotinic acetylcho line receptor in muscle and lymphocyte of myasthenic rats following acute dimethoate poisoning. Toxicology,211:149~155

Zhao XL,Zhu ZP,Zhang TL.2004. Tri-ortho-cresyl phosphate TOCP decreases the levels of cytoskeletal proteins in hen sciatic nerve. Toxicol Lett,152:139~147

第四十八章

创　伤

创伤是指机械性致伤因子所造成的组织连续性破坏和功能障碍。随着现代社会及科学技术的发展，创伤已成为一个严重的社会问题，目前全世界每年死于各种创伤的人数超过百余万，受伤人数超过千余万，是 40 岁以下人群的首要致死原因。创伤救治是一个古老的医学问题，经过漫长的发展历史，20 世纪 30 年代开始有组织、系统地开展创伤救治及其研究工作，大大加快了创伤救治工作的开展。

第一节　创伤的分类

（一）按受伤部位、组织器官区分

人体各部位的组织器官各有其结构和功能的特点，受伤后病理改变各不相同，需要区别对待。一般可按大部位分为颅脑伤、胸部伤、腹部伤、肢体伤等。进一步可区分受伤的组织器官，如软组织损伤、骨折、脱位、内脏破裂等。

（二）按伤后皮肤是否完整区分

皮肤尚保持完整无缺者，称闭合性创伤；凡有皮肤破损者，称开放性创伤。

（三）按致伤原因区分

致伤原因与创伤病理改变密切相关，故常按此分类。

1. **挫伤**　是最常见的软组织创伤，为钝器或其他钝性暴力所引起。受暴力作用的体表面积较大，未使皮肤破裂，但使抗裂强度较小的皮下脂肪、小血管、肌肉组织等发生损伤。如果引起挫伤的暴力作用为螺旋方向，可称为捻挫，则损伤程度较重，有较多的组织细胞失活。

2. **擦伤**　是最表浅的开放性创伤，由致伤物与受伤部位表面发生切线运动接触所致。摩擦使表皮细胞剥脱，可有少量血液成分渗出，然后可引起轻度炎症反应。

3. **扭伤**　是在肢体动力失衡的情况下发生的常见创伤。主要是关节部位的某一侧受到过大的牵张力，关节可能发生一时性半脱位，相关的韧带、肌腱或肌肉有所撕裂。肢体恢复平衡后，关节随即复位，但软组织损伤需经过一段时间才能痊愈。有的扭伤可遗留韧带或关节囊的薄弱，致使扭伤反复发生。较重的扭伤还可伴有关节软骨损伤、骨片撕脱等。

4. **撕裂伤**　为人体某部位被运转的车辆、机器或奔马等动力牵拉所致，暴力作用强，故损伤较重（但也可在体内动力失衡时发生，如韧带撕裂伤）。撕裂伤的伤口，由斜行牵张力造成者多呈瓣状,严重者皮肤成片撕脱;由平行牵张力造成者为线形断裂;由多方向的牵张力造成者多呈星状。伤口的特点之一是出现丝状物,为抗裂强度较大的富含胶原的纤维组织。此外,伤口的污染往往比较严重。

5. 刺伤 为尖锐而细长的致伤物穿入组织所致。致伤物的大小可能悬殊,如植物芒刺和刺刀,但尖端与体表的接触面积均较小。因此,未必用很大的力量即可穿入皮肤和其他组织。对非接触的组织,一般无损伤作用。刺伤的伤口直径小,易被血凝块堵塞;伤口的深度远较其口径大,与用力大小成正比,故可能损伤多层组织或内脏器官。这种伤口条件容易并发感染,尤其是厌氧菌感染。

6. 切伤和砍伤 切伤为刃器或边缘锐利的其他物体切割所致。致伤物与组织之间的运动接触面为线形,不必用很大的力量即可切入组织。伤口的长度和深度,取决于致伤物与组织的接触面,其边缘较整齐。切伤对非接触的组织一般无损伤刺激,所以切断的血管往往缺少收缩反应,出血较多。

砍伤也是刃器造成的创伤,它与切伤的区别主要是刃器较重和(或)用力较大,大多数接近垂直方向运动,故伤口较深,可能伤及骨。如果致伤物刀口较钝,伤口边缘就比较粗糙,非接触的组织可能有所损伤,伤后炎症反应较明显。

7. 撞击伤 如交通事故中乘员创伤是由速度的变化所致,可影响整个身体或某个部位。外来负荷引起生物反应产生相对运动或剪切力,但必须考虑活组织的某些特性,尤其是其黏、弹性特性。组织恢复形变前的状态(碰撞后)的倾向属弹性特征;黏滞性是指对运动时外形变化的抵抗。人体对减速力的耐受性是这种黏、弹性特性和外力联合构成的。例如,前侧撞击时,车减速,但乘员仍保持相对运动,直到发生身体碰撞,造成直接损伤。同时,体内器官和其他结构也发生减速和剪切损伤。行人被车撞后可引起直接损伤和加速损伤。

8. 挤压伤 为巨大重力(如房屋倒塌)或动力(如车辆冲撞)所造成的严重损伤。致伤物与机体接触面积很大,皮肤虽未破裂,但大范围的皮下组织和肌肉组织均受挤压或捻挫。受伤部位解除挤压后,当即出现广泛的出血、血栓形成、组织坏死,以及严重的炎症反应。挤压伤的机制虽与挫伤相似,但暴力巨大,受伤范围广,有的挤压时间很长,更重要的是其后果远较挫伤严重。伤后出现严重的肿胀,组织内压增高可阻碍肢体血液循环,分割细胞外液而使血容量减少;大量的失活细胞崩解产物(如血红蛋白、肌红蛋白等)吸收后,可引起急性肾衰竭(称挤压伤综合征)。

9. 坠落伤 坠落在发达国家是非致死性损伤的首要原因。坠落伤的减速力作用于垂直方向。当机体碰撞于不动的物体表面时,损伤的程度和范围取决于物体阻止运动的能力。碰撞时,体内不同组织间运动不一致,相互间产生牵拉剪切,造成组织破坏。

降低速率和增加接触表面,可增加组织运动的一致性,从而增加减速耐受力。一般来说,当质量、速度和停止距离一致时,垂直轴向的减速损伤较其他方向重。

10. 枪弹伤 也称弹丸伤。在现代战伤中,比炸伤发生率低,占总数的20%~30%。按枪弹出入口情况和致伤形态可分为4种:①贯通伤,既有入口又有出口;②非贯通伤,仅有入口而无出口;③切线伤,沿体表切线方向通过,伤道呈沟槽状;④反跳伤,入口和出口为同一点。

按伤道方向,可出现3个区:①原发伤道区,即枪弹穿过的部位,内有破碎的失活组织、血块等;②挫伤区,组织受挤压而失活的区域;③振荡区,即血液循环障碍区,局部可出现斑块状出血等改变。高速枪弹致伤时,局部损伤与全身反应均较严重。

11. 爆震伤 可引起钝性和锐性损伤。原发损伤直接由爆炸时的压力波造成,含气组织最易损伤。继发损伤发生于飞溅物体的击伤。第三期损伤发生于人体被抛掷于坚硬物体或地面时,主要产生钝性伤。

(1) 冲击伤:是指冲击波作用于人体造成的损伤。在冲击波产生的超压和负压作用下,体内可出现血流动力学变化、内爆效应、碎裂效应、惯性作用和压力差,造成听器、肺和其他内脏损伤,又称为爆震伤。其特点是多发性内脏(如心、肺、胃肠道等)伤,体表可完好无损,但也常常复合其他类型的损伤,伤情发展迅速。

(2) 弹片伤:炮弹、炸弹、手榴弹等爆炸后的弹片击中人体所引起的损伤。在现代战争中占战伤的 70% ~ 80%。大弹片致伤时,不仅伤口大,损伤重,而且易将衣服碎片等污物带入伤口,故易发生感染。小弹片致伤时,伤口较小、较浅,但数量较多。

第二节 创伤的病理生理改变

创伤直接造成组织损害,包括结构破坏、出血、细胞失活等,随后引起局部和全身的反应。局部反应包括炎症和细胞增生等;全身性反应包括体温和血细胞的变化、重要器官或系统的功能损害等。

一、局部炎症反应

受伤的组织内都有一定数量的细胞受损,组织裂隙内充有血液、血凝块、脱落的细胞等。经过短暂的时间,周围组织就会发生炎症,充血、血管通透性增高使血浆成分渗出,同时有中性粒细胞、单核/巨噬细胞等炎症细胞进入组织裂隙并活化,释放生物活性物质,如溶酶体酶、氧自由基、前列腺素和细胞因子;杀死细菌,中和毒素,清除坏死细胞,促进组织修复,行使有益的功能。在这一阶段,临床上常表现为炎症部位的红、肿、热、痛及原发病的全身症状。

二、创伤的全身性反应

全身性反应主要发生在创伤较重或严重时,由于机体受刺激可出现应激效应,加之炎症介质和细胞因子的大量合成、释放。

(一) 神经内分泌反应

创伤所引起的病理生理效应包括 3 个环节,即传入信息、中枢调节和效应器官的兴奋及抑制。创伤的刺激主要来自伤处,通过传入神经而达下丘脑。下丘脑是创伤反应中枢传递的枢纽,同时也是交感和副交感神经的中枢,系调节内脏活动和内分泌活动的较高级中枢,并把内脏活动和其他生理活动联系起来。同时,下丘脑还合成一些释放因子,参与创伤反应,如促肾上腺素释放因子、生长激素释放因子、生长激素释放抑制因子等。通过下丘脑的调节,创伤反应时肾上腺及交感神经作为一整体参与机体反应。

1. 儿茶酚胺 创伤后儿茶酚胺大量释放。主要的儿茶酚胺包括肾上腺素、去甲肾上腺素、多巴胺。在创伤应激情况下,血中儿茶酚胺水平迅速升高,其中以肾上腺素和去甲肾上腺素升高尤为显著。血浆中肾上腺素和去甲肾上腺素经儿茶酚-O-甲基转移酶（COMT）的O-甲基化作用,成为甲基化肾上腺素和甲基化去甲肾上腺素,最后经单胺氧化酶（MAO）的作用,生成3-甲基氧-4-羟苦杏仁酸（VMA）。故创伤应激反应时,尿中儿茶酚胺的原型及其代谢产物的排出量均增加。

2. 肾上腺皮质激素 创伤后的代谢改变与肾上腺皮质类固醇分泌增加有关。在正常情况下,肾上腺皮质24小时分泌皮质醇10~30 mg,皮质酮2~4 mg,醛固酮300~400 mg;在周围血中皮质醇的浓度约为276 mmol/L。创伤后血浆皮质醇的改变与儿茶酚胺水平的改变基本上是吻合的,不过其高峰比肾上腺素出现得晚些。皮质醇在应激状态时加强糖原分解和糖异生,并促进儿茶酚胺对血管系统和代谢作用的效应。大剂量的皮质醇可以降低大剂量儿茶酚胺的毒效和减轻血管痉挛,因而肾上腺皮质激素与儿茶酚胺之间的平衡,似乎是保持身体内环境稳定所必需的条件。

3. 胰高血糖素 在创伤应激情况下,交感神经系统兴奋是胰高血糖素释放的原因。应激状态下升高血糖可给脑组织和肌肉提供能源。但其升高血糖的作用,有赖于健全的肾上腺皮质功能,若存在肾上腺皮质功能不全,则肝脏对胰高血糖素的糖原分解和糖异生作用反应减弱,而易发生低血糖症。

4. 生长激素 创伤后生长激素分泌增多,促进糖原和脂肪分解,抑制胰岛素及葡萄糖激酶的作用,抑制肌肉利用葡萄糖,在肝脏促进成酮作用,故伤后血浆中游离脂肪酸升高。

5. 胰岛素 创伤后血浆中胰岛素的水平亦可升高,其原因可能与肾上腺素所引起的高血糖刺激有关。而肾上腺素本身又具有抑制胰岛素释放的作用,故创伤时血浆胰岛素/葡萄糖比例降低。

6. 甲状腺素 创伤后血清3,5,3'-三碘甲腺原氨酸（T_3）水平降低,在严重创伤患者,血清 T_3 水平可能测不出来。创伤后低 T_3 状态对机体来说可能属于保护性反应,借以降低细胞的代谢和耗氧,以保存能量。在创伤反应时,甲状腺素水平的改变,主要表现在通过调节周围组织所产生的 T_3 和 rT_3（反 T_3,无生物活性）的比例来影响全身代谢状态。

7. 内啡肽和脑啡肽 经研究证明,内啡肽和脑啡肽广泛存在于脑组织和胃肠道中。内啡肽由脑垂体分泌,脑啡肽由肾上腺皮质分泌,它们属于多肽类活性物质。心血管系统对内啡肽和脑啡肽甚为敏感,在应激状态下,血浆中 β-内啡肽和脑啡肽水平升高,导致严重的低血压和心率减慢。因此,认为休克时 β-内啡肽的释放是致低血压的原因。

8. 前列腺素 自20世纪80年代以来,人们逐渐认识到前列腺素是体内一种重要的生理调控介质,也是炎症介质。在创伤和感染等应激状态下,前列腺素的反应究竟是有益还是有害尚不清楚。一般来说,前列腺素的衍生物前列环素（PGI_2）是扩张血管的,可能是有益的,F型前列腺素（$PGF_{2\alpha}$）、血栓素则收缩血管和使血小板凝聚,故可能是有害的。实验证明,创伤状态下各类前列腺素水平均升高,血栓素导致早期肺血管阻力升高;前列腺素与周围血管扩张和心肌抑制有关。

(二) 心血管系统的反应

交感神经系统和肾上腺扮演心血管、呼吸系统和代谢反应的传出调节器的角色。下丘脑的交感区域信号刺激肾上腺髓质释放儿茶酚胺。此外,交感神经节节后纤维直接影响器官和血管。肾上腺素通过增加心肌收缩力、心率和前负荷来增加心排血量,此外还通过增加外周血管阻力、收缩小动脉而升高血压和通过降低内脏和肌肉的血流灌注,从而集中血流以利于心和脑等重要脏器的灌注。

1. 心脏的反应　心脏的功能是给组织供氧及养分。组织的送氧量是由心排血量和动脉血含氧量来决定:动脉血氧含量与血红蛋白(Hb)水平有关;心排血量取决于心率及每搏容量,心搏量由心室的前负荷、收缩性、后负荷三者所决定。前负荷,指舒张末期左心室的压力。影响舒张末期左心室压力的因素包括血管内容量、心室收缩性及顺应性、血管张力。引起舒张末期左心室压力升高(>2.00 kPa)的因素有:血容量过多、心室收缩性降低,血管收缩,呼气末正压呼吸;引起舒张末期左心室压力降低(<1.07 kPa)的因素有:低血容量,感染时的高功能性心室收缩,血管扩张。心室收缩力越强、速度越快,则心排血量越大。影响心排血量的另一个因素是后负荷,即外周血管阻力。创伤和休克时,心脏一般情况下尚能做出相应的反应,并不是休克的不可逆性原因,但在长时间低血流灌注状态下,心肌纤维也呈一定的病理形态学改变。关于引起心脏做功方面改变的原因尚不清楚,可能与心脏冠状动脉血流降低、心肌缺氧的积累性效应、心肌的代谢性酸中毒、能量缺乏、心肌抑制因子(MDF)的作用、自主神经系统的作用等因素有关。

2. 微循环的改变　机体对微循环的调节是由全身因素和局部性因素间的相互配合起作用来完成的。全身因素包括血压和细动脉的阻力,由自主神经系统调节;局部因素作用于细动脉、动脉性前毛细血管括约肌、细静脉,使其收缩或扩张以调节组织的血流量。在生理情况下,毛细血管具有节律性地开启和关闭,此种现象受局部的代谢产物、循环激素、化学物质、物理因素等影响。儿茶酚胺一般是维持肌肉性毛细血管的张力及收缩,而局部介质则调节该部毛细血管内血流。在创伤、失血、休克等应激状态下,当存在低血容量时,微血管出现代偿性收缩、减少组织的血流量,以维持中枢的需要,这种代偿作用是建立在牺牲微循环血流的基础上,若低灌流状态得不到改善,微循环将由代偿进入失代偿状态。此时,微循环将失去对内源性儿茶酚胺的敏感性,由于介质和代谢产物对局部毛细血管的影响,使微循环运动减弱和消失,致更多的液体丧失至组织间隙,造成回心血量减少。严重创伤常合并休克,一方面,内源性扩血管物质明显增加,如 PGI_2、腺苷、组胺、缓激肽、一氧化氮(NO)等,其中NO 为作用最强的扩血管物质;另一方面,机体在释放扩血管物质的同时也释放大量的缩血管物质,如血栓素(TXA_2)、血管紧张素、5-羟色胺、内皮素-1 等,以内皮素-1 缩血管作用最强烈,从而产生血管舒缩功能障碍。其结果一方面是短路血管大量开放并产生低阻,另一方面是微循环闭塞而导致细胞营养障碍。同时血管通透性增强,进一步导致组织和器官水肿、单位体积血管床数量减少、氧弥散增加,从而诱发或加重细胞缺氧。

(三) 代谢变化

创伤后代谢紊乱最初是以 24 小时的低代谢为特征(急性休克或低潮期),然后是数天至 2 周的分解代谢期,最后从分解代谢转至合成代谢的修复期。严重创伤或感染时,细胞高代谢以及供能途径异常,在神经-内分泌和体液介质共同作用下,体内蛋白大量分解、糖和脂类利用受到抑制。由于蛋白大量地被消耗,组织器官以及各种依赖酶的结构和功能会全面受损,可使机体在伤后很短时间内即陷入极度营养不良,脏器不仅在功能上而且在结构上受损。当细胞损伤达到一定程度后,则发生器官功能不全,甚至器官衰竭。

1. 糖代谢　创伤早期由于交感神经系统兴奋和循环肾上腺素水平的升高,促使肝糖原分解和胰高血糖素产生并抑制胰岛素释放,致血糖升高。在创伤反应期血浆胰岛素水平也升高,但此时周围组织对胰岛素的作用有抵抗,并不能阻止分解代谢期的糖异生、脂肪分解和蛋白质分解。周围组织对胰岛素抵抗效应可能与血浆中皮质醇水平升高有关。

2. 脂肪代谢　创伤后通过交感神经、循环肾上腺素、胰高血糖素、皮质醇的作用,脂肪分解代谢加强,即使创伤后有高血糖症和高胰岛素水平,也不能抑制脂肪的分解。

3. 蛋白质代谢　负氮平衡是创伤及手术后患者的重要代谢改变,如果负氮平衡时间过久,可能成为多器官功能障碍综合征(MODS)的一个重要原因。创伤后机体处于高代谢状态,蛋白质分解增加,这种反应究竟属于病态还是功能性改变,尚待研究。但一些临床资料指出,采用药物干预影响体温反应和能量消耗时,可导致创伤愈合不良和病死率增加。因而认为创伤时蛋白质和能量代谢的改变有利于生存。创伤时高分解代谢主要是由于氨基酸再利用的效率降低,糖异生增加。临床上用氨基酸可以增加蛋白质的流动,增加合成和氧化,但不能阻止蛋白质的分解;用葡萄糖提供能量时,可以减少蛋白质的分解,但也减少蛋白质的合成;用支链氨基酸为肌肉提供能量,能减少肌肉蛋白质的分解和增强肝脏合成蛋白质。

4. 创伤后能量代谢　脂肪是体内储备最多的能源,平均占体内燃料储备总量的80%以上,若大手术后每天消耗的脂肪量可高达500 g,故创伤后血浆中游离脂肪酸水平升高。创伤后1周内,患者体重每天下降可达500 g,蛋白质和脂肪的比例为1:1。据估计,若每天从尿中排出1 g氮(约需6.25 g蛋白质,相当于30 g肌肉组织),身体只能获得20 kcal的热量。因此,当只以脂肪作为热量来源时,亦伴有组织蛋白质的分解和负氮平衡。若在一般情况下,每天给予100 g葡萄糖时,则使组织蛋白质的分解降至最低限度,此种效应称为葡萄糖的节约蛋白质作用。在低灌流状态下,组织从有氧代谢转为无氧代谢,在无氧代谢情况下,1分子葡萄糖只能生成2分子的ATP;而在有氧代谢情况下,1分子葡萄糖氧化可生成38分子的ATP,因而降低了能量的生成近95%,造成能量的缺乏。由于能量缺乏,影响依赖ATP的氨基酸和葡萄糖吸收,严重地干扰机体的免疫防卫功能和创伤愈合。

5. 肝脏代谢改变　肝脏是体内代谢的中枢环节,创伤后代谢改变与肝细胞活动有密切关系。创伤后,为满足周围组织代谢上的需要,肝脏的代谢负荷增加。创伤及休克状态下,肝脏的血液灌流下降,导致底物和氧的供给减少,在缺氧状态下,乳酸的积累造成细胞内酸中毒,刺激磷酸果糖激酶活性,加快糖原分解,加之创伤后由于能量供应不足,肝脏不能合成葡萄糖。实验证明,肾上腺皮质激素在创伤时能促进肝脏的葡萄糖合成,因而在创伤休克时,恰当使用肾上腺皮质激素是对肝脏代谢最好的支持。由于伤后蛋白质大量分解,作为燃料以提供热量,给肝脏的去氨处理造成严重的负担,进一步消耗能量,而此时肝脏已经丧失充分利用丙氨酸生成葡萄糖的能力。因此,严重创伤后利用全胃肠外营养减少周围组织的分解代谢,减少肝脏在处理氮生成尿素的能量消耗,保存肌肉蛋白质,有利于创伤愈合。

(四) 免疫功能变化

严重创伤打击使机体免疫功能降低。一方面,应激性内源性皮质激素可降低中性粒细胞、巨噬细胞的功能,儿茶酚胺则影响淋巴细胞的功能;另一方面,创伤后抑制免疫因子前列腺素 E_2(PGE$_2$)可大量产生等,从而增加了感染的发生率。

（五）二重打击

创伤造成了原发性器官及组织损伤,激活全身性炎症反应。此外,继发性内源性和外源性因素在创伤后并发症的发生发展中发挥关键作用。典型的内源性因素是缺氧引起的呼吸窘迫、心血管不稳定、代谢性酸中毒、缺血-再灌注损伤、导管污染和感染。对严重组织损伤的外科干预、低温或失血、外科处理或加强医疗处理不当或处理延迟、损伤被遗漏或忽略以及大量输血输液,都可成为外源性二次打击。

（六）高炎症反应——全身性炎症反应综合征

组织损伤引起局部和全身性产生促炎因子,如肿瘤坏死因子-α(TNF-α)、白细胞介素-1β(IL-1β)、IL-8、IL-12、IL-18、干扰素-γ(IFN-γ)、巨噬细胞迁移因子(MIF)和高迁移率族蛋白 B1(HMGB1)等细胞因子。细胞因子可与多种免疫炎症细胞发生作用,介导一系列病理生理反应。例如,辅助性 T 细胞(Th)分化为 Th1 和 Th2 淋巴细胞,Th1 细胞通过释放 IL-2、IFN-γ 和 TNF-α 引发促炎级联反应,Th2 细胞是产生抗炎介质的重要细胞。促炎细胞因子可激活中性粒细胞,促进其聚集和吞噬活性,并进一步刺激其释放蛋白酶和氧自由基等。

机械性细胞损害和低氧引起的细胞损害导致磷脂酶 A_2(PLA$_2$)和磷脂酶 C(PLC)激活及细胞内钙离子水平升高。这些酶催化从膜磷脂中释放花生四烯酸,通过激活环氧化酶和 5-脂氧化酶,产生 PGE$_2$、白三烯 B$_4$(LTB$_4$)和 TXA$_2$。这些代谢产物参与炎症细胞的聚集,调节血管通透性和舒缩性,同时还参与血小板的聚集。此外,PLA$_2$ 诱导释放血小板活化因子(PAF),激活巨噬细胞,使其与内皮细胞相互作用。

在神经内分泌反应的同时,血清补体以及中性粒细胞、单核/巨噬细胞、淋巴细胞等免疫系统细胞也处于活化状态,并释放出大量炎症介质,引起全身性炎症反应综合征(systemic inflammatory response syndrome,SIRS)。患者出现体温升高,呼吸、心率加快,高代谢和高动力循环等一系列征象。实验室检查显示:血小板减少,白细胞减少或增多,但聚集性增强;血中补体 C3a 和 C5a 增多和多种炎症介质(如前列腺素、TNF-α、IL、PLA$_2$、PAF 等)释放;体内急性期蛋白增加和凝血功能异常。各重要器官血管充血以及血小板、白细胞聚集。

炎症反应在本质上是机体对抗外来致病因素侵袭的保护性反应,适度的炎症反应及适量的体液介质对于机体抵御损伤、促进修复具有积极的意义,但炎症反应本身也具有一定的破坏性,因此炎症反应本身具有两面性。当原发损伤作用持续存在并达到一定程度或有新的致伤因素存在,使处于敏感状态的炎症细胞进一步活化,致使炎症反应放大时,全身炎症反应就会发展成失控的炎症反应。

（七）抗炎症反应

炎症介质产生的同时也产生抗炎介质。Th2 细胞和单核/巨噬细胞释放 IL-4、IL-10、IL-13 或转化生长因子-β(TGF-β)。创伤患者血单核细胞体外用内毒素(脂多糖,LPS)或肽聚糖、脂磷壁酸等细菌产物刺激后,释放促炎细胞因子敏感性降低,并与创伤患者病程相关。这可能是由于抗炎介质如 IL-10 抑制了细胞内转录因子如核因子-κB(NF-κB),而后者是合成促炎细胞因子的关键要素。创伤后单核细胞上 LPS 受体 CD14 表达降低,同时膜上的 CD14 脱落使可溶性 CD14 增加。相反,在系统性炎症反应中,病原微生物相关受体如 Toll

样受体(TLR)2 和 TLR4 在单核细胞或中性粒细胞中表达明显增强。另外,抗原提呈细胞如单核/巨噬细胞,其主要组织相容性复合物(MHC)Ⅱ分子人类白细胞抗原(HLA)-DR 表达下调,且与创伤后感染并发症有关。有资料证实,创伤早期可出现淋巴细胞数量下降,淋巴细胞耗竭与创伤后并发症发生率和患者预后相关,这可能与应激激素(类固醇)导致细胞凋亡蛋白增加有关。

(八) 激活血浆级联反应系统

促炎介质(细胞因子、花生四烯酸代谢产物)和细菌毒素激活血浆级联反应系统,包括补体系统、激肽释放酶-激肽系统和凝血级联反应。补体激活的经典途径是由抗原-抗体复合物激活(免疫球蛋白 M 或 G)或活化的凝血因子Ⅻ(FⅫa),而细菌产物(如 LPS)激活旁路途径。C3 转化酶裂解 C3,C5 转化酶裂解 C5,使之形成调理素、过敏毒素,最终形成膜攻击复合物(MAC)。调理素 C3b 和 C4b 参与吞噬细胞碎片,特别是通过共价结合病原体表面吞噬细菌(调理作用)。过敏毒素 C3a 和 C5a 参与不同的炎症机制,如募集和激活吞噬细胞(中性粒细胞、单核细胞、巨噬细胞),增强肝急性相反应,使肥大细胞和嗜碱粒细胞脱颗粒,释放血管活性介质如组胺,同时使白细胞与内皮细胞黏附,导致血管通透性增加而引起水肿。此外,通过 C5a 受体(C5aR)和 MAC(C5b ~ 9),由 C5a 诱导引起实质细胞凋亡和细胞溶解。

血浆蛋白 FⅫ、前激肽释放酶、激肽原和因子Ⅺ(FⅪ)代表了接触相系统。FⅫ和前激肽释放酶相互激活形成 FⅫa 和激肽释放酶,FⅫa 以经典途径刺激补体级联反应。激肽释放酶通过转化纤溶酶原形成纤溶酶或者激活尿激酶样纤溶酶原激活物(u-PA)诱导纤溶。此外,激肽释放酶刺激激肽原生成缓激肽,激肽增加血管通透性并且抑制血小板的功能。

内源性凝血系统通过 FⅪa 形成 FⅨa 与接触激活系统相关联。在宿主防御反应中,可观察到 FⅫ、前激肽释放酶和 FⅪ 的消耗,同时血浆酶抑制复合物如 FⅫa-C1 抑制剂或激肽释放酶-C1 抑制剂水平升高。

细菌胞壁成分和促炎细胞因子(TNF-α,IL-1β)诱导内皮细胞和单核细胞表达组织因子(TF)增加,启动外源性途径激活凝血系统。FⅦ-TF 复合物诱导凝血级联反应,形成 FⅩa 并最终从凝血酶原(FⅡ)形成凝血酶(FⅡa)。凝血酶激活 FⅤ、FⅧ 和 FⅪ,形成增强的凝血酶。纤维蛋白原被凝血酶裂解后,纤维蛋白单体在 FⅩⅢa 参与下聚合形成稳定纤维蛋白凝块。为控制凝血因子的消耗,肝细胞产生抗凝血酶(ATⅢ),通过形成凝血酶-抗凝血酶复合物抑制凝血酶和 FⅩa。

严重创伤可诱发弥散性血管内凝血(DIC)。初期可表现为凝血酶生成增加和纤溶级联减少,血管内或外(如 ARDS 时肺泡内)出现纤维蛋白凝块(高凝状态),内皮细胞和白细胞相互作用增强。凝血因子的消耗(低凝状态)和血小板功能障碍是弥散性出血的原因。血管内纤维蛋白凝块最终引起微循环紊乱,造成细胞的低氧性损害。纤溶蛋白酶将纤维蛋白凝块水解成纤维蛋白片段,进一步加速了凝血因子的耗竭。

(九) 急性期反应

局部(库普弗细胞)和全身性释放促炎细胞因子(TNF-α、IL-1β、IL-6)诱导肝脏急性期反应,增强了组织保护和抗微生物机制。在肝细胞合成的正性急性期蛋白(APP),如 C 反应蛋白(CRP)、α1-抗胰蛋白酶、α2-巨球蛋白、血浆铜蓝蛋白、脂多糖结合蛋白(LBP)、纤维蛋白原、凝血酶原或 C4BP 均明显增加；而负性急性期蛋白，如白蛋白、高密度脂蛋白（HDL）、蛋白 C、蛋白 S 和 ATⅢ减少。CRP 促进中性粒细胞和单核/巨噬细胞上 TF 的表达，因此增强了外源性凝血级联反应的活性。α_1-抗胰蛋白酶灭活中性粒细胞或巨噬细胞分泌的蛋白酶，而 α_2-巨球蛋白和血浆铜蓝蛋白中和氧自由基与促炎细胞因子。LBP 在高浓度时抑制 LPS 的效应，而在低浓度时增强 LPS 的作用。

（十）白细胞募集和氧化应激

中性粒细胞的浸润和聚集在继发性器官和组织损伤中起重要作用。促炎介质和细菌毒素通过上调这些细胞上的黏附分子诱导白细胞与内皮细胞黏附。在黏附初始阶段，白细胞黏附分子（LAM-1）、L-选择素和内皮白细胞黏附分子（ELAM-1）、E-选择素和血小板的 P-选择素都影响中性粒细胞的"滚动"。在创伤后第二阶段能观察到中性粒细胞上的整合素如 CD11a/CD18、CD11b/CD18、CD11c/CD18 和细胞黏附分子（ICAM-1），或内皮细胞上的血管细胞黏附分子（VCAM-1）上调。这些黏附分子间的相互作用形成了一种稳定的白细胞与内皮细胞的黏附。最后，由化学趋化物如趋化因子和过敏毒素（C3a、C5a）在与相应的受体结合后介导白细胞迁移、聚集和激活。

激活的白细胞使细胞外的蛋白酶（弹性酶、金属蛋白酶）脱颗粒和形成活性氧簇（ROS，氧自由基），即所谓的呼吸爆发或氧化应激，诱发继发性组织和器官损伤。弹性蛋白酶能降解细胞外基质中的大多数蛋白和重要的血浆蛋白，诱导释放促炎细胞因子。金属蛋白酶同样参与创伤后重要结构蛋白的降解。

超氧化物阴离子（O_2^-）由膜相连的烟酰胺腺嘌呤磷酸二核苷酸（NADPH）氧化酶产生，而 $NADPH^-$ 氧化酶被促炎细胞因子、花生四烯酸代谢物、补体因子和细菌产物所激活。H_2O_2 是髓过氧化酶的底物，可形成剧毒的具有杀菌作用的次氯酸（HOCl）。此外，聚集的 H_2O_2 在 Fenton 反应中转化为氢氧离子（OH^-）。游离的 ROS 诱导脂质过氧化、内皮细胞和实质细胞的细胞膜崩解及 DNA 损害。此外，活性氮簇（RNS）也参与创伤诱导的组织损伤发病机制。NO 由中性粒细胞或血管肌细胞上的诱生型一氧化氮合酶（iNOS）和内皮细胞上的内皮型一氧化氮合酶（eNOS）作用于 L-精氨酸产生。NO 通过激活鸟苷酸环化酶增加 3′,5′-环磷酸鸟苷（cGMP）来诱导血管扩张。iNOS 的活性由细胞因子和细菌毒素所激活，而 eNOS 的活性由机械切力或乙酰胆碱激活。超氧化物阴离子和 NO 相互作用产生额外的代谢产物如过氧化亚硝酸盐（$ONOO^-$），已证实它介导了细胞毒性。由 ROS 和 RNS 引起的血管功能障碍的结果是广泛性水肿，导致营养和代谢交换障碍，出现细胞肿胀和细胞功能障碍。

（十一）缺血-再灌注损伤

创伤后复苏阶段的全身性低氧血症和低血压，以及因挫伤、撕裂伤、血管损伤或室间隙综合征引起的低灌注，导致内皮细胞、实质细胞或免疫细胞缺氧，部分由细胞内储藏能量的三磷酸腺苷（ATP）降解为二磷酸腺苷（ADP）和一磷酸腺苷（AMP）来代偿。随着 ATP 的消耗，出现膜通透性和能量依赖的 Na^+，K^+-ATP 酶泵紊乱，引起细胞内 Na^+ 增加，细胞肿胀。最后，次黄嘌呤的产生导致细胞第二信使环磷酸腺苷（cAMP）缺乏。ATP 缺乏进一步引起细胞质 Ca^{2+} 增加并出现葡萄糖、蛋白的代谢紊乱，释放神经递质或激素，激活磷脂酶、蛋白酶和核酸内切酶，导致膜崩解和 DNA 损伤。在缺血后期，次黄嘌呤降解为黄嘌呤，最后由黄嘌嘌氧化酶氧化为尿酸,同时由活性氧生成超氧化物阴离子。超氧化物阴离子又因超氧化物歧化酶生成过氧化氢和氢氧离子。这些氧自由基干扰细胞内 Ca^{2+} 的稳定性,诱导脂质过氧化反应,细胞膜崩解和 DNA 损伤,引起内皮、实质和免疫细胞的凋亡和坏死。

(十二) 内毒素血症和肠道细菌移位

严重创伤和休克状态可造成肠黏膜的机械屏障结构或功能受损;大量抗菌药物的应用使肠腔中正常肠道菌群失调,革兰阴性杆菌过度生长;创伤感染等情况下,机体免疫防御功能受损。这些因素促使肠道细菌可通过肠黏膜的机械屏障进入体循环的血液中,即细菌移位(bacterial translocation),引起全身感染和内毒素血症,即肠源性感染,进一步发展可诱发脓毒症,甚至 MODS。

(十三) 致命性三联征

严重创伤患者常常入院时有低血压、低体温或二者兼而有之。在此情况下患者从有氧代谢向无氧代谢转化,由于乳酸产生增加引发代谢性酸中毒。酸中毒有助于凝血紊乱性出血而造成持续失血,凝血紊乱、低血容量和严重酸中毒的恶性循环,成为致命性"三联征"。酸中毒还加重呼吸系统的负担。酸中毒的程度是容量复苏、腹部损伤严重程度和预后的准确预测指标。Aoki 等报告 pH≤7.2 的患者病死率高,持久性代谢性酸中毒和碱缺失是创伤患者的不良预后指标。

1. 低体温 低体温指体温低于 35℃,它是创伤患者主要并发症之一,并且在创伤患者救治过程中,因大容量的液体复苏以及创伤后其他多种因素的影响可能造成体温下降。这种条件下的低温对创伤机体的生理功能有很大影响,尤其是严重创伤出血后,患者如果并发低体温时病死率非常高。现在公认的划分标准为:浅低温(36~34℃),中度低温(34~32℃),深低温(低于 32℃)。浅低温条件下,机体能够耐受,通过代偿来稳定内环境;但在低于 32℃ 时,心肌收缩即受到明显的抑制,28℃ 以下时就会出现严重的心律失常,创伤患者的低体温与病死率明显相关。创伤患者体温低于 35℃ 其预后较差,而在体温低于 32℃ 时病死率基本上为 100%。

创伤患者低体温通常是由多种因素引起的,包括创伤本身对正常体温调节功能的影响,寒战反应受抑制,失血所致组织氧摄取能力下降,代谢降低,热量散失和产热不足,这些变化从创伤早期即可存在。此外,创伤患者伤后在外界环境的暴露,以及诊疗环境室温过低,大量或快速输入未经加热的液体和血液制品,手术区域皮肤消毒或术野腹膜暴露、体腔冲洗等原因均可致低体温发生。Hirshberg 等利用计算机模拟创伤剖腹术中低温报告,在手术室重伤患者的体温失衡以暴露腹膜表面热损失为主,因此封闭腹腔可降低热损失。同时,他建议尽量缩短手术时间,损害控制手术应限于 60~90 分钟。

创伤患者发生低温的影响因素很多,包括年龄、受伤严重程度、环境温度及是否有开放伤的存在。这些因素都通过影响机体产热和散热的平衡而影响体温,一般年龄越大,发生创伤时体温下降越明显;受伤越重时,导致内环境紊乱也越严重,机体对体温的调节越弱,更容易出现体温下降;有开放伤存在时发生低体温的机会更多,而且体温下降更明显。创伤患者常需输入大量液体,因时间紧急或条件有限,进入伤员体内的常是室温水平的液体或冷藏的血液制品。低温液体进入血管后,直接吸收热量而降低血液温度,再通过体液间的交换和传导等方式降低机体组织温度。但在创伤时,机体中枢调节作用及产热反应均受到抑制,不能正常产生热量也会引起体温下降。

低体温对机体的危害主要包括 5 个方面。①低体温使血红蛋白对氧的亲和力增加,不利于组织对氧的摄取而容易造成组织缺氧。②低体温抑制凝血因子活性:激活的凝血因子作为一种蛋白酶本身的特性,理论上低体温对凝血因子活性有一定影响。分析部分激活凝血酶原时间(APTT)、凝血酶原时间(PT)、凝血酶时间(TT)的方法在 35℃ 以下检测时都明显延长。这说明低体温作为一个单独的条件,可能通过影响凝血蛋白酶的活性改变了凝血级联反应的进程。③低体温时血小板功能减弱:低体温使血小板变形能力减弱,进而可能导致循环中血小板含量下降,聚集及释放功能降低。低体温对血小板的影响可能还通过抑制其释放血栓烷 B_2,进而减少血小板的聚集及血栓形成。④低体温导致凝血因子产生减少:多种凝血相关酶都是由肝脏合成分泌的,如纤维蛋白原,凝血酶原,抗凝血酶Ⅲ、Ⅴ、Ⅶ、Ⅸ、Ⅹ因子等,低体温造成肝代谢降低,血液灌注下降,肝功能降低必然会引起这些因子分泌减少。⑤低体温抑制心肌收缩力,增加外周循环阻力,从而使心肌做功和心肌组织耗氧增加,致心排血量下降、低血压,由此可能引起心肌缺血和心律失常。

2. 消耗性凝血病　创伤出血直接造成凝血因子减少。创伤引起组织因子活化,使血液产生高凝状态,造成全身微血管内有广泛纤维蛋白沉着,形成微血栓,诱发微循环障碍、红细胞机械性损伤及溶血;大量血小板和凝血因子被消耗,从而使高凝状态转变为低凝状态;体内的继发性纤维蛋白溶解产生大量纤溶酶,使纤维蛋白原裂解,这些纤维蛋白(原)降解产物的抗凝作用可加重出血。消耗性凝血病所致微血管出血是由于多种因素共同的作用,包括创伤后高凝阶段消耗大量的血小板和凝血因子而未得到及时补充;低温以及代谢性酸中毒对凝血的影响;在抢救时输入了大量晶体液和胶体溶液,或输入了大量不含凝血因子或血小板的血液制品,造成严重的血液稀释。消耗性凝血病的严重后果是血液不能自凝,加剧出血。创伤损伤后早期凝血病的最常见原因是低浓度的凝血因子和血小板,即使是患者已经接受了各种成分血液的治疗。低温和代谢紊乱也能够引起或者加剧凝血病的出血。温度降低导致血红蛋白组织释放氧不如常温血红蛋白容易,温度降低还导致级联反应速率下降及凝血因子产生下降。在创伤后早期凝血异常期发生率高,它们是病死率的独立预测因素。初期 PT 异常增加 35% 的死亡,最初活化 APTT 异常增加病死率 326% 。

3. 代谢性酸中毒　创伤患者由于失血造成低血容量和组织灌注不足,持续低灌注状态下细胞能量代谢由需氧代谢转为乏氧代谢,导致体内乳酸堆积,引起代谢性酸中毒。血清 pH 并不能反映缺氧组织的 pH,即使是血 pH 在正常范围内,它仍维持在酸中毒状态。酸中毒抑制凝血系统的活性,凝血蛋白酶在碱性范围内才有合适的 pH,在酸性组织中不能很好发挥它们的止血作用。pH 从 7.4 下降至 7.0 以下,可降低酶复合物的活性,使 70% 以上的凝血酶难以激活。纠正全身 pH 对凝血病的出血有明显的改善,轻度改变 pH 比轻度改变体温,对抑制凝血系统活性有更大的作用。大多数凝血蛋白酶都有类似于胰蛋白酶的结构,胰蛋白酶需要在碱性范围(pH 为 8.0~8.5)内才有最合适的功能。所以,在小肠碱性环境中,最适合于其发挥作用。由此可见,酸中毒促进凝血紊乱,并可加重出血。快速发生的代谢性酸中毒可能引起严重的低血压、心律失常等,严重者可直接导致死亡。

在严重创伤病情演变过程中,低温所致心功能不全进一步加重酸中毒;而酸中毒又损害凝血功能,凝血障碍引起的组织低灌注继续加重了低温和酸中毒,三者之间互为因果,形成恶性循环。

（十四）多器官功能障碍或衰竭

创伤因组织器官损伤、低氧和低血压,引起局部和全身性产物和各种介质的释放,如促炎细胞因子、补体因子、凝血系统的蛋白、急性期反应蛋白、神经内分泌介质和免疫活性细胞在组织损伤处积聚,引起全身性炎症反应。此外,这种全身性炎症反应因为二次打击如缺血-再灌注损伤、外科干预或感染而增强。促炎介质和促炎或抗炎介质同时大量释放,这种双重免疫反应间的失衡可能是器官功能障碍与感染和脓毒症易感性增加的原因。内皮细胞损伤、白细胞积聚、DIC 和微循环功能障碍最终导致程序性细胞死亡和实质细胞坏死,进一步发展为 MODS 甚至多器官衰竭(MOF)。

第三节　创伤的诊断

一、病 史 询 问

1. **致伤原因和机制**　常关系到创伤的病变,例如,刺伤的伤口小而深度超过口径,腹部刺刀伤的外口不大,却可使内脏破裂。又如,从高处直身坠落,足着地时身体前屈,可发生肢体骨折,还可发生脊柱骨折。

2. **伤后症状及其演变过程**　受伤部位一般都出现疼痛;但神经系统受伤后失去知觉甚至意识;并发深度休克时患者常不自诉疼痛。伤后 2~3 天疼痛可缓解;如果反而加剧,常因并发感染加重。各部位的组织器官伤后发生功能障碍,可出现相应的症状,例如,颅脑伤后可有意识障碍、肢体瘫痪等;胸部伤后除了胸痛,还可有呼吸困难、咳嗽、咯血等。

二、体 格 检 查

检查过程中发现危重情况如窒息、大出血等,必须立即抢救,不应单纯为了检查而耽误抢救时机。检查步骤应尽量简捷,询问病史和体格检查可以同时进行。检查动作必须谨慎轻巧,切勿在检查中加重损伤。重视症状明显的部位,同时应仔细寻找比较隐蔽的损伤。例如,左下胸部伤有肋骨骨折和脾破裂,肋骨骨折疼痛显著,而脾破裂早期症状可能被掩盖、但其后果更为严重。接收多位患者时,不可忽视不出声的患者,因为有窒息、深度休克或昏迷等的患者已不能呼唤呻吟。一时难以诊断清楚的损伤,应在对症处理过程中密切观察,争取及早诊断。检查过程中应注意以下问题:

1. **注意患者的精神(心理)状态**　适当劝慰以缓解其紧张情绪,取得医患间的合作。如果发现下列情况,提示伤后机体有急剧变化可能危及生命,必须进一步深入检查:体温过低,意识失常;呼吸急促或困难,脉搏微弱、脉率过快或失律,收缩压或脉压过低,面色苍白或口唇、肢端发绀等。

2. **重点检查**　根据病史或某处突出的体征,如头部伤需观察头皮、颅骨、瞳孔、耳道、鼻腔、反射、肢体运动和肌张力等;腹部伤需观察触痛、腹肌紧张;反跳痛、移动性浊音、肝浊音区、肠鸣音等;四肢伤需观察肿胀、畸形或异常活动、骨擦音或骨导音、肢端脉搏等。

3. 伤口或创面检查 对于开放性损伤,必须仔细观察伤口或创面,但有的伤口应先做临时性处理,如压迫止血、堵塞开放性气胸的伤口、覆盖保护腹部伤口脱出的肠管等,待手术时详细检查。伤口的形状、大小、边缘、深度等,常能提示创伤的原因和类型。如刃器切割的伤口呈线形,边缘平整;锯伤的伤口也呈线形,但边缘带有纤维组织。又如刺刀和子弹所造成的伤口小,往往伤及深部组织器官,应视同闭合性创伤,着重检查内部损伤。伤口的沾污情况,直接关系到感染发生率,是选择伤口处理方法的重要根据之一。比较清洁的伤口,清创后适宜做一期缝合;沾染较重者则不适宜缝合。由于细菌非肉眼所能看到,有的伤口接触过医院内污物或用牲畜的车具等;外观上不见污秽,但实际沾染细菌数量甚多或毒性甚强,值得注意。伤口的出血性状、外露组织等,与处理方法相关。有的深部创伤不能直接看到,如颅脑伤后耳道、鼻腔流出脑脊髓液,实际为颅底骨折和鼓室、鼻窦等的开放性损伤。伤口内异物存留,部位表浅者可直接看到,部位较深者或伤已被血块等堵塞时不能看到,需用X线摄片等方法确定。

三、穿刺及辅助检查

1. 试验性穿刺 主要是为了观察体腔内的改变,如血胸、气胸、血腹、腹膜炎等,判断内脏器官有无损伤。穿刺抽出血液、气体等,一般表示内脏器官发生破裂。但可能有技术失误或判断差错。例如腹腔穿刺,可能刺入胀气的肠管吸出肠内容物,被误认为肠破裂;抽出血液者可能为腹膜后出血,但被误认为腹腔内脏器破裂。有时穿刺抽吸阴性并不能完全排除脏器损伤,可能是脏器损伤早期出血不多,或因为血凝块堵塞针头。但试验性穿刺简捷可行,无须特殊设备,故常用于闭合性创伤。为了减少误差,除了注意操作,可改变穿刺点,或定时再次穿刺,或穿刺后置入导管,可提高诊断准确性。

2. 导管术检查 插入导尿管,可以帮助诊断尿道、膀胱等的损伤。腹腔内留置导管,可以动态地观察腹内出血、脏器破裂等。某些气胸或血胸可用胸腔闭式引流,兼有诊断和治疗的意义。

3. 实验室检查 血常规和血细胞比容可提示贫血、血浓缩或感染等;尿常规可提示泌尿系损伤、糖尿等;血电解质和血气分析可提示体液紊乱;血尿素氮、肌酐可提示氮质血症;血清胆红素、转氨酶等可提示肝功能降低等。

4. X线透视或拍摄平片 对各部位的骨折、胸部伤、腹部伤或异物存留诊断具有重要意义。

5. 超声检查 超声检查具有操作方便、价格低、无损伤、可反复进行等优点,对胸腹腔积血积液敏感性高,是诊断血胸及腹腔实质性脏器如肝、脾损伤的重要依据。超声根据发现积液的部位、范围、深度,可估计积液量。胃肠穿孔可发现膈下、腹壁后方气体回声。动态床旁B超检查可及时检出隐匿性损伤或延迟性肝脾破裂等,具有重要诊断价值。

6. 电子计算机体层扫描(CT) 适用于颅脑伤,能显示颅内血肿的部位,为治疗提供参考。也可用于观察肝、脾、胰等实质器官损伤和腹腔积液,可在试验穿刺等较简便的检查发生疑问时应用。CT检查对损伤脏器的定位诊断正确率较高,多层螺旋CT对胸腹腔或腹膜后血管损伤等诊断正确率较高,必要时可注射血管造影剂增强扫描,帮助诊断血管损伤。

7. 血管造影 用于可疑的血管破裂,或虽已诊断血管破裂、但要选择手术方式(修补、血管移植等)时。数字减影血管造影及栓塞治疗在创伤中的应用日益增多。在确定损伤血管的基础上,部分患者可行血管栓塞止血。

8. 腔镜　对诊断不明确,又高度怀疑胸腹部脏器伤,可考虑行胸腔镜或腹腔镜检查,一方面通过腔镜检查可进一步明确诊断,另一方面在明确诊断的基础上,可行胸腹腔损伤脏器的修复。

9. 手术探查　虽经上述检查仍不能确诊,或基层医院并不具备各种检查条件,高度怀疑有内脏损伤时,手术探查仍是闭合性创伤的一种重要诊断方法。施行这种手术不是单纯为了明确诊断,更重要的是为了抢救和进一步治疗。

第四节　创伤的急救

创伤的治疗是从现场的一般急救开始。如发生窒息、大出血、呼吸困难等情况,必须立即着手抢救,否则患者会在短时间内死亡。即使发生心搏、呼吸停止,只要条件允许就应立即施行复苏术以挽救患者生命。妥善的急救处理能为后续治疗奠定良好的基础,预防或减轻并发症,使患者能顺利治愈。医务人员应熟悉创伤的急救,而且还要向群众普及这方面的常识,培训非专业的急救人员,以备临时抢救。国内外都日益重视创伤救治,不断改进各级医院的急救设施,完善急救体系,建立地区的急救中心,并组织有关的通信和运输网,使创伤救治的工作效率不断提高。

1. 尽量缩短院前时间　根据资料统计,院前死亡约占创伤总死亡人数的 2/3 或更多,如能做到及时而合理的救治,35% 的死亡者是可以救活的。50% 死亡者死于现场和途中,如伤员及时接受良好的救治,入院后死亡者中 40% 可以挽救。因此,加强创伤的早期救治对提高创伤的救治水平非常重要。院前反应时间(response time)指从接到呼叫电话至急救车和医务人员到达事故现场所需要的时间,是评价院前急救水平的重要标准,应尽可能缩短院前反应时间。一旦伤员情况稳定,就应开始转运而不能延误,转运中对伤员的生命体征严密监护、心肺支持和补充血容量。

严重创伤救治遵循的原则是,应将伤员送到条件好的大型综合性医院或创伤救治中心治疗,以保证救治质量和效果,同时尽量送到就近的医院,以缩短院前时间。直升机空中救护可缩短院前时间,提高救治效率。目前,我国相当部分地区的救治半径较大,空中救护还不能广泛应用。因此,相当数量的严重多发伤伤员因伤情重而不允许进行长途转送,需要在基层医院进行早期救治,而这些医院的救治条件和技术力量均不够,因此,应充分发挥上级医院对基层医院的技术指导和帮助作用。可派出相关专业技术较强的 ICU 和创伤外科医生,指导帮助这些单位的早期急救、手术及心肺脑复苏等救治工作,待病情稳定后再转送到条件好的医院进一步治疗。

2. 保证伤员气道通畅及保持正常的通气　迅速清除口咽腔凝血块、呕吐物及分泌物,必要时放置口咽通气管通气,有胸腔创伤发生通气障碍,应行气管切开、胸腔闭式引流。开放性气胸宜用凡士林纱布填塞胸部伤口,予以包扎。张力性气胸应行胸腔闭式引流。多根多处的肋骨骨折可引起反常呼吸运动,造成明显的呼吸、循环障碍,现场急救时先用加垫包扎法限制部分胸壁的浮动。

3. 止血　根据出血性质和伤口形状选择止血方法。常用的填塞压迫止血法以机体自身止血功能、血管收缩和血液凝固为基础。对四肢伤口出血,用止血带是最有效的临时止血法,阻断血流的持续时间愈短愈好(勿超过 1 小时),注意阻断部位和松紧度。抗休克裤(服)有可充气的套囊,可用于控制下肢或骨盆大出血,保持上半身血容量和心脑的灌流,兼有固定下肢骨折的作用。但头颈和胸部有创伤时禁用抗休克裤,以免加重局部出血。

4. 包扎伤口 现场急救时,包扎伤口需用无菌敷料,缺少敷料时应选用清洁的织物。包扎要松紧适宜和稳固,以免移位、脱落或阻碍血液循环。从伤口脱出的肠管等,原则上不应在现场还纳,覆盖保护物品和包扎,待清创时处理。

5. 创伤部位的制动 不仅骨折时需要,其他的创伤也需要,可减轻疼痛刺激、防止再出血或损伤。肢体制动可用夹板,躯干的制动可借助于担架和束带。应注意搬动患者时勿使伤处移位、扭曲、震动等。

6. 扩充血容量 以防止休克发生或恶化。扩充血容量一般宜先输入等渗盐水或平衡液,继以浓缩红细胞或全血,需要时可再输晶体液、白蛋白或血浆等。先输入晶体液,对微循环而言,可能比首先输入全血有利,因为创伤、休克时微循环流态改变,有红细胞聚集和血流滞缓现象。如失血超过 1000 ml 以上,可同时从两条静脉通路分别输入晶体液和全血。监测中心静脉压和尿量等,以估计血容量多少,并可供估计心功能的参考。对出血未能控制的伤员,现主张限制性液体复苏,即将血压控制在低于正常水平但能满足组织灌流即可,待出血控制后再加强补液。

第五节 创伤的治疗

一、清 创

受伤至处理伤口的时间一般为 6~8 小时,必要时可延长至 12 小时或更长时间。对常见的软组织伤口,清创术的步骤包括反复冲洗伤口,消毒周围皮肤,彻底止血,清除异物和失活组织,切除伤口边缘组织,然后缝合伤口。这种手术的目的,就是使沾染伤口转变成清洁伤口,缝合后能一期愈合。

二、确定性手术

经过早期紧急救治处理,部分患者需要进一步行确定性手术治疗,可根据患者的具体情况及时施行,如头、胸、腹部组织器官损伤的修复,骨折固定等。

三、抗菌药物的应用

预防性抗菌药物应尽可能早用,常用范围包括:①腹部、会阴、面颌等部位的创伤,特别是肠管损伤伤口沾染较重;②沾染较重、失活组织较多的各种开放性创伤;③创伤并发较长时间的休克或需要施行复苏术者,组织缺氧严重,容易并发感染;④伤前原有免疫抑制或缺陷,如长时间用肾上腺皮质激素、粒细胞减少、糖尿病等。

四、维护重要脏器的功能

在 MODS 患者,临床发生率最高、时间最早、症状最明显的往往是 ARDS。为此,患者往往不可避免地需给予机械通气。目前较常用的通气方式有压力支持(PS)、连续气道正压(CPAP)、间歇正压通气(IPPV)等,上述每一种方式往往均需要同时施加呼气末正压(PEEP)。机械通气可以有效地纠正低氧血症,但同时正压通气也会带来不良影响,如气压伤、负性血流动力学作用等。因此,要仔细地调节各项参数,以求用较少的肺损伤代价换取较满意的血气结果,不是追求最高的氧分压,而是最满意的氧输送。脑部损伤患者保持有效的组织灌流及供氧,及时给予脱水,6 小时内开始应用甲泼尼龙 10 ~ 30 mg/(kg·d)静脉注射,亚低温(32 ~ 34℃)及冬眠疗法以降低脑代谢,预防或减轻继发性脑损害。在补足血容量的情况下,适当利尿以维持足够的尿量,防止肾功能损害,肾功能明显损害者采用血液透析治疗。及时恢复肠道营养,注意保护胃肠黏膜屏障功能,应用谷氨酰胺,以利肠黏膜修复,尽早行胃肠营养,减少细菌及内毒素移位,防止肠源性感染。对大量失血患者除输血外及时补充凝血因子,预防凝血功能障碍及 DIC 发生。适当补充新鲜血浆及冷沉淀,提高患者的免疫功能。避免使用对肝功能有损害的药物,适当补充白蛋白、维生素等,提高氨基酸用量,提高支链氨基酸和减少芳香族氨基酸的含量。对严重感染患者,除加强抗感染措施外,采用血浆滤过,以去除血中细菌毒素和某些有害物质。

五、代 谢 支 持

尽管目前胃肠道外营养已有明显改善,但仍不能完全代替胃肠道营养,因此应尽可能早期采用胃肠道营养。最佳的营养摄入途径是经口摄食,静脉营养可作为胃肠营养不足的补充,只有胃肠道完全需要禁食时,才可考虑全胃肠道外营养,并尽可能缩短这段时间。在摄入的营养中,应提高蛋白量,减少糖含量,使热量:氮接近100:1。鉴于该类患者葡萄糖利用障碍,新的糖源营养物也正在积极研制。有研究指出,在高代谢状态下,生长激素能使患者的负氮平衡明显改善,从而为代谢支持提供了更有力的手段。

第六节　损害控制在创伤中的应用

损害控制外科(damage control surgery,DCS)本来是美国海军作战舰船遭到重创时的处理程序,1993 年美国腹部外科医生 Rotondo 制定了损害控制的全面规范化分阶段操作程序,经过 20 年的发展,已经在创伤外科得到广泛应用。所谓损害控制手术,就是在救治严重创伤、大量失血伤员,患者全身情况很差、生理耐受程度低时,采用分阶段的方式完成手术治疗,即早期简化手术,然后复苏,待伤员生理紊乱得到适当纠正,全身情况改善后再次进行确定性手术。这样可以较大限度地减少生理紊乱对患者的损害,避免由于低体温、凝血障碍、酸中毒致命性"三联征"而引起不可逆的病理损害,降低伤员病死率。随着理论认识的不断深化和技术方法的不断完善,逐渐将其确定为一项规范化的操作程序。早期主要用于严重腹部创伤患者的救治,现在严重骨关节创伤、胸部创伤及多发伤患者也应用此技术。现代武器向高能高爆高速发展,对人体的杀伤力大大增强,显著增加了组织器官损害的严重程度,加大了创伤救治的难度,如果合理应用损害控制外科技术,可降低伤员早期死亡,并为后续抢救和治疗提供机会和条件。

损害控制手术一般由 3 个阶段组成:第一阶段的主要任务是用最简捷的方法控制实质脏器或血管损伤出血和空腔脏器破裂造成的污染。第二阶段的主要任务是在 ICU 内对患者继续进行休克复苏,最大限度地维持循环功能的稳定,恢复正常体温,纠正酸中毒和凝血功能障碍,进行机械通气支持,对患者进行再次评估以防遗漏次要或隐蔽部位的损伤。第三阶段的主要任务是在患者的生理紊乱得到纠正、生命体征恢复正常后进行再次手术,取出填塞物,对损伤的脏器进行确定性修复手术。

一、常见各部位创伤应用 DCS 的原则

1. **腹部 DCS** 早期简化手术,控制活动性出血,控制污染,暂时关闭腹腔,进行复苏及生命支持术后 24~48 小时行确定性手术,损伤脏器确定性处理,再次探查首次手术遗漏的损伤。

2. **骨关节创伤 DCS** 急诊处理不稳定骨折早期外固定,控制出血,复苏及生命支持,伤后 2 周进行延期骨折确定性手术。

3. **胸部创伤 DCS** 紧急手术解除心脏压塞、胸部血管损伤引起的出血结扎或修复损伤的血管,严重的肺及支气管损伤可行紧急肺部分切除,膈肌损伤行修补。复苏及生命支持,患者情况改善后行确定性手术,如肋骨骨折的内固定、食管损伤修补,血管损伤行暂时分流者行确定性修补或血管重建等。

4. **多发伤 DCS** 多发伤累及多部位多脏器,伤情严重情况下,应及早确定采用 DCS,即优先手术以解决危及生命的损伤如巨大颅内血肿伴颅内高压、严重肺及支气管损伤、胸腹联合伤、肝脾等实质脏器损伤伴大出血等,术后复苏待全身情况稳定后,再对其他部位损伤行确定性手术处理。

二、DCS 的适应证

正确判断哪些患者需要实施 DCS 至关重要。患者从受伤到进行损害控制手术的时间越短,预后越好,因此要求在术前或手术开始后尽快做出实施损害控制手术的决定,根据患者的最初生理状况,以及对体内损伤迅速做出伤情判断的基础上做出决定,不要等到代谢衰竭再决定。选择患者时应该综合考虑创伤类型、创伤部位,尤其是创伤引起的病理生理变化。①创伤类型:高能量闭合性腹部创伤、多发性腹部穿透伤等。②伤情:严重肝脏损伤;胰、十二指肠损伤;手术需要很长时间;腹部大血管损伤,如肝后腔静脉损伤和骨盆血肿破裂,常规方法难以止血。③病理生理变化:严重的代谢性酸中毒,$pH < 7.30$;低温,体温 $< 35.5℃$;复苏过程中血流动力学状态不稳:如低血压、心动过速、呼吸过速、神志改变;严重创伤性出血,估计需要大量输血(> 10 U)。

三、DCS 的方法和步骤

(一) 术前准备

此类患者因病情危重,特别强调时间观念,尽量缩短院前和急救的时间,所有不影响伤员紧急处理的不必要的检查暂不做,手术前容量复苏将加重低温、凝血障碍,胶体液也影响凝血,因此不要作为主要措施,更不能因进行容量复苏而耽误手术时间。患者立即送手术室,而应在手术控制出血的基础上行强有力的复苏。

(二) 简化手术

1. **控制出血** 控制出血是损伤控制外科的首要任务。腹部创伤紧急剖腹手术进腹后立即开始填塞,先右上腹、再左上腹、然后左右下腹。控制主动脉,在横膈裂孔用手指钝性分离,并压迫,然后用无损伤血管钳钳夹;第二步确定出血的主要来源,仔细检查腹部的四个象限,及用手或敷料直接压迫迅速控制出血。用几个大的敷料压迫通常能控制肝、脾、肾脏出血。腹部检查必须彻底,采用内脏的旋转松解腹膜后结构。所有腹内及大部分腹膜后血肿需要探查并清除,不论是由于钝性伤或贯通伤引起的搏动性、膨胀性或稳定性血肿均应探查。非搏动性肾周的血肿、肝后血肿或钝性盆腔血肿不应探查,可用腹腔填塞处理,随后采用血管造影栓塞术。

填塞可用于所有的腹腔内脏及腹膜后组织,如肝脏、胰腺、肾脏、脾、胃肠道(胃、十二指肠、小肠、结肠、直肠)、胆道系统、膀胱及输尿管、骨盆、腹膜后血管等器官、组织创伤引起的各种出血,包括动脉、静脉出血及创面渗血。

实质性组织、器官如肝脏,骨盆贯通伤弹道出血或其他难以接近的部位可以采用球囊导管或三腔二囊管止血,将带球囊的导管插入上述部位,向球囊内充气或液体,使其膨胀从而达到止血目的。肝脏贯通伤弹道出血时将三腔二囊管插入弹道,先充盈胃囊,将导管固定于肝脏后面,防止脱落,再充盈食管囊以压迫弹道止血。导管可经皮肤引出腹腔外面,48 ~ 72 小时后打开阀门,拔除导管,无须再次手术。

复杂的血管重建应尽可能避免,可采用简单且安全、有效的措施如破口修补、结扎、暂时性腔内插管分流。大血管非离断伤、且血管壁未坏死时,可暂时行侧面修补,重要动脉离断伤可暂时分流。严重的肺及支气管损伤用切割闭合器快速行肺部分切除。

2. **控制污染** 一旦出血得到控制,重点应转向肠内容物溢出引起的污染。肠管单个穿孔可单层连续缝合修补。复杂肠管损伤如结肠损伤或广泛小肠损伤时,切除失活的肠管,闭合器关闭远、近端,留于腹腔待二期吻合,不行回肠造口术或结肠造口术,更不作常规切除吻合。十二指肠、胆道、胰腺损伤可置管外引流,并加填塞。幽门、胰腺颈、近端空肠可用闭合器缝合,胆总管可以结扎,胆道可经胆囊造口引流。乳头部创伤并严重出血,填塞不能止血时,可行胰十二指肠切除,但不重建。输尿管损伤不宜直接缝合,代以插管引流。膀胱损伤也可置管引流,经尿道或耻骨上均可。

如胰远端损伤(AAST Ⅲ),且广泛的组织破坏,包括胰管破坏,可行快速远端胰切除术。严重的胰十二指肠损伤(AAST Ⅴ)几乎都合并周围结构受累,患者将不能承受复杂手术如胰十二指肠切除术,应当仅行清创术清除。小的十二指肠损伤可行单层缝合修补,但大的十二指肠损伤应当行清创术清除,缝合暂时关闭断面,待二期处理。

当腹腔的出血和污染得到控制后,为了防止体液、体热丢失,腹腔应该关闭。暂时关闭腹腔的方法有如下几种:①塑料单覆盖,负压吸引法;②敷料填塞覆盖法;③单纯皮肤缝合法;④修复材料缝合法;⑤单纯筋膜缝合法。以单纯皮肤缝合及修复材料缝合常用,如无明显张力时,皮肤可以巾钳钳夹或单层连续缝合;组织严重水肿,张力明显时,应以修复材料填补切口缺损。关腹前应该尽可能以网膜或以对肠管无侵蚀作用的薄膜覆盖肠管表面,防止修复材料侵蚀肠管引起的肠瘘。

如果担心实质脏器持续出血,在转入 ICU 之前应采用血管造影及血管栓塞术。对所有肝或盆腔的明显出血都应尽量栓塞。

3. 复苏及生命支持 简化手术完成后,患者送回 ICU 继续进行复苏,采用机体氧运输和氧消耗的脱依赖状态及血浆乳酸水平的正常作为复苏的终点。机体复温可以采用复温毯、增加室内温度、加温输液输血、机械通气的加温湿化、放置胸腔引流管行热生理盐水胸腔灌洗,必要时建立动-静脉或静脉-静脉体外通路复温等方法。复温应该一直持续至体温正常,没有凝血功能异常的临床表现,各项凝血指标恢复正常。积极输入新鲜冷冻血浆和血小板是纠正凝血障碍的关键。另外,患者常需要通气支持,如有必要,可以让患者短暂恢复意识,以便进行神经系统检查后给予镇静药和肌肉松弛药。复苏的同时还需对伤情进行评估,进行必要的辅助检查,找出可能在初期评估和手术中漏诊的隐匿性损伤,并计划好下一阶段的手术方案。

此类伤员因大量失血,可造成血细胞及凝血因子的大量丢失,导致凝血功能障碍。因此,在容量复苏过程中应注重红细胞及凝血因子的补充,第 1 个 24 小时输浓缩红细胞、新鲜冷冻血浆及血小板各 10U,其指标:凝血酶原时间<15 秒,血小板>$100×10^9$/L,纤维蛋白原<1 g/L 时输冷沉淀,要求达到>1 g/L。

4. 确定性手术 如果患者的代谢性酸中毒、低温、凝血功能障碍得到纠正,生命体征平稳,治疗进入第三阶段,对患者确定性手术,手术在 24~48 小时进行。手术时先取出填塞止血敷料,彻底冲洗腹腔并进行彻底探查以防遗漏损伤,检查初期手术时处理的损伤脏器情况,对仍然存在的活动性出血进行彻底止血,然后对损伤的器官组织进行确定性处理,包括实质脏器的修补、切除或部分切除,空腔器官损伤修补或切除吻合,血管损伤的修复等。术中要注意液体的继续补充,如果患者出现生命体征不稳定或内环境紊乱,则需要重复损害控制的分期治疗程序。

第七节 多发伤的救治

一般认为多发伤指在同一机械因素作用下,人体同时或相继遭受两处以上解剖部位的损伤,至少有一处损伤可危及生命。多发伤平时或战时均常见,其发生率为 29.4%~31.5%。平时多由交通事故、坠落、地震等所致,战时多由于枪弹、弹片、钢珠弹、地雷伤等引起。

一、临床特点

1. 生理紊乱严重 多发伤常累及脑、心、肺、肝、肾、胃肠、血管等重要脏器,可直接造成组织器官结构及功能损害;同时由于急性血容量减少、组织低灌流状态与缺氧等病理生理变化,多伴随强烈的全身性炎症反应和应激反应,以及脓毒症等可引起组织器官的继发性损害。如果这些病理改变不能得到有效控制,可导致 MODS。

2. 病死率高　死亡分为 3 个高峰:①第一高峰出现在伤后数分钟内,死亡原因主要为脑、脑干、高位颈髓的严重创伤或心脏、大动脉撕裂伤等。②第二死亡高峰出现在伤后 6 ~ 8 小时,原因为脑内、硬脑膜下及硬膜外血肿,血气胸,肝脾破裂,骨盆骨折致大出血,如及抢救及时,大部分可免于死亡。③第三死亡高峰出现在伤后数天或数周内,主要原因为创伤后引起严重感染和多器官功能衰竭。

3. 休克发生率高　严重多发伤因损伤广泛而严重,失血量大,休克发生率高。休克发生的原因主要为失血性休克,也可因胸部创伤、心脏压塞、心肌损伤引起心源性休克。

4. 严重低氧血症　严重多发伤早期低氧血症发生率可高达 90%。严重创伤常合并休克,另一方面内源性扩血管物质明显增加,如 PGI_2、腺苷、组胺、缓激肽、NO 等,NO 为作用最强的扩血管物质。机体在释放扩血管物质的同时也产生大量的缩血管物质,如 TXA_2、血管紧张素、5-羟色胺、内皮素-1 等,尤以内皮素-1 缩血管作用最强烈,从而产生血管舒缩功能障碍。一方面是短路血管大量开放并产生低阻,另一方面是微循环闭塞而导致细胞营养障碍。同时血管通透性增高,导致组织和器官水肿、单位体积血管床数量减少、氧弥散增加,从而造成或加重细胞缺氧。

5. 容易漏诊及误诊　由于严重多发伤受损伤部位多,加上开放性创伤与闭合性创伤同时存在,明显创伤与隐匿创伤共存,且大多数伤员伤势重而不能自诉伤情,容易发生漏诊与误诊,漏诊率一般为 12% ~ 15%。造成漏诊的主要原因为:①伤员伴意识障碍,对受伤史了解不清。②诊断时满足于一个部位的创伤而忽视了其他部位的创伤。③对一些表面或易于察觉的伤情易于诊断,而忽略了隐蔽和潜在的甚至更严重的创伤。④仅注意到局部创伤,而对局部创伤可能引发的全身应激反应及合并症重视不够。⑤临床医生的专业局限,仅注意本专业创伤,而忽视了对其他部位创伤的检查。⑥未行必要的辅助检查。易发生漏诊的创伤常为颅脑外伤;胸部创伤忽视腹部体征而漏诊肝脾损伤;腹部空腔脏器损伤因腹膜刺激征明显,可漏诊胸部伤。

6. 处理矛盾多　严重多发性创伤常需要手术治疗,由于创伤的严重程度、部位和累及脏器或深部组织不同,故对危及生命的创伤处理重点和先后次序不一样,有时几个部位的创伤都很严重,处理顺序上就可能发生矛盾。如大的创面和活动性出血,常容易引起重视并做早期处理,而忽略了腹内实质脏器损伤的处理。腹部创伤大出血合并休克,既要迅速扩容,恢复有效血容量及组织灌注,又要立即手术止血;严重伤员既要处理原发损伤,又要兼顾全身情况,减轻继发性病理损害。

7. 并发症多　严重多发伤并发症发生率高,不少伤员常因严重并发症而死亡。常见严重并发症为休克、ARDS、MODS 等。同时因伤情重,机体防御功能下降和广泛软组织损伤、坏死、严重污染、内脏破裂等,均可引起严重感染,甚至脓毒症。

二、救治的组织实施

多发伤因病情发展快,常严重危及伤员的生命,需要进行紧急处理;常伤及多个重要脏器,多发伤早期对机体的主要危害是呼吸障碍和因脏器或血管损伤造成大出血,可很快危及生命,因此"黄金时间"(golden time)的救治特别重要。黄金时间指从伤后至诊断、复苏和确定治疗方案的时间。应尽量缩短院前时间,快速完成检诊、伤情评估、诊断及手术前准备等工作。需要具有较高临床水平的各相关专业人员参与救治;需要迅速制订严密的救治计划并实施,各相关专业人员在救治工作中做到密切合作、有条不紊。因此,高水平的严重多发伤救治需要一个高素质的团队才能完成。在救治中强化整体综合救治意识,既要解决局部伤情,更要注重解决全身性病理损害。针对严重多发伤救治中的突出矛盾,制订有效的抢救预案。在迅速诊断及伤情评估的基础上,根据优先解决主要矛盾的原则,迅速制订救治方案,保证各部位伤的快速有序处理,院前急救、院内早期救治、外科手术及ICU几个环节紧密衔接。

三、VIP 程序

West(1985)提出多发伤的救治程序(VIP),在抢救严重创伤伤员过程中发挥了显著作用,提高了救治成功率。

1. V(ventilation,**通气**)　即保证伤员气道通畅及保持正常的通气。迅速清除口咽腔凝血块、呕吐物及分泌物。鼻管给氧,放置口咽通气管、气管切开和辅助呼吸。昏迷伤员应及早气管插管,颌面及喉部严重损伤宜行气管切开术。有胸腔创伤发生通气障碍,应行气管切开、胸腔闭式引流。开放性气胸宜用凡士林纱布填塞胸部伤口,予以包扎,预防纵隔摆动。张力性气胸应行胸腔闭式引流。多根多处的肋骨骨折可引起反常呼吸运动,不仅减少通气和换气,而且引起纵隔左右摆动,造成明显的呼吸、循环障碍。现场急救时先用加垫包扎法限制部分胸壁的浮动;继而用肋骨外固定或者内固定(用机械性正压呼吸),以保障呼吸和骨折愈合。

2. I(infusion,**输注**)　即迅速输液、输血扩充血容量,以防止休克发生或恶化。扩充血容量一般宜先输入等渗盐水或平衡液,继以浓缩红细胞或全血,因此在纠正缺氧的同时应尽快输液输血。先输入晶体液,对微循环可能比首先输入全血有利,因为创伤、休克时微循环流态改变,有红细胞聚集和血流滞缓。如失血超过1000 ml以上,可同时从两条静脉通路分别输入晶体液和全血。监测中心静脉压和尿量等,以估计血容量多少,并可供估计心功能的参考。对严重休克伤员,应适当补充碳酸氢钠,以纠正酸中毒。大血管或心脏创伤及脏器破裂大出血等非控制出血休克患者,大量快速的液体复苏可增加血液丢失,引起稀释性凝血功能障碍和减少组织氧供,诱发代谢性酸中毒。因此,对这些患者现主张早期限制性容量复苏或延迟容量复苏,即少量输液将血压维持在低于正常但能保证脏器及组织灌流的水平;或不输液,在紧急手术控制出血的基础上,加强容量复苏。

3. P(pulsation,**搏动**)　监测心脏搏动,维护心泵功能。在保持正常通气、迅速扩容的情况下,如伤员血压不断下降,脉搏弱而不规则,颈静脉怒张,中心静脉压逐渐上升,心音遥远或消失,应考虑心脏压塞,立即行心包穿刺,必要时紧急手术,切开心包,以手指堵住心肌伤口,缝合伤口或连接上体外循环机后修补伤口。对心肌挫伤可选用多巴胺等药物。

心搏骤停者立即行胸外心挤压。但在常温下胸外的心挤压效果有限,因能推动的血虽至多30%左右,且此时多有心室颤动。应在心电图监测下行电除颤;同时用气管导管辅助呼吸,根据室颤波形选用肾上腺素、利多卡因等(静脉或心腔内)。有开胸指征者可行直接的心脏按压。

四、优先手术解决危及生命的损伤

多发伤几个部位的创伤都很严重时,对危及生命损伤的处理重点和先后次序非常重要。应在及早明确诊断的基础上,根据伤情轻重及对生命的危及程度迅速制订手术方案,及时处理危及生命的损伤。如颅内血肿,尽早手术清除血肿;伴有胸腹腔大量出血时,颅脑与胸腹腔手术应同时进行。对胸部伤合并腹部伤或胸腹联合伤,应遵循胸部伤重、腹部伤轻者先开胸,腹部伤重、胸部伤轻者,先放置胸腔闭式引流后开腹手术。如胸部伤和腹部伤均严重,应分两组分别开胸和开腹。以下几种损伤应优先救治:

1. **颅脑损伤处理**　CT 检查颅内血肿较大(幕上者>40 ml,幕下者>10 ml);血肿不大但中线结构移位>1 cm、脑室脑池受压明显;意识障碍逐渐加深;颅内压进行性升高等情况下,应行颅内血肿清除术,术前已有明显脑疝或 CT 检查中线结构明显移位者,应将硬脑膜敞开并去骨瓣减压。

2. **紧急剖胸手术治疗心脏及肺损伤**　凡在心脏损伤危险区的胸部开放伤如同时伴有大出血、休克或疑有心脏压塞者,应立即送手术室或于急诊室行开胸术。急诊剖胸对危重及濒死的胸部创伤尤其是穿透伤的救治效果已得到公认,紧急剖胸对有生命体征的呼吸是有效的治疗手段,对有生存证据的钝性伤亦应考虑。但无论是穿透伤或钝性伤,无生命体征者均不佳。现一般主张,到达急诊室时有生命体征,进行性或不能控制的血胸,怀疑有胸门或大血管损伤,心脏压塞者,均应行紧急剖胸术。对严重的胸部钝性伤,应高度警惕心脏破裂的可能性,床旁进行二维超声心动图检查确诊并及时手术。手术对心脏裂口行修补,心脏压塞者行心包切开术,严重肺及支气管损伤行肺部分切除术。

3. **胸腹联合伤的治疗**　该部位损伤往往累及胸腔和腹腔多个脏器,在诊断和治疗上比较复杂,因膈肌破裂而使膈肌的运动功能丧失,腹腔脏器如胃、脾、结肠等进入胸腔,造成肺受压萎陷和纵隔移位,可引起严重呼吸和循环功能障碍。因此,胸腹腔联合伤一旦确诊或高度怀疑时应积极行抢救手术。X 线胸片、CT、MRI 等检查均对诊断有帮助,但 CT 特别是螺旋 CT 诊断准确性较高,是目前诊断膈肌损伤的重要手段。胸部伤一般只需行胸腔闭式引流,如有肺支气管及血管损伤时需要手术处理。同时剖腹探查处理腹内脏器伤,并修补膈肌。

4. **连枷胸的治疗**　连枷胸引起反常呼吸运动,导致呼吸功能障碍和严重低氧血症,必须及早治疗。1956 年,Avery 提出"呼吸内固定法"即控制性机械通气治疗连枷胸,在 20 世纪 70 年代曾风行一时,但由于机械通气引起医院内感染、张力性气胸、胸损伤等并发症,近年来国内外主张行手术内固定。对于未合并肺挫伤的连枷胸患者,一般主张行手术固定;合并肺挫伤者的意见不一致,但撤离呼吸机有进行性胸壁凹陷者仍主张手术内固定。早期使用克氏针固定肋骨,但容易松动滑脱。近年来常用重建钢板和多孔螺丝钉、Judet 夹等固定技术。固定方法趋向于操作简便、微创化,符合人体生物力学要求。

5. **腹腔实质脏器损伤及血管损伤的处理**　腹腔脏器如肝、脾等损伤及血管损伤而伴大量出血,由于失血性休克而危及生命,因此必须紧急手术处理。这些损伤通过腹腔穿刺抽出不凝血,结合受伤史及查体即可做出初步诊断,如失血量大、血压很低,直接到手术室紧急剖腹探查。如病情允许,可快速完成 B 超或 CT 检查进一步明确诊断。手术的首要任务是尽快控制出血,探明损伤脏器及性质后,迅速结扎破损的血管,修复损伤的肝脏,损伤严重者可行清创性肝脏部分切除,对裂口较深或肝组织大块缺损手术难以达到满意止血者,可用大网膜、止血纱布等填入裂口,再用长纱条按顺序填入裂口达到止血。脾脏破裂应立即行裂口修补或脾切除术,其他脏器合并大出血亦应结扎血管或损伤修复达到止血。

6. 腹膜后血管损伤的处理 迄今腹膜后血管损伤的诊断及治疗仍存在一定困难,而腹膜后较大血管损伤常迅速而严重地危及伤员的生命。传统方法为除大量搏动性出血需要切开后腹膜探查进行损伤血管修补外,一般采用非手术治疗,其理由为打开腹膜后广泛出血难以控制,且腹膜后血肿有自限性止血的作用。但非手术治疗也可能因大量失血使伤员丧失抢救时机。近年来一些学者的观点有所改变,认为大部分腹膜后血肿需要探查并清除,不论是由于钝性伤或贯通伤引起的搏动性、膨胀性血肿均应探查,先阻断腹主动脉再认真探查;在明确损伤血管的基础上能做血管修补者立即行修补、血管吻合或血管移植,对伤情严重、不便于行复杂的血管修补或重建者可暂时性腔内插管分流,按损害控制的原则,待患者情况稳定后再行确定性手术。非搏动性肾周的血肿、肝后血肿或钝性盆腔血肿不应探查,可用腹腔填塞处理,随后采用血管造影及栓塞术。打开骨盆骨折引起的盆腔腹后血肿几乎都是致死性的,即使行了髂内血管结扎,这种情况下不应打开腹膜后腔,而应该用大的腹部敷料填塞盆腔,此前应当使骨盆稳定。

五、各部位伤的治疗原则

1. 颈部伤 颈部的特点是在狭小的范围内,有很多重要器官(如食管、气管、颈动静脉、甲状腺、臂丛、脊髓等)密集存在。在颈部穿刺伤时,上述器官均有可能发生严重损伤,但因被肌肉及深筋膜覆盖,初步检查时极易忽视。行 X 线摄片,观察气管与食管有无移位,有无皮下气肿及异物等,可帮助诊断。但多数情况下,术前无法做详细检查,而需紧急手术。

2. 胸部伤 呼吸功能是否良好,取决于呼吸系统和大脑的功能。呼吸系统功能包括呼吸道有无阻塞、肺实质弹性如何、膈肌和胸廓是否完整。上述任何部位损伤都可影响呼吸功能。此外,大脑功能受到抑制时,呼吸功能也必然会受影响。因此,多部位伤时呼吸功能紊乱,应明确哪些伤对呼吸功能影响最大。严重的胸部伤,呼吸功能紊乱十分明显,除非其他部位大出血需立即止血外,均应予以优先处理。

3. 颅脑伤 颅脑伤员神志变化是伤情严重程度的重要指标,应特别引起重视。颅脑损伤伴其他脏器损伤:①双重型。颅脑损伤如广泛的脑挫裂伤、颅内血肿,其他伤如胸腹腔大量出血,二者均需紧急手术,应同时进行。②颅脑伤重,合并伤轻。手术重点应放在颅脑伤,轻伤可放在后面处理。③合并伤重,颅脑伤轻。因颅脑伤轻,不急于手术或不需手术,而应先处理肝脾破裂等严重合并伤。

4. 腹部伤 多发伤中,腹部伤的特点是发生率高,文献报道其发生率为 29% ~ 63.9% ,故任何部位伤都要考虑有腹部伤的可能。腹部创伤因肝脾破裂及大血管损伤致严重大出血时,应先进行剖腹探查,并迅速控制出血。空腔脏器破裂,可待其他危及生命的创伤处理后再行处理。

5. 多发性骨折 当前对多发伤时多发长骨骨折处理的观点是:应积极争取时间,尽早施行骨折复位内固定。多发骨折早期内固定在重症多发伤患者的处理中尤具以下优点:易于保持正常呼吸功能及肢体早期活动,可明显降低 ARDS 和脂肪栓塞综合征的发生及易于手术后护理。手术时应在良好的麻醉及监护管理下分组同时进行,手术方式要尽可能简单,手术时间尽可能缩短。手术过程中必须有效地维持各重要脏器的血流灌注。

(黄显凯)

参 考 文 献

高劲谋. 2004. 创伤急救与治疗模式探讨. 中华创伤杂志,20:707~708

黎鳌,盛志勇,王正国. 1998. 现代战伤外科学. 北京:人民军医出版社,99~123

沈伟锋,干建新,江观玉. 2004. 以"三环理论"为指导,建设我国急诊医疗服务体系. 中华医院管理杂志,20:595~597

盛志勇. 2005. 严重创、烧伤后脓毒症与多器官功能障碍综合征的防治. 中华创伤杂志,21:11~14

王一镗. 2005. 严重创伤救治的策略——损伤控制性手术. 中华创伤杂志,21:32~35

王正国. 1997. 交通医学. 天津:天津科学技术出版社,10~26

王正国. 2000. 创伤研究的回顾与展望. 中华创伤杂志,16:7~9

王正国. 2002. 王正国创伤外科学. 上海:上海科技出版社,74~86

王正国. 2004. 交通伤及其预防对策. 中华创伤杂志,20:129~131

姚咏明,栾樱译. 2011. 提高对创伤感染及其并发症的认识. 临床急诊杂志,12:361~364

姚咏明,张庆红. 2012. 从神经内分泌途径认识脓毒症时免疫反应失调. 中国急救医学,32:97~100

姚咏明. 2009. 创伤感染并发症免疫功能障碍及其诊治的若干问题. 中华外科杂志,47:37~39

张庆红,姚咏明. 2010. 关注神经内分泌紊乱与脓毒症的关系及其防治策略. 中华烧伤杂志,26:87~89

Angus DC, Black N. 2004. Improving care of the critically ill: institutional and health-care system approaches. Lancet, 363: 1314~1320

Barletta JF, Erstad BL, Fortune JB. 2002. Stress ulcer prophylaxis in trauma patients. Crit Care,6:526~530

Blackbourne LH. 2008. Combat damage control surgery. Crit Care Med,36:S304~S310

Buris D, Rhee P, Kaufmann C, et al. 1999. Controlled resuscitation for uncontrolled hemorrhagic shock. J Trauma, 46: 216~219

De Waele JJ, Vermassen FE. 2002. Coagulopathy, hypothermia and acidosis in trauma patients: the rationale for damage control surgery. Acta Chir Belg,102:313~316

Dewitt DS, Prough DS. 2009. Blast-induced brain injury and posttraumatic hypotension and hypoxemia. J Neurotrauma, 26: 877~887

Dubick MA, Atkins JL. 2003. Small-volume fluid resuscitation for the far-forward combat environment: current concepts. J Trauma, 54:S43~S45

Durhann RM, Moran JJ, Mazuski JE, et al. 2003. Multiple organ failure in trauma patients. J Trauma,55:608~616

Engel DC, Mikocka-Walus A, Cameron PA, et al. 2010. Pre-hospital and in-hospital parameters and outcomes in patients with traumatic brain injury: a comparison between German and Australian trauma registries. Injury,41:837~842

Forjuoh SN. 2003. Traffic related injury prevention interventions for low-income countries. Inj Control Saf Promot, 10: 109~118

Lee JC, Peitzman AB. 2006. Damage control laparomy. Curr Opin Criti Care,12:346~350

Mody RM, Zapor M, Hartzell JD, et al. 2009. Infectious complications of damage control orthopedics in war trauma. J Trauma,67: 758~761

Owers C, Morgan JL, Garner JP. 2011. Abdominal trauma in primary blast injury. Br J Surg,98:168~179

Raedler C, Voelckel WG, Wenzel VT, et al. 2004. Treatment of uncontrolled hemorrhagic shock after liver trauma: fatal effects of fluid resuscitation versus improved outcome after vasopressin. Anesth Analg,98:1759 ~ 1766

Sakorafas GH,Peros G. 2008. Principles of war surgery:current concepts and future perspectives. Am J Emerg Med,26:480 ~ 489

Silliman CC,Moore EE,Johnson JL, et al. 2004. Transfusion of the injured patients:proceed with caution. Shock, 21:291 ~ 299

Smith O. 2004. Road traffic injury:a global public health scourge:a review for world health day 2004. Aust NZJ Public Health,28:109 ~ 112

Stephen JW,Vikhyat SB,Carl JB,et al. 2009. Blast injuries. Lancet,374:405 ~ 415

第四十九章

烧　伤

　　烧伤是常见的外伤,属开放型的病理损害。在日常生活、生产活动或是火灾事故中都可见到散在或成批的烧伤;战时由于多种燃烧武器的使用,火焰烧伤更是多见。据有关资料不完全统计,1989~1993 年的 5 年间,全国共发生严重火灾 203 480 起,烧伤 21 228 人,死亡10 428 人,财产损失 33.2 亿元,若加上散在烧伤,生命及财产损失更是触目惊心。美国每年有约 200 万人烧伤,30 万人须住院治疗,直接死于烧伤者约 2 万人/年。我国尚未建立资料统计网,无法精确统计烧伤人数,粗略估计每年也有 500 万~1000 万人被烧伤。战时烧伤发病率也在增长,第二次世界大战初期烧伤只占伤员的 1% 左右,由于燃烧武器等现代武器的问世,使烧伤的发生率增至 3%~10%。在核战争条件下,由热辐射、冲击波和放射线所致的烧伤可达 70%~80%,而且伤情大都以危重烧伤为主。近代化学工业的兴起和发展,城乡电力的普遍应用,加之预防知识的普及教育不够,致使化学烧伤和电接触烧伤也日渐增多。烧伤轻者会造成身心痛苦,重者还会危及生命,因此对烧伤的防治必须予以充分重视。

　　切不可把烧伤只简单地理解成皮肤损伤,它是伤在体表,反应在全身的伤病。严重烧伤后,作为人体防御体系的第一道机械屏障被破坏,同时肠道的三大屏障功能(机械、生物和免疫)亦遭损伤,加之机体内环境的紊乱,低血容量造成的各组织脏器灌注量不足,过量自由基的产生,各种炎症介质的释放,免疫功能的障碍,都为各种微生物入侵体内提供了可能,感染很难避免,同时也加剧了全身病理生理改变,使病情更趋危重,因此烧伤的治疗不仅要重视局部创面的正确处理,更要重视全身的支持治疗。

　　烧伤原因大致包括 4 个方面:

　　(1) 热力烧伤:包括火焰炽热、金属所致的烧伤,也包括各种热液、蒸气所致的烫伤。无论平时还是战时热力烧伤最多见,占各种烧伤原因中的 85%~90%。火焰及炽热金属温度可达 1000℃以上,燃烧过程中还有烘烤作用,使组织脱水,不仅烧焦皮肤形成硬焦痂,也可深达皮下脂肪乃至肌肉、骨骼。热液烫伤由于温度在 100℃左右,若致伤时间相同,烫伤则略浅于烧伤。由于烫伤属湿热,坏死组织含水量较多,早期不会形成焦痂。

　　(2) 化学烧伤:常见的强酸,如硫酸、盐酸、硝酸、氢氟酸、苯酚等;强碱,如氢氧化钾、氢氧化钠、氨水、磷、生石灰等;糜烂性毒剂,如芥子气等。

　　化学烧伤的特点是伤处界限分明,局部渗出少,水肿轻。高浓度酸烧伤可使皮肤角质层凝固坏死,不同酸烧伤创面呈现不同颜色,例如硫酸创面呈棕黑或青黑色,盐酸创面呈褐色,硝酸创面呈黄色。烧伤后痂皮因脱水而变硬,越硬者烧伤越深。碱烧伤使细胞脱水,碱离子与蛋白质形成碱-变性蛋白复合物,皂化脂肪组织,同时产热,使烧伤不断加深。磷烧伤的突出特点是热和酸的复合伤,磷在 34℃时可自燃,引起热烧伤,在空气中氧化成 P_2O_5 和 P_2O_3,

遇水形成磷酸和次磷酸,因此同时合并酸烧伤。磷可经皮肤和黏膜吸收,造成肝、肾等器官功能损害,甚至威胁生命。芥子气是具有极强挥发性的黏稠液体,微量的蒸气即可致皮肤和黏膜损伤,形成大疱和糜烂,并可引起全身中毒反应。

（3）电烧伤:常指来源于电所致的烧伤,包括电弧烧伤和电接触烧伤,前者为高压电放电产生 3000~4500℃ 的高温电弧,实际上也是一种热力烧伤。只有后者才是真正含义的电烧伤,人体与电源接触时,电能转变成热能,引起体表及深层组织的损伤,更因机体导电会造成局部和远位的广泛烧伤,导致毁损性破坏,电流入口处损伤重于出口处,是破坏性最重的烧伤。

（4）放射性烧伤:是由放射线所致的烧伤。平时可见于放射治疗和放射诊断时剂量过大或时间过长的 β 射线或 X 射线的损伤,战时则见于原子弹或氢弹爆炸时放射性落下灰的 β 射线造成的放射性烧伤。

放射性烧伤有别于其他烧伤的特点是短时间照射剂量过大,除照射局部损伤外,还引起全身性急性放射病,危险性极大。如果照射剂量不太大但时间长,可致照射野慢性放射性损伤。皮损有一定的潜伏期,发展缓慢而后果严重,从红斑—水疱—溃疡逐渐加深,常见深达骨骼,病程数个月至数十年,非手术治疗难以治愈。

第一节　烧伤严重程度的估计

一、烧伤面积的估计

常用的面积估计方法有两种,即九分法与手掌法。

1. **九分法**　根据实测结果,按解剖部位将人体以"九"为单位估计烧伤面积,即头颈一个"九",双上肢两个"九",躯干三个"九",双下肢(包括臀部)五个九再加一。为便于记忆,按自上而下、由远而近的顺序,将发部、面、颈;双手、双前臂、双上臂;躯干;臀部;双足、双小腿、双大腿的面积编成顺口溜:三三三,五六七,躯干前后二十七,两个臀部一个五,七加十三二十一。儿童则因头部面积相对较大,双下肢相对较小,随年龄而变,以 12 岁作为年龄分界线,在计算面积时,相应加减年龄因素(表 49-1)。

表 49-1　九分法估计面积

部位		成人面积		儿童面积
头颈	发部	3%		
	面部	3%	9×1=9%	9+(12-年龄)%
	颈部	3%		
双上肢	双上臂	7%		
	双前臂	6%	9×2=18%	18%
	双手	5%		
躯干	躯干前	14%		
	躯干后	13%	9×3=27%	27%
双下肢	双臀	5%		
	双大腿	21%		
	双小腿	13%	9×5+1=46%	46-(12-年龄)%
	双足	7%		

2. 手掌法　以伤员自己的手掌估计烧伤面积,五指并拢的手掌,相当于自己体表面积的 1% 。此法适用于小面积烧伤的估计,既简单又实用。

二、烧伤深度的估计

对烧伤深度的判断普遍采用三度四分法:Ⅰ度、浅Ⅱ度、深Ⅱ度、Ⅲ度。典型的临床表现可归纳为一口诀:Ⅰ度红,Ⅱ度疱,Ⅲ度皮肤全坏掉(表 49-2)。

表 49-2　烧伤深度鉴别

深度	损伤深度	外观及体征	感觉	拔毛	温度	转归
Ⅰ度	伤及表皮层,生发层健在	红斑,无水疱,轻度肿胀	痛明显	痛	增高	3 ~ 5 天痊愈脱屑,无瘢痕
浅Ⅱ度	伤及真皮乳头层,部分生发层健在	水疱、基底红润,渗出多,水肿重	剧痛	痛	增高	1 ~ 2 周痊愈,色素沉着,数月可退,不留瘢痕
深Ⅱ度	伤及真皮层	水疱、基底粉白,创面微潮,水肿较重,时有小出血点,干燥后可见毛细血管网	微痛	微痛	略低	3 ~ 5 周愈合,瘢痕较重
Ⅲ度	伤及皮肤全层甚至脂肪、肌肉、骨骼	创面苍白、焦黄或炭化,干燥、硬如皮革,表面肿胀不明显,粗大血管网	痛觉丧失	不痛,易拔除	发凉	周围上皮向中心生长或植皮方愈

Ⅰ度烧伤最轻,只伤及表皮浅层,生发层健在,外观只呈现红斑,绝无水疱。3 ~ 5 天愈合,表皮脱落后基底显露红嫩光滑的上皮。由于Ⅰ度烧伤不会引起全身反应,故考虑严重程度时可忽略不计。

浅Ⅱ度烧伤,伤及真皮乳头层,部分生发层健在。有水疱形成,基底红润,渗出多,这是由于乳头层与网状层交界处的血管网扩张充血所致。上皮再生有赖于残存的生发层及毛囊、汗腺等上皮细胞的增殖。1 ~ 2 周愈合,不遗留瘢痕,只有程度不等的色素沉着,数月后可自行恢复。

深Ⅱ度烧伤,伤及真皮深层。亦有水疱,基底微红或红白相间,渗出较少,有时可见粟粒状红色小点。这是由于浅部血管网破毁,毛囊和汗腺周围的毛细血管网扩张充血所致。虽有网状层与皮下脂肪交界的深部血管网充血,由于位置深在,外观远不如浅Ⅱ度红润,干燥后可见毛细血管网,3 ~ 5 周可愈,遗留程度不等的瘢痕。

Ⅲ度烧伤,伤及皮肤全层,甚至深达皮下脂肪、肌肉或骨骼。局部颜色可有苍白、焦黄或炭化。表面干燥、发凉,无水疱,硬如皮革,知觉丧失。焦痂干燥后可见粗大的血管网,这是由于皮下及脂肪层的血管栓塞所致。焦痂上的毛发易拔除,且拔除时毫无痛觉。由于皮肤及其附件全部被毁,自无上皮生长能力,创面修复需靠周围健康上皮向中心长入,创面大者需植皮。

三、烧伤严重程度的分类

按照 1970 年全国烧伤会议提出的标准,将烧伤严重程度分为 4 类。

（1）轻度烧伤：总面积在 10% 以下的 Ⅱ 度烧伤。

（2）中度烧伤：总面积 11%~30% 或 Ⅲ 度烧伤 10% 以下。

（3）重度烧伤：总面积 31%~50% 或 Ⅲ 度烧伤 11%~20%，或烧伤面积虽不到上述标准，但有下列情况之一者——①伴有休克；②伴有复合伤或合并伤（严重创伤、冲击伤、放射伤、化学中毒等）；③中重度吸入性烧伤。

（4）特重烧伤：总面积超过 50% 或 Ⅲ 度超过 20%。

第二节 烧伤休克及其补液治疗

严重烧伤患者救治的第一道难关是休克关，因为伤后 48 小时内大量血浆成分外渗，兼有血细胞的破坏，极易造成低血容量性休克。虽然烧伤休克发生在早期，却对全程有着重要影响。近 20 年来，伴随休克期复苏水平的提高，休克的发生率日趋降低，直接死于休克者亦见减少，但这绝不意味着休克问题已经解决，因休克导致的内脏并发症仍是治疗难题。

一、烧伤休克的病理生理改变

烧伤休克是由于体液渗出所致渐进性血容量减少造成的，这种减少有一个时间过程，随烧伤面积与深度和机体状况不同而过程有所长短，大面积烧伤患者伤后 1 小时就有发生休克的可能。所以休克期复苏的目的就是要通过快速补液，维持血流动力学稳定，纠正代谢紊乱，恢复组织器官正常灌注。防治烧伤休克，补液应遵循"及时、快速、足量"的六字方针，在这一原则指导下应使休克期复苏治疗达到以下 3 个目标：①防治"失代偿性显性休克"，尽快改善机体缺氧状况，使组织氧输送量和氧消耗量恢复正常；②纠正"代偿性隐匿性休克"，迅速恢复胃肠道及其他组织器官的血液供应；③清除氧自由基，减轻组织重灌注损伤。欲达到此目的，必须迅速有效地恢复血容量。

（一）血容量减少的原因

1. 最根本的原因 毛细血管扩张，内皮细胞损伤，通透性改变，毛细血管静水压增加 2 倍，促进了血浆样液体渗出增加，导致血容量锐减。

致使渗出增加的直接因素是热损伤效应。皮肤损伤的温度阈是 45℃，温度达到 70℃ 时，1 秒钟即可致表皮坏死，温度越高，时间越长，烧伤越深。受热损伤重处发生凝固坏死，其深层和周围血管则扩张。血管内皮细胞损伤是导致渗出增加的直接因素。微循环中的毛细血管壁是由单层内皮细胞构成，厚约 1 μm，热损伤后内皮细胞的微丝（micro-filament）发生收缩，内皮细胞肿胀隆起，使内皮细胞间的裂隙增宽，造成血管内液外渗。渗出增加的间接原因是由于受热损伤的变性蛋白激活了凝血和补体系统释放各种介质，如组胺、5-羟色胺、缓激肽、前列腺素、白三烯、血小板活化因子等，再加上缺血-再灌注过程产生的大量氧自由基都对血管内皮细胞有损伤作用。

热力对组织的损害，不仅表现在受热组织的结构与功能的变化，还表现在远离烧伤部位的毛细血管通透性增强。烧伤后的乏氧代谢，使乳酸堆积增加，产生代谢性酸中毒，血 pH

降低促使肥大细胞释放组胺等血管活性物质,使毛细血管扩张,通透性增加,遂使血浆样液体渗至血管外。与之同时淋巴管也扩张,通透性亦迅速增加,有研究证实注射染料后可见创面上大分子蛋白随淋巴液一起渗出。

2. 血管内渗透压的降低加重了血浆成分的外渗　渗出增多,血浆样液体渗至组织间隙形成水肿,渗至创面成为渗液。欲了解渗出丢失了哪些血浆成分,最好的办法就是分析水疱液的成分。我们曾对 90 例烧伤患者在入院当天抽取水疱液与同体血浆成分进行对比,分析了钾(K)、钠(Na)、氯(Cl)、尿素氮(BUN)、白蛋白(A)、球蛋白(G)、免疫球蛋白 G(IgG)、免疫球蛋白 A(IgA)、免疫球蛋白 M(IgM)、补体 3(C3)、纤维结合蛋白(Fn)、晶体渗透压(渗透浓度)和胶体渗透压的改变,并对比了 50 例水疱液和 33 例血浆氨基酸的关系,结果详见表 49-3 和表 49-4。

表 49-3　烧伤患者水疱液与血浆成分对比($\bar{x} \pm s$)

项目	例数	水疱液	血浆	水疱液/血浆(%)
K(mmol/L)	73	3.83±0.54	4.02±0.47	95.27*
Na(mmol/L)	73	138.62±8.24	140.28±6.94	98.82
Cl(mmol/L)	73	109.22±7.13	112.12±7.04	97.43
糖(mmol/L)	67	6.87±1.84	6.94±1.48	99.06
BUN(mmol/L)	67	5.46±0.81	5.61±1.48	97.06
A(g/L)	67	33.00±5.60	36.00±8.40	90.16**
G(g/L)	67	10.80±3.80	18.70±4.30	57.75*
IgG(g/L)	67	7.39±2.69	9.41±2.34	78.53**
IgA(g/L)	67	1.30±0.58	1.95±0.67	67.00**
IgM(g/L)	67	0.97±0.38	1.95±0.28	49.74**
C3(g/L)	51	119.51±32.85	148.22±29.06	80.63**
Fn(mg/L)	43	60.31±39.69	296.63±148.87	20.33**
渗透浓度(mmol/L)	73	276.50±14.30	280.79±11.38	98.47
胶体渗透压(mmHg)	73	16.98±3.83	19.58±4.05	81.61**

注:水疱液与血浆比较,*P<0.05,**P<0.01。

表 49-4　烧伤患者水疱液与血浆氨基酸含量的对比($\bar{x} \pm s$)

氨基酸	水疱液(μmol/L)	血浆(μmol/L)	水疱液/血浆(%)
缬氨酸	216.2±66.4	184.4±52.4	117
亮氨酸	117.9±39.7	107.9±32.8	109
异亮氨酸	61.3±24.1	41.9±17.1	146
色氨酸	25.0±8.2	27.2±10.2	92
苯丙氨酸	73.5±23.1	80.0±23.7	92
酪氨酸	69.1±14.8	57.8±15.5	120
丙氨酸	377.7±123.0	364.1±122.4	104
甘氨酸	288.6±67.9	188.2±67.0	121

续表

氨基酸	水疱液（μmol/L）	血浆（μmol/L）	水疱液/血浆（%）
谷氨酸	136.1±41.8	100.9±52.7	135
赖氨酸	135.8±55.2	108.1±37.6	126
组氨酸	70.4±18.9	70.2±20.3	100
精氨酸	55.0±30.2	40.7±14.3	135
胱氨酸	53.4±25.2	35.2±20.3	152
蛋氨酸	34.8±13.2	28.0±8.9	124
苏氨酸	499.5±131.0	476.1±126.0	105
丝氨酸	151.3±47.1	106.6±37.9	142
脯氨酸	215.7±69.2	179.4±55.8	120

从水疱液与血浆成分的对比中不难看出，电解质、糖与尿素氮的含量二者近似，白蛋白分子质量较小，渗出较多，水疱液中可达血浆含量的 90%，球蛋白的分子质量较大，渗出相对较少，为血浆含量的 57.75%。免疫球蛋白中 IgG 分子质量相对较小，约 150 kDa，渗出相对较多，IgA 与 IgM 分子质量大，分别为 160～318 kDa 和 900～1000 kDa，故水疱液中含量只有血浆中的 67% 和 49.7%。氨基酸的分子质量小，渗出多，伤后第 1 天血浆氨基酸已明显低于正常值，积在水疱液中的氨基酸普遍高于血浆值。胶体渗透压是血管内外液交换维持平衡的主要因素，胶体渗透压的高低主要取决于血浆蛋白的多少，尤其是血浆白蛋白。正常人血浆胶体渗透压的 80% 由白蛋白形成，因为白蛋白的分子数最多，浓度也最高，每克蛋白可维系 4 mmHg(0.53 kPa) 的胶体渗透压，因而血浆白蛋白的降低肯定会使胶体渗透压降低。检测的水疱液中蛋白含量相当于血浆的 90%，说明渗出是白蛋白丢失的主要途径。其实这种渗出丢失的蛋白不仅体现在创面上，也反映在各内脏器官。大鼠烫伤后用 [125]I 标记的白蛋白在肝、肾、肺和肌肉分布明显增高，以伤后 24 小时最为显著。此外，严重烧伤后机体的应激反应，以白蛋白为原料合成急性期反应蛋白，又消耗了一部分白蛋白。严重烧伤后肝功能障碍导致的白蛋白合成减少，再加上高代谢反应使消耗增多，食欲减退，入量减少，营养不良等因素，都促使血浆白蛋白迅速降低。据我们对 55 例危重烧伤患者的检测结果，发现伤后第 1 周血浆白蛋白降至 23 g/L，白蛋白的剧减立即显示出胶体渗透压的降低，伤后 24 小时胶体渗透压从 19.56 mmHg(2.61 kPa) 降至 14.50 mmHg(1.93 kPa)，这与胶体渗透压的正常值 26.62 mmHg(3.55 kPa) 相差甚远。由于球蛋白渗出量比白蛋白少，水疱液中球蛋白浓度占血浆浓度的 57%，但若按等浓度比较，α-球蛋白形成的胶体渗透压最大，γ-球蛋白形成的胶体渗透压最小。在渗出高峰期血浆蛋白可低于正常的 50%，由于血浆蛋白的不断渗出，胶体渗透压值不断降低，低胶体渗透压又促使液体外渗，恶性循环的结果更趋于血容量减少。这提示休克期复苏补充胶体的必要性。

3. 钠离子与水分的同步丢失 严重烧伤后，一方面水分伴随钠离子渗至组织间隙和创面；另一方面，细胞膜因缺氧而遭受损伤，细胞跨膜电位下降，细胞膜上 Na^+, K^+-ATP 酶活力显著下降和细胞膜通透性增高，钠泵失灵导致钠离子进入细胞内，钾离子自细胞内逸出。当钠离子进入细胞内时，为了维持细胞内外渗透压的平衡，细胞外液的水分亦随之入内，使细胞变成球形的水肿细胞。细胞外液向细胞内转移的结果，使有效的循环血量明显减少。

烧伤早期细胞外液钠离子减少,促成了血液渗透浓度(血渗,晶体渗透压)降低。渗透浓度是溶解于血浆中溶质颗粒总数的理化指标,主要由小分子物质如 Na^+、葡萄糖、尿素氮等形成,对血管内外液的分布有很大影响。血液渗透浓度既可以由冰点渗透压计检测,又可按下述公式计算:

$$血液渗透浓度(mmol/L) = 1.86 \times 血钠 + \frac{血糖}{18} + \frac{血尿素氮}{2.8}$$

血液渗透浓度的正常值为(285±7.0)mmol/L,其水平高低受血浆溶质成分的影响。烧伤早期如果尚未发生血糖和尿素氮明显升高时,由于钠离子的丢失,而使血液渗透浓度降低,为保持细胞内外和血管内外渗透压平衡,水分亦随之同步丢失。这一结果提示了休克期复苏补充钠离子与水分的重要性。

4. 创面蒸发量增加 烧伤创面因失去了正常皮肤屏障而使水蒸发量大增。Pruitt 报道暴露创面水蒸发量的公式如下:

$$蒸发量(ml/h) = (25 \ ml + 烧伤面积) \times 体表面积(m^2)$$

我们曾利用 EP-I 型水蒸发仪(Servomed Evaporimeter EP-I 型,瑞典)对 50 例烧伤患者进行多部位、不同深度烧伤创面水蒸发量的观察,检测结果总结如表 49-5。

表 49-5 烧伤后不同时间不同深度烧伤创面水蒸发量[ml/(h·m²)]

	烧伤后(天)					
	1	2	3	4	5	6
正常皮	7.1±1.5	15.1±2.8	10.0±1.8	6.7±0.5	7.5±1.1	6.6±0.6
浅Ⅱ度(有疱皮)	12.1±2.2	18.2±2.6	12.3±2.3	14.5±2.6	12.2±2.4	10.4±1.5
浅Ⅱ度(无疱皮)	90.5±7.5	88.6±6.8	65.5±5.2	58.4±5.4	61.2±4.4	64.4±3.9
深Ⅱ度	93.1±7.8	112.2±8.2	125.1±8.5	122.6±7.4	118.7±6.2	100.8±5.3
Ⅲ度	93.5±6.5	93.6±6.2	104.1±6.9	100.3±6.8	121.2±7.1	120.6±6.6

(1)正常皮肤水蒸发量为 6.5~15.1 ml/(h·m²)。

(2)烧伤后创面水蒸发量即刻升高,为(65.2±10.3)ml/(h·m²),相当于正常蒸发量的 10 倍,第一天平均达 90.5~93.5 ml/(h·m²)。

(3)水疱皮完整时第一天蒸发量只有(12.1±2.2)ml/(h·m²),说明保留水疱皮可以大大减少创面水蒸发量。

(4)深度烧伤创面比浅度烧伤创面水蒸发量大,第 5~6 天Ⅲ度焦痂创面水蒸发量能达到 120 ml/(h·m²)左右,这就改变了既往认为"Ⅲ度蒸发量少"的传统观念。

(5)同等烧伤深度,儿童创面水蒸发量多于成人。

假定一成年人烧伤面积 50%,体表面积按 1.7 m² 计算,按公式计算则每天创面水蒸发量即为 2640 ml。若以水蒸发测定仪检测结果,第一天深度创面水蒸发量以 93 ml/(h·m²)计算,则第一天蒸发量为 1897 ml,尚有 50% 未烧伤皮肤每日蒸发量约 300 ml,总共第一天蒸发失水为 2197 ml;若按第 6 天Ⅲ度创面水蒸发量 120 ml/(h·m²)计算,则全天创面水蒸发总量即为 2448 ml,加上正常皮肤蒸发量,全天蒸发失水为 2748 ml。Pruitt 提出的计算公式没有体表不同深度和不同时间的水蒸发量,看来不如水蒸发量测定仪检测的结果更符合实际。总体来讲,50% 深度烧伤患者每天水蒸发液体损失量为 2200~2700 ml,若实施热风机治疗或卧悬浮床,每日蒸发失水还要再增加 1000～2000 ml。因此有理由相信,烧伤创面水分的蒸发也是烧伤后血容量减少的重要原因之一。

(二) 血管通透性变化规律

由于血管和细胞膜通透性增加,使血管内液体转移到组织间隙和细胞内,造成血容量锐减。对于渗出速度何时最快,其说法不一。既往公式强调渗出的高峰段是在伤后 6～8 小时,所以要在伤后 8 小时补充第一个 24 小时补液量的一半。近年来的研究表明,伤后 0.5～2 小时渗出速度最快,烧伤面积越大,渗出的高峰时间越提前。我们通过犬离体肺叶吸入性损伤模型证实,组织对热损伤的反应相当迅速,遇热后立即有渗出,半小时内为单位时间的渗出高峰段,达到 1.2 ml/min,2 小时渗出速率为 0.5 ml/min,其后渗出速度逐渐减慢。3 小时内累计损失血浆总量的 32.5%,损失的血浆蛋白占伤前血浆蛋白的 15%。另有实验证实,犬 30% Ⅲ度烧伤后 2 小时血浆容量下降速度达 5.5 ml/(kg·h),心排血量降至伤前的 50%。6 小时后才逐渐回升,表明 6 小时开始渗出逐渐减少。伤后 3～8 小时血浆容量平均每小时只下降 0.85 ml/kg,9～24 小时虽仍下降,已不明显。Hilton 亦在犬烧伤实验中发现,伤后体液迅速外渗,2 小时后明显减慢,仅 1 ml/(kg·h)。还有报道,烧伤皮肤的含水量伤后 3 小时即达高峰。伤后 36 小时左右微血管通透性逐渐恢复正常,渗出逐渐停止,但渗到组织间隙的液体和电解质的回吸收要在伤后 5～7 天。

以上发现均提示,按常规公式于伤后 8 小时补充第一个 24 小时补液量的一半,仍嫌补液速度过慢,应加速在伤后 2～3 小时的补液,希望在 3 小时左右即补充全天计划输液量的 30% 才好。使心排血量尽快恢复正常范围,缩短低灌流的时间,可能会更有效地防治烧伤早期的内脏损害。

(三) 红细胞变化

烧伤早期绝不仅仅是血浆成分的丢失,还有血细胞的变化,尤其是红细胞在热力作用下会产生溶血、凝集、变形性改变、形态变化和生成受抑制。有人曾用 ^{51}Cr 和 ^{32}P 标记红细胞,发现大面积烧伤后 8～10 小时红细胞破坏 12%,48 小时破坏 42%,伤后 1 周内每天减少 9% 的红细胞。红细胞受破坏速度惊人,因而烧伤后贫血是不可避免的。尽管休克期内未见血红蛋白降低,实则是血液浓缩掩盖了贫血真相。

红细胞减少的原因:

(1) 热损伤直接造成血细胞形成血泥或凝固坏死。Pruitt 报道大面积深度烧伤患者每 1% 的Ⅲ度即损失 1% 的红细胞。

(2) 烧伤后溶血颇为常见。体外研究证实,当温度升至 40～50℃ 时红细胞即发生形态和化学性损害,红细胞膜受损,K^+ 丢失,红细胞内的 ATP 减少,产生延迟性溶血。温度升至 50℃ 以上即可造成红细胞立即溶血。C3 的激活也促进红细胞溶血,Heideman 认为大面积深度烧伤患者平均有 32% 的红细胞溶解。犬 50% Ⅲ度烧伤的实验也证实,溶血可使红细胞损失 30%。深度烧伤早期所见酱油颜色的尿液,就是大量红细胞溶血和肌细胞破坏释放的血红蛋白和肌红蛋白所致。

(3) 红细胞变形性下降。正常情况下红细胞为双面凹的盘状,良好的变形性可使其顺利通过毛细血管。若变形能力降低可导致周围血流阻力增高,影响微循环灌流,促进血液淤滞,甚至堵塞微血管。红细胞变形性下降的原因包括:①当红细胞受到热力损伤时呈球形,变得僵硬;②当红细胞内 ATP 水平低于正常的 15% 时,引起膜蛋白的脱磷酸作用,使红细胞僵硬;③细胞膜受损时 Ca^{2+} 逆流至细胞内,使膜结构改变;④红细胞膜受氧自由基损伤,膜蛋白结构破坏和流动性发生变化。

(4) 红细胞形态改变。当血液流经 52~65℃ 高温区时,红细胞就受损变形,烧伤后 1~2 小时采血即可发现红细胞形态改变,呈小球形或锯齿形,细胞膜脆性增加,形态改变的红细胞既影响微循环,又易被单核/巨噬细胞清除。

(5) 红细胞半衰期缩短。正常情况下红细胞的寿命大约是 120 天,而受热力损伤后红细胞寿命大大缩短,烧伤越重,半衰期越短,烧伤面积在 51% 以上者,红细胞的半衰期缩短至 5~6 天。

(6) 红细胞生成受抑制。其原因为:①大面积烧伤患者骨髓造血功能受抑制,合并严重感染者尤甚,主要是由于骨髓内红细胞生成素受到抑制;②烧伤血清中存在抑制红细胞生成的物质,此物质可能是烧伤组织的分解产物,也可能是创面感染释放的毒性物质,它抑制骨髓生成红细胞,促进形成粒细胞或巨噬细胞。

(7) 消化道出血使红细胞丢失过多。消化道应激性溃疡是危重烧伤患者常见的并发症。消化道出血会丧失大量红细胞,加重了贫血程度。

(8) 严重烧伤、感染重、高代谢、消耗大、食欲差、营养不足都无助于贫血的纠正。

面临危重烧伤患者自伤后就出现的红细胞破坏增多、生成减少的贫血现象,给予临床治疗的启示就是休克期复苏方案中应包括补充全血,以减少因贫血而导致的缺血缺氧性损害。

二、烧伤休克期补液公式

严重烧伤需要补液是毋庸置疑的,看似应该懂得的道理,并不尽然明确,究竟怎样补液才算真正科学合理,如何真正满足患者恢复血容量的需求却不容乐观,存在种种不尽人意之处值得深思。

(一) 休克期补液问题面面观

1. 限制输液,低标准度过　机械套用 1970 年制定的休克期输液公式,不敢跨越公式计算量。对休克期补液顾虑重重,宁少勿多,认为只要度过 48 小时就算抗休克成功。唯恐液体量比计算量稍多一点会加重水肿、回吸收障碍,甚至诱发脑水肿、肺水肿等并发症。限制输液的患者虽然也过了休克期,却不能使复苏满意,不同程度的缺氧后遗症可能在感染期凸显出来,各种并发症接踵而至,以前多抱怨“感染来得太快”,实则是休克期缺氧埋下的祸根。

2. 对延迟复苏患者过于保守　不敢快速大量补液,仍然按照常规的公式和速度补液。不了解伤员入院较晚已丧失了早期复苏补液的“黄金时间”,如果不在入院后 2~3 小时超常规快速补液,就不足以尽快纠正低血容量造成的缺氧损害,会使延迟复苏患者救治难度大增,感染并发症、多器官功能障碍发生率与病死率明显高于早期复苏组。

3. 知识欠缺,经验不足,不甚了解输液的质与量　片面地理解休克期治疗主要就是输液,输什么、输多少、如何安排却不甚了解。重视输液量,轻视输液成分,对于休克期综合治疗的内容及意义认识不足。重度烧伤需转院者,不懂得先抗休克再转院的基本原则,没有预防性气管切开,途中补液不足,常常导致窒息或休克加重。

4. 突破公式,输液获得成功 这是近年来许多医生的共识,几乎所有大面积烧伤治愈者休克期补液都超过了传统公式的计算量。这些伤员大多休克期顺利度过,感染期并发症减少,治愈率明显提高。但也有为数不少的医生从一个极端走向另一个极端,知道限制补液不足以满意纠正休克,于是就盲目追求输液数量。有的输液总量过多,有的输液速度过快,也有的电解质和水分输入多,胶体输入少,致使胶体渗透压降低,不能有效地保留住血浆成分,造成"边输边漏"。超负荷补液的结果导致全身组织水肿,特别是脑水肿、肺水肿、胸腔与腹腔积液等并发症危害更大,产生腹腔间隙综合征,以至于尿量减少,还误认为液量不足,继续加快补液,结果"恶性循环",尿量更少,休克加重。

究竟应补液多少才真正合适,既能有效地恢复血容量,又不致液体超负荷,不少人仍然感到迷茫。几十年来,烧伤专业工作者不断探索,以期明确适于烧伤患者休克期复苏的最佳方案。

(二) 休克期补液的安排

胃肠内和胃肠外虽然都是补液途径,但在休克期需要补液量大,而胃肠道常因微循环障碍,功能不良,除了早期喂养的需要外,尚不能将口服作为补液的主渠道,而主要依靠胃肠外途径补给。为了便于休克期补液,国内外都分别制定了 48 小时内的补液公式,这些公式都在一段时间内为休克期补液提供了重要参考依据,却又不是尽善尽美。后人又不断改进,提出新的输液公式,在不断进展的过程中,使补液公式日趋符合患者实际需要。

1. 输液公式简介 烧伤休克期体液渗出量与烧伤面积和体重关系最密切,渗出液的成分主要是电解质和血浆的丢失。为了便于计算输液量,许多单位在成功经验的基础上归纳出休克期输液公式(表 49-6)。

表 49-6 休克期输液公式举例

	Evans (1952)	Brooke (1953)	Parkland (1968)	Monafo (1973)	西南医院 (1962)	瑞金医院 (1965)	中国人民解放军 304 医院(1995)
第一个 24 小时电解质溶液[ml/(kg·1% TBSA)]	1.0	乳酸钠林格 1.5	乳酸钠林格 4.0	高张盐3.0 含 Na 250 mmol/L Cl 150 mmol/L 乳酸100 mmol/L	1.0	乳酸钠林格 0.75	0.8～1.0
胶体[ml/(kg·1% TBSA)]	1.0	0.5	(-)	(-)	0.5	0.75	0.8～1.0
水分5%葡萄糖(ml)	2000	2000	(-)	(-)	2000	3000～4000	3000～4000
第二个 24 小时电解质溶液[ml/(kg·1% TBSA)]	减半	减半	(-)	连续高张盐维持尿量 30～40 ml/h	减半	减半	0.7～0.75
胶体[ml/(kg·1% TBSA)]	减半	减半	500～2000 ml	(-)	减半	减半	0.7～0.75
水分5%葡萄糖(ml)	2000	2000	维持尿量30～50 ml/h	(-)	2000	3000～4000	3000

注:TBSA,total body surface area,总体表面积。

2. 各种补液公式评析

（1）追溯历史，自 20 世纪 40 年代，国外就对休克期补液进行了比较深入的研究，贡献最大的当属美国的 Evans 教授。他认为烧伤早期渗出丢失血浆多，在输液中除了电解质外还要包括以血浆为主要成分的胶体，他还根据犬烧伤实验观察到血浆容量变化，于 1952 年确立了 Evans 公式，首先提出以体重和烧伤面积作为计算基础，建议第一个 24 小时输入电解质与胶体，各为 1 ml/(kg · 1% TBSA)，比例为 1:1，另外水分(5% 葡萄糖液)2000 ml。要求伤后 8 小时输入计划量的一半，后两个 8 小时各输入总量的 1/4。伤后第二个 24 小时晶胶体量减半，水分同第一个 24 小时。Evans 公式对世界各国烧伤休克期复苏影响很大，目前临床所用的含有电解质与胶体的公式都是在 Evans 公式的基础上演化而来的。

此公式的诞生是源于动物实验，并不能完全适用于患者的需要，不足之处是规定烧伤面积超过 50% 者，仍按 50% 计算输液量，且规定第一个 24 小时输入总量不能超过 10 000 ml，显然这种限制会导致一些特大面积深度烧伤患者输液量不足，这或许是当时烧伤休克发生率和病死率都高的主要原因。Evans 称烧伤面积超过 50% 者，病死率高达 85%，烧伤 80% 以上便无一存活，这与休克期复苏不力不无关系。

（2）Brook 公式是美军 Brook 医学中心在 Evans 公式基础上的改进，胶体量减半，晶体用乳酸钠林格液 1.5 ml/(kg · 1% TBSA)代替生理盐水更符合生理需要，而且烧伤面积超过 50% 者按实际面积计算输液量，这就比 Evans 公式更接近实际需要量。

（3）Parkland 公式是 1968 年由美国 Baxter 在 Parkland 医学中心提出来的。他认为烧伤后第一天渗出增加，主要是细胞外液的缺钠缺水，不大量补钠不足以恢复细胞外液渗透压。而补胶体无益，不能留在血管内维持胶体渗透压，渗到组织间隙反而影响组织回吸收。因此第一个 24 小时只输入乳酸钠林格液 4 ml/(kg · 1% TBSA)，伤后第一个 8 小时输入总量的一半，另一半则在其后的 16 小时均匀输入。第二个 24 小时不再输电解质溶液，以 5% 葡萄糖液为主，若出现循环容量不足可酌情增加胶体 500 ~ 2000 ml，也可按 0.3 ml/(kg · 1% TBSA)输入。

乳酸钠林格液含钠离子 130 mmol/L，输入 1000 ml，补充钠离子 130 mmol 的同时，也就等于同时带入了水分 80 ~ 100 ml，不需要另外的水分。伤后 18 小时左右毛细血管恢复半透膜功能，第二个 24 小时输入胶体液能更多地保留在血管内维持胶体渗透压。

Parkland 公式适用于血浆等胶体供应困难的地区，也适用于成批伤员或野战条件下救治危重烧伤患者。缺点是输液量大，增加水肿，对负荷耐受性差的患者有诱发心肺并发症的潜在危险。脑水肿、肺水肿、胸腔积液、腹腔间隙综合征的发生概率相对较多。创面和远隔部位水肿的较重，不利于保痂，焦痂液化感染和回吸收期脓毒症都对患者构成比较大的感染威胁。

（4）高张盐公式是 1974 年由美国 Monafo 提出来的，在休克期输以含钠 250 mmol/L、氯 150 mmol/L、乳酸 100 mmol/L 的高张盐液 3 ml/(kg · 1% TBSA)，总液量的 2/3 在第一个 24 小时输入，余下的 1/3 在第二个 24 小时补给。为防止 48 小时后改输等张溶液时导致的反跳性水肿，也可在第二和第三个 8 小时分别改输含钠 220 mmol/L 和 190 mmol/L 溶液，第二个 24 小时输入含钠 150 mmol/L 溶液。

此公式的突出特点是造成细胞外液高张，使细胞内脱水以扩容细胞外液，比 Parkland 公式节省液体 1/3。输液量少，可以减轻液体负荷，适用于心肺负担较重的患者。国内有学者曾以含钠 250 mmol/L 高张乳酸盐加 6% 右旋糖酐复苏，证明可改善心泵功能和组织灌注，减少乳酸形成,减少容量负荷和水肿。也有人提出用高渗/高胶液复苏,以 7.5% 右旋糖酐效果最佳,但在烧伤界尚无人应用。

应用高张盐输液公式尽管可以减少液体输入,减轻水肿,但需严密观察,勿使血钠超过 160 mmol/L。另需监测血渗透浓度,不得使血渗透浓度>330 mmol/L,否则易引起高渗性过度脱水乃至昏迷。凡不能监测血渗浓度的单位慎用此复苏方案。

(5)国内的输液公式,借鉴了 Evans 公式补液经验,不断摸索休克期复苏补液之路。我国的烧伤专业工作者根据不同人群的实体测量结果,提出了简易计算体表面积的"新九分法"和"手掌法",为便于计算休克期补液提供了面积依据。以烧伤面积和体重作为计量参数,1970 年提出了为国内同行普遍接受的"通用公式"。公式要求电解质和胶体量为:1.5×面积×体重,再加水分(5% 葡萄糖液)2000 ml,晶胶体的比例有的按 2:1,也有的按 1:1(Ⅲ度面积较大者)配比。各种成分交替输入既不易出现液体输入不均衡,也不致出现严重水肿。若复苏及时,多数伤员都可以度过休克期,但还不能保证使血流动力学在 24 小时内恢复正常,更不能使组织器官微循环和缺氧得以彻底改善。

20 世纪六七十年代,烧伤界曾流行一阵"宁偏干不宜湿"的休克期补液观点。1966 年 2 月至 1971 年 4 月,京沪 5 家医院治愈了 10 例低标准输液的烧伤总面积≥90%、Ⅲ度≥70% 的伤员,此后"宁少勿多"的输液原则影响了烧伤界十余年。实际上大量临床实践证明,严格遵从既往的输液公式,并不能使休克期达到真正平稳,仍存在低灌流状态或隐匿性休克。事实证明凡抢救成功者都突破了公式量,但不同伤情依据什么、突破多少为宜,仍感到迷惑。

(6)解放军总医院第一附属医院的公式是在借鉴电解质与胶体同时并举的基础上,利用 Swan-Ganz 导管监测血流动力学,根据维持血流动力学各指标正常时所累计的电解质、胶体及水分的输入量总结出来的输液公式第一个 24 小时输液总量可达到 2.6 ~ 3.0 ml/(kg·1% TSBA),换算成输液公式即第一个 24 小时应给电解质与胶体各 0.8 ~ 1.0 ml/(kg·1% TSBA),晶胶比例 1:1。依据烧伤深浅不同,渗出量亦不同,其补充的电解质与胶体的系数也不同,Ⅱ度为主,晶胶之和的系数应为 1.6;偏深的深Ⅱ度和浅Ⅲ度为主,系数为 1.8;Ⅲ度、Ⅳ度为主,系数是 2.0。水分 3000 ~ 4000 ml(对于体重重者、Ⅲ度、Ⅳ度面积大者,补充水分偏多);第二个 24 小时则给电解质与胶体各 0.7 ~ 0.75 ml/(kg·1% TBSA),水分同前。依此公式输液不仅可使血流动力学指标迅速恢复,而且能维持尿量 80 ~ 100 ml/h 或 1 ~ 2 ml/(kg·h)。此时患者意识清楚,心率恢复至 100 ~ 110 次/分,口渴明显减轻,无恶心呕吐,血压正常,呼吸 20 次/分左右,中心静脉压 4 ~ 10 cm H_2O,血红蛋白≤150 g/L,血细胞比容≤0.50,这说明血浓缩已被纠正,血容量基本恢复正常。这些临床指标的恢复与血流动力学指标在程度和时间上都有良好的相关性,因此可根据这些临床指标的恢复作为满意复苏的重要参考。

(7)小儿烧伤输液:由于小儿心肺功能代偿有限,因此小儿烧伤后输液更需及时、量化相对准确,输少易休克,输多易并发超负荷并发症。通常第一个 24 小时,3 岁以下的婴幼儿晶胶体各 1 ml/(kg·1% TSBA),水分 100 ~ 120 ml/(kg·d);3 岁以上儿童晶胶体各 0.9 ml/(kg·1% TSBA),水分 80 ~ 100 ml/(kg·d);第二个 24 小时,小儿晶胶体都为 0.75 ml/(kg·1% TSBA),水分同第一个 24 小时。小儿休克期主要观察指标:神志清楚,尿量 1 ~ 2 ml/(kg·h),心率 120 ~ 140 次/分,末梢循环好(包括肤色、血管充盈、肢端温度),

血细胞比容为 0~3 岁≤40%,4~12 岁≤45%。

3. 休克期输液安排

(1) 输液量与时间的分配:各输液公式中的烧伤面积皆按Ⅱ、Ⅲ度面积之和计算。特大面积烧伤输液公式中的电解质和胶体比例希望达到 1:1。传统的输液分配是伤后第一个 8 小时要输入第一个 24 小时计算总量的一半,余下的一半在后 16 小时内输入。第二个 24 小时的电解质和胶体应为第一个 24 小时的一半,水分同前。这种分配比例是基于原来对体液渗出规律的认识而决定的。原认为伤后 6~8 小时为渗出高峰,故应在 8 小时内输入一半。实际上渗出速率最快的时间段是伤后 0.5~2 小时。据报道,在 30% Ⅲ度烧伤犬伴吸入性损伤模型中,2 小时血浆容量减少速度为 5.5 ml/(kg·h),心排血量下降 30%,3~8 小时血浆容量减少速度 0.85 ml/(kg·h)。另据报道,伤后 2 小时血容量即减少 50%,心排血量和心排血指数分别降至伤前的 40% 和 45.7%,伤后 4~6 小时全血量降至最低,因此伤后 2~3 小时是补液的关键时期,入院后即应快速输液。我们依据血流动力学监测结果,希望大面积烧伤患者来院后即快速静脉滴入(或推入)液体 1000~2000 ml,直至精神好转,尿管出尿,心率下降,使伤后 3~4 小时输入第一个 24 小时计划总量的 30%,伤后 8 小时输入总量的 60%~65% 可能更符合实际需要。在复苏补液过程中,除观察前述 6 项临床指标和血红蛋白、血细胞比容外,能有血流动力学监测当然最能确保输液量满意;若无条件,就监测中心静脉压指导输液,使其保持在 4~10 cm H_2O 为佳,"低"则表明血容量不足,需要加大补液量;"高"则说明心血管超负荷,已超出心脏泵血能力,再不控制液入量就可能导致"超负荷并发症"——心功能不全、肺淤血、肺水肿、胸腔积液、腹水、腹腔间隙综合征、全身组织水肿、少尿、心率增快等。若不认识,还误以为"液量不足",继续"加快补液",越输腹腔内压越高,尿量越少,直至肾衰竭,造成恶性循环。

(2) 不可拘泥于公式:输液公式的优点是简单、易记,利于初学者掌握,但公式只是为计算方便而提供的一个初步参考的基础量,并非完美无缺,切不可一成不变地遵循公式输液。因为有许多变量因素不可能都包含在一个公式内,许多客观因素都在影响着输液量的多少和输液后的反应,例如:①许多烧伤患者并不能准确地告知伤前体重,病房内又缺少卧床测重条件,只能靠估计,难言准确。②烧伤面积的计算更做不到绝对准确,医务人员经验的多少,患者体型的差异,常致估算有误,例如一位向心性肥胖的患者躯干烧伤,若按正常体型标准计算,其烧伤面积就会估算过少。③现行的输液公式计算输液量时只有体重和面积两个变数,没有烧伤深浅之分,实际上烧伤深度不一,失液量相差很大,Ⅱ度烧伤渗出的范围与程度远轻于Ⅲ度、Ⅳ度烧伤。即使是同属Ⅲ度烧伤,不同原因所致的伤情也区别甚大,例如硫酸烧伤或热液一过性烫伤,与钢水烧伤即使同被诊断为Ⅲ度,其烧伤的实际深度和失液量是截然不同的,而现行的公式都无从体现这些差别。④年龄因素,小儿的体表面积相对于体重要更大一些,小儿细胞外液量较大,维持体液平衡及耐受脱水的能力较差,老年人的生理功能,各系统的功能明显减退,应激反应能力及耐受缺氧代偿能力难以在输液公式中体现出来。⑤伴有吸入性损伤或复合伤、多发伤时都会因渗出、水肿和出血而影响血容量,以吸入性损伤为例,在 20 世纪 70 年代以前要限制休克期补液,唯恐诱发肺水肿,限制的结果不仅未能阻止肺水肿的发生,反而会加重休克。第三军医大学在经过多年实验研究后,于 20 世纪 80 年代提出伴有吸入性损伤者呼吸道亦渗出和蒸发增加,非但不应限制液体的输入,还要增加由呼吸系统丢失的液体量。⑥开始复苏时间的早晚和速度的快慢均直接影响复苏效果,伤后 2 ~ 3 小时为休克期复苏补液的"黄金时间",此时缺血缺氧时间还不长,机体反应比较敏感,抓紧补液复苏效果较好,若 6 小时以后延迟复苏者则"事倍功半"。⑦伤员伤前健康状况和个体差异有别,烧伤后会出现明显不同的反应,即使是同批烧伤患者,严重程度亦相似者对治疗的反应并不一定一致,这就是个体差异,一定要针对每个病例的不同情况实施"个体化输液"。基于上述因素的考虑,只应把输液公式视为治疗的初步计划,必须要根据临床表现随时调整。

三、休克期输液成分

1. 胶体溶液 我国和欧洲的烧伤科医生都坚持休克期输液含胶体。诚然,烧伤早期输入的胶体会有一部分渗至血管外,但渗出的多少是有时效性的,伤后 3 小时左右渗出趋于减少,而且血管通透性的变化存在部位差异,输入的胶体仍可保留一部分,况且胶体的分子质量较大,并带有一定的负电荷,能够在血管内停留的时间较长,从而起到扩容作用。毫无疑问,输入胶体溶液能够改善因血浆成分丢失所致低胶体渗透压,从而有效地维持血浆容量,减少更多的液体外渗。常用的胶体包括血浆、白蛋白、全血、人工胶体如右旋醣酐、低分子右旋醣酐、改良液体明胶(血定安)、羟乙基淀粉("706"代血浆、贺斯、万汶)等。

(1) 血浆:因为渗出液主要成分是血浆,所以烧伤后补充血浆是比较理想的。但由于冻干血浆已被禁用,新鲜血浆来源不足,不利于长时间保存和运输,还有传染肝炎、艾滋病之忧,因此在血浆不能充分满足的地区,提倡各种胶体综合利用,无须刻意追求大量血浆,根据烧伤面积大小,能在第一个 24 小时输入 600 ~ 1000 ml 也可以。

(2) 白蛋白:胶体渗透压的维持主要依靠白蛋白,而渗出液中白蛋白含量相当于血浆白蛋白浓度的 90% ,其丢失量是可观的。因此,补充白蛋白对维持胶体渗透压至关重要,在维持胶体渗透压中约起到 80% 的作用,是极好的血容量扩充剂。输入 5 g 白蛋白,保留循环内水分的能力相当于 100 ml 血浆或 200 ml 全血的功能。临床应用时稀释成 6% 白蛋白,其略高于血浆中浓度,更有利于提高胶体渗透压,减轻水肿。但由于同属血液制品,来源也受限,而且其价格昂贵,又得不到白蛋白以外的血浆其他成分,因此也不宜多用,通常第一个 24 小时可输入 20 ~ 40 g。每输入白蛋白 10 g,可吸附水分 200 ml,45 分钟即可增加血浆容量 200 ml。

(3) 全血:由于严重烧伤后不仅是血浆成分的丢失,还有大量血细胞的破坏,所以休克期应该输全血。我们的经验是伤后 6 ~ 8 小时开始输全血,因为伤后因大量血浆成分的外渗导致明显的血浓缩,开始复苏时应首先尽快补充电解质、水分和全血以外的胶体,待伤后 6 ~ 8 小时血浓缩逐步减轻再输全血,更有利于血液循环。全血输入量占全天总入量的 5% ~ 10% 。对全血的要求应该新鲜,库存时间最好不要超过 1 ~ 2 周,以防库存过久的全血由于细胞碎片增多而对微循环不利。当前已无全血供给,只能输以分离之红细胞。

(4) 右旋糖酐:右旋糖酐是常用的血浆扩容剂之一,系高分子葡萄糖聚合物,输入后能提高胶体渗透压。中分子右旋糖酐分子质量约为 70 kDa,6% 中分子右旋糖酐 500 ml 能扩容 600 ml,每日用量不超过 1000 ml。因其中杂有高分子右旋糖酐,其有封闭单核/巨噬细胞作用,渗至组织间隙造成水肿回吸收延迟,故不宜多用。应用低分子右旋糖酐(分子质量 20 ~ 40 kDa)和小分子右旋糖酐(分子质量 10 kDa 左右)不仅能维持循环血量,还兼有降低血黏度、解除红细胞聚集、改善微循环和利尿作用。由于小分子右旋糖酐分子质量小,排出快,维持血压仅3小时左右。相比之下低分子右旋糖酐更好些,全天用量1000~1500 ml。

右旋糖酐的不良反应是过敏反应、肾脏损害、出血倾向、影响血型鉴定等,分子质量大者比分子质量小者易出现。右旋糖酐不可连续输注,每次500 ml,要与其他液体交叉分开。在复苏之初血液制品尚未到位时,先与电解质溶液和5%葡萄糖交替输入。它只起临时替代作用,最终还是要靠输入全血或血浆成分维持胶体渗透压。

(5) 琥珀酰明胶:琥珀酰明胶是以改良液体明胶为主的胶体性血浆代用品,分子质量22 500 Da,具有与血浆相似的、符合生理要求的等膨胀压和酸碱度,不会引起组织脱水。其胶体渗透压与人体白蛋白相当,血容效应相当于4%~4.5%的白蛋白溶液,生物半衰期约4小时,能较好地维持血容量。输入后能使血压、肺动脉楔压、心排指数、每搏指数和红细胞运氧能力明显增加,改善缺氧状况;安全性能好,不影响凝血系统,无器官蓄积,对器官无毒性;也不担心类似血液制品传播的传染性疾病。pH 7.4±0.3,渗透浓度为274 mmol/L,血管耐受性好。每天输入量可根据胶体需要量和血液制品供应量灵活调剂,1000~3000 ml/24h。总的评价认为琥珀酰明胶是较好的血浆代用品,在血液制品不足时可优先选用。

(6) 6%羟乙基淀粉("706"代血浆):分子质量与人体白蛋白近似,具有血浆扩容作用,与右旋醣酐机制相似,增加红细胞表面负电荷,降低血黏度,可在休克期应用。由于亦有封闭单核-吞噬细胞系统作用,影响机体免疫功能,用量不宜过大,每日可给1000 ml左右。

(7) 贺斯(HES):贺斯为血浆代用品,原料来自黏玉米,安全性好,扩容效果佳,输入4~8小时具有100%~140%的扩容效果。能改善血流动力学,在升高血容量和心排血量、心排指数方面尤有效果,改善内脏组织灌注,增加氧输送(DO_2),促进氧的消耗利用,并有预防和堵塞毛细血管渗漏作用,在休克期内输入可以减少血浆渗出。贺斯有两种浓度产品:6%贺斯用量33 ml/(kg·d),10%贺斯20 ml/(kg·d),若体重为75 kg患者,前者给2500 ml/d,后者给1500 ml/d。

万汶系2000年问世的、继贺斯后的新一代6%羟乙基淀粉,平均分子质量13万Da,胶体渗透压36 mmHg,水结合能力为21 ml/g,扩容效果达到100%,平台效应能维持4~6小时,血管内半衰期1.4小时,安全性好,对凝血功能无明显影响,最大剂量50 ml/(kg·d),输入后还有分子塞堵渗漏作用,能减少液体外渗,是人工胶体中的理想制品。

2. **电解质溶液**　指以含钠离子为主的电解质溶液,用于补充细胞外液,是细胞外液中起渗透作用的重要离子,输入后很快即能显示扩张血浆容量作用。但由于烧伤早期血管通透性增加和细胞外液只能按一定比例存在于血浆中,大部输入的电解质溶液都很容易通过毛细血管壁而渗至组织间隙或创面,只有输入量的1/4左右能留在血管内发挥血浆容量作用。

(1) 生理盐水:为等渗的氯化钠溶液,是常用的电解质溶液之一。实际上生理盐水并不完全符合生理,生理盐水中氯化钠的浓度为0.9%,其中含钠离子和氯离子各154 mmol/L,而血浆中钠离子的浓度为140 mmol/L左右,氯离子浓度为103 mmol/L左右。如果大量输入生理盐水,易导致血浆中钠、氯离子比例升高,碳酸氢根(HCO_3^-)比例降低,易产生高氯性酸中毒,因此输注生理盐水量大时应与1.25%碳酸氢钠溶液按2:1的比例输入。为避免生理盐水的输入过多所致高钠、高氯血症,当前主张以输注乳酸钠林格液为主。

(2) 乳酸钠林格液:含钠离子130 mmol/L、氯离子109 mmol/L、乳酸根28 mmol/L、钾5 mmol/L,pH 7.4,习惯上称之为平衡液。氯离子与血浆氯离子近似,不会引起高氯性酸中毒,但钠离子低于血浆钠离子,乳酸根进一步代谢为碳酸氢根。

（3）高氧晶体溶液:近年来国内外开始使用高氧晶体溶液作为电解质的补充。因其携带高浓度溶解氧,输入后除扩容外,还能释放氧,有助于改善组织细胞缺氧状况,增加红细胞携氧能力,降低血液黏度。因初用临床,更多的临床作用尚待进一步观察。

四、休克期复苏的综合治疗

诚然,静脉补液是休克期复苏最主要的治疗手段,但不是唯一的,当前对烧伤休克的治疗理念已从单纯地满足循环血量的需求,逐步提升到要满足脏器和细胞氧的供应,从系统水平深入到细胞水平。因此,休克期除了补液以外,还要实施旨在改善机体状况的综合疗法,包括维护心肺功能、恢复血通透性、改善微循环、减轻和缩短缺氧损害、纠正隐匿性休克、减少氧自由基的产生、保护组织和脏器的功能等。

1. **维护心功能**　血流动力学的改善,不仅需要迅速恢复血容量,还要有良好的心泵动力功能。在心率增快时,为增强心肌收缩力,增加心排血量,常用毛花苷 C 0.4 mg 静脉注射,第一个 24 小时内共给 1.2 mg,达到饱和量后每日给维持量 0.4 mg 静脉注射。伴有低血压者可给予多巴胺 20 mg,稀释后缓慢滴注,2~10 μg/(kg·min),可增加心肌收缩力,降低周围血管阻力,对冠状动脉和肾血管有扩张作用。多巴酚丁胺 2.5~10 μg/(kg·min) 静脉滴注,其改善左心室功能的作用优于多巴胺。危重病例也可选择应用果糖二磷酸钠(1,6-二磷酸果糖),具有调节代谢中若干酶活性的功效,改善细胞代谢,保护心肌,将每瓶 5 g 的二磷酸果糖溶于附带的稀释液 50 ml 中,以 0.5~1 g/min 的速度静脉滴注,1~2 次/日。

2. **适量应用利尿剂**　在纠正血容量之后,常稀释应用溶质性利尿剂甘露醇。应用甘露醇有三大作用:①保护肾功能。甘露醇不受抗利尿激素的影响,可扩张肾入球动脉,增加肾血流量。②利尿作用。甘露醇不透过细胞膜,不被肾小管重吸收,体内排出快,2 小时排出75%,发挥利尿作用,减轻组织水肿。③氧自由基清除剂。清除体内过量的氧自由基,减轻脂质过氧化损伤。甘露醇的用法:将 20% 的甘露醇 125 ml 与生理盐水或 5% 葡萄糖溶液500 ml 串联输入,根据烧伤严重程度每日给 2~4 次。既可缓慢利尿,又可避免高浓度利尿剂快速脱水而致的血容量不足。如果入院时发现有脑水肿或肺水肿,或伴有急性肾功能障碍时,则以 20% 甘露醇直接快速输入。

值得注意的是,在应用甘露醇前一定要保证入量已基本满足,通常是伤后 6~8 小时以后开始滴注。切忌在入量不足导致少尿情况下靠甘露醇利尿,这样会使血容量进一步减少,甚至会加重休克。如果伴有血红蛋白尿,则需加快补液的同时,给予 5% 碳酸氢钠溶液碱化尿液,并提前应用甘露醇,通过利尿尽快在伤后 6~8 小时内使尿色变清,这是保护肾功能之良策。

3. **山莨菪碱(654-2)的应用**　休克期复苏要达到的第二个目标是纠正隐匿性休克。血容量减少导致组织灌注量不足,胃肠道对缺血很敏感,缺血发生最早,恢复最晚,通过胃肠内pH(pHi)检测,显示伤后 pHi 长时间明显降低,直至伤后 72 小时方能达到正常标准的低限(7.3),说明隐匿性休克确实存在。在伤后 48 小时内补液的同时,应给予山莨菪碱 10~20 mg 静脉注射,每 6~8 小时 1 次,可使 pHi 在伤后 24~48 小时即达正常范围,能较快地纠正隐匿性休克。山莨菪碱的作用:①稳定细胞膜和增强细胞对缺氧的耐受性,使细胞在较低氧输送(DO₂)状态下,也能维持较高的氧摄取率;②改善胃肠道微循环,使门脉血流量增大,促进胃肠 pHi 尽快升至正常水平,利于纠正隐匿性休克;利于保护肠道屏障功能,预防内毒素和细菌移位;③松弛毛细支气管平滑肌,改善通气功能;④减少血管循环阻力,减轻心脏负荷。应用山莨菪碱可能会产生心率增快和腹胀等副作用,可剂量减半,改成每 12 小时 1 次,也可应用地塞米松 10 mg,会明显减轻不良反应。

4. 氧自由基清除剂的应用 复苏过程中,液体重灌流在黄嘌呤氧化酶催化下,分子氧被单价还原为大量氧自由基 O_2^-、·OH、H_2O_2,它们与生物膜上酶或受体共价键结合,与细胞膜的脂体发生脂质过氧化反应,改变生物膜的结构和功能。为达休克期满意复苏的第三个目标——防止或减轻氧自由基引起的脏器和组织细胞损害,可以加用氧自由基清除剂和抗氧化剂。常用药物除按前述方法输以甘露醇外,还给予维生素 C 10 g/d,谷氨酸 20~30 mg/d,维生素 E 100 mg 肌内注射,每 6 小时 1 次。

5. 维持呼吸功能 国外对于伴有中度吸入性损伤的患者,为防止上呼吸道梗阻,早期多行气管内插管,并保留 3~5 天,持续吸氧,施以地塞米松等雾化吸入,以减轻黏膜水肿,待面部消肿后拔管。国内通常对中、重度吸入性损伤者在入院后即行"预防性"气管切开,避免上呼吸道梗阻缺氧时间过长或诱发呼吸心跳搏停。常规摄胸部 X 线片,监测血气,若呼吸困难加重,动脉血氧分压低于 60~70 mmHg,二氧化碳分压高于 50 mmHg 时,需采用呼吸机辅助呼吸,维护肺功能,尽早改善缺氧状况。若痰液较黏稠,除雾化吸入每 2 小时 1 次以外,还可增加气道灌洗每 4 小时 1 次,每次 5 ml,可反复 2~4 次,并加用氨溴索 30 mg 静脉注射,每天 3 次,以利于稀化痰液,便于排出。若出现呼吸道水肿或支气管痉挛时,加用氨茶碱或地塞米松。伴有肺水肿则需边监测中心静脉压边加强利尿措施。

6. 碱性药物 大面积烧伤患者在未得到满意复苏前,由于组织血流灌注不足所致乏氧代谢,乳酸堆积,易产生代谢性酸中毒。在治疗中除了加速补液,改善组织灌注,减轻乏氧代谢所致的代谢性酸中毒外,还要输以碱性药物纠正酸中毒。虽然碱性药亦属含钠离子的电解质溶液,但这里强调其纠正酸中毒的作用。大面积深度烧伤常伴有血红蛋白尿和肌红蛋白尿,为了碱化尿液,使游离的血红蛋白形成碱性血红蛋白,不易在肾小管内沉积或堵塞,从而保护肾功能,也需要给予碱性药物。临床应用的碱性药物多为 5% 碳酸氢钠溶液,若无严重代谢性酸中毒,通常稀释成等张碱性液(将 5% 碳酸氢钠溶液 125 ml 加在生理盐水 375 ml 中,浓度为 1.25%)滴注。可根据血气分析和尿的酸碱度调整碳酸氢钠的用量,根据情况全天可输入 5% 碳酸氢钠溶液 250~500 ml。

7. 保护胃肠功能

(1) 早期喂养,积极补液防治休克的同时,在没有明显恶心、呕吐的情况下,可于伤后 6~8 小时开始给予少量流质饮食,每次 50 ml 左右,少量多次。如果能插一胃管缓慢从胃管内滴入更好,第一个 24 小时给予稀释 1 倍的要素饮食或其他流质饮食 500~1000 ml。打破既往"休克期不能进食"的习惯,在良好复苏的前提下,伤后 6~8 小时即开始胃肠道喂养,其优越性包括:①有利于刺激胃肠激素(如胃泌素、胃动素)分泌增多,促进肠蠕动,有助于消化;②保护胃肠黏膜,改善微循环,维持胃肠黏膜组织结构与屏障功能,减少肠道细菌和内毒素移位;③缓冲胃内酸度,减少 H^+ 反向弥散黏膜内,降低应激性溃疡发生率。

(2) 预防应激性溃疡,除尽快纠正隐匿性休克外,改善胃肠道微循环,还应该注意:①降低胃液 H^+ 浓度,早期应用抗酸药物,如氢氧化铝凝胶(吉福士)或硫糖铝 1~2 g,每日 4 次;②H_2 受体阻滞剂如西咪替丁 0.4~0.6 g 静脉注射,每 6 小时 1 次,雷尼替丁和法莫替丁分别比西咪替丁作用强 5 倍和 20～50 倍,奥美拉唑应用渐多,20 mg 静脉注射,每日 2 次;③胃肠黏膜修复,谷氨酰胺 0.5 g/(kg·d);④止血,云南白药 1 g,每日 4 次,冰盐水 100 ml 加去甲肾上腺素 8～10 mg 胃管内注入。

8. 抗菌药物的应用　严重烧伤患者早期应该选用广谱抗菌药物,可根据各单位的具体条件选择常用的抗革兰阴性杆菌和抗革兰阳性球菌抗菌药物各一种,预防创面感染及肠道细菌移位入血所致的感染。入院后即做创面细菌培养,待检出细菌后根据其敏感试验再选择敏感抗菌药物。

9. 镇静剂的应用　休克期的烦躁,首先应排除有脑外伤输液过多所致脑水肿等并发症后,多考虑系由于血容量不足所致休克的早期表现,因此要慎用镇静药,以免药物掩盖休克症状。对于伴有剧烈疼痛而难以耐受的患者,可选用哌替啶与异丙嗪合剂的半量,肌内注射或静脉滴入。

10. 激素的应用　烧伤早期由于应激反应使肾上腺皮质功能亢进,一般不需要激素治疗。若危重症患者早期复苏不利,入院后补足血容量仍不见尿量增多时,可以一次冲击性给予地塞米松 50～100 mg,接着再快速滴入呋塞米 100 mg,利尿效果较好。当液体入量超负荷或合并有肺水肿和脑水肿时,也应在利尿前先给予地塞米松。

11. 减少渗出,促进消肿　七叶皂苷钠具有类激素样作用,通过促进垂体、肾上腺功能增加皮质激素的分泌,发挥抗炎、改善微循环、减少渗出、减轻水肿的药理作用,还兼有清除氧自由基的功能,早期应用效果尤佳。25～30 mg 静脉输入,每日 1 次。

12. 乌司他丁的应用　乌司他丁适用于入院较晚、已出现感染迹象的患者。乌司他丁具有减少炎症介质释放、改善微循环,从而改善组织灌注、抑制多种水解酶活性、减少氧自由基产生、保护内脏器官等作用。用法是 20 万～30 万 U 溶在 100 ml 液体中滴注,每日 2 次。

第三节　烧伤感染与抗感染策略

烧伤感染是烧伤患者最常见的并发症,死亡病例的 70% 左右与烧伤感染密切相关。历年来,烧伤专业工作者都把防治感染作为烧伤患者救治的主攻目标。诚然,抗菌药物的应用是抗感染的重要手段,但却不是唯一的,也不是最重要的。要清楚地意识到,过分看重抗菌药物的"黄金时代"已过去,"后抗菌药物时代"应当把烧伤患者的抗感染策略定位在"预防为主,防治结合"的综合治疗体系上。

一、烧伤感染的病原菌

在不同的国家、地区及不同的烧伤治疗单位,烧伤感染病原菌的种类、分布虽有不同之处,也有其各自的变化特点,但基本的趋向是在烧伤侵袭性感染中,革兰阴性杆菌中铜绿假单胞菌比例较过去有所降低,而其他阴性杆菌比例有所增加。故在烧伤感染的病原菌中,仍是革兰阴性杆菌多于革兰阳性球菌。另外,随着新型抗菌药物的问世和应用,耐药菌株不断增加,特别是耐药性强的铜绿假单胞菌和金黄色葡萄球菌(简称金葡菌)依然是烧伤感染的主要致病菌。更为严重的是,预防性或滥用抗菌药物除导致敏感性细菌易产生耐药外,还破坏了体内的微生态平衡,从而造成过去认为致病性较弱的细菌和真菌亦成为烧伤感染的

"条件致病菌",它们的致病性在烧伤感染中占有重要的地位,应引起医护人员的高度重视。

(一) 革兰阴性杆菌感染

我们自 1988~1992 年从烧伤创面、痂下组织以及血液中共检出革兰阴性杆菌 1034 株,铜绿假单胞菌占首位,其次是大肠杆菌。革兰阴性杆菌大都是人类肠道的正常菌群,只有当机体抵抗力下降时才引起感染,故多年来被认为是条件致病菌。然而,近年来这些细菌在烧伤感染中的地位变得日益突出,严重地威胁着烧伤患者的生命。其共性的原因是上述细菌最适合在腐败组织中生长,而烧伤创面则为这些腐生菌的生长繁殖提供了得天独厚的条件。此外,大量广谱抗菌药物的长期应用也是不容忽视的重要因素。尤其是占优势的铜绿假单胞菌具有多种酶、溶血素、血管通透因子等,一旦铜绿假单胞菌感染创面可侵犯焦痂,甚至焦痂下非烧伤组织,并在其中生长繁殖,有时播散至全身,铜绿假单胞菌已成为烧伤临床侵袭性感染的主要致病菌之一。我们在分析一组 47 例组织标本中,有 4 例痂下活组织菌量大于 10^5/克组织,其中 3 例为铜绿假单胞菌感染。该组病例伤情重(平均烧伤面积 71.5%,平均Ⅲ度面积为 56.3%),年龄较大(最大者 78 岁,最小 38 岁,平均 56.5 岁)。感染创面侵袭的特征是创面潮湿或干燥,无生机,创面加深,中心渐发黑、坏死,形成脐状溃疡,直径 0.5~2 cm,溃疡的边缘不整,有的呈虫食样改变。痂下组织镜下可见密集成群的革兰染色阴性杆菌。除此之外,该组患者的临床表现多为体温低、精神抑郁和低白细胞等。此外,在连续收治 8 例烧伤创面脓毒症患者的创面培养及痂下组织分离的菌种亦证实,虽伴有其他的病原菌感染,但 8 例中均有铜绿假单胞菌感染,说明铜绿假单胞菌是侵袭至痂下组织引起全身性感染的主要致病菌。

临床上对此类感染的防治多采用创面暴露,保持干燥和外用磺胺嘧啶银等。这些措施只能抑制或减缓上述细菌的生长速度,为切削痂植皮争取时间,并不能从根本上防止细菌的入侵。我们分析伤后时间与痂下组织菌量以及痂下组织菌量与植皮成活的关系后发现:伤后 1 周内痂下活组织菌量随伤后时间推移而增加;组织菌量在 10^5/克组织或以下时,植皮成活率达 95% 以上;而菌量大于 10^5/克组织时,则植皮成活率明显减低。有学者对 3 周内的组织菌量及其与植皮成活关系的分析也证实,痂下组织菌量仍将随病程延长而增加,而痂下组织菌量增加又与植皮成活率降低密切相关。因此,突破传统的休克期过后(即伤后 3~5 天)分期、分批地进行切削痂植皮的做法,于休克期(伤后 48 小时内)施行切削痂植皮,及时封闭创面是防治该类细菌侵袭性感染、成功救治大面积深度烧伤患者的根本措施之一,良好的创面保护和外用抗菌剂则是辅助的。

(二) 革兰阳性球菌感染

迄今为止,在烧伤感染的革兰阳性球菌中,仍以金葡菌、肠球菌和表皮葡萄球菌最为常见。

1. 金黄色葡萄球菌　它是烧伤感染中最常见的菌种之一,在烧伤创面愈合之前,很难从创面上消除。虽然形成创面脓毒症的机会较革兰阴性杆菌少,但具有较易入血的特点。有资料分析 95 例烧伤合并血源性细菌感染时发现,金葡菌占 29.2%,是入血最多的菌种。另据报道,一组 50 例烧伤总面积 20%~30% 的非深度烧伤患者,有 5 例发生脓毒症,血液检出菌均为金葡菌。可见金葡菌在中、小面积烧伤患者的感染中占有重要地位,不应忽视。金葡菌脓毒症的临床表现一般是稽留热,精神兴奋,肠麻痹,白细胞计数常超过 $20 \times 10^9/L$。金葡菌几乎对每一抗菌药物都会产生耐药性,而且其耐药性逐年增加。资料表明,1988 年金葡菌对头孢唑林、阿米卡星的敏感率分别为 90%、95% ,到 1992 年敏感率分别降至 58% 和 49% ,而 2001 年敏感率只有 30% 和 25% 。其他烧伤中心金葡菌的耐药情况也大体相似。第三军医大学 20 世纪 80 年代初期阿米卡星对金葡菌的敏感率为 88% ,至 1991 年敏感率下降为 33% ,由此可见耐药菌株形成之快。其中尤应值得重视的是耐甲氧西林金葡菌(methi-cillin-resistant *Staphylococcus aureus*,MRSA)。事实上这种细菌不单纯耐甲氧西林,对多种抗菌药物都耐药,如对氨基糖苷类、β-内酰胺类、头孢菌素类,甚至对金葡菌较敏感的抗生素——万古霉素已有耐药的报道。自 1987 年上海瑞金医院从烧伤创面分离的 79 株金葡菌经鉴定 58 株(73.4%)为 MRSA 以来,此后国内许多烧伤中心先后报道从烧伤创面、痂下组织和血液等标本中分离到 MRSA 菌株。第二军医大学(1980~1992 年)在检出的金葡菌株中,MRSA 占 74.2% ,1996 年该中心又报道 87 株金葡菌,MRSA 占 73 株(83.9%),与前几年相比呈上升趋势;南京军区总医院(1990~1993 年)报道烧伤创面 51 株金葡菌中,MRSA 占 38 株(67.9%);天津第四医院(1992~1994 年)发现烧伤病房内 MRSA 占金葡菌株的 83% ,而耐 7~8 种抗菌药物者占 77.4% 。鉴于 MRSA 菌株所占比例之高,各大城市烧伤中心又具有其普遍性,因此,加强对 MRSA 菌株的研究及其防治措施是当前控制烧伤患者感染的一项重要课题。

烧伤临床工作中对顽固的、久治不愈的残余小创面,经常检出金葡菌,对此采用多种抗菌药治疗,试图控制其感染,但效果往往不佳。新近,有报道称烧伤残余小创面久治不愈,最后确诊为缺壁 L 型金葡菌所致。L 型是一种变态菌,抗菌药物的大量使用是诱发 L 型变态菌的重要原因之一。细菌变为 L 型后,伴随细胞壁不同程度的缺失,而对作用于细胞壁起抑杀作用的抗菌药物可呈现不同程度的耐药。实验研究表明,以青霉素诱导的金葡菌 L 型,对青霉素、新青霉素Ⅱ、氨苄及羧苄西林、头孢类抗菌药物均耐药。金葡菌 L 型不仅对抗菌药物产生耐药,而且可因菌株胞壁有不同程度的缺失,导致其黏附力增强,感染灶内常有 L 型菌聚集成堆或黏附在细胞表面,甚至侵入细胞内生长繁殖。由于 L 型菌生长需求上比其原菌要求更高,故在基础培养基上不能生长,无从检出,只有在渗透压稳定、营养成分适宜的培养基中才能生长鉴定。综上所述,由于多重耐药菌株的出现,应警惕金葡菌在烧伤病房的暴发流行。

2. **肠球菌** 它是人类肠道中正常寄居的菌群之一,即所谓条件致病菌。目前,国内外资料表明,肠球菌是革兰阳性菌中的另一烧伤感染常见菌。笔者从烧伤创面培养的肠球菌所占比例仅次于金葡菌,居革兰阳性球菌的第 2 位。而且,该菌耐药性亦较强,因此肠球菌感染率有可能增加。肠球菌亦是较易入血的菌种之一。Jones 等报道 38 例烧伤创面肠球菌感染,20 例血培养阳性,均系肠球菌,其中 10 例死于肠球菌脓毒症。另有报道称肠球菌脓毒症找不到原发灶,故有人推测肠道可能是肠球菌的一个重要来源。有实验研究证实,预先给动物使用抗菌药物造成肠道菌群失调,肠球菌所致的肠源性感染明显增加。因此,烧伤合并肠球菌全身性感染时,肠道这一潜在来源不应忽视。

3. **表皮葡萄球菌** 过去有人认为凝固酶阳性的葡萄球菌能致病,而凝固酶阴性的葡萄球菌则无致病性。表皮葡萄球菌因其不产生血浆凝固酶,故为凝固酶阴性葡萄球菌的一种,加之表皮葡萄球菌又是人体皮肤与黏膜上的正常菌群之一,故多年认为表皮葡萄球菌为非致病性葡萄球菌。然而,近年发现该菌感染所占的比例明显增加,亦是烧伤菌血症乃至脓毒症中常见的菌种之一。究其原因,表皮葡萄球菌菌株能产生细胞外黏质物(extracellular slime substance,ESS)。ESS可黏附于菌体表面,具有抗吞噬、抑制细胞免疫和阻止抗菌药物渗透等作用。此外,这种ESS与细菌易黏附于塑料物品上,也是造成表皮葡萄球菌感染的基础。表皮葡萄球菌的多重耐药性与金黄色葡萄球菌的多重耐药性相似,因此表皮葡萄球菌感染时也应重视。

二、烧伤感染的途径

烧伤后病原菌侵入途径是多渠道的,概括起来主要通过创面、肠道、呼吸道、静脉和尿路等。

(一) 烧伤创面感染

烧伤创面是病原菌侵入机体的主要途径,可根据创面病原菌密度和侵入深度区分为非侵袭性感染和侵袭性感染。

1. 非侵袭性感染　烧伤创面坏死组织的存在,成为病原菌生长繁殖的良好培养基,适宜的温度和湿度有利于病原菌在创面上生长繁殖。如果烧伤创面较小,深度较浅,细菌毒力较低,伤员全身情况较好,即使创面脓性分泌物较多、菌量较高,如果能及时引流清除,临床上也很少发生侵袭性感染。所谓非侵袭性感染,基本可以将其定义为:烧伤创面仅有少量细菌定植;或虽创面上有大量细菌生长,但仅限于创面表面;或细菌穿透部分焦痂乃至焦痂全层,此时痂下定殖的细菌不一定侵入邻近的活组织,其菌量小于10^5/克组织。临床表现除有轻度或中度发热和白细胞计数略增高外,无其他明显的全身感染症状。

2. 侵袭性感染　指病原菌侵袭至痂下活组织。Pruitt根据活组织中病原菌侵入的程度将其分为:①局灶性侵袭,系指痂下周围活组织中有微小细菌病灶;②普遍侵袭,即细菌广泛侵袭至皮下组织;③微血管侵袭,指细菌累及微血管和淋巴管。临床上可见创面水肿、分泌物增多,或创面干燥、局部有凹陷;创面出现坏死灶,随病情发展正常皮肤亦可见局灶性或大片坏死斑,同时伴有全身感染中毒症状,患者常在短期内死亡。上述特点多见于革兰阴性杆菌(如大肠杆菌,特别是铜绿假单胞菌)或真菌(如曲霉菌、毛霉菌)所致的侵袭性感染。念珠菌、金葡的创面侵袭性感染,痂下活组织中常见脓性或干酪性病灶,组织中的菌量常超过10^5/克组织。

3. 烧伤创面脓毒症　是侵袭性感染的弥散和发展。

(二) 吸入性损伤继发肺部感染

我们曾分析一组940例烧伤患者合并吸入性损伤与肺部感染的关系,发现烧伤合并中度以上吸入性损伤者,肺部感染的发生率为53%,而无吸入性损伤者肺部感染的发生率仅为0.57%,前者是后者的90倍,提示吸入性损伤造成肺部感染的机会显著增加。烧伤合并吸入性损伤不仅增加了肺部感染的机会,而且使肺部感染来得早。中度吸入性损伤病例中,肺部感染的发生时间为伤后第1周;而合并重度吸入性损伤者,肺部感染发生于伤后第2天左右;无合并吸入性损伤者,肺部感染的发生时间平均在第2周左右。吸入性损伤后不仅气道黏膜分泌增加,而且大量黏膜坏死脱落。若脱落的黏膜与分泌物未能及时清除,可堵塞支气管而引起肺不张,造成肺部感染。气道内大量分泌物和坏死组织也有利于细菌生长繁殖,这就为细菌的入血提供了机会。在体表烧伤合并吸入性损伤的动物实验中,伤后 24 小时内取肺组织进行细菌定量,同时做血培养时发现,细菌培养的阳性率及肺组织菌量随着伤后时间的推移而增长。而且,血培养阳性的菌种与肺组织检出的菌种相一致。说明烧伤合并吸入性损伤可造成肺部感染,肺脏可成为细菌入血的途径。有报道烧伤未做气管切开者10 例,深部痰液和面颈部菌种一致者仅 4.8%,而气管切开后气道内细菌与面颈部菌种一致者明显增加。17 例气管切开者,切开后第 1 天,一致率仅 11.8%,第 2 天为 41.2%,第 3 天为 82.4%,第 4 天高达 100%。血培养阳性者 7 例,有 6 例的菌种与气道内的菌种一致,说明严重烧伤后呼吸道可成为全身性感染的重要途径,尤其是合并吸入性损伤,气管切开的伤员。另外,应用于吸入性损伤或气管切开后的治疗装置,如超声雾化器、输氧装置中的湿化瓶,经常检查出细菌,如不加注意,亦是病原菌入侵机体的途径之一。

(三) 静脉导管感染

烧伤临床治疗中往往需行静脉切开或行深静脉内置管,若处理不当则是病原菌入侵机体的主要途径之一。静脉内置管不仅引发静脉炎、化脓性血栓性静脉炎,而且是菌血症乃至脓毒症的根源。有时在某些烧伤死亡病例中,患者生前有全身性炎症反应(如心率和呼吸加快、高热或低温等)表现,但生前未发现烧伤静脉感染的局部症状和体征,相当一部分病例尸检时才证实化脓性血栓性静脉炎病灶的存在。因此,由静脉内导管感染造成的死亡,实际上比烧伤临床观察到的为高。我们曾分析 278 例次静脉内置管的严重烧伤病例,归纳引发静脉导管脓毒症有 4 个主要因素:①静脉内置管时间与导管脓毒症的关系密切,置管存留时间长于 72 小时发生导管脓毒症的危险是等于或少于 72 小时的 5.76 倍。②静脉内输入高价营养液是导管脓毒症的另一个危险因素,营养液易引起血管内皮细胞损伤,促使血栓形成;营养液中的高糖、氨基酸、脂肪乳剂等成分也分别适合某些细菌的生长,因此易引发脓毒症等并发症。③经创面静脉留置导管,脓毒症的发生机会多于经正常皮肤者,且与创面培养的菌种相符合,说明静脉导管脓毒症的发生可能与插管时导管污染和(或)创面的逆行感染等因素有关。④经中心静脉置管发生导管脓毒症的危险比经外周静脉插管的危险性高。因此,为了减少或避免烧伤后病原菌由静脉的侵入,治疗中能穿刺的尽量避免切开;能利用外周静脉者不用中心静脉;置管周围部位每日严格消毒和护理;严格限制置管时间于 72 小时内,特别注意经创面置管者;如有输液不畅,立即拔除导管,其尖端做培养和药物敏感试验;若外周静脉发生化脓性血栓性静脉炎,除立即拔除导管、取分泌物做涂片检查并选择相应的抗菌药物外,应同时切除有病变的静脉,并将其进行细菌培养与病理检查。在切除静脉前应先在静脉近端结扎,以免手术挤压时导致病原菌扩散。静脉切除后的伤口全部敞开,用抗菌药物纱布湿敷引流,每日交换 4~5 次。待伤口肉芽新鲜时,行植皮或 II 期缝合。笔者曾遇1 例严重烧伤患者,创面已接近愈合时出现脓毒症。拔除左上肢头静脉插管时,见有脓性分泌物从穿刺孔流出。确诊为化脓性血栓性静脉炎。经上述处理后,该患者脓毒症状逐渐消失,痊愈出院。

（四）尿路感染

尿道可成为病原菌入侵的途径,主要见于严重烧伤患者长期留置尿管者,其次可见于会阴部烧伤之后,细菌逆行感染。致病菌种以大肠杆菌、铜绿假单胞菌多见,有时亦可见肠球菌。因此强调除治疗必须观察每小时尿量外,若无排尿困难,应尽早拔除导尿管,让患者自行排尿;并应及时封闭会阴部创面,以减少或避免病原菌由尿路感染的可能性。

（五）烧伤肠源性感染

既往,从事烧伤的临床工作者注意到,大面积烧伤患者入院后不久,在休克期内尚未见创面感染,却出现明显的脓毒症表现;大面积烧伤患者,有时创面感染的菌种并不与血培养阳性的菌种相一致;烧伤早期创面未出现明显感染时血培养已阳性,而且入血的菌种为肠道常见菌。这些现象提示烧伤感染病原菌的侵入途径,不仅主要来自外源性的创面,而内源性肠道可能是微生物入血的首发器官。20 世纪 80 年代以来,人们对上述现象进行了较广泛深入的实验研究,证明严重烧伤后肠道细菌移位的存在,发现烧伤后早期即有微生物侵入肠黏膜,并可播散到肠黏膜淋巴结、肝、脾、肺、肾和血液。烧伤后肠道细菌移位的发病机制极其复杂,可由多种因素相互作用而诱发。鉴于烧伤诱发肠源性感染的重要性,许多研究者认为,肠道可能是脓毒症和多器官功能障碍综合征(MODS)的始动器官,已有大量的实验研究支持这种假说,而相应的临床证据尚有待进一步收集。

三、防治烧伤感染的整体策略

（一）休克期满意复苏,奠定机体稳定基础

休克期的组织缺血缺氧损害、机体内环境紊乱、免疫功能障碍、大量炎症介质的产生与释放和烧伤创面的存在都构成烧伤感染的易患性。伤员入院后应即刻建立静脉通道,及时、快速、充分地进行休克期复苏补液,参照改进的休克期输液公式——第一个 24 小时晶体、胶体量为 1.8 ~ 2.0 ml/(1% · kg),5% 葡萄糖液 3000 ~ 4000 ml;第二个 24 小时晶体、胶体量为 1.5 ml/(1% · kg),水分同前。再加上山莨菪碱、4% 甘露醇、碱性药、抗氧自由基药物的适量应用,以及心肺功能支持等措施,不仅能有效地预防和治疗显性休克,还能尽快地纠正由于胃肠道缺血所致的隐匿性休克,保护肠屏障功能,减少肠道细菌和内毒素移位造成的肠源性感染。

烧伤患者休克期复苏满意的标准应该达到 6 项临床指标:①神志清楚;②心率 100 ~ 110 次/分;③尿量 80 ~ 100 ml/h 或 1 ~ 2 ml/(kg · h);④无明显胃肠道功能障碍;⑤呼吸 20 次/分左右;⑥血压正常;二项化验指标:血红蛋白 ≤150 g/L,血细胞比容 ≤0.5。达到或接近以上标准方可称之为平稳度过休克期。大量的临床经验证明,凡休克期度过顺利者,感染并发症发生率也会明显降低,抗菌药物应用减少,创面愈合加快。

（二）控制烧伤感染的源头,把握防治感染的主动权

如前所述,常见的烧伤感染途径包括:①创面;②胃肠系统;③呼吸系统;④静脉;⑤泌尿

系统等。

（1）烧伤创面是体液丢失的途径,细菌的良好培养基,感染的"门户",可诱发全身病理生理改变、免疫功能障碍以及高代谢反应等。创面一日不除,感染威胁一日不停,患者一日不得安宁,因此烧伤创面修复就成为烧伤治疗永恒的主题。入院后正确的创面清创、及时的换药、良好覆盖物的选择、深度创面的早期切削痂植皮、不同类型自体皮和异体（种）皮的应用等,都为创面修复提供了许多成功经验。深度烧伤的切痂植皮宜早不宜迟,若患者休克期病情稳定,应在休克期（伤后48小时内）切痂。痂下组织细菌定量表明:48小时内为 $4.6×10^2$ 菌落形成单位（CFU）/克组织,至伤后4天即升至 $8.4×10^3$ CFU/克组织,因此切痂越早越能尽早摆脱细菌感染的威胁。临床统计结果显示,24小时切痂组病死率只有5.3%,而112小时切痂组病死率则为14.7%,创面基本愈合时间前者为32.4天,后者为39.7天。显然,抓好、抓紧对创面的正确处理,就等于从源头上把住了最常见的创面感染关。

（2）肠道是人体最大的细菌与内毒素库,严重烧伤后肠道的机械屏障、生物学屏障和免疫学屏障受到破坏,致使肠道内细菌和内毒素移位入血。实验证实,大鼠30%Ⅲ度烧伤后3小时即能在肝、肺、脾、肾组织中发现伤前灌入胃中的铜绿假单胞菌,这一发现或许可以解释休克期内尚未见身体明显感染灶时就显现出临床感染现象。细菌和内毒素移位可能成为烧伤感染的始动原因,通常需综合措施防治,例如,良好的复苏辅以山莨菪碱的应用,可以缩短肠道缺血时间、24小时之内纠正隐匿性休克,抗氧自由基药物的应用减轻肠黏膜损害,早期肠道喂养并补充谷氨酰胺维护肠道屏障功能,口服具有抗细菌定植作用的双歧杆菌等生态制剂,均能有效地预防肠源性感染。

（3）严重烧伤患者多伴有吸入性损伤,重度吸入性损伤的病死率高达80%,主要死因为肺部感染和呼吸功能衰竭。对于中度以上的吸入性损伤,提倡预防性气管切开,加强气道雾化、湿化、吸痰和气管内灌洗,鼓励翻身叩背帮助排痰,应用氨溴索等药物利于排痰,表皮细胞生长因子的局部治疗有助于呼吸道黏膜的修复,根据痰培养的结果选择敏感抗菌药物,导管给氧,当 $PO_2 ≤70$ mmHg、$PCO_2 ≥50$ mmHg 时则需呼吸机支持,尽快改善缺氧状态。上述综合处理可明显减少肺部感染的可能性。

（4）静脉输液是休克期复苏、手术、肠外营养及救治过程之必需,大面积烧伤患者穿刺和置管频度最高的是锁骨下静脉,其次是股静脉。掌握得好,它是"生命线",若操作有误,会成为"致命线",气胸、出血、血栓和感染都是常见的并发症。临床也曾见到创面已基本愈合,却因导管引起脓毒症而死亡的病例报告,这种感染应用抗菌药物是难以奏效的。Still报道29例念珠菌血症者,28例曾行中心静脉置管,其中8例死亡。预防导管感染的措施:①操作正规,严格无菌操作,减少感染机会;②优选上腔静脉入路,实验证明上腔静脉血流速度比下腔静脉快1倍,不易形成血栓;③穿刺置管入口以乙醇纱条保护,避免入口处感染;④导管保留时间勿过长,经健康皮肤置管保留5天,经创面置管保留3天。笔者工作所在科室的278例资料统计显示,置管时间超过3天者,导管脓毒症的危险性增加4倍,为防不测,以不超过3天为佳。

（5）尿路感染与前述4种途径相比虽然感染机会略少,却不可不防,尤其严重烧伤患者卧床久,保留尿管时间长,会阴部有烧伤时更易导致逆行感染。不仅常见大肠杆菌和肠球菌等细菌感染,也常见真菌感染,尿液会比血液更早发现真菌。防治措施应重在会阴部清洁护理,根据尿液细菌选择敏感抗菌药物,尽早拔除尿管可大大减少泌尿系统感染的发生率。

（三）重视环境保护,减少交叉感染

在防治感染过程中,往往重"治"轻"防",重于抗感染而疏于如何从源头上减少细菌的产生。漠视病区环境和医护操作的后果自然会诱发感染扩大化,致使旧菌未抗尽、新菌又复生,变"潜在的"感染源为"产菌的"基地。烧伤患者的创面作为细菌的培养基,无时不在繁育着各种细菌,又通过接触的床单等各种物品和医护人员的操作以及人流、物流的活动,使细菌"不胫而走",在不经意中便迅速扩散。

我们曾分析了同一病区的不同地点、不同时间段和床单等不同物品的细菌学动态变化,证实细菌几乎无处不在,而且数量惊人,令人触目惊心。常年抢救危重症患者的特护间细菌量最多,且以金黄色葡萄球菌和铜绿假单胞菌为主,其他房间的细菌量则与患者数呈正相关。烧伤病房空气中漂浮着大量细菌,利用空气采样器采集 5 分钟,上午即有 1514 CFU/m^3,下午更多(2032 CFU/m^3);扫床方式以干扫最易使细菌扩散,扫后菌量达 3810 CFU/m^3,湿扫为佳(1792 CFU/m^3)。患者每日接触的被、褥、枕头是最能藏污纳垢的细菌"大本营",细菌量多在 $10^3 \sim 10^6$ CFU/m^3。

为净化医疗环境,减少交叉感染机会,应力争做到:①病区通风,减少细菌驻扎;②尽早封闭创面,堵住细菌源头;③保持床单元洁净,减少分泌物渗漏;④病房轮流收治,便于彻底消毒;⑤房间多设单人间或双人间,烧伤病区设立外走廊探视通道,限制探视人员入内;⑥控制陪住人数,减少人员往来,减少环境污染;⑦加强无菌操作,避免人为细菌移植;⑧房间定期消毒,既往应用紫外线照射效果不理想,应用化学熏蒸法刺激性太大,而利用空气清菌片,像蚊香一样熏则效果较好,电热放散植物油和中草药活性物质能迅速结合病原菌和尘埃,使空气洁净,作用长达 8 ~ 10 小时,且无毒无害,价格便宜,杀菌效果好,值得推广应用;⑨床单用品定期彻底消毒。对于被褥、枕芯、床垫等大型物品最好应用环氧乙烷消毒,但需要特殊设备,难以推行。简便易行的方法是利用臭氧消毒器,臭氧为强氧化剂,作用快,刺激性小,无残留污染,具有广谱杀菌作用。我们的资料证实,棉絮及枕芯病原菌检出率消毒前为77.5%,消毒后降至30%。

四、合理使用抗菌药物是抗感染策略始终要遵循的法则

烧伤为开放创面,体表温度、血浆样成分的渗出,为细菌生长和繁殖提供了"培养基"条件,再加上局部坏死组织的存在和全身免疫功能损害,创面成为病原微生物入侵的门户,极易造成侵袭性感染,并发脓毒症。面对烧伤患者的易感性,不用抗菌药物是不可思议的,过分强调抗菌药物的作用也是不足取的,不能寄希望于抗菌药物"药到菌除",只能在综合防治的前提下合理恰当地应用抗菌药物,这样才能最大限度地发挥其抗感染作用。

（一）烧伤创面优势菌群变迁的思考

选用抗菌药物之前首先应了解病区细菌生态学变化的规律,其次要尽快做创面细菌培养,以便根据培养结果选择敏感抗菌药物。尽管全国各地致病菌流行病学调查的结果不完全一致,但几十年来多数单位的趋势仍是革兰阴性杆菌占优势,其中铜绿假单胞菌居首位,鲍曼不动杆菌逐年增多,且显示多重耐药。近年来不少单位的资料均显示出革兰阳性球菌

感染率逐年上升,甚至成为烧伤感染的优势菌群,其中金黄色葡萄球菌牢居榜首,且多数为MRSA。笔者所在单位的烧伤病房1995~2004年的细菌学资料显示,自1999年开始革兰阳性球菌构成比超过革兰阴性杆菌(占51.48%),2003年金葡菌构成比最高达44%,其中MRSA占50%~70%。表明金葡菌及MRSA的主导地位有增无减,而铜绿假单胞菌则稳定在10%~14%。但细菌构成比不是一成不变的,2004~2006年监测的ICU细菌则以革兰阴性杆菌为主,占66.7%(其中铜绿假单胞菌33.3%,鲍曼不动杆菌17.5%);革兰阳性球菌30.7%(其中金葡菌23.6%,屎肠球菌7.0%);普通病房也以革兰阴性杆菌为主,占61.7%,革兰阳性球菌占36.2%。ICU细菌耐药情况重于普通病房。细菌学分析还显示,不同时间段优势菌群也在变化,伤后第1、6周以革兰阳性球菌为优势菌,以金葡菌为主,第2~5周以革兰阴性杆菌为优势菌,其中铜绿假单胞菌和鲍曼不动杆菌为主。即便如此,金葡菌排名始终位居单个菌株的第1或第2位。其他医院近年来报道的细菌学调查也证实革兰阳性球菌比例增高,例如上海瑞金医院烧伤科1999~2000年创面革兰阳性球菌占52.17%,革兰阴性杆菌占46.48%,金葡菌居第1位(28.36%),MRSA高达85.14%。国外文献也报道,无论发达国家还是发展中国家,MRSA都在逐年增加,其发生率已从4.3%增至65%,主要来源是烧伤创面,所以抗感染措施的重中之重首推创面处理。

革兰阳性球菌感染率上升的主要原因可能是:①大多数抗菌药物抗菌谱以革兰阴性杆菌为主,针对革兰阳性球菌的抗菌药物相对较少;②磺胺嘧啶银等外用药的应用,抑制了革兰阴性杆菌,革兰阳性球菌失控;③MRSA产生特殊的青霉素结合蛋白-2′(PBP2a),使β-内酰胺类抗菌药物不能与其靶位结合而致耐药;④抗菌药物的滥用。这一严峻的细菌流行病学变化必须引起临床医师高度重视,积极控制革兰阳性球菌感染,以期遏制革兰阳性球菌特别是金葡菌迅猛增长的势头。

(二)合理应用抗菌药物

抗菌药物是抗感染的重要手段之一,却不能期望总有新的抗菌药物问世,抗菌药物新品种的出现永远赶不上细菌耐药的速度,一种抗菌药物连续应用数月或数年即可对其产生耐药性。为了延长已有抗菌药物的有效寿命,就必须强调合理使用:①首先应明确抗菌药物的抗感染作用是有条件的,必须在尽量清除感染病灶的基础上,才能最大限度发挥抗菌药物的抗菌作用。②其次要参考细菌培养结果选择敏感抗菌药物。对于创面污染重、清创不彻底、延迟入院、病情不稳定或特大面积烧伤患者,允许在烧伤早期尚无细菌学证据时作为预防感染用药;用药选择主要针对近一段时期病区流行的革兰阴性杆菌和革兰阳性球菌各选一种常用的敏感抗菌药物(如针对革兰阴性杆菌选头孢菌素类的头孢哌酮/舒巴坦,头孢他啶或氨基糖苷类的阿米卡星,针对革兰阳性球菌可选头孢硫脒或替考拉宁)。③入院后注意监测创面、痂下组织、痰、血液、静脉导管尖端等标本培养,便于及时选用敏感的抗菌药物。能用一种的就不用两种,除非病原微生物不明确或多种细菌感染时才用广谱抗菌药物。④重新起用长时间被停用的抗菌药物,对某些多重耐药的病原菌或许能起到"奇兵"作用,例如多黏菌素B联合其他抗菌药物就治愈了25例中的17例几乎无药可治的革兰阴性杆菌感染。⑤掌握抗菌药物应用时机。通常在休克期开始应用并延续至第一次切痂植皮后,首次应用5~7天,手术时应在麻醉诱导期(切痂前30分钟)用药,以便维持手术过程中血药浓度高于最低抑菌浓度(MIC),4小时后追加1次,术后2天若病情稳定可停药;再次切痂的围术期再用 3 天左右;并发感染时在针对病灶进行处理的同时,根据细菌培养选择敏感抗菌药物。⑥伴有脓毒症时,首先要查明诱发感染的来源,若感染来自创面则需要"抢切",同时根据敏感抗菌药物的 MIC 和药动学/药效学(PK/PD)参数选用抗菌药物。碳青霉烯类抗菌药物是当前最常用于危重患者的广谱抗菌药物,适用于多种细菌联合感染,美罗培南(美平)的抗菌活性优于亚胺培南/西司他丁(泰能);铜绿假单胞菌感染时,亚胺培南与阿米卡星,或与头孢哌酮/舒巴坦联用效果较好。近年来鲍曼不动杆菌感染发生率不断增高,头孢哌酮/舒巴坦疗效较佳,有资料统计 2095 株不动杆菌的耐药率只有 25%;对金葡菌的感染,尤其是对 MRSA 有效的仍是万古霉素或利奈唑胺斯沃。利奈唑胺具有强大的体液和组织穿透性,对 MRSA 相当敏感,2006 年北京、上海等 10 家医院检测 1835 株 MRSA 的耐药率为 0。

(三) 避免滥用抗菌药物

滥用抗菌药物的现象并非少见,主要表现为:①时至今日仍有不少人把抗菌药物当做保险药,小面积烧伤,甚至无菌整形手术后都要用抗菌药物"保佑"平安;②把抗菌药物当成"退热药",只要体温超过 37℃,就认为有应用抗菌药物的指征;③盲目用药,既不做细菌学调查,又不了解抗菌药物作用特点,认为抗菌药物越新、越贵越好(例如,对金葡感染,第三代头孢菌素就不如第二代头孢菌素);④抗菌药物应用时间过长,认为有创面,就不能停药;⑤将全身应用的抗菌药物作为创面外用药;⑥为满足患者要求或留住患者,轻度烧伤也用抗菌药物;⑦经济利益驱动,开大处方,用得多、用得贵、用得久。

滥用的危害性是显而易见的:①一种新型抗菌药物的问世需要几年甚至十几年,好不容易发现的对付细菌的"克星",滥用不了多久就会产生耐药性。世界卫生组织曾惊呼再不努力控制耐药问题,人类就可能被所向无敌的"超级细菌"所毁灭。②滥用的结果,激活了患者内源性栖居菌诱发"新感染",打乱了机体内环境,例如肠道需氧菌与厌氧菌、杆菌与球菌比例失调导致的肠源性感染或葡萄球菌性肠炎。③抗菌药物抑制了敏感的细菌,而不敏感的细菌却会因机体抵抗力降低乘虚而入,诱发二重感染。近 20 年来真菌感染的发生率呈明显升高趋势,20 世纪 80 年代较 60 年代上升 2.5 倍。笔者所在科室 20 世纪 70 年代曾有 3 例特大面积烧伤患者创面感染严重,4 种抗菌药物联用亦不见效,并发了毛霉菌脓毒症而全部死亡。④多用滥用可能会出现不良药物反应,导致药源性疾病。⑤滥用抗菌药物消耗了大量的人力财力,根据国家药监局发布的消息,近年来抗菌用药占药品消费总数的 30%,其中不合理用药至少为 40%,每年要为抗菌药埋单达 200 亿元。因此,必须在合理用药上采取措施,杜绝滥用。

杜绝滥用的关键:①提高烧伤救治水平,休克期度过平稳,早期切痂植皮成功,减少感染的机会。②熟悉抗菌药物的抗菌效应,严格掌握应用抗菌药物的适应证,敢上敢停。③强调进行细菌学调查,减少应用抗菌药物的盲目性,避免"撒大网"和多种联合用药。④提高医生业务素质和技术水平,力争做到以下情况都不用抗菌药物(重在加强创面处理):污染不重的轻度烧伤和部分全身状况良好的中度烧伤、整形手术、残余创面没有侵袭性感染、体温 38℃ 左右、白细胞计数为 $10 \times 10^9/L$ 左右、一般情况良好、范围不大的肉芽创面清创植皮。⑤体制上改革,打断经济利益链,减少利益驱动,滥用会相应减少。

第四节 烧伤创面修复

烧伤创面的修复是烧伤治疗永恒的主题,烧伤创面处理是烧伤科医生每天必须面对的常规工作。尽管日复一日、年复一年都在重复着创面处理,仍有许多不尽人意之处,例如处理不及时、措施不到位、技术无改进、手段无创新等。大量临床实践证明,创面处理首先要在"早"字上面下工夫。

一、烧伤创面常用药

创面早期用药,目前多体现出有下述几方面的功效:

1. 促进成膜 当前促进成膜的药品多以有机溶剂为成膜材料,适当加入一些抗菌剂和止痛剂,配制成黏稠液体,既可以直接涂于创面上,也可制成喷雾剂喷在创面上。成膜剂适用于Ⅱ度烧伤,清创后即可施药,对创面无刺激性,2~4小时1次,24~48小时即可成膜。此膜既有一定透气性,不会在膜下形成积液,又可减少创面水分蒸发,对创面有良好的保护作用,既可减轻疼痛,又不致因创面暴露干燥而使创面加深,还可节省换药经费,减轻换药痛苦,大多创面可在膜下愈合。遇到基底不洁或偏深的深Ⅱ度创面合并感染时,可透过薄膜及时发现,只行局部开窗换药即可。

2. 加速成痂 许多中草药有助于创面成痂,如虎杖、地榆、酸枣树皮、四季青、毛冬青等。这些药物可加水煎熬浓缩后涂抹,也可在乙醇中浸泡,用浸出液制成喷雾剂。此类药适用于Ⅱ度创面。施药后有助于减少渗出,4小时施药一次,通常24小时左右可形成薄痂,继续施药,每日2次,可促使痂皮变厚变硬。浅Ⅱ度和偏浅的深Ⅱ度创面可达到痂下愈合。偏深的深Ⅱ度常见坏死组织溶解时出现痂下感染,此后可按感染创面换药处理。对Ⅲ度创面也有良好的保痂作用,在促进焦痂干燥,减轻感染方面有一定作用。

3. 抗创面感染

(1) 磺胺嘧啶银:磺胺嘧啶银是由硝酸银与磺胺嘧啶反应合成的,1968年被Fox发现并推荐,以后世界各国都将磺胺嘧啶银作为最常用的烧伤创面抗感染用药。用药方法:可用蒸馏水配成10%~20%的糊剂涂于体表(涂药前需将上次涂敷的药物去除),也可制成含1%的磺胺嘧啶银冷霜作为半暴露或包扎用药。该药杀菌范围广,对革兰阴性杆菌作用更强,尤对铜绿假单胞杆菌、变形杆菌和大肠杆菌效果更为显著,对真菌也有一定作用。磺胺嘧啶银遇体液后可缓慢分解成银离子和磺胺嘧啶,带正电荷的银离子被带负电荷的细菌吸附至表面,穿过细胞膜与细菌体内脱氧核糖核酸(DNA)结合,使细菌丧失繁殖能力。磺胺嘧啶对细菌也有抑制作用,从而达到抑菌或杀菌的目的。

该药的缺点是银离子易氧化,氧化后变黑污染床单被罩和衣服。也有大约5%的患者用药后发生粒细胞减少,停药后可自行恢复。此外,银离子不仅与细菌内DNA结合,也可能与上皮细胞的DNA结合,从而抑制上皮细胞再生,不利于创面愈合。

(2) 磺胺嘧啶锌:与磺胺嘧啶银作用的相似之处亦是与细菌体内DNA结合,对革兰阴性与阳性菌皆有杀菌作用,但其抗菌活性不如磺胺嘧啶银。通常配成1%~5%霜剂涂在创面上,刺激性小,可行包扎或半暴露。该药的突出优点是可为创面修复提供必需的锌离子,有利于创面愈合。

(3) 硝酸银:硝酸银应用历史较久,通常应用0.5%硝酸盐溶液,也可配制成0.1%硝酸银霜剂(商品名欣纳星)。硝酸银抗菌谱较广,对多数常见菌都有抑制作用,包括铜绿假单胞杆菌和金黄色葡萄球菌,且不易产生耐药性,对创面无刺激,亦未见毒性报道。0.5%硝酸银溶液可作为常规换药,也可作为持续湿敷用药,敷料包扎后每4~6小时滴药1次。霜剂涂在纱布上或贴敷在创面上包扎,也适用于创面脱痂。

(4) 硝酸铈:Allgower认为硝酸铈具有固定烧伤毒素的作用,1976年Monafo首先将硝酸铈应用于烧伤创面,主要对革兰阴性杆菌有抑制作用,对革兰阳性球菌则无效。通常把2.2%硝酸铈与1%磺胺嘧啶银联合配制成霜剂,有人认为二者具有协同效应,不但能抑制革兰阴性细菌生长,而且对革兰阳性细菌也有一定抑菌效果;也有人认为两种药物混合与单用磺胺嘧啶银相比未见明显差异。该药在国内只有少数单位试用,并未广泛应用。

(5) 氯己定(洗必泰):一般制成氯己定盐酸盐、乙酸盐、葡萄糖酸盐。通常配成0.1%~0.5%氯己定溶液,对革兰阳性球菌和革兰阴性杆菌都有抗菌作用,其作用机制为破坏细胞膜和抑制脱氢酶的活性。0.1%氯己定溶液可在5分钟内杀死铜绿假单胞杆菌、大肠杆菌、变形杆菌及金黄色葡萄球菌,作为消毒剂已在国内外应用多年。该药的优点是性能稳定、毒性低、刺激性小。多用于消毒剂或创面清洗剂,也可作为创面用药,但用者不多。

(6) 喹诺酮类银盐:喹诺酮类药物20世纪60年代第一代产品为萘啶酸,70年代为吡哌酸,80年代又开发出第三代产品诺氟沙星(氟哌酸)。吡哌酸银和诺氟沙星银具有广谱杀菌作用,尤其对铜绿假单胞杆菌更为有效,通常应用霜剂。药敏试验结果表明,诺氟沙星银对铜绿假单胞杆菌的杀灭作用比磺胺嘧啶银大数倍至数十倍,其缺点是容易产生细菌耐药。

(7) 碘伏:化学名称碘络醚,是碘与表面活性剂的不稳定络合物,碘伏中的碘在水中逐渐释放,保持较长时间的杀菌作用。此外,碘载体本身也有一定的杀菌和洗净作用,目前碘伏多采用聚乙烯吡咯烷酮和碘结合成吡咯烷酮碘(PVP-I),对铜绿假单胞菌和金黄色葡萄球菌都有抗菌活性,但对细菌芽孢及真菌孢子作用较弱。剂型多用0.5%碘伏溶液,是烧伤创面常用药。碘伏也可作为消毒剂,并兼有清洁剂的作用,因此可作为外科刷手消毒剂;也可配成1%霜剂。此类药的优点是抗菌谱较广,毒性低,无刺激性,价廉,使用方便,适用于各种烧伤创面;缺点是原液稀释后稳定性差,每天可减少有效碘50%以上,故应现配现用。

(8) 抗菌药物溶液:一般情况下尽量避免将全身应用的抗菌药物作为外用药,因为经常外用易产生耐药性。只能选择一些全身不常用或副作用较大的抗菌药物作为外用,如庆大霉素、氯霉素等。在特殊情况下,若确定创面系某菌感染并导致全身脓毒症,在各种外用药应用无效的前提下,也可以选择特殊敏感的抗菌药物作为"冲击疗法"外用,一旦感染控制或减轻应当机立断停用,谨防长期应用诱发耐药。

4. 促进创面愈合 目前已发现许多细胞生长因子有促进创面愈合的作用,它们参与了炎症细胞趋化、细胞的增殖、基质的沉积、结缔组织的形成等创面愈合过程中的各环节。

(1) 表皮生长因子(epidermal growth factor,EGF):正常情况下血浆中EGF浓度很低,只有1 ng/ml。EGF必须与细胞膜上的受体结合才能发挥生物学效应,它能加速皮肤上皮细胞的增殖与分化,增加RNA与蛋白质合成。有人认为EGF促进组织修复的机制可能是由于增加胶原生成数量,或直接刺激细胞内DNA、RNA、蛋白质合成,促进羟脯氨酸在组织中的沉积,增加透明质酸的合成与透明质酸酶的活性而加速创面愈合的。临床发现EGF不仅使创面愈合时间缩短,而且愈合后的表皮与真皮层结构均较对照组完整。应用时可以将 EGF 水剂浸透一层纱布贴敷创面,也可配成浓度为 10 μg/g 的霜剂,内加 1% 磺胺嘧啶银效果更佳,兼有抗菌和促生长的双重功效。

(2)成纤维细胞生长因子(fibroblast growth factor,FGF):几乎体内各种组织均含有 FGF,FGF 包含两大类——碱性 FGF(bFGF)和酸性 FGF(aFGF),二者生物学效应相似,但 bFGF 的某些生物学效应比 aFGF 强 30~100 倍。

FGF 的生物学效应不仅是促进成纤维细胞增殖,而且还具有调节血管内皮细胞产生合成胶原类型的物质,刺激毛细血管新生,参与创面愈合和神经再生等方面的功能。烧伤创面应用 FGF 能促进肉芽组织增生,有利于胶原合成,加速创面愈合,愈合后的上皮抗张力强度增加。用 bFGF 溶液浸湿纱布贴敷 Ⅱ 度烧伤创面,为弥补其抗菌作用,可在其上方覆盖 1% 磺胺嘧啶银冷霜。观察 Ⅱ 度烧伤创面和供皮区,bFGF 组比对照组提前 3 天左右愈合。

(3)转化生长因子(transforming growth factor,TGF):TGF 分为 TGF-α 和 TGF-β,TGF-α 在结构上与 EGF 相似,能与 EGF 受体结合,TGF-α 比 EGF 更能诱导表皮细胞形成集落,加速上皮修复,诱导血管床增加,改善微循环。TGF-β 生物学效应很广泛,诱导血管床增加,改善微循环。加强成纤维细胞等的胶原蛋白和纤维结合蛋白的合成,是 TGF-β 促进创伤修复作用的关键。TGF-β 对各种细胞的作用比较复杂,一方面抑制上皮细胞、角化细胞、内皮细胞的增殖,另一方面促进成纤维细胞与成骨细胞产生基质,同时也抑制基质的分解。

(4)血小板衍生生长因子(platelet-derived growth factor,PDGF):PDGF 是在凝血过程中由血小板释放出来的,每个血小板约含 1000 个 PDGF 分子,除血小板外,激活的巨噬细胞、成纤维细胞、内皮细胞及平滑肌细胞等也能产生 PDGF。

当组织损伤时,血小板在受损部位黏附聚集,并释放 PDGF,随其浓度的高低,所作用的细胞不同;例如在低浓度(1~5 ng/ml)时对中性粒细胞发生最大的趋化作用,当血浆浓度为 10~20 ng/ml 时,则对单核细胞、平滑肌细胞及成纤维细胞发生最大的趋化作用。PDGF 还能促进成纤维细胞、神经胶质细胞和平滑肌细胞有丝分裂,促进 V 型胶原合成,增加胶原酶的释放,加速创面愈合。如果与胰岛素样生长因子或 EGF 合用,比单纯应用 PDGF 效果更佳,可观察到新生上皮宽度和角化层厚度均增加,新生上皮广泛长入结缔组织,这说明几种生长因子在促进愈合的过程中发挥协同效应。

(5)胰岛素样生长因子(insulin-like growth factor,IGF):IGF 是一族既有胰岛素样合成代谢作用,又有促进生长作用的多肽。体内能合成与分泌 IGF 的细胞有 18 种之多,人血浆中主要有 IGF-1 与 IGF-2 两种,IGF-1 为生长激素(GH)依赖性碱性蛋白,而 IGF-2 为中性单链多肽,GH 依赖性较低。

IGF 的主要生物活性是刺激组织细胞的分化和促进上皮细胞的合成,刺激成纤维细胞的增殖,加速创面愈合。若 IGF 与 PDGF 合用,创面肉芽组织生长率可显著提高,上皮组织厚度也明显增加,显示两种生长因子的协同效应。烧伤后血浆 IGF-1 水平降为(0.43 ± 0.09)U/ml(为男性的 49%,女性的 72%),3~4 周才逐渐恢复正常,因此外源性补充一些 IGF-1 对创面愈合是有利的。

上述各生长因子虽然都具有促进创面愈合的作用,但都不具有抗菌作用,与具有抗菌作用的药物同时使用,才能最大限度地发挥其促进愈合的效应。

(6)含锌(Zn)制剂:Zn 是胶原蛋白生物合成的复合因子,在促进创面愈合和组织修复方面是必需的。而大面积烧伤后由于创面渗出 Zn 增多,尿排 Zn 量大,入量减少,Zn 在体内重新分布,使血清 Zn 含量明显降低,而创面修复对 Zn 的需求量增加,因而血 Zn 含量的降低必然会导致创面延迟愈合。

创面补 Zn 是促进创面愈合的重要途径。20 世纪 70 年代磺胺嘧啶锌问世以来,被广泛地应用在烧伤创面以提供 Zn 离子,然而单用磺胺嘧啶锌抗菌力不够强。笔者利用磺胺嘧啶锌、磺胺嘧啶银再加上助渗剂配制的银锌霜则满足了创面补 Zn、抗菌及向组织深层渗透的需要,经实验研究的对比和临床应用均证明银锌是良好的创面外用药,使创面愈合速度由 0.27 mm/d 提高至 0.42 mm/d。

5. **创面愈合后的瘢痕防治**　防治瘢痕的药物品种繁多,常用药包括硅酮类不同剂型制品:①膜剂,如疤痕贴、疤痕敌;②霜剂,如硅酮霜;③气雾剂,如抑疤灵;④中药,如复春散 2 号、川芎涂膜剂等。临床实践证明,复春散 2 号的功效略胜一筹,其止痒、祛色素、减轻瘢痕充血和促进瘢痕软化方面都有较好的疗效。其具体用法:药液浸泡,涂薄药膜,干后加压效果更好。复春散 1 号具有清热解毒、消肿止痛的作用,不仅可以用于烧伤创面的治疗,也可与复春散 2 号等量配比外涂,不仅能抑制瘢痕生长,还能治疗创面愈合后的毛囊炎。

二、创面覆盖物

创面覆盖物大体分为两大类,一类是生物性覆盖物,另一类是非生物性覆盖物。它们共同的特点是保护创面,避免因暴露使创面加深,减轻感染,创造利于上皮生长的环境,有助于创面修复,减轻瘢痕增生。

1. **非生物性覆盖物**　主要由高分子合成材料制成,大体可分为 3 类:①海绵状,如伤安素、聚氨酯海绵、硅橡胶海绵、乙烯醇海绵等;②薄膜状,如聚乙烯醇薄膜、聚乙烯薄膜、硅胶薄膜等;③织物类,如爱康肤银、西纶网、尼龙网、特氟纶丝绒、达克纶丝绒、多肽丝绒等。合成敷料发展较快,品种繁多,其中以 Biobrane 应用较广,外层为聚二甲基硅酮膜,内层为尼龙网,两层间为猪真皮胶原提取的多肽共价结合。黏附性好,保护创面,使水蒸发量减少 90%,第 4～5 天可见成纤维细胞长入尼龙网,10 天尼龙网内有自体胶原,可贴附数周,柔软有弹性,关节活动也不易裂开。但有占位性,阻碍上皮生长。Comfeel 为半闭合性敷料,具有自黏性。外层为半透性的聚氨基甲酸乙酯薄膜,内层由羧甲基纤维素钠颗粒和黏性弹性体组成,颗粒嵌在弹性基质内。当羧甲基纤维素钠微粒与渗液作用时剧烈膨胀形成凝胶,不与创面黏着,当敷料吸收渗液已达饱和时变成乳白色。爱康肤银属织物类亲水性纤维敷料,结合有银离子,吸水能力强,兼有保湿与杀菌功能。

伤安素是由国产的高分子活性炭纤维制成,具有减少渗出、吸附能力强、保湿性能好、阻止细菌定植、减轻感染、无毒副作用、促进创面愈合等功效。伤安素适用范围非常广泛,急性渗出期、感染期换药、植皮后包扎、慢性溃疡和深Ⅱ度愈合后反复破溃的小创面,都有满意的治疗效果。

应用各种非生物性覆盖物时一定要注意观察覆盖物下有无积液,若不及时更换易酿成感染。

2. **生物性覆盖物**(简称为生物敷料)　生物敷料系来源于生物体的材料加工制作而成,常用的生物敷料可应用于较清洁的深度烧伤创面或供皮区,也可暂时覆盖于切削痂创面。主要包括:①有活力的覆盖物,如同种异体皮、异种皮;②无活力的覆盖物,指经过物理或化学方法处理过的异体皮或异种皮,如辐照猪皮、戊二醛猪皮、脱细胞异体(种)真皮等;③各种生物膜,如羊膜等;④生物材料制成的人工皮,如 Integra 可作为最佳人工皮的代表。Integra 是与正常真皮相似的三维结构的双层人工皮,表层为医用硅膜,内层为牛胶原与鲨鱼软骨提取的硫酸软骨素交联而成的海绵状结构的真皮垫。表层限制水分蒸发并阻止细菌入侵,内层适于新血管内皮细胞与成纤维细胞长入,促进真皮垫血管化。2 周后去除表皮硅胶膜,显露血运良好的"新生真皮",可在其上移植自体刃厚皮或培养的自体表皮膜片。自体皮片成活率可达95%,愈合后皮片收缩轻,瘢痕增生少。

3. 脱细胞异体或异种真皮基质作为修复材料 深度创面的修复当然首选自体皮,然而刃厚自体皮愈合后皮片发黑,质地较硬,不耐摩擦,容易挛缩,外观欠佳;偏厚的中厚皮或全厚皮片移植效果好,但供皮区不易愈合,还会出现瘢痕增生,而全厚皮供皮区则需要拉拢缝合或需再植皮封闭创面。

20 世纪 70 年代产生了新兴学科——组织工程学,运用工程学和生命科学的基本理论和技术,模拟皮肤天然条件,在体外构建脱细胞人工真皮,移植于人体创面,表面再覆盖刃厚自体皮或体外培养的表皮细胞膜片。这种复合皮作为组织工程学皮肤的代表,一经应用至临床就显示了勃勃生机。由于脱细胞真皮抗原性很低,移植后不会被排斥,可永久地存在于宿主体内。有了真皮支架不仅可以快速血管化,还为上皮细胞的定植与上皮化提供了天然平台,创面愈合后无论是外观,还是柔软度与弹性,堪与中厚自体皮移植效果相媲美。美国 Lifecell 公司生产的 AlloDerm 是最早见诸报道的脱细胞异体真皮。1998 年我国孙永华等报道脱细胞异体真皮与自体薄皮片复合移植成功。桀亚脱细胞异体真皮的国产化为国人提供了满意的组织工程学修复材料,其应用范围从烧伤早期扩大至晚期残余创面,继而又拓展至整形领域,是近年来创面修复具有代表性的重大进展之一。20 世纪 90 年代中期,国内研制的异种(猪)脱细胞真皮基质亦获得成功,其做工精良,薄厚均匀,经临床使用几乎无异于脱细胞异体真皮的移植效果。不仅可用于功能部位的复合皮移植,还能进行自体微粒皮覆盖。

无论是异体还是异种(猪)脱细胞真皮基质,都可以应用于烧伤早期的切削痂创面,还将应用领域扩大至肉芽创面和瘢痕整形方面。既可以移植脱细胞真皮基质、同时覆盖自体刃厚皮的一步法,又有基质移植 4 ~ 5 天再覆盖自体刃厚皮的二步法;也可用网状自体皮片,表面再覆盖辐照猪皮,不仅证实基底毛细血管芽可以穿过脱细胞真皮的网孔滋养网状自体皮,保证其成活,还能大大节约自体皮(1:3),3 周时即见网眼闭合完成上皮化。临床经验表明只要清创彻底、操作正确,无论是一步法还是二步法,均能获得95% ~ 100% 的植皮成活率。

移植异种(猪)脱细胞真皮基质后是否会出现排斥反应是人们关注的焦点。有研究证实,单纯做脱细胞处理的异种真皮仍具有较强的免疫原性,而采用戊二醛交联的脱细胞异种真皮可以显著降低移植物的抗原性。采用组织学及分子生物学技术动态观察了脱细胞异种真皮移植后的炎症反应及辅助性 T 细胞(Th1/Th2)的变化。实验结果表明,术后 1 周有明显的炎症细胞浸润,2 ~ 3 周即显著减少,4 周完全消失。移植组织 IL-4 mRNA、IL-10 mRNA 的高表达说明移植物同时还具有抑制炎症反应和排斥反应的作用,这可能是在 24 周观察期内未被排斥的重要原因。该研究证实,异种(猪)脱细胞真皮基质具有良好的组织相容性,为临床广泛应用提供了组织学与免疫学方面的证据。

三、控制烧伤创面感染的手术策略与手段

现代烧伤医学进展的特色之一是创面处理的进步,进步的标志体现在更深层次地理解到创面的危害作用,全方位处理的主动意识,创面修复材料的推陈出新,以及灵活多样的手术治疗手段。

(一) 创面处理的发展历程

1. 加强防护入手 我国的烧伤专业起步于 1958 年,在那个特定的历史年代里,一哄而起的群众运动,掀起了土法上马、全民大炼钢铁的热潮,接踵而至的便是大批烧伤患者骤然增多。迫使几家大医院临时抽调医护人员组建了烧伤病房,在一无经验二无设备的条件下,只能以保痂为主。为避免交叉感染,只有加强防护,病房环境门窗紧闭,医护人员先洗澡再从头到脚严密包裹,伤员在全麻下刷洗干净推进病房,屋顶紫外线照射,地面来苏水消毒。结果非但未能预防感染,反见创面感染溃烂,抗菌药物三联、四联,并发症还是有增无减,结果医护人员夜以继日围着患者转,病死率仍然居高不下。

2. 保痂为主 临床实践中,深感焦痂是烧伤患者致病的根源,溶痂阶段是感染的高峰,20 世纪五六十年代曾把创面处理的重点移向"保痂",自制了几十只灯泡组成的加热器烘烤,吹风机吹,涂具有收敛作用的中药保痂,加强翻身,减少受压。焦痂虽然一度干燥,推迟了溶痂时间,由于没有满意的覆盖材料,致使大面积肉芽创面裸露,多处溶痂,同时感染,机体再次面临脓毒症的威胁。实践证明,单纯保痂是消极被动的保守治疗方法。

为了避免同时溶痂所致感染加重,进一步认识到应该有计划地分期脱痂。Ⅱ度烧伤可望通过创面的保护自行愈合;Ⅲ度烧伤偏浅者溶痂早,可优先植皮;Ⅲ度偏深者则需加强保痂,尽量推迟溶痂时间,以免同时溶痂导致全身感染加重。这种做法使得疗期很长,创面封闭太慢,常常迁延数月,面积稍大者仍难免感染并发症此起彼伏,后患无穷。

3. 小面积切痂 为了争取主动,把Ⅲ度烧伤创面规划出几个片区,分期分批予以切除,同时移植自体皮,这样既能及早封闭部分创面,又能提前有计划地利用供皮区。然而此法仍耗时太久,而且 3 周以后就"不敢"再切,一则担心焦痂已进入溶痂阶段易引起感染,二则缺乏足够供皮区,部分溶痂肉芽创面也需植皮,大面积烧伤患者颇感自体皮供不应求。20 世纪 60 年代也曾应用过小块异体皮、猪皮、鸡皮、羊膜或人工皮等材料覆盖,均因成活不满意而致创面难以修复,仍然不能摆脱全身感染的厄运。

4. 早期切痂大张异体皮加小片自体皮覆盖 20 世纪 60 年代末期以来,上海瑞金医院开展的大面积烧伤早期(烧伤 4～7 天)切痂大张异体皮开洞嵌入小块自体皮的手术方法,开创了大面积深度烧伤创面修复方式的新纪元。此手术方案的创建也得到外国同行的承认,被誉为"中国法"。此种手术解决了大面积深度创面切痂后的覆盖问题,大大减少了创面感染机会及各种感染并发症,创面愈合时间提前,使我国大面积烧伤救治成功率跃上了一个新的台阶。截至 1971 年,仅北京、上海的 5 家医院便治愈了 10 例烧伤总面积≥90%、Ⅲ度≥70% 的危重烧伤患者,在罗马尼亚的国际会议上报告后受到广泛赞誉。1985 年,北京积水潭医院又发明了大张异体皮加微粒自体皮的移植方法,变二次手术为一次,而且更节约自体皮,在自体供皮区严重匮乏的情况下,可以使自、异体皮的比例达到 1:10～1:20。手

术方法不断改进,保留健康脂肪使术后外观与功能俱佳,近端缝以碘伏纱卷固定可防止近端植皮滑脱,术后4~5天更换近端接头,避免近端溶痂感染蔓延,10~14天打开植皮区敷料,涂碘酒延长异体(种)保留时间。

5. 自体皮的合理应用

(1)大面积深度烧伤首选的供皮区是头皮,由于头皮的特殊组织结构,血运好,愈合快,可以重复多次取皮。

我们曾对16例尸体不同部位的皮肤组织进行了组织学观察,结果显示:①头皮厚度1.8 mm左右,通常所取刃厚皮厚度一般只有0.2 mm左右,只要取皮技术熟练,即使取二茬、三茬皮也不会影响头皮愈合。②毛囊及毛球深在,大部分延伸至真皮深层,甚至达脂肪层,刃厚取皮不会将毛发移植到受皮区。③毛囊直径与密度大,比其他长毛区毛囊多4~7倍,比非长毛区毛囊多10倍以上。毛囊之纤维性毛根鞘有丰富的毛细血管,良好的血运决定了头皮愈合能力强。④毛囊的上皮是在胚胎发育过程中由表皮下陷形成,毛囊粗而密,意味着深层储备了大量上皮细胞,有利于供区愈合。皮肤表皮厚度只有0.05~0.1 mm,刃厚取皮后供区基底的表皮绝大部分已不复存在,供皮区的愈合主要依赖于深藏在真皮层的毛囊上皮,其次为皮脂腺、汗腺上皮。⑤头皮供皮后随诊观察,一烧伤面积95%、Ⅲ度80%的患者,头皮取皮20次。4年后再次取皮时组织学证实头皮形态学无显著变化,只是真皮层有慢性炎症改变。25年后取嵌入在异体皮内的头皮检查,角质层为2~5层,无透明层,颗粒层由1~2层扁皮细胞组成,基底层细胞含有较多色素颗粒,真皮内胶原纤维增生。

(2)在供皮区足够的情况下提倡多用大块自体皮,特别是外露部位和功能部位,大块自体皮移植后不仅愈合快,而且外观与功能好。在非外露部位可用网状皮或筛状皮,能扩大植皮面积1:1.5~1:3,而且愈合后的点状瘢痕不影响功能。MEEK植皮是利用切皮机、软木板和绉纱将皮片切割成小方形皮片,贴敷于切痂后的创面上。此方法于1963年问世,20世纪90年代临床推广,2004年开始在我国应用,可以利用较少的自体皮覆盖较大的创面(1:4~1:6)。

6. 应用整形技术修复深度创面

Ⅳ度烧伤常深达肌肉、肌腱、较大血管神经或骨骼,游离植皮难以成活,需用皮瓣、肌瓣、肌皮瓣、筋膜瓣或游离皮瓣等整形技术进行修复,既能争取一次手术成功,又能最大限度地保存外观与功能,近20年来国内多数单位都已开展了此种手术。

(二)手术是调控深度创面感染的最佳选择

防治深度烧伤创面感染,既包括全身状况的调理及用药,也包括创面的局部处理,其中通过手术方式去除坏死组织并植皮封闭创面是调控感染的最佳选择。

1. 早期切痂是预防烧伤感染的首要举措

烧伤焦痂是创面感染之源——这是烧伤界同仁的共识,焦痂一日不除,患者一日不宁。有鉴于此,我国开展的大面积早期切痂植皮被认为是控制烧伤感染的最有效手段。但何时为"早切"值得探讨,既往多在伤后4~7天切痂。然而烧伤坏死组织是病原微生物良好的培养基,应该尽早切除之。临床与实验研究的痂下细菌定量监测表明,细菌量与日俱增,伤后6小时创面即有大量细菌繁殖,8小时可侵入淋巴系统,5天内痂下组织细菌量可达10^3~10^5/克组织。Dobke报道血中的内毒素水平呈现两次高峰,分别在伤后7~12小时和4天。各种炎症介质也在烧伤后迅猛增高。由此可见焦痂去除越早,对预防感染的发生与发展越有利。我们经过十余年的临床与实验研究,提出只要经过良好的休克期复苏处理,在机体稳定的前提下实施休克期(平均伤后 24 小时)切痂植皮不仅是可行的而且是有益的,尤其在预防和减轻感染方面充分显示了休克期切痂的优越性。通过与非休克期切痂组对比,明显降低了感染并发症的发生率和血中内毒素(LPS)、TNF-α、IL-6、IL-8 等炎症介质水平,减少了抗菌药物用药,缩短了住院日 7 天,病死率也明显降低。

2. 手术是控制创面脓毒症的关键手段　遇有特大面积深度烧伤,早期切痂植皮处因感染或其他原因异体皮提前脱落,或者未手术部位的焦痂溶痂而出现严重的全身感染,甚至血培养阳性,每日高热或者低温,神昏谵语。此时的处理可能有两种意见:一种是寄希望于"灵丹妙药"和贵重抗菌药物的保守疗法;另一种则是选准病灶,当机立断"抢切",此可谓"机不可失,时不再来",只有抓住机遇去除主要感染源才是抢救生命的唯一选择。手术应本着"除恶务尽"的原则,将凡对机体构成感染威胁的病灶一并切除,此时的痂下组织细菌量大都超过 10^5/克组织,力争将皮下组织一并切除。对于切痂后异体皮失败的病例,最好在术前 1 天最大限度地洗脱表面坏死组织。术前给予"冲击疗法"(地塞米松 100 mg、山莨菪碱 100 mg、亚胺培南/西司他汀钠 1.0 g 小壶内依次滴入),手术中将坏死皮片及深筋膜一并切除,彻底止血,再用过氧化氢、生理盐水、含有抗菌药物的溶液反复冲洗,然后植以大张异体皮加微粒自体皮,手术不难成功。术后再辅以敏感的抗菌药物和营养支持疗法,伤员有可能化险为夷。

3. 手术是封闭创面最有效的途径　创面裸露多,不仅消耗大,代谢率增高,而且常常出现全身反应。此时抗感染的重点已经不是用广谱抗菌药物,而是要积极处理创面。对于残余创面的处理方针应该是全身与局部相结合。在加强营养改善全身状态的同时,重视局部处理,每日换药一次,每日或隔日浸浴 1 次,减少细菌窝藏地。手术时刮除肉芽,达纤维板层,用过氧化氢、生理盐水及庆大霉素冲洗,密植自体皮,加压包扎固定。经验证明,经过如此程序的处理,不用抗菌药物也可以最大限度地消除残余创面,控制感染。

第五节　烧伤内脏并发症的处理

20 世纪 50 年代以前,大面积烧伤患者主要死于休克和急性肾衰竭。自 20 世纪 60 年代开始,伴随对烧伤休克的病理生理学机制的深入研究和休克期补液治疗的逐渐改善,休克和急性肾衰竭的发生率大为降低。渡过了休克期打击的烧伤患者又面临着烧伤创面感染和内脏并发症的威胁。因为严重烧伤的应激、烧伤毒素的吸收、早期缺氧所致损害以及炎症介质、细胞因子诱发的全身性炎症反应综合征(SIRS),都不断损害着机体。特别是合并第二次打击(如严重感染),都可能造成单一器官或多个器官的并发症,甚至诱发多器官功能障碍综合征(MODS),直接威胁伤员的生命。全军对 29 个单位 64 320 例烧伤患者统计分析表明,4612 例死亡病例中有 2320 例死于内脏并发症,占死亡原因的 50.30%。可见,当前提高烧伤救治水平的关键是防治感染与减少内脏并发症。对烧伤并发症的处理要强调预防为主,防治结合。

一、着眼于整体治疗，减少内脏并发症的发生

1. 满意地复苏　不但要纠正显性失代偿性休克（overt decompensated shock），使各项临床指标恢复正常，而且要纠正隐性代偿性休克（covert compensated shock），使胃肠道血运恢复正常，这对于维护胃肠黏膜屏障功能具有特别的重要性。监测隐性代偿性休克复苏的方法是使用黏膜 CO_2 张力计（tonometer）间接测量胃肠黏膜的 PCO_2，同时检测动脉血气，并据公式计算出胃肠黏膜 pH（pHi），复苏结果应使 pHi>7.32。动物实验和临床观察初步证明，山莨菪碱能使严重烧伤时胃肠道减少的血流尽快恢复，表现为 pHi 迅速升高。也有作者根据动物实验，提出早期给胃肠道营养可迅速恢复肠道血液供应。为了避免缺血时间过长和持续的低灌注及减轻氧自由基损害，可以在复苏中使用维生素 C 和维生素 E 等氧自由基清除剂。适量输入 5% 的甘露醇也是有益的，既能发挥缓慢利尿作用，又能迅速清除氧自由基。

2. 控制感染　使用有效的抗菌药物控制感染的同时，也应对肠道厌氧菌注意保护，因为这是一道有效抑制肠道需氧致病菌黏附在黏膜、并获得入侵位点的生物学屏障。因此，除非有明确指征，一般不宜轻易使用有抗厌氧菌活性的抗菌药物，尤其是主要经胆道排泄的抗菌药物。使用抗酸剂是必要的，但不宜使胃内过度碱化，pH 控制在 4～5 比较合适，以避免细菌过度生长。有的作者主张用硫糖铝作为抗酸剂，可以防止胃内细菌过度繁殖。近年来，西方学者提出一项旨在抑制胃肠道革兰阴性菌、所谓的"选择性消化道去污染术"（SDD），据称可明显降低患者的感染率，但未显示对预后有实质性改善。对深度烧伤组织也要及早地彻底清除，凡保留的间生态组织要作密切观察，一旦发现坏死应及时清除。临床和实验都证明，大面积烧伤在休克期施行切痂植皮，可减少坏死组织对机体的毒性作用。能减轻感染，减少内脏并发症的发生，缩短住院日，提高治愈率。

3. 循环支持　以满足外周氧需求为目标，尽可能使氧耗（V_{O_2}）脱离对氧输送（D_{O_2}）的依赖，并使动脉血乳酸接近正常水平。为此，既需要大力纠正心功能不全、低血容量休克、贫血和肺功能不全等，同时也要改善外周的氧利用，如消除组织水肿、提供 $ATP-MgCl_2$ 等，以改善氧弥散和细胞功能。要辩证地看待高排低阻的高动力型循环状态，高动力型循环一方面反映了机体的病理状态，另一方面也体现了机体的代偿潜能，除非病情获得改善使高动力型循环状态自然缓解，或者因血压过低而不得不适当使用升压药物，不宜用限制输液或心血管药物等方式迫使循环返回"正常"。临床和实验研究都显示，高动力型循环的患者和动物较低动力型循环者的预后好，认为与前者具有较强的心功能代偿储备能力有关。Demling 推荐，在该类患者应使心排血量（CO）>4 L/min，肺动脉楔压（PAWP）达到 12～18 mmHg，D_{O_2} 和 V_{O_2} 约为正常的 1.5 倍。

4. 呼吸支持　在 MODS 患者中，临床发生率最高、时间最早、症状最明显的往往是急性呼吸窘迫综合征（acute respiratory distress syndrome，ARDS）。为此，患者往往不可避免地需给予机械通气。目前较常用的通气方式有压力支持（PS）、连续气道正压（CPAP）、间歇正压通气（IPPV）等，上述每一种方式往往均需要同时施加呼气末正压（PEEP）。使用机械通气应当明确以下 3 点：①不是追求最高的氧分压，而是最满意的氧输送。施加 PEEP，一方面可使氧分压改变，另一方面则可能造成心排血量减少，影响氧输送，因此使用时应仔细权衡以上两方面作用的综合结果。②机械通气，在患者自主呼吸不能维持正常的血气时是必要

的,但在上机的同时即应考虑尽快撤机的问题,并为此积极创造条件。临床经验表明,上机时间越久并发症越多,撤机也越困难,成为影响患者康复的主要原因之一。③FiO_2尽可能控制在0.5以内。近年来,已提出双气道压力通气,变大潮气量为小潮气通气量等新的通气模式和方法,以及采用体外氧合膜,旨在使肺脏在充分休息下得到恢复。

5. 代谢支持 加强全身支持治疗,并尽可能地采用经口摄食。尽管目前胃肠外营养已有明显改善,但仍不能代替胃肠内营养。在经胃肠途径中,鼻饲也不能完全代替经口摄入,因此最佳的营养摄入途径是经口摄食。静脉营养可作为胃肠营养不足的补充,只有胃肠道完全需要禁食时,才可考虑全胃肠外营养,并尽可能缩短这段时间。一项研究显示,接受全胃肠外营养1周的实验动物,其肠黏膜上皮萎缩、通透性增加,并发生细菌和内毒素移位。在摄入的营养中,应提高蛋白质含量,减少糖含量,使热、氮比例≤100∶1,而且最好添加谷氨酰胺,这是目前唯一可供临床使用的胃肠特需的营养物质。补充了谷氨酰胺的全胃肠外营养的动物,对创伤和休克有较强的耐受力,表现为胃肠黏膜受损减轻、细菌和内毒素移位率较低。目前对脓毒症和MODS的代谢支持,除了补充足够的"氮"源以外,对非氮能量的补充也有了很大改进,如中长链脂肪酸正在临床推广,这种制剂对因肉毒碱减少、长链脂肪酸利用障碍的患者更为有益。有研究指出,在高代谢状态下,生长激素能使患者的负氮平衡明显改善,从而为代谢支持提供了更为有力的手段。

6. 免疫调理治疗 尽管许多研究结果显示,对抗介质的治疗(如抗内毒素血清及细胞因子的单克隆抗体及可溶性受体)能在一定程度上对实验动物提供保护,但迄今所进行的临床试验结果并不令人乐观。虽然人们已就内毒素、TNF-α、白介素等多种介质的抗体进行了20余年的研究,但目前尚无一种通过Ⅲ期临床试验。因为炎症反应在本质上是机体的防御反应,炎症介质在调动机体抗病能力和促进损伤修复方面有积极作用,但炎症失控则可能损伤自身细胞。因此,抗介质治疗是一把"双刃剑",在斩断炎症损害的同时,也可能同时消除其有益的作用。其次,炎症反应是炎症介质综合作用的结果,其效应不但取于介质种类,而且也取决于它们之间的平衡状态,即某一介质存在与否或数量多少能影响其他相关介质的效应。此外,靶细胞的状态也将决定次级介质的效应。既往人们的注意力几乎都集中在致炎细胞因子方面,除了认为机体损伤是炎症介质作用过于剧烈外,还归咎于抗炎症机制(IL-4、IL-10、IL-13、TGF-β等)的不足,因而形成了抗炎症介质的理论基础。1996年,Bone等提出:致炎反应和抗炎反应任何一方面的不平衡均可导致MODS,因此目前已经提出"免疫调理"的概念来表达正确的治疗思想。我们认为对MODS的防治更重要的是治"病",而不是治"症"。所谓"病"就是指原发伤,即加强对烧伤后休克、感染的早期处理,把治疗的重点放在第一次打击阶段,以消除产生过度炎症反应的条件;所谓"症"就是指SIRS或脓毒症,因为病情一旦发展到这一阶段,现有的一切手段都会显得苍白无力。

自1990年以来,我们在治疗大面积深度烧伤时基本上遵循上述的防治原则,与20世纪七八十年代大于30% TBSA烧伤患者相比,使MODS的发生率从33.6%(69/205)降低至8.3%(17/204)(表49-7),MODS的病死率从88.4%(61/69)降至47%(8/17),以至这些烧伤患者的总病死率从29.7%(61/205)降为3.9%(8/204)。由此可见,日臻完善的对大面积深度烧伤的治疗措施及积极的支持疗法,无疑可以较显著地防止MODS发生,但是一旦在临床上确立了MODS的诊断,其预后还是非常差的。同时,从临床分析中也可看出,肾、肺发生衰竭的频度最高,衰竭后病死率也最高。

表 49-7　烧伤面积与 MODS 的发生率

烧伤面积 (% TBSA)	1970~1989 年		1990~1997 年	
	总例数	MODS 发生例数(发生率)	总例数	MODS 发生例数(发生率)
30~59	45	11/45(24.4%)	89	4/89(4.5%)
60~79	89	16/89(17.9%)	56	5/56(8.9%)
80~100	71	42/71(59.1%)	59	8/59(13.6%)

二、常见并发症的处理要点

(一) 肺部感染

肺部感染多继发于吸入性损伤,当伴有吸入性损伤时,应加强呼吸道的护理,积极有效地清除气道分泌物和坏死脱落组织。对气管插管或气管切开患者更应注意无菌操作;机械通气时所使用的通气管道、雾化器等要定期消毒或更换;对气管切开或长期鼻饲的患者要防止发生误吸。正确使用抗菌药物是治疗烧伤后肺部感染的关键。患者使用抗菌药物时要参考痰、血培养检出的细菌,再选择敏感的抗菌药物。临床首选痰涂片染色法,既简便又快捷,若等待参考痰培养结果再用药,可能要延误治疗。上述两种方法可以结合使用,有互补性。

患者有缺氧表现,呼吸急促(R>25 次/分)时可以考虑氧疗,若严重缺氧,呼吸频率>35 次/分,PaO_2<60 mmHg 或伴 CO_2 储留($PaCO_2$>45 mmHg)应予以气管插管或气管切开,进行机械通气治疗。

雾化吸入、气道冲洗,可促进黏液及纤毛的廓清,增加气道内抗菌药物的局部浓度或解除支气管痉挛,可加速感染的恢复。

(二) ARDS

1. 抓紧休克期治疗　严重烧伤、吸入性损伤、休克、全身感染是 ARDS 的高危致病因素。从入院伊始即抓紧治疗,使其得到良好复苏,平稳度过休克期,对控制 SIRS 及全身感染,防治 ARDS 的发生和发展极为重要。创面是烧伤后并发 SIRS 的重要因素,在血流动力学趋于正常范围时就可进行休克期切痂手术,这是减轻或防止 SIRS、预防全身性感染的重要措施。

2. 纠正缺氧　进行性低氧血症是 ARDS 的主要病理生理改变。通过鼻导管、面罩给氧一般不能解除缺氧状态,应及早采用机械辅助通气治疗,这是支持肺功能和提高氧分压最有效的措施。使用机械辅助通气的参考指标如下:①呼吸过快,呼吸频率>35 次/分,出现明显的急性呼吸性碱中毒;②PaO_2(鼻吸氧时)<60 mmHg;③$A-aDO_2$(吸纯氧 15 分钟后)>200 mmHg。

3. 限制液量,维持水、电解质平衡　在 ARDS 期间,肺水肿和肺泡萎陷可使肺内分流增加,缺氧加重。因此,限制液体的入量,清除肺水肿是救治 ARDS 的重要措施,也可使用利尿剂,加速过多液体的排出。要注意输入液体的晶体与胶体比例适当。若晶体过多可致电解质紊乱,胶体过多,可经肺毛细血管渗漏到肺间质,加重肺水肿。

4. 肾上腺皮质激素　可以在早期大量、短程应用,由于它可拮抗脂多糖活性,稳定粒细胞及肥大细胞膜,减少血管活性物质,对抗炎症介质及细胞因子,降低机体对内毒素的反应性。应用激素期间要给予足够的广谱、有效抗菌药物。我们曾抢救成功 1 例 ARDS 患者,地塞米松用量高达 480 mg/d,连用 2 天,未发生其他的副作用。但目前临床常规应用地塞米松仍为 20～40 mg/d,可连用 2～3 天。

(三) 急性肾功能障碍

1. 初期　伤后应及早补液,尽快纠正低血容量性休克,改善肾脏的灌流不足状态,忌用对肾脏有明显损害的药物。休克期使用甘露醇,20% 甘露醇 125 ml 加 5% 葡萄糖盐水 500 ml 中静脉滴注,每日给予 2～3 组。有血(肌)红蛋白尿的患者可以适当加大补液量,同时应用碱性药物碱化尿液,防止肾小管阻塞及损害。烧伤早期忌使用强缩血管药物。目前多主张采用多巴胺或山莨菪碱等。多巴胺是一种强有力的肾血管扩张剂,2～3 μg/(kg·min)静脉滴注可明显扩张肾血管,增加肾及内脏血流量,并与利尿药有协同保护肾脏的作用。

2. 少尿期

(1) 原发病治疗:对烧伤休克的复苏和正确的创面处理,减少或消除对肾脏的不利因素。

(2) 水分的补充应量出为入:一般入量不宜超过额外损失量(包括创面蒸发量、呕吐物与粪便量)加不显性失水量(800～900 ml/d)及尿量的总和。

(3) 营养:不可过分限制蛋白及营养的摄入,补充蛋白质按 0.5～1.0 g/(kg·d)给予,尽量以胃肠道营养为主,可给予要素饮食。若进食困难,可考虑静脉输入白蛋白、多种氨基酸和葡萄糖,采用节氮疗法。

(4) 纠正电解质及酸碱失衡:高钾血症是少尿期患者最主要的致死原因。当出现高钾血症时,应用 10% 葡萄糖酸钙或氯化钙溶液 10 ml,静脉缓注,1～2 次/天,亦可将上述药物 2～4 g 加入 5% 葡萄糖溶液 200 ml 中静脉滴入,以对抗 K^+ 对心肌的损害作用。也可将 5% 碳酸氢钠溶液 100～200 ml 静脉滴入或用高张葡萄糖溶液加胰岛素静脉滴入。胰岛素与糖的比例为 1∶3～1∶5。应用排钾利尿药也有一定治疗作用。若出现房室传导阻滞,可给予阿托品 0.5～1.0 mg 肌内注射或静脉注射。当血钾超过 6.0 mmol/L 或伴心电图异常时,应采用血液透析治疗。

少尿期常并发代谢性酸中毒,可考虑使用碳酸氢钠,直接与 H^+ 结合,产生的 CO_2 由肺排出。乳酸钠中 $C_3H_5O_3^-$ 与 H^+ 结合生成乳酸,在有充分氧供应条件下,生成的乳酸才能在肝脏中进一步氧化。因此,患者缺氧、休克或肝病时忌用。三羟基氨基甲烷(THAM)不含 Na^+,可以在高钠血症患者中应用,也不会加重组织水肿。补充方法按每提高一个体积 CO_2 给予 5% 碳酸氢钠溶液 0.5 ml/kg,或 11.2% 乳酸钠溶液 0.3 ml/kg 或 3.6% THAM 1.0 ml/kg。

(5) 控制感染:应尽早行切、削痂植皮手术,消除感染灶,减少毒素吸收,有利于肾功能恢复。在应用抗菌药物时,需考虑对肾无毒性作用。

(6) 透析疗法:早期预防性透析可显著降低病死率和缩短恢复期。凡对血钾 >6.0 mmol/L,血肌酐 >530 μmol/L,并具有酸中毒或水分过多者,即应及时透析。常用的方法有腹膜透析、血液透析和血液滤过。腹膜透析效果可靠,设备简单,安全易行,但起效慢、易发生腹膜炎;血液透析效率高,起效快,但对血流动力学影响大,出现血压降低等;连续动脉血液滤过(CAVH)是近十几年来广泛使用的一项新技术,根据血液滤过原理,直接将动脉血引入高效滤过器,靠血压的推动,体外循环滤过,最后血液返回静脉。CAVH 法操作简单、易行,清除血液中、小分子代谢产物的效率高于血液透析,因此当前已成为抢救伴有肾功能障碍的危重伤患者的重要手段。但 CAHV 时使用肝素易引起出血倾向,目前小型血滤器已进行技术改进,可以不使用肝素而能达到血液滤过的要求。我们应用血仿膜透析器对烧伤患者进行无肝素透析取得了初步疗效,尤其对高钠血症患者效果显著,为烧伤患者救治提供了良好前景。

3. 多尿期 伤员度过少尿期后,尿量可逐渐或突然增加,当尿量>400 ml/d 可能开始进入多尿期。此时仍可能有高钾、氮质血症、代谢性酸中毒等,一般持续 1~3 周,每日尿量可达 3000~6000 ml,甚至更多。导致低钾、低钠血症或血容量不足。多尿期虽病情有所好转,但血尿素氮和肌酐仍可继续增高,必要时还需透析治疗。

4. 恢复期 尿量及血生化、肾功能检查逐渐恢复正常,肾脏功能完全恢复正常约需 1 年时间。此期忌用对肾脏有害的药物,注意防止感染,避免再度发生肾衰竭。

(四)消化道溃疡

1. 积极处理原发病 应激性溃疡多以烧伤休克及全身重度感染为原发病,积极控制其发生及发展是治疗应激性溃疡的关键。

2. 抗酸 胃酸是发生应激性溃疡的必要条件。降低胃内 H^+ 浓度是预防或治疗该并发症的有效手段,应使用一些弱碱性药物中和胃酸或抑制胃酸分泌。可用 H_2 受体阻断剂,西咪替丁为 200~400 mg,每 6 小时 1 次,静脉滴注;或用雷尼替丁 150 mg,每日 2 次,其抑酸作用强于西咪替丁;法莫替丁 40 mg,每日 1 次,口服或静脉均可,其作用优于雷尼替丁,副作用小。此外,可加用胃黏膜保护药物,例如磷酸铝凝胶 16 g,每日 3 次,口服硫糖铝 1.0 g,每日 3 次,胶体次枸橼酸铋 200 mg,每日 2 次。近几年,临床已普遍使用壁细胞 H^+,K^+-ATP 酶抑制剂,奥美拉唑 20 mg,每日 1 次,或兰索拉唑 40 mg,每日 1 次。

3. 抗氧自由基药物 氧自由基是胃肠黏膜的损伤因子,烧伤早期应用别嘌醇 100 mg 每日 3 次,可减轻急性胃损伤作用。

4. 溃疡合并出血 多有呕血或柏油便。可给予少量要素饮食,有利于中和胃酸,减轻胃肠黏膜损伤作用。将冰盐水 250 ml 加入去甲肾上腺素 10 mg 胃内注入,每 4~6 小时 1 次,使血管收缩,利于止血。选择止血药物例如凝血酶 2000~4000 IU,胃管注入,每 4~6 小时 1 次;云南白药 1.0 g,每日 3 次,口服或胃管注入。通过选择性动脉插管,使用血管加压素,开始灌注速度为 0.2 IU/min,20~30 分钟后可做治疗后血管造影,以确定止血效果。必要时可增至 0.4 IU/min,再灌注 20~30 分钟。一般灌注 2~3 次,出血多可停止。

纤维胃镜检查后可采用高频电凝止血或纤维光导激光治疗,也可局部喷洒止血剂加 5% 孟氏液(Monsell 溶液)30 ml,局部止血。

若持续大量出血或合并有溃疡穿孔、腹膜炎者,应抓紧急诊手术治疗,一般采用胃次全切除术加选择性胃迷走神经切断术。

(五)心脏功能不全

1. 给氧 可通过鼻导管吸入 40% 浓度氧气,流量 6~8 L/min。必要时可用面罩给氧,在治疗过程中通过动脉血气结果调整给氧浓度及时间。给氧后血氧分压小于 60 mmHg 可考虑行气管插管或气管切开,使用呼吸机行机械通气。

2. 镇静 伤员要保持安静,烦躁不安时可给予一定剂量的镇静剂,如地西泮 10 mg,静脉滴注。也可给予吗啡 5~10 mg,皮下或静脉滴注,急性左心衰竭(急性肺水肿)时应用吗啡还有减轻肺水肿与改善通气的作用。

3. 利尿 在控制输血、输液用量的同时,可考虑使用利尿药物,呋塞米每次 20~40 mg,或布美他尼每次 1~2 mg,静脉注射。若伴有支气管痉挛,可用氨茶碱 0.25 g 溶于 5% 葡萄糖液 20 ml 中静脉缓注,同时还有增强心肌收缩力的效能。

4. 强心 酌情选用强心药物尤其是正性肌力药物,可明显增强心肌收缩力。毛花苷 C 每次 0.4 mg,静脉滴注,必要时 4~6 小时可再给予 0.2~0.4 mg。伴有低血压或休克的患者,可使用多巴胺 2~5 μg/(kg·min),或多巴酚丁胺 0.5~7.5 μg/(kg·min)静脉持续滴注。

第六节　特殊原因烧伤

除了热力以外的原因,所致烧伤皆谓之特殊原因烧伤,包括化学、电、放射线引起的烧伤,其中化学烧伤与电烧伤最常见,各占烧伤总数的 2%~3%。

一、化 学 烧 伤

(一) 化学烧伤的原因

数万种化学物品都可引起化学烧伤,很多化学物质具有易燃、易爆、腐蚀和有毒等特性,不过最常见的还是酸、碱和磷烧伤。硫酸占首位,其次为盐酸与硝酸,氢氟酸致伤的比例在增加。化学烧伤的原因多为工业生产或运输过程的事故引起,生活中亦不少见,多为故意伤害,也有实验与家用等意外事故引起。

(二) 化学烧伤的损伤特点

(1) 化学物品对皮肤的损伤作用包括热力、腐蚀、脱水、氧化、脱脂等多因素的综合,损伤程度与化学物品的性质、浓度与作用时间有关。

(2) 损伤呈进行性,直至该化学物质被中和或被消除。

(3) 除了伴有爆炸和烧伤外,仅在接触部位致伤,边界清楚,水肿不重,渗出少。

(4) 随化学物质不同创面可能呈现不同颜色,如硫酸深度烧伤呈黑色,盐酸为褐色,硝酸为黄色。

(5) 除皮肤损伤外,可能伴有吸入性损伤或眼烧伤。

(6) 不同的化学物质可引起机体中毒,肝、肾是主要的靶器官,此外肺、心血管和中枢神经系统都可能受损。

(三) 化学烧伤的急救处理

(1) 立即脱去被浸渍的衣服和鞋袜。

(2) 大量流动清水冲洗,使致伤物质迅速被冲走或稀释,缩短作用时间。要求冲洗时间不少于 20~30 分钟,特别要注意头面部,尤其是眼部的冲洗。冲洗宜用凉水,一方面加速散热,一方面促进血管收缩,减少毒物吸收。

（3）关于中和剂的应用,强酸烧伤用弱碱中和,强碱烧伤用弱酸中和,这是基本原则,但并不强调。一方面在现场不易立即找到合适的中和剂,另一方面酸碱反应会产热加重损伤,最便捷的还是持续冷水冲洗,且最有效。

（4）尽快切除沾有中毒物质的创面,以防毒物继续吸收中毒。

（四）常见的化学烧伤

1. 硫酸烧伤 硫酸与水结合放出大量热量,造成烧伤是热和酸的复合伤。硫酸具有强烈的腐蚀作用,是强力的脱水剂,使组织蛋白脱水凝固,烧伤不起疱,创面水肿轻,侵袭感染少,焦痂自然分离晚,适于早期切痂。有时早期对烧伤深度判断有困难,皮肤接触硫酸后,随烧伤深度不同可呈浅棕、深棕或棕黑色,随时间推移颜色可由浅变深。一般创缘与正常皮肤平,触之有牛皮纸样感觉或有弹性,可能未达皮肤全层烧伤;创缘较正常皮肤凹陷、硬、缺少弹性,有时尚可见树枝样栓塞血管网则为Ⅲ度。少数情况下因氢离子被吸收而使血 pH 降低,可能发生溶血。

硫酸烧伤后立即脱去沾染的衣服,大量清水持续冲洗 20～30 分钟。口服硫酸应立即用氧化镁悬液、牛奶或豆浆洗胃。不能服碳酸氢钠,以免产气过多导致胃肠穿孔。

2. 氢氟酸烧伤 氢氟酸的氢离子解离常数较低,是一种弱酸,但对生物组织极具腐蚀性与穿透性,它可使细胞产生液化性坏死,甚至穿透至骨质。指甲下无角质层,伤及甲床后穿透更快。氟离子与组织中的钙、镁离子具有亲和力,形成不溶性的氟化盐类,烧伤面积较大时可引起低血钙甚至发生心律失常。氢氟酸烧伤以手指居多,低于 50% 浓度时因氢离子未能在组织中迅速堆积,致有数小时无感觉的潜伏期,但这时对热敏感;高于 50% 浓度时也可当即引起疼痛,疼痛除氢离子原因外,还可能是氟在组织中与钙结合后引起局部钾对神经的激惹。氢氟酸烧伤的特点是进行性组织坏死和剧烈疼痛,接触浓度较低的氢氟酸,当时可无明显疼痛,因而常延误治疗。浓度较高的氢氟酸致伤部位,初为红斑,继起水疱,疱液暗红呈果酱色。坏死区呈白色或灰白色大理石状,周围红晕,痂为暗褐色或黑色。

正确及时的处理可以改变患者预后,接触氢氟酸应戴完好手套,工作完毕以温水洗手有助于早期发现是否有沾染。用钙、镁、高分子季铵类药物,使与氟离子结合成不溶解盐类,其中钙剂效果好,通常用 2.5% 葡萄糖酸钙溶液,局部可用葡萄糖酸钙水溶液浸泡或制成凝胶外敷,可加入适量二甲亚砜作为导入剂以促进钙离子的渗入。局部浸润时可按 0.5 ml/cm² 估计,最好勿加麻醉剂,因局部疼痛是有效与否的标志。较轻者仅局部外用药物常可奏效,接触浓度较高者则以注射为好,或注射与外用二者结合使用。烧伤面积较大时要检查血电解质情况,注意及时补钙。对局部已发生液化坏死者则要清创引流,切痂植皮或皮瓣覆盖。全身治疗最主要的是静脉注射 10% 葡萄糖酸钙溶液。

3. 碱烧伤 常见的碱烧伤包括腐蚀性最强的氢氧化钠（或钾）和腐蚀性较弱的生石灰（氧化钙）烧伤。

（1）强碱烧伤:碱有吸水作用,使局部细胞脱水。组织蛋白遇碱后不像遇酸那样迅速凝固,形成的碱-变性蛋白复合物是可溶性的,有助于碱离子穿透至深层组织。碱还能皂化脂肪组织,皂化时产热,复合的热损伤加重了损伤程度。强碱烧伤创面是黏滑或肥皂样改变。强碱烧伤创面应比酸烧伤后进行更彻底的冲洗,冲洗时间越长效果越好。其后可用 0.5%～5% 乙酸溶液冲洗湿敷,也可用食醋湿敷。

（2）生石灰烧伤：生石灰有强烈的吸水性,遇水形成氢氧化钙,同时产生大量热,造成热和碱的复合伤。烧伤创面较干燥,呈褐色,烧伤深,多在深Ⅱ度或Ⅲ度。创面处理时首先将残存的生石灰刷净,然后再用大量清水冲洗,冲洗后可用5%枸橼酸或食醋湿敷。

4. 磷烧伤　磷有红磷、黄磷（白磷）、有机磷,能引起烧伤的是黄磷。黄磷为蜡样半透明固体,燃点34℃,空气中能自燃,在室温下氧化燃烧产生五氧化二磷（P_2O_5）和三氧化二磷（P_2O_3）,遇水形成磷酸和次磷酸,分别能对组织产生脱水与酸的损伤,因此磷烧伤是热与酸的复合伤。烧伤深度深,焦痂呈褐色。由于磷的持续燃烧而疼痛明显,有时尚可见白烟伴蒜味。创面处理时先移除磷颗粒,再用大量清水冲洗,其后用1%～2%硫酸铜溶液外搽创面,使残余的磷粒形成黑色的磷化铜便于辨认去除。必要时可到暗室根据淡绿荧光剔除磷粒。创面可用5%碳酸氢钠溶液湿敷包扎。磷为脂溶性,不宜用油纱。为避免磷吸收中毒,深度创面宜尽早切除。

黄磷剧毒,即使烧伤面积不大也可因中毒致死。除创面吸收外,溶于脂肪及皮脂腺内的磷可增加磷的吸收,经吸收入血的磷很快进入红细胞,因此应检查全血磷。磷可直接破坏细胞代谢及酶系统,抑制细胞氧化代谢过程导致多脏器损害,此外还可引起血中钙、磷比例失调而发生心律失常,也可发生黄疸、溶血、肝肾功能不全等并发症。尽早切除创面是防止或减少磷吸收中毒的最有效措施。

以硫酸铜处理磷烧伤创面是以往惯用的方法,但使用不当可引起铜中毒。铜是很多酶的抑制剂,自首例因用硫酸铜浸泡致死以来,虽经降低浓度,注意使用方法,但铜中毒仍时有发生。铜中毒后的突出临床表现是溶血,这是因红细胞内与清除氧自由基有关的葡萄糖6-磷酸脱氢酶受抑制,处理上可用解毒剂二巯丙醇或二巯丁二钠。

二、电　烧　伤

电烧伤者既有体表电接触点的高热烧伤,又有电流传导所致对组织细胞的直接损害;既有瞬时的烧伤改变,又有因血运障碍产生的迟发性和进行性坏死,所以大部分严重电烧伤的局部处理很难一次完成。

（一）电烧伤的局部损伤特点

（1）有电流的入口与出口,入口损伤重于出口。呈现3个同心圆损伤区：①中心是黑色炭化区;②周围呈灰白或黄白色的凝固坏死区;③外圈为潮红带,24～36小时后潮红进行性加宽,深部水肿加重。

（2）立体型损伤,呈口小底大锥体形。触点的电流传导至深层组织,使肌肉、血管、神经、骨骼等广泛性坏死。

（3）跳跃性损伤。电流刺激致屈肌痉挛,强力收缩,使关节远近端皮肤接触,造成短路电烧伤,尤以上肢之肘、腋部多见。肌肉发达者还可因肌肉强力收缩致撕脱骨折、肩关节脱位或肱骨骨折。

（4）渐进性坏死。有5方面的原因：①烧伤的热效应造成组织坏死;②产热与电流通过组织的电阻成正比,电阻由小至大的顺序依次为神经、血管、肌肉、皮肤、肌腱、脂肪、骨骼,越是后者产热越大,靠近肢体的中心部位损伤重,不仅产热高,而且散热慢;③肢体肿胀造成肌间隔至骨骼的肌室高压综合征(compartment syndrome),使不全坏死的整群肌肉缺血坏死;④神经血管电阻最小,导电性能最佳,电流所传之处皆致双重损伤,既有热损伤,又因血管栓塞导致供区肌肉逐渐坏死,出现成束或夹心坏死;⑤电烧伤激活了磷酸酯酶,使细胞膜释放花生四烯酸代谢产物增多,血栓素收缩血管,聚集血小板,促进血栓形成,进一步加重缺血。因此,难以在早期肯定坏死的深度与广度。

(5)继发性出血。电流对血管的内膜和中层引起损伤,其损伤平面远超于皮肤。血管造影发现伤后两个月仍可见血管内膜进行性坏死,伤后3天至2个月都可能继发大出血,尤在伤后2～4周溶痂时感染加重,血管壁被侵蚀,此时最易并发出血,以动脉出血多见。

(二)电烧伤的局部处理原则

1. 清创、减张 在没有发生休克或休克已被纠正的前提下,尽早清创并用1:1000苯扎溴铵清洗创面,立即对环行烧伤切开减张,深达肌膜,打开肌室,以免因过度水肿发生肌室高压综合征而引起整个肌群坏死,或因影响静脉回流而增加血栓形成机会。减张的创面需用抗菌纱布填塞包扎以减轻感染。

2. 创面保持清洁干燥 Ⅲ度创面涂2%碘酒,Ⅱ度创面涂磺胺嘧啶银糊剂或0.5%碘伏,使焦痂保持干燥,等待手术。

3. 手术时机 在全身状态允许的情况下,应尽早(如伤后数小时至3～4天)切痂,力求彻底切除坏死组织,清理干净后,用过氧化氢、生理盐水及抗菌药物溶液反复冲洗。如果有可能,立即游离植皮。若烧伤较深,显露的肌腱、神经、血管能保留者尽量保留,应用附近皮瓣或肌皮瓣覆盖。

4. 预防大出血 由于电流对血管的直接损害和血管内膜渐进性坏死,加之周围坏死组织感染的侵蚀,常并发血管破裂出血。咳嗽、打喷嚏、排便、哭闹及烦躁都可能使血管内压升高,成为大出血的诱因。

5. 颅骨电烧伤的处理 颅骨骨膜破坏,颅骨难免坏死,传统的做法是去除全部坏死颅骨,或用钻孔的方法,钻至有血运的板障,待长出肉芽后再植皮。当前我们的观点是清创后保留颅骨,利用局部皮瓣或游离皮瓣移植覆盖创面,也可在正常皮下埋置扩张器,利用快速扩张法,争取2～3周后行清创扩张皮瓣覆盖。

(郭振荣　贺立新)

参考文献

柴家科,郭振荣,盛志勇,等.1997.严重烧伤病人静脉导管引发脓毒症的因素分析.中华整形烧伤外科杂志,13:237～238

陈璧,姜笃银,贾赤宇,等.2004.复合皮移植的实验研究与临床应用.中华烧伤杂志,20:347～350

郭振荣,李利根,李烽.2001.重视烧伤后补锌,促进创面愈合.中华烧伤杂志,17:202～203

郭振荣,马建立,于勇,等.2003.烧伤病区革兰阳性球菌构成比的增加及头孢硫脒的抗感染作用.中国抗生素杂志,28:231～234

郭振荣.2003.烧伤休克防治措施的探讨.中华烧伤杂志,19:S63～S65

郭振荣.2004.控制烧伤创面感染的手术策略与手段.临床外科杂志,12:730～731

郭振荣.2005.烧伤学临床新视野.北京:清华大学出版社,48～61

郭振荣.2005.烧伤休克期补充液的思考.中华烧伤杂志,21:321~323

黄晓元.2009.更进一步提高深度烧伤创面修复质量.中华烧伤杂志,25:3~5

黎鳌.1999.我国四十年来烧伤救治研究的主要成就.中华烧伤杂志,15:325~327

李峰,柴家科,常东,等.2006.烧伤监护病房与普通病房创面细菌感染的临床与耐药性对比研究.中国医院感染学杂志,16:1069~1071

李利根,郭振荣,赵霖,等.2006.大鼠烫伤后补锌对血清和组织锌钙离子的影响.中华外科杂志,44:488~491

孙永华.2001.烧伤脓毒症与多器官功能障碍综合征.中华烧伤杂志,17:189~190

孙永华.2007.应不断提高电烧伤的治疗水平.中华损伤修复杂志,2:199~201

王淑君,柴家科,耿莉华,等.2003.烧伤病区床单细菌污染的调查及消毒研究.中华医学感染杂志,13:1143~1144

王文奎,袁克俭,倪语星,等.2001.不同时期烧伤创面细菌生态学调查.中华烧伤杂志,17:80~82

肖光夏.2007.烧伤感染的现状、对策与防治新动向.中华烧伤杂志,23:81~83

许伟石.2002.烧伤感染的经验性应用抗生素问题.中华烧伤杂志,18:71~72

杨宗城.2006.加强对烧伤休克综合防治的研究.中华烧伤杂志,22:331~332

姚咏明,刘峰,黎沾良.2006.外科休克后多器官功能障碍综合征与防治策略.中国实用外科杂志,26:911~913

姚咏明,刘峰,盛志勇.2006.多器官功能障碍综合征与脏器功能支持策略.中华急诊医学杂志,15:293~294

姚咏明,盛志勇,柴家科.2008.烧伤脓毒症发病机制与防治对策.中华烧伤杂志,24:337~339

姚咏明,王大伟,林洪远.2009.美国烧伤学会烧伤休克复苏指南概要.中国危重病急救医学,21:259~262

于勇,盛志勇,柴家科,等.2006.抗菌药物使用物使用与烧伤感染主要病原菌构成比变化的关系.解放军医学杂志,31:1~3

赵克森.2010.肠上皮通透性变化及其在烧伤休克发病中的作用.中华烧伤杂志,26:327~330

Alharbi Z,Piatkowski A,Dembinski R,et al. 2012. Treatment of burns in the first 24 hours:simple and practical guide by answering 10 questions in a stepby-step form. World J Emerg Surg,7:13

Alsadi R,Boivin M,Ma T,et al. 2009. Mechanism of cytokine modulation of epithelial tight junction barrier. Front Biosci,14:2765~2778

Ashraf A,Mohammadi A,Roshanzamir S,et al. 2012. Sympathetic skin response in electrical burn injury. Burns,38:232~235

Barrientos S,Stojadinovic O,Golinko MS,et al. 2008. Growth factors and cytokines in wound healing. Wound Repair Regen,16:585~601

Branski LK,Gauglitz GG,Herndon DN,et al. 2009. A review of gene and stem cell therapy in cutaneous wound healing. Burns,35:171~180

Chen Z,Yuan K. 2011. Another important factor affecting fluid requirement after severe burn:a retrospective study of 166 burn patients in Shanghai. Burns,37:1145~1149

Chipp E,Milner CS,Blackburn AV. 2010. Sepsis in burns:a review of current practice and future therapies. Ann Plast Surg,65:228~236

Chong SJ,Ahmed S,Tay JM,et al. 2011. 5 year analysis of bacteriology culture in a tropical burns ICU. Burns,37:1349~1353

Csontos C,Rezman B,Foldi V,et al. 2011. Effect of N-acetylcysteine treatment on the expression of leukocyte surface markers after burn injury. Burns,37:453~464

Demling RH. 2005. The burn edema process:current concepts. J Burn Care Rehabil,26:207~227

Fang Y,Xu P,Gu C,et al. 2011. Ulinastatin improves pulmonary function in severe burn-induced acute lung injury by attenuating inflammatory response. J Trauma,71:1297~1304

Ferreira AM,Sakr Y. 2011. Organ dysfunction:general approach,epidemiology,and organ failure scores. Semin Respir Crit Care Med,32:543~551

Fuchs P,Kopp J,Hafner H,et al. 2002. MRSA-retrospective analysis of an outbreak in the burn centre Aachen. Burns,28:575~578

Gang RK,Sanyal SC,Bang RL,et al. 2000. Staphylococcal septicaemia in burns. Burns,26:359~366

Gemmell CG,Edwards DI,Fraise AP,et al. 2006. Guidelines for the prophylaxis and teatment of methicillin-resistant Staphylococcus aureus(MRSA) infections in the UK. J Antimicrob Chemother,57:589~608

Gurtner GC, Werner S, Barrandon Y, et al. 2008. Wound repair and regeneration. Nature, 453:314 ~ 321

Jeschke MG, Gauglitz GG, Kulp GA, et al. 2011. Long-term persistance of the pathophysiologic response to severe burn injury. PLoS One, 6:e21245

Kraft R, Herndon DN, Al-Mousawi AM, et al. 2012. Burn size and survival probability in paediatric patients in modern burn care: a prospective observational cohort study. Lancet, 379:1013 ~ 1021

Latenser BA. 2009. Critical care of the burn patient: the first 48 hours. Crit Care Med, 37:2819 ~ 2826

Lin CY, Wu CK, Yeong EK, et al. 2012. Prognostic significance of left ventricular diastolic function in burn patients. Shock, 37:457 ~ 462

Perl M, Lomas-Neira J, Venet F, et al. 2011. Pathogenesis of indirect (secondary) acute lung injury. Expert Rev Respir Med, 5:115 ~ 126

Profyris C, Tziotzios C, Do Vale I. 2012. Cutaneous scarring: pathophysiology, molecular mechanisms, and scar reduction therapeutics Part I. The molecular basis of scar formation. J Am Acad Dermatol, 66:1 ~ 10

Ravat F, Le-Floch R, Vinsonneau C, et al. 2011. Antibiotics and the burn patient. Burns, 37:16 ~ 26

Sangwan VS, Basu S, Vemuganti GK, et al. 2011. Clinical outcomes of xeno-free autologous cultivated limbal epithelial transplantation: a 10-year study. Br J Ophthalmol, 95:1525 ~ 1529

Sarabahi S, Tiwari VK, Arora S, et al. 2012. Changing pattern of fungal infection in burn patients. Burns, 38:520 ~ 528

Shupp JW, Pavlovich AR, Jeng JC, et al. 2010. Epidemiology of bloodstream infections in burn-injured patients: a review of the national burn repository. J Burn Care Res, 31:521 ~ 528

Sobieszczyk ME, Furuya EY, Hay CM, et al. 2004. Combination therapy with polymyxin B for the treatment of mulitdrug-resistant Gram-negative respiratory tract infections. J Antimicrob Chemother, 54:566 ~ 569

van der Veer WM, Bloemen MC, Ulrich MM, et al. 2009. Potential cellular and molecular causes of hypertrophic scar formation. Burns, 35:15 ~ 29

van Loey NE, van Beeck EF, Faber BW, et al. 2012. Health-related quality of life after burns: a prospective multicenter cohort study with 18 months follow-up. J Trauma Acute Care Surg, 72:513 ~ 520

Williams FN, Herndon DN, Jeschke MG. 2009. The hypermetabolic response to burn injury and interventions to modify this response. Clin Plast Surg, 36:583 ~ 596

Wolf SE, Sterling JP, Hunt JL, et al. 2011. The year in burns 2010. Burns, 37:1275 ~ 1287

Xue C, Chou CS, Kao CY, et al. 2012. Propagation of cutaneous thermal injury: a mathematical model. Wound Repair Regen, 20:114 ~ 122

第五十章

急危重症中医发病及病机的认识

"病机"二字,首见于《素问·至真要大论》,如"谨候气宜,无失病机","审察病机,无失气宜","谨守病机,各司其属";又提出了"病机十九条",对于临床有重要的指导价值。"病机"二字的原意为"病之机要","病之机括",含有疾病之关键的意思。疾病是病邪作用于人体,人体正气奋起而抗邪,引起了正邪相争,进而破坏人体阴阳平衡,或使脏腑气机升降失常,或使气血功能紊乱,并进而影响全身脏腑组织器官的生理活动,产生了一系列的临床表现之总称。急危重症病机是阐明急危重症发生、发展和变化规律,其任务旨在揭示急诊危重症发生、变化的本质,是对疾病进行正确诊断和有效救治的理论基础。其内容包括疾病发生的机制、疾病传变的机制、病程演变的机制三部分。

第一节　急危重症的发病机制

发病机制指研究人体疾病发生的机制和原理,它是研究急症、危重症发生的普遍规律。

一、发　　病

急症、危重症是人体正常生理功能在某种因素作用下的破坏过程,也就是邪正斗争对机体破坏的过程。在人体的生命活动中,一方面正气发挥着维持人体正常生理功能的作用;另一方面,人体也无时无刻不在受着邪气的侵袭,二者不断地发生斗争,也不断地取得平衡和统一,保证了人体的健康。因此,疾病的发生,决定于正气和邪气双方斗争的结果。中医发病学既强调人体正气在发病上的决定作用,又不排除邪气的重要作用,并且认为邪气在一定条件下也可以起决定性作用。

（一）邪正斗争与发病

1. 正气与邪气的概念　　正气,简称正,通常与邪气相对而言,是人体正常功能及所产生的各种维护健康的能力,包括自我调节能力、适应环境能力、抗邪防病能力和康复自愈能力。正气的作用方式有三:①自我调节,以适应内外环境的变化,维持阴阳的协调平衡,保持和促进健康;②抗邪防病,或疾病发生后驱邪外出;③自我康复,病后或虚弱时自我修复,恢复健康。

邪气,又称病邪,简称邪,与正气相对而言,泛指各种致病因素,包括存在于外界环境之中和人体内部产生的各种具有致病或损伤正气作用的因素。诸如前述的六淫、疫疠、七情、外伤及痰饮和瘀血等。

2. 邪正斗争与发病 疾病的发生、发展和变化,是在一定条件下邪正斗争的结果,在疾病发生发展过程中,病邪侵害和正气虚弱都是必不可少的因素。既强调"邪之所凑,其气必虚"(《素问·评热病论》),"不得虚,邪不能独伤人"(《灵枢·百病始生》);同时也强调"必有因加而发",因此,预防发病应"避其毒气"。邪气与正气的斗争贯穿于疾病过程的始终,二者互相联系又相互斗争,是推动疾病发展的动力。邪气与正气的斗争以及它们之间的力量对比常常影响着疾病的发展方向和转归。中医学在重视邪气对疾病发生重要作用的同时,更强调正气在疾病发生中的主要作用,二者都能起决定作用。

(1) 正气在邪正斗争中居主导作用,若人体脏腑功能正常,气血充盈,卫外固密,常足以抗御邪气的侵袭,病邪便难以侵入,即使邪气侵入,亦能驱邪外出。因此,一般不易发病,即使发病也较轻浅易愈。当正气不足时,或邪气的致病能力超过正气抗病能力的限度时,邪正之间的力量对比表现为邪盛正衰,正气无力抗邪,感邪后又不能及时驱邪外出,更无力尽快修复病邪对机体造成的损伤,及时调节紊乱的功能活动,于是发生疾病。所谓"邪之所凑,其气必虚"(《素问·评热病论》),"凡风寒感人,由皮毛而入;瘟疫感人,由口鼻而入。总由正气适逢亏欠,邪气方能干犯"(《医论三十篇》)。因此,在病邪侵入之后,机体是否发病,一般是由正气盛衰所决定的。正能抗邪,正盛邪却,则不发病;正不敌邪,正虚邪侵,则发病。人体正虚的程度各不相同,因而形成疾病的严重程度不一。一般而言,人感受邪气而生病,多是摄生不当,机体的抵抗力一时性下降,给邪气以可乘之机。邪气侵入以后,人体正气也能奋起抗邪,但在邪气尚未被祛除之前,生理功能已经受到破坏,所以会有相应的临床症状,从而说明某一性质的疾病已经形成。但是,素体虚弱的患者,往往要待邪气侵入到一定的深度以后,正气才能被激发。因此,其病位较深,病情较重。"邪乘虚入,一分虚则感一分邪以凑之,十分虚则感十分邪"(《医原纪略》)。在一般情况下,正虚的程度与感邪为病的轻重是相一致的。

邪气侵入人体以后,究竟停留于何处而为病,这取决于人体各部分正气之强弱。一般来说,人体哪一部分正气不足,邪气即易于损伤哪一部分而发病。如脏气不足,病在脏;腑气不足,病在腑;经脉不足,病在经脉。

由上可知,人体正气的强弱,可以决定疾病的发生与否,并与发病部位、病变程度及轻重有关。所以,正气不足是发病的主要因素。从疾病的发生来看,人体脏腑功能正常,正气旺盛,气血充盈,卫外固密,病邪就难以侵入,疾病也就无从发生。从人体受邪之后看,正气不甚衰者,即使受邪也较轻浅,病情多不深重;正气虚弱者,即使轻微受邪,亦可发生疾病或加重病情。从发病的时间来看,正气不很弱者,不一定立即发病,而只有正气不足时,才能立即发病。即只有在人体正气相对虚弱,卫外不固,抗邪无力的情况下,邪气方能乘虚侵入,使人体阴阳失调、脏腑经络功能紊乱,从而发生疾病。

(2) 重视正气,强调正气在发病中的主导地位,并不排除邪气对疾病发生的重要作用。邪气是发病的必要条件,在一定的条件下甚至起主导作用。如高温、各种剧毒剂、枪弹刀伤、毒蛇咬伤等,即使正气强盛,也难免不被伤害。疫疠之发生,疫毒之邪成为了疾病发生的决定性因素,因而导致了疾病的大流行。所以中医学提出了"避其毒气"的主动预防措施,以防止传染病的发生和播散。

急危重症核心病机是"正气虚于一时,邪气暴盛而突发"。若正气强盛,抗邪有力,则病邪难以侵入,或侵入后即被正气及时消除,不产生病理反应而不发病。如自然界中经常存在着各种各样的致病因素,但并不是所有接触这些因素的人都会发病,此即正能胜邪的结果。若邪气偏胜,正气相对不足,邪胜正负,从而使脏腑阴阳、气血失调,气机逆乱,便可导致疾病的发生。

"邪正相搏"的发病观点,提出了"正气内虚"和"因加而发"之说。认为人体受邪之后,邪留体内,当时可不出现任何症状。由于某种因素,如饮食起居失调或情志变动等,造成人体气血运行失常,抗病能力衰退,病邪乘机而起,与正气相搏而发病。故临床上常见某些疾患,随着正气的时衰时盛而出现时发时愈,或愈而复发的情况。所以,病邪虽可致病,但多是在正气虚衰的条件下,才能为害成病。

由此可见,正气和邪气是相互对抗、相互矛盾的两方面。正气与邪气不断地进行斗争,疾病的发生决定于正气和邪气双方斗争的结果。急危重症就从这两方面的辩证关系出发,建立了中医急症危重症发病的基本观点,"正气虚于一时,邪气突盛而暴发"。

(二) 影响发病的因素

邪正斗争受机体内外各种因素影响,机体的外环境包括自然环境和社会环境,主要与邪气的性质和量有关。机体的内环境包括体质因素、精神状态和遗传因素等,与人体正气相关。

1. 外环境与发病　人是生活在不同的地区、不同的时间、不同的工作条件,环境各不相同。不同的环境能对人体造成不同的影响,因而其发病情况也有差异。一般来说,人长期生活于某一较为稳定的环境中,便会获得对此种环境的适应性,因此不易生病;若环境突然发生了变化,人在短时间内不能适应这种变化,就会感受外邪而发病。

天人相应,人随着季节气候的演变而产生相应的生理变化。脏腑、经络之气,在不同的时令又各有旺衰,人对不同气候的适应能力也有所差异。因此,不同的季节,就有不同的易感之邪和易患之病。如春易伤风、夏易中暑、秋易伤燥、冬易病寒等。所谓"四时之气,更伤五脏"(《素问·生气通天论》)。疫疠的暴发或流行,也与自然气候的变化密切相关。反常的气候,一方面使正气的调和能力不及而处于易病状态,另一方面又促成了某些疫疠病邪的孳生与传播,从而易于发生"时行疫气"。

地域不同,其气候特点、水土性质、物产及人们生活习俗的差异,对疾病的发生有着重要影响,甚至形成地域性的常见病和多发病。一般来说,西北之域,地势高峻,居处干燥,气候寒凉而多风,水土刚强,人之腠理常闭而少开,故多风寒中伤或燥气为病;东南之方,地势低下,居处卑湿,气候温暖或炎热潮湿,水土薄弱,人之腠理常开而少闭,故多湿邪或湿热为病。

生活居处与劳作环境的不同,亦可成为影响疾病发生或诱发的因素。例如,生活居处潮湿阴暗或空气秽浊,易感寒湿或秽浊之邪。夏月炎热季节,在野外操作,容易中暑;冬月严寒,在野外工作,容易受风寒或冻伤;渔民水上作业,易感阴湿之气而发病;矿工在石粉迷雾中劳动,易为尘毒伤肺而成肺结核等。

此外,不良的生活习惯,生活无规律,作息无常,以及个人和环境卫生不佳等,都会影响人体的正气而使人体易患疾病。

2. 内环境与发病　内环境稳定是生命存在的根本,是由脏腑经络、形体官窍等组织结构和精气血津液等生命物质及其功能活动共同构成。人体通过气机升降出入调节机制,保持了内环境的相对稳定。

(1) 体质因素:个体的体质特征,决定其对某些外邪的易感性及某些疾病的易罹倾向。感受外邪后,发病与否及发病证候演变也往往取决于体质。不同体质的人所易感受的致病因素或好发疾病各不相同,而某一特殊体质的人,往往表现为对某种致病因素的易感性或好发某种疾病。例如,肥人多痰湿,善病中风;瘦人多火,易得劳嗽;老年人肾气虚衰,故多病痰饮咳喘等。不同体质的人,对相同的致病因素或疾病的耐受性也有所不同。一般来说,体质强壮者对邪气耐受性较好,不易发病;体质虚弱者对邪气耐受性较差,容易发病。也就是说,要使体质强壮者发病,邪气必须较盛,而体质虚弱者只要感受轻微之邪就可发病。强壮者发病多实,虚弱者发病易虚。“有人于此,并行而立,其年之长少等也,衣之厚薄均也,卒然遇烈风暴雨,或病,或不病,或皆病,或皆不病”(《灵枢·论勇》)。具体说来,不同体质类型的人所能耐受的邪气各不相同。例如,体质的偏阴或偏阳,可影响机体对寒热的耐受性。阳偏盛者,其耐寒性高,感受一般寒邪不发病,或稍有不适可自愈,而遇热邪却易病,甚至直犯阳明。阴虚者稍遇热邪即病,热邪甚则有热中厥阴,出现逆传心包或肢厥风动之变。阴偏盛或阳衰者,其耐热性较高,而感受寒邪却易发病,甚至直中三阴。

(2)精神因素:精神状态受情志因素影响,情志舒畅,精神愉快,气机畅通,气血调和,脏腑功能协调,则正气旺盛,邪气难以入侵;若情志不畅,精神异常,气机逆乱,阴阳气血失调,脏腑功能异常,则正气减弱而易于发病。精神情志因素不仅关系到疾病的发生与否,而且与疾病的发展过程有密切关系。精神情志状态不同,其发病的缓急、病变的证候也不尽一致。大怒、大喜、大悲、大惊等剧烈的情志波动,易于引起急性发病。例如,五志过极,心火暴盛,阳气怫郁,心神昏冒,则突然倒仆;神虚胆怯之人,有所惊骇,则心神慌乱,气血失主,而骤然昏闷等。

总之,七情为人之常性,但不良的精神情志,不仅能削弱人的正气,使之易于感受邪气而发病,而且又是内伤疾病的重要因素,通过影响脏腑的生理功能而发病。所谓“动之则先自脏郁而发,外形于肢体”(《三因极一病证方论》),最终形成“因郁致病”,“因病致郁”,“郁—病—郁”的恶性循环。

急症发病学认为,疾病的发生关系到正气和邪气两方面,正气不足是发病的内在因素,邪气是导致发病的重要条件。内外环境通过影响正气和邪气的盛衰而影响人体的发病。如体质、精神状态及遗传因素等影响着正气的强弱。若先天禀赋不足,体质虚弱,情志不畅,则正气减弱,抗病力衰退,邪气则易于入侵而发病。

二、发 病 类 型

(一) 卒发

卒发,又称顿发,即感而即发,急暴突然之意。一般多见以下几种情况:

1. 感邪较甚 六淫之邪侵入,若邪气较盛,则感邪之后随即发病。如新感伤寒或温病,是外感热病中最常见的发病类型。外感风寒、风热、燥热、温热、温毒等病邪为病,多感而即发,随感随发。

2. 情志遽变 急剧的情志波动,如暴怒、悲伤欲绝等情志变化,导致人的气血逆乱,病变顷刻即发,出现猝然昏仆、半身不遂、胸痹心痛、脉绝不至等急危重症。

3. 疫气致病 发病暴急,来势凶猛,病情危笃,常相“染易”,以致迅速扩散,广为流行。某些疫气,其性毒烈,致病力强,善“染易”流行而暴发,危害尤大,故又称暴发。

4. 毒物所伤 误服毒物,被毒虫毒蛇咬伤,吸入毒秽之气等,均可使人中毒而发病急骤。

5. 急性外伤　如金刃伤、坠落伤、跌打伤、烧烫伤、冻伤、触电伤、枪弹伤等,均可直接而迅速致病。

（二）伏发

伏发,即伏而后发,指某些病邪传入人体后,不即时发病而潜伏于内,经一段时间后,或在一定诱因作用下才发病。如破伤风、狂犬病等,均经一段潜伏期后才发病。有些外感性疾病,也常需经过一定的潜伏期,如"伏气温病"、"伏暑"等均属此类。

新感与伏气是相对而言的。在温病学上,感受病邪之后,迅即发病者为新感或新感温病。新感温病,随感随发,初起即见风寒表证。藏于体内而不立即发病的病邪谓之伏邪,又称之伏气。由伏邪所致之病名为伏气温病。伏气温病,初起不见表证,而即见里热甚至血分热证。若内有伏邪,由新感触动而发病,称为新感引动伏邪。

（三）继发

继发,系指在原发疾病的基础上继续发生新的急性病证。继发病必然以原发病为前提,二者之间有着密切的联系。例如,急性病毒性肝炎所致胁痛、黄疸等,若失治或治疗失当,日久可继发致生"癥积"、"臌胀"。亦如,癥瘕、积块、痞块,即是胀病之根,日积月累,腹大如箕,腹大如瓮,是名单腹胀。间日疟反复发作,可继发出现"疟母"（脾大）;小儿久泻或虫积,营养不良,则致生"疳积";久罹眩晕,由于忧思恼怒,饮食失宜,劳累过度,有的可发为"中风",出现猝然昏仆、面瘫、半身不遂等症状。

（四）合病与并病

凡两经或三经的病证同时出现者,称之为合病;若一经病证未罢又出现另一经病证者,则称为并病。合病与并病的区别主要在于发病时间上的差异,即合病为同时并见,并病则依次出现。

合病多见于病邪较盛之时。由于邪盛,可同时侵犯两经,如伤寒之太阳与少阳合病、太阳与阳明合病等,甚则有太阳、阳明与少阳之三阳合病者。

至于并病,则多体现于病位传变之中。病位的传变,是病变过程中病变部位发生了相对转移的现象,并且,原始病位的病变依然存在。在不同类别的疾病中,病位的传变也很复杂,即病有一定之传变,有无定之传变。所谓一定之传变,多表现出传变的规律,如六经、卫气营血、三焦传变规律等;所谓无定之传变,是指在上述一般规律之外的具体疾病的病后增病,即可视为并发病症。如脓毒症（sepsis）在其疾病发展过程中可以先后出现发热、黄疸、厥脱、关格、喘促等合病与并病。

（五）复发

所谓复发,是重新发作的疾病,又称为"复病"。复病具有如下特点:其临床表现类似初病,但又不仅是原有病理过程的再现,而是因诱发因素作用于旧疾之宿根,机体遭受到再一次病理性损害而旧病复发。复发的次数越多,静止期的恢复就越不完全,预后也就越差,并常可遗留下后遗症。所谓后遗症,是主病在好转或痊愈过程中未能恢复的机体损害,是与主病有着因果联系的疾病过程。

1. 复发的基本条件　疾病复发的基本条件有三：其一，邪未尽除。就病邪而论，疾病初愈，病邪已去大半，犹未尽除。因为尚有余邪未尽，便为复发提供了必要的条件。若邪已尽除，则不可能再复发。因此，邪未尽除是复发的首要条件。其二，正虚未复。因为疾病导致正气受损，疾病初愈时正气尚未完全恢复。若正气不虚，必能除邪务尽，也不会出现旧病复发。所以，正虚未复也是疾病复发中必不可少的因素。其三，诱因。如新感病邪，过于劳累，均可助邪而伤正，使正气更虚，余邪复炽，引起旧病复发。其他如饮食不慎，用药不当，亦可伤正助邪，导致复发。

2. 复发的主要类型　由于病邪的性质不同，人体正气的盛衰各异，因而复发大体上可以分为疾病少愈即复发、休止与复发交替和急性发作与慢性缓解交替等 3 种类型。

（1）疾病少愈即复发：这种复发类型多见于较重的外感热病。多因饮食不慎，用药不当，或过早操劳，使正气受损，余火复燃，引起复发。如湿温恢复期，患者脉静身凉，疲乏无力，胃纳渐开。若安静休息，进食清淡、易于消化的半流质食物，自当逐渐康复。若饮食失宜，进食不易消化的偏硬或厚味饮食，则食积与余热相搏，每易引起复发，不但身热复炽，且常出现腹痛、便血，甚至危及生命。

（2）休止与复发交替：这种复发类型在初次患病时即有宿根伏于体内，虽经治疗，症状和体征均已消除，但宿根未除，一旦正气不足，或感新邪引动宿邪，即可旧病复发。例如，哮喘病，有痰饮宿根胶着于胸膈，休止时宛若平人。但当气候骤变，新感外邪引动伏邪，或过度疲劳，正气暂虚，无力制邪时，痰饮即泛起，上壅气道，使肺气不畅，呼吸不利，张口抬肩而息，喉中痰鸣如拽锯，哮喘复发。经过适当治疗，痰鸣气喘消除，又与常人无异。但胸膈中宿痰不除，终有复发之虞。欲除尽宿根，确非易事。

（3）急性发作与慢性缓解交替：这种复发类型实际上是慢性疾病症状较轻的缓解期与症状较重的急性发作期的交替。例如，胆石症，结石为有形之病理产物，会阻碍气机，而致肝气郁结。在肝疏泄正常，腑气通降适度时，患者仅感右胁下偶有不适，进食后稍觉饱胀，是谓慢性缓解期。若因情志抑郁，引起肝失疏泄，或便秘，腑气失于通降，或因进食膏粱厚味，助生肝胆湿热，使肝胆气机郁滞不通，胆绞痛发作，症见右胁下剧痛，牵引及右侧肩背，甚则因胆道阻塞而见黄疸与高热，是谓急性发作。经过适当治疗，发作渐轻，又进入缓解期。但是，胆石不除，急性发作的反复出现，总是在所难免。

从上述 3 种情况看，其一是急性病恢复期余邪未尽，正气已虚，适逢诱因而引起复发。若治疗中注意祛邪务尽，避免诱因，复发是可以避免的。第二、三皆因病有宿根而导致复发。宿根之形成，一是正气不足，脏腑功能失调，无力消除病邪；一是病邪之性胶着固涩，难以清除。故治疗时，一方面要扶助正气，令其祛邪有力；另一方面应根据宿邪的性质，逐步消除，持之以恒，以挖除病根。尽量减少复发，避免诱因十分重要。因此，必须认真掌握引起复发的主要诱发因素。

3. 复发的诱因　复发的诱因是导致病理静止期趋于重新活跃的因素。诱发因素归纳起来主要包括如下几方面：

（1）复感新邪：疾病进入静止期，余邪势衰，正亦薄弱，复感新邪势必助邪伤正，使病变再度活跃。这种重感致复多发生于热病新瘥之后，所谓"瘥后伏热未尽，复感新邪，其病复作"（《重订通俗伤寒论·伤寒复证》）。因此，强调病后调护，慎避风邪，防寒保暖，对防止复发有着重要的意义。

（2）食复：疾病初愈，因饮食因素而致复发者，称为"食复"。在疾病过程中，由于病邪的损害或药物的影响，脾胃已伤；"少愈"之际，受纳、腐熟、运化功能犹未复健，若多食强食，或不注意饮食宜忌，或不注意饮食卫生，可致脾胃再伤。余邪得宿食、酒毒、"发物"等之助而复作，以致复发。例如，胃脘痛、痢疾、痔疾、淋证等新瘥之后，每可因过食生冷，或食醇酒辛辣炙煿之物而诱发。鱼虾海鲜等可致瘾疹及哮病的复发等。

（3）劳复：凡病初愈，切忌操劳，宜安卧守静，以养其气。疾病初愈，若形神过劳，或早犯房事而致复病者，称为"劳复"。例如，某些外感热病的初愈阶段，可因起居劳作而复生余热；慢性水肿，以及痰饮、哮病、疝气、子宫脱垂等，均可因劳倦而复发并加重。某些病症的因劳致复，如脑卒中的复中、真心痛的反复发作等，均一次比一次的预后更为凶险。

（4）药复：病后滥施补剂，或药物调理运用失当而致复发者，称为"药复"。疾病新瘥，为使精气来复，或继清余邪，可辅之以药物调理。但应遵循扶正宜平补，勿助邪，祛邪宜缓攻，勿伤正的原则。尤其注意勿滥投补剂，若急于求成，迭进大补，反会导致虚不受补，或壅正助邪而引起疾病的复发，或因药害而滋生新病。

气候因素、精神因素、地域因素等也可成为复发的因素。例如哮病，或久病咳喘引起的"肺胀"，多在气候转变的季节或寒冬复发；许多皮肤疾患的复发或症状的加剧，与气候变化的联系至为密切。眩晕、失眠、脏躁、癫狂，以及某些月经不调病症的复发与加重，即与情志的刺激有关。

发病学理论，主要是研究与阐述病邪作用于人体，正邪相搏的发病原理，影响发病的因素、发病的途径与类型等，从而构成了中医学急诊发病理论的主要框架。

第二节 基本病机

一、邪正盛衰

邪正盛衰，是指在疾病过程中，机体的抗病能力与致病邪气之间相互斗争中所发生的盛衰变化。邪正斗争，不仅关系着疾病的发生、发展和转归，而且也影响着病证的虚实变化。在疾病的发展变化过程中，正气和邪气的力量对比不是固定不变的，而是在正邪的斗争过程中，不断地发生着消长盛衰的变化。随着体内邪正的消长盛衰而形成了病机的虚实变化。虚与实，体现了人体正气与病邪相互对抗消长运动形式的变化，"邪气盛则实，精气夺则虚"，致病因素作用于人体之后，在疾病的发展过程中，邪正是互为消长的，正盛则邪退，邪盛则正衰。随着邪正的消长，疾病就反映出两种不同的本质，即虚与实的变化。

（一）虚实的概念

1. **实** 所谓实，是指邪气盛而正气尚未虚衰，以邪气盛为主要矛盾的一种病理变化。实所表现的证候称之为实证。发病后，邪气亢盛，正气不太虚，尚足以同邪气相抗衡，临床表现为亢盛有余的实证。实证必有外感六淫或痰饮、食积、瘀血等病邪滞留不解的表现。一般多见于疾病的初期或极期，病程一般较短。如外感热病进入热盛期阶段，出现了以大热、大汗、大渴、脉洪大等；或潮热、谵语、狂躁、腹胀满坚硬而拒按、大便秘结、手足微汗出、舌苔黄燥、脉沉数有力等症状，前者称"阳明经证"，后者称"阳明腑证"。就邪正关系来说，它们皆属实;就疾病性质来说,它们均属热,故称实热证。此时,邪气虽盛,但正气尚未大伤,还能奋起与邪气斗争,邪正激烈斗争的结局,以实热证的形式表现出来。或因痰、食、水、血等滞留于体内引起的痰涎壅盛、食积不化、水湿泛滥、瘀血内阻等病变,都属于实证。

2. 虚 所谓虚,是指正气不足,抗病能力减弱,以正气不足为主要矛盾的一种病理变化。虚所表现的证候,称之为虚证。或体质素虚,或疾病后期,或大病久病之后,气血不足,伤阴损阳,导致正气虚弱,正气对病邪虽然还在抗争,但力量已经显示出严重不足,难以出现较剧烈的病理反应。所以,临床上出现一系列的虚损不足的证候。虚证必有脏腑功能衰退的特殊表现,一般多见于疾病的后期和慢性疾病过程中。如大病、久病,消耗精气,或大汗、吐、痢、大出血等耗伤人体气血津液、阴阳,均会导致正气虚弱,出现阴阳气血虚损之证。如崩漏,由于大量出血,其症状除了出血之外,同时伴有面色苍白或萎黄、神疲乏力、心悸、气短、舌淡、脉细等,称作"脾不统血"。就邪正关系而言,心脾生理功能低下,既有脾虚之证,又有心血不足之候,属虚证。

(二) 虚实互存

虚实互存包括虚中夹实和实中夹虚两种病理变化。在疾病过程中,邪正的消长盛衰,不仅可以产生单纯的虚或实的病理变化,而且由于疾病的失治或治疗不当,以致病邪久留,损伤了人体的正气;或因正气本虚,无力驱邪外出,而致水湿、痰饮、瘀血等病理产物的凝结阻滞,往往可以形成虚实同时存在的虚中夹实、实中夹虚等虚实错杂的病理变化。

1. 虚中夹实 虚中夹实是指以虚为主,又兼夹实候的病理变化。如脾阳不振之水肿即属于此。脾阳不振,运化无权,皆为虚候;水湿停聚,发为浮肿为实。上述病理变化以虚为主,实居其次。

2. 实中夹虚 实中夹虚是以实为主,兼见虚候的一种病理变化。如外感热病在发展过程中,常见实热伤津之象,因邪热炽盛而见高热、汗出、便秘、舌红、脉数之实象,又兼口渴、尿短赤等邪热伤津之征,病本为实为热,津伤源于实热,而属于虚,此为实中夹虚。分析虚实错杂的病机,应根据邪正之孰缓孰急、虚实之孰多孰少来确定虚实之主次。

(三) 虚实转化

急危重症发生后,邪正双方力量的对比经常发生变化,因而疾病在一定条件下也常常发生实证转虚,因虚致实的病理变化。

1. 由实转虚 疾病在发展过程中,邪气盛,正气不衰,由于误治、失治,病情迁延,虽然邪气渐去,但是人体的正气、脏腑的生理功能已受到损伤,因而疾病的病理变化由实转虚。例如,外感性疾患,疾病初期多属于实,如表寒证或表热证等,由于治疗不及时或治疗不当,护理失宜,或年老体弱,抗病能力较差,从而病情迁延不愈,正气日损,可逐渐形成肌肉消瘦、纳呆食少、面色不华、气短乏力等肺脾功能衰减之虚象,这是由实转虚。

2. 因虚致实 所谓因虚致实,是由于正气本虚,脏腑生理功能低下,导致气、血、水等不能正常运行,产生了气滞、血瘀、痰饮、水湿等实邪停留体内之害。此时,虽然邪实明显,但正气亦不足,脏腑亦衰,故谓之因虚致实。如肾阳虚衰,不能主水,而形成的阳虚水停之候,既有肾脏温化功能减退的虚象,又有水液停留于体内的邪实之象,这种水湿泛滥乃由肾阳不足,气化失常所致,故称之为因虚致实。实际上,因虚致实是正气不足,邪气亢盛的一种虚实错杂的病理变化。

（四）虚实真假

病机的或实或虚,在临床上均有一定的征象。但必须指出,临床上的征象仅仅是疾病的现象,在一般情况下,即现象与本质相一致的情况下,可以反映病机的虚或实。但在特殊情况下,即现象与本质不完全一致的情况下,在临床上往往会出现与疾病本质不符的许多假象,因而有"至虚有盛候"的真虚假实和"大实有羸状"的真实假虚的病理变化。虽然假象也是由疾病的本质所决定的,是疾病本质的表现,但它并不如真象那样更直接地反映疾病的本质,往往会把疾病的本质掩盖起来。因此,我们要详细地占有临床资料,全面地分析疾病的现象,从而揭示病机的真正本质。

1. 真虚假实（至虚有盛候）　真虚假实之虚指病理变化的本质,而实则是表面现象,是假象。如正气虚弱的人,因脏腑虚衰,气血不足,运化无力,有时反出现类似"实"的表现。一方面可以见到纳呆食少、疲乏无力、舌胖嫩苔润、脉虚无力等正气虚弱的表现,同时又可见腹满、腹胀、腹痛等一些类似"实"的症状。但其腹虽满,却有时减轻,不似实证之腹满不减或减不足言;腹虽胀,但有时和缓,不若实证之常急不缓;腹虽痛,但喜按,与实证之腹痛拒按不同。所以,病机的本质为虚,实为假象,即真虚假实。

2. 真实假虚（大实有羸状）　真实假虚病机本质为实,而虚则是表面现象,为假象。如热结肠胃、痰食壅滞、湿热内蕴、大积大聚等,使经络阻滞,气血不能畅达,反而出现一些类似虚的假象。如热结肠胃,里热炽盛之患者,一方面见到大便秘结、腹满硬痛拒按、潮热谵语、舌苔黄燥等实证的表现,有时又可出现精神委靡、不欲多言,但语声高亢气粗;肢体倦怠,但稍动则舒适;大便下利,但得泄而反快。究其本质,是实而不是虚。

总之,在疾病的发生和发展过程中,病机的虚和实,都只是相对的而不是绝对的。由实转虚、因虚致实和虚实夹杂,常常是疾病发展过程中的必然趋势。因此,在临床上不能以静止的、绝对的观点来对待虚和实的病机变化,而应以运动的、相对的观点来分析虚和实的病机。

二、阴阳失调

阴阳失调的病理变化,其主要表现不外阴阳盛衰、阴阳互损、阴阳格拒、阴阳转化以及阴阳亡失等几方面,其中阴阳偏盛偏衰则是各种疾病最基本的病理变化,这种变化通过疾病性质的寒热而表现出来。

（一）阴阳盛衰

阴阳盛衰,是阴和阳的偏盛或偏衰,表现为或寒或热、或实或虚的病理变化,其表现形式有阳盛、阴盛、阳虚、阴虚4种。

1. 阴阳偏盛　阴或阳的偏盛,主要是指"邪气盛则实"的病理变化。"阳盛则热,阴盛则寒"是阳偏盛和阴偏盛的病机特点。前者其病属热属实,后者其病属寒属实。

阳长则阴消,阴长则阳消,所以,"阳盛则阴病,阴盛则阳病"（《素问·阴阳应象大论》）是阳偏盛或阴偏盛等病理变化的必然发展趋势。

（1）阳盛则热:阳盛是指机体在疾病发展过程中所出现的阳气偏亢,脏腑经络功能亢进,邪热过盛的病理变化。阳盛则热是由于感受温热阳邪,或感受阴邪而从阳化热,或七情内伤,五志过极而化火,或因气滞、血瘀、痰浊、食积等郁而化热化火所致。阳盛则热的病机特点,多表现为阳盛而阴未虚的实热证。阳以热、动、燥为其特点,故阳气偏盛产生热性病变及燥、动之象,出现发热、烦躁、舌红苔黄、脉数等。故曰:"阳盛则热"。由于阳的一方偏盛会导致阴的一方相对偏衰,所以除上述临床表现外,同时还会出现口渴、小便短少、大便干燥等阳盛伤阴、阴液不足的症状,故称"阳盛则阴病",但矛盾的主要方面在于阳盛。

（2）阴盛则寒:阴盛,是指机体在疾病过程中所出现的一种阴气偏盛,功能障碍或减退,阴寒过盛以及病理性代谢产物积聚的病理变化。阴盛则寒多由感受寒湿阴邪,或过食生冷,寒湿中阻,阳不制阴而致阴寒内盛之故。

一般地说,阴盛则寒的病机特点多表现为阴盛而阳未虚的实寒证。阴以寒、静、湿为其特点,故阴偏盛产生的寒性病变及湿、静之象,表现为形寒、肢冷、喜暖、口淡不渴、苔白、脉迟等。所以说,"阴盛则寒"。由于阴的一方偏盛,常常耗伤阳气,会导致阳的一方偏衰,从而出现恶寒、腹痛、溲清便溏等。这种阳气偏衰的表现是由于阴盛所引起的,所以又称"阴盛则阳病"。

"阴盛则阳病",阴盛则阳虚。从病机变化来说,阴盛则阳病虽然也可区分为阳的相对不足和绝对的虚损,但是,由于阳主动而易耗散,而且阴寒内盛多因素体阳虚,阳不制阴所致。所以,实际上在阴偏盛时,多同时伴有程度不同的阳气不足,难以明确区分为相对不足和绝对损伤。

2. 阴阳偏衰　阴阳偏衰,是人体阴精或阳气亏虚所引起的病理变化。阳气亏虚,阳不制阴,使阴相对偏亢,形成"阳虚则寒"的虚寒证。反之,阴精亏损,阴不制阳,使阳相对偏亢,从而形成"阴虚则热"的虚热证。

（1）阳虚则寒:阳虚,是指机体阳气虚损,失于温煦,功能减退或衰弱的病理变化。形成阳偏衰的主要原因,多由于先天禀赋不足,或后天饮食失养,或劳倦内伤,或久病损伤阳气所致。一般地说,其病机特点多表现为机体阳气不足,阳不制阴,阴相对亢盛的虚寒证。阳气不足,一般以脾肾之阳虚为主,其中尤以肾阳不足为最。因为肾阳为人身诸阳之本,所以,肾阳虚衰（命门之火不足）在阳偏衰的病机中占有极其重要的地位。由于阳气的虚衰,阳虚则不能制阴,阳气的温煦功能减弱,经络、脏腑等组织器官的某些功能活动也因之而减弱衰退,血和津液的运行迟缓,水液不化而阴寒内盛,这就是阳虚则寒的主要机制。阳虚则寒,虽也可见到面色㿠白、畏寒肢冷、舌淡、脉迟等寒象,但还有喜静蜷卧、小便清长、下利清谷等虚象。所以,阳虚则寒与阴盛则寒,不仅在病机上有所区别,而且在临床表现方面也有不同:前者是虚而有寒,后者是以寒为主,虚象不明显。

（2）阴虚则热:阴虚,是指机体精、血、津液等物质亏耗,以及阴不制阳,导致阳相对亢盛,功能虚性亢奋的病理变化。形成阴偏衰的主要原因,多由于阳邪伤阴,或因五志过极,化火伤阴,或因久病耗伤阴液所致。一般地说,其病机特点多表现为阴液不足及滋养、宁静功能减退,以及阳气相对偏盛的虚热证。

（二）阴阳互损

阴阳互损,是指在阴或阳任何一方虚损的前提下,病变发展影响到相对的一方,形成阴阳两虚的病理变化。在阴虚的基础上,继而导致阳虚,称为阴损及阳;在阳虚的基础上,继而导致阴虚,称为阳损及阴。由于肾藏精气,内寓真阴真阳,为全身阳气阴液之根本,所以,无论阴虚或阳虚,多在损及肾脏阴阳及肾本身阴阳失调的情况下,才易于发生阳损及阴或阴损及阳的阴阳互损的病理变化。

1. 阴损及阳　阴损及阳,系指由于阴液亏损,累及阳气,使阳气生化不足或无所依附而耗散,从而在阴虚的基础上又导致了阳虚,形成了以阴虚为主的阴阳两虚的病理变化。例如,临床常见的遗精、盗汗、失血等慢性消耗性病证,严重地耗伤了人体阴精,因而化生阳气的物质基础不足,发展到一定阶段就会出现自汗、畏冷、下利清谷等阳虚之候。这是由阴虚而导致阳虚,病理上称为“阴损及阳”。

2. 阳损及阴　阳损及阴,系指由于阳气虚损,无阳则阴无以生,累及阴液的生化不足,从而在阳虚的基础上又导致了阴虚,形成了以阳虚为主的阴阳两虚的病理变化。例如,临床上常见的水肿一病,其病机主要为阳气不足,气化失司,水液代谢障碍,津液停聚而水湿内生,溢于肌肤所致。但其病变发展则又可因阴无阳生使阴阳日益亏耗,而见形体消瘦、烦躁生火,甚则瘈疭等阴虚症状,转化为阳损及阴的阴阳两虚证。这是由阳虚而导致阴虚,病理上称为“阳损及阴”。

实际上,由阴或阳的一方不足导致另一方虚损,终究会导致阴阳两虚,只是程度轻重不同而已,这在脏腑、气血病理变化中是屡见不鲜的。因为肾阴为全身阴液之本,肾阳为全身阳气之根,故阳损及阴、阴损及阳,最终又总是以肾阳、肾阴亏虚为主要病变。

(三)阴阳格拒

阴阳格拒,是阴盛至极或阳盛至极而壅遏于内,使阴气与阳气或阳气与阴气相互阻隔不通的病理变化。阴阳格拒是阴阳失调中比较特殊的一类病机,包括阴盛格阳和阳盛格阴两方面。阴阳相互格拒的机制,主要是由于某些原因引起阴或阳的一方偏盛至极,而壅遏于内,将另一方排斥于外,迫使阴阳之间不相维系所致。阴阳格拒表现为真寒假热或真热假寒等复杂的病理现象。

1. 阴盛格阳(真寒假热)　阴盛格阳,是指阴寒过盛,阳气被格拒于外,出现内真寒外假热的一种病理变化。如虚寒性疾病发展到严重阶段,其证除有阴寒过盛之四肢厥逆、下利清谷、脉微细欲绝等症状外,又见身反不恶寒(但欲盖衣被)、面颊泛红等假热之象。身反不恶寒、面颊泛红,似为热盛之证,但与四肢厥逆、下利清谷、脉微欲绝并见,知非真热,而是假热。

阴盛格阳,又有格阳和戴阳之分。格阳是内真寒而外假热,阴盛格阳于体表(身反不恶寒)。戴阳是下真寒而上假热,阴盛格阳于头面(面赤如妆)。格阳和戴阳均属真寒假热证,其病机同为阴阳格拒。实际上,疾病发展到阴阳格拒的严重阶段,格阳证和戴阳证常常同时出现,只是名称不同而已。

2. 阳盛格阴(真热假寒)　阳盛格阴,是指阳盛已极,阻拒阴气于外,出现内真热外假寒的一种病理变化。阳盛格阴是由于热极邪气深伏于里,阳气被遏,闭郁于内,不能透达于外所致。其病机的本质属热,而临床症状有某些假寒之象,故又称真热假寒。如热性病发展到极期(阳明经证-白虎汤证、阳明腑证-承气汤证及暑厥病等),既有阳热极盛之心胸烦热、胸腹扪之灼热、口干舌燥、舌红等症状,又有阳极似阴的四肢厥冷或微畏寒等症。热势越深,四肢厥冷越甚,所以有热深厥亦深,热微厥亦微之说。四肢厥冷是假象,系阳盛于内,格阴于外所致。

(四)阴阳转化

在疾病发展过程中,阴阳失调还可表现为阴阳的相互转化。阴阳转化包括由阳转阴和由阴转阳。

1. 由阳转阴　疾病的本质本为阳气偏盛,但当阳气亢盛到一定程度时,就会向阴的方向转化。如某些急性外感性疾病,初期可以见到高热、口渴、胸痛、咳嗽、舌红、苔黄等一些热邪亢盛的表现,属于阳证。由于治疗不当或邪毒太盛等原因,可突然出现体温下降、四肢厥逆、冷汗淋漓、脉微欲绝等阴寒危象。此时,疾病的本质即由阳转化为阴,疾病的性质由热转化为寒,病理上称之为"重阳必阴"。"重阳必阴"与"阳证似阴"不同,前者的"阳"和"阴"皆为真,后者的"阳"为真,而其"阴"为假。

2. 由阴转阳　疾病的本质为阴气偏盛,但当阴气亢盛到一定程度,就会向阳的方向转化。如感冒初期,可以出现恶寒重发热轻、头身疼痛、骨节疼痛、鼻塞流涕、无汗、咳嗽、苔薄白、脉浮紧等风寒束表之象,属于阴证。如治疗失误,或因体质等因素,可以发展为高热、汗出、心烦、口渴、舌红、苔黄、脉数等阳热亢盛之候。此时,疾病的本质即由阴转化为阳,疾病的性质则由寒转化为热,病理上称之为"重阴必阳"。"重阴必阳"与"阴证似阳"有本质的区别。

（五）阴阳亡脱

阴阳亡脱,是指机体的阴液或阳气突然大量的亡失,导致生命垂危的一种病理变化。包括阳脱和阴脱。

1. 阳脱　是指机体的阳气发生突然脱失,而致全身功能突然严重衰竭的一种病理变化。一般地说,亡阳多由于邪盛,正不敌邪,阳气突然脱失所致;也可由于素体阳虚,正气不足,疲劳过度等多种原因,或过用汗法,汗出过多,阳随阴泄,阳气外脱所致。慢性消耗性疾病的亡阳,多由于阳气的严重耗散,虚阳外越所致,其临床表现多见大汗淋漓、手足厥冷、精神疲惫、神情淡漠,甚则昏迷、脉微欲绝等一派阳气欲脱之象。

由于阳气和阴精具有依存互根的关系,亡阳则阴精无以化生而耗竭。所以,亡阳之后,继之往往出现阴竭之变,阳亡阴竭,生命就告终了。

2. 阴脱　阴脱是指由于机体阴液发生突然性大量消耗或丢失,而致全身功能严重衰竭的一种病理变化。一般地说,亡阴多由于热邪炽盛,或邪热久留,大量煎灼阴液所致。也可由于其他因素大量耗损阴液而致亡阴,其临床表现多见汗出不止,汗热而黏、四肢温和、渴喜冷饮、身体干瘪、皮肤皱褶、眼眶深陷、精神烦躁或昏迷谵妄、脉细数无力,或洪大按之无力。同样,由于阴液与阳气的依存互根关系,阴液亡失,则阳气无所依附而涣散不收,浮越于外,故亡阴可迅速导致亡阳,阴竭则阳脱,阴阳不相维系而衰竭,生命也随之告终了。

综上所述,阴阳失调的病机,是以阴阳的属性,阴和阳之间存在着的相互制约、相互消长、互根互用和相互转化关系的理论,来阐释、分析、综合机体一切病理现象的机制。因此,在阴阳的偏盛和偏衰之间,亡阴和亡阳之间,都存在着密切的联系。也就是说,阴阳失调的各种病机并不是固定不变的,而是随着病情的进退和邪正盛衰等情况的改变而改变的。

三、气 血 失 调

气血是人体脏腑、经络等一切组织器官进行生理活动的物质基础,而气血的生成与运行又有赖于脏腑生理功能的正常。因此,在病理上,脏腑发病必然会影响到全身的气血,而气血的病变也必然影响到脏腑。气血的病理变化总是通过脏腑生理功能的异常而反映出来的。由于气与血之间有着密切关系,所以在病理情况下,气病必及血,血病亦及气,其中尤以气病及血为多见。

（一）气失调

气的病变,包括气的生成不足或耗散太过,气的运行失常,以及气的生理功能减退等,具体表现为气虚、气陷、气滞、气逆、气闭、气脱等几方面。

1. 气虚　气虚是指元气不足,全身或某些脏腑功能衰退的病理变化。气虚主要表现在元气不足、脏腑功能活动减退及机体抗病能力下降等方面,其形成的主要原因多是先天不足,或后天失养,或肺脾肾功能失调,也可因劳伤过度、久病耗伤、年老体弱所致。气虚多见于慢性疾患、老年患者、营养缺乏、疾病恢复期及体质衰弱等病变。其临床表现以少气懒言、疲倦乏力、脉细软无力等症为重要特点。

气虚和阳虚,虽然都是脏腑组织功能活动的衰退和抗病能力的减弱,但气虚则是指单纯的功能减退,而阳虚则是在气虚进一步发展的基础上,出现了阳气虚少,所以气虚属于阳虚的范畴,气虚可发展为阳虚,但气虚不一定阳虚。其区别在于:气虚是虚而无寒象,而阳虚则是虚而有寒象。

由于气与血、津液的关系极为密切,因而在气虚的情况下,必然会影响及血和津液,从而引起血和津液的多种病变。如气虚可导致血虚、血瘀和出血,也可引起津液的代谢障碍,如脾气虚不能运化水湿而形成痰饮、水肿等。

2. 升降失常　升降失常包括气陷、气脱、气滞、气逆和气闭等。

（1）气陷:气陷为气虚病机之一,是以气的升举无力,应升反降为主要特征的一种病理变化。气陷多因气虚进一步发展而来。脾宜升则健,脾气虚,易导致气陷,常称“中气下陷”。机体内脏位置的相对恒定,全赖于气的正常升降出入运动。所以,在气虚而升举力量减弱的情况下,就会引起某些内脏的下垂,如胃下垂、肾下垂、子宫脱垂、脱肛等,还可伴见腰腹胀满重坠、便意频频,以及短气乏力、语声低微、脉弱无力等症。

（2）气脱:气脱是指气虚之极而有脱失消亡之危的一种病理变化。由于体内气血津液严重损耗,以致脏腑生理功能极度衰退,真气外泄而陷于脱绝危亡之境。气脱有虚脱、暴脱之分,精气逐渐消耗,引起脏腑功能极度衰竭者,为虚脱;精气骤然消耗殆尽,引起阴竭阳亡者,为暴脱。如心气虚脱则心神浮越,脉微细欲绝;肝气虚脱则目视昏蒙,四肢微搐;脾气虚脱则肌肉大脱,泻痢不止;肺气虚脱则呼吸息高,鼾声如雷;肾气虚脱则诸液滑遗,呼气困难。阴气暴脱则肤皱眶陷,烦躁昏谵;阳气暴脱则冷汗如珠,四肢厥逆等。

（3）气滞:气滞是指某些脏腑经络或局部气机郁滞的病理变化。气滞主要是由于情志内郁,或痰、湿、食、积、血瘀等阻滞,以及外伤侵袭、用力努伤、跌仆闪挫等因素,使气机阻滞而不畅,从而导致某些脏腑经络的功能失调或障碍所致,以闷胀、疼痛为其临床特点。由于人体气机升降多与肝主疏泄、肺主宣降、脾主升清、胃主降浊,以及肠主泌别传导功能有关,故气滞多与这些脏腑功能失调有关。

气行则血行,气滞则血瘀;气行水亦行,气滞则水停。所以气滞可以引起血瘀、水停,形成瘀血、痰饮、水肿等病理变化。

（4）气逆:气逆是气机逆乱、失常之统称。气逆,主要指气机上逆,是气机升降失常,脏腑之气逆乱的一种病理变化。气逆多由情志所伤,或因饮食寒温不适,或因痰浊壅阻等所致。气逆最常见于肺、胃和肝等脏腑。肺以清肃下降为顺,若肺气逆,则肺失肃降,发为咳逆上气;胃气宜降则和,若胃气逆,则胃失和降,发为恶心、呕吐、嗳气、呃逆;肝主升发,若肝气逆,则升发太过,发为头痛胀,面红目赤而易怒。由于肝为刚脏,主动主升,且又为藏血之脏,因此,在肝气上逆时,甚则可导致血随气逆,或为咯血、吐血,或壅遏清窍而致昏厥。

一般地说,气逆于上,以实为主,但也有因虚而气上逆者。如肺虚而失肃降或肾不纳气,都可导致肺气上逆;胃虚失降也能导致胃气上逆等,属因虚而气逆。

(5)气闭:气闭是脏腑经络气机闭塞不通的一种病理变化。气闭多是风寒湿热痰浊等邪毒深陷于脏腑或郁闭于经络,以致某一窍隧失其通顺之常所致。如心气内闭则谵语癫狂,神昏痉厥;胸肺气闭,则胸痹结胸,气喘声哑;膀胱气闭则小便不通;大肠气闭则大便秘结;经络气闭则关节疼痛等。其中以心闭神昏最为严重,一般所说的闭证,主要是指心气内闭而言。

(二)血失调

1. **血虚** 血虚是指血液不足,濡养功能减退的一种病理变化。其形成的原因:一是失血过多,如吐血、衄血、月经过多、外伤出血等使体内血液大量丧失,而新血又不能及时生成和补充;二是血液生化不足,脾胃为气血生化之源,脾胃虚弱,化源不足,导致生成血液的物质减少,或化生血液的功能减弱;三是久病不愈,慢性消耗等因素而致营血暗耗;四是瘀血阻滞,瘀血不去则新血不生等,最终导致全身血虚。

血是维持人体生命活动的重要物质之一,对人体具有营养作用。因此,血液虚亏不能营养脏腑组织,必然导致全身或局部失于营养,生理功能逐渐减退等病理变化。其临床表现以眩晕,面色不华,唇、舌、爪甲淡白无华为重要特征。

2. **血瘀** 血瘀是指瘀血内阻,血行不畅的一种病理变化。气滞而致血行受阻,或气虚而血运迟缓,或痰浊阻于脉络,或寒邪入血,血寒而凝,或邪热入血,煎熬血液等,均足以形成血瘀,甚则血液瘀结而成瘀血。所以,瘀血是血瘀的病理产物,而在瘀血形成之后,又可阻于脉络,而成为血瘀的一种原因。

血瘀的病机主要是血行不畅。瘀血阻滞在脏腑、经络等某一局部时,则发为疼痛,痛有定处,得寒温而不减,甚则可形成肿块,称之为癥。同时,可伴见面目黧黑、肌肤甲错、唇舌紫黯以及瘀斑、红缕等血行迟缓和血液瘀滞的现象。

血瘀反过来又可加剧气机的郁滞,从而形成气滞导致血瘀、血瘀导致气滞的恶性循环。由于血瘀与气虚、气滞、血寒、血热等病理上相互影响,所以血除有寒热之别外,常常出现血瘀兼气虚、血瘀兼气滞、血瘀兼血虚等病理改变。

3. **血热** 血热是指血分有热,血行加速甚则瘀阻的一种病理变化。血热多由外感热邪侵袭机体,或外感寒邪入里化热,伤及血分以及情志郁结,郁久化火,火热内生,伤及血分所致。

由于血得温则行,故在血热的情况下,血液运行加速,甚则灼伤脉络,迫血妄行,邪热又可煎熬阴血和津液。所以,血热的病理变化以既有热象,又有耗血、动血及伤阴为其特征。

4. **出血** 出血是指血液溢于脉外的一种病理变化。其形成多由火气上逆,或热邪迫血妄行,或气虚不能摄血,或瘀血停滞,或因外伤损伤脉络等,使血液不能正常循行而溢于脉外所致。出血之候,随处可见,由于出血部位、原因以及出血量之多寡和血的颜色之不同,可表现出不同的病理现象。

出血过多,不仅可以导致血虚气弱,发展成为气血双虚,从而使脏腑组织功能减退;若突然大量失血,还可致气随血脱,甚则发生阴阳离决而死亡。

此外,血的失常还包括血寒。血寒是血分有寒,血行迟缓的一种病理变化,多因寒邪侵袭或阳虚内寒所致,以肢体手足麻木冷痛,心腹怕冷,腹有块痛,得温则减,女子月经不调为其病变特征。

(三) 气血关系失调

1. 气滞血瘀　气滞血瘀是指气机郁滞,血行不畅而气滞与血瘀并存的一种病理变化。气滞和血瘀常同时存在。由于气的运行不畅,导致血运的障碍,而形成气滞血瘀,也可因闪挫外伤等因素,而致气滞和血瘀同时形成。在一般情况下,肝主疏泄而藏血,肝的疏泄在气机调畅中起着关键性作用。因此,气滞血瘀多与肝的生理功能异常密切相关。其次,由于心主血脉而行血,故在心的生理功能失调时,则多先发生血瘀而后导致气滞。气滞血瘀,在临床上多见胀满疼痛,瘀斑及积聚癥瘕等症。

2. 气虚血瘀　气虚血瘀是指气虚而运血无力,血行瘀滞,气虚与血瘀并存的一种病理变化。气能行血,气虚则推动无力而致血瘀。轻者,气虚无力,但尚能推动,只不过血行迟缓,运行无力;重者,在人体某些部位,因气虚较甚,无力行血,血失濡养,则可见瘫软不用,甚至萎缩、肌肤干燥、瘙痒、欠温,甚则肌肤甲错等气血不荣经脉的具体表现。

3. 气不摄血　气不摄血,是指因气的不足,固摄血液的生理功能减弱,血不循经,溢出脉外,而导致咯血、吐血、衄血、发斑、便血、尿血、崩漏等各种出血的病理变化。其中因中气不足,气虚下陷而导致血从下溢,则可见崩漏、便血、尿血等病症。

4. 气随血脱　气随血脱,是指在大量出血的同时,气也随着血液的流失而散脱,从而形成气血两虚或气血并脱的病理变化。常由外伤失血或妇女崩漏、产后大出血等因素所致。血为气之载体,血脱,则气失去依附,故气亦随之散脱而亡失。

5. 气血两虚　气血两虚,即气虚和血虚同时存在的病理变化,多因久病消耗、气血两伤所致,或先有失血,气随血耗;或先因气虚,血的生化无源而日渐衰少,从而形成肌肤干燥、肢体麻木等气血不足之证。

四、津 液 失 常

津液的正常代谢,是维持体内津液的正常生成、输布和排泄之间相对恒定的基本条件。

津液代谢失常,是津液的输布失常、津液的生成和排泄之间失去平衡,从而出现津液的生成不足,或是输布失常、排泄障碍,以致津液在体内的环流缓慢,形成水液潴留、停阻、泛滥等病理变化。

(一) 津液不足

津液不足,是指津液在数量上的亏少,进而导致内则脏腑,外而孔窍、皮毛,失其濡润滋养作用,因之产生一系列干燥失润的病理变化。津液不足多由燥热之邪或五志之火,或高热、多汗、吐泻、多尿、失血,或过用辛燥之剂等引起津液耗伤所致。

津液不足的病理变化由于津液亏损程度不同,而有伤津和伤阴之分。津和液,在性状、分布部位、生理功能等方面均有所不同,因而津液不足的病机及临床表现也存在一定的差异。津较清稀,流动性较大,内则充盈血脉,润泽脏腑,外则达于皮毛和孔窍,易于耗散,也易于补充。如炎夏而多汗,或因高热而口渴引饮;气候干燥季节,常见口、鼻、皮肤干燥;大吐、大泻、多尿时所出现的目陷、螺瘪,甚则转筋等,均属于以伤津为主的临床表现。液较稠厚,流动性较小,是以濡养脏腑,充养骨髓、脑髓、脊髓,滑利关节为主,一般不易损耗,一旦亏损则亦不易迅速补充。如热病后期或久病伤阴,所见到的舌光红无苔或少苔,唇舌干燥而不引饮,形瘦肉脱,皮肤毛发枯槁,甚则肉困、手足震颤蠕动等,均属于阴液枯涸以及动风的临床表现。

伤津和脱液,在病机和临床表现方面虽然有所区别,但津液本为一体,二者相互为用,病理上互相影响。一般来说,轻者为伤津,重者为伤阴。伤津并不一定兼有伤阴,但伤阴则必兼有伤津,所以说伤津乃伤阴之渐,伤阴乃津枯之甚。

由于津血同源,故津液亏乏或枯竭,必然导致阴血亏乏,出现血燥虚热内生或血燥生风等津枯血燥的病理改变。若津液耗损,使血液减少而血行郁滞不畅,从而发生血瘀之变,终致津亏血瘀。

气与津液相互依附、相互为用。津液的代谢有赖于气的升降出入运动;气有固摄和气化作用,可以控制和调节津液的生成与排泄。气也要依附于津液而存在,如人体津液大量丢失,气失其依附而随之形成气随液脱的危重状态。

(二) 水湿停聚

津液的输布和排泄,是津液代谢中的两个重要环节。津液的输布和排泄功能障碍,虽然各有不同,但其结果都能导致津液在体内不正常停滞,成为内生水湿、痰饮等病理产物的根本原因。

津液的输布障碍,是指津液得不到正常输布,导致津液在体内环流迟缓,或在体内某一局部发生潴留,因而津液不化,水湿内生,酿成痰饮的一种病理变化。导致津液输布障碍的原因很多,涉及肺的宣发和肃降、脾的运化和散精、肝的疏泄条达和三焦的水道是否通利等各方面,但其中最主要的是脾的运化功能障碍。

津液的排泄障碍,主要是指津液转化为汗液和尿液的功能减退,而致水液潴留,上下溢于肌肤而为水肿的一种病理变化。津液化为汗液,主要是肺的宣发功能;津液化为尿液,主要是肾的蒸腾气化功能。肺、肾的功能减弱,虽然均可引起水液潴留,发为水肿,但是肾的蒸腾气化则起着主宰排泄的作用。

津液的输布障碍和排泄障碍,二者虽然有别,但亦常相互影响和互为因果,其结果则导致内生水湿,酿成痰饮,引起多种病变。

总之,水湿停聚,主要形成湿浊困阻、痰饮凝聚和水液潴留等病理变化。

1. 湿浊困阻 湿浊困阻虽因肺脾肾等相关为病,但以脾不运湿为要。湿之为病最多,"湿伤人隐而缓。隐则莫见,而受之也深;缓则不觉,而发之也迟"(《医原》)。

2. 痰饮凝聚 痰与饮都是脏腑功能失调,津液代谢障碍,以致水湿停聚而形成的病理产物,又是多种疾患的致病因素,导致复杂的病理变化。详见前述病因,在此不再赘述。

3. 水液潴留 水液潴留多由肺脾肾等脏腑功能失调,水液代谢障碍,从而使水液潴留体内,而发为水肿。水液泛溢肌肤,则头面、眼睑、四肢浮肿,甚则全身水肿。若水邪潴留腹腔,则腹肿胀大,发为腹水。

气可以化水,水停则气阻。津液代谢障碍,水湿痰饮潴留,可导致气机阻滞的病理变化。

（三）津液与气血的关系失调

1. 水停气阻　水停气阻是水液停蓄体内,导致气机阻滞的病理变化。津液的生成、输布和排泄,依赖于脏腑气机的升降出入运动,气行则水行。津液的气化失常,则水液停聚而形成水湿痰饮,水湿痰饮阻碍气机运行,水停则气阻。如水饮阻肺,则肺气壅滞,失于肃降,可见胸满咳嗽、喘促不能平卧;水饮凌心,阻遏心气,致使心阳被抑,则可见心悸心痛;水饮停滞中焦,阻遏脾胃气机,则可致清气不升,浊气不降,而见头昏困倦、脘腹胀满、纳化呆滞、恶心呕吐等症;水饮停于四肢,则可阻滞经脉气血的流通,故除见浮肿外,尚可见肢体沉困或胀痛等症。

2. 气随液脱　气随液脱是由于津液大量丢失,气失其依附而随津液外泄,从而导致阳气暴脱亡失的气阴两脱的病理变化。气随液脱多由大汗伤津,或严重吐泻,耗伤津液所致。

3. 津枯血燥　津枯血燥是指津液亏乏,甚则枯竭,从而导致血燥虚热内生,或血燥生风的病理变化。津液是血液的重要组成部分,津血又同源于后天的水谷精微,若因高热伤津或烧伤,而使津液大亏,或阴虚痨热,津液暗耗,均会导致津枯血燥,而见心烦、鼻咽干燥、口渴喜饮、肌肉消瘦、小便短少、舌红少津、脉细数等症。

4. 津亏血瘀　津亏血瘀指津液亏损,血液运行不畅的病理变化。津液充足是保持血脉充盈、血液运行通畅的重要条件。若因高热、烧伤,或吐泻、大汗出等因素,从而使津液大量消耗,则津液亏少而血亦亏虚,使血液循行滞涩不畅,即可发生血瘀之病变,临床表现即可在原有津液亏损不足的基础上,出现舌质紫绛,或见瘀斑等症。

第三节　脓毒症证候特点及论治

一、气虚阴虚、阳伤是脓毒症的病机之本

结合我们多年的临床经验和中医学的基本理论,认为脓毒症的病因虽繁,概而言之,不外内外二因,外者六淫毒邪,疫疠之气,内者乃内生毒瘀痰热;更有以外损伤,失治误治者。根本发病之机在于正气的不足,气虚阴虚阳伤、脏真受损、阳脱阴竭。《黄帝内经》云:"正气存内,邪不可干","邪之所凑,其气必虚","阴平阳秘,精神乃治;阴阳离决,精气乃绝",从根本上阐明了疾病发生与发展的内在因素,对脓毒症病机的认识具有重要的意义。现代医学对脓毒症在发病机制方面的认识与中医学有相似之处,如各种严重感染、创伤、大手术等均耗伤人之气血,导致气损血衰。前者属热毒之邪,即《黄帝内经》所说的"壮火","壮火"耗气又伤阴;而创伤、大手术、病理产科均可出现大出血或合并感染,出血者,气随血脱,感染者,热毒耗伤气阴;使气阴更虚,由此形成了脓毒症气阴两虚的病理基础,也是相关器官功能障碍发病的重要病机。近年来对本病的研究在此方面的论述很少涉及,但免疫系统异常反应、氧供氧耗改变在脓毒症发病中的重要性日益引起危重病医学界的重视,而这些改变同中医学中"正气"的概念具有类同的内涵;从另一方面来讲,对脓毒症的发病机制不仅注重外因,更重要的是强调内因的变化。及时准确地运用益气养阴温阳的治法和药物,不仅可以阻止脓毒症的进一步发展,而且可以防治多器官功能障碍综合征(MODS)的发生。"邪之所凑,其气必虚","阴平阳秘,精神乃治",为我们提供了"扶正祛邪"预防MODS的理论依据;在临床实践中,我们观察到脓毒症病机的变化是在气虚阴虚的基础上进一步导致阳脱阴竭,脏真受损而

发多器官衰竭。"气不足,便是寒",阳脱是气虚至阳虚的进一步发展,而阴竭是在阴虚的病理基础上发生的,阳损及阴,阴阳具损,生化欲熄,终至精、气、神败伤,神机流贯受阻,造成"十二官相危,使气道闭塞而不通,形乃大伤"的局面,促进 MODS 发展为多器官衰竭。

二、瘀、毒、痰、浊是脓毒症的发病之本

在脓毒症的发病机制方面,现代医学认为与全身性炎症反应综合征(SIRS)有直接的关系,而 SIRS 的诱发因素有感染、损伤、坏死组织、组织缺血和再灌注损伤等,感染原因诱发SIRS 即是脓毒症,进一步发展则导致 MODS,其临床特征是继发于各种严重打击后全身高代谢状态、高动力循环状态及过度炎症反应。高代谢状态表现为高耗氧量、耗氧与氧运输依赖、通气量增加、高血糖、蛋白分解增多、负氮平衡及高乳酸血症等;高动力循环状态表现为高心排血量、低外周循环阻力;过度炎症反应表现为体温高或过低,呼吸频率>20 次/分,心率及白细胞计数的变化,更重要的是多种细胞因子和炎症介质的失控性释放。临床上常见高热、喘促、便秘、出血、舌苔腻、或黄、或厚、或如积粉,舌质红绛或紫、或有瘀斑,脉象数或细、或虚等,此论与中医学所谈的瘀、毒、痰、热的概念吻合,气阴两虚,阳脱阴竭是根本病机,是脓毒症病机的基础,但必须在瘀、毒、痰、浊的作用下才能引发本病。

痰瘀可由病者自身体质所患,亦可是病理过程中的病理产物,如气阴两虚推动无力,失于濡养,"虚气留滞"是对这种病机的高度总结,而痰瘀内停又可导致气血运行不畅,因实至虚者,现代医学认为脓毒症发生的关键在于 SIRS,而缺血-再灌注损伤与微循环障碍是 SIRS发病的根本,这种病机与中医学痰瘀的概念是相同的。由此可见,如果没有痰瘀的形成,将不会最终导致脓毒症及其相关器官功能障碍的发生,现代医学只重视到了"瘀血"的概念,但对于"痰饮"的认识不足,而中医学对此有独到的认识,"痰饮"与"瘀血"统称为"郁血","浊邪"。因此在治疗方面,不仅注重活血化瘀,也应当重视到理痰一法的运用。

"毒"是中医学独特的一种病机概念,现代医学所谓的"内毒素血症、外毒素血症"只是"毒"的一种,中医学的"毒"是人体代谢对机体有害的产物,又有"疫毒"之邪,广义上的"毒"包括了痰、瘀等,狭义上的"毒"是一种独特的致病因素。"毒"不仅有虚实之分,也有寒热内外之别,同时也有"邪盛谓之毒"的观点,认为毒存体内,损伤脏腑,败坏形体,引起变症多端。目前许多学者的研究多偏向于"热毒"、"邪毒"等,如王今达教授提出的"菌毒并治"所指的"毒"实质上是"热毒、瘀毒",因实而导致的致病因素,即实邪,只是病机的一方面;亦有因虚而导致"毒邪"内生,气阴两虚,阴虚阳脱而致虚邪内生,其邪不仅包括热、瘀、痰、浊等,毒也是十分重要的病机之一。《临症指南医案》云"至虚之处,便是留邪之地",可谓真知灼见,精辟地概述了因虚至实的病机特点。扶正解毒不仅是临床上常用的益气解毒法,其含义更为广泛,包括了益气温阳解毒,益气养阴解毒,益气活血解毒,温阳活血解毒等治法。

三、络脉阻滞是脓毒症的重要病机

络脉系统是维持机体内稳态的功能性网络,络病学说是中医体系中的一个重要组成部分。络脉阻滞系络病病机的总称,有虚实之别,络虚是始动因素,是病机的根本,痰瘀阻络是病理基础,化毒为害是病情恶化的关键所在。前面我们已经探讨了脓毒症的发病基础和病

机根本,但最终必然造成络脉阻滞,营卫气血津液输布贯通失司,脏腑功能紊乱,脏真受损,由脓毒症并发 MODS 继而多器官衰竭。由此可见,络脉系统功能的紊乱不仅是络病学说中的重要病机,更揭示了疾病的演变规律,包含了病邪、病性、病势、病位等,是多种疾病发展的总趋势之一。

对于脓毒症,现代医学的研究已明确指出了 3 个方面的发病原因:其一是感染因素及毒素活化炎症细胞过量产生促炎细胞因子及介质;其二是缺血-再灌注损伤及微循环障碍、弥散性血管内凝血;其三是机体免疫功能紊乱。而晚近的研究表明微循环障碍、内毒素血症、氧自由基损伤等是络病的基础,从另一方面证明了络脉阻滞是脓毒症重要的发病病机。因此我们在治疗过程中要正确地处理好通与补的关系,补应通补,攻应缓攻,通补活络,协调阴阳,紧紧抓住扶正、祛邪、治络 3 个环节,使脓毒症的中医药治疗从根本上更具有中医学辨证论治的观点,寻求脓毒症更加有效的对策。我们在临床上体会到,对脓毒症的治疗,扶正的关键是在补气温阳的基础上育阴,祛邪的关键是在调理气机的基础上活血解毒通络,用药要注意动静结合,突出在"动"。

图 50-1 揭示了脓毒症及其相关器官功能障碍的中医学病因病机演变规律,气虚、阴虚、阳伤、瘀毒痰浊、络脉阻滞是发病的关键,也是病情进一步发展的关键,最终多器官衰竭的发生在于阴竭阳脱,脏真受损。

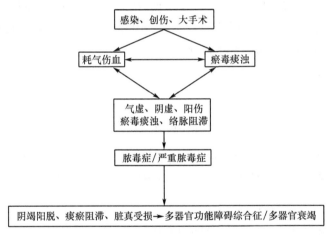

图 50-1 脓毒症的发病病机特点示意图

四、扶正祛邪、分层扭转是脓毒症的根本治法

扶正祛邪是中医学的重要治则,也是防治脓毒症的重要治则,前面我们在论述其基本病机是一个动态的过程,早期紧紧抓住气虚、阴虚、阳伤的根本,同时注意解毒祛邪使病情阻断在早期。随着病情的进展,阴阳渐脱但邪气日盛,中期在于温阳活血、回阳顾脱、养阴解毒、活络化痰。使正气得复,邪气渐祛,防止脏器功能的障碍,后期在于益气养阴,解毒活血通络,使正气得复,邪气日祛,不仅能够治疗本病的发生,关键能够扭转截断病情的发展,其基本治法用药如下:

1. 益气养阴法 用于气阴两虚证。

常用药物:静脉用药如参麦注射液、生脉注射液,根据病情每日用 100～200 ml;常用方

剂以生脉散为主,药用红参、麦冬、五味子、山芋肉、生山药等。

2. 益气温阳法　用于气虚阳伤证。多用于疾病发展过程中出现了"厥脱"之象,体现在临床上为四末不温,血压呈进行性下降或脉压逐步缩小,小便量逐步减少,气阳不足失于温化而欲脱。

常用药物:静脉用药如参附注射液,根据病情每日用 100～200 ml;常用方剂参附汤为主,药用附子、红人参、肉桂、干姜等。

益气养阴法和益气回阳法贯穿于脓毒症治疗的整个过程;具有"扶正祛邪","先安未受邪之地","治未病"的作用。在临床使用过程,我们认为使用要早期、大量,充分显示"重病重药"的特点,发病的早期重点在于预防,治未病。

3. 解毒法　常用于脓毒症的初期及极期。

常用药物:静脉用药如清开灵注射液、鱼腥草注射液、穿琥宁注射液等。或常用方剂黄连解毒汤,药用黄连、黄芩、栀子、羚羊角、玳瑁、升麻、朱砂、冰片、麝香、牛黄等。临床上我们体会到,解毒要早期及时,当毒伤脏腑,损及正气,病情渐重,可能导致治疗的失败;如果出现腑实内结,腹胀便秘者,当选用承气类方,药用生大黄、枳实、厚朴等。

4. 活血通络法　用于脓毒症瘀血证。该法的使用可贯穿于脓毒症的始终。

静脉常用药如血必净注射液、丹参注射液等。常用方剂血府逐瘀汤为主,药用红花、赤芍、川芎、当归、三七、全蝎、蜈蚣、白僵蚕、威灵仙、稀莶草等。瘀血内阻,络脉阻滞是 MODS 的重要病机,因此我们体会到,在救治的整个过程中要体现出活血通络的原则,保持络脉通畅,气血运行正常,是治疗成功的根本保证。

(刘清泉)

参 考 文 献

陈德昌,李红江,杨兴易,等.2001.大黄对危重病患者胃肠道并发症的治疗研究.中华急诊医学杂志,10;164～166

崔克亮,曹书华,王今达.2003.大承气汤对多器官功能障碍综合征防治作用的临床研究.中国中西医结合急救杂志,10;12～15

汉·张仲景.2005.金匮要略.北京;人民卫生出版社

李广勋.1992.中药药理毒理与临床.天津;天津科技翻译出版公司,139～141

清·吴鞠通.2005.温病条辨.北京;人民卫生出版社

王宝恩,张淑文,任爱民,等.1999.中西医结合救治感染性 MODS/MSOF 225 例.世界华人消化杂志,7;818～819

王红,张淑文.2001.感染性多脏器功能不全患者血瘀证的临床特点与诊治.北京中医,11;14～16

王今达,雪琳.1998.细菌、内毒素、炎症介质并治——治疗重症脓毒病的新对策.中国危重病急救医学,10;323～325

危北海.2001.中医药与多脏器功能障碍综合征.中国中医急症,10;61～62

解基良,张志尧,吴咸中.2000.MODS 时肠道细菌移位及承气方剂对其影响的病理形态学观察.中国中西医结合外科杂志,6;189～191

姚咏明,盛志勇.2008.脓毒症防治学.北京;科学技术文献出版社,544～562

张畔,曹书华,崔克亮.2002."血必净"对多器官功能障碍综合征单核细胞 HLA-DR 表达影响的研究.中国中西医结合急救杂志,9;21～23

张淑文,任爱民,张丽霞 等.2001.感染性多脏器功能不全综合征中西医结合诊治的研究.中国中西医结合杂志,21;85～87

第五十一章

老年患者感染与多脏器功能障碍

第一节　老年人的社会学特征

由于公共卫生和各种医疗条件的明显改善,人群的寿命明显延长。在整个世界范围内,老年人比例均呈逐渐增加的态势。根据美国的数据,2000 年年龄在 65 岁以上者占人群的12.4%,85 岁以上者占 1.5%,比 10 年前增加了 120 万;预计到 2030 年,65 岁老人在美国人群构成将占 19.6%,80 岁以上者大约会达到 1900 万,而且这个数字会继续增加。中国不仅是世界上人口数量最多的国家,也是老年人口数量最多的国家,而且老龄化速度不断加快。我国自 1999 年开始进入老龄化社会,至 2004 年年底 60 岁以上老年人口达到 1.43 亿,2007年为 1.5 亿,占总人口的 11.6%;其中 65 岁及以上的人口为 10 636 万人,占总人口的 8%。从全球范围来看,2000 年 60 岁及以上人口约有 6 亿(占总人口数的 9.8%),2005 年上升至8.2 亿(占总人口的 13.79%),预计 2025 年可达 10 亿,2050 年则将上升至 20 亿,占总人口的 21.28%。由此可见,全球老年人口正以较快的速度增长,21 世纪人类将进入老龄化社会。随着年龄增加,机体各个脏器老化,多种疾病的老年人比例增加等相关问题日益突出。老年人是罹患多种疾病的主体,各医疗机构及医院内多个科室的老年人比重增加更明显。因此,老年相关的疾病特点是日益突出而无法忽视的问题。

过去,人们将年龄大于 60 岁定义为老年人,随着人体状态的不断改善,许多 60 岁的人还年富力强,身体整体状况与过去的中年人相仿。因此,现代老年人定义为年龄超过 65 岁,65 ~ 75 岁属于年轻老人,75 ~ 90 岁属于老年人,而超过 90 岁为超高龄老人。这些只是根据大部分人群的身体情况进行划分,而每个人的生理年龄和生物年龄也不尽一致,患者的具体状况还要根据其生理状态而定。

第二节　衰老的病理生理特点

人体各系统及相关脏器的生理状态、功能及其对疾病的反应均会随年龄增加而出现明显变化,这些正是老龄化所要面对和研究的主要问题。多种疾病老年患者的比例增加,因此从疾病的角度上对老年特点需要增加关注。从外观上,我们可以从皮肤和体力活动的变化判定机体的衰老和状态,但对于内脏各系统,特别是重要脏器的老化改变,目前尚没有一个成熟的评估标准。如何从实际的功能衰退评估理论上的衰老、从整体角度来衡量判定衰老机体对各种刺激的反应,都是与衰老相关的重要问题。在衰老过程中,不同脏器退化速度虽有一定的规律,但每个脏器和系统之间的改变并不均衡,与个体的遗传、环境和生活状况等密切相关;如何针对不同影响因素分别进行评估,又如何通过整合来判定整体状态,都非常值得探讨。对于大部分老年人,由于生活和活动范围、强度逐渐缩小,各个脏器的退化只能维持日常的生理活动或稍有盈余;一旦出现病理情况,特别是感染以及引起的应激反应,现有的功能状态便颇显捉襟见肘,呈现出不同程度的功能不足或者受损。而且,一些长期的不良生活习惯会损伤相关脏器功能,如吸烟、酗酒、缺乏运动等;某些遗传相关的疾病也可能出现在老年开始之前,包括高血压、糖尿病、代谢紊乱等,这些属于病理的状态已无法维持正常的生理功能。因此,一旦机体受到打击,很容易出现功能的失代偿,从而导致严重器官功能衰竭的发生。由此可见,老年机体是一个普遍而不均衡退化的生理反应与各种病理状态混合存在的状态,生理反应的不完整与程度不同的病理改变共存,是老年机体的突出特点。

一、心血管系统的衰老改变

心血管系统的老化包括以下 4 方面:

(1) 动脉壁和整个动脉系统的硬化和僵化,表现为脉压扩大,血液流动的稳定性受损,血液在血管内的流动由平滑稳定逐渐变为波动性增大、不稳、涡流、分流和血流缓慢。这些变化不仅增加了血管壁的损伤,损害内皮及其功能,而且容易继发动脉粥样硬化。在应激状态血流加快时,这些血流变化会更加明显,造成重要脏器的供血不足甚至严重缺血。老年的动脉硬化主要是由于血管内弹性纤维减少而胶原纤维增多所致,后者的弹性明显差于前者,而且这些胶原纤维的增加以及不同程度的钙质沉积是老年血管弹性减退的重要原因。血管弹性减退导致脉压增加,而几乎所有相关研究均表明,老年性脉压增加与病死率密切相关。

(2) 心脏顺应性和射血功能下降。老年人心肌细胞减少,纤维成分增加,心肌凋亡增加,收缩单元减少;由于心肌细胞不能再生,心脏功能只能由现存的心肌细胞肥大而代偿,因此单元收缩能力减弱;如存在不同程度的冠状动脉狭窄导致的心肌缺血,还会有部分心肌处于功能性抑制状态,收缩能力受外因影响。有资料显示,老年人心脏收缩功能和舒张功能均减退,后者表现尤为突出。心脏舒张时回抽的血液是心脏有效射血的重要前提,也是整体血液流动得以维持的重要方面,是一个需能过程。老年心脏由于心室壁的结构变化致弹性减弱,心脏的抽吸作用下降,根据 Frank-Starling 定律,心排血量亦必将相应减少,长此以往心脏的储备功能会逐渐降低。而当机体遭受诸如感染、创伤和出血等紧急状态,需要更多和更快的血液循环时,心脏功能便难以满足相应的需要,从而表现为重要脏器功能灌注不足和代谢产物堆积。如果再合并其他病理状态如高血压、冠心病或者心肌梗死,这种不足就会更加突出。

(3) 心电活动紊乱也常见于衰老的心脏。心脏窦房结的自律性和房室结及传导系统均显著地受到年龄的影响,这些传导阻滞会被不同程度的纤维组织所替代,如果同时存在心肌缺血,这一改变可能更加迅速和显著。老年人心律失常十分常见,一些能够影响心脏功能的心律失常,如房颤、房扑、室速的发病率等均随年龄的增加而增加。而且,房颤明显增加卒中和病死率,其他潜在或明显的心律失常不仅在平静状态下影响心脏,而在应激状态下尤其明显,特别是存在内环境急剧动荡和紊乱时,严重的心律失常本身就是致死的重要原因。

(4) 老年人对自主神经系统的反应减退,这一点在应激反应中尤为重要。随着年龄的增加,会出现年龄相关的运动刺激后最大心率降低,同时伴有心室舒张受损。年轻人心血管对刺激反应包括心脏收缩增加、心率增加和血管扩张(如骨骼肌的血管),收缩末心室容积减少,以适应肾上腺素和去甲肾上腺素的增加,其综合结果是射血增加。而老年人,心脏心肌细胞的减少和血管弹性降低,使它们对运动刺激的 β_1 和 β_2 反应减弱,因此心脏和血管都无法进行有效的扩张及舒张,以符合应激状态下更多的心脏射血和组织供血。

二、免疫系统的衰老改变

在所有的老化改变中,免疫系统改变与感染的发生与进展关系最为密切,其衰老改变也出现得最早。

1. **老年人免疫屏障作用减退**　老年人皮肤变薄,损伤后愈合时间延长,呼吸道、胃肠道黏膜分泌功能下降,免疫屏障能力和功能均降低,因此成为多种病原体入侵的门户。

2. **免疫器官功能衰退明显**　老年人胸腺重量仅为成年人的 30%~40%,胸腺素分泌减少,其诱导胸腺细胞分化成 T 细胞、调节淋巴因子水平、调控吞噬细胞活性、调节自然杀伤(NK)细胞分泌干扰素及脾细胞分泌 IL-2 等作用均相应减弱。骨髓干细胞的增殖能力和活性在健康老年人基本不变,但可因内外环境的影响和某些疾病而受到损害。

3. **老年人的免疫组织细胞功能低下**　老年人巨噬细胞的代谢活力下降,骨髓与脾脏产生 NK 细胞数减少,T 细胞的增殖力下降。杀伤型 T 细胞(CTL)的免疫杀伤活性明显下降,对同种细胞的清除作用也显著降低;辅助性 T 细胞(Th)数量随胸腺退化明显减少,其成熟速度减慢,增殖能力相应下降;B 细胞的成熟过程明显减慢,成熟周期延长,其各亚型的活力不同程度地下降,产生抗体水平及免疫应答反应亦随增龄而降低。老年人的免疫失衡还与许多细胞因子的变化有关。

4. **老年人细胞因子产生能力和免疫分子效应普遍性降低**　机体主要细胞因子(免疫因子)包括白细胞介素、集落刺激因子(CSF)、干扰素(IFN)、肿瘤坏死因子(TNF)、转化生长因子(TGF)、白细胞抑制因子(LIF)等,在介导体内抗感染免疫,以及肿瘤免疫、移植免疫、自身免疫及造血功能等方面发挥着多种重要效应。老年人多见的疾病如阿尔茨海默(Alzheimer)病与自身免疫和免疫失衡有关,有研究显示在此类患者中发现存在着 IL-6、IL-8 和 IL-10 的水平增加。而遭受感染打击时,常出现免疫反应的失衡或者迟缓。同时,某些细胞因子的水平过高,而另一些细胞因子不足,表现为老年人免疫分子平衡紊乱。

三、神经系统的衰老改变

神经系统的功能随衰老的变化十分明显,特别是自主神经系统。业已明确,自主神经系统在维持并协调机体各个脏器的基础代谢,以及应激反应中协调整体反应非常重要;它通过交感神经和副交感神经、迷走神经支配与调节内脏活动,如胃肠蠕动分泌、泌尿生殖系统动力状况和呼吸状态等。在心血管系统中,自主神经系统通过压力和化学反射对心排血量和血管张力进行管理,调节重要脏器的血流灌注,以使机体适应不同状态。近 20 多年的研究发现,人体在衰老过程中,自主神经基础活性呈现一种缓慢而持续性的升高:年龄每增加 10 岁,体内血浆去甲肾上腺素水平增加 10%~15%,这在心血管、肌肉及脂肪系统变化较明显,在肾脏和肠道系统的变化则相较轻,有研究显示这种变化与其神经末梢摄取神经递质

表 51-1 组织、器官交感活性的增龄变化

组织、器官	交感活性
心血管系统	↑
肌肉组织	↑
肾脏	↔
胃肠及肝脏	↑
肾上腺素分泌	↓

能力下降有关。但在应激情况下,老年人反应能力减退,其肾上腺应激分泌能力仅为年轻人的 33% ~ 44%;血管壁上 α 受体的反应减弱,对各种刺激的敏感性下降;血管压力反射衰退,对血管活性药物的反应能力降低。血管心脏自主神经的异常还是老年患者认知障碍的原因之一,是老年危重症发生的重要原因。人体的应激反应是全身各系统的协调反应,许多生命相关器官的效应通过自主神经进行调控,因此自主神经的作用不言而喻。老年人常存在程度不同的"自主神经僵硬"现象(即基础张力增高而变化能力低下),其调节能力会存在不同程度的减弱(表 51-1),是易发生脓毒症和多脏器功能衰竭的主要原因之一。

四、肾 脏 系 统

许多资料证实,危重患者的肾脏状况显著影响其预后。老年人已经存在肾脏储备功能不同程度的耗竭和肾功能损害,严重感染或其他因素的刺激会进一步损伤肾脏,更易造成肾功能的严重损害甚至衰竭。有研究显示,人在 30 岁左右就开始出现肾脏退化,40 岁以后肾脏血流开始下降,80 岁时不仅会有肾小球数量的减少,而且其功能也下降,肾小球滤过率只有原来的 30% ~ 40%;而一系列年龄相关性疾病如动脉粥样硬化、高血压、糖尿病等均可对肾脏功能造成病理损害,使肾功能进一步损伤。肾功能指标包括尿素氮(BUN)、肌酐(Cr)对老年肾功能评价不如年轻人,60 岁以上者 BUN 水平会逐渐轻度升高,Cr 水平受肌肉容积的影响更多,肾小管分泌所占权重逐渐减轻,因此常不能完全反映肾脏功能的真实状态。老年人肌肉含量少,肌酸产生减少,血浆 Cr 水平降低,因此血浆 Cr 水平正常者未必肾功能正常。老年人不仅肾小球功能退化,肾小管功能也存在退化,代偿能力和范围都有不同程度的减退,更容易造成酸碱失衡和水、电解质紊乱。而一旦出现上述情况,纠正各种电解质紊乱和酸碱失衡的时间需要更长。因此,对于老年人的重症感染和严重创伤患者,要在实际治疗处理和监护过程中有充分的准备和耐心,要对相应的刺激因素和代谢紊乱做出全面的评估,并在治疗过程中避免进一步的肾脏损伤。在 ICU,老年人合并肾脏损伤者达 67%,全面评估肾脏损伤不仅仅包括肾小球滤过率,还应包括肾小管功能及其对电解质、酸碱平衡和渗透压的影响。

五、代谢及其他系统

各种营养问题在老年人中非常普遍。有研究发现,人体在 30 岁开始出现机体代谢率逐渐下降,随着年龄的增加,代谢下降的速度逐渐加快。进入老年期,机体所摄入营养的吸收效率降低,而组织细胞对营养物质的利用能力也逐渐下降,体内脂肪/蛋白比开始增加,最终表现为肥胖或者营养不良,它们在老年人中发生率均明显高于年轻人,而且易并发于一些老年相关性疾病,如肿瘤、大手术、心力衰竭或者免疫治疗后。大部分老年人的进食量随年龄增加而逐渐减少,一旦处于疾病状态,很容易出现营养不良。年龄越高,这一现象越明显,即使是看上去十分健康者亦如此。近期的一项研究显示,在危重症状态下,如多器官功能障碍综合征(MODS)时,体重是影响病死率的一个重要因素,营养不良者或迅速发生营养失衡者的病死率明显高于营养正常者。其机制可能在于营养不良本身造成血液成分的变化、导致组织细胞结构和功能受到影响,发生低蛋白血症、电解质紊乱和酸碱失衡等改变;营养不良还影响机体免疫细胞和免疫功能,如维生素 C 缺乏可降低中性粒细胞的游走能力,维生素 A 族和 B 族及锌的缺乏会增加淋巴结组织凋亡;氨基酸缺乏减少了急性反应蛋白如免疫球蛋白和干扰素的合成;缺乏叶酸影响淋巴细胞功能。机体在疾病特别是危重状态下的代谢速度几乎是生理状态的 2 倍,老年人本身组织细胞对周围营养利用和交换就存在着迟钝和低效,营养不足能加重细胞和组织的代谢障碍,导致疾病过程的延长,明显加速疾病的恶化和死亡。由于衰老能影响正常代谢,导致机体胰岛素敏感性下降,后者与糖类摄入下降、横纹肌容积减少、活动减少及胰岛素分子异常等有关。老年的静息基础代谢率降低,纯体重指数下降,脂肪合成酶对葡萄糖的反应和利用异常,餐后儿茶酚胺分泌减少。人体平时是利用葡萄糖作为一线能源维持代谢,一旦耗竭,则需要利用游离脂肪酸和蛋白质作为能源。应激状态下,人体代谢显著明显增加,可达静息状态的两倍,分解代谢骤然加快,脂肪和蛋白消耗增强,而老年人蛋白储备降低更加剧营养失衡和功能失常,从而引起重要脏器的功能障碍。

六、衰老的整体改变

人的机体作为一个整体,并非各系统的简单相加,衰老的过程也不是各脏器分别退化的组合,而是在此基础上形成的一个整体系统变化。对于每一个体,各个脏器的衰老与退化并不均衡,受遗传、环境、生活方式和疾病等多种因素的影响,但是整体衰老却有着相对固定的节奏和规律。目前的科学水平只能对某一脏器的功能和病理进行初步评估,但综合评价和衡量衰老的整体效应尚无良策。事实上,人的机体作为整体,是衰老过程中最具特征性和最重要的改变,也是我们至今认识并把握极少的部分,更不用说做出干预和改变。如同计算机系统一样,每个硬件的最优并非整体的优化,只有将各部分有效契合,相互扬长避短,才能取得最佳的整体效果。老年人不同系统的储备下降和功能衰退以及病态的影响相当复杂,目前对此认识不足,尚缺乏有效评估方法。总体来说,老年期疾病的特点在许多方面表现与婴幼儿相似:起始于局部的疾病常难以局限于局部本身,很容易扩展至全身而发展成整个机体的反应。只是婴幼儿是由于各系统的发育不完善,功能尚未完全成熟和发展;而老年人则是从生理的顶峰上衰退下来,在退化的同时常伴随多种慢性疾病损害,系一退化与病态的混合体。如同站在山脚下的两个人,虽然站在相同的高度,但一个是在走向顶峰的路上,朝气蓬勃,另一个是从山顶下来,疲惫不堪。有研究显示,中国的太极拳可以增强老年机体的适应能力,其主要原因之一可能与保持整体的协调性和适应性有关,因此维护了自身的平衡和稳定性,从整体的角度提高机体的生存和抗病能力。

第三节　老年人感染的易患性与特征

老年人易患各种感染,主要表现在 3 个方面:①老年人暴露于致病菌的机会增加:老年人由于慢性病多,就诊和住院次数较多,医院内感染的危险性增加。根据国内医院内感染监测的数据,60~70 岁患者医院内感染率为 11.6%,71~80 岁为 19.4%,80 岁以上者为 44.7%,老年人医院内感染比普通人群高 3 倍。居住于敬老院或者老年照顾中心容易通过同一社区感染的老年人进一步传播。②各种不同的慢性疾病基础增加了感染的易感性:如糖尿病时高渗性内环境有利于细菌繁殖,慢性白血病及多发性骨髓瘤常伴有免疫球蛋白缺陷,恶性肿瘤或某些结缔组织病经免疫抑制剂治疗后更易发生感染,脑血管意外所致意识障碍易发生吸入性肺炎,前列腺肿大排尿困难和导尿术易造成尿路感染。另外,慢性支气管炎、心力衰竭、胆道阻塞、恶性肿瘤均会增加老年人的感染机会,而且一旦发生便不易控制。由于这些疾病,使老年人住院及使用抗菌药物的机会明显增多,长期广泛的抗菌药物应用极易产生耐药性,增加了感染的控制难度。③老年人的感染来源及其构成:老年人常见感染有呼吸道、泌尿道、肠道、胆道、皮肤软组织等处的局部感染,以及细菌性心内膜炎、菌血症、脓毒症等全身性感染。其他为手术、外伤和各种侵入性血管操作所致的感染。革兰阴性细菌常常是引起老年人脓毒性休克的重要原因。引起老年人感染的主要病原体或者细菌也与年轻人有所不同,表现为细菌感染的多样性、复杂性,并且容易发生耐药菌株的感染。

一、呼吸系统感染

呼吸系统感染是老年人最常见的感染,系老年人感染死亡的主要原因。呼吸系统感染在老年人多为支气管炎、支气管扩张和肺炎,以慢性阻塞性肺疾病(COPD)最多见。近15 年来,美国老年人 COPD 的死亡增加了 70%。其中肺炎是老年人的第 6 位致死原因,随着年龄的增加,肺炎病死率明显增加。老年人的肺部或者呼吸道感染可以从多种途径获得:社区、医院、护理人员、吸入性肺炎、病毒性肺炎、肺结核等发病比率在老年人明显高于一般人群,易被忽视。而且由于老年人代谢能力和代偿能力下降,使疾病的恢复过程明显延长,增加了机体的危险。老年人呼吸道感染的症状经常不典型,常见的咳嗽、咳痰、发热等症状可以不明显或者不出现,或者较原来的症状相比无明显的恶化趋势,呼吸困难可能不表现,而仅仅表现为精神状况的改变。老年人肺功能在原有疾病基础上的急剧恶化,加之心脏疾病和其他慢性系统疾病的基础,老年人肺炎的病死率明显高于年轻人。老年人呼吸道感染的常见致病菌主要为肺炎链球菌、克雷伯菌属、流感嗜血杆菌、铜绿假单胞菌、金黄色葡萄球菌、沙雷菌属等。有资料表明,不动杆菌属、类杆菌属、梭状芽孢杆菌属等也渐成为老年人感染的重要致病菌;混合感染亦较常见。另外,在老年人呼吸道感染中,许多是耐药菌感染,如肺炎克雷伯杆菌、鲍曼不动杆菌等,这大大增加了治疗的难度,也增加了死亡的风险。老年人反复住院,多次感染,经常应用各种抗菌药物,而且一些医院获得性感染一开始即是耐药菌株。如常见的引起肺炎的肺炎球菌有 28% 对青霉素耐药,有 43% 对磺胺类耐药,对红霉素的耐药也几乎相同。这些耐药菌株给治疗上带来更多的困难,也是老年人病死率增加的重要原因。

二、腹 部 感 染

老年人的泌尿系感染占全部感染的 27%~50%,排尿不畅在老年泌尿系感染发病中起主要作用。老年男性可因前列腺增大、肿瘤,女性可因膀胱颈部肥大或挛缩,而致排尿不畅,细菌滞留,女性的妇科疾病如子宫脱垂等增加了局部感染和逆行感染的机会;男女均可因脑血管疾病造成神经功能减退,引起排尿无力;糖尿病和长期卧床亦是尿路感染的诱发因素。泌尿系统感染一般多见于女性,以大肠杆菌感染居多,在老年人,由大肠杆菌引起的泌尿系统感染占60%~70%,而且在泌尿系统中常常可以分离到其他细菌。另外,尿路感染的菌种复杂,多是变形杆菌、葡萄球菌等,易发生两种以上的病原菌感染。老年人还容易发生耐药菌株的感染,这些耐药菌株可以由医院内感染传播而来,也可能由于长期滥用抗菌药物所致。

　　老年人腹部感染是诱发脓毒症的主要原因。腹膜炎、外伤、手术等均可引起脓毒症,但是老年人腹部感染所致脓毒症的疾病与年轻人有所不同。Cooper 等的一项研究调查结果显示,在引起脓毒症的腹部感染中,急性阑尾炎占 28%,憩室炎占 28%,胆道系统疾病占24%;老年人泌尿系感染也十分常见。而在年轻人,引起严重腹腔感染的疾病61% 是由于急性阑尾炎,其次为腹腔脓肿,胆道系统疾病仅占 10%。在 70 岁以上的老年人中,半数以上患有胆道系统疾病,如胆石症、慢性胆道炎症等,非常容易诱发胆道的感染;同时在疾病的初期,临床表现不典型,与实际病情有较大的偏差。胆囊切除的整体病死率为 0.5%~1.8%,老年患者病死率则为 0.8%~4.4%。胆道系统感染致死占老年人不明原因死亡的重要部分。老年人腹腔感染最突出的特点是临床表现极其不典型,腹痛、恶心、呕吐等明显少于年轻人,发热不多,或者仅表现为低热或低温不升,局部压痛、肌紧张等体征不明显。临床表现与实际病情的不一致性,使老年人急腹症的误诊漏诊率非常高。由于老年人的生理退化和修复功能的下降,使其病程较年轻人明显延长,感染的持续存在加之老年人的生理病理基础,同时存在消化吸收功能异常引起的营养不良、贫血,使老年患者手术愈合慢,更增加了感染的机会,而且一旦发生容易播散,很快发展为脓毒症、脓毒性休克,使老年人腹腔感染致脓毒症的病死率高达 63.6%。

三、其他部位的感染

　　老年人很容易发生皮肤的创伤和感染,常见的有压伤、糖尿病皮肤损伤和外周动脉硬化导致的皮肤溃疡等。老年人皮肤及软组织血运和营养相对较差,如同时合并各种血管疾病,包括静脉曲张,愈合一般比较缓慢。甚至轻微的局部感染常常因愈合困难,转变为慢性溃疡或扩散成为大片的软组织感染,产生全身反应。延迟不愈的感染和微弱的抵抗力共同存在,形成了全身感染甚至多脏器功能衰竭的重要原因。

　　影响老年人感染的预后不仅是感染的部位、细菌的数量以及机体的免疫状态等与感染直接相关的因素,年龄、同时存在的疾病数量、意识状态、营养状况、肾功能情况都会直接影响预后。

第四节　老年人感染后的多脏器功能衰竭

　　MODS 及多脏器功能衰竭并非一种疾病,而是整个机体对一系列严重应激包括感染的全身性反应。该反应不仅局限于全身的代谢和免疫系统,而是特指涉及重要生命器官功能急剧变化的状态,以多脏器功能障碍为突出表现,但是这些脏器损伤具有可逆性。

青壮年患者 MODS 的发生多基于机体的过度反应。致病因子的刺激,通过多种炎症和免疫相关的细胞因子等相互作用,使机体产生剧烈的炎症反应,在短时间内最大限度地调动了机体所有的储备。而一旦反应过于剧烈,机体储备迅速耗竭,则会显示出程度不一的功能障碍甚至衰竭,其中最值得关注的是重要生命脏器的功能。这是一种原本针对于疾病的局部反应迅速扩大化、系统化过程,是一种神经免疫共同介导的非线性复杂反应。免疫炎症反应、神经系统反应和内分泌反应是其主要途径和作用环节,其中免疫反应失衡、失控和自主神经功能失调等因素最为重要。

老年人 MODS 发病率明显高于年轻人。但老年 MODS 的发生机制与一般定义的 MODS 有所不同,存在非常显著的自身特点。

(一) 老年人 MODS 全身剧烈反应的过程常不明显

老年人的各脏器功能处于不断的退化状态,功能储备逐渐丧失,实际上许多脏器已经处于病态,存在着不同程度的功能不全,且机体往往存在或合并多种慢性疾病。因此从整体上说,老年人的机体是一个不再完整的状态。一些微小的刺激就可能导致机体的反应不足,进而发生相关的脏器功能衰竭。同时,局部刺激也容易扩散而引发全身反应,出现脏器功能障碍甚至衰竭。因此,老年人多脏器功能不全的发生是基于全身反应能力不足,而并非反应过度。但也有一些老年人 MODS 发生于全身性过度反应之后,如一些十分轻微的感染尤其是肺部感染即可诱发 MODS。但这种情形下患者的全身反应过程多隐匿,并不剧烈,甚至十分不典型,临床常见的全身性炎症反应综合征(SIRS)如高热、白细胞剧烈升高等发生率并不高,这一方面与老年人的反应不足有关,另一方面与老年人的表现不典型和不充分相关。

有关老年人对 MODS 发生的易感性和发生基础的评估等报道极少,即何种疾病基础或者哪些脏器功能不全容易发生,目前尚无研究报道。人的衰老受遗传、环境影响极大,而机体患病的数量、基础及程度在不同的老年人之间差别非常显著,动物实验很难仿出相似的模型,而临床上也难以展开具有可靠对照和说服力的足够病例对此问题进行试验。

(二) 老年人自主神经功能衰退,应激状态下协调能力不足,是老年易发 MODS 的重要因素

应激反应是一种对全身协调性有很高要求的急性时相反应,老年人的协调性常常不足。随着年龄的增加,由于神经末梢对神经递质的摄取减少,自主神经张力处于相对增高的状态,特别是心血管系统、胃肠道系统和肌肉运动系统。在应激刺激下,血浆儿茶酚胺水平并不能相应地升高,无法达到应有的张力以适应机体的反应,因此表现出明显的反应低下;即使是自主神经功能尚好,但老年人心血管系统对自主神经的反应能力也有不同程度的降低,表现为心率的变化幅度减小,心率变异性下降,对压力感受器和化学感受器反射的反应下降。这些变化除了细菌及其毒素对心肌细胞的离子通道影响,使其自律性和传导性受到影响之外,还与交感神经系统和迷走神经介导引起的自主神经功能受损有关。

业已明确,MODS 的发病机制之一是自身免疫系统过度激活引起的炎症介质过度产生释放,同时导致代谢异常和神经调节的紊乱。在生理状态下,机体各脏器的功能协调依赖自主神经系统,应激打击下自主神经功能异常可导致或加重 MODS 的发生。Schmidt 等通过分析 MODS 患者 24 小时心率变异,发现 MODS 患者存在着交感神经和迷走神经双重介导心率

变化异常。对心率变异性进行分析提示：中枢神经系统控制着心脏,压力感受器参与心脏与血管之间的联系反应,而化学感受器介导呼吸与心脏之间的联系。在 MODS 病理过程中,存在着心率变异性、化学感受器敏感性和压力感受器敏感性的显著异常。所有上述改变最终可导致心脏收缩力减弱、心血管系统变时适应性降低,增加死亡性,影响患者预后。有资料显示,在 MODS 患者中约 40% 心功能正常、40% 心功能轻度受损、而 20% 心脏泵功能显著受损,且心功能障碍者预后不良。进一步分析显示,危重症情况下心功能受抑和自主神经失衡与心脏起搏细胞的电流改变有关,他汀类及血管紧张素转换酶抑制剂(ACEI)有一定改善作用。

(三) 老年人的免疫抑制是导致 MODS 发生的重要原因

新近的研究发现,严重感染所致脓毒症和 MODS 不仅是一种过度炎症的损伤,而且还存在免疫功能异常,甚至是严重的免疫抑制,确切地说可能是严重免疫失衡所致的全身性反应。Sail 等在 HIV 患者中发现单核/巨噬细胞分泌的一种蛋白 PD-1 及其受体 PD-L1,在此免疫缺陷疾病中 PD-1 及 PD-L1 表达上调,其升高能刺激机体免疫反应,引起免疫细胞凋亡,抑制 T 细胞增殖、IL-10 水平升高,后者是诱发脓毒症的一种重要抗炎症细胞因子。由此可见,感染所致 MODS 中免疫失衡是一个非常重要的问题。老年人很容易发生免疫功能失衡,从而导致多脏器功能不全甚至衰竭。

(四) 老年 MODS 的发生速度相对缓慢

老年人 MODS 有个相对缓慢的进展过程,各个脏器间的功能障碍可能事先存在,逐渐进展,最后发展为功能的衰竭,进展时间相对略长,每个器官衰竭的发生一般间隔 1~2 天,甚至更长时间;而相比之下,年轻患者 MODS 的发生多伴随全身剧烈反应,短时间内迅速出现相关器官的序贯性衰竭,来势凶猛,难以预防。老年人的脏器衰竭大多是器官功能已无法代偿,衰竭器官的发生顺序往往与机体受损或病态脏器的基础功能状态有关,功能最差的器官最先或者较早发生衰竭,而功能较好的器官则能够支撑相对长的时间或者不发生衰竭。老年人的不同脏器中,比较脆弱的是呼吸功能、胃肠道和中枢神经系统,它们都是主要受自主神经支配的系统,在机体反应不足时最早出现异常;而年轻患者的衰竭脏器多以免疫功能活跃的脏器受累,如肺脏、胃肠道、血液系统和肾脏。由于老年人大多存在不同程度的心血管系统疾病基础,伴有心脏损害和心功能不全,在应激反应过程中心血管系统又是最先应对的反应系统,一旦功能异常不能适应变化或反应不足,必将是首先出现功能障碍和衰竭的器官系统。血液循环动力障碍亦可造成整体代谢失常,这是炎症反应和细胞因子作用途径之外的一个重要环节。老年 MODS 的发生顺序常常与机体原有疾病状态相关。例如,老年人神经系统多存在不同程度的损害和血液供应障碍,且神经系统的网络功能不仅本身表现多样性,同时会增加其他系统和整个机体反应的复杂性,这样一旦生命相关中枢遭受影响,中枢神经系统也可能导致全身性反应。中枢神经系统损伤对 MODS 预后的影响多体现在生活质量方面,一旦 MODS 恢复,中枢神经系统的损害往往持续相当长时间,甚至部分损害可能终身难以恢复。

总之,MODS 在老年人中虽非常见并发症,但老年患者 MODS 的发生比例日益增多。由于机体的不断衰老和退化,老年 MODS 有其自身独特的特点,机体的退化、功能不全和疾病状态常常是多脏器功能不全的重要基础,而对感染的易感性、反应能力下降特别是自主神经及免疫应答低下,是老年 MODS 发生的重要机制和原因。临床上老年 MODS 多有不典型表现,治疗更加复杂,预后欠佳。但只要不断地总结、研究和把握老年人的特点,相信对其的认识和把握将会逐渐提高。

(王宇玫)

参 考 文 献

Galluzzi S, Nicosia F, Geroldi C, et al. 2009. Cardiac autonomic dysfunction is associated with white matter lesions in patients with mild cognitive impairment. J Gerontol A Biol Sci Med Sci, 64:1312~1315

Jones PP, Christou DD, Jordan J, et al. 2003. Baroreflex buffering is reduced with age in healthy men. Circulation, 107:1770~1774

Jordan J, Shannon J, Diedrich A, et al. 2002. Baroreflex buffering and susceptibility to vasoactive drugs. Circulation, 105:1459~1464

Schmidt H, Muller-Werdan U, Hoffmann T, et al. 2005. Autonomic dysfunction predicts mortality in patients with multiple organ dysfunction syndrome of different age groups. Crit Care Med, 33:1994~2002

Schmidt H, Muller-Werdan U, Nuding S, et al. 2004. Impaired chemoreflex sensitivity in adult patients with multiple organ dysfunction syndrome: the potential role of disease severity. Intensive Care Med, 30:665~672

Seals D, Esler M. 2000. Human ageing and the sympathoadrenal system. J Physiol, 528:407~417

Werdan K, Schmidt H, Ebelt H, et al. 2009. Impaired regulation of cardiac function in sepsis, SIRS, and MODS. Can J Physiol Pharmacol, 87:266~274

第五十二章

危重症评分系统

第一节 概　　述

对疾病的严重程度和预后提前做出判断,是急危重症医学临床工作者亟待探索的重要课题之一。不断提高对急危重症患者病情评估和预后预测的准确性,除了密切观察病情变化和正确评估所获得的检查资料,还必须有衡量危重症患者病情严重程度并在各不同国家、不同医院普遍可以接受的标准,这种标准称为危重症评分系统。危重症评分是根据危重症患者的主要临床症状、体征、生理生化指标等参数加权或赋值,从而对疾病的严重程度进行量化评价和预后判断,它是病情严重程度判断的客观方法,是临床医学发展的必然产物和实践需要。因其能够客观评价危重症患者面临死亡或严重并发症的危险,并用于评价治疗措施、资源利用、质量控制、床位周转和使用率、医疗费用、病愈后生活质量、残疾状况、医疗和护理工作量、医院和科室管理、领导决策等,现已广泛应用在临床工作中,成为临床研究的范畴。

目前临床上主要应用在以下几个方面:①客观评价疾病的严重程度和预后估计,避免对病情判断的主观性和片面性。较好地反映病情变化和治疗效果,指导临床治疗和优化治疗方案,并为合理利用医疗资源提供依据,提高临床治疗水平。②发现、筛选和评价治疗手段、致病因素在疾病发生、发展中的作用,了解某些物质与疾病严重程度的关系,从而探究其病理生理意义。③临床科研的规范化。采用不同的临床干预,评价治疗效果和救治水平是临床科研的常用方法,对危重症患者病情进行量化计分,把相同计分、相同病情的患者分组,使对照和研究病例在组内、组间都具有可比性,也为疾病流行病学调查合理分层、取样提供统一标准。④为临床决策提供依据。连续全面的危重症评分,能够及时了解病情变化,为在适当的时机选择适当的药物治疗、器官功能替代及手术治疗等干预措施提供决策依据。

在欧美等国家,对危重疾病进行评分非常流行和广泛,甚至已成为常规。而我国的危重症医学起步相对较晚,ICU规范化建设尚不完善。因此,学习和运用这些评估系统具有十分重要的意义。本章主要介绍当前各种可用的评分系统,包括不同方法的发展、在临床实践中的具体应用及其局限性等。

第二节　病情严重程度的评估

一、发 展 简 史

从发现和利用简单的评估模型解决临床实践中的问题,到其他医学领域具有普遍意义的评估系统的发展,人们对危重症评分系统进行了反复探索、改进和完善。

1953 年 Apgar 发表了一个简单的评分工具,并首先将此评分广泛应用于新生儿。该评分工具由 5 个变量组成,其简单度和精确度不可比拟,分别在出生后的 1 分钟和 5 分钟对在医院出生的新生儿进行评分。

到 20 世纪六七十年代,Child 和 Turcotte 通过系统门体分流术评估了患者肝脏疾病的严重程度及患者病死率。Killip 和 Kimball 在充血性心力衰竭发生及体征的严重性上将急性心肌梗死的严重程度进行了分类。Teasdale 和 Jennette 引进了 Glasgow 昏迷等级(GCS)评估了昏迷的严重度,至今在神经病学风险评估方面仍然得到广泛应用。此外,创伤定级标准提出后,不同的创伤严重程度评分方法也陆续被总结出来。

之后的 20 世纪 80 年代,在重症监护方面出现了许多新技术和新方法。Knaus 等经过 3 年的努力,从大量资料中研究筛选出 34 个急性生理性指标(APS)加上患病前慢性健康状况的评价(CPS),于 1981 年推出了急性生理学和慢性健康状况评分系统即 APACHE Ⅰ 系统,1985 年又产生了更为合理、准确的 APACHE Ⅱ 系统。其后,Le Gall 等的简易急性生理学评分(SAPS),Lemeshow 提出以 7 个参数为基础的死亡预测模型(MPM)及 Bland 和 Shoemaker 所提出的以 28 项血流动力学和呼吸指标计算的"疾病严重性评分"(SIS)等相继问世。但多数系统或由于准确性较差,或涵盖面不足,或方法过于复杂而未被广泛接受。

20 世纪 90 年代初,经临床反复应用验证和简化,一些评分系统改进版产生,包括 1991 年的 APACHE Ⅲ 和 1993 年的 SAPS Ⅱ 和 MPM Ⅱ 等系统(表 52-1)。

表 52-1 严重度评分及结果预测模型

特性	APACHE Ⅰ	SAPS Ⅰ	APACHE Ⅱ	MPM Ⅰ	APACHE Ⅲ	SAPS Ⅱ	MPM Ⅱ	SAPS Ⅲ	APACHE Ⅳ
年份	1981	1984	1985	1988	1991	1993	1993	2005	2006
国家数	1	1	1	1	1	12	12	35	1
ICU 数	2	8	13	1	40	137	140	303	104
患者数	705	679	5815	2783	17 440	12 997	19 124	16 784	110 558
变量选择/权重方法	专家小组	专家小组	专家小组	多重逻辑回归	多重逻辑回归	多重逻辑回归	多重逻辑回归	多重逻辑回归	多重逻辑回归
年龄	无	有	有	有	有	有	有	有	有
起源	无	无	无	无	有	无	无	有	有
外科状态	无	无	有	有	有	有	有	有	有
慢性健康状态	有	无	有	有	有	有	有	有	有
生理学	有	有	有	有	有	有	有	有	有
急性诊断	无	无	无	无	有	无	无	无	有
变量数	34	14	17	11	26	17	15	20	142
得分	有	有	有	有	无	有	无	有	有
病死率预测	无	无	有	有	有	有	有	有	有

注:APACHE,急性生理学和慢性健康评估;SAPS,简易急性生理评分;MPM,致死概率模型。

近年来,危重疾病评分系统越来越受到我国学者和临床工作者的重视。1992 年,中华创伤学会创伤评估组首先倡议在国内创伤 ICU 中使用 APACHEⅡ系统,对危重症医学的发展和 ICU 的建设起到有益的促进作用。另外,这些评分方法目前由手算发展至电子计算,并开发相应的 PC、Plam、Pocket PC 软件,使危重疾病严重程度评价更加精确、迅速和普及。江学成等制作成中文版"危重疾病评分系统"计算机软件,包括 APACHE Ⅱ、Ⅲ评分,急性呼吸窘迫综合征 (ARDS)评分,弥散性血管内凝血(DIC)评分等 8 种危重疾病评分法。使 APACHE Ⅱ、Ⅲ评分法在输入相应的数据后,很快就显示出得分和相应的存活概率。这不仅方便了临床对每位危重症患者的动态观测,也方便了其他几种评分法的单独应用、组合应用和统计。

二、早期预警评分

(一) 概念

在实际工作中,由于各种评分系统中部分参数需要在具备检测和监护条件下获得,全部参数的获取最长需要 24 小时,影响对患者的评估,特别是对急诊患者的抢救和治疗极为不利。因此,研究建立更为简便、实用的评分系统十分必要。英国医疗机构建立了早期预警评分(early warning score,EWS)来评估患者。由于其简便易行,目前已在发达国家急诊科和 ICU 中普遍应用,并得到广大医务人员的肯定。EWS 是对患者心率、收缩压、呼吸频率、体温和意识进行评分。它的最大特点在于对常用的生理指标给予相应的分值,根据不同的分值制定出不同级别的医疗处理干预原则,一旦分值达到一定标准就必须尽快进行更积极的医疗处置。国外不同医院应用 EWS 评分系统(表 52-2)的内容尚不完全一致,有些内容经实践后进行了改良。2001 年,Subbe 等对 EWS 进行改良后,形成了改良早期预警评分(modified early warning score,MEWS)(表 52-3)。MEWS 较 EWS 的改良主要体现在体温这一变量。MEWS 将体温的正常范围进行了修正,从而提高了 MEWS 的效能。

表 52-2　早期预警评分(EWS)

项 目	评 分						
	3	2	1	0	1	2	3
心率(次/分)		<40	41~50	51~100	101~110	111~130	>130
收缩压(mmHg)	<70	71~80	81~100	101~199		≥200	
呼吸频率(次/分)		<9		9~14	15~20	21~29	≥30
体温(℃)			<35.0~36.5	36.6~37.4	37.5		
意识				清楚	对声音有反应	对疼痛有反应	无反应

表 52-3　改良早期预警评分(MEWS)

项 目	评 分						
	3	2	1	0	1	2	3
心率(次/分)		<40	41~50	51~100	101~110	111~130	>130
收缩压(mmHg)	<70	71~80	81~100	101~199		≥200	
呼吸频率(次/分)		<9		9~14	15~20	21~29	≥30
体温(℃)		<35.0		35~38.4		≥38.5	
意识				清楚	对声音有反应	对疼痛有反应	无反应

（二）临床应用

临床工作中,应用 EWS 评分可鉴别大量存在潜在危重病情的急诊科患者和院前阶段的患者,可作为判断患者全身情况是否恶化的重要指针,并能评估其预后。其中,在评估急性胰腺炎患者的预后中,其有效性与 APACHE Ⅱ 评分相似。应用 EWS 还有助于对患者进行及时干预,对评分高的患者需要采取加强对基础疾病的治疗及营养支持等综合处理措施,以争取改善患者的预后,并通过对患者的连续评分来判断临床干预措施是否有效。除此之外,它还能鉴别普通病房中潜在危重症患者,并预测住院病死率。医护人员记录呼吸频率的意识也得到提高。

EWS 评分仅包含了心率、收缩压、呼吸、体温和神志评分等 5 项基本的生命指标,具有应用简单、快捷、方便易得及不受医院或急诊科硬件设备条件的限制等优点,从患者到急诊科接受检查和病情评估结束,所需时间较短。适用于院前急救或基层医院对危重症患者的病情评估。

在国内,EWS 评分最早应用于急诊急救系统,其后又应用到专科单病种的预后判断,近来有研究者又将该评分工具应用到 ICU 危重症患者预后的判断,均显示出其显著的判断价值。

（三）存在的问题与不足

EWS 虽然在潜在危重症患者的鉴别中发挥着重要作用,但是目前仍然存在着一些不足之处。例如,在意外和紧急事件中,对无任何征兆很快进入脏器衰竭的患者鉴别能力很差;突发恶化性疾病的应用中,其实用性存在争议;危重症患者评分中,EWS 带有经验性等。这些方面说明 EWS 在实际临床工作和科学研究中还需要进行不断完善和改进。

三、急性生理学和慢性健康状况评分

（一）概念

1981 年,华盛顿大学医学中心 Knaus 首先提出急性生理学和慢性健康状况评分(acute physiology and chronic health evaluation,APACHE),它是危重症临床和研究中最实用、使用最广泛的一个评分系统。其用途包括预测住院病死率、预测 ICU 住院时间、资源利用、费用效果比以及患者接受积极生命支持治疗的必要性,更为重要的作用是这一系统对危重症严重程度的衡量及危险程度提供了有效的和可依赖的方法。经历了不断改进和更新的过程,1985 年 Knaus 等提出修改版本 APACHE Ⅱ,它介绍了预测病死率的概率,患者收入 ICU 的主要目的,列举了 50 个手术的和非手术的诊断等。主要包括 3 个要素:①12 个生理参数异常分;②年龄增加分;③慢性病健康状态异常分。该评分系统简便可靠,设计合理,预测准确,目前使用最普遍。1991 年,在 APACHE Ⅱ 系统的基础上经过完善和发展,出现了 APACHE Ⅲ 系统。该系统比 APACHE Ⅱ 增加了预测参数和初步诊断的数量,为了减少偏差,还包括了患者入住 ICU 前的治疗地点。它通过对患者入住 ICU 时病情的评定及病死率的预测,以及在治疗过程中对患者病情的动态评定,为提高医疗质量、合理利用医疗资源以及确定最佳的出院时机或需要继续治疗的时间提供了客观科学的根据。它由两部分组成:

一是 APACHE 评分部分,它包括 17 种异常生理参数、年龄、慢性病状态;二是患者入住 ICU 的诊断、选择标准和 APACHE 国际资料库相连接的一系列预测参数。该系统预测的准确性增高,功能更加完善,但应用起来非常复杂。2006 年初,APACHE Ⅳ 模型发表,其预测变量与 APACHE Ⅲ 中的相似,但增加了新变量和使用了不同的统计模型。目前在临床中应用最广泛的是 APACHE Ⅱ 系统。

(二) 临床应用

1. APACHE Ⅰ　APACHE Ⅰ 主要由两部分构成,分别是反映急性疾病严重程度的急性生理学评分(acute physiology score, APS)和患病前的慢性健康状况(chronic health score, CHS)评价。使用方法是于患者入住 ICU 后的前 24 小时内,记录其 34 项生理学参数值(均为最差者),每项参数的分值 0 ~ 4 分,各项分值之和即为 APS,最低 0 分、最高 128 分。CHS 是指患者入住 ICU 前 3 ~ 6 个月的健康状态,用字母表示:A 为健康,无功能障碍;B 为导致轻至中度活动受限的慢性疾病;C 为症状严重但不限制活动的慢性疾病;D 为导致活动严重受限,如卧床不起或需住院的疾病。APS 与 CHS 组合在一起即为 APACHE Ⅰ 的总分值,其范围为 0-A 至 128-D。

APACHE Ⅰ 适用于 ICU 群体患者结果的比较,不宜用于个体患者。其为临床医师进行随机化科研工作提供了一个客观标准,也为 APACHE 系统发展奠定了基础。

2. APACHE Ⅱ　与 APACHE Ⅰ 相比,急性生理学评分将 APACHE Ⅰ 的 34 项参数中不常用或意义不大者如血浆渗透压、血乳酸、尿素氮(BUN)、中心静脉压(CVP)及尿量等删去,变为 12 项参数。另外,APACHE Ⅱ 要求 12 项 APS 必须全部获得,以排除将所疑参数项视为正常所带来的误差。

(1) 结构:共分为 3 项(APACHE Ⅱ = A+B+C)。

A 项:急性生理评分(APS),该项由 12 项最常用的生命体征、血常规、血生化和血气指标构成,各项指标依据偏离正常值的程度分别计 1 ~ 4 分,正常为 0 分(表 52-4)。在血肌酐项目,如急性肾衰竭则在原计分基础上加倍;对血液酸碱度的测量仍以动脉血气 pH 表示最好,如无血气资料,则以静脉血 HCO_3^- 为准;评价肺氧合状态时,如 $FiO_2 > 0.5$,则计算 $A\text{-}aDO_2$,否则测定 PaO_2。此外,Glasgow 昏迷评分也列入该项计分,即(15-GCS)。

APS 评分 = 12 项生理评分的和+(15-GCS)。

表 52-4　急性生理参数评分(acute physiology score, APS)

生理变量	分　值				
	正常(0)	+4	+3	+2	+1
1. 肛温(℃)	36.0 ~ 38.4	≤29.9*	30.0 ~ 31.9	32.0 ~ 33.9	34.0 ~ 35.9
		≥41.0#	39.0 ~ 40.9	—	38.5 ~ 38.9
2. 平均动脉压(mmHg)	70 ~ 109	≤49*	—	50 ~ 69	—
		≥160#	130 ~ 159	110 ~ 129	—
3. 心率(次/分)	70 ~ 109	≤39*	40 ~ 54	55 ~ 69	—
		≥180#	140 ~ 179	110 ~ 139	—

续表

生理变量	分值				
	正常(0)	+4	+3	+2	+1
4. 呼吸次数(次/分)	12~14	≤5*	—	6~9	10~11
		≥50#	35~49	—	25~34
5. 氧合作用					
a. $FiO_2 \geq 0.5$ 计 $A\text{-}aDO_2$	<200	≥500#	350~499	200~349	—
b. $FiO_2 \leq 0.5$ 计 PaO_2	>70	<55*	55~60	—	61~70
6. 动脉 pH	7.33~7.49	<7.15*	7.15~7.24	7.25~7.32	
		≥7.70#	7.60~7.69	—	7.50~7.59
7. 血清钠(mmol/L)	130~149	<110*	111~119	120~129	
		≥180#	160~179	155~159	150~154
8. 血清钾(mmol/L)	3.50~5.40	<2.50*	—	2.50~2.90	3.0~3.4
		≥7.70#	7.60~7.69		7.50~7.59
9. 血清肌酐(μmol/L)★	53~132	—	—	<53*	
		309#	169~308	133~169	
10. 血细胞比容(%)	30.0~45.9	<20.0*	—	20.0~29.9	
		≥60#	—	50.0~59.9	46.0~49.9
11. 白细胞计数 ($\times 10^9$/L)	3.0~14.9	<1.0*	—	1.0~2.9	
		≥40.0#	—	20.0~39.9	15.0~19.9
12. 格拉斯哥(GCS)计分					
13. 静脉血清 HCO_3^- (mmol/L) (在无血气结果时选用)	22.0~31.9	<15.0*	15.0~17.9	18.0~21.9	
		≥52.0#	41.0~51.9	—	32.0~40.9

注:★有急性肾衰竭时分值加倍;* 此行为低于正常的值;#此行为高于正常的值。

表 52-5 年龄评分

年龄(岁)	分值
<44	0
45~54	2
55~64	3
65~74	5
≥75	6

B 项:年龄评分,从 44 岁以下到 75 岁以上共分 5 个阶段,具体为:<44 为 0 分,45~54 为 2 分,55~64 为 3 分,65~74 为 5 分,>75 为 6 分(表 52-5)。

C 项:慢性健康状况评分,此项列举了在行急诊手术、非手术和选择性手术时,能够给予加分的 5 个器官和系统的过去慢性病史的标准(表 52-6)。

表 52-6 慢性健康状况评分

一、有严重器官、系统功能不全或免疫受损的患者计分标准
  1. 对未手术或急诊手术后患者计　　5 分
  2. 对择期手术后患者计　　2 分
二、器官、系统功能不全或免疫受损的标准
  1. 肝脏活检证明有肝硬化和门脉高压,有过门脉高压所致的胃肠道出血或曾经发生过肝衰竭或肝性脑病

2. 心血管系统:纽约心脏协会制定的心功能Ⅳ级

3. 呼吸系统:慢性限制性、阻塞性或血管疾病致严重活动受限,不能爬楼梯或做家务或有慢性低氧血症、高碳酸血症史;有继发性红细胞增多症、肺动脉压>40 mmHg 或有呼吸机依赖者

4. 肾脏:需接受长期透析者

5. 免疫功能受损:接受了对抗感染有抑制作用的治疗,也即免疫抑制剂、化疗、放射治疗、长期或目前用大剂量皮质类固醇,抑或有白血病、淋巴瘤、AIDS 等,对感染的抵抗能力明显受抑

（2）数据采集:①急性生理数据采自进入急诊抢救室后第一个 24 小时;②生理数据应取最差值。

（3）计算方法:APACHEⅡ评分=急性生理评分+年龄评分+慢性健康状况评分（最低分为 0 分,最高分为 71 分）。分值越大伤情越重,死亡危险性越大。人们建议把 APACHE Ⅱ总分>15 作为 ICU 的收治标准;总分>25 作为严重伤标准。

在获得 APACHEⅡ评分的基础上,即可对个体死亡风险（R）进行预测:$\ln(R/1-R)$ = −3.517+（APACHEⅡ评分×0.146）+0.603（仅用于急诊术后患者）+病种风险系数（表52-7）。

将个体死亡风险率相加（$\sum R$）,再除以患者数（n）,即可获得群体死亡风险率。

表 52-7 ICU 内主要病种及其风险系数

非手术患者	
来自下列原因的呼吸衰竭和呼吸功能不全	
哮喘或过敏	−2.108
慢性阻塞性肺疾病（COPD）	−0.367
非心源性肺水肿	−0.251
呼吸骤停以后	−0.168
误吸或中毒	−0.142
肺栓塞	−0.128
感染	0
新生物（肿瘤）	−0.891
来自下列原因的循环衰竭和心功能不全	
高血压	−1.798
心律失常	−1.368
充血性心力衰竭	−0.424
出血性休克或低容量血症	0.493
管状动脉疾患	−0.191
脓毒症	−0.193
心搏骤停以后	−0.393
心源性休克	−0.259
胸或腹腔动脉瘤	−0.731
创伤	
多发伤	−1.228

续表

头部创伤	-0.517
神经科	
癫痫发作	-0.48
颅内出血、硬膜下出血、蛛网膜下腔出血	0.723
其他	
药物过量	-3.353
糖尿病酮症酸中毒	-1.507
胃肠道出血	-0.334
如果所遇病种未被列入上述计分,则按照入院的主要原因所涉及的器官系统计分	
代谢性的或肾脏的	-0.885
呼吸性的	-0.890
神经性的	-0.759
心血管的	0.470
胃肠道的	0.501
手术患者	
多发伤	-1.684
因慢性心血管疾患入科	-1.376
外周血管外科	-1.315
心瓣膜外科	-1.261
脑瘤开颅术	-1.245
肾肿瘤外科	-1.204
肾移植	-1.042
头部创伤	-0.955
胸腔肿瘤外科	-0.802
颅内出血或蛛网膜下腔出血或 SDH 开颅	-0.788
椎板切除及其他脊髓手术	-0.699
出血性休克	-0.682
胃肠道出血	-0.617
胃肠道肿瘤外科	-0.248
术后呼吸功能不全	-0.140
胃肠道穿孔或梗死	0.060

术后 ICU 的患者如因脓毒症或心肺复苏后,则使用相应的非手术患者的权重。如果所遇病种未被列入上述计分,则按入 ICU 的主要原因所涉及的器官系统计分

神经性的	-1.150
心血管的	-0.797
呼吸性的	-0.610
胃肠道的	-0.613
代谢性的或肾的	-0.196

（4）APACHE Ⅱ优点与缺点：APACHE Ⅱ系统具有庞大的数据库，对患者来源做了相应校正，适用于内外科不同种类的危重症。它能较可靠地预测病情严重性和群体患者死亡风险率，对监护人群所需的选择性操作进行预测和评估。APACHE Ⅱ简便、可靠，已成为当今世界各国 ICU 中最为普遍采纳的评分系统。但是，APACHE Ⅱ系统仍然存在着一些不足之处。例如，它对群体预后的预测较准确而对个体预测能力较差；对于一些较特殊的病例可能不适用；如何真正排除进入 ICU 前后治疗对 APACHE Ⅱ评分的影响，仍是有待进一步解决的问题。

3. APACHE Ⅲ

（1）构成：①APACHE Ⅲ评分包括年龄及慢性健康评分（表52-8）和急性生理评分（表52-9 ~ 表52-11）。其中年龄 0 ~ 24 分，慢性健康评分 4 ~ 23 分，急性生理评分 0 ~ 252 分，总分 0 ~ 299 分。分值越大伤情越重，病死率也越高。②APACHE Ⅲ患者死亡危险性（R）预计公式 $Ln(R/1-R)$＝患者入 ICU 时主要疾病分值＋入 ICU 前接受治疗场所分值＋APACHE Ⅲ总分值×0.0537。

由评分可评定患者病情，依预计公式可计算患者预计病死率。

表 52-8　APACHE Ⅲ年龄及慢性健康状况评分标准

年龄（岁）	分值	既往健康状况*	分值
≤44	0	AIDS	23
45 ~ 59	5	肝衰竭	16
60 ~ 64	11	淋巴瘤	13
65 ~ 69	13	转移性癌	11
70 ~ 74	16	白血病/多发性骨髓瘤	10
75 ~ 84	17	免疫抑制	10
≥85	24	肝硬化	4

*择期手术患者不计分。

表 52-9　APACHE Ⅲ生理学评分标准

生理指标	正常值/正常分值	绝对值/分值				
脉搏数（次/分）	50 ~ 90/0	40 ~ 49/5	≤39/8	—	—	
		100 ~ 109/1	110 ~ 119/5	120 ~ 139/7	140 ~ 154/13	≥155/17
平均动脉压（mmHg）	80 ~ 99/0	70 ~ 79/6	60 ~ 69/7	40 ~ 59/15	≤39/23	—
		100 ~ 119/4	120 ~ 129/7	130 ~ 139/9	≥140/10	
体温（℃）	36.0 ~ 39.9/0	35.0 ~ 35.9/2	34.0 ~ 34.9/8	33.5 ~ 33.9/13	33.0 ~ 33.4/16	≤32.9/20
		≥40/4	—	—		
呼吸数*	14 ~ 24/0	12 ~ 13/7	6 ~ 11/8	≤5/17	—	
		25 ~ 35/8	36 ~ 39/9	40 ~ 49/11	≥50/18	
氧合作用:PaO_2(mmHg)	≥80/0	70 ~ 79/2	50 ~ 69/5	≤49/15	—	
$A-aDO_2$**(mmHg)	<100/0	100 ~ 249/7	250 ~ 349/9	350 ~ 499/11	≥500/14	
血细胞比容（%）	41.0 ~ 49.0/0	≤40.9/3				
		≥50.0/3				

续表

生理指标	正常值/正常分值		绝对值/分值			
白细胞数 （×10⁹/L）	3.0~19.9/0	1.0~2.9/5 20.0~24.9/1	<1.0/19 ≥25.0/5	—	—	—
血清肌酐# （μmmol/L）	44~132/0	43/3 133~171/4	≥172/7	—	—	—
血清肌酐## （μmmol/L）	0~132/0	≥133/10				
排尿量（ml/d）	2000~3999/0	1500~1999/4 ≥4000/1	900~1499/5	600~899/7	400~599/8	≤399/15
胆红素（μmmol/L）	≤34/0	35~51/5	52~85/6	86~135/8	≥136/16	
尿素氮（mmol/L）	≤6.1/0	6.2~7.1/2	7.2~14.3/7	14.4~28.5/11	≥26.6/12	
血清钠（mmol/L）	135~154/0	120~134/2 ≥155/4	≤119/3	—	—	—
白蛋白（g/L）	25~44/0	20~24/6 ≥45/4	≤19/11	—	—	—
葡萄糖（mmol/L）	3.4~11.1/0	2.2~3.3/8 11.2~19.3/3	2.1/9 19.4/5	—	—	—

注：各项指标的绝对值为分子，分母为分值，上行为低于正常值，下行为高于正常值。* 对 6~12 次人工机械通气患者的呼吸次数不予计分；* * A-aDO₂ 计分仅用于气管插管的患者，不能用 PaO₂；#为急性肾衰竭时血清肌酐；##为急性肾衰竭时血清肌酐清除率。

表 52-10   APACHE Ⅲ神经学评分标准

疼痛或语言刺激		运 动			
		按嘱运动	疼痛定位	肢体屈伸或去皮质强直	去大脑强直或无反应
能自动睁眼	回答正确	0	3	3 *	3 *
	回答错乱	3	8	13 *	13 *
	语句或发音不清	10	13	24	29 *
	无反应	15	15	24	29
不能自动睁眼	回答正确	*	*	*	*
	回答错乱	*	*	*	*
	语句或发音不清	*	*	24 *	29 *
	无反应	16	16	33	48

* 表示不常见的组合和不可能的临床组合。

表 52-11　APACHE Ⅲ 酸碱失衡评分标准

pH	PCO₂(mmHg)								
	<25	25~30	30~35	35~40	40~45	45~50	50~55	55~60	≥60
<7.15	12						4		
7.15~7.20									
7.20~7.25	9			6		3	2		
7.25~7.30									
7.30~7.35							1		
7.35~7.40	5			0			1		
7.40~7.45									
7.45~7.50			0	2					
7.50~7.55			3				12		
7.55~7.60									
7.60~7.65	0								
>7.65									

（2）与 APACHE Ⅰ、Ⅱ 比较：①每项参数的分值及总分值均高，各项参数的分值大小不等。②APS 所选参数 17 项，居 APACHE Ⅰ 和 APACHE Ⅱ 评分项目之间，且 pH 和 PCO₂ 不能单独得分，而是由二者的数值共同决定分值。③对神经系统的变化未采用传统的 GCS 法，而是根据患者对疼痛或语言刺激能否睁眼时的语言及运动变化来计分。

有人比较了 APACHE Ⅱ 和 APACHE Ⅲ 对危重外科疾病参数选择差异（表 52-12）和预测判别能力（discrimination）、吻合度（goodness of fit）、预测住院病死率、受试者工作特性曲线（receiver operating characteristics curve, ROC）下面积等（表 52-13）。总体来看，APACHE Ⅲ 优于 APACHE Ⅱ。此外，APACHE Ⅲ 还扩展了 GCS 对神经系统损伤的评价。APACHE Ⅲ 的数据库较大，收集的外科患者和创伤患者也较多，更接近或贴切反映外科 ICU 患者的情况。APACHE Ⅲ 可独立预测 MODS 和多器官衰竭（MOF）的病死率。英国某 ICU 采用 APACHE Ⅱ 和 APACHE Ⅲ 进行了各方面的比较，认为二者差别不明显。

表 52-12　APACHE Ⅱ 和 APACHE Ⅲ 对危重外科疾病参数选择的差异

参数	APACHE Ⅱ	APACHE Ⅲ
数据库的患者数	5815	17 448
疾病分类数	34	78
手术入院的比例(%)	59	42
生理参数总计	12	17
总分值范围	0~71	0~299
最大年龄分值	6	24
最大生理分值(APS)	60	252
最大慢性健康分值	5	23
择期外科慢性健康分值	有	无
较高权重的急性生理紊乱参数	Hb、Na⁺、K⁺	MBP、Cr、Al、Bil、Glu 氧合作用
较高权重的慢性病	心脏病、透析、COPD	AIDS、淋巴瘤、白血病

注：MBP，平均动脉压；Cr，肌酐；Al，白蛋白；Bil，胆红素；Glu，葡萄糖；COPD，慢性阻塞性肺疾病。

表 52-13 APACHE Ⅱ 和 APACHE Ⅲ 效果比较

项目	APACHE Ⅱ	APACHE Ⅲ
对疾病的判别力和吻合度	良好	优于 APACHE Ⅱ
ROC 曲线下面积	0.847	0.899
预测住院病死率	好	优于 APACHE Ⅱ
独立预测 MODS 和 MOF 病死率的能力	低	强

（3）缺点：APACHE Ⅲ 提出时间较短，虽然设计科学，但较 APACHE Ⅱ 更加复杂、烦琐，还需要进一步临床应用观察。

四、简易的急性生理评分

（一）概念

简易的急性生理评分（SAPS）是从最初的 APACHE 简化发展而来的一个独立的预测方法。Le Gall 等自 1984 年提出 SAPS Ⅰ 后，又对其进行了不断更新、补充和完善。在对 12 个欧美国家的 137 个 ICU 中 12 997 例患者进行了研究之后，于 1993 年提出了 SAPS Ⅱ。经过修改的版本 SAPS Ⅱ 在多个国家近万例患者的应用中，被证明是非常有效的。与 APACHE 系统一样，采用的变量均为患者入院后第一个 24 小时内的值。SAPS Ⅱ 共由 17 项变量组成（表 52-14），包括 12 项生理指标、年龄、住院类型（择期手术、非择期手术、内科处理）和 3 项慢性病（AIDS、血癌、转移癌）。各项变量的分值不等（0~26 分），总分为各项分值之和，最高为 182 分。从各方面来看，SAPS Ⅱ 在预测住院死亡概率方面明显优于 SAPS Ⅰ。SAPS Ⅱ 死亡概率预测是直接通过计算分值后，采用一个逻辑回归方程求得，无须任何诊断等。目前少见评价 SAPS Ⅱ 和 APACHE Ⅲ 各自优缺点的文献。有人用 SAPS Ⅱ 和 APACHE Ⅱ 对内科急诊危重症患者进行了病情评估，认为 APACHE Ⅱ 可以准确地预测患者的病死率，有较好的校准度；SAPS Ⅱ 虽可反映患者的病情严重程度，但在预测死亡危险度方面与实际病死率有较明显的差异。并提出 APACHE Ⅱ 16 分、SAPS Ⅱ 40 分以上患者病情严重，死亡危险度明显增加。APACHE Ⅱ 和 SAPS Ⅱ 分值分别达到 30 和 70 分时，病死率为 100%。Le Gall 列出了采集各项参数时的统一标准（表 52-14）。

表 52-14 SAPS Ⅱ 各项变量的取值时间、范围和计分

变量	取值时间、范围和计分
1. 年龄	出生到最近一次生日的年数
2. 心率	用 24 小时内最差值或最低、最高值；从心搏骤停（11 分）到极度心动过速（7 分）；心率差别很大，定为 11 分
3. 收缩压	与心率一样用最差值，如从 60 mmHg 变化至 205 mmHg，定为 13 分
4. 体温	取体温的最高值
5. PO_2/FiO_2	如用人工通气或持续的肺动脉高压，取最低比率
6. 尿量	如果患者在 ICU 不到 24 小时，用下述方法计算：如 8 小时为 1L，24 小时即为 3L

变量	取值时间、范围和计分
7. 血清尿素或尿素氮	用最高值
8. 白细胞计数	根据计分表用最差值(最高或最低计数)
9. 血清钾	根据计分表用最差值(最高或最低 mmol/L)
10. 血清钠	根据计分表用最差值(最高或最低 mmol/L)
11. 血清碳酸氢	用最低值
12. 胆红素	用最高值
13. GCS	用最低值,如果患者用了镇静药,记录用药前的 GCS
14. 入院类型	择期手术*、非择期手术**、内科处理***
15. AIDS	如果 HIV 阳性,并伴如下合并症:卡氏肺孢子虫肺炎、卡波西肉瘤、淋巴瘤、结核病、弓形体感染即可确诊
16. 血癌	淋巴瘤、急性白血病、多发性骨髓瘤
17. 转移癌	外科、CT 或其他方法证实即可确诊

＊24 小时后手术;＊＊24 小时内手术;＊＊＊到 ICU 1 周内未行手术。

(二) 临床应用

SAPS 由两部分组成:SAPS Ⅱ评分(表52-15)和院内死亡概率(PHM)计算。根据 SAPS Ⅱ评分,计算出 Logit,然后再计算 PHM,公式如下:

$$Logit = \beta_0 + \beta_1(SAPS Ⅱ评分) + \beta_2[In(SAPS Ⅱ评分+1)]$$
$$= -7.7631 + 0.737(SAPS Ⅱ评分) + 0.9971[In(SAPS Ⅱ评分+1)]$$

$$PHM = e^{logit}/(1+e^{logit}),式中 e 为常数 2.718\ 281\ 8。$$

表 52-15 SAPS Ⅱ评分表

变量	分值为"0"的绝对值	绝对数/分值			
年龄(岁)	<40	— 40~59/7	— 60~69/12	— 70~74/15	— 75~79/16 >80/18
心率(次/分)	70~119	40~69/2 120~159/4	<40/11 ≥160/7	— —	— —
收缩压(mmHg)	100~199	70~99/5 ≥200/2	<70/13 —	— —	— —
体温(℃)	<39	≥39/3	—	—	—
持续通气时的 PO₂(mmHg)/FiO₂	—	≥200/6 —	100~199/9 —	<100/11 —	— —
尿量(L/d)	≥1.0	0.5~0.999/4	<0.5/11	—	—

续表

变量	分值为"0"的绝对值		绝对数/分值		
血清尿素（mmol/L）或血	<10	10.0~29.9/6	≥30/10	—	—
清尿素氮（mmol/L）	<20	20~59.3/6	≥60/10	—	—
白细胞计数（×10⁹/L）	1.0~19.9	<1.0/12	—	—	—
	—	≥20.0/3			
血清钾（mmol/L）	3.0~4.9	<3.0/3	—	—	—
		≥5.0/3			
血清钠（mmol/L）	125~144	<125/5	—	—	—
		≥145/1			
血清碳酸氢根（mmol/L）	≥20	15~19/3	<15/6	—	—
胆红素（μmol/L）	<68.4	—	—	—	—
		68.4~102.5/4	≥102.6/9	—	—
GCS（Glasgow 昏迷评分）	14~15	11~13/5	9~10/7	6~8/13	<6/26
慢性病	—	转移癌/9	血癌/10	AIDS/17	—
入院类型	择期手术	内科处理/6	非择期手术/8	—	—

注：每项变量的上一行为低于"0"分的绝对数/分值，下行为高于"0"分的绝对数/分值。

SPAS Ⅱ 使用简单、方便、快捷，易被广泛接受和应用，但其采用的变量均为患者入住 ICU 后第一个 24 小时内的值，如能对患者入 ICU 后每日的 SPAS Ⅱ 评分和死亡概率进行研究，则可对患者的死亡危险性进展情况进行最有效的动态评价，这也是今后的研究方向。

五、感染严重度评分

对感染严重度的评估主要依据临床观察和实验室检查，这是一种定性的评估方法。20 世纪 80 年代提出了定量的感染严重度评分法。其目的是便于早期诊断和治疗，也可对严重程度做出评估，从而预测结局，还可通过评分比较治疗效果。

（一）感染评分（sepsis score, SS）

1983 年提出本法，主要由感染的局部所见、口温变化、感染的继发效应和实验室检查 4 部分内容构成。每一部分给予一定的分值，分值相加得 SS 总分（表 52-16）。感染越重得分越多，病死率也越高。总分大于 20 分者有 80% 以上的患者可能死亡。

（二）感染严重度评分（septic severity score, SSS）

本法是 1983 年由 Stevens 提出的，他是根据身体 7 个器官和系统的功能损伤程度加以评分。把损伤程度分 5 个等级，分别计 1~5 分（表 52-17）。3 个最高分的平方和，即得总分。对总分大于 6 分的患者就需密切观察，并加以积极处理。总分在 40 分以上的患者病死率可达 70% 以上。

表 52-16 感染评分内容

参数	分值	参数	分值
一、感染		失代偿性	2
1. 伤口有化脓性感染或肠瘘		肾衰竭	3
只需小换药每天 1 次	2	全身性变化所致神经、精神变化	3
需大量敷料,换药每天 2 次以上		DIC 所致出血倾向	3
需用引流袋或吸引	4	四、实验室检查	
2. 腹膜炎		1. 血培养	
局限性腹膜炎	2	1 次阳性	1
弥漫性腹膜炎	6	2 次或 2 次以上阳性(间隔 24 小时)	3
3. 胸腔感染		1 次阳性,有侵入性操作史	3
有临床和 X 线表现,但不咳痰	2	1 次阳性,合并有心脏杂音和(或)	3
有临床和 X 线表现,咳脓痰	4	急性脾大	
大叶性肺炎或支气管性肺炎	6	2. 白细胞计数(×10⁹/L)	
4. 深部感染(脓胸、膈下脓肿、盆腔脓肿和急慢性骨髓炎)	6	12 ~ 30	1
		>30	2
二、口温变化(日最高温度)(℃)		<2.5	3
36.0 ~ 37.4	0	3. 无明显出血情况下的血红蛋白值(g/L)	
37.5 ~ 38.4	1	70 ~ 100	1
38.5 ~ 39.0	2	<70	2
>39.0	3	4. 血小板计数(×10⁹/L)	
<36.0	3	100 ~ 105	1
日最低温度>37.5	加 1	<100	2
一天内温度出现两次以上>38.4	加 1	5. 血清白蛋白(g/L)	
寒战	加 1	31 ~ 35	1
三、感染继发效应		25 ~ 30	2
明显黄疸(无肝胆疾病)	2	<25	3
代谢性酸中毒:		6. 血清胆红素(μmol/L)	
代偿性	1	无明显黄疸情况下>25	1

表 52-17 感染严重度评分(SSS)

器官和系统	分 值				
	1	2	3	4	5
肺脏	面罩给氧	气管插管	PEEP 0 ~ 10	PEEP 10, $PO_2 \geqslant 50$ mmHg	最大 PEEP $PO_2 < 50$ mmHg
肾脏					
肌酐(μmol/L)	106 ~ 221	230 ~ 309	>318	>318	>318

续表

器官和系统	分 值				
	1	2	3	4	5
尿量(ml/L)	—	—	—	20~50	<20
凝血系统					
瘀斑及出血	瘀斑	青斑	—	—	出血
血小板计数(1× 10^9/L)	正常	—	20~100	<20	—
PT(秒)	正常	12~14	>14	延长	—
PTT(秒)	正常	45~65	>50	延长	—
其他					ELT↑,FDP↑
心血管	轻度低血压	中度低血压	用中等量升压药	用大量升压药	用升压药血压仍低
肝脏					
胆红素(μmol/L)	正常	26~43	44~68	70~137	>137
其他	LDH、SGOT 升高	—	—	—	—
胃肠道	轻度麻痹性肠梗阻	中度麻痹性肠梗阻	重度麻痹性肠梗阻	糜烂性胃炎出血	肠系膜静脉血栓形成
神经系统	迟钝	定向力障碍	烦躁	淡漠	昏迷

注:ELT,优球蛋白溶解时间;FDP,纤维蛋白溶解产物。

六、多器官功能障碍综合征(MODS)和 MOF 评分

(一) MODS 评分

1995 年,Marshall 等在已有的研究基础上选择 6 个重要脏器系统的变量,形成了 MODS 评分标准(表 52-18),目的是量化 MODS 的严重程度。从 6 个系统和器官选择了 6 项指标,根据其功能失常的程度给予一定的分值。6 个变量分别是:①呼吸系统,氧分压与吸入氧浓度比值(PaO_2/FiO_2);②肾脏(血清肌酐浓度,CRE);③肝功能(血清胆红素浓度,BL);④血液系统(血小板计数,Plt);⑤神经系统(格拉斯哥昏迷评分,GCS);⑥心血管系统[压力调整的心率(pressure-adjusted heart rate,PAHR),PAHR=心率×右心房压(或中心静脉压)/平均动脉压]。上述变量分别能够反映各脏器系统的功能状况。每项指标计 0~4 分。MODS 损伤越严重,分值越高。最大总分为 24 分。本系统预测的准确度为 93.1%。

由于 MODS 使用简便,易于掌握,因而值得在临床上推广应用。

表 52-18　多器官功能障碍综合征(MODS)评分

观察指标	分 值				
	0	1	2	3	4
PaO_2/FiO_2(mmHg)	300.0	226.0~300.0	151.0~225.0	76~150.0	≤75
血清肌酐(μmol/L)	≤100.0	101.0~200.0	201.0~305.0	351.0~500	>500.0
血清胆红素(μmol/L)	≤20.0	21.0~60.0	61.0~120.0	121.0~240	>240
PAHR(次/分)	≤10.0	10.1~15.0	15.1~20.0	20.1~30.0	>30.0
血小板数(×10⁹/L)	>120.0	81.0~120.0	51.0~80.0	21.0~50.0	≤20
GCS	15.0	13.0~14.0	10.0~12.0	7.0~9.0	≤6

注:PAHR=心率×右心房压(或中心静脉压)/平均动脉压。

（二）Goris MOF 评分

荷兰学者 Goris 等于 1985 年提出了 MOF 的评分标准,可作为对 MODS 评分的补充。MOF 评分涉及 7 个脏器系统。每个脏器系统的分值按其衰竭的严重度分为 0 ~ 2 分:0 分为无脏器衰竭,1 分为中度衰竭,2 分为严重衰竭。总分 0 ~ 14 分,分值越高,表明患者脏器功能损害越严重。MOF 评分标准见表 52-19。

表 52-19　多器官衰竭（MOF）评分

观察指标	分　值		
	0	1	2
肺衰竭			
机械通气	不需要	需要	需要
PEEP(cmH$_2$O)	不需要	需要 压力<10,	需要 压力>10
FiO$_2$ 浓度(%)	—	0.4	>0.4
心力衰竭			
血压	正常	低血压 需输液	低于 100 mmHg
血管活性药	不需要	多巴胺 ≤10 μg/(kg·min) 或硝酸甘油 ≤20 μg/min 静脉注射,维持血压>100 mmHg	多巴胺 ≥10 μg/(kg·min) 和(或)硝酸甘油>20 μg/min 静脉注射
肾衰竭			
血清肌酐(μmol/L)	<177	≥177	需血液或腹膜透析
肝衰竭			
AST(nmol/L)	416.8	416.8 ~ 833.5	≥833.5
总胆红素(μmol/L)	<34.4	>34.4 ~ 103.2	≥103.2
中枢衰竭	无	明显的反应迟钝	严重的反应障碍和(或)弥散性神经系统疾病
胃肠道衰竭			
应激性溃疡	无	有	溃疡出血,需输血>400 ml/24h
胆囊炎	无	有	胆囊自发穿孔
其他	—	—	坏死性结肠炎和(或)胰腺炎

注:AST,血清天冬氨酸转氨酶。

（三）SOFA 评分系统

1994 年,由欧洲危重症学会(European Society of Intensive Care Medicine,ESICM)的学者们在巴黎提出。脓毒症相关脏器衰竭评估(sepsis-related organ failure assessment,SOFA)提出的目的是描述和评估脏器功能障碍或衰竭的程度。它的提出纠正了以前如 APACHE Ⅱ、SAPS 评分系统将器官衰竭描述成"有"或"无",并将病死率作为临床试验评价的唯一指标。该系统包括 6 个脏器和系统的变化。根据其变化给予 0 ~ 4 分的评价。0 分为正常、4 分最差;每天记录 1 次最差值。最高总分为 24 分。分值越高病情越重,预后也越差。SOFA 评分见表 52-20。

表 52-20　SOFA 评分

观察指标	分 值			
	1	2	3	4
呼吸系统				
PO$_2$/FiO$_2$(mmHg)	<400	<300	<200	<100,给予呼吸支持
血液系统				
血小板计数(×10^9/L)	<150	<100	<50	<20
肝脏				
胆红素(μmol/L)	20～32	33～101	102～204	>204
肾脏				
肌酐(μmol/L)	110～170	171～299	300～440	>440
中枢神经系统				
GCS 分值	13～14	10～12	6～9	<6
心血管系统				
平均动脉压(mmHg)	<70			
用药[μg/(kg·min)]	—	多巴胺≤5,或任何剂量的多巴酚丁胺	多巴胺>5,或肾上腺素≤0.1,或去甲肾上腺素≤0.1	多巴胺>15 或肾上腺素≥0.1,或去甲肾上腺素≥0.1

（四）细胞损伤评分（cells injury score,CIS）

由日本学者于 1991 年提出,用代表细胞代谢的 3 个指标作为评价细胞损伤的依据（表 52-21）。动脉血酮体比（arterial ketone body ratio,AKBR）、血浆渗透压间隙（osmolality gap,OG）和血乳酸浓度。AKBR 是动脉血中乙酰乙酸（acetoacetate）和 β-羟基丁酸（β-hydroxybutyrate）的比例,可反映肝细胞线粒体的氧化还原作用。OG 是指血清渗透压测量值和计算值之间的差值,可反映用常规方法无法测量到的从损伤细胞溢出的溶质量。有人提出 OG>20 者几乎不可能存活。血乳酸浓度是反映组织缺氧程度的极好指标。CIS 每个参数都由 0～3 分构成,最大总分为 9。细胞损伤越重分值越大,脏器功能受损也越重,预后也越差。死亡者的分值明显高于存活者,CIS 分值大于 6 分者几乎不可能存活。CIS 为 0～1 分者病死率为 6.7% 左右,8 分以上为 100%。CIS 似乎比 APACHE Ⅱ 更能准确地预测 MOF 患者的结局。CIS 与 MOF 患者的病死率间也呈明显的正相关关系。Roumen（1993）观察了 56 例 ISS≥33 的多发伤患者,分析了各项评分（TS、TRISS、GCS、PTS、APACHE Ⅱ、SSS）和血乳酸在预测 ARDS 和 MOF 上的意义。结果认为,ISS、SSS 和伤后第 3 天血乳酸是预测 ARDS 和 MOF 极有意义的参数。有人提出,血乳酸>2.5 mmol/L（12～24 小时）可作为 MOF 独立的预测指标。Oda 连续观察了 157 例 MOF 患者后认为,CIS 可作为预测病死率危险性的有用指标,CIS 分值与衰竭脏器数及病死率呈明显的相关关系,存活患者的 CIS 分值明显高于死亡组。AKBR 在预测病死率的能力是最强的。

表 52-21　细胞损伤评分（CIS）

指　标	分　值			
	0	1	2	3
动脉血酮体比	>0.71	0.70 ~ 0.41	0.40 ~ 0.26	0.25
血浆渗透压差（mmol/L）	<2.2	2.3 ~ 10.0	10.1 ~ 20.0	>20.1
血乳酸浓度（mmol/L）	<1.6	1.7 ~ 2.5	2.6 ~ 5.0	>5.1

有学者比较了 CIS 和 SOFA 方法对 47 例 MODS 患者严重度和预后预测的差别，结果认为，这两种方法的连续观察都能正确地预测预后。

七、死亡概率预测模型

死亡概率预测模型（MPM）应用逻辑回归方法，主要用于评价 ICU 患者的临床治疗效果及费用效果比，以及对某一 ICU 患者住院病死率可能性的估计。MPM Ⅰ 在 1985 年提出，包括 11 个预测参数，最近已经过多次修改以适应评价 ICU 患者及入住 ICU 后 24 小时、48 小时和 72 小时的病死率。24 小时、48 小时和 72 小时模型反映患者治疗后的状态以及根据入住 ICU 期间的资料预测住院病死率。最新版本的 MPM Ⅱ 已在 13 个国家的 137 个 ICU 临床中应用，证实其实用价值优于 MPM Ⅰ。MPM Ⅱ 是能计算出 ICU 患者不同时间段的 PHM 的一种病情评价系统。MPM Ⅱ 是在 MPM Ⅰ 的基础上，通过对十几个国家 100 多所医院数万名患者的研究后得出的。它包括 4 个独立的子系统：MPM_0、MPM_{24}、MPM_{48} 及 MPM_{72}，它们能够分别计算出患者入住 ICU 时，入住 ICU24 小时、48 小时及 72 小时的 PHM，其中，MPM_0 是目前所有病情评价系统中唯一能够对刚刚入住 ICU 的患者进行病情评价并计算出 PHM 的病情评价系统。

八、24 小时 ICU 评分法

24 小时 ICU 评分法是采用参数最少的、最简单的预测创伤后 ICU 患者（或急诊抢救室患者）病死率的方法，即进入 ICU 后 24 小时的 GCS、PaO_2/FiO_2 和液体入量（反映心功能）的数据。

九、Ransom 急性胰腺炎评分

Ransom 急性胰腺炎评分是较常用的预测胰腺炎患者病死率的方法（表 52-22）。总评分=（入院分值）+（入院后第一个 24 小时分值）。其中最低分为 0 分，最高分为 10 分，分数越高病死率越高（表 52-23），其缺点是受病因及治疗影响很大。

表 52-22　Ranson 评分

来诊时		来诊 48 小时	
年龄	>55 岁	血细胞比容下降	>10%
白细胞计数	>16×10⁹/L	BUN 上升	>5 mg/dl
血糖	>200 mg/dl	Ca²⁺	<8 mg/dl
LDH	>350 U/L	碱缺失	>4 mmol/L
AST	250 U/L	估计失液量	>6 L
		PaO₂	<60 mmHg

表 52-23　Ranson 评分和预后

评　分	死亡率(%)
≤2	1
3~4	15
5~6	40
≥7	100

注:<3 分为轻症;>3 分表示病重;>5 分表示预后差。

第三节　创伤评分系统

一、创伤的院前评分

院前评分是指从受伤地点到医院确定性诊断前这段时间内,对伤员损伤程度进行评分的方法。因后送时间长短不一,院前这段时间也有长有短。因此,对院前评分方法的要求是:简单、实用,且有较好的灵敏度。院前评分的目的是尽快对伤员进行分类、后送和急救。目前常用的院前评分,多数是以生理指标变化为依据,根据每项指标变化程度计分,总分为各项指标分值之和,用于评定损伤严重程度。分值多少与伤情严重程度之间的关系目前尚无统一的标准。有的院前评分方法是得分越多伤情越重;有的是得分越少伤情越重。因此,统一分值和伤情间的关系、有利于记忆,也是院前评分值得商榷的地方。下文将介绍院前评分常用的方法。

（一）创伤计分（trauma score,TS,见表 52-24 和表 52-25）

表 52-24　创伤计分(TS)

呼吸(次/分)	计分	呼吸幅度	计分	收缩压(mmHg)	计分	毛细血管充盈	计分	GCS 总分*	计分
10~24	4	正常	1	>90	4	正常	2	14~15	5
25~35	3	浅	0	70~90	3	延缓	1	11~13	4
>35	2	困难	0	50~69	2	无	0	8~10	3
10	1			<50	1			5~7	2
0	0			0	0			3~4	1

* GCS 总分见表 52-25。

表 52-25　GCS(Glasgow 昏迷评分)法

睁眼反应	计分	言语反应	计分	运动反应	计分
自动反应	4	回答切题	5	按吩咐动作	6
呼唤睁眼	3	回答不切题	4	对疼痛能定位	5
刺痛睁眼	2	答非所问	3	刺痛能躲避	4
不睁眼	1	只能发音	2	刺痛后肢体能屈曲	3
		不能言语	1	刺痛后肢体能过度伸展	2
				不能活动	1

注:3 项反应计分相加为 GCS 总分。

TS 总分为表 52-24 所列出的 5 项参数分值之和,最高为 16 分。生理紊乱越重分值越低,通常把 TS<12 分定为重伤。

(二) 修正的创伤计分(revised trauma score,RTS)

RTS 是 TS 的改进型。在实践中人们发现,呼吸幅度和毛细血管充盈度的判断不易标准化,在夜间更难以观察。因此,RTS 只采用了呼吸次数、收缩压和 GCS 三项指标(表 52-26)。RTS 的最大分值为 12,伤情越重分值越低。

表 52-26 修正的创伤计分(RTS)

GCS 总分	收缩压(mmHg)	呼吸(次/分)	每项计分
13 ~ 15	>89	10 ~ 29	4
9 ~ 12	76 ~ 89	>29	3
6 ~ 8	50 ~ 75	2 ~ 9	2
4 ~ 5	1 ~ 49	1 ~ 5	1
3	0	0	0

(三) CRAMS 定级

CRAMS 由循环、呼吸、腹部(包括胸部)、运动和言语(circulation, respiration, abdomen, motor, speech)5 项内容组成。CRAMS 为 5 个英文单词的缩写。每项分 3 个档次(正常、不正常和严重不正常),每档计 2、1、0 分(表 52-27)。

CRAMS 定级最大总分为 10,把分值>9 定为轻伤;≤8 定为严重伤。

表 52-27 CRAMS 计分

项目	正常	不正常	严重不正常
循环	2	1	0
呼吸	2	1	0
腹部和胸部	2	1	0
运动	2	1	0
言语	2	1	0

上述 3 种方法都表现为伤情越重分值越低,也是目前较为常用的院前评分方法。以下介绍两种常用的伤情越重分值越高的评分方法,即院前指数和创伤指数。

(四) 院前指数(prehospital index,PHI)

PHI 由收缩压、脉率、呼吸、神态和有无贯通伤 5 个因素组成(表 52-28)。表中 4 项分值相加最高为 20,有贯通伤另加 4 分。损伤越重分值越高,0 ~ 3 分为轻伤;4 ~ 20 分为重伤。

表 52-28 院前指数

收缩压(mmHg)	计分	脉搏(次/分)	计分	呼吸	计分	神态	计分
>100	0	>120	3	正常	0	正常	0
86 ~ 100	1	50 ~ 119	0	费力、浅	3	模糊/烦躁	3
75 ~ 85	2	<50	5	<10 次/分	5	言语不能被人理解	5
0 ~ 74	5			或需插管	5		

（五）修正的创伤指数（revised trauma index，RTI）

由受伤部位、受伤类型、呼吸、循环和意识状态 5 部分构成创伤指数评定标准。依据各项指标的变化程度分别定为 1、3、5、6 分（表 52-29）。各项分值相加得总分，最高总分为 30。RTI 越高死亡风险越大，RTI<15 时病死率为零，RTI>20 时病死率在 50% 以上。人们认为，RTI 作为一种院前评分方法，能够很好地反映多发伤伤员的损伤情况和预后。

表 52-29　修正的创伤指数

项目	分值			
	1	3	5	6
受伤部位	四肢皮肤	背	胸	头、腹部多发伤
受伤类型	轻度开放伤	单纯撞伤、Ⅱ度烧伤	较大开放伤、穿透伤、Ⅲ度烧伤	钝挫伤、枪弹伤
循环				
血压（mmHg）	>101	80～101	<80	无
脉搏（次/分）	<100	100～140	>140	无
呼吸（次/分）	10～25	25～35	<10	无
意识状态	嗜睡	对语言有反应	对疼痛有反应	对疼痛无反应

（六）分类核查（triage checklist）

分类核查的目的是把有生命危险的伤员分拣出来，尽快地后送至创伤专科中心或大医院。拣出的条件为：收缩压<90 mmHg、脉搏>120 次/分、呼吸>30 次/分或<12 次/分；头、颈、胸、腹或腹股沟部穿透伤；意识丧失或意识不清；腕或踝以上创伤性断肢；连枷胸；有两处或两处以上长骨骨折；5 m 以上高空坠落伤。此法的优点是分类速度快，缺点是有些重伤员在伤后短时间内，有些症状和体征表现还不明显，可能造成漏诊或轻判。

上述评分方法以生理指标为主要依据，如能加上诸如损伤部位、损伤原因和年龄等作为参考指标，可能对损伤严重度的评定会更准确。在院前评分，首先要提高灵敏度，使重伤员能及时地被分拣出来，并得到及时后送和治疗。当然也需要提高特异性，把有些不必要送至创伤中心的轻伤员筛选出来，以减轻创伤中心的压力和伤员的负担，但灵敏度是第一位的。CRAMS 法使用方便，灵敏度较 TS 高，受现场救护人员的欢迎。分类核查能把有生命危险的95% 以上伤员分拣出来，类选不足率极低，但类选过量率却较高，这将会导致专科中心工作量过大和伤员经费负担过重。

二、红十字会创伤分类

在平时，外科医生很少有处理战伤的经验，但都有一定的处理平时创伤的经验。众所周知，小的投射物可导致大而严重的创伤。战时大部分创伤是由炸弹和炮弹的弹片致伤。因此，在实践中要根据致伤特点、弹丸和破片速度等，对创伤做合理的分类处理。

红十字会创伤分类是依据皮肤伤口（包括出口和入口）的大小、有无空腔、骨折、生命器官损伤、有无异物等变化来计分,而后根据组织和器官损伤情况对计分加以分级。这一系统被认为是用于野战条件下的一种又快又容易的评分方法。

（一）观察局部损伤情况

（1）入口大小（代号为 E,entry）:测量入口 E 的最大直径（cm）,如直径为 5 cm 则计 5 分。

（2）出口大小（代号为 X,exit）:测量出口 X 的最大直径（cm）,如直径为 4 cm 则计 4 分,没有出口则为非贯通伤,计零分（X0）。

（3）空腔大小（代号为 C,cavity）:检查空腔能否容纳两个手指。不能容纳者不计分（C0）,能容纳两个手指者,计 1 分（C1）。这一情况可能在术前就很清楚,有时需在切开皮肤后才能测得。对胸腹部有创伤的伤员,要检查胸腹壁伤口。

（4）骨折（代号为 F,fracture）:无骨折不计分（F0）,单纯骨折或不明显的粉碎骨折计 1 分（F1）,有明显的粉碎骨折计 2 分（F2）。

（5）重要组织和脏器（代号为 V,vital structure）:无脑组织、脏器（硬脑膜破裂、胸膜和腹膜）损伤不计分（V0）,有损伤计 1 分（V1）。

（6）金属物（代号为 M,metallic body）:X 线未见子弹和破片不计分（M0）,有 1 个金属物计 1 分（M1）,多块金属物计 2 分（M2）。

（二）准确记录分值的几点说明

（1）弄不清出入口时,在病历的 E 和 X 符号间打"?"。

（2）有多个伤口时,只记录两个最严重伤口的分值。

（3）伤口无法评分时,可记录为"不能分类"（unclassifiable,U/C）,一般见于小创面。

（4）一个投射物造成两个伤口时,如经上臂伤及胸部,记录上臂伤及胸部伤各自的分值。

（5）有时不可能或不必要记录上述 6 方面的分值。但是,入口、骨折和生命结构损伤计分往往是可以得到的。

用手指法测量空腔大小是粗略的,但简单有效,它代表着大多数子弹的长度。C1 的伤口可能出现严重的组织损伤,而不只是撕裂伤,要与暂时性空腔相区别;骨折计分有时很难确定,有的介于 F1 和 F2 之间,如腓骨有粉碎性骨折,而胫骨却完整;V1 说明创伤较为严重,除要处理创面外,还需行胸腔引流和剖腹探查等;V1 还包括腘动脉和肱动脉损伤,但不计远端的血管。

完整弹丸（M1）和破碎弹丸（M2）对组织的损伤是不同的,创伤的严重程度与弹丸破碎程度之间有一定的关系。

无放射检查时,本评分系统仍然是可靠的,F 计分靠临床观察,M 计分可以忽略。最后可用 E、X、C 和 F 分值进行创伤严重度分级。

（三）创伤等级的评定

（1）根据组织损伤程度分级（表 52-30）:依 E、X、C 和 F 计分,分为 3 个级别。

表 52-30　依组织损伤程度分级

创伤等级	E+X 分值	C 分值	F 分值
1 级	<10	0	0 或 1(低能传递)
2 级	<10	1	2(高能传递)
3 级	≥10	1	2(严重创伤)

（2）根据损伤结构分型（表 52-31）：依 F 和 V 计分，把创伤分为 ST 型、F 型、V 型和 VF 型。

表 52-31　依损伤的结构分型

损伤类型	F 分值	V 分值	损伤类型	F 分值	V 分值
ST(软组织)型	0	0	V(重要器官)型	0	1
F(骨折)型	1 或 2	0	VF(重要器官+骨折)型	1 或 2	1

（3）根据上述分级和分型组合成 12 种创伤类型（表 52-32）。

表 52-32　12 种创伤类型

分型	分　级		
	1	2	3
ST	小而单纯的创伤	2 ST	3ST
F	1F	2F	3F
V	1V	2V	3V
VF	1VF	2VF	威胁生命或肢体的严重创伤,3VF

创伤性截肢不易计分,但易于分类:膝以下截肢定为 3 级 F 型(3F);膝以上截肢定为 3 级 VF 型(3VF)。红十字会分类更多考虑到创伤是外科疾病,而不是武器现象,使根据临床表现以识别创伤的异质性更为具体化。

（四）红十字会分类的使用价值

用于创伤评估,也便于外科医生间的交流;便于比较类似伤的治疗效果;用于外科审计,比较各医院间的治疗水平和资源利用等。

三、创伤的院内评分

创伤的院内评分是指伤员到达医院经确定性诊断后,根据损伤类型解剖部位和生理指标的变化对伤情进行定量评估的方法。现有以解剖部位为依据的简明损伤定级(abbreviated injury scale,AIS)及其派生的多发伤损伤严重度计分(injury severity score,ISS)、APACHE 等。

（一）简明损伤定级

1971 年制定了 AIS,其后几经修订,1976 年正式出版了有 500 多条目的第 1 版 AIS 手册。1980 年出版的 AIS-80 对脑损伤的编码进行了重大改进。随着创伤救治体系的形成和创伤登记制度的逐步完善,认识到 AIS 的应用范围必须扩大,由此形成了 AIS-85,它对胸腹部损伤的编码更为确切。AIS-90 版在内容和方法上都比 AIS-85 有较大改进,使用也更为方便。现颁布了 AIS-98 版,它对 AIS-90 的一些条目提出了更为具体的编码规则,对体表损伤在 ISS 中的计算予以明确规定,并将以往的器官损伤定级(organ injury scale,OIS)结合到 AIS-90 条目中(胸腹部),丰富了 AIS-90 的内容,且更便于临床应用。

不管如何修订,但 AIS 以解剖部位损伤为定级依据的基础未变。AIS 将损伤严重度分为 6 个等级:AIS1 为轻度伤、AIS2 为中度伤、AIS3 为较严重伤、AIS4 为严重伤、AIS5 为危重伤、AIS6 为最严重伤。

无论是 AIS-90 和 AIS-98,均对每一个损伤条目以特定的 6 位数编码,小数点后为定级标准(第 7 位数),也即 AIS 严重度计分。AIS-90 或 AIS-98 的前 6 位数编码的具体内容见表 52-33。首位数代表身体区域,第 2 位数表示解剖结构的类型,第 3 和 4 位数表示特殊的解剖结构或损伤性质,第 5 和 6 位数表示具体部位和解剖结构损伤的程度。

表 52-33 AIS-90 和 AIS-98 前 6 位数编码的具体内容

第1位数:身体区域	第3、4位数:特定的解剖结构或损伤性质		第5、6位:数损伤程度
1. 头部	全区域		从02开始,用两位数字顺序排,以表示具体的损伤。00 表示严重度未指明的损伤(NFS),或表示该解剖结构在本手册中只有一项条目的损伤。99 表示损伤性质或严重程度都不明者
2. 面部	02	皮肤——擦伤	
3. 颈部	04	——挫伤	
4. 胸部	06	——撕裂伤	
5. 腹部及骨盆	08	——撕脱伤	
6. 脊柱	10	断肢	
7. 上肢	20	烧伤	
8. 下肢	30	挤压伤	
9. 皮肤和未特定指明的部位	40	脱套伤	
	50	损伤——NFS	
	60	贯通伤	
第2位数:解剖结构的类型	90	非机械性损伤	
1. 全区域	头部——LOS		
2. 血管	02	意识丧失的时间	
3. 神经	04、06、08	意识水平	
4. 器官(包括肌肉/韧带)	10	脑振荡	
5. 骨骼(包括关节)	脊柱		
6. 头——LOS	02	颈椎	
	04	胸椎	
	06	腰椎	
	血管、神经、器官、骨、关节都从02 开始用两位数字顺序编排		

注:LOS,loss of consciousness,意识丧失;NFS,not further specified,未进一步指明或进一步分类。

（二）多发伤严重度评分

目前常用的多发伤严重度评分方法有以下两种：

1. 损伤严重度计分 ISS 是在 AIS 基础上派生出来的多发伤严重度评估方法，在 1974 年由 Baker 提出，是创伤界应用最为广泛的方法。现将其计算方法、评定标准和弊端分述如下：

（1）ISS 分值的计算：ISS 法把人体划分为 6 个区域。①头或颈部：包括脑或颈椎损伤、颅骨或颈椎骨折；②面部：包括口、耳、眼、鼻和颌面骨骼损伤；③胸部：包括胸腔内的所有脏器、膈肌、肋骨和胸椎损伤；④腹部或盆腔：包括腹部或盆腔内的所有脏器损伤和腰椎损伤；⑤四肢或骨盆：包括扭伤、骨折、脱位、断肢和肩胛带损伤；⑥体表：包括任何部位的撕裂伤、挫伤、擦伤和烧伤。ISS 分值是身体 3 个最严重损伤区域中，最高 AIS（MAIS）值的平方和。ISS 分值范围为 1~75，最大分值为 75。出现 75 分的情况有：①3 个区域损伤的 MAIS 值均为 5，或至少有一个 AIS 为 6 的损伤；②任何一个损伤 AIS 为 6 时，ISS 值即定为 75。对评为AIS9 的损伤（指损伤已发生，但不知损伤在哪个器官或部位），不能计算 ISS 值。

（2）伤情评定：目前常以 ISS 值<16 评为轻伤；≥16 定为重伤；≥25 定为严重伤。也有人根据自身的经验提出分值<20 评为轻伤，≥20 定为重伤。

（3）ISS 的不足：当身体的同一区域出现多种严重损伤时，未能给最严重伤以外的其他器官损伤以应有的权重，有可能把伤情估计偏轻。因此，有人提出了改良的新 ISS（NISS）。

NISS 是由 Osler 在 1997 年提出的，其基本思路是无论 ISS 对身体部位的划分，而是用多发伤伤员 3 个最严重伤的 AIS 分值的平方和，以评定伤情严重度。比较了 2328 例钝伤伤员伤情严重程度和预测近期死亡方面的差异后认为，NISS 优于 ISS。

2. 多发伤计分方案（polytrauma schlussel，PTS） 1985 年由德国的 Oestern 等提出了以解剖损伤为依据的 PTS，他把身体分为 5 个区域，分别为头、胸、腹、肢体、骨盆和脊柱。此外，还考虑到年龄因素的影响（表 52-34）。伤员所得的分值越高，伤情越重。此法只有 43 个条目，便于应用，并认为它在预测多发伤预后方面和 ISS 相似。Teijink 等比较了荷兰 5 个医院的多发伤伤员资料后认为，PTS 对伤员伤情评估误差小于 ISS，且考虑到年龄的影响。因此，欧洲和北美有的国家更多地使用 PTS。

表 52-34　多发伤计分方案（PTS）

部 位	分值	部 位	分值	部 位	分值
1. 头部		双侧>3 根肋骨骨折	10	严重肝破裂	13
GCS 13~15 分	4	血胸和（或）气胸	2	肠、肠系膜、肾或胰腺损伤	9
GCS 8~12 分	8	肺挫伤	7	4. 肢体	
GCS 3~7 分	12	双侧肺挫伤	9	髋臼骨折-脱位	12
面颌骨折	2	胸壁不稳定	3	股骨骨折	9
严重面颌骨折	4	主动脉破裂	7	股骨粉碎性骨折	12
2. 胸部		3. 腹部		小腿骨折	4
胸骨或 1~3 根肋骨骨折	2	脾破裂	9	膝韧带伤、髌、踝关节骨折	2
>3 根肋骨骨折	5	肝、脾破裂	13	肱、肩胛骨折	4

部 位	分值	部 位	分值	部 位	分值
肘、前臂骨折	2	骨盆骨折	3	50～54 岁	2
肘或膝以上血管伤	8	不稳定骨盆骨折	9	55～59 岁	3
肘或膝以下血管伤	4	骨盆骨折和泌尿生殖伤	12	60～64 岁	5
上臂或大腿离断	12	脊柱骨折	3	65～69 岁	8
前臂或小腿离断	8	截瘫或四肢瘫	3	70～74 岁	13
Ⅱ度和Ⅲ度开放骨折	4	6. 年龄		>75 岁	21
软组织大伤口	2	0～39 岁	0		
5. 骨盆和脊柱		40～49 岁	1		

四、创伤评分和预后评估

创伤伤员的预后在很大程度上取决于伤情的严重程度。但是对于同样的伤情,各医疗单位的救治水平是有差异的。通过对伤员的结局评估,对比实际的救治效果,能进一步评价医院和医生的水平和能力。预后和结局评估的方法很多,其主要依据仍然离不开创伤评分。应结合生理参数变化、损伤的解剖部位和年龄因素等综合评定。以下介绍目前认为较好的两种方法。

(一) TRISS(a combination of RTS and ISS)法

TRISS 法是一种以伤后生理参数变化、损伤的解剖区域和年龄 3 种因素为依据的结局评估方法。应用 RTS 观察伤后的生理变化;ISS 评估损伤的严重程度;同时考虑到年龄因素的影响。采用存活概率(probability of survivor, P_s)表达伤员的结局。通常认为 $P_s>0.5$ 的患者一般能存活,$P_s<0.5$ 的患者存活的可能性较小。如 $P_s>0.5$ 的患者出现了死亡,应查明原因;$P_s<0.5$ 的患者救治成功,应总结经验。

1. **TRISS 的运算** 用以下公式计算创伤患者的 P_s 值:

$$P_s(\text{TRISS}) = 1/(1+e-b)$$

其中,e 为常数,其值为 2.718 282。

$$b = b_0 + b_1(\text{RTS}) + b_2(\text{ISS}) + b_3(A)$$

其中,b_0 为常数,$b_1 \sim b_3$ 为不同伤类时不同参数的权重值。

(1) 计算 RTS 值:评估出 GCS、R(呼吸率)和 S(收缩压)分值,代入下式得 RTS 值。RTS = 0.9368GCS + 0.7326S + 0.2908 R(0.9368、0.7326、0.2908 为各项参数的权重值)。

(2) ISS 分值计算(见上 ISS 节)。

(3) 年龄(A)的计分:≥55 岁时,$A=1$;<55 岁时,$A=0$。

(4) TRISS 权重值:有不同版本,可根据所用 AIS 版本选用(表52-35)。

表 52-35　TRISS 系数的权重值

损伤类型	发表年份	b_0	b_1	b_2	b_3
钝器伤	1985	−1.2470	0.9544	−0.0768	−1.9052
	1990	−1.3054	0.9756	−0.0807	−1.9829
	1995	−0.4499	0.8085	−0.0835	−1.7430
贯通伤	1985	−0.6029	1.1430	−0.1516	−2.6676
	1990	−1.8975	1.0069	−0.0885	−1.1422
	1995	−2.5355	0.9924	−0.0651	−1.1360

2. TRISS 的不足　计算 P_s(TRISS)时,式中应用了 ISS 值,因此 ISS 的不足也会反映在 TRISS 的评估中;年龄只分两段,较为简单;对坠落伤预测偏高;未考虑到伤前的健康状态。

（二）ASCOT(a severity characterization of trauma)法

本法是 TRISS 的改进型,它也是一种生理变化和解剖部位相结合的预后评估方法。用逻辑函数和回归权重进一步确认头伤和昏迷对预测伤员的重要性。因此认为,用该法计算 P_s 时优于 TRISS。

ASCOT 法的运用:记录初检时患者的 GCS、收缩压、呼吸率的分值;解剖分区(anatomic profile,AP)损伤的分值、年龄和损伤类型。

用以下公式计算患者的 P_s 值:

$$P_s(\text{ASCOT}) = 1/(1+e-k)$$

其中,e 为常数,其值为 2.718282。

$$k = k_1 + k_2\text{GCS} + k_3\text{SBP} + k_4\text{RR} + k_5A + k_6B + k_7C + k_8(\text{Age})$$

所有的 k 值是通过回归分析所得的权重值(表 52-36);GCS 为格拉斯哥昏迷定级分值;SBP 为收缩压分值;RR 为呼吸率分值。ASCOT 把身体分为 4 个解剖区域,即 A、B、C 和 D(表 52-37),D 区损伤 AIS 分值为 1~2,对伤情影响不大,故不计分;为提高计算的准确性,出现(表 52-38)情况的患者不计入内。计算出每个分区内各种损伤的 AIS 值平方和,开方后乘以 k 值,即得各分区的 A、B、C 计分。Age 为年龄分值(表 52-39)。与上法一样,$P_s > 0.5$ 的患者如果出现死亡,应查明原因;$P_s < 0.5$ 的患者如果救治成功就应总结经验。

表 52-36　计算 P_s(ASCOT)时 k 值

参数	钝器伤	贯通伤	参数	钝器伤	贯通伤
k_1	−1.1570	−1.1350	k_5	−0.3002	−0.3702
k_2	0.7705	1.0626	k_6	−0.1961	−0.2053
k_3	0.6583	0.3638	k_7	−0.2086	−0.3188
k_4	0.2810	0.3332	k_8	−0.6355	−0.8365

表 52-37　计算 P_s(ASCOT) 的解剖分区和对应的 ISS 分区

分区	损伤部位	AIS 分值	对应的 ISS 分区
A	头/脑	3~5	1
	脊髓	3~5	1,3,4
B	胸部	3~5	3
	颈前部	3~5	1
C	腹、盆腔	3~5	4
	脊柱(不含脊髓)	3	1,3,4
	骨盆骨折	4~5	5
	股动脉	4~5	5
	膝上压榨	4~5	5
	膝上截肢	4~5	5
	腘动脉	4	5
	面部	1~4	2
D	其他	1~2	1~6

表 52-38　计算 P_s(ASCOT) 需要排除的患者

组别	患者种类
1	AIS=6,RTS=0
2	最大 AIS<6
3	AIS=6,RTS>0
4	最大 AIS=1 或 2,RTS>0

表 52-39　计算 ASCOT 时不同年龄的分值

年龄(岁)	分值
0~54	1
55~64	2
65~74	3
75~84	4
≥85	5

　　从上述两种预后评估系统来看,大多认为 ASCOT 对预后的预测能力优于 TRISS,其灵敏度高,但特异度相差不明显。ASCOT 对头伤和多发伤患者的预测结果更为准确;而 TRISS 对存活患者和贯通伤死亡伤员的误判率较低。

(梁华平)

参 考 文 献

王正国. 2007. 临床诊疗指南. 创伤学分册. 北京:人民卫生出版社,6~31

Breslow MJ,Badawi O. 2012. Severity scoring in the critically ill:part 1:interpretation and accuracy of outcome prediction scoring systems. Chest,141:245~252

Brinkman S,Bakhshi-Raiez F,Abu-Hanna A,et al. 2011. External validation of Acute Physiology and Chronic Health Evaluation Ⅳ in Dutch intensive care units and comparison with Acute Physiology and Chronic Health Evaluation Ⅱ and Simplified Acute Physiology Score Ⅱ. J Crit Care,26:105. e11~e18

Burkmar JA,Iyengar R. 2011. Utility of the APACHE Ⅳ,PPI,and combined APACHE Ⅳ with PPI for predicting overall and disease-specific ICU and ACU mortality. Am J Hosp Palliat Care,28:321~327

Christensen S,Johansen MB,Christiansen CF,et al. 2011. Comparison of Charlson comorbidity index with SAPS and APACHE scores for prediction of mortality following intensive care. Clin Epidemiol,3:203~211

Costa e Silva VT,de Castro I,Liaňo F,et al. 2011. Performance of the third-generation models of severity scoring systems (A-PACHE Ⅳ,SAPS 3 and MPM-Ⅲ) in acute kidney injury critically ill patients. Nephrol Dial Transplant,26:3894~3901

De Freitas ER. 2010. Profile and severity of the patients of intensive care units:prospective application of the APACHE Ⅱ index. Rev Lat Am Enfermagem,18:317~323

Dossett LA,Redhage LA,Sawyer RG,et al. 2009. Revisiting the validity of APACHE Ⅱ in the trauma ICU:improved risk stratification in critically injured adults. Injury,40:993~998

Fink MP. 2004. Textbook of Critical Care. 5th ed. philadelphia:Natasha Andjelkovic,2195~2206

Frost SA,Alexandrou E,Bogdanovski T,et al. 2009. Severity of illness and risk of readmission to intensive care:a meta-analysis. Resuscitation,80:505~510

Gartman EJ,Casserly BP,Martin D,et al. 2009. Using serial severity scores to predict death in ICU patients:a validation study and review of the literature. Curr Opin Crit Care,15:578~582

Geerse DA,Span LF,Pinto-Sietsma SJ,et al. 2011. Prognosis of patients with haematological malignancies admitted to the intensive care unit:Sequential Organ Failure Assessment (SOFA) trend is a powerful predictor of mortality. Eur J Intern Med,22:57~61

Gilli K,Remberger M,Hjelmqvist H,et al. Sequential Organ Failure Assessment predicts the outcome of SCT recipients admitted to intensive care unit. Bone Marrow Transplant,45:682~688

Hanisch E,Brause R,Paetz J,et al. 2011. Review of a large clinical series:predicting death for patients with abdominal septic shock. J Intensive Care Med,26:27~33

Hwang SY,Lee JH,Lee YH,et al. 2012. Comparison of the Sequential Organ Failure Assessment,Acute Physiology and Chronic Health Evaluation Ⅱ scoring system,and Trauma and Injury Severity Score method for predicting the outcomes of intensive care unit trauma patients. Am J Emerg Med,30:749~753

Iribarren-Diarasarri S,Aizpuru-Barandiaran F,Muňoz-Martínez T,et al. 2009. Health-related quality of life as a prognostic factor of survival in critically ill patients. Intensive Care Med,35:833~839

Jeon EJ,Jung JW,Choi JC,et al. 2010. The value of procalcitonin and the SAPS Ⅱ and APACHE Ⅲ scores in the differentiation of infectious and non-infectious fever in the ICU:a prospective,cohort study. J Korean Med Sci,25:1633~1637

Juneja D,Singh O,Nasa P,et al. 2012. Comparison of newer scoring systems with the conventional scoring systems in general intensive care population. Minerva Anestesiol,78:194~200

Khwannimit B. 2008. Serial evaluation of the MODS,SOFA and LOD scores to predict ICU mortality in mixed critically ill patients. J Med Assoc Thai,91:1336~1342

Khwannimit B. 2008. Validation of the LOD score compared with APACHE Ⅱ score in prediction of the hospital outcome in critically ill patients. Southeast Asian J Trop Med Public Health,39:138~145

Lee HF,Lin SC,Lu CL,et al. 2010. Revised Acute Physiology and Chronic Health Evaluation score as a predictor of neurosurgery intensive care unit readmission:a case-controlled study. J Crit Care,25:294~299

Lilly CM,Zuckerman IH,Badawi O,et al. 2011. Benchmark data from more than 240,000 adults that reflect the current practice of critical care in the United States. Chest,140:1232~1242

Mbongo CL,Monedero P,Guillen-Grima F,et al. 2009. Performance of SAPS3,compared with APACHE Ⅱ and SOFA,to predict hospital mortality in a general ICU in Southern Europe. Eur J Anaesthesiol,26:940~945

Minne L,Abu-Hanna A,de Jonge E. 2008. Evaluation of SOFA-based models for predicting mortality in the ICU:A systematic review. Crit Care,12:R161

Moore EC,Pilcher DV,Bailey MJ,et al. 2010. A simple tool for mortality prediction in burns patients:APACHE Ⅲ score and FTSA. Burns,36:1086~1091

Moreno RP,Hochrieser H,Metnitz B,et al. 2010. Characterizing the risk profiles of intensive care units. Intensive Care Med,36:1207~1212

Nutbeam T,O'Meara M,Henning J. 2009. Scoring systems and their possible use in a military ICU setting. J R Army Med Corps,155:124~129

Parrillo JE,Dellinger RP. 2007. Critical Care Medicine:Principles of Diagnosis and Management in the Adult. 3rd ed. Amsterdam:

（Elsevier）：Natasha Andjelkovic，1547～1565

Poole D，Rossi C，Anghileri A，et al. 2009. External validation of the Simplified Acute Physiology Score（SAPS）3 in a cohort of 28，357 patients from 147 Italian intensive care units. Intensive Care Med，35：1916～1924

Rello J，Rodriguez A，Lisboa T，et al. 2009. PIRO score for community-acquired pneumonia：a new prediction rule for assessment of severity in intensive care unit patients with community-acquired pneumonia. Crit Care Med，37：456～462

Rhee JY，Kwon KT，Ki HK，et al. 2009. Scoring systems for prediction of mortality in patients with intensive care unit-acquired sepsis：a comparison of the Pitt bacteremia score and the Acute Physiology and Chronic Health Evaluation Ⅱ scoring systems. Shock，31：146～150

Sakr Y，Krauss C，Amaral AC，et al. 2008. Comparison of the performance of SAPS Ⅱ，SAPS 3，APACHE Ⅱ，and their customized prognostic models in a surgical intensive care unit. Br J Anaesth，101：798～803

Shrestha GS，Gurung R，Amatya R. 2011. Comparison of Acute Physiology，Age，Chronic Health Evaluation Ⅲ score with initial Sequential Organ Failure Assessment score to predict ICU mortality. Nepal Med Coll J，13：50～54

Skrifvars MB，Varghese B，Parr MJ. 2012. Survival and outcome prediction using the Apache Ⅲ and the out-of-hospital cardiac arrest（OHCA）score in patients treated in the intensive care unit（ICU）following out-of-hospital，in-hospital or ICU cardiac arrest. Resuscitation，83：728～733

Stevens V，Lodise TP，Tsuji B，et al. 2012. The utility of acute physiology and chronic health evaluation Ⅱ scores for prediction of mortality among intensive care unit（ICU）and non-ICU patients with methicillin-resistant Staphylococcus aureus bacteremia. Infect Control Hosp Epidemiol，33：558～564

Ting HW，Chen MS，Hsieh YC，et al. 2010. Good mortality prediction by Glasgow Coma Scale for neurosurgical patients. J Chin Med Assoc，73：139～143

van Eijk MM，van den Boogaard M，van Marum RJ，et al. 2011. Routine use of the confusion assessment method for the intensive care unit：a multicenter study. Am J Respir Crit Care Med，184：340～344

Vasilevskis EE，Kuzniewicz MW，Cason BA，et al. 2009. Mortality probability model Ⅲ and simplified acute physiology score Ⅱ：assessing their value in predicting length of stay and comparison to APACHE Ⅳ. Chest，136：89～101

Wenner JB，Norena M，Khan N，et al. 2009. Reliability of intensive care unit admitting and comorbid diagnoses，race，elements of Acute Physiology and Chronic Health Evaluation Ⅱ score，and predicted probability of mortality in an electronic intensive care unit database. J Crit Care，24：401～407

索　引